Rockwood, Matsen, Wirth & Lippitt

HOMBRO

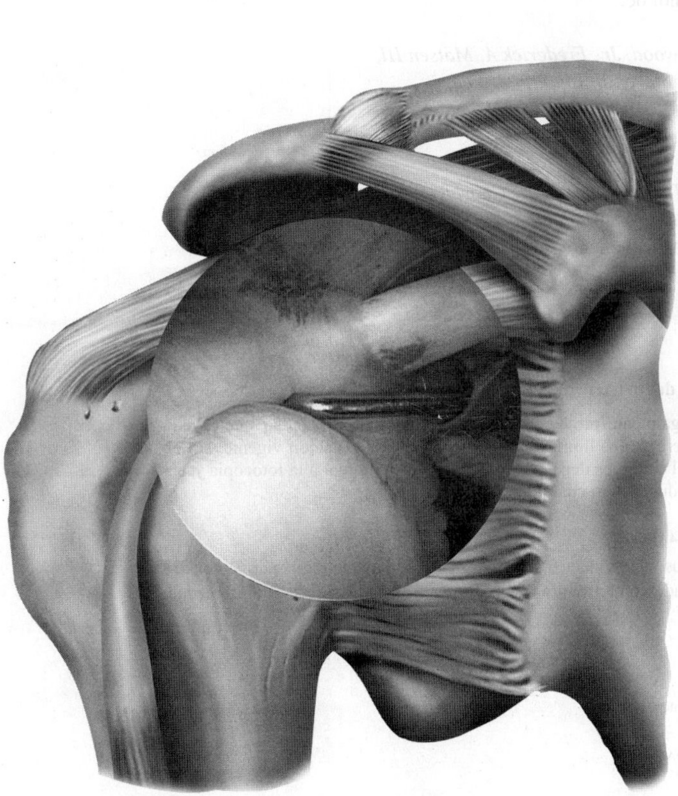

MARBÁN

Joaquín María López, 72
28015 Madrid. España
Teléf.: (34) 91 543 55 55
Fax: (34) 91 544 13 80

Edición en español de:
The Shoulder
*Charles A. Rockwood, Jr., Frederick A. Matsen III,
Michael A. Wirt, Steven B. Lippitt– 3rd ed.*

Edición original
© Elsevier
This edition of *The Shoulder 3e by Charles A. Rockwood, Jr.
Frederick A. Matsen III, Michael A. Wirt and Steven B. Lippitt*
is published by arrangement with Elsevier Inc.,
New York, New York, USA

Traducción a cargo de:

Dr. A. Díez Herranz
Hospital Clínico Universitario
Valladolid, España

Dr. F. Ramírez Lafita, FACP
Gabinet Mèdic Cambrills
Tarragona, España

ISBN: 978-84-7101-631-7 (**MARBÁN, S.L.** - Edición en español)
ISBN: 0-7216-0148-0-2004 (Elsevier Inc. - Edición en inglés)

M-46.050-XLVIII
Impreso en España. *Printed in Spain*

Contenido

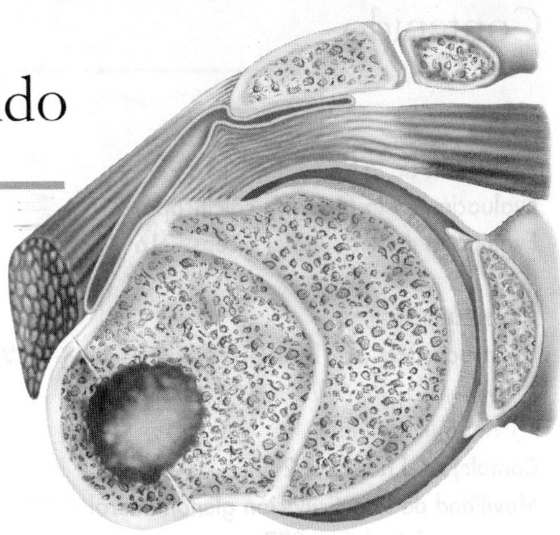

Contenido

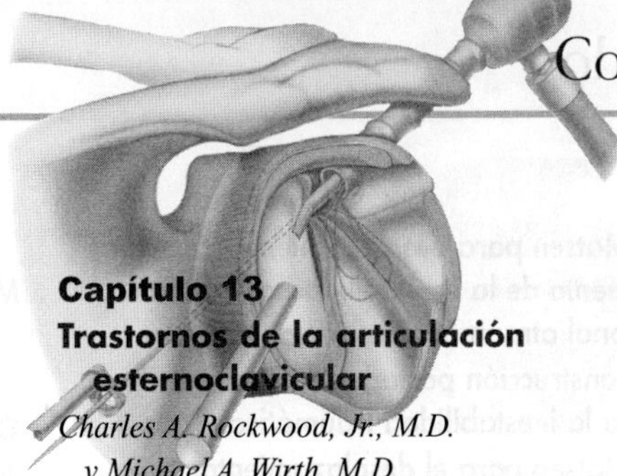

Contenido

Contenido

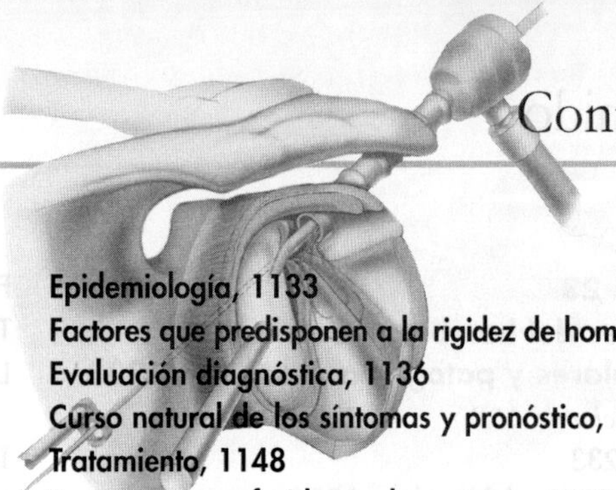

Contenido

Contenido

Prólogo a la tercera edición

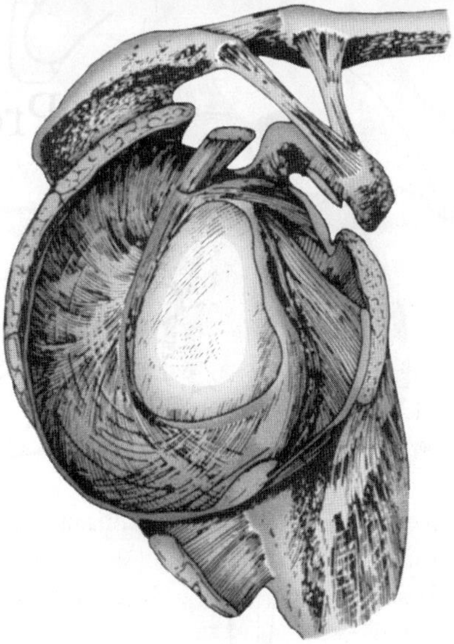

Las editoriales no reeditan libros que han quedado obsoletos o inservibles, ni aquéllos que ya no se venden. Por eso, tenemos una buena razón para explicar la ilusión que nos produce la tercera edición de esta obra, realizada por los doctores Rockwood, Matsen, Wirth y Lippitt. No hace mucho tiempo que nos considerábamos principiantes que empezaban a conocer la articulación del hombro: su anatomía funcional, sus patrones de lesión y, sobre todo, el tratamiento más adecuado.

Desde la primera edición de este libro, nuestros recursos en técnicas de imagen, en instrumental y en el tratamiento del dolor han mejorado mucho. Los capítulos que tratan estas cuestiones reflejan todo lo que se ha avanzado al respecto. Gracias a que ha ido creciendo el interés y el conocimiento acerca de la anatomía evolutiva y funcional podemos ahora comprender la biomecánica no sólo del hombro patológico, sino también del hombro normal; si no tuviéramos una concepción clara de cómo funciona el hombro normal, no tendríamos una idea concreta de la dirección que deben tomar las intervenciones reparadoras.

Los autores han logrado reunir como colaboradores a los mayores expertos en las cuestiones relacionadas con el diagnóstico y tratamiento del hombro. Tal vez lo relevante sea que estos autores han demostrado un compromiso especial con la tarea de conocer los tratamientos y saber cuáles son más eficaces, en lugar de confiar en los métodos tradicionales. Además, y lo que es más importante, son lo bastante inteligentes como para adoptar y llevar a la práctica algunas de estas técnicas que constituyen el triunfo de la tecnología frente a la razón.

Para terminar, muchos de vosotros sabéis, y la mayoría lo imagináis, el esfuerzo que supone escribir y coordinar un texto tan competente como éste. Debemos ser conscientes de lo afortunados que hemos sido al poder contar con estos autores que se han colocado a la vanguardia de nuestra profesión, que están dispuestos a acompañarnos en esta empresa tan complicada y a realizar un trabajo de tan altas pretensiones y de tanta calidad.

FRANK JOBE, M.D.
Kerlan-Jobe Orthopaedic Clinic
Centinela Hospital Medical Center
Inglewood, California

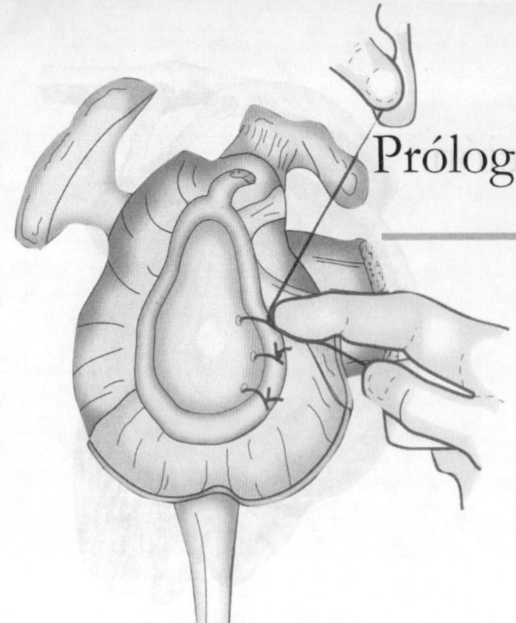

Prólogo a la primera edición

Es un honor redactar el prólogo de esta fantástica obra, realizada por los doctores Charles A. Rockwood, Jr. y Frederick A. Matsen III. Su objetivo, cuando comenzaron a escribir este libro, era elaborar un tratado completo y totalmente actualizado sobre el hombro, sus patologías y tratamientos. Cuarenta y seis autores han contribuido a lograr el objetivo propuesto realizando este trabajo.

Los autores de este libro son los dos mayores especialistas sobre trastornos del hombro en Estados Unidos. El doctor Rockwood ha sido el cuarto presidente de la *American Shoulder and Elbow Surgeons Society*. Durante años ha organizado las *Instructional Course Lectures on the Shoulder* para el *Annual Meeting of the American Academy of Orthopaedic Surgeons* y es un prestigioso y experimentado profesor de universidad. El doctor Matsen, además de un destacado profesor, es el actual presidente de la *American Shoulder and Elbow Surgeons Society*. Estos dos reputados expertos han aportado a esta monumental obra su vasto conocimiento académico y el de un grupo de colaboradores, líderes en sus respectivos campos, para convertirla en el tratado de referencia, útil tanto para especialistas consagrados como para cirujanos en formación. Todos ellos serán recordados por este libro.

Charles S. Neer II, M.D.
Professor Emeritus, Orthopaedic Surgery,
Columbia University; Chief, Shoulder Service,
Columbia Presbyterian Medical Center, New York

Prefacio

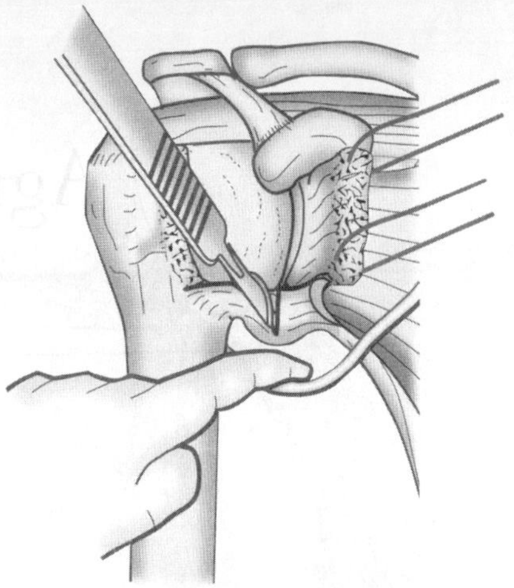

Gracias por compartir nuestro interés por la articulación más fascinante del cuerpo humano: el hombro.

¿Qué otra parte nos desafía con tan compleja anatomía, con tantas demandas funcionales y tantos problemas, como trastornos congénitos, fracturas, artritis, inestabilidad, rigidez, complicaciones tendinosas y tumores? Para ayudar a los pacientes que sufren estos problemas disponemos de herramientas diagnósticas y terapéuticas que debemos aprender a utilizar de forma eficaz: exámenes clínicos, radiografías, ecografías, resonancias magnéticas, artroscopias y cirugía abierta. Ahora sabemos que debemos valorar estas técnicas teniendo en cuenta su eficacia a la hora de proporcionar un mayor bienestar y mejorar la funcionalidad del hombro desde el punto de vista del paciente.

Ambos hemos sido compañeros en el tratamiento del hombro durante dos décadas. Aunque nunca hemos ejercido nuestra práctica juntos, desde el principio se han observado entre nosotros más puntos convergentes que divergentes, ya fuera si se trataba del de la inestabilidad del manguito de los rotadores como de la artritis glenohumeral. También hemos respetado a aquéllos que no compartían nuestras ideas, vinieran de Estados Unidos o no. Los cursos y los viajes que hemos realizado nos han puesto en contacto con teóricos de mente abierta e innovadores de todo el mundo. Reunir tamaña diversidad de planteamientos acerca del hombro es un enorme desafío. Para esta tarea hemos contado con la ayuda de Steven Lippitt y Michael Wirth, que han editado y han contribuido a escribir un gran número de capítulos. En esta tercera edición hemos ampliado horizontes sin dejar de prestar atención a los métodos preferidos por los autores seleccionados para cada capítulo.

Animamos a ser liberales en la tarea de conocer mejor el hombro y conservadores cuando se trate de adoptar algunos de los nuevos métodos propuestos para la evaluación y el tratamiento de esta articulación. Esperamos que este libro proporcione la base necesaria para ofrecer la mejor atención a los pacientes. Deseamos que disfruten con la lectura de este libro tanto como nosotros lo hemos hecho editándolo.

Charles A. Rockwood, Jr
Frederick A. Matsen III

Agradecimientos

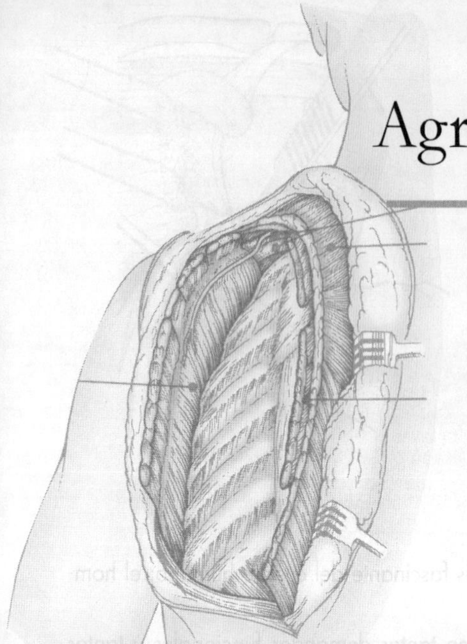

Dedicamos esta obra a nuestras familias, quienes nos han proporcionado todo su apoyo durante nuestras carreras como cirujanos. También queremos dedicarlo a los millones de pacientes con trastornos de hombro, en la esperanza de que nuestros esfuerzos les permitan recibir el mejor tratamiento posible, en aras de obtener una rápida recuperación de la funcionalidad. Finalmente, deseamos reconocer la labor de todos aquellos involucrados en el estudio de la funcionalidad del hombro y en el tratamiento de sus enfermedades.

CAR
FAM
MAW
SBL

Autores

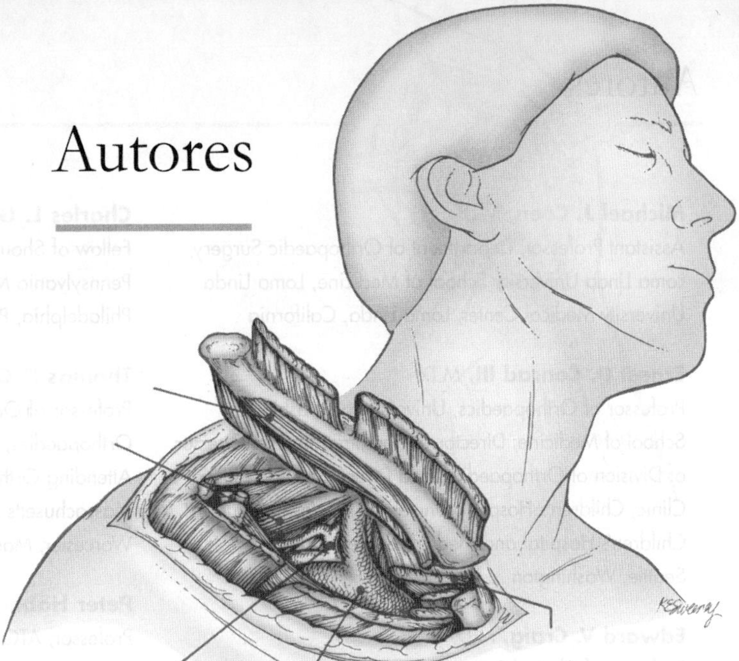

David. W. Altchek, M.D.
Associate Professor of Orthopaedics, Weill Medical College of Cornell University, Hospital for Special Surgery, New York, New York

Laurie B. Amundsen, M.D.
Assistant Professor, Department of Anesthesiology, University of Washington School of Medicine, Seattle, Washington

Kai-Nan An, Ph.D.
Professor and Chair, Division of Orthopedic Research, Mayo Clinic, Rochester, Minnesota

Arash Araghi, D.O.
Shoulder Fellow, Department of Orthopaedic Surgery, NYU-Hospital for Joint Diseases, New York, New York

Michel A. Arcand, M.D.
Memorial Orthopaedic Specialists, Memorial Hospital of Rhode Island, Pawtucket, Rhode Island

Carl J. Basamania, M.D.
Assistant Professor of Surgery, Duke University Medical Center, Durham, North Carolina

Louis U. Bigliani, M.D.
Frank E. Stinchfield Professor and Chairman, Center for Shoulder, Elbow and Sports Medicine, Department of Orthopaedic Surgery, Columbia-Presbyterian Medical Center, Columbia University, New York, New York

Theodore A. Blaine, M.D.
Assistant Director and Assistant Professor, Center for Shoulder, Elbow and Sports Medicine, Department of Orthopaedic Surgery, Columbia-Presbyterian Medical Center, Columbia University, New York, New York

Desmond J. Bokor, M.B.B.S., F.R.A.C.S.
Consultant Orthopaedic Surgeon, Western Sydney Orthopaedic Associates, and Honorary Orthopaedic Surgeon, University of Sydney and Westmead Hospital, Sydney, Australia

Jonathan Botts, B.A.
Research Assistant, Hospital for Special Surgery, New York, New York

Ernest M. Burgess, M.D.†
Formerly Clinical Professor, Department of Orthopaedics, University of Washington; Endowed Chair of Orthopaedic Research, University of Washington School of Medicine; Senior Scientist, Prosthetics Research Study, Seattle, Washington

Wayne Z. Burkhead, Jr., M.D.
Clinical Associate Professor, University of Texas Southwestern Medical Center; Attending Physician, W. B. Carrell Memorial Clinic, Dallas, Texas

Mary Beth Cermak, M.D.
Medical Director, Hamot Surgery Center, and Orthopaedic Surgeon, Shriners' Hospital for Children, Erie, Pennsylvania

Autores

Michael J. Coen, M.D.
Assistant Professor, Department of Orthopaedic Surgery, Loma Linda University School of Medicine, Loma Linda University Medical Center, Loma Linda, California

Ernest U. Conrad III, M.D.
Professor of Orthopaedics, University of Washington School of Medicine; Director of Sarcoma Service, Director of Division of Orthopaedics, and Director of Bone Tumor Clinic, Children's Hospital, University of Washington, Children's Hospital and Medical Center, Seattle, Washington

Edward V. Craig, M.D.
Professor of Clinical Surgery, Cornell University Medical College; Attending Surgeon, Hospital for Special Surgery, New York, New York

Joanna M. Davies, M.B.B.S.
Assistant Professor, University of Washington, Seattle, Washington

Anthony F. DePalma, M.D.
Formerly Chairman, Department of Orthopaedic Surgery, Thomas Jefferson University Hospital, Philadelphia, Pennsylvania

Geoffrey F. Dervin, M.D., M.Sc., F.R.C.S.C.
Professor, Department of Orthopaedics, University of Ottawa, Ottawa Hospital, General Campus, Ottawa, Ontario, Canada

Mark Drakos, M.D.
Resident, Hospital for Special Surgery, New York, New York

Stephen Fealy, M.D.
Assistant Attending, Orthopedic Surgery, Hospital for Special Surgery, Cornell University Medical Center, New York, New York

John M. Fenlin, Jr. M.D.
Director of Shoulder Service, Jefferson University Hospital, and Clinical Professor of Orthopedic Surgery, Jefferson Medical College, The Rothman Institute, Philadelphia, Pennsylvania

Charles L. Getz, M.D.
Fellow of Shoulder and Elbow Surgery, University of Pennsylvania Medical School, Presbyterian Hospital, Philadelphia, Pennsylvania

Thomas P. Goss, M.D.
Professor of Orthopaedic Surgery, Department of Orthopaedics, and Chief of Shoulder Surgery and Attending Orthopaedic Surgeon, University of Massachusetts Memorial Medical Center, Worcester, Massachusetts

Peter Habermeyer, M.D.
Professor, ATOS Praxisklinik, Heidelberg, Germany

Manny Halpern, Ph.D.
Senior Manager of Ergonomic Services, Occupational and Industrial Orthopaedic Center (OIOC), Hospital for Joint Diseases Orthopaedic Institute, Program of Ergonomics and Biomechanics, New York University, New York, New York

Douglas T. Harryman II, M.D.†
Formerly Assistant Professor, Department of Orthopaedic Surgery, University of Washington School of Medicine, Seattle, Washington

Richard J. Hawkins, M.D.
Clinical Professor, University of Colorado, Denver, Colorado; Clinical Professor, University of Texas Southwestern Medical School, Dallas, Texas; Consultant, Vail Valley Medical Center and Steadman Hawkins Clinic, Vail, Colorado

Eiji Itoi, M.D., Ph.D.
Professor and Chairman, Department of Orthopedic Surgery, Akita University School of Medicine, Akita, Japan

Kirk L. Jensen, M.D.
Assistant Clinical Professor, Department of Orthopaedic Surgery, University of California, San Francisco; Staff, San Francisco General Hospital, San Francisco; Staff, Orthopaedic Surgery, Summit Medical Center, Oakland, California

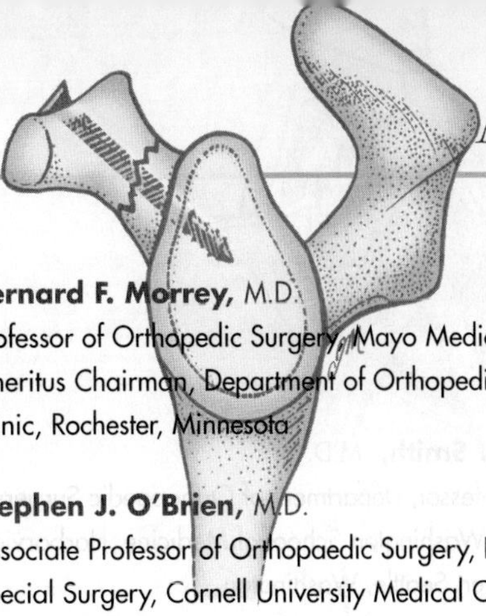

Autores

Christopher M. Jobe, M.D.
Professor, Orthopaedic Surgery, Department of Orthopaedic Surgery, Loma Linda University School of Medicine, Loma Linda University Medical Center; Consulting Staff, Jerry L. Pettis Memorial Veterans Administration Hospital, Loma Linda, California

Frank W. Jobe, M.D.
Clinical Professor, Department of Orthopaedics, University of Southern California, Keck School of Medicine; Orthopaedic Consultant, Los Angeles Dodgers; Orthopaedic Consultant, PGA Tour and Senior PGA Tour; Associate, Kerlan-Jobe Orthopaedic Clinic, Los Angeles, California

Sumant G. Krishnan, M.D.
Clinical Assistant Professor, Department of Orthopaedic Surgery, University of Texas Southwestern Medical Center; Attending Physician, Shoulder and Elbow Service, W. B. Carrell Memorial Clinic, Dallas, Texas

Mark D. Lazarus, M.D.
Associate Professor, Department of Orthopaedic Surgery, The Rothman Instute Thomas Jefferson, University School of Medicine, Philadelphia, Pennyslvania

William N. Levine, M.D.
Director of Sports Medicine, and Associate Director, Center for Shoulder, Elbow and Sports Medicine, Department of Orthopaedic Surgery, Columbia-Presbyterian Medical Center, Columbia University, New York, New York

Steven B. Lippitt, M.D.
Associate Professor of Orthopaedic Surgery, Northeastern Ohio Universities College of Medicine, Akron General Medical Center, Akron, Ohio

Joachim F. Loehr, M.D.
Professor, Department of Orthopaedics, University of Luebeck, Germany

Frederick A. Matsen III, M.D.
Professor and Chairman, Department of Orthopaedics and Sports Medicine, University of Washington School of Medicine, Seattle, Washington

Bernard F. Morrey, M.D.
Professor of Orthopedic Surgery, Mayo Medical School; Emeritus Chairman, Department of Orthopedics, Mayo Clinic, Rochester, Minnesota

Stephen J. O'Brien, M.D.
Associate Professor of Orthopaedic Surgery, Hospital for Special Surgery, Cornell University Medical College; Assistant Scientist, Associate Attending Orthopaedic Surgeon, New York Hospital, New York, New York

Ira M. (Moby) Parsons, M.D.
Seacoast Orthopaedics and Sports Medicine, Somersworth, New Hampshire

Marilyn M. Pink, Ph.D., P.T.
Director of Biomechanic Laboratory, Centinela Hospital Medical Center, Inglewood, California

Robin R. Richards, M.D., F.R.C.S.C.
Professor of Surgery, University of Toronto; Surgeon-in-Chief, Sunnybrook and Women's College Health Sciences Centre, Toronto, Ontario, Canada

Charles A. Rockwood, Jr., M.D.
Professor and Chairman Emeritus, Department of Orthopaedics, The University of Texas Health Science Center at San Antonio, San Antonio, Texas

Robert L. Romano, M.D.
Clinical Professor, Department of Orthopaedics, University of Washington School of Medicine; Staff Physician, Providence Medical Center, Seattle, Washington

James O. Sanders, M.D.
Chief of Staff, Shriners Hospitals for Children, Erie, Pennsylvania

Peter T. Simonian, M.D.
Clinical Professor, Department of Orthopaedic Surgery, University of Washington School of Medicine, Seattle, Washington; Medical Director, Simonian Sports Medicine Clinic, Fresno, California

Autores

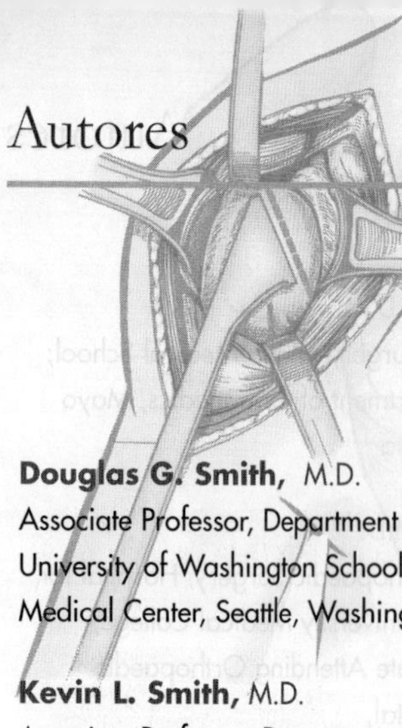

Douglas G. Smith, M.D.
Associate Professor, Department of Orthopaedic Surgery, University of Washington School of Medicine, Harborview Medical Center, Seattle, Washington

Kevin L. Smith, M.D.
Associate Professor, Department of Orthopaedics and Sports Medicine, University of Washington, and Shoulder and Elbow Service, Bone and Joint Center, University of Washington Medical Center, Seattle, Washington

Robert J. Spinner, M.D.
Assistant Professor of Neurologic Surgery, Orthopedics and Anatomy, Department of Neurologic Surgery, Mayo Medical School, Mayo Clinic, Rochester, Minnesota

Scott P. Steinmann, M.D.
Assistant Professor of Orthopedic Surgery, Mayo Medical School, Mayo Clinic, Rochester, Minnesota

James E. Tibone, M.D.
Moss Foundation Professor, The Moss Foundation Professorship in Sports Medicine in memory of Dr. Robert K. Kerlan, and Clinical Professor, Department of Orthopaedics, University of California, Keck School of Medicine; Associate, Kerlan Jobe Orthopaedic Clinic, Los Angeles, California

Robert M. Titelman, M.D.
Resurgeons Orthopaedics, Atlanta, Georgia

Hans K. Uhthoff, M.D.
Professor Emeritus, University of Ottawa; Attending Physician, Ottawa Hospital, General Campus, Ottawa, Ontario, Canada

Todd W. Ulmer, M.D.
Acting Director, Sports Medicine, University of Washington, Department of Orthopaedics and Sports Medicine, Seattle, Washington

Christopher J. Wahl, M.D.
Center for Orthopaedics, New Haven, Connecticut

Gilles Walch, M.D.
Clinique St. Anne-Lumiere, Lyon, France

Russell F. Warren, M.D.
Professor of Orthopaedics, Weill Medical College of Cornell University; Surgeon-in-Chief, Hospital for Special Surgery, New York, New York

Gerald R. Williams Jr., M.D.
Associate Professor, Department of Orthopaedic Surgery, University of Pennsylvania Health System; Chief, Shoulder and Elbow Service, and Chief of Orthopaedic Surgery, Presbyterian Medical Center, Philadelphia, Pennsylvania

Michael A. Wirth, M.D.
Professor, Department of Orthopaedics, The University of Texas Health Science Center at San Antonio, San Antonio, Texas

D. Christopher Young, M.D.
Associate Clinical Professor, Orthopaedic Surgery, Medical College of Virginia; Orthopaedic Surgeon, West End Orthopaedic Clinic, Richmond, Virginia

Craig Zeman, M.D.
Orthopaedic Surgeon, Ventura Orthopaedic and Sports Medical Group, Oxnard, California

Joseph D. Zuckerman, M.D.
Department of Orthopaedic Surgery, NYU-Hospital for Joint Diseases, New York, New York

Rockwood,
Matsen,
Wirth & Lippitt

HOMBRO

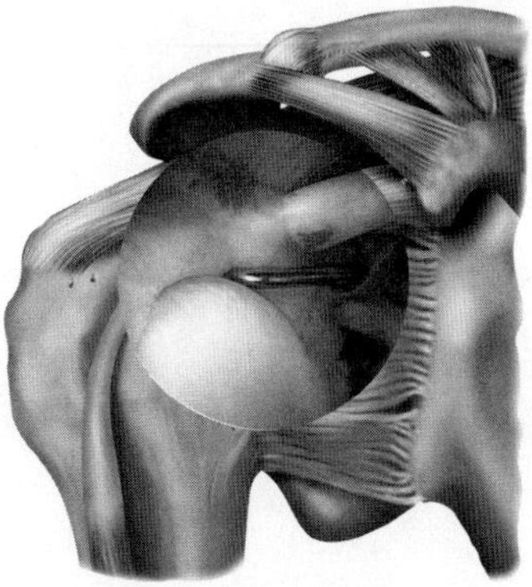

Capítulo **1**

Anatomía evolutiva del hombro y anatomía de la articulación glenohumeral

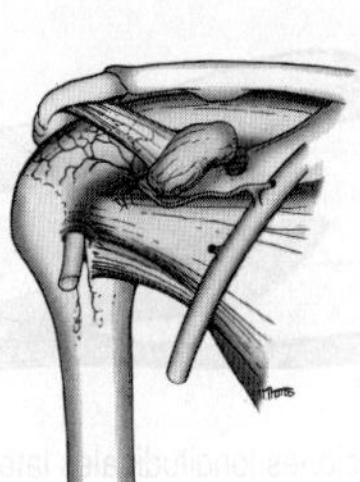

Stephen J. O'Brien, M.D., Stephen Fealy, M.D., Mark Drakos, M.D. y Jonathan Botts, B.A.

A medida que los humanos evolucionaron hasta asumir una postura ortógrada, el complejo escapulohumeral sufrió una serie de cambios que facilitaron la prensión y satisficieron las demandas de una articulación en descarga. Con el tiempo, la congruencia ósea articular inherente a los apéndices superiores fue sacrificada en favor de la estabilidad de los tejidos blandos, con el fin de lograr un mayor grado de movilidad en la articulación glenohumeral.

En este capítulo se describirá inicialmente la anatomía evolutiva de la cintura escapular y, a continuación, la anatomía de la articulación glenohumeral del adulto. Desde la publicación de la edición anterior de esta obra, varios estudios y nuevas tecnologías han aumentado considerablemente nuestros conocimientos anatómicos y biomecánicos de la articulación glenohumeral. Revisaremos los hallazgos relativos al aspecto fetal del desarrollo del hombro y abordaremos con detalle la anatomía macroscópica del resto de la cintura escapular.

ANATOMÍA COMPARADA

Desarrollo general

El precursor de las extremidades en el ser humano es un apéndice par cuyas raíces evolutivas corresponden a los pliegues laterales longitudinales de epidermis que presenta el pez de la especie *Rhipidistian crossopterygian*.[45] Estos pliegues se extienden en sentido caudal desde la parte posterior de las branquias hasta el ano (Fig. 1-1). Las aletas pectorales y pélvicas se desarrollan a partir de las porciones proximal y distal, respectivamente, siendo los predecesores de las extremidades superiores e inferiores en los humanos (Fig. 1-2).[92]

Los botones musculares y los ramos ventrales de los nervios espinales evolucionaron hacia estas aletas pectorales, permitiéndoles así realizar movimientos coordinados. Las fibras nerviosas periféricas se dividieron repetidamente para formar un plexo de nervios, y las diferentes regiones de tejido muscular se combinaron o se segmentaron según evolucionó la función.

Entre los botones musculares surgieron rayos de cartílago, denominados radiales (Fig. 1-3), como estructuras de soporte, y las regiones proximales de estos radiales coalescieron para formar los cartílagos basales o basilia. Los radiales comenzaron a fusionarse por su base y formaron un eje central o cintura pectoral primitiva (Fig. 1-4). Estas basilias pares finalmente emigraron en sentido ventral hacia la línea media anterior, para formar una barra ventral, que corresponde a las clavículas pares en algunos mamíferos, y el cleitrum, un hueso membranoso que inserta la cintura pectoral en el cráneo. Las basilias también se proyectaron en sentido dorsal sobre el tórax, para formar los precursores de las escápulas. Con el tiempo aparecieron articulaciones en las basilias, en la unión de los segmentos ventral y dorsal (fosa glenoidea) con la porción restante de la aleta pectoral, lo que corresponde a la articulación glenohumeral del ser humano (Fig. 1-5).

A medida que este pez prehistórico evolucionaba hacia una condición anfibia, su morfología ósea también cambiaba para adaptarse a la gravedad en tierra firme. La cabeza acabó por liberarse de sus uniones con la cintura pectoral, y en el reptil esta última emigró una distancia considerable en sentido caudal.[85] El pelicosaurio, que vivió en el Paleozoico superior (hace entre 235 y 255 millones de años) está entre los reptiles más antiguos que vivían únicamente en tierra firme.[68] Estos tetrápodos deambulaban con la porción proximal de sus articulaciones en un plano horizontal, mientras que su parte distal se flexionaba en un ángulo de 90º con respecto al plano sagital. La locomoción se realizaba mediante la rotación del húmero en su eje longitudinal. El cleitrum desaparece por completo en esta etapa de reptil.

Mientras que la estabilidad estructural se obtenía principalmente, en estos reptiles, mediante la congruencia ósea, en las especies más desarrolladas el hombro evolucionó para proporcionar más flexibilidad y movilidad. El patrón básico del mamífero surgió cuando aparecieron articulaciones entre la clavícula bien desarrollada y el esternón en el centro, y una escápula plana y más amplia en la parte lateral. Durante este período, el coracoides creció y la columna escapular se desarrolló en respuesta a una nueva demanda funcional (Fig. 1-6). Existen cuatro variantes principales de este esquema.[9] Los mamíferos adaptados para correr pierden la clavícula para movilizar todavía más la escápula, y ésta es más o menos estrecha. Los mamíferos adaptados para nadar también pierden la clavícula, aunque la escápula es un poco más ancha, de modo que permite una función más variada. La cintura escapular modificada para volar posee una clavícula larga, grande y bien desarrollada, con una escápula pequeña, estrecha y curva. Por último, los hombros modificados para bracear (incluidos los del ser humano) poseen una clavícula fuerte, un coracoides grande y una escápula fuerte y amplia.

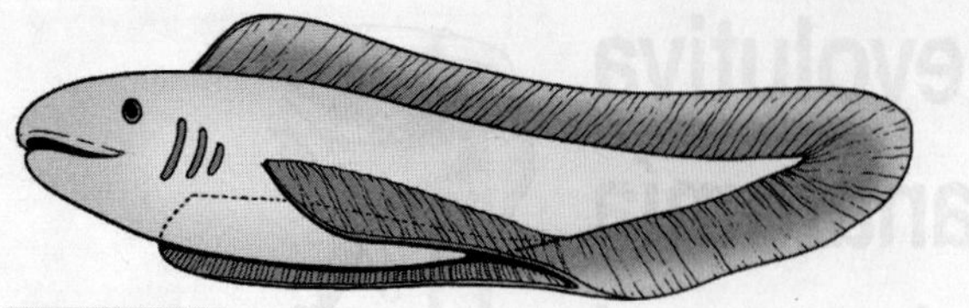

Fig. 1-1 • Formaciones longitudinales laterales pares de epidermis en el pez, que se extienden en sentido caudal desde la región situada detrás de las branquias hasta el ano.

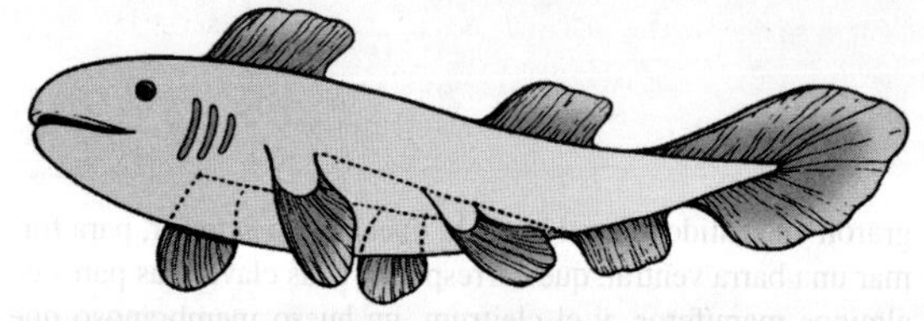

Fig. 1-2 • Aletas pectorales y pélvicas de las porciones proximal y distal de los pliegues laterales longitudinales pares. Estas aletas son los precursores de las extremidades superiores e inferiores.

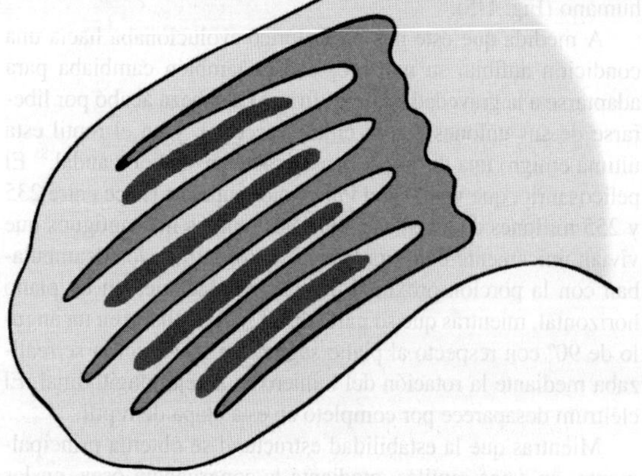

Fig. 1-3 • Los rayos de cartílagos, llamados radiales, se originan entre los precursores musculares y se forman como estructuras de sostén de la extremidad. Las porciones proximales de estos radiales coalescen para formar los cartílagos basales o basilia.

Otros cambios en la postura erecta fueron el aplanamiento relativo del tórax en su dimensión anteroposterior, que situó la escápula a unos 45° de la línea media (Fig. 1-7), y la evolución de la extremidad pentadáctila, con un pulgar fuerte y móvil y cuatro dígitos cubitales. La extremidad pentadáctila es muy similar al brazo humano como lo conocemos en la actualidad.

Ya que nos acercamos a la morfología humana, describiremos por separado la evolución de las distintas regiones del hombro y la cintura pectoral.

Desarrollo de cada región

Escápula

En el ser humano, la escápula se encuentra suspendida por músculos y refleja claramente el desarrollo evolutivo del hombro. Se desplazó en sentido caudal desde su posición cervical en las especies inferiores, liberando al hombro de la cabeza y el cuello, para servir de base o plataforma que facilite los movimientos del brazo. La modificación más notable en el desarrollo del hueso escapular es la relación entre la longitud (que se mide a lo largo de la base de la columna) y la amplitud de la

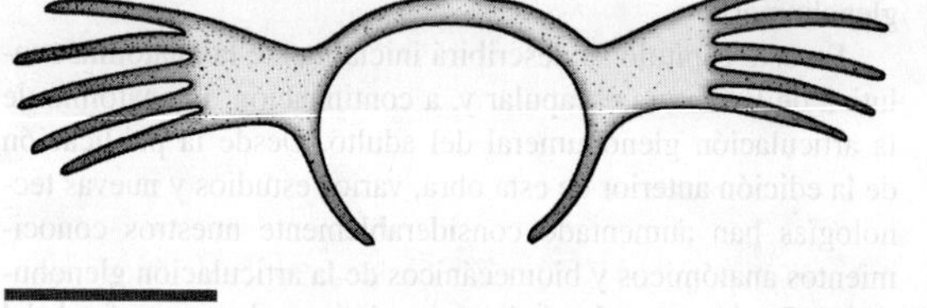

Fig. 1-4 • Los pares de basilia se unen en la línea media para formar la cintura pectoral primitiva. Conforme estas basilias emigran, forman una barra que es el precursor de las clavículas.

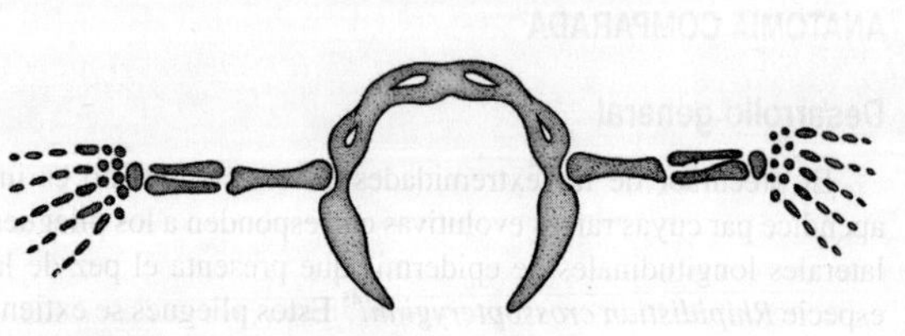

Fig. 1-5 • Las articulaciones en la basilia aparecen en la unión del segmento ventral con el dorsal, que forma la fosa glenoidea primitiva.

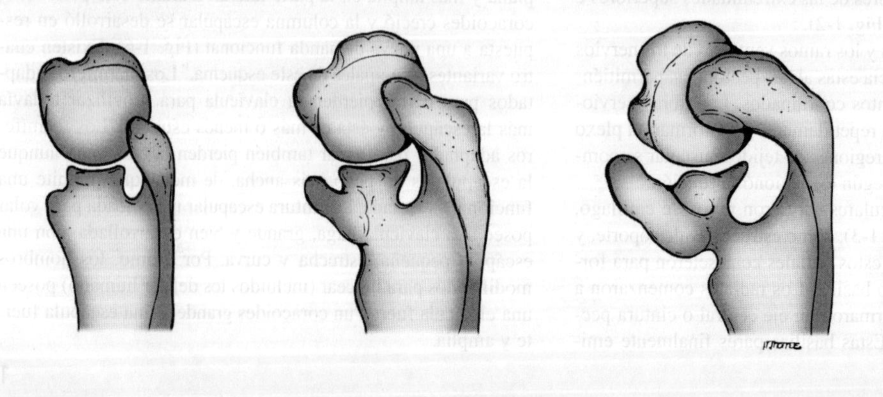

Fig. 1-6 • El coracoides y el acromion han crecido progresivamente en respuesta a las demandas funcionales de la posición ortógrada.

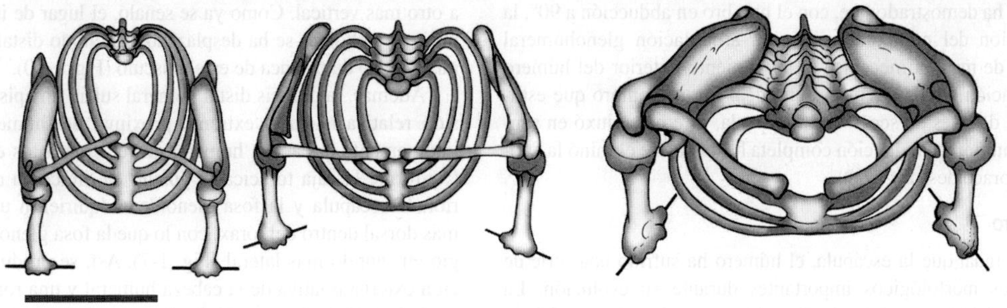

Fig. 1-7 • La dimensión anteroposterior de la caja torácica ha disminuido con el tiempo, de modo que la escápula se ha orientado unos 45° respecto de la línea media. La escápula y la fosa glenoidea también han adquirido una posición más dorsal en la caja torácica; esto provoca que la fosa glenoidea se dirija en posición lateral. Por tanto, la cabeza humeral ha sufrido cierta rotación externa y la diáfisis cierta rotación interna.

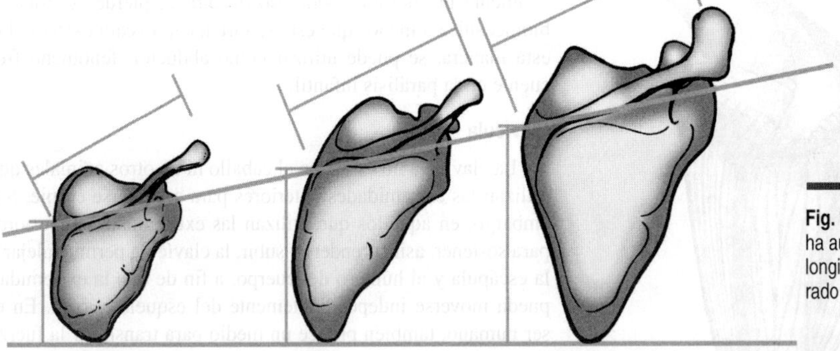

Fig. 1-8 • El tamaño de la fosa infraespinosa ha aumentado con el tiempo en relación con la longitud de la espina escapular. Esto ha generado una disminución del índice escapular.

escápula (que se mide desde el ángulo superior hasta el inferior), o índice escapular (Fig. 1-8).[67] Este índice es muy alto en el pronógrado con una escápula larga y estrecha. En los primates y en los seres humanos, la escápula se ensancha y los cambios más pronunciados se localizan en la fosa infraespinosa. Es lo que se ha denominado *incremento del índice infraespinoso*.

El ensanchamiento de la fosa infraespinosa da como resultado una modificación en el vector de la tensión muscular que va desde el borde axilar de la escápula hasta la fosa glenoidea y, por tanto, altera la acción de la musculatura adherida; esto aumenta la eficacia de los músculos infraespinoso y redondo menor, como depresores y rotadores externos de la cabeza humeral. A pesar del paso del tiempo, la fosa y el músculo supraespinoso han sufrido pocos cambios en cuanto a tamaño y forma.

El acromion, que es una extensión de la espina escapular (Fig. 1-6), también ha crecido con el tiempo. En los animales pronógrados, la apófisis acromial es insignificante; en cambio, en el ser humano constituye una estructura masiva que cubre la cabeza del húmero. Esta diferencia refleja la participación creciente del músculo deltoides en la función del hombro. Al ampliar su unión en el acromion y desviar su inserción en sentido distal sobre el húmero, incrementa su utilidad mecánica en los movimientos del hombro.

La apófisis coracoides también ha crecido con el tiempo (Fig. 1-6).[67] En estudios biomecánicos realizados por los auto-

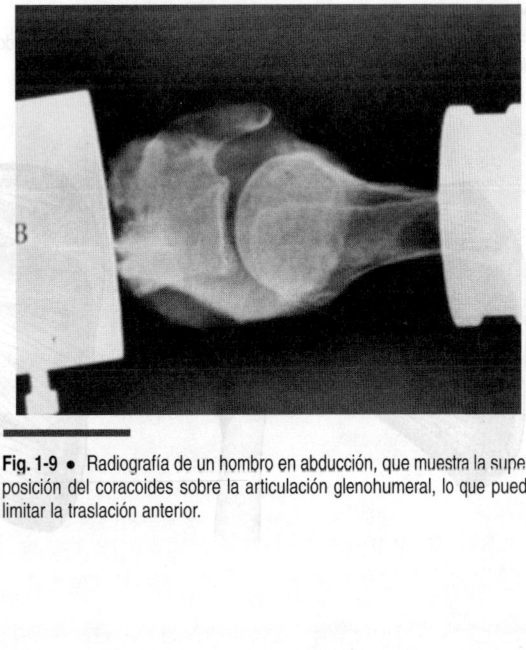

Fig. 1-9 • Radiografía de un hombro en abducción, que muestra la superposición del coracoides sobre la articulación glenohumeral, lo que puede limitar la traslación anterior.

res, se ha demostrado que, con el hombro en abducción a 90°, la extensión del coracoides sobre la articulación glenohumeral limita de manera mecánica el movimiento anterior del húmero en relación con la cavidad glenoidea. En un hombro que estudiaron después de seccionar la cápsula, éste no se luxó en sentido anterior en abducción completa hasta que se eliminó la apófisis coracoides (Fig. 1-9).

Húmero

Al igual que la escápula, el húmero ha sufrido una serie de cambios morfológicos importantes durante su evolución. La cabeza del húmero se ha desplazado proximalmente, por debajo del torso, así como en su orientación, desde un plano horizontal a otro más vertical. Como ya se señaló, el lugar de inserción del músculo deltoides se ha desplazado en sentido distal para mejorar el brazo de palanca de este músculo (Fig. 1-10).[67,74]

Además, la diáfisis distal humeral sufrió un episodio de torsión relativa hacia el extremo proximal del húmero, rotando internamente la cabeza humeral en relación a los epicódilos.[67] Conforme la caja torácica se aplanó en dirección anteroposterior, la escápula y la fosa glenoidea adquirieron una posición más dorsal dentro del tórax, con lo que la fosa glenoidea se dirigió en sentido más lateral (Fig. 1-7). Así, se produjo una rotación externa relativa de la cabeza humeral y una rotación interna de la diáfisis, lo que ocasionó un desplazamiento medial del surco intertubercular y una reducción del tamaño del troquín en relación con el troquíter (tuberosidad mayor). Se ha demostrado que la retroversión resultante de la cabeza humeral, respecto de los epicóndilos del codo en el plano coronal, es de 33° en el hombro dominante y de 29º en el no dominante.[77]

El otro efecto de la torsión humeral es que el bíceps, antiguamente un elevador poderoso del brazo, pierde su eficacia biomecánica a menos que éste se gire hacia la cara exterior. De esta manera, se puede utilizar como abductor, fenómeno frecuente en la parálisis infantil.

Fig. 1-10 • Con el tiempo, el músculo deltoides ha emigrado en sentido distal, para mejorar la palanca sobre el húmero.

Clavícula

La clavícula no existe en el caballo ni en otros animales que utilizan las extremidades anteriores para sostenerse en pie. Sin embargo, en aquéllos que utilizan las extremidades superiores para sostener, asir (prender) y subir, la clavícula permite alejar a la escápula y al húmero del cuerpo, a fin de que la extremidad pueda moverse independientemente del esqueleto axial. En el ser humano, también provee un medio para transmitir la fuerza de soporte del trapecio a la escápula a través de los ligamentos coracoclaviculares, una red ósea para que se adhieran músculos y un mecanismo para incrementar la extensión de los movimientos en la articulación glenohumeral.

Músculos escapulohumerales

Estos músculos incluyen el supraespinoso, el infraespinoso, el redondo menor, el subescapular, el deltoides y el redondo mayor. El supraespinoso ha permanecido más o menos igual

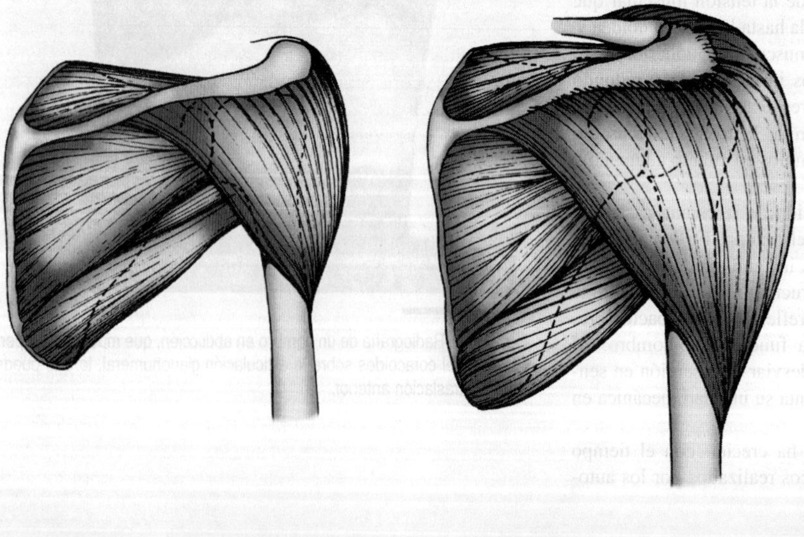

Fig. 1-11 • El músculo supraespinoso ha permanecido más o menos igual desde el punto de vista morfológico, aunque su masa ha disminuido en relación con la del músculo infraespinoso. La mayor importancia del músculo deltoides se manifiesta por el incremento de su tamaño.

desde el punto de vista morfológico, pero, progresivamente, ha perdido masa relativa (Fig. 1-11).[74] En cambio, el deltoides se ha duplicado y constituye cerca del 41% de la masa muscular escapulohumeral. Este agrandamiento también incrementa la fuerza global del músculo. En las especies inferiores, una parte del deltoides se adhiere al ángulo inferior de la escápula. En el ser humano, esto corresponde al músculo redondo menor y explica la razón de que estos dos músculos posean una inervación idéntica a través del nervio axilar.

En las especies inferiores tampoco existe músculo infraespinoso; sin embargo, en el ser humano forma cerca del 5% de la masa muscular escapulohumeral. El subescapular no ha sufrido cambios importantes, con excepción de un incremento leve en el número de fascículos, que coincide con el alargamiento de la escápula y comprende cerca del 20% de la masa del grupo escapulohumeral. Esta adaptación permite que la parte inferior del músculo tire hacia abajo y ayude a que el infraespinoso y el redondo menor funcionen como un grupo de depresores y estabilizadores de la cabeza humeral contra la glenoides durante la elevación del brazo.

Músculos axioescapulares

Los músculos axioescapulares son el serrato anterior, el romboide, el elevador de la escápula y el trapecio. Este grupo (a excepción del trapecio) proviene de un complejo de fibras musculares originadas en las primeras ocho costillas y en las apófisis transversas de las vértebras cervicales que se insertan en el borde vertebral de la escápula. Conforme se fueron diferenciando, las fibras que participan en la movilidad escapular dorsal se convirtieron en los músculos romboides. Las fibras que controlan la movilidad ventral formaron el músculo serrato anterior. Por último, el elevador escapular se diferenció para controlar el desplazamiento craneal de la escápula. El trapecio ha sufrido muy pocos cambios morfológicos durante la evolución.

La función de estos músculos consiste en anclar la escápula en la caja torácica mientras le permiten libertad de movimientos. La mayoría de los expertos coinciden en que la relación entre el movimiento glenohumeral y el escapulotarácico debe ser de 2:1.[60,67] El serrato anterior proporciona estabilidad horizontal e impide el desplazamiento de la escápula.

Músculos axiohumerales

Los músculos axiohumerales, que conectan el húmero con el tronco, incluyen el pectoral mayor, el pectoral menor y el dorsal ancho. Los músculos pectorales se originan en una sola masa muscular que se divide en una capa superficial y una profunda. La capa superficial se convierte en el pectoral mayor, y la profunda da origen al pectoral menor; este último se encuentra unido al húmero en las especies inferiores, mientras que en el ser humano se adhiere a la apófisis coracoides.

Músculos de la porción superior del brazo

En los animales más primitivos, el bíceps tiene un solo origen, y a menudo ayuda al supraespinoso a elevar el brazo. En el ser humano, el bíceps posee dos orígenes y, por las torsiones que el húmero sufre, no puede elevar el hombro a menos que el brazo se encuentre en rotación externa completa.

El tríceps no ha sufrido cambios morfológicos importantes, aunque el tamaño de la cabeza tricipital larga se ha ido reduciendo progresivamente.

EMBRIOLOGÍA

Desarrollo prenatal

Las tres capas germinales originan todos los tejidos y órganos del cuerpo. Las células de cada capa germinal se dividen, emigran, se unifican y se diferencian en patrones más o menos precisos, conforme crean los diferentes órganos y sistemas. Estas tres capas germinales son: 1) el ectodermo, que origina el sistema nervioso central, el sistema nervioso periférico, la epidermis y sus apéndices, las glándulas mamarias, la glándula hipófisis y las glándulas subcutáneas; 2) el mesodermo, que integra el cartílago, el hueso, el tejido conectivo, el músculo estriado y liso, las células sanguíneas, los riñones, las gónadas, el bazo y la serosa que reviste a las cavidades del organismo; y 3) el endodermo, que origina el revestimiento epitelial de los aparatos gastrointestinal, respiratorio y urinario, el revestimiento del conducto auditivo y el parénquima de las amígdalas, el tiroides, la paratiroides, el timo, el hígado y el páncreas. Para que el embrión se desarrolle, es necesaria la acción recíproca coordinada de estas capas germinales dirigidas por ciertos factores genéticos y ambientales bajo la influencia de mecanismos básicos de inducción y regulación.

El desarrollo embriológico prenatal del ser humano puede dividirse en tres períodos principales: las dos primeras semanas, el embrionario y el fetal. En las dos primeras semanas el desarrollo se caracteriza por la fertilización, la formación del blastocito, la implantación y el subsiguiente desarrollo del embrioblasto y el trofoblasto. El período embrionario comprende desde la tercera a la octava semanas, mientras que el período fetal abarca la etapa restante del período prenatal hasta el término.

El período embrionario es importante, puesto que durante este momento se desarrollan los principales órganos externos e internos, y al final de este período la diferenciación ya es prácticamente completa. Los huesos y las articulaciones poseen la forma y la disposición característica del adulto. El contacto con sustancias teratógenas durante este período puede ocasionar malformaciones congénitas importantes. Durante el período fetal las extremidades crecen y maduran con un proceso continuo de remodelación y reconstrucción que permite que el hueso conserve su forma característica. En el esqueleto en general, el crecimiento de cada hueso es muy preciso en relación con el del esqueleto en su conjunto. En los ligamentos aumenta el contenido de colágeno, aparecen las bolsas, las adherencias tendinosas se desplazan para permitir el crecimiento y se vascularizan los cartílagos epifisarios.

Existen muy pocos estudios enfocados en el desarrollo prenatal de la articulación glenohumeral. Las contribuciones de DePalma, Gardner y Gray fueron esenciales, pero no le dieron la suficiente importancia a las correlaciones clínicas entre la anatomía fetal y los trastornos que se observan en el hombro posnatal.[34,52] La mayor parte de los estudios sobre el desarrollo del hombro se limitan ante todo a la maduración ósea. Hasta la fecha, el análisis de las estructuras de tejidos blandos del hombro en desarrollo, como la cápsula articular y el rodete, es incompleto. No se ha evaluado detalladamente el complejo del ligamento glenohumeral inferior, que se ha demostrado constituye un componente integral de la estabilidad en el adulto.[98] Los estudios embrionarios de la articulación glenohumeral fetal concluyeron antes de conocer la participación de las estructuras de tejidos blandos en la estabilidad del hombro; ahora se conoce mucho mejor la anatomía y la biomecánica de los estabilizadores, tanto estáticos como dinámicos, de la articulación glenohumeral y su función en la estabilidad del hombro.

Período embrionario

Al principio, los primordios que formaban las extremidades aparecen como elevaciones pequeñas en la pared ventrolateral del cuerpo al final de la cuarta semana de la gestación.[90] Los primordios de las extremidades superiores aparecen en unos cuantos días, y crecen más que las extremidades inferiores durante el desarrollo. Debido a que la cabeza y el cuello se desarrollan antes que el resto del embrión, los primordios de las extremidades superiores aparecen en una región desproporcionadamente baja en el tronco del embrión (Fig. 1-12). Al principio, las extremidades superiores e inferiores evolucionan de manera similar, y los primordios de las extremidades superiores se localizan en la región opuesta a los seis segmentos cervicales y el primer y segundo segmentos torácicos.

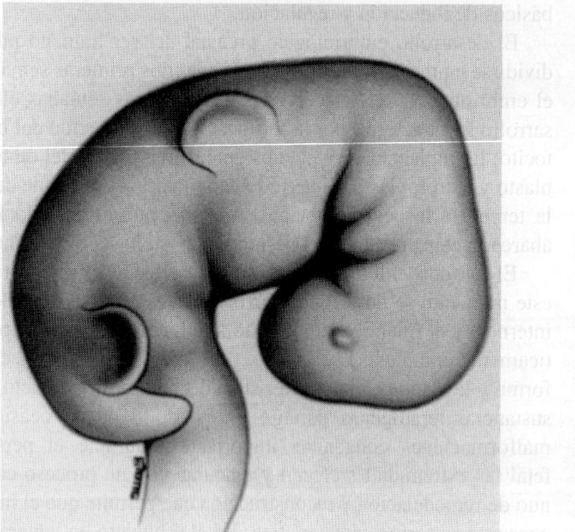

Fig. 1-12 • La cabeza y el cuello se desarrollan antes que el resto del embrión, razón por la que los primordios de las extremidades superiores e inferiores adquieren una posición desproporcionadamente baja en el tronco del embrión.

Hacia la cuarta semana, la extremidad superior es un saco de ectodermo lleno de mesodermo, y tiene unos 3 mm de largo. Cada extremidad se encuentra perfilada en la cara dorsal por un surco, y en la cara ventral por una depresión. La depresión del primordio de la extremidad superior se denomina fosa axilar. El mesodermo en el primordio de la extremidad superior proviene del mesodermo somático y consta de una masa de mesénquima, que es tejido conectivo embrionario con organización laxa. Las células mesenquimatosas pueden diferenciarse por caminos distintos, pudiendo formar fibroblastos, condroblastos u osteoblastos (Fig. 1-13). La mayor parte de los huesos aparece inicialmente en forma de una condensación de estas células mesenquimatosas, que forman un núcleo longitudinal llamado blastema.[90,137] Este proceso está dirigido por el reborde ectodérmico apical (Fig. 1-14),[90] el cual induce al mesénquima, que fomenta el crecimiento y el desarrollo.

Durante la quinta semana se producen varios cambios simultáneamente. Los nervios periféricos crecen a partir del plexo braquial hacia el mesénquima de los primordios de las extremidades. Dicho fenómeno estimula el desarrollo de la musculatura de éstas, donde el mesodermo somático de la zona se agrega y se diferencia para formar mioblastos y unidades musculares definidas. Este proceso difiere del desarrollo de la musculatura axial, que proviene de regiones miotómicas de somitas, que son segmentos de dos columnas longitudinales de mesodermo paraxial (Fig. 1-15). Al mismo tiempo, el núcleo central del húmero comienza a condrificarse, aunque todavía no se forma la articulación del hombro. Existe un área en el blastema llamada interzona, que no se condrifica y que es la precursora de la articulación del hombro (Fig. 1-16). En este momento la escápula yace a nivel de C4 y C5 (Fig. 1-17),[80] y la clavícula comienza su osificación (junto con la mandíbula, es el primer hueso en osificarse).

Durante la sexta semana, el tejido mesenquimatoso de la periferia de las placas de las manos se condensa para formar rayos digitales. Las células mesodérmicas del primordio de las extremidades se disponen para formar una capa profunda, una intermedia y una superficial. Esta división en capas es consecuencia de la diferencia en la velocidad de crecimiento.[135] El crecimiento diferencial en la extremidad también estimula la incurvación en el codo, ya que las células en el lado ventral crecen más rápido que las del lado dorsal, que se distienden para ajustarse al crecimiento ventral. Los grupos musculares se dividen en extensores dorsales y flexores ventrales, y cada músculo emigra en sentido caudal conforme se desarrolla el primordio de la extremidad. En la articulación del hombro, la interzona adquiere una configuración de tres capas, donde una capa con-

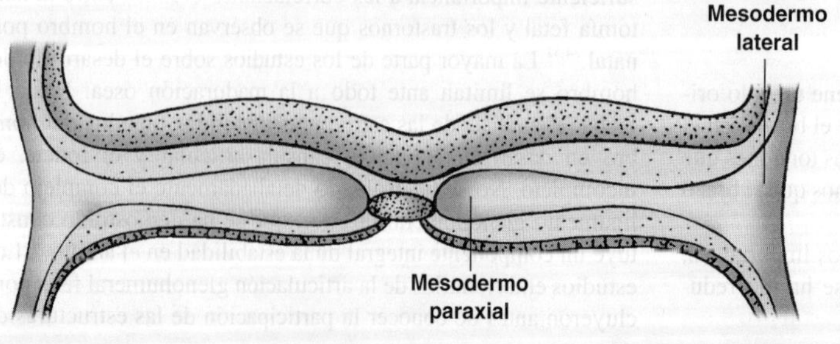

Fig. 1-13 • El mesodermo del primordio de la extremidad superior proviene del mesodermo somático y consiste en una masa de mesénquima (tejido conectivo embrionario con organización laxa). Acaba por diferenciarse en tejidos fibroblástico, condroblástico y osteoblástico. El reborde ectodérmico apical promueve el crecimiento y desarrollo de la extremidad a través de una influencia inductiva.

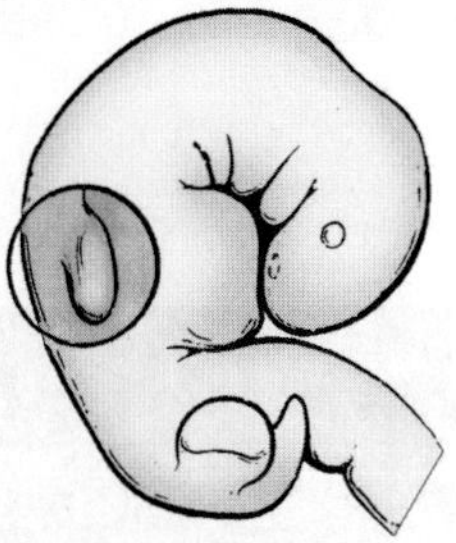

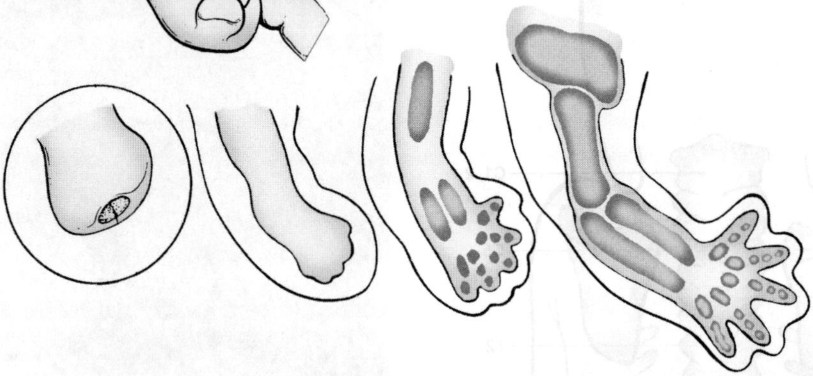

Fig. 1-14 • El reborde ectodérmico apical induce el desarrollo de la extremidad superior.

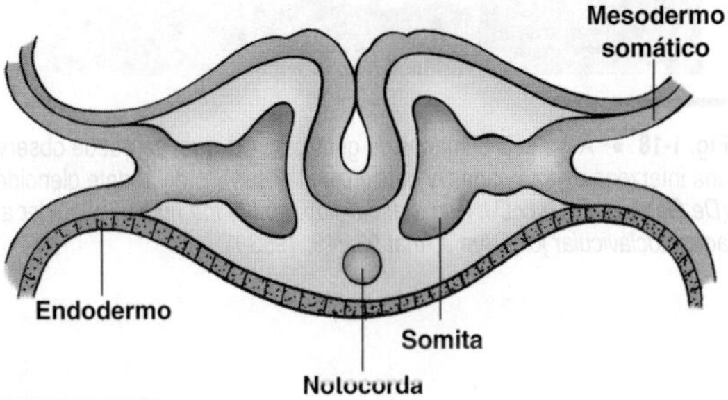

Fig. 1-15 • La musculatura axial se desarrolla a partir de las regiones miotómicas de somitas, que son segmentos de dos columnas longitudinales de mesodermo paraxial. Éste difiere del mesodermo somático, a partir del cual se desarrollan las extremidades.

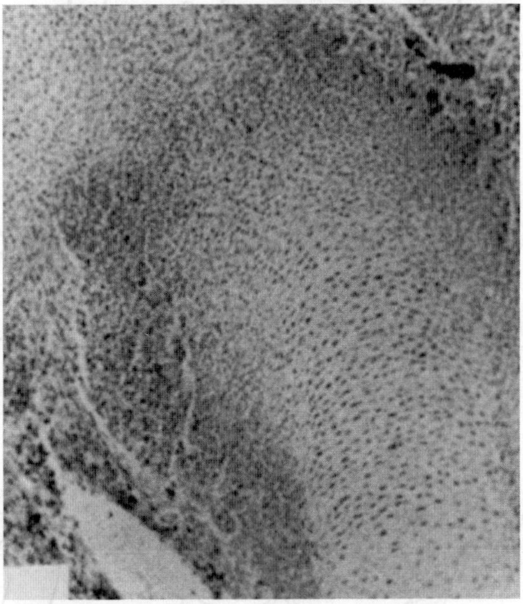

Fig. 1-16 • A las cinco semanas de gestación, el núcleo central del húmero comienza a condrificarse, aunque permanece una interzona homogénea entre la escápula y el húmero. *(De Gardner E, Gray DJ: Prenatal development of the human shoulder and acromioclavicular joint. Am J Anat 92:219, 1953.)*

drógena yace a cada lado de una capa laxa de células.[59] En esta etapa ya es posible diferenciar el labio glenoideo (Fig. 1-18), aunque todavía no existe cavitación ni formación de articulaciones. A continuación comienza la formación ósea en el centro de osificación primaria del húmero. La escápula crece considerablemente y se extiende desde C4 hasta T7.

Al principio de la séptima semana las extremidades se extienden en sentido ventral y el primordio de las extremidades superiores e inferiores gira en dirección opuesta (Fig. 1-19). Las extremidades superiores rotan 90° en sentido lateral a lo largo de su eje longitudinal, con lo que el codo mira hacia la cara posterior y los músculos extensores hacia la cara lateral y posterior.[90] Las extremidades inferiores giran en sentido medial casi 90°, por lo que la rodilla y los músculos extensores miran hacia la cara anterior. El resultado final es que el radio se localiza en posición lateral en la extremidad superior, y la tibia en posición medial en la extremidad inferior, aunque son huesos homólogos. El cúbito y el peroné también son huesos homólogos, lo mismo que son dedos homólogos el pulgar y el dedo gordo del pie. En este momento la articulación del hombro ya está formada, y la parte media de la interzona de tres capas disminuye de densidad conforme aumenta la cavitación (Fig. 1-20). La escápula ha descendido y se extiende desde la parte inferior de la primera costilla hasta la quinta costilla.[80] Además, el plexo braquial ha emigrado en sentido caudal y yace sobre la primera costilla. Los últimos grados de desplazamiento en sentido inferior de la escápula se producen más tarde, cuando la caja costal anterior cae en sentido oblicuo.

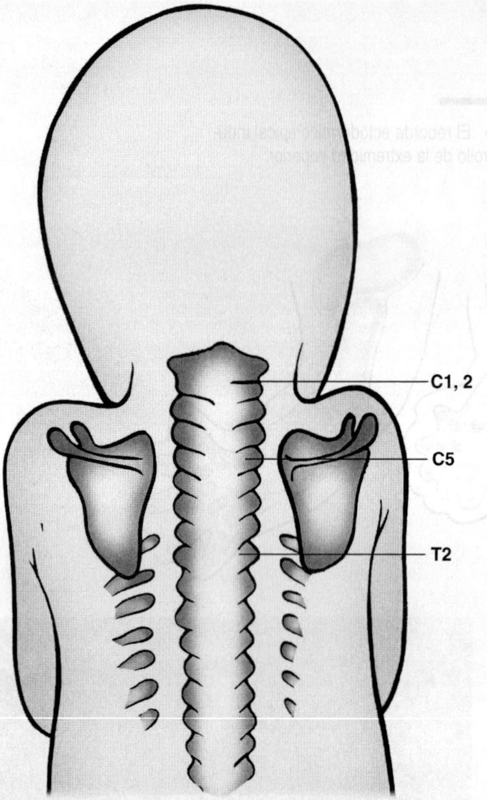

Fig. 1-17 • Hacia la quinta semana de gestación, la escápula yace a nivel de C4 y C5. Poco a poco desciende conforme se desarrolla. Si no desciende se denomina *deformidad de Sprengel.*

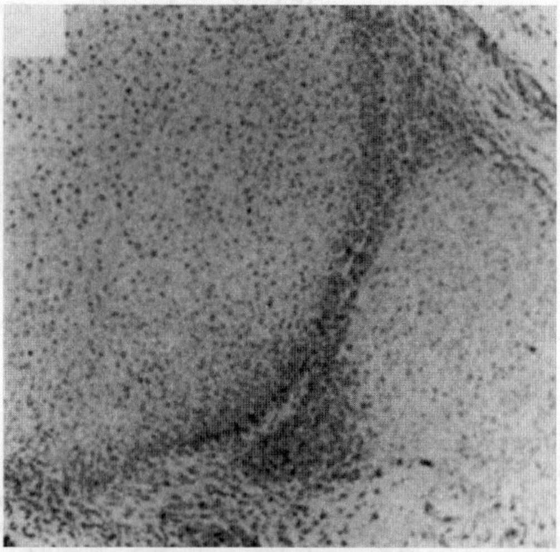

Fig. 1-18 • A las seis semanas de gestación (21 mm) se puede observar una interzona de tres capas, y comienza el desarrollo del rodete glenoideo. *(De Gardner E, Gray DJ: Prenatal development of the human shoulder and acromioclavicular joint. Am J Anat 92:219, 1953.)*

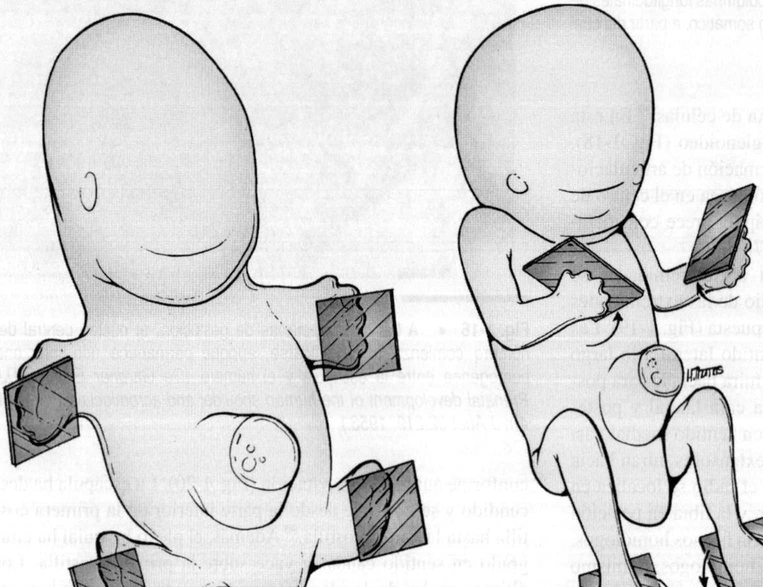

Fig. 1-19 • **A,** Después de la séptima semana de la gestación, las extremidades se extienden en sentido ventral y los primordios de las extremidades superiores e inferiores giran en dirección opuesta. **B,** Por tanto, el radio ocupa una posición lateral en la extremidad superior y la tibia asume una posición medial en la extremidad inferior, aunque son huesos homólogos.

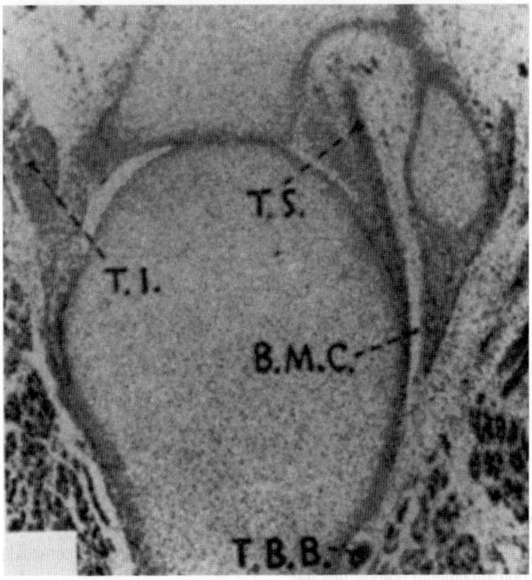

Fig. 1-20 • Hacia la séptima semana de gestación, la articulación glenohumeral ya está formada, y la zona media de la interzona de tres capas disminuye de densidad al aumentar la cavitación. Es posible observar claramente los tendones del infraespinoso (T.I.), el subescapular (T.S.) y el bíceps (T.B.B.), así como la bolsa del coracobraquial (B.M.C.). *(De Gardner E, Gray DJ: Prenatal development of the human shoulder and acromioclavicular joint. Am J Anat 92:219, 1953.)*

Hacia la octava semana el embrión mide entre 25 mm y 31 mm de largo y, gracias al crecimiento de la extremidad superior, las manos se alargan y los brazos sufren pronación (Fig. 1-21). En este momento los músculos del brazo ya están bien definidos. La articulación del hombro tiene la misma forma que la articulación glenohumeral del adulto, y los ligamentos glenohumerales constituyen engrosamientos en la cápsula del hombro.[69,90]

Puesto que algunas toxinas y otros factores ambientales todavía pueden ocasionar deformidades de las extremidades (p. ej., al alterar la irrigación), el período embrionario es el más vulnerable a las malformaciones congénitas, y el tipo de anomalía depende del momento en que se interrumpe la secuencia ordenada de diferenciación. Un factor importante en las anomalías macroscópicas de las extremidades, como la amelia, se refiere a las lesiones del reborde ectodérmico apical, el cual, como se señaló, posee una influencia poderosa de inducción en el mesodermo. Sin embargo, es indispensable conocer el desarrollo embrionario para comprender las anomalías y las malformaciones.

Período fetal

El desarrollo fetal consiste fundamentalmente en el crecimiento de las estructuras que se diferenciaron y desarrollaron durante el período embrionario. Hacia el final de la duodécima semana, las extremidades superiores han alcanzado su longitud final. Durante este período la osificación se produce con rapidez, particularmente entre la 13.ª y la 16.ª semanas. El primer indicio de osificación en el modelo cartilaginoso de un hueso largo se observa cerca del centro de la diáfisis en los huesos largos. Los centros primarios aparecen en distintos momentos en

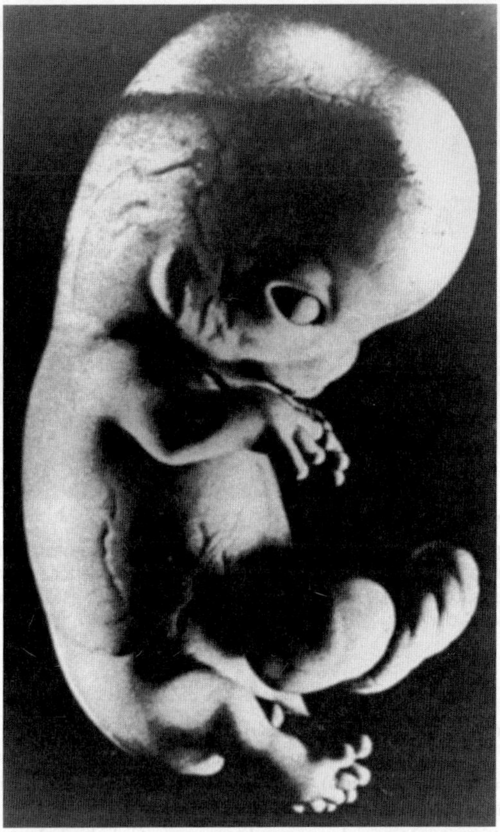

Fig. 1-21 • A la octava semana de gestación el embrión mide cerca de 23 mm de longitud; conforme la extremidad superior crece, las manos se extienden y los brazos sufren pronación. En ese momento, los músculos firmes están bien definidos.

cada hueso, pero por lo general entre la 7.ª y la 12.ª semanas. La porción del hueso que se osifica a partir del centro primario se denomina diáfisis. En la epífisis aparecen los centros secundarios de osificación. Estos dos centros están separados por la placa fisaria hasta que el hueso alcanza la talla del adulto. Entre la 12.ª y la 16.ª semanas una red vascular invade las epífisis y, en la articulación del hombro, las epífisis y parte de las metáfisis son intracapsulares. Durante este mismo lapso, es decir, entre los meses tercero y cuarto de la gestación, los tendones, los ligamentos y la cápsula articular que rodea al hombro también son penetradas por una abundante red vascular.

Un reciente estudio morfológico sobre el desarrollo prenatal de la articulación del hombro concluyó que los cambios más importantes tiene lugar alrededor de la 12.ª semana de gestación;[1] en este momento, el rodete glenoideo, el tendón del bíceps y los ligamentos glenohumerales forman un anillo completo alrededor de la fosa glenoidea, lo que ha llevado a pensar a los autores que estas estructuras desempeñan un papel esencial tanto en la estabilidad de la articulación como en la concavidad de la fosa glenoidea. El rodete glenoideo consiste en tejido fibroso denso y un poco de tejido elástico, pero sin fibrocartílago, como se observa en los meniscos de la rodilla. La articula-

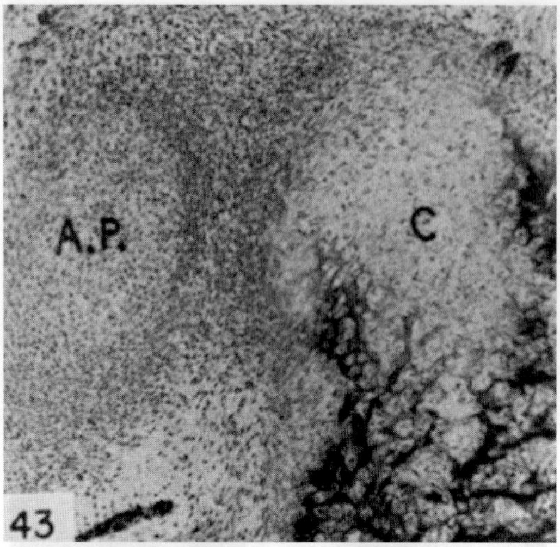

Fig. 1-22 • La articulación acromioclavicular se desarrolla de manera distinta a la de la articulación del hombro. No existe una interzona de tres capas, como sucede en la articulación glenohumeral. A.P., apófisis acromial; C, clavícula.

ción acromioclavicular se desarrolla de manera distinta a la de la articulación del hombro. Comienza durante el período fetal (no en el embrionario), y no se observa una interzona de tres capas como en la articulación glenohumeral (Fig. 1-22). Es en este momento cuando aparece la mayor parte de las bolsas del hombro, incluyendo la subdeltoidea, la subcoracoidea y la subescapular.

En la institución donde trabajan los autores se estudió la articulación glenohumeral de 51 hombros fetales en 37 fetos, para evaluar la morfología del hombro tanto a nivel macroscópico como microscópico, comparándola con la anatomía y los datos clínicos posnatales conocidos.[47] La edad de los fetos era de nueve a cuarenta semanas de gestación. Las muestras se estudiaron con un microscopio de disección y radiografías de alta resolución para buscar los centros de osificación.

Según dicho estudio, la anatomía y la morfología macroscópicas fetales son similares a las del ser humano posnatal normal. Como ya se señaló, en el hombro fetal sólo están osificadas la clavícula y la espina escapular. La cabeza del húmero y la glenoides crecen de manera gradual, proporcionalmente a la edad gestacional. Los índices comparativos de tamaño fueron congruentes, a excepción de la apófisis coracoides fetal, que resultó muy prominente en todas las muestras (Fig. 1-23).

Anatomía del arco coracoacromial

Hacia la 13.ª semana de la gestación ya existen los tendones del manguito de los rotadores, el ligamento coracoacromial (CAL, por sus siglas en inglés) y el ligamento coracohumeral. El acromion es cartilaginoso, y posee una curva suave que se acomoda en la cara superior de la cabeza del húmero, de manera similar a un acromion de tipo II (Fig. 1-24).[5,12,84] Estos datos sugieren que las variaciones en la morfología del acromion son adquiridas.

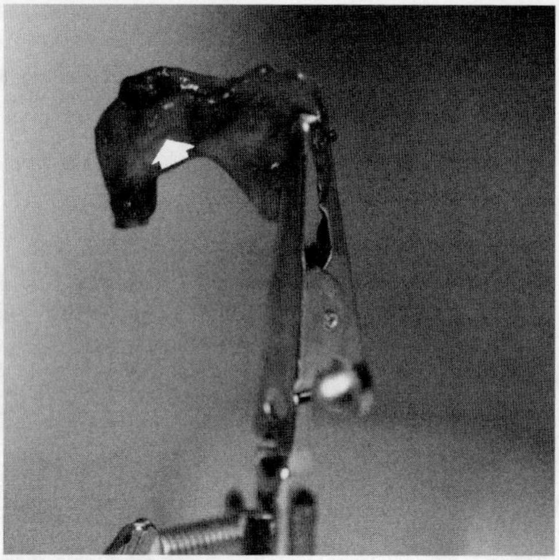

Fig. 1-23 • Se observó que el hombro fetal posee una apófisis coracoides proporcionalmente grande *(flecha)*.

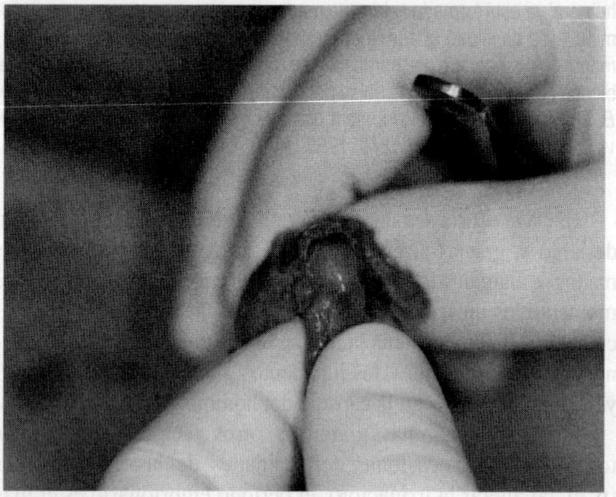

Fig. 1-24 • El acromion fetal es cartilaginoso y se encuentra adherido a la porción superior de la cabeza humeral, lo que le confiere una curvatura delicada similar al acromion adulto de tipo II.

En un estudio macroscópico e histológico, llevado a cabo por Shah y cols., se analizaron 22 hombros procedentes de cadáveres y se estableció que, si se producía algún cambio en el desarrollo, éste tenía lugar en diferentes patrones del acromion.[134] Se observó un patrón común de degeneración de colágeno, fibrocartílago y hueso en todos los acromion curvados y en gancho (tipos II y III), propio de un fenómeno de tracción. No se observaron estos cambios en los acromion planos (tipo I). En consecuencia, esto apoya la conclusión de que las diferentes formas de acromion se adquieren en respuesta a las fuerzas de tracción aplicadas vía CAL y que en absoluto son congénitas.

El CAL consiste en dos haces distintos de fibras que yacen en plano anterolateral y posteromedial, al igual que en el hombro maduro.[46] Los estudios histológicos muestran que el CAL tiene un trayecto posterior a lo largo de la superficie inferior de la cara anterolateral del acromion. Hacia la 36.ª semana de la gestación el CAL posee ya haces fibrosos de colágeno bien organizados.

En un reciente estudio llevado a cabo por Kopuz y cols., se diseccionaron y analizaron 110 hombros procedentes de 60 cadáveres de neonatos en busca de variantes del CAL.[76] Se identificaron tres tipos de CAL: cuadrangular, de banda ancha y en forma de U. Los análisis histológicos mostraron que en los ligamentos en forma de U existía un fino tejido central, próximo a la coracoides. Los datos sugieren que el CAL que prevalece tiene una forma ancha, pero también cuadrangular debido a las diferentes tasas de crecimiento de los extremos coracoide y acromial. Además, los CAL ancho y en forma de U se dan en los tipos primordial y cuadrangular, mientras que los ligamentos en forma de Y se dan en las variantes anatómicas adultas de banda simple o doble. Concluyeron que, durante el período neonatal, se dan varios tipos de CAL, y que la morfología final viene determinada por factores del desarrollo más que por cambios degenerativos.

Cápsula glenohumeral y ligamentos glenohumerales

La cápsula glenohumeral anterior es más gruesa que la posterior. También se ha descubierto que la cápsula del hombro fetal insertada en el cuello humeral, de la misma forma que sucede en el hombro maduro, confluye con los tendones del manguito de los rotadores en la inserción humeral. Asimismo, se identificaron los ligamentos glenohumerales superior y medio como engrosamientos capsulares, mientras que el ligamento glenohumeral inferior constituye una estructura definida hacia la 14.ª semana de gestación. A menudo se observan bandas anteriores y laterales en el ligamento, que concuerdan con la anatomía del complejo del ligamento glenohumeral inferior (IGHLC, por sus siglas en inglés) en el hombro del adulto.[98] La banda anterior del IGHLC contribuye más a la formación del saco axilar que la banda posterior.

Desde el punto de vista histológico, el IGHLC consta de varias capas de fibras de colágeno que son altamente celulares y con muy poco tejido fibroso al principio del desarrollo. Este tejido se fibrosa más en las etapas siguientes de la gestación. En el microscopio de luz polarizada se observa que estas fibras poseen una organización laxa, aunque están más organizadas que los tejidos capsulares adyacentes.

Hacia la 14.ª semana de gestación se observó en los fetos un defecto en el intervalo de los rotadores. Este defecto capsular se localizó en la posición de la 1:00 del reloj en el hombro derecho o la de las 11:00 en el hombro izquierdo. El defecto del intervalo a menudo estaba cubierto de una capa delgada de cápsula que se extendía desde el ligamento glenohumeral medio hasta la parte superficial del defecto. Al eliminar esta capa capsular se encontró un defecto evidente entre el ligamento glenohumeral superior y el medio. El examen histológico del defecto en un feto de 19 semanas de gestación reveló una cápsula delgada con fibras de colágeno mal organizadas; que sepamos, ésta es la primera vez en que se insinúa que este defecto capsular no es adquirido. En los defectos mayores se encontró una laxitud glenohumeral inferior también mayor. En el adulto se ha demostrado que el cierre de un defecto grande del intervalo de rotadores constituye un tratamiento eficaz de la inestabilidad glenohumeral inferior.[48,61,97]

Glenoides

En el feto, la glenoides posee una inclinación lateral del reborde superior en relación con el reborde inferior en el plano coronal, a diferencia del hombro del adulto, cuya orientación es más vertical. El rodete (labrum) se observó a las 13 semanas de gestación. Los rodetes anterior y posterior confluyen con las bandas anterior y posterior del IGHLC, respectivamente. Al separar el labio anterosuperior en las muestras después de las 22 semanas de gestación, se observa la glenoides en la zona de la cintura de la coma. Esto corresponde a un área de separación variable del labio que se observa en el hombro maduro. En los fetos de 30 semanas de gestación se advierte a simple vista cierta coloración anómala del cartílago hialino glenoideo en la mitad inferior de la glenoides, aproximadamente en la misma área donde se observa la mancha desnuda en el hombro maduro. No se encontraron datos histológicos de una región desnuda de cartílago hialino glenoideo, como se observa en la articulación glenohumeral del adulto. Quizá esto constituya un rasgo adquirido.

Desarrollo posnatal

El desarrollo posnatal del hombro comprende básicamente la aparición y el desarrollo de los centros secundarios de osificación, ya que los tejidos blandos sólo varían de tamaño después del nacimiento. El desarrollo de cada hueso se describe por separado.

Clavícula

Como se señaló anteriormente, la clavícula, junto con la mandíbula, constituye el primer hueso del organismo en osificarse durante la quinta semana de la gestación. La mayor parte de los huesos se forma por osificación endocondral, en la que el tejido mesenquimatoso se condensa, convirtiéndose en cartílago, y más tarde se osifica. La porción principal de la clavícula se forma por osificación intramembranosa, en la que las células mesenquimatosas se mineralizan directamente para formar hueso. Durante la quinta semana aparecen dos centros de osificación, uno lateral y otro medial. El lateral es casi siempre más prominente que el medial, y ambas masas forman un cuerpo largo de hueso. Las células en los extremos acromial y esternal de la clavícula siguen un patrón cartilaginoso para formar la articulación esternoclavicular y acromioclavicular; así, el diámetro de la clavícula aumenta por osificación intramembranosa del periostio, y su longitud se incrementa mediante la actividad endocondral en los extremos cartilaginosos. La epífisis medial de la clavícula es la que genera el mayor crecimiento longitudinal (Fig. 1-25). Comienza a osificarse a los 18 años, y se fusiona con la clavícula entre los 22 y los 25 años. La epífisis lateral es menos constante, y muchas veces tiene aspecto de cápsula ósea proximal a la articulación acromioclavicular, e incluso puede confundirse con una fractura.

Escápula

La mayor parte de la escápula se forma también por osificación intramembranosa. En el momento del nacimiento, tanto el cuerpo como la espina de la escápula se han osificado, no así la apófisis coracoides, la glenoides, el acromion, el borde vertebral y el ángulo inferior de la escápula. La apófisis coracoides posee dos, y a veces tres, centros de osificación (Fig. 1-26). El primer

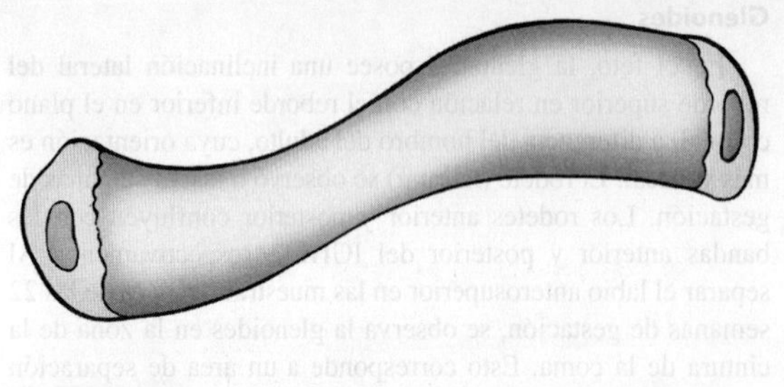

Fig. 1-25 • La epífisis medial de la clavícula origina la mayor parte del crecimiento longitudinal de este hueso. Se fusiona entre los 22 y los 25 años de edad. La epífisis lateral es menos constante; a menudo forma un borde delgado de hueso que puede confundirse con una fractura.

centro aparece durante el primer año de vida en el núcleo de la apófisis coracoides. El segundo se origina hacia los 10 años de edad en la base de la apófisis; este segundo núcleo de osificación también contribuye a la formación de la parte superior de la cavidad glenoidea. Ambos centros se unen en la escápula hacia los 15 años de edad. El tercer centro de osificación, que es variable, aparece en la punta de la apófisis coracoides durante la pubertad, y no siempre se fusiona con el coracoides, por lo que se puede confundir con una fractura, al igual que sucede con la epífisis distal de la clavícula.

El acromion posee dos, y a veces tres, centros de osificación. Éstos se originan durante la pubertad y se fusionan hacia los 22 años de edad. También pueden confundirse con una fractura en el caso de una apófisis no fusionada, casi siempre un mesoacromion, que se visualiza en proyección axilar. Esto no es raro, y por lo general se observa en los pacientes con síndrome de compresión.

La fosa glenoidea posee dos centros de osificación. El primero aparece en la base de la apófisis coracoides, hacia los 10 años de edad, y se fusiona a los 15, contribuyendo a la porción superior de la cavidad glenoidea y a la base de la apófisis coracoides. El segundo centro tiene forma de herradura y se origina en la porción inferior de la glenoides durante la pubertad, formando las tres cuartas partes inferiores de la glenoides.

El borde vertebral y el ángulo inferior de la escápula poseen un centro de osificación cada uno, y ambos aparecen durante la pubertad, para luego fusionarse a los 22 años.

Húmero proximal

En la porción proximal del húmero existen tres centros de osificación (Fig. 1-27): uno para la cabeza del húmero, otro para el troquíter (tuberosidad mayor) y otro para el troquín (tuberosidad menor). El centro de osificación de la cabeza humeral casi siempre aparece entre el cuarto y el sexto mes, aunque en algunos textos (Gray, *Anatomía*)[139] se afirma que existe en sólo el 20% de los recién nacidos. Sin este dato radiológico es difícil diagnosticar lesiones del nacimiento. El centro de osificación del troquíter aparece durante el tercer año, y el del troquín durante el quinto. Las epífisis de las tuberosidades también se fusionan durante el quinto año, y a su vez con el centro de la cabeza humeral durante el séptimo. La cabeza y la diáfisis se unen por lo general a los 19 años de edad.

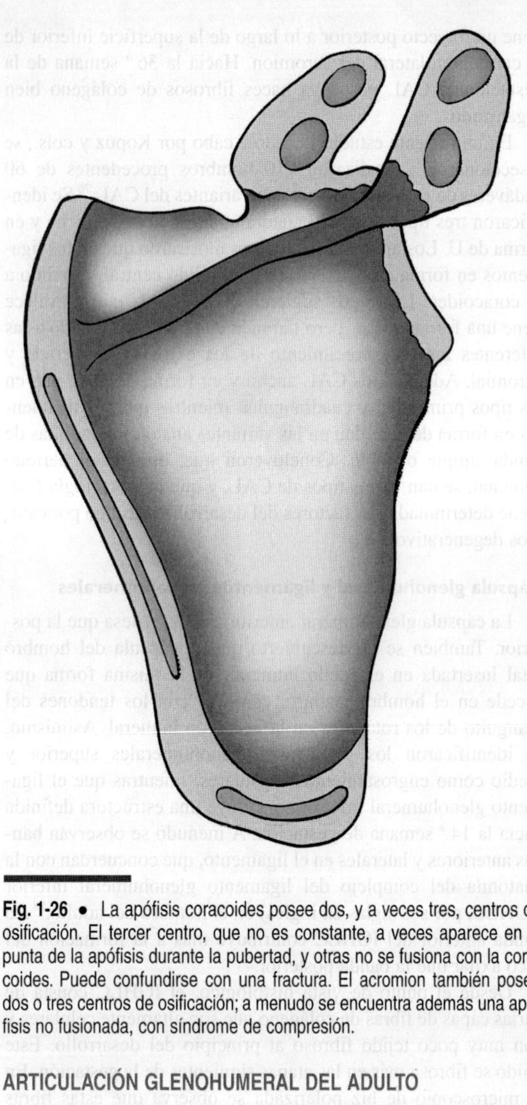

Fig. 1-26 • La apófisis coracoides posee dos, y a veces tres, centros de osificación. El tercer centro, que no es constante, a veces aparece en la punta de la apófisis durante la pubertad, y otras no se fusiona con la coracoides. Puede confundirse con una fractura. El acromion también posee dos o tres centros de osificación; a menudo se encuentra además una apófisis no fusionada, con síndrome de compresión.

ARTICULACIÓN GLENOHUMERAL DEL ADULTO

Anatomía ósea

La articulación glenohumeral del adulto está formada por la cabeza del húmero y la superficie glenoidea de la escápula. Su relación geométrica le confiere un gran margen de movilidad, lo que es muy importante para la actividad prensil. Sin embargo, esto conlleva la pérdida simultánea de la estabilidad biomecánica inherente. La gran cabeza esférica del húmero se articula contra, y no dentro de, una fosa glenoidea pequeña y poco profunda. Se puede comparar con una pelota de golf asentada sobre un tee, en donde la estabilidad depende básicamente de los tejidos blandos estáticos y dinámicos que actúan a través de la articulación.

La cabeza del húmero es una estructura ósea grande y globular cuya superficie articular forma un tercio de una esfera irregular que muestra una dirección medial, superior y posterior. La cabeza se encuentra inclinada entre 130° y 150° en relación con la diáfisis, y posee un ángulo de retrotorsión de unos 30° (Fig. 1-28).[31,45,102,117] El surco bicipital se sitúa 30°

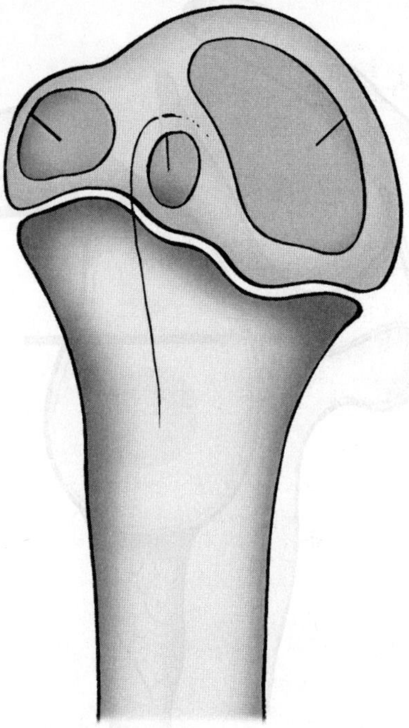

Fig. 1-27 • En el tercio proximal del húmero existen tres centros de osificación: uno para la cabeza del húmero, otro para el troquíter y otro para el troquín.

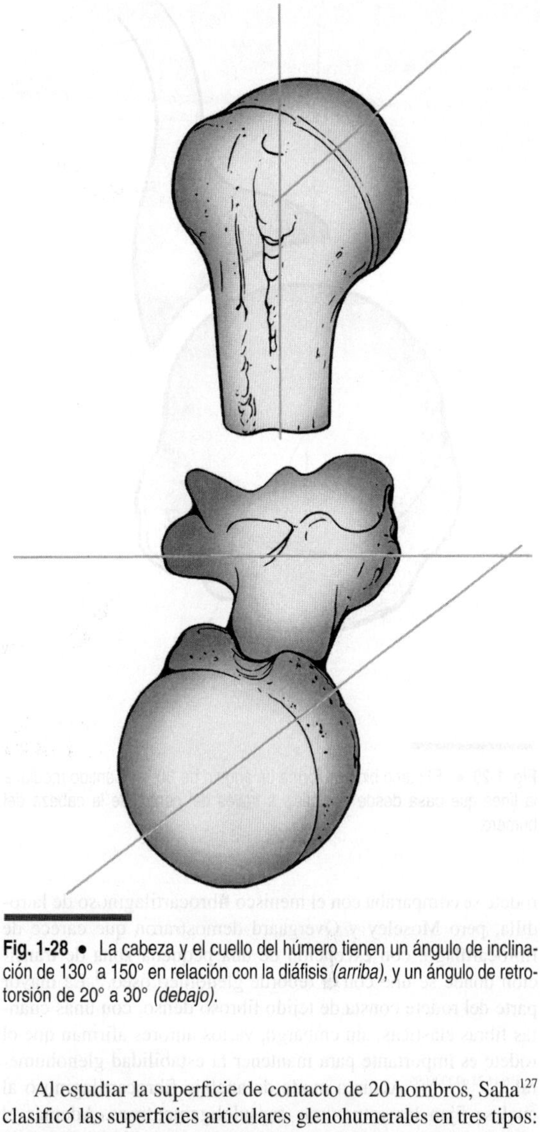

Fig. 1-28 • La cabeza y el cuello del húmero tienen un ángulo de inclinación de 130° a 150° en relación con la diáfisis *(arriba)*, y un ángulo de retrotorsión de 20° a 30° *(debajo)*.

medial respecto de una línea que atraviesa la diáfisis por el centro de la cabeza del húmero (Fig. 1-29). El troquíter se forma en la pared lateral, y el troquín en la pared medial de este surco. La dimensión vertical promedio de la porción articular de la cabeza es de 48 mm, con un radio de curvatura de 25 mm. La dimensión transversal promedio es de 45 mm, con un radio de curvatura de 22 mm.[65]

La cavidad glenoidea tiene forma de coma invertida (Fig. 1-30). Su porción superior (cola) es estrecha, y la inferior es ancha. La línea transversal que cruza estas dos regiones corresponde más o menos a la línea epifisaria de la cavidad glenoidea.[34] Posee una superficie articular ligeramente cóncava, cubierta de cartílago hialino. En el centro de la cavidad glenoidea a menudo se observa un área circular definida de adelgazamiento. Esta área, según DePalma y cols.,[34] corresponde a la región de mayor contacto con la cabeza humeral y, además, depende de la edad (Fig. 1-31). La dimensión vertical promedio de la glenoides es de 35 mm, y su diámetro transversal promedio, de 25 mm. En estudios previos de Saha[127-129] se observó que la glenoides puede encontrarse en anteversión o retroversión respecto del plano escapular. Saha comprobó que el 75% de los hombros estudiados mostraron una superficie glenoidea en retroversión promedio de 7,4°, y que cerca del 25% de la superficie glenoidea se encontraba en anteversión de 2° a 10°. Respecto de la inclinación vertical, la porción superior de la línea superoinferior de la glenoides forma un ángulo de 15°, medial con respecto al plano escapular, con lo que la superficie glenoidea sobre la que yace la cabeza humeral resulta relativamente horizontal (Fig. 1-32).

Al estudiar la superficie de contacto de 20 hombros, Saha[127] clasificó las superficies articulares glenohumerales en tres tipos: 1) tipo A, en el que la superficie humeral posee un radio de curvatura menor que el de la glenoides, y por tanto es más curva que la glenoides correspondiente y tiene un área de contacto circular más pequeña; 2) tipo B, en el que la superficie humeral y la glenoides poseen una curvatura similar y un área de contacto circular mayor; y 3) tipo C, en el que la superficie humeral posee un radio de curvatura mayor que el de la glenoides, que es más curva. El contacto se limita a la periferia y adquiere forma de anillo.

El rodete glenoideo es un borde de tejido fibroso de forma triangular en el cuerpo transversal que cubre el borde de la cavidad glenoidea (Fig. 1-33). Su tamaño y espesor son variables, y en ocasiones se asemeja al menisco de la rodilla, con un borde interno libre que se proyecta dentro de la articulación, aunque otras veces está prácticamente ausente. El rodete también puede formar el origen de la cabeza larga del tendón del bíceps y de los ligamentos glenohumerales. Antiguamente, el

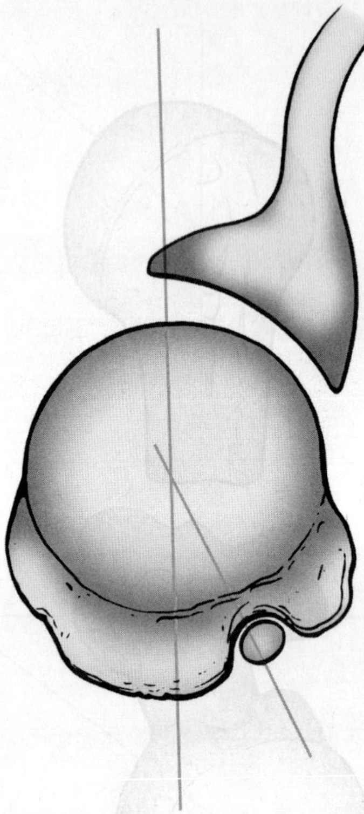

Fig. 1-29 • El surco bicipital forma un ángulo de 30° en sentido medial a la línea que pasa desde la diáfisis a través del centro de la cabeza del húmero.

rodete se comparaba con el menisco fibrocartilaginoso de la rodilla, pero Moseley y Overgaard demostraron que carece de fibrocartílago, con excepción de una pequeña zona de transición donde se une con el reborde glenoideo óseo.[91] La mayor parte del rodete consta de tejido fibroso denso, con unas cuantas fibras elásticas; sin embargo, varios autores afirman que el rodete es importante para mantener la estabilidad glenohumeral.[6,11,25,60,73,81,99] Actúa a modo de anclaje fibrocartilaginoso al cual se fijan las estructuras capsuloligamentosas. Además el rodete glenoideo es el responsable de hasta un 50% del aumento en la profundidad de la cavidad glenoidea, así como de un incremento del área de la superficie de contacto con la cabeza humeral.[11,81]

La cabeza larga del tendón del bíceps se inserta en el tubérculo supraglenoideo, y muchas veces se continúa con la porción superior del rodete. En estudios previos de DePalma y cols.[34] se encontraron variaciones considerables de esta estructura. A veces forma una estructura doble, otras se localiza dentro de la cápsula fibrosa y, en casos excepcionales, no existe desde el interior de la articulación. En los ancianos con disfunción y cambios degenerativos del manguito de los rotadores, el bíceps puede degenerarse por la migración superior de la cabeza humeral. La consecuencia es engrosamiento, ensanchamiento y fragmentación, especialmente después del quinto decenio de vida, aunque Andrews ha descrito cambios similares en los lanzadores jóvenes.

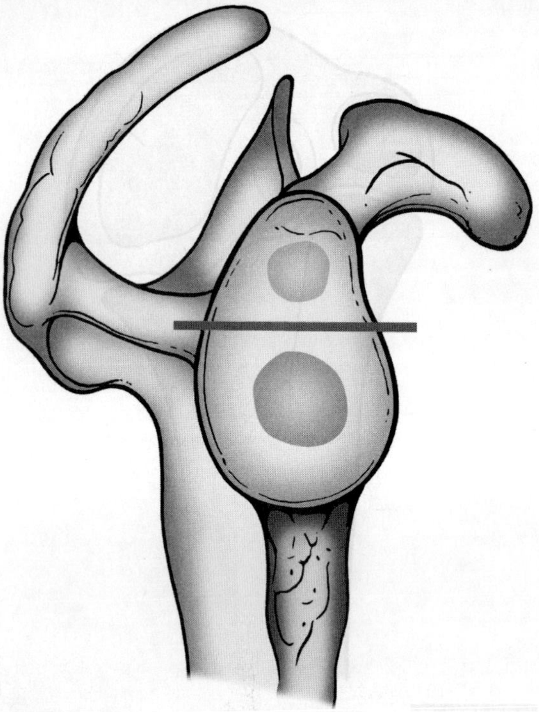

Fig. 1-30 • La cavidad glenoidea tiene forma de coma invertida. La *línea transversal* corresponde a la línea epifisaria de la cavidad glenoidea.

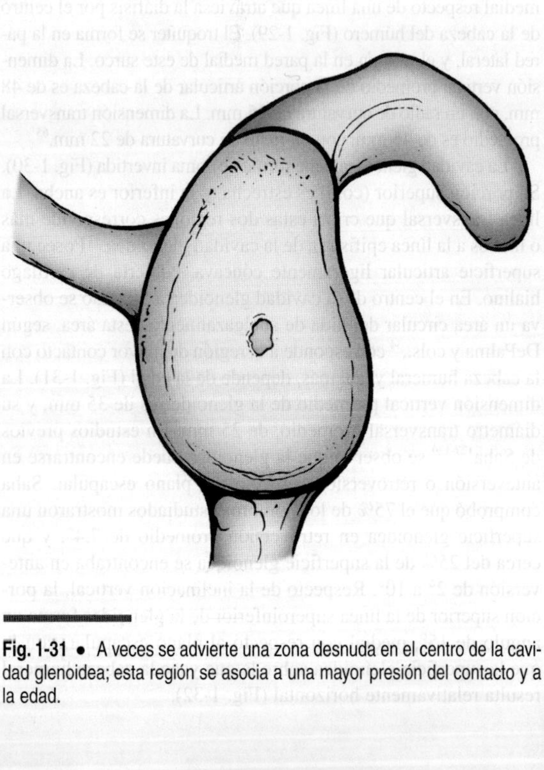

Fig. 1-31 • A veces se advierte una zona desnuda en el centro de la cavidad glenoidea; esta región se asocia a una mayor presión del contacto y a la edad.

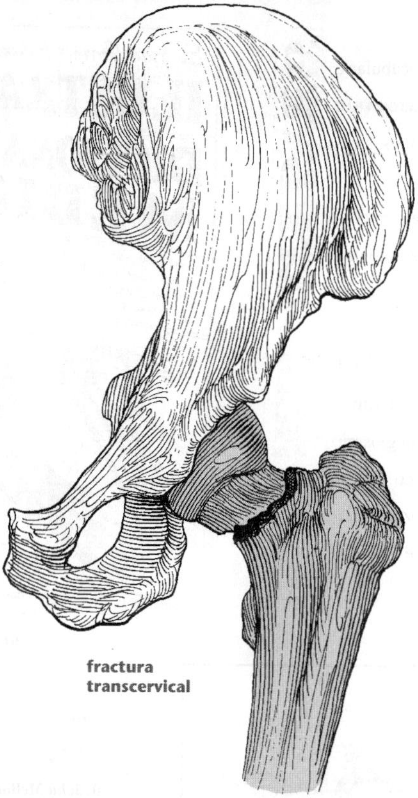

fractura
transcervical

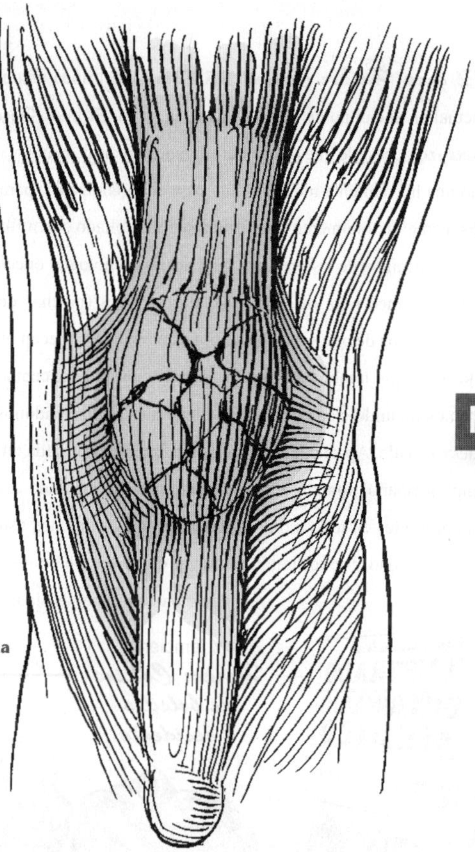

fractura conminuta
de la rótula con el
retináculo intacto

F

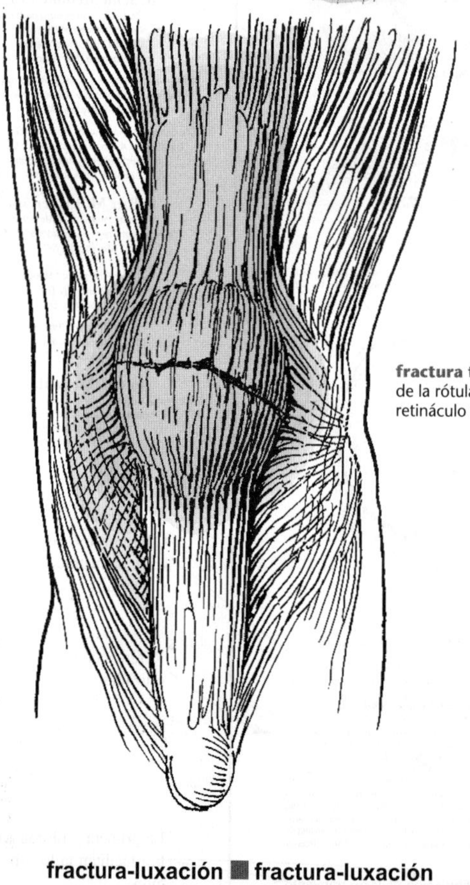

fractura transversal
de la rótula con el
retináculo intacto

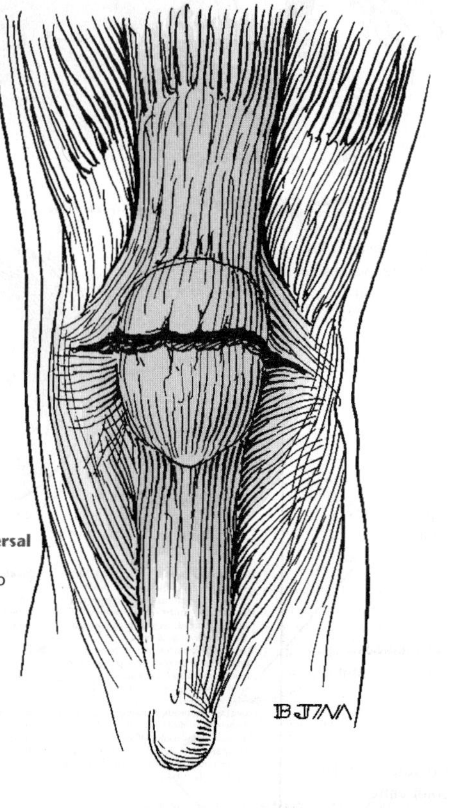

fractura transversal
con luxación de
la rótula y desgarro
del retináculo

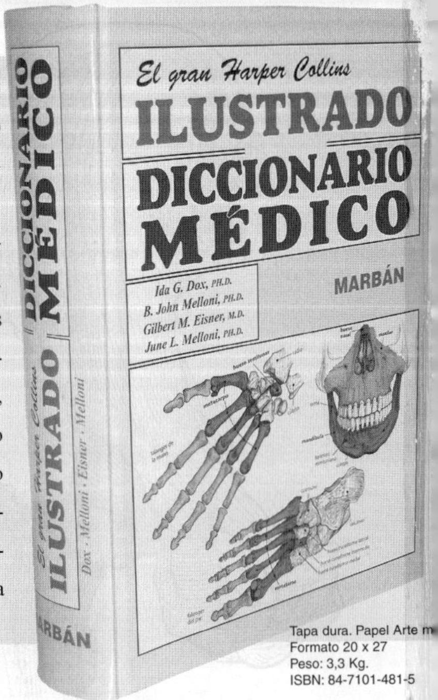

***El gran Harper Collins* ILUSTRADO** brinda una exposición clara del vocabulario actual en el campo de las ciencias de la salud. *El gran Harper Collins* es un **DICCIONARIO MÉDICO** accesible que ofrece definiciones precisas, claras y completas de los términos, siendo una herramienta indispensable para el aprendizaje y para la práctica diaria.

Esta edición totalmente actualizada se ha ampliado con millares de nuevas entradas (en concreto términos de fisioterapia, genética, inmunología, oncología, ginecología y radiología). También incorpora más de 3.000 ilustraciones (muchas de ellas a toda página). Estamos convencidos de que estas ilustraciones no sólo esclarecen el significado del término definido, sino que también favorecen la retención del concepto. Para hacerlo todavía más útil, hemos incluido cientos de abreviaturas nuevas, haciéndonos eco de su uso junto al término desarrollado. Aparte de la equivalencia en inglés de cada término, se dispone de un glosario inglés-español completo. En resumen, hemos elaborado este **DICCIONARIO MÉDICO** teniendo presentes en todo momento las necesidades de unos usuarios preocupados por la precisión, claridad y concisión. Una mayor comprensión de los problemas del paciente sin duda redundará en una mejor asistencia sanitaria.

Tapa dura. Papel Arte m
Formato 20 x 27
Peso: 3,3 Kg.
ISBN: 84-7101-481-5

Y también:

Harper Collins de bolsillo y residente

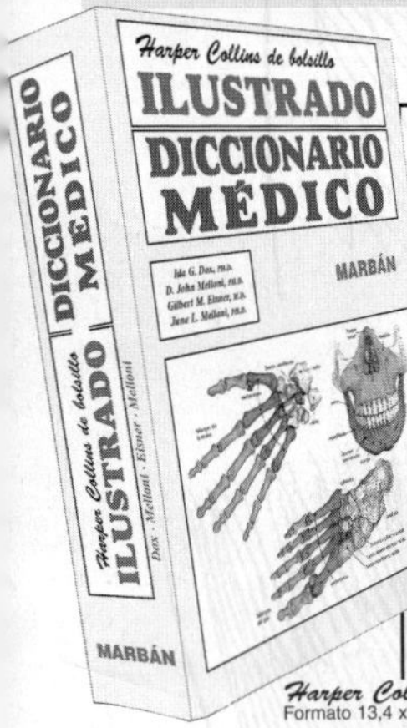

Harper Collins de bolsillo
Formato 13,4 x 18,6 cm

Harper Collins Residente
Formato 15,5 x 21.5 cm

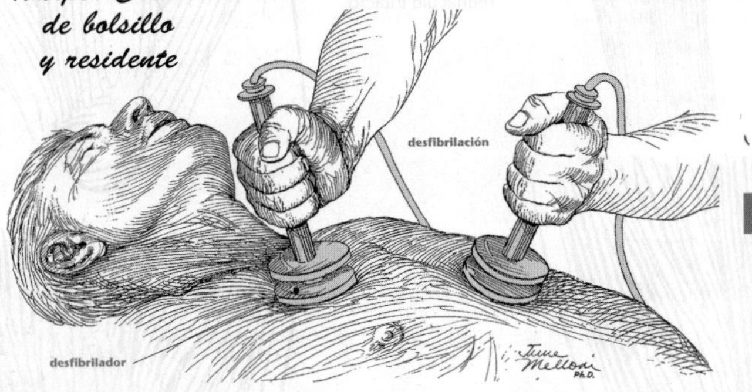

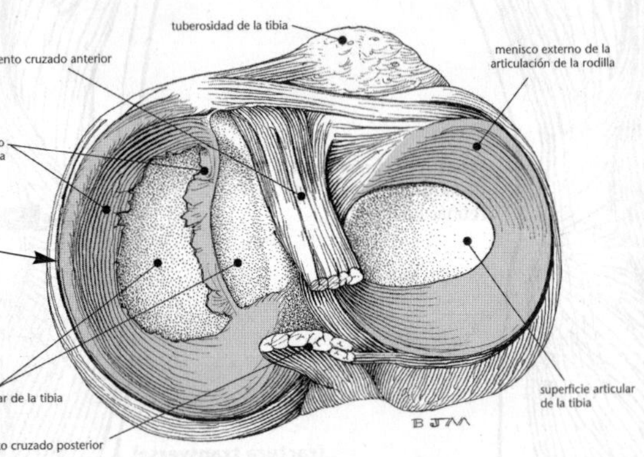

desempeño de rol *(role-playing)* Método para tratar conflictos emocionales haciendo que la persona asuma diversos roles.
desencajamiento *(disengagement)* En obstetricia, aparición de la parte presentada del feto a través de la vulva.
desensibilización *(desensitization)* **1.** Reducción de las reacciones de hipersensibilidad inmediatas mediante inyección de dosis graduales de la sustancia ofensiva (alergeno). Denominado también HIPOSENSIBILIZACIÓN, INMUNOTERAPIA (4). **2.** Método de tratamiento de un trastorno emocional (p. ej., terapia del comportamiento).
desensibilizar *(desensitize)* **1.** Someter a una persona a desensibilización. **2.** Reducir o eliminar la sensación.
desequilibrio *(disequilibrium)* Falta de equilibrio o de estabilidad.
d. ventilación perfusión *(ventilation/perfusion mismatch)* Desequilibrio entre la ventilación alveolar y la sangre que fluye a través de los capilares de los pulmones.
desfibrilación *(defibrillation)* Detención de los movimientos temblorosos de las fibras del músculo cardíaco (fibrilación).
desfibrilador *(defibrillator)* **1.** Agente que detiene la fibrilación ventricular y restaura el latido normal del corazón. **2.** Aparato capaz de administrar un choque eléctrico para detener la fibrilación ventricular.
desfibrinación *(defibrination)* Eliminación de fibrina de la sangre para prevenir la formación de coágulos.
desfloración *(defloration)* Acto de rotura del himen.
desflorescencia *(deflorescence)* Desaparición de una erupción cutánea en cualquier enfermedad eruptiva.
desfurfuración *(defurfuration)* Caída o pérdida de escamas finas de la piel. Denominada también DESCAMACIÓN EN SALVADO.
desgarramiento *(tear)* **1.** Separación o división a la fuerza. **2.** Herida por desgarro. Denominado también LACERACIÓN.
d. en asa de cubo *(bucket-handle t.)* División longitudinal del menisco, cartílago semilunar de la articulación de la rodilla. Las partes anteriores y posteriores del cartílago que permanecen unidas a la cápsula de la articulación mientras que el borde interior

257 **desfibrilación ■ desgarramiento**

El color destaca los puntos relevantes de la ilustración

Equivalencias en inglés de los términos

Múltiples definiciones para los términos

Coordinación del color entre la ilustración y la entrada principal

Coordinación del color entre la ilustración y la subentrada

Referencias cruzadas

La primera y última palabra facilitan la localización

Ida G. Dox, PH. D.
Medical Communication Specialist (retired)
Georgetown University School of Medicine
Washigton, DC

B. John Melloni, PH.D.
Expert in Biomedical Communication (retired)
National Library of Medicine
National Institutes of Health
Bethesda, Maryland

Professional Lecturer in Human Anatomy (retirec
Georgetown University School of Medicine
Whashigton, DC

Co-Director of the Archives of Medical Visual Resou
The Francis A. Countway Library of Medicine
Harvard University Medical School
Boston, Massachusetts

Gilber M. Eisner, M.D.
Clinical Professor of Medicine
Georgetown University School of Medicine
Washington, DC

Clinical Professor of Medicine
George Washigton University School of Medicin
Washington, DC

Senior Attending Physician
Washington Hospital Center
Washigton, DC

June L. Melloni, Ph.D.
Educational Consultant and Evaluator of Instructic
Programs in the Medical Sciences
Potomac Falls, Virginia

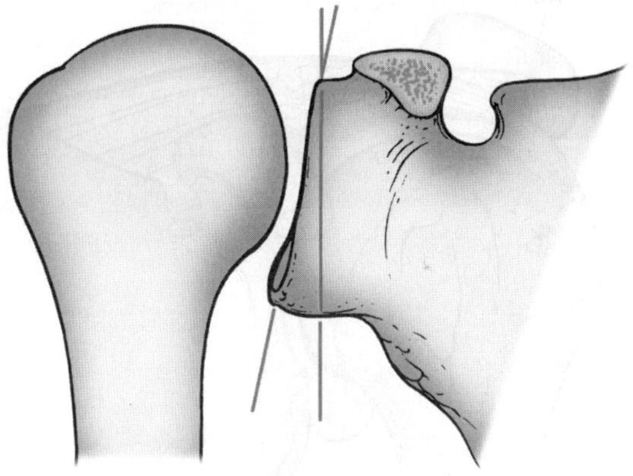

Fig. 1-32 • La parte superior de la línea superoinferior de la glenoides forma un ángulo aproximado de 15° en sentido medial respecto del plano escapular.

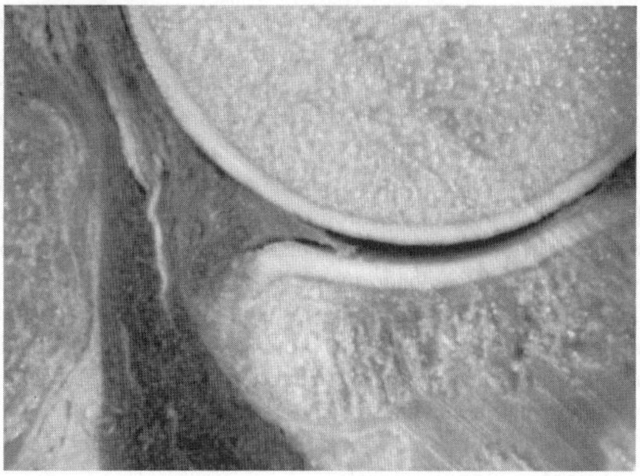

Fig. 1-33 • El rodete glenoideo, que es el borde de tejido fibroso con forma triangular en el corte transversal, cubre la cavidad glenoidea en su borde. Muchas veces tiene un sorprendente parecido con el menisco de la rodilla.

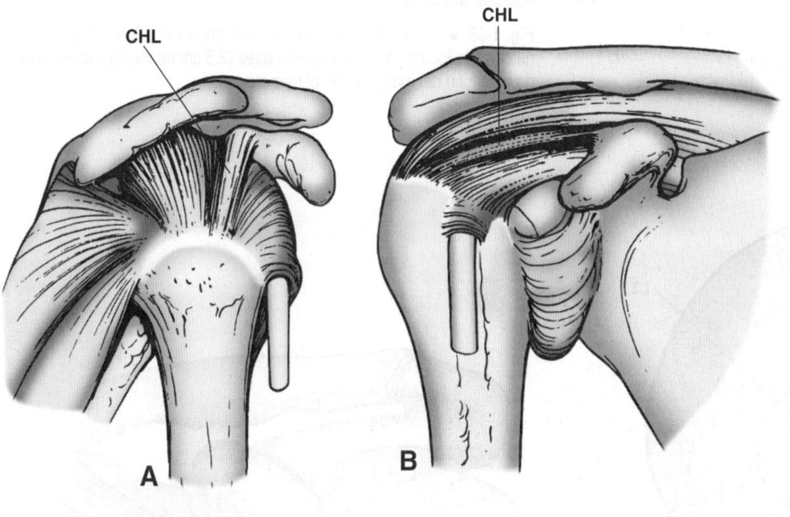

Fig. 1-34 • **A** y **B,** El ligamento coracohumeral (CHL) es una banda fuerte que se origina en la base del borde lateral de la apófisis coracoides, por debajo del ligamento coracoacromial, y que emerge con la cápsula en la porción lateral hasta insertarse en el troquíter. Este ligamento es una estructura importante de sostén para el brazo en aducción.

Cápsula del hombro

La cápsula del hombro es grande y su área de superficie es dos veces mayor que la cabeza humeral. En las personas sanas, acepta entre 10 ml y 15 ml de líquido, pero en las situaciones patológicas esta cantidad varía. Por ejemplo, en un paciente con capsulitis adhesiva sólo contiene 5 ml, o menos, de líquido, mientras que en los casos de laxitud o inestabilidad excesiva la cápsula acepta fácilmente volúmenes abundantes de líquido (más de 30 ml).

La cápsula del hombro está revestida de la capa sinovial, y se extiende desde el cuello glenoideo (u, ocasionalmente, desde el rodete) hasta el cuello anatómico y la porción proximal de la diáfisis humeral, en diversos grados. Además, muchas veces se extiende y se adhiere a la apófisis coracoides en la parte superior (a través del ligamento coracohumeral) y el cuerpo anterior o posterior de la escápula (a través de las fosas anterior y posterior), y se extiende a lo largo del tendón del bíceps y el surco intertubercular del húmero durante una distancia variable.

Los engrosamientos más importantes y constantes en la cápsula del hombro se denominan ligamentos, y varían de tamaño, forma, espesor y lugar de unión. El ligamento coracohumeral es una banda fuerte que se origina en la base y en la cara lateral de la apófisis coracoides, por debajo del origen del ligamento coracoacromial (Fig. 1-34). Se dirige en sentido transversal hasta insertarse en el troquíter. Su borde anterior casi siempre es definido en la porción medial, y se fusiona con la cápsula en la parte lateral. El borde posterior no se distingue de la cápsula restante. Algunos autores consideran que, desde el punto de vista filogenético, representa la inserción antigua del pectoral menor, y en el 15% de la población una parte del pectoral menor atraviesa la apófisis coracoides hasta insertarse en la cabeza humeral.[139] Aún no se conoce a fondo la contribución biomecánica de este ligamento, pero al parecer posee una función estática de suspensión para la cabeza humeral en la cavidad glenoidea cuando el brazo se sostiene a los lados. Durante la abducción, se relaja y pierde su capacidad de brindar soporte al húmero.

El ligamento humeral transversal (Fig. 1-35) está formado por unas cuantas fibras transversales de la cápsula, que se extienden entre el troquíter y el troquín (tuberosidad menor) y ayudan a contener al tendón de la cabeza larga del bíceps en su surco.

En todos sus aspectos, la cápsula del hombro, a excepción de la porción inferior, está reforzada por los tendones de los músculos del manguito de los rotadores, es decir, supraespinoso, infraespinoso, redondo menor y subescapular (Fig. 1-36). Los tendones se enlazan en la cápsula a distancias variables, a un promedio de 2,5 cm. El más prominente es la porción tendinosa del subescapular en la cara anterior (Fig. 1-37). Forman el manguito musculotendinoso o capsulotendinoso.

Ligamentos glenohumerales

Los ligamentos glenohumerales son refuerzos de colágeno para la cápsula del hombro que no son visibles en su superficie externa. Se aprecian mejor a través del artroscopio, sin distensión con aire ni solución salina (Fig. 1-38). Su función depende de: 1) su integridad colagenosa, 2) su sitio de adherencia y 3) la posición del brazo.

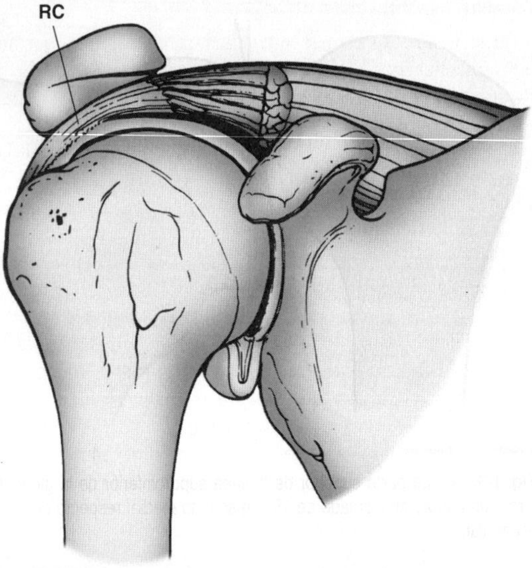

Fig. 1-36 • La musculatura del manguito de los rotadores (RC) se fusiona con la cápsula en longitudes variables (2,5 cm de media) desde el lugar de inserción del manguito en el húmero.

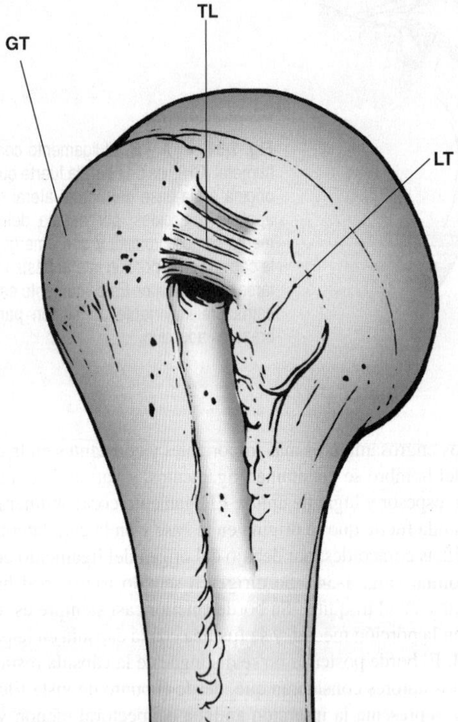

Fig. 1-35 • El ligamento humeral transverso (TL) está formado por fibras transversales de la cápsula que se extienden entre el troquíter (GT) y la tuberosidad menor (LT), y que contiene el tendón de la cabeza larga del bíceps en su surco.

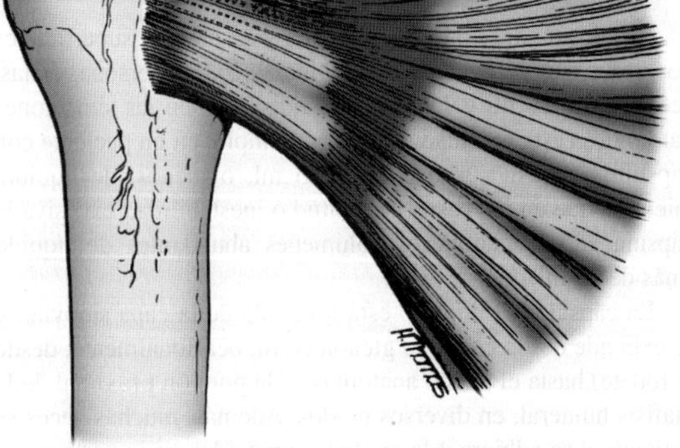

Fig. 1-37 • El músculo subescapular se inserta en el troquín a través de su porción más superior, y posee un engrosamiento definido que a veces simula un tendón.

Ligamento glenohumeral superior

Este ligamento es una estructura relativamente constante que comienza por delante del origen de la cabeza larga del bíceps. Su unión con la glenoides es de tres tipos;[34] a veces tiene un origen común con el tendón del bíceps, otras proviene del rodete situado delante del tendón del bíceps, y otras se origina en el ligamento glenohumeral medio (Fig. 1-39). Se inserta en la fosita de la cabeza y yace por encima del troquín (Fig. 1-40).[138]

En un estudio anatómico clásico de DePalma, se encontró ligamento glenohumeral superior en el 97% de los pacientes, mientras que en el estudio anatómico de los autores se encontró en entre un 26% y un 90% de los casos.[99] Sin embargo, su tamaño e integridad son variables. En ocasiones el ligamento está formado por un poco de tejido capsular, y en otras es un engrosamiento similar a los ligamentos femororrotulianos de la rodilla. En los estudios biomecánicos más recientes hemos encontrado que contribuye muy poco a la estabilidad estática de la articulación glenohumeral.[132] Al seccionar de manera selectiva este ligamento no se altera demasiado la traslación anterior o posterior con el hombro en abducción. Sin embargo, la mejor manera de estudiar su contribución a la estabilidad es con el brazo en los costados, prestándole apoyo para mantener la cabeza humeral suspendida (junto con el ligamento coracohumeral y el manguito de los rotadores), y su contribución relativa depende de su espesor y de su integridad colagenosa.

Ligamento glenohumeral medio

Entre los ligamentos glenohumerales, éste es el más variable en cuanto a tamaño, y no es tan frecuente como los demás. En 96 hombros que estudiaron DePalma y cols.,[34] se lo encontró bien definido y formado en 68 casos, mal definido en 16 y ausente en 12; en el estudio de los autores, se observó en cerca del 27% de los casos estudiados.[99] Puede ser muy delgado o tan grueso como el tendón del bíceps (Fig. 1-41). Cuando existe, casi siempre se origina en el rodete (labrum), inmediatamente por debajo del ligamento glenohumeral superior o del cuello adyacente de la glenoides. Se inserta en el húmero, en un punto

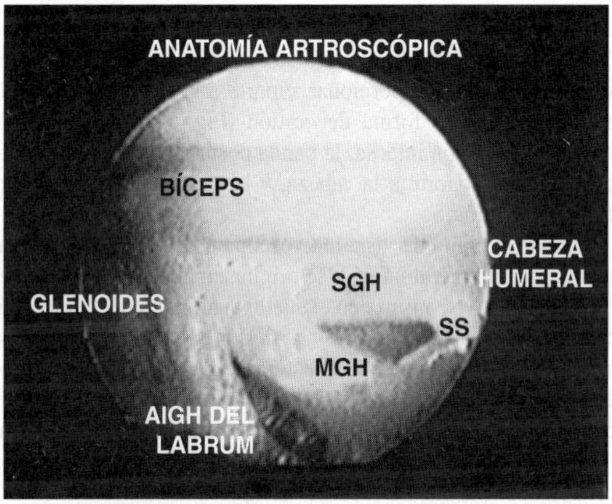

Fig. 1-38 • Los ligamentos glenohumerales se aprecian mejor a través del artroscopio, sin distensión con aire ni solución salina. En esta proyección se observan los diferentes ligamentos glenohumerales, como aparecerían desde la parte posterior. AIGH, ligamento glenohumeral inferoanterior; MGH ligamento glenohumeral medio; SGH, ligamento glenohumeral superior; SS, subescapular.

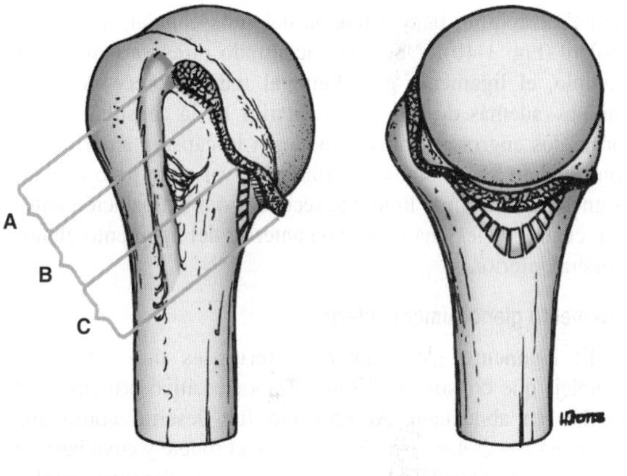

Fig. 1-40 • Lugares de unión de los ligamentos glenohumerales. *Izquierda,* el ligamento glenohumeral superior se inserta en la línea de la fosita de la cabeza, por encima del troquín (A). El ligamento glenohumeral medio se inserta en el húmero, en un punto medial al troquín (B). El complejo del ligamento glenohumeral inferior posee dos mecanismos de unión (C). A veces se adhiere en forma de collar, o bien, en forma de V, al borde articular *(derecha).*

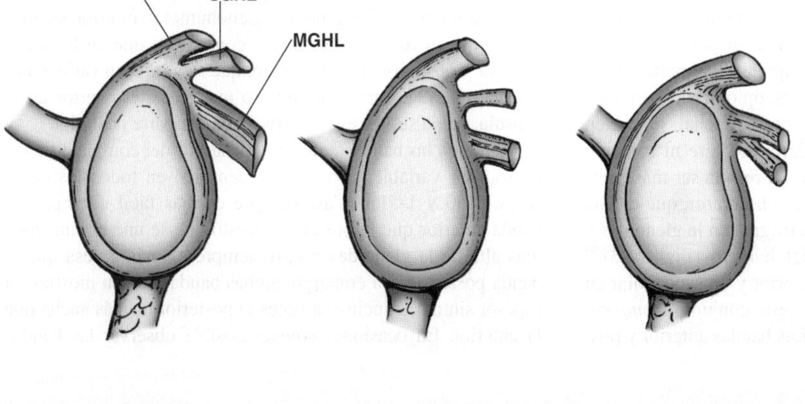

Fig. 1-39 • Tres variantes comunes del origen del ligamento glenohumeral superior (SGHL). B, tendón del bíceps; MGHL, ligamento glenohumeral medio.

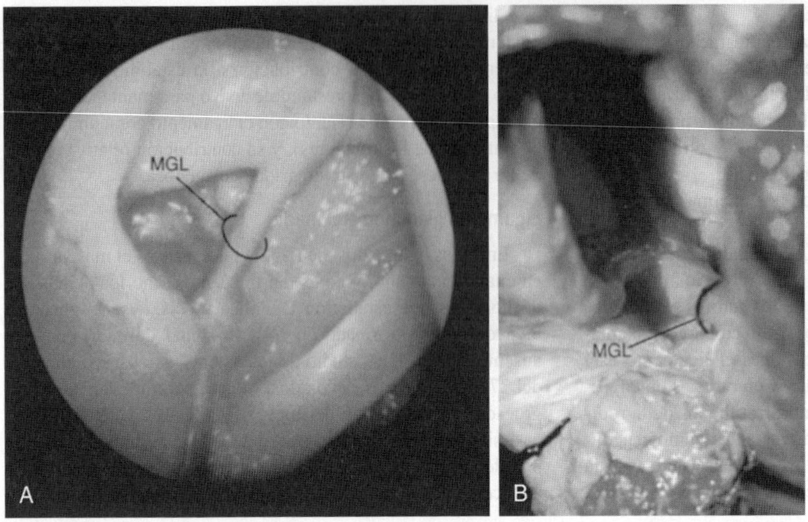

Fig. 1-41 • El ligamento glenohumeral medio (MGL) es muy variable. En ocasiones forma un mechón delgado de tejido (**A**), y otras es tan grueso como el tendón del bíceps (**B**).

medial al troquín, bajo el tendón del subescapular, al cual se adhiere (Fig. 1-40).[138] Se han encontrado otras variantes; por ejemplo, el ligamento glenohumeral medio carece de otras uniones, además de la porción anterior de la cápsula, o bien forma dos engrosamientos paralelos a la cápsula anterior. Su contribución a la estabilidad estática es variable; pero cuando es ancho, actúa como limitante secundario a la traslación anterior, cuando se lesiona la porción anterior del ligamento glenohumeral inferior.[132]

Ligamento glenohumeral inferior

El ligamento glenohumeral inferior es una estructura compleja que constituye el estabilizador estático principal del hombro en abducción. Al principio fue descrito como una estructura triangular, cuyo ápice está en el rodete y cuya base se mezcla con la cápsula entre las áreas subescapular y tricipital,[34] pero Turkel y cols.[138] extendieron su descripción anatómica señalando el borde superoanterior de este ligamento, que era bastante grueso, y al que denominaron *banda superior del ligamento glenohumeral inferior* (Fig. 1-42). Además, denominaron *saco axilar anterior* a la región situada entre la banda superior y el ligamento glenohumeral medio, y *bolsa axilar posterior* al resto de la cápsula ubicada detrás de la banda superior.

Con el advenimiento de la artroscopia ha sido posible estudiar la articulación en su sitio y apreciar estructuras capsulares que no reconocieron los investigadores antiguos. La razón es que la artrotomía del hombro altera algunas disposiciones geométricas importantes, necesarias para apreciar las partes de la anatomía capsular. Al introducir el artroscopio desde las partes anterior y superior, además de la posterior tradicional, y también al observar la articulación sin distenderla con aire ni solución salina, el ligamento glenohumeral inferior resulta ser más complejo de lo que se pensaba. Los autores observaron que es una estructura en forma de hamaca, que se origina en la glenoides y se inserta en el cuello anatómico del húmero (Fig. 1-43).[99] Consta de una banda anterior, una posterior y un saco axilar en medio. Los autores han denominado a este conjunto, *complejo del ligamento glenohumeral inferior*. Las bandas anterior y posterior se definen con mayor claridad con el brazo en abducción (Fig. 1-44). Con abducción y rotación externa, la banda anterior se despliega para proporcionar soporte a la cabeza, y la banda posterior adquiere forma de cordón (Fig. 1-45). En cambio, durante la rotación interna, la banda posterior se despliega para proporcionar soporte a la cabeza, y la banda anterior adquiere forma de cordón.

Desde el punto de vista macroscópico, el complejo del ligamento glenohumeral inferior se origina en el rodete o en el cuello glenoideo, y se inserta en el cuello anatómico del húmero. El origen de las bandas anterior y posterior en la glenoides se describe mejor en referencia a la esfera de un reloj. En un estudio anatómico reciente (Fig. 1-46),[99] los autores advirtieron que la banda anterior se origina en diferentes zonas entre las 2:00 y las 4:00 horas del reloj, y la posterior entre las 7:00 y las 9:00. En el lado de la cabeza humeral, el complejo se une en un arco de aproximadamente 90°, por debajo del borde articular de la cabeza humeral. Se encontraron dos métodos de unión. En algunos casos se observó una unión similar a un collar de diversos espesores por debajo del borde articular, ubicada más cerca del borde articular que el resto de la cápsula (Fig. 1-47). En otros casos, el complejo se unía en forma de V, donde las bandas anterior y posterior se adhieren muy cerca de la superficie articular y el saco axilar se une al húmero en la punta de la V, un poco más lejos del borde articular (Fig. 1-48).

El complejo del ligamento glenohumeral inferior es más grueso que el resto de la cápsula con que se une en las caras anterior y posterior (Fig. 1-49), aunque se producen variaciones considerables. Es más voluminoso que la parte anterior de la cápsula, que a su vez es más gruesa que la parte posterior.

También las bandas anterior y posterior del complejo tienen un espesor variable, pero se las identificó en todos los casos (Figs. 1-50 y 1-51).[74] Casi siempre es más fácil distinguir la banda anterior que la posterior, puesto que se une en una zona más alta de la glenoides y casi siempre es más gruesa que la banda posterior. Sin embargo, ambas bandas suelen mostrar un espesor similar, e incluso a veces la posterior es más ancha que la anterior. En ocasiones sólo es posible observar las bandas

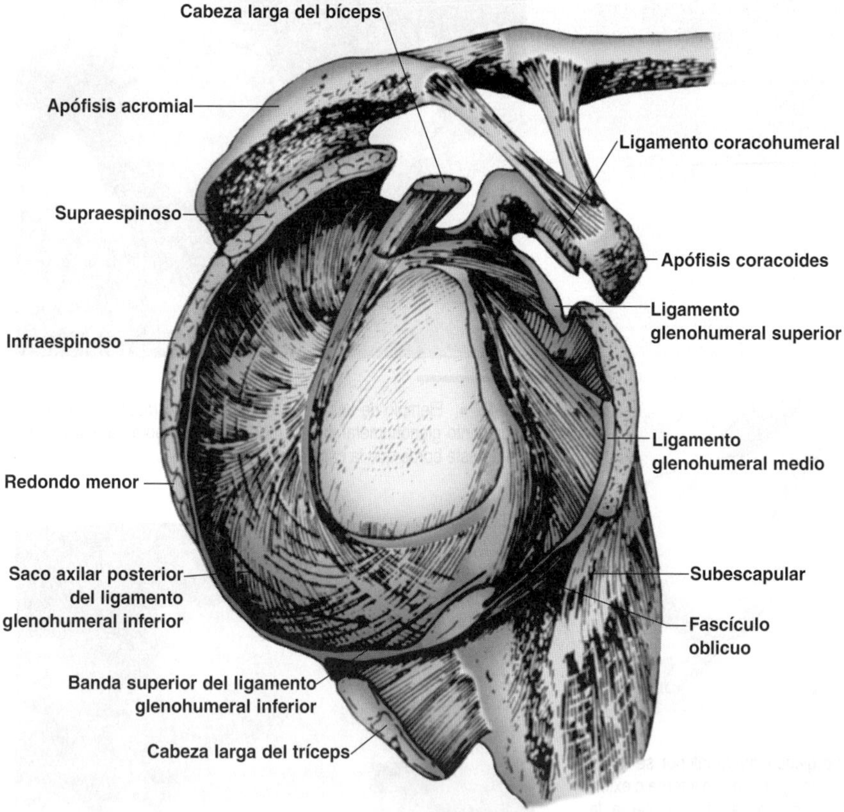

Fig. 1-42 • Descripción anatómica de Turkel y cols. del ligamento glenohumeral inferior, en la que llama la atención su borde anterosuperior, que es particularmente grueso; dichos autores llamaron a este borde *banda superior del ligamento glenohumeral inferior.* Sin embargo, no se definen las estructuras posteriores. *(De Turkel SJ, Panio MW, Marshall JL, Girgis FG: Stabilizing mechanisms preventing anterior dislocation of the glenohumeral joint. J Bone Joint Surg Am 63:1208-1217, 1981.)*

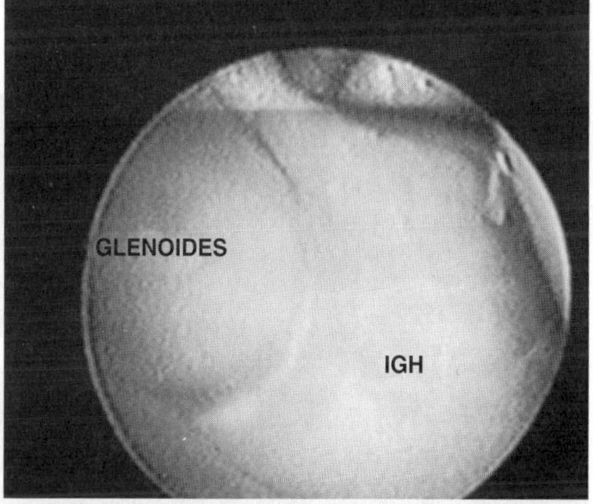

Fig. 1-43 • Visión artroscópica posterior del complejo del ligamento glenohumeral inferior (IGH). Es una estructura en forma de hamaca que se origina en la glenoides y se inserta en el cuello anatómico del húmero.

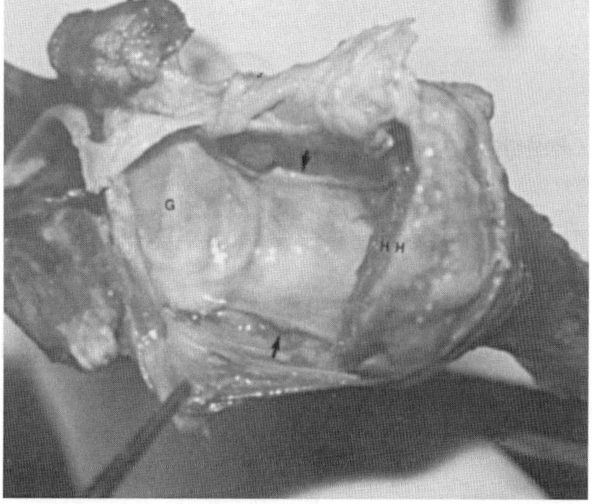

Fig. 1-44 • En esta fotografía de un hombro en abducción con resección parcial de la cabeza humeral (HH) se observan claramente los extremos anterior y posterior del complejo del ligamento glenohumeral inferior *(flechas negras).* G, glenoides.

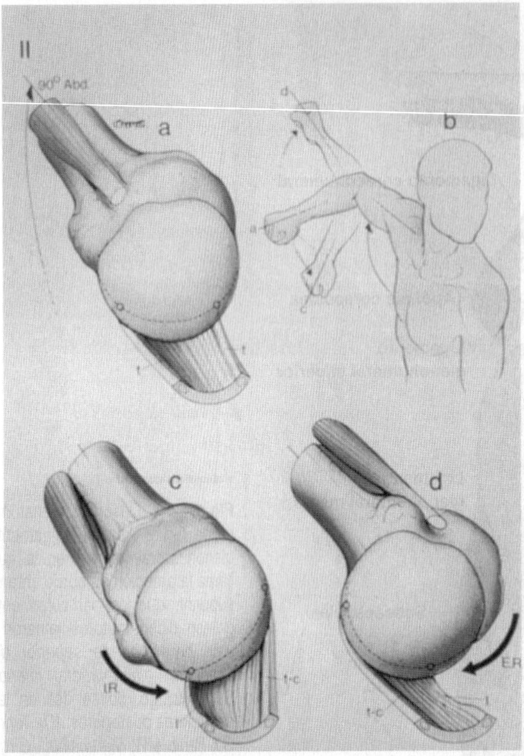

Fig. 1-45 • El complejo del ligamento glenohumeral inferior se tensa durante la abducción (**a**). Durante la abducción y la rotación interna o externa se tensan diferentes partes de la banda (**b**). Con la rotación interna, la banda posterior se despliega para proporcionar soporte a la cabeza, y la banda anterior adquiere forma de cordón o se relaja, dependiendo del grado de flexión o extensión horizontal (**c**). Durante la abducción y la rotación externa, la banda anterior se despliega para proporcionar soporte a la cabeza, y la banda posterior adquiere forma de cordón o se relaja, dependiendo del grado de flexión o extensión horizontal (**d**).

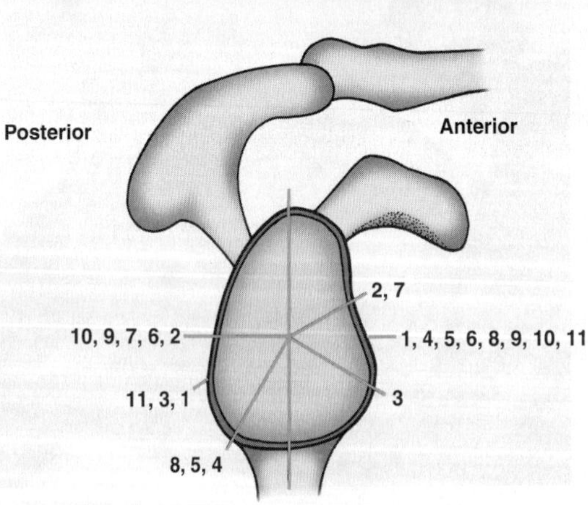

Fig. 1-46 • Sitios de unión glenoidea de las bandas anterior y posterior. En 11 cadáveres, la banda anterior se originó en varias regiones entre las 2:00 y las 4:00 horas del reloj, y la posterior, en diferentes zonas entre las 7:00 y las 9:00 horas del reloj.

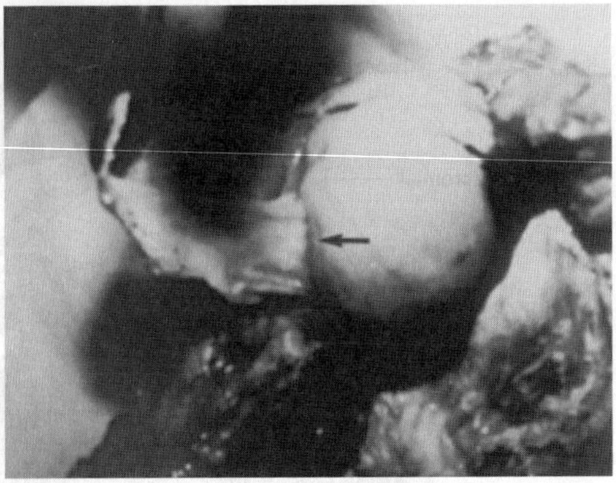

Fig. 1-47 • Ejemplo de unión con forma de cuello *(flecha)* del complejo del ligamento glenohumeral inferior, por debajo del borde articular y más cerca de este borde que la cápsula restante.

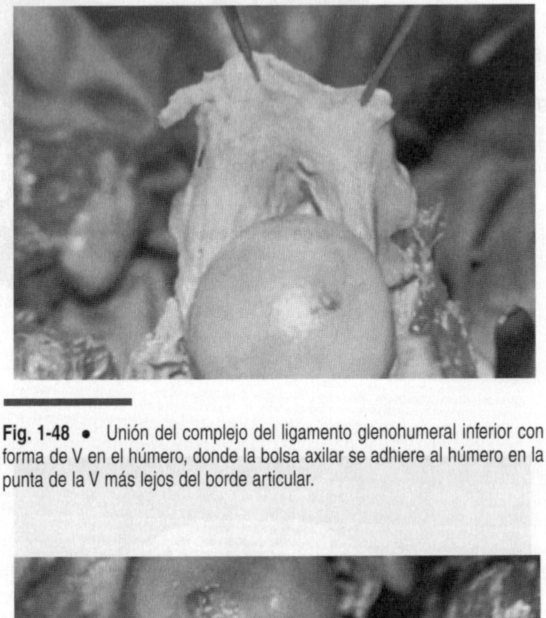

Fig. 1-48 • Unión del complejo del ligamento glenohumeral inferior con forma de V en el húmero, donde la bolsa axilar se adhiere al húmero en la punta de la V más lejos del borde articular.

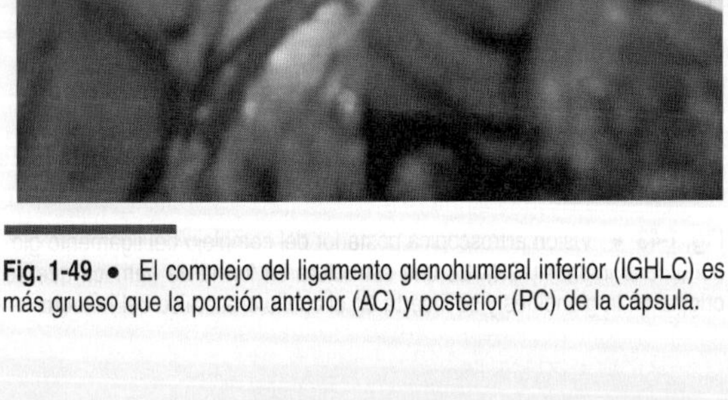

Fig. 1-49 • El complejo del ligamento glenohumeral inferior (IGHLC) es más grueso que la porción anterior (AC) y posterior (PC) de la cápsula.

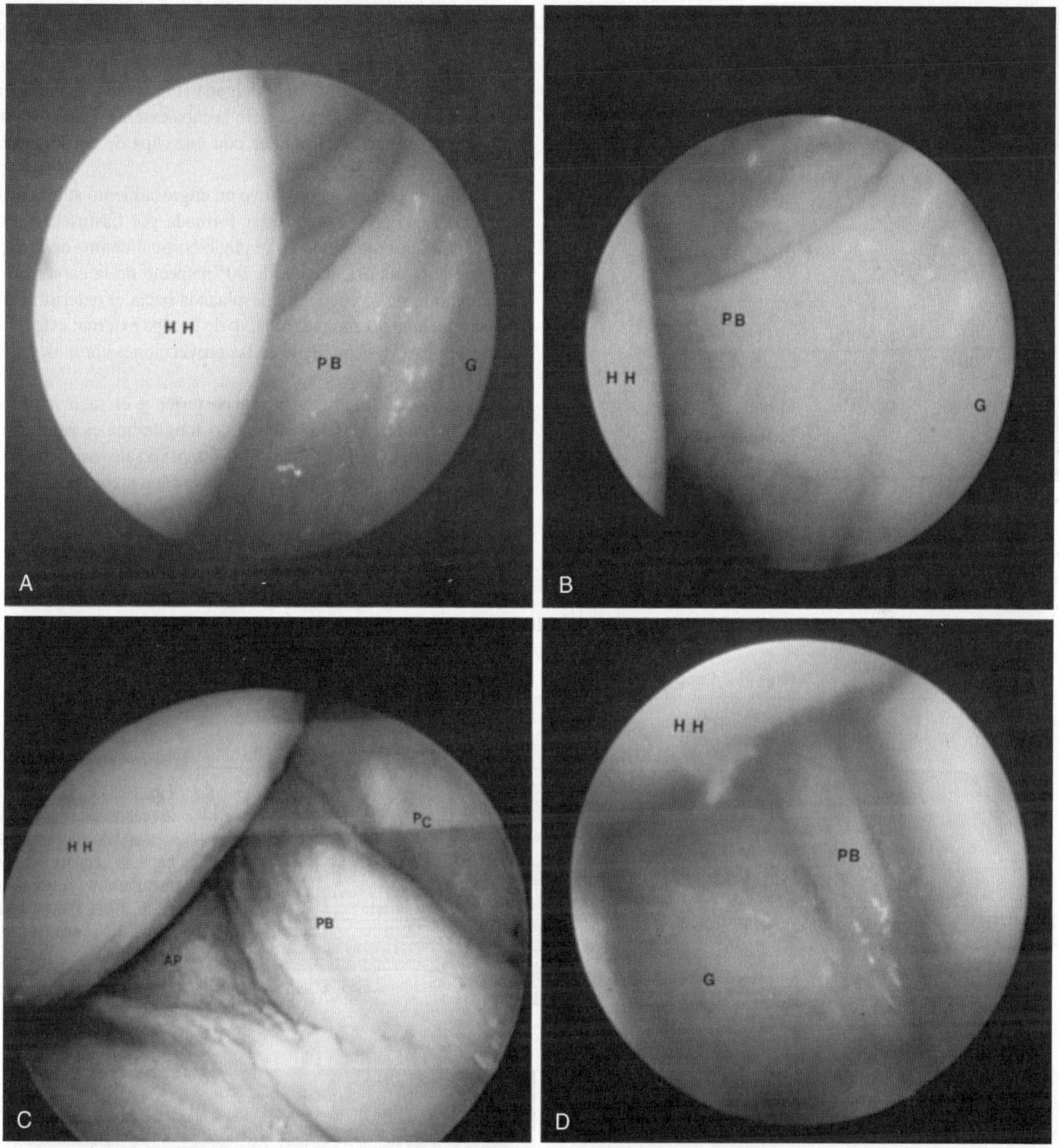

Fig. 1-50 • Varias proyecciones artroscópicas de la banda posterior del complejo glenohumeral inferior, obtenidas a través del portal anterior. **A** y **B** muestran la configuración de la banda posterior (PB) con rotación interna y externa. Durante la rotación interna, la banda posterior se despliega para proporcionar soporte a la cabeza humeral (HH). **C** y **D** muestran dos proyecciones superiores de la banda posterior, la parte posterior de la cápsula (PC), el saco axilar (AP) y la glenoides (G).

anterior y posterior colocando el brazo en abducción y realizando rotación interna y externa a 90° de abducción.

Desde el punto de vista histológico, el complejo del ligamento glenohumeral inferior es idéntico a la cápsula restante, y la banda anterior, el saco axilar y la banda posterior constituyen estructuras definidas.[99] Incluso cuando no es posible definir con tanta facilidad las bandas desde el punto de vista macroscópico, se observan con claridad en el estudio histológico. De hecho, al microscopio es más fácil distinguir la banda posterior que la anterior, debido a la transición más repentina de la cápsula posterior, tan delgada.

La cápsula del hombro consta de un revestimiento sinovial y tres capas bien definidas de colágeno (Fig. 1-52). Las fibras de las capas interna y externa se extienden en un plano coronal a partir de la glenoides hasta el húmero. La capa intermedia de colágeno se extiende en dirección sagital, atravesando las fibras

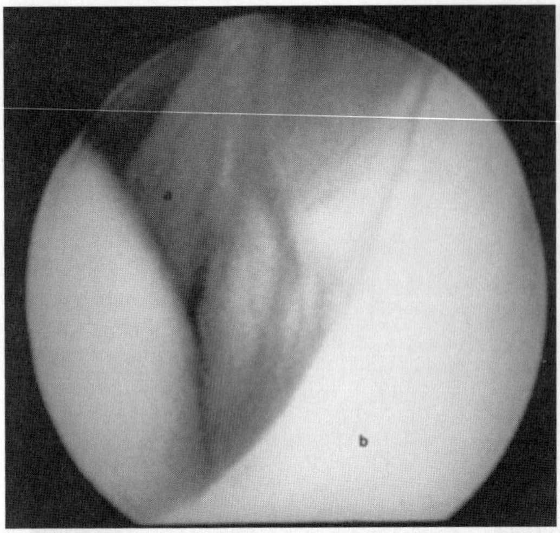

Fig. 1-51 • Proyección artroscópica anterior del complejo glenohumeral inferior, donde se observan las bandas anterior y posterior (a y b) y el saco axilar entre ellas.

de las otras dos capas; este mayor espesor y el grado en que se mezclan las fibras de colágeno de las tres capas varían según la porción de la cápsula.

La parte posterior es muy delgada (Fig. 1-53). Las tres capas se observan con claridad, pero la capa externa es menos prominente y se funde con rapidez con una capa de tejido areolar laxo por fuera de la cápsula.

La banda posterior constituye un engrosamiento súbito de la cápsula (Fig. 1-54). Suele estar formada por bastos haces de colágeno bien organizado en el plano coronal dentro de la capa interna, con una orientación de 90° respecto de la capa media. La capa interna se encuentra desplazada hacia el exterior, a expensas del adelgazamiento relativo de la capa externa; este fenómeno se observa claramente en las proyecciones coronales de la banda posterior (Fig. 1-55).

La transición entre la banda posterior y el saco axilar es menos definida, y las fibras internas longitudinales rugosas de este último se mezclan con las fibras transversales sagitales, que se unen con las fibras transversales de la capa media (Fig. 1-56). En la región del saco axilar, la capa externa es muy tenue y prácticamente desaparece.

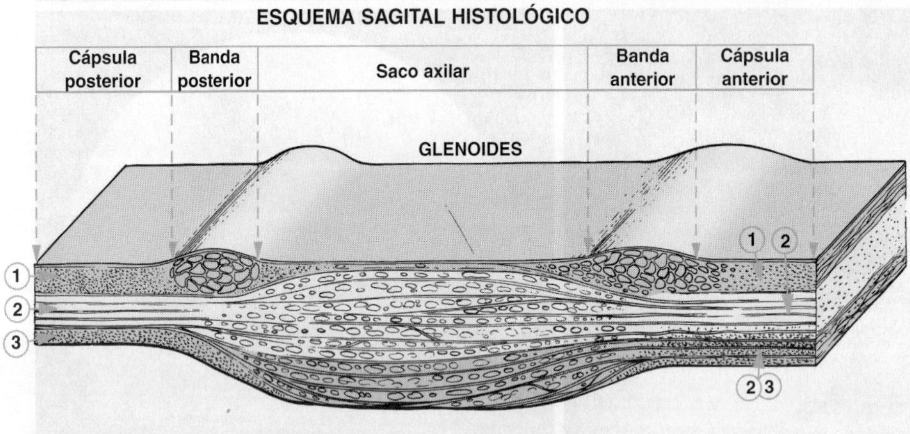

Fig. 1-52 • Esquema de las capas histológicas de la cápsula del hombro. Esta cápsula consta de un revestimiento sinovial delgado y tres capas definidas de colágeno (véase el texto).

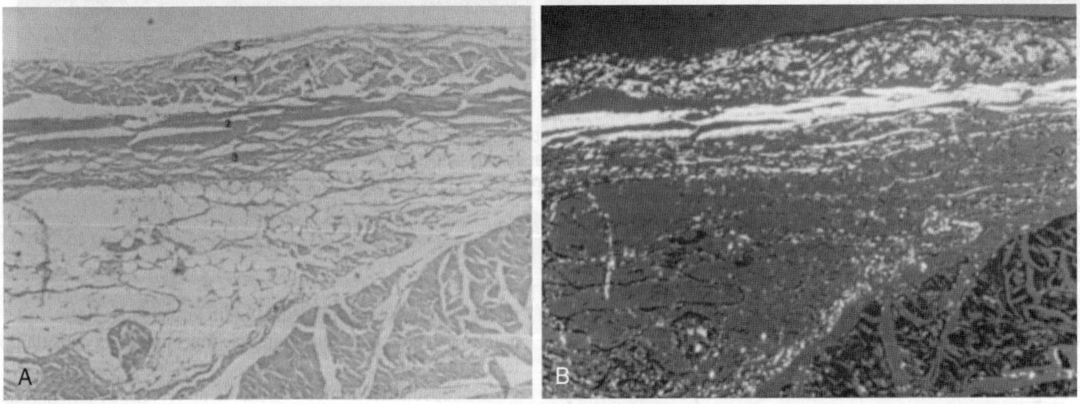

Fig. 1-53 • La parte posterior de la cápsula es delgada, y en estos cortes teñidos con hematoxilina y eosina (**A**) y con luz polarizada (**B**) se observan las tres capas de la cápsula del hombro además de la sinovial (S). La parte posterior de la cápsula se fusiona con rapidez con una capa de tejido areolar laxo por fuera de la cápsula.

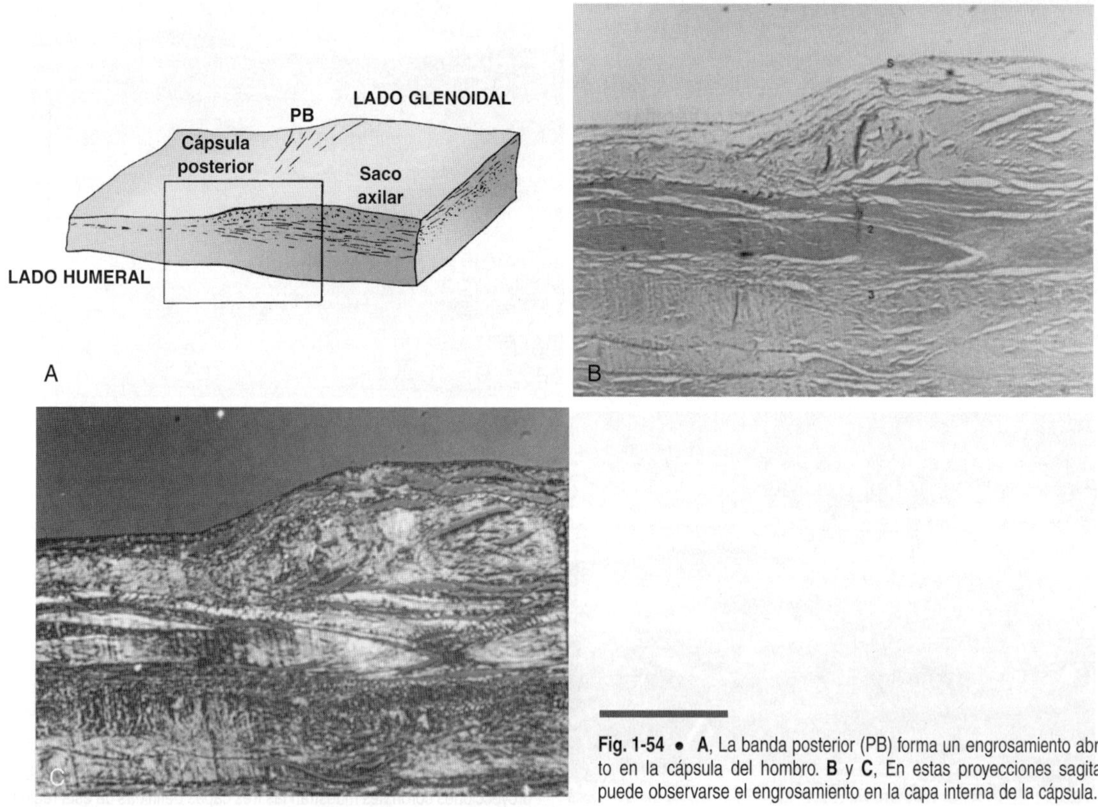

Fig. 1-54 • **A**, La banda posterior (PB) forma un engrosamiento abrupto en la cápsula del hombro. **B** y **C**, En estas proyecciones sagitales puede observarse el engrosamiento en la capa interna de la cápsula.

La banda anterior también constituye un engrosamiento abrupto de la capa interna de la parte anterior de la cápsula, aunque la distinción histológica no es tan acentuada como la transición con la banda posterior y la parte posterior de la cápsula. Es posible observar una orientación más precisa del colágeno, similar a la de la banda posterior, y en la proyección coronal de la Figura 1-57 se observa que el cuadro histológico es casi idéntico al de la Figura 1-55 de la banda posterior. Al acercarse de nuevo al saco axilar, estos haces pierden su organización tan precisa y se mezclan con fibras de la capa media.

La cápsula anterior del complejo del ligamento glenohumeral inferior es más gruesa que la posterior, básicamente debido al incremento relativo en el espesor de la capa media. En esta región, la capa media se mezcla considerablemente con la externa (Figs. 1-49 y 1-52).

La idea de que el complejo del ligamento glenohumeral inferior funciona como hamaca para proporcionar soporte a la cabeza del húmero (Fig. 1-58) permite contar con un concepto unificado para comprender la inestabilidad anterior y posterior del hombro en el ser humano, y explica la manera en que la lesión en una porción de la cápsula puede afectar al lado opuesto. Este fenómeno tiene importancia clínica en el tratamiento de los problemas de inestabilidad del hombro.

Bolsas

La región del hombro cuenta con varias bolsas, y la cápsula articular contiene una serie de nichos o fosas entre los ligamentos glenohumerales. Las dos bolsas más importantes desde el punto de vista clínico son la subacrominal, que se describe más adelante, y la subescapular. La bolsa subescapular yace entre el tendón subescapular y el cuello de la escápula (Fig. 1-59), y se comunica con la cavidad articular entre el ligamento glenohumeral externo y el medio. Protege al tendón del subescapular en el lugar donde cruza por debajo de la base de la apófisis coracoides y sobre el cuello de la escápula. A menudo es el lugar donde se alojan cuerpos sueltos en el hombro, y también constituye una región en la que la sinovitis es muy intensa, ya que es donde se pueden proyectar pequeñas pestañas o vellosidades en la cavidad articular.

Aunque no es común (y tampoco se comunica con la cavidad articular), puede haber otra bolsa entre el músculo infraespinoso y la cápsula. En la parte anterior de la cápsula casi siempre existen otras fosas sinoviales. El número, tamaño y localización de éstas depende de las variaciones topográficas de los ligamentos glenohumerales. DePalma y cols.[34] describieron seis variedades o tipos principales de fosas en la cápsula

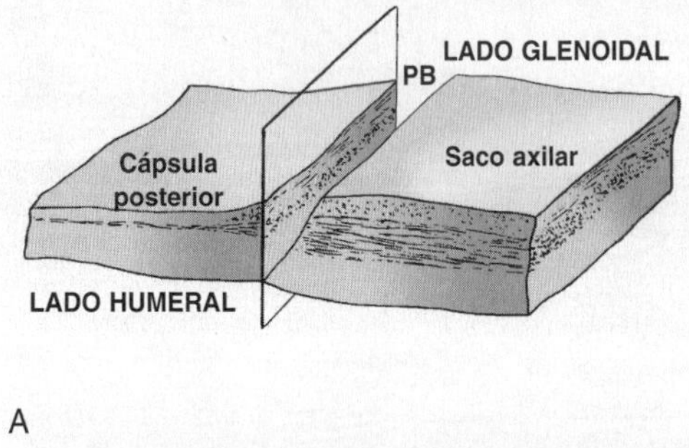

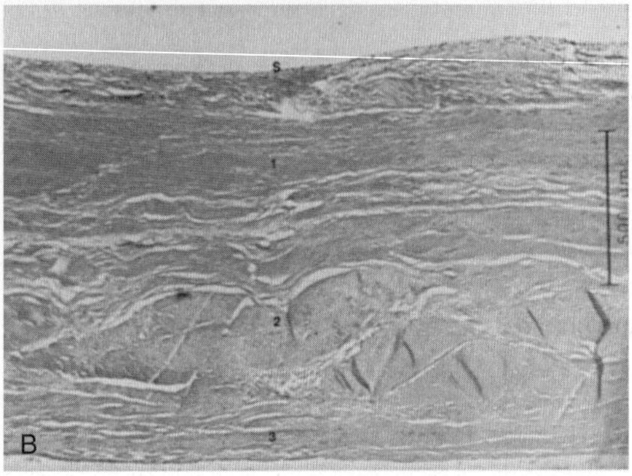

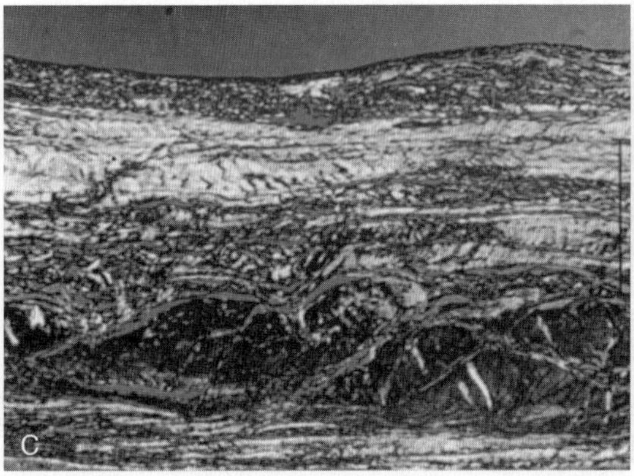

Fig. 1-55 • **A**, Organización precisa de la banda posterior. **B** y **C**, Las proyecciones coronales muestran las tres capas definidas de esta región.

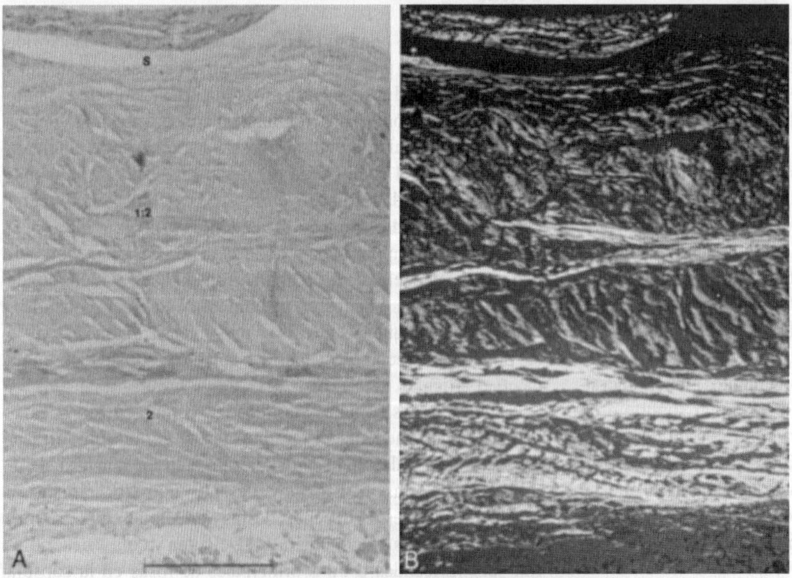

Fig. 1-56 • **A** y **B**, Las proyecciones sagitales del saco axilar muestran la fusión de las capas interna y media, y la continuación de la capa más externa.

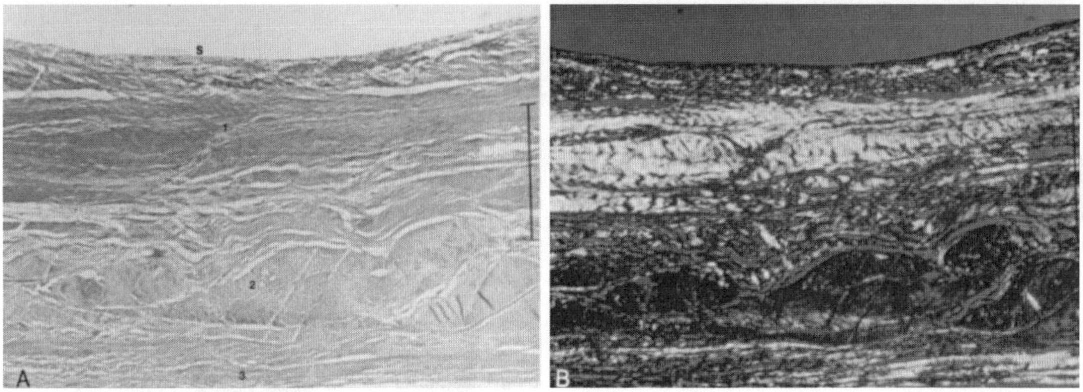

Fig. 1-57 • **A** y **B**, La orientación más precisa del colágeno se restablece en la región de la banda anterior, como se observa en estas proyecciones coronales. Éstas son casi idénticas a las de la banda posterior de la Figura 1-55.

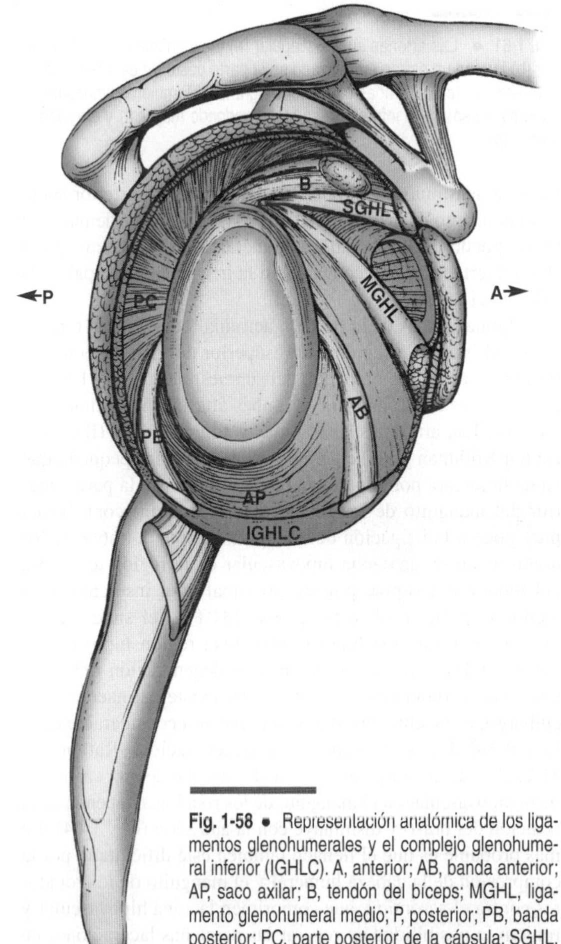

Fig. 1-58 • Representación anatómica de los ligamentos glenohumerales y el complejo glenohumeral inferior (IGHLC). A, anterior; AB, banda anterior; AP, saco axilar; B, tendón del bíceps; MGHL, ligamento glenohumeral medio; P, posterior; PB, banda posterior; PC, parte posterior de la cápsula; SGHL, ligamento glenohumeral superior.

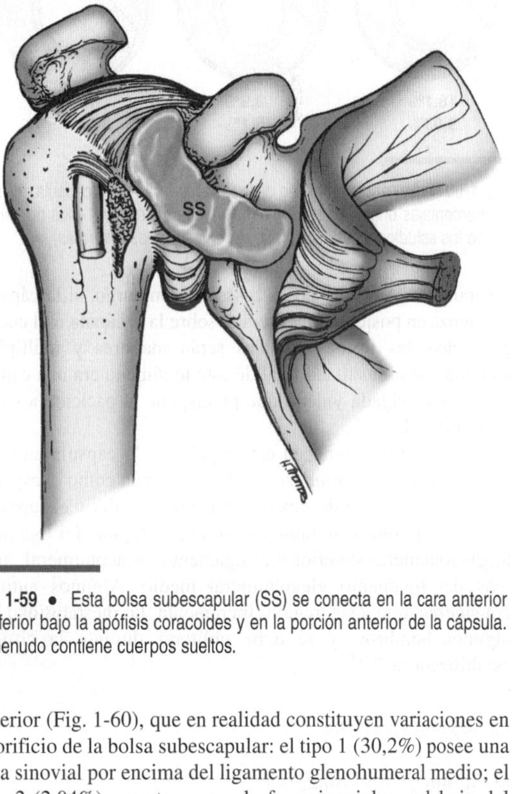

Fig. 1-59 • Esta bolsa subescapular (SS) se conecta en la cara anterior e inferior bajo la apófisis coracoides y en la porción anterior de la cápsula. A menudo contiene cuerpos sueltos.

anterior (Fig. 1-60), que en realidad constituyen variaciones en el orificio de la bolsa subescapular: el tipo 1 (30,2%) posee una fosa sinovial por encima del ligamento glenohumeral medio; el tipo 2 (2,04%) muestra una sola fosa sinovial por debajo del ligamento glenohumeral medio; el tipo 3 (40,6%) muestra una fosa por encima y otra por debajo del ligamento glenohumeral medio; el tipo 4 (9,03%) posee una sola fosa grande por encima del ligamento inferior, con ausencia del ligamento glenohumeral medio; en el tipo 5 (5,1%) se acompaña de un ligamento glenohumeral medio en forma de dos pliegues sinoviales pequeños; y el tipo 6 (11,4%) no posee fosas sinoviales, aunque todos los ligamentos están bien definidos. Sin distinción del tipo, las fosas son muy variables. DePalma opinaba que si la cápsula se origina en el rodete o el borde glenoideo de la

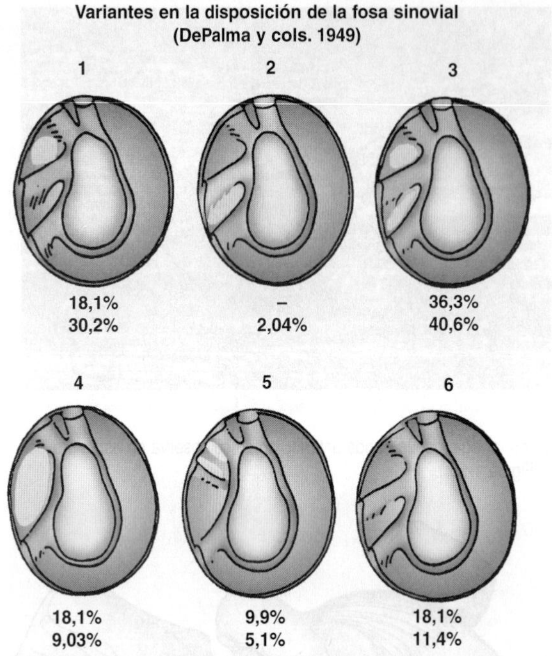

Fig. 1-60 • Variantes en el tipo de fosas anteriores en la cápsula. Incluye los porcentajes originales de DePalma *(líneas superiores)* y los porcentajes de los estudios anatómicos más recientes *(líneas inferiores)*.

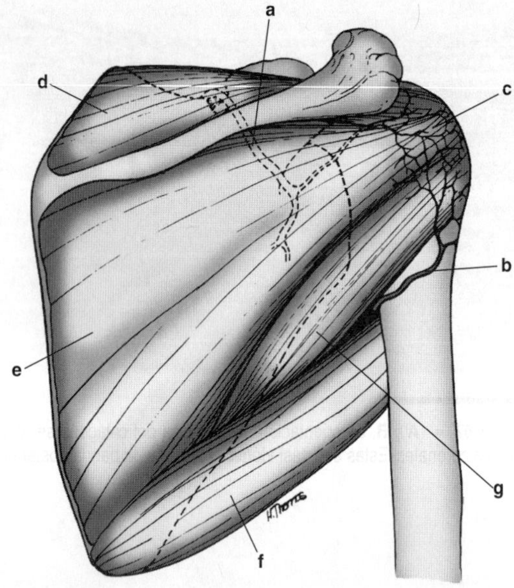

Fig. 1-61 • Las arterias supraescapular (a) y circunfleja humeral posterior (b) forman un patrón entrelazado en la parte posterior del manguito de los rotadores (c), con varias anastomosis grandes. También se muestran el supraespinoso (d), el infraespinoso (e), el redondo mayor (f) y el redondo menor (g).

escápula, existen muy pocas fosas. Sin embargo, si la cápsula comienza en posición más medial, sobre la escápula o el cuello glenoideo, las fosas sinoviales serán mayores y múltiples; suponía que el resultado final de este fenómeno era una cápsula anterior delgada y débil que predispone al paciente a sufrir inestabilidad.

Otros autores conocen esta región de la cápsula anterior como *intervalo de rotadores*,[96] al que definen como el espacio ubicado entre el borde superior del subescapular y el supraespinoso. Este intervalo también incluye la región del ligamento glenohumeral superior y el ligamento coracohumeral, además del ligamento glenohumeral medio. Algunos autores consideran que esta región incrementa la inestabilidad en algunos hombros, y se debe obliterar durante la cirugía estabilizadora.[96,124]

MICROVASCULATURA

Manguito de los rotadores

La irrigación de los tendones del manguito de rotadores proviene de seis arterias: 1) la supraescapular (100%), 2) la circunfleja anterior humeral (100%), 3) la circunfleja posterior (100%), 4) la toracoacromial (76%), 5) la suprahumeral (59%) y 6) la subescapular (38%).[123] La arteria circunfleja posterior humeral y la subescapular forman un patrón entrelazado en la parte posterior del manguito de los rotadores, con varias anastomosis grandes. Son las arterias principales del tendón del redondo menor y el infraespinoso (Fig. 1-61). La arteria circunfleja humeral anterior irriga el músculo y el tendón subescapular, y se anastomosa con la circunfleja humeral posterior sobre el tendón largo de la cabeza del bíceps (Fig. 1-62). Además, una rama grande de la circunfleja humeral anterior penetra en el surco intertuberal y se convierte en la irrigación principal de la cabeza del húmero.

Algunas ramas de la porción acromial de la arteria toracoacromial irrigan la región anterosuperior del manguito de los rotadores, ante todo el tendón del supraespinoso (Fig. 1-63), y a menudo se anastomosan con ambas arterias circunflejas humerales. Las arterias subescapular y suprahumeral (llamadas así por Rothman y Parke para describir a un vaso pequeño que va de la tercera porción de la arteria axilar hasta la parte anterior del manguito de los rotadores y el troquín) contribuyen muy poco a la irrigación del manguito. Cerca del 66% de los hombros posee una zona hipovascular en la región tendinosa del tendón del supraespinoso, proximal a su inserción. Con menos frecuencia, el infraespinoso (37%) y el subescapular (7%) poseen un área hipovascular. Esta región hipovascular corresponde a las zonas comunes de degeneración del manguito de los rotadores, aunque a veces existen al nacer.[116] Sin embargo, es posible observar una reducción considerable de la vascularidad con la edad y la degeneración. Rathbun y Macnab[116] demostraron que el llenado vascular de esta «zona crítica» hipovascular en el manguito de los rotadores depende de la posición del brazo y disminuye con la aducción (Fig. 1-64). Lo más probable es que el llenado también esté dificultado por la compresión de la cabeza humeral y el manguito de los rotadores contra el acromion, que comprimen la zona hipovascular y limitan la posibilidad de reparar las pequeñas laceraciones en estos sitios. Sin embargo, esto no se ha comprobado.

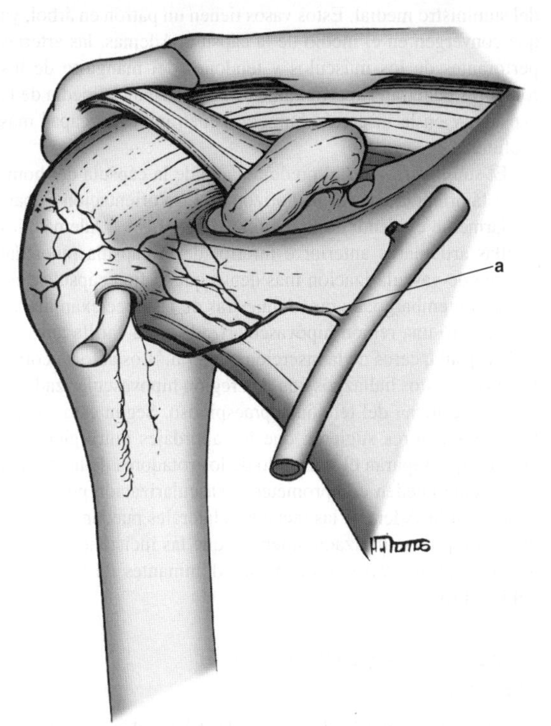

Fig. 1-62 • La arteria circunfleja humeral anterior (a) irriga al músculo y al tendón subescapular y se anastomosa con la circunfleja humeral posterior sobre el tendón de la cabeza larga del bíceps. Además, una rama grande de la circunfleja humeral anterior penetra en el surco intertubercular, convirtiéndose en la irrigación principal de la cabeza.

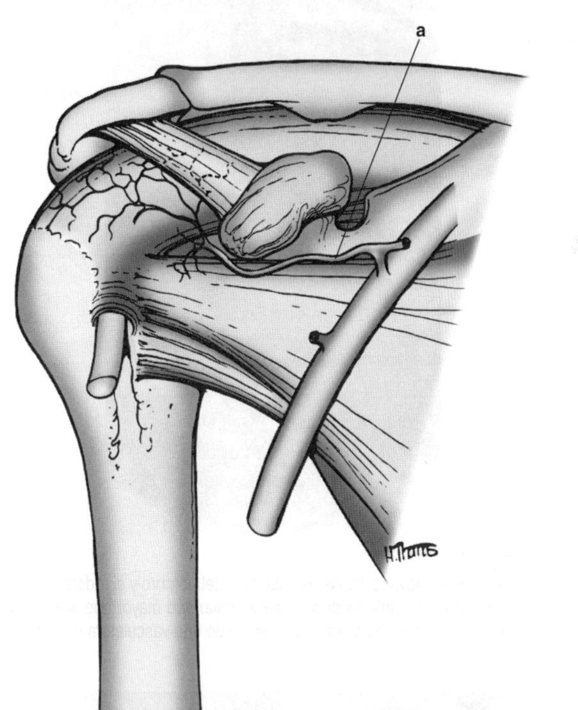

Fig. 1-63 • La rama acromial (a) de la arteria toracoacromial irriga la porción anterosuperior del manguito de los rotadores, sobre todo el tendón del supraespinoso.

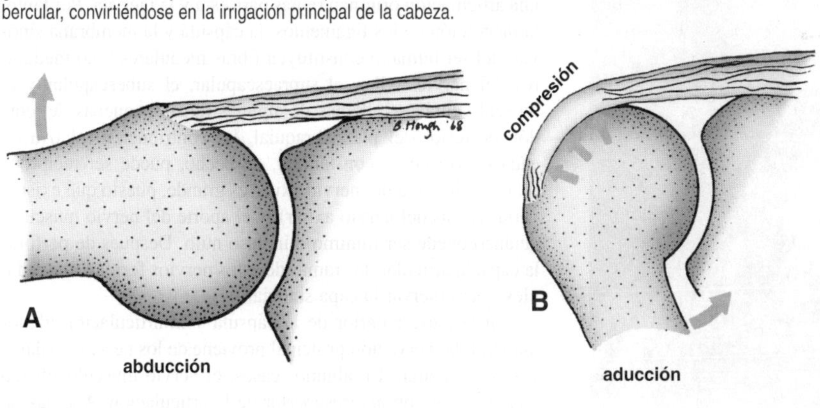

Fig. 1-64 • **A** y **B**, Zona crítica hipovascular del manguito de los rotadores. Su llenado depende de la posición del brazo y disminuye durante la aducción. *(De Rathbun JB, Macnab I: The microvascular pattern of the rotator cuff. J Bone Joint Surg Br 52:540-553, 1970.)*

Rodete glenoideo

El rodete glenoideo está irrigado por ramas pequeñas de tres vasos principales que nutren la articulación del hombro: la arteria supraescapular, la circunfleja escapular y la circunfleja humeral posterior (Fig. 1-65). Estos vasos irrigan la unión periférica del rodete, a través de vasos periósticos y capsulares pequeños (Fig. 1-66). La magnitud de estos patrones microvasculares es variable, aunque por lo general se limitan a la porción más exterior del rodete, ya que la parte interior carece de vasculatura. Esta disposición es similar a la que se observa en los meniscos de la rodilla.[25]

Cápsula y ligamentos glenohumerales

La cápsula y los ligamentos glenohumerales poseen una irrigación sanguínea predecible, con contribuciones de las arterias subescapular, escapular circunfleja, escapular posterior circunfleja y circunfleja anterior. En un reciente estudio realizado por Andary y Petersen, se analizaron hombros procedentes de cadáveres adultos para profundizar en estos patrones vasculares.[3] Se observó que el suministro arterial a la cápsula es centrípeto por naturaleza, con las arterias circunflejas anterior y posterior realizando el suministro laterial, mientras que las arterias supraescapular y subescapular circunfleja se ocupan

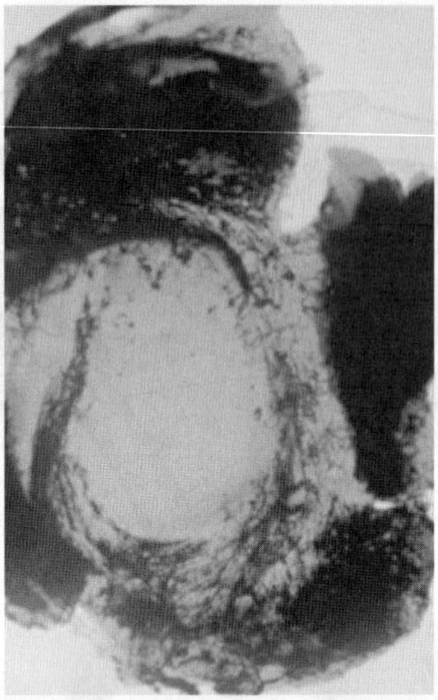

Fig. 1-65 • Microvasculatura de la cápsula del hombro y el rodete. El complejo glenohumeral inferior posee una vascularidad mayor que el resto de la parte posterior de la cápsula, que carece de una vasculatura importante.

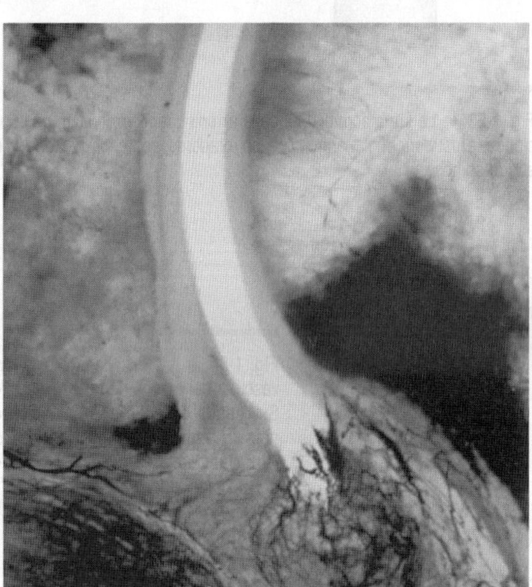

Fig. 1-66 • Vasculatura del borde del rodete. Se observan vasos capsulares y periósticos pequeños.

del suministro medial. Estos vasos tienen un patrón en árbol, ya que convergen en el medio de la cápsula. Además, las arterias perforantes de los músculos y tendones del manguito de los rotadores penetran superficialmente en la sustancia media de la cápsula, y en la inserción humeral penetran en las capas más profundas.

El suministro arterial predominante de la cápsula del hombro está orientado de forma horizontal. Esta orientación es particularmente evidente en la región del IGHLC.[3,98] Además, las carillas articulares anterior e inferior de la cápsula muestran una red de vascularización más densa que la fina cápsula posterior. Sin embargo, en cinco muestras de las doce examinadas se encontró una región hipovascularizada en la carilla anterior de la cápsula, cerca de la inserción humeral.[3] Los autores correlacionaron estos hallazgos con una región hipovascularizada en la «zona crítica» del tendón supraespinoso. Según estos resultados, los autores sugieren que los abordajes quirúrgicos del hombro que separan el manguito de los rotadores de la cápsula subyacente pueden comprometer la vascularización perforante de la cápsula. Además, las incisiones laterales pueden atravesar un área hipovascularizada, mientras que las incisiones verticales cruzarán los vasos horizontales dominantes de la cápsula del hombro.

INERVACIÓN DE LA ARTICULACIÓN GLENOHUMERAL

Las capas superficial y profunda del hombro reciben una inervación abundante gracias a una red de fibras nerviosas que derivan básicamente de C5, C6 y C7 (aunque la raíz de C4 en ocasiones contribuye algo).[33,50] La inervación de la articulación sigue la ley de Hilton, según la cual los nervios que atraviesan una articulación originan ramas para ésta y la inervan. Por tanto, la inervación de los ligamentos, la cápsula y la membrana sinovial del ser humano constituyen fibras medulares y no medulares del nervio axilar, el supraescapular, el subescapular y el músculo cutáneo, además de algunas ramas pequeñas del cordón posterior del plexo braquial. La contribución relativa de cada nervio no es constante y, de hecho, puede ser recíproca (p. ej., si la rama del nervio axilar es grande, puesto que existen varias ramas del nervio axilar), y el aporte del nervio musculocutáneo puede ser mínimo o incluso nulo. Después de perforar la cápsula articular, las ramas de estos nervios forman una red o plexo para inervar la capa sinovial.

En la parte anterior de la cápsula y la articulación glenohumeral, la inervación principal proviene de los nervios axilares y supraescapular. En algunos casos, el nervio musculocutáneo inerva la porción anterosuperior de la articulación. Además, la cápsula a veces recibe inervación de los nervios subescapulares o del cordón del plexo braquial, después de haber perforado el subescapular (Fig 1-67)

En la parte superior, la inervación proviene básicamente de dos ramas del nervio subescapular, una de las cuales se dirige en sentido anterior hasta la apófisis coracoides y el ligamento coracoacromial, en tanto que la otra alcanza la cara posterior de la articulación. Otros nervios que sirven a esta región son el axilar, el musculocutáneo y algunas ramas del nervio torácico anterolateral.

En la cara posterior, los nervios principales son el supraescapular en la región superior y el axilar en la inferior (Fig. 1-68).

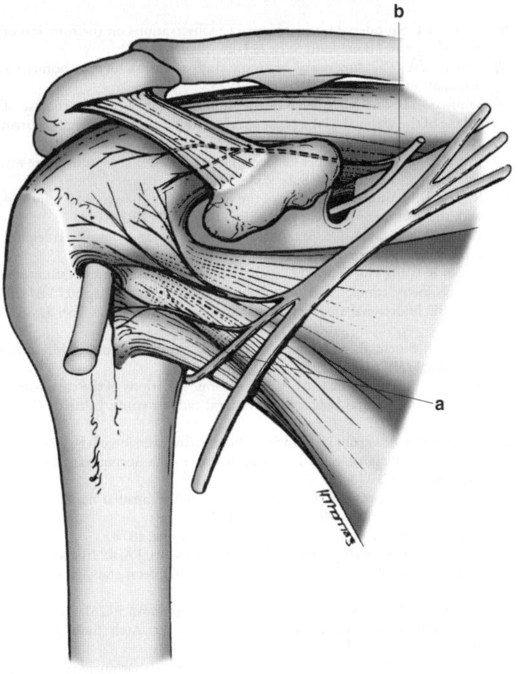

Fig. 1-67 • Inervación de la parte anterior del hombro. La mayor parte de la inervación de la cápsula y la articulación glenohumeral proviene de los nervios axilar (a) y supraescapular (b). En algunos casos, el nervio musculocutáneo envía algunas ramas a la porción anterosuperior de la articulación.

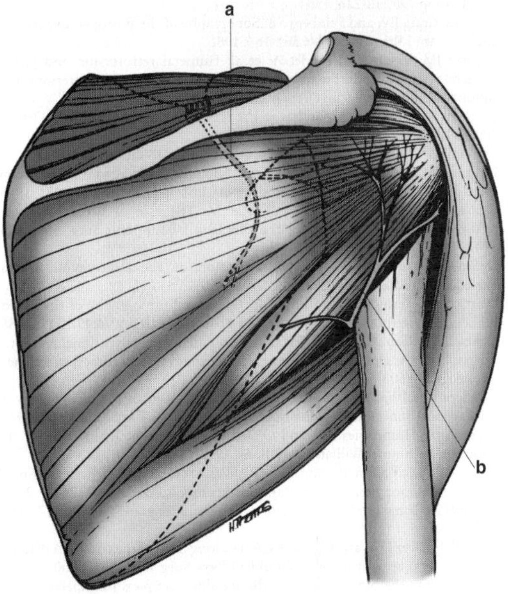

Fig. 1-68. • Inervación posterior de la articulación del hombro. Los nervios principales son el supraescapular (a) y el axilar (b).

En la cara inferior, la porción anterior está inervada principalmente por el nervio axilar, y la porción posterior por una combinación del nervio axilar y las ramificaciones inferiores del nervio supraescapular.

BIBLIOGRAFÍA

1. Aboul-Mahasen LM and Sadek SA: Developmental morphological and histological studies on structures of the human fetal shoulder joint. Cells Tissues Organs *170*:1-20, 2002.
2. Adler H and Lohmann B: The stability of the shoulder joint in stress radiography. Arch Orthop Trauma Surg *103*:83-84, 1984.
3. Andary JL and Petersen SA: The vascular anatomy of the glenohumeral capsule and ligaments: An anatomic study. J Bone Joint Surg Am *84*:2258-2265, 2002.
4. Anderson H: Histochemistry and development of the human shoulder and acromioclavicular joints with particular reference to the early development of the clavicle. Acta Anat (Basel) *55*:124-165, 1963.
5. Aoki M, Ishii M, and Usui M: The slope of the acromion and rotator cuff impingement. Orthop Trans *10*:228, 1986.
6. Bankart AS: The pathology and treatment of recurrent dislocation of the shoulder joint. Br J Surg *23*:9, 1938-1939.
7. Bardeen CR and Lewis WH: Development of the limbs, body wall and back in man. Am J Anat *1*:1-26, 1901.
8. Basmajian JV, Bazant FJ, and Kingston CM: Factors preventing downward dislocation of the adducted shoulder joint. J Bone Joint Surg Am *41*:1182-1186, 1959.
9. Bechtol CO: Biomechanics of the shoulder. Clin Orthop *146*:37-41, 1980.
10. Bennett WF: Visualization of the anatomy of the rotator interval and bicipital sheath. Arthroscopy *17*:107-111, 2001.
11. Bigliani LU, Kelkar R, Flatow EL, et al: Glenohumeral stability. Biomechanical properties of passive and active stabilizers. Clin Orthop *330*:13-30, 1996.
12. Bigliani LU, Morrison DS, and April EW: The morphology of the acromion and its relationship to rotator cuff tears. Orthop Trans *10*:228, 1986.
13. Bost F and Inman VT: The pathological changes in recurrent dislocation of the shoulder. J Bone Joint Surg *3*:595-613, 1942.
14. Bretzhe CA, Crass JR, Craig EV, et al: Ultra-sonography of the rotator cuff: Normal and pathologic anatomy. Invest Radiol *20*:311-315, 1985.
15. Brodie CG: Note on the transverse-humeral, coracoacromial, and coracohumeral ligaments of the shoulder. J Anat Physiol *24*:247-252, 1890.
16. Brooks CH, Revell WJ, and Heatley FW: A quantitative histological study of the vascularity of the rotator cuff tendon. J Bone Joint Surg Br *74*:151-153, 1992.
17. Brooks DB, Burstein AH, and Frankel VH: The biomechanics of torsional fractures. The stress concentration effect of a drill hole. J Bone Joint Surg Am *52*:507-514, 1970.
18. Buechel FF, Pappas MJ, and DePalma AF: "Floating-socket" total shoulder replacement: Anatomical, biomechanical, and surgical rationale. J Biomed Mater Res *12*:89-114, 1978.
19. Burkart AC and Debski RE: Anatomy and function of the glenohumeral ligaments in anterior shoulder instability. Clin Orthop *400*:32-39, 2002.
20. Camp J and Cilley EI: Diagrammatic chart showing time of appearance of the various centers of ossification and union. AJR Am J Roentgenol *26*:905, 1931.
21. Ciochon RL and Corruccini RS: The coraco-acromial ligament and projection index in man and other anthropoid primates. J Anat *124*:627-632, 1977.
22. Clark JM and Harryman DT 2nd: Tendons, ligaments, and capsule of the rotator cuff. Gross and microscopic anatomy. J Bone Joint Surg Am *74*:713-725, 1992.
23. Codman EA: Rupture of the supraspinatus tendon and other lesions in or about the subacromial bursa. *In* The Shoulder. New York, G. Miller, 1934.
24. Cole BJ, Rodeo SA, O'Brien SJ, et al: The anatomy and histology of the rotator interval capsule of the shoulder. Clin Orthop *390*:129-137, 2001.
25. Cooper DE, Arnoczky SP, O'Brien SJ, et al: Anatomy, histology, and vascularity of the glenoid labrum. An anatomical study. J Bone Joint Surg Am *74*:46-52, 1992.
26. Corruccini RS and Ciochon RL: Morphometric affinities of the human shoulder. Am J Phys Anthropol *45*:19-37, 1976.
27. Corruccini RS and Ciochon RL: Morphometric affinities of the human shoulder. Am J Anat *45*:19-38, 1978.

28. Corruccini RS and Ciochon RL: Morphoclinical variation in the anthropoid shoulder. Am J Phys Anthropol *48*:539-542, 1978.
29. Craig EV: The posterior mechanism of acute anterior shoulder dislocations. Clin Orthop *190*:212-216, 1984.
30. Crass JR, Craig EV, and Feinberg SB: Sonography of the postoperative rotator cuff. AJR Am J Roentgenol *146*:561-564, 1986.
31. Cyprien JM, Vasey HM, Burdet A, et al: Humeral retrotorsion and glenohumeral relationship in the normal shoulder and in recurrent anterior dislocation (scapulometry). Clin Orthop *175*:8-17, 1983.
32. DePalma AF: Surgical approaches to the region of the shoulder. Clin Orthop *20*:163-184, 1961.
33. DePalma AF: Surgery of the Shoulder. Philadelphia, JB Lippincott, 1983.
34. DePalma AF, Callery G, and Bennett GA: Shoulder joint: Variational anatomy and degenerative regions of the shoulder joint. Instr Course Lec *6*:255-281, 1949.
35. DePalma AF, Cooke AJ, and Prabhakar M: The role of subscapularis in recurrent anterior dislocation of the shoulder. J Bone Joint Surg *3*:595-613, 1942.
36. DeSmet AA: Arthrographic demonstration of the subcoracoid bursa. Skeletal Radiol *7*:275-276, 1982.
37. Deutsch AL, Resnick D, and Mink JH: Computed tomography of the glenohumeral and sternoclavicular joints. Orthop Clin North Am *16*:497-511, 1985.
38. Deutsch AL, Resnick D, Mink JH, et al: Computed and conventional arthrotomography of the glenohumeral joint: Normal anatomy and clinical experience. Radiology *153*:603-609, 1984.
39. Developmental horizons in human embryos: A review of the histogenesis of cartilage and bone. Carnegie Institute Series on Embryology *33*:151-167, 1949.
40. Dickson JA, Humphries AW, and O'Dell HW: Recurrent Dislocation of the Shoulder. Baltimore, Williams & Wilkins, 1953.
41. Eberly VC, McMahon PJ, and Lee TQ: Variation in the glenoid origin of the anteroinferior glenohumeral capsulolabrum. Clin Orthop *400*:26-31, 2002.
42. Edwards H: Congenital displacement of the shoulder joint. J Anat *62*:177-182, 1937-1938.
43. Eiserloh H, Drez D Jr, and Guanche CA: The long head of the triceps: A detailed analysis of its capsular origin. J Shoulder Elbow Surg *9*:332-335, 2000.
44. Engin AE: On the biomechanics of the shoulder complex. J Biomech *13*:575-590, 1980.
45. Evans FG and Krahl VE: The torsion of the humerus: A phylogenetic survey from fish to man. Am J Anat *76*:303-337, 1945.
46. Fealy S, April EW, and O'Flynn HM: The coracoacromial ligament: Anatomy and study of acromial enthesopathy (unpublished data).
47. Fealy S, Rodeo SA, Dicarlo EF, et al: The developmental anatomy of the neonatal glenohumeral joint. J Shoulder Elbow Surg *9*:217-222, 2000.
48. Field LD, Warren RF, O'Brien SJ, et al: Isolated closure of rotator interval defects for shoulder instability. Am J Sports Med *23*:557-563, 1995.
49. Freedman L and Munro RR: Abduction of the arm in the scapular plane: Scapular and glenohumeral movements. A roentgenographic study. J Bone Joint Surg Am *48*:1503-1510, 1966.
50. Gardner E: The innervation of the shoulder joint. Anat Rec *102*:1-18, 1948.
51. Gardner E: The embryology of the clavicle. Clin Orthop *58*:9-16, 1968.
52. Gardner E and Gray DJ: Prenatal development of the human shoulder and acromioclavicular joints. Am J Anat *92*:219-276, 1953.
53. Garn SD and McCreey LD: Variability of postnatal ossification timing and evidence for a "dosage" effect. Am J Phys Anthropol *32*:139-144, 1979.
54. Garn SM, Rohmann CG, and Blumenthal T: Ossification sequence polymorphism and sexual dimorphism in skeletal development. Am J Phys Anthropol *24*:101-115, 1966.
55. Garn SM, Rohmann CG, Blumenthal T, et al: Developmental communalities of homologous and non-homologous body joints. Am J Phys Anthropol *25*:147-151, 1966.
56. Garn SM, Rohmann CG, Blumenthal T, et al: Ossification communalities of the hand and other body parts: Their implication to skeletal assessment. Am J Phys Anthropol *27*:75-82, 1967.
57. Gay S, Gay RE, and Miller EF: The collagens of the joint. Arthritis Rheum *23*:937-941, 1980.
58. Gerber C and Ganz R: Clinical assessment of instability of the shoulder. With special reference to anterior and posterior drawer tests. J Bone Joint Surg Br *66*:551-556, 1984.
59. Haines RW: The development of joints. J Anat *81*:3-55, 1947.
60. Halder AM, Itoi E, and An KN: Anatomy and biomechanics of the shoulder. Orthop Clin North Am *31*:159-176, 2000.
61. Harryman DT 2nd, Sidles JA, Harris SL, et al: The role of the rotator interval capsule in passive motion and stability of the shoulder. J Bone Joint Surg Am *74*:53-66, 1992.
62. Hollinshead HW: The Back and limbs. *In* Anatomy for Surgeons. Philadelphia, Harper & Row, 1982.
63. Hovelius L, Lind B, and Thorling J: Primary dislocation of the shoulder. Factors affecting the two-year prognosis. Clin Orthop *176*:181-185, 1983.
64. Huber DJ, Sauter R, Mueller E, et al: MR imaging of the normal shoulder. Radiology *158*:405-408, 1986.
65. Iannotti JP, Gabriel JP, Schneck SL, et al: The normal glenohumeral relationships. An anatomical study of one hundred and forty shoulders. J Bone Joint Surg Am *74*:491-500, 1992.
66. Ilahi OA, Labbe MR, and Cosculluela P: Variants of the anterosuperior glenoid labrum and associated pathology. Arthroscopy *18*:882-886, 2002.
67. Inman VT, Saunders M, and Abbott LC: Observations on the function of the shoulder joint. J Bone Joint Surg *26*:1-29, 1944.
68. Jenkins FA: The functional anatomy and evolution of the humero-ulnar articulation. Am J Anat *137*:281-297, 1973.
69. Johnston TB: The movements of the shoulder joint: A plea for the use of the "plane of the scapula" as the plane of reference for the movements occurring at the humero-scapular joint. Br J Surg *25*:252-260, 1937-1938.
70. Jost B, Koch PP, and Gerber C: Anatomy and functional aspects of the rotator interval. J Shoulder Elbow Surg *9*:336-341, 2000.
71. Kaltsas DS: Comparative study of the properties of the shoulder joint capsule with those of other joint capsules. Clin Orthop *173*:20-26, 1983.
72. Keibel F and Mall FP: Manual of Human Embryology. Philadelphia, JB Lippincott, 1912, pp 379-391.
73. Kelkar R, Wang VM, Flatow EL, et al: Glenohumeral mechanics: A study of articular geometry, contact, and kinematics. J Shoulder Elbow Surg *10*:73-84, 2001.
74. Kent BE: Functional anatomy of the shoulder complex. Phys Ther *51*:867-887, 1970.
75. Kieft GJ, Bloem JL, Obermann WR, et al: Normal shoulder: MR imaging. Radiology *159*:741-745, 1986.
76. Kopuz C, Baris S, Yildirim M, et al: Anatomic variations of the coracoacromial ligament in neonatal cadavers: A neonatal cadaver study. J Pediatr Orthop B *11*:350-354, 2002.
77. Kronberg M, Brostrom LA, and Soderlund V: Retroversion of the humeral head in the normal shoulder and its relationship to the normal range of motion. Clin Orthop *253*:113-117, 1990.
78. Kummel BM: Spectrum of lesions of the anterior capsular mechanism of the shoulder. Am J Sports Med *7*:111-120, 1979.
79. Last RJ: Anatomy. New York, Churchill Livingstone, 1978.
80. Lewis WH: The development of the arm in man. Am J Anat *1*:144-184, 1901.
81. Lippitt S and Matsen F: Mechanisms of glenohumeral stability. Clin Orthop *291*:20-28, 1993.
82. Ljunggren AE: Clavicular function. Acta Orthop Scand *50*:261-268, 1979.
83. Lucas DB: Biomechanics of the shoulder joint. Arch Surg *107*:425-432, 1973.
84. MacGillivray JD, Fealy S, Potter HG, et al: Multiplanar analysis of acromion morphology. Am J Sports Med *26*:836-840, 1998.
85. McGonnell IM: The evolution of the pectoral girdle. J Anat *199*:189-194, 2001.
86. McLaughlin HL: Recurrent anterior dislocation of the shoulder. Am J Surg *99*:628-632, 1960.
87. McLaughlin HL and MacLellan DI: Recurrent anterior dislocation of the shoulder. II. A comparative study. J Trauma *7*:191-201, 1967.
88. Middleton WD, Reinus WR, Melson GL, et al: Pitfalls of rotator cuff sonography. AJR Am J Roentgenol *146*:555-560, 1986.
89. Mink JH, Richardson A, and Grant TT: Evaluation of glenoid labrum by double-contrast shoulder arthrography. AJR Am J Roentgenol *133*:883-887, 1979.
90. Moore KL: The Developing Human. Philadelphia, WB Saunders, 1982.
91. Moseley HF and Overgaard B: The anterior capsular mechanism in recurrent anterior dislocation of the shoulder. J Bone Joint Surg Br *44*:913-927, 1962.
92. Neal HV and Rand HW: Chordate Anatomy. Philadelphia, Blakiston, 1936.
93. Nelson CL and Razzano CD: Arthrography of the shoulder: A review. J Trauma *13*:136-141, 1973.
94. Neviaser JS: Adhesive capsulitis of the shoulder. Instr Course Lect *6*:281-291, 1949.
95. Neviaser RJ: Anatomic considerations and examination of the shoulder. Orthop Clin North Am *11*:187-195, 1980.
96. Nobuhara K and Ikeda H: Rotator interval lesion. Clin Orthop *223*:44-50, 1987.
97. O'Brien SJ, Drakos MC, Allen AA, et al: Arthroscopic assisted rotator interval closure. Tech Shoulder Elbow Surg *3*:74-81, 2002.
98. O'Brien SJ, Neves MC, Arnoczky SP, et al: The anatomy and histology of the inferior glenohumeral ligament complex of the shoulder. Am J Sports Med *18*:449-456, 1990.
99. O'Brien SJ, Warren RF, and Schwartz E: Anterior shoulder instability. Orthop Clin North Am *18*:395-408, 1987.
100. Odgers SL and Hark FW: Habitual dislocation of the shoulder joint. Surg Gynecol Obstet *75*:229-234, 1942.
101. O'Rahilly R and Gardner E: The timing and sequence of events in the development of the limbs in the human embryo. Anat Embryol (Berl) *148*:1-23, 1975.
102. Osbahr DC, Cannon DL, and Speer KP: Retroversion of the humerus in the throwing shoulder of college baseball pitchers. Am J Sports Med *30*:347-353, 2002.
103. Oveson J and Nielson S: Experimental distal subluxation in the glenohumeral joint. Arch Orthop Trauma Surg *104*:78-81, 1985.
104. Oveson J and Nielson S: Anterior posterior shoulder instability: A cadaver study. Acta Orthop Scand *57*:324-327, 1986.
105. Oveson J and Sojbjerg JO: Lesions in different types of anterior glenohumeral joint dislocation: An experimental study. Arch Orthop Trauma Surg *105*:216-218, 1986.
106. Oxnard CE: Morphometric affinities of the human shoulder. Am J Phys Anthropol *46*:367-374, 1977.
107. Palmer ML and Blakely RL: Documentation of medial rotation accompanying shoulder flexion. A case report. Phys Ther *66*:55-58, 1986.

108. Pappas AM, Goss TP, and Kleinman PK: Symptomatic shoulder instability due to lesions of the glenoid labrum. Am J Sports Med *11*:279-288, 1983.
109. Peat M: Functional anatomy of the shoulder complex. Phys Ther *66*:1855-1865, 1986.
110. Peterson CJ: Degeneration of the gleno-humeral joint. Acta Orthop Scand *54*:277-283, 1983.
111. Peterson CJ and Redlund-Johnell I: Joint space on normal glenohumeral radiographs. Acta Orthop Scand *54*:274-276, 1983.
112. Poppen NK and Walker PS: Normal and abnormal motion of the shoulder. J Bone Joint Surg Am *58*:195-201, 1976.
113. Poppen NK and Walker PS: Forces at the glenohumeral joint in abduction. Clin Orthop *135*:165-170, 1978.
114. Post M: The Shoulder: Surgical and Nonsurgical Management. Philadelphia, Lea & Febiger, 1988.
115. Prodromos CC, Ferry JA, Schiller AL, et al: Histological studies of the glenoid labrum from fetal life to old age. J Bone Joint Surg Am *72*:1344-1348, 1990.
116. Rathbun JB and Macnab I: The microvascular pattern of the rotator cuff. J Bone Joint Surg Br *52*:540-553, 1970.
117. Reagan KM, Meister K, Horodyski MB, et al: Humeral retroversion and its relationship to glenohumeral rotation in the shoulder of college baseball players. Am J Sports Med *30*:354-360, 2002.
118. Reeves B: Experiments on the tensile strength of the anterior capsular structures of the shoulder in man. J Bone Joint Surg Br *50*:858-865, 1968.
119. Resnick D: Shoulder arthrography. Radiol Clin North Am *19*:243-253, 1981.
120. Rockwood CAJ and Green DP: Fractures in Adults. Philadelphia, JB Lippincott, 1983.
121. Rothman RH, Marvel JP Jr, and Heppenstall RB: Anatomic considerations in glenohumeral joint. Orthop Clin North Am *6*:341-352, 1975.
122. Rothman RH, Marvel JP Jr, and Heppenstall RB: Recurrent anterior dislocation of the shoulder. Orthop Clin North Am *6*:415-422, 1975.
123. Rothman RH and Parke WW: The vascular anatomy of the rotator cuff. Clin Orthop *41*:176-186, 1965.
124. Rowe CR: The Shoulder. New York, Churchill Livingstone, 1988.
125. Rowe CR and Sakellarides HT: Factors related to recurrence of anterior dislocations of the shoulder. Clin Orthop *20*:40-47, 1961.
126. Rozing PM and Obermann WR: Osteometry of the glenohumeral joint. J Shoulder Elbow Surg *8*:438-442, 1999.
127. Saha AK: Theory of Shoulder Mechanism: Descriptive and Applied. Springfield, IL, Charles C Thomas, 1961.
128. Saha AK: Dynamic stability of the glenohumeral joint. Acta Orthop Scand *42*:491-505, 1971.
129. Saha AK: The classic. Mechanism of shoulder movements and a plea for the recognition of "zero position" of glenohumeral joint. Clin Orthop *173*:3-10, 1983.
130. Samilson RL: Congenital and developmental anomalies of the shoulder girdle. Orthop Clin North Am *11*:219-231, 1980.
131. Sarrafian SK: Gross and functional anatomy of the shoulder. Clin Orthop *173*:11-19, 1983.
132. Schwartz E, Warren RF, O'Brien SJ, et al: Posterior shoulder instability. Orthop Clin North Am *18*:409-419, 1987.
133. Schwartz RE, O'Brien SJ, and Warren RF: Capsular restraints to anterior-posterior motion of the abducted shoulder: A biomechanical study. Orthop Trans *12*:727, 1988.
134. Shah NN, Bayliss NC, and Malcolm A: Shape of the acromion: Congenital or acquired–a macroscopic, radiographic, and microscopic study of acromion. J Shoulder Elbow Surg *10*:309-316, 2001.
135. Singleton MC: Functional anatomy of the shoulder. Phys Ther *46*:1043-1051, 1966.
136. Steinbeck J, Liljenqvist U, and Jerosch J: The anatomy of the glenohumeral ligamentous complex and its contribution to anterior shoulder stability. J Shoulder Elbow Surg *7*:122-126, 1998.
137. Streeter W: Developmental horizons in human embryology. Carnegie Institute Series on Embryology *33*:151, 1949.
138. Turkel SJ, Panio MW, Marshall JL, et al: Stabilizing mechanisms preventing anterior dislocation of the glenohumeral joint. J Bone Joint Surg Am *63*:1208-1217, 1981.
139. Williams PL and Warwick R: Gray's Anatomy. Philadelphia, WB Saunders, 1980.

Capítulo 2

Anatomía del hombro

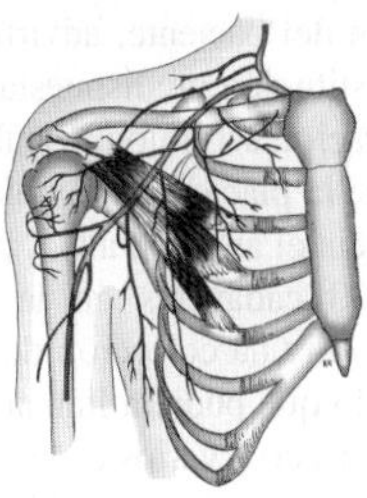

Christopher M. Jobe, M.D. y Michael J. Coen, M.D.

Durante el Renacimiento surgió un estilo particular de pintura llamado glaseado. El pintor aplicaba a la tela delgadas capas transparentes de distintos colores. Las capas más profundas, vistas a través de las más superficiales, ofrecían una gama muy variada de colores y un sentido de profundidad que no se lograba con una sola capa. Entre los artistas que utilizaron el glaseado figuran El Greco, Tiziano y Rubens.

Al estudiar la historia de la anatomía del hombro se descubre que nuestra visión actual de esta región se construyó de manera similar, en forma de capas. Gran parte de lo que hoy se sabe acerca del hombro se describió con gran detalle durante la época clásica. Incluso los primeros estudios de la era actual citados en este capítulo se refieren a estructuras que fueron definidas por investigadores más antiguos. Por lo visto, los estudios subsecuentes no difieren de los primeros trabajos, sino que ayudan a explicar o detallar determinados elementos de esas investigaciones. Es raro que nuevos estudios reconozcan la labor de investigaciones antiguas.

El estímulo para la investigación y la publicación tiene tres fuentes: el descubrimiento de una nueva enfermedad, la aplicación de un nuevo tratamiento, o el advenimiento de un método más moderno para estudiar la anatomía. La perpetuación de los conocimientos obtenidos depende de la visión filosófica y del interés en el momento y el lugar donde nació. A partir de la primera edición de este libro, el estudio de la anatomía del hombro ha crecido en progresión geométrica, en gran parte gracias a los autores de estos capítulos. De hecho, estos investigadores han realizado tantos estudios que cabe sugerir un cuarto estímulo para el estudio anatómico: la necesidad de cubrir un marco de referencia lógico. Al elaborar sus capítulos, los estudiosos a menudo crean un marco de referencia lógico respecto a lo que les gustaría saber sobre el tema. Luego cubren ese marco en la medida en que lo permitan los recursos disponibles. Las grietas que quedan en ese marco proporcionan el estímulo para estudiar anatomía.

Antes del Renacimiento, las barreras principales para el estudio de la anatomía eran las prohibiciones religiosas y personales contra la disección de los cadáveres humanos, así como las distintas ideas filosóficas respecto a las leyes de la naturaleza. A causa de estos prejuicios, las primeras contribuciones no avanzaron y, al no confirmarse, se perdieron. En un diálogo escrito durante el período de los estados guerreros (siglo V a.C.), Huang Ti describió el flujo unidireccional de sangre en las arterias y las venas. Huang Ti, el Emperador Amarillo de China, que vivió hacia el año 2600 a.C., es el padre mitológico de la medicina china.[11,12,14] Ésta y otras observaciones del estudio anatómico quedaron enterradas en un tratado de gran calado filosófico sobre las influencias del yin y el yang sobre el cuerpo humano. (Las investigaciones más recientes de medicina tradicional china correlacionan los meridianos de la acupuntura yang con el trayecto de los nervios postaxiales del cordón posterior, y los meridianos del yin con los nervios preaxiales de los cordones medial y lateral.[7]) A lo largo de los siglos, esta orientación daoísta redujo el interés por la anatomía quirúrgica, con los consecuentes prejuicios contra la cirugía. Si bien las observaciones anatómicas chinas fueron más tarde comprobadas por médicos que testificaron ejecuciones, «la muerte de mil cortadas» y cuerpos desenterrados por perros después de una epidemia, el entorno filosófico fue desfavorable para la divulgación y el empleo de esta información.[11] Por tanto, fue necesario esperar hasta que John Harvey redescubriera la circulación en una atmósfera más receptiva durante el siglo XVII, unos 2.000 años después.

En India estaba prohibido manipular los cadáveres, a excepción del momento en que se preparaban para la cremación; sin embargo, Sustruta, diseñó en el siglo VI a.C. un marco a través del cual se disecaba la carne, separándola de las capas profundas con cepillos rígidos.[10,18] Así, describió correctamente los dos huesos del hombro (clavícula y escápula), cuando en Occidente se pensaba que el acromion era un hueso distinto. Por la misma época, Atroya describió con detalle los huesos del ser humano. En Grecia, Alcmaeon realizó disecciones en animales hacia el año 500 a.C.[18] La importancia de estos descubrimientos decayó, al no continuar la investigación.

Hipócrates fue probablemente el primer médico cuyas ideas sobre la anatomía del hombro se perpetuaron.[19] Durante el siglo V a.C., describió las articulaciones comenzando con el hombro, y gran parte de su trabajo se centró en esta articulación. Sus escritos se aplicaban a la clínica, más que a la ciencia básica. Aunque Hipócrates se refirió a la «tarea desagradable, si no cruel» de disecccionar cadáveres, cabe suponer que fue testigo de varias disecciones, puesto que daba instrucciones explícitas para exponer ciertas partes de la anatomía del hombro y, de esta manera, probar un argumento clínico.[9,18] También describió la posición de los nervios de la axila al explicar su técnica del quemado para el tratamiento de la luxación anterior del hombro, y en su evaluación del paciente, advirtió que algunos individuos tienen una «constitución predispuesta a la luxación». Demostró conocer la separación acromioclavicular, la parálisis del hombro y las fracturas de la placa del crecimiento.[9]

Herófilo (hacia el año 300 a.C.), padre de la anatomía, disecó cerca de 600 cadáveres en la escuela de medicina de Alejandría, e inició una colección de osteología; éste es el primer registro de lo que pudiera llamarse un procedimiento científico en el que disecó a varios cadáveres con fines descriptivos y no para su análisis patológico.[18] Muchos investigadores, como Celso, le acusaron de vivisección de una manera injustificada.[18] Sus colecciones anatómicas permanentes, sobre todo de huesos, enriquecieron los conocimientos médicos de los griegos y los romanos. Durante las etapas finales de la República y al principio del Imperio, surgieron nuevas prohibiciones contra la disección, algunas de las cuales constituyeron leyes, lo que detuvo los avances logrados. Celso (entre 30 a.C. y 41 d.C.), que no era médico sino enciclopedista, reunió los conocimientos médicos de la época y abogó por la aprobación de la disección en seres humanos, pero la prohibición prevaleció.[14,18]

Pese a tales obstáculos en el estudio de la anatomía humana, unos cuantos médicos con talento lograron realizar algunos adelantos en condiciones peculiares. Galeno, médico grecorromano que ejerció en Pérgamo y más tarde en Roma durante el siglo II d.C., hizo aportaciones enormes al conocimiento de la anatomía. Es el padre de la anatomía clínica y, puesto que era el cirujano de los gladiadores en Pérgamo, quizá también se pueda considerar como el padre de la medicina deportiva.[8] Sus escritos sobre la «utilidad de las diferentes partes del cuerpo humano» representan los primeros intentos por realizar una descripción anatómica detallada del hombro. Al explicar los huesos y las articulaciones de esta estructura, describió los ligamentos delgados de la articulación glenohumeral, observando que el borde de la glenoides frecuentemente se rompía en las luxaciones. Galeno atribuyó la frecuencia de la luxación del hombro, comparándola con la de otras articulaciones, a un «antagonismo entre la diversidad del movimiento y la seguridad de la construcción». Describió el principio anatómico de colocar las articulaciones en una serie para aumentar el movimiento, de manera que «las articulaciones subsecuentes compensen la deficiencia de la primera». También realizó una descripción completa de los músculos y sus subdivisiones, aunque no les aplicó los nombres latinos que se utilizan en la actualidad.[8]

Al describir los nervios, Galeno se refirió a un tronco y a un plexo simpáticos, sin utilizar nombres ni reconocer un modelo de construcción del plexo braquial. En su lugar, consideró que el plexo era un elemento necesario para reforzar los nervios. Describió las ramas terminales del plexo braquial, incluyendo el nervio escapular dorsal, el axilar, el mediano, el cubital y el radial. Asimismo, describió el nervio espinal accesorio. Observó las arterias axilar, carótida y las glándulas linfáticas del hombro.[8] En resumen, aportó un esquema impresionante de la anatomía del hombro, incluso para los cánones del siglo XX.

Muchas de las diferencias entre los escritos de Galeno y las modernas descripciones están ligadas al hecho de que sólo realizó disecciones en animales. Mantuvo la idea errónea de que el acromion constituye un hueso separado, concepto éste que prevaleció hasta el Renacimiento. De igual forma, sus escritos sobre el acromion probablemente no se refieren a la estructura que conocemos en la actualidad, sino a la articulación acromioclavicular.[8]

Poco después de la época de Galeno, el cristianismo dominó en el Imperio Romano, intensificando las leyes existentes contra la disección de cadáveres.[14] Durante siglos no fue posible realizar ningún estudio anatómico en seres humanos en Europa ni en el Imperio Musulmán. Pese a que los musulmanes lograron conservar mejor los escritos de Galeno, su religión les prohibía las ilustraciones. Quizá la percepción de los estudios de Galeno contribuyó a suprimir los estudios anatómicos. Debieron transcurrir varios siglos sin que se adquirieran nuevos conocimientos sobre la anatomía humana.[18]

Cuando se reintrodujo la literatura griega y romana a través de Oriente, la filosofía académica que dominaba en Occidente era la escolástica. Los filósofos escolásticos, Abelardo y Santo Tomás de Aquino, dependían en gran parte del razonamiento deductivo para realizar cualquier contribución original, y no utilizaban la observación ni la experimentación.[14,18] Si se considera el gran acervo de información que resurgió desde Oriente, será fácil comprender cómo un erudito podía absorber un volumen mucho mayor de información de los escritos antiguos que del lento y laborioso proceso de la experimentación.

Por último, durante la peste negra de 1348, el Papa permitió por primera vez la realización de necropsias, aunque no para el estudio anatómico, sino para establecer la causa de la muerte. Resulta interesante que cuando se reintrodujo la disección con fines de enseñanza, no fue en aras de la investigación, sino simplemente para demostrar los preceptos de Galeno.[18]

Uno de los mayores adelantos en la ilustración anatómica se debió a los pintores del Renacimiento, algunos de los cuales, interesados por una representación más exacta, disecaron en secreto y se convirtieron en serios estudiantes de anatomía (Fig. 2-1). Aunque su propósito era la ilustración y no el descubrimiento, la mayor precisión de las ilustraciones de Leonardo da Vinci es notable.[18] Leonardo, en sus primeros cuadernos, buscaba ilustrar las ideas del manual de disección de Mondino, quien lo tomó a su vez de Galeno. No obstante, el grueso de sus dibujos proviene de sus propias observaciones, muchas veces independientemente de las de Galeno.[4] Leonardo también reconoció la utilidad de disecar piezas múltiples:

Y tú que afirmas que es mejor presenciar una demostración anatómica que consultar estos dibujos, quizá tendrías razón si fuera posible observar todos los detalles que ellos muestran en una sola imagen, en la cual ni toda tu capacidad te ayudaría a ver... ni a aprender..., ya que para lograr un conocimiento exacto y completo de éstos... hube de disecar más de diez cuerpos humanos.[4]

En sus ilustraciones del hombro, muestra variantes fusionadas y no fusionadas de acromion, sin observaciones sobre lo que debería considerarse normal o anormal. Sus anotaciones son básicamente instrucciones para sí mismo: «dibuja el hombro, luego el acromion», en lugar de señalamientos sobre la frecuencia de las variantes.[4]

El estudio anatómico con ilustraciones claras aumentó a un ritmo constante durante el siglo siguiente. En 1537, el Papa Clemente VII permitió la enseñanza de la anatomía y, en 1543, Vesalio publicó su libro *De Fabrica Corporis Humani* (Fig. 2-2).[20] Vesalio, aunque criticado por cuestionar el trabajo de Galeno al principio de su carrera docente, pudo corregir algunas ideas de éste. Describió la geometría de los músculos y contribuyó al concepto de la

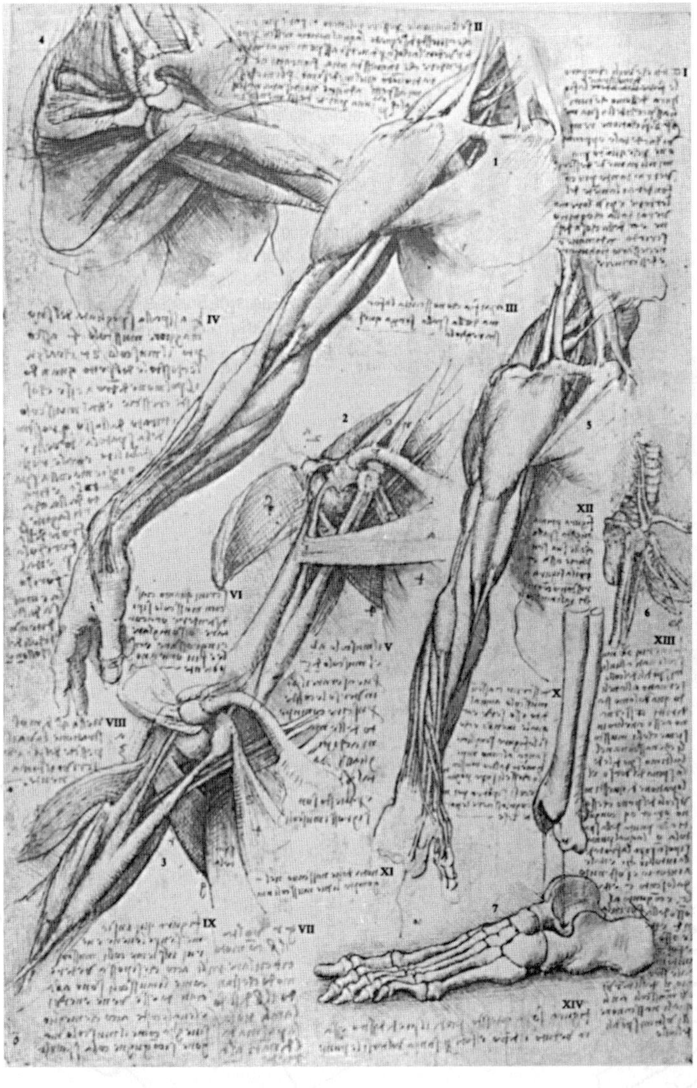

Fig. 2-1 • Página de los *Cuadernos de Estudio Anatómico,* de Leonardo da Vinci. Sorprende la gran precisión, si se compara con otras ilustraciones de la época. Esta disección es particularmente interesante, porque muestra al acromion como un hueso separado del resto de la escápula. En otras ilustraciones de los *Cuadernos*, el acromion se encuentra unido. En las notas adjuntas, Leonardo no indica si lo normal es la fusión o la falta de ésta. *(De Biblioteca Real del Castillo de Windsor, Copyright © 1990, S.M. la Reina Isabel II.)*

fuerza dinámica del cuerpo, ilustrada en un retrato vívido de disección muscular progresiva de un cadáver. En sus ilustraciones artísticas, el cadáver pierde tono conforme se extirpa cada capa muscular, hasta que finalmente se colapsa contra una pared. Vesalio expuso los vasos del hombro, y sus dibujos incluyen una ilustración muy precisa del plexo braquial. El único elemento que falta es la división posterior del tronco inferior (Fig. 2-3). Reprodujo con precisión la rotación de las fibras de la porción costal del pectoral mayor.[20] Entre sus trabajos existe también material de anatomía comparada, con indicaciones del sitio en que estas estructuras yacen en el cuerpo humano. Éste fue el punto de partida de la anatomía científica.[18]

Las funciones de los músculos se dedujeron muy pronto por su acción de acortamiento y su geometría. Al atender a varios pacientes durante una epidemia de carbunco, Galeno les pidió que realizaran ciertos movimientos con el brazo. Gracias a sus conocimientos de anatomía, pudo establecer con exactitud cuáles eran los músculos que observaba en la base de las úlceras del carbunco típicas de la enfermedad, sin realizar pruebas dolorosas, y la cercanía de estas úlceras a los nervios o vasos vitales.[18] La biomecánica moderna todavía se apoya en el estudio de la geometría muscular.[17,53]

La invención de aparatos eléctricos permitió estudiar los músculos desde el punto de vista dinámico. DuBois-Reymond inventaron el primer instrumento útil para estudiar la electricidad de los nervios y los músculos a principios del siglo XIX, y Von Helmholtz fue el primero en medir la velocidad de la conducción nerviosa.[18] Duchenne estudió la acción muscular, estimulando con electricidad cada músculo a través de la piel y, al igual que sus predecesores, comenzó con el hombro y subrayó la importancia de esta articulación (Fig. 2-4). Asimismo, reconoció que los músculos rara vez actúan individualmente, y que esto constituye una limitación para la precisión del método. Estudió todos los músculos superficiales del hombro, incluidos trapecio, romboides, elevador de la escápula, serrato anterior, deltoides, supraespinoso, infraespinoso, redondo menor, subescapular, dorsal

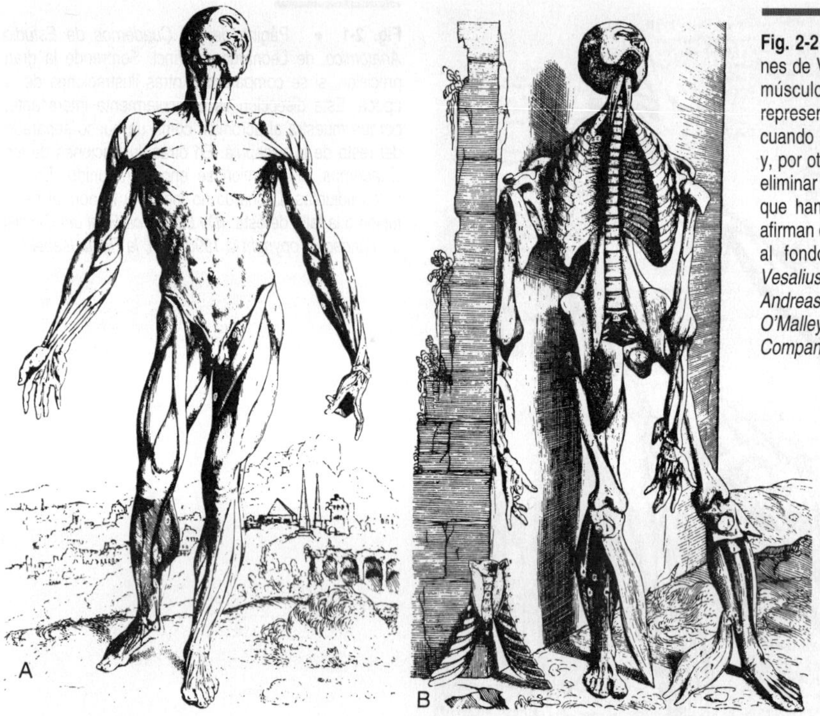

Fig. 2-2 • Primera y última series de ilustraciones de Vesalio, que muestran la disección de los músculos del cuerpo humano. Nótese cómo representa el artista la fuerza dinámica del cuerpo cuando los músculos se encuentran íntegros (**A**) y, por otro lado, el colapso y la falta de soporte al eliminar los músculos (**B**). Los artistas actuales que han visitado el lugar donde trabajó Vesalio afirman que muchos de los edificios que aparecen al fondo todavía se encuentran en pie. *(De Vesalius A: The Illustrations from the Works of Andreas Vesalius of Brussels.* En *Saunders JB, O'Malley CD [eds.]: Nueva York: World Publishing Company, 1950.)*

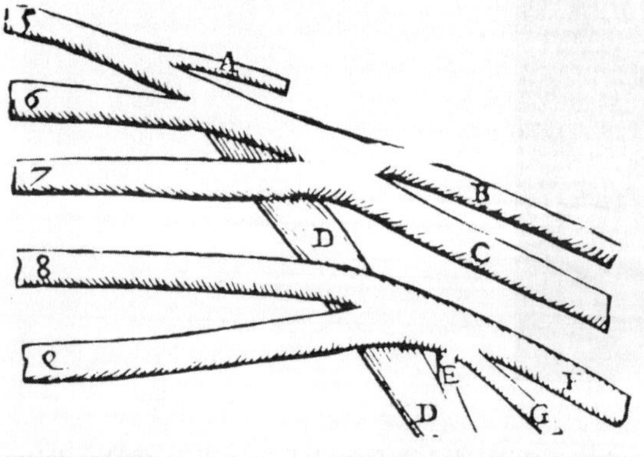

Fig. 2-3 • Ilustración del plexo braquial según el libro de texto de Vesalio. Se piensa que el propio Vesalio realizó este dibujo. Nótese la ausencia de la división posterior del tronco inferior, que contribuye al cordón posterior. *(De Vesalius A: The Illustrations from the Works of Andreas Vesalius of Brussels.* En *Saunders JB, O'Malley CD [eds.]: Nueva York: World Publishing Company, 1950.)*

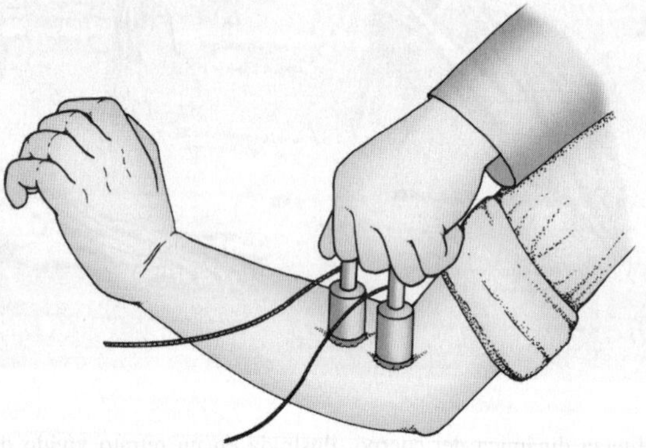

Fig. 2-4 • Ilustración de Duchenne de su técnica para el estímulo muscular directo. Al igual que muchos de sus grandes predecesores, Duchenne comienza su texto describiendo el hombro. *(De Duchenne GB: Physiology of Movement. Kaplan EB [trans. y ed.]. Filadelfia: WB Saunders, 1959.)*

ancho, pectoral mayor, redondo mayor y tríceps.[1,6,18] Los adelantos subsecuentes en electromiografía permitieron a los investigadores medir la actividad muscular iniciada por el paciente.[1]

La anatomía funcional se comprendió mejor a través de las ciencias físicas. Aristóteles estudió la palanca y la geometría, y escribió acerca del movimiento en los animales. Galeno escribió sobre los antagonistas musculares. Leonardo da Vinci estudió el concepto de los centros de gravedad, en sus cuadernos de notas. Sin embargo, fue la física de Sir Isaac Newton la que hizo posible los estudios que hoy se realizan. A fines del siglo XIX Eadweard Muybridge[16] publicó estudios fotográficos de un caballo en movimiento, y más tarde fotografió el movimiento de un ser humano, en una secuencia rápida, para examinar la acción de las distintas palancas del cuerpo (Fig. 2-5). La fotografía en secuencia rápida permitió estudiar la sincronía del movimiento glenohumeral y escapulotorácico.[13,18] Braune y Fischer fueron los primeros en aplicar los principios de Newton en la anatomía funcional.[2,3] En este estudio clásico, utilizaron cadáveres para

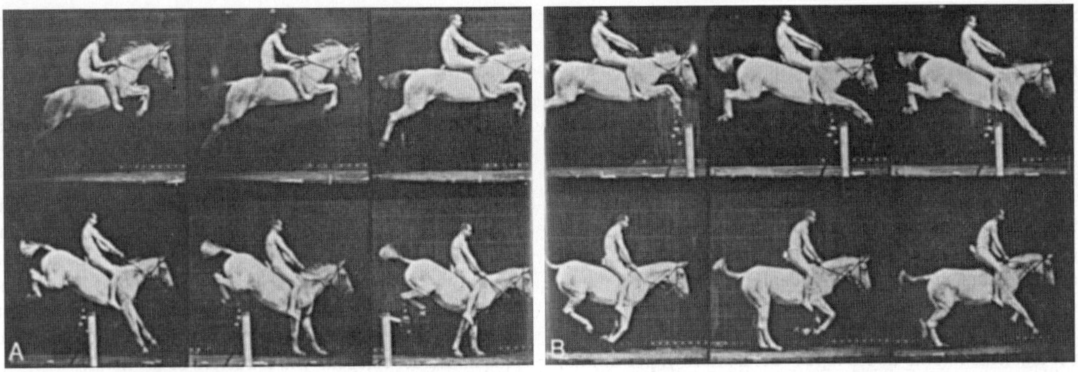

Fig. 2-5 • Ejemplo del trabajo de Eadweard Muybridge. Por primera vez se aplicaba la fotografía de alta velocidad al estudio del movimiento, tanto en animales como en seres humanos. Esta información, combinada con las leyes newtonianas de la física, culminó en el nacimiento de la cinética moderna. *(De Muybridge E: En Brown LS [ed.]: Animals in Motion. Nueva York: Dover, 1957.)*

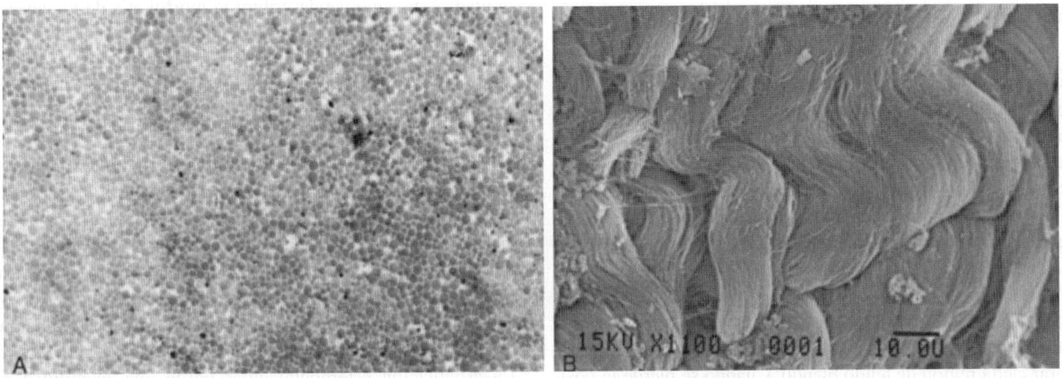

Fig. 2-6 • **A,** Fotomiografía electrónica de las fibras de colágeno del tendón subescapular. **B,** Fotomicrografía electrónica de rastreo del ligamento glenohumeral inferior, que muestra las fibras de colágeno y los haces de fibras.

establecer el centro de gravedad de todo el cuerpo y de cada segmento del organismo, lo que constituyó el primer estudio detallado sobre la física del movimiento en el ser humano, con base en esta información.[19] Puesto que se conocía la extensa movilidad del hombro, éste se convirtió en una de las primeras regiones en que se describió el uso excesivo.[15]

Los primeros en realizar un estudio completo de cualquier articulación, combinando todas las técnicas de los investigadores a lo largo de la historia, fueron Inman, Saunders y Abbott[1], y lo hicieron en el hombro. En este trabajo, se utilizó la anatomía comparativa, la disección humana, las leyes de la palanca y la física, la fotografía y la electromiografía (EMG).[50] Las publicaciones subsecuentes sobre la función del hombro apoyan o contradicen los datos contenidos en dicho estudio, pero todos lo citan.[17]

La disección de cadáveres y otros tipos de investigación siguen añadiendo conocimientos sobre el hombro y nos ayudan a entender los hallazgos de estos grandes estudiosos de la materia. En las convenciones y otras reuniones donde se habla sobre el hombro, se presentan múltiples y fascinantes estudios. Tales estudios son estimulados por las mismas tres fuentes que han incitado a los anatomistas a lo largo de la historia. El primer estímulo es una nueva enfermedad o una reinterpretación de una enfermedad antigua. El ejemplo más importante son los estudios del síndrome de compresión. El segundo estímulo es la invención de nueva tecnología para el tratamiento, como sucedió cuando el artroscopio activó un interés renovado en las variantes del rodete (labrum) y los ligamentos del hombro.[5] El tercero es la creación de una técnica nueva para estudiar la anatomía. En la antigüedad, esto sucedió con el estímulo eléctrico de Duchenne, la EMG y la fluoroscopia.[13] En épocas más recientes, la bioquímica, la microscopía electrónica, la resonancia magnética (RM) y la exploración vascular mediante láser Doppler han levantado un nuevo interés. Todos estas técnicas permitieron profundizar en la comprensión de los hallazgos anteriores, más que alterar por completo el cuadro (Fig. 2-6).

Aún no se ha aplicado la capa final de pintura de nuestro retrato de la anatomía del hombro, y es poco probable que veamos el día en que no se necesiten más estudios. Al parecer, la escolástica se está deslizando hacia la educación médica. Quizá se trate de un subproducto desafortunado del tipo de información que surgió a fines del siglo XX y principios del XXI, fenómeno similar a la reaparición de los escritos de Galeno en la era escolástica. La gente dedica más tiempo a memorizar la información conocida que a investigar. Aunque la revolución en las técnicas quirúrgicas y la tecnología ha hecho regresar al laboratorio de anatomía a toda una generación de cirujanos,[5] no hay que olvidarse de fomentar el interés sobre la investigación anatómica entre los estudiantes de medicina.

Manteniendo el concepto de un retrato en capas, el material de este capítulo presenta una organización estratificada. La información comienza con la capa más profunda, los huesos y articulaciones, que son las estructuras más palpables y menos deformables del hombro. Son las más fáciles de observar y las que contienen las marcas anatómicas mejor conocidas. A continuación se estudian las capas musculares que producen el movimiento del hombro, y los nervios que dirigen a los músculos y proporcionan la sensibilidad. Se describen los vasos que controlan el ambiente interno de los tejidos del hombro y, por último, la piel que lo cubre. El tema central del hombro es el movimiento. La amplitud de sus movimientos lo distingue de las demás articulaciones y explica la razón por la que el hombro es diferente de las demás regiones del cuerpo.

HUESOS Y ARTICULACIONES

El traumatólogo o cirujano ortopédico considera al hueso como una unidad rígida que se mueve; en segundo lugar, como el punto de unión de ligamentos, músculos y tendones, y por último, como la base sobre la que se producen relaciones importantes con los tejidos blandos circundantes. El tratamiento de las fracturas se ha considerado el tratamiento de los tejidos blandos que las rodean.[82] En relación con la enfermedad, los huesos son objetos anatómicos tridimensionales que deben mantenerse o restablecerse para la alineación articular. Desde un punto de vista positivo, los huesos existen para proteger a los tejidos blandos de los traumatismos; desde uno negativo, actúan como obstáculo para la disección cuando el cirujano intenta alcanzar y reparar cierta región de tejido blando. Cuando se pierde la posición de un hueso peligran los tejidos blandos a corto plazo, y si se pierde la alineación del hueso, peligra la longevidad de las articulaciones adyacentes.

Las articulaciones poseen dos funciones opuestas: permiten el movimiento deseado y limitan el movimiento indeseado. La estabilidad de una articulación es la suma de: 1) su congruencia y estabilidad ósea, 2) la estabilidad de los ligamentos, y 3) la estabilidad dinámica obtenida a partir de los músculos adyacentes. El hombro tiene más movilidad que cualquier otra articulación del cuerpo, y también una mayor predisposición a la luxación.

Esta gran amplitud de movimiento se distribuye a tres articulaciones diartrósicas: la glenohumeral, la acromioclavicular y la esternoclavicular. Estas dos últimas, en combinación con los espacios de fascia (aponeurosis) entre la escápula y el tórax, se conocen en conjunto como *articulación escapulotorácica*.[50] A causa de la falta de congruencia en dos articulaciones diartrósicas (esto es, la acromioclavicular y la esternoclavicular), la movilidad de la articulación escapulotorácica depende básicamente de las superficies opuestas del tórax y la escápula. Cerca de un tercio de la elevación total se lleva a cabo en esta parte del hombro; la mayor parte del movimiento se produce en la cavidad glenohumeral. Las tres diartrosis están estructuradas con muy poca estabilidad ósea, y están sujetas a sus ligamentos y al músculo adyacente. En la pasada década se ha acentuado la amplia contribución tanto de la articulación escapulotorácica como de la mecánica corporal axial a la función del hombro.

La distribución del movimiento en estas articulaciones tiene dos ventajas. En primer lugar, permite que los músculos que atraviesan cada articulación operen en la porción óptima de su curva de longitud-tensión. Segundo, el ritmo glenohumeral facilita el desplazamiento de la glenoides por debajo del húmero, para soportar una parte del peso de la extremidad superior, lo que reduce la demanda sobre los músculos del hombro para suspender el brazo. Este fenómeno cobra especial importancia cuando los músculos operan cerca de la abducción máxima y se encuentran en el punto de su curva de longitud-tensión en que producen menos fuerza.[17,63,79] El estudio de la ultraestructura de los ligamentos y tendones del hombro no ha hecho más que comenzar, pero estudios preliminares muestran muy pocas diferencias en cuanto a la bioquímica del colágeno y la estructura de las fibras.[55,80]

Se describirán los huesos y las articulaciones de la porción proximal a la distal del hombro, incluyendo las superficies articulares, los ligamentos y algunas estructuras intraarticulares especiales. Además, se especificará la estabilidad articular y la importancia, comparativamente de cada ligamento para la estabilidad. Asimismo, se describirá la morfología de los huesos y sus uniones musculares y ligamentosas más importantes. Por último, se explicarán las relaciones de los huesos y las articulaciones con otras estructuras importantes del hombro.

Articulación esternoclavicular

La articulación esternoclavicular, formada en la parte superior por el esternón y en la proximal por la clavícula, es la única articulación esquelética entre la extremidad superior y el esqueleto axial.[17,46] Esta porción de la clavícula es mayor que el esternón en su dimensión tanto vertical como anteroposterior, y se extiende hacia arriba y atrás de este hueso.[45,46] La protuberancia de la clavícula hacia arriba ayuda a crear la fosa supraesternal. La articulación esternoclavicular posee una estabilidad ósea mínima, y las superficies óseas son más o menos planas. Las estructuras ligamentosas proporcionan estabilidad a la articulación. La superficie proximal de la clavícula es convexa en el plano coronal, pero un poco cóncava en el plano transversal. Esta articulación se angula en sentido posteromedial. En el plano coronal, la superficie articular se angula en sentido medial hacia el extremo superior; las superficies articulares están cubiertas de cartílago hialino. En el 97% de los cadáveres se observa un disco completo, que separa a la articulación en los compartimentos (Fig. 2-7); este disco rara vez se perfora.[33,35] El disco intraarticular está unido a la primera costilla por debajo de la superficie superior de la clavícula, a través del ligamento interclavicular. El disco rara vez se lacera o se luxa por sí mismo.[38]

Los ligamentos principales de la articulación son los esternoclaviculares anterior y posterior, llamados también ligamentos capsulares (Fig. 2-8). Estas fibras se dirigen en sentido superior desde su unión en el esternón hasta la parte superior de la clavícula. El ligamento principal de este grupo, el esternoclavicular posterior, es el estabilizador más poderoso de la depresión inferior en el extremo lateral de la clavícula.[25] Estos ligamentos esternoclaviculares son pares y constituyen la principal limitación para que durante la depresión de la clavícula la rotación sea mínima.

El ligamento interclavicular se dirige de una clavícula a la otra, uniéndose al esternón, pero hasta en el 22% de la población

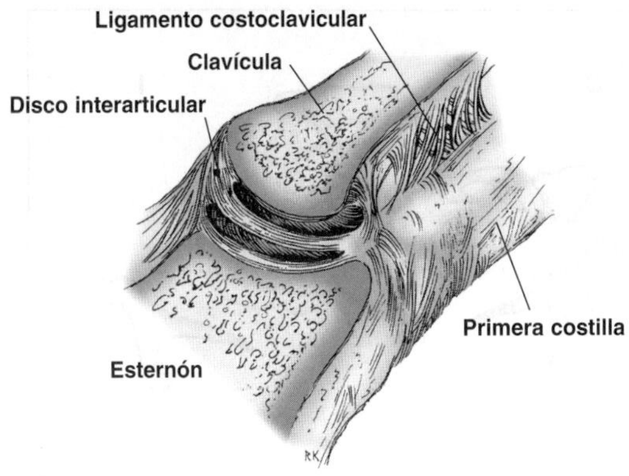

Fig. 2-7 • Corte transversal de la articulación esternoclavicular. Un disco completo divide a la articulación en dos compartimientos. El disco está firmemente unido a la primera costilla en la parte inferior, y a los ligamentos y el borde superior de la clavícula en la parte superior.

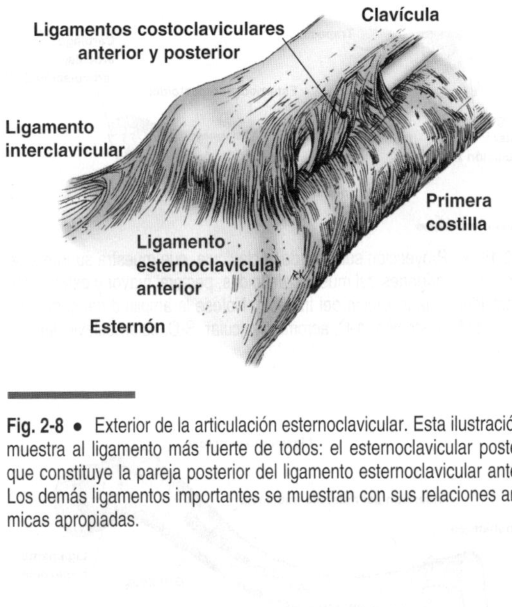

Fig. 2-8 • Exterior de la articulación esternoclavicular. Esta ilustración no muestra al ligamento más fuerte de todos: el esternoclavicular posterior, que constituye la pareja posterior del ligamento esternoclavicular anterior. Los demás ligamentos importantes se muestran con sus relaciones anatómicas apropiadas.

no existe o no es palpable.[25] Este ligamento se tensa cuando el extremo lateral de la clavícula se deprime, contribuyendo a la estabilidad articular. Los ligamentos costoclaviculares anterior y posterior van desde la primera costilla hasta la superficie inferior de la clavícula. El anterior resiste el desplazamiento lateral de ésta en la caja torácica, y el posterior previene su desplazamiento medial en relación con la caja torácica.[22] Cave suponía que estos ligamentos actuaban como un eje o «pivote» alrededor del cual se realizan gran parte de los movimientos esternoclaviculares.[28,35] Bearn observó que no corresponden al fulcro de la depresión hasta que se seccionan los ligamentos esternoclaviculares. Constituyen «el principal factor limitante» en la elevación pasiva de la clavícula y, además, limitan la protracción y la retracción.[25] Es posible que los ligamentos costoclaviculares permitan los resultados satisfactorios que se han documentado acerca de la resección proximal de la clavícula.[240]

En su estudio clásico sobre la estabilidad de la articulación esternoclavicular, Bearn descubrió que el ligamento esternoclavicular posterior o capsular es el que más contribuye a resistir la depresión del extremo lateral de la clavícula. Liberó los ligamentos de forma seriada en cadáveres, realizando observaciones detalladas sobre las fallas y las desviaciones de los fulcros. Estas observaciones constituyen en la actualidad una aportación muy útil para la evaluación computadorizada de la estabilidad articular.

Los estudios electromiográficos más fiables muestran que la contribución de los rotadores superiores de la escápula es mínima en la posición erecta, pero la parálisis permanente del trapecio provoca la depresión del extremo lateral de la escápula en relación con el otro lado, si bien el defecto suele ser de 1 cm o 2 cm.[25] Es probable que el experimento de Bearn deba repetirse utilizando un equipo más sofisticado, para producir curvas de longitud-tensión y comprobar desde el punto de vista cuantitativo la respuesta de la articulación a las cargas de rotación y traslación en los ejes transversal y vertical, así como en el eje anteroposterior, que Bearns comprobó desde el punto de vista cualitativo.

El movimiento se produce en ambas secciones de la articulación esternoclavicular. La elevación y la depresión tienen lugar en la articulación entre la clavícula y el disco.[46] El movimiento anteroposterior y el de rotación tiene lugar entre el disco y el esternón. La extensión del movimiento en las piezas vivas[50] es de 30° a 35°, de elevación en sentido superior. El movimiento en dirección anteroposterior es de cerca de 35°, y la rotación alrededor del eje longitudinal de 44° a 50°. La mayor parte de la elevación esternoclavicular se da entre los 30° y los 90° de elevación del brazo.[50] La rotación se produce después de 70° a 80° de elevación. Si la extensión del movimiento se calcula de acuerdo con los resultados de la fusión, se obtienen errores debido a los efectos secundarios sobre la curva de longitud-tensión que tienen los músculos de la articulación glenohumeral, y la participación de la glenoides en el soporte del peso del brazo. La fusión de la articulación esternoclavicular limita la abducción hasta 90°.[13,17,82]

La irrigación de la articulación esternoclavicular proviene de la rama clavicular de la arteria toracoacromial, aunque también contribuyen la mamaria interna y la supraescapular.[46] Su inervación proviene del nervio subclavio, con cierta contribución del nervio supraclavicular medial.

Las relaciones inmediatas de la articulación con el origen del esternocleidomastoideo en la parte anterior y los orígenes del esternohioideo y el esternotroideo en la posterior; sin embargo, los más importantes son los grandes vasos y la tráquea (Fig. 2-9), la cual peligra durante la luxación posterior de la clavícula respecto del esternón, suceso infrecuente que a menudo constituye una urgencia quirúrgica.[56,82]

La epífisis abierta es una estructura poco común en el adulto. Sin embargo, la epífisis clavicular no se osifica hasta la última etapa de la adolescencia, y en ocasiones no se fusiona con el hueso restante en el varón hasta los 25 años de edad.[32,82] Por tanto, la epífisis clavicular es una estructura más o menos normal en el grupo de edad más propenso a sufrir traumatismos importantes. La epífisis es muy delgada y no sobresale, lo que dificulta la diferenciación entre las fracturas diafisarias y las luxaciones. La circulación esternoclavicular puede ser inestable a causa de un traumatismo, pero en algunas personas es consecutiva a laxitud constitucional.[31]

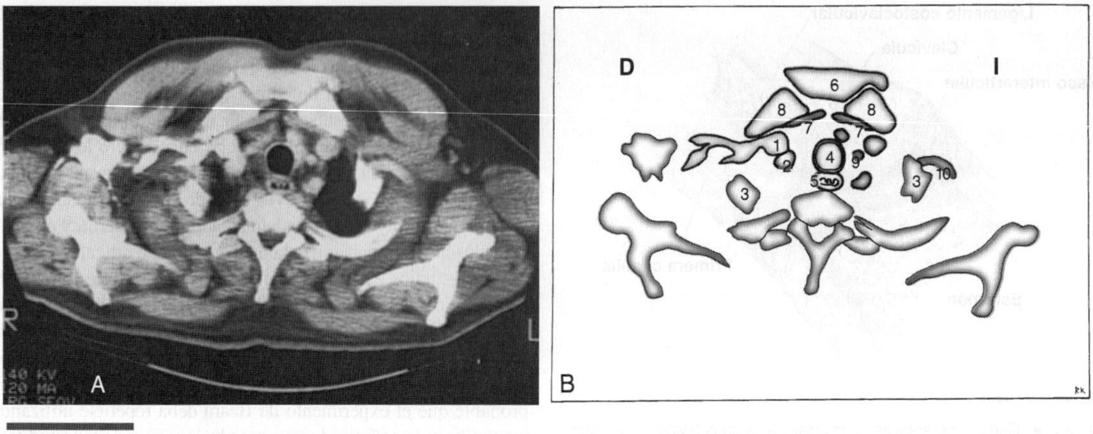

Fig. 2-9 • La tomografía computarizada con medio radioopaco (**A**) y el dibujo (**B**) muestran algunas de las relaciones anatómicas más importantes de la articulación esternoclavicular, incluida la tráquea y los grandes vasos. Las estructuras están numeradas de la manera siguiente: 1) unión de las venas yugular y subclavia, 2) arteria innominada, 3) primera costilla, 4) tráquea, 5) esófago, 6) esternón, 7) origen del músculo esternohioideo, 8) clavícula, 9) arteria carótida y 10) arteria axilar.

Clavícula

La clavícula es un hueso más o menos recto visto desde la parte anterior, mientras que en el plano transversal semeja más una S cursiva (Fig. 2-10).[34] El radio mayor de la curvatura se localiza en la curva medial, que es convexa en su parte anterior. La curva lateral más pequeña es convexa en su parte posterior. Este hueso es más redondo en las partes media y medial, y más plano en la porción lateral. DePalma señaló que existe una relación inversamente proporcional entre el grado de desplazamiento de la porción lateral de la clavícula en sentido inferior y el radio de su curvatura lateral.

Las protuberancias más evidentes del hueso ocupan la superficie articular lateral y la medial. El extremo medial del hueso posee una fosa romboide en su superficie inferior en el 30% de los casos, donde se insertan los ligamentos costoclaviculares; en el 2,5% la superficie articular real se opone a la primera costilla en su porción inferior. El tercio medio de la clavícula contiene el surco del subclavio, donde se inserta el músculo de este nombre (Fig. 2-11). El tercio lateral posee la apófisis coracoclavicular, cuando existe.

En la clavícula existen tres impresiones óseas para la unión de los ligamentos. En la cara medial se localiza una impresión para el ligamento costoclavicular, que a veces se encuentra en la fosa romboidea. En el extremo lateral se localiza el tubérculo conoideo, en la porción posterior de la curva lateral y la línea trapezoide, que yace en un sitio anteroposterior, a un lado del tubérculo conoideo. El ligamento conoideo se fija a la clavícula en el tubérculo conoideo, mientras que el trapezoide lo hace en la línea trapezoide. La posición de estas inserciones ligamentosas es importante para su función.[34,45,46]

Los músculos que se insertan en la clavícula son el trapecio, en la superficie posterosuperior del extremo distal, y el subclavio, que posee una inserción carnosa en la superficie inferior del tercio medio de la clavícula. Los músculos que se originan en la clavícula son cuatro: el deltoides nace en la parte anterior de la superficie interna y lateral de la curva; el pectoral mayor

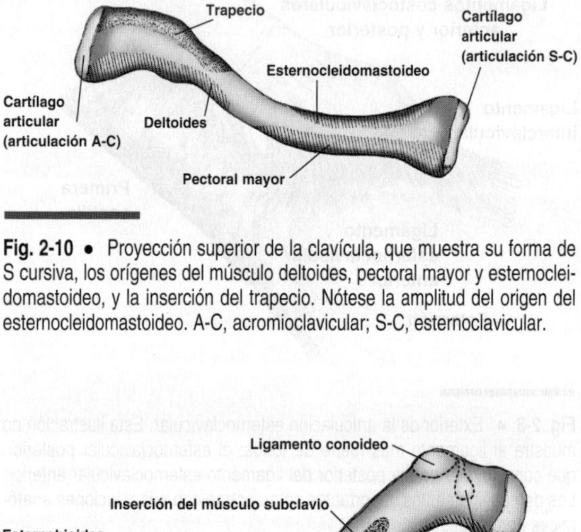

Fig. 2-10 • Proyección superior de la clavícula, que muestra su forma de S cursiva, los orígenes del músculo deltoides, pectoral mayor y esternocleidomastoideo, y la inserción del trapecio. Nótese la amplitud del origen del esternocleidomastoideo. A-C, acromioclavicular; S-C, esternoclavicular.

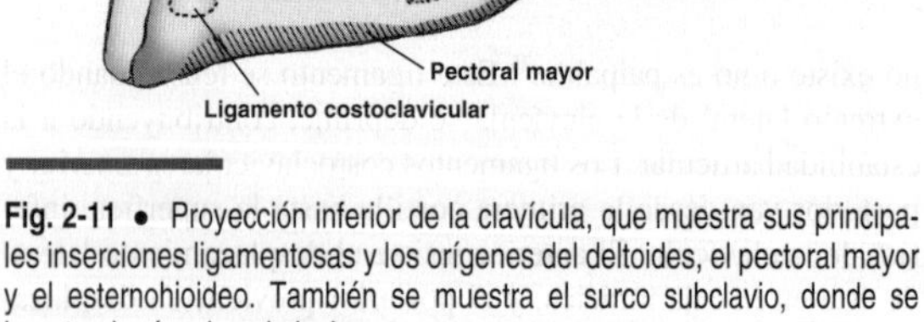

Fig. 2-11 • Proyección inferior de la clavícula, que muestra sus principales inserciones ligamentosas y los orígenes del deltoides, el pectoral mayor y el esternohioideo. También se muestra el surco subclavio, donde se inserta el músculo subclavio.

surge sobre la porción anterior de los dos tercios mediales; el esternocleidomastoideo posee un origen grande en la parte posterior del tercio medio; el esternohioideo, contra lo que indica su nombre, tiene un origen pequeño en la clavícula, medial al origen del esternocleidomastoideo.

Desde el punto de vista funcional, la clavícula actúa como punto de inserción muscular. Algunos investigadores opinan que, si se realiza una reparación muscular adecuada, la única consecuencia funcional de extirpar la clavícula mediante cirugía se manifiesta cuando se realiza una actividad pesada,[17,21,60], y que, por tanto, su función como poste es menos importante.[66] Esta idea está apoyada por la función más o menos satisfactoria que conservan los sujetos con ausencia congénita de la clavícula.[90] Sin embargo, otros investigadores han observado que la pérdida repentina de la clavícula durante la madurez tiene efectos devastadores en la función del hombro.

Las relaciones más importantes de la clavícula son la vena y la arteria subclavias y el plexo braquial en la parte posterior. De hecho, la curva anterior medial a menudo se describe como una acomodación para esta estructura, y no se forma en la deformidad de Sprengel, en la que la escápula no desciende. De esta manera, la clavícula adherida no necesita acomodar estas estructuras.[97,98] La curva constituye una señal para encontrar la vena subclavia.[243] Esta relación es más importante desde el punto de vista quirúrgico que del traumatológico, puesto que el hueso representa un obstáculo para que el cirujano alcance el nervio o el tejido vascular que desea tratar. En los traumatismos, las lesiones claviculares no suelen dañar estas estructuras, pese a su estrecha relación, y es rara la falta de unión.[53] La mayor parte de los traumatismos neurovasculares entra dentro de alguno de los grupos: lesión de la arteria carótida por desplazamiento medial de la clavícula, y compresión de las estructuras sobre la primera costilla.[48]

Articulación acromioclavicular

La articulación acromioclavicular es la única articulación entre la clavícula y la escápula, aunque hasta un 1% de las personas posee una barra o articulación coracoclavicular.[61,73] En su investigación, Lewis [61] informó de que cerca del 30% de los cadáveres muestran cartílago articular en la superficie coracoides y clavicular opuesta, sin que exista sobre la clavícula una prolongación ósea que se dirija hacia la coracoides.

La cápsula de la articulación acromioclavicular contiene una diartrosis parcialmente dividida por un disco que, a diferencia del de la articulación esternoclavicular, por lo general posee una perforación grande en el centro.[33,35] La cápsula en sus superficies superior, anterior y posterior es más gruesa que en la inferior. El movimiento hacia arriba y hacia abajo permite la rotación aproximada de 20° entre el acromion y la clavícula, que se produce durante los primeros 20° y los últimos 40° de elevación.[50] Se supone que muchas personas tienen un arco incluso menor de movimiento, ya que en algunos casos la fusión de la articulación acromioclavicular no reduce la movilidad del hombro.[82] DePalma comprobó que la presencia de cambios degenerativos, tanto en el disco como en el cartílago articular, era la regla y no la excepción en personas a partir de los 40 años.[33]

La irrigación de la articulación acromioclavicular deriva básicamente de la arteria acromial, rama de la arteria deltoidea del eje toracoabdominal. Esta arteria posee anastomosis múltiples con la arteria supraescapular y la circunfleja humeral posterior. La arteria acromial emerge del eje toracoacromial anterior a la fascia clavipectoral, y perfora la fascia clavipectoral para irrigar la articulación. Asimismo, envía ramas anteriores hasta el acromion. La articulación es inervada por los nervios pectoral lateral, axilar y supraescapular.[46]

Los ligamentos de la articulación acromioclavicular, el trapezoide y el conoideo, se han estudiado de manera extensa (Fig. 2-12). Desde hace tiempo se cree que la estabilidad anteroposterior de la articulación acromioclavicular está controlada por los ligamentos acromioclaviculares, y la estabilidad vertical por los ligamentos coracoclaviculares.[82,94] Sin embargo, recientemente se realizó un experimento seriado utilizando equipo más sofisticado, con 12 mediciones de fuerza-desplazamiento.[39] Se utilizaron tres ejes anatómicos de la articulación acromioclavicular, midiendo la traslación y la rotación en cada eje y en ambas direcciones. Los resultados del experimento confirmaron los puntos de vista anteriores, en particular cuando los desplazamientos eran grandes.

También se observó que los ligamentos acromioclaviculares controlan la traslación posterior de la clavícula sobre el acro-

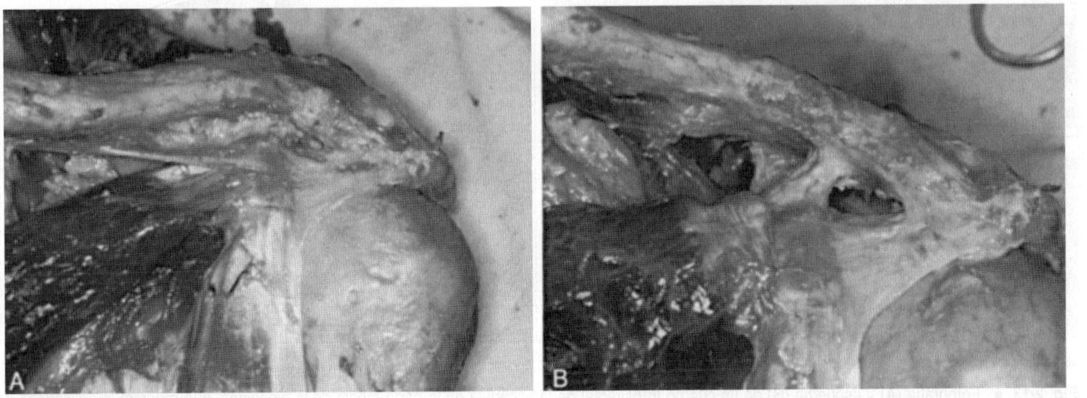

Fig. 2-12 • Fotografías que muestran el complejo de la articulación acromioclavicular antes (**A**) y después (**B**) de la escisión de la fascia clavipectoral, que en este caso es bastante prominente. Nótese el espesor de los ligamentos coracoclaviculares y sus líneas de orientación, que concuerdan con su función. Nótese la amplitud y el espesor del ligamento coracoacromial.

mion. (En términos anatómicos, ésta es en realidad una traslación anterior de la escápula sobre la clavícula.) Los ligamentos acromioclaviculares producen el 90% de la estabilidad anteroposterior, y el 77% de la estabilidad para la traslación superior de la clavícula (o la traslación inferior de la escápula) se atribuyó al ligamento conoideo y trapezoide. La distracción de la articulación acromioclavicular está limitada por los ligamentos acromioclaviculares (91%) y la compresión de la articulación por el ligamento trapezoide (75%), como se explica más adelante.

Los singulares resultados del estudio contribuyeron al conocimiento de los desplazamientos pequeños. Los ligamentos acromioclaviculares cumplen una función mucho más importante en estas rotaciones y traslaciones que en los desplazamientos mayores, que a veces reflejan la longitud más corta de los ligamentos acromioclaviculares. Cuando el desplazamiento es menor se aplica una mayor carga a las fibras de los ligamentos acromioclaviculares para el mismo desplazamiento.

La interpretación de la estabilidad que se atribuye a los ligamentos acromioclaviculares debe reflejar también su participación en el mantenimiento de la integridad de la articulación. Si bien esperaríamos que la disposición lineal del colágeno en los ligamentos acromioclaviculares resistiera la distracción, no es probable que el ligamento acromioclavicular resista la compresión con estas fibras, aunque entre el 12% y el 16% de la estabilidad para la compresión en el estudio se atribuyó al ligamento acromioclavicular. Una explicación posible es el mantenimiento de la integridad de la articulación acromioclavicular, sobre todo en la posición del disco interarticular. No cabe esperar que el ligamento acromioclavicular resista la traslación superior de la clavícula, si no fuera por la presencia de una articulación íntegra debajo de él, produciendo un fulcro contra el que estos ligamentos pueden tener un efecto de banda de tensión.[39]

Es raro que estos ligamentos ayuden a resistir un traumatismo, siendo su función habitual controlar el movimiento articular. Como ya se señaló, esta articulación posee una movilidad muy limitada, y los músculos que controlan el movimiento escapulotorácico se insertan en la escápula. En gran parte, los ligamentos funcionan guiando los movimientos de la clavícula.[40] Por ejemplo, el ligamento conoideo produce gran parte de la rotación superior de la clavícula conforme el hombro se eleva en flexión.[17]

No existe placa fisaria en el extremo distal de la clavícula. Todd y D'Errico,[93] utilizando la disección microscópica, encontraron una partícula de hueso en algunos individuos que parecía ser una epífisis, pero se unió en un lapso de un año. El autor no ha observado esta estructura en las cirugías ni en las radiografías. Quizá el cartílago articular funcione en el crecimiento longitudinal de la misma manera que en una fisis.

Escápula

La escápula es una hoja delgada de hueso que funciona básicamente como lugar de inserción muscular (Fig. 2-13). Es más voluminosa en los ángulos superior e inferior y en el borde lateral, donde se insertan algunos de los músculos más potentes (Figs. 2-14 y 2-15). También es más gruesa donde se forman sus proyecciones: la coracoides, la espina, el acromion y la glenoidea. Puesto que protege a los tejidos blandos subyacentes, las fracturas casi siempre se producen en las apófisis por traumatismos indirectos. La superficie posterior de la escápula y la presencia de la espina crean las fosas supra- e infraespinosa. Las tres apófisis, la espina, la coracoides y la glenoides crean dos incisuras en la escápula. La incisura supraescapular se localiza en la base de la coracoides, y la espinoglenoidea, o incisura escapular, se sitúa en la base de la espina. El ligamento coracoacromial y el escapular transverso son dos ejemplos de ligamentos que se insertan en dos partes del mismo hueso. En ocasiones se observa un ligamento escapular transverso inferior en la incisura espinoglenoidea. Este ligamento transverso y los ganglios del rodete glenoideo (labrum) pueden intervenir en los déficit del nervio supraescapular. El ligamento coracoglenoideo se ha estudiado muy poco, pero se sabe que se origina en la coracoides, entre el ligamento coracoacromial y el coracohumeral, y

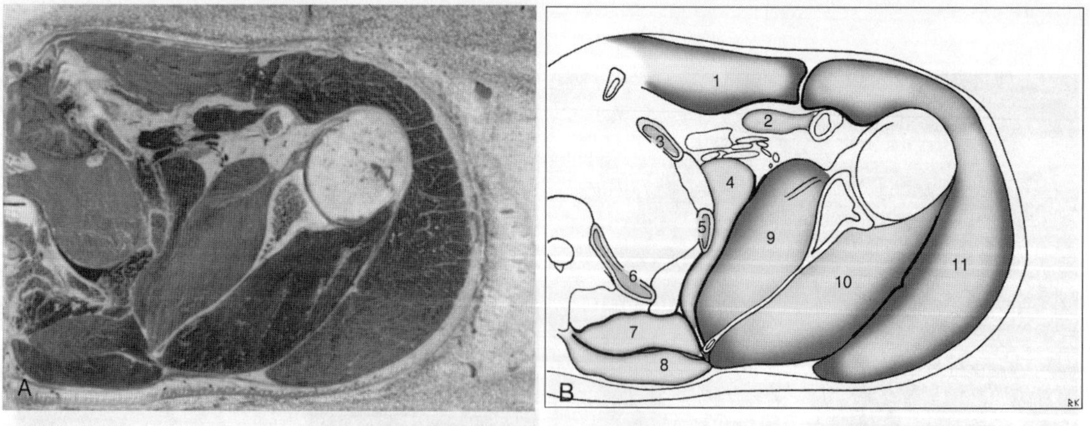

Fig. 2-13 • Fotografía (**A**) y esquema (**B**) de un cuerpo transversal de la escápula en la parte media de la glenoides, que muestra la delicadeza de la mayor parte de la escápula y su apófisis ósea más importante, la glenoides. También se ilustra la manera en que el músculo y los ligamentos aumentan la estabilidad de esta articulación inestable al circunscribir la cabeza humeral. Se resaltan los planos fasciales hipovasculares. Nótese que el trazo del dibujo es más ancho que el plano anatómico real. Las estructuras incluidas son: 1) pectoral mayor, 2) pectoral menor, 3) primera costilla, 4) serrato anterior, 5) segunda costilla, 6) tercera costilla, 7) romboides, 8) trapecio, 9) subescapular, 10) infraespinoso y 11) deltoides.

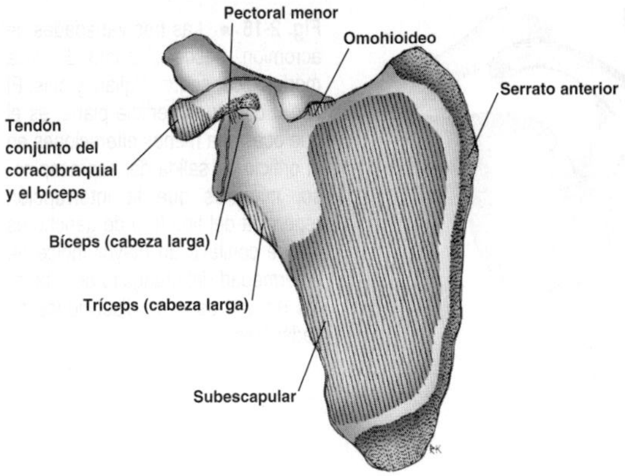

Fig. 2-14 • Proyección anterior de la escápula, que muestra los orígenes musculares de la superficie anterior *(patrón rayado)* y las inserciones musculares *(patrón punteado)*. No se ilustran los ligamentos ni sus orígenes e inserciones.

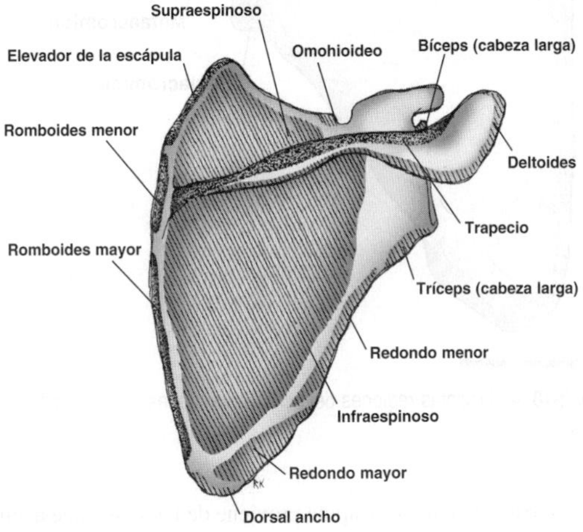

Fig. 2-15 • Proyección posterior de la escápula, que muestra los orígenes de los músculos y sus inserciones.

que se inserta en la glenoides cerca del origen de la cabeza larga del bíceps.[95] Los ligamentos principales que se originan en la escápula son el coracoclavicular, el coracoacromial, el acromioclavicular, el glenohumeral y el coracohumeral.

La apófisis coracoides nace de la escápula en la base superior del cuello de la glenoides, y cruza por la cara anterior antes de engancharse hacia una posición más lateral. Funciona como origen de la cabeza corta del bíceps y los tendones coracobraquiales. También sirve como punto de inserción del músculo pectoral menor y el ligamento coracoacromial, coracohumeral y coracoclavicular. Se han descrito varias anomalías de la coracoides. Hasta el 1% de la población posee una conexión anómala entre la coracoides y la clavícula, que constituye una barra ósea o una articulación.[73] Varios cirujanos han encontrado compresión en el intervalo entre la cabeza humeral y la superficie profunda de la coracoides.[37,42,43] El intervalo coracohumeral es menor durante la rotación interna y la flexión anterógrada.

La espina escapular funciona como parte de la inserción del trapecio y como origen de la parte posterior del deltoides. También permite suspender el acromion en dirección lateral y anterior, formando un brazo de palanca poderoso para la función del deltoides. Las dimensiones de la espina escapular son regulares y varían menos de 1,5 cm en promedio en cualquier dimensión. Hace poco se logró reconstruir una mandíbula utilizando espina escapular. Sin embargo, el sacrificio de la espina completa, incluyendo al acromion, tiene efectos devastadores sobre la función del hombro.[65,75]

El acromion es la apófisis escapular más estudiada, dada la abundante patología que la afecta, tanto a ella como a la cabeza humeral.[69] La tendinitis y la bursitis están vinculadas con la compresión de la cabeza humeral y el arco coracoacromial en una región denominada *orificio de salida del supraespinoso*.[72] Visto desde el frente, existe una brecha de 9 mm a 10 mm (de 6,6 mm a 13,8 mm en el varón y de 7,1 mm a 11,9 mm en la mujer) entre el acromion y el húmero.[78] Los adelantos más recientes en las posiciones radiológicas permiten observar mejor el orificio de salida desde la ubicación lateral o el plano sagital de la escápula.[71]

Se han diseñado varios métodos para describir la cabida de este espacio o su tendencia hacia las irregularidades mecánicas. Aoki y cols.[23] utilizaron la inclinación de los extremos del acromion en relación con una línea que conecta la parte posterior del acromion con la punta de la coracoides escapular para evaluar la propensión a problemas de compresión. Bigliani y cols.[26] clasificaron al acromion en tres tipos (o clases) atendiendo a su forma, correlacionando los trastornos del manguito de rotadores en los cadáveres con la forma del acromion en las radiografías del orificio de salida del supraespinoso (Fig. 2-16). Su clasificación es fácil de utilizar, pero la transición entre los diversos tipos es muy sutil, de manera que existen variaciones según la persona que interpreta el estudio cuando el resultado es cercano a una transición. Los acromion de tipo I son los que poseen una superficie plana y tienen el menor riesgo de sufrir síndrome de compresión y sus secuelas. El de tipo II tiene una superficie curva, y el de tipo III tiene una superficie con forma de gancho. Como es de esperar, el acromion de tipo III con la interrupción repentina de su forma es el que se correlaciona más con enfermedades subacromiales. En un estudio más reciente, Banas y cols. comentan la posición del acromion en el plano coronal (esto es, la inclinación lateral hacia abajo). En su serie de 100 resonancias magnéticas (RM), el grado de inclinación fue directamente proporcional a la prevalencia de la enfermedad del manguito.[24] La porción restante del techo del orificio de salida del supraespinoso cuenta con el ligamento coracoacromial, que conecta dos partes del mismo hueso. Por lo general es más amplio en su base sobre la coracoides, disminuye conforme se acerca al acromion y tiene una inserción más estrecha, pero todavía ancha, en la superficie inferior del acromion, cubriendo una gran parte de la superficie anterior del mismo y su punta y superficie lateral (Fig. 2-17). En ocasiones este ligamento no es más ancho en su base, y a menudo posee una o más regiones diáfanas en ella.[47] Debido a la frecuencia tan alta de compresión durante la elevación y la rotación interna, los acromion de las personas mayores de 50 años a menudo muestran cambios secundarios, como espolones o excrecencias.

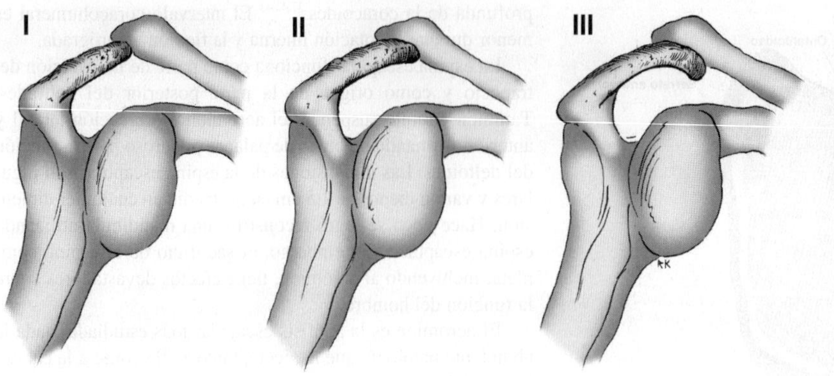

Fig. 2-16 • Las tres variedades de acromion, desde el punto de vista morfológico, según Bigliani y cols. El tipo I, con su superficie plana, es el que ocasiona menos alteraciones en el orificio de salida del supraespinoso, mientras que la interrupción repentina del tipo III o de gancho es la que conlleva un mayor índice de enfermedad del manguito de rotadores en una serie de disecciones de cadáveres.

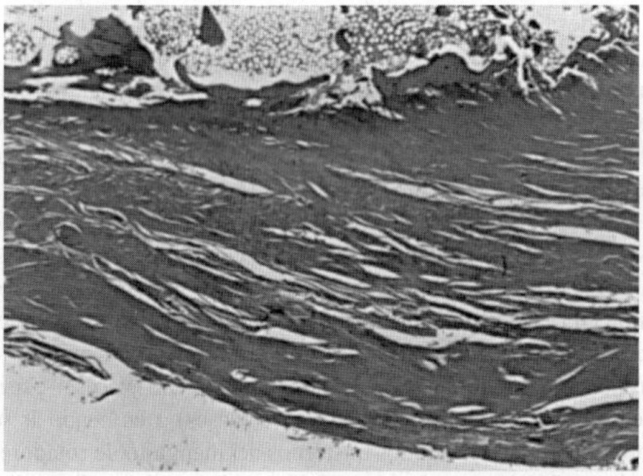

Fig. 2-17 • Fotomicrografía (×12) de la inserción del ligamento coracoacromial en la superficie inferior del acromion. En ocasiones prosigue hasta 2 cm en dirección posterior. Nótese el espesor del ligamento, comparado con el del hueso.

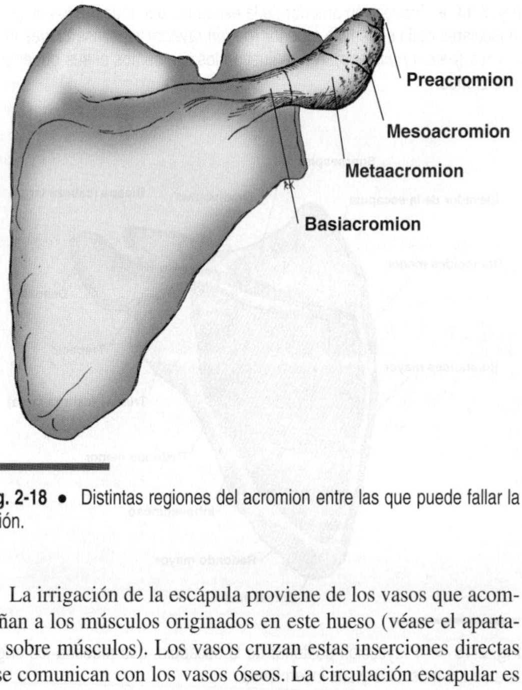

Fig. 2-18 • Distintas regiones del acromion entre las que puede fallar la unión.

Además de la deformación estática del acromion, es de esperar que una epífisis no fusionada del acromion facilite la deformación del acromion durante la actividad y reduzca el espacio del orificio de salida del supraespinoso.[68] Neer, sin embargo, no encontró frecuencia mayor de epífisis no fusionadas en su serie de acromioplastias.[70] Liberson[62] clasificó los distintos tipos de acromion no fusionados en preacromion, mesoacromion, metaacromion y basiacromion (Fig. 2-18). En su serie, se encontró un centro no fusionado en el 1,4% de las radiografías que era bilateral en el 62% de los casos. El más frecuente fue el defecto de mesoacromion-metaacromion (Fig. 2-19).

La superficie articular glenoidea es casi perpendicular a la cuchilla escapular (10°), con una retroversión promedio de 6°.[84] La región más caudal es un poco más anterior que la cefálica.[36,83] Esta relación perpendicular, combinada con la orientación complementaria de la escápula y las relaciones definidas por los ligamentos de la orientación escapulohumeral, convierten al plano escapular en el plano coronal más apropiado para el examen físico y radiológico del hombro. El plano de la glenoides define a los planos sagitales, mientras que el plano transversal sigue siendo el mismo.[54,85]

La irrigación de la escápula proviene de los vasos que acompañan a los músculos originados en este hueso (véase el apartado sobre músculos). Los vasos cruzan estas inserciones directas y se comunican con los vasos óseos. La circulación escapular es de naturaleza metafisaria; los vasos periósticos son mayores de lo habitual, y se comunican libremente con los vasos medulares en lugar de limitarse al tercio externo de la corteza; quizá esto explica la razón por la que la disección subperióstica sangra más aquí que sobre el hueso diafisario.[27,75] La arteria nutriente de la escápula penetra en la fosa supraescapular lateral[59,75] o en la fosa infraescapular.[152] Además, contribuyen las arterias subescapular, supraescapular, escapular circunfleja y acromial.

Los músculos que se originan en la escápula y que no se han mencionado antes son los músculos del manguito de rotadores: el supraespinoso, el infraespinoso, el redondo menor y el subescapular. En el polo superior e inferior de la glenoides existen dos tubérculos para el origen de los tendones: el superior para la cabeza larga del bíceps y el inferior para la cabeza larga del tríceps. En el ángulo superior de la escápula, justo por detrás del lado medial de la incisura supraescapular, se localiza el origen del omohioideo, músculo poco importante en la cirugía del hom-

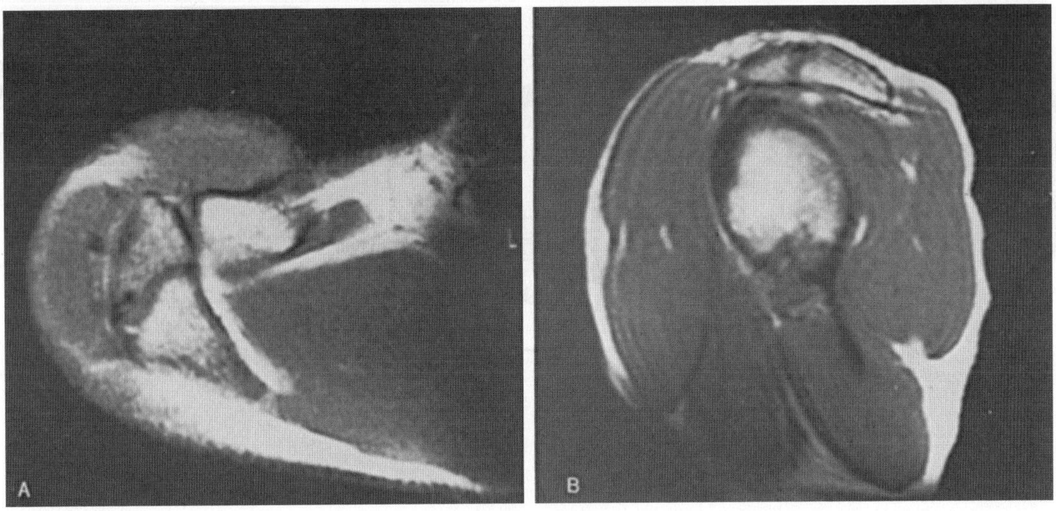

Fig. 2-19 • Imágenes transversal (**A**) y sagital (**B**) de resonancia magnética de un mesoacromion no fusionado.

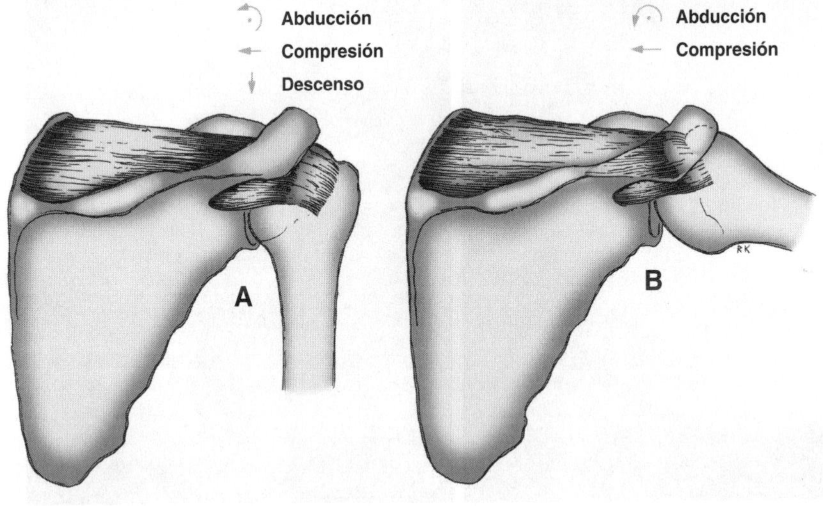

Fig. 2-20 • **A,** Al utilizar el músculo supraespinoso en la posición neutra se produce una fuerza compresora y, puesto que el supraespinoso circunscribe la esfera de la cabeza humeral, crea una fuerza depresora de la cabeza. **B,** En la posición de abducción, donde la fuerza del músculo deltoides no produce una fuerza vertical tan intensa, se pierde la prominencia de la esfera, y con ello la fuerza depresora de la cabeza del supraespinoso. Persiste un momento de abducción y una fuerza compresiva de la articulación.

bro pero que constituye un punto fundamental para el plexo braquial y las inserciones cervicales. El músculo redondo mayor es grande y potente, y se origina en el borde lateral de la escápula. En la escápula se insertan todos los músculos escapulotorácicos: el trapecio, el serrato anterior, el pectoral menor, el elevador de la escápula y el romboides mayor y menor.

Húmero

La superficie articular del húmero en el hombro es de forma esférica, con un radio de curvatura aproximado de 2,25 cm.[17] Conforme el húmero desciende en el eje de esta esfera, se observa un anillo de uniones óseas para los ligamentos y los músculos que controlan la estabilidad articular. Este anillo está formado por dos tuberosidades, el surco intertubercular y la superficie medial del cuello humeral. Los ligamentos y músculos mantienen la estabilidad glenohumeral perfilando la cabeza humeral para que la tensión que producen constituya una fuerza restrictiva hacia el centro de la articulación (Fig. 2-20). En esta posición, la esfera es más prominente que las uniones ligamentosas o musculares. Por ejemplo, cuando el hombro se encuentra en abducción neutra y participa el músculo supraespinoso, el troquíter, que constituye el lugar de unión de este tendón, es en promedio 8 mm menos abultado que la superficie articular, lo que hace que el tendón perfile la cabeza humeral.[49] En cambio, durante la abducción y rotación externa se pierde el perfil del supraespinoso. En este momento el ligamento glenohumeral inferior y el anterior mantienen la estabilidad articular, y sus uniones son menos prominentes que la superficie articular.

Con el brazo en posición anatómica (esto es, con los epicóndilos humerales en el plano coronal), la cabeza humeral se sitúa en una retroversión aproximada de 25°, pero con límites muy

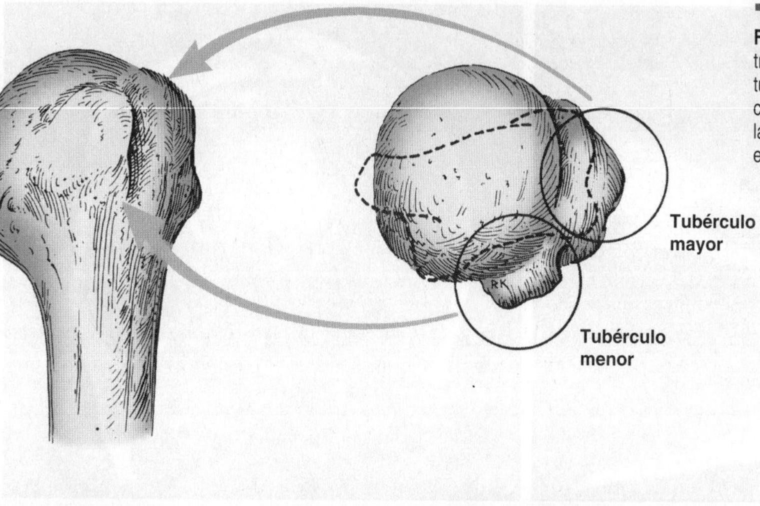

Fig. 2-21 • La cabeza del húmero se encuentra en retroversión en relación con el eje longitudinal del húmero. El surco bicipital en posición neutra se localiza aproximadamente 1 cm lateral a la línea media del húmero. Obsérvese el aspecto posterior de la cabeza.

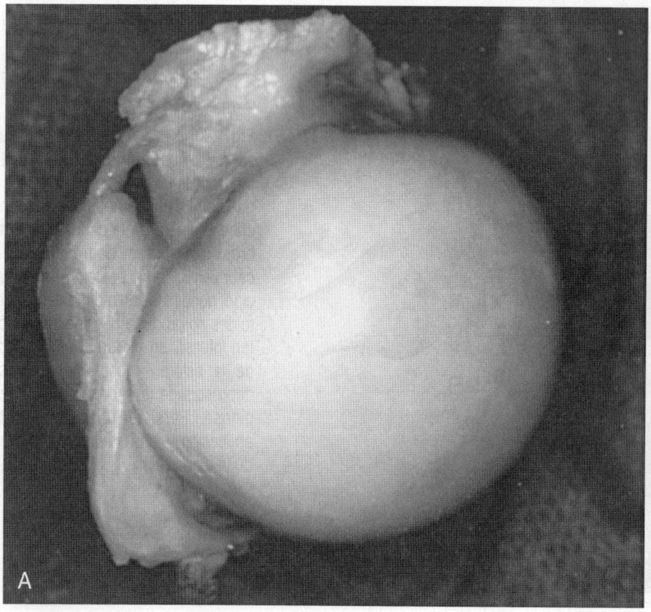

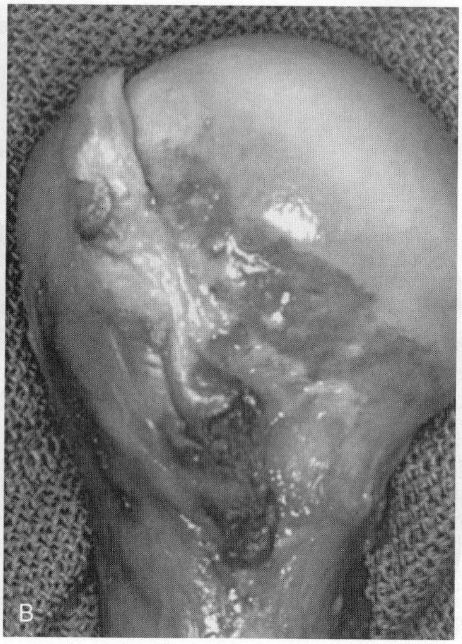

Fig. 2-22 • **A,** Superficie superior de la cabeza humeral, donde el manguito de rotadores se une en un punto inmediatamente adyacente al cartílago articular. El tubérculo menor se localiza en la parte superior, y el mayor en el lado izquierdo, con el surco bicipital y el ligamento humeral transverso entre ellos. **B,** Proyección posterior de la cabeza humeral y la brecha situada entre la superficie articular y la unión de la cápsula y el tendón. Este lugar constituye el cuello anatómico del húmero.

amplios de normalidad. La desviación estándar es de unos 10°.[76] Además, la retrotorsión promedio es de cerca de 14° menos al nacer.[51] El surco intertubercular yace cerca de 1 cm lateral respecto de la línea media del húmero.[30,84] El eje de la cabeza humeral atraviesa el troquíter unos 9 mm por detrás del surco bicipital (Fig. 2-21).[92] El troquín, llamado también tuberosidad (o tubérculo) menor, yace en situación anterior, y el troquíter se alinea en el lado lateral. En el plano coronal, el ángulo del eje de la cabeza es de unos 135°.[49] Es interesante señalar que este ángulo es menor en las cabezas pequeñas y mayor en las grandes. El tamaño de la cabeza (esto es, el radio de la curvatura) es directamente proporcional a la estatura del paciente.[49]

El espacio entre el cartílago articular y las uniones ligamentosas y tendinosas se denomina *cuello anatómico del húmero* (Fig. 2-22). Su anchura varía desde 1 cm en el lado medial, anterior y posterior del húmero hasta una cifra casi indetectable en la superficie superior, donde no existe hueso entre el borde del cartílago articular y la inserción del manguito de rotadores. El tubérculo menor es el lugar de inserción del tendón subescapular, y en el tubérculo mayor se insertan el tendón del supraespinoso, el infraespinoso y el redondo menor en orden de arriba hacia abajo. A causa de su distancia del centro de rotación, el tubérculo mayor prolonga el brazo de palanca del supraespinoso conforme la elevación aumenta por encima de 30°. Además actúa como polea, incrementando el brazo de palanca del deltoides por debajo de los 60°.[81] La prominencia del tubérculo mayor puede permitir incluso que el deltoides actúe bajando la cabeza cuando el brazo está a un lado.[41] Debajo del nivel de los tubérculos, el húmero se estrecha en una región denominada *cuello quirúrgico del húmero* por la gran frecuencia de fracturas a este nivel.

Los tubérculos mayor y menor forman los límites del surco intertubercular, a través del cual pasa la cabeza larga del bíceps desde su origen en el labio superior de la glenoides. El surco intertubercular posee un techo periférico, llamado *ligamento intertubercular* o *ligamento humeral transverso*, que posee distintos grados de fuerza.[43,67] Las investigaciones más recientes muestran que el ligamento coracohumeral constituye el freno principal para la luxación tendinosa.[74,77,87] El ligamento coracohumeral se origina en la coracoides como banda con forma de V, cuya abertura se dirige en sentido posterior hacia la articulación. En la mayor parte de los casos es sólo un pliegue de cápsula con forma de V, sin fibras ligamentosas definidas.[29] La tensión de esta región altera la función del hombro. El anillo de tejido que forma la polea que comprime el tendón del bíceps está formado por el ligamento glenohumeral (suelo) y el ligamento coracohumeral (techo). Como el tendón del bíceps es una localización frecuente de la patología del hombro, se ha intentado correlacionar la anatomía del surco intertubercular con la propensión a las patologías (Fig. 2-23). Antiguamente se pensaba que la tendinitis del bíceps era resultado de la luxación de un tendón secundaria a una hendidura poco profunda o a un reborde supratubercular[67] y un ligamento humeral transverso defectuoso. Meyer[67] atribuyó el mayor número de luxaciones del tendón bicipital en el lado izquierdo a las actividades en las que el brazo se coloca en rotación externa, posición que debiera ser protectora. La opinión actual es que la luxación del tendón rara vez es la causa de la tendinitis bicipital, que la mayor parte de estos casos pueden atribuirse a la compresión,[78] y que no se observan luxaciones del tendón a menos que exista una lesión del manguito de rotadores. Es posible que «la profundidad variable del surco intertubercular» también ayude a ocasionar el síndrome de compresión. Si el surco intertubercular es poco profundo, el tendón de la cabeza larga del bíceps y los ligamentos que lo cubren sobresalen más y, por tanto, son más vulnerables a los daños por compresión.[70]

El surco intertubercular disminuye de profundidad en la parte distal, pero sus bordes, llamados *labios del surco intertubercular*, continúan actuando como lugares de inserción muscular. Por debajo de los músculos subescapulares, el labio medial del surco intertubercular es el lugar de inserción del dorsal ancho y el redondo mayor, siendo la inserción del dorsal ancho anterior a menudo el suelo del surco. El pectoral mayor se inserta al mismo nivel, pero en el labio lateral del surco bicipital. En su extremo superior, el surco intertubercular actúa también como lugar de entrada de la irrigación principal de la cabeza humeral, la rama ascendente de la arteria circunfleja humeral anterior, que penetra en el hueso por la parte más alta del surco intertubercular o por alguno de los tubérculos adyacentes.[58]

Dos músculos del hombro se insertan en el húmero cerca del punto medio. En la superficie lateral se localiza la prominencia ósea de la tuberosidad deltoidea, donde yace la inserción tendinosa grande del deltoides. En la superficie medial, aproximadamente al mismo nivel, se sitúa la inserción del coracobraquial.

El húmero, como parte del esqueleto periférico, rara vez constituye un obstáculo para la disección. Las relaciones básicas que deben mantenerse durante la reconstrucción quirúrgica son la dirección retrógrada de 25° de la superficie articular y la prominencia de esta superficie en relación con las uniones musculares y ligamentosas. Asimismo, hay que conservar la alineación longitudinal y la distancia de la cabeza a la inserción del deltoides. Las fracturas que cicatrizan por arriba de la inserción del deltoides originan un húmero varo; cuando el húmero varo está ocasionado por una lesión durante el nacimiento, el efecto depresor de la cabeza del supraespinoso carece de eficacia en la posición neutra cuando las fuerzas tangenciales del deltoides son máximas.[64] Es interesante señalar que los pacientes con húmero varo congénito rara vez manifiestan dolor, pero sufren

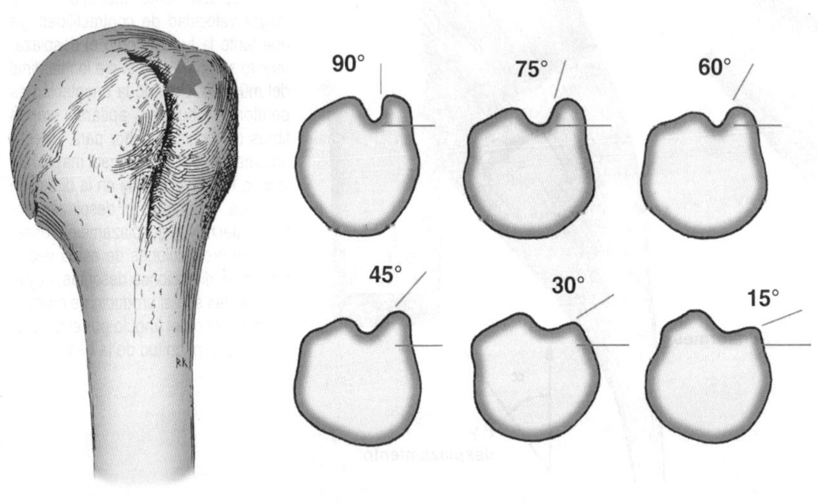

Fig. 2-23 • Variantes en la forma y la profundidad del surco intertubercular o bicipital. Antiguamente se pensaba que una hendidura poco profunda, combinada con un reborde supratubercular de Meyer, que es un borde en la parte superior del surco, predispone a la luxación del tendón. Hoy en día se considera que la enfermedad bicipital es resultado del síndrome de compresión. *(Reimpreso de Hollinshead WH: Anatomy for Surgeons, vol. 3, 3.ª ed. Filadelfia: Harper & Row, 1982.)*

limitación del movimiento.[88,89] Las relaciones más importantes del húmero en la región articular son las estructuras del plexo braquial, en especial los nervios axilar y radial, y los vasos que los acompañan.

MÚSCULOS

El traumatólogo examina los músculos teniendo en cuenta varios aspectos. En primer lugar, producen fuerza; en segundo, son objeto de disección cuando se les repara, transfiere o desvía en su camino hacia una estructura más profunda pero cercana. Por último, los músculos son órganos que consumen energía y pueden controlarse, pero en los que se debe conservar la irrigación y la inervación.

A continuación es conveniente repasar brevemente la anatomía interior. Las estructuras que generan la fuerza dentro del músculo son las fibras musculares, y éstas se encierran en una red de colágeno que transmite la fuerza generada hasta las uniones óseas. El desplazamiento de cada fibra es directamente proporcional a la suma de los sarcómeros o, en otras palabras, a su longitud. La fuerza muscular depende de su área de corte transversal o del número de fibras.

La disposición interna de las fibras musculares altera la fuerza (Fig. 2-24). Si todas las fibras de un músculo se encuentran dispuestas en forma paralela a su eje longitudinal, el músculo se denomina *en paralelo* y es el que tiene mayor velocidad y desplazamiento para su tamaño. En otros músculos, este desplazamiento y velocidad se sacrifican en favor de la fuerza, colocando fibras múltiples en una disposición oblicua al eje longitudinal del músculo, el cual se une a un tendón que se extiende a todo lo largo del músculo. Esta disposición se denomina *peniforme* o *multipeniforme*. También en este caso la fuerza es el producto del número de fibras; sin embargo, dada la disposición oblicua de las fibras, la fuerza en línea con el tendón se obtiene multiplicando esta fuerza por el coseno del ángulo de incidencia con el eje deseado de propulsión. Su desplazamiento, además, es producto de este coseno por la longitud de dichas fibras cortas. Algunos músculos, por ejemplo el subescapular en su parte superior, poseen porciones multipeniformes en las que el desplazamiento es tan corto y la red de colágeno tan densa que el músculo actúa como barrera pasiva para la rotación externa de la articulación glenohumeral (p. ej., en abducción de 0° y 45°).[145,161,164]

En lo que se refiere a la función muscular, también es importante la disposición compleja del hombro en varias articulaciones que contribuyen al incremento de la movilidad. En primer lugar, la distribución en articulaciones múltiples requiere un desplazamiento menor de los músculos que atraviesan cada articulación, permitiendo que los músculos de cada articulación operen dentro de la porción más eficaz de su curva de longitud-tensión. En segundo lugar, para una estabilidad articular es necesario que las fuerzas de reacción articular crucen la articulación a través de las porciones óseas. Los músculos del hombro sirven no sólo para llevar las fuerzas de reacción articular hacia la articulación glenohumeral en el área de la glenoides, sino también para mover la glenoides a fin de satisfacer las fuerzas de reacción articular.[117] Esta necesidad de que varios músculos funcionen en cada movimiento complica el diagnóstico y la planificación de la transferencia de tendones.[186]

Las acciones de los músculos se han medido en términos de movimientos corrientes, como la abducción en el plano escapular, la flexión anterógrada del hombro y la rotación interna y externa del hombro en abducción neutra. También se han realizado estudios en actividades vinculadas a la rehabilitación, como la depresión escapular, actividad que realizan los pacientes que usan sillas de ruedas o andadores. Hoy en día se están estudiando otros movimientos más complejos de la vida diaria y las acciones de los deportistas.[116] Puesto que la extremidad superior puede colocarse de muchas formas, es posible realizar un número infinito de estudios.

Para llevar a cabo su actividad los músculos reducen su longitud. La acción resultante y el nivel de actividad de cada músculo

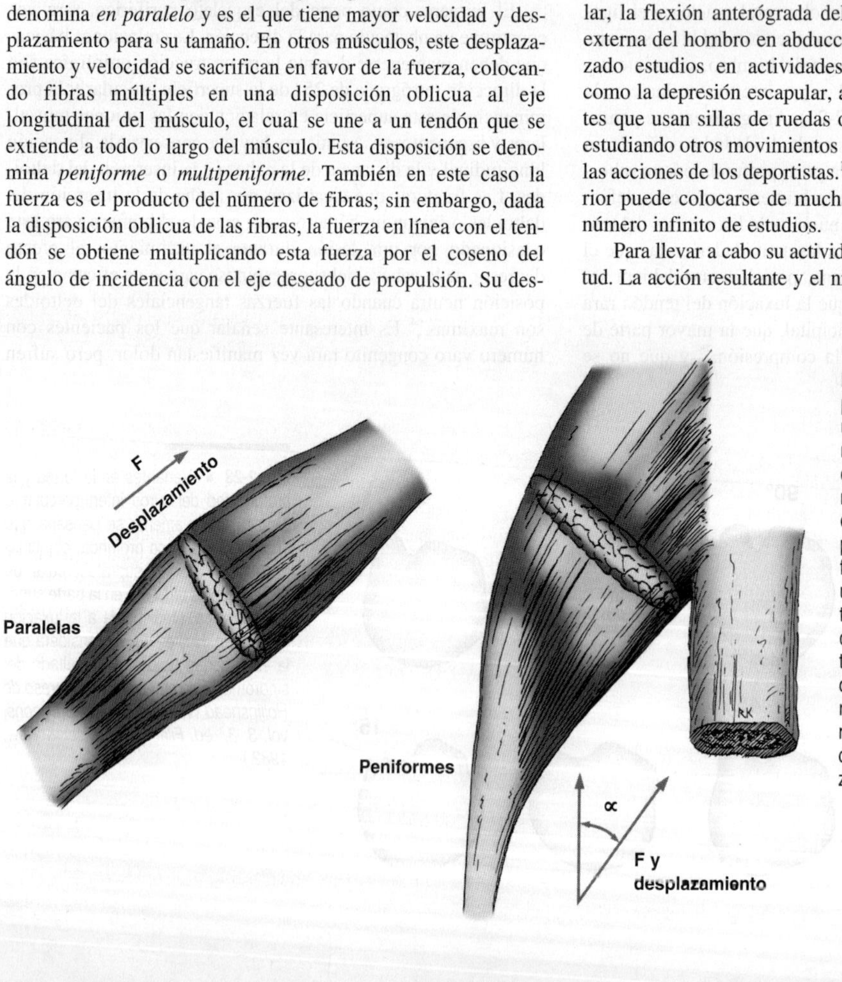

Fig. 2-24 • Los músculos cuyas fibras poseen una disposición paralela tienen un desplazamiento máximo y una mayor velocidad de contractilidad, ya que tanto la fuerza como el desplazamiento son paralelos al eje longitudinal del músculo. Cuando la orientación es peniforme, pueden apilarse varias fibras de longitud menor para obtener un área de corte transversal mayor. No toda la fuerza se ejerce en la dirección deseada, y tampoco el desplazamiento. La fuerza y el desplazamiento eficaces son proyecciones de estos vectores en las direcciones descritas, cuyas magnitudes son el producto de multiplicar el coseno del ángulo por el desplazamiento o magnitud de la fuerza.

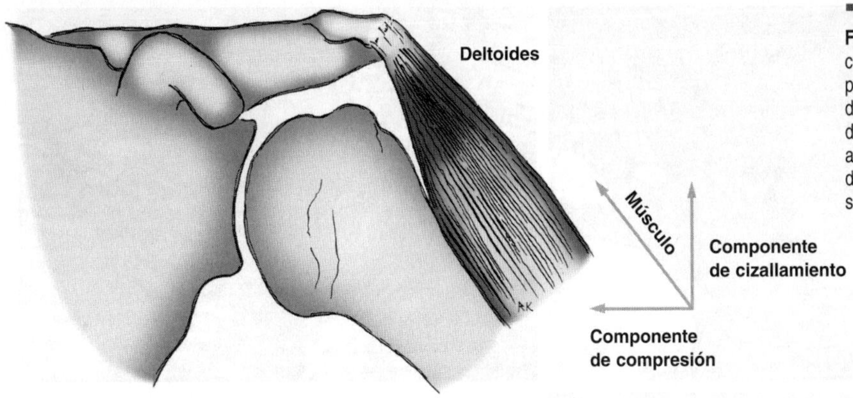

Fig. 2-25 • La acción de los músculos en la superficie articular puede proyectarse en dos vectores perpendiculares: uno de compresión, que se dirige exactamente hacia la superficie articular, y otro de desgarro, que produce un movimiento tangencial a la superficie articular.

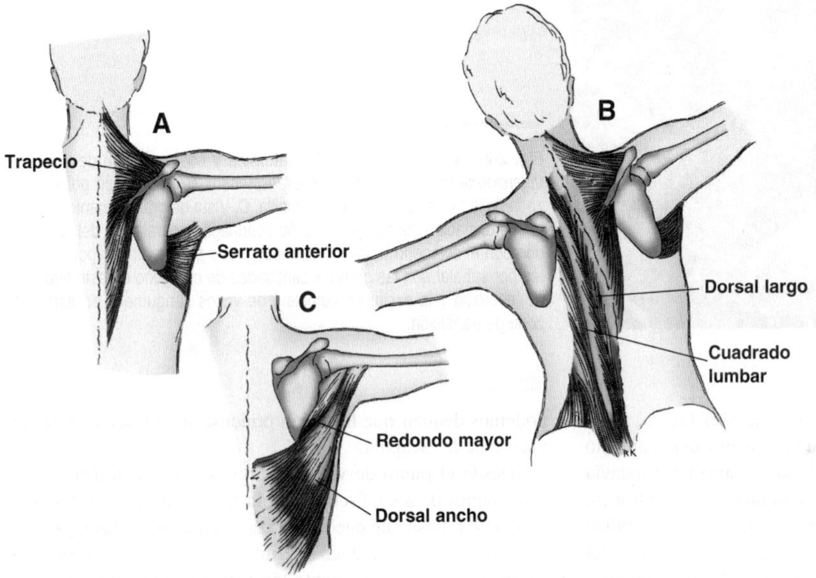

Fig. 2-26 • Tres maneras diferentes en que los músculos producen elevación de la escápula. **A,** Elevación pura de la escápula en el plano escapular, como sucede durante el lanzamiento. **B,** Al lanzar un objeto más pesado, para que la glenoides soporte un peso mayor, es necesario elevar más la escápula. Puesto que los músculos del hombro ya están operando en los puntos máximos de su curva de longitud-tensión, la elevación se realiza utilizando los músculos contralaterales del tronco, que producen la flexión contralateral de la columna. **C,** El desplazamiento de la extremidad superior en sentido superior, como sucede durante la maniobra «cruz de hierro», debe contar con la resistencia de una fuerza mayor en el dorsal ancho. El vector resultante del desplazamiento articular en sentido caudal debe coincidir con el hueso de la glenoides. Esta elevación escapular se realiza gracias al redondo mayor.

dependen de dos situaciones: la posición al inicio de la actividad y la relación del músculo con la articulación. Los vectores musculares del hombro pueden dividirse en dos componentes respecto de la superficie articular (Fig. 2-25). Un componente produce deslizamientos sobre la superficie articular, y el otro causa compresión e incrementa la estabilidad articular. Los músculos del hombro contribuyen todavía más a la estabilidad, al circunscribir las porciones que protruyen de la esfera humeral y al crear compresión para aumentar la estabilidad;[17,138] ésta depende del vector de fuerza reactiva de la articulación que la atraviesa a través del cartílago y el hueso, que son los tejidos diseñados para la fuerza compresiva. Para ejemplificar las contribuciones de los músculos del hombro a la estabilidad, cabe afirmar que los músculos glenohumerales se esfuerzan por dirigir el vector de fuerza reactiva de la articulación hacia la glenoides, y que los músculos que controlan la escápula mueven la glenoides hacia la fuerza.

La resistencia externa, incluida la fuerza de gravedad sobre la acción que se lleva a cabo, es otro factor que determina qué músculos se activarán en determinado movimiento. Cuando el rendimiento es de alto nivel, el grado de entrenamiento es importante para establecer la manera en que se utiliza un músculo. Los individuos muy entrenados tienen mayor facilidad que los no entrenados para colocar su esqueleto de manera que utilicen menos fuerza muscular para conservar la estabilidad articular, lo que les permite emplear más fuerza muscular para mover la extremidad.[118]

La variedad de las acciones musculares para realizar la misma actividad puede ilustrarse con dos ejemplos. La primera es la elevación de la escápula (Fig. 2-26). Cuando una persona se encuentra en posición anatómica realizando una elevación en el plano escapular o en flexión anterógrada, los elevadores principales de la escápula son las fibras superiores del trapecio, el serrato anterior y el elevador de la escápula. En los estudios de la actividad supracefálica[100] se observó que la orientación del brazo durante el lanzamiento en relación con la columna en distintas actividades como el tenis, el béisbol y otras es similar, pero que el brazo en relación con el piso es más vertical cuando se utilizan objetos más pesados. Sin embargo, la relación entre el húmero y la escápula y entre ésta y el eje principal del esque-

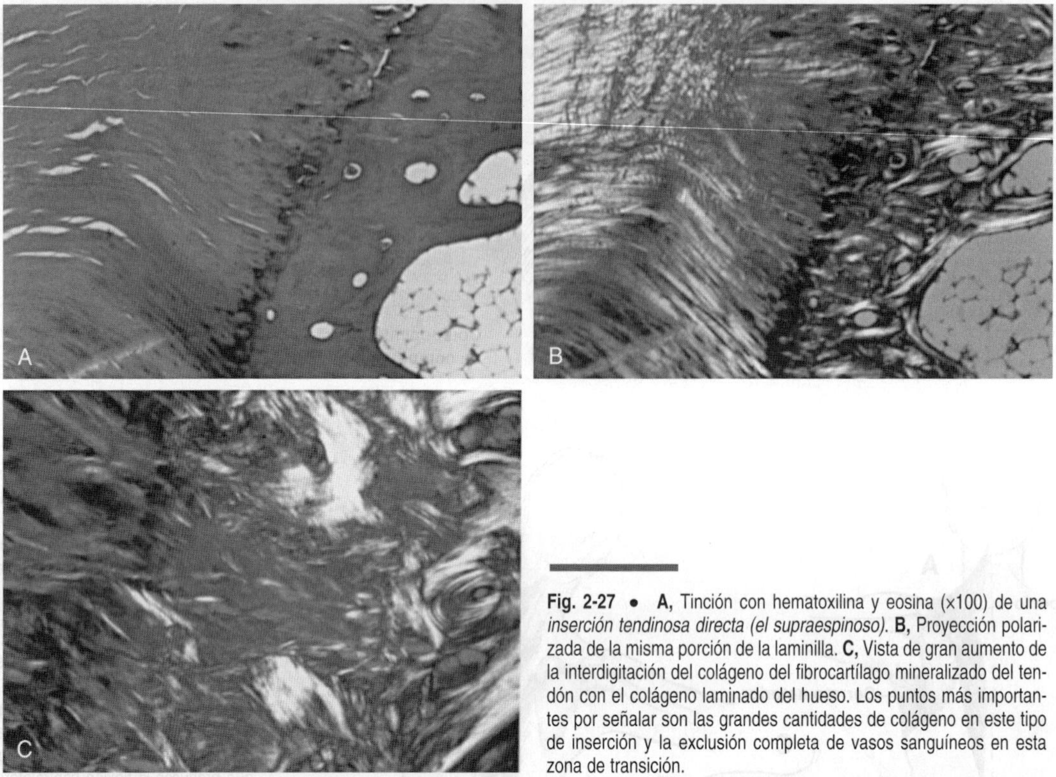

Fig. 2-27 • **A,** Tinción con hematoxilina y eosina (×100) de una *inserción tendinosa directa (el supraespinoso).* **B,** Proyección polarizada de la misma porción de la laminilla. **C,** Vista de gran aumento de la interdigitación del colágeno del fibrocartílago mineralizado del tendón con el colágeno laminado del hueso. Los puntos más importantes por señalar son las grandes cantidades de colágeno en este tipo de inserción y la exclusión completa de vasos sanguíneos en esta zona de transición.

leto sufrió muy pocos cambios. Este fenómeno es lógico, puesto que estos músculos ya están operando dentro del segmento óptimo de la curva de Blix para su actividad. Para elevar todavía más el brazo, se utilizan los músculos contralaterales del tronco, que doblan la parte superior del mismo alejándola del brazo durante el lanzamiento y creando una alineación más vertical del brazo en relación con el suelo. La rotación de la escápula también comienza antes cuando el brazo se eleva con objetos más pesados.[114] Al producir una plataforma más plana de la glenoides, esta maniobra permite que la glenoides soporte más peso del objeto arrojado en lugar de los músculos. De hecho, en cierto sentido, podemos considerar que los músculos contralaterales del tronco son elevadores de la escápula.

En otra maniobra deportiva, la «cruz de hierro» que ejecutan algunos gimnastas, el brazo se sitúa de nuevo en abducción de 90°, y el peso completo se apoya en las manos. La fuerza anterógrada de las manos se contrapesa por la fuerza de aducción generada por el dorsal ancho y la porción inferior del pectoral mayor. El brazo de palanca de estos músculos es más corto, así que las fuerzas de equilibrio son mucho mayores que las fuerzas ascendentes sobre las manos (véase Cap. 6). Por consiguiente, el trayecto de la fuerza de la reacción articular sobre el lado humeral tiende a ser cefalocaudal. El otro músculo activo en esta aducción forzada es el redondo mayor, que acerca la porción inferior de la escápula hacia el húmero. En esta maniobra, las manos se encuentran en posición fija y el redondo mayor actúa como rotador ascendente de la escápula. Puesto que el redondo mayor es activo únicamente contra una resistencia potente[106], podemos deducir que la acción principal del músculo es la elevación de la escápula.

Desde el punto de vista quirúrgico, las características más importantes de los músculos son la fuerza del tejido y las posiciones de reposo que pueden utilizarse para cuidar las reparaciones. Los músculos también se utilizan con fines de transferencia. En estos casos es importante tener en cuenta su adherencia al hueso, su desplazamiento, su inervación durante esa fase de actividad y su irrigación.

En estudios más recientes se ha observado que los tendones se unen al hueso de dos formas: en la primera el colágeno del tendón se entrelaza con la superficie del hueso (inserción directa), y en la segunda, la mayor parte de las fibras de colágeno prosigue hasta el periostio (inserción indirecta) (Fig. 2-27).[96] Las inserciones directas poseen una zona de transición de colágeno fuerte, pero flexible, entre el tendón y el colágeno duro y calcificado del hueso. La transición comienza en el lado del tendón con fibrocartílago no mineralizado, luego es fibrocartílago mineralizado y por último hueso. Por consiguiente, no se produce una transición repentina en las propiedades del material en las zonas de adherencia, y hay suficiente colágeno como para soportar las tensiones generadas.

En los puntos en los que toda la fuerza generada por un músculo se apoya en un solo tendón angosto, esta unión tiende a convertirse en una inserción directa con colágeno abundante, ofreciendo al cirujano una estructura firme para suturar. En los sitios donde la zona de adherencia al hueso es ancha, a veces existe el mismo arreglo, pero la mayor parte del colágeno llega

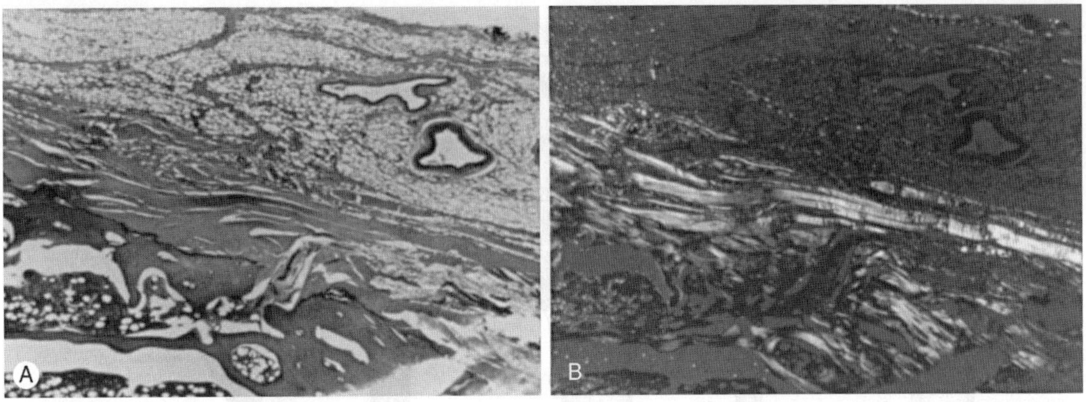

Fig. 2-28 • Dos fotomicrografías (×200), tomadas con luz directa (**A**) y polarizada (**B**), del mismo corte de una *inserción muscular indirecta (deltoides)*. Nótese la disposición más laxa y fina de las fibras de colágeno. Unas cuantas fibras se entrelazan con el hueso, y la mayor parte se unen con el colágeno del periostio, y de ahí hasta la inserción indirecta del trapecio. En una inserción indirecta, los vasos sanguíneos atraviesan desde el hueso hasta el tendón.

hasta el periostio, donde se denomina *inserción indirecta*. Conforme la fuerza muscular se distribuye en una zona amplia, estas uniones tienden a perder colágeno o a volverse carnosas, con muy poco colágeno para sostener los puntos de sutura. Cuando estas regiones del músculo se movilizan, una parte del periostio contiguo debe dejarse adherida al músculo, a fin de incrementar la cantidad de colágeno disponible para sostener los puntos. Es interesante señalar que los vasos sanguíneos no atraviesan las inserciones directas, sino sólo las indirectas (Fig. 2-28).[96]

Los músculos, por lo general, se consideran obstáculos para la disección; cubren una región a la que el cirujano desea llegar. Cuando no se pueden retraer, lo más conveniente es separar las fibras de los tendones o los músculos mejor que seccionarlos. Sin embargo, a menudo esta separación tiene limitaciones. Por ejemplo, la posibilidad de separación en el deltoides es limitada, porque el nervio axilar lo atraviesa siguiendo una trayectoria perpendicular a las fibras del músculo (Fig. 2-29). El trapecio tampoco puede separarse en su mitad medial debido al paso del nervio espinal accesorio.[128]

Los músculos, al ser estructuras viables, necesitan vasos y nervios para su funcionamiento. Es necesario conocer estas estructuras para evitar lesionarlas, en particular cuando se contempla la posibilidad de realizar una exposición o una transferencia amplia. El procedimiento se complica todavía más cuando el cirujano desea separar un músculo o cuando éste posee una inervación o irrigación doble.

Ya se ha estudiado con detalle la distribución interna de los nervios y vasos en algunos músculos del hombro. La mayor parte de la investigación fue efectuada por Salmon en la década de 1930, pero no existía en inglés hasta hace poco tiempo.[152] Algunos cirujanos microvasculares modernos[136,137] sugieren un sistema de clasificación basado en los vasos del músculo (Fig. 2-30). La circulación muscular de tipo I se caracteriza por un pedículo dominante. En la de tipo II existe un pedículo dominante y otro segmentario. El tipo III se caracteriza por dos pedículos dominantes. El tipo IV, que es el más problemático, posee varias arterias segmentarias. Esta irrigación segmentaria limita la cantidad de músculo que puede transferirse sin poner en peligro la viabilidad muscular. En estos músculos es necesario conservar varios vasos segmentarios. En el tipo V existe un vaso dominante con varios vasos secundarios. Quizá sea posible establecer una clasificación similar para la anatomía interna de los nervios de estos músculos, ya que a menudo se localizan en el mismo tejido conectivo dentro del músculo.

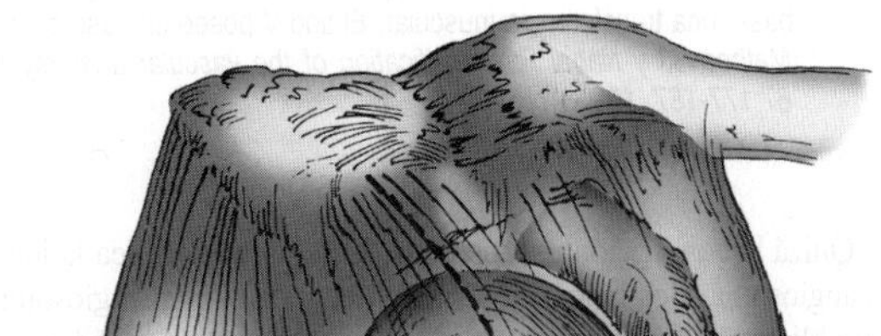

Fig. 2-29 • La posición del nervio axilar, transversal a las fibras del deltoides, limita la extensión de las incisiones para separar el deltoides en los dos tercios anteriores del músculo. *(De Techniques in Orthopaedics, vol. 3 [4], pág. 3, con autorización de Aspen Publishers, Inc. Copyright© Enero 1989.)*

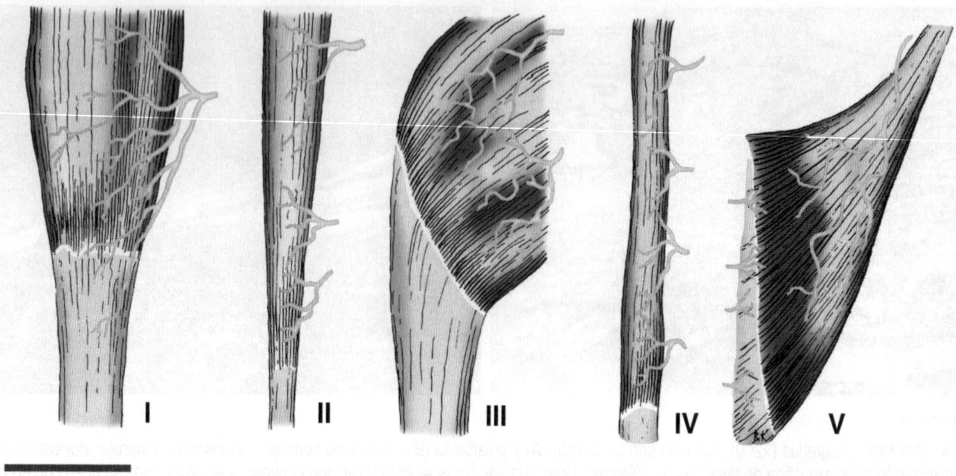

Fig. 2-30 • Las cinco disposiciones de los vasos sanguíneos que irrigan a los músculos. En el tipo I existe un vaso dominante. En el tipo II existe un vaso dominante con uno o más vasos segmentarios adicionales. El tipo III cuenta con dos pedículos dominantes. El tipo IV es el más difícil de transferir, porque posee vasos segmentarios múltiples en lugar de uno o dos dominantes en los que se pudiera basar una transferencia muscular. El tipo V posee un vaso dominante grande, con varias ramas secundarias pequeñas. *(Reimpreso de Mathes SJ y Nahai F: Classification of the vascular anatomy of muscles: Experimental and clinical correlation. Plast Reconstr Surg 67:177-187, 1981.)*

Quizá la concepción más cercana de la circulación sea la idea del angiosoma.[1] Según lo describen Taylor y Palmer, el angiosoma es un bloque de tejido irrigado por un vaso dominante.[255] Además, el cuerpo humano es un rompecabezas tridimensional formado por estos angiosomas. Cada angiosoma depende de su vaso dominante. Los angiosomas adyacentes poseen conexiones vasculares que se oponen al flujo entre los angiosomas en circunstancias normales, pero que pueden dilatarse cuando es necesario. Un ejemplo de tensión aplicada es el paso diferido de un colgajo; esto permite que los vasos principales se dilaten y «capturen» los tejidos adyacentes,[152] que podrían haberse necrosado si se hubiera movido el colgajo en el primer tiempo de la intervención.[152]

Los angiosomas arteriales y venosos de un músculo son prácticamente análogos, y los vasos viajan juntos en la red de tejido conectivo muscular. Los vasos y el control arterial del interangiosoma constituyen las «arteriolas sofocantes», cuya función es evidente. El control venoso es un poco más complejo, debido a la presencia, en las venas musculares, de válvulas que pueden medir hasta 0,2 mm de diámetro.[169] Estas válvulas crean un flujo unidireccional hacia el pedículo vascular. Las venas de control entre los angiosomas adyacentes carecen de válvulas, excepto en los extremos. Estas válvulas están orientadas de tal manera que impiden la entrada de sangre en la vena de control. Por tanto, la congestión venosa ocasiona dilatación e insuficiencia valvular. Puesto que el flujo en estas venas puede tener cualquier dirección, se las llaman «venas oscilantes».[169]

Los vasos menores dentro de los músculos por lo general son paralelos a las fibras musculares.[152,169,238] Las excepciones son las ramas principales que irrigan al músculo y que deben cruzar en sentido perpendicular para llegar hasta las cuencas más pequeñas.[152] Si se conoce la anatomía tanto de los vasos grandes como de los pequeños es posible realizar incisiones para separar el músculo entre los angiosomas, evitando seccionar las ramas principales.

Los músculos se describirán de la manera siguiente. En primer lugar se explicará el origen y la inserción de cada músculo, especificando el tipo de adherencia al hueso. A continuación se describen los límites de los músculos y la función que se conoce hasta la fecha. La inervación se explica en términos del nervio o nervios y la representación de la raíz más común. Más adelante se describen la irrigación y su punto de entrada en el músculo, con una breve mención a algunas anomalías. Con fines descriptivos, los músculos se separan en cuatro grupos. El primero incluye los músculos escapulotorácicos que controlan la movilidad de la escápula. El segundo grupo consta de los músculos estrictamente glenohumerales, que funcionan a través de esta articulación. En tercer lugar, se describirán los músculos que atraviesan dos o más articulaciones y, por último, se explicarán cuatro músculos que, si bien no tienen implicación directa en el funcionamiento del hombro, sí constituyen marcas anatómicas importantes.

Músculos escapulotorácicos

Trapecio

El músculo escapulotorácico mayor y superficial es el trapecio (Fig. 2-31). Este músculo se origina en la apófisis espinosa de las vértebras C7 a T12.[104] Su borde inferior puede llegar desde T8 hasta L2. El tercio superior del trapecio se localiza por encima de C7 y se origina en el ligamento de la nuca, aunque en el 66% de los casos el límite superior nace de la protuberancia occipital externa.[103] Las fibras superiores se insertan en el tercio distal de la clavícula. Las fibras de la porción cervical inferior y torácica superior se insertan en el acromion y la espina escapular. La porción superior del músculo se inserta en la base de la espina escapular. En la superficie anterior o profunda, el músculo se encuentra limitado por un espacio más avascular entre éste

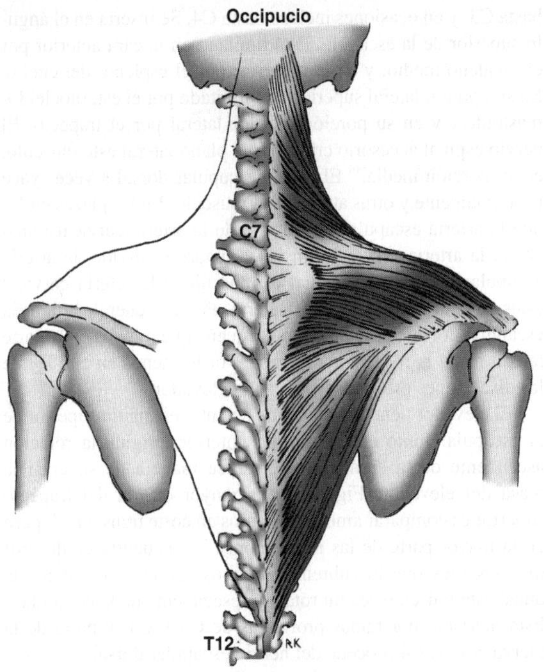

Fig. 2-31 • Distribución clásica de los orígenes e inserciones del trapecio. El músculo se origina en el occipucio, a través del ligamento nucal y las espinas dorsales de las vértebras C7 a T12. Se inserta en el acromion, la espina de la escápula y la porción distal de la clavícula. Desde el punto de vista funcional, el trapecio se subdivide en fibras superiores, medias e inferiores.

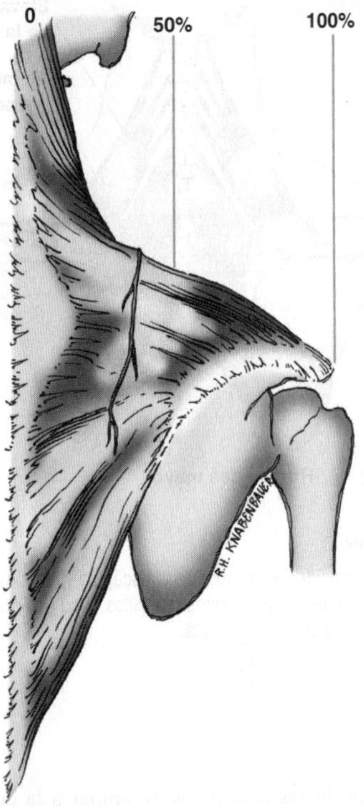

Fig. 2-32 • Trayecto del nervio espinal accesorio en relación con el músculo trapecio. Si el origen espinal se considera el punto «0» de la longitud muscular y el acromion representa el 100% de la longitud, el nervio y las ramas principales constituyen el 50% medial del trapecio. El trayecto principal es paralelo y medial al borde vertebral de la escápula. *(De Jobe CM, Kropp WE, Wood VE: The spinal accessory nerve in a trapezius splitting approach. J Shoulder Elbow Surg 5:206-208, 1996.)*

y otros músculos, casi siempre el romboides. En la cara posterior, está limitado por grasa y piel.

En conjunto, el músculo actúa como retractor de la escápula, donde la fibras superiores se utilizan básicamente para elevar el ángulo lateral.[143] En ocasiones participan otras fibras, pero Inman sólo comprobó que las fibras superiores se encuentran constantemente activas en la rotación escapular ascendente.[50] El músculo se activa en dirección cefalocaudal, conforme se obtiene más flexión o abducción.[143] En la flexión anterógrada, los tercios medio e inferior del trapecio son menos activos, puesto que en la retracción escapular resulta menos conveniente que en abducción.[50] Se supone que la escápula se suspende con los ligamentos esternoclaviculares en el reposo; los estudios electromiográficos no muestran actividad, a menos que se produzca un tirón descendente en el hombro.[25] El músculo debe conceder cierto alivio intermitente a los ligamentos de la articulación esternoclavicular, ya que la parálisis del trapecio produce una leve depresión de la clavícula, aunque no tanto como se esperaría.[25] La deformidad principal es la prolongación y la rotación de la escápula en sentido inferior.[13] El grado de depresión depende de la carga descendente de la extremidad con el trapecio paralizado.[113] Al parecer existe una deficiencia característica en la parálisis del trapecio, donde, en abducción en el plano coronal, el hombro puede ascender sólo 90°, pero en flexión anterógrada se eleva mucho más.[113,124,153] En un caso de ausencia congénita del trapecio y el romboides, el paciente lo compensaba utilizando la flexión anterógrada para elevar el brazo y con lordosis de la región lumbar para levantar los brazos. Una vez que los brazos alcanzaban la posición vertical, liberaba su lordosis lumbar, manteniendo la elevación con el serrato anterior.[156] En general, la pérdida adquirida de la función del trapecio no se tolera tan bien.[13,151]

El nervio espinal accesorio (par craneal XI) es la inervación motora a la que contribuyen algunas ramas sensoriales de C2, C3 y C4. Este nervio se extiende paralelo y medial al borde vertebral de la escápula, siempre en la mitad medial del músculo (Fig. 2-32).[128] Su irrigación habitualmente proviene de la arteria cervical transversa, aunque Salmon comprobó que la arteria escapular dorsal era dominante en el 75% de sus casos.[152] Esta irrigación se considera de tipo II,[137] en el cual existe un pedículo vascular dominante con irrigación segmentaria a otros niveles. Huelke[235] informa que el tercio inferior del trapecio está irrigado por una perforante de la arteria escapular dorsal, y las fibras superiores por otras arterias del cuello distintas de la cervical transversa. Otros autores atribuyen la irrigación del pedículo inferior a los vasos intercostales.[169] Las transferencias del músculo trapecio se basan en la irrigación a través de la arteria cervical transversa.

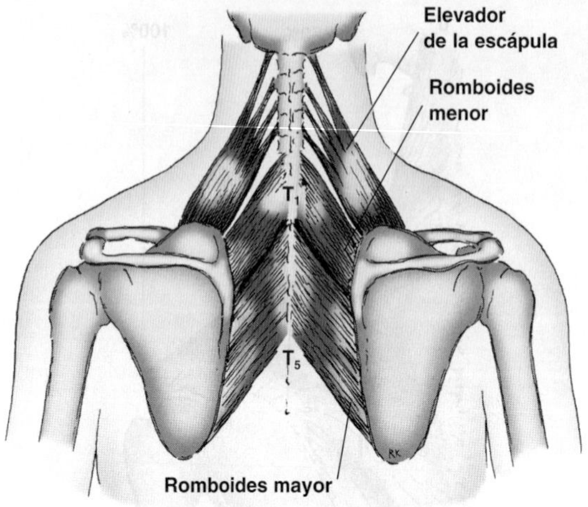

Fig. 2-33 • Romboides y elevador de la escápula. Se muestra la orientación dominante de las fibras de estos músculos, y su posición relativa a lo largo del borde medial de la escápula.

Romboides

La función de los romboides es similar a la de la porción central del trapecio.[50] El romboides menor se origina en la parte inferior del ligamento de la nuca, de C7 a T1, y el mayor de T2 a T5 (Fig. 2-33). El romboides menor se inserta en la parte posterior de la base medial de la espina escapular. El mayor se inserta en la superficie posterior del borde medial, donde el romboides menor se separa para dirigirse hacia el ángulo escapular inferior. Este músculo posee en su superficie posterior un plano avascular que lo separa del trapecio. La única estructura que cruza en este sitio es la arteria cervical transversa en la parte superior o alguna perforadora proveniente de la arteria escapular dorsal. En la superficie profunda existe otro espacio avascular de fascia que contiene sólo vasos sanguíneos y nervios que se dirigen hacia los romboides. En la superficie profunda de la porción inferior del músculo el romboides mayor está limitado por el dorsal en su origen. En la parte superior, el romboides menor está limitado por el elevador de la escápula.

La acción de los romboides es retraer la escápula y, dado su trayecto oblicuo, también participan en la elevación de la misma. Los romboides se encuentran inervados por el nervio escapular dorsal (C5), que a veces origina el plexo braquial junto con el nervio que va al subclavio o con una rama de C5 que se dirige hacia el nervio torácico largo. El nervio a veces cruza en el fondo o a través del elevador de la escápula en su trayecto hacia los romboides, e incluso envía inervación al elevador. Estos nervios están irrigados por la arteria escapular dorsal, que penetra por sus superficies más profundas.

Elevador de la escápula y serrato anterior

Estos dos músculos casi siempre se describen al mismo tiempo, por su relación tan estrecha en los estudios de anatomía comparativa (Fig. 2-33). El elevador de la escápula se origina en los tubérculos posteriores de la apófisis transversa, desde C1 hasta C3, y en ocasiones incluso hasta C4. Se inserta en el ángulo superior de la escápula. Está limitado en la cara anterior por el escaleno medio, y en la posterior por el esplenio del cuello. En su porción lateral superior está limitado por el esternocleidomastoideo, y en su porción inferior lateral por el trapecio. El nervio espinal accesorio cruza por el plano lateral este músculo, en su porción media.[46] El nervio escapular dorsal a veces yace profundamente y otras atraviesa el músculo. En las piezas en las que la arteria escapular dorsal sale de la arteria cervical transversa, la arteria cervical transversa madre se divide, la arteria escapular dorsal pasa medial al músculo y la arteria cervical transversa cruza por la parte lateral. Por lo general, la arteria escapular dorsal posee una rama pequeña que transita en la parte lateral hacia la fosa supraespinosa. Por lo menos en el 33% de las disecciones estos vasos irrigan al elevador.[236]

El elevador tiene la función de levantar el ángulo superior de la escápula. Junto con el serrato anterior, origina la rotación ascendente de la escápula.[17] La única manera de saber si la masa del elevador (Fig. 2-34) es mayor que la del trapecio superior es comparar ambos músculos en corte transversal, pero en la mayor parte de las ilustraciones se encuentra oculto por los músculos que lo cubren.[17] Algunos autores especulan que quizá este músculo sea un rotador descendente de la escápula.[46] Está inervado por ramas profundas de C3 y C4, y parte de la inervación de C4 procede del nervio escapular dorsal.

El serrato anterior se origina en las costillas en la pared anterolateral de la caja torácica. Este músculo tiene tres divisiones (Fig. 2-35). La primera es una tira que se origina en la primera y la segunda costillas y el espacio intercostal, y luego se dirige en sentido ligeramente superior y posterior hasta insertarse en el ángulo superior de la escápula. La segunda división consta de tres tiras provenientes de la segunda, tercera y cuarta costillas. Esta división se inserta a lo largo de la superficie anterior del borde medial. La división inferior consta de cuatro o cinco tiras inferiores que se originan en la quinta a novena costillas. Se dirigen en sentido posterior hasta insertarse en el ángulo inferior de la escápula, con lo que esta división adquiere la palanca más larga y poderosa para la rotación escapular.

El serrato anterior está limitado en su cara medial por las costillas y los músculos intercostales, y en su cara lateral por el espacio axilar. En su cara anterior está limitado por el músculo oblicuo externo, con el que se entrelaza; este músculo se origina en las mismas costillas.

El serrato anterior proyecta la escápula y participa en su rotación ascendente. Es más activo durante la flexión que durante la abducción, porque la abducción recta requiere cierta retracción escapular. Scheving y Pauly observaron que este músculo se activa en todos los movimientos del húmero.[154] El serrato opera a un porcentaje de su actividad máxima mayor que cualquier otro músculo del hombro en las actividades sin resistencia.[17,144] La ausencia de actividad del serrato, por lo general por parálisis, provoca la proyección de la escápula durante la flexión anterógrada del brazo y la pérdida de la fuerza en este movimiento.[132] La transferencia del músculo para sustituir las tiras inferiores básicamente restablece la flexión.[115]

Su inervación proviene del nervio torácico largo (C5, C6 y C7). La anatomía de este nervio se ha estudiado en múltiples ocasiones debido a las situaciones en que se lesiona. El nervio tiene un trayecto angulado a través de la segunda costilla, donde puede alargarse al inclinar la cabeza hacia un lado, deprimiendo al

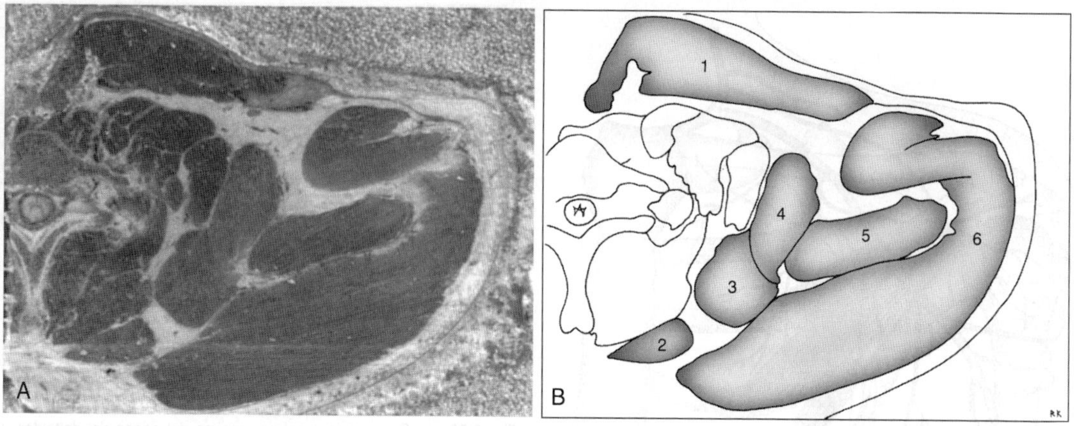

Fig. 2-34 • **A** y **B,** Corte transversal ligeramente por encima del ángulo superior de la escápula, que muestra la cintura considerable del elevador escapular. La mayor parte de los músculos restantes se muestran en su corte longitudinal. Las estructuras son: 1) esternocleidomastoideo, 2) romboides menor, 3) elevador de la escápula, 4) fragmento superior del serrato anterior, 5) supraespinoso y 6) trapecio.

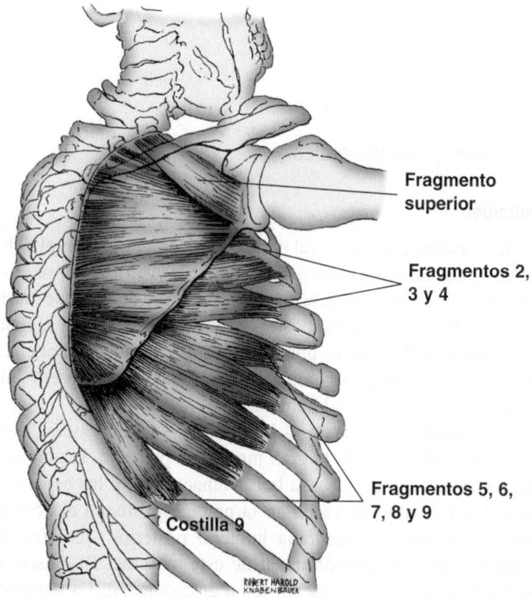

Fig. 2-35 • Los tres grupos de músculos en los que se dividen los fragmentos del serrato anterior. El fragmento superior proviene de las dos primeras costillas y el primer espacio intercostal, y se inserta en el borde superior del límite medial de la escápula. Los fragmentos provenientes de la segunda, tercera y cuarta costillas se insertan en la porción mayor del borde medial; los fragmentos de la quinta, sexta, séptima, octava y novena costillas convergen en el ángulo inferior de la escápula.

mismo tiempo el hombro.[125] La irrigación del serrato proviene de la arteria torácica lateral;[46] sin embargo, a menudo también la arteria toracodorsal contribuye, en especial cuando la arteria torácica lateral es pequeña o se encuentra ausente. La rama axilar que con mayor frecuencia es anómala es la arteria torácica lateral.[94] La arteria toracodorsal irriga hasta el 50% del músculo. Las tiras superiores están irrigadas por la arteria escapular dorsal,[152] aunque también contribuyen las intercostales y la arteria mamaria interna.

Pectoral menor

En su porción anterior, el pectoral menor se origina en la pared torácica, desde la segunda hasta la quinta costilla, y se inserta en la base del lado medial de la coracoides con tiras frecuentes (15%) y aberrantes hacia el húmero, la glenoides, la clavícula o la escápula (Fig. 2-36).[95,130,132,165] La tira aberrante más común es la continuación a través de la coracoides hasta el húmero, en el mismo trayecto que el ligamento coracohumeral. Su función es alargar la escápula cuando ésta se retrae y deprimir el ángulo lateral, o rotar en sentido inferior la escápula cuando ésta se encuentra en rotación superior. Su inervación proviene del nervio pectoral medial (C8, T1). Su irrigación se realiza a través de la rama pectoral de la arteria toracoacromial.[46] Sin embargo, Reid y Taylor informaron en sus estudios con inyecciones de que este vaso no ofrece una irrigación constante al pectoral mayor; otra fuente es la arteria torácica lateral[246] Salmon encontró arterias pequeñas múltiples que provienen directamente de la axilar, a las que llamó *arterias torácicas cortas*.[152] Al parecer, la ausencia de este músculo no conlleva discapacidad alguna.[170] Se pensaba que este músculo no podía faltar cuando el pectoral mayor se encontraba completo,[46] pero Williams informa de un caso verificado por cirugía en el que no existía pectoral menor debajo del pectoral mayor sano.[170] Bing publicó otros tres casos en la bibliografía alemana.[105]

Subclavio

El músculo subclavio forma parte del grupo escapulotorácico, puesto que atraviesa la articulación esternoclavicular en el lugar donde se lleva a cabo la mayor parte del movimiento escapulotorácico (Fig. 2-37). Tiene su origen tendinoso en la primera costilla y cartílago, y se inserta en la superficie inferior del tercio medial de la clavícula. El tendón posee un vientre muscular con estructura peniforme. El tendón, que mide entre 2,5 cm y 4 cm de longitud, yace básicamente en la superficie inferior del músculo.[109] Su inervación proviene del nervio del subclavio.

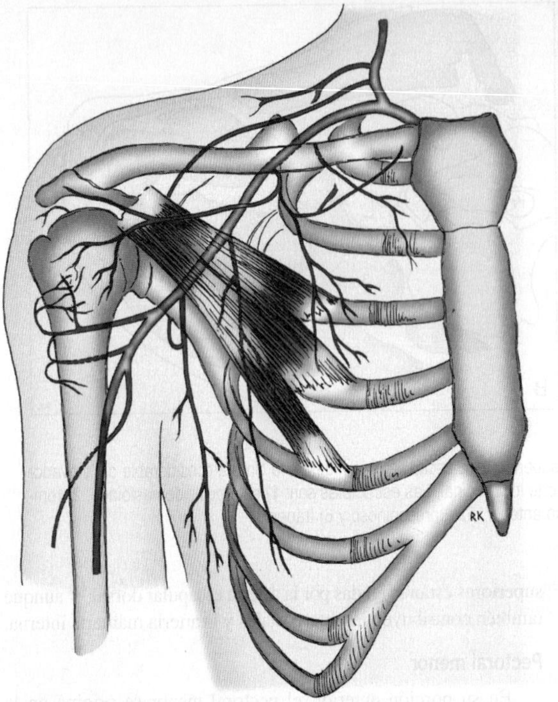

Fig. 2-36 • El pectoral menor constituye una referencia importante como borde anterior del espacio axilar, y para dividir al espacio axilar en sus porciones proximal, medial y distal. Cumple funciones de retracción y depresión de la escápula.

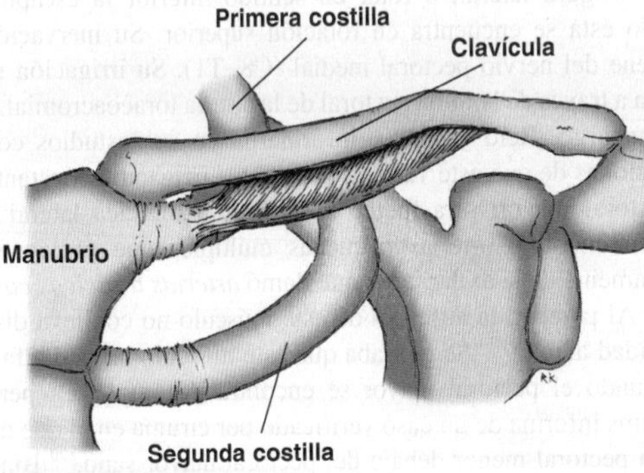

Fig. 2-37 • El músculo subclavio, de estructura peniforme, posee un tendón largo en su superficie inferior.

Su irrigación deriva de la rama clavicular de la arteria toracoacromial o de la supraescapular.[152,246] La función de este músculo es estabilizar la articulación esternoclavicular durante el movimiento, en especial en la aducción y extensión contra alguna resistencia, como al colgarse de una barra (esto es, estabilización durante actividad intensa).[148]

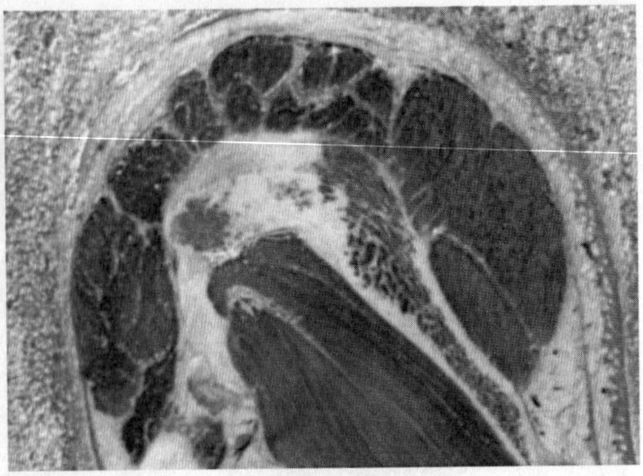

Fig. 2-38 • Corte transversal por encima del origen del deltoides, que muestra la posición relativa de las tres divisiones de este músculo y sus diferencias en cuanto a la estructura interna. La porción central es multipeniforme, y posee abundante colágeno interno. El tercio interior *(izquierda)* y el posterior *(derecha)* tienden a ser paralelos en cuanto a su estructura, o parcialmente unipeniformes adyacentes al tabique que los separa del tercio medio.

Músculos glenohumerales

Deltoides

El músculo glenohumeral mayor y más importante es el deltoides, y consta de tres partes principales: la anterior, que se origina en el tercio lateral de la clavícula; el tercio medio, que nace en el acromion; y el tercio posterior, que se origina en la espina de la escápula.[99] Como es típico en los músculos de base ancha, su origen contiene escaso colágeno en su espesor. Se inserta en el tubérculo deltoideo del húmero.

El músculo deltoides está limitado en su cara externa por grasa subcutánea. Dada la gran movilidad presente, la porción profunda está limitada por la bolsa subacromial y los espacios de la fascia. También yacen en la porción profunda el nervio axilar y la arteria circunfleja humeral posterior, que son el único nervio y el vaso principal de este músculo. El músculo pectoral mayor yace en localización anteromedial. La porción clavicular de este músculo comparte muchas funciones con el tercio anterior del deltoides. Dentro del límite de estos dos músculos se localiza el surco deltopectoral, donde yacen la vena cefálica y las ramas de la arteria deltoidea del tronco toracoacromial.

Las tres porciones del deltoides difieren en cuanto a su estructura interna y su función (Fig. 2-38). Las partes anterior y posterior poseen fibras paralelas, y su desplazamiento es más largo que el tercio medio, que es multipeniforme, y más fuerte, con un desplazamiento más corto (de 1 cm). El tercio medio del deltoides participa en todos los movimientos en los que se eleva el húmero.[17] Puesto que esta zona posee colágeno abundante, es la que sufre contracturas con mayor frecuencia.[104]

La elevación en el plano escapular es trabajo de los tercios anterior y medio del deltoides, aunque también participa el ter-

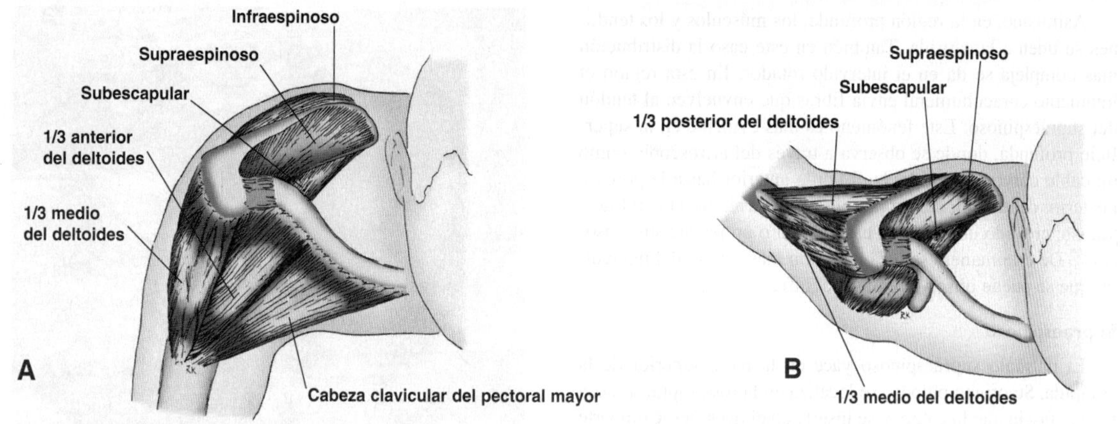

Fig. 2-39 • Función del deltoides. **A,** Los tercios medio y anterior del deltoides funcionan simultáneamente, con la cabeza clavicular del pectoral mayor en flexión anterógrada. **B,** En abducción horizontal, el tercio posterior del deltoides es activo, y el anterior, inactivo. El tercio medio es activo en todos los movimientos de la articulación glenohumeral.

cio posterior, ante todo después de los 90°.[158] La abducción en el plano coronal reduce la contribución del tercio anterior e incrementa la del tercio posterior. La flexión corresponde a los tercios anterior y medio del deltoides y la porción clavicular del pectoral mayor, con cierta contribución del bíceps (Fig. 2-39). La participación de estos últimos dos músculos es tan pequeña que no basta para sostener el brazo contra la gravedad sin el deltoides.[112,160] En resumen, el deltoides está activo en cualquier variedad de elevación, y la pérdida de su función se considera un desastre.[120] El deltoides aporta solamente el 12% de la aducción horizontal. Antiguamente se pensaba que la porción inferior de la parte posterior del deltoides participaba en la aducción, pero Shevlin y cols. atribuyen esta acción a la fuerza de rotación externa en el húmero, que contrarresta la fuerza de rotación interna del pectoral mayor, el redondo mayor y el dorsal ancho, que son los principales aductores del hombro.[158] El deltoides origina el 60% de la fuerza en abducción horizontal.[110] La relación del deltoides con la articulación es tal que posee la palanca más corta para la elevación en los primeros 30°,[17] aunque en esta posición la palanca aumenta por la prominencia del tubérculo mayor.[81] Gagsey y Hue han demostrado que el deltoides puede contribuir al descenso de la cabeza en el inicio de la elevación.[41]

El tercio anterior del deltoides está limitado en su superficie profunda por la coracoides, el tendón conjunto del coracobraquial y la cabeza corta del bíceps y, por arriba, por la coracoides y la fascia clavipectoral. La porción posterior está limitada en su superficie profunda por el infraespinoso y el redondo menor, y por el redondo mayor en el otro lado del espacio fascial avascular. La fascia del deltoides en la superficie profunda es muy densa. Por el lado muscular de esta fascia corren el nervio axilar y los vasos circunflejos humerales posteriores.[152]

La inervación del deltoides proviene del nervio axilar (C5 y C6), que penetra en la porción posterior del hombro a través del espacio cuadrilátero e inerva al redondo menor en esta posición. En este lugar el nervio se divide, y los haces que llegan hasta el tercio posterior del deltoides penetran en el músculo muy cerca de su salida del espacio cuadrilátero, viajando con el músculo deltoides a lo largo de los bordes medial e inferior de su cara posterior. Es interesante señalar que la rama posterior se extiende entre 6 cm y 8 cm después de abandonar el espacio cuadrilátero.[186] La rama del nervio axilar que inerva los dos tercios anteriores del deltoides asciende, y luego se extiende en plano anterior, unos 5 cm por debajo del borde acromial. La parálisis del nervio axilar provoca una pérdida del 50% de la fuerza en la elevación,[110] aunque en ocasiones se conserva el grado de abducción completa.[159] Su irrigación proviene básicamente de la arteria circunfleja humeral posterior, que viaja junto con el nervio axilar a través del espacio cuadrilátero hasta llegar a la superficie profunda del músculo.[45,46,99,152] El deltoides también recibe la irrigación de la rama deltoidea de la arteria toracoacromial, con anastomosis abundantes entre ambos vasos. La arteria deltoidea viaja en el surco deltopectoral, enviando ramas hacia el músculo.[152] Además, cuenta con muchas otras arterias. Los pedículos venosos son idénticos a los pedículos arteriales,[169] con excepción de que la vena cefálica es dominante, en especial en el tercio anterior del deltoides.

Manguito de rotadores

Antes de describir cada músculo del manguito de rotadores conviene detallar algunas peculiaridades del manguito en su conjunto. Aunque está formado por cuatro músculos distintos, el manguito de rotadores posee una disposición compleja. Los músculos parecen estar separados desde el punto de vista superficial, pero en sus regiones más profundas tienen una relación muy cercana unos con otros, con la cápsula que yace debajo y con el tendón de la cabeza larga del bíceps.[110]

En la región profunda los tendones envían fascículos hacia sus vecinos. La alianza más compleja se produce a nivel del surco bicipital, donde los fascículos del supraespinoso destinados para la inserción del subescapular atraviesan por encima del surco, creando un techo. En cambio, los fascículos del tendón supraescapular que se dirigen hacia la inserción supraespinosa crean un piso para el surco y sufren cierto grado de condrometaplasia.[110]

Asimismo, en la región profunda, los músculos y los tendones se unen a la cápsula. También en este caso la distribución más compleja se da en el intervalo rotador. En esta región el ligamento coracohumeral envía fibras que envuelven al tendón del supraespinoso. Este fenómeno es más evidente en la superficie profunda, donde se observa a través del artroscopio como un cable curvo que va desde el borde anterior hasta la porción posterior del tendón del supraespinoso, y de ahí hasta el infraespinoso, creando un arco con base lateral o un puente suspensorio.[107] De esta manera se crea la región más gruesa del manguito, que se puede observar en la ecografía.

Supraespinoso

El músculo supraespinoso yace en la parte superior de la escápula. Su origen pulposo se localiza en la fosa supraespinosa y en la fascia que la cubre, y se inserta en el troquíter. Comparte su inserción tendinosa con el infraespinoso en la parte posterior y con el ligamento coracohumeral en la cara anterior. Esta formación tan compleja es común en el manguito de rotadores. Las fibras superficiales son longitudinales, y le confieren al tendón el aspecto de una estructura más definida. Estas fibras poseen vasos sanguíneos mayores que las fibras profundas, las cuales siguen un trayecto oblicuo y crean un patrón no lineal que retiene las suturas con mayor eficacia. Este tendón envía fibras hacia la parte anterior, con el ligamento coracohumeral, sobre el surco bicipital hasta el troquín. El borde anterior del tendón se encuentra envuelto por el ligamento coracohumeral. La parte anterior del supraespinoso es más potente que la mitad posterior, insertándose las fibras musculares en una prolongación del tendón en la mitad anterior del músculo. La RM permite ver la extensión de este tendón.[26]

Una porción del ligamento coracohumeral se dirige sobre la superficie articular del tendón del supraespinoso perpendicularmente a la orientación del tendón. De esta manera crea un arco con base lateral que se puede observar desde el interior de la articulación en todo el camino hasta la inserción infraespinosa. Hasta en el 2,5% de los hombros el tendón muestra depósitos asintomáticos de calcio.[140] En la cara inferior, la porción muscular está limitada por su origen a partir del hueso, el reborde del cuello glenoideo y la cápsula misma, que no se puede separar de las fibras profundas del tendón (Fig. 2-40).

La función de este músculo es importante porque es activo en cualquier movimiento en el que se produce elevación.[112,126] Su curva de longitud-tensión ejerce el esfuerzo máximo cerca de los 30° de elevación.[100] Por encima de este nivel, el troquíter incrementa su brazo de palanca.[81] El músculo circunscribe la parte superior de la cabeza humeral, y sus fibras se orientan directamente hacia la glenoides, así que también es importante para estabilizar la articulación glenohumeral. Durante el bloqueo selectivo del nervio axilar se ha observado que el supraespinoso, junto con otros músculos accesorios, el infraespinoso, el subescapular y el bíceps, contribuye con el deltoides en la torsión durante la elevación en el plano escapular y en la elevación anterógrada[17,111,112,128] El desplazamiento del supraespinoso es casi un tercio menor que el del deltoides para el mismo movimiento, lo que indica que su brazo de palanca es más corto.[141]

Otros músculos del manguito de rotadores, en particular el infraespinoso y el subescapular, ofrecen más fuerza en sentido inferior sobre la cabeza humeral para resistir las fuerzas de desplazamientos del deltoides; si estos músculos se encuentran íntegros, incluso con una pequeña laceración del manguito de rotadores, muchas veces existe suficiente estabilización para una abducción más o menos intensa del hombro gracias al deltoides, aunque la resistencia sea más corta.[17] Algunos pacientes pueden rotar el hombro en sentido externo para utilizar el bíceps en la misma actividad. El supraespinoso se encuentra encerrado en la bolsa subacromial y el acromion en la parte superior, y por la cabeza humeral en la parte inferior, así que el tendón puede sufrir compresión o desgaste. Es a causa de esta compresión que la serie de Grant y Smith y otros estudios indican que el 50% de los cadáveres mayores de 77 años de edad muestran rotura del manguito de rotadores.[119,171] El estudio ulterior de Neer muestra una frecuencia menor.[70] Los bordes del trayecto del tendón subescapular se denominan *orificio de salida del supraespinoso.*[71] Este espacio disminuye con la rotación interna y se abre con la externa, mostrando el efecto del tubérculo mayor.[69,135] El espacio también se ve afectado al utilizar el hombro para apoyar peso, como sucede cuando se utilizan muletas o al ejecutar elevaciones en una silla de ruedas.[102] Martin y cols. opinan que la rotación externa del brazo en elevación está ocasionada por el arco coracoacromial, que actúa como plano inclinado sobre el tubérculo mayor.[63,135] Saha y cols. atribuyen esta limitación de la rotación durante la elevación al control ligamentoso.[83-85] Los datos más recientes indican que esta rotación externa es necesaria para eliminar el ángulo de 45° del húmero del plano coronal; esto añade 45° a la elevación limitada que permite la glenoides (Fig. 2-41).[52] La inervación del supraespinoso proviene del nervio supraescapular (C5 y un poco de C6). Su irrigación arterial principal es la arteria

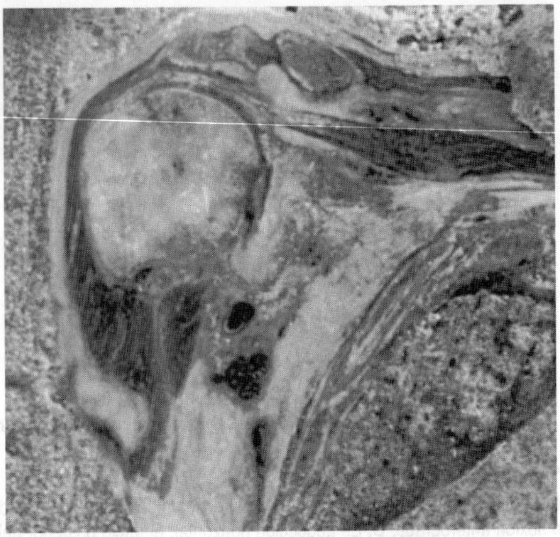

Fig. 2-40 • Corte transversal de la escápula en el plano coronal que muestra las relaciones importantes del músculo supraespinoso. Entre éstas sobresale el trayecto del tendón que circunscribe a la cabeza humeral (indispensable para el efecto depresor de la cabeza) y el trayecto del tendón por debajo del acromion, la articulación acromioclavicular y la bolsa subacromial indistinguible. En la porción superior, es inseparable de la cápsula articular. Por ser un espacio potencial, la bolsa subacromial, situada por encima del tendón, es indistinguible. (Compárese con la Fig. 2-71.)

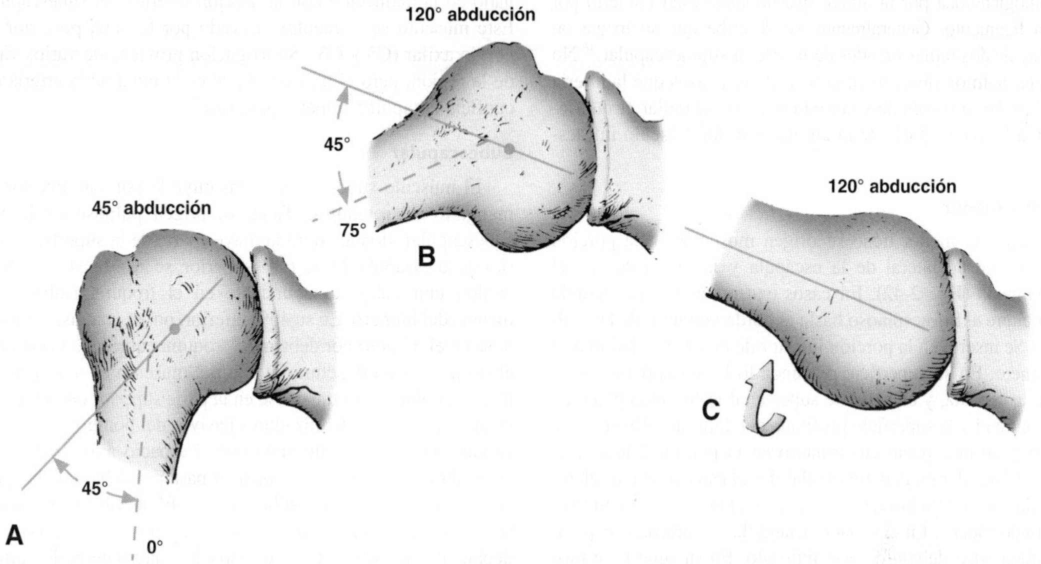

Fig. 2-41 • Con cierta compresión de los tejidos blandos en sentido superior, esta articulación glenohumeral permite casi 75° de abducción coronal. Sin cambiar la orientación del eje de la cabeza hacia la glenoides, la rotación superior de 90° elimina el ángulo de 135° en el cuello y ocasiona que el ángulo entre el cuello y la diáfisis alcance 180°. Esto añade otros 45° de elevación aparente en el plano coronal. *(De Jobe CM y Iannotti JP: Limits imposed on glenohumeral motion by joint geometry. J Shoulder Elbow Surg 4:281-285, 1995.)*

supraescapular. Estas estructuras penetran en el músculo cerca de su punto medio en la incisura supraescapular, ubicada en la base de la apófisis coracoides. El nervio atraviesa la incisura, y está limitado en la parte superior por el ligamento escapular transverso. No existe movilidad del nervio en relación con la incisura. La arteria viaja por arriba del ligamento. La superficie profunda del músculo es inervada e irrigada por el nervio y los vasos supraescapulares. Existe también una rama entre el hueso de la espina escapular y el músculo. La porción medial del músculo recibe vasos de la arteria escapular dorsal.[152]

Infraespinoso

El infraespinoso es el segundo músculo más activo del manguito de rotadores (Fig. 2-42).[17] Su origen pulposo y con escaso colágeno se localiza en la fosa infraespinosa de la escápula, cubriendo una fascia densa y la espina escapular. Comparte su inserción tendinosa con el supraespinoso en las partes anterior y superior, y con el redondo menor a la altura del troquíter. En su porción superficial está limitado por un espacio avascular de fascia en la superficie del deltoides. El infraespinoso es uno de los dos principales rotadores externos del húmero, y produce cerca del 60% de la fuerza para la rotación externa.[112] Funciona como depresor de la cabeza humeral.[50,83] Incluso en el estado pasivo (cadáver) es un estabilizador importante contra la subluxación posterior.[146,147] Un aspecto interesante de la acción muscular en el hombro es que algunos músculos ejercen acciones opuestas en diferentes posiciones. Por ejemplo, el infraespinoso estabiliza el hombro contra la subluxación posterior en rotación interna al circunscribir la cabeza humeral, creando una fuerza

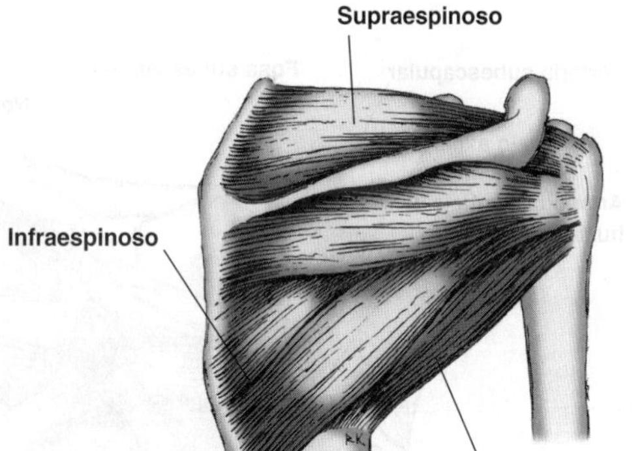

Fig. 2-42 • Los dos rotadores externos del húmero, el infraespinoso y el redondo menor, que también forman la pared del manguito de rotadores. Nótese el rafe medio del infraespinoso, que a menudo se confunde durante la cirugía con el borde entre el infraespinoso y el redondo menor.

anterógrada; en cambio, tiene una línea de propulsión en dirección posterior, que estabiliza contra la subluxación anterior cuando el hombro se encuentra en rotación externa y abducción.[17,108] El infraespinoso es un músculo peniforme con un rafe en la parte media, que muchas veces se confunde durante la cirugía con el espacio entre el infraespinoso y el redondo menor. Está inervado por el nervio supraescapular. El nervio atraviesa la escotadura espinoglenoidea por un túnel, que no suele estar cubierto por ningún ligamento. Generalmente, se describe que su irrigación proviene de dos ramas grandes de la arteria supraescapular.[46] No obstante, Salmon observó en el 66% de sus casos que la arteria subescapular, a través de su rama dorsal o escapular circunfleja, irriga la mayor parte de la circulación del músculo infraespinoso.[152]

Redondo menor

El redondo menor tiene su origen muscular en la porción media del borde lateral de la escápula y la fascia densa del infraespinoso (Fig. 2-42). En casos excepcionales, el redondo menor cubre al infraespinoso hasta el borde vertebral de la escápula.[168] Se inserta en la porción inferior de la tuberosidad mayor del húmero. En su superficie profunda lo limita la parte posterior de la cápsula, y en su parte superficial lo limita el plano de fascia entre él y la superficie profunda del deltoides. En el borde inferior yace el espacio cuadrilátero en la porción lateral y el espacio triangular en la parte medial. En el espacio cuadrilátero, la arteria circunfleja humeral posterior y el nervio axilar limitan al redondo menor. En el espacio triangular, la arteria escapular circunfleja *yace* debajo de este músculo. En su superficie profunda, en la parte media, yace la cabeza larga del tendón del tríceps, la grasa alveolar laxa y el subescapular. El redondo menor es uno de los pocos rotadores externos del húmero. Ocasiona hasta el 45% de la fuerza de rotación externa, y es importante para controlar la estabilidad en dirección anterógrada.[108,112] Quizá también participe en la fuerza del rotador corto, combinado en la abducción con la porción inferior del subescapular. Este músculo se encuentra inervado por la rama posterior del nervio axilar (C5 y C6). Su irrigación proviene de varios vasos de la región, pero el más constante es la rama de la arteria circunfleja escapular humeral posterior.[152]

Subescapular

El músculo subescapular constituye la porción anterior del manguito de rotadores. Tiene su origen pulposo en la fosa subescapular, donde cubre la mayor parte de la superficie anterior de la escápula. En su 60% superior, se inserta a través de un tendón con colágeno abundante en el troquín, (tuberosidad menor) del húmero. En su 40% inferior, posee una inserción carnosa en el húmero por debajo del troquín, cubriendo la cabeza y el cuello.[123] La estructura interna del músculo es multipeniforme, y el colágeno es tan denso en la parte superior que se le considera uno de los estabilizadores pasivos del hombro.[145,161,164] En su cara anterior está limitado por el espacio axilar y la bolsa coracobraquial. En su cara superior pasa por debajo de la apófisis coracoides y la bolsa subescapular. El nervio axilar, la arteria y las venas circunflejas humerales posteriores pasan por debajo del músculo hacia el espacio cuadrilátero. La arteria escapular circunfleja se dirige hacia el espacio triangular más medial. En su cara lateral, los vasos circunflejos humerales anteriores se dividen entre el 60% superior y el 40% inferior.[123]

El subescapular funciona como rotador interno y estabilizador pasivo contra la subluxación anterior y, a través de sus fibras

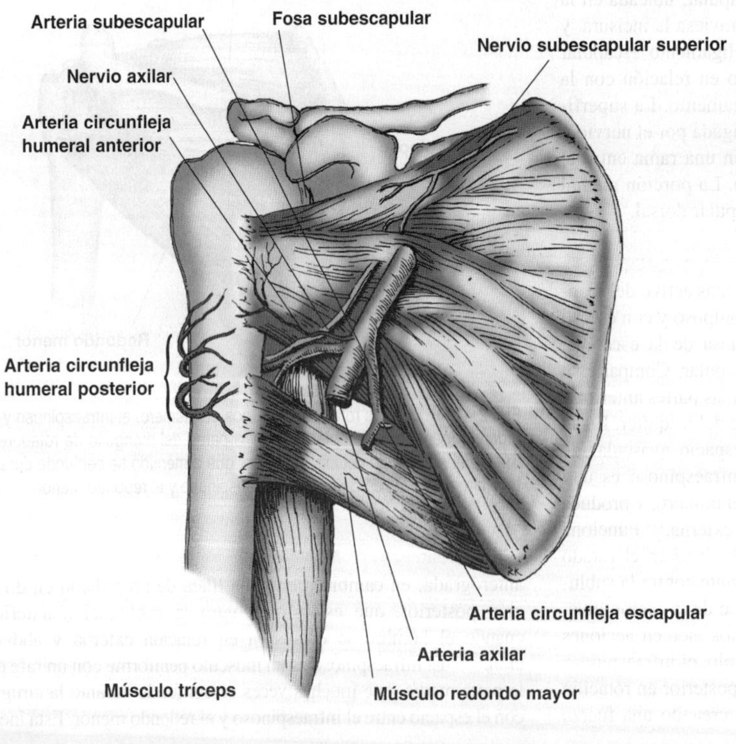

Fig. 2-43 • Relaciones anteriores e inferiores del músculo subescapular. Los tejidos blandos, que no se muestran, son la grasa del espacio axilar y la bolsa coracobraquial. Las estructuras más delicadas dentro del tejido adiposo son el nervio axilar, que atraviesa las fibras del músculo subescapular antes de penetrar en el espacio cuadrilátero, y los vasos circunflejos humerales posteriores. En este dibujo se ha agrandado el espacio cuadrilátero, con fines ilustrativos. Los vasos circunflejos humerales anteriores también son estructuras delicadas en la porción anterior. El dibujante también agrandó el espacio triangular.

inferiores, deprime la cabeza humeral (Fig. 2-43).[50,83] Por medio de esta última función resiste el deslizamiento del deltoides y ayuda a la elevación. La compresión de la articulación glenohumeral también ayuda a esta función. Otro aspecto de la función del subescapular es que muchas veces varía según el grado de entrenamiento. Entre los lanzadores aficionados, la función del subescapular en la aceleración es menor que en los profesionales, lo que significa que el lanzador menos entrenado se encuentra adaptando su articulación glenohumeral para la estabilidad, mientras que el profesional puede utilizar el músculo como rotador interno.[118]

Al igual que las inserciones de otros músculos del manguito de rotadores, el subescapular posee colágeno paralelo en la superficie y fascículos más divergentes en la zona profunda; el resultado es que sostiene mejor las suturas. Es posible que esta estructura divergente permita contener la cabeza humeral, y para la rotación ascendente y descendente de la cabeza en la glenoides. Una de las características principales de la divergencia es un grupo superior de fibras profundas que pasan por la superficie profunda del bíceps, insertándose en el piso del surco bicipital, todo el trayecto hasta la inserción del supraespinoso.

En su parte superior, en la superficie profunda, se localiza la articulación glenohumeral. El ligamento glenohumeral medio yace por debajo de la porción superior del tendón. El origen del ligamento glenohumeral anteroinferior se localiza profundamente en la porción media. Su inervación casi siempre es doble: los nervios subescapulares superiores (C5) inervan la mitad superior, y los subescapulares inferiores (C5 y C6), el 20% inferior. La inervación del 30% restante es variable. Los nervios subescapulares superiores, que casi siempre son dos nervios más o menos cortos en la axila, provienen del cordón posterior. Los subescapulares inferiores también son dos, pero de trayecto más largo, dado el movimiento mayor al que se somete la porción inferior de la escápula.[139]

La irrigación de este músculo proviene de las arterias axilares y subescapular. En el 84% de sus 50 disecciones, Bartlett y cols. no encontraron vasos importantes provenientes de la arteria subescapular, antes de su bifurcación, para formar la arteria escapular circunfleja y la toracodorsal;[101] este dato aumenta la importancia de la arteria circunfleja humeral anterior y la «arteria subescapular superior», llamada así por Huelke.[236] Salmon también describió a esta última como un vaso constante, pero afirma que es de calibre pequeño. Observó que la irrigación principal deriva de las ramas de la arteria subescapular.[152] Algunas ramas pequeñas de la arteria escapular dorsal alcanzan la porción medial del músculo después de penetrar en el serrato anterior.[134] Su drenaje venoso se realiza a través de dos venas que llegan hasta la vena escapular circunfleja.[169]

Redondo mayor

El redondo mayor tiene su origen en la superficie posterior de la escápula, a lo largo de la parte inferior del borde lateral (Fig. 2-44C). Su origen es muscular, y comparte la inserción tendinosa con el dorsal ancho en el húmero sobre el labio medial del surco bicipital, reborde de hueso que es continuación del troquín. En su trayecto, tanto el dorsal ancho como el

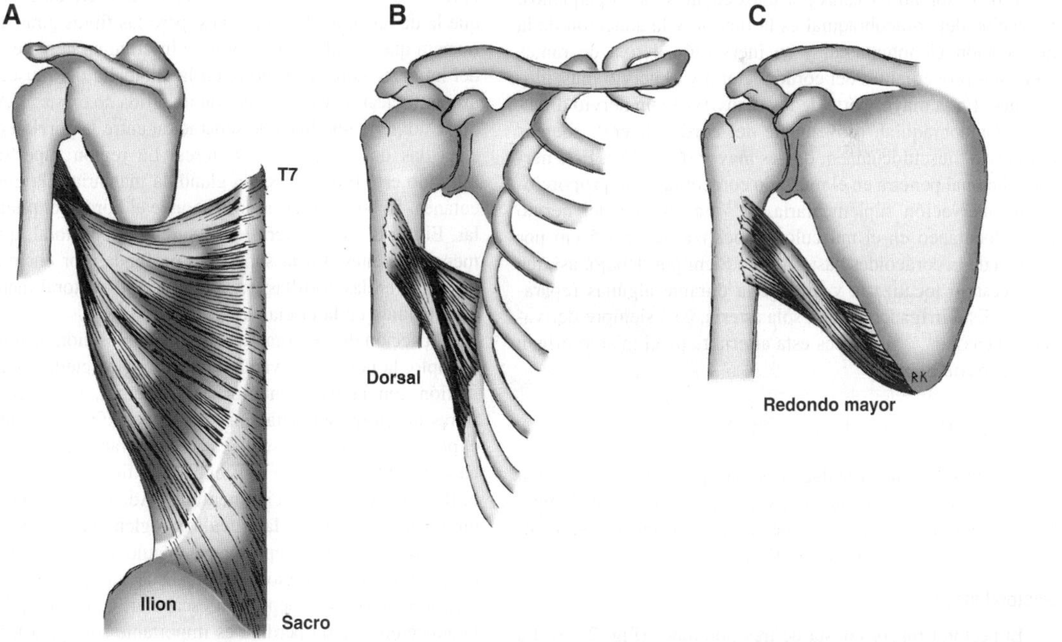

Fig. 2-44 • Vistas anterior y posterior del trayecto del músculo dorsal ancho, desde su origen a lo largo de la apófisis espinosa posterior de T7 al sacro, y a lo largo de la cresta ilíaca. Su inserción se sitúa en el labio medial y en el piso del surco bicipital. El músculo que lo acompaña, el redondo mayor, se inserta con una rotación similar de sus fibras medial al dorsal ancho.

redondo mayor hacen una espiral de 180°, de manera que la superficie inicialmente posterior del músculo corresponde ahora a las fibras de la superficie anterior del tendón. Además, la relación entre el redondo mayor y el dorsal ancho cambia, de manera que la cara del dorsal ancho que previamente se encontraba detrás del redondo mayor adquiere una posición anterior al mismo. Además de los límites del dorsal ancho, el redondo mayor está limitado en la parte superior por el espacio triangular y el cuadrilátero, en la parte posterior por la cabeza larga del tríceps, y en la cara anterior, en su porción medial, por el espacio axilar. La función del redondo mayor es la rotación interna, la aducción y la extensión del brazo. Es activo en estos movimientos, pero sólo contra alguna resistencia.[37] A veces funciona también en la rotación superior de la escápula durante actividades que implican la colocación firme de la extremidad superior, como la cruz de hierro que ejecutan los gimnastas. Su inervación proviene del nervio subescapular inferior (C5 y C6), y su irrigación de las ramas de la arteria subescapular, que casi siempre constituye un solo vaso derivado de la arteria toracodorsal.[152] Esta rama también puede originarse directamente en la arteria axilar.

Coracobraquial

El coracobraquial tiene su origen carnoso y tendinoso en la apófisis coracoides, compartiéndolo con la cabeza corta del bíceps, y se inserta en la superficie anteromedial del húmero en su porción media. En sus caras laterales está limitado por su origen común con el bíceps. En la superficie profunda, la bolsa coracobraquial yace entre ambos músculos y el subescapular. El deltoides, el surco deltopectoral y el pectoral mayor se sitúan en la zona superficial. Estas superficies tienden a ser avasculares, o bien, son atravesadas por unos cuantos vasos pequeños. La acción del coracobraquial es la flexión y la aducción de la articulación glenohumeral, y su inervación deriva de ramas pequeñas provenientes del cordón lateral y el nervio musculocutáneo. En la mayor parte de los casos existe un nervio directo al coracobraquial, proveniente del cordón lateral, además del nervio musculocutáneo, que es mayor (C5 y C6). Este nervio adicional penetra en el músculo coracobraquial, proporcionando inervación suplementaria.[182,191] La entrada del nervio musculocutáneo en el músculo se localiza desde 1,5 cm por encima de la coracoides hasta 7 cm u 8 cm por debajo, así que es necesario localizarla y protegerla durante algunas reparaciones. Está irrigado por una sola arteria, casi siempre derivada de la axilar[173,190] A veces esta arteria tiene el mismo origen que la arteria bicipital.[152]

Músculos de articulaciones múltiples

Los músculos de articulaciones múltiples ejercen su acción en la articulación glenohumeral, y en alguna otra, casi siempre la escapulotorácica. Siempre que resulte conveniente se mencionará la acción en ambas articulaciones.

Pectoral mayor

El pectoral mayor consta de tres porciones (Fig. 2-45). La superior se origina en la mitad o los dos tercios mediales de la clavícula,[155,246] y se inserta en el labio lateral del surco bicipital. Sus fibras poseen una disposición paralela. La porción media se origina en el manubrio y los dos tercios superiores del cuerpo

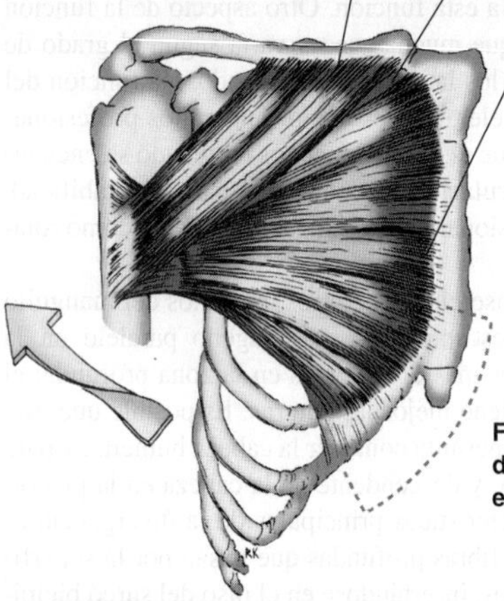

Fig. 2-45 • Las dos divisiones principales del músculo pectoral mayor. La separación se advierte con facilidad. Nótese la rotación de 180° de las fibras en la porción inferior de la división esternocostal.

del esternón, y entre la segunda y la cuarta costillas. Se inserta directamente por detrás de la porción clavicular, y sus fibras tienen una disposición paralela. La porción inferior se origina en la parte distal del cuerpo esternal, la quinta y sexta costillas y la fascia externa del músculo oblicuo. Su inserción es la misma que la de las otras dos porciones, pero las fibras giran 180°, de manera que las fibras inferiores se insertan en la parte superior del húmero. Landry observó, en la anomalía del músculo condroepitroclear, que esta inserción invertida no existe.[131] A menudo se advierte una línea de separación entre la porción clavicular y las dos porciones inferiores. La región superficial del músculo está limitada por la glándula mamaria y la grasa subcutánea. El borde inferior corresponde al borde del pliegue axilar. El borde superolateral es el surco deltopectoral, que ya se mencionó antes. En la superficie profunda, por encima de su inserción en las costillas, yace el músculo pectoral menor, que está incluido en la fascia clavipectoral.

La acción del pectoral depende de su posición de inicio. Por ejemplo, la porción clavicular contribuye en cierta medida a la flexión con la parte anterior del deltoides, mientras que las fibras inferiores son antagonistas. Ambos efectos se pierden en el plano coronal. El músculo es activo durante la rotación interna y en contra de alguna resistencia, y extiende el hombro desde la flexión hasta la posición neutra.[158] Además, este músculo es un potente aductor de la articulación glenohumeral y funciona indirectamente como depresor del ángulo lateral de la escápula. La pérdida de la porción esternocostal altera en particular la rotación interna y la depresión escapular, con cierta pérdida de la aducción.[134] Esta pérdida es importante sólo para los deportistas, y no para las actividades diarias. La porción clavicular es más activa durante la flexión anterógrada y la aducción horizontal.[50] Al parecer, la pérdida de la función pectoral principal se tolera bastante bien.[121,158,170]

La inervación del músculo tiene dos orígenes. El nervio pectoral lateral (C5, C6 y C7) inerva la porción clavicular, probablemente sólo con fibras de C5 y C6,[246] y la contribución en asa del nervio pectoral medial al lateral que lleva fibras de C7 continúa a través o alrededor del pectoral menor, hasta la porción esternal superior. El nervio pectoral medial, que lleva fibras de C8 a T1, se extiende a través del pectoral menor hasta la porción restante del pectoral mayor. Obtiene irrigación de dos fuentes. La rama deltoidea de la arteria toracoacromial irriga la porción clavicular, y la arteria pectoral irriga la porción esternocostal.[246] Además, comparte otros vasos, provenientes de la arteria mamaria interna, la cuarta o quinta arterias intercostales y otras anastomosis de la arteria torácica lateral.[152,246] El vaso que irriga la región de la cuarta costilla tiene un origen más profundo y brota en esta costilla en la línea media clavicular. El drenaje venoso lateral se realiza a través de dos venas, que se dirigen hacia la vena axilar y en la porción medial hasta el sistema mamario interno.[169,246] En una revisión bibliográfica realizada en 1902, Bing encontró que la ausencia de una porción o de todo el pectoral mayor constituye el defecto muscular más frecuente registrado, ya que representa hasta un 28% de los casos citados.[105]

Dorsal ancho

El dorsal ancho (véanse Figs. 2-44 A y B) se origina en la aponeurosis grande y ancha de las espinas dorsales de T7 a L5, una porción del sacro y la cresta ilíaca. A menudo muestra también orígenes en las tres o cuatro costillas inferiores y en el ángulo inferior de la escápula.[101] Este músculo envuelve al redondo mayor, y se inserta en la cresta medial y el piso del surco bicipital o intertubercular.

En su cara superficial está limitado por grasa y fascia subcutánea, y a lo largo del borde inferior forma el pliegue axilar posterior. En su cara anterior está limitado por el espacio axilar, y en la profunda por las costillas y el redondo mayor. Las acciones de este músculo son la rotación interna y la aducción del húmero, la extensión del hombro, e indirectamente al tirar del húmero, la rotación de la escápula en sentido inferior. Scheving y Pauly observaron que este músculo es más importante que el pectoral mayor como rotador interno.[154] Ekholm y cols. descubrieron su acción más poderosa en los movimientos oblicuos: extensión, aducción y abducción-rotación interna.[116]

Este músculo está inervado por el nervio toracodorsal (C6 y C7), y su irrigación deriva de la arteria toracodorsal, con vasos adicionales provenientes de las perforadoras intercostales y lumbares. El hilio neurovascular se localiza en la superficie interna del músculo, a unos 2 cm del borde muscular en su porción medial.[101] Dos investigadores observaron que este pedículo neurovascular se divide dentro de la fascia muscular en una rama superomedial y otra inferolateral.[101,163] El drenaje venoso es análogo al arterial.[169] Descubrieron que estas divisiones son predecibles, y sugieren que el músculo puede dividirse en dos colgajos libres.

Bíceps braquial

La acción principal del bíceps se sitúa en el codo, más que en el hombro. Está considerado básicamente un músculo del codo,[14] pero se le menciona junto a los músculos del hombro por la frecuencia con que se afecta en la enfermedad del hombro, y porque se utiliza como sustitutivo en algunos movimientos. El bíceps tiene dos orígenes en el hombro; en ambos el colágeno es abundante. La cabeza larga se origina en el tubérculo bicipital, sobre el borde superior de la glenoides y a lo largo de este borde y del labio, y la cabeza corta se origina en la punta de la coracoides, a un lado del coracobraquial, con el que lo comparte. Meyer[142] ha observado que gran parte del origen de la cabeza larga se sitúa en la parte superior del labio, y que el tamaño del tubérculo bicipital no refleja el tamaño del tendón bicipital. El músculo posee dos inserciones tendinosas distales. La inserción lateral se dirige a la parte posterior de la tuberosidad del radio, y la inserción medial es aponeurótica; se dirige en la región medial hacia la fascia profunda de los músculos situados en la cara volar del antebrazo. Cuando se pierde la unión de la cabeza larga, desaparece la fuerza durante la supinación (20%) y la fuerza de la flexión del codo (8%).[133]

Las relaciones del tendón del bíceps son muy importantes en la enfermedad del hombro. La cabeza larga abandona el hombro a través de un defecto en la cápsula entre las tuberosidades mayor y menor, y se dirige hacia la parte distal en el surco bicipital; esta porción de tendón es la que sufre más problemas patológicos. Se han realizado varios estudios para correlacionar la construcción del surco con la enfermedad bicipital (véase Fig. 2-23).[44,142,156] Se pensaba que el surco bicipital poco profundo y el reborde supratubercular por arriba del tubérculo menor, que corresponde a la tróclea del tendón, predispone a la luxación del tendón del bíceps, con su enfermedad subsecuente. También se observó que la porción intraarticular del tendón es más ancha que la que se sitúa en el surco.[142] Asimismo, otros autores no informaron al principio rotura del tendón bicipital en ausencia de rotura del supraespinoso; sin embargo, la opinión más reciente es que la enfermedad del tendón está ligada a la compresión. Si existe alguna correlación entre la morfología del surco bicipital y el tendón del bíceps, sería que la menor profundidad del surco expone más la cabeza larga del bíceps a la compresión.[70] El tendón bicipital no asciende y desciende por el surco. En cambio, el húmero asciende y desciende con la aducción y la abducción en relación con el tendón. El tendón bicipital permanece dentro del surco gracias a una polea formada por fibras procedentes de los ligamentos coracohumeral y glenohumeral superior, con cierto refuerzo de los tendones adyacentes.

En situaciones normales la acción del bíceps es la flexión y supinación a la altura del codo. Sin embargo, en algunas enfermedades, sobre todo en caso de parálisis o rotura del supraespinoso, la cabeza larga del bíceps se hipertrofia, tal vez a causa de que se utiliza como depresor de la cabeza humeral, colocando el hombro en rotación externa.[17] Un paciente con una laceración grande del manguito de rotadores era camarero y cargaba las bandejas en el lado afectado, maniobra sustitutiva que se observa a menudo en los casos de parálisis infantil.[50,162] Lucas informa una pérdida del 20% de la fuerza para la elevación en la rotación externa cuando se rompe la cabeza larga del bíceps.[63] Por otro lado, Mariani y cols. señalan que la pérdida de este efecto depresor difícilmente empeora la compresión.[133] En la rotación interna no se pierde la fuerza, y se debe recordar que la compresión se produce durante la rotación interna.[64] En un estudio realizado en cadáveres se observó que la cabeza larga puede contribuir a la estabilidad articular, y que este potencial aumenta durante la rotación externa y disminuye en la rotación interna.[127] Es necesario subrayar que éstas no son las actividades habituales del bíceps en el individuo sin enfermedad del hombro estudiado mediante electromiogramas. El bíceps se encuentra inervado por ramas del nervio musculocutáneo (C5 y C6), y su irrigación proviene de una sola arteria bicipital grande que se origina en la arteria braquial (35%), por varias arterias muy pequeñas (40%) o por una combinación de ambas variedades.[152]

Tríceps braquial

El tríceps es otro músculo que no se considera parte del hombro, pero que se afecta en la enfermedad de esta zona, en particular su cabeza larga. Ésta se origina en el tubérculo infraglenoideo. Aunque este tendón no es intraarticular como el de la cabeza larga del bíceps, su inserción se encuentra íntimamente relacionada con el rodete glenoideo en los 2 cm centrales del tubérculo. Las fibras del tendón adyacentes a la cápsula se esparcen hacia la parte inferior de la misma y la refuerzan. Las fibras restantes se insertan en el hueso. Esta cápsula reforzada, que es una porción del ligamento glenohumeral inferior, se inserta a través del labio y envía fibras hacia la porción circular del mismo.[122]

El origen de la cabeza larga está limitado en su cara lateral por el espacio cuadrilátero, que contiene al nervio axilar y la arteria circunfleja humeral posterior, y en su porción medial por el espacio triangular, que contiene a la arteria escapular circunfleja. El músculo redondo mayor pasa por la cara anterior, y el redondo menor por la cara posterior. Es inervado por el radial, con raíces en C6 a C8.[46] Su irrigación proviene básicamente de la arteria braquial profunda y la colateral cubital superior. No obstante, cerca de su origen, la cabeza larga recibe ramas de la arteria circunfleja humeral posterior y de la braquial.

La acción principal de este músculo se centra en el codo. Además, se piensa que la cabeza larga funciona en la aducción del hombro contra la resistencia para neutralizar las fuerzas de desplazamiento generadas por los aductores primarios. En las actividades más violentas, como el lanzamiento, el músculo muestra actividad EMG hasta del 200% de la que se genera en una prueba muscular máxima;[129] esta fuerza se transmitiría hacia el origen de la escápula.

Músculos de referencia

Algunos músculos son importantes para el cirujano, como referencia en la disección del hombro, aunque no formen parte de él en el sentido de producir movimientos en este lugar.

Esternocleidomastoideo

El más visible de éstos es el músculo esternocleidomastoideo que, con las fibras superiores del trapecio, forma los bordes del triángulo posterior del cuello. Tiene por origen una cabeza tendinosa que surge del esternón y una cabeza muscular más amplia, pero delgada, proveniente de la porción medial de la clavícula.[45] Ambas cabezas se unen y se dirigen en sentido superior, oblicuo posterior y lateral, hasta insertarse en la apófisis mastoides. Este músculo comparte con el trapecio su inervación: el nervio espinal accesorio (undécimo par craneal). Su irrigación deriva de dos pedículos vasculares, el superior de la arteria occipital y el inferior de la arteria tiroidea superior.

Escaleno anterior y escaleno medio

El escaleno anterior se origina en los tubérculos anteriores de las vértebras C3 a C6, y se inserta en la primera costilla. El escaleno medio, que es el mayor de los escalenos, se origina en las apófisis transversas de la región cervical, y también se inserta en la primera costilla. Esta última, y ambos músculos escalenos, forman un triángulo (Fig. 2-46), a través del cual cruza el plexo braquial y la arteria subclavia. La vena subclavia pasa por delante del escaleno anterior y por detrás de la clavícula. Estos músculos están inervados por ramas profundas de los nervios cervicales. Se supone que algunas variantes en los músculos y sus relaciones predisponen a ciertos individuos al síndrome del estrecho torácico superior.[150]

Omohioideo

El músculo omohioideo rara vez se menciona al describir técnicas quirúrgicas, pero divide al triángulo cervical superior en un triángulo occipital superior y otro subclavio inferior. Se une al borde superior de la escápula en situación medial respecto de la incisura escapular, y se dirige en sentidos anterior, medial y superior a través del triángulo cervical posterior. En la parte profunda del músculo esternocleidomastoideo se advierte un tendón en la parte media del vientre muscular. Este músculo se extiende hacia la parte superior, hasta insertarse en el hueso hioides.

NERVIOS

La inervación del hombro incluye el plexo braquial y sus ramas, el sistema nervioso simpático, los nervios provenientes de las raíces que forman el plexo braquial, del undécimo par craneal y los nervios supraclaviculares. El plexo braquial es un sistema único dentro del sistema nervioso del ser humano, debido a la movilidad extraordinaria en relación con los tejidos adyacentes. A manera de introducción, se describirá en primer término la anatomía interna de los nervios. Las raíces, troncos y cordones del plexo braquial también son medios periféricos en cuanto a sus características en el corte transversal.[210,214,218] Más adelante se describe la disposición del sistema nervioso periférico en relación con otras estructuras de las extremidades. Además, se señala la singularidad del plexo braquial, comparado con el resto del sistema nervioso, que es producto de la movilidad del hombro.

Se describe el plexo braquial tradicional y sus relaciones normales, y luego se explican algunas variedades no patológicas, variedades que no afectan a su función, pero que pueden complicar el diagnóstico y las técnicas quirúrgicas. Asimismo, se describen el undécimo par craneal, los nervios supraclaviculares y el nervio braquial intercostal.

Función y microanatomía de los nervios

La función principal de los nervios es conservar y ayudar a los axones de las células nerviosas eferentes y aferentes. Los cuerpos celulares de estas fibras se localizan en la raíz dorsal, los ganglios autónomos y la materia gris de la médula espinal. Los axones se sostienen en parte por el flujo axoplásmico, pero la conducción nerviosa y su función continua depende de las capas que rodean a los axones y a su irriga-

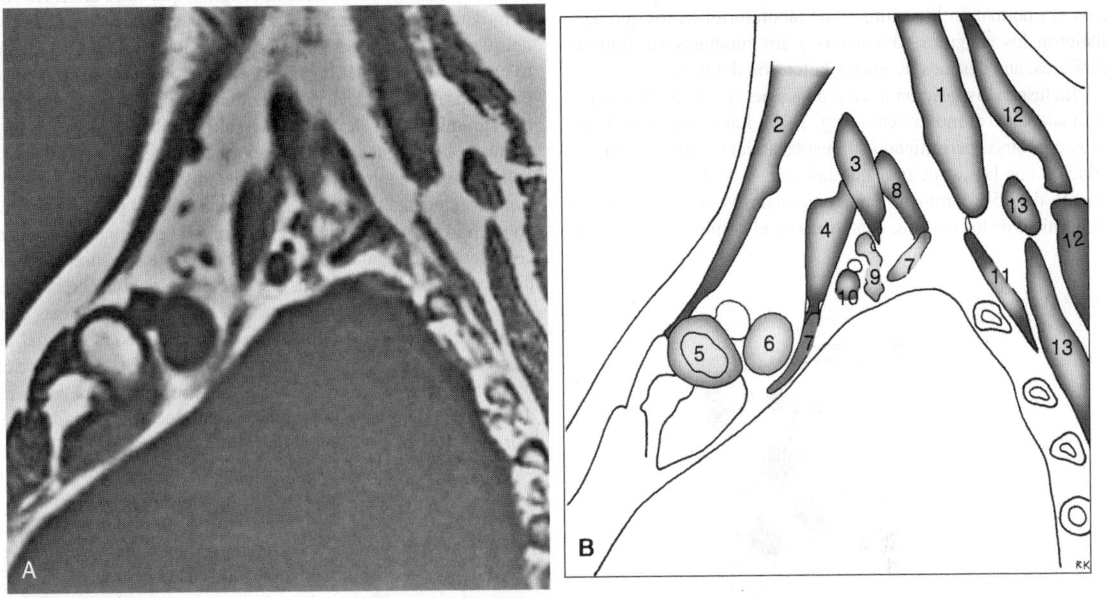

Fig. 2-46 • Imagen de resonancia magnética (**A**) y esquema (**B**) del triángulo escaleno, que muestran los límites del triángulo y sus relaciones con las estructuras más importantes. Nótese que la inclinación anterior de la primera costilla coloca a las estructuras más posteriores a un nivel más caudal. Nótese también el mayor espesor del elevador escapular (1), comparado con el trapecio (12). Las estructuras numeradas son: 1) elevador de la escápula, 2) esternocleidomastoideo, 3) escaleno medio, 4) escaleno anterior, 5) clavícula, 6) vena subclavia, 7) primera costilla, 8) escaleno posterior, 9) plexo braquial, 10) arteria subclavia, 11) porción superior del serrato posterior, 12) trapecio y 13) romboides.

ción.[53,215,218,225] Estas capas, a su vez, están sujetas a una adecuada irrigación.[209,212,220]

Los axones de los nervios grandes están contenidos en células de Schwann, ya sea a razón de 1:1 o, en el caso de las fibras nerviosas más pequeñas, en proporción de varios axones por una célula de Schwann. A su vez, éstas se encuentran encerradas en el endoneurio. Este último está separado de las vainas de mielina y de las células de Schwann por una lámina basal.

El tejido endonéurico consta en esencia de colágeno firmemente dispuesto, y contiene capilares y linfáticos.[198,218,225] La capa siguiente hacia el exterior, llamada perineurio, rodea a grupos de axones y sirve principalmente como barrera de difusión. También mantiene la presión intraneural. La integridad de esta capa es indispensable en la función del nervio, y constituye el tejido más importante para el cirujano. El perineurio se divide en varias capas. La capa más interna está formada por células planas con uniones estrechas, y aparentemente conserva la barrera de difusión. Las capas externas se encuentran laminadas con colágeno entremezclado. La capa externa del perineurio es una barrera probada contra la infección, no así la capa externa del nervio, llamada epineurio.

La porción del nervio que se encuentra encerrada en el perineurio se denomina fascículo, y constituye en realidad la porción funcional del nervio. Los axones están contenidos en fascículos, y los fascículos producen el ambiente necesario para la función nerviosa. El número y el tamaño de los fascículos varían. Su tamaño es mayor y su número menor en los nervios espinales, y son menores y más abundantes alrededor de los puntos de ramificación.[210] Al acercarse a uno de estos puntos, los fascículos destinados a formar esa rama se reúnen en grupos de fascículos.[210,225] La diversidad en el número y tamaño de los fascículos se complica todavía más por el hecho de que los fascículos se extienden una distancia promedio de sólo 5 mm, antes de ramificarse o emerger. El resultado es una anatomía interna plexiforme, en lugar del cable que sería más conveniente para las reparaciones y los injertos.[210]

El epineurio es tejido alveolar laxo, con abundantes vasos sanguíneos y linfáticos.[225] Constituye desde el 80% del área de corte transversal de un nervio hasta el 25%,[217,219,225] con un promedio del 40% al 50% en los nervios periféricos y del 65% al 70% en los plexos.[210]

La irrigación de los nervios se divide en vasos extrínsecos e intrínsecos.[199,200] Los vasos intrínsecos son los que se encuentran contenidos en el epineurio, y constituyen la irrigación arterial del nervio. Terzis y Breindenbach clasificaron los nervios y la circulación extrínseca con base en la conexión de los vasos extrínsecos a la misma arteria y vena, a fin de poder transferir libremente el tejido nervioso.[222] Dentro de los nervios, los vasos sanguíneos son por lo general redundantes, y su trayecto es plegado. Lundborg observó que antes de una oclusión venosa los nervios se alargan un 8%, y antes del cese completo del flujo arterial esta tensión es del 15%. Resulta interesante que la función era normal en los animales de laboratorio, en los que persistieron los coágulos sanguíneos y los bloqueos en algunos capilares, aun después de liberar la tensión del nervio.[198]

Incluso la disposición interna de los nervios está «diseñada» para adaptarse al movimiento (Fig. 2-47). Las capas se deslizan unas con otras, permitiendo su desplazamiento casi laminar en relación con las estructuras que las rodean. El límite de estiramiento del 15% también tiene consecuencias en las relaciones anatómicas de los nervios, sobre todo en el hombro. Cuanto más cercano se encuentra un nervio de un centro de rotación articular, tanto menor es el cambio de longitud que sufre el nervio con el movimiento. Al parecer, existen dos estrategias en el diseño del plexo braquial, que protegen al nervio contra el estiramiento excesivo. En primer lugar, la localización de los nervios justo por detrás de la articulación esternoclavicular les protege contra el estiramiento al elevar la clavícula en el plano coronal. La segunda estrategia importante es que el plexo braquial en la axila no se encuentra fijo a las estructuras circundantes, sino que flota libremente en la grasa; esto permite que el plexo se deslice en sentido superior al elevar el brazo, y de esta manera se acerca al centro de rotación y no es necesario que se estire demasiado. La consecuencia de esta disposición es que las alteraciones en la biomecánica del hombro a veces ocasionan síntomas neurológicos, aunque el traumatismo o la enfermedad original no afecten directamente a los nervios mismos. Otra distribución protectora en una articulación tan móvil es que la mayor parte de los movimientos en el hombro se conducen en sentido anterior, con lo que tira menos de la mayor parte del plexo. Una excepción son los nervios firmemente adheridos a la escápula, que se estiran con el alargamiento escapular.[192]

Los vasos extrínsecos del nervio casi siempre poseen una relación inversamente proporcional entre su tamaño y su número. Miden entre 5 mm y 15 mm desde la arteria adyacente. El exceso de irrigación es tal que un nervio, privado de su irrigación extrínseca, sigue funcionando hasta una distancia de 8 cm de la arteria nerviosa más cercana.[198,200] El exceso de irrigación resulta conveniente para el cirujano, para quien el epineurio marca una frontera eficiente en la disección de algunos tumores. A veces es necesario sacrificar el epineurio durante una operación para conservar la función nerviosa. Asimismo, es posible aplicar radioterapia en la axila sin perder la función. Sin embargo, se puede rebasar este exceso con una combinación de denudación epinéurica y radiación, o con una dosis excesiva de radioterapia, con efectos adversos en la función del nervio.[181,193]

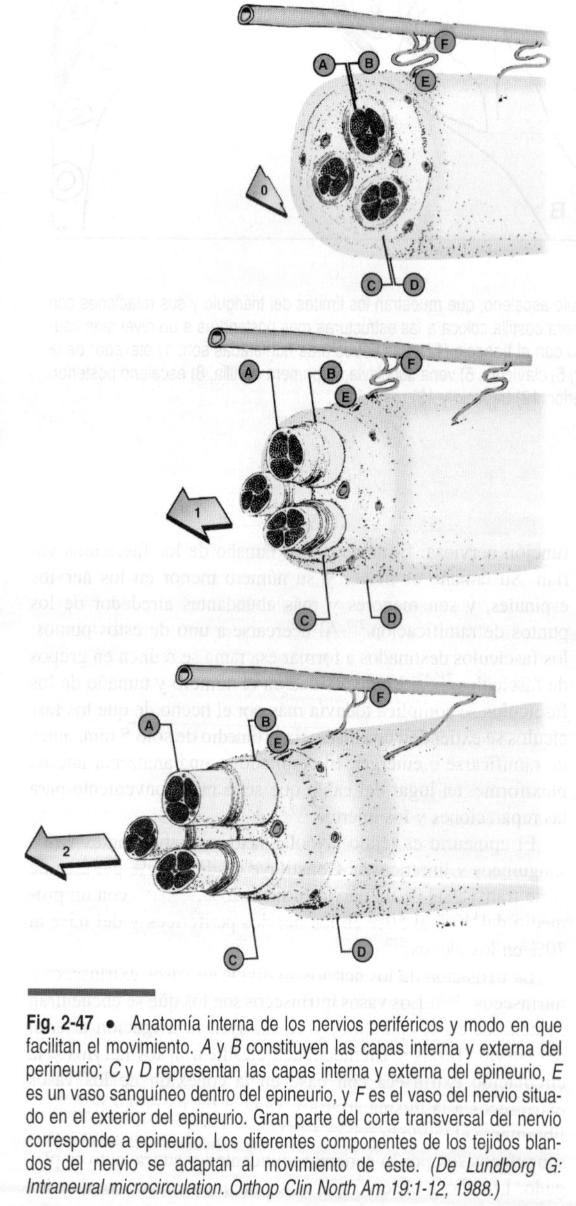

Fig. 2-47 • Anatomía interna de los nervios periféricos y modo en que facilitan el movimiento. *A* y *B* constituyen las capas interna y externa del perineurio; *C* y *D* representan las capas interna y externa del epineurio, *E* es un vaso sanguíneo dentro del epineurio, y *F* es el vaso del nervio situado en el exterior del epineurio. Gran parte del corte transversal del nervio corresponde a epineurio. Los diferentes componentes de los tejidos blandos del nervio se adaptan al movimiento de éste. *(De Lundborg G: Intraneural microcirculation. Orthop Clin North Am 19:1-12, 1988.)*

Plexo braquial

Taylor y Palmer, al estudiar la circulación de la sangre en la piel, identificaron algunos elementos comunes en la distribución de los vasos sanguíneos del organismo, que también se pueden aplicar en la disposición de los nervios periféricos.[255] En primer lugar, los nervios tienden a viajar adyacentes al hueso en tabiques intermusculares o en otras estructuras de tejido conectivo. En segundo lugar, los nervios viajan desde una posición relativamente fija hasta posiciones más o menos móviles. Los nervios rara vez atraviesan planos en los que existe movimiento y, cuando lo hacen, cruzan de manera oblicua la región de menos movimiento; de esta forma disminuye la tensión en el nervio al atravesar un plano móvil, aunque el movimiento real no cambie.[255]

Sin embargo, el plexo braquial parece contradecir esta tendencia. Transcurre desde una región donde se encuentra relativamente fijo en la región cervical hasta un área de gran movilidad en la axila, y luego recupera sus relaciones normales con el hueso y el tabique intermuscular en el brazo. Esta característica es única en el cuerpo humano, y es necesaria por la naturaleza altamente móvil del hombro y los movimientos de los nervios del plexo braquial en su trayecto hasta inervar las estructuras del brazo y del antebrazo. Esta contradicción aparente se comprende si consideramos la vaina axilar como una red de tejido conec-

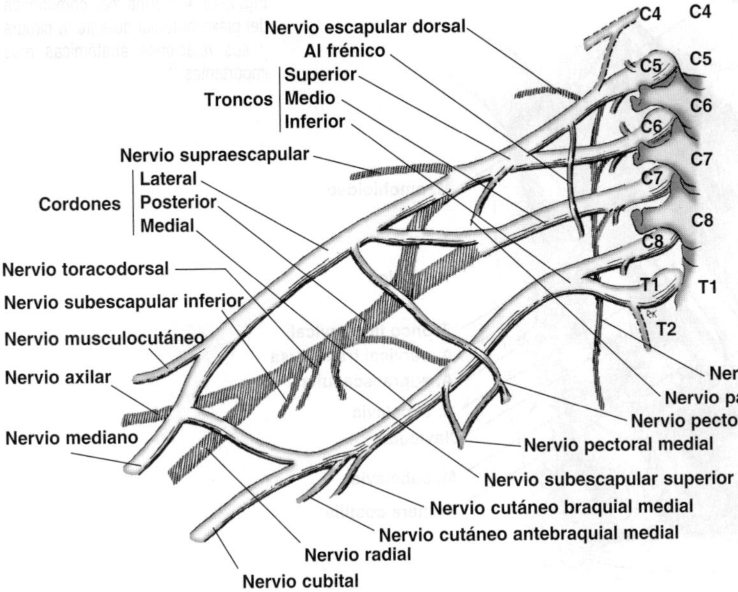

Figura 2-48. • Disposición habitual del plexo braquial y de sus troncos, cordones y ramas terminales.

tivo para los nervios y los vasos, teniendo claro que la vaina es la que se mueve dentro del espacio axilar.[184]

Raíces

Lo que tradicionalmente se considera el plexo braquial (Fig. 2-48) está formado por la distribución distal de las ramas anteriores de los nervios espinales o las raíces de C5, C6, C7, C8 y T1. A veces también contribuyen C4 y T2. Para C4, esta contribución tiene una frecuencia aproximada del 28% al 62% de los casos,[175] aunque en términos de tejido neural contribuye muy poco.[210] Bonnel observó que T2 contribuye sólo en el 4% de los casos.[175]

Las raíces que forman los nervios espinales carecen de vaina fibrosa[175] y obtienen un soporte considerable de tejidos blandos sólo en el punto en el que abandonan los agujeros intervertebrales, donde poseen una camisa de duramadre. Herzberg y cols. encontraron un ligamento semicónico posterosuperior a nivel de C5, C6 y C7, que une los nervios espinales con la apófisis transversa.[188] Los nervios espinales de C8 y T1 carecen de esta protección adicional. En la mayor parte de los textos publicados acerca del plexo braquial, las divisiones anteriores de estos nervios espinales se denominan *raíces del plexo braquial*. Herzberg y cols., observaron que las raíces de C5 y C6 pueden seguirse en sentido proximal, pero no encontraron una vía quirúrgica segura para llegar a los nervios espinales de C8 y T1, puesto que durante la disección se lesionan las estructuras óseas.[188] Otros autores señalan dificultad para exponer los dos nervios inferiores.[202]

Troncos, divisiones y cordones

Las raíces se combinan para formar troncos: C5 y C6 forman el tronco superior, C7 el tronco medio, y C8 y T1 el tronco inferior. Estos troncos se separan luego en una división anterior y una posterior. Las divisiones posteriores se combinan para formar el cordón posterior; la división anterior del tronco inferior forma el cordón medio; y las divisiones anteriores del tronco superior y medio forman el cordón lateral. Estos cordones originan los nervios terminales restantes y más abundantes del plexo braquial, y las raíces de los cordones lateral y medio se unen para formar el nervio mediano.

El plexo braquial abandona la región cervical y se extiende por el brazo a través del intervalo ubicado entre el músculo escaleno anterior y el nervio (Fig. 2-49). La arteria subclavia sigue el mismo trayecto. La primera costilla se inclina ligeramente en sentido inferior, así que el plexo braquial es posterior y superior a la arteria en este punto; sólo el tronco inferior es directamente posterior a la arteria en la costilla. En este triángulo, formado por ambos escalenos, el nervio o el vaso pueden comprimirse por un gran número de anomalías.[221] El tronco inferior se forma en la parte superior, por detrás de la clavícula, directamente arriba de la pleura, sobre una capa de tejido conectivo llamada *fascia de Sibson*. Las dos raíces superiores se unen para formar el tronco superior en el punto de Erb, ubicado 2 cm a 3 cm por encima de la clavícula y por detrás del borde posterior del músculo esternocleidomastoideo. La mayor parte de los plexos son penetrados por un vaso proveniente de la arteria subclavia, casi siempre la arteria dorsal escapular, entre dos de los troncos.[235] Los nervios situados entre los músculos escalenos están envueltos por la fascia de estos músculos, llamada *fascia prevertebral*. Esta vaina entre ambos escalenos es esencial para contener y permitir la dispersión de los anestésicos locales alrededor de los nervios.[174]

El plexo se divide en cordones antes o después de cruzar por debajo de la clavícula. Conforme los cordones penetran en la axila, se acercan a la arteria axilar y adquieren diversos nombres según su posición respecto de la arteria: lateral, posterior y medial. La fascia prevertebral cubre el plexo y los vasos, formando la vaina axilar. Otras dos arterias de referencia son la cer-

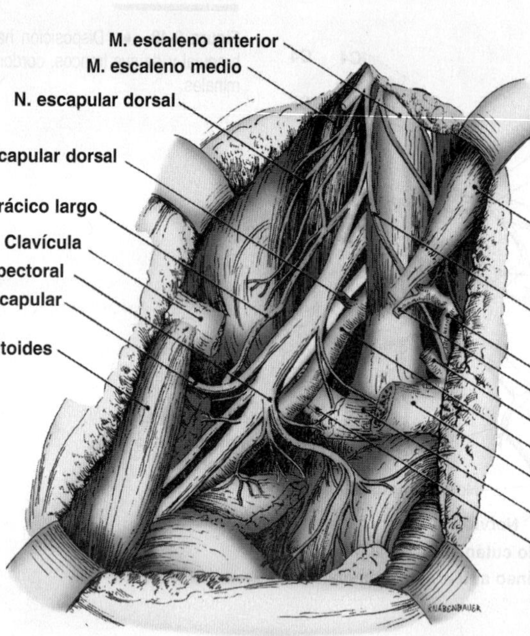

Fig. 2-49 • Forma más comprimida del plexo braquial durante la cirugía y sus relaciones anatómicas más importantes.[211]

vical transversa, que cruza en un plano anterior los dos troncos superiores, y la supraescapular, en el tronco medio a la altura de la clavícula.[193]

Ramas terminales

El plexo origina algunas ramas por encima de la clavícula. El nervio escapular dorsal proviene de C5, con algunas fibras de C4, y penetra en el escaleno medio y el elevador de la escápula, donde a veces contribuyen también algunas fibras de C4.[188] En los casos restantes el nervio del elevador es independiente. El nervio escapular dorsal acompaña a la rama profunda de la arteria cervical transversa o la arteria escapular dorsal en la parte inferior del romboide, inervándolo.

C5, C6 y C7 envían algunas raíces pequeñas en un plano inmediatamente adyacente a los agujeros intervertebrales, y contribuyen a la formación del nervio torácico largo, que pasa entre las porciones media y posterior del escaleno[175] o penetra en la porción media.[189,193,197] Horwitz y Tocantins señalaron la formación del nervio antes de la salida de las raíces del músculo, donde la contribución de C7 no pasa a través del músculo. Asimismo, mencionan que el nervio se fija más al músculo por las ramas cercanas al extremo distal del nervio. En ocasiones no contribuye C7, pero la composición del nervio es más constante.[189] El nervio pasa por detrás del plexo sobre la prominencia que origina la segunda costilla.[205] Se supone que este nervio puede alargarse con la depresión del hombro, durante la flexión lateral del cuello en la dirección opuesta. Prescott y Zollinger informaron de dos casos de lesión con la abducción; los mecanismos de la lesión son variados.[205]

El siguiente nervio más proximal es el supraescapular. Se origina en las caras lateral y superior del tronco superior, poco después de su formación en el punto de Erb. Su trayecto es oblicuo hasta el siguiente punto fijo, la incisura supraescapular. Esta vía es paralela a la superficie inferior del omohioideo. El nervio no se mueve en relación con la incisura.[207,208,218] Cruza por debajo del ligamento supraescapular o escapular transverso, y penetra en el músculo supraespinoso, al cual inerva a través de dos ramas. Tanto el origen del tronco superior como las adherencias musculares yacen en un plano cefálico respecto del ligamento, ocasionando que el nervio forme un ángulo alrededor de éste.[208] También inerva al músculo infraespinoso a través de dos ramas, después de pasar por debajo y alrededor de la base de la espina escapular.[178] Este nervio proporciona además dos ramas articulares: una en la fosa supraespinosa para la articulación acromioclavicular y la porción superior de la glenohumeral, y otra en la fosa infraespinosa para la porción posterosuperior de la articulación glenohumeral.[183] Se acompaña de la arteria supraescapular, que cruza por encima del ligamento escapular transverso. El hueso y el ligamento circundante forman un agujero que puede atrapar al nervio. La parálisis de este nervio tiene efectos profundos en la función del hombro.[213]

El nervio pequeño que llega al subclavio también proviene del tronco superior. Kopell y Thompson señalaron una relación interesante de este nervio: la prolongación de la escápula incrementa la distancia entre la región cervical y la incisura, ya que la escápula se debe mover en sentido lateral alrededor del tórax, para desplazarse hacia adelante.[192] Esta localización también predispone al nervio a las lesiones en las fracturas escapulares.[180]

El cordón lateral casi siempre contiene fibras de C5, C6 y C7, y emite tres ramas terminales: la musculocutánea, la pectoral lateral y la raíz lateral del nervio mediano. La primera rama proveniente del cordón lateral es el nervio torácico lateral anterior o lateral pectoral (de C5 a C7), el cual, después de abandonar el cordón lateral, pasa por un plano anterior a la primera porción de la arteria axilar. Penetra en la fascia clavipectoral por

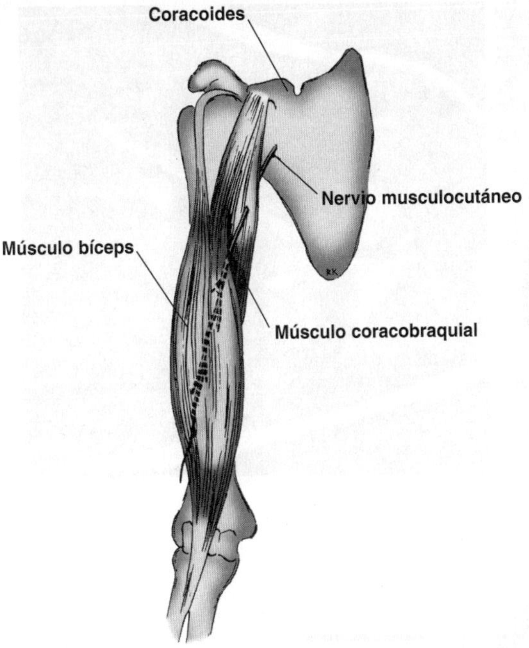

Fig. 2-50 • Trayecto del nervio musculocutáneo. Este nervio se origina en el cordón lateral y penetra en la superficie profunda del músculo-tendón. El punto de penetración es variable; en ocasiones se acerca hasta a 1,5 cm de la punta de la coracoides, y en otras se aleja hasta 9 cm (promedio de 5 cm). El nervio continúa en dirección distal inervando la cabeza larga del bíceps braquial y el músculo braquial, y aparece en el antebrazo en forma de nervio cutáneo braquial anterolateral.

encima del pectoral menor e inerva la porción clavicular y parte de la porción esternal del pectoral mayor. Este nervio mide entre 4 cm y 6 cm de largo.[186] Además, envía una comunicación con el nervio pectoral medial, que contribuye a la porción restante del pectoral mayor. Esta asa casi siempre pasa por encima de la arteria axilar, en proximalmente al tronco toracoacromial.[246] Sin embargo, Miller[203] ha demostrado que esta arteria es más proximal. El nervio pectoral lateral también inerva a la articulación acromioclavicular, a través del nervio supraescapular.[183]

El siguiente nervio es el musculocutáneo (de C5 a C7) (Fig. 2-50). Tiene un trayecto oblicuo hasta que penetra en el coracobraquial, a 5 cm o 6 cm de la punta de la coracoides, con límites de 1,5 cm a 9 cm.[173,184,190,195] Se origina en la porción superior de la axila. Este punto de entrada es crucial, debido al gran número de procedimientos que someten a tracción a este nervio. Kerr encontró ramas del cordón lateral o del nervio musculocutáneo en poco más del 50% de sus casos.[191] Flatow y cols. buscaron específicamente estas ramas, y observaron que penetran en el músculo, a unos 3 cm de la punta de la coracoides. En el 74% de los hombros existen uno o más nervios que penetran en los 5 cm más proximales del músculo.[182] El nervio musculocutáneo emerge en la porción distal del antebrazo como nervio cutáneo braquial anterolateral.

El último nervio del cordón lateral es la raíz lateral (de C5 a C7) del nervio mediano; este último se forma en la cara anterior de la tercera porción de la arteria axilar, y acompaña a la arteria y la vena braquiales en el brazo.

El cordón posterior aporta la mayor parte de la inervación de los músculos del hombro, en el orden siguiente: subescapular superior, toracodorsal, subescapular inferior, axilar y radial. Puesto que el margen de movimiento de los músculos en relación con el plexo braquial es muy grande, los nervios de estos músculos tienden a ser largos y emergen en una posición alta en relación con su destino. Por esa razón, y porque los nervios tienden a separarse en grupos de fascículos,[225] diversos autores afirman que el cordón posterior posee una formación anómala y constituye una estructura definida sólo en el 25% de los cadáveres.[174,191,224] Los nervios subescapulares superiores (C5) provienen del cordón posterior y penetran en el músculo subescapular en una localización más o menos alta, puesto que el movimiento es menor en este sitio. Son los nervios más cortos que se originan en este cordón. Inervan entre dos quintos y dos tercios (el 40% y el 66%) de la porción superior del músculo subescapular.

El siguiente nervio distal, el toracodorsal (C7 y C8), es el más largo (entre 12 cm y 18 cm)[186] de los nervios terminales provenientes del plexo braquial en la axila, y recibe el nombre de *nervio subescapular largo.* Se le llama también *nervio torácico largo* o *nervio de Bell.* Este nervio acompaña a la arteria subescapular y luego a la toracodorsal a lo largo de la pared posterior de la axila, hasta el dorsal ancho.[46,191,193] En este músculo, el nervio se divide en dos ramas, al igual que su irrigación.[101]

Las ramas siguientes son los nervios subescapulares inferiores (C5 y C6), que mantienen un trayecto largo desde su origen hasta penetrar en los músculos. Inervan la porción inferior del músculo subescapular y el redondo mayor.

La última rama proveniente del cordón posterior en el área del hombro es el nervio axilar (C5 y C6) que, al desaparecer en la brecha ubicada entre el subescapular y el redondo mayor, se acompaña de la arteria humeral circunfleja posterior. A continuación pasa a un lado de la cabeza larga del tríceps, y tiene contacto íntimo con la cápsula.[196] La forma cuadrilátera de este espacio no se observa desde la parte anterior, y cuando se le observa desde la posterior, aparece formado por el redondo menor en la cara superior y el redondo mayor en la inferior (Fig. 2-51; véase también Fig. 2-43). El borde medial es la cabeza larga del tríceps, y el lateral, la diáfisis del húmero. Se localiza en el espacio en que se ha descrito atrapamiento del nervio.[177]

El nervio axilar se divide en el espacio, enviando una rama posterior hacia el redondo menor y el tercio posterior del deltoides, y otra anterior hacia los dos tercios anteriores de este músculo. El nervio cutáneo braquial lateral, que se origina en la rama del redondo menor, inerva el área de piel que corresponde y cubre al músculo deltoides, después de envolver el borde posterior de éste.[99] La rama anterior se ubica unos 5 cm por debajo del borde del acromion, al paso de este nervio hacia la parte anterior para inervar los dos tercios anteriores del músculo. Una o más ramas pequeñas se unen al borde inferior de la parte posterior del deltoides y, a diferencia de la rama anterior, no se dirigen en sentido vertical hacia la espina escapular, sino que acompañan a las fibras inferiores del músculo. El nervio axilar también proporciona inervación sensorial a la parte inferior de la articulación glenohumeral a través de dos ramas articulares. La rama anterior emerge antes de que el nervio penetre en el espacio cuadrilátero. La segunda rama surge en este espacio.

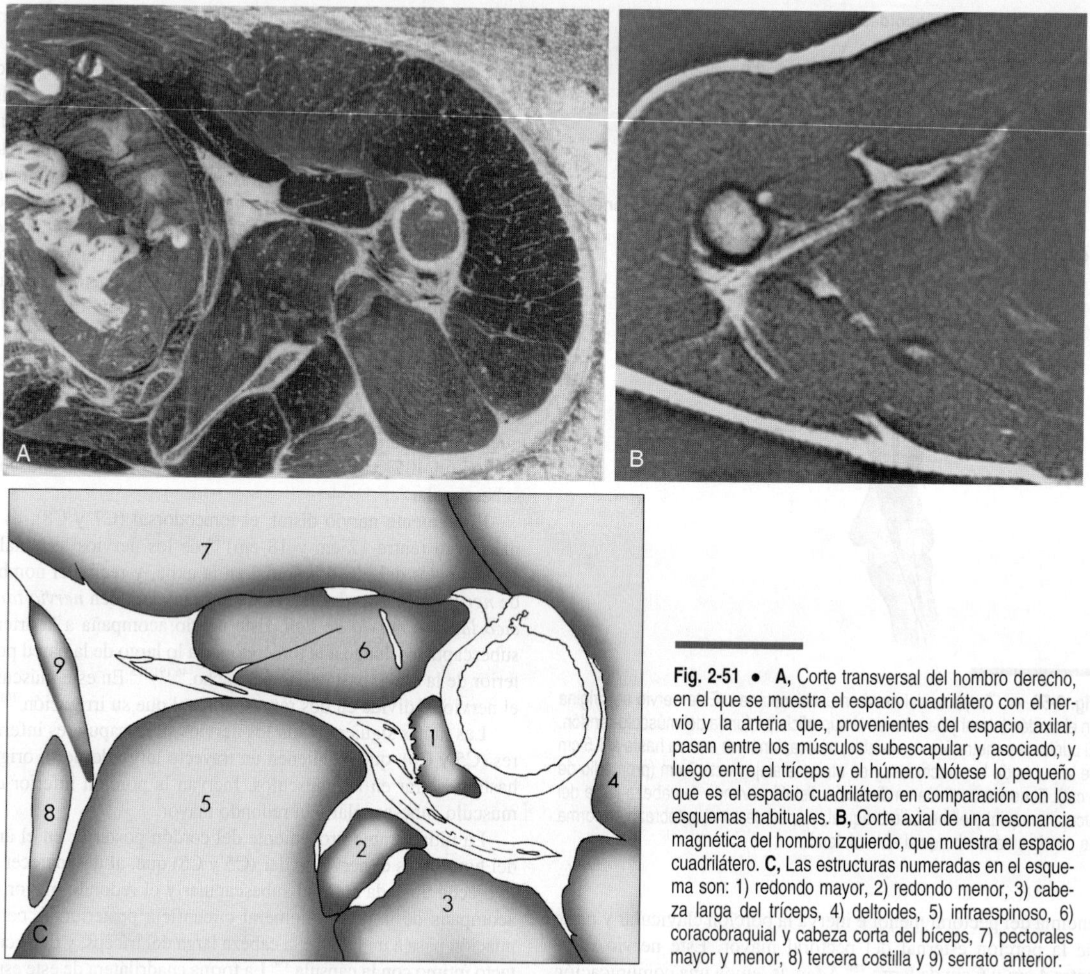

Fig. 2-51 • **A,** Corte transversal del hombro derecho, en el que se muestra el espacio cuadrilátero con el nervio y la arteria que, provenientes del espacio axilar, pasan entre los músculos subescapular y asociado, y luego entre el tríceps y el húmero. Nótese lo pequeño que es el espacio cuadrilátero en comparación con los esquemas habituales. **B,** Corte axial de una resonancia magnética del hombro izquierdo, que muestra el espacio cuadrilátero. **C,** Las estructuras numeradas en el esquema son: 1) redondo mayor, 2) redondo menor, 3) cabeza larga del tríceps, 4) deltoides, 5) infraespinoso, 6) coracobraquial y cabeza corta del bíceps, 7) pectorales mayor y menor, 8) tercera costilla y 9) serrato anterior.

Juntas, constituyen la inervación principal de la articulación.[183] A menudo, otra rama acompaña a una porción de la arteria circunfleja humeral anterior hacia la cabeza larga del bíceps.

La porción final del cordón posterior es el nervio radial (C5 a C8), que continúa por detrás de la arteria axilar y, poco después de abandonar la axila, desaparece en la región que yace por debajo de la cabeza larga del tríceps. Los nervios de las cabezas larga y medial del tríceps surgen cuando el nervio todavía se localiza en la axila. La rama cutánea posterior también se origina en la axila. La cabeza medial del tríceps es inervada por una rama que emerge en la parte medial, y se denomina *nervio colateral cubital*, por su cercanía al nervio cubital.

El cordón medial posee cinco ramas, en el orden siguiente: el nervio pectoral medial, el cutáneo braquial medial, el cutáneo antebraquial medial, la raíz medial del nervio mediano y el nervio cubital. El nervio pectoral medial (C8 y T1) proviene del cordón medial, que en este punto ya ha obtenido su posición medial respecto de la arteria. En la parte anterior, pasa entre la arteria y la vena (la vena es la estructura más medial), y penetra en la superficie profunda del pectoral menor. Algunas fibras emergen en la parte anterior del músculo, para inervar la porción más caudal del pectoral mayor. La longitud de este nervio varía entre 8 cm y 14 cm.[186] Como se señaló, existe una rama comunicante entre el nervio pectoral lateral y el medial, antes de penetrar en el músculo pectoral menor.

El nervio cutáneo braquial medial contiene fibras de T1, y va seguido en orden por el cutáneo antebraquial medial, proveniente de T1 y C8. Ambos son nervios cutáneos que inervan la región de la piel que indican sus nombres. El cutáneo braquial medial a menudo se comunica con el braquial intercostal. La raíz medial del nervio mediano (C8 y T1) pasa por la cara anterior de la tercera porción de la arteria axilar, para unirse con su raíz lateral.

El nervio cubital es la extensión final del cordón medial. Se esperaría encontrar sólo fibras de C8 y T1, pero algunos investigadores han detectado, en el 50% de sus piezas, algunas fibras de C7 provenientes del cordón lateral que se dirigen hacia el nervio cubital, casi siempre a través de un nervio proveniente del mediano.[175,191,195] Las fibras de C7 suelen estar destinadas para el flexor del carpo cubital.[193] El nervio cubital no tiene

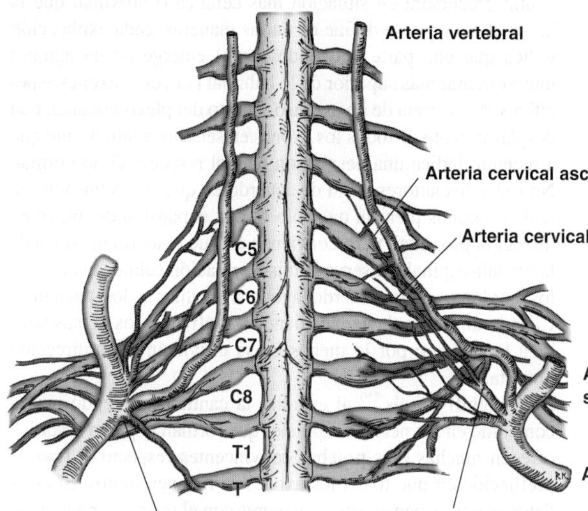

Fig. 2-52 • Irrigación de la porción proximal del plexo braquial y el cordón espinal. En la parte más distal, la irrigación se origina en las arterias y venas concurrentes. *(Reimpreso de Abdullah S y Bowden REM: The blood supply of the brachial plexus. Proc R Soc Med 53:203-205, 1960.)*

ramas importantes en el área del hombro; sus primeras ramas aparecen conforme se acerca al codo.

Al igual que todos los nervios, el plexo braquial recibe su irrigación de las arterias adyacentes. Su desplazamiento respecto de los vasos es mínimo, así que las arterias son cortas y directas. Abdullah y Bowden, al trazar mapas de la irrigación del plexo braquial, observaron que se origina en la arteria subclavia y sus ramas (Fig. 2-52).[172] La arteria vertebral irriga al plexo proximal, junto con las arterias cervicales profundas y las ascendentes y la arteria intercostal superior. Los ganglios autónomos que yacen cerca de la columna son irrigados por las ramas de los vasos intercostales en el tórax y las ramas de la arteria vertebral en la región cervical. En la porción distal contribuyen las arterias adyacentes. La relación entre el plexo y los vasos es anómala en el 8% de los hombros[203] (véase Cap. 3), donde los nervios son penetrados por los vasos.

Inervación autónoma

Los nervios del plexo braquial llevan fibras autónomas posganglionares, con la mayor porción (del 27% al 44%) a nivel de C8 y la porción menor (del 1% al 9%) a nivel de C5.[216] Al revisar la estructura común del sistema nervioso simpático se observa que las fibras provenientes del cordón espinal se encuentran mielinizadas y se reúnen en lo que se denomina *ramas comunicantes «blancas»* o *ramas de tipo I*. Las fibras que abandonan el ganglio, fibras posganglionares, no se encuentran mielinizadas, y tienden a reunirse en la rama «gris». Las ramas de tipo II son grises, con algunas fibras mielinizadas (preganglionares). Las ramas de tipo III son una mezcla de fibras grises y blancas. Asimismo, las ramas grises o blancas también pueden ser múltiples.[214] La inervación simpática de C5 y C6 proviene de las ramas grises del ganglio cervical medio, el ganglio cervical superior y los troncos intermedios que conectan a estos ganglios. En la arteria vertebral existe un plexo simpático. C7, C8 y los nervios espinales de T1 reciben ramas grises del ganglio estrellado. Como ya se señaló, las ramas autónomas se mezclan inmediatamente con fibras somáticas, y no viajan en fascículos separados.[214] Penetran en la convergencia de las raíces o en las zonas proximales a éstas. Es útil establecer si una lesión es pre- o posganglionar para localizar el daño del plexo braquial. La raíz nerviosa de T2 a menudo se cita como el límite cefálico del origen espinal de las fibras preganglionares del sistema nervioso simpático, pero existen pruebas de que quizá se origina en T1 o C8.[206, 214] El límite caudal de las fibras preganglionares es T8 o T9.[206] La distribución de las fibras simpáticas hacia la vasculatura es mucho más pronunciada en la mano que en el hombro. Es probable que la distribución de la actividad sudorípara y erectora sea diferente, pero, de cualquier forma, es reducida en el área de C5 y C6.[226]

Variantes no patológicas

La mayor parte de los plexos poseen una formación clásica, aunque a menudo difieren en algunos detalles. Por ejemplo, el axón que proporciona la sensibilidad de una región de piel o el estímulo en determinado músculo, en ocasiones sigue un trayecto alterno desde la médula espinal hasta su destino. No existe ningún método fisiológico para definir esta variable. Estas variables son cambios en la disposición tridimensional, no en la fisiología del plexo braquial. Es poco probable que se cree alguna prueba fisiológica para definir su existencia, así que la evaluación preoperatoria de estas anomalías debe esperar el refinamiento ulterior de las técnicas imagenológicas (Fig. 2-53).[69] En la tomografía computarizada, los nervios y los vasos aparecen como una sola estructura. La RM genera una imagen más similar al «plexo braquial», pero los detalles son aún insuficientes.

Es importante conocer las posibles variantes del plexo, por varias razones. La presencia de una anomalía estructural retrasa la evaluación diagnóstica del proceso patológico, o bien, complica la disección al intentar encontrar o evitar las ramas del plexo braquial. Un ejemplo en el que el diagnóstico preciso es confuso

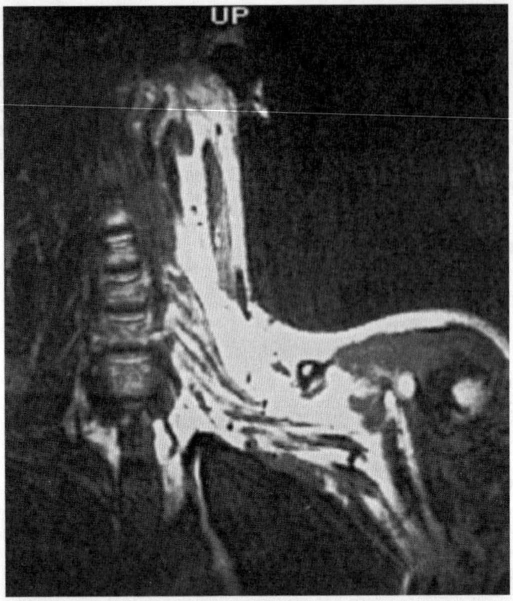

Fig. 2-53 • Imagen de resonancia magnética que muestra el plexo braquial del autor. Las técnicas actuales todavía no permiten observar las variedades no patológicas. *(De Kellman GM, Kneeland JB, Middleton WD, y cols.: MR imaging of the supraclavicular region: Normal anatomy. AJR Am J Roentgenol 148:77-82, 1987)*.

es el que se produce con un plexo braquial prefijado. La mielografía o la tomografía computarizada revela una avulsión de la raíz nerviosa por encima del nervio espinal que sugiere la exploración física. El médico debe saber que se trata de una anomalía frecuente, y que los datos de la mielografía no son incongruentes con sus datos físicos. En las series publicadas de disecciones del plexo braquial se ha encontrado una gran variedad de patrones. Sin embargo, para simplificar el problema, se han agrupado aquí las variedades más habituales, lo que facilitará su comprensión.

La presencia de anomalías se comprende al conocer la embriología de la extremidad. Durante la cuarta semana del desarrollo fetal, la extremidad crece adyacente al nivel donde aparecerán las vértebras cervicales pertinentes (de C5 a T1). Los nervios han alcanzado la base de la extremidad, que en ese momento es sólo tejido conectivo condensado. Hacia el final de la quinta semana, los nervios alcanzan la mano, pero todavía no existe diferenciación muscular. Conforme la extremidad emigra en sentido caudal, los músculos aparecen y emigran, llevando a sus nervios con ellos;[194] esta diferenciación muscular precede al crecimiento de los vasos, cuya interposición también afecta a la orientación interna del plexo.[203] Así, es posible encontrar vías alternas para los axones funcionales. Al desarrollarse, tienden a alcanzar su destino antes de que madure gran parte del tejido conectivo intermedio. Walsh llegó a afirmar que sólo existe una disposición del plexo, y que las variedades son sólo artificios de tejido conectivo.[224]

Volviendo al ejemplo, el plexo braquial prefijado es el modelo más socorrido de lo que llamaremos *despegue proximal*. En este patrón, uno o varios nervios abandonan la estructura neural precursora en situación más cefálica o proximal que la habitual. Aunque se define de varias maneras, cada explicación indica que una parte del tejido neural emerge de un agujero intervertebral más superior de lo habitual para esos axones específicos. No se trata de un ascenso estricto del plexo braquial, con desplazamiento de todos los axones en sentido cefálico, sino que a menudo indica una desviación parcial respecto de lo normal. No todos los autores están de acuerdo en que esta situación sea real, y algunos piensan que sólo es una expansión del plexo en dirección proximal, pero convienen en que el tejido nervioso de la médula espinal conserva la misma relación cefalocaudal entre los cordones. Este acuerdo ayuda a evaluar a los pacientes. Cuando un grupo de axones tiende a prefijarse, los demás también lo harán, o por lo menos no se desviarán en la dirección opuesta.[210]

Slingluff y cols.[210] al estudiar la cantidad de tejido neural contenido en los nervios espinales que forman el plexo braquial, ofrecen muchas más pruebas convincentes respecto al tipo de prefijación en que todos los axones se mueven juntos. Si estos datos se confirman en series mayores con el mismo trabajo detallado, se añadirá otra dimensión de pronóstico a la anatomía del plexo braquial, en varios sentidos: en primer lugar, la desviación cefálica de un grupo significaría la desviación cefálica de todos los axones; en segundo (corolario de lo anterior), esta desviación cefálica necesitaría determinadas desviaciones predecibles en los trayectos que los axones tomarían hacia sus órganos terminales respectivos. A continuación se enumeran algunas de las desviaciones más importantes que se pronostican por la prefijación:

1. Existe menos tejido neural en el nervio torácico espinal.
2. El tronco superior inerva a más de la mitad del cordón posterior y el nervio mediano.
3. El tronco superior inerva a más del 33% del nervio pectoral.
4. No existe contribución de C8 al cordón lateral (asa del tronco inferior al cordón lateral).
5. El nervio cubital contiene fibras de C7.

La posfijación pronosticaría lo opuesto; es decir, T1, el tronco inferior y sus contribuciones, son proporcionalmente mayores, y C8 contribuye al cordón lateral.

En este estudio, la pre- y la posfijación se encuentran circunscritas por el contenido de tejido neural definido en la biopsia del corte transversal.

Puesto que el plexo braquial prefijado puede ocasionar confusión diagnóstica, sería útil encontrar alguna alternativa a la biopsia del plexo, para definir la presencia de esta anomalía. Por ejemplo, cuando los nervios se desvían hacia los agujeros superiores, una parte del tejido nervioso destinado a la distribución del nervio cubital podría emerger a través del nervio espinal C7, y sería pronosticable una mayor correlación de la prefijación con una contribución de C7 al nervio cubital.[193] Esta información sería útil antes de disecar el plexo braquial, ya que es necesario buscar la contribución mínima del cordón lateral.

Considérense ahora las variantes que pueden aparecer en un solo nervio. Los fascículos que forman un nervio se agrupan en la estructura nerviosa original (cordones para los nervios, troncos para las divisiones, etc.), y a menudo abandonan su origen a un nivel más proximal (Figs. 2-54 A y B). Por ejemplo, el ner-

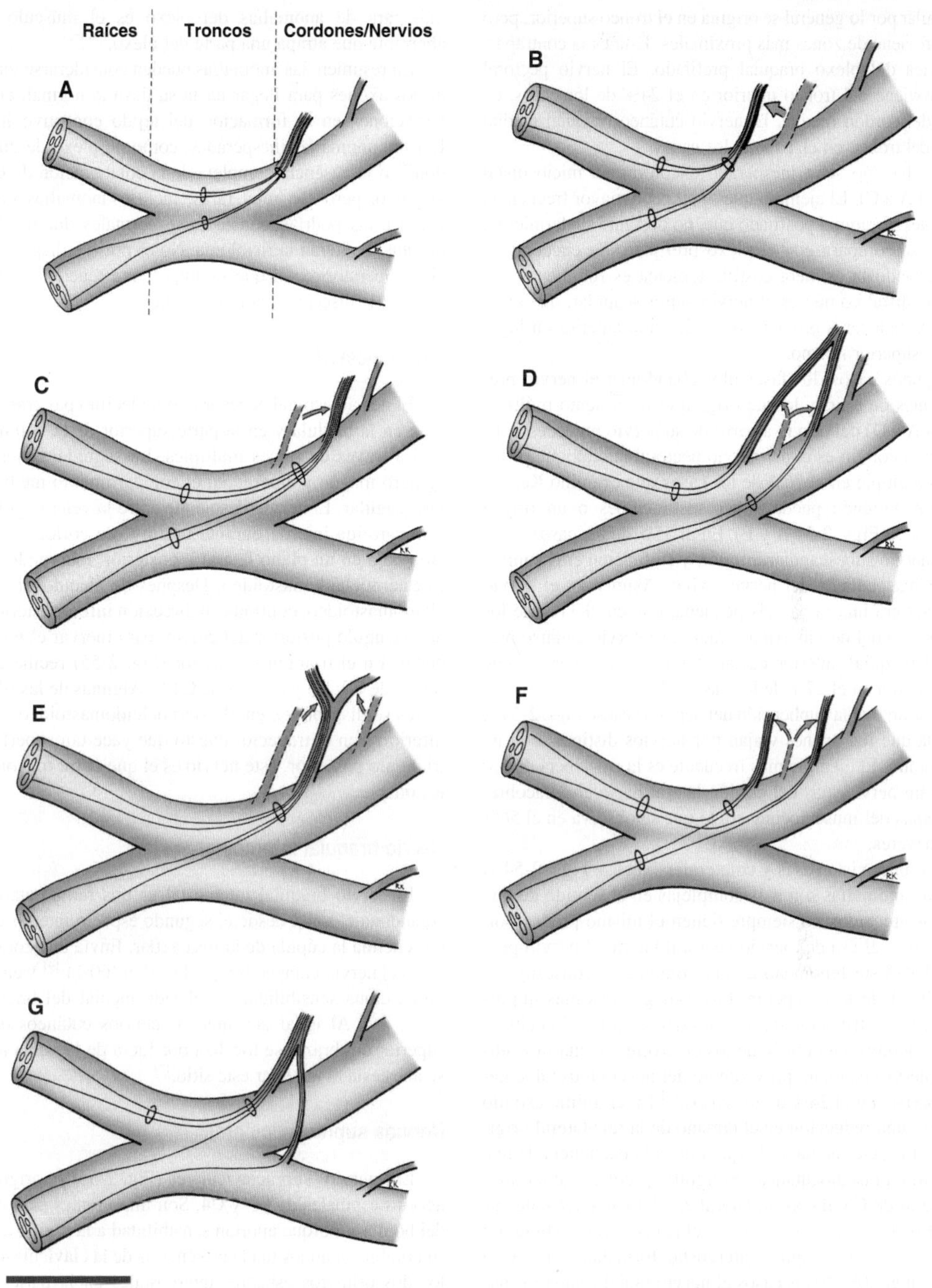

Fig. 2-54 • **A,** Nervio ficticio y sus relaciones habituales con las estructuras antecesoras y otros nervios. Las *líneas blancas delgadas* son axones que normalmente se distribuyen a través de este nervio. **B,** Los *círculos* representan fascículos, y los axones coalescen para formar un nervio en el nivel más proximal para que el nervio se origine en el tronco. **C,** Los axones abandonan este nervio en una zona más distal. **D,** Los axones en sus fascículos abandonan al nervio antecesor antes de unirse para formar el nervio, y de esa manera, sus orígenes son múltiples. **E,** Los axones de este nervio lo abandonan, junto con el material neural de otro nervio adyacente, lo que da lugar a un origen común. En los casos en que el origen común abarca dos nervios de tamaños muy distintos, el nervio menor se puede denominar ausente y su función es asumida por una rama del nervio mayor. **F,** El material neural emerge a través de dos nervios distintos, que permanecen separados en todo el trayecto hasta la estructura distal. Es lo que se denomina duplicación del nervio. **G,** Una parte del material neural viaja hasta el nervio a través de un origen pequeño, proveniente de distintas estructuras neurales antecesoras, y el resultado es la creación de un asa.

vio escapular por lo general se origina en el tronco superior, pero a veces proviene de zonas más proximales. Ésta es la contraparte periférica del plexo braquial prefijado. El nervio pectoral medial proviene del tronco inferior en el 24% de los casos, en lugar de del cordón medial. El nervio cutáneo braquial medial proviene del tronco en el 10% de los casos.

En cambio, no sería inesperado encontrar un inicio distal (Figs. 2-54 A a C). El ejemplo que se cita con mayor frecuencia es el del plexo braquial posfijado que, no obstante su definición, es raro si se compara con el plexo prefijado. Se encuentra a menudo cuando la primera costilla torácica es rudimentaria.[46] Otro inicio distal común es el nervio supraescapular, que en el 20% de los cadáveres proviene de la división anterior en lugar del tronco superior mismo.

En algunos casos, los fascículos abandonan el nervio predecesor antes de unirse, lo que origina el nacimiento múltiple (Fig. 2-54 A a D) del nervio a partir de su nervio predecesor. El ejemplo más común es el del nervio pectoral lateral, que posee un origen múltiple en el 76% de los casos que examinó Kerr.[191] En cambio, también puede haber sustituciones o un origen común (véanse Figs. 2-54 A y E). En el 55% de los casos no se encontró nervio subescapular inferior, y su función era asumida por una rama pequeña del nervio axilar. Asimismo, el nervio toracodorsal era una rama más pequeña, que en el 11% de los casos proviene del nervio axilar o radial. El nervio cutáneo braquial y el braquial anterior nacían como un solo nervio, que luego se dividía en el 27% de los casos.[191]

Otra variante es la duplicación del nervio (véanse Figs. 2-54 A y F), en la que los axones viajan por nervios distintos con un destino común. El ejemplo más frecuente es la existencia de por lo menos un nervio más del cordón lateral hacia el coracobraquial, además del musculocutáneo, lo que se observa en el 56% de los cadáveres.

Por último, existen asas y colaterales (véanse Figs. 2-54 A y G). Estas anomalías son más complejas en el sentido de que los nervios afectados no siempre tienen el mismo predecesor. Un ejemplo es el asa del nervio pectoral lateral al nervio pectoral medial. Este fenómeno es tan común que constituye la regla en lugar de la excepción. Las asas grandes más importantes son la contribución del cordón lateral al nervio cubital, que Kerr encontró en el 60% de los cadáveres, y una raíz adicional al nervio mediano proveniente del nervio musculocutáneo, que existe en el 24% de los casos.[191] En el último estudio se encontró una reducción en el tamaño de la raíz lateral original hacia el nervio mediano, lo que indica la existencia de una contribución musculocutánea. Slingluff y cols. encontraron una colateral de C8 al cordón lateral en el 14% al 29% de sus casos.[210] En el 60% de los cadáveres el nervio cutáneo braquial medial y el nervio braquial intercostal formaban un nervio común, y en el 20% de los casos el nervio radial estaba formado por dos raíces.[191]

Las asas pueden tener otra procedencia interesante cuando existe una relación anómala con los vasos axilares y sus ramas. Miller[203] encontró una relación anómala entre los nervios y las arterias en el 5% de sus disecciones, y entre los nervios y las venas en el 4%. Una de las anomalías más comunes fue la presencia de un vaso que divide o fragmenta axones que deben pertenecer a una sola estructura; esto se dio en los diferentes niveles de los cordones nerviosos.[203] Algunas de estas relaciones anormales ocasionan enfermedad (véase Cap. 3). Otra causa más rara de anomalías del plexo es el músculo accesorio aberrante que atrapa una parte del plexo.[176,182]

En resumen, las anomalías pueden considerarse vías alternas de los axones para llegar hasta su destino normal, creadas por variaciones en la formación del tejido conectivo intermedio. Existen anomalías inesperadas, como un plexo de un solo cordón[187] o la ausencia completa de la colaboración de C8 y T1[223] al plexo, pero son muy raras; incluso anomalías infrecuentes como éstas podrían considerarse normales durante la cirugía, porque no alteran la fisiología. No es posible diagnosticarlas en el preoperatorio, así que es importante tenerlas presente para facilitar la disección y el diagnóstico.

Par craneal XI

El nervio espinal accesorio, o undécimo par craneal, se origina en la médula y en la parte superior de la columna vertebral a través de raíces múltiples. En seguida asciende por el agujero magno y emerge en el compartimento medio del agujero yugular. El nervio desciende entre la vena yugular interna y la carótida interna durante un trayecto corto, y a continuación baja en un plano lateral y posterior, inervando el músculo esternocleidomastoideo. Después de abandonar al esternocleidomastoideo, continúa en dirección inferoposterior a través del triángulo posterior del cuello, para inervar el músculo trapecio. En el triángulo posterior (Fig. 2-55) recibe fibras aferentes de C2, C3 y a veces de C4.[179] Algunas de las fibras superiores se distribuyen en el esternocleidomastoideo y las fibras inferiores en el trapecio. Puesto que yace tan superficial en el triángulo posterior, este nervio es el que corre mayor riesgo de lesionarse.

Nervio braquial intercostal

El nervio braquial intercostal es una rama cutánea de T2. Abandona el tórax desde el segundo espacio intercostal y cruza por encima la cúpula de la fosa axilar. Envía una comunicación hacia el nervio cutáneo braquial medial (60%),[191] y en ocasiones proporciona sensibilidad en el lado medial del brazo hasta el codo.[174,259] Al igual que muchos nervios cutáneos de la parte superior del brazo, se localiza por fuera de la vaina axilar y no se anestesia al inyectar este sitio.[174]

Nervios supraclaviculares

Los nervios supraclaviculares (Fig. 2-55) se originan en los nervios espinales de C3 y C4. Son importantes para el cirujano del hombro, porque aportan sensibilidad a la región a que alude su nombre, el área situada por encima de la clavícula, además de los dos primeros espacios intercostales en la parte anterior y gran parte de la piel sobre el acromion y el deltoides. Las ramas ventrales de C3 a C4 salen entre los músculos recto anterior mayor de la cabeza, largo del cuello y escaleno medio.[45] Las tributarias de los nervios supraclaviculares se unen y penetran en el triángulo posterior del cuello, alrededor del borde posterior del esternocleidomastoideo. Descienden sobre la región superficial del platisma en tres grupos. Los nervios supraclaviculares mediales se dirigen hacia la base del cuello y la porción medial de los primeros dos espacios intercostales. Los nervios supraclaviculares intermedios se dirigen hacia la parte superior del

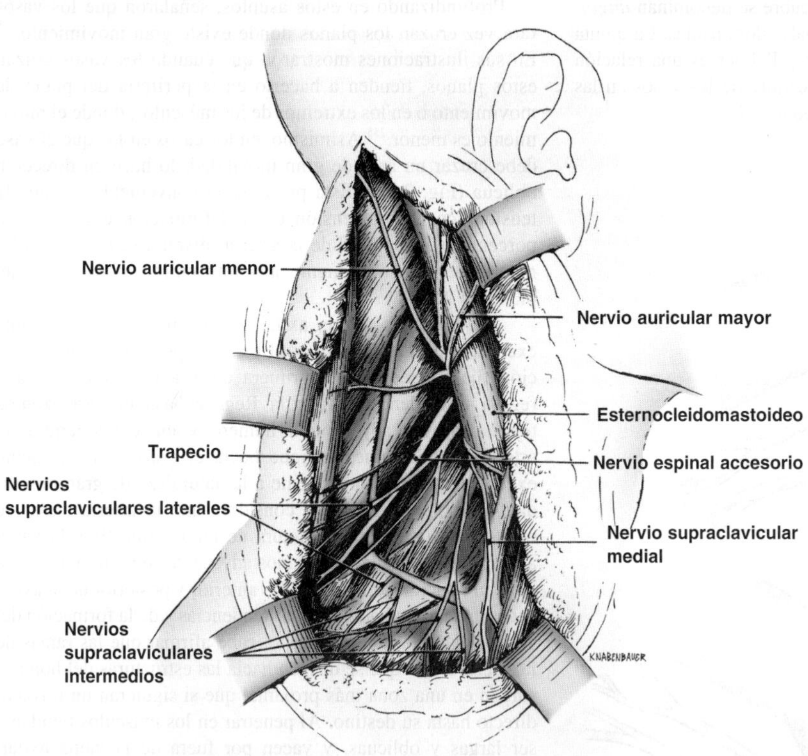

Fig. 2-55 • Nervio espinal accesorio y nervios supraclaviculares. Los nervios supraclaviculares de los tres grupos originan gran parte de la inervación cutánea del hombro. En el triángulo posterior, el nervio espinal accesorio se extiende desde el esternocleidomastoideo hasta el trapecio, que son los dos músculos superficiales del cuello. El nervio espinal accesorio yace adyacente a la capa más superficial de la fascia profunda.

tórax en esta región. Los supraclaviculares laterales atraviesan el borde anterior del trapecio y viajan hasta la punta del hombro.[45] Los nervios mediales a veces poseen un patrón anómalo en el que atraviesan los agujeros de la clavícula en su trayecto hacia la cara anterior del tórax.[185]

IRRIGACIÓN

El interés del cirujano por la anatomía de la irrigación tiene que ver con el tratamiento de las lesiones de los vasos sanguíneos y con la prevención de lesiones en estas estructuras durante la disección. El foco principal en la región del hombro es la arteria axilar, acompañada de las venas y linfáticos respectivos. La formación de estas estructuras es más variable que la del plexo braquial, pero el orden en que se desarrollan y su disposición facilitan su comprensión. Aquí son más comunes las anomalías no patológicas que en el plexo braquial. También en este caso, las anomalías no patológicas son las disposiciones que carecen de consecuencias fisiológicas, pero que son importantes para el cirujano, porque pueden cambiar el cuadro diagnóstico después de una lesión. Además, muchas veces alteran el patrón de la circulación colateral o complican la disección, al alterar la posición de las arterias en relación con el hueso y las referencias tendinosas (véase el apartado «Nervios»).

Taylor y Palmer,[255] en sus extensos estudios sobre la circulación de la piel y en su revisión de la bibliografía, observaron algunas tendencias básicas en la distribución de los vasos sanguíneos en el cuerpo. Resumieron estas tendencias de la manera siguiente: 1) el concepto del angiosoma, según el cual el cuerpo es un complicado rompecabezas donde cada pieza es irrigada por una arteria dominante y sus venas concurrentes; 2) los músculos constituyen una desviación anastomótica vital; 3) las arterias se enlazan para formar una red continua; 4) las cuencas intramusculares de arterias y venas coinciden; 5) los vasos viajan con los nervios; 6) los vasos siguen la red del tejido conectivo, 7) los vasos se propagan desde regiones fijas hacia regiones móviles; 8) existe una relación directamente proporcional entre la movilidad del músculo y el tamaño y la densidad de los vasos que los irrigan (esto es, los músculos más móviles poseen menos vasos pero de mayor calibre); 9) las cuencas vasculares son constantes, pero su origen suele ser variable; 10) el territorio de las arterias intramusculares obedece a la ley del equilibrio (es decir, si un vaso que irriga a una estructura es mayor de lo normal, los vasos circundantes tienden a ser menores); 11) el tamaño y la orientación de los vasos son producto de la diferenciación del tejido y el crecimiento en esa región, y 12) los músculos constituyen la fuerza principal del retorno venoso.[152,255] El autor añadiría aquí la tendencia de los vasos a cruzar las articulaciones cerca del eje de rotación, para que el cambio relativo de la longitud sea menor (Fig. 2-56); esto ocurre en particular en un hombro muy móvil. Las arterias que irrigan estos bloques de tejido también irrigan la piel y los tejidos subyacentes. Estos bloques y la piel que los cubre se denominan *angiosomas*, en referencia a los ejes arteriales dominantes. La quinta tendencia en la que insisten Taylor y Palmer es una relación inversamente proporcional entre el calibre de los vasos en las regiones contiguas, llamada *ley del equilibrio*.[255]

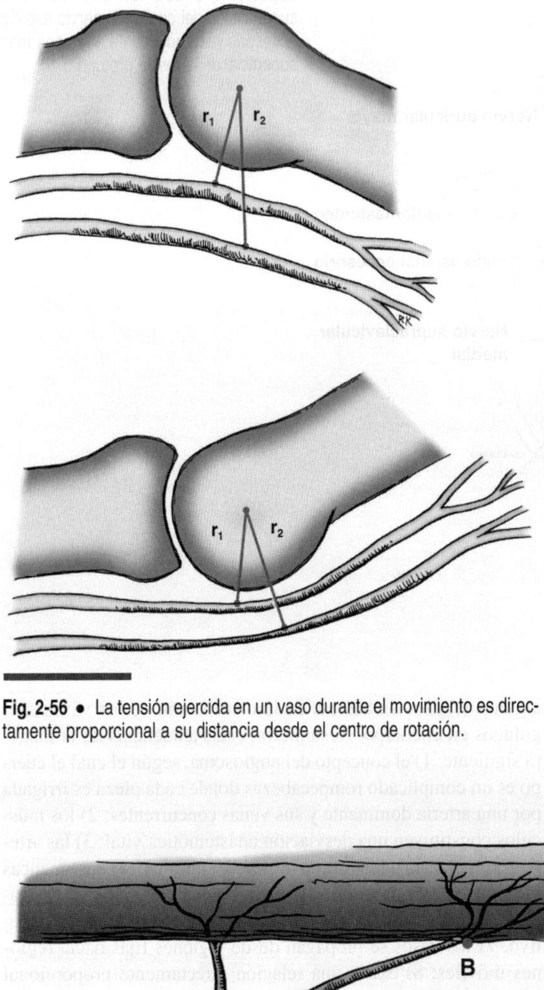

Fig. 2-56 • La tensión ejercida en un vaso durante el movimiento es directamente proporcional a su distancia desde el centro de rotación.

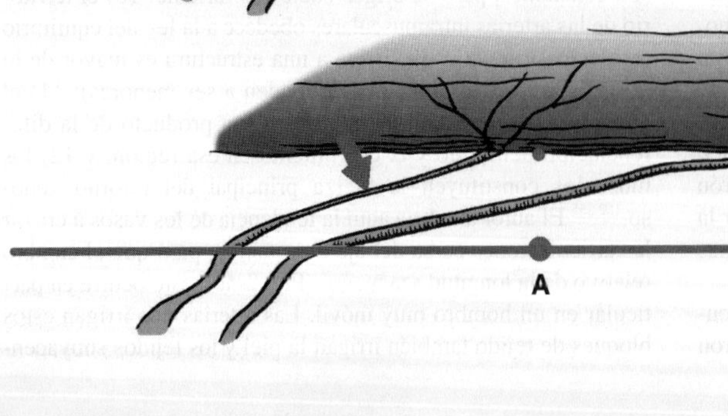

Profundizando en estos asuntos, señalaron que los vasos rara vez cruzan los planos donde existe gran movimiento.[255] En sus ilustraciones mostraron que cuando los vasos cruzan estos planos, tienden a hacerlo en la periferia del plano de movimiento o en los extremos de los músculos, donde el movimiento es menor.[255] Asimismo, en los casos en los que el vaso debe cruzar un área de gran movilidad, lo hace en dirección oblicua (Fig. 2-57). Esta posición es conveniente, ya que la tensión (cuando la tensión es la deformación expresada en porcentaje de longitud de la arteria) disminuye considerablemente, pero el movimiento absoluto entre ambos lados del plano no varía.

Al parecer, la arteria axilar y sus ramas constituyen una excepción a estas tendencias. La arteria proviene de una posición fija adyacente a la primera costilla y continúa en una región móvil dentro de la axila. Regresa hasta otra armazón de tejido conectivo adyacente al húmero, y ahí se convierte en la arteria braquial, que prosigue hacia el brazo. Esta evidente excepción se debe únicamente a la naturaleza de gran movilidad del hombro. El autor considera que la arteria axilar se encuentra fija en una estructura de tejido conectivo, la vaina axilar, que posee algunos planos adyacentes muy móviles, ante todo en relación con las paredes anterior y posterior de la axila. A causa de esta relación, de las tendencias y de la formación del sistema vascular antes descrito, cabe afirmar que las ramas de la arteria axilar que se dirigen hacia las estructuras del hombro surgen en una zona más proximal que si siguieran un trayecto directo hasta su destino. Al penetrar en los músculos tienden a ser largas y oblicuas, y yacen por fuera de la vaina axilar. Además, puesto que las estructuras del hombro se mueven en relación con las demás, cabe suponer la existencia de una serie de planos hipovasculares de fascia.[152,242,255] En la periferia estos planos son atravesados por varios vasos grandes, en lugar de irrigarse directamente con vasos pequeños. Estos planos hipovasculares frecuentemente se localizan entre el pectoral mayor y el menor, entre el trapecio y el romboides y en la superficie

Fig. 2-57 • El trayecto oblicuo de los vasos que cruzan un plano de movimiento es protector. El vaso que cruza en posición recta a través del plano de movimiento se distiende y puede romperse *(flecha)* con el movimiento que se ilustra, mientras que el vaso que cruza en dirección oblicua sufre una tensión menor. Si el cruce se realiza en el borde del plano, el movimiento disminuye todavía más la tensión.

profunda de este último (véase el apartado «Bolsas, compartimentos y espacios potenciales»). Taylor y Palmer mencionan cinco angiosomas del hombro que poseen representación cutánea; se trata de las arterias cervical transversa, toracoacromial, supraescapular, circunfleja humeral posterior y escapular circunfleja.[255]

Las arterias y venas son estructuras huecas con abundante colágeno, un poco de elastina y varias capas que contienen músculo liso; estas son gobernadas por el sistema nervioso autónomo. Woollard y Weddell advirtieron que la distribución de los nervios simpáticos en los vasos es más abundante en la porción distal de la extremidad que en la proximal.[226] Asimismo, las arterias y venas mayores poseen su propia irrigación a partir de la base de los vasa vasorum.[46]

Arterias

Las arterias (Fig. 2-58) tienden a nombrarse de acuerdo con la cuenca de la arteria, en lugar de la estructura principal que se desprende de la arteria axilar o subclavia.[256] Por ejemplo, cuando la irrigación de la pared lateral de la fosa axilar viene de la rama pectoral de la arteria toracoacromial, se dice que la arteria torácica lateral se origina en la arteria pectoral, y no que la arteria torácica lateral es sustituida por la arteria pectoral. Huelke señala la presencia bastante frecuente de ramas de la arteria axilar, que se desprenden formando troncos comunes y que al parecer sustituyen a otras. Una excepción interesante a esta regla en la región de la arteria subclavia es la arteria escapular dorsal, que, cuando se origina en el tronco tirocervical, se denomina *arteria cervical transversa profunda*, si bien Huelke ha tratado de corregir este error.[235] El nombre que se prefiere es el de *arteria escapular dorsal*.

Arteria subclavia

La irrigación de la extremidad comienza con la arteria subclavia, que termina en el borde lateral de la primera costilla. Se divide en tres porciones en relación con la inserción del músculo escaleno anterior.[230] La arteria vertebral se origina en la primera porción, y los troncos costocervical y tirocervical emergen en la segunda. Casi nunca existen ramas en la tercera porción de la arteria. Esta arteria está protegida por las estructuras que la rodean. Rich y Spencer,[250] al revisar la bibliografía universal sobre lesiones vasculares, no encontraron ninguna serie numerosa en la que más del 1% de las lesiones arteriales correspondiera a la arteria subclavia. Puesto que están protegidas, las lesiones de estas arterias casi siempre son traumatismos más graves que cuando se trata de otras arterias lejanas a los grandes vasos.

La primera rama importante en la arteria subclavia, con la que rara vez se encuentra el cirujano del hombro, es la arteria vertebral, que irriga la parte proximal del plexo braquial. La arteria mamaria interna es siempre una rama de la arteria vertebral.[255] Dos ramas que a menudo encuentra el cirujano del hombro son la arteria cervical transversa y la arteria supraescapular, que se desprenden del tronco tirocervical en el 70% de las disecciones.[228] En los casos restantes provienen directamente de la arteria subclavia o al mismo tiempo que ésta. Muchas veces la arteria cervical transversa se divide en una rama superficial que irriga al trapecio y otra profunda (no siempre) que irriga al romboides. La arteria supraescapular ocupa un plano más inferior, y

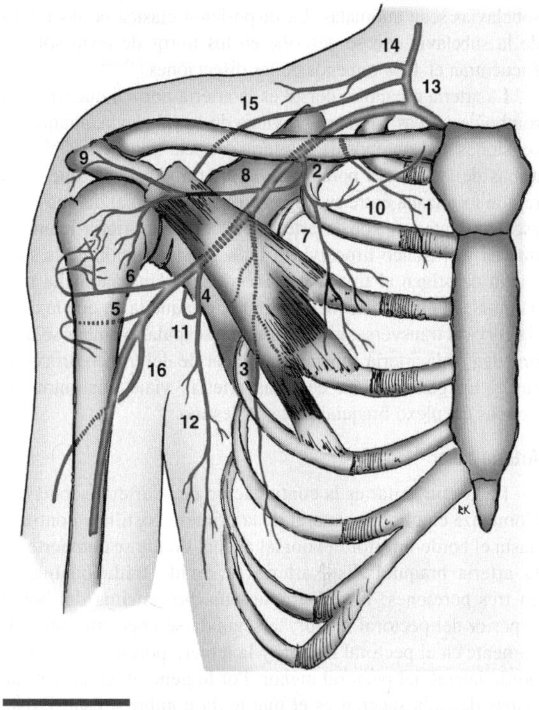

Fig. 2-58 • Principales ejes arteriales de la extremidad superior. El eje arterial principal recibe tres nombres distintos durante su trayecto. Hacia el centro del borde lateral de la primera costilla se le llama *arteria subclavia*. Desde el borde lateral de la primera costilla proximal hasta el surgimiento de la arteria braquial profunda se le denomina *arteria axilar*, y la porción distal a ésta se denomina *arteria braquial*. La arteria axilar se divide en tres porciones: superior respecto del pectoral menor (como se muestra), profunda a este músculo y distal a este músculo. En el esquema se muestra el eje toracoacromial (2) surgiendo en la primera porción de la arteria; se trata de una variedad muy común. El eje toracoacromial casi siempre proviene del fondo del pectoral menor. La otra variedad es la rama clavicular (10), que se muestra como una rama de la arteria pectoral. Casi siempre proviene del eje toracoacromial en forma de trifurcación, pero otras veces se origina en cualquiera de las ramas del eje toracoacromial o de la arteria axilar misma. Nótese que la mayor parte de las ramas de la arteria son profundas al pectoral menor y a su continuación superior, la fascia clavipectoral, con excepción del eje toracoacromial y sus ramas, que yacen anteriores a la fascia clavipectoral. Las ramas numeradas son: 1) arteria torácica superior, 2) arteria toracoacromial, 3) arteria torácica lateral, 4) arteria subescapular, 5) arteria circunfleja humeral posterior, 6) arteria circunfleja humeral anterior, 7) arteria pectoral, 8) arteria deltoidea, 9) arteria acromial, 10) arteria clavicular, 11) arteria circunfleja escapular, 12) arteria toracodorsal, 13) tronco tirocervical, 14) arteria cervical transversa, 15) arteria supraescapular y 16) arteria braquial profunda.

atraviesa los tejidos blandos para penetrar en el músculo supraespinoso por encima del ligamento escapular transverso y el nervio supraescapular.

La arteria más superior, la cervical transversa, se sitúa anterior a los troncos superior y medio del plexo braquial, mientras que la arteria supraescapular ocupa un lugar anterior al tronco medio, por encima de la clavícula.[193] El origen de estas ramas es muy variable comparativamente, aunque es raro que las propias subclavias sean anómalas. La disposición clásica de las ramas de la subclavia que se describe en los libros de texto sólo se encuentran el 46% o menos de las disecciones.[235,244]

La arteria escapular dorsal es la arteria normal que irriga al romboides, y casi siempre proviene de la subclavia, aunque en ocasiones se desprende de la arteria cervical transversa.[45,250] Las ramas de la primera porción de la arteria subclavia, que es la región localizada entre su origen y el borde medial del músculo escaleno anterior, son la arteria vertebral, la arteria mamaria interna y el tronco tirocervical. La segunda porción de la subclavia da origen al tronco costocervical.[250] Una anomalía más habitual, con una frecuencia del 30%, es aquélla en que la arteria cervical transversa, la arteria supraescapular o ambas se desprenden de la arteria subclavia en lugar de del tronco tirocervical.[245] En general, una de estas arterias viaja por entre los troncos del plexo braquial hasta su destino.[236]

Arteria axilar

La arteria axilar es la continuación de la arteria subclavia. Comienza en el borde lateral de la primera costilla y continúa hasta el borde inferior del dorsal ancho, donde se convierte en la arteria braquial. Esta arteria se divide tradicionalmente en tres porciones: la primera se sitúa por encima del borde superior del pectoral menor; la segunda se encuentra profundamente en el pectoral menor, y la tercera porción es distal al borde lateral del pectoral menor. Por lo general, el número de ramas de cada sección es el que le da nombre a ésta. Existe una rama en la primera porción, dos en la segunda y tres en la tercera.

Primera porción

La primera porción da origen sólo a la arteria torácica superior, que aporta ramas para el primero, segundo y a veces tercer espacios intercostales.

Segunda porción

La primera rama que se desprende de la segunda porción de la arteria es la arteria toracoacromial, una de las abastecedoras de un angiosoma muy importante, según la define Taylor y Palmer.[255] Esta arteria posee dos ramas grandes, la deltoidea y la pectoral, y dos pequeñas, la acromial y la clavicular. La rama acromial casi siempre se desprende de la deltoidea, mientras que la clavicular tiene un origen más variable en cualquiera de las demás ramas, el tronco o la arteria axilar.[246] La arteria toracoacromial perfora la fascia clavipectoral y origina sus cuatro ramas.[44] La rama pectoral viaja en el espacio ubicado entre el pectoral menor y el mayor. En su serie de inyecciones, Reid y Taylor informaron de que la arteria pectoral irriga la porción esternocostal del pectoral mayor en todos los casos. En el 46% de sus disecciones no encontraron irrigación de la pectoral al pectoral menor, y advirtieron que el pectoral menor recibe la contribución de una arteria pectoral en sólo el 14% de sus casos. En el 34% de las disecciones, el pectoral menor recibía su irrigación directamente del tronco toracoacromial.[246]

La irrigación del pectoral mayor coincide con la inervación singular del pectoral menor, donde la arteria deltoidea irriga la cabeza de la clavícula y la arteria pectoral la porción esternocostal.[246] Los autores observaron además que el plano entre el pectoral mayor y el menor es más avascular, y que existe una capa rica de anastomosis con la arteria torácica lateral en los bordes adyacentes del origen del pectoral mayor. En el lugar en que el pectoral mayor se inserta en la cuarta y la quinta costillas, estos investigadores advirtieron una conexión anastomótica alrededor de la cuarta costilla. La rama pectoral irriga además la mayor parte de la piel que cubre al pectoral mayor, a través de vasos que rodean el borde lateral de éste.[246]

La arteria deltoidea se dirige en sentido lateral e irriga la cabeza clavicular del pectoral mayor y gran parte de la porción anterior del deltoides. También irriga la región de piel que cubre al surco deltopectoral a través de algunos vasos que emergen de esta hendidura, incluyendo una rama fasciocutánea o perforadora musculocutánea.

La arteria acromial es casi siempre una rama de la arteria deltoidea, y asciende hacia la articulación acromioclavicular. Esta arteria posee una red anastomótica con otras porciones de la arteria deltoidea, la supraescapular y la circunfleja humeral posterior, y a menudo tiene una rama cutánea importante.[246]

La arteria clavicular proviene frecuentemente del tronco de la arteria pectoral, y asciende hasta la articulación esternoclavicular. Reid y Taylor advirtieron la tinción del periostio en el tercio medial de la clavícula y la piel de esta región.[246] Asimismo, existen conexiones anastomóticas con la arteria torácica superior, la primera perforadora de la mamaria inferior y la arteria supraescapular.

La segunda arteria que emerge de la segunda porción de la arteria axilar es la torácica lateral, y es la que posee el origen más variable de las arterias de la axila.[236,256] Cerca del 25% de los casos se originan en la arteria subescapular.[256] Otras veces proviene de la rama pectoral de la arteria toracoacromial. La arteria torácica lateral se localiza bajo el pectoral menor, irrigando este músculo, el serrato anterior y el tercero, cuarto y quinto espacios intercostales. Posee un patrón anastomótico abundante con la segunda, tercera, cuarta y quinta arterias intercostales, la arteria pectoral y la rama toracodorsal de la arteria subescapular. En otros casos, la arteria toracodorsal da origen a los vasos que tienen una distribución torácica lateral. Una variante que Huelke encontró en el 86% de los cadáveres es una arteria subescapular superior, cuyo trayecto es paralelo al del nervio subescapular superior;[236] tal vez se trate de una arteria importante del subescapular, puesto que no existen ramas grandes provenientes de la arteria subescapular antes de la escapular circunfleja.[101]

Tercera porción

La rama mayor de la axilar, la subescapular, se origina en la tercera porción de la arteria axilar. Esta arteria se dirige en sentido caudal sobre el músculo subescapular, al que irriga en repetidas ocasiones.[46] Sin embargo, Bartlett y cols. no encontraron ramas importantes de la arteria subescapular antes del origen de la escapular circunfleja.[101] Aporta una rama hacia la porción posterior del hombro, la arteria escapular circunfleja, que pasa en plano posteroinferior al borde inferior del subescapular, y a continuación es medial respecto de la cabeza larga del tríceps a través del espacio triangular, donde origina una rama hacia el ángulo inferior de la escápula y otra hacia la fosa infraespino sa.[265] Ambas ramas se anastomosan con la arteria supraescapular y la cervical transversa. La arteria escapular circunfleja posee otra rama cutánea grande que se utiliza en los colgajos axiles libres.[265]

La arteria subescapular se convierte en la arteria toracodorsal, que junto con el nervio toracodorsal se dirige hacia el dorsal ancho, irrigando también el subescapular y el redondo mayor. Asimismo, envía ramas hacia la pared torácica lateral.

La circunfleja humeral posterior se origina en la cara posterior de la tercera porción, y desciende en el espacio cuadrilátero con el nervio axilar. Después de emerger en el lado posterior del hombro por debajo del redondo menor, se divide de manera similar al nervio. La rama anterior transcurre junto al nervio axilar, unos 5 cm por debajo del acromion, e irriga los dos tercios anteriores del deltoides. Posee una rama comunicante pequeña sobre el acromion, con la rama acromial del eje toracoacromial, y una rama comunicante posterior, con la rama deltoidea de la braquial profunda. Además envía varias ramas pequeñas hacia la articulación glenohumeral. Esta arteria irriga una región de piel que cubre al deltoides, en particular el tercio medio de este músculo, a través de vasos comunicantes que viajan directamente hacia la piel adherida al deltoides subyacente. La rama posterior coincide con el nervio axilar posterior.

La rama siguiente es la circunfleja humeral anterior, que es más pequeña que la posterior. Constituye una referencia quirúrgica importante, ya que se desplaza en plano lateral en el borde inferior del tendón subescapular, formando la orilla entre la inserción tendinosa superior del escapular y la inserción muscular inferior. Esta arteria establece anastomosis por debajo del deltoides, con una arteria circunfleja humeral posterior. Aporta algunas ramas para el músculo subescapular. Una rama de la arteria circunfleja humeral anterior atraviesa el tendón del subescapular por delante, donde se suele localizar durante la reconstrucción glenohumeral anterior, y otra sigue una trayectoria ascendente junto a la cabeza larga del bíceps e irriga la mayor parte de la cabeza humeral.[50]

Anomalías no patológicas

La irrigación, que es la función de toda arteria, es directamente proporcional al área de corte transversal de la arteria y no a su trayecto específico, ya que las arteriolas constituyen los vasos de resistencia.[253,254] De esta manera, la función de las arterias depende menos de su continuidad en línea recta que de la de los nervios. Así, es de esperar que en los vasos sanguíneos se produzcan, sin consecuencias fisiológicas, más desviaciones de la norma anatómica que en los nervios.[202,256] Este fenómeno resulta todavía más claro al recordar que las cuencas contiguas están conectadas por arterias sofocantes, y los vasos en una región son mayores que los que se localizan en la región adyacente.[242,255] Las anomalías arteriales son de un tipo similar a las de los nervios: cambios en la posición de origen de la arteria, duplicación o reducción en el número de arterias predecesoras, y ausencia completa de la arteria, donde otra asume su función.

La movilidad del hombro obliga a las arterias a seguir un trayecto oblicuo hacia su destino. Como es de esperar, es más común un desplazamiento proximal del origen arterial que el desplazamiento distal. El ejemplo más común es el desplazamiento proximal del eje toracoacromial, que se observa en al menos un 33% de los cadáveres.[232,236]

El segundo desplazamiento más frecuente del pedúnculo arterial es el de la arteria subescapular, que en el 16% al 29% de los casos [236,244] se origina en la segunda porción de la arteria axilar.[232] En un pequeño porcentaje de los casos, la arteria torácica superior se desplaza en sentido proximal, para originarse en la arteria subescapular. Se ha informado de pocos casos en los que las arterias se desplacen en sentido distal.

Otra variación frecuente es el incremento o decremento en el número de ramas directas provenientes de la arteria axilar.[232,236,244,256] Por ejemplo, además de las ramas antes descritas, Huelke describió una séptima rama, que encontró en el 86% de sus disecciones.[236] Es una rama corta y directa que acompaña al nervio subescapular (con anatomía similar), lo que sugiere el nombre de *arteria subescapular superior*.

El número varía cuando una rama de alguno de los seis tallos arteriales provenientes de la arteria axilar se origina directamente en otra arteria, o cuando dos o más se unen en un tallo común. En la serie de disecciones de Huelke, las siete ramas se encontraron sólo en el 26,7% de sus disecciones, seis ramas en el 37%, cinco ramas en el 16% y menos de cinco en el 11%. De Garis y Swartley informaron de hasta 11 ramas distintas a partir de la arteria axilar.[232] Los tallos comunes más frecuentes son los de la arteria cervical transversa y la supraescapular, en un tallo común que proviene del tronco tirocervical hasta en el 28% de los cadáveres.[245] El siguiente origen más frecuente es la arteria circunfleja humeral posterior, con la circunfleja humeral anterior (11%) o la arteria subescapular (15%). Lo opuesto a la consolidación se produce cuando las ramas más importantes de estas seis o siete divisiones principales se originan directamente en la arteria axilar; este fenómeno es más frecuente en el eje toracoacromial, donde las diversas ramas se originan por separado a partir de la arteria axilar, aunque sólo se ha informado de un pequeño porcentaje de casos.

La última anomalía no patológica es la ausencia completa de una arteria, donde otra rama asume su función. La que suele faltar es la torácica lateral, cuya función es asumida por las ramas de la subescapular, la rama pectoral de la toracoacromial o ambas. Esta variedad alcanza una frecuencia de hasta el 25%.[232,236,256]

Circulación colateral

Varias anastomosis importantes contribuyen a la circulación colateral satisfactoria del hombro (Figs. 2-59 y 2-60). La arteria subclavia se comunica con la tercera porción de la arteria axilar a través de anastomosis con la arteria cervical transversa, escapulodorsal y supraescapular, y con las ramas de la arteria subescapular. Además, existen comunicaciones entre la circunfleja humeral posterior y la circunfleja anterior, la deltoidea, la supraescapular y la braquial profunda. Otras veces existen comunicaciones entre la arteria toracoacromial y las arterias intercostales, sobre todo la cuarta.

Una circulación colateral tan abundante es tanto un beneficio para la viabilidad de los tejidos como una desventaja para evaluar una posible lesión arterial. La circulación colateral reduce algunos de los efectos de una lesión o de una obstrucción repentinas de la arteria axilar. Muchas veces la extremidad sobrevive a presiones de hasta 20 mm Hg, que serían desastrosas para el encéfalo o el corazón.[253] Durante la Guerra de Vietnam, las lesiones de la arteria axilar se relacionaron con el menor índice de amputación de las regiones del árbol arterial.[247] Sin embargo, en ocasiones estas anastomosis ocultan el diagnóstico. Aunque la circulación colateral transmite una onda de

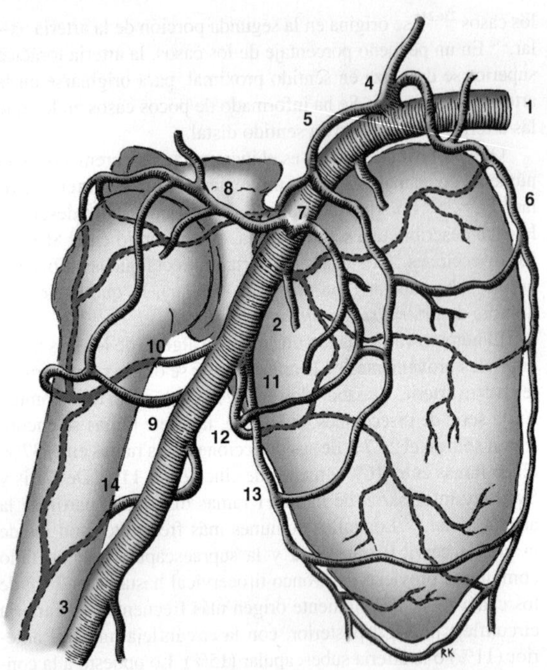

Fig. 2-59 • Esquema que muestra la gran cantidad de circulación colateral en el hombro. Se han esbozado las colaterales escapulares dorsales y supraescapulares en la parte anterior del eje arterial principal. Las arterias numeradas son: 1) subclavia, 2) axilar, 3) braquial, 4) tronco tirocervical, 5) supraescapular, 6) escapular dorsal, 7) tronco toracoacromial, 8) deltoidea, 9) circunfleja humeral anterior, 10) circunfleja humeral posterior, 11) subescapular, 12) circunfleja escapular, 13) toracodorsal y 14) braquial profunda. *(Reimpreso de Rich NM y Spencer F: Vascular Trauma. Filadelfia: WB Saunders, 1978.)*

pulso (de 13 m/s 17 m/s), no siempre es suficiente para permitir una onda de flujo (40 cm/s a 50 cm/s). La razón es que el flujo varía según el radio elevado a la cuarta potencia de los vasos. A pesar de que el área de corte transversal total de las colaterales puede ser similar a la de la arteria axilar, la resistencia es mucho mayor.[243,253] De igual forma, la misma lesión que interrumpe el flujo en la arteria axilar o subclavia puede lesionar la circulación colateral.[239,250]

El peligro de pasar por alto el diagnóstico en caso de lesión se hace evidente en los informes sobre ligadura arterial. Ferguson y Holt, citando a Bailey, señalan un índice de amputación del 9% en la ligadura de la arteria subclavia, y del 9% también en la ligadura de la arteria axilar, según registros efectuados durante la Primera Guerra Mundial.[233] Estadísticas ulteriores de DeBakey y Simeon[231] en campos de batalla de la Segunda Guerra Mundial, y de Rich y cols.[247] en la Guerra de Vietnam, revelan un índice de amputación mucho mayor: cerca del 28,6% en lesiones de la arteria subclavia en la Guerra de Vietnam y del 43% en las de la arteria axilar durante la Segunda Guerra Mundial.[231] Una excepción notable a este informe tan sombrío es el tratamiento de las fístulas arteriovenosas y los falsos aneurismas, donde la ligadura tiene una morbilidad reducida, quizá por el mayor calibre de los vasos colaterales.[249] Resulta interesante que en los 10 casos de ligadura de la arteria subclavia contenidos en los registros de la Guerra de Vietnam no se encontraran amputaciones subsecuentes, comparado con el índice global del 28% en las heridas de la subclavia. En cambio, la ligadura de ambas arterias axilares culminó en amputación.[250] Radke señala que son menos los vasos colaterales en el lugar donde los tejidos compactos móviles se extienden sobre la articulación.[244]

Los porcentajes de amputación reflejan el índice de gangrena que requiere esta mutilación después de la ligadura, y pasan por alto los síndromes de dolor intenso de tipo neural frecuentes con una circulación insuficiente.[250] Rich y Spencer consideran que el incremento en el índice de gangrena entre los militares durante la Segunda Guerra Mundial y la Guerra de Vietnam, comparados con los de la Primera Guerra Mundial, reflejan la

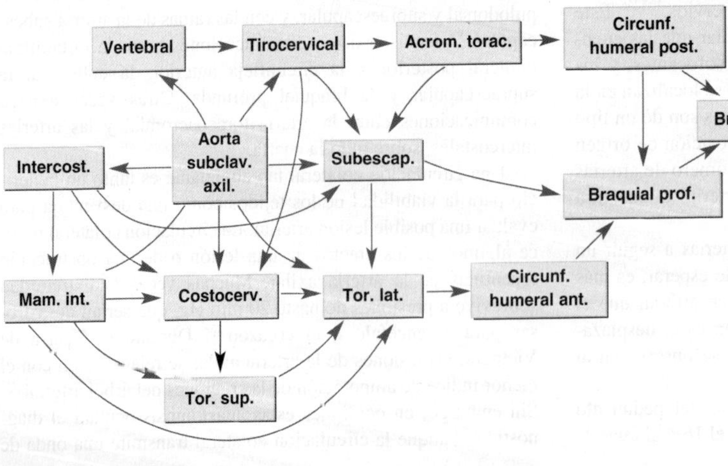

Fig. 2-60 • Esquema de la circulación colateral. El número de colaterales disminuye en las regiones en las que las estructuras colagenosas densas deben desplazarse adyacentes a las demás (p. ej., cerca de la circulación glenohumeral). *(Adaptado de Radke HM: Arterial circulation of the upper extremity. En Strandness DE Jr [ed.]: Collateral Circulation in Clinical Surgery. Filadelfia: WB Saunders, 1969; págs. 294-307.)*

mayor gravedad de las heridas. En cualquier caso, son inaceptables los índices tanto antiguo como moderno de gangrena. Las lesiones de la arteria axilar y de la subclavia deben repararse, no ligarse, así que el diagnóstico se debe realizar en etapas tempranas.[250]

Venas

Axilar

La vena axilar comienza en el borde inferior del dorsal ancho, como continuación de la vena basílica, pero sigue hasta el borde lateral de la primera costilla y se convierte en la vena subclavia.[46,241] Es una estructura única, al contrario que muchas venas comitantes, que a menudo son dobles. La vena subescapular también es un vaso aislado.[101] La vena axilar y la subclavia casi siempre poseen una sola válvula,[257] mientras que la mayor parte de las venas musculares tienen varias válvulas.[169] Cada vena descansa por delante de su arteria y, en particular en su porción proximal, es medial o inferior a ésta. La mayor parte del drenaje venoso se dirige hacia la vena axilar. Con excepción de las ramas que acompañan a la arteria toracoacromial, más de la mitad se vacía en la vena cefálica en lugar de continuar hasta la vena axilar.[246] Las relaciones de la vena arterial son la arteria, que tiende a ser posterior y lateral, y el plexo braquial. El nervio pectoral medial emerge del plexo braquial entre la arteria y la vena. El nervio cubital se ubica directamente detrás de la vena, en su trayecto a lo largo del brazo. La rama superior es similar a la inferior, en el sentido de que utiliza una acción de bombeo muscular para ayudar al retorno venoso. En la rama superior, el deltoides y el tríceps reciben venas «aferentes» del músculo adyacente y el tejido subcutáneo.[169]

Cefálica

La vena cefálica es una vena superficial en el brazo, ubicada por debajo de la fascia profunda, después de alcanzar el surco deltopectoral, que atraviesa la fascia clavipectoral para desembocar en la vena axilar.[46] En el 4% de los casos no existe vena cefálica. Tampoco recibe ramas del músculo pectoral mayor en el surco.[246]

Los ganglios linfáticos de la axila se sitúan en la superficie de las estructuras venosas. Suele ser necesario extirpar la vena axilar para disecar adecuadamente los ganglios durante la mastectomía. Se piensa que la oclusión linfática es la causa del edema del brazo, en lugar de serlo la extirpación de la vena;[229,238,240] quizá esto podría aminorar la reparación venosa, pero Rich informa de que las alteraciones del retorno venoso en la extremidad inferior provocan un mayor índice de amputación.[249] Otros autores han subrayado la importancia de preservar una vena superficial, como la cefálica, durante la cirugía, para ocasionar menos malestar postoperatorio.[251]

Drenaje linfático

El drenaje linfático de las extremidades está más desarrollado en la región superficial, donde los surcos linfáticos siguen el trayecto de las venas superficiales, que en la porción profunda de la extremidad, en la que los surcos linfáticos siguen el trayecto de las arterias.[45,46] Los linfáticos del brazo por lo general se dirigen hacia los ganglios axilares (Fig. 2-61). Los linfáticos de localización más radial en el brazo a veces atraviesan hacia el lado cubital, y con ello hacia la axila, o bien drenan junto con la vena cefálica y el ganglio deltopectoral, desviándose de la axila hacia los ganglios cervicales.[229]

Los ganglios linfáticos se denominan según la región de la fosa axilar donde yacen, en lugar de aquélla en la que drenan.[227] Las regiones que drenan son más o menos constantes, y cada grupo de ganglios recibe entre una y tres aferentes grandes.[228] Reciben abundante sangre arterial y, al parecer, tienen una relación constante con sus arterias.[227] El drenaje de la región mamaria y la cara anterior del tórax pasa hacia los ganglios pectorales (torácicos), que se sitúan en la superficie lateral de la segunda a la sexta costillas, por debajo de la fascia del serrato anterior o dentro de ésta en ambos lados de la arteria torácica lateral. Este grupo es casi contiguo al grupo central. En la pared posterior de la fosa axilar se localizan los ganglios subescapulares, que yacen en la pared del músculo subescapular. Son adyacentes a la arteria y el nervio toracodorsal, y drenan linfa desde esta región, así como desde la superficie posterior del hombro, la espalda y el cuello. Estos dos grupos se vacían en los ganglios centrales o mayores y en los ganglios superiores. Los ganglios centrales también reciben el drenaje de los ganglios laterales (o braquiales) en la superficie medial de los grandes vasos en la axila, y guardan relación con la arteria torácica lateral y la toracodorsal. Todos estos ganglios desembocan en los ganglios apicales (subpectorales), que a veces originan una aferente hacia el tronco linfático subclavio. A continuación se unen al conducto torácico en el lado izquierdo, o bien fluyen directamente hasta la vena en

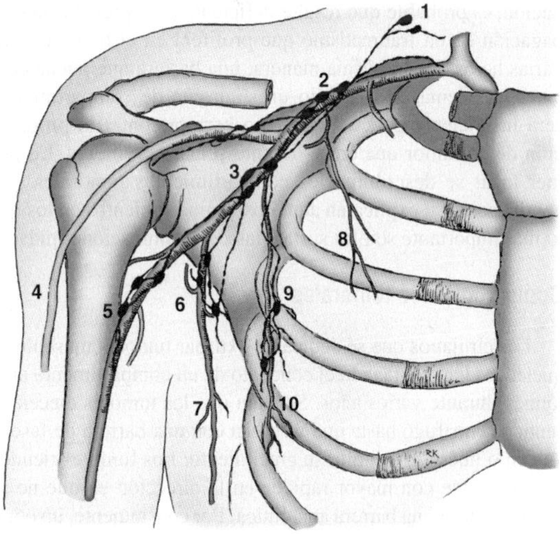

Fig. 2-61 • Esquema de la localización de los grupos de ganglios linfáticos en la axila y algunas de sus conexiones más importantes. El drenaje principal se realiza hacia la vena, pero también existen conexiones hacia los ganglios cervicales profundos. Los ganglios y vasos linfáticos numerados son: 1) cervical profundo, 2) apical, 3) central, 4) vena cefálica, 5) lateral, 6) subescapular, 7) arteria toracodorsal, 8) arteria pectoral, 9) ganglios pectorales y 10) arteria torácica lateral.

el lado derecho. Algunas aferentes desembocan en los ganglios cervicales profundos, y poseen una entrada distinta en el sistema venoso a través de la vena yugular.

Relaciones

La arteria axilar se sitúa en el espacio axilar, se reviste de grasa y se encuentra más o menos bien protegida de las lesiones compresivas. Como se señaló, pocas lesiones se producen en la arteria subclavia. No es frecuente que se afecte en el síndrome del estrecho torácico superior. Un lugar en el que se lesiona una arteria sana en los síndromes compresivos es el espacio cuadrilátero, donde puede comprimirse la circunfleja humeral posterior. Aunque la disposición de las arterias en el hombro gira en torno a la mecánica normal, podría suponerse que las alteraciones de esta mecánica ponen en peligro a las arterias, lo cual no es así. En su mayor parte, las lesiones arteriales indirectas son consecuencia de una arteria enferma, como sucede en la luxación glenohumeral.[234,237]

BOLSAS, COMPARTIMENTOS Y ESPACIOS POTENCIALES

En cualquier estudio de anatomía regional, las estructuras que permiten o limitan la propagación de sustancias en esa región del cuerpo constituyen un concepto importante. Estas sustancias pueden ser anestésicos locales, edema por traumatismo, una infección, o un tumor. Estos espacios y barreras pueden extender o impedir la extensión de la exposición quirúrgica. La perfección de la barrera es directamente proporcional a la velocidad con que esta sustancia puede difundirse; por ejemplo, los autores prefieren que los anestésicos locales actúen en unos cuantos minutos. Si la barrera de la fascia impide esta diseminación, es probable que resulte deficiente para prevenir la propagación de un traumatismo que prolifera en el transcurso de varias horas. De la misma manera, una barrera que puede contener un edema, provocando un síndrome de compartimento, será insuficiente para actuar como barrera contra la propagación de un tumor que crece durante semanas o meses. En primer lugar se describirán los compartimientos tumorales, y a continuación se explicarán aquellos compartimientos en los que lo más importante son las sustancias de diseminación rápida.

Compartimentos tumorales

Los cirujanos que se dedican a extirpar tumores musculoesqueléticos han subrayado el concepto de un compartimento anatómico durante varios años. Señalan que los tumores crecen en sentido centrífugo hasta que se topan con una barrera de fascia, tendón o hueso que limita su crecimiento. Los tumores tienden a diseminarse con mayor rapidez en la dirección en que no se topan con ninguna barrera anatómica. Por consiguiente, un compartimento es un espacio anatómico limitado en todos sus lados por una barrera densa de colágeno.[261]

Enneking[261] enumera cuatro compartimientos en el hombro: la escápula y su envoltura muscular, la clavícula, el tercio proximal del húmero y el deltoides. El espacio axilar es uno de los ejemplos más importantes de un espacio que, por definición, se localiza por fuera de un compartimento. Está limitado en su cara posterior por fascia, y en sus caras medial y anterior por hueso a lo largo del borde lateral, pero no existe barrera anatómica alguna para la diseminación de un tumor en dirección proximal o distal.

Infección

Por fortuna, las infecciones en la región del hombro son raras si se comparan con las de la mano. La razón más probable es que esta región está menos expuesta a traumatismos y a cuerpos extraños. Crandon señala que una característica anatómica que potencia el desarrollo de infecciones en la mano es el espacio cerrado, lo que es raro en el hombro.[258] Esta estructura posee tres diartrosis: la esternoclavicular, la acromioclavicular y la glenohumeral. En ausencia de un traumatismo penetrante o de osteomielitis, estas regiones son las más propensas a infectarse, en especial en las personas propensas a alguna enfermedad sistémica.

Síndromes de compartimento

Gelberman señala que en la región del hombro se producen síndromes de compartimento en el bíceps, el tríceps y el deltoides. Son consecuencia de síndromes compresivos por sobredosis de drogas.[263] Se producen cuando el individuo ha estado mucho tiempo en una misma posición y no se ha movido para reducir esta compresión por encontrarse demasiado adormecido por una sobredosis de droga. La compresión se produce en los músculos más prominentes, sobre los que puede descansar. También puede haber síndrome de compartimento en los traumatismos intensos en los que existe compresión. Gelberman señala que la porción media del deltoides, por ser de naturaleza multipeniforme, en realidad consta de varios compartimentos pequeños para contener el edema, si se compara con la diseminación de un tumor, en la que el deltoides constituye un compartimento único (Fig. 2-62). Por tanto, para descomprimir el deltoides hay que realizar varias epimisiotomías en el tercio medio, a fin de liberar por completo el edema (Fig. 2-38).

Compartimentos para anestesia regional

La región del hombro más importante para la anestesia es la vaina axilar, que comienza en el cuello como capa prevertebral de fascia cervical. Esta capa comienza en la línea media posterior y cruza en dirección lateral por debajo del trapecio. Cubre las caras superficiales de los músculos del cuello y, al dirigirse en sentido anterior, forma el piso del triángulo posterior del cuello. Se extiende por un plano lateral a los músculos escalenos y a un lado de la porción superior del plexo braquial; luego pasa en plano anterior al escaleno anterior, el músculo largo del cuello y el prevertebral. Esta capa de fascia prosigue en sentido lateral y distal, rodeando el plexo braquial y la arteria y el nervio axilar. Esta vaina es útil para confinar el material inyectado, manteniéndolo en contacto con los nervios. Combinada con la fascia braquial adyacente, también puede contener la presión de un hematoma postarteriografía lo suficiente como para producir la compresión del nervio.[267]

La posición del plexo braquial entre los escalenos (Fig. 2-63) es amplia, y para que la técnica anestésica resulte adecuada se necesita bastante cantidad.[262,266] Conforme la vaina procede en sentido lateral hacia la axila, es más densa en su porción proxi-

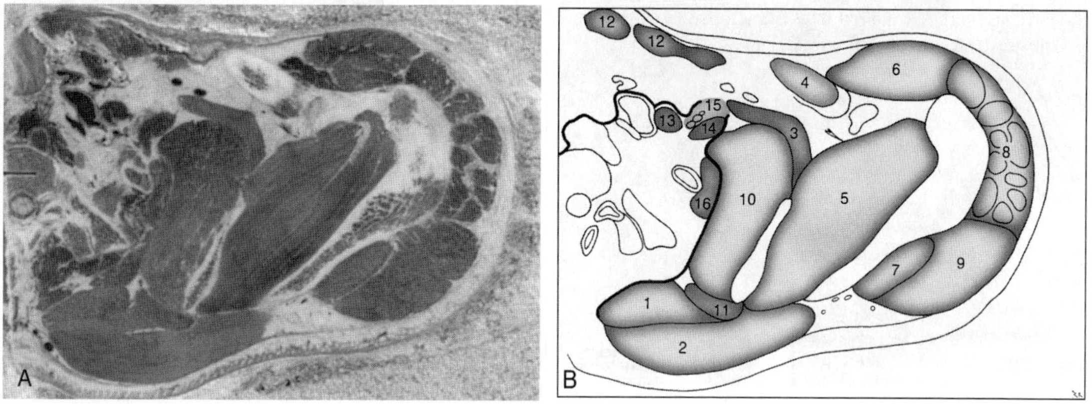

Fig. 2-62 • Fotografía (**A**) y esquema (**B**) de un corte transversal del hombro a la altura del acromion. Se observan varios espacios importantes, comenzando con la *línea gruesa* en **B,** que muestra la fascia prevertebral, la cual contribuye a la formación de la vaina axilar. En la porción central y anterior se localiza un depósito de tejido adiposo que corresponde al extremo superior del espacio axilar. En la parte posterior, en la base de la espina escapular, yace un cuerpo de tejido adiposo entre el trapecio y el deltoides, donde se sitúan las ramificaciones de la rama cutánea de la arteria escapular circunfleja. En la parte más lateral se observa la formación multipeniforme del tercio medio del deltoides, que explica la razón por la que esta porción del músculo debe considerarse como compartimentos múltiples durante el tratamiento del síndrome del compartimento. Las estructuras numeradas son: 1) romboides mayor, 2) trapecio, 3) omohioideo, 4) clavícula, 5) supraespinoso, 6) tercio anterior del deltoides, 7) infraespinoso, 8) tercio medio del deltoides, 9) tercio posterior del deltoides, 10) serrato anterior, 11) romboides menor, 12) esternocleidomastoideo, 13) escaleno anterior, 14) escaleno medio, 15) plexo braquial y 16) escaleno posterior.

mal. Thompson y Rorie encontraron tabiques entre los diversos componentes de la vaina en sus disecciones anatómicas y en tomografías (Fig. 2-64).[269] Se encontraron por lo menos tres compartimentos. Quizá esto explique la necesidad de inyectar varias veces la vaina axilar para obtener una anestesia adecuada del plexo braquial, y la razón por la que los hematomas axilares no afectan a todo el plexo braquial simultáneamente. En tanto no se cuente con fotografías en las que la vaina aparezca como una estructura de tejido conectivo que se mueve en relación con las estructuras adyacentes, no deberá causar asombro el descubrimiento de que los nervios del hombro y el tercio superior del brazo yacen por fuera de la vaina en el lugar donde se realiza el bloqueo axilar, lo que hará necesario aplicar un torniquete distal para forzar el desplazamiento del anestésico en sentido proximal.

Espacios fasciales y planos quirúrgicos

La actividad del cirujano dentro del cuerpo humano se facilita considerablemente por los planos o las regiones que son relativamente avasculares y carecen de nervios (véanse mayores detalles en los apartados «Nervios» y «Vasos»). En los planos en los que hay movimiento hay una menor presencia de nervios y vasos; esto no significa que no existan vasos en tales sitios, sino que cuando cruzan estos planos, su número es menor y su tamaño mayor, se identifican, y cruzan en dirección oblicua para adaptarse al movimiento. Tienden a penetrar en los músculos cerca de su punto de origen o inserción, de manera que disminuya el efecto de excursión del músculo. De la misma forma, los vasos colaterales entre las cuencas adyacentes cruzan en la periferia de los planos de movimiento (Fig. 2-65). El hombro es la porción más móvil del cuerpo humano, y como es de esperar, contiene el mayor número de adaptaciones para ese movimiento. Son tres las estructuras que específicamente permiten el movimiento: las bolsas, el tejido alveolar laxo y el tejido adiposo.

En el tejido alveolar laxo, las fibras y los elementos celulares se encuentran bastante separados. El propósito de este tipo de tejidos es facilitar el movimiento entre estas estructuras: habitualmente músculo y músculo, o músculo y hueso subyacente. El pus y otros líquidos indeseables penetran fácilmente en estos espacios fasciales (Figs. 2-66 a 2-68; véase también Fig. 2-65), aunque, de cualquier forma, son útiles para el cirujano, debido a la escasez de vasos y nervios pequeños que los atraviesan.[255] Tampoco esto significa que no existan vasos. Los nervios y vasos que cruzan son grandes, tienen nombre, y casi siempre son bien conocidos y fáciles de evitar. Por consiguiente, los espacios fasciales constituyen trayectos útiles para la disección. El espacio fascial más habitual es el situado en la parte inferior del surco deltopectoral, por debajo del deltoides y el pectoral mayor, y superficial respecto del pectoral menor y su tendón concurrente. Este espacio en el fondo del pectoral mayor y el deltoides es atravesado por las ramas de la arteria toracoacromial, cerca de la clavícula, y no contiene otros vasos importantes.

Cuando hace una incisión para separar el deltoides por el acceso posterior del hombro, el cirujano se topa con un espacio entre la superficie profunda del deltoides y la superficie externa del infraespinoso y el redondo menor. Las estructuras que la atraviesan son el nervio axilar y la arteria circunfleja posterior en el borde inferior del redondo menor. En el fondo de la super-

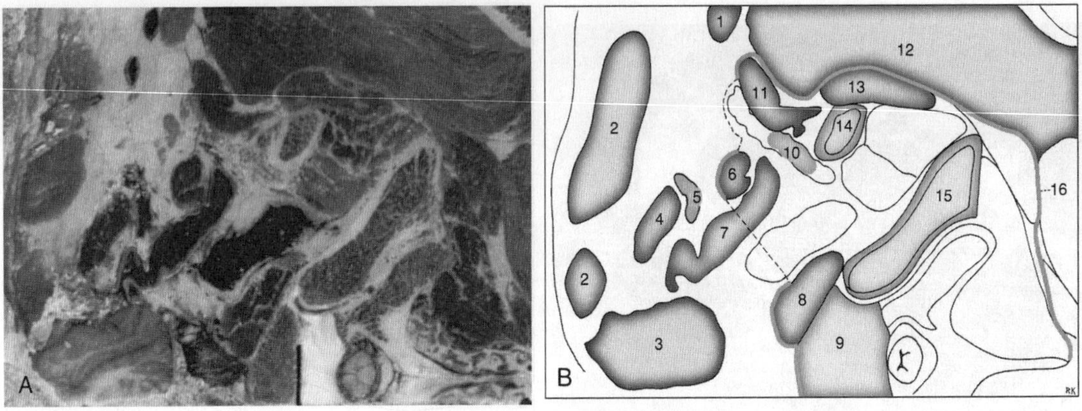

Fig. 2-63 • Fotografía (A) y esquema (B) de un corte transversal y horizontal del intervalo interescaleno, donde la arteria subclavia pasa por detrás del escaleno anterior. La *línea gruesa* (16) corresponde a la fascia prevertebral, que constituye la vaina axilar proximal en el extremo proximal. Este espacio es tan grande que requiere una dosis de anestesia de por lo menos 40 ml. Las estructuras numeradas son: 1) omohioideo, 2) esternocleidomastoideo, 3) pulmón, 4) esternohioideo, 5) vena subclavia, 6) escaleno anterior, 7) arteria subclavia, 8) largo del cuello, 9) vértebra T2, 10) plexo braquial, 11) escaleno medio, 12) serrato anterior, 13) escaleno posterior, 14) primera costilla, 15) segunda costilla y 16) fascia prevertebral.

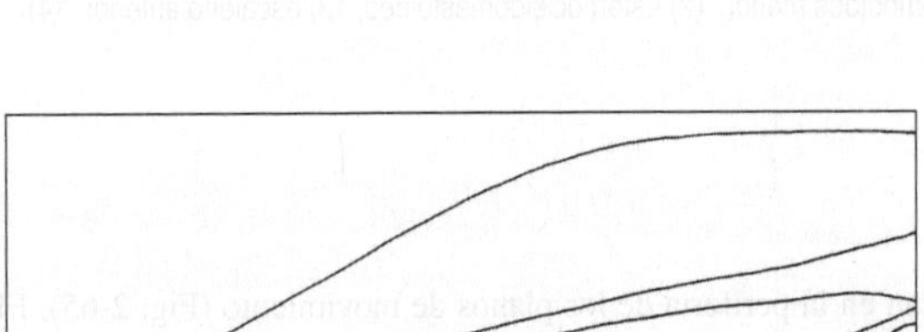

Fig. 2-64 • Esquema de un corte transversal de la vaina axilar, que muestra los tabiques entre las estructuras contenidas dentro de la vaina. Las estructuras numeradas son: 1) arteria axilar, 2) nervio musculocutáneo, 3) vena, 4) ganglio linfático, 5) nervio axilar y 6) nervio mediano.

ficie costal del serrato anterior, por detrás de su origen, se encuentra un espacio de fascia que se transforma en el tejido alveolar laxo que yace en el fondo del romboides. Éste es un plano avascular que utilizan los cirujanos de tumores para amputar el cuarto delantero, y los ortopedistas pediátricos para corregir la escápula alta, de manera que la pérdida de sangre sea menor. Nótese, en las ilustraciones, que estos espacios son más finos que el trazo de tinta que utilizó el dibujante para representarlos. Hay que tener presente su existencia al interpretar las tomografías y planear los márgenes del tumor que pueden alterarse por este tejido laxo. La misma advertencia se aplica a las bolsas.

Tejido adiposo

El tejido adiposo tiene la doble función de almohadillar los nervios y los vasos, y permitir la pulsación de las arterias y la dilatación de las venas.[255] Además, permite los movimientos de los tejidos entre ellos. En el hombro existen tres depósitos de tejido adiposo que indican la posición de un nervio o arteria envuelta. El mayor es el espacio axilar, que contiene el plexo braquial y sus ramas, la arteria y la vena braquial y el drenaje linfático principal de la cara anterior del tórax, la extremidad superior y la espalda.

El espacio axilar (Fig. 2-69; véanse también Figs. 2-62 a 2-67) está limitado en su cara posterior por una pared de músculo, de arriba abajo: el subescapular, el redondo mayor y el dorsal ancho. Este último constituye el músculo que entalla el pliegue axilar posterior. Estos tres músculos están inervados por el subescapular superior e inferior y por el toracodorsal, antes llamado nervio escapular medio. El límite anterior del espacio axilar es el músculo pectoral menor y la fascia clavipectoral (Fig. 2-69).

En un plano superior respecto del pectoral menor existe una capa densa de fascia, llamada *fascia clavipectoral*, que prosigue en su cara medial y superior desde el pectoral menor. Prosigue en sentido medial hasta la primera costilla en su carác-

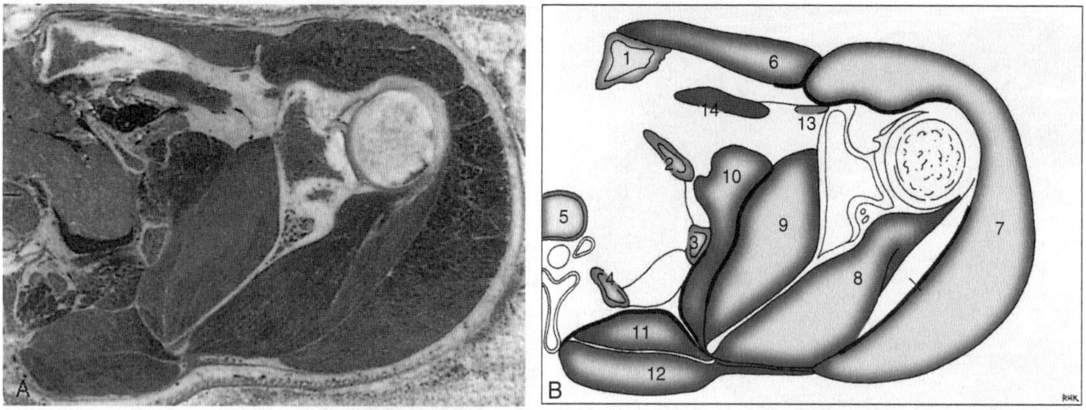

Fig. 2-65 • Corte transversal (**A**) y esquema (**B**) que muestran las relaciones a la altura de la apófisis coracoides. Las *líneas gruesas* en **B** muestran los planos donde se produce la mayor parte del movimiento, los cuales casi siempre son hipovasculares. Los vasos que atraviesan estos planos casi siempre se sitúan en los bordes de los planos de movimiento. Por ejemplo, en el plano ubicado entre el serrato anterior y el subescapular, los vasos que cruzan casi siempre se sitúan cerca del borde de la escápula, donde el movimiento entre estas dos estructuras es menor. También se muestra la proximidad del nervio de la arteria supraescapular al borde posterior de la glenoides. (Véanse correspondencias en Fig. 2-68.)

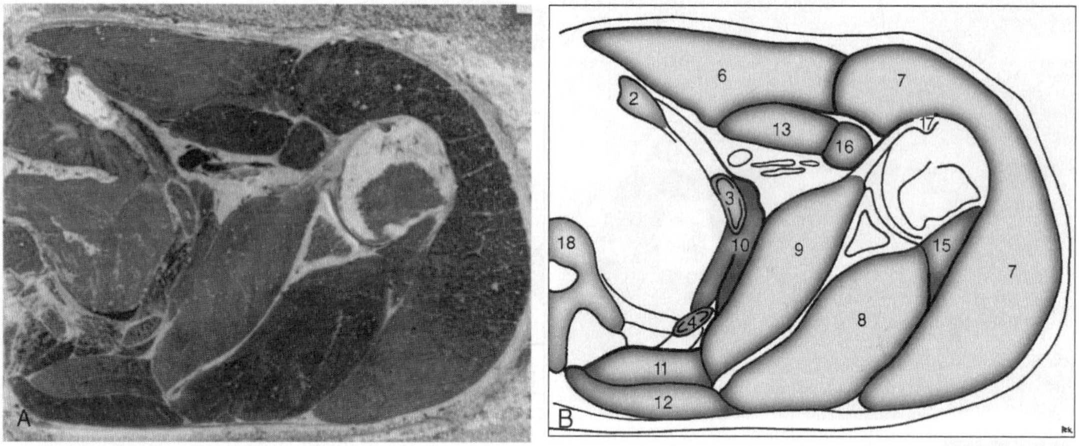

Fig. 2-66 • Corte transversal (**A**) y esquema (**B**) por debajo del ecuador de la glenoides. Las *líneas gruesas* en **B** señalan los planos que tienden a ser hipovasculares.

ter de membrana costocoracoidea. El músculo y el tendón del pectoral mayor forman el límite anterior más definitivo en la porción inferior del espacio axilar, aunque existe una continuación de la fascia clavipectoral hasta la axila. El límite medial del espacio está representado por el músculo serrato anterior y las costillas. Su límite lateral es la porción del húmero ubicada entre las inserciones del redondo mayor y el dorsal ancho, y la inserción del pectoral mayor, que define la porción inferior del surco intertubercular. En la posición anatómica, el espacio axilar se asemeja a una pirámide arqueada; su borde lateral yace en la superficie anterior del húmero.

La siguiente concentración importante de tejido adiposo es la que se localiza en la porción posterior y el fondo de la fascia profunda (Fig. 2-70). Descansa en un plano inferomedial respecto del borde medial de la parte posterior del deltoides, lateral al trapecio, y superior al dorsal ancho. Se puede considerar una continuación del espacio triangular, ya que este tejido contiene las prolongaciones cutáneas de la arteria escapular circunfleja; es en este lugar donde el cirujano microvascular busca la arteria y las venas del colgajo cutáneo «escapular».[265]

El tercer depósito profundo de tejido adiposo en el hombro se sitúa entre el tendón del supraespinoso y la clavícula y la articulación acromioclavicular (véase Fig. 2-40). Este tejido almohadilla y protege a las ramas de la arteria acromial, que a menudo se observa en las disecciones por debajo de la articulación acromioclavicular. En resumen, para los fines de una disección, el tejido adiposo permite señalar la presencia de vasos o nervios.

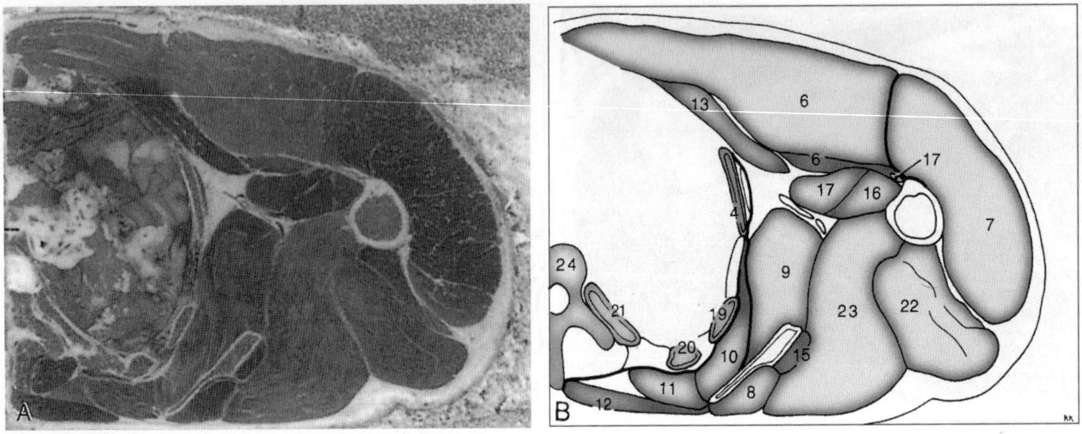

Fig. 2-67 • Corte transversal inferior (**A**) y esquema (**B**) por debajo del espacio cuadrilátero. Si se examina con cuidado **A**, se observan dos capas del pectoral mayor que se insertan en el borde lateral del surco bicipital. En el borde anterior del redondo mayor se pueden observar las fibras del redondo mayor y el dorsal ancho, que se mueven para insertarse en el labio medial y el piso del surco bicipital. La posición del plexo braquial se encuentra bien delimitada. (Véanse correspondencias en Fig. 2-68.)

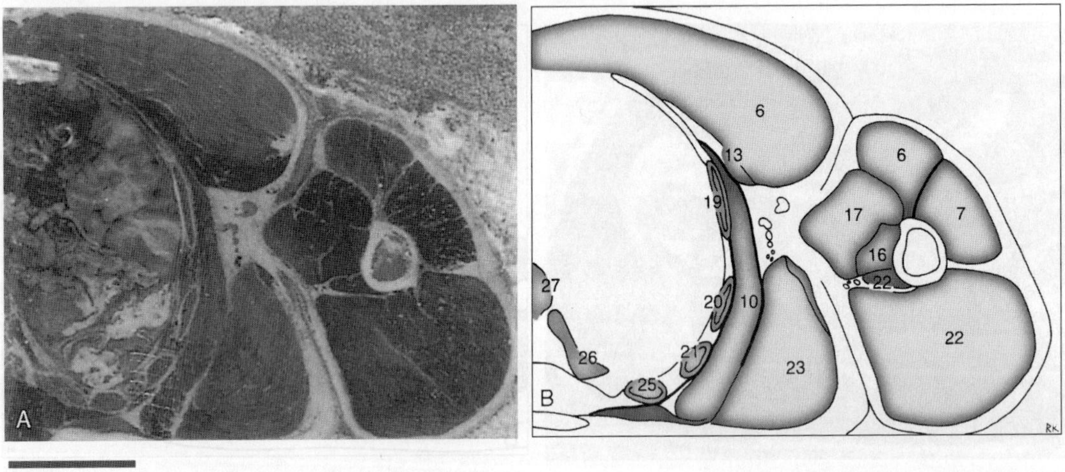

Fig. 2-68 • Corte transversal (**A**) y diagrama (**B**) en un plano unos milímetros superior a la piel de la fosa axilar. También en este caso se resaltan los planos hipovasculares. Nótense los grandes ganglios linfáticos pectorales y los vasos toracodorsales, también grandes. En la porción lateral del redondo mayor es posible observar el tendón y unas cuantas fibras musculares restantes del dorsal ancho. Las estructuras numeradas en las Figuras 2-63 a 2-66 son: 1) clavícula, 2) primera costilla, 3) segunda costilla, 4) tercera costilla, 5) vértebra T3, 6) músculo pectoral mayor, 7) músculo deltoides, 8) músculo infraespinoso, 9) músculo subescapular, 10) músculo serrato anterior, 11) músculo romboides, 12) músculo trapecio, 13) músculo pectoral menor, 14) músculo subclavio, 15) redondo menor, 16) músculo coracobraquial, 17) músculo bíceps, 18) vértebra T5, 19) cuarta costilla, 20) quinta costilla, 21) sexta costilla, 22) músculo tríceps, 23) redondo mayor y dorsal ancho, 24) vértebra T6, 25) séptima costilla, 26) octava costilla y 27) vértebra T8.

Bolsas

Las últimas estructuras que facilitan el movimiento son las bolsas. Al parecer, se forman cuando coalescen los espacios de la fascia.[45] El revestimiento de las bolsas normalmente es incompleto, pero en muchas enfermedades que se observan a menudo durante la cirugía se engrosan de manera considerable. Puesto que las bolsas son espacios huecos, son avasculares y pueden utilizarse como espacios para la disección. Además, constituyen los espacios lubricantes más completos y se localizan entre los tejidos más inflexibles; entre el tendón y el hueso o entre la piel y el hueso, y en ocasiones entre el músculo y el hueso, cerca de una inserción tendinosa.

El cuerpo humano contiene unas 50 bolsas identificadas; muchas de las más importantes se localizan en el hombro.[45,46] Las principales son la subacromial y la subdeltoidea. Ambas sirven para lubricar el movimiento entre el manguito de rotadores, y el acromion y la articulación acromioclavicular, que lo cubren. Por lo general, ambas bolsas coalescen en una sola (Fig. 2-71). Son las bolsas más importantes en los procesos patológicos del hombro, y las únicas que provocan dolor cuando se inflaman. Si bien la bolsa subacromial normalmente es un espacio potencial

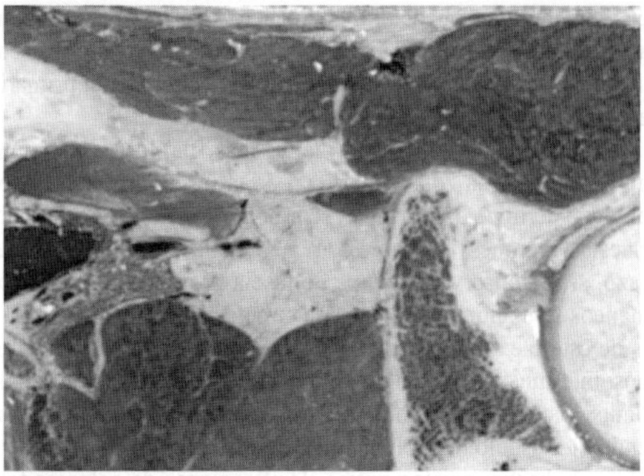

Fig. 2-69 • Acercamiento del espacio axilar, que muestra una fascia clavipectoral prominente que comienza en la punta de la coracoides y se extiende hacia la izquierda a través de la fotografía. En el fondo, adyacente al coracoides, yace la inserción del pectoral menor. El músculo del lado izquierdo es el subclavio. Justo detrás del subclavio se advierte el plexo braquial y los vasos axilares.

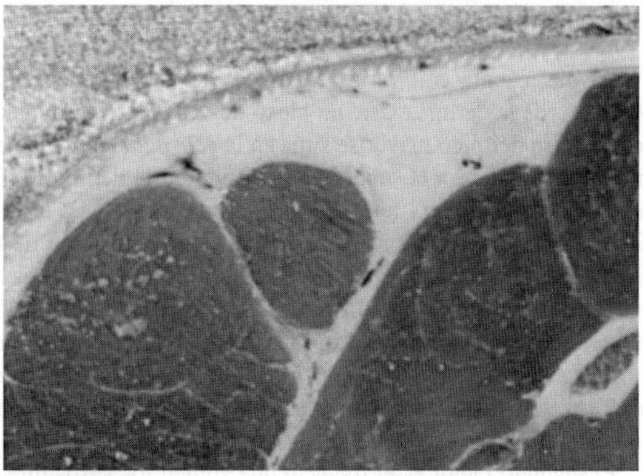

Fig. 2-70 • Esta proyección lateral de la parte posterior del hombro muestra la almohadilla grasa, dentro de la cual se sitúan las ramas de la arteria circunfleja escapular. Los músculos del lado *izquierdo* son el deltoides y la cabeza lateral del tríceps. El redondo menor es anterior, y el infraespinoso, lateral. Este tejido adiposo puede considerarse una continuación del espacio triangular. También en este caso la presencia de tejido adiposo indica la presencia de una arteria o un nervio.

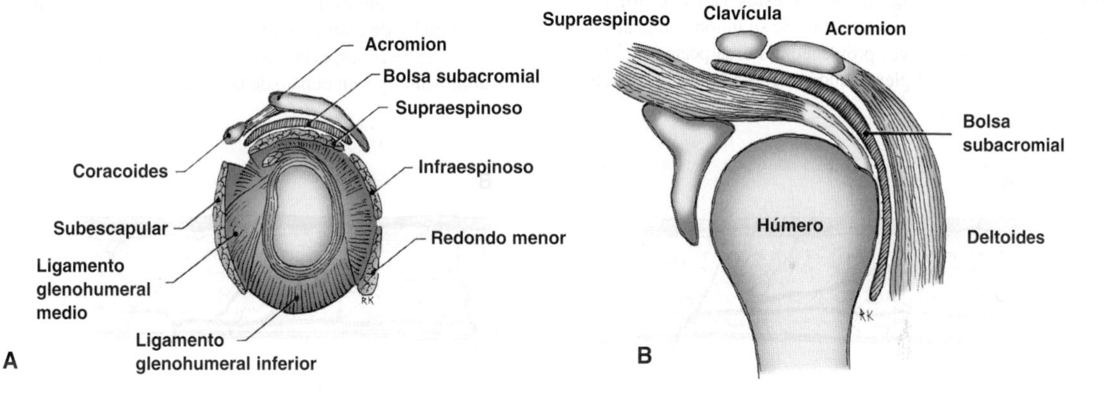

Fig. 2-71 • Relaciones y regiones de distribución de la bolsa subacromial. Compárense estos esquemas con la fotografía transversal que se muestra en la Figura 2-40. En estado natural, la bolsa es un espacio potencial que sólo existe cuando se llena; por ejemplo, con aire durante cirugía o con solución salina durante una artroscopia.

y por ello no se observa en el corte transversal (Fig. 2-40) ni en estudios de imagen, su capacidad es de 5 ml a 10 ml cuando no contiene adherencias o edema.[268] Normalmente no se comunica con la articulación glenohumeral.[260]

Otra bolsa frecuente es la subescapular, que aparece entre la porción superior del tendón del subescapular y el cuello de la glenoides, y que, en la mayor parte de los casos, se comunica con la articulación glenohumeral. Por consiguiente, casi siempre constituye un receso de la articulación glenohumeral, más que una bolsa separada. Se pueden encontrar bolsas bastante constantes cerca de inserciones tendinosas: entre el músculo y la inserción ósea de algunos músculos, como el trapecio, cerca de la base de la espina escapular; el infraespinoso y el redondo mayor cerca de su inserción en el húmero, y una bolsa intermuscular entre los tendones del dorsal ancho y del redondo mayor.

Se ha encontrado otra bolsa menos constante entre la apófisis coracoides y los músculos coracobraquial y subescapular subyacente. De hecho, el autor ha visto esta bolsa inflamada por colisión subcoracoidea, casi siempre yatrógena o postraumatológica, pero en dos casos no fue consecuencia de cirugía ni de traumatismo previo. La bolsa coracobraquial suele ser (en el 11% de los casos) una extensión de la subacromial;[125] en este caso el artroscopio permite ver la punta de la coracoides dentro de la bolsa subacromial.

PIEL

Al planear una cirugía se deben tener en cuenta tres requisitos respecto a la piel. El primero es la viabilidad continua de ésta durante el postoperatorio; el segundo es conservar su sensibilidad, y el tercero el aspecto cosmético.

Circulación

La piel cuenta con varias capas de vasos sanguíneos. En el interior de la dermis existe un plexo de vasos intercomunicados. El vaso dérmico mayor se sitúa en la *rete cutaneum,* que es un plexo vascular en la superficie profunda de la dermis.[278] En la fascia superficial existe otra gran capa de vasos.[46] La irrigación de estas capas varía según la región. La disposición de la circulación está supeditada a diversos factores; el primero es el crecimiento de la región del cuerpo que se está estudiando. El número de arterias cutáneas de la persona permanece constante a lo largo de su vida.[273] El crecimiento aumenta la distancia entre los vasos cutáneos, aumentando las demandas que se les imponen, por lo que se incrementa su tamaño.

El segundo factor es el trayecto que siguen los vasos directos hasta la piel. Se llama *directos* a aquellos vasos cuyo destino principal es la piel. Son *indirectos* aquéllos que poseen otro destino principal, como hueso o músculo, pero que refuerzan a los vasos cutáneos. Los trayectos de los vasos directos cambian con el movimiento que se produce en los tejidos en los que existe un desplazamiento considerable entre la grasa subcutánea y la fascia profunda (Fig. 2-72). Por ejemplo, con el pectoral mayor, los vasos dominantes cruzan en el borde del plano de movimiento (esto es, la axila). Algunos de estos vasos se originan directamente en la arteria axilar, cerca de su unión con la arteria braquial,[227] pero otras veces provienen del área pectoral.[255] Los vasos transcurren por el plexo subdérmico en la fascia subcutánea y envían ramas hacia la red cutánea. El plano que se localiza entre la fascia profunda y la grasa subcutánea es casi avascular; puede disecarse sin poner en peligro la circulación primaria de la piel.[255]

En los sitios en los que la piel es más fija, los vasos dominantes yacen en la zona superficial de la fascia profunda, y los del plexo dérmico corren en un sentido más vertical que oblicuo. En estas regiones, que son comunes en la parte superior del brazo, si se conserva una capa de fascia profunda con colgajos cutáneos se mantiene otra capa de circulación.[279] Las perforadoras de este plexo en la fascia profunda transcurren por los tabiques intermusculares en lugar de a través de los músculos, donde existe movimiento entre éstos y la fascia profunda, incluyendo el músculo del colgajo, que no ofrece circulación adicional.[255] De hecho, existen varias clasificaciones de colgajos fasciocutáneos, que se basan en la manera en la que los vasos alcanzan la fascia profunda.[271,275,280,281]

En la superficie, los vasos tienden a dirigirse desde superficies cóncavas del organismo hacia convexidades. Por consiguiente, es probable observar que se originan en las zonas ricas adyacentes al borde de la axila, y menos en convexidades como la mama o la prominencia exterior del hombro, que son cuencas distales. Conforme el crecimiento aumenta la longitud de las extremidades y la altura de las convexidades, los vasos aumentan de longitud y de diámetro, reflejando la mayor demanda.[255]

En las regiones especializadas del organismo donde los vasos dominantes yacen debajo de la fascia profunda y la piel es

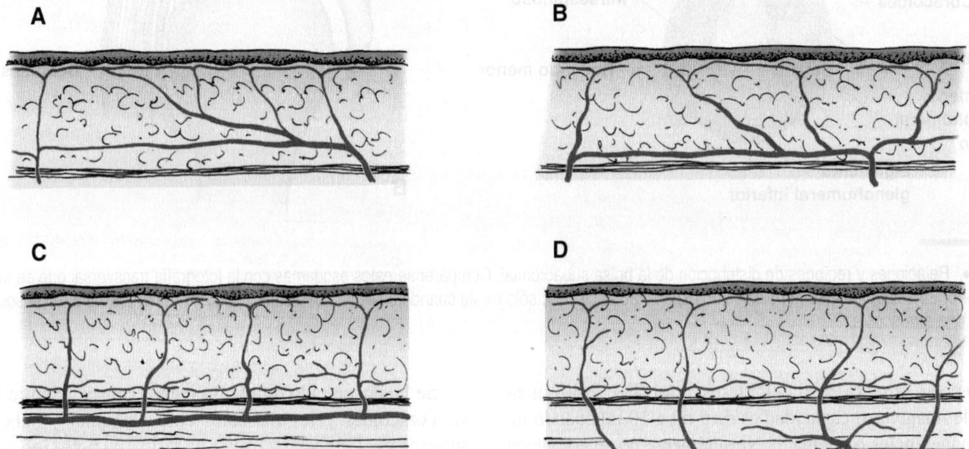

Fig. 2-72 • Los cuatro tipos de circulación directa hacia la piel. El tipo **A** se sitúa en un plano anterior al pectoral mayor. El movimiento entre la fascia subcutánea de la piel y la fascia profunda del músculo es considerable. La irrigación se adapta cruzando en dirección oblicua en el borde del plano de movimiento y enviando un vaso dominante en el fondo de la tela subcutánea (fascia subcutánea). Desde ahí el vaso envía ramas hacia el plexo dérmico. El tipo **B** se da cuando existe menos movimiento entre las fascias subcutánea y profunda. De hecho, en ocasiones existe algo de movimiento entre la fascia profunda que lo cubre y el músculo subyacente. De la superficie de la fascia profunda emergen ramas directas que de ahí envían otras ramas hacia el plexo dérmico. En la región del hombro esto sucede en la fascia del bíceps. En el tipo **C,** la piel se encuentra firmemente adherida a la fascia subyacente, que tiene una arteria debajo. Se trata de una situación especial, que se produce en las fascias palmar y plantar. En el tipo **D,** el vaso dominante que irriga esta región de piel yace en el fondo del músculo y envía perforadoras directas hacia el plexo dérmico. Como es de esperar, esto también sucede cuando el movimiento entre la piel y el músculo subyacente es escaso. *(Reimpreso de Taylor GI, Palmer JH: The vascular territories [angiosomes] of the body: experimental study and clinical applications. Br J Plast Surg 40:133-137, 1930.)*

fija, como sucede en las superficies palmar y plantar, los vasos dérmicos viajan en dirección directa y vertical.

En otras regiones del cuerpo, como sería el tercio medio del deltoides, la piel se encuentra fija al músculo subyacente. Los vasos dominantes, en este caso la arteria y las venas circunflejas humerales posteriores,[255] corren sobre la superficie profunda de los músculos, y los vasos directos se dirigen en sentido vertical a través de los tabiques intramusculares del deltoides y hacia la piel. La disección en cualquier lado de esta fascia profunda seccionará estos vasos. La única forma de ofrecer vasos adicionales a la piel es un colgajo miocutáneo.[282]

Estas variedades de circulación cutánea no se excluyen mutuamente, y de hecho a menudo se refuerzan. Por ejemplo, sobre el pectoral mayor los vasos directos provenientes de la mamaria interna refuerzan los vasos de tipo A de la axila.[284] En el surco deltopectoral, los vasos perforadores de la arteria deltoidea refuerzan la circulación cutánea. Gran parte de los vasos del músculo deltoides en la capa subcutánea están reforzados por los vasos de tipo D provenientes de la circunfleja humeral posterior. Probablemente existe menos superposición en el tercio medio del deltoides, y el desarrollo de un colgajo en esta región puede ser menos extenso.

Sensibilidad

La sensibilidad del hombro es menor, tanto para el cirujano como para el paciente, que la sensibilidad en otras regiones del cuerpo. La frecuencia de neuromas postoperatorios de hombro es reducida (Fig. 2-73).

Los nervios en posición más cefálica que inervan la piel del hombro y la parte inferior del cuello son los supraclaviculares. Provienen de la tercera y cuarta raíces cervicales, y a continuación descienden desde el plexo cervical hasta el triángulo posterior del cuello. Penetran en la fascia superficial por delante del platisma, descienden sobre la clavícula e inervan la piel que cubre la cara anterior de los primeros dos espacios intercostales.[46] Es interesante señalar que muchas veces los nervios supraclaviculares mediales pasan a través de la clavícula.

La porción posterior del hombro y el cuello se encuentra inervada por ramas cutáneas dorsales de los nervios espinales. En la región dorsal de la columna, la zona de piel que recibe inervación casi siempre se localiza en posición caudal al agujero intervertebral a través del cual emerge el nervio; por ejemplo, la representación cutánea de C8 se sitúa a la altura de la espina escapular, que corresponde al nivel de la tercera o cuarta vértebras torácicas.[46]

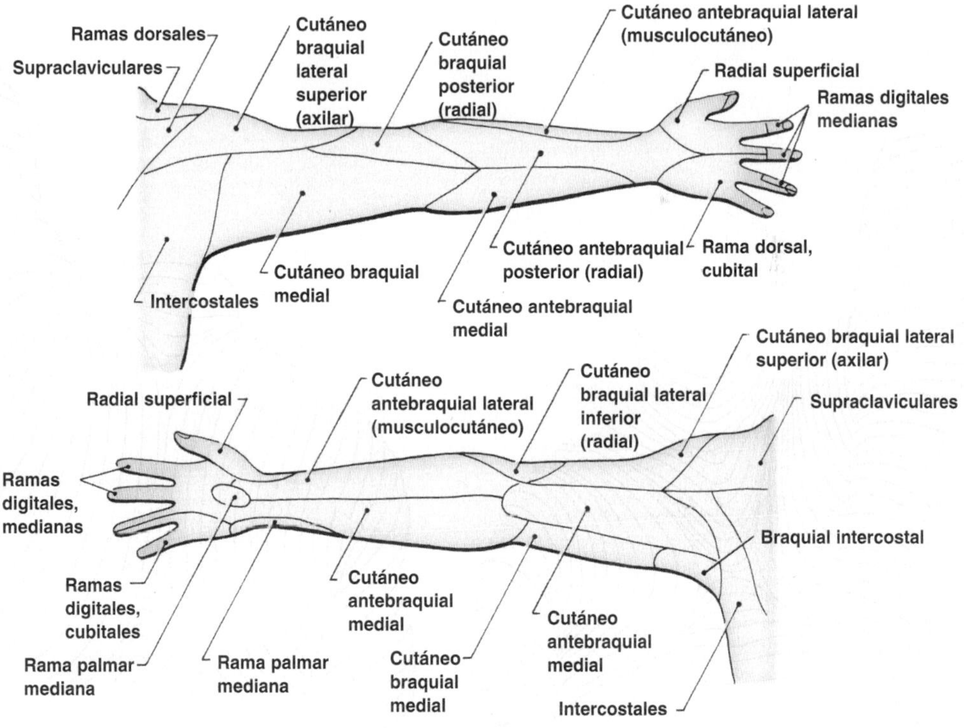

Fig. 2-73 • Representación de la sensibilidad cutánea en la extremidad superior. Nótese que, de los nervios del hombro, sólo el axilar posee representación cutánea. La porción restante del hombro se encuentra inervada por los nervios supraclaviculares y las ramas dorsales de los nervios espinales. No existe una demarcación precisa entre la región de la piel inervada por los nervios cutáneos braquiales mediales y braquiales intercostales, debido a las comunicaciones de estos últimos. El único problema frecuente de sensibilidad en los nervios cutáneos del hombro es la parestesia braquial intercostal consecutiva a mastectomía radical. *(Reimpreso de Hollinshead WH: Anatomy for Surgeons, vol. 3, 3.ª ed. Filadelfia: Harper & Row, 1982.)*

Gran parte de la cara anterior del tórax está inervada por los nervios intercostales anteriores. Las primeras ramas avanzan cerca de la línea media adyacentes al esternón, e inervan la porción anterior del tórax, superponiéndose ligeramente con las ramas cutáneas intercostales laterales. Es interesante señalar que no existe una rama cutánea anterior proveniente del primer nervio intercostal.

Las ramas cutáneas laterales del nervio intercostal emergen en la cara lateral del tórax, entre las secciones del serrato anterior, e inervan la piel de esta región. También inervan la mayor porción de la cara anterior del tórax, incluyendo la mama.[45]

Sólo tres nervios del plexo braquial tienen representación cutánea en el hombro. El más proximal de éstos es el nervio cutáneo braquial lateral superior, rama del nervio axilar que inerva la cara lateral del hombro y la piel que cubre el deltoides. Las porciones medial y superior del brazo se encuentran inervadas por los nervios cutáneo braquial medial y braquial intercostal. La piel de la cara anterior del brazo sobre el bíceps está inervada por el nervio cutáneo braquial anterior medial.[46]

Líneas de tensión de la piel relajada

En los últimos 200 años se han realizado incontables esfuerzos por demarcar las mejores líneas para realizar la incisión, si bien la mejor descripción de los principios básicos es la de Langer. Este autor observó que la tensión de la piel está defini-

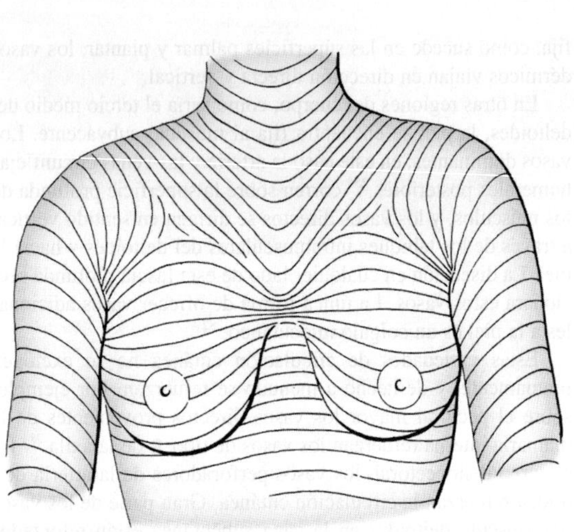

Fig. 2-75 • Las líneas de tensión cutánea en la mujer son distintas de las del varón debido a las diferencias en la topografía subyacente. *(Reimpreso de Kraissel CJ: Selection of appropriate lines for elective surgical incisions. Plast Reconstr Surg 8:1-28, 1951.)*

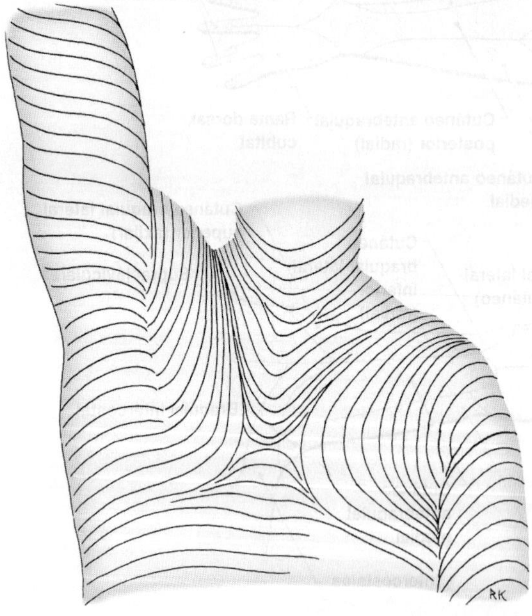

Fig. 2-74 • Localizaciones más frecuentes de las líneas de tensión de la piel en el varón. La posición de estas líneas varía según el individuo; se deben buscar en cada operación. *(Reimpreso de Kraissel CJ: Selection of appropriate lines for elective surgical incisions. Plast Reconstr Surg 8:1-28, 1951.)*

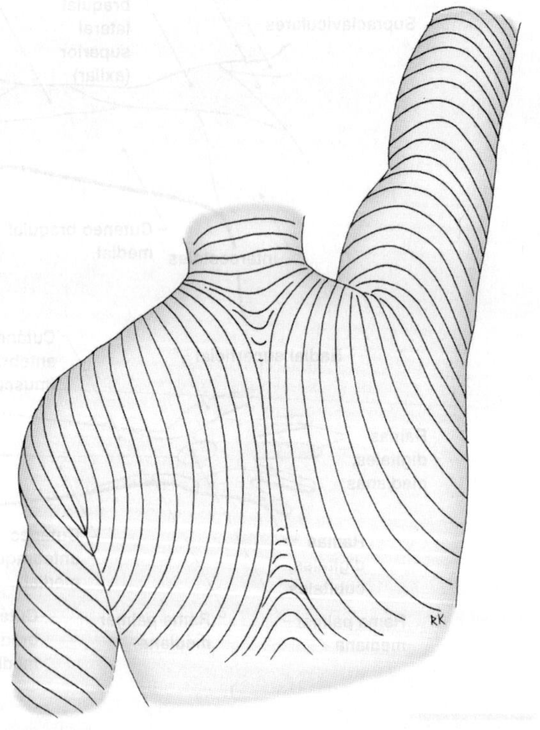

Fig. 2-76 • Posición típica de las líneas de tensión de la piel relajada en la superficie posterior de la región del hombro. *(Reimpreso de Kraissel CJ: Selection of appropriate lines for elective surgical incisions. Plast Reconstr Surg 8:1-28, 1951.)*

da por la prominencia de las estructuras subyacentes y por el movimiento, aunque la influencia predominante proviene de la topografía profunda.[276,277] Langer realizó dos experimentos clásicos. En el primero punzonó a los cadáveres con un punzón redondo y observó las grietas lineales que se formaron por la orientación del colágeno subyacente. Llamó a este fenómeno *potencial de fisura de la piel*. En su segundo experimento midió la tensión de la piel de diversas formas. En los cadáveres realizaba incisiones circulares y observaba la retracción de las heridas. A continuación movía la extremidad para buscar cambios en la retracción. En pacientes vivos, como mujeres durante el parto que iban a experimentar un cambio repentino en la topografía profunda, dibujaba un círculo sobre la piel y observaba los cambios en el posparto.

Durante el siglo XX, los cirujanos plásticos han descubierto que las líneas de Langer son incorrectas en algunas regiones del cuerpo.[272,274] Aunque sus principios todavía son válidos, se han buscado técnicas más avanzadas para localizar las líneas ideales en personas vivas. Estas técnicas incluyen más incisiones circulares, patrones de arrugas y huellas químicas. Sin embargo, dichas técnicas permiten concluir que las incisiones ubicadas de forma empírica son las mejores en determinadas regiones, pero no en otras.

Los cirujanos plásticos actuales utilizan más bien las llamadas *líneas de tensión de la piel relajada* (Figs. 2-74 a 2-76). Esto se refiere a su técnica para relajar la tensión de la piel entre el pulgar y el índice, a fin de observar el patrón de líneas finas que se forma en la piel. Cuando la relación es exactamente perpendicular a la incisión ideal, las líneas finas que se forman son rectas y paralelas. Después se repite el procedimiento en otras direcciones. El patrón de la línea es romboide o impreciso.[270] Esta técnica permite al cirujano compensar las variaciones individuales.

BIBLIOGRAFÍA

Historia/Generalidades

1. Basmajian JV: Muscles Alive: Their Functions Revealed by Electromyography, 4th ed. Baltimore: Williams & Wilkins, 1979.
2. Braune W and Fischer O: The Human Gait. New York: Springer-Verlag, 1987.
3. Braune W and Fischer O: On the Centre of Gravity of the Human Body. New York: Springer-Verlag, 1988.
4. da Vinci L: The Drawings of Leonardo da Vinci. *In* The Collection of Her Majesty, The Queen, at Windsor Castle, vols 1 to 3. London: Phaedon Press, 1968.
5. Detrisac DA and Johnson LL: Arthroscopic Shoulder Anatomy: Pathologic and Surgical Implications. Thorofare, NJ: Slack, 1986.
6. Duchenne GB: Physiology of Movement: Demonstrated by Means of Electrical Stimulation and Clinical Observation and Applied to the Study of Paralysis and Deformities (Kaplan EB [trans and ed]). Philadelphia: WB Saunders, 1959.
7. Dung HC: Acupuncture points of the brachial plexus. Am J Chin Med *13*:49-64, 1985.
8. Galen: On the Usefulness of the Parts of the Body (May MT [trans]). Ithaca, NY: Cornell University Press, 1967.
9. Hippocrates: Hippocratic Writings. Great Books of the Western World (Hutchins RM [editor-in-chief]). Chicago: Encyclopedia Britannica, 1955.
10. Hoernle AFR: Studies in the Medicine of Ancient India. Part I. Osteology or the Bones of the Human Body. Oxford: Clarendon Press, 1907.
11. Hsieh ET: A review of ancient Chinese anatomy. Anat Rec *20*:97-127, 1921.
12. Huang-Ti Nei and Ching Su Wen: The Yellow Emperor's Classic of Internal Medicine. (New edition with Chapters 1 to 34 translated from Chinese with an Introductory Study by Ilza Veith.) Los Angeles: University of California Press, 1966. (Original edition published 1949, Cambridge University Press.)
13. Lockhart RD: Movements of the normal shoulder joint and of a case with trapezius paralysis studied by radiogram and experiment in the living. J Anat *64*:288-302, 1930.
14. McGrew R: Encyclopedia of Medical History. New York: McGraw-Hill, 1985.
15. Meyer AW: Chronic functional lesions of the shoulder. Arch Surg *35*:646-674, 1937.
16. Muybridge E: *In* Brown LS (ed): Animals in Motion. New York: Dover Publications, 1957.
17. Perry J: Biomechanics of the shoulder. *In* Rowe C (ed): The Shoulder. New York: Churchill Livingstone, 1988.
18. Persaud TVN: Early History of Human Anatomy. From Antiquity to the Beginning of the Modern Era. Springfield, IL: Charles C Thomas, 1984.
19. Rasch PJ and Burke RK: Kinesiology and Applied Anatomy: The Science of Human Movement. Philadelphia: Lea & Febiger, 1959.
20. Vesalius A: The Illustrations from the Works of Andreas Vesalius of Brussels. New York: World Publishing Company, 1950.

Huesos y articulaciones

21. Abbott LS and Lucas DB: The function of the clavicle: Its surgical significance. Ann Surg *140*:583-597, 1954.
22. Acus RW, Bell RH, and Fisher DL: Proximal clavicle excision: An analysis of results. J Shoulder Elbow Surg *4*:182-187, 1995.
23. Aoki M, Ishii S, and Usui M: The slope of the acromion in the rotator cuff impingement. Orthop Trans *10*:228, 1986.
24. Banas MP, Miller RJ, and Tatterman S: Relationship between the lateral acromion angle and rotator cuff disease. J Shoulder Elbow Surg *4*:454-461, 1995.
25. Bearn JG: Direct observations on the function of the capsule of the sternoclavicular joint in clavicular support. J Anat *101*:159-170, 1967.
26. Bigliani LU, Morrison DS, and April EW: The morphology of the acromion in its relationship to rotator cuff tears. Orthop Trans *10*:228, 1986.
27. Brookes M: The blood supply of irregular and flat bones. *In* Brookes M (ed): Blood Supply of the Bone. New York: Appleton-Century-Crofts, 1971, pp 47-66.
28. Cave AJE: The nature and morphology of the costoclavicular ligament. J Anat *95*:170-179, 1961.
29. Cooper DE, O'Brien SJ, Arnoczky SP, and Warren RF: The structure and function of the coracohumeral ligament: An anatomic and microscopic study. J Shoulder Elbow Surg *2*:70-77, 1993.
30. Cyprien JM, Vasey HM, Burdet A, et al: Humeral retrotorsion and glenohumeral relationship in the normal shoulder and in recurrent anterior dislocation (scapulometry). Clin Orthop *175*:8-17, 1983.
31. Cyriax EF: A second brief note on 'floating clavicle.' Anat Rec *52*:97, 1932.
32. Denham RH and Dingley AF Jr: Epiphyseal separation of the medial end of the clavicle. J Bone Joint Surg Am *49*:1179-1183, 1967.
33. DePalma AF: Surgical anatomy of acromioclavicular and sternoclavicular joints. Surg Clin North Am *43*:1541-1550, 1963.
34. DePalma AF: Surgery of the Shoulder, 3rd ed. Philadelphia: JB Lippincott, 1983.
35. DePalma AF, Callery G, and Bennett GA: Variational anatomy and degenerative lesions of the shoulder joint. Instr Course Lect *6*:255-281, 1949.
36. Deutsch AL, Resnick D, and Mink JH: Computed tomography of the glenohumeral and sternoclavicular joints. Orthop Clin North Am *16*:497-511, 1985.
37. Dines DM, Warren RE, Inglis AE, and Pavlov H: The coracoid impingement syndrome. Orthop Trans *10*:229, 1986.
38. Duggan N: Recurrent dislocation of the sternoclavicular cartilage. J Bone Joint Surg *13*:365, 1931.
39. Fukuda K, Craig EV, An K, et al: Biomechanical study of the ligamentous system of the acromioclavicular joint. J Bone Joint Surg Am *68*:434-439, 1986.
40. Gagey O, Bonfait H, and Gillot C: Anatomic basis of ligamentous control of elevation. Surg Radiol Anat *9*:19-26, 1987.
41. Gagey O, Hue E: Mechanics of the deltoid muscle. A new approach. Clin Orthop *375*:250-257, 2000.
42. Gerber C, Terrier F, and Ganz R: The role of the coracoid process in the chronic impingement syndrome. J Bone Joint Surg Br *67*:703-708, 1985.
43. Gerber C, Terrier F, Zehnder R, and Ganz R: The subcoracoid space. An anatomic study. Clin Orthop *215*:132-138, 1987.
44. Hitchcock HH and Bechtol CO: Painful shoulder. Observations of the role of the tendon of the long head of the biceps brachii in its causation. J Bone Joint Surg Am *30*:263-273, 1948.
45. Hollinshead WH: Textbook of Anatomy, 2nd ed. New York: Harper & Row, 1967.
46. Hollinshead WH: Anatomy for Surgeons, vol 3, 3rd ed. Philadelphia: Harper & Row, 1982.
47. Holt EM and Allibone RO: Anatomic variants of the coracoacromial ligament. J Shoulder Elbow Surg *4*:370-375, 1995.
48. Howard FM and Shafer SJ: Injuries to the clavicle with neurovascular complications: A study of fourteen cases. J Bone Joint Surg Am *47*:1335-1346, 1956.
49. Iannotti JP, Gabriel JP, Schneck S, et al: The normal glenohumeral relationships. J Bone Joint Surg Am *74*:491-500, 1992.
50. Inman VT, Saunders JBDCM, and Abbott LC: Observations on the function of the shoulder joint. J Bone Joint Surg *26*:1-30, 1944.
51. Ito N, Eto M, Maeda K, et al: Ultrasonographic measurement of humeral torsion. J Shoulder Elbow Surg *4*:157-161, 1995.

52. Jobe CM and Iannotti JP: Limits imposed on glenohumeral motion by joint geometry. J Shoulder Elbow Surg *4*:281-285, 1995.
53. Johnson EW Jr and Collins HR: Nonunion of the clavicle. Arch Surg *87*:963-966, 1963.
54. Johnston TB: The movements of the shoulder-joint: A plea for the use of the "plane of the scapula" as the plane of reference for movements occurring at the humero-scapular joint. Br J Surg *25*:252-260, 1937.
55. Kaltsas DS: Comparative study of the properties of the shoulder joint capsule with those of other joints: Capsules. Clin Orthop *173*:20-26, 1983.
56. Kennedy JC: Retrosternal dislocation of the clavicle. J Bone Joint Surg Br *31*:74-75, 1949.
57. Kibler WB, McMullen J, and Uhl T: Shoulder rehabilitation strategies, guidelines, and practice. Orthop Clin North Am *32*:527-538, 2001.
58. Laing PG: The arterial supply of the adult humerus. J Bone Joint Surg Am *38*:1105-1116, 1956.
59. Lexer E and Kuliga TW: Untersuchungen uber Knochenarterien. Berlin: Hirschwald, 1904, pp 15-16.
60. Lewis MM, Ballet FL, Kroll PG, and Bloom N: En bloc clavicular resection: Operative procedure and postoperative testing of function. Case reports. Clin Orthop *193*:214-220, 1985.
61. Lewis OJ: The coraco-clavicular joint. J Anat *93*:296-303, 1959.
62. Liberson F: Os acromiale–a contested anomaly. J Bone Joint Surg *19*:683-689, 1937.
63. Lucas DB: Biomechanics of the shoulder joint. Arch Surg *107*:425-432, 1973.
64. Lucas LS and Gill JH: Humerus varus following birth injury to the proximal humeral epiphysis. J Bone Joint Surg *29*:367-369, 1947.
65. Maves MD and Philippsen LP: Surgical anatomy of the scapular spine in the trapezius-osteomuscular flap. Arch Otolaryngol Head Neck Surg *112*:173-175, 1986.
66. McCally WC and Kelly DA: Treatment of fractures of the clavicle, ribs and scapula. Am J Surg *50*:558-562, 1940.
67. Meyer AW: Spontaneous dislocation and destruction of tendon of long head of biceps brachii. Fifty-nine instances. Arch Surg *17*:493-506, 1928.
68. Mudge MK, Wood VE, and Frykman GK: Rotator cuff tears associated with os acromiale. J Bone Joint Surg Am *66*:427-429, 1984.
69. Neer CJ: Anterior acromioplasty for chronic impingement syndrome of the shoulder. J Bone Joint Surg Am *54*:41-50, 1972.
70. Neer CS: Impingement lesions. Clin Orthop *173*:70-77, 1983.
71. Neer CS and Poppen NK: Supraspinatus outlet. Orthop Trans *11*:234, 1987.
72. Nicholson GP, Goodman DA, Flatow EL, et al: The acromion morphologic condition and age-related changes. A study of 420 scapulas. J Shoulder Elbow Surg *5*:1-11, 1996.
73. Nutter PD: Coracoclavicular articulations. J Bone Joint Surg *23*:177-179, 1941.
74. Paavolainen P, Slatis P, and Aalto K: Surgical pathology in chronic shoulder pain. *In* Bateman JE and Welsh RP (eds): Surgery of the Shoulder. St. Louis: CV Mosby, 1984, pp 313-318.
75. Panje W and Cutting C: Trapezius osteomyocutaneous island flap for reconstruction of the anterior floor of the mouth and the mandible. Head Neck Surg *3*:66-71, 1980.
76. Pearl ML and Volk AG: Retroversion of the proximal humerus in relationship to prosthetic replacement arthroplasty. J Shoulder Elbow Surg *4*:286-289, 1995.
77. Petersson CJ: Spontaneous medial dislocation of the tendon of the long biceps brachii: An anatomic study of prevalence and pathomechanics. Clin Orthop *211*:224-227, 1986.
78. Petersson CJ and Redlund-Johnell I: The subacromial space in normal shoulder radiographs. Acta Orthop Scand *55*:57-58, 1984.
79. Radin EL: Biomechanics and functional anatomy. *In* Post M (ed): The Shoulder. Surgical and Nonsurgical Management. Philadelphia: Lea & Febiger, 1978, pp 44-49.
80. Reeves B: Experiments on the tensile strength of the anterior capsular structures of the shoulder in man. J Bone Joint Surg Br *50*:858-865, 1968.
81. Rietveld ABM, Daanen HAM, Rozing PM, and Obermann WR: The lever arm in glenohumeral abduction after hemiarthroplasty. J Bone Joint Surg Br *70*:561-565, 1988.
82. Rockwood CA and Green DP: Fractures in Adults, vol 1, part II. Subluxations and Dislocations about the Shoulder. Philadelphia: JB Lippincott, 1984, pp 722-947.
83. Saha AK: Theory of Shoulder Mechanism: Descriptive and Applied. Springfield, IL: Charles C Thomas, 1961.
84. Saha AK: Dynamic stability of the glenohumeral joint. Acta Orthop Scand *42*:491, 1971.
85. Saha AK: Mechanism of shoulder movements and a plea for the recognition of "zero position" of the glenohumeral joint. Clin Orthop *173*:3-10, 1983.
86. Seltzer SE and Weissman BN: CT findings in normal and dislocating shoulders. J Can Assoc Radiol *36*:41-46, 1985.
87. Slatis P and Aalto K: Medial dislocation of the tendon of the long head of the biceps brachii. Acta Orthop Scand *50*:73-77, 1979.
88. Tang T: Personal communication, April 1988.
89. Tang T, et al: Humerus varus: A report of 7 cases. Chin J Orthop *3*:165-170, 1983.
90. Taylor S: Clavicular dysostosis: A case report. J Bone Joint Surg *27*:710-711, 1945.
91. Ticker JB, Djurasovic M, Strauch RJ, et al: The incidence of ganglion cysts and other variations in anatomy along the course of the suprascapular nerve. J Shoulder Elbow Surg *7*:472-478, 1998.
92. Tillett E, Smith M, Fulcher M, and Shanklin J: Anatomic determination of humeral head retroversion: The relationship of the central axis of the humeral head to the bicipital groove. J Shoulder Elbow Surg *2*:255-256, 1993.
93. Todd TW and D'Errico J Jr: The clavicular epiphyses. Am J Anat *41*:25-50, 1928.
94. Urist MR: Follow-up notes on articles previously published in the journal: Complete dislocation of the acromioclavicular joint. J Bone Joint Surg Am *45*:1750-1753, 1963.
95. Weinstabl R, Hertz H, and Firbas W: Connection of the ligamentum coracoglenoidale. Acta Anat *125*:126-131, 1986.
96. Woo S, Maynard J, Butler D, et al: Ligament, tendon, and joint capsule insertions to bone. *In* Woo S and Buckwalter JA (eds): Injury and Repair of the Musculoskeletal Soft Tissues. Park Ridge, IL: American Academy of Orthopaedic Surgeons, 1988, pp 133-166.
97. Wood VE and Marchinski LM: Congenital anomalies of the shoulder. *In* Rockwood C and Matsen F (eds): The Shoulder. Philadelphia: WB Saunders, 1990.
98. Woodward JW: Congenital elevation of the scapula: Correction by release and transplantation of muscle origins: A preliminary report. J Bone Joint Surg Am *43*:219-228, 1961.

Músculos

99. Abbott LC and Lucas DB: The tripartite deltoid and its surgical significance in exposure of the scapulohumeral joint. Ann Surg *136*:392-402, 1952.
100. Atwater AE: Biomechanics of overarm throwing movements and of throwing injuries. Exerc Sport Sci Rev *7*:43-85, 1979.
101. Bartlett SP, May JW Jr, and Yaremchuk MJ: The latissimus dorsi muscle: A fresh cadaver study of the primary neurovascular pedicle. Plast Reconstr Surg *65*:631-636, 1981.
102. Bayley JC, Cochran TP, and Sledge CB: The weight-bearing shoulder. The impingement syndrome in paraplegics. J Bone Joint Surg Am *69*:676-678, 1987.
103. Beaton LE and Anson BJ: Variation of the origin of the m. trapezius. Anat Rec *83*:41-46, 1942.
104. Bhattacharyya S: Abduction contracture of the shoulder from contracture of the intermediate part of the deltoid. J Bone Joint Surg Br *48*:127-131, 1966.
105. Bing R: Ueber Angeborene Muskel-Defecte. Virchows Arch B Cell Pathol *170*:175-228, 1902.
106. Broome HL and Basmajian JV: The function of the teres major muscle: An electromyographic study. Anat Rec *170*:309-310, 1971.
107. Burkhart S, Esch JC, and Jolson RS: The rotator crescent and rotator cable: An anatomic description of the shoulder's suspension bridge. Arthroscopy *9*:611-616, 1993.
108. Cain PR, Mutschler TA, Fu FH, and Lee SK: Anterior stability of the glenohumeral joint. A dynamic model. Am J Sports Med *15*:144-148, 1987.
109. Cave AJE and Brown RW: On the tendon of the subclavius muscle. J Bone Joint Surg Br *34*:466-469, 1952.
110. Clark JM and Harryman DT: Tendons, ligaments and capsule of the rotator cuff. J Bone Joint Surg Am *74*:713-725, 1992.
111. Colachis SC Jr and Strohm BR: Effects of suprascapular and axillary nerve block on muscle forces in the upper extremity. Arch Phys Med Rehabil *52*:22, 1971.
112. Colachis SC Jr, Strohm BR, and Brecher VL: Effects of axillary nerve block on muscle force in the upper extremity. Arch Phys Med Rehabil *50*:645-647, 1969.
113. Dewar FP and Harris RI: Restoration of function of the shoulder following paralysis of the trapezius by fascial sling fixation and transplantation of the levator scapulae. Ann Surg *132*:1111-1115, 1950.
114. Doody SG, Freedman L, and Waterland JC: Shoulder movements during abduction in the scapular plane. Arch Phys Med Rehabil *51*:595-604, 1970.
115. Durman DC: An operation for paralysis of the serratus anterior. J Bone Joint Surg *27*:380-382, 1945.
116. Ekholm J, Arborelius UP, Hillered L, and Ortqvist A: Shoulder muscle EMG and resisting movement during diagonal exercise movements resisted by weight and pulley circuit. Scand J Rehabil Med *10*:179-185, 1978.
117. Franklin JL, Barrett WP, Jackins SE, and Matsen FA: Glenoid loosening in total shoulder arthroplasty. Association with rotator cuff deficiency. J Arthroplasty *3*:39-46, 1988.
118. Gowan ID, Jobe FW, Tibone JE, et al: A comparative electromyographic analysis of the shoulder during pitching. Professional versus amateur pitchers. Am J Sports Med *15*:586-590, 1987.
119. Grant JCB and Smith CG: Age incidence of rupture of the supraspinatus tendon. Anat Rec *100*:666, 1948.
120. Groh GI, Simoni M, Rolla P, and Rockwood CA: Loss of the deltoid after shoulder operations: An operative disaster. J Shoulder Elbow Surg *3*:243-253, 1994.
121. Hayes WM: Rupture of the pectoralis major muscle: Review of the literature and report of two cases. J Int Coll Surg *14*:82-88, 1950.
122. Hertz H, Weinstabl R, Grundschober F, and Orthner E: Zur makroskopischen und mikroskopischen Anatomie der Schultergelenkspfanne und des Limbus glenoidalis. Acta Anat *125*:96-100, 1986.

123. Hinton MA, Parker AW, Drez D, and Altchek D: An anatomic study of the subscapularis tendon and myotendinous junction. J Shoulder Elbow Surg *3*:224-229, 1994.
124. Horan FT and Bonafede RP: Bilateral absence of the trapezius and sternal head of the pectoralis major muscles: A case report. J Bone Joint Surg Am *59*:133, 1977.
125. Horwitz MT and Tocantins LM: Isolated paralysis of the serratus anterior (magnus) muscle. J Bone Joint Surg Am *20*:720-725, 1938.
126. Howell SM, Imobersteg AM, Seger DH, and Marone PJ: Clarification of the role of the supraspinatus muscle in shoulder function. J Bone Joint Surg Am *68*:398-404, 1986.
127. Itoi E, Motzhin NE, Morrey BF, and An KN: Stabilizing function of the long head of the biceps in the hanging arm position. J Shoulder Elbow Surg *3*:135-142, 1994.
128. Jobe CM, Kropp WE, and Wood VE: The spinal accessory nerve in a trapezius splitting approach. J Shoulder Elbow Surg *5*:206-208, 1996.
129. Jobe FW, Moynes DR, Tibone JE, and Perry J: An EMG analysis of the shoulder in pitching: A second report. Am J Sports Med *12*:218-220, 1984.
130. Lambert AE: A rare variation in the pectoralis minor muscle. Anat Rec *31*:193-200, 1925.
131. Landry SO Jr: The phylogenetic significance of the chondro-epitrochlearis muscle and its accompanying pectoral abnormalities. J Anat *92*:57-61, 1958.
132. Lorhan PH: Isolated paralysis of the serratus magnus following surgical procedures. Report of a case. Arch Surg *54*:656-659, 1947.
133. Mariani EM, Cofield RH, Askew LJ, et al: Rupture of the tendon of the long head of the biceps brachii. Surgical vs. nonsurgical treatment. Clin Orthop *228*:233-239, 1988.
134. Marmor L, Bechtol CO, and Hall CB: Pectoralis major muscle. J Bone Joint Surg Am *43*:81-87, 1961.
135. Martin CP: The movements of the shoulder-joint, with special reference to rupture of the supraspinatus tendon. Am J Anat *66*:213-234, 1940.
136. Mathes SJ and Nahai F: Classification of the vascular anatomy of muscles: Experimental and clinical correlation. Plast Reconstr Surg *67*:177-187, 1981.
137. Mathes SJ and Nahai F: Vascular anatomy of muscle: Classification and application. *In* Mathes SJ and Nahai F (eds): Clinical Applications for Muscle and Musculocutaneous Flaps. St. Louis: CV Mosby, 1982, pp 16-94.
138. Matsen FA: Biomechanics of the shoulder. *In* Frankel VH and Nordin M (eds): Basic Biomechanics of the Skeletal System. Philadelphia: Lea & Febiger, 1980, pp 221-242.
139. McCann PD, Cardasco FA, Ticker JB, et al: An anatomic study of the subscapular nerves: A grid for electromyographic analysis of the subscapularis muscle. J Shoulder Elbow Surg *3*:94-99, 1994.
140. McLaughlin HL: Lesions of the musculotendinous cuff of the shoulder: III. Observations on the pathology, course and treatment of calcific deposits. Ann Surg *124*:354-362, 1946.
141. McMahon PJ, Debski RE, Thompson WO, et al: Shoulder muscle forces and tendon excursions during glenohumeral abduction in the scapular plane. J Shoulder Elbow Surg *4*:199-207, 1995.
142. Meyer AW: Spontaneous dislocation and destruction of tendon of long head of the biceps brachii: Fifty-nine instances. Arch Surg *17*:493-506, 1928.
143. Mortensen OA and Wiedenbauer M: An electromyographic study of the trapezius muscle [abstract]. Anat Rec *112*:366-367, 1952.
144. Nuber GW, Jobe FW, Perry J, et al: Fine wire electromyography analysis of muscles of the shoulder during swimming. Am J Sports Med *14*:7-11, 1986.
145. Ovesen JO and Nielsen S: Stability of the shoulder joint. Cadaver study of stabilizing structures. Acta Orthop Scand *56*:149-151, 1985.
146. Ovesen JO and Nielsen S: Anterior and posterior instability: A cadaver study. Acta Orthop Scand *57*:324-327, 1986.
147. Ovesen J and Nielsen S: Posterior instability of the shoulder. Acta Orthop Scand *57*:436-439, 1986.
148. Reiss FP, De Camargo AM, Vitti M, and De Carvalho CAF: Electromyographic study of subclavius muscle. Acta Anat *105*:284-290, 1979.
149. Roh MS, Wang VM, April EW, et al: Anterior and posterior musculotendinous anatomy of the supraspinatus. J Shoulder Elbow Surg *9*:436-440, 2000.
150. Roos DB: New concepts of thoracic outlet syndrome that explain etiology, symptoms, diagnosis and treatment. Vasc Surg *13*:313-321, 1979.
151. Sakellarides HT: Injury to spinal accessory nerve with paralysis of trapezius muscle and treatment by tendon transfer. Orthop Trans *10*:449, 1986.
152. Salmon M: Anatomic Studies: Arteries of the Muscles of the Extremities and the Trunk and Arterial Anastomotic Pathways of the Extremities. St. Louis: Quality Medical Publishing, 1994, pp 11-77.
153. Saunders WH and Johnson EW: Rehabilitation of the shoulder after radical neck dissection. Ann Otorhinolaryngol *84*:812, 1975.
154. Scheving LE and Pauly JE: An electromyographic study of some muscles acting on the upper extremity in man. Anat Rec *135*:239, 1959.
155. Seib GA: The musculus pectoralis minor in American whites and American negroes. *In* Grant JCB (ed): An Atlas of Anatomy, 5th ed. Baltimore: Williams & Wilkins, 1962.
156. Selden BR: Congenital absence of trapezius and rhomboideus major muscles. J Bone Joint Surg *17*:1058-1061, 1935.
157. Sheehan D: Bilateral absence of trapezius. J Anat *67*:180, 1932.
158. Shevlin MG, Lehmann JF, and Lucci JA: Electromyographic study of the function of some muscles crossing the glenohumeral joint. Arch Phys Med Rehabil *50*:264-270, 1969.
159. Staples OS and Watkins AL: Full active abduction in traumatic paralysis of the deltoid. J Bone Joint Surg *25*:85-89, 1943.
160. Strohm BR: Shoulder dysfunction following injury to suprascapular nerve. J Am Phys Ther Assoc *45*:106-111, 1965.
161. Symeonides PP: The significance of the subscapularis muscle in pathogenesis of recurrent anterior dislocation of the shoulder. J Bone Joint Surg Br *54*:476-483, 1972.
162. Ting A, Jobe FW, Barto P, et al: An EMG analysis of the lateral biceps in shoulders with rotator cuff tears. Orthop Trans *11*:237, 1987.
163. Tobin GR, Schusterman M, Peterson GH, et al: The intramuscular, neurovascular anatomy of the latissimus dorsi muscle: The basis for splitting the flap. Plast Reconstr Surg *67*:637-641, 1981.
164. Turkel SJ, Panio MW, Marshall JL, and Girgis FG: Stabilizing mechanisms preventing anterior dislocation of the glenohumeral joint. J Bone Joint Surg Am *63*:1208-1217, 1981.
165. Vare AM and Indurkar GM: Some anomalous findings in the axillary musculature. J Anat Soc India *14*:34-36, 1965.
166. Volk AG and Vangsness CT Jr: An anatomic study of the supraspinatus muscle and tendon. Clin Orthop *384*:280-285, 2001.
167. Wang AA, Strauch RJ, Flatow EL, et al: The teres major muscle: An anatomic study of its use as a tendon transfer. J Shoulder Elbow Surg *8*:334-338, 1999.
168. Waterston D: Variations in the teres minor muscle. Anat Anz *32*:331-333, 1908.
169. Watterson PA, Taylor GI, and Crock JG: The venous territories of muscles: Anatomical study and clinical implications. Br J Plast Surg *41*:569-585, 1988.
170. Williams GA: Pectoral muscle defects: Cases illustrating 3 varieties. J Bone Joint Surg *12*:417, 1930.
171. Wilson CL and Duff GL: Pathologic study of degeneration and rupture of the supraspinatus tendon. Arch Surg *47*:121-135, 1943.

Nervios

172. Abdullah S and Bowden REM: The blood supply of the brachial plexus. Proc R Soc Med *53*:203-205, 1960.
173. Bach BR, O'Brien SJ, Warren RF, and Leighton M: An unusual neurologic complication of the Bristow procedure. J Bone Joint Surg Am *70*:458-460, 1988.
174. Bonica JJ: Regional Anesthesia. Clinical Anesthesia Series. Philadelphia: FA Davis, 1969.
175. Bonnel F: Microscopic anatomy of the adult human brachial plexus: An anatomical and histological basis for microsurgery. Microsurgery *5*:107-118, 1984.
176. Breisch EA: A rare human variation: The relationship of the axillary and inferior subscapular nerves to an accessory subscapularis muscle. Anat Rec *216*:440-442, 1986.
177. Cahill BR and Palmer RE: Quadrilateral space syndrome. J Hand Surg [Am] *8*:65-69, 1983.
178. Clein LJ: Suprascapular entrapment neuropathy. J Neurosurg *43*:337-342, 1975.
179. Corbin KB and Harrison F: The sensory innervation of the spinal accessory and tongue musculature in the rhesus monkey. Brain *62*:191-197, 1939.
180. Edeland HG and Zachrisson BE: Fractures of the scapular notch associated with lesion of suprascapular nerve. Acta Orthop Scand *46*:758-763, 1975.
181. Enneking WF: Musculoskeletal Tumor Surgery. New York: Churchill Livingstone, 1983, p 212.
182. Flatow EL, Bigliani LU, and April EW: An anatomical study of the musculocutaneous nerve and its relationship to the coracoid. Clin Orthop *244*:166-171, 1989.
183. Gardner E: The innervation of the shoulder joint. Anat Rec *102*:1-18, 1948.
184. Gebarski KS, Glazer GM, and Gebarski SS: Brachial plexus: Anatomic, radiologic, and pathologic correlation using computed tomography. J Comput Assist Tomogr *6*:1058-1063, 1982.
185. Gelberman RH, Verdeck WN, and Brodhead WT: Supraclavicular nerve-entrapment syndrome. J Bone Joint Surg Am *57*:119, 1975.
186. Harmon PH: Surgical reconstruction of the paralytic shoulder by multiple muscle transplantations. J Bone Joint Surg Am *32*:583-595, 1950.
187. Hasan M and Narayan D: The single cord human brachial plexus. J Anat Soc India *64*:103-104, 1964.
188. Herzberg G, Narakas A, Comtet JJ, et al: Microsurgical relations of the roots of the brachial plexus. Practical applications. Ann Chir Main *4*:120-133, 1985.
189. Horwitz MT and Tocantins LM: An anatomical study of the role of the long thoracic nerve and the related scapular bursae in the pathogenesis of local paralysis of the serratus anterior muscle. Anat Rec *71*:375-385, 1938.
190. Jobe CM: Unpublished data from dissections carried out at A.A.O.S. Summer Institute, Sept. 23, 1986, Monterey, CA.
191. Kerr AT: The brachial plexus of nerves in man: The variations in its formation and branches. Am J Anat *23*:285-394, 1918.
192. Kopell H and Thompson W: Pain and the frozen shoulder. Surg Gynecol Obstet *109*:92-96, 1959.
193. Leffert RD: Brachial Plexus Injuries. New York: Churchill Livingstone, 1985.
194. Lewis WH: The development of the arm in man. Am J Anat *1*:145-183, 1902.

195. Linell EA: The distribution of nerves in the upper limb with reference to variabilities and their clinical significance. J Anat *55*:79-112, 1921.
196. Loo RL and Graham B: Anatomy of the axillary nerve and its relation to inferior capsular shift. Orthop Trans *11*:245, 1987.
197. Lorhan PH: Isolated paralysis of the serratus magnus following surgical procedures: Report of a case. Arch Surg *54*:656-659, 1947.
198. Lundborg G: Ischemic nerve injury. Experimental studies on intraneural microvascular pathophysiology and nerve function in a limb subjected to temporary circulatory arrest. Scand J Plast Reconstr Surg *6*(suppl):1, 1970.
199. Lundborg G: Intraneural microcirculation. Orthop Clin North Am *19*:1-12, 1988.
200. Lundborg G and Branemark PI: Microvascular structure and function of peripheral nerves. Vital microscopic studies of the tibial nerve in the rabbit. Adv Microcirc *1*:66-88, 1968.
201. Lundborg G and Rydevik B: Effects of stretching the tibial nerve of the rabbit: A preliminary study of the intraneural circulation and the barrier function of the perineurium. J Bone Joint Surg Br *55*:390-401, 1973.
202. Maccarty CS: Surgical exposure of the brachial plexus. Surg Neurol *21*:593-596, 1984.
203. Miller RA: Observations upon the arrangement of the axillary artery and brachial plexus. Am J Anat *64*:143-159, 1939.
204. Nasser JA, Wirth MA, Burkhart SS, et al: Morphology of the axillary nerve in an anteroinferior shoulder arthroscopy portal. Arthroscopy *13*:600-605, 1997.
205. Prescott MU and Zollinger RW: Alar scapula: An unusual surgical complication. Am J Surg *65*:98-103, 1944.
206. Ray BS, Hinsey JC, and Geohegan WA: Observations on the distribution of the sympathetic nerves to the pupil and upper extremity as determined by stimulation of the anterior roots in man. Ann Surg *118*:647-655, 1943.
207. Rengachary SS, Burr D, Lucas S, et al: Suprascapular entrapment neuropathy: A clinical, anatomical, and comparative study. Part 2. Anatomical study. Neurosurgery *5*:447-451, 1979.
208. Rengachary SS, Neff JP, Singer PA, and Brackett CE: Suprascapular entrapment neuropathy: A clinical, anatomic and comparative study. Part I. Neurosurgery *5*:441-446, 1979.
209. Seddon HJ: Nerve grafting. J Bone Joint Surg Br *45*:447-461, 1963.
210. Slingluff CL, Terzis JK, and Edgerton MT: The quantitative microanatomy of the brachial plexus in man: Reconstructive relevance. *In* Terzis JK (ed): Microreconstruction of Nerve Injuries. Philadelphia: WB Saunders, 1987.
211. Spalteholz W: Hand Atlas of Human Anatomy, 9th ed. Philadelphia: JB Lippincott, 1943.
212. Strange FG St Claire: An operation for nerve pedicle grafting. Preliminary communication. Br J Surg *34*:423, 425, 1947.
213. Strohm BR and Colachis SC: Shoulder joint dysfunction following injury to the suprascapular nerve. Phys Ther *45*:106-111, 1965.
214. Sunderland S: The distribution of sympathetic fibers in the brachial plexus in man. Brain *71*:88-102, 1948.
215. Sunderland S: The anatomic foundation of peripheral nerve repair techniques. Orthop Clin North Am *12*:245-266, 1981.
216. Sunderland S and Bedbrook GM: The relative sympathetic contribution to individual roots of the brachial plexus in man. Brain *72*:297-301, 1949.
217. Sunderland S and Bedbrook GM: The cross sectional area of peripheral nerve trunks occupied by fibers representing individual muscular and cutaneous branches. Brain *72*:613-624, 1949.
218. Sunderland SS: Nerves and Nerve Injuries, 2nd ed. New York: Churchill Livingstone, 1978.
219. Sunderland SS and Bradley KC: The cross-sectional area of peripheral nerve trunks devoted to nerve fibers. Brain *72*:428-449, 1949.
220. Tarlov IM and Epstein JA: Nerve grafts: The importance of an adequate blood supply. J Neurosurg *2*:49-71, 1945.
221. Telford ED and Mottershead S: Pressure at the cervico-brachial junction: An operative and anatomical study. J Bone Joint Surg Br *30*:249-265, 1948.
222. Terzis JK and Breidenbach W: The anatomy of free vascularized nerve grafts. *In* Terzis JK (ed): Microreconstruction of Nerve Injuries. Philadelphia: WB Saunders, 1987.
223. Tsikaras PD, Agiabasis AS, and Hytiroglou PM: A variation in the formation of the brachial plexus characterized by the absence of C8 and T1 fibers in the trunk of the median nerve. Bull Assoc Anat *67*:501-505, 1983.
224. Walsh JF: The anatomy of the brachial plexus. Am J Med Sci *74*:387-399, 1887.
225. Williams HB and Jabaley ME: The importance of internal anatomy of the peripheral nerves to nerve repair in the forearm and hand. Hand Clin *2*:689-707, 1986.
226. Woollard HH and Weddell G: The composition and distribution of vascular nerves in the extremities. J Anat *69*:165-176, 1935.

Irrigación

227. Buschmakin N: Die Lymphdrusen der Achselhohle, ihre Einteilung und Blutversorgung. Anat Anz *41*:3-30, 1912.
228. Chepelenko GV: Lymphatic vessels of the upper extremity. Arkh Anat Gistol Embriol *89*:74-81, 1985.
229. Danese C and Howard JM: Postmastectomy lymphedema. Surg Gynecol Obstet *120*:797-802, 1965.
230. Daseler EH and Anson BJ: Surgical anatomy of the subclavian artery and its branches. Surg Gynecol Obstet *108*:149-174, 1959.
231. DeBakey ME and Simeon FA: Battle injuries of the arteries in World War II. Ann Surg *123*:534-579, 1946.
232. De Garis CF and Swartley WB: The axillary artery in white and Negro stocks. Am J Anat *41*:353-397, 1928.
233. Ferguson LK and Holt JH: Successful anastomosis of severed brachial artery. Am J Surg *79*:344-347, 1950.
234. Gibson JMC: Rupture of the axillary artery. J Bone Joint Surg Br *44*:114-115, 1962.
235. Huelke DF: A study of the transverse cervical and dorsal scapular arteries. Anat Rec *132*:233, 1958.
236. Huelke DF: Variation in the origins of the branches of the axillary artery. Anat Rec *135*:33-41, 1959.
237. Johnston GW and Lowry JH: Rupture of the axillary artery complicating anterior dislocation of the shoulder. J Bone Joint Surg Br *44*:116, 1962.
238. Kaplan T and Katz A: Thrombosis of the axillary vein. Case report with comments on etiology, pathology and diagnosis. Am J Surg *37*:326-333, 1937.
239. McKenzie AD and Sinclair AM: Axillary artery occlusion complicating shoulder dislocation: A report of two cases. Ann Surg *148*:139-141, 1958.
240. Neuhof H: Excision of the axillary vein in the radical operation for carcinoma of the breast. Ann Surg *108*:15-20, 1938.
241. Nickalls RW: A new percutaneous infraclavicular approach to the axillary vein. Anaesthesia *42*:151-154, 1987.
242. Palmer JH and Taylor GI: The vascular territories of the anterior chest wall. Br J Plast Surg *39*:287-299, 1986.
243. Perry MO: Vascular trauma. *In* Moore W (ed): Vascular Surgery. Orlando, FL: Grune & Stratton, 1986.
244. Radke HM: Arterial circulation of the upper extremity. *In* Strandness DE Jr (ed): Collateral Circulation in Clinical Surgery. Philadelphia: WB Saunders, 1969, pp 294-307.
245. Read WT and Trotter M: The origins of transverse cervical and of transverse scapular arteries in American whites and Negroes. Am J Physiol Anthropol *28*:239-247, 1941.
246. Reid CD and Taylor GI: The vascular territory of the acromiothoracic axis. Br J Plast Surg *37*:194-212, 1984.
247. Rich NM, Baugh JH, and Hughes CD: Acute arterial injury in Vietnam: 1000 cases. J Trauma *10*:359-369, 1970.
248. Rich NM, Hobson RW II, and Collins GJ: Traumatic venous fistulas and false aneurysms. J Surg *78*:817-828, 1975.
249. Rich NM, Hughes CD, and Baugh JH: Management of venous injuries. Ann Surg *171*:724-730, 1970.
250. Rich NM and Spencer F: Vascular Trauma. Philadelphia: WB Saunders, 1978.
251. Rockwood CA: Keynote address to AAOS Summer Institute, Sept. 9, 1984, San Diego, CA.
252. Smith L and Killeen JD: Surgical anatomy of the vascular system including related structures. *In* Moore W (ed): Vascular Surgery: A Comprehensive Review. Orlando, FL: Grune & Stratton, 1986.
253. Strandness DE Jr: Collateral Circulation in Clinical Surgery. Philadelphia: WB Saunders, 1969.
254. Strandness DE Jr: Functional characteristics of normal and collateral circulation. *In* Strandness DE Jr (ed): Collateral Circulation in Clinical Surgery. Philadelphia: WB Saunders, 1969, pp 2-25.
255. Taylor GI and Palmer JH: The vascular territories (angiosomes) of the body: Experimental study and clinical applications. Br J Plast Surg *40*:113-141, 1987.
256. Trotter M, Henderson JL, Gass H, et al: The origins of the branches of the axillary artery in whites and American Negroes. Anat Rec *46*:133-137, 1930.
257. Weathersby HT: The valves of the axillary, subclavian and internal jugular veins [abstract]. Anat Rec *124*:379-380, 1956.

Espacios

258. Crandon JH: Infections of the hand. *In* Simmons RL (ed): Surgical Infectious Diseases. Norwalk, CT: Appleton & Lange, 1987.
259. Ellis H and Feldman ST: Anatomy for Anesthetists, 3rd ed. Oxford: Blackwell Scientific, 1977.
260. Ellis VH: The diagnosis of shoulder lesions due to injuries of the rotator cuff. J Bone Joint Surg Br *35*:72-74, 1953.
261. Enneking WF: Shoulder girdle. *In* Enneking WF (ed): Musculoskeletal Tumor Surgery. New York: Churchill Livingstone, 1983, pp 355-410.
262. Evenepoel MC and Blomme A: Interscalenic approach to the cervico-brachial plexus. Acta Anaesthesiol Belg *32*:317-322, 1981.
263. Gelberman RH: Upper extremity compartment syndromes: Treatment. *In* Mubarak SJ and Hargens AR (eds): Compartment Syndromes and Volkmann's Contracture. Philadelphia: WB Saunders, 1981, pp 133-146.
264. Horwitz MT and Tocantins LM: An anatomical study of the role of the long thoracic nerve and the related scapular bursae in the pathogenesis of local paralysis of the serratus anterior muscle. Anat Rec *71*:375-385, 1938.
265. Mayou BJ, Whitby D, and Jones BM: The scapular flap. Br J Plast Surg *35*:8-13, 1982.
266. Moore DC, Bridenbaugh LD, and Eather KF: Block of the upper extremity: Supraclavicular approach vs. axillary approach. Arch Surg *90*:68-72, 1965.
267. Smith DC, Mitchell DA, Peters GW, et al: Medial brachial fascial compartment

syndrome: Anatomic basis of neuropathy after transaxillary arteriography. Radiology *173*:149-154, 1989.
268. Strizak AM, Danzig L, Jackson DW, et al: Subacromial bursography. An anatomical and clinical study. J Bone Joint Surg Am *64*:196-201, 1982.
269. Thompson GE and Rorie DK: Functional anatomy of the brachial plexus sheaths. Anesthesiology *59*:117-122, 1983.

Piel

270. Borges AF: The relaxed skin tension lines (RSTL) vs. other skin lines. Plast Reconstr Surg *73*:144-150, 1984.
271. Cormack GC and Lamberty BGH: Classification of fascio-cutaneous flaps according to their patterns of vascularisation. Br J Plast Surg *37*:80, 1984.
272. Courtiss EH, Longacre JJ, Destefano GA, et al: The placement of elective skin incisions. Plast Reconstr Surg *31*:31-44, 1963.
273. Hunter J: Quoted in Taylor GI and Palmer JH: The vascular territories (angiosomes) of the body: Experimental study and clinical applications. Br J Plast Surg *40*:113-141, 1987.
274. Kraissel CJ: Selection of appropriate lines for elective surgical incisions. Plast Reconstr Surg *8*:1-28, 1951.
275. Lamberty BGH and Cormack GC: The forearm angiotomes. Br J Plast Surg *35*:420-429, 1982.
276. Langer K: On the anatomy and physiology of the skin. I. The cleavability of the skin. Br J Plast Surg *31*:3, 1978.
277. Langer K: On the anatomy and physiology of the skin. II. Skin tension. Br J Plast Surg *31*:93, 1978.
278. Leeson T and Leeson CR: Histology, 2nd ed. Philadelphia: WB Saunders, 1970.
279. McCormack LJ, Cauldwell EW, and Anson BJ: Brachial and antebrachial arterial patterns: A study of 750 extremities. Surg Gynecol Obstet *96*:43-54, 1953.
280. McGraw JV, Dibbell DG, and Carraway JH: Clinical definition of independent myocutaneous vascular territories. Plast Reconstr Surg *60*:341, 1977.
281. Nakajima H, Fujino T, and Adachi S: A new concept of vascular supply to the skin and classification of skin flaps according to their vascularization. Ann Plast Surg *16*:1-19, 1986.
282. Ortichocea M: The musculocutaneous flap: An immediate and heroic substitute for the method of delay. Br J Plast Surg *25*:106-110, 1972.
283. Ray RC: Force required for wound closure in scar appearance. Plast Reconstr Surg *72*:380-382, 1983.
284. Taylor GI: Personal telephone communication, Sept. 1988.

Capítulo **3**

Anomalías congénitas y variantes anatómicas del hombro

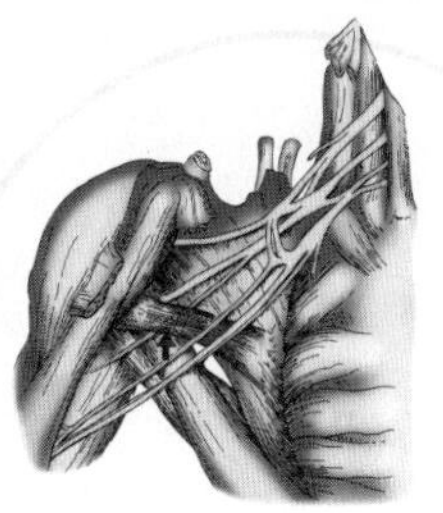

Charles L. Getz, M.D., John M. Fenlin, M.D. y Anthony F. DePalma, M.D.

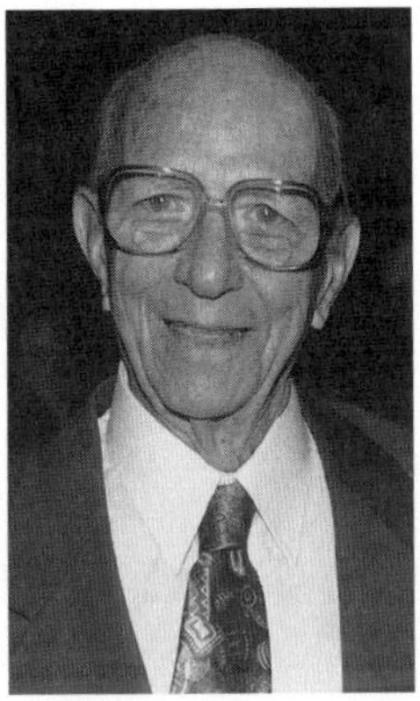

Gran parte de los conocimientos modernos de la anatomía del hombro se pueden atribuir al trabajo de Anthony DePalma. Como interno del desaparecido Hospital General de Filadelfia, conseguía cadáveres todas las semanas para realizar las intervenciones quirúrgicas que había contemplado la semana anterior. Completó su formación traumatológica en el Hospital de Traumatología de Nueva Jersey y sirvió como comandante y cirujano en el ejército de Estados Unidos durante la Segunda Guerra Mundial. Después de la guerra, volvió a Filadelfia como jefe del Hospital Naval de EE.UU. Durante este período reanudó la disección de cadáveres, haciendo hincapié en el estudio de la anatomía del hombro y en sus cambios degenerativos.

Con posterioridad, se convirtió en jefe del departamento de Cirugía Ortopédica del Hospital Universitario Thomas Jefferson de Filadelfia y prosiguió su trabajo. Publicó la obra fundamental Surgery of the Shoulder *en 1950, que llegó a la tercera edición. En 1957 se publicó* Degenerative Changes in the Sternoclavicular and Acromioclavicular Joints in Various Decades. *Estas obras fueron la base de gran parte de los conocimientos sobre las variaciones y los cambios degenerativos de la anatomía del hombro, que se consideran el modelo actual. El capítulo siguiente trata estos trabajos en profundidad, y está dedicado a la persona que hizo numerosas contribuciones al estudio de la cirugía del hombro.*

VARIANTES ANATÓMICAS DEL HOMBRO

La anatomía del hombro tiene una amplia variedad de disposiciones «normales». Algunas pueden intervenir en el desarrollo de la patología del hombro, pero la mayor parte pasan completamente inadvertidas.

Este capítulo se divide en tres partes, cada una con un centro de interés diferente. La primera subraya las variaciones importantes del hombro. Se utilizan como estructura de esta parte los hallazgos del doctor Anthony DePalma en una gran cantidad de disecciones. La segunda parte es una descripción de las anomalías más frecuentes del hombro que tienen importancia clínica. Para concluir el capítulo se hace una descripción breve de anomalías poco frecuentes y variaciones asintomáticas comunes, haciendo hincapié en el aspecto de cada anomalía. Hemos intentado que la extensión de este capítulo fuese razonable, por lo cual contiene una amplia lista de referencias en caso de que fuera necesaria más información.

Clavícula

La clavícula sirve de puntal entre el omóplato y el tórax. Posee una única curva doble que se acomoda a los dos movimientos diferentes de los extremos esternal y acromial. El extremo esternal está básicamente fijo, pero rota sobre su eje. El extremo acromial debe amoldarse al movimiento escapular mediante una elevación de 60° con el brazo en abducción completa. El movimiento acompasado del acromion y la clavícula proporciona congruencia y estabilidad óseas, con lo que se evita la rotación interna del omóplato con la elevación humeral. Sólo se producen de 5° a 8° de rotación en la articulación acromioclavicular cuando el brazo describe un arco de movimiento completo.[186,289] Además, la clavícula es el origen de una de las cabezas del músculo pectoral mayor y de la cabeza anterior del deltoides, que son esenciales para la elevación del brazo.

En el trabajo de DePalma de 1957, en el que se examinaban las variaciones en 150 clavículas, no se encontraron dos clavículas que tuviesen las mismas características.[77] DePalma describió una clara relación entre la longitud de la clavícula y el grado de curvatura. En cada curva de la clavícula se puede dibujar un círculo que utiliza el arco como parte de la circunferencia del círculo. DePalma dividió la longitud de la clavícula en pulgadas mediante la suma de los radios de los círculos en pulgadas (Fig. 3-1) para generar un índice sin unidades que denominó *índice de curvas de la clavícula.* El intervalo de los valores era de 0,40 a 1,29. Luego dividió el intervalo en grupos de 0,10, lo que dio como resultado nueve grupos (p. ej., 0,40 a 0,49 para el grupo 1 y 1,20 a 1,29 para el grupo 9). Al contrario del trabajo de Fich,[104] que describió curvas más pronunciadas en la clavícula del brazo dominante, los dos grupos tenían características similares en las curvas.

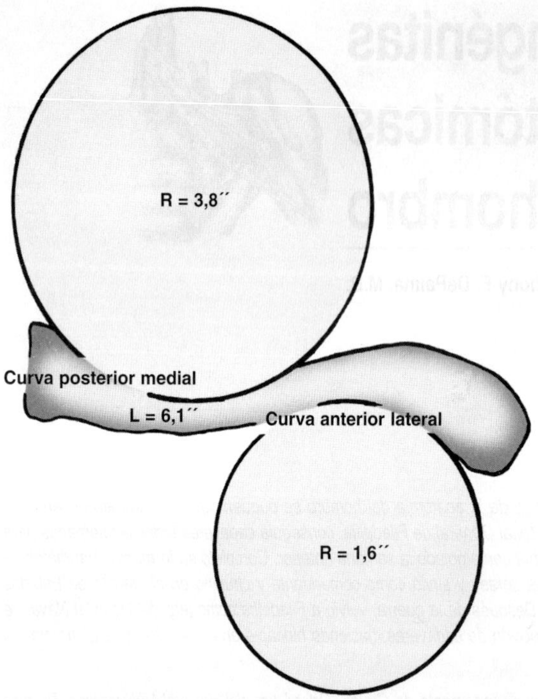

Fig. 3-1 • El índice clavicular se determina dividiendo los arcos formados por las dos curvas de la clavícula. *(De DePalma AF: Degenerative Changes in the Sternoclavicular Joints in Various Decades. Springfield, IL: Charles C Thomas, 1957, pág. 116.)*

$$\frac{\text{porción lateral anterior del radio + porción posterior medial del radio}}{\text{longitud de la clavícula}} = \frac{(1{,}6 + 3{,}8)}{6{,}1} = 0{,}88 = \text{índice}$$

$$\text{es decir, } \frac{\text{suma de los radios}}{\text{longitud}} = \text{índice}$$

Mayor interés tenía la variación de la torsión anterior de la cara lateral de la clavícula. DePalma observó 66 muestras con sus articulaciones esternoclavicular y acromioclavicular intactas y el esternón en una posición vertical.[77] Las clavículas se encuadraron en tres categorías (Figs. 3-2 A y B):

Tipo I. En este grupo, las clavículas presentan el mayor grado de torsión anterior en su tercio lateral. El extremo acromial es plano y fino, con una pequeña superficie articular. El plano de la articulación acromioclavicular se dirige hacia abajo y hacia dentro; el ángulo varía entre 10° y 22°, con un promedio de 16°. El plano del extremo esternoclavicular es casi vertical, y describe una pendiente ligeramente hacia abajo y hacia fuera. El ángulo varía entre 0° y 10° grados, con un promedio de 7,5°.

Tipo II. La torsión anterior del tercio lateral de la clavícula es inferior a la del tipo I. El extremo acromial es más robusto y algo más redondeado. El plano de la articulación acromioclavicular es más horizontal que en el tipo I (promedio de 26,1°). La configuración de la cara lateral de la clavícula describe una curva más pequeña que la curva lateral de tipo I. El ángulo de la articulación esternoclavicular es también más horizontal; el promedio es de 10,9° desde la vertical.

Tipo III. En este grupo, el tercio externo de la clavícula tiene el menor grado de torsión anterior. Su extremo acromial es robusto y redondeado, con una superficie articular circular casi completa. El arco de la curva lateral es también el más pequeño de los tres tipos. Las articulaciones esternoclavicular y acromioclavicular son las más horizontales, con un promedio de 36,1° y 13,9° desde la vertical, respectivamente.

A partir de este estudio, se observó que, conforme la curva de la parte lateral de la clavícula disminuía, el extremo distal de la clavícula se hacía más grueso, con un extremo acromial más circular. De las 66 muestras estudiadas, 27 (41%) eran de tipo I, 32 (48%) de tipo II, y 7 (11%) de tipo III. Las porciones distales de las clavículas de tipo I tienen el máximo porcentaje de cambios degenerativos (DePalma). La disminución de la superficie de la articulación o la alineación vertical que produce mayores fuerzas de cizallamiento pueden provocar un incremento en la degeneración.

La articulación esternoclavicular está estabilizada por los potentes ligamentos costoclaviculares y la articulación con la primera costilla fibrocartilaginosa en el plano anteroposterior. El músculo subclavio funciona como un depresor del extremo interno de la clavícula. Las contribuciones de los músculos esternocleidomastoideo, pectoral mayor, deltoides y trapecio son difíciles de determinar, pero intervienen como estabilizadores dinámicos de la clavícula.

La articulación acromioclavicular se encuentra en un plano que permite el movimiento en todas las direcciones, incluida la rotación. Está formada por el borde lateral de la clavícula y el acromion, y contiene un disco de fibrocartílago. Los extremos de los huesos están envueltos por una cápsula articular laxa que

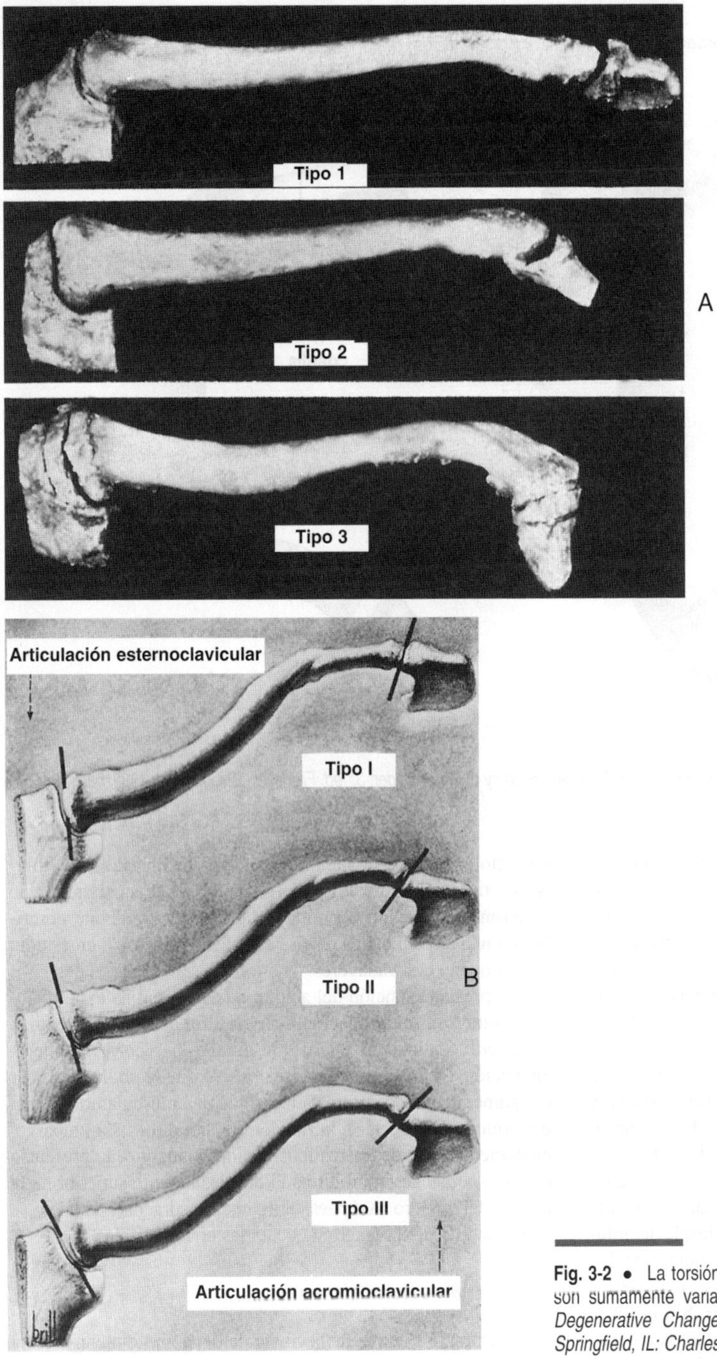

Fig. 3-2 • La torsión (**A**) y la inclinación (**B**) de la cara lateral de la clavícula son sumamente variables, con tres patrones principales. *(De DePalma AF: Degenerative Changes in the Sternoclavicular Joints in Various Decades. Springfield, IL: Charles C Thomas, 1957.)*

está reforzada por un ligamento acromioclavicular inferior y un ligamento acromioclavicular superior, más potente (Fig. 3-3).

Articulación acromioclavicular

La articulación acromioclavicular está sujeta por los ligamentos acromioclaviculares en el plano anteroposterior y el plano superoinferior. La superficie inferior de la cara lateral de la clavícula sirve de punto de fijación para los potentes ligamentos coracoclaviculares. Cabe pensar que estos ligamentos desempeñan dos funciones diferentes: la primera es evitar el desplazamiento superior de la clavícula, como se observa en las separaciones acromioclaviculares; la segunda es suspender el omóplato desde el extremo distal de la clavícula cuando se eleva el hom-

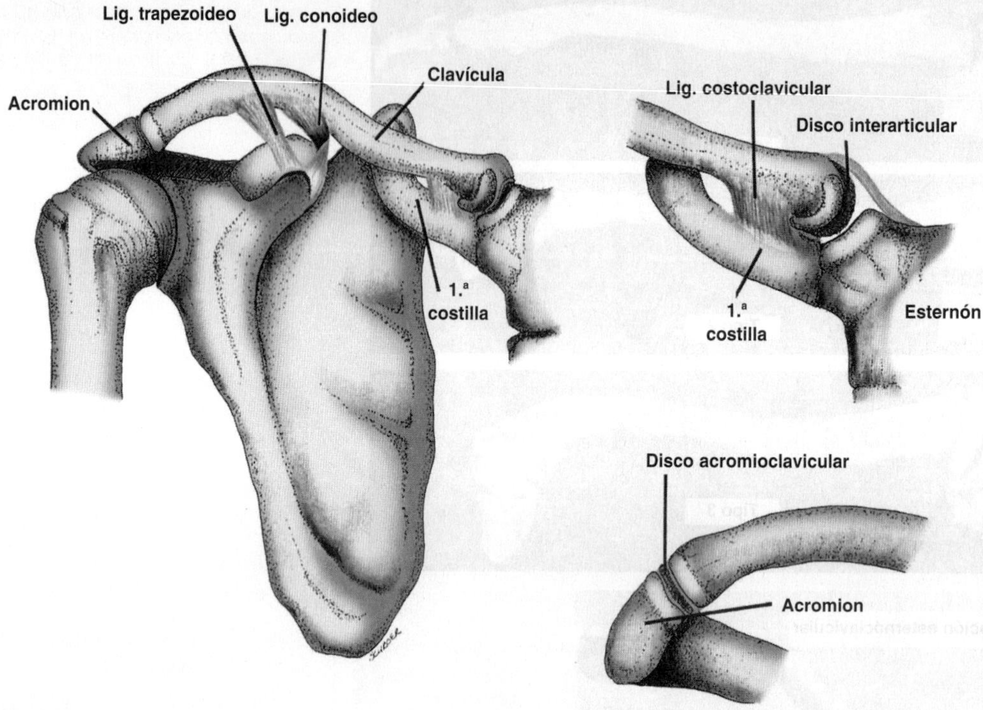

Fig. 3-3 • Señales anatómicas fundamentales de la clavícula. *(De DePalma AF: Surgery of the Shoulder, 3.ª ed. Filadelfia: JB Lippincott, 1983, pág. 36.)*

bro. Aunque el ligamento coracoclavicular funciona como un ligamento individual, está compuesto por dos ligamentos distintos. En una ubicación posterior e interna se encuentra el ligamento conoideo. Sus fibras fuertes y cortas son casi verticales, y forman un cono invertido cuya base se encuentra sobre la clavícula y que va disminuyendo gradualmente hacia la punta sobre la cara interna de la apófisis coracoides. El segmento anterior y externo del ligamento coracoclavicular, el ligamento trapezoideo, adopta una forma de trapecio. Las fibras se originan en la cara superior de la apófisis coracoides, discurren anterolateralmente y se insertan en la superficie inferior de la clavícula. El ligamento trapezoideo se inserta en el arco medio de la curva lateral.

Esta forma de unión proporciona un mecanismo de producción de una mayor rotación hacia fuera del omóplato. A medida que se eleva el húmero, el omóplato rota para desplazar inferiormente la apófisis coracoides. La tensión resultante en los ligamentos coracoclaviculares actúa sobre la curva posterior (lateral) para rotar la clavícula sobre su eje largo. Sin el fenómeno de tipo manivela posibilitado por los ligamentos coracoclaviculares y la forma de S de la clavícula, la abducción del brazo sería limitada.

Pieper y cols. describieron variaciones del ligamento coracoclavicular en 124 hombros.[264] Sus hallazgos fueron dos ligamentos distintos en el 60% de los hombros y un ligamento en el 25,5%. También pudieron identificar una tercera banda localizada más posterior y medial que el ligamento conoideo en el 14,5% de los hombros. Se observaron muy pocas variaciones en los hombros dominante y no dominante del mismo cadáver con respecto al número de bandas. En todas las muestras, los diferentes tipos de morfología del ligamento coracoacromial no tuvieron predilección por ningún lado. Holt y Ailbone describieron una tercera banda en el 2% de los hombros en un estudio más pequeño con cadáveres.[162,163]

La presunta función del arco coracoacromial ha experimentado numerosas modificaciones en los últimos 60 años. Codman lo describió como un fulcro que guiaba la cabeza durante la abducción. Con posterioridad, se observó que se podía sacrificar el ligamento coracoacromial en caso de una musculatura normal del hombro sin afectar a la función del hombro;[77] sin embargo, en pacientes con desgarros masivos del manguito, la presencia del arco coracoacromial limita el desplazamiento superior de la cabeza del húmero. Así pues, el ligamento coracoacromial no se puede sacrificar sin tener en cuenta las circunstancias.

Articulación esternoclavicular

El extremo esternal de la clavícula tiene más o menos forma de prisma. Es más ancho que la carilla posterolateral del manubrio esternal y el cartílago de la primera costilla. Por tanto, la clavícula sobresale superiormente desde su articulación medial. Además de la discordancia de tamaño, existe también una gran incongruencia entre las dos superficies. La naturaleza lo ha compensado interponiendo un disco de fibrocartílago para amortiguar la sobrecarga y la tensión de la articulación (Fig. 3-4).

El disco intraarticular es algo más grueso en su periferia que en el centro. También es más grueso en su polo superior que en

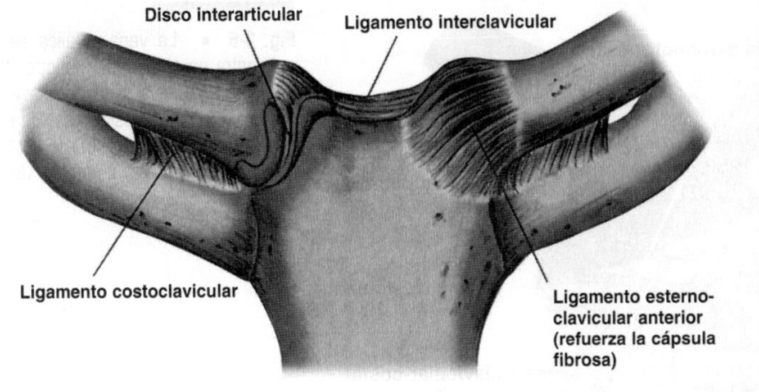

Fig. 3-4 • La articulación esternoclavicular posee un disco intraarticular, estabilidad capsular y apoyo ligamentoso extracapsular. *(De DePalma AF: Surgery of the Shoulder, 3.ª ed. Filadelfia: JB Lippincott, 1983, pág. 40.)*

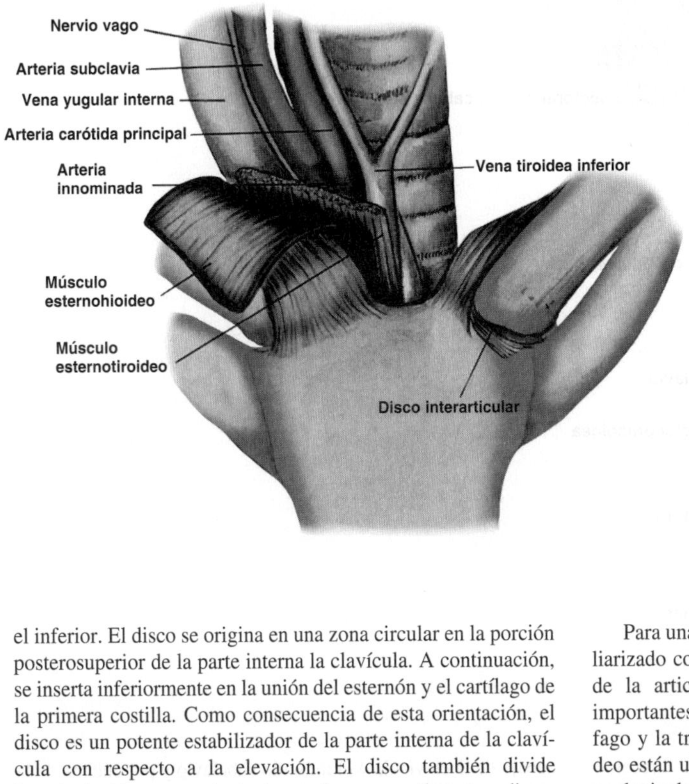

Fig. 3-5 • Las estructuras nerviosas y vasculares principales se encuentran muy próximas a la articulación esternoclavicular. *(De DePalma AF: Surgery of the Shoulder, 3.ª ed. Filadelfia: JB Lippincott, 1983, pág. 41.)*

el inferior. El disco se origina en una zona circular en la porción posterosuperior de la parte interna la clavícula. A continuación, se inserta inferiormente en la unión del esternón y el cartílago de la primera costilla. Como consecuencia de esta orientación, el disco es un potente estabilizador de la parte interna de la clavícula con respecto a la elevación. El disco también divide la articulación esternoclavicular en dos compartimentos: discoesternal y discoclavicular. Los compartimentos están comunicados en el 2,6% de los hombros.[77] Además, parecía haber un patrón degenerativo de adelgazamiento progresivo del polo inferior con el envejecimiento.

La articulación está encerrada en una cápsula sinovial que también está unida a la periferia del disco. La superficie de la cápsula está reforzada por potentes bandas fibrosas oblicuas, los ligamentos esternoclaviculares anterior y posterior. El ligamento interclavicular y los ligamentos costoclaviculares actúan para estabilizar aún más la parte interna de la clavícula. A lo largo de la cara superior del manubrio esternal discurre el ligamento interesternal, que une las clavículas. Los ligamentos costoclaviculares son extracapsulares, pero están localizados desde la porción interna inferior de la clavícula al cartílago de la primera costilla.

Para una cirugía segura en esta zona, es necesario estar familiarizado con las estructuras que se encuentran justo por detrás de la articulación esternoclavicular. Las estructuras vitales importantes son la cúpula de la pleura pulmonar parietal, el esófago y la tráquea. Los músculos esternohioideo y esternotiroideo están ubicados directamente detrás de la articulación esternoclavicular. Dichos músculos son mucho más gruesos y, por tanto, constituyen una capa protectora más eficaz a la derecha. Una vaina de fascia que abarca el músculo omohioideo continúa con la fascia clavipectoral, que engloba los músculos subclavio y pectoral menor. Esta capa miofascial es anterior a los vasos conforme discurren desde la base del cuello hasta la axila (Fig. 3-5).

Apófisis coracoides y estructuras adyacentes

La apófisis coracoides se palpa con facilidad en la región infraclavicular, justo por debajo de la cabeza anterior del deltoides. La apófisis coracoides funciona como señal para los cirujanos y como recordatorio de las importantes estructuras vecinas. La apófisis es una proyección corta, gruesa y curvada del cuello

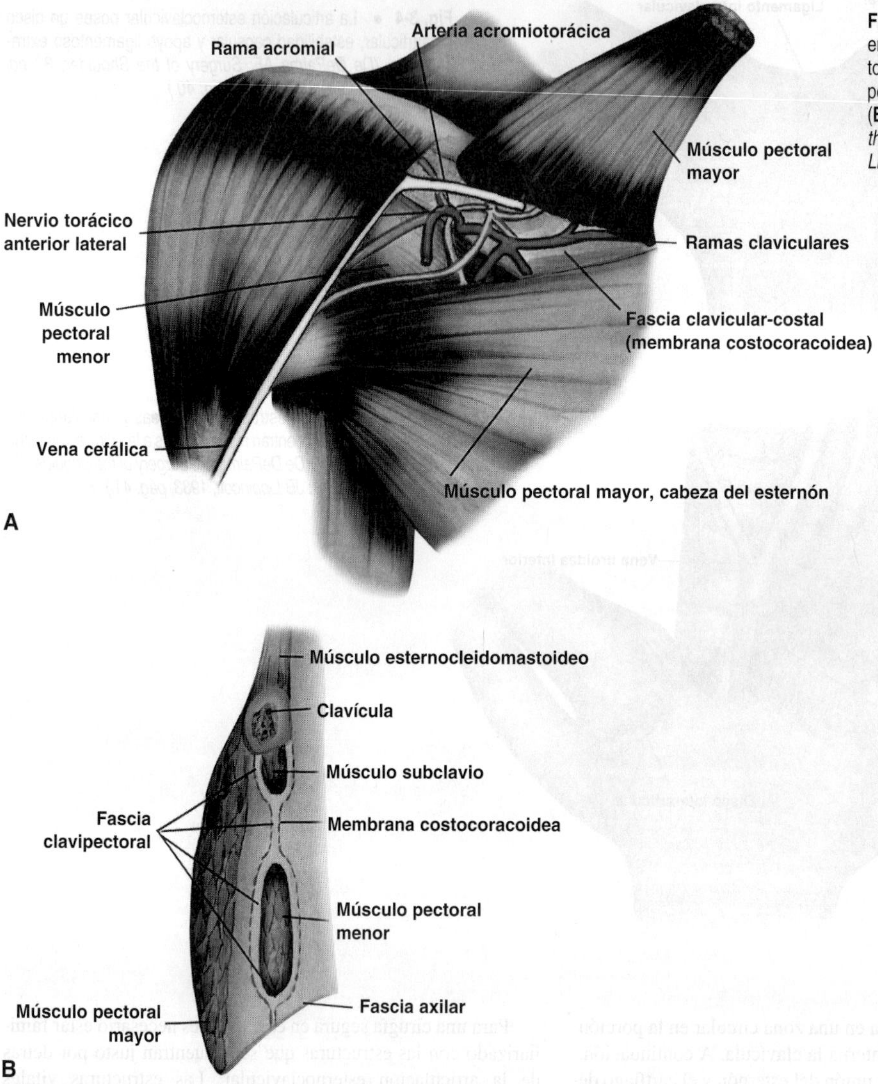

Fig. 3-6 • La vena cefálica se encuentra en el intervalo deltopectoral (**A**) anterior a la fascia clavipectoral y la fascia costocoracoidea (**B**). *(De DePalma AF: Surgery of the Shoulder, 3.ª ed. Filadelfia: JB Lippincott, 1983, pág. 44.)*

anterior del omóplato. Desde su origen, sigue una dirección anterior, lateral e inferior. La apófisis sirve de origen de los ligamentos coracoclaviculares medial y proximal y los ligamentos coracoacromiales anterior y lateral. La cabeza corta del bíceps y los músculos coracobraquial y pectoral menor están unidos a la apófisis coracoides.

La fascia clavipectoral, que es una ramificación de la fascia axilar, envuelve primero el pectoral menor y luego continúa superiormente para rodear el músculo subclavio y la clavícula (Fig. 3-6). El músculo pectoral menor discurre en una dirección inferomedial para insertarse en las costillas segunda a quinta. Las venas braquiocefálicas salen del tórax por detrás de la articulación esternoclavicular, y se dividen inmediatamente en las venas yugular interna y subclavia. La yugular interna continúa cranealmente en el interior de la vaina carotídea, mientras que la vena subclavia se curva lateral e inferiormente para introducirse por debajo de la clavícula y el músculo subclavio y por encima de la primera costilla hasta convertirse en la vena axilar. El riego arterial de las extremidades superiores se efectúa a través del tronco braquiocefálico a la derecha y las arterias carótida principal izquierda y subclavia izquierda (Fig. 3-7). Estas arterias son los tres primeros vasos principales que salen de la aorta. El trayecto de las arterias es parecido al de las venas. El tronco braquiocefálico se divide posterior a la articulación esternoclavicular y forma las estructuras arteriales del brazo derecho, las arterias carótida primitiva y subclavia. Las arterias subclavias también salen entre la clavícula y la primera costilla, pero posteriores al músculo escaleno anterior, mientras que la vena es anterior a los músculos escalenos. Los vasos discurren junto con el plexo braquial anteriormente a la pared torácica y posteriormente a la fascia clavipectoral. Es la relación con el pectoral menor la que divide la arteria axilar en sus tres secciones. La primera parte de dicha

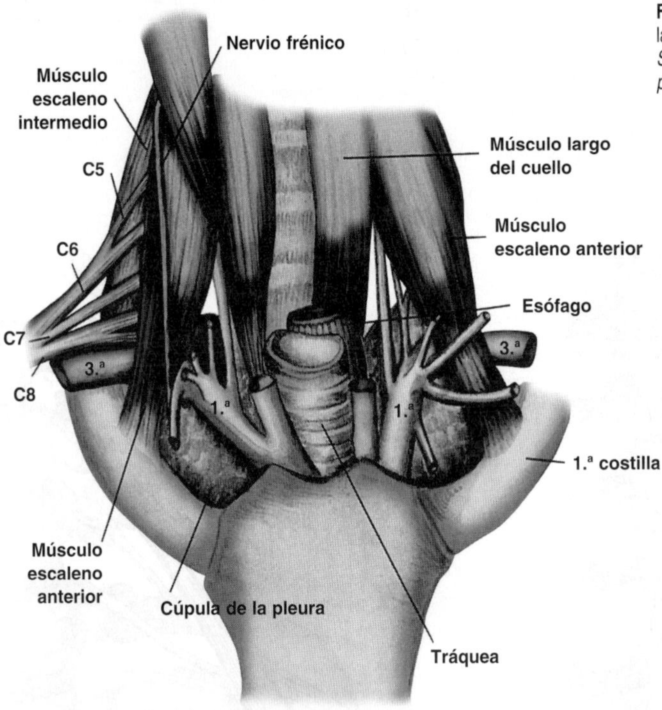

Fig. 3-7 • La arteria subclavia y el plexo braquial entran en la axila cruzando juntos la primera costilla. *(De DePalma AF: Surgery of the Shoulder, 3.ª ed. Filadelfia: JB Lippincott, 1983, pág. 41.)*

arteria es medial al músculo pectoral menor y tiene una rama, la arteria acromiotorácica. La arteria y la vena acromiotorácicas junto con el nervio torácico anterior mayor salen anteriormente a través de un defecto en la fascia clavipectoral, justo medial al músculo pectoral menor. Posteriormente a dicho músculo, la segunda parte de la arteria axilar posee dos ramas, las arterias acromiotorácica y torácica inferior. Lateralmente al músculo pectoral menor, la tercera sección posee tres ramas, la arteria subescapular y las arterias circunflejas anterior y posterior.

La cara posterior de la fascia clavipectoral, la membrana costocoracoidea, se continúa con la fascia axilar. Puede comprimir los vasos y el plexo braquial si aumenta de grosor. También puede comprimir las estructuras neurovasculares sobre el húmero con el brazo en abducción y rotación externa. Con el hombro extendido y separado inferiormente, las estructuras neurovasculares quedan comprimidas entre la clavícula y la primera costilla.

Los ajustados límites del espacio entre los músculos escaleno anterior e intermedio contienen el principal aporte nervioso y vascular de la extremidad superior. Cualquier músculo o banda anómalos predispondría a una persona al desarrollo del síndrome del estrecho torácico. Se han identificado varios (Figs. 3-8 a 3-16)[118]. Una variación consiste en la salida del plexo braquial a través de las fibras del escaleno anterior. Roos[292-294] identificó nueve tipos de bandas fibrosas o musculares anómalas asociadas al síndrome del estrecho torácico. Cada anomalía se asocia a un tipo diferente de afección compresiva.

Además de los nueve tipos anteriores identificados, Roos también identificó cinco patrones de bandas asociados a neuropatía del nervio mediano y cervical alta (Figs. 3-17 a 3-21).[294] Hacemos esta distinción porque la presencia o ausencia de afectación superior del plexo braquial puede ser útil en el abordaje quirúrgico si el paciente necesita cirugía por atrapamiento del plexo braquial.[294,375,377]

Grandes músculos de la región infraclavicular

Los dos grandes músculos de la región infraclavicular son la cabeza clavicular del deltoides y la porción clavicular del pectoral mayor. Por debajo del extremo distal de la clavícula forman el triángulo deltopectoral, que está atravesado por la vena cefálica. Esta vena se puede identificar y seguir medialmente, donde se vacía en la vena acromiotorácica y luego en la vena axilar. Por tanto, la vena cefálica se puede utilizar como una marca útil para identificar la división de los músculos pectoral mayor y deltoides, así como para localizar los grandes vasos en la región infraclavicular.

Región deltoidea posterior

El músculo infraespinoso y la cabeza posterior del deltoides se originan en la espina del omóplato y están cubiertos por el músculo trapecio (Fig. 3-22). En la región lateral superior, el nervio y la arteria supraescapulares penetran en la fosa

Continúa en la página 110

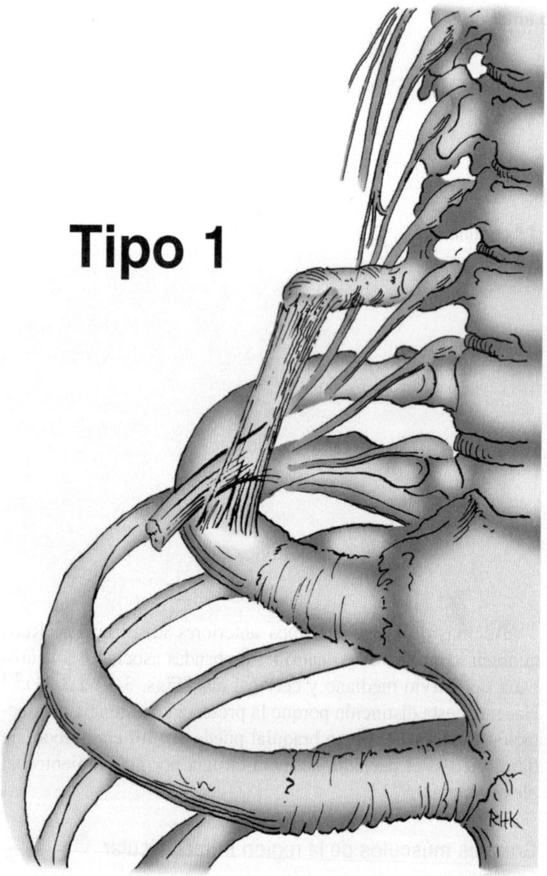

Fig. 3-8 • Banda fibrosa de tipo 1. *(De Wood VE, Twito RS y Verska JM: Thoracic outlet syndrome: The results of first rib resection in 100 patients. Orthop Clin North Am 19:131-146, 1988.)*

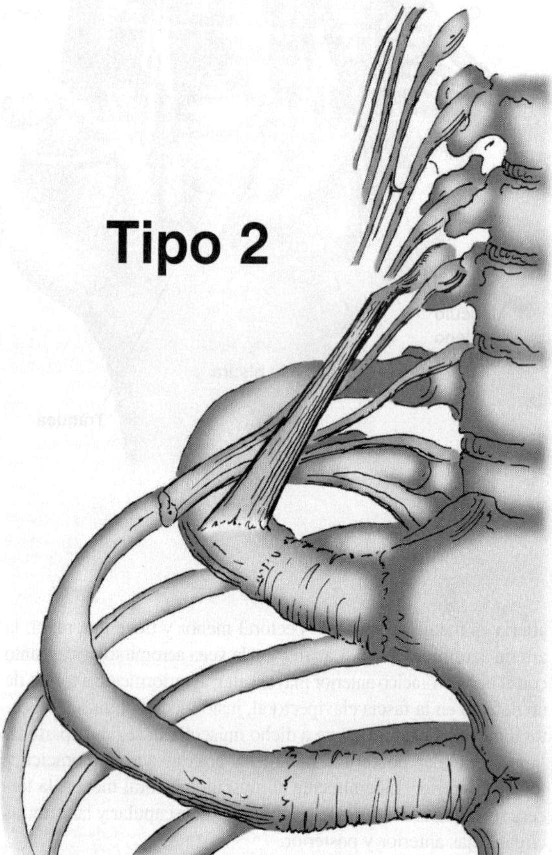

Fig. 3-9 • Banda fibrosa de tipo 2. *(De Wood VE, Twito RS y Verska JM: Thoracic outlet syndrome: The results of first rib resection in 100 patients. Orthop Clin North Am 19:131-146, 1988.)*

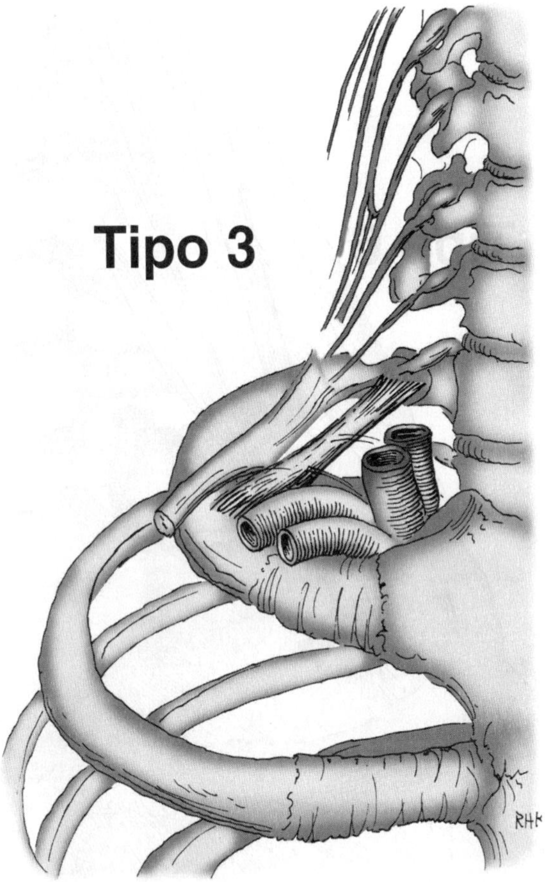

Fig. 3-10 • La banda fibrosa de tipo 3 es la más frecuente en el síndrome del estrecho torácico. *(De Wood VE, Twito RS y Verska JM: Thoracic outlet syndrome: The results of first rib resection in 100 patients. Orthop Clin North Am 19:131-146, 1988.)*

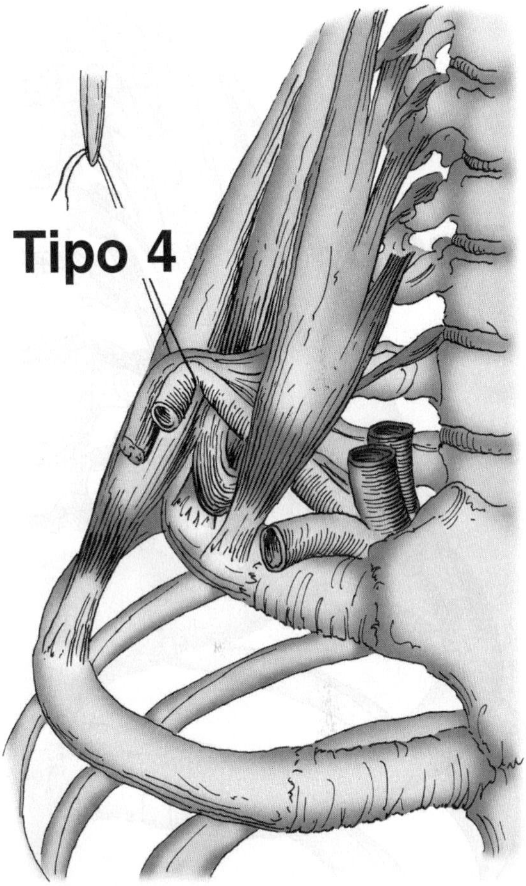

Fig. 3-11 • La banda fibrosa de tipo 4 forma un cabestrillo. *(De Wood VE, Twito RS y Verska JM: Thoracic outlet syndrome: The results of first rib resection in 100 patients. Orthop Clin North Am 19:131-146, 1988.)*

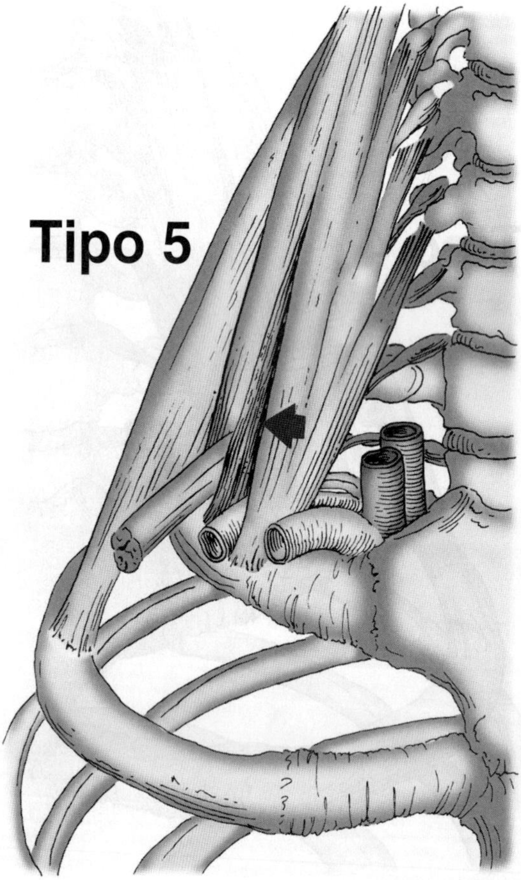

Fig. 3-12 • Una banda de tipo 5 es un escaleno intermedio anómalo. *(De Wood VE, Twito RS y Verska JM: Thoracic outlet syndrome: The results of first rib resection in 100 patients. Orthop Clin North Am 19:131-146, 1988.)*

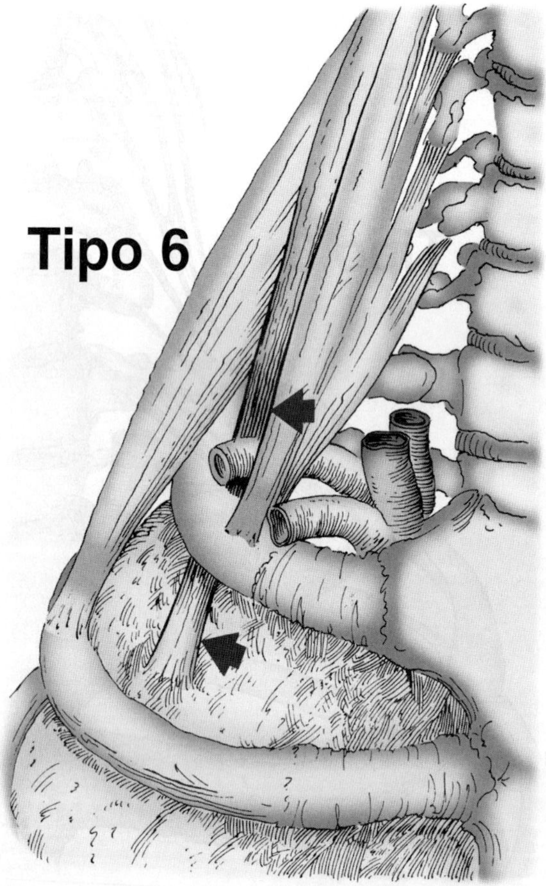

Fig. 3-13 • Una banda de tipo 6 se inserta en la fascia de Sibson. *(De Wood VE, Twito RS y Verska JM: Thoracic outlet syndrome: The results of first rib resection in 100 patients. Orthop Clin North Am 19:131-146, 1988.)*

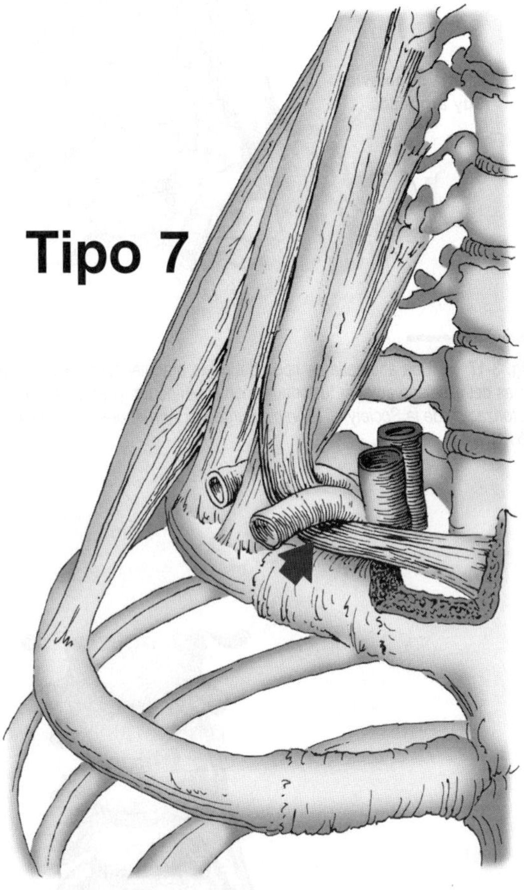

Fig. 3-14 • Banda fascial de tipo 7. *(De Wood VE, Twito RS y Verska JM: Thoracic outlet syndrome: The results of first rib resection in 100 patients. Orthop Clin North Am 19:131-146, 1988.)*

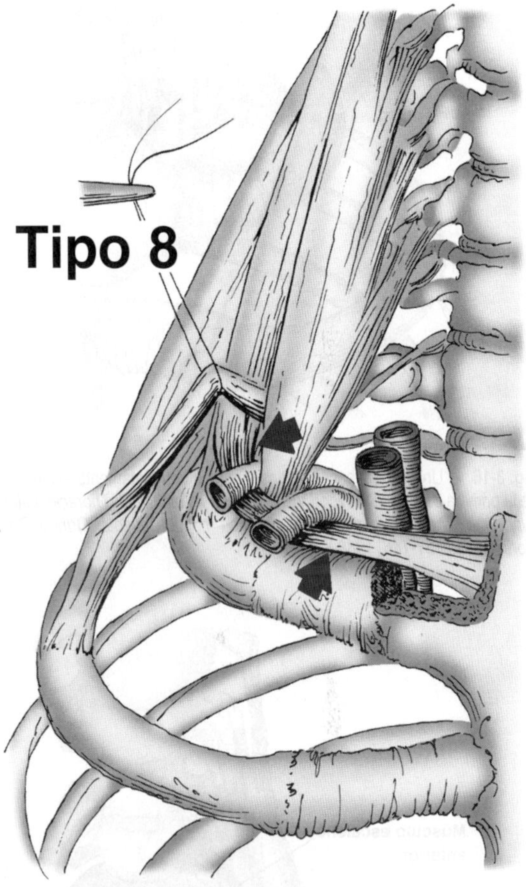

Fig. 3-15 • Banda fascial de tipo 8. *(De Wood VE, Twito RS y Verska JM: Thoracic outlet syndrome: The results of first rib resection in 100 patients. Orthop Clin North Am 19:131-146, 1988.)*

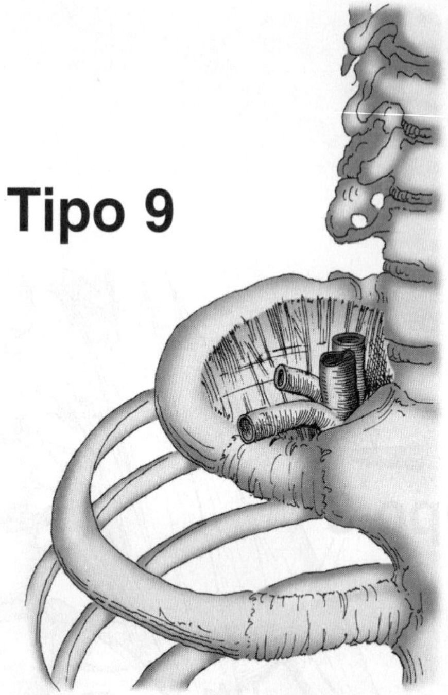

Fig. 3-16 • Una banda fascial de tipo 9 rellena completamente el interior de la primera costilla. *(De Wood VE, Twito RS y Verska JM: Thoracic outlet syndrome: The results of first rib resection in 100 patients. Orthop Clin North Am 19:131-146, 1988.)*

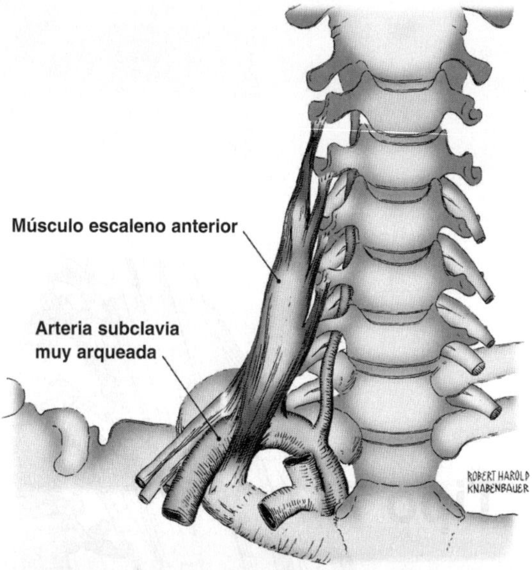

Fig. 3-17 • Una anomalía de tipo I del plexo braquial superior tiene las fibras del escaleno anterior fusionadas con el perineuro. *(Reproducido con autorización de la Society of Thoracic Surgeons: Ann Thorac Surg 58:458-461, 1994.)*

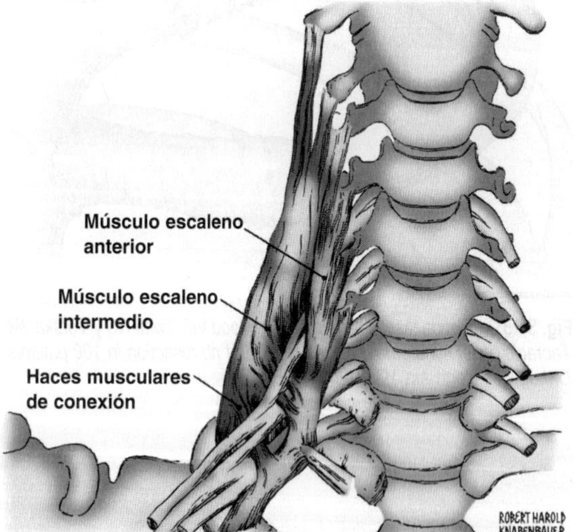

Fig. 3-18 • Una anomalía de tipo II del plexo superior tiene conectados los vientres musculares del escaleno anterior y el escaleno intermedio. *(Reproducido con autorización de la Society of Thoracic Surgeons: Ann Thorac Surg 58:458-461, 1994.)*

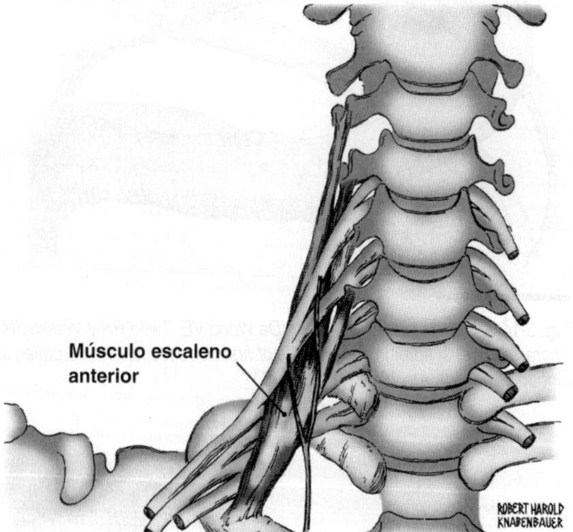

Fig. 3-19 • En una anomalía de tipo III del plexo superior, el músculo escaleno anterior atraviesa el plexo braquial. *(Reproducido con autorización de la Society of Thoracic Surgeons: Ann Thorac Surg 58:458-461, 1994.)*

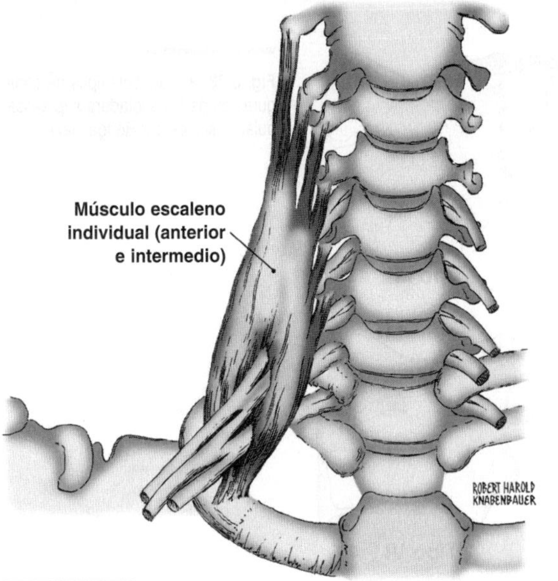

Fig. 3-20 • En una anomalía de tipo IV del plexo superior, el plexo braquial atraviesa el músculo escaleno anterior. *(Reproducido con autorización de la Society of Thoracic Surgeons: Ann Thorac Surg 58:458-461, 1994.)*

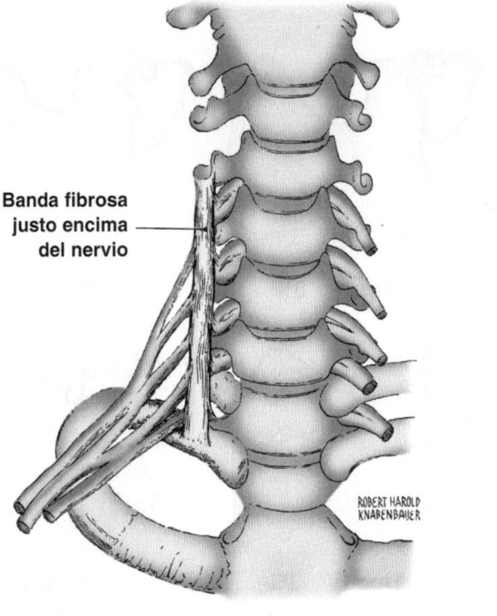

Fig. 3-21 • Una anomalía de tipo V del plexo superior tiene una banda fibrosa vertical posterior al músculo escaleno anterior. *(Reproducido con autorización de la Society of Thoracic Surgeons: Ann Thorac Surg 58:458-461, 1994.)*

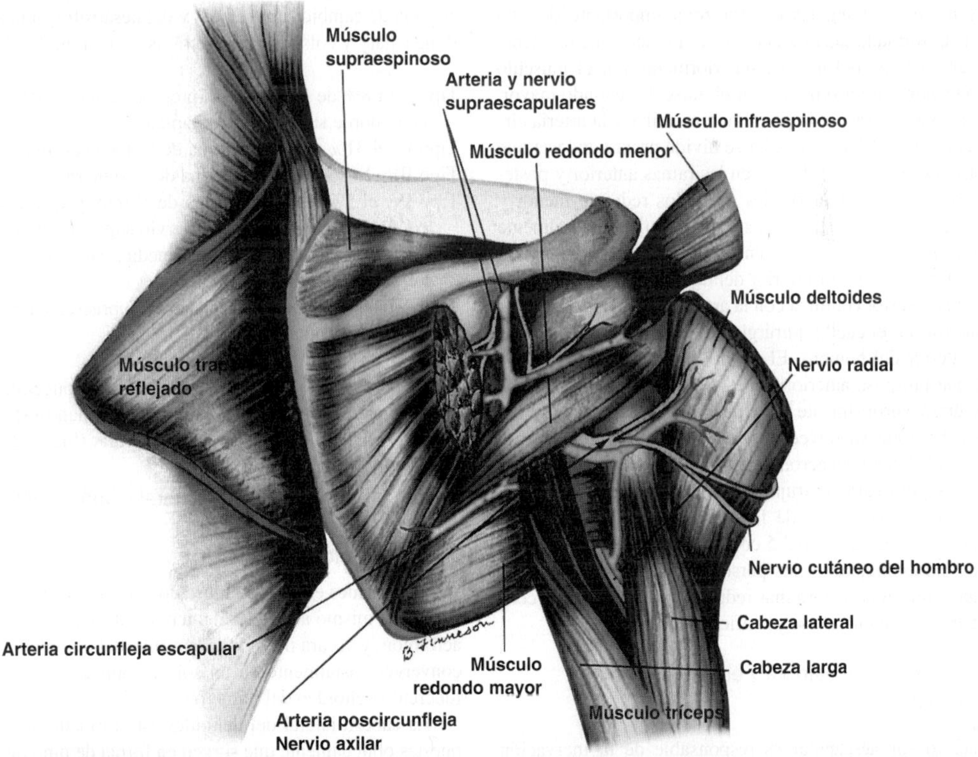

Fig. 3-22 • La porción posterior del deltoides tiene varios posibles espacios que contienen estructuras neurovasculares. *(De DePalma AF: Surgery of the Shoulder, 3.ª ed. Filadelfia: JB Lippincott, 1983, pág. 48.)*

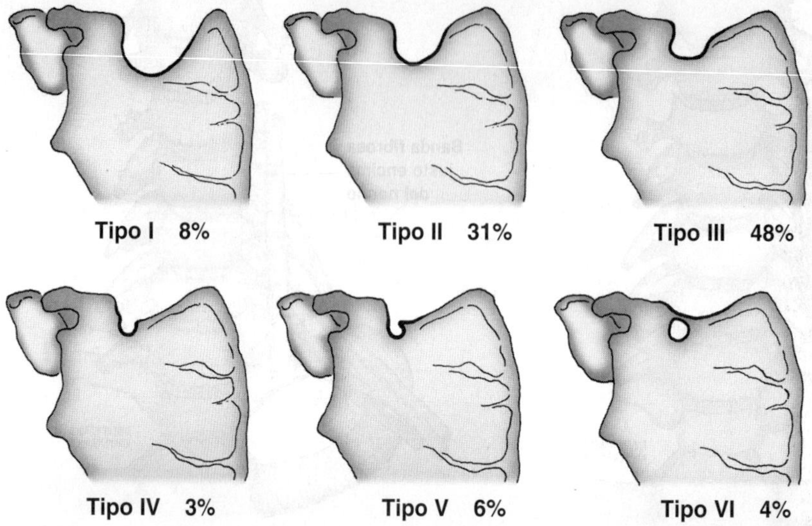

Fig. 3-23 • Los seis tipos de configuración de la escotadura supraescapular descritos por Rengachary.

infraespinosa a través de la escotadura espinoglenoidea. Aquí, el nervio supraescapular inerva el músculo infraespinoso y las fibras de la cápsula articular del hombro.

El espacio cuadrangular es otra zona importante de esta región. Está formado lateralmente por el húmero, medialmente por la cabeza larga del tríceps, superiormente por el músculo redondo menor, e inferiormente por el músculo redondo mayor. Este espacio está atravesado por el nervio axilar y la arteria circunfleja posterior. El nervio axilar se divide pronto una vez que abandona el espacio cuadrilateral en las ramas anterior y posterior. La rama posterior inerva los músculos redondo menor y deltoides posterior. La rama posterior continúa lateralmente para convertirse en el nervio cutáneo del hombro, que inerva la porción lateral y posterior inferior del deltoides.

La rama anterior continúa con la arteria circunfleja posterior conforme rodean el cuello quirúrgico del húmero para alcanzar la cara anterior del hombro. El nervio disminuye de tamaño a medida que progresa anteriormente, y emite numerosas ramas que discurren verticalmente para penetrar en la sustancia del deltoides. En todo su trayecto, el nervio axilar recorre 5 cm desde el borde lateral del acromion, lo que proporciona una zona quirúrgica segura para el cirujano. Burkhead y cols. mostraron una variación considerable de la zona segura. Observaron el nervio axilar tan cerca como 3,5 cm desde la porción lateral del acromion[45]. Las mujeres y las personas con brazos pequeños suelen tener una zona segura más reducida y necesitan una consideración especial cuando se planifica la cirugía.

Variaciones de la escotadura y el ligamento supraescapulares

El nervio supraescapular es responsable de la inervación de los músculos supraespinoso e infraespinoso. Alcanza estos músculos por medio de la escotadura supraescapular, por debajo del ligamento supraescapular. Se han descrito múltiples casos de compresión nerviosa en esta zona como resultado de la desnervación de los músculos supraespinoso e infraespinoso.

La morfología de la escotadura supraescapular es la consecuencia de cambios congénitos y del desarrollo en la zona.[276-278] Rengachary y cols. describieron seis tipos (Fig. 3-23):

Tipo I: el 8% de las muestras presentaba una amplia depresión en el borde superior del omóplato.
Tipo II: el 31% tenía una forma de V ancha despuntada.
Tipo III: el 48% tenía una forma de U simétrica.
Tipo IV: el 3% tenía una forma de V muy pequeña, a menudo con un surco hueco para el nervio supraescapular.
Tipo V: el 6% tenía una porción medial parcialmente osificada del ligamento supraescapular.
Tipo VI: el 4% tenía un ligamento supraescapular completamente osificado.

También se ha descrito la duplicación congénita del ligamento supraescapular, que normalmente se manifiesta como una parálisis bilateral del nervio supraescapular (Fig. 3-24).[4]

Región subdeltoidea anterolateral y subacromial

Músculo deltoides

El deltoides es un gran músculo con forma triangular que se cubre a sí mismo alrededor del tercio externo de la clavícula, el acromion, y la cara inferior de la espina del omóplato. Sus fibras convergen distalmente en un solo tendón que se inserta en el tubérculo deltoideo del húmero.

La cabeza lateral del deltoides está formada por fibras dispuestas oblicuamente que surgen en forma de pino de cada lado de cinco o seis bandas tendinosas cuyas fibras proximales están unidas a la porción lateral del acromion. Además, tres o cuatro bandas tendinosas similares cuyos orígenes parten del tendón

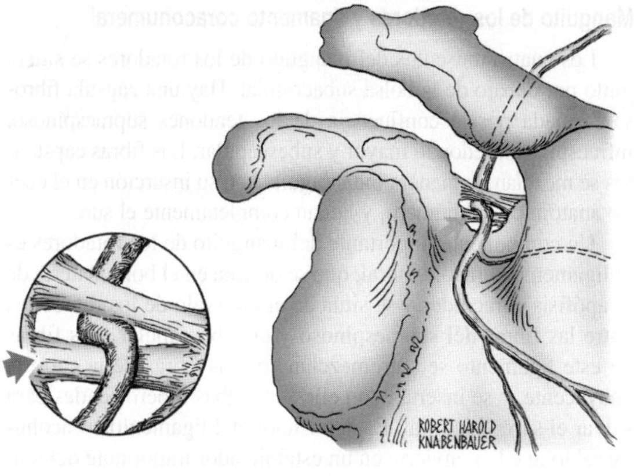

Fig. 3-24 • Un ligamento escapular transverso duplicado puede comprimir el nervio supraescapular.

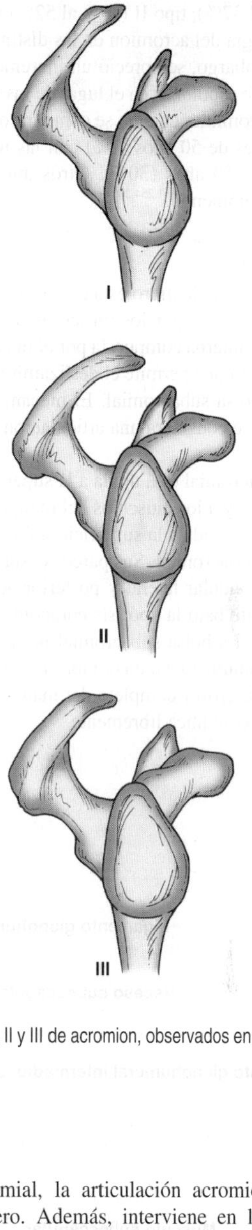

Fig. 3-25 • Tipos I, II y III de acromion, observados en una vista de la salida supraescapular.

del deltoides sirven de punto de inserción de las fibras musculares; esta compleja disposición proporciona una contracción poderosa que no requiere una variación significativa de longitud, como sería necesario en caso de que las fibras estuviesen dispuestas en paralelo.

Las cabezas anterior y posterior del deltoides están dispuestas en una forma paralela simple. Las tres cabezas tienen un origen fibroso que se continúa con el periostio de la clavícula, el acromion y la espina del omóplato. Esta morfología posibilita la separación parcial o total del deltoides y facilita su reparación.

Vena cefálica

El deltoides se sitúa adyacente al músculo pectoral mayor en la cara anterior del hombro. Este borde se ensancha superiormente para formar el triángulo deltopectoral, en cuyo interior se encuentra la vena cefálica. Conforme la vena progresa superiormente, recibe tributarias de la cara lateral y continúa más profundamente para situarse adyacente a la fascia clavipectoral. Medial al músculo pectoral menor e inferior a la clavícula, la vena cefálica perfora la fascia clavipectoral y la membrana costocoracoidea para vaciarse en la vena axilar anterior a la arteria axilar.

Acromion

La espina del omóplato termina lateralmente como el prominente acromion. El acromion es una estructura plana maciza que sobresale por encima de la cabeza del húmero desde la parte posterior. Constituye el borde lateral del arco coracoacromial y de la articulación acromioclavicular; por tanto, el acromion desempeña una función esencial en el movimiento del hombro. El acromion y la espina del omóplato proporcionan un origen móvil para la mayor parte del deltoides. Se trata de una disposición dinámica que posibilita la potencia del hombro en innumerables posiciones, como la elevación por encima del horizonte.

El acromion tiene un importante papel en los cambios degenerativos del hombro con respecto al manguito de los rotadores, la bolsa subacromial, la articulación acromioclavicular y la cabeza del húmero. Además, interviene en la protección de la cabeza del húmero y del manguito tendinoso. Las tuberosidades y el manguito miotendinoso deben pasar por debajo del acromion en elevación. Es difícil traumatizar la cabeza del húmero con un golpe a menos que el brazo esté pegado al cuerpo y extendido y el golpe se produzca directamente en una dirección anterior sobre el hombro.

En un estudio con cadáveres, Bigliani y cols. identificaron tres tipos de morfología acromial; los tipos I, II y III correspondían a las formas plana, curva o en gancho, respectivamente, vistas en un corte sagital.[24] Estos autores observaron una asociación entre la morfología acromial de tipo III y los desgarros del manguito de los rotadores (Fig. 3-25).

Nicholson y cols. examinaron la morfología del acromion en 402 muestras de hombro. Observaron una distribución uniforme del tipo I (27% al 37%), tipo II (33% al 52%) y tipo III (17% al 31%) de morfología del acromion en las distintas edades, sexos y razas.[250] Sin embargo, se apreció un incremento significativo de la formación de espolones en el lugar de inserción de los ligamentos coracoacromiales cuando se compararon las muestras de cadáveres menores de 50 años (7%) con las muestras de cadáveres mayores de 50 años (30%). Otros autores también han observado este fenómeno.[151,254,260]

Bolsa subacromial

La musculatura del hombro está dispuesta en dos capas, una capa externa compuesta por los músculos deltoides y redondo mayor y una capa interna compuesta por el manguito de los rotadores. La estructura que permite el deslizamiento suave de estos músculos es la bolsa subacromial. El mecanismo funciona tan bien que a veces se considera una articulación escapulohumeral secundaria.

La bolsa subacromial está unida a la superficie externa de la tuberosidad mayor y a los músculos del manguito de los rotadores. Su raíz está adherida a la superficie inferior del acromion y el ligamento coracoacromial. Sus paredes están configuradas de forma laxa para ondular lateral y posteriormente bajo el acromion, medialmente bajo la apófisis coracoides y anteriormente bajo el deltoides. La bolsa subacromial no se comunica con la articulación glenohumeral en un hombro normal, pero en el caso de un desgarro de grosor completo del manguito de los rotadores, el líquido se comunica libremente.

Manguito de los rotadores y ligamento coracohumeral

Los cuatro músculos del manguito de los rotadores se sitúan junto por debajo de la bolsa subacromial. Hay una cápsula fibrosa formada por la confluencia de los tendones supraespinoso, infraespinoso, redondo mayor y subescapular. Las fibras capsulares se mezclan de manera indistinguible en su inserción en el cuello anatómico del húmero, y llenan completamente el surco.

Un componente importante del manguito de los rotadores es el ligamento coracohumeral, que se origina en el borde lateral de la apófisis coracoides y se sitúa en el intervalo de los rotadores, entre las fibras del supraespinoso y el subescapular. Las fibras de este ligamento se entremezclan con las fibras de la cápsula subyacente, y se insertan con ellas en ambas tuberosidades para salvar el surco bicipital. Es la posición del ligamento coracohumeral lo que lo convierte en un estabilizador importante del tendón del bíceps y en un ligamento suspensorio secundario. Las fibras también están dispuestas para desenrollarse conforme el brazo rota externamente y actuar como una falsa rienda para la rotación externa.

Ligamentos glenohumerales y recesos

La cápsula fibrosa es una estructura redundante grande cuya superficie es dos veces mayor que la de la cabeza humeral. Inferior y posteriormente, la cápsula se continúa con el rodete y el hueso adyacente (Fig. 3-26). Anteriormente, la cápsula varía en relación con el rodete, los ligamentos glenohumerales y los recesos sinoviales.[381] Hay tres engrosamientos capsulares en la por-

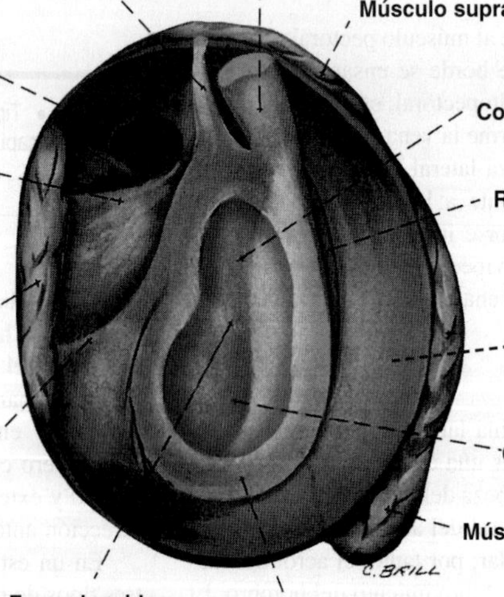

Fig. 3-26 • La cavidad glenoidea tiene una disposición general de ligamentos y recesos con una gran variación. Obsérvese también que la membrana sinovial se adhiere fuertemente a las estructuras subyacentes. *(De DePalma AF: Surgery of the Shoulder, 3.ª ed. Filadelfia: JB Lippincott, 1983, pág. 57.)*

ción anterior de la cápsula, los ligamentos glenohumerales inferior, intermedio y superior. Estos «ligamentos» actúan para reforzar la cápsula anterior y sirven de falsa rienda estática para la rotación externa de la cabeza humeral. Desde la cabeza humeral, convergen hacia el borde anterior del rodete. El ligamento superior se mezcla con la porción superior del rodete y el tendón del bíceps, mientras que los ligamentos intermedio e inferior se mezclan con el rodete inferior con respecto al ligamento superior. En la región de los ligamentos glenohumerales se encuentran los recesos sinoviales de la cápsula.

El estudio de DePalma de 96 hombros en 1950 reveló seis variaciones en la relación de los ligamentos glenohumerales y los recesos sinoviales:[77]

El tipo 1 (30,2%) tiene un receso sinovial por encima del ligamento intermedio.
El tipo 2 (2,04%) tiene un receso sinovial por debajo del ligamento intermedio.
El tipo 3 (40,6%) tiene un receso por encima y otro por debajo del ligamento intermedio.
El tipo 4 (9,03%) tiene un gran receso por encima del ligamento inferior y carece de ligamento intermedio.
El tipo 5 (5,1%) presenta un ligamento intermedio en forma de dos pequeños pliegues sinoviales.
El tipo 6 (11,4%) carece de recesos sinoviales, pero los tres ligamentos están bien definidos.

Steinbeck y cols. describieron resultados parecidos en la disección de 104 hombros en 1998 (Fig. 3-27).[334]

Tipo 1: 38,5%
Tipo 2: 0%
Tipo 3: 46,2%
Tipo 4: 0,8%
Tipo 5: 0%
Tipo 6: 9,6%

El estudio de muestras con grandes recesos sinoviales subraya que cuando tales recesos están presentes, la cápsula fibrosa no se continúa directamente con la porción anterior del rodete. La cápsula se extiende más allá del rodete hacia la apófisis coracoides y luego vuelve a lo largo del cuello glenoideo anterior como una fina lámina fibrosa unida al rodete. Dentro de las seis variaciones, el tamaño de los recesos es muy variable, ya que pueden ser muy grandes o pequeños.

DePalma observó que los ligamentos glenohumerales también varían considerablemente. Se apreció que el ligamento glenohumeral intermedio era una estructura bien definida en el 68% de las muestras, poco definida en el 16% e inexistente en el 12%[77]. Cuando está presente, surge de la porción anterior del rodete, justo por debajo del ligamento superior. En el 4% o 5% de las muestras aparece como una estructura doble. Además, son muy variables su anchura, longitud y grosor.

El ligamento glenohumeral superior es el más constante de los tres ligamentos; estaba presente en 94 de 96 muestras, y faltaba en 2. Surge del polo superior de la cavidad glenoidea y la raíz de la apófisis coracoides. En 73 muestras estaba unido al ligamento intermedio, el tendón del bíceps y el rodete; en 20 muestras estaba unido al tendón del bíceps y el rodete; y en 1 muestra estaba unido sólo al bíceps. Se inserta en la fosita de la cabeza, adyacente a la tuberosidad menor. Aunque su posición varía poco, su visibilidad desde el interior de la cápsula y su tamaño varían considerablemente.

El ligamento glenohumeral inferior es una estructura triangular cuyo vértice se encuentra en el rodete y cuya base se sitúa

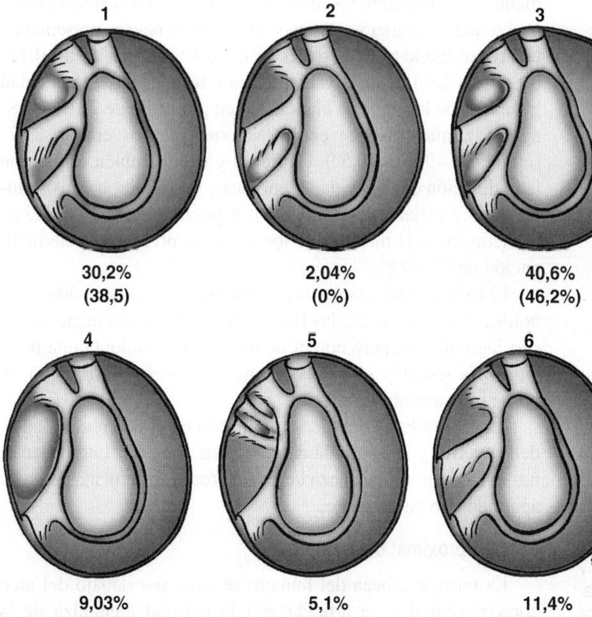

Fig. 3-27 • Los seis tipos de disposición de los recesos sinoviales y su incidencia, descritos por DePalma y Steinbeck. Los resultados de Steinbeck figuran entre paréntesis. *(De DePalma AF: Surgery of the Shoulder, 3.ª ed. Filadelfia: JB Lippincott, 1983, pág. 587.)*

entre el tendón del tríceps y el subescapular. Era una estructura bien definida en 54 de las 96 muestras, poco definida en 18, e inexistente en 24.

Steinbeck y cols. también examinaron las disposiciones del complejo de los ligamentos glenohumerales en 104 hombros[334]. De nuevo, el ligamento glenohumeral superior fue el más constante, pues estaba presente en el 98,2% de las muestras, aunque era menor de 2 mm de grosor en el 28,8%. El ligamento glenohumeral intermedio estaba presente en el 84,6% de las muestras y, cuando existía, cruzaba de forma constante el tendón del subescapular. El ligamento glenohumeral inferior era el más variable en cuanto a existencia y disposición. Era una estructura aislada en el 72,1% de las muestras, y estaba presente sólo como un engrosamiento de la cápsula en el 21,1%.

También se ha identificado un agujero anterosuperior entre la cavidad glenoidea y el rodete durante la artroscopia.[60,179] Williams describió una variante parecida sin rodete superior anterior y con la adición de un ligamento glenohumeral intermedio parecido a un cordón unido al rodete superior. Junto con sus coautores, denominó a esta disposición «complejo de Buford» (Fig. 3-28). En una revisión de 200 cintas de vídeo de artroscopia del hombro, el 1,5% tenía un complejo de Buford, y el 12% un agujero por debajo del rodete.[369] De los pacientes con este tipo de agujero, el 75% presentaba ligamentos glenohumerales intermedios parecidos a un cordón, y el 25% ligamentos glenohumerales «normales». Los autores desaconsejaban el tratamiento de esta lesión mediante fijación a la cavidad glenoidea debido a la posibilidad de restricción del arco de movimiento postoperatorio.

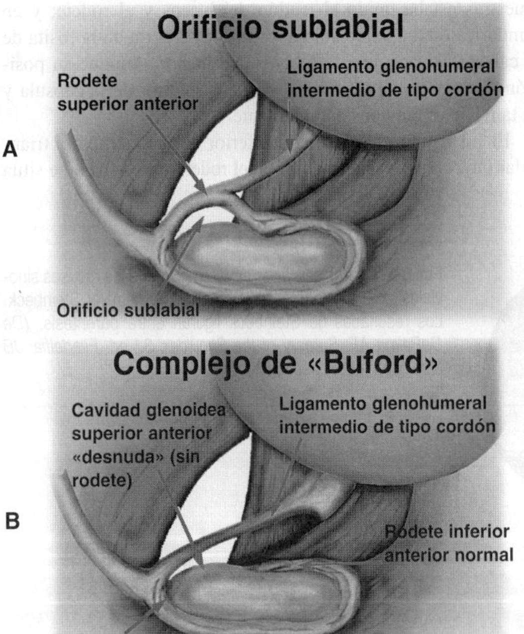

Fig. 3-28 • **A,** Un ligamento glenohumeral intermedio con aspecto de cordón puede insertarse en el rodete superior anterior o directamente en la cavidad glenoidea superior (**B**). Ambos se asocian a un agujero intracapsular y se consideran variantes normales. *(De Williams SM, Snyder SJ y Buford D Jr: The Buford complex–the «cord-like» middle glenohumeral ligament and absent centrosuperior labrum: A normal anatomic capsulolabral variant. Arthroscopy 10:244-245, 1994.)*

Cavidad y rodete glenoideos

La cavidad glenoidea tiene una forma de coma invertida, con la porción superior fina como la cola y la base amplia como el cuerpo. Está cubierta de cartílago hialino, más fino en el centro y más grueso en los bordes.

Das y cols. describieron el hallazgo anatómico de la versión glenoidea en 50 hombros. Sus valores oscilaron entre 12° de retroversión y 10° de anteversión. La versión media de toda la muestra fue 1,1° de retroversión.[70]

Churchill y cols. emprendieron el estudio más extenso para identificar las variaciones de tamaño, inclinación y versión de la cavidad glenoidea examinando 344 escápulas humanas.[57] El tamaño de la cavidad glenoidea variaba entre los sexos, pero no entre las razas; la altura media de la cavidad glenoidea de las mujeres era de 32,6 mm ± 1,8 mm (intervalo, 29,4 mm a 37,0 mm), y la anchura de 23,0 mm ± 1,5 mm (intervalo, 19,7 mm a 26,3 mm). El tamaño de la cavidad glenoidea de los varones se expresó como una altura media de 37,5 mm ± 2,2 mm (intervalo, 30,4 mm a 42,6 mm) y una anchura de 27,8 mm ± 1,6 mm (intervalo, 24,3 mm a 32,5 mm). Ianotti y cols. examinaron 140 hombros recientes y registraron una altura media de la cavidad glenoidea de 39,5 mm ± 3,5 mm (intervalo, 30 a 48 mm) y una anchura de 29 mm ± 3,2 mm (intervalo, 21 mm a 35 mm).[172] La talla media de los donantes en el estudio de Ianotti y cols. era de 181 cm, y del 60% al 65% eran varones; la talla media de los pacientes en el estudio de Churchill y cols. era de 173,0 cm en los varones y 161,3 cm en las mujeres. Estas diferencias podrían explicar la variación en los hallazgos.

Churchill y cols. señalaron que la versión era considerablemente diferente entre las razas, pero no entre los sexos. Se comprobó que las mujeres negras y los varones negros presentaban una retroversión transversa del eje de 0,30° (–6° a 6°) y de 0,11° (–8,8° a 10,3°), respectivamente. La retroversión de la cavidad glenoidea de las mujeres blancas era en promedio de 2,16° (–2,8° a 10,5°), mientras que en los varones blancos era de 2,87° (intervalo, –9,5° a 10,5°). Churchill y cols. también estudiaron la inclinación de la cavidad glenoidea y describieron unos resultados muy variables (–7° a 15,8°). A pesar de la variabilidad de la inclinación, la mayoría de los hombros presentaba una inclinación de 0° a 9,8°.

El rodete es una estructura fibrosa que rodea la cavidad glenoidea. En la lactancia, las fibras del rodete se continúan con el cartílago hialino, pero con el tiempo el rodete adopta una posición más suelta y se parece al menisco de la rodilla, con un borde intraarticular libre.

La cabeza larga del bíceps se inserta en el tubérculo glenoideo superior y se continúa con el rodete superior. Las variaciones del tendón de la cabeza larga del bíceps se comentarán en su apartado correspondiente.

Porción proximal del húmero

La maciza cabeza del húmero se situa por debajo del arco coracoacromial y se articula con la cavidad glenoidea de la escápula. La cabeza humeral tiene de 134° a 160° de torsión interna, según lo descrito por DePalma, lo que corresponde a 44° a 70° de retroversión[73,77,103,274,311,359]. Edelson estudió con detenimiento restos de húmeros de fetos, niños y adultos para evaluar la magnitud y el desarrollo de retroversión de la cabeza humeral. Definió la retroversión como el ángulo subtendido por el eje intercondíleo del codo y una línea que divide en dos partes la cabeza del húmero.[85] La retroversión fetal era en promedio de 78°.[86] El promedio de las muestras de los adultos era significativamente menor, con un intervalo de –8° a 74°; sin embargo, la mayoría se encontraba en el intervalo de 25° a 35° de retroversión. Edelson observó que el cambio de la retroversión fetal a la del adulto se completaba ya a los 4,5 años y era casi segura a los 11 años. Además, formuló la hipótesis de que se producía una nueva torsión después de los 11 años, aunque en los dos tercios distales del húmero.

Tendón del bíceps

El surco bicipital se encuentra 30° medial del centro entre las tuberosidades. La tuberosidad mayor y la tuberosidad menor forman las paredes lateral y medial del surco bicipital, respectivamente. Entre el borde proximal de las tuberosidades y la superficie articular hay un surco amplio en el que se insertan los tendones del manguito de los rotadores.

El tendón de la cabeza larga del bíceps se continúa en su inserción con el rodete superoposterior. Su relación con los ligamentos glenohumerales varía considerablemente. En la mayor parte de las muestras, se mezcla con las fibras del ligamento glenohumeral superior. En otras, se continúa con el ligamento glenohumeral intermedio y, rara vez, se continúa con los tres ligamentos.

El tendón del bíceps tiene una posición parcialmente intracapsular. Sin embargo, a veces se producen anomalías del desarrollo. El tendón puede estar unido a un mesenterio, ser completamente intracapsular o faltar.[77] El tendón también puede estar presente como una estructura doble.

El revestimiento sinovial de la cápsula glenohumeral se continúa distalmente entre las tuberosidades mayor y menor. A continuación, dicho revestimiento se refleja sobre el propio tendón para crear un mecanismo de deslizamiento importante en el surco bicipital. El movimiento del tendón es mínimo, pero el grado de contacto entre el húmero y el tendón cambia con la posición del brazo y, en consecuencia, la función del mecanismo de deslizamiento.[64,79,253] La contracción del bíceps con anestesia local en el quirófano no produce movimiento del tendón ni movimiento del brazo a través de un arco completo de movimiento.

El surco bicipital se caracteriza por una gran variación anatómica. En ocasiones, se puede extender un reborde supratubercular desde la cara superior de la tuberosidad menor sobre la superficie interna del surco (Fig. 3-29). En el estudio de DePalma en 1950 se observó que esta estructura estaba bien desarrollada en el 23,9% de las muestras y moderadamente desarrollada en el 31,5%, y que faltaba en el 43,4%. Hitchcock y Bechtol observaron esta peculiaridad en 59 de 100 húmeros.[158] En la serie de Meyer de 200 hombros, el tubérculo estaba presente en el 17,5% de las muestras.[236] Se ha señalado que un reborde supratubercular bien desarrollado predispone al tendón del bíceps a una inestabilidad que puede levantarlo del surco.[236] Un reborde bien desarrollado también puede incrementar la fuerza de contacto entre el tendón del bíceps y el ligamento humeral transverso y, por tanto, predisponer a una tendinitis.

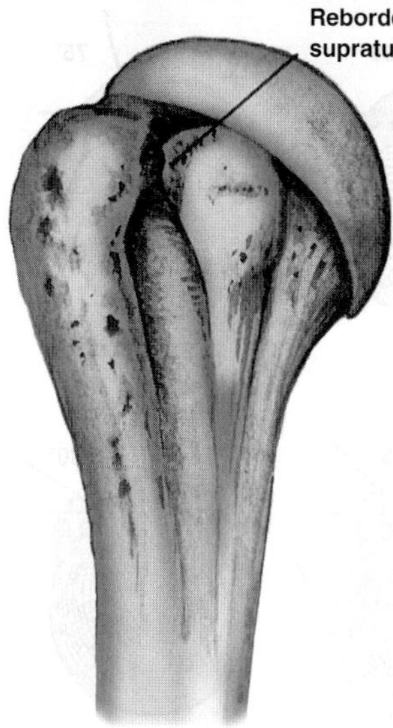

Fig. 3-29 • Representación esquemática de un reborde supratubercular que puede facilitar el desplazamiento del tendón del bíceps. *(De DePalma AF: Surgery of the Shoulder, 3.ª ed. Filadelfia: JB Lippincott, 1983, pág. 54.)*

La altura de la pared interna del surco varía notablemente, y tal variación define la ubicuidad del surco. Cuando hay un reborde supratubercular, la profundidad del surco disminuye aún más. Hitchcock y Bechtol definieron seis variaciones en el ángulo de la pared interna del surco bicipital (Fig. 3-30):[158]

Los surcos de tipo 1 tienen un ángulo de la pared interna de 90°.
Los surcos de tipo 2 tienen un ángulo de 75°.
Los surcos de tipo 3 tienen un ángulo de 60º.
Los surcos de tipo 4 tienen un ángulo de 45°.
Los surcos de tipo 5 tienen un ángulo de 30°.
Los surcos de tipo 6 tienen un ángulo de 15°.

MALFORMACIONES FRECUENTES DEL HOMBRO

Disóstosis cleidocraneal

La disóstosis cleidocraneal es un trastorno hereditario que afecta a los huesos formados por osificación intramembranosa.[69,101,106,122,123,168,175,226,328,345] Los huesos afectados con más frecuencia son el cráneo, las clavículas, las costillas, los dientes y la sínfisis del pubis. Las características clínicas típicas son inteligencia normal, cabeza aumentada de tamaño y hombros inclinados hacia delante (Fig. 3-31). Si se asocian otras malformaciones con estos hallazgos, el cuadro se denomina disóstosis mutacional.[106,281,328]

La variedad de la función del hombro en este proceso es enorme.[210] Se han descrito personas con este síndrome que realizan trabajos pesados sin molestias, mientras que otros refieren

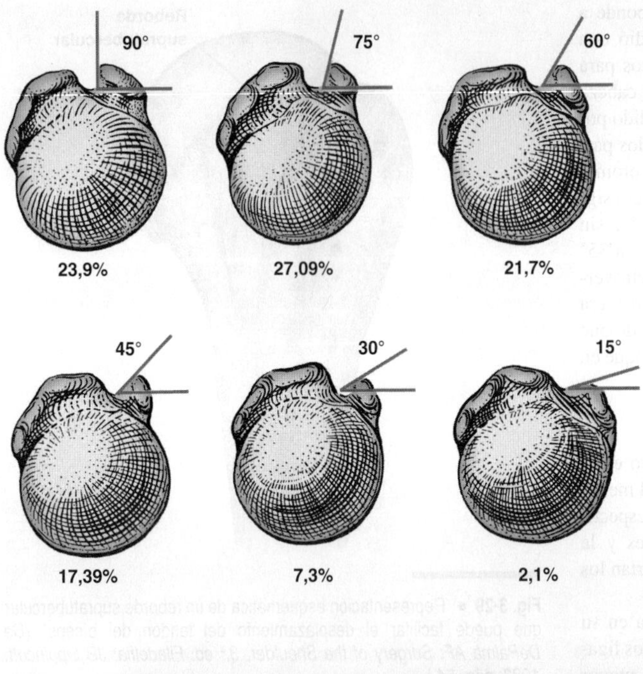

Fig. 3-30 • Seis variaciones de la pared interna del surco bicipital y su incidencia. *(Reproducido de Hitchcock HH and Bechtol CO: Painful shoulder. J Bone Joint Surg Am 30:263, 1948.)*

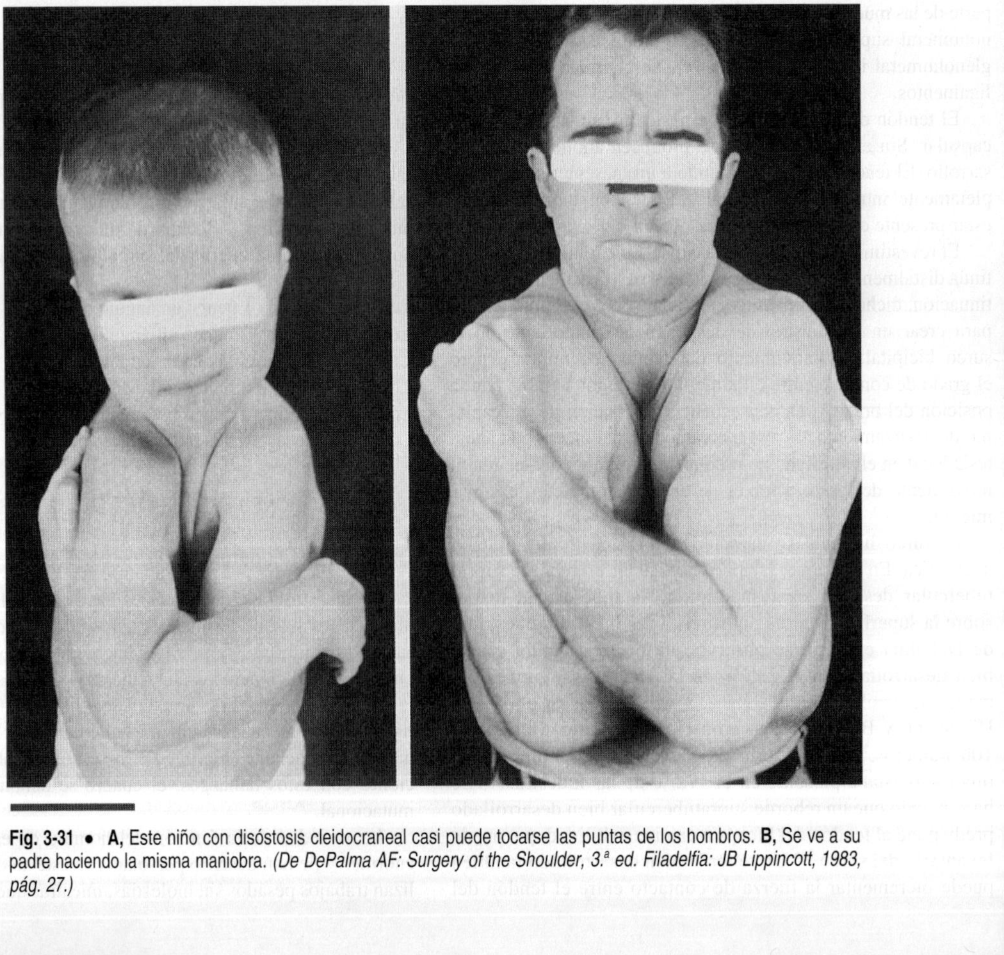

Fig. 3-31 • A, Este niño con disóstosis cleidocraneal casi puede tocarse las puntas de los hombros. **B,** Se ve a su padre haciendo la misma maniobra. *(De DePalma AF: Surgery of the Shoulder, 3.ª ed. Filadelfia: JB Lippincott, 1983, pág. 27.)*

inestabilidad glenohumeral.[141] El tercio externo de la clavícula es la porción afectada con más frecuencia, y la cara interna suele ser normal.[180,335] También puede faltar la parte central de la clavícula, con conservación de las porciones interna y externa.[180] En cualquiera de los casos, la porción que falta de la clavícula está sustituida por tejido fibroso. Se observa una afectación de ambos hombros en el 82% al 90% de los pacientes.[107,335] Aunque infrecuente, unas clavículas normales no excluyen este diagnóstico.[109] En dos estudios distintos de familias con este trastorno había miembros con clavículas normales.[98,109]

Hallazgos asociados

CRANEOFACIAL. Es frecuente la presencia de abombamiento y aumento de tamaño de la frente. Las suturas del cráneo no están fusionadas, y se dice que son «metópicas».[65] Es habitual un paladar arqueado con múltiples anomalías dentales, por lo cual es necesaria una consulta con un dentista.

PELVIS, CADERA Y COLUMNA VERTEBRAL. La disóstosis cleidocraneal puede presentar las manifestaciones pélvicas de ensanchamiento de la sínfisis del pubis o la articulación sacroilíaca.[261] Estas anomalías no son sintomáticas, por lo cual su prevalencia es dudosa, y su importancia clínica limitada. Se ha descrito coxa vara congénita en el 50% de los pacientes;[100] este proceso también puede asociarse a defectos del tubo neural. También se han comunicado agenesia del sacro, escoliosis, mielomeningocele y defectos de los cuerpos vertebrales.

MANOS Y PIES. Los metacarpianos y metatarsianos pueden presentar un alargamiento epifisario proximal y distal. Es frecuente el crecimiento excesivo resultante de uno o varios metacarpianos. Pueden estar afectados los otros huesos de las manos y los pies: huesos del tarso, el carpo y las falanges pequeños e irregulares, y afectación más intensa de la falange distal del pulgar y el dedo gordo del pie.

Herencia

Aproximadamente la mitad de los casos surgen por primera vez, mientras que el 50% restante de los pacientes tienen antecedentes familiares. Se piensa que un patrón autosómico dominante con penetración variable es el mecanismo responsable de la transmisión; por tanto, no existe predilección por ningún sexo.[104,328]

Tratamiento

Los pacientes evolucionan bien con este trastorno, y rara vez necesitan tratamiento. La cirugía está indicada para los enfermos con compresión neurológica o vascular secundaria a la malformación clavicular o para evitar la dehiscencia de la piel.[210]

Seudoartrosis congénita de la clavícula

Fácilmente confundible con una fractura de la clavícula, esta anomalía no muestra indicios de formación de callo (Figs. 3-32 A y B).[3,107,191,302,313] Los procesos que se deben descartar son la disóstosis cleidocraneal, la neurofibromatosis y el traumatismo.[47] Se piensa que la pérdida de función resultante es nula o mínima.[320] En la inmensa mayoría de los casos, la anomalía es unilateral en el lado derecho; sin embargo, se han descrito seudoartrosis izquierdas y bilaterales.[2,126,155,217,259,275,299,304] Es palpable o se ve a simple vista un abultamiento en la región medioclavicular; los extremos son lisos en las radiografías.[178] Recientemente se ha descrito que el síndrome del estrecho torácico es secundario a la seudoartrosis.

Herencia

No se cree que este trastorno tenga una asociación genética.[127-144,242]

Anomalías asociadas

Este proceso no se asocia a otras anomalías. Si se encuentran algunas, como disóstosis cleidocraneal o neurofibromatosis, deben investigarse, y quizá sea conveniente la consulta con un genetista.[328]

Tratamiento

Generalmente se ha aceptado como tratamiento de esta entidad la desatención benigna.[342,357] Dados los informes de síndrome del estrecho torácico, algunos autores han propuesto la extirpación precoz y el injerto óseo en los pacientes menores de 8 años.[3,218,228,251,306] Son escasas las pruebas de que los riesgos de la cirugía pesen más que los efectos beneficiosos percibidos de la intervención.

Deformidad de Sprengel

El omóplato se forma cerca de la columna cervical en el feto en desarrollo.[92,166,179,265] Si el omóplato no desciende desde su origen, adquiere un pequeño tamaño y se mantiene en una posición alta.[94-96,196,331,367,368] La deformidad resultante causa una amplia variedad de desfiguración y disfunción del hombro (Fig. 3-33). A menudo hay una conexión fibrosa entre la columna cervical y el ángulo superior del omóplato;[232] cuando está osificada, esta conexión se conoce como hueso omovertebral, y está presente en el 20% a 30% de los casos.[50,115,179] Se desconoce la causa de esta malformación (Fig. 3-34).[10,27,30,362,368]

Cavendish estudió con detenimiento el aspecto y la disfunción de 100 hombros afectados. Propuso un sistema de graduación para distribuir los hombros en grupos según su aspecto.[50]

Grado 1 (muy leve): los hombros están al mismo nivel, y la deformidad es mínimamente llamativa con el paciente vestido.
Grado 2 (leve): los hombros están en un nivel igual o prácticamente equivalente, pero se advierte un abultamiento en el cuello con el paciente vestido.
Grado 3 (moderado): el hombro está elevado de 2 cm a 5 cm y se advierte con facilidad.
Grado 4 (grave): el hombro está elevado más de 5 cm, de forma que el ángulo superior está a la altura del occipucio.

Además de estar elevada, la escápula está deformada y rotada. La cavidad glenoidea está dirigida inferiormente, y la altura del omóplato está disminuida en comparación con el hombro no afectado (Fig. 3-35). Este fenómeno puede dificultar la evaluación de la magnitud de la elevación. El ángulo inferior de la escápula se identifica con facilidad en las radiografías, pero debido a las diferencias en su forma, la elevación en comparación

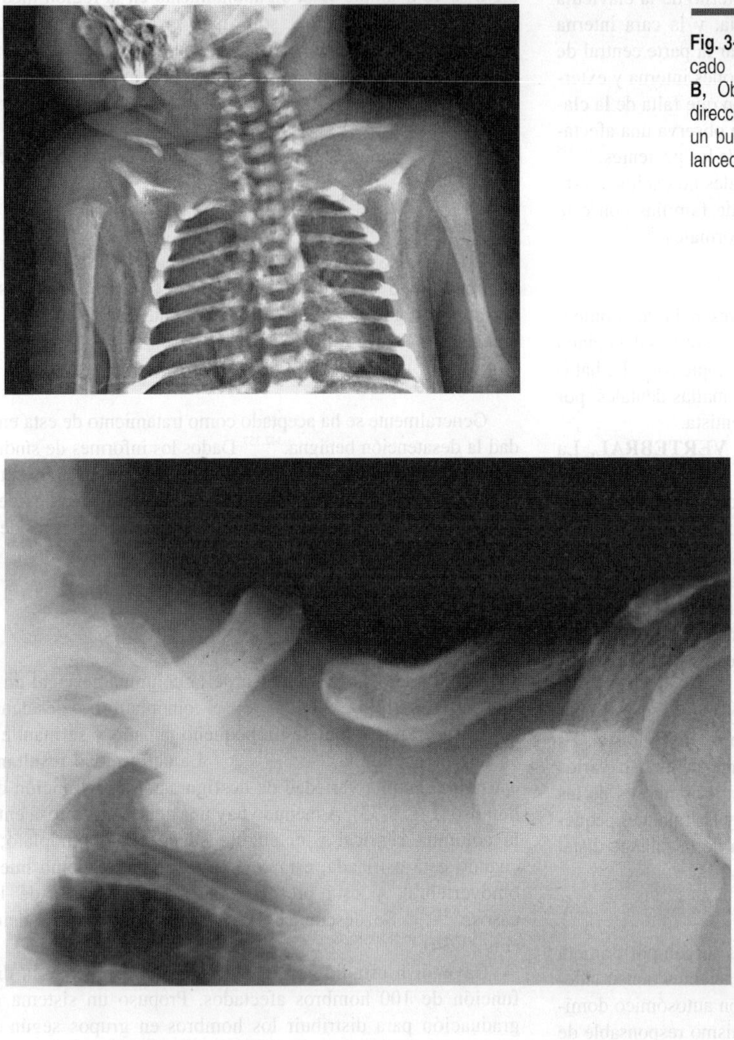

A

B

Fig. 3-32 • A, El lado derecho está casi siempre implicado en la seudoartrosis congénita de la clavícula. B, Obsérvese el fragmento esternal desplazado en dirección anterosuperior, que se puede manifestar como un bulto palpable y se ha descrito como «deformidad lanceolada».

con la escápula contralateral es exagerada. Asimismo, si se efectúa una medición para comparar la altura de las cavidades glenoideas, puede infravalorarse la magnitud de la elevación a causa de la deformidad rotatoria. A pesar de la desventaja teórica de medir la altura glenoidea, parece ser el método de evaluación más exacto y reproducible.

Inicialmente, los pacientes refieren la presencia de una protuberancia en el hombro o el cuello. El arco de movimiento está limitado y no responde a la fisioterapia. Hamner y Hall describieron a dos pacientes que presentaban inestabilidad multidireccional en la exploración, pero a causa de su corta edad (ambos menores de 9 años), no está clara la importancia clínica de este trastorno.[150]

Herencia

Son escasos los estudios de la deformidad de Sprengel familiar. Casi siempre, la mayoría de los casos surgen *de novo*, con una preponderancia de las mujeres en una proporción 3:1.[295]

Anomalías asociadas

La deformidad de Sprengel rara vez aparece aislada. En varias series de gran tamaño se han descrito tasas de deformidades concurrentes del 67% al 100% (Tabla 3-1).[48,50,166,268] La influencia de las anomalías concurrentes es múltiple cuando se planifica la cirugía. Es necesario investigar posibles complicaciones renales con ecografía, análisis de sangre de la función renal y, posiblemente, pielografía intravenosa antes de considerar cualquier intervención quirúrgica. Se debe evitar una disección en la línea media si hay una mielodisrafia torácica.[12] Además, la malformación torácica puede predisponer a lesiones por tracción del plexo braquial cuando se desciende el omóplato.

Tratamiento

El tratamiento de la deformidad de Sprengel tiene por objeto mejorar el aspecto y la función del niño.[48,50,235] Por lo que se refiere al aspecto del niño, es importante distingur el grado de desfiguración debido a la deformidad de Sprengel del originado por la escoliosis asociada, el síndrome de Klippel-Feil, la mal-

A

B

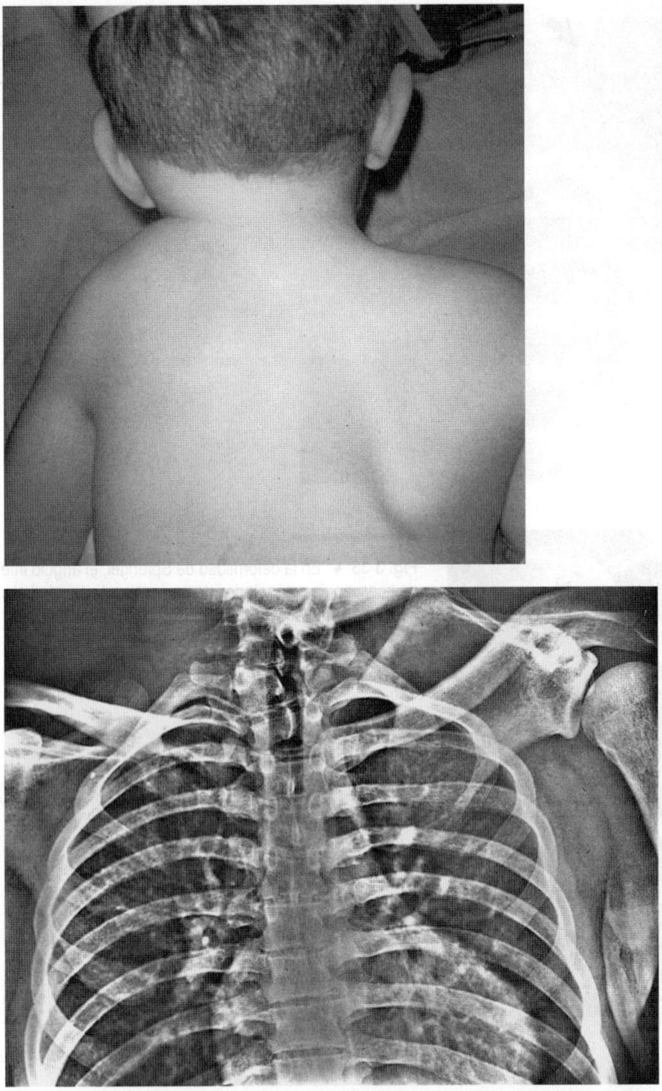

Fig. 3-33 • A y **B,** Aspecto macroscópico y radiográfico típico de la deformidad de Sprengel.

Tabla 3-1 • Anomalías asociadas a la elevación congénita de la escápula (deformidad de Sprengel)

	Autor (pacientes en total)					
Anomalías	**Cavendish (100)**	**Grogan (20)**	**Carson (11)**	**Pinsky (48)**	**Total todas las series (179)**	**%**
Escoliosis: Idiopática	23	1	3	—	27	16
Escoliosis: Congénita	16	8	4	25	53	31
Mielodisrafia	28	1	3		32	19
Diastematomelia	3	2	—	—	5	3
Síndrome de Klippel-Feil	20	9	2	18	49	29
Caja torácica	25	9	6	24	64	38
Musculares	14	—	1	—	15	9
Hernia diafragmática congénita	1	2	—	—	3	2
Mano	4	1	1	—	6	4
Pie	6	—	—	—	6	4
Renales	0	—	2	8	10	6
Anomalías asociadas en total	98	20	11	41	170	—

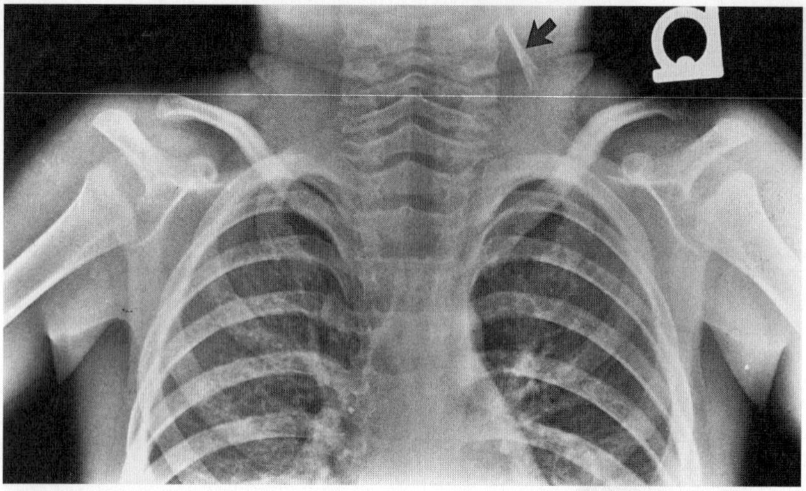

Fig. 3-34 • En el lado izquierdo de este paciente, un hueso omovertebral conecta la apófisis transversa de C6 con el ángulo superomedial de la escápula.

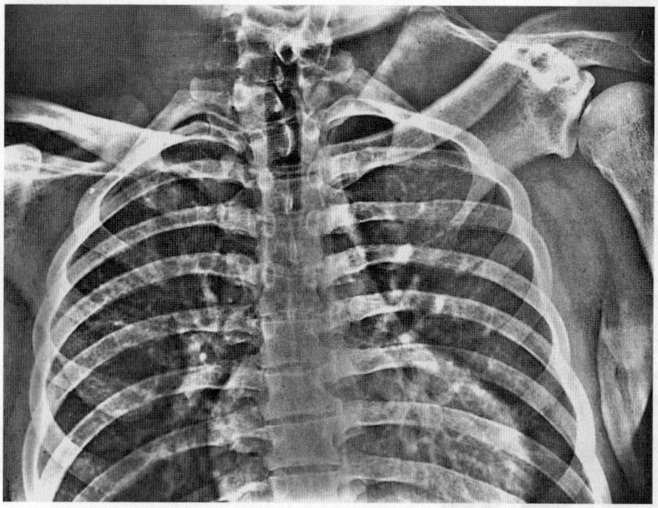

Fig. 3-35 • En la deformidad de Sprengel, el ángulo inferior de la escápula está rotado internamente, y la cavidad glenoidea está orientada inferiormente para disminuir el arco de movimiento normal.

formación de la pared torácica y otros procesos. De lo contrario, los resultados pueden ser decepcionantes para el paciente, el cirujano y la familia. Asimismo, es probable que mejore la función posquirúrgica del hombro reconstruido, pero no en el mismo grado que el hombro no afectado. Lo mejor es reservar la cirugía para los pacientes con un grado moderado o grave de desfiguración y disfunción.

El tratamiento del paciente es mejor antes de los 8 años; después de esta edad, las partes blandas son menos flexibles, y se ha descrito que es mayor la tasa de lesiones del plexo braquial. La mayoría de los autores también están de acuerdo en que la cirugía es técnicamente difícil en los niños menores de 2 años. Por tanto, la edad preferida para la cirugía es de 2 a 8 años. Sin embargo, Grogan y cols. describieron una recolocación sin complicaciones en un paciente de 15 años.[140]

Se han propuesto muchas intervenciones quirúrgicas para tratar este trastorno, que se encuadran en cuatro categorías básicas. La primera es la resección de la esquina «elevada» de la escápula y el hueso omovertebral.[230] Este tratamiento no mejora la función, pero puede tener utilidad en un paciente mayor con una desfiguración leve. La segunda clase de intervención consiste en liberar las fijaciones musculares mediales, resecar las conexiones omovertebrales, descender la escápula y asegurar el polo inferior a la costilla o a los músculos circundantes. Los procedimientos mejor conocidos de este grupo son los de Green, Putti y Petrie.[50,137,169,188,265,274] Una tercera clase de procedimientos intenta corregir la deformidad realizando una osteotomía vertical paralela al borde interno. El segmento medial libre se vuelve a fijar en una posición inferior. El más conocido de estos procedimientos es el de Konig-Wittek.[197,366]

El último grupo consiste en colocar la escápula en una bolsa localizada inferiormente y transferir inferiormente las uniones musculares del trapecio, romboides mayor y menor, y angular del omóplato.[377] Woodward describió por primera vez el uso de transferencias musculares,[378] y desde entonces se han descrito varias modificaciones. Se han intentado otras técnicas quirúrgicas, pero ninguna con el mismo éxito del procedimiento de Woodward.

La ventaja de este procedimiento es una corrección más enérgica que se mantiene mejor con el tiempo. No es raro que un paciente operado experimente cierto grado de reaparición de la deformidad. Leibovic y cols., Jeannopoulous, y Ross y Cruess describieron la reaparición de la deformidad rotacional cuando se utilizaba el procedimiento de Green y se vigilaba a los pacientes a largo plazo (3 a 14 años).[176,207,295] Estos resultados se pueden comparar con los resultados a largo plazo de Borgess y cols.,[32] quienes observaron una corrección mantenida de 2,7 cm, mejoría de al menos una clase de Cavendish en los 16 pacientes que se sometieron a un procedimiento de Woodward y satisfacción en 14 de 16 pacientes a los 3 a 14 años de seguimiento.

Robinson propuso el uso de la osteotomía clavicular para evitar las lesiones del plexo braquial con el procedimiento de Woodward.[287] En el caso de los pacientes mayores (de más de 8 años de edad) y de los que necesitan una gran corrección (clase 4 de Cavendish), puede ser necesaria la osteotomía clavicular. Sin embargo, algunos autores han puesto en duda su necesidad, porque no se han descrito lesiones permanentes del plexo braquial con traslocación de la escápula sin osteotomía clavicular.

TRATAMIENTO PREFERIDO DEL AUTOR

Se coloca al paciente en decúbito lateral con la ayuda de un cojín. Se prepara en el campo quirúrgico toda la extremidad superior. No se debe cubrir la mano durante el procedimiento para facilitar la evaluación vascular. Si hay que realizar una osteotomía clavicular, se efectúa primero con una incisión situada en las líneas de Langer sobre la porción media de la clavícula. A continuación, se disecciona subperiósticamente la clavícula y se extirpa una porción de 2 cm de este hueso del tercio central. Tras moler el hueso, se devuelve al tubo perióstico. A continuación, se cierran el periostio y la piel.

Luego, se continúa en el dorso. Se hace una larga incisión en la línea media desde la porción distal del occipucio al ángulo inferior de la escápula no afectada (Fig. 3-36). Se realiza una disección pronunciada hasta el nivel de la fascia profunda. La identificación de los músculos se facilita con la creación de un plano entre la fascia y el tejido subcutáneo. El trapecio se identifica distalmente, y se separa de manera terminante del dorsal ancho subyacente. Los orígenes del trapecio, el romboides y el angular del omóplato se liberan con claridad de las apófisis espinosas mediante un movimiento craneal con las liberaciones. Se secciona completamente la porción superior del trapecio hasta la cuarta vértebra cervical.

A pesar de los riesgos en el borde superior del omóplato, se debe resecar cualquier adherencia. Hay riesgo para el nervio espinal y la arteria cervical transversa con las intervenciones quirúrgicas alrededor del ángulo superior del omóplato. El nervio espinal se encuentra en la superficie anterior del trapecio, a lo largo del borde interno de la escápula. La arteria cervical transversa discurre posterior al músculo angular del omóplato. Si hay hueso omovertebral, se debe resecar junto con su periostio para evitar un nuevo crecimiento. Se inspecciona la presencia de alguna curvatura en el ángulo superior del omóplato que pueda impedir un deslizamiento normal. Si existe una deformidad de este tipo, se debe extirpar extraperiósticamente. El empleo de mordedores óseos cortantes facilita esta parte del procedimiento.

El borde fascial libre se sutura distalmente para colocar el omóplato en su lugar. Para juzgar la altura correcta, los niveles de la espina de la escápula y las cavidades glenoideas deben ser iguales, pero no los ángulos inferiores; igualar dichos ángulos produciría una reducción excesiva y una posible lesión neurovascular. Se deben comprobar periódicamente posibles alteraciones vasculares en la mano después de recolocar el omóplato. Si hay un problema vascular, se debe reducir la magnitud de la corrección. Caudalmente, se hace redundante y se divide transversalmente el trapecio, se pliega y se incorpora a la nueva fijación.

La incisión suele extenderse mientras cicatriza. Se utiliza un cierre en dos capas consistente en sutura dérmica interrumpida y sutura subcuticular continua. No se colocan drenajes. Tras la aplicación de un vendaje, se coloca el brazo en una férula de Velpeau durante 2 semanas.

Complicaciones de la cirugía

Las complicaciones disminuyen la satisfacción del paciente y la familia.[295] Se ha descrito la tracción del plexo braquial en casi todos los estudios, pero siempre de carácter temporal sin empeoramiento de los resultados.[32,48,50,179,207,295,378] Es posible que la peor complicación sea la escápula alada. Los pacientes están insatisfechos con el aspecto, y la función no mejora. Borgess y cols. observaron esta complicación en 1 de 16 pacientes.[32] Ross y Cruess registraron 3 casos en 17 pacientes después del procedimiento de Woodward.[295] Carson y cols. observaron una escápula alada en un paciente antes de la intervención quirúrgica, y se sintieron decepcionados con la función y los resultados estéticos después de la operación.[48] Su recomendación fue evitar la cirugía si hay escápula alada antes de la intervención.

Numerosos autores han descrito el nuevo crecimiento del polo superior.[137,179,295] En teoría, el cuidado en la extirpación extraperióstica del hueso reduce este riesgo.

La extensión de la cicatriz quirúrgica, especialmente de la porción superior, era una complicación frecuente en los primeros estudios;[48,50,179] las tasas han disminuido al prestar más atención al cierre.

Resultados

En múltiples estudios se observó un arco medio de movimiento preoperatorio de 90° a 120° de abducción combinada escapulohumeral que mejoró a 143° a 150° después de la intervención quirúrgica.[32,50,120,139,179,192,295] Casi todos los pacientes mejoraron al menos en un grado de Cavendish. Los pacientes que presentaban inicialmente escápula alada o un grado 4 de Cavendish se caracterizaron por una mejoría y satisfacción menores.

Os acromiale

La ausencia de fusión del acromion es relativamente frecuente (del 1,4% a 15% en las poblaciones estudiadas).[6,54,110,135,193,212,213,308] El acromion se forma a partir de tres centros de osificación, y el hecho de que alguno de estos centros no se fusione causa un *os acromiale* (Fig. 3-37).[110] El lugar más frecuente de persistencia del cartílago se encuentra entre el metaacromion y el mesoacromion.[244] El acromion se debe osificar por completo a los 25 años.[248] Hay bilateralidad en el 41% al 62% de los casos.[248,312] Con gran frecuencia la anomalía es asintomática y se descubre accidentalmente.[244]

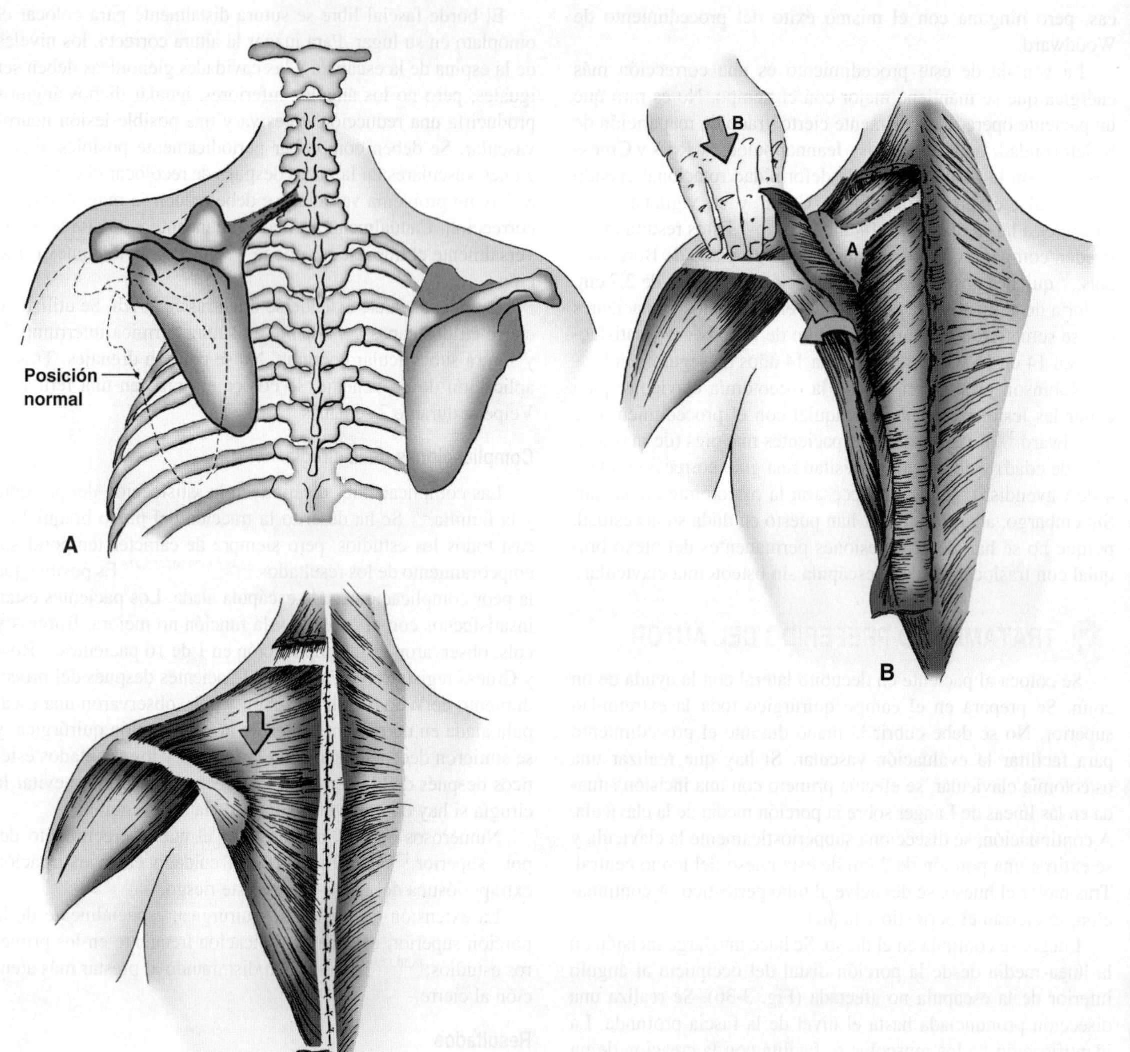

Fig. 3-36 • **A-C,** Etapas esenciales del procedimiento de Woodward.

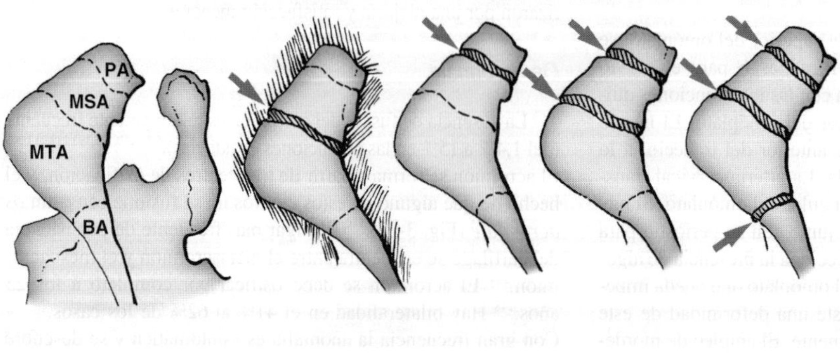

Fig. 3-37 • El acromion posee tres centros de osificación distintos. El lugar más frecuente de *os acromiale* se encuentra entre el mesoacromion y el metaacromion. BA, basiacromion; MSA, mesoacromion; MTA, metaacromion; PA, preacromion. *(De Mudge MK, Wood VE y Frykman GK: Rotator cuff tears associated with os acromiale. J Bone Joint Surg Am 66:427-429, 1984.)*

El *os acromiale* puede contribuir al dolor del hombro como una zona de pinzamiento. Neer planteó la hipótesis de que la presencia de núcleos no fusionados podría predisponer al pinzamiento.[246,247] Warner y cols. observaron que la porción más anterior del segmento no fusionado tiene mayor oblicuidad inferior que un hombro no afectado, un hallazgo que también observamos en la cirugía.[358] Esta oblicuidad disminuiría el volumen subacromial y contribuiría al pinzamiento.

Un acromion inestable puede ser doloroso en la propia zona de falta de fusión. Warner y cols. describieron a varios pacientes que se quejaban de dolor en un segmento inestable después de un traumatismo a pesar de un tratamiento no quirúrgico prolongado.[358] Estos pacientes mejoraron cuando se consiguió la unión ósea. Se piensa que la tracción del deltoides dirigida inferiormente contribuye a los síntomas del segmento móvil doloroso.

Las radiografías axilares son útiles para establecer el diagnóstico (Fig. 3-38), así como la tomografía computarizada y la resonancia magnética.[87] Recomendamos una proyección axilar como componente habitual de todas las evaluaciones del hombro.

Tratamiento

El *os acromiale* sintomático se encuadra en dos categorías, como se ha mencionado anteriormente:[267,300,305,310,358] las asociadas con dolor en el segmento inestable y las asociadas con síntomas de pinzamiento. El primer grupo de pacientes debe ser tratado de forma conservadora con un cabestrillo si se les atiende inmediatamente después del traumatismo, seguido de una pronta movilización. El dolor persistente que dura más de 3 meses y limita el trabajo o las actividades cotidianas es una indicación para la cirugía.

El segundo grupo de pacientes, los que presentan pinzamiento y os acromiale, es más complejo en cuanto al protocolo terapéutico. Inicialmente, el tratamiento del pinzamiento no es distinto del de los pacientes sin este hallazgo. Se utilizan antiinflamatorios no esteroideos y ejercicios de deslizamiento tendinoso. Si el paciente tiene indicios de desgarro del manguito de los rotadores o no experimenta un alivio del dolor, hay que considerar la intervención quirúrgica.

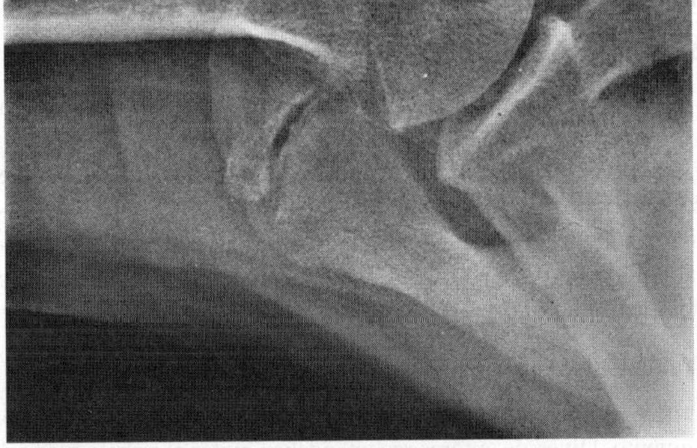

Fig. 3-38 • Se observa mejor un *os acromiale* en la radiografía axilar.

El preacromion de pequeño tamaño simplemente se extirpa y se repara el deltoides. En el caso de piezas mayores, se debe tomar una decisión en cuanto a efectuar fusión o descompresión subacromial. Realizamos todas las acromioplastias y reparaciones del manguito de los rotadores a través de un abordaje abierto, y evaluamos la estabilidad del hueso. Si el os acromiale es estable con la palpación, se procede a una acromioplastia convencional. Si el segmento se mueve con la palpación, se lleva a cabo una intervención de fusión.

Técnica quirúrgica

El paciente se coloca en una posición de tumbona, y se preparan y cubren de paños el hombro quirúrgico y la cadera homolateral. Se hace una incisión en la dirección del pliegue axilar, comenzando anteriormente sobre la porción lateral del acromion. La incisión se dirige hacia abajo de forma pronunciada, pero sin penetrar en la fascia deltoidea. Tras obtener una hemostasia meticulosa, se crean colgajos de espesor completo para facilitar la exposición y el cierre.

Se identifica el rafe entre la cabeza anterior y lateral del deltoides, y se divide en línea con sus fibras. En este punto se colocan un retractor de Gelpie de doble pie o dos retractores *army/navy* entre las cabezas divididas del deltoides para exponer el acromion. En ese momento se puede inspeccionar la inestabilidad del os acromiale. En caso de que no haya inestabilidad, se procede a una descompresión subacromial de la manera habitual.

En los pacientes con un segmento móvil se procura dejar la porción anterior del deltoides unida al acromion. El defecto de fusión se expone y se abre con legras. Varios factores facilitan la reducción del fragmento: primero, se dejan intactas las estructuras de partes blandas inferiores; segundo, se extirpa completamente todo el cartílago interpuesto; y tercero, se extirpa el hueso de las esquinas superiores del orificio (Figs. 3-39 A-C). Después de la extirpación de todo el cartílago, se colocan guías para dos tornillos canulados de 4,0 mm en el fragmento libre en una dirección anterior a posterior. El fragmento se reduce y las guías se introducen en el lugar de falta de fusión. Se introducen dos tornillos enroscados distalmente para comprimir la reducción. Se coloca un injerto de hueso esponjoso obtenido de la cadera en la superficie superior del acromion. Se sitúa una gran sutura no absorbible a través de cada tornillo, y se asegura con un vendaje en ocho. Se cierra la herida y se coloca el brazo en un cabestrillo. Se inicia el arco de movimiento pasivo en la primera visita del postoperatorio. El uso activo del brazo se comienza a los dos meses, pero se restringe a 450 g sin elevación del brazo por encima de la cabeza. Se permite iniciar una actividad completa a los 3 meses.

Resultados

Nuestra técnica quirúrgica es similar a la descrita por Warner y cols. y Satterlee.[310,358] Los dos grupos utilizaron un montaje de tornillo y banda de tensión, y ambos describieron los resultados en un pequeño número de pacientes. Satterlee obtuvo

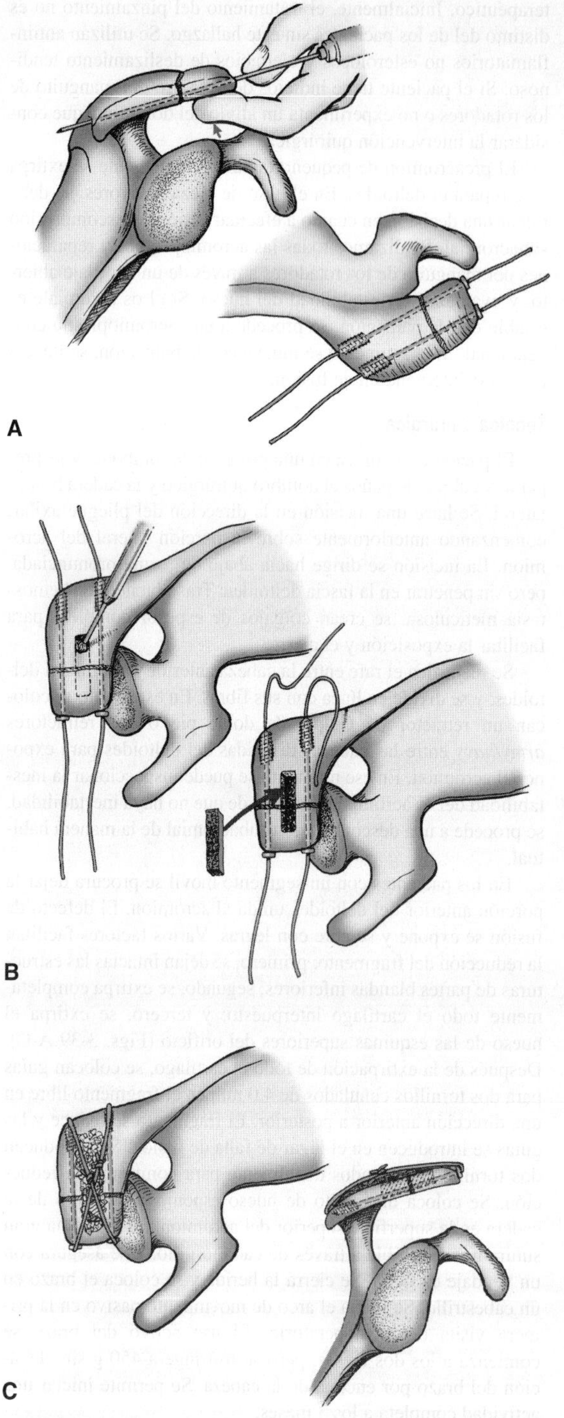

Fig. 3-39 • A-C, Etapas esenciales en la reparación de un *os acromiale* inestable. *(De Warner JJP: The treatment of symptomatic os acromiale. J Done Joint Surg Am 80:1.324, 1998.)*

buenos resultados en seis de seis pacientes, mientras que Warner y cols. los obtuvieron en 5 de 7. Hay que señalar que en la serie de estos últimos autores, seis de ocho pacientes obtuvieron malos resultados con la banda de tensión sola. A pesar de la carencia de cifras elevadas, los datos parecen favorecer el uso combinado de fijación con banda de tensión y tornillo cuando se intenta fusionar un os acromiale inestable.

Hertel describió una mejoría de las tasas de fusión cuando mantenía las fijaciones de la porción anterior del deltoides: tres de siete pacientes experimentaron consolidación cuando se extirpó la porción anterior del deltoides, en comparación con 7 de 8 cuando se mantuvo el deltoides.[155a] La supresión del riego sanguíneo del fragmento libre mediante extirpación de las partes blandas parece tener efectos perjudiciales para conseguir la unión, por lo que se debe reducir al mínimo.

Los resultados de la descompresión subacromial en presencia de os acromiale han sido contradictorios. Hasta hace poco tiempo no se había abordado la importancia de la inestabilidad como indicación de la cirugía. Tal vez, los resultados contradictorios de la descompresión obedezcan a la heterogeneidad del grupo tratado, por lo que están justificadas nuevas investigaciones.

Hipoplasia glenoidea

La falta de desarrollo de la cavidad glenoidea inferior origina una hipoplasia glenoidea (Fig. 3-40).[123,198,200,258,344,370] Se desconoce con exactitud su verdadera incidencia, y el diagnóstico se establece con frecuencia mediante radiografías de tórax realizadas por otro motivo. Sin embargo, los pacientes pueden quejarse de dolor y limitación de la abducción en la quinta década de la vida.[258] La inestabilidad de la articulación glenohumeral se detecta en un subgrupo de pacientes. La hipoplasia glenoidea suele ser bilateral y propia de los varones.[215,370] Como consecuencia de varios informes de asociaciones familiares, se ha propuesto un mecanismo de herencia autosómico dominante.[116,266,307,332]

En los pacientes con hipoplasia glenoidea se observa un aspecto radiográfico de hipoplasia del cuello escapular con una superficie articular irregular.[67,232] Se favorece un desarrollo anómalo del extremo proximal del húmero, similar a lo que ocurre en la displasia del desarrollo de la cadera. El ángulo del cuello humeral disminuye para formar un húmero combado, y la cabeza se aplana. Las artrografías han demostrado que el cartílago inferior aumenta de grosor y se fisura, y que el volumen capsular disminuye.[67]

Anomalías asociadas

Se pueden descubrir anomalías congénitas de la columna vertebral, la cadera y las costillas en asociación con la displasia glenoidea.[37,258] El hallazgo de una afectación articular múltiple debe hacer sospechar una displasia epifisaria, escorbuto o raquitismo subyacentes. En cambio, una afectación articular unilateral del hombro debe alertar al médico para que descarte lesiones del plexo braquial y necrosis avascular.

Tratamiento

Los primeros estudios de este proceso apenas abordaron el tratamiento. Diversos autores recomendaban evitar el trabajo manual y la elevación del brazo por encima de la cabeza.[340,370] El desbridamiento artroscópico del cartílago articular rasgado en un único

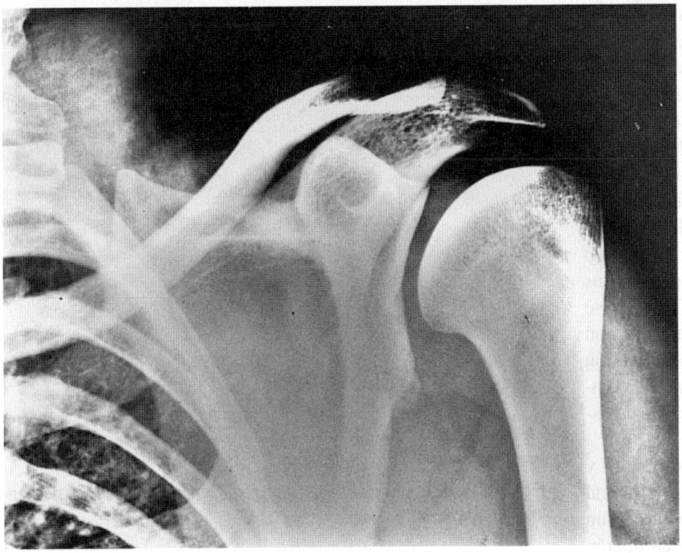

Fig. 3-40 • Se observan grados variables de aplanamiento glenoideo en la hipoplasia glenoidea.

paciente apenas modificó sus síntomas.[215] Wirth y cols. describieron un tratamiento satisfactorio consistente en fisioterapia organizada en 16 pacientes con este trastorno.[370] Los pacientes con y sin inestabilidad del hombro se beneficiaron de tal intervención.

Los resultados de la artroplastia como tratamiento de la artritis degenerativa secundaria son limitados. Sperling y cols. describieron los resultados en siete pacientes.[329] Tres de cuatro pacientes tratados con hemiartroplastia necesitaron una revisión de todo el hombro o artroplastia bipolar por dolor. Dos de tres artroplastias totales del hombro tuvieron resultados excelentes; una prótesis requirió resección y reimplantación por infección. Estos resultados sumamente limitados indican una tendencia a mejores resultados con la artroplastia total del hombro. Sin embargo, dada la elevada tasa de complicaciones, el régimen terapéutico habitual debe basarse fundamentalmente en la fisioterapia.

Cuando fracasa el tratamiento no quirúrgico, la artroplastia total del hombro está repleta de problemas técnicos. La reserva de hueso de las cavidades glenoideas inferior y posterior es deficiente. Tales deficiencias se deben abordar en el momento de la intervención quirúrgica o la cavidad glenoidea estará mal colocada y poco asentada. Serán necesarios el injerto óseo, la osteotomía glenoidea o refuerzos metálicos. Sperling y cols. recomendaron la inserción del componente humeral con disminución de la retroversión para mejorar la estabilidad;[329] sin embargo, no creemos que una adecuada tensión de las partes blandas deba ser sustituida por la retroversión humeral.

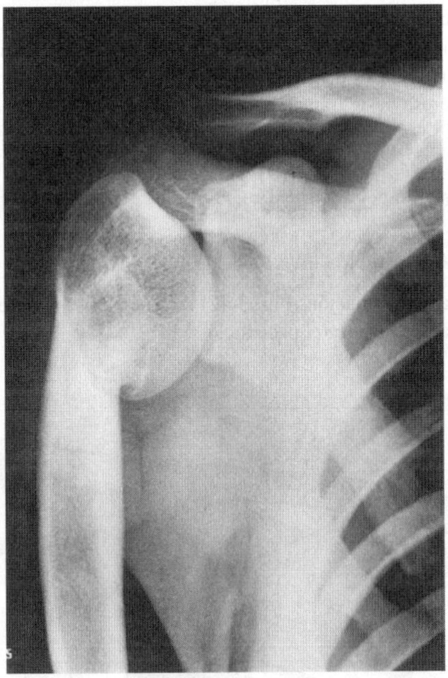

Fig. 3-41 • Aspecto típico del húmero combado. *(De DePalma AF: Surgery of the Shoulder, 3.ª ed. Filadelfia: JB Lippincott, 1983, pág. 30.)*

Húmero combado

En general, se considera que el ángulo cuello-diáfisis del húmero es de 140° en un hombro normal.[77] Cuando la placa de crecimiento humeral proximal se altera durante el crecimiento o el desarrollo, el cuello y la diáfisis se pueden reducir espectacularmente. El cierre prematuro de la placa de crecimiento medial produce un crecimiento diferencial de las longitudes humerales lateral y medial. Según Köhler, los criterios radiográficos para el diagnóstico son un ángulo cuello-diáfisis inferior a 90°, una elevación de la tuberosidad mayor por encima de la porción superior de la cabeza humeral y una reducción de la distancia entre la superficie articular y una la corteza lateral (Fig. 3-41).[194]

Los pacientes presentan menos capacidad para levantar el brazo por encima de la cabeza o dolor a causa del pinzamiento. Según Gill y Waters, la compensación por el hombro no afectado puede provocar una tendinitis por un uso excesivo como otra molestia.[129]

Un traumatismo durante el parto o al principio de la vida puede ser la causa subyacente del húmero combado «idiopático».[90] El húmero combado idiopático es unilateral, y no se asocia a otras anomalías. Otros procesos pueden ser responsables de húmero combado, como talasemia, displasia ósea, neoplasias, osteomielitis, parálisis cerebral, artrogriposis y lesiones del plexo braquial;[255] por tanto, hay que investigar la causa subyacente del húmero combado antes de tratar la deformidad.

No han sido muy frecuentes los estudios sobre el tratamiento del húmero combado idiopático. En un momento se propuso la acromionectomía como tratamiento, pero se abandonó por sus decepcionantes resultados estéticos y funcionales.[216] También se ha descrito la osteotomía en cuña seguida de inmovilización con yeso durante un período de hasta 3 meses.[222] La inmovilización prolongada resulta difícil para el paciente y la familia. Las complicaciones relacionadas con el yeso son rigidez del codo, dehiscencia de la piel y lesión del plexo bronquial.

Dadas las complicaciones de la inmovilización, Gill y Waters propusieron una osteotomía en cuña con cierre lateral asegurada mediante cerclaje.[129] El caso clínico demuestra un aumento espectacular de la abducción, de 85° a 130°, en flexión hacia delante de 110° a 160°, y en rotación interna de D12 a D4. El ángulo cuello-diáfisis se corrigió de 90° a 140°. A los 5 años de seguimiento, el paciente, que era un niño de 12 años en el momento de la intervención quirúrgica, no había experimentado recurrencia de la deformidad. Estos resultados son muy esperanzadores, y este tratamiento puede convertirse en el recomendado si se obtienen nuevas pruebas de su éxito.

ANOMALÍAS POCO FRECUENTES

Duplicación de la clavícula

Esta malformación (Fig. 3-42) se ha descrito una vez, y no causaba síntomas en el paciente.[130,232]

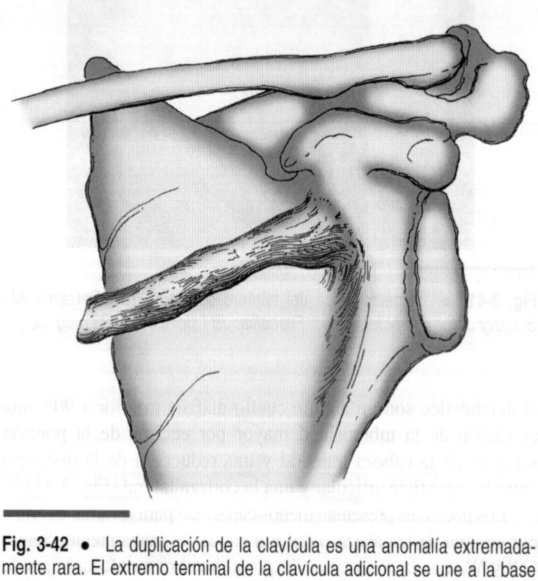

Fig. 3-42 • La duplicación de la clavícula es una anomalía extremadamente rara. El extremo terminal de la clavícula adicional se une a la base de la apófisis coracoides.

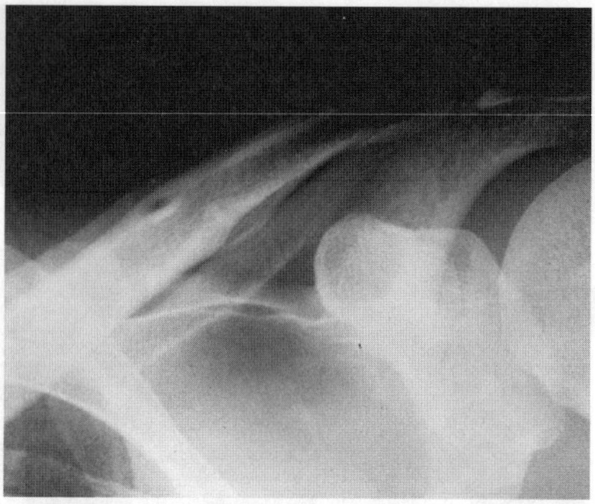

Fig. 3-43 • Esta clavícula tiene un agujero grande por el que pasa el nervio supraclavicular.

Agujero para el nervio supraescapular medio

Una rama del nervio supraescapular medio puede pasar a través de un agujero en la clavícula (Fig. 3-43). No se necesita ningún tratamiento salvo que el paciente presente dolor neurógeno en esta zona. El tratamiento consiste en liberar al nervio de su atrapamiento óseo.[195,321]

Borde superior de la escápula con forma de hebilla

Aunque el borde superior de la escápula puede tener el aspecto del asa de un cubo (Fig. 3-44), esto carece de importancia clínica.[26,195,232]

Duplicación del acromion y la apófisis coracoides

Descrita sólo una vez, esta malformación (Fig. 3-45) restringía el movimiento del hombro, pero no necesitó tratamiento.[231]

Duplicación de la escápula

Con frecuencia se asocia a múltiples húmeros y huesos del antebrazo (Fig. 3-46). Se ha descrito el éxito de la fusión de las dos escápulas en los pacientes con limitaciones del movimiento.[229,333]

Articulación o barra coracoclavicular

Los ligamentos coracoclaviculares pueden estar sustituidos por una articulación o una barra ósea (Figs. 3-47 a 3-49). Los pacientes con síntomas pueden presentar compresión neuromuscular, restricción del arco de movimiento o dolor debido a la artritis de la articulación. En caso de síntomas, puede que haya que extirpar la articulación o la barra.[16,76,113,147,148,232,252,270,272,315,363]

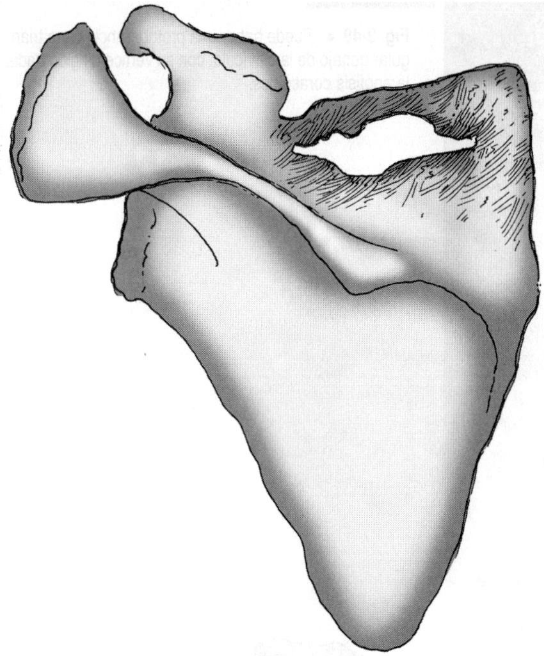

Fig. 3-44 • Borde craneal en hebilla de la escápula.

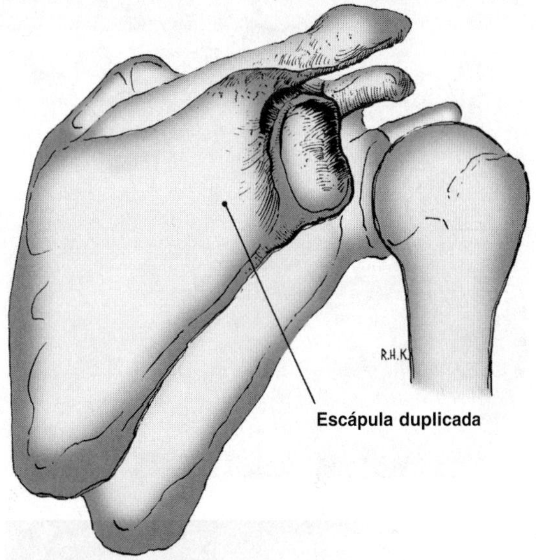

Fig. 3-46 • La duplicación de la escápula sólo se ha descrito tres veces.

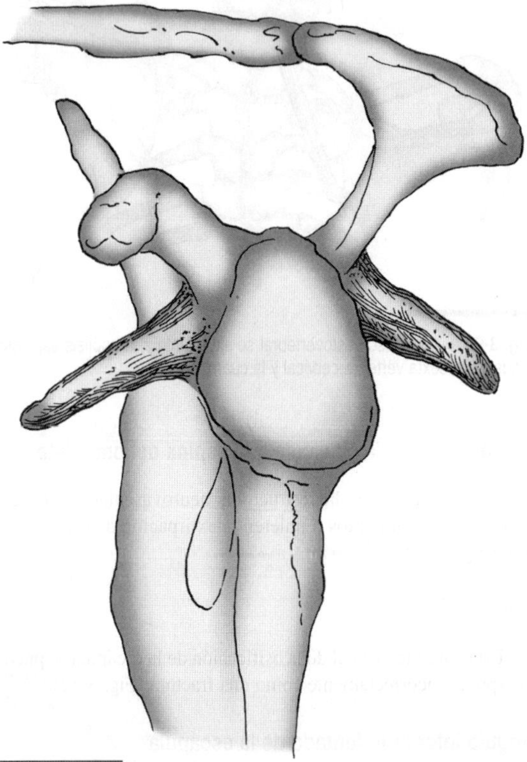

Fig. 3-45 • La duplicación del acromion y la apófisis coracoides que se muestra aquí se ha identificado sólo una vez por McClure y Raney.

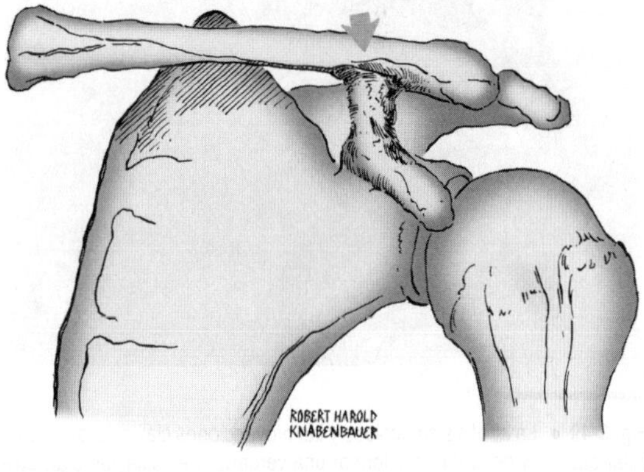

Fig. 3-47 • Rara vez, un sólido puntal óseo conecta la apófisis coracoides y la clavícula.

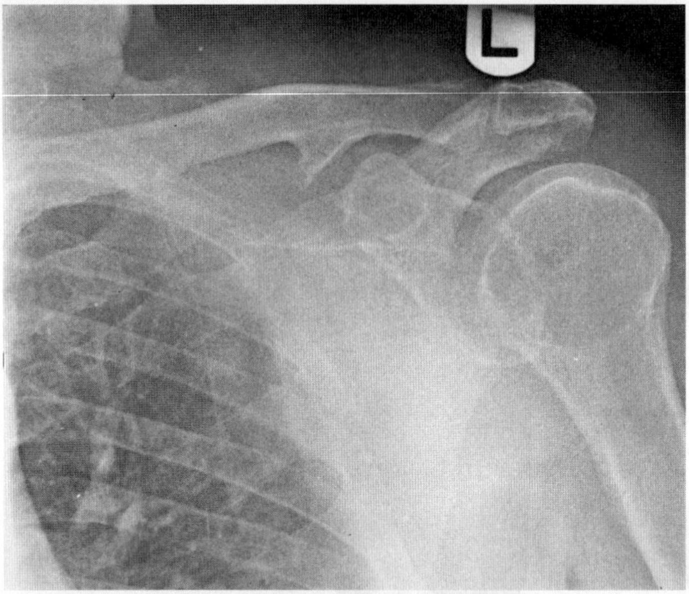

Fig. 3-48 • Puede haber una protuberancia ósea triangular debajo de la clavícula, con su vértice dirigido hacia la apófisis coracoides.

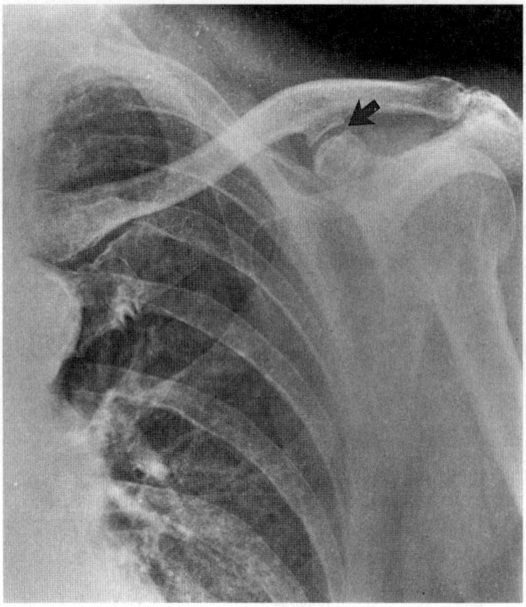

Fig. 3-49 • La apófisis coracoides y las proyecciones claviculares pueden estar cubiertas de cartílago y formar una verdadera articulación diartrodial con una cápsula articular.

Bandas de conexión ligamentosas: costocoracoidea, costoesternal, costovertebral

Estas tres conexiones fibrosas anómalas pueden originar una progresiva deformidad y disfunción de la extremidad superior (Fig. 3-50). La extirpación de estas estructuras puede mejorar la función y evitar una deformidad adicional.[11,105,132,336]

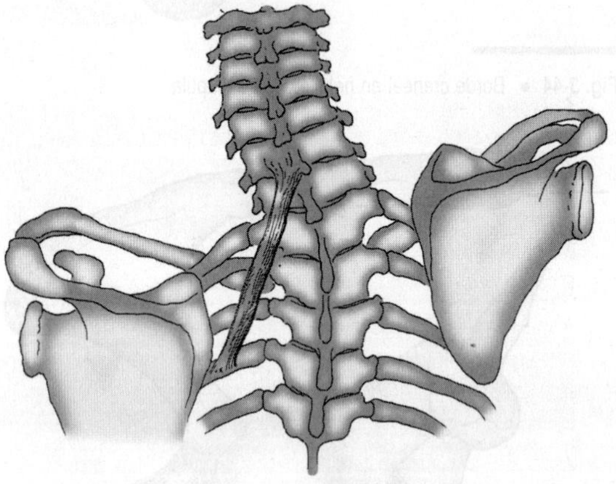

Fig. 3-50 • El hueso costovertebral se sitúa junto a la apófisis espinosa bífida de la sexta vértebra cervical y la cuarta costilla.

Puente óseo de la clavícula a la espina del omóplato

La compresión de las estructuras neurovasculares y la restricción de movimientos requieren la extirpación de esta estructura (Fig. 3-51).[238,257]

Hueso infraescapular

Esta variante normal de la osificación de la escápula se puede interpretar incorrectamente como una fractura (Fig. 3-52).[1,195,221]

Ángulo inferior indentado de la escápula

El desarrollo incompleto de la porción inferior del omóplato produce esta escápula deformada (Fig. 3-53).[136,167,188,195,232]

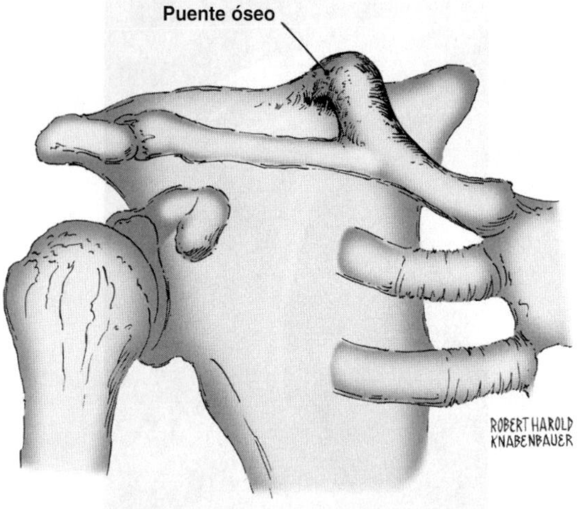

Fig. 3-51 • Puede extenderse un puente óseo desde la porción media de la clavícula a la espina de la escápula.

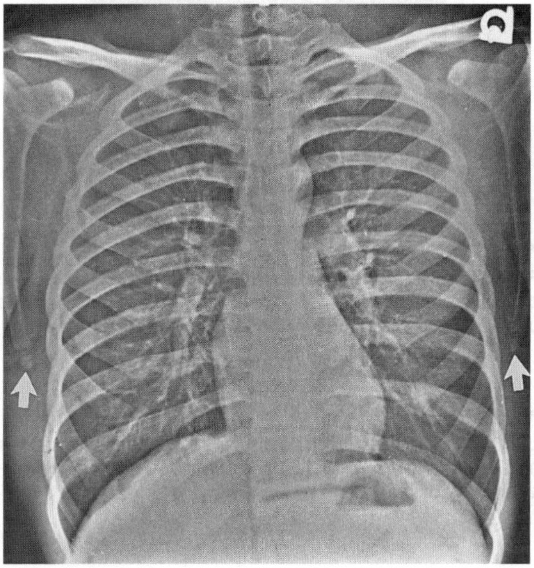

Fig. 3-52 • Este paciente presenta un hueso infraescapular a ambos lados.

Cavidad glenoidea dentada

El desarrollo incompleto de la cavidad glenoidea inferior confiere un aspecto ondulado a dicha cavidad (Fig. 3-54). La fusión de las placas de crecimiento suele resolver este problema, pero puede continuar en la edad adulta.[195,340]

Focomelia

La ausencia de la extremidad superior completa o el grave acortamiento del miembro con porciones ausentes (Figs. 3-55 a 3-60) fue una gran catástrofe sanitaria durante la década de los años cincuenta con el uso de la talidomida en mujeres embarazadas. Actualmente, la focomelia es poco frecuente. La función del resto del miembro debe dictar la intervención. La conservación de dedos funcionales puede facilitar el uso de prótesis. Las

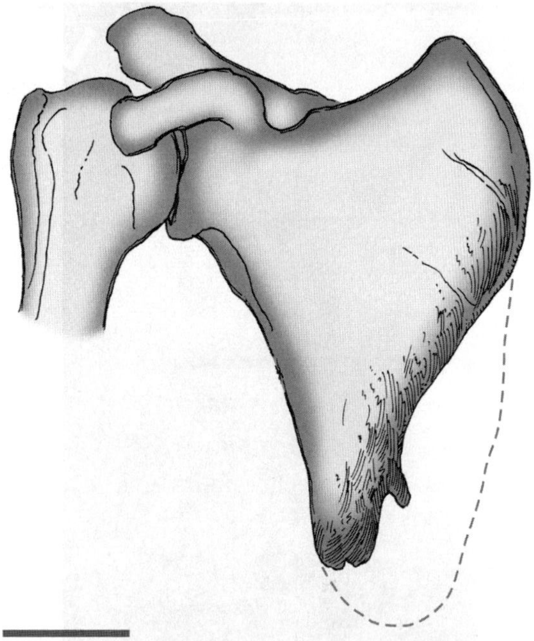

Fig. 3-53 • Un ángulo inferior indentado de la escápula probablemente representa la ausencia del núcleo de osificación del ángulo inferior del omóplato.

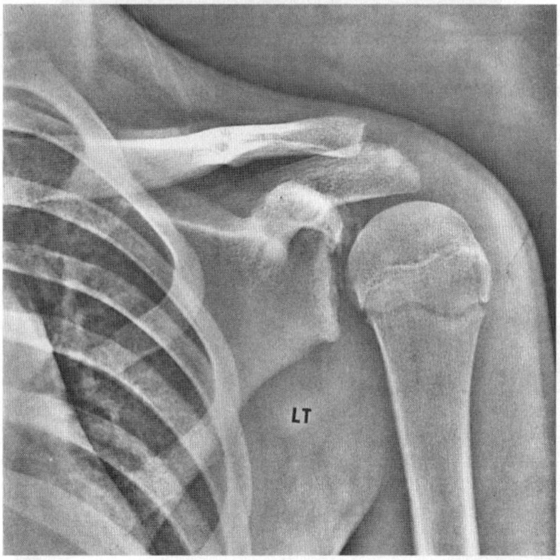

Fig. 3-54 • El anillo epifisario de la cavidad glenoidea de este paciente no se ha fusionado y tiene un aspecto ondulado o dentado. Las letras LT indican que la radiografía es del hombro izquierdo.

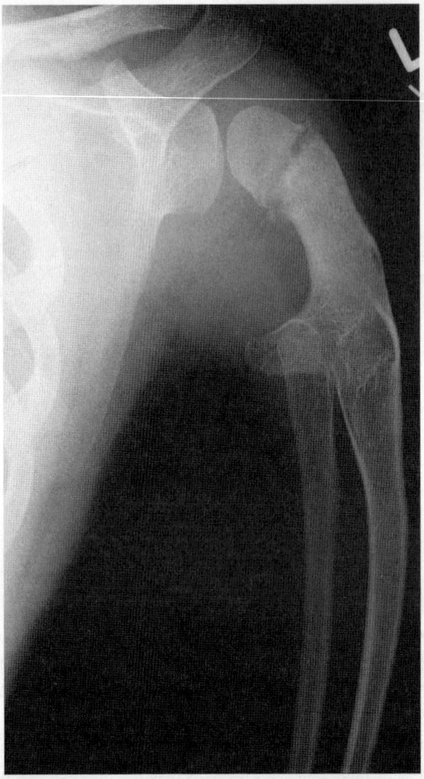

Fig. 3-55 • Este niño con focomelia tiene un hombro bastante bien desarrollado, con un húmero pequeño y un codo fusionado.

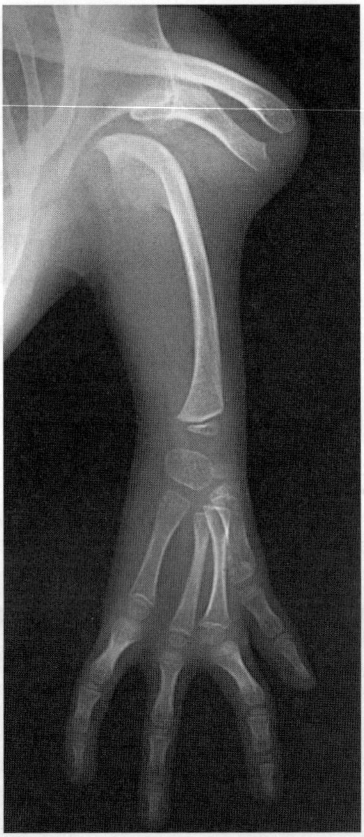

Fig. 3-57 • Este niño tiene un escápula poco deformada con parte de un codo que se articula en el interior de la articulación del hombro y sólo un radio en el antebrazo.

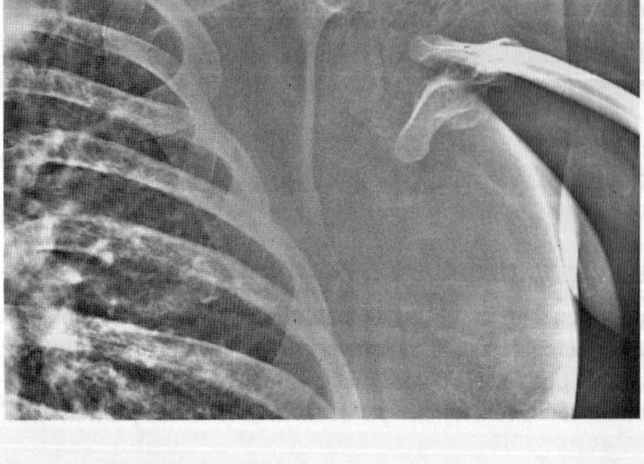

Fig. 3-56 • En este paciente con focomelia una cavidad glenoidea anómala se articula sólo con un extremo distal corto y deformado del húmero y un antebrazo en un solo hueso.

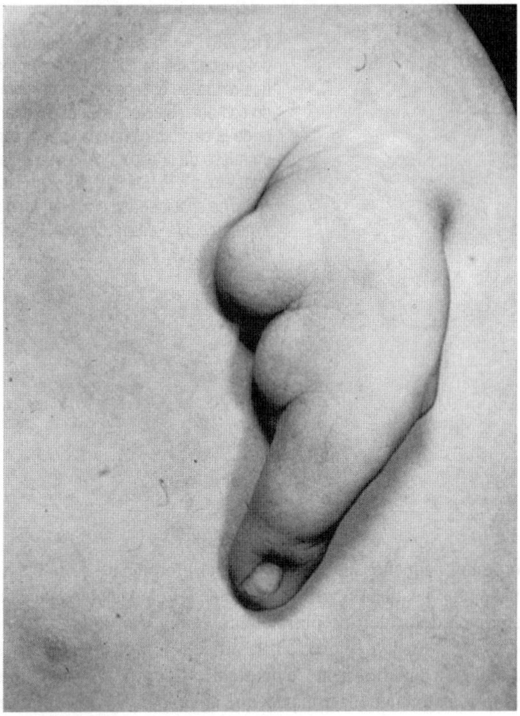

Fig. 3-58 • En un caso extremo de focomelia, a veces sólo un dedo se une al tronco.

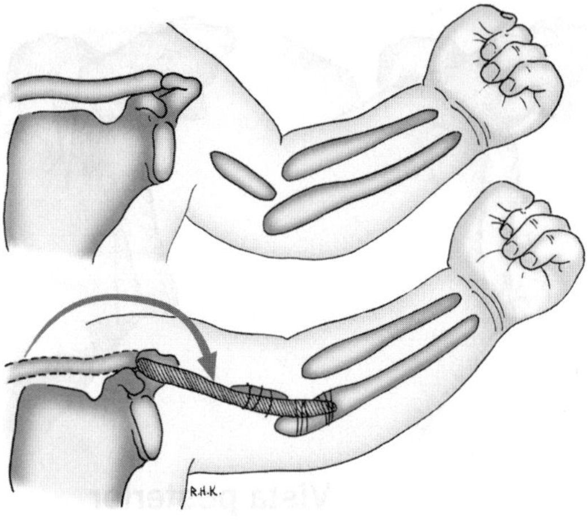

Fig. 3-60 • La trasposición de la clavícula se consigue exponiéndola subperiósticamente y utilizando el extremo esternal para alargar el húmero.

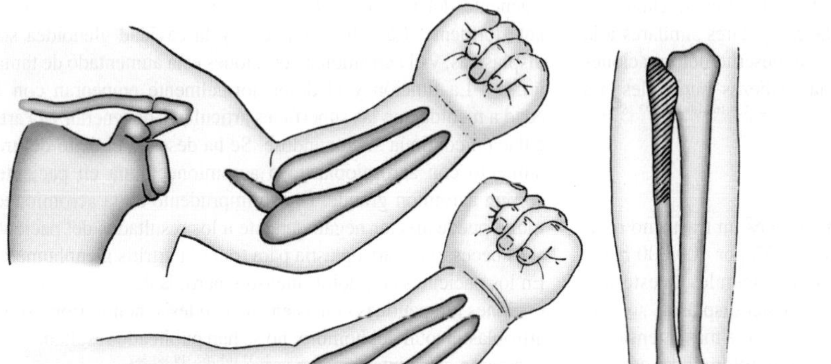

Fig. 3-59 • Puede trasplantarse el peroné a la parte superior del brazo colocando la epífisis en la fosa glenoidea y uniendo el extremo distal al resto de húmero.

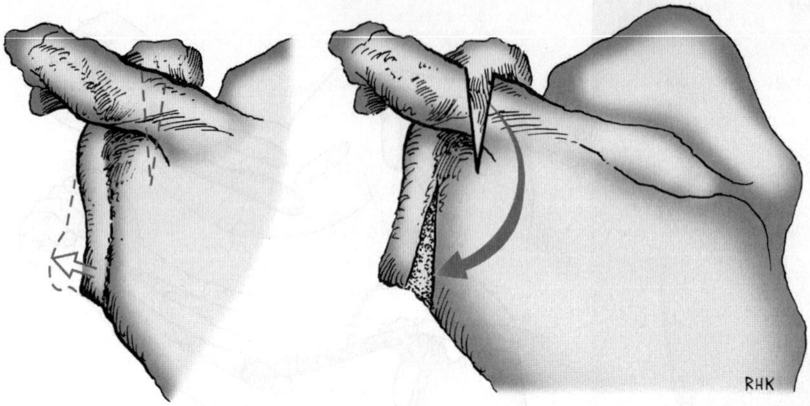

Fig. 3-61 • Para la corrección de la deformidad del hombro en el síndrome uña-rótula, se obtiene un buen resultado con una osteotomía en cuña abierta de la cavidad glenoidea inferior con un hueso de la espina de la escápula. *(De Wood VE, Sauser DD y O'Hara RC: The shoulder and elbow in Apert's syndrome. J Pediatr Orthop 15:648-651, 1995.)*

extremidades antiestéticas y no funcionantes pueden ser candidatas para la amputación. Se ha utilizado la transferencia ósea para alargar el miembro afectado, como injertos vascularizados de peroné y clavícula.[42,78,80,108,112,232,249,251-253,321,337-339,341,344]

Ausencia de acromion o de la cabeza humeral

La ausencia bilateral del acromion se ha descrito en un solo caso, mientras que la ausencia congénita de la cabeza del húmero se ha descrito dos veces.[5,189]

Síndrome de Holt-Oram

El trastorno caracterizado por anomalías congénitas cardíacas y de las extremidades superiores multigeneracionales se denomina *síndrome de Holt-Oram.* La manifestación más frecuente en los hombros corresponde a anomalías escapulares similares a la deformidad de Sprengel. También se han descrito deformaciones de las clavículas, los acromion y las cabezas humerales. La herencia es autosómica dominante.[51,102,119,125,128,161,164,225,273,365]

Síndrome uña-rótula

Este síndrome autosómico dominante es un trastorno relativamente frecuente en el Reino Unido (22 por 100.000 habitantes).[18,82,174,279] Las características fundamentales de este síndrome (también conocido como onico-osteodisplasia) son: 1) ausencia o hipoplasia de las uñas, normalmente más intensas en el lado radial de la mano; 2) displasia de la rotura y del cóndilo femoral externo de la rodilla; 3) displasia del cóndilo humeral y de la cabeza radial del codo; y 4) displasia de las crestas ilíacas (Fig. 3-61).

Aunque no constituye la principal anomalía de la enfermedad, la escápula y el húmero suelen estar deformados. El extremo proximal del húmero a menudo es pequeño y está dirigido superiormente. La cavidad glenoidea suele ser pequeña y está dirigida lateral o inferiormente. Con frecuencia se observan un acromion pequeño, una porción lateral prominente de la clavícula y una pequeña apófisis coracoides. Los pacientes pueden referir un dolor de tipo pinzamiento con el uso de la extremidad.[83,233,352] En la exploración, la articulación glenohumeral es prominente anteriormente e inestable. Loomer describió una doble osteotomía de la escápula que alivió con éxito el dolor de un paciente que no había respondido al tratamiento no quirúrgico.[219] Sin embargo, la inmensa mayoría de los pacientes no necesitan operarse.

Síndrome de Apert

Habitualmente se piensa que el síndrome de Apert (Figs. 3-62 y 3-63) es la manifestación manual de la acrocefalosindactilia;[7,354] sin embargo, varios autores han descrito la afectación frecuente del hombro. El hombro se reduce, pero se subluxa anteriormente. La cabeza humeral y la cavidad glenoidea son displásicas, y el acromion en ocasiones está aumentado de tamaño.[68,376] La función y el dolor normalmente empeoran con la edad a medida que las superficies articulares degeneran y la articulación continúa subluxándose. Se ha descrito el éxito del tratamiento con acromioplastia o acromionectomía en pacientes con un acromion grande. El uso imprudente de la acromionectomía puede afectar negativamente a los resultados del paciente si es necesaria la artroplastia para tratar la artritis glenohumeral. En los pacientes con dolor intenso y pérdida de movimiento, las opciones terapéuticas consisten en artrodesis, hemiartroplastia y artroplastia total del hombro; no se han publicado resultados que comparen estas intervenciones.[28,33,165,262,319,361,382]

Displasia epifisaria múltiple

El defecto en los centros de osificación de la epífisis produce una afectación articular múltiple en esta enfermedad (Fig. 3-64).[297] Con frecuencia, los pacientes presentan manifestaciones en el hombro, que se encuadran en dos categorías: 1) anomalías leves que causan artritis glenohumeral y 2) fallo importante del de-

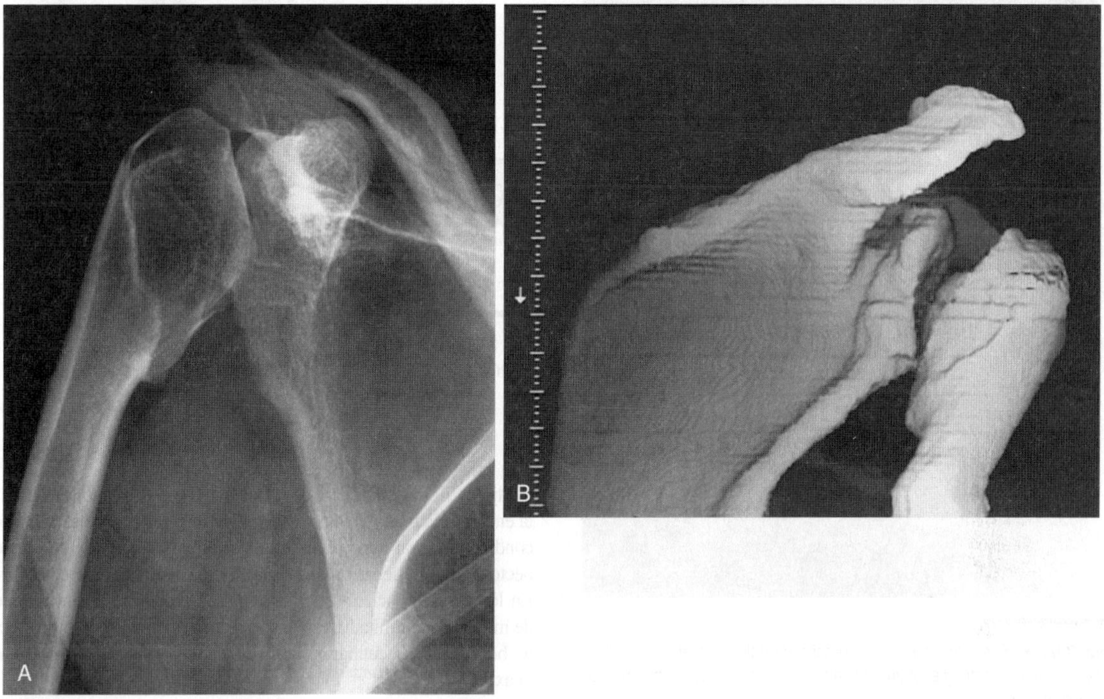

Fig. 3-62 • A, Este varón de 23 años con síndrome de Apert presenta un aplanamiento de la cabeza humeral con artropatía. **B,** La tomografía computarizada con reconstrucción tridimensional muestra las anomalías incluso con más precisión.

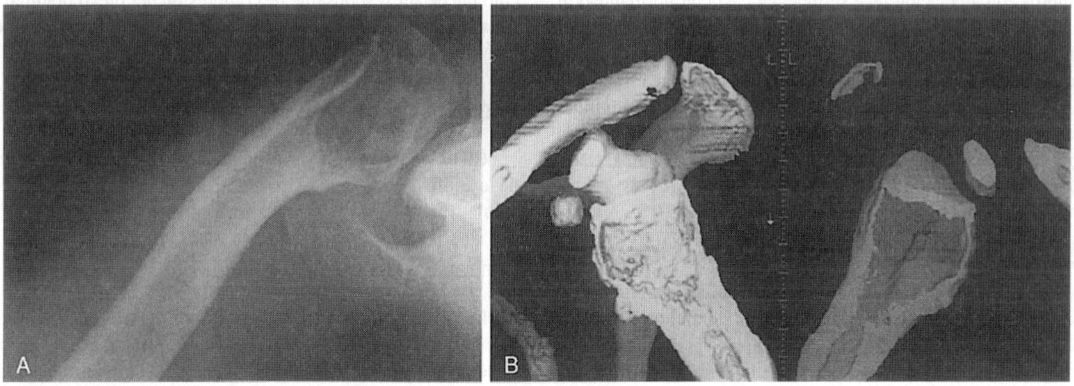

Fig. 3-63 • A, Hombro izquierdo de un varón con síndrome de Apert. **B,** Tomografía computarizada con reconstrucción tridimensional.

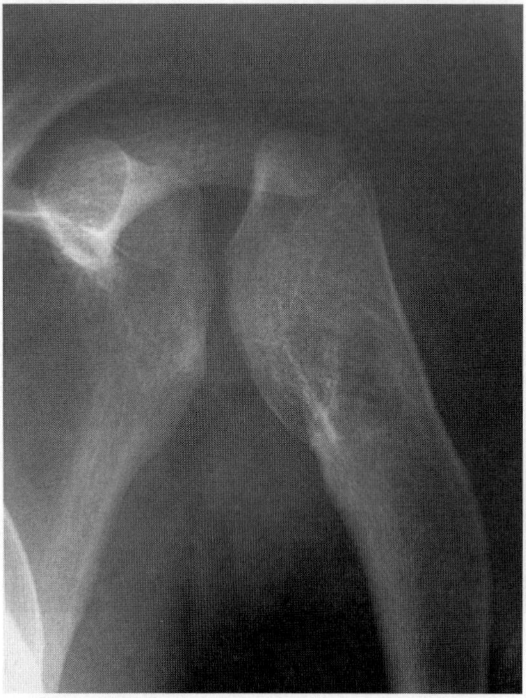

Fig. 3-64 • Este adolescente presentaba un dolor leve en los hombros, pero un movimiento glenohumeral mínimo. Tiene el típico hombro con cabeza en hacha.

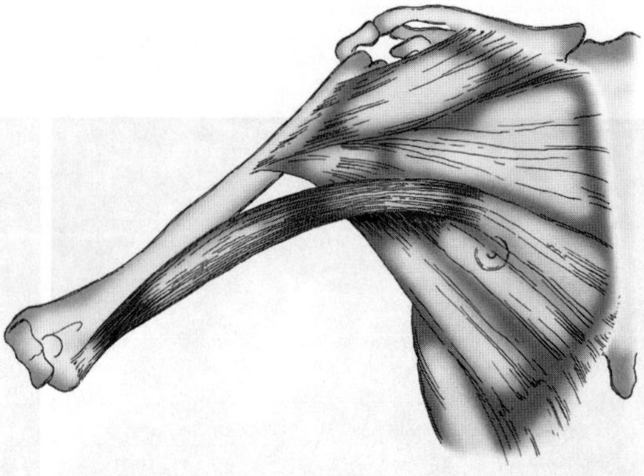

Fig. 3-65 • El músculo condroepitroclear se origina en la pared torácica anterior y se inserta a lo largo del epicóndilo interno.

sarrollo epifisario. Habitualmente, ambos grupos tendrán dolor en las décadas quinta y sexta de la vida.[170] El arco de movimiento y la función de los dos grupos son sumamente diferentes. Los hombros con afectación leve se mueven casi con normalidad al principio, pero este movimiento disminuye y aparece dolor. Los hombros con una deformación grave no se pueden mover desde una edad temprana, pero no duelen hasta una edad avanzada. No se ha establecido el tratamiento ideal.[14,96,159,182,199,282,380] Para tratar la artritis glenohumeral se han propuesto la hemiartroplastia y la artroplastia total del hombro. La fusión puede ser útil en el tratamiento de los pacientes muy afectados.

Luxación congénita del hombro

No se sabe con seguridad si la luxación congénita del hombro es un trastorno real. La presencia de un hombro luxado en un niño se suele asociar a lesión del plexo braquial o artrogriposis múltiple congénita. Si se confirma una luxación congénita del hombro, el tratamiento preferido es la reducción cerrada. El fracaso de la reducción cerrada puede obligar a una reducción abierta.[62,88,115,138,154,201,266,284,285,288,355,364,372]

Músculo condroepitroclear

Los informes de este músculo proceden fundamentalmente del examen de restos de muestras fetales que murieron por anomalías múltiples. El músculo surge de la fascia del pectoral mayor y se inserta en la fascia braquial interna (Fig. 3-65). Se piensa que el músculo condroepitroclear representa una inserción anómala del músculo pectoral mayor debido a su inervación por los nervios pectorales. En los escasos pacientes con este músculo que presentan un arco de movimiento limitado, está justificada la extirpación. Como efecto beneficioso secundario, también debe mejorar el aspecto de la axila.[9,21,39,44,54,59,202,205,208,223,243,263,298,330,343,346,351,356,373]

Músculo subescapular-redondo-dorsal ancho

Este músculo anómalo surge del borde lateral de la escápula, el subescapular o el dorsal ancho, y se inserta en la tuberosidad menor con el tendón del subescapular (Fig. 3-66). El músculo puede ser responsable de compresión del plexo braquial en la axila. Sin embargo, no se han publicado estudios de la importancia clínica de este músculo.[183]

Músculo coracoclaviculoesternal

Un único informe describe un músculo originado en la punta de la apófisis coracoides e insertado en la cara anterior de la clavícula (Fig. 3-67). El paciente descrito estaba asintomático.[203]

Contractura del músculo deltoides

La fibrosis y la contractura posterior del músculo deltoides son muy frecuentes tras una inyección intramuscular. Se han relacionado a numerosos medicamentos. Un trastorno más raro es el desarrollo de una contracción del deltoides sin antecedentes de inyección. En cualquiera de los casos, el arco de movimiento no mejora sensiblemente con la fisioterapia. La cirugía está indicada para los pacientes que presentan una contractura en abducción mayor de 25° y han experimentado una deformidad progresiva. Se ha recomendado la liberación de las bandas fibróticas con o sin transferencia de la porción posterior del deltoides.[22,38,52,53,63,64,93,131,143,149,152,153,157,177,190,240,241,245,269,290,309,371]

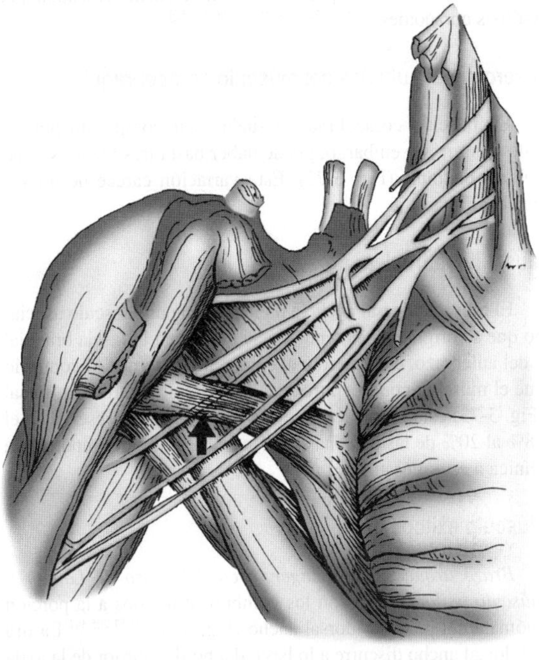

Fig. 3-66 • El músculo subescapular-redondo-dorsal ancho penetra en el plexo braquial y puede situarse en la parte superior de los nervios axilar, subescapular inferior, dorsal ancho o radial.

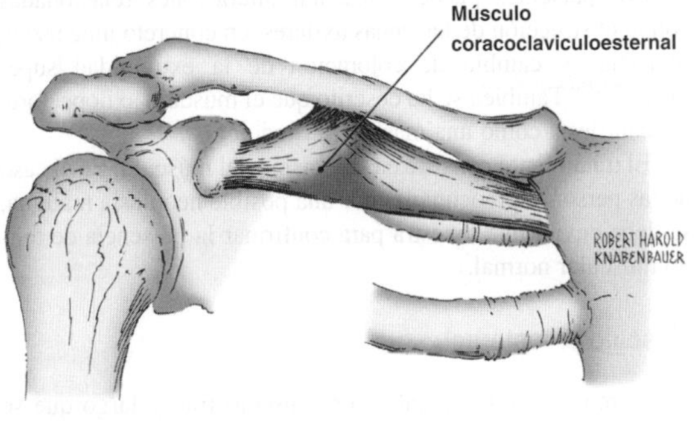

Fig. 3-67 • El músculo coracoclaviculoesternal se origina en el borde anterior de la apófisis coracoides y se inserta en la cara clavicular del esternón.

Fosa congénita

La piel situada por encima del acromion, la clavícula y el músculo supraespinoso a veces puede contener depresiones o fosas por falta de tejido adiposo subcutáneo (Fig. 3-68). Las fosas pueden asociarse a un síndrome (deleción 18q, trisomía 9p o síndrome de Russell-Silver); no obstante, la mayor parte son asintomáticas y se resuelven con el crecimiento.[16,23,43,74,146,171,209,234,324,348,374]

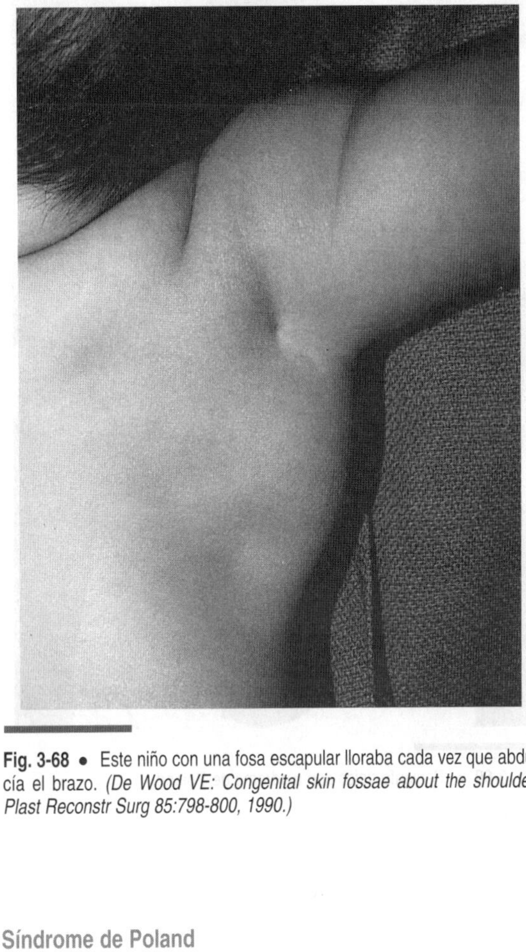

Fig. 3-68 • Este niño con una fosa escapular lloraba cada vez que abducía el brazo. *(De Wood VE: Congenital skin fossae about the shoulder. Plast Reconstr Surg 85:798-800, 1990.)*

Síndrome de Poland

La ausencia del músculo pectoral mayor causa menos discapacidad.[17,25,39,40,53,72,91,114,116,173,206,211,224,239,256,269,280,319,326] El resto del tendón del pectoral mayor puede formar una red axilar[121] que a veces limita el movimiento del hombro. La extirpación del tendón aberrante y el alargamiento en Z-plastia pueden beneficiar considerablemente al paciente en este caso.

El término *síndrome de Poland* se debe reservar para los pacientes con ausencia del pectoral mayor y sindactilia homolateral (Figs. 3-69 y 3-70).[58,271] También se pueden formar anormalmente la mama, la fascia o las costillas situadas por encima.[35,49,74,89,211,256] La reconstrucción de la mama puede ser estéticamente beneficiosa para las mujeres.[217,255] La disfunción del hombro es poco frecuente salvo que exista una red axilar, pero los trastornos relacionados son habituales.

Las anomalías asociadas[8,19,29,124] son las siguientes:

1. Musculoesqueléticas: sindactilia contralateral, hipoplasia de la extremidad superior homolateral, pie zambo, sindactilia del dedo gordo del pie, hemivértebras y escoliosis.
2. Genitourinarias: aplasia renal, hipospadias y hernia inguinal.
3. Gastrointestinales: trasposición visceral.

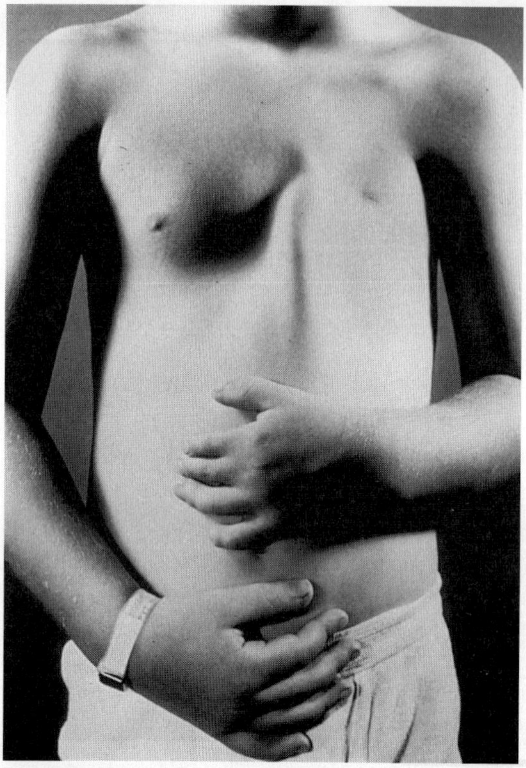

Fig. 3-69 • Paciente típico con síndrome de Poland.

4. Hematopoyéticas: esferocitosis, leucemia linfoblástica aguda y leucemia mielógena aguda.

Síndrome de Möbius

El síndrome de Möbius consiste en parálisis facial y afectación de otros pares craneales con manifestaciones musculoesqueléticas similares a las del síndrome de Poland.[36,133,181]

Ausencia del trapecio y del romboides

Los pacientes con ese trastorno aprenden un comportamiento adaptativo para superar la falta de musculatura, por lo cual no necesitan tratamiento.[49,142,316,318,322]

Inserción del pectoral menor en el húmero

El músculo pectoral menor se suele insertar en la apófisis coracoides. Sin embargo, en ocasiones la sobrepasa, discurre con el ligamento coracohumeral y se inserta en la cabeza del húmero (Fig. 3-71). Esta tira muscular anómala se ha identificado como un lugar de compresión de estructuras neurovasculares y como una posible causa de pinzamiento. Cuando el pectoral menor se inserta de manera anormal y causa disfunción, pueden estar justificadas la extirpación o la transferencia del tendón a la apófisis coracoides.[71,76,111,121,134,156,220,296,317,379]

Inserciones múltiples del músculo coracobraquial

El músculo coracobraquial suele estar compuesto por un solo vientre; sin embargo, puede haber hasta tres vientres musculares distintos (Fig. 3-72). Esta variación carece de importancia clínica.[97]

Músculo epitroclear dorsal

El músculo dorsal ancho a menudo tiene un músculo asociado que se origina en su tendón y se inserta en la fascia braquial y del antebrazo, el húmero y el epicóndilo externo. Al contrario que el músculo condroepitroclear, el músculo epitroclear dorsal (Fig. 3-73) está inervado por el nervio radial y se observa en el 18% al 20% de las personas.[20,84] No se ha atribuido importancia clínica a este músculo.[15,34,314]

Músculo axilopectoral

Brazo arqueado de Langer, *arco del brazo de Langer* y *músculo axilopectoral* son los nombres atribuidos a la porción anómala del músculo dorsal ancho (Fig. 3-74).[31,61,205,347] La tira del dorsal ancho discurre a lo largo del borde inferior de la axila y se inserta en el músculo pectoral mayor. El músculo, que se pone tenso con la abducción y la rotación externa, cubre las estructuras neurovasculares de la axila.[16,46,81,184,185,237,283,291,323] El músculo está inervado por el nervio pectoral; esta anomalía se observa en el 4% al 7,7% de la población[145], y suele ser asintomática.

Los pacientes pueden presentar alteraciones relacionadas con la obstrucción de las venas axilares, en concreto hinchazón, molestias y cambio de coloración de la extremidad superior.[31,301,350] También se ha descrito que el músculo axilopectoral se manifiesta como una masa axilar indolora.[303]

El tratamiento consiste en la incisión del músculo. En el caso de las personas preocupadas por una posible neoplasia maligna, se debe enviar una muestra para confirmar la presencia de tejido muscular normal.

Músculo preesternal

El músculo preesternal es un músculo fino y largo que se extiende desde el esternocleidomastoideo al recto anterior mayor del abdomen, a lo largo del esternón (Fig. 3-75). El músculo es superficial y medial respecto del pectoral mayor.[66,160,352] Barlow lo observó en 535 cadáveres tras diseccionarlos y utilizó la información de otros 4.805 para describir la incidencia de este músculo.[13] Registró una tasa del 2% en personas de descendencia europea, del 8% en personas de descendencia africana y del 11% en personas de descendencia asiática. El músculo preesternal es unilateral con una frecuencia dos veces mayor que bilateral, y se observa por igual en varones y mujeres.

No se ha descrito que este músculo cause ninguna alteración. El desconocimiento de su existencia puede generar preocupación al verlo en una mamografía e incluso motivar una biopsia.

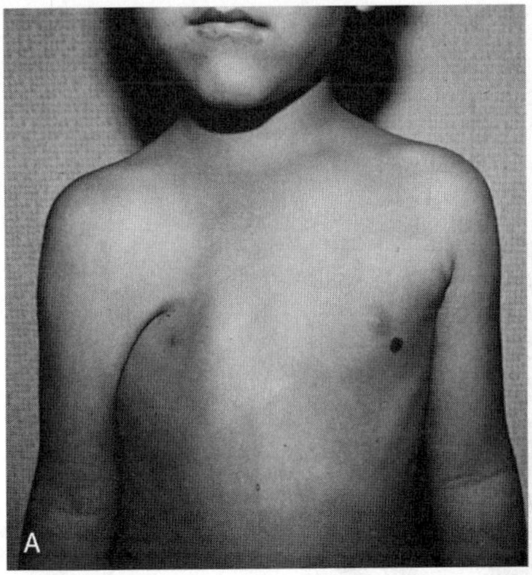

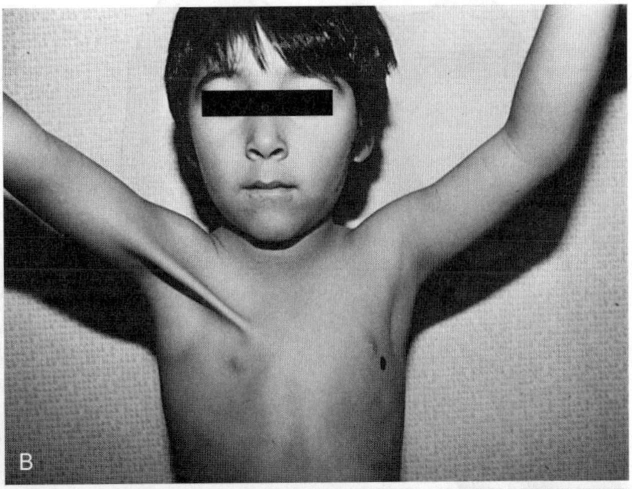

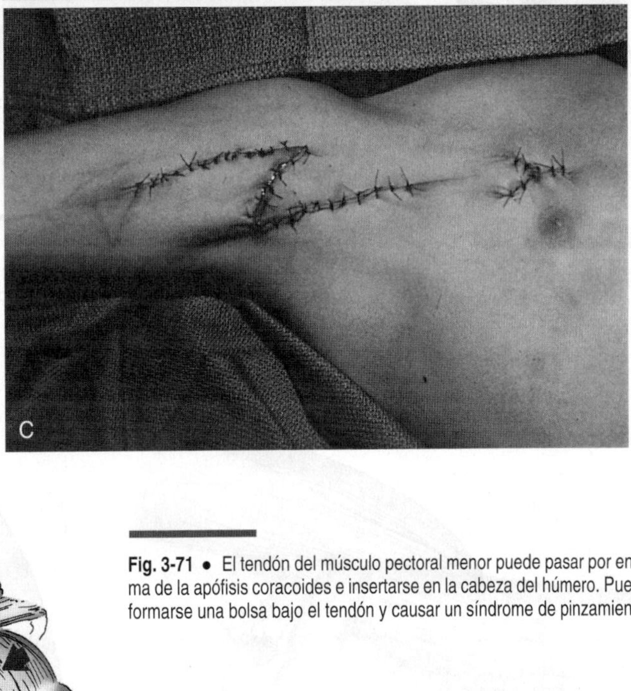

Fig. 3-70 • **A,** Este niño tiene una contractura del pliegue axilar. **B,** El pliegue axilar limitaba la abducción y la extensión del hombro. **C,** La contractura se corrigió fácilmente extirpando el resto fibroso y cerrando con una Z-plastia.

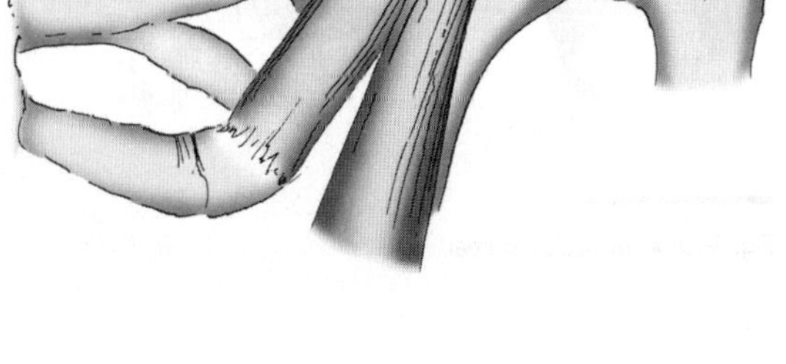

Fig. 3-71 • El tendón del músculo pectoral menor puede pasar por encima de la apófisis coracoides e insertarse en la cabeza del húmero. Puede formarse una bolsa bajo el tendón y causar un síndrome de pinzamiento.

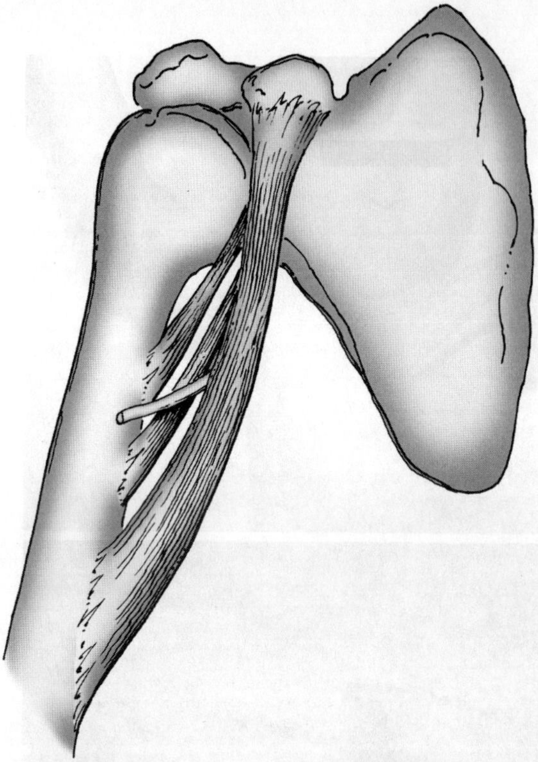

Fig. 3-72 • El músculo coracobraquial puede contener dos o tres vientres a través de los cuales debe pasar el nervio musculocutáneo.

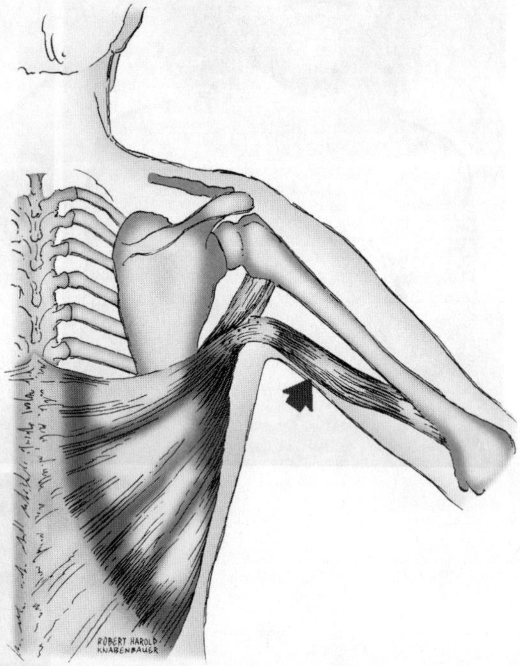

Fig. 3-73 • El músculo epitroclear dorsal se origina en el tendón del dorsal ancho y se inserta en la fascia braquial y del antebrazo, el húmero, el epicóndilo externo y el olécranon.

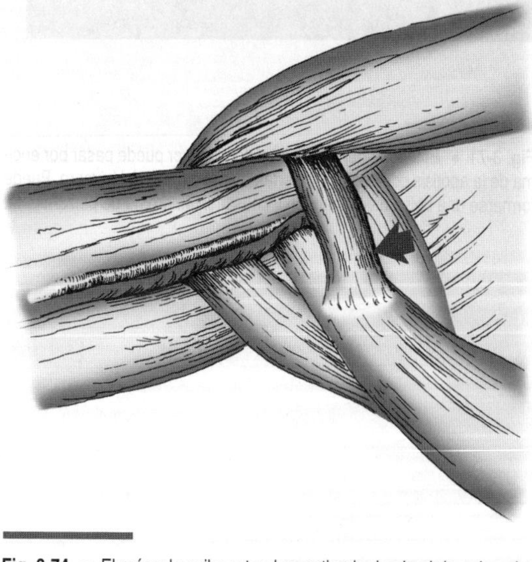

Fig. 3-74 • El músculo axilopectoral se extiende desde el dorsal ancho y se inserta en el pectoral mayor. Cubre el haz neurovascular en la axila.

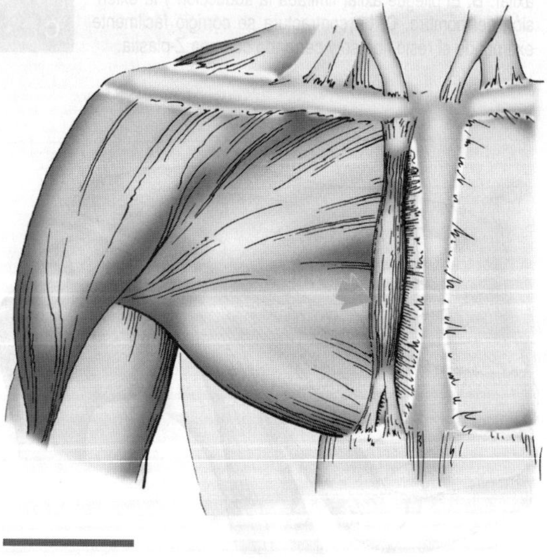

Fig. 3-75 • Músculo esternal.

BIBLIOGRAFÍA

1. Adler KJ: Verwechslung der Apophyse des Angulus inferior Scapulae mit linem Rundschalten. Rontgenpraxis *13*:188, 1941.
2. Ahmadi B and Steel HH: Congenital pseudarthrosis of the clavicle. Clin Orthop *126*:130-134, 1977.
3. Alldred AJ: Congenital pseudarthrosis of the clavicle. J Bone Joint Surg Br *45*:312-319, 1963.
4. Alon M, Weiss S, Fishel B, and Dekel S: Bilateral suprascapular nerve entrapment syndrome due to an anomalous transverse scapular ligament. Clin Orthop *234*:31-33, 1988.
5. Andreasen AT: Congenital absence of the humeral head: Report of two cases. J Bone Joint Surg Br *30*:333-337, 1948.
6. Anson BJ (ed): Morris' Human Anatomy, 12th ed. New York: Blakiston, 1966.
7. Apert E: De l'acrocephalosyndactylie. Bull Mem Soc Med Hop Paris *23*:1310-1330, 1906.
8. Armendares S: Absence of pectoralis major muscle in two sisters associated with leukemia in one of them [letter]. J Pediatr *85*:436-437, 1974.
9. Aziz MA: Anatomical defects in a case of trisomy 13 with a D/D translocation. Teratology *22*:217-237, 1980.
10. Bagg HJ and Halter CR: Further studies on the inheritance of structural defects in the descendants of mice exposed to roentgen-ray irradiation [abstract]. Anat Rec *37*:183, 1927.
11. Bamforth JS, Bell MH, Hall JG, and Salter RB: Congenital shortness of the costocoracoid ligament. Am J Med Genet *33*:444-446, 1989.
12. Banniza von Bazan U: The association between congenital elevation of the scapula and diastematomyelia: A preliminary report. J Bone Joint Surg Br *61*:59-63, 1979.
13. Barlow RN: The sternalis muscle in American whites and Negroes. Anat Rec *61B*:413-426, 1935.
14. Barrie H, Carter C, and Sutcliffe J: Multiple epiphyseal dysplasia. BMJ *II*:133, 1958.
15. Bartlett SP, May JW, and Yaremchuk MJ: The latissimus dorsi muscle: A fresh cadaver study of the primary neurovascular pedicle. Plast Reconstr Surg *67*:631-636, 1981.
16. Bateman JE: Evolution, Embryology and Congenital Anomalies. Philadelphia: WB Saunders, 1972, pp 5-38.
17. Baudine P, Bovy GL, and Wasterlain A: Un cas de syndrome de Poland. Acta Paediatr Belg *32*:407-410, 1967.
18. Beals RK and Crawford S: Congenital absence of the pectoral muscles: A review of twenty-five patients. Clin Orthop *119*:166-171, 1976.
19. Beals RK and Eckhardt AL: Hereditary onycho-osteodysplasia (nail patella syndrome). A report of nine kindreds. J Bone Joint Surg Am *51*:505, 1969.
20. Bergman RA, Thompson SA, and Afifi AK: Catalog of Human Variation. Baltimore: Urban & Schwarzenberg, 1984, pp 26-27.
21. Bersu ET and Ramirez-Castro JJ: Anatomical analysis of the developmental effect of aneuploidy in man. The 18 trisomy syndrome: Anomalies of the head and neck. Am J Med Genet *1*:173-193, 1977.
22. Bhattacharyya S: Abduction contracture of the shoulder from contracture of the intermediate part of the deltoid. J Bone Joint Surg Br *48*:127-131, 1966.
23. Bianchine JW: Acromial dimples: A benign familial trait. Am J Hum Genet *26*:412, 1974.
24. Bigliani LU, Morrison DS, and April EW: Morphology of the acromion and its relation to rotator cuff tears [abstract]. Orthop Trans *10*:228, 1986.
25. Bing R: Weber angeborene Muskeldefekte. Virchows Arch [A] *170*:175, 1902.
26. Birkner R: Fortschr Rontgenstr *82*:695, 1935.
27. Blair JD and Wells PO: Bilateral undescended scapula associated with omovertebral bone. J Bone Joint Surg Am *39*:201-206, 1957.
28. Blank CE: Apert's syndrome (a type of acrocephalosyndactyly): Observations of a British series of thirty-nine cases. Ann Hum Genet *24*:151-164, 1960.
29. Boaz D, Mace JW, and Gorlin RW: Poland's syndrome and leukemia. Lancet *1*:349-350, 1971.
30. Bonnevie K: Embryological analysis of gene manifestation in Little and Bagg's abnormal mouse tribe. J Exp Zool *67*:443, 1934.
31. Boontje AH: Axillary vein entrapment. Br J Surg *66*:331-332, 1979.
32. Borgess JL, Shah A, Torres BC, and Bowen JR: Modified Woodward procedure for Sprengel deformity of the shoulder: Long term results. J Pediatr Orthop *16*:508-513, 1996.
33. Bosley RC: Total acromionectomy: A twenty-year review. J Bone Joint Surg Am *73*:961-968, 1991.
34. Bostwick J, Nahai F, Wallace JG, and Vasconez LO: Sixty latissimus dorsi flaps. Plast Reconstr Surg *63*:31-41, 1979.
35. Bouvet JP, Leveque D, Bernetieres F, and Gros JJ: Vascular origin of Poland syndrome? Eur J Pediatr *128*:17-26, 1978.
36. Bouwes Bavinck JN and Weaver DD: Subclavian artery supply disruption sequence: Hypothesis of a vascular etiology for Poland, Klippel-Feil, and Möbius anomalies. Am J Med Genet *23*:903-918, 1986.
37. Brailsford JE: The Radiology of Bones and Joints, 5th ed. Baltimore: Williams & Wilkins, 1953, pp 133, 135-137.
38. Branick RL, Robert JL, Glynn JJ, and Beatie JC: Talwin induced deltoid contracture. J Bone Joint Surg *58*:279, 1976.
39. Brash JC: Muscles of upper limb. *In* Cunningham's Textbook of Anatomy, 9th ed. London: Oxford University Press, 1951, p 479.
40. Brooksaler FS and Graivier L: Poland's syndrome. Am J Dis Child *121*:263-264, 1971.
41. Brown JB and McDowell F: Syndactylism with absence of the pectoralis major. Surgery *7*:599-601, 1940.
42. Brown LM, Robson MJ, and Sharrard WJW: The pathophysiology of arthrogryposis multiplex congenita neurologica. J Bone Joint Surg Br *62*:291-296, 1980.
43. Browne D: Congenital deformities of mechanical origin. Proc R Soc Med *29*:1409-1431, 1936.
44. Bryce T: Note on a group of varieties of the pectoral sheet of muscle. J Anat *34*:75-83, 1899.
45. Burkhead W, Scheinberg R, and Box G: Surgical anatomy of the axillary nerve. J Shoulder Elbow Surg *1*:31-36, 1992.
46. Campbell CB, Chandler JG, Tegtmeyer CJ, et al: Axillary, subclavian and brachiocephalic vein obstruction. Surgery *82*:816-826, 1977.
47. Carpenter EB and Garrett RG: Congenital pseudarthrosis of the clavicle. J Bone Joint Surg Am *42*:337-340, 1960.
48. Carson WG, Lovell WW, and Whitesides TE: Congenital elevation of the scapula. J Bone Joint Surg Am *63*:1199-1207, 1981.
49. Castilla EE, Paz JE, and Orioli IM: Pectoralis major muscle defect and Poland complex. Am J Med Genet *4*:263-269, 1979.
50. Cavendish ME: Congenital elevation of the scapula. J Bone Joint Surg Br *54*:395-408, 1972.
51. Chang CJ: Holt-Oram syndrome. Radiology *88*:479-483, 1967.
52. Chatterjee P and Gupta SK: Deltoid contracture in children of central Calcutta. J Pediatr Orthop *3*:380-383, 1983.
53. Chiari PR, Rao VY, and Rao BK: Congenital abduction contracture with dislocation of the shoulder in children: A report of two cases. Aust N Z J Surg *49*:105-106, 1979.
54. Chiba S, Suzuki T, and Kasi T: A rare anomaly of the pectoralis major—the chondroepitrochlearis. Folia Anat (Japan) *60*:175-186, 1983.
55. Christopher F: Congenital absence of the pectoral muscles. Case report. J Bone Joint Surg *10*:350-351, 1928.
56. Chung SMK and Nissenbaum MM: Congenital and developmental defects of the shoulder. Orthop Clin North Am *6*:381-392, 1975.
57. Churchill RS, Brems JJ, and Kotschi H: Glenoid size, inclination, and version: An anatomic study. J Shoulder Elbow Surg *10*:327-332, 2001.
58. Clarkson P: Poland's syndactyly. Guys Hosp Rep *111*:335-346, 1962.
59. Clemente C (ed): Gray's Anatomy: Anatomy of the Human Body, 13th ed. Philadelphia: Lea & Febiger, 1985, p 520.
60. Cooper DE, Arnoczky SP, O'Brien SJ, et al: Anatomy, histology, and vascularity of the glenoid labrum. An anatomical study. J Bone Joint Surg Am *74*:46-52, 1992.
61. Corning HK: Lehrbuch der topographischen Anatomie, 24th ed. Munich: Bergmann, 1949, p 635.
62. Cozen L: Congenital dislocation of the shoulder and other anomalies. Report of a case and review of the literature. Arch Surg *35*:956-966, 1937.
63. Cozen LN: Pentazocine injections as a causative factor in dislocation of the shoulder: A case report. J Bone Joint Surg Am *59*:979, 1977.
64. Crenshaw AH and Kilgore WE: Surgical treatment of bicipital tenosynovitis. J Bone Joint Surg Am *48*:1496-1502, 1966.
65. Crouzon O and Buttier H: Sur une forme particulière, de la dysostosis cleidocranienine de Pierre Marie et Sainton (forme cleido-cranio-pelvienne). Bull Mem Soc Dilale Hop *45*:972, 1099, 1921.
66. Cunningham DJ: The musculus sternalis. J Anat Physiol *22*:391, 1888.
67. Curriano G, Sheffield E, and Twickler D: Congenital glenoid dysplasia. Pediatr Radiol *28*:30-37, 1998.
68. Cuthbert R: Acrocephalosyndactyly with case report illustrating some of the radiological features. Glasgow Med J *35*:349, 1954.
69. Cutter E: Descriptive catalogue of the Warren Anatomical Museum. *In* Jackson JBS (ed): Descriptive Catalogue, vol. 217. Boston: A. Williams, 1870, p 21.
70. Das SP, Ray GS, and Saha AK: Observations on the tilt of the glenoid cavity of scapula. J Anat Soc India *15*:114-118, 1966.
71. Daskalakis E and Bouhoutsos J: Subclavian and axillary vein compression of musculoskeletal origin. Br J Surg *67*:573-576, 1980.
72. David TJ: Nature and etiology of the Poland anomaly. N Engl J Med *287*:487-489, 1972.
73. Debevoise NT, Hyatt GW, and Townsend GB: Humeral torsion in recurrent shoulder dislocations. Clin Orthop *76*:87-93, 1971.
74. DeGrouchy J, Royer P, Salmon C, and Lamy M: Deletion partielle du bras long du chromosome 18. Pathol Biol (Paris) *12*:579, 1964.
75. DePalma AF: Origin and comparative anatomy of the pectoral limb. *In* De Palma AF (ed): Surgery of the Shoulder, 3rd ed. Philadelphia: JB Lippincott, 1983, pp 1-23.
76. DePalma AF: Congenital abnormalities of the neck-shoulder region. *In* Surgery of the Shoulder, 3rd ed. Philadelphia: JB Lippincott, 1983, pp 24-34.
77. DePalma AF: Regional, variational, and surgical anatomy. *In* Surgery of the Shoulder, 3rd ed. Philadelphia: JB Lippincott, 1983, pp 35-64.
78. Dick HM and Tietjen R: Humeral lengthening for septic neonatal growth arrest. Case report. J Bone Joint Surg Am *60*:1138, 1978.
79. Dines D, Warren RF, and Inglis AE: Surgical treatment of lesions of the long head of the biceps. Clin Orthop *164*:165-171, 1982.
80. Dobyns JH: Phocomelia. *In* Green DP (ed): Operative Hand Surgery, vol 1. New York: Churchill Livingstone, 1982, pp 216-219.

81. Dodd H and Cockett FB: The Pathology and Surgery of the Veins of the Lower Limb, 2nd ed. Edinburgh: Churchill Livingstone, 1976, pp 206-207.
82. Duncan JG and Souter WA: Hereditary onycho-osteodysplasia: The nail patella syndrome. J Bone Joint Surg Br *45*:242, 1963.
83. Duthie RB and Hecht F: The inheritance and development of the nail patella syndrome. J Bone Joint Surg Br *45*:259, 1963.
84. Dwight T, McMurrich JP, Hamann CA, et al: Piersol GA (ed): Historical Title Page. First Edition (1907) through the 8th ed. (1923) of Human Anatomy, Including Structure and Development and Practical Considerations. London: JB Lippincott, 1930, p 574.
85. Edelson G: Variations in the retroversion of the humeral head. J Shoulder Elbow Surg *8*:142-145, 1999.
86. Edelson G: The development of humeral head retroversion. J Shoulder Elbow Surg *9*:316-318, 2000.
87. Edelson JG, Zuckerman J, and Hershkovitz I: Os acromiale: Anatomy and surgical implications. J Bone Joint Surg Br *75*:551-555, 1993.
88. Edwards H: Congenital displacement of shoulder joint. J Anat *62*:177-182, 1928.
89. Ehrenhaft JL, Rossi NP, and Lawrence MS: Developmental chest wall defects. Ann Thorac Surg *2*:384-398, 1966.
90. Ellefsen BK, Frierson MA, Raney EM, and Ogden JA: Humerus varus: A complication of neonatal, infantile, and childhood injury and infection. J Pediatr Orthop *14*:479-486, 1994.
91. Engber WD: Cleft hand and pectoral aplasia. J Hand Surg *6*:574-577, 1981.
92. Engel D: The etiology of the undescended scapula and related syndromes. J Bone Joint Surg *25*:613-625, 1943.
93. Enna CD: Bilateral abduction contracture of shoulder girdle, case report. Orthop Rev *2*:111-113, 1982.
94. Eulenburg M: Beitrag zur Dislocation der Scapula. Amtlicher Bericht uber die Versammlung deutscher Naturforscher und Artze *37*:291-294, 1863.
95. Eulenburg M: Casuistische Mittheilungen aus dem Begiete der Orthopadie. Arch Klin Chir *4*:301, 1863.
96. Eulenburg M: Hochgradige Dislocation der Scapula, bedingt durch Retraction des M. levator anguli, und des oberen Theiles des M. cucullaris. Heilung mittelst subcutaner Durchschneidung beider Muskeln und entsprechender Nachbehandlung. Arch Klin Chir *4*:304-311, 1863.
97. Evans SRT, Nauta RJ, and Walsh DB: An unusual case of intermittent venous obstruction of the upper extremity. Am Surg *58*:455-457, 1992.
98. Eventov I, Reider-Grosswasser I, Weiss S, et al: Cleidocranial dysplasia: A family study. Clin Radiol 30:323-328, 1979.
99. Fairbank HAT: Generalised diseases of the skeleton. Proc R Soc Med *28*:1611, 1935.
100. Fairbank HAT: Cranio-cleido-dysostosis. J Bone Joint Surg Br *31*:608-617, 1949.
101. Fawcett: The development and ossification of the human clavicle. J Anat *47*:225-234, 1913.
102. Ferrell RL, Jones B, and Lucas RV: Simultaneous occurrence of the Holt-Oram and the Duane syndromes. J Pediatr *69*:630-634, 1966.
103. Ffarrokh D, Fabeck L, Descamps PY, et al: Computed tomography measurement of humeral head retroversion: Influence of patient positioning. J Shoulder Elbow Surg *10*:550-553, 2001.
104. Fich R: *In* Bardelen V (ed): Handbuch der Anatomie des Menchen, vol 2. Jena, Switzerland, Gustav Disher, 1910, pp 163-187.
105. Finder JG: Congenital anomaly of the coracoid. Os coracocosternale vestigiale. J Bone Joint Surg Am *18*:14-152, 1936.
106. Fitchet SM: Cleidocranial dysostosis: Hereditary and familial. J Bone Joint Surg *11*:838-866, 1929.
107. Fitzwilliams DCL: Hereditary cranio-cleido-dysostosis. Lancet *2*:1466, 1910.
108. Flatt AE: The Care of Congenital Hand Anomalies. St Louis: CV Mosby, 1977, p 51.
109. Flynn DM: Family with cleido-cranial dysostosis showing normal and abnormal clavicles. Proc R Soc Med *6*:491-492, 1966.
110. Folliasson A: Un cas d'os acromial. Rev Orthop *20*:533-538, 1933.
111. Foltz: Homologie des membres pelviens et thoraciques de l'homme. J Physiol Homme Animaux *6*:48-81, 1863.
112. Frantz CH and O'Rahilly R: Congenital skeletal limb deficiencies. J Bone Joint Surg *43*:1202, 1961.
113. Frasseto F: Tre casi di articolazione coraco-clavicolare osservati radiograficamente sul vivente. Nota antropologica e clinica. Chir Organi Mov *5*:116-124, 1921.
114. Freire-Maia N, Chautard EA, Opitz JM, et al: The Poland syndrome–clinical and genealogical data, dermatoglyphic analysis, and incidence. Hum Hered *23*:97-104, 1973.
115. Frosch L: Congenital subluxation of shoulders. Klin Wochenschr *4*:701-702, 1923.
116. Fuhrmann W, Koch F, and Rauterberg K: Dominanerbliche Hypoplasie und bewegungseinschrakumpbeider Schultergelenke. Z Orthop *104*:584, 1968.
117. Fuhrmann W, Mosseler U, and Neuss H: Zur Klinik und Genetik des Poland-Syndroms. Dtsch Med Wochenschr *96*:1076-1078, 1971.
118. Gage M and Parnell H: Scalenus anticus syndrome. Am J Surg *73*:252-268, 1947.
119. Gall JC Jr, Stern AM, Cohen MM, et al: Holt-Oram syndrome: Clinical and genetic study of a large family. Am J Hum Genet *18*:187-200, 1966.
120. Galpin RD and Birch JG: Congenital elevation of the scapula (Sprengel's deformity). Pediatr Orthop *10*:965-970, 1987.
121. Gantzer CJ: Dissertatio anatomica musculorum varietatis. Cited by Hecker, 1923, 1813.
122. Gardner E: The embryology of the clavicle. Clin Orthop *58*:9-16, 1968.
123. Gardner E and Gray DJ: Prenatal development of the human shoulder and acromioclavicular joint. Am J Anat *92*:219-276, 1953.
124. Gausewitz SH, Meals RA, and Setoguchi Y: Severe limb deficiency in Poland's syndrome. Clin Orthop *185*:9-13, 1984.
125. Gellis SS and Feingold M: Denouement and discussion. Holt-Oram syndrome. Am J Dis Child *112*:465-466, 1966.
126. Ghormley RK, Black JR, and Cherry JH: Ununited fractures of the clavicle. Am J Surg *51*:343-349, 1941.
127. Gibson DA and Carroll N: Congenital pseudarthrosis of the clavicle. J Bone Joint Surg Am *52*:629-643, 1970.
128. Gibson S and Clifton WM: Congenital heart disease: Clinical and postmortem study of 105 cases. Am J Dis Child *55*:761-767, 1938.
129. Gill TJ and Waters P: Valgus osteotomy of the humeral neck: A technique for treatment of humerus varus. J Shoulder Elbow Surg *6*:306-310, 1997.
130. Golthamer CR: Duplication of the clavicle ("os subclaviculare"). Radiology *68*:576-578, 1957.
131. Goodfellow JW and Nade S: Flexion contracture of the shoulder joint from fibrosis of the anterior part of the deltoid muscle. J Bone Joint Surg Br *51*:356-358, 1969.
132. Goodwin CB, Simmons EH, and Taylor I: Cervical vertebral-costal process (costovertebral bone)–a previously unreported anomaly. J Bone Joint Surg Am *66*:1477-1479, 1984.
133. Gorlin RJ and Sedano H: Moebius syndrome. Mod Med Sept:110-111, 1972.
134. Grant BJC: An Atlas of Anatomy, 5th ed. Baltimore: Williams & Wilkins, 1962.
135. Grant BJC: Grant's Atlas of Anatomy, 6th ed. Baltimore: Williams & Wilkins, 1972.
136. Gray DJ: Variations in human scapulae. Am J Physiol Anthropol *29*:57-72, 1942.
137. Green WT: The surgical correction of congenital elevation of the scapula (Sprengel's deformity). J Bone Joint Surg Am *39*:1439, 1957.
138. Greig DM: True congenital dislocation of shoulder. Edinburgh Med J *30*:157-175, 1923.
139. Grietmemann B, Rondhuis JJ, and Karbowski A: Treatment of congenital elevation of the scapula. 10 (2-18) year follow-up of 37 cases of Sprengel's deformity. Acta Orthop Scand *64*:365-368, 1993.
140. Grogan DP, Stanley EA, and Bobechko WP: The congenital undescended scapula. Surgical correction by the Woodward procedure. J Bone Joint Surg Br *65*:598-605, 1983.
141. Gross A: Uber angeborenen Mangel der Schlusselbeine. Munch Med Wochenschr *1*:1151, 1903.
142. Gross-Kieselstein E and Shalev RS: Familial absence of the trapezius muscle with associated shoulder girdle abnormalities. Clin Genet *32*:145-147, 1987.
143. Groves J and Goldner JL: Contracture of the deltoid muscle in the adult after intramuscular injections. J Bone Joint Surg Am *56*:817-820, 1974.
144. Gruenberg H: The Genesis of Skeletal Abnormalities. Second International Conference on Congenital Malformations. New York: International Medical Congress, 1963, p 219.
145. Haagenson CD: Diseases of the Breast. Philadelphia: WB Saunders, 1953, p 607.
146. Halal F: Dominant inheritance of acromion skin dimples. Am J Med Genet *6*:259, 1980.
147. Hall FJS: Coracoclavicular joint: A rare condition treated successfully by operation. BMJ *1*:766-768, 1950.
148. Hama H, Matsusue Y, Ito H, and Yamamuro T: Thoracic outlet syndrome associated with an anomalous coracoclavicular joint. A case report. J Bone Joint Surg Am *75*:1368-1369, 1993.
149. Hang YS: Contracture of the hip secondary to fibrosis of the gluteus maximus muscle. J Bone Joint Surg *61*:52-55, 1979.
150. Hamner DL and Hall JE: Sprengel's deformity associated with multidirectional shoulder instability. J Pediatr Orthop *15*:641-643, 1995.
151. Harris JE and Blackney M: The anatomy and function of the coracoacromial ligament [abstract]. J Shoulder Elbow Surg *2*(suppl):S6, 1993.
152. Hashimoto M: A case of the congenital deltoid contracture. Orthop Surg (Tokyo) *19*:1259-1260, 1968.
153. Hayashi T and Sugiura Y: Three cases of the deltoid contracture. Arch Orthop Trauma Surg *15*:383-390, 1970.
154. Heilbronner DM: True congenital dislocation of the shoulder. J Pediatr Orthop *10*:408-410, 1990.
155. Herman S: Congenital bilateral pseudarthrosis of the clavicle. Clin Orthop *91*:162-163, 1973.
155a. Hertel R, Windisch W, Schuster A, and Ballmer FT: Transacromial approach to obtain fusion of unstable os acromiale. J Shoulder Elbow Surg 7(6): 606-609, 1998.
156. Hewitt RL: Acute axillary-vein obstruction by the pectoralis-minor muscle. N Engl J Med *279*:595, 1968.
157. Hill NA, Liebler WA, Wilson HJ, and Rosenthal E: Abduction contractures of both glenohumeral joints and extension contracture of one knee secondary to partial muscle fibrosis: A case report. J Bone Joint Surg Am *49*:961-964, 1967.
158. Hitchcock HH and Bechtol CO: Painful shoulder. Observations on the role of the tendon of the long head of the biceps brachii in its causation. J Bone Joint Surg Am *30*:263-273, 1948.

159. Hoefnagel D, Sycamore LK, Russell SW, and Bucknall WE: Hereditary multiple epiphyseal dysplasia. Ann Hum Genet *30*:201, 1967.
160. Hollinshead WH: The back and limbs. *In* Anatomy for Surgeons, vol 3, 2nd ed. New York: Harper & Row, 1969, pp 231, 286-288.
161. Holmes LB: Congenital heart disease and upper-extremity deformities: A report of two families. N Engl J Med *272*:437-444, 1965.
162. Holt EM and Ailbone RO: The clinical and surgical implications of the anatomical variants of the coraco-acromial ligament. J Bone Joint Surg Br *76*(suppl 1):40, 1994.
163. Holt EM and Ailbone RO: Anatomic variants of the coraco-acromial ligament. J Shoulder Elbow Surg *4*:370-375, 1995.
164. Holt M and Oram S: Familial heart disease with skeletal malformations. Br Heart J *22*:236-242, 1960.
165. Hoover GH, Flatt AE, and Weiss MW: The hand and Apert's syndrome. J Bone Joint Surg Am *52*:878-895, 1970.
166. Horwitz AE: Congenital elevation of the scapula—Sprengel's deformity. Am J Orthop Surg *6*:260, 1908.
167. Hrdlicka A: The scapula: Visual observations. Am J Physiol Anthropol *29*:73-94, 287-310, 363-415, 1942.
168. Hultkrantz JW: Uber congenitalen Schlusselbeindefect und damit verbundene Schadelanomalien. Anat Anz *15*:237, 1898.
169. Inclan A: Congenital elevation of the scapula or Sprengel's deformity: Two clinical cases treated with Ober's operation. Circ Ortop Traum (Habana) *15*:1, 1949.
170. Ingram RR: The shoulder in multiple epiphyseal dysplasia. J Bone Joint Surg Br *73*:277-279, 1991.
171. Insley J: Syndrome associated with a deficiency of part of the long arm of chromosome no. 18. Arch Dis Child *42*:140, 1967.
172. Ionatti JP, Gabriel JP, Schneck SL, et al: The normal glenohumeral relationships. An anatomic study of one hundred and forty shoulders. J Bone Joint Surg Am *74*:491-500, 1992.
173. Ireland DC, Takayama N, and Flatt AE: Poland's syndrome: A review of forty-three cases. J Bone Joint Surg Am *58*:52-58, 1976.
174. Jameson RJ, Lawler SD, and Renwick JH: Nail patella syndrome: Clinical and linkage data on family G. Ann Hum Genet *20*:348, 1956.
175. Jansen M: Feebleness of Growth and Congenital Dwarfism. London: H. Froude, Hodder, and Stoughton, 1921.
176. Jeannopoulos CL: Congenital elevation of the scapula. J Bone Joint Surg Am *34*:883-892, 1952.
177. Jhunjhunwala HR: Abduction contracture of the deltoid muscle in children. Int Orthop *19*:289-290, 1995.
178. Jinkins WJ: Congenital pseudarthrosis of the clavicle. Clin Orthop *62*:183-186, 1969.
179. Johnson LL: Arthroscopy Surgery: Principles and Practice, 3rd ed. St Louis: CV Mosby, 1986.
180. Jones HW: Cleido-cranial dysostosis. St Thomas Hosp Gazette *36*:193-201, 1937.
181. Jorgenson RJ: V-Moebius syndrome, ectrodactyly, hypoplasia of tongue and pectoral muscles. Birth Defects *7*:283-284, 1971.
182. Juberg RC and Holt JF: Inheritance of multiple epiphyseal dysplasia tarda. Am J Hum Genet *20*:549, 1968.
183. Kameda Y: An anomalous muscle (accessory subscapularis teres latissimus muscle) in the axilla penetrating the brachial plexus in man. Acta Anat *96*:513-533, 1976.
184. Kaplan EB: Surgical anatomy: Langer's muscles of the axilla. Bull Hosp Jt Dis *6*:78-79, 1945.
185. Karacagil S and Eriksson I: Entrapment of the axillary artery by anomalous muscle: Case report. Acta Chir Scand *153*:633-634, 1987.
186. Kennedy JC and Cameron H: Complete dislocation of the acromioclavicular joint. J Bone Joint Surg Br 36:202-208, 1954.
187. Khairouni A, Bensahel H, Csukonyi Z, et al: Congenital high scapula. J Pediatr Orthop B *11*:85-88, 2002.
188. Khoo FY and Kuo CL: An unusual anomaly of the inferior portion of the scapula. J Bone Joint Surg Am *30*:1010-1011, 1948.
189. Kim SJ and Min BH: Congenital bilateral absence of the acromion. A case report. Clin Orthop *300*:117-119, 1994.
190. Kitano K, Tada K, and Oka S. Congenital contracture of the infraspinous muscle: A case report. Arch Orthop Trauma Surg *107*:54-57, 1988.
191. Kite JH: Congenital pseudarthrosis of the clavicle. South Med J *61*:703-710, 1968.
192. Klisic P, Filipovic M, Uzelac O, and Milinkovic Z: Relocation of congenitally elevated scapula. J Pediatr Orthop *1*:43-45, 1981.
193. Köhler A: Roentgenology: The Borderlands of the Normal and Early Pathological in the Skiagram, 5th ed. Turnbull A (trans and ed). New York: William Wood, 1928.
194. Köhler A: Röntgenology, 2nd ed. London: Baillière, Tindall & Cox, 1935.
195. Köhler A and Wilk S: Borderlands of the Normal and Early Pathologic in Skeletal Roentgenology, 3rd ed. New York: Grune & Stratton, 1968, p 163.
196. Kolliker T: Mittheilungen aus der chirurgische Casuistik und kleinere Mittheilunge. Bemerkungen zum Aufsatze von Dr. Sprengel. "Die angeborene Vershiebung dies schulter Blattes nach Oben." Arch Klin Chir *42*:925, 1891.
197. Konig F: Eine neue Operation des angeborenen Schulterblatthochstandes. Beitr Klin Chir *94*:530, 537, 1914.
198. Kozlowski K, Colavita N, Morris L, and Kittle K: Bilateral glenoid dysplasia: Report of 8 cases. Australas Radiol *29*:179, 1985.
199. Kozlowski K and Lipska E: Hereditary dysplasia epiphysealis multiplex. Clin Radiol *18*:330, 1967.
200. Kozlowski K and Scougall J: Congenital bilateral glenoid hypoplasia: A report of four cases. Br J Radiol *60*:705, 1987.
201. Kuhn D and Rosman M: Traumatic, nonparalytic dislocation of the shoulder in a newborn infant. J Pediatr Orthop *4*:121-122, 1984.
202. Landry SO: The phylogenetic significance of the chondroepitrochlearis muscle and its accompanying pectoral abnormalities. J Anat *92*:57-61, 1958.
203. Lane WA: A coraco-clavicular sternal muscle. J Anat Physiol *21*:673, 1886-1887.
204. Langenskiöld A: Adolescent humerus varus. Acta Chir Scand *105*:353-363, 1953.
205. Langer-Oester: Med Wochenschr *15*:6, 1846.
206. Lanzkowsky P: Absence of pectoralis major muscle in association with acute leukemia [letter]. J Pediatr *86*:817-818, 1975.
207. Leibovic SJ, Ehrlich MG, and Zaleske DJ: Sprengel deformity. J Bone Joint Surg Am *72*:192-197, 1990.
208. Ledouble AF: Muscles des Parois de la Poitrine. Traite des Variations du Système Musculaire de l'Homme, vol 1. Paris: Schleicher Freres, 1897, pp 243-258.
209. Lejeune J, Berger R, Lafourcade J, and Rethore MO: La deletion partielle du bras long du chromosome 18: Individualisation d'un nouvel état morbide. Ann Genet (Paris) *9*:32, 1966.
210. Lewis MM, Ballet FL, Kroll PG, and Bloom N: En bloc clavicular resection: Operative procedure and postoperative testing of function: Case reports. Clin Orthop *193*:214-220, 1985.
211. Lewis WH: Observations on the pectoralis major muscle in man. Johns Hopkins Bull *12*:172, 1901.
212. Lewis WH (ed): Gray's Anatomy of the Human Body, 22nd ed. Philadelphia: Lea & Febiger, 1930.
213. Liberson F: Os acromiale—a contested anomaly. J Bone Joint Surg *19*:683-689, 1937.
214. Lin C: Contracture of the chondroepitrochlearis and the axillary arch muscles. J Bone Joint Surg Am *70*:1404-1406, 1988.
215. Lintner DM, Sebastianelli WJ, Hanks GA, and Kalenak A: Glenoid dysplasia: A case report and review of the literature. Clin Orthop *283*:145-148, 1992.
216. Lloyd-Roberts GC: Humerus varus: Report of a case treated by excision of the acromion. J Bone Joint Surg Br *35*:268-269, 1953.
217. Lloyd-Roberts GC, Apley AG, and Owen R: Reflections upon the aetiology of congenital pseudarthrosis of the clavicle. J Bone Joint Surg Br *57*:24-29, 1975.
218. Lomento Molto FJ, Bonete Lluch DJ, and Garido IM: Congenital pseudarthrosis of the clavicle: A proposal for early surgical treatment. J Pediatr Orthop *21*:689-693, 2001.
219. Loomer RL: Shoulder girdle dysplasia associated with nail patella syndrome: A case report and literature review. Clin Orthop *238*:112-116, 1989.
220. Lord JW Jr and Stone PW: Pectoralis minor tenotomy and anterior scalenotomy with special reference to hyperabduction syndrome and "effort thrombosis" of subclavian vein. Circulation *13*:537-542, 1956.
221. Lossen H and Wegner RN: Die Knockenkene der scapula, rontgenodogisch und verglerchend-anatomish Behachtet. Fortschr Geb Rontgenstr *53*:443, 1936.
222. Lucas LS and Gill JH: Humerus varus following birth injury to the proximal humeral epiphysis. J Bone Joint Surg *29*:367-369, 1947.
223. Macalister A: Additional observations on muscular anomalies in human anatomy (3rd series), with a catalogue of the principal muscular variations hitherto published. Trans R Ir Acad *25*:1-134, 1875.
224. Mace JW, Kaplan JM, Schanberger JE, and Gotlin RW: Poland's syndrome: Report of seven cases and review of the literature. Clin Pediatr (Phila) *11*:98-102, 1972.
225. MacMahon B, McKeown T, and Record RG: Incidence and life expectation of children with congenital heart disease. Br Heart J *15*:121-129, 1953.
226. Marie P and Sainton P: On hereditary cleido-cranial dysostosis. Clin Orthop *58*:5-7, 1968.
227. Marks MW, Argenta LC, Izenberg PH, and Mes LGB: Management of the chest-wall deformity in male patients with Poland's syndrome. Plast Reconstr Surg *87*:674-678, 1991.
228. Marmor L: Repair of congenital pseudarthrosis of the clavicle. Clin Orthop *46*:111-113, 1966.
229. Martini AK and Neusel E: Duplication of the scapula. Int Orthop *11*:361-366, 1987.
230. McBurney S: Congenital deformity due to malposition of the scapula. N Y Med J *47*:582-583, 1888.
231. McClure JG and Raney RB: Double acromion and coracoid processes: Case report of an anomaly of the scapula. J Bone Joint Surg Am *56*:830-832, 1974.
232. McClure JG and Raney RB: Anomalies of the scapula. Clin Orthop *110*:22-31, 1975.
233. McCluskey KA: The nail patella syndrome (hereditary onycho-osteodysplasia.) Can J Surg *4*:192, 1961.
234. Mehes K and Meggyessy V: Autosomal dominant inheritance of benign bilateral acromial dimples. Hum Genet *76*:206, 1987.
235. Mercer W and Duthie RB: Orthopaedic Surgery, 6th ed. London: Edward Arnold, 1964, p 104.
236. Meyer AW: Spontaneous dislocation and destruction of tendon of long head of biceps brachii: Fifty-nine instances. Arch Surg *17*:493-506, 1928.
237. Migeul M, Llusa M, Ortiz JC, et al: The axillopectoral muscle (of Langer): Report of three cases. Surg Radiol Anat *23*:341-343, 2001.

238. Mikawa Y, Watanabe R, and Yamano Y: Omoclavicular bar in congenital elevation of the scapula: A new finding. Spine *16*:376-377, 1991.
239. Miller RA and Miller DR: Congenital absence of the pectoralis major muscle with acute lymphoblastic leukemia and genitourinary anomalies. J Pediatr *87*:146-147, 1975.
240. Minami M, Ishii S, Usui M, and Terashima Y: The deltoid contracture. Clin Orthop Surg (Tokyo) *11*:493-501, 1976.
241. Minami M, Yamazaki J, Minami A, and Ishii S: A postoperative long-term study of the deltoid contracture in children. J Pediatr Orthop *4*:609-613, 1984.
242. Mooney JF and Koman LA: Bilateral pseudarthrosis of the clavicle associated with trisomy 22. Orthopedics *14*:171-172, 1991.
243. Mortensen OA and Pettersen JC: The musculature. *In* Anson BJ (ed): Morris' Human Anatomy, 12th ed. New York: McGraw-Hill, 1966, p 459.
244. Mudge MK, Wood VE, and Frykman GK: Rotator cuff tears associated with os acromiale. J Bone Joint Surg Am *66*:427-429, 1984.
245. Nakaya M, Kumon Y, and Fujiwara M: Two cases of the congenital deltoid contracture. Orthop Surg (Tokyo) *22*:814-818, 1971.
246. Neer CS: Impingement lesions. Clin Orthop *173*:70-77, 1983.
247. Neer CS II, Craig EV, and Fukuda H: Cuff tear arthropathy. Orthop Trans *1*:111, 1977.
248. Neumann W: Uber das "Os acromiale." Fortschr Geb Rontgenstr *25*:180-191, 1918.
249. Neviaser RJ: Injuries to and developmental deformities of the shoulder. *In* Bora FW (ed): The Pediatric Upper Extremity: Diagnosis and Management. Philadelphia: WB Saunders, 1986, p 238.
250. Nicholson GP, Goodman DA, Flatow EL, and Bigliani LU: The acromion: Morphologic condition and age-related changes. A study of 420 scapulas. J Shoulder Elbow Surg *5*:1-11, 1996.
251. Nogi J, Heckman JD, Hakala M, and Sweet DE: Non-union of the clavicle in a child. Clin Orthop *110*:19-21, 1975.
252. Nutter PD: Coracoclavicular articulations. J Bone Joint Surg *23*:177-179, 1941.
253. O'Donoghue DH: Subluxing biceps tendon in the athlete. Clin Orthop *164*:26-29, 1982.
254. Ogata S and Uhthoff HK: Acromial enthesopathy and rotator cuff tear. A radiologic and histologic postmortem investigation of the coracoacromial arch. Clin Orthop *254*:39-48, 1990.
255. Ogden JA, Weil UH, and Hempton RF: Developmental humerus varus. Clin Orthop *116*:158-165, 1976.
256. Opitz JM, Herrmann J, and Dieker H: The study of malformation syndromes in man. Birth Defects *5*:1-10, 1969.
257. Orrell KG and Bell DF: Structural abnormality of the clavicle associated with Sprengel's deformity: A case report. Clin Orthop *258*:157-159, 1990.
258. Owen R: Bilateral glenoid hypoplasia: Report of five cases. J Bone Joint Surg Br *35*:262-267, 1953.
259. Owen R: Congenital pseudarthrosis of the clavicle. J Bone Joint Surg Br *52*:644-652, 1970.
260. Ozaki J, Fujimoto S, Nakagawa Y, et al: Tears of the rotator cuff of the shoulder associated with pathologic changes of the acromion. J Bone Joint Surg Am *70*:1224-1230, 1988.
261. Paltauf R: Demonstration eines Skelettes von einem Falle von Dysostosis cleidocranialis. Verh Dtsch Ges Pathol *15*:337, 1912.
262. Park AE and Powers EF: Acrocephaly and scaphocephaly with symmetrically distributed malformation of the extremities: Study of so-called "acrocephalosyndactylism." Am J Dis Child *20*:255-315, 1920.
263. Perrin JB: Notes on some variations of the pectoralis major, with its associate muscles seen during sessions 1866-69, 1869-70, at King's College, London. J Anat Physiol *5*:233-240, 1871.
264. Pers M: Aplasias of the anterior thoracic wall, the pectoral muscles, and the breast. Scand J Plast Reconstr Surg *2*:125-135, 1968.
265. Petrie JG: Congenital elevation of the scapula. J Bone Joint Surg Br *55*:441, 1973.
266. Pettersson H: Bilateral dysplasia of the neck of the scapula and associated anomalies. Acta Radiol *22*:81, 1981.
267. Pieper HG, Radas CB, Krahl H, and Blank M: Anatomic variation of the coracoacromial ligament: A macroscopic and microscopic cadaveric study. J Shoulder Elbow Surg *6*:291-296, 1997.
268. Pinsky HA, Pizutillo FD, and MacEwen GD: Congenital elevation of the scapula. Orthop Trans *4*:288-289, 1980.
269. Pizzutillo PD: Congenital anomalies of the shoulder. *In* Post M (ed): The Shoulder: Surgical and Nonsurgical Management, 2nd ed. Philadelphia: Lea & Febiger, 1988, pp 644-653.
270. Poirer P: La clavicle et ses articulations: Bourses séreuses des ligaments costo-claviculaire. J Anat Physiol *26*:81-103, 1890.
271. Poland A: Deficiency of the pectoralis muscles. Guys Hosp Rep *6*:191, 1841.
272. Ponde A and Silveira J: Estudos radiológicos da articulacao coraco-clavicular. J Clin *22*:325-328, 1930.
273. Poznanski AK, Gall JC, and Stern AM: Skeletal manifestations of the Holt-Oram syndrome. Radiology *94*:45-53, 1970.
274. Putti V: Beitrag zur Atiologie, Pathogenese und Behandlung des angeborenen Hochstandes des Schulterblattes. Fortschr Rontgenstr *12*:328, 1908.
275. Quinlan WR, Brady PG, and Regan BF: Congenital pseudarthrosis of the clavicle. Acta Orthop Scand *51*:489-492, 1980.
276. Rengachary SS, Burr D, Lucas S, and Brackett CE: Suprascapular entrapment neuropathy: A clinical, anatomical, and comparative study. Part 3: Comparative study. Neurosurgery *5*:452-455, 1979.
277. Rengachary SS, Burr D, Lucas S, et al: Suprascapular entrapment neuro-pathy: A clinical, anatomical, and comparative study. Part 2: Anatomical study. Neurosurgery *5*:447-451, 1979.
278. Rengachary SS, Neff JP, Singer PA, and Brackett CE: Suprascapular entrapment neuropathy: A clinical, anatomical, and comparative study. Part 1: Clinical study. Neurosurgery *5*:441-446, 1979.
279. Renwick JH: Nail-patella syndrome: Evidence for modification by alleles at the main locus. Ann Hum Genet *21*:159, 1956.
280. Resnick E: Congenital unilateral absence of the pectoral muscles often associated with syndactylism. J Bone Joint Surg *24*:925-928, 1942.
281. Rhinehart BA: Cleidocranial dysostosis (mutational dysostosis) with a case report. Radiology *26*:741-748, 1936.
282. Ribbing S: Studien über hereditäre multiple epiphysenstörungen. Acta Radiol 1-107, 1937.
283. Rob C and May AG: Neurovascular compression syndromes. Adv Surg *9*:211-234, 1975.
284. Roberts JB: A case of excision of the head of the humerus for congenital subacromial dislocation of the humerus. Am J Med Sci *130*:1001-1007, 1905.
285. Roberts J: Quoted in Rockwood CA Jr: Fractures and dislocations of the ends of the clavicle, scapula, and glenohumeral joint. *In* Rockwood CS Jr, et al (eds): Fractures, vol 3. Philadelphia: JB Lippincott, 1984, pp 624-682.
286. Robinson A (ed): Cunningham's Textbook of Anatomy, 5th ed. New York: William Wood, 1921.
287. Robinson A, Braun RM, Mack P, and Zadek R: The surgical importance of the clavicular component of Sprengel's deformity. J Bone Joint Surg Am *49*:1481, 1967.
288. Robinson D, Aghasi M, Halperin N, and Kopilowicz L: Congenital dislocation of the shoulder: Case report and review of the literature. Contemp Orthop *18*:595-598, 1989.
289. Rockwood CA Jr, Williams GR Jr, and Young DC: Disorders of the Acromioclavicular Joint. *In* Rockwood CA Jr, Matsen FA III, Wirth MA, and Harryman DT II (eds): The Shoulder, 2nd ed. Philadelphia: WB Saunders, 1996, pp 483-543.
290. Roldan R and Warren D: Abduction deformity of the shoulder secondary to fibrosis of the central portion of the deltoid muscle. Proceedings of the American Academy of Orthopaedic Surgeons. J Bone Joint Surg Am *54*:1332, 1972.
291. Roos DB: Transaxillary approach for first rib resection to relieve thoracic outlet syndrome. Ann Surg *163*:354-358, 1966.
292. Roos DB: Congenital anomalies associated with thoracic outlet syndrome: Anatomy, symptoms, diagnosis, and treatment. Am J Surg *132*:771-778, 1976.
293. Roos DB: New concepts of thoracic outlet syndrome that explain etiology and symptoms, diagnosis, and treatment. Vasc Surg *13*:313-321, 1979.
294. Roos DB: The place for scalenectomy and first rib resection in thoracic outlet syndrome. Surgery *92*:1077-1085, 1982.
295. Ross DM and Cruess RL: The surgical correction of congenital elevation of the scapula: A review of seventy-seven cases. Clin Orthop *125*:17-23, 1977.
296. Rowe CR: Unusual Shoulder Conditions. New York: Churchill Livingstone, 1988, pp 639-646.
297. Rubin P: Dynamic Classification of Bone Dysplasias. Chicago, Year Book Medical Publishers, 1964, p 146.
298. Ruge G: Ein Rest des Haut-rumpf-muskels in der Achselgegend des Meschen-Achselbogen. Morphol Jahrb *41*:519-538, 1910.
299. Russo MTP and Maffulli N: Bilateral congenital pseudarthrosis of the clavicle. Arch Orthop Trauma Surg *109*:177-178, 1990.
300. Ryu RK, Fan RS, and Dunbar WH: The treatment of symptomatic os acromiale. Orthopedics *22*:325-328, 1999.
301. Sachatello CR: The axillopectoral muscle (Langer's axillary arch): A cause of axillary vein obstruction. Surgery *81*:610-612, 1977.
302. Saint-Pierre L: Pseudarthrose congenitale de la clavicule droite. Ann Anat Pathol *7*:466, 1930.
303. Saitta GF and Baum V: Langer's axillary arch, an unusual cause of axillary mass. JAMA *180*:122, 1962.
304. Sakkers RJ, Tjin a Ton, and Bos CF: Left-sided congenital pseudarthrosis of the clavicula. J Pediatr Orthop B *8*:45-47, 1999.
305. Salamon PB: The treatment of symptomatic os acromiale. J Bone Joint Surg Am *81*:1198, 1999.
306. Sales de Gauzey J, Baunin C, Puget C, et al: Congenital pseudarthrosis of the clavicle and thoracic outlet syndrome in adolescence. J Pediatr Orthop B *8*:299-301, 1999.
307. Samilson RL: Congenital and developmental anomalies of the shoulder girdle. Orthop Clin North Am *11*:219-231, 1980.
308. Sammarco VJ: Os acromiale: Frequency, anatomy, and clinical implications. J Bone Joint Surg Am *82*:394-400, 2000.
309. Sato M, Hondo S, and Inoue H: Three cases of abduction contracture of the shoulder joint caused by fibrosis of the deltoid muscle. Orthop Surg (Tokyo) *16*:1052-1056, 1965.
310. Satterlee CC: Successful osteosynthesis of an unstable mesoacromion in 6 shoulders: A new technique. J Shoulder Elbow Surg *8*:125-129, 1999.
311. Scaglietti O: The obstetrical shoulder trauma. Surg Gynecol Obstet *66*:868, 1938.
312. Schar W and Zweifel C: Das Os acromiale und seine klinische Bedeutung. Bruns Beitr Klin Chir *164*:101-124, 1936.
313. Schoenecker PL, Johnson GE, Howard B, and Capelli AM: Congenital pseudarthrosis. Orthop Rev *21*:855-860, 1992.

314. Schottstaedt ER, Larsen LJ, and Bost FC: Complete muscle transposition. J Bone Joint Surg Am *37*:897, 1955.
315. Schlyvitch B: Uber den Articulus coracoclavicularis. Anat Anz *85*:89-93, 1937.
316. Schulze-Gocht W: Uber den Trapeziusdefekt. Zugleich ein Beitrag zur Frage der Skoliosenentstehung. Arch Orthop Chir *26*:302-307, 1928.
317. Seib GA: The musculus pectoralis minor in American whites and American Negroes. Am J Physiol Anthropol *4*:389, 1938.
318. Selden BR: Congenital absence of trapezius and rhomboideus major muscles. J Bone Joint Surg *17*:1058-1059, 1935.
319. Senrui H, Egawa T, and Horiki A: Anatomical findings in the hands of patients with Poland's syndrome. J Bone Joint Surg Am *64*:1079-1082, 1982.
320. Shalom A, Khermosh O, and Weintroub S: The natural history of congenital pseudarthrosis of the clavicle. J Bone Joint Surg Br *76*:846-847, 1994.
321. Sharrard WJW: Paediatric Orthopaedics and Fractures. Oxford: Blackwell Scientific, 1971.
322. Sheehan D: Bilateral absence of trapezius. J Anat *67*:180, 1932.
323. Sisley JF: The axillopectoral muscle. Surg Gynecol Obstet *165*:73, 1987.
324. Smith DW: *In* Jones KL (ed): Smith's Recognizable Patterns of Human Malformation, 4th ed. Philadelphia: WB Saunders, 1988, pp 42 and 58.
325. Wood VE, and Ellison DW: Results of upper brachial plexus thoracic outlet syndrome. Society of Thoracic Surgeons: Ann Thorac Surg *58*:458-461, 1994.
326. Soderberg BN: Congenital absence of the pectoral muscle and syndactylism: A deformity association sometimes overlooked. Plast Reconstr Surg *4*:434-436, 1949.
327. Solomon LM, Medenica M, Pruzansky S, et al: Apert syndrome and palatal mucopolysaccharidosis. Teratology *8*:287-292, 1973.
328. Soule AB: Mutational dysostosis (cleidocranial dysostosis). J Bone Joint Surg *28*:81-102, 1946.
329. Sperling JW, Cofield RH, and Steinmann SP: Shoulder arthroplasty for osteoarthritis secondary to glenoid dysplasia. J Bone Joint Surg Am *84*:541-546, 2002.
330. Spinner RJ, Carmichael SW, and Spinner M: Infraclavicular ulnar nerve entrapment due to a chondroepitrochlearis muscle. J Hand Surg [Br] *16*:315-317, 1991.
331. Sprengel RD: Die angeborene Verschiebung des Schulterblattes nach Oben. Arch Klin Chir *42*:545, 1891.
332. Stanciu C and Morin B: Congenital glenoid dysplasia: Case report in two consecutive generations. J Pediatr Orthop *14*:389-391, 1994.
333. Stein HC and Bettmann EH: Rare malformation of the arm. Double humerus with three hands and sixteen fingers. Am J Surg *1*:336-343, 1940.
334. Steinbeck J, Liljenquist U, and Jerosch J: The anatomy of the glenohumeral ligamentous complex and its contribution to anterior shoulder stability. J Shoulder Elbow Surg *7*:122-126, 1998.
335. Stocks P and Barrington A: Treasury of Human Inheritance, vol 3. London: Cambridge University Press, 1925, p 121.
336. Subkowitsch EM: Zur Frage der Morphologie des Schultergurtels. I. Entwicklung und Morphologie des Processus coracoides bei Mensch und Fledermaus. Morphol Jahrb *65*:517, 1931.
337. Sulamaa M: Autotransplantation of epiphysis in neonates. Acta Chir Scand *119*:194, 1960.
338. Sulamaa M: Treatment of some skeletal deformities. Postgrad Med J *39*:67, 1963.
339. Sulamaa M: Upper extremity phocomelia: A contribution to its operative treatment. Clin Pediatr (Phila) *2*:251-257, 1963.
340. Sutro CJ: Dentated articular surface of the glenoid—an anomaly. Bull Hosp Jt Dis *27*:104-108, 1967.
341. Swanson AB: A classification for congenital limb malformations. J Hand Surg *1*:8, 1976.
342. Tachdjian MO: Pediatric Orthopedics, vol 1, 2nd ed. Philadelphia: WB Saunders, 1990, pp 136-179.
343. Tachendorf F: Einige seltenere atypische Brustmuskeln des Menschen und ihre Beurteilung. Z Anat Ent *114*:216-229, 1949.
344. Taussig HB: A study of the German outbreak of phocomelia: The thalidomide syndrome. JAMA *180*:1106, 1962.
345. Terry RJ: Rudimentary clavicles and other abnormalities of the skeleton of a white woman. Anat Physiol *33*:413-422, 1899.
346. Testut L: Les Anomalies Musculaires Chez L'Homme Expliquees par L'Anatomie Comparée, Leur Importance en Anthropologie. Paris: Doin, 1884.
347. Testut L: Traite d'Anatomie Humaine. Paris: Gaston Doin & Cie, 1928, p 879.
348. Thieffry S, Arthuis M, DeGrouchy J, et al: Deletion des bras courts d'un chromosome 17-18: Dysmorphies complexes avec oligophrenie. Arch Fr Pediatr *20*:740, 1963.
349. Thomas PS, Reid M, and McCurdy A: Pelvis-shoulder dysplasia. Pediatr Radiol *5*:219, 1977.
350. Tilney NL, Griffiths HJG, and Edwards EA: Natural history of major venous thrombosis of upper extremity. Arch Surg *101*:792, 1970.
351. Tobler L: Der Achsiebogen des Menschen, ein Rudiment des Panniculus Cornosus der Mannaliev. Morphol Jahrb *30*:453-507, 1902.
352. Turner JW: An hereditary arthrodysplasia associated with hereditary dystrophy of the nails. JAMA *100*:882, 1933.
353. Turner W: On the musculus sternalis. J Anat Physiol *1*:246, 1867.
354. Upton J: Classification and pathologic anatomy of limb anomalies. Clin Plast Surg *18*:321-355, 1991.
355. Valentin B: Die kongenitale Schulterluxation, Bericht uber drei Falle in einer Familie. Z Orthop Chir *55*:229-240, 1931.
356. Voto SJ and Weiner DS: The chondroepitrochlearis muscle: Case report. J Pediatr Orthop *7*:213-214, 1987.
357. Wall JJ: Congenital pseudarthrosis of the clavicle. J Bone Joint Surg Am *52*:1003-1009, 1970.
358. Warner JJ, Beim GM, and Higgins SL: The treatment of symptomatic os acromiale. J Bone Joint Surg Am *80*:1320-1326, 1998.
359. Waters PM, Smith GR, and Jaramillo D: Glenohumeral deformity secondary to brachial plexus birth palsy. J Bone Joint Surg Am *80*:668-677, 1998.
360. Weaver JK and Dunn HK: Treatment of acromioclavicular injuries, especially complete acromioclavicular separation. J Bone Joint Surg Am *54*:1187, 1972.
361. Weech AA: Combined acrocephaly and syndactylism occurring in mother and daughter: A case report. Bull Johns Hopkins Hosp *40*:73-74, 1927.
362. Weed LH: The Development of the Cerebrospinal Spaces (Contribution to Embryology No. 14), Publication 225. Carnegie Institute of Washington, 1916.
363. Wertheimer LG: Coracoclavicular joint. J Bone Joint Surg Am *30*:570-578, 1948.
364. Whitman R: The treatment of congenital and acquired luxations at the shoulder in childhood. Ann Surg *42*:110-115, 1905.
365. Wiland OK: Extracardiac anomalies in association with congenital heart disease: Analysis of 200 necropsy cases. Lab Invest *5*:380-388, 1956.
366. Wilkinson JA and Campbell D: Scapular osteotomy for Sprengel's shoulder. J Bone Joint Surg Br *62*:486-490, 1980.
367. Willet A and Walsham WJ: An account of the dissection of the parts removed after death from the body of a woman: The subject of congenital malformations of the spinal column, bony thorax, and left scapular arch. Proc R Med Chir Soc *8*:503-506, 1880.
368. Willet A and Walsham WJ: A second case of malformation of the left shoulder girdle, with remarks on the probable nature of the deformity. BMJ *1*:513-514, 1883.
369. Williams MM, Snyder SJ, and Buford D Jr: The Buford complex—the "cord-like" middle glenohumeral ligament and absent anterosuperior labrum complex: A normal anatomic capsulolabral variant. Arthroscopy *10*:241-247, 1994.
370. Wirth MA, Lyons FR, and Rockwood CA: Hypoplasia of the glenoid: A review of sixteen patients. J Bone Joint Surg Am *75*:1175-1184, 1993.
371. Wolbrink AJ, Hsu Z, and Bianco AJ: Abduction contracture of the shoulders and hips secondary to fibrous bands. J Bone Joint Surg Am *55*:844-846, 1973.
372. Wolff G: Ueber einen Fall von kongenitaler Schulterluxation. Z Orthop Chir *51*:199-209, 1929.
373. Wood J: Variations in human myology observed during the winter session of 1865-66 at King's College, London. Proc R Soc *15*:229-244, 1866.
374. Wood VE: Congenital skin fossae about the shoulder. Plast Reconstr Surg *85*:798-800, 1990.
375. Wood VE and Ellison DW: Results of upper brachial plexus thoracic outlet syndrome operation. Ann Thoracic Surg 58:458-461, 1994.
376. Wood VE, Sauser DD, and O'Hara RC: The shoulder and elbow in Apert's syndrome. J Pediatr Orthop *15*:648-651, 1995.
377. Wood VE, Twito RS, and Verka JM: Thoracic outlet syndrome: The results of first rib resection in 100 patients. Orthop Clin North Am *19*:131-146, 1988.
378. Woodward JW: Congenital elevation of the scapula: Correction by release and transplantation of muscle origins—a preliminary report. J Bone Joint Surg Am *43*:219-228, 1961.
379. Wright IS: Neurovascular syndrome produced by hyperabduction of arms: Immediate changes produced in 150 normal controls, and effects on some persons of prolonged hyperabduction of arms as in sleeping, and in certain occupations. Am Heart J *29*:1-19, 1945.
380. Wynne Davies R and Fairbank TJ: Multiple epiphyseal dysplasia: Dysplasia epiphysealis multiplex. *In* Fairbank's Atlas of General Affections of the Skeleton, 2nd ed. New York: Churchill Livingstone, 1976, pp 2-3.
381. Yeh L, Kwak S, Kim YS, et al: Anterior labroligamentous structures of the glenohumeral joint: Correlation of MR arthrography and anatomic dissection in cadavers. AJR Am J Roentgenol *171*:1229-1236, 1998.
382. Yonenobu K, Tada K, and Tsuyuguchi Y: Apert's syndrome—a report of five cases. Hand *14*:317-325, 1982.

Capítulo **4**

Evaluación clínica de los problemas del hombro

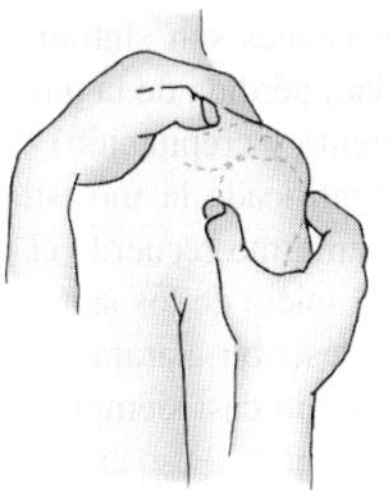

Sumant G. Krishnan, M.D., Richard J. Hawkins, M.D. y Desmond J. Bokor, M.B.B.S.

Para que el tratamiento de cualquier trastorno del hombro tenga éxito es necesario un diagnóstico preciso.[45] Para lograr este objetivo, es necesario recopilar y analizar toda información relacionada con las molestias del paciente. A menudo es fácil pasar por alto las técnicas más básicas de la anamnesis y de la exploración física, confiando por otra parte en métodos de investigación de alto nivel. Estos procedimientos desempeñan su papel a la hora de confirmar un diagnóstico establecido, pudiendo en ocasiones ser de utilidad diagnóstica cuando las manifestaciones son confusas. En la mayoría de los casos, puede llegarse al diagnóstico una vez completada una anamnesis adecuada y una cuidadosa exploración clínica. Es importante lograr «conocer» al paciente. Seg ún la máxima de Osler, «Es más importante saber qué paciente tiene la enfermedad que cuál es la enfermedad que tiene el paciente».

Durante la evaluación clínica es preferible que el médico no centre su atención en la molestia del hombro de inmediato, con el fin de que no se pase por alto alguna enfermedad sistémica que pudiera influir en el diagnóstico, el tratamiento y las expectativas. Por ejemplo, en enfermos diabéticos en ocasiones puede producirse una capsulitis adhesiva, cuya evolución a menudo presenta un curso más refractario; tanto el médico como el paciente deben ser conscientes de esta posibilidad.[4] Asimismo, un paciente con artritis reumatoide corticodependiente presenta un mayor riesgo de complicaciones tras la cirugía, con frecuencia problemas en la cicatrización a causa de la mala calidad tisular.

A la hora de decidir el tratamiento hay que tener en cuenta una serie de factores importantes relacionados con las expectativas y el estilo de vida respecto del trabajo, deporte y actividades de ocio. El tratamiento de un desgarro del manguito de los rotadores es muy diferente en una persona de 80 años, cuya actividad recreativa es básicamente jugar al ajedrez, que en una de 50 años que desempeña un trabajo manual.

Remitimos al lector a *Musculoskeletal Examination: An Organized Approach to Musculoskeletal Examination and History Taking,* libro que presenta los aspectos de este capítulo con mayor profundidad.[17]

HISTORIA CLÍNICA

Naturaleza de la anamnesis

Dos importantes factores que desempeñan un papel primordial a la hora de establecer el diagnóstico son la molestia principal y la edad del paciente.[6] Por ejemplo, la causa más habitual de dolor en el hombro en una persona de 70 años es la patología del manguito de rotadores, mientras que en un joven de 18 años la causa más frecuente de una «dislocación» del hombro es la inestabilidad unidireccional anterior. Cuando se interroga a un paciente sobre un problema clínico en particular, se deben explorar dos aspectos principales: el problema específico del hombro y la manera en que este problema interacciona con la salud general del paciente, su ambiente y su estado funcional. Además de la molestia principal y la edad, debe documentarse la ocupación del paciente, el estado civil, la mano dominante, la práctica de deportes y actividades recreativas, y cualquier antecedente traumatológico. Esta parte de la introducción proporciona al médico una impresión del paciente y representa una charla informal que ayudará al enfermo a relajarse, facilitando así el resto del interrogatorio y la exploración física. Es importante que desde el principio se observe si la situación guarda relación con terceras partes tales como algún tipo de compensación laboral o una demanda.

La exploración incluye preguntar al paciente acerca de la molestia principal, considerando los antecedentes y su salud general, así como el uso de medicamentos y los antecedentes familiares. El orden en que se investigan estas manifestaciones depende de cada circunstancia y de la preferencia del médico.

En el comienzo del interrogatorio es importante establecer el síntoma o síntomas predominantes. Aunque el médico lleva la pauta de la entrevista, también debe dar tiempo a que el enfermo hable libremente. Al igual que en la exploración física, la recogida de la historia clínica debe ser clara, organizada y completa.

Claves de la anamnesis:

1. Edad
2. Molestia principal
3. Mecanismo de lesión
4. Respuesta a tratamiento previo
5. Estado actual del problema

Algunos enfermos acuden con molestias ligadas a un problema crónico del hombro, mientras que otros llegan justo después de sufrir una lesión. En la primera situación, las molestias principales en el hombro suelen ser dolor e inestabilidad. Casi siempre hay también otras molestias como síntomas secundarios pero que en ocasiones son síntomas primarios aislados (p. ej., rigidez, debilidad, pérdida de la movilidad, discapacidad funcional, agarrotamiento y crepitación).

Una vez identificada la molestia principal, el médico debe intentar que el enfermo recuerde el comienzo del problema. En algunos casos el inicio de los síntomas es confuso, y en otros el paciente puede describir claramente el origen espontáneo de los síntomas. Este inicio casi siempre está ligado a traumatismo (el trabajo o un accidente), al uso excesivo o a un cambio en el patrón de las actividades durante los días o semanas previos al comienzo. El problema se relaciona otras veces con un cambio en el tipo de trabajo en el que se necesita mover los brazos por encima de la cabeza, como al pintar una casa o lanzar una pelota. Si la causa es un traumatismo, se deben considerar detalladamente los mecanismos y acontecimientos que rodearon su comienzo. La posición del brazo y el mecanismo del traumatismo pueden proporcionar claves biomecánicas esenciales con respecto a las estructuras de riesgo durante cualquier situación traumatológica específica, aunque sea menor[40]. Una vez establecidas las circunstancias que rodearon el comienzo, se determina el curso clínico de la molestia desde su inicio hasta el presente. A lo largo de este curso, se deben considerar cuidadosamente los efectos y el momento en que se aplicó cualquier tipo de tratamiento (medicamentos, inyecciones, fisioterapia, cirugía). A medida que pasa el tiempo, es importante cualquier respuesta al tratamiento, aunque ésta sea temporal. Debe valorarse cuidadosamente el curso de la molestia con el fin de determinar si el trastorno mejora, empeora o permanece igual que estaba. Esta secuencia de anamnesis sitúa finalmente al médico y al paciente en el estado actual del síntoma principal. Entonces, se realiza un cuidadoso análisis del carácter, intensidad e interferencia que presenta dicho síntoma en la actualidad con respecto al desarrollo de las actividades diarias, trabajo y deportes.

El dolor como principal molestia

El síntoma más frecuente en el hombro es el dolor. La edad del paciente y la naturaleza y evolución del dolor a menudo conducen al diagnóstico. Es importante observar su inicio, periodicidad, localización, carácter, irradiación, síntomas concomitantes y factores que lo agravan o lo alivian. Estas características probablemente sugieran su origen. En ocasiones el dolor está producido por una patología musculoesquelética local del hombro, y otras irradia desde otros sitios, como la columna cervical. Además, muchas veces el paciente se muestra confuso al tratar de localizar la región patológica específica. Por ejemplo, un paciente con un trastorno primario del hombro, como una tendinitis del supraespinoso, a menudo localiza el dolor sobre la región deltoidea, mientras que los pacientes con dolor irradiado de la región cervical con frecuencia lo sitúan en la parte superior del hombro.[36] En lugar de indicar con un dedo la localización del dolor de hombro, por lo general el paciente lo señala con la mano abierta (Fig. 4-1). La calidad del dolor varía según la patología. El dolor radicular que irradia desde la región cervical al hombro casi siempre es lacerante, y a veces se localiza en la distribución de la raíz nerviosa. El dolor de la tendinitis es difuso, sordo y continuo.

El dolor es una molestia subjetiva, y como tal dificulta su evaluación objetiva. Sin embargo, es importante que el médico conozca su intensidad y las limitaciones funcionales que origina. Para definir objetivamente el dolor se utilizan varios parámetros:

1. Dolor nocturno
2. Uso de analgésicos y efectos sobre el mismo
3. Uso de otros tipos de tratamiento y sus efectos
4. Grado de interferencia con el trabajo, los deportes y las actividades diarias
5. Repercusiones en el estilo de vida y la personalidad
6. Apreciación del paciente de la magnitud del dolor según una escala lineal (p. ej., la escala visual análoga o lineal «escala del 1 al 10»)

Causas habituales de la patología del manguito de los rotadores:
1. Dolor al realizar actividades que requieran levantar los brazos por encima de la cabeza
2. Dolor nocturno
3. Debilidad funcional

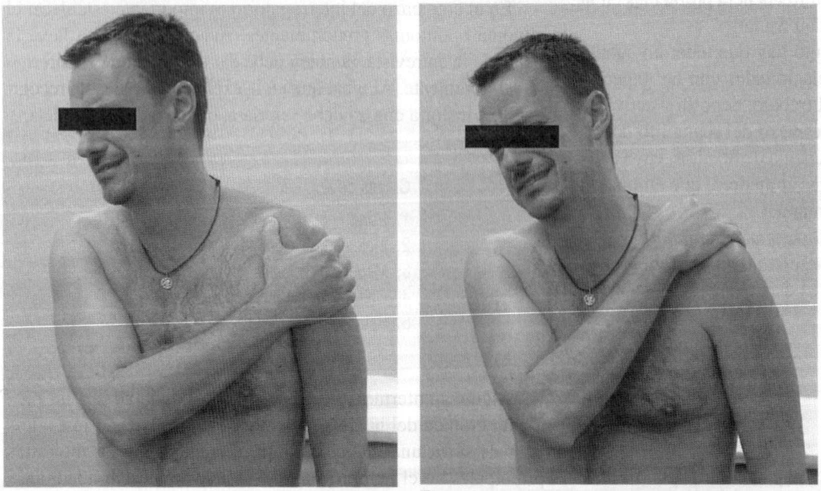

A B

Fig. 4-1 • A, Localización del dolor primario del hombro. El paciente con patología primaria del hombro a menudo señala el lugar del dolor con la mano abierta sobre la zona del deltoides. **B,** Localización del dolor de hombro irradiado por una enfermedad de la región cervical. Un dolor que se irradia al hombro, similar al de la patología de la región cervical, casi siempre es señalado por el enfermo con la mano abierta sobre la parte superior del hombro.

Es muy útil investigar la naturaleza y la magnitud del dolor nocturno. Conforme aumenta su intensidad, el dolor aparece durante la noche y el reposo. En ocasiones el paciente sólo se despierta durante la noche, cuando se gira sobre el lado afectado, pero luego el dolor es más constante y le impide el sueño. Muchos pacientes se levantan, caminan y se frotan los hombros para aliviar la molestia. Otros incluso toman un baño caliente o tratan de dormir sentados. Otros necesitan tomar analgésicos durante la noche. Un dolor nocturno tan grave (descrito originalmente por Codman) es característico del paciente con patología del manguito de los rotadores.[5] Hay trastornos menos frecuentes que también pueden causar dolor nocturno, como la artritis, infecciones y tumores.

La cantidad y el tipo de analgésicos que el paciente consume permiten apreciar la magnitud del dolor. El significado y la interpretación de las necesidades de analgésicos en pacientes con dolor crónico pueden ser confusos. De igual manera, también es importante saber si el paciente necesita sedantes.

La limitación de las actividades es otro dato importante. En ocasiones el dolor es intermitente o sólo aparece durante la actividad física. Conforme aumenta el grado de irritación e inflamación, se pierde la capacidad para realizar ciertas labores, actividades deportivas e incluso algunas actividades cotidianas (como actividades que requieran levantar el brazo por encima de la cabeza en caso de patología del manguito de los rotadores). Un dato importante para apreciar la magnitud del dolor es el grado en que el paciente es capaz de realizar su trabajo y participar en actividades deportivas. En muchos casos el dolor solamente surge con ciertas actividades, como por ejemplo el deporte; este tipo de dolor puede subdividirse en cuanto a si afecta o no al rendimiento máximo y si realmente impide al atleta participar en las actividades elegidas. Es obvio, que el paciente que presenta problemas al realizar actividades diarias tales como alimentarse, afeitarse, vestirse y levantar los brazos por encima de la cabeza (como por ejemplo al peinarse) se encuentra muy discapacitado.

También es útil pedir al paciente que califique la intensidad del dolor en una escala del 1 al 10, en la que el 10 es el más intenso; esto muestra al menos una indicación subjetiva del dolor que percibe el paciente. Sin embargo, para muchas personas es difícil conceptuar el dolor en términos de una escala lineal, y otros tienen un umbral de dolor bajo pero lo exageran. A veces la magnitud del dolor que expresa el paciente proporciona más información sobre él mismo que sobre su problema. El médico debe elaborar su propia escala lineal de dolor. La magnitud del dolor y la duración de la molestia ayudan en el diagnóstico y en la elección del tratamiento.

La inestabilidad como molestia principal

La siguiente molestia más común tanto en el ámbito de la consulta como en el hospitalario hace referencia a la inestabilidad. El espectro de síntomas en este grupo de pacientes es amplio. En muchos casos, el paciente percibe y describe realmente una inestabilidad del hombro, refiriendo a menudo «mi hombro está fuera». En otros, puede que no sea tan evidente, especialmente cuando la inestabilidad está caracterizada por el «dolor». Si consideramos los dos grupos principales de pacientes con inestabilidad descritos por Matsen utilizando los acrónimos TUBS (abreviaturas en inglés de traumatológico, unidireccional con lesión de Bankart que responde a la cirugía) y AMBRII (atraumatológico, multidireccional con hallazgos bilaterales en hombros que responden a la rehabilitación y se llevara a cabo la cirugía, que consistiría en un desplazamiento inferior de la cápsula con cierre del intervalo de los rotadores), podríamos apreciar mejor la variedad de las manifestaciones sintomáticas de estos pacientes.

> Los dos grupos principales de Matsen de pacientes con inestabilidad:
> 1. TUBS
> 2. AMBRII

La existencia de antecedentes de una lesión que provocó una luxación en la que fue necesaria la reducción, presentando sucesivas luxaciones recidivantes, orientará al médico hacia la categoría TUBS. El paciente con AMBRII casi nunca tiene antecedentes traumatológicos, y percibe inestabilidad, dolor o molestia con ciertas actividades o posiciones del brazo. Muchos evitan realizar deportes y no comprenden que el hombro «se sale de la articulación». También hay otros casos en los que las lesiones se sitúan entre ambos extremos, a menudo con síntomas superpuestos.

Al interrogar a un paciente con inestabilidad, hay que valorar el grado (subluxación, luxación), su inicio (traumatológico, atraumatológico, uso excesivo) y la dirección (anterior, posterior, multidireccional).

Cuando una persona siente que el hombro se sale de la articulación y permanece fuera de ésta al menos durante unos segundos, lo más probable es que se haya producido una luxación. La mayoría de los pacientes requieren cierta manipulación para reducirla, adoptando algunos una maniobra específica propia, mientras que otros precisan la intervención de un médico. En la mayor parte de los casos, esta secuencia de acontecimientos sugiere una inestabilidad unidireccional anterior.

En la subluxación, el paciente siente que el hombro «se desliza un poco fuera de la articulación», aunque casi siempre se reduce pronto y de forma espontánea. Al igual que la luxación, la subluxación puede ser posterior o multidireccional. En los pacientes con subluxación anterior, la persona experimenta a veces un «síndrome del brazo muerto», parestesia o adormecimiento del brazo, en especial en la posición de rotación externa y abducción. Otros experimentan rechazo o dolor, con la sensación de que el hombro tiende a salirse de la articulación al realizar una determinada actividad; este rechazo es característico en los pacientes con luxación o subluxación recidivante y, debido al temor a la inestabilidad inminente, muchos de ellos se resisten a colocar el brazo en la posición que la provoca. Evidentemente, los síntomas de luxación, subluxación y rechazo pueden superponerse, así que muchas veces es difícil valorar el auténtico grado de inestabilidad.

A continuación es importante determinar la causa del comienzo de la inestabilidad. ¿Estuvo asociada con un traumatismo?, y ¿Cuál fue el grado de violencia o de energía que precipitó el episodio inicial? ¿Cuál era la posición del brazo y el mecanismo o tipo de traumatismo? ¿Fue una caída hacia delante con el brazo estirado o bien éste fue golpeado y llevado hacia detrás en posición de abducción? Posteriormente es útil determinar la frecuencia y facilidad de los episodios de luxaciones y dislocaciones subsiguientes, así como la facilidad de la reducción de los mismos. En la inestabilidad recidivante traumatológica, es habitual que el hombro se desplace hacia delante, y rara vez posteriormente. En el grupo atraumatológico, es mucho más frecuente el desplazamiento multidireccional y posterior.

También es importante que el paciente indique claramente si estos episodios de inestabilidad son voluntarios o involuntarios. Estos términos descriptivos se aplican con mayor frecuencia a la inestabilidad posterior. El paciente que puede provocar el problema con una contractura muscular se clasifica dentro del grupo de subluxación voluntaria. Los que sufren una inestabilidad desencadenada por una posición del brazo se consideran dentro del grupo de subluxaciones involuntarias. En ocasiones el subluxador o luxador voluntario puede reproducir la inestabilidad, pero casi siempre existe un elemento de inestabilidad involuntaria o no intencional, ligada a ciertos movimientos. Incluso dentro de la categoría voluntaria, existen casos en los que hay un deseo consciente o inconsciente de reproducir la inestabilidad del hombro; en este subgrupo es importante reconocer a los pacientes con alteraciones de la personalidad, porque a menudo frustran los intentos de estabilización, sean quirúrgicos o de otro tipo. La categoría más frecuente de los pacientes con inestabilidad posterior es la del subluxador involuntario, en el que la subluxación está producida por actividades relacionadas con cierta posición del brazo.

Asimismo, es necesario definir la dirección de la inestabilidad, ya sea en sentido anterior, posterior, inferior o multidireccional. El patrón más habitual de inestabilidad es el anterior y unidireccional. Al interrogar a los pacientes se descubre a menudo el rechazo a las actividades que requieren abducción y rotación externa del hombro. Muchos pacientes perciben que el brazo se mueve hacia adelante, o bien, una sensación de plenitud anterior o axilar. El diagnóstico se confirma al demostrar en una radiografía la luxación anterior, y es sugestivo cuando se observan cambios en el reborde glenoideo anterior o una lesión de Hill-Sachs en la porción posterosuperior de la cabeza humeral.

El patrón más habitual de inestabilidad glenohumeral es anterior y unidireccional

El paciente casi siempre puede demostrar su inestabilidad posterior.[20] A menudo percibe que la articulación se encuentra fuera de la cavidad durante la rotación interna del brazo en flexión anterior, pero por lo general siente el chasquido de la reducción cuando el brazo se lleva hacia el plano coronal del cuerpo.

Aunque la inestabilidad posterior, al igual que la anterior, puede producirse de forma aislada, a menudo se asocia con una inestabilidad inferior, pudiendo por ello ser multidireccional (según definieron Neer y Foster[31]). En cuanto a los síntomas, el paciente se queja de una «sensación de flojera» en el hombro, lo que conlleva un mayor rechazo, así como inseguridad o subluxación al cargar el hombro inferiormente, como ocurre al coger un maletín. Muchos de estos pacientes se quejan de dolor, lo que puede complicar el diagnóstico.

Una vez precisadas las características de la inestabilidad, el último paso es formular una revisión de la discapacidad que ocasiona la inestabilidad. Aunque la frecuencia de la inestabilidad es importante, la facilidad con la que se producen estos incidentes y con la que se reducen lo es todavía mayor. El paciente que sufre luxaciones dolorosas de difícil reducción hospitalaria varias veces en un mes, se encuentra evidentemente mucho más discapacitado que aquél que presenta una luxación de reducción fácil cada tres años. Las demás molestias interpoladas en relación con la subluxación y el rechazo contribuyen a conocer mejor la magnitud de la discapacidad. De hecho, se pregunta al paciente si evita alguna actividad. Algunos pacientes temen realizar ciertas actividades, hasta tal grado que ello interfiere con la práctica deportiva, las actividades recreativas o incluso el trabajo. En un grado extremo, llega a afectar a la capacidad del paciente para llevar a cabo actividades de la vida diaria, como ponerse un abrigo o alcanzar un objeto.

Lo que marca finalmente la discapacidad es el grado de dolor asociado que puede producirse como resultado tanto de los episodios de inestabilidad como del dolor debido a una tendinitis, que se da habitualmente en pacientes con una inestabilidad multidireccional subyacente. A menudo, estos pacientes se quejan inicialmente de un dolor difuso, mal localizado, que puede progresar hasta volverse discapacitante en reposo e incluso llegar a interferir con el sueño. La mayoría de estos pacientes detectan un problema de inestabilidad subyacente en sus hombros, que con frecuencia se asocia con quemazón, parestesias o debilidad de la extremidad superior. Este grupo de pacientes representa un desafío diagnóstico y terapéutico. Recordemos que en general representan al grupo AMBRII; los del grupo TUBS habitualmente se encuentran bien entre los episodios de inestabilidad.

Otros síntomas como molestia principal

En el hombro puede haber otros numerosos síntomas, ocasionalmente aislados, aunque casi siempre acompañan a otras molestias más frecuentes como el dolor o la inestabilidad. Estos síntomas son: rigidez, debilidad, trabazón, crepitación, deformidad o parestesias.

La rigidez del hombro a menudo se asocia con dolor. Por desgracia, la presencia de un dolor que causa una disminución del arco de movimiento puede dificultar el diagnóstico de la patología subyacente. Las dos categorías de pacientes a diferenciar son los que tienen una aparente rigidez del hombro, con una disminución del arco de movimiento debido al dolor, y los que tienen un auténtico hombro rígido con limitación de la movilidad. La verdadera disminución de la movilidad del hombro puede deberse tanto a una restricción ósea como de partes blandas. El trastorno más frecuente que limita la movilidad es una capsulitis adhesiva, primaria o secundaria, con fibrosis y contractura de la cápsula articular del hombro. La diabetes, las enfermedades tiroideas, los trastornos del tejido conectivo o las alteraciones vasculares debidas a una distrofia simpática pueden causar una capsulitis secundaria. Otros trastornos que hay que considerar son el desagarro del manguito de los rotadores, la fibrosis postraumatológica, la cicatrización posquirúrgica o la alteración de la arquitectura ósea debida a fracturas previas de la cintura escapular. También debe considerarse una luxación posterior no diagnosticada o trabada, en particular cuando la rotación externa está muy limitada y no existe antecedente de lesión (Fig. 4-2).[21] Aunque mucho menos frecuente, no

A 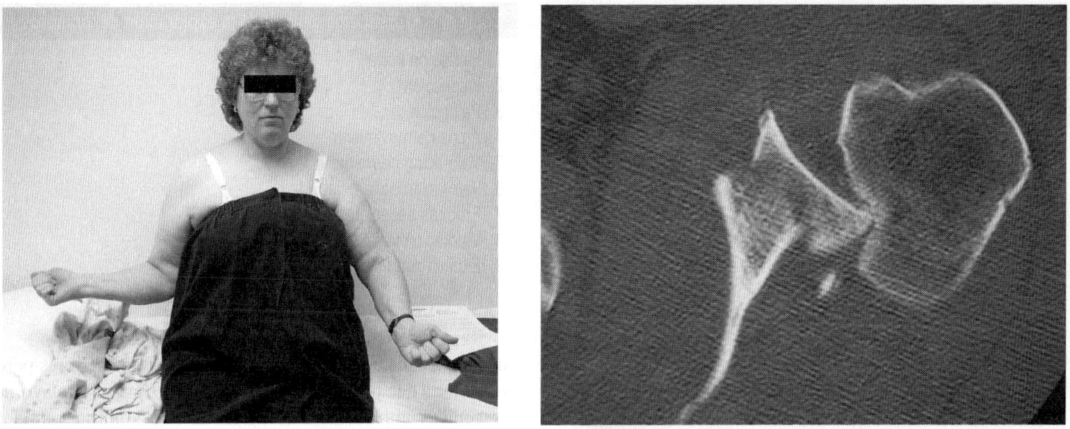 B

Fig. 4-2. • **A,** Paciente con una luxación desapercibida crónica posterior del hombro izquierdo y con gran restricción de la rotación externa activa. **B,** Radiografía axilar lateral que muestra la luxación posterior cerrada.

debe olvidarse la luxación trabada anterior en un paciente con un traumatismo en abducción y una gran limitación de la rotación interna. El antecedente del comienzo de la rigidez del hombro, ya sea por traumatismo o uso excesivo, la edad y sexo del paciente y la ocupación laboral del paciente, conducen con frecuencia al diagnóstico de la patología subyacente. Por ejemplo, la capsulitis idiopática agresiva, que es la causa más común de hombro congelado, se produce con frecuencia en amas de casa de mediana edad, comienza espontáneamente, e inicialmente progresa desde un dolor solitario hasta dolor y rigidez, y posteriormente a tan sólo rigidez. Habitualmente tiene un curso autolimitado.

Causas de capsulitis adhesiva:
1. Primaria/idiopática
2. Diabetes
3. Trastornos tiroideos
4. Presencia de un desgarro del manguito de los rotadores
5. Postraumatológica
6. Posquirúrgica

En ocasiones la debilidad del hombro es un síntoma confuso, sobre todo cuando conlleva dolor. La debilidad auténtica se debe a una deficiencia neurológica o musculotendinosa. La causa más frecuente de debilidad aislada en el hombro es la deficiencia del manguito de rotadores. En los enfermos con desgarro de este manguito el dolor es leve. Cuando el desgarro es pequeño el dolor es más intenso, mientras que cuando es mayor, predomina la debilidad. En algunos casos existen antecedentes traumatológicos o de una tendinitis dolorosa, que señala el desgarro del manguito como causa de la debilidad. El desgarro del manguito suele conllevar un crujido o crepitación al mover el hombro, aunque este signo también aparece en la tendinitis crónica con un manguito íntegro. La presencia de síntomas neurológicos sugiere un problema de la raíz cervical o de algún nervio periférico. Síntomas neurológicos tales como la debilidad muscular específica individual o una debilidad global, sugieren un patrón de raíz cervical o de nervio periférico. Los problemas neurológicos generalizados, como la esclerosis múltiple o la enfermedad de la neurona motora, también producen debilidad.

Algunos pacientes se quejan de «trabazón o seudotrabazón», en ocasiones debido a la rotura del rodete o a la presencia de cuerpos libres, principalmente en el hombro del lanzador. Estos problemas no resultan preocupantes para muchas personas, pero en el deportista de alto rendimiento o en el trabajador manual llegan a interferir considerablemente en su actividad. Estas manifestaciones se asocian a menudo con cuadros de inestabilidad.

No es frecuente que se presente una deformidad como manifestación primaria pero, si sucede, a menudo guarda relación con un traumatismo previo, como por ejemplo una luxación de la articulación acromioclavicular o fracturas de clavícula (Fig. 4-3). Los problemas congénitos como la deformidad de Sprengel o la seudoartrosis de la clavícula también pueden representar para el paciente la suficiente preocupación cosmética como para llevarles a consultar con el médico. El ensanchamiento o la hipertrofia de una cicatriz quirúrgica previa puede ser una importante clave diagnóstica de una deficiencia del colágeno, que también puede deberse a un fracaso quirúrgico. En la patología intrínseca del hombro, como por ejemplo en la inestabilidad multidireccional, pueden producirse parestesias o «cosquilleo» descendente por el brazo, llegando incluso hasta la mano.

Presentación en forma de lesión aguda

Los pacientes con una lesión aguda del hombro plantean una situación diferente de los que presentan un problema crónico. Las lesiones producen dolor, que se acompaña de una disminución del arco de movilidad (p. ej., un paciente con una luxación anterior aguda del hombro estará sujetándose el brazo en una «posición de protección» sobre el abdomen, sufriendo un marcado malestar). Al mismo tiempo, puede presentar una deformidad y tumefacción. El mecanismo de lesión, el grado de traumatismo y la posición del brazo pueden ser claves importantes para estimar el daño potencial en las partes blandas y el hueso. También debe investigarse acerca de la existencia de otras lesiones, como las de columna cervical, las del codo o la mano ipsi-

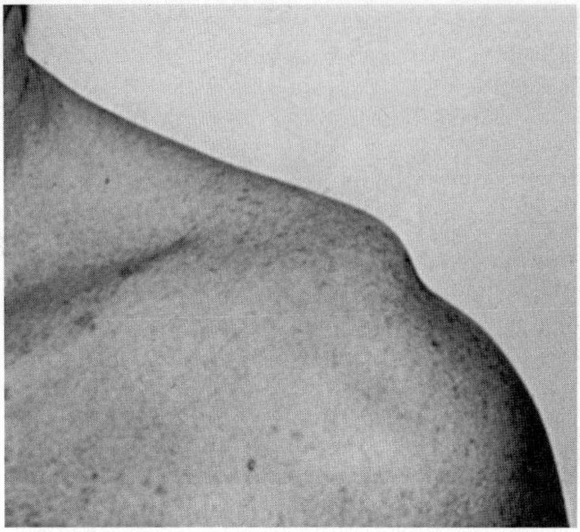

Fig. 4-3 • Luxación de la articulación acromioclavicular. La prominencia o «cabalgamiento» de la parte distal de la clavícula en una luxación de la articulación acromioclavicular (causada en realidad por una escápula descendida o «colgante») origina una deformidad en escalón sobre la parte superior del hombro.

lateral, o de áreas no contiguas, como es el tronco. A la hora de plantear el tratamiento y la rehabilitación, puede ser útil conocer la ocupación laboral, las circunstancias sociales, la existencia de un seguro de incapacidad y la asociación de una posible demanda. La tendinitis calcificante aguda puede asociarse con un comienzo abrupto del dolor en ausencia de cualquier lesión traumatológica. Es una manifestación exclusiva del hombro.[20]

> Dolor en el hombro de comienzo súbito, sin traumatismo: tendinitis calcificante aguda del manguito de los rotadores

Las lesiones del hombro varían desde una simple distensión muscular o una contusión hasta una grave fractura, a veces asociada con una luxación. Los detalles antes mencionados permiten establecer el tratamiento apropiado, e indican claramente al paciente sus expectativas y la duración de la recuperación. Es importante subrayar que, en el caso del paciente con una lesión importante del hombro debida a un traumatismo grave, como un accidente de tráfico, lo más importante es definir la integridad vascular de la extremidad. La integridad neurológica es secundaria.

En última instancia, la historia clínica casi siempre permite llegar al diagnóstico, pero la exploración física sigue siendo una parte esencial de cualquier evaluación.

EXPLORACIÓN FÍSICA

La técnica de la exploración física es tanto una habilidad como un arte que se domina sólo a través del estudio y la experiencia.[19] Si se realiza conscientemente, proporcionará el máximo beneficio, conduciendo al médico al diagnóstico e induciendo al mismo tiempo confianza en el paciente. La exploración debe ser minuciosa para evitar que se pasen por alto cambios sutiles que de otra forma podrían pasar desapercibidos. Con frecuencia se dice que en medicina se cometen más errores porque no se busca que por falta de conocimiento. Aunque la mayoría de las técnicas empleadas en la exploración del hombro son fiables, otras requieren práctica y cuidado en su realización e interpretación. A menudo, la diferencia entre un signo normal y otro patológico en el hombro es muy pequeña. Para que el estudio sea eficaz y completo, es necesaria una aproximación sistemática.[24]

Tabla 4-1 • Esquema general de la exploración del hombro
1. Impresión inicial
2. Inspección
3. Palpación
4. Arcos de movimiento
5. Valoración neurológica
6. Valoración de la estabilidad
7. Pruebas especiales
8. Valoración vascular
9. Exploración física general

Aunque cada médico puede modificar ciertos aspectos de la exploración según las circunstancias, los tres pasos básicos de la evaluación física siguen siendo: mirar, sentir y mover. En esta sección nos extenderemos sobre estos tres pasos básicos y ofreceremos un protocolo ordenado para la evaluación clínica de los problemas del hombro (Tabla 4-1). Al aspecto general del paciente, le sigue la inspección y palpación de la cintura escapular. Posteriormente se valora el arco de movimiento activo y pasivo, junto con la valoración de la fuerza y una exploración neurológica adecuada. Ello va seguido de la evaluación de la estabilidad y de pruebas especiales adecuadas aplicadas al hombro, como el signo del atrapamiento de Neer. El estado vascular del miembro superior puede guardar relación con problemas del hombro, especialmente en caso de una lesión aguda, por lo que hay que prestar una especial atención a la evaluación vascular.

> Los tres pasos básicos de la exploración física:
> 1. Mirar (inspección)
> 2. Sentir (palpación)
> 3. Mover (rango de movilidad)

Durante la exploración física se evalúan las articulaciones situadas por encima del hombro (p. ej., la región cervical) y por debajo del mismo (p. ej., el codo y la muñeca). Tras ello, se debe poder establecer un diagnóstico, así como realizar exploraciones complementarias e instaurar el tratamiento adecuado. Aunque con algunas modificaciones, este protocolo puede aplicarse al examinar cualquier articulación u otra parte del cuerpo.[19-20]

Impresión inicial

La exploración física del paciente comienza desde que éste entra en la consulta, en la clínica o incluso en el servicio de Urgencias. En ese momento se obtiene una impresión inicial del mismo; ésta se divide en una parte estática y una dinámica. La evaluación estática incluye las características siguientes:

1. Enfermedades generalizadas (p. ej., artritis reumatoide)

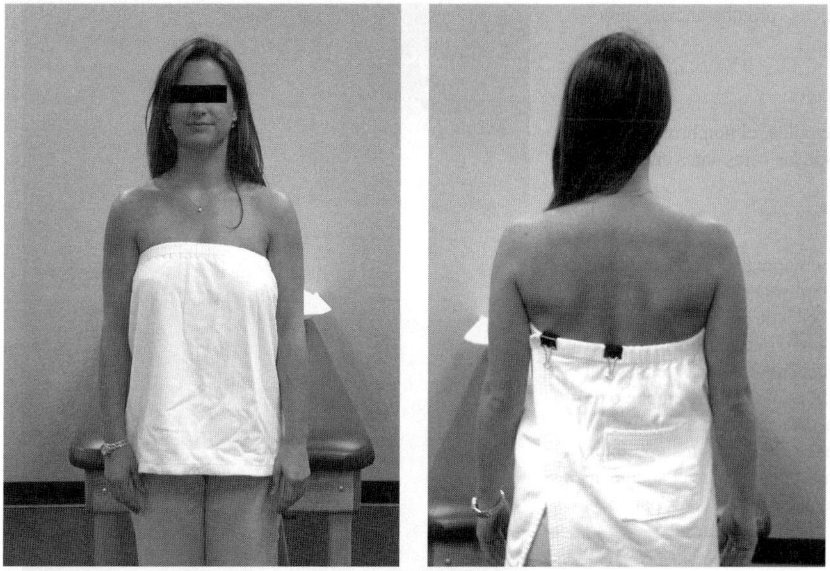

A B

Fig. 4-4 • **A,** Paciente con la bata de exploración, proyección anterior. **B,** Vista posterior de la paciente también con la bata de exploración. En los pacientes de sexo femenino, una bata adecuada permite la exposición de todas las regiones cercanas al hombro de forma que facilite una exploración completa.

2. Edad fisiológica y aspecto (p. ej., aspecto de deportista o de contable)
3. Hábito corporal
4. Malestar general (es decir, se encuentra bien o mal)
5. Molestias en el hombro

La evaluación dinámica incluye:

1. Malestar generalizado con los movimientos
2. Molestias en el hombro con los movimientos
3. Realización de tareas simples y discapacidad vinculada (p. ej., dar la mano, quitarse la ropa)
4. Otras características (p. ej., anomalías de la marcha)

Factores estáticos

Algunos signos y estigmas de enfermedades generalizadas indican que el problema del hombro está ligado a una enfermedad sistémica, como una artritis reumatoide, o a una enfermedad congénita, como el síndrome de Klippel-Feil asociado a una deformidad de Sprengel. Hay que prestar especial atención al aspecto corporal del paciente y a la relación entre su edad cronológica y la fisiológica. Asimismo, debe observarse cualquier signo de enfermedad general, como disnea, y el grado de molestia en relación con la parte afectada manifestada por dolor. Algunos pacientes mayores con un desgarro crónico del manguito de rotadores sólo muestran un leve dolor en el hombro, pero en cambio se encuentran muy angustiados por la discapacidad funcional. Por otra parte, el paciente con una luxación anterior aguda del hombro sufre un dolor intenso, por lo que aprieta firmemente el brazo contra el cuerpo para impedir cualquier movimiento. La impresión inicial y el diagnóstico preliminar indican cuál es la parte de la exploración subsecuente en la que se debe hacer más énfasis (p. ej., el arco de movimiento, la evaluación neurológica o la estabilidad).

Factores dinámicos

La fase dinámica se examina dos veces, inicialmente, mientras el paciente camina y se quita la ropa, y más tarde al valorar el arco de movimiento. Cuando el paciente entra en la consulta, la atención se centra en su marcha. Durante la marcha normal la extremidad superior se balancea de forma rítmica con la extremidad inferior contralateral. El paciente con un problema neurológico (como una enfermedad vascular cerebral o una parálisis o dolor del plexo braquial), pierde la coordinación entre la extremidad superior e inferior. La forma en que lleva la extremidad superior muchas veces revela una parálisis de Erb acompañada por una rotación interna del húmero; en cambio, el paciente con dolor intenso generalizado del hombro no permite ningún movimiento del brazo y utiliza la extremidad opuesta para apoyar el lado enfermo. Mientras el paciente se quita la ropa, el médico examina el aspecto y la calidad de esta acción. El acto de desvestirse normalmente es relajado y fluido, pero cuando un paciente intenta compensar algún movimiento ineficiente o evitar una posición dolorosa surgen maniobras espasmódicas anómalas. El paciente con un hombro doloroso se desviste sacando la extremidad enferma al final y, al vestirse, introduce primero la extremidad afectada en la manga.

Para realizar una inspección adecuada del hombro, primero hay que obtener una exposición apropiada de ambas extremidades superiores. Al varón se le pide que se despoje de toda su ropa hasta la cintura. A la mujer, para respetar el pudor y reducir la ansiedad, se le proporciona una bata que permita exponer ambos hombros (Fig. 4-4). Las mujeres con cabello largo deben ponerse un broche o banda elástica para mejorar la exposición del cuello y los hombros.

Inspección

Durante la inspección del hombro y la extremidad superior se valoran:

1. La actitud
2. Las características de los músculos, en particular la incapacidad

3. Deformidades (p. ej., cicatrices, protuberancias, tumoraciones)
4. Edema
5. Manifestaciones cutáneas y color

Para facilitar una inspección metódica, el hombro se divide en varias zonas que se observan desde las caras anterior, lateral, posterior y superior.

Actitud

La asimetría de los hombros con anomalías en el contorno general puede sugerir la enfermedad subyacente. El paciente con un hombro doloroso casi siempre lo sostiene por encima del contralateral. La presencia de un cuello corto puede asociarse con el síndrome de Klippel-Feil. Las parálisis neurológicas totales del nacimiento de la extremidad superior, como la de Klumpke o de Erb, originan una postura anómala característica. El individuo con un hombro muy doloroso sostiene el brazo en una «posición protegida» (es decir, con el brazo en aducción sobre el abdomen, sujetándolo a menudo con la extremidad opuesta). Cuando la patología es bilateral no siempre se aprecia asimetría.

Manifestaciones musculares

En el hombro o en algunos grupos de músculos periféricos puede evidenciarse una atrofia muscular. Los pacientes con molestias asociadas de la región cervical pueden presentar una prominencia del trapecio y de los músculos paracervicales, que es debida al espasmo. La afectación de las raíces de la región cervical se manifiesta en forma de atrofia muscular distal; por ejemplo, de los interóseos de la mano. Los músculos más importantes en los que se deben buscar atrofias en el hombro son el infraespinoso, el deltoides y el supraespinoso. La atrofia del deltoides se aprecia mejor desde la cara anterior, en la que el hombro adquiere un aspecto «cuadrado». Cuando se atrofian los músculos espinosos, se produce una prominencia de la espina escapular (Fig. 4-5). Es difícil conocer el grado de atrofia del supraespinoso, si es leve o moderada, debido a que este músculo se encuentra en lo profundo de su fosa y está cubierto por el trapecio. La atrofia del infraespinoso es más fácil de observar. La causa más habitual de atrofia de los espinosos es el desgarro del manguito de los rotadores; sin embargo, hay que considerar otros diagnósticos, como el atrapamiento del músculo supraescapular,[38] la compresión de la raíz de C5 o, rara vez, una miopatía. Para revelar una rotura de la porción larga del tendón del bíceps con retracción distal se pide al paciente que lo contraiga (Fig. 4-6). Asimismo, la rotura del pectoral se aprecia realizando una aducción contra resistencia de los brazos con elevación anterior de 90° y en rotación neutra (Figs. 4-7 A y B)

> La causa más frecuente de pérdida muscular o de atrofia del infraespinoso es el desgarro del manguito de los rotadores

Deformidades

La elevación de la clavícula en su parte externa sugiere algún problema vinculado a una luxación previa de la articulación acromioclavicular (Fig. 4-3). La escápula alada puede deberse primariamente al debilitamiento de sus estabilizadores principales, el serrato anterior y el trapecio, o bien, secundariamente, a una concomitante patología glenohumeral. Muchas

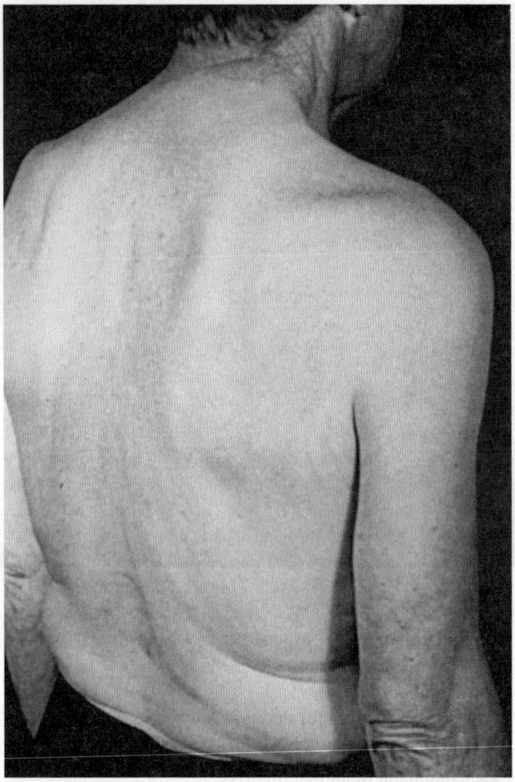

Fig. 4-5 • Atrofia del conjunto supraespinoso-infraespinoso. La marcada atrofia de los espinosos, en este hombro, debida a un gran desgarro del manguito de rotadores, produce una prominencia de la espina escapular.

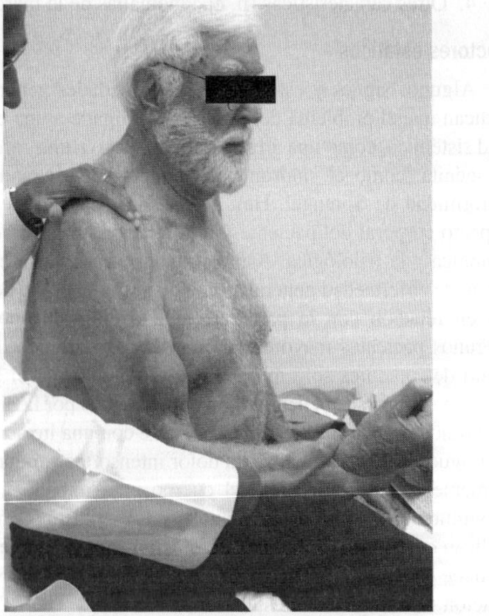

Fig. 4-6 • Rotura de la porción larga del bíceps braquial. Al pedir al paciente que flexionara el codo, el vientre del bíceps mostró el aspecto de «brazo de Popeye» que caracteriza a la rotura de la porción larga del bíceps.

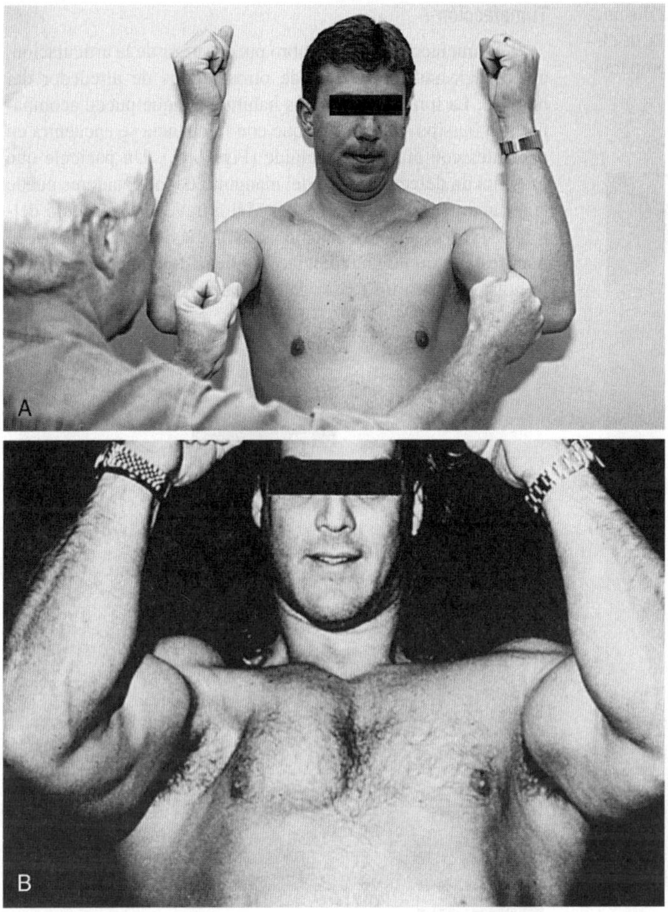

Fig. 4-7 • **A,** Exploración normal del pectoral; abducción contra resistencia con 90° de elevación anterior y rotación neutra. **B,** Culturista que muestra la rotura del pectoral, con la contracción voluntaria en la misma posición.

veces, la posición de la escápula indica cuál es el músculo estabilizador principal que no funciona. Cuando existe una parálisis del serrato anterior, la escápula tiende a desplazarse en sentido proximal, y su ángulo inferior se desplaza en sentido medial (Fig. 4-8). En cambio, cuando se paraliza el trapecio, la escápula se desplaza en sentido inferior y su ángulo inferior se traslada en sentido lateral. Este fenómeno se observa con mayor facilidad cuando se pide al paciente que flexione el hombro contra cierta resistencia o contra una pared. La presencia de una cicatriz secundaria a una cirugía previa puede sugerir el diagnóstico de una lesión yatrogénica del nervio.

Exploración escapular

La escápula alada sigue diversos patrones, y en la mayor parte de los casos se produce por algún tipo de patología glenohumeral. En ocasiones se debe a deformidades torácicas, como escoliosis con deformidades costales; sin embargo, casi siempre está ocasionada por una debilidad de los estabilizadores escapulares principales, es decir, del serrato anterior, del trapecio y del romboides. El desplazamiento causado por la debilidad de los estabilizadores musculares se manifiesta ante todo durante la movilidad y las pruebas de esfuerzo. En muchas personas existen grados menores de asimetría escapular causada por una escápula alada, sin que exista una patología glenohumeral. No obstante, a menudo éste es un indicador sutil de algún problema glenohumeral intrínseco. La escápula alada moderada a veces acompaña a otros problemas glenohumerales más pronunciados, como la subluxación posterior. La escápula alada marcada casi siempre se debe a alguna lesión neurológica, como una disfunción del nervio del serrato mayor, con parálisis secundaria del serrato anterior.[3]

Los métodos tradicionales para estimular el aleteo o la discinesia escapular son:

1. Observar con atención el movimiento de la escápula durante la elevación.
2. Palpar el ángulo inferior de la escápula durante la elevación.
3. Pedir al paciente que empuje contra una pared para verificar el aleteo (Fig. 4-9).
4. Pedir al paciente que, en decúbito prono sobre el suelo, levante el cuerpo apoyándose sobre las palmas de sus manos.

> Una escápula alada leve o moderada a menudo es secundaria a un problema glenohumeral intrínseco asociado, como por ejemplo una inestabilidad

Un método muy eficaz de maximizar el aleteo o la discinesia escapular es que el explorador oponga resistencia a la elevación de los brazos del paciente flexionados a 30°, comparando ambos lados (Fig. 4-10).

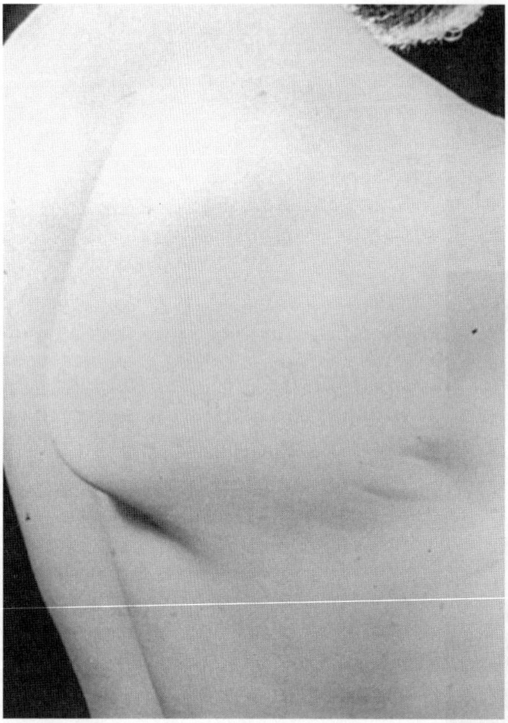

Fig. 4-8 • Escápula derecha alada. La parálisis del serrato anterior derecho origina el desplazamiento de la escápula en sentido superior, mientras que el ángulo inferior se desplaza en sentido medial y sobresale.

Tumefacción

La tumefacción en el hombro puede surgir de la articulación, del espacio subacromial, o de otros tejidos de alrededor del hombro. La tumefacción no es habitual aunque puede acompañar a la bursitis subacromial que con frecuencia se encuentra en pacientes con artritis reumatoide (Fig. 4-11). Un paciente que presenta un defecto masivo del manguito de los rotadores puede tener una pérdida de líquido sinovial a través del músculo deltoides (y/o de la articulación acromioclavicular), que puede manifestarse como una tumefacción llena de líquido del área de la bolsa o como un quiste ganglionar de la articulación acromioclavicular (Fig. 4-12).[34]

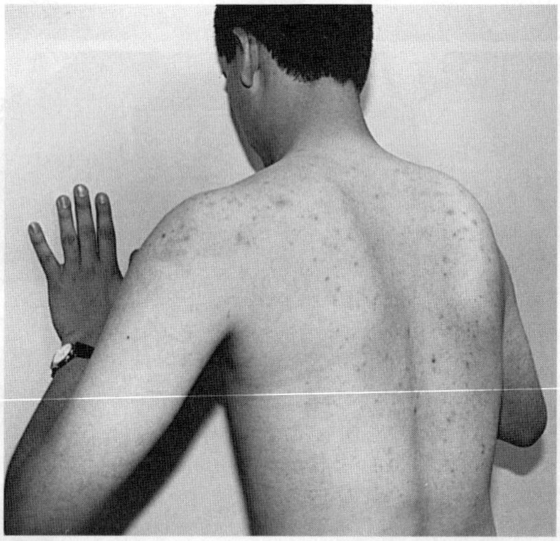

Fig. 4-9 • El método tradicional para provocar el aleteo escapular consiste en observar la escápula mientras el paciente empuja con los brazos hacia delante y en flexión contra la resistencia de una pared.

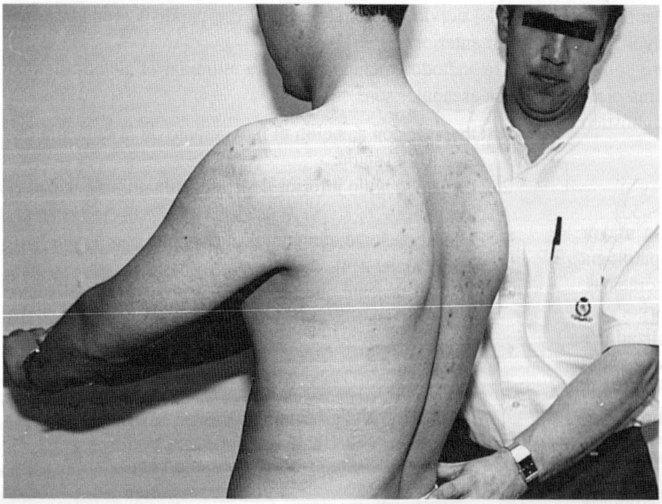

Fig. 4-10 • Una forma más eficaz de provocar el aleteo escapular consiste en que el explorador oponga una resistencia a la elevación de los brazos del paciente, los cuales están en flexión de 30°, y comparar ambos lados. El paciente muestra una exploración normal.

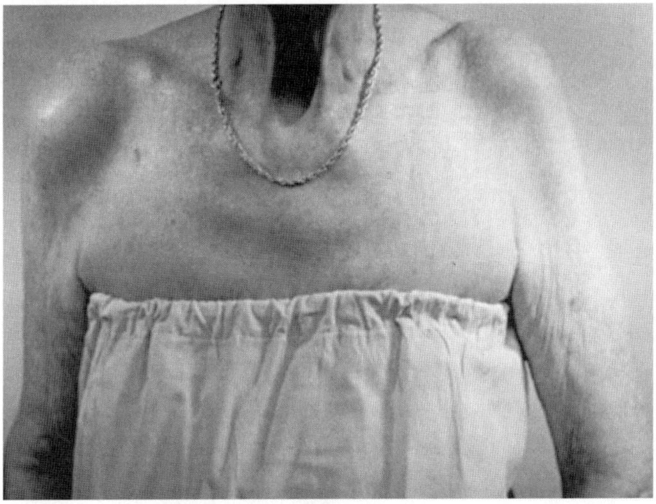

Fig. 4-11 • Tumefacción del hombro derecho por una artritis reumatoide. Esta paciente presentaba una tumefacción quística palpable a través de la parte anterior del deltoides.

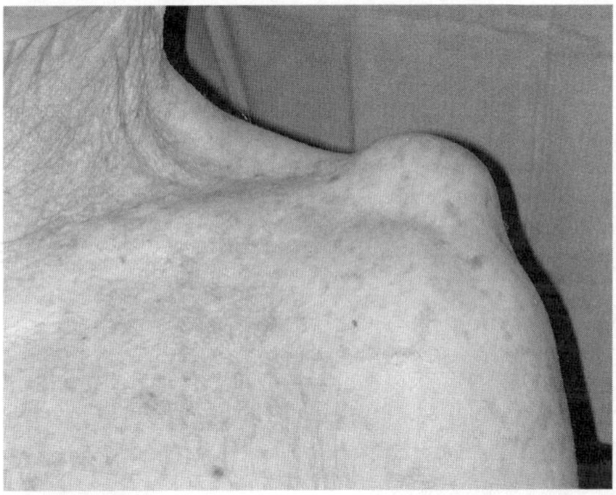

Fig. 4-12 • Paciente con un defecto masivo del manguito de los rotadores y un ganglión de la articulación acromioclavicular secundario a la extravasación de líquido sinovial de la articulación glenohumeral a través de la articulación acromioclavicular y hacia el tejido subcutáneo.

Manifestaciones cutáneas y coloración de la piel

Se realiza una inspección del estado de la piel, constatando cualquier área de decoloración o con máculas que pudiera indicar una patología subyacente. Una reacción inflamatoria o una infección originan un enrojecimiento alrededor del hombro. Ocasionalmente, una decoloración amarilla o azulada (que a menudo se desplaza hacia abajo a lo largo de la parte superior del brazo) es secundaria a una hemorragia, la cual puede estar relacionada con una rotura del manguito de los rotadores, con una rotura de la porción larga del tendón de la bíceps, o con una fractura. Las lesiones rojas y escamosas de la psoriasis o las manchas café con leche de la neurofibromatosis hacen sospechar un proceso patológico general. Las cicatrices e incisiones constituyen una arqueología quirúrgica que ofrece información acerca de patologías y tratamientos previos;[7] por ejemplo, la cicatriz irregular con fóvea de una antigua fístula infectada debería alertar al cirujano acerca de una sepsis previa, y así prevenir una posible dificultad futura en su tratamiento. Un ensanchamiento o una cicatriz hipertrófica pueden indicar un trastorno subyacente del colágeno.

Palpación

Para palpar el hombro es útil dividirlo en varias zonas: anterior, lateral, posterior y superior. También es útil dividir la palpación en técnicas superficial y profunda, y de partes blandas y partes óseas. Es importante conocer la ubicación y las variantes de las referencias anatómicas, y la manera en que cambian con las distintas posiciones del hombro. Esta información ayuda a vincular los datos físicos con la patología correcta. Durante la palpación se consideran varias características al mismo tiempo: 1) sensibilidad, 2) edema, 3) cambios de la temperatura, 4) deformidades, tanto manifiestas como ocultas, 5) características musculares, y 6) relaciones de las diversas estructuras.

Las referencias anatómicas óseas que se identifican con mayor facilidad son las prominencias óseas y las articulaciones asociadas con éstas, incluyendo la articulación esternoclavicular, la clavícula, la articulación acromioclavicular, las porciones anterior y lateral del acromion, la tuberosidad mayor, la apófisis coracoides y la región bicipital. La articulación esternoclavicular se identifica fácilmente justo en la porción lateral de la escotadura supraesternal, pudiendo mostrar un desplazamiento, tumefacción o dolor (Fig. 4-13). Un paciente con una luxación o dislocación recidivante de esta articulación puede presentar un dolor localizado y una posible laxitud articular. La palpación a lo largo de la clavícula puede revelar cualquier deformidad local potencialmente dolorosa, como por ejemplo una fractura clavicular no consolidada. La articulación acromioclavicular se identifica fácilmente en la porción superior del hombro, en el extremo distal de la clavícula. En esta articulación no es habitual encontrar una artritis clínicamente significativa sin la presencia de dolor articular.[34] El dolor en la articulación acromioclavicular puede «exacerbarse» mediante la palpación de esta articulación durante una maniobra con el brazo cruzado en abducción (Fig. 4-14). Justamente lateral a la articulación acromioclavicular se encuentra el acromion anterior. La palpación de la superficie superior del acromion puede despertar dolor en algunos pacientes con compresión, con un *os acromiale* sintomático o

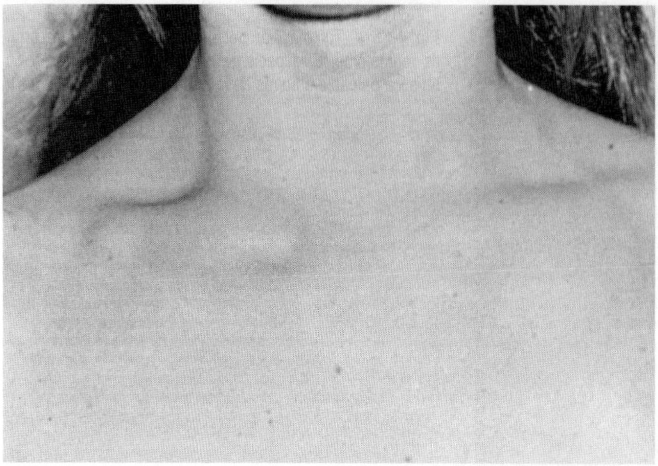

Fig. 4-13 • Luxación anterior de la articulación esternoclavicular derecha. La deformidad del extremo proximal de la clavícula derecha en la articulación esternoclavicular sugiere una luxación anterior fija o una fractura antigua.

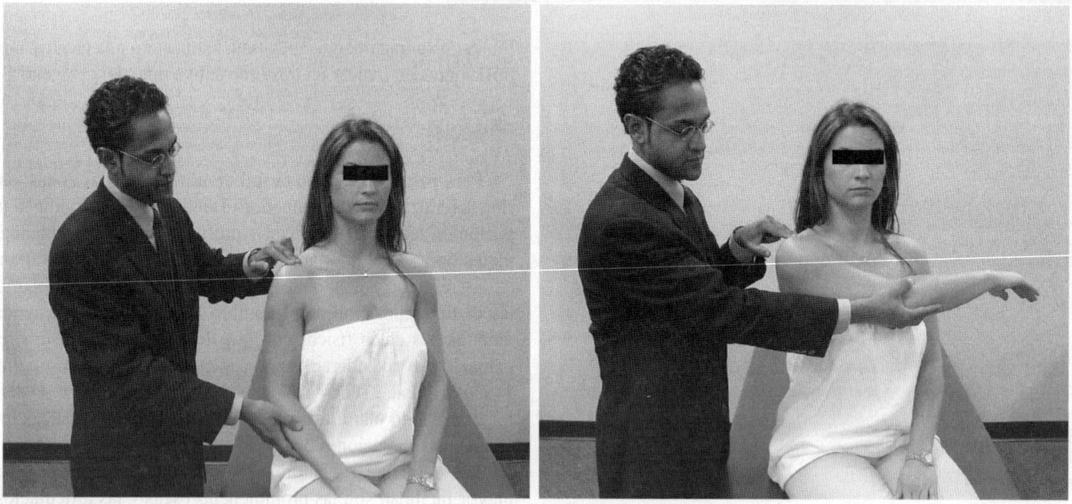

Fig. 4-14 • **A,** Palpación de la articulación acromioclavicular para provocar dolor. **B,** Una exploración «más amplia» de la articulación acromioclavicular palpando la misma para provocar dolor mientras se realiza la maniobra cruzando el brazo en aducción.

con una distrofia simpática refleja del hombro. A la hora de encontrar referencias anatómicas óseas en el área del hombro, es útil identificar inicialmente la clavícula en el plano anterior, y la espina escapular en el posterior. Siguiendo estas estructuras en sentido lateral, habitualmente se pueden identificar los aspectos anterior y lateral del acromion.

El dolor en el troquíter a nivel de la inserción del tendón del supraespinoso (punto de Codman) se demuestra mejor mediante la extensión y la rotación interna del brazo. Cuando el paciente coloca el dorso de la mano a la altura de la nalga ipsilateral, la palpación de la porción prominente de la cabeza del húmero, que se encuentra justamente distal al borde anterolateral del acromion, localiza el lugar en que se encuentra la tuberosidad mayor (Fig. 4-15).[5] Generalmente, el dolor se debe a una tendinitis del supraespinoso, a un desgarro agudo del manguito de los rotadores, o a una fractura que afecta el troquíter. En ocasiones puede palparse un defecto en el manguito de los rotadores a través del deltoides sobre el troquíter (el «test de la hendidura»[49]). Una importante referencia anatómica que hay que identificar es la apófisis coracoides, si bien, el hecho de que la palpación de la coracoides sea dolorosa, es un hallazgo frecuente incluso en el hombro normal. Sin embargo, un dolor importante en la región subcoracoidea (especialmente lateral a la apófisis coracoides) puede ser signo de un síndrome de compresión coracoidea y de una atenuación del tendón subescapular. La palpación del tendón del bíceps no es posible, excepto en individuos muy delgados. El dolor en el área del tendón del bíceps, a la altura de su inserción en la corredera bicipital, es un indicador de una tendinitis del bíceps. Este tendón aparece anteriormente cuando el brazo se encuentra en una rotación interna de 10°.[23] No debe confundirse con el tendón del bíceps el borde redondeado anterior del deltoides (Fig. 4-16).

Otras referencias óseas incluyen la espina y el borde vertebral de la escápula, cuya palpación permite al médico detectar la orientación de la escápula en la pared torácica. Mientras las articulaciones esternoclavicular y acromioesternal se palpan con facilidad, la articulación glenohumeral se encuentra bajo nume-

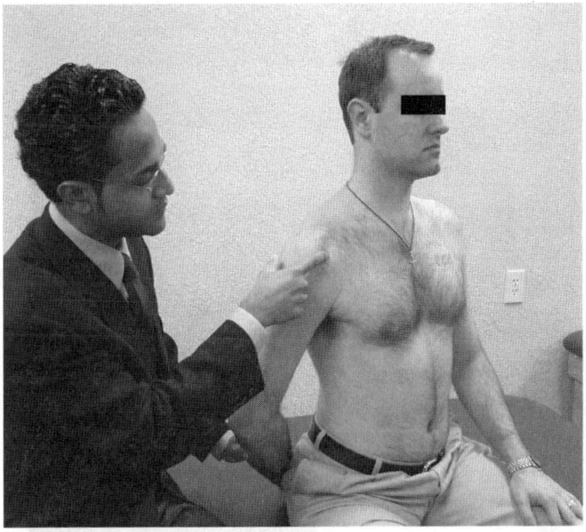

Fig. 4-15 • Palpación del troquíter y de la inserción del supraespinoso (punto de Codman). El dorso de la mano del paciente se sitúa en la nalga ipsilateral, colocando el brazo en una ligera extensión y rotación interna. La prominencia distal al margen anterior del acromion, localiza la situación del troquíter humeral y el punto de inserción del tendón del supraespinoso.

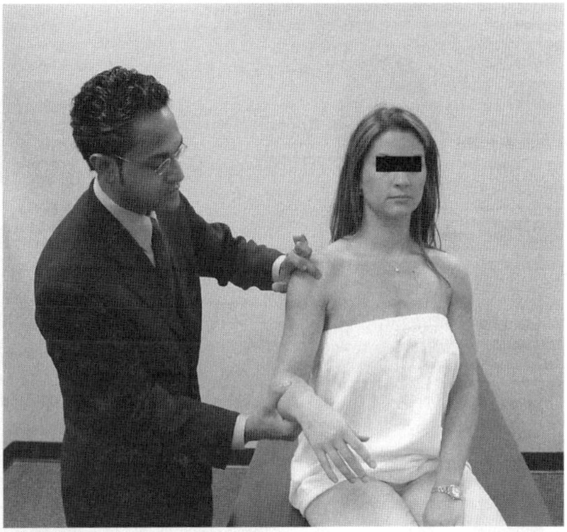

Fig. 4-16 • Palpación de la región bicipital. La corredera bicipital señala directamente hacia delante cuando el brazo se coloca con 10° de rotación interna. Aunque se puede mover el borde del deltoides, situado debajo del dedo, no debe confundirse con el tendón del bíceps.

rosas capas musculares. Los pacientes con artritis de la articulación glenohumeral y aquellos con una patología del rodete posterior a menudo presentan una línea dolorosa a nivel posterior articular por debajo de la parte posterior del acromion. La línea articular posterior se palpa con mayor facilidad mientras el paciente flexiona el torso 30° en sentido anterior (en el plano sagital), permitiendo que cuelguen tanto los brazos como los hombros.

> Causas más frecuentes de dolor:
>
> 1. Punto de Codman: patología del manguito de los rotadores
> 2. Articulación acromioclavicular: artritis o separación acromioclavicular
> 3. Surco bicipital: tendinitis del bíceps

No se debe olvidar la evaluación de partes blandas y de los músculos. El paciente con «hombros colgantes» y una piel hiperelástica puede tener algún trastorno del colágeno, como el síndrome de Ehlers-Danlos. La tumefacción periarticular dura y consistente en los tejidos que rodean el hombro muchas veces sugiere una artropatía por amiloide.[28]

Los grupos musculares principales se palpan prestando especial atención a la sensibilidad, tono y consistencia. Para evaluarlos, se pide al paciente que contraiga el músculo, a fin de buscar alteraciones en el contorno. Por ejemplo, la rotura de la porción larga del bíceps presenta una deformidad característica, con localización del vientre muscular en las partes superior y distal del brazo que se manifiesta más con la contracción (véase Fig. 4-6). En la rotura del pectoral mayor se pierde el contorno del pliegue axilar anterior. La denervación provoca una consistencia muscular atónica y relajada, comparada con la sensación leñosa de la polimiositis. La celulitis de los tejidos subcutáneos origina un edema difuso. Cuando existe un proceso inflamatorio, como la artritis reumatoide, o una infección, aumenta la temperatura local.

Movilidad articular

Para evaluar la movilidad de la articulación del hombro no sólo se estudian los arcos de movimiento, sino que también se observa la calidad del mismo. Al igual que la mayor parte de las articulaciones móviles del cuerpo, el hombro tiene arcos de movimiento en varios planos, gracias a la contribución de las articulaciones esternoclavicular, acromioclavicular, glenohumeral y escapulotorácica. El hombro puede perder su movilidad por diversas causas, aunque la más habitual es el dolor. Es indispensable conocer la magnitud del dolor asociada con el movimiento y saber en qué parte del arco de movimiento aparece.

Calidad del movimiento

A medida que el paciente se desviste, se observa la facilidad con la que mueve la extremidad superior. Con el hombro totalmente descubierto se lleva a cabo una observación más detallada. La elevación del brazo debe ser cuidadosa y continua, contribuyendo sincrónicamente las cuatro articulaciones. Hay que observar la relación existente entre las articulaciones escapulotorácica y glenohumeral, y la forma en que cada de ellas contribuye a la elevación global. Diversas publicaciones indican que la relación entre los movimientos glenohumeral y escapulotorácico varía de 2:1 a 5:4, aumentando el componente escapulotorácico con la elevación.[25,35] Ciertas patologías, como la osteoartritis o la capsulitis adhesiva de la articulación glenohumeral, alteran esta relación, de manera que el movimiento se realiza principalmente a expensas de la articulación escapulotorácica. Los desgarros del manguito de los rotadores o la patología del rodete originan una «trabazón dolorosa» que provoca un ritmo glenohumeral

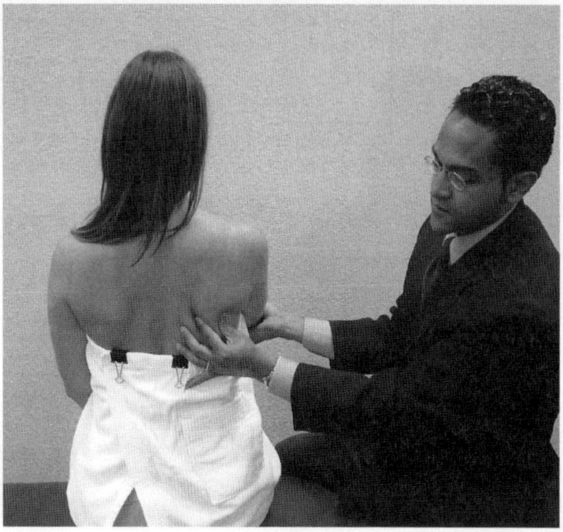

A

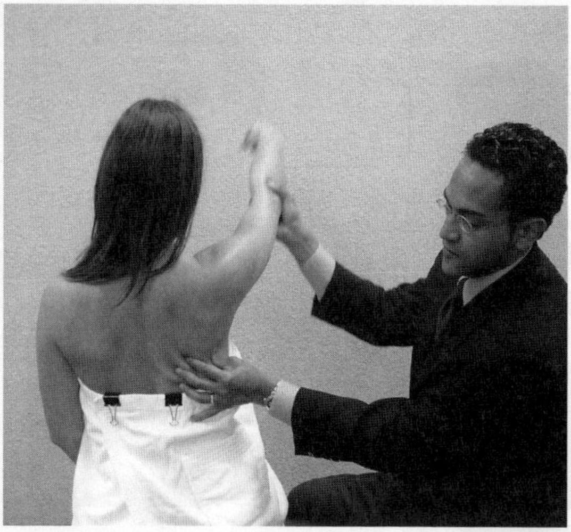

B

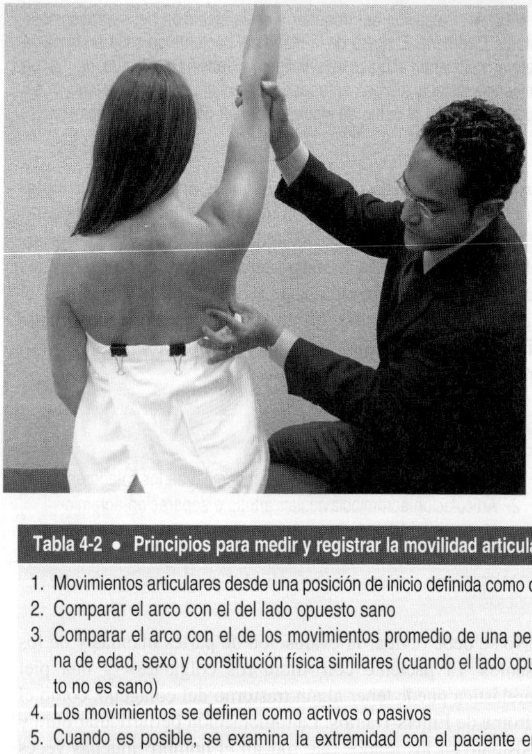

C

Fig. 4-17 • A-C, Evaluación de la movilidad glenohumeral, comparada con la escapulotorácica. En los casos en los que se pierde la movilidad del hombro, es posible evaluar la movilidad glenohumeral y compararla con la escapular, observando el movimiento del ángulo inferior de la escápula y calculando el arco de movimiento de cada uno de estos componentes.

espasmódico e inseguro. Se puede calcular el componente glenohumeral del movimiento, observando y palpando el desplazamiento del ángulo inferior de la escápula durante la elevación del brazo (Fig. 4-17).

Arco de movimiento

La exploración del hombro se realiza tanto en posición erecta como en supina.[35, 37] Cuando el paciente se encuentra de pie, las acciones compensatorias de la columna y la pelvis pueden confundir al examinador a la hora de evaluar la movilidad del hombro, en especial en pacientes con una limitación completa del arco de movimiento. Algunos de estos movimientos compensatorios pueden disminuirse pidiendo al paciente que se siente. La abducción y la rotación interna se valoran mejor con el paciente derecho, preferentemente sentado. Un simple taburete sin respaldo facilita una fácil exploración. La posición supina permite una medición precisa de la elevación pasiva hacia delante y de la rotación externa, ya que disminuye el movimiento compensatorio de la columna.

Siempre se debe valorar el arco activo; la prueba pasiva se realiza sólo cuando el movimiento activo es incompleto. Las diferencias entre los arcos activo y pasivo se deben a una deficiencia musculotendinosa o neurológica o al dolor. Asimismo, hay que valorar si existe dolor con los movimientos extremos.

Tabla 4-2 • Principios para medir y registrar la movilidad articular*

1. Movimientos articulares desde una posición de inicio definida como cero
2. Comparar el arco con el del lado opuesto sano
3. Comparar el arco con el de los movimientos promedio de una persona de edad, sexo y constitución física similares (cuando el lado opuesto no es sano)
4. Los movimientos se definen como activos o pasivos
5. Cuando es posible, se examina la extremidad con el paciente en la posición más cómoda

* Según descripción de la *American Academy of Orthopedic Surgeons.*

La *American Academy of Orthopaedic Surgeons* recomienda los principios siguientes para medir y registrar la movilidad articular, especialmente en el caso del hombro (Tabla 4-2)[1]:

1. «Todos los movimientos de una articulación se miden desde un punto de referencia que se define como *posición*

Tabla 4-3 • Impreso estandarizado de la *American Shoulder and Elbow Surgeons* (ASES) para la evaluación del hombro*

IMPRESO PARA LA EVALUACIÓN DEL HOMBRO DE LA
AMERICAN SHOULDER AND ELBOW SURGEONS

Explorador:

Nombre:	Fecha:
Edad: Mano dominante: D I Ambi	Sexo: M F
Diagnóstico:	¿Evaluación inicial? S N
Procedimiento/Datos:	Seguimiento: Anual Mensual

AUTOEVALUACIÓN DEL PACIENTE

¿Tiene problemas con su hombro? (Rodee la respuesta correcta)	Sí	No

Señale donde tiene el dolor

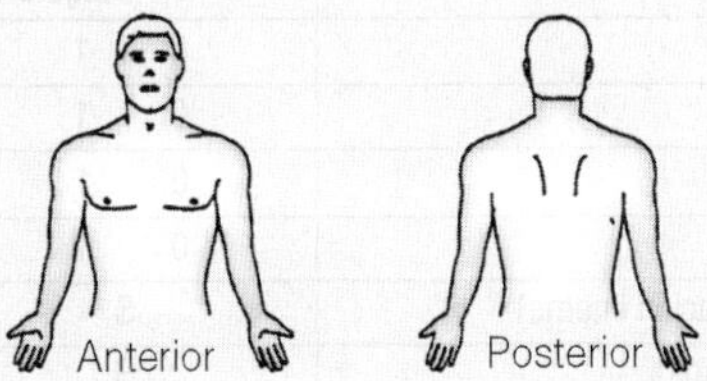

¿Tiene dolor de hombro durante la noche?	Sí	No
¿Toma algún medicamento para el dolor (aspirina, ibuprofeno, paracetamol, etc.)?	Sí	No
¿Toma algún medicamento narcótico para el dolor (codeína o algo más fuerte)?	Sí	No
¿Cuántas pastillas toma diariamente? (promedio)		pastillas

¿Cuánto dolor tiene hoy? (señálelo en la línea)

0 |—|—|—|—|—|—|—|—|—|—| 10
Ningún dolor — Un dolor terrible

¿Siente el hombro inestable (como si fuera a dislocarse)?	Sí	No

Señale en la línea el grado de inestabilidad de su hombro

0 |—|—|—|—|—|—|—|—|—|—| 10
Muy estable — Muy inestable

Rodee el número de la casilla que indique su capacidad para realizar las siguientes actividades:
0 = incapaz de hacer; 1 = muy difícil de hacer; 2 = algo difícil; 3 = sin dificultad

ACTIVIDAD	BRAZO DERECHO	BRAZO IZQUIERDO
1. Ponerse el abrigo	0 1 2 3	0 1 2 3
2. Dormir sobre el lado doloroso o afectado	0 1 2 3	0 1 2 3
3. Lavarse la espalda/abrocharse el sujetador	0 1 2 3	0 1 2 3
4. Aseo personal	0 1 2 3	0 1 2 3
5. Peinarse	0 1 2 3	0 1 2 3
6. Alcanzar un estante elevado	0 1 2 3	0 1 2 3
7. Levantar un peso de unos 5 kg por encima del hombro	0 1 2 3	0 1 2 3
8. Lanzar una pelota por lo alto	0 1 2 3	0 1 2 3
9. Realizar su trabajo habitual. Enumere:	0 1 2 3	0 1 2 3
10. Practicar su deporte habitual. Enumere:	0 1 2 3	0 1 2 3

* Con permiso de la *American Shoulder and Elbow Surgeons*.

Continúa

Tabla 4-3 • Impreso estandarizado de la *American Shoulder and Elbow Surgeons* (ASES) para la evaluación del hombro *(Continuación)*

VALORACIÓN MÉDICA

ARCO DE MOVIMIENTO	*DERECHO*		*IZQUIERDO*	
Movilidad deseable total del hombro según goniómetro	Activa	Pasiva	Activa	Pasiva
Elevación anterior (ángulo máximo brazo-tronco)				
Rotación externa (con el brazo colocado en posición cómoda a un costado)				
Rotación externa (con el brazo en 90° de abducción)				
Rotación interna (la parte anatómica posterior situada en situación más elevada y alcanzada con el pulgar)				
Aducción cruzando el cuerpo (la fosa antecubital sobre el acromion opuesto)				

SIGNOS 0 = ninguno; 1 = leve; 2 = moderada; 3 = grave

SIGNO		*Izquierdo*	*Derecho*
Dolor en el supraespinoso/troquíter		0 1 2 3	0 1 2 3
Dolor en la articulación acromioclavicular		0 1 2 3	0 1 2 3
Dolor (o rotura) en la articulación del bíceps		0 1 2 3	0 1 2 3
Otras molestias-Lista:		0 1 2 3	0 1 2 3
Compresión I (elevación pasiva anterior en ligera rotación interna)		S N	S N
Compresión II (rotación interna pasiva en 90° de flexión)		S N	S N
Compresión III (abducción activa de 90°- clásico arco doloroso)		S N	S N
Crepitación subacromial		S N	S N
Cicatrices: localización		S N	S N
Atrofia: localización		S N	S N
Deformidad: describir		S N	S N

FUERZA (registrar el grado MRC)

0 = no hay contracción; 1 = lo agita; 2 = movilidad al eliminar la gravedad; 3 = movimiento contra gravedad; 4 = movimiento contra cierta resistencia; 5 = fuerza normal

	Izquierdo	*Derecho*
¿La exploración está afectada por el dolor?	S N	S N
Anteversión	0 1 2 3 4 5	0 1 2 3 4 5
Abducción	0 1 2 3 4 5	0 1 2 3 4 5
Rotación externa (con el brazo colocado cómodamente al costado)	0 1 2 3 4 5	0 1 2 3 4 5
Rotación interna (con el brazo colocado cómodamente al costado)	0 1 2 3 4 5	0 1 2 3 4 5

INESTABILIDAD

0 = ninguna; 1 = leve (traslación de 0-1 cm); 2 = moderada (traslación de 1-2 cm o hasta el ribete glenoideo); 3 = grave (traslación >2 cm o sobrepasando el ribete glenoideo)

Traslación anterior	0 1 2 3	0 1 2 3
Traslación posterior	0 1 2 3	0 1 2 3
Traslación inferior (signo del surco)	0 1 2 3	0 1 2 3
Trabazón anterior	0 1 2 3	0 1 2 3
¿Disminuyen los síntomas?	S N	S N
¿Inestabilidad voluntaria?	S N	S N
¿Test de recolocación positivo?	S N	S N
¿Laxitud ligamentaria generalizada?	S N	S N
Otros hallazgos patológicos		

inicial cero (*zero starting position, ZSP*). Así, los grados del movimiento articular se suman en la dirección en la que se mueve la articulación a partir de la ZSP». En el caso del hombro, esto se realiza con el paciente en bipedestación, con los brazos a los lados en rotación neutra y las palmas hacia los muslos.

2. «La movilidad de la extremidad que se examina se debe comparar con la de la extremidad opuesta. La diferencia

se expresa en grados de movimiento respecto de la extremidad opuesta o en porcentaje de pérdida de movimiento respecto de ella.» Desde el punto de vista académico, es conveniente comenzar desde cero y calcular la amplitud en ambos lados. En las comunicaciones orales se acepta presentar la pérdida del movimiento en comparación con la extremidad opuesta sana.

3. «Cuando no existe extremidad opuesta o también está afectada, el movimiento se compara con el movimiento promedio de un individuo de edad y constitución física similar.»
4. «El movimiento se define como activo o pasivo.»
5. «Se obtendrá un cálculo más preciso del movimiento si la extremidad se examina en la posición que le resulte más cómoda al paciente.»
6. «El uso del goniómetro es opcional, y se emplea bajo el criterio del cirujano.»

Puesto que la naturaleza de los movimientos del hombro es circular, es posible estudiar una gran variedad de arcos. Antiguamente se trataba de un procedimiento complicado, lento y confuso. Desde el punto de vista histórico, se han seguido varios métodos para estudiar la elevación en los distintos planos. Se han utilizado los planos sagital, coronal, escapular y, recientemente, el plano frontal o uno intermedio entre el sagital y el escapular (es decir, la elevación total). Pese a que estos movimientos definen los arcos de movimiento del hombro, sólo es la elevación total la máxima elevación posible.

La *Society of American Shoulder and Elbow Surgeons* recomienda observar los siguientes arcos de movimiento para su estudio; se trata de un protocolo estándar simple, reproducible, que es lo mínimo que se debe registrar (Tabla 4-3).[39]

1. Elevación total (activa y pasiva)
2. Rotación externa con el brazo en un costado (activa y pasiva)
3. Rotación externa en abducción de 90° (cuando el enfermo lo logra)
4. Rotación interna, activa o pasiva (puesto que ambas son parecidas)

Mediciones del arco de movimiento recomendadas por la *Society of American Shoulder and Elbow Surgeons:*

1. Elevación total
2. Rotación externa (brazo al lado)
3. Rotación externa (brazo en 90° de abducción)
4. Rotación interna

Elevación total

La elevación total es una medición más funcional que la flexión anterior en el plano sagital o que la abducción en el plano coronal. Debido al engrosamiento de la cápsula, el paciente puede tener limitada la flexión anterior y la abducción. Cuando se espera a que el paciente encuentre su arco de movimiento más cómodo, se ganan unos 15° o 20° de elevación. El plano de este movimiento se produce en algún punto entre los planos coronal y sagital, habitualmente a unos 20° o 30° del plano sagital, aunque puede estar influido por la naturaleza de la patología del hombro (Fig. 4-18). Los puntos de referencia para localizar este ángulo son los ejes del tórax y la parte superior del brazo cuando se observa desde una proyección lateral. Lo habitual es comprobar la elevación activa total estando derecho. La elevación pasiva se prueba bien con el paciente en posición supina (Fig. 4-19).

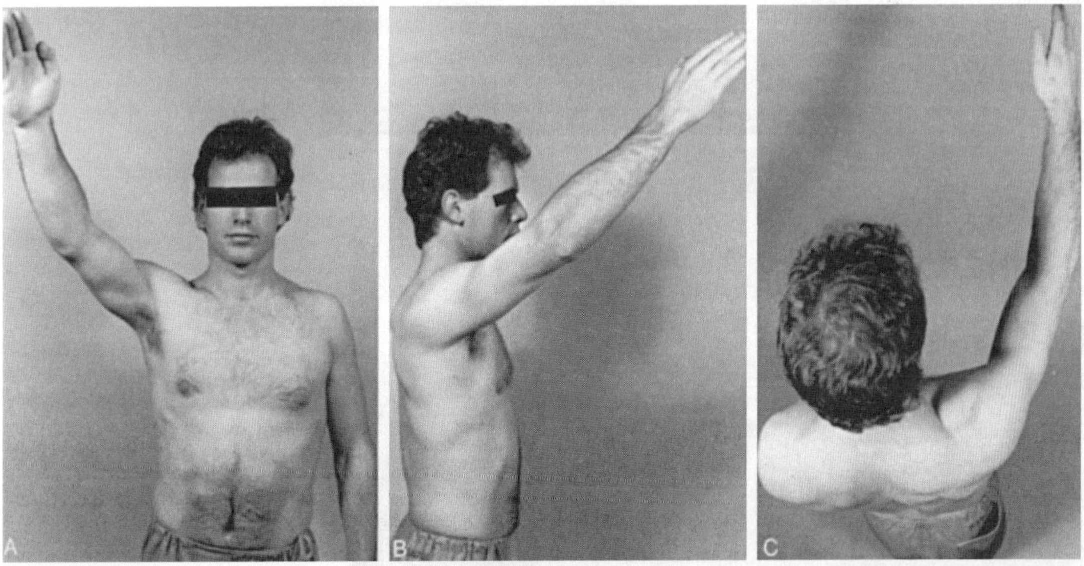

Fig. 4-18 • Elevación activa completa del hombro. **A,** Proyección anterior. **B,** Proyección lateral. **C,** Proyección superior. El paciente eleva el brazo derecho en un plano aproximado de 20° desde el plano sagital. Los puntos de referencia para medir el ángulo de elevación son los ejes del tórax y del brazo que se obtienen en la proyección lateral.

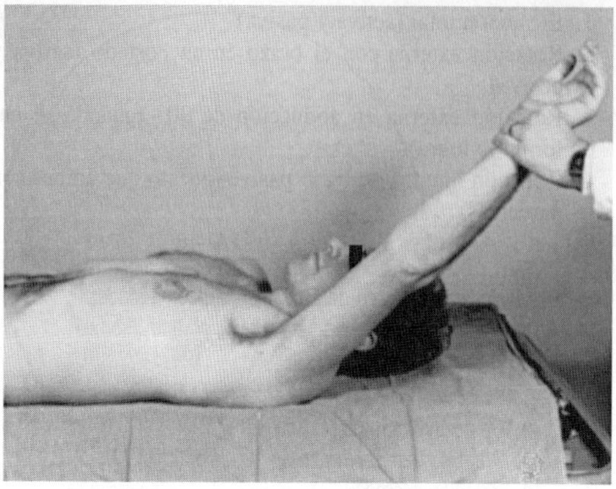

Fig. 4-19 • Elevación pasiva. En posición supina, el médico sujeta la extremidad explorada y la mueve suavemente hasta elevar el brazo lo más posible.

Rotación externa con el brazo a un costado

Para comprobar la rotación externa, el brazo debe reposar a un lado, con el codo flexionado en 90º y el antebrazo en el plano sagital. Debe observarse la movilidad activa y pasiva. Para eliminar los efectos de la gravedad, es preferible valorar la rotación externa activa en posición erguida. Para minimizar la movilidad torácica compensatoria y proporcionar relajación, la movilidad pasiva puede evaluarse en posición supina (Fig. 4-20). Debemos recordar que los pacientes presentan una gran variación en la rotación externa total, siendo por tanto necesaria la comprobación con el lado opuesto normal. Una diferencia entre la rotación externa activa y pasiva («signo del retraso en la rotación externa») con el brazo situado a un lado puede indicar un desgarro grande o masivo del manguito de los rotadores (que habitualmente afecta al infraespinoso), o una parálisis del nervio subescapular (Fig. 4-21).[22]

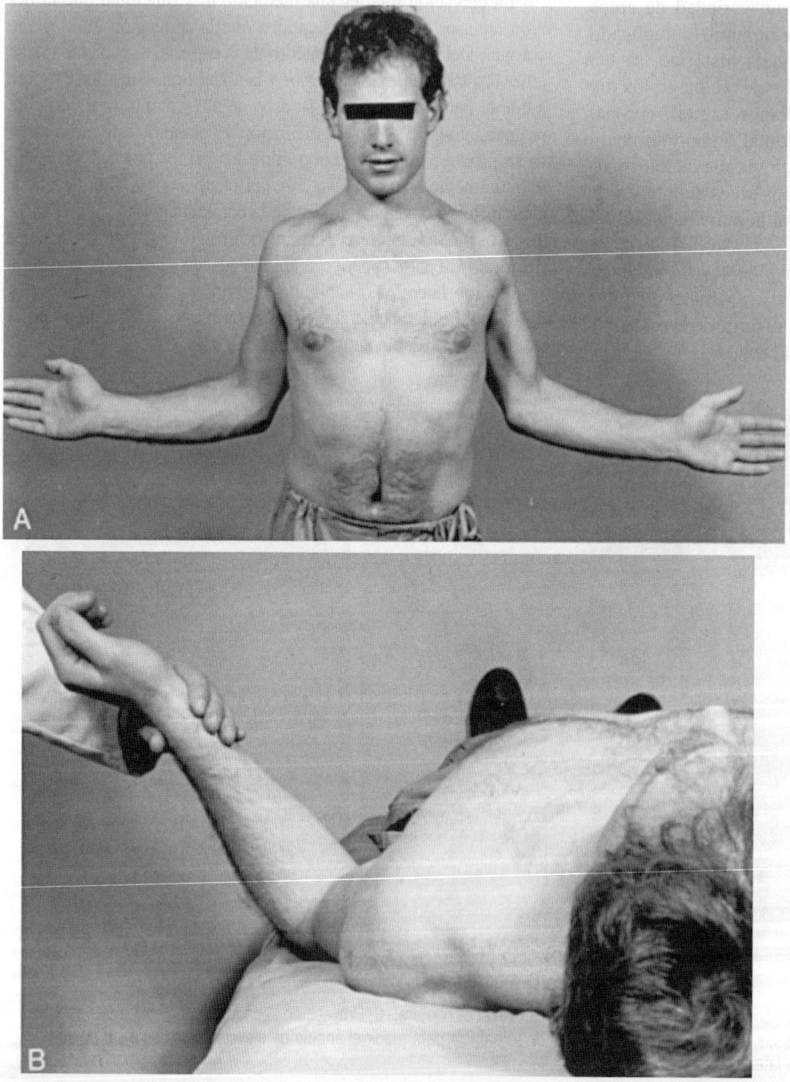

Fig. 4-20 • **A,** Rotación externa activa. La rotación externa activa se mide desde una posición neutra («0°») con el brazo colocado sobre el costado, señalando hacia delante (en el plano sagital) y con el codo flexionado 90°. La rotación externa activa se mide con el paciente en pie. **B,** Rotación externa pasiva. El paciente se coloca en posición supina con el codo en el costado. Se realiza una rotación externa del brazo desde la posición neutra para valorar el máximo arco de movilidad pasiva.

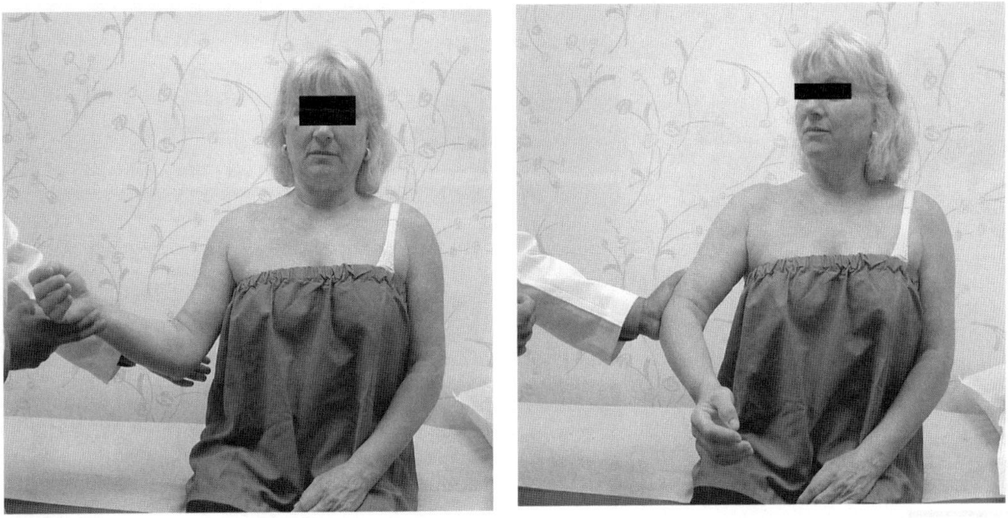

Fig. 4-21 • Signo del «retraso» en la rotación externa. **A,** El explorador realiza una rotación externa pasiva del brazo con el codo en flexión de 90° y estando el paciente sentado, indicándole que mantenga el brazo en esta posición cuando le suelte. **B,** El paciente no es capaz de mantener activamente esta rotación externa, lo que indica una diferencia entre la rotación externa activa y pasiva. Este signo puede estar relacionado con un desgarro amplio o masivo del manguito de los rotadores que afecte al infraespinoso, o con una parálisis del nervio supraescapular.

Rotación externa en abducción de 90°

En ciertos casos es útil evaluar la rotación externa en 90° de abducción. Cuando existe una fractura antigua del troquíter, puede apreciarse una diferencia en la rotación externa a los 90° de abducción, en comparación con la posición neutra. En deportistas que realizan lanzamientos, cualquier limitación de la rotación externa en la abducción puede limitar considerablemente el rendimiento máximo. En esos casos, la valoración de la rotación externa con 90° de abducción proporciona una información útil (Fig. 4-22). La incapacidad para la rotación externa del hombro, con el brazo en 90° de abducción o, por otra parte, la incapacidad para mantener activamente una posición pasiva de rotación externa con el brazo en abducción de 90° (signo del «tocador del cuerno» o del «toque de trompeta») puede indicar un desgarro entre grande y masivo del manguito de los rotadores (que afecta el infraespinoso y habitualmente al redondo menor) o una parálisis del nervio subescapular (Fig. 4-23).[46]

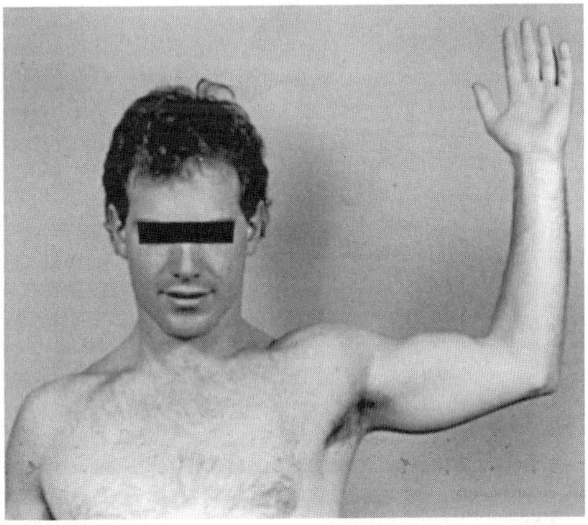

Fig. 4-22 • Rotación externa en abducción de 90° estimada desde una posición neutra («de 0°») con el hombro en abducción de 90°, el codo flexionado 90° y el antebrazo paralelo al plano horizontal del suelo. En circunstancias especiales, como un atleta que efectúe lanzamientos, debe valorarse el arco de rotación externa con el brazo en abducción de 90° (activa y pasiva).

> Los signos del retraso en la rotación externa y el del tocador del cuerno son patognomónicos de un desgarro entre grande y masivo del manguito de los rotadores que afecta al manguito posterosuperior (infraespinoso)

Rotación interna

Es difícil examinar la rotación interna, porque el tronco obstruye el arco normal; sin embargo, es útil pedirle al paciente que se siente erguido en un taburete. Además, se necesita una cierta extensión del hombro para permitir completar arco de rotación interna. Conforme aumenta el arco, se anota la posición que alcanza el pulgar extendido como al hacer *autostop*, en relación con la anatomía posterior (Fig. 4-24). Todo paciente debe alcanzar el troncánter mayor de la cadera ipsilateral. En el plano ascendente, los puntos comunes de referencia son el trocánter mayor, el glúteo, el pliegue glúteo superior y diversas apófisis espinosas de las vértebras lumbares y torácicas. También se anota cualquier dolor al forzar la tensión en los extremos del movimiento.

Evaluación de las estructuras posteriores contracturadas

En ocasiones, la limitación de la rotación interna es una manifestación de una contractura de las estructuras posteriores, que es

A 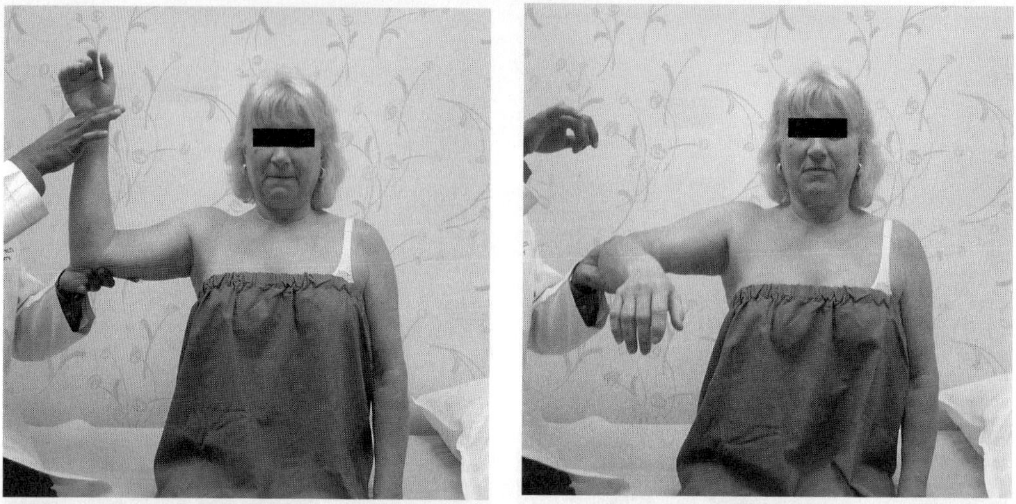 B

Fig. 4-23 • Signo del tocador del cuerno (signo del trompetista). **A,** Con el paciente sentado, el examinador coloca el brazo pasivamente en abducción de 90° con la máxima rotación externa pasiva. Se pide al paciente que mantenga esta posición cuando el explorador le suelte. **B,** La incapacidad para mantener activamente la rotación externa es un signo positivo que indica un desgarro amplio o masivo del manguito de los rotadores que afecta al manguito posterosuperior (el infraespinoso y, habitualmente, el redondo menor) o una parálisis del nervio supraescapular.

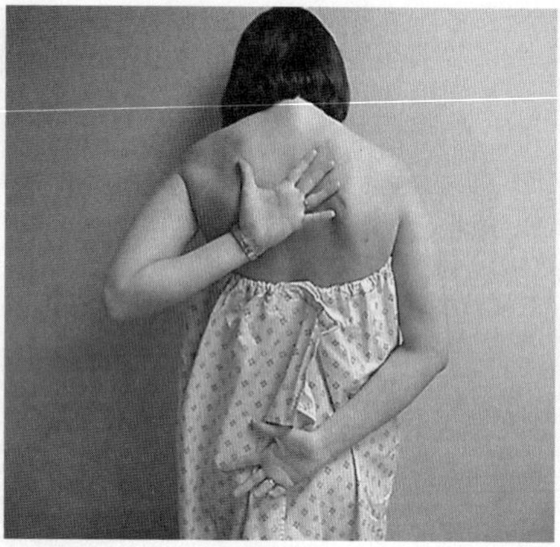

Fig. 4-24 • La rotación interna se aprecia observando la posición del pulgar colocado a modo de «auto stop» en referencia con la anatomía posterior y comparándolo con el lado contralateral; la diferencia en la posición se observa por el nivel vertebral. Aquí, el paciente realiza una rotación interna hasta T2 en el lado izquierdo, pero sólo hasta L4 en el derecho.

muy frecuente en deportistas que elevan los brazos por encima de la cabeza, aunque este problema también afecta a muchos pacientes. Se determina por el punto que alcanza el pulgar extendido en modo de *autostop*. También se puede medir anotando la rotación interna en la posición de abducción de 90° (Fig. 4-25). Otro método para examinar la contractura de las estructuras posteriores es valorar cualquier limitación en abducción pasiva con los brazos cruzados en anteversión de 70° a 90°; ésta es una maniobra semejante a la que se utiliza para valorar el dolor de la articulación acromioclavicular (Fig. 4-40). No existe ningún método estanda-

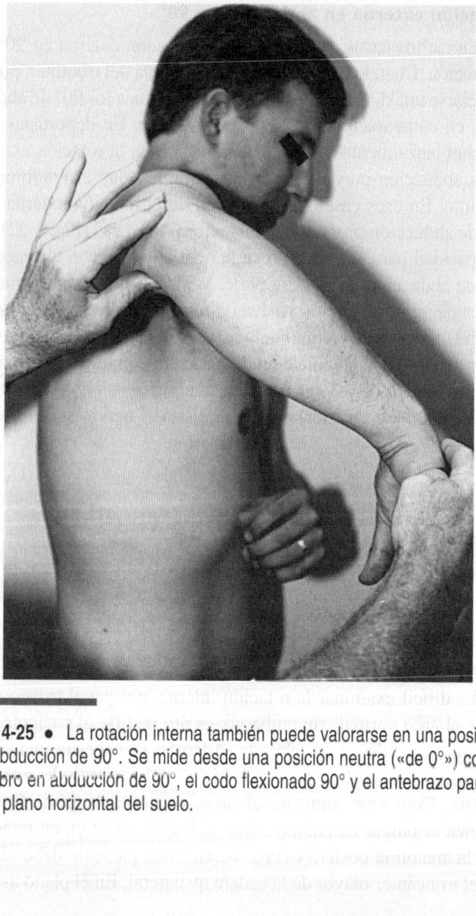

Fig. 4-25 • La rotación interna también puede valorarse en una posición de abducción de 90°. Se mide desde una posición neutra («de 0°») con el hombro en abducción de 90°, el codo flexionado 90° y el antebrazo paralelo al plano horizontal del suelo.

rizado para registrar estas limitaciones, pero quizá pueda anotarse la distancia de la fosa cubital anterior hasta la apófisis coracoides y comparar ambos lados.

Abducción

Este movimiento no se evalúa de forma sistemática aunque puede proporcionar información útil, en particular respecto a la compresión y resistencia. La evaluación de la abducción debe determinarse con el paciente en posición recta y con el arco ligeramente posterior al plano coronal. A medida que el paciente abduce a 90°, puede producirse la rotación externa del húmero y permitir que el troquíter sobrepase el acromion, completando así el arco de abducción. La presencia de dolor entre los 90° y los 120° de abducción es un fiable indicador de patología del manguito de los rotadores secundaria a una compresión («arco doloroso de abducción») (véase Fig. 4-36D). Cuando se aplica una resistencia, es frecuente que aumente el dolor (véase Fig. 4-36E).

> «Arco doloroso de abducción» = compresión y tendinitis del manguito de los rotadores

Pruebas neurológicas

Pruebas musculares

Al mismo tiempo que situamos el hombro en esos arcos de movimiento, debemos examinar la fuerza muscular. La valoración de la fuerza muscular del hombro capacita al médico para evaluar la integridad de la unidad musculotendinosa y la función de sus elementos neurológicos. Es importante distinguir la inervación raíz de la inervación periférica de estos grupos musculares, puesto que pertenecen a los arcos funcionales de movimiento del hombro. El grado de detalle de la exploración neurológica viene determinado por el grado de molestia y por el estado general del paciente; esto se tratará posteriormente en otro apartado. Un paciente mayor con un dolor combinado de cuello y hombro requerirá una detallada exploración neurológica de la columna cervical y de las extremidades superiores. Un paciente con artritis reumatoide con una grave afectación necesitará una exploración más extensa, incluso de las extremidades inferiores, con el fin de evidenciar signos de vías largas causados por una inestabilidad atlantoaxial. Aunque los hallazgos relacionados con estas situaciones pueden no guardar una relación directa con el problema del hombro, podrían ser cruciales para la evaluación y el tratamiento general.

Principios de las pruebas musculares

Al examinar un músculo, es necesario disponer de una técnica reproducible que tenga en cuenta factores que proporcionen una estimación de la fuerza reproducible. En general, los músculos se valoran isométricamente. Los siguientes se utilizan como principios generales de la exploración física (Tabla 4-4)[26]:

1. Se otorga ventaja mecánica al músculo que se va a estudiar; esto se logra colocando adecuadamente la articulación. Por ejemplo, la flexión del codo se estudia con mayor fiabilidad a 90°.
2. Al examinar grupos musculares, el potencial de la fuerza varía a lo largo del arco de movimiento debido al reclutamiento de diversos músculos; por tanto, hay que fragmentar esta fuerza en los componentes que forman el arco. Por ejemplo, la abducción a 90° es más potente que la abducción en el costado, puesto que trabajan más músculos, lo que significa una mayor ventaja mecánica.
3. Una vez que se coloca la extremidad en la posición adecuada, el médico debe intentar sentir y ver la contracción muscular.
4. A continuación se aplica resistencia gradual, asignando un grado que vaya de cero a cinco. Casi siempre se utiliza el sistema de calificación de cero a cinco con signos de más (+) y de menos (–) para indicar las variaciones más sutiles, principalmente en los grados más altos (Tabla 4-5).
5. Siempre es necesario comparar con el lado opuesto cuando éste es normal; en un culturista, por ejemplo, es posible pasar por alto una debilidad sutil cuando se compara la potencia del músculo con la de otro paciente que tiene una fuerza promedio.
6. Cuando hay dolor intenso, el registro de la fuerza muscular no es fiable.

Tabla 4-4 • Principios que deben aplicarse en el examen muscular

1. Se debe dar ventaja mecánica al músculo que se va a evaluar.
2. La fuerza puede variar a lo largo del arco de movimiento; por tanto, la valoración de la fuerza debe referirse a un arco específico.
3. Durante el examen el músculo debe sentirse y verse.
4. La fuerza debe aplicarse de forma gradual, y se le asigna un valor (0-5).
5. Siempre debe compararse con el lado opuesto normal.
6. Si el dolor es importante, la estimación de la fuerza muscular habitualmente no es exacta.

Tabla 4-5 • Gradación de la fuerza muscular utilizando el sistema de 0 a 5

Grado	Grado de fuerza muscular	
0 = cero	No se palpa contractura muscular	(Nada)
1 = trazas	El músculo se contrae, pero la porción que normalmente es motora no se mueve, incluso sin gravedad	(Trazas)
2 = escasa	El músculo se mueve, aunque no contra gravedad	(Al eliminar la gravedad)
3 = algo	El músculo se mueve a lo largo de un arco contra gravedad	(Contra gravedad)
4 = buena	El músculo se mueve incluso contra una resistencia añadida; las variaciones en la resistencia se valoran en más o en menos	(Casi normal)
5 = excelente	Fuerza normal cuando la resistencia es total	(Casi normal)

Pruebas funcionales de la fuerza

En su mayor parte, los problemas que afectan al hombro y que son examinados por el ortopeda son de tipo musculotendinoso y, como tales, requieren el estudio de los arcos funcionales de movimiento. Los movimientos de fuerza más habituales e importantes que se deben comprobar son la elevación anterógrada, la rotación externa y la abducción. Un gran desgarro del manguito de los rotadores conlleva a menudo una debilidad en la elevación, en la abducción y en la rotación externa.

Flexión

El flexor principal del hombro es la porción anterior del deltoides (nervio axilar, C5-C6). Le ayuda la porción clavicular del pectoral mayor (nervio pectoral lateral, C5-C6). Los flexores accesorios menores son el bíceps y el coracobraquial (nervio musculocutáneo, C5-C7). Al explorar los flexores del hombro se aplica una resistencia a una elevación aproximada de 90°.

Abducción

En el plano coronal, la abducción se consigue principalmente mediante la porción media del músculo deltoides (nervio axilar C5-C6) y del músculo supraespinoso (nervio supraescapular C5). La porción larga del bíceps puede servir de ayuda (nervio musculocutáneo, C5-C6). Algunos médicos prefieren evaluar la fuerza con el brazo en abducción de 90°, el antebrazo en pronación máxima y el brazo en una posición de 30° hacia delante en el plano coronal o en el plano escapular (test de Jobe).[27] En esta posición quizá se aísla mejor el músculo supraespinoso (Fig. 4-26).

> Test de Jobe: test preferible para el músculo supraespinoso
> Rotación externa contra resistencia hacia un lado: test preferible para el músculo infraespinoso
> Rotación externa contra resistencia en 90° de abducción: test preferible para los músculos infraespinoso y redondo menor

Rotación externa

Los principales músculos que producen la rotación externa son el infraespinoso (nervio supraescapular, C5-C6) y el redondo menor (nervio axilar, C5-C6). La porción posterior del deltoides es un músculo accesorio para la rotación externa (nervio axilar, C5-C6). La rotación externa se valora con los brazos en los costados, en posición neutra. A continuación se aplica resistencia y se compara con el lado opuesto. También es posible valorar la rotación externa en abducción de 90° (esta maniobra parece aislar el músculo infraespinoso). La debilidad en la rotación externa hacia los lados indica la presencia de una lesión del manguito de los rotadores entre grande y masiva que afecta al infraespinoso (véase Fig. 4-21); la debilidad en la rotación externa en abducción de 90° (signo del tocador del cuerno) indica un desgarro del manguito de los rotadores entre grande y masivo, que afecta al infraespinoso y habitualmente al redondo menor (véase Fig. 4-23).

Otras estimaciones de la fuerza

Algunos movimientos, como la rotación interna del hombro, la flexión del codo y la extensión o elevación del hombro, también pueden examinarse y valorarse si así lo requiere la situación clínica. Puesto que las pruebas de fuerza forman parte del examen neurológico, en este punto sería conveniente completar una evaluación neurológica. Las lesiones del plexo braquial y de la raíz cervical requieren pruebas musculares muy extensas en la región del hombro.

Examen neurológico de la extremidad superior

El examen neurológico de la extremidad superior consiste en unas pruebas musculares detalladas para definir la función radicular o de los nervios periféricos, una evaluación sensorial y pruebas de los arcos reflejos. El examen neurológico incluye la evaluación de la cadena simpática en busca de signos que sugieran distrofia. La magnitud del examen neurológico depende del cuadro clínico.

Pruebas motoras

Para valorar detalladamente las deficiencias musculares tras una lesión o enfermedad, y localizar la lesión, hay que conocer la anatomía y las variantes del plexo braquial, y las raíces cervicales y torácicas que inerva. En un paciente con una lesión del plexo braquial, este examen debe ser muy detallado (Tabla 4-6). En cambio, el paciente con un problema degenerativo de un

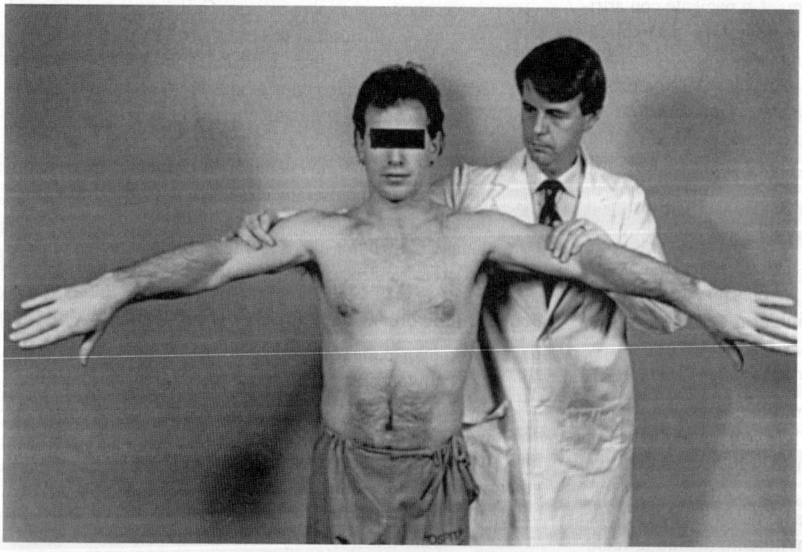

Fig. 4-26 • Prueba del supraespinoso (prueba de Jobe). Con el brazo en abducción de 90°, flexión anterógrada de 30° y pronación, se aplica una resistencia. Esta posición ayuda a aislar el supraespinoso.

Tabla 4-6 • Cuadro de exploración muscular

Músculo	Inervación	Miotomas	Técnica de exploración
Trapecio	Accesorio espinal	C2-C4	El paciente encoge los hombros contra resistencia
Esternocleidomastoideo	Accesorio espinal	C2-C4	El paciente gira la cabeza hacia un lado con resistencia sobre el lado temporal opuesto
Serrato anterior	Torácico largo	C5-C7	El paciente empuja una pared con el brazo extendido. Se observa el aleteo escapular
Dorsal ancho	Toracodorsal	C7-C8	Presión contra resistencia del brazo hacia abajo y atrás. El músculo se palpa en el ángulo inferior de la escápula durante la tos
Romboides	Dorsal	(C4)C5*	Manos en las caderas empujando los codos hacia atrás contra resistencia
Elevador de la escápula	Escapular		
Subclavicular	Nervio subclavicular	C5-C6	Ninguna
Redondo mayor	Subescapular (inferior)	C5-C6	Similar al dorsal ancho; el músculo se palpa en el borde inferior de la escápula
Deltoides	Axilar	C5-C6(C7)	Con el brazo en abducción de 90°, se aplica presión hacia abajo. Las fibras anteriores y posteriores pueden explorarse en ligera flexión y extensión
Subescapular	Subescapular (superior)	C5	El brazo en un costado con el codo fijo en 90°. El examinador opone resistencia a la rotación interna
Supraespinoso	Supraescapular	C5(C6)	Brazo abducido contra resistencia (no aislado). Con el brazo en pronación y elevado 90° en el plano de la escápula, se aplica una presión hacia abajo
Infraespinoso	Supraescapular	C5(C6)	Brazo en el costado con el codo en flexión de 90°. El examinador opone resistencia a la rotación externa
Redondo menor	Axilar	C5-C6(C7)	Igual que en el caso del infraespinoso
Pectoral mayor	Pectoral medial y lateral	C5-T1	Con el brazo en flexión de 30° hacia el frente, el paciente realiza una aducción contra resistencia
Pectoral menor	Pectoral medial	C8,T1	Ninguna
Coracobraquial	Musculocutáneo	(C4)C5-C6(C7)	Ninguno
Bíceps braquial	Musculocutáneo	(C4)C5-C6(C7)	Flexión contra resistencia del antebrazo en supinación
Tríceps	Radial	(C5)C6-C8	Resistencia a la extensión del codo desde posiciones variables de flexión

* Los números entre paréntesis indican una contribución variable aunque no rara.

Tabla 4-7 • Niveles neurológicos en el miembro superior/cuello

Nivel	Motor	Área sensorial	Reflejo
C5	Deltoides Bíceps (parcial)	Deltoides lateral	Bíceps
C6	Bíceps ECRL y ECRB	Pulgar	Braquiorradial Bíceps
C7	Tríceps Flexores del carpo Extensor de los dedos	Dedo medio	Tríceps
C8	Flexores de los dedos	Borde cubital Dedo pequeño	—
T1	Intrínsecos	Lado medial Parte proximal del brazo	—

ECRB, músculo segundo radial externo (*extensor carpi radialis brevis*); ECRL, músculo primer radial externo (*extensor carpi radialis longus*).

disco cervical y una compresión de una raíz nerviosa casi siempre tiene signos más circunscritos (Tabla 4-7).

Pruebas sensoriales

La pérdida de la sensibilidad cutánea se debe a una lesión de un nervio periférico o a la compresión de una raíz cervical. El patrón de la inervación cutánea periférica está bien establecido, y la denervación muestra un área que se define con facilidad. En cambio, las alteraciones selectivas de las raíces cervicales están menos definidas debido a la superposición de los dermatomas.

Se han elaborado mapas de dermatomas, seccionando los nervios por encima o por debajo del segmento (gráficas de Foerster), o bien seccionando de forma selectiva las raíces cervicales y observando la zona en la que se altera la sensibilidad (mapa de Keegan). Un patrón simplificado de los dermatomas es el siguiente: C5, cara lateral del deltoides; C6, pulgar, C7, dedo medio; C8, dedo meñique; y T1, cara interna de la parte proximal del brazo.

Dermatomas del miembro superior:

C5: deltoides lateral
C6: pulgar
C7: dedo corazón
C8: dedo meñique
T1: porción interna de la parte proximal del brazo

Reflejos

En el hombro existen numerosos reflejos que permiten comprobar la integridad de los arcos neurales. Algunos son específicos, como el reflejo bicipital, mientras que otros evalúan respuestas motoras más amplias (p. ej., el reflejo clavicular). También hay que tener en cuenta la calidad de los reflejos; es decir, ¿están exaltados, como ocurre en la tirotoxicosis, o están atenuados, como en el caso del mixedema?

Reflejo bicipital

El brazo del paciente se flexiona a la altura del codo. El médico coloca el pulgar sobre la inserción del tendón bicipital, que se golpea con un martillo. Normalmente el bíceps se contrae. El nivel neurológico es básicamente C6, pero también contribuye C5. El nervio periférico es el musculocutáneo.

Reflejo tricipital

Se sujeta el brazo del paciente con el codo en flexión de 90°. La inserción del tríceps se golpea con un martillo, lo que induce una respuesta extensora. Las miotomas son C6-C8, pero predomina la representación de C7. El nervio periférico es el radial.

Reflejo braquiorradial

Con el antebrazo relajado en posición neutra, el tendón del braquiorradial se golpea a 2 cm o 3 cm de la apófisis estiloides del radio. La respuesta es una contracción, con flexión del codo o de la muñeca. La inervación periférica proviene del nervio radial y de las raíces C5-C6.

Reflejo pectoral

El brazo del paciente se coloca en una abducción de entre 20° y 30°, sujetado por el examinador. El pulgar del médico se coloca sobre el tendón distal del músculo pectoral mayor, el cual se golpea con un martillo. La contracción del músculo se tiene que ver y notar, originando una aducción y una ligera rotación interna del brazo. El pectoral mayor está inervado tanto por las ramas mediales como laterales de los nervios pectorales, y tiene unos miotomas desde C6-C7, que inervan las porciones clavicular y del manubrio; el C8-T1 inerva las porciones esternales inferiores.

Reflejo escapular

El paciente se coloca de pie con el brazo en abducción de 15° a 20°. Se golpea ligeramente el ángulo inferior de la escápula, que se desplaza en sentido medial, y el brazo sufre aducción por la acción del romboides y otros músculos. En una persona musculosa es difícil interpretar esta prueba, y una respuesta negativa no proporciona ninguna información.

Reflejo clavicular

Al golpear suavemente la porción lateral de la clavícula se contraen diversos músculos en el brazo. Esta prueba se utiliza para demostrar diferencias en la irritabilidad de los reflejos profundos entre ambas extremidades superiores.

Reflejo de Moro. Este reflejo es útil para valorar las respuestas motoras gruesas del lactante. El reflejo existe al nacer pero desaparece entre las 10 y las 20 semanas de vida. El lactante se coloca en posición supina, y se sostiene la cabeza en una posición ligeramente flexionada. A continuación se deja caer la cabeza rápida pero suavemente hacia una ligera extensión y, como respuesta, las extremidades superiores muestran una leve abducción, extensión y circunducción con flexión de las extremidades inferiores («reflejo de susto»). Cuando existe una lesión del plexo braquial, una fractura de la clavícula o una hemiparesia, este reflejo no existe o es asimétrico.

Síndrome de Horner

Las lesiones o enfermedades de la base del cuello pueden causar una lesión de la cadena simpática refleja a la altura de la sexta cervical. Dicha lesión origina miosis, ptosis, anhidrosis y enoftalmos ipsilateral.

Evaluación de la estabilidad

Para evaluar la estabilidad de la articulación glenohumeral hay que tener en cuenta dos factores: en primer lugar, hay que verificar la magnitud de la traslación pasiva entre la cabeza humeral y la fosa glenoidea al ser sometida a tensión por el médico (es decir, laxitud), y en segundo lugar hay que intentar reproducir los síntomas de subluxación y atrapamiento colocando y forzando el hombro en una posición de compromiso (es decir, de inestabilidad). La traslación mide la laxitud, aunque ésta puede deberse a una inestabilidad sintomática. Al tratar y describir la estabilidad del hombro, no debe olvidarse que la laxitud es un *signo* clínico en tanto que la inestabilidad es un *síntoma* clínico. La movilidad global del hombro puede permitir que se produzca una inestabilidad del hombro al menos en tres direcciones: anterior, posterior o inferior. La inestabilidad también puede ser multidireccional. Durante la exploración de una inestabilidad, también debe realizarse una valoración de la laxitud ligamentaria general para interpretar adecuadamente la laxitud glenohumeral observada.[51]

> La laxitud es un signo
> La inestabilidad es un síntoma

Traslación glenohumeral (prueba de «carga y desplazamiento»)

La traslación glenohumeral debe examinarse tanto en posición erecta como en supina, si bien la movilidad de la escápula sobre la pared torácica puede hacer que dicha evaluación sea difícil. Aunque para apreciar mejor la traslación puede admitirse cierto grado de fijación de la escápula, tal fijación no debe ser rígida. Esta técnica es comparable con la maniobra del desplazamiento del eje de la rodilla, en la que, para una adecuada valoración del desplazamiento, tanto la tibia como el fémur deben tener una cierta independencia de movimiento. Con la práctica, el clínico desarrollará cierta apreciación y sensibilidad para notar la tenue traslación glenohumeral.

Al valorar la traslación es importante cerciorarse de que la cabeza humeral se reduce de forma concéntrica dentro de la fosa glenoidea. En los pacientes con relajamiento multidireccional, o en aquellos que presentan cicatrices por cirugía previa, la cabeza del húmero adquiere muchas veces una posición de reposo que no es concéntrica sino anterior, posterior o inferior. Por tanto, al emprender cualquier prueba de esfuerzo, se debe sujetar firmemente la cabeza humeral, empujándola en la fosa glenoidea, para asegurar su reducción en la posición neutra. Una vez «cargada» la cabeza, es posible aplicar fuerzas direccionales. Conforme aumenta la tensión se percibe la cabeza, cabalgando hasta el borde glenoideo y a veces por encima de éste. No siempre es fácil apreciar el fenómeno, ya que la cintura escapular también se mueve. Las pruebas de traslación con carga y desplazamiento no sólo permiten valorar la magnitud del movimiento, sino que también dan una idea del estado del rodete glenoideo. Para observar esta traslación, al autor le resulta útil describir simplemente la sensación de la cabeza humeral en relación con la cavidad glenoidea, la cara glenoidea y el reborde glenoideo. También se ha aplicado un sistema de calificación numérica, pero debería conocerse bien y estandarizarse antes de ser aceptado. Nosotros describimos esta prueba como test de «carga y desplazamiento» (Fig. 4-27)[18]. El sistema de calificación que hoy se aplica, según recomendación de la *Society of American Shoulder and Elbow Surgeons*, considera cada hombro por separado y no se gradúa en relación con el del lado opuesto; sin embargo, es muy importante comparar ambos hombros, para apreciar semejanzas o diferencias en la traslación. También en este caso esta prueba permite apreciar la magnitud del relajamiento en relación con el rodete glenoideo, lo cual es de gran utilidad.

La técnica de esta parte de la exploración comienza por examinar al paciente sentado, situándose el examinador lateralmente y por detrás del lado que se va a examinar (Fig. 4-28). Es mejor explorar primero el hombro sano o asintomático para conseguir una valoración de partida y mostrar la maniobra al paciente, con el fin de mitigar una posible ansiedad. El examinador coloca la mano sobre el hombro y la escápula para fijar la cintura escapular, y luego, con la mano opuesta, sujeta la cabeza humeral. La cabeza se localiza concéntricamente, aplicándose una fuerza anterior y otra posterior para observar la traslación. A continuación, se sujeta el codo y se ejerce una tracción en sentido inferior; al mismo tiempo se observa la zona adyacente al acromion lateral para ver si se forma un hoyuelo en la piel y un «signo del surco» inferior.[31] Para valorar la traslación humeral inferior («signo del surco» Fig. 4-29), se palpan el acromion y el espacio que se encuentra por debajo de éste.

La traslación glenohumeral se examina de nuevo en posición supina (Fig. 4-30). En esta posición, se sujeta el brazo y se coloca en una abducción aproximada de unos 20° con flexión anterógrada. La cabeza humeral se carga nuevamente, y se aplica una fuerza posterior y otra anterior. De la misma manera, se aplica una tracción en sentido inferior, buscando el «signo del surco». La precisión de estas pruebas depende de la habilidad del explorador y de la relajación del paciente. Para algunos pacientes que presentan una tendinitis concomitante resulta muy doloroso sujetar la cabeza humeral entre el pulgar y los demás dedos; en este caso, el único medio de valorar la traslación consiste en sujetar la parte superior del brazo distal al hombro, aunque este método es menos fiable.

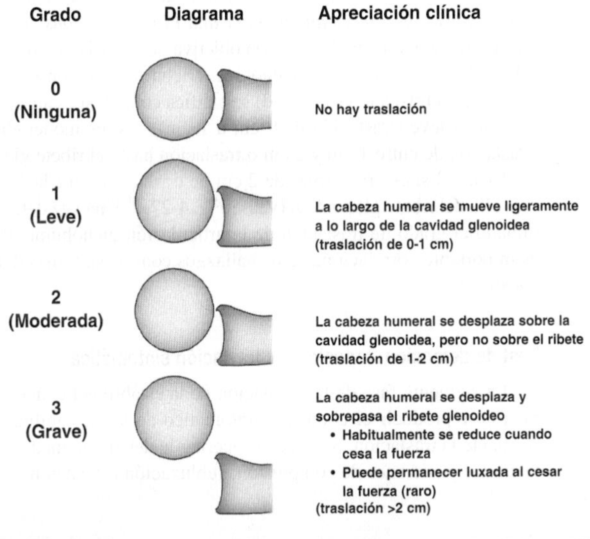

Fig. 4-27 • Evaluación clínica de la traslación de la cabeza humeral dentro de la fosa glenoidea, utilizando la prueba de carga y desplazamiento.

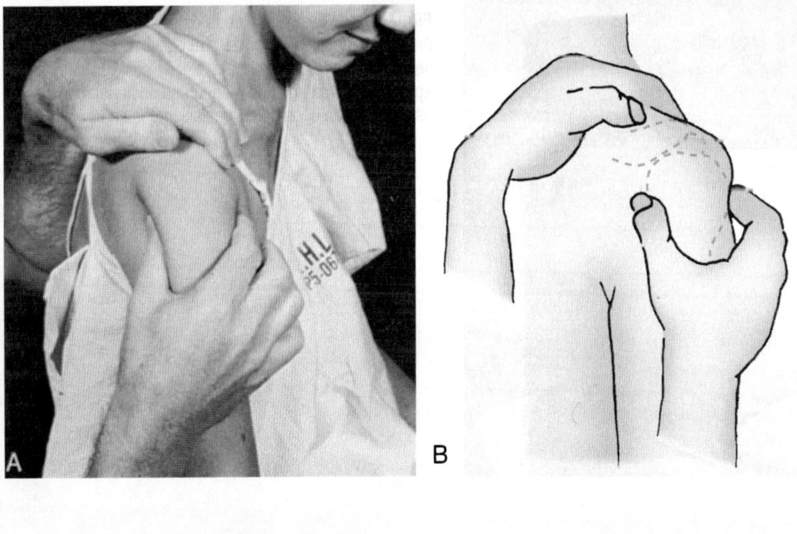

Fig. 4-28 • Posición del paciente y del explorador sentados, durante la valoración de la traslación del hombro mediante la carga y el desplazamiento. **A,** Tanto el paciente como el explorador se encuentran sentados, el médico detrás del paciente. En este caso, la mano derecha del explorador se utiliza para estabilizar la escápula en tanto la mano izquierda sujeta la cabeza humeral para realizar un test de carga y desplazamiento. **B,** Representación esquemática de la posición de las manos del explorador durante la prueba de carga y desplazamiento.

Aunque la traslación en principio se explora en posición neutra, con el brazo en un costado buscando la posición más relajada, también es importante estudiarla en otras posiciones. Por ejemplo, en el hombro normal, al realizar una rotación externa progresiva colocando el brazo en abducción, se debe apreciar menos traslación en la cara anterior, puesto que el ligamento glenohumeral inferior se tensa y actúa como obstáculo para la traslación anterior. Asimismo, durante la rotación interna del brazo, la traslación posterior disminuye cuando la estructura capsular posterior se encuentra íntegra. Esta técnica nos proporciona mayor información con respecto a los ligamentos implicados anterior y posteriormente (Fig. 4-31). En el caso de una traslación inferior y de un surco inferior, aunque se valoran habitualmente con el brazo en el costado, también es importante evaluarlos con el brazo en posición de 90° de abducción. Con el brazo en el costado, las limitaciones inferiores las constituyen fundamentalmente las estructuras ligamentarias superiores.[48] En una posición de 90° de abducción, la limitación principal en la traslación inferior se debe al ligamento glenohumeral inferior. La prueba del surco inferior con el brazo en aducción sobre el costado y el hombro en rotación externa de entre 25° y 30° parece evaluar preferentemente estructuras del intervalo de los rotadores (ligamentos glenohumeral superior y coracohumeral).

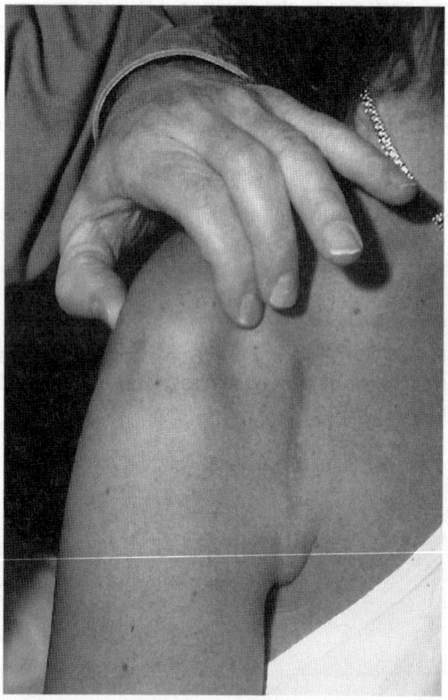

Fig. 4-29 • Signo del surco. Con el brazo sujeto, se aplica una tracción en sentido inferior. En ocasiones aparece un hoyuelo en la piel por debajo del acromion. La palpación revela un ensanchamiento del espacio subacromial, entre el acromion y la cabeza humeral.

Es importante recordar que en el paciente relajado o bajo anestesia la mayoría de los hombros normales permiten una ligara traslación de la cabeza humeral en la fosa glenoidea. Muchos hombros pueden llevar a cabo una traslación posterior hasta la mitad de la anchura de la fosa glenoidea. En el *Journal of Shoulder and Elbow Surgery,* publicado por el *Research Committee of the American Shoulder and Elbow Surgeons*, aparece estandarizada una descripción objetiva de la traslación de la cabeza humeral en la fosa glenoidea. Dicha descripción es la siguiente: la traslación (o laxitud) se califica como 0 si es ausente, 1 si es leve (traslación de 0 cm a 1 cm), 2 si es moderada (traslación de entre 1 cm y 2 cm o traslación hasta el ribete glenoideo), y 3 si es grave (más de 2 cm de traslación o traslación más allá del ribete glenoideo) (véase Fig. 4-27).[39] Una vez determinado el grado de traslación de la articulación glenohumeral, es importante correlacionar esos hallazgos con los síntomas del paciente.

Test de detención, reposición y traslación sintomática

La siguiente fase de la evaluación de la estabilidad consiste bien en reproducir el complejo sintomático de la inestabilidad mediante la traslación, o bien en exacerbar la detención mediante ciertas posiciones de compresión, subluxación o luxación.

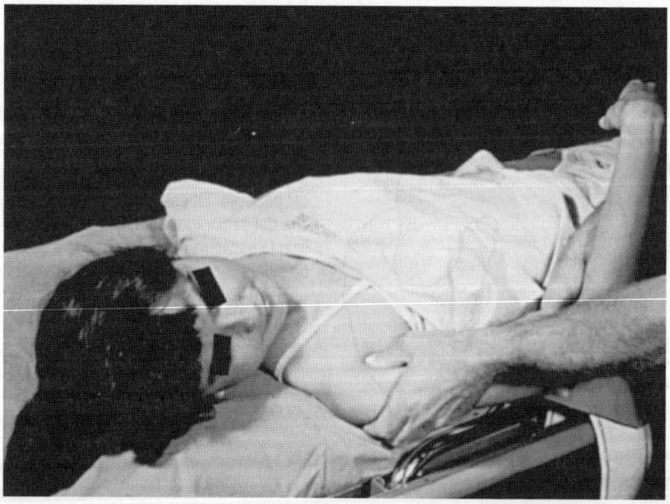

Fig. 4-30 • Evaluación de la estabilidad con el paciente en posición supina. El brazo se coloca en abducción y se flexiona unos 20° con el paciente en posición supina. Se aplica una carga anterior y luego una posterior; con ello se está valorando el grado de traslación posterior.

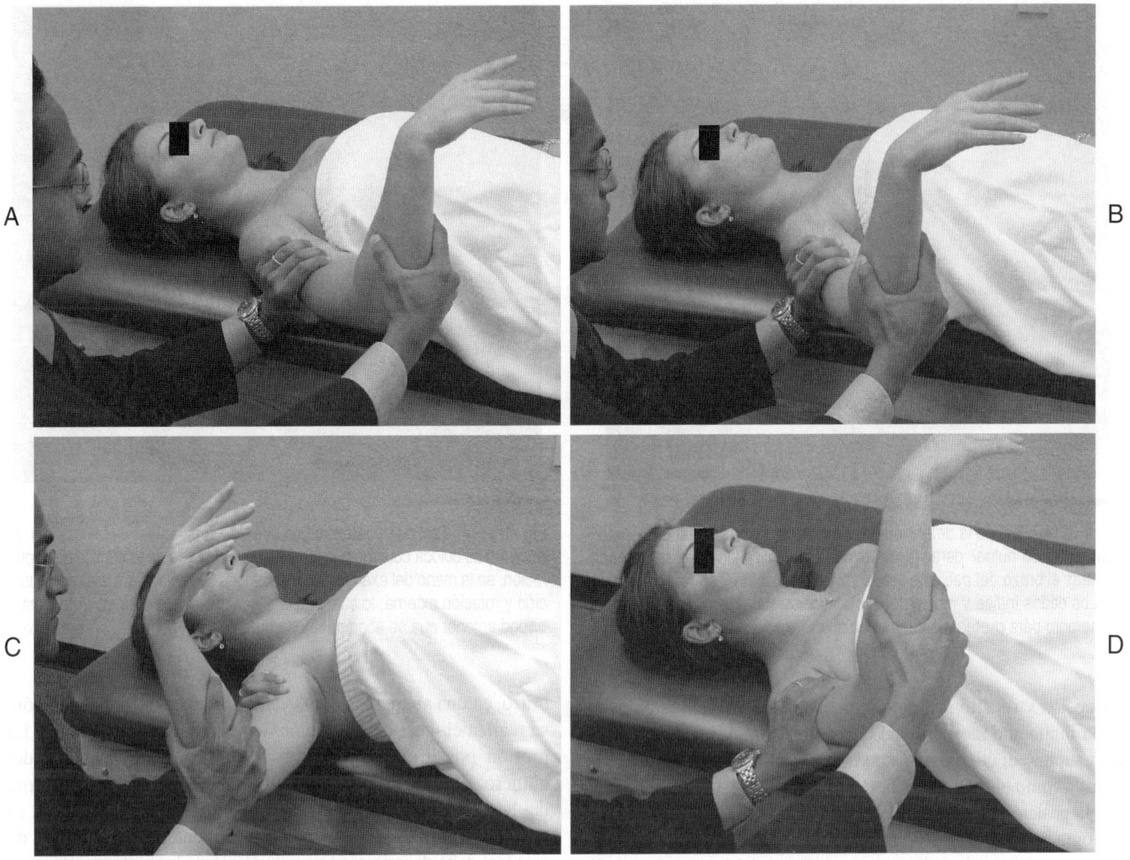

Fig. 4-31 • El test de carga y desplazamiento en posición supina, cambiando la posición del brazo, proporciona una información preferente respecto a varios componentes del complejo capsuloligamentario glenohumeral anterior y posterior. **A,** Brazo colocado en ligera abducción para valorar el ligamento glenohumeral superior. **B,** Brazo en 45° de abducción para valorar el ligamento glenohumeral medio. **C,** Brazo en 90° de abducción con una rotación externa progresiva, para valorar el ligamento glenohumeral inferior. **D,** Brazo en abducción y en ligera flexión para valorar la traslación posterior.

Anterior

La dirección más común de la inestabilidad es la anterior. Cuando se produce una luxación o una dislocación, la posición más frecuente del brazo es la abducción con rotación externa. Los test de detención para la inestabilidad anterior pueden realizarse tanto en posición erecta como en supina, si bien la máxima relajación muscular se logra mejor con el paciente en posición supina.

Con el paciente sentado, el examinador permanece detrás del hombro que se va a explorar. Para evaluar el hombro izquierdo del paciente, el examinador levanta el brazo hasta 90° de abducción y comienza una rotación externa del húmero. La mano derecha del examinador se coloca sobre la cabeza humeral apretando el pulgar desde detrás para hacer más fuerza; sin embargo, los dedos deben estar colocados anteriormente para controlar cualquier episodio de inestabilidad súbita que pudiera producirse. Al aumentar la rotación externa y ejercer una suave presión hacia delante contra la cabeza humeral, con un adecuado control, puede percibirse una inminente inestabilidad anterior (es decir, un signo de detención) (Fig. 4-32). Esta maniobra se denomina «test de la manivela». En la cara del paciente puede aparecer un gesto de temor (el paciente puede resistirse con una contractura muscular), o bien puede colaborar de forma que si continuara la fuerza «podría salirse el hombro». Con la maniobra de detención, además del sentimiento de inestabilidad, puede haber dolor. Sin embargo, cuando el dolor sólo aparece en la «posición de detención» (90° de abducción y rotación externa total), en especial en atletas que realizan movimientos por encima de la cabeza, se puede pensar en una patología posterosuperior del rodete glenoideo o de una «compresión interna».[47] Consecuentemente, el test de detención puede ser positivo en la inestabilidad aislada (inestabilidad anterior), en el dolor aislado (compresión glenoidea posterosuperior/interna), o en ambos casos.

> Dirección más frecuente en la inestabilidad glenohumeral: anterior y unidireccional

Esta prueba puede repetirse con el paciente en decúbito supino. El hombro que se va a examinar se coloca de manera que la escápula se sujete en el borde de la camilla de exploración, el extremo proximal del húmero se fuerza en varios grados de

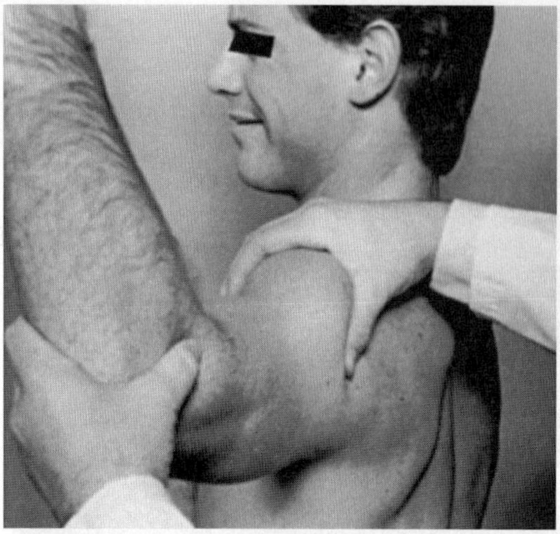

Fig. 4-32 • Test de la detención en posición de sentado (test de la manivela). El dedo pulgar derecho del explorador aplica una fuerza anterior, mientras el brazo del paciente se coloca en abducción y en rotación externa. Los dedos índice y medio del explorador se sitúan en la parte anterior del hombro para protegerlo contra cualquier luxación súbita.

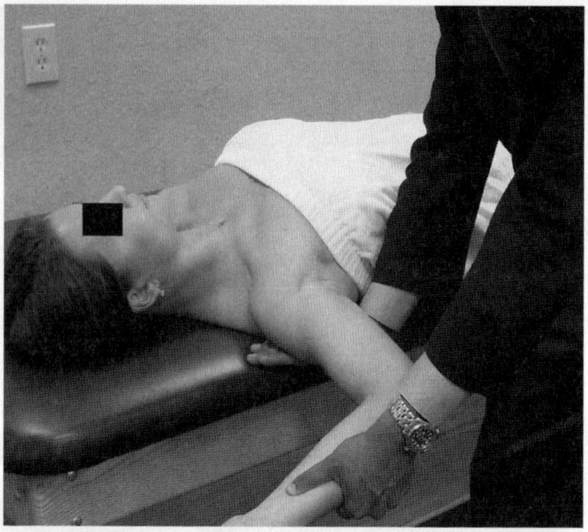

Fig. 4-33 • Test de la detención en posición supina (test de la palanca). El paciente se coloca con la escápula sujeta en el borde de la camilla de exploración, en la mano del examinador o en ambas. Se coloca el brazo en abducción y rotación externa, lo cual produce un sentimiento de inminente inestabilidad anterior que se acompaña de una detención por parte del paciente.

abducción y rotación externa, y nuevamente se intenta reproducir la inminente inestabilidad o el dolor (Fig. 4-33). En la posición supina, el cuerpo actúa como un contrapeso, el borde de la camilla como el fulcro, y el brazo como palanca. Cuando se localiza la posición de detención, se anota el grado de rotación externa lograda. Con el brazo en esta posición, puede ejercerse una fuerza posterior sobre el extremo proximal del húmero, y puede desaparecer la detención (sea ésta debida a inestabilidad o al dolor), siendo posible aún una mayor rotación externa del húmero, antes de que vuelva a aparecer el signo de detención (test de reposición de Fowler) (Fig. 4-34). La detención desaparece debido a una de estas tres razones: 1) en el punto de detención, la cabeza humeral se encuentra ligeramente subluxada, y al empujarla posteriormente se produce la reducción; 2) en el punto de detención, el rodete glenoideo posterosuperior se encuentra en contacto con la superficie articular del manguito de los rotadores en el borde anterior del infraespinoso («compresión interna»), y la fuerza dirigida posteriormente atenúa este contacto; y 3) la presión dirigida posteriormente actúa como una sujeción anterior para proporcionar al paciente una mayor confianza, previniendo así la detención.

> El test de la detención y el de reposición pueden ser positivos en casos de inestabilidad, en casos de dolor o en ambos casos. La positividad del test de inestabilidad indica una inestabilidad anterior. La positividad de los test del dolor indican una compresión del rodete glenoideo posterosuperior o interna

Si con el test de la manivela se originara detención o dolor, al continuar con el test de la inestabilidad éste debe realizarse en posición supina. En esta posición se repite el «test del fulcro» utilizando el borde de la camilla de exploración y la mano del explorador como fulcro, con el fin de rotar externamente el brazo, en una abducción de 90°. Si se produce dolor o detención, se realiza el «test de reposición» como se ha descrito antes. La presión posterior debe ejercerse sobre la parte proximal del húmero. Si es posible llevar a cabo una mayor rotación externa del húmero antes de que aparezcan síntomas de emergencia, es un test de reposición positivo. Nuevamente, la positividad de este test debe describirse como un alivio de los síntomas de inestabilidad, alivio del dolor, o ambos. Por el contrario, un «test de incremento» consiste en la repetición del test del fulcro ejerciendo una presión anterior sobre el extremo proximal del húmero. El resultado positivo en el test del incremento permite una menor rotación externa antes de que aparezcan los síntomas. Tanto el test de reposición como el de incremento pueden cuantificarse gracias a la variación en la rotación externa (es decir, un aumento o disminución de 10°, 20° o 30° en la rotación externa). Los efectos que tienen estos test sobre la inestabilidad y el dolor deben recogerse separadamente.

Históricamente, el test de reposición se ha realizado en atletas que realizan actividades levantando los brazos por encima de la cabeza, en quienes sólo se produce el dolor con la rotación externa forzada en posición de abducción. La disminución del dolor ante una rotación externa aún mayor es un test de reposición positivo, el cual sugiere una compresión posterosuperior del rodete glenoideo («interna») con una posible subluxación anterior.[14, 42]

Posterior

A menudo, la inestabilidad posterior es una subluxación más que una luxación y, si es recidivante, con frecuencia puede ser demostrada por el mismo paciente, ya sea con el brazo en una posición de elevación anterior o mediante un control muscular selectivo en varias posiciones de elevación, con la aplicación de una rotación interna. Una vez evidenciada la maniobra comprometedora, el examinador puede intentar reproducir manualmente la inestabili-

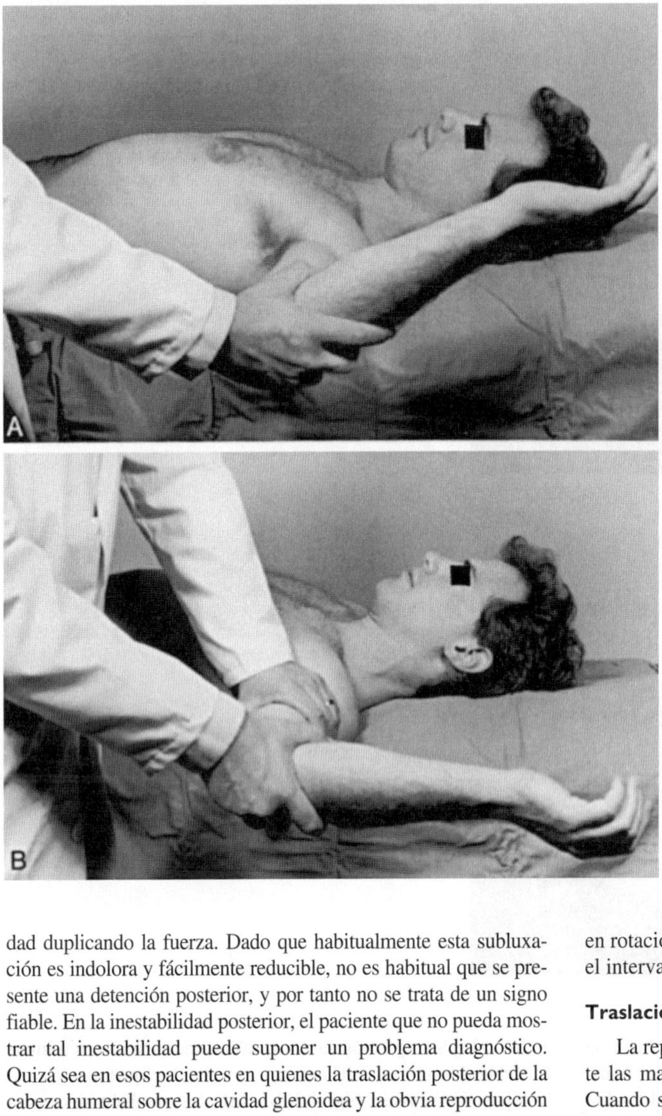

Fig. 4-34 • Prueba de «recolocación» (prueba de Fowler). **A,** El paciente, en posición supina, expresa resistencia conforme el brazo se coloca en abducción y rotación externa. Se anota el grado de rotación externa en este punto. **B,** El examinador aplica una fuerza posterior en el tercio proximal del brazo. Desaparece la resistencia y el enfermo puede girar el brazo en dirección externa antes de que reaparezca la resistencia.

dad duplicando la fuerza. Dado que habitualmente esta subluxación es indolora y fácilmente reducible, no es habitual que se presente una detención posterior, y por tanto no se trata de un signo fiable. En la inestabilidad posterior, el paciente que no pueda mostrar tal inestabilidad puede suponer un problema diagnóstico. Quizá sea en esos pacientes en quienes la traslación posterior de la cabeza humeral sobre la cavidad glenoidea y la obvia reproducción del complejo sintomático puede proporcionar la única clave diagnóstica (véase Fig. 4-28B). El test de «Jahnke» (test de carga posterior) reproduce la subluxación posterior sometiendo a una fuerza posterior el brazo flexionado hacia delante con una elevación de 90° en rotación neutra (Figs. 4-35 A y B). En esta posición, la cabeza humeral está luxada posteriormente. Si se continúa forzando mientras se extiende el brazo en esta posición de abducción, se produciría un «chasquido» o una evidente sensación de reducción de una cabeza humeral subluxada. Esto lo aprecia el paciente como si se reprodujera la inestabilidad.

Inferior

Los pacientes que tienen una inestabilidad inferior pueden decir que la tracción distal sobre el brazo durante la maniobra del surco reproduce su complejo sintomático (véase Fig. 4-29). Esta respuesta sugiere una inestabilidad multidireccional subyacente, como apuntan Neer y Foster. Un surco inferior sintomático con el brazo en abducción a un costado pero con el hombro en rotación externa de 25° a 30° parece sugerir una patología en el intervalo de los rotadores.[48]

Traslación sintomática

La reproducción del complejo sintomático del paciente durante las maniobras de traslación debe describirse detalladamente. Cuando se realiza la traslación de la cabeza humeral en sentido anterior, posterior, y particularmente en el inferior, es igualmente importante preguntar al paciente si esto forma parte del complejo sintomático o se trata de un acontecimiento experimentado por el paciente. Un ejemplo es el de los pacientes que presentan una inestabilidad multidireccional con una traslación inferior asociada; cuando en la exploración se hace una traslación inferior de la cabeza humeral, la mayoría aprecia dicha dirección como el patrón dominante de la inestabilidad. Aunque es adecuado describir objetivamente el grado de traslación anterior, posterior e inferior, debería ir seguido de un comentario acerca de la reproducción de los síntomas subjetivos del paciente (si los hubiera). El paciente lo describe como si tuviera una «traslación sintomática».

Pruebas especiales

Pruebas de compresión

Para hacer más fácil el diagnóstico del dolor de hombro causado por una tendinitis del manguito de los rotadores, Neer y

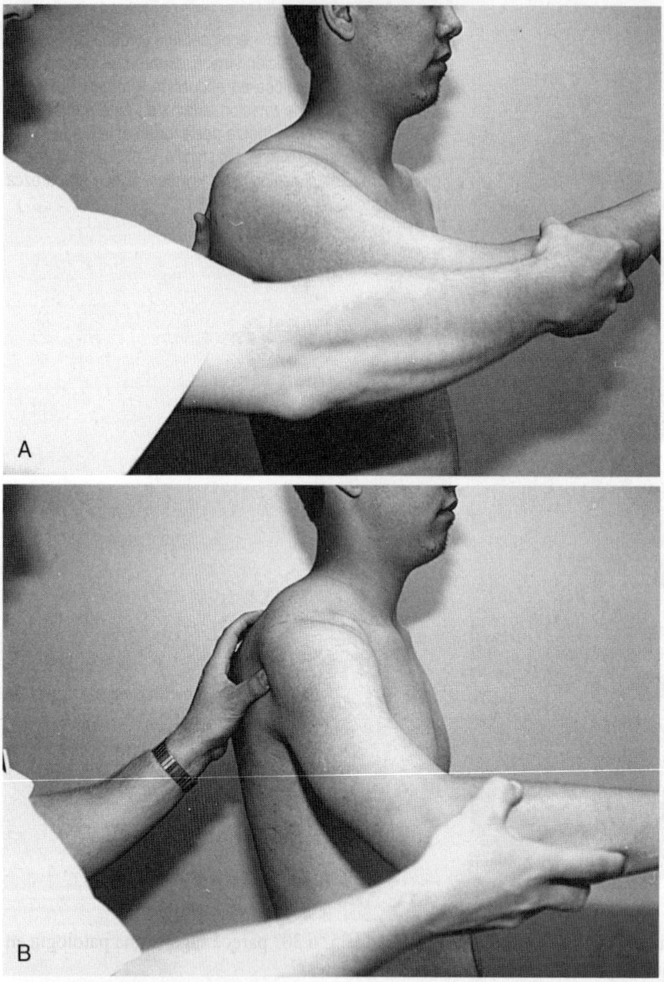

Fig. 4-35 • **A** y **B**, El «test de Jahnke» (test de carga posterior) reproduce la subluxación posterior forzando el brazo, flexionado anteriormente, en sentido posterior con 90° de elevación y en posición neutra; entonces, el brazo elevado se lleva hasta el plano coronal y se empuja hacia delante. Se puede apreciar la reducción y notarse un «chasquido» claro al reducirse el hombro desde la posición subluxada.

Welsh popularizaron el «signo de la compresión» y «el test de la compresión.» Se supone que la elevación forzada del brazo con la escápula estabilizada hace que el área crítica del tendón del supraespinoso se comprima contra la cara anteroinferior del acromion.[32] En esta posición, este test no comprime realmente el supraespinoso, aunque es una prueba útil. Si el tendón está inflamado, esta maniobra produce el dolor, y con frecuencia induce un gesto de mueca facial. Dicha respuesta se denomina «signo de Neer» o «signo de la compresión» (Fig. 4-36A).

Exploración de la compresión:

1. Signo de la compresión de Neer
2. Test de Hawkins
3. Test de la compresión de Neer
4. Signo de la abducción dolorosa con un arco de 90°

Un método alternativo para demostrar la compresión del tendón del supraespinoso contra el ligamento coracoacromial y el arco anterosuperior consiste en flexionar el húmero hacia delante hasta los 90°, y entonces realizar una enérgica rotación interna del hombro («test de Hawkins» o «test del reforzamiento de la compresión») (véase Fig. 4-36B). Este test también sirve para evidenciar la rigidez de la cápsula posterior. Sin embargo, el test de Hawkins debe interpretarse con prudencia, puesto que ha demostrado una elevada sensibilidad para detectar casi toda la patología del hombro, aunque una baja especificidad.

El test de la compresión (test de Neer) muestra la respuesta del paciente a una inyección de lidocaína (Xilocaína) (aprox. 10 ml de una solución al 1% en la bolsa subacromial (véase Fig. 4-36C). Una vez introducido el anestésico local bajo el acromion, se reintenta reproducir el signo de compresión. Si se produce una disminución importante o una abolición del dolor del paciente, se ha conseguido un resultado positivo del test de la compresión.

Un signo de compresión adicional, aunque clásicamente no se describe como tal, consiste en el tradicional signo del «arco de abducción dolorosa.» En un paciente con una tendinitis por compresión y con patología del manguito de los rotadores, la abducción en el plano coronal origina dolor entre los 60° y los 100°, que es máximo a los 90° (véase Fig. 4-36D). A menudo, este dolor aumenta cuando se aplica una resistencia a los 90° de

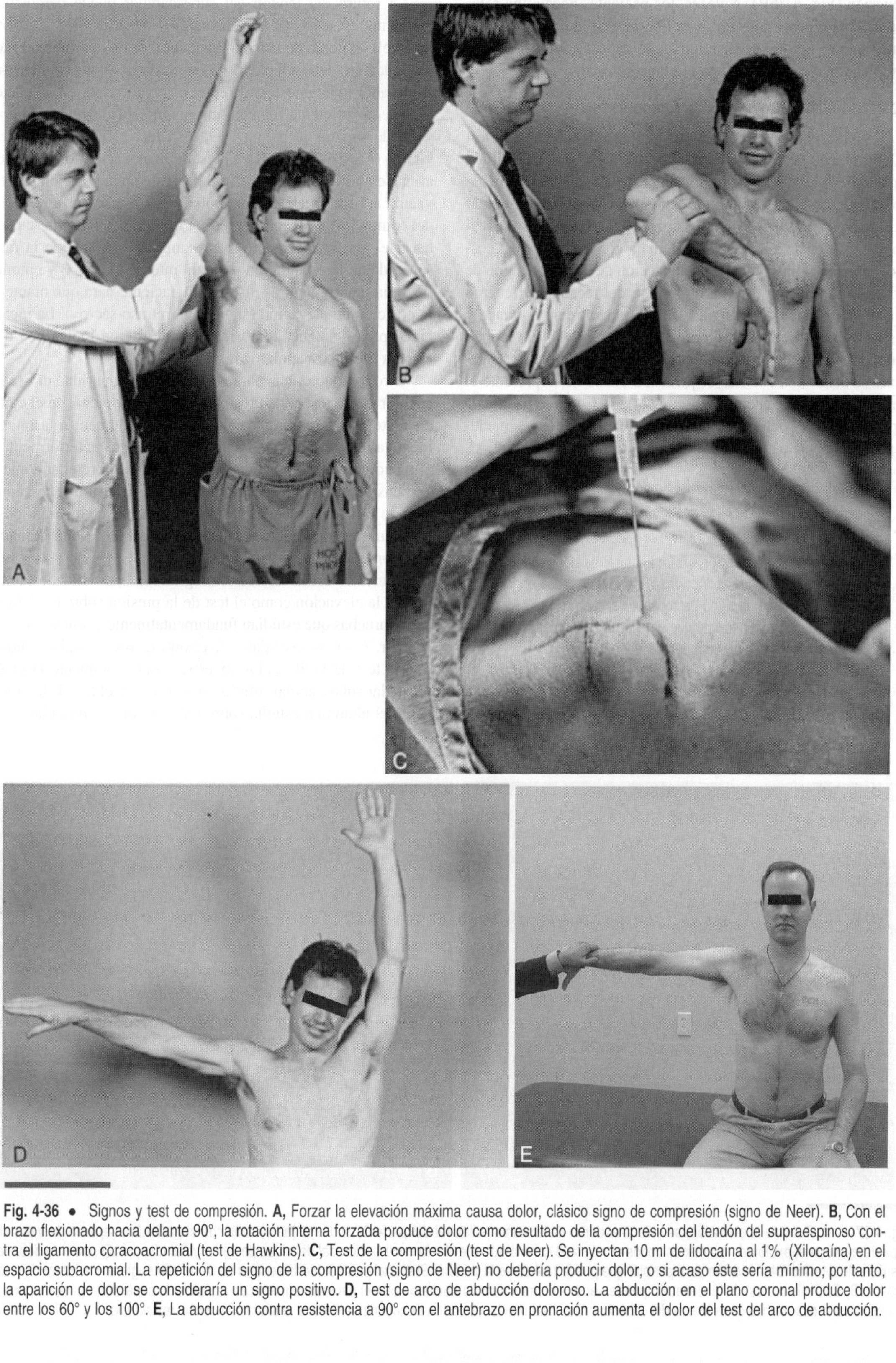

Fig. 4-36 • Signos y test de compresión. **A,** Forzar la elevación máxima causa dolor, clásico signo de compresión (signo de Neer). **B,** Con el brazo flexionado hacia delante 90°, la rotación interna forzada produce dolor como resultado de la compresión del tendón del supraespinoso contra el ligamento coracoacromial (test de Hawkins). **C,** Test de la compresión (test de Neer). Se inyectan 10 ml de lidocaína al 1% (Xilocaína) en el espacio subacromial. La repetición del signo de la compresión (signo de Neer) no debería producir dolor, o si acaso éste sería mínimo; por tanto, la aparición de dolor se consideraría un signo positivo. **D,** Test de arco de abducción doloroso. La abducción en el plano coronal produce dolor entre los 60° y los 100°. **E,** La abducción contra resistencia a 90° con el antebrazo en pronación aumenta el dolor del test del arco de abducción.

abducción (Fig. 4-36B). A veces, los pacientes hacen una rotación externa en esta posición para liberar el troquíter posteriormente bajo el acromion, disminuyendo así este dolor y permitiendo una mayor elevación en el plano coronal.

Exploración del manguito de los rotadores

El supraespinoso se explora preferentemente mediante el test de Jobe: prueba de resistencia con el brazo en abducción de 90° en el plano de la escápula (aproximadamente 30° anterior al plano coronal) y el antebrazo en pronación máxima (posición de «pulgar hacia abajo») (véase Fig. 4-26). La prueba del infraespinoso se realiza con resistencia a la rotación externa y con el brazo en el costado, también en una posición de abducción de 90°.[15] Un signo de retraso en la rotación externa o el signo del tocador del cuerno indican un desgarro del manguito de los rotadores entre grande y masivo que afecta al infraespinoso (véase Fig. 4-21). El redondo menor se explora de forma similar, si bien la lesión de este ligamento se determina con mayor precisión cuando está presente el signo del tocador del cuerno (véase Fig. 4-23). Como se ha descrito previamente, el defecto del manguito de los rotadores a menudo puede palparse a través del deltoides («test de la hendidura»).[49]

Examen del manguito de los rotadores:

1. Supraespinoso: Test de Jobe
2. Infraespinoso: *a*) rotación externa contra resistencia a un costado y en 90° de abducción, *b*) signo del retraso en la rotación externa, *c*) signo del tocador del cuerno
3. Redondo menor: lo mismo que en el caso del infraespinoso (especialmente el signo del tocador del cuerno)
4. Subescapular: *a*) prueba de la elevación, *b*) test de la presión sobre el abdomen, *c*) signo del retraso sacro

La rotura del tendón del subescapular puede demostrarse mediante el «test de la elevación» descrito por Gerber y Krushell: el dorso de la mano ipsilateral se coloca sobre el sacro y el paciente debe «separar» la mano de la espalda mientras el explorador mantiene el codo en el plano coronal.[12] Si el paciente tiene la suficiente rotación interna, no sufre demasiado dolor y puede separar la palma de la espalda, el subescapular está intacto (Figs. 4-37 A y B). El test de la elevación todavía puede afinarse más haciendo resistir al paciente en la posición de «elevación.» Esta prueba proporciona una estimación de la fuerza del complejo subescapular (véase Fig. 4-37B). Todavía se puede hacer el test más sensible si el examinador mantiene la mano separada de la espalda (en rotación interna máxima) y entonces libera la mano mientras instruye al paciente para que mantenga la posición de elevación (signo del «retraso sacro»). La incapacidad para mantener la posición de elevación indica una deficiencia del subescapular (Fig. 4-38).[22]

Otro método eficaz para comprobar la integridad del subescapular es el «test de la presión sobre el abdomen», en el cual el paciente coloca ambas manos sobre el abdomen, rota internamente ambos hombros para colocar los codos anteriormente en el plano coronal, y presiona las dos manos sobre el abdomen.[11] Se considera que el test es positivo para una lesión subescapular cuando el paciente no puede impedir que el codo caiga posteriormente al plano coronal del cuerpo debido a una deficiente rotación interna (Fig. 4-39).

Recientes estudios electromiográficos han validado tanto el test de la elevación como el test de la presión sobre el abdomen como pruebas que estudian fundamentalmente el músculo subescapular. Además, esos datos electromiográficos también indican que el test de la elevación investiga preferentemente la unidad muscular subescapular inferior, mientras que el test de la presión sobre el abdomen estudia sobre todo la unidad muscular subes-

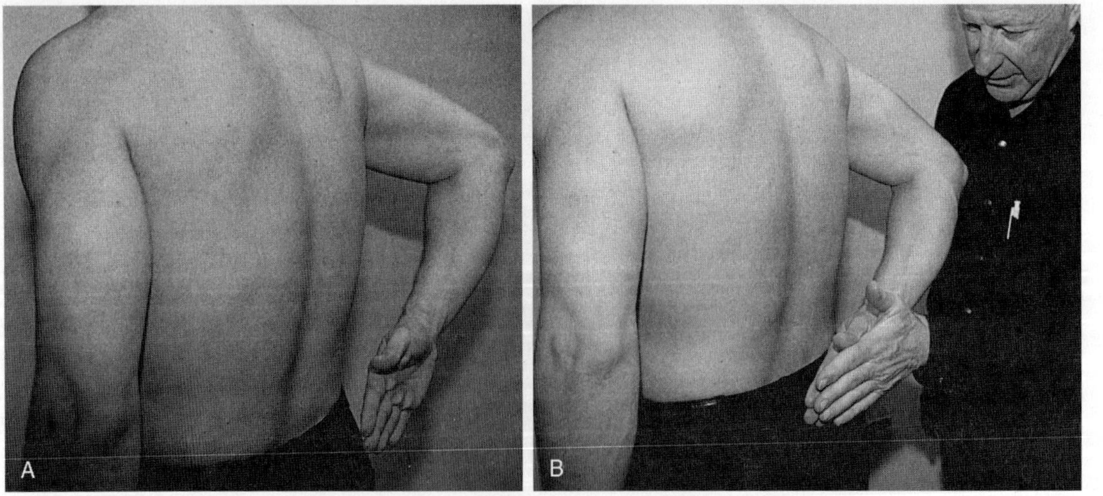

Fig. 4-37 • **A,** Test de la elevación: se coloca el dorso de la mano ipsilateral del paciente sobre el sacro, debiendo el paciente «separar» la mano de la espalda mientras el explorador sujeta los codos en el plano coronal (para evitar la contribución del deltoides posterior y del tríceps). El paciente debe tener la suficiente rotación interna como para permitir que pueda realizarse la prueba. Si el paciente no puede separar la mano, ello sugiere una rotura del subescapular. **B,** Este mismo test de la elevación puede ser mucho más afinado haciendo que el paciente aguante en posición de separación para proporcionar una estimación cuantitativa de la fuerza del subescapular. Esta maniobra podría denominarse *test de la elevación contra resistencia.*

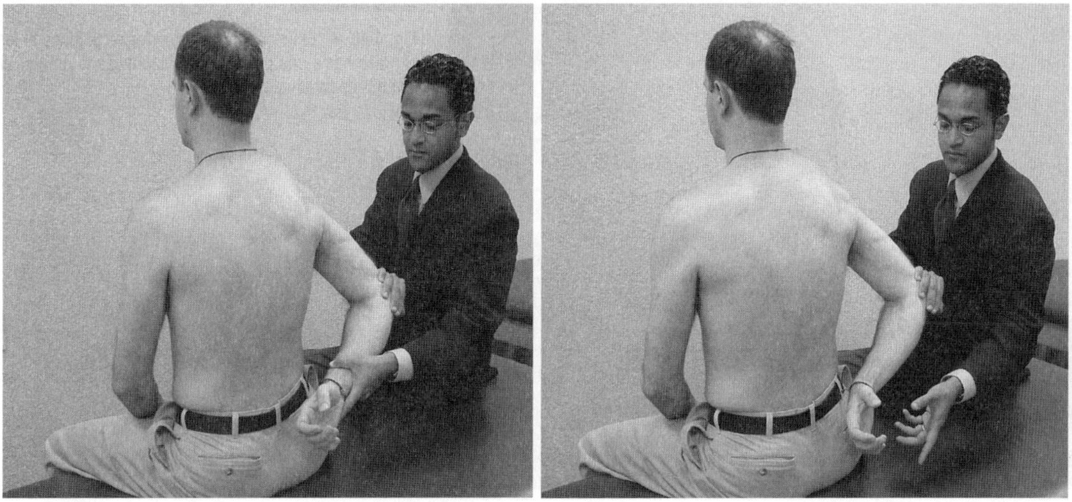

Fig. 4-38 • Signo del retraso sacro. **A,** El explorador sitúa pasivamente el brazo en una posición elevada y pide al paciente que mantenga dicha posición. **B,** El paciente mantiene la posición activamente una vez que el examinador le ha soltado, lo que indica que el subescapular está funcionando. Esta prueba es muy útil para cuantificar la cantidad de fuerza del subescapular y también para valorar con precisión el subescapular cuando el paciente no puede comprender las instrucciones para realizar el test de la elevación clásico.

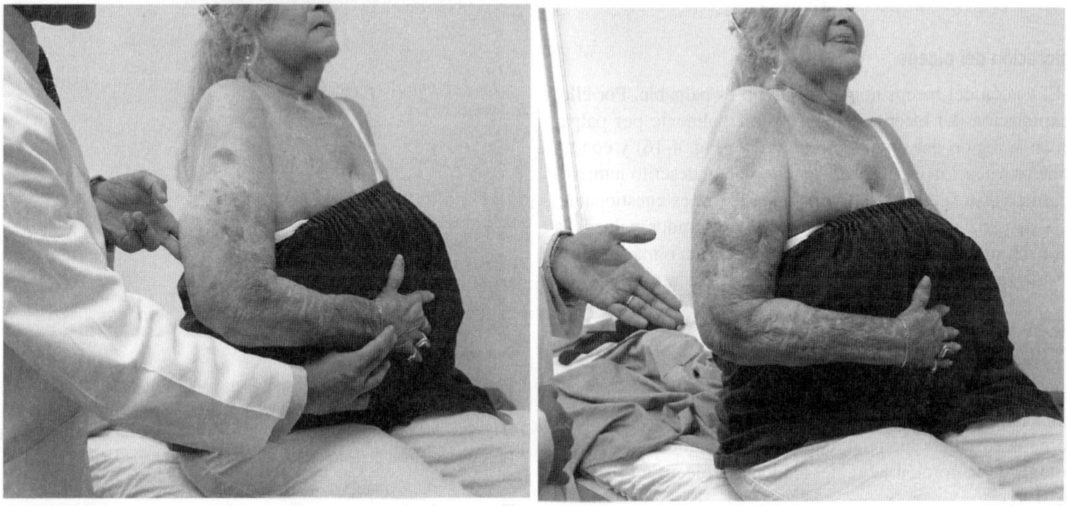

Fig. 4-39 • Test de la presión sobre el abdomen. **A,** El paciente coloca la mano sobre el abdomen con la muñeca en posición neutra y con el hombro en posición interna, de forma que el codo quede en plano coronal. Se pide al paciente que presione sobre el abdomen («presión abdominal») mientras mantiene el codo en el plano coronal y la muñeca en posición neutra. **B,** Incapacidad del paciente para «presionarse el abdomen»: el codo cae hacia detrás en el plano coronal y flexiona la muñeca. Esta respuesta indica una deficiencia del subescapular secundaria a una insuficiente fuerza del hombro para la rotación interna, para poder mantener la posición del codo/muñeca durante la presión sobre el abdomen.

capular superior.[44] Actualmente, se están desarrollando una serie de trabajos para determinar el significado clínico de estos datos, para diagnosticar clínicamente desgarros subescapulares parciales (en especial de fibras superiores).

Exploración de la articulación acromioclavicular

La aducción forzada en 90° con el brazo cruzado hacia una posición en flexión, que es dolorosa, sugiere un dolor acromioclavicular (Fig. 4-40). En esta posición también puede detectarse una cápsula posterior rígida. Un test de la articulación acromioclavicular «aumentado» puede añadir la palpación de la articulación acromioclavicular, mientras se coloca el brazo cruzado en una posición de máxima aducción (véase Fig. 4-14B) o bien el explorador pide al paciente que eleve el brazo en aducción máxima. El dolor acromioclavicular es sugestivo de una articulación acromioclavicular degenerativa (artrítica) o, en casos agudos, de un posible esguince o luxación de la articulación acromioclavicular.

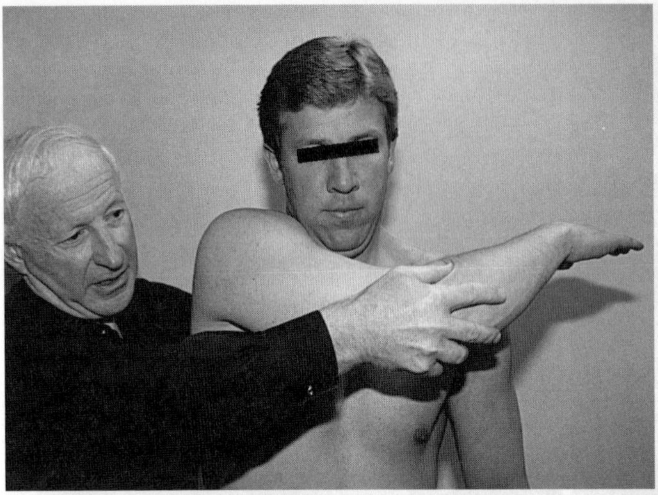

Fig. 4-40 • El dolor acromioclavicular se produce al forzar el brazo hacia una posición de brazo cruzado en aducción, con 90° de flexión anterior.

> Exploración de la articulación acromioclavicular: brazo cruzado en aducción de 90° y flexión anterior (con o sin palpación concomitante)

Exploración del bíceps

El tendón del bíceps normalmente no es palpable. Por ello, la exploración del bíceps se realiza principalmente por palpación en la región del surco bicipital (véase Fig. 4-16) y con un test de provocación específica. Aunque se han descrito numerosas pruebas, su fiabilidad en la práctica diaria es cuestionable. En la mayoría de los casos, el médico explorador palpará la región del surco bicipital y aplicará entonces una o más pruebas de esfuerzo para confirmar la patología localizada.

Test de Yergason

Se flexiona el codo en 90° con pronación del antebrazo. El médico sostiene la muñeca del enfermo, quien debe ejecutar una supinación contra cierta resistencia. Si el dolor se localiza en el área de la corredera bicipital, constituye un signo sugestivo de patología de la porción larga del tendón del bíceps en su vaina (Fig. 4-41).[50]

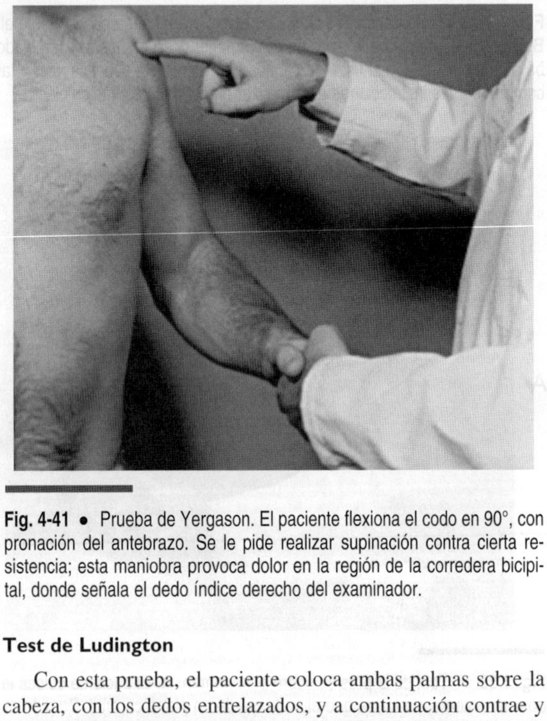

Fig. 4-41 • Prueba de Yergason. El paciente flexiona el codo en 90°, con pronación del antebrazo. Se le pide realizar supinación contra cierta resistencia; esta maniobra provoca dolor en la región de la corredera bicipital, donde señala el dedo índice derecho del examinador.

Test de Speed

Con el codo extendido y el antebrazo en supinación, se aplica una resistencia a la elevación anterógrada del húmero hasta aproximadamente unos 60°. La prueba es positiva cuando se produce dolor localizado en el área de la corredera bicipital (Fig. 4-42).

> Test más útiles en la patología de la porción larga del tendón del bíceps:
> 1. Dolor durante la palpación de la región del surco bicipital
> 2. Test de Speed

Test de Ludington

Con esta prueba, el paciente coloca ambas palmas sobre la cabeza, con los dedos entrelazados, y a continuación contrae y relaja los bíceps. Cuando existe patología activa del tendón bicipital, esta maniobra produce dolor. Si al mismo tiempo se palpa el vientre del bíceps y se percibe que su contracción es débil o inexistente, habrá una rotura del tendón bicipital.

Aunque todas estas pruebas bicipitales están descritas, la más útil es la reproducción del dolor en la región de la corredera bicipital durante la elevación anterógrada de la extremidad contra una resistencia (prueba de Speed).

Exploración de lesiones del rodete superior, anterior y posterior (SLAP)

Se han descrito varias pruebas para reproducir síntomas relacionados con la patología del rodete glenoideo superior/complejo de inserción del bíceps. Aunque estos test podrían ser difíciles de interpretar en caso de otras patologías del hombro, es importante conocerlos y emplearlos en el examen del bíceps.

Prueba de la compresión activa (Test de O'Brien)

El examinador se coloca detrás del paciente y estabiliza la escápula, comprobando la resistencia con el brazo flexionado 90° hacia adelante, en aducción de 10° y con el pulgar señalando hacia abajo. Se pide al paciente que especifique dónde se produce el dolor al realizar esta prueba: la patología del bíceps/rodete superior hace que el paciente señale la articulación glenohumeral, mientras que la patología de la articulación acromioclavicular hace que el paciente señale la parte superior del hombro (Fig. 4-43A).[33] El dolor disminuye o desaparece al repetir la prueba manteniendo la misma posición del hombro pero con el pulgar señalando hacia arriba.

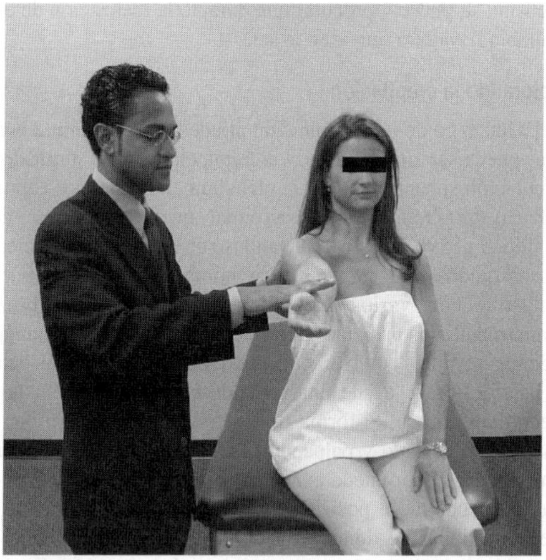

Fig. 4-42 • Test de Speed. Con el codo en extensión y el antebrazo en supinación, se realiza una extensión anterior del húmero oponiendo resistencia cuando se encuentra entre 60° y 90°. La presencia de dolor en la corredera bicipital indica un test positivo.

Hay una variación de este test (el «test *SLAP-rehension*») que simplemente sitúa el brazo en aducción de 45° mientras se realizan las mismas maniobras, con la intención de crear una mayor fuerza torsional en el punto de inserción del bíceps a nivel supraglenoideo (Fig. 4-43B).[2]

> Test para diagnosticar lesiones en la parte superior del rodete y SLAP:
>
> 1. Test de la compresión activa
> 2. Test *SLAP-rehension*
> 3. Test de carga del bíceps
> 4. Test de deslizamiento anterior

Test de carga del bíceps

Con el paciente en supino, se realiza una abducción del hombro de 120° con la máxima rotación externa y la máxima supinación del antebrazo, colocando el codo en 90° de flexión. Se pide al paciente que flexione el codo con fuerza, contra una resistencia inducida por el explorador. El dolor en el hombro que aparece durante esta maniobra sugiere una patología del bíceps/SLAP.[30]

A

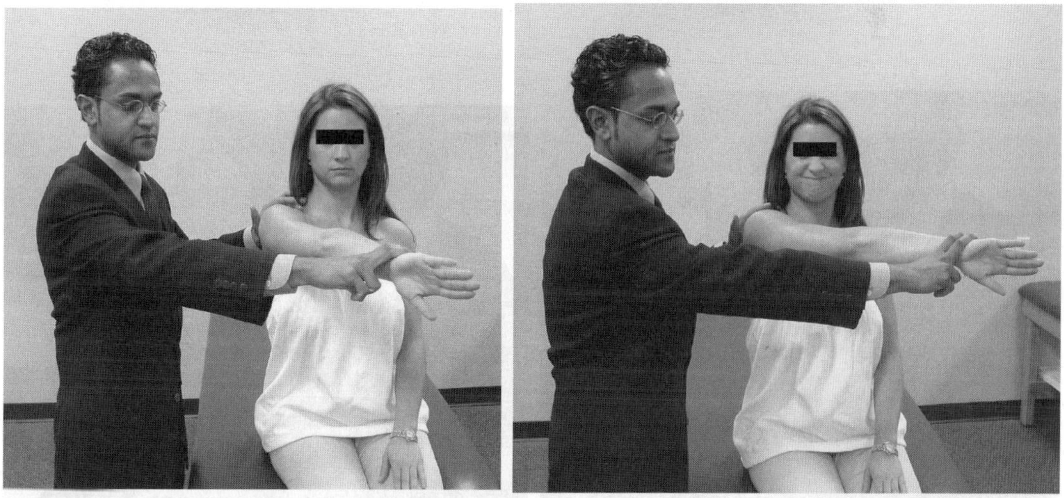

B

Fig. 4-43 • **A,** Test de compresión activa (test de O'Brien). Mientras se estabiliza la escápula, se comprueba la resistencia con el brazo en flexión anterior de 90° y en aducción de 10°, con el pulgar señalando hacia abajo. Se pide al paciente que señale la localización del dolor durante la prueba: el dolor en la articulación glenohumeral indica una patología del bíceps o del rodete superior, mientras que el dolor en la parte superior del hombro indica una patología de la articulación acromioclavicular. El dolor disminuye o desaparece al repetir la prueba manteniendo la misma posición del hombro, pero con el pulgar señalando hacia arriba. **B,** test *SLAP-rehension*. Este test parece aumentar los hallazgos del test de compresión activa cuando el paciente opone resistencia a la fuerza dirigida hacia abajo que realiza el explorador, mientras mantiene el brazo en flexión anterior de 90° y en aducción de 45°, con el pulgar señalando primero hacia abajo y posteriormente hacia arriba.

Test del desplazamiento anterior

El paciente coloca ambas manos en las caderas con los pulgares dirigidos hacia adelante. El examinador aplica una fuerza axial sobre el codo (olécranon) en dirección a la articulación glenohumeral (anterior y superior) mientras el paciente opone resistencia a esta maniobra.[29] La aparición de dolor indica un test positivo.

Síndrome de la compresión coracoidea

Esta entidad se ha reconocido como causa de dolor anterior en el hombro.[8,13] La palpación sobre la apófisis coracoides a menudo causa molestia, incluso en el hombro normal. El «signo de la compresión coracoidea» se realiza con el hombro en abducción de 90° en el plano coronal y con una rotación interna máxima (en posición de «saque de tenis»). El dolor anterior en el hombro puede ser signo de una compresión coracoidea. Sin embargo, esta maniobra también puede ser dolorosa en otras patologías glenohumerales. La aducción del brazo con flexión anterior y rotación interna (parecida a la del test de Hawkins) puede exacerbar el dolor anterior del hombro en pacientes con compresión coracoidea debida a un estrechamiento del espacio coracoideo. Para ayudar en el diagnóstico puede realizarse una prueba de compresión coracoidea (similar al test de Neer) introduciendo 5 ml de lidocaína al 1% lateralmente a la apófisis coracoides, y reproduciendo la maniobra de compresión coracoidea. El test es positivo cuando se alivia el dolor. Durante la inyección hay que tener cuidado para evitar las estructuras neurovasculares inferior y medial a la apófisis coracoides.

Test de la estabilización escapular

Esta maniobra puede ser muy útil para determinar el grado de molestia producido por una escápula alada. El examinador se coloca detrás del paciente y estabiliza la escápula tanto anterior como posteriormente, mientras el paciente eleva el brazo activamente (Fig. 4-44). El alivio de la molestia junto con la mejoría de la elevación activa indica una etiología primariamente escapulotorácica del aleteo sintomático (en lugar de una etiología glenohumeral concomitante). Este test también puede ser útil en el consejo preoperatorio de un paciente en quien se está considerando un procedimiento de estabilización escapular. Cuando se está examinando a un paciente de sexo femenino, hay que tener en cuenta su pudor y procurar que durante la realización de esta maniobra haya otra mujer en la sala.

Explorando la crepitación

El hallazgo de una crepitación alrededor de la cintura escapular puede ser significativo. La crepitación puede surgir de la articulación subacromial, de la glenohumeral o de la escapulotorácica. La crepitación subacromial puede producirse con movilidad activa y pasiva, quejándose en ocasiones el paciente de chasquidos que surgen de su hombro, lo cual se puede demostrar con varios movimientos rotatorios del brazo. Similarmente, los pacientes que tienen un desgarro del manguito de los rotadores con frecuencia se quejan de crepitación cuando bajan el brazo desde una posición elevada. La crepitación puede demostrarse de forma pasiva rotando el húmero con el brazo en un costado y palpando el área de la articulación subacromial. También puede exacerbarse rotando el brazo cuando éste se encuentra en posición de abducción. Habitualmente se puede averiguar de dónde procede la crepitación mediante la palpación y mediante las características de su sonido. Cuando procede del área subacromial, el sonido es razonablemente suave. La crepitación glenohumeral es más difícil de apreciar, y quizá se determina mejor cuando el paciente se resiste a la elevación y se baja el brazo mientras mantiene dicha resistencia. La sensación de esta crepitación es muy diferente de la crepitación

A

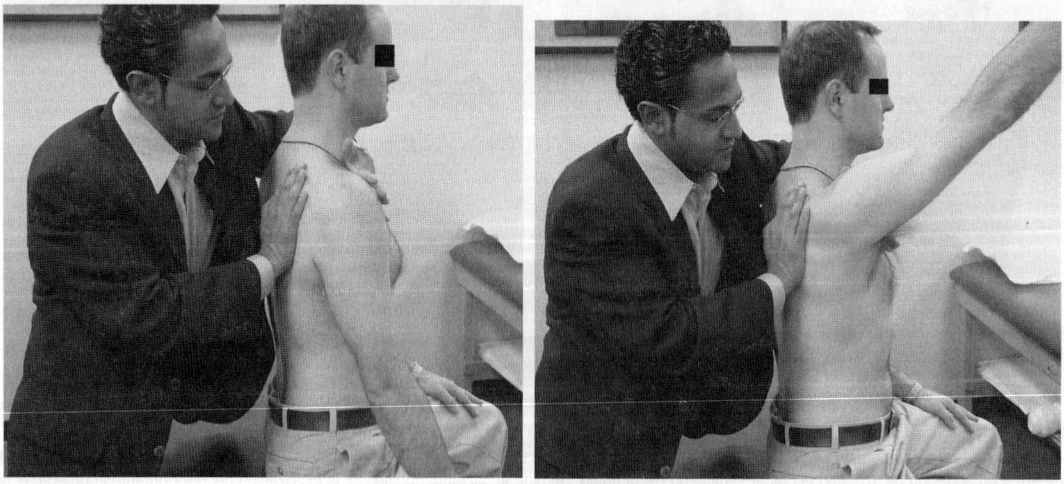

B

Fig. 4-44 • Test de estabilización escapular. **A** y **B,** El examinador permanece detrás del paciente y estabiliza la escápula, tanto anterior como posteriormente, durante la elevación. El alivio del dolor más la mejora de la elevación activa, al realizar el test de estabilización de la escápula, es muy útil para diagnosticar el aleteo escapular sintomático, y como ayuda para el consejo preoperatorio cuando se está considerando la cirugía de estabilización escapular.

subacromial. En ocasiones los pacientes presentan una combinación de síntomas cuando tienen una artropatía del manguito. Por ejemplo, cuando la cabeza humeral asciende contra el acromion, presentan una crepitación de hueso contra hueso, que es más parecida a la sensación de la crepitación glenohumeral. A medida que el paciente sube y baja el hombro, se puede palpar el área de crepitación, la cual en general surge de la superficie inferior de la porción superomedial de la escápula. En ocasiones, la crepitación surge del polo inferior de la escápula. Los pacientes aprenden a realizar esta maniobra mediante la elevación y el descenso activo de la escápula y de la cintura escapular. La crepitación subacromial es compatible con una patología del manguito de los rotadores, la crepitación glenohumeral lo es con una osteoartritis, y la crepitación escapulotorácica puede indicar una cicatrización bursal escapulotorácica.

Causas comunes de crepitación en el hombro: desgarro del manguito de los rotadores, desgarros del rodete glenoideo y/u osteoartritis, y cicatrización bursal escapulotorácica

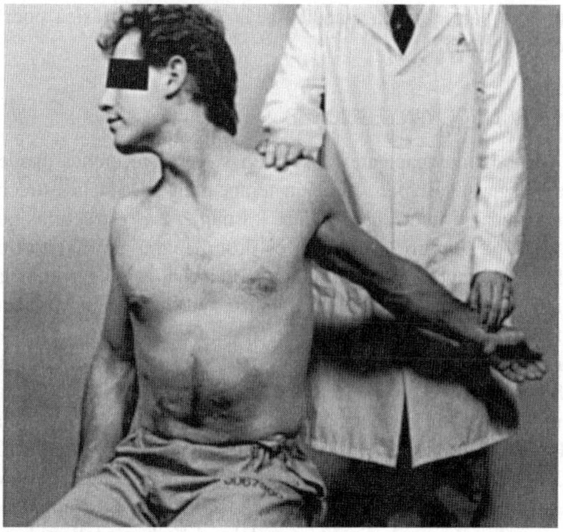

Fig. 4-45 • Maniobra de Adson modificada. La disminución del pulso radial con el brazo en ligera aducción y en extensión, girando el cuello en sentido contrario, es muy sugestiva de una compresión vascular.

Exploración vascular

Dentro de la exploración vascular se debe tener en cuenta un amplio espectro de manifestaciones en la extremidad superior. La textura, el color y la temperatura de la piel, así como el crecimiento de vello y alteraciones en la sensibilidad, muchas veces están ligados al sistema vascular. En ocasiones es necesario verificar los pulsos (radial, cubital, braquial, axilar y subclavio) y auscultar soplos con un estetoscopio, sobre todo cuando se ha producido un traumatismo grave de la extremidad superior. Es importante examinar el sistema nervioso autónomo para excluir una distrofia simpática refleja (síndrome del hombro-mano). Además, existen varias pruebas que ayudan a detectar una posible compresión neurovascular en el cuello, lo que se denomina *síndrome de la salida torácica superior*. Ninguna de estas pruebas es altamente fiable, así que hay que ser cauto en su interpretación. Si son positivas, estas pruebas sugieren patología en diferentes áreas. La compresión vascular, sobre todo en la salida torácica superior, puede ser causa de dolor en el hombro.

Maniobra de Adson

El examinador palpa el pulso radial. Con el paciente sentado, se le pide que extienda el hombro y el brazo rotando la cabeza hacia el lado explorado. A continuación, se pide al paciente que inspire profundamente y que mantenga el aire mientras el examinador observa si se produce una disminución del pulso radial.[9] Cualquier disminución u obliteración en el pulso se considera un resultado positivo sugestivo de un síndrome de compresión de la salida torácica. Se han descrito algunas modificaciones de este test; éstas implican rotar la cabeza hacia el lado opuesto, mientras que el brazo del lado examinado se coloca en abducción de 90°, en extensión y en rotación externa (Fig. 4-45).

Prueba del síndrome de hiperabducción

En posición de sentado, se palpan ambos pulsos radiales con los brazos en hiperabducción. En cerca del 20% de los individuos sanos el pulso disminuye, pero en ocasiones la asimetría es importante. Durante esta maniobra, el paquete neurovascular se desplaza bajo la apófisis coracoides y el músculo pectoral mayor. Durante la obstrucción vascular parcial que se produce al colocar el brazo en hiperabducción, a veces se ausculta un soplo en la clavícula o en la axila.

Prueba de Halstead

El paciente extiende el cuello y gira la cabeza hacia el hombro opuesto. Mientras se aplica una tracción hacia abajo en el brazo afectado se palpa el pulso; si éste desaparece, la prueba es positiva. Cuando la compresión vascular es incompleta se puede auscultar un soplo en la clavícula y en la base del cuello.

Prueba de provocación mediante la elevación/test de Wright

El paciente levanta ambos brazos por encima del eje horizontal, y se le pide que abra y cierre rápidamente las manos, aproximadamente unas 15 veces. La fatiga, calambres o parestesias en las manos o en los antebrazos, en particular al final de las repeticiones, son un signo de insuficiencia vascular y de la presencia de un síndrome de la salida torácica.

Exploración física general

Para concluir la evaluación global es necesario realizar una exploración física general. En ocasiones, en esta exploración física pueden observarse datos que guardan relación con la molestia del hombro; por ejemplo, signos en el tórax debidos a un tumor de Pancoast que se manifiesta por dolor del hombro. Muchas enfermedades como la artritis reumatoide, la diabetes y la neurofibromatosis conllevan problemas en el hombro. En el paciente que debe someterse a cirugía, es importante buscar anomalías del aparato cardiovascular y respiratorio. Asimismo, si la movilidad del cuello se encuentra limitada o existen dificultades para abrir la mandíbula, la técnica anestésica podría verse afectada.

TÉCNICAS CON INYECCIONES

En algunos pacientes, las pruebas con inyecciones pueden ser diagnósticas, pero también terapéuticas. Dada la estrecha proximidad e interrelación entre las numerosas estructuras que rodean al hombro, a menudo es difícil lograr un diagnóstico claro. Diferenciar el dolor debido a la articulación acromioclavicular, al tendón del supraespinoso y a la porción larga del bíceps puede suponer un problema para el médico que realiza la exploración. En estos casos, puede ser beneficioso emplear técnicas de inyección selectiva de anestésicos locales. Las áreas que pueden ser inyectadas incluyen el espacio subacromial (Fig. 4-36C), la articulación acromioclavicular, la articulación glenohumeral, el surco bicipital, el nervio supraescapular y diferentes zonas hipersensibles a lo largo del trapecio y romboides, especialmente en el paciente con dolor difícil en cuello y hombro. Con estas técnicas es esencial emplear una estricta asepsia para minimizar el riesgo de infección.

Espacio subacromial

El espacio subacromial, que constituye el sitio más habitual de inyección, proporciona una información muy útil para el diagnóstico; en ocasiones también posee efectos terapéuticos. Ésta es la prueba de la compresión que se explicó antes (Fig. 4-36C). Es más fácil penetrar en el espacio desde la cara anterior. Para introducir la aguja es conveniente someter al brazo a una tracción longitudinal suave, para aumentar el espacio entre el acromion y la cabeza humeral.

Articulación acromioclavicular

La articulación acromioclavicular, dado que se trata de una articulación subcutánea, es muy fácil de penetrar con una aguja. Los pacientes con artritis y cambios radiológicos presentan diferentes grados sintomáticos que surgen de esta articulación. Estos síntomas se producen habitualmente junto con un problema de compresión, y así, la inyección selectiva en esta articulación, a diferencia de la inyección en la articulación subacromial, puede clarificar el grado de dolor debido a ella y orientar al cirujano sobre si considerar o no la cirugía local.

Articulación glenohumeral

Los pacientes con un problema intraarticular pueden experimentar un importante alivio tras la inyección de un anestésico local dentro de la articulación glenohumeral. Dado que la articulación es profunda y está rodeada por varias capas musculares, puede ser difícil asegurarse de que la aguja se encuentra dentro de la articulación. Si existe duda, la posición de la aguja puede confirmarse durante la fluoroscopia mediante la inyección de un contraste radioopaco.

Corredera bicipital

La afectación local de la porción larga del bíceps se confirma al aliviar el dolor mediante la infiltración en la región de la corredera bicipital; esta inyección no se administra directamente en el tendón, sino alrededor de la zona que lo rodea.

Nervio supraescapular

En pacientes con dolor posterior del hombro, especialmente en aquéllos con una pérdida de la musculatura del supraespinoso e infraespinoso, la causa puede encontrarse en un atrapamiento del nervio supraescapular.[38] La inyección de un anestésico tópico en la escotadura supraescapular puede aliviar los síntomas y confirmar el diagnóstico.[41] Esta técnica puede realizarse mediante la palpación de la articulación acromioclavicular y la inyección de 5 ml de lidocaína al 1% desde detrás de la articulación acromioclavicular mientras se dirige la aguja 1 cm en sentido inferior y 1 cm en sentido medial. Hay que tener mucho cuidado para evitar estructuras neurovasculares durante esta inyección. Una mayor confirmación puede obtenerse mediante estudios electromiográficos.

Otros sitios de inyección

En pacientes con dolor muy localizado o con áreas hipersensibles, la infiltración local de un anestésico puede ser útil para la evaluación del dolor. Los pacientes con dolor de cuello son particularmente propensos a tener áreas hipersensibles en los romboides y trapecios, y, a menudo, la inyección proporciona una información diagnóstica y alivio terapéutico. Atrapamientos infrecuentes de nervios, como el del supraclavicular al atravesar el canal óseo de la clavícula, pueden evaluarse con la ayuda de anestésicos locales.[10]

EXPLORACIÓN DE LA COLUMNA CERVICAL

Junto con la exploración del hombro, debe examinarse la columna cervical. Es frecuente que en el cuello y el hombro coexistan patologías, y es muy importante tenerlo en cuenta para entender la contribución de cada uno a las molestias generales del paciente. Además, los problemas de columna cervical (en especial los que se originan en una raíz cervical) pueden causar dolor irradiado y en ocasiones referido al hombro. El procedimiento a seguir es el mismo que en el caso del hombro: observar, sentir y mover. La exploración de la columna cervical está coordinada e integrada dentro de la exploración del hombro. Por ejemplo, cuando se lleva a cabo el arco de movimiento del hombro, es fácil examinar al mismo tiempo el arco de movimiento del cuello.

Inspección

La inspección debe ser sistemática y completa, analizando la región cervical desde los puntos de vista anterior, posterior y lateral.

Con el cuello y los hombros en la posición adecuada, se observa la postura o la disposición de la región cervical y la cabeza. En ocasiones el cuello es corto o alado, lo que sucede en muchos problemas congénitos, como los síndromes de Klippel-Feil o de Turner. Otras veces la cabeza *yace* a un lado o hacia adelante. Al observar los músculos paracervicales puede encontrarse una asimetría, lo que sugiere un espasmo o hipertrofia muscular. En ocasiones se encuentran afectaciones radiculares al analizar la parte distal de las extremidades en busca de una atrofia muscular. También puede haber otra patología concomitante, como por ejemplo una escoliosis o cifosis toracolumbar, o en otras zonas de la columna.

Palpación

La palpación del cuello debe seguir una secuencia ordenada, dividiendo el cuello en las áreas apropiadas e incluyendo partes blandas frente a partes óseas y una palpación superficial frente a una profunda. Los pacientes con espondilosis cervical presentan siempre un dolor localizado a lo largo de la columna cervical posterior afectada. A menudo presentan espasmo muscular y dolor que con frecuencia se asocia con áreas de hipersensibilidad en los músculos trapecio y romboides. La exploración de la región supraclavicular puede revelar masas ocultas tales como un tumor de Pancoast. La percusión suave sobre los troncos del plexo braquial puede despertar dolor o un signo de Tinel, lo cual indica una inflamación o una lesión del plexo.

Arco de movimiento

Comenzando con la cabeza en posición erecta, se deben analizar tres arcos de movimiento:

1. *Flexión/extensión.* Ésta se describe en grados, pero para fines prácticos la flexión se mide en anchos de dedo desde el esternón hasta la barbilla. La extensión se calcula mediante la evaluación subjetiva del porcentaje de limitación.
2. *Flexión lateral.* Con un punto de referencia sagital, la flexión lateral se mide mejor en grados.
3. *Rotación.* La rotación de la región cervical se mide en grados desde la posición neutra.

El difícil realizar una valoración clínica precisa de los movimientos cervicales, y no siempre es práctico utilizar el goniómetro. La práctica y el cuidado permitirán que el médico obtenga resultados reproducibles. A menudo se obtienen discrepancias entre los arcos pasivo y activo de movimiento en el cuello; sin embargo, en los extremos del movimiento se debe aplicar un poco de fuerza sobre el cuello para comprobar si se reproduce el dolor. Las pruebas de esfuerzo en los músculos del cuello tienen muy poca utilidad.

Exploración neurológica

La exploración neurológica depende de la historia clínica y de la exploración física; sin embargo, debe realizarse una exploración minuciosa de la extremidad superior en busca de signos de radiculopatía o lesiones de los nervios periféricos. También puede haber signos de mielopatía, con signos de vías largas en las extremidades superiores e inferiores, que deben buscarse en ciertas enfermedades, como en la artritis reumatoide.

Pruebas especiales

Las pruebas especiales que se realizan en la región cervical son la compresión, la distracción, la prueba de Spurling y la maniobra de Valsalva.

Prueba de la comprensión

Esta prueba es un test de provocación, y consiste en ejercer presión en sentido inferior, quizá con cierto efecto de vibración, sobre la cabeza del paciente, mientras el cuello se encuentra en ligera extensión. Conforme disminuye el tamaño del orificio neural o se irrita la carilla articular, puede surgir dolor que en ocasiones se irradia hacia los brazos, simulando los síntomas del paciente. En el dolor axial ocasionado por espondilosis, esta prueba reproduce las molestias (Fig. 4-46A).

Prueba de la distracción

Colocando las manos en ambos lados de la cabeza del paciente en el ángulo de la mandíbula, el médico levanta suavemente la cabeza en ligera flexión; de esta manera aumenta el tamaño del agujero neural o se separan las carillas articulares, y muchas veces el paciente experimenta cierto alivio del dolor (Fig. 4-46B).

Prueba de Spurling

El cuello se somete a tensión en flexión lateral y rotación con algo de compresión, para despertar dolor. Al colocar la cabeza en esta posición, las raíces nerviosas cervicales se comprimen en su salida de los agujeros neurales; además, se tensan las carillas articulares (véase Fig. 4-46C).[43] Esta prueba es una maniobra más inespecífica.

Maniobra de Valsalva

La maniobra de Valsalva aumenta la presión intratecal. En presencia de una lesión ocupante, como un disco herniado, el paciente desarrolla dolor, que muchas veces se irradia hacia la distribución de las dermatomas y que corresponde al nivel neurológico de la lesión.

COLUMNA CERVICAL Y HOMBRO

Muchos pacientes acuden con dolor de hombro y cuello.[16] La mayor dificultad en este grupo es establecer el origen predominante del dolor. El de hombro, en relación con la región cervical, puede tener una de las cinco causas siguientes:

1. Una lesión de columna cervical con afectación radicular puede producir un dolor irradiado al hombro.
2. Como consecuencia de una lesión de columna cervical, puede producirse un «hombro congelado».
3. El dolor y la patología del cuello pueden iniciar una tendinitis en el hombro.
4. La patología de la columna cervical puede producirse al mismo tiempo que la patología del hombro, en particular en caso de espondilosis cervical y tendinitis.
5. La patología primaria del hombro puede ocasionar dolor que se irradia hacia el cuello.

La anamnesis detallada sobre el lugar y la naturaleza del dolor alerta al médico hacia la posibilidad de un problema clínico complejo. El dolor irradiado al hombro debido a una patología cervical casi siempre es más intenso en la parte superior del mismo, y muchas veces se asocia con dolor radicular, con o sin parestesias, por debajo del codo. Este dolor a menudo se alivia con el reposo o con un collarín, y disminuye por las noches. En cambio, los pacientes con problemas del hombro como la pato-

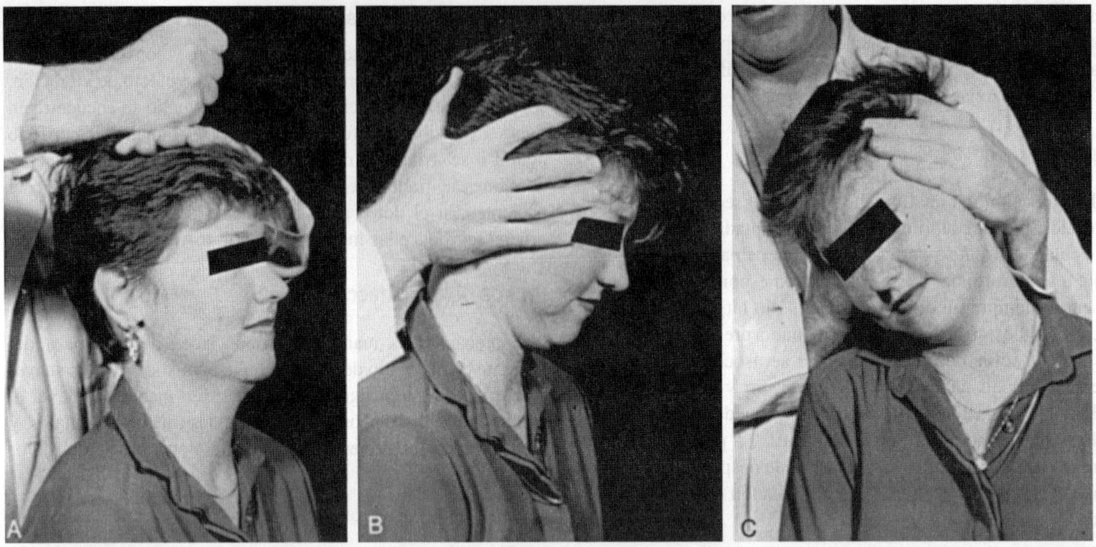

Fig. 4-46 • Pruebas especiales para examinar la columna cervical. **A,** Test de compresión. Con el cuello ligeramente extendido, se ejerce una presión hacia abajo en la cabeza del paciente. **B,** Test de la distracción. Con el cuello en una ligera flexión, el examinador coloca sus manos a ambos lados de la cabeza del paciente y la eleva para reducir los síntomas. **C,** Test de Spurling. El cuello se coloca en flexión lateral, y se realiza rotación y una leve compresión. El dolor aparece en el lado hacia el que se inclina la cabeza.

logía del manguito de rotadores, sufren dolor en todo el hombro y en el sitio de inserción del deltoides. La molestia altera el sueño, ya que empeora durante la noche. Es necesario recordar que la patología primaria del hombro también puede originar parestesias por debajo del codo.

La exploración física de la columna cervical revela dolor en la línea media sobre las espinosas cervicales posteriores y una disminución del arco de movimiento. Los pacientes pueden presentar un espasmo muscular y dolor asociado, con áreas de hipersensibilidad sobre los músculos trapecio y romboides. Las pruebas de compresión positiva y de distracción, y la producción del dolor mediante el test de Spurling, sugieren aún más la presencia de una patología cervical importante. Cuando el examen neurológico hace sospechar una compresión radicular específica, se confirman los hallazgos del cuello. Aunque puede haber dolor en el hombro, los hallazgos locales en el mismo son variables. Algunos pacientes presentan pocos hallazgos positivos en el hombro, si es que hay alguno; por ejemplo, no tendrán dolor local y los signos de compresión serán negativos. En otros, especialmente en aquellos con una importante patología concomitante del hombro, también serán evidentes los hallazgos clásicos localizados.

Para ayudar a clarificar el dilema diagnóstico, hay numerosas técnicas de investigación que han mostrado su utilidad. Tales técnicas incluyen radiografías simples de cuello y hombro, técnicas de inyección selectiva, artrografía del hombro, mielografía, discografía, tomografía computarizada, electromiografía, ecografía y resonancia magnética. Los detalles e interpretación de estas investigaciones se desarrollarán más tarde en capítulos posteriores. Si aún existiera duda acerca de la patología primaria exacta, se debería llevar a cabo un período de observación y de tratamiento conservador/no quirúrgico con el fin de capacitar al médico y paciente para desarrollar una mejor apreciación del problema.

OTRAS TÉCNICAS DE INVESTIGACIÓN

La explicación de otras técnicas de investigación para evaluar los problemas del hombro, queda fuera del propósito de este capítulo. Nos hemos centrado sólo en la historia clínica y en la exploración física, incluyendo algunas técnicas especializadas (p. ej., inyección selectiva). Por supuesto, en muchos pacientes, como en los que sufren defectos del manguito de rotadores, habrá que realizar radiografías simples y quizá ecografías o artrografías de hombro para valorar el manguito. En otra sección se describe la aplicación de estudios hematológicos tanto habituales como especializados, radiografías simples, artrografía, ecografías y resonancia magnética, entre muchas otras técnicas. A menudo se establece el diagnóstico antes de llevar a cabo dichas pruebas.

CONCLUSIONES

En la mayor parte de los casos, una historia clínica detallada y una exploración física minuciosa sugieren el diagnóstico. Las técnicas especiales se aplican de forma selectiva, sobre todo para confirmar casos difíciles, aunque en ocasiones para diagnosticarlos. El médico debe contar con un registro organizado, completo y permanente, para obtener los detalles necesarios cuando desee revisarlos en el futuro. Además, el cirujano debe desarrollar su propio método para registrar estos detalles. La *Society of American Shoulder and Elbow Surgeons* ha elaborado un impreso llamado *Basic Shoulder Evaluation Form* (véase Tabla 4-3).

BIBLIOGRAFÍA

1. American Academy of Orthopaedic Surgeons: Joint Motion: Method of Measuring and Recording. Chicago: American Academy of Orthopaedic Surgeons, 1965.
2. Berg EE and Ciullo JV: A clinical test for superior glenoid labral or 'SLAP' lesions. Clin J Sport Med *8*:121-123, 1998.
3. Boublik M and Silliman JF: History and physical examination. *In* Hawkins RJ and Misamore GW (eds): Shoulder Injuries in the Athlete. New York: Churchill Livingstone, 1996, pp 9-22.
4. Bridgman JF: Periarthritis of the shoulder and diabetes mellitus. Ann Rheum Dis *31*:69-71, 1972.
5. Codman E: The Shoulder: Rupture of the Supraspinatus Tendon and Other Lesions in or about the Subacromial Bursa. Florida: Krieger, 1934.
6. DeGowin EL and DeGowin RL: Bedside Diagnostic Examination, 5th ed. New York: Macmillan, 1987.
7. DePalma AF: Surgery of the Shoulder, 3rd ed. Philadelphia: JB Lippincott, 1983.
8. Dines DM, Warren RF, Inglis AE, et al: The coracoid impingement syndrome. J Bone Joint Surg Br *72*:314-316, 1990.
9. Fielding JW, Francis WR, and Hensinger RN: The cervical and thoracic spine. *In* Cruess RJ and Rennie WRJ (eds): Adult Orthopaedics, vol 2. New York: Churchill Livingstone, 1984, pp 747-841.
10. Gelberman RH, Verdeck WN, and Brodhead WT: Supraclavicular nerve entrapment syndrome. J Bone Joint Surg Am *57*:119, 1975.
11. Gerber C, Hersche O, and Farron J: Isolated rupture of the subscapularis tendon. J Bone Joint Surg Am *78*:1015-1023, 1996.
12. Gerber C and Krushell RJ: Isolated rupture of the tendon of the subscapularis muscle. J Bone Joint Surg Br *73*:389-394, 1991.
13. Gerber C, Terrier F, and Ganz R: The role of the coracoid process in the chronic impingement syndrome. J Bone Joint Surg Br *67*:703-708, 1985.
14. Hamner DL, Pink MM, and Jobe FW: A modification of the relocation test: Arthroscopic findings associated with a positive test. J Shoulder Elbow Surg *9*:263-267, 2000.
15. Hawkins RJ: Surgical management of rotator cuff tears. *In* Bateman JE and Welsh RP (eds): Surgery of the Shoulder. Burlington, Ontario: BC Decker, 1984.
16. Hawkins RJ: Cervical spine and the shoulder. Instr Course Lect *34*:191-195, 1985.
17. Hawkins RJ: Musculoskeletal Examination: An Organized Approach to Musculoskeletal Examination and History Taking. Boston: Mosby-Year Book, 1995.
18. Hawkins RJ and Bell RH: Shoulder instability—diagnosis and management. Can J Sport Sci *12*:67-70, 1987.
19. Hawkins RJ and Hobeika P: Physical examination of the shoulder. Orthopedics *6*:1270-1278, 1983.
20. Hawkins RJ and Murnaghan JP: The shoulder. *In* Cruess RL and Rennie WRJ (eds): Adult Orthopaedics, vol 2. New York: Churchill Livingstone, 1984, pp 945-1054.
21. Hawkins RJ, Neer CS, Pianta RM, and Mendosa F: Locked posterior dislocation of the shoulder. J Bone Joint Surg Am *69*:9-18, 1987.
22. Hertel R, Ballmer FT, Lombert SM, and Gerber C: Lag signs in the diagnosis of rotator cuff rupture. J Shoulder Elbow Surg 5:307-313, 1996.
23. Hollingshead WH: Anatomy for Surgeons, vol 3, 3rd ed. Philadelphia: Harper & Row, 1982.
24. Hoppenfeld S: Physical Examination of the Spine and Extremities. Norwalk, CT: Appleton-Century-Crofts, 1976.
25. Inman VT, Saunders JB, and Abbott LC: Observation of the function of the shoulder joint. J Bone Joint Surg Am *26*:1-30, 1944.
26. Ivey FM, Calhoun JH, Rusche K, and Bierschenk J: Isokinetic testing of shoulder strength: Normal values. Arch Phys Med Rehabil *66*:384-386, 1985.
27. Jobe FW, Moynes DR, and Brewster CE: Rehabilitation of shoulder joint instabilities. Orthop Clin North Am *18*:473-482, 1987.
28. Katz GA, Peters JP, Pearson CM, and Adams WS: The shoulder-pad sign: A diagnostic feature of amyloid arthropathy. N Engl J Med *288*:354-355, 1973.
29. Kibler WB: Specificity and sensitivity of the anterior slide test in throwing athletes with superior glenoid labral tears. Arthroscopy *11*:296-300, 1995.
30. Kim SG, Ha KI, and Han KY: Biceps load test: A clinical test for superior labrum anterior and posterior lesions in shoulders with recurrent anterior dislocations. Am J Sports Med *27*:300-303, 1999.
31. Neer CS and Foster CR: Inferior capsular shift for involuntary inferior and multidirectional instability of the shoulder. J Bone Joint Surg Am *62*:897-908, 1980.
32. Neer CS and Welsh RP: The shoulder in sports. Orthop Clin North Am *8*:583-591, 1977.
33. O'Brien SJ, Pagnani MJ, Fealy S, et al: The active compression test: A new and effective test for diagnosing labral tears and acromioclavicular joint abnormality. Am J Sports Med 26:610-613, 1998.
34. Petersson CJ: The acromioclavicular joint in rheumatoid arthritis. Clin Orthop *223*:86-93, 1987.
35. Poppen NK and Walker PS: Normal and abnormal motion of the shoulder. J Bone Joint Surg Am *58*:195-201, 1976.
36. Post M: The Shoulder: Surgical and Nonsurgical Management. Philadelphia: Lea & Febiger, 1978.
37. Post M: Physical Examination of the Musculoskeletal System. Chicago: Year Book, 1987.
38. Post M and Mayer J: Suprascapular nerve entrapment: Diagnosis and treatment. Clin Orthop *223*:125-136, 1987.
39. Richards RR, et al: A standardized method for the assessment of shoulder function. J Shoulder Elbow Surg *3*:347-352, 1994.
40. Rockwood CA and Green DP: Fractures in Adults. Philadelphia: JB Lippincott, 1984.
41. Rose DL and Kelly CK: Shoulder pain: Suprascapular nerve block in shoulder pain. J Kans Med Soc *70*:135-136, 1969.
42. Speer KP, Hannafin JA, Altchek DW, and Warren RF: An evaluation of the shoulder relocation test. Am J Sports Med *22*:177-183, 1994.
43. Spurling RG and Scoville WB: Lateral rupture of the cervical intervertebral discs: A common cause of shoulder and arm pain. Surg Gynecol Obstet *78*:350-358, 1944.
44. Tokish J, Decker M, Ellis H, et al: The belly-press test for the physical examination of the subscapularis muscle: Electromyographic validation and comparison to the lift-off test. Paper presented at the American Shoulder and Elbow Surgeons 3rd Biennial Open Meeting, 2002, Orlando, FL.
45. Turek S: Orthopaedics: Principles and Their Application, 4th ed. Philadelphia: JB Lippincott, 1984.
46. Walch G, Boulahia A, Calderone S, et al: The 'dropping' and 'hornblower's' signs in evaluation of rotator-cuff tears. J Bone Joint Surg Br *80*:624-628, 1998.
47. Walch G, Liotard JP, Boileau P, et al: Postero-superior glenoid impingement. Another shoulder impingement. Rev Chir Orthop Reparatrice Appar Mot *77*:571-574, 1991.
48. Warner JJ, Deng XH, Warren RF, et al: Static capsuloligamentous restraints to superior-inferior translation of the glenohumeral joint. Am J Sports Med *20*:675-685, 1992.
49. Wolf EM and Agrawal V: Transdeltoid palpation (the rent test) in the diagnosis of rotator cuff tears. J Shoulder Elbow Surg *10*:470-473, 2001.
50. Yergason RM: Supination sign. J Bone Joint Surg *131*:60, 1931.
51. Zemek MJ and Magee DJ: Comparison of glenohumeral joint laxity in elite and recreational swimmers. Clin J Sport Med *6*:40-47, 1996.

Capítulo **5**

Evaluación radiológica de los problemas del hombro

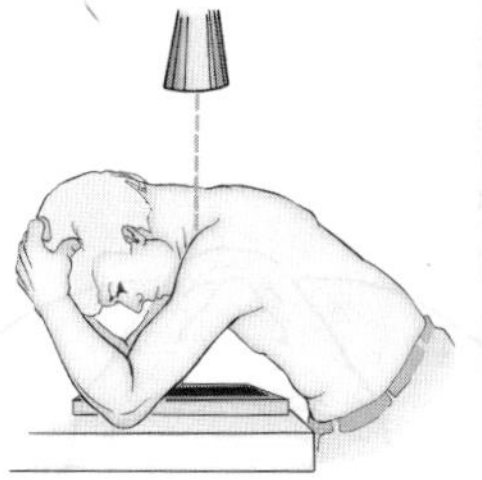

Kirk L. Jensen, M.D. y Charles A. Rockwood, Jr., M.D.

La evaluación radiológica del hombro requiere un mínimo de dos radiografías del área que se va a valorar que sean perpendiculares. El hombro es una unidad anatómica compleja que está compuesta por numerosas referencias óseas, proyecciones y articulaciones. La escápula, que se ubica en la porción posterosuperior de la caja torácica, se encuentra realmente en un ángulo de 45° en el plano frontal del tórax. Por tanto, el plano de la articulación glenohumeral no es el plano del tórax, y las radiografías del plano anteroposterior del tórax proporcionan proyecciones oblicuas de la articulación del hombro (Fig. 5-1). Con demasiada frecuencia, las radiografías del hombro incluyen sólo las dos proyecciones anteroposteriores y el extremo proximal del húmero rotado, imágenes que se obtienen perpendicularmente al eje frontal del tórax.

No hay otra parte del cuerpo en la que los cirujanos ortopédicos diagnostiquen y traten las lesiones, basándose en la evaluación radiológica de un solo plano. Salvo con la excepción de los depósitos cálcicos localizados en el manguito de los rotadores, las dos proyecciones tradicionales anteroposteriores del hombro en rotación externa e interna, son, en sí mismas, totalmente inadecuadas para valorar lesiones y patologías de la articulación del hombro. La rotación interna o externa del húmero no modifica la orientación de la escápula al haz de rayos X. Por ello, la evaluación radiológica del hombro debe constar, como mínimo, de proyecciones tanto anteroposteriores como laterales. Para una mayor investigación acerca de los trastornos patológicos particulares del hombro deben obtenerse proyecciones específicas oblicuas.

EVALUACIÓN DE LAS FRACTURAS DE LA ARTICULACIÓN GLENOHUMERAL

Proyecciones recomendadas: Las series radiográficas de traumatología, es decir: la radiografía anteroposterior verdadera, en rotación interna y externa, y una proyección axilar lateral o escapulolateral. En ocasiones se necesitan proyecciones axilares laterales modificadas o tomografía computarizada.

En la evaluación de un hombro que ha sufrido una lesión aguda es imprescindible obtener radiografías en dos planos del hombro lesionado (es decir, anteroposterior y axilar lateral o escapular lateral).

McLaughlin,[207] Neer,[224,226] Neviaser,[232] DePalma,[75] Rockwood y Green,[279] Post,[255] Rowe,[285] Bateman[15] y muchos otros, han reconocido las limitaciones de las dos proyecciones anteroposteriores habituales del hombro, y recomiendan obtener una radiografía anteroposterior y una lateral, para valorar adecuadamente cualquier problema. Las radiografías utilizadas para estudiar los problemas traumatológicos del hombro se denominan series radiográficas traumatológicas. Estas series también se utilizan como base radiológica en la valoración de muchos otros problemas crónicos del hombro.

Radiografías recomendadas en estudios de traumatología

- Una auténtica proyección anteroposterior en el plano de la escápula con el brazo en rotación interna y externa
- Una proyección axilar lateral. Si no puede obtenerse una radiografía axilar, debería obtenerse una de las siguientes proyecciones:
  —Una proyección escapular lateral
  —Una de las proyecciones axilares modificadas
  —Una TC

Técnicas para obtener la serie radiográfica traumatológica

PROYECCIÓN ANTEROPOSTERIOR VERDADERA. Dado que la escápula se sitúa en la cara posterolateral de la caja torácica, la proyección anteroposterior verdadera de la articulación glenohumeral se obtiene con una angulación del haz de rayos X de 45° dirigido desde un plano medial al lateral (Fig. 5-2; véase también Fig. 5-1). El paciente se coloca en posición supina o erecta, con el brazo en el costado, o en posición de cabestrillo. Otra técnica alternativa consiste en girar al paciente hasta que la escápula se aplane contra el chasis radiográfico, y se toma la placa con el haz perpendicular a la escápula. En ocasiones, para obtener esta proyección, es difícil que el técnico consiga alinear adecuadamente al paciente. Una técnica sencilla que ayuda a colocar al paciente correctamente consiste en utilizar un rotulador para trazar una línea en la piel a lo largo de la espina escapular; de esta manera, el técnico alinea el haz perpendicular a la línea de la piel y lo dirige hacia el chasis, que se coloca paralelo a la línea y por detrás de la escápula y la articulación glenohumeral (Fig. 5-3). Aunque la espina escapular no es exactamente paralela al plano de la escápula, esta técnica resulta eficaz en la práctica clínica.

La ventaja de la proyección anteroposterior verdadera de la escápula sobre las proyecciones anteroposteriores tradicionales

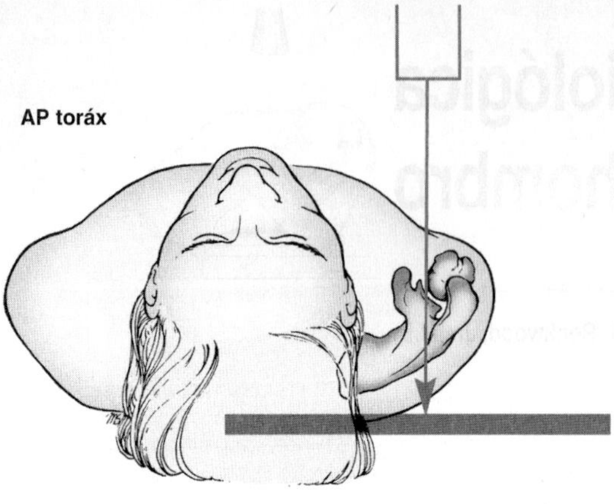

Fig. 5-1 • Radiografía anteroposterior (AP) del hombro, tomada en el plano del tórax. Obsérvese que realmente se trata de una proyección oblicua de la articulación glenohumeral.

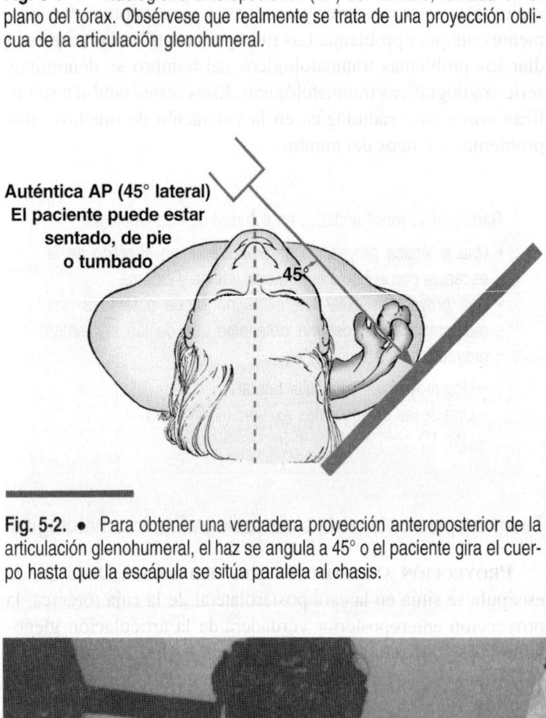

Fig. 5-2. • Para obtener una verdadera proyección anteroposterior de la articulación glenohumeral, el haz se angula a 45° o el paciente gira el cuerpo hasta que la escápula se sitúa paralela al chasis.

en el plano del tórax, es que el haz de rayos X muestra la cavidad glenoidea de perfil en lugar de en forma oblicua y, en el hombro sano, separa claramente la cavidad glenoidea de la cabeza humeral (Fig. 5-4). En la radiografía anteroposterior verdadera, la apófisis coracoides se superpone a la articulación glenohumeral. Si esta proyección muestra que la cabeza humeral se superpone a la cavidad glenoidea, significa que la articulación glenohumeral se encuentra luxada en el plano anterior o en el posterior.

Proyección axilar lateral. Fue Lawrence,[179,180] en 1915, el primero en describir esta proyección, que se obtiene en posición supina o erecta. Lo ideal es colocar el brazo en abducción de 70° a 90°. El haz de rayos X se dirige hacia la axila de abajo hacia arriba, y el chasis se coloca por encima del hombro del paciente (Fig. 5-5). Para llevar al mínimo la abducción necesaria para obtener la proyección axilar lateral, Cleaves[50] diseñó otra técnica en 1941; en ella, el paciente se coloca sentado o en decúbito supino, y la abducción del brazo es sólo la suficiente para poder colocar un chasis curvado en la axila. La radiografía se toma desde arriba hacia abajo a través de la axila.

En algunos casos, cuando la abducción se encuentra limitada a 20° o 30°, se puede utilizar un chasis de cartulina enrollada, en lugar del chasis curvo, colocado en la axila (Fig. 5-6).

La proyección axilar lateral permite observar la cavidad glenoidea y la cabeza humeral, y delinear claramente la relación espacial entre ambas estructuras. Además, es posible advertir la pérdida de cartílago glenohumeral cuando el espacio articular entre la cavidad glenoidea y la cabeza humeral disminuye o desaparece. Asimismo, se identifican fácilmente las luxaciones, al igual que las fracturas por compresión de la cabeza humeral y las fracturas mayores de los rebordes anterior o posterior de la cavidad glenoidea (véanse Figs. 5-16 A, B). Esta proyección también permite observar algunas fracturas de la apófisis coracoides y del acromion, así como la relación espacial de la articulación acromioclavicular.

Cuando la calidad de la proyección axilar lateral es la adecuada, no es necesario realizar una proyección escapulolateral ni una axilar modificada. Sin embargo, a causa del dolor y el espasmo muscular, muchos pacientes no permiten la abducción suficiente como para obtener una proyección axilar adecuada, y *es necesario* recurrir a la proyección escapulolateral o a la axilar modificada.

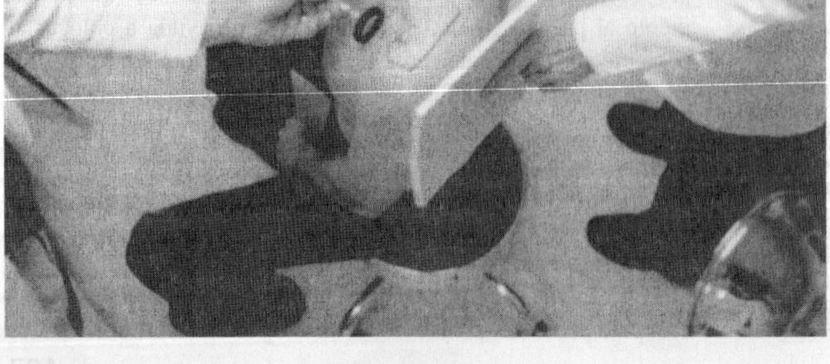

Fig. 5-3. • Posición del paciente y del haz de rayos X para obtener una verdadera proyección anteroposterior de la articulación glenohumeral.

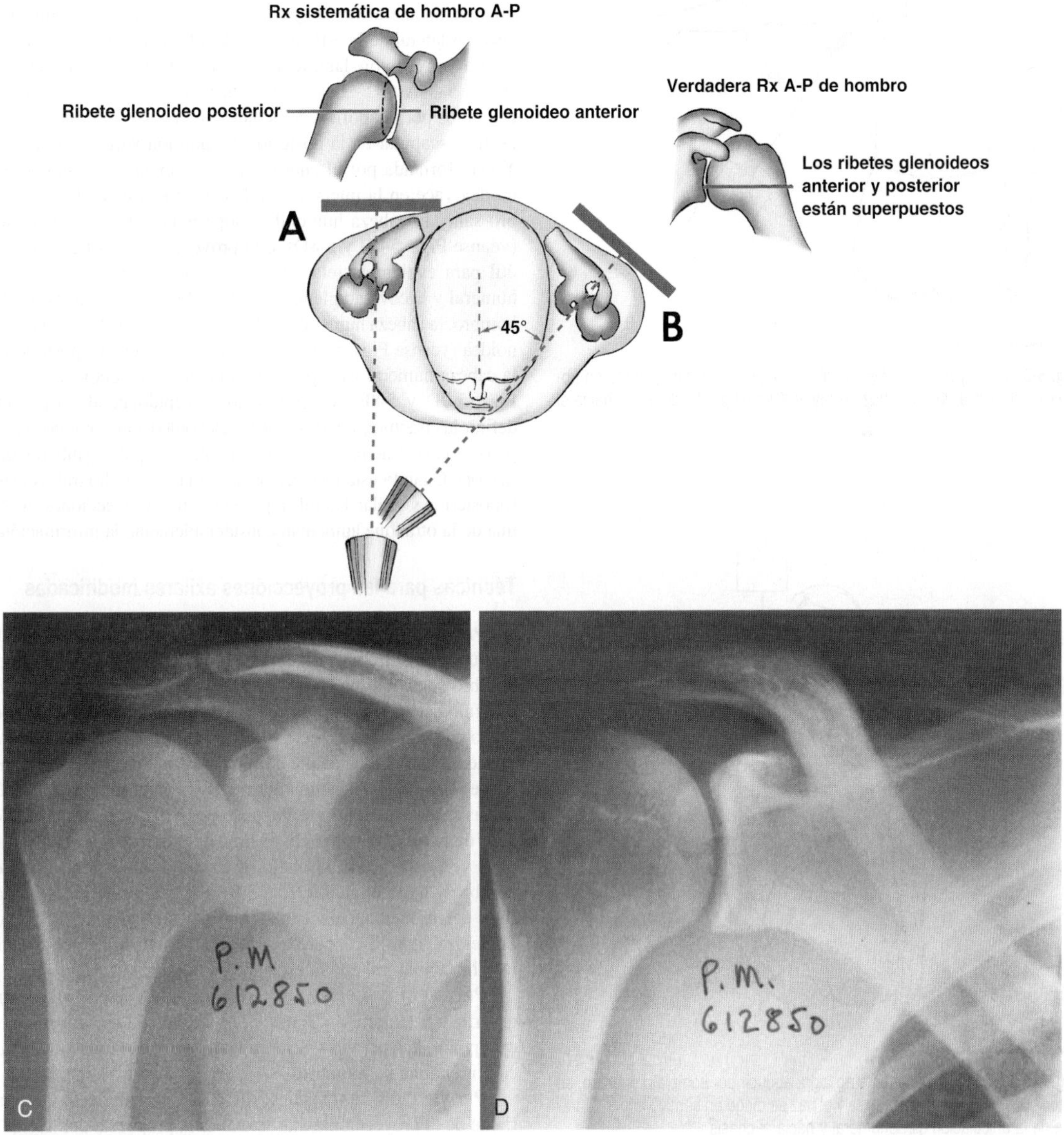

Fig. 5-4 • **A** y **B,** Obsérvese la gran diferencia entre ambos ángulos del haz de rayos X, la colocación del chasis y los esquemas de la articulación glenohumeral. A-P, anteroposterior. **C,** Radiografía de hombro en el plano del tórax. **D,** Radiografía de hombro en el plano de la escápula. *(Tomado de Rockwood CA y Green DP [eds.]: Fractures [3 vols.], 2.ª ed. Filadelfia: JB Lippincott, 1984.)*

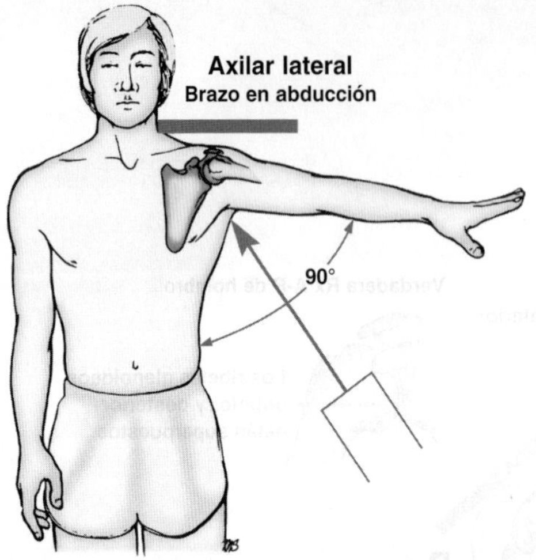

Fig. 5-5 • Proyección axilar lateral. Lo ideal es colocar el brazo en abducción de 70° a 90°, y el haz de rayos X se dirige desde abajo hacia el chasis.

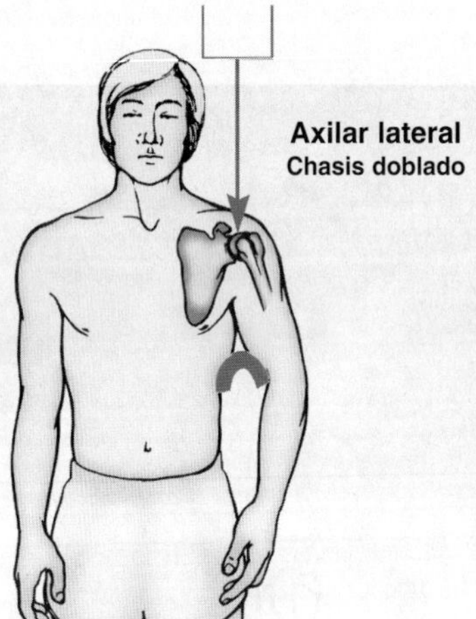

Fig. 5-6 • Cuando el paciente no logra abducir por completo el brazo, se coloca un chasis curvo en la axila y el haz se dirige en sentido inferior a través de la articulación glenohumeral y hacia el chasis.

Técnica de la radiografía escapulolateral

Esta proyección se denomina en ocasiones transescapular, tangencial lateral o lateral en Y.[286] En esta técnica no se modifica la posición del hombro lesionado, que casi siempre se sitúa en rotación interna (con el brazo en un cabestrillo). Con un rotulador se traza una línea sobre la espina de la escápula (Fig. 5-7A). A continuación, el técnico alinea el haz de rayos X paralelo a la línea de la piel y lo dirige hacia el chasis, que se coloca perpendicular a la línea en la cara anterolateral del hombro. El haz de rayos X pasa tangencial a través de la cara posterolateral del tórax, paralelo a la espina escapular y hasta el chasis radiográfico (Figs. 5-7 A y B). La imagen que se obtiene es una proyección lateral verdadera de la escápula y, por tanto, una proyección lateral de la articulación glenohumeral (Fig. 5-7B).

La proyección lateral de la escápula forma una letra Y (Figs. 5-8 A-C).[28] Los brazos superiores de la letra Y están formados por la apófisis coracoides en la parte anterior y por la espina escapular en la posterior. La porción vertical de la letra Y está formada por el cuerpo de la escápula. La cavidad glenoidea yace en la intersección de estas tres ramas. En el hombro sano, la cabeza humeral se superpone a la fosa glenoidea (véanse Figs. 5-7B y 5-8D); esta proyección es particularmente útil para evaluar la relación anterior o posterior de la cabeza humeral y la cavidad glenoidea. En las luxaciones anteriores del hombro, la cabeza humeral se sitúa por adelante de la cavidad glenoidea (véanse Figs. 5-7C y 5-8F); en las luxaciones posteriores, la cabeza humeral yace posterior a la cavidad glenoidea (véanse Figs. 5-7D y 5-8E). La proyección escapulolateral no permite definir las fracturas de los rebordes glenoideo anterior o posterior, pero revela fracturas desplazadas del troquíter (tuberosidad mayor). Cuando esta proyección se suma a las radiografías anteroposterior y axilar lateral, representan tres proyecciones, a 90° una de la otra, que aumentan considerablemente la información.

Técnicas para las proyecciones axilares modificadas

Proyección axilar lateral de Velpeau. La variante propuesta por Bloom y Obata[27] de la radiografía axilar lateral de hombro se denomina *proyección axilar lateral de Velpeau* porque fue diseñada para realizarse en el hombro lesionado, con el brazo en posición de cabestrillo sin abducción. De esta manera, el paciente se coloca de pie o sentado en un extremo de la camilla de rayos X, y se inclina entre 20° y 30° sobre la camilla. El chasis se coloca en la camilla, justo por debajo del hombro, y el tubo de rayos X se sitúa por encima del hombro para que el haz pase vertical, de arriba abajo, a través de la articulación del hombro y hasta el chasis (Fig. 5-9). En esta proyección, la diáfisis del húmero aparece más corta, y la articulación glenohumeral se amplifica, pero, por otra parte, muestra la relación de la cabeza humeral con la escápula.

Proyección lateral axial de Stripp. Esta proyección, descrita por Horsfield y Jones,[129] es similar a la de Velpeau, con excepción de que el haz pasa de abajo arriba y el chasis se coloca por encima del hombro.

Proyección traumatológica axilar lateral. Otra variante de la proyección axilar lateral es la propuesta por Tietge y Ciullo.[47,318] La ventaja de esta proyección frente a la de Velpeau y a la de Stripp es que se puede obtener en posición supina, lo cual muchas veces es necesario en casos de traumatismos múltiples. Esta radiografía puede realizarse mientras el hombro lesionado se encuentra todavía inmovilizado. Para obtener esta proyección, se coloca al paciente sobre la camilla de rayos X en posición supina, flexionando el brazo afectado unos 20° mediante la colocación de un material radiolúcido bajo el codo. El haz de rayos X se dirige en sentido ascendente a través de la axila y hacia el chasis, que se aplica contra la cara superior del hombro (Fig. 5-10). Esta

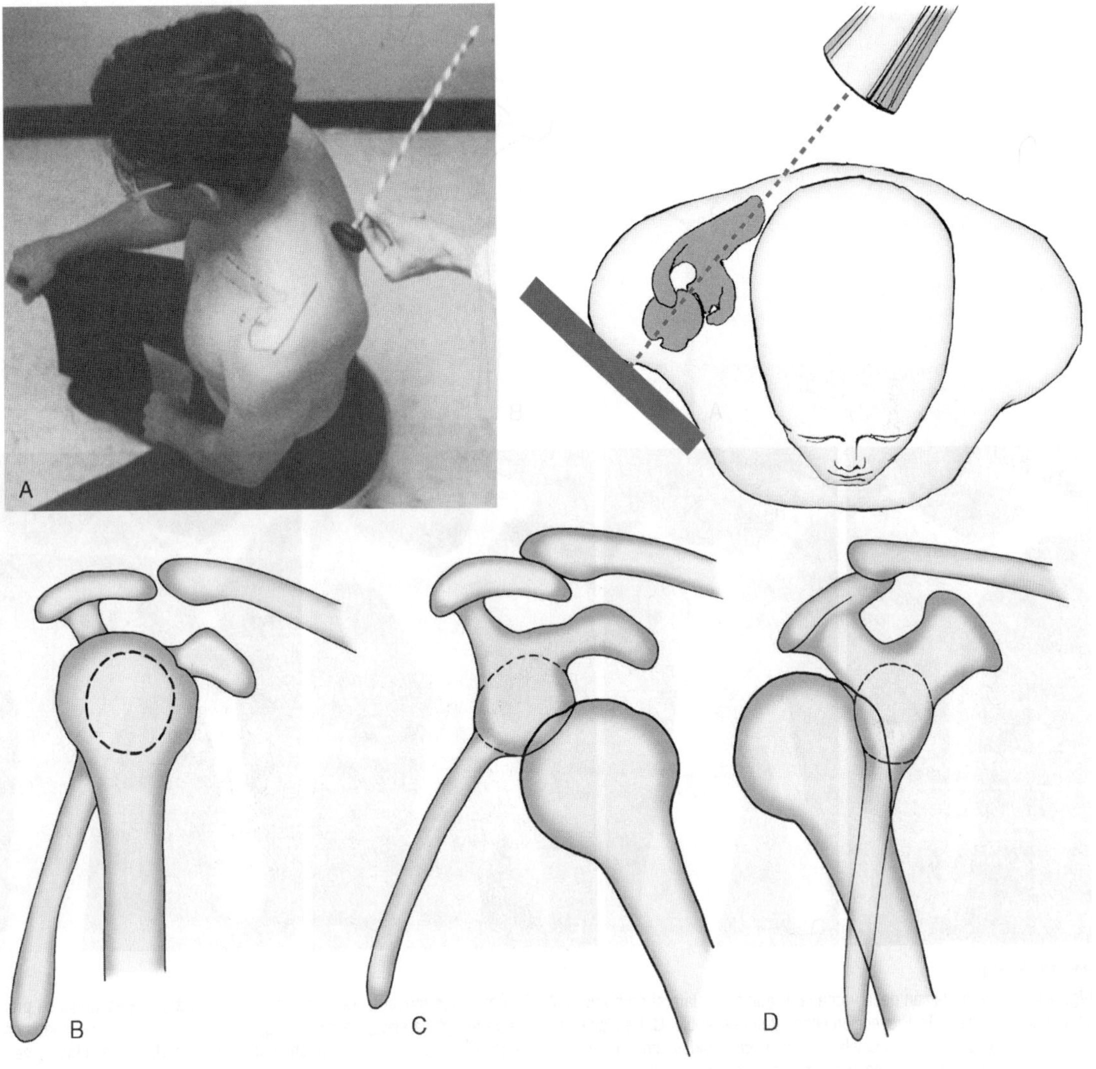

Fig. 5-7 • **A,** Se muestra cómo una línea trazada en la piel del hombro ayuda al técnico a visualizar el plano de la radiografía, con el fin de obtener una placa escapulolateral verdadera. *(De Rockwood CA, Green DP [eds.]: Fractures [3 vols.], 2.ª ed. Filadelfia: JB Lippincott, 1984.)* **B,** Esquema que muestra la forma de centrar la cabeza humeral en la radiografía escapulolateral verdadera, alrededor de la fosa glenoidea. **C,** En las luxaciones anteriores, la cabeza humeral se desplaza por delante de la fosa glenoidea. **D,** En las luxaciones posteriores, la cabeza humeral se asienta en la parte posterior de la fosa glenoidea.

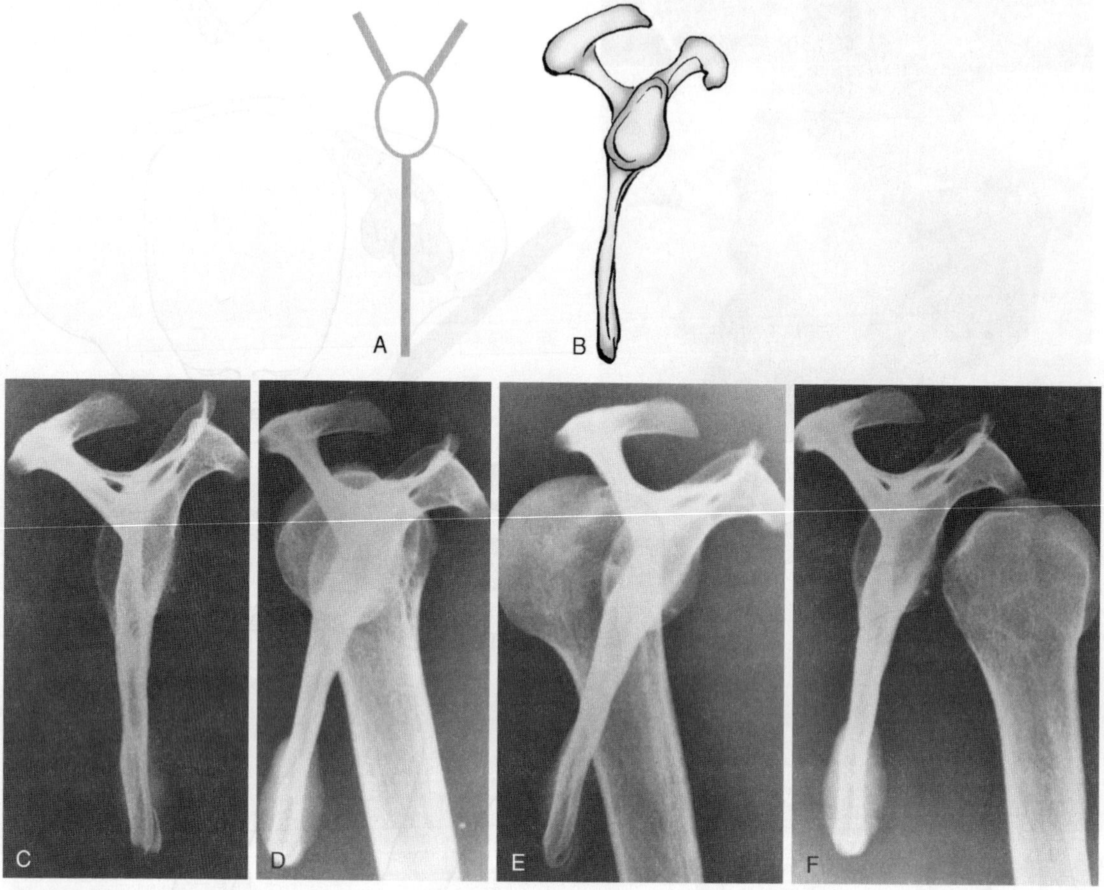

Fig. 5-8 • Interpretación de la verdadera radiografía lateral de hombro. **A,** Esquema que muestra cómo la proyección lateral de la escápula se proyecta como la letra Y. **B,** Proyección lateral de la escápula. **C,** La placa lateral verdadera de la escápula muestra que la fosa glenoidea está situada en la unión de la base de la espina y la base de la coracoides con el cuerpo de la escápula, el cual se proyecta en sentido vertical. **D,** La placa lateral verdadera de la articulación glenohumeral muestra que la cabeza humeral está bien centrada alrededor de la fosa glenoidea. **E,** En la luxación posterior y subacromial del hombro, la superficie articular de la cabeza humeral se dirige hacia la parte posterior de la fosa glenoidea. **F,** En las luxaciones subcoracoideas anteriores de hombro, la cabeza humeral se sitúa por delante de la fosa glenoidea. *(De Rockwood CA, Green DP [eds.]: Fractures [3 vols.], 2.ª ed. Filadelfia: JB Lippincott, 1984.)*

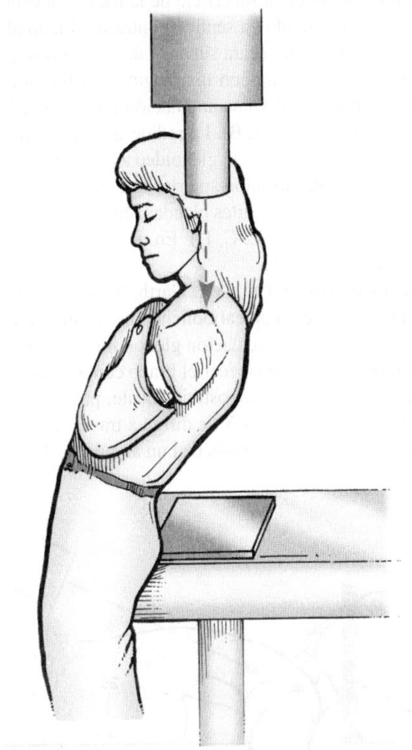

Fig. 5-9 • Colocación del paciente para la proyección axilar de Velpeau, según la describen Bloom y Obata. *(Modificado de Bloom MH, Obata WG: Diagnosis of posterior dislocation of the shoulder with use of the Velpeau axillary and angled up radiographic views. J Bone Joint Surg Am 49:943-949, 1967.)*

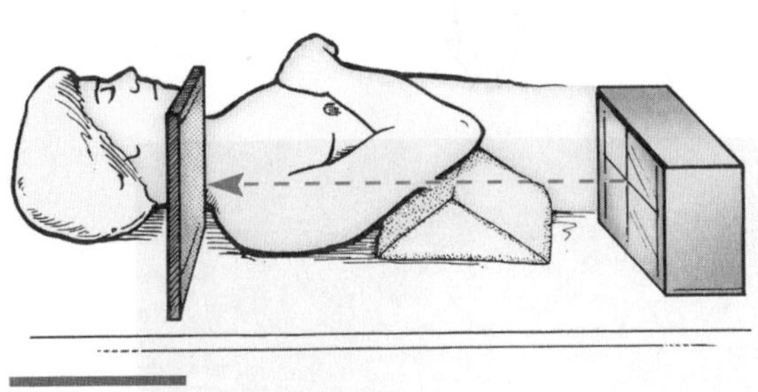

Fig. 5-10 • Colocación del paciente para una radiografía axilar lateral traumatológica. El enfermo se encuentra en decúbito supino. El codo se eleva con un trozo de gomaespuma de caucho para permitir que el haz de rayos X pase desde la parte inferior, a través de la articulación glenohumeral, hasta el chasis, que se sitúa por encima del hombro. *(Modificado de Tietge RA, Ciullo JV: The CAM axillary x-ray. Exhibit at AAOS Meeting. Orthop Trans 6:451, 1982.)*

proyección define la relación de la cabeza humeral con la fosa glenoidea.

Tomografía computarizada. La TC puede mostrar con fiabilidad fracturas, el número de fragmentos fracturados y fracturas-luxaciones de la articulación glenohumeral. Sin embargo, la adición de la TC a las pruebas de traumatología parece no

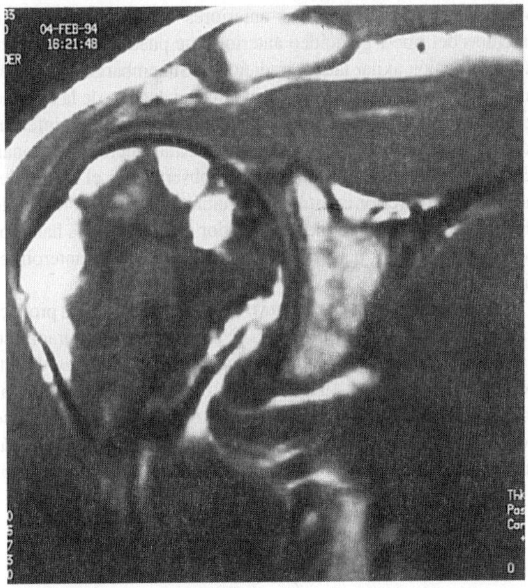

Fig. 5-11 • Una imagen resonancia magnética ponderada en T1 muestra una extensa necrosis de la cabeza humeral tras una fractura.

mejorar la reproducibilidad de la clasificación de las fracturas de Neer o de AO.[303,304] La técnica consiste en secciones contiguas de 3 mm de espesor según un algoritmo óseo, que van desde la parte superior del acromion hasta el polo inferior de la cavidad glenoidea. Es muy importante que el escáner incluya ambos hombros, de manera que el médico pueda comparar la anatomía del hombro lesionado con la del hombro normal.

Resonancia magnética. La resonancia magnética (RM) raramente está indicada en el estudio de las fracturas del hombro. Indicaciones específicas incluyen la diferenciación entre fracturas no desplazadas del troquíter y desgarros del tendón de los rotadores, en un paciente joven tras una situación postraumatológica.[203,206,267] También puede diagnosticar el aspecto de una necrosis avascular tras una fractura (Fig. 5-11).

EVALUACIÓN DE LA INESTABILIDAD ANTERIOR

Proyecciones recomendadas: La radiografía anteroposterior verdadera, la axilar lateral de West Point, y la proyección apical oblicua. (La artrografía, artrotomografia, tomografía computarizada, artrografía con tomografía y RM se describen en la sección titulada «Estudios especiales para evaluar la inestabilidad del hombro».)

La luxación o subluxación de la articulación glenohumeral conlleva muchas veces lesiones óseas o calcificación de partes blandas adyacentes al borde anterior o, particularmente, al borde anteroinferior del ribete glenoideo. La proyección anteroposterior verdadera puede mostrar una fractura en la parte inferior de la cavidad glenoidea, que no se aprecie en proyecciones anteroposteriores en el plano del tórax. La proyección axilar lateral es útil para mostrar algunas anomalías de la parte anterior de la cavidad glenoidea, aunque la proyección axilar lateral de West Point y la apical-oblicua proporcionan más información.[269,280]

Muchas veces, las luxaciones anteriores de hombro conllevan fracturas del ribete glenoideo anterior, que pueden apreciarse en una proyección axilar lateral tradicional. Sin embargo, al evaluar una subluxación anterior traumatológica, el defecto de la cavidad glenoidea afecta casi exclusivamente a la porción anteroinferior, la cual no se observa en la proyección axilar lateral tradicional. En muchos casos, las lesiones que se observan en el ribete glenoideo anteroinferior constituyen la única prueba radiológica de una subluxación traumatológica anterior del hombro. Se han propuesto dos técnicas para evaluar el ribete glenoideo anteroinferior: las proyecciones de West Point y la apical-oblicua.

PROYECCIÓN AXILAR LATERAL DE WEST POINT. Esta proyección fue propuesta por Rokous, Feagin y Abbott durante su estancia en la academia militar estadounidense de West Point, Nueva York.[280] Desde 1975, el autor principal (C.A.R.) ha llamado a esta técnica *proyección de West Point*.[279] El paciente se coloca en posición de decúbito prono sobre la camilla radiográfica, con el brazo afectado sobre un cojín que lo mantiene aproximadamente a 8 cm de la superficie de la mesa. La cabeza y el cuello se colocan mirando en sentido contrario al lado afectado. Con el chasis situado en la cara superior del hombro se centra el haz de rayos X en la axila con una angulación inferior de 25° desde el plano horizontal y una angulación medial de 25° desde la línea media (Figs. 5-12 A, B). La radiografía resultante es una proyección tangencial del ribete glenoideo anteroinferior. El típico hallazgo de una subluxación anterior traumatológica de hombro es una calcificación en partes blandas ubicada por delante del reborde glenoideo (Fig. 5-12 C, D). En ocasiones se aprecia un claro fragmento fracturado.

PROYECCIÓN APICAL OBLICUA. Garth, Slappey y Ochs describieron una proyección apical oblicua que mostraba de forma fiable la patología de la articulación glenohumeral.[103] El paciente se sienta, pudiendo permanecer el brazo con el cabestrillo. El chasis con la placa se coloca posteriormente, paralelo a la espina escapular. El haz de rayos X se dirige a través de la articulación glenohumeral hacia el chasis con un ángulo de 45° respecto

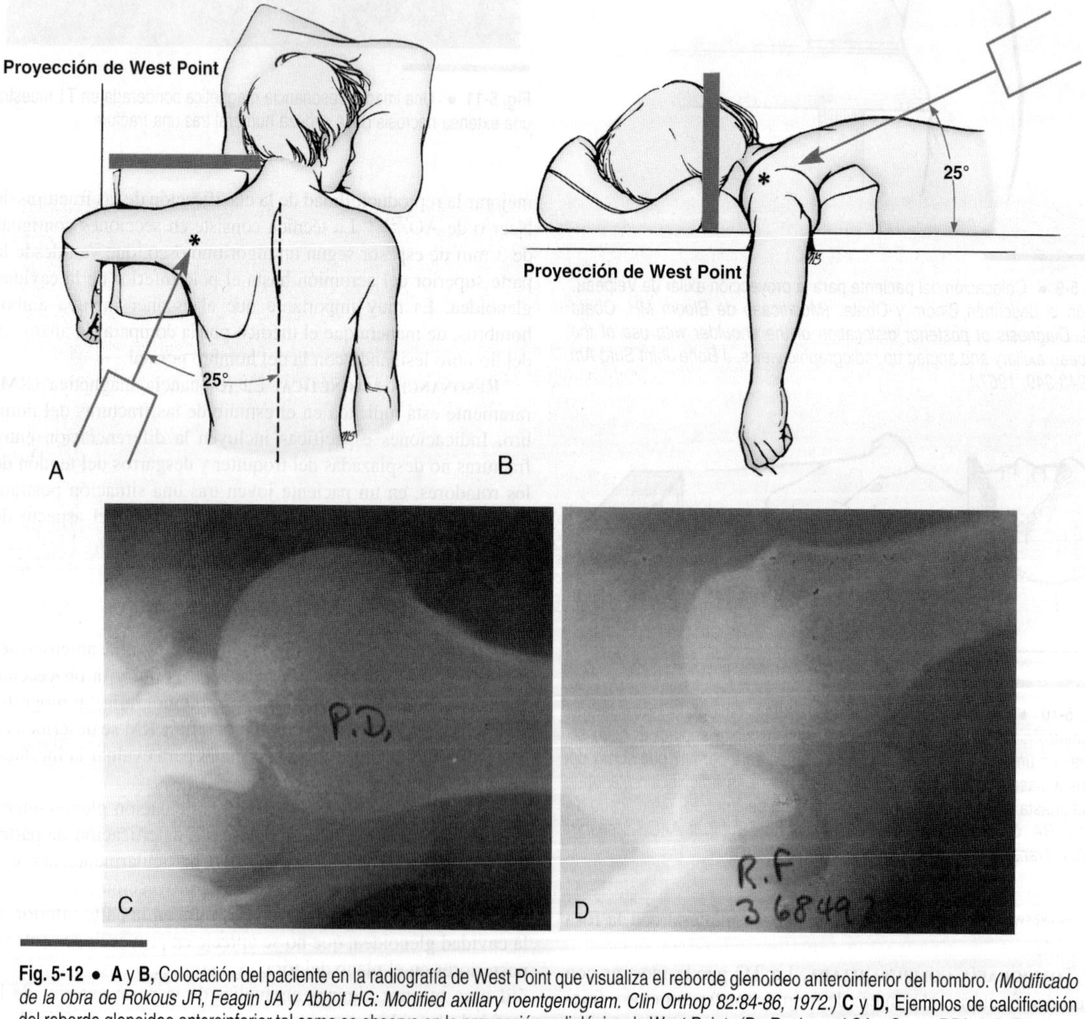

Fig. 5-12 • A y B, Colocación del paciente en la radiografía de West Point que visualiza el reborde glenoideo anteroinferior del hombro. *(Modificado de la obra de Rokous JR, Feagin JA y Abbot HG: Modified axillary roentgenogram. Clin Orthop 82:84-86, 1972.)* **C** y **D,** Ejemplos de calcificación del reborde glenoideo anteroinferior tal como se observa en la proyección radiológica de West Point. *(De Rockwood CA y Green DP(eds.): Fractures [3 vols.], 2.ª ed. Filadelfia: JB Lippicott, 1984.)*

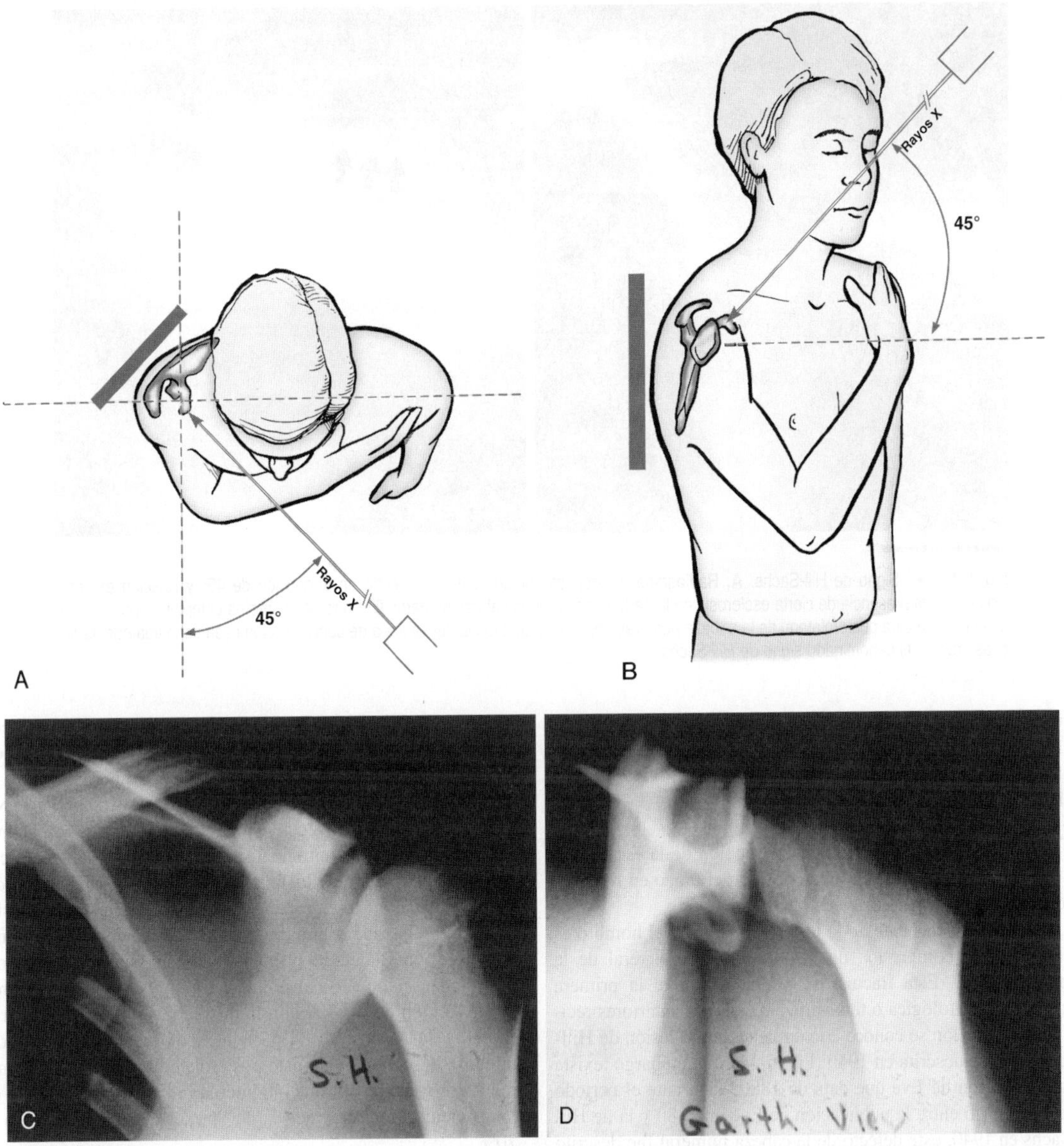

Fig. 5-13 • A y **B,** Colocación del paciente para la obtención de una radiografía oblicua apical. Se trata de una proyección anteroposterior verdadera de la articulación glenohumeral, con una inclinación caudal de 45° del haz de rayos X. *(Modificado de Garth WP Jr, Slappey CE, Ochs CW: Radiographic demonstration of instability of the shoulder: The apical oblique projection, a technical note. J Bone Joint Surg Am 66:1450-1453, 1984.)* **C,** Radiografía del hombro izquierdo en el plano del tórax, que no revela ninguna anomalía importante. **D,** En la proyección oblicua apical, obsérvese la calcificación del borde glenoideo anteroinferior. (***C*** y ***D,*** *Cortesía del Dr. Garth.*)

del plano del tórax, pero también se orienta 45° en sentido caudal (Figs. 5-13 A y B). La radiografía resultante mostrará una calcificación anteroinferior o fracturas del ribete glenoideo (véanse Figs. 5-13 C y D). También puede verse una luxación glenohumeral y fracturas posterolaterales por compresión de la cabeza humeral. Kornguth y Salazar[168] describieron que esta técnica es excelente para la evaluación del hombro en casos agudos.

Inestabilidad glenohumeral anterior recidivante

- Oblicua apical: erosión glenoidea anterior
- Escotadura de Stryker: defecto posterolateral en la cabeza humeral
- RM-artrografía: desprendimiento del rodete

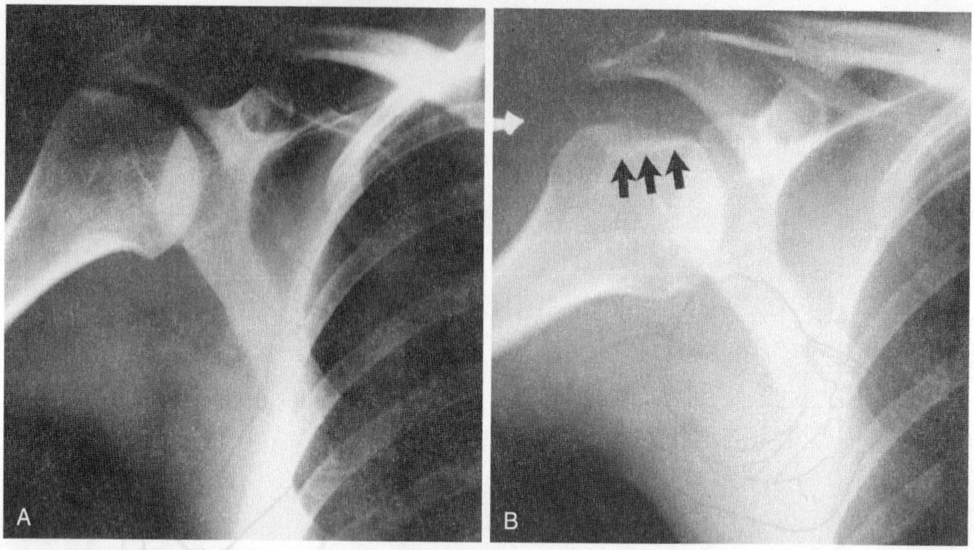

Fig. 5-14 • Signo de Hill-Sachs. **A,** Radiografía anteroposterior del hombro derecho en abducción de 45° y rotación externa. Obsérvese la presencia de cierta esclerosis en la parte superior de la cabeza humeral. **B,** En rotación interna completa, obsérvese el defecto en la cara posterolateral de la cabeza humeral; obsérvese también la densa línea de condensación ósea señalada por las *flechas*, que es el denominado *signo de Hill-Sachs*.

Técnicas utilizadas para evaluar la fractura por compresión de la porción posterior de la cabeza humeral, asociada con una luxación anterior: defecto de Hill-Sachs

Proyecciones recomendadas: Proyección de la escotadura de Stryker, proyección anteroposterior con el brazo en rotación interna completa y otras proyecciones.

Una secuela frecuente de la luxación anterior del hombro es la fractura por compresión de la porción posterolateral de la cabeza humeral. Esta fractura se produce durante la primera luxación traumatológica o tras varias luxaciones anteriores recidivantes. La lesión se conoce comúnmente como lesión de Hill-Sachs[124], y fue descrita en 1940 (Fig. 5-14). Sin embargo, existe una descripción de Eve que data de 1880.[87] Durante el período que transcurrió entre la publicación de Eve en 1880 y la de Hill y Sachs en 1940, este defecto de la cabeza humeral fue descrito por Malgaigne,[202] Kuster,[172] Cramer,[60] Popke, [254] Caird,[40] Broca y Hartman,[37,38] Perthes,[252] Bankart,[13,14] Eden,[85] Hybbinette,[132] Didiee,[81] y Hermodsson.[122] La hendidura, o fractura por compresión, se observa en la radiografía anteroposterior con el brazo en rotación interna completa, y otras veces se aprecia en la proyección axilar lateral. Los autores consideran que una de las mejores proyecciones para identificar la fractura por compresión es la técnica que describieron Hall y cols. en 1959.[118] Los autores atribuyen esta proyección al Dr. William S. Stryker, y por ello, uno de los autores (C.A.R.) la denomina *proyección de Stryker*.[279]

Proyección de la escotadura de Stryker.[118] El paciente se coloca en posición supina sobre la mesa radiográfica, con el chasis bajo el hombro afectado (Fig. 5-15A). La palma de la mano del lado afectado se sitúa en la parte superior de la cabeza, con los dedos apuntando hacia la parte posterior. El haz de rayos X se inclina 10° en sentido cefálico, y se centra en la apófisis coracoides. Cuando es positiva, se observa una clara escotadura en la porción posterolateral de la cabeza humeral (véase Fig. 5-15B).

Proyección anteroposterior en rotación interna. Probablemente la proyección más simple, aunque no la más importante desde el punto de vista diagnóstico, es la que describió Adams.[4] Se trata de una proyección anteroposterior del hombro con el brazo en rotación interna total. En la parte posterolateral de la cabeza humeral puede observarse una hendidura o compresión. El defecto puede manifestarse simplemente como una condensación vertical de hueso. Pring y cols.[257] compararon la proyección de Stryker con la proyección en rotación interna (de 60°) de Adams, en 84 pacientes con luxación anterior del hombro, buscando un defecto posterolateral en la cabeza humeral. La proyección en rotación interna fue positiva en el 48% de los pacientes, mientras que la de Stryker resultó positiva en el 70%.

Didiee[81] y Hermodsson[122] describieron otras proyecciones previas a la de Stryker que son útiles para mostrar la presencia y el tamaño de las fracturas por compresión en la región posterolateral de la cabeza humeral. Si bien estas técnicas incluyen proyecciones de la parte proximal del húmero con el brazo en rotación interna, éstas son un poco difíciles de conseguir. La proyección apical oblicua descrita por Garth y cols.[103] también muestra la fractura por compresión. Strauss y cols.[312] y Danzig y cols.[65] valoraron independientemente la eficacia de diferentes radiografías para mostrar la lesión de Hill-Sachs, y describieron que, si bien ninguna de estas proyecciones es infalible a este respecto, quizá la más eficaz fuera la de la escotadura de Stryker. La presencia de una fractura por compresión de la cabeza humeral en una radiografía confirma que el hombro se ha luxado, mientras que su ausencia sugiere que la cabeza podría estar subluxada y no realmente luxada.

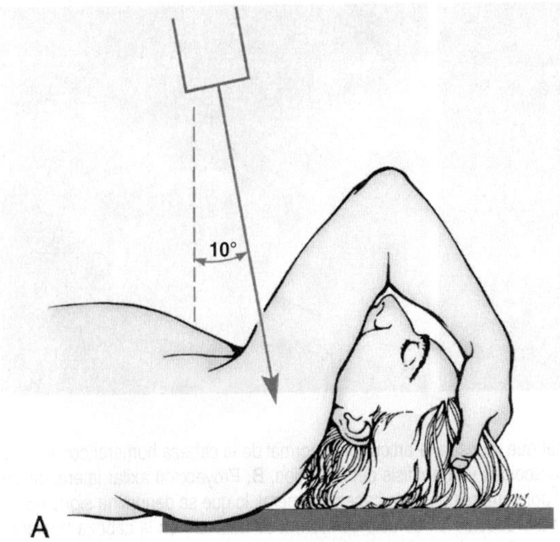

A
Técnica para la escotadura de Stryker

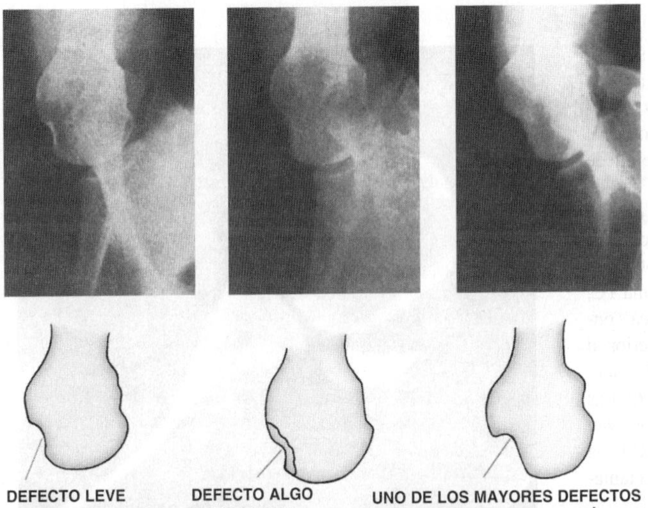

B

Fig. 5-15 • A, Posición del paciente para la proyección de la escotadura de Stryker. El paciente se encuentra en posición de decúbito supino con el chasis en la parte posterior del hombro. El húmero se flexiona cerca de 120°, de forma que la mano puede colocarse en la parte superior de la cabeza del paciente. Obsérvese que el ángulo del tubo de rayos X es de 10° en sentido superior. **B,** Se observan defectos en la cara posterolateral de la cabeza humeral en tres pacientes con luxación recidivante anterior del hombro. *(Modificado de Hall RH, Isaac F, Booth CR: Dislocation of the shoulder with special reference to accompanying small fractures. J Bone Joint Surg Am 41:489-494, 1959.)*

Después de estudiar las lesiones originadas en la porción posterolateral de la cabeza humeral, Danzig, Greenway y Resnick[65] concluyeron que las tres mejores proyecciones para definir el defecto son las siguientes: la anteroposterior con el brazo en rotación interna de 45°, la proyección de la escotadura de Stryker y la proyección modificada de Didiee.

En un estudio de 120 pacientes, Strauss y cols.[313] propusieron un grupo especial de radiografías que permitían confirmar el diagnóstico de la inestabilidad anterior del hombro con una precisión del 95%. Dichas radiografías eran la proyección anteroposterior del hombro en rotación interna y la proyección de Hermodsson, la axilar lateral, la de la escotadura de Stryker, la de Didiee y la de West Point. Si bien la proyección de la escotadura de Stryker permite demostrar la presencia de una fractura por compresión, la tomografía computarizada es muy útil para definir el tamaño del defecto.[162,163,208,209,237,260,261]

EVALUACIÓN DE LA INESTABILIDAD POSTERIOR

Proyecciones recomendadas: La serie radiográfica traumatológica y las proyecciones axilares modificadas. (La artrografía, artrotomografía, tomografía computarizada, artrografía con tomografía y RM se describen en la sección titulada «Estudios especiales para evaluar la inestabilidad del hombro».)

Técnicas para evaluar la inestabilidad posterior

Aunque la luxación posterior del hombro es un problema raro que representa entre el 1% y el 3% de todas las luxaciones del hombro, todavía pasa desapercibida con frecuencia.[279] El desplazamiento posterior puede pasar desapercibido por tres razones: 1) el médico no ha recogido bien la historia clínica, 2) la exploración física no ha sido la adecuada, y 3) la evaluación

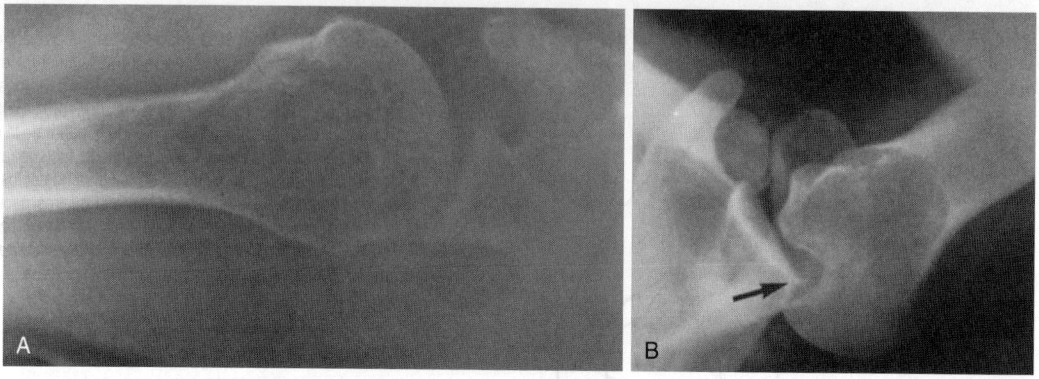

Fig. 5-16 • **A,** Proyección axilar lateral de un hombro izquierdo normal que muestra la articulación normal de la cabeza humeral con la fosa glenoidea y la relación normal de la cabeza humeral con la apófisis coracoides y la apófisis del acromion. **B,** Proyección axilar lateral de un hombro derecho lesionado que muestra una gran fractura anteromedial por compresión de la cabeza humeral, lo que se denomina *signo invertido de Hill-Sachs.* La *flecha* señala el ribete glenoideo posterior, que ha producido un defecto con forma de hachazo en la cabeza humeral. *(De Rockwood CA, Green DP [eds.]: Fractures [3 vols.], 2.ª ed. Filadelfia: JB Lippincott, 1984.)*

radiológica es inadecuada. Con demasiada frecuencia, sólo se practican dos radiografías anteroposteriores con el brazo en rotación interna y externa. En el hombro lesionado, las radiografías deben practicarse en dos planos a 90° el uno del otro. El diagnóstico de la luxación posterior del hombro siempre puede hacerse si se obtienen una proyección anteroposterior y una de las proyecciones laterales descritas. Lo habitual es que el paciente no permita la suficiente abducción como para obtener una auténtica proyección axilar, en cuyo caso debería obtenerse una proyección escapulolateral, una axilar modificada o una TC.

La inestabilidad glenohumeral posterior traumatológica conlleva muchas veces lesiones en el reborde glenoideo posterior, o fracturas por compresión en la superficie anteromedial de la cabeza humeral, llamada *lesión de Hill-Sachs invertida* (Fig. 5-16). Las lesiones del reborde glenoideo posterior casi siempre se observan en la radiografía axilar. La tomografía computarizada y la RM son muy útiles para definir la fractura del reborde glenoideo y el tamaño de la fractura por compresión de la cabeza humeral.

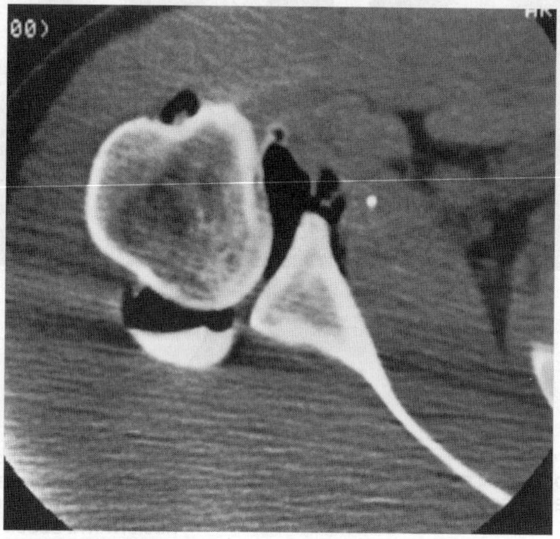

Fig. 5-17 • Artrografía y tomografía computarizada del hombro izquierdo. Obsérvese que el rodete y las estructuras capsulares se han eliminado del reborde glenoideo anterior y del cuello de la escápula. *(Cortesía de Becky Laredo, M.D.)*

Estudios especiales para evaluar la inestabilidad del hombro (artrografía, artrotomografía, tomografía computarizada, artrografía con TC y RM)

Ocasionalmente, en pacientes con luxaciones o subluxaciones posteriores recidivantes y con subluxaciones, la radiografía no permite observar anomalías óseas. Pese a la realización de un examen radiológico sistemático con resultados normales, puede que exista una lesión importante en las partes blandas. En las luxaciones anteriores, la cápsula anterior y el rodete glenoideo muchas veces se separan del reborde glenoideo, según lo describió originalmente Perthes[252] en 1906 y luego Bankart[13] en 1923. Pese a que en ocasiones la artrografía puede mostrar un desplazamiento del rodete con el material de contraste, que es adyacente al reborde glenoideo anterior y al cuello de la escápula, Albright y El Khoury,[5] Braunstein y O'Connor,[34] Kleinman y cols.[165] y Pappas y cols.[246] mostraron que la mejor manera de documentar el desplazamiento del labro y la denudación capsular es la artrotomografía de la articulación del hombro. Kilcoyne y Matsen[158] y Kleinman y cols.[165] utilizaron la neumotomografía para evidenciar lesiones del rodete glenoideo y de la cápsula articular. En una publicación de 33 casos, demostraron que existe una buena correlación entre la tomografía y los datos quirúrgicos.

La tomografía, combinada con la artrografía, permite definir mejor el estado de las porciones anterior y anteroinferior del labro. Shuman y cols.[301] utilizaron tomografías de doble contraste para estudiar el rodete, obteniendo un mayor grado de precisión (Fig. 5-17). Diversos autores[135,237,261,270,271] han demostrado que la artrografía con tomografía es sensible para obtener imágenes de la porción anteroinferior del rodete; sin embargo, la presencia de variantes anatómicas altera su precisión y fiabilidad.[45,57]

Resonancia magnética y artrografía con resonancia magnética. La RM se ha hecho popular para obtener imágenes de anomalías del rodete y capsulares asociadas con una inestabilidad anterior y posterior debido a que proporciona imágenes anatómicas, no es invasiva y no emplea las radiaciones ionizantes. La RM sin contraste intraarticular proporciona una información específica limitada con respecto a la inestabilidad glenohumeral, y, así, un estudio interpretado como normal no excluye que el paciente tenga una inestabilidad glenohumeral sintomática. Hay autores que han descrito que la sensibilidad de la RM sin contraste intraarticular para detectar desgarros del rodete anteriores oscila entre el 44% y el 100%[19,111,115,182,193] con una especificidad que oscila entre el 68% y el 95%.[57,98,111,115,156,193,229] La anomalía del rodete posterior ha sido detectada con una sensibilidad del 74% y una especificidad del 95%.[115] El desgarro del rodete superior se ha descrito con una sensibilidad del 86% y una especificidad del 100%.[113] La laxitud capsular y los sitios de inserción capsular no pueden evaluarse mediante RM sin contraste intraarticular (Figs. 5-18 y 5-19). El alto coste de la RM y la variabilidad de la precisión en la interpretación de las imágenes, niegan su uso sistemático para visualizar la inestabilidad.

La RM combinada con gadolinio intraarticular[45] o con salino[320] proporcionará imágenes que identifican con precisión la anatomía y las lesiones del rodete, de la cápsula y del tendón del manguito de los rotadores (Figs. 5-20 y 5-21). El gadolinio-dietilentriamina del ácido pentaacético (DTPA) inyectado intraarticularmente en una concentración de 2 mmol/l logra una difusión pasiva completa desde la articulación entre las 6 y las 24 horas y una rápida eliminación renal debido a que prácticamente no tiene efectos sistémicos.[294] Un estudio que evaluó la RM con artrografía en hombros normales mostró con precisión las variaciones anatómicas en relación con la intensidad de la señal, la forma y el tamaño del rodete anterior, concluyendo los autores que sólo se diagnostican desgarros mayores o desprendimientos del rodete.[338] En un estudio prospectivo de 30 pacientes, se utilizó la correlación quirúrgica para demostrar que en la detección de una patología del rodete anterior, la RM con artrografía fue superior a la TC con artrografía.[45] La RM con artrografía también ha mostrado su utilidad en la evaluación del fracaso de la cirugía en la inestabilidad anterior, describiéndose una sensibilidad del 100% y una especificidad del 60% en la detección de desgarros del rodete anteriores recidivantes.[325] La adición de la posición de abducción y rotación externa (ABER) ha demostrado aumentar la sensibilidad de la RM con artrografía para descubrir desgarros del rodete glenoideo anterior (Figs. 5-22 A y B). Cvitanic y cols. compararon RM con artrografías axiales convencionales con RM con artrografías axiales oblicuas en la posición de ABER y observaron que la última era mucho más sensible para descubrir desgarros del rodete glenoideos anteriores ($p = 0{,}005$).[63]

La confirmación quirúrgica ha demostrado que la RM con artrografía muestra de forma fiable y precisa los desgarros del rodete superiores. Su sensibilidad de entre el 84% y el 92%

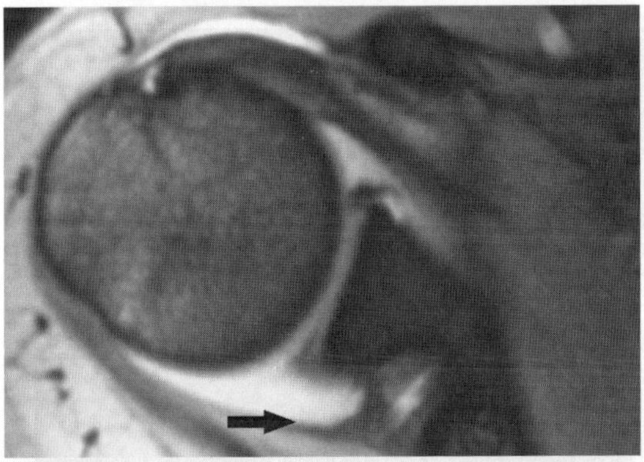

Fig. 5-18 • Imagen axial de resonancia magnética con gadolinio intraarticular en la que la cápsula posterior se ha despegado de su inserción en el rodete posterior *(flecha negra).*

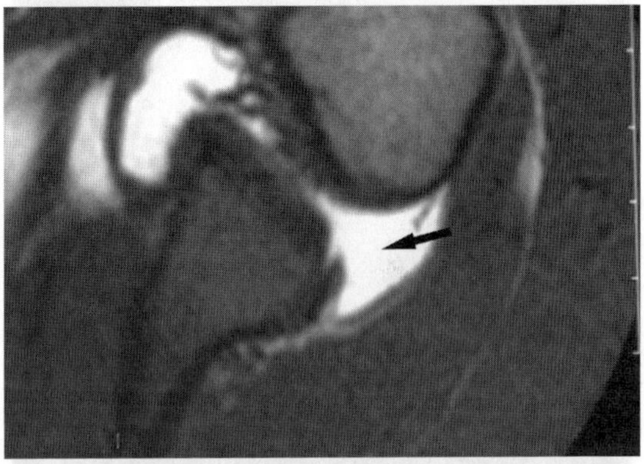

Fig. 5-19 • Desprendimiento del rodete posterior que se muestra en una imagen axial de resonancia magnética con gadolinio intraarticular *(flecha negra).*

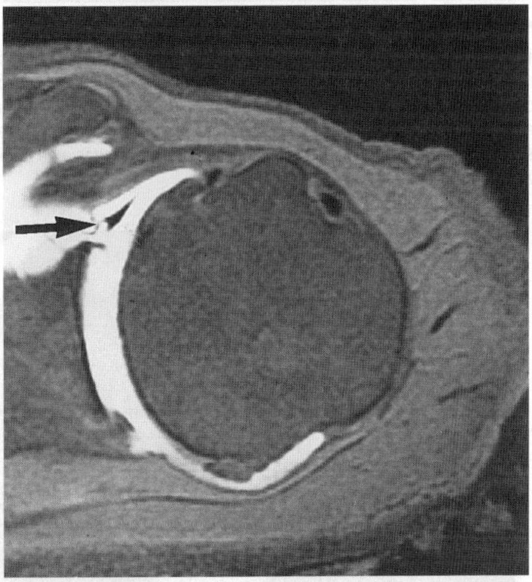

Fig. 5-20 • Imagen de resonancia magnética con gadolinio, que identifica la rotura del rodete glenoideo anterior *(flecha negra).* En otros cortes también se observó una deficiencia de la unión del ligamento glenohumeral anterior con el reborde glenoideo anterior. *(Cortesía de Becky Laredo, M.D.)*

junto con una especificidad de entre el 82% y el 91% hacen de la RM con artrografía la «piedra angular» de la evaluación radiológica de los desgarros del rodete superiores.[20,136]

La laxitud capsular sigue siendo un problema. En un estudio de 121 pacientes sometidos a cirugía por presentar una inestabilidad anterior, la laxitud capsular pasó desapercibida en todos los hombros, y los sitios de inserción capsular no mostraron tener ningún papel en la predicción clínica de la inestabilidad del hombro.[244] En otra revisión retrospectiva tras una correlación artroscópica, los autores observaron que la RM y la RM con artrografía tenían limitaciones a la hora de proporcionar una información diagnóstica importante para el tratamiento quirúrgico del paciente.[67] Por ello, el empleo sistemático de la RM con artrografía en el diagnóstico de la inestabilidad glenohumeral no está recomendado, quedando su uso relegado como un estudio adjunto en casos especiales. Un estudio de RM con artrografía que sea negativo no descarta que el paciente tenga una inestabilidad glenohumeral clínica sintomática.

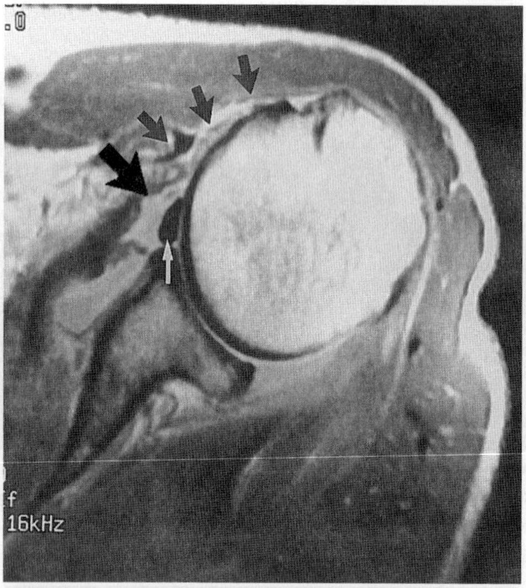

Fig. 5-21 • Esta resonancia magnética muestra la luxación de la porción larga del tendón del bíceps en la articulación *(flecha blanca)*. Esta luxación sólo se produce cuando se rompe el tendón del subescapular y la cápsula. La brecha en el tendón está señalada con una *flecha negra intensa*. Otras *flechas* identifican el muñón de los tendones restantes. *(Cortesía de Becky Laredo, M.D.)*

EVALUACIÓN DE LA ARTRITIS GLENOHUMERAL

Proyecciones recomendadas: Proyecciones anteroposteriores verdaderas en rotación interna y externa, y proyección axilar lateral. En ocasiones se necesita una tomografía computarizada para valorar la erosión de la cavidad glenoidea.

La pérdida de cartílago articular en la artritis glenohumeral origina el dolor del hombro. Las proyecciones radiológicas que muestran una reducción del espacio articular o la pérdida del cartílago articular son las AP (anteroposteriores) verdaderas, la axilar lateral y la apical oblicua (Figs. 5-23 A y B). La formación de osteofitos y la deformidad de la cabeza humeral se observan en la radiografía anteroposterior en rotación interna y externa del hombro. Además, la erosión de la parte posterior de la cavidad glenoidea y la subluxación posterior de la cabeza humeral también se observan en la radiografía axilar lateral. Sin embargo, no confiamos en la proyección axilar lateral para evaluar la inclinación glenoidea, ya que Galinat y cols.[101] determinaron que existe una variación de hasta 27°, dependiendo del ángulo del haz de rayos X y de la rotación escapular.

La artritis glenohumeral puede acompañarse de diferentes patrones de erosión glenoidea (p. ej., central o posterior). Se ha demostrado que la tomografía computarizada de la articulación glenohumeral es un método preciso y fiable para evaluar la morfología y la inclinación glenoidea (Fig. 5-24).[100,220] No obstante, para evaluar la inclinación glenoidea también se debe llevar a cabo una tomografía computarizada limitada a ambos hombros, comenzando justo debajo de la apófisis coracoides (Tabla 5-1) (Fig. 5-25). Se denomina *inclinación glenoidea* al ángulo formado por una línea que cruza entre el borde anterior y posterior del ribete glenoideo y una línea perpendicular al eje del cuerpo escapular. La inclinación glenoidea normal varía entre 0° y 7°

A

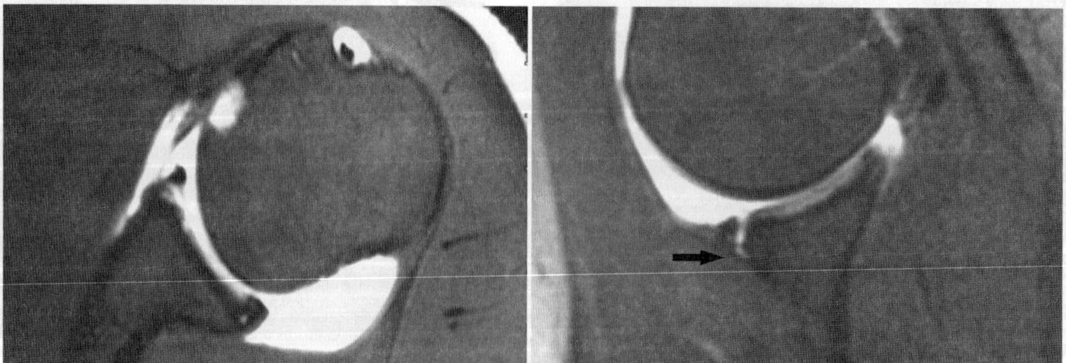

B

Fig. 5-22 • **A,** Resonancia magnética con artrografía con gadolinio, axial, que no identifica el desgarro del rodete anterior, **B,** La adición de una imagen oblicua axial en la posición de ABER (abducción y rotación externa) identifica la presencia de un desprendimiento del rodete anterior *(flecha negra)*.

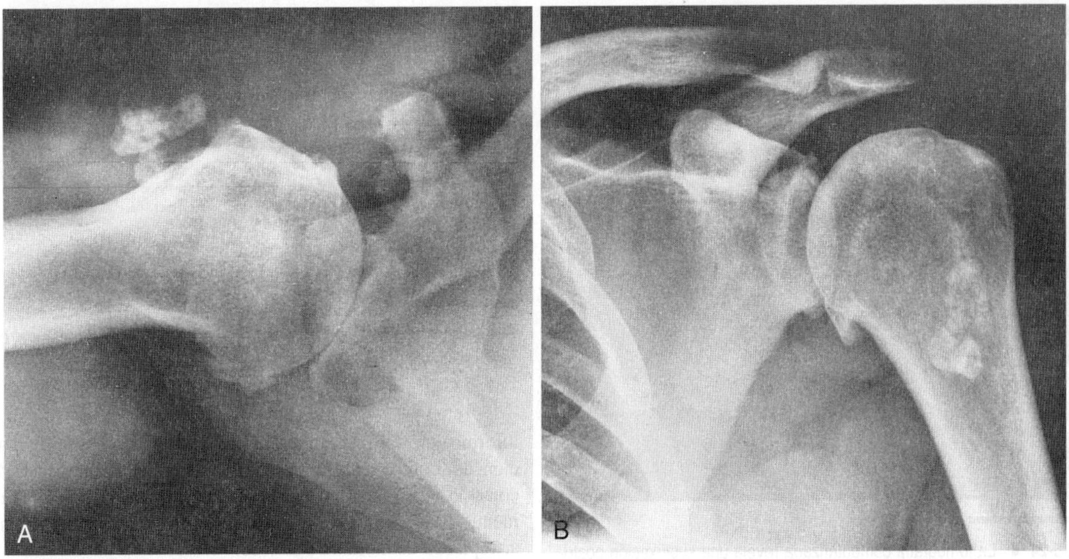

Fig. 5-23 • **A**, Radiografía axilar lateral que muestra la pérdida del espacio libre entre la cabeza humeral y la cavidad glenoidea, lo que indica una pérdida de cartílago. **B,** La radiografía oblicua apical puede identificar la pérdida de cartílago y los cambios erosivos en la cavidad glenoidea en pacientes que no pueden realizar la aducción del hombro para obtener una radiografía axilar lateral.

Tabla 5-1 • Técnica para TC limitadas a los hombros

Propósito	Determinar la inclinación glenoidea en ambos hombros	Prueba exploratoria:	1) Hombros bilateralmente según una línea recta situada a lo largo de la parte superior de cada acromion
Contraste IV	Ninguno		2) Hombros bilateralmente con líneas de prueba
Modo	Esquema óseo	Arco:	Sin inclinación
		Filmación:	Ventanas óseas (9 sobre 1, sólo 1 hoja)
			1) Hombro bilateralmente
Técnicas:	Brazos: neutros al costado Hombros: planos, al *mismo* nivel de altura kVp:140 a 160 mAs: 300 o más CDV: 28 cm a 32 cm		
Localización inicial:	Punta inferior de la apófisis coracoides	Localización final:	6 imágenes por debajo de la punta
Modo:	Axial o helicoidal		
Colimación:	3 mm		
Incrementos:	Sin pérdida		

CDV, campo de visión.
Según Becky Laredo M.D., San Antonio, TX.

de retroversión (Fig. 5-25). Esta inclinación aumenta cuando existe una erosión en la parte posterior de la cavidad glenoidea[100,139,262] (Fig. 5-26).

También se ha demostrado que la tomografía computarizada preoperatoria de hombro, para valorar la inclinación glenoidea, evita defectos de posición de los componentes en la artroplastia de hombro y el consiguiente fracaso debido a un desgaste no identificado de la parte posterior de la cavidad glenoidea.[139] También se recomienda una tomografía antes de la artroplastia de hombro cuando la rotación externa glenohumeral sea menor de 0°, el paciente haya sido sometido a algún procedimiento reconstructivo anterior previo o si existe una erosión radiológica dudosa en la parte posterior de la cavidad glenoidea, o una subluxación posterior de la cabeza humeral.

EVALUACIÓN DE LA ARTROPLASTIA GLENOHUMERAL

Proyecciones recomendadas: Una auténtica proyección anteroposterior, en rotación interna y externa, y una proyección axilar lateral u oblicua apical. La fluoroscopia es útil para valorar la fijación del componente glenoideo. Pera evaluar la erosión glenoidea puede ser necesaria una TC limitada.

La evaluación radiológica sistemática de la artroplastia glenohumeral constará de las proyecciones recomendadas previamente para valorar la posición del componente y la articulación glenoidea. Imágenes radiolúcidas en el tronco humeral o la migración y la altura de la cabeza humeral respecto del troquíter pueden monitorizarse fácilmente mediante proyecciones antero-

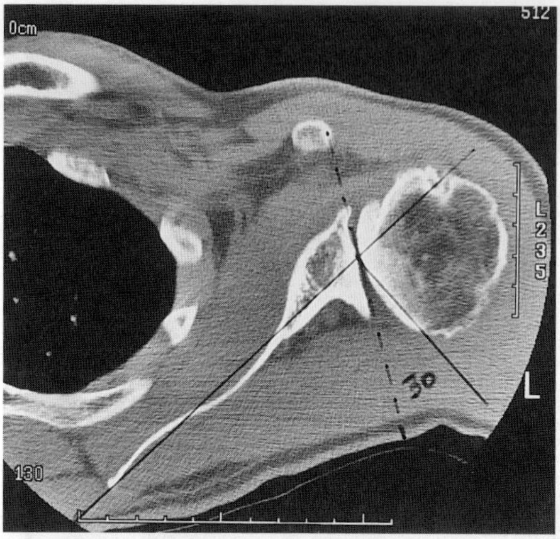

Fig. 5-24 • La tomografía computarizada revela una subluxación posterior de la cabeza humeral, con una erosión de la parte posterior de la glenoides de 30°.

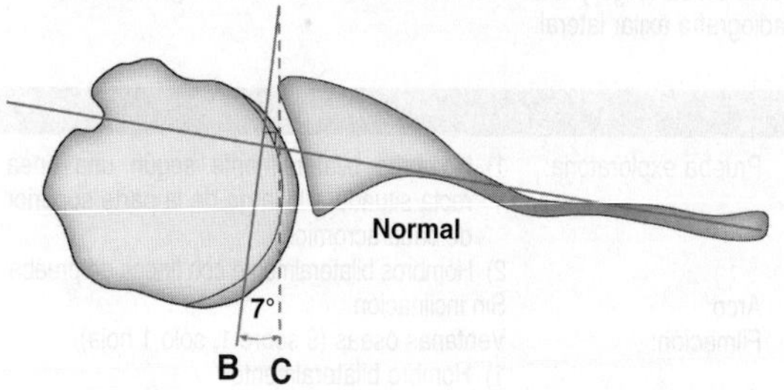

Fig. 5-25 • La versión normal de la glenoides varía entre 0° y –7° de retroversión. En la tomografía computarizada normal, la versión se mide trazando una línea a lo largo del eje del cuerpo escapular, y luego otra, perpendicular a ésta (B). Se traza una tercera línea entre los rebordes anterior y posterior de la cavidad glenoidea (C). La inclinación glenoidea es el ángulo formado entre B y C.

posteriores y en rotación interna y externa.[205] Las proyecciones axilar lateral y oblicua apical pueden revelar un desgaste del cartílago glenoideo o una inestabilidad del componente humeral.

La evaluación radiológica del componente glenoideo debe constar sistemáticamente de una verdadera proyección anteroposterior de la articulación glenohumeral y de una proyección axilar lateral u oblicua apical. En la primera visita postoperatoria debe observarse la presencia de líneas radiolúcidas alrededor de un componente enquillado o enclavado, así como el asentamiento del componente en la cavidad glenoidea nativa.[80] Se ha demostrado que el método más preciso para identificar líneas radiolúcidas en el componente glenoideo es el centrado fluoroscópico de las radiografías[152]; sin embargo, ello expone al paciente a altas dosis de radiación y supone una pérdida de tiempo.

La evaluación radiológica de la artroplastia del hombro doloroso consiste en las proyecciones mencionadas antes para valorar así la fijación del componente, la posición y su estabilidad. Ocasionalmente, la TC limitada puede proporcionar una

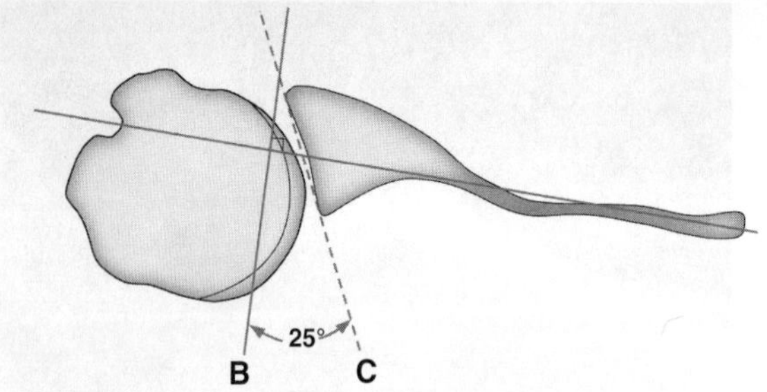

Fig. 5-26 • Un incremento de la retroversión de 25° por lo general conlleva la subluxación posterior de la cabeza humeral.

información útil respecto al desgaste glenoideo o a la malposición del componente humeral. Recientemente, tanto la RM[308] como la ecografía[306,328] han sido descritas como útiles para la identificación de desgarros del manguito de los rotadores en la artroplastia del hombro doloroso.

EVALUACIÓN DE LA CLAVÍCULA

Proyecciones recomendadas: Placa anteroposterior en el plano del tórax, radiografía con inclinación cefálica de 30°, y radiografía con inclinación caudal de 30°; en ocasiones, una tomografía simple o una tomografía computarizada.

Estos tres estudios, útiles para definir las características de la fractura aguda, lo son todavía más para vigilar la evolución de una fractura hacia la unión. La tomografía simple o computarizada es necesaria para evaluar la curación de la fractura (Fig. 5-27) y evaluar las fracturas de la porción medial de la clavícula.

EVALUACIÓN DE LA ARTICULACIÓN ACROMIOCLAVICULAR Y DEL EXTREMO DISTAL DE LA CLAVÍCULA

Proyecciones recomendadas: Una proyección anteroposterior en el plano del tórax, una proyección con inclinación cefálica de 10° de la articulación acromioclavicular y una axilar lateral. En ocasiones se necesitan radiografías escapulotorácicas laterales, proyecciones en carga, tomografías, gammagrafía ósea, tomografía computarizada o RM.

Técnicas para evaluar la articulación acromioclavicular y la clavícula distal

VOLTAJE REDUCIDO. Es necesario especificar al técnico de rayos X que debe obtener radiografías de la articulación acromioclavicular y no del «hombro», porque la técnica utilizada para la articulación glenohumeral produce una radiografía de la articulación acromioclavicular, oscura y sobreexpuesta, que oculta los cambios traumatológicos o degenerativos (Fig. 5-28A). La articulación acromioclavicular se observa adecuadamente utilizando el 50% del voltaje radiológico que se emplea en una radiografía anteroposterior de la articulación glenohumeral (véase Fig. 5-28B).

PROYECCIÓN DE ZANCA.[305] En ocasiones, fracturas del tercio distal de la clavícula o del acromion, la osteólisis en el tercio distal de la clavícula o la artritis de la articulación acromioclavicu-

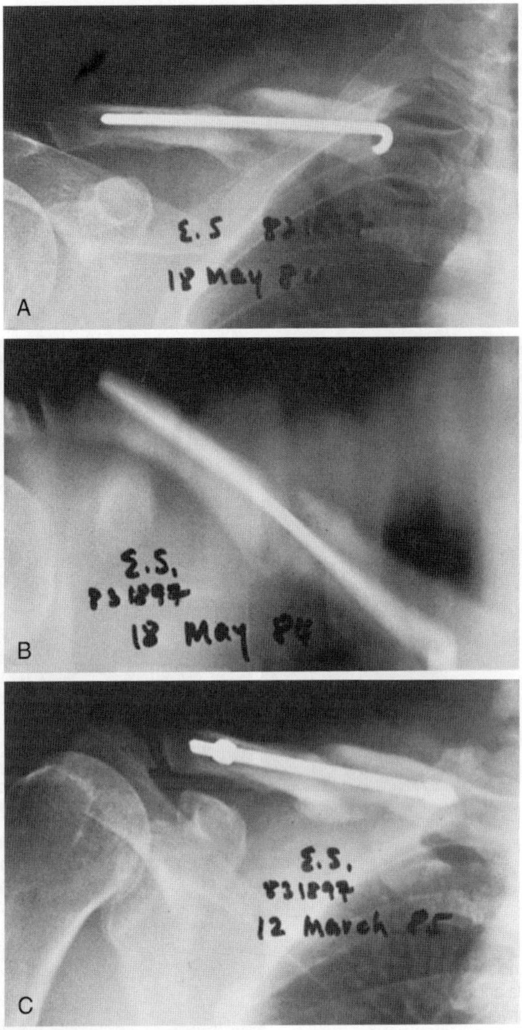

Fig. 5-27 • Falta de unión de una fractura en la clavícula derecha, demostrada por tomografía. **A,** Con el clavo de Rush en su sitio, parece haber movimiento de la clavícula derecha fracturada. **B,** La tomografía confirma la falta de unión. **C,** Ocho meses después, una placa con inclinación cefálica confirma la curación de la fractura.

lar, no se aprecian bien en las placas anteroposteriores tradicionales, debido a que la porción inferior del tercio distal de la clavícula queda encubierto por la superposición de la sombra de la espina escapular. Para obtener una proyección más nítida y sin obstrucciones de la articulación acromioclavicular y del extremo distal de la clavícula, Zanca recomienda dirigir el haz de rayos X hacia la articulación acromioclavicular, con una inclinación cefálica de 10° (Figs. 5-29 A a D).[337]

En ocasiones, ninguno de los estudios radiológicos tradicionales permite delimitar con claridad la patología en esta región, por lo que es necesario recurrir a la tomografía simple o computarizada, a la RM o a la gammagrafía ósea.

Proyecciones anteroposteriores. En el paciente que sufre una lesión en el hombro, es importante comparar las radiografías de la articulación acromioclavicular dañada con las del hombro sano. Estas radiografías pueden tomarse bien en bipedestación o sentado, con los brazos colgando libremente. Si el paciente es pequeño, se pueden exponer ambos hombros en un solo chasis radiológico de 36 cm × 43 cm, colocado horizontalmente, aunque en la mayoría de los adultos es preferible utilizar dos chasis separados, de 25 cm × 25 cm, para cada hombro. Para interpretar las lesiones de la articulación acromioclavicular, se comparan el aspecto de la articulación acromioclavicular y la distancia coracoclavicular entre el hombro lesionado y el sano [236] (Fig. 5-30).

Es importante determinar el grado de lesión de los ligamentos acromioclavicular y coracoclavicular. Si ambos ligamentos se rompen, puede estar indicada la reparación quirúrgica. En el

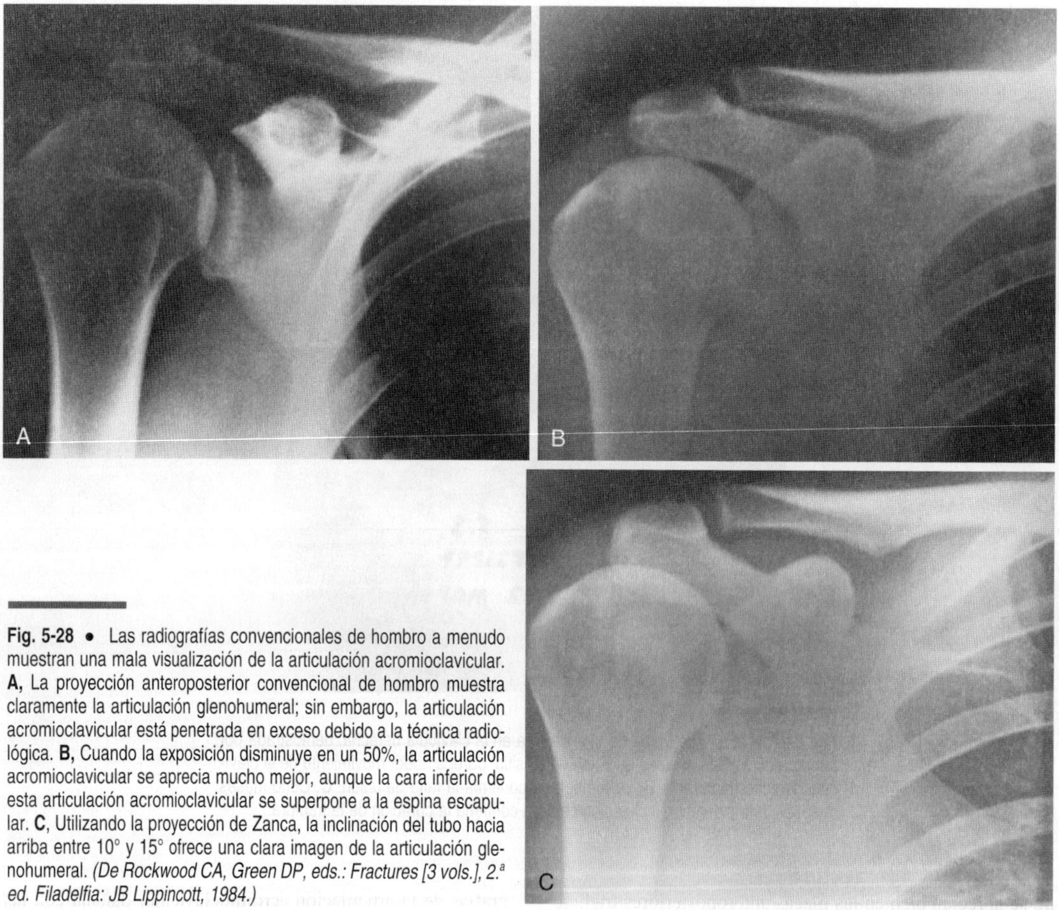

Fig. 5-28 • Las radiografías convencionales de hombro a menudo muestran una mala visualización de la articulación acromioclavicular. **A,** La proyección anteroposterior convencional de hombro muestra claramente la articulación glenohumeral; sin embargo, la articulación acromioclavicular está penetrada en exceso debido a la técnica radiológica. **B,** Cuando la exposición disminuye en un 50%, la articulación acromioclavicular se aprecia mucho mejor, aunque la cara inferior de esta articulación acromioclavicular se superpone a la espina escapular. **C**, Utilizando la proyección de Zanca, la inclinación del tubo hacia arriba entre 10° y 15° ofrece una clara imagen de la articulación glenohumeral. *(De Rockwood CA, Green DP, eds.: Fractures [3 vols.], 2.ª ed. Filadelfia: JB Lippincott, 1984.)*

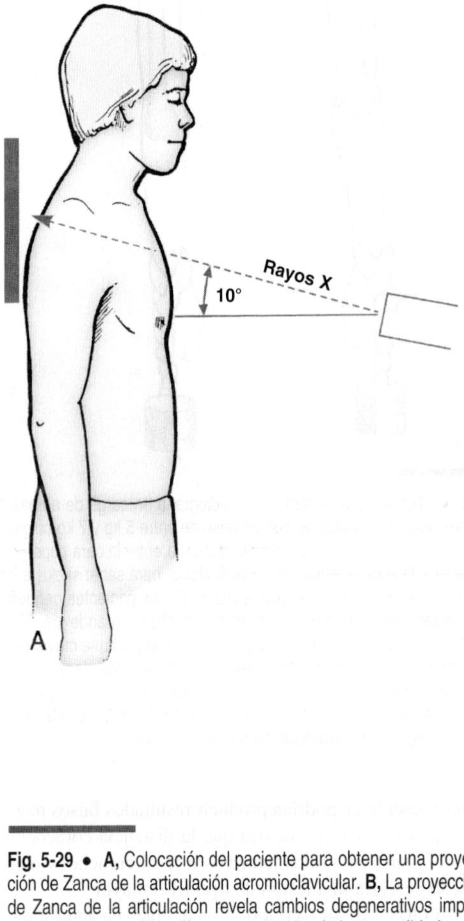

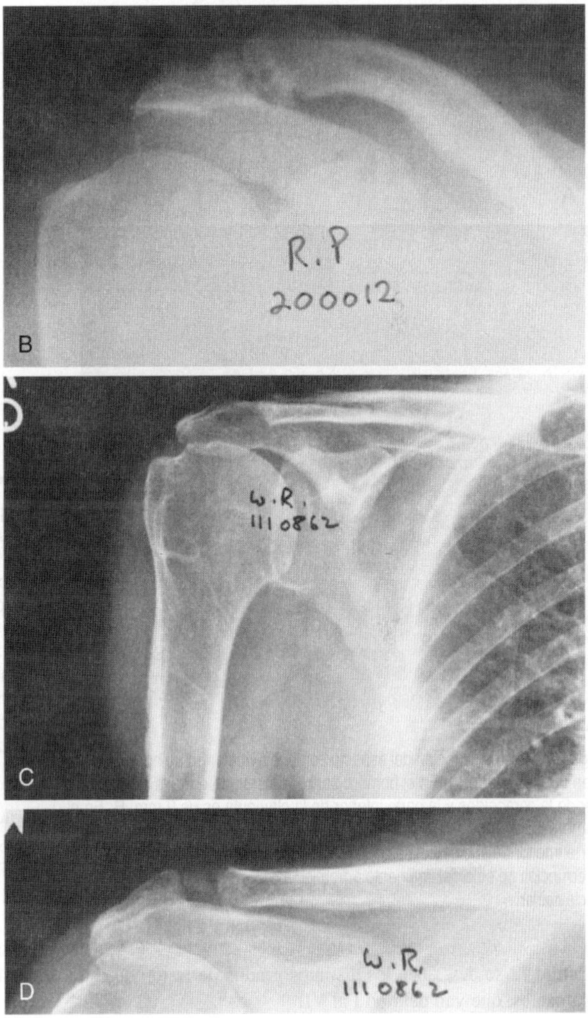

Fig. 5-29 • **A,** Colocación del paciente para obtener una proyección de Zanca de la articulación acromioclavicular. **B,** La proyección de Zanca de la articulación revela cambios degenerativos importantes. **C,** En la radiografía anteroposterior de buena calidad no se observan anomalías en la articulación. **D,** Con la proyección de Zanca se aprecia claramente un cuerpo suelto dentro de la articulación.

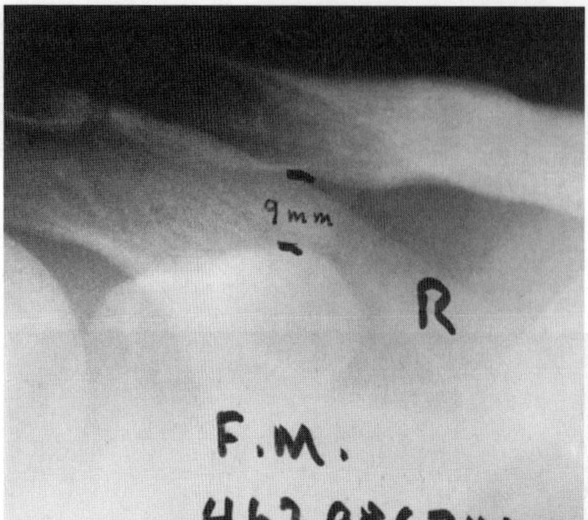

Fig. 5-30 • Comparación del espacio coracoclavicular en un hombro sano y en uno lesionado. **A,** En el hombro sano, la distancia entre la parte superior de la coracoides y la parte inferior de la clavícula es de 9 mm. **B,** En el hombro lesionado, la distancia entre la parte superior de la coracoides y la parte inferior de la clavícula es de 25 mm, lo que demuestra que existe una interrupción no sólo del ligamento acromioclavicular, sino también del coracoclavicular.

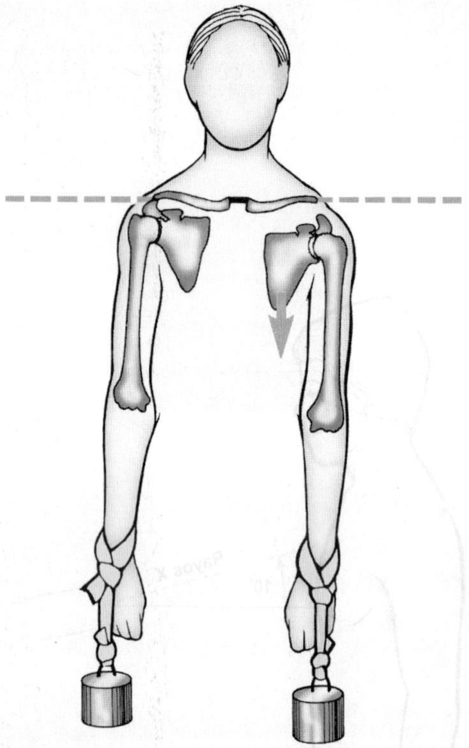

Fig. 5-31 • Técnica para obtener una radiografía en carga de ambas articulaciones acromioclaviculares con un peso de entre 5 kg y 7 kg colgando de las muñecas del paciente. Se mide la distancia entre la cara superior de la coracoides y la superficie inferior de la clavícula, para saber si existe interrupción de los ligamentos coracoclaviculares. En los pacientes pequeños, para visualizar ambos hombros, se utiliza un chasis grande de 36 cm × 43 cm colocado horizontalmente. Sin embargo, en el paciente mayor se utilizan dos chasis colocados horizontalmente, y se toman dos placas distintas para obtener la medición. Cuando existe una interrupción de los ligamentos coracoclaviculares, hay que tener en cuenta que es el hombro el que se desplaza hacia abajo y no la clavícula en sentido superior.

capítulo 12 se describen los distintos grados de lesión de estos ligamentos, que van del tipo I al VI.

Proyección anteroposterior en carga. Si las radiografías originales de un paciente con una lesión de la articulación acromioclavicular muestran una luxación acromioclavicular completa (es decir, de tipos III, IV, V o VI), no es necesario hacer radiografías en carga. Sin embargo, cuando existe la sospecha clínica de una luxación articular completa, se deben obtener proyecciones de ambos hombros en carga. Con el paciente en bipedestación, se *atan* pesas de 5 kg a 10 kg, dependiendo del tamaño del mismo, alrededor de las muñecas del enfermo, mientras se obtienen radiografías de ambos hombros[279] (Fig. 5-31). El paciente no debe coger las pesas con las manos, porque las contracciones musculares podrían producir resultados falsos negativos. Si la placa en carga muestra que la distancia coracoclavicular es la misma en ambos hombros o la diferencia es menor del 25%, se descarta una lesión de tipo III o mayor.

Proyección axilar lateral. Con el brazo en abducción de entre 70° a 90°, se coloca el chasis por encima del hombro y se sitúa el tubo de rayos X por debajo de la axila. Esta proyección concuerda con el principio básico de obtener por lo menos dos proyecciones radiológicas a 90° una de la otra, en la evaluación de cualquier traumatismo musculoesquelético. Por otra parte, revela fracturas intraarticulares pequeñas que no se observan en la radiografía anteroposterior y que indican un peor pronóstico.[222,236] También muestra el desplazamiento anterior o posterior de la clavícula (como sucede en las lesiones de tipo IV), y el grado de desplazamiento en las fracturas del extremo distal clavicular.

Proyección de Alexander. Alexander[6,326] describió una variante de la proyección escapulolateral verdadera, que consideró útil para valorar lesiones de la articulación acromioclavicular. Se trata de una proyección complementaria para mostrar el desplaza-

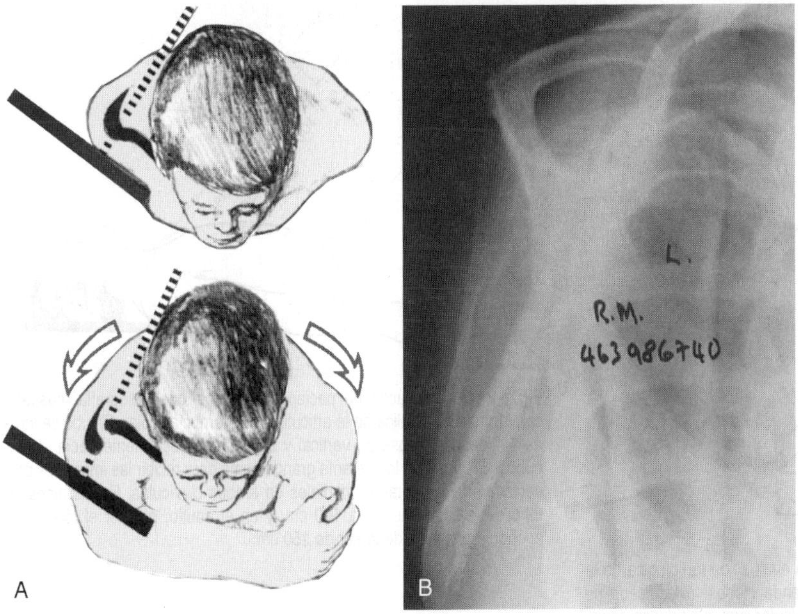

Fig. 5-32 • Técnica para obtener la proyección de Alexander o escapulolateral de la articulación acromioclavicular. **A,** Este esquema ilustra la manera en que se desplazan los hombros hacia adelante en el momento en que se toma la radiografía. *(De Rockwood CA, Green DP [eds.]: Fractures [3 vols.], 2.ª ed. Filadelfia: JB Lippincott, 1984.)* **B,** Con el hombro izquierdo hacia adelante, nótese el gran desplazamiento de la articulación acromioclavicular. La clavícula se sitúa por arriba y por detrás del acromion.

miento posterior de la clavícula durante las lesiones acromioclaviculares. La posición del chasis y del haz de rayos X es básicamente igual que en la radiografía escapulolateral verdadera. El paciente se coloca de pie o sentado y encoge los hombros hacia adelante mientras se toma la radiografía escapulolateral verdadera (Fig. 5-32). Cuando no hay lesión del ligamento acromioclavicular, no se observará desplazamiento ni la superposición del tercio distal de la clavícula y el acromion. Sin embargo, cuando se rompe el ligamento acromioclavicular, el tercio distal de la clavícula se desplaza en sentido superior y se superpone al acromion.

Tomografía simple o computarizada. En ocasiones ninguno de los estudios radiológicos tradicionales muestra con claridad la magnitud de la patología del tercio distal de la clavícula o de la articulación acromioclavicular, siendo necesario recurrir a la tomografía simple o computarizada.

Gammagrafía ósea. La gammagrafía ósea permite detectar los primeros signos de una artritis degenerativa, infección y osteólisis traumatológica en el tercio distal de la clavícula, antes de que puedan observarse cambios radiológicos en el estudio convencional.[277,309,315]

Resonancia magnética. La RM puede revelar anomalías del extremo distal de la clavícula. En la osteólisis del extremo distal de la clavícula, tanto postraumatológica como inducida por estrés, el hallazgo más común y frecuente en la RM es un aumento de la señal en T2.[72,89,96] Sin embargo, el aumento de señal es un hallazgo muy habitual, y no parece haber correlación entre el aspecto de la RM y los hallazgos clínicos en la articulación acromioclavicular.[146] En una población asintomática, la RM reveló que tres cuartas partes presentaron cambios propios de osteoartritis de la articulación acromioclavicular que fueron independientes de la patología del manguito de los rotadores.[221] Por ello, un hallazgo anómalo en la RM de la articulación acromioclavicular no es un indicador fiable de que la causa del dolor sea la articulación acromioclavicular, ni de que esté relacionado con cambios en el tendón del manguito de los rotadores.

Inestabilidad de la articulación acromioclavicular

- Proyección de Alexander
- Proyección de Zanca: técnica de partes blandas
- Proyección axilar lateral
- Proyección anteroposterior del hombro: en bipedestación, no en supino
- Proyecciones de estrés: clasificación de la lesión

EVALUACIÓN DE LA ARTICULACIÓN ESTERNOCLAVICULAR Y EL TERCIO MEDIAL DE LA CLAVÍCULA

Proyecciones recomendadas: Pueden ser útiles la tomografía computarizada de ambos tercios mediales de la clavícula, la proyección anteroposterior en el plano del tórax con una inclinación cefálica de 40° de ambas clavículas, y la tomografía o gammagrafía óseas.

Aunque en el pasado algunos autores afirmaban que la lesión de la articulación esternoclavicular era básicamente un diagnóstico clínico, el uso apropiado de la radiografía constituye un aspecto crucial en la investigación del problema. Sin rayos X, incluso el médico más experto cometería errores en el diagnóstico de las lesiones de la articulación esternoclavicular. No es posible confiar sólo en los signos clínicos para realizar un diagnóstico correcto, porque un edema importante en la cara anterior de la articulación esternoclavicular, que clínicamente podría representar una luxación esternoclavicular anterior benigna, puede ser en realidad una fractura del tercio medial de la clavícula o una peligrosa luxación posterior de la articulación esternoclavicular.

En ocasiones, las radiografías tradicionales anteroposteriores o posteroanteriores de tórax muestran una asimetría entre ambas articulaciones esternoclaviculares, lo que sugiere una

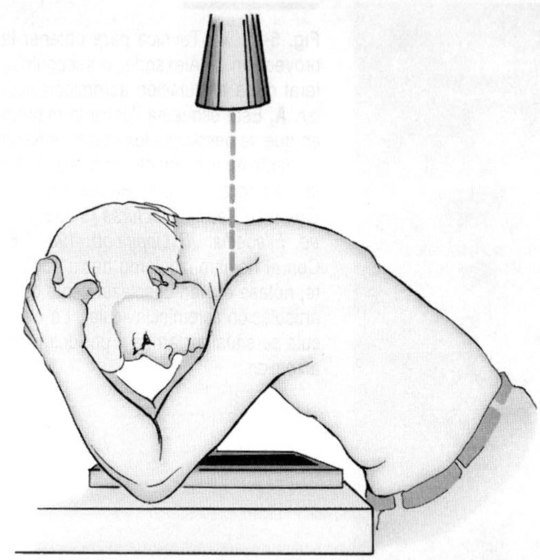

Fig. 5-33 • Colocación del paciente para la evaluación radiológica de la articulación esternoclavicular, según recomienda Hobbs. *(Modificado de las investigaciones de Hobbs DW: Sternoclavicular joint, a new axial radiographic view. Radiology 90:801, 1968. Reimpreso con autorización de Rockwood CA, Green DP [eds.]: Fractures [3 vols.], 2.ª ed. Filadelfia: JB Lippincott, 1984.)*

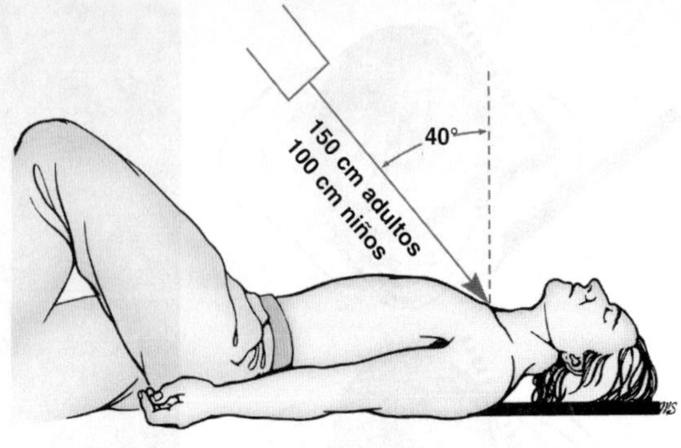

Fig. 5-34 • Colocación del paciente para tomar una radiografía «casual», con inclinación cefálica de la articulación esternoclavicular. El tubo se inclina 40° desde la posición vertical y se orienta directamente hacia el manubrio. El chasis es lo bastante grande como para recibir las imágenes proyectadas de las mitades mediales de ambas clavículas. En los niños, el tubo debe estar situado a 100 cm, y en el adulto, por ser el tórax más ancho, la distancia debe ser de 150 cm.

luxación o una fractura del tercio medial clavicular. La proyección ideal para estudiar esta articulación es una radiografía tomada a 90° del plano anteroposterior; sin embargo, por razones anatómicas resulta imposible obtener una verdadera proyección en 90° cefálica-caudal. La placa lateral de tórax es difícil de interpretar, por la densidad del tórax y la superposición de los extremos mediales de la clavícula con la primera costilla y el esternón. Por ello, Hobbs,[126] Kattan,[148] Kurzbauer,[171] Ritvo y Ritvo,[278] y Rockwood y Green[279] (Fig. 5-33) diseñaron una serie de proyecciones especiales. Aunque la mayoría de estas proyecciones tienen su utilidad, la tomografía computarizada ofrece una mayor información sobre fracturas del tercio medial de la clavícula y las lesiones de la articulación esternoclavicular. La proyección «casual» (es decir, una proyección con una inclinación cefálica de 40° que fue descrita en 1972) es fácil de obtener y fiable para mostrar subluxaciones anteriores y posteriores, luxaciones de la articulación esternoclavicular y algunas fracturas del tercio medial de la clavícula.[279] Esta proyección es útil para el diagnóstico cuando no se dispone de la TC.

Técnicas para evaluar la articulación esternoclavicular y el tercio medial de la clavícula

PROYECCIÓN «CASUAL» (INCLINACIÓN CEFÁLICA DE 40°).[279] Cuando no se cuenta con tomografía computarizada, esta proyección es útil para definir el tipo de lesión en la articulación esternoclavicular. Ciertamente, permite distinguir entre una luxación anterior benigna y una luxación posterior peligrosa. El paciente se coloca en posición supina sobre la mesa de rayos X colocando un chasis de 28 cm × 35 cm, sin rejilla, bajo la parte superior del tórax, los hombros y el cuello. El haz radiológico se angula 40° desde la vertical, y se orienta directamente hacia el esternón (Fig. 5-34). La distancia entre el tubo y el chasis debe ser de 150 cm en el adulto y de 100 cm en los niños. El voltaje es igual al de una placa anteroposterior de tórax. El haz de rayos X se ajusta para que proyecte *ambas* clavículas en la radiografía.

Para interpretar esta radiografía, se compara la relación del extremo medial de la clavícula lesionada con el de la clavícula normal. En el hombro sano, ambas clavículas se encontrarán en el mismo plano horizontal (Fig. 5-35A). En la luxación anterior, la clavícula lesionada se encontrará pon encima de la clavícula normal (véase Fig. 3-35B). En una luxación esternoclavicular posterior, el extremo medial de la clavícula luxada afectada aparecerá en la radiografía más inferiormente que el extremo medial de la clavícula sana (véase Fig. 3-35C); en esta proyección también pueden observarse fracturas del extremo distal de la clavícula.

TOMOGRAFÍA. En ocasiones la tomografía resulta muy útil para delinear las fracturas de la porción medial de la clavícula,[4] para distinguir las fracturas de luxaciones y para detectar problemas artríticos en la articulación esternoclavicular.

TOMOGRAFÍA COMPUTARIZADA. La TC ofrece la mejor imagen para mostrar subluxaciones, luxaciones y fracturas esternoclaviculares que se extienden hasta la articulación esternoclavicular, fracturas de la porción medial de la clavícula, artritis en esta articulación[80,184,194,279] (Fig. 5-36A) y luxaciones posteriores irreducibles. Además, la tomografía computarizada, apoyada por estudios vasculares, muestra con precisión la yuxtaposición íntima entre el extremo medial desplazado de la clavícula y los grandes vasos del mediastino. Éste es un estudio preoperatorio que no tiene precio (véase Fig. 5-36B)

RESONANCIA MAGNÉTICA. En los niños y en adultos jóvenes, cuando se piensa que el diagnóstico es una luxación de la articulación esternoclavicular o una lesión del disco del menisco, puede emplearse la RM para determinar si la fisis se ha desplazado con la clavícula o permanece adyacente al manubrio (Figs. 5-37 A y B). La RM también puede ser útil para diagnosticar la osteomielitis clavicular medial, la enfermedad metabólica y procesos benignos y malignos.

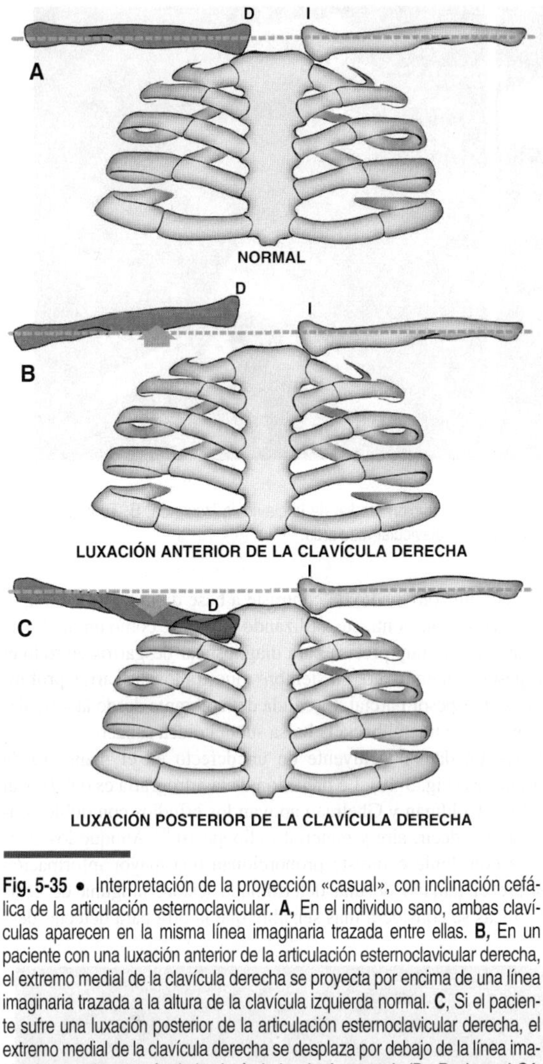

Fig. 5-35 • Interpretación de la proyección «casual», con inclinación cefálica de la articulación esternoclavicular. **A,** En el individuo sano, ambas clavículas aparecen en la misma línea imaginaria trazada entre ellas. **B,** En un paciente con una luxación anterior de la articulación esternoclavicular derecha, el extremo medial de la clavícula derecha se proyecta por encima de una línea imaginaria trazada a la altura de la clavícula izquierda normal. **C,** Si el paciente sufre una luxación posterior de la articulación esternoclavicular derecha, el extremo medial de la clavícula derecha se desplaza por debajo de la línea imaginaria trazada a través de la clavícula izquierda normal. *(De Rockwood CA, Green DP [eds.]: Fractures [3 vols.], 2.ª ed. Philadelphia: JB Lippincott, 1984.)*

Gammagrafía ósea. Este estudio es útil para detectar cambios degenerativos, problemas inflamatorios y tumores de la articulación esternoclavicular.[315]

> Articulación esternoclavicular
>
> - No podemos confiar en las radiografías convencionales
> - Para su evaluación se recomiendan la TC y la RM

EVALUACIÓN DEL MANGUITO DE ROTADORES

Proyecciones recomendadas: Proyecciones anteroposterior y axilar lateral, inclinación caudal de 30°, o proyección de la salida escapular. Para evaluar la integridad del manguito de rotadores se utilizan la artrografía, la artrografía con tomografía computarizada, la bursografía, la ecografía o la RM.

La causa más frecuente de dolor y discapacidad en el hombro del adulto es el síndrome de la compresión. Comienza con una lesión en partes blandas que afecta a la bolsa subacromial y al manguito de rotadores, siendo las radiografías casi siempre normales. Conforme el síndrome de compresión persiste y avanza, puede formarse un espolón en la porción anteroinferior del acromion, puede apreciarse una osificación del ligamento coracoacromial,[225] o el acromion puede presentar una forma poco común.[22]

Las lesiones del tendón del manguito de rotadores son casi siempre degenerativas y se asocian con un uso excesivo o con un síndrome de compresión progresivo; tan sólo en raras ocasiones son traumatológicas. La evaluación radiológica consiste en la valoración del arco coracoacromial[343] y, en el paciente joven, la evaluación de la porción anteroinferior de la cavidad glenoidea para buscar signos de inestabilidad.

Técnicas para evaluar la tendinitis del manguito de rotadores

Proyección anteroposterior. Las radiografías anteroposteriores de la articulación glenohumeral con el brazo en rotación interna y externa pueden revelar una tendinitis calcificante asociada en los tendones del manguito y una migración superior de la cabeza humeral, bajo el acromion. En el troquíter pueden observarse cambios quísticos y escleróticos. También pueden observarse cambios degenerativos en la articulación acromioclavicular. Además, en la parte anterior del acromion pueden apreciarse cambios escleróticos secundarios a la proliferación anterior del acromion. Con frecuencia se observa un estrechamiento del espacio acromiohumeral.

Proyección axilar lateral. La evaluación radiológica sistemática del síndrome de compresión incluye una proyección axilar lateral para investigar la presencia de una artritis glenohumeral subyacente.

Proyección con inclinación caudal de 30°. Las radiografías tradicionales de hombro anteroposteriores no muestran por lo general los espolones del acromion, la calcificación en el ligamento coracoacromial o la proliferación anteroinferior del acromion. Sin embargo, en bipedestación, una radiografía anteroposterior de hombro tomada con una inclinación caudal de 30°, muestra claramente el espolón en la porción anterior del acromion o la osificación del ligamento coracoacromial (Fig. 5-38). Los espolones subacromiales anteroinferiores se observan en radiografías de los pacientes con síndrome de compresión o con problemas del manguito de rotadores. El autor principal (C.A.R.) ha utilizado esta técnica desde 1979 para mostrar el espolón, porque es más fácil de realizar y más fiable para mostrar espolones en la porción anterior del acromion que la proyección del estrecho escapular (Fig. 5-39). Kitay y cols.,[164] y Ono, Yamamuro y Rockwood [240] demostraron que esta técnica es altamente fiable y que la imagen acromial guardaba una importante correlación con la longitud del espolón acromial observada en la cirugía.

Proyección de la salida escapular. El paciente se sitúa en la misma posición que para la radiografía escapulolateral verdadera, y el tubo de rayos X se inclina con una angulación caudal de 10°. Esta radiografía ofrece una proyección de la salida del tendón del supraespinoso a su paso por debajo del arco coracoacromial. Permite observar las deformidades de la porción anteroinferior del acromion o del arco acromioclavicular hasta la salida (véase Fig. 5-39D). Bigliani y cols. identificaron tres

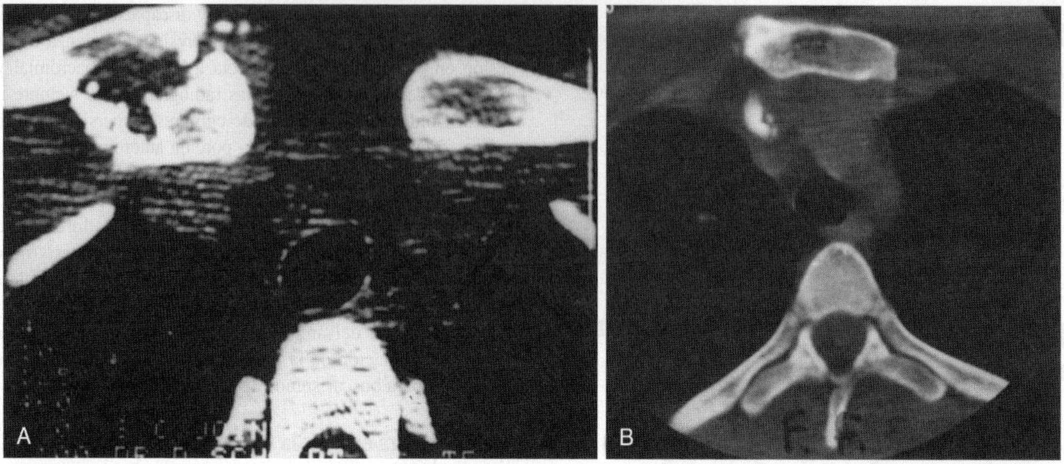

Fig. 5-36 • **A,** Tomografía computarizada que muestra claramente una fractura de la porción medial de la clavícula izquierda. **B,** Tomografía computarizada que muestra una fractura con luxación posterior de la articulación esternoclavicular izquierda.

diferentes configuraciones del acromion en esta proyección radiológica: tipo I, o acromion plano; tipo II, o acromion curvo, y tipo III, o la presencia de un gancho anterior e inferior en el acromion.[22] Aunque se ha demostrado que esa calificación era poco precisa entre los distintos observadores,[134,342] la medida de la pendiente acromial en esta proyección se correlacionaba con el espesor del acromion.[164]

Técnicas para evaluar la integridad del manguito de rotadores

ARTROGRAFÍA, ARTROTOMOGRAFÍA Y ARTROGRAFÍA CON TOMOGRAFÍA COMPUTARIZADA. La artrografía del hombro, ya sea con un solo medio de contraste a base de material radioopaco, o con doble contraste, utilizando tanto aire como un medio de contraste, es muy precisa para diagnosticar desgarros en todo el espesor. Sin embargo, no siempre muestra los desgarros profundos con espesor parcial. La salida del colorante desde la articulación glenohumeral hacia la bolsa subdeltoidea subacromial constituye un dato concluyente de un defecto en el manguito de rotadores (Fig. 5-40). La precisión de la artrografía es del 95% al 100%. Goldman y Ghelman apoyan los estudios con doble contraste (es decir, aire y material radioopaco).[108] Aunque los estudios con doble contraste proporcionan una mayor información sobre el tamaño de una determinada lesión, ninguna de estas técnicas se considera más sensible que la otra para detectar des-

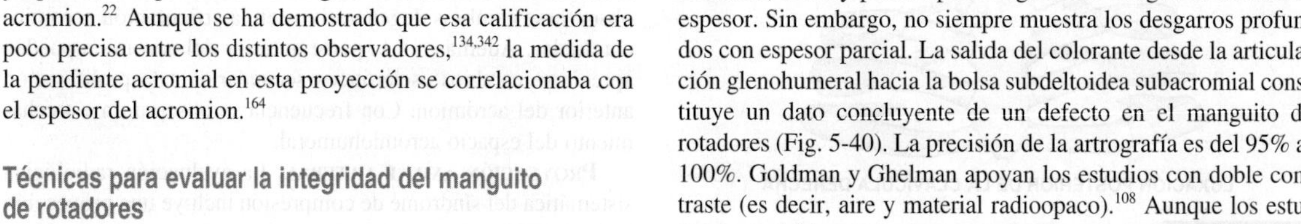

Fig. 5-37 • Tomografía computarizada (TC) de un joven de 15 años que presenta una luxación posterior de la articulación esternoclavicular izquierda. Habitualmente, en los varones, antes de los 22 ó 24 años, las «luxaciones» de la articulación esternoclavicular son en realidad una lesión fisaria en el extremo medial de la clavícula. **A,** Tomografía computarizada que muestra una compresión del pulmón y la tráquea por el desplazamiento posterior de la porción medial de la clavícula izquierda. **B,** La resonancia magnética muestra sin embargo con claridad que la fisis de la porción medial de la clavícula izquierda permanece adyacente al manubrio, así como la fisis de la porción medial de la clavícula derecha. *(Cortesía de Jesse De Lee, M.D., San Antonio, Texas.)*

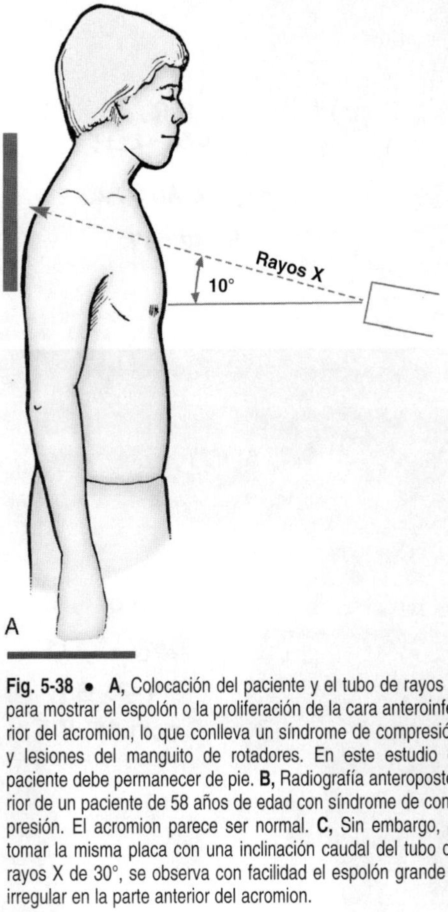

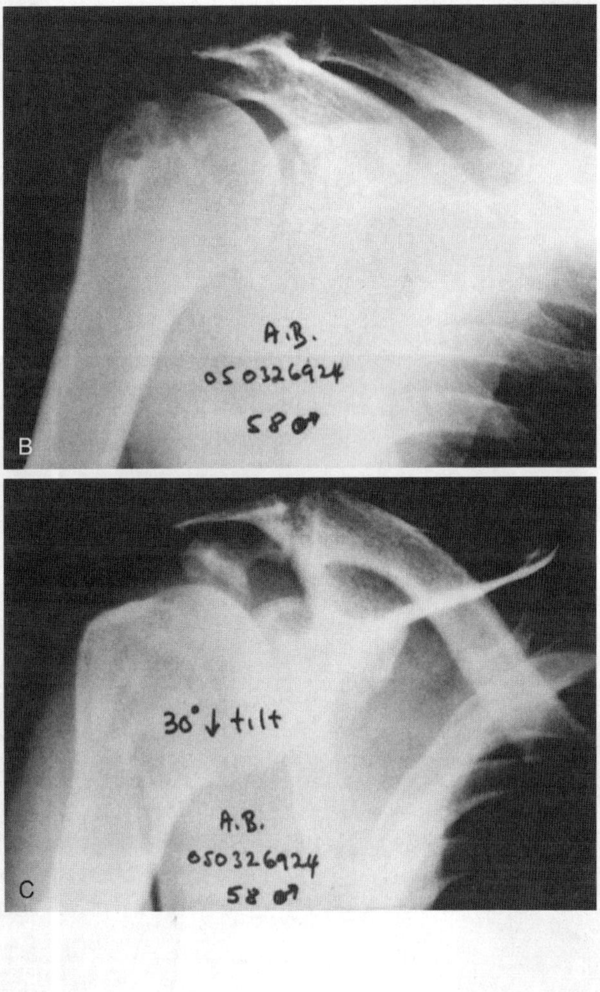

Fig. 5-38 • **A,** Colocación del paciente y el tubo de rayos X para mostrar el espolón o la proliferación de la cara anteroinferior del acromion, lo que conlleva un síndrome de compresión y lesiones del manguito de rotadores. En este estudio el paciente debe permanecer de pie. **B,** Radiografía anteroposterior de un paciente de 58 años de edad con síndrome de compresión. El acromion parece ser normal. **C,** Sin embargo, al tomar la misma placa con una inclinación caudal del tubo de rayos X de 30°, se observa con facilidad el espolón grande e irregular en la parte anterior del acromion.

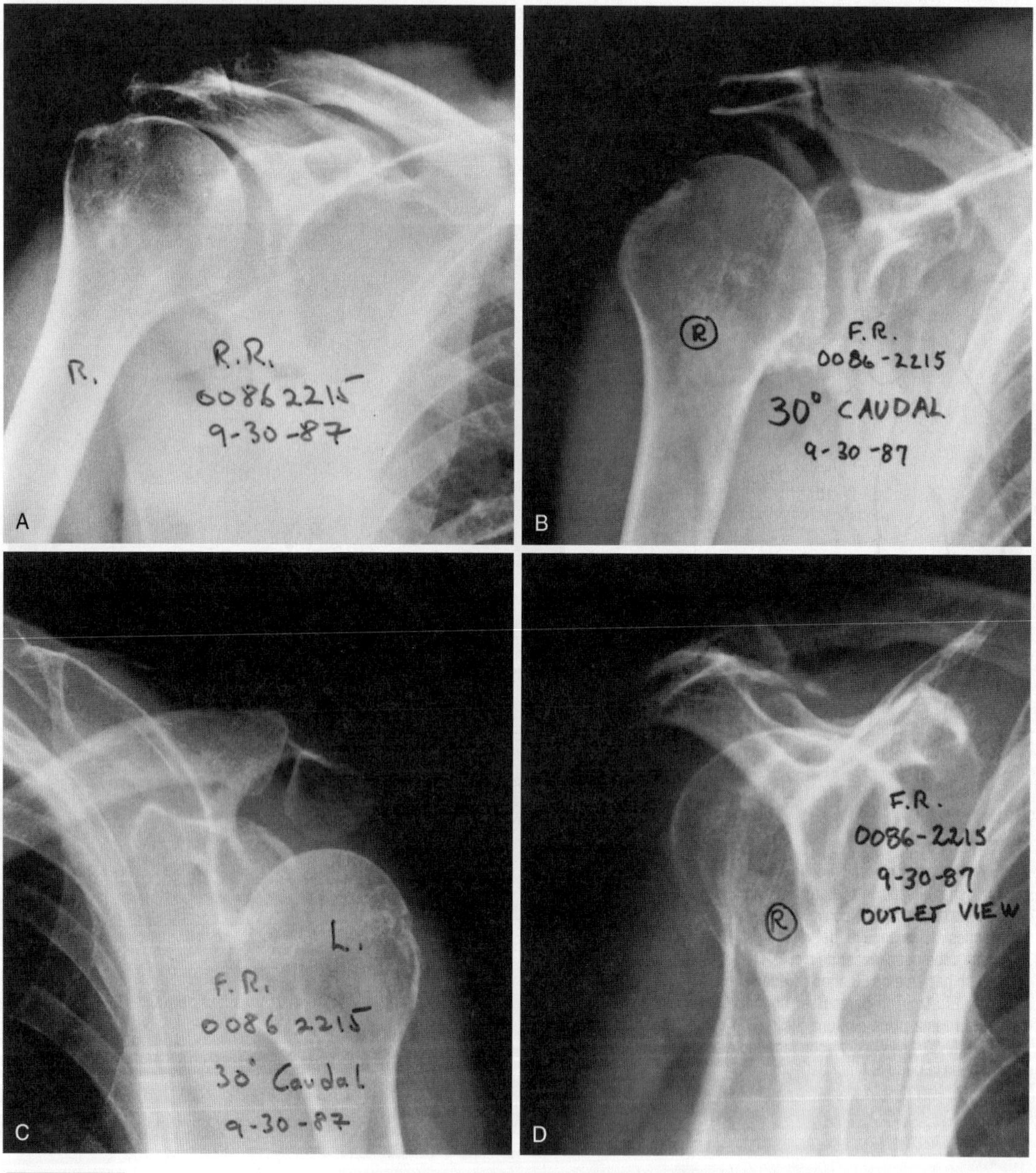

Fig. 5-39 • **A,** Proyección anteroposterior en un paciente con síndrome de compresión y rotura del manguito de rotadores en el hombro derecho. En la parte anterior del acromion se aprecian mínimos cambios. **B,** En la proyección con una inclinación caudal de 30° se aprecia una punta de hueso grande y con forma irregular que se extiende hasta el ligamento coracoacromial, la bolsa y el manguito. **C,** La placa con inclinación caudal de 30° del hombro sano muestra la relación normal existente entre la parte inferior del acromion y el extremo distal de la clavícula. **D,** La proyección de la salida escapular revela el espolón, si bien existe una considerable superposición con otras estructuras.

A

B

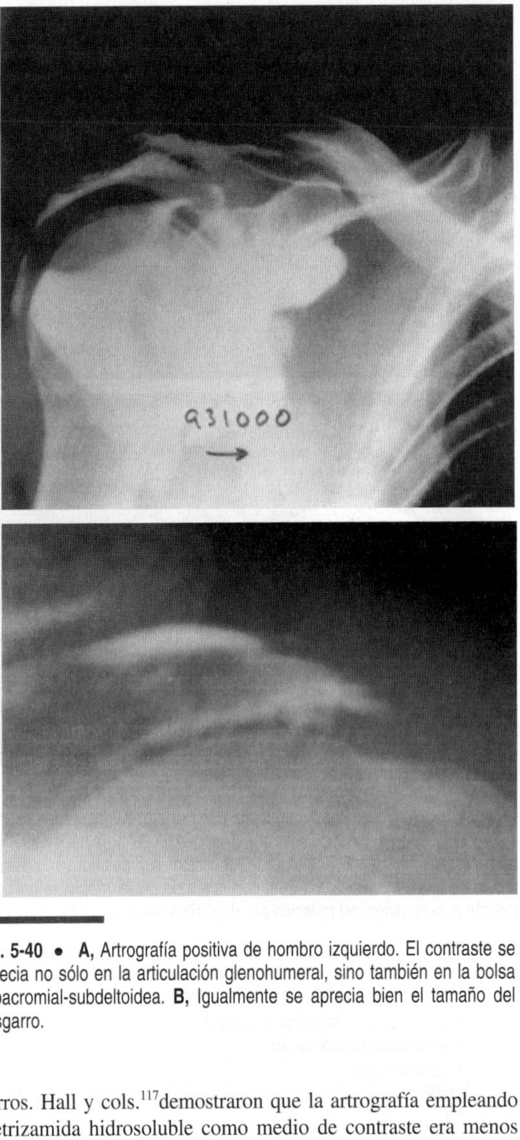

Fig. 5-40 • **A,** Artrografía positiva de hombro izquierdo. El contraste se aprecia no sólo en la articulación glenohumeral, sino también en la bolsa subacromial-subdeltoidea. **B,** Igualmente se aprecia bien el tamaño del desgarro.

garros. Hall y cols.[117] demostraron que la artrografía empleando metrizamida hidrosoluble como medio de contraste era menos molesta para el paciente. La combinación de la artrografía con la tomografía, sea simple o computarizada, hace más fácil definir el tamaño del defecto en el manguito de rotadores.[158,271,334]

Bursografía subacromial. La bursografía subacromial ha sido descrita por Lie y Mast,[188] Mikasa[216] y Strizak y cols.[314] En 1982, Strizak y cols. estudiaron esta técnica en cadáveres y pacientes vivos. Describieron que una bolsa normal admite entre 5 ml y 10 ml de medio de contraste, mientras que los pacientes con síndrome de compresión y paredes engrosadas en la bolsa deltoidea subacromial sólo aceptan entre 1 ml y 2 ml de medio de contraste.

Ecografía. La fiabilidad de la ecografía para mostrar desgarros de espesor completo en el manguito de rotadores es de entre un 92% y un 95% de los casos.[59,127,189,199,211,213] En algunos centros, ha llegado incluso a sustituir casi por completo a la artrografía para evaluar el manguito. Es un método seguro, rápido, incruento y barato, que posee la ventaja de visualizar y comparar ambos hombros. La precisión de la evaluación ecográfica del manguito depende de la experiencia del ecografista y de la calidad de la alta resolución y disposición linear del equipo ecográfico. La resolución espacial de las imágenes ecográficas no es tan grande como la de las técnicas radiológicas convencionales (incluyendo la artrografía). Por tanto, el examen ecográfico constituye una experiencia «ligada a la práctica»; es decir, necesita un ecografista experto, y no es posible confiar sólo en las imágenes registradas para expresar el impacto diagnóstico del estudio.

Mack y cols. utilizan una técnica supeditada a la ausencia de movimiento en el tejido del manguito cuando se estudia mediante ecografía «en tiempo real».[198,199] Los signos secundarios de desgarro del manguito, como el adelgazamiento del manguito o los ecos anómalos en el mismo, son más difíciles de interpretar. Estos últimos datos quizá no constituyan un desgarro completo, aunque pueden deberse a una rotura incompleta, a un edema, a una inyección reciente de esteroides, a calcificaciones en el manguito, a una cicatriz quirúrgica o, en algunas personas, puede ser tejido normal.

Kilcoyne y Matsen consideran que para que la ecografía sea un sustitutivo útil de la artrografía o de la artroscopia como técnica de detección debe cumplir los criterios siguientes: 1) el diagnóstico de un desgarro completo del manguito de los rotadores está sujeto a la ausencia de movimientos en el tejido del manguito, en el estudio ecográfico; 2) si persisten los síntomas sugestivos de desgarro, se debe realizar una artrografía para definir si la rotura es pequeña.[158] Con estos criterios, Mack y cols. observaron que la sensibilidad de la ecografía es del 91%, su especificidad del 100%, y su precisión global del 94%.[199] Desafortunadamente, otros autores no han encontrado el mismo grado de fiabilidad,[264,316,399] y por tanto, la ecografía se recomienda como método de detección sólo cuando el técnico es experto.[36,93,200]

Resonancia magnética. La RM constituye una técnica alternativa, no invasiva, para la investigación de lesiones en el manguito de los rotadores.[154,155,167,265,268,296,297] Los avances tecnológicos han mejorado mucho la calidad de la RM; sin embargo, sigue siendo cara, y probablemente no esté indicada en pacientes con problemas habituales en el manguito.

La resonancia magnética se ha utilizado para clasificar la morfología del acromion, pero la concordancia entre los distintos observadores es muy reducida,[120] debido a que múltiples imágenes revelan variaciones en la forma del acromion según se avanza de la porción lateral a la medial.

Diversos estudios han mostrado que la RM es muy sensible para detectar lesiones en el manguito de los rotadores (Fig. 5-41)[133,166,167,296,297] Estudios de correlación quirúrgica[128,241] han demostrado que la RM es precisa para detectar desgarros amplios, de todo el espesor, y menos precisa para detectar desgarros pequeños (<1 cm), o para diferenciar una tendinitis de un desgarro que afecte a parte del espesor o de un pequeño desgarro en todo el espesor.[138] Los desgarros del manguito de los rotadores están representados por una señal bien definida, alta señal, en imágenes ponderadas en T2 (Fig. 5-41); esta elevada intensidad refleja una discontinuidad en la señal del tendón sano que no se evidencia en el estudio ponderado en densidad protón.[228] El aumento de la señal en el supraespinoso en imágenes coronales oblicuas ponderadas en T1 no ha demostrado tener correlación histológica, pudiendo ser un artefacto.[307] Los desgarros de espesor parcial se describen como de alto grado cuando más del 50% del tendón presenta una interrupción, y de bajo grado cuando la interrupción es menor del 50%. La RM con

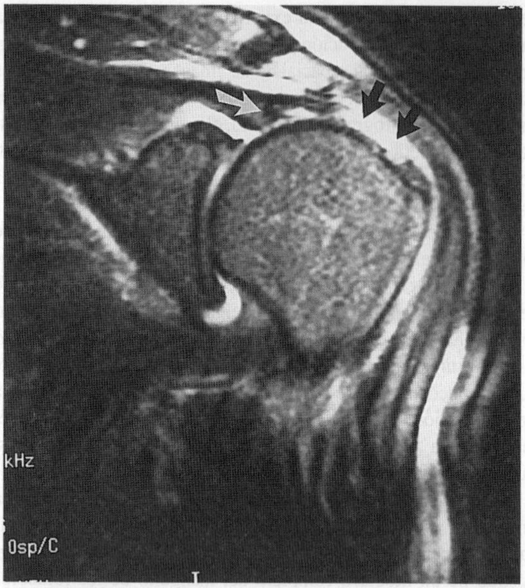

Fig. 5-41 • Resonancia magnética que muestra la rotura completa del manguito de rotadores. Los restos del tendón se identifican con una *flecha blanca,* y el área del defecto del manguito se identifica con las *flechas negras. (Cortesía de Becky Laredo, M.D.)*

artrografía puede proporcionar información adicional respecto a la extensión de los desgarros del manguito de los rotadores de espesor parcial, pudiendo aumentar la precisión en la detección de pequeños desgarros de espesor total. La RM también puede ser útil para revelar el estado del vientre muscular cuando hay un desprendimiento del tendón del manguito de los rotadores.[317] La atrofia del músculo del manguito de los rotadores se muestra mediante una disminución del área transversal en imágenes sagitales, y con la presencia de rayas de aumento de señal (infiltrados grasos) dentro del vientre muscular, que se aprecian mejor en imágenes coronales oblicuas (Fig. 5-42). Algunos pacientes jóvenes, en quienes se sospecha una lesión del manguito de los rotadores (p. ej., debilidad y atrofia) pueden tener en realidad un ganglión que comprima el nervio supraescapular. La RM puede detectar fácilmente el ganglión y determinar si el quiste tiene una fuente intraarticular (Fig. 5-43).

El empleo de la RM para evaluar la integridad de un tendón del manguito de los rotadores sometido previamente a cirugía puede ser problemático.[291] Los artefactos producidos por pequeñas cantidades de material ferroso que quedan en partes blandas tras un fresado o afeitado subacromial artroscópico, producen alteraciones en la señal que pueden oscurecer la inserción del tendón de los rotadores y producir unas imágenes distorsionadas sugestivas de necrosis ósea o de otros procesos. La RM muestra con precisión los desgarros de repetición que han sido tratados sucesivamente; sin embargo, es difícil determinar el tamaño así como la delimitación entre los desgarros parciales y los pequeños desgarros con espesor total, por lo que se recomienda la valoración clínica.[219] Además, una sutura de una reparación previa de un tendón, en imágenes ponderadas en T2, presenta el aspecto de un aumento intermedio de la señal (Fig. 5-44).

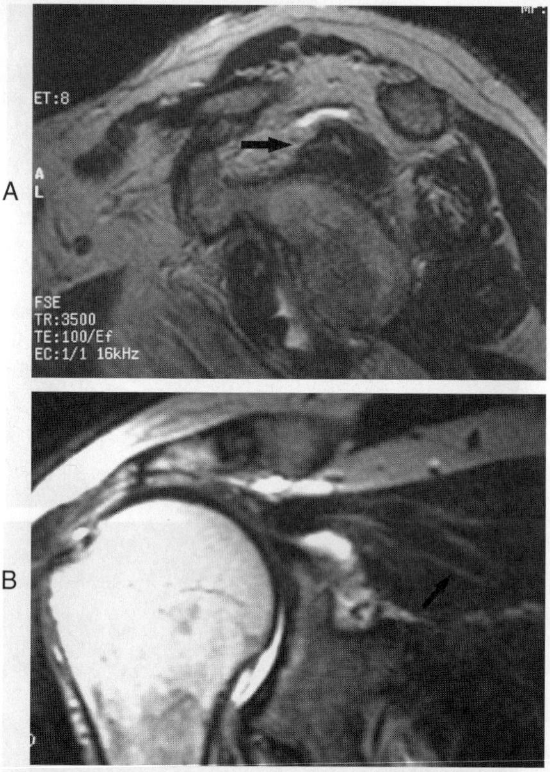

Fig. 5-42 • **A,** Resonancia magnética (RM) sagital que muestra la atrofia del músculo supraespinoso como una disminución del área transversal *(flecha negra intensa).* **B,** Atrofia del músculo supraespinoso mostrada mediante una RM coronal oblicua, con rayas de grasa *(flecha negra)* que indican la sustitución del músculo por depósitos de grasa.

Manguito de los rotadores

- Proyección de la salida escapular
- Inclinación caudal de 30°
- Lateral axilar
- RM

EVALUACIÓN DE LA ESCÁPULA

Proyecciones recomendadas: Proyecciones anteroposteriores verdaderas y axilar lateral. En ocasiones se necesitan otras proyecciones especiales, como la de la escotadura de Stryker, la proyección de West Point, la tomografía simple y la tomografía computarizada

La serie radiográfica traumatológica casi siempre muestra claramente las fracturas del cuerpo escapular, de la espina y del cuello. Para detectar fracturas situadas en otros sitios, muchas veces es necesario obtener otras proyecciones. Las fracturas del reborde glenoideo, aunque muchas veces se observan en la proyección axilar lateral de la serie traumatológica, se observan mejor en una proyección de West Point o en una apical oblicua de la articulación glenohumeral.[103,280] Las fracturas de la coracoides también se aprecian en la proyección axilar lateral, pero se definen mucho mejor en la proyección de la escotadura de Stryker[118] (Fig. 5-45). Las fracturas acromiales

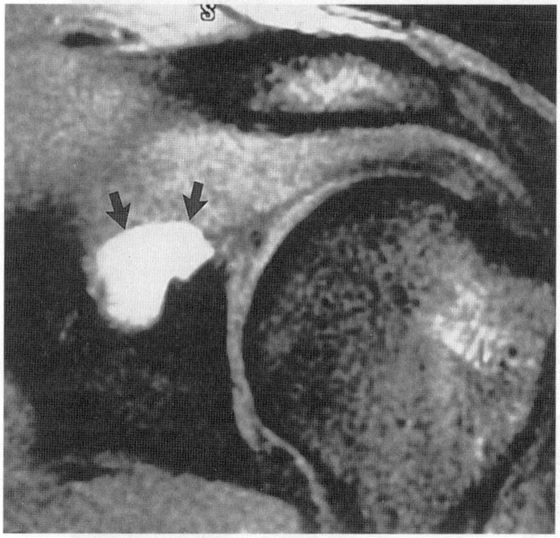

Fig. 5-43 • Resonancia magnética ponderada en T2 que muestra un ganglión en la parte posterosuperior del cuello de la cavidad glenoidea *(flechas negras)*. Este ganglión ocasionaba una compresión del nervio supraescapular con debilidad de los músculos supraespinoso e infraespinoso. *(Cortesía de Becky Laredo, M.D.)*

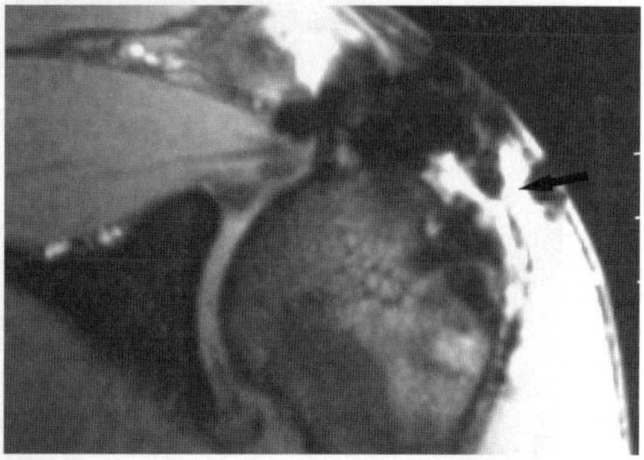

Fig. 5-44 • RM oblicua coronal ponderada en T1 que muestra una baja señal correspondiente a un artefacto de material ferroso; sin embargo, se aprecia un nuevo desgarro en el tendón *(flecha negra)*.

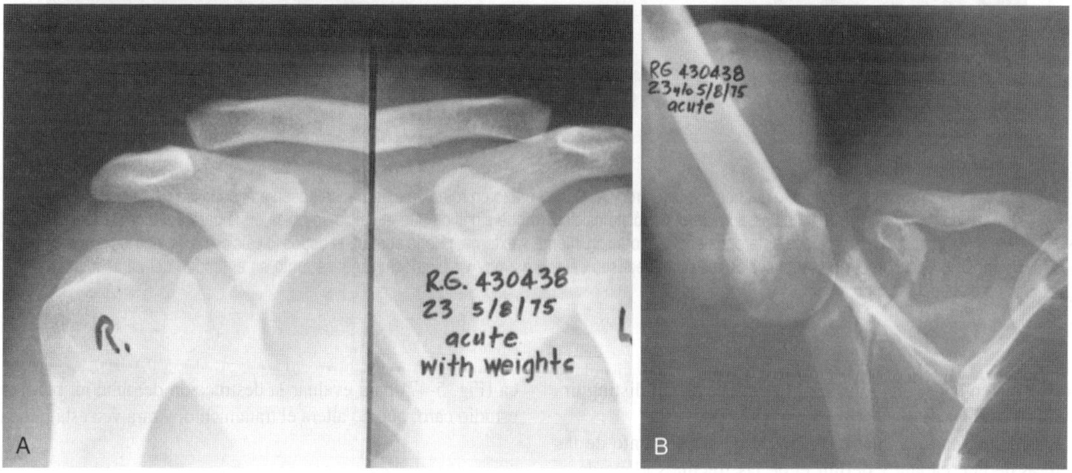

Fig. 5-45 • A, Este paciente de 23 años de edad había sufrido una lesión traumatológica en la articulación acromioclavicular derecha. Obsérvese el desplazamiento superior de la clavícula derecha desde el acromion en comparación con la izquierda; obsérvese también que la distancia coracoclavicular en ambos hombros es aproximadamente la misma. No se observa bien la fractura en la base de la coracoides. **B,** La proyección de la escotadura de Stryker revela una fractura a través de la base de la coracoides.

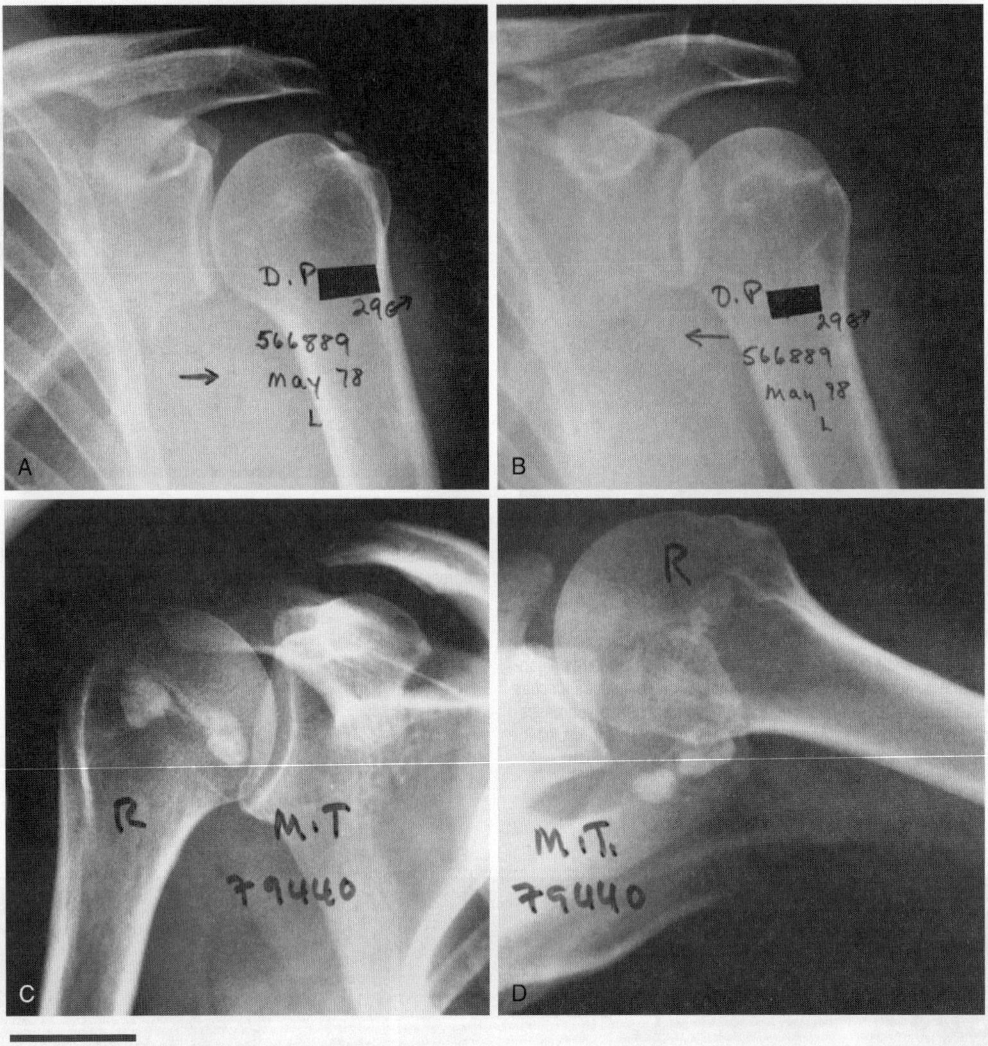

Fig. 5-46 • Tendinitis calcificante del hombro izquierdo. **A,** Con el brazo en rotación externa, se observa el depósito de calcio. **B,** Con el brazo en rotación interna, ya no se aprecia el depósito cálcico, lo que significa que el calcio se ubica en la cara anterior del tendón del supraespinoso. **C,** En la placa anteroposterior en rotación interna y externa, puede ser que el depósito cálcico no se localice con precisión. **D,** Sin embargo, en la proyección axilar, el depósito cálcico es muy visible, localizándose tanto en el tendón del infraespinoso como en el del redondo menor.

se observan en la proyección axilar lateral; es difícil distinguirlas del *os acromiale*.

Por último, para evaluar el grado de desplazamiento de las fracturas de la escápula y definir el de las fracturas glenoideas, es muy útil la tomografía computarizada.

EVALUACIÓN DE LA TENDINITIS CALCIFICADA

Los depósitos de calcio en el manguito de rotadores pueden localizarse específicamente en los tendones del manguito, mediante radiografías anteroposteriores del hombro en rotación interna y externa, y en la proyección axilar lateral (Fig. 5-46). Algunos autores también sugieren utilizar la resonancia magnética (Fig. 5-47) para evaluar la destrucción del tendón, pero es un estudio caro, que no altera el tratamiento, y rara vez está indicado.

EVALUACIÓN DEL TENDÓN DEL BÍCEPS

La tendinitis bicipital rara vez es la causa primaria del dolor de hombro. Por lo general se afecta de forma secundaria, como parte del síndrome de compresión o de las lesiones degenerativas del manguito de rotadores. La anatomía de la corredera bicipital se examina en la proyección de Fisk.[97,210] En este estudio, el tubo de rayos X se coloca por encima del hombro. La imagen de la corredera bicipital se proyecta en el chasis, que es sostenido por el paciente (Fig. 5-48). Cone, Danzig, Resnick y Goldman[53] han

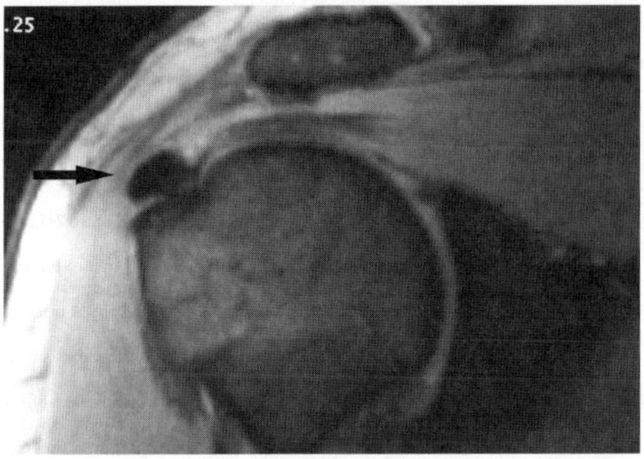

Fig. 5-47 • En este estudio de RM coronal oblicua ponderada en T2, se identifica con facilidad la presencia de un depósito cálcico *(flecha negra)* en el tendón del supraespinoso.

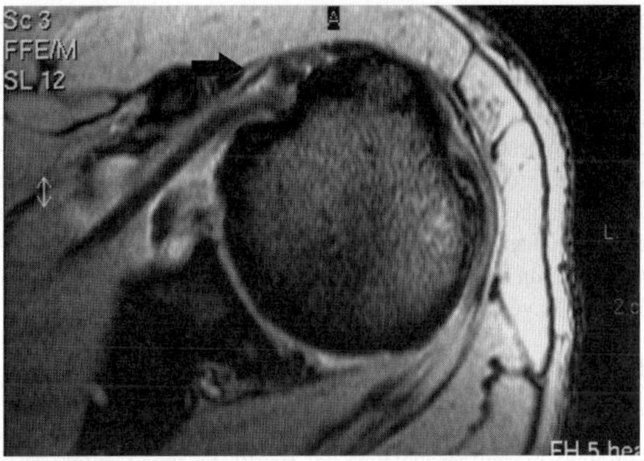

Fig. 5-49 • Un estudio axial de resonancia magnética muestra una subluxación medial de la porción larga del bíceps dentro de la sustancia de la parte superior del tendón del subescapular *(flecha negra intensa).*

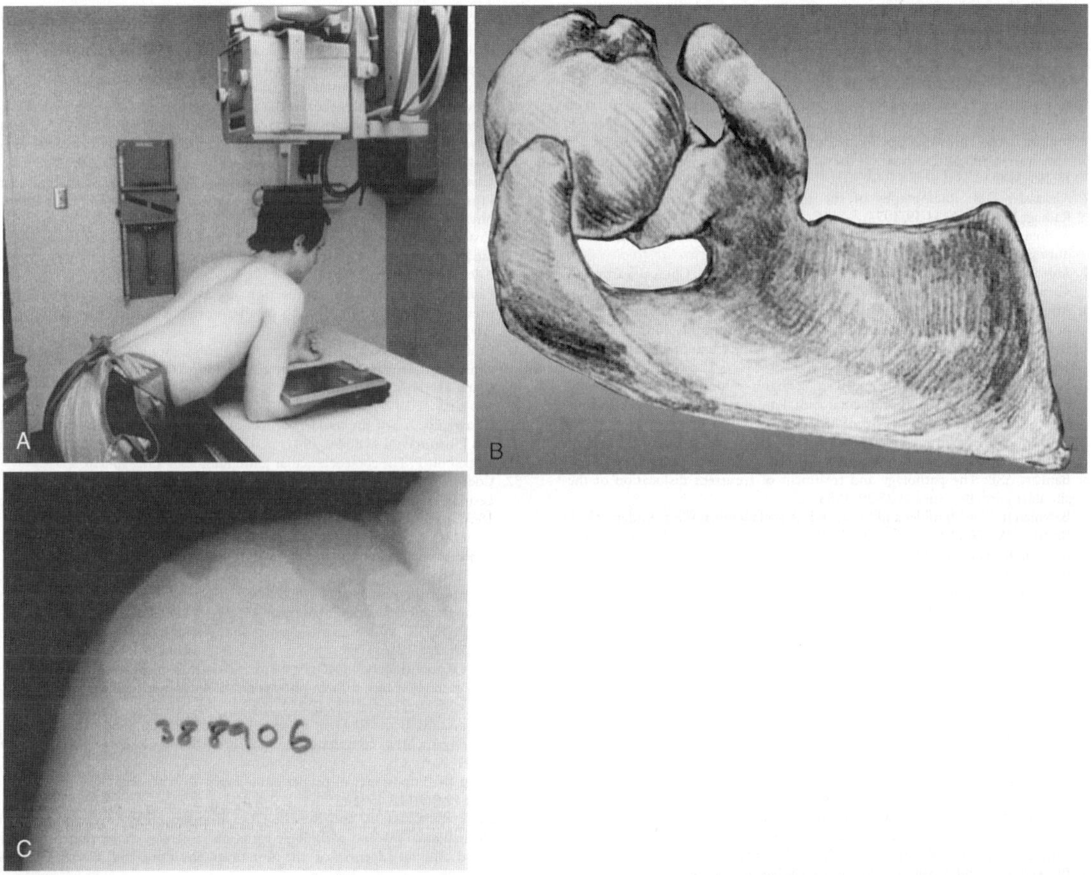

Fig. 5-48 • **A,** Posición del paciente para la proyección de Fisk, con el fin de observar la corredera bicipital en el tercio proximal del húmero. Obsérvese que el paciente sostiene el chasis y se inclina hacia delante de manera que el haz pase a través de la corredera bicipital y se proyecte en el chasis. **B,** Anatomía de la corredera bicipital. **C,** Proyección de la corredera bicipital en la placa radiológica con la técnica de Fisk. *(Modificado de la obra de Fisk C: Adaptation of the technique for radiography of the bicipital groove. Radiol Technol 37:47-50, 1965.)*

estudiado ampliamente la anatomía radiológica y las irregularidades patológicas de la corredera bicipital.

La inestabilidad bicipital habitualmente está asociada con una lesión del intervalo de los rotadores, con una lesión del tendón del subescapular o con ambas. La RM muestra con precisión los diferentes grados de inestabilidad, que varían desde una porción larga del tendón del bíceps plana, que está asentada en el troquín, hasta una luxación dentro de la articulación glenohumeral con un desprendimiento total del tendón del subescapular (Fig. 5-49; véase también Fig. 5-21).

Agradecimientos

El autor agradece la colaboración de Becky Laredo, MD, radióloga musculoesquelética del *Health Science Center*, de la Universidad de Texas, en San Antonio, por su colaboración en las valoraciones radiológicas especiales del hombro.

BIBLIOGRAFÍA

1. Abel MS: Symmetrical anteroposterior projections of the sternoclavicular joints with motion studies. Radiology *132*:757-759, 1979.
2. Adam P, Escude Alberge Y, Labbe JL, et al: Value of standard computed tomography and computed arthrography for the radiologic evaluation of injuries of the shoulder. Ann Radiol *28*:629-635, 1985.
3. Adams JC: Recurrent dislocation of the shoulder. J Bone Joint Surg Br *30*:26-38, 1948.
4. Adams JC: The humeral head defect in recurrent anterior dislocations of the shoulder. Br J Radiol *23*:151-156, 1950.
5. Albright J and El Khoury G: Shoulder arthrotomography in the evaluation of the injured throwing arm. *In* Zarins B, Andrews JR, and Carson WG Jr (eds): Injuries to the Throwing Arm. Philadelphia: WB Saunders, 1985, pp 66-75.
6. Alexander OM: Dislocation of the acromio-clavicular joint. Radiography *15*:260, 1949.
7. Alexander OM: Radiography of the acromioclavicular articulation. Med Radiogr Photogr *30*:34-39, 1954.
8. Andren L and Lundbert BJ: Treatment of rigid shoulders by joint distension during arthrography. Acta Orthop Scand *36*:45-53, 1965.
9. Argen RJ, Wilson CH Jr, and Wood P: Suppurative arthritis: Clinical features of 42 cases. Arch Intern Med *117*:661-666, 1966.
10. Armbuster TG, Slivka J, Resnick D, et al: Extraarticular manifestations of septic arthritis of the glenohumeral joint. AJR Am J Roentgenol *129*:667-672, 1977.
11. Baker EC: Tomography of the sternoclavicular joint. Ohio State Med J *55*:60, 1959.
12. Baker ME, Martinez S, Kier R, and Wain S: High resolution computed tomography of the cadaveric sternoclavicular joint: Findings in degenerative joint disease. J Comput Tomogr *12*:13-18, 1988.
13. Bankart ASB: Recurrent or habitual dislocation of the shoulder joint. BMJ *2*:1132-1133, 1923.
14. Bankart ASB: The pathology and treatment of recurrent dislocation of the shoulder joint. Br J Surg *26*:23-29, 1938.
15. Bateman JE: The Shoulder and Neck, 2nd ed. Philadelphia: WB Saunders, 1978.
16. Beardon JM, Hughston JC, and Whatley GS: Acromioclavicular dislocation: Method of treatment. J Sports Med *1*:5-17, 1973.
17. Beck A, Papacharalampous X, Grosser G, et al: Importance of transthoracic x-ray in arthrography of the shoulder. Radiology *28*:69-72, 1988.
18. Beltran J, Gray LA, Bools JC, et al: Rotator cuff lesions of the shoulder: Evaluation by direct sagittal CT arthrography. Radiology *160*:161-165, 1986.
19. Beltran J, Rosenberg ZS, Chandnani VP, et al: Glenohumeral instability: Evaluation with MR arthrography. Radiographics *17*:657-673, 1997.
20. Bencardino JT, Beltran J, Rosenberg ZS, et al: Superior labrum anterior-posterior lesions: Diagnosis with MR arthrography of the shoulder. Radiology *214*:267-271, 2000.
21. Berman MM and LeMay M: Dislocation of shoulder: X-ray signs [letter]. N Engl J Med *283*:600, 1970.
22. Bigliani LU, Morrison D, and April EW: The morphology of the acromion and its relationship to rotator cuff tears. Orthop Trans *10*:228, 1986.
23. Binz P, Johner R, and Haertel M: Computerized axial tomography in patients with traumatic shoulder dislocation. Helv Chir Acta *49*:231-234, 1982.
24. Blackett CW and Healy TR: Roentgen studies of the shoulder. AJR Am J Roentgenol *37*:760-766, 1937.
25. Blazina ME: The modified axillary roentgenogram; useful adjunct in the diagnosis of recurrent subluxation of the shoulder. Exhibit, US Military Academy, West Point, NY.
26. Blazina ME and Satzman JS: Recurrent anterior subluxation of the shoulder in athletics; Distinct entity. J Bone Joint Surg Am *51*:1037-1038, 1969.
27. Bloom MH and Obata WG: Diagnosis of posterior dislocation of the shoulder with use of Velpeau axillary and angle up roentgenographic views. J Bone Joint Surg Am *49*:943-949, 1967.
28. Bonavita JA and Dalinka MK: Shoulder erosions in renal osteodystrophy. Skeletal Radiol *5*:105-108, 1980.
29. Bongartz G, Muller-Miny H, and Reiser M: Role of computed tomography in the diagnosis of shoulder joint injuries. Radiologe *28*:73-78, 1988.
30. Bongartz G and Peters PE: Problems associated with magnetic resonance imaging of the shoulder [abstract]. Z Rheumatol *47*:300-301, 1988.
31. Bosworth BM: Complete acromioclavicular dislocations. N Engl J Med *241*:221-225, 1949.
32. Boulis ZF and Dick R: The greater tuberosity of the humerus: An area for misdiagnosis. Australas Radiol *26*:267-268, 1982.
33. Brandt TD, Cardone BW, Grant TH, et al: Rotator cuff sonography: A reassessment. Radiology *173*:323-327, 1989.
34. Braunstein EM and O'Connor G: Double contrast arthrotomography of the shoulder. J Bone Joint Surg Am *64*:192-195, 1982.
35. Brendt TL and Le Clair RG: A tangential projection or a lateral view of the scapula. Radiol Technol *52*:631-634, 1986.
36. Bretzke CA, Crass JR, Craig EV, and Feinberg SB: Ultrasonography of the rotator cuff: Normal and pathologic anatomy. Invest Radiol *20*:311-315, 1985.
37. Broca A and Hartman H: Contribution à l'étude des luxations de l'épaule (luxations dites incomplète, décollements périostiques, luxations directes et luxations indirectes). Bull Soc Anat Paris *65*:312-336, 1890.
38. Broca A and Hartman H: Contribution à l'étude des luxations de l'épaule (luxations anciennes, luxations recidivantes). Bull Soc Anat Paris *65*:416-423, 1890.
39. Brower AC and Allman RM: Pathogenesis of the neurotrophic joint: Neurotraumatic vs. neurovascular. Radiology *139*:349-354, 1981.
40. Caird FM: The shoulder joint in relation to certain dislocations and fractures. Edinburgh Med J *32*:708-714, 1887.
41. Callaghan JJ, McNeish LM, Dehaven JP, et al: A prospective comparison study of double contrast computed tomography (CT), arthrography and arthroscopy of the shoulder. Am J Sports Med *16*:13-20, 1988.
42. Callaghan JJ, York JJ, McNeish LM, and Gillogly SD: Unusual anomaly of the scapula defined by arthroscopy and computerized tomographic arthrography. J Bone Joint Surg Am *70*:452-453, 1988.
43. Calvert PT, Packer NP, Stoker DJ, et al: Arthrography of the shoulder after operative repair of the torn rotator cuff. J Bone Joint Surg Br *68*:147-150, 1986.
44. Castagno AA, Shuman WP, Kilcoyne RF, et al: Complex fractures of the proximal humerus: Role of CT in treatment. Radiology *165*:759-762, 1987.
45. Chandnani VP, Yeager TD, Deberardino T, et al: Glenoid labral tears: Prospective evaluation with MR imaging, MR arthrography, and CT arthrography. AJR Am J Roentgenol *161*:1220-1235, 1993.
46. Cisternino SJ, Rogers LF, Stufflebam BC, and Kruglik GD: The trough line: A radiographic sign of posterior shoulder dislocation. AJR Am J Roentgenol *130*:951-954, 1978.
47. Ciullo JV: Personal communication on axillary roentgenography exhibit presented at the 1982 Meeting of the American Academy of Orthopaedic Surgeons.
48. Ciullo JV, Koniuch MP, and Teitge RA: Axillary shoulder roentgenography in clinical orthopaedic practice [abstract]. Orthop Trans *6*:451, 1982.
49. Clark KC: Positioning in Radiography, 8th ed. New York: Grune & Stratton, 1964, p 1.
50. Cleaves EN: A new film holder for roentgen examinations of the shoulder. AJR Am J Roentgenol *45*:88-90, 1941.
51. Cockshott P: The coracoclavicular joint. Radiology *131*:313-316, 1979.
52. Codman EA: The Shoulder: Rupture of the Supraspinatus Tendon and Other Lesions in or about the Subacromial Bursa. Boston: Thomas Todd, 1934, pp 18-31, 65-122.
53. Cone RO III, Danzig L, Resnick D, and Goldman AB: The bicipital groove: Radiographic, anatomic, and pathologic study. AJR Am J Roentgenol *141*:781-788, 1983.
54. Cone RO III, Resnick D, and Danzig L: Shoulder impingement syndrome: Radiographic evaluation. Radiology *150*:29-33, 1984.
55. Connolly J: X-ray defects in recurrent shoulder dislocations. J Bone Joint Surg Am *51*:1235-1236, 1969.
56. Cope R and Riddervold HO: Posterior dislocation of the sternoclavicular joint: Report of two cases, with emphasis on radiologic management and early diagnosis. Skeletal Radiol *17*:247-250, 1988.
57. Coumas JM, Waite RJ, Goss TP, et al: CT and MR evaluation of the labral capsular ligamentous complex of the shoulder. AJR Am J Roentgenol *158*:591-597, 1992.
58. Craig EV: Importance of proper radiography in acute shoulder trauma. Minn Med *68*:109-112, 1985.
59. Craig EV, Crass JR, and Bretzke CL: Ultrasonography of the rotator cuff: Normal anatomy and pathologic variation [abstract]. Paper presented at the Third Annual Meeting of the American Shoulder and Elbow Surgeons, November 1-4, 1984, Boston.
60. Cramer M: Resection des Oberarmkopfes wegen habitueller Luxation. Klin Wochenschr *19*:21-25, 1882.
61. Crass JR and Craig EV: Noninvasive imaging of the rotator cuff. Orthopedics *11*:57-64, 1988.
62. Crass JR, Craig EV, Thompson RG, and Feinberg SB: Ultrasonography of the rotator cuff: Surgical correlation. J Clin Ultrasound *12*:487-492, 1984.

63. Cvitanic O, Tirman PF, Feller JF, et al: Using abduction and external rotation of the shoulder to increase the sensitivity of MR arthrography in revealing tears of the anterior glenoid labrum. AJR Am J Roentgenol *169*:837-844, 1997.
64. Cyprien JM, Vasey HM, Burdet A, et al: Humeral retrotorsion and glenohumeral relationship in the normal shoulder and in recurrent anterior dislocation. Clin Orthop *175*:8-17, 1983.
65. Danzig LA, Greenway G, and Resnick D: The Hill-Sachs lesion: An experimental study. Am J Sports Med *8*:328-332, 1980.
66. Danzig LA, Resnick D, and Greenway G: Evaluation of unstable shoulders by computed tomography. Am J Sports Med *10*:138-141, 1982.
67. Davidson JJ and Speer KP: Clinical utility of high resonance imaging and MR arthrography of the shoulder. Paper presented at a meeting of the American Academy of Orthopaedic Surgeons, February 1996, Atlanta.
68. DeAnquin CE: Recurrent dislocation of the shoulder roentgenographic study. J Bone Joint Surg Am *47*:1085, 1965.
69. DeAnquin CE and DeAnquin CA: Comparative study of bone lesions in traumatic recurrent dislocation of the shoulder: Their importance and treatment. *In* DePalma AF: Surgery of the Shoulder, 3rd ed. Philadelphia: JB Lippincott, 1984, p 303.
70. DeHaven JP, Callaghan JJ, McNiesh LM, et al: A prospective comparison study of double contrast CT arthrography and shoulder arthroscopy [abstract]. Paper presented at an interim meeting of the American Orthopedic Society of Sports Medicine, January 21, 1987, San Francisco.
71. Deichgraber E and Olssen B: Soft tissue radiography in painful shoulder. Acta Radiol *16*:393-400, 1975.
72. De la Puente R, Boutin RD, Theodorou DJ, et al: Post-traumatic and stress-induced osteolysis of the distal clavicle: MR imaging findings in 17 patients. Skeletal Radiol *28*:202-208, 1999.
73. Delgoffe C, Fery A, Regent D, et al: Computed tomography in anterior instability of the shoulder: A review of 23 cases. J Radiol *65*:737-745, 1984.
74. Demos TC: Radiologic case study: Bilateral posterior shoulder dislocations. Orthopedics *3*:887-897, 1980.
75. DePalma AF: Surgery of the Shoulder, 3rd ed. Philadelphia: JB Lippincott, 1983.
76. DeSmet AA: Axillary projection in radiography of the nontraumatized shoulder. AJR Am J Roentgenol *134*:511-514, 1980.
77. DeSmet AA: Anterior oblique projection in radiography of the traumatized shoulder. AJR Am J Roentgenol *134*:515-518, 1980.
78. DeSmet AA, Ting YM, and Weiss JJ: Shoulder arthrography in rheumatoid arthritis. Radiology *116*:601-605, 1975.
79. DeSouza LJ: Shoulder radiography in acute trauma: True anteroposterior and true lateral views make for better reading. Postgrad Med *73*:234-236, 1983.
80. Destouet JM, Gilula LA, Murphy WA, and Sagel SS: Computed tomography of the sternoclavicular joint and sternum. Radiology *138*:123-128, 1981.
81. Didiee J: Le radiodiagnostic dans la luxation récidivante de l'épaule. J Radiol Electrol *14*:209-218, 1930.
82. Ducrest P and Johner R: Die Bedeutung der ossaren Lasionen fur die Prognose der Schulterluxation. Z Unfallchir Versicherungsmed Berufskr *77*:85-89, 1984.
83. Dyson S: Interpreting radiographs 7: Radiology of the equine shoulder and elbow. Equine Vet J *18*:352-361, 1986.
84. Eaton R and Serletti J: Computerized axial tomography method of localizing Steinmann pin migration: A case report. Orthopedics *4*:1357-1360, 1981.
85. Eden R: Zur Operation der habituellen Schulterluxation unter Mitteilung eines nuenen Verfahrens bei Abriss am innren Pfannenrande. Dtsch Z Chir *144*:269-280, 1918.
86. El-Khoury GY, Albright JP, Yousef MMA, et al: Arthrotomography of the glenoid labrum. Radiology *131*:333-337, 1979.
87. Eve FS: A case of subcoracoid dislocation of the humerus with the formation of an indentation on the posterior surface of the head. Medico-Chir Trans Soc (London) *63*:317-321, 1880.
88. Faletti C, Clerico P, Indemini E, and Crova M: Standard radiography in "recurrent dislocation of the shoulder." Ital J Sports Med *7*:33-40, 1985.
89. Farin PV and Jaroma H: Acute traumatic tears of the rotator cuff: The value of sonography. Radiology *197*:269-273, 1995.
90. Fedoseev VA: Method of radiographic study of the sternoclavicular joint. Vestn Rentgenol Radiol *3*:88-91, 1977.
91. Feldman F: The radiology of total shoulder prostheses. Semin Roentgenol *2*:47-65, 1986.
92. Fery A and Lenard A: Transsternal sternoclavicular projection: Diagnostic value in sternoclavicular dislocations. J Radiol *62*:167-170, 1981.
93. Fery A, Lenard A, and Sommelet J: Shoulder radiographic evaluation: Radiographic examination of shoulder and scapular girdle trauma. J Radiol *62*:247-256, 1981.
94. Fery A and Sommelet J: Os acromiale: Diagnosis, pathology, and clinical significance. Twenty-eight cases including two fracture-separations. Rev Chir Orthop *74*:160-172, 1988.
95. Figiel SJ, Figiel LS, Bardenstein MB, and Blodgett WH: Posterior dislocation of the shoulder. Radiology *87*:737-740, 1966.
96. Fiorella D, Helms CA, and Speer KP: Increased T2 signal intensity in the distal clavicle: Incidence and clinical implications. Skeletal Radiol *29*:697-702, 2000.
97. Fisk C: Adaptation of the technique for radiography of the bicipital groove. Radiol Technol *37*:47-50, 1965.
98. Flannigan B, Kursunoglu-Brahme S, Snyder S, et al: MR arthrography of the shoulder: Comparison with conventional MR imaging. AJR Am J Roentgenol *155*:829-832, 1990.
99. Flinn RM, MacMillan CL Jr, Campbell DR, and Fraser DB: Optimal radiography of the acutely injured shoulder. J Can Assoc Radiol *34*:128-132, 1983.
100. Friedman RJ, Hawthorne KB, and Genez BM: The use of computerized tomography in the measurement of glenoid version. J Bone Joint Surg Am *74*:1032-1037, 1992.
101. Galinat BJ, Howell SM, and Kraft TA: The glenoid posterior acromial angle: An accurate method for evaluating glenoid version [abstract]. Orthop Trans *12*:727, 1988.
102. Garneau RA, Renfrew DL, Moore TE, et al: Glenoid labrum: Evaluation with MR imaging. Radiology *179*:519-522, 1991.
103. Garth WP Jr, Slappey CE, and Ochs CW: Roentgenographic demonstration of instability of the shoulder: The apical oblique projection technical note. J Bone Joint Surg Am *66*:1450-1453, 1984.
104. Ghelman G and Goldman AB: The double contrast shoulder arthrogram: Evaluation of rotary cuff tears. Radiology *124*:251-254, 1979.
105. Glas K, Mayerhofer K, and Obletter N: Roentgenographic representation of the shoulder girdle in receiving shoulder dislocation. Rontgenpraxis *41*:116-120, 1988.
106. Golding FC: The shoulder, the forgotten joint. Br J Radiol *35*:149-158, 1962.
107. Golding FC: Radiology and orthopaedic surgery. J Bone Joint Surg Br *48*:320-332, 1966.
108. Goldman AB and Ghelman B: The double contrast shoulder arthrogram. Radiology *127*:655-663, 1978.
109. Goldstone RA: Dislocation of the shoulder x-ray signs [letter]. N Engl J Med *283*:600, 1970.
110. Gould R, Rosenfield AT, and Friedlaender GE: Case report: Loose body within the glenohumeral joint in recurrent anterior dislocation: CT demonstration. J Comput Assist Tomogr *9*:404-406, 1985.
111. Green MR and Christensen KP: Magnetic resonance imaging of the glenoid labrum in anterior shoulder instability. Am J Sports Med *22*:493-498, 1994.
112. Greenway GD, Danzig LA, Resnick D, and Haghighi P: The painful shoulder. Med Radiogr Photogr *58*:22-67, 1982.
113. Griffiths HJ and Ozer H: Changes in the medial half of the clavicle; new sign in renal osteodystrophy. J Can Assoc Radiol *24*:334-336, 1973.
114. Gunson EF: Radiography of the sternoclavicular articulation. Radiogr Clin Photogr *19*:20-24, 1943.
115. Gusmer PB, Potter HG, Schatz JA, et al: Labral injuries: Accuracy of detection with unenhanced MR imaging of the shoulder. Radiology *200*:519-524, 1996.
116. Gutjahr G and Weigand H: Conventional radiographic studies of the proximal humerus. Unfallchirurgie *10*:282-287, 1984.
117. Hall FM, Goldberg RP, Wyshak G, and Kilcoyne RF: Shoulder arthrography: Comparison of morbidity after use of various contrast media. Radiology *154*:339-341, 1985.
118. Hall RH, Isaac F, and Booth CR: Dislocations of the shoulder with special reference to accompanying small fractures. J Bone Joint Surg Am *41*:489-494, 1959.
119. Hardy DC, Vogler JB III, and White RH: The shoulder impingement syndrome: Prevalence of radiographic findings and correlation with response to therapy. AJR Am J Roentgenol *147*:557-561, 1986.
120. Haywood TM, Langlotz CP, Kneeland JB, et al: Categorization of acromial shape: Interobserver variability with MR imaging and conventional radiography. AJR Am J Roentgenol *162*:1377-1382, 1994.
121. Hermann G, Yeh HC, and Schwartz I: Computed tomography of soft-tissue lesions of the extremities, pelvic and shoulder girdles: Sonographic and pathological correlations. Clin Radiol *35*:193-202, 1984.
122. Hermodsson I: Rontgenologischen Studien über die traumatischen und habituellen Schultergelenkverrenkungen nach Vorn und nach Unten. Acta Radiol *20*:1-173, 1934.
123. Hess F and Schnepper E: Success and long-term results of radiotherapy for humeroscapular periarthritis. Radiologe *28*:84-86, 1988.
124. Hill HA and Sachs MD: The grooved defect of the humeral head: A frequently unrecognized complication of dislocations of the shoulder joint. Radiology *35*:690-700, 1940.
125. Hill JA and Tkach L: A study of glenohumeral orientation in patients with anterior recurrent shoulder dislocations using computerized axial tomography [abstract]. Paper presented at a meeting of the American Academy of Orthopaedic Surgeons, January 1985, Las Vegas, NV.
126. Hobbs DW: Sternoclavicular joint: A new axial radiographic view. Radiology *90*:801-802, 1968.
127. Hodler J, Fretz CJ, Terrier F, and Gerber C: Rotator cuff tears: Correlation of sonographic and surgical findings. Radiology *169*:791-794, 1988.
128. Hodler J, Kursunoglu-Brahme S, Snyder S, et al: Rotator cuff disease: Assessment with MR arthrography versus standard MR imaging in 36 patients with arthroscopic confirmation. Radiology *182*:431-436, 1992.
129. Horsfield D and Jones SN: A useful projection in radiography of the shoulder. J Bone Joint Surg Br *69*:338, 1987.
130. Horsfield D and Renton P: The other view in the radiography of shoulder trauma. Radiography *46*:213-214, 1980.
131. Huber DJ, Sauter R, Mueller E, et al: MR imaging of the normal shoulder. Radiology *158*:405-408, 1986.
132. Hybbinette S: De la transplantation d'un fragment osseux pour remédier aux

luxations récidivantes de l'épaule; constatations et résultats opératoñes. Acta Chir Scand *71*:411-445, 1932.
133. Iannotti JP, Zlatkin MB, Esterhai JL, et al: Magnetic resonance imaging of the shoulder. J Bone Joint Surg Am *73*:17-29, 1991.
134. Jacobsen SR, Speer KP, Moor JT, et al: Reliability of radiographic assessment of acromial morphology. J Shoulder Elbow Surg *4*:449-453, 1995.
135. Jahnke AH, Petersen SA, Neumann C, et al: A prospective comparison of computerized arthrotomography and magnetic resonance imaging of the glenohumeral joint. Am J Sports Med *20*:695-701, 1992.
136. Jee WH, McCauley TR, Katz LD, et al: Superior labral anterior posterior (SLAP) lesions of the glenoid labrum: Reliability and accuracy of MR arthrography for diagnosis. Radiology *218*:127-132, 2001.
137. Jelbert M: A pilot study of the incidence and distribution of certain skeletal and soft tissue abnormalities. Cent Afr J Med *16*:37-40, 1970.
138. Jensen KL, Dickinson J, Helms C, et al: MRI, arthrography, and ultrasound in the diagnosis of rotator cuff pathology. Exhibit presented at a meeting of the American Academy of Orthopaedic Surgeons, February 1991, Anaheim, CA.
139. Jensen KL, Jacobs PM, Loredo R, et al: The value of preoperative CT in shoulder arthroplasty. Exhibit presented at a meeting of the American Academy of Orthopaedic Surgeons, February 1996, Atlanta.
140. Johner R, Binz P, and Staubli HU: New diagnostic, therapeutic and prognostic aspects of shoulder dislocation. Schweiz Z Sportmed *30*:48-52, 1982.
141. Johner R and Burch HB: Radiologische Diagnostik bei Schulterluxation. Internationales Symposium uber spezielle Fragen der orthopadischen Chirurgie, 1984.
142. Johner R, Burch HB, Staubli HU, and Noesberger B: Radiologisches Vorgehen bei der Schulterluxation. Z Unfallchir Versicherungsmed Berufskr *77*:79-84, 1984.
143. Johner R, Ducrest P, Staubli HU, and Burch HB: Begleitfrakturen und Prognose der Schulterluxation im Alter. Z Unfallchir Versicherungsmed Berufskr *76*:189-193, 1983.
144. Johner R, Joz-Roland P, and Burch HB: Anterior luxation of the shoulder: New diagnostic and therapeutic aspects. Rev Med Suisse Romande *102*:1143-1150, 1982.
145. Jonsson G: A method of obtaining structural pictures of the sternum. Acta Radiol *18*:336-340, 1937.
146. Jordan LK, Kenter K, Griffiths HL: Relationship between MRI and clinical findings in the acromioclavicular joint. Skeletal Radiol *31*:516-521, 2002.
147. Kalliomaki J, Viitanen SM, and Virtama P: Radiological findings of sternoclavicular joints in rheumatoid arthritis. Acta Rheum Scand *14*:233-240, 1968.
148. Kattan KR: Modified view for use in roentgen examination of the sternoclavicular joints. Radiology *108*:8, 1973.
149. Katz GA, Peter JB, Pearson CM, and Adams WS: The shoulder-pad and diagnostic feature of amyloid arthropathy. N Engl J Med *288*:354-355, 1973.
150. Keats TE: The emergency x-ray. Emerg Med *19*:175-176, 1987.
151. Keats TE and Pope TL Jr: The acromioclavicular joint: Normal variation and the diagnosis of dislocation. Skeletal Radiol *17*:159-162, 1988.
152. Kelleher IM, Cofield RH, Becker DA, and Beabout JW: Fluoroscopically positioned radiographs of total shoulder arthroplasty. J Shoulder Elbow Surg *1*:306-311, 1992.
153. Khizhko II: Supplemental (axial) roentgenography of the clavicle with patient in a sitting position. Ortop Travmatol Protez *9*:8-10, 1984.
154. Kieft GJ, Bloem JL, Obermann WR, et al: Normal shoulder: MR imaging. Radiology *159*:741-745, 1986.
155. Kieft GJ, Bloem JL, Rozing PM, and Obermann WR: Rotator cuff impingement syndrome: MR imaging. Radiology *166*:211-214, 1988.
156. Kieft GJ, Bloem JL, Rozing PM, and Obermann WR: MR imaging of recurrent anterior dislocation of the shoulder: Comparison with CT arthrography. AJR Am J Roentgenol *150*:1083-1087, 1988.
157. Kieft GJ, Sartoris DJ, Bloem JL, et al: Magnetic resonance imaging of glenohumeral joint diseases. Skeletal Radiol *16*:285-290, 1987.
158. Kilcoyne RF and Matsen FA III: Rotator cuff tear measurement by arthropneumotomography. AJR Am J Roentgenol *140*:315-318, 1983.
159. Killoran PJ, Marcove RC, and Freiberger RH: Shoulder arthrography. AJR Am J Roentgenol *103*:658-668, 1968.
160. Kimberlin GE: Radiography of injuries to the region of the shoulder girdle: Revisited. Radiol Technol *46*:69-83, 1974.
161. King JM Jr and Holmes GW: A review of four hundred and fifty roentgen-ray examinations of the shoulder. AJR Am J Roentgenol *17*:214-218, 1927.
162. Kinnard P, Gordon D, Levesque RY, and Bergeron D: Computerized arthrotomography in recurring shoulder dislocations and subluxations. Can J Surg *27*:487-488, 1984.
163. Kinnard P, Tricoir JL, Levesque RY, and Bergeron D: Assessment of the unstable shoulder by computed arthrography: A preliminary report. Am J Sports Med *11*:157-159, 1983.
164. Kitay GS, Iannotti JP, Williams GR, et al: Roentgenographic assessment of acromial morphologic condition in rotator cuff impingement syndrome. J Shoulder Elbow Surg *4*:441-448, 1995.
165. Kleinman PK, Kanzaria PK, Goss TP, and Pappas AM: Axillary arthrotomography of the glenoid labrum. AJR Am J Roentgenol *141*:993-999, 1984.
166. Kneeland JB, Carrera GF, Middleton WD, et al: Rotator cuff tears: Preliminary application of high resolution MR imaging with counter rotating current loop-gap resonators. Radiology *160*:695-699, 1986.
167. Kneeland JB, Middleton WD, Carrera GF, et al: MR imaging of the shoulder: Diagnosis of rotator cuff tears. AJR Am J Roentgenol *149*:333-337, 1987.
168. Kornguth PJ and Salazar AM: The apical oblique view of the shoulder: Its usefulness in acute trauma. AJR Am J Roentgenol *149*:113-116, 1987.
169. Kotzen LM: Roentgen diagnosis of rotator cuff tear: Report of 48 surgically proven cases. AJR Am J Roentgenol *112*:507-511, 1971.
170. Kuhlman JE, Fishman ED, Ney DR, and Magid D: Complex shoulder trauma: Three dimensional CT imaging. Orthopedics *11*:1561-1563, 1988.
171. Kurzbauer R: The lateral projection in roentgenography of the sternoclavicular articulation. AJR Am J Roentgenol *56*:104-105, 1946.
172. Kuster E: Uber habituelle Schulterluxation. Verh Dtsch Ges Chir *11*:112-114, 1882.
173. Lahde S and Putkonen M: Positioning of the painful patient for the axial view of the glenohumeral joint. Rontgenblatter *38*:380-382, 1985.
174. Laing PG: The arterial supply of the adult humerus. J Bone Joint Surg Am *38*:1105-1116, 1956.
175. Lams PM and Jolles H: The scapula companion shadow. Radiology *138*:19-23, 1981.
176. Larde D: Radiological exploration of the shoulder. Rev Prat *34*:2957-2969, 1984.
177. Larde D, Benazet JP, Benameur CH, and Ferrane J: Value of the transscapular view in radiology of shoulder trauma. J Radiol *62*:227-282, 1981.
178. Laumann U: Disorders of the shoulder from the orthopedic point of view. Radiologe *28*:49-53, 1988.
179. Lawrence WS: New position in radiographing the shoulder joint. AJR Am J Roentgenol *2*:728-730, 1915.
180. Lawrence WS: A method of obtaining an accurate lateral roentgenogram of the shoulder joint. AJR Am J Roentgenol *5*:193-194, 1918.
181. Lazarus MD, Jensen KL, Southworth C, and Matsen FA 3rd: The radiographic evaluation of keeled and pegged glenoid component insertion. J Bone Joint Surg Am *84*:1174-1182, 2002.
182. Legan JM, Burkhard TK, Goff WB, et al: Tears of the glenoid labrum: MR imaging of 88 arthroscopically confirmed cases. Radiology *179*:241-246, 1991.
183. Levine AH, Pais MJ, and Schwarts EE: Posttraumatic osteolysis of the distal clavicle with emphasis on early radiologic changes. AJR Am J Roentgenol *127*:781-784, 1976.
184. Levinsohn EM, Bunnell WP, and Yuan HA: Computed tomography in the diagnosis of dislocations of the sternoclavicular joint. Clin Orthop *140*:12-16, 1979.
185. Levy M, Goldberg I, Fischel RE, et al: Friedrich's disease: Aseptic necrosis of the sternal end of the clavicle. J Bone Joint Surg Br *63*:539-541, 1981.
186. Liberson F: The value and limitation of the oblique view as compared with the ordinary anteroposterior exposure of the shoulder. AJR Am J Roentgenol *37*:498-509, 1937.
187. Liberson F: Os acromiale; contested anomaly. J Bone Joint Surg *19*:683-689, 1937.
188. Lie S and Mast WA: Subacromial bursography. Radiology *144*:626-630, 1982.
189. Lind T, Reinmann I, Karstrup S, and Larsen JK: Ultrasonography in the evaluation of injuries to the shoulder region [abstract]. Acta Orthop Scand *58*:328, 1987.
190. Lindblom K: Arthrography and roentgenography in ruptures of the tendons of the shoulder joint. Acta Radiol *20*:548-562, 1939.
191. Lippmann RK: Frozen shoulder; periarthritis; bicipital tenosynovitis. Arch Surg *47*:283-296, 1943.
192. Lippmann RK: Observations concerning the calcific cuff deposit. Clin Orthop *20*:49-59, 1961.
193. Liu SH, Henry MH, Nuccion S, et al: Diagnosis of glenoid labral tears. A comparison between magnetic resonance imaging and clinical examinations. Am J Sports Med *24*:149-154, 1996.
194. Lourie JA: Tomography in the diagnosis of posterior dislocations of the sternoclavicular joint. Acta Orthop Scand *51*:579-580, 1980.
195. Lower RF, McNiesh LM, and Callaghan JJ: Computed tomographic documentation of intraarticular penetration of a screw after operations on the shoulder. J Bone Joint Surg Am *67*:1120-1122, 1985.
196. Lusted LB and Miller ER: Progress in indirect cineroentgenography. AJR Am J Roentgenol *75*:56-62, 1956.
197. Macdonald W, Thrum CB, and Hamilton SGL: Designing and implant by CT scanning and solid modeling. J Bone Joint Surg Br *68*:208-212, 1986.
198. Mack LA, Gannon MK, Kilcoyne RF, and Matsen FA III: Sonographic evaluation of the rotator cuff: Accuracy in patients without prior surgery. Clin Orthop *234*:21-27, 1988.
199. Mack LA, Matsen FA III, Kilcoyne RF, et al: Ultrasonographic (US) evaluation of the rotator cuff. Radiology *157*:205-209, 1985.
200. Madler M, Mayr B, Baierl P, et al: Value of conventional x-ray diagnosis and computerized tomography in the detection of Hill-Sachs defects and bony Bankart lesions in recurrent shoulder dislocations. Rofo Fortschr Geb Rontgenstr Neuen Bildgeb Verfahr *148*:384-389, 1988.
201. Maki NJ: Cineradiographic studies with shoulder instabilities. Am J Sports Med *16*:362-364, 1988.
202. Malgaigne JF: Traite des Fractures et des Luxations. Philadelphia: JB Lippincott, 1859.
203. Mason BJ, Kier R, and Bindleglass DF: Occult fractures of the greater tuberosity of the humerus: Radiographic and MR imaging findings. AJR Am J Roentgenol *172*:469-473, 1999.
204. Matsen FA III: Shoulder roentgenography. Paper presented at the American Academy of Orthopaedic Surgeons Summer Institute, 1980.

205. Matsen FA 3rd, Iannotti JP, and Rockwood CA Jr.: Humeral fixation by press-fitting of a tapered metaphyseal stem: A prospective radiographic study. J Bone Joint Surg Am *85*:304-308, 2003.
206. McCauley TR, Disler DG, and Tam MK: Bone marrow edema in the greater tuberosity of the humerus at MR imaging: Association with rotator cuff tears and traumatic injury. Magn Reson Imaging *18*:979-984, 2000.
207. McLaughlin HL: Posterior dislocation of the shoulder. J Bone Joint Surg Am *34*:584-590, 1952.
208. McMaster WC: Anterior glenoid labrum damage: A painful lesion in swimmers. Am J Sports Med *14*:383-387, 1986.
209. McNiesch LM and Callaghan JJ: CT arthrography of the shoulder: Variations of the glenoid labrum. AJR Am J Roentgenol *149*:936-966, 1987.
210. Merrill V (ed): Shoulder: Anteroposterior projections, posteroanterior views, glenoid fossa, Grashey position, rolled-film axial projection, Cleaves position, superoinferior axial projection, inferosuperior axial projection, Lawrence position. *In* Atlas of Roentgenographic Positions and Standard Radiologic Procedures, 4th ed. St Louis: CV Mosby, 1975.
211. Metges PJ, Kleitz C, Tellier P, et al: Arthropneumotomography in recurrent dislocations and subluxations of the shoulder: Methods, results, and indications in 45 cases. J Radiol *60*:789-796, 1979.
212. Middleton WD, Edelstein G, Reinus WR, et al: Ultrasonography of the rotator cuff: Technique and normal anatomy. J Ultrasound Med *3*:549-551, 1984.
213. Middleton WD, Edelstein G, Reinus WR, et al: Sonographic detection of rotator cuff tears. AJR Am J Roentgenol *144*:349-353, 1985.
214. Middleton WD, Reinus WR, Melson GL, et al: Pitfalls of rotator cuff sonography. AJR Am J Roentgenol *146*:555-560, 1986.
215. Middleton WD, Reinus WR, Totty WG, et al: Ultrasonographic evaluation of the rotator cuff and biceps tendon. J Bone Joint Surg Am *68*:440-450, 1986.
216. Mikasa M: Subacromial bursography. J Jpn Orthop Assoc *53*:225-231, 1979.
217. Milbradt H and Rosenthal H: Sonography of the shoulder joint: Techniques, sonomorphology and diagnostic significance. Radiologe *28*:61-68, 1988.
218. Mink JH, Richardson A, and Grant TT: Evaluation of glenoid labrum by double-contrast shoulder arthrography. AJR Am J Roentgenol *133*:883-887, 1979.
219. Motamedi AR, Urrea LH, Hancock RE, et al: Accuracy of magnetic resonance imaging in determining the presence and size of recurrent rotator cuff tears. J Shoulder Elbow Surg *11*:6-10, 2002.
220. Mullaji AB, Beddow FH, and Lamb H: CT measurement of glenoid erosion in arthritis. J Bone Joint Surg Br *76*:384-388, 1994.
221. Needell SD, Zlatkin MB, Sher JS, et al: MR imaging of the rotator cuff: Peritendinous and bone abnormalities in an asymptomatic population. AJR Am J Roentgenol *166*:863-867, 1996.
222. Neer CS II: Fractures of the distal clavicle with detachment of the coracoclavicular ligaments in adults. J Trauma *3*:99-110, 1963.
223. Neer CS II: Fractures of the distal third of the clavicle. Clin Orthop *58*:43-50, 1968.
224. Neer CS II: Displaced proximal humeral fractures. J Bone Joint Surg Am *52*:1077, 1970.
225. Neer CS II: Anterior acromioplasty for the chronic impingement syndrome in the shoulder. J Bone Joint Surg Am *54*:41-50, 1972.
226. Neer CS II: Fractures about the shoulder. *In* Rockwood CA and Green DP (eds): Fractures, 2nd ed. Philadelphia: JB Lippincott, 1984, p 679.
227. Neer CS II: Personal communication.
228. Neumann CH, Holt RG, Steinbach LS, et al: MR imaging of the shoulder: Appearance of the supraspinatus tendon in asymptomatic volunteers. AJR Am J Roentgenol *158*:1281-1287, 1992.
229. Neumann CH, Petersen SA, and Jahnke AH: MR imaging of the labral-capsular complex: Normal variations. AJR Am J Roentgenol *157*:1015-1021, 1991.
230. Neviaser JS: Adhesive capsulitis of the shoulder: A study of the pathological findings in periarthritis of the shoulder. J Bone Joint Surg *27*:211-222, 1945.
231. Neviaser JS: Adhesive capsulitis and the stiff painful shoulder. Orthop Clin North Am *11*:327-331, 1980.
232. Neviaser RJ: Radiologic assessment of the shoulder: Plain and arthrographic. Orthop Clin North Am *18*:343-349, 1987.
233. Newhouse KE, El-Khoury GY, Neopola JV, and Montgomery WJ: The shoulder impingement view: A fluoroscopic technique for the detection of subacromial spurs. AJR Am J Roentgenol *151*:539-541, 1988.
234. Nixon JD and DiStefano V: Ruptures of the rotator cuff. Orthop Clin North Am *4*:423-447, 1975.
235. Norman A: The use of tomography in the diagnosis of skeletal disorders. Clin Orthop *107*:139-145, 1975.
236. Norwood T and Terry GC: Shoulder posterior subluxation. Am J Sports Med *12*:25-30, 1984.
237. Nottage WM, Duge WD, and Fields WA: Computed arthrotomography of the glenohumeral joint to evaluate anterior instability: Correlation with arthroscopic findings. Arthroscopy *3*:273-276, 1987.
238. Ogawa K: Double contrast arthrography of the shoulder joint. Nippon Seikelgeka Gakka Zasshi *58*:745-759, 1984.
239. Ogden JA, Conlogue GJ, and Bronson ML: Radiology of postnatal skeletal development. III. The clavicle. Skeletal Radiol *4*:196-203, 1979.
240. Ono K, Yamamuro T, and Rockwood CA Jr: Use of a thirty-degree caudal tilt radiograph in the shoulder impingement syndrome. J Shoulder Elbow Surg *1*:246-252, 1992.
241. Owen RS, Ianotti JP, Kneeland JB, et al: Shoulder after surgery: MR imaging with surgical validation. Radiology *186*:443-447, 1993.
242. Ozonoff MB and Ziter FMH Jr: The upper humeral notch: A normal variant in children. Radiology *113*:699-701, 1974.
243. Palmer WE, Brown JH, and Rosenthal DI: Labral-ligamentous complex of the shoulder: Evaluation with MR arthrography. Radiology *190*:645-651, 1994.
244. Palmer WE and Caslowitz PL: Anterior shoulder instability: Diagnostic criteria determined from prospective analysis of 121 MR arthrograms. Radiology *197*:819-825, 1995.
245. Pancoast HK: Importance of careful roentgen-ray investigations of apical chest tumors. JAMA *83*:1407, 1924.
246. Pappas AM, Goss TP, and Kleinman PK: Symptomatic shoulder instability due to lesions of the glenoid labrum. Am J Sports Med *11*:279, 1983.
247. Pavlov H and Freiberger RH: Fractures and dislocations about the shoulder. Semin Roentgenol *13*:85-96, 1978.
248. Pavlov H, Warren RF, Weiss CB Jr, and Dines DM: The roentgenographic evaluation of anterior shoulder instability. Clin Orthop *194*:153-158, 1985.
249. Pear BL: Bilateral posterior fracture dislocation of the shoulder; an uncommon complication of a convulsive seizure. N Engl J Med *283*:135-136, 1970.
250. Pear BL: Dislocation of the shoulder: X-ray signs [letter]. N Engl J Med *283*:1113, 1970.
251. Percy EC, Birbrager D, and Pitt MJ: Snapping scapula: A review of the literature and presentation of 14 patients. Can J Surg *31*:248-250, 1988.
252. Perthes G: Uber Operationen bei habitueller Schulterluxation. Dtsch Z Chir *85*:199-227, 1906.
253. Petersson CJ and Redlund-Johnell I: The subacromial space in normal shoulder radiographs. Acta Orthop Scand *55*:57-58, 1984.
254. Popke LOA: Zur Kasuistik und Therapie der Habituellen Schulterluxation [dissertation]. Halle, 1882.
255. Post M: The Shoulder. Philadelphia: Lea & Febiger, 1978.
256. Preston BJ and Jackson JP: Investigation of shoulder disability by arthrography. Clin Radiol *28*:259-266, 1977.
257. Pring DJ, Constant O, Bayley JIL, and Stoker DJ: Radiology of the humeral head in recurrent anterior shoulder dislocations: Brief report. J Bone Joint Surg Br *71*:141-142, 1989.
258. Putkonen M, Lahde S, Puranan J, and Paivansalo M: The value of axial view in the radiography of shoulder girdle: Experiences with a new modification of positioning. Rontgenblatter *41*:158-162, 1988.
259. Quesada F: Technique for the roentgen diagnosis of fractures of the clavicle. Surg Gynecol Obstet *42*:424-428, 1926.
260. Rafii M, Firooznia H, Golimbu C, et al: CT arthrography of capsular structures of the shoulder. AJR Am J Roentgenol *146*:361-367, 1986.
261. Rafii M, Minkoff J, Bonamo J, et al: Computed tomography (CT) arthrography of shoulder instabilities in athletes. Am J Sports Med *16*:352-361, 1988.
262. Randelli M and Gambrioli PL: Glenohumeral osteometry by computed tomography in normal and unstable shoulders. Clin Orthop *208*:151-156, 1986.
263. Rapf CH, Furtschegger A, and Resch H: Sonography as a new diagnostic procedure for investigating abnormalities of the shoulder. Fortschr Geb Rontgenstr Nuklearmed Erganzungsband *145*:288-295, 1986.
264. Read JW and Perko M: Shoulder ultrasound: Diagnostic accuracy for impingement syndrome, rotator cuff tear, and biceps tendon pathology. J Shoulder Elbow Surg *7*:264-271, 1998.
265. Reeder JD and Andelman S: The rotator cuff tear: MR evaluation. Magn Reson Imaging *5*:331-338, 1987.
266. Reichmann S, Astrand K, Deichgraber E, and Olsson B: Soft tissue xeroradiography of the shoulder joint. Acta Radiol *16*:572-576, 1975.
267. Reinus WR and Hatem SF: Fractures of the greater tuberosity presenting as rotator cuff abnormality: Magnetic resonance demonstration. J Trauma *44*:670-675, 1998.
268. Reiser M, Erlemann R, Bongartz G, et al: Role of magnetic resonance imaging in the diagnosis of shoulder joint injuries. Radiologe *28*:79-83, 1988.
269. Resch H, Benedetto KP, Kadletz R, and Daniaux H: X-ray examination in recurrent dislocation of the shoulder; value of different techniques. Unfallchirurgie *11*:65-69, 1985.
270. Resch H, Helweg G, zur Nedden D, and Beck E: Double contrast computed tomographic examination techniques in habitual and recurrent shoulder dislocation. Eur J Radiol *8*:6-12, 1988.
271. Resch H, Kadletz R, Beck E, and Helweg G: Simple and double-contrast CT scanning in the examination of recurrent shoulder dislocations. Unfallchirurg *89*:441-445, 1986.
272. Resnick D: Shoulder arthrography. Radiol Clin North Am *19*:243-253, 1981.
273. Resnick CS, Deutsch AL, Resnick D, et al: Arthrotomography of the shoulder. Radiographics *4*:963-976, 1984.
274. Resnick D and Niwayama G: Resorption of the undersurface of the distal clavicle in rheumatoid arthritis. Radiology *120*:75-77, 1976.
275. Resnick D and Niwayama G (eds): Anatomy of individual joints. *In* Diagnosis of Bone and Joint Disorders, vol 1. Philadelphia: WB Saunders, 1981, pp 69-77.
276. Resnick D and Niwayama G (eds): Diagnosis of Bone and Joint Disorders, vols 1 and 2, 2nd ed. Philadelphia: WB Saunders, 1988.
277. Richardson JB, Ramsay A, Davidson JK, and Kelly IG: Radiographs in shoulder trauma. J Bone Joint Surg Br *70*:457-460, 1988.
278. Ritvo M and Ritvo M: Roentgen study of the sternoclavicular region. AJR Am J Roentgenol *53*:644-650, 1947.
279. Rockwood CA Jr and Green DP (eds): Fractures, 2nd ed. Philadelphia: JB Lippincott, 1984.

280. Rokous JR, Feagin JA, and Abbott HG: Modified axillary roentgenogram. Clin Orthop *82*:84-86, 1972.
281. Rontgen WK: On a new kind of rays. Nature *53*:274-276, 1896.
282. Rosen PS: A unique shoulder lesion in ankylosing spondylitis: Clinical comment. J Rheumatol *7*:109-110, 1980.
283. Rosenthal H and Galanski M: Positioning in plain film radiography of the shoulder. Radiologe *28*:54-60, 1988.
284. Rothman RH, Marvel JP Jr, and Heppenstall RB: Anatomic considerations in the glenohumeral joint. Orthop Clin North Am *6*:341-352, 1975.
285. Rowe CR: The Shoulder. New York: Churchill Livingstone, 1988.
286. Rubin SA, Gray RL, and Green WR: The scapular Y: A diagnostic aid in shoulder trauma. Radiology *110*:725-726, 1974.
287. Russell AR (ed): Medical Radiography and Photography, vol 58 (2). Rochester, NY: Eastman Kodak, 1982.
288. Sackellares JC and Swift TR: Shoulder enlargement as the presenting sign in syringomyelia: Report of two cases and review of the literature. JAMA *236*:2878-2879, 1976.
289. Saha AK: Dynamic stability of the glenohumeral joint. Acta Orthop Scand *42*:491-505, 1971.
290. Sante LR: Manual of Roentgenological Technique, 9th ed. Ann Arbor, MI: Edwards Brothers, 1942, pp 160-161.
291. Schaefer O, Winterer J, Lohrmann C, et al: Magnetic resonance imaging for supraspinatus muscle atrophy after cuff repair. Clin Orthop *403*:93-99, 2002.
292. Schweitzer ME, Magbalon MJ, Fenlin JM, et al: Effusion criteria and clinical importance of glenohumeral joint fluid: MR imaging evaluation. Radiology *194*:821-824, 1995.
293. Schweitzer ME, Magbalon MJ, Frieman BG, et al: Acromioclavicular joint fluid: Determination of clinical significance with MR imaging. Radiology *192*:205-207, 1994.
294. Schulte-Altedorneburg G, Gebhard M, Wohlgemuth WA, et al: MR arthrography: Pharmacology, efficacy and safety in clinical trials. Skeletal Radiol *32*:1-12, 2003.
295. Seeger LL, Gold RH, and Bassett LW: Shoulder instability: Evaluation with MR imaging. Radiology *168*:695-697, 1988.
296. Seeger LL, Gold RH, Bassett LW, and Ellman H: Shoulder impingement syndrome: MR findings in 53 shoulders. AJR Am J Roentgenol *150*:343-347, 1988.
297. Seeger LL, Ruszkowski JT, Bassett LW, et al: MR imaging of the normal shoulder: Anatomic correlation. AJR Am J Roentgenol *148*:83-91, 1988.
298. Seymour EQ: Osteolysis of the clavicular tip associated with repetitive minor trauma to the shoulder. Radiology *123*:56, 1977.
299. Shai G, Ring H, Costeff H, and Solzi P: Glenohumeral malalignment in the hemiplegic shoulder: An early radiologic sign. Scand J Rehabil Med *16*:133-136, 1984.
300. Shenton AF: The modified axial view: An alternative radiograph in shoulder injuries [letter]. Arch Emerg Med *4*:201-203, 1987.
301. Shuman WP, Kilcoyne RF, Matsen FA III, et al: Double-contrast computed tomography of the glenoid labrum. AJR Am J Roentgenol *141*:581-584, 1983.
302. Singson RD, Feldman F, Bigliani LU, and Rosenberg ZS: Recurrent shoulder dislocation after surgical repair: Double-contrast CT arthrography: Work in progress. Radiology *164*:425-428, 1987.
303. Sjoden GO, Movin T, Aspelin P, et al: 3D-radiographic analysis does not improve the Neer and AO classifications of proximal humeral fractures. Acta Orthop Scand *70*:325-328, 1999.
304. Sjoden GO, Movin T, Guntner P, et al: Poor reproducibility of classification of proximal humeral fractures. Additional CT of minor value. Acta Orthop Scand *68*:239-242, 1997.
305. Slivka J and Resnick D: An improved radiographic view of the glenohumeral joint. J Can Assoc Radiol *30*:83-85, 1979.
306. Sofka CM and Adler RS: Sonographic evaluation of shoulder arthroplasty. AJR Am J Roentgenol *180*:1117-1120, 2003.
307. Speer KP, Paletta GA, Pavlov H, et al: Degenerative supraspinatus: A correlative investigation. Paper presented at a meeting of the American Academy of Orthopaedic Surgeons, February 1996, Atlanta.
308. Sperling JW, Potter HG, Craig EV, et al: Magnetic resonance imaging of painful shoulder arthroplasty. J Shoulder Elbow Surg *11*:315-321, 2002.
309. Stewart CA, Siegel ME, King D, and Moser L: Radionuclide and radiographic demonstration of condensing osteitis of the clavicle. Clin Nucl Med *13*:177-178, 1988.
310. Stodell MA, Nicholson R, Scott J, and Sturrock RD: Radioisotope scanning in the painful shoulder. Rheumatol Rehabil *19*:163-166, 1980.
311. Strauss MB: The shoulder: Anatomy and mechanics. Personal communication.
312. Strauss MB, Wroble LJ, Neff RS, and Cady GW: The shrugged-off shoulder: A comparison of patients with recurrent shoulder subluxations and dislocations. Phys Sports Med *12*:85-97, 1983.
313. Strauss MB, Wroble LJ, Neff RS, et al: X-ray confirmation of anterior shoulder instability. Orthop Trans *2*:225, 1978.
314. Strizak AM, Danzig LA, Jackson DW, et al: Subacromial bursography: An anatomical and clinical study. J Bone Joint Surg Am *64*:196-201, 1982.
315. Teates CD, Brower AC, Williamson BRJ, and Keats TE: Bone scans in condensing osteitis of the clavicle. South Med J *71*:736-738, 1978.
316. Teefey SA, Hasan SA, Middleton WD, et al: Ultrasonography of the rotator cuff. A comparison of ultrasonographic and arthroscopic findings in one hundred consecutive cases. J Bone Joint Surg Am *82*:498-504, 2000.
317. Thomazeau H, Rolland Y, Lucas C, et al: Atrophy of the supraspinatus belly. Assessment by MRI in 55 patients with rotator cuff pathology. Acta Orthop Scand *67*:264-268, 1996.
318. Tietge RA and Ciullo JV: C.A.M. axillary x-ray: Exhibit to the Academy Meeting of the American Academy of Orthopaedic Surgeons. Orthop Trans *6*:451, 1982.
319. Tijmes J, Lloyd H, and Tullos HS: Arthrography in acute shoulder dislocations. South Med J *72*:564-567, 1979.
320. Tirman PF, Stauffer AE, Crues JV, et al: Saline magnetic resonance arthrography in the evaluation of glenohumeral instability. Arthroscopy *9*:550-559, 1993.
321. Treble NJ: Normal variations in radiographs of the clavicle: Brief report. J Bone Joint Surg Br *70*:490, 1988.
322. Uhthoff HK, Hammond DI, Sarkar K, et al: The role of the coracoacromial ligament in the impingement syndrome: A clinical, radiological, and histological study. Int Orthop *12*:97-104, 1988.
323. Usselman JA, Vint VC, and Waltz TA: CT demonstration of a brachial plexus neuroma. AJNR Am J Neuroradiol *1*:346-347, 1980.
324. ViGario GD and Keats TE: Localization of calcific deposits in the shoulder. AJR Am J Roentgenol *108*:806-811, 1970.
325. Wagner SC, Schweitzer ME, Morrison WB, et al: Shoulder instability: Accuracy of MR imaging performed after surgery in depicting recurrent injury—initial findings. Radiology *222*:196-203, 2002.
326. Waldrop JI, Norwood LA, and Alvarez RG: Lateral roentgenographic projections of the acromioclavicular joint. Am J Sports Med *9*:337-341, 1981.
327. Wallace WA and Johnson F: Dynamic radiography in shoulder kinematics: Problems and their solutions. J Bone Joint Surg Br *62*:256, 1980.
328. Westhoff B, Wild A, Werner A, et al: The value of ultrasound after shoulder arthroplasty. Skeletal Radiol *31*:695-701, 2002.
329. Weston WJ: Arthrography of the acromio-clavicular joint. Australas Radiol *18*:213-214, 1974.
330. Widner LA and Riddervold HO: The value of the lordotic view in diagnosis of fractures of the clavicle (a technical note). Rev Interam Radiol *5*:69-70, 1980.
331. Wiener SN and Seitz JR: Sonography of the shoulder in patients with tears of the rotator cuff: Accuracy and value for selecting surgical options. AJR Am J Roentgenol *160*:103-107, 1993.
332. Woolson ST, Fellingham LL, and Vassiliadis PDA: Three dimensional images of the elbow and shoulder from computerized tomography data [abstract]. Paper presented at a meeting of the American Academy of Orthopaedic Surgeons, January 1985, Las Vegas, NV.
333. Yang SO, Cho KJ, Kim MJ, and Ro IW: Assessment of anterior shoulder instability by CT arthrography. J Korean Med Sci *2*:167-171, 1987.
334. Yoh S: The value of computed tomography in the diagnosis of the rotator cuff tears, and bone and soft tissue tumors. Nippon Seikeigeka Gakkai Zasshi *58*:639-658, 1984.
335. Yu YS, Dardani M, Fischer RA: MR observations of posttraumatic osteolysis of the distal clavicle after traumatic separation of the acromioclavicular joint. J Comput Assist Tomogr *24*:159-164, 2000.
336. Zachrisson BE and Ejeskar A: Arthrography in dislocation of the acromioclavicular joint. Acta Radiol *20*:81-87, 1979.
337. Zanca P: Shoulder pain: Involvement of the acromioclavicular joint: Analysis of 1000 cases. AJR Am J Roentgenol *112*:493-506, 1971.
338. Zanetti M, Carstensen T, Weishaupt D, et al: MR arthrographic variability of the arthroscopically normal glenoid labrum: Qualitative and quantitative assessment. Eur Radiol *11*:559-566, 2001.
339. Zehetgruber H, Lang T, and Wurnig C: Distinction between supraspinatus, infraspinatus and subscapularis tendon tears with ultrasound in 332 surgically confirmed cases. Ultrasound Med Biol *28*:711-717, 2002.
340. Zeiger M, Dorr U, and Schulz RD: Sonography of slipped humeral epiphysis due to birth injury. Pediatr Radiol *17*:425-426, 1987.
341. Ziegler R: X-ray examination of the shoulder in suspected luxation. Z Orthop *119*:31-35, 1981.
342. Zlatkin MB, Bjorkengren AG, Gylys-Morin V, et al: Cross-sectional imaging of the capsular mechanism of the glenohumeral joint. AJR Am J Roentgenol *150*:151-158, 1988.
343. Zuckerman JD, Kummer FJ, Cuomo F, et al: The influence of coracoacromial arch anatomy on rotator cuff tears. J Shoulder Elbow Surg *1*:4-14, 1992.

Capítulo **6**

Biomecánica del hombro

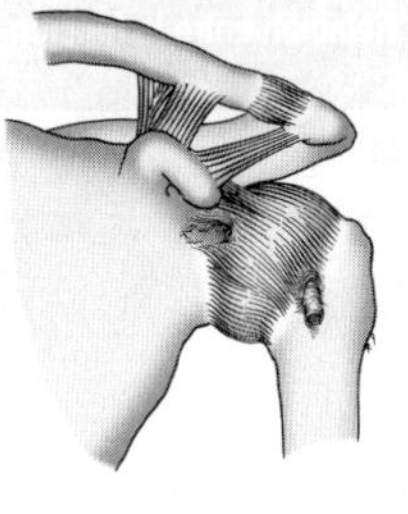

Eiji Itoi, M.D., Ph.D., Bernard F. Morrey, M.D. y Kai-Nan An, Ph.D.

Por el gran número de componentes, la descripción de la biomecánica del complejo del hombro es bastante complicada. Para que le resulte más completa y relevante al médico, se describe inicialmente la estructura y la función de las articulaciones esternoclavicular y acromioclavicular. Se explica luego la anatomía y la biomecánica de la articulación glenohumeral en tres partes, según un bosquejo bien conocido para los médicos: movilidad, restricción y fuerzas a través de la articulación (Tabla 6-1). Con fines de clasificación, en lo posible se prefiere la expresión cada vez más aceptada de *elevación del brazo* en lugar de abducción o flexión. Si bien esta organización resulta un tanto arbitraria y presenta cierta superposición, ofrece un método relativamente sencillo y lógico para comprender el complejo del hombro.

COMPLEJO DEL HOMBRO

La función de la cintura escapular requiere la movilidad integrada de las articulaciones esternoclavicular, acromioclavicular, glenohumeral y escapulotorácica. Esta movilidad se crea por la delicada interacción de casi 30 músculos que controlan el sistema completo. Se iniciará la descripción de la biomecánica de este complejo con las articulaciones esternoclavicular y acromioclavicular y, luego, de las articulaciones glenohumeral y escapulotorácica.

Articulación esternoclavicular

Movimiento y restricción

Según Dempster, la articulación esternoclavicular posee seis acciones: elevación, descenso, protrusión, retracción y rotación superior e inferior.[48] Para estudiar el grado de movimientos potenciales de esta articulación, se le ha desarticulado de la escápula. La rotación anteroposterior excede al movimiento superoinferior a razón de 2:1[38] En la extremidad íntegra y funcional, el grado de desplazamiento se encuentra restringido por la unión de la escápula; este movimiento se describe más adelante. En los extremos, la movilidad está limitada por la tensión del complejo ligamentoso situado en el lado opuesto de la articulación. Esta restricción trabaja de concierto con el aumento de la presión de contacto que se produce en la articulación y en el disco intraarticular (Fig. 6-1). En la articulación esternoclavicular la rotación superior es cercana a 35°.[95,136] Además, la rotación anterior y posterior es de 35° y la axial de 45° a 50° .

El desplazamiento anterior del tercio distal de la clavícula no se altera por la liberación de los ligamentos interclavicular o costoclavicular ni por el disco intraarticular.[16] La liberación del ligamento capsular va seguida de desplazamiento inferior de la porción lateral de la clavícula.

El desplazamiento de la clavícula en el esternón en sentido inferior está restringido por el contacto articular en la cara inferior de la articulación y por la tensión (tirantez) que ejercen el ligamento interclavicular y la expansión posterior del ligamento capsular.[48] El desplazamiento superior de la articulación está limitado por la tensión que desarrolla el complejo costoclavicular completo. La restricción articular que resiste este desplazamiento es mínima, y tal vez nula.

La prominencia o el desplazamiento de la clavícula en sentido anterior están limitados no sólo por la cápsula anterior, sino por la porción posterior de los ligamentos interclavicular y esternoclavicular posterior. En cambio, el desplazamiento en sentido posterior o la retracción de la cara medial de la clavícula genera tensión en la parte anterior de los ligamentos capsulares inferiores y en el ligamento esternoclavicular anterior, así como en la parte anterior del ligamento costoclavicular. Este desplazamiento está muy poco limitado por el contacto articular, que se produce en el borde vertical posterior de la articulación esternal y en la porción posterior de la clavícula.

La rotación clavicular retuerce los ligamentos capsulares. Antes de que los ligamentos se tensen, se produce una rotación en sentido inferior (anterógrado) de sólo 10°, lo que restringe todavía más el movimiento. Con la rotación en sentido superior (retrógrado) de la clavícula, la rotación es cercana a 45° ante s de que se tense el complejo, resistiendo un desplazamiento rotador ulterior.[192] Estas dos acciones aumentan la compresión de la articulación esternoclavicular. Se piensa que el ligamento costoclavicular constituye el principal elemento restrictivo del movimiento en esta articulación.[113]

Articulación acromioclavicular

Movimiento y restricción

El grado de la movilidad acromioclavicular independiente del enlace esternoclavicular está limitado por la disposición

Tabla 6-1 • Relación entre la función y las mediciones biomecánicas

Función clínica	Descripción biomecánica
Movimiento	Cinemática
Estabilidad	Restricciones
Fuerza	Transmisión de la fuerza

compleja de los ligamentos coracoclavicular y acromioclavicular. Según la mayoría de los investigadores, la rotación de la articulación acromioclavicular se realiza alrededor de tres ejes.[48,62,95,113] Estos movimientos se han descrito de diferentes formas, pero pueden llamarse simplemente rotación anteroposterior de la clavícula sobre la escápula, rotación superoinferior y rotación axial anterior (inferior) y posterior (superior). De las tres, la rotación anteroposterior de la clavícula respecto del acromion es casi tres veces mayor que la rotación superoinferior del complejo íntegro.[39] Los datos sobre las dimensiones angulares específicas de esta rotación son escasos y los que han recibido más atención son los elementos restrictivos. Dempster observó que el conoideo y el trapezoideo se tensan con la rotación escapular anteroposterior, limitando este movimiento.[48] En un estudio posterior, Fukuda y cols. observaron que el ligamento acromioclavicular se tensa en sus componentes anterior y posterior con la rotación posterior y anterior, respectivamente.[62] También se encontró que la rotación anterior de la clavícula en relación con la escápula provoca cierta tensión de los ligamentos conoideo y trapezoideo, pero su magnitud fue relativamente igual a la distensión observada en el ligamento acromioclavicular posterior. Por tanto, el factor restrictivo de este movimiento es el componente posterior del ligamento acromioclavicular. Por otro lado, la rotación posterior de la clavícula está limitada sólo por las fibras anteriores del ligamento acromioclavicular y casi no contribuyen otras estructuras.

La rotación superoinferior de la clavícula se encuentra bastante limitada a nivel de la articulación acromioclavicular. Ni Dempster ni Kapandji observaron contribución ligamentosa a la resistencia al desplazamiento inferior (Fig. 6-2).[48,113] Sin embargo, la rotación superior de la clavícula respecto del acromion se encuentra restringida principalmente por la cara medial del ligamento conoideo, cuya porción lateral se tensa posteriormente (Fig. 6-3). El trapezoideo ofrece aproximadamente la misma restricción que las porciones anterior y posterior del complejo ligamentoso acromioclavicular. Ninguno de estos investigadores ha informado sobre la magnitud de este desplazamiento, pero se dice que es limitado.

Dempster e Inman y cols. observaron que la rotación axial anterior y posterior (inferosuperior) es de 20° a 30°.[48,95] La rotación anterior es mayor que la posterior, pero ambos movimientos se encuentran limitados por el ligamento conoideo. Sin embargo, Rockwood y Green sólo demostraron entre 5° y 8° de movimiento en la articulación acromioclavicular.[192] La rotación axial posterior conlleva tensión del ligamento trapezoideo, con cierta contribución del conoideo medial y anterior, así como del complejo ligamentoso acromioclavicular.[62]

Sin embargo, Dempster señala que el ligamento acromioclavicular se tensa en el extremo de la rotación axial anterior y posterior, siendo un factor limitante de este movimiento[48]. Fukuda y cols. han cuantificado el desplazamiento como una función de la restricción ligamentosa.[62] El desplazamiento ligero está limitado por el ligamento acromioclavicular, mientras que los desplazamientos grandes se encuentran con la resistencia de los ligamentos coracoclaviculares (Fig. 6-4). Klimkiewicz y cols. estudiaron las contribuciones relativas de cada ligamento capsular (anterior, posterior, superior e inferior) y demostraron que los ligamentos acromioclaviculares superior y posterior eran los que contribuían de forma más importante a la limitación acromioclavicular frente a la traslación posterior del extremo distal de la clavícula (56% y 25%, respectivamente).[121] Debski y cols. investigaron también la contribución capsular a la estabilidad de la articulación acromioclavicular. Cuando se liberaba la cápsula, se observaba una inestabilidad anteroposterior significativa, pero sin inestabilidad superoinferior[43]. La liberación capsular aumentaba la carga sobre los ligamentos coracoclaviculares: la carga anterior aumentaba la tensión en el ligamento conoideo y

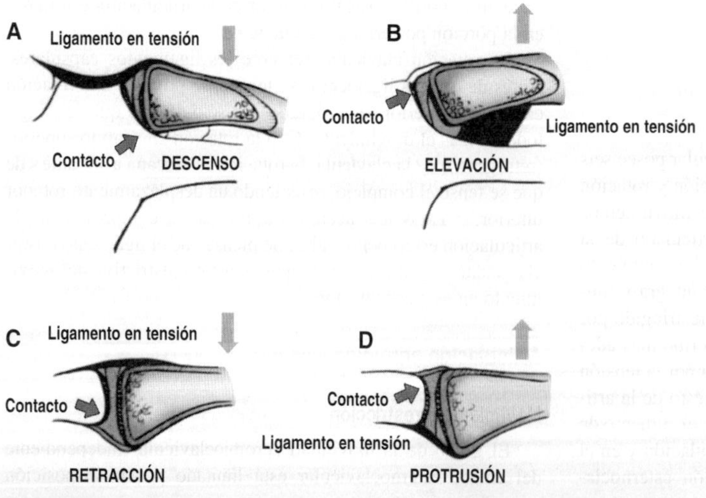

Fig. 6-1. Los ligamentos superior, inferior, anterior y posterior estabilizan la articulación esternoclavicular incrementando la fuerza de contacto en ciertas posiciones de la articulación. *(De Dempster WT: Mechanisms of shoulder movement. Arch Phys Med Rehabil 46A:49, 1965.)*

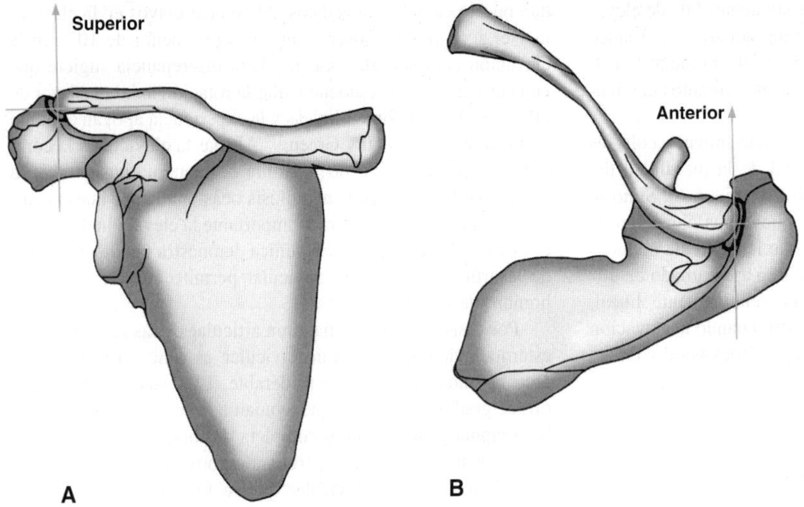

Fig. 6-2 • La articulación acromioclavicular se orienta en sentido anterosuperior y se considera de tipo «plano».

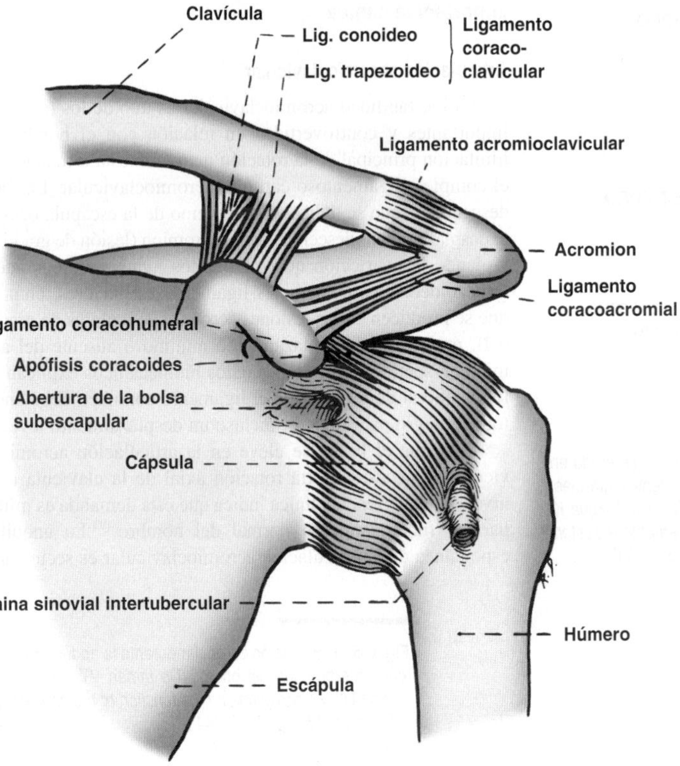

Fig. 6-3 • El complejo del ligamento coracohumeral consta del ligamento trapezoideo, grande y pesado, que se orienta en sentido lateral, y el ligamento conoideo, más pequeño, que se sitúa en una posición más medial. *(De Hollinshead WH: Anatomy for Surgeons, vol. 3. Nueva York: Harper & Row, 1969.)*

la posterior en el trapezoideo. Por tanto, los ligamentos conoideo y trapezoideo tienen diferentes funciones.

Movimiento de la clavícula

La movilidad potencial de las articulaciones esternoclavicular y acromioclavicular excede de la que en realidad se realiza durante los movimientos activos del hombro. Los datos más recientes indican que es muy difícil demostrar con precisión los movimientos fásicos tridimensionales de las articulaciones esternoclavicular y acromioclavicular al elevar el brazo.[127] Durante la elevación de la extremidad, la clavícula se eleva cerca de 30°, si bien el máximo es de 130° de elevación (Fig. 6-5).[95] Además, la clavícula gira en sentido anterógrado cerca de 10° durante los primeros 40° de elevación. Durante los siguientes 90° de elevación no se producen cambios, pero al final del arco se produce una rotación anterógrada ulterior de 15° a 20°. Durante la elevación anterógrada (flexión) el patrón de movimientos claviculares es idéntico.

La rotación axial de la clavícula, informan Inman y cols., es una característica esencial y fundamental de la movilidad del hombro, ante todo en la elevación del brazo (Fig. 6-6). Si no se permite que la clavícula gire, sólo se obtiene una elevación de 110°.[95] La rotación superior (posterior) de la clavícula comienza después que el brazo ha formado un arco aproximado de 90° de elevación y luego avanza en forma relativamente lineal, alcanzando una rotación aproximada de 40° cuando la elevación es completa (véase Fig. 6-6).[95] No obstante, Rockwood y Green han puesto en duda estos datos. Al colocar clavos en la clavícula y el acromion se observa una rotación menor de 10° con la elevación completa del brazo.[192] Esta discrepancia sugiere que en la articulación esternoclavicular la rotación axial es mayor de 30°. Las observaciones clínicas y la experiencia apoyan el punto de vista de Rockwood y Green.[116] Al fijar la clavícula a la coracoides con un tornillo no se limita de manera considerable la elevación del hombro; la anquilosis ocasionada por hueso ectópico tampoco reduce en grado importante la elevación del brazo. Por otro lado, la experiencia clínica demuestra que la anquilosis de la articulación esternoclavicular permite una elevación del hombro de sólo 90°.[192]

Por consiguiente, la anatomía articular de las articulaciones esternoclavicular y acromioclavicular es única. En ambas el arco de movimiento es considerable. Este sistema de enlace ofrece grados de libertad que ayudan a la rotación adecuada en la escápula y la elevación completa del brazo. Al parecer, los enfermos toleran mejor la pérdida del movimiento a nivel de la articulación acromioclavicular que la fusión o la pérdida de movimiento a nivel de la articulación esternoclavicular.

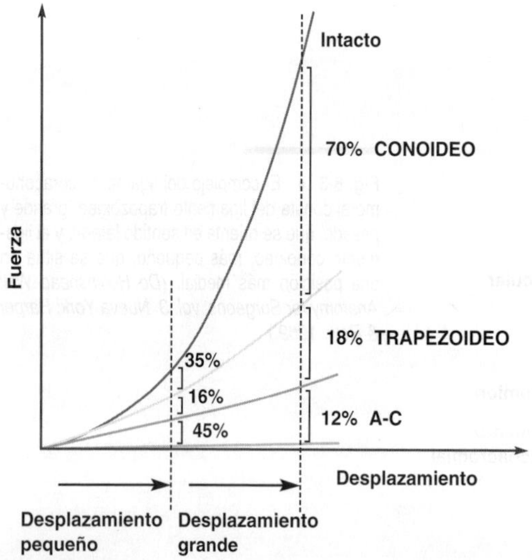

Fig. 6-4 • El desplazamiento está restringido por la fuerza generada en el ligamento acromioclavicular y además, los desplazamientos grandes, son restringidos por las estructuras conoide y trapezoide. *(De Fukuda K, Craig EV, An KN, y cols.: Biomechanical study of the ligamentous system of the acromioclavicular joint. J Bone Joint Surg Am 68:434, 1986.)*

Importancia clínica

Articulación acromioclavicular

La inestabilidad acromioclavicular es uno de los temas más importantes y controvertidos en relación con el hombro. La limitación principal de la rotación menor en esta articulación es el complejo ligamentoso capsular acromioclavicular. La fuerza descendente que se aplica en el extremo de la escápula ocasiona el desplazamiento descendente del acromion (lesión de grado III), violando la restricción que ofrecen los ligamentos conoideo y trapezoideo. Las alteraciones ligamentosas menores, como las que se producen en las lesiones acromioclaviculares de grados I o II, muestran un desplazamiento mínimo o ausente del acromion en sentido inferior. Los datos biomecánicos explican este fenómeno al demostrar que el ligamento conoideo debe encontrarse íntegro para impedir incluso un desplazamiento leve.

Para que el brazo se eleve en la articulación acromioclavicular se necesita cierta rotación axial de la clavícula a este nivel. La experiencia clínica indica que esta demanda es mínima para el funcionamiento normal del hombro.[192] La anquilosis espontánea de la articulación acromioclavicular es secundaria a

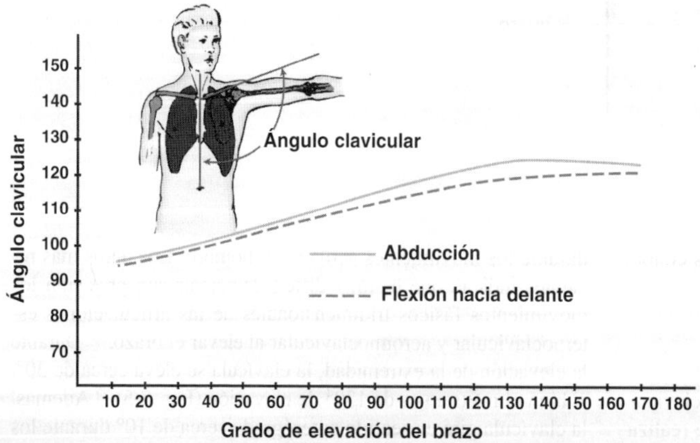

Fig. 6-5 • Elevación clavicular durante la abducción y la flexión anterógradas del brazo. *(De Inman VT, Saunders JR, Abbott LC: Observations on the function of the shoulder joint. J Bone Joint Surg 26:1, 1944.)*

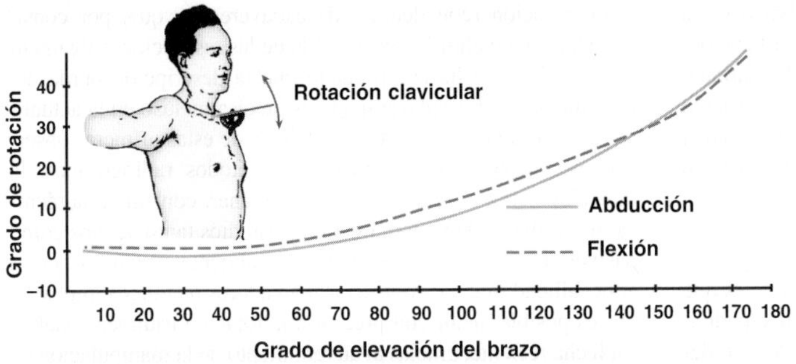

Fig. 6-6 • Rotación axial de la clavícula durante la elevación del brazo. *(De Inman VT, Saunders JR, Abbott LC: Observations on the function of the shoulder joint. J Bone Joint Surg 26:1, 1944.)*

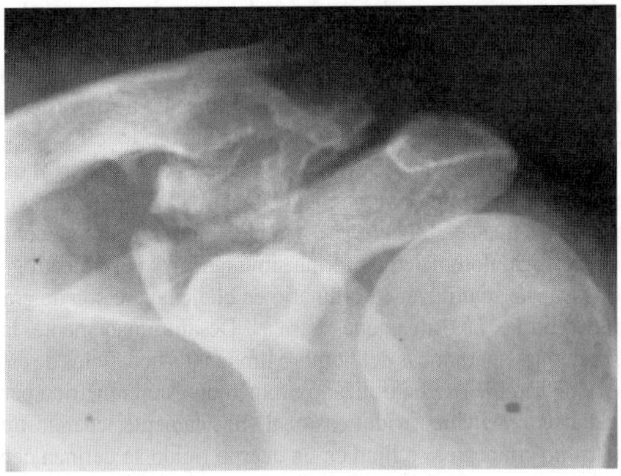

Fig. 6-7 • Osificación ectópica extensa de los ligamentos coracoclaviculares. Al restringir el movimiento clavicular, sólo se limita una pequeña parte del arco completo del movimiento del hombro.

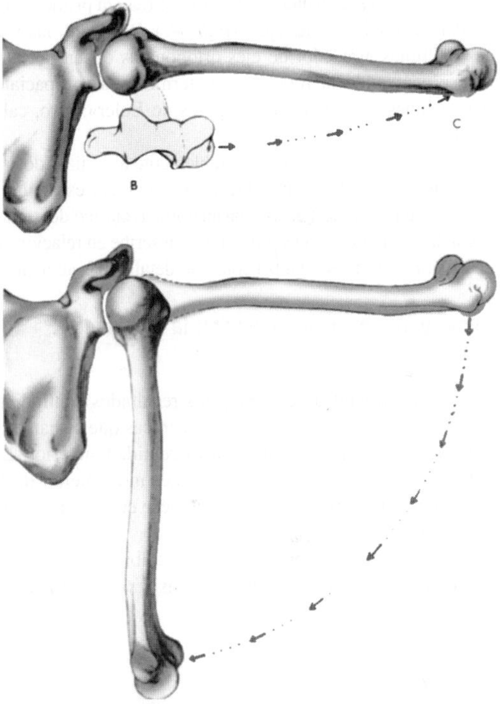

Fig. 6-8 • Paradoja de Codman. El húmero se flexiona en ángulo recto *(B, arriba)*, se lleva hacia la parte posterior hasta el plano escapular (*C, centro)* y, por último, es llevado de nuevo hasta la vertical *(abajo)*. Se ha producido un cambio en la posición de rotación axial sin que se llevara a cabo una rotación axial real. *(De Johnston TB: The movements of the shoulder joint. A plea for the use of the «plane of the scapula» as the plane of reference for movements ocurring at the humero-scapular joint. Br J Surg 25:252, 1937.)*

la formación de hueso ectópico. Es de esperar que este problema limite en cierto grado la elevación del brazo. En el caso que se ilustra en la Figura 6-7, el paciente sólo podía elevar el brazo hasta 160°.

MOVILIDAD DE LA ARTICULACIÓN GLENOHUMERAL Y ESCAPULOTORÁCICA

La movilidad del hombro es quizá mayor que la de cualquier otra articulación del cuerpo. El brazo se mueve en un ángulo de 0° a 180° en la elevación; las rotaciones interna y externa alcanzan 150°; la «flexión y extensión» o la rotación anterior y posterior en el plano horizontal es de unos 170°.[216] Este movimiento, que representa un movimiento compuesto de varias articulaciones, se produce principalmente en las articulaciones glenohumeral y escapulotorácica; las posiciones extremas requieren la rotación a nivel de las articulaciones esternoclavicular y acromioclavicular.

Durante más de 100 años los movimientos del hombro han sido motivo de interés y de controversia. Las razones de esta polémica son múltiples y comprenden los dispositivos imperfectos o los medios para medir, ya que la cubierta de tejidos blandos dificulta la observación del movimiento esquelético, confusiones respecto de la terminología, falta de constancia en la definición de un sistema de referencia y la falta de conocimientos respecto al concepto de la rotación seriada supeditada a una secuencia. Las primeras investigaciones se concentraban en los movimientos del brazo en los planos sagital, coronal y transversal. Sin embargo, puesto que no se apreciaba la supeditación de la rotación en el eje ortogonal a una secuencia, durante muchos años los debates giraron en torno al conocimiento y la explicación de la llamada paradoja de Codman.

Paradoja de Codman

Es fácil demostrar la paradoja de Codman (Fig. 6-8). Desde la posición de reposo en postura anatómica, con el epicóndilo interno hacia la línea media del cuerpo, se lleva el brazo hacia delante en flexión de 90° y abducción también de 90°. El epicóndilo queda entonces perpendicular al plano coronal. A continuación se lleva de nuevo el brazo hacia el costado, hasta su posición inicial aparente, aunque ahora se observa que el epicóndilo medial se encuentra rotado en sentido anterior, alejándose del cuerpo en lugar de presentar una orientación interna, hacia la línea media. Sin embargo, el húmero nunca giró en sentido axial.[110]

La dificultad para comprender este fenómeno ha originado una gran polémica.[110,182,197,237] La explicación más simple es que las rotaciones angulares seriadas no se suman y están supeditadas a una secuencia. Esto significa que la rotación de 90° alrededor del eje *z* y luego del eje *x* da lugar a una posición final distinta a la originada cuando la rotación se realiza primero alrededor del eje *x* y luego del eje *z* (Fig. 6-9). Por tanto, las rotaciones múltiples alrededor de ejes ortogonales deben definirse por la secuencia de la rotación. En términos aeroespaciales, estas rotaciones se denominan «ángulos de Euler»: giro, cabeceo y alabeo.

La confusión disminuye considerablemente al utilizar dos sistemas de referencia. En primer lugar, la movilidad escapular se define mejor en referencia al sistema anatómico clásico del tronco. En segundo lugar la movilidad humeral se describe en relación con la escápula. Este tema se analiza con todo detalle más adelante.

Técnicas para observar y describir la movilidad del hombro

Dada la complejidad del tema y los resultados contradictorios, sería conveniente describir varias técnicas que se han utilizado para medir la movilidad de la extremidad superior. Los métodos de observación y descripción del movimiento de las extremidades superiores se pueden clasificar en términos generales en experimentales y clínicos.

El primer intento experimental para describir la movilidad de la articulación del hombro (complejo) consistió simplemente en la observación (con detalle) de cadáveres, lo que, por consiguiente, solía incluir la observación de las restricciones ligamentosas.[32,41,52,110] Se ha comprobado que la descripción burda del movimiento y el desplazamiento es precisa incluso en la actualidad gracias a la naturaleza tan detallada de estas primeras observaciones. Con el advenimiento de métodos radiográficos, la radiocinematografía, uniplanar[186] o biplanar, constituye la técnica más utilizada hoy en día para los estudios tanto activos como pasivos. Estas técnicas resultan especialmente atractivas por su aplicabilidad *in vivo*. Al utilizar marcadores metálicos implantados es posible medir con precisión la rotación tridimensional.[150] En fecha reciente, gracias al advenimiento de la manipulación de datos computarizados, es posible reproducir el movimiento utilizando un sistema complejo a base de una microcomputadora interactiva para analizar las imágenes con el fin de obtener una demostración gráfica de tiempo real. Esta y otras técnicas resultan demasiado complejas como para utilizarse de forma sistemática, pero sirven como recursos de investigación.[87,170]

Las técnicas de medición de uso clínico comprenden el uso de goniómetros simples y complejos. Doody y cols. diseñaron un goniómetro que se utiliza *in vivo* y mide el movimiento glenohumeral y escapulotorácico de forma simultánea.[51,52] Los electrogoniómetros no se utilizan de ordinario en clínica, pero son de gran utilidad en las investigaciones básicas. Desafortunadamente, las restricciones anatómicas del hombro limitan los beneficios de este método. También se ha utilizado un método estereométrico para el análisis cinemático tridimensional. Básicamente, cuando tres puntos no colineares se fijan en un cuerpo rígido se definen dentro de un marco de referencia inercial y es posible especificar la posición y la orientación de ese cuerpo rígido, así como la rotación relativa y la traslación que se produce en la articulación. Para esta aplicación existen sistemas comerciales múltiples que utilizan diodos que emiten luz, puntos reflectores y transductores ultrasónicos.

En épocas recientes, la tecnología aeroespacial diseñó un dispositivo que utiliza tres campos magnéticos ortogonales[5]; esta

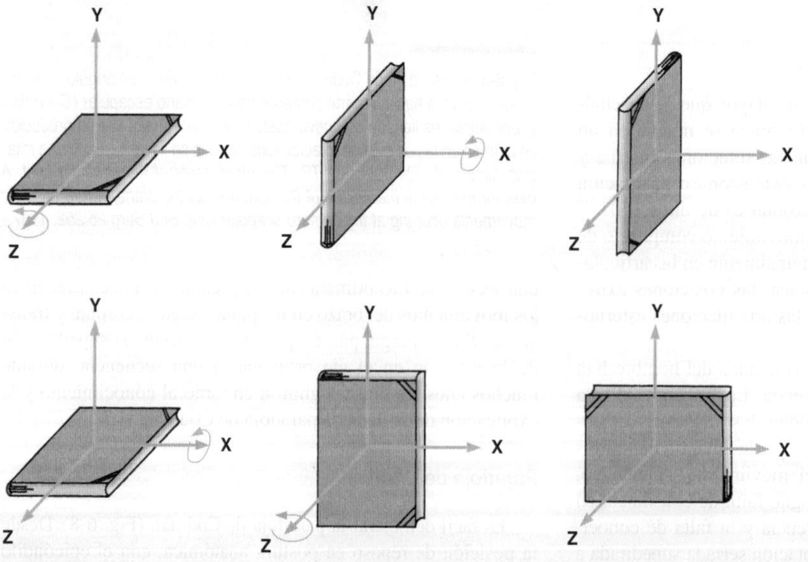

Fig. 6-9 • La orientación final depende de la secuencia de rotaciones seriadas alrededor de los ejes ortogonales.

técnica es útil en la investigación y en el ámbito clínico. Se ha aplicado en estudios *in vivo* o *in vitro* y mide la rotación tridimensional simultánea.[77,98] Además, también se ha calculado el desplazamiento de traslación, lo que permite identificar el eje del tornillo. Esto define las características del desplazamiento completo del sistema.

Descripción del movimiento articular

Las técnicas mencionadas permiten describir el movimiento articular con diversos grados de sofisticación. En general, la cinemática articular se divide en un movimiento planar bidimensional y otro espacial tridimensional. Con el movimiento planar, el segmento que se mueve se somete a traslación y rotación alrededor del segmento fijo. Sin embargo, para una explicación más precisa, es posible describir el movimiento planar con base en la rotación alrededor de un punto o eje, que se define como el centro instantáneo de rotación (ICR). Desde el punto de vista teórico, el ICR se calcula con precisión midiendo las velocidades de los puntos en el cuerpo rígido. En la práctica casi siempre se adopta otra técnica basada en el método de Rouleaux. En este método, se identifica la ubicación instantánea de dos puntos en el segmento que se mueve desde dos posiciones consecutivas en un período breve, y la intersección de los bisectores de las líneas que unen estos mismos puntos en dos posiciones definen el ICR (Fig. 6-10).

En ocasiones resulta útil describir el movimiento planar de la articulación.[3] En el caso del movimiento planar general o de deslizamiento de la superficie articular, por lo común se utilizan los términos *deslizamiento, rotación* y *rodamiento* (Fig. 6-11).

El deslizamiento se define como el traslado puro de un movimiento que se dirige contra la superficie de un segmento fijo. El punto de contacto del movimiento que se mueve no cambia, mientras que el punto de contacto de su superficie correspondiente cambia de manera constante. Si la superficie de un segmento fijo es plana, el ICR se ubica en el infinito; de otra manera, se sitúa en el centro de la curvatura de la superficie fija.

La rotación es lo opuesto del deslizamiento; el segmento que se mueve rota y el punto de contacto en la superficie fija no cambia. En este caso, el ICR se ubica en el centro de la curvatura del cuerpo que gira y se somete a rotación pura.

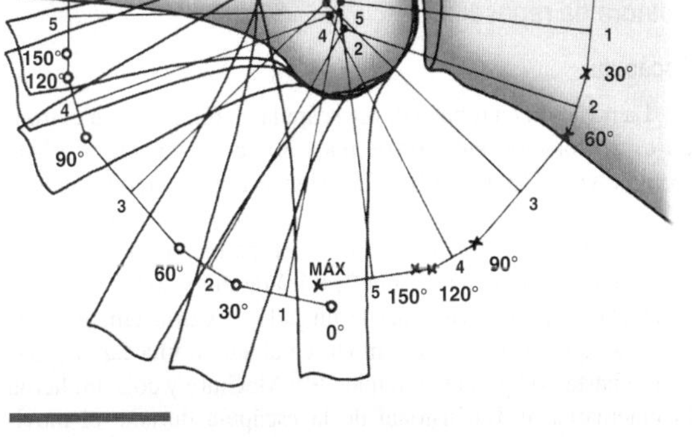

Fig. 6-10 • El cálculo del centro de rotación de la cabeza humeral se lleva a cabo con la técnica de Rouleaux. *(De Walker PS: Human Joints and Their Artificial Replacements. Springfield, IL: Charles C Thomas, 1977.)*

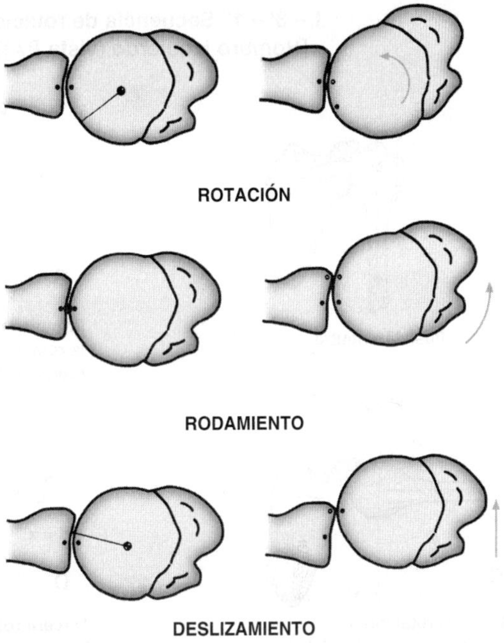

Fig. 6-11 • Los tres tipos de movimiento (deslizamiento, rotación y rodamiento) se producen en la articulación glenohumeral.

El rodamiento es un movimiento entre el segmento fijo y el móvil en el que los puntos de contacto de cada superficie cambian constantemente. Sin embargo, la longitud de arco de la superficie móvil corresponde a la trayectoria en la superficie fija, de manera que ambas superficies tienen contacto de punto a punto sin deslizamiento. El movimiento relativo del rodamiento es una combinación de traslación y rotación. El ICR se ubica en el punto de contacto.

La mayor parte de los movimientos articulares planares se describen utilizando una combinación de dos de cualquiera de estos tres tipos básicos de movimiento.

Movimiento tridimensional de la articulación glenohumeral

Para el análisis tridimensional del movimiento de un cuerpo rígido se necesitan tres coordenadas lineales y tres angulares para especificar la situación y la orientación de un cuerpo rígido en el espacio. En otras palabras, cualquier cuerpo rígido con un movimiento ilimitado tiene 6° de libertad en el espacio. Existen métodos múltiples para describir el movimiento espacial de un cuerpo rígido; dos de los que más se utilizan son el ángulo de Euler y la descripción del eje de desplazamiento del tornillo (SDA).

Si la articulación glenohumeral es estable y se supone que es de tipo esférico, basta con tener en cuenta sólo la rotación de la articulación, olvidando la traslación, que es mínima. En este caso, para describir la rotación tridimensional basta con utilizar

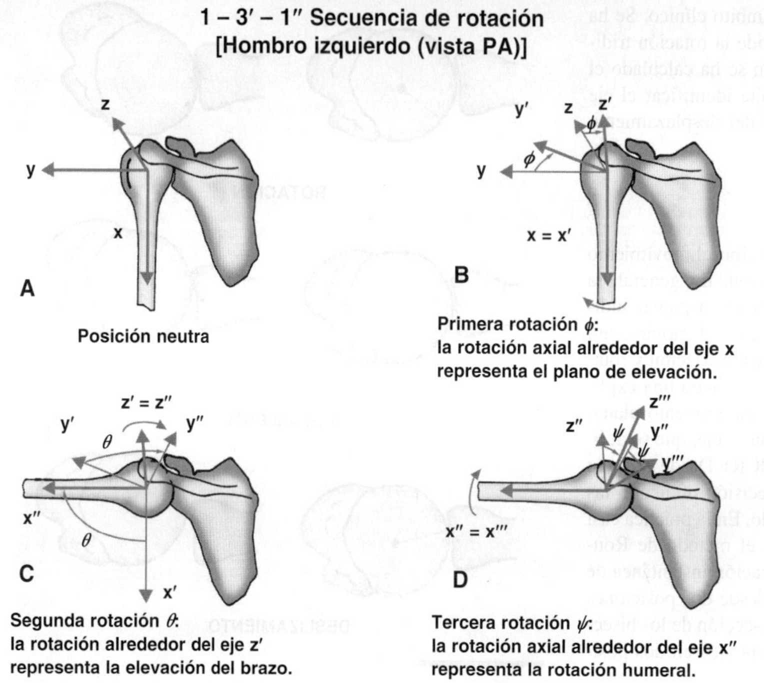

Fig. 6-12 • La rotación tridimensional alrededor de cada uno de los ejes ortogonales se describe mejor por medio del sistema angular de Euler. El movimiento glenohumeral se define por los ángulos eulerianos dependientes de secuencias.

el sistema de Euler (Fig. 6-12). Como se señaló, se debe recordar que la rotación tridimensional general está supeditada a una secuencia. En otras palabras, con la misma cantidad de rotación alrededor de tres ejes, el resultado final será distinto si la secuencia de los ejes de rotación difiere. Esta es una de la explicaciones de la paradoja de Codman.

Con el brazo suspendido en el costado, el eje z es perpendicular al plano escapular. El eje y apunta hacia un lado y el eje x apunta a lo largo del eje de la diáfisis humeral. La secuencia de rotación en la descripción euleriana de la rotación de la articulación glenohumeral o la orientación del húmero en relación con la escápula es la siguiente: primero gire el húmero alrededor del eje x una cantidad f para definir el plano de elevación. En seguida, gire el brazo alrededor del eje z rotado (z') una cantidad q para definir la elevación del brazo. Por último, la rotación axial del húmero alrededor del eje x rotado (x'') por una cantidad ψ completa el proceso.

Durante el movimiento de circunvalación del húmero, por ejemplo, el ángulo correspondiente de Euler se mide como se muestra en la Figura 6-12. Esta descripción puede utilizarse en clínica para describir una esfera de movimiento articular y especificar la posición de la articulación cuando se debe demostrar alguna anomalía o proceso patológico.

En los casos en que se necesita una descripción más general del desplazamiento de la articulación glenohumeral es más conveniente utilizar la descripción del SDA. El componente de rotación y traslación del desplazamiento humeral en relación con la glenoides o la escápula se define por la rotación alrededor (y la traslación a lo largo) de un eje único llamado de tornillo (Fig. 6-13). Además de que incorpora una descripción de la traslación, la ventaja del método del SDA es que la orientación del SDA permanece estable, pese a las coordenadas de referencia utilizadas. Es posible evaluar el SDA desde el punto de vista experimental siguiendo varios métodos. Se puede calcular con la matriz rotativa describiendo el vector de orientación y posición desde un punto de referencia conocido para un cuerpo rígido.[34] Si se miden las coordenadas de por lo menos tres puntos de referencia en el cuerpo rígido se puede calcular el eje de desplazamiento del tornillo.[214]

MOVIMIENTO DEL HOMBRO

Postura de reposo

Escápula

La posición en reposo de la escápula en relación con el tronco es de rotación anterior de unos 30° con respecto al plano frontal, vista desde arriba. También presenta cierta rotación (Fig. 6-14) hacia arriba, de unos 3°, con respecto al plano sagital, vista por detrás (Fig. 6-15).[128,216] Finalmente, presenta una inclinación hacia delante (anteflexión) de unos 20° con respecto al plano frontal, vista desde un lado.[127] Curiosamente, esta postura de la escápula no se modifica al añadir una carga externa (de hasta 20 kg) a la extremidad.[127] McClure y cols. midieron la cinemática tridimensional de la escápula durante el movimiento dinámico del hombro. Se fijó un sensor de movimiento tridimensional a la escápula con una aguja K.[140] Durante la elevación del brazo en el plano escapular, la escápula realizó un

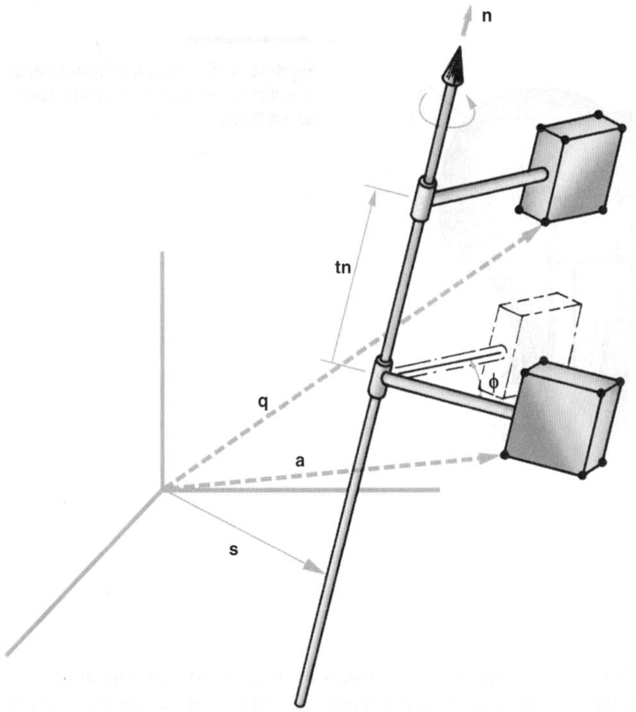

Fig. 6-13 • Tanto el componente de rotación *(φ)* como el de traslación *(t)* del desplazamiento de un cuerpo rígido se expresan por el concepto del eje de tornillo *(n)*, que representa la trayectoria más corta de una posición *a* a la posición *q*, alrededor o a lo largo de la cual se puede describir el desplazamiento.

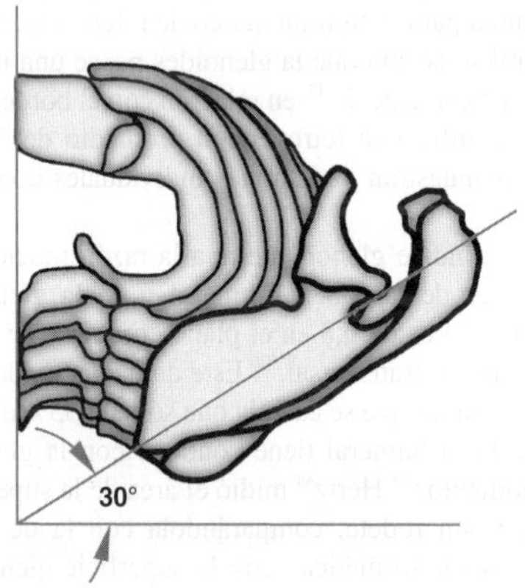

Fig. 6-14 • La posición de reposo de la escápula está unos 30° hacia adelante respecto del plano coronal, según se observa en el plano transversal.

movimiento de rotación hacia arriba (un promedio de 50°), de inclinación posterior alrededor del eje mediolateral (30°) y de rotación externa alrededor de un eje vertical (24°). Para el descenso del brazo, se invirtieron estos movimientos, aunque siguiendo un patrón algo diferente. El índice medio entre los movimientos glenohumeral y escapulotorácico fue de 1,7:1. Finalmente, estos autores llegaron a la conclusión de que el movimiento normal de la escápula consistía en una rotación importante alrededor de tres ejes y que no se limitaba a una simple rotación hacia arriba. Fung y cols. midieron la cinemática escapular y la clavicular durante el movimiento pasivo del húmero.[63] Las rotaciones escapular y clavicular eran relativamente pequeñas hasta que el húmero

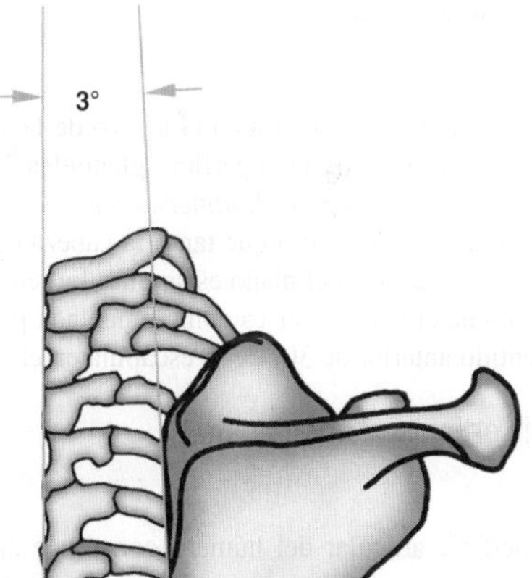

Fig. 6-15 • La posición de reposo de la escápula se gira cerca de 3° en sentido superior, según se ve desde el plano frontal.

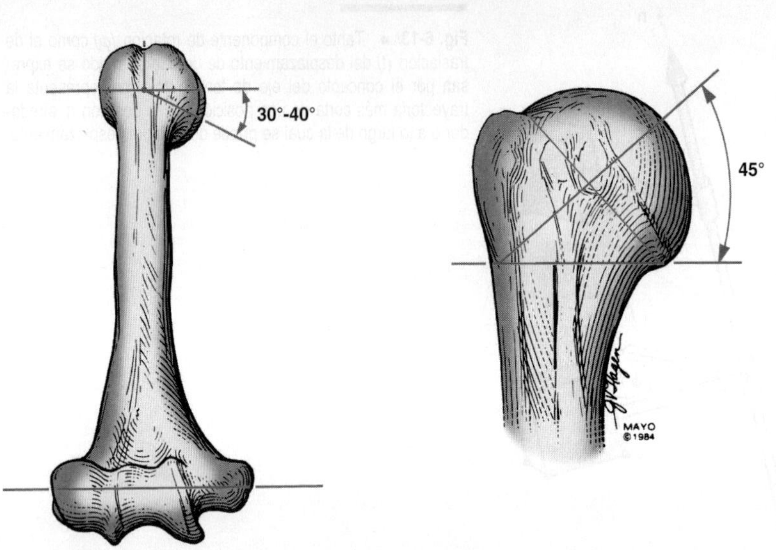

Fig. 6-16 • Orientación bidimensional de la superficie articular del húmero respecto del eje bicondilar.

alcanzaba una elevación aproximada de 90°. La relación glenohumeral/escapulotorácica fue prácticamente igual a 2 para todo el arco de elevación y para cada plano de elevación, pero fue significativamente mayor durante la primera fase de la elevación que durante la fase final.

Húmero

La cabeza humeral descansa en el centro de la glenoides si se observa en el plano de la superficie glenoidea.[56,110] Fick se refiere a esta relación como *Nullmeridianebene* o plano del meridiano muerto.[56] Se piensa que tanto la cabeza como la diáfisis del húmero yacen en el plano escapular. La retroversión de 30° de la orientación articular es complementada por una rotación en sentido anterior de 30° de la escápula en el tronco.

Superficie articular y orientación

Húmero

La superficie articular del húmero constituye aproximadamente una tercera parte de la superficie de una esfera con un arco de unos 120°. Esta superficie articular está orientada con una inclinación aproximada hacia arriba de 45° y presenta una retroversión de unos 30° con respecto a la línea condilar del extremo distal del húmero (Fig. 6-16).[37,48,56,216] La retroversión del húmero es mucho mayor en niños.[55] La retroversión media es de 65° entre los 4 meses y los 4 años y de 38° entre los 10 y los 12 años. La mayor parte del proceso de desaparición de la rotación se produce alrededor de los 8 años y el resto lo hace progresivamente hasta la edad adulta.

Glenoides

En el plano coronal, la superficie articular de la glenoides comprende un arco de cerca de 75°. La forma de la articulación corresponde a la de una coma invertida. Su eje longitudinal mide entre 3,5 cm y 4 cm. En el plano transversal, el arco de curvatura de la glenoides es de unos 50° con una dimensión lineal de 2,5 cm a 3 cm.[56] Es difícil definir con precisión la relación entre la superficie articular y el cuerpo de la escápula, por la dificultad para definir un marco de referencia. Sin embargo, en general se acepta que la glenoides posee una inclinación hacia arriba, de cerca de 5°,[12] en relación con el borde medial de la escápula, y sufre una retroversión promedio de 7°, aunque estas medidas muestran variaciones individuales considerables (Fig. 6-17).[196]

Saha llama índice glenohumeral a la razón (cociente) entre las dimensiones de la cabeza humeral y de la glenoides. La razón aproximada es de 0,8 en el plano coronal y de 0,6 en los planos horizontal o transversal.[196] Este dato concuerda con otras observaciones en las que se calcula que sólo un 33% de la superficie de la cabeza humeral tiene contacto con la glenoides en cualquier momento.[216] Hertz[84] midió el área de la superficie glenoidea, con y sin rodete, comparándola con la de la cabeza humeral. La razón aritmética entre la superficie glenoidea y la de la cabeza humeral fue de 1:4,3 sin rodete y de 1:2,8 con rodete. En otras palabras, la superficie glenoidea con el rodete adherido es de aproximadamente un tercio (33%) de la superficie de la cabeza humeral, y un 25% de la superficie de la cabeza humeral sin rodete.

Elevación del brazo

La función más importante del hombro (que es la elevación del brazo) se ha estudiado a fondo para evaluar la relación y la contribución de las articulaciones glenohumeral y escapulotorácica, que es el llamado ritmo escapulohumeral.[36,37,52,54,60,89,95,135,163,186,196] Las primeras descripciones del ritmo escapulohumeral se realizaron en relación con el plano coronal (frontal), si bien en época más reciente este movimiento se ha definido en relación con el plano escapular. Ninguno de los sistemas de referencia es del todo apropiado para describir de manera completa las secuencias

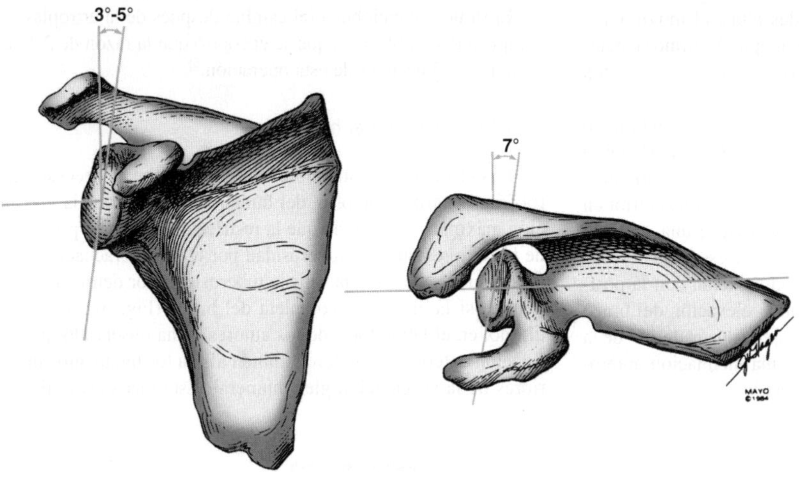

Fig. 6-17 • La glenoides se sitúa ligeramente por arriba y detrás (retroversión) respecto del cuerpo de la escápula.

complejas de rotación implicadas en la elevación del brazo, ya que no se han considerado los cambios en la posición de la escápula durante la elevación.

En las primeras descripciones de este movimiento se decía que la contribución glenohumeral era de los primeros 90°, seguida de la rotación escapulotorácica.[216] En las reseñas posteriores se considera que el movimiento global glenohumeral-escapulotorácico se produce a razón de 2:1.[95,127] Investigaciones más completas indican una relación poco constante durante los primeros 30° de elevación, con variaciones individuales e incluso en los diferentes sexos.[51,60,237]

Poppen y Walker informan un índice de movimiento glenohumeral y escapulotorácico de 4:1 durante los primeros 25° de elevación del brazo.[186] De ahí en adelante el índice de rotación es de 5:4. El índice global promedio es cercano a 2:1.

Doody y cols. también han advertido que este complejo de movimiento no es lineal, y demostraron un índice de 7:1 de movimiento escapulotorácico a glenohumeral durante los primeros 30° de elevación y un índice aproximado de 1:1 durante la elevación de 90° a 150°.[51] Otros autores también han encontrado esta variación no lineal durante la elevación.[163] El estudio más detallado del brazo contra cierta resistencia induce el movimiento escapulotorácico antes que con el movimiento pasivo.[51]

Bergmann resumió de forma sencilla los diferentes estudios.[19] Durante los primeros 30° de elevación se produce un movimiento mayor en la articulación glenohumeral. Los últimos 60° se producen con una contribución aproximadamente igual del movimiento glenohumeral y escapulotorácico. El índice global aproximado a lo largo del arco de elevación es de 2:1 (Fig. 6-18).

Harryman y cols. confirmaron este índice para otros planos distintos del escapular y el coronal.[80] Después de medir la cinemática tridimensional de las articulaciones glenohumeral y escapulotorácica en diferentes planos de elevación, concluyeron que la contribución relativa del movimiento glenohumeral y escapulotorácico al arco total de elevación es constante y básicamente de 2:1. La velocidad de elevación del brazo afecta al

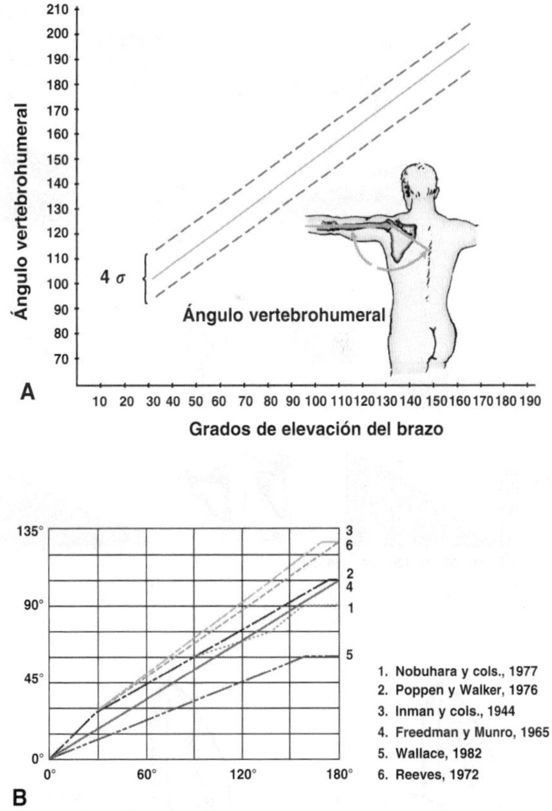

Fig. 6-18 • **A,** El estudio clásico de Inman y cols. muestra la relación existente entre el movimiento glenohumeral y el escapulotorácico. *(De Inman VT, Saunders JR, Abbott LC: Observations on the function of the shoulder joint. J Bone Joint Surg 26:1, 1944.)* **B,** Varios investigadores evaluaron los cambios angulares de la articulación glenohumeral respecto de la elevación del brazo. *(De Bergmann G: Biomechanics and pathomechanics of the shoulder joint with reference to prosthetic joint replacement.* En *Koelbel R, y cols. [eds.]: Shoulder Replacement. Berlín: Springer-Verlag, 1987.)*

ritmo escapulohumeral.[218] A velocidades altas, el movimiento glenohumeral es el más dominante al principio. El ritmo se mantiene igual, aunque el arco total de movimiento disminuye con la edad.[220]

Durante la elevación del brazo se produce un movimiento complejo de rotación de la escápula (Fig. 6-19). Además de la rotación en sentido superior antes descrita, durante los primeros 90° de elevación se producen cerca de 6° de rotación anterior en relación con el tórax. A continuación sobreviene una rotación posterior aproximada de 16°, de manera que la escápula descansa unos 10° en rotación posterior, en comparación con la posición de reposo original.[36] Por tanto, con la elevación del brazo se produce una rotación anteroposterior aproximada de 15° de la escápula. Al mismo tiempo se produce una inclinación anterógrada de unos 20° en relación con el tórax.[127]

El ritmo escapulohumeral cambia después de la artroplastia completa del hombro, ya que se encontró que la razón de 2:1 se invierte a 1:2 después de esta operación.[61]

Rotación externa del húmero

Los primeros investigadores observaron que es necesaria la rotación externa «forzosa» del húmero para alcanzar la elevación máxima.[110] Suponían que la restricción mecánica provenía de la compresión de la tuberosidad por el arco coracoacromial. La rotación externa deja salir la tuberosidad por detrás, permitiendo así la elevación completa del brazo (Fig. 6-20).[110] Por último, en el laboratorio de los autores se ha observado que la rotación externa del húmero también afloja los ligamentos inferiores de la articulación glenohumeral. Este mecanismo libera

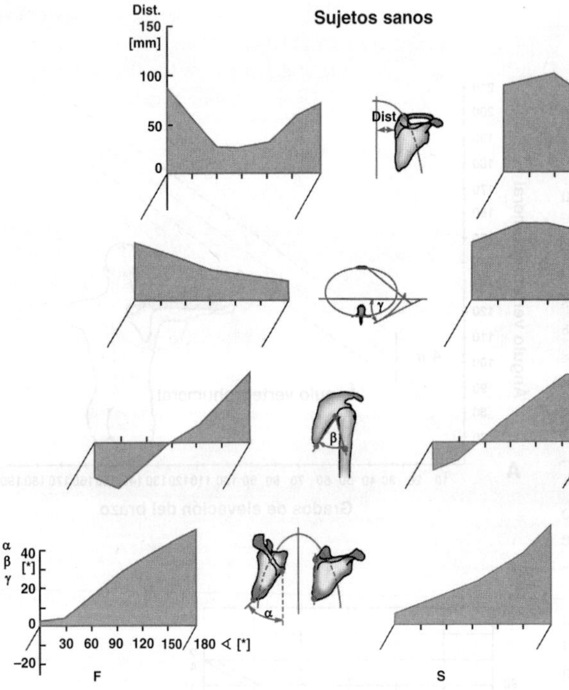

Fig. 6-19 • Rotación y traslación tridimensional compleja de la escápula durante la elevación del brazo (véanse detalles en el texto). *(De Laumann U: Kinesiology of the shoulder joint.* En *Koelbel R, y cols. [eds.]: Shoulder Replacement. Berlín: Springer-Verlag, 1987.)*

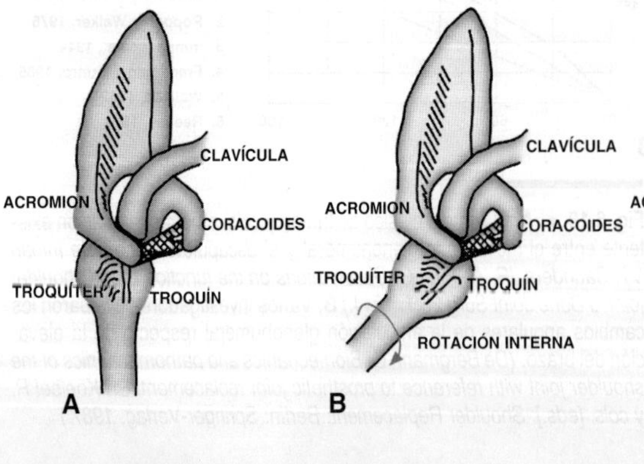

Fig. 6-20 • La elevación del brazo requiere una rotación externa forzosa para evitar la compresión de la tuberosidad bajo la apófisis acromial.

así el efecto de frenado lateral inferior, permitiendo la elevación completa del brazo. También se ha demostrado que la elevación completa con rotación externa máxima es una posición de mayor estabilidad en el hombro que la posición de elevación.[54]

Browne y cols.[29] midieron la relación entre la elevación y la rotación del húmero respecto de la escápula fija utilizando un aparato de rastreo magnético tridimensional. Se demostró que el plano de elevación máxima del brazo se produce 23° por delante del plano de la escápula. La elevación en cualquier plano anterior al plano escapular requiere rotación externa del húmero, y la elevación máxima conlleva cerca de 35° de rotación externa. En cambio, la elevación glenohumeral máxima del brazo en rotación interna completa se produce en un plano aproximado de 20° a 30° por detrás del de la escápula y se limita a unos 115°.[29]

Los cálculos *in vivo* de elevación máxima realizados por Pearl y cols.[181] revelaron una diferencia mínima respecto de los estudios en cadáveres. Según estos autores, la elevación máxima se logra con el húmero por detrás del plano escapular (–4°). Esta discrepancia se explica por la diferencia en la definición del plano escapular y una diferencia en la conducta *in vivo* y en la de cadáver.

Al combinar el movimiento de las articulaciones glenohumeral y escapulotorácica, esta secuencia compleja de acontecimientos se ha dividido en cuatro fases. En la primera se produce el movimiento glenohumeral; a continuación se observa rotación esternoclavicular y luego acromioclavicular con elevación de la escápula; por último, la escápula gira hacia arriba alrededor de la articulación acromioclavicular. Esta descripción analítica simplificada concuerda con las observaciones de Laumann, Nobuhara y otros.[127,163]

Centro de rotación

El cálculo preciso del ICR de la cabeza humeral es un problema complejo que se simplifica si su movimiento se limita a un solo plano.[202,222] La mayor parte de los análisis se basa en este tipo de suposición. Por consiguiente, el centro de rotación de la articulación glenohumeral se define como el sitio de los puntos situados dentro de un radio de 6 mm ± 2 mm del centro geométrico de la cabeza humeral (véase Fig. 6-10).[186] Esta definición deriva de la técnica de Rouleaux y se considera relativamente precisa.[228] Sin embargo, la técnica es precisa sólo en cuanto al movimiento rotatorio puro y está sujeta a errores del tipo de la energía recibida,[213] y no es preciso en las enfermedades en que la traslación es un componente importante del desplazamiento o cuando existe una cantidad considerable de movimiento no planar. Esto explica la razón por la que otros autores han encontrado que el centro yace 8 mm por detrás y 6 mm por debajo de la intersección de la diáfisis con los ejes de la cabeza.[106] Otros investigadores informan incluso que durante la abducción se producen centros múltiples de rotación.[47]

La dimensión relativamente pequeña de este *locus* y la compatibilidad relativa de su definición en el sentido de que se localiza en el centro geométrico de la cabeza humeral reflejan la escasa traslación que normalmente se produce en esta articulación y concuerdan con las observaciones antes mencionadas. También se ha informado una pequeña cantidad (cerca de 3 mm) de traslación en sentido superior en el hombro intacto durante los primeros 30° de elevación; con esta última se produce un desplazamiento adicional aproximado de 1 mm cuando se mide a más de 30°.[186] Asimismo, se ha informado una pequeña cantidad de traslación utilizando modelos de cadáveres. Durante la elevación pasiva sin fuerza aplicada a los músculos, la cabeza humeral se desvía en sentido superior entre 0,35 mm y 1,2 mm.[77,83] Mediante la utilización de fuerza muscular simulada en los músculos deltoides y del manguito de los rotadores se registró un mayor desplazamiento superoinferior de la cabeza humeral (de 2 mm a 9 mm).[115,245] Además, se produce un aumento del desplazamiento en determinados procesos patológicos, como la deficiencia del manguito de los rotadores[186] y la rotura del tendón de la cabeza larga del bíceps (LHB).[242]

El centro de rotación de la escápula para la elevación del brazo se sitúa en la punta del acromion (Fig. 6-21).[147]

Eje de tornillo

La aplicación del eje de desplazamiento del tornillo para el movimiento de la articulación glenohumeral posee una ventaja específica. Si se utiliza el concepto de intersección o del punto medio de las líneas perpendiculares entre dos ejes de tornillo instantáneos como medida del ICR tridimensional, es posible describir la estabilidad o la relajación de la articulación. Si ésta es firme y estable, los puntos de intersección de todos los ejes de tornillo se confinan a una esfera pequeña (Fig. 6-22). En cambio, cuando la articulación se inestabiliza por enfermedad de las estructuras ligamentosas o capsulares o del manguito de los rotadores, los puntos de intersección de los ejes de tornillo se dispersan y se confinan en una esfera mayor. Este concepto puede desarrollarse todavía más como recurso clínico muy útil.

Importancia clínica

Las características biomecánicas antes descritas poseen varias aplicaciones importantes en clínica. La orientación de la escápula y el húmero respecto del tórax y entre sí es importante para diseñar estudios radiográficos óptimos que permitan estudiar lo mejor posible la relación escapulohumeral. Por tanto, la radiografía anteroposterior de la articulación glenohumeral se toma en un ángulo de 30° respecto del plano sagital. Algunos investigadores suponen que esta orientación es más cercana a los 45°, ya que este ángulo produce una mejor placa radiográfica anteroposterior verdadera.[192] La proyección escapular se toma a 30° del plano frontal; por consiguiente, la placa anteroposterior (Fig. 6-23) que es perpendicular a esta proyección se toma en un ángulo aproximado de 60° en relación con el tórax.[159]

La relación entre la rotación externa acoplada y la elevación máxima del brazo ayuda a explicar en cierta medida la restricción de la elevación observada en el hombro congelado. Según el grado de limitación de la rotación externa que provoca esta situación, es probable que se produzca una restricción incluso más pronunciada de la elevación del brazo. De hecho, cualquier movimiento simple de la articulación glenohumeral provocaría un movimiento acoplado en otros dos planos. Utilizando un goniómetro universal de círculo completo para definir la relación existente entre la flexión y la rotación de la articulación glenohumeral se encontró que la flexión se realiza por rotación interna.[23] También se ha demostrado que algunos movimientos

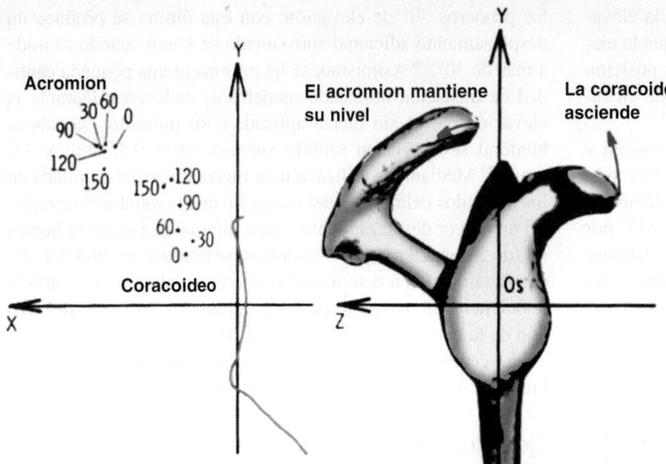

Fig. 6-21 • El centro de rotación de la escápula para la elevación del brazo se sitúa en la punta del acromion. *(De Poppen NK, Walker PS: Normal and abnormal motion of the shoulder. J Bone Joint Surg Am 58:195, 1976.)*

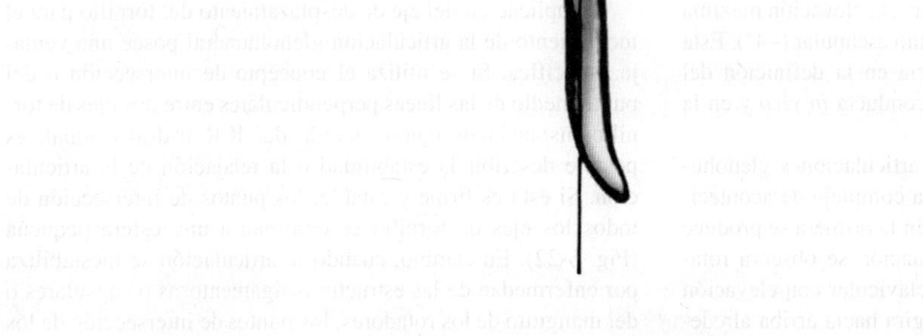

Fig. 6-22 • La intersección común del eje de tornillo crea una articulación esférica perfecta *(izquierda)*. Cuando se produce una traslación considerable, los ejes no se entrecruzan en un solo punto *(derecha)*.

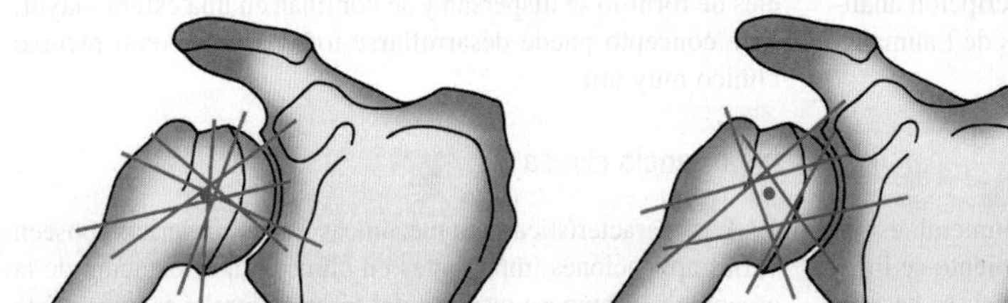

Fig. 6-23 • Neer definió las proyecciones anterior y lateral de la articulación glenohumeral con base en sus conocimientos de la orientación escapulotorácica. *(De Neer CS II: Displaced proximal humeral fractures. I. Classification and evaluation. J Bone Joint Surg Am 52:1077, 1970.)*

pasivos de la articulación glenohumeral conllevan traslación de la cabeza humeral en la glenoides.[77] Es importante conocer este efecto de acoplamiento también para prescribir el tratamiento físico adecuado después de ciertas operaciones o enfermedades.

La artrodesis del hombro es una técnica eficaz, ante todo cuando la fusión se realiza en la posición adecuada.[195] Si bien la posición óptima es motivo de controversia, la base para la selección depende del movimiento escapulotorácico normal (Fig. 6-24). Este dato, combinado con el movimiento necesario para las actividades diarias, dicta la posición de la fusión. Este tema se describe con mayor detalle en el Capítulo 16.

El potencial del movimiento escapulotorácico proporciona una explicación para el movimiento restante de la cintura escapular que se observa en el hombro congelado y después de una artrodesis. Además, la rotación de la escápula puede considerarse como una medida para obtener una relación glenohumeral que permite la eficacia del músculo deltoides incluso durante la elevación completa del brazo (Fig. 6-25).

Para la colocación de una prótesis de la articulación glenohumeral es importante conocer el eje de rotación. La ausencia relativa de traslación en el hombro íntegro justifica el diseño de una superficie glenoidea sin restricciones. Karduna y cols.[114]

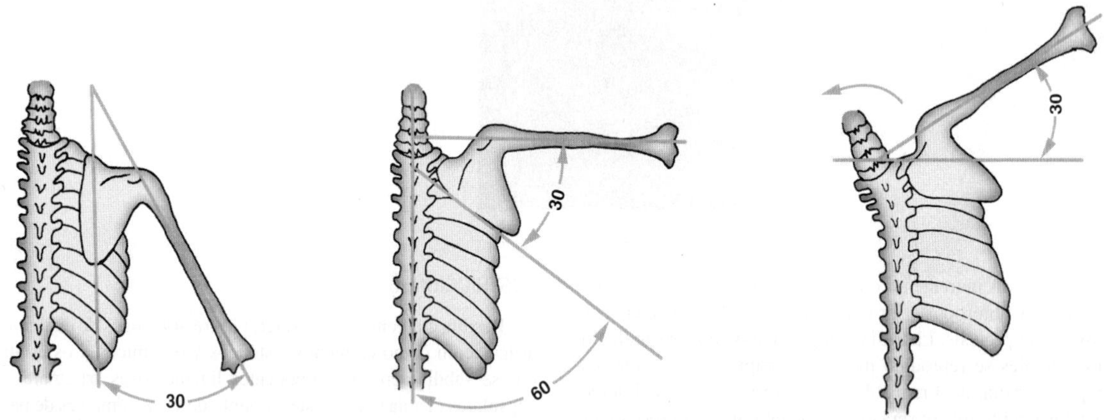

Fig. 6-24 • La artrodesis de la articulación glenohumeral en la mejor posición permite elevar el brazo hasta el plano horizontal y por arriba del mismo a través del movimiento escapulotorácico y la inclinación del tronco.

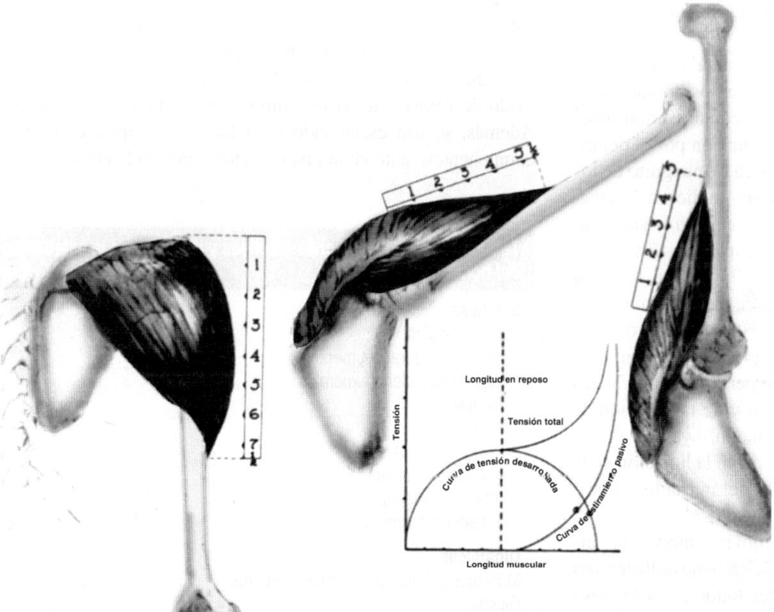

Fig. 6-25 • El movimiento escapulotorácico permite que el deltoides permanezca en la mejor posición para la contracción eficaz durante el arco de la elevación del brazo. *(De Lucas DB: Biomechanics of the shoulder joint. Arch Surg 107:425, 1973. Copyright © 1973, American Medical Association.)*

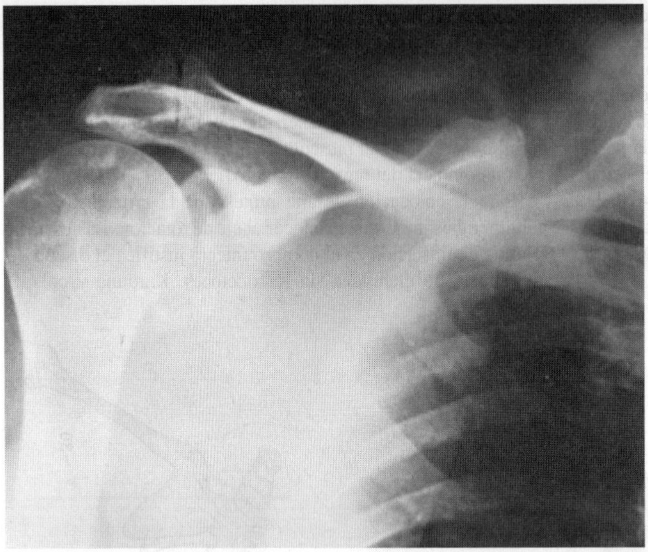

Fig. 6-26 • El desplazamiento superior de la cabeza humeral en el hombro con deficiencia del manguito de los rotadores es ocasionado en parte por el tirón del músculo deltoides.

informaron un incremento considerable de la traslación superoinferior y anteroposterior con incremento de la discrepancia radial de la prótesis. La traslación promedio de las articulaciones naturales se reprodujo mejor con implantes con una discrepancia radial de 3 mm a 4 mm. Cuanto mayor sea el defecto del manguito mayor será el desplazamiento esperado, lo que aumenta las exigencias sobre un diseño óptimo de la cavidad glenoidea para adaptarse a este mayor desplazamiento.[184] Quizá sea más importante que, como se explica más adelante, el inicio de la abducción del hombro provoca fuerzas dirigidas hacia el borde superior de la glenoides; este fenómeno tiene consecuencias en términos de estabilidad, fuerza y diseño de una prótesis ideal y una técnica quirúrgica de implantación óptima.

Por último, la traslación superior conocida de la cabeza humeral en la deficiencia del manguito de los rotadores se explica en parte por: 1) el vector resultante, con dirección superior, que se produce al comienzo de la abducción por el deltoides intacto, y 2) la falta de tejidos blandos en el manguito de los rotadores (Fig. 6-26).[243] Yamaguchi y cols. midieron la cinemática de la articulación glenohumeral con desgarros sintomáticos y asintomáticos del manguito de los rotadores,[246] y observaron que el desplazamiento superior de la cabeza humeral durante la elevación del brazo era similar en pacientes con desgarros sintomáticos y asintomáticos. Los síntomas en hombros con desgarro del manguito pueden estar relacionados con otros factores distintos al desplazamiento superior de la cabeza humeral. Además del tamaño del desgarro y de la duración de los síntomas, otros factores importantes que influyen en el desplazamiento superior de la cabeza humeral son la luxación de la cabeza larga del bíceps y la degeneración del músculo infraespinoso.[165]

Por tanto, la información sobre el movimiento de las articulaciones glenohumeral y escapulotorácica tiene aplicaciones clínicas múltiples. Es importante conocer todos estos factores para el diagnóstico y el tratamiento de muchas enfermedades del hombro.

RESTRICCIONES

Resulta conveniente considerar las restricciones de cualquier articulación como elementos estáticos y dinámicos. Los estáticos se subdividen en componentes ligamentosos articulares y capsulares (Tabla 6-2). Desde el punto de vista clínico es de particular utilidad conocer las restricciones del hombro, porque guardan relación con la luxación anterior y posterior, así como con la inestabilidad recurrente multidireccional del hombro.[41,160]

Los primeros investigadores se concentraron en un elemento o el otro. Por consiguiente, Saha subrayó el componente articular de la estabilidad del hombro,[42,196] Moseley y Overgaard[154] y Townley[228] se concentraron en el complejo ligamentoso capsular, y DePalma y cols. se han concentrado en la contribución dinámica de la relación recíproca entre los componentes ligamentosos capsulares estáticos y dinámicos.[28,50,91] Durante los últimos cinco años se han estudiado de forma extensa los componentes estáticos y dinámicos. Además, se han esclarecido las relaciones recíprocas de estos componentes, tanto en la investigación como en la clínica.

Tabla 6-2 • **Contribuciones estáticas y dinámicas a la estabilidad del hombro**

Estáticas
Tejidos blandos
- Ligamento coracohumeral
- Ligamentos glenohumerales
- Rodete
- Cápsula

Superficie articular
- Contacto articular
- Inclinación escapular
- Presión intraarticular

Dinámicas
Músculos del manguito de los rotadores
Bíceps
Deltoides

Restricciones estáticas

Contribución articular a la estabilidad glenohumeral

La superficie articular humeral no tiene estabilidad intrínseca. Por supuesto, se necesita la retroversión de 30° para el equilibrio de los tejidos blandos y la cinemática normal. La mayor parte de los estudios sobre la contribución articular a la estabilidad del hombro se ha concentrado en la glenoides. La articulación glenoidea posee una orientación ligera pero definitiva en sentido posterior o retroversión con promedio de 7° en relación con el cuerpo escapular (véase Fig. 6-17). Saha subraya que esta orientación constituye una contribución importante a la estabilidad de la articulación.[196] Las variaciones individuales son considerables y el grado de retroversión se ha ligado con una mayor tendencia a la luxación recurrente del hombro en aquellos con menos retroversión,[196] si bien esta hipótesis no se ha confirmado ni es bien aceptada en la actualidad.[189]

Sólo entre el 25% y el 30% de la cabeza humeral queda cubierta por la superficie glenoidea en cualquier posición anatómica.[28,37,84,216] La relación entre las dimensiones de la cabeza humeral y la cavidad glenoidea refleja la inestabilidad intrínseca de la articulación y se ha denominado índice glenohumeral, que se calcula dividiendo el diámetro máximo de la glenoides por el diámetro máximo de la cabeza humeral.

Saha comunicó que este índice se aproximaba a 0,75 en el plano sagital y a 0,6 en el plano transversal más importante.[196] Hace poco se ha calculado de nuevo este índice, obteniéndose cifras similares: 0,86 y 0,58, respectivamente.[138] La hipoplasia glenoidea congénita altera este índice y posiblemente contribuya a la luxación recurrente del hombro, aunque estas observaciones son bastante limitadas en la bibliografía clínica.[18,152] Se han descrito también pequeñas variantes de la anatomía articular de la glenoides que se han ofrecido como posible explicación de la inestabilidad intrínseca de la articulación (Fig. 6-27). Estudios biomecánicos recientes han proporcionado datos básicos que apoyan esta hipótesis.[134,238] Lippitt y cols.[134] calcularon el índice de estabilidad, que se define como la fuerza necesaria para provocar la traslación de la cabeza humeral en la fosa glenoidea dividida entre la carga de compresión multiplicada por 100. El índice de estabilidad aumentaba con la profundidad de la glenoides. Después de extirpar el rodete, el índice de estabilidad disminuyó cerca del 20%. Este índice disminuye todavía

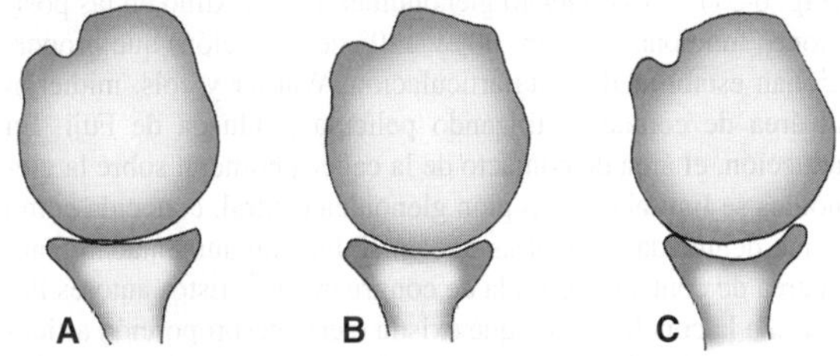

Fig. 6-27 • La estabilidad articular glenohumeral aumenta o disminuye según las variaciones de la congruencia articular. **A,** Superficie glenoidea poco profunda. **B,** Superficies concordantes. **C,** Superficies glenoideas demasiado profundas. *(Modificada de Saha AK: Dynamic stability of the glenohumeral joint. Acta Orthop Scand 42:491, 1971.)*

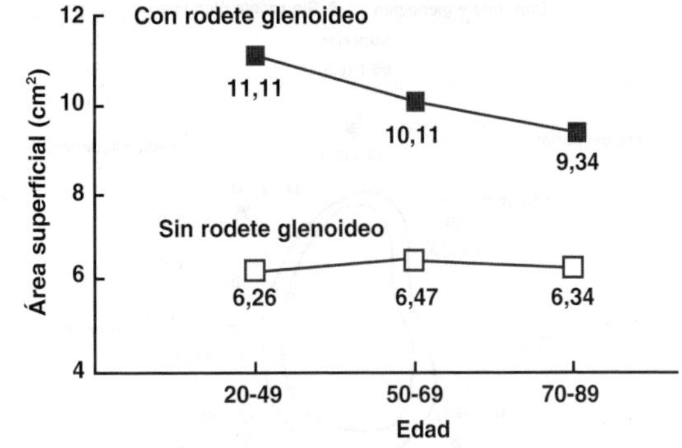

Fig. 6-28 • La superficie del rodete disminuye con la edad, pero la superficie ósea glenoidea permanece sin cambios. *(De Hertz H: Die Bedeutung des Limbus glenoidalis für die Stabilität des Schultergelenks. Wien Klin Wochenschr Suppl 152:1, 1984.)*

más después de crear un defecto en el cartílago del rodete.[128] El rodete glenoideo tiene tres capas de fibras de colágeno.[162] La capa superficial más fina (lado articular) está formada por fibras de colágeno reticuladas, la segunda por fibras de colágeno estratificadas y la tercera por fibras densas que siguen una trayectoria paralela entre ellas y oblicua al borde glenoideo. El rodete glenoideo aumenta el área y la profundidad de la cavidad glenoidea. El área de la cavidad con el rodete es de aproximadamente una tercera parte de la superficie articular del húmero, y sin el rodete sería de una cuarta parte.[84] La superficie del rodete disminuye con la edad, pero la superficie de la cavidad glenoidea ósea no varía (Fig. 6-28). También la profundidad de la glenoides aumenta desde el punto de vista funcional por la presencia del rodete. En la bibliografía antigua se daba poca importancia a esta estructura anatómica como elemento que incrementaba la estabilidad proporcionada por la superficie articular glenoidea. Townley[228] extirpó el rodete en hombros de cadáveres a través de un abordaje posterior, pero no pudo crear una luxación anterior hasta que resecó la cápsula anterior. Moseley y Overgaard demostraron que el rodete es una porción especializada de la cápsula anterior.[154] Durante la rotación externa esta estructura se aplana, por lo cual sólo sirve como punto de unión para el ligamento glenohumeral inferior (IGHL); por consiguiente, concluyeron que el rodete contribuye muy poco a la estabilidad intrínseca de la articulación. Sin embargo, los estudios más recientes han incrementado la importancia del rodete.[91] Howell y cols. midieron una profundidad promedio de 9 mm en dirección superior a inferior de la glenoides.[88] Ésta equivale a cerca del 40% del radio de una prótesis humeral típica de 44 mm. La profundidad anteroposterior de la glenoides midió un promedio de 2,5 mm. No obstante, estos investigadores pensaban que el rodete glenoideo anterior y posterior añadía 2,5 mm más de profundidad. También en este caso los datos indican que quizás el rodete incrementa la profundidad de la glenoides, por lo cual contribuye a la estabilidad articular. Es necesario que la cabeza humeral cabalgue en el borde de la glenoides para luxarse. En otras palabras, la estabilidad depende de la profundidad de la glenoides en cierto grado. Lippitt y cols.[134] demostraron que la fuerza de traslación para luxar la cabeza humeral disminuye cerca del 20% después de extirpar el

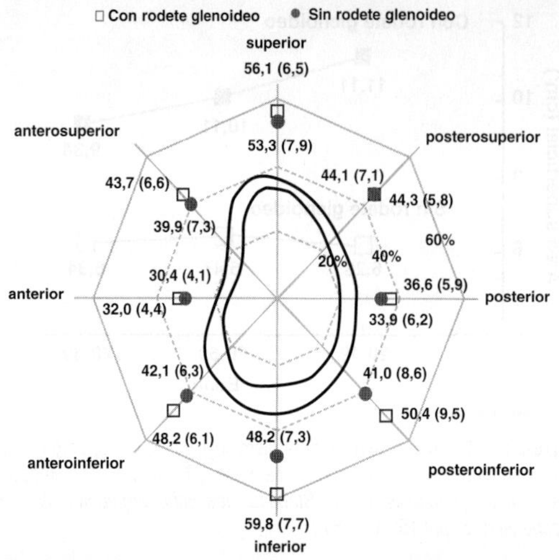

Fig. 6-29 • Índices de estabilidad medios (definidos como la división de la fuerza de traslación máxima por la fuerza de compresión aplicada) de los hombros, con rodete glenoideo y sin rodete, en ocho direcciones probadas. Se ofrecen los valores promedio (y desviación estándar). *(De Halder AM, Kuhl SG, Zobitz ME y cols.: Effects of the glenoid labrum and glenohumeral abduction on stability of the shoulder joint through concavity-compression: An in vitro study. J Bone Joint Surg Am 7:1062-1069, 2001.)*

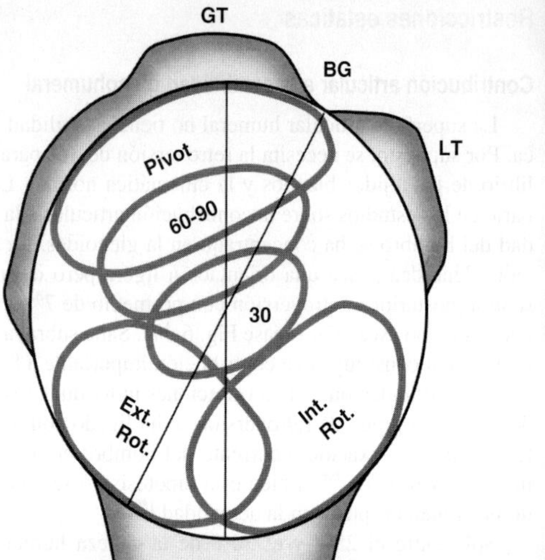

Fig. 6-30 • Posiciones del contacto humeral en función del movimiento glenohumeral y las posiciones. *(De Nobuhara K: The Shoulder: Its Function and Clinical Aspects. Tokyo: Igaku-Shoin, 1987.)*

rodete glenoideo. Sin embargo, en fecha reciente, Speer y cols.[211] midieron la traslación anterior de la cabeza humeral en un modelo de hombro con una lesión simulada de Bankart. No observaron diferencia importante con rodete o sin él. Según Halder y cols., la contribución media del rodete a la estabilidad fue del 10%.[74] El índice de estabilidad fue mayor en dirección inferior (Fig. 6-29) y también fue mayor con el brazo en aducción que en abducción. Por otro lado, se consiguió mejorar la estabilidad glenohumeral aumentando la altura del rodete mediante refuerzos añadidos.[146,147]

El desprendimiento de la cara superior del rodete, de anterior a posterior, se denomina lesión SLAP (del inglés *superior aspect of the* ***l****abrum from* ***a****nterior to* ***p****osterior*) tipo II. La patogenia de esta lesión se ha estudiado ampliamente en la bibliografía. Grauer y cols. aplicaron una fuerza de 20 N a la LHB y midieron la tensión en las zonas anterior y posterior del rodete.[69] Comprobaron que la tensión era máxima con el brazo en abducción completa y mínima en aducción. Bey y cols. aplicaron una carga sobre la LHB con el hombro reducido y en subluxación inferior.[21] En los hombros reducidos, la carga creó una lesión SLAP tipo II en 2 de 8 hombros, mientras que en hombros subluxados la lesión apareció en 7 de 8 hombros. Pradhan y cols. simularon un movimiento de lanzamiento y midieron la tensión sobre las zonas anterosuperior y posterosuperior del rodete en hombros de cadáveres,[188] comprobando que la tensión era mayor en la parte posterosuperior del rodete cuando el brazo estaba en abducción y rotación externa (fase final de la elevación). El movimiento repetido de lanzamiento crea una tensión constante sobre la parte superior del rodete, lo que finalmente puede provocar el desprendimiento de la glenoides de la parte superior del rodete.

El área de contacto y la posición de la articulación cambian durante los distintos movimientos glenohumerales y son difíciles de precisar con las técnicas directas. El punto de contacto se mueve hacia delante y abajo durante la rotación interna.[127,196] Con la rotación externa, el contacto es posteroinferior (Fig. 6-30). Saha notificó que, con la elevación, el área de contacto se desplaza en sentido superior. Sin embargo, si se combina con rotación interna y externa, la cabeza humeral permanece centrada en la glenoides en el plano axilar.[89] Hace poco se midieron la geometría de la superficie articular y el área de contacto con estereofotogrametría[210] o rastreo electromagnético.[137] En un estudio, el área máxima de contacto se obtuvo a 120° de elevación. Al aumentar la elevación del brazo, el área de contacto se desplazó desde la región inferior hasta una región superocentroposterior, mientras que el área de contacto glenoidea se desvió hacia atrás (Fig. 6-31).[210] El contacto glenohumeral es máximo en las posiciones funcionales (entre 60° y 120° de elevación) que proporcionan estabilidad a esta articulación. Warner y cols. midieron el área de contacto utilizando película graduada de Fuji. En aducción, el área de contacto de la cabeza humeral sobre la glenoides se limitaba a la región glenoidea central, conocida como «área denudada», mientras que en abducción aumentaban tanto el área de contacto como la de congruencia.[240] Estos autores llegaron a la conclusión de que existía cierta desproporción articular durante la aducción, aumentando la congruencia y la estabilidad en la abducción.

Basmajian y Bazant consideran que la leve inclinación de 5° en sentido superior de la superficie articular constituye un factor que impide la subluxación inferior del húmero cuando se combina con el efecto de la cápsula superior y el ligamento

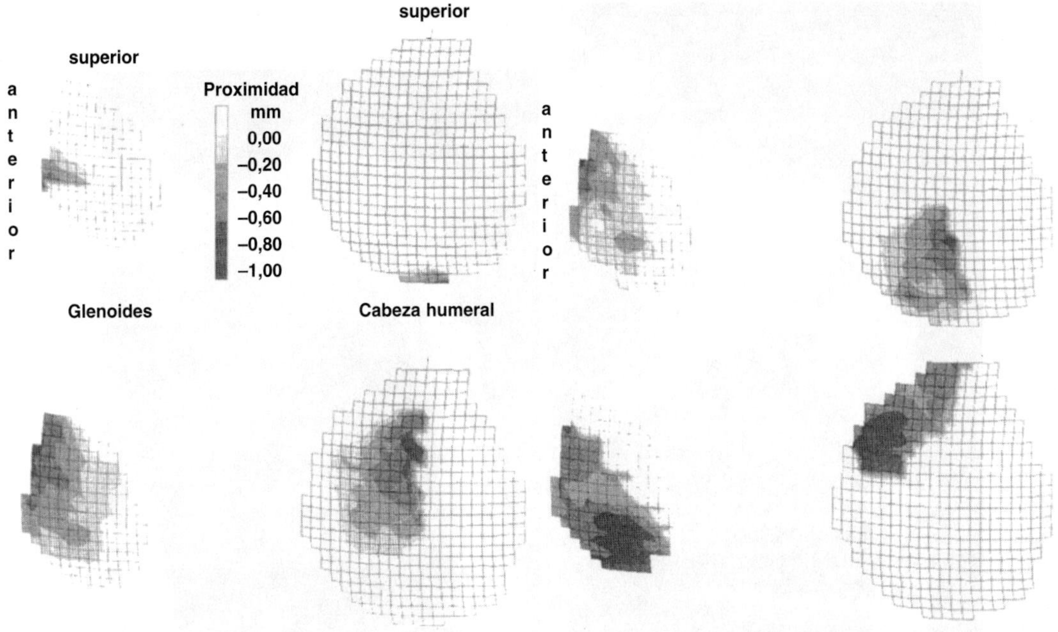

Fig. 6-31 • El área de contacto de la cabeza humeral cambia de la región inferior a la superocentral-posterior al incrementarse la elevación del brazo, mientras que el área de contacto glenoideo se desvía en sentido posterior. *(De Soslowsky LJ, Flatow EL, Bigliani LU, y cols.: Quantitation of in situ contact areas at the glenohumeral joint: A biomechanical study: J Orthop Res 10:524, 1992.)*

A

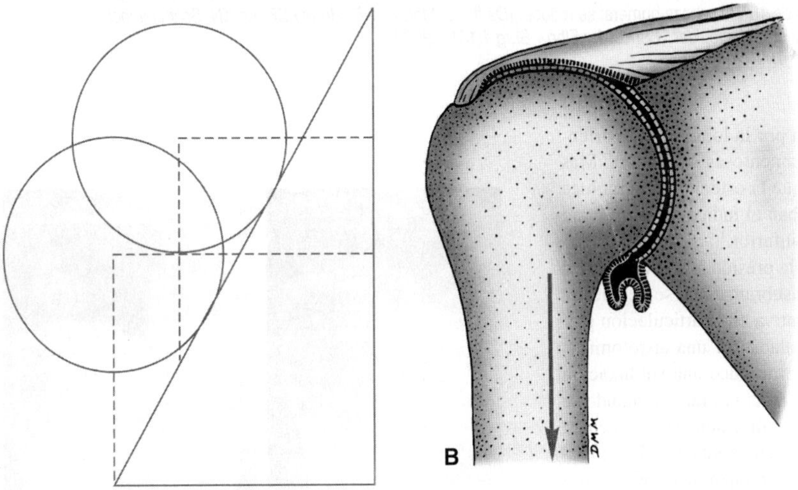

B

Fig. 6-32 • La inclinación de la glenoides en sentido superior, combinada con los ligamentos glenohumeral superior y coracohumeral, resiste el desplazamiento inferior pasivo de la cabeza humeral. *(De Basmajian JV, Bazant FJ: Factors preventing downward dislocation of the adducted shoulder joint. J Bone Joint Surg Am 41:1182, 1959.)*

glenohumeral superior (SGHL) (Fig. 6-32).[12] Clínicamente, la displasia glenoidea con la glenoides dirigida hacia abajo está relacionada con la inestabilidad multidireccional del hombro.[208] En hombros con inestabilidad multidireccional se realizan osteotomías glenoideas o traslados del pectoral mayor para aumentar la inclinación escapular.[163] En el estudio biomecánico de Itoi y cols.[101] se esclarece la relación existente entre la inclinación escapular y la estabilidad inferior del hombro. Con la aducción escapular (la glenoides mirando hacia abajo), los hombros descargados experimentaron luxaciones inferiores, que se redujeron al aumentar la abducción escapular (Fig. 6-33). Estos investigadores estudiaron además el efecto general de los músculos del manguito de los rotadores sobre la estabilidad proporcionada por la inclinación escapular.[103] La eliminación de los músculos del manguito no modificó la estabilidad proporcionada por la inclinación escapular. Por consiguiente, parece que el mecanismo de la inclinación escapular es un efecto de palanca, determinado por la geometría de

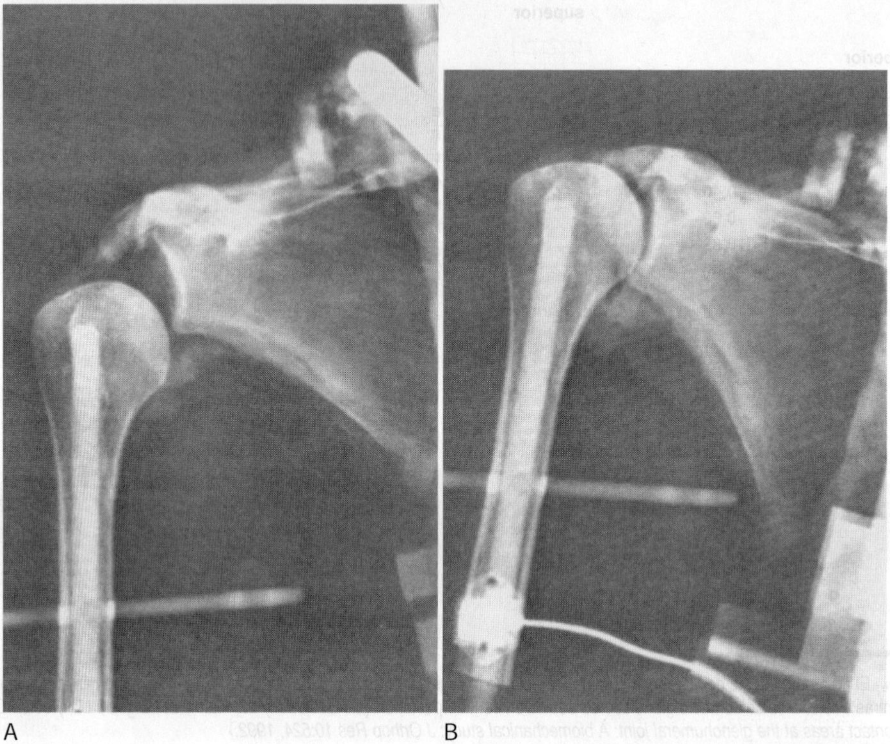

Fig. 6-33 • A, La cabeza humeral se luxa en sentido inferior con la escápula en aducción de 15°. **B,** Cuando la escápula se coloca en abducción de 15°, la cabeza humeral se reduce. *(De Itoi E, Motzkin NE, Morrey BF, An KN: Scapular inclination and inferior stability of the shoulder. J Shoulder Elbow Surg 1:131, 1992.)*

la glenoides y el húmero, y también por la longitud y la orientación de las estructuras capsuloligamentosas superiores. Más tarde, Metcalf y cols. demostraron que la osteotomía glenoidea y un injerto óseo de 5 mm aumentaban el índice de estabilidad de 0,47 a 0,81 en dirección posteroinferior.[146]

Otro estabilizador importante es la presión intraarticular. En el estudio intensivo de Kumar y Balasubramaniam se demuestra que normalmente existe presión negativa en la articulación glenohumeral.[125] Si esta presión es igualada por una artrotomía o incluso por una punción pequeña, se produce una subluxación inferior del hombro (Fig. 6-34). Este efecto es mayor cuando se ha extirpado la musculatura del manguito, aunque también se observa en las muestras con estos músculos intactos. Es interesante señalar que en 1930 Lockhart comunicó una observación similar.[135] La presión intraarticular estabiliza al hombro no sólo en dirección inferior, sino también en las demás direcciones.[65] La presión intraarticular cambia al aplicar una carga de traslación inferior. La carga, la presión y el desplazamiento están muy relacionados.[100] Sin embargo, la presión intraarticular no se correlaciona con la carga externa en los hombros que sufren inestabilidad anterior recurrente.[73] Hashimoto y cols.[81] estudiaron los cambios de la presión intraarticular con los movimientos del hombro. Según su estudio, la presión intraarticular es mínima con el brazo en elevación ligera y máxima con el brazo en elevación completa.

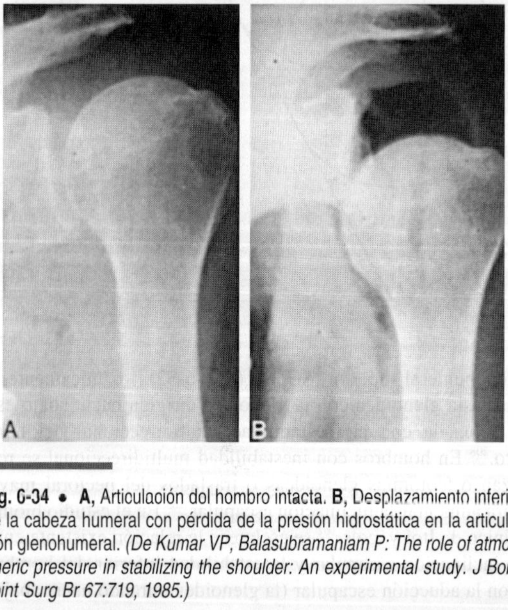

Fig. 6-34 • A, Articulación del hombro intacta. **B,** Desplazamiento inferior de la cabeza humeral con pérdida de la presión hidrostática en la articulación glenohumeral. *(De Kumar VP, Balasubramaniam P: The role of atmospheric pressure in stabilizing the shoulder: An experimental study. J Bone Joint Surg Br 67:719, 1985.)*

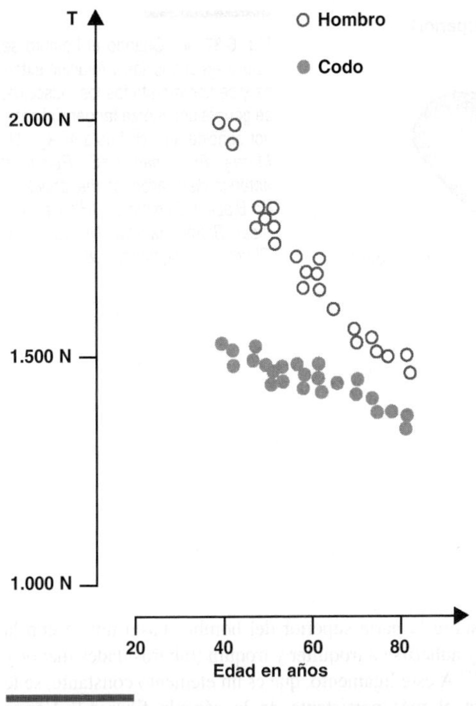

Fig. 6-35 • Comparación de las fuerzas de luxación en el hombro y el codo. *(De Kaltsas DS: Comparative study of the properties of the shoulder joint capsules with those of other joint capsules. Clin Orthop 173:20, 1973.)*

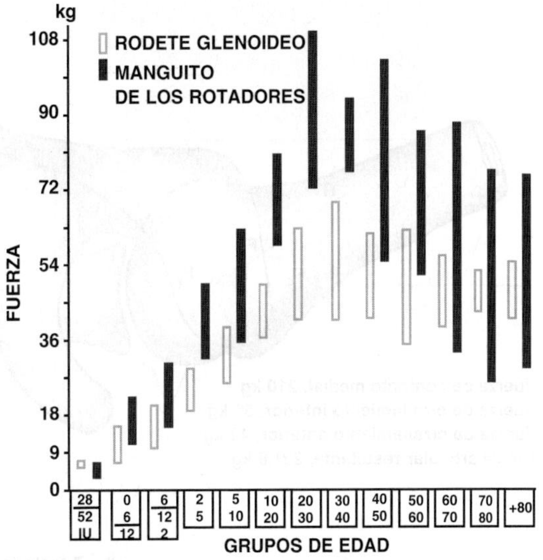

Fig. 6-36 • Fuerza tensil del rodete, el complejo capsular y el manguito de los rotadores a causa de la edad. *(De Reeves B: Experiments on the tensile strength of the anterior capsular structures of the shoulder region. J Bone Joint Surg Br 50:858, 1968.)*

Contribución capsular y ligamentosa a la estabilidad estática del hombro

Se sabe muy poco sobre la constitución biomecánica de la cápsula del hombro, con excepción de que consiste en colágeno de tipos I, III y V. A este respecto, no es de extrañar que su composición sea muy similar desde el punto de vista cualitativo a la del codo y otras articulaciones.[112] Kaltsas estudió las fuerzas necesarias para luxar el hombro y el codo. Para separar el complejo del hombro se necesitó una fuerza importante hasta de 2.000 newtons (N), mientras que para luxar el codo sólo se necesitaron 1.500 N en personas menores de 40 años.[112] La fuerza para luxar ambas articulaciones disminuye con la edad, pero esta reducción es todavía más drástica en el hombro (Fig. 6-35). Reeves[190] estudió la fuerza tensil del complejo capsular anterior. En sus cadáveres encontró una carga máxima de fallo tensil en los individuos de 30 a 40 años de edad: la fuerza tensil promedio fue de 56,5 kg, con límites de 40 kg a 70 kg. Sin embargo, estas cifras varían considerablemente con la edad y entre los distintos individuos. Observó una resistencia tensil menor en los menores de 20 y mayores de 50 años (Fig. 6-36). Se calcula que la fuerza tangencial anterior es de 42 kg si el brazo se coloca en abducción y rotación externa (Fig. 6-37). Por tanto, en algunas personas es posible exceder las restricciones estáticas bajo cierta actividad muscular o carga.[151]

La cápsula del hombro es delgada y redundante. En algunas personas esta redundancia constituye una variedad congénita y, por consiguiente, explica la diversidad de relajación en los hombros normales.[79] La hiperrelajación predispone a la inestabilidad del hombro.[230] El complejo ligamentoso capsular consta de porciones superior, media e inferior, que, junto con el ligamento coracohumeral (CHL), constituyen las estructuras ligamentosas definidas de las partes anterior y superior de la articulación del hombro (Fig. 6-38). Flood definió y bosquejó con detalle estas estructuras en el año 1829.[59]

Ligamento coracoacromial

El ligamento coracoacromial conecta dos zonas de la escápula: la apófisis coracoides y el acromion. La función de este ligamento no había suscitado interés hasta que Flatow y cols. se fijaron en este ligamento como estabilizador superior del hombro.[58] Estos autores comentaron los resultados de la reconstrucción del ligamento coracoacromial en la subluxación anterosuperior después del fracaso de la reparación del manguito de los rotadores.[57] En un estudio en cadáveres, Lee y cols. determinaron la traslación de la cabeza humeral después de liberar el ligamento coracoacromial.[131] Tras la liberación del ligamento, la traslación anterior e inferior aumentó a 0° y 30° de aducción, y los autores advirtieron que la liberación del ligamento coracoacromial se debía realizar con cuidado por tratarse de un ligamento estabilizador.

El ligamento coracoacromial forma parte del arco coracoacromial, que está en estrecho contacto con la superficie superior del manguito de los rotadores. Si el pinzamiento del manguito contra el arco coracoacromial provoca un desgarro del manguito, es probable que se alteren las propiedades materiales del ligamento coracoacromial en hombros con desgarros del manguito debido al estrés y el roce repetidos entre manguito y ligamento. Soslowsky y cols. midieron las propiedades tensiles de este ligamento en hombros con y sin desgarro del manguito de los rotadores,[209] sin encontrar diferencias en la fuerza y la respuesta de relajación al estrés entre ambos grupos. La única diferencia fue una mayor disminución de la fuerza en los hombros con desgarros del manguito después de cargas cíclicas. Este estudio revela

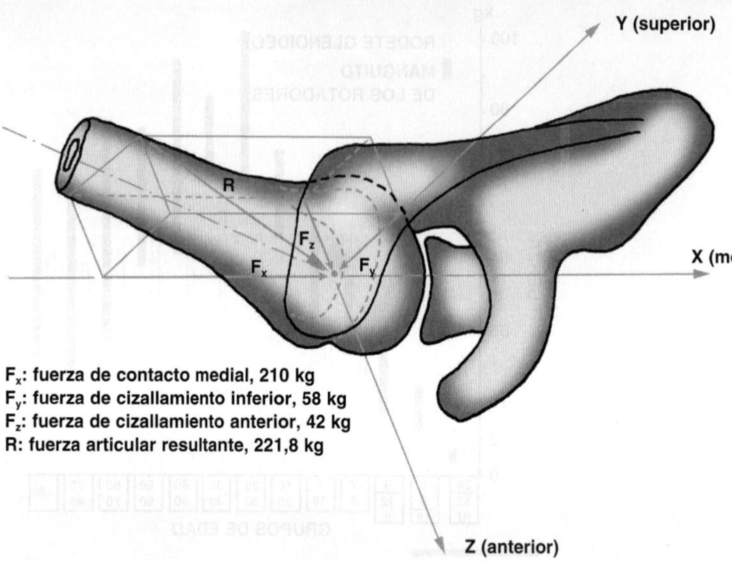

Fig. 6-37 • Cuando el hombro se coloca en abducción y rotación externa y se contraen todos los músculos, se genera una fuerza tangencial anterior considerable de hasta 40 kg. *(De Morrey BF, Chao EYS: Recurrent anterior dislocation of the shoulder.* En *Black J, Dumbleton JH [eds.]: Clinical Biomechanics. Nueva York: Churchill Livingstone, 1981.)*

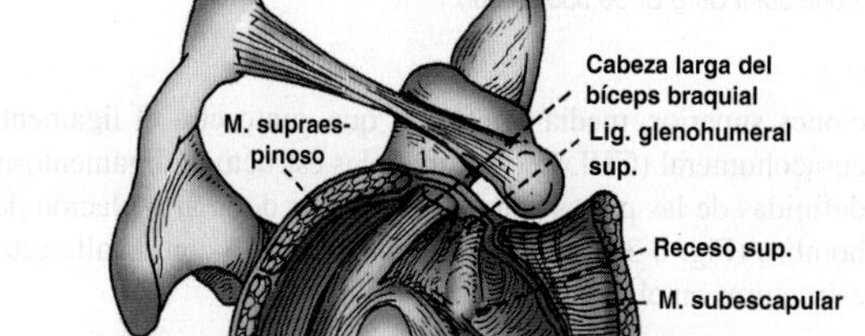

Fig. 6-38 • Esquema de los ligamentos glenohumerales y los estabilizadores del manguito de los rotadores de la articulación glenohumeral. *(De Morrey BF, Chao EYS: Recurrent anterior dislocation of the shoulder.* En *Black J, Dumbleton JH [eds.]: Clinical Biomechanics. Nueva York: Churchill Livingstone, 1981.)*

que se producen pocos cambios en las propiedades materiales de este ligamento, lo que indica que probablemente el desgarro del manguito no se deba al pinzamiento subacromial.

Ligamento coracohumeral

El ligamento coracohumeral se origina en la base lateral anterior de la apófisis coracoides, y se extiende en forma de dos bandas sobre la parte superior del hombro hasta unirse con la cápsula y adherirse a troquíter y troquín (tuberosidades mayor y menor).[113] A este ligamento, que es un elemento constante, se le considera el más persistente de la cápsula fibrosa.[49] Varios investigadores han estudiado su función, pero ésta sigue sin dilucidar. Terry y cols. y Basmajian y Bazant demostraron que se tensa durante la rotación externa y al parecer contribuye a resistir la subluxación inferior de la articulación (véase Fig. 6-32).[12,223] Este fenómeno fue confirmado por el llamado estudio de «control de carga» de Ovesen y Nielsen,[172] quienes demostraron que el estabilizador inferior más importante es el ligamento coracohumeral. Sin embargo, Warner y cols.[241] no observaron que este ligamento tuviera una función de suspensión, y Kuboyama[123] declaró que su función estabilizadora principal no se produce durante la rotación externa, sino en la rotación neutra e interna. La tensión de este ligamento aumenta durante la rotación externa,[108] lo que indica que funciona en este movimiento. En un estudio se encontró que el CHL es un estabilizador inferior con el brazo en rotación externa, pero no en rotación interna ni neutra.[97] Es más, la porción anterior de este ligamento se une al troquín y posee una función más importante que la porción posterior, que se une al troquíter.[179]

Intervalo rotador

El intervalo rotador es el espacio situado entre el supraespinoso y el subescapular, cubierto con la cápsula articular y reforzado por el CHL.[182] En los hombros con lesiones de este intervalo existe inestabilidad inferior con el brazo en rotación interna, mas no en rotación externa.[164] En el reciente estudio de cadáveres Harryman y cols.[78] observaron que la sección de la cápsula del intervalo rotador y el ligamento coracohumeral provoca inestabilidad inferior y posterior y que la tensión de la cápsula del intervalo aumenta la resistencia a la traslación inferior y posterior. Hace poco, Itoi y cols.[97] demostraron que si bien la relajación de la cápsula tiene un efecto importante en la estabilidad inferior con el brazo en rotación interna y neutra, la sección de la misma con el CHL íntegro no tiene efecto alguno en

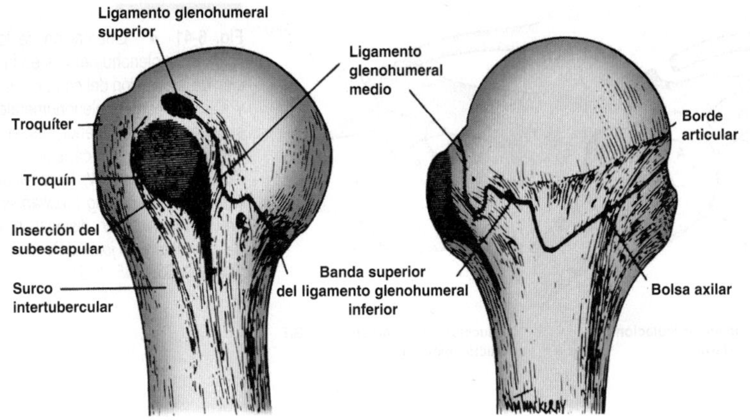

Fig. 6-39 • Adherencia humeral de los ligamentos glenohumerales. *(De Turkel SJ, Panio MW, Marshall JL, Girgis FG: Stabilizing mechanisms preventing anterior dislocation of the glenohumeral joint. J Bone Joint Surg Am 63:1208, 1981.)*

la estabilidad inferior. Concluyeron que la cápsula del intervalo rotador no cumple por sí sola una función estabilizadora mecánica, sino que estabiliza al hombro en forma indirecta conservando la presión intraarticular. Tamai y cols. señalaron que este ligamento podría estar relacionado con el dolor durante el pinzamiento, pues observaron una abundante inervación en el lado del ligamento en contacto con la bolsa.[221]

Ligamento glenohumeral superior

El SGHL es una estructura constante que se origina en el tubérculo de la glenoides, por delante del origen del tendón largo del bíceps, y transcurre hacia abajo y a un lado para insertarse en la cabeza del húmero cerca de la punta proximal del troquín (Fig. 6-39). Basmajian pensaba que la función del ligamento glenohumeral superior era, junto con la inclinación superior de la glenoides, proporcionar resistencia pasiva a la subluxación o luxación inferior del húmero.[11] Existen investigaciones previas que apoyan este concepto al demostrar que, cuando esta estructura se encuentra íntegra, el hombro no se desplaza en sentido posterior e inferior, incluso en ausencia de ligamento inferior y cápsula.[201] Sin embargo, al seccionar esta estructura, la lesión creada en la cápsula posteroinferior permite la luxación inferior de la cabeza humeral.

Estas observaciones apoyan el concepto global de Dempster en cuanto a que la estabilidad depende de estructuras tanto anteriores como posteriores, ya que ambas impulsan a la superficie articular de la cabeza humeral contra la glenoides (Fig. 6-40). La traslación en una dirección provoca tensión en el ligamento del lado opuesto de la articulación. Por tanto, la traslación inferior incrementa la tensión en la cápsula superior y el ligamento glenohumeral superior.

Basándose en la sección selectiva de los ligamentos utilizando artroscopia, Warner y cols.[241] observaron que el ligamento glenohumeral superior es un estabilizador inferior importante. En un estudio de Patel y cols.[179] también se encontró que la tensión del SGHL y la porción anterior del CHL alcanzan su punto máximo con el brazo en aducción y rotación externa. Al parecer, el ligamento glenohumeral superior posee una función similar a la del CHL respecto al movimiento y la estabilidad inferior de la articulación glenohumeral.

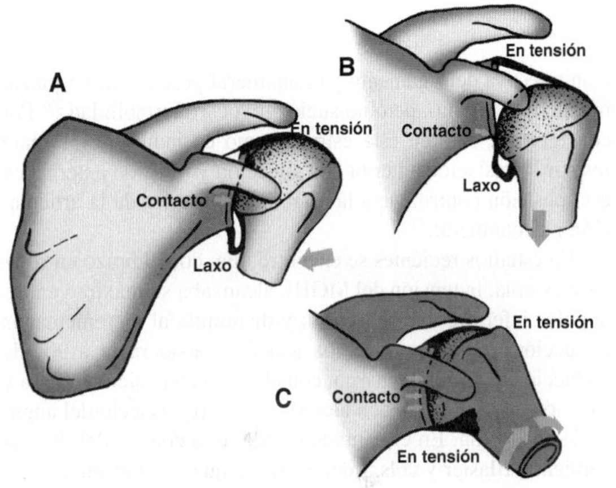

Fig. 6-40 • Concepto de Dempster sobre la contribución conjunta de los ligamentos y la superficie articular respecto a la estabilidad de un sistema articular. *(De Dempster WT: Mechanisms of shoulder movement. Arch Phys Med Rehabil 46A:49, 1965.)*

Ligamento glenohumeral medio

Este ligamento se origina en el tubérculo supraglenoideo en la cara superior de la glenoides y en la cara anterosuperior del rodete glenoideo, y se extiende en dirección lateral e inferior hasta fundirse con el tendón del subescapular en un punto unos 2 cm medial a su inserción en el troquín (véanse Figs. 6-38 y 6-39). El ligamento glenohumeral medio (MGHL) es una estructura importante que mide hasta 2 cm de ancho y 4 mm de espesor.[46] Es uno de los ligamentos glenohumerales más desarrollados y, según DePalma, Moseley y otros, constituye la restricción principal del desplazamiento humeral anterior.[49,154] Este ligamento se tensa cuando el hombro se coloca en abducción y rotación externa.[229] Si bien se origina en la cara superior del rodete, quizás esta unión no se modifique a menudo en la luxación anterior recurrente. Turkel y cols. también observaron que el MGHL se tensa en la posición de inestabilidad cuando el hombro se coloca en abducción y rotación externa (Fig. 6-41).[229] La sec-

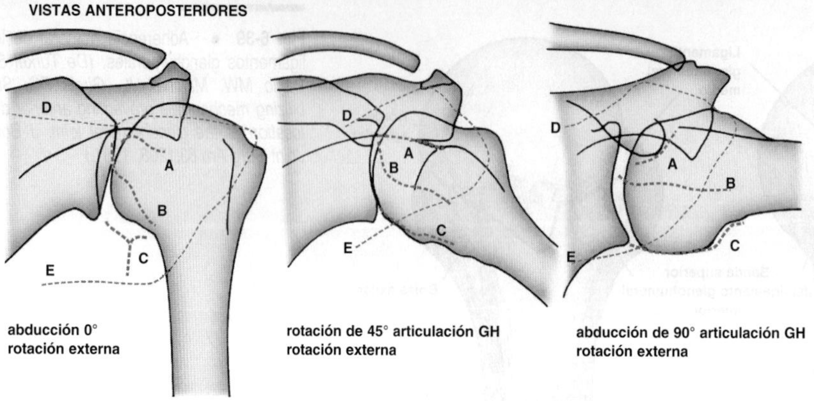

Fig. 6-41 • Orientación de los ligamentos glenohumerales en función de la posición del hombro. A, B y C, Ligamentos glenohumerales superior, medio e inferior, respectivamente; D y E, cápsula. *(De Turkel SJ, Panio MW, Marshall JL, Girgis FG: Stabilizing mechanisms preventing anterior dislocation of the glenohumeral joint. J Bone Joint Surg Am 63:1208, 1981.)*

ción selectiva del ligamento glenohumeral permite un desplazamiento más amplio, pero no suele provocar inestabilidad.[201] Por consiguiente, si bien esta estructura no es indispensable para resistir la traslación anterior con aducción y rotación externa, en esta posición contribuye a la estabilidad anterior de la articulación glenohumeral.

En estudios recientes se encontró que, con el brazo en rotación externa, la tensión del MGHL alcanzaba su máximo en los ángulos inferiores de abducción y disminuía al incrementar la abducción, pero aún mostraba tensión considerable a 90° de abducción.[108,169] Sin embargo, con el brazo en posición neutra y rotación interna, la tensión alcanza casi cero respecto del ángulo de abducción. En el llamado estudio con control del desplazamiento, Blasier y cols.[24] demostraron que la contribución del SGHL y MGHL es similar a la del IGHL con el brazo en abducción y rotación externa. Esta observación contradice el estudio previo de tensión. Se puede interpretar que el SGHL y el MGHL poseen cierta función, aunque se encuentren relativamente relajados en la rotación neutra, pero esta función aumenta cuando se tensan en rotación externa porque el IGHL se vuelve mucho más importante que estos ligamentos en esta posición. Por consiguiente, la función estabilizadora del MGHL todavía se debe esclarecer en relación con las posiciones en que incrementan los ángulos de la elevación y la rotación externa.

Ligamento glenohumeral inferior

DePalma y cols. consideraban que el IGHL era un estabilizador poco importante porque, en sus disecciones, cerca del 50% de las muestras carecían de este ligamento definido.[50] Más recientemente, en las interpretaciones de la anatomía del hombro se intenta ampliar la definición de este ligamento incluyendo una cápsula anteroinferior, otra inferior y otra posteroinferior, a pesar de la presencia de un engrosamiento definido (véanse Figs. 6-39 y 6-40).[167,229] En la inspección minuciosa se observa que el origen del IGHL consiste casi exclusivamente en el rodete glenoideo anterior (Fig. 6-42). Más adelante atraviesa en sentido lateral e inferior hasta insertarse en el borde inferior de la superficie articular humeral y luego hacia abajo y alrededor del cuello anatómico del húmero (véase Fig. 6-39). O'Brien y cols.[167] estudiaron aún mejor esta disposición anatómica, y observaron que la porción posteroinferior de la cápsula contiene una banda gruesa formada por fibras densas de colágeno que es similar al borde anterosuperior del IGHL. Llamaron a esta estructura «banda posterior» y a la estructura anterosuperior del IGHL «banda anterior». La banda posterior no siempre constituye un engrosamiento definido de la cápsula.[22,226] Utilizando un microscopio de luz polarizada, Gohlke y cols.[67] observaron los patrones de los haces de fibras de colágeno de los ligamentos glenohumerales. De esta manera definieron en todas las muestras los ligamentos glenohumerales superior y medio y la banda anterior del IGHL a partir de los haces de fibras de colágeno. Sin embargo, sólo en el 62,8% de sus muestras pudieron definir la banda posterior del IGHL. Urayama y cols. demostraron un engrosamiento de la capa más interna de la cápsula inferior en el borde superior, que se corresponde con la banda anterior del IGHL.[232] Sin embargo, no se observa un engrosamiento de la cápsula de ese tipo en su porción posteroinferior, que corresponde a la banda posterior. Esta banda se forma en la unión entre la cápsula inferior engrosada y la posterior adelgazada. No se trata de un verdadero «ligamento capsular», como la banda anterior. No obstante, desde entonces se ha estudiado la función de esta estructura o de la porción posteroinferior de la cápsula. Esta disposición anatómica concuerda con los datos más modernos que sugieren que este ligamento cumple una función central en la inestabilidad glenohumeral anterior e inferior.[160]

Delorme describió en 1910 la función del IGHL.[46] Observó que este ligamento se tensa en abducción y rotación externa, mientras que durante la aducción se tensa el MGHL. Moseley y Overgaard[154] confirmaron esta observación más adelante. Turkel y cols.[229] fueron los primeros en valorar la función individual del ligamento glenohumeral mediante la sección secuencial de este ligamento, y observaron que en la abducción de 90° con rotación externa el estabilizador anterior más importante es el IGHL. En otro estudio sobre el control del desplazamiento, Blasier y cols.[24] compararon la función estabilizadora de tres componentes: 1) SGHL y MGHL, 2) IGHL, y 3) cápsula posterosuperior. Con el brazo en abducción y rotación neutra, la contribución del SGHL más el MGHL fue igual a la del IGHL.

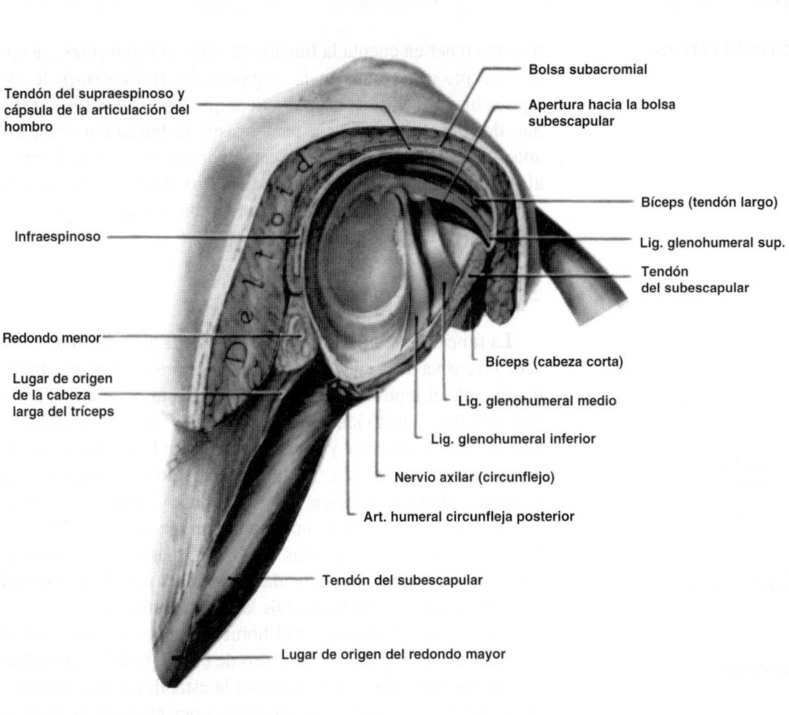

Fig. 6-42 • El ligamento glenohumeral inferior se inserta en la glenoides a través del rodete anterior y se extiende en situación más proximal de lo que se pensaría. *(De Grant JCB: Method of Anatomy, 7.ª ed. Baltimore: Williams & Wilkins, 1965.)*

Con el brazo en rotación externa, la contribución del IGHL se duplicó, mientras que la del SGHL, combinada con la del medio, se volvió insignificante. Un dato interesante es que señalaron la importancia de la cápsula posterosuperior como estabilizador anterior secundario en posición neutra y rotación externa del brazo en abducción. También se ha estudiado la función de las bandas anterior y posterior del IGHL. Jerosch y cols.[108] midieron la tensión de las bandas anterior y posterior de este ligamento y concluyeron que la banda anterior es la más tensa con el brazo en abducción y en rotación externa, mientras que la posterior se tensa más con el brazo en abducción y rotación interna. Debski y cols.[45] también midieron los cambios en la longitud de estos ligamentos en diversas posiciones del brazo. Observaron que el MGHL es el estabilizador anterior principal con el brazo en aducción y rotación neutra, y que el MGHL y la banda anterior del IGHL son los estabilizadores anteriores primarios con el brazo en abducción y rotación neutra. O'Brien y cols.[168] midieron directamente la función estabilizadora de las bandas anterior y posterior mediante la sección secuencial de éstas. Con el brazo en abducción en el plano escapular, o todavía más horizontal en rotación neutra, la banda anterior fue el estabilizador anterior principal. Al flexionar el brazo en el plano horizontal, la banda posterior resultó ser el estabilizador posterior primario. Urayama y cols. determinaron la tensión de las bandas anterior y posterior. Comprobaron que la banda anterior presentaba la mayor tensión con el brazo en abducción y rotación externa, mientras que la banda posterior presentaba la mayor tensión con el brazo en flexión y rotación interna.[231] Determinaron también la tensión de la bolsa axilar (en la posición de las 6 en punto) y comprobaron que era un estabilizante anterior con el brazo en abducción y rotación externa. En términos de estabilidad posterior, Naggar y cols.[158] demostraron que la cápsula inferoposterior constituye la restricción posterior primaria con el brazo en flexión y rotación interna, y la cápsula superoposterior es la restricción posterior primaria en flexión y rotación externa. Por consiguiente, al parecer, la banda posterior y la cápsula posteroinferior son los restrictores posteriores primarios con el brazo en flexión y rotación interna, que se sabe corresponde a la posición de la aprensión posterior.

El conocimiento en profundidad de los ligamentos glenohumerales inferiores ayuda a resolver algunas cuestiones debatidas acerca de la inestabilidad anterior e inferior del hombro. La importancia clínica de un desprendimiento del rodete glenoideo que provoca luxación anterior recurrente se explica por el hecho de que esta lesión ocasiona una deficiencia del complejo del IGHL.

Tradicionalmente, la cápsula inferior completa se ha reconocido como uno de los factores que contribuyen a limitar la elevación del brazo.[36,110,178] La estructura también se tensa con la rotación externa o interna del húmero inclinado.[229] Además, se ha demostrado que la liberación del IGHL permite la subluxación anterior e inferior en el modelo experimental.[201] Sin embargo, es interesante señalar que la mayor traslación inferior se produce sólo cuando también se libera la cápsula posterosuperior. Ovesen y Nielsen realizaron observaciones similares estudiando el complejo glenohumeral en su conjunto. La traslación anterior fue mayor con la liberación de la cápsula posterior (Fig. 6-43).[173] En cambio, se demostró que la traslación aumenta al seccionar la cápsula anterior. Los patrones globales de desplazamiento aumentaron con la liberación de la cápsula inferior.

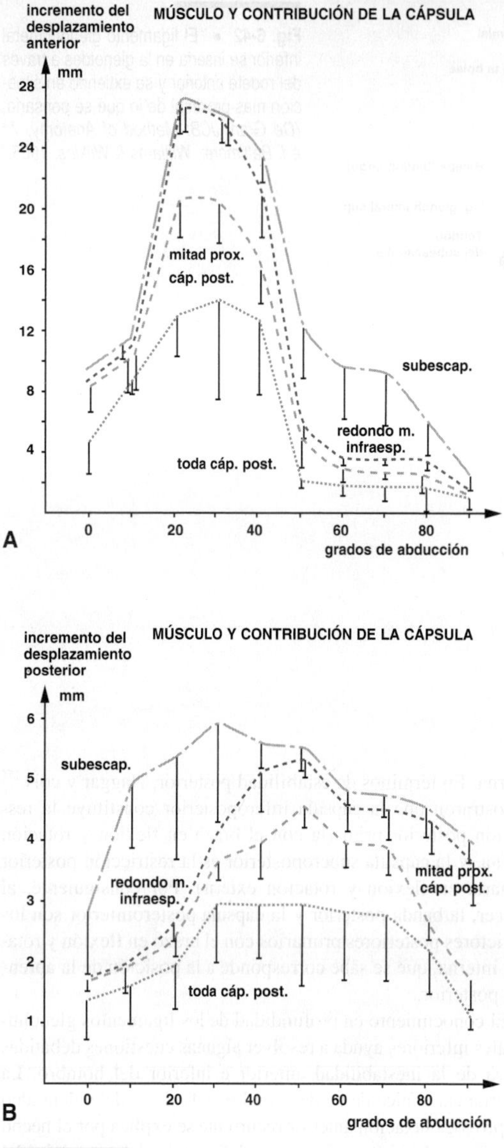

Fig. 6-43 • Desplazamientos anterior **(A)** y posterior **(B)** del incremento de la cabeza humeral en milímetros en función de la liberación seriada de las restricciones al movimiento de la articulación glenohumeral. *(De Ovesen J, Nielsen S: Anterior and posterior shoulder instability. Acta Orthop Scan 57:324, 1986.)*

Estas observaciones corresponden también a la traslación posterior de la cabeza humeral.[173,201] La liberación de las estructuras anteriores aumenta la rotación posterior y la traslación de la cabeza humeral. Los patrones descritos corresponden a la traslación en la posición neutra. Los resultados serían distintos si el brazo se girara por completo hacia dentro o hacia fuera.

En resumen, el estabilizador estático principal de la articulación del hombro consta del complejo capsular-ligamentoso, cuyo componente más importante es el IGHL. Sin embargo, hay que tener en cuenta la función de otros componentes; de ahí el concepto de «compartir la carga» en las restricciones de los tejidos blandos. Este concepto reitera que los ligamentos funcionan de manera coordinada para resistir la traslación articular, ante todo al limitar el desplazamiento por su presencia y, además, al impartir una mayor presión de contacto articular opuesta a la dirección del desplazamiento, lo que también incrementa la estabilidad articular (Fig 6-40).[77]

Estabilizadores dinámicos

La función estabilizadora suspensora de la actividad muscular activa o pasiva de la cintura escapular es sorprendentemente mínima durante el reposo.[199] Los estudios electromiográficos (EMG) han revelado inactividad de los músculos deltoides, pectoral mayor, serrato anterior y dorsal ancho cuando el brazo cuelga libremente en el costado. En las investigaciones posteriores, la actividad electromiográfica ha sido nula o mínima incluso al imponer a la extremidad superior una carga de hasta 12 kg.[15] Estos datos concuerdan con las teorías antiguas de que la presión negativa y los elementos articulares-ligamentosos de restricción resisten la subluxación inferior de la cabeza humeral.

La estabilidad dinámica del hombro durante la actividad se produce por acción de los músculos de esta región. La contribución de los músculos del manguito a la estabilidad articular proviene de: 1) la tensión muscular pasiva por el efecto ocupativo del músculo mismo;[29,125,156,223] 2) la contracción que ocasiona compresión de las superficies articulares, 3) el movimiento articular, que tensa de forma secundaria las restricciones ligamentosas pasivas, y 4) el efecto de barrera de los músculos contraídos.

Mecanismos de estabilización a través de los músculos

Tensión muscular pasiva

La función pasiva de la masa muscular en la estabilidad articular se demuestra por el incremento en el arco pasivo de movimiento cuando se elimina el músculo.[29,178] Howell y Kraft demostraron que al paralizar los músculos supraespinoso e infraespinoso mediante un bloqueo del nervio supraescapular se conservó la cinemática normal en 45 de 47 hombros.[91] No es necesaria la contracción activa de estos músculos para mantener la cinemática de la enartrosis. Ovesen y Nielsen también han demostrado que la traslación aumenta, tanto en sentido anterior como posterior, al liberar los músculos del hombro en sus estudios en cadáveres (Fig. 6-44).[173] Kumar y Balasubramaniam también han demostrado una mayor traslocación inferior por el efecto de la gravedad cuando se eliminan los músculos en un cadáver.[125]Sin embargo, Motzkin y cols.[156] demostraron que, al eliminar la piel, el tejido subcutáneo y el deltoides no modifican la traslación inferior de la cabeza humeral en aducción y abducción, a condición de que la presión intraarticular permanezca intacta. A partir de estos resultados y de los estudios electromiográficos, el efecto ocupativo de estos músculos parece ser mínimo.

Compresión de la superficie articular

Con la simulación de la función activa de los músculos del manguito de los rotadores, en un experimento realizado en cadáveres se encontró que la cabeza humeral se coloca en el

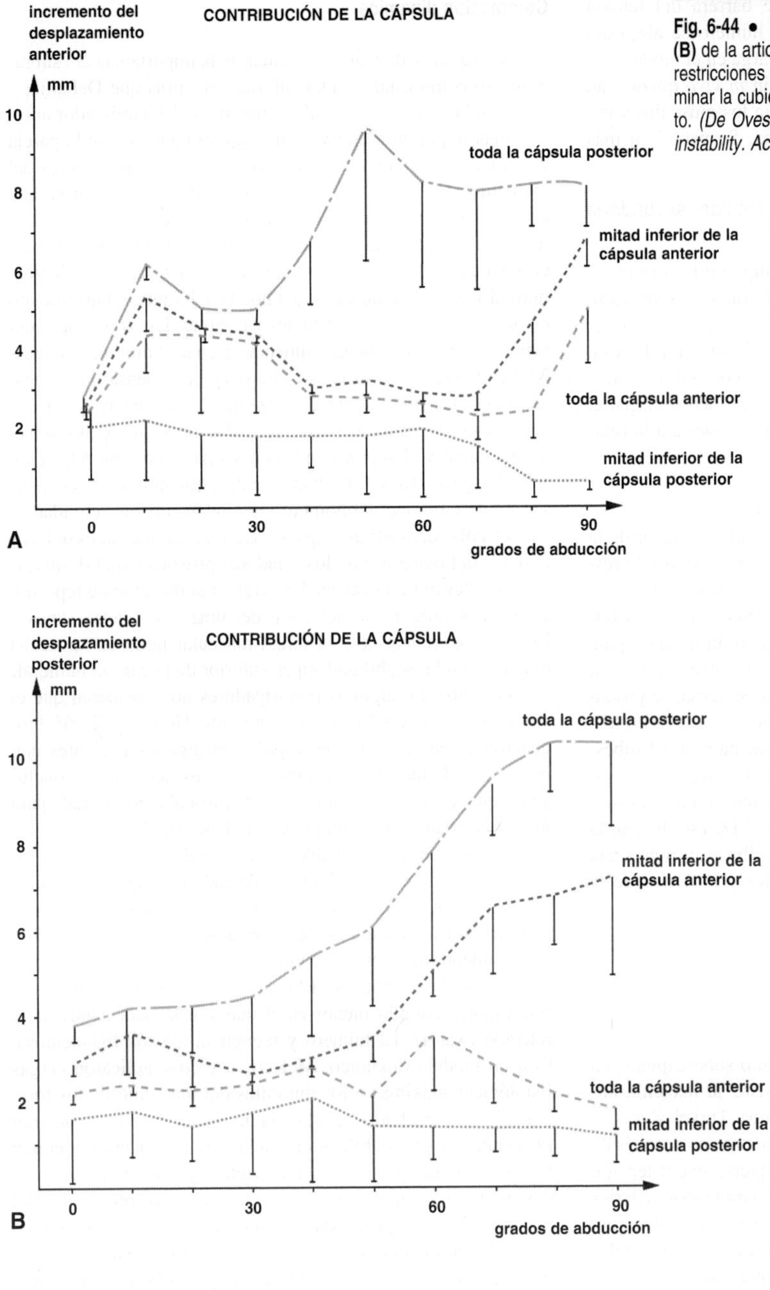

Fig. 6-44 • Movimientos de traslación anterior **(A)** y posterior **(B)** de la articulación del hombro con liberación seriada de las restricciones y en función de la posición glenohumeral. Al eliminar la cubierta muscular, aumenta el posible desplazamiento. *(De Ovesen J, Nielsen S: Anterior and posterior shoulder instability. Acta Orthop Scan 57:324, 1986.)*

centro de la glenoides en el plano horizontal.[91] Es interesante observar que este efecto estabilizador es independiente en gran parte de la acción muscular específica simulada. Incluso con la actividad simulada desigual («desequilibrada») de las musculaturas anterior y posterior del manguito, la función del manguito activo ocasiona el fenómeno de ajuste. McMahon y cols.[144] demostraron en un estudio en cadáveres que las traslaciones de la cabeza humeral son menores de 2 mm con la fuerza del supraespinoso y sin ésta. Por tanto, se supone que el centro de ajuste de la cabeza humeral en la glenoides se realiza sin actividad muscular equilibrada y que el área de contacto y la presión son mediadas por la tensión forzosa secundaria de los ligamentos. Sin embargo, algunos investigadores subrayan más la función de los músculos del manguito. Wuelker y cols.[245] utilizando hombros de cadáveres con fuerzas musculares constantes simuladas en el deltoides y los músculos del manguito, demostraron que la traslación de la cabeza humeral entre 20° y 90° de elevación es de un promedio de 9 mm en dirección superior y de 4,4 mm en dirección anterior. Hsu y cols.[92] observaron la desviación de la cabeza humeral en un modelo con defectos de los tendones y otro sin carga muscular. La cabeza humeral se desvió hacia el lado defectuoso en el modelo con defectos tendinosos por la ausencia de efecto de barrera del tendón defectuoso. Por otro lado, la cabeza del húmero se alejó del músculo sin carga hacia la dirección con carga en el modelo sin carga muscular. El contacto y la traslación *in vivo* quizá sean diferentes, porque el índice de fuerza hacia los músculos varía durante la elevación y entre cada persona. Se necesitan más estudios en esta área.

Elementos dinámicos que ocasionan tensión secundaria de las restricciones estáticas

Dempster ha señalado que el músculo supraespinoso eleva y rota en sentido externo al mismo tiempo el brazo.[48] Como ya se ha demostrado, la rotación externa tensa el ligamento inferior y, por consiguiente, limita la elevación en sentido superior. De esta manera, la musculatura del manguito rota el hombro hasta una configuración que se considera estable, por lo menos en parte, por la tensión de los ligamentos en dirección opuesta a la rotación (véase Fig. 6-40).[36,48,77]

Efecto de barrera

Desde hace tiempo se conocen el efecto amortiguador de la musculatura del hombro durante el movimiento activo y la restricción consiguiente del arco activo de movimiento.[36] Clásicamente, se ha demostrado que el músculo subescapular es importante, aunque no indispensable, como barrera anterior para resistir el desplazamiento anteroinferior de la cabeza humeral. Cuando el músculo subescapular se relaja o se tensa, se produce una luxación anterior recurrente; por tanto, existen varias técnicas para restablecer o fortalecer el efecto de barrera del subescapular.[50,219] Además, las áreas de corte transversal de los rotadores anterior (subescapular) y posteriores (infraespinoso y redondo menor) son prácticamente iguales.[13] De esta forma, la rotación generada por estos grupos es equilibrada y representa una fuerza que resiste la traslación anterior y posterior de la cabeza humeral.

Manguito de los rotadores

Tensión muscular pasiva

Antiguamente se pensaba que el músculo subescapular era importante como barrera anterior para resistir la luxación anterior de la cabeza humeral.[50,219] Sin embargo, Turkel y cols.[229] quienes observaron un cambio en la rotación externa después de seccionar el tendón del subescapular, concluyeron que la tensión muscular pasiva del subescapular es el estabilizador anterior principal a 0° y 45° de abducción, mas no a 90° de abducción, que es cuando el ángulo del IGHL posee su función principal.

La estabilidad posterior también está supeditada a la tensión muscular pasiva del manguito de los rotadores. En sus estudios consecutivos, Ovesen y cols. demostraron que tanto el supraespinoso como el infraespinoso-redondo menor son importantes para estabilizar el hombro en la parte posterior.[173-175]

Motzkin y cols.[155] estudiaron la estabilidad inferior y la tensión muscular pasiva del manguito. Elevaron al supraespinoso y a otros músculos del manguito en distintas magnitudes y midieron el desplazamiento de la cabeza humeral. Como no observaron ningún efecto importante después de eliminar los músculos del manguito, concluyeron que la contribución estática de estos músculos a la estabilidad inferior es insignificante.

Contracción dinámica

Basmajian y Bazant[12] comunicaron la importancia del supraespinoso como estabilizador inferior, mientras que DePalma y cols.[50] subrayaron que el subescapular es el estabilizador anterior más importante. Saha[196] introdujo el concepto de la pareja de fuerza que ofrecen los músculos anteriores y posteriores del manguito. En su estudio electromiográfico encontraron que tanto el subescapular como el infraespinoso se contraen a la mitad de la elevación para estabilizar la articulación del hombro. Glousman y cols.[66] investigaron las actividades electromiográficas de los músculos del hombro durante el lanzamiento de objetos en hombros inestables y estables. Las actividades del supraespinoso y del bíceps aumentaron en los hombros con inestabilidad anterior. Quizás estos músculos compensaron su inestabilidad anterior durante el lanzamiento. Kronberg y cols.[122] también observaron una mayor actividad electromiográfica en el subescapular y el supraespinoso en los pacientes con relajación articular generalizada. Probablemente estos músculos compensan la inestabilidad del hombro incrementando sus actividades. Chen y cols. demostraron que los ejercicios musculares del deltoides y del manguito de los rotadores provocaban el desplazamiento inferior de la cabeza humeral en la posición de reposo y el superior durante la elevación del brazo en sujetos sanos.[35] Estos datos indican que la fatiga muscular tiene una estrecha relación con la estabilidad superoinferior de la cabeza humeral.

Sin embargo, algunos investigadores no consideran que el manguito sea un estabilizador importante. Howell y Kraft[91] bloquearon el nervio del subescapular en algunos pacientes con inestabilidad anterior recurrente y defectos del rodete. Concluyeron que no se necesita una cubierta muscular equilibrada para mantener el ajuste del húmero en la glenoides.

También se han realizado varios estudios *in vitro* para esclarecer la función estabilizadora de cada uno de los músculos del manguito de los rotadores. Cain y cols.[31] aplicaron cargas constantes a los músculos del manguito y midieron la tensión del ligamento glenohumeral inferior en una posición que simulaba la fase de amartillado. El resultado mostró que el grupo infraespinoso-redondo menor es el más eficaz para controlar la rotación externa del húmero y reducir la tensión ligamentosa. Con un modelo dinámico, McKernan y cols. aplicaron cargas fisiológicas máximas a los músculos del manguito de los rotadores.[141] Los resultados revelaron que el subescapular es de gran importancia para estabilizar el hombro en la cara anterior con el brazo en abducción y rotación neutra, y pierde importancia durante la rotación externa, cuando los músculos posteriores del manguito son los primordiales. Blasier y cols., en un estudio sobre el control del desplazamiento, demostraron que el supraespinoso, el infraespinoso-redondo menor y el subescapular contribuyen de igual forma a la estabilidad anterior del hombro en abducción con el brazo en rotación neutra y externa.[24] Newman aplicó cargas constantes y fisiológicas a los músculos del manguito y midió el desplazamiento anterior de la cabeza humeral mediante un aparato de rastreo electromagnético.[161] Cuando la carga que se impone al manguito es constante, el supraespinoso y el infraespinoso son igual de importantes como estabilizadores del hombro, mientras que el supraespinoso es más importante que otros músculos con lesión de Bankart. En el caso de una carga fisiológica, el supraespinoso y el infraespinoso son igual de importantes en los hombros estables, aunque no se observó

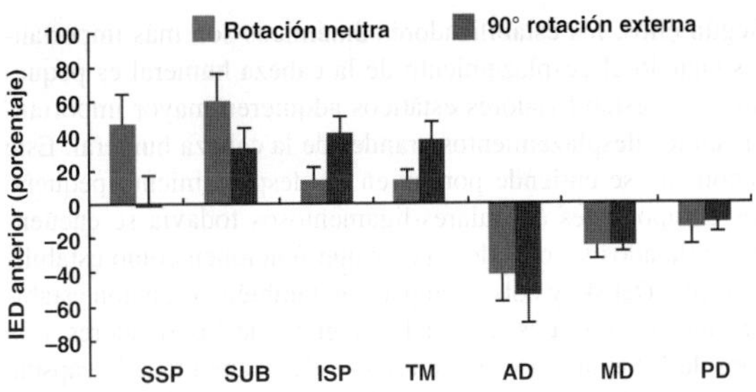

Fig. 6-45 • Desviación media y estándar del índice de estabilidad dinámica (IED) en dirección anterior (porcentaje de fuerza de compresión × índice de estabilidad de 0,35 – porcentaje de fuerza de cizallamiento anterior). Se observaron diferencias significativas para los cuatro músculos del manguito de los rotadores y las tres cabezas del deltoides, con el húmero en la mitad y el final del arco de movimiento. AD, deltoides anterior; ISP, infraespinoso; MD, deltoides medio; PD, deltoides posterior; SSP, supraespinoso; SUB, subescapular; TM, redondo menor. *(De Lee SB y An KN: Dynamic glenohumeral stability provided by three heads of the deltoid muscle. Clin Orthop 400:40-77, 2002.)*

ninguna diferencia importante en los músculos del manguito en los hombros inestables. Sin embargo, Hsu y cols. observaron una mayor inestabilidad al cambiar el equilibrio de la fuerza muscular del manguito de los rotadores, lo que indica la importancia del equilibrio muscular.[93] En general, la función estabilizadora de estos músculos depende de la fuerza generada por cada músculo y la importancia relativa de cada músculo respecto de la fuerza generada por todos los músculos del hombro. Lee y cols. determinaron los componentes del vector de fuerza creado por los músculos del manguito,[130] así como la estabilidad dinámica proporcionada por estos músculos. Se definió y calculó el índice de estabilidad dinámica, un nuevo parámetro biomecánico que refleja el componente de fuerza de cizallamiento y el de fuerza de compresión asociados al mecanismo de concavidad-compresión. En la mitad del arco, el supraespinoso y el subescapular proporcionaron más estabilidad que los demás músculos. Al final del arco, el subescapular, el infraespinoso y el redondo menor proporcionaron mayor estabilidad que el supraespinoso (Fig. 6-45). Así, llegaron a la conclusión de que los músculos del manguito de los rotadores proporcionaban una estabilidad dinámica anterior importante en el arco de movilidad final y también en la mitad del arco.

En la dirección superior, Halder y cols. comunicaron que el músculo dorsal ancho era el estabilizador superior más eficaz, seguido del redondo mayor y del subescapular.[75] Se demostró la menor importancia del supraespinoso como estabilizador superior, en contra de lo que se pensaba antes. Es necesario investigar la contracción *in vivo* de estos músculos durante varios movimientos.

Bíceps

Se sabe que el tendón largo del bíceps hace descender la cabeza humeral.[126,197,242] Andrews y cols.[8] observaron durante artroscopia y durante el estímulo eléctrico de este tendón que la cabeza humeral se comprime contra la fosa glenoidea. Especularon que quizás el bíceps contribuye a la estabilidad del hombro. Habermeyer y cols.[72] especularon a partir de un estudio electromiográfico que la eficacia del tendón largo del bíceps como estabilizador es mayor durante la rotación externa y menor en la rotación interna. Glousman y cols.[66] observaron una mayor actividad del bíceps en los lanzadores con inestabilidad anterior del hombro, lo que sugiere la posibilidad de que el bíceps sea un estabilizador. En el campo de la investigación, Rodosky y cols.[194] simularon una situación clínica conocida como lesión SLAP (cara superior del rodete desde la parte anterior a la posterior) separando el borde superior del rodete glenoideo junto con el origen del tendón largo del bíceps del borde glenoideo superior. En la lesión SLAP, la rigidez torsional con el brazo en abducción y rotación externa disminuyó un 10% en relación con el hombro normal. Esta observación puede interpretarse como que la lesión del rodete superior sacrificó la estabilidad anterior del hombro en forma directa o al reducir la posible función estabilizadora del tendón largo del bíceps. Al investigar la relación existente entre la rigidez torsional y la fuerza del tendón largo del bíceps, Rodosky y cols.[193] observaron que la rigidez rotacional aumenta y la tensión del ligamento glenohumeral inferior disminuye con la carga del tendón largo del bíceps. Con base en estos resultados podemos concluir que el tendón largo del bíceps parece contribuir a la estabilidad anterior del hombro, incrementando la rigidez rotacional. Itoi y cols.[102] realizaron observaciones más directas sobre la función estabilizadora del tendón largo del bíceps. Midieron el desplazamiento de la cabeza humeral bajo una fuerza constante de traslación en diferentes direcciones con el brazo colgando y con cargas y sin ellas en el tendón largo del bíceps. Los resultados demostraron que el tendón largo del bíceps estabiliza considerablemente el hombro en dirección anterior, inferior y posterior. En otro estudio[98] se encontró que la cabeza larga del bíceps combinada con la cabeza corta estabiliza al hombro en la cara anterior, con el brazo en abducción y rotación externa. En un estudio sobre control de desplazamiento, Blasier y cols.,[26] también informaron de la importancia de la cabeza larga del bíceps en la estabilización anterior del hombro en abducción. Recientemente, Pagnani y cols.[176] observaron que el desplazamiento anterior e inferior de la cabeza humeral bajo una carga constante de la cabeza larga del bíceps aumenta después de crear una lesión SLAP. Consideraron que uno de los mecanismos de desestabilización es la estabilización menos eficaz de la cabeza larga del bíceps por un rodete relajado y un tendón alargado de la cabeza larga del bíceps. Esto sugiere que la lesión superior del rodete puede ocasionar inestabilidad, aunque el dato no se ha confirmado en estudios clínicos.

Recientemente, Levy y cols. comunicaron que no observaron ninguna actividad EMG en el bíceps durante las actividades de la vida diaria,[133] lo que les llevó a la conclusión de que cualquier hipótesis sobre la función bicipital debía estar basada en una función pasiva o de tensión. Sin embargo, Kim y cols. comunicaron que, en abducción y rotación externa, la actividad EMG del bíceps aumentaba en los hombros con luxación anterior recurrente, lo que no sucedía en los que no presentaban ese tipo de luxación.[120] Este resultado indica que el bíceps funciona como estabilizador anterior, pero no en hombros normales, sino en los que presentan inestabilidad anterior.

Clásicamente, se considera que los músculos del manguito de los rotadores constituyen los estabilizadores dinámicos más importantes del hombro. ¿Es tan importante el bíceps como los músculos del manguito? En un estudio con cadáveres en el que se comparó el bíceps con el manguito de los rotadores, Itoi y cols.[104] observaron que, en hombros estables, el bíceps es un estabilizador tan eficaz como los músculos supraespinoso e infraespinoso-redondo menor. Sin embargo, el bíceps adquirió más importancia que cualquiera de los músculos del manguito cuando el hombro era inestable. Esta observación no significa que el bíceps sea el estabilizador más importante de todos, pues valoraron y compararon la función individual de cada uno de ellos. Con la estabilización *in vivo*, estos músculos actúan juntos en varias combinaciones que no son fáciles de simular en estudios experimentales. Cuando existe una deficiencia del manguito de los rotadores, la contracción activa del bíceps impide el desplazamiento hacia arriba de la cabeza humeral, lo que hace casi normal la cinemática de la articulación glenohumeral.[118] Esta contracción del bíceps produce un pinzamiento menor entre el acromion y el manguito de los rotadores y, por consiguiente, menos dolor al levantar el brazo. Este dato lo confirmaron también Payne y cols. en hombros de cadáveres, al demostrar que la carga del bíceps reducía en el 10% la presión de pinzamiento subacromial.[180]

Deltoides

El deltoides es un músculo voluminoso que corresponde casi al 20% de los músculos del hombro.[13] Por consiguiente, su función como estabilizador se considera importante. No obstante, se ha estudiado muy poco su función estabilizadora. Motzkin y cols.[156] investigaron la contribución estática del deltoides a la estabilidad inferior del hombro en aducción y abducción del brazo. Dado que el desplazamiento de la cabeza humeral no cambió de forma considerable después de extirpar el deltoides, concluyeron que la tensión pasiva del músculo es insignificante para estabilizar el hombro en la cara inferior. Michiels y Bodem[148] realizaron un examen electromiográfico de la actividad en cinco regiones distintas del deltoides durante la abducción y la aducción en diversas posturas del cuerpo. Los resultados demostraron que la acción del deltoides es altamente diferenciada en sus distintas regiones y no se limita a la sola generación de un momento de abducción en la articulación del hombro. Mencionan que las regiones espinal y clavicular del deltoides contribuyen a la estabilización de la articulación glenohumeral, aunque no han comprobado esta afirmación. Lee y An determinaron la contribución del deltoides a la estabilidad del hombro mediante la utilización del índice de estabilidad dinámico.[129] Demostraron que el deltoides proporcionaba estabilidad dinámica en el plano escapular, pero no en el coronal. Kido y cols. demostraron la función estabilizadora del deltoides más directamente en hombros de cadáveres.[119] Finalmente, llegaron a la conclusión de que el deltoides era un estabilizador anterior de la articulación glenohumeral con el brazo en abducción y rotación externa y que esta función adquirió más importancia a medida que el hombro se volvió inestable.

Relaciones recíprocas entre estabilizadores estáticos y dinámicos

Los estabilizadores estáticos y dinámicos no funcionan por separado. Blasier y cols.[26] investigaron en forma experimental la relación recíproca de estos componentes estabilizadores en hombros de cadáveres. Analizaron la importancia relativa de los ligamentos glenohumerales y coracohumerales como estabilizadores estáticos y de los músculos del manguito de los rotadores y el bíceps como estabilizadores dinámicos. Según ellos, los estabilizadores dinámicos son más importantes cuando el desplazamiento de la cabeza humeral es pequeño, y los estabilizadores estáticos adquieren mayor importancia en los desplazamientos grandes de la cabeza humeral. Este fenómeno se entiende porque en un desplazamiento pequeño los componentes capsulares-ligamentosos todavía se encuentran relajados y no es de esperar que funcionen como estabilizadores. Debski y cols. compararon también la función estabilizadora de los músculos del manguito de los rotadores y la cápsula.[44] Según ellos, los músculos del manguito y la cápsula tienen igual función como estabilizadores anteriores, pero el manguito tiene mayor importancia como estabilizador posterior.

Con el brazo en 90° de flexión y en una dirección posterior, Blasier y cols. investigaron la contribución relativa de los estabilizadores estáticos y dinámicos[27] y llegaron a la conclusión de que el IGHL era el principal estabilizador posterior con el brazo en rotación interna, mientras que el CHL era el principal estabilizador con el brazo en rotación neutra. El músculo subescapular desempeña un papel importante como estabilizador posterior dinámico.

Las estructuras capsulares-ligamentosas detectan la posición, el movimiento (cinestesia) y el alargamiento. Estos tipos de sensibilidad se transmitieron de los estabilizadores estáticos a los dinámicos a través de un arco reflejo que se denomina propiocepción. Hall y McCloskey[76] estudiaron la cinestesia del hombro sano en 1983. Smith y Brunolli[207] informaron que la cinestesia se altera en los hombros con luxación anterior recurrente. Murakami y cols.[157] observaron la actividad electromiográfica del músculo infraespinoso, que aumenta cuando se aplica una fuerza posterior al húmero flexionado a 90°. También encontraron mecanorreceptores en la cápsula del hombro de un mono. Los mecanorreceptores en el hombro del ser humano se ubicaron en el ligamento coracoacromial,[149,221] en la bolsa subacromial[227] y en la cápsula y el rodete.[234] Estos estudios anatómicos impulsaron a Lephart y cols.[132] a comparar los hombros con luxación anterior recurrente y aquellos sometidos a una reparación quirúrgica en un estudio transversal. Observaron que los hombros con inestabilidad anterior muestran una propiocepción reducida, mientras que los que se someten a una reparación quirúrgica no muestran diferencias respecto de los hombros normales. Zuckerman y cols.[247] llevaron a cabo un estudio longitudinal en el que midieron el potencial propioceptivo de los hombros con inestabilidad anterior recurrente antes de la operación y seis y 12 meses después de la reparación. Observaron una menor capacidad para detectar el movimiento lento antes de la operación, que terminó normalizándose 12 meses después de la reparación quirúrgica. Wallace y cols. midieron la latencia entre una fuerza rotacional externa brusca y la reacción de los músculos en hombros con luxación anterior recurrente.[239] No observaron diferencias significativas entre el hombro afectado y el no afectado. Parece que el defecto de la capacidad propioceptiva depende de la velocidad del movimiento. En hombros de felino, Guanche y cols.[70] demostraron que existe un arco reflejo desde los mecanorreceptores dentro de la cápsula de la articulación glenohumeral hasta los músculos que atraviesan la articulación. Al estimular las ramas anterior e inferior del nervio axilar se contrajeron el bíceps y los músculos del manguito, y al estimular la rama posterior se contrajo el deltoides. Por tanto, los estabilizadores estáticos y dinámicos tienen relaciones recíprocas íntimas y responden a cualquier movimiento o desplazamiento que resulte poco favorable al hombro.

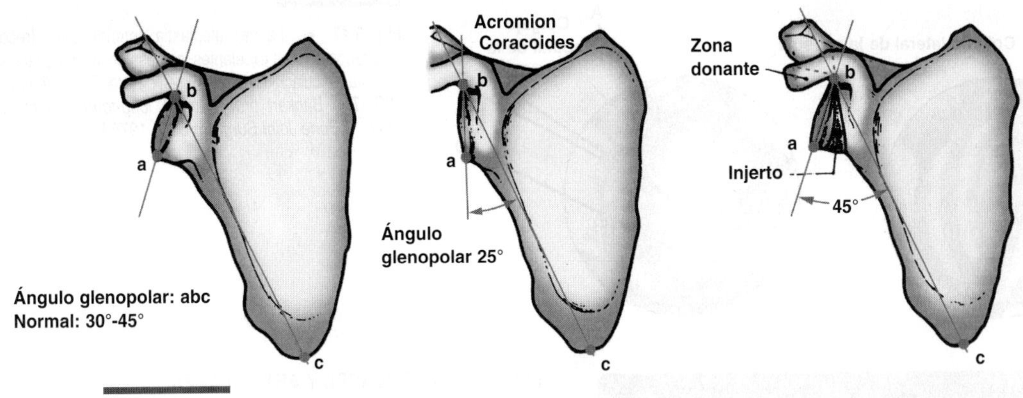

Fig. 6-46 • La osteotomía glenoidea constituye una opción clínica aceptable para la inestabilidad posterior, mas no para la inestabilidad anterior típica. *(De Bestard EA, Schvene HR, Bestard EH: Glenoplasty in the management of recurrent shoulder dislocation. Contemp Orthop 12:47, 1986.)*

Concepto central de la estabilidad del hombro

Las observaciones antes mencionadas pueden resumirse de la manera siguiente. La articulación glenohumeral goza de un alto grado de movimiento por las relaciones recíprocas complejas de los estabilizadores articulares, capsulares-ligamentosos y dinámicos. El complejo de ligamentos glenohumerales impide la rotación externa, y el componente inferior constituye la restricción principal contra el desplazamiento anterior. La traslación se limita en parte por el complejo capsular-ligamentoso situado en el lado contrario de la dirección del movimiento. El manguito de los rotadores, el bíceps y el deltoides imparten un elemento dinámico a la estabilidad, de forma directa como barrera que resiste la traslación y de manera indirecta al mover la articulación en una posición tal que tensa el ligamento capsular-ligamentoso. Ambos mecanismos se encuentran interconectados por un arco reflejo llamado propiocepción que provoca una mayor compresión de las superficies articulares, que a su vez incrementa la estabilidad de la articulación glenohumeral.

Importancia clínica

En este texto se cubre ampliamente el tema de la estabilidad del hombro y aquí no es necesario describir los detalles de las técnicas quirúrgicas. Basta con decir que la inestabilidad del hombro es uno de los problemas clínicos más comunes. Conforme han aumentado nuestros conocimientos y se han expandido las expectativas de los pacientes, el problema ha adquirido cada vez más importancia y complejidad de lo que se pensaba. Después de una luxación anterior casi siempre surge un defecto articular en la cabeza humeral, lo que se conoce hace más de 100 años.[32,85] Sin embargo, el defecto articular de la cabeza humeral es el resultado de la luxación y no su causa. Por consiguiente, la mayor parte de las técnicas cuya finalidad es alterar la relación articular tiene beneficios limitados. La excepción es la inestabilidad posterior o los casos relacionados con una deficiencia ósea;[20,202] en estas circunstancias, las mejores opciones son la osteotomía glenoidea o las técnicas de aumento (Fig. 6-46). Sin embargo, quizá todavía no se aprecia la importancia de estos mecanismos capsulares.[41,160] Probablemente las observaciones más detalladas confirmarán que el complejo capsular-ligamentoso anterior o anteroposterior es importante para resistir la luxación posteroinferior del hombro.[41]

Las técnicas basadas en la tensión (tirantez) muscular mejoran la estabilidad al limitar el arco de movimiento. Esto ocasiona una limitación funcional que no forma parte de los objetivos clínicos aceptados. Los datos biomecánicos han esclarecido la función tan importante del complejo del ligamento glenohumeral inferior en la estabilidad del hombro. Al reconocerse que este ligamento se inserta o se fija en la glenoides a través del rodete, se aclara el fundamento de la observación de Bankart y de los procedimientos actuales más populares, es decir, los que van dirigidos a restablecer la integridad capsuloligamentosa (Fig. 6-47).[2,10,142,143,152,160,173,191,195,223,224,244] Este conocimiento permite actualmente el restablecimiento de la estabilidad y la conservación del movimiento.

Clásicamente, la carga tensil capsular era menor de 20 kg.[190] Sin embargo, las investigaciones más recientes de Bigliani y cols.[22] revelan que la fuerza tensil promedio de tres porciones del ligamento glenohumeral inferior es de 5,5 MPa. La fuerza necesaria para romper el complejo ligamentoso completo es menor de 50 kg (aproximadamente 47 kg). Quizá la correlación de los datos biomecánicos y la fuerza de desgarro anterior posible por la contracción muscular (42 kg)[151] ayude a explicar la luxación espontánea que se observa en algunos ataques convulsivos.

Una luxación simple provoca un estiramiento del IGHL de hasta el 7,23% hasta que se produce el fallo[215]; esta luxación provoca una deformidad permanente que alcanza un tamaño medio de 2,3 mm (2,4%).[145] Las distensiones repetidas por debajo del umbral de fallo sobre el IGHL provocan alargamientos más permanentes (del 4,6% al 7,1%).[185] Habermeyer y cols.[71] determinaron el volumen articular de hombros con luxación y sin ella. Observaron que el volumen articular aumentaba progresivamente a medida que lo hacía el número de luxaciones hasta cinco veces. Recientemente, Urayama y cols. demostraron que las porciones anteroinferior e inferior de las cápsulas de los hombros con luxaciones anteriores recurrentes mostraban una elongación media de la cápsula del 19% en comparación con el

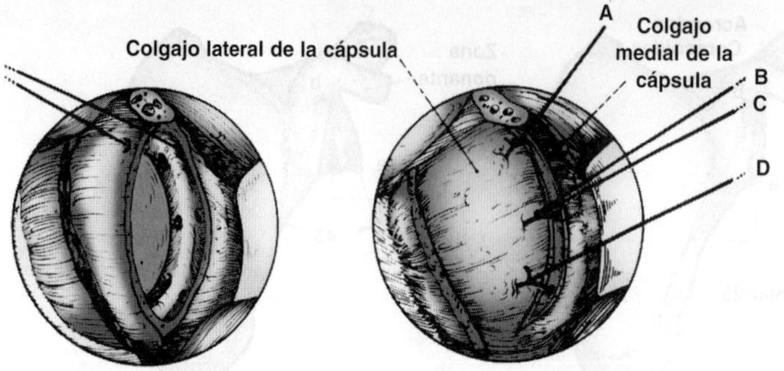

Fig. 6-47 • La capsuloplastia anterior, que ofrece resultados clínicos excelentes, se basa en la biomecánica de esta articulación. *(De Rowe CR, Patel D, Southmayd WE: The Bankart procedure: A long-term end result study. J Bone Joint Surg Am 60:1, 1978.)*

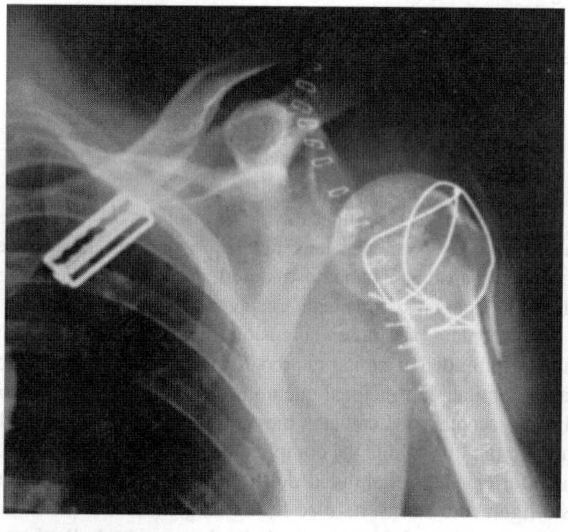

Fig. 6-48 • Subluxación inferior del hombro después de la reducción abierta-fijación interna de una fractura proximal. La subluxación puede ser producida por atonía muscular y quizá también por la pérdida de la presión hidrostática de la articulación del hombro.

hombro contralateral.[233] Estas comunicaciones indican que probablemente sea necesario adoptar medidas para reducir esta deformación permanente durante un procedimiento de Bankart. Sin embargo, Novotny y cols.[166] demostraron en hombros de cadáveres que la rotación externa y la extensión estaban significativamente disminuidas después de la reparación de Bankart, lo que indica que después de esta reparación se puede producir pérdida de movimiento durante la fase de elevación. Estos estudios dejan clara la necesidad de considerar detenidamente la decisión de implicar a la cápsula durante un procedimiento de Bankart.

El efecto estabilizador de la presión negativa en el hombro todavía no se conoce bien, pero probablemente ayuda a mantener el fenómeno frecuente de subluxación inferior de la cabeza humeral después de una fractura proximal del húmero (Fig. 6-48). Si bien se pensaba que este dato estaba ligado a la atonía muscular, esta explicación no concuerda con los datos electromiográficos, que demuestran que las contracturas musculares activas no intervienen en la resistencia al desplazamiento de la cabeza humeral en sentido inferior. Por otro lado, el efecto estabilizador de la presión negativa, que se pierde cuando una fractura lacera la cápsula, proporciona por lo menos una explicación posible para este fenómeno.

FUERZAS MUSCULARES Y ARTICULARES

La fuerza de la articulación glenohumeral se estudiará en tres partes: 1) la función general y específica de los músculos que cruzan la articulación, 2) el cálculo imaginario de las fuerzas glenohumerales y 3) las características de la fuerza máxima para cada movimiento.

Observaciones generales

Para comprender el funcionamiento de los músculos respecto de los movimientos del hombro y la transmisión de la fuerza es necesario tener en cuenta tres características clínicas del músculo: su tamaño, su orientación y su actividad.

Tamaño muscular

El tamaño eficaz de un músculo, que se relaciona con su potencial para generar una fuerza, se denomina corte transversal fisiológico. Esta no es simplemente un área del corte transversal de cierto músculo; es el corte transversal de las fibras musculares calculado midiendo el volumen del músculo y dividiéndolo entre la longitud de las fibras. El cálculo de esta variable constituye una tarea tediosa, por la dificultad para establecer la longitud de la fibra de los distintos tipos de músculos y demostrar con precisión el volumen muscular.[4] Sin embargo, varios investigadores

Tabla 6-3 • Área transversal y porcentaje de contribución de los músculos que pasan por la articulación del hombro

	Área de contribución	
Músculo	**Media (cm²)**	**%**
Bíceps (cabeza larga)	2,01	1,9
Bíceps (cabeza corta)	2,11	2,0
Coracobraquial	1,60	1,6
Deltoides	18,17	17,7
Deltoides posterior	5,00	4,9
Infraespinoso y redondo menor	13,74	13,4
Dorsal ancho	12,00	11,7
Pectoral mayor	13,34	13,0
Subescapular	16,30	15,9
Supraespinoso	5,72	5,6
Redondo mayor	8,77	8,5
Tríceps (cabeza larga)	2,96	3,8

De Bassett R, Browne A, An K-N, Morrey BF: A biomechanical analysis of shoulder muscles in the position of instability. J Biomech 23:405, 1990.

lo han llevado a cabo (Tabla 6-3).[13,235] Asimismo, varios autores han descrito la fuerza proporcional por área de corte transversal del músculo que genera la fuerza, pero no se conoce con certeza.[94,95,153] Si bien los cálculos son variables, nuestra experiencia evaluando la fuerza muscular coincide en que las cifras son de cerca de 9 kg/cm².

Orientación

Una variable esencial para definir las fuerzas que actúan en el hombro en determinada posición es la definición precisa de la orientación de cada músculo. Sin embargo, es difícil definir la orientación precisa de los músculos del hombro. A causa del gran movimiento que existe y de que la línea de acción a menudo cruza cerca del eje de rotación, algunos músculos cambian de función dependiendo de la posición de la articulación.[95,124,127,135,217] Por consiguiente, la técnica de la línea recta que conecta el origen y la inserción constituye un primer cálculo aproximado del momento eficaz del músculo para determinada posición.[95] Un cálculo más preciso consiste en identificar el centroide de varias zonas transversales sucesivas del músculo conforme éste atraviesa la circulación. Al conectar estos centroides se obtiene un cálculo preciso de la orientación y el brazo de palanca del músculo en determinada posición (Fig. 6-49).[13] La limitación de esta técnica es que sólo se puede estudiar una posición del hombro en cada muestra.[90] Poppen y Walker[187] utilizaron técnicas radiográficas para calcular el brazo eficaz de palanca de los músculos del hombro y la orientación del músculo en relación con la superficie glenoidea en distintas posiciones (Fig. 6-50). Una técnica similar utilizaron Howell y cols.[89] El brazo de momento se puede calcular de forma analíti-

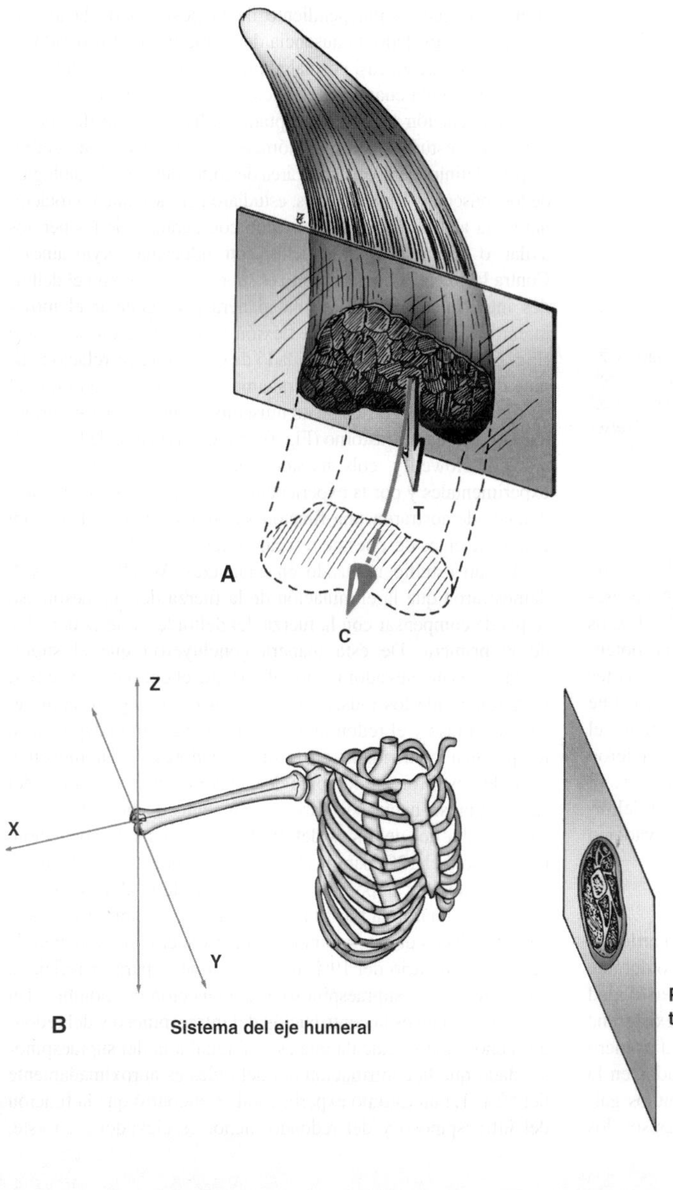

Fig. 6-49 • Los estudios en corte transversal de los músculos permiten calcular la fuerza que aporta cada uno. **A,** El centroide calcula la ubicación (C) y el tamaño y la magnitud (T) de la fuerza. **B,** Esta técnica es limitada porque permite estudiar una sola posición por muestra.

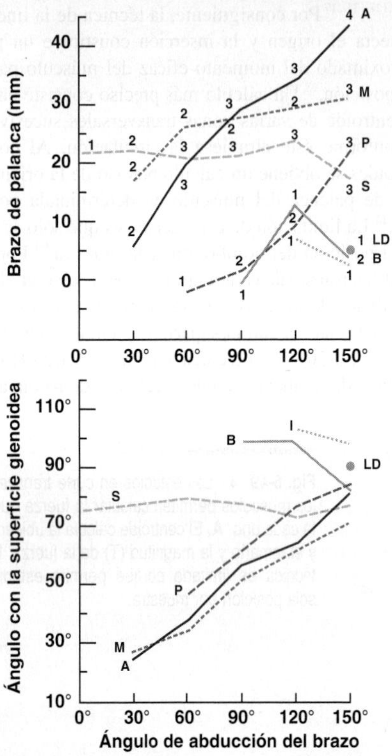

Fig. 6-50 • Brazo de momento de algunos músculos indispensables del hombro a través de la articulación glenohumeral. (A, parte anterior del deltoides; P, parte posterior del deltoides; B, subescapular; M, parte media del deltoides; S, supraespinoso; LD, dorsal ancho.) *(De Poppen NK y Walker PS: Normal and abnormal motion of the shoulder. J Bone Joint Surg Am 58:195, 1976.)*

ca conociendo el desplazamiento del músculo y el arco de movimiento que imparte este mismo, así como la carga necesaria para la actividad.[7,109] Kuechle y cols.[124] midieron los brazos de momento de los músculos del hombro utilizando un potenciómetro (Fig. 6-51). En total, durante la elevación, las partes anterior y media del deltoides y el supraespinoso son los que poseen el mayor brazo de momento agonista. En cambio, el redondo mayor, el dorsal ancho y el pectoral mayor obtuvieron los mayores brazos de momento antagonistas o depresores. El infraespinoso, el subescapular y la porción posterior del deltoides poseen función bifásica y actúan ya sea como elevador o depresor, dependiendo de la posición de la articulación.

Actividad

La última variable necesaria para calcular la fuerza articular se refiere a si el músculo específico se encuentra activo durante determinada función y, en caso afirmativo, el grado de actividad en la posición articular dada. Tampoco en este caso existe una técnica para calcular estos datos en los 26 músculos. El primero en decidir de forma sistemática los músculos implicados en la movilidad del hombro fue Duchenne utilizando estímulos galvánicos.[53] Estos primeros esfuerzos para definir cuáles son los músculos que se encuentran activos en determinada posición se han refinado con los estudios electromiográficos.[11,15,95,122,205,206]

Estos estudios demuestran que existe una relación importante entre la actividad integrada del supraespinoso y el deltoides (Fig. 6-52).[11,183] Esta es la relación mejor conocida y más importante para los movimientos activos del hombro. (Además del deltoides y el supraespinoso, los músculos del manguito de los rotadores también intervienen en la elevación eficaz del brazo.) Pese a que este movimiento es iniciado por estos dos músculos, que se consideran como los elevadores principales de la articulación glenohumeral, su acción es posible gracias al efecto estabilizador del subescapular, el redondo menor y el infraespinoso.[217]

Ambos músculos son activos con la elevación del brazo, si bien su función específica está sujeta a controversia. Bechtol describió la relación funcional clásica (Fig. 6-53).[17] La ausencia del deltoides provoca una reducción uniforme en la fuerza de la abducción que es independiente de la posición de la articulación. Por otro lado, la ausencia del manguito de los rotadores permite una fuerza casi normal al principio de la abducción, con una caída rápida cuando la elevación es mayor de 30°.

Esta relación clásica y aceptada se ha valorado de nuevo. Utilizando estudios con dinamómetros y una disección detallada para definir con precisión el área de corte transversal fisiológica de los músculos, Howell y cols. estudiaron el movimiento rotacional de la abducción en un individuo con parálisis de los nervios axilar o supraespinoso inducida con lidocaína (Xylocaine).[90] Contra la creencia popular, tanto el supraespinoso como el deltoides intervinieron de la misma manera para generar el movimiento rotacional durante la flexión y la abducción del brazo (Fig. 6-54). Hay que tener cuidado de evitar una correlación clínica directa, ya que Peat y Grahame[183] han demostrado que el patrón electromiográfico de un músculo se altera en las enfermedades y cualquier trastorno (Fig. 6-55). La precisión de los resultados de Howell y cols. ha sido confirmada por otros estudios experimentales y por la experiencia clínica de Markhede y cols., quienes demostraron una función sorprendentemente buena en cinco pacientes después de resecar el deltoides.[38,139]

En un estudio realizado en cadáveres, Wuelker y cols.[245] demostraron que la eliminación de la fuerza del supraespinoso se puede compensar con la fuerza del deltoides, que es del 33% de la primera. De esta manera concluyeron que el supraespinoso es un elevador menos eficaz que el deltoides. Además, mencionan que los músculos inferiores del manguito como el supraespinoso y el redondo menor funcionan como depresores, lo que han confirmado otros investigadores.[203] Thompson y cols. demostraron en hombros de cadáveres que la parálisis del supraespinoso hacía necesario un aumento de la fuerza en la parte media del deltoides del 101% para iniciar la abducción, pero de sólo el 12% para la abducción completa.[225] Por tanto, el supraespinoso es importante para el inicio de la abducción. Itoi y cols.[99] evaluaron la fuerza isocinética de los hombros con desgarros aislados del supraespinoso. La reducción de la fuerza de la abducción varió del 19% al 33%, lo que al parecer refleja la contribución del supraespinoso a la abducción del hombro. Un dato interesante es la contribución del infraespinoso y del redondo menor, que se calcula que es casi igual a la del supraespinoso, dado que la contribución del deltoides es aproximadamente del 50%. En un estudio experimental se encontró que la función del infraespinoso y del redondo menor es elevadora; en éste,

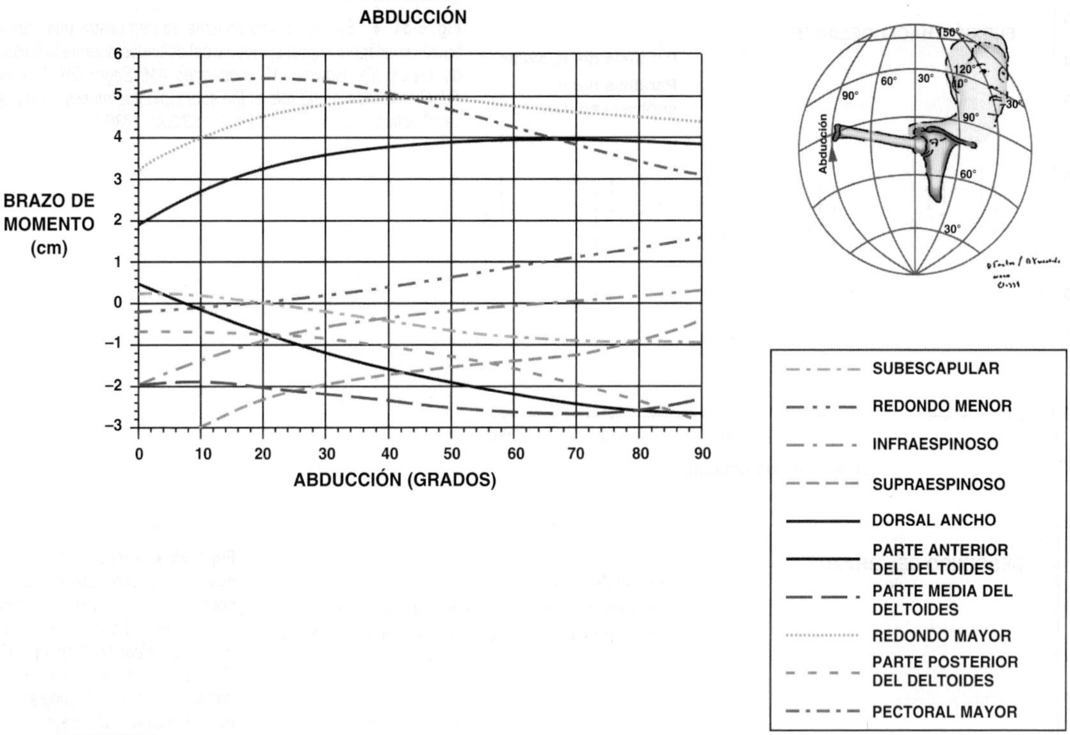

Fig. 6-51 • Brazo de momento de los músculos del hombro durante la elevación en el plano coronal. *(De Kuechle DK, Newman SR, Itoi E, y cols.: Rotator cuff function during humeral elevation in 4 planes. Trans Orthop Res Soc 18:138, 1993.)*

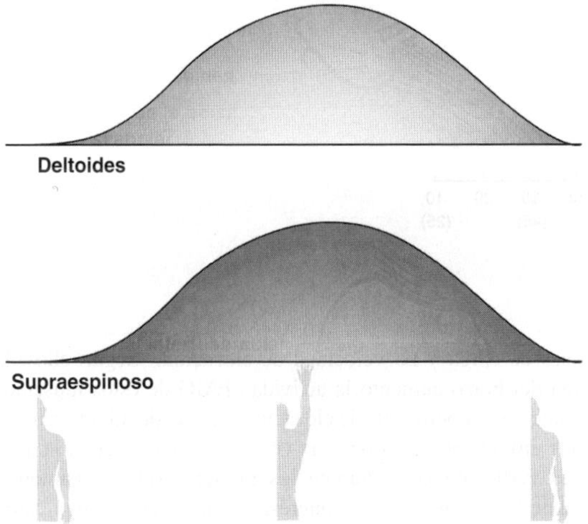

Fig. 6-52 • Actividad electromiográfica simultánea del deltoides y del supraespinoso durante la elevación y el descenso del brazo. (*De Basmajian JV: Muscles Alive, 2.ª ed. Baltimore, Williams & Wilkins, 1967.)*

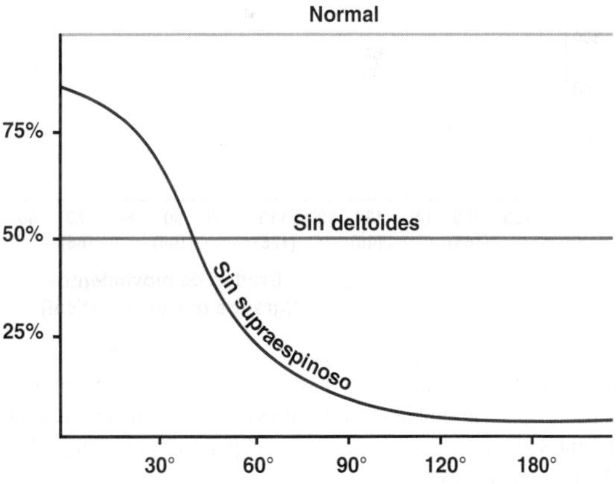

Fig. 6-53 • Representación clásica de la contribución relativa del deltoides y el supraespinoso a la elevación del brazo. *(De Bechtol CO: Biomechanics of the shoulder. Clin Orthop 146:37, 1980.)*

Sharkey y cols.[204] demostraron que la fuerza deltoidea necesaria para elevar el brazo disminuye hasta un 72% cuando se combina con la fuerza del supraespinoso, un 64% con el grupo infraespinoso-redondo menor y por debajo de un 41% con todas las fuerzas de los músculos del manguito. Incluso los músculos más inferiores de éste funcionan como abductores del brazo.

Por tanto, la actividad generadora de fuerza de un músculo para determinada función varía según su área de corte transversal fisiológica, la posición de la articulación, la carga externa, la magnitud del movimiento articular, etc. El impacto de estas variables se puede condensar refinando todavía más la

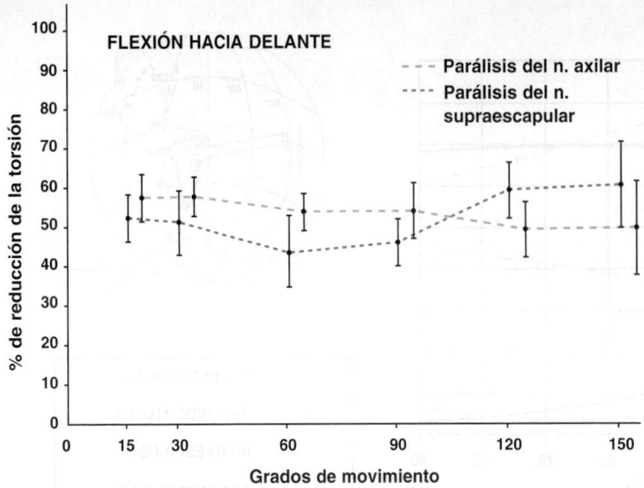

Fig. 6-54 • En un estudio reciente se demuestra una contribución similar del supraespinoso y del deltoides durante la flexión del brazo. *(De Howell SM, Imobersteg AM, Seger DH, Marone PJ: Clarification of the role of the supraspinatus muscle in shoulder function. J Bone Joint Surg Am 68:398, 1986.)*

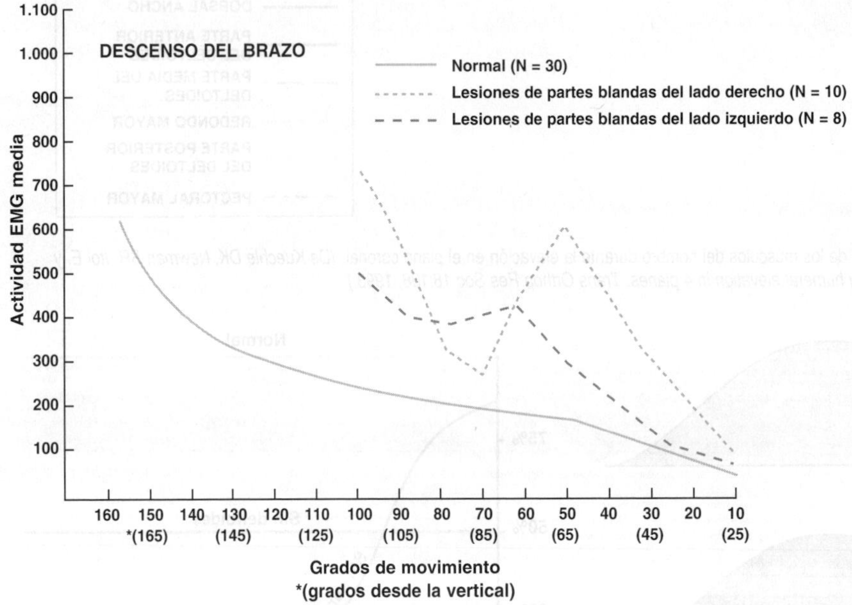

Fig. 6-55 • Alteración del patrón electromiográfico respecto de lo normal y de individuos con deficiencia del manguito de los rotadores. *(De Peat M, Grahame RE: Electromyographic analysis of soft tissue lesions affecting shoulder function. J Phys Med 56[5]:223,1977.)*

señal electromiográfica mediante una técnica de integración.[47,90,122,206] Sin embargo, todavía existen dificultades técnicas múltiples al estudiar al mismo tiempo el patrón electromiográfico de varios músculos.[206]

Por otro lado, se ha determinado que la posición del brazo elevado es el factor más importante para la magnitud de la carga de los músculos del hombro.[90,107] Además, cuando se coloca una carga en la mano la actividad electromiográfica de los rotadores cortos es mayor que la del músculo deltoides. De esta manera, el movimiento de la extremidad con carga se realiza gracias a que aumenta la actividad de los músculos del manguito, que estabilizan la articulación glenohumeral. Esta actividad es incluso mayor que en los músculos que elevan el brazo: el deltoides y el supraespinoso.

Alpert y cols. estudiaron la actividad EMG del deltoides y de los músculos del manguito de los rotadores en varias condiciones de carga y de velocidad de elevación.[1] Según ellos, la carga del brazo aumentó la actividad EMG de estos músculos durante los primeros 90° de elevación, pero la disminuyó durante los últimos 30°. Al doblar la velocidad de elevación, la actividad EMG aumentó durante los primeros 60° y disminuyó durante los últimos 60°. Es interesante que tanto la carga como la velocidad afectan a la actividad muscular durante la elevación del brazo.

Laumann definió lo que considera como los músculos «esenciales» del hombro para la elevación del brazo.[127] Un músculo se considera esencial cuando la pérdida de dos de ellos imposibilita la elevación del brazo. Para elevar el brazo se necesitan, además del deltoides y el supraespinoso, el trapecio y el serrato anterior. Estos datos concuerdan con los primeros estudios de Duchenne en los que se establece que estos músculos son activos en concierto con el deltoides durante la elevación del brazo.[53] Los dos últimos (el serrato anterior y el trapecio) son necesarios para estabilizar o mover la escápula.

La actividad del bíceps braquial todavía es controvertida. Algunos dicen que es un músculo abductor, flexor y rotador externo,[96,198] mientras que otros dicen que se trata sólo de un músculo suplementario.[246] Yamaguchi y cols.[246] demostraron que cuando el codo estaba flexionado no había actividad significativa del bíceps ni en hombros con deficiencias del manguito de los rotadores ni en hombros intactos. Sin embargo, Kido y cols. determinaron la actividad EMG del bíceps en hombros con manguito intacto y en otros con desgarros del manguito, demostrando que casi una tercera parte de los pacientes con desgarros del manguito presentaban aumento de la actividad del bíceps durante la elevación del brazo.[117] Es probable que, en determinadas circunstancias, el bíceps funcione como un elevador del brazo en hombros con deficiencias del manguito.

Fuerza glenohumeral

Varios investigadores han estudiado las fuerzas en la articulación glenohumeral durante la elevación del brazo. Inman, Saunders y Abbott, en su estudio clásico sobre la función de la articulación del hombro, analizaron las fuerzas durante la abducción, considerando la del músculo deltoides como una fuerza articular compresiva y una «fuerza resultante del manguito de los rotadores», que actúan en sentido paralelo al borde lateral de la escápula.[95] Observaron una fuerza compresiva máxima 10 veces mayor y una fuerza del músculo deltoides ocho veces mayor que el peso de la extremidad a 90° de abducción. Esto corresponde a cerca de la mitad del peso corporal (BW). Además, se calculó que la fuerza máxima resultante del manguito de los rotadores es nueve veces mayor que el peso de la extremidad con el brazo en abducción de 60° (Fig. 6-56).

A continuación se muestra un análisis simplificado de la fuerza bidimensional a través de la circulación glenohumeral,

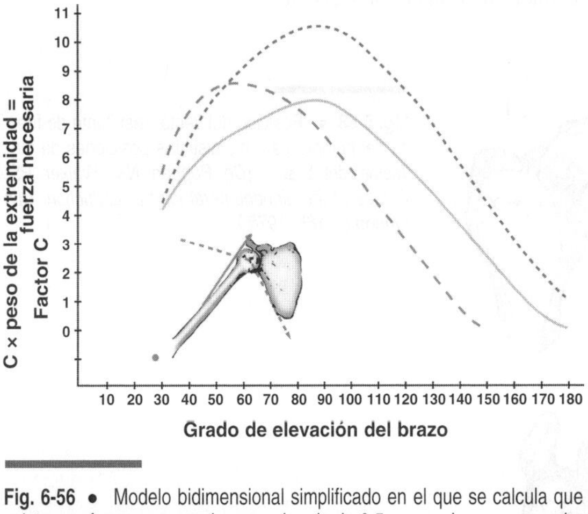

Fig. 6-56 • Modelo bidimensional simplificado en el que se calcula que existe una fuerza compresiva aproximada de 0,5 veces el peso corporal a través de la articulación cuando la elevación es de 90° *(línea punteada)*. La fuerza deltoidea *(línea continua)* es de 0,4 veces, aproximadamente, el peso corporal y se calculó una fuerza «depresora» inferior de unas 0,4 veces el peso *(línea de rayas)*.

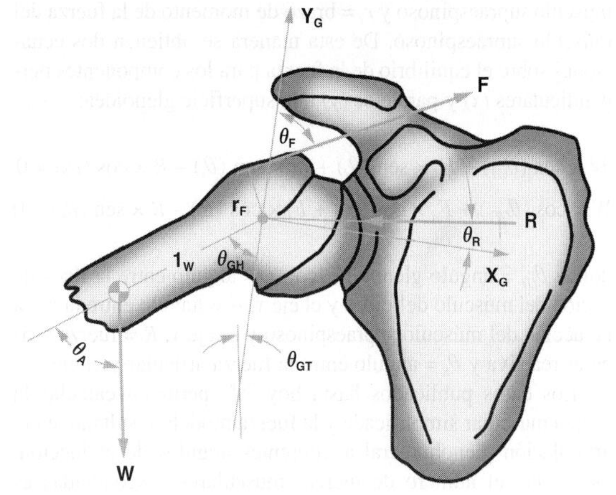

Fig. 6-57 • Modelo bidimensional más detallado de las fuerzas que cruzan la articulación glenohumeral. *(De Morrey BF, Chao EYS: Recurrent anterior dislocation of the shoulder.* En *Black J, Dumbleton JH [eds.]: Clinical Biomechanics. Nueva York: Churchill Livingstone, 1981.)*

que es semejante al modelo de Poppen y Walker,[187] para ilustrar varios conceptos importantes (Fig. 6-57). Considere que la articulación glenohumeral normal es una articulación esférica con el centro de rotación en el centro de la cabeza humeral.[200] Se estudiarán las fuerzas musculares y articulares implicadas en la elevación completa del brazo en el plano coronal. Utilizando la superficie glenoidea como referencia para el sistema de coordenadas, se puede definir la dirección y la ubicación de las fuerzas musculares y la carga externa del tercio superior del brazo. El eje x es perpendicular a la superficie articular y el eje y es paralelo a la superficie glenoidea. Se aplica un peso de 0,052 BW en un punto ubicado a 318 mm distales del centro de la articulación glenohumeral.[187]

El análisis del tercio superior del brazo completo sin el resto del cuerpo, es decir, desarticulado en la articulación glenohumeral, proporciona las ecuaciones de equilibrio de fuerza y momento. Se aplican tres grupos de fuerzas a la parte superior del brazo: el peso del brazo, las fuerzas musculares y las fuerzas articulares reactivas. El peso del brazo crea un momento alrededor de la articulación que se contrarresta por el momento generado por las fuerzas musculares. Según los resultados de los estudios electromiográficos, los músculos deltoides y supraespinoso son activos durante la elevación del brazo.[111] En este ejemplo sólo se tomarán en cuenta estos dos grupos de músculos. La fuerza de fricción en la superficie articular se considera mínima, de manera que la fuerza articular reactiva debe atravesar el centro articular de rotación sin contribuir al equilibrio del momento. El equilibrio de momento alrededor del centro de la articulación cero se expresa de la manera siguiente:

$$W \times \text{sen}\,(\theta_A) \times 1_W - F_d \times r_d - F_s \times r_s = 0$$

donde W = peso del tercio superior del brazo (0,052 BW), θ_A = ángulo de abducción del brazo, 1_W = distancia entre el centro articular y el centro de la masa del tercio superior del brazo (318 mm), F_d = fuerza del músculo deltoides, r_d = brazo de momento de la fuerza del músculo deltoides, F_s, = fuerza del músculo supraespinoso y r_s = brazo de momento de la fuerza del músculo supraespinoso. De esta manera se obtienen dos ecuaciones sobre el equilibrio de la fuerza para los componentes perpendiculares *(x)* y paralelos *(y)* a la superficie glenoidea:

$$W \times \text{sen}\ (\theta_{GT}) + F_d \times \text{sen}\ (\theta_d) + F_s \times \text{sen}\ (\theta_s) - R \times \cos\ (\theta_R) = 0$$

$$W \times \cos\ (\theta_{GT}) + F_d \times \cos\ (\theta_d) + F_s \times \cos\ (\theta_s) - R \times \text{sen}\ (\theta_R) = 0$$

donde θ_{GT} = ángulo glenotorácico, θ_d = ángulo entre la línea de acción del músculo deltoides y el eje *x*, θ_S = ángulo entre la línea de acción del músculo supraespinoso y el eje *x*, *R* = fuerza articular reactiva y θ_R = ángulo entre la fuerza articular y el eje *x*.

Los datos publicados hasta hoy,[95,187] permiten calcular la fuerza muscular simplificada y la fuerza modelo resultante en la articulación glenohumeral a diferentes ángulos de abducción. De hecho, el número de fuerzas musculares desconocidas es mayor que el número de ecuaciones existentes, de manera que la solución al problema se torna «indefinida». Para resolver este problema se han descrito varios métodos que se basan en reducir el número de variables (como se hizo antes) o bien introducir más relaciones entre las variables desconocidas.[6] Poppen y Walker[187] supusieron que la fuerza muscular era directamente proporcional al producto de la actividad electromiográfica integrada y el área de corte transversal de los músculos. En la Figura 6-58 se muestran las fuerzas articulares resultantes elevando y rotando el brazo en diversas posiciones. La fuerza resultante máxima fue cerca de 0,9 veces mayor que el BW con el brazo a 90° de abducción. Entre 30° y 60° de abducción la fuerza tangencial fue mayor.

Para ilustrar mejor la importancia de los efectos coordinados de la acción muscular se obtuvo un grupo más refinado de tres soluciones para las circunstancias siguientes. En primer lugar, supóngase que el músculo deltoides actúa solo; en segundo, que el músculo supraespinoso actúa solo, y en tercer lugar, que el deltoides y el supraespinoso actúan juntos y que la fuerza relativa generada por cada músculo es directamente proporcional a la superficie transversal fisiológica.

Los resultados de la fuerza reactiva articular, expresada como porcentaje de BW, y el ángulo de la reacción de fuerza articular al eje *x* se muestran en la Figura 6-59A. En general, la fuerza reactiva articular es mayor cerca de 90° de elevación del brazo. Esto se debe simplemente al hecho de que el mayor momento generado por el peso del tercio superior del brazo se debe equilibrar por la fuerza muscular que induce una gran fuerza reactiva articular. En las posiciones inferiores de elevación del brazo el músculo supraespinoso es el que posee el mayor brazo de momento y, por consiguiente, una mayor ventaja mecánica que el músculo deltoides.[124,187] El uso del supraespinoso para contrarrestar el momento en esta posición requiere una fuerza muscular menor, por lo cual una fuerza reactiva más reducida. Cuando el brazo se eleva a una posición superior, el músculo deltoides tiene una mayor ventaja mecánica; por consiguiente, las modalidades que utilizan el músculo deltoides muestran una fuerza articular menor.

Puesto que la articulación del hombro carece de estabilidad intrínseca, otro parámetro importante a considerar es la orientación y la ubicación de la fuerza reactiva articular en relación con la superficie glenoidea. La distribución de la presión de articulación, que se describirá con mayor detalle más adelante, depende no sólo del tamaño de la superficie articular, sino también de la ubicación de la fuerza reactiva articular en relación con la superficie articular.[86] Las fuerzas reactivas articulares de ubicación más central están ligadas a una actividad del supraespinoso. La razón es que la orientación relativa de la línea de acción del músculo supraespinoso es casi perpendicular a la superficie de la articulación glenoidea durante el arco de elevación del brazo.[13,187] Por tanto, si la elevación del brazo se realiza a través del músculo supraespinoso, la fuerza reactiva articular tendrá una ubicación aproximadamente central. Por otro lado, la línea de acción del deltoides se desvía de la superficie articular glenoidea al elevar el brazo. Con el brazo a menos de 40° de abducción, la línea de acción posee una orientación superior y es aproximadamente paralela a la superficie glenoidea. Por consiguiente, la acción del músculo deltoides producirá una fuerza reactiva articular menos centrada en la superficie glenoidea.

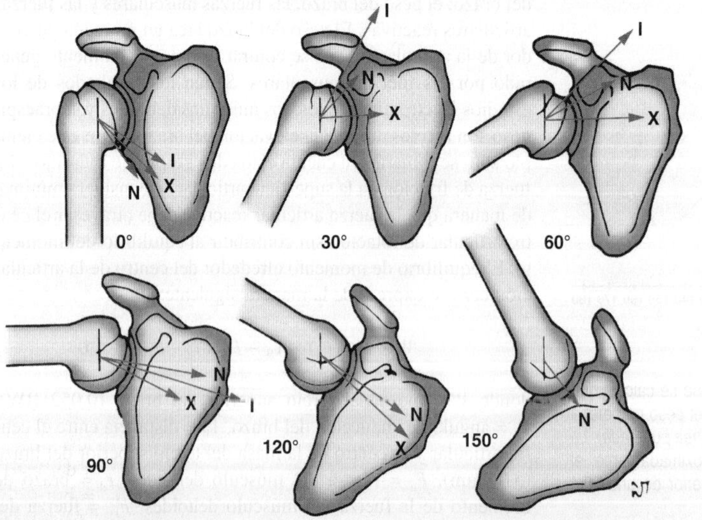

Fig. 6-58 • Posición del vector resultante de fuerza del hombro para las distintas posiciones de elevación del brazo. *(De Poppen NK, Walker PS: Forces at the glenohumeral joint in abduction. Clin Orthop 58:165, 1978.)*

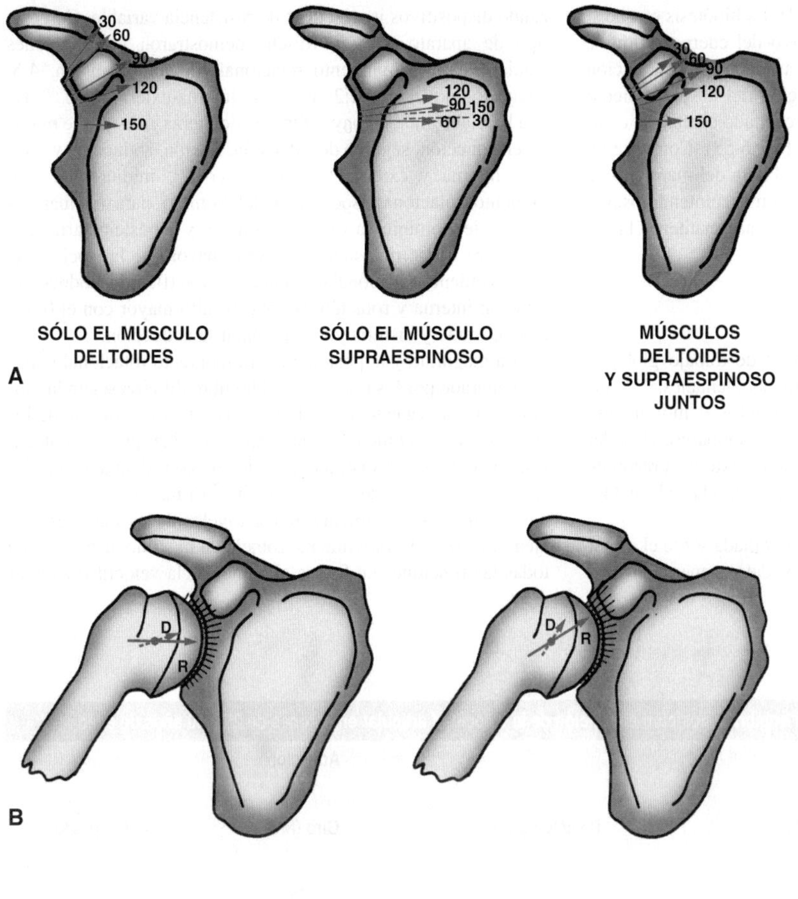

Fig. 6-59 • **A,** Dirección de la magnitud del vector resultante para varias posiciones de la articulación glenohumeral en función de una actividad muscular diversa. **B,** Fuerza resultante a través de la articulación glenohumeral (R) en función de la elevación del brazo. La dirección de la cabeza humeral es un desplazamiento tentativo, como se muestra (D). Cuando el vector resultante se lleva en sentido superior, la cabeza humeral tiende a luxarse hacia la parte superior y aumenta la presión articular en ese sitio.

Si se toma en cuenta tanto la magnitud como la ubicación de la fuerza reactiva articular sobre la superficie glenoidea, es posible explicar el patrón electromiográfico y la actividad de los músculos supraespinoso y deltoides con el brazo elevado en diferentes posiciones.

Presión de contacto articular

Conzen y Eckstein determinaron la presión de contacto de la articulación glenohumeral mediante la utilización de una placa de presión en cadáveres.[40] La máxima presión registrada con el brazo en 90° de abducción y 90° de rotación externa fue de 5,1 MPa para pesos en un solo brazo y de 10 MPa para pesos en dos brazos. Además, el contacto articular fue más central con el brazo en rotación externa, indicando así que la cabeza humeral no es una esfera completa. Por otro lado, Apreleva y cols. determinaron también la fuerza de contacto glenohumeral con un sensor de momento de fuerza.[9] La fuerza aumentó durante la elevación del brazo, alcanzando el máximo alrededor de los 90°. Además, observaron que en la fuerza de contacto influía la relación entre las fuerzas del deltoides y del supraespinoso. Recientemente, Parsons y cols.[177] demostraron que la integridad de los músculos del manguito influía en la fuerza de reacción articular, especialmente a través del par de fuerzas transversales formado por los músculos anteriores y posteriores del manguito.

Considérese ahora el problema de la distribución de la presión de contacto o de articulación. Pensando en la mecánica del problema del contacto se elaboró un modelo analítico para medir la presión articular. En este modelo se supone que las estructuras óseas de las partes que se articulan son relativamente rígidas, de manera que, aplicando una fuerza reactiva articular, el desplazamiento o la deformación se lleva a cabo principalmente en la superficie articular. De esta manera, las fuerzas reactivas entre los cuerpos adyacentes son simuladas por una serie de resortes compresivos distribuidos sobre las posibles superficies de contacto entre los dos cuerpos adyacentes. La cápsula y los ligamentos también se elaboran con resortes. Para determinada carga reactiva articular se debe obtener un sistema de ecuaciones. A continuación se determinan el desplazamiento y la fuerza en el sistema de resorte, que describe la distribución de la presión sobre las superficies articulares. Se ha encontrado que algunos factores, como el área de la superficie de contacto y la ubicación relativa de la fuerza reactiva articular sobre la superficie articular, son importantes no sólo para la magnitud sino también para la uniformidad de la distribución de la presión de contacto.

En la articulación glenohumeral, la misma magnitud de la fuerza reactiva articular resultante *R* origina presiones de contacto más uniformes cuando se carga en el centro que cuando se carga hacia el borde (véase Fig. 6-59). Las direcciones del movimiento humeral se señalan con la letra *D*. La hipótesis es que si la dirección del desplazamiento tentativo del cuerpo rígido se ubica dentro del arco de la superficie articular, la articulación será estable. Por otro lado, si la dirección del desplazamiento tentativo se sitúa más allá del arco, el resultado es una articulación inestable o incluso luxada (véase Fig. 6-58). Con base en esta teoría se ha propuesto que la musculatura del manguito de los rotadores contribuye como «glenoides musculotendinosa» y actúa en concierto con la glenoides ósea para mantener la estabilidad de la cabeza humeral.[86]

Movimiento rotacional máximo

Los primeros en estudiar el potencial de trabajo global y relativo del hombro fueron los anatomistas alemanes.[56,216] Sus datos revelaron que existe un equilibrio entre el movimiento rotacional flexor y extensor potencial.[216] Sin embargo, el poder de la rotación interna excede al de la rotación externa a razón de 2:1, y la fuerza o potencia de la aducción excede a la de la abducción a una razón de por lo menos 1:2.

Hoy se cuenta con información más detallada sobre el movimiento rotacional máximo a partir de los datos generados utilizando dispositivos isocinéticos de resistencia variable. Con este tipo de aparato, Ivey y Rusche demostraron las relaciones siguientes del movimiento rotacional: flexión-extensión, 4:5; abducción-aducción, 1:2; rotación interna-externa, 3:2.[105] En una base absoluta, la mayor función de fuerza es la que se muestra en aducción, seguida de extensión, flexión, abducción y rotación interna y externa.[30,105] Otis y cols.[171] midieron el movimiento rotacional isocinético del hombro para evaluar los efectos del dominio, la velocidad angular y la posición articular. La fuerza isométrica siempre resultó mayor que la isocinética. El movimiento rotacional en cada dirección (flexión, abducción, rotación interna y rotación externa) resultó mayor con el brazo en el costado y disminuyó al aumentar la abducción.

La magnitud y la posición del movimiento rotacional máximo generado por los músculos del hombro difieren según la función de la fuerza estudiada (Tabla 6-4). En el laboratorio de los autores, los movimientos rotacionales revelan que éstos alcanzan su máximo en distintas posiciones, con alguna variación, según la velocidad de la articulación.[30] El movimiento rotacional máximo es típicamente mayor a velocidades menores: por ejemplo, 60°/s. El movimiento rotacional máximo disminuye en todas las funciones de fuerza al aumentar la velocidad angular

Tabla 6-4 • Giro isocinético máximo del hombro y posición en función de la velocidad articular en varones de 20 a 40 años de edad

	Abducción		Aducción	
Velocidad angular (grado/s)	Giro (Nm)	Posición/grado	Giro (Nm)	Posición/grado
60	39	27	81	75
180	32	33	73	72
300	26	45	64	74

De Cahalan TD, Johnson ME, Chao EYS: Shoulder strength analysis using the Cybex II isokinetic dynamometer. Clin Orthop 271:249, 1991.

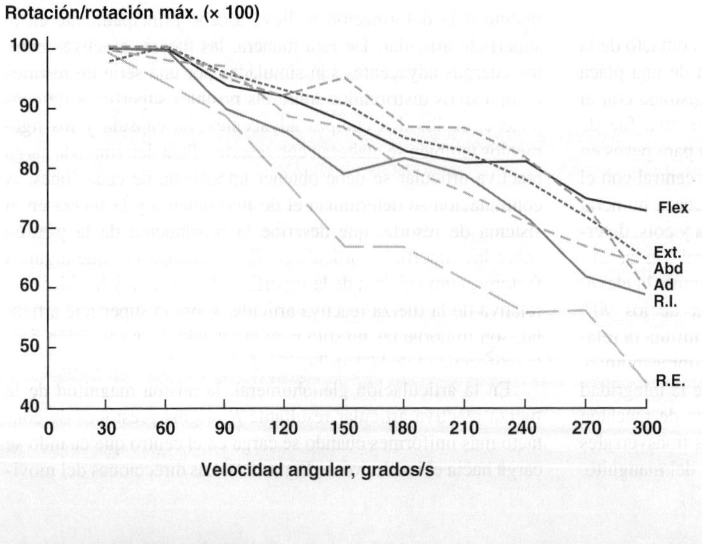

Fig. 6-60 • El giro disminuye conforme la velocidad angular de la elevación del brazo aumenta para todas las funciones musculares estudiadas. *(De Cahalan TD), Johnson ME, Chao EYS: Shoulder strength analysis using the Cybex II isokinetic dynamometer. Clin Orthop 271:249, 1991.)*

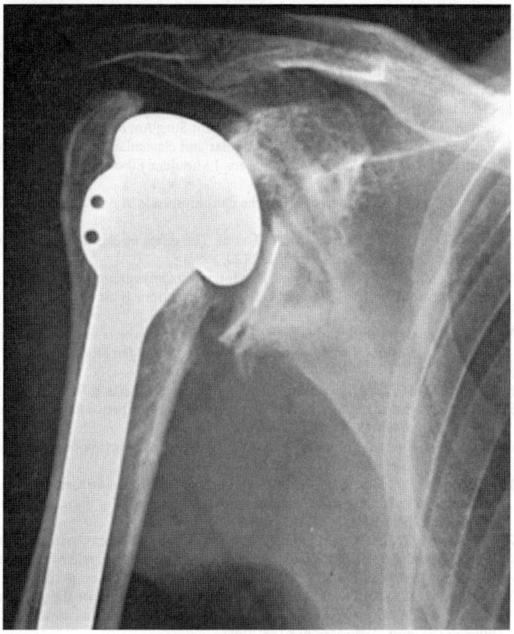

Fig. 6-61 • Los patrones de relajación glenoidea concuerdan con un incremento de las fuerzas superiores a través de la articulación glenohumeral, lo que se observa ante todo durante los primeros 60° de elevación.

(Fig. 6-60). Los datos obtenidos en estos estudios concuerdan de manera favorable con los del movimiento rotacional relativo publicados por Ivey y Rusche, aunque se registraron variaciones discretas a una velocidad articular mayor. En la Tabla 6-4 se muestran el movimiento rotacional máximo y la posición del hombro durante este movimiento.

Importancia clínica

Es fácil observar en la clínica la contribución de los músculos deltoides y supraespinoso a la elevación del brazo. En pacientes sin músculo deltoides, es posible elevar el brazo con una fuerza moderada.[30] Sin embargo, los datos de laboratorio para la deficiencia del supraespinoso presentados por Howell y cols., y de Colachis y Strohm son contrarios a la experiencia clínica.[38,90] La experiencia clínica es paralela a las observaciones de Bechtol, aunque este autor no presenta detalles experimentales (véase Fig. 6-53).[17] Los datos electromiográficos se correlacionan con diversas actividades del hombro y apoyan la función del supraespinoso como estabilizador de la cabeza humeral en la glenoides, permitiendo de esta manera que otros músculos actúen con mayor eficacia en la articulación.

Al reconocer que el vector de fuerza resultante se dirige en sentido superior durante los primeros 60° de elevación del brazo, se explica el desplazamiento ascendente de la cabeza humeral en el hombro con deficiencia del manguito de los rotadores (véase Fig. 6-26). Recientemente, Gagey y cols.[64] propusieron un nuevo modelo biomecánico del deltoides y afirmaron que, en la mayor parte de los casos, el vector de fuerza del deltoides tenía una orientación descendente y no ascendente. Sin embargo, Blasier y cols.[25] no estuvieron de acuerdo con ellos. Es necesario confirmar la validez del modelo de Gagey. La orientación y la magnitud son también compatibles con el patrón de laxitud glenoidea observado en algunos casos después de la sustitución de la articulación del hombro (Fig. 6-61). Estos datos de fuerza pueden estar relacionados además con la fijación del componente glenoideo. La capacidad del hueso glenoideo es de dimensiones limitadas, de ahí lo esencial de la técnica de fijación (véase Fig. 6-38). Se pueden incorporar detalles de diseño apropiados al compartimento glenoideo para aprovechar la anatomía y resistir la fuerza aplicada.[14]

Por último, el hombro con deficiencia del manguito de los rotadores también tiene riesgo de sufrir relajación glenoidea.[39,82,184] El fundamento de esta especulación es que la elevación del brazo por encima de 60° no es posible con este problema. Por consiguiente, la elevación que es posible impone una carga a la glenoides en sentido superior e inestable, ejerciendo una fuerza inferior e inclinada al componente glenoideo. Por tanto, los hombros con deficiencia del manguito tienden a mostrar un desplazamiento proximal y, quizás, una mayor relajación del componente glenoideo.

BIBLIOGRAFÍA

1. Alpert SW, Pink MM, Jobe FW, et al: Electromyographic analysis of deltoid and rotator cuff function under varying loads and speeds. J Shoulder Elbow Surg *9*:47-58, 2000.
2. Altchek DW, Warren RF, Skyhar MJ, and Ortiz G: T-plasty modification of the Bankart procedure for multidirectional instability of the anterior and inferior types. J Bone Joint Surg Am *73*:105, 1991.
3. An K-N and Chao EYS: Kinematic analysis of human movement. Ann Biomed Eng *12*:585, 1984.
4. An K-N, Hui FC, Morrey BF, et al: Muscle across the elbow joint: A biomechanical analysis. J Biomech *14*:659, 1981.
5. An K-N, Jacobsen MC, Berglund LJ, and Chao EYS: Application of a magnetic tracking device to kinesiologic studies. J Biomech *21*:613, 1988.
6. An K-N, Kwak BM, Chao EYS, and Morrey BF: Determination of muscle and joint forces: A new technique to solve the indeterminate problem. J Biomech Eng *106*:4364, 1984.
7. An K-N, Takahashi K, Hanigan TP, and Chao EYS: Determination of muscle orientations and moment arms. J Biomech Eng *106*:280, 1984.
8. Andrews JR, Carson WG Jr, and McLeod WD: Glenoid labrum tears related to the long head of the biceps. Am J Sports Med *13*:337, 1985.
9. Apreleva M, Parsons IM 4th, Warner JJ, et al: Experimental investigation of reaction forces at the glenohumeral joint during active abduction. J Shoulder Elbow Surg *9*:409-417, 2000.
10. Bankart ASB: The pathology and treatment of recurrent dislocation of the shoulder joint. Br J Surg *26*:23, 1938.
11. Basmajian JV: Muscles Alive, 2nd ed. Baltimore: Williams & Wilkins, 1967.
12. Basmajian JV and Bazant FJ: Factors preventing downward dislocation of the adducted shoulder joint. J Bone Joint Surg Am *41*:1182, 1959.
13. Bassett RW, Browne AO, Morrey BF, and An KN: Glenohumeral muscle force and moment mechanics in a position of shoulder instability. J Biomech *23*:405, 1990.
14. Batte SWP, Cordy ME, Lee TY, et al: Cancellous bone of the glenoid. Correlation of quantitative CT and mechanical strength. Trans Orthop Res Soc *21*:707, 1996.
15. Bearn JG: An electromyographic study of the trapezius, deltoid pectoralis major, biceps and triceps muscles during static loading of the upper limb. Anat Rec *140*:103, 1961.
16. Bearn JG: Direct observation on the function of the capsule of the sternoclavicular joint in clavicular support. J Anat *101*:159, 1967.
17. Bechtol CO: Biomechanics of the shoulder. Clin Orthop *146*:37, 1980.
18. Bergman RA, Thompson SA, and Afifi A: Catalog of Human Variation. Baltimore: Urban & Schwarzenberg, 1984.
19. Bergmann G: Biomechanics and pathomechanics of the shoulder joint with reference to prosthetic joint replacement. *In* Koelbel R, et al (eds): Shoulder Replacement. Berlin: Springer-Verlag, 1987.
20. Bestard EA, Schvene HR, and Bestard EH: Glenoplasty in the management of recurrent shoulder dislocation. Contemp Orthop *12*:47, 1986.
21. Bey MJ, Elders GJ, Huston LJ, et al: The mechanism of creation of superior labrum, anterior, and posterior lesions in a dynamic biomechanical model of the shoulder: The role of inferior subluxation. J Shoulder Elbow Surg *7*:397-401, 1998.
22. Bigliani LU, Pollock RG, Soslowsky LJ, et al: Tensile properties of the inferior glenohumeral ligament. J Orthop Res *10*:187, 1992.

23. Blakely RL and Palmer ML: Analysis of rotation accompanying shoulder flexion. Phys Ther *64*:1214, 1984.
24. Blasier RB, Guldberg RE, and Rothman ED: Anterior shoulder stability: Contributions of rotator cuff forces and the capsular ligaments in a cadaver model. J Shoulder Elbow Surg *1*:140, 1992.
25. Blasier RB, Hughes RE, Carpenter JE, and Kuhn JE: A new model for the action of the middle deltoid. Clin Orthop *388*:258-259, 2001.
26. Blasier RB, Soslowsky LJ, and Malicky DM: Anterior glenohumeral stabilization factors: Relative and progressive effects in a biomechanical model. J Shoulder Elbow Surg *3*(suppl):64, 1994.
27. Blasier RB, Soslowsky LJ, Malicky DM, and Palmer ML: Posterior glenohumeral subluxation: Active and passive stabilization in a biomechanical model. J Bone Joint Surg Am *79*:433-440, 1997.
28. Bost FC and Inman VTG: The pathological changes in recurrent dislocation of the shoulder. J Bone Joint Surg *24*:595, 1942.
29. Browne AO, Hoffmeyer P, Tanaka S, et al: Glenohumeral elevation studied in three dimensions. J Bone Joint Surg Br *72*:843, 1990.
30. Cahalan TD, Johnson ME, and Chao EYS: Shoulder strength analysis using the Cybex II isokinetic dynamometer. Clin Orthop *271*:249, 1991.
31. Cain PR, Mutschler TA, Fu FH, and Lee SK: Anterior stability of the glenohumeral joint: A dynamic model. Am J Sports Med *15*:144, 1987.
32. Cathcart CW: Movements of the shoulder girdle involved in those of the arm on the trunk. Worcester Meeting, British Medical Association, 1882. J Anat Physiol *18*:210, 1884.
33. Cave AJE: The nature and morphology of the costoclavicular ligament. J Anat *95*:170, 1961.
34. Chao EYS and An K-N: Perspectives in measurements and modeling of musculoskeletal joint dynamics. *In* Huiskes R, von Campen DH, and de Wijn JR (eds): Biomechanics: Principles and Applications. The Hague, Netherlands: Martinus Nijhoff, 1982, pp 1-18.
35. Chen SK, Simonian PT, Wickiewicz TL, et al: Radiographic evaluation of glenohumeral kinematics: A muscle fatigue model. J Shoulder Elbow Surg *8*:49-52, 1999.
36. Cleland: Notes on raising the arm. J Anat Physiol *18*:275, 1884.
37. Codman EA: The Shoulder. Boston: Thomas Todd, 1934.
38. Colachis SC Jr and Strohm BR: Effect of suprascapular and axillary nerve blocks on muscle force in upper extremity. Arch Phys Med Rehabil *52*:22, 1971.
39. Collins D, Tencer A, Sidles J, and Matsen F III: Edge displacement and deformation of glenoid components in response to eccentric loading: The effect of preparation of the glenoid bone. J Bone Joint Surg Am *74*:501, 1992.
40. Conzen A and Eckstein F: Quantitative determination of articular pressure in the human shoulder joint. J Shoulder Elbow Surg *9*:196-204, 2000.
41. Craig EV: The posterior mechanism of acute anterior shoulder dislocations. Clin Orthop *190*:213, 1984.
42. Das SP, Ray GS, and Saha AK: Observation of the tilt of the glenoid cavity of the scapula. J Anat Soc India *15*:114, 1966.
43. Debski RE, Parsons IM 4th, Woo SL, and Fu FH: Effect of capsular injury on acromioclavicular joint mechanics. J Bone Joint Surg Am *83*:1344-1351, 2001.
44. Debski RE, Sakone M, Woo SL, et al: Contribution of the passive properties of the rotator cuff to glenohumeral stability during anterior-posterior loading. J Shoulder Elbow Surg *8*:324-329, 1999.
45. Debski RE, Wong EK, Warner JJP, et al: Interrelationships of the capsuloligamentous restraints during translation of the glenohumeral joint. Trans Orthop Res Soc *21*:230, 1996.
46. DeLorme D: Die Hemmungsbander des Schultergelenks and ihre Deductung fur die Schulter Luxationen. Arch Klin Chirurg *92*:79, 1910.
47. de Luca CJ and Forrest WJ: Force analysis of individual muscles acting simultaneously on the shoulder joint during isometric abduction. J Biomech *6*:385, 1973.
48. Dempster WT: Mechanisms of shoulder movement. Arch Phys Med Rehabil *46A*:49, 1965.
49. DePalma AF, Callery G, and Bennett GA: Variational anatomy and degenerative lesions of the shoulder bone. Instr Course Lect *16*:255, 1949.
50. DePalma AF, Coker AJ, and Probhaker M: The role of the subscapularis in recurrent anterior dislocation of the shoulder. Clin Orthop *54*:35, 1969.
51. Doody SG, Freedman L, and Waterland JC: Shoulder movements during abduction in the scapular plane. Arch Phys Med Rehabil *51*:595, 1970.
52. Doody SG, Waterland JC, and Freedman L: Scapulohumeral goniometer. Arch Phys Med Rehabil *51*:711, 1970.
53. Duchenne GBA: Physiologies des Mouvements, 1867 (Kaplan EB, Trans.). Philadelphia: WB Saunders, 1949.
54. Dvir Z and Berme N: The shoulder complex in elevation of the arm: A mechanism approach. J Biomech *11*:219, 1978.
55. Edelson G: The development of humeral head retroversion. J Shoulder Elbow Surg *9*:316-318, 2000.
56. Fick R: Spezille Gelenk and Nuskelmuchanik, Mechanik Deskniegelenkes. Jena, Germany, G Fischer *111*:521, 1911.
57. Flatow EL, Connor PM, Levine WN, et al: Coracoacromial Arch Reconstruction for Anterosuperior Instability. Paper presented at the 13th Open Meeting of the American Shoulder Elbow Surgeons, Feb 16, 1997, San Francisco.
58. Flatow EL, Wang VM, Kelkar R, et al: The coracoacromial ligament passively restrains anterosuperior humeral subluxation in the rotator cuff deficient shoulder. Trans Orthop Res Soc *21*:229, 1996.
59. Flood V: Discovery of a new ligament of the shoulder. Lancet *1*:672, 1829.
60. Freedman L and Munro RH: Abduction of the arm in scapular plane: Scapular and glenohumeral movements. J Bone Joint Surg Am *18*:1503, 1966.
61. Friedman RJ: Shoulder biomechanics following total joint arthroplasty. Trans Orthop Res Soc *14*:4, 1989.
62. Fukuda K, Craig EV, An K-N, et al: Biomechanical study of the ligamentous system of the acromioclavicular joint. J Bone Joint Surg Am *68*:434, 1986.
63. Fung M, Kato S, Barrance PJ, et al: Scapular and clavicular kinematics during humeral elevation: A study with cadavers. J Shoulder Elbow Surg *10*:278-285, 2001.
64. Gagey O, and Hue E: Mechanics of the deltoid muscle. A new approach. Clin Orthop *375*:250-257, 2000.
65. Gibb TD, Sidles JA, Harryman DT II, et al: The effect of capsular venting on glenohumeral laxity. Clin Orthop *268*:120, 1991.
66. Glousman R, Jobe F, Tibone J, et al: Dynamic electromyographic analysis of the throwing shoulder with glenohumeral instability. J Bone Joint Surg Am *70*:220, 1988.
67. Gohlke F, Essigkrug B, and Schmitz F: The pattern of the collagen fiber bundles of the capsule of the glenohumeral joint. J Shoulder Elbow Surg *3*:111, 1994.
68. Grant JCB: Method of Anatomy, 7th ed. Baltimore: Williams & Wilkins, 1965.
69. Grauer JD, Paulos LE, Smutz WP: Biceps tendon and superior labral injuries. Arthroscopy *8*:488-497, 1992.
70. Guanche C, Knatt T, Solomonow M, et al: The synergistic action of the capsule and the shoulder muscles. Am J Sports Med *23*:301, 1995.
71. Habermeyer P, Gleyze P, Lehmann M, and Schneider M: The intraarticular joint volume in acute and chronic shoulder instability [abstract]. J Shoulder Elbow Surg *4*(suppl):29, 1995.
72. Habermeyer P, Kaiser E, Knappe M, et al: Zur funktionellen Anatomie und Biomechanik der langen Bizepssehne [in German with English abstract]. Unfallchirurgie *90*:319, 1987.
73. Habermeyer P, Schuller U, and Wiedemann E: The intra-articular pressure of the shoulder: An experimental study on the role of the glenoid labrum in stabilizing the joint. Arthroscopy *8*:166, 1992.
74. Halder AM, Kuhl SG, Zobitz ME, et al: Effects of the glenoid labrum and glenohumeral abduction on stability of the shoulder joint through concavity-compression: An in vitro study. J Bone Joint Surg Am *83*:1062-1069, 2001.
75. Halder AM, Zhao KD, O'Driscoll SW, et al: Dynamic contributions to superior shoulder stability. J Orthop Res *19*:206-212, 2001.
76. Hall AL and McCloskey DI: Detection of movement imposed on finger, elbow and shoulder joints. J Physiol *335*:519, 1983.
77. Harryman DT, Sidles JA, Clark JM, et al: Translation of the humeral head on the glenoid with passive glenohumeral motion. J Bone Joint Surg Am *72*:1334, 1990.
78. Harryman DT II, Sidles JA, Harris SL, and Matsen FA III: The role of the rotator interval capsule in passive motion and stability of the shoulder. J Bone Joint Surg Am *74*:53, 1992.
79. Harryman DT II, Sidles JA, Harris SL, and Matsen FA III: Laxity of the normal glenohumeral joint. A quantitative in vivo assessment. J Shoulder Elbow Surg *1*:66, 1992.
80. Harryman DT II, Walker ED, Harris SL, et al: Residual motion and function after glenohumeral or scapulothoracic arthrodesis. J Shoulder Elbow Surg *2*:275, 1993.
81. Hashimoto T, Suzuki K, and Nobuhara K: Dynamic analysis of intraarticular pressure in the glenohumeral joint. J Shoulder Elbow Surg *4*:209, 1995.
82. Hawkins RJ, Bell RH, and Jallay B: Total shoulder arthroplasty. Clin Orthop *242*:188, 1989.
83. Helmig P, Søjbjerg JO, Sneppen O, et al: Glenohumeral movement patterns after puncture of the joint capsule: An experimental study. J Shoulder Elbow Surg *2*:209, 1993.
84. Hertz H: Die Bedeutung des Limbus glenoidalis für die Stabilität des Schultergelenks. Wien Klin Wochenschr Suppl *152*:1, 1984.
85. Hill HS and Sacks MD: The grooved defect of the humeral head. A frequently unrecognized complication of dislocations of the shoulder joint. Radiology *35*:690, 1940.
86. Himeno S and Tsumra H: The role of the rotator cuff as a stabilizing mechanism of the shoulder. *In* Bateman J and Welsh RP (eds): Surgery of the Shoulder. St. Louis: CV Mosby, 1984.
87. Hogfors C, Sigholm G, and Herberts P: Biomechanical model of the human shoulder. I. Elements. J Biomech *20*:157, 1987.
88. Howell SM and Galinat BJ: The glenoid-labral socket. A constrained articular surface. Clin Orthop *243*:122-125, 1989.
89. Howell SM, Galinat BJ, Renzi AJ, and Marone PJ: Normal and abnormal mechanics of the glenohumeral joint in the horizontal plane. J Bone Joint Surg Am *70*:227, 1988.
90. Howell SM, Imobersteg AM, Seger DH, and Marone PJ: Clarification of the role of the supraspinatus muscle in shoulder function. J Bone Joint Surg Am *68*:398, 1986.
91. Howell SM and Kraft TA: The role of the supraspinatus and infraspinatus muscles in glenohumeral kinematics of anterior shoulder instability. Clin Orthop *263*:128, 1991.
92. Hsu HC, Luo ZP, Cofield RH, and An KN: Influence of rotator cuff tear on glenohumeral stability: The effect of size and location of the tear from a "created-defect" model. J Shoulder Elbow Surg *5*(suppl):9, 1996.

93. Hsu HC, Luo ZP, Stone JJS, and An KN: Importance of rotator cuff balance to glenohumeral instability and degeneration. Trans Orthop Res Soc *21*:232, 1996.
94. Ikai M and Fukunaga T: Calculation of muscle strength per unit of cross-sectional area of human muscle. A Angew Physiol Einschl Arbeitsphysiol *26*:26, 1968.
95. Inman VT, Saunders JR, and Abbott LC: Observations on the function of the shoulder joint. J Bone Joint Surg *26*:1, 1944.
96. Itoi E, An KN, Lee SB, et al: Arm rotation affects the function of arm muscles at the glenohumeral joint. Transactions of the 45th Annual Meeting of the Orthopedic Research Society *24*:380, 1999.
97. Itoi E, Berglund LJ, Grabowski JJ, et al: Superior-inferior stability of the shoulder: Role of the coracohumeral ligament and the rotator interval capsule. Mayo Clin Proc *73*:508-515, 1998.
98. Itoi E, Kuechle DK, Newman SR, et al: Stabilising function of the biceps in stable and unstable shoulders. J Bone Joint Surg Br *75*:546, 1993.
99. Itoi E, Minagawa H, Sato T, et al: Isokinetic strength after tears of the supraspinatus tendon. J Bone Joint Surg Br *79*:77-82, 1997.
100. Itoi E, Motzkin NE, and Browne AO: Intraarticular pressure of the shoulder. Arthroscopy *9*:406, 1993.
101. Itoi E, Motzkin NE, Morrey BF, and An KN: Scapular inclination and inferior stability of the shoulder. J Shoulder Elbow Surg *1*:131, 1992.
102. Itoi E, Motzkin NE, Morrey BF, and An KN: Stabilizing function of the long head of the biceps. With the arm in hanging position. Orthop Trans *16*:775, 1992.
103. Itoi E, Motzkin NE, Morrey BF, and An KN: Bulk effect of rotator cuff on inferior glenohumeral stability as function of scapular inclination angle: A cadaver study. Tohoku J Exp Med *171*:267, 1993.
104. Itoi E, Newman SR, Kuechle DK, et al: Dynamic anterior stabilisers of the shoulder with the arm in abduction. J Bone Joint Surg Br *76*:834, 1994.
105. Ivey FM Jr and Rusche K: Isokinetic testing of shoulder strength: Normal values. Arch Phys Med Rehabil *66*:384, 1985.
106. Jackson KM, Joseph J, and Wyard SJ: Sequential muscular contraction. J Biomech *10*:97, 1977.
107. Järvholm U, Palmerud G, Styf J, et al: Intramuscular pressure in the supraspinatus muscle. J Orthop Res *6*:230, 1988.
108. Jerosch J, Moersler M, and Castro WH: Uber die Funktion der passiven Stabilisatoren des glenohumeralen Gelenkes: Eine biomechanische Untersuchung [in German with English abstract]. Z Orthop Ihre Grenzgeb *128*:206, 1990.
109. Jiang CC, Otis JC, Warren RF, and Wickiewicz TL: Muscle excursion measurements and moment arm definitions [abstract]. Paper presented at the 34th Annual Meeting of the Orthopedic Research Society, Feb 1-4, 1988, Atlanta.
110. Johnston TB: The movements of the shoulder joint. A plea for the use of the "plane of the scapula" as the plane of reference for movements occurring at the humero-scapular joint. Br J Surg *25*:252, 1937.
111. Jones DW Jr: The Role of the Shoulder Muscles in the Control of Humeral Position [master's thesis]. Cleveland, OH, Case Western Reserve University, 1970.
112. Kaltsas DS: Comparative study of the properties of the shoulder joint capsules with those of other joint capsules. Clin Orthop *173*:20, 1973.
113. Kapandji I: The Physiology of Joints, vol 1. Baltimore: Williams & Wilkins, 1970.
114. Karduna AR, Williams GR, Williams JL, and Iannotti JP: Kinematics of the glenohumeral joint before and after total shoulder arthroplasty: Effects of component conformity. Transactions of the 42nd Annual Meeting of the Orthopedic Research Society *21*:700, 1996.
115. Kelkar R, Wang VM, Flatow EL, et al: Glenohumeral mechanics: A study of articular geometry, contact, and kinematics. J Shoulder Elbow Surg *10*:73-84, 2001.
116. Kennedy JC and Cameron H: Complete dislocation of the acromioclavicular joint. J Bone Joint Surg Br *36*:202, 1954.
117. Kido T, Itoi E, Konno N, et al: Electromyographic activities of the biceps during arm elevation in shoulders with rotator cuff tears. Acta Orthop Scand *69*:575-579, 1998.
118. Kido T, Itoi E, Konno N, et al: The depressor function of biceps on the head of the humerus in shoulders with tears of the rotator cuff. J Bone Joint Surg Br *82*:416-419, 2000.
119. Kido T, Itoi E, Lee SB, et al: Dynamic stabilizing function of the deltoid muscle in shoulders with anterior instability. Am J Sports Med *31*:399-403, 2003.
120. Kim SH, Ha KI, Kim HS, and Kim SW: Electromyographic activity of the biceps brachii muscle in shoulders with anterior instability. Arthroscopy *17*:864 868, 2001.
121. Klimkiewicz JJ, Williams GR, Sher JS, et al: The acromioclavicular capsule as a restraint to posterior translation of the clavicle: A biomechanical analysis. J Shoulder Elbow Surg *8*:119-124, 1999.
122. Kronberg M, Brostöm L-Å, and Nemeth G: Differences in shoulder muscle activity between patients with generalized joint laxity and normal controls. Clin Orthop *269*:181-192, 1991.
123. Kuboyama M: The role of soft tissues in downward stability of the glenohumeral joint: An experimental study with fresh cadavers [in Japanese with English abstract]. Igaku Kenkyu *61*:20, 1991.
124. Kuechle DK, Newman SR, Itoi E, et al: Rotator cuff function during humeral elevation in 4 planes. Trans Orthop Res Soc *18*:138, 1993.
125. Kumar VP and Balasubramaniam P: The role of atmospheric pressure in stabilizing the shoulder: An experimental study. J Bone Joint Surg Br *67*:719, 1985.
126. Kumar VP, Satku K, and Balasubramaniam P: The role of the long head of biceps brachii in the stabilization of the head of the humerus. Clin Orthop *244*:172, 1989.
127. Laumann U: Kinesiology of the shoulder joint. *In* Koelbel R, et al (eds): Shoulder Replacement. Berlin: Springer-Verlag, 1987.
128. Lazarus MD, Sidles JA, Harryman DT, and Matsen FA III: Effect of a chondral-labral defect on glenoid concavity and glenohumeral stability. J Bone Joint Surg Am *78*:94, 1996.
129. Lee SB and An KN: Dynamic glenohumeral stability provided by three heads of the deltoid muscle. Clin Orthop *400*:40-47, 2002.
130. Lee SB, Kim KJ, O'Driscoll SW, et al: Dynamic glenohumeral stability provided by the rotator cuff muscles in the mid-range and end-range of motion. A study in cadavera. J Bone Joint Surg Am *82*:849-857, 2000.
131. Lee TQ, Black AD, Tibone JE, and McMahon PJ: Release of the coracoacromial ligament can lead to glenohumeral laxity: A biomechanical study. J Shoulder Elbow Surg *10*:68-72, 2001.
132. Lephart SM, Warner JJP, Borsa PA, and Fu FH: Proprioception of the shoulder joint in healthy, unstable, and surgically repaired shoulders. J Shoulder Elbow Surg *3*:371, 1994.
133. Levy AS, Kelly BT, Lintner SA, et al: Function of the long head of the biceps at the shoulder: Electromyographic analysis. J Shoulder Elbow Surg *10*:250-255, 2001.
134. Lippitt SB, Vanderhooft JE, Harris SL, et al: Glenohumeral stability from concavity-compression: A quantitative analysis. J Shoulder Elbow Surg *2*:27, 1993.
135. Lockhart RD: Movements of the normal shoulder joint and of a case with trapezius paralysis studied by radiogram and experiment in the living. J Anat *64*:288, 1930.
136. Lucas DB: Biomechanics of the shoulder joint. Arch Surg *107*:425, 1973.
137. Luo ZP, Niebur GL, and An KN: Determination of the proximity tolerance for measurement of surface contact areas using a magnetic tracking device. J Biomech *29*:367, 1996.
138. Maki S and Gruen T: Anthropometric study of the glenohumeral joint. Paper presented at the 22nd Annual Orthopedic Research Society, Jan 28-30, 1976, New Orleans.
139. Markhede G, Monastyrski J, and Stener B: Shoulder function after deltoid muscle removal. Acta Orthop Scand *56*:242, 1985.
140. McClure PW, Michener LA, Sennett BJ, and Karduna AR: Direct 3-dimensional measurement of scapular kinematics during dynamic movements in vivo. J Shoulder Elbow Surg *10*:269-277, 2001.
141. McKernan DJ, Mutschler TA, Rudert MJ, et al: The characterization of rotator cuff muscle forces and their effect on glenohumeral joint stability: A biomechanical study. Orthop Trans *14*:237, 1990.
142. McLaughlin HL and Carallero WU: Primary anterior dislocation of the shoulder. I. Morbid anatomy. Am J Surg *99*:628, 1960.
143. McLaughlin HL and MacLellan DI: Recurrent anterior dislocation of the shoulder. II. A comparative study. J Trauma *7*:191, 1967.
144. McMahon PJ, Debski RE, Thompson WO, et al: Shoulder muscle forces and tendon excursions during glenohumeral abduction in the scapular plane. J Shoulder Elbow Surg *4*:199, 1995.
145. McMahon PJ, Dettling J, Sandusky MD, et al: The anterior band of the inferior glenohumeral ligament. Assessment of its permanent deformation and the anatomy of its glenoid attachment. J Bone Joint Surg Br *81*:406-413, 1999.
146. Metcalf MH, Duckworth DG, Lee SB, et al: Posteroinferior glenoplasty can change glenoid shape and increase the mechanical stability of the shoulder. J Shoulder Elbow Surg *8*:205-213, 1999.
147. Metcalf MH, Pon JD, Harryman DT 2nd, et al: Capsulolabral augmentation increases glenohumeral stability in the cadaver shoulder. J Shoulder Elbow Surg *10*:532-538, 2001.
148. Michiels I and Bodem F: The deltoid muscle: An electromyographical analysis of its activity in arm abduction in various body postures. Int Orthop *16*:268, 1992.
149. Morisawa Y, Sadahiro T, Kawakami T, and Yamamoto H: Mechanoreceptors in the coracoacromial ligament. A study of its morphology and distribution [in Japanese with English abstract]. Katakansetsu *14*:161, 1990.
150. Morrey BF and Chao EYS: Passive motion of the elbow joint. J Bone Joint Surg Am *58*:501, 1976.
151. Morrey BF and Chao EYS: Recurrent anterior dislocation of the shoulder. *In* Dumbleton J and Black JH (eds): Clinical Biomechanics. London: Churchill Livingstone, 1981.
152. Morrey BF and Janes JJ: Recurrent anterior dislocation of the shoulder. Long-term follow-up of the Putti-Platt and Bankart procedures. J Bone Joint Surg Am *58*:252, 1976.
153. Morris CB: The measurements of the strength of muscle relative to the cross-section. Res Q Am Assoc Health Phys Ed Recreation *19*:295, 1948.
154. Moseley HE and Overgaard B: The anterior capsular mechanism in recurrent anterior dislocation of the shoulder. J Bone Joint Surg Br *44*:913, 1962.

155. Motzkin NE, Itoi E, Morrey BF, and An KN: Contribution of Rotator Cuff to Inferior Shoulder Stability, vol 7. Paper presented at the 5th International Conference on Surgery of the Shoulder, Paris, 1992, pp 12-15.
156. Motzkin NE, Itoi E, Morrey BF, and An KN: Contribution of passive bulk tissues and deltoid to static inferior glenohumeral stability. J Shoulder Elbow Surg *3*:313, 1994.
157. Murakami M, Hukuda S, and Kojima Y: A study of dynamic stabilizing system of the shoulder. Role of the infraspinatus muscle responding to posterior stress and a histochemical study of the sensory nerve endings of the capsule [in Japanese with English abstract]. Katakansetsu *14*:187, 1990.
158. Naggar L, Jenp YN, Malanga G, et al: Major capsuloligamentous restraints to posterior instability of the shoulder. Paper presented at the 62nd Annual Meeting of the American Academy of Orthopaedic Surgeons, Feb 1995, New Orleans.
159. Neer CS II: Displaced proximal humeral fractures. I. Classification and evaluation. J Bone Joint Surg Am *52*:1077, 1970.
160. Neer CS II and Foster CR: Inferior capsular shift for involuntary inferior and multidirectional instability of the shoulder. J Bone Joint Surg Am *62*:897, 1980.
161. Newman SR: Stabilizing Function of the Rotator Cuff Muscles [master's thesis]. Rochester, MN, Mayo Graduate School of Medicine, 1993.
162. Nishida K, Hashizume H, Toda K, and Inoue H: Histologic and scanning electron microscopic study of the glenoid labrum. J Shoulder Elbow Surg *5*:132-138, 1996.
163. Nobuhara K: The Shoulder: Its Function and Clinical Aspects. Tokyo: Igaku-Shoin, 1987.
164. Nobuhara K and Ikeda H: Rotator interval lesion. Clin Orthop *223*:44, 1987.
165. Nove-Josserand L, Levigne C, Noel E, and Walch G: Factors influencing the acromio-humeral interval in rotator cuff tears. J Shoulder Elbow Surg 5(suppl):43, 1996.
166. Novotny JE, Nichols CE, Beynnon BD: Kinematics of the glenohumeral joint with Bankart lesion and repair. J Orthop Res *16*:116-121, 1998.
167. O'Brien SJ, Neves MC, Arnoczky SP, et al: The anatomy and histology of the inferior glenohumeral ligament complex of the shoulder. Am J Sports Med *18*:449, 1990.
168. O'Brien SJ, Schwartz RS, Warren RF, and Torzilli PA: Capsular restraints to anterior-posterior motion of the abducted shoulder: A biomechanical study. J Shoulder Elbow Surg *4*:298, 1995.
169. O'Connell PW, Nuber GW, Mileski RA, and Lautenschlager E: The contribution of the glenohumeral ligaments to anterior stability of the shoulder joint. Am J Sports Med *18*:579, 1990.
170. Ohwovoriole EN and Mekow C: A technique for studying the kinematics of human joints. Part II. The humeroscapular joint. Orthopedics *10*:457, 1987.
171. Otis JC, Warren RF, Backus SI, et al: Torque production in the shoulder of the normal young adult male. Am J Sports Med *18*:119, 1990.
172. Ovesen J and Nielsen S: Experimental distal subluxation in the glenohumeral joint. Arch Orthop Trauma Surg *104*:78, 1985.
173. Ovesen J and Nielsen S: Anterior and posterior shoulder instability. Acta Orthop Scand *57*:324, 1986.
174. Ovesen J and Nielsen S: Posterior instability of the shoulder: A cadaver study. Acta Orthop Scand *57*:436, 1986.
175. Ovesen J and Sojbjerg JO: Posterior shoulder dislocation: Muscle and capsular lesions in cadaver experiments. Acta Orthop Scand *57*:535-536, 1986.
176. Pagnani MJ, Deng X-H, Warren RF, et al: Effect of lesions of the superior portion of the glenoid labrum on glenohumeral translation. J Bone Joint Surg Am *77*:1003, 1995.
177. Parsons IM, Apreleva M, Fu FH, and Woo SL: The effect of rotator cuff tears on reaction forces at the glenohumeral joint. J Orthop Res *20*:439-446, 2002.
178. Partridge MJ: Joints. The limitation of their range of movement, and an explanation of certain surgical conditions. J Anat *108*:346, 1923.
179. Patel PR, Debski RE, Imhoff AB, et al: Anatomy and biomechanics of the coracohumeral and superior glenohumeral ligaments. Trans Orthop Res Soc *21*:702, 1996.
180. Payne LZ, Deng XH, Craig EV, et al: The combined dynamic and static contributions to subacromial impingement. A biomechanical analysis. Am J Sports Med *25*:801-808, 1997.
181. Pearl ML, Jackins S, Lippitt SB, et al: Humeroscapular positions in a shoulder range-of-motion-examination. J Shoulder Elbow Surg *1*:296, 1992.
182. Pearl ML, Sidles JA, Lippitt SB, et al: Codman's paradox: Sixty years later. J Shoulder Elbow Surg *1*:219, 1992.
183. Peat M and Grahame RE: Electromyographic analysis of soft tissue lesions affecting shoulder function. J Phys Med *56*:223, 1977.
184. Pollock RG, Deliz ED, McIlveen SJ, et al: Prosthetic replacement in rotator cuff-deficient shoulders. J Shoulder Elbow Surg *1*:173, 1992.
185. Pollock RG, Wang VM, Bucchieri JS, et al: Effects of repetitive subfailure strains on the mechanical behavior of the inferior glenohumeral ligament. J Shoulder Elbow Surg *9*:427-435, 2000.
186. Poppen NK and Walker PS: Normal and abnormal motion of the shoulder. J Bone Joint Surg Am *58*:195, 1976.
187. Poppen NK and Walker PS: Forces at the glenohumeral joint in abduction. Clin Orthop *58*:165, 1978.
188. Pradhan RL, Itoi E, Hatakeyama Y, et al: Superior labral strain during the throwing motion. A cadaveric study. Am J Sports Med *29*:488-492, 2001.
189. Randelli M and Gambrioli PL: Glenohumeral osteometry by computed tomography in normal and unstable shoulders. Clin Orthop *208*:151, 1986.
190. Reeves B: Experiments on the tensile strength of the anterior capsular structures of the shoulder region. J Bone Joint Surg Br *50*:858, 1968.
191. Remmel E and Ksckerling F: Anatomical study of the capsular mechanism in dislocation of the shoulder [abstract]. J Biomech *20*:807, 1987.
192. Rockwood CA Jr and Green DP (eds): Fractures in Adults, 2nd ed. Philadelphia: JB Lippincott, 1984.
193. Rodosky MW, Harner CD, and Fu FH: The role of the long head of the biceps muscle and superior glenoid labrum in anterior stability of the shoulder. Am J Sports Med *22*:121, 1994.
194. Rodosky MW, Rudert MJ, Harner CD, et al: Significance of a superior labral lesion of the shoulder: A biomechanical study. Trans Orthop Res Soc *15*:276, 1990.
195. Rowe CR, Patel D, and Southmayd WE: The Bankart procedure: A long-term end result study. J Bone Joint Surg Am *60*:1, 1978.
196. Saha AK: Dynamic stability of the glenohumeral joint. Acta Orthop Scand *42*:491, 1971.
197. Saha AK: Mechanism of shoulder movements and a plea for the recognition of "zero position" of glenohumeral joint. Clin Orthop *173*:3, 1983.
198. Sakurai G, Ozaki J, Tomita Y, et al: Electromyographic analysis of shoulder joint function of the biceps brachii muscle during isometric contraction. Clin Orthop *354*:123-131, 1998.
199. Scheving LE and Pauly JE: An electromyographic study of some muscles acting on the upper extremity of man. Anat Rec *135*:239, 1959.
200. Schiffern SC, Rozencwaig R, Antoniou J, et al: Anteroposterior centering of the humeral head on the glenoid in vivo. Am J Sports Med *30*:382-387, 2002.
201. Schwartz E, Warren RF, O'Brien SJ, and Fronek J: Posterior shoulder instability. Orthop Clin North Am *18*:409, 1987.
202. Scott DJ: Treatment of recurrent posterior dislocations of the shoulder by glenoplasty. J Bone Joint Surg Am *49*:471, 1967.
203. Sharkey NA and Marder RA: The rotator cuff opposes superior translation of the humeral head. Am J Sports Med *23*:270, 1995.
204. Sharkey NA, Marder RA, and Hanson PB: The entire rotator cuff contributes to elevation of the arm. J Orthop Res *12*:699, 1994.
205. Shevlin MG, Lehmann JF, and Lucci JA: Electromyographic study of the function of some muscles crossing the glenohumeral joint. Arch Phys Med Rehabil *50*:264, 1969.
206. Sigholm G, Herberts P, Almstrom C, and Kodifors R: Electromyographic analysis of shoulder muscle load. J Orthop Res *1*:379, 1984.
207. Smith RL and Brunolli J: Shoulder kinesthesia after anterior glenohumeral dislocation. Phys Ther *69*:106, 1989.
208. Smith SP and Bunker TD: Primary glenoid dysplasia. A review of 12 patients. J Bone Joint Surg Br *83*:868-872, 2001.
209. Soslowsky LJ, An CH, DeBano CM, and Carpenter JE: Coracoacromial ligament: In situ load and viscoelastic properties in rotator cuff disease. Clin Orthop *330*:40-44, 1996.
210. Soslowsky LJ, Flatow EL, Bigliani LU, et al: Quantitation of in situ contact areas at the glenohumeral joint: A biomechanical study. J Orthop Res *10*:524, 1992.
211. Speer KP, Deng X, Borrero S, et al: Biomechanical evaluation of a simulated Bankart lesion. J Bone Joint Surg Am *76*:1819, 1994.
212. Spencer EE, Kuhn JE, Huston LJ, et al: Ligamentous restraints to anterior and posterior translation of the sternoclavicular joint. J Shoulder Elbow Surg *11*:43-47, 2002.
213. Spiegelman JJ and Woo SL-Y: A rigid-body method for finding centers of rotation and angular displacements of planar joint motion. J Biomech *20*:715, 1987.
214. Spoor CW and Veldpaus FE: Rigid body motion calculated from spatial coordinates of markers. J Biomech *13*:391-393, 1980.
215. Stefko JM, Tibone JE, Cawley PW, et al: Strain of the anterior band of the inferior glenohumeral ligament during capsule failure. J Shoulder Elbow Surg *6*:473-479, 1997.
216. Steindler A: Kinesiology of the Human Body under Normal and Pathological Conditions. Springfield, IL: Charles C Thomas, 1955.
217. Stevens JH: The action of the short rotators on the normal abduction of the arm, with a consideration of their action in some cases of subacromial bursitis and allied conditions. Am J Med Sci *136*:871, 1909.
218. Sugamoto K, Harada T, Machida A, et al: Scapulohumeral rhythm: Relationship between motion velocity and rhythm. Clin Orthop *401*:119-124, 2002.
219. Symeonides PP: The significance of the subscapularis muscle in the pathogenesis of recurrent anterior dislocation of the shoulder. J Bone Joint Surg Br *54*:476, 1972.
220. Talkhani IS and Kelly CP: Movement analysis of asymptomatic normal shoulders: A preliminary study. J Shoulder Elbow Surg *10*:580-584, 2001.
221. Tamai M, Okajima S, Fushiki S, and Hirasawa Y: Quantitative analysis of neural distribution in human coracoacromial ligaments. Clin Orthop *373*:125-134, 2000.
222. Taylor CL and Blaschke AC: Method for kinematic analysis of motions of the shoulder, arm, and hand complex. Ann N Y Acad Sci *51*:1251, 1951.
223. Terry GC, Hammon D, and France P: Stabilizing function of passive shoulder restraints. Unpublished data from the Hughston Orthopaedic Clinic, Columbus, GA, 1988.
224. Thomas SC and Matsen FA III: An approach to the repair of avulsion of the glenohumeral ligaments in the management of traumatic anterior glenohumeral instability. J Bone Joint Surg Am *71*:506, 1989.

225. Thompson WO, Debski RE, Boardman ND 3rd, et al: A biomechanical analysis of rotator cuff deficiency in a cadaveric model. Am J Sports Med *24*:286-292, 1996.
226. Ticker JB, Bigliani LU, Soslowsky LJ, et al: Inferior glenohumeral ligament: Geometric and strain-rate dependent properties. J Shoulder Elbow Surg *5*:269-279, 1996.
227. Tomita Y, Ozaki J, Nakagawa Y, et al: Pathological changes of the subacromial bursa associated with rotator cuff tears [in Japanese with English abstract]. Katakansetsu *15*:62, 1991.
228. Townley CO: The capsular mechanism in recurrent dislocation of the shoulder. J Bone Joint Surg Am *32*:370, 1950.
229. Turkel SJ, Panio MW, Marshall JL, and Girgis FG: Stabilizing mechanisms preventing anterior dislocation of the glenohumeral joint. J Bone Joint Surg Am *63*:1208, 1981.
230. Uhthoff H and Piscopo M: Anterior capsular redundancy of the shoulder: Congenital or traumatic? J Bone Joint Surg Br *67*:363, 1985.
231. Urayama M, Itoi E, Hatakeyama Y, et al: Function of the 3 portions of the inferior glenohumeral ligament: A cadaveric study. J Shoulder Elbow Surg *10*:589-594, 2001.
232. Urayama M, Itoi E, Shimizu T, and Sato K: Morphology of the inferior glenohumeral ligaments. Jpn J Orthop Assoc *73*(suppl):1631, 1999.
233. Urayama M, Itoi E, Sashi R, et al: Capsular elongation in shoulders with recurrent anterior dislocation: Quantitative assessment with magnetic resonance arthrography. Am J Sports Med *31*:64-67, 2003.
234. Vangsness CT Jr, Ennis M, Taylor JG, and Atkinson R: Neural anatomy of the glenohumeral ligaments, labrum, and subacromial bursa. Arthroscopy *11*:180-184, 1995.
235. Veeger HEJ, Van der Helm FCT, Van der Woude LHV, et al: Inertia and muscle contraction parameters for musculoskeletal modelling of the shoulder mechanism. J Biomech *24*:615, 1991.
236. Walch G, Nove-Josserand L, Levigne C, and Renaud E: Tears of the supraspinatus tendon associated with "hidden" lesions of the rotator interval. J Shoulder Elbow Surg *3*:353, 1994.
237. Walker PS: Human Joints and Their Artificial Replacements. Springfield, IL: Charles C Thomas, 1977.
238. Walker PS: Some bioengineering considerations of prosthetic replacement for the glenohumeral joint. *In* Inglis AE (ed): Symposium on Total Joint Replacement of the Upper Extremity. St. Louis: CV Mosby, 1982.
239. Wallace DA, Beard DJ, Gill RH, et al: Reflex muscle contraction in anterior shoulder instability. J Shoulder Elbow Surg *6*:150-155, 1997.
240. Warner JJ, Bowen MK, Deng XH, et al: Articular contact patterns of the normal glenohumeral joint. J Shoulder Elbow Surg *10*:496-497, 2001.
241. Warner JJ, Deng XH, Warren RF, and Trozilli PA: Static capsuloligamentous restraints to superior-inferior translation of the glenohumeral joint. Am J Sports Med *20*:675, 1992.
242. Warner JJP and McMahon PJ: The role of the long head of the biceps brachii in superior stability of the glenohumeral joint. J Bone Joint Surg Am *77*:366, 1995.
243. Weiner DS and MacNab I: Superior migration of the humeral head. J Bone Joint Surg Br *52*:524, 1970.
244. Wirth MA, Blatter G, and Rockwood CA Jr: The capsular imbrication procedure for recurrent anterior instability of the shoulder. J Bone Joint Surg Am *78*:246, 1996.
245. Wuelker N, Schmotzer H, Thren K, and Korell M: Translation of the glenohumeral joint with simulated active elevation. Clin Orthop *309*:193, 1994.
246. Yamaguchi K, Sher JS, Andersen WK, et al: Glenohumeral motion in patients with rotator cuff tears: A comparison of asymptomatic and symptomatic shoulders. J Shoulder Elbow Surg *9*:6-11, 2000.
247. Zuckerman JD, Gallagher MA, Cuomo F, and Rokito AS: Effect of instability and subsequent anterior shoulder repair on proprioceptive ability. Paper presented at the 63rd Annual Meeting of the American Academy of Orthopaedic Surgery, 1996, Atlanta.

Capítulo **7**

Anestesia en los procedimientos quirúrgicos del hombro

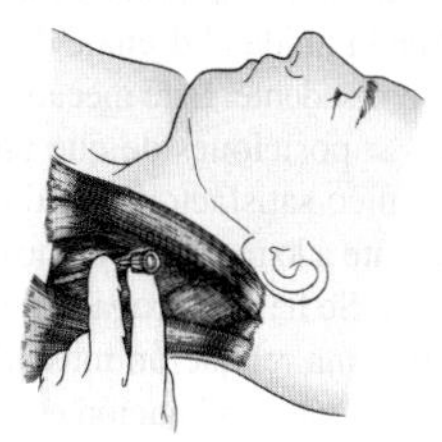

Laurie B. Amundsen, M.D. y Joanna M. Davies, M.B.B.S.

Este capítulo se refiere a aspectos singulares de la anestesia relacionados específicamente con la cirugía del hombro. El aspecto principal consiste en el uso del bloqueo nervioso del plexo braquial interescalénico como complemento de la atención intraoperatoria y postoperatoria. Se incluyen las indicaciones, las contraindicaciones, los efectos beneficiosos y las complicaciones del bloqueo de los nervios periféricos interescalénicos. La anestesia general es la alternativa habitual. La cirugía del hombro puede preseleccionar a pacientes con múltiples alteraciones articulares y, en consecuencia, posibles problemas relacionados con la vía respiratoria y la posición. Este capítulo también revisa todos los aspectos de la anestesia para la cirugía del hombro, incluidas las fases asistenciales preoperatoria, intraoperatoria y postoperatoria.

Desde una perspectiva histórica, en 1884 Halstead consiguió el primer bloqueo regional de la extremidad superior al inyectar cocaína en las raíces del plexo braquial bajo visión directa.[49] En 1911, Hirschel describió el primer bloqueo axilar percutáneo,[53] y en el mismo año Kulenkampff intentó un abordaje supraclavicular[69] para el bloqueo del plexo braquial con anestésicos locales. Sin embargo, no fue hasta 1958 que Burnham describió la vaina fascial que encerraba los nervios que rodeaban la arteria axilar e introdujo el concepto de anestesia perivascular.[24] Winnie y Collins llevaron esta observación un paso adelante y en 1964 demostraron con inyecciones de colorante radioopaco que la vaina fascial era realmente una extensión tubular de la fascia prevertebral que envolvía todo el trayecto del plexo braquial, desde las vértebras cervicales a la parte distal de la axila. Basándose en estos conocimientos, pusieron a punto la «técnica perivascular subclavia», que consistía en una sola inyección en la vaina mediante un abordaje supraclavicular.[132] Tal abordaje entrañaba el riesgo de punción de la arteria subclavia y los pulmones. Aunque satisfactorias para el brazo, las técnicas axilares, supraclaviculares y perivasculares subclavias no proporcionaban una anestesia satisfactoria para la cirugía del hombro a menos que se utilizasen volúmenes peligrosamente grandes de anestésico local. En 1970, Winnie desarrolló el abordaje «interescalénico», en el que se inyectaban menores volúmenes de anestésico local en la vaina del plexo braquial a la altura de la sexta vértebra cervical. Este abordaje producía una excelente anestesia del hombro.[131]

Las alternativas a la anestesia regional para los procedimientos del hombro son la anestesia general o una combinación de las dos. En comparación con la anestesia general, se ha demostrado que el bloqueo del plexo braquial interescalénico optimiza las condiciones operatorias, reduce el dolor intraoperatorio y postoperatorio, disminuye las náuseas y los vómitos postoperatorios, reduce la estancia en la unidad de cuidados de anestesia postoperatorios y, en el ámbito ambulatorio, reduce al mínimo los ingresos hospitalarios no previstos y es sumamente aceptado por los pacientes.[21,23,34,48,113,133] Un bloqueo nervioso periférico insuficiente se puede complementar con el uso adecuado de sedación o el inicio de anestesia general. Ninguna técnica anestésica es óptima para todos los pacientes que se someten a cirugía del hombro. Es necesario valorar preoperatoriamente a cada paciente e individualizar la técnica utilizada basándose en el procedimiento quirúrgico, la preferencia del paciente, la enfermedad médica subyacente y los conocimientos del anestesista.

ELECCIÓN DE LA ANESTESIA: REGIONAL O GENERAL

Hay que considerar individualmente a cada paciente al elegir entre anestesia regional o general. Se debe asesorar a los pacientes sobre los riesgos, efectos beneficiosos y efectos secundarios de cada tipo de anestesia. Hay que considerar la preferencia del paciente, las necesidades quirúrgicas, la comodidad del cirujano y las capacidades del anestesista en la elección final de la mejor técnica anestésica para un paciente concreto. Los bloqueos interescalénicos se pueden aplicar y utilizar solos (con el paciente despierto), con sedación (ligera o fuerte) o con un anestésico general (mascarilla, vía respiratoria con mascarilla laríngea, tubo endotraqueal). Estudios de consultas docentes y extrahospitalarias indican que la tasa de éxitos de estos bloqueos es del 87% al 100%.[41,75,114,129]

Se admite que la anestesia regional puede tener ventajas importantes para un paciente que se somete a cirugía del hombro con mínimo riesgo y tasas de complicaciones.[29,39,96,114,121] El bloqueo del plexo braquial interescalénico es con mucho la técnica anestésica regional más utilizada para la cirugía del hombro.[3,22,23,68,73,88,114,121,129] Las ventajas que se han señalado del bloqueo del plexo braquial interescalénico con respecto a la anestesia general son la disminución de las hemorragias, la reducción de la necesidad de analgésicos postoperatorios y la evitación de los riesgos y los efectos secundarios de la anestesia general.[23,33,34,88,114,133] Se ha descrito que los bloqueos interescalénicos disminuyen las hemorragias intraoperatorias en los pacientes sometidos a procedimientos del hombro.[114] Se ha señalado que esta disminución de las hemorragias se debe a la dilatación de los vasos de capacitancia unida al drenaje de sangre lejos de la herida en la posición semisedente. Este mecanismo es de presunción[88,114] y se basa en las suposiciones de que un bloqueo del plexo braquial interescalénico satisfactorio produce una simpatectomía, y esto sería semejante a lo que se ha demostrado con la anestesia raquídea y epidural. Se ha comprobado que el bloqueo interescalénico proporciona una relajación muscular suficiente, y algunos autores consideran que la relajación es superior a la obtenida con relajantes musculares sistémicos.[88,96] Aunque a menudo se expresa que la evitación del riesgo de la anestesia general es una ventaja del bloqueo interescalénico, habitualmente se añade al bloqueo un anestésico general. Esta práctica puede anular algunas de las ventajas del bloqueo interescalénico en el período de recuperación inmediato, aunque el efecto beneficioso del mayor control del dolor tiene importancia.

En cuanto a contención de los costes, eficiencia en el tiempo y atención ambulatoria, el bloqueo interescalénico tiene ventajas porque reduce el tiempo no quirúrgico en el quirófano dado el carácter preoperatorio del tiempo necesario para la anestesia. Además, también disminuyen la duración de la estancia en la unidad de cuidados postanestésicos y los ingresos imprevistos por dolor, sedación, náuseas, vómitos y retención urinaria.[21-23,33,34,78,133] Varios estudios han demostrado disminución del uso perioperatorio de narcóticos y mejor control del dolor posquirúrgico cuando se utilizó un bloqueo interescalénico como parte de la técnica anestésica. El mayor control del dolor postoperatorio facilita la cirugía ambulatoria y acelera la movilización y la fisioterapia.[33,34,45] Un estudio observacional realizado en nuestro centro ha puesto de manifiesto que los bloqueos interescalénicos facilitan el uso postoperatorio inmediato de máquinas de movilización pasiva continua y, en menor grado, de fisioterapia posquirúrgica inmediata. Además, los pacientes aceptan de muy buen grado el bloqueo del plexo braquial interescalénico.[1,3,21,23,41,45,73,75]

Como ocurre con cualquier técnica anestésica regional, no todos los bloqueos producen una anestesia suficiente, de ahí, el valor de una sedación adecuada. En manos experimentadas, Tetzlaff consiguió una tasa de éxitos del 80% al 100% de los bloqueos del plexo braquial interescalénicos,[114] éxitos que han corroborado otros autores.[41,75,129]

La anestesia regional puede tener ventajas sobre la anestesia general en algunos pacientes con enfermedades médicas subyacentes graves. A menudo se pueden evitar las alteraciones en la función fisiológica de sistemas orgánicos importantes con la anestesia regional. Sandin y otros han documentado que es innecesario un anestésico general cuando el bloqueo anestésico regional es satisfactorio.[23,33,34,48,96,133] Sin embargo, pueden surgir problemas en las vías respiratorias, previstos o imprevistos, en función de una variedad de factores, como la anatomía y el tipo y la dosis de fármacos sedantes administrados. Así pues, puede ser prudente controlar una vía respiratoria potencialmente difícil en circunstancias controladas y administrar un anestésico general además de realizar un bloqueo regional para evitar la pérdida potencialmente catastrófica de la vía respiratoria durante la intervención quirúrgica.

Asimismo, se pueden atenuar las preocupaciones quirúrgicas o del paciente manteniendo despierto al enfermo durante la intervención quirúrgica. La negativa del paciente es una contraindicación absoluta para la anestesia regional y debe respetarse. Los anestesistas deben estar siempre preparados para administrar un anestésico general. Cuando se utiliza un anestésico de este tipo, pueden variar las preferencias para el control de la vía respiratoria, dependiendo del paciente y del anestesista, y se puede optar por mascarilla, vía respiratoria de mascarilla laríngea o intubación.

Otras contraindicaciones para la anestesia regional del hombro son las alteraciones de la coagulación y la infección en el lugar del bloqueo. Se considera que las deficiencias nerviosas preexistentes en el lado homolateral del bloqueo nervioso previsto son contraindicaciones relativas para un bloqueo, en parte por algunos indicios de mayor vulnerabilidad a las lesiones nerviosas. También es una contraindicación relativa una alteración importante de la función pulmonar porque normalmente el bloqueo interescalénico puede reducir los movimientos respiratorios y la capacidad vital en un 20% a 40% por parálisis del nervio frénico. Los pacientes con reserva respiratoria mínima pueden ser incapaces de tolerar esta disminución pasajera de la función respiratoria.

TÉCNICA: BLOQUEO DEL PLEXO BRAQUIAL INTERESCALÉNICO

El bloqueo del plexo braquial interescalénico, tal como lo describió Winnie en 1970,[131] es la técnica regional más utilizada para la cirugía del hombro. El plexo braquial está formado por los ramos ventrales del quinto nervio cervical al primer nervio dorsal, con contribuciones variables de los nervios cuarto cervical y segundo dorsal. Estos nervios discurren en troncos, divisiones y luego cordones antes de originar los nervios terminales en el brazo. En el cuello, los troncos nerviosos discurren entre los músculos escaleno anterior y medio. Los músculos escalenos están envueltos en una vaina fascial que procede de la fascia prevertebral y la fascia de los escalenos. Esta envoltura proporciona un espacio potencial en el que se puede depositar el anestésico local. La vaina es un factor que determina la diseminación y distribución del anestésico local alrededor del plexo braquial. El plexo cervical superficial está compuesto por los nervios cervicales I al IV y generalmente se anestesia junto con el bloqueo interescalénico habitual.[73,75,77,123] El plexo cervical también puede bloquearse selectivamente con un bloqueo de campo en el borde posterior del músculo esternocleidomastoideo. El plexo cervical superficial inerva parte de la porción anterior del hombro. La Figura 7-1 muestra la distribución de la analgesia cutánea después de un bloqueo interescalénico (con el añadido de un bloqueo del plexo cervical superficial).

Realización del bloqueo del plexo braquial interescalénico

Antes de efectuar un bloqueo, se deben establecer una vía intravenosa y una vigilancia adecuada en el paciente, consistente en electrocardiograma, registro no invasivo de la presión arterial y pulsioximetría continua. Se puede realizar un bloqueo regional en una sala de bloqueo, en un área de espera prequirúrgica o en un quirófano. Los requisitos específicos para el área son fuente de oxígeno, bolsa Ambú con mascarilla, aspiración, equipo habitual para la vía respiratoria (p. ej., vía respiratoria oral, mascarilla, laringoscopio, tubo endotraqueal) y fármacos de urgencia de disposición inmediata (como propofol o tiopental [Pentotal] y un relajante muscular) (Fig. 7-2).

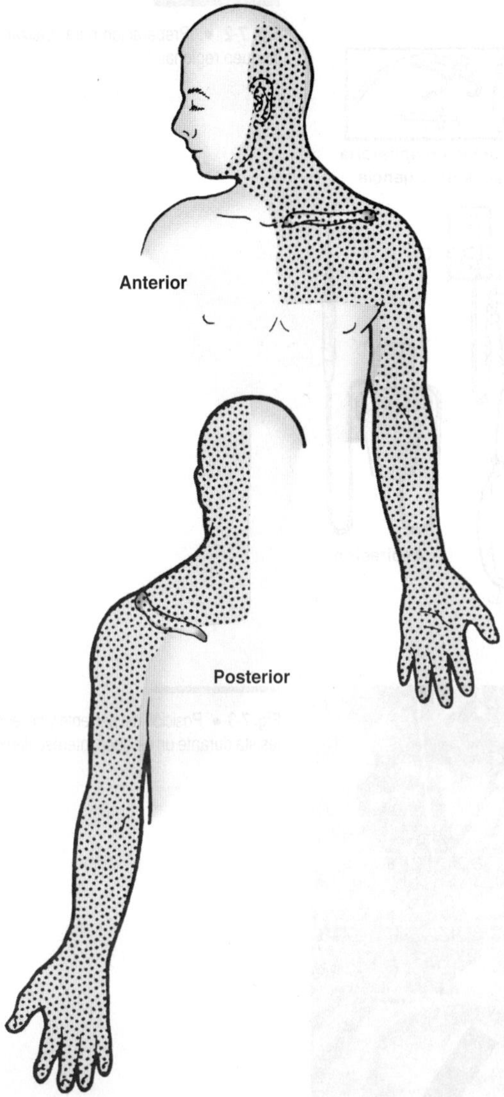

Fig. 7-1 • Distribución de la analgesia cutánea después de un bloqueo del plexo braquial interescalénico. (Se incluye un bloqueo del plexo cervical superficial.)

Las descripciones del bloqueo del plexo braquial interescalénico que figuran en la mayoría de los textos habituales de anestesia son parecidas a la técnica publicada originalmente por Winnie en 1970.[131] El paciente se debe colocar en decúbito supino, sin almohada. Hay que aplicar una sedación adecuada, como una pequeña dosis de una benzodiacepina, un narcótico o ambos, y se debe proporcionar un suplemento de oxígeno. El paciente debe girar la cabeza hacia el hombro no quirúrgico, y hay que preparar y cubrir la cara lateral del cuello de una forma que permita mantener visibles todas las marcas relevantes (Fig. 7-3). Se debe localizar el nivel C6 palpando el cartílago cricoides. Lateral a C6, y en dicho nivel, se puede identificar el borde posterior del músculo esternocleidomastoideo diciendo al paciente que intente levantar la cabeza de la cama con una mano sujeta contra su frente para ejercer una resistencia suave. Con esta técnica se identifica un surco entre el borde lateral del músculo esternocleidomastoideo y el músculo escaleno anterior. A continuación, se puede mover la mano que efectúa la palpación lateral al siguiente surco entre los músculos escaleno anterior e intermedio. Seguidamente, se puede solicitar al paciente que «aspire por la nariz» para facilitar la palpación del surco y los troncos nerviosos del plexo braquial que surgen entre los músculos escaleno anterior e intermedio.

Después de localizar el surco interescalénico, se introduce una aguja perpendicular a la piel en todos los planos en el surco en una dirección ligeramente caudal con el fin de localizar el plexo braquial (Fig. 7-4). Se dispone de diversas agujas para realizar el bloqueo. En general se prefieren las agujas de bisel B (ángulo de 19°), de bisel corto (ángulo de 45°) o en punta de lápiz a las agujas convencionales de bisel A, o se utilizan agujas aisladas con un neuroestimulador para dirigir la aguja en la posición correcta.

La técnica de las parestesias para un bloqueo del plexo braquial interescalénico consiste en dirigir una aguja en el surco interescalénico como se ha descrito anteriormente hasta que se provocan parestesias que se extienden al hombro o por el brazo hacia el codo, o lo uno y lo otro. Estas parestesias se deben al contacto mecánico directo entre la aguja y los nervios; por tanto, se deben inducir con precaución y suavidad. Según Urban y Urquhart,[121] hay que procurar asegurarse de que las parestesias producidas significan estimulación del plexo braquial, en contraposición a las parestesias indicativas de estimulación de los nervios supraescapulares. Una segunda técnica utiliza una aguja aislada con un neuroestimulador para determinar la colocación óptima de la aguja mediante la demostración de sacudidas musculares en el antebrazo. Con cualquiera de estas técnicas, después de la colocación óptima de la aguja, ésta se fija y se aspira para comprobar si sale sangre; si esto no ocurre, se inyecta 1 ml de anestésico local como dosis de prueba. Si no se observan signos ni síntomas de inyección intraarterial (náuseas pasajeras, mareo, lenguaje titubeante, sedación, pérdida de conocimiento o crisis tonicoclónicas generalizadas),[64,65] se debe repetir la aspiración continua alternando con la inyección de 3 ml a 5 ml de solución de anestésico local hasta un volumen total final de 20 ml a 40 ml.

La preferencia por el uso de un neuroestimulador o la técnica de las parestesias varía con las capacidades y la experiencia del responsable del bloqueo; la bibliografía es contradictoria con respecto a la seguridad y el éxito de las dos técnicas.[28,32,47,50,79,92,105,114,121,122,125]

Si se desea un bloqueo interescalénico continuo para uso intraoperatorio o para control posquirúrgico del dolor, se puede emplear una aguja de tipo epidural Touhy para localizar el plexo braquial y colocar un catéter al lado del plexo. Más recientemente, se han comercializado juegos de aguja-catéter diseñados específicamente para anestesia de bloqueo nervioso continuo. Este tipo de equipo puede mejorar el rendimiento de las técnicas de catéter continuo que permiten el uso de un neuroestimulador para identificar la posición de la punta del catéter.

El bloqueo interescalénico aislado es suficiente para muchos tipos de cirugía del hombro.[92,121] En función del volumen del anestésico local utilizado,[73,75,77,123] puede ser necesario o no complementar el bloqueo interescalénico con un bloqueo cervical su-

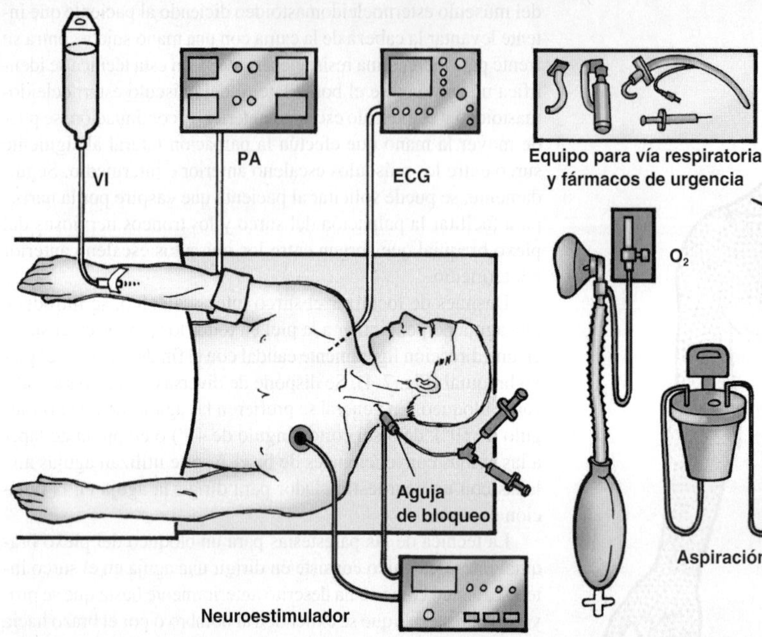

Fig. 7-2 • Preparación para realizar un bloqueo regional.

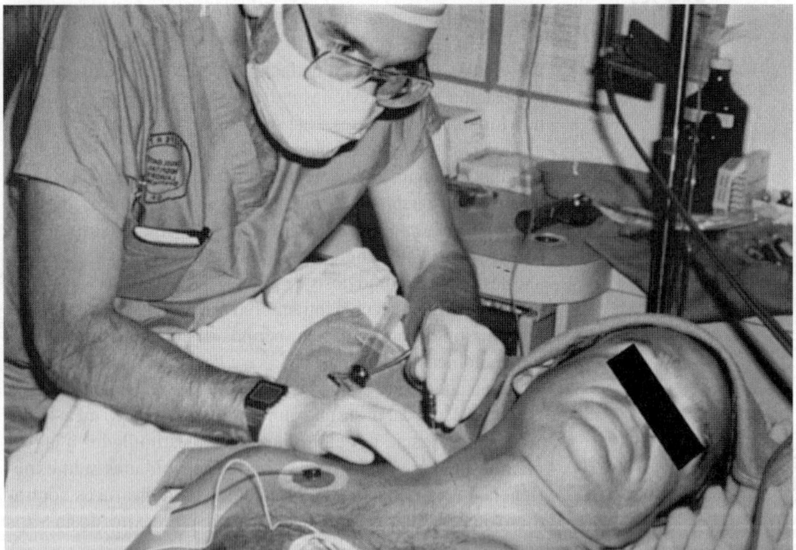

Fig. 7-3 • Posición del paciente y del anestesista durante un bloqueo interescalénico.

perficial para garantizar la anestesia de la piel sobre la cara anterior e inferior de la cabeza del húmero. El cirujano puede seguir necesitando una infiltración adicional de anestésico local para incisiones que se extiendan anteriormente o inferiormente con objeto de anestesiar la piel en la distribución de D2.

La elección del anestésico local se basa en la duración deseada del bloqueo, la densidad del bloqueo, el intervalo hasta el inicio y el perfil de toxicidad del anestésico local (Tabla 7-1). También puede estar influida por el hecho de que el bloqueo interescalénico sea la única anestesia o se utilice primordialmente para controlar el dolor posquirúrgico. Para el control del dolor postoperatorio, la bupivacaína, en concentraciones del 0,125%, parece suficiente, mientras que pueden ser necesarias concentraciones del 0,375% al 0,5% para proporcionar un bloqueo suficiente para la anestesia quirúrgica en un paciente despierto o ligeramente sedado.

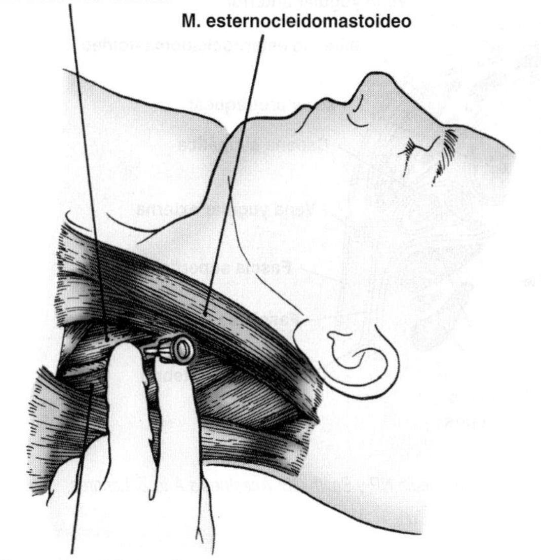

Fig. 7-4 • Aguja de bloqueo situada correctamente para realizar un bloqueo del plexo braquial interescalénico.

Complicaciones del bloqueo del plexo braquial interescalénico

Los efectos secundarios relacionados con la técnica del bloqueo interescalénico consisten casi siempre en parálisis del nervio frénico, síndrome de Horner y parálisis del nervio laríngeo recurrente. Estas complicaciones suelen tener una importancia clínica pasajera y se deben considerar como secuelas previstas del bloqueo.[5,96] Es útil avisar de antemano a los pacientes de la posibilidad de tales efectos secundarios para evitar una preocupación excesiva. Las complicaciones graves o a largo plazo son infrecuentes, pero es vital detectarlas, investigarlas y tratarlas con rapidez para reducir al mínimo la morbilidad. La Figura 7-5 muestra un corte transversal del cuello en C6 y las estructuras que son vulnerables durante un bloqueo interescalénico.

El nervio frénico, ubicado en la superficie anterior del músculo escaleno anterior, queda bloqueado en el 100% de los pacientes sometidos a un bloqueo interescalénico.[51,82,124,126] A lo largo del bloqueo se produce una parálisis hemidiafragmática homolateral con elevación del hemidiafragma (Fig. 7-6). En ocasiones, los pacientes tienen una sensación subjetiva de disnea leve. Este efecto secundario no suele ser un problema, pero puede llegar a serlo en los pacientes con enfermedad respiratoria grave, obesidad o embarazo avanzado. No se recomiendan los bloqueos interescalénicos en los pacientes que no pueden tolerar una reducción del 25% al 30% de la función pulmonar[82,124] ni en los que dependen de una función intacta del diafragma[124] (p. ej., los pacientes con espondilosis anquilosante). Se ha descrito un caso de parálisis persistente del nervio frénico.[10] Los bloqueos están contraindicados en presencia de parálisis del nervio frénico contralateral o afectación pulmonar contralateral.

Se produce un síndrome de Horner, causado por bloqueo del nervio simpático cervical, en el 18,5% al 75% de los pacientes,[2,102] cuyas manifestaciones son ptosis homolateral, miosis, anhidrosis y congestión nasal durante el bloqueo. Se han descrito casos de síndrome de Horner prolongado después de un bloqueo interescalénico.[2,110]

Es menos frecuente la parálisis laríngea recurrente[102,127] con ronquera y parálisis de las cuerdas vocales homolateral. Al igual que en el caso del síndrome de Horner, hay que advertir a los pacientes de esta posibilidad y tranquilizarlos señalando su naturaleza transitoria. Sin embargo, los pacientes con parálisis contralateral previa de las cuerdas vocales corren el riesgo de una parálisis bilateral de las cuerdas vocales y, posiblemente, de una obstrucción completa de las vías respiratorias como consecuencia de una aducción sin oposición de las cuerdas.[59]

El neumotórax es más frecuente con los abordajes supraclavicular y subclavio,[82] pero puede producirse después de un bloqueo interescalénico.[17,82,127] Se observa mejor en una radiografía de tórax en bipedestación durante la espiración completa y debe formar parte del diagnóstico diferencial de la disnea, el dolor torácico o la desaturación de la oxihemoglobina medida con pulsioximetría después de un bloqueo interescalénico. También se ha descrito broncoespasmo en pacientes asmáticos y no asmáticos después de un bloqueo interescalénico, que se ha atribuido a bloqueo simpático con actividad vagal sin oposición.[74,116] Se aconseja obtener una radiografía de tórax postoperatoria después de un bloqueo interescalénico en todo paciente con disnea intensa en reposo o una saturación de oxígeno persistente inferior al 95% en aire ambiente (o un 5% inferior al valor basal).

Los bloqueos intratecales, epidurales o subdurales involuntarios son poco frecuentes, pero pueden producirse durante un in-

Tabla 7-1 • **Características de los anestésicos locales cuando se utilizan para bloqueos nerviosos importantes, sobre todo bloqueo del plexo braquial**

Fármacos con adrenalina 1:200.000	Concentración habitual (%)	Volumen habitual (ml)	Dosis máxima (mg)	Inicio habitual (min)	Duración habitual (min)
Lidocaína	1-1,5	30-50	500	10-20	120-240
Mepivacaína	1-1,5	30-50	500	10-20	180-300
Prilocaína	1-2	30-50	600	10-20	180-300
Bupivacaína	0,25-0,5	30-50	225	15-30	360-720
Etidocaína	0,5-1,0	30-50	400	10-20	360-720
Tetracaína	0,25-0,5	30-50	200	20-30	300-600
Ropivacaína	0,1-0,2	30-50	250	10-20	360-720

Modificada de Berde CB y Strichartz GR: Local anesthetics. En Miller RD (ed.): Anesthesia. Philadelphia: Churchill Livingstone, 2000.

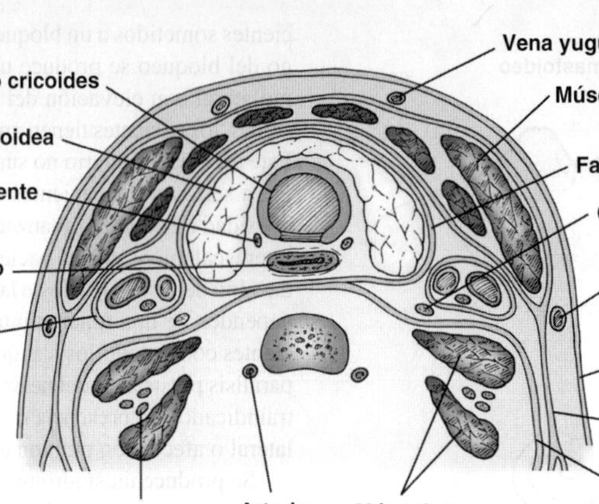

Fig. 7-5 • Corte transversal del cuello a nivel de C6. *(Reproducida de Yentis SM, Hirsch NP y Smith GB: Anesthesia A to Z. Londres, Butterworth-Heinemann, pág. 311.)*

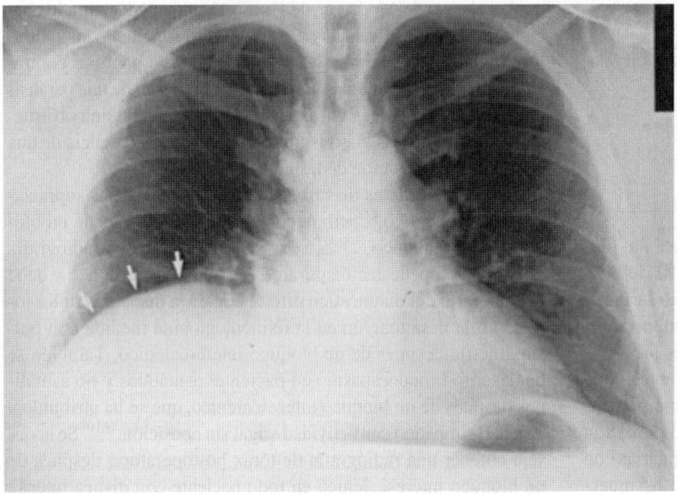

Fig. 7-6 • Elevación postoperatoria del hemidiafragma derecho con un bloqueo del nervio frénico después de un bloqueo del plexo braquial interescalénico homolateral.

tento de bloqueo interescalénico y causar apnea e inestabilidad hemodinámica con necesidad de intubación de urgencia, ventilación y apoyo cardiovascular hasta que se resuelva el bloqueo.[37,55,70,83,85,95,98,115] Siempre se deben tener a mano fármacos de urgencia y equipo para vía respiratoria. Los mecanismos propuestos son inyección directa en el espacio intratecal, epidural o subdural como consecuencia de colocación incorrecta de la aguja, inyección perineural, diseminación prevertebral del fármaco inyectado o inyección en un manguito anormalmente largo de la raíz dural. Se ha descrito un caso de colocación involuntaria de un catéter epidural mientras se realizaba un bloqueo interescalénico continuo[31]. También se ha descrito un bloqueo interescalénico bilateral sin indicios de diseminación central.[30,76]

Cerca del lugar de inyección hay vasos sanguíneos. La inyección intravascular de un pequeño volumen de anestésico local en la arteria vertebral o carótida puede causar crisis comiciales.[64,65] La aspiración negativa de sangre antes de la inyección y la repetición varias veces de esta práctica durante la inyección deben evitar esta complicación infrecuente.

Aunque con escasa frecuencia, se han descrito parada cardíaca y un soplo carotídeo transitorio después de un bloqueo interescalénico.[38,104] Son más comunes los episodios vasovagales que causan una profunda hipotensión y bradicardia, cuya causa parece ser la activación del reflejo de Bezold-Jarisch en los pacientes en la posición sedente.[5,35] De ordinario, esta respuesta es pasajera y relativamente insignificante si se diagnostica y trata con prontitud con atropina, glucopirrolato o efedrina; si no se detecta, puede sobrevenir una parada cardíaca. La profilaxis con un betabloqueante por vía intravenosa puede prevenir los episodios vasovagales en este contexto.[72]

Por último, se han descrito trastornos auditivos sutiles y temporales, posiblemente causados por un efecto indirecto del bloqueo de la cadena simpática cervical, en pacientes sometidos a un bloqueo interescalénico.[93]

DAÑO NEUROLÓGICO DESPUÉS DE PROCEDIMIENTOS DEL HOMBRO

Las lesiones de los nervios periféricos son poco comunes después de la cirugía del hombro y normalmente se manifiestan una vez que el paciente está despierto o se ha resuelto el bloqueo del plexo braquial interescalénico. En algunos pacientes, los síntomas pueden demorarse. Hay que considerar numerosos factores al intentar determinar la etiología de la lesión (Tabla 7-2).

Es fundamental una evaluación prequirúrgica que advierta y documente deficiencias neurológicas previas para diferenciar las deficiencias nerviosas preoperatorias y postoperatorias.

Causas mecánicas/quirúrgicas

Los nervios supraescapular, axilar y musculocutáneo son los que se lesionan con más frecuencia durante la cirugía del hombro, habitualmente como consecuencia de tracción o contusión y, rara vez, como resultado de laceración directa o incorporación en una sutura. Se ha descrito que la incidencia de lesiones nerviosas es del 1% al 2% en la cirugía del manguito de los rotadores, del 1% al 8% en procedimientos para inestabilidad anterior y del 1% al 4% en la artroplastia.[14] Para reducir al mínimo la incidencia de tales lesiones son vitales unos conocimientos anatómicos detallados y una cuidadosa colocación del paciente, colocación de retractores y portales artroscópicos y manipulación del brazo y la articulación. Otros factores de riesgo quirúrgicos son la presencia de afectación vascular y las tumefacciones, hematomas e infecciones posquirúrgicas.

Causas anestésicas

En la base de datos de demandas concluidas de la *American Society of Anesthesiologists*, las lesiones nerviosas relacionadas con la anestesia representaban el 16% de todas las demandas. El 20% de estas lesiones afectaban al plexo braquial, pero sólo el 16% de las lesiones de dicho plexo se debían a técnicas anestésicas regionales;[27] la mayoría de las lesiones nerviosas se atribuyeron a posición defectuosa del paciente durante la anestesia general. La incidencia de lesiones nerviosas postoperatorias relacionadas directamente con bloqueo del plexo braquial interescalénico es generalmente muy baja, con una resolución total en casi todos los casos en un plazo de 3 meses.[4,41,121] También pueden ser factores contribuyentes las lesiones mecánicas, isquémicas o químicas.

Tabla 7-2 • Factores de riesgo que contribuyen a las lesiones nerviosas perioperatorias

Categorías	Factores de riesgo perioperatorios
Factores de riesgo del paciente	Trastornos neurológicos previos
	Sexo masculino
	Aumento de la edad
	Extremos del hábito corporal
	Diabetes mellitus previa
Factores de riesgo quirúrgicos	Traumatismo o estiramiento quirúrgico
	Afectación vascular
	Inflamación perioperatoria
	Infección postoperatoria
	Hematoma
	Colocación del paciente
Factores de riesgo anestésicos	Traumatismo mecánico inducido por la aguja o el catéter
	Daño isquémico (vasoconstrictores)
	Edema perineural
	Neurotoxicidad del anestésico local

Adaptada de Neal JM, Hebl JR, Gerancher JC y Hogan QH: Brachial plexus anesthesia: Essentials of our current understanding. Reg Anesth Pain Med 27:402-428, 2002.

La lesión mecánica se puede producir como consecuencia de un traumatismo nervioso directo por la aguja del bloqueo[9,12] o el catéter[90] en asociación con parestesias durante la introducción de la aguja[4,121] o dolor durante la inyección,[4,9] o indirectamente como resultado de compresión nerviosa secundaria a hematoma.

Selander y colaboradores utilizaron un modelo de conejo para investigar la importancia del tipo de aguja en la lesión nerviosa y descubrieron que aunque la frecuencia total de lesiones nerviosas era significativamente menor con agujas de bisel corto que con agujas de bisel largo, la gravedad de la lesión era mayor.[100] Las agujas en punta de lápiz también pueden disminuir el daño nervioso.[44]

La valoración de la importancia comparativa de las parestesias y el uso de un estimulador de los nervios periféricos en la lesión nerviosa después de un bloqueo del plexo braquial ha resultado extremadamente difícil por la rareza relativa de esta complicación y la aparición de parestesias involuntarias en grupos de estudio de estimuladores de nervios periféricos.[41,79,121] No se han observado diferencias estadísticamente significativas entre las técnicas.[121] Sin embargo, las lesiones nerviosas persistentes que se han descrito en la bibliografía se han correlacionado casi siempre con la aparición de parestesias durante la realización del bloqueo. En algunos casos, las parestesias se inducen de manera deliberada; en otros, se desencadenan de forma involuntaria. Está claro que hay que ser precavido al efectuar el bloqueo para evitar los posibles riesgos relacionados con el traumatismo de la aguja.

No se ha evaluado específicamente en seres humanos la importancia de la adrenalina en las soluciones anestésicas locales como un factor en las lesiones nerviosas relacionadas con la anestesia. Sin embargo, los nervios periféricos dependen en gran medida de su microcirculación intrínseca y extrínseca; esta última está bajo control adrenérgico, por lo cual es sensible a las soluciones que contienen adrenalina. Modelos de rata han revelado una disminución considerable del flujo sanguíneo nervioso después de la aplicación tópica de lidocaína al 2% con adrenalina 1:200.000.[81]

La inyección intraneuronal de anestésico local puede generar una presión extremadamente elevada en la vaina nerviosa que afecta a la microcirculación intrínseca y causa una lesión nerviosa isquémica.[101] Pueden sobrevenir alteraciones histológicas subsiguientes cuando aparecen síntomas algún tiempo (días/semanas) después del bloqueo nervioso periférico.[4,27] Si se produce una inyección intraneuronal, el paciente suele experimentar un intenso dolor agudo con la inyección de anestésico local, lo cual constituye un signo de alerta para que el anestesista deje de inyectar el anestésico local y dirija la aguja en otra dirección. Si no se reconoce este problema y se continúa con la inyección, se puede producir una lesión nerviosa permanente.[9] Benumof describió cuatro casos de lesión neurológica permanente a causa de un intento de bloqueo del plexo braquial interescalénico en pacientes sometidos a anestesia general o sedación intensa.[12] La bibliografía contiene casos parecidos.[85] Estas lesiones subrayan la importancia de realizar estos bloqueos nerviosos con pacientes despiertos o ligeramente sedados que puedan responder adecuadamente. En la correspondencia posterior al artículo de Benumof se debatía si se debe efectuar un bloqueo interescalénico con anestesia general.[13,16,26,130] No se llegó a un consenso, en parte porque tal debate sirvió para reconocer que más del 50% de los bloqueos realizados en este país se llevan a cabo con anestesia general.

Se puede producir neurotoxicidad con los anestésicos locales cuando se administran concentraciones inadecuadamente elevadas de fármaco.[99] Las infusiones continuas o las inyecciones múltiples de anestésico local en un espacio perineural parecen ser seguras cuando se emplean en las concentraciones recomendadas.[66]

Se han descrito casos de plexitis braquial idiopática después de bloqueos interescalénicos.[43,112] Es importante tener en cuenta esta posibilidad para no diagnosticar incorrectamente una lesión nerviosa.

CONSIDERACIONES PREOPERATORIAS

Evaluación preoperatoria

Antes de la intervención quirúrgica, el anestesista debe evaluar el estado médico del paciente, desarrollar un plan de asistencia anestésica y comentarlo con el enfermo.[108] La evaluación preoperatoria implica revisar la historia clínica y entrevistar y explorar al paciente. La entrevista debe recoger los detalles de enfermedades médicas, medicamentos que se estén tomando, alergias, antecedentes anestésicos, antecedentes sociales y revisión de sistemas. Hay que realizar y documentar una exploración física de las vías respiratorias, del sistema neurológico y de los aparatos respiratorio y cardiovascular. Es necesaria una buena documentación de las deficiencias neurológicas y musculares previas y de las limitaciones en el uso del brazo quirúrgico. La historia del paciente dictará la necesidad de análisis, electrocardiogramas, radiografías y otras pruebas diagnósticas.[7] Basándose en toda la información recibida, hay que comentar con el paciente los riesgos y los beneficios de las diversas opciones anestésicas.

Con independencia de la evaluación anterior, el anestesista encargado realmente de la anestesia debe evaluar al paciente el día de la intervención quirúrgica. Esta es una oportunidad para verificar evaluaciones, hacer más preguntas, comprobar los resultados destacados de las pruebas y revisar los antecedentes anestésicos. El paciente y el anestesista deben mantener una conversación final sobre las posibilidades anestésicas, con sus riesgos, beneficios y complicaciones. Después de esta conversación, se debe tomar una decisión conjunta en relación con el tipo de anestésico que se ha de utilizar.

Enfermedades médicas coexistentes

La edad y la aptitud física de los pacientes que se someten a procedimientos del hombro varían considerablemente, y los enfermos pueden presentar una amplia variedad de enfermedades médicas con posibilidad de afectar al control de la anestesia. Muchos pacientes traumatológicos tienen problemas articulares coexistentes (es decir, artritis) que afectan a las vías respiratorias y la colocación.

Las enfermedades pulmonares son frecuentes y deben definirse antes de la intervención, sobre todo si se considera un bloqueo interescalénico (con la posibilidad de una parálisis hemidiafragmática homolateral pasajera). Los antecedentes, las pruebas de función pulmonar y la gasometría arterial pueden ayudar a definir la naturaleza y el grado de la enfermedad. Los broncodilatadores preoperatorios y la instrumentación mínima de las vías respiratorias contribuyen a evitar el broncoespasmo intraoperatorio.

Hay que identificar trastornos neurológicos previos y documentar el grado de las deficiencias sensitivas y motoras para poder diferenciar con claridad cualquier lesión nerviosa posquirúrgica.

Premedicación

Después de reunirse con el anestesista antes de la intervención y comentar el plan anestésico, se debe establecer una vía venosa adecuada en el brazo contrario al que se pretende operar. La administración de un ansiolítico, como la benzodiacepina midazolam, puede resultar beneficiosa en algunos pacientes. Cuando se realiza un bloqueo regional que requiere la cooperación del paciente en la colocación e introducción correcta de la aguja (es decir, para indicar si aparecen parestesias o dolor), se debe evitar una sedación excesiva. Otros problemas preoperatorios, aunque no exclusivos de la cirugía del hombro, son las premedicaciones para el riesgo de aspiración gástrica, las náuseas y los vómitos postoperatorios y el control difícil de las vías respiratorias.

CONSIDERACIONES INTRAOPERATORIAS

Vigilancia del paciente

Las «Normas para la vigilancia básica de la anestesia», definidas por la *American Society of Anesthesiologists*, dictan los requisitos mínimos de vigilancia para la anestesia general, regional y monitorizada.[109] El estado médico del paciente indicará la necesidad de vigilancia adicional, como catéter en la arteria pulmonar, vía arterial o catéter de presión venosa central. Esta vigilancia no es necesaria específicamente para los procedimientos del hombro.

Consideraciones quirúrgicas

Antibióticos y antitrombosis

Antes de la mayor parte de los procedimientos del hombro se administran sistemáticamente antibióticos por vía intravenosa. Es necesario colocar, como medida antitrombótica, dispositivos de compresión secuencial en la parte inferior de las piernas antes de la inducción de la anestesia.

Colocación

La mayoría de los procedimientos quirúrgicos del hombro se llevan a cabo en posición sedente o semisedente (tumbona) (Fig. 7-7), con el paciente en decúbito prono o lateral en los procedimientos escapulares. La posición incorrecta del paciente puede provocar una morbilidad grave. Hay que proteger los puntos de presión y los nervios vulnerables, y se deben utilizar, si es necesario, soportes y almohadillas adicionales. Los nervios que se lesionan con más frecuencia a causa de la colocación son el cubital y el poplíteo externo. La cirugía del hombro añade el riesgo adicional de lesión del plexo braquial por efecto de la colocación o la manipulación.

La posición sedente tiene la ventaja de disminuir la presión venosa y reducir las hemorragias, pero también entraña el riesgo de hipotensión postural, agravada por bradicardia o hipovolemia,

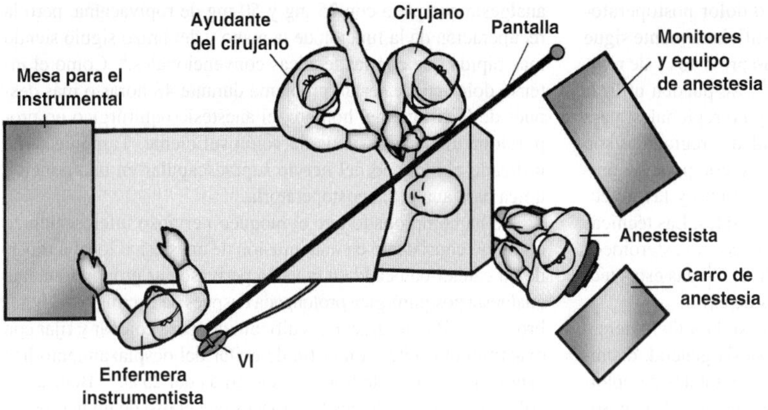

Fig. 7-7 • Disposición del quirófano para cirugía del hombro derecho.

y embolia gaseosa venosa. Aunque extremadamente rara, se ha descrito embolia gaseosa venosa durante la artroscopia del hombro cuando se inyecta aire para distender la articulación.[42,52] El dióxido de carbono y la solución salina normal son agentes seguros para esta finalidad. Una buena hidratación del paciente reduce también el riesgo de embolia gaseosa.

Se emplea la posición de decúbito prono para la cirugía escapular. No basta con un bloqueo interescalénico para abarcar la zona quirúrgica; por tanto, es necesario un anestésico general con o sin bloqueo. En esta posición, son necesarios soportes bajo el tórax y la pelvis para evitar un aumento de la presión intraabdominal y facilitar la ventilación. Una almohada diseñada especialmente para la cara ayuda a proteger los ojos de la presión externa. Para no dañar el plexo braquial, hay que tener cuidado al colocar los hombros del paciente. En la posición lateral se debe considerar un rollo axilar, y tras la colocación final hay que confirmar la existencia de unos pulsos periféricos adecuados en el brazo pendiente. Se deben colocar almohadillas en la extremidad pendiente a la altura de la rodilla para no dañar el nervio poplíteo externo.

Cualquiera que sea la posición, hay que evaluar con frecuencia al paciente para comprobar que las vías respiratorias no están obstruidas y que las zonas vulnerables siguen estando protegidas.

Hemorragia

La hemorragia es un posible problema en algunos procedimientos del hombro, como la artroplastia, el tratamiento de las fracturas y las amputaciones por desarticulación. Al igual que en cualquier procedimiento quirúrgico, se debe prever la necesidad de hemoderivados antes de la intervención y hay que confirmar la disponibilidad de sangre y las pruebas cruzadas apropiadas. La hemorragia se puede reducir al mínimo con técnicas de anestesia regional y colocación. Cabe considerar las técnicas de ahorro de sangre y la anestesia hipotensiva.

Metilmetacrilato

El metilmetacrilato es un cemento acrílico utilizado para asegurar la colocación de las prótesis en la mayor parte de las artroplastias, incluida la del hombro. Es escasa la información en la bibliografía acerca de las complicaciones del metilmetacrilato en la artroplastia del hombro. En un pequeño estudio no se observaron alteraciones estadísticamente significativas de la hemodinámica o la función pulmonar después del uso de metilmetacrilato. Según los autores, la falta de indicios de microembolización en la cirugía del hombro tiene que ver con el hecho de que la presión intramedular es menor y que la superficie vascular para la absorción es más pequeña que en el caso de la artroplastia de cadera.[56]

CONSIDERACIONES POSTOPERATORIAS

Cuidados anestésicos postoperatorios

Después del procedimiento, se traslada al paciente a la unidad de cuidados anestésicos postoperatorios antes del alta a una habitación del hospital, la unidad de cuidados intensivos o el domicilio. En ausencia de bloqueo regional, se puede valorar la función neurológica en ese momento. El anestesista debe evaluar al paciente después de la intervención y documentar las complicaciones; en caso de necesidad, hay que proceder a una nueva evaluación y a la aplicación de tratamiento.

Tras un bloqueo del plexo braquial interescalénico es importante confirmar el restablecimiento de la función neurológica normal. Hay que evaluar y documentar por completo los déficit persistentes. El cirujano y el anestesista deben comentar estos problemas con el paciente, tranquilizarlo y ofrecerle un plan de acción. La mayoría de las complicaciones neurológicas se resuelven en unas horas, días o semanas. Las lesiones importantes o prolongadas pueden requerir una consulta neurológica para localizar la lesión, determinar su alcance y coordinar la nueva evaluación y el tratamiento.[82]

La fisioterapia para mantener el arco normal de movimiento de las articulaciones afectadas y los analgésicos para el dolor residual pueden contribuir al proceso de recuperación y reducen al mínimo el riesgo de distrofia simpática refleja. Puede ser conveniente enviar a una clínica de dolor crónico al paciente poco habitual que sufre un dolor neuropático persistente después de una lesión nerviosa.

Tratamiento del dolor postoperatorio

El tratamiento del dolor postoperatorio es específico en el caso de la cirugía del hombro, de nuevo por la posibilidad de bloqueo del plexo braquial interescalénico. La cirugía del hombro a menudo se acompaña de un intenso dolor postoperatorio.[19,107] El dolor postoperatorio tratado insuficientemente sigue siendo una causa importante de ingresos no previstos y de reingresos después de cirugía ambulatoria.[46,120] Se pueden utilizar numerosas técnicas, como las regionales y no regionales, para tratar el dolor postoperatorio. Las posibilidades regionales son el bloqueo del plexo braquial interescalénico con punción única, el bloqueo nervioso interescalénico continuo y las inyecciones o infusiones intraarticulares e intrabursales. Las técnicas no regionales consisten en narcóticos, fármacos no esteroideos e inhibidores de la ciclooxigenasa 2 (COX-2). Todas estas técnicas se han probado con grados variables de éxito.

Se ha demostrado que el bloqueo del plexo braquial interescalénico con punción única, con o sin anestesia general, disminuye el dolor postoperatorio y las necesidades totales de opioides durante el período posquirúrgico. El menor número de ingresos hospitalarios después de cirugía ambulatoria y la gran aceptación y satisfacción de los pacientes convierten a este bloqueo en una alternativa excelente a la anestesia general sola.[21,23,45,48,113,129,133] Seltzer y cols.[103] observaron que los pacientes necesitaban menos opioides, incluso después de resuelto el bloqueo interescalénico, lo que da a entender que la anestesia regional puede tener un efecto analgésico profiláctico.

La duración del bloqueo depende en gran medida del anestésico local utilizado más que de la dosis administrada. En un estudio en el que se utilizó mepivacaína para el bloqueo interescalénico se registraron puntuaciones del dolor significativamente menores en una escala analógica visual a las 4 horas de la intervención que con anestesia general, pero no hubo diferencias a las 8 horas.[133] La bupivacaína tiene una acción más duradera. Datos no publicados de nuestro propio hospital obtenidos de 23 pacientes, cada uno de los cuales recibió de 30 ml a 40 ml de bupivacaína al 0,375% para bloqueo del plexo braquial interescalénico, revelaron una duración media del bloqueo de 13 ± 3,3 horas (intervalo, 8 a 20). Brandl y Taeger, quienes también emplearon bupivacaína al 0,375%, observaron que la duración del bloqueo interescalénico era superior a 12 horas.[21] En estudios de comparación directa de bupivacaína al 0,5% con ropivacaína al 0,5%, 0,75% y 1% se registraron duraciones medias similares de 10 a 12 horas con todas las concentraciones y todos los agentes.[25,62]

La prolongación de la duración del bloqueo interescalénico tiene muchos efectos beneficiosos, que, sin embargo, se deben sopesar frente al posible riesgo de una extremidad totalmente anestesiada, sobre todo en el contexto ambulatorio, y la posibilidad de una lesión grave.[57] Se debe enviar a casa a los pacientes ambulatorios con un cabestrillo colocado adecuadamente en el brazo, que no se debe retirar hasta que se haya resuelto totalmente el bloqueo interescalénico, y se les debe enseñar a proteger la extremidad anestesiada. Por el contrario, el uso de dosis altas de opioides puede causar náuseas, vómitos, sedación y un alivio insuficiente del dolor. Sin embargo, se ha demostrado que los bloqueos interescalénicos con anestésicos locales en dosis bajas combinados con anestesia general proporcionan una analgesia postoperatoria de duración adecuada para la cirugía artroscópica del hombro, con un bloqueo somático mínimo.[1,67] Aunque 12,5 mg de bupivacaína (10 ml de bupivacaína al 0,125%) produjeron una analgesia posquirúrgica inmediata excelente en comparación con placebo, duró únicamente 2 ó 3 horas[1]; la ropivacaína en dosis de 12,5 mg, 25 mg y 50 mg produjo una analgesia posquirúrgica de aproximadamente 10 horas. Se consiguió con más frecuencia una analgesia completa con 25 mg y 50 mg de ropivacaína, pero la recuperación de la función de la mano y del brazo siguió siendo más rápida que con las técnicas convencionales.[67] Como el intenso dolor puede ser un problema durante 48 horas o más después de la cirugía del hombro, el anestésico quirúrgico no proporciona una analgesia de duración suficiente. También se ha utilizado el bloqueo del nervio supraescapular en una punción única para analgesia postoperatoria.[91]

Se ha comprobado que el bloqueo nervioso interescalénico continuo consistente en una infusión de anestésico local a través de un catéter colocado en la vaina perivascular proporciona una analgesia posquirúrgica prolongada después de la cirugía del hombro.[11,106,118] Por desgracia, las dificultades para colocar y fijar con exactitud el catéter con el fin de evitar del desplazamiento han originado una tasa de fracasos registrada del 25%.[117] Boezaart y cols. han demostrado desde entonces que el uso de un neuroestimulador con un catéter que puede conducir corriente a su punta (Arrow Thermacath) mejora considerablemente la exactitud de la colocación; la tunelización subcutánea del catéter evita el desplazamiento.[15] Este estudio también puso de manifiesto una disminución de la incidencia de anestesia del nervio frénico en comparación con otros estudios de bloqueo interescalénico continuo.[15,87] Tanto Borzaart y cols. como Borgeat y Nadig han señalado que la colocación distal de la punta del catéter en la vaina del plexo braquial para posibilitar una distribución distal preferente del anestésico local lejos de las raíces de C3-C5 podría ser responsable de la preservación relativa del nervio frénico.[15,18] Una menor concentración de anestésico local también puede disminuir el efecto sobre la motilidad del diafragma y la función ventilatoria,[86,87] pero la presencia de un bloqueo parcial del nervio frénico puede causar dificultades en pacientes con disfunción pulmonar grave.[119]

El uso prolongado de infusiones de anestésicos locales es un motivo de preocupación por la posible toxicidad. La infusión más frecuente utilizada en los bloqueos nerviosos interescalénicos continuos (bupivacaína al 0,25% a razón de 0,25 mg/kg/hora) no suele ocasionar complicaciones tóxicas.[60,94,118] El incremento de la concentración plasmática de α_1-glucoproteína ácida asociado al traumatismo quirúrgico puede reducir el riesgo de toxicidad general al aumentar la fijación plasmática de bupivacaína.[117]

En los últimos años se ha investigado el uso de analgesia interescalénica controlada por el paciente con anestésicos locales. Los estudios que han comparado analgesia intravenosa controlada por el paciente y analgesia interescalénica controlada por el paciente indican que esta última produce un alivio mayor del dolor, menos náuseas y prurito y mayor satisfacción de los pacientes que la analgesia intravenosa controlada por el enfermo después de cirugía mayor del hombro.[19,20] Hasta ahora, el uso de bombas de infusión ambulatorias para proporcionar analgesia continua generalmente se ha limitado a la asistencia terminal y a pacientes con dolor crónico. Sin embargo, el desarrollo de bombas de infusión desechables conectadas a catéteres en el plexo, que permiten, por tanto, la autoadministración del anestésico local, puede mejorar el control del dolor en el domicilio después de la cirugía del hombro.[61,89] Estas bombas adolecen de varias limitaciones, como un pequeño volumen de reservorio y la incapacidad para proporcionar emboladas controladas por el paciente, así como infusión continua. Actualmente se están investigando bombas portátiles más avanzadas que se pueden programar para variar la velocidad de infusión y la dosis de la embolada y que tienen un reservorio mayor.[58] Estas bombas podrían eliminar los problemas de la duración de la estancia de los bloqueos continuos.

Las secuelas y las posibles complicaciones asociadas a la aplicación de catéteres y bloqueos interescalénicos, así como el bloqueo sensitivo y motor resultante, pueden limitar su uso en determinados pacientes. Son alternativas aceptables la inyección o la infusión de anestésico local en la bolsa intraarticular o subacromial, con o sin opioides. Las técnicas son sencillas, sin acontecimientos adversos graves,[71] y los catéteres se pueden colocar bajo visión directa o guía artroscópica. No se ha demostrado que el bloqueo subacromial con bupivacaína simple reduzca significativamente el dolor posquirúrgico en comparación con placebo.[36] La adición de opioides a bupivacaína aplicada de forma intraarticular y subacromial parece ser eficaz.[80,84,111] El mecanismo que se ha propuesto es la acción sobre los receptores opioides periféricos. Al igual que en el caso de los bloqueos nerviosos interescalénicos continuos, se han desarrollado bombas de infusión intraarticular para optimizar la analgesia ambulatoria después de la cirugía del hombro.[8,63,97]

Tras la amputación de la extremidad superior, la colocación de un catéter en la vaina del nervio amputado antes del cierre de la incisión y la infusión de anestésico local pueden proporcionar una excelente analgesia posquirúrgica, pero sin que disminuya la incidencia de dolor del miembro fantasma.[40] Horn y cols. utilizaron con éxito la infiltración de la herida y el lavado con un anestésico local después de la cirugía del hombro.[54]

La anestesia regional está contraindicada en algunos pacientes, generalmente por coagulopatía o sepsis. Otros simplemente se niegan a pesar de una explicación exhaustiva de los riesgos y beneficios asociados de las diversas técnicas. En estas situaciones, la analgesia posquirúrgica de elección es la analgesia intravenosa controlada por el paciente. Un metaanálisis de analgesia postoperatoria controlada por el paciente en comparación con analgesia intramuscular reveló que los pacientes preferían con claridad la analgesia controlada por ellos mismos y un mayor alivio del dolor sin incremento de los efectos secundarios.[6] En una revisión más reciente de la bibliografía se llegó a conclusiones parecidas.[128]

A pesar de todas las técnicas y fármacos disponibles, el control del dolor postoperatorio a menudo sigue siendo insuficiente tras la resolución del bloqueo regional. Algunos pacientes necesitan pasar a la analgesia intravenosa con opioides controlada por el enfermo, mientras que a otros les basta con recibir opioides por vía oral, como oxicodona (OxyContin). El carácter imprevisible de la duración del bloqueo individual a menudo se traduce en un período de mayor dolor mientras el paciente aguarda a que se le prescriban y dispensen los medicamentos. Esto se podría solucionar anticipando este problema mediante la prescripción preoperatoria de un opioide de acción prolongada como oxicodona. En nuestro estudio observacional, la duración media del bloqueo fue de 13,2 horas (intervalo de 8 a 20 horas). Por tanto, se puede administrar por vía oral oxicodona, en una dosis de 20 mg, aproximadamente 8 horas después de la aplicación del bloqueo. Un tratamiento de este tipo proporcionaría analgesia antes de la resolución del bloqueo, teniendo en cuenta la duración media de 13 horas con una desviación estándar de 3,3, porque cabría esperar una duración del bloqueo de al menos 6 ó 7 horas en el 95% de los sujetos. A continuación, esta medicación se puede mantener dos veces al día durante varios días en el período postoperatorio. Se podría obtener un alivio adicional empleando simultáneamente un antiinflamatorio no esteroideo (AINE) de acción prolongada como rofecoxib, 50 mg, que se puede administrar preoperatoriamente y mantener una vez al día a la hora de acostarse. Con posterioridad, los pacientes deben ser capaces de controlar su dolor intercurrente con oxicodona, de 5 mg a 20 mg cada 3 ó 4 horas.

Si no están contraindicados, el uso de AINE a lo largo del período postoperatorio proporciona una analgesia posquirúrgica adicional y reduce las necesidades de opioides. Los inhibidores de la COX-2, como celecoxib y rofecoxib, evitan algunos de los efectos secundarios de los AINE tradicionales y proporcionan una analgesia eficaz. En particular, los inhibidores de la COX-2 no alteran la función de las plaquetas y, por tanto, no predisponen a las hemorragias postoperatorias como se ha observado con los inhibidores inespecíficos de COX-1/COX-2, como el ibuprofeno y el ácido acetilsalicílico.

RESUMEN

Los procedimientos del hombro, al igual que la mayoría de los procedimientos ortopédicos, se prestan a técnicas anestésicas regionales. Así pues, se ha hecho hincapié en el bloqueo del plexo braquial interescalénico y sus técnicas, efectos beneficiosos, riesgos y complicaciones. Gran cantidad de información reciente de la bibliografía también respalda las técnicas anestésicas regionales como una forma de conseguir un buen control del dolor postoperatorio y, en consecuencia, de facilitar la transición de la asistencia hospitalaria a la ambulatoria. En este capítulo se han revisado todos los aspectos de los cuidados anestésicos específicos de los pacientes que se someten a cirugía del hombro.

Nota de agradecimiento

Agradecemos al Dr. Thomas Hornbein y a la Dra. Janet Pavlin sus consejos en la elaboración de este capítulo.

BIBLIOGRAFÍA

1. Al-Kaisy A, McGuire G, Chan VWS, et al: Analgesic effect of interscalene block using low-dose bupivacaine for outpatient arthroscopic shoulder surgery. Reg Anesth Pain Med *23*:469-473, 1998.
2. Al-Kkafaji JM and Ellias MAY: Incidence of Horner syndrome with interscalene brachial plexus block and its importance in the management of head injury. Anesthesiology *64*:127, 1986.
3. Arciero RA, Taylor DC, Harrison SA, et al: Interscalene anesthesia for shoulder arthroscopy in a community-sized military hospital. Arthroscopy *12*:715-719, 1996.
4. Auroy Y, Narchi P, Messiah A, et al: Serious complications related to regional anesthesia. Anesthesiology *87*:479-486, 1997.
5. Ayad S and Tetzlaff JE: Interscalene brachial plexus anesthesia for shoulder surgery: Report of a complicated intraoperative course. J Clin Anesth *13*:514-516, 2001.
6. Ballantyne JC, Carr DB, Chalmers TC, et al: Postoperative patient-controlled analgesia: Meta-analyses of initial randomised control trials. J Clin Anesth *5*:182-190, 1993.
7. Barash PG, Cullen BF, Stoelting RK (eds): Clinical Anesthesia. Philadelphia: Lippincott Williams & Wilkins, 2001.
8. Barber FA and Herbert MA: The effectiveness of an anesthetic continuous-infusion device on postoperative pain control. Arthroscopy *18*:76-81, 2002.
9. Barutell C, Vidal F, Raich M, and Montero A: A neurological complication following interscalene brachial plexus block. Anaesthesia *35*:365-367, 1980.
10. Bashein G, Robertson HT, and Kennedy WF Jr: Persistent phrenic nerve paresis following interscalene brachial plexus block. Anesthesiology *63*:102-104, 1985.
11. Bauer G, Bauereis C, and Heinrich C: Interscalene brachial plexus catheter for anaesthesia and postoperative pain therapy. Experience with a modified technique. Anaesthetist *46*:715-719, 1997.
12. Benumof JL: Permanent loss of cervical spinal cord function associated with interscalene block performed under general anesthesia. Anesthesiology *93*:1541-1544, 2000.
13. Bittar D: Attempted interscalene block procedures. Anesthesiology *5*:1303-1304, 2001.

14. Boardman ND and Cofield RH: Neurologic complications of shoulder surgery. Clin Orthop *368*:44-53, 1999.
15. Boezaart AP, de Beer JF, du Toit C, and van Rooyen K: A new technique of continuous interscalene nerve block. Can J Anaesth *46*:275-281, 1999.
16. Borgeat A, Ekatodramis G, and Gaertner E: Performing an interscalene block during general anesthesia must be the exception. Anesthesiology *5*:1302-1303, 2001.
17. Borgeat A, Ekatodramis G, Kalberer F, and Benz C: Acute and nonacute complications associated with interscalene block and shoulder surgery. Anesthesiology *95*:875-880, 2001.
18. Borgeat A and Nadig M: Continuous interscalene block. Can J Anaesth *46*:1095-1096, 1999.
19. Borgeat A, Schappi B, Biasca N, and Gerber C: Patient-controlled analgesia after major shoulder surgery. Anesthesiology *87*:1343-1346, 1997.
20. Borgeat A, Tewes E, Biasca N, and Gerber C: Patient-controlled interscalene analgesia with ropivacaine after major shoulder surgery: PCIA vs PCA. Br J Anaesth *81*:603-605, 1998.
21. Brandl F and Taeger K: Die Kombination von Allgemeinanaesthesie und Interskalenusblockade bei Operationen an der Schulter. Anaesthetist *40*:537-542, 1991.
22. Brown AR and Parker GC: The use of a "reverse" axis (axillary-interscalene) block in a patient presenting with fractures of the left shoulder and elbow. Anesth Analg *93*:1618-1620, 2001.
23. Brown AR, Weiss R, Greenberg C, et al: Interscalene block for shoulder arthroscopy: Comparison with general anesthesia. Arthroscopy *9*:295-300, 1993.
24. Burnham PJ: Regional block of the great nerves of the upper arm. Anesthesiology *19*:281-284, 1958.
25. Casati A, Cappelleri G, Beccaria P, et al: A clinical comparison of ropivacaine 0.75%, ropivacaine 1% or bupivacaine 0.5% for interscalene brachial plexus anesthesia. Eur J Anaesthesiol *16*:784-789, 1999.
26. Chelly JE, Greger J, Gebhard R, and Casati A: How to prevent catastrophic complications when performing interscalene blocks. Anesthesiology *5*:1302, 2001.
27. Cheney FW, Domino KB, Caplan RA, et al: Nerve injury associated with anesthesia: A closed claims analysis. Anesthesiology *90*:1062-1069, 1999.
28. Choyce A, Chan VWS, Middleton WJ, et al: What is the relationship between paresthesia and nerve stimulation for axillary brachial plexus block. Reg Anesth Pain Med *26*:100-104, 2001.
29. Coleman MM and Chan VWS: Continuous interscalene brachial plexus block. Can J Anaesth *46*:209-201, 1999.
30. Cobcroft MD: Bilateral spread of analgesia with interscalene brachial plexus block. Anaesth Intensive Care *4*:73, 1976.
31. Cook L: Unsuspected extradural catheterization in an interscalene block. Br J Anaesth *67*:473-475, 1991.
32. Dagli G, Guzeldemir ME, and Acar HV: The effects and side effects of interscalene brachial plexus block by posterior approach. Reg Anesth *23*:87-91, 1998.
33. D'Alessio JG, Freitas DG, Rosenblum M, and Shea KP: Is general anesthesia superior to interscalene block for shoulder surgery? Anesth Analg *76*(suppl):S67, 1993.
34. D'Alessio JG, Rosenblum M, Shea KP, and Freitas DG: A retrospective comparison of interscalene block and general anesthesia for ambulatory surgery shoulder arthroscopy. Reg Anesth *20*:62-68, 1995.
35. D'Alessio JG, Weller RS, and Rosenblum M: Activation of the Bezold-Jarisch reflex in the sitting position for shoulder arthroscopy using interscalene block. Anesth Analg *80*:1158-1162, 1995.
36. de Nadal M, Agreda G, Massenet S, et al: Efficacy of bupivacaine infiltration upon postoperative pain after ambulatory shoulder arthroscopy under general anaesthesia. Br J Anaesth *80*(suppl 1):A595, 1998.
37. Dutton R, Eckhardt W, and Sunder N: Total spinal anesthesia after interscalene blockade of the brachial plexus. Anesthesiology *80*:939-941, 1994.
38. Edde RR and Deutsch S: Cardiac arrest after interscalene brachial plexus block. Anesth Analg *56*:446-447, 1977.
39. Eisenach JC: Regional anesthesia: Vintage Bordeaux (and Napa Valley). Anesthesiology *87*:467-469, 1997.
40. Enneking FK, Scarborough MT and Radson EA: Local anesthetic infusion through nerve sheath catheters for analgesia following upper extremity amputation. Reg Anesth *22*:351-356, 1997.
41. Fanelli G, Casati A, Garancini P, and Torri G: Nerve stimulator and multiple injection technique for upper and lower limb blockade: Failure rate, patient acceptance, and neurological complications. Anesth Analg *88*:847-852, 1999.
42. Faure EAM: Air embolism during anesthesia for shoulder arthroscopy. Anesthesiology *89*:805-806, 1998.
43. Fibuch EE, Mertz J, and Geller B: Postoperative onset of idiopathic brachial plexitis. Anesthesiology *84*:455-458, 1996.
44. Galindo A and Galindo A: Special needle for nerve blocks. Reg Anesth *5*:12-13, 1980.
45. Gohl MR, Moeller RK, Olson RL, and Vacchiano CA: The addition of interscalene block to general anesthesia for patients undergoing open shoulder procedures. AANA J *69*:105-109, 2001.
46. Gold BS, Kitz DS, Lecky JH, and Neuhaus JM: Unanticipated admission to the hospital following ambulatory surgery. JAMA *262*: 3008-3010, 1989.
47. Gologorsky E and Tenicella RA: Does the interscalene block require paresthesia? Reg Anesth *22*:337, 1997.
48. Greek R, Maurer P, Torjman M, et al: Effect of general anesthesia vs interscalene block for shoulder surgery: Postoperative pain and neuroendocrine responses. Reg Anesth *18*(25):68, 1993.
49. Halstead WS: Practical comments on the use and abuse of cocaine, suggested by its invariably successful employment in more than a thousand minor surgical operations. N Y State J Med *42*:294, 1885.
50. Harrop-Griffiths W and Denny N: Is a deltoid twitch a satisfactory endpoint for all interscalene blocks? [letter]. Reg Anesth Pain Med *26*:182-183, 2000.
51. Hashim MS and Shevde K: Dyspnea during interscalene block after recent coronary bypass surgery. Anesth Analg *89*:55-56, 1999.
52. Hegde RT and Avatgere RN: Air embolism during anaesthesia for shoulder arthroscopy. Br J Anaesth *85*:926-927, 2000.
53. Hirschel G: Anesthesia of the brachial plexus for operations on the upper extremity. Munch Med Wochenschr *58*:1555-1556, 1911.
54. Horn EP, Schroeder F, Wilhelm S, et al: Wound infiltration and drain lavage with ropivacaine after major shoulder surgery. Anesth Analg *89*:1461-1466, 1999.
55. Huang KC, Fitzgerald MR, and Tsueda K: Bilateral block of cervical and brachial plexuses following interscalene block. Anaesth Intensive Care *14*:87-88, 1986.
56. Huffnagle S, Seltzer JL, Torjman M, et al: Does the use of methylmethacrylate cement in total shoulder replacement induce hemodynamic or pulmonary instability? J Clin Anesth *5*:404-407, 1993.
57. Hume MA, Stevenson J: Unusual complication of brachial plexus anaesthesia. Anaesthesia *49*:837-838, 1994.
58. Ilfield BM and Enneking FK: A portable mechanical pump providing over four days of patient-controlled analgesia by perineural infusion at home. Reg Anesth Pain Med *27*:100-104, 2002.
59. Kempen PM, O'Donnell J, Lawler R, and Mantha V: Acute Respiratory insufficiency during interscalene plexus block. Anesth Analg *90*:1415-1416, 2000.
60. Kirkpatrick AF, Bednarcyzk LR, Hime GW, et al: Bupivacaine blood levels during continuous interscalene block. Anesthesiology *62*:65-67, 1985.
61. Klein SM, Grant SA, Greengrass RA, et al: Interscalene brachial plexus block with a continuous catheter insertion system and a disposable infusion pump. Anesth Analg *91*:1473-1478, 2000.
62. Klein SM, Greengrass RA, Steele SM, et al: A comparison of 0.5% bupivacaine, 0.5% ropivacaine, and 0.75% ropivacaine for interscalene brachial plexus block. Anesth Analg *87*:1316-1319, 1998.
63. Klein SM, Nielsen KC, Martin A, et al: Interscalene brachial plexus block with continuous intraarticular infusion of ropivacaine. Anesth Analg *93*:601-605, 2001.
64. Korman B and Riley RH: Convulsions induced by ropivacaine during interscalene brachial plexus block. Anesth Analg *85*:1128-1129, 1997.
65. Kozody R, Ready LB, Barsa JE, and Murphy TM: Dose requirement of local anesthetic to produce grand mal seizure during stellate ganglion block. Can Anaesth Soc J *29*:489-491, 1982.
66. Kroin JS, Penn RD, Levy FE, and Kerns JM: Effect of repetitive lidocaine infusion on peripheral nerve. Exp Neurol *94*:166-173, 1986.
67. Krone SC, Chan VWS, Regan J, et al: Analgesic effects of low-dose ropivacaine for interscalene brachial plexus block for outpatient shoulder surgery—a dose-finding study. Reg Anesth Pain Med *26*:439-443, 2001.
68. Kuflik P, Ankolekar A, Stuchin SA, et al: Interscalene brachial plexus block anesthesia for upper extremity surgery. J Hand Surg [Am] *11*:246-248, 1986.
69. Kulenkampff D: Anesthesia of the brachial plexus. Zentralbl Chir *38*:1337-1350, 1911.
70. Kumar A, Battit GE, Froese AB, and Long MC: Bilateral cervical and thoracic epidural blockade complicating interscalene brachial plexus block: Report of two cases. Anesthesiology *35*:650-652, 1971.
71. Laurila PA, Lopponen A, Kangas-Saarela T, et al: Interscalene brachial plexus block is superior to subacromial bursa block after arthroscopic shoulder surgery. Acta Anaesthesiol Scand *46*:1031-1036, 2002.
72. Liguori GA, Kahn RL, Gordon J, et al: The use of metoprolol and glycopyrrolate to prevent hypotensive/bradycardic events during shoulder arthroscopy in the sitting position under interscalene block. Anesth Analg *87*:1320-1325, 1998.
73. Lim EK: Clinical report: Interscalene block for shoulder operations. Anaesth Intensive Care *7*:53-55, 1979.
74. Lim E: Interscalene brachial plexus block in the asthmatic patient. Anaesthesia *34*:370, 1979.
75. Lombard TP: The interscalene approach to block of the brachial plexus. S Afr Med J *62*:871-873, 1982.
76. Lombard TP and Couper JL: Bilateral spread of analgesia following interscalene brachial plexus block. Anesthesiology *58*:472-473, 1983.
77. Masters RD, Castresana EJ, and Castresana MR: Superficial and deep cervical plexus block: Technical considerations. J Am Assoc Nurse Anesth *63*:235-243, 1995.
78. Maurer P, Greek R, Torjman M, et al: Is regional anesthesia more time efficient than general anesthesia for shoulder surgery? Anesthesiology *79*(3A):A897, 1993.
79. Moore DC: "No paresthesias—no anesthesia," the nerve stimulator or neither? Reg Anesth *22*:388-390, 1997.
80. Muittari P and Kirvela O: The safety and efficacy of intrabursal oxycodone and bupivacaine in analgesia after shoulder surgery. Reg Anesth Pain Med *23*:474-478, 1998.
81. Myers RR and Heckman HM: Effect of local anesthesia on nerve blood flow: Studies using lidocaine with and without epinephrine. Anesthesiology *71*:757-762, 1989.
82. Neal JM, Hebl JR, Gerancher JC, and Hogan QH: Brachial plexus anesthesia: Essentials of our current understanding. Reg Anesth Pain Med *27*:402-428, 2002.

83. Norris D, Klahsen A, and Milne B: Delayed bilateral spinal anesthesia following interscalene brachial plexus block. Can J Anaesth *43*:303-305, 1996.
84. Park J-Y, Lee G-W, Kim Y, and Yoo M-J: The efficacy of continuous intrabursal infusion with morphine and bupivacaine for postoperative analgesia after subacromial arthroscopy. Reg Anesth Pain Med *27*:145-149, 2002.
85. Passannante AN: Spinal anesthesia and permanent neurological deficit after interscalene block. Anesth Analg *82*:873-874, 1996.
86. Pere P: The effect of continuous interscalene brachial plexus block with 0.125% bupivacaine plus fentanyl on diaphragmatic motility and ventilatory function. Reg Anesth *18*:93-97, 1993.
87. Pere P, Pitkanen M, Rosenberg PH, et al: Effect of continuous interscalene brachial plexus block on diaphragm motion and on ventilatory function. Acta Anaesthiol Scand *36*:53-57, 1992.
88. Pollock RG, Brown AR, Flatow EL, and Bigliani LU: Regional anesthesia for shoulder arthroscopy: The interscalene block. Cont Orthop *26*:452-457, 1993.
89. Rawal N, Allvin R, Axelsson K, et al: Patient-controlled regional analgesia (PCRA) at home. Anesthesiology *96*:1290-1296, 2002.
90. Ribeiro FC, Georgousis H, Bertram R, and Scheiber G: Plexus irritation caused by interscalene brachial plexus catheter for shoulder surgery. Anesth Analg *82*:870-872, 1996.
91. Ritchie ED, Tong D, Chung F, et al: Suprascapular nerve block for postoperative pain relief in arthroscopic shoulder surgery: A new modality? Anesth Analg *84*:1306-1312, 1997.
92. Roch JJ, Sharrock NE, and Neudachin L: Interscalene brachial plexus block for shoulder surgery: A proximal paresthesia is effective. Anesth Analg *75*:386-388, 1992.
93. Rosenberg PH, Lamberg TS, Tarkila P, et al: Auditory disturbance with interscalene brachial plexus block. Br J Anaesth *74*:89-91, 1995.
94. Rosenberg PH, Pere P, Hekali R, and Tuominen M: Plasma concentrations of bupivacaine and two of its metabolites during continuous interscalene brachial plexus block. Br J Anaesth *66*:25-30, 1991.
95. Ross S and Scarborough CD: Total spinal anesthesia following brachial plexus block. Anesthesiology *39*:458, 1973.
96. Sandin R, Stan H, and Sternlo JE: Interscalene plexus block for arthroscopy of the humero-scapular joint. Acta Anaesthesiol Scand *36*:493-494, 1992.
97. Savoie FH, Field LD, Jenkins RN, et al: The pain control infusion pump for postoperative pain control in shoulder surgery. Arthroscopy *16*:339-342, 2000.
98. Scammell SJ: Inadvertent epidural anaesthesia as a complication of interscalene brachial plexus block. Anaesth Intensive Care *7*:56-57, 1979.
99. Selander D, Brattsand R, Lundborg G, et al: Local anesthetics: Importance of mode of application, concentration and adrenaline for the appearance of nerve lesions. Acta Anaesthesiol Scand *23*:127-136, 1979.
100. Selander D, Ghuner K-G, and Lundborg G: Peripheral nerve injury due to injection needles used for regional anesthesia. An experimental study of the acute effects of needle point trauma. Acta Anaesthesiol Scand *21*:182-188, 1977.
101. Selander D and Sjöstrand J: Longitudinal spread of intraneurally injected local anesthetics. Acta Anaesth Scand *22*:622-634, 1978.
102. Seltzer JL: Hoarseness and Horner's syndrome after interscalene brachial plexus block. Anesth Analg *56*:585-586, 1977.
103. Seltzer J, Greek R, Maurer P, et al: The preemptive analgesic effect of regional anesthesia for shoulder surgery. Anesthesiology *79*(3A):A815, 1993.
104. Siler JN, Lief PL, and Davis JF: A new complication of interscalene brachial plexus block. Anesthesiology *38*:590-591, 1973.
105. Silverstein WB, Saiyed MU, and Brown AR: Interscalene block with a nerve stimulator: A deltoid motor response is a satisfactory endpoint for successful block. Reg Anesth *25*:356-359, 2000.
106. Singelyn FJ, Seguy S, and Gouverneur JM: Interscalene brachial plexus analgesia after open shoulder surgery: Continuous versus patient-controlled infusion. Anesth Analg *89*:1216-1220, 1999.
107. Sriwatanakul K, Weis OF, Alloza JL, et al: Analysis of narcotic analgesic usage in the treatment of postoperative pain. JAMA *250*:926-929, 1983.
108. Standards of the American Society of Anesthesiologists: Basic Standards for Preanesthesia Care.
109. Standards of the American Society of Anesthesiologists: Standards for Basic Anesthetic Monitoring.
110. Sukhani R, Barclay J, and Aasen M: Prolonged Horner's syndrome after interscalene block: A management dilemma. Anesth Analg *79*:601-603, 1994.
111. Tetzlaff JE, Brems J, and Dilger J: Intraarticular morphine and bupivacaine reduces postoperative pain after rotator cuff repair. Reg Anesth Pain Med *25*:611-614, 2000.
112. Tetzlaff JE, Dilger J, Yap E, and Brems J: Idiopathic brachial plexitis after total shoulder replacement with interscalene brachial plexus block. Anesth Analg *85*:644-646, 1997.
113. Tetzlaff JE, Yoon HJ, and Brems J: Patient acceptance of interscalene block for shoulder surgery. Reg Anesth *18*:30-33, 1993.
114. Tetzlaff JE, Yoon HJ, and Brems J: Interscalene brachial plexus block for shoulder surgery. Reg Anesth *19*:339-343, 1994.
115. Tetzlaff JE, Yoon HJ, Dilger J, and Brems J: Subdural anesthesia as a complication of an interscalene brachial plexus block. Reg Anesth *19*:357-359, 1994.
116. Thiagarajah S, Lear E, Azar I, et al: Bronchospasm following interscalene brachial plexus block. Anesthesiology *61*:759-761, 1984.
117. Tuominen M, Haasio J, Hekali R, and Rosenberg PH: Continuous interscalene brachial plexus block: Clinical efficacy, technical problems and bupivacaine plasma concentrations. Acta Anaesthesiol Scand *33*:84-88, 1989.
118. Tuominen M, Pitkanen M, and Rosenberg PH: Postoperative pain relief and bupivacaine plasma levels during continuous interscalene brachial plexus block. Acta Anaesthesiol Scand *31*:276-278, 1987.
119. Tuominen M and Tarkkila P: Diaphragmatic motion during continuous interscalene brachial plexus block. Reg Anesth *20*:543-544, 1995.
120. Twersky R, Fishman D, and Homel P: What happens after discharge? Return hospital visits after ambulatory surgery. Anesth Analg *84*:319-324, 1997.
121. Urban MK and Urquhart B: Evaluation of brachial plexus anesthesia for upper extremity surgery. Reg Anesth *19*:175-182, 1994.
122. Urmey WF: Interscalene block: The truth about twitches. Reg Anesth *25*:340-342, 2000.
123. Urmey WF and Gloeggler PJ: Pulmonary function changes during interscalene brachial plexus block: Effects of decreasing local anesthetic volume. Reg Anesth *18*:244-249, 1993.
124. Urmey WF and McDonald M: Hemidiaphragmatic paresis during interscalene brachial plexus block: Effects on pulmonary function and chest wall mechanics. Anesth Analg *74*:352-357, 1992.
125. Urmey WF and Stanton J: Inability to consistently elicit a motor response following sensory paresthesia during interscalene block administration. Anesthesiology *96*:552-554, 2002.
126. Urmey WF, Talts KH, and Sharrock NE: One hundred percent incidence of hemidiaphragmatic paresis associated with interscalene brachial plexus anesthesia as diagnosed by ultrasonography. Anesth Analg *72*:498-503, 1991.
127. Vester-Andersen T, Christiansen C, Hansen A, et al: Interscalene brachial plexus block: Area of analgesia, complications and blood concentrations of local anesthetics. Acta Anaesthesiol Scand *25*:81-84, 1981.
128. Walder B, Schafer M, Henzi I, and Tramer MR: Efficacy and safety of patient-controlled opioid analgesia for acute postoperative pain. Acta Anaesthsiol Scand *45*:795-804, 2001.
129. Weber SC and Jain R: Scalene regional anesthesia for shoulder surgery in a community setting: An assessment of risk. J Bone Joint Surg Am *84*:775-779, 2002.
130. White JL: Catastrophic complications of interscalene nerve block. Anesthesiology *95*:1301, 2001.
131. Winnie AP: Interscalene brachial plexus block. Anesth Analg *49*:455-466, 1970.
132. Winnie AP and Collins VJ: The subclavian perivascular technique of brachial plexus anesthesia. Anesthesiology *25*:353-363, 1964.
133. Wu CL, Rouse LM, Chen JM, and Miller RJ: Comparison of postoperative pain in patients receiving interscalene block or general anesthesia for shoulder surgery. Orthopedics *25*:45-48, 2002.

Capítulo **8**

Artroscopia del hombro

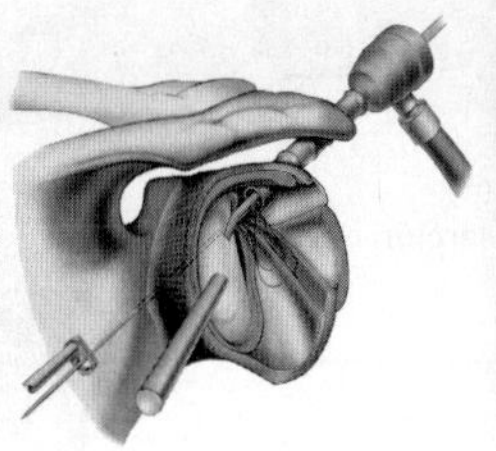

Christopher J. Wahl, M.D., Russell F. Warren, M.D. y David W. Altchek, M.D.

La utilización de técnicas artroscópicas en el tratamiento de los trastornos ortopédicos ha crecido exponencialmente a lo largo de los últimos 25 años. La combinación única de una máxima visualización quirúrgica con un mínimo traumatismo de partes blandas, lograda por la artroscopia, ha revolucionado muchos de los procedimientos ortopédicos habituales.

La artroscopia de la cintura escapular ha sido un área que en particular ha tenido recientes y significativos progresos. Las aplicaciones artroscópicas se están desarrollando e implantando con éxito clínico en la patología de la articulación glenohumeral, del espacio subacromial y de la articulación acromioclavicular (AC).

HISTORIA

La primera exploración artroscópica del hombro fue realizada por Burman en 1931 durante un estudio múltiple de articulaciones de cadáveres.[44] En 1950, Watanabe desarrolló el artroscopio «número 21».[353] Este instrumento se convirtió en el eje del examen artroscópico en las dos décadas siguientes. Sin embargo, la utilización de una bombilla de tungsteno en un soporte frágil proporcionaba una iluminación poco constante y presentaba un elevado riesgo de rotura dentro de la articulación. Con el desarrollo de dispositivos telescópicos rígidos y con la iluminación fibroóptica en los años 70, la artroscopia se convirtió en un procedimiento más seguro y fiable.

La artroscopia del hombro ha evolucionado con mayor lentitud que la de la rodilla. Las primeras publicaciones clínicas son las de Andren y Lundberg en 1965,[7] Conti en 1979[63] y Wiley y Older en 1980,[366] quienes examinaron mediante artroscopia a pacientes con «hombros congelados» y otras alteraciones. Watanabe y cols.[355] esclarecieron la localización y utilización de los orificios de abordaje anterior y posterior. Además, Watanabe publicó los primeros datos sobre el diagnóstico artroscópico de fracturas osteocondrales, la identificación y extracción de cuerpos libres, la evaluación de la extensión de la artritis reumatoide y la identificación de lesiones del bíceps braquial y del rodete (labro) glenoideo.[354,355] Desde los años 80 ha proliferado la investigación y la aplicación clínica de la artroscopia de hombro. Numerosas series con seguimientos clínicos cada vez mayores han descrito el tratamiento mediante técnicas artroscópicas de la compresión del arco subacromial, de los desgarros del manguito de los rotadores, de la artrosis de la articulación AC, de los desgarros del tendón bicipital y del labro y de la inestabilidad de hombro.

ANATOMÍA ARTROSCÓPICA DE LA ARTICULACIÓN GLENOHUMERAL DEL ESPACIO SUBACROMIAL Y DE LA ARTICULACIÓN ESCAPULOTORÁCICA

Una de las mayores contribuciones de la artroscopia del hombro ha sido el delimitar la anatomía intraarticular y subacromial, tanto normal como patológica. De hecho, variaciones anatómicas normales como las observadas en el labro glenoideo[368] o anomalías como la denominada lesión SLAP (superior labral, de anterior a posterior)[306] pudieron apreciarse en su totalidad sólo tras la aparición de la exploración artroscópica.

A diferencia de la exposición quirúrgica convencional, la evaluación artroscópica no distorsiona ni daña la arquitectura normal de la articulación para el acceso visual. La amplificación y la hemostasis lograda mediante la exploración artroscópica proporciona una visión más extensa y precisa de la articulación que la que pudiera obtenerse durante una cirugía abierta.

Anatomía intraarticular

Tendón e inserción bicipital

La porción proximal del tendón del bíceps braquial constituye una excelente referencia para orientarse al introducir el artroscopio. El segmento intracapsular del tendón se origina en la porción superior del rodete glenoideo, denominándose inserción bicipital en el tubérculo supraglenoideo (Fig. 8-1).[11] Vangsness y cols. realizaron disecciones en 105 hombros de cadáveres y distinguieron cuatro tipos de orígenes del tendón. En la mayoría de los casos el bíceps se origina predominantemente a partir del labro posterior o del anterior y posterior, surgiendo entre el 40% y el 60% de sus fibras del tubérculo y las restantes del mismo labro.[333] El tendón sigue un trayecto lateral sobre la cabeza humeral y penetra en la corredera bicipital bajo el ligamento humeral transverso. En ocasiones el tendón normal consta de dos o tres bandas distintas. También se han descrito otras variantes anatómicas que comprenden la inclusión parcial del tendón del bíceps dentro de un vestigio remanente o mesotendón[157] y su incorporación a la sustancia del tendón del supraespinoso, el cual está situado por encima.[157,195] Las variaciones en la anatomía del bíceps

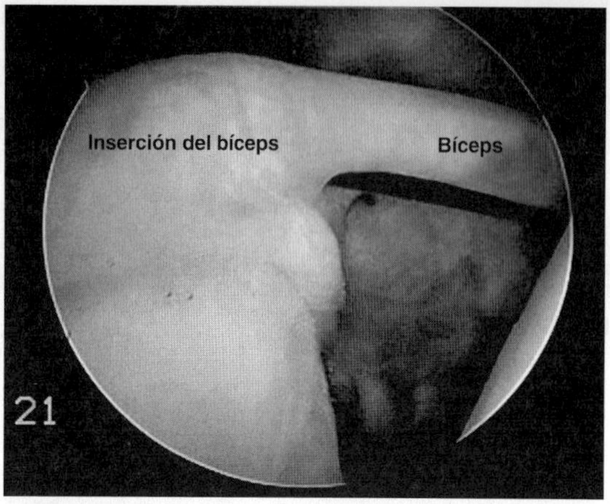

Fig. 8-1 • Vista artroscópica desde el orificio posterior primario en un hombro derecho que muestra la inserción del tendón del bíceps. En este punto, el origen del bíceps se fusiona con la parte superior del labro glenoideo. La posición más cefálica del bíceps constituye un excelente punto de referencia para orientarse durante la artroscopia.

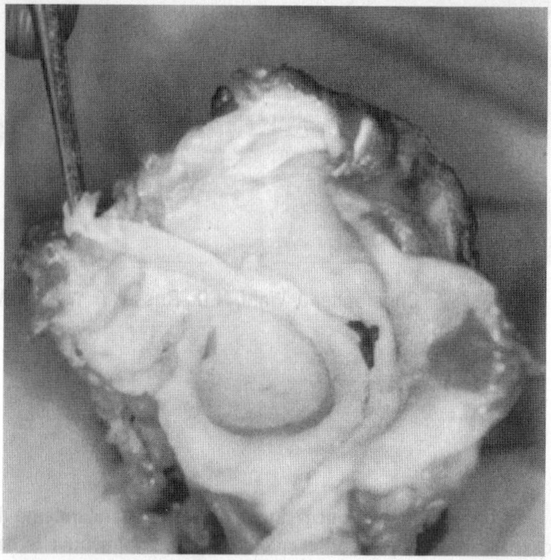

Fig. 8-2 • Fotografía de una pieza de cadáver con el tendón del bíceps sujeto por una pinza, el cual, también en este caso, parece continuarse con el labro. El labro puede seguirse circunferencialmente a lo largo de la cavidad glenoidea.

son prácticamente secundarias a su migración a través del supraespinoso durante el desarrollo embrionario,[129,363] no siendo patológicas en ausencia de otros cambios inflamatorios o degenerativos. El tendón de la porción larga del bíceps (LHB) sale de la articulación como una «compleja polea» compuesta por fibras en la que contribuyen el ligamento glenohumeral superior (SGHL) y las bandas medial y lateral del ligamento coracohumeral. La degeneración patológica o la lesión de este complejo puede deberse a una compresión del subescapular y de la polea en la porción anterosuperior del labro, lo cual puede llevar a una subluxación o luxación del tendón de la corredera bicipital humeral.[118,270,272,291,339,361,380] Las lesiones intraarticulares del tendón del bíceps son claramente evidentes e incluyen desgarros o desinserciones del punto de anclaje glenoideo, desgarros completos en la parte media del tendón, deshilachados degenerativos (observados con mayor frecuencia junto a un síndrome de compresión crónica o a desgarros del manguito de los rotadores) y tenosinovitis.

Labro glenoideo

El labro glenoideo se ha equiparado con el menisco de la rodilla tanto en su estructura como en su función. Sin embargo, Moseley y Overgaard, en una meticulosa disección y estudio histológico, demostraron que el labro consta principalmente de tejido fibroso, a diferencia del menisco fibrocartilaginoso de la rodilla.[228] Según estos autores, en el labro hay tejido fibrocartilaginoso, pero se encuentra confinado a una pequeña zona de transición en su unión con el reborde glenoideo.[228] Concluyeron que el labro glenoideo es un pliegue redundante de tejido capsular que cambia de forma con los diferentes grados de rotación de la cabeza humeral (Fig. 8-2).

La función exacta del labro parece ser múltiple. Desempeña claramente un importante papel en la estabilidad de la articulación glenohumeral. El labro glenoideo, al tener forma de cuña, aumenta tanto la profundidad como la conformidad de la cavidad glenoidea y sirve como zona de inserción del complejo capsuloligamentoso glenohumeral a la escápula.[3] La lesión que se observa con mayor frecuencia en los hombros inestables es la rotura del labro glenoideo.[207,208,261,288] Esta rotura puede producirse en la sustancia del labro (que se deshilacha o se desgarra por completo), o bien se manifiesta por una separación del labro del borde glenoideo.

El labro normal presenta una gran variedad anatómica. Su espesor varía entre 1 mm y 5 mm y se aplana a medida que avanza desde su inserción glenoidea inferior a la superior. En la sección transversal, el labro tiene forma de cuña y en su porción más gruesa adquiere el aspecto de un menisco (Fig. 8-3). Detrisac y Johnson demostraron la presencia de un surco labral o agujero como una variante normal en cerca del 20% de sus muestras anatómicas.[75] Este surco se localiza en la parte anterior y superior al ecuador de la cavidad glenoidea. Se diferencia de la desinserción patológica del rodete por sus bordes lisos y redondeados (Fig. 8-4). Williams y cols. han definido otra variante anatómica no patológica en la que en vez del ligamento glenohumeral medio (MGHL) de aspecto de «cordón» hay una ausencia de un complejo labral anterosuperior consistente.[368]

Cavidad glenoidea

La cavidad glenoidea tiene una forma oval o «piriforme» y se encuentra recubierta de cartílago articular. Con frecuencia, la cavidad glenoidea normal suele tener un área central desnuda con un cartílago delgado y engrosamiento de la superficie ósea subcondral. En la cintura anterior de la cavidad glenoidea se encuentra una escotadura o «muesca» que puede confundirse con algunas anomalías óseas en los pacientes con inestabilidad anterior.

Ligamentos capsulares y tendón del subescapular

La superficie externa de la cápsula anterior de la articulación del hombro es relativamente uniforme. Es tan sólo en una explo-

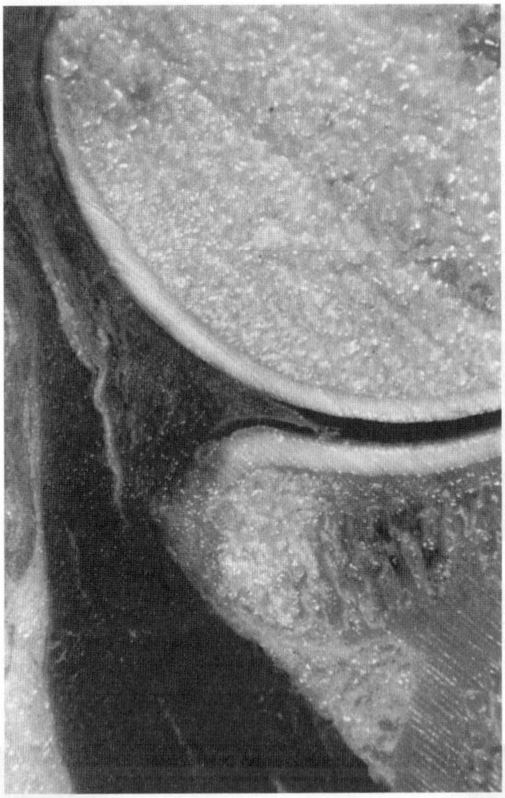

Fig. 8-3 • Corte transversal de una pieza de cadáver conservada que muestra el labro intercalado a modo de cuña entre las superficies articulares humeral y glenoidea. *(Cortesía de Steven P. Arnoczky, D.V.M.)*

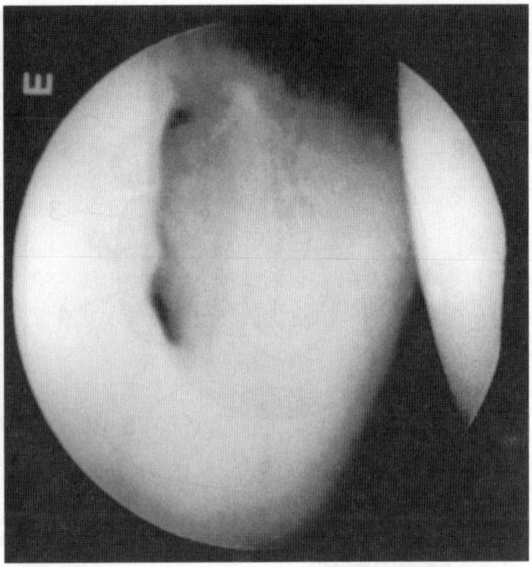

Fig. 8-4 • Vista artroscópica desde el orificio posterior primario en el hombro derecho, que muestra el surco labral anterior típico. La cabeza humeral se encuentra en el lado derecho y la cavidad glenoidea en el izquierdo. El labro se encuentra bien adherido por arriba y abajo.

ración próxima de la superficie intraarticular, lograda mediante artroscopia o disección cadavérica, donde los discretos ligamentos capsulares se hacen evidentes. De hecho, los ligamentos glenohumerales son tan sólo engrosamientos de la cápsula glenohumeral que tienen un aumento de densidad colágena, presentando estas estructuras una amplia variabilidad en su aspecto artroscópico que depende de las diferencias individuales en cuanto al volumen o laxitud capsular, de la relativa distensión de la cápsula durante la artroscopia y de la presencia o ausencia de trastornos patológicos. Schlemm fue el primero en describir tres zonas de distinto grosor capsular que denominó ligamentos glenohumerales: superior, medio e inferior (Fig. 8-5).[295]

El SGHL se origina en el tubérculo supraglenoideo. Su trayecto es lateral y paralelo al tendón adyacente del bíceps y se inserta en la *fovea capitis* humeral situada por encima del troquín.

El MGHL tiene dos orígenes en la cavidad glenoidea. El más común surge del tubérculo supraglenoideo y de la porción superior del labro situada caudalmente al SGHL. Otras veces no se origina en el labro, sino en el cuello escapular. La variabilidad en el origen del MGHL puede tener importantes implicaciones funcionales. Cuando el origen se sitúa en la porción más medial del cuello escapular, el volumen anterior de la cápsula es mayor, lo cual, teóricamente, contribuye a una pérdida de sujeción anterior y originaría una inestabilidad.[228,331] Independientemente de su origen, el MGHL se dirige oblicuamente a través de la porción cefálica del tendón del subescapular para insertarse en la unión del troquín y el cuello anatómico del húmero.

Los componentes del complejo del ligamento glenohumeral inferior (IGHL) casi siempre son los más definidos e importantes de los ligamentos glenohumerales. Este complejo consta de porciones o haces anterior y posterior (aIGHL y pIGHL). Se originan respectivamente en los bordes anteroinferior y posteroinferior del labro glenoideo por debajo del ecuador de la cavidad glenoidea, insertándose en la región caudal del cuello humeral.

Turkel y cols. han descrito dos porciones definidas del aIGHL: un borde anterosuperior engrosado, al que denominaron «banda superior» (Fig. 8-6), y un engrosamiento difuso de la porción anteroinferior de la cápsula del hombro, al que llamaron «hueco axilar» (Fig. 8-7).[328]

Schwartz y cols. definieron posteriormente la anatomía complementaria del pIGHL. La porción posterosuperior del IGHL es semejante a su contraparte anterior en cuanto a que se aprecia como una banda marcadamente engrosada. Esta porción posterior actúa conjuntamente con el segmento anterior para estabilizar la articulación glenohumeral contra las fuerzas dirigidas tanto en sentido anterior como posterior.[297] El pIGHL se observa mejor a través del orificio artroscópico anterior.

El tendón del subescapular se sitúa en la parte anterior de la articulación del hombro y se encuentra íntimamente relacionado con los ligamentos glenohumerales (Fig. 8-8). Moseley y Overgaard estudiaron los recesos sinoviales del mecanismo capsular anterior, encontrando que el tendón del subescapular penetra en la articulación casi siempre a través del receso subescapular, que

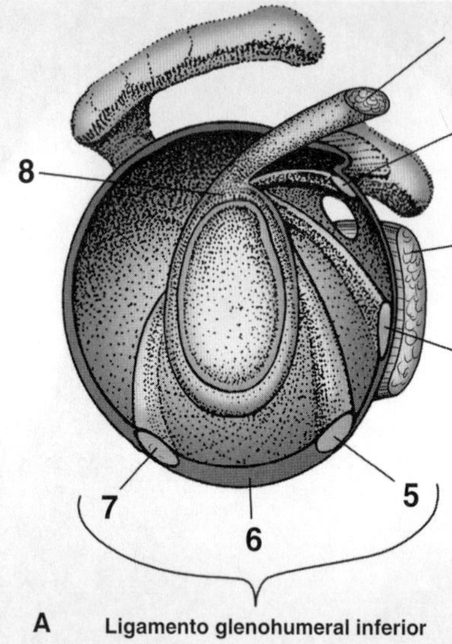

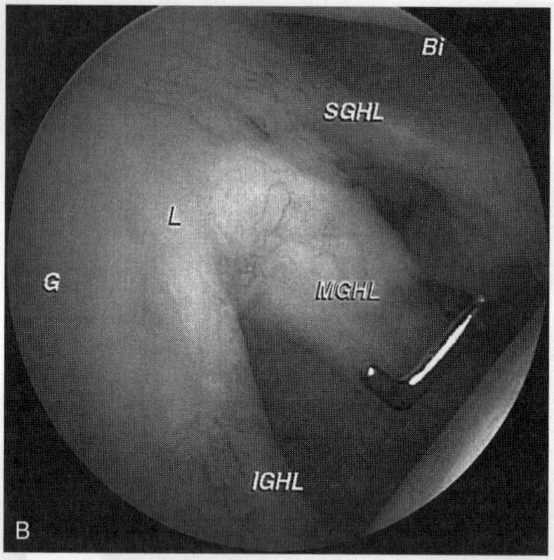

Fig. 8-5 • **A,** Esquema de un hombro derecho que muestra el sistema ligamentario glenohumeral: 1) tendón del bíceps, 2) ligamento glenohumeral superior, 3) tendón del subescapular, 4) ligamento glenohumeral medio, 5) fascículo anterior del complejo del ligamento glenohumeral inferior, 6) hueco axilar, 7) fascículo posterior del complejo del ligamento glenohumeral inferior y 8) inserción labral superior y del bíceps. **B,** Vista artroscópica del orificio posterior primario en el hombro derecho que muestra los ligamentos glenohumerales superior, medio e inferior y el tendón del subescapular.

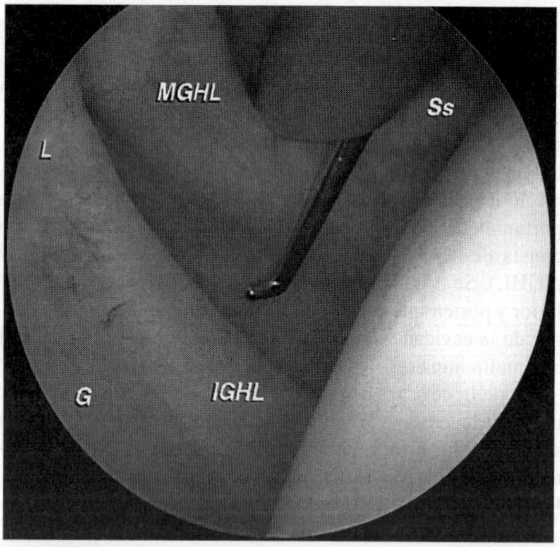

Fig. 8-6 • Vista artroscópica desde el orificio posterior primario en el hombro derecho que muestra el fascículo anterior del complejo ligamentario glenohumeral inferior. G, glenoides; IGHL, ligamento glenohumeral inferior; L, labro; MGHL, ligamento glenohumeral medio; Ss, tendón del subescapular.

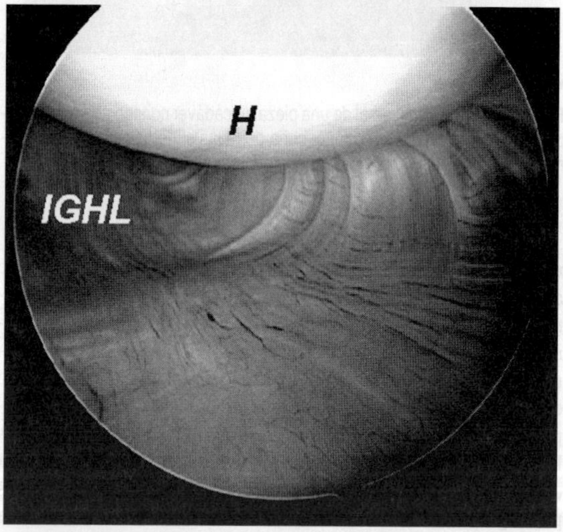

Fig. 8-7 • Vista artroscópica desde el orificio posterior primario en el hombro derecho que muestra la porción del hueco axilar del complejo ligamentario glenohumeral inferior (IGHL). El húmero (H) se observa en la parte superior de la fotografía.

está situado entre los ligamentos glenohumerales superior y medio.[228] Desde el punto de vista artroscópico, la porción más cefálica del tendón se observa claramente en esta posición como una estructura definida. Si la cámara artroscópica se orienta perpendicular al horizonte con el paciente en posición erecta, el subescapular sigue un trayecto casi horizontal, al contrario que el MGHL, que es más oblicuo.

El mecanismo capsular, incluidos los ligamentos subescapular y glenohumeral y el labro glenoideo, así como su contribución a la estabilidad articular normal, puede observarse mediante la exploración artroscópica. En el estudio artroscópico, se observa que el tendón del subescapular se tensa tanto durante la rotación externa como durante la abducción de la articulación glenohumeral. En cambio, el tendón se relaja durante la rotación in-

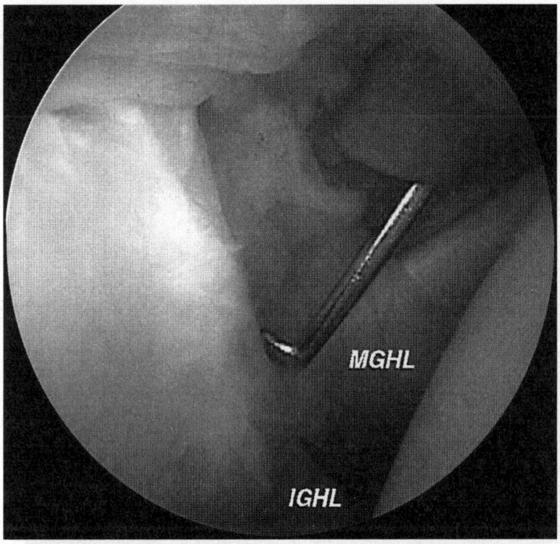

Fig. 8-8 • Vista artroscópica desde el orificio posterior primario en el hombro derecho que muestra las estructuras anteriores de la articulación glenohumeral, incluyendo el tendón del subescapular, el ligamento glenohumeral medio (MGHL) y el ligamento glenohumeral inferior (IGHL).

terna. Con la abducción progresiva, el tendón del subescapular se desplaza en sentido superior, dejando descubierta la porción anteroinferior de la cabeza humeral. Turkel y cols., en estudios de cortes selectivos, establecieron que los ligamentos glenohumerales poseen una función estabilizadora anterior en distintas posiciones del brazo. Concluyeron que el subescapular no es capaz de bloquear de manera eficaz la luxación anterior cuando el grado de abducción es alto.[328]

El SGHL, que se relaja con la abducción progresiva del brazo, se tensa sólo cuando el brazo se coloca en aducción respecto al tronco; por tanto, no puede oponerse a la traslación humeral anterior. Por otra parte, Warner y cols. demostraron que la restricción principal a la traslación humeral inferior en el hombro en aducción se debe al SGHL.[346]

El MGHL, al igual que el tendón del subescapular, se tensa con la rotación externa, se relaja con la rotación interna y se desplaza progresivamente en sentido cefálico con la abducción. La sección del MGHL demostró su eficacia (cuando se encuentra intacto) para limitar la rotación externa excesiva sólo por debajo de 45° de abducción.[328]

La observación desde el orificio posterior principal muestra las dos porciones anteriores del complejo del IGHL según las describieron Turkel y cols. (véanse Figs. 8-6 y 8-7).[328] La aducción del brazo hacia el tronco en rotación neutra relaja tanto la banda superior como el hueco axilar. La rotación externa progresiva en posición de aducción tensa la banda superior. Con la abducción progresiva y la rotación externa, las fibras del hueco axilar se tensan y disminuye el volumen del mismo. Por tanto, a 90° de abducción con rotación externa máxima, una estructura ligamentosa tensa y ancha cubre toda la cara anteroinferior de la cabeza humeral. Estos signos se correlacionan con el descubrimiento de Turkel y cols. en cuanto a que la división de la banda superior provoca la luxación del brazo que se encuentra en rotación externa y aducción. La abducción subsecuente tensó la cápsula del hueco axilar, restableciendo la estabilidad.[328] La sección combinada tanto de la banda superior como del hueco axilar provocó la luxación por rotación externa tanto en una abducción de 45° como de 90°.

O'Brien y cols.[249] describieron las funciones recíprocas de los haces anterior y posterior del complejo del IGHL; estas funciones dependen de la posición del húmero. A medida que se realiza la rotación externa del húmero, la cápsula anterior se despliega a modo de vela para envolver la parte anterior de la cabeza humeral. La flexión horizontal del húmero sobre la cavidad glenoidea originaría que el haz posterior actuara como una cuerda. Con la rotación interna, es cierto lo contrario: la cápsula posteroinferior se extiende para cubrir la cabeza humeral y la extensión horizontal originará una tensión en el haz anterior. De este modo, O'Brien y cols. hicieron una mayor descripción del haz superior del aIGHL como estabilizador anterior primario del hombro en 90° de abducción y con una extensión horizontal de entre 0° y 30°.[249] En la flexión horizontal de 30°, el pIGHL también actúa para resistir la traslación anterior.[249]

Un análisis biomecánico adicional de la inestabilidad humeral posterior, realizado por O'Brian y cols., demostró que el pIGHL ayuda a prevenir la traslación posterior cuando la abducción es de 90°.[249] Sin embargo, la luxación posterior no se produce de forma sistemática a menos que las estructuras capsuloligamentarias anteriores estuvieran seccionadas al mismo tiempo.[249,297]

Este «concepto de círculo» respecto a la función de la cápsula glenohumeral tiene importantes implicaciones funcionales. Es necesario que se produzca una lesión, tanto del segmento anterior como posterior del círculo, para que se produzca una auténtica inestabilidad.

Cabeza humeral

La exploración artroscópica de la cabeza humeral comprende el examen del cartílago articular y de la placa subcondral, así como el de la inserción de la cápsula articular y el manguito de los rotadores. Es posible examinar totalmente la cabeza humeral rotando tanto el eje de la lente del artroscopio como la propia cabeza.

DePalma y cols. describieron un surco normal, o «área desnuda», localizado en la parte posterior, entre la inserción de la cápsula posterior y la membrana sinovial que la recubre y el borde de la superficie articular.[74] DePalma encontró variaciones en el tamaño de esta «área desnuda» que eran directamente proporcionales a la edad. En los pacientes jóvenes no existen tales áreas. Planteó que la cápsula y la membrana sinovial se retraen de manera progresiva desde esta región comenzando en la tercera década de vida. Esta variante anatómica normal relacionada con la edad no debe confundirse con la fractura impactada que se origina durante la luxación traumática anterior (lesión de Hill-Sachs). El área desnuda, caracterizada por unos agujeros puntiformes para que penetren las fibras tendinosas y los vasos a lo largo de la placa subcondral expuesta, permanece lateralmente a la región en la que se produce habitualmente la lesión de Hill-Sachs. Además, a diferencia de lo que suele suceder en la lesión de Hill-Sachs, no queda cartílago articular lateralmente al área desnuda (Fig. 8-9A y B). Esta área desnuda también puede estar confinada posteriormente debido a que cualquier región desnuda entre el cartílago articular y el manguito de los rotadores es indicativa de un desgarro del mismo, de un grosor parcial o total.

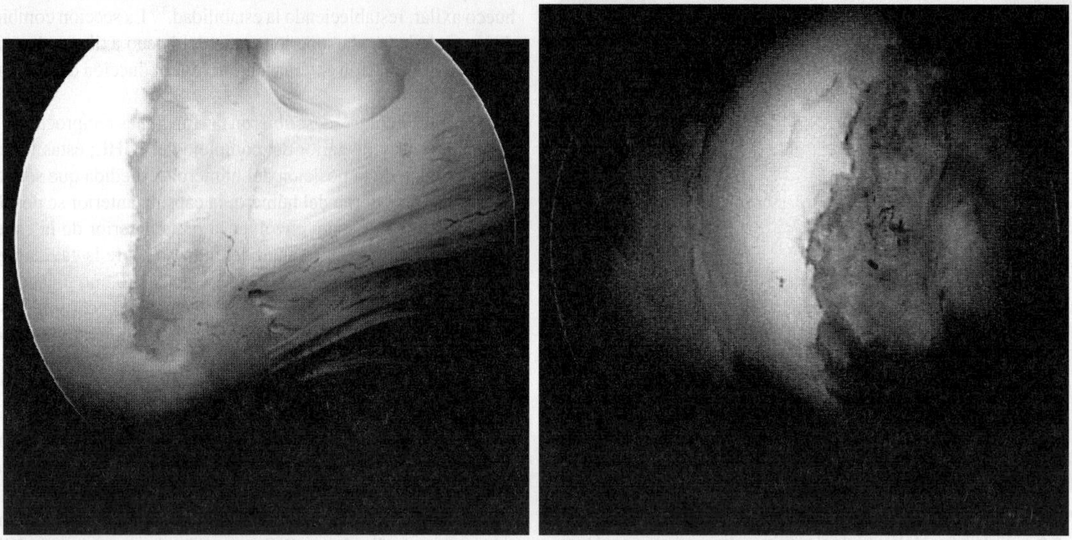
A B

Fig. 8-9 • Vista artroscópica desde el orificio posterior primario en el hombro derecho que muestra el «área desnuda» anatómica de la cara posterior de la cabeza humeral (**A**) y la lesión patológica de Hill-Sachs, que se asocia a una inestabilidad glenohumeral anterior (**B**). Obsérvese la presencia de cartílago articular lateral a la lesión de Hill-Sachs.

Manguito de los rotadores intraarticular

La exploración artroscópica muestra la porción intraarticular del manguito de los rotadores en su trayecto hasta la inserción en la cabeza humeral. A través de la sonda se muestra un deshilachado o un arrancamiento del parénquima del tendón o de su zona de inserción. La porción del supraespinoso del manguito debería insertarse directamente en el borde del cartílago articular, y cualquier espacio descubierto entre la superficie articular y la inserción del manguito representa disminución del parénquima del tendón. La visualización mejora colocando el brazo en «posición del manguito de rotadores», con flexión anterógrada de unos 45°, abducción de 30° a 45° y rotación externa de 10° a 30°. Esta maniobra reduce la tensión en el manguito, permitiendo así una distensión articular máxima pero dejando a la vista la inserción del manguito en el troquíter.

El intervalo de los rotadores es una región definida por el borde superior del subescapular y el borde inferior del supraespinoso. Basándose en estudios embriológicos microscópicos y de disección de cadáveres, Cole y cols. definieron dos variantes anatómicas predominantes. En el 24% de las muestras, el intervalo de los rotadores está cubierto por un puente capsular contiguo que consiste en un tejido colágeno poco organizado, mientras que en el 76% el intervalo está recubierto por una capa sinovial muy delgada.[61] Las implicaciones funcionales de estas variantes congénitas pueden tener su importancia cuando se sospecha una inestabilidad en el hombro.

Normalmente, el manguito anterior, incluyendo la porción cefálica del subescapular, el intervalo de los rotadores, el supraespinoso y parte del infraespinoso, puede inspeccionarse desde el orificio de entrada posterior primario. El manguito posterior, que incluye la porción inferior del infraespinoso y el redondo menor, se aprecia mejor con el artroscopio en el orificio de entrada anterosuperior.

Anatomía extraarticular

Manguito de los rotadores y espacio subacromial

El examen artroscópico o, con mayor precisión, «bursoscópico» del espacio subacromial permite una visión completa del arco coracoacromial, de la articulación AC, del área superficial («bursal»), del manguito de los rotadores y de las bolsas subacromial y subdeltoidea. En el individuo sano, el espacio subacromial presenta una delgada capa de tejido bursal que recubre un manguito de rotadores intacto y que sigue un trayecto lateral hasta su inserción en la cabeza humeral. El contorno del arco coracoacromial debe ser liso y estar recubierto de una capa de tejido fibroso y periostio, sin evidencia de formación de osteofitos. El espacio entre el arco y el manguito debe permanecer constante a lo largo de la curva de la cabeza humeral. Para valorar con precisión estas estructuras, es importante orientar correctamente el artroscopio. Las referencias más útiles son las superficies cefálica y subcutánea del acromion, así como la superficie bursal del manguito (el «suelo» del espacio subacromial).

La articulación AC, que se observa en las caras anterior y medial del espacio, se manifiesta por su cápsula articular de color blanco brillante. Para confirmar la localización de la articulación se palpa la diáfisis clavicular a través de la piel, mientras se aprecia el movimiento del extremo distal dentro de la cápsula articular.

La inspección de la pared anterior del espacio subacromial muestra el ligamento coracoacromial, cuyas gruesas fibras siguen un trayecto oblicuo desde su origen en el punto medio de la cara anterior del acromion hasta su inserción en la apófisis coracoides. Como se verá en otro punto, la compresión del manguito anterosuperior sobre el ligamento coracoacromial originará un claro deshilachado y degeneración de estas fibras. Este proceso ha sido denominado «lesión compresiva», siendo representativa de la patología subacromial, de la inestabilidad, de la degeneración del manguito de los rotadores o de una combinación de estos trastornos.

Articulación escapulotorácica

La patología del espacio escapulotorácico es una causa poco frecuente de dolor y molestias en el hombro. Recientemente hay varios estudios que han descrito con mayor claridad la anatomía artroscópica de esta región.[81,243,289,367] Ruland y cols.[289] observaron que la articulación escapulotorácica se define con mayor precisión a modo de dos espacios. El espacio «subescapular» está limitado anteriormente por el serrato anterior, por el músculo subescapular en la parte posterior y lateralmente por la axila. El segundo espacio, o «espacio del serrato anterior», se encuentra limitado en su parte anterior por la pared torácica, por el músculo serrato anterior posteriormente y medialmente por el romboides (Fig. 8-10A). Dada la ausencia de unas referencias óseas claras para orientarse dentro del espacio del serrato anterior, debe tenerse cuidado de que los puntos de entrada artroscópicos se sitúen al menos 3 cm medialmente del borde vertebral de la escápula para evitar la lesión del nervio y de la arteria escapular dorsal, y al mismo tiempo deben ser inferiores al borde caudal de la espina escapular para evitar lesionar la arteria cervical transversa y las estructuras neurovasculares supraescapulares (Fig. 8-10B). Recientemente se ha descrito un orificio de entrada superior alternativo «dentro-fuera»[52] en el cual los márgenes son seguros para las estructuras neurovasculares. Utilizando los puntos de entrada tradicionales medial, superior, o ambos, es posible y relativamente seguro practicar la bursectomía del espacio del serrato anterior, la resección de márgenes óseos en el ángulo superomedial de la escápula o la resección de osteocondromas de la escápula anterior.

Se puede penetrar intencionadamente o sin pretenderlo en la parte más lateral del espacio subescapular cuando la inserción medial del músculo serrato anterior es más posterior. El contenido de este espacio incluye las estructuras neurovasculares axilares, en su parte inferior, y el nervio y la arteria subescapular, en la parte superior. Dado que las indicaciones de artroscopia en el espacio subescapular se encuentran actualmente limitadas, los autores desaconsejan su uso.

INDICACIONES Y RESULTADOS DE LOS PROCEDIMIENTOS ARTROSCÓPICOS

Al igual que con cualquier técnica en proceso de desarrollo, las indicaciones de la artroscopia de hombro permanecen en continuo cambio. Históricamente, la artroscopia del hombro se había utilizado como herramienta diagnóstica. La evolución de la técnica, de la instrumentación y del conocimiento de la anatomía artroscópica del hombro ha pavimentado el camino para que un creciente número de procedimientos se realicen totalmente mediante artroscopia o con ayuda de la misma. En muchos de estos trastornos, incluyendo la compresión, patología del manguito de los rotadores, inestabilidad, procesos degenerativos y otros, los resultados a medio y corto plazo son prometedores, si no iguales o superiores a los de las técnicas abiertas convencionales. Las indicaciones para la artroscopia del hombro basándose en resultados experimentales hasta la fecha se exponen junto con sus trastornos patológicos específicos.

Patología del manguito de los rotadores

Compresión

Compresión subacromial

El síndrome de compresión, denominado inicialmente así por Neer en 1972, sigue siendo una de las causas más comunes de dolor en la cara anterior del hombro.[243] La fisiopatología del proce-

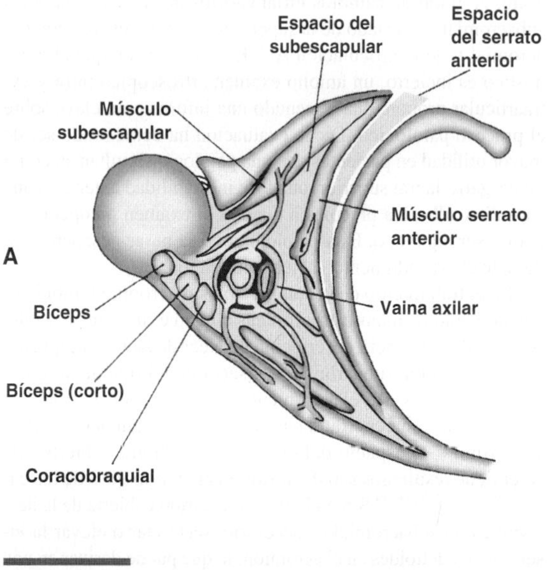

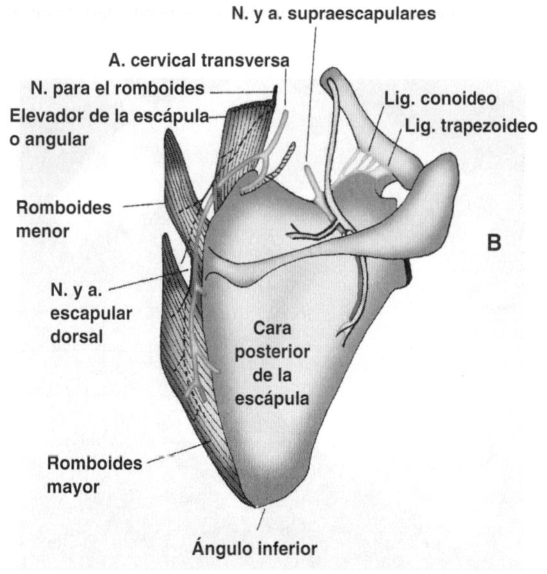

Fig. 8-10 • Sección transversal de la axila que muestra los límites del serrato anterior y del espacio subescapular (**A**) y la cara posterior de la escápula derecha (**B**), junto con las inserciones musculares y las estructuras neurovasculares. *(De Ruland LJ, Ruland CM y Matthews LS: Scapulothoracic anatomy for the arthroscopist. Arthroscopy 11:53, 1995. Con autorización del autor.)*

so compresivo comprende el estrechamiento repetitivo y el microtraumatismo consiguiente del mecanismo del manguito de los rotadores en su trayecto a través del «estrecho subacromial», que es un espacio limitado por la superficie inferior del acromion, el ligamento coracoacromial, la apófisis coracoides, la articulación AC y la superficie bursal del manguito (Fig. 8-11). Al elevar el brazo, las tuberosidades situadas en este espacio rotan, lo que reduce aún más el espacio disponible para la traslación del manguito. Ciertamente, la compresión subacromial es la vía común final de una variedad de factores etiológicos, que pueden ser primarios, secundarios e intrínsecos o extrínsecos a la matriz tendinosa. Nirschl,[245] Jerosch y cols.,[163] Wickiewicz[364] y otros han atribuido a la debilidad o fatiga muscular el ser un factor *intrínseco* contribuyente a la migración humeral superior y a la compresión. De forma similar, la inflamación debida a un sobreuso o a una enfermedad sistémica puede contribuir al engrosamiento del manguito de los rotadores y a una degeneración intrínseca.[17,167,250] Una inestabilidad grande o leve puede originar una biomecánica del hombro anormal que derive en una compresión.[125,167] La inestabilidad no es causa infrecuente de patología del manguito, debiendo tenerse en cuenta cuando no hay evidencia de una patología clara del hombro en el contexto de un desgarro parcial del manguito de los rotadores. Finalmente, el traumatismo directo en la articulación glenohumeral, en particular la luxación, puede originar un desgarro del manguito de los rotadores.

La mayoría de los autores creen que la causa primaria de compresión subacromial *extrínseca* guarda relación con la morfología de la parte anterior del acromion, de la articulación AC y del ligamento coracoacromial. Hay estudios que han demostrado una mayor prevalencia de patología del manguito de los rotadores cuando éste es del tipo prominente o en pendiente.[27,322] En casos de desgarro extrínseco del manguito de los rotadores, el ligamento coracoacromial tiene habitualmente un aspecto desgastado (la denominada lesión por compresión) (Fig. 8-12).

Con el tiempo, cualquiera de las causas de compresión intrínsecas o extrínsecas mencionadas antes puede derivar en un

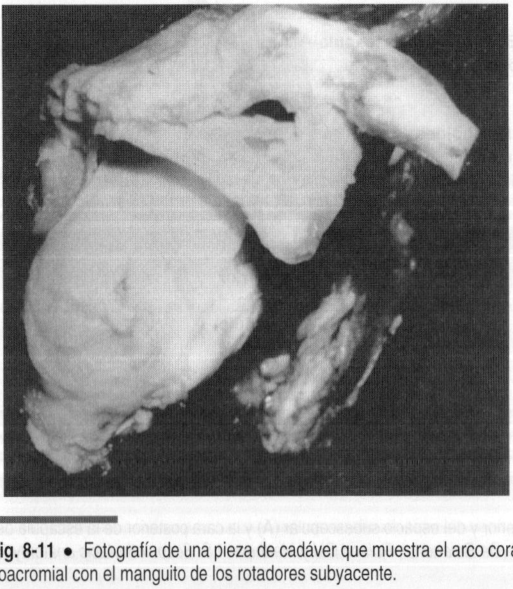

Fig. 8-11 • Fotografía de una pieza de cadáver que muestra el arco coracoacromial con el manguito de los rotadores subyacente.

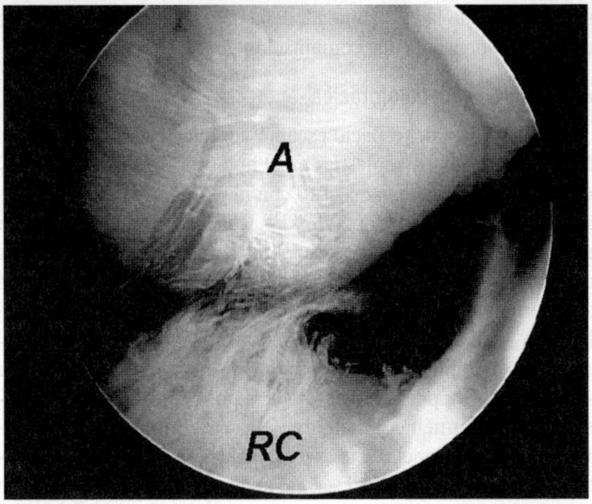

Fig. 8-12 • Vista artroscópica desde el orificio posterior primario en el hombro derecho que muestra la superficie inferior del acromion desgarrada (A) y la superficie acromial del manguito de los rotadores, que está deshilachada (RC). Este trastorno se ha denominado lesión por compresión.

engrosamiento de la bolsa subacromial y en una degeneración progresiva tanto del manguito como del tendón del bíceps. Sin embargo, es esencial definir los factores que originan la compresión, puesto que un procedimiento de descompresión subacromial aislada es probable que fracase en otros casos que no sean una patología primaria extrínseca.

La artroscopia y la bursoscopia subacromial pueden desempeñar un valioso papel como métodos adjuntos en el diagnóstico del síndrome de compresión. La observación de las superficies intraarticular y bursal del manguito de los rotadores permite una clara evaluación de la presencia y el tipo de desgarro del manguito, el grado de cambios inflamatorios presentes en la bolsa subacromial y el estado de la superficie inferior del arco coracoacromial y de la articulación AC. En los casos en que el diagnóstico es incierto, un amplio examen artroscópico intra y extraarticular proporciona a menudo una información clave sobre el proceso patológico. Dicha evaluación ha demostrado ser de mayor utilidad en pacientes con una patología simultánea, como un desgarro labral superior, una leve inestabilidad anterior o una capsulitis adhesiva precoz, en quienes el examen preoperatorio podría ser equívoco. Esta patología podría pasar desapercibida durante el procedimiento «abierto» tradicional.

En el tratamiento de la compresión subacromial también se han aplicado técnicas artroscópicas con un éxito considerable. A partir de la primera descripción de Neer de la acromioplastia con bursectomía subacromial y resección del ligamento coracoacromial, en 1972, el tratamiento quirúrgico del síndrome de compresión se ha centrado en incrementar el tamaño, o «descomprimir», el espacio del estrecho. El método «abierto» de Neer tiene resultados satisfactorios en el 70% al 90% de los casos.[146,234,235,255,283,319] Sin embargo, en la cirugía abierta de la descompresión subacromial es necesario, seccionar o elevar la inserción del deltoides en el acromion, lo que puede derivar en una mayor frecuencia de dolor postoperatorio, de debilidad y de la potencial y catastrófica complicación que es la desinserción y retracción del deltoides.[133]

Ellman fue el primero en describir la descompresión subacromial artroscópica con acromioplastia anterior, en la que obtuvo resultados satisfactorios en un 88% de 50 casos durante un período de seguimiento de entre 1 y 3 años.[82] Desde entonces varias series han confirmado estos porcentajes de éxito en pacientes con síndrome de compresión aislado, siendo similares a los obtenidos mediante técnicas abiertas.[6,11,85,183,263] Estos estudios también describen que la función completa se restablece antes y con menor dolor postoperatorio que con las técnicas abiertas, supuestamente gracias a que se conserva la inserción anterior del deltoides. Los estudios anatómicos de Gartsman y cols.[106] indican que los resultados de una técnica artroscópica son al menos tan buenos como los de la técnica abierta, con lo cual hacen eco de las series clínicas.

La degeneración del manguito de los rotadores en el lado de la bolsa puede ser secundaria a espolones en la articulación AC, así como en la parte anterior del acromion. La presencia de tales espolones ha llevado a varios cirujanos a realizar un procedimiento de «aplanamiento» en la superficie inferior para disminuir el grado de compresión causado por los osteofitos AC, si bien este procedimiento es controvertido según la bibliografía. Fischer y cols.[93] revisaron retrospectivamente 183 hombros tras una descompresión subacromial, dividiendo los hombros en tres grupos de estudio: hombros en los que la articulación AC no fue violada durante la descompresión, hombros en los que con la descompresión se realizó una resección artroscópica clavicular parcial limitada y hombros en los que con la descompresión subacromial se llevó a cabo un procedimiento formal de Mumford (una resección clavicular distal). Los autores observaron que los hombros sin violación de la articulación AC y los hombros sometidos a una resección clavicular distal formal no sufrieron secuelas postoperatorias tras la descompresión subacromial. Un 39% de los hombros tratados con una descompresión AC parcial presentaron síntomas en la articulación AC en un promedio de 8,4 meses tras la cirugía. Estos autores, al realizar la descompresión subacromial, defendieron un abordaje de la articulación AC del «todo o nada». Kuster y cols.[179] estudiaron 31 hombros tras 5 ó 6 años de la acromioplastia artroscópica para valorar el desarrollo de osteofitos radiológicos, inestabilidad y síntomas. Los autores observaron una incidencia del 38% de inestabilidad superior del extremo distal de la clavícula en proyecciones radiográficas de carga. No se evidenciaron diferencias en el aspecto radiológico de la osteoartritis AC entre el lado operado y el no operado. El 29% de los pacientes sufrió dolor AC en relación con proyecciones de inestabilidad o de carga, logrando unos resultados más bajos que en la escala UCLA. Los autores concluyeron que en pacientes sin una evidencia clara de artritis AC durante la acromioplastia debe dejarse intacta la articulación AC.

Alternativamente, Buford y cols.[34] evaluaron durante un seguimiento medio de 4 años a 37 pacientes en los que se había realizado una descompresión subacromial que incluía un «aplanamiento» de la superficie distal inferior clavicular. El 99% de los pacientes mostró a lo largo del período de seguimiento una ausencia de dolor subjetivo o de hipersensibilidad objetiva, no presentando ningún paciente hipermovilidad clavicular distal en la exploración física. Dos pacientes (5%) que referían dolor e hipersensibilidad en la articulación AC tras la descompresión y aplanamiento habían sido sometidos a múltiples procedimientos en el hombro operado antes de llevar a cabo la última intervención. Los autores apoyan el aplanamiento del 20% al 25% de la porción distal de la clavícula en personas que presentan osteofitos y compresión, dejando intacta la cápsula articular AC anterior, superior y posterior.

Debe tenerse en cuenta que, a pesar de los buenos resultados de la acromioplastia, la etiopatogenia no se comprende del todo. Recientes estudios de Goldberg y cols.[126] y de otros autores[154] han cuestionado el papel de la descompresión subacromial. Goldberg y cols. observaron una mejoría sintomática en 27 pacientes tras la reparación del manguito de los rotadores sin acromioplastia, mientras que Hoe-Hansen y cols. encontraron que el resultado funcional tras la descompresión artroscópica subacromial no guardaba una relación importante con el grado de patología del manguito de los rotadores. Tales estudios cuestionaron el papel de la descompresión subacromial que se realizaba sistemáticamente al reparar el manguito de los rotadores, al practicar un desbridamiento o un procedimiento para la inestabilidad. Sin embargo, hay abundantes estudios que muestran la eficacia clínica de la descompresión subacromial, no habiéndose realizado estudios prospectivos controlados, que aplican habitualmente escalas para el hombro, que sugieran que la descompresión no contribuya de forma significativa a la mejoría del dolor de hombro.

En nuestro centro realizamos habitualmente una descompresión subacromial artroscópica en pacientes sometidos a procedimientos artroscópicos o de mini-aberturas del manguito de los rotadores, o en aquellos que presentan síntomas de una compresión subacromial aislada en la resonancia magnética (RM) y/o una evidencia artroscópica de una «lesión por compresión» (desgaste o deterioro obvio del ligamento coracoacromial o desgaste del manguito en el lado bursal). Este procedimiento se realiza a través de puntos de entrada subacromiales anterior y lateral, con observación desde de los puntos de entrada subacromiales posterior y lateral para asegurar la adecuada descompresión mediante un techo acromial plano. Si un paciente se encuentra asintomático respecto a la articulación AC pero las radiografías preoperatorias, la RM o ambas revelan una evidente protrusión hacia abajo del extremo distal de la clavícula con compresión del manguito sin cambios quísticos o estrechamiento de la articulación AC, durante la descompresión subacromial se lleva a cabo un procedimiento artroscópico de «aplanamiento» de la articulación AC. Si hay evidencia radiográfica o en la RM de una artritis AC y el paciente se encuentra asintomático, se realiza una resección artroscópica clavicular distal dejando intactos la cápsula articular AC superior y los ligamentos estabilizadores. No hemos apreciado un aumento de quejas en cuanto al dolor o hipersensibilidad en la articulación AC en nuestros pacientes tras los procedimientos de «aplanamiento» AC indicados en aquellos que se encontraban asintomáticos antes de la artroscopia.

Otras zonas de compresión

En el hombro se han descrito al menos otras tres zonas de compresión. Walch y cols.[337] y Jobe y Sidles[166] describieron clínica y experimentalmente una compresión posterosuperior, o «compresión interna» del manguito, que comentaremos más tarde al tratar la inestabilidad.

Por otra parte, Gerber y Sebesta y otros autores[118,361] han descrito una compresión anterosuperior de la superficie articular del manguito de los rotadores a nivel del labro glenoideo anterosuperior producida por una degeneración de la polea, por patología del subescapular y por una subluxación del bíceps. Aunque la degeneración patológica resultante de la polea, del manguito y del bíceps con frecuencia puede tratarse mediante artroscopia, todavía no se dispone de recomendaciones claras en cuanto a la prevención o tratamiento. Sin embargo, es indispensable buscar esas lesiones «ocultas» tanto en estudios de investigación como en artroscopias.[361] Bennet[25] publicó que la incidencia de lesiones en la inserción del tendón del subescapular era tan alta como del 27% (del 35% en una población de pacientes con lesiones en el manguito de los rotadores). En una serie de 165 artroscopias se encontraron lesiones en el complejo de la polea del bíceps entre en un 15% y un 18% de los hombros.

La compresión a nivel de la coracoides y de la cara medial del arco coracoacromial es una entidad infrecuente, aunque bien descrita.[78,119,120] La etiología se cree que guarda relación con una compresión del tendón del subescapular entre el troquín y la apófisis coracoides, pudiendo tener dicha compresión causas idiopáticas, yatrogénicas o traumáticas. Durante la exploración física es importante reconocer la compresión coracoidea, dado que ésta puede producirse con o sin patología subacromial. Un estudio de Friedman y cols.[98] empleando la cine-RM encontró una significativa diferencia en el espacio coracohumeral entre controles asintomáticos y pacientes con sospecha de tener una compresión coracoidea. Aunque no se han publicado grandes series o estudios a largo plazo de coracoplastia artroscópica, los resultados preliminares son prometedores.[172] En nuestro centro hemos realizado una coracoplastia lateral a través de un orificio de entrada lateral al espacio de los rotadores.[172]

Desgarro del manguito de los rotadores

Al igual que sucedió al pasar de la técnica abierta al empleo de la mini apertura para la reparación del manguito de los rotadores entre comienzos y mediados de los años 90, los avances en el conocimiento de la función del manguito y de su fisiopatología, así como el refinamiento de la artroscopia a lo largo de la pasada década, capitalizan ahora la atención en base a la ventaja teórica de que es una técnica de reparación anatómica menos invasiva y de menor tensión. No se dispone aún de estudios a largo término respecto a la duración de tales reparaciones. En la actualidad, las técnicas de reparación mediante apertura completa, mini apertura con guía artroscópica y todas las técnicas de reparación quirúrgicas tienen sus indicaciones adecuadas. Sin embargo, no existe una indicación constante para elegir una técnica respecto de otra con respecto a los diferentes patrones de desgarros. Habitualmente la decisión es muy personal y depende del cirujano, quien debe considerar los medios quirúrgicos de los que dispone en relación con la técnica a emplear, el tamaño del desgarro del manguito de los rotadores a tratar y las características individuales del paciente.

Desgarro completo: reparación del manguito abierta

Históricamente, los desgarros en todo el espesor del manguito se trataban quirúrgicamente mediante la descompresión subacromial abierta, la acromioplastia anterior y la reparación mediante sutura directa.[236] Aunque Neer publicó un porcentaje de resultados excelentes o satisfactorios con esta técnica que era del 91%,[236] otros autores han publicado unos resultados variables en cuanto a satisfacción y que oscilaban entre unos porcentajes del 59% al 85%.[71,152,268,292] Factores como el tamaño del desgarro, el grado de retracción, la calidad tisular, la cronicidad y la motivación por «ganancia secundarla» guardan relación con el resultado. Cofield combinó los resultados globales de múltiples series de reparaciones abiertas y encontró un porcentaje medio del 87% de alivio del dolor, mientras que la satisfacción del paciente era del 77%.[58] Galatz y cols.[101] han publicado recientemente acerca de la duración a largo plazo de las técnicas de reparación abiertas de los desgarros en todo el espesor del manguito de los rotadores. Las investigaciones no encontraron cambios en el resultado neto de Constant a lo largo de un período de seguimiento de entre 2 y 10 años, obteniéndose globalmente un 88% de buenos o excelentes resultados. Cuando los resultados y la función de Constant fueron normalizados respecto de los cambios en las demandas del paciente debidos a la edad (lo cual por otra parte mejoraría artificialmente los resultados funcionales), se apreció con el tiempo un aumento significativo de la satisfacción (91%) y una disminución de la discapacidad. Cofield y cols.[59] publicaron un estudio prospectivo de resultados a largo plazo de la reparación abierta en desgarros crónicos del manguito en 105 pacientes. Durante un seguimiento medio de 13 años, el 80% de los hombros tuvieron unos resultados globales buenos o excelentes. Sin embargo, los autores encontraron una significativa correlación inversa entre el tamaño del desgarro y la satisfacción del paciente, con un porcentaje de satisfacción del 95% en pacientes que tenían desgarros pequeños, de un 85% en los que tenían desgarros medianos, de un 74% en los desgarros grandes y sólo de un 27% de satisfacción global en los que se había reparado un desgarro masivo.

Desgarros completos: reparación del manguito mediante mini-apertura

La llegada y el empleo generalizado del artroscopio en la cirugía del hombro permitieron que la preparación del manguito, la movilización y la descompresión subacromial se realizaran sin necesidad de una gran exposición. Hoy día, los modos de intervención que utilizan el artroscopio caen dentro de tres ámbitos: la reparación mediante «mini-apertura» asistida por artroscopia, la reparación totalmente artroscópica y el desbridamiento artroscópico sin reparación.

A lo largo de los últimos años, la reparación del manguito mediante «mini-apertura» asistida por artroscopia ha reemplazado totalmente a las técnicas abiertas en los casos de desgarros no complicados.[20,23,29,188,190,191,264,302] La técnica de la mini-apertura comprende la descompresión artroscópica subacromial, seguida de un pequeño abordaje mediante la escisión del deltoides para facilitar la reparación.[264]

La reparación mediante mini-apertura preserva la inserción deltoidea anterior en el acromion, disminuyendo así el riesgo del fracaso en la reparación deltoidea debido un abordaje mediante «apertura completa»,[133] y pudiendo dicha reparación acelerar la recuperación postoperatoria.[20,23,29,188,190,191,264,302] Al compararla con las técnicas de apertura completa, sus desventajas incluyen las propias de una exposición más limitada. La escisión del deltoides unos 5 cm más allá del borde lateral del acromion puede suponer un riesgo para el nervio axilar. Además, los desgarros grandes (> de 4 cm o 5 cm de espesor) y los desgarros del subescapular y del redondo menor son difíciles, sino imposibles, de visualizar, movilizar y reparar completamente a través de una escisión pequeña.

Los resultados de la reparación por mini apertura fueron descritos por primera vez por Levy y cols. en 1990.[188] El 84% de 25 pacientes monitorizados durante un mínimo de un año presentaron unos resultados clínicos objetivos buenos o excelentes, mientras que el 96% estuvieron satisfechos subjetivamente. Todos los pacientes con desgarros pequeños o moderados tuvieron unos resultados clínicos satisfactorios.[188]

Desde entonces múltiples publicaciones han confirmado unos porcentajes de resultados satisfactorios clínicos y funcionales comprendidos entre el 85% y el 96%.[20,23,29,188,190,191,262,264,302] Estas series también están de acuerdo en que el factor que afecta a los resultados de forma más significativa es el tamaño del desgarro. Baker y Liu compararon retrospectivamente los resultados de las técnicas mediante apertura completa respecto a los obtenidos con la mini-apertura.[20] Encontraron unos resultados funcionales similares en ambos grupos, aunque observaron un retorno más rápido a la actividad en general tras la reparación asistida artroscópicamente. Los desgarros menores de 1 cm de espesor presentaron un resultado uniforme excelente en ambos grupos. Los desgarros de entre 1 cm y 3 cm de espesor tuvieron mejores resultados si se trataban mediante la técnica de mini-apertura, mientras que los desgarros de entre 3 cm y 5 cm de espesor tuvieron mejores resultados en el grupo tratado con apertura completa.[20] Hata y cols.[141] llevaron a cabo un estudio similar sobre la experiencia de un solo cirujano con la técnica de la mini-apertura respecto de la apertura completa (excluyendo los desgarros masivos o aquellos que afectaban tres tendones). No encontraron diferencias en relación con el tamaño del desgarro entre uno y otro grupo. Los resultados fueron similares para ambas técnicas durante un período de seguimiento de 1 año; sin embargo, las técnicas de mini-apertura permitieron volver antes a las actividades sociales y atléticas.

Blevins y cols. revisaron la experiencia del Hospital de Cirugía Especial (HSS) en 64 pacientes sometidos a reparación mediante mini-apertura.[29] Durante un seguimiento mínimo de un año, observaron en la cohorte una mejoría estadísticamente significativa de la elevación del hombro, del dolor y de la capacidad funcional. En el postoperatorio, el 22% de los pacientes presentaron una debilidad detectable clínicamente, mientras que ésta aparecía en el 83% de los casos antes de ser intervenidos. El 89% de los pacientes se encontraron subjetivamente satisfechos con sus resultados. No se encontró correlación entre el tamaño del desgarro y el resultado final del índice HSS del hombro.[29] Los resultados de las técnicas de reparación mediante mini-apertura, según los diferentes tamaños de los desgarros, parecieron depender tanto de la técnica como del abordaje. Fealy y cols.[88] utilizaron una técnica de reconstrucción mediante fijación con un anclaje de dos filas de suturas al troquíter. Publicaron los resultados de 75 reparaciones consecutivas de desgarros pequeños, medianos y grandes realizadas mediante esta técnica durante un seguimiento medio de 2 años. Utilizando la escala del hombro de la UCLA y el cuestionario del hombro del HSS, observaron que sus pacientes mostraban un grado de satisfacción del 93%, logrando el 83% de éstos alcanzar un nivel funcional total igual al que tenían antes de la lesión. No se observaron diferencias detectables en el resultado en relación con el tamaño del desgarro. Warner y cols.[347] seleccionaron a pacientes para reparación mediante mini-apertura (en comparación con la técnica abierta) basándose en la presencia de dolor refractario pero conservando la fuerza y el arco de movimientos, sin traslación radiológica superior de la cabeza humeral y con evidencia mediante RM de un desgarro con mínima retracción y sin una atrofia muscular significativa del manguito de los rotadores. Los criterios intraoperatorios de selección incluyeron una buena calidad del tendón y la ausencia de afectación del subescapular. Aunque la cohorte fue relativamente pequeña, utilizando estos criterios de selección los autores obtuvieron un elevado grado de resultados funcionales y un 93% de resultados excelentes.

La duración de los resultados con las técnicas de mini-apertura fue descrita recientemente por Posada y cols.[275] El estudio examinó 60 pacientes durante un seguimiento promedio de 21 meses y, posteriormente, de 62 meses. Los autores observaron una tendencia hacia una continua mejoría desde el primer al segundo intervalo de seguimiento con respecto al dolor, la función y la flexión anterior. La fuerza y la satisfacción del paciente permanecieron sin cambios. En un 80% de los pacientes se obtuvieron unos resultados buenos o excelentes, y, si se excluían las reparaciones del manguito por revisión, estos resultados se obtuvieron en el 87% de los casos. Los autores concluyeron que los resultados de la reparación del manguito de los rotadores mediante mini-apertura permanecen constantes tras un año y no se deterioran a lo largo del tiempo.

Desgarros completos: reparación del manguito totalmente artroscópica

Una reparación del manguito de los rotadores *totalmente artroscópica* implica la descompresión subacromial artroscópica seguida de una movilización del desgarro y fijación mediante suturas de anclaje, chinchetas o grapas, colocadas artroscópicamente. Todas las reparaciones artroscópicas del manguito de los rotadores ofrecen las ventajas teóricas de un acceso «global» al manguito de los rotadores (para la movilización y fijación), un abordaje menos invasivo, una mejora cosmética, una fijación anatómica y técnicas convergentes que pueden reducir la tensión de las reparaciones. Por otra parte, un abordaje totalmente artroscópico puede convertirse con facilidad en una técnica mini-abierta o abierta. Estos procedimientos exigen una alta demanda técnica y se asocian con una curva de aprendizaje para el cirujano que inicialmente es escalonada. Sin embargo, la estandarización de las técnicas y las mejoras en la instrumentación han contribuido mucho para llevar la reparación totalmente artroscópica al repertorio de los cirujanos ortopédicos a lo largo y ancho del mundo.

En 1993, Johnson publicó sobre 31 desgarros menores de 4 cm de anchura que fueron fijados mediante un dispositivo tipo grapa colocado artroscópicamente.[169] Un «segundo vistazo» mediante artroscopia, realizada con una media de 4,7 meses tras la reconstrucción, demostró la total curación en el 69% de los casos. De 15 pacientes con un seguimiento mínimo de 2 años, 14 tuvieron una movilidad y fuerza buena o excelente. En consecuencia, el autor recomendó esta técnica en desgarros de anchura menor a 2 cm.[169]

Posteriormente se han publicado otros resultados a medio o corto plazo. Baylis y Wolf publicaron el resultado de 54 desgarros en todo el espesor tratados mediante suturas y suturas de anclaje colocadas artroscópicamente.[22] Tras un seguimiento mínimo de un año los resultados fueron buenos o excelentes en el 85% de los pacientes. La artroscopia evaluadora realizada a los 5 meses de la reparación reveló un porcentaje de curación del 70% en 23 casos.

Tauro[316] publicó un 92% de resultados buenos o excelentes a lo largo de un seguimiento medio de 2 años en 53 pacientes sometidos a una reparación artroscópica del manguito de los rotadores. Gartsman y cols.[107,109] durante un seguimiento medio de 30 meses, lograron unos resultados objetivos buenos o excelentes en el 84% de los casos y un grado de satisfacción del paciente como bueno o excelente en el 90%. En este estudio estuvieron representados todos los tamaños de los desgarros, aunque el 62% tenían un tamaño de entre 1 cm y 3 cm.

Snyder publicó una técnica reparadora utilizando suturas de anclaje y un dispositivo de sutura o «ganchillo de relevo» pasado a través de un punzón de sutura artroscópica para delinear las suturas a través de los bordes del desgarro. Estas suturas se fijan posteriormente mediante suturas de anclaje a una artesa creada en la cabeza humeral.[302] Murray revisó los resultados del seguimiento a medio plazo de la reparación artroscópica de desgarros de un espesor en-

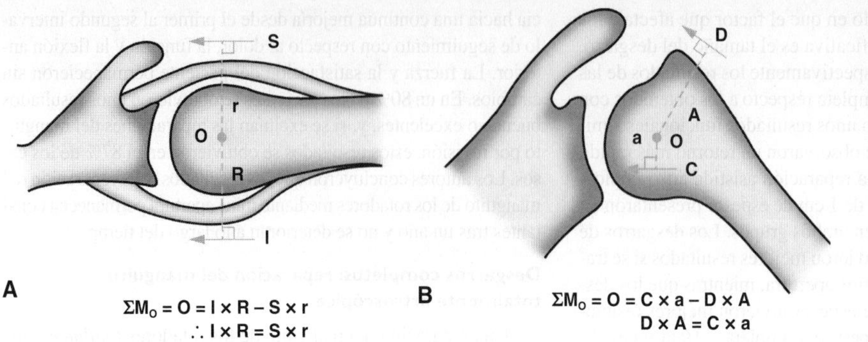

Fig. 8-13 • A, Plano transversal (axial) de un par de fuerzas en el cual la fuerza anterior del manguito de los rotadores se encuentra equilibrada con la fuerza posterior de dicho manguito. **B,** Par de fuerzas en el plano coronal en el que la fuerza de la porción inferior del manguito de los rotadores (posterior y anterior) se encuentra equilibrada contra la fuerza del deltoides. *(De Burkhart SS: Reconciling the paradox of rotator cuff repair vs. débridement. A unified biomechanical rationale for the treatment of rotator cuff repairs. Arthroscopy 10:1-16, 1994. Con autorización del autor.)*

tre medio y total reparados con la técnica de Snyder.[231] A pesar de una incidencia del 27%, ya fuera de molestias con la actividad física vigorosa o de mínimas limitaciones funcionales, los autores lograron un 98% de pacientes satisfechos con un 95% de resultados buenos o excelentes según los criterios del hombro de la UCLA.

En 1991, Burkhart publicó sus resultados sobre la reparación artroscópica de desgarros masivos del manguito de los rotadores, destacando el razonamiento biomecánico tras las potenciales ventajas de utilizar el artroscopio para acceder y reparar todo tipo de desgarros del manguito de los rotadores.[36-39,41] Burkhart y otros reconocieron que pacientes seleccionados con desgarros del manguito de los rotadores grandes y masivos tenían dolor, aunque la función del hombro estaba relativamente conservada, incluso cuando el desgarro era desbridado en vez de reparado. Estos desgarros «funcionales» del manguito de los rotadores tienen pares de fuerzas equilibradas en los planos transverso y coronal (Fig. 8-13).[37] Teóricamente, si un desgarro del manguito de los rotadores «desequilibrado» puede «equilibrarse» (incluso si no se repara completamente), puede lograrse una buena función. Además, extendiéndose en los conceptos introducidos primero por McLaughlin en 1944,[213] Burkhart expresó que los desgarros grandes «con forma de U» eran el resultado final de desgarros con «forma de L» que se habían deformado debido a la naturaleza elástica del tejido del manguito (Fig. 8-14). Al igual que McLaughlin en 1944, Burkhart defendió la técnica reparadora de la «convergencia de márgenes», en la que el desgarro se repara de lado a lado en una dirección de medial a lateral, avanzando así el «borde libre» del desgarro hacia su inserción en el troquíter. El borde libre resultante con forma «media luna», se parece mucho a un desgarro pequeño y puede reaproximarse a la tuberosidad al disminuir la tensión.[36-39,41] Como los desgarros grandes y masivos sufren con frecuencia una retracción medial, en muchos casos el artroscopio es ideal para técnicas de convergencia cuando está en manos de un cirujano con destreza para realizar técnicas de suturas totalmente artroscópicas, suturando, anudando y tensando.

Recientemente, Burkhart y cols. revisaron los resultados de 59 desgarros del manguito de los rotadores tratados con medios totalmente artroscópicos durante un período de seguimiento medio de 3,5 años.[38,39] Estuvieron representados desgarros pequeños, medianos, grandes y masivos. Utilizando la escala del hombro de la UCLA, los resultados se clasificaron como buenos o excelentes en el 92% de los pacientes. No se identificaron diferencias estadísticamente significativas entre el tamaño del desgarro y el resultado obtenido, ni entre los resultados de los desgarros reparados con «forma de media luna» mediante una técnica directa tendón-hueso con respecto a los desgarros con «forma de U» reparados mediante técnicas de convergencia.

Aunque las series de autores emplean técnicas de reparación con ligeras diferencias y publican sobre diferentes poblaciones de pacientes con diversas distribuciones del tamaño de los desgarros, las reparaciones de los desgarros del manguito de los rotadores totalmente artroscópicas pueden lograr unos resultados buenos o excelentes en una mayoría de pacientes, aunque depende mucho de las instalaciones individuales del cirujano y de las indicaciones para un tratamiento totalmente artroscópico. Es probable que los procedimientos menos invasivos se vuelvan más comunes a medida que las técnicas y la instrumentación sigan evolucionando. En la actualidad, la decisión del cirujano de utilizar un abordaje abierto, con mini-apertura o totalmente abierto es algo personal y que debe tener en cuenta muchos factores.

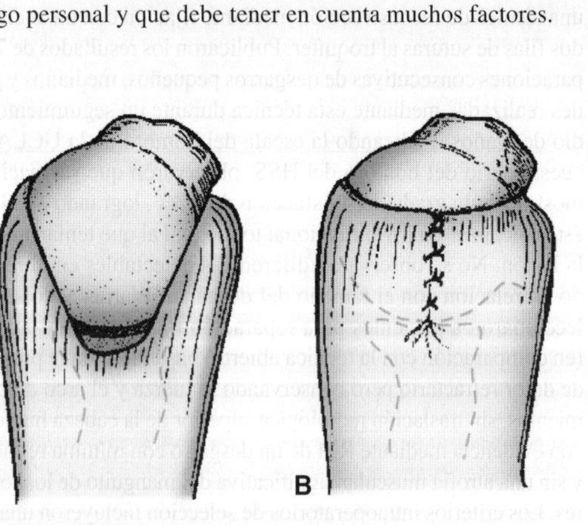

Fig. 8-14 • Concepto de convergencia del margen. **A,** Se muestra un desgarro del manguito de los rotadores en forma de U. **B,** La reparación parcial de lado a lado origina una convergencia del margen del desgarro hacia el troquíter, lo cual incrementa el área transversal y disminuye la longitud del desgarro, reduciendo así la tensión. *(De Burkhart SS, Danaceau SM y Pearce CE Jr: Arthroscopic rotator cuff repair: Analysis of results by tear size and by repair technique—margin convergence versus direct tendon-to-bone repair. Arthroscopy 17:905-912, 2001. Con autorización del autor.)*

Desgarros parciales del manguito de los rotadores: desbridamiento y reparación

Dada la ausencia de una clara comprensión fisiopatológica de los desgarros parciales del manguito de los rotadores, éstos representan un auténtico desafío para el ortopeda. Es difícil predecir cuáles son los desgarros que tienen posibilidad de progresar, debiéndose sopesar la actividad y expectaciones del paciente respecto del impacto de un procedimiento quirúrgico más complicado. Debe tenerse en cuenta que todavía no se ha publicado ningún estudio que documente la curación espontánea o periódica de un desgarro con espesor parcial que se deje sin tratar o en el caso de un desbridamiento,[100,309,359,377] aunque es posible que puedan obtenerse resultados duraderos si se detiene la *progresión* del desgarro.[65]

Recientemente, Sonnabend y cols. examinaron la histología y el aspecto inmunohistoquímico de desgarros laminados del manguito de los rotadores extraídos quirúrgicamente en bloque antes de la reparación. Encontraron cambios inflamatorios crónicos y una sinovialización de las hendiduras y defectos, lo cual, según su hipótesis, podría contribuir a la incapacidad de dichos desgarros para curar espontáneamente.[309]

Ogilvie-Harris y Wiley[254] observaron un inaceptable porcentaje de insatisfacción en el 50% de las personas sometidas al desbridamiento aislado de desgarros parciales del manguito de los rotadores. Sin embargo, en varias situaciones clínicas se ha realizado el desbridamiento artroscópico del manguito de los rotadores desgarrado junto con la ayuda artroscópica de una descompresión subacromial. Andrews y cols. trataron a 34 pacientes con desgarros parciales del supraespinoso mediante desbridamiento artroscópico.[8] Publicaron un porcentaje de resultados buenos o excelentes en el 85% de los casos, con recuperación de los niveles de actividad preoperatorios. Snyder y cols. encontraron resultados similares en 31 casos.[307] No observaron que la descompresión subacromial tuviera un efecto significativo sobre los resultados, concluyendo que la acromioplastia debe reservarse para los desgarros parciales en el lado de la bolsa.

Payne y cols. evaluaron el resultado del desbridamiento artroscópico de desgarros parciales en 43 atletas.[266] Los autores clasificaron los tipos de desgarro de acuerdo con la historia del paciente, los mecanismos de lesión, la exploración clínica y los hallazgos artroscópicos. Los desgarros del tipo A se produjeron de forma aguda, presentando una bursitis subacromial asociada sin evidencia de inestabilidad glenohumeral. Los desgarros tipo B se produjeron sin traumatismo agudo (insidiosamente) en hombros con un aumento de la traslación anterior y, a menudo, con desgarros labrales posteriores. Las lesiones tipo C se desarrollaron de forma insidiosa caracterizándose por una laxitud anterior con una bursitis subacromial. Los desgarros del tipo D eran desgarros insidiosos con inflamación subacromial pero sin laxitud. El desbridamiento artroscópico y la descompresión subacromial permitieron volver a los deportes practicados antes de la lesión en el 64% de los de tipo A, el 25% de los de tipo B, el 50% de los de tipo C y en el 44% de los de tipo D.[266] Parece que los resultados del desbridamiento parcial del desgarro dependen de los factores fisiopatológicos asociados, como el grado de compresión subacromial, el desgaste crónico del tendón, la inflamación y la inestabilidad glenohumeral.

La localización y el tamaño del desgarro también predicen el resultado. Cordasco y cols. evaluaron el resultado de la acromioplastia artroscópica y el desbridamiento en 162 pacientes.[65] El grupo de estudio incluyó manguitos normales (no desbridados), desgarros parciales desgastados (grado 1), desgarros parciales que afectaban a menos del 50% de la sustancia tendinosa (grado 2) y desgarros en el lado bursal, de espesor parcial, que afectaban a menos del 50% de la sustancia tendinosa (grado 2B). Los cuestionarios de resultados de L'Insalata revelaron a lo largo de un seguimiento promedio de 4,5 años que el resultado clínico de los pacientes con desgarros de grado 1 y 2 no era significativamente diferente de aquellos que no tenían desgarro del manguito de los rotadores. Esta población no tuvo ninguna evidencia de progresión tras la descompresión subacromial. Sin embargo, en los desgarros grado 2B en el lado bursal se produjo un elevado porcentaje de fracasos (38%) considerado inaceptable. Los autores sugieren que en este subgrupo del lado bursal los desgarros parciales se tratan mejor mediante reparación primaria.

Dado que en el 4% al 10% de los pacientes con desgarros parciales sometidos a acromioplastia y desbridamiento, el desgarro progresa con el consecuente fracaso de estas técnicas,[83,100,110] se ha estudiado también la acromioplastia con desbridamiento y reparación en desgarros parciales seleccionados del manguito de los rotadores.[100,194,359,375] Wright y Cofield[375] revisaron a 39 pacientes monitorizados durante una media de 55 meses, quienes fueron sometidos a una acromioplastia, desbridamiento y sutura tendinosa en desgarros parciales. El 85% de los pacientes presentaron unos resultados satisfactorios o excelentes y el 90% manifestaron una mejoría con el procedimiento. Los autores defienden la acromioplastia, el desbridamiento y la reparación en personas en las que fracasa el tratamiento conservador. Fukuda y cols.[100] publicaron un 94% de resultados satisfactorios en 66 pacientes sometidos a acromioplastia, desbridamiento y tenorrafia. Los autores concluyeron que cuando fracasa el tratamiento conservador es esencial una «adecuada reparación quirúrgica». Weber[359] comparó los resultados del desbridamiento y la acromioplastia con la reparación mediante mini-apertura en una cohorte de pacientes similar que presentaban importantes (>50%) desgarros del manguito de los rotadores parciales. Los resultados según criterios de la UCLA fueron «buenos» en un número significativo de pacientes del grupo de acromioplastia/desbridamiento, mientras que en el 9% restante el manguito se rompió en el postoperatorio, siendo necesaria la reintervención. Aunque en el grupo sometido a reparación el dolor postoperatorio inmediato fue mayor y la recuperación más lenta, los resultados fueron más favorables, sin nuevas roturas y sin necesidad de reintervención. Lyons y cols.,[194] presentaron una publicación técnica con resultados preliminares del cierre de lado a lado y mínimamente invasivo de desgarros del manguito de los rotadores pequeños y grandes localizados en el *lado articular* en pacientes con bajas demandas físicas. Aunque el grupo de estudio es pequeño y el período de seguimiento corto, los autores sugieren que esta técnica puede ser un complemento deseable a la acromioplastia y al desbridamiento en tales desgarros.

En nuestro centro, el tratamiento de los desgarros del manguito de los rotadores parciales depende del tamaño y de la profundidad del desgarro, de la calidad del tejido que lo rodea, de la localización del desgarro y de la actividad y expectaciones del paciente. En casos de desgaste del tejido del manguito en grado 1, ya sea en el lado bursal o articular, se realizan una acromioplastia y desbridamiento (véase Fig. 8-12). En los desgarros grado 2 (< 50% del espesor del manguito) con una anchura menor de 1 cm a 2 cm se realiza un desbridamiento del tejido desgastado o degenerado. Si el tejido del manguito restante representa todavía menos del 50% del espesor del manguito y se localiza en el lado articular en un paciente mayor o con pocas demandas físicas, se realiza una acromioplastia (en caso de que haya desgaste del ligamento coracoacromial), no llevándose a cabo reparación alguna. En desgarros de grado 2 y dependiendo de la localización del mismo, cuando la profundidad del defecto restante es mayor del 50%, se encuentre en el lado bursal o abarque una gran porción del espesor del tendón (>2 cm a 3 cm) o en pacientes jóvenes, con altas demandas físicas o en ambos casos, se realiza una acromioplastia y fijación anclaje mediante sutura artroscópica de lado a lado o formal. Todos los desgarros de grado 3 (>50% del espesor del tendón) se reparan tras la acromioplastia y el desbridamiento excepto en poblaciones de pacientes con bajas demandas físicas. Cuando esté indicada la reparación del tendón se utilizarán casi siempre técnicas totalmente artroscópicas con el fin de minimizar el dolor postoperatorio y acelerar la recuperación.

Reparación del manguito de los rotadores en pacientes mayores

Los resultados precoces de la reparación del manguito de los rotadores en pacientes mayores mostraron unos resultados funcionales marginales, prefiriendo muchos cirujanos evitar la reparación en favor del desbridamiento.[142,158,286,356] Levy y cols., tras la acromioplastia y desbridamiento de desgarros completos del manguito de los rotadores, publicaron un porcentaje de resultados satisfactorios del 84%.[187] Los autores observaron que con esta técnica los desgarros con una amplitud menor tuvieron tendencia a tener mejores resultados. Sin embargo, es evidente que el alivio ofrecido por el desbridamiento es limitado y parece deteriorarse con el tiempo.[215,223,358,359] Gartsman encontró un porcentaje de fracasos del 28%, siendo necesaria la reparación abierta de revisión para el tratamiento de desgarros completos.[102] Ogilvie-Harris y Demaziere compararon prospectivamente dos grupos pareados de pacientes con desgarros de espesor completo con una anchura de entre 1 cm y 4 cm, unos tratados mediante descompresión artroscópica y los otros con descompresión abierta y reparación.[252] Tras 2 y 5 años, el alivio del dolor, el arco de movimiento y la satisfacción del paciente fueron similares entre ambos grupos. Los pacientes tratados mediante reparación abierta lograron más fuerza y capacidad funcional. Así, en pacientes con bajas demandas físicas los autores recomendaron el desbridamiento.[252]

Recientemente, Yel y cols.[378] publicaron los resultados de la reparación del manguito de los rotadores en 47 pacientes mayores de 65 años a lo largo de un período de seguimiento de 9,2 años. Estos autores comunicaron una satisfacción en conjunto del 94%, con unos índices promedios de Constant del 82 cuando se normalizó respecto de la edad y del hombro opuesto. Estos resultados no se deterioraron con el tiempo, salvo en caso de nuevas lesiones. Los autores concluyeron que la reparación del maguito de los rotadores en esta seleccionada población de pacientes mayores ofreció unos resultados funcionales y objetivos duraderos. De forma similar, Grondel y cols.[134] publicaron los resultados de la reparación de 97 desgarros en 92 pacientes mayores de 62 años. A lo largo de un seguimiento promedio de 35 meses, se obtuvieron resultados satisfactorios en el 87% (índice UCLA). Cuando los resultados fueron estratificados en grupos de desgarros pequeños/medianos y grandes/masivos, se observó una diferencia estadísticamente significativa de los mismos, pero cuando se estratificaron de acuerdo con la edad (mayores o menores de 75 años), no se evidenciaron diferencias estadísticamente significativas. Los autores concluyeron que era el tamaño del desgarro y no la edad lo que contribuía de forma más significativa al éxito de la reparación del manguito de los rotadores en la población mayor, pudiendo obtenerse en conjunto unos resultados aceptables. Se insistió en complementar la fijación a puentes óseos para prevenir complicaciones relacionadas con la fijación.

En nuestro centro, al considerar la reparación del manguito de los rotadores, sopesamos más la edad fisiológica y la actividad del paciente que la edad cronológica. Los desgarros del manguito agudos o traumáticos en un paciente activo o con alto grado de funcionalidad, quien previamente tenía una función del manguito de los rotadores normal, con buena fuerza y un arco de movimiento completo, se reparan con frecuencia. Los desgarros de larga evolución o degenerativos que presentan evidencia de retracción en la RM, atrofia muscular y una historia previa de limitación funcional se valoran y desbridan artroscópicamente. En estos casos, nosotros preferimos realizar una descompresión subacromial de partes blandas (conservando el arco coracoacromial), procedimiento totalmente artroscópico, de impacto limitado, con el fin de desbridar el manguito hasta que sea un tejido viable y restaurar los pares de fuerzas adecuados en los planos transverso y coronal. Con frecuencia, este procedimiento se realiza con convergencia del margen del tejido viable, y en desgarros mayores se colocan anclajes de sutura para restablecer la inserción del manguito de los rotadores en la tuberosidad.

Tratamiento artroscópico del desgarro masivo del manguito de los rotadores

Los desgarros del manguito de los rotadores con frecuencia se producen o se propagan lo suficientemente hacia delante como para afectar la inserción del subescapular, o lo suficientemente hacia detrás como para afectar también las inserciones posteriores del supraespinoso o del redondo menor. Tales desgarros se acompañan de una obligada pérdida de los pares de fuerza equilibrados a través de la articulación y de una importante disfunción del manguito de los rotadores. Estas lesiones se han definido anatómicamente como desgarros de diámetro mayor a 5 cm[56] y funcionalmente como desgarros que afectan a dos o más tendones.[344,345]

Tradicionalmente, tales desgarros han sido tratados mediante desbridamiento abierto o artroscópico o, más recientemente, mediante procedimientos abiertos de transferencia muscular.[115,345] Rockwood y cols. publicaron los resultados de la acromioplastia, de la descompresión subacromial y del desbridamiento abiertos en 53 defectos del manguito de anchura mayor a 5 cm que no podían movilizarse adecuadamente para su reparación.[284] Durante un período de seguimiento mínimo de 3 años, el 83% había logrado un satisfactorio alivio del dolor y capacidad funcional.

Los resultados de la descompresión subacromial y del desbridamiento del manguito puramente artroscópicos en el caso de los desgarros masivos han sido variables. Burkhart publicó un alivio del dolor con conservación de la fuerza en el 100% de 10 pacientes que tenían una fuerza y arco de movimiento preoperatorios normales.[36] Olewski y Depew encontraron un porcentaje de resultados satisfactorios del 77% en pacientes sedentarios que como principal síntoma preoperatorio tenían dolor.[256] Ellman y cols. compararon prospectivamente los resultados de 40 pacientes durante un seguimiento mínimo de 2 años.[84] En pacientes con bajas demandas que tenían desgarros de entre 1 cm y 2 cm de anchos encontraron un porcentaje de resultados satisfactorios del 90%. Desgarros «reparables» mayores (entre 2 cm y 4 cm) se correlacionaron con un porcentaje de resultados satisfactorios de sólo el 50%, mientras que el 86% de los pacientes con desgarros masivos tuvieron un excelente alivio del dolor y estuvieron subjetivamente satisfechos con el resultado. No se pudo restaurar la fuerza y el arco de movimiento.[84] Más recientemente, Burkhart publicó sus resultados a corto y medio plazo sobre reparaciones artroscópicas de desgarros de los rotadores masivos.[38] En desgarros masivos que no afectaban el tendón del subescapular se describió un porcentaje de satisfacción del 92%; los desgarros se repararon con técnicas de convergencia de márgenes. No se identificaron diferencias estadísticamente significativas entre los cuatro grupos de tamaños de desgarros (desde pequeños a masivos), y por ello los resultados fueron independientes del tamaño del desgarro.

Desgarros masivos del manguito de los rotadores que afectan al subescapular

Hasta hace poco ha habido un escaso interés por la reparación artroscópica de los desgarros anterosuperiores masivos del manguito de los rotadores (que afectan al tendón del subescapular).[43] Burkhart y Tehrany publicaron sus resultados preliminares con técnicas de reparación artroscópica del subescapular en 25 pacientes revisados durante un seguimiento medio de 10,7 meses.[43] Ocho pacientes tenían desgarros aislados del subescapular y 17 tenían desgarros que afectaban a dos o más tendones (de un tamaño medio de 5 cm × 8 cm). En conjunto, en el seguimiento a corto plazo, en el 92% de los pacientes se obtuvieron unos resultados buenos o excelentes y en el 80% de los pacientes que presentaban una migración humeral proximal preoperatoria se restauró la cinemática normal del hombro tras la intervención. Otros autores han publicado sobre el tratamiento abierto de los desgarros anterosuperiores del manguito,[97,115,117,246,344] el cual puede incluir la reparación o la transferencia del músculo pectoral. Las indicaciones adecuadas y el beneficio a largo plazo de las técnicas artroscópicas frente a la reparación abierta o la transferencia siguen sin determinarse.

En nuestro centro, los desgarros aislados del subescapular sin retracción y los desgarros entre medianos y grandes con extensión al subescapular se tratan más comúnmente mediante artroscopia. La retracción fija subescapular (en base a una evaluación artroscópica y a una evaluación y valoración preoperatorias mediante RM del tendón y músculo), los desgarros grandes y masivos en pacientes con altas demandas físicas, los desgarros con patología asociada del bíceps que requieran un tenodesis concomitante o los desgarros con una traslación superior de la cabeza humeral importante se tratan mediante técnicas abiertas y, cuando están indicadas, se utilizan técnicas de transferencia del músculo pectoral.

Tendinitis calcificante

La tendinitis calcificante del manguito de los rotadores a menudo produce un dolor debilitante y pérdida secundaria del movimiento. En las lesiones localizadas, la aspiración con aguja bajo guía fluoroscópica, con o sin inyección de esteroides, puede ser muy eficaz. En las lesiones grandes, multifocales, lobuladas, recidivantes o recalcitrantes puede ser muy útil la artroscopia para localizar, descomprimir y desbridar el depósito (Fig. 8-15). Los resultados del tratamiento artroscópico de la tendinitis calcificante resistente mediante el desbridamiento del depósito y de la bursectomía subacromial fueron descritos por Ark y cols.[17] En

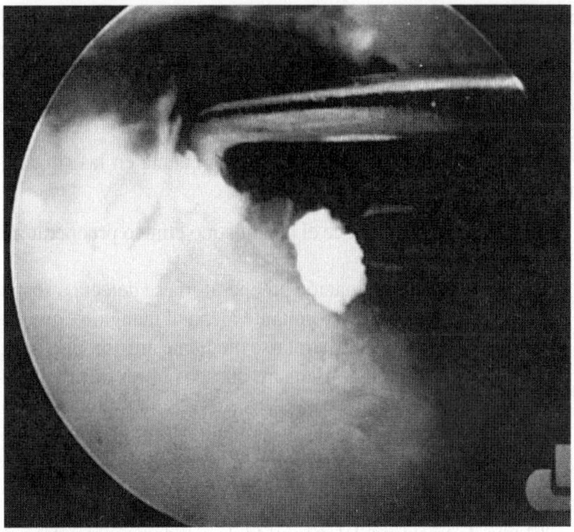

Fig. 8-15 • Vista artroscópica desde el orificio primario posterior en el hombro derecho que muestra la descompresión de un gran foco de calcificación en el tendón del manguito de los rotadores. A la derecha se observa un discreto fragmento del depósito.

el 91% de los pacientes se obtuvieron resultados buenos o satisfactorios, quejándose el 9% de un dolor persistente. Jerosch y cols.[165] trataron a 48 pacientes mediante desbridamiento artroscópico, bursectomía, resección del ligamento coracoacromial y (en algunos casos) mediante la descompresión subacromial. Se obtuvo una importante mejoría en los índices de Constant, correlacionando mejor los índices postoperatorios con la evidencia radiológica postoperatoria de eliminación o reducción de los depósitos cálcicos. La acromioplastia no mostró resultados significativamente superiores.

Nuestro método preferido de tratamiento de la tendinitis calcificante recalcitrante a la aspiración y al tratamiento conservador consiste en practicar una bursectomía subacromial de partes blandas y un desbridamiento completo de los depósitos cálcicos. Si debiera comprometerse la integridad del manguito de los rotadores para llevar a cabo la extirpación completa de los depósitos, ésta se lleva a cabo, realizándose artroscópicamente una sutura fijación de anclaje de lado a lado o formal del tendón desbridado.

Resumen de las indicaciones para la artroscopia o bursoscopia del manguito de los rotadores

En nuestro centro, la artroscopia y la bursectomía subacromial se han convertido en poderosas herramientas para el tratamiento de la patología del manguito de los rotadores. La artroscopia diagnóstica con frecuencia define el carácter de la patología del manguito, confirma la etiología y cronicidad del trastorno, proporciona cierta indicación sobre la calidad tisular e identifica una patología del hombro no reconocida previamente. Por ello, el cirujano debe decidir de forma individual (basándose en todos esos factores y en su equipamiento con técnicas artroscópicas) si continúa el procedimiento como procedimiento totalmente artroscópico, si desbrida los tejidos, si realiza liberaciones y prepara el espacio subacromial para un procedimiento abierto o si cambia directamente a un procedimiento totalmente abierto. La artroscopia diagnóstica ordinaria da al cirujano la oportunidad de correlacionar los aspectos artroscópicos y abiertos de las estructuras y partes blandas del hombro y del manguito de los rotadores, de forma que cualquier cirujano que se esfuerce en aprender y reconocer la anatomía intraarticular normal y anormal obtiene su recompensa.

Estas técnicas deben tenerse muy en cuenta en las situaciones siguientes:

1. Cuando se desconoce el diagnóstico clínico preoperatorio exacto.
2. Cuando en la evaluación preoperatoria se detecta o sospecha un trastorno concomitante ajeno al manguito, que pudiera diagnosticarse o tratarse mediante artroscopia (p. ej., lesiones SLAP o de Bankart, cuerpos libres intraarticulares o sinovitis).
3. Cuando se considera que la anomalía del manguito de rotadores puede corregirse por medio de una artroscopia o de una mini-apertura con ayuda artroscópica.

El tipo de trastorno del manguito de rotadores y el patrón de la lesión ayudan a sentar estas indicaciones quirúrgicas. La compresión aislada del estrecho puede tratarse eficazmente mediante artroscopia. Los desgarros pequeños y moderados (de hasta 3 cm de ancho) parciales o completos del supraespinoso o del infraespinoso también pueden tratarse mediante técnicas totalmente artroscópicas o mediante mini-apertura, según las preferencias del cirujano. Los desgarros grandes y anchos (>3 cm) también pueden tratarse mediante técnicas de convergencia de margen totalmente artroscópicas o a través de un abordaje mediante mini-apertura si el manguito restante es lo suficientemente móvil como para permitir la reducción anatómica. Los desgarros grandes e inmóviles, los que afectan al tendón del subescapular o al redondo menor son un desafío para la corrección artroscópica, por lo que muchos cirujanos desbridan y preparan tales desgarros mediante artroscopia, realizan una descompresión subacromial artroscópica y para la fijación cambian a una técnica de mini-apertura. Los desgarros masivos, crónicos y por rozadura a menudo se caracterizan por una retracción fija, una calidad tisular dudosa y atrofia muscular. Tales desgarros sólo pueden repararse artroscópicamente por cirujanos que sean extremadamente competentes y estén habituados a la anatomía artroscópica, teniendo práctica en técnicas de movilización tisular y de sutura artroscópica, pasando y anudando. Por otra parte, faltan estudios sobre la duración a largo plazo de las reparaciones totalmente artroscópicas de tales desgarros. Para tratar adecuadamente estos desgarros con frecuencia son necesarias técnicas de mini-apertura, técnicas abiertas y de transferencia muscular.

La fisiología del paciente afecta tanto a la calidad tisular como a la de la reparación. Los individuos fisiológicamente sanos por lo general poseen tejidos de excelente calidad, lo que facilita y mejora la consistencia de la reparación. Sin embargo, el cirujano también debe moderar la tendencia a realizar todas las reparaciones en tales tejidos mediante técnicas totalmente artroscópicas en contra de los requerimientos de la actividad y las expectaciones del individuo. La reparación *más duradera* debe lograrse mediante diferentes técnicas, dependiendo de las capacidades del cirujano y de la calidad tisular. Los pacientes con trastornos sistémicos, como la diabetes mellitus o la artritis reumatoide, tienen tendencia a una peor calidad tisular del manguito y a una menor capacidad de curación. Sin embargo, con frecuencia estos pacientes tienen unas menores demandas físicas sobre el tejido reparado, pudiendo estar indicado un desbridamiento o reparación artroscópica menos invasivos.

Inestabilidad del hombro

El uso de la artroscopia para el diagnóstico y tratamiento de la inestabilidad del hombro sigue siendo un área confusa, dinámica y controvertida de la cirugía del hombro. Gracias a los adelantos constantes en la técnica artroscópica, su aplicación clínica y la experiencia en este campo se han ampliado mucho a lo largo del último decenio. La artroscopia ha ayudado en este proceso aclarando la anatomía patológica,[49,207,227] delineando y confirmando la evaluación preoperatoria mediante la imagen,[184] confirmando el diagnóstico preoperatorio[49,207] y tratando la auténtica patología.[50,51,79,127,222,226,350,351,365,373]

Los beneficios de la corrección artroscópica satisfactoria de la inestabilidad del hombro son similares a los que se obtienen en otras situaciones patológicas: la máxima visibilidad quirúrgica con una disección quirúrgica mínima, lo que mejora la precisión de la reconstrucción y el índice de recuperación postoperatoria. Green, Christensen y otros han descrito una significativa reducción del tiempo de operación y hospitalización, así como de complicaciones perioperatorias, en el caso de la estabilización artroscópica del hombro respecto de la estabilización abierta.[130] En los últimos años, algunos cirujanos han publicado resultados comparables o superiores a los de las técnicas abiertas tradicionales en pacientes con una inestabilidad unidireccional.[16,60,62,170,282,303,362]

Sin embargo, los resultados de la estabilización artroscópica y de la imbricación capsular aún no han conseguido igualarse ordinariamente a los de procedimientos abiertos más tradicionales utilizados en la inestabilidad multidireccional (MDI) en manos de la mayoría de los cirujanos. Además, hay más pacientes con una tenue micro-inestabilidad y una compresión interna que son tratados comúnmente mediante artroscopia. En inestabilidades tenues y grandes se han utilizado técnicas de reducción termocapsular, todavía controvertidas en la bibliografía, ya sea aisladamente o junto con la reparación artroscópica de Bankart y la imbricación. Así, el término «inestabilidad» abarca un patrón de procesos etiopatológicos, muchos de los cuales se tratan adecuadamente mediante artroscopia.

Diagnóstico de la inestabilidad

La artroscopia puede colaborar en el proceso diagnóstico, así como en el tratamiento del hombro inestable. La piedra angular del diagnóstico sigue siendo una historia clínica completa y precisa, la exploración física y una evaluación radiológica adecuada. La RM ha demostrado ser esencial en la identificación de la avulsión capsulolabral medial (lesiones de Bankart y «ALPSA»), así como de las fuentes laterales de inestabilidad traumática (la lesión de «HAGL»). A menos que tales lesiones sean buscadas, identificadas y tratadas activamente (y no es infrecuente que se produzcan a la vez), el tratamiento incompleto está abocado al fracaso.

La micro-inestabilidad se observa en atletas que practican deportes de alta demanda levantando los brazos por encima de la cabeza, siendo debida a fuerzas intrínsecas repetitivas, multidireccionales e intensas, dirigidas tanto hacia delante como hacia detrás, durante la compleja mecánica de lanzar un objeto o de hacer movimientos por encima de la cabeza.[2,9,68,125,167,180] La traslación de la cabeza humeral se impide normalmente mediante un competente complejo ligamentario labral y glenohumeral y por las fuerzas de deceleración generadas en el manguito de los rotadores y en las unidades músculo-tendinosas del bíceps. El fallo o la disfunción de cualquier parte de este sistema interactivo de contención conduce a un aumento de la carga compensatoria en cualquier parte del sistema. En el atleta lanzador, esta interacción de estructuras lesionadas y compensatorias es responsable de la coexistencia de la inestabilidad y la compresión (ya sea «interna» o «externa»). A menudo, la única queja de estos pacientes es el dolor. Con frecuencia es difícil hacer una valoración exacta de la cantidad y dirección de la traslación de la cabeza humeral, siendo imposible diferenciar la aprensión del dolor.

En este grupo de pacientes, con una subluxación tenue, intermitente y dinámica y en quienes la valoración clínica estándar no muestra claramente que la entidad patológica primaria sea la inestabilidad, también se ha demostrado la utilidad de la RM. La presencia de una tenue degeneración labral posterosuperior y de anomalías óseas y condrales presagian la micro-inestabilidad como causa del dolor de hombro en el atleta.

La exploración bajo anestesia (EUA) a menudo resuelve interrogantes diagnósticos en la mayoría de los pacientes, aunque puede plantear nuevas dudas clínicas. Debido a los mecanismos patogénicos mencionados anteriormente, la traslación puede aumentarse simétricamente tanto en dirección anterior como posterior. En esta situación, el cirujano puede encontrar cierta dificultad para decidir qué componente de la laxitud generalizada es el dominante (si es que lo es alguno). La artroscopia de la articulación glenohumeral puede ayudar a resolver el puzzle diagnóstico. El desprendimiento o desgarro del labro glenoideo, dependiendo de la localización, puede confirmar la presencia e indicar la dirección del vector de inestabilidad dominante. Las lesiones labrales que se producen por debajo del «ecuador» horizontal de la cavidad glenoidea son con mayor frecuencia secundarias a la inestabilidad, mientras que las lesiones superiores no. McGlynn y Caspari observaron que el 100% de un grupo de pacientes con subluxación crónica y recidivante del hombro presentaban en la artroscopia una avulsión ligamentosa labral.[49,207]

Otros hallazgos artroscópicos, como una arquitectura de la cápsula articular abundante o atenuada, un defecto humeral de Hill-Sachs, defectos óseos anteroinferiores en la cavidad glenoidea, cuerpos libres osteocondrales o una deficiencia o desprendimiento del ligamento glenohumeral (bien a nivel glenoideo o humeral), son importantes factores que sostienen el diagnóstico de la inestabilidad. Además, debe realizarse una inspección artroscópica y bursoscópica de las superficies intraarticular y bursal del manguito de los rotadores, dado que la patología del manguito con frecuencia acompaña a un hombro crónicamente inestable. En una revisión de la bibliografía, Snyder y Strafford observaron que aproximadamente entre un 20% y un 25% de los pacientes con inestabilidad sometidos a una artroscopia presentan cuerpos libres, desgarros del manguito de los rotadores, patología del tendón del bíceps o lesiones SLAP.[308] Estas lesiones, si no se reconocen, también pueden comprometer los resultados quirúrgicos.

Así, la exploración artroscópica puede clarificar tanto el diagnóstico en casos poco claros como identificar en los casos complejos una patología asociada que requiera un tratamiento quirúrgico. Mok y cols. observaron que el examen artroscópico alteró el diagnóstico en el 40% de los pacientes con inestabilidad atraumática y en el 8% de los pacientes con inestabilidad traumática anterior.[221] Adolfsson y Lysholm encontraron una patología concurrente que podría haber influido en el resultado en el 44% de 39 luxaciones de hombro.[1]

En el pasado se sugirió que en muchos casos de inestabilidad no se necesitaba la artroscopia para llegar a un diagnóstico preciso y elaborar un plan de tratamiento. Dado que el conocimiento de las complejas y altamente interdependientes interacciones entre la cavidad glenoidea, el húmero, el labro, los ligamentos glenohumerales y el manguito de los rotadores es más refinado, la artroscopia se ha convertido en una valiosa herramienta diagnóstica y terapéutica.[341] En nuestro centro, nosotros utilizamos sistemáticamente la artroscopia diagnóstica como parte del tratamiento de la mayoría de las inestabilidades glenohumerales.

Tratamiento artroscópico de la inestabilidad del hombro

Cualquier evolución en todo procedimiento quirúrgico debe buscar mejorar los resultados establecidos, minimizar las complicaciones previas y maximizar la aplicabilidad a la población general de pacientes. Hasta la fecha, la estabilización artroscópica del hombro puede lograr todas estas metas en sólo un porcentaje de pacientes con inestabilidad del hombro. A lo largo de la pasada década (y en particular en los últimos 5 años), se ha publicado una inmensa cantidad de bibliografía en la que se han descrito los resultados de los procedimientos artroscópicos para la inestabilidad del hombro. Aconsejamos al lector que interprete esta bibliografía cuidadosamente debido a las grandes diferencias en las técnicas estudiadas, en los inventos de fijación y, por encima de todo, en las características y patología de los pacientes que constituían las cohortes.

Al exponer una aproximación terapéutica en conjunto para la inestabilidad del hombro, es útil caracterizar a los pacientes dentro de los grupos que Matsen ha denominado como poblaciones «TUBS» y «AMBRI».[202] Los pacientes con TUBS presentan una etiología *t*raumática de su inestabilidad *u*nidireccional (anterior), el centro de su anatomía patológica es una lesión de *B*ankart y, cuando está indicado, responden bien a la reparación quirúrgica de esta lesión. Por otro lado, los pacientes con AMBRI presentan una etiología *a*traumática de su inestabilidad *m*ultidireccional, la cual a menudo está presente *b*ilateralmente y con frecuencia responde mejor a la *r*ehabilitación; si se demuestra que la cirugía es necesaria, se prefiere el desplazamiento capsular *i*nferior.[202] Dado que la fisiopatología y la anatomía de la inestabilidad glenohumeral representa una amplia continuidad más que dos entidades aisladas, la clasificación TUBS/AMBRI representa realmente dos polos opuestos de un espectro de pacientes que tienen laxitud. Sin embargo, es de gran utilidad resaltando los típicos fallos que se producen al agrupar todos los hombros inestables de forma idéntica. McIntyre y cols.[211] subdividieron además los tipos MDI:

1. Atletas de contacto, predominantemente varones, con lesiones de Bankart anteriores y posteriores.
2. Individuos atléticos, con frecuencia varones, con lesiones traumáticas de Bankart anteriores, pero también con un aumento de la laxitud inferior y/o posterior.
3. Varones y mujeres atléticos o no atléticos (predominantemente mujeres) con una excesiva laxitud capsular en todos los planos: los auténticos tipos «AMBRI».

Parece claro que los pacientes con una patología focal, inducida traumáticamente, se espera que respondan a la reparación quirúrgica de forma diferente que los pacientes con trastornos titulares sistémicos, con una cápsula globalmente repleta o con un componente volitivo que derive en una luxación atraumática sin una patología concreta. Estas diferencias son doblemente importantes, debiendo tenerse en cuenta a medida que se aplican nuevas aproximaciones, como la artroscopia, a este diverso y complejo problema.

Tratamiento de la inestabilidad postraumática anterior

Desde la clásica descripción de Bankart de la «lesión esencial» en 1923,[21] el método que se ha convertido en el más ampliamente aceptado y con mayor éxito para el tratamiento de la inestabilidad recidivante anterior es la reparación abierta del labro lesionado anteroinferior, con o sin desplazamiento o duplicatura capsular.[287] Rowe y cols. publicaron un porcentaje de éxito del 97% con un porcentaje de luxación recidivante del 3,5% en un tiempo mínimo de 1 año y durante un seguimiento medio de 6 años.[287] Estos resultados pueden ser menos predecibles en una cohorte más joven y con altas demandas físicas, si tenemos en cuenta que Uhorchak y cols. demostraron un porcentaje del 20% de luxaciones recidivantes en la reparación abierta de Bankart en reclutas militares.[287,330] Las complicaciones de la reparación abierta incluyen la artritis degenerativa, la rigidez articular, la lesión neurovascular, la infección y la inestabilidad recidivante. Así, cualquier proceso de estabilización artroscópica debe esforzarse en conseguir este grado de éxito clínico al mismo tiempo que minimiza dichas complicaciones.

Además, el tratamiento satisfactorio de la inestabilidad postraumática unidireccional debe ser capaz de tratar de manera independiente varias entidades patológicas: la lesión de Bankart, la avulsión de la banda perióstica labroligamentaria anterior (lesión ALPSA),[241] la avulsión humeral de los ligamentos glenohumerales (lesión «HAGL»)[371] y la laxitud capsular. Como se ha citado previamente, el desprendimiento labral anteroinferior de Bankart es la «lesión esencial» presente en la mayoría de los hombros con inestabilidad recidivante tras una luxación traumática inicial. La mayoría de estos hombros presentarán algún grado de plenitud capsular coexistente en el momento de la luxación inicial. A medida que la luxación aguda evoluciona a crónica, puede producirse una inestabilidad recidivante y una progresiva atenuación capsular. En esta situación, la reparación aislada de Bankart resulta habitualmente inadecuada y con resultados fallidos. Así, estos pacientes requerirán un desplazamiento capsular o una duplicatura además de la reparación de Bankart para volver a ganar y conservar la estabilidad. Tanto el cirujano como el técnico quirúrgico deben ser capaces de adaptar todos los componentes de la laxitud en el sentido adecuado.

Se han descrito cuatro categorías básicas de reparación artroscópica de Bankart y de desplazamiento capsular basándose en el modo de fijación tisular. Estas categorías incluyen dispositivos metálicos (grapas, remaches o tornillos), chinchetas bioabsorbibles, suturas transglenoideas y dispositivos de suturas de anclaje. Todos los métodos intentan reducir y fijar el labro desprendido al ribete glenoideo. Los procedimientos de desplazamiento capsular tienen por objeto el movilizar y avanzar la porción superflua anteroinferior de la cápsula en sentido proximal y medial y fijarlo al ribete glenoideo en una posición avanzada. Los diversos dispositivos de fijación intentan mantener el tejido en esta posición reducida o avanzada hasta que pueda curar con seguridad mediante la formación de la cicatriz.

La reparación labral mediante capsulorrafia anterior con colocación artroscópica de grapas metálicas fue descrita por primera vez por Detrisac y Johnson.[76] Mediante el uso de una modificación artroscópica de la técnica abierta original, tal como describieron duToit y Roux,[80] se monitorizaron 148 pacientes durante un promedio de 4 años. El porcentaje de recidivas de la inestabilidad fue del 11%. Las complicaciones de las grapas llevaron a su extracción en el 10% de los pacientes. Posteriores autores han descrito una pérdida media de la rotación externa de 10° y unos porcentajes de recidiva de la inestabilidad con este método de entre el 16% y el 44%.[35,135,143,144,199,203] En la actualidad hay pocos cirujanos que utilicen grapas para la fijación de Bankart.

Dado el elevado porcentaje de fracasos y complicaciones de la capsulorrafia mediante grapas, Wiley desarrolló y publicó el uso de un remache metálico extraíble en 10 pacientes durante un seguimiento mínimo de 6 meses.[365] Un paciente que presentó una inestabilidad recidivante fue considerado como fracaso. El mayor inconveniente de esta técnica es la necesidad de una segunda artroscopia para extraer el soporte a las 4 ó 6 semanas de la estabilización.

La fijación mediante tornillos del complejo capsulolabral anterior se ha encontrado con unos resultados mixtos similares. Snyder y Strafford publicaron los resultados de una reparación capsulolabral con un tornillo canalado y un dispositivo en arandela en 36 hombros.[308] Durante un seguimiento medio de 14 meses, el 30% de los pacientes presentaron una inestabilidad recidivante, mientras que otro 20% fueron estables, aunque fue necesaria la extracción del tornillo.

Las complicaciones asociadas con la colocación artroscópica de estos dispositivos metálicos se asemejan a las descritas para tales dispositivos cuando son utilizados en la reconstrucción abierta del hombro.[382] Estas complicaciones, combinadas con un índice de recidiva e inestabilidad inaceptablemente elevado, han originado que su utilización disminuya marcadamente.

El deseo de reparar artroscópicamente las lesiones de Bankart pero de evitar las frecuentes complicaciones asociadas con las grapas y dispositivos metálicos condujo a Warren y cols.,[350,351] y a otros autores[308] a desarrollar unas chinchetas de fijación realizadas de polímeros bioabsorbibles.[88] Uno de dichos dispositivos, el SureTac (Acufex Microsurgical, Mansfield, MA), consiste en una chincheta de poligluconato canulada, encordonada, de 18 mm de longitud, con una cabeza con reborde de unos 6 mm a 8 mm de diámetro. De forma similar a la realizada para implantar la grapa, el complejo anterior capsulolabral se moviliza, se reduce y se fija al ribete glenoideo desgastado mediante una o más chinchetas que se implantan en el hueso glenoideo. Aunque la chincheta sufre una pérdida de fuerza a lo largo de un período de 4 ó 5 semanas, la ventaja de este dispositivo estriba en el hecho de que se reabsorbe totalmente al cabo de varios meses de su implantación, lo que minimiza el riesgo de una irritación o migración crónica. Se ha descrito una sinovitis inducida por poligluconato,[349] aunque en nuestras manos no ha sido una complicación frecuente, grave o duradera.

Los resultados de la estabilización con este dispositivo han sido variables. De un grupo inicial de 52 pacientes monitorizados en el HSS durante un mínimo de 2 años, el 27% experimentaron una inestabilidad recidivante.[3,311,312,350,351] Ocho de esos pacientes fueron sometidos más tarde a una estabilización abierta. De éstos, en 7 casos (87%) se observó que tenían una lesión de Bankart curada pero con una excesiva laxitud capsular anterior, la cual se atribuyó como responsable del fracaso. Laurencin[181] y Altchek[3] revisaron posteriormente a pacientes seleccionados mediante los criterios citados anteriormente en el mismo centro. Estos pacientes tenían una inestabilidad postraumática anterior unidireccional con una lesión de Bankart demostrada artroscópicamente, aunque con un complejo ligamentario glenohumeral anteroinferior bien desarrollado y sin laxitud capsular. A lo largo de un período mínimo de 2,5 años tras la estabilización de la lesión de Bankart mediante SureTac, el porcentaje de inestabilidad recidivante había descendido al 10%.[3]

Los resultados más prometedores con dispositivos de chinchetas bioabsorbibles fueron descritos por Arciero y cols. en un estudio realizado en 26 cadetes militares.[16] Todos habían sido sometidos a una artroscopia tras una luxación anterior traumática inicial. Veinticinco tenían lesiones de Bankart que se habían reparado mediante SureTac. De los 19 casos disponibles durante un seguimiento mínimo de 1 año, 18 resultados (95%) fueron valorados como buenos o excelentes, presentando tan sólo un paciente un único episodio de resubluxación transitoria.[16] Estudios subsiguientes publicados en el mismo centro se centraron en 49 hombros de 48 pacientes sometidos a una reparación artroscópica primaria mediante chinchetas reabsorbibles tras sufrir una luxación primaria del hombro (presumiblemente antes de que las luxaciones recidivantes y la patología del hombro de larga evolución pudieran contribuir a cambios compresivos en la cápsula). El grupo encontró un índice de fracasos del 12%. El fracaso se asociaba a una inestabilidad bilateral, a un signo del surco de +2 en la exploración y a una mala calidad del tejido capsulolabral en la exploración artroscópica.[72] En un estudio prospectivo, realizado al azar por los mismos autores, se encontró que el tratamiento operativo artroscópico de la luxación aguda y traumática del hombro, que se producía por primera vez, era superior al tratamiento conservador.[33]

Warner y cols.[349] publicaron sobre una cohorte de 15 pacientes sometidos a una «segunda revisión» artroscópica debido a la inestabilidad o el dolor tras fracasar la fijación del dispositivo tipo chincheta. En los pacientes en los que se consideró que habían fracasado, dado que presentaban inestabilidad, el 43% de las lesiones de Bankart habían curado, el 14% mostraban una curación parcial y el restante 43% presentaban lesiones recidivantes. De los pacientes con dolor (pero sin inestabilidad), se curaron el 62,5% de las lesiones y el 37,5% mostraron una curación parcial. Los autores concluyeron que la curación total no parece ser un prerrequisito para la estabilidad del hombro y que el mayor porcentaje de fracasos con los dispositivos tipo chincheta son probablemente resultado de una inadecuada selección de los pacientes o de errores en la técnica quirúrgica.

Las indicaciones óptimas para la utilización de las chinchetas bioabsorbibles parecen ser en pacientes con una inestabilidad anterior producida traumáticamente, en lesiones de Bankart aisladas y que además presentan un complejo capsuloligamentario intacto.[3] Este dispositivo también parece tener una alta eficacia en una situación muy precisa, como es la estabilización quirúrgica de una luxación anterior que se produce por primera vez en un atleta joven, de altas demandas físicas y que presenta un aumento del riesgo de tener luxaciones recidivantes.[3,16,33,72] Sin embargo, incluso en poblaciones de pacientes muy seleccionadas, los índices de recidivas tras la fijación con chinchetas oscilan entre el 3,2%[298] y el 13%, pudiendo deteriorarse a lo largo del tiempo y al aumentar la actividad del paciente, en comparación con métodos abiertos.[300]

El objeto de obtener todos los beneficios de la reparación artroscópica condujo a varios autores a intentar procedimientos artroscópicos de desplazamiento capsular mediante el uso de técnicas de sutura con dispositivos transglenoideos o de suturas de anclaje. La premisa técnica básica implica reparar el labro glenoideo anteroinferior desplazado hasta el borde erosionado de la cavidad glenoidea, desplazando al mismo tiempo los tejidos capsulares superfluos en sentido superior y medial y restableciendo un complejo ligamentario glenohumeral competente. En la actualidad, estos procedimientos representan la mayoría de las estabilizaciones anteriores ayudadas por artroscopia que se realizan anualmente en Estados Unidos. Pueden dividirse en dos grupos, según el modo de fijación de la sutura: 1) fijación al túnel transglenoideo y 2) fijación glenoidea anterior (mediante sutura de anclaje o túneles).

Fijación mediante sutura transglenoidea

La primera técnica de sutura transglenoidea se atribuye a Morgan y Bodenstab.[226] Utilizaron dos alfileres modificados de Beath para atravesar el tejido capsulolabral anterior. Entonces dichos alfileres taladraban el cuello glenoideo en dirección anteroposterior saliendo por la fosa escapular del infraespinoso. Unos de los aspectos críticos de la colocación de tales alfileres era el evitar el nervio supraescapular lateralmente y la cavidad torácica medialmente. Entonces se realizó una sutura monofilamento a través de cada túnel practicado por los alfileres. Los extremos «anteriores» de cada sutura se anudaron juntos y se introdujeron en la articulación para crear una sutura de soporte que capturara el complejo capsulolabral anterior. Después, se tensaron los extremos «posteriores» de la sutura y se anudaron sobre la fascia de los músculos infraespinoso y deltoides. Para evitar la compresión local y la isquemia muscular originada por el nudo posterior, Maki modificó más tarde esta técnica utilizando «nudos taponadores» posteriores en cada sutura, que hacían cuña dentro de la salida del túnel óseo transglenoideo posterior.[199] Los extremos anteriores fueron entonces tensados y anudados sobre el tejido capsulolabral a modo de soporte utilizando técnicas artroscópicas de anudado.

Morgan publicó sobre 175 hombros de pacientes sometidos a esta forma de estabilización durante un seguimiento mínimo de 1 año.[225] Observó un porcentaje de inestabilidad recidivante del 5%. La mayoría de los fracasos se produjeron en atletas que sufrían colisiones de alto impacto. En esta población de pacientes el porcentaje de recidivas fue del 17% en comparación con el 2% que tuvieron los atletas que no sufrían impactos. Los seguimientos a largo plazo de esta técnica evidenciaron el desligamiento de la reparación y la resubluxación.[127]

Caspari y cols. en 1988 desarrollaron y publicaron los resultados de una modificación de la técnica de fijación mediante la sutura transglenoidea de Morgan.[48,51] Con esta técnica, la lesión de Bankart (cuando la hay) y los tejidos capsulares superfluos se agrupan mediante múltiples suturas simples utilizando un punzón de sutura de «Caspari», el cual tiene un diseño especial. Los extremos libres de estas suturas se pasan a través de un único túnel transglenoideo anteroposterior, se tensan y se anudan sobre la fascia del músculo infraespinoso. Los resultados iniciales de esta técnica parecieron ser prometedores, con un porcentaje de satisfacción subjetiva del 95% y con un 8% de inestabilidad recidivante o de subluxación en los 49 pacientes seguidos entre 2 y 6 años tras la cirugía.[50] Sin embargo, Torchia, Caspari y cols. publicaron resultados tras un período de seguimiento de entre 2 y 8 años en 150 hombros estabilizados mediante esta técnica.[324] El análisis de supervivencia de Kaplan-Meier reveló que, tras 5 años, la probabilidad de una cirugía de revisión era del 10% y la de una inestabilidad objetiva o subjetiva era del 18%. Los factores de riesgo de fracaso incluían pacientes menores de 16 años y la presencia de una lesión de Bankart. El éxito en la estabilización era más probable en atletas con actividades que exigían levantar los brazos por encima de la cabeza y en hombros con una laxitud capsular anterior. Los autores concluyeron que este procedimiento puede ser más eficaz en un paciente con madurez esquelética, con laxitud capsular y en ausencia de lesión de Bankart.[324] Pagnani y cols.[260] publicaron sobre 37 pacientes durante un promedio de 5,6 años tras la estabilización del hombro mediante una técnica de sutura transglenoidea desarrollada en el HSS. Se obtuvieron un 74% de resultados buenos o excelentes, si bien en un 19% de los casos se desarrolló una inestabilidad recidivante: todas dentro de los 2 años del procedimiento indicado. Organ y cols. publicaron los resultados de la estabilización transglenoidea en 39 hombros durante un seguimiento mínimo de 5 años.[257] El 40% experimentó una inestabilidad recidivante. En contraste con Torchia y Caspari, los autores concluyeron que, en su criterio, la laxitud capsular y la ausencia de lesión de Bankart fueron contraindicaciones para la estabilización artroscópica.[257]

De manera alternativa, Weber llevó a cabo estabilizaciones transglenoideas asistidas por artroscopia y estabilizaciones abiertas en 35 hombros.[357] A lo largo de un período de seguimiento mínimo de 2 años, 3 de las 11 estabilizaciones artroscópicas y ninguna de las 24 estabilizaciones abiertas experimentaron una inestabilidad recidivante. Curiosamente, en la estabilización de revisión, se observó que los tres fracasos presentaban lesiones de Bankart recidivantes.[357] Harryman y cols. habían desarrollado una técnica para colocar suturas de reparación anterior a través de túneles transglenoideos oblicuos mediante un dispositivo de diseño especial. Los resultados preliminares de las pruebas biomecánicas con esta técnica fueron favorables en muestras de cadáveres,[139] si bien no se han publicado estudios clínicos de seguimiento. Steinbeck y Jerosch[314] monitorizaron a 62 pacientes consecutivos con una inestabilidad recidivante del hombro tras la reparación abierta de Bankart (utilizando suturas de anclaje) o tras reparación artroscópica (mediante sutura transglenoidea). La cohorte de pacientes tratados con reparación abierta tuvo un porcentaje de reluxación del 6%, mientras que el 94% de los pacientes volvían a practicar deporte con poca o nula limitación. El grupo de sutura transglenoidea tuvo un porcentaje de reluxaciones del 17% y tan sólo el 83% pudieron volver a sus actividades previas sin limitación. Los autores concluyeron que la técnica de sutura artroscópica transglenoidea era sustancialmente inferior a los métodos abiertos clásicos. En resumen, dependiendo de la técnica, de la población de pacientes y de la duración del tiempo de seguimiento, el porcentaje de inestabilidad recidivante tras la estabilización por sutura transglenoidea oscila entre el 5% y el 40%. Las técnicas de suturas transglenoideas han sido abandonadas por la mayoría de los cirujanos. Sin embargo, varios estudios (que se exponen más adelante) han descrito la eficacia de la técnica de «Caspari» y la modificación de esta técnica para los patrones de MDI.[79,211,212,327]

Suturas de anclaje

La evolución de la instrumentación artroscópica y de las técnicas de sutura y anudamiento ha hecho recientemente más factible la fijación artroscópica directa de los tejidos labrales y capsulares a la cavidad glenoidea mediante anclajes de sutura metálicos o absorbibles. Estas técnicas tienen la ventaja teórica de imitar los métodos que se utilizan ordinariamente durante la cirugía abierta para la estabilización del hombro, obviando de este modo el riesgo que representa el paso transglenoideo de la sutura y la realización del nudo posterior, permitiendo también el refuerzo superior. Además, los anclajes pueden colocarse con mayor precisión exactamente en el margen de la superficie articular y en el cuello glenoideo para volver a crear anatómicamente el origen labrocapsuloligamentario.

La fijación de suturas a lo largo del reborde glenoideo anterior mediante múltiples anclajes (véase la técnica en este capítulo) presenta varias ventajas teóricas respecto de las técnicas de sutura transglenoidea. McEleney y cols.[206] compararon el número inicial de fracasos de ocho técnicas de reparación (que incluían la colocación de una o múltiples chinchetas, suturas y suturas transglenoideas) en modelos caninos de lesión de Bankart. Encontraron que ningún dispositivo logró una fuerza mayor del 70% de la del complejo cápsula-hueso intacto. Sin embargo, las reparaciones con dos suturas (las cuales fueron equivalentes estadísticamente) fueron estadísticamente más fuertes que las reparaciones mediante una sutura y una chincheta. Los fracasos de la técnica de una sutura se produjeron por rotura de la misma (46%) y por fallo de las partes blandas (54%). Cuando se colocó más de una sutura, el fallo se produjo siempre a través de las partes blandas de la reparación.

Snyder y cols. publicaron los resultados de la reparación de la lesión de Bankart ayudada por suturas de anclaje y desplazamiento capsular en 37 pacientes con luxación recidivante preoperatoria durante un mínimo de un año.[303] Empleando el sistema de puntuación de Rowe,[287] 31 pacientes (84%) lograron unos resultados buenos o excelentes. Cuatro pacientes (11%) presentaron una inestabilidad recidivante debida a un «acontecimiento traumático postoperatorio importante».[303]

Weiss y Savoie[362] publicaron los resultados de la reparación mediante sutura de anclaje de la inestabilidad anterior traumática en 35 pacientes durante un seguimiento de entre 24 y 36 meses. Se logró un excelente arco de movimiento, el índice medio de Bankart fue de 93 y el 97% de los pacientes se encontraban estables en la última visita. Una segunda cohorte de pacientes compuesta por 40 individuos menores de 23 años, que estaban involucrados en deportes de «alta demanda» física, mostró sólo un índice de Bankart ligeramente inferior, siendo estables el 93% a lo largo de un seguimiento medio de 30 meses.

Recientemente se han publicado varios estudios en los que las técnicas abiertas tradicionales se han comparado con técnicas de suturas de anclaje totalmente artroscópicas y técnicas de fijación absorbible en pacientes con inestabilidad anterior recidivante del hombro.[60,62,170,282] Cole y cols.[60,62] dividieron a los pacientes en tratamientos artroscópico o abierto de acuerdo con la patología descubierta en la artroscopia diagnóstica y en la exploración bajo anestesia. Tan sólo los pacientes con una lesión de Bankart discreta y con una inestabilidad exclusivamente anterior fueron sometidos a la reparación artroscópica. No encontraron ninguna diferencia significativa entre los dos grupos respecto a la prevalencia del fracaso (aprensión, subluxación o luxación) según los índices de los *American Shoulder and Elbow Surgeons* (ASES), de Rowe y del Impreso Corto 36 a lo largo de un seguimiento medio de 54 meses. Los porcentajes de resultados insatisfactorios en el grupo de la artroscopia respecto del grupo de cirugía abierta (24% y 18%, respectivamente) no tuvieron significación estadística, siendo todas las recidivas secundarias a una nueva lesión traumática.

En el 84% del grupo de artroscopias y en el 91% del de la cirugía abierta los resultados fueron buenos o excelentes, y el 75% de los pacientes de cada grupo volvieron a sus niveles previos de actividad atlética con leves o nulas limitaciones. Basándose en estos hallazgos, los autores[60,62] sugirieron que el paciente ideal para reparación artroscópica debe tener una lesión de Bankart discreta, un fuerte y bien desarrollado complejo del IGHL, sin que presente una laxitud capsular importante, ni una lesión intraligamentaria o sin una patología del hombro coincidente que sea irreparable mediante artroscopia. Por otra parte, los autores indicaron que la lesión o laxitud capsular, la presencia de una lesión ósea de Bankart, de una artritis glenohumeral y de desgarros coincidentes del manguito de los rotadores presagiaban la necesidad de una estabilización abierta.

Jorgensen y cols.[170] publicaron los resultados de la reparación abierta de Bankart respecto de un técnica artroscópica que incluía la sutura capsular mediante duplicatura en 41 pacientes con una inestabilidad del hombro unilateral, aislada, postraumática y recidivante asociada a una lesión de Bankart. Durante un seguimiento medio de 36 meses, el 95% de los pacientes de ambos grupos mostraron unos resultados buenos o excelentes. En un paciente (5%) del grupo artroscópico se consideró que tuvo un fracaso tras sufrir una nueva lesión traumática. No se identificaron diferencias objetivas en la laxitud postoperatoria anteroposterior del hombro mediante un dispositivo de prueba manual. Los pacientes del grupo de cirugía abierta sufrieron un mayor tiempo de estancia hospitalaria, una ligera disminución de la rotación externa y una mayor frecuencia de problemas cosméticos.

Con el progresivo conocimiento de la función y la fisiología capsulolabral, los cirujanos han extendido gradualmente las indicaciones de la estabilización artroscópica hasta *incluir* a pacientes con una lesión y laxitud capsular, así como atletas con altas demandas físicas. Mishra y Fanton[220] estudiaron a 42 pacientes activos que tenían un promedio de 9 luxaciones preoperatorias y con una media de 69 meses desde la luxación inicial hasta la cirugía. Los pacientes fueron tratados artroscópicamente mediante sutura de anclaje o chinchetas en combinación al mismo tiempo con una capsulorrafia térmica con radiofrecuencia (RF) unipolar de los complejos ligamentarios del MGHL y del IGHL. Durante un seguimiento medio de 2 años, el 90% de los atletas fueron capaces de volver a sus actividades deportivas previas a la lesión, mostrando el índice de Rowe una mejoría del dolor, de la estabilidad y de la función estadísticamente significativa. Los autores concluyeron que la estabilización artroscópica más la capsulorrafia térmica proporcionaban resultados comparables a los de las técnicas abiertas, incluso en una población de pacientes con altas demandas atléticas.[220]

Gartsman y cols. publicaron recientemente sus resultados del tratamiento artroscópico de la inestabilidad glenohumeral anteroinferior.[112] Los pacientes de esta cohorte fueron tratados con la reparación de Bankart y, cuando estaba indicado, con una reparación labral superior e inferior, una restauración de la tensión del tejido capsuloligamentario mediante sutura y/o capsulorrafia térmica y el cierre del intervalo de los rotadores como terapias adjuntas. Aplicando los índices del hombro de ASES, el de Constant, el de Rowe y la escala del hombro de la UCLA se encontraron mejorías significativas. El 92% de los hombros fueron clasificados como buenos o excelentes al final del seguimiento, mientras que el 89% de los pacientes volvieron al nivel de actividad deportiva deseado. Bacilla y cols.,[19] utilizando técnicas de sutura de anclaje artroscópicas en una población de pacientes con «altas demandas físicas», publicaron unos resultados satisfactorios en el 97%, con estabilidad del hombro en el 93%. El 91% de los atletas de esta cohorte lograron el mismo nivel de participación que tenían o uno más alto.

Alternativamente, Roberts y cols.[282] revisaron los resultados de la reparación mediante sutura artroscópica, estabilización artroscópica con chinchetas y la reparación abierta y desplazamiento de Bankart en 56 hombros de atletas de alto grado de contacto. Los autores observaron un porcentaje de inestabilidad recidivante en el grupo de sutura del 70%, del 38% en el grupo tratado con chinchetas y del 30% en el grupo tratado con cirugía abierta. La mitad de esas recidivas fueron consecuencia de un traumatismo violento. Los autores sugieren que las técnicas artroscópicas empleadas no trataban adecuadamente la deformación plástica de la cápsula anterior en la inestabilidad recidivante y defienden el procedimiento quirúrgico abierto en estos atletas que están sometidos a contactos.

Burkhart y DeBeer[40] estudiaron los factores responsables de las recidivas tras la reparación artroscópica de Bankart mediante técnica de sutura de anclaje en 194 pacientes consecutivos. De esta cohorte de 194 pacientes, 101 fueron atletas sometidos a contactos (jugadores de rugby o de fútbol americano). Los autores observaron que 14 de los 21 hombros (67%) que habían desarrollado una inestabilidad postoperatoria recidivante presentaban en el húmero unos defectos óseos importantes (lesión de Hill-Sachs) o en la porción anteroinferior de la cavidad glenoidea (lesión ósea de Bankart: cavidad glenoidea en forma de «pera invertida»). En los hombros sin defectos óseos se observó un índice de recidivas del 4%, mientras que en los que tenían defectos el porcentaje de recidivas fue del 67%. Los atletas sometidos a contactos presentaron un índice de recidivas del 6,5% cuando no tenían defectos óseos y un porcentaje del 89% en presencia de tales defectos. Los autores concluyeron que el fracaso de las reparaciones artroscópicas podría estar relacionado con otros factores que no fueran la elección de la técnica. La artroscopia y las técnicas abiertas parecen ser comparables cuando no hay déficit óseo, aunque la presencia de defectos óseos importantes en la cavidad glenoidea o en el húmero representan una contraindicación para la estabilización artroscópica.[40]

Recientemente, Mazzocca y cols.[205] publicaron los resultados de la estabilización artroscópica mediante suturas de anclaje y duplicatura capsular en 22 atletas jóvenes que sufrían colisiones y contactos. Tras haber logrado la estabilización con éxito, se produjo un porcentaje de fracasos del 14% que fueron resultado de una nueva lesión traumática. En conjunto, el 91% de los atletas volvieron al atletismo de competición al nivel practicado en sus escuelas superiores o universidades sin que sufrieran nuevas luxaciones hasta el último control.

Avulsión humeral traumática de los ligamentos glenohumerales

No es infrecuente que la subluxación o luxación traumática pueda derivar en una avulsión del complejo ligamentario glenohumeral a nivel de su inserción humeral, lo que se denomina también lesión «HAGL» (del inglés, *a*vulsión *h*umeral de los *l*igamentos *g*lenohumerales). Esta patología fue descrita en principio por Nicola,[244] aunque más recientemente fue estudiada artroscópicamente por Bach y cols. en 1988.[18] Al igual que las lesiones de Bankart en la cavidad glenoidea, la lesión por HAGL puede afectar a partes blandas o producir una avulsión ósea.[247] En las series publicadas, la incidencia de las lesiones por HAGL se encuentra entre un 7,5%[32] y un 9,3%[371]; éstas se producen en el contexto de una lesión violenta y generalmente en una población de pacientes mayores.[32] Es importante que el cirujano identifique esta lesión mediante RM[156] o durante la artroscopia diagnóstica en caso de inestabilidad del hombro, dado que infrecuentemente estas lesiones pueden producirse en conjunción con lesiones de Bankart,[343] trastorno que se denomina ligamento bipolar o glenohumeral anteroinferior «flotante». Cuando no se trata adecuadamente una lesión bipolar, la reparación de Bankart (abierta o artroscópica) está condenada al fracaso.[32] La lesión HAGL ha recibido mucha atención durante los últimos años debido a que la llegada de la artroscopia ha permitido la visualización directa de las lesiones que de otra forma podrían haber pasado desapercibidas durante la estabilización abierta. En una revisión retrospectiva de 547 hombros sometidos a cirugía por presentar inestabilidad, Bokor y cols. publicaron que la HAGL era causa de la inestabilidad anterior con una incidencia del 39% en una población de pacientes con luxación postraumática primaria, sin lesión de Bankart aislada y con una inestabilidad puramente unidireccional.[32] Además, se ha descrito que la HAGL es causa de inestabilidad recidivante tras la reparación artroscópica con éxito de Bankart.[294]

Resumen de las indicaciones de la estabilización artroscópica en la inestabilidad unidireccional traumática

En nuestro centro, las indicaciones para la estabilización artroscópica del hombro continúan evolucionando dependiendo, en gran parte, del nivel de comodidad y satisfacción de cada cirujano con las técnicas. Las ventajas logradas por los nuevos instrumentos para el trazado de suturas y por las suturas de anclaje metálicas y absorbibles hacen que la superposición capsular y el desplazamiento artroscópico capsular limitado sean más atractivos; la sutura con chinchetas absorbibles raramente se utilizan. Sin embargo, la clave para una reparación con éxito sigue estando en la selección de los pacientes. En la mayoría de los casos, el método de tratamiento preferido implica la superposición/desplazamiento capsular hasta el anillo glenoideo, a menudo con una sutura superpuesta conjunta y el cierre del intervalo de los rotadores en lugar de la capsulorrafia térmica.

En general, nosotros estamos satisfechos con nuestros resultados artroscópicos (incluso en atletas de contacto) cuando se cumplen las siguientes condiciones:

1. Que el paciente presente una inestabilidad unidireccional, que consiste en una inestabilidad anteroinferior anterior o aislada, sin que en la exploración bajo anestesia se presente un signo del surco mayor a +1.
2. Que la exploración artroscópica descarte una lesión de Bankart aislada. En algunos casos la lesión ha migrado y curado medial e inferiormente (lesión ALPSA),[241] aunque puede ascender y situarse en una posición adecuada desde el punto de vista funcional por encima y anteroinferior al ribete glenoideo y a la superposición capsular.
3. Que la cápsula sea fuerte y el complejo IGHL no muestre signos de compresión.
4. Que no haya avulsión humeral de los ligamentos glenohumerales.
5. Que no haya lesiones óseas de Bankart, de Hill-Sachs o lesiones combinadas involucradas significativamente, contribuyendo por ello a la inestabilidad dentro del arco de movimiento funcional.

Tratamiento de inestabilidad multidireccional

El tratamiento artroscópico de los hombros con inestabilidad bidireccional y multidireccional (MDI) ha recibido mucha atención. En la actualidad, los cirujanos que tratan esta patología utilizan una combinación de modalidades conjuntadas, que incluyen la sutura capsular con duplicatura o avance, el cierre del intervalo de los rotadores y técnicas de reducción mediante láser o por RF termocapsular. Los resultados a corto o medio plazo se han considerado prometedores; sin embargo, los resultados a largo plazo de las técnicas de tratamiento artroscópico, tanto en atletas como en la población general, están por determinar. No se ha llegado a aceptar debido a los porcentajes de éxito publicados en pacientes con MDI con procedimientos abiertos de desviación capsular, lo que ha llevado a muchos autores a considerar la MDI como una contraindicación relativa para el tratamiento artroscópico.

El resultado de todo tratamiento artroscópico debe interpretarse respecto a los resultados publicados en procedimientos abiertos comparativos. Neer y Foster fueron los primeros en publicar el éxito de la desviación capsular inferior abierta en el tratamiento de la MDI.[237] De sus 40 pacientes, en 17 se realizó un seguimiento durante el menos 2 años. Uno de estos pacientes presentó una inestabilidad recidivante y otro tuvo un dolor incapacitante. En tres se observó una neuropraxia mantenida del nervio axilar.[237] Más adelante, Cooper y Brems aplicaron la técnica de Neer en 43 hombros.[64] Durante un seguimiento mínimo de dos años, 13 pacientes (30%) presentaron una inestabilidad recidivante o episodios de temor a la inestabilidad. En el 40% de esta cohorte fue necesario cambiar o abandonar el deporte, si bien se pensó que el 86% había mejorado con la cirugía.[64]

Altchek y cols. publicaron los resultados de la desviación capsular inferior utilizando una técnica abierta de «plastia en T» en 48 pacientes con MDI.[4] De los 42 hombros en los que pudo realizarse un seguimiento, 4 (10%) presentaron una inestabilidad recidivante. En dos pacientes se observaron neuropraxias (una del mediano y otra del musculocutáneo). El grado de satisfacción de los pacientes fue excelente en el 95% de los casos.[4] Recientemente, Pollock y cols.[274] revisaron los resultados logrados mediante un procedimiento abierto basado en un desplazamiento lateral capsular en 49 hombros. A lo largo de un seguimiento medio de 61 meses, publicaron un 94% de resultados buenos o excelentes, permaneciendo estables al final del período de seguimiento el 96% de los hombros. Un 86% de los atletas pudieron volver a practicar sus deportes; sin embargo, solamente el 69% de dichos atletas lograron el nivel de participación que tenían antes de la lesión. En resumen, la inestabilidad puede eliminarse entre en un 70% y un 96% de los pacientes sometidos a una desviación capsular abierta con diferentes técnicas, y al parecer estos resultados son duraderos a medio o largo plazo.

Duncan y Savoie[79] describieron inicialmente 10 pacientes con MDI tratados con la técnica de «Caspari» en una modificación artroscópica de la plastia capsular inferior en T, descrita originariamente por Altchek y Warren.[4] Tras un seguimiento mínimo de un año, ninguno mostró inestabilidad recidivante. Todos tuvieron unos resultados satisfactorios de acuerdo con los criterios de Neer,[237] siendo el índice medio de Bankart[287] de 90.[79] Más adelante, McIntyre, Caspari y Savoie publicaron sobre 19 pacientes con MDI corregida mediante una técnica artroscópica similar.[210,211]

La cápsula fue liberada circunferencialmente desde el labro anteroinferior y posterior y plegada tanto en su aspecto anterosuperior como posterosuperior mediante múltiples suturas colocadas en las inserciones del ligamento glenohumeral. La mayoría de los pacientes de estas series eran atletas que se habían lesionado el hombro afectado al practicar deporte. Sin embargo, en cinco existía una laxitud ligamentosa generalizada y tres presentaban síntomas de inestabilidad contralateral. En la artroscopia se observó una gran variedad de lesiones de Bankart anteriores y posteriores, un deshilachado del labro y una cápsula superflua. Después de un seguimiento mínimo de dos años, un paciente (5%) mostró una inestabilidad recidivante, sin que se apreciaran complicaciones importantes. Utilizando la *Athletic Shoulder Outcome Scale* de Tibone y Bradley,[319] 17 pacientes (89%) lograron obtener resultados buenos o excelentes.[210]

Treacy y cols. publicaron los resultados obtenidos con el plegado anterior de la cápsula mediante una técnica de múltiples suturas transglenoideas en 25 pacientes durante un seguimiento medio de 60 meses.[327] El 40% de la cohorte participaba en actividades atléticas interescolares y en sólo el 20% se juzgó que tenían una «laxitud ligamentaria generalizada». Los índices medios de Bankart fueron de 95 (100 en el subgrupo con laxitud ligamentaria), aunque un 12% desarrolló una inestabilidad recidivante.[327]

Modalidades adjuntas en la inestabilidad multidireccional: cierre del intervalo de los rotadores y capsulorrafia térmica

Múltiples estudios biomecánicos realizados en el HSS,[61,296,310] en la Clínica Mayo[160] y en otros sitios[140] han definido con mayor claridad la mecánica del desplazamiento capsular y han identificado la contribución del intervalo de los rotadores a la estabilidad del hombro. Speer y cols.[310] encontraron que el desplazamiento capsular superior sobre el borde anterior de la cavidad glenoidea era mejor que los desplazamientos realizados en sentido medial con respecto a la cavidad glenoidea. Itoi y cols.[160] encontraron que la cápsula del intervalo de los rotadores proporcionaba una importante sujeción a la traslación inferior (y en menor grado a la superior) del húmero sobre la cavidad glenoidea. Field, Warren y cols.[92] publicaron acerca del cierre aislado de la cápsula del intervalo de los rotadores en 15 pacientes con lesiones de dicho intervalo en ausencia de otras anomalías patológicas del hombro. La superposición o el cierre de la lesión del intervalo, o ambos, disminuyó la inestabilidad intraoperatoria, logrando todos los pacientes unos resultados buenos o excelentes de acuerdo con los índices de ASES y Rowe durante un seguimiento medio de 3,3 años. Posteriormente se han publicado numerosos artículos técnicos detallando las técnicas de cierre del intervalo de los rotadores,[113,171,326,332] y para muchos cirujanos este procedimiento se ha convertido en un complemento ordinario de la reparación capsulolabral y de la capsulorrafia térmica en la inestabilidad del hombro.

La utilización moderna de la energía térmica no ablativa para encoger las partas blandas colágenas data de principios de los años 80.[214] Desde entonces se han desarrollado tanto las energías láser como la de la RF (RF unipolar y bipolar). Aunque una revisión extensa de la física de la reducción del colágeno está más allá del espectro de este capítulo, ambas modalidades funcionan impartiendo calor a las partes blandas, lo cual produce un desenredado en la arquitectura normal de la triple hélice de las moléculas de colágeno con la resultante disminución de su longitud.[214] Experimentos *in vivo* realizados por Hayashi y cols. en modelos animales pequeños y grandes[149,151] han establecido que los tejidos capsulares acortados actúan como un andamio hacia el cual emigran los fibroblastos e inician la reparación. La cantidad de tejido que se acorta depende mucho de la temperatura y del tiempo, mientras que un excesivo calentamiento originaría una ablación tisular y cambios nocivos en las calidades biotensiles mecánicas de la cápsula.[334,340] Wall y cols.[340] encontraron una gran sensibilidad del porcentaje de disminución en relación con cambios de temperatura relativamente pequeños y, por otra parte, observaron que un acortamiento mayor al 20% de la longitud del tejido original derivaba en daños ultraestructurales con debilitamiento y un *alargamiento* final de los tejidos tratados. Se piensa que si no se viola este umbral ablativo, la respuesta de curación de los fibroblastos restauraría la integridad «normal» de los tejidos capsulares al cabo de 5 a 38 meses.[150]

Aunque existen unos pocos estudios clínicos que han descrito los resultados de la capsulorrafia térmica utilizada de forma aislada, ésta se realiza con mucha mayor frecuencia en conjunción con otras formas de tratamiento artroscópico. Los resultados originales de la capsulorrafia asistida por láser, descritos por Thabit y cols. en 1994, mostraron unos resultados buenos o excelentes en el 90% de los casos durante un seguimiento de 6 meses.[318] Los resultados de seguimientos entre 4 y 6 años revelaron una «buena puntuación en conjunto» basándose en las escalas de inestabilidad de Rowe.[317] Griffith y cols.[131] compararon sus resultados de capsulorrafia con láser respecto de los obtenidos con desplazamiento capsular con suturas de anclaje en 46 pacientes con MDI. Las recidivas de la inestabilidad a lo largo de un seguimiento de 2 años fueron similarmente bajas en ambos grupos (un 5% y un 3,8%, respectivamente). En un estudio posterior realizado en el mismo centro,[193] la disminución capsular global con cierre mediante sutura del intervalo de los rotadores (cuando estaba indicada) produjo un porcentaje de resultados buenos o excelentes en el 96% de los 27 hombros monitorizados durante un mínimo de 2 años. La mitad del grupo de estudio participaba en atletismo, siendo el 86% de esta población capaz de volver a sus niveles previos de participación. Fanton[86] publicó los resultados de la capsulorrafia por RF en 54 pacientes monitorizados durante 2 o más años. El 67% de la cohorte de pacientes fueron tratados solamente con RF y el 33% con una combinación de sutura y técnicas de RF. Se obtuvo un porcentaje de éxito del 90%.[86] Similares resultados fueron publicados por Wong y cols.,[374] quienes lograron un porcentaje de éxito del 88% con técnicas de RF al tratar una cohorte de pacientes con una subluxación sintomática del hombro en ausencia de una auténtica patología capsulolabral. Finalmente, Gartsman y cols.[112] publicaron unos resultados favorables tras un seguimiento a medio plazo (un 96% de resultados buenos o excelentes) en una cohorte de 47 pacientes con MDI. El 85% de los atletas de este estudio volvieron a sus niveles de participación previos a la lesión. Curiosamente, estos resultados fueron superiores a los descritos por los mismos autores en una población de pacientes con inestabilidad bidireccional tratados con técnicas similares (el 91% fueron buenos o excelentes, con un 75% volviendo a practicar deporte al mismo nivel).[111]

Se advierte al lector que los resultados de las técnicas térmicas no son uniformemente tan prometedores en los patrones multidireccionales. Fitzgerald y cols.[94] publicaron un 20% de malos resultados (un porcentaje de inestabilidad del 10%) tras capsulorrafia térmica en una población militar variada con una MDI

(12 luxaciones traumáticas, 3 desplazamientos abiertos previos). Un 76% de esta cohorte logró recuperar su actividad total. Favorito y cols.[87] revisaron retrospectivamente los resultados de 27 hombros con MDI que no respondieron al tratamiento conservador, durante un seguimiento de 2 años. Los fracasos fueron atribuidos al dolor o a la inestabilidad, siendo necesaria la reintervención en el 18,5% de los pacientes. Recientemente, los resultados a medio plazo de la reducción capsular en la MDI o «inestabilidad tipo-cápsula estirada» han sido descritos por Levy y cols.[189] Este grupo comparó los resultados obtenidos en 61 hombros tratados con láser y en 38 tratados con capsulorrafia por RF. El seguimiento promedio fue de 40 y de 23 meses, respectivamente. El porcentaje de fracasos fue del 36,1% en el grupo del láser (de seguimiento más largo) y del 23,7% en el grupo de RF.[189] Aunque todavía no se han publicado comparaciones prospectivas directas entre el láser y la capsulorrafia térmica por RF, los resultados a corto plazo parecen ser similares.

Un reciente trabajo realizado en nuestro centro por Toth y cols.[325] revisó los resultados de la capsulorrafia térmica monopolar en 80 pacientes durante un seguimiento medio de 3,3 años. En conjunto se produjo un porcentaje de fracasos del 31% a lo largo de un promedio de 39 meses. Mientras que el sexo, la edad, la etiología de la inestabilidad, el hecho de que el deporte fuera de contacto o levantando los brazos por encima de la cabeza y los antecedentes de luxaciones no se correlacionaban significativamente con el fracaso, la dirección de la estabilidad sí afectó de manera importante a la probabilidad del fracaso. El fracaso se produjo en el 21,7% de los pacientes con inestabilidad anterior, en el 27,7% con MDI y en el 80% de los pacientes con inestabilidad posterior. A diferencia de otras publicaciones, en esta serie el modo de fracaso más frecuente fue *atraumático*. Los autores encontraron que los porcentajes de fracaso eran preocupantes en cuanto a la inestabilidad anterior y la MDI, y prevenían contra la utilización de las técnicas térmicas en el tratamiento de la inestabilidad posterior en su conjunto. Krishnan y cols.[177] publicaron unos resultados igualmente preocupantes en 86 pacientes tratados por inestabilidad mediante capsulorrafia por RF entre 1997 y 1999. En conjunto se produjo un porcentaje de fracasos del 39,5%: un 30,4% en pacientes con inestabilidad y lesión de Bankart, un 33% en pacientes con inestabilidad en ausencia de lesión de Bankart, un 41% en pacientes con inestabilidad posterior y un 59% en pacientes con una MDI. A pesar de los resultados objetivamente marginales, un 97% de los pacientes que volvieron para control afirmaron que se someterían de nuevo al procedimiento. Actualmente, los autores aumentan sistemáticamente los tratamientos térmicos mediante el plegamiento capsular y el cierre del intervalo de los rotadores, en particular en pacientes con una MDI o con una inestabilidad posterior. Giffin y cols.[121] publicaron recientemente los resultados preliminares de un estudio prospectivo multicéntrico de reducción termocapsular en una población con MDI. En la cohorte de este estudio que tenía una MDI se obtuvo un 29% de «resultados no satisfactorios» y un porcentaje de recidivas de la inestabilidad del 12%, que requirieron una reintervención durante un seguimiento medio de 1 año. Basándose en los resultados preliminares, los grupos de investigación han modificado sus protocolos de rehabilitación reduciendo la tensión precoz sobre la cápsula tratada y con ello han observado una mejoría de los resultados a corto plazo.[121] La duración a largo plazo de la reducción, como técnica asilada o adjunta, para el tratamiento de la inestabilidad multidireccional del hombro queda por determinar.[112,121,189]

Complicaciones infrecuentes que pueden ser inherentes a la capsulorrafia térmica incluyen la neuronitis axilar y la capsulitis adhesiva,[12,121,313] así como la necrosis capsular (KL Jensen, MD, Orlando, FL, datos no publicados, 2000). Para prevenir complicaciones en el nervio axilar, se debe evitar el hueco axilar en una posición comprendida entre las 5 y las 7 horas según la esfera del reloj, en las personas que tengan una disminución del tejido capsular, o bien se recomienda minimizar la duración de la aplicación de la energía térmica al hueco axilar. A menudo estas complicaciones se resuelven espontáneamente a lo largo de un período de varias semanas. La capsulitis adhesiva no es frecuente, aunque puede ser necesaria la manipulación para restaurar la movilidad. La necrosis capsular es una complicación rara, aunque devastadora, que hace muy difícil la revisión para su estabilización. Sperling y cols.[313] han publicado recientemente una revisión de las complicaciones de la capsulorrafia térmica. De un grupo de 105 pacientes sometidos a una capsulorrafia térmica en el HSS, 15 fueron identificados como fracasos basándose en las reluxaciones, reintervenciones o en unos índices de L'Insalata del hombro bajos. Este grupo identificó varios factores de riesgo para el fracaso que incluían una historia de cirugía previa en el hombro afectado, múltiples luxaciones preoperatorias, la participación en deportes de contacto y la MDI. Aunque los efectos de los deportes de contactos y de la MDI no tuvieron significación estadística con los números estudiados, estos factores indicaban un mal pronóstico.[313] Curiosamente, la concurrencia de otros procedimientos realizados junto con la reducción capsular no aumentó el riesgo de fracasos y, de hecho, otros estudios han mostrado que la capsulorrafia térmica puede aumentar la eficacia de otros procedimientos cuando se utiliza de forma adjunta.[12] Con ello se muestra una de las indicaciones óptimas de las técnicas térmicas.

En resumen, sin tener en cuenta la amplia variabilidad de lesiones patológicas presentes, la longitud de los seguimientos o las técnicas utilizadas, los índices de éxito del tratamiento artroscópico de la MDI oscilan entre el 20% y el 100%. Aunque no parece haber una diferencia demostrable en los resultados logrados mediante la reparación por sutura sin utilizar adjuntamente láser o la capsulorrafia térmica, con respecto de los obtenidos utilizando dichas técnicas, es probable encontrar un sesgo de selección inherente a la población estudiada. Están en marcha estudios prospectivos, al azar y a largo plazo.[121]

Inestabilidad en atletas lanzadores

Otra de las manifestaciones que forman parte del espectro de la inestabilidad patológica del hombro incluye la «micro-inestabilidad» frecuentemente subclínica, originada por agresiones microtraumáticas repetitivas a la cápsula del hombro. La compresión posterosuperior fue descrita en primer lugar por Walch y cols.[336,337] Posteriormente, se comprendió que la inestabilidad era el factor causante que llevaba a la compresión interna en el lado articular del manguito de los rotadores en el anillo glenoideo posterosuperior. La naturaleza de la etiología traumática hace particularmente susceptibles a los atletas que practican el voleo y el lanzamiento. Los intentos iniciales para aliviar este problema mediante la acromioplastia fueron decepcionantes.[180] Payne y cols.[266] observaron que en los atletas con grados mayores de laxitud del hombro el desbridamiento del manguito de los rotadores tenía inferiores resultados, la patología labral era más frecuente y que un menor porcentaje de atletas volvían a jugar, lo que reflejaba los resultados del desbridamiento labral obtenidos previamente por

Glasgow y cols.[123,124] Estos estudios implicaron en gran medida a la inestabilidad tenue como causa de la patología primaria que originaba cambios secundarios en el manguito y en el labro glenoideo y proporcionaron alguna explicación para los resultados marginales del tratamiento operatorio aislado de estas secuelas secundarias.

El reposo, la terapia física, los antiinflamatorios no esteroideos (AINE) y otras modalidades conservadoras han sido históricamente, y continúan siendo, la primera línea terapéutica de la micro-inestabilidad y de sus cambios degenerativos secundarios. En un intento de mejorar el resultado final y la vuelta a la práctica deportiva, en pacientes con laxitud capsular recalcitrante y patología parcial del manguito de los rotadores, Andrews y cols.[12,185] comenzaron a utilizar técnicas de reducción térmica capsular en julio de 1997. Este grupo publicó posteriormente un estudio retrospectivo en dos fases comparando el tratamiento tradicional (desbridamiento del manguito de los rotadores y del labro sin tratar la laxitud capsular) y el tratamiento tradicional añadiendo una capsulorrafia térmica.[185] Todos los pacientes de ambas cohortes fueron jugadores de béisbol en quienes se analizó su vuelta al juego y la continuidad en la participación a lo largo de un seguimiento de 30 meses. El intervalo medio desde la cirugía hasta la vuelta al juego fue ligeramente más largo en el grupo térmico (8,4 meses respecto de los 7,2 meses en los tratamientos tradicionales); sin embargo, el 90% de los pacientes tratados mediante capsulorrafia térmica volvieron a jugar en comparación con el 80% de la cohorte tratada tradicionalmente. A lo largo de un período de seguimiento de 30 meses, sólo el 67% del grupo tratado tradicionalmente continuó participando en tales actividades (el 61% al mismo nivel o más alto) en comparación con el 93% de grupo sometido a reducción (el 86% al mismo nivel o más alto). La ausencia de patología de SLAP representó un pronóstico favorable para volver a jugar.[12] En ninguna de las cohortes hubo complicaciones mayores. Datos no publicados de Grana y cols. (presentados en encuentro de la *American Orthopaedic Society for Sports Medicine* en junio de 1999 en Traverse City, MI) mostraron 18 resultados satisfactorios en 19 pacientes sometidos a una capsulorrafia térmica por compresión interna y patología labral. El 57% de los atletas lanzadores de este estudio volvieron a practicar deporte.

Debe tenerse en cuenta que la lesión en el hombro lanzador es un fenómeno global. Como se ha descrito antes, la inestabilidad crónica causada por un traumatismo capsular repetitivo llevará finalmente al desgarro parcial en el manguito de los rotadores, pudiendo contribuir al desgarro labral. Es esencial que el cirujano considere y reconozca los patrones de inestabilidad tenue en pacientes en que mediante RM o artroscopia se descubre que tienen una patología labral y del manguito de los rotadores, dado que la reparación aislada de tales cambios secundarios, sin tratar la inestabilidad, puede abocarlos al fracaso. Andrews y cols.[12,185] observaron que el 42% de atletas lanzadores de la División 1 de la NCAA continuaba jugando tras 27 meses de una reparación de SLAP para tratar la inestabilidad, aunque no se había realizado una capsulorrafia térmica. En una cohorte similar de atletas tratada con desplazamiento térmico como complemento de la reparación SLAP, el 91% siguieron compitiendo 27 meses tras la operación.

Inestabilidad posterior y lesión inversa de Bankart

La subluxación posterior representa una difícil constelación de desafíos para el ortopeda. La subluxación postraumática posterior puede ser un hallazgo clínico extremadamente sutil que se manifiesta habitualmente como dolor o crujido cuando el brazo se flexiona, se rota internamente y se aduce. Generalmente, la inestabilidad posterior se produce en dos distintas poblaciones de pacientes: aquellos que presentan una laxitud más global asociada con subluxaciones o luxaciones voluntarias o provocadas y aquellos que sufren una lesión traumática con inestabilidad posicional o involuntaria.[99,147,232,296] Esta distinción es importante puesto que la terapia no quirúrgica es la piedra angular del tratamiento en pacientes con inestabilidad atraumática. De hecho, las formas de inestabilidad atraumáticas pueden producirse en pacientes que son emocionalmente estables (y no luxadores voluntarios que tratan de obtener ganancia secundaria), habiéndose mostrado que incluso en esta población el tratamiento quirúrgico no está contraindicado, como se creía anteriormente.[99,147] Fronek y cols.[99] publicaron un porcentaje de éxito del 63% con el tratamiento conservador en un subgrupo de pacientes con discapacidad moderada como resultado de una inestabilidad posterior. Los fracasos en este grupo y en una cohorte de pacientes con síntomas más graves tuvieron un porcentaje de éxito del 91% tras la intervención quirúrgica abierta. Aunque el tratamiento operatorio puede lograr excelentes resultados, un alto porcentaje de pacientes tiene probabilidades de beneficiarse de la terapia física y fortalecimiento; la estabilización debe tenerse en cuenta sólo cuando se han agotado las medidas conservadoras en personas con una etiología atraumática de la inestabilidad posterior del hombro.

La etiopatología de la inestabilidad posterior es variada. Las caídas y lesiones incurridas durante las competiciones atléticas (principalmente rugby, hockey, levantamiento de peso y fútbol americano) que derivan en unas fuerzas de resistencia posteriores a través de la cavidad glenoidea pueden originar desprendimientos capsulolabrales de la cara posterior de la cavidad glenoidea.[99,232,296,297,369] Este tipo de lesión se ha denominado «lesión inversa de Bankart», siendo con frecuencia fuente de una inestabilidad glenohumeral unidireccional *posterior*. Nuestra experiencia en este subgrupo de pacientes con inestabilidad traumática y una lesión inversa de Bankart indica que estas lesiones se encuentran lejos de recidivar tras la estabilización, siendo habitualmente apropiado el tratamiento operatorio en esta población de pacientes.[198,212,369]

Las técnicas abiertas tradicionales para la subluxación posterior en poblaciones mixtas de pacientes (aquellos con causas tanto traumáticas como atraumáticas) han mostrado resultados variados. Se han descrito porcentajes de fracasos tan altos como hasta del 50%,[148] así como porcentajes de satisfacción del paciente tan elevados como de entre el 91% y el 93%.[99,147] En general, el tratamiento operatorio implica el desplazamiento posterior de la cápsula para extraer la parte superflua posterior e inferior, de forma análoga al practicado en el desplazamiento capsular anterior. Tibone y Bradley publicaron sobre el tratamiento operatorio en 40 atletas con inestabilidad posterior y observaron un decepcionante porcentaje de fracasos del 40%.[320] Los autores reconocieron que los fallos fueron predominantemente secundarios a una laxitud ligamentaria y a patrones de MDI no reconocidos: la mitad de su población atlética tenía una etiología atraumática. En esta publicación se obtuvieron peores resultados en los atletas de más alto nivel. Es probable que el éxito de cualquier intervención operatoria se encuentre muy ligado a la gravedad y la etiología de la laxitud, a la calidad del tejido disponible para la reparación o incremento y a la actividad y expectaciones de cada paciente.

Las publicaciones sobre el tratamiento artroscópico de la inestabilidad posterior son relativamente escasas. Murrell y Warren[232] describieron el tratamiento artroscópico de la inestabilidad «entre leve y moderada predominantemente unidireccional» asociada con una etiología traumática y una lesión identificable del labro, de la cápsula o de la inserción del bíceps; la reparación implicaba el uso de una chincheta biodegradable. Wolf y Eakin[372] describieron recientemente una técnica artroscópica para aumentar la porción capsulolabral posterior análoga a las técnicas de desplazamiento capsulolabral artroscópicas anteriores, publicando un porcentaje de satisfacción del 100%, volviendo el 90% de los atletas estudiados al nivel de participación que tenían antes de la lesión. [372] Se ha demostrado experimentalmente que estas técnicas contribuyen a la estabilidad eliminando el exceso de cápsula superflua a nivel posteroinferior y aumentando simultáneamente la concavidad de la superficie glenoidea.[216] Recientemente, Antoniou y cols.[13-15] describieron un procedimiento idéntico para el incremento capsulolabral. Estos autores presentaron los resultados a corto plazo (durante un seguimiento medio de 28 meses) en una población mixta de 41 pacientes con inestabilidad posterior traumática o atraumática, 83% de los cuales tenían una lesión identificable en la cápsula posterior, en la superficie glenoidea o en el labro. Tras la intervención, sólo el 59% de los pacientes no presentaron inestabilidad, aunque el 85% presentaban una mejoría objetiva de la estabilidad del hombro. A pesar del porcentaje relativamente alto de episodios de *inestabilidad* recidivante, el 68% de los pacientes se quejaba de una *rigidez* postoperatoria residual. Los resultados fueron peores en un grupo de 9 revisiones para estabilización; siete de estas nueve (78%) se quejaban de inestabilidad posterior. Debe tenerse en cuenta que el 46% de la cohorte de pacientes se estaba beneficiando de un subsidio laboral, lo cual contribuía a los resultados marcadamente inferiores. En conjunto, el 85% de los pacientes dijeron haber mejorado y que volverían a someterse de nuevo al procedimiento o lo recomendarían a otra persona con una patología similar.

McIntyre y cols.[212] publicaron éxitos utilizando una técnica de suturas múltiples (análoga a la técnica utilizada por el mismo grupo en casos de inestabilidad anterior). Las suturas múltiples se colocaron en el complejo ligamentario posterior tras la movilización del labro posterior y de la cápsula. Se utilizaron suturas absorbibles para avanzar la cápsula en sentido superior y medial y asegurarla sobre la espina escapular o la clavícula. Se evaluaron 20 hombros durante un seguimiento medio de 31 meses. Se produjeron 5 fracasos (25%) como resultado de la reluxación o recidiva de la inestabilidad, todos ellos en pacientes con lesiones de Bankart posteriores (80% de los cuales presentaba una inestabilidad voluntaria).[212]

Los resultados del tratamiento artroscópico parecen ser más predecibles en personas con una inestabilidad unidireccional posterior asociada con una lesión patológica identificable. En nuestro centro, Williams y cols.[369] publicaron los resultados de la fijación artroscópica mediante chinchetas en lesiones de Bankart posteriores en 27 hombros durante un seguimiento medio de 5 años. El estudio excluyó inestabilidades de tipo multidireccional, anterior e inferior. Durante el seguimiento, el 92% de los pacientes no presentó dolor ni inestabilidad recidivante y un 96% dijo que volvería a someterse de nuevo al procedimiento por el mismo problema. Dos pacientes necesitaron una reintervención: un paciente que tenía una luxación posterior previa presentaba recidivas de la inestabilidad, siendo necesario un desplazamiento abierto posterior, y un jugador de béisbol profesional presentó recidivas de una lesión de Bankart posterior al volver a jugar (por lo que fue necesario un desbridamiento labral mediante revisión artroscópica y reparación capsulolabral). Mair y cols.,[198] publicaron sus resultados clínicos de estabilizaciones artroscópicas con chinchetas de las lesiones labrales posteriores en nueve atletas de contacto con síntomas de inestabilidad posterior causada por una etiología traumática. Durante un seguimiento mínimo de 2 años, todos los atletas fueron capaces de volver a practicar atletismo de contacto y levantamiento de peso sin dolor o inestabilidad.

En resumen, la inestabilidad posterior puede estar causada por un amplio espectro etiopatológico, pudiendo ser impredecibles a través de dicho espectro los resultados de las intervenciones quirúrgicas (abiertas o artroscópicas). El desplazamiento capsular posterior artroscópico y los procedimientos de aumento capsulolabral pueden producir unos aceptables resultados de satisfacción del paciente, aunque las mediciones *objetivas* de inestabilidad y de inestabilidad recidivante son problemas preocupantes. En el tipo de inestabilidad postraumática unidireccional que se asocia con una lesión labral identificable, el tratamiento artroscópico proporciona con fiabilidad unos resultados excepcionales subjetivos y objetivos, incluso en poblaciones atléticas.

Resumen de las indicaciones para la estabilización glenohumeral artroscópica de la inestabilidad multidireccional, bidireccional o de la micro-inestabilidad

La revisión crítica de la bibliografía antes mencionada sobre la estabilización artroscópica glenohumeral pone de manifiesto varios puntos clave.

En primer lugar, los resultados de la estabilización artroscópica de los patrones de la MDI deben reproducir de forma predecible y clara los de otras técnicas abiertas comparables en el seguimiento a largo plazo.

En segundo lugar, el elemento más crítico de una estabilización artroscópica satisfactoria es la correcta selección del paciente. El resultado depende en gran parte del tipo y la calidad de la anatomía patológica, del grado de actividad y expectaciones del paciente y de la colaboración del paciente con los protocolos de rehabilitación.

Finalmente, técnicas como el cierre del intervalo de los rotadores y la capsulorrafia térmica parecen mejorar el resultado del tratamiento artroscópico de la inestabilidad y probablemente se utilizan mejor conjuntamente con la reparación capsulolabral y la duplicatura, y no de forma aislada. Los beneficios de la capsulorrafia térmica para la microinestabilidad en atletas son muy prometedores, aunque los beneficios a medio y largo plazo en la MDI son controvertidos.

Dados los excelentes resultados del desplazamiento capsular abierto en los patrones de inestabilidad multidireccional compleja o recidivante crónica (con sospecha de lesión o laxitud capsular), al decidirse a practicar un tratamiento artroscópico deben tenerse muy en cuenta los siguientes factores:

1. La duración de la inestabilidad (aguda o crónica). Cuando el tejido capsular es delgado, superfluo o está dañado, parece no responder tan bien a las técnicas artroscópicas.
2. La dirección y el grado de inestabilidad. En general, los resultados del tratamiento artroscópico son menos predecibles en pacientes con una inestabilidad mayor de +2 en dos o más direcciones, en pacientes con patrones unidi-

reccionales +3 (cierre) sin evidencia de lesión capsular y en aquellos con una inestabilidad atraumática posterior.
3. La presencia o ausencia de una lesión traumática capsular demostrable, de una lesión de Bankart, de una lesión de Bankart inversa y de lesiones de la HAGL, las cuales pueden ser reparadas y que con frecuencia se someten a tratamiento artroscópico. La subluxación y luxación en ausencia de una lesión destacada presagia una luxación capsular global y es más difícil de tratar con fiabilidad con medios artroscópicos.
4. Actividad del paciente. Los pacientes que probablemente continuarán practicando atletismo con alto nivel de contacto o actividades que ocasionarán traumatismos o microtraumatismos a la extremidad pueden tratarse mejor mediante las clásicas técnicas abiertas. Sin embargo, en nuestro centro estamos aumentando el uso de las técnicas artroscópicas en esta población con buenos resultados.

En vista de estos factores, en la actualidad, los autores realizan una estabilización artroscópica glenohumeral en pacientes con una inestabilidad anterior o anteroinferior unidireccional, demostrada en la exploración bajo anestesia, en la lesión de Bankart definida, y cuando existe un complejo capsuloligamentario anterior íntegro. La reparación inmediata se considera tras una primera luxación en pacientes jóvenes que participan en actividades que imponen una alta demanda al hombro. Los pacientes mayores, con una demanda menor, se someten a reparación artroscópica sólo cuando fallan las demás medidas no quirúrgicas. En vista de los resultados obtenidos hasta la fecha, en pacientes atléticos o sometidos a altas demandas preferimos corregir los tipos de MDI mediante el desplazamiento capsular o la duplicatura abiertos, si bien estamos satisfechos de las técnicas artroscópicas de duplicatura realizadas en un subgrupo de pacientes con demandas menores y tejidos fuertes. En nuestro centro, los resultados de la capsulorrafia monopolar con asistencia térmica en el tratamiento de la inestabilidad verdadera han sido decepcionantes,[325] y en general hemos abandonado dichas técnicas en favor de las técnicas artroscópicas o de la sutura abierta hasta que puedan demostrarse definitivamente mejores resultados. En atletas con micro-inestabilidad y con compresión interna se han utilizado con éxito técnicas de duplicatura mediante sutura artroscópica y técnicas térmicas.

Patología labral

Lesiones SLAP

Las lesiones del tendón del bíceps y del labro superior fueron descritas por primera vez en 1975 por Andrews y cols.[10] en una cohorte de 73 atletas lanzadores. Además, Snyder y cols. identificaron un conjunto de trastornos patológicos complejos de la cara superior del labro que denominaron lesiones «SLAP»: *l*abro *s*uperior, *a*nterior y *p*osterior.[306] Esbozaron un sistema clasificatorio que describía la variedad morfológica de estos desgarros (Fig. 8-16). Una lesión tipo I presenta un deshilachado en el labro superior sin desgarro o desinserción. Las lesiones tipo II implican la desinserción traumática del anclaje del bíceps sin desgarro en la sustancia media. Las lesiones tipo III se caracterizan por un desgarro longitudinal en la sustancia media del labro superior, derivando a menudo en un fragmento en «asa de cubo» análogo al observado en el menisco de la rodilla. Las lesiones tipo IV presentan un desgarro en asa de cubo similar al de las lesiones del tipo III, pero como el desgarro se extiende hasta el tendón del bíceps, una porción del tendón se encuentra unida al fragmento desplazado. Maffet y cols.[196] ampliaron la descripción original de Snyder para incluir otros tres subtipos. El tipo V incluye una extensión de la lesión SLAP hasta la lesión de Bankart, el tipo VI incluye un desgarro del labro a modo de aleta inestable, y en el tipo VII la lesión SLAP continúa en sentido anterior para incluir el MGHL.

Hay que tener cuidado de asegurarse de que las variantes anatómicas descritas previamente (el «complejo de Buford», el agujero sublabral y el labro «meniscoide») no son diagnosticadas erróneamente como lesiones SLAP. Cuando se tienen en cuenta las variantes anatómicas normales, la incidencia de lesiones patológicas sintomáticas puede ser tan baja como hasta del 2%.[70] Hallazgos consistentes con lesiones patológicas incluyen la hemorragia o tejido de granulación por debajo de la inserción del bíceps y del labro, así como la presencia de una separación obvia de la inserción del bíceps mayor de 3 mm a 4 mm, cuando se

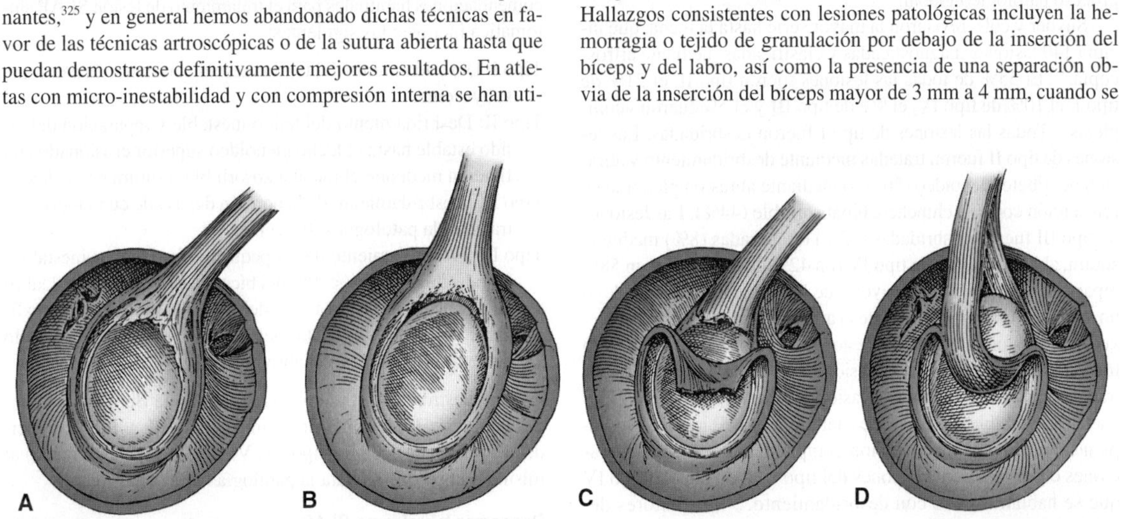

Fig. 8-16 • Las lesiones SLAP se clasifican en cuatro tipos: **A,** Tipo I: deshilachado y degeneración del labro superior con una inserción del tendón del bíceps normal; **B,** Tipo II: desinserción patológica del labro y de la inserción del bíceps en la parte superior de la glenoides; **C,** Tipo III: desgarro vertical del labro superior análogo al desgarro en asa de cubo del menisco de la rodilla; y **D,** Tipo IV: desgarro vertical del labro superior que se extiende también hasta el tendón del bíceps. *(De Snyder SJ, Karzel RP, Del Pizzo W y cols.: SLAP lesions of the shoulder. Arthroscopy 6:274, 1990. Con autorización del autor.)*

aplica tracción al bíceps vía la maniobra de «despegamiento» durante la artroscopia diagnóstica.[42]

Aunque la fisiopatología de la lesión no se entiende en su totalidad, Snyder y cols. postularon dos probables mecanismos de lesión. Una caída sobre una extremidad superior en abducción que «pellizca» el labro superior entre la cabeza humeral y la parte superior de la cavidad glenoidea[306] es probable que ocasione una fuerza de arranque. Alternativamente, la tracción sobre la extremidad puede originar la avulsión del anclaje del bíceps, en particular si el bíceps se encuentra contraído en el momento de la lesión. Burkhart y Morgan[42] describen un mecanismo alternativo de «despegamiento» en el que la abducción más la rotación externa de la extremidad imparte una fuerza de arranque a través de la interfase tendón-hueso en la inserción labral. Los autores publican que este hallazgo tiene implicaciones diagnósticas, terapéuticas y rehabilitadoras.[42]

La significación funcional del tendón del LHB es controvertida, aunque en general se acepta que un bíceps intacto ayuda a la estabilización del húmero en la cavidad glenoidea.[285] No está claro si una ligera inestabilidad del hombro origina una sobrecarga del mecanismo de estabilidad del bíceps, que a su vez deriva en un fracaso en la parte superior de la cavidad glenoidea, o si es la lesión repetitiva en la inserción del bíceps lo que conduce a una incompetencia funcional de su capacidad estabilizadora, que deriva en una sobrecarga capsular secundaria. En realidad, es probable que estén implicados ambos mecanismos. Snyder y cols. revisaron 2.375 artroscopias de hombro realizadas entre 1985 y 1993 e identificaron 140 lesiones SLAP (incidencia del 5,9%). De esas 140 lesiones, el 72% estaban relacionadas con otros trastornos patológicos, que incluían desgarros parciales del manguito de los rotadores (29%), desgarros completos del manguito de los rotadores (11%), lesiones de Bankart (22%), lesiones en la cabeza humeral (10%) y artritis de la articulación AC (16%). La frecuencia con la que las patologías coincidentes acompañaban a la lesión SLAP indica que a menudo forman parte del proceso patológico global.[305]

Snyder y cols. revisaron la mayor serie hasta la fecha, que incluía 140 lesiones diagnosticadas y clasificadas mediante artroscopia.[305] El 55% de todas las lesiones fueron tipo II, el 21% de tipo I, el 10% de tipo IV, el 9% de tipo III y el 5% fueron «complejas». Todas las lesiones de tipo I fueron desbridadas. Las lesiones de tipo II fueron tratadas mediante desbridamiento y abrasión del ribete glenoideo (56%) o mediante abrasión glenoidea y reinserción con una chincheta bioabsorbible (44%). Las lesiones de tipo III fueron desbridadas (92%) o reparadas (8%) mediante sutura, al igual que las de tipo IV (un 42% desbridadas y un 58% reparadas). Aunque en la mayoría de los pacientes no se incluyó un seguimiento, la repetición de la artroscopia en 18 pacientes reveló la curación en 3 de las 5 lesiones de tipo II que habían sido tratadas por desbridamiento/abrasión y en 4 de las 5 lesiones tipo II tratadas con desbridamiento/abrasión y reinsertadas con una chincheta reabsorbible. En 2 lesiones del tipo II y en 2 lesiones «complejas» se observó una curación completa, además de las curaciones observadas en 3 lesiones del tipo III y en una del tipo IV que se habían tratado con desbridamiento.[305] Los autores defienden el desbridamiento de las lesiones tipo I, la reparación de las lesiones tipo II, la escisión del fragmento en asa de cubo de las lesiones tipo III y la reparación o desbridamiento de las lesiones tipo IV, dependiendo del tamaño del segmento desplazado.

Craig[68] reconoció que el desbridamiento labral excesivo de lesiones SLAP puede contribuir a la inestabilidad y, por otra parte, que el desbridamiento aislado sin tratar la inestabilidad es poco probable que resuelva los síntomas del paciente. Altchek y cols.[6] y Ogilvie-Harris y Wiley[254] observaron peores resultados cuando se llevó a cabo un desbridamiento labral aislado en hombros que tenían una inestabilidad subyacente. En la actualidad, generalmente se acepta que las lesiones SLAP tipo I y tipo III pueden desbridarse con éxito, aunque debe tratarse la patología subyacente.

Varios autores han descrito el tratamiento eficaz de las lesiones SLAP sintomáticas.[41,91,128,276,305,306348] Yoneda y cols. lograron un 80% de buenos o excelentes resultados mediante la abrasión y la fijación estable,[379] aunque recomendaron el futuro uso de implantes absorbibles para prevenir una segunda intervención para extraer el material. Se han utilizado suturas de anclaje colocadas artroscópicamente[219,276] con resultados uniformemente buenos. Field y Savoie publicaron un 100% de buenos o excelentes resultados con un elevado nivel de vuelta al trabajo y a la práctica deportiva tras la fijación con sutura transglenoidea.[91] Resch y cols.[278] describieron la fijación artroscópica con chinchetas y la utilización de tornillos de titanio canalados. Se obtuvieron buenos resultados en un 86% de los pacientes tratados con fijación y, en cambio, solamente en el 25% de los sometidos al desbridamiento sin reparación. Stetson y cols.[315] presentaron los resultados a largo plazo (durante un seguimiento medio de 3,8 años) en pacientes sometidos a tratamiento artroscópico por patología SLAP aislada. En conjunto, se obtuvo un 82% de resultados buenos o excelentes. Los resultados discretos o malos se atribuyeron a una inestabilidad desapercibida y a las complicaciones debidas al material.

En resumen, en la mayoría de pacientes en quienes las lesiones SLAP se tratan artroscópicamente pueden esperarse unos resultados buenos o excelentes, aunque debe tenerse en cuenta tratar la inestabilidad clínica, los desgarros del manguito de los rotadores, las interrupciones capsulolabrales y los cambios degenerativos en la articulación AC concomitantes. Por ello, las recomendaciones habituales para el tratamiento de lesión SLAP sintomática incluyen las siguientes:

Tipo I: Desbridamiento del tejido inestable, tratando la patología subyacente.

Tipo II: Desbridamiento del tejido inestable y reparación del tejido estable hasta el lecho glenoideo superior erosionado con fijación mediante chincheta absorbible o sutura de anclaje.

Tipo III: Desbridamiento de la porción del asa de cubo inestable, tratando la patología subyacente.

Tipo IV: Desbridamiento de los pequeños fragmentos inestables labrales/bicipitales (<30% del bíceps). Si la porción del labro en asa de cubo implica más del 30% del bíceps, debe realizarse una tenodesis distal del bíceps y el resto degenerado debe desbridarse con el labro.[91,233,306]

En nuestro centro tratamos las lesiones de Bankart, las bandas labrales y las lesiones del complejo MGHL y IGHL coincidentes (asociadas con los tipos V, VI y VII, respectivamente) al mismo tiempo que se trata la patología labral superior.

Desgarros labrales no SLAP

El deshilachado o el desgarro labral también puede presentarse en otras regiones que no sean la zona superior (lesiones SLAP) o anteroinferior (lesión de Bankart). El deshilachado o desprendimiento se observa a menudo en áreas de la denomi-

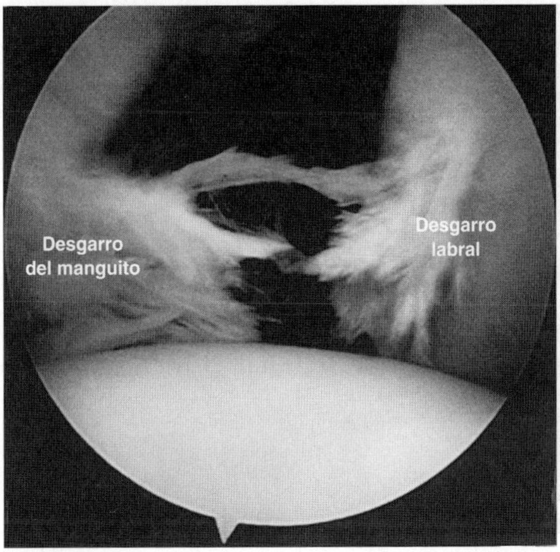

Fig. 8-17 • Vista artroscópica desde el orificio anterosuperior con el brazo en abducción y rotación externa en un atleta que levantaba los brazos por encima de la cabeza y que presenta una excesiva laxitud glenohumeral. Se muestra el resultado de una «compresión interna»: desgaste degenerativo opuesto en la superficie inferior del manguito de los rotadores y del labro glenoideo posterior.

nada compresión interna que pueden entrar en contacto con lesiones parciales en la parte inferior del manguito de los rotadores cuando el húmero se abduce y se coloca en rotación externa (Fig. 8-17). Como se ha mencionado antes, estas lesiones deben desbridarse, debiendo ser el cirujano lo suficientemente ingenioso como para tratar la inestabilidad subyacente mediante sutura con duplicatura capsular o con una posible capsulorrafia térmica.

Gerber y cols.[118,361] han descrito el deshilachado labral anterosuperior asociado con lesiones de la inserción intraarticular del subescapular y de la polea de reflexión el bíceps. Tales lesiones causarán dolor en el hombro con la flexión humeral, la rotación interna y la aducción. Aunque la relación exacta entre este deshilachado labral y la disfunción del hombro continúa sin definir, las porciones degenerativas y deshilachadas pueden desbridarse bajo visualización artroscópica para disminuir los síntomas mecánicos. Esta técnica debe diferenciarse del desbridamiento aislado de los desgarros labrales completos o de las desinserciones (no Bankart). Como se ha mencionado previamente, en varias series clínicas el desbridamiento aislado en casos de inestabilidad se ha logrado con menor éxito.[66,123,265] En general, cualquier desgarro labral puede repararse cuando técnicamente es posible en pacientes con una laxitud patológica, debiendo tratarse tal laxitud.

Quistes labrales y gangliones intraarticulares

Varios autores han descrito el tratamiento artroscópico de los quistes periarticulares alrededor de la articulación glenohumeral.[69,321] Estos quistes pueden surgir del labro glenoideo,[321] pudiendo extenderse hasta la región de la escotadura espinoglenoidea y/o hasta la escotadura supraescapular y derivando en una neuropatía por compresión del nervio supraescapular.[69,89,90,159,224] Con frecuencia, la aspiración del quiste guiada por ecografía puede tener éxito y llevar a la resolución de los síntomas, aunque no son infrecuentes las recidivas debidas a una patología labral no tratada. Si la aspiración no tiene éxito, a menudo puede visualizarse y escindirse la porción intraarticular del quiste mediante técnicas artroscópicas (Fig. 8-18), o puede sondarse y desbridarse el sitio de patología labral para evacuar el contenido.[54,159] Incluso cuando mediante la artroscopia y los instrumentos no puede alcanzarse con seguridad todo el quiste, el «levantar el techo» de la porción visible descomprimiría de forma eficaz el resto de la lesión. Para evitar recidivas, debe realizarse una reparación o desbridamiento de la patología labral coincidente, y esto mejora de forma drástica la sintomatología del paciente. No se han presentado grandes series referentes a desbridamientos artroscópicos de quistes, quedando por determinar los índices de recidivas y resultados a largo plazo obtenidos tras la escisión artroscópica de dichas lesiones.

Lesiones no SLAP de la porción larga del tendón del bíceps

La función de la LHB no se comprende del todo. Las descripciones clínicas de Mariani y Cofield[200] establecieron que aproximadamente un 21% de la fuerza supinadora y un 8% de la flexora se pierden cuando la LHB es incompetente. Un estudio similar de Warren[352] observó solamente una pérdida del 10% de la fuerza supinadora sin pérdida significativa de fuerza flexora en roturas del bíceps tratadas no quirúrgicamente tras un seguimiento de 2 años. Otros estudios clínicos y experimentales han implicado a la LHB en la compresión humeral de la cavidad glenoidea,[10] en la resistencia a las fuerzas de torsión y en la contribución a la estabilidad anterior en el hombro en abducción,[285] en la estabilización de la traslación anterior y posterior del húmero sobre la cavidad glenoidea,[161,258] y oponiéndose a la migración superior del húmero durante las contracturas potentes del bíceps.[178] Los estudios electromiográficos[186,376] han sido aún más confusos, puesto que la mayoría han mostrado un mínimo papel activo de la contracción del bíceps durante el arco de movimiento del hombro.

Los cambios patológicos del tendón del bíceps pueden tener causas inflamatorias, mecánicas o traumáticas. Con frecuencia, estas causas se producen conjuntamente, derivando finalmente en un dolor vago en la parte anterior del hombro. Neviaser y cols.[242] encontraron una fuerte asociación entre la patología del tendón del bíceps y la coexistencia de una patología del manguito de los rotadores. Esta asociación se refuerza al empeorar la patología del manguito. En un estudio de 104 muestras cadavéricas, Refior y Sowa[277] sugirieron que en la degeneración bicipital podría estar implicada la compresión mecánica. Los cambios degenerativos en el tendón tendían a producirse a nivel del surco bicipital distal y cerca del origen en el labro glenoideo superior. Tales hallazgos están en contra de una teoría vascular «divisoria» de enfermedad tendinosa. Pfahler y cols.[271] describieron la anatomía del surco bicipital mediante ecografía y radiografía en 67 pacientes consecutivos con dolor crónico anterior en el hombro y en controles asintomáticos. Estos investigadores encontraron que el 65% de los pacientes con evidencia ecográfica de patología del bíceps presentaba evidencia radiográfica de anomalías del surco bicipital (un ángulo del surco totalmente estrecho o un ángulo medial amplio). Por otra parte, el 46% de los pacientes con evidencia ra-

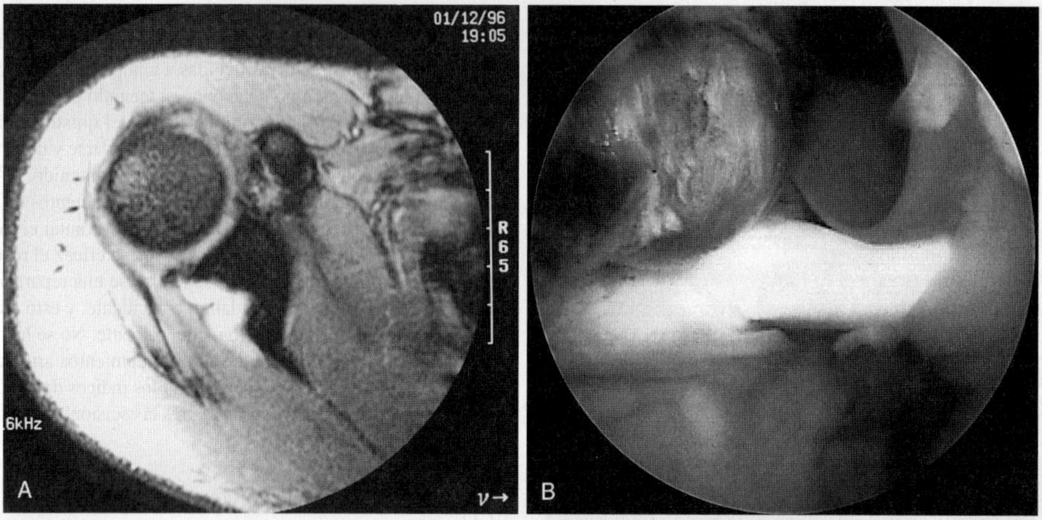

Fig. 8-18 • A, Resonancia magnética. **B,** Vista artroscópica desde el orificio primario posterior en el hombro derecho que muestra un quiste que surge del labro glenoideo posterosuperior. En este caso, la extensión medial del quiste derivó en una compresión del nervio supraescapular. La escisión artroscópica y la descompresión eliminaron los síntomas del paciente. Además, también deberían repararse o escindirse los desgarros labrales asociados, los cuales podrían ser causantes de esta compresión.

diológica de anomalías en el surco presentaba evidencia ecográfica de degeneración del tendón del bíceps. Los autores concluyeron que las anomalías del surco pueden suponer una causa primaria de patología bicipital.[271] Walch y cols.[338] publicaron una incidencia conjunta del 16% de subluxaciones o luxaciones del bíceps en 445 reparaciones del manguito de los rotadores. El 77% de todos los casos de luxaciones o subluxaciones del bíceps se produjeron junto con desgarros masivos del manguito de los rotadores que afectaban a los tendones del supraespinoso y del infraespinoso.

El tratamiento quirúrgico de las alteraciones del tendón del bíceps sigue siendo controvertido, y las recomendaciones de dicho tratamiento difieren según la integridad del tendón, la edad y las expectaciones del paciente y la probable etiología del proceso degenerativo. Generalmente se acepta que el dolor persistente debido a una patología bicipital puede tener implicaciones funcionales más negativas que la pérdida del tendón en sí misma, notando los pacientes un alivio sintomático tras la ruptura espontánea.[299] Mariani y cols.[200] compararon el tratamiento quirúrgico y no quirúrgico de roturas bicipitales en 56 pacientes. Observaron menos deficiencias funcionales y una mayor vuelta al trabajo en el grupo tratado de forma no quirúrgica. Dines y Warren[77] publicaron un abismal porcentaje de fracasos del 30% tras la tenodesis abierta a lo largo de un seguimiento medio de 3 años. Estos autores observaron que cuando existe una patología concurrente del hombro (principalmente una patología compresiva, del manguito de los rotadores y de la articulación AC) ésta debe tratarse al mismo tiempo que la tenodesis. Similares resultados fueron publicados por Becker y Cofield,[24] quienes observaron un deterioro de los resultados en el seguimiento a largo plazo de pacientes sometidos a una tenodesis aislada del bíceps, siendo necesaria en varios pacientes la reintervención por desgarros del manguito, artritis AC y por compresión. Publicaciones más recientes sobre tenodesis del bíceps con descompresión subacromial, descompresión de la articulación AC y/o desbridamiento y reparación del manguito de los rotadores han mostrado resultados satisfactorios hasta en un 86% de los pacientes.[26,242,338]

La tenodesis artroscópica proximal del bíceps se ha realizado con varias técnicas, incluidas suturas de anclaje y tunelizaciones óseas.[108] El procedimiento artroscópico puede ser desafiante dada la limitada accesibilidad del surco bicipital cuando el subescapular se encuentra intacto; sin embargo, el procedimiento tiene la ventaja teórica de una morbilidad limitada. Todavía faltan grandes series de pacientes y estudios con seguimientos a medio y largo plazo. Boileau y cols.[30] han presentado recientemente una nueva técnica que implica el paso artroscópico de una sutura transhumeral y una fijación con tornillos en la interposición para el tratamiento de la tenodesis del bíceps. En su serie de 43 pacientes publicaron sólo 2 fracasos, de aparición precoz, causados ambos por un insuficiente tamaño del tornillo de la interposición. De acuerdo con el índice de Constant, se logró una importante mejoría, resultando una fuerza promedio en el bíceps del 90% en comparación con el lado sano. Klepps y cols. presentaron una modificación de esta técnica artroscópica en la que se utilizaba una sutura de anclaje a modo de «polea», obviando de este modo la necesidad de pasar la sutura a través del húmero.[176]

La tenotomía artroscópica del bíceps ha sido descrita recientemente por Gill y cols.[122] Los autores publicaron sobre 30 pacientes sometidos a una tenotomía artroscópica por una degeneración bicipital crónica asociada con dolor. A lo largo de un seguimiento a corto plazo, en el 87% de los pacientes se obtuvieron unos resultados aceptables, siendo capaz un 96% de volver al trabajo en unas 2 semanas y un 90% de volver a practicar deporte. El porcentaje de fracasos del 13% se atribuyó al dolor, a una compresión subacromial no tratada y a problemas cosméticos. Recientemente, O'Brien[248] revisó los resultados de 40 pacientes sometidos a tenotomía artroscópica de la LHB con (en 31 pacientes) o sin (en 9 pacientes) procesos concomitantes. A lo largo de un seguimiento medio de 2 años, encontraron unos resultados buenos o excelentes en el 68% de los casos, con poco déficit de fuerza. Sin embargo, un 38% de los pacientes presentaron dolor con la flexión bajo resistencia y el 70% presentaron un signo de «Popeye» postoperatorio. Los autores defienden este procedimiento en tendinitis crónicas y refractarias en pacientes que entienden las implicaciones cosméticas de la liberación. No defienden el procedimiento en el caso de atletas levantadores o que empleen la fuerza. O'Brien (en una comunicación personal) publicó unos resultados preliminares favorables con la transferencia asistida mediante artroscopia de la LHB hasta la apófisis coracoides en pacientes jóvenes y en atletas activos con degeneración bicipital; sin embargo, antes de que el procedimiento pueda defenderse es necesario el seguimiento a largo plazo.

Enfermedades inflamatorias y degenerativas del hombro

Las enfermedades inflamatorias y proliferativas del hombro como la artritis reumatoide, la gota, la sinovitis villonodular pigmentada y la condromatosis sinovial se tratan cada vez más mediante artroscopia, dado el acceso global a la totalidad de la articulación con una mínima morbilidad.[45] En la artritis reumatoide, la sinovectomía ha demostrado su utilidad en el hombro, en la rodilla, en el codo y en el tobillo en pacientes sin pérdida importante del cartílago articular.[370] Witwity y cols.[370] publicaron un caso de artritis reumatoide asociada con condromatosis del hombro que fue tratada con éxito mediante la extracción artroscópica de los cuerpos libres y sinovectomía, habiendo aparecido en la bibliografía publicaciones de varios casos de tratamiento artroscópico exitoso de la condromatosis sinovial del hombro.[209,281]

La sinovitis villonodular pigmentada afecta a la articulación del hombro con poca frecuencia.[53,197,229] La enfermedad puede tener diversas manifestaciones, aunque habitualmente guardan relación con síntomas de comienzo insidioso o rigidez del hombro, lo cual puede semejar una neoplasia, una capsulitis adhesiva o ser un descubrimiento casual.[95] La formación de quistes y los cambios degenerativos en las superficies articulares parecen ser más comunes cuando la enfermedad aparece en el hombro en lugar de en la rodilla. Existen dos formas diferentes de enfermedad: la localizada y la difusa. La forma localizada se trata generalmente mediante escisión artroscópica y con desbridamiento sinovial limitado, mientras que la difusa debe tratarse con una sinovectomía total. Los casos esporádicos descritos en la bibliografía citan buenos resultados con el tratamiento artroscópico de esta patología.[197] Generalmente, la forma difusa de la sinovitis villonodular pigmentada tiene mayores posibilidades de recidivas.

En los casos de artritis degenerativa sintomática en un paciente joven que no es candidato para la sustitución articular o en un paciente mayor en quien sería más adecuada una aproximación quirúrgica limitada, la artroscopia puede ofrecer ventajas diagnósticas, terapéuticas y en cuanto al pronóstico. Mediante artroscopia, la localización y la cantidad del cartílago articular restante pueden determinarse de forma más precisa que con la radiología, la artrografía o la RM, lo cual ayuda a formular futuros planes de tratamiento.[44,366] Un minucioso desbridamiento de los restos intraarticulares y del cartílago articular deshilachado, la extracción de cuerpos libres y la irrigación del espacio articular pueden proporcionar alivio sintomático a corto o medio plazo.[57,360] Weinstein y cols.[360] publicaron los resultados obtenidos tras el desbridamiento artroscópico en la osteoartritis glenohumeral inicial en 25 pacientes durante un seguimiento medio de 34 meses. Se obtuvieron buenos o excelentes resultados en el 80% de los pacientes, habiendo mejorado el arco de movimiento postoperatorio en el 83% de los pacientes que presentaban una marcada rigidez preoperatoria. Aunque en un 20% de la cohorte de pacientes se obtuvieron resultados no satisfactorios, los autores mantienen que el desbridamiento artroscópico es un método alternativo aceptable para el tratamiento de la artritis glenohumeral inicial en pacientes con una cierta conservación de la arquitectura glenohumeral (espacio glenohumeral concéntrico en ausencia de grandes osteofitos) en quienes han fracasado las medidas conservadoras. Dada la naturaleza progresiva de la osteoartritis, el desbridamiento artroscópico es una medida temporal de resultados a largo plazo impredecibles.

En nuestro centro, en casos de necrosis avascular inicial del hombro que no presentaban colapso, hemos intentado la perforación de la superficie subcondral asistida mediante artroscopia. La experiencia anecdótica de este procedimiento es variable (RF Warren, comunicación personal, 2002).

Tratamiento artroscópico del hombro rígido

La rigidez de hombro con dolor acompañante tiene numerosas etiologías que con frecuencia y erróneamente se han agrupado como «capsulitis adhesiva». Probablemente lo más adecuado es identificar claramente la posible etiología de la rigidez del hombro y tratarla en consecuencia. En términos generales, la rigidez del hombro puede clasificarse en inflamatoria («capsulitis adhesiva»), degenerativa (en relación con una osteoartritis de inicio o con una patología del manguito de los rotadores) o postoperatoria (relacionada con procedimientos capsulares quirúrgicos previos, aunque no incluye la capsulitis adhesiva secundaria).

Como describió Neviaser en 1945, la capsulitis adhesiva representa una reacción inflamatoria en la cápsula y en la sinovial que conduce a la formación de adherencias en el receso axilar.[238] Mediante observación artroscópica, Neviaser y Neviaser definieron una secuencia patológica de cuatro fases para la capsulitis adhesiva.[239,240] Comenzando con una reacción sinovial fibrosa (estadio I), se produce un incremento progresivo de la sinovitis y de la formación de adherencias. En el estadio final (estadio IV), las adherencias maduran, lo que deriva en una pérdida del receso axilar. Por otra parte, Johnson sostiene que la capsulitis adhesiva no deriva en adherencias intraarticulares. Se trata más bien de un proceso inflamatorio que comienza en la sinovial, en la región de la bolsa subescapular, y que progresa hasta lograr un engrosamiento circunferencial y tenso de toda la cápsula.[168] Sin tener en cuenta el mecanismo patológico exacto, en general se acepta que la capsulitis adhesiva puede ser un proceso autolimitado que habitualmente se resuelve espontáneamente en 12 ó 24 meses.[137] Las modalidades terapéuticas incluyen el no tratarla, la terapia física, las inyecciones de esteroides intraarticulares, la manipulación cerrada y la liberación capsular y sinovectomía mediante artroscopia.

Griggs y cols.[132] evaluaron prospectivamente a 75 pacientes consecutivos con una capsulitis idiopática progresiva tratada mediante terapia física y ejercicios de fortalecimiento. Tras un seguimiento medio de 22 meses, el 90% de los pacientes manifestaron unos resultados satisfactorios, el 10% unos resultados no satisfactorios y la mitad de los pacientes que no estaban satisfechos fueron sometidos posteriormente a una manipulación quirúrgica y liberación capsular. En el grupo tratado con medidas conservadoras se lograron mejorías importantes en cuanto al dolor de reposo, dolor con la actividad, arco de movimiento y los resultados subjetivos de los cuestionarios del hombro. En el grupo de tratamiento conservador se observaron pequeñas, aunque mesurables, limitaciones y deficiencias, si bien tales limitaciones no parecían afectar de forma significativa a la satisfacción general del paciente o al estado general de salud. El sexo masculino, la diabetes mellitus y la presencia de un dolor inicial y limitaciones más graves presagiaron unos peores resultados. Los autores concluyeron que la eficacia de la intervención quirúrgica precoz en el tratamiento de la capsulitis adhesiva debe evaluarse, dados los excelentes resultados obtenidos en los pacientes tratados con medidas conservadoras.

Dado el prolongado curso de dolor y la discapacidad que se asocia con un hombro congelado, muchos pacientes no desean o no pueden esperar la resolución del proceso y muchos de los estudios que se publicaron inicialmente sobre la artroscopia del hombro tratan sobre su utilización en la capsulitis adhesiva.[7,10,57,136] Los tratamientos artroscópicos modernos de la capsulitis adhesiva implican el desbridamiento/sinovectomía sinovial para detener el proceso inflamatorio y la manipulación, la liberación capsular circunferencial, o ambas, para restaurar rápidamente el arco de movimiento. Pollock y cols.[273] utilizaron el desbridamiento artroscópico de la articulación glenohumeral y del espacio subacromial como complemento de la manipulación bajo anestesia en 30 pacientes con capsulitis adhesiva refractaria a las medidas conservadoras. En un 83% de los hombros se obtuvieron unos resultados satisfactorios, pero en un subgrupo de pacientes con diabetes los resultados satisfactorios fueron del 64%. Warner y cols.[342] publicaron los resultados de la liberación artroscópica capsular para el tratamiento de la capsulitis adhesiva idiopática refractaria en 23 pacientes. Los pacientes fueron sometidos a una liberación capsular artroscópica, a una intensa fisioterapia postoperatoria durante su ingreso y a una terapia física supervisada durante 6 semanas tras el alta. Durante un seguimiento medio de 39 meses, se identificó una importante mejoría del índice de Constant y del arco de movimiento en todos los planos. No se produjeron complicaciones como resultado del tratamiento. Jerosch[162] publicó similares resultados sobre la sinovectomía artroscópica y la liberación capsular circunferencial en 28 pacientes en los que había fracasado el tratamiento conservador durante un mínimo de 6 meses. Se describió una marcada mejoría, que era estadísticamente significativa, del índice de Constant y del arco de movimiento en todos los planos. Un trabajo previo realizado en la misma institución identificó que la posición más segura para la liberación de la cápsula inferior era la posición de abducción con rotación externa.[164] Ogilvie-Harris y Myerthall[253] publicaron los resultados de 17 pacientes con diabetes y capsulitis adhesiva durante un período de seguimiento de entre 1 y 5 años. Un 76% de los pacientes no presentaron dolor postoperatorio y tenían una función normal, tres presentaron una importante mejoría con alguna anomalía residual en el hombro y uno no obtuvo ninguna mejora. Los autores concluyeron que la liberación artroscópica capsular es eficaz en el tratamiento del hombro congelado refractario del diabético.

La rigidez de hombro acompañada de dolor es una frecuente molestia asociada con la osteoartritis. No es infrecuente que la inmovilidad provocada por el dolor de la artritis conduzca a una rigidez de la articulación del hombro y a la consiguiente pérdida de función. La pérdida de flexibilidad de la cápsula del hombro puede teóricamente conducir a un aumento de la presión de contacto glenohumeral y empeorar el dolor del hombro. En nuestro centro hemos tenido éxito con el desbridamiento, el lavado y la liberación capsular del hombro en una población de pacientes con osteoartritis de comienzo acompañada por déficit importantes unilaterales del arco de movimiento (D Altchek y RF Warren, datos no publicados, 2002). Aunque los resultados a corto plazo son prometedores, la eficacia a largo plazo de la liberación capsular en la osteoartritis moderada del hombro está por determinar.

La rigidez de hombro posquirúrgica y posfractura con frecuencia se trata mediante medidas sintomáticas y terapia física intensa. En los pacientes en quienes fracasan las medidas conservadoras está indicada la manipulación. Las recientes publicaciones sobre la liberación artroscópica capsular en esta población de pacientes son prometedoras. Holloway y cols.[155] compararon recientemente los resultados de la liberación artroscópica capsular en una cohorte de pacientes con capsulitis idiopática adhesiva y en aquellos que presentaban una rigidez de hombro secundaria a una etiología postoperatoria. Durante un seguimiento medio de 20 meses, en los tres grupos se observó una mejoría significativa del dolor, de la satisfacción del paciente, de la actividad funcional y de los resultados en conjunto. Aunque las mejorías del arco de movimiento tras el alta fueron similares entre los grupos, el grupo de etiología posquirúrgica presentó unos índices significativamente inferiores en cuanto al dolor, satisfacción del paciente y actividad funcional. Los autores encontraron que la rigidez de hombro posquirúrgica puede ser más difícil de tratar que la de etiología idiopática o postraumática. En un estudio similar, Gerber y cols.[116] revisaron los resultados de 45 hombros rígidos en 45 pacientes con rigidez idiopática, posquirúrgica y postraumática resistente al tratamiento conservador. La valoración subjetiva del hombro, el índice de Constant, el dolor, el arco de movimiento y la calidad del sueño mejoraron todos significativamente, si bien no se observó una mejoría estadísticamente significativa en cuanto a la capacidad para el trabajo. El resultado final guardaba relación con el grado de discapacidad inicial y con la etiología, teniendo mejor resultado el tratamiento de la rigidez idiopática que el de la rigidez postraumática. En contraste con el estudio de Holloway, Gerber obtuvo los resultados menos favorables en la población de pacientes con rigidez postraumática.

En la actualidad, en la rigidez de hombro por causas idiopáticas, degenerativas y postoperatorias o postraumáticas, los autores realizan una artroscopia en pacientes sometidos a una manipulación bajo anestesia solamente cuando se han agotado las medidas conservadoras. Realizada la exploración bajo anestesia, se valora la articulación mediante artroscopia y, cuando está indicado, se practica una sinovectomía bipolar por RF térmica. La realización de la sinovectomía antes de la manipulación defiende contra la excesiva extravasación de fluido de la cápsula durante la artroscopia. Dependiendo de las preferencias del cirujano, la liberación capsular se realiza bien en toda la circunferencia o circunferencialmente pero excluyendo la porción de la cápsula comprendida entre la posición horaria de las 5 y las 7 horas de la cavidad glenoidea (para evitar la lesión del nervio axilar), realizándose entonces la manipulación bajo anestesia.

Alternativamente, puede realizarse una manipulación inicial, y posteriormente se utiliza la artroscopia para desbridar cualquier sinovitis glenohumeral existente o tratar una patología coexistente. Si fracasa la manipulación cuidadosa para liberar suficientemente las contracturas, puede mejorarse el arco de movimiento mediante la capsulotomía ayudada por artroscopia y en ocasiones con una tenotomía parcial del subescapular. La manipulación glenohumeral deriva comúnmente en una hendidura variable, visible en el hueco axilar y en la cápsula anterior. Si la manipulación precede a la artroscopia, debe tenerse cuidado de minimizar la presión del fluido y del tiempo quirúrgico para impedir la excesiva extravasación de fluidos dentro de las partes blandas axilares que rodean el nervio axilar y el haz neurovascular braquial.

Sepsis

Al igual que en cualquier otra articulación sinovial, la artritis séptica del hombro constituye una indicación para realizar una exploración, irrigación y desbridamiento quirúrgico de urgencia. Tradicionalmente, esta maniobra requería una disección y artrotomía quirúrgica abierta, las cuales podían originar distintos grados de dolor, rigidez y formación de cicatrices postoperatorias. En este caso, la visibilidad tan extraordinaria y la mínima alteración de las partes blandas que permite la artroscopia la convierten en un método idóneo. De hecho, es posible desbridar la parte superior con mucha menor disección que con la técnica abierta. Sin embargo, es aconsejable realizar una RM preoperatoriamente para evaluar la extensión de la infección. Los abscesos extraarticulares y la osteomielitis no pueden tratarse de forma eficaz mediante artroscopia.

En el tratamiento de la articulación glenohumeral séptica se ha utilizado con éxito el desbridamiento con lavado artroscópico combinado con aspiración continua y antibióticos intravenosos.[51,254] Debe tenerse cuidado de realizar una completa inspección y sinovectomía, lo que requiere la visualización e instrumentación a través de ambas vías de abordaje, la anterior y la posterior. Deben explorarse y desbridarse los recesos subescapular y supraglenoideo (cefálico y medial a la inserción del bíceps), así como el hueco axilar. Debe prestarse especial atención a la vaina del tendón del bíceps, la cual es una potencial zona de diseminación extraarticular de la infección. Si la vaina se rasga, se encuentra muy distendida y llena de residuos, está indicado el desbridamiento abierto.

Artritis acromioclavicular

Desde hace tiempo se acepta que la resección abierta del tercio distal de la clavícula, según la describen Mumford[230] y cols., es un tratamiento apropiado para la artrosis sintomática de la articulación AC, siendo sus resultados satisfactorios entre el 85% y el 95% de los pacientes.[269,290,335] Se han descrito resultados similares en seguimientos a corto y medio plazo en varias series de pacientes sometidos a resección artroscópica.[28,67,96,103,153,173,192,304,323] Las ventajas de la resección artroscópica incluyen un menor grado de traumatismo quirúrgico y posiblemente una recuperación funcional postoperatoria más rápida.[28,153,173] En el tratamiento de la osteólisis clavicular distal mediante la resección artroscópica de Mumford, Zawadsky y cols.[381] publicaron un porcentaje de resultados buenos y excelentes del 92%, durante un seguimiento medio de 6,2 años. Se produjeron tres fracasos en pacientes que tenían una osteólisis relacionada con una etiología traumática. Martin y cols.,[201] tras realizar una descompresión subacromial artroscópica como complemento a la descompresión subacromial en pacientes con compresión subacromial y patología AC concomitante, publicaron un porcentaje de satisfacción de los mismos del 100% durante un seguimiento medio de 4 años y 10 meses. Veintidós de los 25 (88%) atletas de competición de la cohorte pudieron volver a competir al mismo nivel que lo hacían previamente.[201]

Como se ha comentado previamente, se han descrito resultados decepcionantes tras la resección AC incompleta,[93] aunque en general los resultados son excelentes cuando está indicado el procedimiento y se lleva a cabo una resección completa. Las complicaciones de este procedimiento son raras, si bien incluyen la rotura instrumental, hematomas, neuropatía por tracción, infecciones, fractura acromial, distrofia simpática refleja y recidivas, así como un caso de reosificación y fusión de la articulación AC.[329] Recientes estudios de Buford y cols.[34] no han mantenido los resultados del cepillado AC descrito por Fisher y cols.,[93] aunque en nuestras manos el procedimiento del cepillado no ha presentado ningún problema desde el punto de vista clínico.

Se han utilizado dos técnicas diferentes de resección AC, con frecuencia en combinación: la subacromial lateral (indirecta) y la aproximación superior (directa).

La aproximación subacromial lateral, indirecta, requiere al menos una acromioplastia parcial anterior y la escisión del ligamento coracoacromial para la visualización e instrumentación. Por ello, esta aproximación está indicada si una patología del manguito de los rotadores coexistente hace necesaria la descompresión subacromial concurrente. También puede utilizarse cuando hay un gran espolón articular acromial como elemento aislado de una artrosis de la articulación AC. Finalmente, puede ser necesaria en casos en los que una artrosis AC aislada o la presencia de osteofitos marginales hipertróficos impidan la instrumentación directa de la articulación AC.

La aproximación superior, directa, evita el traumatismo de la superficie acromial inferior y del arco coracoacromial. Por ello, está indicada en la patología aislada de la articulación AC en la que no es necesaria la descompresión subacromial y es posible la penetración directa de la articulación AC.

Cuerpos libres

Los cuerpos libres glenohumerales condrales u osteocondrales pueden ser debidos a una artritis degenerativa, una condromatosis sinovial, traumatismo u otros trastornos. A menudo, estos fragmentos se alojan en el hueco axilar, en la bolsa subescapular o en la vaina del tendón del bíceps (Fig. 8-19). La artroscopia permite mejor visualización de estos recesos capsulares que las técnicas abiertas. Por ello se ha utilizado con éxito en la extracción de los cuerpos libres condrales y osteocondrales.[251,370]

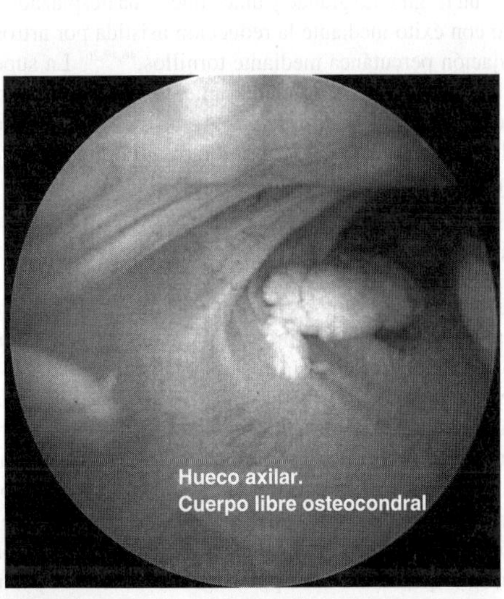

Fig. 8-19 • Vista artroscópica del hueco axilar desde el orificio posterior primario que muestra un cuerpo libre osteocondral.

Fracturas glenohumerales

Hay un grupo de fracturas intraarticulares glenohumerales que se ha demostrado que pueden reducirse mediante artroscopia y una fijación interna percutánea. Fracturas del troquíter con avulsión y desplazamiento pueden reducirse mediante artroscopia intraarticular y visualización bursoscópica subacromial.[114,279] Además, ambas superficies del manguito de los rotadores pueden ser valoradas cuidadosamente para buscar desgarros asociados. Dependiendo del tamaño del fragmento y para fijarlo, se colocan uno o dos tornillos retrasados canalados percutáneamente a través del músculo deltoides. Esta aproximación minimiza el traumatismo quirúrgico necesario para obtener y mantener la reducción anatómica durante la curación de la fractura.

Schai y cols.,[293] tras la evaluación artroscópica de 80 hombros que habían sufrido una fractura, observaron un significante número de lesiones labrales, capsuloligamentarias, del manguito de los rotadores y cartilaginosas que no habían sido identificadas durante la exploración clínica o en estudios de imagen preoperatorios. La incidencia de lesiones labrales osciló entre un 31% y un 56%, dependiendo de la naturaleza de la fractura y del mecanismo. Kim y Ha[174] publicaron los resultados del desbridamiento artroscópico o de la reparación en el lado bursal de desgarros del manguito de los rotadores con espesor parcial en pacientes con fracturas postraumáticas del troquíter muy poco desplazadas. La cohorte de 23 pacientes padeció dolor crónico del hombro de 6 o más meses de duración tras la fractura, presentando todos desgarros parciales del manguito y compresión subacromial. En el 87% de los pacientes se obtuvieron resultados buenos o excelentes, con unos resultados funcionales ligeramente peores en personas que realizaban con frecuencia actividades levantando los brazos por encima de la cabeza. Los autores concluyeron que el desbridamiento artroscópico o la reparación constituyen un procedimiento apropiado para tratar los síntomas crónicos tras fracturas del troquíter que presentan un desplazamiento mínimo (de 0 mm a 4 mm).

Similarmente, fracturas intraarticulares de la cavidad glenoidea con un fragmento grande y único que se ha desplazado se han tratado con éxito mediante la reducción asistida por artroscopia y la fijación percutánea mediante tornillos.[46,47,267] La superficie articular puede reducirse meticulosamente para limitar la posibilidad de una artrosis posquirúrgica. Al mismo tiempo, deben tratarse los desgarros labrales y otros daños intraarticulares que pudieran estar asociados.

Bursitis escapulotorácica y crepitación escapular

La bursitis escapulotorácica o el síndrome de la «crepitación escapular» constituye una infrecuente causa de molestia en el hombro. Aunque este trastorno fue descrito inicialmente por Boinet[31] y ampliado por Milch y Burman,[218] ha recibido poca atención en la bibliografía, probablemente debido a su rareza. Las causas de este trastorno pueden agruparse en general dentro de una de las tres categorías, las cuales incluyen cambios en la estructura ósea, cambios en la musculatura escapular e inflamación de la bolsa escapulotorácica.[138] Los cambios geométricos en la arquitectura ósea pueden estar causados por un tubérculo de Luschka (nódulo fibroso del ángulo superomedial de la escápula), exostosis de otros tumores óseos de la escápula y de la pared torácica, tuberculosis, escápula alada y por la deformidad de Sprengel. Milch y Burman pensaron que la causa principal de la crepitación escapular se debía a una marcada angulación anterior de la porción supraespinosa de la cara medial de la escápula.[218] Edelson[81] examinó 700 muestras escapulares secas y encontró una incidencia del 6% de excrecencias óseas en el tubérculo de Luschka, una incidencia del 8,5% de angulación anterior mayor de 35° en la espina escapular y una incidencia del 22% de un «cuerno de rinoceronte» en la inserción inferolateral del músculo redondo mayor. Los autores postularon que tales cambios en la arquitectura escapular podrían originar crepitación o irritación. También se han descrito etiologías postraumáticas.[280]

Tradicionalmente los síntomas se han tratado mediante medidas conservadoras, siendo sus resultados razonablemente buenos.[138] En caso de pacientes con crepitación recalcitrante, se han descrito esporádicamente en la bibliografía técnicas abiertas para tratar la crepitación escapular que han tenido resultados favorables. Milch[217] describió en principio la resección de la prominencia anterior de la escápula. Sisto y Jobe[301] publicaron acerca de la bursectomía abierta del tejido bursal en el ángulo inferomedial de la escápula en lanzadores profesionales de béisbol, y recientemente Nicholson y Duckworth[243] publicaron un 100% de resoluciones de la crepitación dolorosa tras la bursectomía efectuada en 17 pacientes con síntomas escapulares dolorosos y no remitentes. Sólo 5 pacientes de esta serie requirieron una resección o una resección de revisión del ángulo superomedial de la escápula.

El tratamiento artroscópico de la escápula crepitante fue introducido en primer lugar por Ciullo.[55] Este resumen describió la resolución de los síntomas en 7 de los 9 pacientes que habían sido sometidos a una resección artroscópica de las adherencias dentro de la bolsa escapulotorácica. Ruland y cols.[289] y Chan y cols.,[52] realizaron disecciones anatómicas y describieron vías de acceso seguras a la bolsa escapulotorácica y a la escápula superomedial. Harper y cols.[138] publicaron una técnica para la resección artroscópica del ángulo superomedial de la escápula en 7 pacientes con crepitación escapular resistente al tratamiento conservador. Un procedimiento fue abandonado debido a la tumefacción intraoperatoria y un paciente sufrió una infección menor de la herida. Sin embargo, los autores publicaron la resolución exitosa de los síntomas en todos los pacientes operados.

La relativa rareza de la patología de la articulación escapulotorácica y el relativo éxito obtenido con el tratamiento conservador hacen probable que sean pocos los cirujanos que lleguen a tener una amplia experiencia con la bursoscopia escapulotorácica. Indicaciones para la artroscopia o el tratamiento abierto de la crepitación escapular incluyen la crepitación persistente y dolorosa al efectuar el arco de movimiento, que no responde al reposo prolongado, a los AINE, a la fisioterapia y, quizás, a la inyección bursal de esteroides. En tales casos, la tomografía computarizada con reconstrucciones tridimensionales puede mostrar un estrechamiento de la articulación escapulotorácica, o la RM puede revelar una inflamación bursal o la presencia de anomalías osteocartilaginosas, fibrosas u óseas. Aunque no existen grandes series de casos de bursectomía escapulotorácica o de resección ósea artroscópicas con seguimientos a largo plazo, parece que la bursoscopia y la bursectomía escapulotorácicas, con o sin resección de las anomalías arquitectónicas de la escápula, son un procedimiento factible y relativamente seguro en manos de un artroscopista experimentado.

TÉCNICAS QUIRÚRGICAS EN PROCEDIMIENTOS ARTROSCÓPICOS SELECCIONADOS

Equipo y preparación del quirófano

La artroscopia del hombro debe realizarse con el paciente en decúbito lateral o bien en la denominada posición de silla de playa. Cuando se elige la posición de silla de playa, se utiliza una mesa de quirófano estándar que permita la flexión de la cadera y la rodilla. El paciente debe colocarse de forma cuidadosa, de manera que el hombro a operar tenga el borde medial de la escápula en descarga para facilitar el acceso total tanto a la parte anterior como a la posterior del hombro. Dicha posición puede lograrse utilizando como soporte bien un saco de vacío o un módulo de sección troncular con secciones «recortables» extraíbles detrás de cada hombro. No se requiere ningún dispositivo de tracción del miembro superior, aunque puede ser muy útil una sujeción articulada del antebrazo para la colocación intraoperatoria del hombro (Fig. 8-20).

En la posición de decúbito lateral se utiliza una mesa de fracturas estándar con reposa-riñones almohadillado. Al pie de la mesa y en el lado contralateral se coloca un dispositivo de tracción del hombro para permitir la abducción y flexión del hombro operado. La tracción se logra mediante un sistema de polea suspendida con un peso aproximado de entre 2,5 kg y 5,5 kg, dependiendo del tamaño del paciente. Debe tenerse cuidado de evitar la tracción excesiva sobre la extremidad, porque un exceso de tensión sobre el plexo braquial podría derivar en una neuropraxia transitoria.[175] Paulos y cols. publicaron un 30% de incidencia de neuropraxia transitoria tras artroscopia del hombro utilizando tracción.[263]

El monitor de televisión y el equipo de vídeo se colocan contralateralmente al hombro intervenido, de cara al cirujano. La solución irrigadora artroscópica, la fuente de luz y la toma de corriente de la fresadora se colocan en el mismo lado el monitor. En nuestro centro utilizamos un sistema de bombeo de suero salino cerrado, de flujo continuo y con monitorización de la presión. Este sistema proporciona una distensión capsular y hemostasia consecuentes, incluso cuando se utiliza un sistema artroscópico de fresado-succión. Si el control de la presión sanguínea del paciente no es adecuado o se prefiere una baja presión de distensión capsular, puede añadirse epinefrina a la solución irrigadora.

El equipo necesario en la artroscopia del hombro incluye lo siguiente:

1. Un artroscopio de 30°, de 4,5 mm.
2. Una videocámara y un monitor.
3. Un sistema monitorizado de succión-fresado con resectores de radio total de varios tamaños y fresas artroscópicas.
4. Un sistema intercambiable de cánula de alto flujo que permita la entrada del fluido, el sellado del instrumental y la inserción de la rasuradora.
5. Según las preferencias del cirujano, un sistema de monitorización de la presión de bombeo del fluido o un sistema de flujo basado en la gravedad.
6. Un juego completo de instrumentos artroscópicos manuales básicos.
7. La instrumentación específica designada para pasar suturas y colocar inserciones cuando está indicado en la reparación del manguito de los rotadores o para el tratamiento de la inestabilidad.

Anestesia y exploración bajo anestesia

A diferencia de la artroscopia de la rodilla, rara vez se utiliza anestesia local en el hombro. Las gruesas capas de tejido subcutáneo y músculo que cubren el hombro dificultan la aplicación adecuada de la anestesia para el examen artroscópico completo.

Aunque la anestesia general con intubación endotraqueal es ampliamente utilizada, nosotros realizamos la mayoría de los pro-

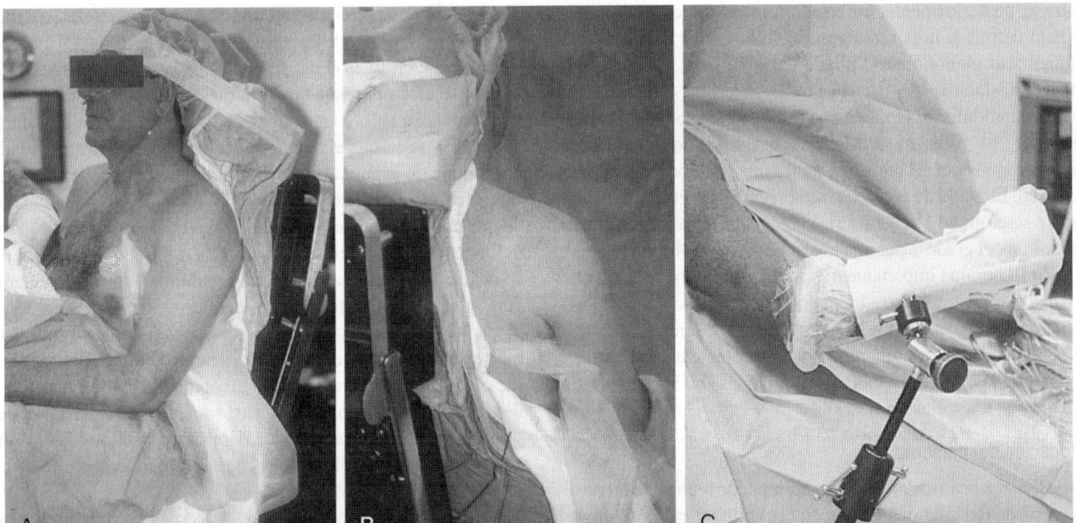

Fig. 8-20 • Vistas anterior (**A**) y posterior (**B**) de un paciente en posición en «silla de playa» con un soporte de colchón de vacío. Obsérvese que puede accederse a toda la cintura escapular. **C,** Soporte de antebrazo articulado y estéril, útil para colocar el brazo intraoperatoriamente.

cedimientos artroscópicos del hombro mediante el bloqueo anestésico regional interescaleno con mepivacaína al 1,5%. Esta técnica proporciona entre 3 y 4 horas de excelente anestesia, una rápida recuperación y, cuando es adecuado, el alta del paciente el mismo día, garantizando la seguridad.

Tras la inducción de la anestesia, se realiza una exploración bajo anestesia. Se verifica el arco pasivo de movimiento y se valora la estabilidad glenohumeral en direcciones anterior, posterior e inferior, independientemente del diagnóstico preoperatorio. Por ejemplo, en ocasiones el síndrome de compresión es secundario a una inestabilidad oculta que es difícil de detectar en el paciente sin anestesia. Además, los pacientes con una inestabilidad unidireccional en el examen preoperatorio muestran un componente multidireccional cuando se realiza una exploración bajo anestesia.

Aunque existen varios métodos para examinar la laxitud ligamentaria glenohumeral, los autores prefieren una modificación de la maniobra de «carga y desplazamiento» de Hawkins.[145] El brazo se sostiene en una posición de rotación neutra y 45° de abducción con la escápula estabilizada en la mesa quirúrgica. El examinador se coloca detrás del hombro que se va a operar agarrando el codo ipsolateral con la mano derecha en el caso del hombro derecho y con la mano izquierda en el caso del izquierdo. Esta mano produce entonces una carga axial sobre el vástago humeral, comprimiendo la cabeza humeral sobre la superficie glenoidea. Con la mano opuesta, el examinador agarra el tercio medio del húmero trasladando la cabeza humeral en dirección anterior, posterior e inferior. Se debe evaluar el grado de traslación en todas las direcciones. La laxitud grado 1 se caracteriza por una traslación sin que la cabeza humeral «se asiente» en el reborde glenoideo. En la laxitud grado 2, la cabeza cabalga y «se asienta» en el reborde glenoideo o lo sobrepasa ligeramente, aunque se reduce espontáneamente. La laxitud grado 3 se presenta cuando la cabeza puede trasladarse sobre reborde glenoideo permaneciendo «trabada» en sentido anterior o posterior al retirarse la fuerza de traslación, conservando la carga axial. El examen debe realizarse en rotación neutra y, posteriormente, en rotación interna y externa máxima para definir si la porción anterior o posterior del complejo ligamentario glenohumeral puede tensarse para reducir o eliminar la traslación.

La laxitud inferior también puede evaluarse mediante el «test del surco».[92,145] El brazo se coloca al costado en posición neutra. El examinador sujeta el húmero y aplica una tracción axial en sentido distal. El grado de traslación se aprecia como en el caso anterior. Un surco grado 1 se caracteriza por una traslación inferior menor de 1 cm, el grado 2 por una traslación de entre 1 cm y 2 cm, y el grado III por una importante traslación inferior mayor de 2 cm.

Nosotros creemos que a menudo es beneficioso repetir la exploración tras haber colocado y preparado al paciente. La posición en silla de playa proporciona una excelente estabilidad del cuerpo y de la escápula para la exploración, habiéndose logrado la relajación muscular y anestesia.

Colocación del paciente

Pese a que la artroscopia de hombro puede realizarse en posición sentada (en silla de playa) o en decúbito lateral, los autores utilizan exclusivamente la posición de silla de playa en los procedimientos del hombro anteriores o posteriores.

Nosotros creemos que la posición en silla de playa tiene varias marcadas ventajas sobre la posición lateral. La principal es que se puede cambiar desde una aproximación artroscópica a una aproximación quirúrgica del hombro sin variar la posición ni la preparación del paciente. La anatomía capsular dentro de la articulación glenohumeral no presenta una actitud distorsionada, que sí se produce al realizar una tracción del brazo. Este factor tiene una gran importancia durante la estabilización artroscópica, puesto que la laxitud del ligamento glenohumeral debe valorase con precisión, teniendo así el cirujano la ventaja de poder reparar los tejidos bajo una mínima tensión. Asimismo, la movilidad del brazo es mayor en la posición de silla de playa, lo que permite al cirujano o al ayudante colocar el brazo y el hombro de forma que se obtenga una visibilidad completa del espacio intraarticular y subacromial. Durante la reparación y estabilización artroscópica del manguito de los rotadores, es indispensable colocar el brazo en una posición exacta. Además, situando la articulación en posición vertical y el brazo en el costado, la anatomía externa es más fácil de observar y palpar. La posición recta facilita al equipo de anestesia manipular las vías aéreas cuando es necesario, siendo la posición de sentado más cómoda que la lateral para el paciente despierto. Si se utiliza una anestesia con bloqueo interescaleno, el paciente despierto en posición erecta puede observar el procedimiento en un monitor situado en alto. Por último, se reduce considerablemente el riesgo de una neuropraxia inducida por tracción.

Descripción de la posición en silla de playa

El paciente se coloca en posición supina sobre la mesa quirúrgica plana sobre un colchón de vacío que abarque todo el cuerpo. Tras lograrse un bloqueo adecuado del interescaleno, el paciente se vuelve a recolocar sobre el borde lateral del colchón y de la mesa, de manera que el hombro a intervenir se encuentre exactamente en, o sobrepasando, el borde de la mesa. Hay que tener cuidado de que el paciente esté *completamente* desplazado hacia el borde lateral de la mesa, de forma que no pueda hundirse hacia los lados al levantar el respaldo de la misma. A continuación, se flexiona la mesa centralmente a nivel de la cadera entre 30° y 40°, se coloca una almohada detrás de las rodillas, flexionándose las rodillas aproximadamente unos 45° con una placa de pie en ligero contacto con los pies del paciente. Finalmente, se eleva el respaldo de la mesa unos 70° a 80° desde la horizontal. Se coloca un estrecho soporte de cabeza de espuma adaptado y se adapta el hueco de vacío alrededor de ambos lados del bloque de espuma soporte para mantener la cabeza y la columna cervical en flexión neutra y en rotación. La parte del hueco que queda posteriormente al hombro operatorio se recoge medialmente respecto del borde medial de la escápula, mientras que se adapta la porción adyacente a la cintura y muslo ipsolateral para que acoja la parte inferior del cuerpo. Una vez establecido el vacío, el paciente y el hueco se desplazan de nuevo más lateralmente para llevar el hombro operatorio sobre el borde de la mesa hasta el borde medial de la escápula. Se coloca un cinturón de seguridad como precaución para impedir que el hueco se desplace fuera de la mesa durante la operación y se pierda el vacío. La mesa puede inclinarse si es necesario para colocar el tronco en posición vertical.

Si se realiza correctamente, esta técnica permite al cirujano obtener acceso libre a toda la cara anterior y posterior de la cintura escapular, incluyendo la escápula completa (Fig. 8-20).

Se aplica cinta adhesiva sobre la frente del paciente y alrededor del colchón para impedir la flexión o la rotación cervical si el paciente se duerme. En todo momento la cabeza debe descansar en una posición de flexión y rotación neutra. Se deben evitar en especial la extensión cervical y la rotación contralateral para prevenir la tracción del plexo braquial ipsolateral.

Antes de colocar los campos, en la barandilla de la mesa, se instala una base para el aparato articulado que sostiene el brazo. La extremidad superior, la cintura escapular y el cuello se esterilizan y se cubren con campos de la manera tradicional.

ARTROSCOPIA DIAGNÓSTICA

Anatomía básica y colocación del orificio de entrada

Orificio de entrada primario posterior

El primer paso para colocar con precisión un orificio de entrada en la cintura escapular es identificar las principales referencias anatómicas subcutáneas. En la piel del paciente se deben señalar con claridad la espina escapular, los bordes acromiales, la articulación AC, la clavícula y la apófisis coracoides. A continuación se palpan la cabeza humeral y la articulación glenohumeral colocando los otros dedos en la parte anterior y el pulgar en la parte posterior, moviendo la cabeza humeral en dirección anteroposterior sobre la glenoides. El orificio de entrada posterior primario puede localizarse como un «punto blando» en la región triangular entre el acromion, la glenoides y la cabeza humeral, palpándose con el pulgar en esta posición; este punto es variable, pero casi siempre se sitúa en un punto 2 cm medial y entre 2 cm y 3 cm distal a la punta posterolateral del acromion (Fig. 8-21). La estructura neurovascular más importante y más cercana es el nervio axilar y los vasos circunflejos humerales posteriores, que se sitúan en un punto caudal al vientre del músculo redondo menor. La localización final del plano articular se realiza colocando el dedo índice en la punta subcutánea de la apófisis coracoides. Con el pulgar colocado en el «punto blando» posterior (que es la ubicación del orificio de entrada posterior primario), estos dos dedos definen el plano sagital oblicuo de la superficie articular glenoidea.

Dado que el bloqueo interescaleno suele anestesiar de manera incompleta los tejidos superficiales de la porción posterior de la cintura escapular, la dermis que recubre el orificio de entrada posterior se infiltra con lidocaína al 1% y una solución de epinefrina al 1:300.000. A continuación se introduce una aguja espinal desde el «punto blando» situado en la parte posterior hasta un punto situado exactamente medial a la localización subcutánea de la apófisis coracoides, para confirmar la localización de la articulación y la adecuada colocación del orificio de entrada posterior. Una aspiración suave confirmará la presencia de líquido sinovial, pudiéndose entonces si se desea distender la articulación con 50 ml a 60 ml de una solución de epinefrina.

Por la misma vía que se introdujo la aguja espinal se introduce dentro del hombro una manga artroscópica de alto flujo con un trocar despuntado. La cápsula distendida proporciona una diana que puede ser penetrada por el trocar. Al igual que al utilizar la aguja espinal, se notará un claro «pop» cuando la cánula pase entre los intervalos del infraespinoso y el redondo menor, penetrando en la cápsula. Si se perfora, un flujo de la solución confirma que la cánula se ha colocado intraarticularmente. Se retira el trocar y se inserta el artroscopio con la fuente de luz, a través de la cánula, dentro de la articulación. A través de la cánula del

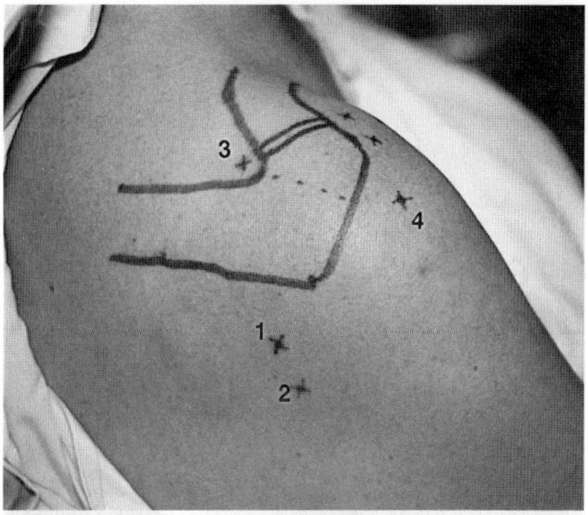

Fig. 8-21 • Cara posterior del hombro derecho donde se han dibujado los límites subcutáneos de la espina escapular, del acromion, de la articulación acromioclavicular y de la clavícula. Las X numeradas representan las potenciales zonas de los orificios: el posterior primario (1), el posteroinferior (2), el supraespinoso (Neviaser) (3) y el lateral subacromial (4).

artroscopio se establece un flujo entrante, pudiéndose visualizar la articulación.

La cámara artroscópica se orienta perpendicularmente al suelo para que la línea articular aparezca en el monitor en una orientación «anatómica» sagital. En este proceso de orientación, la posición cefálica de la porción intraarticular del tendón del bíceps proporciona una clara referencia anatómica.

Orificio de entrada anterosuperior

Antes de llevar a cabo el examen primario de la articulación, se establece un orificio de entrada anterosuperior con una cánula desechable que posea una embocadura lateral para la salida de fluidos. Es muy importante conservar esta vía de salida, puesto que incluso una mínima cantidad de sangre podría enturbiar el campo artroscópico, aunque este problema se puede prevenir fácilmente mediante una presión hidrostática intraarticular constante y con un recambio de fluidos.

Después de localizar el tendón bicipital y orientar la articulación glenohumeral en el eje vertical, se localiza el espacio triangular, en el que se situará el orificio de entrada anterosuperior. Este espacio intraarticular se encuentra limitado en la cara superolateral por el tendón bicipital, en la cara inferior por el tendón del subescapular y en la cara medial por la porción anterosuperior de la cavidad glenoidea (Fig. 8-22). El tendón del subescapular se reconoce como una estructura tendinosa, redondeada, definida y horizontal situada en la porción anterior de la cápsula.

Posteriormente se elige la localización de la puerta de entrada externa en la cara anterior del hombro. Esta zona varía de un paciente a otro y depende de la patología específica a tratar, aunque, en general, un aceptable orificio de entrada se situaría 1 cm lateralmente y de 1 cm a 2 cm en situación cefálica al borde lateral subcutáneo de la apófisis coracoides (Fig. 8-23). La ubicación del orificio en esta región evita potenciales lesiones de las estructuras neurovasculares en esta área. Estudios anatómicos del

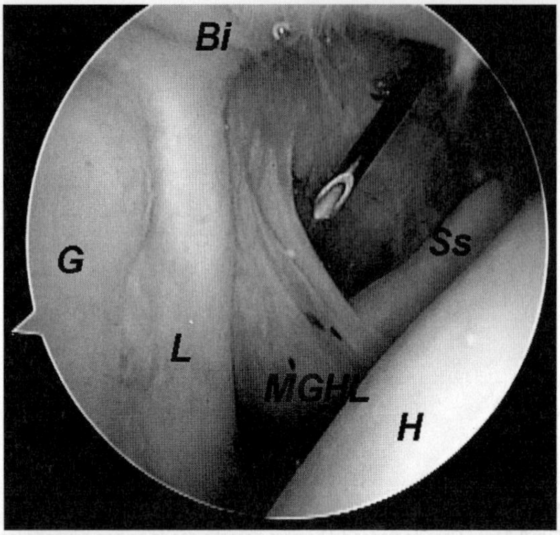

Fig. 8-22 • Vista artroscópica desde el orificio posterior primario en el hombro derecho que muestra el denominado triángulo anatómico anterior. Es a través de este espacio, limitado por el tendón del bíceps (Bi), la cavidad glenoidea (G) y el labro (L), y el tendón del subescapular (Ss), por donde el orificio principal anterosuperior penetra en la articulación. El portal anteromedial penetrará justamente en sentido cefálico al margen superior del tendón del subescapular. Hay que tener cuidado de dirigir los instrumentos entre la cavidad glenoidea y la cabeza humeral (H). Obsérvese la aguja espinal utilizada para determinar la zona y la angulación de la entrada exterior.

orificio de entrada anterior llevados a cabo por Matthews y cols. han demostrado que la región medial a la apófisis coracoides contiene el plexo braquial y la arteria y vena axilares. En la región inferior y lateral representan un riesgo los nervios musculocutáneo y subescapular.[204] Una vez bien establecidas estas referencias articulares externas e intraarticulares, se introduce una aguja espinal en la articulación desde la puerta de entrada externa, de manera que penetre el triángulo intraarticular (véase Fig. 8-22). Con una aguja espinal de calibre entre 18 y 14 puede realizarse una exploración rudimentaria del hombro tanto en cuanto a drenaje como a «ensayo». Esta técnica proporciona al cirujano una rápida valoración de la lesión patológica a tratar, pudiendo también utilizarse para valorar si el orificio de entrada está correctamente situado antes de realizar la incisión cutánea. Antes de retirar la aguja se observa la orientación de la misma, realizándose una incisión dérmica de 5 mm en la zona donde se encuentra la aguja. Siguiendo el trazado de la aguja espinal, se inserta una cánula de drenaje con un trocar sin punta extraíble. Se establece el drenaje y se lleva a cabo una exploración articular completa.

Otros orificios de entrada adicionales

Orificio de entrada anteromedial

El orificio anteromedial es una variante del orificio de entrada anterosuperior básico descrito previamente. Este orificio está diseñado para penetrar en la articulación exactamente por encima del borde cefálico del tendón del subescapular. El orificio externo varía en cada persona, pero por lo general se sitúa exactamente a un lado y adyacente o ligeramente distal a la punta de la apófisis coracoides (Fig. 8-23). La cánula introducida en esta situación y orientación permite establecer una entrada superolate-

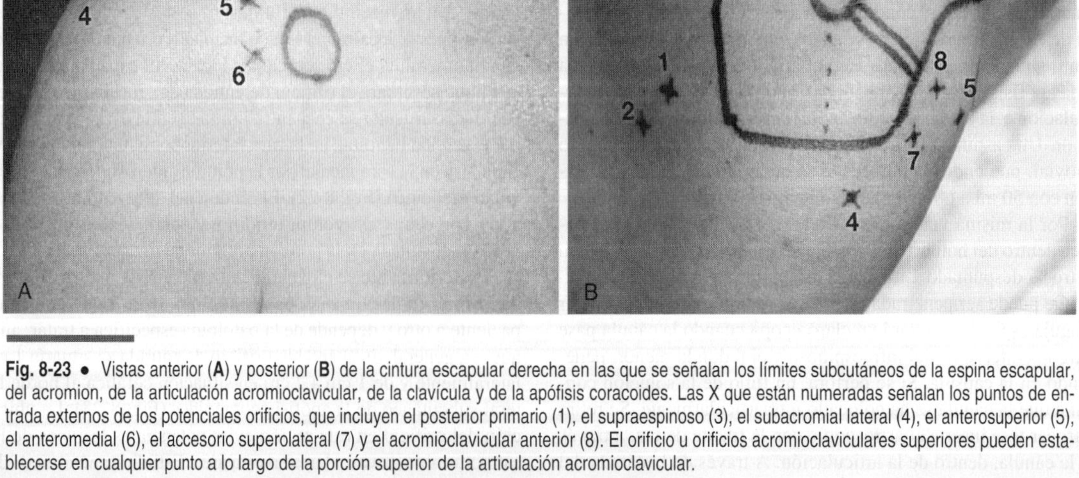

Fig. 8-23 • Vistas anterior (A) y posterior (B) de la cintura escapular derecha en las que se señalan los límites subcutáneos de la espina escapular, del acromion, de la articulación acromioclavicular, de la clavícula y de la apófisis coracoides. Las X que están numeradas señalan los puntos de entrada externos de los potenciales orificios, que incluyen el posterior primario (1), el supraespinoso (3), el subacromial lateral (4), el anterosuperior (5), el anteromedial (6), el accesorio superolateral (7) y el acromioclavicular anterior (8). El orificio u orificios acromioclaviculares superiores pueden establecerse en cualquier punto a lo largo de la porción superior de la articulación acromioclavicular.

ral accesoria (véase más adelante), sin compresión canular. Esta combinación es sumamente útil en la estabilización anterior de partes blandas.

Orificio de entrada anteroinferior

Davidson y Tibone diseñaron un orificio de entrada anteroinferior para la articulación glenohumeral.[71] Este orificio también se realiza de «dentro hacia fuera». El húmero se coloca en abducción y se introduce una varilla roma de Wissinger dirigida hacia el hueco axilar siguiendo un trayecto lo más lateral posible. A continuación se disecan la dermis y el subescapular hasta la cápsula, insertándose una varilla palpable y una cánula. Los estudios en cadáveres revelan que el orificio discurre a través del tendón del subescapular, lateralmente a los tendones conjuntos del bíceps y del coracobraquial. La distancia media entre el orificio de entrada y el nervio musculocutáneo en 14 muestras cadavéricas fue de 22,9 mm ± 4,9 mm; la distancia media al nervio axilar fue de 24,4 mm ± 5,7 mm.[71] Aunque este orificio es útil en algunas situaciones, los autores no lo han encontrado necesario en la mayoría de sus procedimientos quirúrgicos. La potencial lesión neurológica yatrogénica sigue siendo un motivo de preocupación.

Orificio de entrada supraespinoso

El orificio supraespinoso, descrito por Neviaser, en ocasiones es útil para introducir fluidos o como orificio de observación para ver la porción anterior de la cavidad glenoidea en las maniobras de estabilización (descritas más adelante). Sin embargo, los autores no lo han encontrado necesario en la mayor parte de los procedimientos artroscópicos.

El punto de entrada es la fosa supraespinosa, limitado en la cara anterior por la clavícula, en la lateral por el borde medial del acromion y en la cara posterior por la espina escapular (véase Fig. 8-21). Este orificio se identifica introduciendo una aguja espinal a través de este punto, dirigida 20° en sentido lateral y 15° en sentido anterior. La punta de la aguja se identifica en la articulación por encima de la unión superoposterior del cuello glenoideo. A continuación se introduce una cánula a lo largo del mismo trayecto. En las disecciones anatómicas se ha demostrado que la cánula pasa a través del músculo trapecio y del vientre del músculo supraespinoso. El nervio y la arteria supraescapulares se encuentran en un punto 3 cm medial respecto de este orificio, lejos de una posible lesión cuando se confirma la orientación correcta.[240] En nuestro centro estamos satisfechos con la proyección lograda por los orificios superomedial y/o superolateral anterior situados en el intervalo de los rotadores justo anteriormente al borde anterior del supraespinoso. Estos orificios obvian la necesidad de crear una hendidura en el manguito de los rotadores tendinoso.

Orificios de entrada accesorios superolaterales (orificio del intervalo rotador)

Para observar e instrumentar simultáneamente la porción anterior de la cavidad glenoidea es posible añadir uno o más orificios superolaterales accesorios (todos ellos en dirección lateral y cefálica a la apófisis coracoides) (véase Fig. 8-23).[182] El orificio externo se sitúa en un plano anterior respecto al ángulo anterolateral del acromion. Penetra en la articulación a través del intervalo rotador, exactamente por delante del borde anterior del tendón del supraespinoso. Al igual que con los demás orificios anteriores, este orificio de entrada superolateral accesorio debe localizarse introduciendo una aguja espinal por vía percutánea bajo observación artroscópica antes de practicar la incisión cutánea.

Cuando el cirujano antes de la operación advierte la posible necesidad de orificios anteriores adicionales, el orificio inicial de drenaje anterosuperior se debe colocar lo más medial o lateralmente posible en el intervalo rotador. Cuando se utilizan múltiples orificios anteriores para practicar o «estacionar» suturas, se deben colocar las cánulas con el suficiente espacio medial y lateral como para evitar la compresión entre instrumentos y artroscopio. Con poca frecuencia, al situar orificios de entrada anteriormente al intervalo rotador, puede producirse una lesión de las ramas acromiales del ligamento toracoacromial. Esas lesiones se pueden cauterizar fácilmente bajo observación artroscópica.

Orificio de entrada posteroinferior (axilar)

Es útil contar con un orificio de entrada a la articulación glenohumeral posteroinferior para introducir o extraer líquido, extraer cuerpos libres, tratar desgarros capsulares inferiores o para tener un acceso eficaz al receso axilar para desbridar espolones de osteoartritis de la cabeza humeral. La posición de esta vía se identifica colocando una aguja espinal directamente en el hueco axilar bajo visión artroscópica directa desde una vía anterior. La incisión cutánea se sitúa entre 1 cm y 2 cm caudales al orificio posterior original (véase Fig. 8-21). Dada la proximidad de este orificio al nervio axilar, la cánula debe colocarse estrictamente a lo largo del trayecto de la aguja, teniendo cuidado de no desviarse caudalmente hacia la capa capsular del receso axilar. Para evitar una lesión yatrogénica, nosotros colocamos una guía de alambre y utilizamos un sistema de trocar-cánula romo canulado cuando trabajamos en esta región.

Orificios de entrada extraarticulares

Orificio de entrada subacromial posterior

El orificio de entrada subacromial posterior (PSAC) se realiza a través de la misma incisión cutánea que el orificio posterior primario (véase Fig. 8-21), siendo el orificio primario el que con mayor frecuencia se utiliza en la observación del espacio subacromial. Una vez completada la artroscopia glenohumeral, se extrae la cánula de la articulación glenohumeral y se redirige a través del deltoides dentro del espacio subacromial hacia el cuadrante anterolateral del acromion. En nuestro centro evitamos la infusión de fluido dentro del espacio subacromial previa a la colocación del artroscopio, dado que una colocación inadecuada de la aguja puede originar una distensión bursal y hacer la visualización difícil. Alternativamente, puede lograrse una confirmación táctil de la colocación en el espacio subacromial frotando la punta del trocar medial y lateralmente a lo largo de la superficie rugosa subacromial. A continuación se inserta el artroscopio y se inicia un flujo de fluido a baja presión. Una vez que se confirma que el artroscopio se encuentra en el espacio, se realizan varias irrigaciones extrayendo transitoriamente el escopio de la cánula de infusión y volviéndolo a colocar. La visualización se aumenta mucho colocando precozmente un orificio de entrada subacromial lateral (LSAC) para drenaje.

Orificio de entrada subacromial lateral

El LSAC es muy útil para observar e instrumentar el espacio subacromial. Se localiza de 2 cm a 3 cm distal al borde lateral de la porción mediolateral del acromion (dependiendo del tamaño del paciente) y posee varias ventajas (véanse Figs. 8-21 y 8-23).

En primer lugar, este orificio permite la triangulación del espacio subacromial. Dada la forma de arco de la típica superficie acromial inferior y la frecuente presencia de un osteofito anterior, es más fácil introducir los instrumentos en el espacio subacromial desde una aproximación lateral que desde una aproximación anterior o posterior. Mediante la aproximación lateral, los instrumentos se sitúan paralelos al ligamento coracoacromial, lo que simplifica la resección de esta estructura cuando está indicada. Además, esta vía es apropiada para observar, tomar muestras y sujetar los desgarros del manguito de los rotadores. Los desgarros pequeños se pueden reparar por vía artroscópica utilizando este orificio, o puede ampliarse a un desdoblamiento deltoideo mediante una aproximación de minicirugía, prolongando la incisión en dirección longitudinal o transversal.

El LSAC pasa directamente a través del deltoides y la fascia deltoidea hasta la bolsa subacromial lejos del nervio axilar, el cual se encuentra aproximadamente unos 5 cm distal del borde lateral del acromion. Antes de introducir la cánula, deben confirmarse la localización y el ángulo de alineamiento del portal mediante una aguja espinal. Es común que los cirujanos poco expertos coloquen el orificio demasiado cerca del borde lateral del acromion. En pacientes con una gruesa capa de tejido subcutáneo o con grandes osteofitos acromiales anterolaterales, la colocación del orificio tan proximal originará la compresión de los instrumentos sobre el borde acromial lateral e impedirá el acceso al espacio subacromial anterior, medial y posterior.

Nosotros encontramos más útil realizar una bursectomía limitada a través del orificio posterior y LSAC cuando éstos se han establecido. Comenzando en el acromion anterolateral y trabajando posterior y medialmente, se reseca la bolsa mediante una afeitadora artroscópica o mediante la ablación por RF. A medida que se retira lentamente el artroscopio la bolsa aparecerá como un «velo» vertical de tejido semitransparente. El artroscopio y el resector se mueven conjuntamente a través de este velo en sentido posterior. A medida que se resecan las bandas bursales, estas se desprenden y el espacio subacromial se «abre» lo suficientemente como para permitir la visualización del lado bursal del acromion, del ligamento coracoacromial de la fascia del deltoides y del manguito de los rotadores. Debe realizarse una bursectomía medial mediante un dispositivo de RF de electrocauterización, puesto que el tejido bursal graso y vascularizado, que está presente en la región de la articulación AC y del manguito de los rotadores musculotendinoso, puede sangrar profusamente si se reseca mediante afeitadora. Si se produce sangrado antes de que se haya realizado una bursectomía lateral suficiente, la fuente de la hemorragia podría ser difícil de aislar y coagular.

Orificio de entrada subacromial anterior

El orificio de entrada subacromial anterior (ASAC) es útil para el drenaje adicional o para la instrumentación durante la bursoscopia subacromial. El orificio de entrada externo se obtiene a través de la misma incisión que la del orificio anterosuperior establecido (véase Fig. 8-23). Al igual que al realizar el orificio de entrada PSAC, se sustituye un trocar en la cánula anterosuperior; entonces, la cánula se retira y se dirige de nuevo en dirección cefálica hacia el espacio subacromial.

Orificio de entrada acromioclavicular anterior

El orificio de entrada anterior a la articulación AC (AAC) ha demostrado ser muy útil durante la resección artroscópica clavicular distal y de la articulación AC. El orificio externo se sitúa por delante de la articulación AC y aproximadamente entre 1 cm y 2 cm distal al borde anterior subcutáneo de la clavícula (véase Fig. 8-23). La ubicación medial-lateral de la articulación AC puede confirmarse utilizando una aguja de calibre pequeño antes de establecer el orificio. Esta vía se instala para permitir instrumentar la cánula y colocarla en el espacio subacromial justo por debajo de la cápsula articular de la articulación AC.

Orificios de entrada superiores de la articulación acromioclavicular

Estos orificios de entrada AC superiores (SAC) también pueden ser útiles durante la resección del tercio distal de la clavícula y de la articulación AC. Los orificios de entrada externos se sitúan a lo largo de cualquier punto del borde cefálico de la articulación AC (véase Fig. 8-23). Sin embargo, para evitar un excesivo traumatismo a la porción cefálica de la cápsula y los ligamentos AC, los orificios deben situarse en una línea de forma que entren oblicuamente en la articulación AC y por los bordes anterosuperior o posterosuperior de la misma. De esta manera, la incisión cutánea del orificio de entrada ASAC se establece entre 5 mm y 8 mm por delante del borde anterosuperior de la clavícula, mientras que la incisión correspondiente para su contraparte PSAC posterior se encuentra a la misma distancia pero por detrás del borde posterosuperior. Al igual que con el orificio de entrada AC, antes de establecerlo es útil confirmar la posición de la articulación mediante una aguja.

El espacio articular (antes de la resección) a menudo es demasiado estrecho como para permitir el paso de un instrumento o de una cánula grande. Por tanto, estos orificios se establecen sin una cánula o colocando ésta sólo tras haber logrado la resección parcial de la articulación. Para ayudar a visualizar e instrumentar la articulación AC, es útil biselar el borde medial del acromion en la articulación AC desde los orificios de entrada LSAC o ASAC.

Es posible crear un orificio de entrada SAC directamente en la porción media articular. Si se lleva a cabo, tras la artroscopia se debe tener la precaución de suturar la cápsula articular AC cefálica, subcutánea, que se ha penetrado para prevenir el drenaje y la posible formación de una fístula. Para evitar esta complicación y la desestabilización de la cara lateral de la clavícula, nosotros raramente utilizamos esta vía.

Orificios de entrada escapulotorácicos

La posición del paciente y el establecimiento del orificio de entrada se exponen con detalle más adelante en este capítulo, en la sección de la técnica quirúrgica de la articulación escapulotorácica. El paciente se coloca en decúbito prono con el brazo a intervenir colgando libremente en posición de «ala de pollo» para con ello aletear y retraer el cuerpo escapular. Para la bursoscopia y el desbridamiento de la articulación escapulotorácica pueden utilizarse habitualmente tres orificios de entrada. Generalmente se establecen dos orificios mediales unos 3 cm a 4 cm por dentro del borde vertebral de la escápula, por debajo de la espina escapular, en la unión de los tercios superior y medio y del medio e inferior del borde vertebral escapular (véase Fig. 8-10). El trocar y la cánula deben angularse de forma casi paralela a la pared torácica para evitar que penetre inadvertidamente en la cavidad torácica. Recientemente se ha descrito un tercer orificio «de dentro hacia fuera»[52] localizado en la parte superior del cuerpo escapular; puede ser útil para desbridar prominencias óseas en el ángulo superomedial de la escápula. Es posible realizar una bursos-

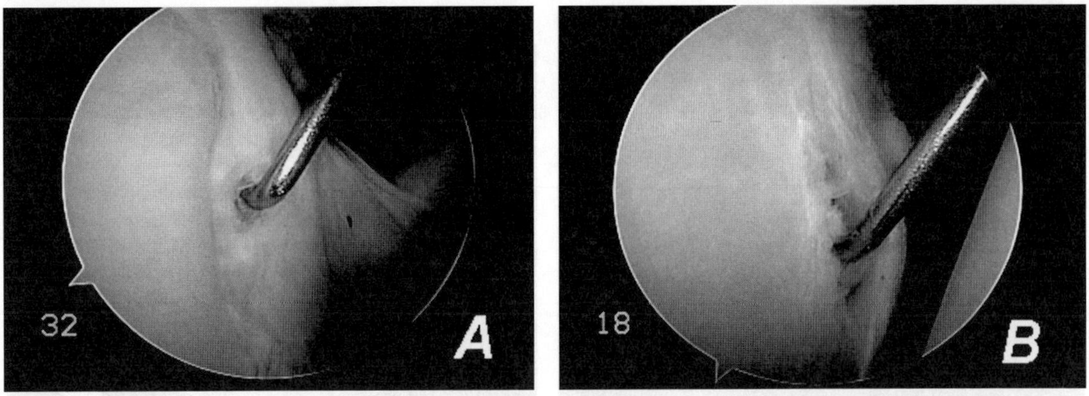

Fig. 8-24 • Vista artroscópica desde el orificio posterior primario en el hombro derecho que muestra (**A**) el sondaje del labro glenoideo anterior superior. Obsérvense las inserciones libres del «surco sublabral»: una variante normal. **B,** Sondaje del labro anteroinferior. Obsérvese la desinserción labral anteroinferior, compatible con un desprendimiento o desgarro patológico de Bankart.

copia, una bursectomía y la escisión de la eminencia superomedial sin establecer el orificio superior, lo cual puede suponer un riesgo para la arteria cervical transversa y para las estructuras neurovasculares dorsales escapular y supraescapular.[138,289]

Examen inicial de la articulación

Después de establecer los orificios posterior y anterosuperior primarios (intervalo rotador), se inspecciona el tendón del bíceps y su inserción mientras que se sonda el tendón a lo largo de su curso intraarticular. La inserción del tendón del bíceps en la parte superior de la cavidad glenoidea sirve como una referencia anatómica obvia para orientarse en la articulación. Comenzando aquí, se visualiza todo el complejo labral circunferencialmente, alrededor de la cavidad glenoidea. A través de la cánula anterior se inserta una sonda y se valora el labro para evidenciar cualquier desprendimiento o desgarro (Fig. 8-24). La sonda se coloca bajo la inserción del bíceps y, si es posible, se levanta dicha inserción (Fig. 8-25). El artroscopio se sitúa de forma que pueda observarse el espacio comprendido entre la inserción del bíceps y el reborde glenoideo superior. En esta región existe una amplia variación en la morfología anatómica del labro. El cirujano puede engañarse por una configuración labral «meniscoide» en la que la inserción superior del labro se encuentre ligeramente retrasada, pudiendo enmascararse como un desprendimiento patológico. Dicha variante meniscal se estabilizará mediante la maniobra del «despegado».[42] Para la inspección de la inserción, se eleva el brazo hasta 90° de abducción y se rota externamente. Esta posición originará una tracción sobre el tendón del bíceps no lesionado y, en casos patológicos, la inserción del bíceps se separará del reborde glenoideo. Estos trastornos también pueden diferenciarse por la presencia de cartílago articular normal en el punto de inserción labral, en situaciones normales, y por la presencia de tejido inflamatorio con eritema y restos fibrosos en los casos patológicos.

Mediante el artroscopio se sigue el tendón lateralmente hasta su emergencia lateral de la articulación sobre el complejo polea (SGHL, banda medial del ligamento coracohumeral, banda lateral del ligamento coracohumeral) y dentro del surco bicipital (Fig. 8-26). Con una sonda insertada sobre el bíceps, se puede tirar de éste hacia abajo a lo largo del borde anterior de la cavidad glenoidea. Esta técnica lleva al tendón «oculto» en el surco hasta la articulación para su inspección y también permite el examen de la integridad del sistema de poleas de tal forma que con esta maniobra de provocación se pondrá en evidencia la subluxación medial del tendón. Debe observarse cualquier evidencia de deformidad, eritema, deshilachado, desgarro o desinserción (Fig. 8-26).

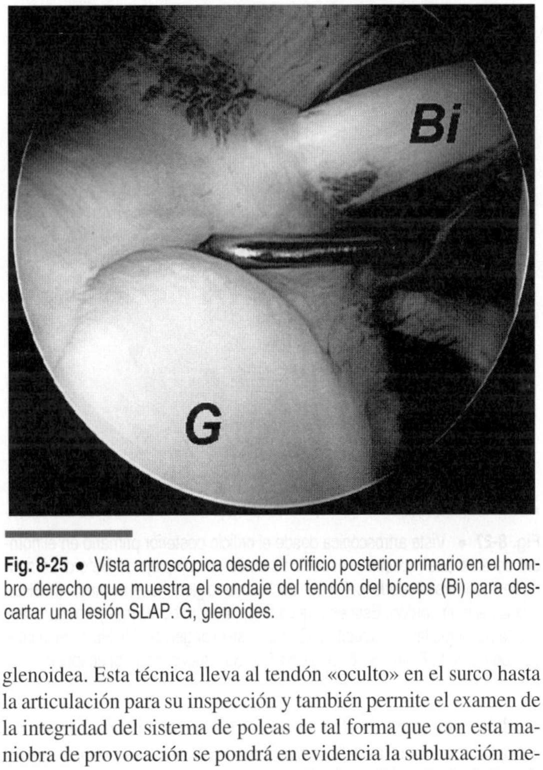

Fig. 8-25 • Vista artroscópica desde el orificio posterior primario en el hombro derecho que muestra el sondaje del tendón del bíceps (Bi) para descartar una lesión SLAP. G, glenoides.

Desde el orificio de entrada posterior primario, puede visualizarse el complejo capsulolabroligamentario anterior e inferior. El labro anterior se sigue desde la inserción del bíceps a lo largo de su curso en el labro anterior e inferior. Hay diferentes variaciones anatómicas, como el complejo de Buford y un agujero sublabral, que se han descrito previamente en este capítulo y que no deben confundirse con la lesión labral (Fig. 8-27). La sonda se utiliza para comprobar la integridad de la inserción del labro en

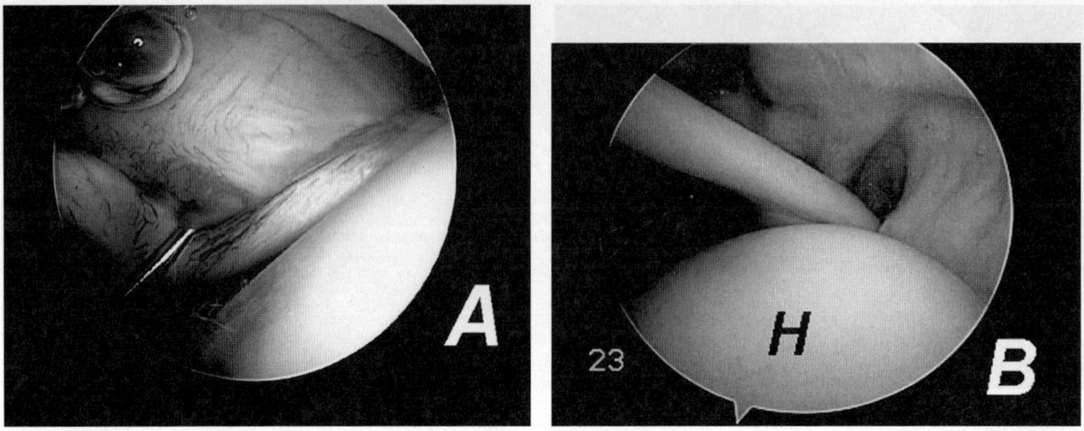

Fig. 8-26 • Vista artroscópica desde el orificio posterior primario en el hombro derecho que muestra (**A**) una tracción hacia abajo del tendón del bíceps, la cual hace que pueda verse la porción intertubercular «oculta»del tendón (obsérvese el eritema en el tendón), y (**B**) el tendón de bíceps cuando se desplaza a través del complejo de la polea del bíceps hasta el surco bicipital. H, cabeza humeral.

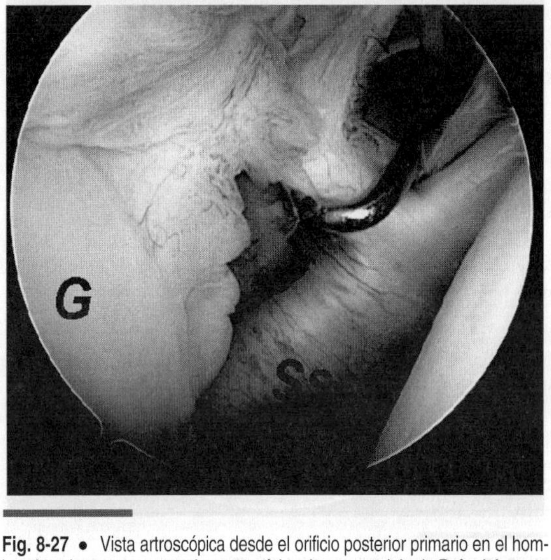

Fig. 8-27 • Vista artroscópica desde el orificio posterior primario en el hombro derecho que muestra el aspecto típico de un complejo de Buford. La sonda se encuentra alrededor del origen del ligamento glenohumeral medio (MGHL), que parece un cordón. Esta es una variante anatómica normal y no representa una patología labral específica. Compárese el origen del MGHL en esta imagen con el de la Figura 8-28. G, glenoides; Ss, tendón del subescapular.

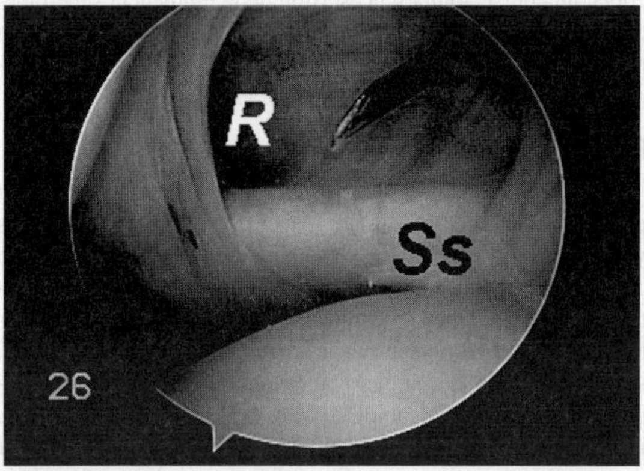

Fig. 8-28 • Vista artroscópica desde el orificio posterior primario en el hombro derecho que muestra el tendón del subescapular (Ss) al entrar en la articulación a través del receso subescapular (R). Obsérvese el origen normal del ligamento glenohumeral medio desde el labro anterosuperior, a la izquierda del tendón del subescapular.

el ribete glenoideo desde una posición media anterior (desde las 3 horas/derecha a las 9 horas/izquierda) hasta una posición inferior (las 6 horas derecha/izquierda). El tendón del subescapular es la estructura más marcada y evidente de la cápsula anterior (véase Fig. 8-22). Se aprecia al entrar en la articulación por el receso subescapular, el cual constituye la parte medial del intervalo rotador entre los ligamentos SGHL y MGHL (Fig. 8-28). El SGHL rara vez se aprecia medialmente y a menudo está oculto por el tendón del bíceps. Lateralmente, se identifica fácilmente como parte de la porción medial del complejo de la polea del bíceps (véase Fig. 8-26). El MGHL cuelga oblicuamente sobre la superficie profunda del tendón del subescapular, volviéndose tenso con la rotación externa. En la mayoría de los casos, el MGHL puede ser identificado en su origen en el labro anterosuperior. La división entre la porción anterior del complejo del IGHL (aIGHL) y el MGHL se encuentra señalada por la banda superior del aIGHL, la cual a menudo es una clara estructura que se observa directamente insertándose al labro en la porción inferior de la pared anterior (véanse Figs. 8-5 y 8-6). Durante la rotación externa y la abducción, puede observarse que el aIGHL se tensa. El aIGHL puede seguirse en sentido caudal hasta que se entremezcla en el hueco axilar (véase Fig. 8-7). En esta región, durante la rotación externa, la cápsula se tuerce y se tensa, lo cual disminuye considerablemente el volumen del hueco axilar. Se debe observar la inserción del aIGHL lateralmente en el cuello humeral. Como se ha mencionado previamente, Bach, Wolf y cols. han descrito una avulsión traumática de la inserción humeral del aIGHL como una causa potencial de inestabilidad del hombro.[18,371]

Con el brazo colgando en un costado del paciente y el húmero en rotación neutra, se coloca la punta de observación del artroscopio (orificio posterior primario) dentro del receso capsular anterior por encima del «ecuador» de la cavidad glenoidea. A continuación se intenta pasar el vástago del artroscopio en sentido caudal hasta sobrepasar la cabeza humeral, de manera que la punta de observación se sitúe en el hueco axilar. Esta prueba de «abrir paso», tal y como describen Pagnani y Warren,[259] requiere que la cabeza humeral se traslade lateralmente para permitir el paso del vástago del artroscopio, lo que es imposible de realizar en la mayoría de los hombros normales. La capacidad para «abrir paso», especialmente con el brazo colocado en crecientes grados de rotación externa, sostiene el diagnóstico de laxitud capsular. Es importante utilizar el test de abrir paso cuando hay que tomar decisiones intraoperatorias. Hay que tener en cuenta que el fenómeno de abrir paso puede ser falsamente positivo en casos de desgarros grandes o masivos del manguito de los rotadores, lo cual puede permitir una traslación lateral de la cabeza humeral sin que se presente una excesiva laxitud capsular.

Se examina la superficie articular glenoidea. En la mayoría de los hombros y a nivel central se localiza un «área desnuda» circular normal, con un cartílago delgado o ausente, de aproximadamente unos 5 mm a 10 mm de diámetro.

Entonces se centra la atención a nivel lateral de la cabeza humeral. Mediante una secuencia de rotación interna para valorar la cara anterior, rotación externa para valorar la cara posterior, abducción para examinar la parte superior y aducción con el artroscopio en el hueco axilar para examinar la parte inferior, puede observarse toda la superficie articular de la cabeza humeral desde el orificio de entrada posterior. Debe prestarse especial atención a la porción posterolateral de la cabeza humeral para valorar la presencia de un defecto compresivo de Hill-Sachs, pero hay que tener en cuenta que al avanzar la edad en esta región se aprecia con frecuencia un «área desnuda». El área humeral desnuda normal no presenta cartílago articular en su cara lateral, mientras que en el caso de un defecto patológico de Hill-Sachs con frecuencia se encuentra cartílago (véase Fig. 8-9).

A continuación se coloca el brazo en «posición del manguito de los rotadores»: aproximadamente 45° en flexión anterior, de 20° a 30° de abducción y 10° de rotación externa. Esta posición relaja la tensión de las porciones del supraespinoso e infraespinoso del manguito, permitiendo así una mejor distensión y visualización. El artroscopio se dirige a la salida anterolateral del bíceps y al surco intertubercular, girándose lateralmente el objetivo para ver la inserción anterior y posterior del manguito de los rotadores. La superficie inferior del manguito se evalúa observando y examinando los tendones lateralmente a su sitio de inserción en el troquíter (Fig. 8-29). Se observan el tamaño, la forma y el espesor de cualquier deshilachado o desgarro. En caso de desgarros parciales, puede insertarse una sonda roma a través de un orificio en el LSAC para examinar la superficie externa del desgarro y ayudar al cirujano a desarrollar un «sentido» del grado de compromiso tisular y ver si se ha producido una degeneración en todo el espesor del tendón.

Si hay un desgarro parcial en la superficie articular del manguito de los rotadores y el cirujano tiene dudas sobre la reparación, a menudo es útil señalar la zona del desgarro, de manera que esta región pueda examinarse en su superficie bursal durante la artroscopia subacromial. A través de la porción lateral del músculo deltoides se introduce una aguja del calibre 18, aproximadamente 2 cm distal al borde lateral del acromion (en la región del orificio de entrada del LSAC) y a través de la zona del desgarro hasta el espacio articular. Se extrae la porción del trocar y a través de la aguja se pasa una sutura monofilamento del n.° 0 a la articulación. El extremo libre se agarra y se retira a través del orificio anterosuperior (Fig. 8-30). La aguja lateral se extrae mientras se mantiene el otro extremo de la sutura saliendo por la piel lateral que cubre el deltoides. Ambos extremos de la sutura se clampan hasta que se necesiten.

Desde la parte posterior del manguito, se examina la superficie posterior no articular de la cabeza humeral, valorándose la presencia de un defecto de Hill-Sachs, y posteriormente se sigue inferiormente hasta la inserción de la banda posterior del IGHL (pIGHL) en el húmero y en el hueco axilar. El hueco axilar debe

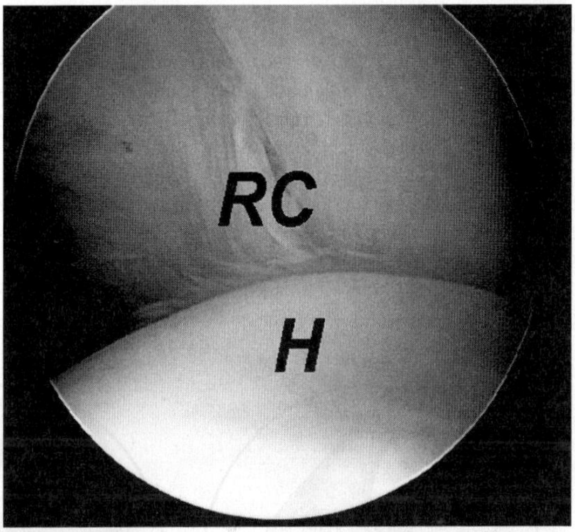

Fig. 8-29 • Vista artroscópica desde el orificio posterior primario en el hombro derecho que muestra la superficie articular del manguito de los rotadores (RC) en su inserción humeral (H).

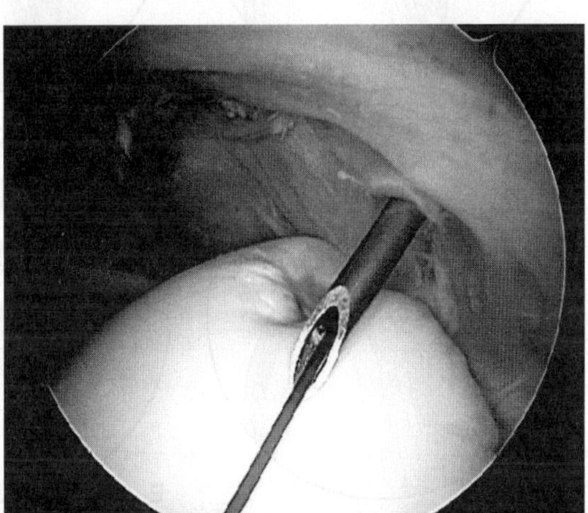

Fig. 8-30 • Vista artroscópica desde el orificio posterior primario en el hombro derecho que muestra una sutura marcadora pasada a través del manguito de los rotadores mediante una aguja espinal calibre 18.

examinarse minuciosamente para evidenciar cuerpos libres o sinovitis. El área de inserción de la cápsula inferior en el cuello humeral debe estar libre de adherencias.

Finalmente, se coloca el artroscopio en el orificio anterosuperior para observar la porción posterior del complejo del IGHL y el manguito de los rotadores posterior (Fig. 8-31). En contraste con el aIGHL, el pIGHL debe tensarse al rotar el brazo internamente. Se debe inspeccionar el ligamento desde su origen labral hasta su inserción humeral. Puede obtenerse una proyección más completa del labro posterior, así como del infraespinoso y del redondo menor, que son porciones del manguito de los rotadores.

Procedimientos artroscópicos específicos del hombro

Lesiones SLAP

Cuando el examen artroscópico intraarticular detallado revela una lesión patológica en la parte superior del labro o en la inserción bicipital, ésta debe evaluarse, clasificarse y corregirse siguiendo el algoritmo antes descrito.

Las lesiones de tipo I se desbridan hasta obtener un tejido estable mediante la rasuradora artroscópica de radio completo. Se debe tener la precaución de no separar el verdadero tejido de inserción de la parte superior de la propia cavidad glenoidea.

En las lesiones de tipo II es necesario unir de nuevo el tejido labral con el punto de inserción anatómico de tal modo que permita su cicatrización (Fig. 8-32A). En primer lugar, el tejido labral se desbrida eliminando los colgajos sueltos o inestables con un resector de radio completo. A continuación se utiliza un

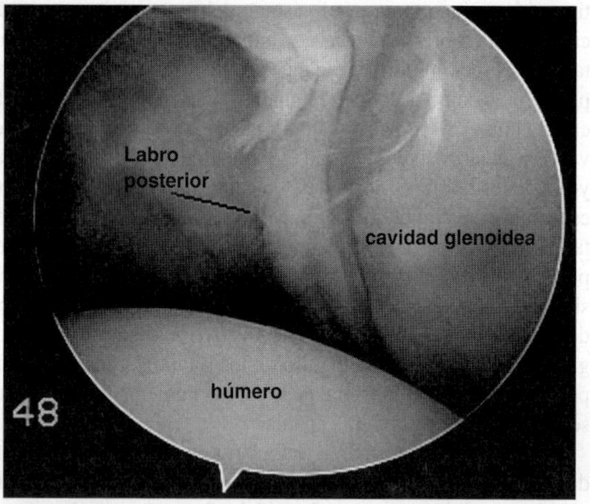

Fig. 8-31 • Vista artroscópica desde el orificio posterior primario en el hombro derecho que muestra la parte posterior de la cavidad glenoidea, del labro y de la cápsula.

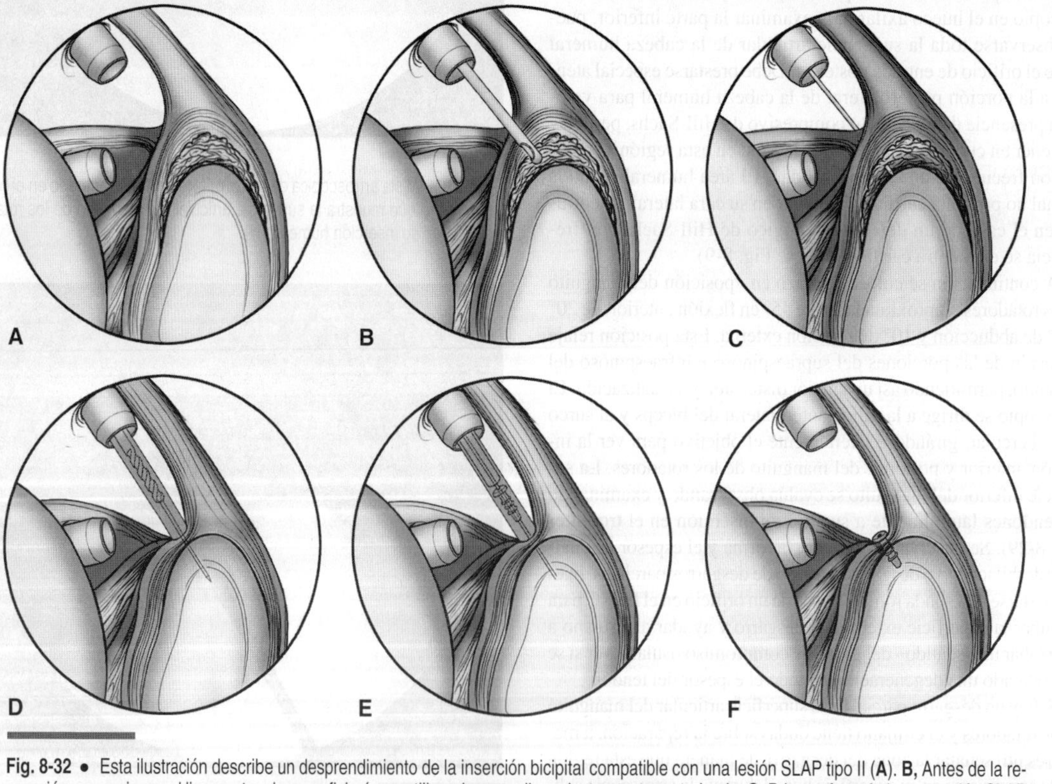

Fig. 8-32 • Esta ilustración describe un desprendimiento de la inserción bicipital compatible con una lesión SLAP tipo II (**A**). **B,** Antes de la reparación se erosionan el ligamento y la superficie ósea, utilizando para ello un instrumento motorizado. **C,** Primera fase de la reparación SLAP utilizando una chincheta absorbible. Mediante un alambre guía se penetra la lesión SLAP en el área en que se desea la fijación de la chincheta. El alambre se utiliza para conducir una fresadora (**D**), con la que se taladra la profundidad de la chincheta. Se extrae la fresadora y se coloca la chincheta canulada sobre el alambre guía, impactándose en su posición (**E** y **F**).

resector (o fresa) para eliminar todo el tejido cicatricial y los tejidos que lo recubren del reborde glenoideo superior para exponer el hueso cortical hemorrágico subyacente (véase Fig. 8-32B). Comparando la glenoides con la carátula de un reloj observado de frente, el hueso que se expone se extiende desde las 11:00 horas hasta la 1:00, y desde el reborde glenoideo aproximadamente hasta unos 7 mm o 10 mm en sentido medial. Se debe tener la precaución de no pasar el dispositivo rasurador a más de 10 mm medialmente respecto del reborde glenoideo para evitar la potencial lesión del nervio supraescapular a nivel de la escotadura espinoglenoidea.

Es necesario crear un orificio accesorio superolateral (ASL) para ayudar al desbridamiento y sutura y a la colocación de chinchetas. Puede utilizarse el orificio de entrada anterosuperior activo para «estacionar» las suturas y apretar los nudos. Luego se fija la inserción bicipital a la superficie raspada bien mediante chinchetas bioabsorbibles o mediante suturas de anclaje y suturas. Los autores han tenido éxito con ambas técnicas, aunque prefieren utilizar suturas de anclaje.

Para fijar la lesión, pueden colocarse una o dos suturas de anclaje a lo largo del ribete glenoideo superior. El túnel taladrado para la inserción debe orientarse en ángulo hasta la superficie articular. El plano del cuello glenoideo superior forma un ángulo de aproximadamente 60° con la superficie articular. Así, si la orientación del taladro se aproximara a este ángulo, el taladro podría salir por la cortical del cuello humeral, lo cual serviría de poco. Si el ángulo es demasiado superficial, puede penetrarse el hueso subcondral de la superficie articular. Por ello, el propósito del cirujano es situar el túnel taladrado (y de esta forma el vástago del dispositivo colocado) de manera que corte este ángulo en su bisectriz. Así, la perforación se dirige hacia el centro de la cavidad glenoidea con un ángulo de aproximadamente 30° a la superficie articular.

Las suturas unidas a la inserción se pasan entonces a través del labro superior, anterior y posteriormente al bíceps. Pueden utilizarse varios dispositivos y técnicas, según las preferencias del cirujano. En nuestro centro con frecuencia utilizamos un punzón de suturas curvo para pasar los extremos libres de una «lanzadera» de suturas con ojales de Prolene 2-0 por delante y detrás del tendón del bíceps en el labro superior. Desde la inserción, se dirige la sutura en sentido de debajo hacia arriba a través del tejido labral hasta situarla exactamente medial al bíceps, en la parte superior de la cavidad glenoidea. A continuación, las suturas se tensan mediante una técnica artroscópica (véanse Figs. 8-33 y 8-34). Alternativamente, pueden utilizarse unas pinzas de sutura curvas y afiladas (Penetrator, Smith & Nephew Arthroscopy, Mansfield, MA) para penetrar el tejido labral superior tras colocar la inserción y tirar directamente de las suturas a través del labro separado sin utilizar la lanzadera. Con independencia de la técnica elegida, se debe tener mucho cuidado de que estos dispositivos no penetren las superficies glenoidea o humeral.

Las chinchetas de fijación pueden colocarse tanto en la parte anterior como en la posterior, según el tamaño de la separación del SLAP (véase Fig. 8-32C a F). Las chinchetas anteriores se colocan con el artroscopio en el orificio posterior primario y la chincheta de instrumentación en el orificio anterosuperior o ASL. A través de la chincheta canulada con broca perforadora se introduce una guía de alambre. La punta del alambre se asegura con un tornillo fijador, de modo que quede a unos 3 mm o 4 mm de la punta de la fresa (véase Fig. 8-32). Este instrumento se monta en un taladro con corriente y se coloca en la cánula de instrumentación que penetra por el orificio anterosuperior o ASL. En estos casos es particularmente útil recurrir a una cánula transparente para observar la secuencia operatoria. La punta del alambre y el vástago se utilizan entonces para «pinchar» el tejido labral en todo su espesor. La punta de la guía de alambre se coloca en la superficie erosionada del hueso glenoideo. Su posición debe permitir que el tejido labral se asiente de manera relajada y anatómica a lo largo del reborde de la superficie articular. Una vez colocado el clavo, la cánula de instrumentación se presiona con la mano sobre el tejido labral para fijarlo temporalmente en su sitio durante la perforación y la colocación de la chincheta.

El túnel se perfora por lo menos 16 mm (que es la longitud del eje de la chincheta) dentro de la cavidad glenoidea bajo observación directa. Mientras se mantiene la cánula presionada contra el tejido labral, se afloja el tornillo fijador del perforador canulado y se retira la broca perforadora. La guía de alambre permanece en su sitio. Luego, la chincheta canulada con cabeza de 6 mm u 8 mm se desliza hacia abajo, a lo largo de la guía de alambre, impactándola en su sitio. Después de confirmar la reducción de los tejidos y la fijación de la chincheta, se retira el alambre guía.

La fijación de la chincheta en la parte posterior se logra de manera similar, colocando el artroscopio en el orificio anterosuperior o ASL y la cánula de instrumentación en el orificio posterior primario.

El número total de chinchetas necesario para una fijación óptima es variable. Los autores colocan una sutura de anclaje o una chincheta aproximadamente cada 15 mm a lo largo de la extensión del desgarro. Nosotros hemos encontrado que en lesiones SLAP que se extienden sólo hasta la posición horaria de las 11 horas es suficiente con una sutura de anclaje o una chincheta.

El tratamiento de las lesiones SLAP tipo III se basa en el tamaño y la calidad tisular del fragmento inestable en «asa de cubo». Si el fragmento es delgado, degenerativo o no tiene vascularización, se desbrida hasta que vuelva a ser un tejido estable. Por otra parte, los fragmentos grandes, fuertes y vascularizados pueden rasparse y repararse mediante suturas, suturas de anclaje o ambas.

Las lesiones de tipo IV se corrigen combinando las técnicas utilizadas para los tipos II y III. El desprendimiento de la inserción bicipital se repara, como ya se explicó, con suturas o con una chincheta. El tratamiento del fragmento con forma de asa de cubo se basa en el tamaño, la calidad del tejido y la vascularización, según se explicó en las lesiones de tipo III. Con frecuencia, un fragmento grande y vascularizado puede incorporarse a la reparación de una inserción mediante una sutura de anclaje.

Lesiones bicipitales

Liberación bicipital

Cuando el tendón del bíceps muestra signos de una degeneración importante, puede liberarse por completo a nivel de la inserción del bíceps o, alternativamente, puede repararse. Si se va a liberar el tendón del bíceps, mediante artroscopia se coloca una sutura de tracción, y entonces se utiliza un raspador artroscópico de biopsia meniscal para liberar el tendón de su origen en la inserción bicipital. Hay que tener precaución de no desestabilizar el labro superior. A continuación, cualquier tendón que no se retraiga y que se deje dentro de la articulación puede desbridarse hasta el nivel del surco bicipital. Este procedimiento puede realizarse en su totalidad desde los orificios artroscópicos estándar posterior (de observación) y anteromedial.

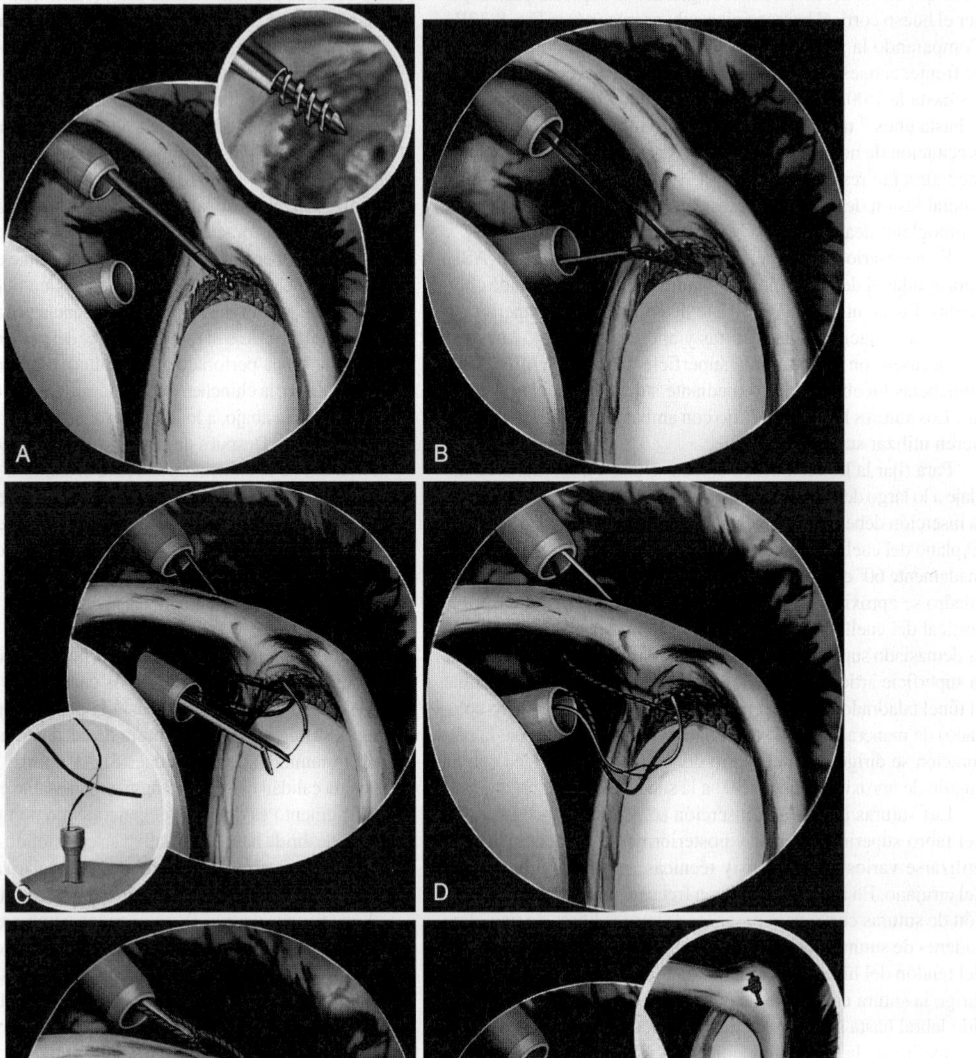

Fig. 8-33 • De **A** a **F**, Secuencia de procedimientos para la reparación de la lesión SLAP mediante implantes de suturas de anclaje y técnicas de sutura artroscópica. *(De Snyder SJ, Banas MP y Belzer JP: Arthroscopic evaluation and treatment of injuries to the superior glenoid labrum. Instr Course Lect 45:65-70, 1996.)*

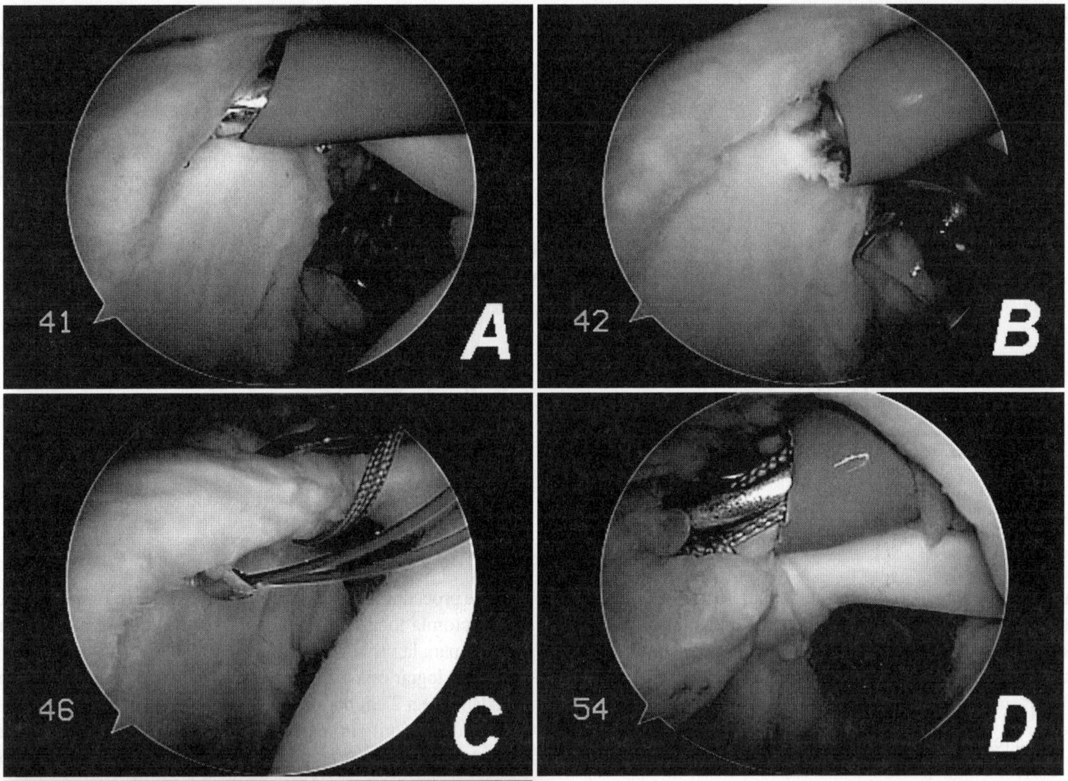

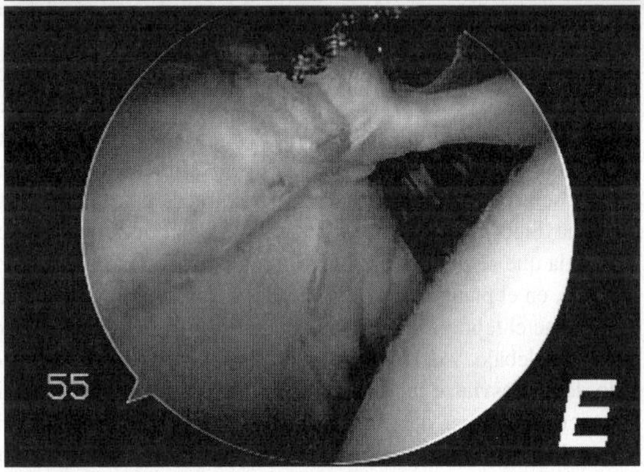

Fig. 8-34 • Vista artroscópica desde el orificio posterior primario en el hombro derecho que muestra (**A**) la preparación del labro superior para la reparación SLAP, (**B**) la perforación y la colocación de la sutura de anclaje, (**C**) el paso de la lanzadera de suturas, (**D**) técnicas artroscópicas para atar de nudos y (**E**) la reparación SLAP terminada.

Tenodesis bicipital

La tenodesis artroscópica del bíceps ha sido bien descrita por Gartsman y Hammerman,[108] Boileau y cols.,[30] y Klepps y cols.[176] Gartsman y Hammerman describieron una técnica en la que el tendón del bíceps se observaba intraarticularmente, se atravesaba percutáneamente y se fijaba provisionalmente al hueso en el surco intertubercular. El artroscopio se redirige al espacio subacromial y se establece un orificio LSAC.

Para seguir la aguja espinal hasta el intervalo rotador, donde el tendón del bíceps abandona la cápsula, se utilizan las tijeras meniscales, la afeitadora artroscópica o la ablación por RF. Entonces, para visualizar el bíceps, se libera el delgado tejido del intervalo rotador, el cual se había fijado provisionalmente en el surco intertubercular. A continuación, con la afeitadora de 4,5 mm o con una fresa, se hace más profundo el surco intertubercular y se desbrida hasta la cortical de hueso sangrante. Entonces, a través del orificio anterior se colocan dos suturas de anclaje en la superficie preparada y las ramas individuales de la sutura de ambas inserciones se llevan a través del tendón del bíceps con una lanzadera de sutura, con una pinza de sutura penetrante o mediante otro instrumento apropiado. Para completar la tenodesis, las suturas se anudan a modo de lecho. Alternativamente, Boileau y cols.[30] describieron una elegante técnica para la fijación del tendón del bíceps con un tornillo en el túnel óseo pasando la sutura a través del húmero (Fig. 8-35).

Síndrome de compresión

Como se señaló previamente, el tratamiento artroscópico de la compresión del manguito de rotadores comprende la práctica

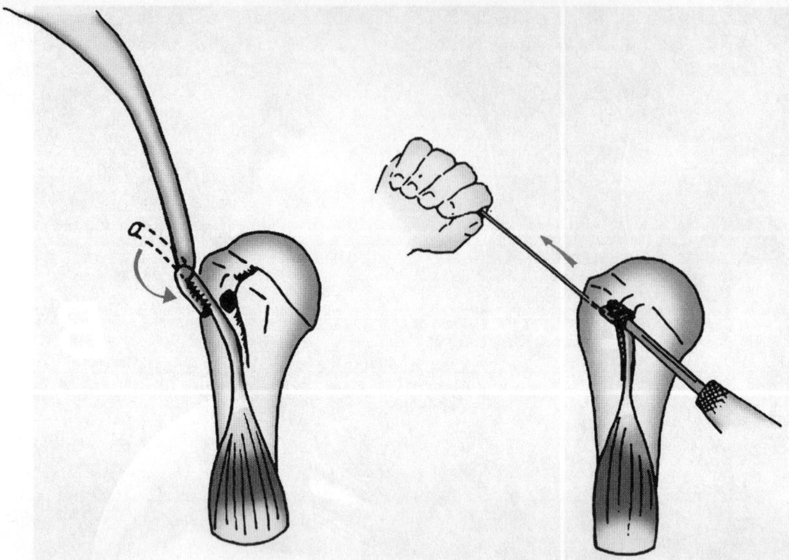

Fig. 8-35 • Tenodesis artroscópica del bíceps dentro de un túnel óseo con fijación de la intervención mediante tornillo. *(De Boileau P, Krishnan SG, Coste J-S, y cols.: Arthroscopic biceps tenodesis: A new technique using bioabsorbable screw fixation. Arthroscopy 18:1002-1012, 2002. Con autorización de los autores.)*

de una «descompresión» subacromial. Para lograr los mejores resultados es indispensable tener en cuenta todos los detalles técnicos. Una descompresión adecuada y meticulosa comprende los siguientes puntos:

1. Una bursectomía subacromial completa y extensa.
2. La resección o recesión del ligamento coracoacromial.
3 Una acromioplastia anterior.
4. La eliminación de los osteofitos que comprimen la articulación AC (o el aplanamiento de la misma).
5. Ocasionalmente, el desbridamiento de espolones osteoartríticos del troquíter.

En una sección previa de este mismo capítulo ya se explicó la correcta preparación del quirófano y del equipo artroscópico necesaria para la artroscopia de hombro. Sin embargo, se deben resaltar algunas características importantes. El paciente puede colocarse en posición lateral o sentado, según las preferencias y familiaridad del cirujano con la postura. Además del equipo artroscópico habitual, se necesita un dispositivo electrocauterizador aislado que pueda utilizar solución salina y un mango motorizado con una fresa y varias hojas de radio completo para resecar partes blandas. La evaluación del espacio subacromial se realiza típicamente tras una amplia evaluación artroscópica glenohumeral.

El orificio de entrada PSAC se establece como se ha descrito anteriormente mediante la redirección de la cánula del artroscopio dentro del espacio subacromial, con el trocar romo colocado. La posición subacromial se confirma frotando la punta roma del trocar contra la superficie acromial inferior dura. Esta posición puede contrastarse con la sensación más blanda y plegable que se obtiene cuando el trocar se encuentra en la articulación glenohumeral y se frota contra la superficie inferior del manguito.

Dentro del espacio subacromial, se realiza un barrido con la cánula en dirección de medial a lateral para liberar con la punta roma las adherencias de la bolsa, dirigiéndose la punta al borde anterolateral del acromion. Se inserta el artroscopio y se realiza una valoración inicial del grado de bursitis subacromial. A menudo se encuentra una gran cantidad de inflamación e hipertrofia bursal, siendo difícil la observación en este estado y mediante este procedimiento. Este problema se trata mejor mediante una bursectomía local que origine un bolsillo que se amplíe lentamente para la visualización.

Para lograr esta técnica, se establece el orificio LSAC aproximadamente a 2 cm por debajo de la punta lateral del acromion. A través de este orificio se pasa a este espacio una cánula de drenaje e instrumentación. A menudo es útil identificar la correcta orientación de la colocación de la cánula observando a través del escopio una aguja espinal en el espacio subacromial. Se introduce un resector de radio total de 4,5 mm o 5,5 mm. Las ranuras de corte del resector deben observarse antes de comenzar la resección. Comenzando por la punta anterolateral del acromion, puede palparse el extremo óseo del acromion con los instrumentos romos, resecándose la bolsa y las partes blandas en dirección de delante a atrás en una dirección lateral para extraer el «velo» bursal que aparece a medida que se mueve el escopio hacia detrás en la línea acromial media, en el plano coronal. La visualización mejora a medida que se extrae el tejido inflamatorio bursal del manguito de los rotadores, por debajo, y del acromion, por encima. Hay que tener cuidado de no desviarse medialmente con la afeitadora hacia la unión musculotendinosa del manguito de los rotadores, donde el tejido bursal se vuelve muy vascularizado (y hay más tejido graso presente). Antes de obtener la exposición subacromial medial, debe lograrse una meticulosa hemostasia lateral, y en dicho punto puede utilizarse un electrocauterizador o dispositivo de ablación por RF/coagulación para resecar medialmente los tejidos más vascularizados.

Si el tejido bursal sigue siendo demasiado grueso como para poder ver bien el resector, en la liberación inicial de adherencias puede utilizarse el electrocauterizador. Debe tenerse cuidado de dirigir la punta del cauterizador hacia el acromion para prevenir lesionar inadvertidamente el manguito de los rotadores. Para una mayor orientación, debe identificarse preoperatoriamente la anatomía subcutánea externa.

La bursectomía subcutánea continúa hasta que todo el tejido bursal se desbrida del espacio subacromial, de la superficie acromial inferior y de todo el manguito de los rotadores de la superficie bursal mediante la rotación del húmero. Deben desbridarse los recesos subdeltoideos anterior, posterior y lateral.

Tras completar la bursectomía, se realiza la exploración del espacio subacromial. A través del orificio LSAC se coloca una sonda para: 1) identificar los márgenes óseos del acromion anterior y lateral, 2) palpar espolones en la superficie inferior del acromion, 3) evaluar la integridad del manguito de los rotadores y 4) establecer la posición y estado de la articulación AC e identificar el ligamento coracoacromial (Fig. 8-36).

Antes de la acromioplastia se reseca o se ahueca el ligamento coracoacromial. La resección se realiza en pacientes con una compresión importante pero sin inestabilidad glenohumeral, siempre que el manguito de los rotadores esté intacto o se pueda reparar. En caso de duda sobre la presencia de un cierto grado de inestabilidad concomitante, se forma un hueco en el ligamento a

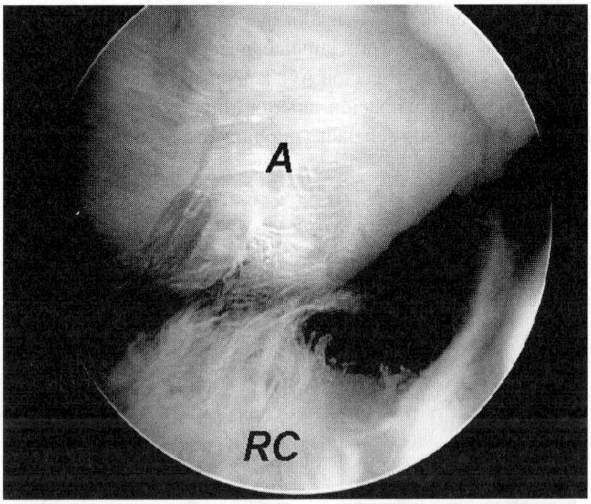

Fig. 8-36 • Vista bursoscópica desde el orificio subacromial posterior en el hombro derecho tras una bursectomía subacromial total. Obsérvense la formación de espolones en el acromion anteroinferior (A) y la compresión que deshilacha el manguito de los rotadores (RC).

partir de su unión acromial que de otro modo se dejaría intacto. Con el electrocauterizador se separa el ligamento de la superficie inferior acromial hasta el nivel de la inserción deltoidea. Hay que tener cuidado de no penetrar las verdaderas fibras del músculo deltoides. Si se desea resecarlo, el ligamento se divide en múltiples fragmentos mediante el electrocauterizador, los cuales se escinden con el resector de radio completo.

Después se realiza la acromioplastia anterior con el resector de radio completo de 5,5 mm o con una fresa, dependiendo de las preferencias del cirujano y de la densidad del hueso acromial. El principio técnico predominante en esta parte del procedimiento es la adecuada visibilidad biplanar y la resección ósea, utilizando tanto el orificio de entrada posterior como el LAC. Para ello, el artroscopio se mantiene inicialmente en el orificio PSAC con el eje horizontal de la cámara artroscópica paralelo a la superficie acromial subcutánea, en la parte superior, y al manguito de rotadores subyacente, en la parte inferior. El eje del artroscopio se gira en sentido lateral o medial hasta situarlo paralelo a estos planos. Con esta orientación visual, la superficie inferior acromial plana aparecerá como una superficie uniforme y plana que se aleja directamente de la cámara hacia las fibras deltoideas anteriores, mientras que los osteofitos o espolones subacromiales anteriores se observan como una pared de hueso que cae en sentido caudal. Por consiguiente, una adecuada acromioplastia convertirá esta última configuración en la primera (Fig. 8-37).

El osteofito subacromial anterior, que se ha expuesto al ahuecar o resecar el ligamento coracoacromial, se escinde a través del orificio del LSAC, *comenzando lateralmente* en el borde anterolateral del acromion y procediendo en sentido medial hasta la cápsula articular AC. Con el resector, se practica un barrido simultáneo moviéndolo de delante a atrás desde el borde acromial anterior hasta la porción media del cuerpo acromial. Para lograr una resección en cuña, se debe extirpar más hueso en la parte anterior que en la posterior. Es posible calcular relativamente el grado de resección anterior necesario mediante radiografías preoperatorias del estrecho superior y por el hecho de que corte de radio completo de la afeitadora o de la fresa reseca entre 2 mm y 3 mm

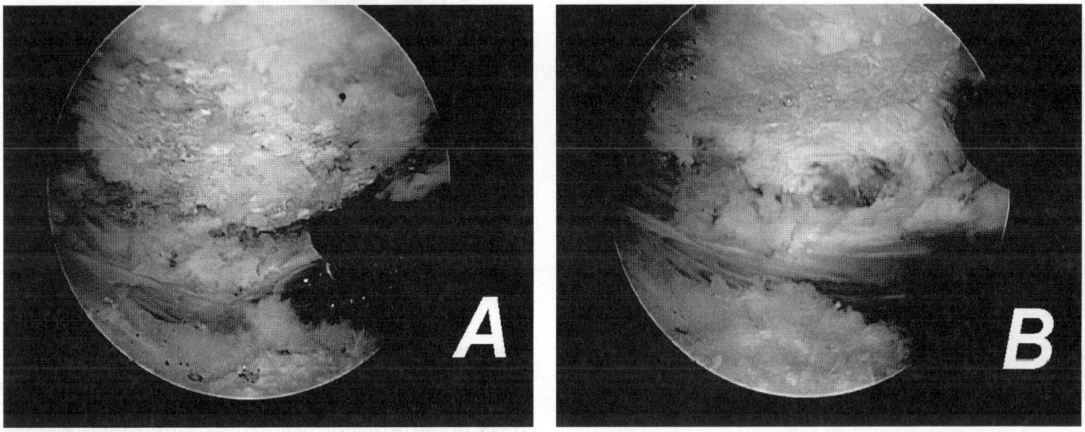

Fig. 8-37 • Vista subacromial desde el orificio de entrada posterior en el hombro derecho. El cuerpo de la cámara y el eje de la lente del artroscopio están orientados paralelamente a la superficie acromial subcutánea. **A,** El ligamento coracoacromial se ha cauterizado y resecado para mostrar el contorno de un espolón subacromial anterior. **B,** Durante la acromioplastia, se extirpa el espolón y la superficie acromial inferior se aplana paralelamente al arco acromial posterior.

de hueso. Habitualmente, comenzaremos con una «resección piloto» en el borde lo más anterolateral posible para «marcar» la profundidad de la resección anterior y poner a la vista la gruesa fascia blanca del origen del deltoides, la cual se deja insertada en el acromion en su parte superior (Fig. 8-38). Como mínimo, es necesario visualizar entre 5 mm y 7 mm de este tejido facial blanco a lo largo del borde anterior del acromion para asegurar la adecuada descompresión. Entonces, este grado de resección anterior se «recubre» progresivamente en su parte posterior de manera que no se reseque hueso cuando la afeitadora alcance la porción media del acromion (Fig. 8-39). La zona de transición en la porción media del acromion debe aplanarse para evitar la creación de un «pozo» cóncavo entre los márgenes anterior y posterior de la resección. Como resultado, se extrae todo el osteofito acromial anterior y la superficie acromial inferior es uniplana. Hay que tener la precaución de continuar con toda la resección en sentido medial hasta la carilla acromial de la articulación AC.

La adecuación de la resección puede valorarse de dos formas. Primero, se extrae el artroscopio hasta la porción media de la superficie inferior del acromion, paralelo al borde acromial posterior. El objetivo del artroscopio de 30° se dirige inferiormente hasta el manguito de los rotadores. En esta posición, no se tendría que ver nada del hueso recubrente resecado en la parte anterior. A continuación se inserta el artroscopio en el orificio LSAC. En el orificio PSAC se coloca el resector o un trocar romo dejándose al ras de la parte anterior de la superficie acromial inferior. Si se ha logrado una descompresión adecuada, la punta del resector debiera también estar ahora al ras de la parte anterior de la superficie acromial inferior a lo largo de toda su longitud. Si no fuera así, la parte posterior de la superficie inferior podría utilizarse como el denominado bloque de corte para conducir la resección a lo largo del labio anterior hasta que la superficie inferior sea uniplana.

De manera similar, cualquier osteofito compresivo situado a lo largo de la superficie inferior de la articulación AC podría ahora visualizarse y extraerse. Antes de extraer el osteofito, debe utilizarse un electrocauterizador o dispositivo de RF para «empujar» o extraer las partes blandas de la superficie inferior del extremo distal de la clavícula, puesto que pueden estar muy vascularizadas, en particular anterior y posteriormente. Cuando la superficie inferior de la parte distal de la clavícula se ha dejado con el hueso a la vista entre unos 5 mm y 1 cm, puede coaplanarse con el acromio y biselarse en sentido medial. Si es necesario, el extremo distal de la clavícula puede escindirse artroscópicamente (véase más adelante).

Los autores no realizan sistemáticamente la escisión clavicular distal; reservan este procedimiento para pacientes con evidencia clínica y radiológica de artrosis *sintomática* de la articulación AC.

Escisión clavicular distal (resección de la articulación acromioclavicular)

El equipo necesario para la escisión artroscópica del extremo distal de la clavícula es similar al utilizado en la acromioplastia. Dado que esta técnica ocasiona más hemorragia local que la acromioplastia, se debe utilizar una bomba de irrigación controlada por presión o un líquido irrigador que contenga epinefrina.

Como se mencionó previamente, pueden utilizarse dos técnicas distintas para la resección AC: la técnica subacromial lateral (indirecta) y la aproximación superior (directa). Las indicaciones de cada una han sido señaladas previamente.

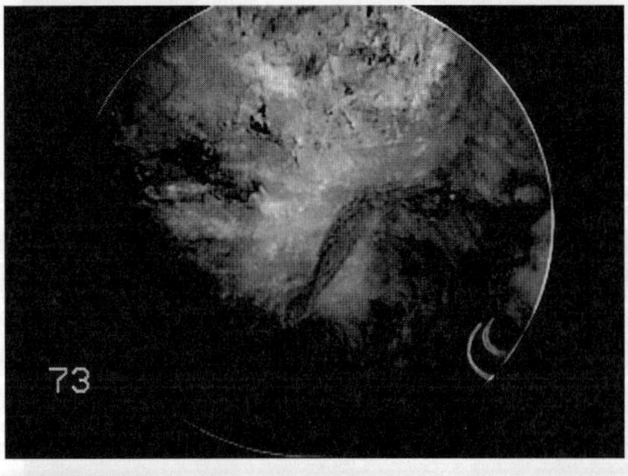

Fig. 8-38 • Vista subacromial desde el orificio de entrada posterior en el hombro derecho. El proceso de la acromioplastia implica la resección ósea, que comienza en la esquina anterolateral y se continúa tanto medialmente (a la articulación acromioclavicular) como posteriormente (a la parte media del acromion).

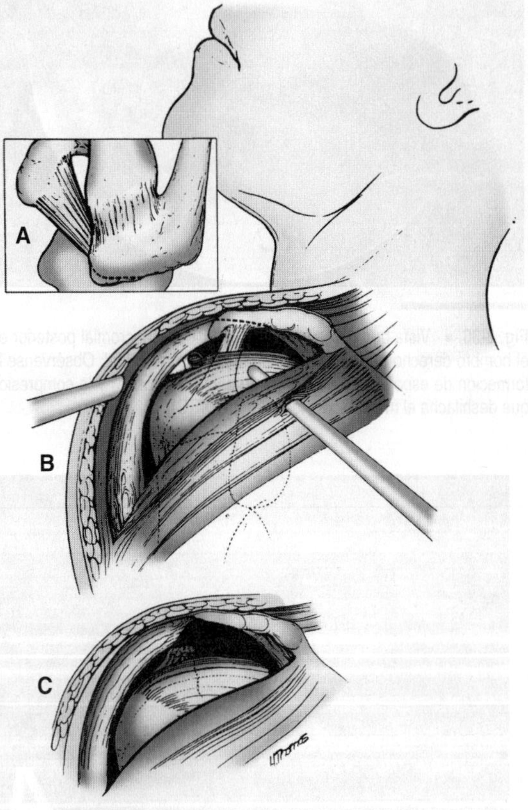

Fig. 8-39 • **A,** Dibujo esquemático de la vista superior del acromion donde se representan también el extremo distal de la clavícula y la apófisis coracoides. La *línea de puntos* representa la resección del acromion anterolateral propuesta, la cual incluiría la zona de inserción del ligamento coracoacromial. **B,** Esquema de una vista posterior del hombro izquierdo. El artroscopio se ha insertado posteriormente y la fresa lateralmente. **C,** Tras completar la acromioplastia, se escinde el labio acromial anterior y el ligamento coracoacromial se desinserta o se reseca.

Aproximación subacromial lateral (indirecta) para la resección clavicular distal

En cualquiera de las aproximaciones, para que la técnica tenga éxito es muy importante la visualización de la articulación AC. Si se utiliza la aproximación lateral, la visualización se logra con mayor facilidad después de la descompresión subacromial completa mediante la acromioplastia anterior (véase Fig. 8-40A). Como se ha descrito anteriormente, los orificios necesarios incluyen los LSAC, PSAC y el AAC.

Inicialmente se introduce el artroscopio en el orificio PSAC, dirigiendo el eje de la lente en sentido medial. El extremo distal de la clavícula se localiza por palpación subcutánea sobre la diáfisis clavicular. Cuando es necesario y para orientarse, también puede introducirse una aguja curva larga del calibre 25 a través de las porciones anterior y posterior de la articulación, teniendo como referencia las marcas externas ya trazadas (Fig. 8-41).

Mediante el electrocauterizador, se cauteriza la cápsula articular vascular AC, exponiéndose el extremo distal de la clavícula circunferencialmente a lo largo de sus márgenes anterior, caudal y posterior. En este proceso puede ser útil realizar una presión caudal sobre la clavícula. Mediante ablación por RF o electrocauterización se deja sin partes blandas la parte distal de la clavícula en sus caras anterior, inferior y posterior, de forma que sólo quede la cortical ósea que está menos vascularizada. Dicha esqueletización reducirá en gran parte la hemorragia que suele producirse. Durante todo el procedimiento hay que tener cuidado de evitar comprometer la porción cefálica de la cápsula y los ligamentos AC, lo cual podría contribuir a una inestabilidad postoperatoria.

En el orificio LSAC se coloca la fresa artroscópica o afeitadora de 5,5 mm a través de una cánula de instrumentación y drenaje. Si no se hubiera realizado durante la acromioplastia precedente, la superficie inferior del acromion medial que contiene la carilla acromial de la articulación AC se prepara para extraer la cápsula articular y los osteofitos. La cara articular de la superficie acromial inferior puede realmente elevarse a medida que la fresa se desplaza medialmente hasta el bisel de lo que finalmente será el borde lateral de la hendidura posresección, lejos del manguito de los rotadores subyacente (véase Fig. 8-40B). Al nivelar el borde acromial (lateral) de la interfase AC, se aumenta la visualización del extremo distal de la clavícula y puede reducirse algo la cantidad de resección medial necesaria en el lado clavicular de la articulación AC.

La cápsula escindida se extrae mediante un resector motorizado. Las flautas de corte y la punta del cauterizador deben dirigirse siempre hacia la clavícula (Fig. 8-40). Las escisiones capsulares pueden causar un exceso de sangrado de las arteriolas que la rodean. Dicho sangrado se trata mejor utilizando el electrocauterizador con paciencia y con un aumento intermitente y temporal de la presión del fluido para volver a lograr la hemostasis.

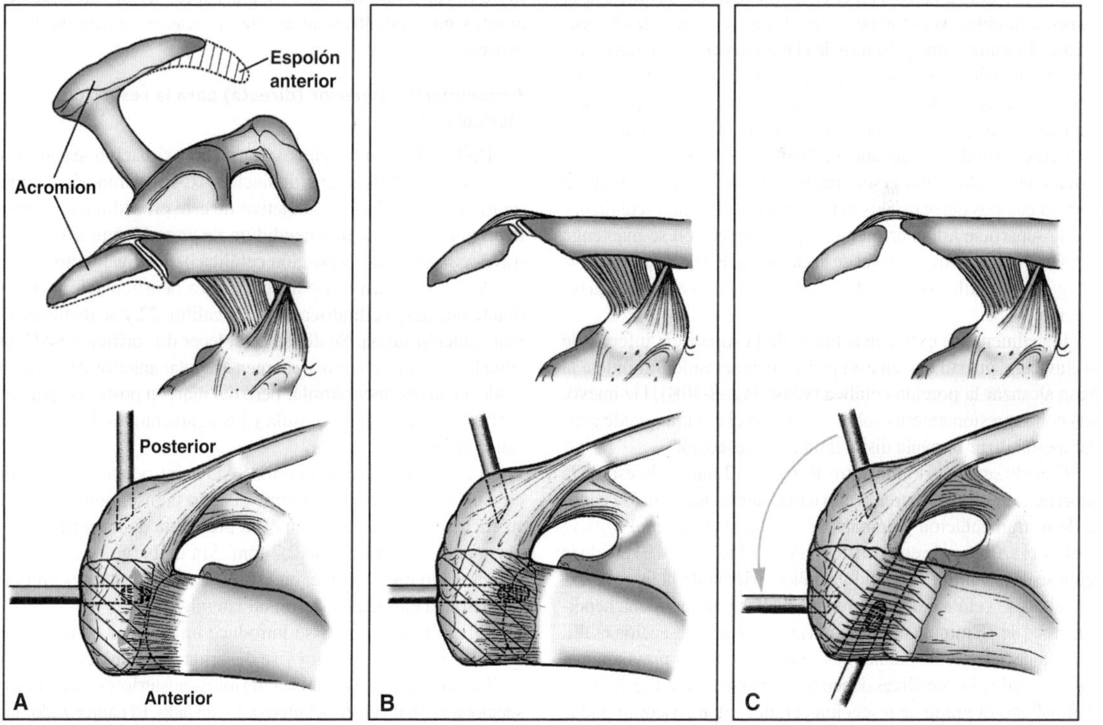

Fig. 8-40 • **A,** La mitad superior de este esquema representa la resección acromial necesaria para realizar un adecuado abordaje subacromial del extremo distal de la clavícula. La mitad inferior del esquema muestra el primer paso de la resección clavicular. Con el escopio todavía en el orificio posterior, se introduce la afeitadora mediante abordaje lateral y se utiliza para desbridar la cápsula acromioclavicular. **B,** Durante el segundo paso, se lleva la fresa a través del orificio lateral y se utiliza para resecar la mitad inferior de la clavícula expuesta. **C,** Finalmente, se inserta el artroscopio desde el orificio posterior hasta el orifico subacromial lateral, introduciéndose la fresa a través del portal anterior. Entonces se utiliza ésta para completar la resección acromioclavicular.

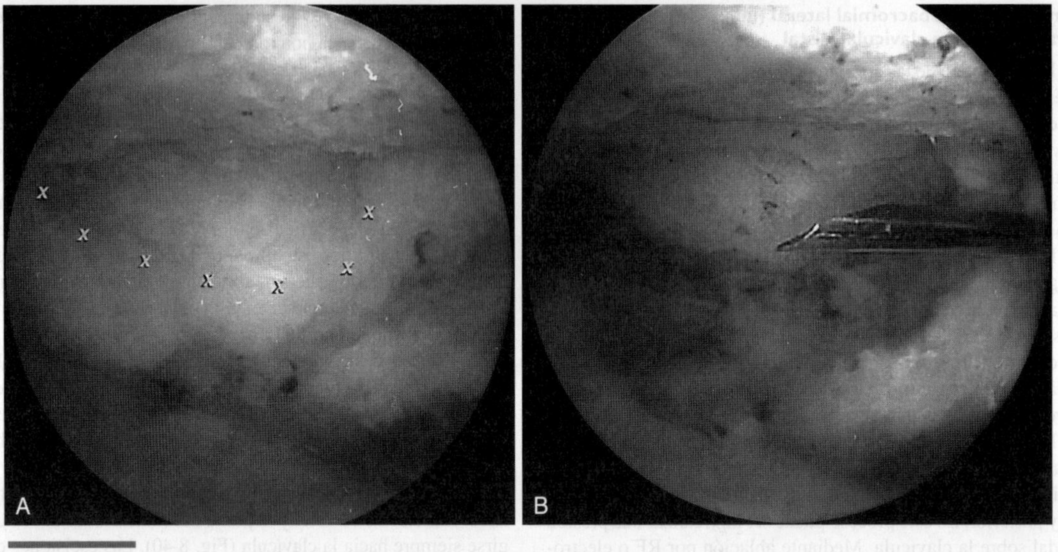

Fig. 8-41 • Vistas del orificio subacromial lateral en el hombro derecho que muestran la articulación acromioclavicular y el extremo lateral de la clavícula tras la acromioplastia. Cuando está indicada, puede realizarse una escisión clavicular distal asistida artroscópicamente.

Una vez que el extremo distal de la clavícula está totalmente expuesto, se utiliza la fresa en el orificio LSAC para comenzar la escisión. El objetivo es romper entre 10 mm y 12 mm de clavícula caudal y entre 7 mm y 10 mm de clavícula cefálica. Dicha escisión crea un adecuado bisel para impedir la compresión. Hay que tener la precaución de conservar los ligamentos coracoacromiales. Para hacer más profunda la resección puede utilizarse la longitud de la fresa a modo de guía inicial. Además, el área transversal del vástago clavicular varía desde una forma ovoide a una circular a medida que nos desplazamos más de 8 mm o 10 mm medialmente a la superficie articular, siempre que la resección se mantenga perpendicular al extremo distal de la clavícula. Este cambio de morfología puede utilizarse para determinar cuándo es adecuada la resección.

Inicialmente se extrae más hueso de la superficie inferior de la clavícula, puesto que en esta posición el acromion impide a la fresa alcanzar la porción cefálica (véase Fig. 8-40B). De nuevo, una contrapresión externa sobre el vástago clavicular puede ayudar a estabilizar la punta distal durante la resección.

Cuando se han extraído entre 10 mm y 12 mm de hueso de la superficie caudal del extremo clavicular lateral mediante la cánula de instrumentación y drenaje, se coloca la fresa en el orificio AAC y el artroscopio en el orificio LSAC (Fig. 8-42). El eje de la lente se dirige ahora en sentido cefálico. Mediante la fresa se extrae el hueso cefálico del extremo clavicular y se logra una hendidura total de 10 mm. Para calibrar la anchura de la resección es útil la fresa de 5,5 mm de diámetro. Como se ha citado previamente, los ligamentos AC cefálicos deben conservarse (véase Fig. 8-40C). Para valorar el grado de resección cefálica, el artroscopio puede colocarse de forma intermitente en el orificio AAC. La porción posterior debe observarse con cuidado, puesto que con esta técnica la resección tiende a ser menor.

Si es necesario, puede establecerse un orificio SAC para que la fresa pueda completar la resección ósea cefálica. Como se ha mencionado antes, este orificio debiera situarse en el borde posterosuperior de la articulación AC para minimizar el traumatismo a la cápsula articular cefálica y a los ligamentos AC. Los autores no encuentran necesaria la creación ordinaria de este orificio.

Aproximación superior (directa) para la resección clavicular distal

Dado que las indicaciones de esta aproximación se centran en una artrosis aislada de la articulación AC sin disfunción del manguito de los rotadores, el objetivo de este procedimiento consiste en la creación de una hendidura de unos 10 mm a 12 mm de través conservando la porción cefálica de los ligamento AC.

Antes de la artroscopia, se localiza la articulación AC mediante una aguja cilíndrica larga de calibre 22 y se distiende con una solución salina. Se deben establecer dos orificios SAC, uno situado de 7 mm a 8 mm al margen articular anterior AC y otro situado a una distancia similar pero del margen posterior, para evitar la penetración de la cápsula y los ligamentos de la porción cefálica articular.

A través del orificio anterior SAC se introduce en la articulación un artroscopio de 4,5 mm. Cuando la inserción del escopio se encuentra obstaculizada por la presencia de osteofitos, se recurre a un artroscopio de 2,7 mm. Sin embargo, y como se ha mencionado previamente, en esta situación los autores prefieren recurrir a la entrada subacromial lateral.

En el orificio PSAC se introduce un resector de radio completo de 3,5 mm o 4,5 mm y se desbrida la articulación.

Los vestigios capsulares anteriores, posteriores y caudales se seccionan con un electrocauterizador aislado. El cauterizador también se utiliza para despegar la cápsula y las inserciones de partes blandas de la punta del extremo distal de la clavícula en los mismos cuadrantes.

La resección de la carilla acromial puede realizarse mediante el resector de radio completo o con la fresa. Para eliminar el cartílago y el hueso subcondral esclerótico se extirpan entre 2 mm

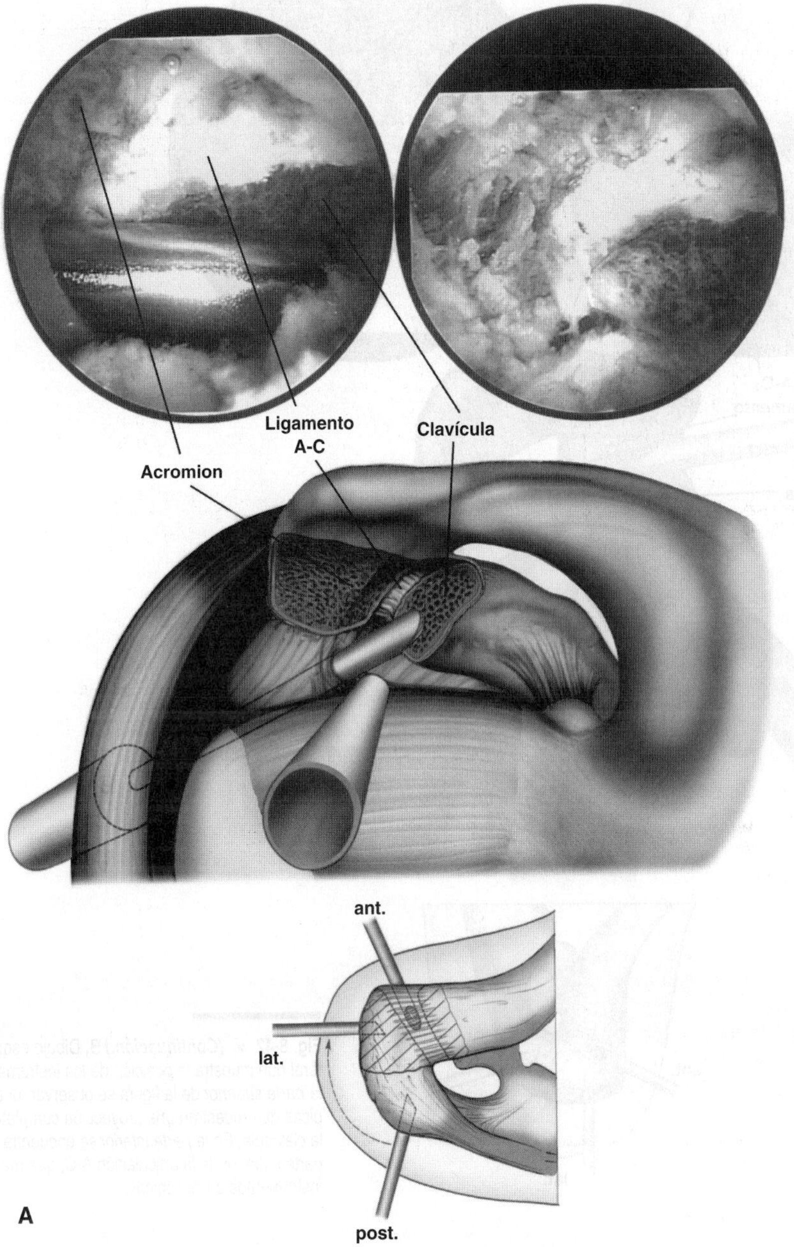

Fig. 8-42 • A, Dibujo esquemático (proyección desde el orificio posterior) que muestra la posición de los instrumentos artroscópicos durante la exposición del extremo distal de la clavícula y la resección de su mitad inferior. En la *parte superior* de la figura se encuentran fotografías artroscópicas desde el orificio posterior que muestran la superficie inferior de la articulación acromioclavicular (A-C) y el extremo distal de la clavícula. En la *parte inferior* se encuentra un dibujo esquemático (proyección desde la parte superior de la articulación A-C) que muestra la posición de los instrumentos artroscópicos. El *área sombreada* representa la región del hueso que se ha biselado durante la acromioplastia y el extremo distal de la clavícula resecado.

Continúa

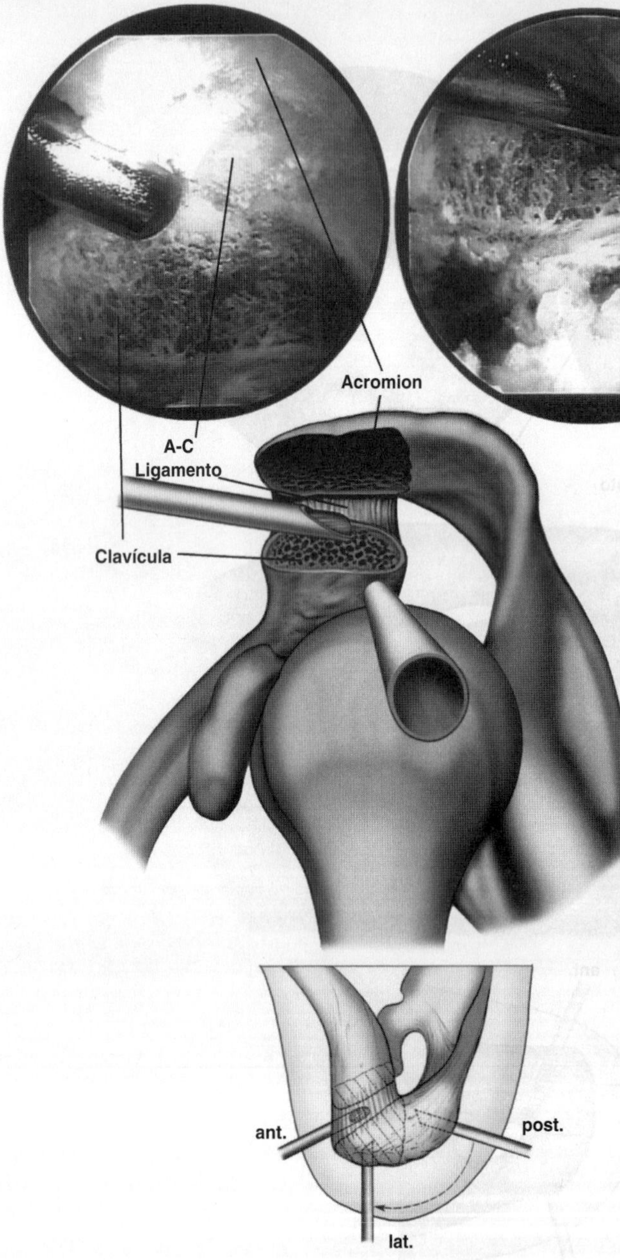

Fig. 8-42 • *(Continuación.)* B, Dibujo esquemático del orificio lateral que muestra la posición de los instrumentos artroscópicos. En la *parte superior* de la figura se observan unas fotografías artroscópicas que muestran una proyección completa del extremo distal de la clavícula. En la *parte inferior* se encuentra la proyección desde la parte superior de la articulación A-C, que muestra la posición de los instrumentos artroscópicos.

y 3 mm de hueso. Aunque en caso de una artrosis AC aislada puede que no sea necesario biselar la superficie caudal de la carilla articular, debe evitarse el crear espolones afilados a lo largo de la superficie inferior.

La fresa o el resector permanecen en el orificio PSAC para llevar a cabo la escisión del extremo distal de la clavícula. Con el instrumento se realiza un barrido secuencial a lo largo de los ejes anteroposterior y superoinferior hasta lograr una resección uniforme de 8 mm a 10 mm. Una vez más, debe evitarse el crear márgenes de resección cortantes.

Durante la resección tanto de las carillas acromial como clavicular de la articulación AC, el artroscopio y el resector se intercambian cuando sea necesario para permitir la máxima visualización e instrumentación de todo el área resecada. Dicha técnica asegura una extracción de hueso completa y uniforme.

La resección del hueso concluye cuando se forma una hendidura uniforme de entre 10 mm y 12 mm. Ésta se mide mediante el instrumento de rasurar, colocando una aguja desde el exterior o por el cambio de la forma transversal de la diáfisis clavicular, como se ha descrito previamente. La hemostasis con el electrocauterizador debe realizarse meticulosamente.

Lesiones del manguito de los rotadores

Una vez completada la bursectomía subacromial, se puede valorar el manguito de los rotadores. Un examen completo del manguito puede llevarse a cabo mediante la rotación y abducción o la aducción de la cabeza humeral. Se pueden observar señales de suturas de desgarros colocadas previamente, y se examina la superficie bursal del manguito en dichas áreas para descartar lesiones ocultas completas.

Reparación de lesiones parciales del manguito de los rotadores

En caso de encontrar un desgarro parcial en el lado articular del manguito durante la artroscopia glenohumeral, se deben valorar la profundidad y la calidad de los tejidos después de desbridar cualquier cuerpo libre y los fragmentos deshilachados. Los desgarros que abarcan menos del 50% del espesor y cuyo tejido restante es de buena calidad se desbridan usualmente con el resector de radio completo hasta lograr un tejido estable, si bien algunos autores (como se ha descrito antes) defienden la reparación de incluso desgarros parciales. En nuestro centro, nosotros basamos la decisión de desbridar o de reparar en factores relacionados con el paciente, ya descritos. Los desgarros que se producen en individuos con bajas demandas físicas, que comprenden entre un 50% y un 75% del espesor y que son menores o iguales a 1 cm de anchura, con frecuencia pueden desbridarse para estabilizar el tejido, pero no se reparan. Tales desgarros en atletas (en particular en los que practican lanzamientos) son preocupantes en términos de que progresan a desgarros mayores y completos, y que se reparan mediante la colocación artroscópica de suturas de anclaje y suturas. Los desgarros parciales de espesor superior al 50% y de anchura mayor a 1 cm se reparan similarmente en casi todos los pacientes mediante artroscopia o miniaperturas. En este grupo es frecuente que se produzca la progresión del desgarro y la descompensación de la función del hombro. Cuando hay una inflamación importante, debe llevarse a cabo una bursectomía subacromial. Sin embargo, cuando en desgarros parciales del lado articular hay evidencia preoperatoria o intraoperatoria de compresión subacromial o si se lleva a cabo la reparación del manguito, debe realizarse una descompresión subacromial completa. Como se ha comentado previamente, en pacientes con altas demandas físicas y con desgarros parciales debe investigarse la presencia de una inestabilidad glenohumeral oculta y tratarla en los casos en que se presente.[268]

Puede haber desgarros del manguito en el lado bursal, y éstos se tratan de forma más agresiva.[65] Los desgarros de la superficie bursal del manguito se producen con frecuencia en los «colgajos» en la inserción. Cuando se presentan tales colgajos, es probable que sea aconsejable repararlos. Además, en los desgarros del lado bursal debiera tenerse más en cuenta el realizar una descompresión subacromial concurrente.

Reparación de desgarros completos del manguito de los rotadores: pequeños y medianos

Los desgarros completos requieren el desbridamiento y con frecuencia la reparación. Los desgarros móviles y de poca anchura (de hasta 2 cm) se fijan mediante una técnica totalmente artroscópica. Los márgenes libres del tendón desgarrado se desbridan, hasta lograr que sea nuevamente un tejido robusto, de aspecto sano y estable, a través tanto de la superficie glenohumeral como subacromial. A continuación, la zona de la inserción anatómica del tendón se raspa hasta llegar a la cortical sangrante del hueso para dejar la inserción sin restos. Trabajando en el orificio LSAC, canulado con una cánula de drenaje de 8 mm o mayor, se colocan una o dos suturas de anclaje lateralmente a la superficie articular humeral, sobre la marca de inserción que se ha preparado en el troquíter. Estas inserciones deben angularse al menos 45° hacia fuera de la superficie articular («ángulo del hombre muerto») para mejorar la fijación y la fuerza de tracción de la inserción. Las suturas pueden «estacionarse» temporalmente a través del orificio ASAC para utilizarlas cuando se coloque más de un anclaje a la vez. Mediante unas pinzas artroscópicas de sutura, pasadores de sutura o un dispositivo de lanzadera, las suturas se llevan en una dirección de inferior a superior a través del tendón distal que se ha preparado, aproximadamente a unos 7 mm o 10 mm del borde libre del tendón, asegurándolas mediante técnicas artroscópicas de anudamiento de suturas (véase Fig. 8-43). Los desgarros retráctiles en forma de media luna son extremadamente raros, pudiendo reaproximarse la mayoría bajo una mínima tensión y sin necesidad de liberar el ligamento coracoacromial, el intervalo de los rotadores o sin tener que realizar una importante disección medial.

Reparación de desgarros del manguito de los rotadores grandes y masivos

Los desgarros grandes se clasifican a través de una evaluación preoperatoria y artroscópica en «móviles», de «retracción fija/reparable» o de « retracción fija/irreparable». La movilidad se valora desde una perspectiva intra y extraarticular colocando unas pinzas tisulares fórceps o unas suturas a través del borde del desgarro. Cuando el borde del desgarro puede llevarse lateralmente hasta la zona de inserción anatómica con el brazo colocado al costado del paciente, se clasifica como «móvil». Dicho desgarro puede repararse mediante técnicas artroscópicas o con mini-apertura.

Los desgarros grandes con retracción fija son más difíciles de tratar que los de tipo móvil o en media luna. Con frecuencia, tales desgarros requieren un cierto grado de movilización liberando las adherencias fijas del manguito de los rotadores y de las superficies glenoidea, bursal y acromial. Dicha movilización puede realizarse con un elevador que se coloca artroscópicamente desde el orificio de entrada subacromial lateral o, alternativamente, mediante ablación con RF. La cicatrización del ligamento coracoacromial y el acortamiento fijo del repliegue ligamentario coracoacromial constituyen causas comunes de inmovilidad de los desgarros en el caso de desgarros del manguito de los rotadores de larga evolución. La liberación de estos ligamentos en la superficie bursal del manguito moviliza el desgarro y relajará significativamente la tensión al repararlo.

Sin embargo, hay que tener presente los conceptos de geometría del desgarro y el margen de convergencia. Burkhart, Gartsman y otros han descrito ampliamente los principios y técnicas de la reconstrucción artroscópica de desgarros del manguito de los rotadores desde pequeños a masivos.[36-39,41,104,105,109,110] Como se ha descrito previamente en este capítulo, nosotros valoramos cuidadosamente la geometría del desgarro desde el espacio subacromial, utilizando unas pinzas tisulares fórceps desde el orificio LAC para evaluar cómo y dónde la reparación de lado a lado y desde la parte medial a la lateral del desgarro puede restaurar

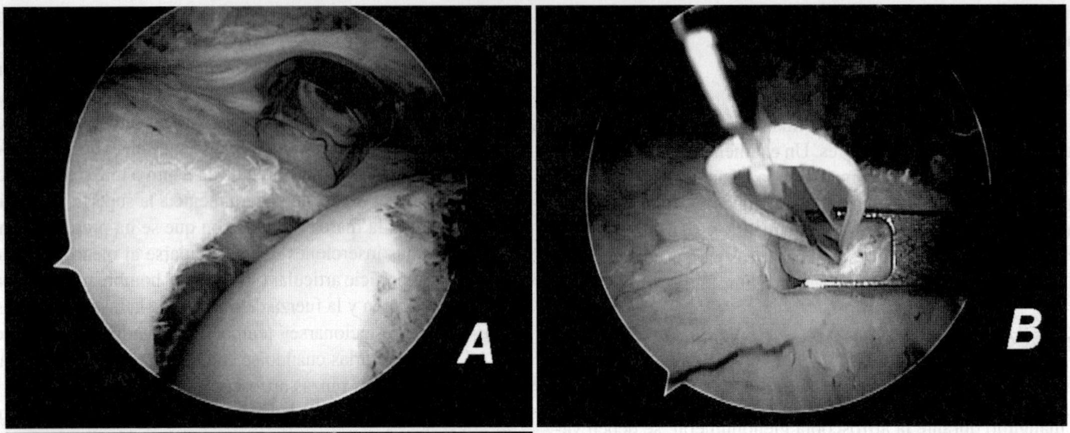

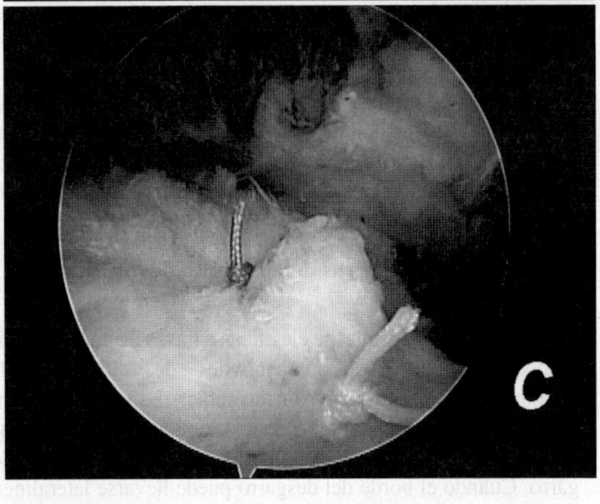

Fig. 8-43 • Vista bursoscópica del orificio subacromial posterior que muestra una reparación artroscópica del manguito de los rotadores. **A,** Borde libre desbridado de un tendón del manguito de los rotadores desgarrado. **B,** Trabajando desde la parte anterior a la posterior, se ha colocado una sutura de anclaje, pasándose las suturas a través del manguito mediante un dispositivo o punzón de sutura diseñado especialmente. **C,** Continuando posteriormente, se han colocado más anclajes y se han anudado las suturas. El manguito está reparado anatómicamente sobre un lecho óseo en el troquíter.

potencialmente el tejido sobre la cabeza humeral y transformar el borde lateral principal del desgarro en una media luna. A menudo, la rotación del brazo durante la fijación mejora la posición del desgarro con respecto a la tuberosidad.

Nosotros abordamos todos los desgarros realizando una minuciosa bursectomía de partes blandas, poniendo especial atención en extirpar el tejido bursal cicatricial de la superficie del manguito. La extirpación se logra con mayor facilidad mediante una afeitadora oscilante de entre 4,5 mm y 5,5 mm de radio completo. Hay que tener cuidado de realizar una amplia bursectomía en dirección de delante hacia detrás a través del manguito lateral mientras se mantienen las flautas cortantes de la afeitadora casi paralelas a la sustancia del manguito para evitar una lesión yatrogénica de éste. Mediante ablación por RF o electrocauterización puede completarse la bursectomía medialmente a la unión musculotendinosa. Este paso es importante debido a que no son infrecuentes los desgarros del manguito en la unión musculotendinosa o los que se extienden hasta ella. A continuación, y desde el orificio LSAC, se desbridan los bordes libres del desgarro hasta que vuelva a ser un tejido estable y de aspecto sano. Nosotros pensamos que es más aconsejable optar por un desbridamiento completo, y la consiguiente reparación de un «desgarro grande» compuesto por tejido sano, a que sobren tejidos degenerados por tratar de realizar una reparación pequeña. Cuando se reparan desgarros entre medianos y grandes, se utilizan pinzas fórceps tisulares para identificar una «esquina» que pudiera avanzarse hasta una posición anterior o posterior para reaproximar el manguito anatómicamente. Incluso tras el desbridamiento, la orientación correcta habitualmente se hará obvia, pareciendo anatómica y sin que se observen en el tejido del manguito grandes pliegues con aspecto de «orejas de perro». Con frecuencia, nosotros utilizamos un punzón de sutura artroscópica para colocar una sutura de tracción en esta «esquina» o, alternativamente (si el desgarro se mueve libremente), colocar el primer anclaje de la sutura en la inserción anatómica de la esquina para aproximar el tejido practicando una reparación de lado a lado. A continuación, y operando a través de orificios situados apropiadamente anterosuperior, anterolateral, lateral, posterolateral y posterosuperior, utilizamos unas pinzas de sutura artroscópica afiladas y penetrantes, lanzaderas de relevos o una combinación de estos dispositivos para colocar una o más suturas de lado a lado o un material de sutura absorbible o no absorbible relativamente fuerte (2-0). Habitualmente, estas suturas progresan en un sentido de medial a lateral, avanzando el borde del desgarro a medida que se coloca la sutura y anudándose mediante técnicas artroscópicas de anudamiento. Una sutura de tracción puede ser extremadamente útil para controlar el borde del desgarro mientras se pasa la sutura. Una vez que el desgarro se ha movilizado o se ha hecho convergente adecuadamente, lo habitual es que en su parte distal tenga un aspecto de media luna. De esta forma, puede llevarse hasta la tuberosidad que se ha preparado bajo una mínima tensión, tal como se ha descrito antes en caso de desgarros pequeños.

como se ha descrito previamente. La hemostasis con el electrocauterizador debe realizarse meticulosamente.

Lesiones del manguito de los rotadores

Una vez completada la bursectomía subacromial, se puede valorar el manguito de los rotadores. Un examen completo del manguito puede llevarse a cabo mediante la rotación y abducción o la aducción de la cabeza humeral. Se pueden observar señales de suturas de desgarros colocadas previamente, y se examina la superficie bursal del manguito en dichas áreas para descartar lesiones ocultas completas.

Reparación de lesiones parciales del manguito de los rotadores

En caso de encontrar un desgarro parcial en el lado articular del manguito durante la artroscopia glenohumeral, se deben valorar la profundidad y la calidad de los tejidos después de desbridar cualquier cuerpo libre y los fragmentos deshilachados. Los desgarros que abarcan menos del 50% del espesor y cuyo tejido restante es de buena calidad se desbridan usualmente con el resector de radio completo hasta lograr un tejido estable, si bien algunos autores (como se ha descrito antes) defienden la reparación de incluso desgarros parciales. En nuestro centro, nosotros basamos la decisión de desbridar o de reparar en factores relacionados con el paciente, ya descritos. Los desgarros que se producen en individuos con bajas demandas físicas, que comprenden entre un 50% y un 75% del espesor y que son menores o iguales a 1 cm de anchura, con frecuencia pueden desbridarse para estabilizar el tejido, pero no se reparan. Tales desgarros en atletas (en particular en los que practican lanzamientos) son preocupantes en términos de que progresan a desgarros mayores y completos, y que se reparan mediante la colocación artroscópica de suturas de anclaje y suturas. Los desgarros parciales de espesor superior al 50% y de anchura mayor a 1 cm se reparan similarmente en casi todos los pacientes mediante artroscopia o miniaperturas. En este grupo es frecuente que se produzca la progresión del desgarro y la descompensación de la función del hombro. Cuando hay una inflamación importante, debe llevarse a cabo una bursectomía subacromial. Sin embargo, cuando en desgarros parciales del lado articular hay evidencia preoperatoria o intraoperatoria de compresión subacromial o si se lleva a cabo la reparación del manguito, debe realizarse una descompresión subacromial completa. Como se ha comentado previamente, en pacientes con altas demandas físicas y con desgarros parciales debe investigarse la presencia de una inestabilidad glenohumeral oculta y tratarla en los casos en que se presente.[268]

Puede haber desgarros del manguito en el lado bursal, y éstos se tratan de forma más agresiva.[65] Los desgarros de la superficie bursal del manguito se producen con frecuencia en los «colgajos» en la inserción. Cuando se presentan tales colgajos, es probable que sea aconsejable repararlos. Además, en los desgarros del lado bursal debiera tenerse más en cuenta el realizar una descompresión subacromial concurrente.

Reparación de desgarros completos del manguito de los rotadores: pequeños y medianos

Los desgarros completos requieren el desbridamiento y con frecuencia la reparación. Los desgarros móviles y de poca anchura (de hasta 2 cm) se fijan mediante una técnica totalmente artroscópica. Los márgenes libres del tendón desgarrado se desbridan, hasta lograr que sea nuevamente un tejido robusto, de aspecto sano y estable, a través tanto de la superficie glenohumeral como subacromial. A continuación, la zona de la inserción anatómica del tendón se raspa hasta llegar a la cortical sangrante del hueso para dejar la inserción sin restos. Trabajando en el orificio LSAC, canulado con una cánula de drenaje de 8 mm o mayor, se colocan una o dos suturas de anclaje lateralmente a la superficie articular humeral, sobre la marca de inserción que se ha preparado en el troquíter. Estas inserciones deben angularse al menos 45° hacia fuera de la superficie articular («ángulo del hombre muerto») para mejorar la fijación y la fuerza de tracción de la inserción. Las suturas pueden «estacionarse» temporalmente a través del orificio ASAC para utilizarlas cuando se coloque más de un anclaje a la vez. Mediante unas pinzas artroscópicas de sutura, pasadores de sutura o un dispositivo de lanzadera, las suturas se llevan en una dirección de inferior a superior a través del tendón distal que se ha preparado, aproximadamente a unos 7 mm o 10 mm del borde libre del tendón, asegurándolas mediante técnicas artroscópicas de anudamiento de suturas (véase Fig. 8-43). Los desgarros retráctiles en forma de media luna son extremadamente raros, pudiendo reaproximarse la mayoría bajo una mínima tensión y sin necesidad de liberar el ligamento coracoacromial, el intervalo de los rotadores o sin tener que realizar una importante disección medial.

Reparación de desgarros del manguito de los rotadores grandes y masivos

Los desgarros grandes se clasifican a través de una evaluación preoperatoria y artroscópica en «móviles», de «retracción fija/reparable» o de « retracción fija/irreparable». La movilidad se valora desde una perspectiva intra y extraarticular colocando unas pinzas tisulares fórceps o unas suturas a través del borde del desgarro. Cuando el borde del desgarro puede llevarse lateralmente hasta la zona de inserción anatómica con el brazo colocado al costado del paciente, se clasifica como «móvil». Dicho desgarro puede repararse mediante técnicas artroscópicas o con mini-apertura.

Los desgarros grandes con retracción fija son más difíciles de tratar que los de tipo móvil o en media luna. Con frecuencia, tales desgarros requieren un cierto grado de movilización liberando las adherencias fijas del manguito de los rotadores y de las superficies glenoidea, bursal y acromial. Dicha movilización puede realizarse con un elevador que se coloca artroscópicamente desde el orificio de entrada subacromial lateral o, alternativamente, mediante ablación con RF. La cicatrización del ligamento coracoacromial y el acortamiento fijo del repliegue ligamentario coracoacromial constituyen causas comunes de inmovilidad de los desgarros en el caso de desgarros del manguito de los rotadores de larga evolución. La liberación de estos ligamentos en la superficie bursal del manguito moviliza el desgarro y relajará significativamente la tensión al repararlo.

Sin embargo, hay que tener presente los conceptos de geometría del desgarro y el margen de convergencia. Burkhart, Gartsman y otros han descrito ampliamente los principios y técnicas de la reconstrucción artroscópica de desgarros del manguito de los rotadores desde pequeños a masivos.[36-39,41,104,105,109,110] Como se ha descrito previamente en este capítulo, nosotros valoramos cuidadosamente la geometría del desgarro desde el espacio subacromial, utilizando unas pinzas tisulares fórceps desde el orificio LAC para evaluar cómo y dónde la reparación de lado a lado y desde la parte medial a la lateral del desgarro puede restaurar

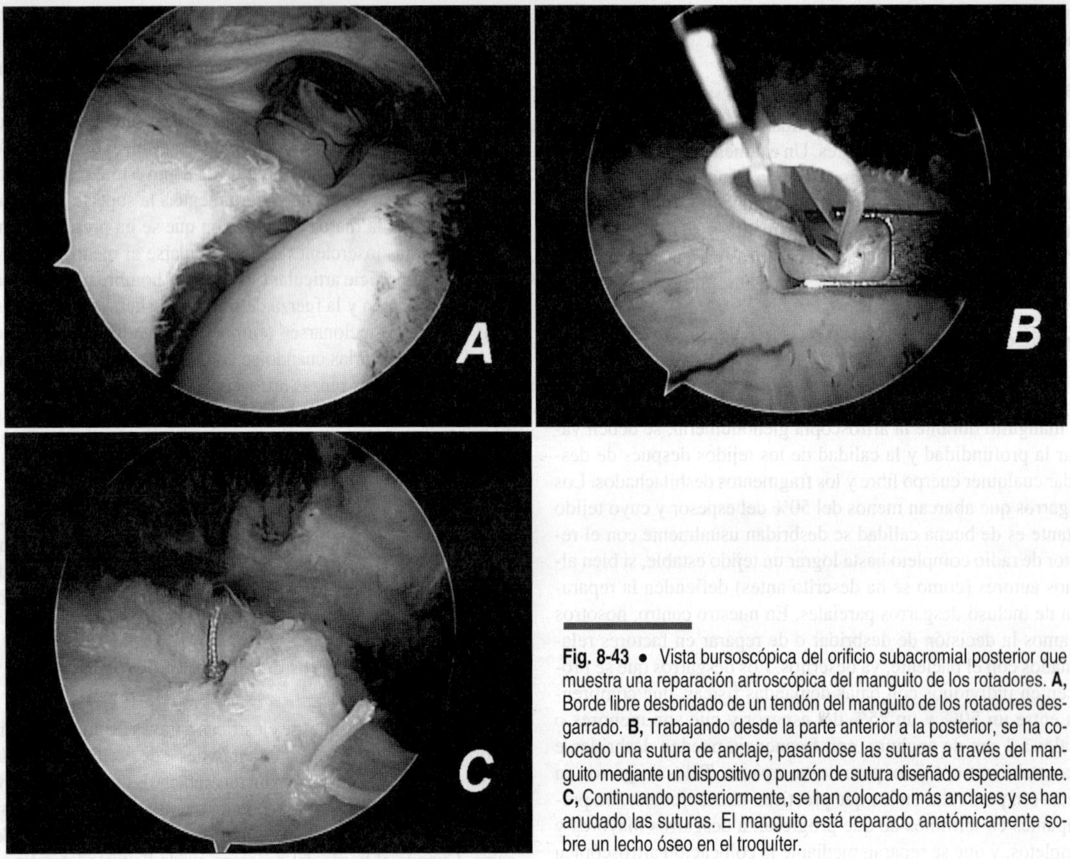

Fig. 8-43 • Vista bursoscópica del orificio subacromial posterior que muestra una reparación artroscópica del manguito de los rotadores. **A,** Borde libre desbridado de un tendón del manguito de los rotadores desgarrado. **B,** Trabajando desde la parte anterior a la posterior, se ha colocado una sutura de anclaje, pasándose las suturas a través del manguito mediante un dispositivo o punzón de sutura diseñado especialmente. **C,** Continuando posteriormente, se han colocado más anclajes y se han anudado las suturas. El manguito está reparado anatómicamente sobre un lecho óseo en el troquíter.

potencialmente el tejido sobre la cabeza humeral y transformar el borde lateral principal del desgarro en una media luna. A menudo, la rotación del brazo durante la fijación mejora la posición del desgarro con respecto a la tuberosidad.

Nosotros abordamos todos los desgarros realizando una minuciosa bursectomía de partes blandas, poniendo especial atención en extirpar el tejido bursal cicatricial de la superficie del manguito. La extirpación se logra con mayor facilidad mediante una afeitadora oscilante de entre 4,5 mm y 5,5 mm de radio completo. Hay que tener cuidado de realizar una amplia bursectomía en dirección de delante hacia detrás a través del manguito lateral mientras se mantienen las flautas cortantes de la afeitadora casi paralelas a la sustancia del manguito para evitar una lesión yatrogénica de éste. Mediante ablación por RF o electrocauterización puede completarse la bursectomía medialmente a la unión musculotendinosa. Este paso es importante debido a que no son infrecuentes los desgarros del manguito en la unión musculotendinosa o los que se extienden hasta ella. A continuación, y desde el orificio LSAC, se desbridan los bordes libres del desgarro hasta que vuelva a ser un tejido estable y de aspecto sano. Nosotros pensamos que es más aconsejable optar por un desbridamiento completo, y la consiguiente reparación de un «desgarro grande» compuesto por tejido sano, a que sobren tejidos degenerados por tratar de realizar una reparación pequeña. Cuando se reparan desgarros entre medianos y grandes, se utilizan pinzas fórceps tisulares para identificar una «esquina» que pudiera avanzarse hasta una posición anterior o posterior para reaproximar el manguito anatómicamente. Incluso tras el desbridamiento, la orientación correcta habitualmente se hará obvia, pareciendo anatómica y sin que se observen en el tejido del manguito grandes pliegues con aspecto de «orejas de perro». Con frecuencia, nosotros utilizamos un punzón de sutura artroscópica para colocar una sutura de tracción en esta «esquina» o, alternativamente (si el desgarro se mueve libremente), colocar el primer anclaje de la sutura en la inserción anatómica de la esquina para aproximar el tejido practicando una reparación de lado a lado. A continuación, y operando a través de orificios situados apropiadamente anterosuperior, anterolateral, lateral, posterolateral y posterosuperior, utilizamos unas pinzas de sutura artroscópica afiladas y penetrantes, lanzaderas de relevos o una combinación de estos dispositivos para colocar una o más suturas de lado a lado o un material de sutura absorbible o no absorbible relativamente fuerte (2-0). Habitualmente, estas suturas progresan en un sentido de medial a lateral, avanzando el borde del desgarro a medida que se coloca la sutura y anudándose mediante técnicas artroscópicas de anudamiento. Una sutura de tracción puede ser extremadamente útil para controlar el borde del desgarro mientras se pasa la sutura. Una vez que el desgarro se ha movilizado o se ha hecho convergente adecuadamente, lo habitual es que en su parte distal tenga un aspecto de media luna. De esta forma, puede llevarse hasta la tuberosidad que se ha preparado bajo una mínima tensión, tal como se ha descrito antes en caso de desgarros pequeños.

Ocasionalmente, la convergencia del margen es imposible, incluso con la liberación de los ligamentos coracohumerales y coracoacromiales, no pudiendo lograrse ninguna movilidad lateral del manguito. En tales casos, los cirujanos deben decidir si el desgarro podría movilizarse y repararse aún más mediante una aproximación totalmente abierta («retracción fija/reparable»). Los factores que afectan esta decisión incluyen el grado de retracción y la pérdida tisular, la calidad del tejido restante y el estado de la unidad muscular. Los desgarros irreparables se definen por una marcada retracción, que es fija, por una mala calidad del tejido restante y por la evidencia de atrofia muscular del manguito en la RM.

Una de las grandes ventajas de todas las reparaciones artroscópicas es que siempre se puede volver atrás y que, como estrategia, el cirujano siempre puede convertir una técnica de mini-apertura en un procedimiento abierto.

Reparación del subescapular

En caso de desgarros aislados del subescapular o de grandes desgarros que afecten al subescapular, pueden utilizarse eficazmente técnicas artroscópicas.[43] Dado que la visualización del subescapular y su inserción desde el espacio subacromial puede estar oscurecida por el deltoides anterior (en particular una vez que se ha producido la tumefacción del hombro), se recomienda realizar primero la reparación del subescapular.[43] Burkhart utiliza una técnica de 4 orificios (orificio PSAC para observación, orificio ASAC para la colocación de anclajes, orificios anterolateral y LAC para la preparación del lecho óseo subescapular y para la tracción del subescapular, respectivamente).

Inicialmente, se trata el tendón del bíceps. Un tendón del bíceps dislocado, subluxado o degenerado puede liberarse o ser sometido a una tenodesis artroscópicamente. A continuación, el borde libre del tendón del subescapular (que a menudo se encuentra retraído) se identifica, se coloca una sutura de tracción y se extrae a través del orificio LSAC. Utilizando este hilvanado para realizar la tracción, si es necesario se moviliza el tendón en sus caras anterior, superior y posterior mediante raspadores y elevadores artroscópicos. Es imprescindible que la porción superior (tendinosa) del subescapular sea reparada para que funcionalmente tenga éxito. Se desaconseja movilizar el tendón inferiormente para evitar la lesión yatrogénica de las estructuras neurovasculares. El lecho óseo y el troquín se preparan mediante ablación o con la afeitadora artroscópica hasta que sangre el hueso cortical. Entonces, en la huella creada pueden colocarse suturas de anclaje o cualquier otro dispositivo de fijación deseable, bien mediante una técnica transtendinosa (para los desgarros más pequeños y móviles) o mediante una técnica en la que las suturas se conduzcan a través del tendón mediante técnicas de lanzadera análogas a las utilizadas en la reparación del manguito de los rotadores. Para una reconstrucción completa se utilizan técnicas de anudamiento artroscópico.

Reparación por miniapertura asistida artroscópicamente

Casi todos los desgarros en forma de media luna y la mayoría de los desgarros móviles se tratan ahora en nuestro centro mediante medios totalmente artroscópicos, si bien la reparación con mini-apertura asistida artroscópicamente también es una técnica valiosa. En las reparaciones por mini-apertura nosotros empleamos un punzón de sutura artroscópica para colocar múltiples suturas de retención en tejidos fuertes a lo largo del borde del desgarro desbridado. La incisión del orificio LSAC se extiende bien longitudinal o transversalmente para exponer la fascia deltoidea subyacente. Entonces, el deltoides se desdobla alineado con sus fibras directamente sobre el desgarro. Hay que tener cuidado de evitar desdoblar el deltoides más de 4 cm distalmente al borde lateral del acromion para proteger el nervio axilar. Para mantener la retracción del deltoides es útil un retractor con autorretención. La acromioplastia puede confirmarse mediante la palpación digital. El manguito de los rotadores se expone y se valora mediante rotación humeral y suturas de tracción. La movilidad del manguito puede hacerse aún mayor mediante una disección roma, intra y extraarticular, con un dedo o un elevador.

Si se contempla realizar una reparación por mini-apertura al mismo tiempo que se realiza la artroscopia glenohumeral, la zona de inserción anatómica del manguito, que se encuentra entre el margen articular superolateral de la cabeza y el margen medial del troquíter, puede desbridarse de partes blandas mediante observación artroscópica. Este paso también puede realizarse mediante desdoblamiento deltoideo. Si se va a utilizar una fijación mediante suturas de anclaje, se debe tener especial cuidado de no penetrar el hueso cortical en esta región. Sin embargo, es deseable tener una superficie cortical limpia y sangrante.

En el lecho óseo humeral que se ha preparado se colocan dos filas de suturas de anclaje. Una fila se encuentra justo lateralmente al margen de la superficie articular, mientras que la segunda fila se sitúa justamente medial a la cresta del troquíter. El lugar de cada inserción se encuentra separado por al menos 1 cm de hueso cortical para prevenir la formación de levantamientos debidos a un exceso de estrés y el consiguiente fracaso. Este requerimiento, junto con la anchura del desgarro, determina el número de anclajes a utilizar.

Si se utilizan suturas de anclaje, el borde del manguito se reduce hasta el borde medial del troquíter y, entonces, las suturas de anclaje mediales se pasan directamente en sentido cefálico a través del manguito a modo de soporte vertical. Estas suturas no se anudan a esta unión. Después, las suturas de anclaje laterales se pasan a través del borde del manguito a modo de soporte vertical y se anudan en el lado del tronco con el brazo en rotación neutra. Es entonces cuando se anudan las suturas de anclaje mediales. Esta secuencia deriva en una sección del tendón del manguito doblemente reforzada, la cual se aproxima a la superficie del plano óseo para maximizar la curación (Fig. 8-44A).

A criterio del cirujano o si el hueso cortical no puede aguantar suturas de anclaje, se realizan túneles de sutura en el troquíter mediante un punzón y tenáculos con abrazadera. En pacientes mayores es mejor reforzar dichos túneles óseos para prevenir estiramientos. Si se utilizan túneles óseos, las suturas de tracción del manguito se trazan a través de los túneles y se anudan sobre los puentes óseos o sobre los dispositivos de aumento entre los túneles realizados para la fijación (véase Fig. 8-44B).

Los desgarros clasificados como de «retracción fija/reparables» se tratan como una reparación totalmente abierta, incluyendo la reflexión deltoidea anterior y la descompresión subacromial abierta. Esta aproximación permite una completa liberación de partes blandas intra y extraarticulares, logrando una reparación consistente del manguito respecto del hueso humeral. Los autores utilizan en la reparación una técnica de fijación por sutura de anclaje similar a la descrita en la técnica de mini-apertura.

En el caso especial de desgarros del complejo bíceps/subescapular también se tratan frecuentemente de forma abierta, dado que hemos encontrado que tales lesiones dificultan la visualización y reparación completa cuando se utiliza una aproximación

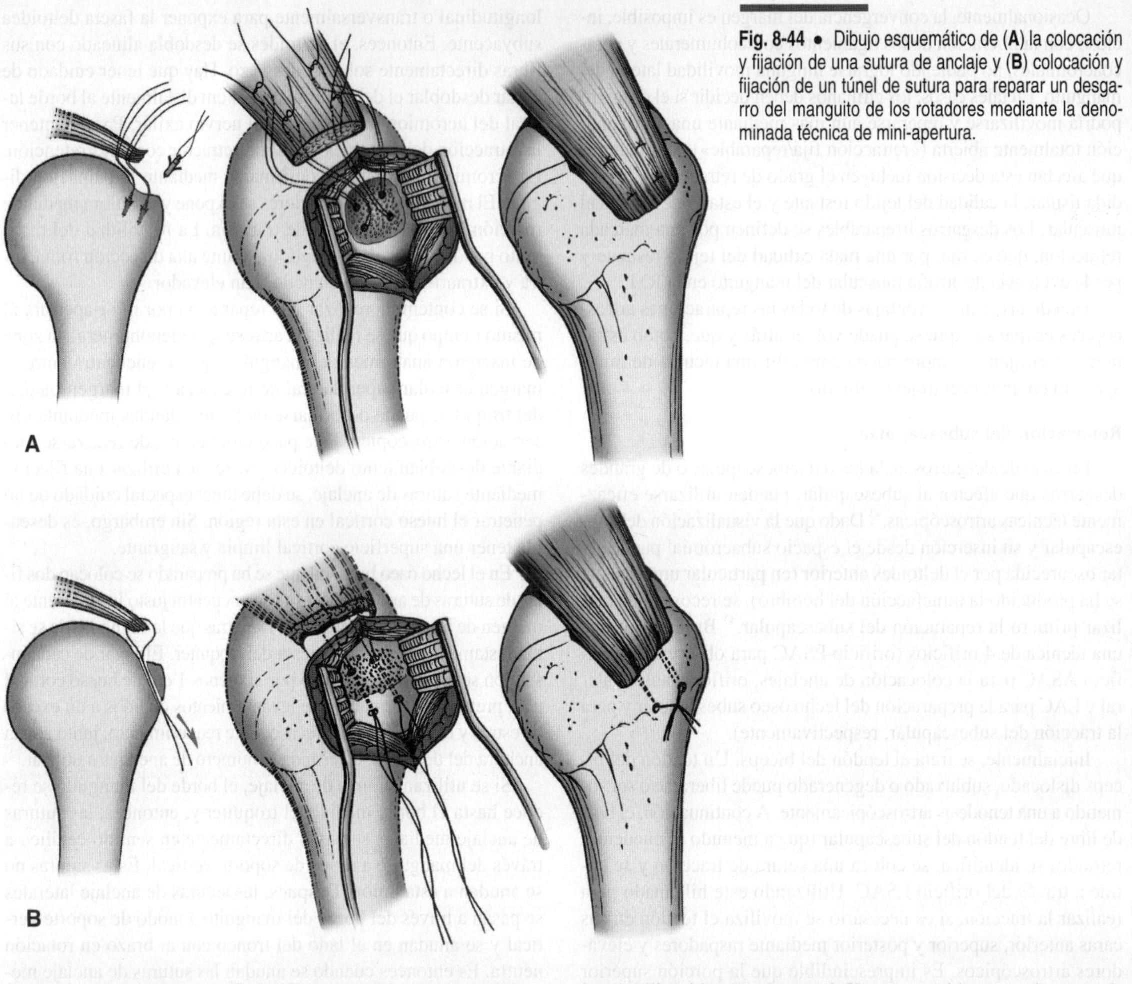

Fig. 8-44 • Dibujo esquemático de (**A**) la colocación y fijación de una sutura de anclaje y (**B**) colocación y fijación de un túnel de sutura para reparar un desgarro del manguito de los rotadores mediante la denominada técnica de mini-apertura.

lateral con mini-apertura. Todas las reparaciones artroscópicas del subescapular y del bíceps son técnicamente factibles, aunque en caso de grandes interrupciones o de degeneraciones tisulares, una técnica abierta podría ser realmente más eficaz.

Los desgarros clasificados como de «retracción fija/irreparables» son habitualmente masivos (espesor >5 cm; área >15 cm^2 y hasta 20 cm^2), con una mala calidad tisular. Se tratan mediante desbridamiento artroscópico y descompresión subacromial, conservando la porción anterior del ligamento coracoacromial.

Debe tenerse en cuenta que si se lleva a cabo una reparación artroscópica o por mini-apertura toda la patología coexistente (p. ej., desgarros labrales, lesiones SLAP, cuerpos libres) se trata artroscópicamente antes del procedimiento. Si existe una inestabilidad anterior o multidireccional importante, las lesiones del manguito de los rotadores deben repararse antes de llevar a cabo el desplazamiento capsular, puesto que el cierre del defecto del desgarro podría alterar de forma importante la mecánica del patrón de inestabilidad. La reparación del manguito tras el desplazamiento capsular puede comprimir excesivamente la articulación.

Inestabilidad del hombro

Como se mencionó en la sección precedente sobre indicaciones y resultados, se han descrito varias técnicas artroscópicas para la estabilización glenohumeral. En esta sección se resaltan tres de las más comunes: la reparación de Bankart con una chincheta bioabsorbible,[3] la reparación de Bankart y desviación capsular con suturas transglenoideas[48,50,210] y la reparación de Bankart con desviación capsular utilizando suturas de anclaje.[303] Los autores han experimentado cada una de las tres técnicas y las utilizan según la ocasión. Sin embargo, nosotros creemos que el uso de las suturas de anclaje ofrece al cirujano una mayor posibilidad de versatilidad al tratar la inestabilidad, siendo los resultados clínicos optimistas.

Reparación de Bankart y desplazamiento capsular con suturas de anclaje anterior o posterior

Los aspectos técnicos de la reconstrucción capsular anterior en la inestabilidad han sido descritos por Snyder y cols., y otros.[303] Comercialmente se dispone de numerosos sistemas de suturas de anclaje (absorbibles y no absorbibles), así como de una amplia variabilidad de instrumentos designados específicamente para colocación de suturas, para pasar suturas, para la imbricación capsular y para atar los nudos. Una descripción completa de cada uno de estos instrumentos se encuentra más allá de la visión de este capítulo. Sin embargo, el cirujano debe estar familiarizado con los diferentes tipos de instrumentos y con sus relativos pros y contras. La versatilidad ofrecida por un equipo quirúrgico con muchos de estos instrumentos ahorrará mucho tiempo y dificultades, derivando en mejores reparaciones.

En los procedimientos artroscópicos por inestabilidad, la disposición del quirófano, la anestesia y la colocación del paciente son las mismas que en la artroscopia estándar del hombro. En nuestro centro estamos a favor de la posición en silla de playa, puesto que permite una aproximación anatómica del hombro, no necesita la tracción del brazo (la cual no es ni necesaria ni deseable si se va a valorar adecuadamente la tensión capsuloligamentaria) puede convertirse con facilidad en un procedimiento abierto sin tener que volver a colocar al paciente en caso de que no pudiera completarse una reconstrucción artroscópica. Además del conjunto de instrumentos artroscópicos estándar, el cirujano debe tener a mano suturas de anclaje permanentes o bioabsorbibles (montadas con material de sutura de 2-0), cánulas de instrumentación artroscópica translúcidas con un taladro de 8 mm a 9 mm y toda una variedad de instrumentos para pasar suturas a través del tejido labral y capsular.

El hombro debe explorarse cuidadosamente bajo anestesia y a continuación se esteriliza y se colocan los campos. El artroscopio se introduce en la articulación por el orificio primario posterior, realizándose una inspección inicial. Se puede insertar una aguja espinal del calibre 18 anteriormente en la articulación, tal y como se ha descrito previamente, extrayéndose la porción del trocar para permitir una pequeña salida de fluido. Entonces, y dado que la anatomía individual, el tamaño del desagarro labral y los instrumentos de los que se dispone para pasar las suturas afectarán la adecuada colocación del orificio, puede utilizarse la aguja a modo de sonda rudimentaria antes de establecer los orificios anteriores definitivos. Además, si se encuentra una excesiva laxitud capsular u otros factores que sugieran que sería más adecuada una estabilización abierta, no se crearán orificios de entrada anteriores superfluos.

Si se encuentra una lesión de Bankart sin MDI tratable artroscópicamente, se establece el orificio artroscópico de entrada anterior. Generalmente, el orificio que se utiliza estará ligeramente lateral e inferior a los intervalos rotadores (orificio ASL), utilizándose una aguja espinal para orientar el orificio de forma que puedan colocarse anclajes de sutura a través del orificio hasta una aceptable posición de comienzo y trayectoria, y pudiendo situar un anclaje anteroinferior (sobre la 5 horas a la derecha y a las 7 horas a la izquierda) en el borde de la cavidad glenoidea. Tras colocar una cánula de instrumentación y drenaje translúcida capaz de acomodar los instrumentos, se ha completado la inspección de la articulación. Nosotros utilizamos además de forma sistemática una cánula de «estacionamiento» superomedial directamente anterior a la cavidad glenoidea, situada alta respecto del intervalo rotador y a través de la cual puede insertarse alternativamente un escopio, para la inspección directa de la cápsula anterior y del cuello glenoideo, para el desbridamiento de la cavidad glenoidea anterior y del labro y para tratar la sutura.

Se valoran la extensión, la movilidad y la calidad tisular del labro despegado, así como la calidad de la cápsula anterior y de los ligamentos glenohumerales. Hay que tener la precaución de evaluar los ligamentos a lo largo de todo su curso, incluyendo la inserción del aIGHL en el cuello humeral, para descartar la denominada lesión HAGL.[18,371]

Puede intentarse realizar el test de «entrar directamente» tal y como se ha explicado previamente.[259] Nosotros utilizamos el test de entrar directamente para valorar el grado de laxitud capsular concurrente: es decir, el grado de inestabilidad que permanecerá tras la reparación de Bankart. Para realizar este test, se colocan unas pinzas fórceps artroscópicas en el portal anteromedial, utilizándose para reducir el labro hasta la posición de reinserción propuesta. Si la capacidad para guiar el artroscopio a través de la articulación no se elimina con la reducción labral, debe realizarse una imbricación capsular adicional para tensar el aIGHL, pudiendo ser necesario tensar el intervalo rotador para proporcionar la adecuada estabilidad. En casos de atenuación ligamentaria leve, esta técnica puede lograrse mediante la movilización y desplazamiento del complejo capsulolabral en una dirección cefálica a lo largo de la cavidad glenoidea. Si el test de entrar directamente continúa siendo positivo con el brazo en posición neutra y con el labro reducido, si se identifica una lesión de Hill-Sachs o de Bankart «insinuante» o si hay una excesiva MDI, los autores prefieren realizar directamente un procedimiento abierto.

Si se va a llevar a cabo un procedimiento artroscópico, se sitúa el artroscopio en el orificio ASL. La utilización de este orificio proporciona una proyección muy mejorada del cuello femoral anterior para preparar la zona de reparación labral. Para desbridar todos los colgajos titulares sueltos de los bordes labrales se utiliza un resector a motor de radio completo. Hay que tener la precaución de no desbridar la sustancia labral principal. A través del orificio accesorio anterior se inserta una cuchilla raspadora y se utiliza para movilizar el labro desplazado del anillo óseo glenoideo y para liberar las adherencias parciales, tanto medial como inferiormente. Con frecuencia, el labro anteroinferior se habrá «curado» en su parte medial sobre el cuello glenoideo, debiendo movilizarse de forma que pueda «flotar» libremente hasta la adecuada posición en la cara anterior glenoidea (Fig. 8-45).

La inserción ósea subyacente de la lesión de Bankart se desbrida de partes blandas mediante una fresa o afeitadora situada en el orificio anteromedial, para crear una superficie corticoesponjosa abierta y sangrante. Hay que tener la precaución de no biselar el borde glenoideo, lo que derivaría en una reducción tisular no anatómica.

A continuación, se vuelve a colocar el artroscopio en el orificio posterior. Para la colocación del anclaje y el paso de la sutura, a menudo es útil tener un ayudante que pueda realizar una tracción posterior del húmero a nivel proximal, la cual reduce simultáneamente la articulación glenohumeral de la subluxación anterior y coloca menos tensión en los tejidos capsulares anteriores cuando éstos se vuelven a colocar en sentido medial y superior al reborde glenoideo. Para este propósito, nosotros utilizamos con frecuencia, una tracción elástica con una gasa almohadillada que rodea la parte superior del húmero, permitiendo una tracción posterior más fácil sobre la porción superior del brazo. Además, temporalmente puede realizarse una rotación interna del brazo, aunque debe situarse entre una posición neutra y 30° de rotación externa, 30° de abducción y 45° de abducción cuando se anuden las suturas, de forma que no se produzca una sobretensión yatrogénica de la cápsula anterior.

Cuando se trabaja en una dirección de inferior a superior, los anclajes de las suturas se colocan según las recomendaciones de manufactura. La colocación requiere habitualmente leznas, perforaciones, cortes de rosca o la combinación de estas técnicas. Teóricamente, puede establecerse un orificio anteroinferior, como se ha descrito antes, para lograr en el labro inferior una posición horaria de entre las 5 y las 7: sin embargo, habitualmente no hemos encontrado que este orificio sea necesario.[71] El anclaje debe colocarse en la unión de la cara glenoidea y del cuello escapular,

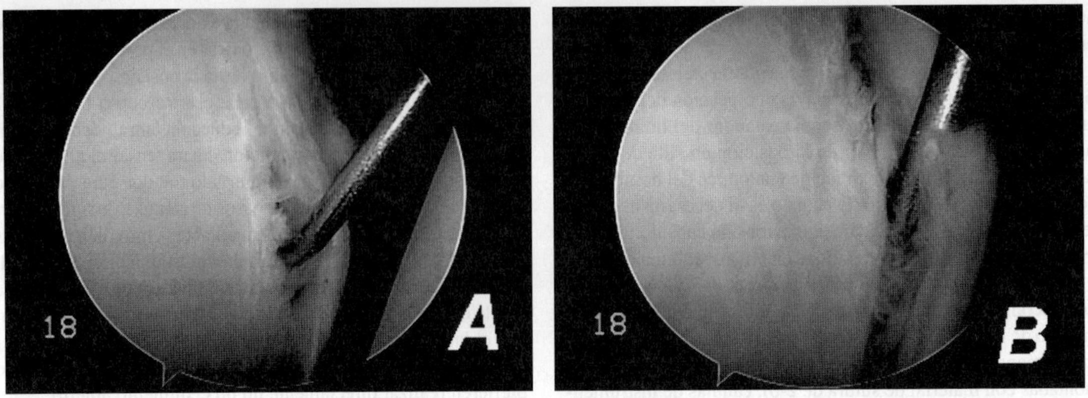

Fig. 8-45 • Vista artroscópica del ribete glenoideo anterior del hombro derecho desde el orificio posterior primario. **A,** La sonda está aislando una lesión de Bankart, la cual se extiende hasta el margen inferior de la glenoides (**B**).

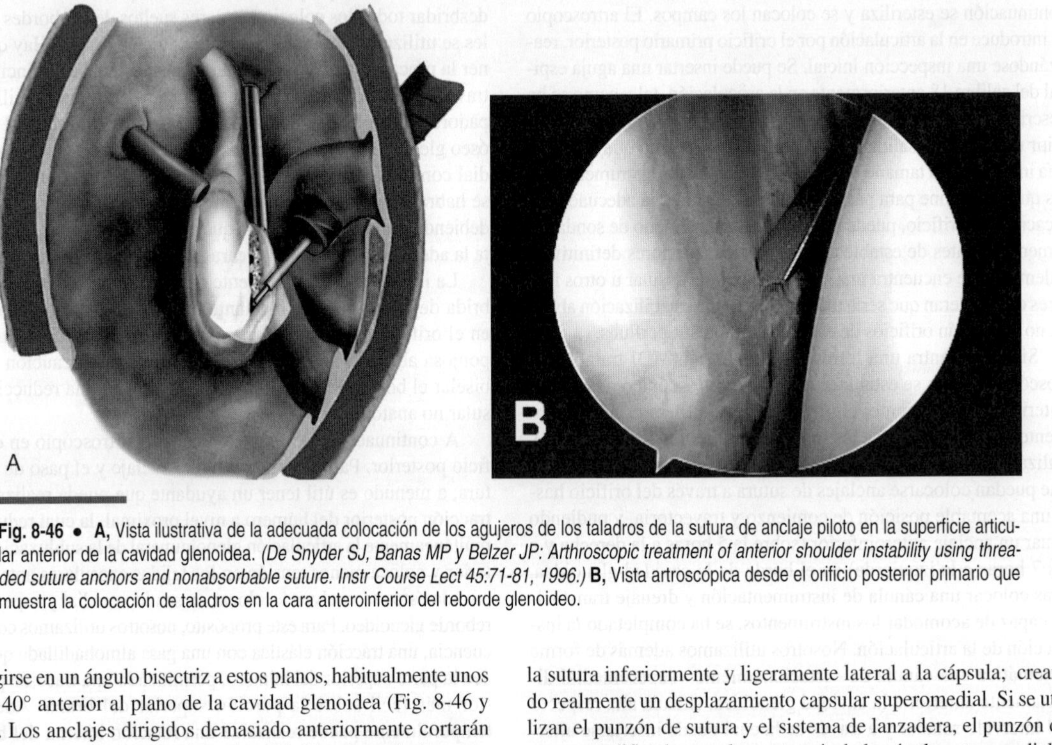

Fig. 8-46 • A, Vista ilustrativa de la adecuada colocación de los agujeros de los taladros de la sutura de anclaje piloto en la superficie articular anterior de la cavidad glenoidea. *(De Snyder SJ, Banas MP y Belzer JP: Arthroscopic treatment of anterior shoulder instability using threaded suture anchors and nonabsorbable suture. Instr Course Lect 45:71-81, 1996.)* **B,** Vista artroscópica desde el orificio posterior primario que muestra la colocación de taladros en la cara anteroinferior del reborde glenoideo.

y dirigirse en un ángulo bisectriz a estos planos, habitualmente unos 20° a 40° anterior al plano de la cavidad glenoidea (Fig. 8-46 y 8-47). Los anclajes dirigidos demasiado anteriormente cortarán el cuello de la cavidad glenoidea; los dirigidos demasiado posteriormente socavarán la superficie condral glenoidea. Para el tratamiento de suturas, preferimos colocar los anclajes individualmente y pasar y anudar las suturas a medida que progresa la reparación. Una vez que se coloca el anclaje en posición horaria de entre las 5 y las 7, exactamente en la cara de la cavidad glenoidea, se dirigen las suturas al orificio de «estacionamiento» superomedial y se grapan.

Al utilizar un sistema de lanzadera artroscópica de relevos, pinzas de sutura afiladas y penetrantes, punzones de sutura o, más comúnmente, pasadores de sutura tipo «sacacorchos» y técnicas de relevos de suturas, las suturas más anteriores y de anclaje se estiran a través de la cápsula y el labro, teniendo cuidado de situar la sutura inferiormente y ligeramente lateral a la cápsula; creando realmente un desplazamiento capsular superomedial. Si se utilizan el punzón de sutura y el sistema de lanzadera, el punzón de sutura modificado se coloca a través de la cánula anteromedial y se utiliza para ajustar el labro, la cápsula y el aIGHL. El «diente» del punzón pasa a través de la superficie interna de la cápsula y sale entre el labro y la cavidad glenoidea, cerca del anclaje de la sutura (Fig. 8-48). La lanzadera de relevos se pasa a través del punzón, tirándose del borde libre a través de la cánula anterosuperior. La sutura anterosuperior se coloca en el ojal de la lanzadera de relevos y entonces se estira con el relevo de nuevo hacia abajo por la cánula anterosuperior, a través del tejido capsular y fuera de la cánula anteromedial (Fig. 8-49). Los extremos complementarios de las suturas se grapan. Snyders y cols. recomiendan el empleo de suturas simples al realizar esta técnica.[303] Si se desea hacer un lecho de suturas, puede repetirse el proceso de pasar suturas con el otro extremo libre del anclaje de la sutura. Una vez colocada o colocadas las suturas, se tira de ambos extremos libres a través de la cánula de trabajo, anudándose mediante técnica artroscópica e instrumentos de anudamiento (véanse Figs. 8-50 y 8-51). Los nudos se colocan en el lado *tisular* de la reparación y en la cara glenoidea. Si el anclaje se ha situado correctamente y si se ha capturado con la sutura el suficiente tejido capsulolabral, en el labio anterior glenoideo habrá un neolabro de tejido fuerte para restaurar la función compresora cóncava del anillo.

Nosotros encontramos que incluso tras la colocación del anclaje y la sutura anteroinferior primarios se elimina o se disminuye en gran parte el signo de «entrar directamente». Mientras se trabaja todavía en una dirección de inferior a superior, se coloca el siguiente anclaje, continuándose el imbricado capsular y la reparación labral hasta que el labro sea anatómico. Hay que tener la precaución de evitar incorporar inadvertidamente el tendón del subescapular dentro de la reparación superior.

Una vez completada la reparación anterior, se confirma el arco de movimiento y se comprueba la estabilidad del hombro. Dado que en la articulación el líquido artroscópico hace menos fiable la exploración, la estabilidad se confirmará eliminando el signo de entrar directo, reduciendo posteriormente el húmero tal y como se observa desde el orificio anterosuperior y reduciendo el volumen del hueco axilar.

Si se ha completado una adecuada reparación de Bankart pero todavía se duda de la estabilidad, se debe realizar el cierre del intervalo rotador. Para cerrar el intervalo, colocamos una o dos suturas de imbricación de PDS absorbible, o de otro material absorbible adecuado, en el tejido capsular situado inferiormente al subescapular. El extremo final se deja en la articulación del hombro. A continuación se retira el orificio de la cánula hasta que quede exactamente fuera de la cápsula. Para perforar el borde anterior de la cápsula superior a nivel del supraespinoso y recuperar el extremo libre de la sutura, se introduce un recuperador de suturas punzante y penetrante a través de la cánula extraída. Mediante nudos corredizos y técnica artroscópica, las suturas se anudan a ciegas y se cortan justo por fuera de la cápsula.

Las lesiones de Bankart inversas se tratan de forma similar. En la mayoría de los casos, el tejido labral posterior puede reinsertarse en la cara labral posterior con una a tres suturas de anclaje desde un orificio de entrada posterior y observándose desde un orificio anterosuperior.

Como se ha comentado antes, muchos cirujanos han descrito la utilización de la RF o de la capsulorrafia termal por láser como técnica adjunta para la reparación artroscópica de Bankart o de la inestabilidad. Nosotros no utilizamos habitualmente este método como sustitutivo de la técnica de sutura totalmente artroscópica.

Reparación de Bankart con chincheta bioabsorbible

Cuando en la reparación de Bankart se utilizan chinchetas bioabsorbibles, la inducción de la anestesia, la exploración bajo anestesia, la colocación de los tres orificios estándar (posterior primario, anteromedial, ASL), la artroscopia diagnóstica, la exploración del labro y de la cápsula, la movilización capsulolabral, la preparación glenoidea anterior y la valoración del grado de desplazamiento capsular necesario para la estabilización se realizan todas ellas de forma idéntica a las descritas previamente para la reparación mediante suturas de anclaje. Una vez colocado el artroscopio en el orificio posterior, en el orificio anteromedial se sitúan las pinzas artroscópicas fórceps y se utilizan para colocar adecuadamente el tejido labral sobre el lecho óseo que se ha preparado (Fig. 8-52).

La chincheta labral se coloca en la parte inferior de la lesión de Bankart. En el hombro derecho, esta localización corresponde a la posición horaria de las 5 horas sobre el ovoide glenoideo. Habitualmente es muy difícil colocar una chincheta en posición más inferior, dada la situación del orificio anteromedial. Teóricamente, para alcanzar el labro inferior puede establecerse un orificio anteroinferior, como se ha señalado previamente.[71] Sin embargo, habitualmente los autores no encuentran que este portal sea necesario.

La chincheta taladro se monta mediante un tornillo fijador en la guía de alambre canulada, dejando que asomen la punta y 3 mm o 4 mm del vástago del alambre (Fig. 8-53). El alfiler perforador así construido se coloca a través del orificio anteromedial, utilizándose el mismo para pinchar la sustancia principal del labro en la cara inferior de la lesión de Bankart (Fig. 8-54). Entonces, se presiona la punta guía en el cuello glenoideo, en el extremo de la superficie articular anterior. Es esencial reemplazar anatómicamente el labro en el margen articular y evitar «desplazar medialmente» el labro en el cuello glenoideo (véase Fig. 8-54).

El alfiler y el taladro guía se dirigen hacia el centro del óvalo glenoideo en un ángulo de 20° a 30° medial al plano de la superficie articular glenoidea (véase Fig. 8-52). Esta orientación permitirá al túnel de la chincheta cortar a modo de bisectriz el ángulo formado por la superficie articular y la parte anterior del cuello glenoideo. Si el alfiler se angula demasiado lateralmente, el taladro perforará el hueso subcondral de la cara glenoidea.

La punta del alfiler guía se lleva manualmente hasta el hueso. Una vez ajustado, se introduce la broca perforadora accionada por un motor hasta una profundidad de al menos 16 mm (la longitud de la tija de la chincheta). El taladro se libra del alfiler guía y se retira mientras se asegura que el alfiler guía permanezca insertado. La chincheta canulada se inserta sobre la guía de alambre y se impacta en su sitio (Fig. 8-55), extrayéndose la guía de alambre.

Para valorar la reducción y la fijación se sondan el labro y la chincheta. Dependiendo del tamaño de la lesión, se colocan proximalmente y de forma similar más chinchetas. La lesiones grandes requieren habitualmente dos o tres chinchetas.

En este punto, la positividad del test de entrar directamente debiera haber desaparecido y al sondarse tendría que evidenciarse un aumento de la tensión en el complejo del IGHL.

Reparación de Bankart o desplazamiento capsular con suturas transglenoideas

Aunque las descripciones iniciales colocaban al paciente en la posición de decúbito,[48] este procedimiento también puede realizarse en posición de silla de playa, la cual permite pasar fácilmente a un procedimiento abierto si fuera necesario. Al colocar al paciente, debe exponerse toda la escápula posterior hasta el borde medial. El equipo especial incluye un punzón de sutura artroscópica y cánula, como los descritos por Caspari,[48] y un alfiler para pasar suturas (Beath). La mayoría de los punzones de sutura artroscópica necesitan utilizar material monofilamento de sutura, como, por ejemplo, polidioxanona absorbible de calibre –0.

Una vez inducida la anestesia y confirmada la inestabilidad mediante la exploración bajo anestesia, se esteriliza la extremidad y se preparan los campos. El artroscopio se inserta a través del orificio posterior, llevándose a cabo una completa exploración artroscópica de forma similar a la descrita previamente para

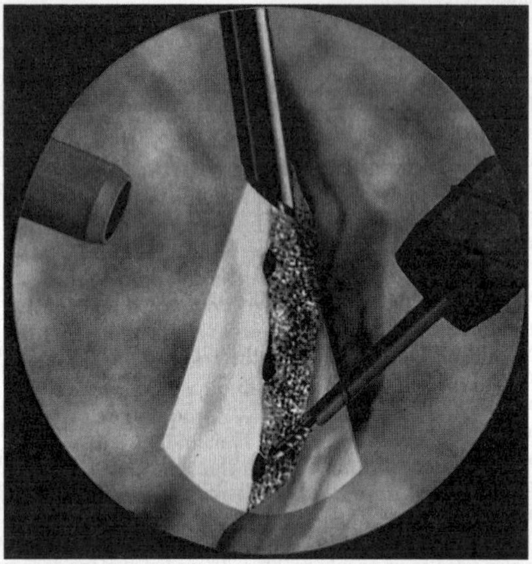

Fig. 8-47 • Vista ilustrativa de la colocación de la sutura de anclaje más inferior. El artroscopio se encuentra en el orificio anterosuperior y el instrumento de anclaje se encuentra en el orificio anteromedial. *(De Snyder SJ, Banas MP y Belzer JP: Arthroscopic treatment of anterior shoulder instability using threaded suture anchors and nonabsorbable suture. Instr Course Lect 45:71-81, 1996.)*

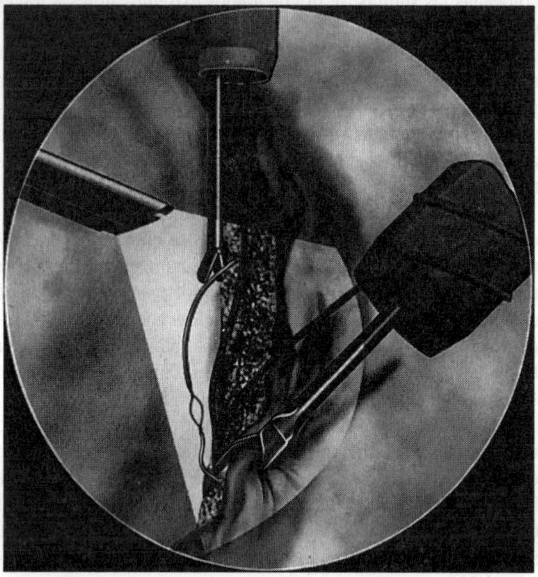

Fig. 8-48 • Vista ilustrativa de la colocación del punzón de suturas de la lanzadera de suturas de relevos a través del complejo capsulolabral. *(De Snyder SJ, Banas MP y Belzer JP: Arthroscopic treatment of anterior shoulder instability using threaded suture anchors and nonabsorbable suture. Instr Course Lect 45:71-81, 1996.)*

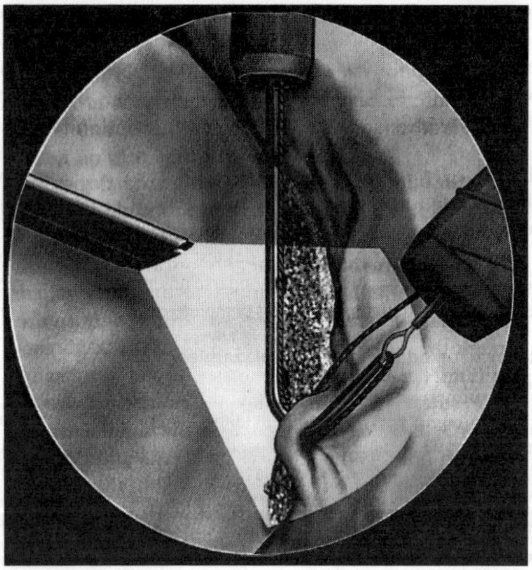

Fig. 8-49 • Vista ilustrativa de una lanzadera de suturas de relevos que se utiliza para tirar de una rama de la sutura de anclaje de nuevo hacia el orificio anterosuperior, a través del tejido capsulolabral, y fuera del orificio anteromedial. *(De Snyder SJ, Banas MP y Belzer JP: Arthroscopic treatment of anterior shoulder instability using threaded suture anchors and nonabsorbable suture. Instr Course Lect 45:71-81, 1996.)*

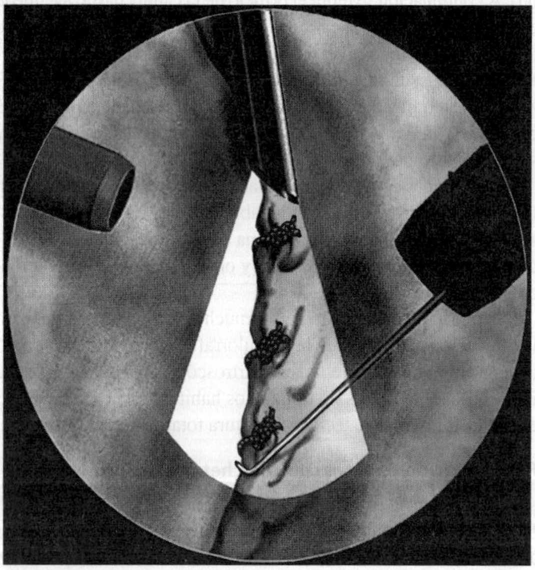

Fig. 8-50 • Vista ilustrativa de una reparación terminada mediante suturas de anclajes y desplazamiento capsular. Las suturas se han anudado fácilmente mediante técnicas artroscópicas. *(De Snyder SJ, Banas MP y Belzer JP: Arthroscopic treatment of anterior shoulder instability using threaded suture anchors and nonabsorbable suture. Instr Course Lect 45:71-81, 1996.)*

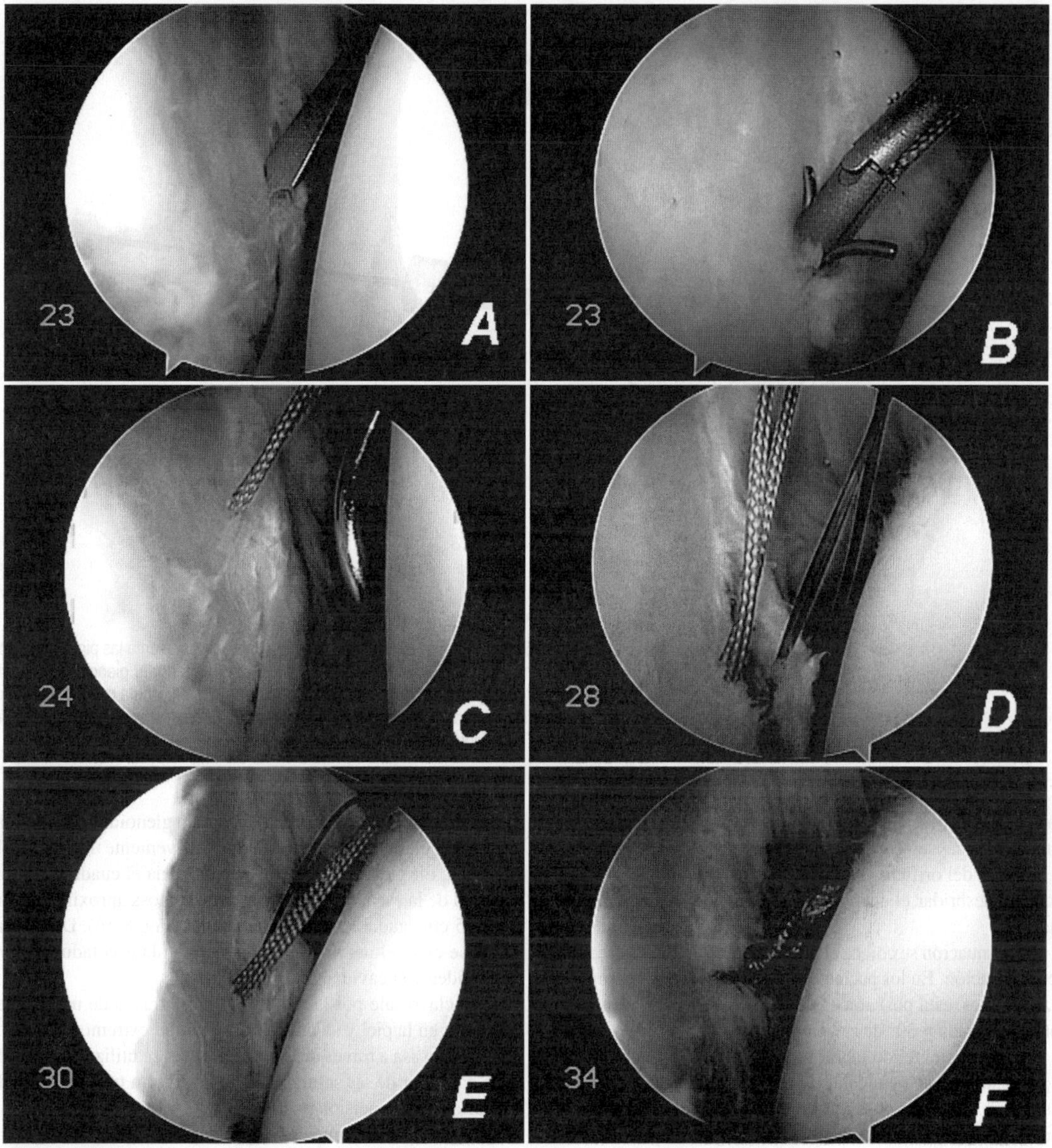

Fig. 8-51 • Vista artroscópica de una reparación capsulolabral desde el orificio posterior primario. **A,** Perforación de la inserción en el reborde glenoideo anteroinferior. **B,** Inserción del anclaje. **C** y **D,** Utilización de un dispositivo de suturas en «sacacorchos» Spectrum (Linvatec, Largo, FL) para pasar una lanzadera de sutura monofilamento con ojales del 2-0. **E,** Lanzamiento de la sutura a través del tejido capsulolabral. **F,** Finalización de los nudos artroscópicos.

la estabilización con suturas de anclaje y chinchetas, incluyendo la delimitación de las lesiones de Bankart y la evaluación de todo el complejo capsulolabral anterior mediante inspección, sondaje y exploración entrando directamente con diferentes grados de rotación humeral.

Los orificios de entrada anteromedial y ASL se establecen tal como se ha expuesto previamente. El artroscopio puede colocarse variablemente en esos orificios para que la visualización sea máxima.

La lesión de Bankart se separa de la cavidad glenoidea subyacente como se ha descrito anteriormente. El complejo capsulolabral se despega del músculo subescapular y del tendón que lo recubre utilizando un elevador con raspador. Para que la movilidad capsular sea máxima, hay que tener la precaución de que la separación se realice en sentido caudal hasta la posición horaria de las 6 horas.

Cuando existe una laxitud capsular aislada sin lesión de Bankart, se realiza una incisión vertical de la cápsula lateralmente al

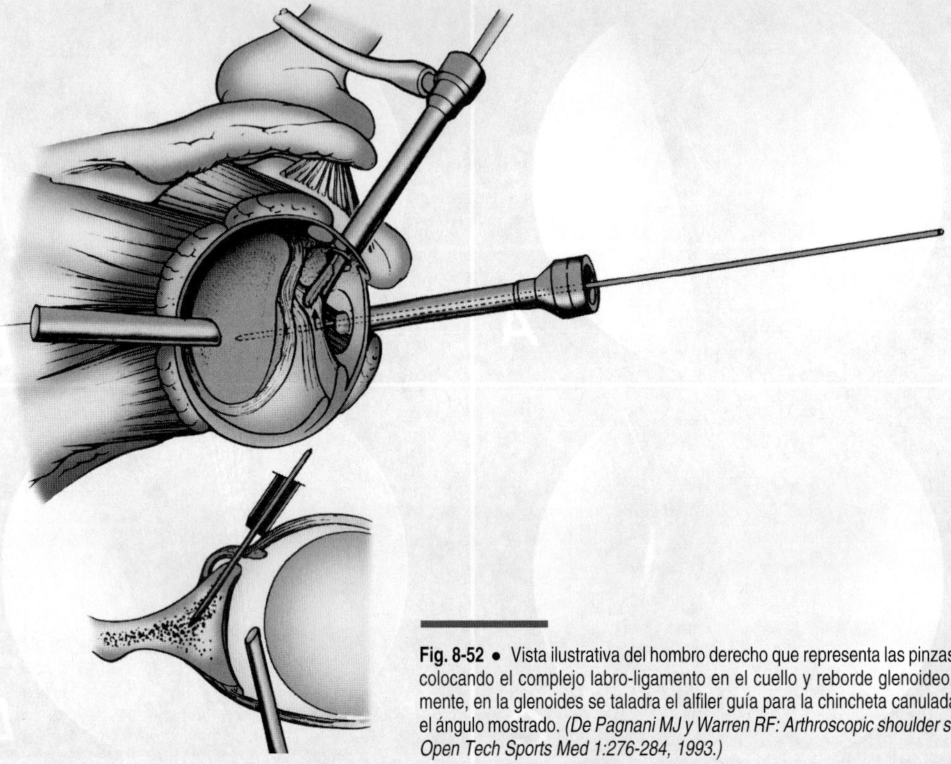

Fig. 8-52 • Vista ilustrativa del hombro derecho que representa las pinzas de fijación colocando el complejo labro-ligamento en el cuello y reborde glenoideo. Posteriormente, en la glenoides se taladra el alfiler guía para la chincheta canulada siguiendo el ángulo mostrado. *(De Pagnani MJ y Warren RF: Arthroscopic shoulder stabilization. Open Tech Sports Med 1:276-284, 1993.)*

labro, llevándose a cabo la movilización como se ha descrito previamente. La capsulotomía no debe penetrar el labro.

A través del orificio anterior se introduce una fresa o afeitadora para desbridar el cuello glenoideo de la manera antes descrita.

A continuación se coloca el brazo en la posición deseada para la estabilización. En los pacientes cuyas actividades no implican lanzar objetos, esta posición es de 30° de abducción, 30° de flexión anterógrada y 30° de rotación externa.

Para desviar el tejido labral y capsular que se ha movilizado en dirección cefálica y medial, se utiliza una pinza artroscópica de sujeción. Hay que observar la región de la cápsula y la porción de la sustancia media del aIGHL, que puede aproximarse al borde del lecho óseo preparado para eliminar la relajación capsular excesiva, así como la positividad del signo entrar directamente. En esta región se colocarán suturas de desplazamiento capsular para fijarlas finalmente al reborde glenoideo.

Después se ensancha el orificio anterior para poder introducir la cánula con el punzón de sutura. Este punzón se utiliza para colocar entre seis y ocho suturas en el complejo capsulolabral desde la parte distal a la proximal. Si existe una lesión de Bankart aislada, estas suturas se colocan en el labro. Cuando se realiza una desviación capsular, las suturas se colocan en la cápsula y el aIGHL en la región antes descrita. Los cabos libres del hilo de sutura se extraen a través de la cánula anterior y se pinzan.

Entonces, se introduce un alfiler de Beath en el orificio anteromedial y se presiona contra el cuello glenoideo en una posición horaria de entre las 2:00 y las 3:00 horas. Al igual que al colocar el alfiler para estabilizar la chincheta o el anclaje, éste se instala en la unión de la cara anterior del cuello glenoideo con la superficie articular. Para este propósito es conveniente utilizar un alfiler guía, dirigiendo el alfiler de Beath hacia el cuadrante inferomedial de la escápula en la fosa infraespinosa aproximadamente unos 5 cm caudal a la espina escapular (Fig. 8-56). De esta manera se evita el nervio supraescapular en la escotadura espinoglenoidea y la cavidad torácica.

El clavo sale por la parte posterior a través de una pequeña incisión en la piel y se utiliza para tirar del extremo libre de una sutura con asa a través del túnel. Entonces se utiliza la sutura con asa para tirar de las suturas capsulolabrales, a través del túnel, y sacarlas por la incisión posterior.

Las suturas se someten a tracción posterior. La tensión resultante y la posición del complejo ligamentoso capsulolabral se confirman con una sonda y por medio de la prueba de entrar directo. Si se ha logrado una tensión adecuada, las suturas posteriores se dividen en dos haces y se conducen a través de la fascia superficial del infraespinoso mediante una aguja curva y afilada. Posteriormente se vuelven a tensar los dos haces, anudándose sobre la fascia para sujetar las estructuras anteriores.

Cuando no se ha logrado un tensado suficiente, la opción quirúrgica consiste en reemplazar el túnel transglenoideo en una posición más cefálica mediante la colocación de suturas adicionales en posición más caudal y lateral, o bien recurriendo a un procedimiento de desplazamiento capsular abierto.

Bursoscopia escapulotorácica artroscópica

La bursoscopia escapulotorácica rara vez se realiza, y muy raramente en conjunción con la artroscopia glenohumeral o sub-

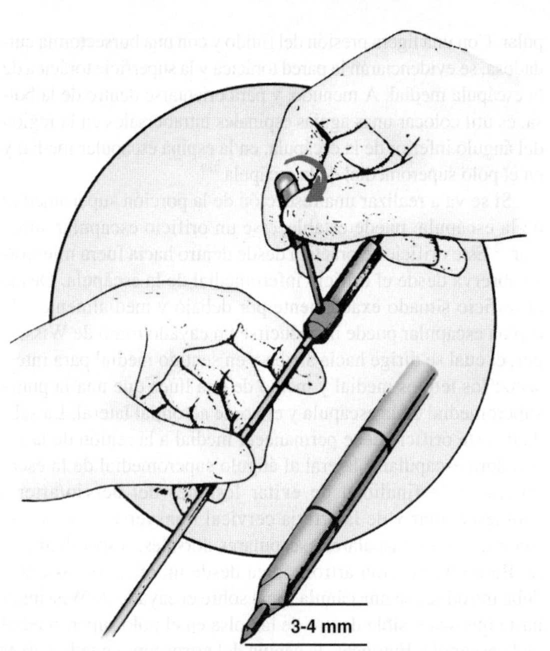

Fig. 8-53 • Preparación de la broca de la guía de alambre perforadora. La guía de alambre se fija en su posición mientras sobresale entre 3 mm y 4 mm por la punta del taladro. *(De Pagnani MJ y Warren RF: Arthroscopic shoulder stabilization. Oper Tech Sports Med 1:276-284, 1993.)*

acromial tradicional. El paciente debe colocarse en una posición de decúbito prono, de forma que está indicada la anestesia general. Hay que tener la precaución de colocar al paciente sobre un cabecero y que la extremidad que no se va a operar se sitúe en 30° de flexión anterior, 45° de abducción y en rotación neutra para evitar lesionar el plexo braquial. El brazo a intervenir se deja sin paños quirúrgicos para poder ayudar a colocar la escápula durante la operación

A continuación, el brazo del lado a operar se sitúa en posición de extensión en «alas de pollo» y en rotación interna completa, de forma que la escápula quede alada, permitiendo un acceso más fácil a la articulación escapulotorácica. Todas las prominencias óseas subcutáneas, incluyendo los bordes escapulares y la espina escapular, deben marcarse cuidadosamente en la piel. Debe trazarse una línea que una el polo superomedial de la escápula con la punta superolateral del acromion, así como una que sea paralela y de 3 cm a 4 cm medial al borde vertebral de la escápula.

Para distender el espacio del serrato anterior de la bolsa escapulotorácica, puede introducirse una aguja espinal e inyectarse en la bolsa 60 ml de una solución de epinefrina al 1:300.000. Entonces pueden establecerse dos orificios artroscópicos preliminares. Uno de los orificios debe practicarse en la unión de los tercios proximal y medio de la línea medial al borde vertebral de la escápula, por debajo del nivel de la espina escapular. El trocar escopio y la cánula se introducen en línea casi paralela a la pared torácica (para prevenir la entrada en la cavidad torácica) a través de la piel, del tejido subcutáneo, de la musculatura del trapecio y

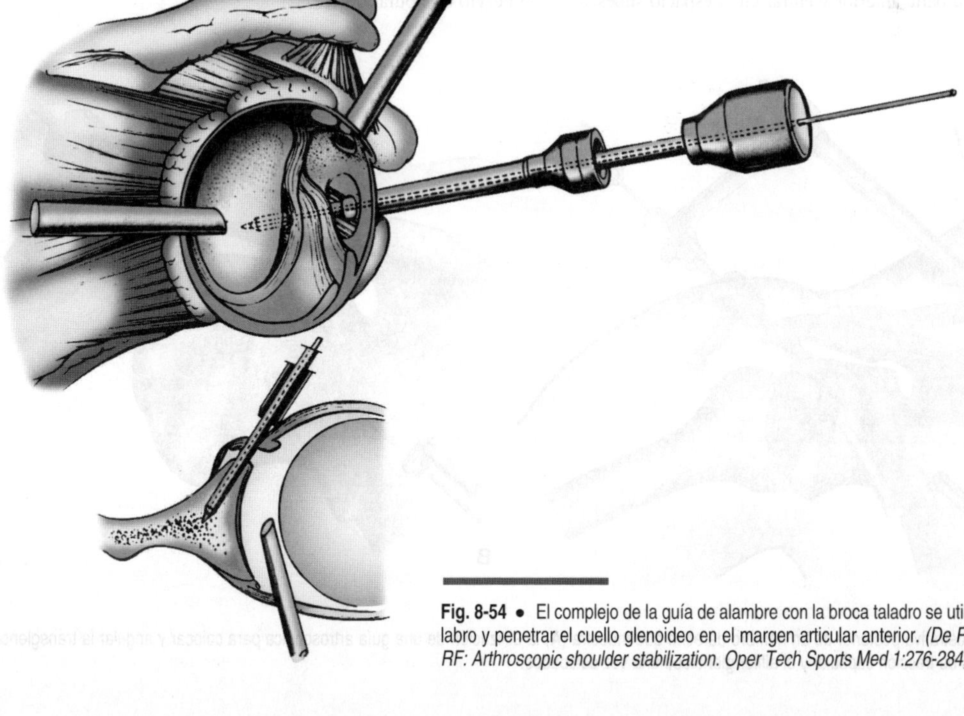

Fig. 8-54 • El complejo de la guía de alambre con la broca taladro se utiliza para atravesar el labro y penetrar el cuello glenoideo en el margen articular anterior. *(De Pagnani MJ y Warren RF: Arthroscopic shoulder stabilization. Oper Tech Sports Med 1:276-284, 1993.)*

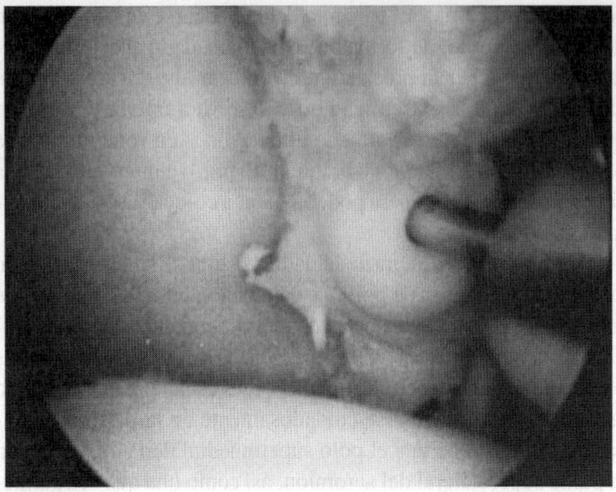

Fig. 8-55 • Vista artroscópica del orificio accesorio superolateral en un hombro derecho que muestra la impactación de una chincheta canulada sobre la guía de alambre para fijar el labro al margen posterior de la cavidad glenoidea.

de los músculos romboides, entrando así en el espacio bursal del serrato anterior. Más inferiormente, puede practicarse un segundo orificio de trabajo y observación paralelo al primer orificio y en la unión del tercio medio e inferior de una línea situada medialmente a 3 cm del borde vertebral de la escápula. El uso prudente y a baja presión de la bomba de fluido evitará la innecesaria extravasación de grandes volúmenes de fluido y la tumefacción.[138] Con el uso de una afeitadora artroscópica de radio completo de 4,5 mm pueden extraerse de la bolsa del serrato el tejido bursal areolar y las adherencias fibrosas. Hay que tener la precaución de permanecer en todo momento lateralmente al origen del serrato sobre la pared torácica y no penetrar inadvertidamente la musculatura del serrato en su parte anterior y entrar en el espacio subescapular. Con una ligera presión del fluido y con una bursectomía cuidadosa, se evidenciarán la pared torácica y la superficie torácica de la escápula medial. A menudo, y para orientarse dentro de la bolsa, es útil colocar unas agujas espinales intrabursales en la región del ángulo inferior de la escápula, en la espina escapular medial y en el polo superomedial de la escápula.[289]

Si se va a realizar una resección de la porción superomedial de la escápula, puede establecerse un orificio escapular superior.[52] Este orificio se practica desde dentro hacia fuera mientras se observa desde el orificio inferomedial de la escápula. Desde el orificio situado exactamente por debajo y medialmente a la espina escapular puede introducirse un cayado romo de Wissinger, el cual se dirige hacia arriba y en sentido medial para intersectar los tercios medial y medio de una línea que una la punta superomedial de la escápula y el borde acromial lateral. La salida de este orificio debe permanecer medial a la región de la escotadura escapular y lateral al ángulo superomedial de la escápula, con la finalidad de evitar lesiones del nervio/arteria supraescapular y de la arteria cervical transversa y de las estructuras neurovasculares escapulares dorsales, respectivamente. Bajo observación artroscópica desde un orificio posterior, debe introducirse una cánula roma sobre el cayado de Wissinger hasta que sea visible dentro de la bolsa en el polo superomedial de la escápula. Entonces, la cánula del artroscopio puede volver a colocarse sobre el cayado, en el orificio más superior de los mediales, pudiendo insertarse el artroscopio. Los límites de la resección superomedial deben marcarse cuidadosamente mediante una fresa o, preferentemente, mediante ablación por RF. Las partes blandas se disecan subperiósticamente hacia fuera de la región que se va a resecar, pudiendo utilizarse una afeitadora artroscópica de radio completo o una fresa para realizar la resección. Hay que tener cuidado y evitar desviarse demasiado en sentido superficial (dorsalmente) del hueso escapular, puesto que sería posible lesionar la arteria transversa cervical o la arteria o el nervio escapular dorsal.

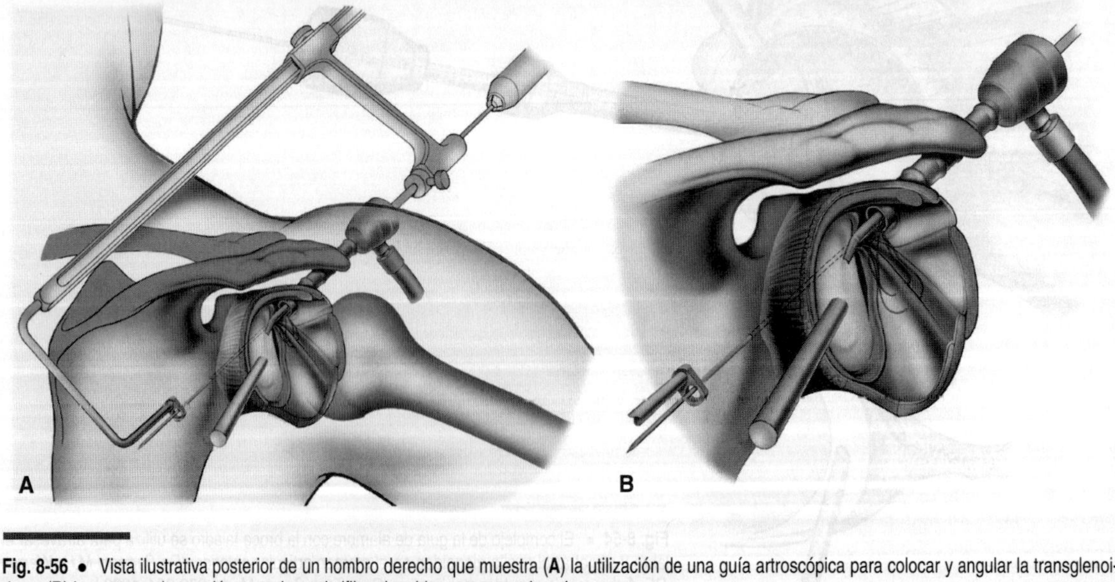

Fig. 8-56 • Vista ilustrativa posterior de un hombro derecho que muestra (**A**) la utilización de una guía artroscópica para colocar y angular la transglenoidea y (**B**) las suturas de tracción capsular y el alfiler glenoideo una vez colocados.

CUIDADOS POSTOPERATORIOS

Terminado el procedimiento quirúrgico, se retiran el artroscopio y los instrumentos, se descomprime el hombro eliminando el líquido de irrigación intraarticular o subacromial restante, se retiran las cánulas y se cierran los orificios con simples suturas de nailon. En el espacio subacromial y en la articulación glenohumeral se inyecta una mezcla de 10 ml de bupivacaína al 0,25%, 5 mg (10 ml) de morfina y 5 gotas de una solución de epinefrina al 1:1.000. La extremidad se coloca en un soporte inmovilizador con el antebrazo pegado al tórax y se aplica un vendaje crioterapéutico en el hombro. En pacientes sin contraindicaciones se administran AINE por vía intramuscular o intravenosa. El momento del alta hospitalaria depende del estado del paciente una vez que se disipa la anestesia. Al dar el alta, se prescriben narcóticos orales y AINE.

La rehabilitación postoperatoria está supeditada a la patología intraoperatoria. Los pacientes sometidos a una descompresión subacromial aislada o a una resección de la articulación AC comienzan a efectuar inmediatamente y durante un período de entre 3 y 6 semanas ejercicios asistidos pasivos y activos de arco de movimiento, así como ejercicios isométricos, para reforzar el manguito de los rotadores y estabilizar la escápula.

Los pacientes con desgarros parciales del manguito que se someten a un desbridamiento se tratan de forma similar.

Los desgarros completos de los rotadores se tratan con movilizaciones asistidas pasivas y activas durante 6 semanas, seguidas de reforzamiento isométrico y progresivo. Los pacientes con lesiones SLAP reparadas son inmovilizados, aunque se realizan unos suaves ejercicios de movilidad pasiva asistida por la gravedad durante 3 semanas, seguidos de una movilidad y fortalecimiento progresivos.

La rehabilitación en las cirugías estabilizadoras se plantea según el grado de reconstrucción quirúrgica realizado. En general, el hombro se inmoviliza en rotación interna durante 3 ó 4 semanas. Sin embargo, se insiste en ejercicios de reforzamiento del codo, la muñeca y la mano. Entre la cuarta y la quinta semana, se retira el inmovilizador y se comienza con movimientos activos en posición de supinación activa, centrándose en la flexión anterior. Hasta la sexta semana está prohibida la rotación externa activa más allá de la posición neutra. Tampoco se permite el estiramiento pasivo hasta la duodécima semana. La mayoría de los pacientes logra la movilidad completa en un plazo de tres meses. Los ejercicios de resistencia se incorporan al programa de movilidad comenzando en la octava semana. Al cuarto mes ya se permite reanudar los deportes en los que no es necesario levantar el brazo por encima de la cabeza. Los deportes de lanzamiento, con saques o servicios y los de contacto se aplazan hasta el sexto mes del postoperatorio.[3]

RESUMEN

La utilización clínica de la artroscopia para tratar la patología del hombro ha asumido una gran importancia a lo largo de los últimos años. A medida que continúan mejorando las técnicas y la instrumentación, es probable que muchos procedimientos abiertos se vuelvan obsoletos a favor de las técnicas artroscópicas, las cuales ofrecen mejoras cosméticas, un acceso global a la articulación del hombro y un período de rehabilitación más corto. En la actualidad, varios procedimientos artroscópicos tienen resultados equivalentes o superiores a los alcanzados por los correspondientes procedimientos abiertos tradicionales. Las limitaciones de lo que puede lograse mediante medios artroscópicos se desafían continuamente. Las innovaciones de la técnica deben ser moderadas siempre por una investigación clínica bien organizada. Sin embargo, con el continuo avance de los principios artroscópicos y de su probada eficacia en los ensayos clínicos, para los cirujanos ortopédicos del hombro contemporáneos es muy importante sentirse cómodos y competentes con el uso del artroscopio. Un cirujano que invierta su tiempo y sea disciplinado para aprender y utilizar prudentemente las técnicas artroscópicas se verá recompensado por una herramienta versátil, útil y agradable.

Agradecimientos

Los autores querrían agradecer al Dr. Charles Peterson su trabajo en la edición previa de este capítulo, al Dr. Luis Ramírez, por su trabajo en la presentación del vídeo, y a Thomas Gnaidek por su ayuda en la organización y preparación de las figuras del manuscrito.

BIBLIOGRAFÍA

1. Adolfsson L and Lysholm J: Arthroscopy and stability testing for anterior shoulder instability. Arthroscopy *5*: 315-320, 1989.
2. Almekinders LC: Impingement syndrome. Clin Sports Med *20*:491-504, 2001.
3. Altchek DW: Arthroscopic shoulder stabilization using a bioabsorbable fixation device. Instr Course Lect *45*:91-96, 1996.
4. Altchek DW, Warren RF, Skyhar MJ, et al: T-plasty modification of the Bankart procedure for multidirectional instability of the anterior and inferior types. J Bone Joint Surg Am *73*:105-112, 1991.
5. Altchek DW, Warren RF, Wickiewicz TL, et al: Arthroscopic acromioplasty. J Bone Joint Surg *72*:1198, 1990.
6. Altchek DW, Warren RF, Wickiewicz TL, et al: Arthroscopic labral débridement: A three-year follow-up study. Am J Sports Med *20*:702-706, 1992.
7. Andren L and Lundberg BJ: Treatment of rigid shoulders by joint distension during arthroscopy. Acta Orthop Scand *36*:45-53, 1965.
8. Andrews JR, Broussard TS, and Carson WG: Arthroscopy of the shoulder in the management of partial tears of the rotator cuff: A preliminary report. Arthroscopy *1*:117, 1985.
9. Andrews JR and Carson WG: The arthroscopic treatment of labral tears in the throwing athlete. Orthop Trans *8*:44, 1984.
10. Andrews JR, Carson WG, and McLeod WD: Glenoid labrum tears related to the long head of the biceps. Am J Sports Med *13*:337-341, 1985.
11. Andrews JR, Carson WG, and Ortega U: Arthroscopy of the shoulder: Technique and normal anatomy. Sports Med *12*:1-7, 1984.
12. Andrews JR and Dugas JR: Diagnosis and treatment of shoulder injuries in the throwing athlete: The role of thermal-assisted capsular shrinkage. Instr Course Lect *50*:17-21, 2001.
13. Antoniou J, Duckworth DI II, and Harryman DT II: Capsulolabral augmentation for the management of posteroinferior instability of the shoulder. J Bone Joint Surg Am *82*:1220-1230, 2000.
14. Antoniou J and Harryman DT II: Arthroscopic posterior capsular repair. Clin Sports Med 19:101-114, 2000.
15. Antoniou J and Harryman DT II: Posterior instability. Orthop Clin North Am *32*:463-473, 2001.
16. Arciero RA, Taylor DC, Snyder RJ, et al: Arthroscopic bioabsorbable tack stabilization of initial anterior shoulder dislocations: A preliminary report. Arthroscopy *11*:410-417, 1995.
17. Ark JW, Flock TJ, Flatow EL, et al: Arthroscopic treatment of calcific tendinitis of the shoulder. Arthroscopy *8*:183-188, 1992.
18. Bach BR, Warren RF, and Fronek J: Disruption of the lateral capsule of the shoulder. A cause of recurrent dislocation. J Bone Joint Surg Br *70*:274-276, 1988.
19. Bacilla P, Field LD, and Savoie FH 3rd: Arthroscopic Bankart repair in a high demand patient population. Arthroscopy *13*:51-60, 1997.
20. Baker CL and Liu SH: Comparison of open and arthroscopically-assisted rotator cuff repairs. Am J Sports Med *23*:99, 1995.
21. Bankart ASB: The pathology and treatment of recurrent dislocation of the shoulder. Br J Surg *26*:23-29, 1938.
22. Baylis RW and Wolf EM: Arthroscopic rotator cuff repair: Clinical and arthroscopic second-look assessment. Paper presented at the annual meeting of the Arthroscopy Association of North America, 1995, San Francisco.
23. Beach WR and Caspari RB: Arthroscopic management of rotator cuff disease. Orthopedics *16*:1007, 1993.
24. Becker DA and Cofield RH: Tenodesis of the long head of the biceps brachii for chronic bicipital tendinitis. Long-term results. J Bone Joint Surg Am *71*:376-381, 1989.

25. Bennett WF: Subscapularis, medial, and lateral head coracohumeral ligament insertion anatomy. Arthroscopic appearance and incidence of "hidden" rotator interval lesions. Arthroscopy *17*:173-180, 2001.
26. Berlemann U and Bayley I: Tenodesis of the long head of the biceps brachii in the painful shoulder: Improving results in the long term. J Shoulder Elbow Surg *4*:429-336, 1995.
27. Bigliani LU, Morrison DS, and April EW: The morphology of the acromion and its relationship to rotator cuff tears. Orthop Trans *10*:228, 1986.
28. Bigliani LU, Nicholson GP, and Flatow EL: Arthroscopic resection of the distal clavicle. Orthop Clin North Am *24*:133-141, 1993.
29. Blevins FT, Warren RF, Altchek DW, et al: Arthroscopically-assisted rotator cuff repair: Results using a mini-open deltoid approach. Arthroscopy *12*:50, 1996.
30. Boileau P, Krishnan SG, Coste J-S, et al: Arthroscopic biceps tenodesis: A new technique using bioabsorbable interference screw fixation. Arthroscopy *18*:1002-1012, 2002.
31. Boinet: [Case presentation]. Bull Soc Imperiale de Chir 2:458, 1867.
32. Bokor DJ, Conboy VB, and Olson C: Anterior instability of the glenohumeral joint with humeral avulsion of the glenohumeral ligament. A review of 41 cases. J Bone Joint Surg Br *81*:93-96, 1999.
33. Bottoni CR, Wilckens JH, DeBerardino TM, et al: A prospective, randomized evaluation of arthroscopic stabilization versus nonoperative treatment in patients with acute, traumatic, first-time shoulder dislocations. Am J Sports Med *30*:576-580, 2002.
34. Buford D Jr, Mologne T, McGrath S, et al: Midterm results of arthroscopic co-planing of the acromioclavicular joint. J Shoulder Elbow Surg *9*:498-501, 2000.
35. Burger RS, Shengel D, Bonatus T, et al: Arthroscopic staple capsulorrhaphy for recurrent shoulder instability. Orthop Trans *14*:596-597, 1990.
36. Burkhart SS: Arthroscopic treatment of massive rotator cuff tears: Clinical results and biomechanical rationale. Clin Orthop *267*:45, 1991.
37. Burkhart SS: Reconciling the paradox of rotator cuff repair vs. débridement: A unified biomechanical rationale for the treatment of rotator cuff repairs. Arthroscopy *10*:1-16, 1994.
38. Burkhart SS: Arthroscopic treatment of massive rotator cuff tears. Clin Orthop *390*:107-118, 2001.
39. Burkhart SS, Danaceau SM, and Pearce CE Jr: Arthroscopic rotator cuff repair: Analysis of results by tear size and by repair technique—margin convergence versus direct tendon-to-bone repair. Arthroscopy *17*:905-912, 2001.
40. Burkhart SS and DeBeer JF: Traumatic glenohumeral bone defects and their relationship to failure of arthroscopic Bankart repairs: Significance of the inverted-pear glenoid and humeral engaging Hill-Sachs lesion. Arthroscopy *16*:677-694, 2000.
41. Burkhart SS and Fox DL: Case report: Arthroscopic repair of a type IV SLAP lesion—the red-on-white lesion as a component of anterior instability. Arthroscopy *9*:488-492, 1993.
42. Burkhart SS and Morgan CD: The peel-back mechanism: Its role in producing and extending posterior type II SLAP lesions and its effect on SLAP repair rehabilitation. Arthroscopy *14*:637-640, 1998.
43. Burkhart SS and Tehrany AM: Arthroscopic subscapularis tendon repair: Technique and preliminary results. Arthroscopy *18*:454-463, 2002.
44. Burman MS: Arthroscopy on the direct visualization of joints: An experimental cadaver study. J Bone Joint Surg Am *8*:669, 1931.
45. Bynum CK and Tasto J: Arthroscopic treatment of synovial disorders in the shoulder, elbow and ankle. Am J Knee Surg *15*:57-59, 2002.
46. Cameron SE: Arthroscopic reduction and internal fixation of an anterior glenoid fracture. Arthroscopy *14*:743-746, 1998.
47. Carro LP, Nunez MP, and Llata JI: Arthroscopic-assisted reduction and percutaneous external fixation of a displaced intra-articular glenoid fracture. Arthroscopy *15*:211-214, 1999.
48. Caspari RB: Arthroscopic reconstruction for anterior shoulder instability. Tech Orthop *3*:59-66, 1988.
49. Caspari RB and Geissler WB: Arthroscopic manifestations of shoulder subluxation and dislocation. Clin Orthop *291*:54-66, 1993.
50. Caspari RB and Savoie FH: Arthroscopic reconstruction of the shoulder: The Bankart repair. *In* McGinty JB, Caspari RB, Jackson RW, et al (eds): Operative Arthroscopy. New York: Raven Press, 1991, pp 507-515.
51. Caspari RB, Savoie FH, Meyers JF, et al: Arthroscopic shoulder reconstruction. Orthop Trans *13*:559-560, 1989.
52. Chan BK, Chakrabarti AJ, and Bell SN: An alternative portal for scapulothoracic arthroscopy. J Shoulder Elbow Surg *11*:235-238, 2002.
53. Cheng JC, Wolf EM, Chapman JE, et al: Pigmented villonodular synovitis of the shoulder after anterior capsulolabral reconstruction. Arthroscopy *13*:257-261, 1997.
54. Chochole MH, Senker W, Meznik C, et al: Glenoid-labral cyst entrapping the suprascapular nerve: Dissolution after arthroscopic débridement of an extended SLAP lesion. Arthroscopy *13*:753, 1997.
55. Ciullo JV: Subscapular bursitis: Treatment of "snapping scapula" or "washboard syndrome" [abstract]. Arthroscopy *8*:412-413, 1992.
56. Cofield RH: Tears of the Rotator Cuff. Rosemont, IL: American Academy of Orthopaedic Surgeons, 1981, pp 258-271.
57. Cofield RH: Arthroscopy of the shoulder. Mayo Clin Proc *51*:501-508, 1983.
58. Cofield RH: Current concepts review: Rotator cuff disease of the shoulder. J Bone Joint Surg Am *67*:974, 1985.
59. Cofield RH, Parvizi J, Hoffmeyer PJ, et al: Surgical repair of chronic rotator cuff tears. A prospective long-term study. J Bone Joint Surg Am *83*:71-77, 2001.
60. Cole BJ, L'Insalata J, Irrgang JJ, et al: Comparison of arthroscopic and open anterior shoulder stabilization. A two to six-year follow-up study. J Bone Joint Surg Am *82*:1108-1114, 2000.
61. Cole BJ, Rodeo SA, O'Brien SJ, et al: The anatomy and histology of the rotator interval capsule of the shoulder. Clin Orthop, 129-137, 2001.
62. Cole BJ and Warner JJ: Arthroscopic versus open Bankart repair for traumatic anterior shoulder instability. Clin Sports Med *19*:19-48, 2000.
63. Conti V: Arthroscopy in rehabilitation. Orthop Clin North Am *10*:709, 1979.
64. Cooper RA and Brems JJ: The inferior capsular-shift procedure for multidirectional instability of the shoulder. J Bone Joint Surg Am *74*:1516-1521, 1992.
65. Cordasco FA, Backer M, Craig EV, et al: The partial-thickness rotator cuff tear: Is acromioplasty without repair sufficient? Am J Sports Med *30*:257-260, 2002.
66. Cordasco FA, Steinmann S, Flatow EL, et al: Arthroscopic treatment of glenoid labral tears. Am J Sports Med *21*:425-430, 1993.
67. Corso SJ and Furie E: Arthroscopy of the acromioclavicular joint. Orthop Clin North Am *26*:661-670, 1995.
68. Craig EV: Shoulder arthroscopy in the throwing athlete. Clin Sports Med *15*:673-700, 1996.
69. Daumas JL, Padovani B, Raffaelli C, et al: Compression du nerf sus-scapulaire dans le defile spinoglenoidien par un kyste synovial. J Radiol *76*:25-28, 1995.
70. Davidson PA and Rivenburgh D: Mobile superior glenoid labrum—a pathologic lesion or normal variant? Paper presented at the 28th Annual Meeting of the American Orthopaedic Society for Sports Medicine, 2002, Orlando, FL.
71. Davidson PA and Tibone JE: Anterior-inferior (5 o'clock) portal for shoulder arthroscopy. Arthroscopy *11*:519-525, 1995.
72. DeBerardino TM, Arciero RA, Taylor DC, et al: Prospective evaluation of arthroscopic stabilization of acute, initial anterior shoulder dislocations in young athletes. Am J Sports Med *29*:586-592, 2001.
73. Debyre J, Patte D, and Emelik E: Repair of ruptures of the rotator cuff with a note on advancement of the supraspinatus muscle. J Bone Joint Surg Br *47*:36, 1965.
74. DePalma AF, Callery G, and Bennett GA: Variational anatomy and degenerative lesions of the shoulder joint. Instr Course Lect *6*:255-280, 1949.
75. Detrisac DA and Johnson LL: Arthroscopic Shoulder Anatomy: Pathologic and Surgical Implication. Thorofare, NJ: Slack, 1986.
76. Detrisac DA and Johnson LL: Arthroscopic shoulder capsulorrhaphy using metal staples. Orthop Clin North Am *24*:71-88, 1993.
77. Dines D, Warren RF, and Inglis AE: Surgical treatment of lesions of the long head of the biceps. Clin Orthop *164*:165-171, 1982.
78. Dines DM, Warren RF, Inglis AE, et al: The coracoid impingement syndrome. J Bone Joint Surg Br *72*:314-316, 1990.
79. Duncan R and Savoie FH: Arthroscopic inferior capsular shift for multidirectional instability of the shoulder: A preliminary report. Arthroscopy *9*:24-27, 1993.
80. DuToit GT and Roux D: Recurrent dislocation of the shoulder: A 24-year study of the Johannesburg stapling operation. J Bone Joint Surg Am *38*:1-12, 1956.
81. Edelson JG: Variations in the anatomy of the scapula with reference to the snapping scapula. Clin Orthop *322*:111-115, 1995.
82. Ellman H: Arthroscopic subacromial decompression: Analysis of 1-3 year results. Arthroscopy *3*:173, 1987.
83. Ellman H: Diagnosis and treatment of incomplete rotator cuff tears. Clin Orthop *254*:64-74, 1990.
84. Ellman H, Kay SP, and Wirth M: Arthroscopic treatment of full-thickness rotator cuff tears: 2-7 year follow-up study. Arthroscopy *9*:195, 1993.
85. Esch JC, Ozerkis LR, Helgage JA, et al: Arthroscopic subacromial decompression: Results according to degree of rotator cuff tear. Arthroscopy *4*:241, 1988.
86. Fanton GS: Arthroscopic electrothermal surgery of the shoulder. Oper Tech Sports Med *6*:139-146, 1998.
87. Favorito PJ, Langenderfer MA, Colosimo AJ, et al: Arthroscopic laser-assisted capsular shift in the treatment of patients with multidirectional shoulder instability. Am J Sports Med 30:322-328, 2002
88. Fealy S, Kingham TP, and Altchek DW: Mini-open rotator cuff repair using a two-row fixation technique: Outcomes analysis in patients with small, moderate, and large rotator cuff tears. Arthroscopy 18:665-670, 2002.
89. Ferrick MR and Marzo JM: Ganglion cyst of the shoulder associated with a glenoid labral tear and symptomatic glenohumeral instability: a case report. Am J Sports Med *25*:717-719, 1997.
90. Ferrick MR and Marzo JM: Suprascapular entrapment neuropathy and ganglion cysts about the shoulder. Orthopedics *22*:430-435, 1999.
91. Field LD and Savoie FH: Arthroscopic suture repair of superior labral detachment lesions of the shoulder. Am J Sports Med *21*:783-790, 1993.
92. Field LD, Warren RF, O'Brien SJ, et al: Isolated closure of rotator interval defects for shoulder instability. Am J Sports Med *23*:557-563, 1995.
93. Fischer BW, Gross RM, McCarthy JA, et al: Incidence of acromioclavicular joint complications after arthroscopic subacromial decompression. Arthroscopy *15*:241-248, 1999.
94. Fitzgerald BT, Watson BT, and Lapoint JM: The use of thermal capsulorrhaphy in the treatment of multidirectional instability. J Shoulder Elbow Surg *11*:108-113, 2002.
95. Flandry F and Norwood LA: Pigmented villonodular synovitis of the shoulder. Orthopedics *12*:715-718, 1989.
96. Flatow EL, Duralde XA, Nicholson GP, et al: Arthroscopic resection of the distal clavicle with a superior approach. J Shoulder Elbow Surg *4*:41-50, 1995.
97. Frankle MA and Cofield RH: Rotator cuff tears including the subscapularis. Paper presented at the Fifth International Congress of Surgery of the Shoulder, 1992, Paris, p 52.

98. Friedman RJ, Bonutti PM, and Genez B: Cine magnetic resonance imaging of the subcoracoid region. Orthopedics *21*:545-548, 1998.
99. Fronek J, Warren RF, and Bowen M: Posterior subluxation of the glenohumeral joint. J Bone Joint Surg Am *71*:205-216, 1989.
100. Fukuda H, Hamada K, Nakajima T, et al: Partial-thickness tears of the rotator cuff. A clinicopathological review based on 66 verified cases. Int Orthop *20*:257-265, 1996.
101. Galatz LM, Griggs S, Cameron BD, et al: Prospective longitudinal analysis of post-operative shoulder function: A ten-year follow-up study of full-thickness rotator cuff tears. J Bone Joint Surg Am *83*:1052-1056, 2001.
102. Gartsman GM: Arthroscopic acromioplasty for lesions of the rotator cuff. J Bone Joint Surg Am *72*:109, 1990.
103. Gartsman GM: Arthroscopic resection of the acromioclavicular joint. Am J Sports Med *21*:71-77, 1993.
104. Gartsman GM: Arthroscopic rotator cuff repair. Clin Orthop *390*:95-106, 2001.
105. Gartsman GM: All arthroscopic rotator cuff repairs. Orthop Clin North Am *32*:501-510, 2001.
106. Gartsman GM, Blair ME, Noble MS, et al: Arthroscopic subacromial decompression: An anatomical study. Am J Sports Med *16*:48-50, 1988.
107. Gartsman GM, Brinker MR, and Khan M: Early effectiveness of arthroscopic repair for full-thickness tears of the rotator cuff: an outcome analysis. J Bone Joint Surg Am *80*:33-40, 1998.
108. Gartsman GM and Hammerman SM: Arthroscopic biceps tenodesis: Operative technique. Arthroscopy *16*:550-552, 2000.
109. Gartsman GM, Khan M, and Hammerman SM: Arthroscopic repair of full-thickness tears of the rotator cuff. J Bone Joint Surg Am *80*:832-840, 1998.
110. Gartsman GM and Milne JC: Articular surface partial-thickness rotator cuff tears. J Shoulder Elbow Surg *4*:409-415, 1995.
111. Gartsman GM, Roddey TS, and Hammerman SM: Arthroscopic treatment of bidirectional glenohumeral instability: Two- to five-year follow-up results. J Shoulder Elbow Surg *10*:28-36, 2001.
112. Gartsman GM, Roddey TS, and Hammerman SM: Arthroscopic treatment of multidirectional glenohumeral instability: 2- to 5-year follow-up. Arthroscopy *17*:236-243, 2001.
113. Gartsman GM, Taverna E, and Hammerman SM: Arthroscopic rotator interval repair in glenohumeral instability: Description of an operative technique. Arthroscopy *15*:330-332, 1999.
114. Gartsman GM, Taverna E, and Hammerman SM: Arthroscopic treatment of acute traumatic anterior glenohumeral dislocation and greater tuberosity fracture. Arthroscopy *15*:648-650, 1999.
115. Gerber C: Latissimus dorsi transfer for the treatment of irreparable tears of the rotator cuff. Clin Orthop *275*:152-160, 1992.
116. Gerber C, Espinosa N, and Perren TG: Arthroscopic treatment of shoulder stiffness. Clin Orthop *390*:119-128, 2001.
117. Gerber C, Hersche O, and Farron A: Isolated rupture of the subscapularis tendon. J Bone Joint Surg Am *78*:1015-1023, 1996.
118. Gerber C and Sebesta A: Impingement of the deep surface of the subscapularis tendon and the reflection pulley on the anterosuperior glenoid rim: A preliminary report. J Shoulder Elbow Surg *9*:483-490, 2000.
119. Gerber C, Terrier F, Zehnder R, et al: The subcoracoid space: An anatomic study. Clin Orthop *215*:132-138, 1987.
120. Gerber C, Terrier R, and Ganz R: The role of the coracoid process in the chronic impingement syndrome. J Bone Joint Surg Br *67*:703-708, 1985.
121. Giffin JR, Annunziata CC, and Bradley JP: Thermal capsulorrhaphy for instability of the shoulder: Multidirectional and posterior instabilities. Instr Course Lect *50*:23-28, 2001.
122. Gill TJ, McIrvin E, Mair SD, et al: Results of biceps tenotomy for treatment of pathology of the long head of the biceps brachii. J Shoulder Elbow Surg *10*:247-249, 2001.
123. Glasgow SG, Bruce RA, Yacobucci GN, et al: Arthroscopic resection of glenoid labral tears in the athlete: A report of 29 cases. Arthroscopy *8*:48-54, 1992.
124. Altchek DW, Warren RF, Wickiewicz TL; Ortiz Y: Arthroscopic labral débridement: A three-year follow-up study. Am J Sports Med *20*:702-706, 1992.
125. Glousman RE: Instability versus impingement syndrome in the throwing athlete. Orthop Clin North Am *24*:89-99, 1993.
126. Goldberg BA, Lippitt SB, and Matsen FA: Improvement in comfort and function after rotator cuff repair without acromioplasty. Clin Orthop *390*:142-150, 2001.
127. Grana WA, Buckley PD, and Yates CK: Arthroscopic Bankart suture repair. Am J Sports Med *21*:348-353, 1993.
128. Grauer JD, Paulos LE, and Smutz WP: Biceps tendon and superior labral injuries. Arthroscopy *8*:488-497, 1992.
129. Gray D: Some variations appearing in the dissecting room. Stanford Med Bull *3*:120-127, 1945.
130. Green MR and Christensen KP: Arthroscopic versus open Bankart procedures: A comparison of early morbidity and complications. Arthroscopy *9*:371-374, 1993.
131. Griffith PL, Field LD, and Savoie FH 3rd: Laser-assisted capsulorrhaphy in multidirectional shoulder instability: A two-year comparison with arthroscopic capsular shift. Paper presented at the 17th Annual Meeting of the Arthroscopy Association of North America, 1998, Orlando, FL.
132. Griggs SM, Ahn A, and Green A: Idiopathic adhesive capsulitis. A prospective functional outcome study of nonoperative treatment. J Bone Joint Surg Am *82*:1398-1407, 2000.
133. Groh GI, Simoni M, Rolla P, et al: Loss of the deltoid after shoulder operations: An operative disaster. J Shoulder Elbow Surg *3*:243, 1994.
134. Grondel RJ, Savoie FH 3rd, and Field LD: Rotator cuff repairs in patients 62 years of age or older. J Shoulder Elbow Surg *10*:97-99, 2001.
135. Gross RM: Arthroscopic shoulder capsulorrhaphy: Does it work? Am J Sports Med *17*:495-500, 1989.
136. Ha'en GB and Maitland A: Arthroscopic findings in the frozen shoulder. J Rheumatol 8:149-152, 1981.
137. Hannafin JA and Chiaia TA: Adhesive capsulitis. A treatment approach. Clin Orthop *372*:95-109, 2000.
138. Harper GD, McIlroy S, Bayley JIL, et al: Arthroscopic partial resection of the scapula for snapping scapula: A new technique. J Shoulder Elbow Surg *8*:53-57, 1999.
139. Harryman DT II, Ballmer FP, Harris SL, et al: Arthroscopic labral repair to the glenoid rim. Arthroscopy *10*:20-30, 1994.
140. Harryman DT II, Sidles JA, Harris SL, et al: The role of the interval capsule in passive motion and stability of the shoulder. J Bone Joint Surg Am *74*:53-66, 1992.
141. Hata Y, Saitoh S, Murakami N, et al: A less invasive surgery for rotator cuff tear: Mini-open repair. J Shoulder Elbow Surg *10*:11-16, 2001.
142. Hattrup ST: Rotator cuff repair: Relevance of patient age. J Shoulder Elbow Surg *4*:95-100, 1995.
143. Hawkins RJ: Arthroscopic stapling capsulorrhaphy for recurrent anterior dislocation of the shoulder. Orthop Trans *9*:48, 1985.
144. Hawkins RJ: Arthroscopic stapling repair for shoulder instability: A retrospective study of 50 cases. Arthroscopy *5*:122-128, 1989.
145. Hawkins RJ and Bokor DJ: Clinical evaluation of shoulder problems. *In* Rockwood CA and Matsen FA III (eds): The Shoulder. Philadelphia: WB Saunders, 1990.
146. Hawkins RJ, Brock RM, Abrams TS, et al: Acromioplasty for impingement with an intact rotator cuff. J Bone Joint Surg Br *70*:795, 1988.
147. Hawkins RJ and Janda DH: Posterior instability of the glenohumeral joint: A technique of repair. Am J Sports Med *24*:275-278, 1996.
148. Hawkins RJ, Koppert G, and Johnston G: Recurrent posterior instability (subluxation) of the shoulder. J Bone Joint Surg Am *66*:169-174, 1984.
149. Hayashi K, Hecht P, Thabit G, et al: The biologic response to laser thermal modification in an in vivo sheep model. Clin Orthop *373*:265-276, 2000.
150. Hayashi K, Massa D, Thabit G, et al: Histologic evaluation of the glenohumeral joint capsule after the laser-assisted capsular shift procedure for glenohumeral instability. Am J Sports Med *27*:162-167, 1999.
151. Hayashi K, Nieckaez JA, Thabit G, et al: Effect of nonablative thermal energy on the joint capsule: An in vivo rabbit study using holmium:YAG laser. Lasers Surg Med *20*:164-171, 1997.
152. Heikel HVA: Rupture of the rotator cuff of the shoulder: Experiences of surgical managment. Acta Orthop Scand *39*:477, 1968.
153. Henry MH, Liu SH, and Loffredo AJ: Arthroscopic management of the acromioclavicular joint disorder: A review. Clin Orthop *316*:276-283, 1995.
154. Hoe-Hansen CE, Palm L, and Norlin R: The influence of cuff pathology on shoulder function after arthroscopic subacromial decompression: A 3- and 6-year follow-up study. J Shoulder Elbow Surg *8*:585-589, 1999.
155. Holloway GB, Schenk T, Williams GR, et al: Arthroscopic capsular release for the treatment of refractory postoperative or post-fracture shoulder stiffness. J Bone Joint Surg Am *83*:1682-1687, 2001.
156. Homan BM, Gittins ME, and Herzog RJ: Preoperative magnetic resonance imaging diagnosis of the floating anterior inferior glenohumeral ligament. Arthroscopy *18*:542-546, 2002.
157. Hyman JL and Warren RF: Extra-articular origin of biceps brachii. Arthroscopy *17*:E29, 2001.
158. Iannotti JP: Full-thickness rotator cuff tears: Factors affecting surgical outcome. J Am Acad Orthop Surg *2*:87-95, 1994.
159. Iannotti JP and Ramsey ML: Arthroscopic decompression of a ganglion cyst causing suprascapular nerve compression. Arthroscopy *12*:739-745, 1996.
160. Itoi E, Berglund LJ, Grabowski JJ, et al: Superior-inferior stability of the shoulder: Role of the coracohumeral ligament and the rotator interval capsule. Mayo Clin Proc *73*:508-515, 1998.
161. Itoi E, Kuechle DK, Newman SR, et al: Stabilising function of the biceps in stable and unstable shoulders. J Bone Joint Surg Br *75*:546-550, 1994.
162. Jerosch J: 360 degrees arthroscopic capsular release in patients with adhesive capsulitis of the glenohumeral joint—indication, surgical technique, results. Knee Surg Sports Traumatol Arthrosc *9*:178-186, 2001.
163. Jerosch J, Castro WH, Sons HU, et al: Zur atiologiedes subacromialen Impingement-Syndroms—ein biomechanische Untersurchung. Beitr Orthop Traumatol *36*:411-418, 1989.
164. Jerosch J, Filler TJ, and Peuker ET: Which joint position puts the axillary nerve at lowest risk when performing arthroscopic capsular release in patients with adhesive capsulitis of the shoulder? Knee Surg Sports Traumatol Arthrosc *10*:126-129, 2002.
165. Jerosch J, Strauss JM, and Schmiel S: Arthroscopic treatment of calcific tendinitis of the shoulder. J Shoulder Elbow Surg *7*:30-37, 1998.
166. Jobe CM and Sidles JA: Posterior superior glenoid impingement: Expanded spectrum. Arthroscopy *11*:530-536, 1995.
167. Jobe FW, Kvitne RS, and Giangarra CE: Shoulder pain in the overhand or throwing athlete. The relationship of anterior instability and rotator cuff impingement. Orthop Rev *18*:963-975, 1989.
168. Johnson LL: Arthroscopic staple capsulorrhaphy: A preliminary report. Paper presented at the annual meeting of the American Shoulder and Elbow Surgeons, 1988, Atlanta.
169. Johnson LL: Diagnostic and Surgical Arthroscopy of the Shoulder. St Louis: Mosby-Year Book, 1993.

170. Jorgensen U, Svend-Hansen H, Bak K, et al: Recurrent post-traumatic anterior shoulder dislocation–open versus arthroscopic repair. Knee Surg Sports Traumatol Arthrosc *7*:118-124, 1999.
171. Karas SG: Arthroscopic rotator interval repair and anterior portal closure: An alternative technique. Arthroscopy *18*:436-439, 2002.
172. Karnaugh RD, Sperling JW, and Warren RF: Arthroscopic treatment of coracoid impingement. Arthroscopy *17*:784-787, 2001.
173. Kay SP, Ellman H, and Harris E: Arthroscopic distal clavicle excision: Technique and early results. Clin Orthop *301*:181-184, 1994.
174. Kim SH and Ha KI: Arthroscopic treatment of symptomatic shoulders with minimally displaced greater tuberosity fracture. Arthroscopy *16*:695-700, 2000.
175. Klein AH, France JC, Mutschler TA, et al: Measurement of brachial plexus strain in arthroscopy of the shoulder. Arthroscopy *3*:45-52, 1987.
176. Klepps S, Hazrati Y, and Flatow EL: Technical notes: Arthroscopic biceps tenodesis. Arthroscopy *18*:1040-1045, 2002.
177. Krishnan SG, Hawkins RJ, Karas SG, et al: Electrothermal arthroscopic shoulder capsulorrhaphy: A minimum two year follow-up. Paper presented at the 28th Annual Meeting of the American Orthopaedic Society for Sports Medicine, 2002, Orlando, FL.
178. Kumar VP, Satku K, and Balasubramaniam P: The role of the long head of the biceps brachii in the stabilization of the head of the humerus. Clin Orthop *244*:172 175, 1989.
179. Kuster MS, Hales PF, and Davis SJ: The effects of arthroscopic acromioplasty on the acromioclavicular joint. J Shoulder Elbow Surg *7*:140-143, 1998.
180. Kvitne RS, Jobe FW, and Jobe CM: Shoulder instability in the overhand or throwing athlete. Clin Sports Med *14*:917-935, 1995.
181. Laurencin CT: Arthroscopic Bankart repair using a degradable tack. A followup study using optimized indications. Clin Orthop *332*:132-137, 1996.
182. Laurencin CT, Deutsch A, O'Brien SJ, Altchek DW: The superolateral portal for arthroscopy of the shoulder. Arthroscopy *10*:255-258, 1994.
183. Lazarus MD, Chansky HA, Misra S, et al: Comparison of open and arthroscopic subacromial decompression. J Shoulder Elbow Surg *3*:1, 1994.
184. Legan JM, Burkhard TK, and Goff WBI: Tears of the glenoid labrum: MR imaging of 88 arthroscopically-confirmed cases. Radiology *179*:241-246, 1991.
185. Levitz CL, Dugas JR, and Andrews JR: The use of arthroscopic thermal capsulorrhaphy to treat internal impingement in baseball players. Arthroscopy *17*:573-577, 2001.
186. Levy AS, Kelly BT, Lintner SA, et al: Function of the long head of the biceps at the shoulder: electromyographic analysis. J Shoulder Elbow Surg *10*:250-255, 2001.
187. Levy HJ, Gardner RD, and Lemak LJ: Arthroscopic subacromial decompression in the treatment of full-thickness rotator cuff tears. Arthroscopy *7*:8, 1991.
188. Levy HJ, Uribe JW, and Delaney LG: Arthroscopically-assisted rotator cuff repair: Preliminary results. Arthroscopy *6*:55, 1990.
189. Levy O, Wilson M, Williams H, et al: Thermal capsular shrinkage for shoulder instability. Mid-term longitudinal outcome study. J Bone Joint Surg Br *83*:640-645, 2001.
190. Liu SH: Arthroscopically-assisted rotator cuff repair. J Bone Joint Surg Br *76*:592, 1994.
191. Liu SH and Baker CL: Arthroscopically-assisted rotator cuff repair: Correlation of functional results with integrity of the cuff. Arthroscopy *10*:54,1994.
192. Lozman PR, Hechtman KS, and Uribe JW: Combined arthroscopic management of impingement syndrome and acromioclavicular joint arthritis. J South Orthop Assoc *4*:177-181, 1995.
193. Lyons TR, Griffith PL, Savoie FH 3rd, et al: Laser-assisted capsulorrhaphy for multidirectional instability of the shoulder. Arthroscopy *17*:2, 2001.
194. Lyons TR, Savoie FH 3rd, and Field LD: Arthroscopic repair of partial-thickness tears of the rotator cuff. Arthroscopy *17*:219-223, 2001.
195. MacGillivray JD: Origin of the long head of the biceps from the undersurface of the supraspinatus tendon. Manuscript submitted for publication.
196. Maffet MW, Gartsman GM, and Moseley JB: Superior labrum-biceps tendon complex lesions of the shoulder. Am J Sports Med *23*:93-98, 1995.
197. Mahieu X, Chaouat G, Blin JL, et al: Arthroscopic treatment of pigmented villonodular synovitis of the shoulder. Arthroscopy *17*:81-87, 2001.
198. Mair SD, Zarzour R, and Speer KP: Posterior labral injury in contact athletes. Am J Sports Med *26*:753-758, 1998.
199. Maki NJ: Arthroscopic stabilization: Suture technique. Oper Tech Orthop *1*:180-183, 1991.
200. Mariani EM, Cofield RH, Askew LJ, et al: Rupture of the tendon of the long head of the biceps brachii. Surgical versus nonsurgical treatment. Clin Orthop *228*:233-239, 1988.
201. Martin SD, Baumgarten TE, and Andrews JR: Arthroscopic resection of the distal aspect of the clavicle with concomitant subacromial decompression. J Bone Joint Surg Am *83*:328-335, 2001.
202. Matsen FA, Thomas SC, and Rockwood CA Jr: Anterior glenohumeral instability. Philadelphia: WB Saunders, 1990, pp 526-622.
203. Matthews LS, Vetter WL, and Oweida SJ: Arthroscopic staple capsulorrhaphy of recurrent anterior shoulder instability. Arthroscopy *4*:106-111, 1988.
204. Matthews LS, Zarins B, Michael RH, et al: Anterior portal selection for shoulder arthroscopy. Arthroscopy *1*:33-39, 1985.
205. Mazzocca AD, Brown FM, Carreira DS, et al: Arthroscopic stabilization of collision athletes. Paper presented at the 28th Annual Meeting of the American Orthopaedic Society for Sports Medicine, 2002, Orlando, FL.
206. McEleney ET, Donovan MJ, Shea KP, et al: Initial failure strength of open and arthroscopic Bankart repairs. Arthroscopy *11*:426-431, 1995.
207. McGlynn FJ and Caspari RB: Arthroscopic findings in the subluxating shoulder. Clin Orthop *183*:173-178, 1984.
208. McGlynn FJ, El-Khoury G, and Albright JP: Arthrotomography of the glenoid labrum in shoulder instability. J Bone Joint Surg Am *64*:506, 1982.
209. McGrory JE and Rock MG: Synovial chondromatosis of the shoulder. Am J Orthop *29*:793-795, 2000.
210. McIntyre LF, Caspari RB, and Savoie FH: The arthroscopic treatment of anterior and multidirectional shoulder instability. Instr Course Lect *45*:47-56, 1996.
211. McIntyre LF, Caspari RB, and Savoie FH 3rd: The arthroscopic treatment of multidirectional shoulder instability: Two year results of a multiple suture technique. Arthroscopy *13*:418-425, 1997.
212. McIntyre LF, Caspari RB, and Savoie FH 3rd: The arthroscopic treatment of posterior shoulder instability: Two-year results of a multiple suture technique. Arthroscopy *13*:426-432, 1997.
213. McLaughlin HL: Lesions of the musculotendinous cuff of the shoulder: The exposure and treatment of tears with retraction. J Bone Joint Surg Am *26*:31-51, 1944.
214. Medvecky MJ, Ong BC, Rokito AS, et al: Thermal capsular shrinkage: Basic science and clinical applications. Arthroscopy *17*:624-635, 2001.
215. Melillo AS, Savoie FH 3rd, and Field LD: Massive rotator cuff tears: Débridement versus repair. Orthop Clin North Am *28*:117-124, 1997.
216. Metcalf MH, Pon JD, Harryman DT II, et al: Capsulolabral augmentation increases glenohumeral stability in the cadaver shoulder. J Shoulder Elbow Surg *10*:532-538, 2001.
217. Milch H: Partial scapulectomy for snapping of the scapula. J Bone Joint Surg Am *32*:561, 1950.
218. Milch H and Burman MS: Snapping scapula and the humerus varus. Arch Surg *26*:510-585, 1933.
219. Mileski RA and Snyder SJ: Superior labral lesions in the shoulder: Pathoanatomy and surgical management. J Am Acad Orthop Surg *6*:121-131, 1998.
220. Mishra DK and Fanton GS: Two-year outcome of arthroscopic Bankart repair and electrothermal-assisted capsulorrhaphy for recurrent traumatic shoulder instability. Arthroscopy *17*:844-849, 2001.
221. Mok DW, Fogg AJB, Hokon R, et al: The diagnostic value of arthroscopy in glenohumeral instability. J Bone Joint Surg Br *72*:698-700, 1990.
222. Mologne TS, Lapoint JM, Morin WD, et al: Arthroscopic anterior labral reconstruction using a transglenoid suture technique: Results in active-duty military patients. Am J Sports Med *24*:268-274, 1996.
223. Montgomery TJ, Yerger B, and Savoie FH 3rd: Management of rotator cuff tears: A comparison of arthroscopic débridement and surgical repair. J Shoulder Elbow Surg *3*:70-78, 1994.
224. Moore TP, Fritts HM, Quick DC, et al: Suprascapular nerve entrapment caused by supraglenoid cyst compression. J Shoulder Elbow Surg *6*:455-462, 1997.
225. Morgan CD: Arthroscopic transglenoid Bankart suture repair. Oper Tech Orthop *1*:171-179, 1991.
226. Morgan CD and Bodenstab AB: Arthroscopic Bankart suture repair: Technique and early results. Arthroscopy *3*:111-122, 1987.
227. Morgan CD, Rames R, and Snyder RJ: Arthroscopic assessment of anatomic variations in the glenohumeral ligaments associated with recurrent anterior shoulder instability. Orthop Trans *16*:727-728, 1992.
228. Moseley HF and Overgaard B: The anterior capsular mechanism in recurrent anterior dislocation of the shoulder. J Bone Joint Surg Br *44*:913-927, 1962.
229. Muller LP, Bitzer M, Degrief J, et al: Pigmented villonodular synovitis of the shoulder: Review and case report. Knee Surg Sports Traumatol Arthrosc *7*:249-256, 1999.
230. Mumford EB: Acromioclavicular dislocation. J Bone Joint Surg Am *23*:799-802, 1941.
231. Murray TF Jr, Lajtai G, Mileski RM, et al: Arthroscopic repair of medium to large full-thickness rotator cuff tears: Outcome at 2- to 6-year follow-up. J Shoulder Elbow Surg *11*:19-24, 2002.
232. Murrell GAC and Warren RF: The surgical treatment of posterior shoulder instability. Clin Sports Med *14*:903-915, 1995.
233. Musgrave DS and Rodosky MW: SLAP lesions: Current concepts. Am J Orthop *30*:29-38, 2001.
234. Neer CS: Anterior acromioplasty for chronic impingement syndrome of the shoulder. J Bone Joint Surg Am *54*:41-50, 1972.
235. Neer CS: Impingement lesions. Clin Orthop *173*:70, 1983.
236. Neer CS: Tears of the rotator cuff: Long-term results of anterior acromioplasty and repair. Paper presented at the Fourth Annual Meeting of the American Shoulder and Elbow Surgeons, 1988, Atlanta.
237. Neer CS and Foster CR: Inferior capsular shift for involuntary inferior or multidirectional instability of the shoulder: A preliminary report. J Bone Joint Surg Am *62*:897-908, 1980.
238. Neviaser JS: Adhesive capsulitis of the shoulder: Study of pathological findings in periarthritis of the shoulder. J Bone Joint Surg Am *27*, 1945.
239. Neviaser RJ and Neviaser TJ: The frozen shoulder: Diagnosis and management. Clin Orthop *223*:59-64, 1987.
240. Neviaser TJ: Arthroscopy of the shoulder. Orthop Clin North Am *18*:361-386, 1987.
241. Neviaser TJ: The anterior labroligamentous periosteal sleeve avulsion lesion: A cause of anterior instability of the shoulder. Arthroscopy *9*:17-21, 1993.
242. Neviaser TJ, Neviaser RJ, Neviaser JS, et al: The four-in-one arthroplasty for the painful arc syndrome. Clin Orthop *163*:107-112, 1982.

243. Nicholson GP and Duckworth MA: Scapulothoracic bursectomy for snapping scapula syndrome. J Shoulder Elbow Surg *11*:80-85, 2002.
244. Nicola T: Anterior dislocation of the shoulder: The role of the articular capsule. J Bone Joint Surg Am *25*:614-616, 1942.
245. Nirschl RP: Rotator cuff tendinitis: Basic concepts of pathoetiology. Instr Course Lect *38*:439-445, 1989.
246. Nove-Josserand L, Gerber C, and Walch G: Lesions of the anterosuperior rotator cuff. *In* Warner JJ, Iannotti JP, and Gerber C (eds): Complex Revision Problems in Shoulder Surgery. Philadelphia: Lippincott-Raven, 1997, pp 165-176.
247. Oberlander MA, Morgan BE, and Visotsky JL: The BHAGL lesion: A new variant of anterior shoulder instability. Arthroscopy *12*:627-633, 1996.
248. O'Brien SJ: Arthroscopic tenolysis. Paper presented at the annual meeting of the American Academy of Orthopaedic Surgeons, 2002, Dallas.
249. O'Brien SJ, Schwartz RS, Warren RF, et al: Capsular restraints to anterior-posterior motion of the abducted shoulder: A biomechanical study. J Shoulder Elbow Surg *4*:298, 1995.
250. Ogata S and Uhthoff HK: Acromial enthesopathy and rotator cuff tear. A radiologic and histologic postmortem investigation of the coracoacromial arch. Clin Orthop *254*:39-48, 1990.
251. Ogilvie-Harris DJ and D'Angelo G: Arthroscopic surgery of the shoulder. Sports Med *9*:120-128, 1990.
252. Ogilvie-Harris DJ and Demaziere A: Arthroscopic débridement versus open repair for rotator cuff tears: A prospective cohort study. J Bone Joint Surg Br *75*:416, 1993.
253. Ogilvie-Harris DJ and Myerthall S: The diabetic frozen shoulder: Arthroscopic release. Arthroscopy 13:1-8, 1997.
254. Ogilvie-Harris DJ and Wiley AM: Arthroscopic surgery of the shoulder: A general appraisal. J Bone Joint Surg Br *72*:201-207, 1986.
255. Ogilvie-Harris DJ, Wiley AM, Sattarian J: Failed acromioplasty for impingement syndrome. J Bone Joint Surg Br *72*:1070-1072, 1990.
256. Olsewski JM and Depew AD: Arthroscopic subacromial decompression and rotator cuff débridement for stage II and stage III impingement. Arthroscopy *10*:61, 1994.
257. Organ SW, Siekanowicz AJ, Pettrone FA, et al: Arthroscopic transglenoid suture capsulolabral repairs: Five-year follow-up. Paper presented at the annual meeting of the American Association of Orthopaedic Surgeons, 1996, Atlanta.
258. Pagnani MJ, Deng XH, Warren RF, et al: Role of the long head of the biceps brachii in glenohumeral stability: A biomechanical study in cadavera. J Shoulder Elbow Surg *5*:255-262, 1996.
259. Pagnani MJ and Warren RF: Arthroscopic shoulder stabilization. Oper Tech Sports Med *1*:276-284, 1993.
260. Pagnani MJ, Warren RF, Altchek D, et al: Arthroscopic shoulder stabilization using transglenoid sutures. A four-year minimum follow-up. Am J Sports Med *24*:459-467, 1996.
261. Pappas AM, Goss TP, and Kleinman PK: Symptomatic shoulder instability due to lesions of the glenoid labrum. Am J Sports Med *11*:279-288, 1983.
262. Park JY, Levine WN, Marra G, et al: Portal-extension approach for the repair of small and medium rotator cuff tears. Am J Sports Med *28*:312-316, 2000.
263. Paulos LE and Franklin JL: Arthroscopic shoulder decompression: Development and application: A five-year experience. Am J Sports Med *18*:235, 1990.
264. Paulos LE and Kody MH: Arthroscopically enhanced "mini-approach" to rotator cuff repair. Am J Sports Med *22*:19, 1994.
265. Payne LZ: Tears of the glenoid labrum. Orthop Rev *23*:577-583, 1994.
266. Payne LZ, Altchek D, Craig EV, et al: Arthroscopic treatment of partial rotator cuff tears in young athletes: A preliminary report. Am J Sports Med *25*:299-305, 1997.
267. Peterson CA: Personal communication, 1995.
268. Petersson CJ: Long-term results of rotator cuff repair. *In* Bayley I and Kessel L (eds): Shoulder Surgery. Berlin: Springer-Verlag, 1982, p 64.
269. Petersson CJ: Resection of the lateral end of the clavicle: A 3- to 30-year follow-up study. Acta Orthop Scand *54*:904-907, 1983.
270. Petersson CJ: Spontaneous medial dislocation of the tendon of the long biceps brachii. Clin Orthop *211*:224-227, 1986.
271. Pfahler M, Branner S, and Refior HJ: The role of the bicipital groove in tendopathy of the long biceps tendon. J Shoulder Elbow Surg *8*:419-424, 1999.
272. Pfirrmann CWA, Zanetti M, Weishaupt D, et al: MR arthrography of subscapularis tendon tears: Detection and grading at MR arthrography. Radiology *213*:709-714, 1999.
273. Pollock RG, Duralde XA, Flatow EL, et al: The use of arthroscopy in the treatment of resistant frozen shoulder. Clin Orthop *304*:30-36, 1994.
274. Pollock RG, Owens JM, Flatow EL, et al: Operative results of the inferior capsular shift procedure for multidirectional instability of the shoulder. J Bone Joint Surg Am *82*:919-928, 2000.
275. Posada A, Uribe JW, Hechtman KS, et al: Mini-deltoid splitting rotator cuff repair: Do results deteriorate with time? Arthroscopy *16*:137-141, 2000.
276. Raimes RD and Karzel RP: Injuries to the glenoid labrum including SLAP lesions. Orthop Clin North Am *24*:45-53, 1993.
277. Refior HJ and Sowa D: Long tendon of the biceps brachii: Sites of predilection for degenerative lesions. J Shoulder Elbow Surg *4*:436-440, 1995.
278. Resch H, Gosler K, Theoni H, et al: Arthroscopic repair of superior glenoid labral detachment (the SLAP lesion). J Shoulder Elbow Surg *2*:1471, 1993.
279. Resch H, Kathrein A, Golser K, et al: Arthroskopische und perkutane Verschraubungstechnikenmit einem neuen Verschraubungssystem. Unfallchirurg *95*:91-98, 1992.
280. Richards R and McKee MD: Treatment of painful scapulothoracic crepitus by resection of the supero-medial angle of the scapula. Clin Orthop *247*:111-116, 1989.
281. Richman JD and Rose DJ: The role of arthroscopy in the management of synovial chondromatosis of the shoulder. A case report. Clin Orthop *257*:91-93, 1990.
282. Roberts SN, Taylor DE, Brown JN, et al: Open and arthroscopic techniques for the treatment of traumatic anterior shoulder instability in Australian rules football players. J Shoulder Elbow Surg *8*:403-409, 1999.
283. Rockwood CA and Lyons FR: Shoulder impingement syndrome: Diagnosis, radiographic evaluation, and treatment with a modified Neer acromioplasty. J Bone Joint Surg Am *75*:409, 1993.
284. Rockwood CA, Williams GR, and Burkhead WZ: Débridement of degenerative, irreparable lesions of the rotator cuff. J Bone Joint Surg Am *77*:857, 1995.
285. Rodosky MW, Harner CD, and Fu FH: The role of the long head of the biceps muscle and superior glenoid labrum in anterior stability of the shoulder. Am J Sports Med *22*:121-130, 1994.
286. Rowe CR: Ruptures of the rotator cuff. Selection of cases for surgical treatment. Surg Clin North Am *43*:176-181, 1975.
287. Rowe CR, Patel D, and Southmayd WM: The Bankart procedure: A long-term end-result study. J Bone Joint Surg Am *60*:1-16, 1978.
288. Rowe CR and Zarins B: Recurrent transient subluxation of the shoulder. J Bone Joint Surg Am *63*:863-872, 1981.
289. Ruland L Jr, Ruland CM, and Matthews LS: Scapulothoracic anatomy for the arthroscopist. Arthroscopy *11*:52-56, 1995.
290. Sage FP and Salvatore JE: Injuries of the acromioclavicular joint: Studies of results in 96 patients. South Med J *56*:486-495, 1963.
291. Sakurai G, Ozaki J, Tomita Y, et al: Incomplete tears of the subscapularis tendon associated with tears of the supraspinatus tendon: Cadaveric and clinical studies. J Shoulder Elbow Surg *7*:510-515, 1998.
292. Samilson RL and Binder WF: Symptomatic full-thickness tears of the rotator cuff: An analysis of 292 shoulders in 276 patients. Orthop Clin North Am *6*:499, 1975.
293. Schai PA, Hinterman B, and Koris MJ: Preoperative arthroscopic assessment of fractures about the shoulder. Arthroscopy *15*:827-835, 1999.
294. Schippinger G, Vasiu PS, Fankhauser F, et al: HAGL lesion occurring after successful arthroscopic Bankart repair. Arthroscopy *17*:206-208, 2001.
295. Schlemm F: Uber die Verstarklingsbander am Schultergelenk. Arch Anat 45-48, 1853.
296. Schwartz E, Warren RF, O'Brien SJ, et al: Posterior shoulder instability. Orthop Clin North Am *18*:409-418, 1987.
297. Schwartz R, O'Brien SJ, and Warren RF: Posterior stability of the shoulder. Paper presented at the annual meeting of the American Shoulder and Elbow Surgeons, 1988, Atlanta.
298. Segmuller HE, Hayes MG, and Saies AD: Arthroscopic repair of glenolabral injuries with an absorbable fixation device. J Shoulder Elbow Surg *6*:383-392, 1997.
299. Sethi N, Wright R, and Yamaguchi K: Disorders of the long head of the biceps tendon. J Shoulder Elbow Surg *8*:644-654, 1999.
300. Sisto DJ and Cook DL: Intraoperative decision making in the treatment of shoulder instability. Arthroscopy *14*:389-394, 1998.
301. Sisto DJ and Jobe FW: The operative treatment of scapulothoracic bursitis in professional pitchers. Am J Sports Med *14*:192-194, 1986.
302. Snyder SJ: Evaluation and treatment of the rotator cuff. Orthop Clin North Am *24*:173, 1993.
303. Snyder SJ, Banas MP, and Belzer JP: Arthroscopic treatment of anterior shoulder instability using threaded suture anchors and nonabsorbable suture. Instr Course Lect *45*:71-81, 1996.
304. Snyder SJ, Banas MP, and Karzel RP: The arthroscopic Mumford procedure: An analysis of results. Arthroscopy *11*:157-164, 1995.
305. Snyder SJ, Banas MP, and Karzel RP: An analysis of 140 injuries to the superior glenoid labrum. J Shoulder Elbow Surg *4*:243-248, 1995.
306. Snyder SJ, Karzel RP, Del Pizzo W, et al: SLAP lesions of the shoulder. Arthroscopy *6*:274, 1990.
307. Snyder SJ, Pachelli AF, Del Pizzo W, et al: Partial thickness rotator cuff tears: Results of arthroscopic treatment. Arthroscopy *16*:993, 1993.
308. Snyder SJ and Strafford BB: Arthroscopic management of instability of the shoulder. Orthopedics *16*:993-1002, 1993.
309. Sonnabend DH, Yu Y, Howlett CR, et al: Laminated tears of the human rotator cuff: A histologic and immunochemical study. J Shoulder Elbow Surg *10*:109-115, 2001.
310. Speer KP, Deng XH, Torzilli PA, et al: Strategies for and anterior capsular shift of the shoulder. A biomechanical comparison. Am J Sports Med *23*:264-269, 1995.
311. Speer KP, Pagnani MJ, and Warren RF: Arthroscopic anterior shoulder stabilization using a bioabsorbable tack. J Shoulder Elbow Surg 1995.
312. Speer KP, Warren RF, Pagnani MJ, et al: An arthroscopic technique for anterior stabilization of the shoulder with a bioabsorbable tack. J Bone Joint Surg *78*:1801, 1996.
313. Sperling JW, Anderson K, McCarty EC, et al: Complications of thermal capsulorrhaphy. Instr Course Lect *50*:37-41, 2001.
314. Steinbeck J and Jerosch J: Arthroscopic transglenoid stabilization versus open anchor suturing in traumatic anterior instability of the shoulder. Am J Sports Med *26*:373-378, 1998.
315. Stetson WB, Snyder SJ, Karzel RP, et al: Long term clinical follow-up of isolated SLAP lesions of the shoulder. Paper presented at the 65th Annual Meeting of the American Academy of Orthopaedic Surgeons, 1998, New Orleans.
316. Tauro JC: Arthroscopic rotator cuff repair: Analysis of technique and results at 2- and 3-year follow-up. Arthroscopy *14*:45-51, 1998.

317. Thabit G: The arthroscopically-assisted holmium:YAG laser surgery in the shoulder. Oper Tech Sports Med *6*:131-138, 1998.
318. Thabit G, Thorpe W, and Horne R: Treatment of unidirectional and multidirectional glenohumeral instability by and arthroscopic holmium:YAG laser-assisted capsular shift procedure. Paper presented at the 1st Congress of the International Musculoskeletal Laser Society, 4th Annual Meeting of the California Orthopaedic Association, 1994, Squaw Valley, CA.
319. Tibone JE and Bradley JP: Evaluation of treatment outcomes for the athletic shoulder. *In* Matsen FA 3rd, Fu FH, and Hawkins RJ (eds): The Shoulder: A Balance of Mobility and Stability. Rosemont, IL: American Academy of Orthopaedic Surgeons, 1993, pp 519-530.
320. Tibone JE and Bradley JP: The treatment of posterior subluxation in athletes. Clin Orthop *291*:124-137, 1993.
321. Tirman JE, Feller JF, Janzen DL, et al: Association of glenoid labral cysts with labral tears and glenohumeral instability: Radiologic findings and clinical significance. Radiology *190*:653-658, 1994.
322. Toivonen DA, Tuite MJ, and Orwin JF: Acromial structure and tears of the rotator cuff. J Shoulder Elbow Surg *4*:376-383, 1995.
323. Tolin BS and Snyder SJ: Our technique for the arthroscopic Mumford procedure. Orthop Clin North Am *24*:143-151, 1993.
324. Torchia ME, Caspari RB, Asselmeier MA, et al: Arthroscopically-assisted transglenoid suture repair for anterior shoulder instability: Two to eight-year results in 150 shoulders. Paper presented at the annual meeting of the American Academy of Orthopaedic Surgeons, 1996, Atlanta.
325. Toth AP, Cordasco FA, Altchek D, et al: Thermal assisted capsular shrinkage for shoulder instability: Minimum two-year follow-up. Paper presented at the 28th Annual Meeting of the American Orthopaedic Society for Sports Medicine, 2002, Orlando, FL.
326. Treacy SH, Field LD, and Savoie FH 3rd: Rotator interval capsule closure: An arthroscopic technique. Arthroscopy *13*:103-106, 1997.
327. Treacy SH, Savoie FH 3rd, and Field LD: Arthroscopic treatment of multidirectional instability. J Shoulder Elbow Surg *8*:345-350, 1999.
328. Turkel SJ, Panio MN, Marshall JL, et al: Stabilizing mechanisms preventing anterior dislocation of the glenohumeral joint. J Bone Joint Surg Am *63*:1208-1217, 1986.
329. Tytherleigh-Strong G, Gill J, Sforza G, et al: Reossification and fusion across the acromioclavicular joint after arthroscopic acromioplasty and distal clavicle resection. Arthroscopy *17*:E36, 2001.
330. Uhrochak JM, Arciero RA, Huggard D, and Taylor DC: Recurrent shoulder instability after open reconstruction in athletes involved in collision and contact sports. Am J Sports Med *28*:794-799, 2000.
331. Uthoff HU: Anterior capsular redundancy of the shoulder: Congenital or traumatic. J Bone Joint Surg Br *67*:363-366, 1985.
332. Van der Reis W and Wolf EM: Arthroscopic rotator cuff interval capsular closure. Orthopedics *24*:657-661, 2001.
333. Vangsness CT, Jorgenson SS, Watson T, et al: The origin of the long head of the biceps from the scapula and glenoid labrum. J Bone Joint Surg Br *76*:951-954, 1994.
334. Vangsness CT Jr, Mitchell W 3rd, Nimni M, et al: Collagen shortening: An experimental approach with heat. Clin Orthop *337*:267-271, 1998.
335. Wagner C: Partial claviculectomy. Am J Surg *85*, 1953.
336. Walch G, Boileau P, Noel E, et al: Impingement of the deep surface of the supraspinatus tendon on the posterosuperior glenoid rim: An arthroscopic study. J Shoulder Elbow Surg *1*:238-245, 1992.
337. Walch G, Liotard JP, Boileau P, et al: [Postero-superior glenoid impingement: Another shoulder impingement.] The Fifth International Conference on Surgery of the Shoulder, 1992, Paris.
338. Walch G, Nove-Josserand L, Boileau P, et al: Subluxations and dislocations of the tendon of the long head of the biceps. J Shoulder Elbow Surg *7*:100-108, 1998.
339. Walch G, Nove-Josserand L, and Levigne C: Tears of the supraspinatus tendon associated with "hidden" lesions of the rotator interval. J Shoulder Elbow Surg *3*:353-360, 1994.
340. Wall MS, Deng XH, Torzilli PA, et al: Thermal modification of collagen. J Shoulder Elbow Surg *8*:339-344, 1998.
341. Wall MS and O'Brien SJ: Arthroscopic evaluation of the unstable shoulder. Clin Sports Med *14*:817-839, 1995.
342. Warner JJ, Allen A, Marks PH, et al: Arthroscopic release for chronic, refractory adhesive capsulitis of the shoulder. J Bone Joint Surg Am *78*:1808-1816, 1996.
343. Warner JJ and Beim GM: Combined Bankart and HAGL lesion associated with anterior shoulder instability. Arthroscopy *13*:749-752, 1997.
344. Warner JJ, Higgins L, Parsons IM, et al: Diagnosis and treatment of anterosuperior rotator cuff tears. J Shoulder Elbow Surg *10*:37-46, 2001.
345. Warner JJ and Parsons IM: Latissimus dorsi tendon transfer: A comparative analysis of primary and salvage reconstruction of massive, irreparable rotator cuff tears. J Shoulder Elbow Surg *10*:514-521, 2001.
346. Warner JJP, Deng XH, Warren RF, et al: Static capsuloligamentous restraints to superior-inferior translation of the glenohumeral joint. Am J Sports Med *20*:675, 1992.
347. Warner JJP, Goitz RJ, Irrgang JJ, et al: Arthroscopic-assisted rotator cuff repair: Patient selection and treatment outcome. J Shoulder Elbow Surg *6*:463-472, 1997.
348. Warner JJP, Kann S, and Marks P: Arthroscopic repair of combined Bankart and superior labral detachment anterior and posterior lesions: Technique and preliminary results. Arthroscopy *10*:383-391, 1994.
349. Warner JJP, Miller MD, Marks P, et al: Arthroscopic Bankart repair using the Suretac device: Part I: Clinical observations. Arthroscopy *11*:2-13, 1995.
350. Warner JJP, Pagnani MJ, and Warren RF: Arthroscopic Bankart repair utilizing a cannulated absorbable fixation device. Orthop Trans *15*:761-762, 1991.
351. Warner JJP and Warren RF: Bankart repair using a cannulated, absorbable fixation device. Oper Tech Orthop *1*:192-198, 1991.
352. Warren RF: Lesions of the long head of the biceps tendon. Instr Course Lect *34*:204-209, 1985.
353. Watanabe M: The development and present status of the arthroscope. J Jpn Med Instrum *25*:11, 1954.
354. Watanabe M: Arthroscopy: The present state. Orthop Clin North Am *10*:505-522, 1979.
355. Watanabe M, Takeda S, and Ikeuchi H: Atlas of Arthroscopy, 3rd ed. New York: Igaku-Shoin, 1978.
356. Watson M: Major ruptures of the rotator cuff. J Bone Joint Surg Br *67*:618-624, 1985.
357. Weber SC: A prospective evaluation comparing open and arthroscopic treatment of recurrent anterior glenohumeral dislocation. Paper presented at the annual meeting of the American Academy of Orthopaedic Surgeons, 1991, Anaheim, CA.
358. Weber SC: Arthroscopic débridement and acromioplasty versus mini-open repair in the management of significant partial thickness tears of the rotator cuff. Orthop Clin North Am *28*:79-82, 1997.
359. Weber SC: Arthroscopic débridement and acromioplasty versus mini-open repair in the treatment of significant partial-thickness rotator cuff tears. Arthroscopy *15*:126-131, 1999.
360. Weinstein DM, Bucchieri JS, Pollock RG, et al: Arthroscopic débridement of the shoulder for osteoarthritis. Arthroscopy *16*:471-476, 2000.
361. Weishaupt D, Zanetti M, Tanner A, et al: Lesions of the reflection pulley of the long biceps tendon. Invest Radiol *34*:463-469, 1999.
362. Weiss KS and Savoie FH 3rd: Recent advances in arthroscopic repair of traumatic anterior glenohumeral instability. Clin Orthop *400*:117-122, 2002.
363. Welcker H: Dieeinwanderung der Bicepssehne in das Schultergelnenk. Nebst Notizen uber Ligamentum Interarticulaare Humeri und Ligamentum Teres Femoris. Arch Anat Physiol *1*:20-42, 1878.
364. Wickiewicz TL: Glenohumeral kinematics in a muscle fatigue model: A radiographic study. Orthop Trans *18*:178-179, 1994.
365. Wiley AM: Arthroscopy for shoulder instability and a technique for arthroscopic repair. Arthroscopy *4*:25-30, 1988.
366. Wiley AM and Older MB: Shoulder arthroscopy: Investigation with a fiberoptic instrument. Am J Sports Med *8*:18-31, 1980.
367. Williams GR, Shakil M, Klimkiewicz J, et al: Anatomy of the scapulothoracic articulation. Clin Orthop *359*:237-246, 1999.
368. Williams MM, Snyder SJ, and Buford DJ: The Buford complex—the "cord-like" middle glenohumeral ligament and absent anterosuperior labrum complex: A normal anatomic capsulolabral variant. Arthroscopy *10*:241-247, 1994.
369. Williams R Jr, Strickland S, Cohen M, et al: Arthroscopic repair of posterior Bankart lesions of the shoulder. Paper presented at the 68th Annual Meeting of the American Academy of Orthopaedic Surgeons, 2001, Orlando, FL.
370. Witwity T, Uhlman R, Nagy MH, et al: Shoulder rheumatoid arthritis associated with chondromatosis, treated by arthroscopy. Arthroscopy *7*:223-226, 1991.
371. Wolf EM, Cheng JC, and Dickson K: Humeral avulsion of the glenohumeral ligaments as a cause of anterior shoulder instability. Arthroscopy *11*:600-607, 1995
372. Wolf EM and Eakin CM: Arthroscopic capsular plication for posterior shoulder instability. Arthroscopy *14*:153-163, 1998.
373. Wolin PM: Arthroscopic glenoid labrum suture repair. Orthop Trans *14*:597, 1990.
374. Wong KL, Williams GR, Ramsey ML, et al: Thermal capsulorrhaphy for glenohumeral instability. Paper presented at the 16th Annual Closed Meeting of the American Shoulder and Elbow Surgeons, 1999, Philadelphia.
375. Wright SA and Cofield RH: Management of partial-thickness rotator cuff tears. J Shoulder Elbow Surg *5*:458-466, 1996.
376. Yamaguchi K, Riew KW, Galatz LM, et al: Biceps activity during shoulder motion: An electromyographic analysis. Clin Orthop *336*:122-129, 1997.
377. Yamaguchi K, Tetro AM, Blam O, et al: Natural history of asymptomatic rotator cuff tears: A longitudinal analysis of asymptomatic tears detected sonographically. J Shoulder Elbow Surg *10*:199-203, 2001.
378. Yel M, Shankwiler JA, Noonan JE Jr, et al: Results of decompression and rotator cuff repair in patients 65 years old and older: 6- to 14-year follow-up. Am J Orthop *30*:347-352, 2001.
379. Yoneda M, Hiroaka A, Yamamoto T, et al: Arthroscopic stapling for detached superior glenoid labrum. J Bone Joint Surg Br *73*:746-750, 1991.
380. Zanetti M, Weishaupt D, Gerber C, et al: Tendinopathy and rupture of the tendon of the long head of the biceps brachii muscle. AJR Am J Roentgenol *170*:1557-1561, 1998.
381. Zawadsky M, Marra G, Wiater JM, et al: Osteolysis of the distal clavicle: Long-term results of arthroscopic resection. Arthroscopy *16*:600-605, 2000.
382. Zuckerman JD and Matsen FA: Complications about the glenohumeral joint related to the use of screws and staples. J Bone Joint Surg Am *66*:175-180, 1984.

Capítulo **9**

Fracturas proximales del húmero

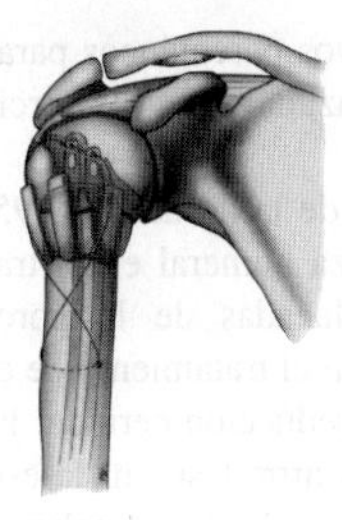

Theodore A. Blaine, M.D., Louis U. Bigliani, M.D. y William N. Levine, M.D.

Las fracturas proximales del húmero constituyen un reto desde el punto de vista diagnóstico y terapéutico. Durante los últimos decenios se ha publicado abundante información sobre estas lesiones, conforme surgen nuevas técnicas de tratamiento y se redescubren las antiguas. Se atribuye a Hipócrates[138] la descripción de la primera fractura proximal del húmero, en el año 460 a.C., y de un método de tracción con peso para favorecer la cicatrización del hueso. No obstante, se publicó muy poco al respecto hasta finales del siglo XIX.[31,53,76,158,255,258] En estos informes se describe el tratamiento de la mayor parte de las fracturas por medio de la inmovilización en una férula, seguida de ejercicio a base de una gran variedad de movimientos. Este tratamiento era suficiente en las fracturas no desplazadas. Sin embargo, las más complejas no se apreciaban o no se conocían bien, y los resultados del tratamiento eran deficientes.

En 1896, Kocher[219] diseñó una clasificación anatómica para mejorar el diagnóstico y el tratamiento, pero este esquema simplificado no era lo bastante completo ni estable. Los demás intentos preliminares por crear una clasificación sencilla también fueron confusos e incompletos.[49,53,88,136,141,190,200,202,209,238,264,278,333,355,366,374,404,414,428] La falta de acuerdo en la descripción y clasificación de las fracturas hacía difícil evaluar correctamente el tratamiento. El sistema de clasificación AO es un ejemplo de sistema preciso, aunque complejo, de clasificación de las fracturas proximales del húmero. En este sistema se utilizan designaciones por letras (A, B, C) para la localización de las fracturas (extraarticulares o intraarticulares) y números (1, 2, 3....) para la conminución y gravedad de la fractura (Muller, *AO Manual of Internal Fixation*).

En 1934, Codman[69] hizo una importante aportación al clasificar las fracturas proximales del húmero conforme a cuatro partes básicas. Estas partes se dividían, siguiendo las líneas epifisarias, en cabeza, troquín, troquíter y diáfisis. La clasificación posterior en cuatro partes elaborada por Neer[304] en 1970 se basa en la misma división anatómica. La clasificación de Neer es un sistema completo que integra la anatomía, la biomecánica y el desplazamiento de las fracturas, permitiendo un diagnóstico y un tratamiento pertinentes. Aunque algunos autores han puesto en duda su reproducibilidad, sigue siendo el sistema más útil y el más utilizado para clasificar las fracturas proximales del húmero.[51]

A principios del siglo XX se diseñaron varios métodos para la reducción cerrada,[6,374] la tracción,[75,141,202,204] la colocación de yesos[127,147] y las férulas de abducción,[14,74,384,440] a fin de lograr y conservar la alineación anatómica de las fracturas desplazadas. Sin embargo, a menudo no bastaban estas técnicas para permitir una reducción anatómica apropiada. En 1932, Roberts[355] publicó que el empleo de un aparato elaborado y la inmovilización prolongada eran menos satisfactorios que las variedades más sencillas a base de fijación y movilidad temprana. Otros autores también subrayaron la importancia de la movilidad temprana y de evitar la posición de abducción.[39,127,190,203,212,244] Howard y Eloesser[190] diseñaron un modelo teórico complejo de hombro que simulaba las fuerzas musculares, demostrando que la férula de abducción no era beneficiosa para reducir y controlar las fuerzas musculares.

Durante este período también se extendió la reducción abierta de las fracturas-luxaciones desplazadas, en un esfuerzo por lograr una alineación anatómica más exacta[20,61,64,88,333,346,366,374,391,414] Roberts[355] y Meyerding[279] sugirieron la reducción abierta en la primera etapa para mejorar la alineación y evitar una unión defectuosa que limitara el movimiento. De igual forma, en algunos casos se realizaron fijaciones internas.[209,264] Los materiales de sutura, los alambres y los tornillos correspondían a variedades utilizadas en las primeras fijaciones. En 1949, Widen[448] publicó por primera vez la colocación de un clavo intramedular en una fractura transcervical, y atribuyó a Palmer el desarrollo de esta técnica. En la década de 1950, Rush[368a] describió su método para colocar clavos intramedulares en el tratamiento de las fracturas desplazadas, que se convirtió en una técnica de gran aceptación. A principios de la década de 1970, la *Association for the Study of Internal Fixation* extendió el uso de las placas AO y los tornillos en las fracturas desplazadas. Sin embargo, los artículos más recientes subrayan una frecuencia muy alta de complicaciones cuando esta técnica se utiliza en fracturas más desplazadas con hueso osteoporótico.[230,325,408] Se han propuesto nuevas placas de ángulos fijos y cierres con tornillos para reducir al mínimo estas complicaciones; sin embargo, todavía no disponemos de estudios de seguimiento a largo plazo sobre el uso de estas técnicas.[295,353,419] En fecha reciente, se obtuvieron resultados satisfactorios con algunas técnicas de fijación interna que resaltan una disección menos destructiva de los tejidos y una «fijación mínima» con alambre y suturas no absorbibles.[160,304,311,329] De igual forma, se han descrito técnicas basadas en el uso de clavos percutáneos para el tratamiento de algunas fracturas desplazadas de la porción proximal del húmero.[196,197,228,231,233]

A principios de la década de 1950 creció el interés por las prótesis de cabeza humeral en el tratamiento de las fracturas-luxaciones desplazadas de la porción proximal del húmero.[87,110,309,335,351] En el tratamiento de estas lesiones no resultaron satisfactorias la reducción cerrada, la reducción abierta con fijación interna, la artrodesis, ni la escisión de la cabeza humeral.[304] En 1955, Neer[299] afirmó haber obtenido buenos resultados con una prótesis metálica de cabeza humeral en 27 pacientes con fractura-luxación. En 1973, la prótesis se rediseñó para obtener una cabeza más anatómica, y adelantos técnicos más recientes han mejorado los resultados.[117,310] En la actualidad se utilizan varios tipos de prótesis en la porción proximal del húmero, algunas de ellas formadas por componentes de una sola pieza y otras por componentes de dos piezas o modulares.[288]

Las complicaciones del tratamiento de las fracturas proximales del húmero, frecuentes y muy variadas, son: necrosis avascular, falta de unión, unión defectuosa, infección y lesión neurovascular. En este capítulo se describe un método completo para abordar las fracturas proximales del húmero que ayuda al diagnóstico y al tratamiento.

ANATOMÍA

Es importante conocer la anatomía compleja del hombro, porque la función de la articulación glenohumeral está supeditada a la alineación y la interacción de sus estructuras anatómicas. La unión defectuosa y la falta de unión de las fracturas alteran el equilibrio de las fuerzas que atraviesan el hombro, interfiriendo con el ritmo escapulohumeral suave y ocasionando compresión por debajo del arco subacromial.

El hombro posee una amplitud de movimiento casi global, más que cualquier otra articulación importante del cuerpo. Este grado de movimiento se debe a que la cavidad glenoidea es una cavidad poco profunda que corresponde a la tercera o la cuarta parte de la cabeza humeral.[370] La estabilidad de la articulación glenohumeral depende más de la cápsula, los ligamentos y el músculo, que del hueso. La cápsula es bastante laxa, y su tamaño es casi el doble de la cabeza humeral, lo que permite una gran movilidad. La bolsa subdeltoidea se localiza sobre el manguito de los rotadores y normalmente facilita el movimiento del mismo por debajo del arco coracoacromial. Sin embargo, cuando se produce una fractura, la bolsa subacromial (subdeltoidea) se puede fibrosar e inflamar, dando lugar a rigidez y dolor.

Porción proximal del húmero

La porción proximal del húmero consta de la cabeza humeral, el troquín (tuberosidad menor), el troquíter (tuberosidad mayor), la corredera bicipital y la porción proximal de la diáfisis humeral (Fig. 9-1). Es importante distinguir entre el cuello anatómico, que se sitúa en la unión de la cabeza con las tuberosidades, y el cuello quirúrgico, que se ubica por debajo de las tuberosidades mayor y menor. Los límites de este último son variables, puesto que no poseen una línea distintiva. Las fracturas del cuello anatómico son raras y su pronóstico es malo ya que se altera la irrigación de la cabeza (Fig. 9-2). Por otro lado, las fracturas del cuello quirúrgico son habituales, y la irrigación de la cabeza se conserva. El troquín, que es la región de unión del músculo subescapular, yace en la cara anterior del húmero, y es más pequeña que el troquíter. La corredera bicipital se sitúa entre las tuberosidades mayor y menor, sobre la cara anterior de la porción proximal del húmero. La altura y la profundidad de este surco son variables.[92,184,188] En algunos estudios se ha demostrado que la cara distal de la corredera presenta una rotación interna sobre el húmero, en relación con la posición de la parte proximal del surco.[194] Estas consideraciones anatómicas tienen importantes repercusiones para la reconstrucción quirúrgica. El tendón del bíceps se localiza en la corredera bicipital, y está cubierto por el ligamento humeral transversal. El troquíter se encuentra en la parte posterior y superior de la diáfisis humeral y aporta el sitio para la inserción de los músculos supraespinoso, infraespinoso y redondo menor. El troquíter no sobresale por encima de la cabeza humeral. La glenoides es una estructura convexa y poco profunda, con forma de coma invertida,[92] que mide entre un tercio y una cuarta parte del área superficial de la cabeza humeral. Se articula con la cabeza humeral y, además, en su borde se fijan el rodete glenoideo *(labrum)* y la cápsula glenoidea.

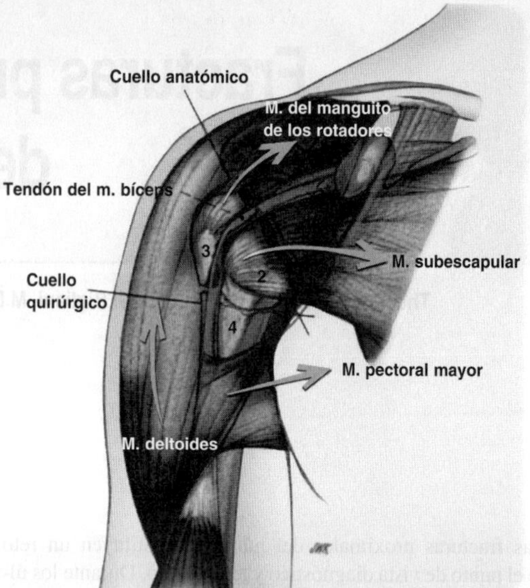

Fig. 9-1 • La anatomía del hombro es compleja, y su función está supeditada a la alineación correcta y a la interacción de las estructuras anatómicas. El desplazamiento de los fragmentos en una fractura está ocasionado por la tracción que ejercen los músculos adheridos a los diversos componentes óseos. Los cuatro componentes anatómicos de la porción proximal del húmero son la cabeza, el troquín, el troquíter y la diáfisis. El cuello anatómico se ubica en la unión de la cabeza con las tuberosidades, y el cuello quirúrgico se sitúa por debajo del troquín y el troquíter. El subescapular se inserta en el troquín, ocasionando un desplazamiento medial, mientras que el supraespinoso y el infraespinoso se insertan en el troquíter, provocando un desplazamiento en sentido superior y posterior. El pectoral mayor se inserta en la diáfisis humeral y la desplaza en sentido medial.

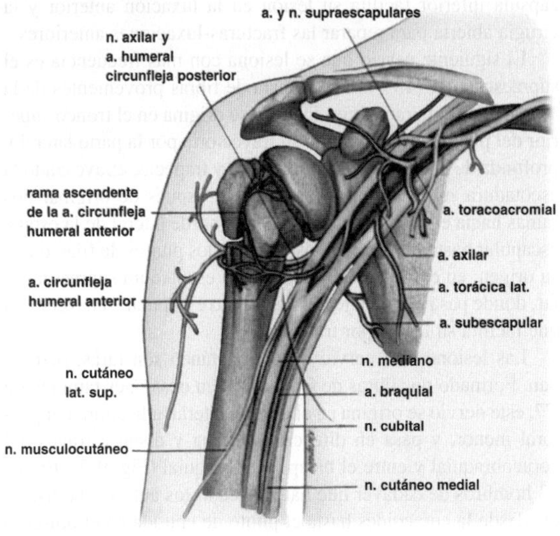

Fig. 9-2 • El plexo braquial y la arteria axilar yacen adyacentes a la apófisis coracoides, y en ocasiones se lesionan con las fracturas proximales del húmero. La irrigación principal de la cabeza del húmero es la rama ascendente de la arteria circunfleja humeral anterior, que penetra en la cabeza en la cara superior de la corredera bicipital y se convierte en la arteria arciforme. En el hombro existen tres nervios importantes: el axilar, el supraescapular y el musculocutáneo.

Acromion

El acromion, que protege la cara superior de la articulación glenohumeral, representa el origen y la palanca mecánica del músculo deltoides, que es uno de los principales desplazadores del hombro. Además, forma el componente lateral de la articulación acromioclavicular. El acromion, junto con el ligamento coracoacromial y la apófisis coracoides, forma el arco coracoacromial (véase Fig. 9-2). Se trata de una estructura más bien rígida bajo la cual pasan la porción proximal del húmero, el manguito de los rotadores y la bolsa subacromial. Algunas fracturas desplazadas alteran el trayecto ininterrumpido de estas estructuras bajo el arco coracoacromial, lo que provoca compresión e impide la movilidad glenohumeral normal. La bolsa subacromial (subdeltoidea) es una membrana sinovial grande. Su techo se une con la superficie inferior del ligamento coracoacromial, el acromion y el músculo deltoides a un lado, y el piso se une al manguito de los rotadores y el troquíter.[188] Además, se extiende en sentido anterior y posterior alrededor del húmero, creando un mecanismo de deslizamiento que facilita el movimiento de la porción proximal del húmero bajo el arco coracoacromial. Esta estructura suele lesionarse incluso en las fracturas no desplazadas, y el resultado es un engrosamiento fibrótico con pérdida del movimiento glenohumeral. El inicio temprano de ejercicios después de una fractura limita la formación de adherencias bursales.

Manguito de los rotadores y músculos

La función glenohumeral depende en gran parte de la relación recíproca dinámica entre los músculos del manguito de los rotadores y el deltoides. La estabilidad de la cabeza humeral en la glenoides, gracias a estos músculos, permite la función idónea del músculo deltoides. El manguito de los rotadores consta de cuatro músculos: el subescapular, el supraespinoso, el infraespinoso y el redondo menor. Otro componente importante de este complejo es el fascículo largo del tendón bicipital (véase Fig. 9-1). El subescapular es un depresor de la cabeza y en ciertas posiciones también es un rotador interno. El infraespinoso y el redondo menor son rotadores externos. Estos músculos trabajan como una unidad, no individualmente, para mantener una estabilidad glenohumeral dinámica.

Dado que los músculos del manguito de los rotadores se unen a las tuberosidades, es importante conocer la dirección de tracción de sus fibras, puesto que así es más fácil comprender el desplazamiento de los fragmentos de la tuberosidad. Por ejemplo, en una fractura del troquíter, el fragmento se retrae en sentido superior y posterior por los músculos supraespinoso, infraespinoso y redondo menor. Por otro lado, en una fractura del troquín, el fragmento es retraído en sentidos anterior y medial por el músculo subescapular. La cabeza larga del bíceps se une al tubérculo supraglenoideo de la glenoides, y posee una acción estabilizadora y depresora de la cabeza humeral. Es una estructura importante en las reducciones cerradas, porque en ocasiones actúa como freno e impide la reducción. Asimismo, durante el procedimiento quirúrgico, constituye una referencia útil para identificar el intervalo de rotadores, de manera que se reconocen los fragmentos óseos conservando los músculos del manguito.

Los otros dos músculos importantes que se deben estudiar en relación con la porción proximal del húmero son el deltoides y el pectoral mayor. El deltoides es una de las principales estructuras que desplaza al hombro, y se origina en el tercio lateral de la clavícula, el acromion y la espina escapular. Se inserta en la tuberosidad deltoidea situada en la porción lateral de la diáfisis humeral, y puede desplazar las fracturas del tercio proximal de la diáfisis humeral. El pectoral mayor es un músculo grande con forma de abanico que posee un origen amplio en la clavícula, las costillas superiores y la región esternocostal. Se inserta en la porción inferior del labio lateral de la corredera bicipital, y puede desplazar la porción proximal de la diáfisis humeral en sentido medial, como se observa a menudo en las fracturas del cuello quirúrgico.

IRRIGACIÓN

Es importante estudiar la irrigación de la porción proximal del húmero, puesto que no es raro encontrar una necrosis avascular después de una necrosis desplazada. La irrigación principal de la cabeza humeral proviene de la arteria circunfleja humeral anterior (véase Fig. 9-2).[91,226,231,239,346] Laing[236] fue el primero en describir la arteria arciforme, que es continuación de la rama ascendente de la arteria circunfleja humeral anterior en el punto donde penetra en el hueso. Esta arteria tortuosa irriga gran parte de la cabeza humeral. Penetra en el hueso en la región del surco intertubercular y origina ramas para las tuberosidades mayor y menor. Además, también contribuyen a la irrigación de la cabeza humeral algunas ramas de la arteria circunfleja posterior y el manguito rotador vascular, a través de sus anastomosis osteotendinosas.

Rothman y Parke[363] señalan que la irrigación del manguito de los rotadores deriva de seis arterias: la circunfleja humeral anterior, la circunfleja humeral posterior, la supraescapular, la toracoacromial, la suprahumeral y la subescapular. La circunfleja humeral anterior es la principal arteria de la porción anterior del manguito y el fascículo largo del bíceps, mientras que la circunfleja humeral posterior y las anastomosis supraescapulares irrigan la parte posterior del mismo. La arteria toracoacromial irriga al supraespinoso, y las arterias suprahumeral y subescapular irrigan la cara anteroinferior del manguito. En un estudio anatómico, Gerber y cols. comprobaron que la vascularización de la cabeza humeral se producía sólo por la rama ascendente de la arteria circunfleja anterior; cuando esta arteria se lesiona cerca de su entrada en la cabeza humeral, tiende a alterarse la irrigación de la cabeza.[135]

Es raro que se produzcan lesiones arteriales importantes asociadas a fracturas proximales del húmero.[57] En la bibliografía sólo se han publicado 19 casos.[275] La mayor parte de las lesiones de la arteria axilar (84%) se produjeron en pacientes de más de 50 años, y el 53% se asociaron a lesiones del plexo braquial. Esta terrible lesión requiere un diagnóstico precoz. En el 21% de los pacientes con lesión de la arteria axilar publicados en la bibliografía, fue necesario realizar la amputación de la extremidad superior.

INERVACIÓN

En las fracturas del hombro, se pueden producir lesiones de los nervios que pasan por la región. El plexo braquial y las arterias axilares se pueden lesionar en las fracturas-luxaciones anteriores y en los traumatismos del extremo proximal del húmero (Fig. 9-2). También se pueden producir lesiones aisladas de los principales nervios que inervan los músculos del hombro: el axilar, el supraescapular y el musculocutáneo. En estudios prospectivos recientes, se ha demostrado que las lesiones nerviosas son más frecuentes de lo detectado inicialmente, pudiendo producirse hasta en el 67% de los pacientes.[434,435] Aunque la mayor parte de estas lesiones nerviosas fueron pasajeras, la incidencia de lesiones nerviosas fue mayor en las fracturas con desplazamiento (82%).

El nervio que se lesiona con mayor frecuencia es el axilar (58%).[434,435] En la mayor parte de los casos, este nervio está formado por fibras procedentes de la quinta y la sexta raíces cervicales, y se origina en el cordón posterior, a la altura de la axila. Estudios anatómicos realizados para investigar la localización del nervio axilar han mostrado que la distancia media desde el extremo proximal del húmero hasta el nervio axilar es de 6,1 cm (margen de 4,5 cm a 6,9 cm), con una media de 1,7 cm (margen de 0,7 cm a 4,0 cm) desde el cuello quirúrgico hasta el nervio axilar.[44] Atraviesa la superficie anterior del músculo subescapular y penetra en la parte posterior, por debajo de su borde inferior. Sigue el borde inferior de la cápsula glenohumeral y luego atraviesa el espacio cuadrangular (véase Fig. 9-2). Al salir del espacio cuadrangular, origina una rama hacia el redondo menor y se divide en una rama anterior y otra posterior. La rama posterior inerva la porción posterior del deltoides y da origen al nervio cutáneo braquial superolateral. La rama anterior inerva los músculos deltoides medio y anterior mientras rodea su superficie inferior. A causa de su fijación al cordón posterior y al deltoides, cualquier movimiento anómala hacia abajo del tercio proximal del húmero puede provocar tracción y lesión de este nervio. De la misma forma, su estrecha relación con la cápsula inferior facilita su lesión en la luxación anterior y la cirugía abierta para reparar las fracturas-luxaciones anteriores.

El siguiente nervio que se lesiona con más frecuencia es el supraescapular (48%).[434,435] Consta de fibras provenientes de la quinta y la sexta raíces cervicales y se origina en el tronco superior del plexo braquial. Sigue su trayectoria por la parte lateral y profunda de los músculos omohioideo y trapecio, atravesando la escotadura supraescapular (Fig. 9-2). Después de originar dos ramas hacia el supraespinoso, rodea el borde lateral de la espina escapular hasta el infraespinoso. Posee dos puntos de fijación en su origen: en el tronco superior y en la escotadura supraescapular, donde pasa por debajo del ligamento escapular transverso, lo que facilita su lesión por tracción.

Las lesiones del nervio musculocutáneo son raras, pero se dan. Formado por fibras de C5 a C6, y en ocasiones también de C7, este nervio se origina en el cordón lateral, a la altura del pectoral menor, y pasa en dirección oblicua y distal a través del coracobraquial y entre el bíceps y el braquial (Fig. 9-2). En los 93 hombros de cadáver que han disecado los autores, la distancia desde la coracoides hasta el punto de entrada en el músculo coracobraquial es de 3,1 cm a 8,2 cm, con un promedio de 5,6 cm.[118,119] Lo más importante es que en el 29%, el nervio penetró a menos de 5 cm del coracoides, lo que demuestra la imprecisión de la zona segura de 5 cm a 8 cm que se suele mencionar. El nervio termina en el nervio cutáneo lateral del antebrazo, en la salida de la fascia profunda a la altura del codo. Los traumatismos cerrados y las lesiones por tracción pueden dañar el nervio musculocutáneo.

MECANISMO DE LA LESIÓN

El mecanismo más común de lesión en las fracturas proximales del húmero es una caída sobre la mano extendida desde la altura que alcanza el individuo de pie o menos.[251] En la mayor parte de los casos no se trata de un traumatismo intenso, sino, más bien, de uno menor o moderado, porque casi siempre hay de por medio osteoporosis.[21,64,195,205,207,315,328] En los pacientes jóvenes es más frecuente encontrar un traumatismo enérgico, y la fractura resultante suele ser más grave. En ellos suele haber una fractura-luxación, con daño de los tejidos blandos y traumatismos múltiples. Durante el tratamiento de un traumatismo múltiple a menudo se ignora la fractura proximal del húmero, puesto que la atención se dirige hacia los problemas más graves; sin embargo, cuando el paciente recupera el conocimiento, el dolor del hombro suele significar que existe una fractura. Otro mecanismo de la lesión, que mencionó Codman por primera vez, es la rotación excesiva del brazo, principalmente en abducción.[69] El húmero se traba contra el acromion en posición de pivote y se puede producir una fractura, en especial en el paciente maduro con hueso osteoporótico. Otro mecanismo de las fracturas proximales de hombro es un golpe directo en el costado del hombro. Casi siempre se produce en la posición lateral, y puede ocasionar una fractura del troquíter.

Una causa a menudo inadvertida de las fracturas-luxaciones de la porción proximal del húmero es un choque eléctrico o un ataque convulsivo.[33,100,158,347,372,386,454] La fractura-luxación resultante es anterior o posterior, y suele pasarse por alto. Las metástasis casi siempre debilitan el hueso, de manera que se producen fracturas patológicas con una actividad normal. Cuando un incidente insignificante ocasione una fractura proximal del húmero, se deberá sospechar una causa patológica.

CLASIFICACIÓN

Para el tratamiento correcto se necesita una clasificación viable para las fracturas proximales del húmero. Esta clasificación debe ser lo bastante completa para integrar todos los factores, pero al mismo tiempo ha de ser específica para permitir un diagnóstico preciso y el tratamiento correcto. Asimismo, debe ser flexible para incluir variaciones y permitir deducciones lógicas para el tratamiento. En su mayor parte, las fracturas proximales del húmero son de tipo no desplazado o con un desplazamiento mínimo, y se deben distinguir de las fracturas más desplazadas porque el tratamiento es distinto. Si el diagnóstico de una fractura compleja es incorrecto, se crea confusión y el tratamiento será erróneo.

Los requisitos previos de un sistema de clasificación de fracturas son un conocimiento completo de la anatomía y proyecciones radiográficas exactas para delimitar las estructuras anatómicas. La clasificación más lógica y más utilizada es la clasificación de las fracturas en cuatro partes desarrollada por Neer[303] en 1970. Aunque la fiabilidad intra- e interobservador de este sistema de clasificación se ha cuestionado, continúa siendo el sistema de clasificación más fiable y utilizado para las fracturas proximales del húmero.[51,372,390,392,393]

Clasificación de Neer

Antes de que surgiera la clasificación de Neer, se habían propuesto otros métodos, como el nivel anatómico de la fractura,[39,69,199,202,219] el mecanismo de la lesión,[88,405,440] el grado de contacto entre los fragmentos de la fractura,[105] el grado de desplazamiento[215] y el estado vascular del segmento articular.[87,197] Además, otros investigadores han diseñado clasificaciones basadas en combinaciones de los criterios antes mencionados, lo que ha ocasionando confusión respecto al diagnóstico y el tratamiento apropiados de estas fracturas complejas.[24,89,93,107,111,170,215,264,345,355]

En 1896, Kocher fue el primero en diseñar una clasificación de las fracturas proximales del húmero.[219] Su clasificación se basaba en los diferentes niveles anatómicos de las fracturas: el cuello anatómico, la región epifisaria y el cuello quirúrgico (Fig. 9-3). El problema de este tipo de clasificación es que no admite fracturas múltiples en sitios distintos, ni distingue entre las desplazadas y las no desplazadas, que requieren un tratamiento distinto. La clasificación conforme al mecanismo de lesión también es confusa, como lo es la de Watson-Jones, basada en el tipo de fractura por abducción o aducción.[440] Desde entonces se ha señalado que la deformidad en estas fracturas es una angulación anterior y, según la radiografía del brazo se tome en rotación interna o externa, la fractura será de abducción o aducción.[303,455]

En 1934, Codman[69] hizo una contribución importante al conocimiento de las fracturas proximales del húmero al proponer que las fracturas se pueden separar en cuatro fragmentos distintos a lo largo de las líneas anatómicas de la unión epifisaria (Fig. 9-4). Distinguió cuatro fragmentos principales: la cabeza anatómica, el troquíter, el troquín y la diáfisis. La conclusión de Codman fue que en toda fractura existía alguna combinación de estos diferentes fragmentos. Además, el manguito musculotendinoso se une a los fragmentos más proximales, y muchas veces mantiene a los fragmentos unidos.

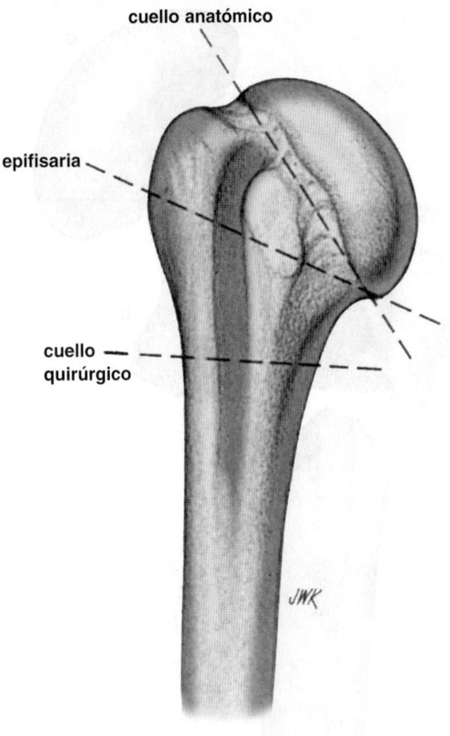

Fig. 9-3 • Clasificación de Kocher. Esta clasificación se basa en tres niveles anatómicos para las fracturas del cuello anatómico, la región epifisaria y el cuello quirúrgico. No permite distinguir las fracturas múltiples de las que sólo se producen en dos sitios, y tampoco distingue entre las fracturas desplazadas y no desplazadas. *(De Kocher T: Beitrage zur Kenntnis einiger praktisch wichtiger Fracturenformen. Basel: Carl Sallman Verlag, 1896.)*

Esta interpretación sirvió de base para que en 1970 Neer[303] realizara su clasificación en cuatro partes (Fig. 9-5). Además, este fue el primer sistema realmente completo que tomó en consideración la anatomía y las fuerzas biomecánicas que ocasionan el desplazamiento de los fragmentos de la fractura vinculando estos factores al diagnóstico y al tratamiento. Es la clasificación que más se utiliza para las fracturas proximales de húmero, y en este capítulo se recurre a ella continuamente para identificar los patrones de la fractura.

La clasificación de Neer de las fracturas proximales del húmero es un sistema que tiene en cuenta la identificación precisa de los cuatro fragmentos principales y sus relaciones con los demás. No es necesario memorizar ningún signo, pero para su utilización correcta es indispensable conocer la anatomía y las inserciones de los tendones del manguito de los rotadores (Fig. 9-5). Los fragmentos se identifican sólo con las radiografías correctas, que incluyen la serie para traumatismos, la cual consta de la proyección anteroposterior y lateral del plano escapular, así como de una proyección axilar. Este sistema es un

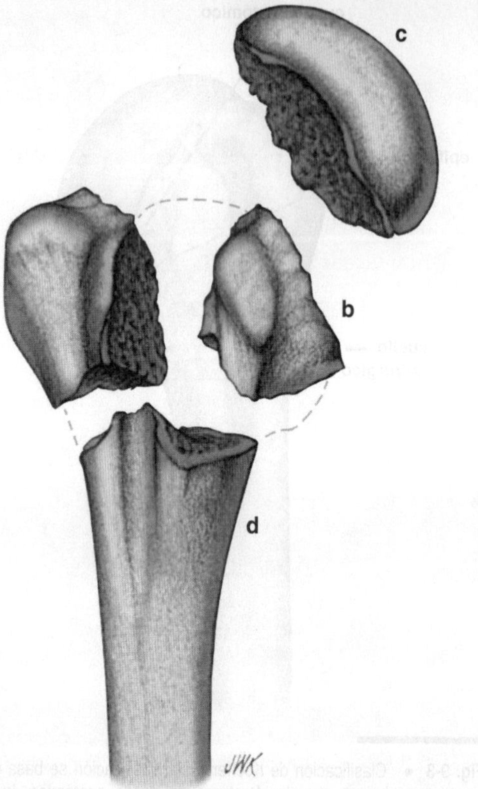

Fig. 9-4 • Codman dividió la porción proximal del húmero en cuatro fragmentos separados de manera general por las líneas anatómicas de la unión epifisaria. Identificó a estos cuatro fragmentos como: a) troquíter, b) troquín, c) cabeza y d) diáfisis. *(De Codman EA: The Shoulder: Rupture of the Supraspinatus Tendon and Other Lesions in or About the Subacromial Bursa. Boston: Thomas Todd, 1934.)*

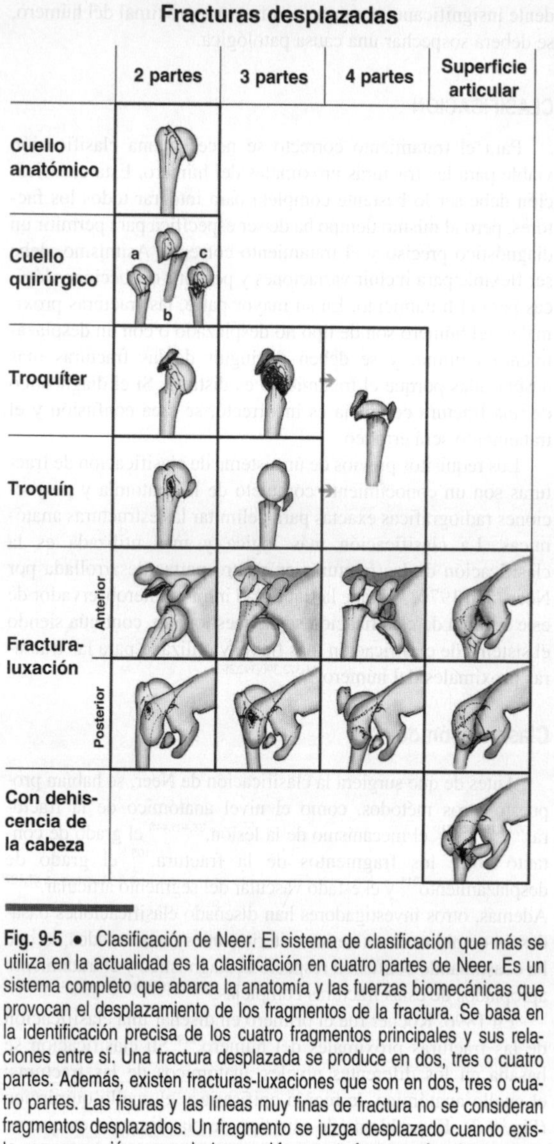

Fig. 9-5 • Clasificación de Neer. El sistema de clasificación que más se utiliza en la actualidad es la clasificación en cuatro partes de Neer. Es un sistema completo que abarca la anatomía y las fuerzas biomecánicas que provocan el desplazamiento de los fragmentos de la fractura. Se basa en la identificación precisa de los cuatro fragmentos principales y sus relaciones entre sí. Una fractura desplazada se produce en dos, tres o cuatro partes. Además, existen fracturas-luxaciones que son en dos, tres o cuatro partes. Las fisuras y las líneas muy finas de fractura no se consideran fragmentos desplazados. Un fragmento se juzga desplazado cuando existe una separación mayor de 1 cm o el fragmento forma un ángulo mayor de 45° respecto de los otros fragmentos. En la superficie articular también se producen fracturas por impresión, y casi siempre conllevan una luxación anterior o posterior. Las fracturas con dehiscencia de cabeza suelen acompañarse de fracturas de las tuberosidades o del cuello quirúrgico. *(De Neer CS: Displaced proximal humeral fractures. Part I. Classification and evaluation. J Bone Joint Surg Am 52:1077-1089, 1970.)*

concepto, más que una clasificación numérica, y establece principios que son arbitrarios y que se han diseñado para ayudar a reconocer las fracturas desplazadas. Recalca la importancia de establecer la irrigación de la cabeza humeral, puesto que la necrosis avascular es una complicación habitual de las fracturas desplazadas.

La mayor parte de las fracturas, más del 80%,[310] posee un desplazamiento mínimo, aunque Rose y cols.[359] en 1982 y Horak y Nilsson[189] en 1975 observaron una frecuencia menor, del 78% y del 61%, respectivamente. (Es necesario identificar con precisión las fracturas con desplazamiento mínimo para distinguirlas de las lesiones desplazadas, que son más graves.) En la clasificación de cuatro partes de Neer, los cuatro fragmentos son los mismos que describió Codman: el segmento articular o la cabeza, el troquíter, el troquín y la diáfisis (véase Fig. 9-5). Cuando cualquiera de estos cuatro segmentos principales se desplaza más de 1 cm o se angula más de 45°, se dice que la fractura es desplazada. Las fisuras no se consideran fragmentos desplazados. En ocasiones un fragmento posee varios componentes no desplazados, los cuales no se deben considerar fragmentos separados, porque son continuos y se mantienen adyacentes gracias a los tejidos blandos.

Si la fractura no satisface los criterios precedentes respecto al desplazamiento, hay que considerar un desplazamiento mínimo y una formación por sólo un fragmento. En una fractura de dos partes, uno de los fragmentos se desplaza en relación con los otros tres. En una fractura de tres partes, dos fragmentos se desplazan en relación con el otro y con los otros dos fragmentos no desplazados, pero la cabeza sigue en contacto con la glenoides. En una fractura de cuatro partes, los cuatro fragmentos se encuentran desplazados; la cabeza pierde el contacto con la glenoides y se angula en sentido lateral, anterior, posterior, inferior o superior. Además, se separa de ambas tuberosidades y pierde su irrigación. El criterio en este sistema de clasificación es el estado de irrigación de la cabeza humeral y la relación entre la cabeza humeral, los fragmentos desplazados y la glenoides.

Neer[303] pone de relieve el término *fractura-luxación* y el diagnóstico preciso de este problema (véase Fig. 9-5). Una fractura-luxación se produce cuando la cabeza se desplaza por fuera del espacio articular, no sólo se gira, y además hay una fractura. Las fracturas-luxaciones se clasifican según su dirección, anterior o posterior, y el número de fragmentos, es decir, de dos, tres o cuatro partes. Las fracturas que separan la cabeza y las fracturas por impresión de la superficie articular constituyen problemas especiales (véase Fig. 9-5). Las fracturas por impresión de la superficie articular se clasifican según el porcentaje de la superficie articular afectado. Los principios generales que se han adoptado para éstas son menos del 20%, entre el 20% y el 45%, y más del 45% de la cabeza articular. Las fracturas en las que la superficie articular se fracciona en varios fragmentos se llaman *fracturas con dehiscencia de cabeza*. Este término no se utiliza en las fracturas en las que una parte pequeña de la superficie articular (<10% o el 15%) se une al troquíter desplazado, sino que se reserva para las fracturas con una rotura articular considerable. Las fracturas con dehiscencia de cabeza suelen acompañar a otras proximales del húmero, y a menudo res ultan de un traumatismo violento.

En fecha reciente se han llevado a cabo estudios para evaluar la fiabilidad entre observadores y la reproducibilidad en un mismo observador al clasificar las fracturas proximales del húmero con el sistema de Neer.[56,229,388,389] Sidor y cols. comprobaron que la reproducibilidad era mayor que la fiabilidad. Un factor importante fue el grado de experiencia y de pericia, puesto que el especialista en hombro obtuvo el mayor coeficiente de correlación.[388] En otro estudio, los observadores señalaron que las dificultades principales para clasificar las fracturas eran evaluar el troquín y calcular la cantidad exacta de desplazamiento de los fragmentos.[389] Aunque se han propuesto estudios por imagen adicionales para mejorar la capacidad de clasificación de estas fracturas, algunos estudios han señalado que ni siquiera la tomografía computarizada (TC) tridimensional mejora la variabilidad de los sistemas de clasificación.[32,308,356,392]

Clasificación AO

Teniendo en cuenta una revisión de 730 fracturas, Jakob y cols.[197] y el grupo AO aplicaron el sistema AO para clasificar las fracturas de los huesos largos y las fracturas proximales del húmero, recalcando la importancia de la irrigación de los segmentos articulares. La irrigación del segmento articular cumple una función crucial en el pronóstico de las fracturas proximales de húmero, porque la necrosis avascular es una complicación habitual. El sistema se divide en tres categorías según la gravedad de la lesión. La menos grave es la fractura de tipo A, en la que no existe aislamiento vascular del segmento articular y es poco probable que se produzca una necrosis avascular. Es extracapsular, y comprende dos de los cuatro segmentos primarios. La fractura de tipo B es más grave; conlleva aislamiento parcial del segmento articular con un riesgo reducido de necrosis avascular. Es parcialmente intracapsular y comprende tres de los cuatro segmentos primarios. En la fractura de tipo C, que es la más grave, existe un aislamiento vascular completo del segmento articular, con un riesgo alto de necrosis avascular. Es intracapsular y comprende los cuatro segmentos primarios. Además, cada grupo alfabético posee subgrupos numéricos, y los números mayores reflejan una mayor gravedad. La finalidad de este sistema más complicado es crear un marco de referencia para obtener principios terapéuticos y pronósticos más detallados.

La naturaleza compleja de este sistema lo hace menos atractivo, y por ello se utiliza menos que el sistema de Neer.

SISTEMA DE CUANTIFICACIÓN DE RESULTADOS

Es importante contar con un método congruente para evaluar los resultados. A menos que los resultados de distintas series se publiquen de manera uniforme, es difícil realizar comparaciones válidas. Cuando Hagg y Lundberg[152] publicaron su serie de fracturas, obtuvieron un 52% de resultados satisfactorios con los criterios de Santee[373] y un 35% de resultados satisfactorios según los criterios de Neer.[305] La confusión persiste, puesto que los autores siguen utilizando sus propios criterios para la evaluación. El sistema de cuantificación de resultados de mayor uso es el sistema de Neer, que se basa en 100 unidades. Existen 35 unidades para el dolor, 30 para la función, 25 para el arco de movimiento y 10 para la anatomía. El factor más importante es el dolor. Un resultado excelente es aquel que posee más de 89 unidades. El resultado satisfactorio es mayor de 80 unidades; el poco satisfactorio es mayor de 70, y el fracaso es menor de 70.

Con el fin de unificar los resultados, el *American Shoulder and Elbow Surgeons* diseñó recientemente un impreso para la evaluación del hombro[352] (véase Cap. 28). Este impreso cuenta con una sección de autoevaluación y otra para la evaluación por parte del médico. En la sección de autoevaluación existen subdivisiones para el dolor, la inestabilidad y la función. El dolor y la inestabilidad se miden con escalas visuales analógicas. Se evalúan 10 actividades de la vida diaria en una escala de cuatro puntos que va desde «incapacidad para hacer algo» hasta «sin dificultad». La evaluación que realiza el médico mide el arco de movimiento, la fuerza y la estabilidad, buscando la presencia o ausencia de varios signos, como pinzamiento o hipersensibilidad local. Del impreso de evaluación del paciente se puede obtener una calificación del hombro de la puntuación del dolor en la escala analógica visual (50%) y de la puntuación acumulada de las actividades de la vida diaria (50%). Se pueden obtener 100 puntos como máximo, asociándose las puntuaciones más altas a los mejores resultados. Esta puntuación se ha validado en varios estudios y actualmente es la herramienta de valoración de resultados recomendada por los autores. Otras puntuaciones comunicadas son la Constant, la de la Simple Shoulder Test, la puntuación del hombro del UPENN, la puntuación del hombro de UCLA y otros instrumentos de determinación general de resultados, como el impreso abreviado-36 y la puntuación Euroquol.

INCIDENCIA

No son raras las fracturas proximales del húmero, menos aún en grupos de edad avanzada. En publicaciones anteriores, se ha comunicado una frecuencia del 4% al 5% de todas las fracturas.[251,303,406] En el estudio epidemiológico de Bengner y cols., realizado en Malmö, Suecia, en el que investigaron más de 2.125 fracturas, se comprobó un incremento constante e importante de la frecuencia de las fracturas proximales de húmero. Barrett y cols. observaron que el riesgo según los seguros de sufrir una fractura proximal del húmero a los 90 años en una mujer de 65 años de raza blanca era del 9%.[23] Lind y cols.[251] advirtieron una tendencia semejante en Dinamarca, y consideran que en parte se debe al aumento de la duración de la vida. En otros dos estudios completos, uno de Rochester, Minnesota,[359] y el otro también de Malmö, Suecia,[189] la frecuencia corregida para la edad de fracturas proximales de húmero entre los adultos residentes era casi idéntica: 105 y 104 por cada 100.000 habitantes/año, respectivamente. Además, en el estudio de Minnesota se correlacionó que las fracturas proximales de húmero se dan a casi el 70% del índice publicado de fracturas proximales de fémur, considerando todas las edades. Esta cifra se comparó con un estudio previo sobre fracturas proximales de fémur en la misma población.[129] Según los signos epidemiológicos disponibles, se concluyó que la mayor parte de las fracturas proximales de húmero son ocasionadas por la osteoporosis y, al igual que las fracturas de cadera, son una causa importante de morbilidad en la población de ancianos. Buhr y Cooke[54] advirtieron además que existe una gran similitud en la frecuencia y el patrón de estas dos fracturas.

En el estudio de Rose y cols. sobre las características epidemiológicas de las fracturas humerales realizado en Rochester, Minnesota,[359] las fracturas humerales más habituales fueron las proximales del húmero (45%). En los adultos mayores de 40 años, el porcentaje de fracturas proximales de húmero aumentó hasta el 76%. La osteoporosis se consideró un factor importante, y el grado de traumatismo necesario para causar la fractura fue mucho menor en el grupo de edad avanzada.[21,67,195,205-207,315,328] Las fracturas diafisarias y distales del húmero son mucho más frecuentes en los grupos de edad más joven, pues los traumatismos a esta edad son casi siempre más violentos. Además, se observó una frecuencia mayor de fracturas proximales de húmero en mujeres que en varones, en una proporción aproximada de 2:1. Horak y Nilsson[189] observaron también una mayor frecuencia con la edad y en mujeres, y en la misma distribución que las fracturas proximales de fémur. En los pacientes con fracturas proximales de húmero se encontró una mayor frecuencia de alcoholismo y resección gástrica previa. Además, la prevalencia de otras fracturas casi se duplicó en los pacientes con una fractura proximal de húmero. Rose y cols.[359] y Horak y Nilsson[189] concluyeron que en estas fracturas la osteoporosis constituye un factor importante.

CUADRO CLÍNICO

La mayor parte de las fracturas proximales del húmero se manifiestan de forma aguda y, por consiguiente, los síntomas más comunes son dolor, edema e insensibilidad en el hombro, en particular en la región del troquíter. En ocasiones es difícil palpar el contorno óseo del hombro, porque los tejidos blandos que lo cubren son abundantes. Cuando se mueven los fragmentos de la fractura, si están en contacto, muchas veces existe crepitación. La equimosis surge por lo general entre 24 y 48 horas después del traumatismo, y en ocasiones se disemina hacia la pared torácica, el flanco y la región distal hacia la extremidad. Es importante explicarle esta posibilidad al paciente, porque puede alarmarse pensando que ha habido alguna otra lesión interna después de la fractura inicial. En la mayor parte de los casos, para el paciente es difícil emprender los movimientos activos y sostener el brazo contra la pared torácica. No obstante, la historia clínica y la exploración física sugieren sólo la posibilidad de fractura; el diagnóstico definitivo se realiza con las radiografías pertinentes.

En toda fractura proximal del húmero es indispensable realizar una evaluación neurovascular detallada. Tanto el plexo braquial como las arterias axilares se ubican en posición medial respecto de la apófisis coracoides, y no es raro que se lesionen. Se pueden dañar incluso en las fracturas no desplazadas.[163,396] Es importante comprobar los pulsos periféricos e interrogar al paciente sobre la percepción de parestesias y pérdida de la sensibilidad en la porción distal de la extremidad. La manera más sencilla de diagnosticar una complicación neurovascular es sospecharla y buscarla en el examen inicial. El nervio que se lesiona con mayor frecuencia durante las fracturas del hombro es el axilar.[44,434,435] Se debe comprobar la sensibilidad en el músculo deltoides, puesto que muchas veces es difícil verificar la actividad o la debilidad del mismo, debido al dolor. En ocasiones, en el período inmediatamente consecutivo a cirugía o a fractura, existe subluxación inferior del húmero, casi siempre secundaria a una atonía deltoidea y no a una lesión del nervio axilar.[80,89,115,339,416,441,453] El brazo se apoya en una férula y los ejercicios isométricos suaves ayudan a recuperar el tono deltoideo. Cuando esta situación es grave y persiste durante más de cuatro semanas, se deberá distinguir de una parálisis verdadera del nervio axilar. También es importante examinar el tórax, porque se han publicado complicaciones de la cavidad torácica después de una fractura proximal del húmero. Aunque son raras, llegan a producirse, y varios autores han publicado la penetración intratorácica de la cabeza humeral con una fractura.[138,155,331,446] Además puede haber neumotórax, en especial en los pacientes con traumatismos múltiples.

Las fracturas-luxaciones de la porción proximal del húmero son difíciles de diagnosticar, y a menudo se pasan por alto en el examen inicial (Fig. 9-6A).[160,161,181,274,429,430] Esto sucede sobre todo en las fracturas-luxaciones posteriores. Se calcula que el primer médico tratante no diagnostica más del 50% de estas lesiones.[12,161,311] En una fractura-luxación se pierde el contorno del hombro. Cuando es anterior, surge un abultamiento en la cara anterior, y la cara posterior de la articulación se aplana o incluso se ahueca. Ocurre lo contrario en las fracturas-luxaciones posteriores, donde la cara anterior del hombro se aplana, la coracoides es más prominente y surge un abultamiento posterior, de modo que el eje del húmero apunta hacia atrás. En una luxación posterior siempre se pierden la rotación externa y la abducción debido al dolor; sin embargo, cuando conlleva una factura del cuello quirúrgico, puede haber rotación y abducción a través del sitio de fractura. Este diagnóstico se confirma con las radiografías pertinentes, es decir: una proyección lateral en el plano escapular, una proyección axilar (véase Fig. 9-6B) o una tomografía computarizada (CT).

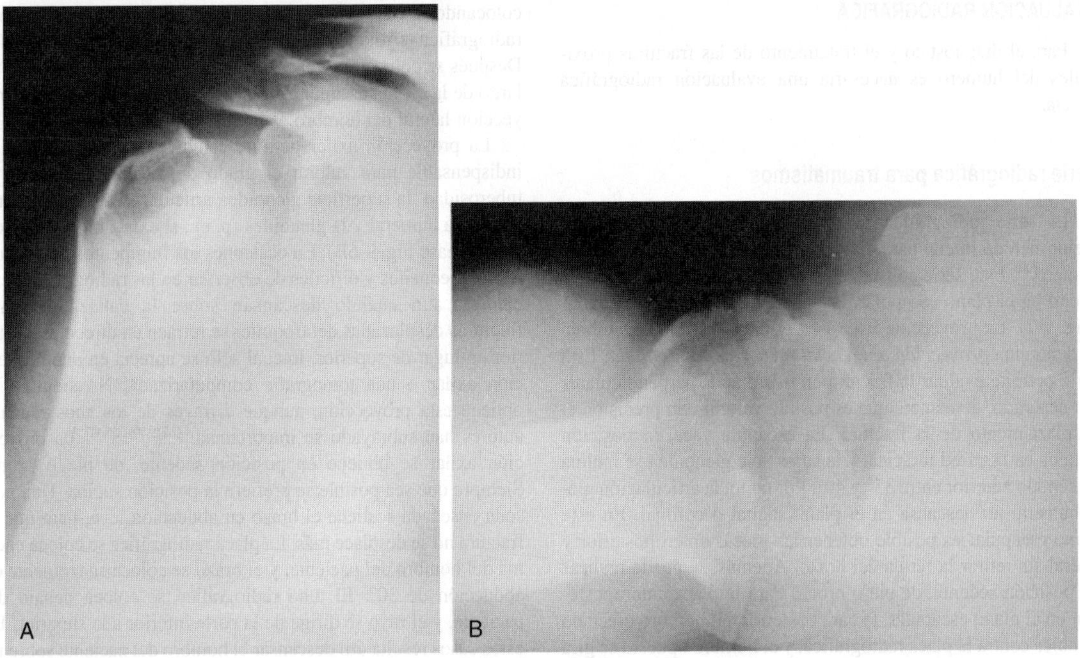

Fig. 9-6 • A, Radiografía anteroposterior de una mujer obesa, obtenida en el servicio de Urgencias, que al principio se interpretó como una fractura con desplazamiento mínimo. Esta placa de mala calidad fue la única proyección que se obtuvo. La paciente comenzó un programa temprano de ejercicios del arco de movimiento, pero después de cuatro semanas mostraba 30° de rotación externa, elevación anterógrada hasta 70° y ausencia de abducción. **B,** La proyección axilar obtenida cuatro semanas después revela una fractura-luxación posterior que no se diagnosticó. Para el diagnóstico de las fracturas-luxaciones posteriores es indispensable contar con una radiografía axilar.

Cuando un paciente ha sufrido una crisis convulsiva o tiene un antecedente de descarga eléctrica y acude con dolor y tumefacción en el hombro, se debe buscar una luxación posterior, una fractura-luxación, o una luxación anterior.[13,161,211,386] En algunos pacientes con este tipo de lesión se ha retrasado el diagnóstico, siendo una de las lesiones que con mayor frecuencia se pasa por alto la fractura-luxación posterior fija.[252] Para evitar que esta lesión pase desapercibida, es preciso que el médico que realiza la exploración tenga un alto grado de sospecha para que pueda ordenar la realización de las radiografías adecuadas. Las fracturas bilaterales de los hombros se producen casi exclusivamente por episodios convulsivos, por lo que siempre se deben buscar antecedentes de convulsiones en estos pacientes.[62]

DIAGNÓSTICO DIFERENCIAL

En la mayor parte de los casos es fácil hacer el diagnóstico de fractura con las radiografías correctas del hombro. No obstante, algunos enfermos sufren dolor agudo después de un incidente traumatológico y las radiografías descartan la fractura. El diagnóstico diferencial de las fracturas proximales de húmero incluye cualquier anomalía que ocasione dolor agudo, edema y pérdida de los movimientos activos. Por ejemplo, una bursitis hemorrágica aguda, un desgarro traumatológico del manguito de los rotadores, una luxación simple, una separación acromioclavicular o una tendinitis calcificada. Una caída sobre la mano estirada puede lesionar los tejidos blandos del hombro, ocasionando en el espacio subacromial una hemorragia que provoca inflamación y cicatrización de la bolsa subacromial. Si el problema no se resuelve pasadas algunas semanas de la lesión, se debe considerar la posibilidad de un desgarro completo del manguito de los rotadores, ante todo en el individuo maduro o con antecedente de luxación anterior previa. En estos casos casi siempre existe hipersensibilidad sobre el troquíter, debilidad de la elevación anterógrada y la rotación externa, un arco de dolor y un signo de compresión positivo. Cuando se sospecha, está indicado ordenar resonancia magnética o artrografía. Otras veces existe una tendinitis calcificada que se activa con el traumatismo. Los pacientes con separación acromioclavicular sufren hipersensibilidad directa sobre la articulación, y en los casos más graves el tercio distal de la clavícula se desplaza en sentido superior. No obstante, la historia clínica detallada, además de las radiografías, ayuda a distinguir una luxación producida de forma espontánea.

Otro factor importante a tener en cuenta es la posibilidad de un problema subyacente que contribuya a la fractura. El tratamiento de una fractura patológica es más complicado, y la cicatrización ósea más difícil. Se sospecha una fractura patológica cuando ésta está ocasionada por un accidente trivial. Algunas de las etiologías más comunes que debilitan el hueso y así provocan fracturas patológicas son el carcinoma metastásico, las osteopatías metabólicas, la artritis reumatoide, la osteonecrosis y la osteoporosis. La obtención de una historia clínica minuciosa puede proporcionar información que conduzca al diagnóstico.

EVALUACIÓN RADIOGRÁFICA

Para el diagnóstico y el tratamiento de las fracturas proximales del húmero es necesaria una evaluación radiográfica exacta.

Serie radiográfica para traumatismos

La serie radiográfica para traumatismos sigue siendo el mejor método inicial para diagnosticar fracturas proximales del húmero.[303] Esta serie consta de una placa anteroposterior y una lateral en el plano escapular, además de una proyección axilar (Fig. 9-7). La proyección lateral en el plano escapular también se denomina *proyección tangencial o en Y de la escápula*. Esta serie permite evaluar la fractura en tres planos perpendiculares por separado, de manera que es posible valorar con precisión el desplazamiento de la fractura. La escápula yace en posición oblicua en la pared torácica, y la superficie glenoidea se inclina en sentido anterior entre 35° y 40°. Por tanto, la articulación glenohumeral no descansa en el plano sagital o coronal. En este plano escapular es posible obtener las placas anteroposterior y lateral sin retirar la férula del brazo. Además, se puede realizar en posición sedente, de pie o prona. Para la placa anteroposterior en el plano escapular, la cara posterior del hombro afectado se ubica contra la placa radiográfica, y el hombro opuesto se gira hacia afuera unos 40°. De esta manera se obtiene una verdadera proyección anteroposterior de la articulación glenohumeral, evitando la superposición de otros tejidos, que podría encubrir los detalles óseos. La placa lateral en el plano escapular se realiza colocando la cara anterior del hombro afectado contra la placa radiográfica y rotando el otro hombro hacia afuera unos 40°. Después se coloca el tubo de rayos X en la parte posterior, a lo largo de la espina escapular, y así se obtiene una verdadera proyección lateral del hombro.

La proyección axilar permite estudiar el plano axial, y es indispensable para valorar el grado de desplazamiento de la tuberosidad, la superficie glenoidea articular y la relación entre la cabeza humeral y la glenoides (p. ej., si existe o no una luxación) (véase Fig. 9-6B). En ocasiones los fragmentos del troquíter son pequeños y difíciles de observar en las radiografías deficientes, aun cuando descansan sobre la cabeza. Muchas fracturas desplazadas del troquíter se retraen en dirección posterior en lugar de superior, lo cual sólo se aprecia en una proyección axilar o una tomografía computarizada. No siempre se obtiene esta proyección, aunque a través de los años muchos autores han subrayado su importancia.[127,279,304,355,447] La proyección axilar se obtiene en posición sedente, de pie o prona. Siempre que sea posible se prefiere la posición supina. Una persona enseñada sostiene el brazo en abducción leve, para que la fractura no se desplace más. La placa radiográfica se coloca encima del hombro del paciente, y el brazo se coloca suavemente en abducción de 30°. El tubo radiográfico se coloca debajo del paciente, y el rayo se dirige de la parte inferior a la superior. En estos casos resulta útil descansar el hombro del paciente sobre un cojín, para elevarlo de la mesa y no ocultar las anomalías óseas. También se ha descrito la proyección axilar de Velpeau, en la que el brazo permanece en la férula.[36] El paciente se sienta y se inclina en dirección oblicua y 45° hacia atrás. La placa yace

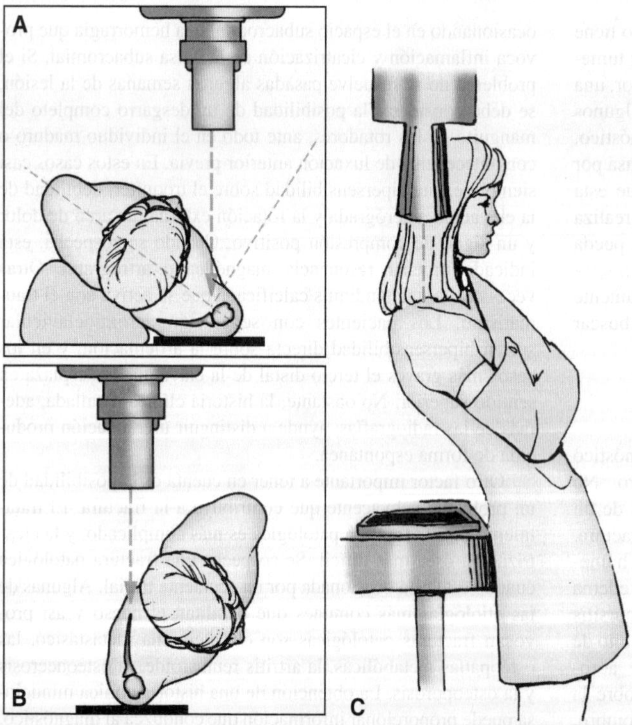

Fig. 9-7 • Series radiográficas de traumatismos. Esta serie consta de una placa anteroposterior y una lateral en el plano escapular y, además, una proyección asilar. Estas proyecciones se realizan en posición sedente, erecta o prona. La placa lateral se denomina *proyección tangencial o en Y de la escápula*. La serie permite valorar la fractura en tres planos perpendiculares, para evaluar con precisión su desplazamiento. La escápula descansa en dirección oblicua en la pared torácica, y la superficie glenoidea se inclina unos 35° a 40° en sentido anterior. Por consiguiente, la articulación glenohumeral no se encuentra en los planos sagital o coronal. **A,** Para la radiografía anteroposterior en el plano escapular, la cara posterior del hombro afectado se coloca opuesta a la placa radiográfica, y el hombro opuesto se inclina hacia adelante unos 40°. **B,** Para la placa lateral en el plano escapular, la cara anterior del hombro afectado se coloca contra la placa radiográfica y el otro hombro se inclina hacia adelante unos 40°. El tubo de rayos X se ubica en la parte posterior a lo largo de la espina escapular. **C,** La proyección que se prefiere después de un traumatismo es la proyección axilar de Velpeau, a condición de que el paciente se pueda colocar en la posición correcta, porque el hombro permanece inmóvil y evita el desplazamiento ulterior de los fragmentos. *(De Rockwood CA Jr, Green DP, Bucholz RW, Heckman JD: Fractures in Adults, 4.ª ed. Filadelfia: Lippincott-Raven, 1996, pág. 1065.)*

debajo y el tubo radiográfico arriba; ésta es la proyección que se prefiere en los pacientes que pueden adoptar la posición, puesto que el brazo permanece en la férula.

Al evaluar la magnitud del desplazamiento angular a la altura del cuello quirúrgico se debe tener en cuenta el ángulo de la diáfisis del cuello humeral en los planos anteroposterior y lateral. En las proyecciones anteroposteriores, este ángulo corresponde al que crean las líneas de intersección perpendiculares al cuello anatómico y paralelas a la diáfisis humeral. En la radiografía lateral, este ángulo es el que se forma en la intersección de las líneas paralelas al cuello anatómico y a la diáfisis humeral. Keene y cols.[210] demostraron que el ángulo de la diáfisis del cuello varía según la rotación humeral; por consiguiente, es importante tener en cuenta la posición del brazo al evaluar las radiografías, y compararlas con las del lado opuesto, si es necesario. En los estudios de Keene y cols., de 25 pacientes control, el ángulo promedio de la diáfisis del cuello en la proyección anteroposterior fue de 143°, con márgenes de 134° a 166°. Este ángulo es menor con la rotación externa y mayor con la rotación interna. Así, el ángulo puede variar hasta 30° con la rotación del brazo. La angulación posterior, que se mide en la placa lateral, tiene un promedio aproximado de 25° con márgenes de –9° a 59°. En ocasiones resulta útil realizar otras proyecciones radiográficas, como la transtorácica, y diversas proyecciones de rotación para calcular el desplazamiento de los segmentos específicos. Asimismo, son útiles en la falta de unión, en especial en las fracturas del troquíter.

Otras técnicas radiográficas

Otros estudios que también son útiles para el diagnóstico son la tomografía y la tomografía computarizada. La primera es conveniente para evaluar la falta de unión en una fractura proximal de húmero o la magnitud de la lesión en la superficie articular (glenoides y cabeza humeral) (véase Fig. 9-8). No obstante, en la mayor parte de los casos, la tomografía computarizada ha reemplazado a la tomografía como método preferente en estos casos. Morris y cols. publicaron una serie de casos en los que la tomografía computarizada resultó útil para evaluar el desplazamiento de las fracturas del troquíter.[290] Lo es también para valorar el grado de lesión articular en las fracturas con dehiscencia de cabeza, fracturas por impresión, fracturas-luxaciones crónicas (véase Fig. 9-9) y fracturas del borde glenoideo. La resonancia magnética permite obtener con mayor facilidad imágenes en planos múltiples, mostrando la relación de los fragmentos de la tuberosidad con los tendones del manguito de los rotadores; sin embargo, es menos provechosa para el hueso cortical y por lo general no está indicada.

MÉTODOS DE TRATAMIENTO

A través de los años se han propuesto infinidad de métodos para el tratamiento de fracturas proximales de húmero, lo que ha creado una gran controversia y en ocasiones confusión. Por fortuna, la mayor parte de las fracturas proximales de húmero presentan un desplazamiento mínimo y se corrigen de manera satisfactoria con medidas no quirúrgicas: de ahí la gran importancia de realizar un diagnóstico preciso desde el principio. Para que el tratamiento de las fracturas desplazadas sea coherente se necesitan estudios radiográficos meticulosos y un sistema reproducible de clasificación. A lo largo de los años, se han propuesto varios métodos de tratamiento, entre ellos reducción cerrada, escayolas, férulas, clavos percutáneos, reducción abierta y fijación interna, e incluso el empleo de prótesis de cabeza humeral. Sin embargo, los cirujanos ortopédicos deben recurrir a los principios ofrecidos en este capítulo para aplicar después el tratamiento adecuado a cada patrón de fractura. La utilización como si fuera un «libro de recetas» no servirá para administrar el tratamiento adecuado a todos los pacientes, sino que será el seguimiento de unos principios sólidos lo que finalmente llevará a conseguir resultados excelentes.

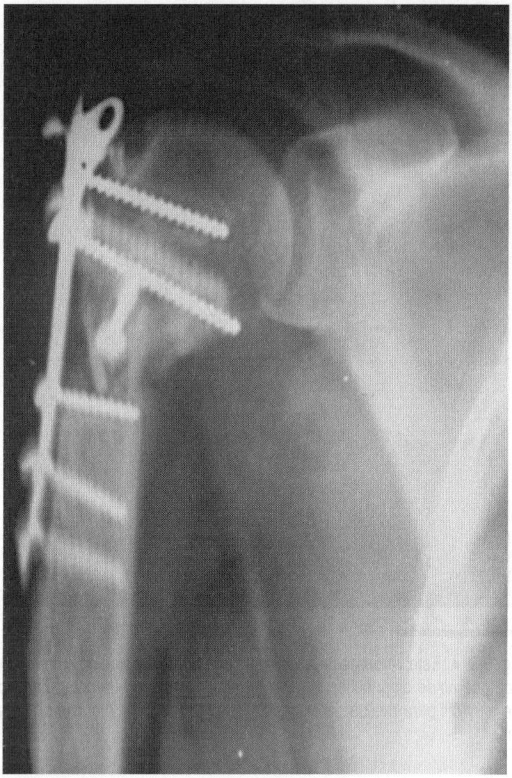

Fig. 9-8 • En este paciente existe falta de unión de una fractura conminuta del tercio proximal de la diáfisis, después de la fijación con una placa de refuerzo. La tomografía fue de gran utilidad para establecer la falta de unión. Nótese que la placa se colocó en una posición demasiado alta y comprime el acromion. Además, separa la fractura.

Inmovilización inicial y movilidad precoz

Durante años se ha reiterado que la inmovilización inicial y la movilidad precoz ofrecen resultados satisfactorios (aproximadamente un 80%), porque la mayor parte de las fracturas proximales del húmero tienen un desplazamiento mínimo.[111,139,184,289,343,355,364,444] El hombro posee una cápsula muy grande que le permite un arco de movimiento amplio, el cual a su vez compensa incluso los desplazamientos moderados. El brazo se apoya en una férula en el costado o en posición de Velpeau. Inmediatamente después de la fractura en ocasiones se

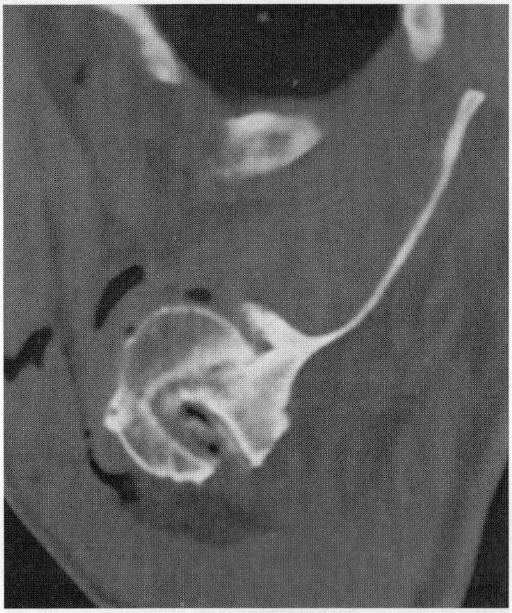

Fig. 9-9 • Este varón de 64 años sufrió una fractura-luxación anterior crónica que no se diagnosticó durante un año. La tomografía computarizada fue muy útil para evaluar la extensión de la cabeza y la glenoides afectadas.

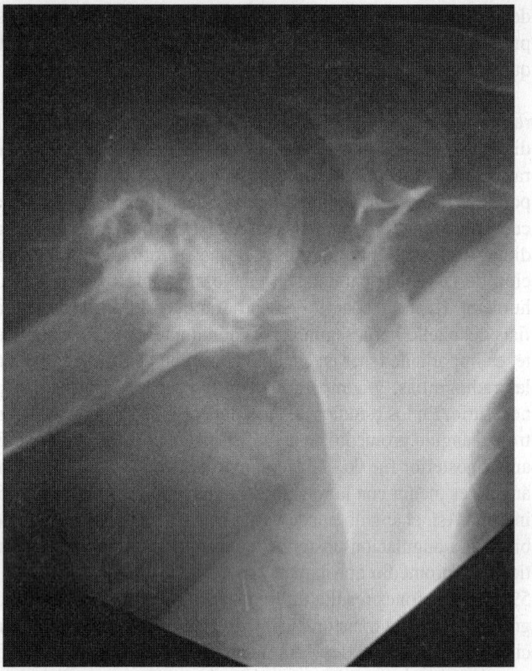

Fig. 9-10 • Esta fractura del cuello quirúrgico, con un desplazamiento mínimo, degeneró en una falta de unión. Nótense los bordes escleróticos de la fractura. El paciente se sometió a fisioterapia enérgica sin la supervisión apropiada.

necesita un vendaje para incrementar la inmovilización y el bienestar. Otras veces también es útil una almohadilla axilar. Los primeros ejercicios delicados del arco de movimiento comienzan entre 7 y 10 días después de la fractura cuando el dolor ha disminuido y el paciente se encuentra menos aprensivo. Es importante comprobar que la fractura se encuentra estable desde el punto de vista clínico y se mueve en conjunto antes de iniciar los ejercicios.[225] Un ejercicio demasiado enérgico puede interrumpir una fractura con desplazamiento mínimo, ocasionando una falta de unión o una unión defectuosa (Fig. 9-10). Las radiografías intermitentes en dos planos perpendiculares (anteroposterior y lateral en el plano escapular) son básicas para observar si ha existido desplazamiento. Bertoft y cols.[30] publicaron que la mejoría más notoria en el arco de movimiento se produce entre 3 y 8 semanas después de la lesión. Por consiguiente, es muy importante contar con un programa organizado y supervisado de fisioterapia durante este período. El paciente puede realizar los ejercicios en casa, aunque es conveniente que lo supervise un fisioterapeuta. Estos ejercicios se llevan cabo por lo menos 3 ó 4 veces al día (Fig. 9-11C). Los resultados del tratamiento en las fracturas desplazadas complejas no son tan satisfactorios.

Reducción cerrada

Durante años, la reducción cerrada ha tenido gran aceptación como tratamiento de las fracturas proximales y desplazadas del húmero.[132,147,202,282,355,440,461] Sin embargo, es importante distinguir entre las fracturas que se pueden corregir con reducción cerrada y aquellas que no. La reducción cerrada repetida o forzada complica el caso al ocasionar un mayor desplazamiento, fragmentación o lesión neurovascular. Se han utilizado otras maniobras de reducción, con resultados variables.[147,202,282,384,440]

Antes de llevar a cabo la reducción cerrada es importante conocer el tipo de deformidad y las fuerzas implicadas en la fractura. Watson-Jones[440] describieron una técnica clásica de hiperabducción y tracción para lograr la reducción cerrada. Se consideraba que esta técnica era necesaria en la «fractura de tipo abducción» del cuello quirúrgico, donde el fragmento proximal era retraído en abducción. Sin embargo, la deformidad es una angulación anterior y no una hiperabducción; por tanto, no es necesario este tipo de reducción. Asimismo, en la fractura del cuello quirúrgico desplazada en dos partes, la fuerza deformante es creada por el pectoral mayor y otros rotadores internos que retraen la diáfisis en sentido medial. Esta fuerza se debe neutralizar colocando el brazo en aducción antes de llevar a cabo la reducción satisfactoria. En la reducción cerrada se necesita una relajación suficiente. El paciente casi siempre se siente más cómodo en decúbito supino. En el brazo contralateral se instala un catéter intravenoso, y después de realizar una prueba pequeña se administran un relajante muscular y un narcótico. Siempre que sea posible se utiliza la fluoroscopia para ver mejor la reducción y ubicar con precisión los fragmentos de la fractura. De igual forma, cabe comprobar la estabilidad de la reducción en distintas posiciones. Si la fractura es inestable después de la reducción, a menudo será necesario recurrir a estabilización quirúrgica.

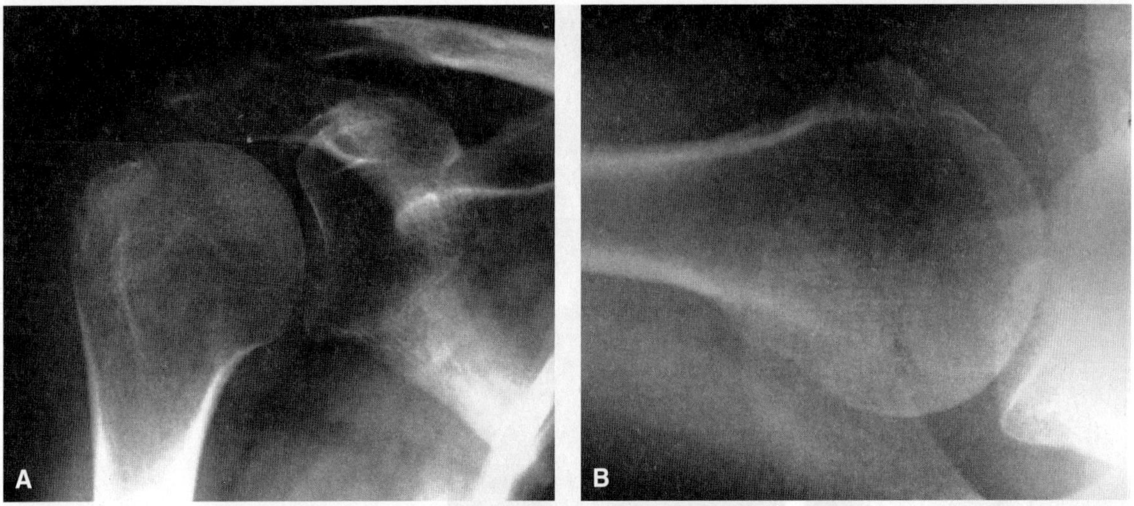

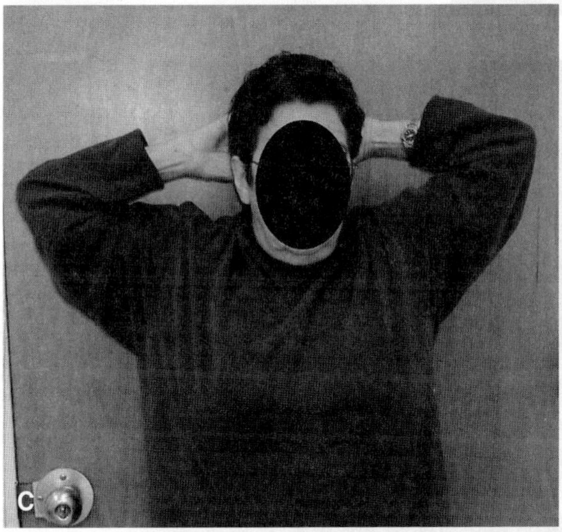

Fig. 9-11 • **A,** Radiografía anteroposterior verdadera que muestra una fractura del troquíter sin desplazamiento o con un desplazamiento mínimo en una mujer diestra de 68 años, después de una caída sobre la mano extendida. **B,** Radiografía axilar que muestra la ausencia de un desplazamiento significativo en la fractura. **C,** Fotografía clínica después de 3 meses de fisioterapia y de un programa de ejercicios en casa (que comenzó 14 días después de la lesión), que indica un arco de movilidad excelente.

Fractura en dos partes del cuello anatómico

Las fracturas desplazadas del cuello anatómico son difíciles de corregir con la reducción cerrada. El espesor de la cabeza es pequeño, y ésta a menudo se gira o se angula en la cápsula articular, impidiendo la alineación apropiada de cabeza y cuello. No obstante, existen otros tipos de fracturas en dos partes y fracturas-luxaciones que pueden corregirse en la reducción cerrada.

Fractura en dos partes del cuello quirúrgico

En la fractura desplazada en dos partes del cuello quirúrgico, tanto el troquín como el troquíter se encuentran unidos a la cabeza, de manera que ésta permanece en posición neutra. La diáfisis suele desplazarse en sentido medial, por la retracción del pectoral mayor. No es necesario aplicar la técnica de hiperabducción por encima de la cabeza, y tampoco se requieren pesos ni una tracción excesiva; basta con una tracción delicada, con flexión y cierta aducción, para reducir el fragmento diafisario de manera que encaje bajo la cabeza. Si la reducción no es posible, se intercala tejido blando, ya sea músculo, cápsula o fascículo largo del tendón bicipital. En estos casos el fascículo largo del bíceps casi siempre queda atrapado en el lugar de la fractura, frenándola al repetir la reducción (Fig. 9-12). En esta situación es necesario recurrir a la reducción abierta, con fijación interna. La fractura angulada en dos partes del cuello quirúrgico impactada también mejora con la reducción cerrada. Si la angulación anterior es mayor de 45° limitará la elevación anterógrada. Es necesario separar la cabeza de la diáfisis, y después la diáfisis se reduce colocándola bajo la cabeza, con una angulación anterior menor. La fractura conminuta se corrige mediante una reducción cerrada, a condición de que no se encuentre desplazada y sea estable, si bien las fracturas desplazadas e inestables se someten a reducción abierta con fijación interna para alinear los fragmentos.[68,70,78,284,304,369,382,403,409,461]

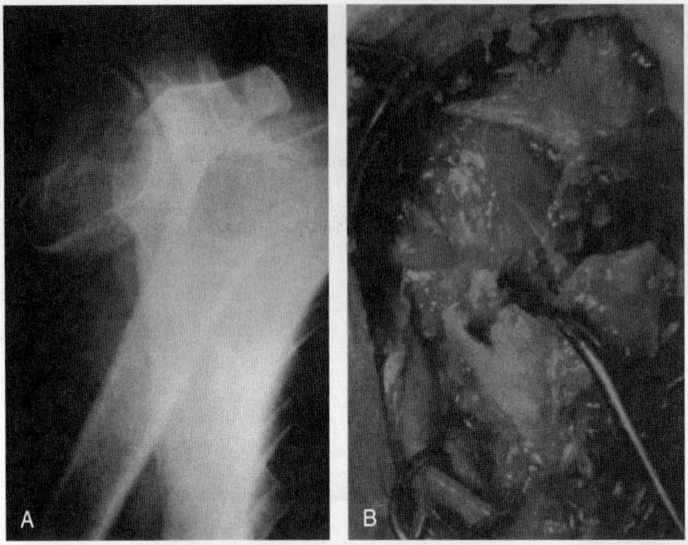

Fig. 9-12 • **A,** Vista anteroposterior de una fractura en dos partes desplazada del cuello quirúrgico. La diáfisis se desplaza en sentido medial por la tracción que ejerce el músculo pectoral mayor. Se intentó varias veces reducirla en forma cerrada, tanto en el servicio de Urgencias como en el quirófano bajo anestesia general, utilizando un amplificador de imágenes. Sin embargo, no fue posible reducir la fractura. **B,** Fotografías transoperatorias que muestran al tendón del bíceps intercalado entre el fragmento proximal y la diálisis. El retractor de asa se sitúa en el tendón bicipital, que sujetaba a la cabeza y formaba una cuña entre la diáfisis y la cabeza, impidiendo la reducción. *(De Rockwood CA Jr, Green DP, Bucholz RW, Heckman JD: Fractures in Adults, 4.ª ed. Filadelfia: Lippincott-Raven, 1996, pág. 1065.)*

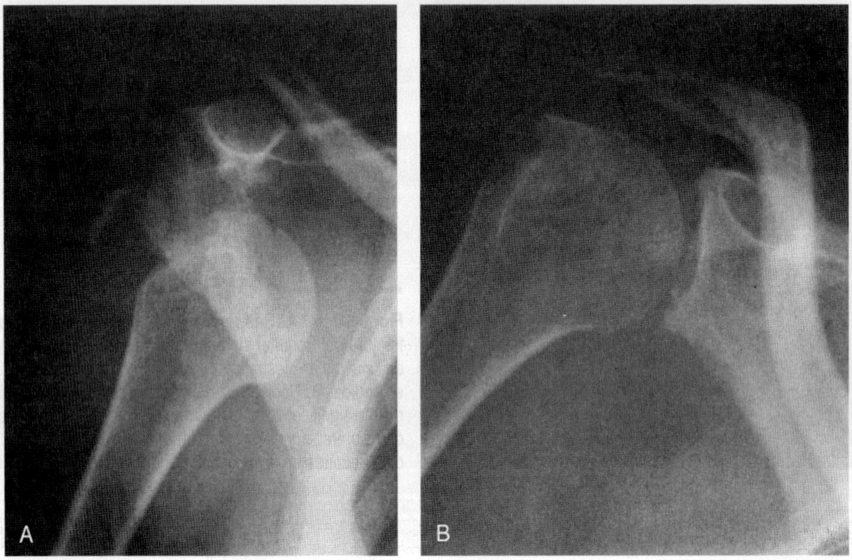

Fig. 9-13 • **A,** Radiografía anteroposterior de una fractura-luxación anterior en dos partes, con fractura desplazada del troquíter. **B,** Después de la reducción cerrada, la fractura del troquíter se reduce y cicatriza sin desplazamiento ulterior. El paciente logró obtener un arco normal de movimientos sin luxaciones anteriores subsecuentes. *(De Rockwood CA Jr, Green DP, Bucholz RW, Heckman JD: Fractures in Adults, 4.ª ed. Filadelfia: Lippincott-Raven, 1996, pág. 1069.)*

Fractura en dos partes del troquíter

Las fracturas del troquíter suelen retraerse en sentidos posterior y superior, lo que dificulta la reducción cerrada. No obstante, si la fractura conlleva una luxación anterior, la reducción cerrada de la luxación glenohumeral reduce la fractura del troquíter (Fig. 9-13). Si la fractura cicatriza con una alineación correcta, la posibilidad de una luxación recurrente es baja. No obstante, el fragmento del troquíter tiende a desplazarse en sentidos superior y posterior después de la reducción (Fig. 9-14).[273] Si este fragmento no se reduce bien, la falta de unión bloquea el movimiento glenohumeral (Fig. 9-15). Un autor[323] publicó un caso en el que la fractura del troquíter bloqueó la reducción de la luxación glenohumeral anterior. Las fracturas aisladas del troquíter conllevan una luxación anterior en el 5% al 8% de los casos,[143,355,380] aunque se han publicado índices más altos (entre un 10% y un 15%).[279,282,311,444]

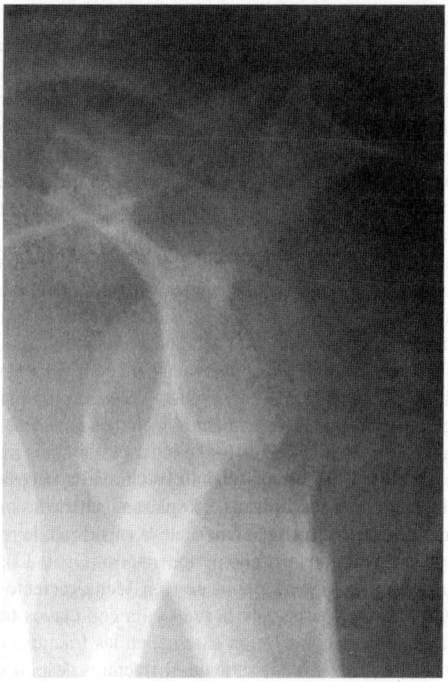

Fig. 9-14 • En este caso, el fragmento del troquín permaneció desplazado después de la reducción cerrada de la luxación y requirió una reducción abierta, mediante fijación interna con hilo de sutura no absorbible. *(De Rockwood CA Jr, Green DP, Bucholz RW, Heckman JD: Fractures in Adults, 4.ª ed. Filadelfia: Lippincott-Raven, 1996, pág. 1069.)*

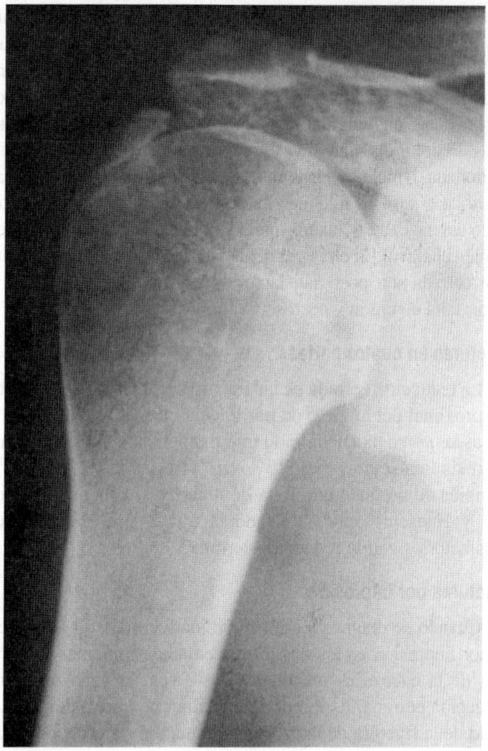

Fig. 9-15 • Este defecto de unión del troquín es consecuencia de la tracción sin oposición que ejercen los músculos supraespinoso e infraespinoso, desplazando el fragmento en sentido superior y posterior. Se realizaron varios intentos por reducirlo de forma cerrada, tanto en el servicio de Urgencias como en el quirófano bajo anestesia general, utilizando amplificador de imágenes. Sin embargo, no fue posible reducir la fractura.

Fractura en dos partes del troquín

La fractura en dos partes del troquín es rara, pero se ha publicado su corrección con una reducción cerrada cuando el fragmento es pequeño y no bloquea la rotación interna.[197,311,361] Por lo general, esta lesión conlleva una luxación posterior, y también se corrige con reducción cerrada si la afección articular es mínima y la lesión tuvo lugar en las dos o tres semanas previas (Fig. 9-16). El brazo se inmoviliza en rotación externa ligera.

Fractura en tres partes

Las fracturas en tres partes son bastante inestables y difíciles de corregir con reducción cerrada. Constan de un fragmento del troquín y uno del cuello quirúrgico. En las fracturas del troquín en tres partes, el troquíter está unido a la cabeza y tira de ella en rotación externa; es decir, la superficie articular se orienta hacia la parte anterior. En la fractura de tres partes del troquíter, el troquín permanece adherido a la cabeza, tirando de ésta en rotación interna; es decir, la superficie articular se orienta hacia la parte posterior. Además, la diáfisis se retrae en sentido medial por la acción del pectoral mayor, añadiendo otro componente que se debe tener en cuenta en la reducción cerrada. Si se intenta una reducción cerrada, habrá que tener en cuenta estas fuerzas deformantes. En ocasiones también está atrapado el fascículo largo del tendón bicipital entre los fragmentos, obstaculizando la reducción. En estas fracturas no se debe intentar de manera repetida la reducción cerrada, puesto que la mayor parte se pro-

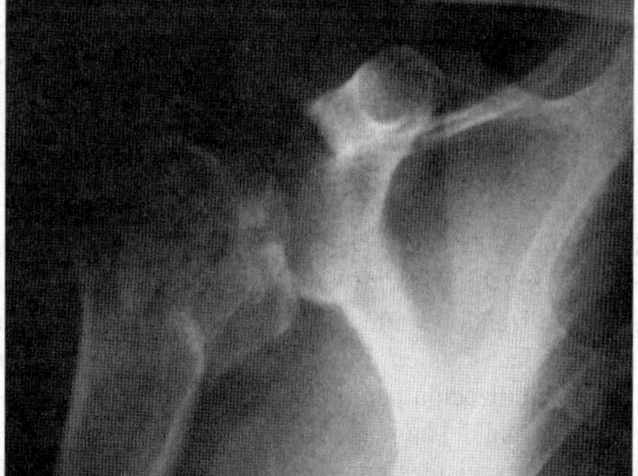

Fig. 9-16 • Radiografía anteroposterior de una fractura-luxación posterior en dos partes, después de la reducción. El fragmento del troquín muestra un desplazamiento mínimo y no bloquea la rotación medial. Esta lesión se corrigió sin necesidad de operarla, y la función se estableció en forma satisfactoria. *(De Rockwood CA Jr, Green DP, Bucholz RW, Heckman JD: Fractures in Adults, 4.ª ed. Filadelfia: Lippincott-Raven, 1996, pág. 1070.)*

duce en ancianos con huesos osteoporóticos y las reducciones pueden fragmentar todavía más la fractura. Sin embargo, varios autores han publicado resultados satisfactorios con la reducción cerrada de las fracturas en tres partes.[111,246,285,461] Los mejores resultados se obtuvieron en individuos ancianos y sedentarios con metas limitadas. El dolor disminuyó lo suficiente, pero la actividad funcional es limitada. Dingley y Denham[101] describieron una técnica cerrada modificada para las fracturas-luxaciones. Utilizan un clavo percutáneo en la cabeza luxada para facilitar la reducción, y luego extraen el clavo. En otras publicaciones los resultados de la reducción cerrada son poco satisfactorios, con una frecuencia alta de dolor, falta de unión y necrosis avascular.[68,132,152,215,309,409]

Fracturas en cuatro partes

La reducción cerrada de las fracturas en cuatro partes del tercio proximal del húmero da por lo general malos resultados. En varias series se ha encontrado una frecuencia demasiado alta de necrosis avascular, del 13% al 34%.[132,152,215,304,334,379,402,409] También se produce una falta de unión y artritis degenerativa. Lee y Hansen[242] han publicado la única serie de resultados satisfactorios con la reducción cerrada.

Fracturas por impresión

Cuando se diagnostica luxación inadvertida con una fractura por impresión en las dos o tres semanas siguientes y la fractura de la cabeza es menor del 20%, vale la pena intentar la reducción cerrada. Es importante evaluar con precisión la magnitud de la fractura de la cabeza con una tomografia computarizada o una proyección axilar, con el fin de evaluar si la reducción será estable. Se pueden obtener resultados satisfactorios con una reducción cerrada en algunas fracturas desplazadas, porque el hombro posee una gran capacidad para compensar dentro de una esfera limitada de movimientos. Es posible realizar varias actividades en las que se utiliza el hombro con un arco de movimiento limitado. Sin embargo, se debe subrayar que la reducción anatómica debe ser el objetivo del tratamiento de la mayor parte de las fracturas desplazadas del tercio proximal del húmero. En las personas mayores y sedentarias que no exigen demasiado del hombro, resulta aceptable una reducción menos que perfecta, sobre todo si la extremidad no es la dominante.

Clavos percutáneos y fijación externa

Cuando una reducción cerrada es inestable, se puede colocar un clavo percutáneo.[197,220,227,228,233] Esta técnica es útil en el tratamiento de las fracturas en dos partes no impactadas del cuello quirúrgico. Utilizando esta técnica, Jakob y cols.[197] publicaron resultados satisfactorios en 35 de 40 casos. En una serie más reciente de estabilización percutánea de fracturas inestables en la porción proximal del húmero, Jaberg y cols. obtuvieron resultados buenos o excelentes en 34 de 48 pacientes (70%). Esta serie incluye no sólo fracturas desplazadas del cuello quirúrgico, sino también fracturas más complejas (de tres y cuatro partes). Los autores indican que este método de tratamiento es exigente desde el punto de vista técnico, pero su ventaja es que altera menos los tejidos blandos y la fijación es mínima, lo que reduce la prevalencia de necrosis avascular.[196]

En esta técnica, se colocan dos clavos AO de 2,5 mm, de punta roscada, en el tercio proximal de la diáfisis, cerca de la inserción del deltoides, y se dirigen en sentido superior hacia la cabeza humeral bajo guía fluoroscópica. El tercer clavo se introduce desde la cortical anterior hacia el fragmento de la cabeza. Además, si el troquíter se encuentra desplazado, se introducen dos clavos en dirección retrógrada a través del troquíter, para conectar la cortical medial de la diáfisis. Los clavos se cortan debajo de la piel, y el brazo se inmoviliza durante tres semanas con un vendaje de Velpeau.[196] Los clavos se extraen cuando la fractura se ha estabilizado y el arco de movimiento avanza sin temor a que se produzca un desplazamiento.

Varios consejos técnicos pueden mejorar los resultados y minimizar el riesgo de complicaciones con esta técnica. En primer lugar, la realización de una incisión pequeña anterior que permita al cirujano introducir el dedo para ayudar a la reducción y la palpación, puede ser de gran ayuda para confirmar la reducción observada en la fluoroscopia (que a veces se pasa por alto). En segundo lugar, muchos cirujanos recomiendan actualmente pasar al uso de tornillos canulados en lugar de alambres roscados en la punta. El uso de tornillos canulados elimina la necesidad de retirar las agujas y la posibilidad de desplazamiento de las mismas, al tiempo que mejora considerablemente la capacidad de rehabilitación del paciente en el período postoperatorio (Fig. 9-17).

Kristiansen y Kofoed publicaron en fecha reciente resultados satisfactorios utilizando la reducción con clavos transcutáneos, combinada con fijación externa, en las fracturas de tres y cuatro partes.[232,233] En una serie de 31 fracturas desplazadas de

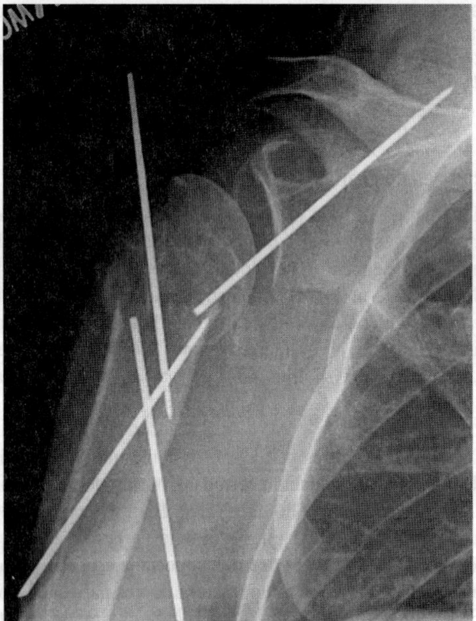

Fig. 9-17 • Varón diestro de 56 años, tratado mediante reducción cerrada y colocación percutánea de agujas en una fractura en tres partes de la porción proximal del húmero, con desplazamiento. El paciente no cumplió el régimen de inmovilización, y 3 semanas después de la operación se quejaba de dolor en la parte posterior del hombro. La radiografía anteroposterior verdadera indica pérdida de la reducción y de la fijación y desplazamiento de las agujas.

la porción proximal del húmero, se comparó esta técnica con la reducción cerrada, lo que demostró que los resultados obtenidos con los clavos percutáneos eran mejores. Es importante colocar éstos a un lado para no lesionar las estructuras neurovasculares, incluyendo la vena cefálica, y para no restringir el movimiento glenohumeral.[228]

Enyesados y ortesis

Para el tratamiento de las fracturas desplazadas de la porción proximal del húmero, se han descrito varios tipos de férulas, con un éxito variable.[5,14,111,147,193,313,374,384,440,444,447,448,456] En la actualidad, el método que más se utiliza para inmovilizar las fracturas proximales del húmero son las férulas y las vendas, o las férulas de Velpeau, y por lo general no se requieren aparatos más elaborados. Sin embargo, cabe utilizar un bloque de yeso a lo largo de la diáfisis humeral y la cara superior del hombro para ofrecer más apoyo y comodidad. En la bibliografía antigua se afirmaba que era necesario reducir la fractura en abducción y flexión para obtener una alineación correcta. Milch[281,282] y otros[384,440] consideraron que la posición en abducción y por arriba de la cabeza neutraliza mejor las fuerzas musculares del hombro que la posición anatómica de Kocher, con el brazo en el costado. Los vendajes y las abrazaderas necesarias para mantener esta posición resultaban demasiado incómodas para el paciente. Estos aparatos comenzaron a perder aceptación en la década de 1920.[355] Sin embargo, en ocasiones se necesita un vendaje con cierto grado de abducción (entre 20° y 30°), a fin de obtener una mayor estabilidad en el caso de una fractura conminuta de la porción proximal del húmero. Jakob y cols.[197] recomiendan utilizar una férula en abducción en el tratamiento de algunas fracturas del troquíter.

Los resultados con el yeso colgante, en especial en las fracturas de la diáfisis humeral [58-60,146,191,193,235,342,447,456] han sido satisfactorios. No obstante, es necesaria la cooperación del paciente, además de cierta supervisión frecuente para evitar la angulación y la desviación. En ocasiones, el peso de un yeso provoca la desviación de los fragmentos de la fractura. Esto sucede principalmente en las fracturas conminutas de la porción proximal de la diálisis, donde se produce una subluxación inferior.[416] Stewart y Hundley[404] recomiendan combinar el yeso colgante con una abrazadera en abducción, para brindar un mayor apoyo y comodidad durante el período inmediatamente consecutivo a la fractura. En general, se deben evitar los yesos colgantes en las fracturas proximales de húmero, ya que tienden a desviar los fragmentos de la fractura, ocasionando falta de unión o uniones defectuosas. La técnica del yeso colgante es más útil en el tratamiento de las fracturas de la diáfisis humeral.

Tracción esquelética

La tracción no suele estar indicada, pero en ocasiones es útil en el tratamiento de fracturas conminutas.[212,305,311,313] A veces la tracción es difícil de mantener, y limita la movilidad del paciente, en especial cuando éste sufre lesiones múltiples y necesita someterse a otros procedimientos de diagnóstico y tratamiento. No obstante, ofrece beneficios temporales mientras se realiza el procedimiento definitivo.

El brazo se sostiene en posición de flexión y en aducción ligera para relajar el pectoral mayor, que constituye la fuerza deformante más importante. Es necesario evitar la posición de abducción. El hombro y el codo se flexionan a 90°. Se inserta un alambre de Kirschner roscado, un clavo de Steinmann o un tornillo AO en el cúbito, y se suspenden el antebrazo y la muñeca en una férula; de esta manera, se evita la rigidez en los movimientos de la mano y el codo. La finalidad es inmovilizar el fragmento de la diáfisis en posición neutra, porque, en esta fractura, tanto el troquín como el troquíter se unen a la cabeza, y esta última se encuentra básicamente en posición neutra. Una vez que se forma un callo suficiente, la tracción se retira y el brazo del paciente se acomoda en una férula o en un molde de yeso.

Reducción abierta y fijación interna

La reducción abierta de las fracturas desplazadas se efectuó de manera generalizada a principios del siglo XX.[20,61,69,143,209,333,355,366,374,413] En muchos casos no era posible corregir la deformidad y mantener la reducción lo suficiente por medio de reducción cerrada y con fijación externa. Las técnicas y los aparatos que se han propuesto para corregir las fracturas proximales del húmero son innumerables. El tipo de técnica y de aparato que se utilicen depende de varios factores, como son el tipo de fractura, la calidad del hueso y los tejidos blandos, y la edad y la confianza del paciente. El objetivo de la fijación interna es lograr una reducción estable que permita mover el hombro a la mayor brevedad. En la actualidad se tiende a la disección limitada de los tejidos blandos que rodean a los fragmentos de la fractura, utilizando el menor número posible de elementos artificiales para la fijación estable.[70]

Fractura en dos partes del cuello anatómico

Las fracturas del cuello anatómico son raras, y se han publicado muy pocos casos como para fundamentar una descripción del tratamiento. El pronóstico de la cabeza es malo, puesto que se ha separado por completo de su irrigación. Sin embargo, varios autores recomiendan realizar una reducción cerrada con fijación interna, en especial cuando el paciente es joven.[93,197,221,303] Si no es posible fijar la cabeza a la porción proximal del húmero, se extirpa y se sustituye por una prótesis.

Fractura en dos partes del cuello quirúrgico

En las fracturas en dos partes del cuello quirúrgico desplazadas, a menudo se realiza una reducción abierta con fijación interna, porque el tejido blando intercalado impide una reducción cerrada o porque la reducción no es estable. Se han propuesto varios dispositivos de fijación, como clavos o varillas intramedulares, placas y tornillos, grapas, alambre, hilo de sutura no absorbible, clavos múltiples y combinaciones de todos ellos.

La técnica de la varilla de Rush se ejecuta a través de una incisión pequeña, separando el deltoides y el manguito de los rotadores. La varilla es un dispositivo de gran aceptación y varios autores manifiestan resultados satisfactorios.[245,367,416,445,455] Sin embargo, la mayor dificultad para controlar la rotación con este mecanismo impide utilizarlo en algunas fracturas desplazadas del cuello quirúrgico. Además, suele necesitarse una segunda operación para extraer el aparato, ya que en ocasiones se incrusta en las caras anterior e inferior del acromion durante la elevación anterógrada y la rotación. Finalmente, el retroceso de la varilla de Rush es una complicación frecuente de esta técnica, por lo que tiene pocas indicaciones, por no decir ninguna.

La placa AO con tornillo da buenos resultados, sobre todo en las fracturas en dos partes del cuello quirúrgico, pero se debe limitar la disección de los tejidos blandos, y la calidad del hueso debe ser suficiente para permitir la fijación del tornillo. Yamano[458] obtuvo resultados satisfactorios con la placa con gancho. Asimismo, la banda de tensión en «ocho» con alambre o hilo de sutura no absorbible también es útil, y la fijación que se obtiene es casi siempre suficiente (Fig. 9-18), aunque en una

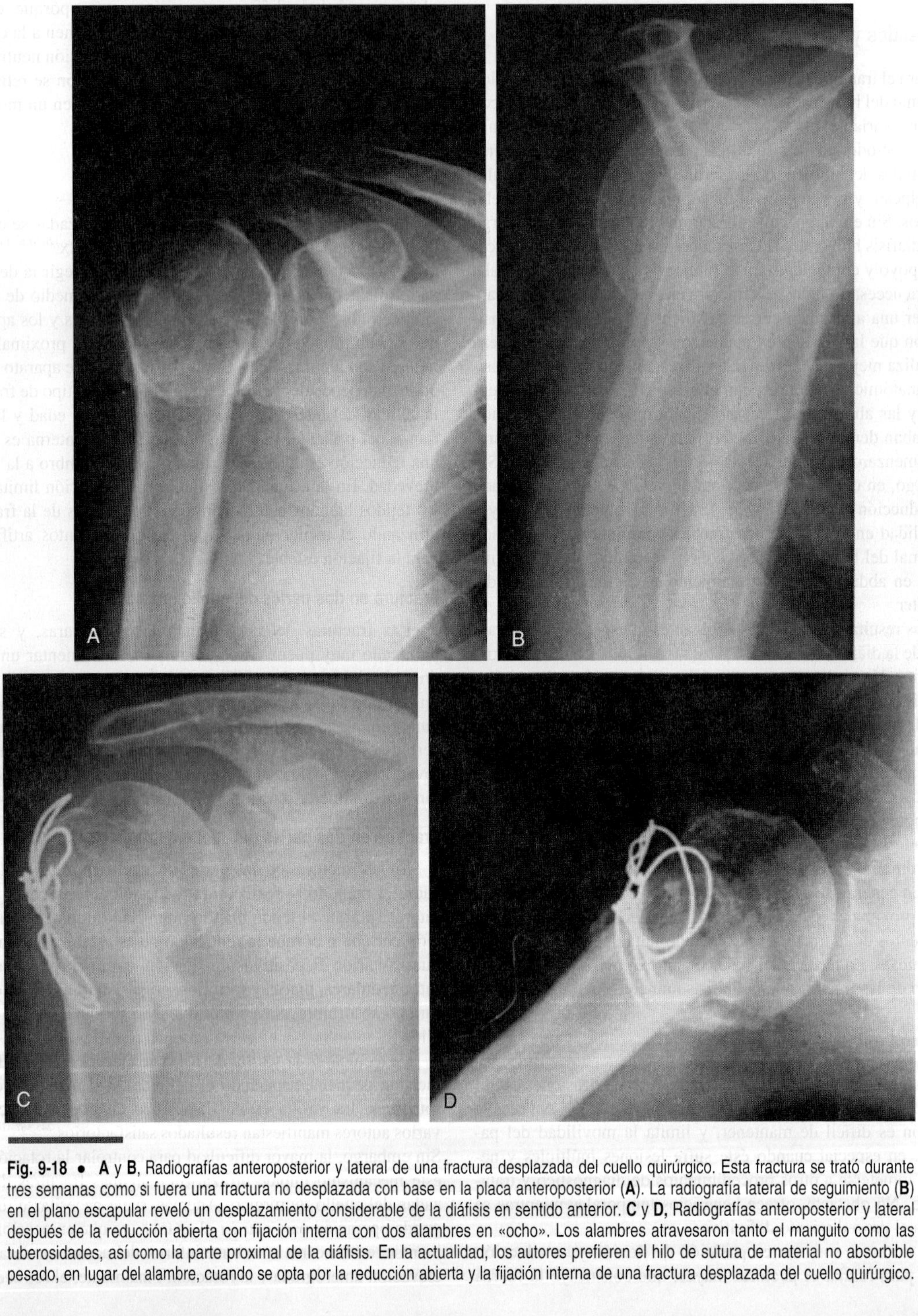

Fig. 9-18 • **A** y **B**, Radiografías anteroposterior y lateral de una fractura desplazada del cuello quirúrgico. Esta fractura se trató durante tres semanas como si fuera una fractura no desplazada con base en la placa anteroposterior (**A**). La radiografía lateral de seguimiento (**B**) en el plano escapular reveló un desplazamiento considerable de la diáfisis en sentido anterior. **C** y **D,** Radiografías anteroposterior y lateral después de la reducción abierta con fijación interna con dos alambres en «ocho». Los alambres atravesaron tanto el manguito como las tuberosidades, así como la parte proximal de la diáfisis. En la actualidad, los autores prefieren el hilo de sutura de material no absorbible pesado, en lugar del alambre, cuando se opta por la reducción abierta y la fijación interna de una fractura desplazada del cuello quirúrgico.

serie se publica la pérdida de la fijación utilizando un alambre modificado con banda de tensión del 29% (cuatro de 14 fracturas).[224] Cuando la calidad ósea es insuficiente, el hilo de sutura para la fijación proximal se introduce en el manguito de los rotadores, ya que muchas veces es más fuerte que el hueso. En las fracturas conminutas, la fijación intramedular con clavos de Ender mejora la fijación, en tanto conserva la longitud (Fig. 9-19). La varilla de Ender de la Figura 9-20 se ha adaptado para situar el agujero en el que se introduce el hilo de sutura en una posición más alta. De esta manera, la varilla se coloca en una parte más profunda del manguito de los rotadores, y sobresale menos, evitando el choque contra el acromion.

Recientemente, hemos publicado nuestros resultados después de reducción abierta y fijación interna con sutura fuerte no absorbible, y hemos comprobado que se trata de una alternativa excelente en muchos pacientes. Todos los hombros presentaron curación radiográfica sin indicios de necrosis avascular de la cabeza humeral. Al comparar a pacientes con fracturas en dos partes aisladas del troquíter ($n = 123$) con otros que presentaban fracturas del cuello quirúrgico en dos partes o del cuello quirúrgico o el troquíter en tres partes ($n = 15$), no mostraron diferencias estadísticamente significativas en cuanto al arco de movilidad ($p > 0,05$) y los criterios de valoración ($p > 0,05$).[329]

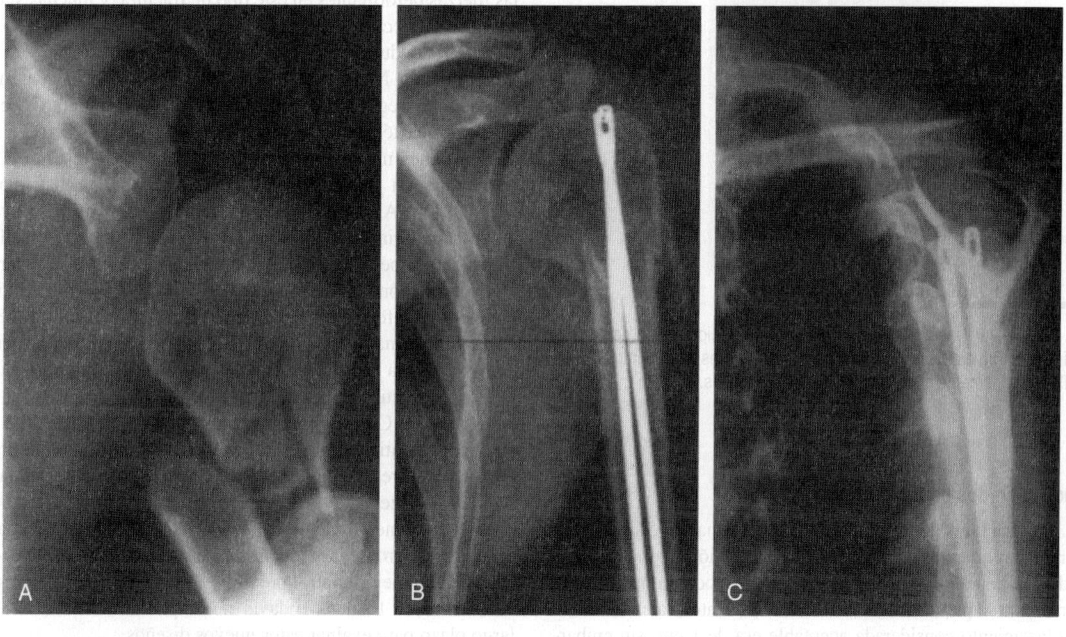

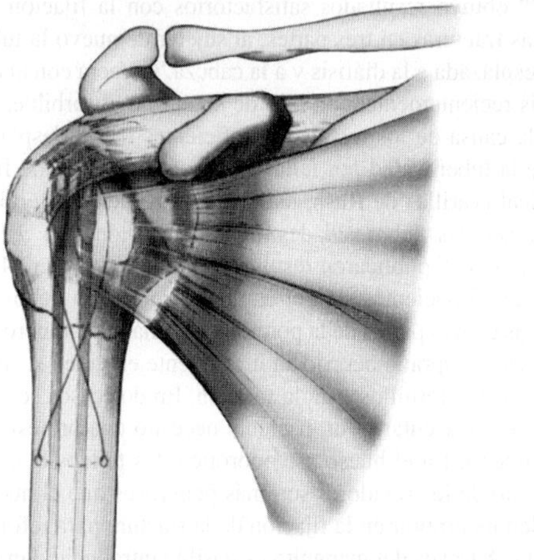

Fig. 9-19 • A, Radiografía axilar de Velpeau en una fractura conminuta desplazada del cuello quirúrgico. **B** y **C,** Radiografías anterior y lateral después de la reducción abierta y la fijación interna con dos clavos de Ender e hilo de sutura no absorbible pesado. **D,** Esquema que muestra la configuración en forma de «ocho» de la sutura, combinada con varillas de Ender.

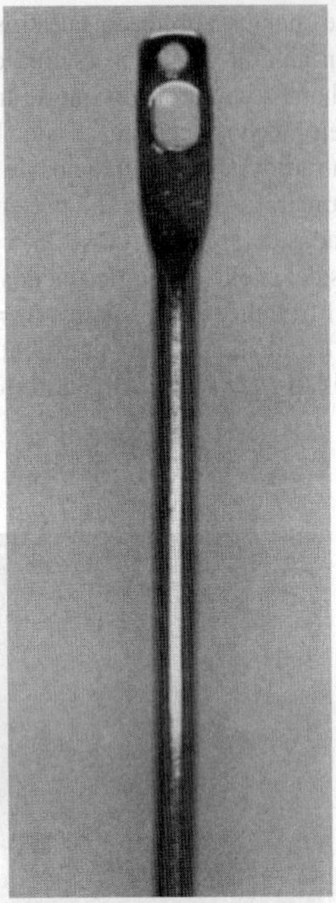

Fig. 9-20 • Varilla de Ender modificada con un orificio superior para introducir el alambre o el hilo de sutura. De esta manera es posible introducir la varilla profundamente en el manguito de los rotadores.

Fractura en dos partes del troquíter

Las fracturas del troquíter desplazadas más de 5 mm, posiblemente requieran reducción abierta y fijación interna, ya que el desplazamiento posterior y superior provocará una compresión contra la parte inferior del acromion. Antes, la cantidad de desplazamiento considerada aceptable era de 1 cm; sin embargo, en estudios recientes, desplazamientos inferiores a 1 cm se asociaron a resultados poco satisfactorios (Fig. 9-21).[93,273,304,357] Tornillos, alambres y material de sutura se han propuesto como tipos de fiijación para el troquíter. También es necesario reparar la hendidura producida en el manguito de los rotadores en las fracturas del troquíter desplazadas. Es posible que los tornillos no proporcionen una fijación adecuada en el hueso osteoporótico (Fig. 9-22), pero son una opción excelente en pacientes más jóvenes con fracturas no conminutas y fragmentos grandes (Fig. 9-23). En pacientes de más edad con conminución grave, son preferibles las suturas no absorbibles.

Fractura en dos partes del troquín

Las fracturas desplazadas y aisladas del troquín son raras, y a menudo requieren fijación interna, sobre todo cuando el fragmento es grande y bloquea la rotación medial.[9,149,197,234,269,311,361,387,455] Stangle[402] ha descrito la extracción del fragmento óseo y la sutura del tendón del subescapular al borde cortical del lugar de la fractura. Cuando el fragmento es grande, puede afectar a una parte de la superficie articular, permitiendo la fijación con tornillos o sutura no absorbible fuerte.

Fractura en tres partes

El tratamiento preferente para las fracturas en tres partes de la porción proximal del húmero desplazadas es la reducción abierta, con fijación interna.[3,114,152,160,325,360,375] Es importante evitar la exposición prolongada y la disección excesiva de los tejidos blandos que rodean a los fragmentos, porque esto altera la irrigación. Hagg y Lundberg[152] publicaron un índice alto de necrosis avascular, entre el 12% y el 25%, en una revisión de varias series de reducciones abiertas con fijación interna de fracturas en tres partes.

Cualquiera que sea el tipo de fijación utilizado, debe sujetar la tuberosidad desplazada a la cabeza y a la diáfisis. Los clavos y las varillas intramedulares no son suficientes para neutralizar las fuerzas deformantes en este tipo de fractura, y muchas veces ocasionan defectos de unión (Fig. 9-24). Mouradian[203] diseñó un clavo intramedular con fijación de tornillo para la cabeza y las tuberosidades. No obstante, la frecuencia de necrosis avascular fue alta, y el seguimiento insuficiente. En el tratamiento de esta fractura, una técnica aceptada es la de la placa AO, pero las publicaciones más recientes de varios autores reflejan que los resultados son malos en las fracturas de tres y cuatro partes.[203,231,325,408] Algunas de las complicaciones son: necrosis avascular secundaria a una disección extensa de los tejidos blandos, colocación superior de la placa que provoca compresión, pérdida de la fijación con la placa cuando se afloja el tornillo, unión deficiente e infección. Paavolainen y cols.[325] publicaron que el error técnico más frecuente es colocar la placa en una posición demasiado alta en el troquíter, lo que limita el movimiento y reduce la fractura con deformidad en varo (véase Fig. 9-8). Kristiansen y Christensen[230] publicaron un índice del 55% de resultados insatisfactorios en una serie de 20 pacientes con fracturas en dos, tres y cuatro partes que se corrigieron con placas y tornillos. Sturzenegger y cols.[407] publicaron una frecuencia muy alta (34%) de necrosis avascular. Las placas humerales en paleta se introdujeron para reducir las posibilidades de compresión; permiten un mejor control proximal y pueden mejorar los resultados clínicos finales. Todavía no disponemos de estudios a largo plazo para evaluar estos nuevos diseños.

Neer[304] obtuvo resultados satisfactorios con la fijación interna de las fracturas en tres partes, al sujetar de nuevo la tuberosidad desplazada a la diáfisis y a la cabeza, ya fuera con alambre o, más recientemente, con hilo de sutura no absorbible. En su serie, la causa de los resultados deficientes fue el desplazamiento de la tuberosidad por fallas en los implementos de fijación vertical (varillas de Rush, alambres de Kirschner, férulas) para sostener las tuberosidades en su posición. En 1986, Hawkins y cols.[160] publicaron resultados satisfactorios en 14 de una serie de 15 pacientes, con el uso de alambre «en ocho» en las fracturas en tres partes de la porción proximal del húmero. El único fracaso temprano ocurrió en un paciente en quien se aplicó una placa T y tornillos para la fijación. En dos casos se produjo necrosis avascular, y un paciente necesitó una prótesis de cabeza humeral. En el hueso osteoporótico, los tejidos blandos del manguito de los rotadores son más poderosos que el hueso, y se pueden incorporar en la fijación de la fractura para reforzar el armazón. A través del manguito es posible introducir alambre o hilo de sutura no absorbible de la misma manera que en el hueso de la tuberosidad, y luego se sujeta a la diáfisis situada en la parte inferior. Este método por lo general proporciona estabi-

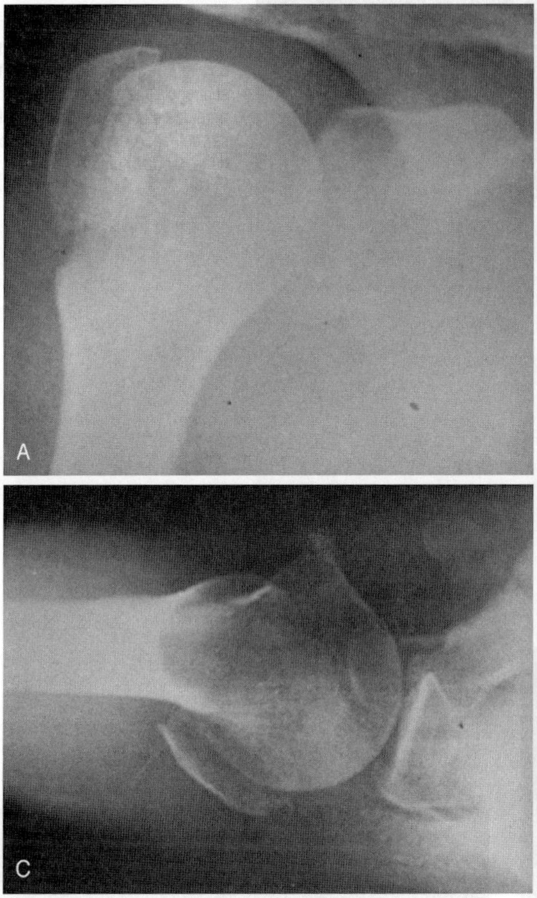

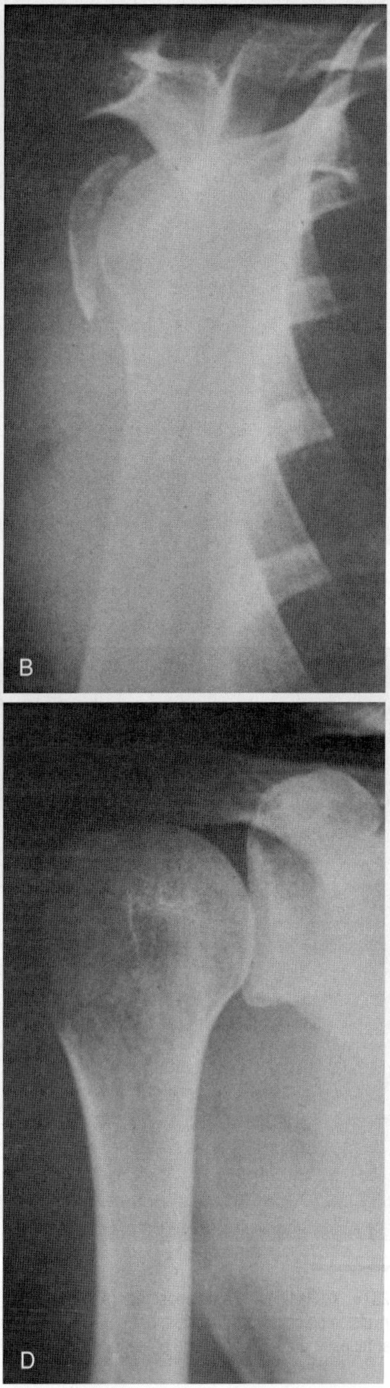

Fig. 9-21 • Serie radiográfica de traumatismos. Proyecciones anteroposterior (**A**), lateral (**B**) y axilar (**C**) que muestran una fractura desplazada del troquíter. **B** y **C**, Nótese en las proyecciones lateral y axilar el desplazamiento posterior del fragmento grande del troquíter. En la proyección anteroposterior el desplazamiento superior es mínimo. Si esta fractura no se hubiera fijado, el resultado sería una limitación considerable de la rotación externa y la elevación, más aún en abducción. **D**, Radiografía postoperatoria, después de la reducción abierta y fijación interna con hilo de sutura no absorbible.

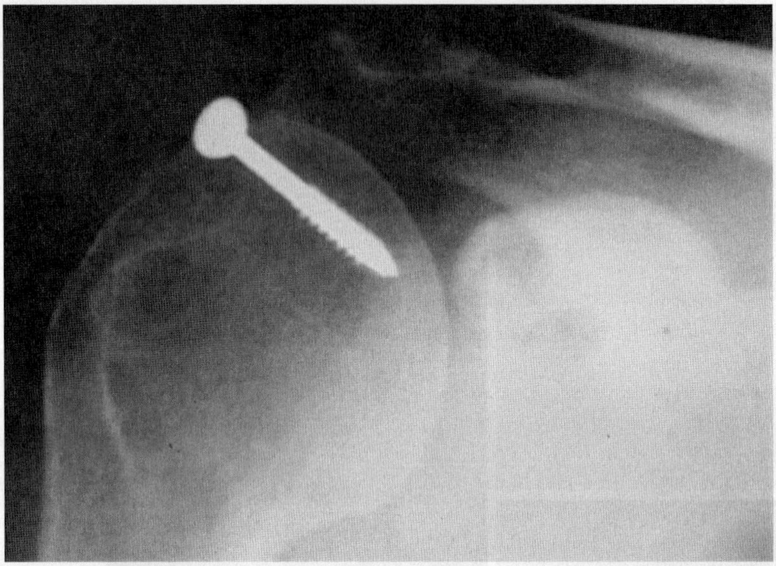

Fig. 9-22 • Radiografía anteroposterior de un tornillo AO que emigró en sentido superior con el fragmento del troquíter. La consecuencia fue una compresión acentuada y pérdida de la movilidad. El tornillo se aflojó al ser colocado en el hueso esponjoso blando de la cabeza humeral.

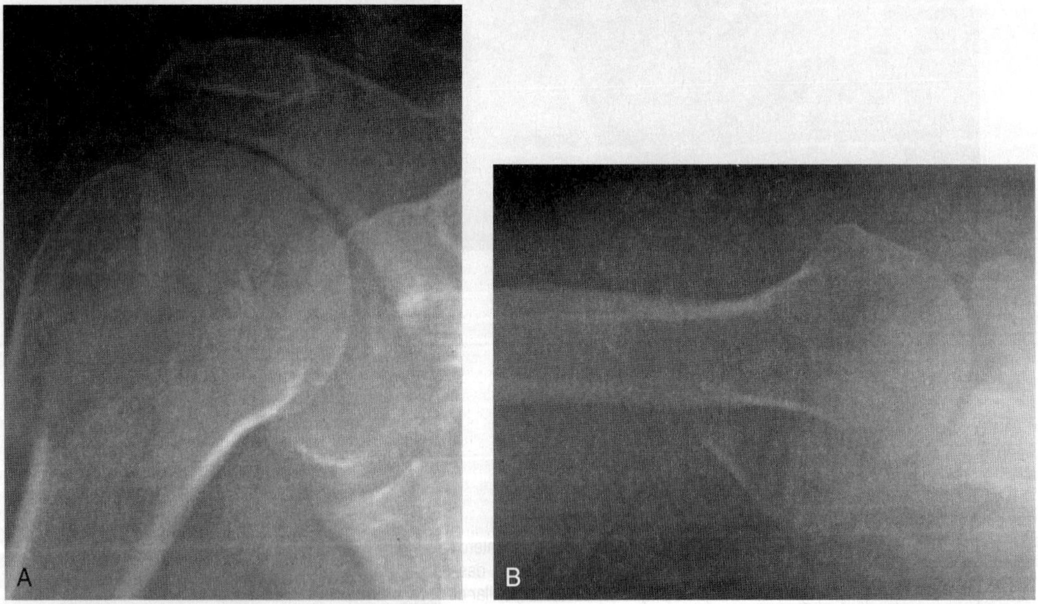

Fig. 9-23 • **A,** Radiografía anteroposterior (AP) verdadera de un varón de 43 años que presentaba dolor en el hombro derecho después de una convulsión de causa desconocida. El troquíter presenta una mejor alineación y un desplazamiento mínimo. **B,** Sin embargo, una radiografía axilar muestra un desplazamiento posterior importante del fragmento del troquíter.

Continúa

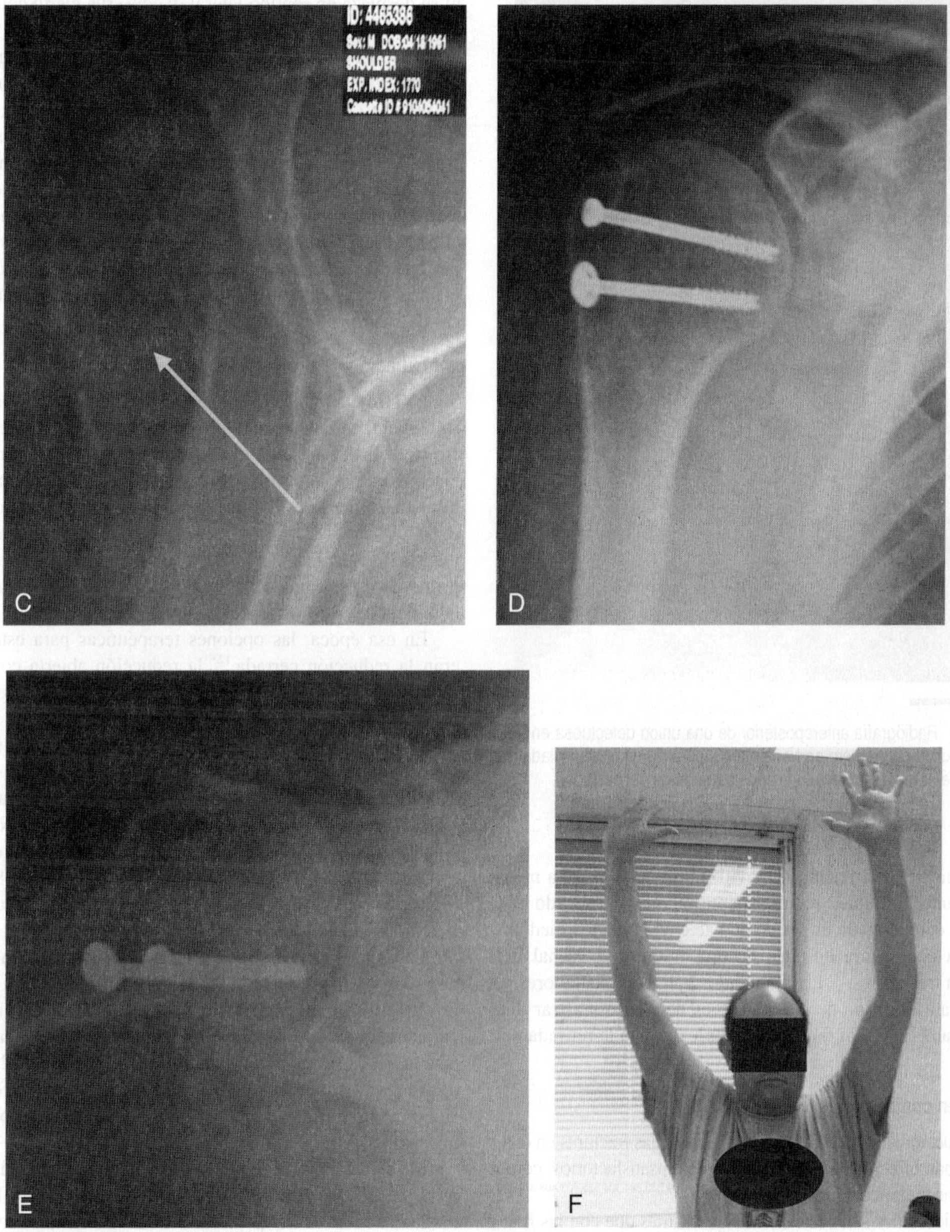

Fig. 9-23 • *(Continuación).* C, Finalmente, una proyección lateral de la escápula muestra un desplazamiento posterior significativo (*flecha*). **D,** Radiografía AP verdadera 1 año después de la cirugía, que muestra una fractura consolidada y un implante intacto. **E,** Radiografía axilar 1 año después de la cirugía que muestra una fractura consolidada y un implante intacto, con una articulación glenohumeral normal. **F,** Fotografía clínica 1 año después de la operación, que muestra un arco de movilidad excelente en el hombro derecho.

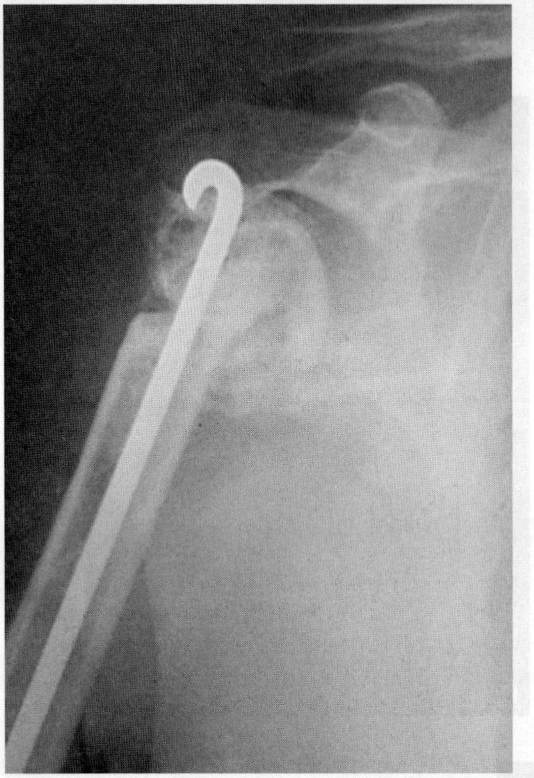

Fig. 9-24 • Radiografía anteroposterior de una unión defectuosa en una fractura proximal del húmero en tres partes. La varilla de Rush aislada no fue suficiente para fijar correctamente los fragmentos desplazados.

lidad suficiente para iniciar la movilización. Como se ha mencionado anteriormente, recientemente hemos publicado los resultados obtenidos en un grupo de pacientes tratados mediante fijación con sutura después de una fractura proximal del húmero en tres partes.[329] Los resultados han sido alentadores y, además, para este tipo de fijación no es necesario realizar una disección amplia de los tejidos blandos y se evita la retirada del implante.

Fractura en cuatro partes

La reducción abierta y la fijación interna de las fracturas en cuatro partes han ofrecido en general resultados insatisfactorios, como lo confirman innumerables publicaciones.[152,209,230,284,304,325,403,408,411,412] Las complicaciones son básicamente las mismas que con las fracturas de tres partes, sólo que más graves y con un mayor porcentaje de necrosis avascular y de unión defectuosa.

Muchas fracturas en cuatro partes se producen en ancianos, en los que es más habitual encontrar osteoporosis y una calidad ósea deficiente. Ésta no es la situación ideal para realizar una fijación interna con clavos, varillas o placas y tornillos. Jakob y cols.[197,198] publicaron que, en ocasiones, está indicada la reducción abierta con fijación interna con clavos múltiples (técnicas de fijación mínima) en un subgrupo de fracturas en cuatro partes (Fig. 9-25). En este subgrupo, al que estos autores llamaron «fracturas impactadas en valgo en cuatro partes», la cabeza se incrusta en la diáfisis y las tuberosidades se separan, pero se sitúan cerca de la cabeza y de la diáfisis. La cabeza no se luxa ni se desplaza en sentido lateral, y conserva cierto contacto con la glenoides. No obstante, este tipo de fractura no es un verdadero desplazamiento en cuatro partes de la clasificación de Neer. La cabeza se eleva y las tuberosidades se sitúan por debajo de ella. Se utilizan clavos múltiples para fijarla y se dejan en la región subcutánea. Estos clavos se extraen entre 4 y 6 semanas después, cuando se produce cierta cicatrización y estabilidad. En una serie de «fracturas impactadas en valgo en cuatro partes» tratadas con este método, Jakob y cols. publicaron resultados satisfactorios en el 74%.[198] La razón principal de los fracasos fue necrosis avascular, que se dió en cinco casos (26%). No obstante, como regla general, los resultados de la fijación interna en las fracturas clásicas de cuatro partes de Neer son casi siempre malos.

Implantación de prótesis

La primera publicación sobre el uso de una prótesis de cabeza humeral en las fracturas proximales del húmero data de principios de la década de 1950. Varios autores publicaron distintos diseños que se estaban elaborando para utilizarse en las fracturas-luxaciones desplazadas de la porción proximal del húmero.[87,110,116,238,309,335,351,425,427] El diseño que más se utiliza en la actualidad es el creado por Neer. En 1953, Neer[309] publicó por primera vez el empleo de esta prótesis en la fractura-luxación compleja de la porción proximal del húmero.

En esa época, las opciones terapéuticas para esta fractura eran la reducción cerrada,[127] la reducción abierta con fijación interna,[309,359,377] la artrodesis[309] y la escisión de la cabeza humeral.[200,201] Los resultados con estas modalidades fueron en general poco satisfactorios. Sin embargo, varios autores de principios de siglo publicaron resultados satisfactorios con la escisión de la cabeza humeral.[280,422] Este método tiene como consecuencia una extremidad débil, corta y dolorosa. En 1955 y 1970, Neer publicó una serie de pacientes en quienes se instaló con éxito una prótesis de la porción proximal del húmero.[300,304] En 1973, Neer revisó la prótesis (Fig. 9-26) y elaboró un diseño con una superficie más anatómica (Fig. 9-27).

La prótesis tiene cabezas de dos tamaños: 15 mm y 22 mm de espesor. Ofrecen una palanca superior y la ventaja mecánica de elevación anterógrada, pero en ocasiones se necesitan las más pequeñas para que las cubra el manguito de los rotadores. El tronco puede ser de tres tamaños: 7 mm, 9,5 mm y 12 mm, y de dos longitudes: 125 mm y 150 mm (véase Fig. 9-27). Si se necesita crear un puente en una fractura de la diáfisis, se puede solicitar un vástago más largo.

La técnica quirúrgica ha evolucionado en los últimos 30 años y es fiable para las fracturas en cuatro partes y las fracturas-luxaciones de la porción proximal del húmero. Neer y McIlveen[310] obtuvieron mejores resultados al tener en cuenta ciertas consideraciones técnicas sobre la técnica quirúrgica, el criterio anatómico y la rehabilitación. Los resultados en 51 de sus 61 pacientes se consideraron excelentes, satisfactorios y sólo uno poco satisfactorio. Las consideraciones técnicas se enumeran en la sección siguiente, al describir la técnica. En otras series se han obtenido buenos resultados con esta prótesis; tanto el alivio del dolor como la función fueron satisfactorios.[94,95,126,171,412,421] Otros investigadores han obtenido un alivio suficiente del dolor, pero una mayor frecuencia de resul-

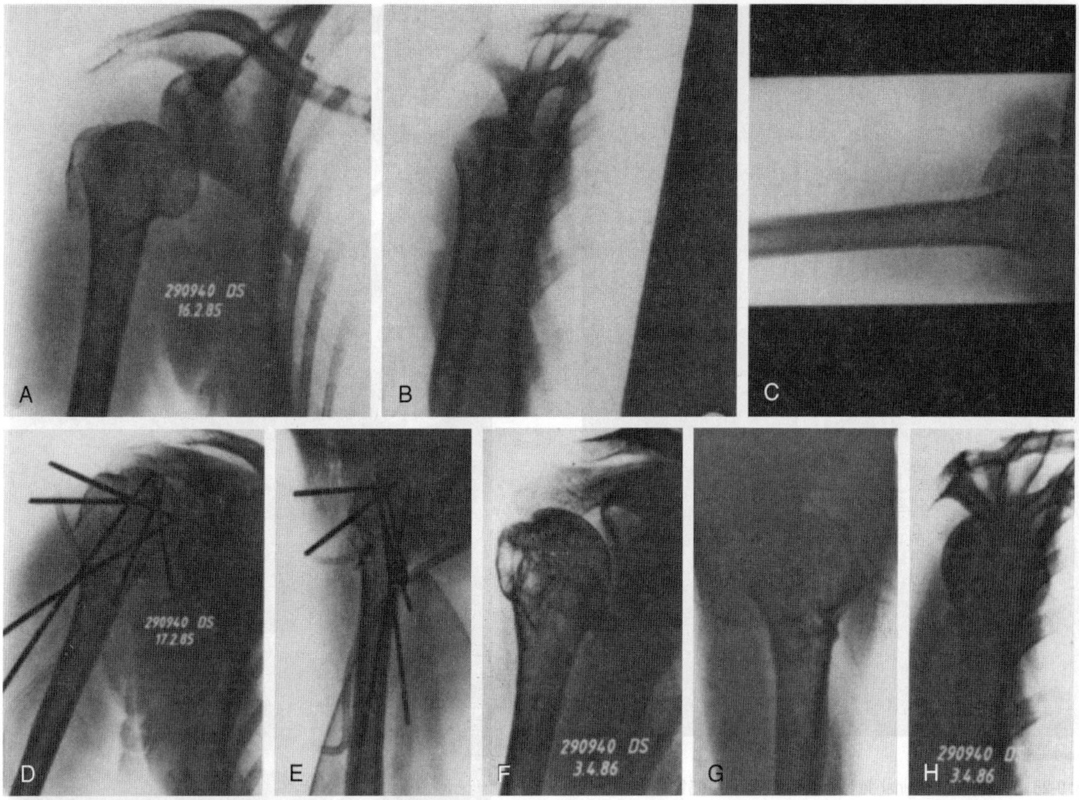

Fig. 9-25 • **A-H,** Radiografías de una fractura impactada en valgo y en cuatro partes de la porción proximal del húmero. **B,** Reducción cerrada y colocación percutánea de clavos de la fractura impactada en valgo utilizando varios clavos AO de 2,5 mm. La cabeza se eleva y las tuberosidades se reducen. **C,** Aspecto radiográfico del hombro, un año después de la colocación percutánea de clavos. *(Cortesía de Jon J.P. Warner, M.D. y Roland P. Jakob, M.D.)*

tados insatisfactorios debido a rigidez postoperatoria y limitación de la función.[107,227,263,285,450]

Recientemente se ha recurrido a la hemiartroplastia modular para el tratamiento de las fracturas complejas de la porción proximal del húmero.[288] Este diseño modular ofrece una gran flexibilidad en el tamaño de las cabezas, lo que quizá permite tensar con mayor precisión los tejidos blandos. Además, la posibilidad de desarmar los componentes facilita su instalación en la glenoides cuando luego se necesita realizar una sustitución completa de hombro. Esto elimina la necesidad de extraer el componente humeral fijo durante la segunda operación.[288,385] No obstante, también se ha publicado una disociación de los componentes modulares.[34]

La técnica quirúrgica, los cuidados de los tejidos blandos y la rehabilitación postoperatoria son tan importantes como la inserción de la prótesis. Cuando la fijación interna de una fractura del cuello anatómico no es satisfactoria, suele ser necesario aplicar una prótesis de cabeza humeral. De igual forma, en algunas fracturas osteoporóticas conminutas en tres partes en un anciano, la prótesis primaria de cabeza humeral constituye una elección mejor que la fijación interna, puesto que la calidad deficiente del hueso no permite la estabilidad suficiente con la fijación interna como para iniciar la movilización rápidamente.[70,311,412] La prótesis de cabeza humeral permite sujetar con firmeza la tuberosidad para iniciar la rehabilitación antes y obtener un resultado más funcional. Esta prótesis está indicada en las fracturas con dehiscencia de cabeza y en las fracturas por impresión, en las que se afecta más del 45% de la superficie articular. Los resultados con una prótesis en las fracturas agudas suelen ser mejores que con la hemiartroplastia humeral en las fracturas crónicas o con las revisiones de una fijación interna fallida.[319] En este último caso, la falta de unión de la tuberosidad, la contractura y las adherencias de los tejidos blandos y las lesiones nerviosas dificultan la reconstrucción protésica satisfactoria.

Fractura-luxación

Las fracturas-luxaciones en dos y tres partes se corrigen fácilmente mediante reducción abierta y fijación interna. En estas fracturas-luxaciones, la irrigación de la cabeza persiste gracias a la unión de los tejidos blandos a la tuberosidad intacta y, por consiguiente, se debe obtener una fijación correcta con las técnicas antes mencionadas. Una vez que cicatriza la fractura es raro que se luxe de nuevo. En las fracturas-luxaciones en dos partes, la luxación glenohumeral se corrige de manera satisfactoria con la reducción cerrada, pero si persiste el desplazamiento

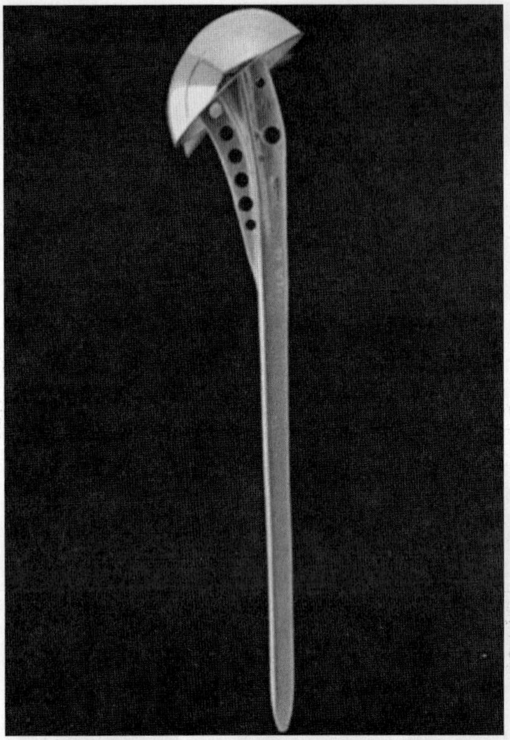

Fig. 9-26 • Prótesis original de Neer, diseñada en 1951.

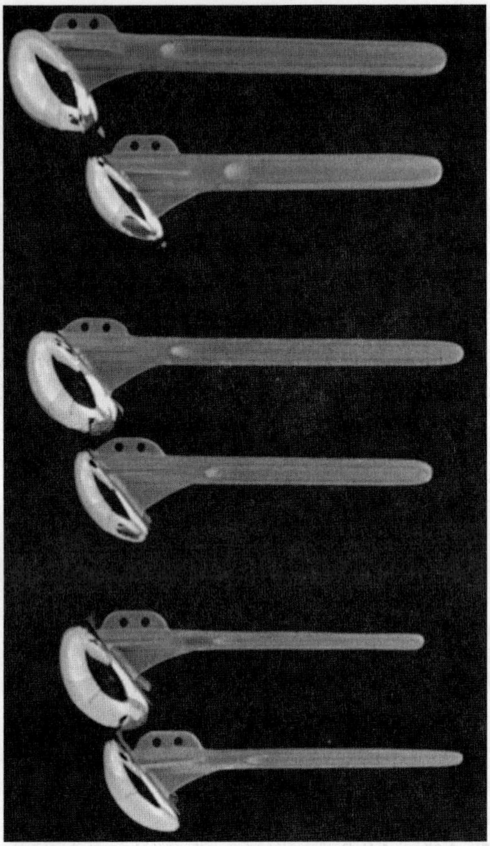

Fig. 9-27 • Prótesis de Neer II, modificada en 1973. Las cabezas existen en dos tamaños (15 mm y 22 mm), y los vástagos en tres (7 mm, 9,5 mm y 12 mm) y en dos longitudes (125 mm y 150 mm).

de la tuberosidad se debe recurrir a reducción abierta con fijación interna. Los resultados de la fijación interna en las fracturas-luxaciones en cuatro partes son poco satisfactorios, y suele estar indicado recurrir a una prótesis en este tipo de lesión (Fig. 9-28).

Vías de acceso quirúrgico

Existen dos vías de acceso quirúrgico principales para el tratamiento de las fracturas proximales del húmero. La primera es la técnica deltoidea superior (Fig. 9-29A).[311] La incisión cutánea se ejecuta en las líneas de Langer a un lado de la cara anterolateral del acromion. Por esta vía se puede separar el deltoides del borde del acromion unos 4 cm o 5 cm (véase Fig. 9-29B). El origen del deltoides no se elimina, lo que permite exponer la cara superior de la porción proximal del húmero. Este método es útil para la fijación interna de las fracturas del troquíter y para introducir una varilla intramedular proximal. La rotación, la flexión o la extensión del húmero mejoran considerablemente la exposición de las estructuras subyacentes.

La segunda técnica es la deltopectoral larga (Fig. 9-30A).[312] En esta vía de acceso se preserva tanto el origen del deltoides como su inserción. La incisión cutánea comienza por debajo de la clavícula, y se extiende a través de la apófisis coracoides hasta la zona de inserción del deltoides. Se debe preservar y retraer la vena cefálica en sentido lateral o medial, según sea más fácil. El intervalo deltopectoral se disecciona en sus partes proximal y distal (véase Fig. 9-30B). Si se necesita una mayor exposición, se secciona la parte superior de la inserción tendinosa del pectoral mayor. Esta vía de acceso es útil en las fracturas en dos partes del cuello quirúrgico y en las fracturas en tres y cuatro partes.

Las técnicas que seccionan o extraen la parte lateral del acromion son innecesarias y pueden ocasionar varias complicaciones. Ambas vías de acceso son convenientes, porque preservan la función deltoidea, lo que facilita la rehabilitación rápida en el período postoperatorio. Tampoco es necesario eliminar el origen del deltoides, puesto que se alteraría la función de este músculo tan importante, lo que extendería la duración del programa de rehabilitación. La sección en la porción del deltoides, a más de 5 cm del borde acromial, aumenta el riesgo de lesionar el nervio axilar.

MÉTODO PREFERIDO DE LOS AUTORES

Fracturas con desplazamiento mínimo

Las fracturas con desplazamiento mínimo se corrigen con una férula y un vendaje para proporcionar comodidad; éste se retira unos cuantos días después. Mientras el paciente usa la férula se pueden iniciar movimientos de supinación, pronación y flexión del codo.

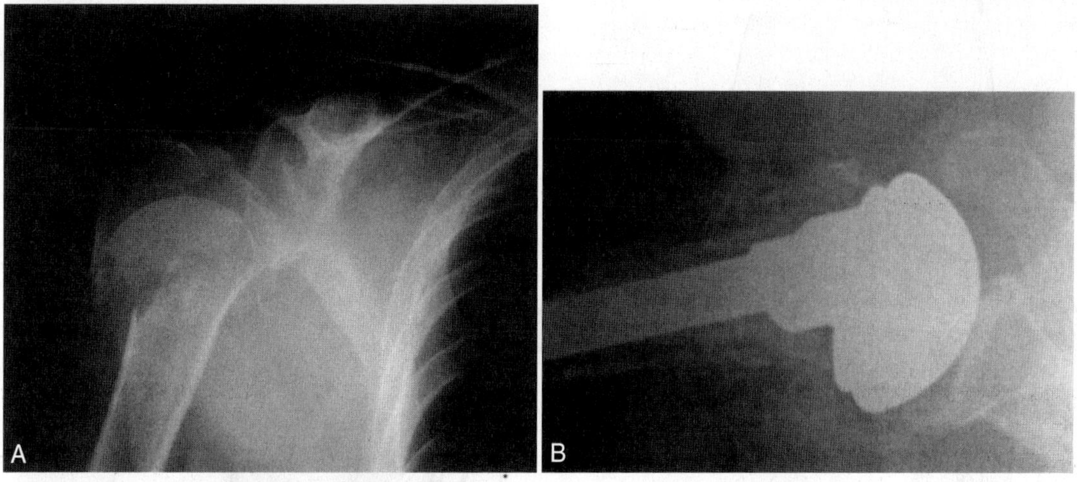

Fig. 9-28 • A, Radiografía anteroposterior preoperatoria que muestra una fractura en cuatro partes de la porción proximal del húmero. **B,** Radiografía axilar postoperatoria que muestra una prótesis de la cabeza humeral modular.

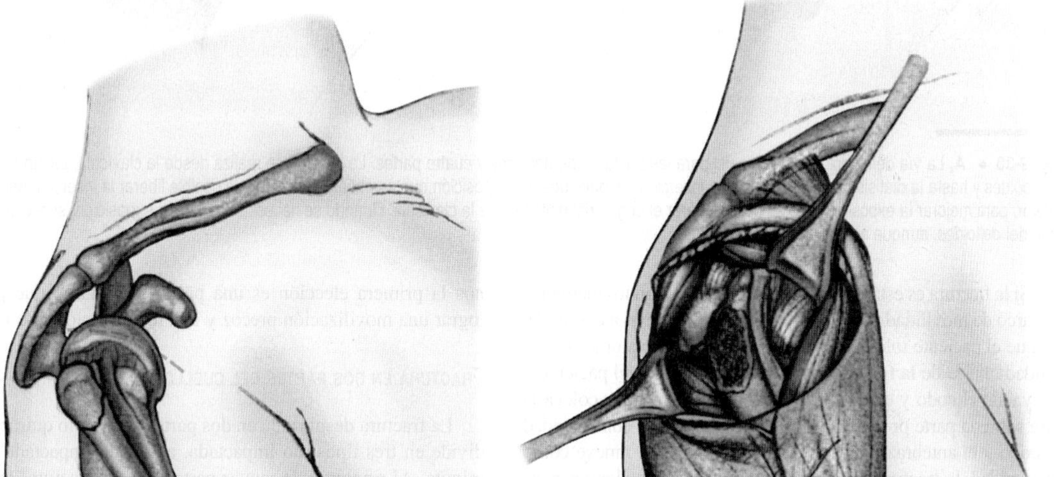

Fig. 9-29 • A, Vía de acceso superoanterior del hombro. La incisión cutánea para la vía de acceso superoanterior en el hombro consiste en una incisión oblicua sobre las líneas de Langer, que comienza en la cara anterolateral del acromion y se extiende hacia abajo en dirección oblicua unos 8 cm o 9 cm. **B,** Se colocan dos retractores de Richardson en el deltoides, para separarlo entre 4 cm y 5 cm de la punta del acromion. De esta manera se obtiene una exposición suficiente para corregir las fracturas del troquíter. La separación no se debe extender más de 5 cm para no lesionar el nervio axilar. Al girar el húmero mejora la exposición de las distintas porciones de su tercio proximal.

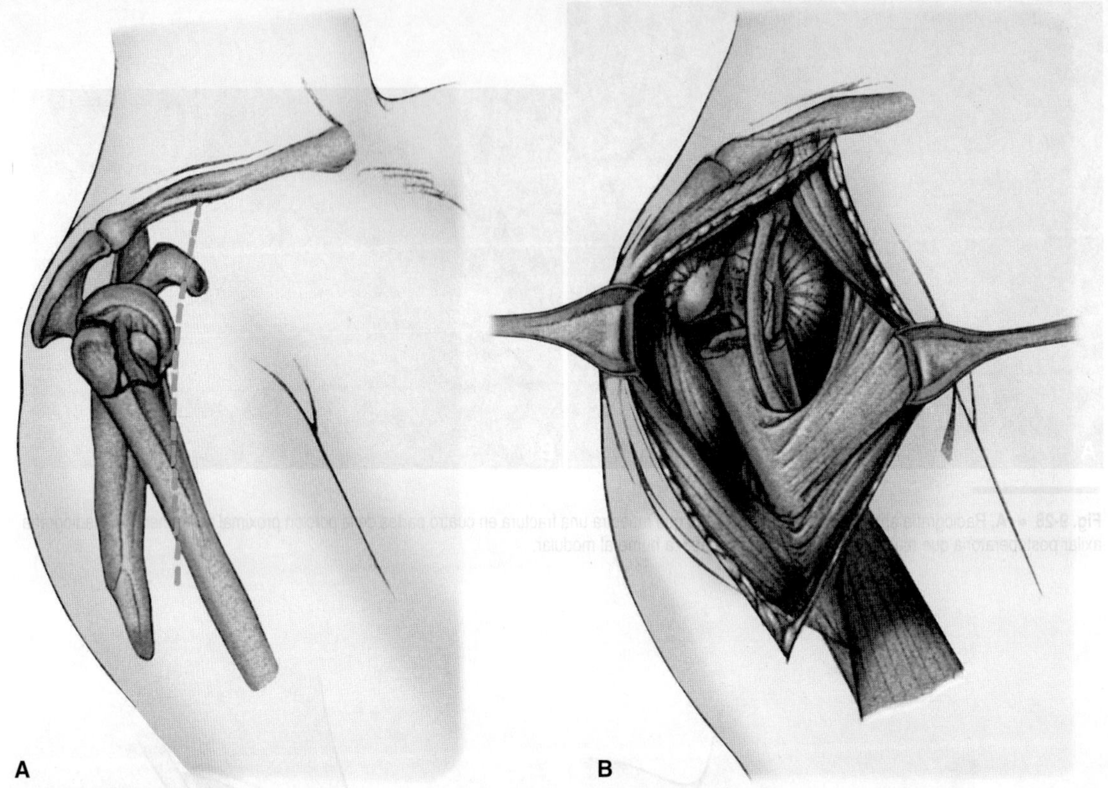

Fig. 9-30 • **A,** La vía deltopectoral larga es útil para las fracturas de dos, tres y cuatro partes. La incisión se realiza desde la clavícula, pasando sobre la coracoides y hasta la diáfisis humeral cerca de la inserción del deltoides. **B,** Exposición que se obtiene. También es posible liberar la inserción del pectoral mayor, para mejorar la exposición. No se debe separar el origen del deltoides de la clavícula. Cuando se necesita una mayor exposición, se eleva la inserción del deltoides, aunque esto rara vez es necesario.

Si la fractura es estable, se pueden comenzar algunos ejercicios del arco de movilidad pronto, en los primeros 10 días, a condición de que el paciente tolere el dolor. El médico debe valorar la estabilidad clínica de la fractura colocándose a un lado del paciente y apoyando el codo y el antebrazo en una mano mientras coloca la otra sobre la parte proximal del húmero. Luego gira con suavidad el codo y el antebrazo. Si parece que el húmero se mueve como una unidad, la fractura es estable y pueden iniciarse algunos ejercicios suaves y pasivos del arco de movilidad. Es esencial que el paciente comience los ejercicios en los 14 días siguientes a la lesión para evitar secuelas tardías, como rigidez, limitación en las actividades de la vida diaria y malos resultados.[225] El esquema completo de fisioterapia se explica en el apartado sobre rehabilitación. Es necesario realizar estudios radiográficos frecuentes para detectar los desplazamientos de los fragmentos de la fractura.

Fractura en dos partes del cuello anatómico

Las fracturas del cuello anatómico, como ya se mencionó, son raras, y sólo existen unas cuantas publicaciones sobre su tratamiento.[53,93,197,304] En los jóvenes se recomienda intentar una reducción abierta con fijación interna. Si existen tejidos blandos adheridos a la cabeza y la calidad del hueso es apropiada, quizá sea posible fijarlo a las tuberosidades y a la diáfisis. En los ancianos la primera elección es una prótesis primaria, que permite lograr una movilización precoz y una recuperación más rápida.

Fractura en dos partes del cuello quirúrgico

La fractura desplazada en dos partes del cuello quirúrgico se divide en tres tipos: no impactada, angulada impactada y conminuta. Al principio, la mayor parte de estas fracturas se corrige con reducción cerrada. La excepción es la fractura conminuta del cuello quirúrgico, en la que existen pocas posibilidades de mejorar la alineación y la estabilidad.

En la fractura desplazada del cuello quirúrgico, la diáfisis se desplaza en sentido medial por el pectoral mayor y se acerca al plexo braquial y a la arteria axilar. La cabeza permanece dentro de la articulación glenohumeral en posición neutra, porque ambas tuberosidades se encuentran sujetas. Para lograr una reducción cerrada, se debe ejercer una tracción delicada en el brazo, llevándolo hacia un costado y flexionándolo. Esta tracción se mantiene y la flexión aumenta conforme el brazo se coloca gradualmente en aducción, para reducir la diáfisis debajo de la cabeza (Fig. 9-31). La aducción neutraliza la retracción del pectoral mayor y otros rotadores internos, que son los que crean la deformidad. En ocasiones es necesario que el ayudante aplique contrapresión debajo del hueco axilar, o bien presión digital

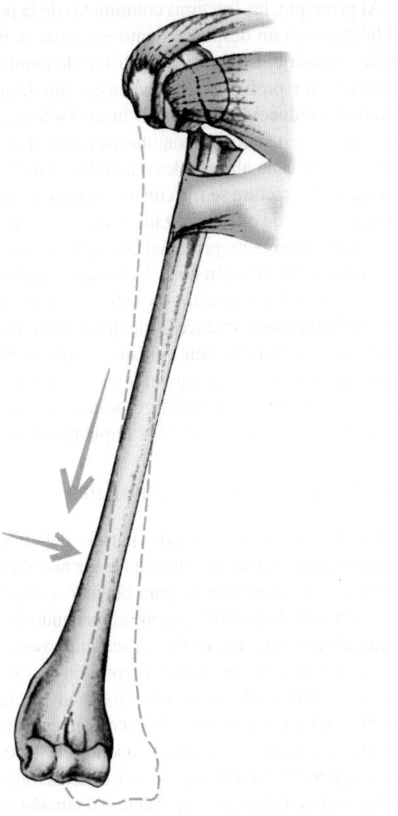

Fig. 9-31 • Reducción cerrada de una fractura del cuello quirúrgico. Para realizarla, se debe tirar suavemente del brazo mientras se aleja del costado y se flexiona con delicadeza. La tracción se mantiene, y la flexión se incrementa conforme el brazo se acomoda gradualmente en aducción para reducir la diáfisis debajo de la cabeza. La aducción neutraliza la tracción que ejercen el pectoral mayor y otros rotadores internos, que ocasionan la deformidad. A veces el ayudante debe ejercer contrapresión debajo del hueco axilar, o bien, presión digital sobre el fragmento proximal, a fin de estabilizar la fractura. Para que la reducción sea estable, la diáfisis debe encontrarse debajo de la cabeza.

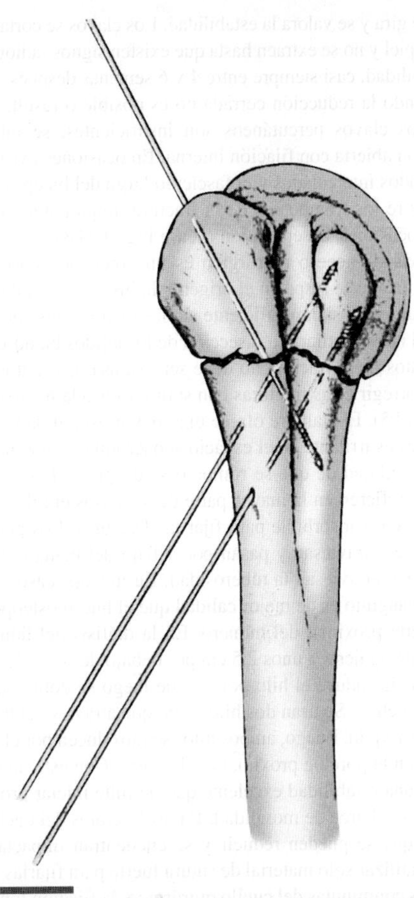

Fig. 9-32 • Técnica para la osteosíntesis con agujas percutáneas en las fracturas del cuello quirúrgico. Se reduce la fractura y se mantiene el brazo en una postura estable. Se introducen entonces dos agujas en dirección proximal, partiendo por encima de la inserción del deltoides, a través del fragmento proximal, y se dirigen hacia la cabeza y el fragmento de la tuberosidad. Estas agujas deben ser agujas AO roscadas en la punta, de 2,5 mm. Se debe utilizar una taladradora, pues a veces resulta difícil atravesar la cortical. La tercera aguja se introduce a nivel proximal, desde arriba hacia el troquíter y después hacia la diáfisis.

en el fragmento proximal, para lograr la estabilización. A continuación se engancha la porción proximal de la diáfisis debajo de la cabeza humeral, y el brazo se coloca en abducción incrustando la diáfisis debajo de la cabeza. Para realizar de manera satisfactoria este procedimiento, es importante contar con una relajación suficiente, lo que no siempre es posible en el servicio de Urgencias, donde sólo se tienen a mano analgésicos intramusculares o intravenosos y relajantes musculares. No es conveniente insistir en el logro de una reducción cerrada en el servicio de Urgencias si no se tiene una relajación apropiada.

Cuando el primer intento no tiene éxito, los autores prefieren realizar un segundo intento en el quirófano, bajo anestesia y con un amplificador de imágenes. De esta manera, se tiene una mayor visibilidad de los fragmentos de la fractura. Si se consigue una reducción satisfactoria y estable, el brazo se inmoviliza con una férula y vendaje. En cambio, si la reducción es inestable, se debe recurrir a la colocación de un clavo percutáneo. Se prepara y cubre al paciente con campos quirúrgicos, y se administran antibióticos intravenosos. Después, se reduce el brazo y se mantiene en una posición estable. Se utilizan dos clavos, que se dirigen en sentido proximal, comenzando por arriba de la inserción del deltoides, a través del fragmento de la diáfisis y hasta la cabeza y el fragmento de la tuberosidad (Fig. 9-32). Se utilizan clavos de 2,5 mm o 2,7 mm de punta roscada. Es importante usar una taladradora motorizada, puesto que suele ser difícil perforar la cortical de la porción proximal del húmero. Cada clavo se verifica por separado con el amplificador en dos planos perpendiculares. El tercer clavo se introduce desde la parte superior en el troquíter, continuando en sentido distal hasta el fragmento diafisario. Cuando es necesario, se introduce un cuarto clavo de la parte distal a la proximal en la cara anterior de la diáfisis y hasta la cabeza para mejorar la estabilidad. No se debe penetrar en la superficie articular de la cabeza. A continuación el brazo se gira y se valora la estabilidad. Los clavos se cortan debajo de la piel y no se extraen hasta que existen signos radiográficos de estabilidad, casi siempre entre 4 y 6 semanas después.

Cuando la reducción cerrada no es posible o resulta inestable y los clavos percutáneos son insuficientes, se intenta la reducción abierta con fijación interna. En ocasiones existen tejidos blandos intercalados y el fascículo largo del bíceps actúa de freno entre los fragmentos de la fractura, impidiendo la reducción al ocasionar la separación (véase Fig. 9-11B).

La vía de acceso quirúrgico es una incisión deltopectoral larga en la que se respetan el origen y la inserción del deltoides. Ofrece una exposición suficiente sin lesionar el músculo deltoides ni el nervio axilar. La disección de los tejidos blandos de los fragmentos de la fractura no debe ser extensa. Los autores prefieren corregir estas fracturas con sutura trenzada no absorbible fuerte (n.º 5). El alambre ofrece una mayor estabilidad, pero en ocasiones es irritante en el espacio subacromial, y además existe la posibilidad de que se rompa o se desplace. Por tanto, los autores prefieren en la mayor parte de los casos el hilo de sutura fuerte y no absorbible para fijar las fracturas. Los puntos no absorbibles atraviesan y pasan por debajo del manguito de los rotadores y atraviesan la tuberosidad. En muchos casos, el tejido del manguito es de mejor calidad que el hueso osteoporótico en la parte proximal del húmero. En la diáfisis del húmero se perfora un agujero, a unos 2,5 cm por debajo del sitio de la fractura, y se introduce el hilo por él, que luego se dobla para formar un «ocho». Se usan dos hilos, uno que atraviesa el troquíter y otro el troquín. Luego, ambos hilos se introducen por el mismo agujero en la porción proximal del húmero. Con este método se obtiene una estabilidad excelente que permite iniciar pronto los ejercicios del arco de movilidad. En las fracturas del cuello quirúrgico que se pueden reducir y se encuentran impactadas es posible utilizar sólo material de sutura fuerte para fijarlas. En las fracturas conminutas del cuello quirúrgico, la fijación longitudinal se refuerza con varillas intramedulares, que se colocan en la superficie no articular, en el interior del troquíter o en el troquín. Para insertar estos clavos se ejecutan incisiones longitudinales pequeñas en el manguito de los rotadores. Los autores prefieren los clavos de Ender porque se fijan en tres puntos, y el orificio del clavo permite introducir suturas que impiden el desplazamiento proximal de la varilla (Fig. 9-20); de esta manera, es posible introducir el clavo más profundamente en el hueso, y la punta proximal se aloja por debajo de la superficie de los tendones del manguito de los rotadores. Así se ha logrado reducir la frecuencia de compresión subacromial a causa de la varilla y, por consiguiente, la necesidad de extraerla. En 18 de 22 pacientes (82%) estas técnicas han resultado satisfactorias.[84]

Las fracturas impactadas del cuello quirúrgico con una angulación superior a 45° se deben reducir. La deformidad suele estar en el plano anterior, y la unión defectuosa limita la elevación anterógrada. Es importante obtener proyecciones radiográficas rotacionales múltiples, que se comparan con las radiografías del hombro sano para valorar con precisión la angulación. Las maniobras para la reducción son la abducción y la flexión hasta alcanzar la posición básica. De esta manera se apartan los fragmentos de la fractura, liberando la diáfisis de la parte inferior de la cabeza, lo que permite corregir la deformidad. La cabeza se reubica en su sitio para obtener estabilidad y reanudar pronto los movimientos. El brazo se inmoviliza en el costado con una férula y un vendaje.

Al principio, las fracturas conminutas de la porción proximal del húmero sin un desplazamiento excesivo se inmovilizan con férula y vendaje. La tracción es difícil de mantener y tolerar, y constituye un problema en pacientes con lesiones múltiples. Cuando la reducción cerrada es insatisfactoria, se recurre a la reducción abierta con fijación interna a base de varillas de Ender y varias suturas no absorbibles o alambre (Fig. 9-19). En pacientes jóvenes la fractura se fija con una placa y tornillos (Fig. 9-33), pero en sujetos de edad avanzada resulta más difícil conseguir la fijación del fragmento proximal osteoporótico con placa y tornillos. Si bien esta fijación no es lo bastante rígida como para permitir una movilidad precoz, es suficiente para mantener la alineación hasta que comience la cicatrización y se pueda iniciar la movilización. Actualmente, existen también placas en paleta especialmente diseñadas para el húmero y las placas de bloqueo aún más recientes; sin embargo, todavía no se dispone de los resultados a largo plazo de estos implantes (Fig. 9-33).

Fractura en dos partes del troquíter

En las fracturas en dos partes del troquíter con un desplazamiento mayor de 5 mm suele ser necesaria una reducción abierta, con fijación interna, para obtener resultados óptimos. La reducción cerrada es difícil porque el manguito de los rotadores se desgarra tirando del fragmento en sentido posterior y superior. Si se deja en esta posición, surge compresión y el paciente pierde la movilidad (tanto elevación como rotación externa) del hombro (Fig. 9-15). La vía quirúrgica de acceso en este tipo de fractura se realiza a través de una incisión superior en las líneas de Langer (véase Fig. 9-29). El deltoides se separa del acromion 3 cm o 4 cm. La elección de la fijación dependerá del tamaño del fragmento, la edad del paciente y la calidad del hueso. En general, nosotros preferimos estabilizar el fragmento óseo con varios puntos de hilo de material no absorbible fuerte, especialmente si hay una conminución de la tuberosidad en pacientes de edad avanzada (Fig. 9-34).

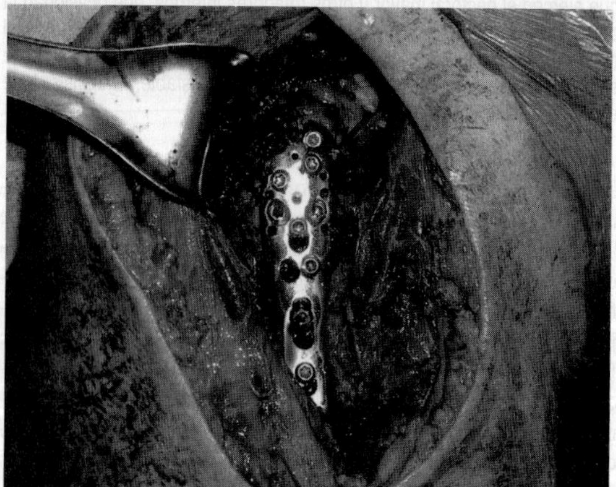

Fig. 9-33 • Imagen intraoperatoria de una fractura proximal del húmero derecho tratada con una nueva placa de bloqueo proximal de húmero. La *flecha negra* señala la forma de asegurar fácilmente las suturas a la placa, ofreciendo la ventaja de incorporar las suturas del manguito de los rotadores directamente a la placa.

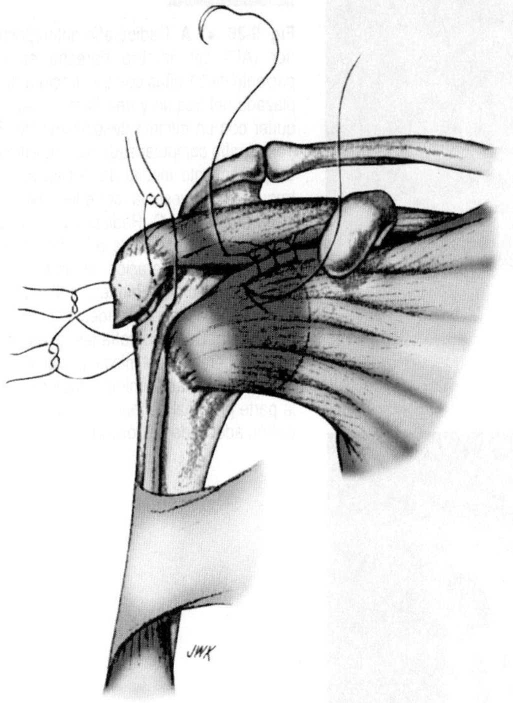

Fig. 9-34 • Técnica para la reducción abierta y fijación interna de una fractura del troquíter. El método que prefieren los autores para fijar las fracturas del troquíter es el de múltiples suturas con nailon no absorbible. También se debe reparar el manguito. Es conveniente repararlo en primer lugar, porque así se reduce la tensión de las estructuras óseas, estabilizando el fragmento de la fractura. En la porción proximal de la diáfisis se perforan varios orificios a través de los cuales se fija el troquíter.

Además, se debe reparar el desgarro del manguito, consiguiendo así estabilidad y eliminando la tensión debida a la reparación de la fractura. El troquíter se reubica en su posición anatómica con varios puntos de nailon del n.º 5 (p. ej., Tevdek) que se introducen por los agujeros que se han realizado en el troquíter y la diáfisis (Fig. 9-35). Es necesario también eliminar los fragmentos óseos y el hematoma de la superficie de la fractura del troquíter para mejorar la reducción. Los ejercicios se inician pronto, durante el primero o el segundo días del postoperatorio. Los autores han encontrado resultados satisfactorios uniformes con este método en una serie de 12 pacientes (seis excelentes, seis buenos) con fracturas desplazadas del troquíter).[119]

Fractura en dos partes del troquín

Las fracturas desplazadas aisladas del troquín son raras. Cuando el fragmento es pequeño y no se altera la rotación, el brazo se apoya en una férula y se explica al paciente cómo realizar los ejercicios del arco de movimiento. Cuando el fragmento es grande y bloquea la rotación medial, está indicado realizar una reducción abierta con fijación interna. Si el fragmento es lo suficientemente grande, es razonable realizar una fijación interna con tornillos, aunque también se puede utilizar sutura no absorbible fuerte (Fig. 9-36). También existe la posibilidad de extraer el fragmento de la fractura, y el tendón del subescapular se repara uniéndolo de nuevo a la parte proximal del húmero.

Fractura en tres partes

En su mayor parte, las fracturas en tres partes son bastante inestables y resulta difícil su reducción cerrada. En general, el método preferido en los pacientes activos es la reducción abierta con fijación interna, que habitualmente permite conseguir una reducción estable y la movilización precoz. La reducción cerrada constituye una alternativa sólo en pacientes debilitados o cuando la cirugía está contraindicada. También en este caso la vía de acceso quirúrgico es deltopectoral.

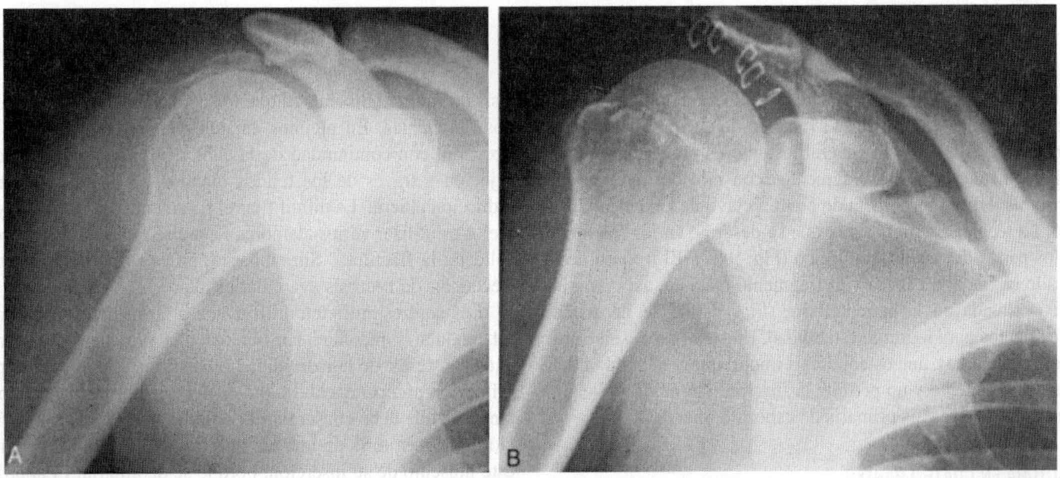

Fig. 9-35 • A, Radiografía anteroposterior de una fractura desplazada del troquíter que se desvía en sentido posterior y superior debida a la tracción que ejercen el supraespinoso y el infraespinoso. B, Radiografía postoperatoria que muestra la estabilización de la fractura con suturas de material no absorbible.

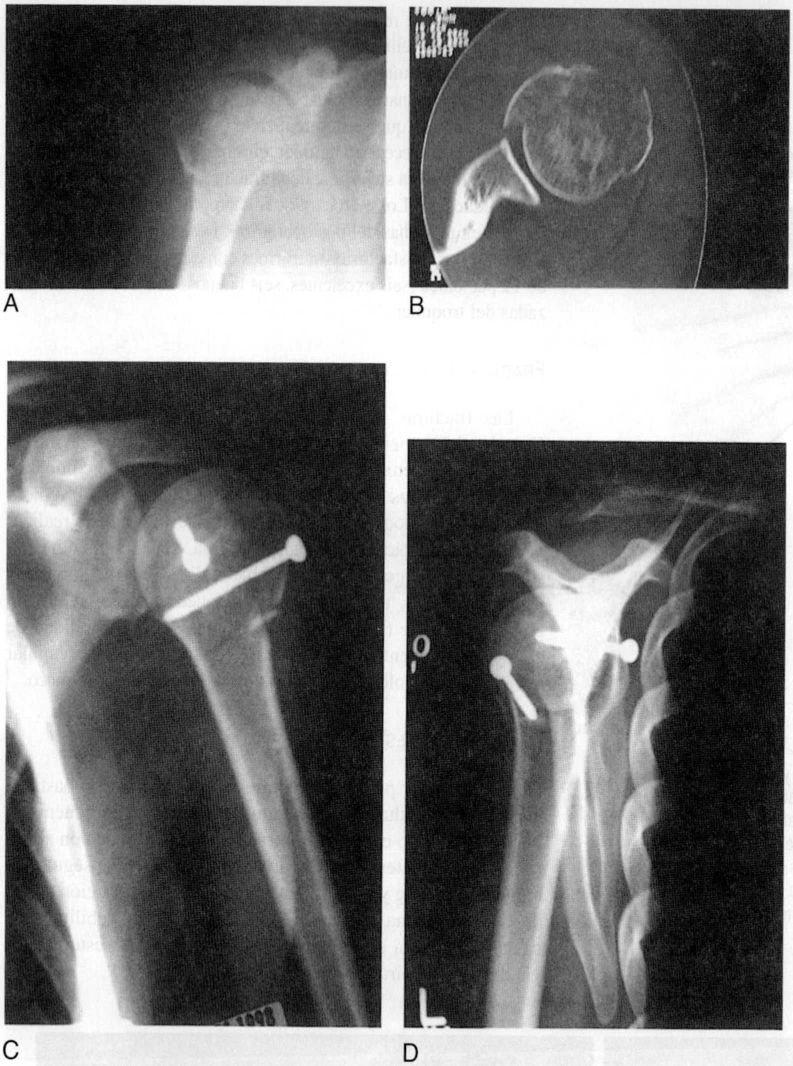

Fig. 9-36 • **A,** Radiografía anteroposterior (AP) del hombro derecho en un paciente de 31 años con una fractura desplazada del troquín y una fractura del troquíter con un mínimo desplazamiento. **B,** Tomografía computarizada que muestra el desplazamiento medial de la fractura del troquín (obsérvese la corredera bicipital fijada al troquín). **C,** Radiografía AP postoperatoria del paciente de la Figura 9-9 que muestra la recuperación anatómica del extremo proximal del húmero, con una fijación de ambas tuberosidades con tornillos de 4,5 mm. **D,** Radiografía lateral escapular postoperatoria del mismo paciente, que muestra el restablecimiento anatómico de la parte proximal del húmero, con la colocación adecuada del tornillo.

Es preciso proceder con mucho cuidado para no privar a los fragmentos de la fractura de su irrigación, lo que provocaría una necrosis avascular. Por lo general los autores prefieren realizar la fijación interna de los fragmentos con hilo de material no absorbible del n.º 5 y a menudo con un clavo de Ender modificado. La técnica es similar a la que se describe en las fracturas en dos partes del cuello quirúrgico (Fig. 9-37). El troquín desplazado se fija a la cabeza y al fragmento restante, así como la diáfisis situada en la parte inferior (Fig. 9-38). Se necesitan varios puntos para lograr la estabilidad. En casos raros seleccionados, cuando hay una osteoporosis importante y la calidad del hueso es deficiente y no permite la fijación interna, lo indicado es utilizar una prótesis primaria de cabeza humeral.

Fractura en cuatro partes

El tratamiento de elección de las fracturas clásicas de Neer en cuatro partes de la porción proximal del húmero es una prótesis de cabeza humeral, ya que los demás métodos dan resultados deficientes. En algunos sujetos menores de 40 años, sin luxación, con continuidad de la cabeza y la glenoides y cierta sujeción a través de los tejidos blandos, se puede intentar la reducción abierta. Es difícil fijar el fragmento de la cabeza, y lo mejor es utilizar varios alambres K que se extraen una vez consolidada la fractura.[86] Sin embargo, en este tipo de fractura la frecuencia de necrosis avascular es alta.

Los autores prefieren utilizar una prótesis de cabeza humeral modular y recomiendan obtener una verdadera radiografía anteroposterior de la extremidad opuesta sin lesión para la planificación preoperatoria. La vía de acceso quirúrgico es importante, ya que debe conservar el deltoides para permitir una función postoperatoria óptima del hombro. No se debe desprender este músculo de su inserción, porque se debilitaría. El abordaje deltopectoral evita separar el origen del deltoides, al tiempo que permite una exposición suficiente (véase Fig. 9-30). Si se necesita una mayor visibilidad, se eleva ligeramente la inserción del

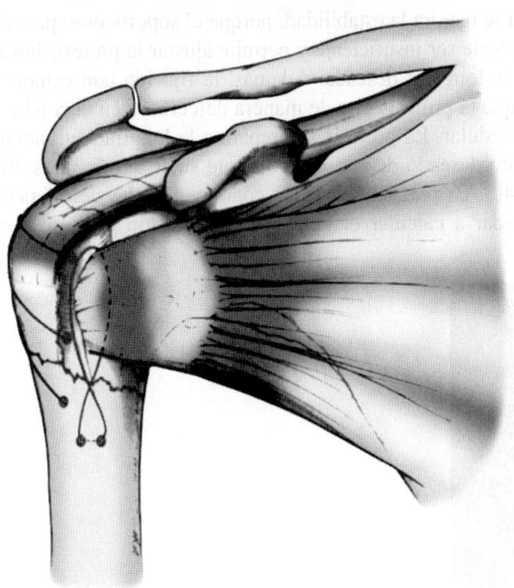

Fig. 9-37 • Técnica para la fijación interna de una fractura en tres partes. Esta técnica se realiza con hilo de sutura no absorbible o alambre de calibre 18. Es importante sujetar la tuberosidad desplazada (en este caso el troquíter) con la cabeza, el troquín y la diáfisis en la parte inferior. Asimismo, el troquín y el fragmento de la cabeza se sujetan a la diáfisis por medio de varias suturas. De esta manera se obtiene una fijación estable, que permite la movilidad temprana. *(De Rockwood CA Jr, Green DP, Bucholz RW, Heckman JD: Fractures in Adults, 4.ª ed. Filadelfia: Lippincott-Raven, 1996, pág. 1085.)*

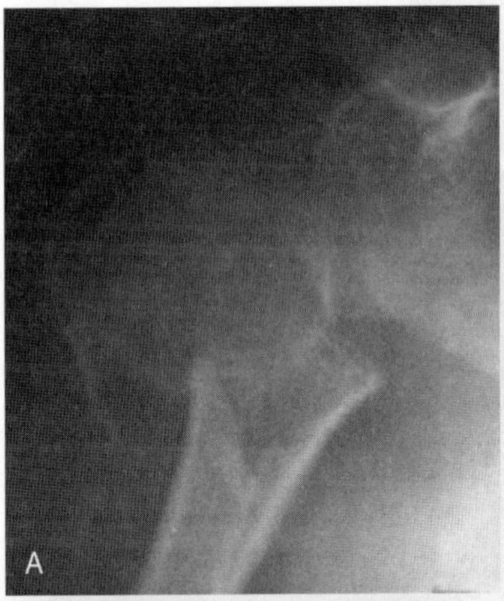

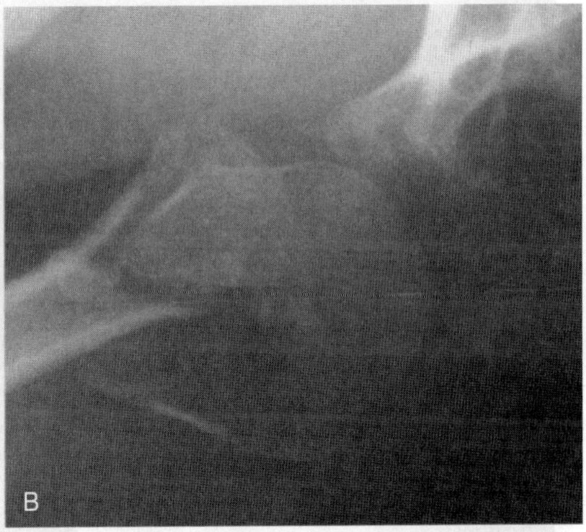

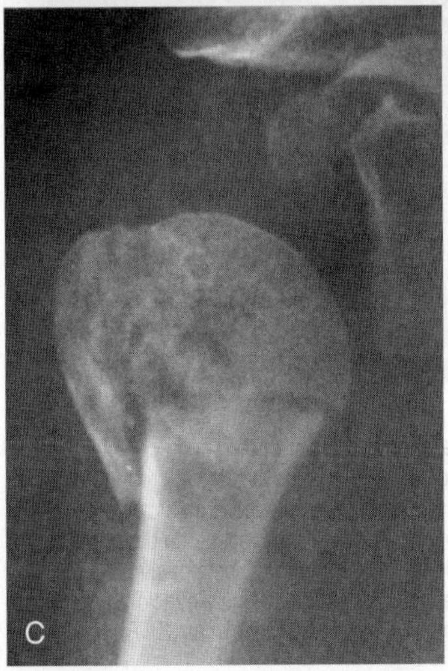

Fig. 9-38 • **A,** Radiografía preoperatoria anteroposterior y axilar con Velpeau de una fractura en tres partes (el troquíter y la diáfisis están desplazados con respecto al segmento articular y el troquín). **B,** Radiografía postoperatoria después de reducción abierta y fijación interna con sutura no absorbible fuerte. **C,** Radiografía anteroposterior después de un año de seguimiento de una fractura del troquíter en tres partes, fijada con múltiples suturas no absorbibles. La curación fue excelente y el paciente presenta un arco de movilidad completo, con función normal. *(De Rockwood CA Jr, Green DP, Bucholz RW, Heckman JD: Fractures in Adults, 4.ª ed. Filadelfia: Lippincott-Raven, 1996, pág. 1986.)*

deltoides, aunque esto rara vez es necesario. Otro aspecto técnico importante es restablecer una longitud suficiente del húmero, conservando al mismo tiempo la tensión apropiada y la capa miofascial. La tendencia es ajustar la prótesis a la diáfisis humeral restante, lo que acorta considerablemente el húmero y provoca una subluxación inferior de la prótesis e incapacidad para elevar la extremidad. En este caso, el deltoides se acorta y su función disminuye considerablemente (Fig. 9-39). Añadiendo cemento se mejora la estabilidad, porque el soporte óseo para el vástago suele ser insuficiente y permite ajustar la prótesis hasta obtener la longitud deseada. Además, la fijación con cemento impide que la prótesis gire de manera defectuosa en el conducto intramedular. La prótesis se prepara a la longitud suficiente y el grado deseado de retroversión, que suele ser de unos 30º (Fig. 9-40). Es preciso palpar los cóndilos distales del húmero para ayudar a calcular el grado de retroversión de la cabeza

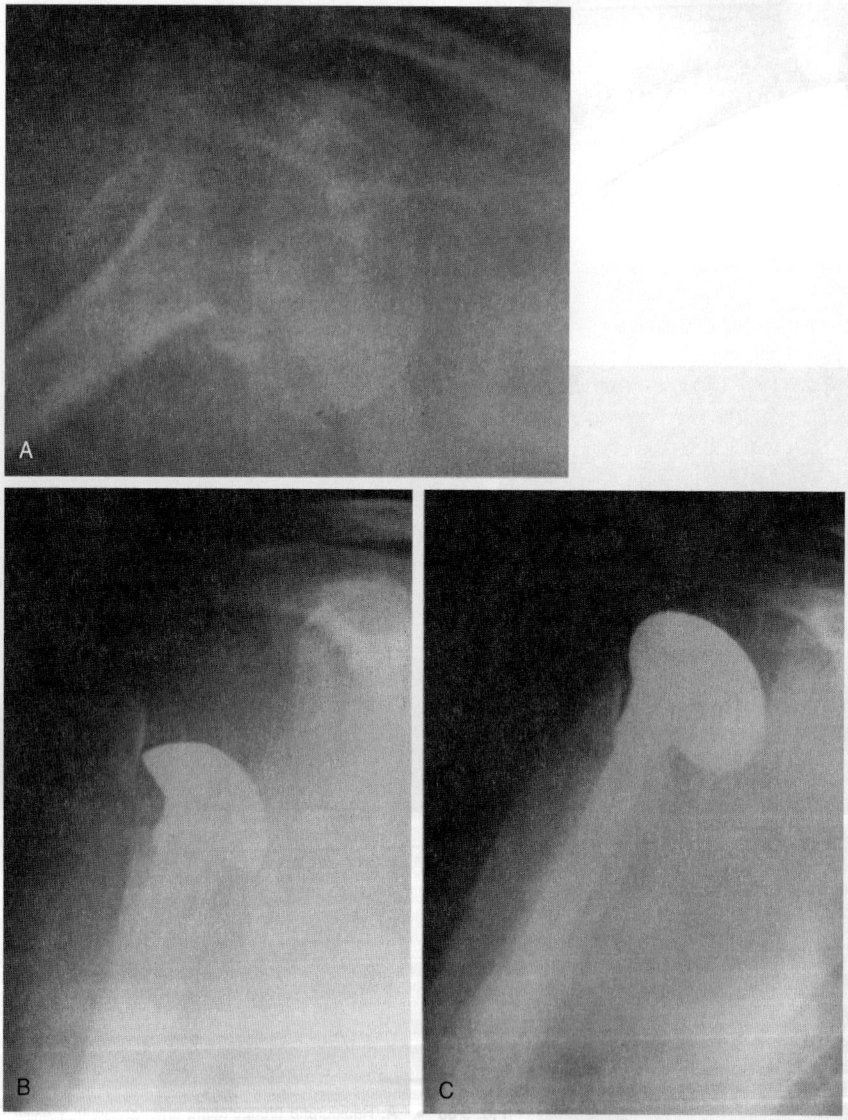

Fig. 9-39 • A, Fractura-luxación anterior en cuatro partes, con la cabeza desplazada por debajo de la coracoides. **B,** Prótesis fallida de Neer I en la que la prótesis se colocó opuesta a la porción proximal de la diáfisis, creando una situación inestable que provocó una subluxación inferior. Además, ambas tuberosidades se separaron a causa de la fijación incorrecta. **C,** Revisión de la prótesis, en la que se utilizó cemento para elevarla unos 4 cm a fin de lograr la estabilidad. Se dejó hueso suficiente en el troquíter para ubicarlo debajo de la cabeza. Además, este paciente sufría una parálisis parcial del nervio axilar; sin embargo, el dolor del hombro desapareció y obtuvo una elevación anterógrada de 80° con una rotación externa de 30°. *(De Rockwood CA Jr, Green DP, Bucholz RW, Heckman JD: Fractures in Adults, 4.ª ed. Filadelfia: Lippincott-Raven, 1996, pág.1087.)*

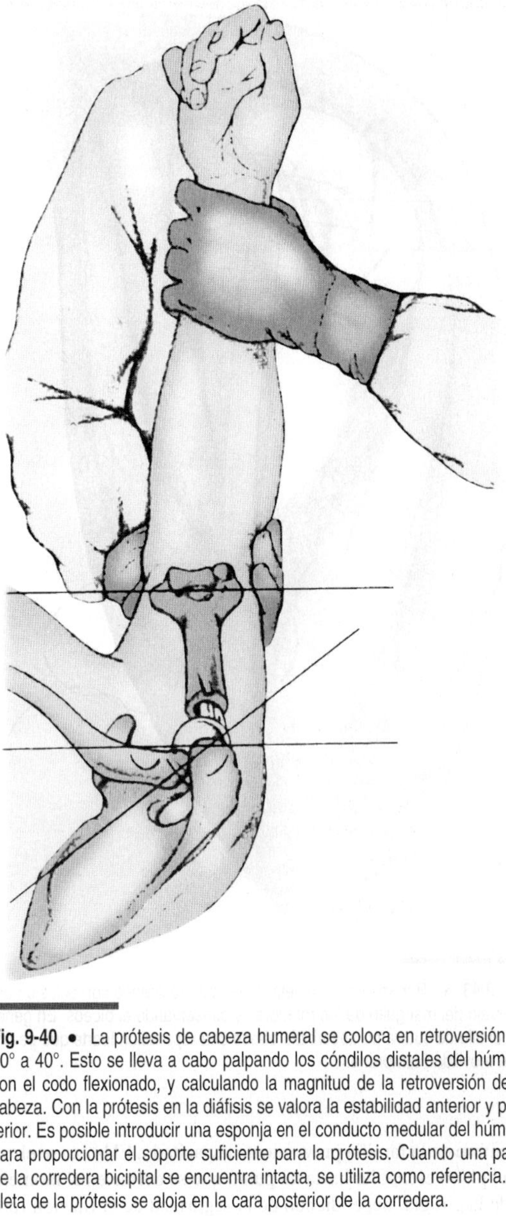

Fig. 9-40 • La prótesis de cabeza humeral se coloca en retroversión de 30° a 40°. Esto se lleva a cabo palpando los cóndilos distales del húmero con el codo flexionado, y calculando la magnitud de la retroversión de la cabeza. Con la prótesis en la diáfisis se valora la estabilidad anterior y posterior. Es posible introducir una esponja en el conducto medular del húmero para proporcionar el soporte suficiente para la prótesis. Cuando una parte de la corredera bicipital se encuentra intacta, se utiliza como referencia. La aleta de la prótesis se aloja en la cara posterior de la corredera.

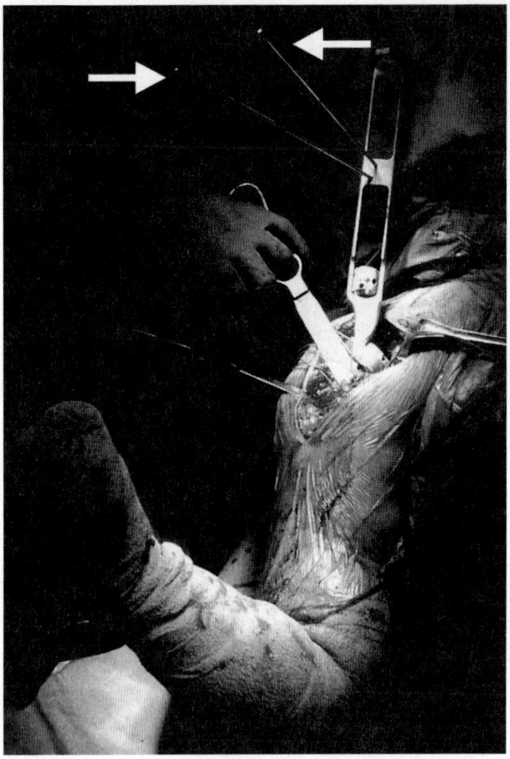

Fig. 9-41 • Imagen intraoperatoria de una hemiartroplastia del hombro derecho por una fractura en cuatro partes de la porción proximal del húmero. Las *flechas blancas* señalan las guías de alineación (20° y 40° de retroversión). Se coloca el antebrazo entre ambas guías para conseguir 30° de retroversión.

humeral. Además, la prótesis que utilizamos nosotros tiene una guía de alineación incorporada al sistema que permite realizar una determinación meticulosa de la versión humeral durante el procedimiento (Fig. 9-41). Esto se realiza con el codo flexionado y la prótesis en su lugar, para evaluar la estabilidad anterior y posterior. También se puede introducir una esponja en el conducto medular de la porción proximal del húmero, para proporcionar suficiente soporte a la prótesis y mantener la altura y la versión elegida durante la reducción. Cuando una parte de la corredera bicipital se conserva íntegra, se utiliza como referencia. La aleta lateral de la prótesis, que contiene dos orificios a través de los cuales pasa el hilo de sutura para fijar la tuberosidad, se asienta en la cara posterior del surco (Fig. 9-42). Finalmente, se recomienda realizar una radioscopia intraoperatoria para confirmar la colocación adecuada de la prótesis antes de aplicar el cemento al implante.

Es indispensable asegurar la fijación de las tuberosidades a la diáfisis humeral para comenzar a mover pronto el hombro después de la intervención. Estas tuberosidades se suturan con material trenzado fuerte, no absorbible (p. ej., Tevdek del n.° 2 o 5), entre ellas y a la diáfisis humeral (Fig. 9-43). Entre el troquíter y la diáfisis se emplean entre 4 y 6 suturas, y entre el troquín y la diáfisis del húmero se utilizan entre 2 y 4. Además, se pueden utilizar una o dos suturas desde el troquíter, que atravesarán los orificios de la aleta de la prótesis hasta el troquín. Es importante cerrar el desgarro en el manguito de los rotadores. Las suturas que unen el troquín a la diáfisis son las más importantes; si la consolidación no llega a la diáfisis, la prótesis fracasará. Siempre que sea posible, se intentará conservar la cabeza larga del bíceps mediante su retracción anterior o posterior y la posterior reposición a su surco en el húmero. Sin embargo, en muchos casos está indicada la tenodesis del bíceps, intervención que nosotros realizamos a menudo después de utilizar inicialmente el bíceps para ayudar a identificar y movilizar las tuberosidades. Es preciso colocar la cabeza de la prótesis por encima del troquíter para evitar su pinzamiento contra el acromion (Fig. 9-25B).

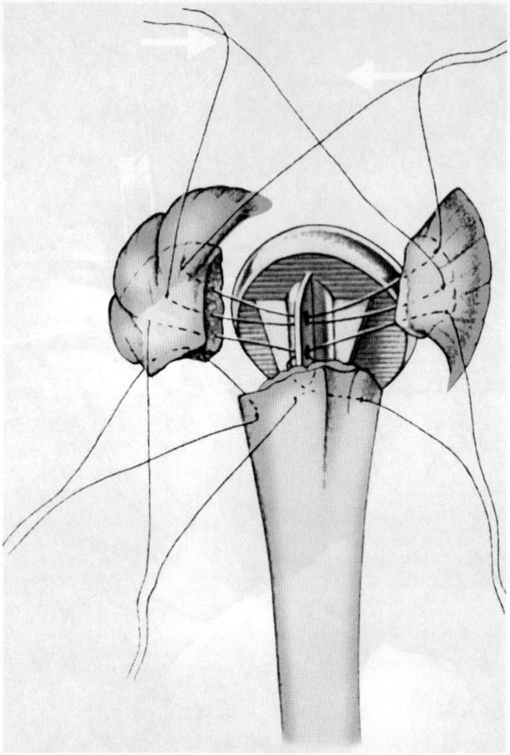

Fig. 9-42 • Sustitución protésica. La prótesis se fija con cemento en su sitio y se eleva, separándola de la diáfisis. Ambas tuberosidades se deben contener debajo de la cabeza. Las tuberosidades no se reparan por arriba de ésta. Además, se perforan agujeros a través de ambas tuberosidades y la diáfisis, para unir las tuberosidades entre sí a través de la aleta de la prótesis y la diáfisis situada en la parte inferior.

Cuando existe una fractura de la diáfisis humeral, ésta se estabiliza antes de aplicar cemento a la prótesis. Para ello se utiliza alambre para cerclaje y varios puntos de nailon no absorbible. La herida se irriga con solución salina, y se colocan dos sondas cerradas para aspiración e irrigación en la parte profunda del músculo deltoides. El intervalo deltopectoral se cierra con material de sutura crómico y, cuando se ha elevado la inserción, ésta se fija de nuevo. La piel se sutura con puntos subcutáneos utilizando Dexon o Prolene. Además se administran antibióticos profilácticos en el preoperatorio, el intraoperatorio y el postoperatorio durante 48 horas. El cirujano debe iniciar el arco de movimiento el primer día del postoperatorio. Para evitar que se arranque la tuberosidad, que es una complicación devastadora, los movimientos activos se aplazan. Los estudios electromiográficos (EMG) de los ejercicios de hombro[268] demuestran que en los ejercicios auxiliados, como la elevación con polea, también se utilizan de manera activa el manguito de los rotadores y el deltoides. Al encontrar varios casos de arrancamiento temprano de la tuberosidad después de sustitución de la cabeza humeral por una fractura aguda, se pensó que la causa eran los ejercicios con poleas. Es por esta razón que en la actualidad, en estos casos, se limitan los movimientos pasivos al péndulo y la elevación pasiva que realiza el cirujano, el terapeuta o algún miembro de la familia previamente capacitado. El brazo se eleva en el plano escapular hasta un punto que se define en el momento de la cirugía, dependiendo de la seguridad de la fijación (por lo general entre 110° y 130°). No se realizan ejercicios activos hasta que las tuberosidades cicatrizan, casi siempre en la sexta semana. Después se añade resistencia gradual y se insiste en los ejercicios de estiramiento terminal.

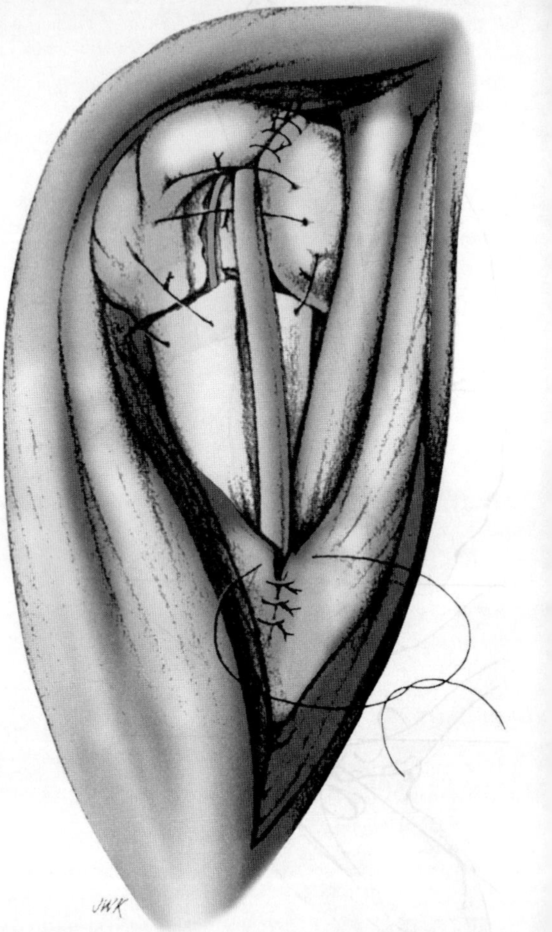

Fig. 9-43 • Reparación completa de las tuberosidades con oclusión del intervalo del manguito de los rotadores y conservando el bíceps. En general, el hilo de sutura no absorbible ofrece una reparación fuerte que permite la movilidad temprana.

FRACTURA EN CUATRO PARTES IMPACTADA Y EN VALGO

Es necesario diferenciar estas fracturas de la clásica fractura en cuatro partes de la zona proximal del húmero, ya comentada. La diferencia fundamental es que la cabeza está impactada en la diáfisis, aunque el revestimiento perióstico medial se mantiene intacto, conservándose así gran parte del riego sanguíneo de la cabeza y permitiendo la posibilidad de una fijación interna estable. Puesto que no hay desplazamiento de la cabeza ni arrancamiento de los tejidos blandos o de los vasos, la incidencia de necrosis avascular es mucho más baja que en las fracturas en cuatro partes clásicas de la zona proximal del húmero. Las fracturas en cuatro partes, impactadas y en valgo, son susceptibles de reducción percutánea y fijación o de reducción abierta y fijación percutánea o abierta. Sin embargo, estos casos suponen un desafío técnico, y siempre deberá considerarse la posibilidad de que se produzcan complicaciones graves (como el desplazamiento de las agujas).

FRACTURAS-LUXACIONES

FRACTURAS-LUXACIONES EN DOS PARTES

Al principio, las fracturas-luxaciones en dos partes se corrigen con reducción cerrada. La cabeza se encuentra adherida a la diáfisis y, en la mayor parte de los casos, el fragmento desplazado de la tuberosidad se reduce hasta alcanzar una posición aceptable (véase Fig. 9-13). Las fracturas-luxaciones en dos partes anteriores se inmovilizan en el costado con férula y vendaje. Las fracturas-luxaciones posteriores se inmovilizan en rotación neutra o rotación externa ligera, con el brazo en cabestrillo. El fragmento de la tuberosidad tiende a desplazarse de nuevo, sobre todo en las fracturas del troquíter. Por consiguiente, después de la reducción se deben obtener radiografías frecuentes de seguimiento. Si se observa un desplazamiento de las tuberosidades, se corrige como si se tratara de una fractura en dos partes.

En pacientes de más de 40 años en los que se sospecha fractura-luxación en dos partes del troquíter anterior «aislada», hay que actuar con cautela. Estos pacientes pueden presentar al mismo tiempo una fractura del cuello quirúrgico no desplazada. Una vez identificada la lesión, nosotros recomendamos evitar los intentos de reducción cerrada en el departamento de Urgencias, dada la posibilidad de desplazamiento de la cabeza humeral fuera de la diáfisis y la necesidad de conversión a una sustitución de la cabeza humeral, en lugar de una reducción abierta con fijación interna (Fig. 9-44).

Por lo general, una vez que se repara la tuberosidad no se producen más luxaciones glenohumerales. Las fracturas-luxaciones en dos partes, con participación del cuello anatómico o quirúrgico, son raras. Cuando un fragmento de la cabeza anatómica se ubica por fuera de la articulación, se utiliza una prótesis de cabeza humeral. En las fracturas-luxaciones con afectación del cuello quirúrgico, los autores prefieren la reducción abierta con fijación interna.

FRACTURAS-LUXACIONES EN TRES PARTES

Los autores prefieren la reducción abierta con fijación interna en las fracturas-luxaciones en tres partes. En las fracturas-luxaciones anteriores, se debe recordar que la cabeza se encuentra cerca del plexo braquial y la arteria axilar; por tanto, en la reducción abierta de una fractura-luxación anterior en tres partes la cabeza se reduce con delicadeza para no lesionar las estructuras neurovasculares. Además, se inspecciona la superficie glenoidea en busca de fracturas por impresión. La reducción abierta con fijación interna se lleva a cabo con hilo de sutura, siguiendo la misma técnica que la que se describe en las fracturas de tres partes.

FRACTURA-LUXACIÓN EN CUATRO PARTES

La fractura-luxación en cuatro partes se corrige con una prótesis humeral. Aquí la cabeza no posee tejidos blandos que la fijen, así que suele ser un fragmento que flota libremente. De nuevo, se debe tener cuidado al intentar extraer la cabeza en una fractura-luxación anterior (Fig. 9-45), más aún cuando la cirugía se ha retrasado varias semanas, puesto que a menudo el segmento luxado de la cabeza se une a la arteria axilar. La fractura-luxación posterior suele acompañarse de una inestabilidad posterior excesiva, y se necesita menos retroversión para la prótesis. Si ésta es inestable hacia la cara posterior, la retroversión se reduce 10° o 15°, y de esta manera se obtiene estabilidad.

FRACTURAS POR IMPRESIÓN Y CON DEHISCENCIA DE CABEZA

El tratamiento de las fracturas por impresión de la superficie articular varía según el tamaño del defecto y el momento del diagnóstico. Si la cabeza participa en menos del 20% de la superficie articular y el tratamiento se realiza en las primeras 2 o 3 semanas de ocurrida la lesión, basta con una reducción cerrada. El brazo se inmoviliza en rotación externa después de la reducción, cuando la luxación es posterior. En los defectos que abarcan entre el 20% y el 45% de la porción anterior de la cabeza y conllevan una luxación posterior, los autores prefieren utilizar una variante de la técnica de McLaughlin, según la describen Hawkins y cols.[161] El troquín, junto con el tendón del subescapular, se transfiere hasta el defecto en la cabeza, y se fija con un tornillo o hilo de sutura no absorbible pesado a través de una vía de acceso anterior. Para los defectos de la cabeza mayores del 45%, o cuando la luxación tiene más de seis meses y la cabeza se ha reblandecido o degenerado, los autores prefieren una prótesis.[161,438] La glenoides, que se fractura, erosiona o desgasta, también se sustituye. En general, las fracturas por impresión se producen con fracturas-luxaciones posteriores.

Las fracturas con dehiscencia de cabeza, asimismo, requieren una prótesis. Casi siempre conllevan fracturas de las tuberosidades o del cuello quirúrgico (Fig. 9-46). En el paciente joven con hueso de buena calidad, cabe intentar la reducción abierta con fijación interna, pero suele ser un método difícil con una frecuencia alta de fracaso.

REHABILITACIÓN

Es importante la rehabilitación de las fracturas proximales del húmero, ya que para un funcionamiento correcto se necesitan los movimientos apropiados. Cuando una fractura o su reparación son estables, el tratamiento puede comenzar de inmediato. El protocolo de rehabilitación más conveniente es el sistema de tres fases que diseñaron Hughes y Neer (Fig. 9-47).[192] La fase I consiste en ejercicios pasivos auxiliados. En la fase II comienzan los ejercicios activos, y los primeros con resistencia. La fase III es el programa de mantenimiento que incluye ejercicios de estiramiento y de reforzamiento avanzado. La aplicación de este sistema es variable, y está sujeta al tipo de fractura, la estabilidad de la fractura o la reparación de la fractura y la capacidad del paciente para comprender el programa de ejercicios. Éstos se realizan 3 o 4 veces diarias durante 20 a 30 minutos. Es conveniente aplicar una compresa caliente, 20 minutos antes de iniciar la sesión de ejercicios. Algunos pacien-

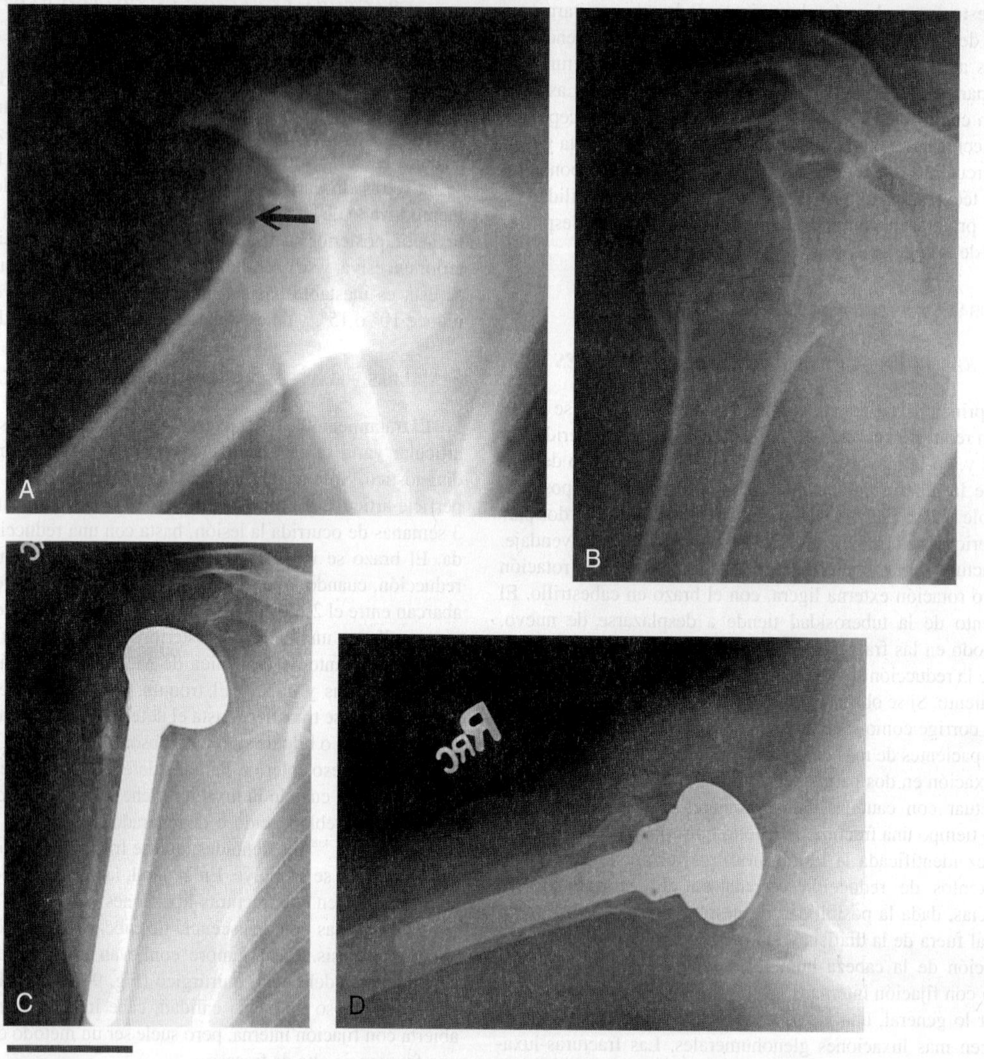

Fig. 9-44 • A, Lesión inicial en la radiografía anteroposterior (AP) en un varón diestro de 53 años que sufrió una caída cuando patinaba y se produjo una fractura-luxación proximal del húmero. En un principio, se pensó que se trataba de una fractura-luxación del troquíter en dos partes. Sin embargo, una inspección detenida revela una línea de fractura en el cuello quirúrgico (*flecha negra*). **B,** Radiografía AP después del intento de reducción. Esta radiografía se obtuvo después de tres intentos de reducción cerrada en el departamento de Urgencias, y reveló el desplazamiento de la cabeza con respecto a la diáfisis. **C,** y **D,** Radiografía AP verdadera obtenida 1 año después de la operación de implantación de una prótesis de la cabeza y reconstrucción del troquíter. Clínicamente, el paciente no tenía dolor y presentaba una elevación anterógrada de 150°, una rotación externa en un lado de 40°, 85° de rotación externa en posición de abducción y rotación interna a la altura de L2.

tes necesitan un analgésico al principio del programa para controlar el dolor y lograr un estiramiento suficiente. Asimismo, suele ser prudente que participe un fisioterapeuta para guiar y dirigir el programa de ejercicios.

Los ejercicios de la fase I comienzan en las primeras etapas del período postoperatorio o poco después de la fractura. Cuando la fractura tiene un desplazamiento mínimo o se ha sometido a reducción cerrada y se encuentra estable, los ejercicios comienzan entre el séptimo y el décimo días después de la fractura. El primero suele ser un ejercicio de péndulo (de Codman), en el cual se gira el brazo hacia afuera y adentro formando círculos pequeños (véanse Figs. 9-47 A, B). El segundo consiste en la rotación externa en decúbito supino con una barra (véase Fig. 9-47C). Es importante apoyar el codo y el tercio distal del húmero en una toalla o una sábana doblada, para dar sensación de seguridad al paciente. Para ejecutar este ejercicio también es conveniente una ligera abducción, de unos 15° o 20°.

Se pueden añadir también movimientos asistidos de elevación anterógrada (véase Fig. 9-47D), a los que se añadirán otros de extensión al poco tiempo. Los ejercicios isométricos se ini-

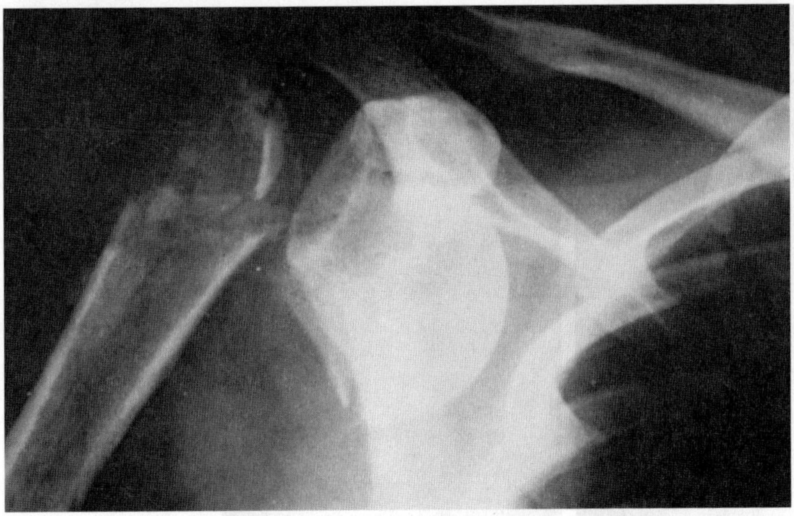

Fig. 9-45 • Radiografía anteroposterior de una fractura-luxación en cuatro partes. La cabeza se desplaza por debajo de la coracoides y es adyacente al haz neurovascular.

cian por lo general a las cuatro semanas (véanse Figs. 9-47 F y G). Después de una reparación quirúrgica eficaz, el médico puede comenzar los ejercicios pasivos en las primeras 24 a 48 horas. En primer lugar el médico realiza flexiones y extensiones del codo, y después ayuda al paciente con cuidado a realizar ejercicios de péndulo. Se realizan también ejercicios de rotación externa en decúbito supino y de elevación anterógrada asistida, ya sea en decúbito supino o en sedestación. En estos ejercicios pasivos también puede ayudar el terapeuta poco después de la operación. Como ya se mencionó anteriormente, los autores evitan los ejercicios auxiliados de poleas durante el período postoperatorio temprano, para prevenir el arrancamiento de la tuberosidad. Estos ejercicios comienzan cuando existen signos radiográficos de cicatrización en la tuberosidad, casi siempre a partir de las 6 semanas.

La fase II incluye los primeros ejercicios activos, de resistencia y de estiramiento. El primer ejercicio es la elevación anterógrada activa en decúbito supino, puesto que se elimina parcialmente la gravedad, lo cual facilita la elevación (véanse Figs. 9-47 H, I, J). A continuación se ejecuta la elevación anterógrada en posición erecta. Si el paciente toma una barra con el brazo no afectado, le ayuda a elevar el brazo enfermo (véanse Figs. 9-47 K, L, M). Conforme el brazo adquiere fuerza, el paciente realiza la elevación activa en posición erecta sin ayuda. Al principio es importante mantener el codo flexionado y el brazo cerca de la línea media. Para reforzar los rotadores internos, los rotadores externos y la porción anterior, media y posterior del deltoides, se utilizan tiras de caucho con resistencia variable (TheraBands) (véanse Figs. 9-47 N, O). En cada sesión se recomienda realizar tres series de 10 a 15 repeticiones. El sujeto comienza por estirarse para la elevación anterógrada hacia la parte superior de una puerta o pared, así como en el marco de la puerta para la rotación externa (véase Fig. 9-47T). Del mismo modo, eleva el brazo sobre la cabeza, sujetando las manos, y luego coloca las manos detrás de la cabeza realizando rotación externa y abducción de los brazos (véanse Figs. 9-47 P, Q, R). Este ejercicio es muy importante para lograr la abducción y la rotación externa. No se recomienda escalar paredes, porque esta actividad no fomenta el estiramiento. La rotación interna se refuerza usando el brazo sano para tirar del brazo enfermo en rotación interna (véase Fig. 9-47S).

Los ejercicios de la fase III suelen comenzar a los tres meses. Las tiras de caucho se sustituyen por tubos de caucho para aumentar la resistencia. El brazo se estira más arriba en la pared inclinando el torso sobre el muro. También es útil estirarse en el extremo de la puerta y el estiramiento prono para la elevación anterógrada. Un baño caliente antes del estiramiento facilita la relajación. Después de tres meses se pueden utilizar pesas ligeras. Al principio se utilizan 500 g, incrementando de manera progresiva 500 g cada vez. El límite es de 2,5 kg. Si persiste el dolor después de los ejercicios con pesas, el peso se reduce o se elimina. La fuerza se obtiene con la actividad funcional. Para que el tratamiento de la fractura sea satisfactorio es indispensable contar con un esquema supervisado de rehabilitación. Aunque la reducción de la fractura o la reparación quirúrgica haya sido perfecta, los resultados no serán satisfactorios sin un programa correcto de rehabilitación.

COMPLICACIONES

Las fracturas desplazadas de la porción proximal del húmero son difíciles de corregir, y se ha publicado una gran variedad de complicaciones después del tratamiento tanto cerrado como abierto. Algunas de éstas son necrosis avascular, falta de unión, unión defectuosa, fallas del equipo, hombro congelado, infección, lesión neurovascular y neumotórax o neumohemotórax.

Lesión vascular

Las complicaciones vasculares después de una fractura proximal del húmero son raras, pero llegan a suceder y sus consecuencias son graves.[163,169,227,253,304,354,379,396,402,415] La lesión de la arteria axilar corresponde a cerca del 6% de los traumatismos arteriales. Es secundaria a las fracturas proximales del húmero y constituye la lesión vascular más común en estas fracturas. En una serie de 81 fracturas, Stableforth[401] encontró una frecuencia

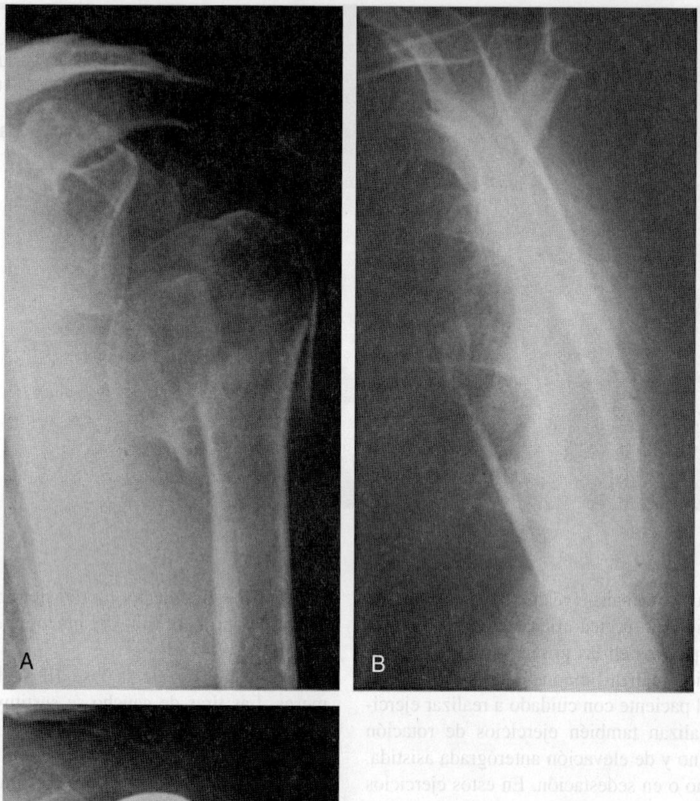

Fig. 9-46 • A, Radiografía anteroposterior de una fractura con dehiscencia de cabeza en la que se afecta un gran porcentaje de la superficie articular. La parte superior de la cabeza se ubica con el fragmento del troquíter, y la parte inferior con el fragmento del troquín. Se acompaña además de una fractura del cuello quirúrgico. **B,** Radiografía lateral en el plano escapular de una fractura con dehiscencia de cabeza que muestra el fragmento superior en la parte de arriba. El fragmento inferior (abajo) presenta la falta de continuidad de la superficie articular. **C,** Radiografía anteroposterior de una prótesis de Neer utilizada para reparar la fractura con dehiscencia de cabeza.

del 4,9% de daño arterial en las fracturas desplazadas. La lesión casi siempre se produce en traumatismos penetrantes o contusos violentos que ocasionan una fractura desplazada. Sin embargo, también se ha encontrado en fracturas con un desplazamiento mínimo. Además, el riesgo aumenta en los individuos maduros con arterioesclerosis, puesto que las paredes vasculares pierden su elasticidad y no se distienden debido a una reacción al traumatismo. Por consiguiente, en el anciano cualquier incidente traumatológico puede ocasionar una lesión arterial.

El lugar donde se lesiona con mayor frecuencia la arteria axilar es proximal al origen de la arteria circunfleja anterior. Las publicaciones más recientes subrayan la necesidad de sospechar

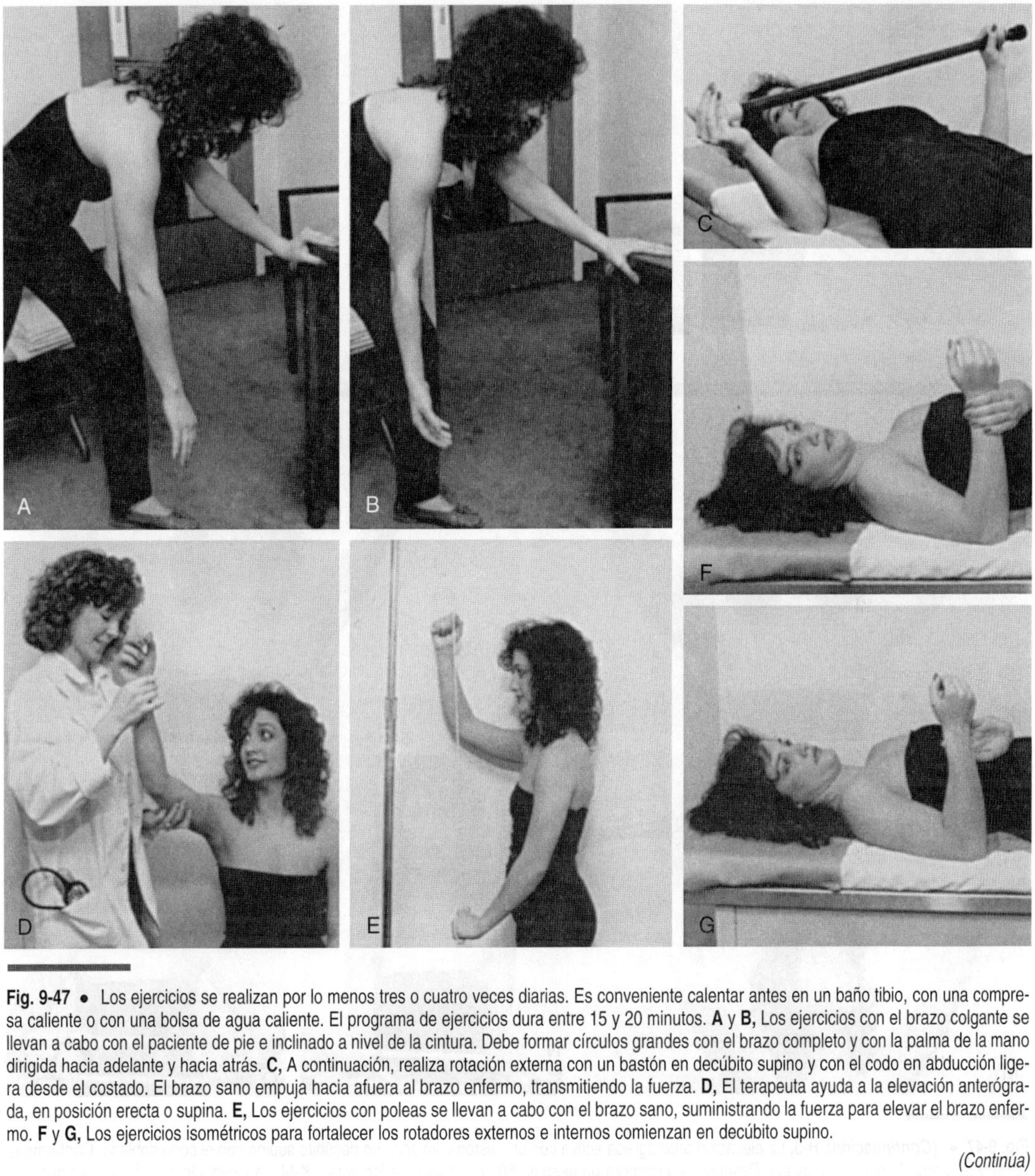

Fig. 9-47 • Los ejercicios se realizan por lo menos tres o cuatro veces diarias. Es conveniente calentar antes en un baño tibio, con una compresa caliente o con una bolsa de agua caliente. El programa de ejercicios dura entre 15 y 20 minutos. **A** y **B,** Los ejercicios con el brazo colgante se llevan a cabo con el paciente de pie e inclinado a nivel de la cintura. Debe formar círculos grandes con el brazo completo y con la palma de la mano dirigida hacia adelante y hacia atrás. **C,** A continuación, realiza rotación externa con un bastón en decúbito supino y con el codo en abducción ligera desde el costado. El brazo sano empuja hacia afuera al brazo enfermo, transmitiendo la fuerza. **D,** El terapeuta ayuda a la elevación anterógrada, en posición erecta o supina. **E,** Los ejercicios con poleas se llevan a cabo con el brazo sano, suministrando la fuerza para elevar el brazo enfermo. **F** y **G,** Los ejercicios isométricos para fortalecer los rotadores externos e internos comienzan en decúbito supino.

(Continúa)

una lesión vascular cuando se produce una fractura cerca de un vaso importante, porque la clave para que el tratamiento sea satisfactorio es el diagnóstico y la reparación temprana.[163,379,464] Es importante verificar el pulso radial en la extremidad lesionada, si bien los pulsos periféricos suelen ser secundarios a la circulación colateral. Por tanto, la presencia de un pulso radial intacto no significa que no haya una lesión arterial. La ecografía con sistema Doppler es útil para detectar el pulso, pero también causa confusión, puesto que la circulación colateral puede crear un pulso que percibe el aparato de Doppler. Otros signos son la presencia de un hematoma expansivo, palidez y parestesias. Quizá el signo más fiable de que la circulación distal es insuficiente son las parestesias, que deben despertar la sospecha de una lesión vascular.

Cuando la lesión arterial no se diagnostica, los resultados pueden ser devastadores e incluyen gangrena gaseosa, amputación y neuropatías compresivas del plexo braquial que originan deficiencias permanentes, a menos que el hematoma se evacue de inmediato. Para confirmar el diagnóstico y establecer la ubicación precisa y la naturaleza de la lesión se debe realizar una angiografía. La arteria se repara sin demora y, si es necesario, se coordina con la reparación ortopédica pertinente de la fractura.

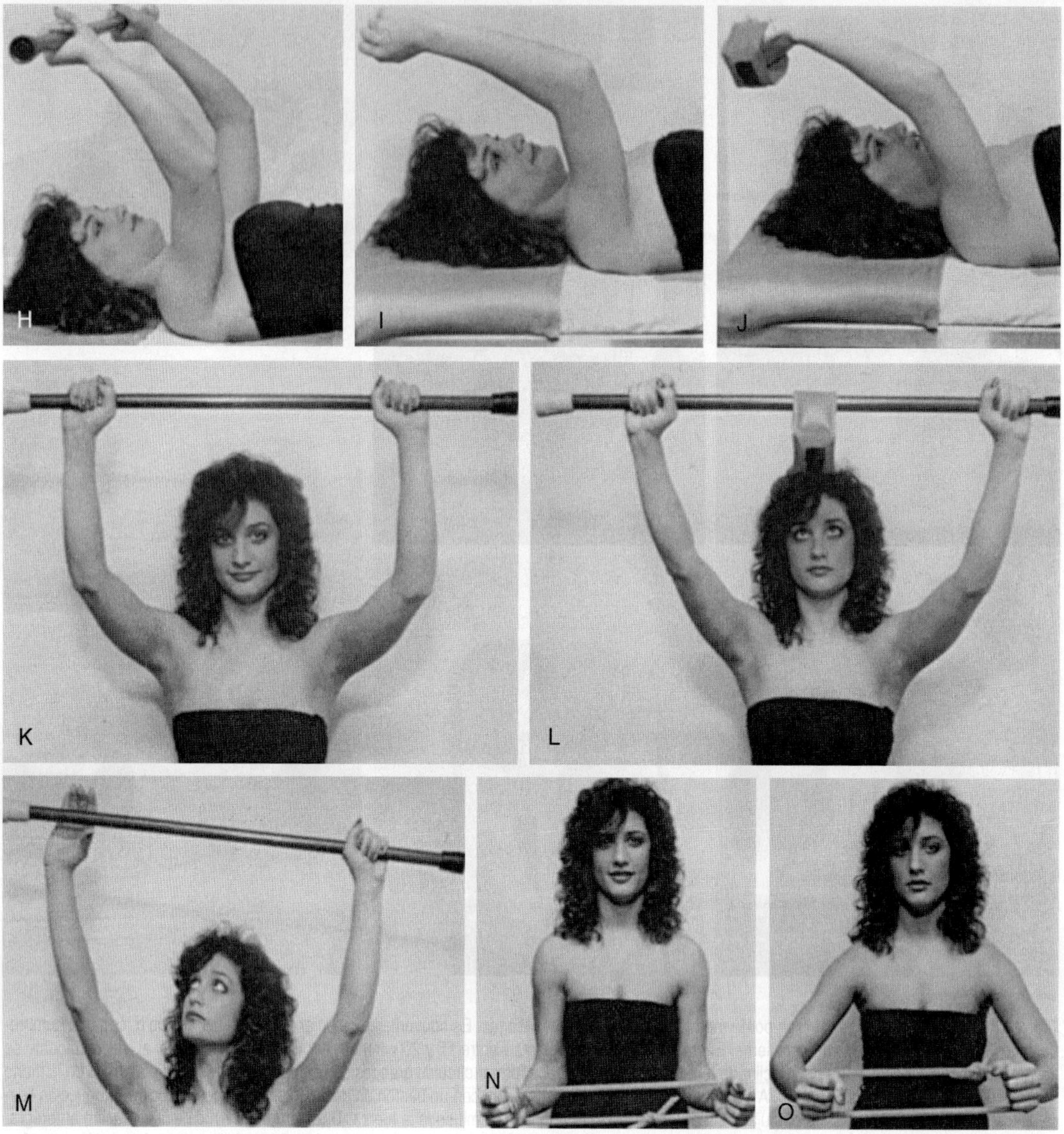

Fig. 9-47 • *(Continuación).* H-J, La elevación anterógrada activa con un bastón comienza en decúbito supino con el codo doblado. Conforme lo permite la fuerza, lo realiza sin ayuda. Después se incorpora un peso de 500 g a 1 kg para fortalecer. **K-M,** La elevación anterógrada en posición erecta también se puede ejecutar con un bastón utilizando el brazo sano para ayudar al brazo enfermo. Conforme aumenta la fuerza, se intenta liberar el bastón de la mano enferma para descender el brazo por sí mismo. Se puede añadir peso para fortalecer. **N,** Para reforzar los rotadores externos se utilizan bandas o cámaras de caucho de resistencia variable, que se colocan alrededor de la cintura, manteniendo los codos pegados al costado, y luego se realiza rotación externa. **O,** Este ejercicio también se utiliza para reforzar el deltoides, realizando abducción de los hombros. Además, si la cámara de caucho se fija en la perilla de una puerta, se refuerzan las caras anterior y posterior del deltoides.

(Continúa)

Lesión del plexo braquial

Algunas fracturas proximales del húmero conllevan lesiones del plexo braquial. Stableforth[401] comunicó una incidencia del 6,1%, después de fracturas del extremo proximal del húmero. Se puede lesionar uno cualquiera de los componentes del plexo braquial o todos ellos. No es raro encontrar una lesión aislada del nervio axilar,[35] sobre todo en las fracturas-luxaciones anteriores, debido a la trayectoria que sigue el nervio por la superficie inferior de la cápsula, donde está expuesto a lesiones. La lesión de los nervios supraescapular y musculocutáneo es menos frecuente. Por consiguiente, es importante averiguar si hay alguna lesión nerviosa en el momento de la evaluación inicial, lo que se puede realizar en la clínica comprobando la sensibilidad cutánea y la

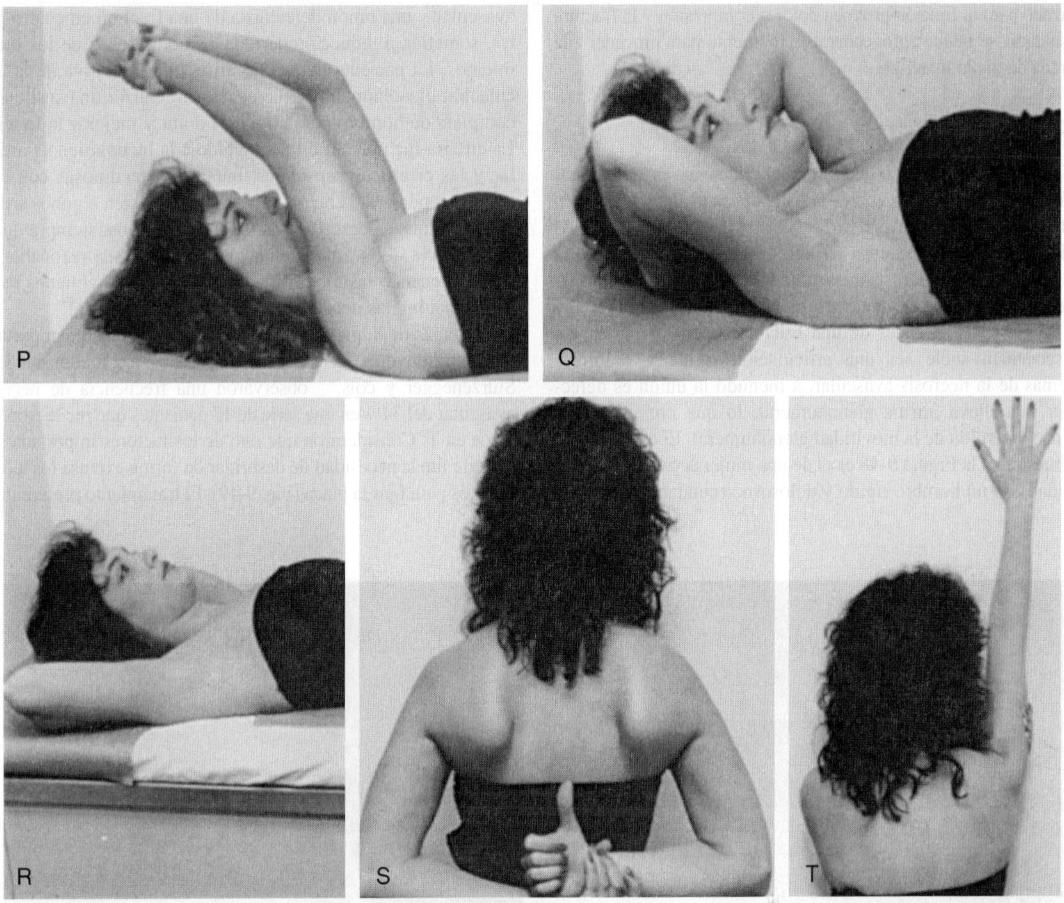

Fig. 9-47 • ***(Continuación).*** **P-R,** Conforme lo permita la cicatrización, el brazo se eleva por encima de la cabeza con ayuda del otro, y también se realiza abducción. **S,** Se ejecuta rotación interna con ayuda del brazo sano o una toalla sobre el hombro. **T,** Los ejercicios de estiramiento para la elevación anterógrada se realizan contra la pared o el borde de una puerta. Es importante descargar el peso del cuerpo en la pared para estirar el hombro en elevación anterógrada.

fuerza motora. Cuando se sospecha una lesión nerviosa, hay que explicárselo al paciente y mantenerle en observación. Para controlar la evolución de la lesión se realizan electromiografías y estudios de la conducción nerviosa. En las lesiones completas del nervio axilar que no muestran signos de mejoría en un lapso de 2 a 3 meses, está indicada la exploración inmediata.

Lesión torácica

Después de una fractura proximal del húmero se puede lesionar el tórax.[303,402] Se han publicado varios estudios sobre luxación intratorácica de la cabeza, con fracturas del cuello quirúrgico del húmero.[138,155,331] Además, en ocasiones estas fracturas también pueden ir acompañadas de neumotórax o hemoneumotórax.

Miositis osificante

Varios autores han comunicado casos de miositis osificante, en particular después de una fractura-luxación.[93,304,336] Es rara su aparición en fracturas sin complicaciones, y es mucho más frecuente cuando existe una fractura-luxación crónica no reducida.

Hombro congelado

Cuando la rehabilitación después de una fractura o una reparación quirúrgica es insuficiente, una posible consecuencia es el hombro congelado. Es muy importante contar con un programa de fisioterapia organizado y vigilado. En general, el primer paso ante un hombro rígido es emprender un programa progresivo de ejercicios. Sin embargo, cuando la rigidez no responde a un programa de ejercicios de estiramiento, se debe contemplar la posibilidad de liberar las adherencias por medio de cirugía abierta, de artroscopia o de ambas. Es preferible este método a la manipulación bajo anestesia, debido al riesgo de reproducción de la fractura, sobre todo en pacientes con hueso osteoporótico. Habitualmente se realiza primero la liberación capsular por artroscopia; sin embargo, a veces es necesario realizar también liberaciones abiertas, debido a la presencia de adherencias extraarticulares. Cuando el material utilizado para la fijación provoca dolor o compresión y la fractura ha soldado, se puede aprovechar este momento para proceder a la retirada de dicho material.

Necrosis avascular

La necrosis avascular no es una complicación rara en las fracturas de tres y cuatro partes, y también se han publicado algunos casos en las fracturas de dos partes.[24,120,132,152,197,215,230,242,293,303,325,379,408,409] Al revisar varias series extensas, Hagg y Lundberg[152] observaron una frecuencia de necrosis avascular del 3% al 14% después de la reducción cerrada de una fractura en tres partes desplazada, y del 13% al 34% después de una fractura de cuatro partes. La consecuencia suele ser una articulación rígida y dolorosa. Además de la necrosis avascular, a menudo la unión es defectuosa y conlleva artritis glenohumeral, lo que provoca dolor intenso y pérdida de la movilidad glenohumeral. El ejemplo que se muestra en la Figura 9-48 es el de una mujer activa de 72 años de edad con un hombro rígido y doloroso secundario a necrosis avascular y una unión defectuosa de una fractura en cuatro partes, sometida a reducción cerrada e inicio precoz de los movimientos. La paciente desarrolló artritis degenerativa de la articulación glenohumeral, y fue necesario realizar una sustitución completa de hombro para aliviar el dolor y mejorar la función. La cirugía fue más difícil aún debido a la incongruencia articular y las cicatrices capsulares, bursales y tendinosas con contractura y pérdida de hueso. No obstante, existen algunos artículos en los que se describe una función adecuada, siempre que la congruencia de la articulación glenohumeral sea razonable, en especial cuando las tuberosidades se reducen con buenos resultados anatómicos desde la primera operación.[134,291,293]

Además de la gravedad de la fractura, otro factor importante que contribuye es la disección extensa de los tejidos blandos. Sturzenegger y cols.[407] observaron una frecuencia de necrosis avascular del 34% en una serie de 17 pacientes que recibieron una placa en T. Consideraron que uno de los factores importantes en su serie fue la necesidad de desbridar de forma extensa los tejidos blandos para fijar la placa (Fig. 9-49). El tratamiento preferente de

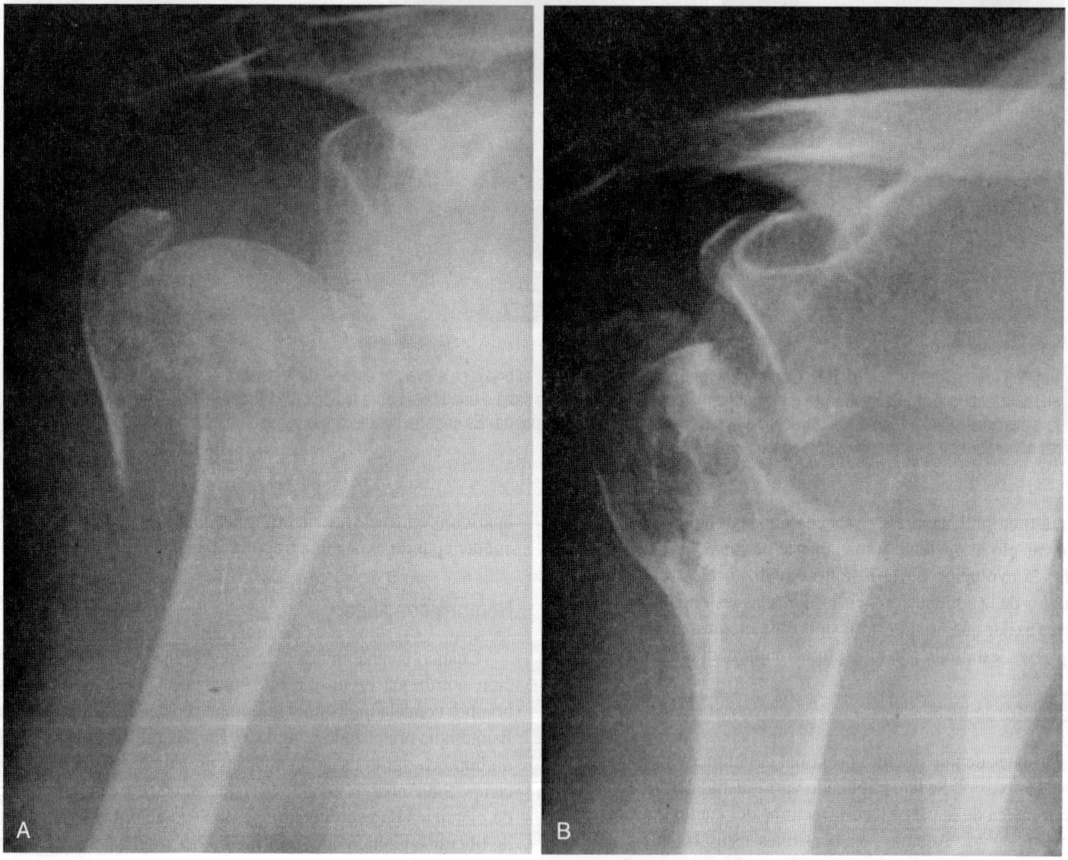

Fig. 9-48 • A, Radiografía anteroposterior de una fractura en cuatro partes en una mujer activa de 72 años de edad. Su médico consideró que existía suficiente congruencia entre la glenoides y la cabeza como para iniciar pronto los movimientos, y la paciente era demasiado senil para someterse a cirugía. **B,** A los 10 meses de la fractura, la paciente sufre necrosis avascular y artritis degenerativa. Tenía dolor intenso e incapacidad y no podía utilizar la extremidad ni siquiera para las actividades simples de la vida diaria. Para aliviar el dolor y mejorar la función fue necesario realizar la sustitución completa del hombro.

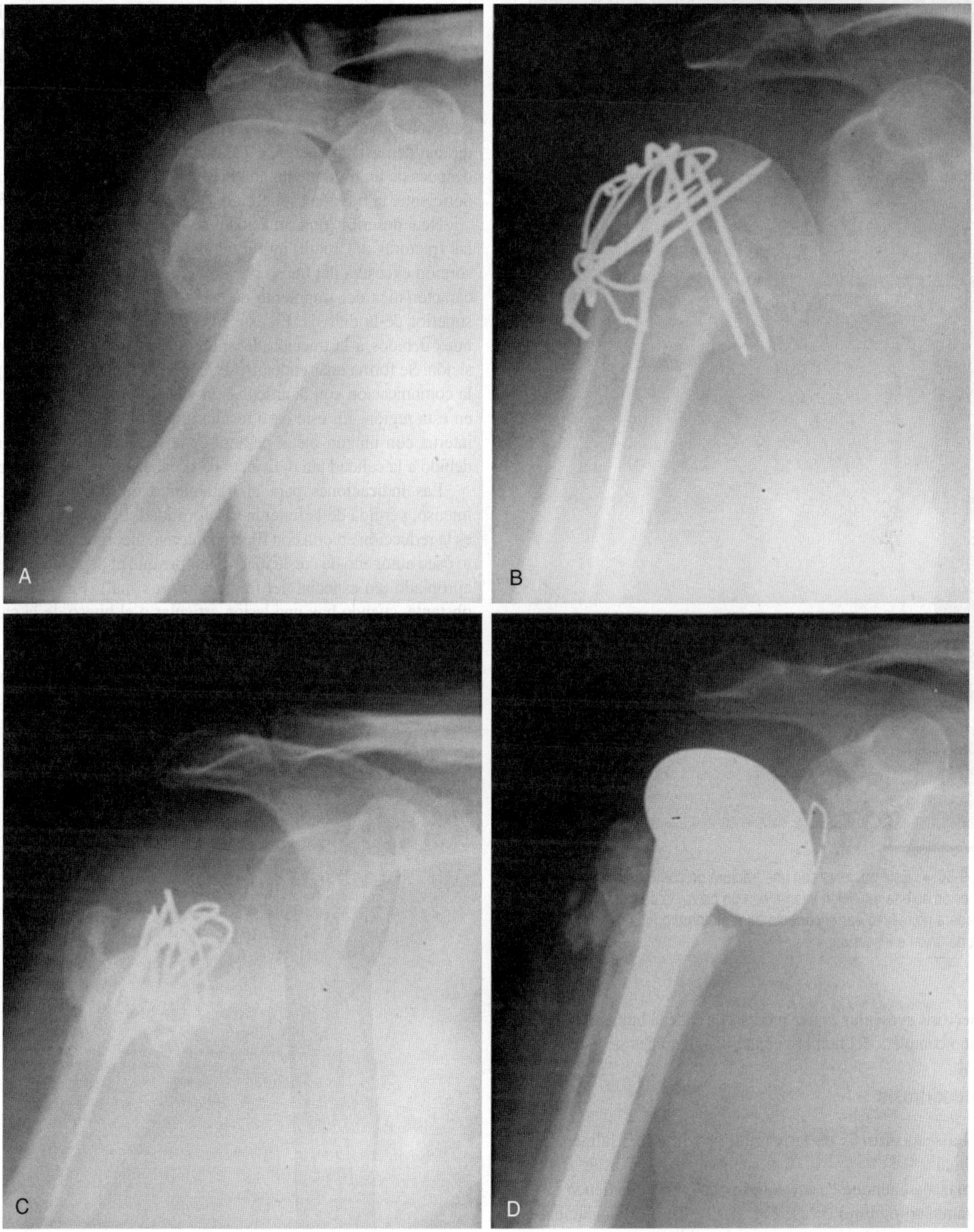

Fig. 9-49 • **A,** Fractura en tres partes con necrosis avascular. Radiografía anteroposterior de una fractura en tres partes del troquíter. Existe un desplazamiento de la diáfisis en sentido medial, y el troquíter ha rotado y se ha separado de la cabeza. **B,** Reducción abierta y fijación interna con varios clavos y alambres. En esta reparación fue necesario realizar una disección extensa de los tejidos blandos. **C,** Ocho meses después la cabeza desaparece por necrosis avascular. **D,** Este fracaso se corrigió con una sustitución completa de hombro, puesto que en la glenoides también existía enfermedad degenerativa.

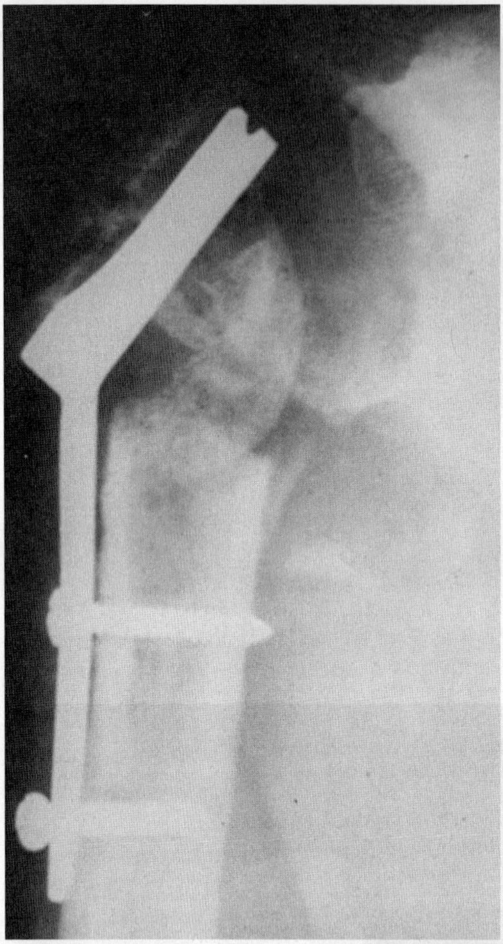

Fig. 9-50 • Este paciente con una fractura en cuatro partes se sometió a reducción abierta y fijación interna con un clavo de Jewett. El equipo para la cadera no resultó ser el correcto para el hombro, y la consecuencia fue falta de unión e inserción.

la necrosis avascular es una prótesis de cabeza humeral o la sustitución completa del hombro cuando la glenoides se lesiona.

Seudoartrosis

La seudoartrosis de la porción proximal del húmero no es habitual[83,104,239,265,304,358,377,399] y suele acompañar a las fracturas desplazadas, aunque en ocasiones se da en las que tienen un desplazamiento mínimo (véase Fig. 9-10). Desafortunadamente, el tratamiento es difícil, puesto que el problema predomina en pacientes ancianos y débiles con hueso blando y osteoporótico. Además, muchas veces existe pérdida ósea. La bibliografía acerca de este tema es escasa. En 1964, Sorensen[398] publicó sólo 7 casos, 5 que encontró de informes y 2 de sus propios casos. Neer[303,304] publicó 16 casos de seudoartrosis en su artículo sobre fracturas desplazadas de la porción proximal del húmero en 1970, y poco después informó de otros 50 casos de seudoartrosis en el cuello quirúrgico del húmero.[306] Algunos de estos defectos fueron secundarios a un yeso colgante o a tracción excesiva por encima de la cabeza. Otras causas después del tratamiento cerrado son un desplazamiento excesivo, fragmentación, tejido blando intercalado como cápsula, músculo deltoides o fascículo largo del bíceps, enfermedades generalizadas, rigidez previa de la articulación glenohumeral, un paciente que no coopera y una fisioterapia demasiado enérgica. También puede haber seudoartrosis después de un tratamiento abierto cuando la calidad del hueso es deficiente, la fijación es incorrecta o existe infección (Fig. 9-50).

Neer describió una situación patológica en la seudoartrosis de las fracturas del cuello quirúrgico en la que se produce una resorción excesiva del hueso debajo de la cabeza y una cavitación característica del fragmento de ésta, ocasionada por el extremo superior de la diáfisis. En este caso existen movimientos continuos debidos a la tracción del músculo pectoral mayor sin oposición. Se forma una seudoartrosis, con revestimiento sinovial, por la comunicación con la articulación y el flujo de líquido articular en esta región. En este caso resulta imposible realizar la fijación interna con ningún metal pesado, como un tornillo y una placa, debido a la calidad tan deficiente de la cabeza humeral restante.

Las indicaciones para el tratamiento quirúrgico son dolor intenso, pérdida de la función y deformidad. El método preferido es la reducción abierta con fijación interna, incorporando un injerto óseo autógeno de cresta ilíaca, siempre que el depósito óseo sea apropiado (en especial del fragmento proximal) (Fig. 9-51). No obstante, cuando hay una lesión articular o el hueso de la cabe-

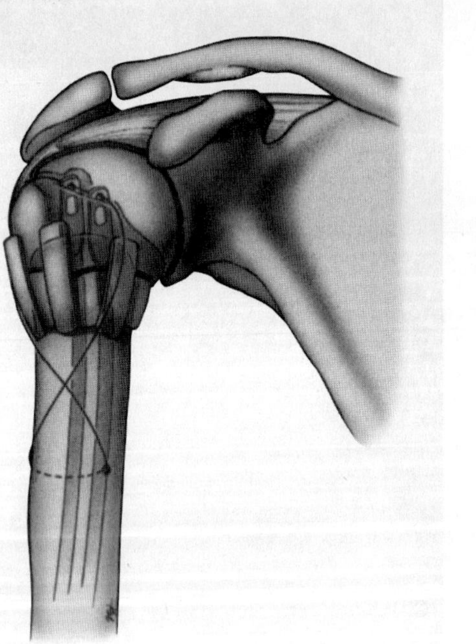

Fig. 9-51 • Esquema de la reparación de la falta de unión del cuello quirúrgico. Cuando es posible fijar la parte proximal del hueso y la superficie articular glenohumeral se encuentra intacta, se utilizan varillas de Ender y bandas de tensión formando «ochos» con alambre o hilo de sutura no absorbible. Además, casi siempre se utiliza un injerto de hueso ilíaco. *(De Rockwood CA Jr, Green DP, Bucholz RW, Heckman JD: Fractures in Adults, 4.ª ed. Filadelfia: Lippincott-Raven, 1996, pág. 1096.)*

za humeral es insuficiente para sostener la fijación, se deberá recurrir a una prótesis de cabeza humeral (Fig. 9-52). Se debe evitar la escisión de la cabeza humeral y la artrodesis. Los resultados de la reconstrucción quirúrgica en la seudoartrosis de las fracturas del cuello quirúrgico son variables: el alivio del dolor suele ser satisfactorio, pero los resultados globales son menos favorables por las deficiencias persistentes en la fuerza y la función a la altura del hombro o por encima. Dado que se trata de una reconstrucción difícil, con un riesgo considerable de complicaciones postoperatorias y resultados limitados, una opción en el paciente mayor con menos síntomas es el tratamiento conservador, en particular cuando la extremidad afectada es la no dominante.[32]

Cuando se elige el tratamiento quirúrgico y existe suficiente hueso y de buena calidad para realizar una reducción abierta con fijación interna, el material a utilizar puede consistir en varillas de Ender y alambre o hilo de sutura en forma de «ocho», o bien una placa con tornillos. En las seudoartrosis del cuello quirúrgico y cuando el hueso es blando, es preferible utilizar placas en paleta o placas de bloqueo proximales. La placa es más adecuada para los casos de seudoartrosis de la porción proximal de la diáfisis, con un depósito suficiente de hueso para que los tornillos sostengan la cortical.[204] La estimulación eléctrica ayuda a la cicatrización. Una vez que se retira el yeso, se inician los ejercicios de arco de movilidad de forma progresiva una vez que la cicatrización es suficiente.

Unión defectuosa

La unión defectuosa es consecuencia de una reducción cerrada incorrecta o un fallo en la reducción abierta con fijación interna. Este problema es todavía más difícil de corregir debido al exceso de tejido cicatrizal, con retracción de las tuberosidades, desplazamiento de la diáfisis o ambas. Además, suele haber deficiencias neurológicas y de los tejidos blandos que dificultan la reparación quirúrgica. Los defectos de unión del troquíter provocan la compresión contra el acromion[416] (véase Fig. 9-15) cuando el fragmento se desplaza en sentido superior, o bien proximidad a la glenoides cuando existe una retracción posterior. Si el desplazamiento del troquíter con la unión defectuosa es acentuado, lo mejor es corregirlo a través de una vía de acceso superior en la que el fragmento se moviliza por completo, devolviéndolo a su posición original. También es importante movilizar el manguito de los rotadores y extenderlo en su longitud. En las uniones defectuosas del troquíter que son sintomáticas pero con menos desplazamiento, una alternativa útil es eliminar la protuberancia (exostosectomía) y realizar una acromioplastia anterior con lisis de las adherencias (Fig. 9-53). Es preciso tener cuidado para evitar la osteotomía del troquíter siempre que sea posible, debido al alto índice de fracasos y a los malos resultados.[42]

Los defectos de unión de las fracturas en tres partes son más complejos, y suelen acompañarse de necrosis avascular o artritis degenerativa postraumatológica. Por tanto, no basta la os-

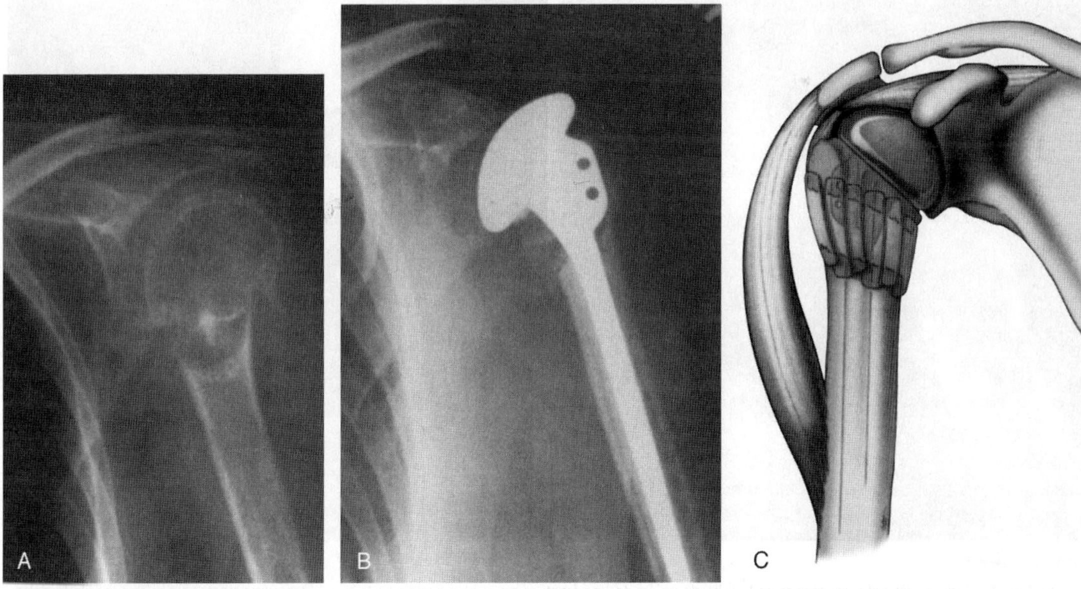

Fig. 9-52 • **A,** Falta de unión de una fractura del cuello quirúrgico con cavitación considerable de la cabeza humeral, lo que dificulta la fijación por el fragmento proximal. **B,** Reconstrucción quirúrgica de la falta de unión con sustitución de la cabeza humeral, injerto óseo y fijación de las tuberosidades. **C,** Esquema de la reconstrucción de una falta de unión del cuello quirúrgico, con sustitución de la cabeza humeral e injertos óseos. Este tipo de reconstrucción constituye un verdadero desafío, con riesgo considerable de complicaciones, y se debe reservar para los pacientes con síntomas incapacitantes. *(De Rockwood CA Jr, Green DP, Bucholz RW, Heckman JD: Fractures in Adults, 4.ª ed. Filadelfia: Lippincott-Raven, 1996, pág. 1097.)*

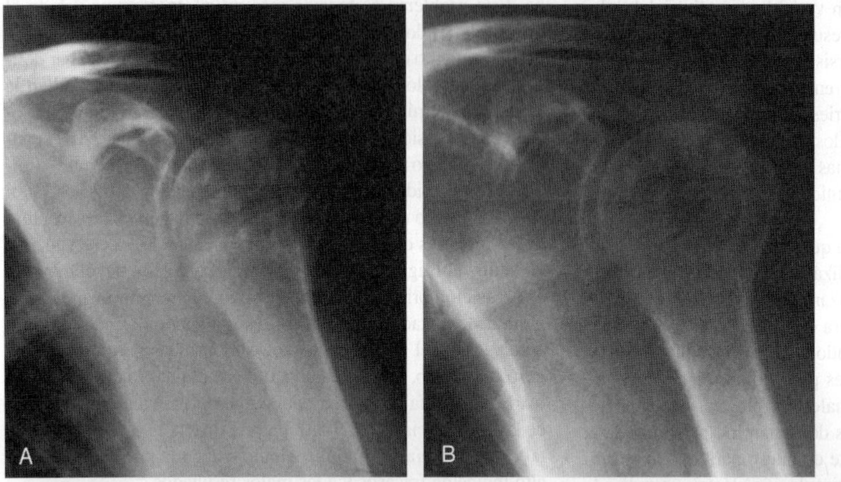

Fig. 9-53 • **A,** Falta de unión de una fractura del troquíter, con un menor grado de protuberancia de la tuberosidad en la parte superior. **B,** El tratamiento consistió en la liberación abierta de las adherencias, con una acromioplastia anterior, y recorte del fragmento protuberante de la tuberosidad. La falta de unión con un mayor grado de desplazamiento de la tuberosidad requiere osteotomía, movilización y reducción de la tuberosidad. *(De Rockwood CA Jr, Green DP, Bucholz RW, Heckman JD: Fractures in Adults, 4.ª ed. Filadelfia: Lippincott-Raven, 1996, pág. 1097.)*

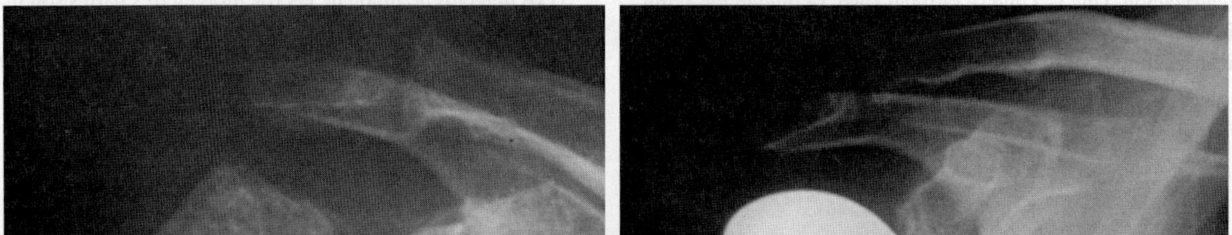

Fig. 9-54 • **A,** Radiografía anteroposterior de la falta de unión de una fractura en cuatro partes en la que el troquíter cicatriza por encima de la cabeza. La cirugía se aplazó durante ocho meses, por complicaciones neurológicas. **B,** Por último, se colocó una prótesis y la reparación resultó difícil por la falta de unión y la cicatrización de los tejidos blandos. Al final, el paciente alcanzó una elevación anterógrada de 130° con rotación externa de 30°. Sufrió algunas molestias y dolor con el clima, pero su hombro es funcional.

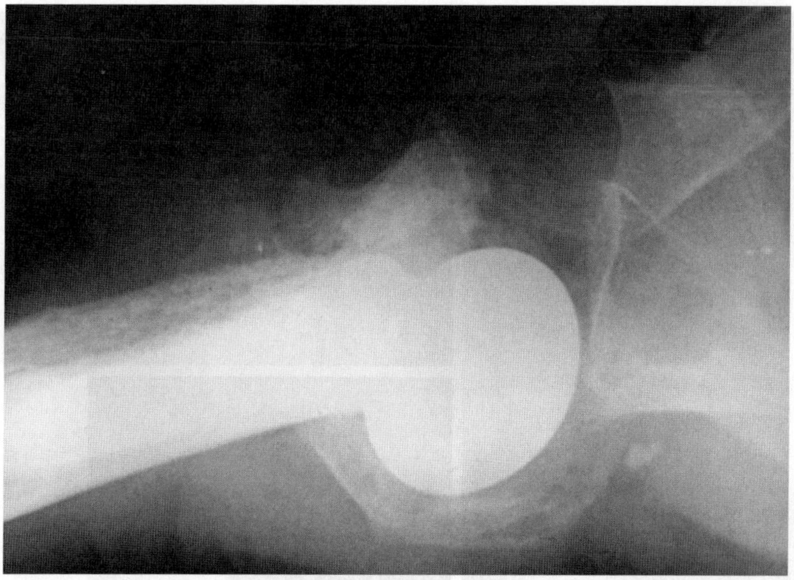

Fig. 9-55 • Este paciente sufrió una fractura-luxación posterior que se corrigió con una prótesis de Neer, la cual también se luxó en sentido posterior. Existía miositis osificante extensa de los tejidos blandos.

teotomía de los componentes desplazados de la fractura con fijación interna, y casi siempre se requiere una prótesis. Cuando además existe artritis de la superficie glenoidea, se utiliza un componente glenoideo. La disección es difícil y es importante advertir la posición de los nervios axilar, supraescapular y musculocutáneo. Un defecto de unión de una fractura del cuello quirúrgico, con incremento de la angulación anterior, puede limitar la elevación anterógrada, así que se debe realizar una osteotomía para corregir la angulación anterior y las deformidades durante la rotación.[150,380] Sin embargo, algunas angulaciones aparentemente excesivas del cuello quirúrgico son compatibles con una función adecuada si la articulación es flexible. A pesar del aspecto dramático de las radiografías en la falta de unión del cuello quirúrgico, gran parte de la pérdida funcional deriva de la cicatrización y las adherencias de los tejidos blandos. Los autores han tratado a una serie de pacientes con pérdida de la movilidad y un defecto en la unión del cuello quirúrgico por medio de liberación abierta y recortando las espigas sobresalientes con resultados satisfactorios.[357] Reservan la osteotomía y la reducción abierta con fijación interna para la angulación excesiva.

La unión defectuosa y la necrosis avascular en una fractura en cuatro partes requiere el uso de prótesis. La cabeza casi siempre se encuentra distorsionada, y suele acompañarse de un desplazamiento considerable de las tuberosidades (Fig. 9-54). A menudo se debe realizar una osteotomía de la tuberosidad, para colocar correctamente la prótesis de cabeza humeral. A menos que la cabeza se encuentre centrada y conserve la longitud suficiente del húmero, la función se altera. Los resultados de estas técnicas no son tan satisfactorios como los de una prótesis primaria, puesto que la cicatrización y la retracción de las tuberosidades y los tejidos blandos limitan el arco de movimiento y restringen la función por encima de la cabeza. No obstante, el alivio del dolor suele ser suficiente.

La unión defectuosa de una fractura-luxación es muy difícil de corregir, porque el componente de la cabeza suele salirse por completo de la articulación glenohumeral y se incrusta en la cara anterior o posterior de la glenoides. Es peligroso mover la cabeza de la región subcoracoidea anterior, ya que el haz neurovascular suele adherirse al tejido cicatricial que rodea la cabeza. En este caso se realiza una disección minuciosa. Además, aumenta la frecuencia de miositis osificante después de la reconstrucción quirúrgica de las fracturas-luxaciones (Fig. 9-55).

Revisión de la prótesis fallida

La revisión de una prótesis fallida es un procedimiento especialmente difícil. A menudo conlleva deficiencias de los tejidos blandos, pérdida ósea y parálisis nerviosa, lo que complica esta cirugía. Antes de intentar cualquier reconstrucción es conveniente realizar un EMG. La revisión de la prótesis está indicada para aliviar el dolor, puesto que es difícil mejorar la función por la lesión nerviosa y muscular (Fig. 9-56).

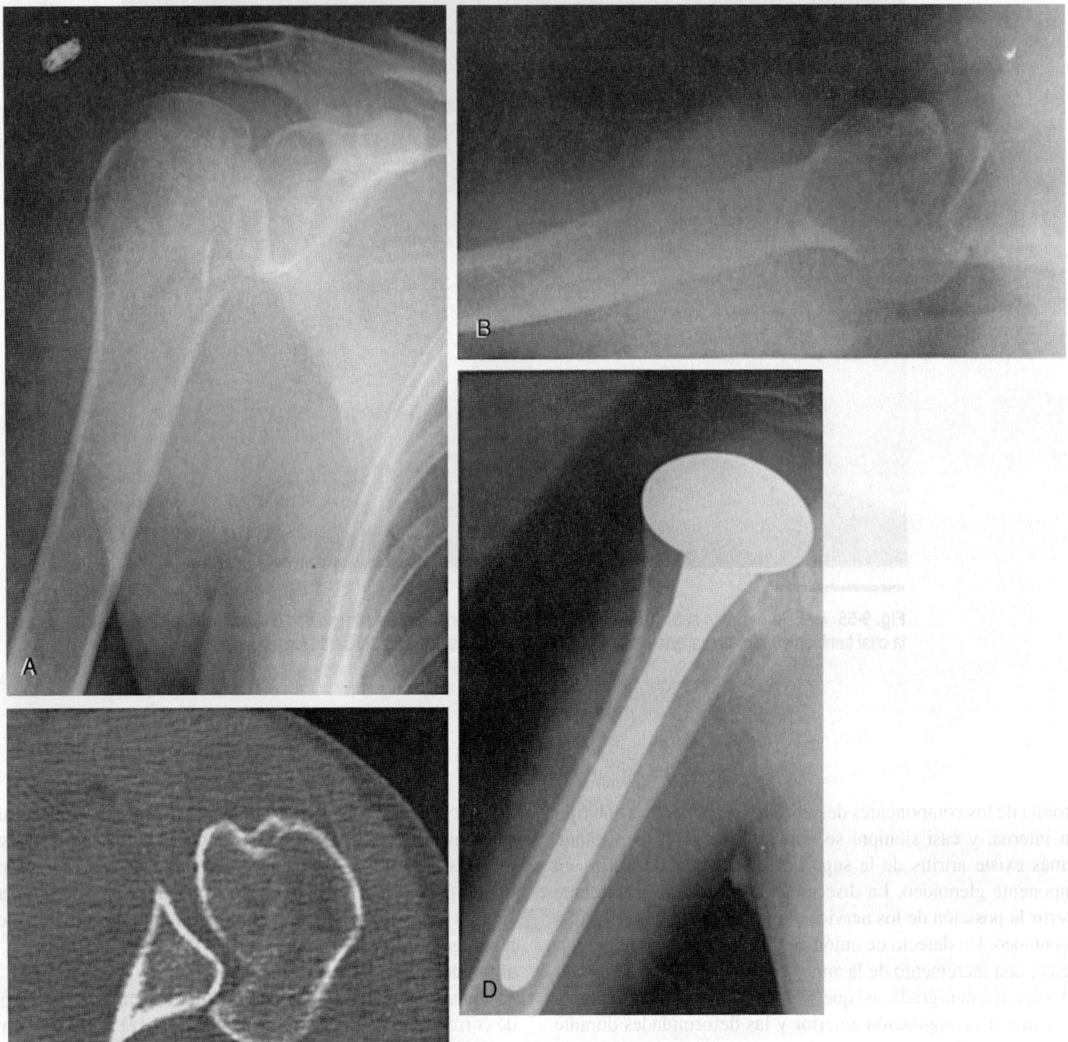

Fig. 9-56 • A, Radiografía anteroposterior que muestra una fractura-luxación posterior que incluye al troquín y a un componente de la superficie articular. **B,** La radiografía axilar muestra una lesión de la cabeza humeral, con una fractura del troquín. **C,** La tomografía computarizada de la cabeza demuestra que se encuentra afectada más del 50% de la superficie articular de ella. **D,** Se colocó una prótesis de cabeza humeral en retroversión excesiva y se luxó subsecuentemente. El paciente sufrió dolor intenso durante ocho meses después de la operación, con contracción en rotación interna fija de unos 30°.

(Continúa)

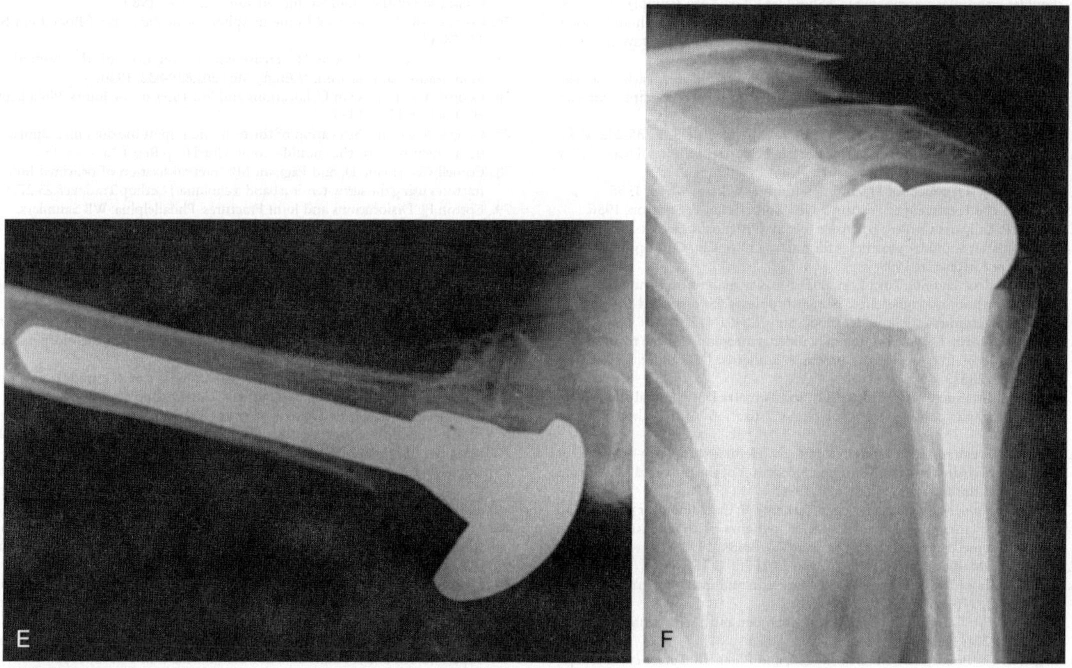

Fig. 9-56 • ***(Continuación).*** **E,** La radiografía axilar muestra la luxación posterior de la prótesis. **F,** Radiografía anteroposterior que muestra la sustitución completa del hombro utilizada para corregir la prótesis fallida. Además, existía degeneración considerable de la glenoides. La cabeza humeral se colocó en una retroversión menor, de unos 20°, obteniendo una estabilidad satisfactoria. En el postoperatorio, el paciente se inmovilizó en posición neutra durante unas dos semanas, y se realizó flexión anterógrada en la posición neutra en posición sedente o erecta.

BIBLIOGRAFÍA

1. Adedapo AO and Ikpeme JO: The results of internal fixation of three- and four-part proximal humeral fractures with the Polarus nail. Injury *32*:115-121, 2001.
2. Ahlgren O and Appel H: Proximal humeral fractures. Acta Orthop Scand *44*:124-125, 1973.
3. Ahovuo J, Paavolainen P, and Bjorkenheim JM: Fractures of the proximal humerus involving the intertubercular groove. Acta Radiol *30*:373-374, 1989.
4. Aitken AP: End results of fractures of the proximal humeral epiphysis. J Bone Joint Surg Am *18*:1036-1041, 1936.
5. Albee FH: Juxta-epiphyseal fracture of the upper end of the humerus. Med Rec *81*:847-851, 1912.
6. Albee FH: Restoration of shoulder function in cases of loss of head and upper portion of the humerus. Surgery *32*:11-19, 1921.
7. Alberts KA and Engstrom CF: Fractures of the proximal humerus. Opuscula Medica *24*:121-123, 1979.
8. Aldredge RH and Knight MP: Fractures of the upper end of the humerus treated by early relaxed motion and massage. New Orleans Med Surg J *92*:519-524, 1940.
9. Andreasen AT: Avulsion fracture of the lesser tuberosity of the humerus. Lancet *1*:750, 1941.
10. Ansorge D: [Bilateral posterior shoulder fracture-dislocation as a result of a high-voltage current accident.] Zentralbl Chir *105*:465-467, 1980.
11. Arndt JH and Sears AD: Posterior dislocation of the shoulder. AJR Am J Roentgenol *94*:639-645, 1965.
12. Aufranc O: Nonunion of humerus. JAMA *175*:1092-1095, 1961.
13. Aufranc OE, Jones WN, and Turner RH: Bilateral shoulder fracture dislocations. JAMA *195*:1140-1143, 1966.
14. Austin MD: Fractures hazards, reporting 3 uncommon fracture cases, with use of original crucifixion splint in fracture of surgical neck of humerus. Indiana Med *16*:129, 1923.
15. Autin A: Traitement des fractures de l'ESH. Thèse Médécine No. 840, 1960.
16. Baker D and Leach R: Fracture-dislocation of the shoulder. Report of three unusual cases with rotator cuff avulsion. J Trauma *5*:659-664, 1965.
17. Ballmer FT and Hertel R: [Indications and results of shoulder prosthetics in complex proximal humerus fractures.] Ther Umsch *55*:197-202, 1998.
18. Bandi W: Zur operativen Therapie der Humeruskopf-undhalsfrakturen. Unfallheikunde *196*:38-45, 1976.
19. Bandmann F: Beitrag fur Behandlung der Oberarmkppffrakturen. Zentralbl Chir *76*:97-102, 1951.
20. Bardenheuer FH: Die isolirte Fraktur des Tuberculum minus Humeri. Dtsch Z Chir *58*:1900-1901, 1949.
21. Baron JA, Karagas M, Barrett J, et al: Basic epidemiology of fractures of the upper and lower limb among Americans over 65 years of age. Epidemiology *7*:612-618, 1996.
22. Barrett JA, Franklin JL, Jackins SE, et al: Fracture risk in the U.S. Medicare population. J Clin Epidemiol *52*:243-249, 1999.
23. Barrett WP, Franklin H, Jackins SE, et al: Total shoulder arthroplasty. J Bone Joint Surg Am *69*:865-872, 1987.
24. Baudin P: Inframedullary Nailing of Fractures of the Proximal Humerus. Thèse Médécine, Bordeau, 1977.
25. Baxter MP and Wiley JJ: Fractures of the proximal humeral epiphysis. Their influence on humeral growth. J Bone Joint Surg Br *68*:570-573, 1986.
26. Becker R, Pap G, Machner A, and Newman WH: Strength and motion after hemiarthroplasty in displaced four-fragment fracture of the proximal humerus: 27 patients followed for 1-6 years. Acta Orthop Scand *73*:44-49, 2002.
27. Bell HM: Posterior fracture-dislocation of the shoulder. A method of closed reduction: A case report. J Bone Joint Surg Am *47*:1521-1524, 1965.
28. Bengner U, Johnell O, and Redlund-Johnell I: Changes in the incidence of fracture of the upper end of the humerus during a 30-year period. A study of 2125 fractures. Clin Orthop *231*:179-182, 1988.
29. Beredjiklian PK and Iannotti JP: Treatment of proximal humerus fracture malunion with prosthetic arthroplasty. Instr Course Lect *47*:135-140, 1998.
30. Bertoft ES, Lundh I, and Ringqvist I: Physiotherapy after fracture of the proximal end of the humerus. Comparison between two methods. Scand J Rehabil Med *16*:11-16, 1984.
31. Bigelow HJ: A Memoir of Henry Jacob Bigelow. Boston: Little, Brown, 1900.
32. Bigliani LV, Flatow EL, and Pollock RG: Fracture classification systems: Do they work and are they useful? J Bone Joint Surg Am *76*:790-792, 1994.
33. Blasier RB and Burkus JK: Management of posterior fracture-dislocations of the shoulder. Clin Orthop *232*:197-204, 1988.

34. Blevins FT, Warren RF, Deng X, and Torzilli PA: Dissociation of humeral shoulder arthroplasty components. J Shoulder Elbow Surg *3*(suppl):S75, 1988.
35. Blom S and Dahlback LO: Nerve injuries in dislocations of the shoulder joint and fractures of the neck of the humerus. A clinical and electromyographical study. Acta Chir Scand *136*:461-466, 1970.
36. Bloom MH and Obata WG: Diagnosis of posterior dislocation of the shoulder with use of Velpeau axillary and angle-up roentgenographic views. J Bone Joint Surg Am *49*:943-949, 1967.
37. Boehler J: Les fractures récentes de l'épaule. Acta Orthop Belg *30*:235-242, 1964.
38. Bohler L: Die Behandlung von Verrenkungsbruchen der Schulter. Dtsch Z Chir *219*:238-245, 1929.
39. Bohler L: The Treatment of Fractures. Baltimore: William Wood, 1935.
40. Bohler L: The Treatment of Fractures. New York: Grune & Stratton, 1956.
41. Boileau P, Caligaris-Cordero B, Payeur F, et al: [Prognostic factors during rehabilitation after shoulder prostheses for fracture.] Rev Chir Orthop Reparatrice Appar Mot *85*:106-116, 1999.
42. Boileau P, Krishnan SG, Tinsi L, et al: Tuberosity malposition and migration: Reasons for poor outcomes after hemiarthroplasty for displaced fractures of the proximal humerus. J Shoulder Elbow Surg *11*:401-412, 2002.
43. Boileau P, Trojani C, Walch G, et al: Shoulder arthroplasty for the treatment of the sequelae of fractures of the proximal humerus. J Shoulder Elbow Surg *10*:299-308, 2001.
44. Bono CM, Grossman MG, Hochwald N, and Tometta P 3rd: Radial and axillary nerves. Anatomic considerations for humeral fixation. Clin Orthop *373*:259-264, 2000.
45. Bosch U, Fremerey RW, Skutek M, et al: [Hemi-arthroplasty–primary or secondary measure for 3- and 4-fragment fractures of the proximal humerus in the elderly?] Unfallchirurg *99*:656-664, 1996.
46. Bosch U, Skutek M, Fremerey RW, and Tscherne H: Outcome after primary and secondary hemiarthroplasty in elderly patients with fractures of the proximal humerus. J Shoulder Elbow Surg *7*:479-484, 1998.
47. Bosworth DM: Blade plate fixation. JAMA *141*:1111-1113, 1949.
48. Brems JJ: Shoulder arthroplasty in the face of acute fracture: Puzzle pieces. J Arthroplasty *17*(4 suppl 1):32-35, 2002.
49. Brickner WM: Certain afflictions of the shoulder and their management. Int Clin *2*:191-211, 1924.
50. Brighton CT, Friedenberg ZB, Zemsky LM, and Pollis RR: Direct-current stimulation of non-union and congenital pseudarthrosis. Exploration of its clinical application. J Bone Joint Surg Am *57*:368-377, 1975.
51. Brorson S, Bagger J, Sylvest A, et al: Improved interobserver variation after training of doctors in the Neer system. A randomised trial. J Bone Joint Surg Br *84*:950-954, 2002.
52. Brostrom F: Early mobilization of fractures of the upper end of the humerus. Arch Surg *46*:614-615, 1943.
53. Buchanan JJ: Fracture through the anatomical neck of the humerus with dislocation of the head. Ann Surg *47*:659-671, 1908.
54. Buhr AJ and Cooke AM: Fracture patterns. Lancet *1*:531-535, 1959.
55. Bungaro P, Pascarella R, Rollo G, et al: Osteosynthesis with percutaneous wiring in fractures of the proximal humerus. Chir Organi Mov *83*:381-386, 1998.
56. Burstein AH: Fracture classification systems: Do they work and are they useful? J Bone Joint Surg Am *75*:1743-1744, 1993.
57. Byrd RG, Byrd RP Jr, and Roy TM: Axillary artery injuries after proximal fracture of the humerus. Am J Emerg Med *16*:154-156, 1998.
58. Caldwell GA: The treatment of fractures of the upper end of the humerus. Rocky Mountain Med J *40*:33, 1943.
59. Caldwell JA: Treatment of fractures in the Cincinnati General Hospital. Ann Surg *97*:174-177, 1933.
60. Caldwell JA and Smith J: Treatment of unimpacted fractures of the surgical neck of the humerus. Am J Surg *31*:141-144, 1936.
61. Callahan DJ: Anatomic considerations: Closed reduction of proximal humeral fractures. Orthop Rev *13*:79-85, 1936.
62. Carew-McColl M: Bilateral shoulder dislocations caused by electric shock. Br J Clin Pract *34*:251-254, 1980.
63. Cathcart CS: Movements of the shoulder girdle involved in those of the arm on the trunk. J Anat Physiol *18*:211-218, 1884.
64. Chalier A: Fracture de l'épaule avec luxation de la tête humérale et avec section tendineuse du long biceps. Rep Lyon Chir *29*:226, 1932.
65. Checchia SL, Doneux P, Miyazuki AN, et al: Classification of non-unions of the proximal humerus. Int Orthop *24*:217-220, 2000.
66. Chen CY, Chao EK, Tu YK, et al: Closed management and percutaneous fixation of unstable proximal humerus fractures. J Trauma *45*:1039-1045, 1998.
67. Chevalley T, Hoffmeyer P, Bonjour JP, and Rizzoli R: An osteoporosis clinical pathway for the medical management of patients with low-trauma fracture. Osteoporos Int *13*:450-455, 2002.
68. Clifford PC: Fractures of the neck of the humerus: A review of the late results. Injury *12*:91-95, 1980.
69. Codman EA: Rupture of the supraspinatus tendon and other lesions in or about the subacromial bursa. *In* The Shoulder. Boston: Thomas Todd, 1934, pp 262-293.
70. Cofield RH: Comminuted fractures of the proximal humerus. Clin Orthop *230*:49-57, 1988.
71. Collin I: Brug og misbrug af massage hos ulykkesforsikrede patienter. *In* Kiaer S (ed): Ulykkesforsikringsbogen. Copenhagen: Nordisk Forog, 1931.
72. Conforty B: Boytchev's procedure for recurrent dislocation of the shoulder. J Bone Joint Surg Br *56*:386, 1974.
73. Conforty B: The results of the Boytchev procedure for treatment of recurrent dislocation of the shoulder. Int Orthop *4*:127-132, 1980.
74. Coonse GK: An improved humerus splint for hospital use. J Bone Joint Surg *13*:374-375, 1931.
75. Coonse GK and Moore H: Treatment of fractures of the humerus by mobilization and traction. N Engl J Med *203*:829-832, 1930.
76. Cooper A: A Treatise in Dislocations and Fractures of the Joints. Philadelphia: HC Carey & I Lea, 1825.
77. Cooper A: On the dislocation of the os humeri upon the dorsum scapulae and upon fractures near the shoulder joint. Guy Hosp Rep *4*:265-284, 1839.
78. Cornell CN, Levine D, and Pagnani MJ: Internal fixation of proximal humerus fractures using the screw-tension band technique. J Orthop Trauma *8*:23-27, 1994.
79. Cotton FJ: Dislocations and Joint Fractures. Philadelphia: WB Saunders, 1910.
80. Cotton FJ: Subluxation of the shoulder downward. Boston Med Surg J *185*:405-407, 1921.
81. Court-Brown CM, Cattermole H, and McQueen MM: Impacted valgus fractures (B1.1) of the proximal humerus. The results of non-operative treatment. J Bone Joint Surg Br *84*:504-508, 2002.
82. Court-Brown CM, Garg A, and McQueen MM: The translated two-part fracture of the proximal humerus. Epidemiology and outcome in the older patient. J Bone Joint Surg Br *83*:799-804, 2001.
83. Coventry MB and Laurnen EL: Ununited fractures of the middle and upper humerus: Special problems in treatment. Clin Orthop *69*:192-198, 1970.
84. Cuomo F, Flatow EL, and Maday M, et al: Open reduction and internal fixation of two- and three-part displaced surgical neck fractures of the proximal humerus. J Shoulder Elbow Surg *1*:287-295, 1992.
85. Dameron TB: Complications of treatment of injuries to the shoulder. *In* Epps C (ed): Complications in Orthopaedic Surgery. Philadelphia: JB Lippincott, 1986, pp 247-275.
86. Darder A, Darder A Jr, Sanchis V, et al: Four-part displaced proximal humeral fractures: Operative treatment using Kirschner wires and a tension band. J Orthop Trauma *7*:497-505, 1993.
87. De Anquin CL and De Anquin A: Prosthetic replacement in the treatment of serious fractures of the proximal humerus. *In* Bayley I and Kessel L (eds): Shoulder Surgery. New York: Springer-Verlag, 1965.
88. DeBernardi L: Sul trattamento della lussazione con frattura dell'estremita superiore dell'omero. Boll Mem Soc Piemontese Chir *11*:193, 1932.
89. Dehne E: Fractures at the upper end of the humerus. Surg Clin North Am *25*:28-47, 1945.
90. De la Hoz Marin J, Hernandez Cortes P, and Tercedeor Sanchez J: Surgical treatment of three-part proximal humeral fractures. Acta Orthop Belg *67*:226-232, 2001.
91. De Mourgues G, Razemon J-P, and Leclair HP, et al: Fracture-dislocations of the shoulder joint. Rev Chir Orthop Reparatrice Appar Mot *51*:151-156, 1965.
92. DePalma AF: Surgery of the Shoulder, 3rd ed. Philadelphia: JB Lippincott, 1983, pp 372-403.
93. DePalma AF and Cautilli RA: Fractures of the upper end of the humerus. Clin Orthop *20*:73-93, 1961.
94. Des Marchais JE and Benazet JP: [Evaluation of Neer's hemi-arthroplasty in the treatment of humeral fractures.] Can J Surg *26*:469-471, 1983.
95. Des Marchais JE and Morais G: Treatment of complex fractures of the proximal humerus by Neer hemiarthroplasty. *In* Bateman JE and Welsh RP (eds): Surgery of the Shoulder. Philadelphia: BC Decker, 1984.
96. Destree C and Safary A: Le traitement des fractures humerales, col et diaphyse, par l'enclouage fascicule de Hackethal. Acta Orthop Belg *45*:666-677, 1979.
97. Dewar FP and Yabsley RH: Fracture-dislocation of the shoulder. Report of a case. J Bone Joint Surg Br *49*:540-543, 1967.
98. Dimakopoulos P, Potamitis N, and Lambiris E: Hemiarthroplasty in the treatment of comminuted intraarticular fractures of the proximal humerus. Clin Orthop *341*:7-11, 1997.
99. Dimon JH 3rd: Posterior dislocation and posterior fracture dislocation of the shoulder: A report of 25 cases. South Med J *60*:661-666, 1967.
100. Din KM and Meggitt BF: Bilateral four-part fractures with posterior dislocation of the shoulder. A case report. J Bone Joint Surg Br *65*:176-178, 1983.
101. Dingley A and Denham R: Fracture-dislocation of the humeral head. A method of reduction. J Bone Joint Surg Am *55*:1299-1300, 1973.
102. Doursounian L: [Re: "Comparative experimental study of 3 systems of osteosynthesis for fractures of the proximal humerus." P Gicquel F Bonnomet Ph. Boutemy B Schlemmer J-F Kempf. Rev. Chir. Ortho. 1999, 85, 811-820.] Rev Chir Orthop Reparatrice Appar Mot *86*:414, 2000.
103. Doursounian L, Grimberg J, Cazeau C, et al: A new internal fixation technique for fractures of the proximal humerus–the Bilboquet device: A report on 26 cases. J Shoulder Elbow Surg *9*:279-288, 2000.
104. Drapanas T, Hewitt RL, Weichert RF, and Smith AD: Civilian vascular injuries: A critical appraisal of three decades of management. Ann Surg *172*:351-360, 1970.
105. Drapanas T, McDonald J, and Hale HW: A rational approach to classification and treatment of fractures of the surgical neck of the humerus. Am J Surg *99*:617-624, 1960.
106. Dudko S, Wojciechowski P, Kusz D, and Wrobel W: [Inferior subluxation of humerus after surgery of fractures of proximal humerus.] Chir Narzadow Ruchu Ortop Pol *67*:175-180, 2002.
107. Duparc J and Largier A: Les luxations-fractures de l'extremité supérieure de l'humerus. Rev Chir Orthop Reparatrice Appar Mot *62*:91-110, 1976.

108. Duralde XA, Flatow EL, Pollock RG, et al: Operative treatment of nonunions of the surgical neck of the humerus. J Shoulder Elbow Surg *5*:169-180, 1996.
109. Ebraheim N, Wong FY, and Biyani A: Percutaneous pinning of the proximal humerus. Am J Orthop *25*:500, 501, 506, 1996.
110. Edelman G: Immediate therapy of complex fractures of the upper end of the humerus by means of acrylic prosthesis. Presse Med *59*:1777-1778, 1951.
111. Einarsson F: Fracture of the upper end of the humerus. Acta Orthop Scand *3*(suppl):210-209, 1958.
112. Ekstrom T, Lagergren C, and von Schreeb T: Procaine injections and early mobilization for fractures of the neck of the humerus. Acta Chir Scand *130*:18-24, 1965.
113. Elliot JA: Acute arterial occlusion: An unusual cause. Surgery *39*:825-826, 1956.
114. Esser RD: Treatment of three- and four-part fractures of the proximal humerus with a modified cloverleaf plate. J Orthop Trauma *8*:15-22, 1994.
115. Fairbank TJ: Fracture-subluxations of the shoulder. J Bone Joint Surg Br *30*:454-460, 1948.
116. Fellander M: Fracture-dislocations of the shoulder joint. Acta Chir Scand *107*:138-145, 1954.
117. Fischer RA, Nicholson GP, McIlveen SJ, et al: Primary humeral head replacement for severely displaced proximal humeral fractures. Orthop Trans *16*:779, 1992.
118. Flatow EL, Bigliani LU, and April EW: An anatomic study of the musculocutaneous nerve and its relationship to the coracoid process. Clin Orthop *244*:166-171, 1989.
119. Flatow EL, Cuomo F, Maday MG, et al: Open reduction and internal fixation of two-part displaced fractures of the greater tuberosity of the proximal part of the humerus. J Bone Joint Surg Am *73*:1213-1218, 1991.
120. Fourrier P and Martini M: Post-traumatic avascular necrosis of the humeral head. Int Orthop *1*:187-190, 1977.
121. Frankau C: A manipulative method for the reduction of fractures of the surgical neck of the humerus. Lancet *2*:755, 1933.
122. Frankle MA, Greenwald DP, Markee BA, et al: Biomechanical effects of malposition of tuberosity fragments on the humeral prosthetic reconstruction for four-part proximal humerus fractures. J Shoulder Elbow Surg *10*:321-326, 2001.
123. Freg EK: Zur Operation de Bruche am oberen Ende des Oberarmes. Zentralbl Chir *61*:851, 1934.
124. Frey F: Die knocherne Heilung von Schienbeinschaftbruchen. Arch Orthop Unfallchir *46*:482-484, 1954.
125. Fric V, Pazdirek P, and Bartonicek J: [Unreamed locking intramedullary nailing of humeral fractures—basic evaluation of a patient group.] Acta Chir Orthop Traumatol Cech *68*:345-356, 2001.
126. Frich LH, Sojbjerg JO, and Sneppen O: Shoulder arthroplasty in complex acute and chronic proximal humeral fractures. Orthopedics *14*:949-954, 1991.
127. Funsten RV and Kinser P: Fractures and dislocations about the shoulder. J Bone Joint Surg *18*:191-198, 1936.
128. Galatz LM and Iannotti JP: Management of surgical neck nonunions. Orthop Clin North Am *31*:51-61, 2000.
129. Gallagher JC, Melton LJ, Riggs BL, and Bergstrath E: Epidemiology of fractures of the proximal femur in Rochester Minnesota. Clin Orthop *150*: 163-171, 1980.
130. Garceau GJ and Cogland S: Early physical therapy in the treatment of fractures of the surgical neck of the humerus. Indiana Med *34*:293-295, 1941.
131. Garraway WM, Stauffer RN, Kurland LT, and O'Fallon WM: Limb fractures in a defined population. I. Frequency and distribution. Mayo Clin Proc *54*:701-707, 1979.
132. Geneste R: Closed treatment of fracture-dislocations of the shoulder joint. Rev Chir Orthop Reparatrice Appar Mot *66*:383-386, 1980.
133. Gerard-Marchant P: Diagnostic et traitement des luxation de l'épaule compliques de fracture de l'humerus. J Chir *31*:659-670, 1928.
134. Gerber C and Berberat C: The clinical relevance of post-traumatic avascular necrosis of the humeral head. J Shoulder Elbow Surg *2*(suppl):S30, 1993.
135. Gerber C, Schneeberger AG, and Vinh TS: The arterial vascularization of the humeral head. An anatomical study. J Bone Joint Surg Am *72*:1486-1494, 1990.
136. Gibbons AP: Fracture of the tuberculum majus by muscular violence. BMJ *2*:1674, 1909.
137. Gill DR and Torchia ME: The spiral compression plate for proximal humeral shaft nonunion: A case report and description of a new technique. J Orthop Trauma *13*:141-144, 1999.
138. Glessner JR: Intrathoracic dislocation of the humeral head. J Bone Joint Surg Am *43*:428-430, 1961.
139. Gobel F, Wuthe T, and Reichel H: [Results of shoulder hemiarthroplasty in patients with acute and old fractures of the proximal humerus.] Z Orthop Ihre Grenzgeb *137*:25-30, 1999.
140. Gold AM: Fractured neck of the humerus with separation and dislocation of the humeral head. (Fracture-dislocation of the shoulder, severe type.) Bull Hosp Jt Dis *32*:87-99, 1971.
141. Gordon D: Fractures of the upper end of the humerus. JAMA *96*:332-336, 1931.
142. Graham J and Wood S: Aseptic necrosis of bone following trauma. *In* Davidson JK (ed): Aseptic Necrosis of Bone. Amsterdam: Excerpta Medica, 1976, pp 113-117, 136-137.
143. Greeley PW and Magnuson PB: Dislocation of the shoulder accompanied by fracture of the greater tuberosity and complicated by spinatus tendon injury. JAMA *102*:1835-1838, 1934.
144. Greenhill BJ: Persistent posterior shoulder dislocation. Its diagnosis and its treatment by posterior Putti-Platt repair. J Bone Joint Surg Br *54*:763, 1972.
145. Grimes DW: The use of Rush pin fixation in unstable upper humeral fracture: A method of blind insertion. Orthop Rev *9*:75-79, 1980.
146. Griswold RA, Hucherson DC, and Strode EC: Fractures of the humerus treated with hanging cast. South Med J *34*:777-778, 1941.
147. Gurd FB: A simple effective method for the treatment of fractures of the upper part of the humerus. Am J Surg *47*:433-453, 1940.
148. Haas K: Displaced proximal humeral fractures operated by Rush pin technique. Opuscula Medica *23*:100-102, 1978.
149. Haas SL: Fracture of the lesser tuberosity of the humerus. Am J Surg *63*:253-256, 1944.
150. Habermeyer P and Schweiberer L: Korrektureingriffe Infolge con Humeruskopffrakturen. Orthopade *21*:148-157, 1992.
151. Hackaethal KH: Die Bundelnagelung. Berlin: Springer-Verlag, 1961.
152. Hagg O and Lundberg B: Aspects of prognostic factors in comminuted and dislocated proximal humeral fractures. *In* Bateman JE and Welsh RP (eds): Surgery of the Shoulder. Philadelphia: BC Decker, 1984, pp 51-59.
153. Hall MC and Rosser M: The structure of the upper end of the humerus, with reference to osteoporotic changes in senescence leading to fractures. Can Med Assoc J *88*:290-294, 1963.
154. Hall RH, Isaac F, and Booth CR: Dislocations of the shoulder with special reference to accompanying small fractures. J Bone Joint Surg Am *41*:489-494, 1959.
155. Hardcastle PH and Fisher TR: Intrathoracic displacement of the humeral head with fracture of the surgical neck. Injury *12*:313-315, 1981.
156. Harding WG 3rd: The scapulohumeral line revisited. Am J Orthop *28*:313-315, 1999.
157. Harnroongroj T and Vanadurongwan V: The reconstruction twisted wire-screws for internal fixation of two- and three-part fractures of the proximal humerus. J Med Assoc Thai *81*:250-259, 1998.
158. Hartigan JW: Separation of the lesser tuberosity of the head of the humerus. N Y Med J *61*:276, 1895.
159. Hawkins RJ: Unrecognized dislocations of the shoulder. Instr Course Lect *34*:258-263, 1985.
160. Hawkins RJ, Bell RH, and Gurr K: The three-part fracture of the proximal part of the humerus. Operative treatment. J Bone Joint Surg Am *68*:1410-1414, 1986.
161. Hawkins RJ, Neer CS 2nd, Pianta RM, and Mendoza FX: Locked posterior dislocation of the shoulder. J Bone Joint Surg Am *69*:9-18, 1987.
162. Hawkins RJ and Switlyk P: Acute prosthetic replacement for severe fractures of the proximal humerus. Clin Orthop *289*:156-160, 1993.
163. Hayes MJ and Van Winkle N: Axillary artery injury with minimally displaced fracture of the neck of the humerus. J Trauma *23*:431-433, 1983.
164. Heers G and Torchia ME: [Shoulder hemi-arthroplasty in proximal humeral fractures.] Orthopade *30*:386-394, 2001.
165. Hempfing A, Leunig M, Ballmer FT, and Hertel R: Surgical landmarks to determine humeral head retrotorsion for hemiarthroplasty in fractures. J Shoulder Elbow Surg *10*:460-463, 2001.
166. Hendenach JCR: Recurrent posterior dislocation of the shoulder. J Bone Joint Surg Am *23*:582-586, 1947.
167. Henderson MS: The massive bone graft in ununited fractures. JAMA *107*:1104-1107, 1936.
168. Henderson RS: Fracture-dislocation of the shoulder with interposition of long head of the biceps: Report of a case. J Bone Joint Surg Br *34*:240-241, 1952.
169. Henson GF: Vascular complications of shoulder injuries: A report of two cases. J Bone Joint Surg Br *38*:528-531, 1956.
170. Heppenstall RB: Fractures of the proximal humerus. Orthop Clin North Am *6*:467-475, 1975.
171. Herbert JJ and Paillot J: Treatment of complicated fractures of the upper end of the humerus. Epiphysiodiaphysial pegging. Rev Chir Orthop Reparatrice Appar Mot *46*:739-747, 1960.
172. Hermann OJ: Fractures of the shoulder joint with special reference to correction of defects. Instr Course Lect *2*:359-370, 1944.
173. Hernigou P and Germany W: Unrecognized shoulder joint penetration during fixation of proximal fractures of the humerus. Acta Orthop Scand *73*:140-143, 2002.
174. Hertel R: [Complex trauma of the shoulder girdle.] Orthopade *27*:2-10, 1998.
175. Hessmann M, Baumgaertel F, Gehling H, et al: Plate fixation of proximal humeral fractures with indirect reduction: Surgical technique and results utilizing three shoulder scores. Injury *30*:453-462, 1999.
176. Hessmann M, Gehling H, and Gotzen L: [Proximal humerus fracture in advanced age.] Langenbecks Arch Chir Suppl Kongressbd *113*:907-909, 1996.
177. Hessmann M, Gotzen L, Gehling H, et al: Operative treatment of displaced proximal humeral fractures: Two-year results in 99 cases. Acta Chir Belg *98*:212-219, 1998.
178. Hessmann MH and Rommens PM: [Osteosynthesis techniques in proximal humeral fractures.] Chirurg *72*:1235-1245, 2001.
179. Heuget L, LaLaude J, and Vielpeau C: Bone cement in the treatment of certain fractures of the proximal humerus. Ann Chir *27*:311-313, 1973.
180. Hildingsson C, Toolanen G, and Hedlund T: Late vascular complication after fracture of the proximal humerus. Arch Orthop Trauma Surg *115*:357-358, 1996.

181. Hill NA and McLaughlin HL: Locked posterior dislocation simulating a "frozen shoulder." J Trauma *3*:225-234, 1963.
182. Hintermann B, Trouillier HH, and Schafer D: Rigid internal fixation of fractures of the proximal humerus in older patients. J Bone Joint Surg Br *82*: 1107-1112, 2000.
183. Hippocrates: The Genuine Works of Hippocrates. Baltimore: Williams & Wilkins, 1939.
184. Hitchcock HH and Bechtol CO: Painful shoulder: Observations on the role of the tendon of the long head of the biceps brachii in its causation. J Bone Joint Surg Am *30*:263-273, 1948.
185. Hoellen IP, Bauer G, and Holbein O: [Prosthetic humeral head replacement in dislocated humerus multi-fragment fracture in the elderly–an alternative to minimal osteosynthesis?] Zentralbl Chir *122*:994-1001, 1997.
186. Hoffmann R, Khodadadyan C, Raschke M, et al: [Retrograde intramedullary nailing in proximal fracture of the humerus in the elderly patient. Results of a minimally invasive management concept.] Zentralbl Chir *123*:1232-1238, 1998.
187. Hoffmeyer P: The operative management of displaced fractures of the proximal humerus. J Bone Joint Surg Br *84*:469-480, 2002.
188. Hollingshead WH: Anatomy for surgeons. *In* The Back and Limbs. New York: Harper & Row, 1982.
189. Horak J and Nilsson B: Epidemiology of fracture of the upper end of the humerus. Clin Orthop *112*:250-253, 1975.
190. Howard NJ and Eloesser L: Treatment of fractures of the upper end of the humerus: An experimental and clinical study. J Bone Joint Surg *16*:1-29, 1934.
191. Hudson RT: The use of the hanging cast in treatment of fractures of the humerus. South Surgeon *10*:132-134, 1941.
192. Hughes M and Neer CS: Glenohumeral joint replacement and postoperative rehabilitation. Phys Ther *55*:850-858, 1975.
193. Hundley JM and Stewart MJ: Fractures of the humerus: A comparative study in methods of treatment. J Bone Joint Surg Am *37*:681-692, 1955.
194. Itamura J, Dietrick T, Roidis N, et al: Analysis of the bicipital groove as a landmark for humeral head replacement. J Shoulder Elbow Surg *11*:322-326, 2002.
195. Ivers RQ, Cumming RG, Mitchell P, and Peduto AJ: Risk factors for fractures of the wrist, shoulder and ankle: The Blue Mountains Eye Study. Osteoporos Int *13*:513-518, 2002.
196. Jaberg H, Warner JJ, and Jakob RP: Percutaneous stabilization of unstable fractures of the humerus. J Bone Joint Surg Am *74*:508-515, 1992.
197. Jakob RP, Kristiansen T, Mayo K, et al: Classification and aspects of treatment of fractures of the proximal humerus. *In* Bateman JE and Welsh RP (eds): Surgery of the Shoulder. Philadelphia: BC Decker, 1984.
198. Jakob RP, Miniaci A, Anson PS, et al: Four-part valgus impacted fractures of the proximal humerus. J Bone Joint Surg Br *73*:295-298, 1991.
199. Johansson O: Complications and failures of surgery in various fractures of the humerus. Acta Chir Scand *120*:469-478, 1961.
200. Jones L: Reconstructive operation for non-reducible fractures of the head of the humerus. Ann Surg *97*:217-225, 1933.
201. Jones L: The shoulder joint: Observations on the anatomy and physiology with analysis of reconstructive operation following extensive injury. Surg Gynecol Obstet *75*:433-444, 1942.
202. Jones R: Certain injuries commonly associated with displacement of the head of the humerus. BMJ *1*:1385-1386, 1906.
203. Jones R: On certain fractures about the shoulder. Ir J Med Sci *78*:282-291, 1932.
204. Jupiter JB and Mullaji AB: Blade plate fixation of proximal humeral nonunions. Injury *25*:301-303, 1994.
205. Kanis JA, Johnell O, Oden A, et al: Ten year probabilities of osteoporotic fractures according to BMD and diagnostic thresholds. Osteoporos Int *12*: 989-995, 2001.
206. Kannus P, Palvanen M, Niemi S, et al: Increasing number and incidence of osteoporotic fractures of the proximal humerus in elderly people. BMJ *313*:1051-1052, 1996.
207. Kannus P, Palvanen M, Niemi S, et al: Osteoporotic fractures of the proximal humerus in elderly Finnish persons: Sharp increase in 1970-1998 and alarming projections for the new millennium. Acta Orthop Scand *71*:465-470, 2000.
208. Karatosun V, Alekberov C, Baran O, et al: Open fractures of the proximal humerus treated with the Ilizarov method: 12 patients followed 3-8 years. Acta Orthop Scand *73*:460-464, 2002.
209. Keen W: Fractures of the tuberculum majus. Ann Surg *45*:938-949, 1907.
210. Keene JS, Huizenga RE, Engber WD, and Rogers SC: Proximal humeral fractures: A correction of residual deformity with long-term function. Orthopedics *6*:173-178, 1983.
211. Kelly JP: Fractures complicating electroconvulsive therapy and chronic epilepsy. J Bone Joint Surg Br *36*:70-79, 1954.
212. Key JA and Conwell HE: Fractures, Dislocations, and Sprains, 7th ed. St Louis: CV Mosby, 1961, pp 348-431.
213. Khodadadyan-Klostermann C, Raschke M, Fontes R, et al: Treatment of complex proximal humeral fractures with minimally invasive fixation of the humeral head combined with flexible intramedullary wire fixation–introduction of a new treatment concept. Langenbecks Arch Surg *387*:153-160, 2002.
214. Kirsch LB, Herscovici D Jr, and Creevy W: Proximal humerus fracture. J Orthop Trauma *15*:146-148, 2001.
215. Knight RA and Mayne JA: Comminuted fractures and fracture-dislocations involving the articular surface of the humeral head. J Bone Joint Surg Am *39*:1343-1355, 1957.
216. Knowleden J, Buhr AJ, and Dunbar O: Incidence of fractures in persons over 35 years of age: A report to the MRC Working Party on Fractures in the Elderly. Br J Prev Soc Med *18*:130-141, 1964.
217. Ko JY and Yamamoto R: Surgical treatment of complex fracture of the proximal humerus. Clin Orthop *327*:225-237, 1996.
218. Kocher MS, Dupre MM, and Feagin JA Jr: Shoulder injuries from alpine skiing and snowboarding. Aetiology, treatment and prevention. Sports Med *25*:201-211, 1998.
219. Kocher T: Beitrage zur Kenntnis einiger praktisch wichtiger Fracturenformen. Basel: Carl Sallman Verlag, 1896.
220. Kocialkowski A and Wallace WA: Closed percutaneous K-wire stabilization for displaced fractures of the surgical neck of the humerus. Injury *21*:209-212, 1990.
221. Kofoed H: Revascularization of the humeral head. A report of two cases of fracture-dislocation of the shoulder. Clin Orthop *179*:175-178, 1983.
222. Kono M and Johnson EE: Pectoralis major tendon avulsion in association with a proximal humerus fracture. J Orthop Trauma *10*:508-510, 1996.
223. Koval KJ, Blair B, Takei R, et al: Surgical neck fractures of the proximal humerus: A laboratory evaluation of ten fixation techniques. J Trauma *40*:778-783, 1996.
224. Koval KJ, Sanders R, and Zuckerman JD: Modified-tension band wiring of displaced surgical neck fractures of the humerus. J Shoulder Elbow Surg *2*: 85-292, 1993.
225. Koval KJ and Zuckerman JD: Orthopaedic challenges in the aging population: Trauma treatment and related clinical issues. Instr Course Lect *46*:423-430, 1997.
226. Krakovic M, Schmidt A, and El Sigai A: [Indication for surgery in shoulder-joint proximal fractures of the humerus and results.] Monatsschr Unfallheilkd *78*:326-332, 1975.
227. Kraulis J and Hunter G: The results of prosthetic replacement in fracture-dislocations of the upper end of the humerus. Injury *8*:129-131, 1976.
228. Kristiansen B: External fixation of proximal humerus fracture. Clinical and cadaver study of pinning technique. Acta Orthop Scand *58*:645-648, 1987.
229. Kristiansen B, Andersen UL, Olsen CA, and Varmarken JE: The Neer classification of fractures of the proximal humerus. An assessment of interobserver variation. Skeletal Radiol *17*:420-422, 1988.
230. Kristiansen B and Christensen SW: Plate fixation of proximal humeral fractures. Acta Orthop Scand *57*:320-323, 1986.
231. Kristiansen B and Christensen SW: Proximal humeral fractures. Acta Orthop Scand *58*:124-127, 1987.
232. Kristiansen B and Kofoed H: External fixation of displaced fractures of the proximal humerus. J Bone Joint Surg Br *69*:643-646, 1987.
233. Kristiansen B and Kofoed H: Transcutaneous reduction and external fixation of displaced fractures of the proximal humerus. A controlled clinical trial. J Bone Joint Surg Br *70*:821-824, 1988.
234. LaBriola JH and Mohaghegh HA: Isolated avulsion fracture of the lesser tuberosity of the humerus. A case report and review of the literature. J Bone Joint Surg Am *57*:1011, 1975.
235. LaFerte AD and Nutter PD: The treatment of fractures of the humerus by means of hanging plaster cast: "Hanging cast." Ann Surg *114*:919-930, 1955.
236. Laing PC: The arterial supply of the adult humerus. J Bone Joint Surg Am *38*:1105-1116, 1956.
237. Lane LB, Villacin A, and Bullough PG: The vascularity and remodelling of subchondrial bone and calcified cartilage in adult human femoral and humeral heads. An age- and stress-related phenomenon. J Bone Joint Surg Br *59*:272-278, 1977.
238. Lasher WW: Fracture dislocation of the head of the humerus. JAMA *84*:356-358, 1925.
239. Leach RE and Premer RF: Nonunion of the surgical neck of the humerus. Method of internal fixation. Minn Med *48*:318-322, 1965.
240. Le Bellec Y, Masmejean E, Cottias P, et al: [Internal fixation of proximal humerus fracture by "palm tree" pinning]. Rev Chir Orthop Reparatrice Appar Mot *88*:342-348, 2002.
241. LeBorgne J, LeNeel JC, and Mitland D: Les lésions de l'artère axillaire et de ses branches consecutives à un traumatisme fermé de l'épaule. Ann Chir *27*:587-594, 1973.
242. Lee CK and Hansen HR: Post-traumatic avascular necrosis of the humeral head in displaced proximal humeral fractures. J Trauma *21*:788-791, 1981.
243. Lee CK, Hansen HT, and Weiss AB: Surgical treatment of the difficult humeral neck fracture: Acromial shortening anterolateral approach. J Trauma *20*:67-70, 1980.
244. Leikkonen O: Osteosynthesis with special modified plate in fractures of the proximal end of the humerus. Ann Clin Gynaecol Fenn *49*:309-314, 1960.
245. Lentz W and Meuser P: The treatment of fractures of the proximal humerus. Arch Orthop Trauma Surg *96*:283-285, 1980.
246. Leyshon RL: Closed treatment of fractures of the proximal humerus. Acta Orthop Scand *55*:48-51, 1984.
247. Liew AS, Johnson JA, Patterson SD, et al: Effect of screw placement on fixation in the humeral head. J Shoulder Elbow Surg *9*:423-426, 2000.
248. Lill H, Komer J, Glasmacher S, et al: [Crossed screw osteosynthesis of proximal humerus fractures.] Unfallchirurg *104*:852-859, 2001.
249. Lill H, Lange K, Prasse-Badde J, et al: [T-plate osteosynthesis in dislocated proximal humerus fractures.] Unfallchirurgie *23*:183-190; discussion 191-192, 1997.
250. Lim TE, Ochsner PE, Marti RK, and Holscher AA: The results of treatment of

comminuted fractures and fracture dislocations of the proximal humerus. Neth J Surg *35*:139-143, 1983.
251. Lind T, Kroner TK, and Jensen J: The epidemiology of fractures of the proximal humerus. Arch Orthop Trauma Surg *108*:285-287, 1989.
252. Lindholm TS and Elmstedt E: Bilateral posterior dislocation of the shoulder combined with fracture of the proximal humerus. A case report. Acta Orthop Scand *51*:485-488, 1980.
253. Linson MA: Axillary artery thrombosis after fracture of the humerus. A case report. J Bone Joint Surg Am *62*:1214-1215, 1980.
254. Loitz D, Konnecker H, Illgner A, and Reilmann H: [Retrograde intramedullary nailing of humeral fractures with new implants. Analysis of 120 consecutive cases.] Unfallchirurg *101*:543-550, 1998.
255. Lorenz H: Die isolirte Fractur des Tuberculum minus Humeri. Dtsch Z Chir *58*:593, 1900-1901.
256. Lorenzo FT: Osteosynthesis with Blount staples in fracture of the proximal end of the humerus: A preliminary report. J Bone Joint Surg Am *37*:45-48, 1955.
257. Lovett RW: The diagnosis and treatment of some common injuries of the shoulder joint. Surg Gynecol Obstet *34*:437-444, 1922.
258. Lucas-Championniere J: Traitement des Fractures par le Massage et la Mobilisation. Paris: Rueff, 1895.
259. Lundberg BJ, Svenungson-Hartwig E, and Vikmark R: Independent exercises versus physiotherapy in non-displaced proximal humeral fractures. Scand J Rehabil Med *11*:133-136, 1979.
260. Luppino D, Santangelo G, Vicenzi G, et al: Le fratture dell'estremità prossimale dell'omero di interesse chirurgico (studio di 40 casi). Chir Organi Mov *67*:373-381, 1982.
261. MacDonald FR: Intra-articular fractures in recurrent dislocations of the shoulder. Surg Clin North Am *43*:1635-1645, 1963.
262. Machmull G and Weeder SD: Bilateral fracture of the anatomical and surgical necks of the humeral heads. Cases with bilateral fracture of the anatomical and surgical necks of the humeri due to convulsion. Radiology *55*:735-739, 1950.
263. Marotte JH, Lord G, and Bancel P: L'arthroplastie de Neer dans les fractures et fractures-luxations complexes de l'épaule. A propos de 12 cas. Chirurgie *104*:816-821, 1978.
264. Mason JM: The treatment of dislocation of the shoulder joint complicated by fracture of the upper extremity of the humerus. Ann Surg *47*:672-705, 1908.
265. Mauclaire M: Bull Mem Soc Chir Paris *46*:572, 1920.
266. Mazet R: Intramedullary fixation in the arm and the forearm. Clin Orthop *2*:75-92, 1953.
267. McBurney C and Dowd CN: Dislocation of the humerus complicated by fracture at or near the surgical neck with a new method of reduction. Ann Surg *19*:399-415, 1894.
268. McCann PD, Wootten ME, Kadaba MP, and Biliani LU: A kinematic and electromyographic study of shoulder rehabilitation exercises. Clin Orthop *288*:179-188, 1993.
269. McGuinness JP: Isolated avulsion fracture of the lesser tuberosity of the humerus. Lancet *1*:508, 1939.
270. McKoy BE, Bensen CV, and Hartsock LA: Fractures about the shoulder: Conservative management. Orthop Clin North Am *31*:205-216, 2000.
271. McLaughlin HL: Treatment of shoulder injuries. *In* Regional Orthopaedic Surgery and Fundamental Orthopaedic Problems. Ann Arbor, MI: American Academy of Orthopaedic Surgeons, 1947.
272. McLaughlin HL: Posterior dislocation of the shoulder. J Bone Joint Surg Am *34*:584-590, 1952.
273. McLaughlin HL: Dislocation of the shoulder with tuberosity fracture. Surg Clin North Am *43*:1615-1620, 1963.
274. McLaughlin HL: Locked posterior subluxation of the shoulder. Diagnosis and treatment. Surg Clin North Am *43*:1621-1622, 1963.
275. McLaughlin JA, Light R, and Lustrin I: Axillary artery injury as a complication of proximal humerus fractures. J Shoulder Elbow Surg *7*:292-294, 1998.
276. McQuillan WM and Nolan B: Ischaemia complicating injury. A report of thirty-seven cases. J Bone Joint Surg Br *50*:482-492, 1968.
277. McWhorter GL: Fractures of the greater tuberosity of the humerus with displacement. Surg Clin North Am *5*:1005-1017, 1925.
278. Mestdagh H, Butruille Y, Tillie B, and Bocquet F: Résultats du traitement des fractures de l'extremité supérieure de l'humerus par embrochage percutane. A propos de cent quarante deux cas. Ann Chir *38*:5-13, 1984.
279. Meyerding HW: Fracture-dislocation of the shoulder. Minn Med *20*:717-726, 1937.
280. Michaelis LS: Comminuted fracture-dislocation of the shoulder. J Bone Joint Surg Am *26*:363-365, 1944.
281. Milch H: Treatment of dislocation of the shoulder. Surgery *3*:732-740, 1938.
282. Milch H: The treatment of recent dislocations and fracture-dislocations of the shoulder. J Bone Joint Surg Am *31*:173-180, 1949.
283. Miller SR: Practical points in the diagnosis and treatment of fractures of the upper fourth of the humerus. Indust Med *9*:458-460, 1940.
284. Mills HJ and Horne G: Fractures of the proximal humerus in adults. J Trauma *25*:801-805, 1985.
285. Mills KLG: Severe injuries of the upper end of the humerus. Injury *6*:13-21, 1974.
286. Mills KLG: Simultaneous bilateral posterior fracture-dislocation of the shoulder. Injury *6*:39-41, 1974.
287. Misra A, Kapur R, and Maffulli N: Complex proximal humeral fractures in adults--a systematic review of management. Injury *32*:363-372, 2001.
288. Moeckel BH, Dines DM, Warren RF, and Altchek DW: Modular hemiarthroplasty for fractures of the proximal part of the humerus. J Bone Joint Surg Am *74*:884-889, 1992.
289. Moriber IA and Patterson RI: Fractures of the proximal end of the humerus. J Bone Joint Surg Am *49*:1018, 1967.
290. Morris MF, Kilcoyne RF, and Shuman W: Humeral tuberosity fractures: Evaluation by CT scan and management of malunion. Orthop Trans *11*:242, 1987.
291. Moseley HF and Goldie I: The arterial pattern of the rotator cuff of the shoulder. J Bone Joint Surg Br *45*:780-789, 1963.
292. Mourad L: Neer classification of fractures of the proximal humerus. Orthop Nurs *16*:76, 1997.
293. Mouradian WH: Displaced proximal humeral fractures. Seven years' experience with a modified Zickel supracondylar device. Clin Orthop *212*:209-218, 1986.
294. Movin T, Sjoden GO, and Ahrengart L: Poor function after shoulder replacement in fracture patients. A retrospective evaluation of 29 patients followed for 2-12 years. Acta Orthop Scand *69*:392-396, 1998.
295. Muckter H, Herzog L, Becker M, et al: [Angle- and rotation-stable internal fixation of proximal humerus fractures with the humerus fixator plate. Early clinical experience with a newly developed implant.] Chirurg *72*:1327-1335, 2001.
296. Murphy JB: Nailing of fracture of surgical neck of humerus after an unsuccessful attempt to secure union by bone transplantation. Surg Clin Chicago *3*:531-536, 1914.
297. Naidu SH, Capo JT, Moulton M, et al: Percutaneous pinning of distal radius fractures: A biomechanical study. J Hand Surg [Am] *22*:252-257, 1997.
298. Naranja RJ Jr and Iannotti JP: Displaced three- and four-part proximal humerus fractures: Evaluation and management. J Am Acad Orthop Surg *8*:373-382, 2000.
299. Neer CS: Articular replacement for the humeral head. J Bone Joint Surg Am *37*:215-228, 1955.
300. Neer CS: Indications for replacement of the proximal humeral articulation. Am J Surg *89*:901-907, 1955.
301. Neer CS 2nd: Degenerative lesions of the proximal humeral articular surface. Clin Orthop *20*:116-125, 1961.
302. Neer CS: Prosthetic replacement of the humeral head. Indications and operative technique. Surg Clin North Am *43*:1581-1597, 1963.
303. Neer CS 2nd: Displaced proximal humeral fractures. I. Classification and evaluation. J Bone Joint Surg Am *52*:1077-1089, 1970.
304. Neer CS 2nd: Displaced proximal humeral fractures. II. Treatment of three-part and four-part displacement. J Bone Joint Surg Am *52*:1090-1103, 1970.
305. Neer CS: Four-segment classification of displaced proximal humeral fractures. Instr Course Lect *24*:160-168, 1975.
306. Neer CS: Nonunion of the surgical neck of the humerus. Orthop Trans *7*:389, 1983.
307. Neer CS: Earlier passive motion following shoulder arthroplasty and rotator cuff repair: A prospective study. Orthop Trans *11*:231, 1987.
308. Neer CS 2nd: Fracture classification systems: Do they work and are they useful? J Bone Joint Surg Am *76*:789-790, 1994.
309. Neer CS, Brown TH, and McLaughlin HL: Fracture of the neck of the humerus with dislocation of the head fragment. Am J Surg *85*:252-258, 1953.
310. Neer CS and McIlveen SJ: Recent results and technique of prosthetic replacement for 4-part proximal humeral fractures. Orthop Trans *10*:475, 1986.
311. Neer CS and Rockwood CA Jr: Fractures and dislocations of the shoulder. *In* Rockwood CA and Green DP (eds): Fractures, 2nd ed. Philadelphia: JB Lippincott, 1984, pp 675-707.
312. Neer CS 2nd, Watson KC, and Stanton FJ: Recent experience in total shoulder replacement. J Bone Joint Surg Am *64*:319-337, 1982.
313. Neviaser JS: Complicated fractures and dislocations about the shoulder joint. J Bone Joint Surg *44*:984-998, 1962.
314. Newton-John HF and Morgan DB: The loss of bone with age, osteoporosis, and fractures. Clin Orthop *71*:229-252, 1970.
315. Nguyen TV, Center JR, Sambrook PN, and Eisman JA: Risk factors for proximal humerus, forearm, and wrist fractures in elderly men and women: The Dubbo Osteoporosis Epidemiology Study. Am J Epidemiol *153*:587-595, 2001.
316. Nicloa FG, Ellman H, Eckardt J, and Finerman G: Bilateral posterior fracture-dislocation of the shoulder treated with a modification of the McLauglin procedure. J Bone Joint Surg Am *63*:1175-1177, 1981.
317. Nissen-Lie HS: Pseudarthroses of humerus. Acta Orthop Scand *21*:22-30, 1951.
318. Noachtar S: Bilateral fractures of the proximal humerus: A rare non-traumatic complication of generalized tonic-clonic seizures following withdrawal of antiepileptic medication. J Neurol *245*:123-124, 1998.
319. Norris TR, Green A, and. McGuigan FX: Late prosthetic shoulder arthroplasty for displaced proximal humerus fractures. J Shoulder Elbow Surg *4*:271-280, 1995.
320. North JP: The conservative treatment of fractures of the humerus. Surg Clin North Am *20*:1633-1643, 1940.
321. Oakes DA and McAllister DR: An atypical appearance of a posterior dislocation of the shoulder with a fracture of the proximal humerus. J Shoulder Elbow Surg *10*:182-185, 2001.
322. O'Flanagan PH: Fracture due to shock from domestic electricity supply. Injury *6*:244-245, 1975.
323. Oni OOA: Irreducible acute anterior dislocation of the shoulder due to a loose fragment from an associated fracture of the greater tuberosity. Injury *15*:138, 1983.

324. Ostapowicz G and Rahn-Myrach A: [The functional treatment of fractures of the head of the humerus.] Bruns Butr Klin Chir *202*:96-114, 1961.
325. Paavolainen P, Bjorkenheim J-M, Slatis P, and Paukku P: Operative treatment of severe proximal humeral fractures. Acta Orthop Scand *54*:374-379, 1983.
326. Palmer IA: On the complications and technical problems of medullary nailing. Acta Chir Scand *101*:491-492, 1951.
327. Palmer IA: A dualistic method of treatment pseudoarthrosis. Acta Chir Scand *107*:261-268, 1954.
328. Palvanen M, Kannus P, Parkkari J, et al: The injury mechanisms of osteoporotic upper extremity fractures among older adults: A controlled study of 287 consecutive patients and their 108 controls. Osteoporos Int *11*:822-831, 2000.
329. Park MC, Murthi AM, Roth NS, et al: Two-part and three-part fractures of the proximal humerus treated with suture fixation. J Orthop Trauma *17*:319-325, 2003.
330. Park TS, Choi IY, Kim YH, et al: A new suggestion for the treatment of minimally displaced fractures of the greater tuberosity of the proximal humerus. Bull Hosp Jt Dis *56*:171-176, 1997.
331. Patel MR, Pardee ML, and Singerman RC: Intrathoracic dislocation of the head of the humerus. J Bone Joint Surg Am *45*:1712-1714, 1963.
332. Perlmutter GS: Axillary nerve injury. Clin Orthop *368*:28-36, 1999.
333. Phemister DB: Fractures of the greater tuberosity of the humerus. Ann Surg *37*:440-449, 1912.
334. Pilgaard S and Och Oster A: Four-segment fractures of the humeral neck. Acta Orthop Scand *44*:124, 1973.
335. Poilleux F and Courois-Suffit M: Des fractures du col chirurgical de l'humerus. Rev Chir 133-158, 1954.
336. Post M: Fractures of the upper humerus. Orthop Clin North Am *11*:239-252, 1980.
337. Povacz P and Resch H: [Osteosynthesis of proximal humerus fractures.] Ther Umsch *55*:192-196, 1998.
338. Prillaman HA and Thompson RC: Bilateral posterior fracture-dislocation of the shoulder: A case report. J Bone Joint Surg Am *51*:1627-1630, 1969.
339. Pritchett JW: Inferior subluxation of the humeral head after trauma or surgery. J Shoulder Elbow Surg *6*:356-359, 1997.
340. Rajasekhar C, Ray PS, and Bhamra MS: Fixation of proximal humeral fractures with the Polarus nail. J Shoulder Elbow Surg *10*:7-10, 2001.
341. Rajesh KR: The translated two-part fracture of the proximal humerus. J Bone Joint Surg Br *84*:775-776; author reply 776, 2002.
342. Raney RB: The treatment of fractures of the humerus with the hanging cast. North Carolina Med J *6*:88-92, 1945.
343. Rasmussen S, Hvass I, Dalsgaard J, et al: Displaced proximal humeral fractures: Results of conservative treatment. Injury *23*:41-43, 1992.
344. Rathbun JB and Macnab I: The microvascular pattern of the rotator cuff. J Bone Joint Surg Br *52*:540-553, 1970.
345. Razemon JP and Baux S: [Fractures and fracture-dislocations of the proximal humerus.] Rev Chir Orthop Reparatrice Appar Mot *55*:387-396, 1969.
346. Rechtman AM: Open reduction of fracture dislocation of the humerus. JAMA *94*:1656-1657, 1930.
347. Reckling FW: Posterior fracture-dislocation of the shoulder treated by a Neer hemiarthroplasty with a posterior surgical approach. Clin Orthop *207*:133-137, 1986.
348. Rees J, Hicks J, and Ribbans W: Assessment and management of three- and four-part proximal humeral fractures. Clin Orthop *353*:18-29, 1998.
349. Rendlich RA and Poppel MH: Roentgen diagnosis of posterior dislocation of the shoulder. Radiology *36*:42-45, 1941.
350. Resch H, Povacz P, Frohlich R, and Wambacher M: Percutaneous fixation of three- and four-part fractures of the proximal humerus. J Bone Joint Surg Br *79*:295-300, 1997.
351. Richard A, Judet R, and Rene L: Reconstruction prosthetique acrylique de l'extremité supérieure de l'humerus spécialement au cours des fractures-luxations. J Chir *68*:537-547, 1952.
352. Richards RR, An K-N, Bigliani LU, et al: A standardized method for the assessment of shoulder function. J Shoulder Elbow Surg *3*:347-352, 1994.
353. Ring D, McKee MD, Perry BH, and Jupiter JB: The use of a blade plate and autogenous cancellous bone graft in the treatment of ununited fractures of the proximal humerus. J Shoulder Elbow Surg *10*:501-507, 2001.
354. Rob CG and Standeven A: A closed traumatic lesion of the axillary and brachial arteries. Lancet *1*:597-599, 1956.
355. Roberts SM: Fractures of the upper end of the humerus. An end-result study which shows the advantage of early active motion. JAMA *98*:367-373, 1932.
356. Rockwood CA Jr: Fracture classification systems: Do they work and are they useful? J Bone Joint Surg Am *76*:790, 1994.
357. Rodosky MW, Duralde XA, Pollock RG, et al: Operative treatment of malunions of proximal humerus fractures. Paper presented at the 10th Open Meeting of the American Shoulder and Elbow Surgeons, February 27, 1994, New Orleans.
358. Rooney PJ and Cockshott WP: Pseudarthrosis following proximal humeral fractures: A possible mechanism. Skeletal Radiol *15*:21-24, 1986.
359. Rose SH, Melton LJ, Morrey BF, et al: Epidemiologic features of humeral fractures. Clin Orthop *168*:24-30, 1982.
360. Rosen H: Tension band wiring for fracture dislocation of the shoulder. *In* Proceedings of the 12th Congress of the International Society of Orthopaedic Surgery and Traumatology, Tel Aviv, Israel, October 9-12, 1972, pp 939-941.
361. Ross J and Lov JB: Islolated evulsion fracture of the lesser tuberosity of the humerus: Report of two cases. Radiology *172*:833-834, 1989.
362. Rothman RH, Marvel JP Jr, and Heppenstall RB: Anatomic considerations in glenohumeral joint. Orthop Clin North Am *6*:341-352, 1975.
363. Rothman RH and Parke WW: The vascular anatomy of the rotator cuff. Clin Orthop *41*:176-186, 1965.
364. Rowe CR and Colville M: The glenohumeral joint. *In* Rowe CR (ed): The Shoulder. New York: Churchill Livingstone, 1988, pp 331-358.
365. Rowe CR and Marble H: Shoulder girdle injuries. *In* Cave EF (ed): Fractures and Other Injuries. Chicago: Year Book, 1958, pp 250-289.
366. Royster HA: Management of dislocations of the humerus complicated by fracture of the neck of the humerus. JAMA *49*:487-491, 1907.
367. Ruch DS, Glisson RR, Marr AW, et al: Fixation of three-part proximal humeral fractures: A biomechanical evaluation. J Orthop Trauma *14*:36-40, 2000.
368. Ruedi T: Treatment of displaced metaphyseal fractures with screw and wiring systems. Orthopedics *12*:55-59, 1989.
368a. Rush LV: Atlas of Rush Pin Techniques. Meridian, MI, Beviron Inc, 1959.
369. Saha AK: The zero position of the glenohumeral joint: Its recognition and clinical importance. Ann R Coll Surg Engl *22*:223, 1958.
370. Sakai K, Hattori S, Kawai S, et al: One case of the fracture at the attachment of the subscapularis muscle. Shoulder Joint *7*:58, 1981.
371. Salem MI: Bilateral anterior fracture-dislocation of the shoulder joints due to severe electric shock. Injury *14*:361-363, 1983.
372. Sallay PI, Pedowitz RA, Mallon WJ, et al: Reliability and reproducibility of radiographic interpretation of proximal humeral fracture pathoanatomy. J Shoulder Elbow Surg *6*:60-69, 1997.
373. Santee HE: Fractures about the upper end of the humerus. Ann Surg *80*:103-114, 1924.
374. Savoie FH, Geissler WB, and Vander Griend RA: Open reduction and internal fixation of three-part fractures of the proximal humerus. Orthopedics *12*:65-70, 1989.
375. Schai PA, Hintermann B, and Koris MJ: Preoperative arthroscopic assessment of fractures about the shoulder. Arthroscopy *15*:827-835, 1999.
376. Scheck M: Surgical treatment of nonunions of the surgical neck of the humerus. Clin Orthop *167*:255-259, 1982.
377. Schindele S, Hackenbruch W, Sutter F, et al: [Migration of Kirschner wires after surgical stabilization of injuries in the area of the shoulder—4 case reports.] Swiss Surg *5*:281-287, 1999.
378. Schubl JF: Fracture-Dislocations of the Proximal Humerus. Lyon, France: Thèse Médécine, 1973.
379. Schweiger G and Ludolph E: Fractures of the shoulder joint. Unfallchir *6*:225, 1980.
380. Scudder CL: The Treatment of Fractures. Philadelphia: WB Saunders, 1939, pp 564-603.
381. Sehr JR and Szabo RM: Semitubular blade plate for fixation in the proximal humerus. J Orthop Trauma *2*:327-332, 1988.
382. Sever JW: Nonunion in fracture of the shaft of the humerus. Report of five cases. JAMA *104*:382-386, 1935.
383. Sever JW: Fracture of the head of the humerus: Treatment and results. N Engl J Med *216*:1100-1107, 1937.
384. Shaffer BS, Giordano CP, and Zuckerman JD: Revision of a loose glenoid component facilitated by a modular humeral component. A technical note. J Arthroplasty *5*(suppl):S79-S81, 1990.
385. Shaw JL: Bilateral posterior fracture-dislocation of the shoulder and other trauma caused by convulsive seizures. J Bone Joint Surg Am *53*:1437-1440, 1971.
386. Shibuya S and Ogawa K: Isolated avulsion fracture of the lesser tuberosity of the humerus: A case report. Clin Orthop *211*:215-218, 1986.
387. Shuck JM, Omer GE Jr, and Lewis CE Jr: Arterial obstruction due to intimal disruption in extremity fractures. J Trauma *12*:481-489, 1972.
388. Sidor ML, Zuckerman JD, Lyon T, et al: The Neer classification system for proximal humeral fractures. An assessment of interobserver reliability and intraobserver reproducibility. J Bone Joint Surg Am *75*:1745-1750, 1993.
389. Siebenrock KA and Gerber C: The reproducibility of classification of fractures of the proximal end of the humerus. J Bone Joint Surg Am *75*:1751-1755, 1993.
390. Silverskoild N: On the treatment of fracture-dislocations of the shoulder-joint. With special reference to the capability of the head-fragment, disconnected from capsule and periosteum to enter into bony union. Acta Chir Scand *64*:227-293, 1928.
391. Sjoden GO, Movin T, Aspelin P, et al: 3D-radiographic analysis does not improve the Neer and AO classifications of proximal humeral fractures. Acta Orthop Scand *70*:325-328, 1999.
392. Sjoden GO, Movin T, Guntner P, et al: Poor reproducibility of classification of proximal humeral fractures. Additional CT of minor value. Acta Orthop Scand *68*:239-242, 1997.
393. Sjovall H: A case of spontaneous backward subluxation of the shoulder treated by the Clairmont-Ehrlich operation. Nord Med (Hygeia) *21*:474-476, 1944.
394. Skutek M, Fremerey RW, and Bosch U: Level of physical activity in elderly patients after hemiarthroplasty for three- and four-part fractures of the proximal humerus. Arch Orthop Trauma Surg *117*:252-255, 1998.
395. Smyth EHJ: Major arterial injury in closed fracture of the neck of the humerus. Report of a case. J Bone Joint Surg Br *51*:508-510, 1969.
396. Soete PJ, Clayson PE, and Costenoble VH: Transitory percutaneous pinning in fractures of the proximal humerus. J Shoulder Elbow Surg *8*:569-573, 1999.

397. Solonen KA and Vastamaki M: Osteotomy of the neck of the humerus for traumatic varus deformity. Acta Orthop Scand *56*:79-80, 1985.
398. Sorensen KH: Pseudarthrosis of the surgical neck of the humerus. Two cases. One bilateral. Acta Orthop Scand *34*:132-138, 1964.
399. Speck M, Lang FJ, and Regazzoni P: [Proximal humeral multiple fragment fractures—failures after T-plate osteosynthesis.] Swiss Surg *2*:51-56, 1996.
400. Speck M and Regazzoni P: [4-fragment fractures of the proximal humerus. Alternative strategies for surgical treatment.] Unfallchirurg *100*:349-353, 1997.
401. Stableforth PG: Four-part fractures of the neck of the humerus. J Bone Joint Surg Br *66*:104-108, 1984.
402. Stangle F: Isolated fracture of the lesser tuberosity of the humerus. Minn Med *16*:435-437, 1933.
403. Stevens JH: Fracture of the upper end of the humerus. Ann Surg *69*:147-160, 1919.
404. Stewart MJ and Hundley JM: Fractures of the humerus: A comparative study in methods of treatment. J Bone Joint Surg Am *37*:681-692, 1955.
405. Stimson BB: A Manual of Fractures and Dislocations. Philadelphia: Lea & Febiger, 1947, pp 241-260.
406. Stohr E and Holz U: [Metaphyseal comminuted fracture. A therapeutic challenge.] Orthopade *29*:342-352, 2000.
407. Sturzenegger M, Fornaro E, and Jakob RP: Results of surgical treatment of multifragmented fractures of the humeral head. Arch Orthop Trauma Surg *100*:249-259, 1982.
408. Svend-Hansen H: Displaced proximal humeral fractures. A review of 49 patients. Acta Orthop Scand *45*:359-364, 1974.
409. Szyszkowitz R and Schippinger G: [Fractures of the proximal humerus.] Unfallchirurg *102*:422-428, 1999.
410. Szyszkowitz R, Seggl W, Schleifer P, and Cundy PJ: Proximal humeral fractures. Management techniques and expected results. Clin Orthop *292*:13-25, 1993.
411. Tanner MW and Cofield RH: Prosthetic arthroplasty for fractures and fracture-dislocations of the proximal humerus. Clin Orthop *179*:116-128, 1983.
412. Tanton J: Fractures de l'extremité supériere de l'humerus. *In* LeDentu A and Delbet P (eds): Noveau Tratie de Chirurgie Fase 4. Paris: Bailliere, 1915.
413. Taylor HL: Isolated fracture of the greater tuberosity of the humerus. Ann Surg *54*:10-12, 1908.
414. Theodorides T and de Keizer C: Injuries of the axillary artery caused by fractures of the neck of the humerus. Injury *8*:120-123, 1976.
415. Thompson FE and Winant EM: Comminuted fracture of the humeral head with subluxation. Clin Orthop *20*:94-97, 1961.
416. Thompson FR and Winant EM: Unusual fracture subluxations of the shoulder joint. J Bone Joint Surg Am *32*:575-582, 1950.
417. Thompson JE: Anatomical methods of approach in operations on the long bones of the extremities. Ann Surg *68*:309-329, 1918.
418. Tingart M, Bathis H, Bouillon B, and Tiling T: [The displaced proximal humeral fracture: Is there evidence for therapeutic concepts?] Chirurg *72*:1284-1291, 2001.
419. Tondeur G: Les fractures récentes de l'épaule. Acta Orthop Belg *30*:1-144, 1964.
420. Tonino AJ and van de Werf GJIM: Hemiarthroplasty of the shoulder. Acta Orthop Belg *51*:625-631, 1985.
421. Trotter E: A propos d'un cas de resection de la tête de l'humerus. J l'Hotel-dieu Montreal *11*:368, 1933.
422. Twardosz W and Siwinski D: [Surgical treatment for fracture of the proximal humerus.] Chir Narzadow Ruchu Ortop Pol *61*:357-360, 1996.
423. Vainio S: Observation on serious fractures of the proximal end of the humerus. Ann Clin Gynaecol Fenn *49*:302-308, 1960.
424. Valls J: Acrylic prosthesis in a case with fracture of the head of the humerus. Ann Clin Gynaecol Fenn *17*:61, 1952.
425. Vandenbussche E, Peraldi P, Naouri JF, et al: [Four part valgus impacted fractures of the upper extremity of humerus: Ilium graft reconstruction. Apropos of 8 cases.] Rev Chir Orthop Reparatrice Appar Mot *82*:658-662, 1996.
426. Vander-Ghirst M and Houssa R: Acrylic prosthesis in fractures of the head of the humerus. Acta Chir Belg *50*:31-40, 1951.
427. Van Hook W: Fracture dislocations of the humeral head. Boston Med Surg J *187*:960-962, 1922.
428. Vastamaki M and Solonen KA: Posterior dislocation and posterior fracture-dislocation of the shoulder. Acta Orthop Scand *50*:124, 1979.
429. Vastamaki M and Solonen KA: Posterior dislocation and fracture-dislocation of the shoulder. Acta Orthop Scand *51*:479-484, 1980.
430. Veilleux M and Richardson P: Proximal median neuropathy secondary to humeral neck fracture. Muscle Nerve *23*:426-429, 2000.
431. Veseley DG: Use of the split diamond nail for fractures of the humerus, 1958-1961. Clin Orthop *41*:145-156, 1965.
432. Vichard PH and Bellanger P: [Ascending bipolar nailing using elastic nails in the treatment of fractures of the upper end of the humerus (author's transl).] Nouv Presse Med *7*:4041-4043, 1978.
433. Visser CP, Coene LN, Brand R, and Tavy DL: Nerve lesions in proximal humeral fractures. J Shoulder Elbow Surg *10*:421-427, 2001.
434. Visser CP, Tavy DL, Coene LN, and Brand R: Electromyographic findings in shoulder dislocations and fractures of the proximal humerus: Comparison with clinical neurological examination. Clin Neurol Neurosurg *101*:86-91, 1999.
435. Wachtl SW, Marti CB, Hoogewoud HM, et al: Treatment of proximal humerus fracture using multiple intramedullary flexible nails. Arch Orthop Trauma Surg *120*:171-175, 2000.
436. Walch G, Boileau P, Martin B, and Dejour H: Luxations et fractures-luxations posterieures inveterées de l'épaule. A propos de 30 cas. Rev Chir Orthop Reparatrice Appar Mot *76*:546-558, 1990.
437. Wallace WA: The dynamic study of shoulder movement. *In* Bayley I and Kessel L (eds): Shoulder Surgery. New York: Springer-Verlag, 1982, pp 139-143.
438. Wanner GA, Romero J, Hersche O, et al: [Dislocated proximal humerus fracture—results after stabilization with a double plate.] Langenbecks Arch Chir Suppl Kongressbd *115*:1211-1212, 1998.
439. Watson-Jones R: Fractures and Joint Injuries. Baltimore: Williams & Wilkins, 1943.
440. Watson-Jones R: Fractures and Joint Injuries. Baltimore: Williams & Wilkins, 1955, pp 473-476.
441. Weber E and Matter P: [Surgical treatment of proximal humerus fractures—international multicenter study.] Swiss Surg *4*:95-100, 1998.
442. Weise K, Meeder PJ, and Wentzensen A: [Indications and technique of osteosynthesis in dislocated fractures of the humeral head in adults (author's transl).] Langenbecks Arch Chir *351*:91-98, 1980.
443. Wentworth ET: Fractures involving the shoulder joint. N Y State J Med *40*:1282-1288, 1940.
444. Weseley MS, Barenfeld PA, and Eisenstein AL: Rush pin intramedullary fixation for fractures of the proximal humerus. J Trauma *17*:29-37, 1977.
445. West EF: Intrathoracic dislocation of the humerus. J Bone Joint Surg Br *31*:61-62, 1949.
446. Whiston TB: Fractures of the surgical neck of the humerus: A study in reduction. J Bone Joint Surg Br *36*:423-427, 1954.
447. Whitman R: A treatment of epiphyseal displacements and fractures of the upper extremity of the humerus designed to assure definite adjustment and fixation of fragments. Ann Surg *47*:706-708, 1908.
448. Widen A: Fractures of the upper end of humerus with great displacement treated by marrow nailing. Acta Chir Scand *97*:439-441, 1949.
449. Willems WJ and Lim TEA: Neer arthroplasty for humeral fracture. Acta Orthop Scand *56*:394-395, 1985.
450. Williams GR Jr, Copley LA, Iannotti JP, and Lisser SP: The influence of intramedullary fixation on figure-of-eight wiring for surgical neck fractures of the proximal humerus: A biomechanical comparison. J Shoulder Elbow Surg *6*:423-428, 1997.
451. Williams GR Jr and Wong KL: Two-part and three-part fractures: Open reduction and internal fixation versus closed reduction and percutaneous pinning. Orthop Clin North Am *31*:1-21, 2000.
452. Wilson GE: Fractures and Their Complications. New York: Macmillan, 1931.
453. Wilson JC and McKeever FM: Traumatic posterior (retroglenoid) dislocation of the humerus. J Bone Joint Surg Am *31*:160-172, 180, 1949.
454. Wilson JN (ed): Watson-Jones Fractures and Joint Injuries, 6th ed. New York: Churchill Livingstone, 1982, pp 533-545.
455. Winfield JM, Miller H, and LaFerte AD: Evaluation of the "hanging cast" as a method of treating fractures of the humerus. Am J Surg *55*:228-249, 1942.
456. Wood JP: Posterior dislocation of the head of the humerus and diagnostic value of lateral and vertical views. US Naval Med Bull *39*:532-535, 1941.
457. Wretenberg P and Ekelund A: Acute hemiarthroplasty after proximal humerus fracture in old patients. A retrospective evaluation of 18 patients followed for 2-7 years. Acta Orthop Scand *68*:121-123, 1997.
458. Yamano Y: Comminuted fractures of the proximal humerus treated with hook plate. Arch Orthop Trauma Surg *105*:359-363, 1986.
459. Yano S, Takamura S, and Kobayshi I: Use of the spiral pin for fracture of the humeral neck. Nippon Seikeigeka Gakkai Zasshi *55*:1607-1619, 1981.
460. Young TB and Wallace WA: Conservative treatment of fractures and fracture-dislocations of the upper end of the humerus. J Bone Joint Surg Br *67*:373-377, 1985.
461. Zadik FR: Recurrent posterior dislocation of the shoulder. J Bone Joint Surg Br *30*:531-532, 1948.
462. Zingg U, Brunnschweiler D, Keller H, and Metzger U: Percutaneous minimal osteosynthesis of fractures of the proximal humerus in elderly patients. Swiss Surg *8*:11-14, 2002.
463. Zuckerman JD, Flugstad DL, Teitz CC, and King HA: Axillary artery injury as a complication of proximal humeral fractures. Two case reports and a review of the literature. Clin Orthop *189*:234-237, 1984.
464. Zyto K: Non-operative treatment of comminuted fractures of the proximal humerus in elderly patients. Injury *29*:349-352, 1998.
465. Zyto K, Ahrengart L, Sperber A, and Tomkvist H: Treatment of displaced proximal humeral fractures in elderly patients. J Bone Joint Surg Br *79*:412-417, 1997.
466. Zyto K, Wallace WA, Frostick SP, and Preston BJ: Outcome after hemiarthroplasty for three- and four-part fractures of the proximal humerus. J Shoulder Elbow Surg 7:85-89, 1998.

Capítulo **10**

Fracturas de la escápula

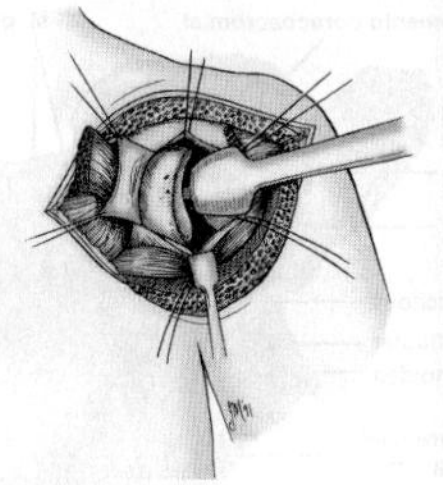

Thomas P. Goss, M.D.

La escápula es un hueso muy importante para la función de las extremidades superiores. Está situada sobre la pared torácica posterior y forma parte integral de la conexión entre la extremidad superior y el esqueleto axial, compuesta ésta por las articulaciones glenohumeral y acromioclavicular (AC) y por la articulación esternoclavicular. Constituye una plataforma semiestable y relativamente móvil contra la que se apoyan la cabeza humeral y la extremidad superior. Por último, sirve como punto de inserción de distintas estructuras de los tejidos blandos (musculotendinosas y ligamentosas) (Fig. 10-1). Las fracturas escapulares suelen producirse como resultado de un traumatismo de alta energía (casi siempre directo, pero a veces indirecto). También son posibles las fracturas por avulsión, por estrés e incluso por fatiga. Se han descrito bastantes patrones distintos de fracturas.

> Fracturas de la escápula
>
> - 1% de todas las fracturas
> - + 90% con desplazamiento insignificante
> - Incidencia: cuerpo/columna, 50%; rodete glenoideo, 35% (cavidad glenoidea, 10%; cuello de la escápula, 25%); acromion, 8%; apófisis coracoides, 7%
> - Incidencia de lesiones asociadas del 80% al 90%: graves, múltiples, potencialmente mortales

Las fracturas de la escápula representan el 1% de todas las fracturas, el 5% de las fracturas de hombro y el 3% de los traumatismos de la cintura escapular. Esta frecuencia relativamente escasa obedece a dos motivos: 1) la escápula está situada sobre la pared torácica posterior y está protegida por la caja torácica y la cavidad torácica por delate y por una gruesa capa de tejidos blandos por detrás; y 2) la amplia movilidad de la escápula permite una disipación considerable de las fuerzas traumatológicas. La amplia mayoría de las fracturas de la escápula (más del 90%) presenta un desplazamiento insignificante, debido principalmente al fuerte apoyo proporcionado por los tejidos blandos adyacentes, por lo que el tratamiento de elección es el no quirúrgico. Como resultado, estas lesiones apenas se han abordado en la bibliografía. No obstante, las fracturas de la escápula afectan a una articulación importante, se dan en pacientes de entre 35 y 45 años como promedio y, cuando están muy desplazadas, pueden asociarse a una morbilidad considerable. Así pues, estos traumatismos merecen más atención, y recientemente han recibido un mayor tratamiento en los libros de texto[12,26,38,43,151,167,171,172,178,189,198,201,204,208,220] principales, en artículos generales, reseñas y artículos especializados.[54,64,77,78,82,96,104,125,145,149,150,152,174,175,183,197,201,225,240,243,252]

Dada la importancia del traumatismo a menudo implicado, los pacientes que sufren una fractura de escápula tienen una incidencia de entre el 80% y el 95% de lesiones óseas y de los tejidos blandos asociadas (locales y a distancia), que pueden ser graves, múltiples e incluso poner la vida en peligro. Es necesario evaluar minuciosamente a estas personas cuando llegan al departamento de Urgencias y ofrecerles el tratamiento de soporte apropiado. Como consecuencia, las fracturas escapulares a menudo se diagnostican tarde, se retrasa el tratamiento definitivo o ambos. Estos retrasos pueden poner en peligro el resultado funcional final del paciente. Además, si las lesiones asociadas afectan al hombro, la recuperación de la «fractura de la escápula» puede resultar aún más difícil.

ANATOMÍA

A la hora de evaluar y tratar las fracturas de la escápula, es necesario un conocimiento exhaustivo de la anatomía local ósea, neurovascular y de los tejidos blandos, en especial si se precisa tratamiento quirúrgico. El músculo subescapular recubre la superficie escapular anterior (ventral), y el músculo serrato anterior se inserta en el borde anteromedial (vertebral). En la parte posterior, los músculos supraespinoso e infraespinoso se localizan en las fosas supraespinosa e infraespinosa, respectivamente. En la zona más superficial, el trapecio se inserta a lo largo de la espina de la escápula y la clavícula, mientras que el deltoides tiene su origen en la espina de la escápula y recorre el acromion y la porción distal de la clavícula. Los músculos elevador de la escápula y romboides se insertan en el borde medial de la escápula y en el redondo menor y el redondo mayor, a lo largo del borde lateral. Los tendones del músculo pectoral mayor, la cabeza corta del bíceps y el coracobraquial se insertan en la apófisis coracoides y forman el tendón conjunto. La cabeza larga del bíceps se origina en el tubérculo supraglenoideo y la cabeza larga del tríceps, en el tubérculo infraglenoideo.

La apófisis coracoides se origina en el borde superior de la escápula y se curva hacia arriba, hacia adelante y hacia un lado. El plexo braquial y los vasos axilares discurren mediales a la apófisis coracoides y por debajo del tendón pectoral menor. La es-

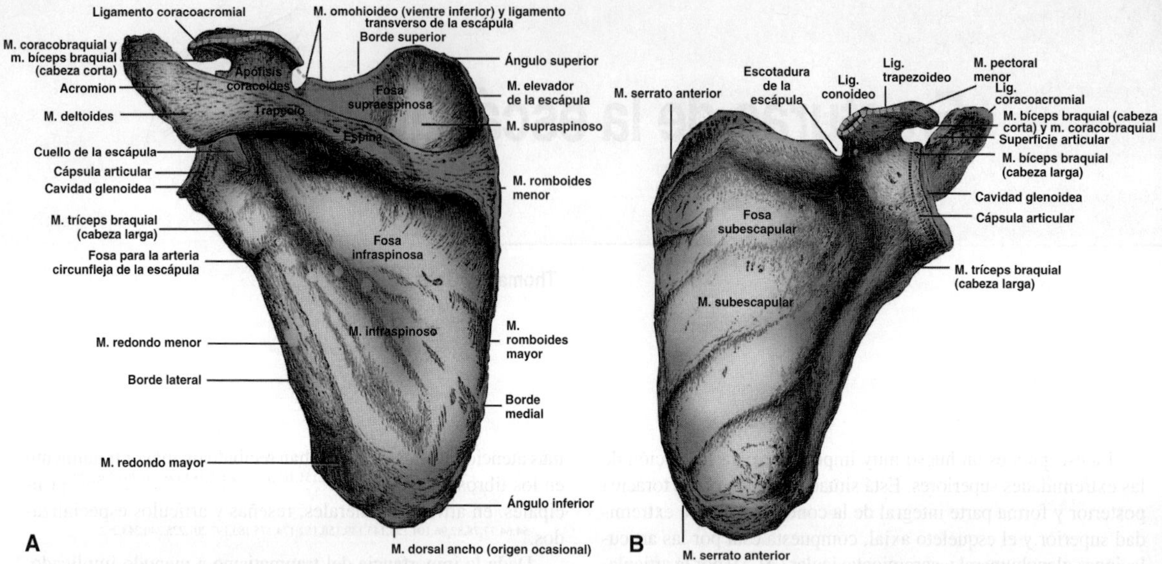

Fig. 10-1 ● Ilustraciones que muestran los numerosos puntos de inserción musculotendinosos y ligamentosos. **A,** Superficie posterior o dorsal de la escápula. **B,** Superficie anterior o costal de la escápula. (*De Anson B: Morris' Human Anatomy. Nueva York: McGraw-Hill, 1966, págs. 247-248.*)

cotadura de la escápula se encuentra a lo largo del borde superior de la escápula, justo medial a la base de la apófisis coracoides, y está atravesada por el ligamento trasverso de la escápula. El nervio supraescapular atraviesa la escotadura por debajo del ligamento, mientras que la arteria supraescapular pasa por encima. El acromion se proyecta desde la espina de la escápula lateralmente y después hacia delante. Su unión con el cuello de la escápula constituye la escotadura espinoglenoidea, que está atravesada por el nervio supraescapular y los vasos supraescapulares en su recorrido desde la fosa supraespinosa hasta la fosa infraespinosa. El nervio dorsal de la escápula y el nervio accesorio acompañan a las ramas superficial y venosa de la arteria cervical transversa, respectivamente, mediales al borde vertebral de la escápula.

Casi todas las funciones del hombro exigen movimientos complejos de las articulaciones escapulohumeral y escapulotorácica en una secuencia precisa. La escápula puede describir seis movimientos básicos por encima de la pared torácica posterior: elevación, depresión, rotación hacia arriba, rotación hacia abajo, protracción y retracción. Estos movimientos se combinan para permitir la colocación óptima de la extremidad superior. Los traumatismos de la región escapular que ocasionan seudoartrosis de la fractura, consolidación defectuosa, cicatrices en los tejidos blandos, lesiones musculares y lesiones nerviosas pueden tener efectos mecánicos y funcionales nocivos.

CLASIFICACIÓN DE LAS FRACTURAS DE LA ESCÁPULA

Las fracturas de la escápula siguen diversos patrones. Por lo general, se clasifican en función del área anatómica (es decir, cuerpo y espina, cuello de la escápula, cavidad glenoidea, acromion y apófisis coracoides). Casi todas las fracturas escapulares afectan al cuerpo y a la espina (alrededor del 50%)[149]. El 50% restante se

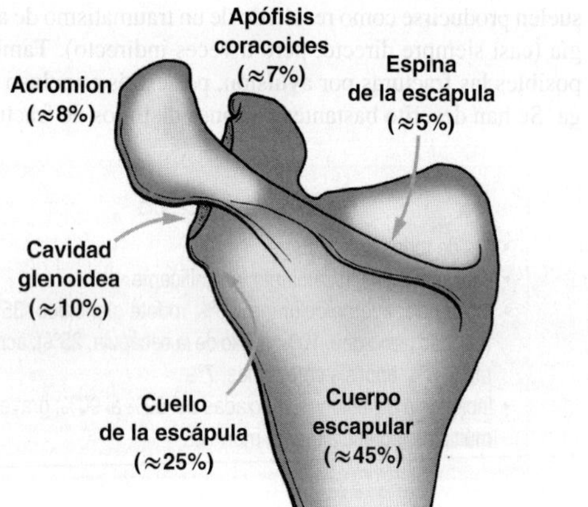

Fig. 10-2 ● Incidencia de fracturas escapulares en función de la región: cuerpo de la escápula, 45% aproximadamente; espina de la escápula, 5% aproximadamente; cuello de la escápula, 25% aproximadamente; cavidad glenoidea, 10% aproximadamente; acromion, 8% aproximadamente; y apófisis coracoides, 7% aproximadamente.

observa en las tres apófisis (Fig. 10-2). Las fracturas del cuello de la escápula constituyen aproximadamente el 25% del total, mientras que las de la cavidad glenoidea (reborde glenoideo y fosa glenoidea) representan alrededor del 10%. (Por consiguiente, las fracturas del rodete glenoideo constituyen aproximadamente el 35% de todas las observadas en la escápula.) Cerca del 8% de estas lesiones afectan al acromion, y alrededor del 7% a la apófisis coracoides.[149] (Una fractura del acromion se define como cualquier fractura desde el margen posterior de la espina de la escápula o del acromion hasta la superficie interior del acromion, que abarca hasta el punto más profundo del intervalo espinoglenoideo).

Recientemente se ha descrito un grupo de lesiones denominado «ruptura doble» del complejo suspensorio superior del hombro (CSSH); consiste a menudo en fracturas de la apófisis coracoides, el acromion o el rodete glenoideo, o bien de cualquier combinación de estos lugares. Por último, pueden producirse fracturas por avulsión, estrés y fatiga.

CARACTERÍSTICAS CLÍNICAS

En el primer momento, el médico dirige su atención a la región escapular por el dolor referido por el paciente. De forma característica, el brazo está en aducción y hay una limitación completa del movimiento, sobre todo de la abducción, que resulta especialmente dolorosa. Es típico el dolor local con la palpación. Las anomalías físicas de esta zona son hinchazón y crepitación. La equimosis es menor de lo que cabría esperar debido al grado de lesión ósea. Sin embargo, el diagnóstico específico de una fractura de la escápula es radiográfico en última instancia. Estos traumatismos suelen pasarse por alto al principio[88] o se detectan por casualidad en la radiografía tomada en el momento del ingreso (Fig. 10-3). No está de más insistir en que las fracturas de la escápula se acompañan normalmente de lesiones asociadas que a menudo requieren tratamiento más urgente.

LESIONES ASOCIADAS Y COMPLICACIONES

Las complicaciones más significativas asociadas a las fracturas de la escápula son las que obedecen a las lesiones de las estructuras óseas y de los tejidos blandos, tanto adyacentes como distantes. Debido a la intensa fuerza traumatológica implicada, estos pacientes presentan como promedio 3,9 lesiones accidentales; los lugares afectados con más frecuencia son la porción ipsolateral de la cintura escapular,[103] la extremidad superior, los pulmones y la pared torácica.[55] Entre el 25% y el 45% de los pacientes presentan fracturas costales asociadas; entre el 15% y el 40%, fracturas de la clavícula; entre el 15% y el 55%, lesiones pulmonares[153] (hemoneumotórax, contusión pulmonar, etc.); el 12% sufre fracturas humerales, y entre el 5% y el 10% lesiones del plexo braquial y de los nervios periféricos.[46,179,226] Se observan fracturas craneales en el 25% de los pacientes aproximadamente; contusiones cerebrales en el 10% al 40%, déficit neurológicos centrales en el 5%, fracturas de tibia y peroné en el 11%,[85,219,226] lesiones vasculares graves en el 11%, y lesiones que exigen una esplenectomía en el 8%. El 2% de estos pacientes fallecen. Landi y cols. han descrito un síndrome compartimental asociado a las fracturas de la escápula.[126] También se han notificado diversas lesiones cardiotorácicas, genitourinarias y digestivas. Curiosamente, Stephens y cols. revisaron 173 casos con traumatismos contusos (92 con fracturas de escápula y 81 control), y llegaron a la conclusión de que las fracturas de escápula no constituyen un marcador significativo de una mayor mortalidad ni morbilidad neurovascular.[221]

Las complicaciones relacionadas con las fracturas escapulares propiamente dichas son bastante raras. La seudoartrosis es bastante rara, aunque posible. La consolidación defectuosa puede adoptar varias formas, dependiendo del tipo de fractura concreta. La consolidación defectuosa de una fractura del cuerpo escapular suele ser bien tolerada, si bien se han descrito crepitantes escapulotorácicos dolorosos en ocasiones. Las fracturas de la cavidad glenoidea pueden causar enfermedad degenerativa sintomática de la articulación del hombro. Puede aparecer inestabilidad del hombro con las fracturas muy desplazadas del cuello de la escápula (desplazamiento angular) y con las fracturas del reborde glenoideo. Las fracturas del cuello de la escápula con un desplazamiento traslacional significativo pueden ocasionar dolor y disfunción glenohumerales relacionados con la alteración de los mecanismos de los tejidos adyacentes.

El tratamiento quirúrgico no está exento de complicaciones, que consisten en infección (tanto superficial como profunda), lesiones neurovasculares intraoperatorias, pérdida de la fijación debido a una mala técnica quirúrgica y otras. Un programa de fisioterapia/rehabilitación mal supervisado puede culminar en una rigidez postoperatoria innecesaria del hombro.

Por último, a veces se producen complicaciones relacionadas con el incumplimiento del paciente, como por ejemplo, una amplitud de los movimientos del hombro subóptima causada por la negativa a seguir el programa de fisioterapia postoperatoria o fracaso del implante por no seguir las instrucciones en el postoperatorio.

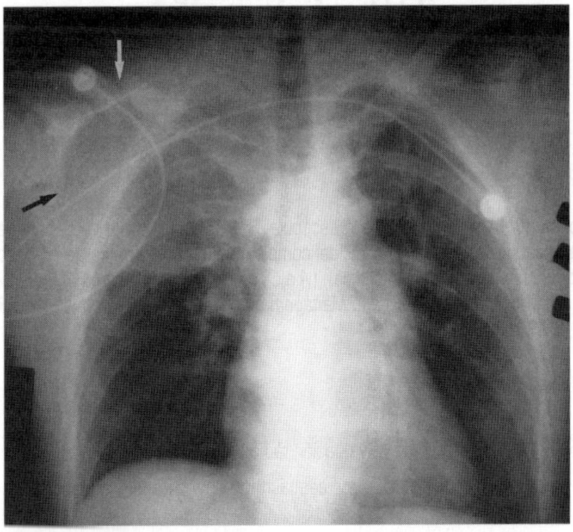

Fig. 10-3 • Radiografía anteroposterior de tórax de un paciente que sufrió politraumatismo. Las fracturas de la clavícula y de la escápula *(flechas)* se descubrieron por casualidad. (*De Goss TP: Fractures of the scapula: Diagnosis and treatment.* En *Iannotti JP, Williams GR Jr (eds.): Disorders of the Shoulder: Diagnosis and Management. Filadelfia: Lippincott Williams & Wilkins, 1999, pág. 600.*)

EVALUACIÓN RADIOLÓGICA

Las fracturas de la escápula exigen un diagnóstico radiológico, si bien a veces resulta complicado definir con exactitud la lesión. Si se sospecha una fractura de la escápula o se observa en otras radiografías, está indicada la obtención de la serie habitual para los traumatismos de la escápula, con proyecciones anteroposterior (AP) y lateral verdaderas de la escápula, así como una proyección axilar verdadera de la articulación glenohumeral (Fig. 10-4). La escápula es una estructura ósea compleja. Hay

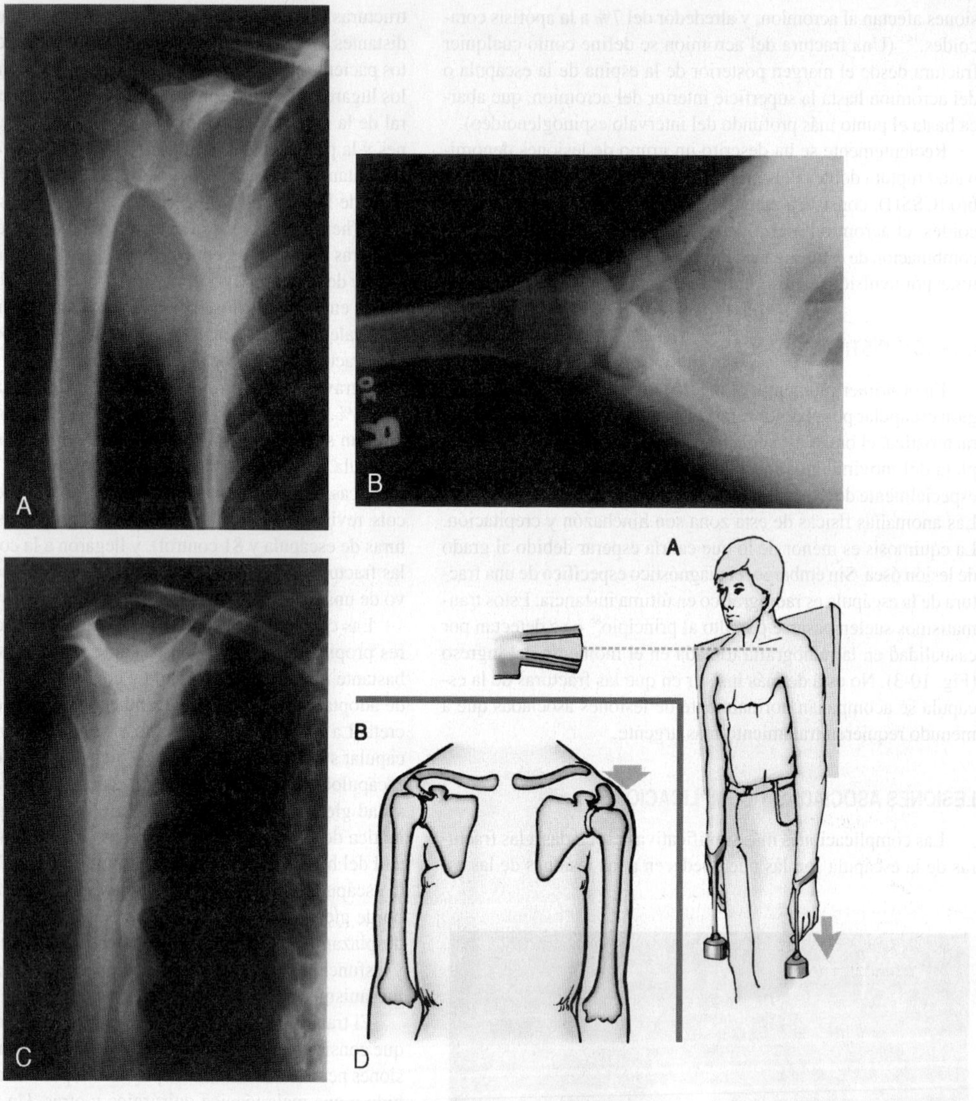

Fig. 10-4 • La «serie para traumatismos de la escápula». **A,** Proyección anteroposterior (AP) verdadera de la escápula. **B,** Proyección axilar verdadera de la articulación del hombro y de la escápula. **C,** Proyección lateral verdadera de la escápula. **D,** Proyección AP del complejo del hombro con carga de peso diseñada para evaluar la integridad de la unión clavicular-escapular (opcional y en función de la situación clínica). (*A a C, de Goss TP: Fractures of the scapula: Diagnosis and treatment.* En *Iannotti JP, Williams GR Jr (eds.): Disorders of the Shoulder: Diagnosis and Management. Filadelfia: Lippincott Williams & Wilkins, 1999, pág. 600; D, de Rockwood CA: Fractures. Filadelfia: JB Lippincott, 1975, pág. 733.*)

que ser capaz de visualizar y evaluar el cuerpo y la espina escapulares, así como sus tres apófisis: apófisis glenoidea, acromion y apófisis coracoides. El rodete glenoideo está formado por el cuello de la clavícula y la cavidad glenoidea que, a su vez, se compone de la fosa glenoidea y del reborde glenoideo. Por último, la escápula participa en tres articulaciones (la articulación AC, la glenohumeral y la escapulotorácica), y todas ellas deben evaluarse minuciosamente. También hay que buscar lesiones asociadas de la cintura escapular, como las que afectan a la clavícula, a la porción proximal del húmero y a la articulación esternoclavicular.

Evaluación radiográfica

- Suele detectarse por casualidad en una radiografía de tórax
- Serie para traumatismo de la escápula: proyecciones AP y lateral de la escápula, proyección axilar de la articulación glenohumeral, proyección AP del hombro con carga de peso
- Tomografía computarizada (TC) con y sin reconstrucciones
- TC tridimensional

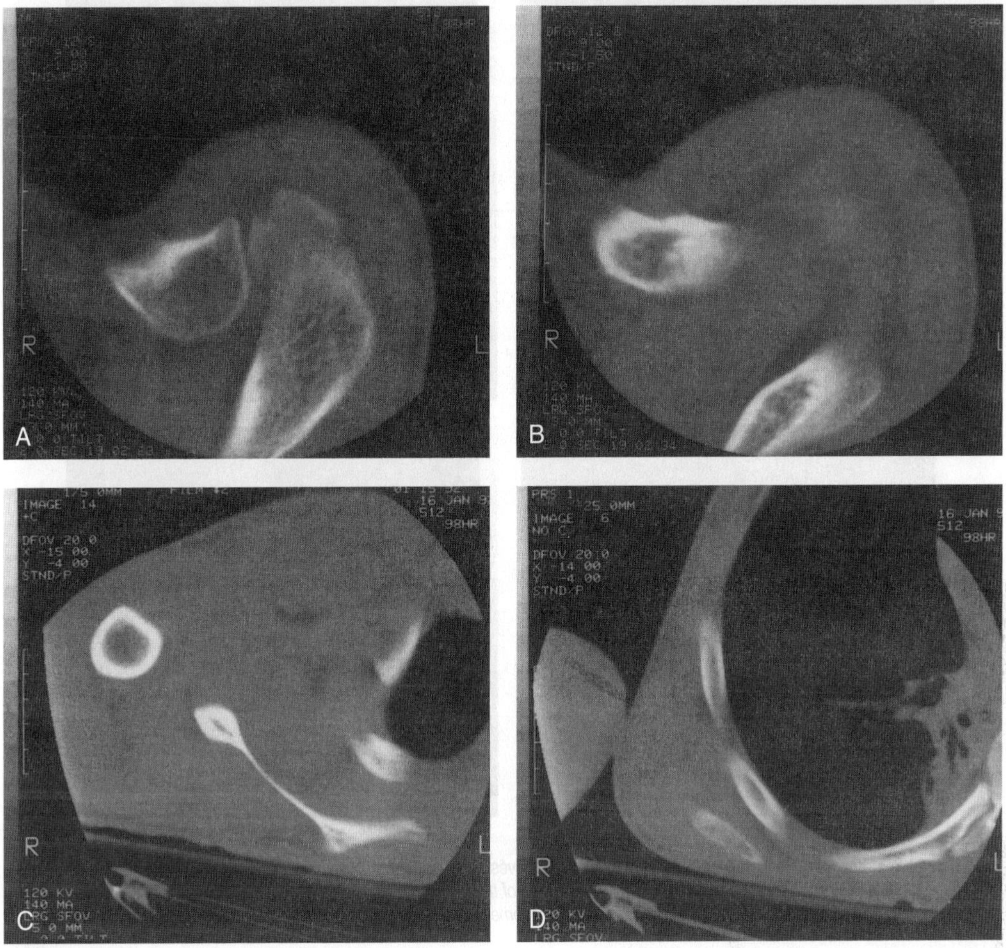

Fig. 10-5 • Varias imágenes de tomografía axial computarizada de la escápula. **A** y **B**, Proyecciones superiores que muestran la articulación acromioclavicular y el acromion. **C** y **D**, Proyecciones inferiores que muestran el cuerpo escapular y la articulación escapulotorácica. (*De Goss TP: Fractures of the scapula: Diagnosis and treatment.* En *Iannotti JP, Williams GR Jr (eds.): Disorders of the Shoulder: Diagnosis and Management. Filadelfia: Lippincott Williams & Wilkins, 1999, pág. 601.*)

Si se sospecha una lesión del CSSH (el sistema de unión entre la clavícula y la escápula), se obtendrá una radiografía AP con carga de peso (Fig. 10-4). En algunos casos, pueden resultar útiles las proyecciones lateral y oblicua transtorácicas de la región. En la mayoría de los casos basta con la serie para traumatismos de la escápula, pero si el patrón de la fractura parece complejo (varias líneas de fractura y desplazamiento significativo), es necesaria una TC. Las imágenes en el plano superior permiten evaluar la articulación AC y el acromion, mientras que las imágenes inferiores permiten visualizar el cuerpo y la espina escapulares y la articulación escapulotorácica (Fig. 10-5). Las imágenes centrales muestran el cuello de la escápula, la cavidad glenoidea (reborde glenoideo y fosa glenoidea), la apófisis coracoides y la articulación glenohumeral (Fig. 10-6). En determinadas situaciones clínicas, las imágenes reconstruidas tienen gran valor. Por último, las gammagrafías tridimensionales pueden resultarle de gran ayuda a un traumatólogo que intenta evaluar los patrones de fracturas más complejos (Fig. 10-7). Pueden examinarse imágenes rotadas con incrementos de 15° en los planos horizontal, vertical y oblicuo, e imprimirse para usarse más tarde. Es posible eliminar la parte proximal del húmero para conseguir una visualización óptima de la cavidad glenoidea y hacer otras reconstrucciones (Fig. 10-8). Aún no se ha definido la función exacta (si la tiene) de la artroscopia (tanto diagnóstica como terapéutica).

Por último, hay que extremar la precaución para no confundir los hallazgos radiográficos no traumatológicos (líneas epifisarias, hueso acromial, displasia glenoidea y orificios escapulares normales) con verdaderos traumatismos.

TIPOS DE FRACTURAS Y MÉTODOS DE TRATAMIENTO

Fracturas del cuello de la escápula (extraarticulares)

Las fracturas del cuello de la escápula representan el 25% de todas las fracturas escapulares. Pueden estar causadas por: 1) un

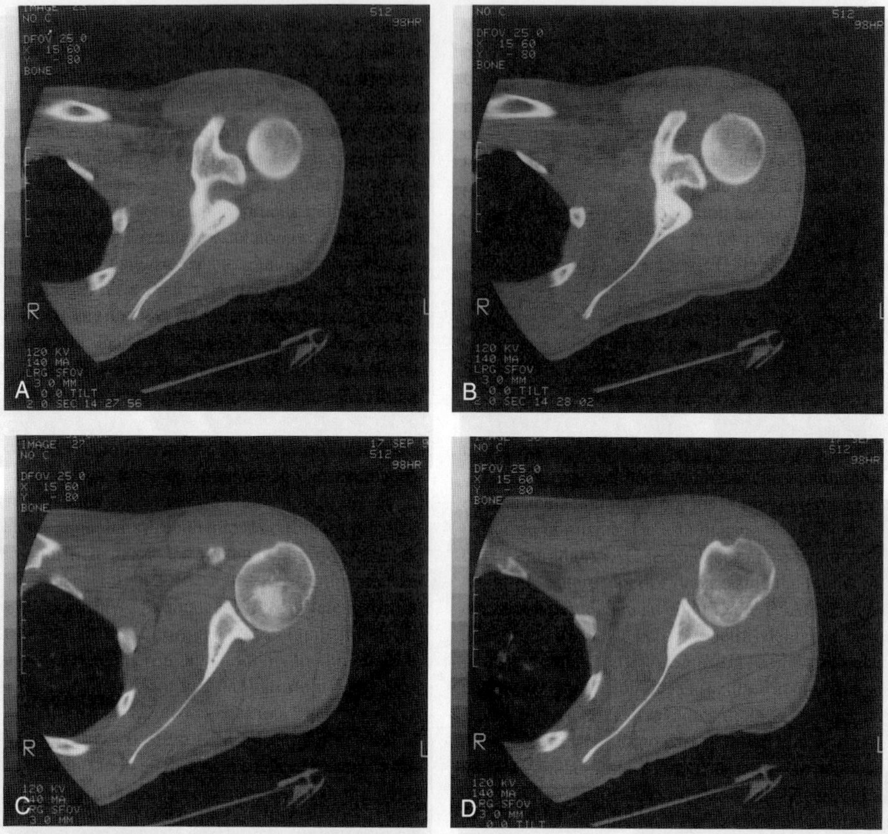

Fig. 10-6 • Imágenes de tomografía axial computarizada a través de la región glenohumeral de la escápula. **A** y **B,** Porción más superior. **C** y **D,** Porción más inferior. (*De Goss TP: Fractures of the scapula: Diagnosis and treatment.* En *Iannotti JP, Williams GR Jr (eds.): Disorders of the Shoulder: Diagnosis and Management. Filadelfia: Lippincott Williams & Wilkins, 1999, pág. 601.*)

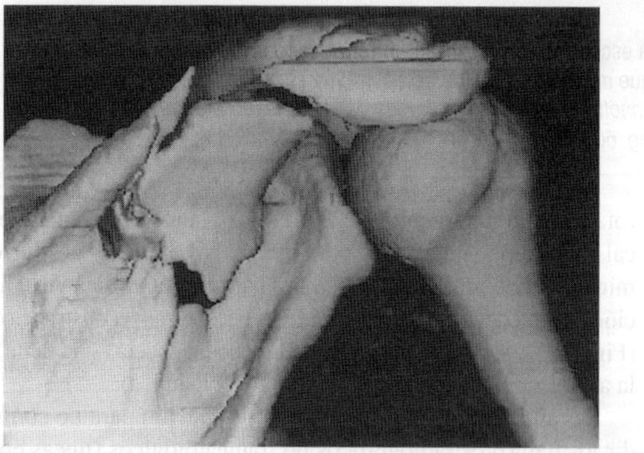

Fig. 10-7 • Tomografía computarizada tridimensional de una persona que sufrió una fractura segmentada del acromion. Obsérvese el notable desplazamiento del segmento intermedio. (*De Goss TP: Fractures of the scapula: Diagnosis and treatment.* En *Iannotti JP, Williams GR Jr (eds.): Disorders of the Shoulder: Diagnosis and Management. Filadelfia: Lippincott Williams & Wilkins, 1999, pág. 602.*)

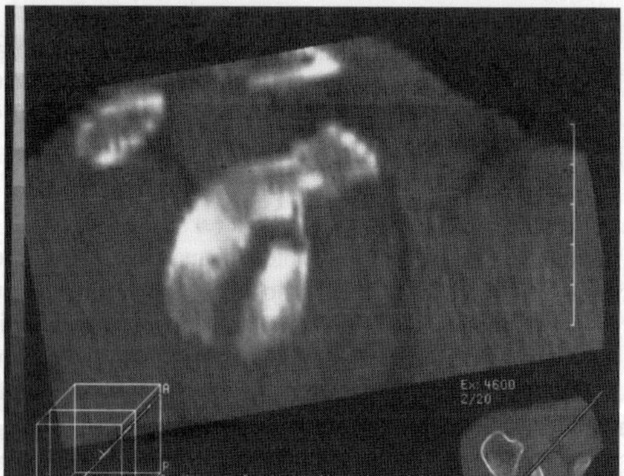

Fig. 10-8 • Imagen reconstruida de una tomografía computarizada en la que se observa la cavidad glenoidea en línea con la cabeza humeral eliminada. Obsérvese el gran fragmento del reborde glenoideo anteroinferior con la considerable separación de la superficie articular. (*De Goss TP: Fractures of the scapula: Diagnosis and treatment.* En *Iannotti JP, Williams GR Jr (eds.): Disorders of the Shoulder: Diagnosis and Management. Filadelfia: Lippincott Williams & Wilkins, 1999, pág. 602.*)

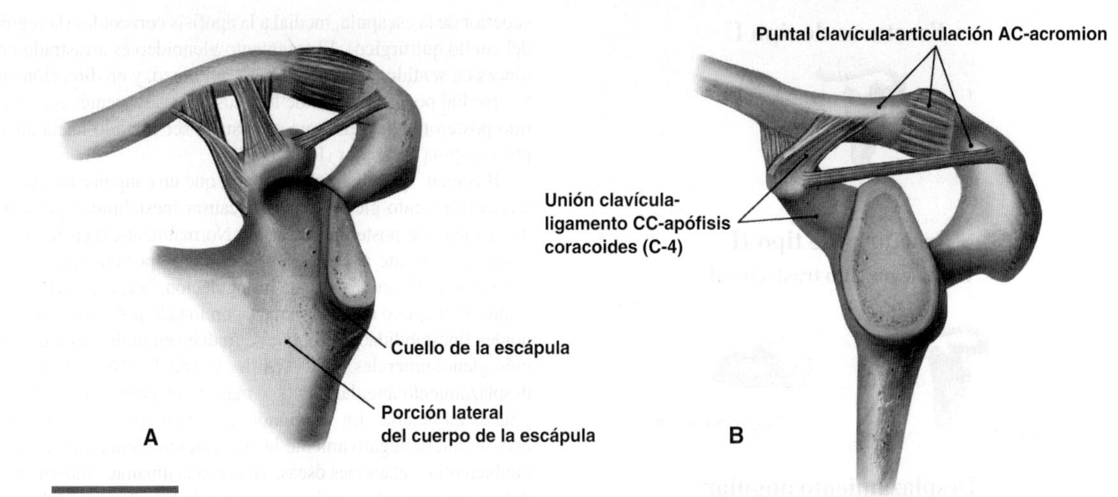

Fig. 10-9 • Ilustraciones que muestran las estructuras que aportan estabilidad al rodete glenoideo en la región del cuello de la escápula. **A,** Cara lateral del cuerpo escapular. **B,** Puntal de la articulación clavicular-acromioclavicular (AC) y el acromion formado por la unión de los ligamentos clavicular-coracoclavicular (cc) y la apófisis coracoides (C-4) y por el ligamento coracoacromial.

golpe directo sobre la parte anterior o posterior del hombro, 2) una caída sobre el brazo extendido en la que la cabeza del húmero impacta contra el rodete glenoideo o, en casos raros, 3) una fuerza aplicada sobre la cara superior del complejo del hombro. El cuello de la escápula es la porción del rodete glenoideo situada entre el cuerpo escapular y la cavidad glenoidea. La apófisis coracoides tiene su origen en su cara superior. Su estabilidad es básicamente ósea, en concreto gracias a su unión medial con el cuerpo escapular. Recibe apoyo secundario por su inserción en la parte superior en el puntal formado por la articulación clavicular-AC y el acromion mediante la unión de los ligamentos clavicular-coracoclavicular (CC) y la apófisis coracoides (C-4) y por el ligamento coracoacromial (CA) (Figs. 10-9 A y B). El apoyo terciario de los tejidos blandos procede del músculo subescapular en la parte anterior, del músculo supraespinoso en la parte superior y de los músculos infraespinoso y redondo menor en la parte posterior. Para diagnosticar una fractura del cuello de la escápula, la ruptura debe se completa: salida a lo largo de los bordes lateral y superior de la escápula, justo lateral o justo medial a la apófisis coracoides (Fig. 10-l0). En estos casos puede producirse desplazamiento. Si, además, resulta afectado el soporte secundario (fractura de la apófisis coracoides, ruptura del ligamento CC con o sin lesión del ligamento CA, fractura de la clavícula, ruptura de la articulación AC o fractura del acromion, es decir, «ruptura doble» del CSSH), es posible que la fractura experimente un desplazamiento notable.[70] Hardegger y cols.[86] describieron un caso raro en el que la línea de fractura salía por el borde superior de la escápula, lateral a la apófisis coracoides (el cuello anatómico) (Fig. 10-l0), lo que permitió el desplazamiento lateral y distal del fragmento glenoideo debido a la tracción de la cabeza larga del músculo tríceps braquial. Arts y Louette[7] describieron una lesión parecida. Opinaron que estas fracturas eran intrínsecamente inestables y que precisaban reducción abierta y fijación interna (RAFI), a diferencia de las fracturas del cuello quirúrgico, que exigen que las lesiones asociadas sean inestables y hagan necesaria RAFI.

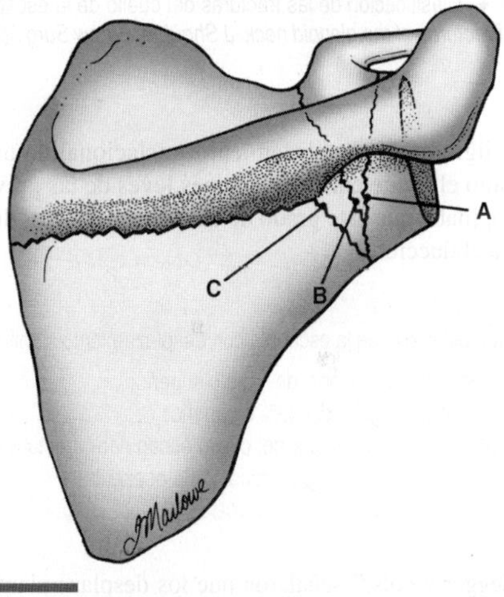

Fig. 10-10 • Ilustración que muestra tres patrones básicos de fracturas del cuello de la escápula: **A,** Fractura del cuello anatómico; **B,** Fractura del cuello quirúrgico; y **C,** Fractura de la porción inferior del cuello de la escápula que sigue un recorrido medial hasta salir por el cuerpo escapular (este tipo se trata como las fracturas del cuerpo escapular). (*De Goss TP: Fractures of the glenoid neck. J Shoulder Elbow Surg 3(1):42-52, 1994.*)

Las fracturas de tipo I incluyen todas las lesiones con un desplazamiento insignificante y constituyen más del 90% del total. El tratamiento no requiere cirugía, y cabe esperar un resultado funcional bueno o excelente. Las fracturas de tipo II engloban todas las lesiones con desplazamiento significativo, que se define como el desplazamiento traslacional del fragmento glenoideo de 1 cm o más, o el desplazamiento angular del fragmento de 40° o más en el plano coronal o sagital (Fig. 10-11)[75]. Zdravkovic y Damholt,[249] Nordqvist y Petersson,[177] y Miller y

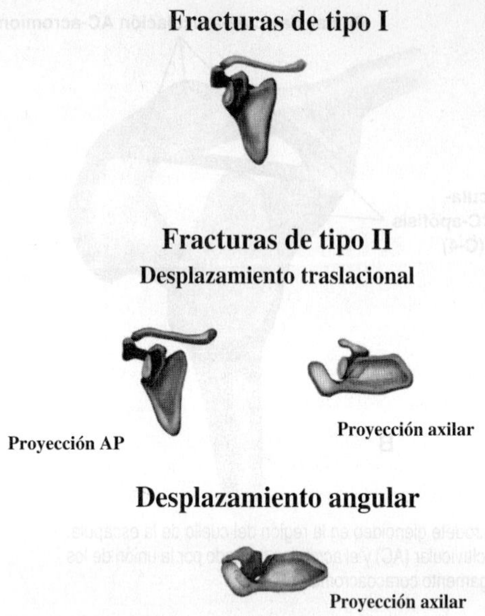

Fig. 10-11 • Clasificación de las fracturas del cuello de la escápula. (*De Goss TP: Fractures of the glenoid neck. J Shoulder Elbow Surg 3(1):42-52, 1994.*)

Ada[1,163] eligieron un desplazamiento traslacional de un centímetro como el límite entre las lesiones leves de las graves. Bateman[12] opinaba que este grado de desplazamiento podía interferir en la abducción.

> Fracturas del cuello de la escápula con desplazamiento significativo
>
> - Desplazamiento traslacional de 1 cm o superior
> - Desplazamiento angular del 45% o superior
> - Descartar una «falsa fractura del cuello escapular»: fractura que no sale por los bordes superior e inferior de la escápula

Hardegger y cols.[86] señalaron que los desplazamientos traslacionales significativos alteran las relaciones normales entre la articulación glenohumeral y la superficie inferior del extremo distal de la clavícula, la articulación AC y el acromion, con lo que se alteran los mecanismos de las unidades musculotendinosas adyacentes y se produce un desequilibrio funcional en el complejo del hombro como un todo («desorganización del arco CA»). Miller y ADA[1,163] creían que la debilidad resultante (especialmente de los aductores), la reducción de la amplitud de movimientos y el dolor (en concreto, el dolor subacromial) obedecían en gran medida a una disfunción del manguito de los rotadores. No cabe duda de que la premisa de que el desplazamiento traslacional significativo del rodete glenoideo puede causar molestias y disfunción en el hombro, por intuición, tiene sentido: las complejas relaciones óseas en la región glenohumeral presentan una clara alteración, al igual que los mecanismos de las estructuras musculotendinosas que van desde la escápula hasta la porción proximal del húmero (el músculo deltoides y el manguito de los rotadores, en especial). La línea de fractura suele salir por el borde superior de la escápula, medial a la apófisis coracoides (la región del cuello quirúrgico). El fragmento glenoideo es arrastrado entonces en sentido distal por el peso del brazo, y en dirección anteromedial por las fuerzas de los músculos adyacentes o en sentido posteromedial, en cuyo caso suele ser forzado hacia abajo por la espina escapular (Fig. 10-12).

Bateman[12] y DePalma[42] indicaron que una angulación excesiva del fragmento glenoideo podía causar inestabilidad glenohumeral (anterior, posterior o inferior). Normalmente, la cavidad glenoidea está frente al cuerpo escapular: 15° por encima y 6° en retroversión. Cuando aumenta la angulación, la cabeza del húmero pierde el apoyo óseo normal proporcionado por la cavidad glenoidea (inestabilidad ósea), que se traduce en molestias y disfunción glenohumerales.[1,12,43,163] Miller y Ada[1,163] señalaron que un desplazamiento angular de 40° o más en los planos coronal o sagital es intolerable. En su opinión, este grado de desplazamiento no sólo altera negativamente la articulación glenohumeral, sino también otras relaciones óseas, así como la dinámica musculotendinosa, en especial, la de los manguitos de los rotadores, lo que se asocia a dolor y disfunción global del hombro (disminución de la amplitud de movimientos y pérdida de fuerza) (Fig. 10-13).

Imatani,[104] McGahan y cols.[149] y Lindholm y Leven[134] recomendaron el tratamiento no quirúrgico de todas las fracturas del cuello de la escápula, pero en sus estudios apenas aportan detalles que justifiquen esta conclusión. Aunque sus recomendaciones son algo ambivalentes, en tres estudios se menciona el tratamiento quirúrgico como opción en casos determinados. Según Armstrong y Vanderspuy,[5] si bien la mayoría de estas lesiones evolucionan favorablemente, puede estar indicado el tratamiento más agresivo, como la RAFI, en pacientes jóvenes y en buena forma. Wilbur y Evans[240] afirmaron que la RAFI puede estar indicada si el fragmento glenoideo muestra un desplazamiento o una angulación notables, pero carecían de información y experiencia suficientes para justificar el tratamiento quirúrgico. Judet,[107] Magerl,[137] Ganz y Noesberger[61] y Tscherne y Christ[228] señalaron que el tratamiento quirúrgico de las fracturas desplazadas del cuello de la escápula evita la discapacidad tardía y proporciona mejores resultados. Neer,[171] además de Rockwood[172] y Butters,[26] presentó las recomendaciones de otros investigadores, al igual que Guttentag y Rechtine[82] en un artículo de revisión. Boerger y Limb[21] comunicaron el caso de un paciente con una fractura del cuello de la escápula, el acromion y la apófisis coracoides, luxación de la articulación AC y parálisis incompleta del músculo infraespinoso, en el que se trataron con RAFI las fracturas del acromion y del cuello escapular.

Miller y Ada[1,163] revisaron retrospectivamente 16 fracturas desplazadas del cuello de la escápula (≥1 cm de desplazamiento traslacional o ≥40° de angulación en el plano sagital o coronal) tratadas sin cirugía (con un promedio de seguimiento de 36 meses). Constataron que el 20% de los pacientes experimentó una reducción de la amplitud de movimientos, el 50% tenía dolor (en el 75% de los casos, dolor nocturno), el 40% presentaba debilidad con el ejercicio y el 25% describió «chasquidos.» En concreto, estos pacientes experimentaron con frecuencia debilidad de los abductores del hombro y dolor subacromial debido, al menos en parte, a la disfunción del manguito de los rotadores. Recomendaron RAFI de las fracturas del cuello de la escápula con este grado de desplazamiento. En un estudio de seguimiento a largo plazo de Zdravkovic y Damholt[249] participaron entre 20 y 30 pacientes (es difícil determinar el número exacto a partir del tex-

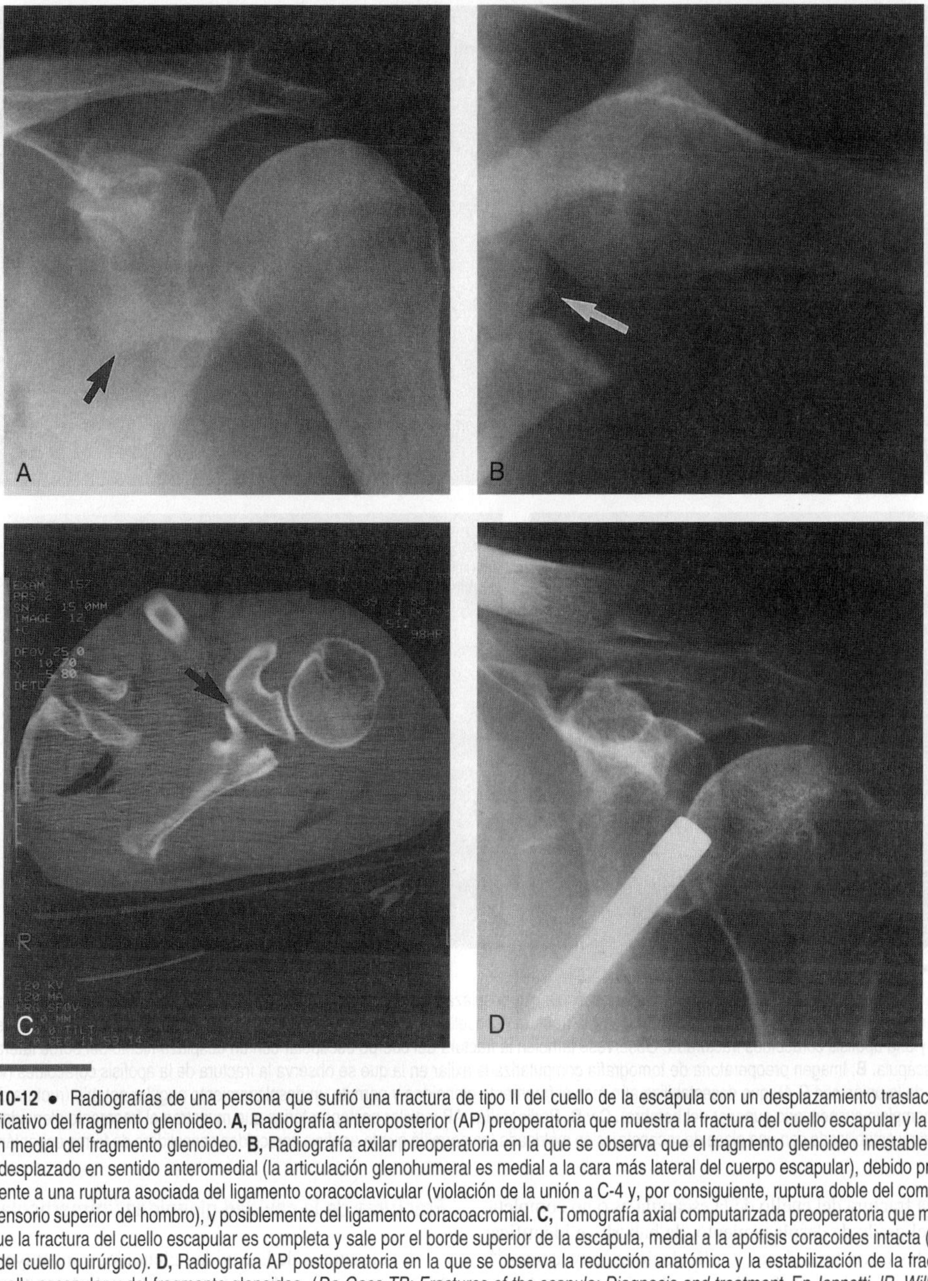

Fig. 10-12 • Radiografías de una persona que sufrió una fractura de tipo II del cuello de la escápula con un desplazamiento traslacional significativo del fragmento glenoideo. **A,** Radiografía anteroposterior (AP) preoperatoria que muestra la fractura del cuello escapular y la traslación medial del fragmento glenoideo. **B,** Radiografía axilar preoperatoria en la que se observa que el fragmento glenoideo inestable está muy desplazado en sentido anteromedial (la articulación glenohumeral es medial a la cara más lateral del cuerpo escapular), debido probablemente a una ruptura asociada del ligamento coracoclavicular (violación de la unión a C-4 y, por consiguiente, ruptura doble del complejo suspensorio superior del hombro), y posiblemente del ligamento coracoacromial. **C,** Tomografía axial computarizada preoperatoria que muestra que la fractura del cuello escapular es completa y sale por el borde superior de la escápula, medial a la apófisis coracoides intacta (fractura del cuello quirúrgico). **D,** Radiografía AP postoperatoria en la que se observa la reducción anatómica y la estabilización de la fractura del cuello escapular y del fragmento glenoideo. (*De Goss TP: Fractures of the scapula: Diagnosis and treatment.* En *Iannotti JP, Williams GR Jr (eds.): Disorders of the Shoulder: Diagnosis and Management. Filadelfia: Lippincott Williams & Wilkins, 1999, pág. 618.*)

to) con fracturas desplazadas del cuello de la escápula; observaron que el tratamiento no quirúrgico proporcionaba resultados satisfactorios. Nordqvist y Petersson[177] evaluaron 37 fracturas del cuello escapular tratadas sin cirugía (seguimiento de 10 a 20 años) y constataron que los resultados funcionales fueron regulares o malos en el 32% de los casos. Indicaron que, en algunas fracturas, la RAFI precoz podría haber mejorado el resultado. Hardegger y cols.[86] comunicaron resultados buenos o excelentes en el 80% de 5 fracturas desplazadas del cuello escapular tratadas con cirugía (6,5 años de seguimiento). Señalaron que el tratamiento quirúrgico de este tipo de fracturas evita la discapacidad tardía y ofrece mejores resultados. Gagney y cols.[60] observaron resultados satisfactorios únicamente en una de 12 fracturas desplazadas tratadas sin cirugía. En su opinión, estas lesiones podían «desorganizar el arco coracoacromial», y recomendaron RAFI.

En última instancia, el diagnóstico es radiológico. Las radiografías simples son útiles, pero dada la complejidad de la anatomía ósea de la región, en general se necesita una TC para esta-

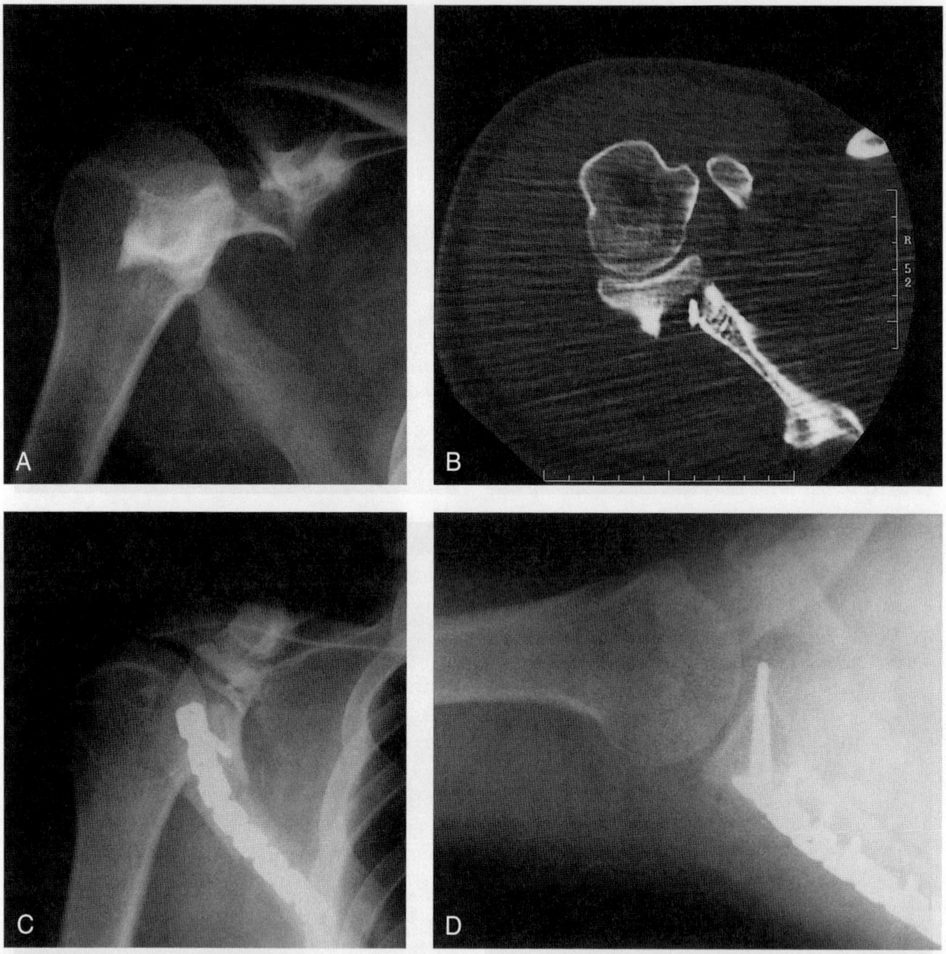

Fig. 10-13 • Fractura de tipo II del cuello de la escápula con desplazamiento angular significativo del fragmento glenoideo. **A,** Radiografía anteroposterior (AP) preoperatoria que muestra la fractura del cuello de la escápula con una angulación notable del fragmento glenoideo y una apófisis coracoides fracturada. Obsérvese también la fractura del cuerpo escapular con un desplazamiento del borde lateral de la escápula. **B,** Imagen preoperatoria de tomografía computarizada axilar en la que se observa la fractura de la apófisis coracoides (violación de la unión con C-4), que desestabiliza aún más el fragmento glenoideo y permite un desplazamiento angular notable (ruptura doble del complejo suspensorio superior del hombro). **C** y **D,** Radiografías AP y axilar postoperatorias que muestran el fragmento glenoideo reducido y estabilizado con una placa de reconstrucción moldeada (se permitió que la apófisis coracoides consolidara de forma espontánea).

blecer si una fractura del cuello de la escápula es o no completa, determinar el grado de desplazamiento, de haberlo, e identificar lesiones de las estructuras óseas y articulaciones adyacentes.[144] Estas lesiones no deben confundirse con las fracturas más frecuentes que atraviesan la porción inferior del cuello y el cuerpo escapulares (Fig. 10-11). La TC revela fácilmente que estas últimas no son rupturas completas del rodete glenoideo, ya que la cara superior del cuello de la escápula está intacta. Básicamente, estos traumatismos son fracturas del cuerpo escapular y evolucionan bastante bien con tratamiento no quirúrgico, porque las relaciones normales entre la articulación glenohumeral y la porción distal de la clavícula/acromion no están afectadas (Fig. 10-14).[74] Por último, si se sospecha una lesión del CSSH (la unión clavicular-escapular), deberá obtenerse una proyección AP del hombro con carga de peso.

Fracturas de la cavidad glenoidea (intraarticulares)

Las fracturas de la cavidad glenoidea constituyen el 10% de las fracturas escapulares. La mayoría (más del 90%) presenta un desplazamiento insignificante y se trata sin cirugía (Fig. 10-15). Las que están muy desplazadas requieren tratamiento quirúrgico o, al menos, que se considere la cirugía. Ideberg revisó más de 300 lesiones de este tipo y propuso el primer esquema de clasificación detallado,[101-103] que fue ampliado con posterioridad por Goss (Fig. 10-16).[73] Las fracturas de tipo I afectan al reborde glenoideo: tipo Ia, reborde anterior; y tipo Ib, reborde posterior. Las fracturas de la fosa glenoidea constituyen los tipos II a V. Las fracturas de tipo VI son todas las conminutas (más de dos fragmentos de la cavidad glenoidea).

Se produce una fractura del reborde glenoideo cuando la ca-

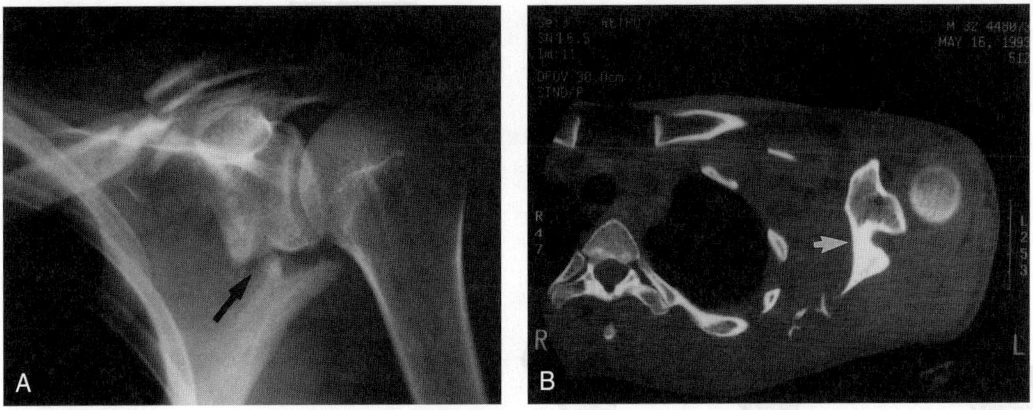

Fig. 10-14 • Radiografías que muestran lo que en principio, y equivocadamente, se consideró una fractura completa del cuello de la escápula. **A,** Radiografía anteroposterior del hombro en la que se observa una fractura de la cara inferior del cuello de la escápula. **B,** Tomografía axial computarizada que muestra que la porción superior del cuello de la escápula no está afectada (la fractura salió a través del cuerpo escapular). (*De Goss TP: Fractures of the scapula: Diagnosis and treatment.* En *Iannotti JP, Williams GR Jr (eds.): Disorders of the Shoulder: Diagnosis and Management. Filadelfia: Lippincott Williams & Wilkins, 1999, pág. 619.*)

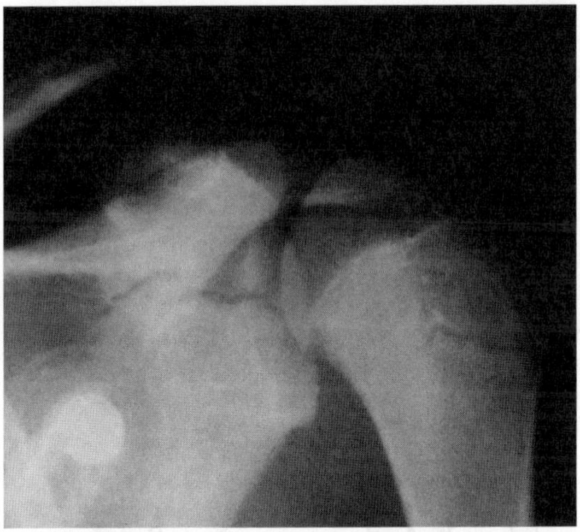

Fig. 10-15 • Radiografía anteroposterior que muestra una fractura no desplazada de la escápula que afecta al rodete glenoideo. (*De Goss TP: Fractures of the scapula: Diagnosis and treatment.* En *Iannotti JP, Williams GR Jr (eds.): Disorders of the Shoulder: Diagnosis and Management. Filadelfia: Lippincott Williams & Wilkins, 1999, pág. 603.*)

beza del húmero golpea la periferia de la cavidad glenoidea con una violencia considerable (Fig. 10-17).[91] Estos traumatismos son fracturas verdaderas, distintas de las pequeñas lesiones por avulsión que se producen cuando la cabeza del húmero luxada aplica fuerza de tensión a los tejidos blandos periarticulares.[42]

Las fracturas de la fosa glenoidea se producen cuando la cabeza del húmero es empujada con bastante fuerza al centro de la concavidad. Por lo general, la fractura comienza como una ruptura transversal (o ligeramente oblicua) por distintos motivos posibles: 1) la cavidad glenoidea es cóncava, por lo que las fuerzas tienden a concentrarse en su región central; 2) las trabéculas subcondrales siguen una orientación transversal, por lo que las fracturas tienden a producirse en este plano; 3) la cavidad glenoidea se forma a partir de dos centros de osificación, por lo que la región central puede seguir siendo débil; y 4) la cavidad glenoidea es estrecha en su parte superior y ancha en su parte inferior, y presenta una indentación a lo largo del reborde anterior: una anatomía así constituye una fuente de estrés en la que las fracturas son especialmente propensas antes de llegar al reborde posterior (Fig. 10-18). Una vez producida la ruptura transversal, la fractura puede propagarse en distintas direcciones, dependiendo del recorrido exacto de la fuerza de la cabeza del húmero. Pueden ser necesarias una proyección AP de la articulación glenohumeral, imágenes reconstruidas de TC en el plano coronal e incluso una TC tridimensional para determinar con exactitud si existen o no congruencia articular, separación o ambas, y en qué grado. Si se sospecha un traumatismo del CSSH (la unión escapular-clavicular), se obtendrá una proyección AP del hombro con carga de peso.

Tipos Ia y Ib

El tratamiento quirúrgico de las fracturas del reborde glenoideo está indicado si la fractura origina una subluxación persistente de la cabeza del húmero (la cabeza del húmero no ocupa una posición concéntrica dentro de la cavidad glenoidea), o si la fractura de la cabeza del húmero está inestable después de la reducción. DePalma[42] afirmó que cabría esperar inestabilidad si la fractura estuviera desplazada 10 mm o más y si hubiera afectación de una cuarta parte o más de la cavidad glenoidea en su parte anterior o de un tercio o más en su parte posterior.

Fracturas de la cavidad glenoidea con desplazamiento significativo

- Fracturas del reborde glenoideo: desplazamiento de un fragmento de 10 mm o más y afectación de la cuarta parte o más del reborde anterior o de un tercio o más del reborde posterior
- Fracturas de la fosa glenoidea: escalón articular de 5 mm o más, la cabeza del húmero no está en el centro de la cavidad glenoidea. Separación notable de los fragmentos glenoideos

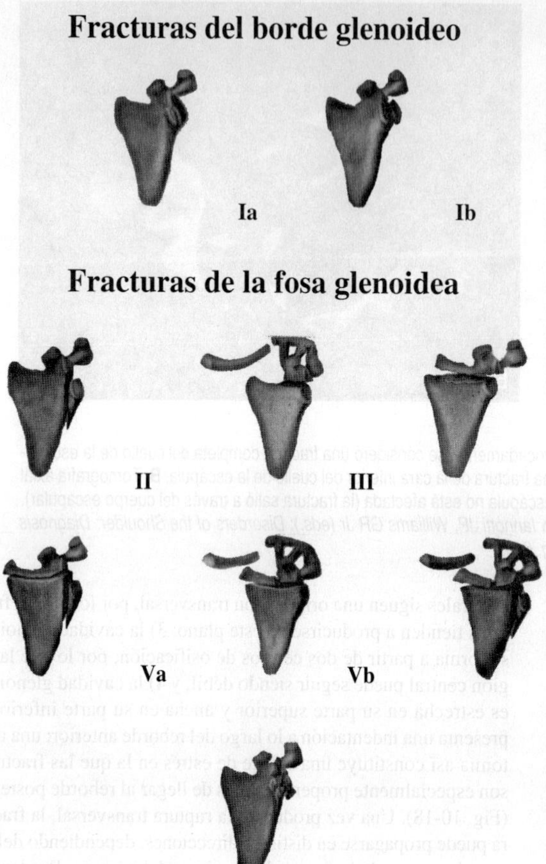

Fig. 10-16 • Clasificación de Goss-Ideberg de las fracturas de la cavidad glenoidea. *(De Goss TP: Fractures of the glenoid cavity [Current Concepts Review]. J Bone Joint Surg Am 74(2):299-305, 1992.)*

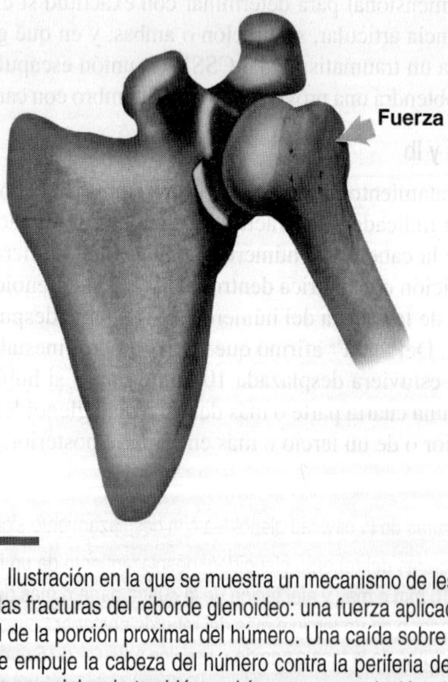

Fig. 10-17 • Ilustración en la que se muestra un mecanismo de lesión responsable de las fracturas del reborde glenoideo: una fuerza aplicada sobre la cara lateral de la porción proximal del húmero. Una caída sobre el brazo extendido que empuje la cabeza del húmero contra la periferia de la cavidad glenoidea con violencia también podría causar esta lesión. *(De Goss TP: Fractures of the shoulder complex.* En *Pappas AM (ed.): Nueva York: Churchill Livingstone. 1995, pág. 267.)*

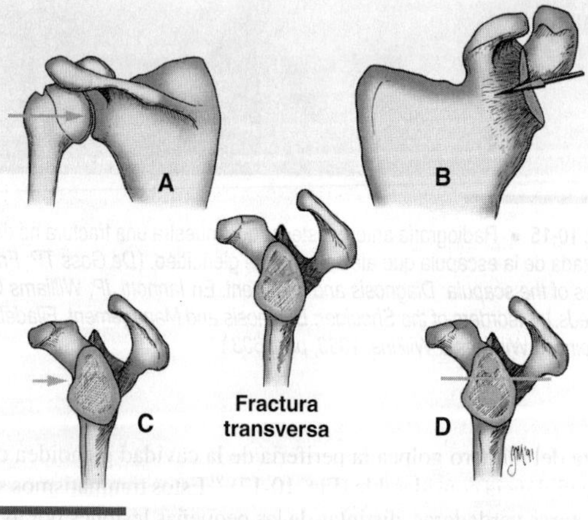

Fig. 10-18 • Ilustraciones que muestran una rotura transversal de la cavidad glenoidea y los factores responsables de esta orientación. **A,** La forma cóncava de la cavidad glenoidea concentra las fuerzas a través de su región central. **B,** Las trabéculas subcondrales están orientadas en el plano transversal. **C,** Una «hendidura» a lo largo del reborde anterior es un punto de estrés en el que tienden a originarse las fracturas. **D,** Formada a partir de un centro de osificación superior y uno inferior, la cavidad glenoidea puede tener una zona central siempre débil. *(De Goss TP: Fractures of the shoulder complex.* En *Pappas AM (ed.): Nueva York: Churchill Livingstone. 1995, pág. 268.)*

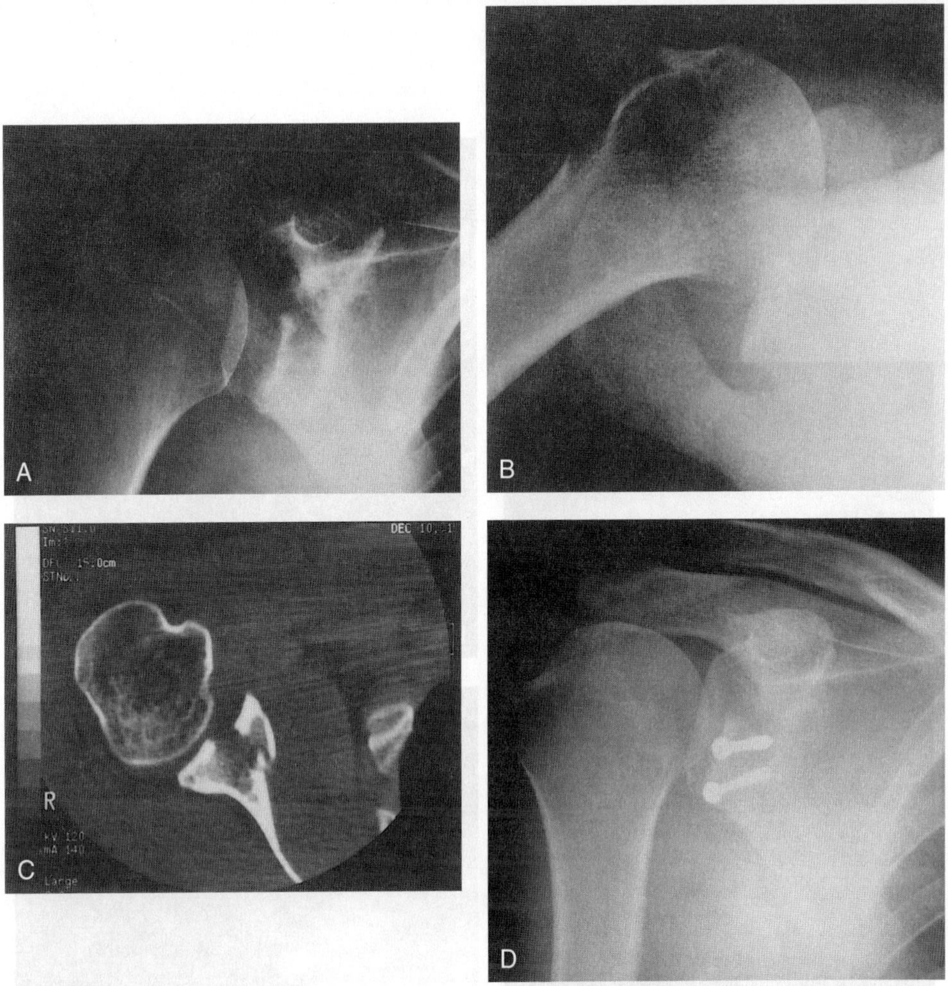

Fig. 10-19 • Radiografías de una persona que sufrió una fractura de la cavidad glenoidea de tipo Ia. **A,** Radiografía anteroposterior (AP) preoperatoria en la que se muestra lo que parece ser una fractura del reborde glenoideo anteroinferior. **B,** Radiografía axilar preoperatoria en la que se observa lo que parece ser una fractura del reborde glenoideo anterior con subluxación anterior de la cabeza del húmero. **C,** Imagen de tomografía axial computarizada que muestra una fractura muy desplazada del reborde glenoideo anterior. **D,** Radiografía AP postoperatoria que muestra la reducción y estabilización del fragmento del reborde glenoideo anteroinferior con dos tornillos canulados interfragmentarios. (A a C, *de Goss TP: Fractures of the scapula: Diagnosis and treatment. En Iannotti JP, Williams GR Jr (eds.): Disorders of the Shoulder: Diagnosis and Management. Filadelfia: Lippincott Williams & Wilkins, 1999, pág. 610.*)

Hardegger y cols.[86] coincidieron en afirmar que la reducción quirúrgica y la fijación del fragmento están indicadas para evitar la luxación recidivante o permanente del hombro. Guttentag y Rechtine,[82] además de Butters,[26] se mostraron de acuerdo con estas recomendaciones. Se han publicado también diversos artículos en los que se describe el tratamiento quirúrgico de las fracturas del reborde glenoideo.[8,123,176,213,232] La proyección axilar verdadera de la articulación glenohumeral, la TC (habitual y reconstruida) y, en caso necesario, la gammagrafía tridimensional, permiten determinar el tamaño y el desplazamiento del fragmento del reborde, si existe subluxación persistente de la cabeza del húmero y, por consiguiente, si la estabilidad de la articulación glenohumeral está muy comprometida (Figs. 10-19 A a D y 10-20). La cirugía, si es necesaria, está dirigida a recuperar la estabilidad articular y evitar la enfermedad degenerativa postraumatológica de la articulación (Fig. 10-21).

Tipo II

En las fracturas de la fosa glenoidea de tipo II, la cabeza del húmero es empujada hacia abajo y se crea un fragmento glenoideo inferior. Está indicada la cirugía si existe un escalón articular de 5 mm o más o si el fragmento desplazado lleva consigo hacia abajo la cabeza del húmero, de forma que ésta no se encuentre en el centro de la cavidad glenoidea (Fig. 10-22). Estos traumatismos pueden causar una enfermedad degenerativa postraumatológica, inestabilidad glenohumeral o ambas.[71]

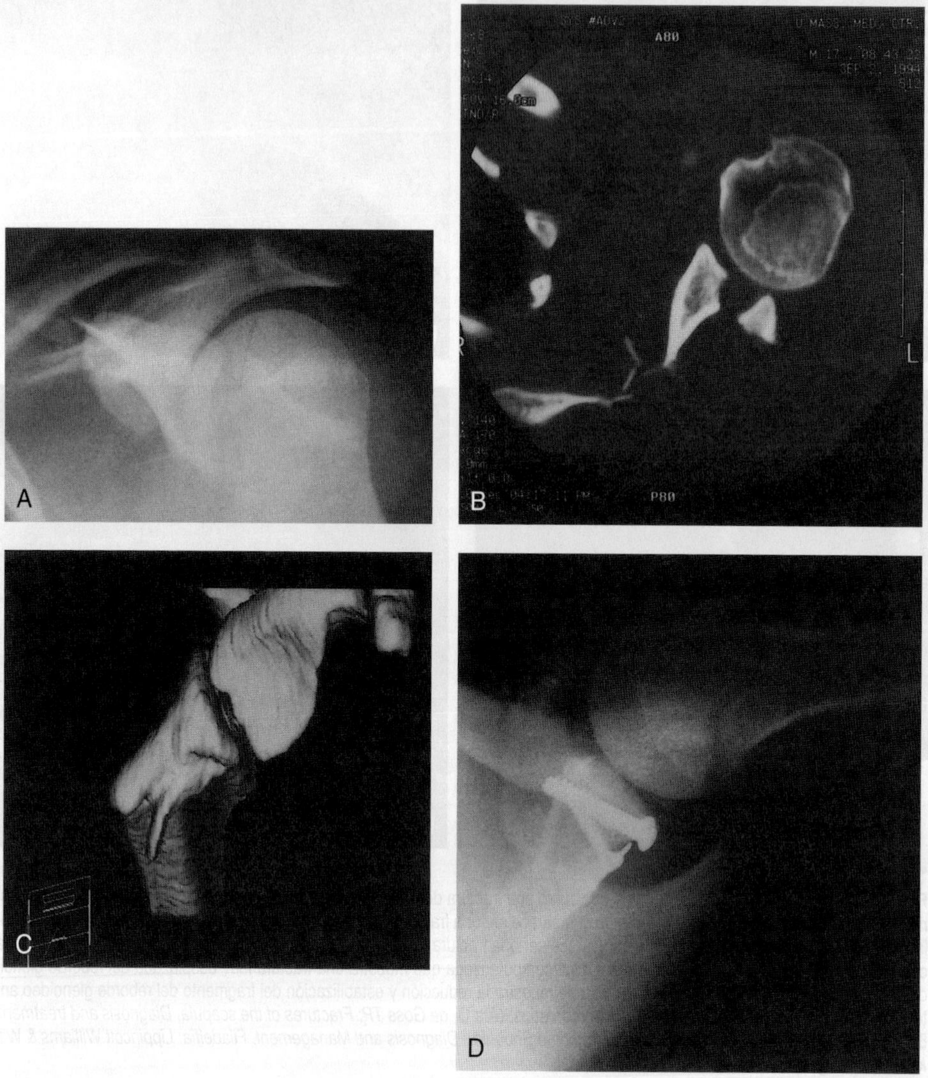

Fig. 10-20 • Radiografías de una persona que sufrió una fractura de la cavidad glenoidea de tipo Ib. **A,** Radiografía lateral de la escápula preoperatoria que muestra lo que parece ser una fractura de la cavidad glenoidea con afectación posterior significativa. **B,** Tomografía computarizada (TC) que muestra una fractura muy desplazada del reborde glenoideo posterior con subluxación posterior de la cabeza del húmero. **C,** TC tridimensional de la cavidad glenoidea sin la cabeza del húmero, en la que se observa el notable desplazamiento y la rotación del framento del reborde glenoideo posteroinferior. **D,** Radiografía axilar postoperatoria que muestra la reducción anatómica y la estabilización del fragmento del reborde glenoideo posterior con recuperación de la congruencia articular. (*De Goss TP: Fractures of the scapula: Diagnosis and treatment.* En *Iannotti JP, Williams GR Jr (eds.): Disorders of the Shoulder: Diagnosis and Management. Filadelfia: Lippincott Williams & Wilkins, 1999, pág. 611.*)

Tipo III

Las fracturas de tipo III (fosa glenoidea) tienen lugar cuando la fuerza de la cabeza del húmero se dirige hacia arriba y hace que la ruptura transversal se propague en sentido superior, por lo general, saliendo por el borde superior de la escápula junto a la escotadura de ésta.[51,140] Normalmente, el desplazamiento es mínimo y el fragmento está en sentido medial; por consiguiente, estas lesiones se tratan generalmente sin cirugía y consolidan sin problemas. Cualquier fractura de la cavidad glenoidea puede asociarse a lesiones neurovasculares, dada la proximidad del plexo braquial y de los vasos axilares, así como la fuerza implicada de violencia considerable. No obstante, las lesiones de tipo III, así como las de tipo Vb, Vc y VI, son especialmente propensas a esta afectación neurovascular, en especial si la fuerza dirigida hacia arriba continúa subiendo y lesiona la unión clavicular-escapular (el CSSH). Neer y Rockwood consideraron que la compresión de las estructuras neurovasculares adyacentes de este tipo y las fracturas de la apófisis coracoides eran indicaciones para la cirugía[172]. Estos autores y otros también describieron la aparición de parálisis del nervio supraescapular con las fracturas que afectan a la apófisis coracoides y al cuello de la escápula y que se extienden a la escotadura de la escápula (las pruebas electromiográficas [EMG] resultaron esenciales para establecer el diagnóstico y se recomendó la exploración precoz).[34,48,51,216] El tratamiento quirúrgico de las fracturas de tipo III está indicado si la fractura tiene un escalón articular de 5 mm o más con un desplazamiento lateral del fragmento superior o si existe una ruptura adicional muy desplazada del CSSH (es decir, una lesión por «ruptura doble») (Fig. 10-23).[70] Estos traumatismos pueden causar artropatía degenerativa postraumatológica y una afectación funcional notable.

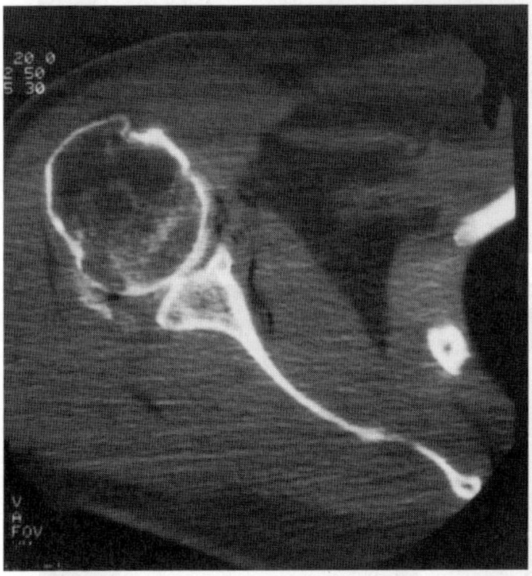

Fig. 10-21 • Tomografía axial computarizada de una persona tomada 8 meses después de sufrir un traumatismo. Obsérvese la fractura desplazada de tipo Ia de la cavidad glenoidea (que anteriormente se había pasado por alto) con subluxación anterior de la cabeza del húmero y contacto «hueso sobre hueso» (durante la operación, se descubrió que el paciente presentaba una enfermedad generativa postraumatológica significativa de la articulación glenohumeral). (*De Goss TP: Fractures of the scapula: Diagnosis and treatment.* En *Iannotti JP, Williams GR Jr (eds.): Disorders of the Shoulder: Diagnosis and Management. Filadelfia: Lippincott Williams & Wilkins, 1999, pág. 610.*)

Tipo IV

Las lesiones de tipo IV (fosa glenoidea) se producen cuando la cabeza del húmero es desplazada directamente al centro de la cavidad glenoidea.[56] La fractura sigue un recorrido transversal a lo largo de toda la escápula, y sale por el borde vertebral. Si existe un escalón articular inaceptable y el fragmento superior está desplazado lateralmente, o si los segmentos glenoescapulares superior e inferior muestran una separación notable, está indicada la RAFI para evitar la artropatía degenerativa, la seudoartrosis de la fractura (un caso sumamente excepcional, pero un problema indudable en el caso presentado) (Fig. 10-24) y la inestabilidad de la articulación glenohumeral.

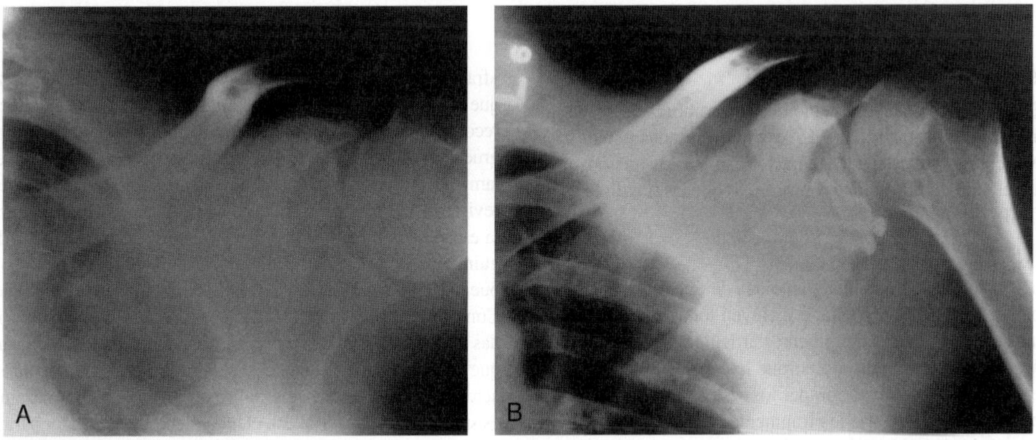

Fig. 10-22 • Radiografías de una persona que sufrió una fractura de tipo II de la cavidad glenoidea. **A,** Radiografía anteroposterior (AP) preoperatoria que muestra un desplazamiento significativo del fragmento glenoideo inferior y un escalón articular considerable. **B,** Radiografía AP postoperatoria que muestra la reducción anatómica y la estabilización del fragmento glenoideo inferior con recuperación de la congruencia articular. (*De Goss TP: Fractures of the scapula: Diagnosis and treatment.* En *Iannotti JP, Williams GR Jr (eds.): Disorders of the Shoulder: Diagnosis and Management. Filadelfia: Lippincott Williams & Wilkins, 1999, pág. 613.*)

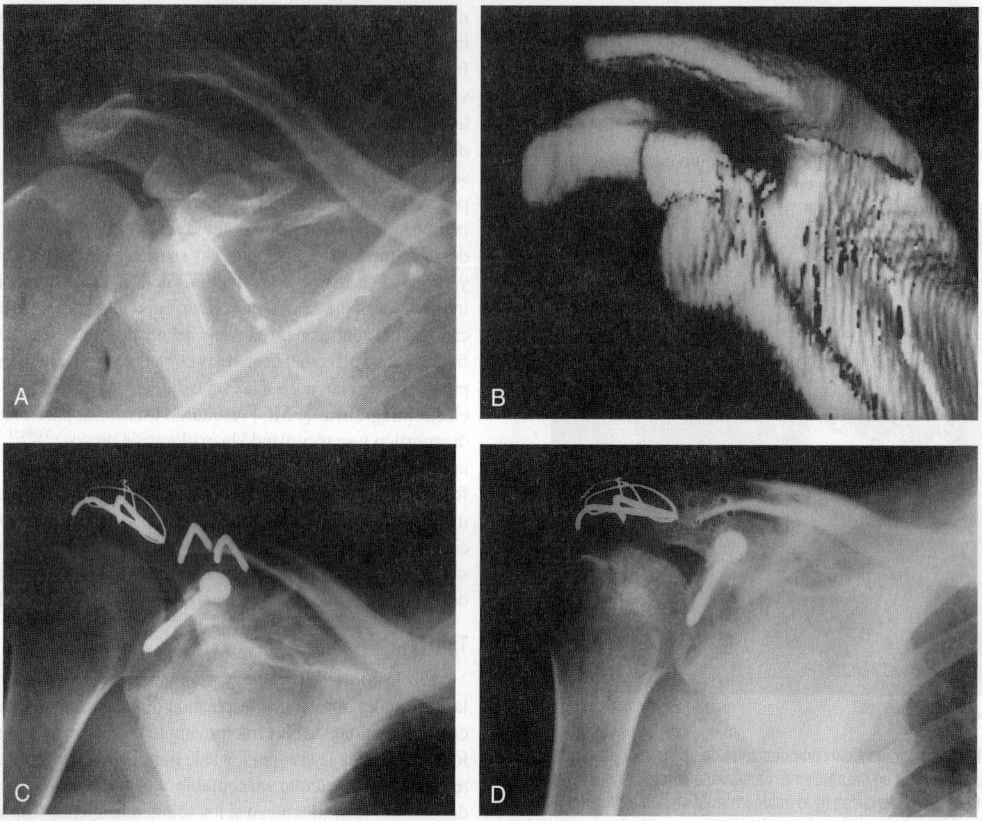

Fig. 10-23 • Sujeto con una fractura del acromion, rotura de la articulación acromioclavicular (AC) de tipo III y fractura de la cavidad glenoidea de tipo III. **A,** Radiografía anteroposterior (AP) preoperatoria. **B,** Tomografía computarizada tridimensional preoperatoria. **C,** Radiografía AP postoperatoria que muestra la fractura del acromion reducida y estabilizada con un montaje con bandas de tensión; la fractura de la cavidad glenoidea de tipo III reducida y estabilizada con un tornillo de compresión y la ruptura de la articulación AC reducida y estabilizada con agujas K colocadas a través de la clavícula y hasta el acromion. **D,** Radiografía AP postoperatoria en la que se observa la conservación de las relaciones claviculares-escapulares normales después de retirar las agujas K de la clavícula y el acromion.

Tipos Va, Vb y Vc

Estas lesiones de la fosa glenoidea son combinaciones de los traumatismos de tipos II, III y IV, y están causadas por fuerzas más violentas y complejas. Se caracterizan por los mismos problemas clínicos e indicaciones quirúrgicas que las fracturas de tipos II, III y IV.

Tipo VI

Las fracturas de la cavidad glenoidea de tipo VI están causadas por la fuerza más violenta, e incluyen todas las rupturas en las que existen dos o más fragmentos articulares. El tratamiento quirúrgico está contraindicado porque la exposición de estas lesiones tan sólo servirá para romper los restos de soporte de tejidos blandos, lo que dejaría los fragmentos aún más inestables y empeoraría la situación todavía más.

En los artículos de Aulicino y cols.[9] y de Aston y Gregory[8] se respalda la importancia de la cirugía en el tratamiento de las fracturas de la fosa glenoidea con un desplazamiento significativo. Lee y cols.[129] comunicaron el caso de un niño que sufrió una fractura de tipo II que precisó RAFI. Ruedi y Chapman[204] afirmaron que las «fracturas intraarticulares de la cavidad glenoidea muy desplazadas que crean incongruencia e inestabilidad articulares mejoran con la reconstrucción y la fijación interna quirúrgicas, ya que las incongruencias causarán alteraciones artrósicas». Rowe[202] defendió el tratamiento quirúrgico de las lesiones muy desplazadas. Bauer y cols.[13] revisaron a 20 pacientes tratados quirúrgicamente por fracturas de la escápula con un desplazamiento significativo (promedio de seguimiento de 6,1 años), y comunicaron resultados buenos o muy buenos en más del 70% de los casos, basándose en la puntuación de Constant. Recomendaron la RAFI para las fracturas muy desplazadas de la fosa glenoidea y el reborde glenoideo, así como para las que afectan al cuello de la escápula, a la apófisis coracoides y al acromion. Hardegger y cols.[86] afirmaron que «si el desplazamiento es significativo, no basta con el tratamiento conservador para recuperar la congruencia», y que pueden aparecer rigidez y dolor. «Por este motivo, están indicadas la reducción y estabilización abiertas.»

Kavanaugh y cols.[109] presentaron su experiencia en la Clínica Mayo; trataron 10 fracturas intraarticulares desplazadas de la cavidad glenoidea con RAFI. Comprobaron que la RAFI es «una técnica útil y segura» que «puede recuperar una función excelente

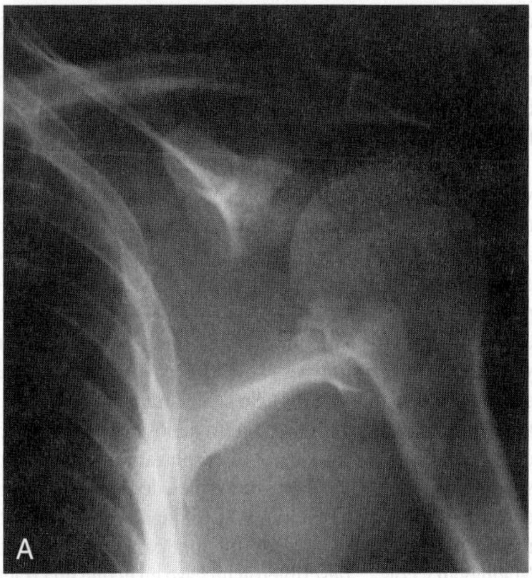

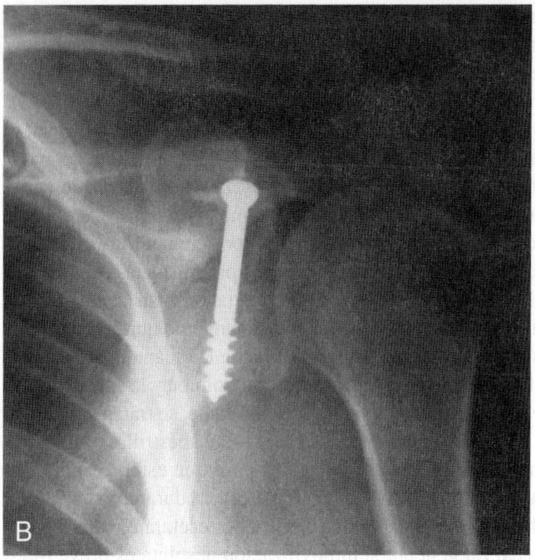

Fig. 10-24 • Radiografías de un sujeto que sufrió una fractura de tipo IV de la cavidad glenoidea. **A,** Radiografía anteroposterior (AP) preoperatoria que muestra la notable separación de las porciones superior e inferior de la fosa glenoidea y el cuerpo escapular. **B,** Radiografía AP postoperatoria en la que se observa la reducción anatómica y la estabilización de las porciones superior e inferior de la fosa glenoidea y el cuerpo escapular con recuperación de la congruencia articular. (*De Goss TP: Fractures of the scapula: Diagnosis and treatment.* En *Iannotti JP, Williams GR Jr (eds.): Disorders of the Shoulder: Diagnosis and Management. Filadelfia: Lippincott Williams & Wilkins, 1999, pág. 614.*)

del hombro». En la serie tratada, los principales fragmentos articulares presentaban un desplazamiento de entre 4 mm y 8 mm. Los autores destacaron que seguían dudando del grado de incongruencia de la superficie articular glenoidea que es aceptable sin arriesgarse a que aparezcan las secuelas a largo plazo de dolor, rigidez y artrosis traumatológica. (Soslowsky y cols.[217] determinaron que la profundidad máxima del cartílago de la articulación glenoidea es de 5 mm. Por consiguiente, con un desplazamiento de una fractura de la fosa glenoidea de 5 mm o superior, el hueso subcondral está expuesto.) Schandelmaier y cols.[207] publicaron una serie de 22 fracturas de la fosa glenoidea tratadas con RAFI. Afirmaron que «si el postoperatorio transcurre con normalidad, cabe esperar resultados buenos o excelentes». Leung y cols.[132] revisaron 14 fracturas intraarticulares desplazadas de la cavidad glenoidea tratadas con RAFI (promedio de seguimiento de 30,5 años), y comunicaron 9 resultados excelentes y 5 buenos.

Fracturas del cuerpo escapular

Estas lesiones suelen ser bastante preocupantes en las radiografías (a menudo se observan conminución amplia y desplazamiento) (Fig. 10-25); no obstante, el tratamiento quirúrgico apenas ha recibido atención en la bibliografía[87], debido a que el banco de hueso para la fijación es escaso y, aparentemente, estas lesiones consolidan bastante bien con tratamiento no quirúrgico y sintomático[90] y cabe esperar resultados funcionales buenos o excelentes.

Las fracturas del cuerpo escapular y las fracturas con un desplazamiento insignificante (más del 90% de las fracturas glenoideas, de la apófisis coracoides, del acromion y por avulsión) se tratan sin cirugía.

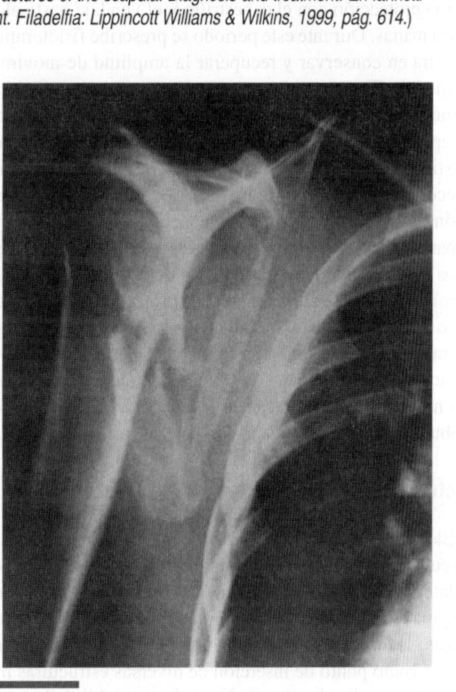

Fig. 10-25 • Radiografía anteroposterior que muestra una fractura muy conminuta del cuerpo escapular. *(De Neer CS II: Less frequent procedures.* En *Neer CS II (ed.): Shoulder Reconstruction. Filadelfia; WB Saunders, 1990, págs. 421-485.)*

La razón del pronóstico positivo obedece probablemente a que: 1) el intervalo escapulotorácico está amortiguado por una gruesa capa de tejidos blandos, y 2) la movilidad de la articulación escapulotorácica compensa casi todas las deformidades residuales mínimas del cuerpo escapular. En la bibliografía se menciona una fractura del cuerpo escapular en la que una espícula ósea lateral entra en la articulación glenohumeral como indicación (aunque sumamente infrecuente) para el tratamiento quirúrgico;[86] se efectuó una recomendación similar en el caso de un sujeto con una fractura del cuerpo escapular y penetración intratorácica de uno de los fragmentos.[20] En raras ocasiones, la seudoartrosis de una fractura del cuerpo escapular puede culminar en dolor y crepitación escapulotorácicos, que exigen la exposición quirúrgica de la superficie ventral y la extirpación de las prominencias óseas responsables.[139] Por último, se ha descrito seudoartrosis de una fractura del cuerpo escapular que precisó tratamiento quirúrgico.[52,126]

Las fracturas del cuerpo y la espina de la escápula, así como las fracturas de la cavidad glenoidea, el acromion y la apófisis coracoides con un desplazamiento insignificante, se tratan sin cirugía. En un primer momento, se colocan un cabestrillo y un vendaje inmovilizador a estos pacientes para que estén cómodos. Resulta útil aplicar hielo en la región afectada durante las primeras 48 horas, y después, calor húmedo. Se recetarán analgésicos a demanda. En general, la inmovilización absoluta es breve (48 horas), pero puede mantenerse durante un máximo de 14 días, dependiendo de la situación clínica. Entonces se permite al paciente aumentar gradualmente el uso funcional de la extremidad superior conforme los síntomas lo permitan, y se disminuye poco a poco la protección con el cabestrillo y el vendaje hasta alcanzar las 6 semanas. Durante este período se prescribe fisioterapia, que se centra en conservar y recuperar la amplitud de movimientos del hombro. El programa comenzará con movimientos circulares y pendulares dependientes, además de rotación externa, pero sin sobrepasar el punto neutro, y pasará de forma gradual a técnicas de estiramientos progresivos en toda la amplitud. Es preciso establecer un seguimiento riguroso para vigilar y guiar la recuperación del paciente, así como obtener radiografías cada 2 semanas para garantizar que no se produce un desplazamiento inaceptable en los lugares de la fractura. Al cabo de 6 semanas, basta con la consolidación ósea para retirar toda la protección externa y alentar el uso funcional de la extremidad superior. Se continuará con el programa de rehabilitación hasta lograr que la amplitud de movimientos, la fuerza y la función global sean máximas. Se tardan entre 6 meses y un año en alcanzar la recuperación total, pero es fácil obtener un resultado bueno o excelente.

Fracturas aisladas del acromion

El acromion se forma a partir de dos centros de osificación: uno constituye el extremo más anterior, y el otro el extremo posterolateral (su base es en realidad una prolongación del cuerpo y la espina escapulares). El acromion desempeña cuatro funciones básicas: 1) forma una parte de la articulación acromioclavicular, 2) sirve como punto de inserción de diversas estructuras musculotendinosas y ligamentosas, 3) confiere estabilidad posterosuperior a la articulación glenohumeral, y 4) es un elemento importante del CSSH (la unión escapular-clavicular).

Las fracturas del acromion pueden estar causadas por un golpe directo del exterior o por una fuerza transmitida a través de la cabeza del húmero. Las fracturas por avulsión obedecen a fuerzas puramente indirectas. Se han comunicado incluso fracturas por estrés y por fatiga.[84,237] Estos traumatismos pueden presentar un desplazamiento mínimo o significativo.[155] Kuhn y cols. propusieron un esquema de clasificación que suscitó cierta polémica;[119,120,162,224] subrayaron la necesidad de RAFI si un fragmento del acromion es desplazado en sentido inferior por la tracción del músculo deltoides y pone en peligro el espacio subacromial, lo que ocasionaría síntomas de pellizcamiento e interferencia en la función del manguito de los rotadores.[118]

El diagnóstico es radiológico. Las proyecciones AP y lateral verdaderas de la escápula y la proyección axilar verdadera de la articulación glenohumeral detectarán la mayoría de las fracturas del acromion. La presencia de un hueso acromial puede complicar la evaluación. Sin embargo, en ocasiones, puede ser necesaria una TC para definir con exactitud la lesión y mostrar la afectación de las estructuras óseas y articulares adyacentes. Se obtendrá una proyección AP con carga de peso si se sospecha una ruptura de la unión escapular-clavicular (CSSH). Se considerará la posibilidad de una artrografía para evaluar el manguito de los rotadores si la fractura del acromion está causada por el desplazamiento traumatológico superior o la migración superior crónica de la cabeza del húmero, como en el caso de la enfermedad prolongada del manguito de los rotadores (p. ej., artropatía con fractura por estrés del acromion). Madhavan y cols.[136] describieron un caso en el que una fractura del acromion se asoció a avulsión del tendón del subescapular.

Aunque se han descrito fracturas del acromion con un desplazamiento significativo, aisladas y sin avulsión,[66,238] en la amplia mayoría el desplazamiento es mínimo o nulo. Con toda seguridad, el tratamiento no quirúrgico conseguirá la consolidación y un resultado funcional bueno o excelente; en cambio, las lesiones muy desplazadas requieren tratamiento quirúrgico. Se han publicado casos de seudoartrosis sintomática del acromion, si bien son poco frecuentes.[44,68,158] Nunca debe extirparse más de un fragmento pequeño.[79] La presencia de un fragmento grande exige estabilización quirúrgica y un injerto óseo.

Fracturas aisladas de la apófisis coracoides

La apófisis coracoides se desarrolla a partir de dos centros de osificación constantes: uno en su base, que también forma el tercio superior del rodete glenoideo, y uno que se convierte en su cuerpo principal. Además, tiene al menos dos centros inconstantes: uno en su ángulo, donde se insertan los ligamentos CC, y otro en su extremo, donde se localiza el tendón conjunto. Las regiones en las que los centros se unen finalmente son más débiles, sobre todo en los adultos jóvenes, por lo que es más probable que se produzca una fractura cuando se aplica una fuerza directa o indirecta.[165,190] La apófisis coracoides, que se ha denominado «el faro de la parte anterior del hombro», desempeña tres funciones básicas: 1) sirve de punto de inserción de diversas estructuras musculotendinosas y ligamentosas (Fig. 10-26); 2) confiere cierta estabilidad anterosuperior a la articulación glenohumeral, y 3) es una parte integral del CSSH (el sistema de unión escapular-clavicular) y uno de los componentes óseos de la unión clavícula-ligamentos CC-apófisis coracoides (C-4). Las fracturas de la apófisis coracoides pueden estar causadas por un golpe externo[35] o por contacto con una cabeza del húmero luxada o bien por una fuerza indirecta aplicada a través de las estructuras musculotendinosas y ligamentosas en sus puntos de inserción (las fracturas por avulsión se encuadran en esta categoría).[36,37,53,205] También se han descrito fracturas por fatiga.[23,206] Las causas no traumatológicas son: 1) fracturas asociadas a la fijación CC con esparadrapo usada en las reconstrucciones de la articulación AC,[164] y 2) fracturas asociadas a desgarros masivos del manguito de los rotadores. Pese a que las fracturas aisladas de la apófisis coracoides son bastante escasas, se han descrito varios tipos.[51,79] Estas lesiones pueden dividirse anatómicamente en: 1) fracturas del extremo de la apófisis coracoides, 2) fracturas localizadas entre los ligamentos CC y CA y 3) fracturas de la base de la apófisis coracoides.

En última instancia, el diagnóstico es radiográfico. Las proyecciones AP y axilar verdaderas de la articulación glenohumeral mostrarán, o al menos indicarán, la presencia de casi todas las fracturas. Debido a la complejidad de la anatomía ósea en esta zona, puede ser necesario obtener proyecciones oblicuas «inclinadas»[57,65] o incluso una TC[115] para detectar y definir con exactitud algunas fracturas, así como lesiones de las estructuras óseas y articulares adyacentes. Los centros de osificación accesorios y las líneas epifisarias pueden complicar la evaluación. Conviene obtener una proyección AP con carga de peso del hombro si preocupa la integridad de la unión escapular-clavicular (CSSH).

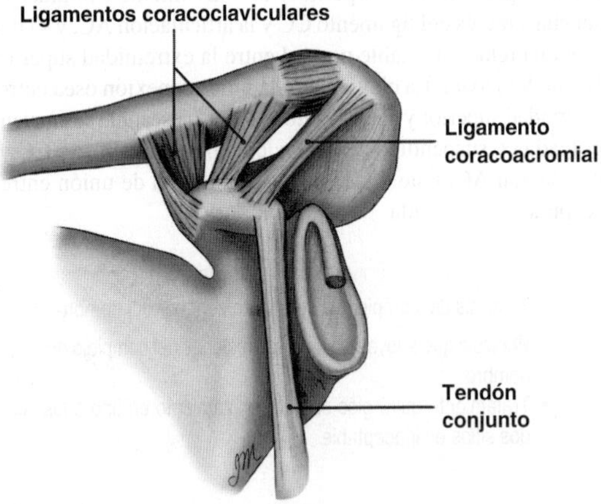

Fig. 10-26 • Ilustración de la apófisis coracoides como punto de inserción del tendón conjunto, el ligamento coracoacromial y el ligamento coracoclavicular.

Las fracturas del extremo de la apófisis coracoides son lesiones por avulsión que obedecen a una fuerza indirecta aplicada a través del tendón conjunto y concentrada sobre su inserción en la apófisis coracoides (véase Fig. 10-36D). El desplazamiento puede ser bastante notable, si bien suele bastar con el tratamiento no quirúrgico.[247,251] Se ha abogado por la reducción abierta con reducción interna en los deportistas, sobre todo en los que practican deportes que exigen una función óptima de la extremidad superior, y en las personas que desempeñan trabajos físicos pesados. Wong-Chung y Quinlan describieron un caso en el que una fractura del extremo de la coracoides impidió una reducción cerrada de una luxación glenohumeral anterior.[245] Puede ser necesario un tratamiento quirúrgico tardío si el fragmento óseo desplazado provoca una irritación de los tejidos blandos adyacentes. Las fracturas localizadas entre los ligamentos CC y CA pueden ser el resultado de una fuerza directa o indirecta.[40] El fragmento distal de la apófisis suele estar claramente desplazado, empujado en sentido distal por la tracción del tendón conjunto y rotado lateralmente por el efecto de anclaje del ligamento CA (Fig. 10-27). El tratamiento puede ser quirúrgico o no quirúrgico, y sigue el mismo razonamiento que se describió en el caso de las fracturas por avulsión del extremo de la coracoides con un desplazamiento significativo. No obstante, como el fragmento es mayor, es más frecuente la irritación sintomática de los tejidos blandos locales y el tratamiento quirúrgico tardío resulta más probable. Las fracturas de la base de la apófisis coracoides son las más frecuentes. Pueden estar causadas por un golpe directo externo o por una luxación de la cabeza del húmero.[14] También pueden darse fracturas por avulsión causadas por fuerzas de tracción enérgicas.[138,191,200] En general, estas lesiones muestran un desplazamiento mínimo

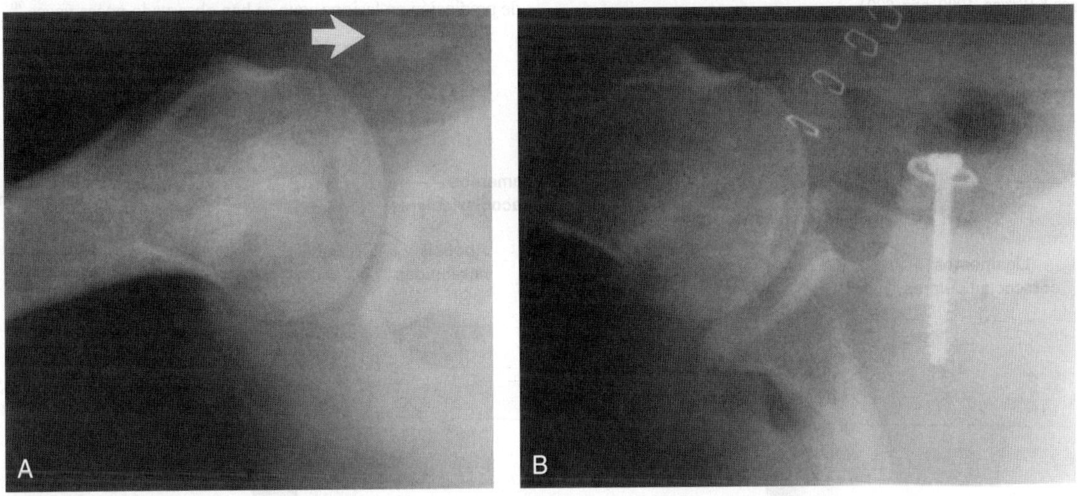

Fig. 10-27 • Paciente que sufrió una fractura de la porción distal de la apófisis coracoides, entre los ligamentos coracoclavicular y coracoacromial. **A,** Radiografía axilar preoperatoria que muestra el desplazamiento significativo de la porción de la apófisis coracoides *(flecha)*. **B,** Radiografía axilar postoperatoria que muestra el fragmento óseo reducido y estabilizado con un tornillo interfragmentario y una arandela para ligamentos. (*De Goss TP: Fractures of the scapula: Diagnosis and treatment.* En *Iannotti JP, Williams GR Jr (eds.): Disorders of the Shoulder: Diagnosis and Management. Filadelfia: Lippincott Williams & Wilkins, 1999, pág. 628.*)

debido al efecto estabilizador de los tejidos blandos adyacentes, en especial, del ligamento CC (Fig. 10-28). A menudo basta con tratamiento no quirúrgico sintomático, y la consolidación se produce en 6 semanas.[63,247,251] McLaughlin afirmó que la consolidación fibrosa no es rara, pero que rara vez provoca molestias.[152] No obstante, cuando es sintomática, se considerará la posibilidad de aplicar un injerto óseo y fijación con tornillos de compresión.

Rupturas dobles del complejo suspensorio superior del hombro

El CSSH es un anillo de tejido óseo/blando situado en el extremo de los puntales óseos superior e inferior (Fig. 10-29). El anillo está formado por el rodete glenoideo, la apófisis coracoides, el ligamento CC, el extremo distal de la clavícula, la articulación AC, el ligamento CA y el acromion. El puntal superior constituye el tercio medio de la clavícula, mientras que el puntal inferior es la unión de la porción más lateral del cuerpo escapular y la porción más medial del cuello de la escápula. El complejo puede dividirse en tres unidades: 1) el puntal clavícula-articulación AC-acromion; 2) la unión de las tres apófisis y el cuerpo escapular; y 3) la unión clavícula-ligamento CC-apófisis coracoides (C-4), que recibe apoyo adicional del ligamento CA (Fig. 10-30). El CSSH es una estructura sumamente importante con respecto a la biomecánica del complejo del hombro: 1) cada uno de sus componentes desempeña sus propias funciones, 2) sirve de punto de inserción para varias estructuras musculotendinosas y ligamentosas, 3) permite un movimiento limitado pero esencial a través del ligamento CC y la articulación AC, y 4) mantiene una relación estable normal entre la extremidad superior y el esqueleto axial. La clavícula es la única conexión ósea entre la extremidad superior y el esqueleto axial, y la escápula se encuentra «colgada» o suspendida de la clavícula por el ligamento CC y la articulación AC. Éste es, de hecho, el sistema de unión entre la escápula y la clavícula.

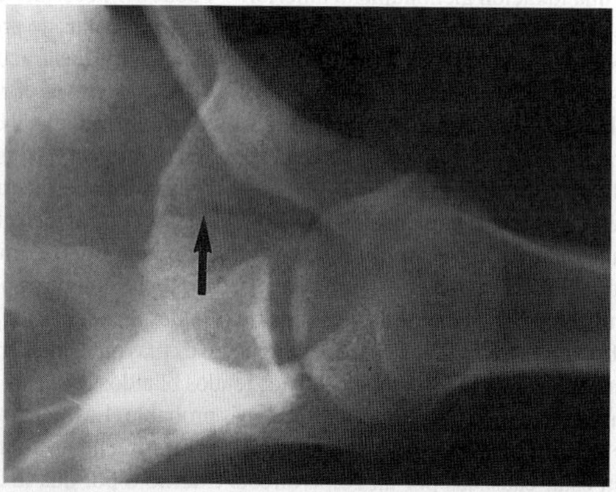

Fig. 10-28 • Radiografía axilar que muestra una fractura desplazada de la base de la apófisis coracoides *(flecha)*. (*De Goss TP: Fractures of the scapula: Diagnosis and treatment.* En *Iannotti JP, Williams GR Jr (eds.): Disorders of the Shoulder: Diagnosis and Management. Filadelfia: Lippincott Williams & Wilkins, 1999, pág. 630.*)

> Rupturas del complejo suspensorio superior del hombro
> - Principio que subyace a diversas lesiones del complejo del hombro
> - Tratamiento quirúrgico si el desplazamiento en uno o los dos sitios es inaceptable

El concepto de la «ruptura doble» es el principio subyacente, y permite comprender diversas lesiones del complejo del hombro difíciles de tratar que se han descrito anteriormente de forma aislada, pero que en la actualidad están unidas por un mismo tema biomecánico. Este complejo de la «ruptura doble» tiene además cierto valor de predicción en lesiones que se han observado pocas veces.[70]

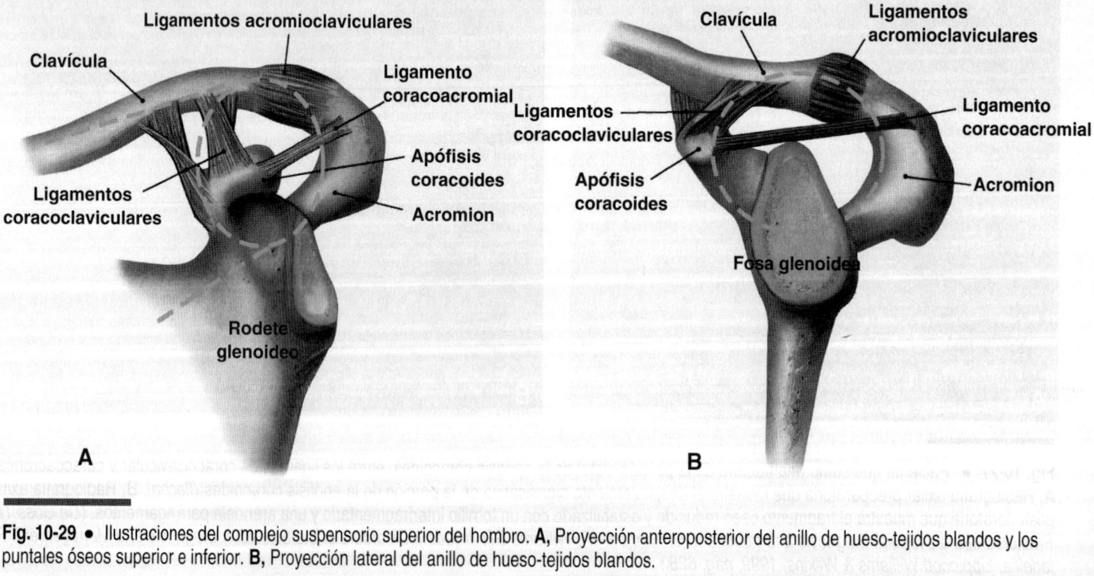

Fig. 10-29 • Ilustraciones del complejo suspensorio superior del hombro. **A,** Proyección anteroposterior del anillo de hueso-tejidos blandos y los puntales óseos superior e inferior. **B,** Proyección lateral del anillo de hueso-tejidos blandos.

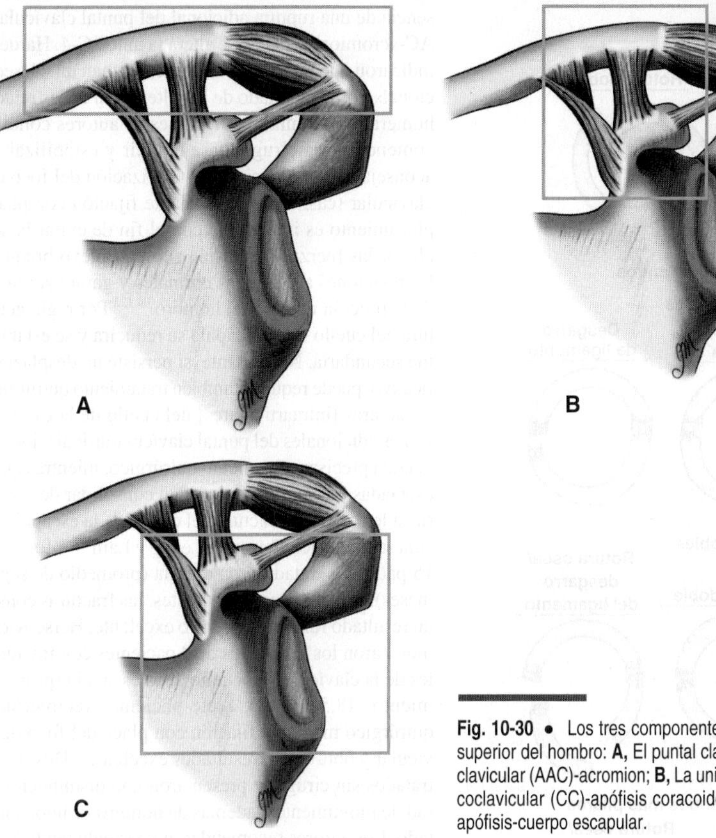

Fig. 10-30 • Los tres componentes del complejo suspensorio superior del hombro: **A,** El puntal clavícula-articulación acromioclavicular (AAC)-acromion; **B,** La unión clavícula-ligamento coracoclavicular (CC)-apófisis coracoides (C-4); y **C,** La unión tres apófisis-cuerpo escapular.

Las rupturas traumatológicas simples del CSSH son frecuentes (p. ej., una fractura de tipo I del extremo distal de la clavícula). Se trata de situaciones estables desde el punto de vista anatómico porque la integridad global del complejo no se altera significativamente y, en general, el tratamiento no quirúrgico proporciona resultados buenos o excelentes. No obstante, cuando el complejo presenta rupturas en dos (o más) lugares, («ruptura doble»), la integridad del CSSH resulta claramente comprometida y se crea una situación anatómica potencialmente inestable. Puede existir un desplazamiento significativo en uno o ambos lugares y causar problemas con la consolidación ósea (retraso de la consolidación, consolidación defectuosa y seudoartrosis), así como dificultades funcionales a largo plazo (pellizcamiento subacromial, pérdida de fuerza, fatiga y molestias musculares, afectación neurovascular por hombro «caído» y artropatía degenerativa), dependiendo de la lesión concreta. Las «rupturas dobles» pueden adoptar distintas formas: dos fracturas del anillo hueso-tejidos blandos, dos rupturas ligamentosas del anillo, una fractura o una ruptura ligamentosa del anillo, fracturas de ambos pilares óseos o una fractura de un pilar combinada con una ruptura del anillo (una fractura o una ruptura ligamentosa) (Fig. 10-31). Debido a que la cavidad glenoidea, el acromion y la apófisis coracoides son elementos del CSSH, muchas «rupturas dobles» afectan a la escápula. Asimismo, muchas, o casi todas, las fracturas de la apófisis coracoides y del acromion con un desplazamiento significativo forman parte de una «ruptura doble.» Por consiguiente, si existe una fractura de la apófisis coracoides y se asocia a otra lesión del CSSH, habrá que considerar las posibles consecuencias adversas de una «ruptura doble» y adaptar el tratamiento de la forma apropiada.[70] Ogawa y cols.[181] afirmaron que estas fracturas se localizaban normalmente por debajo del ligamento CC. Las clasificaron como fracturas de tipo I, y señalaron que eran una disociación entre la escápula y la clavícula y que, como tales, con frecuencia precisaban RAFI.

Las fracturas del acromion con desplazamiento significativo suelen ser el resultado de la inestabilidad creada cuando hay otras fracturas o rupturas ligamentosas del CSSH.[70] Por lo general, estas lesiones obedecen a traumatismos de alta energía y a menudo precisan tratamiento quirúrgico. Ogawa y Naniwa[180] dividieron las fracturas del acromion en dos tipos: tipo I (lateral a la escotadura espinoglenoidea) y tipo II (descendente hasta la escotadura espinoglenoidea). En su opinión, el mecanismo de cada una era distinto, y las lesiones de tipo I tenían más probabilidades de asociarse a otros traumatismos del CSSH (es decir, «ruptura doble»), de estar muy desplazadas y de requerir RAFI quirúrgica.

Si se observa una sola ruptura en las radiografías habituales (proyección AP verdadera del hombro, proyección axilar verdadera de la articulación glenohumeral y proyección AP del hombro con carga de peso para evaluar la integridad de la unión clavicular-escapular [CSSH]), será necesario buscar cuidadosamente otras rupturas (a menudo se precisa una TC dada la complejidad de la anatomía ósea de la zona). Si existen dos o más rupturas,

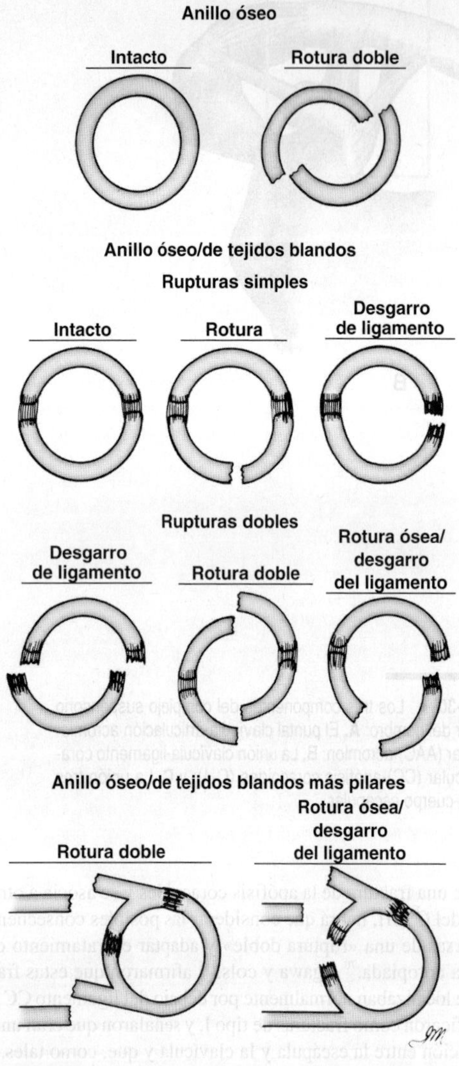

Fig. 10-31 • Ilustraciones de las posibles roturas traumatológicas del anillo-puntal. (*De Goss TP: Double disruptions of the superior shoulder suspensory complex. J Orthop Trauma 7(2):99-106, 1993. © Raven Press, Ltd., Nueva York.*)

habrá que decidir si el desplazamiento en un sitio o los dos es «inaceptable» (un término relativo que depende de la situación clínica concreta); si es así, suele necesitarse tratamiento quirúrgico.

Hombro flotante (fracturas ipsilaterales de la porción media de la clavícula y del cuello de la escápula)

Estos traumatismos representan una «ruptura doble» del CSSH. Por separado, cada fractura presenta por lo general un desplazamiento mínimo y se trata sin cirugía; en cambio, cuando se combinan, cada ruptura puede provocar inestabilidad en la otra (es decir, la fractura del cuello de la escápula puede permitir que se produzca un desplazamiento notable en el foco clavicular y viceversa) (Fig. 10-32). La inestabilidad aumenta aún más en presencia de una ruptura adicional del puntal clavícula-articulación AC-acromion o cuando se altera la unión C-4. Hardegger y cols.[86] indicaron que estas lesiones representaban un «desequilibrio funcional» como resultado de la «alteración de las relaciones glenohumerales-acromiales». Tanto estos autores como Butters[26] recomendaron la cirugía para reducir y estabilizar la lesión. Es aconsejable la reducción y estabilización del foco de la fractura clavicular (casi siempre mediante fijación con placa) si el desplazamiento es intolerable con el fin de evitar la seudoartrosis, aliviar las fuerzas de tensión sobre el plexo braquial, recuperar las relaciones anatómicas normales y garantizar la recuperación de la función normal del hombro.[94,122] Por regla general, la fractura del cuello de la escápula se reducirá y se estabilizará de forma secundaria. No obstante, si persiste un desplazamiento significativo, puede requerir también tratamiento quirúrgico[93,130] (véase «Fracturas [intraarticulares] del cuello de la escápula»). Las lesiones adicionales del puntal clavícula-articulación AC-acromion pueden precisar tratamiento quirúrgico, mientras que las lesiones asociadas de la unión C-4 suelen consolidar de forma satisfactoria si los focos de fractura del cuello de la escápula y de la clavícula se tratan debidamente. Leung y Lam[131] informaron acerca de 15 pacientes tratados con cirugía (promedio de seguimiento, 25 meses). En 14 de los 15 pacientes, las fracturas consolidaron con un resultado funcional bueno o excelente. Herscovici y cols.[95] comunicaron los resultados de 9 pacientes con fracturas ipsilaterales de la clavícula y el cuello de la escápula (promedio de seguimiento, 48,5 meses). Siete pacientes recibieron tratamiento quirúrgico mediante fijación con placa del foco de fractura clavicular y obtuvieron resultados excelentes. Dos pacientes fueron tratados sin cirugía y presentaron una disminución de la amplitud de movimientos, además de hombro «caído» en el lado afectado. Los autores recomendaron insistentemente RAFI de la clavícula para evitar la seudoartrosis del cuello de la escápula. Simpson y Jupiter[212] indicaron en un artículo de revisión que estas lesiones precisan a menudo tratamiento quirúrgico. Rikli y cols. ampliaron un tanto este concepto, afirmando que una fractura del cuello de la escápula combinada con una fractura de la clavícula o con la ruptura de la articulación AC o esternoclavicular culmina en una «cintura escapular inestable». Revisaron 13 casos (en 12 de ellos la lesión clavicular se estabilizó quirúrgicamente), y comunicaron resultados excelentes en casi todos ellos.[196] Sin embargo, en cuatro series recientes (Egol,[50] Edwards,[49] Van Noort[231] y Ramos[192] y cols.) se informó de un número considerable de pacientes que evolucionaron satisfactoriamente con tratamiento no quirúrgico. Williams y cols.[241] afirmaron que para que el desplazamiento del fragmento glenoideo sea significativo se precisa una ruptura asociada de los ligamentos CA y AC. El autor trató a un paciente cuya lesión se asociaba a una fractura de la apófisis coracoides. La experiencia actual indicaría que: 1) la mera presencia de una fractura clavicular y del cuello de la escápula no exige tratamiento quirúrgico, y muchos o la mayoría de los pacientes evolucionan bien sin cirugía; 2) cuanto mayor sea el desplazamiento en uno o ambos focos, mayor será la necesidad de RAFI; y 3) suele ser necesaria otra ruptura del CSSH para que se produzca un desplazamiento significativo.

Fractura de la apófisis coracoides y ruptura de grado III de la articulación acromioclavicular

En ocasiones, sobre todo en los adultos jóvenes, una fuerza que por lo demás causaría un esguince de grado III de la articu-

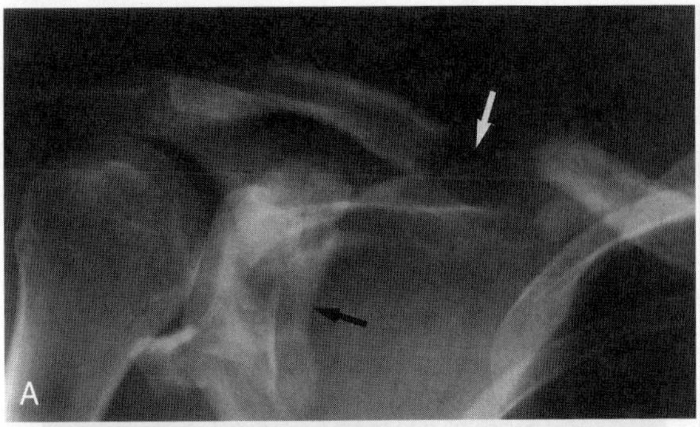

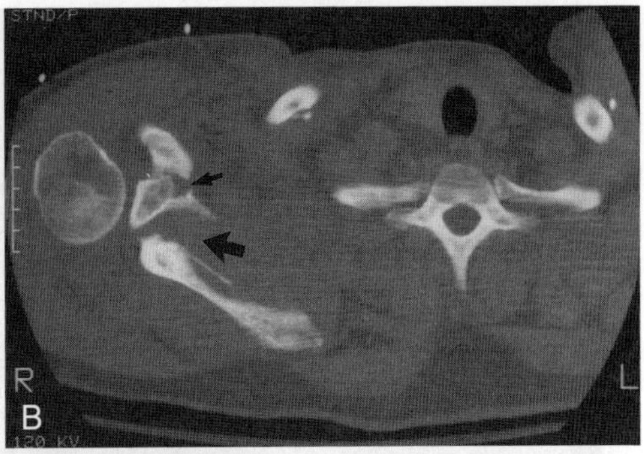

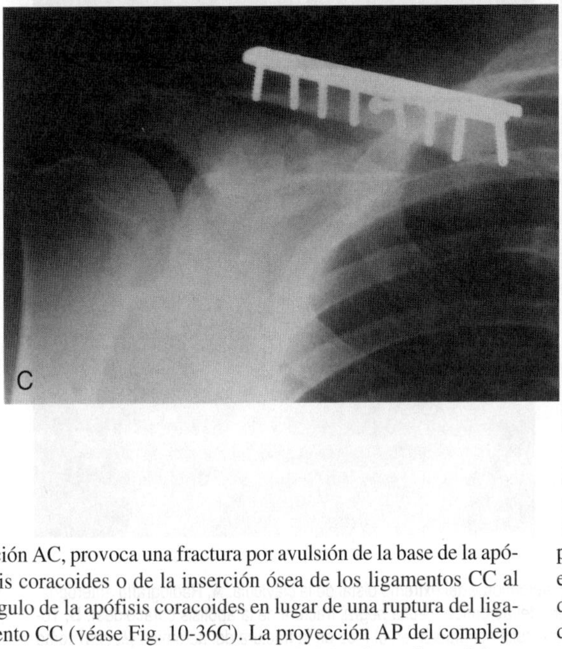

Fig. 10-32 • Radiografías de una persona que sufrió una ruptura doble del complejo suspensorio superior del hombro que se tradujo en un «hombro flotante». **A,** Radiografía anteroposterior (AP) preoperatoria que muestra una fractura del cuello de la escápula con un desplazamiento medial y una fractura muy desplazada del tercio medio de la clavícula. **B,** Tomografía axial computarizada preoperatoria en la que se observa que la fractura del cuello de la escápula es completa, y que el fragmento glenoideo y la totalidad del complejo suspensorio superior del hombro quedaron especialmente inestables debido a la fractura asociada de la apófisis coracoides. **C,** Radiografía AP postoperatoria que muestra la reducción anatómica y la estabilización de la fractura clavicular. La fractura del cuello de la escápula se trató sin cirugía, si bien existen argumentos poderosos a favor de la reducción abierta y la fijación interna a la luz del desplazamiento persistente con traslación medial (el fragmento glenoideo siguió siendo inestable debido a la fractura de la apófisis coracoides; todavía existía una ruptura doble del complejo suspensorio superior del hombro). (*De Goss TP: Fractures of the scapula: Diagnosis and treatment.* En *Iannotti JP, Williams GR Jr (eds.): Disorders of the Shoulder: Diagnosis and Management. Filadelfia: Lippincott Williams & Wilkins, 1999, pág. 624.*)

lación AC, provoca una fractura por avulsión de la base de la apófisis coracoides o de la inserción ósea de los ligamentos CC al ángulo de la apófisis coracoides en lugar de una ruptura del ligamento CC (véase Fig. 10-36C). La proyección AP del complejo del hombro con carga de peso mostrará el desplazamiento del extremo distal de la clavícula por encima del borde superior del acromion, pero el intervalo CC permanece intacto. El tratamiento de las lesiones asociadas a una pequeña fractura por avulsión ósea del ángulo de la apófisis coracoides sigue los principios expuestos para las rupturas de grado III de la articulación AC; es decir, se considerará la RAFI de la articulación en las personas jóvenes que practiquen deporte o realicen un trabajo físico pesado. Se contemplará la RAFI quirúrgica de ambos focos en las rupturas asociadas a una fractura de la base de la apófisis coracoides (en especial, si el desplazamiento es significativo) para evitar los efectos adversos a largo plazo de una separación AC de grado III y seudoartrosis de la apófisis coracoides. En la bibliografía se ha descrito el tratamiento tanto quirúrgico como no quirúrgico de estos traumatismos.[16,33,51,83,97,121,128,140,165,190,215,236,250]

Fracturas ipsilaterales de la apófisis coracoides y el acromion

Las fracturas aisladas de la apófisis coracoides y del acromion (Fig. 10-33) presentan casi siempre un desplazamiento mínimo y, por consiguiente, se tratan sin cirugía. No obstante, cuando coinciden, constituyen una «ruptura doble» del CSSH, una situación anatómica *potencialmente* inestable.[251] Cuando el desplazamiento en uno o ambos focos es inaceptable, está indicado el tratamiento quirúrgico. A veces, basta únicamente con RAFI de la fractura del acromion, ya que a menudo reduce y estabiliza de forma indirecta la fractura de la coracoides de modo satisfactorio y su técnica es menos compleja que el abordaje de la lesión apofisaria. Sin embargo, si no es así, puede ser necesario reducir y estabilizar también la fractura de la apófisis coracoides. Lim y cols. describieron el tratamiento de este tipo de traumatismo con RAFI de ambos focos.[133]

Fractura de la base de la apófisis coracoides y fractura del cuello de la escápula

Las fracturas del cuello de la escápula (véase Fig. 10-13) únicamente presentarán desplazamiento cuando son completas (es decir, si la línea de fractura sale por el borde lateral y el margen superior de la escápula, junto a la apófisis coracoides). Aun así, si la continuidad del fragmento glenoideo con el puntal clavícula-articulación AC-acromion a través de la unión C-4 está intacta, el desplazamiento suele ser mínimo. Si, por el contrario, esa relación está alterada (p. ej., fractura de la base de la apófisis coracoides), es especialmente probable que se produzca un desplazamiento significativo del fragmento glenoideo (desplazamiento traslacional de 1 cm o más o desplazamiento angular de 40° o superior), y deberá considerarse el tratamiento quirúrgico,[75] que consistirá en RAFI de la fractura del cuello de la escápula empleando un abordaje posterior o posterosuperior. La

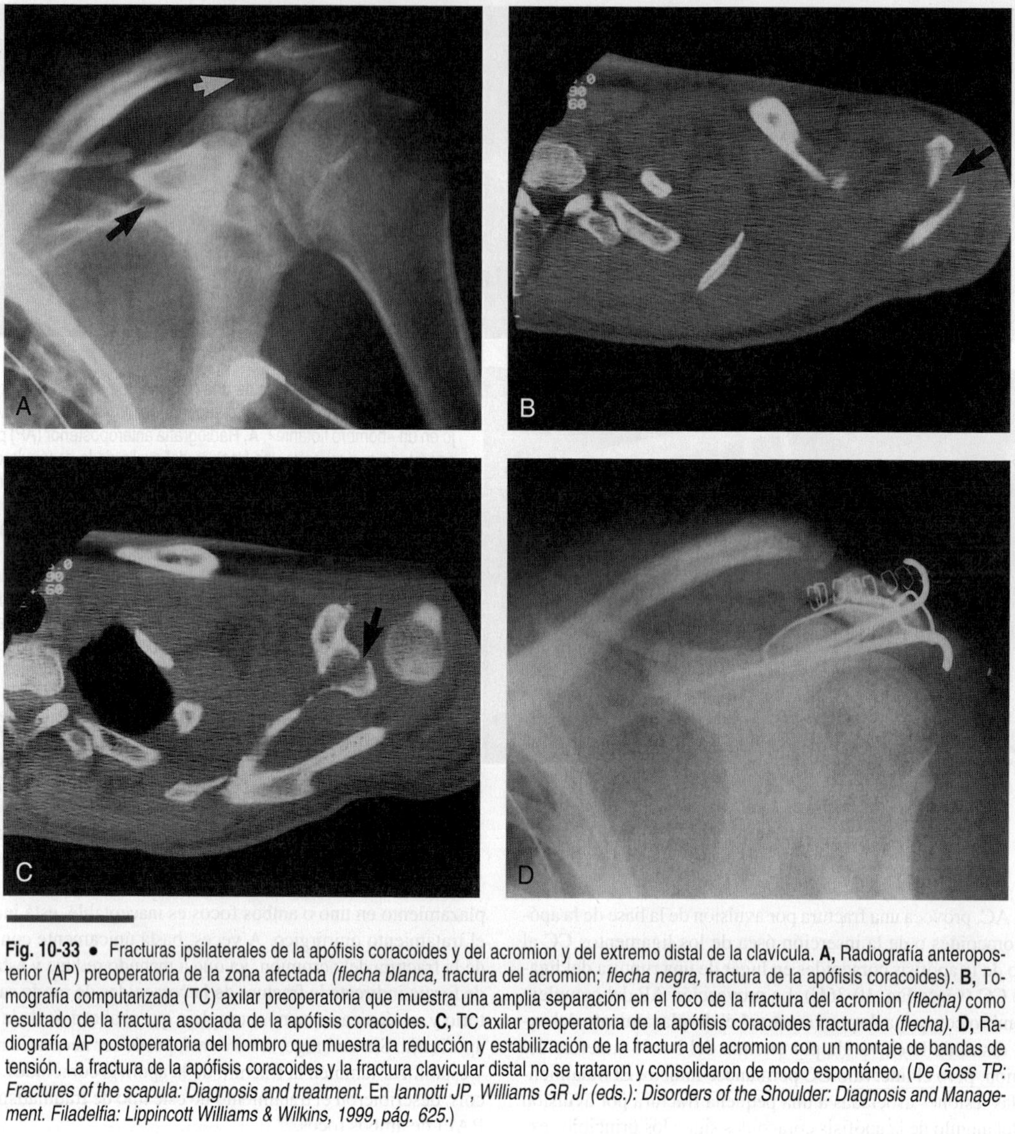

Fig. 10-33 • Fracturas ipsilaterales de la apófisis coracoides y del acromion y del extremo distal de la clavícula. **A,** Radiografía anteroposterior (AP) preoperatoria de la zona afectada *(flecha blanca,* fractura del acromion; *flecha negra,* fractura de la apófisis coracoides). **B,** Tomografía computarizada (TC) axilar preoperatoria que muestra una amplia separación en el foco de la fractura del acromion *(flecha)* como resultado de la fractura asociada de la apófisis coracoides. **C,** TC axilar preoperatoria de la apófisis coracoides fracturada *(flecha).* **D,** Radiografía AP postoperatoria del hombro que muestra la reducción y estabilización de la fractura del acromion con un montaje de bandas de tensión. La fractura de la apófisis coracoides y la fractura clavicular distal no se trataron y consolidaron de modo espontáneo. (*De Goss TP: Fractures of the scapula: Diagnosis and treatment.* En *Iannotti JP, Williams GR Jr (eds.): Disorders of the Shoulder: Diagnosis and Management. Filadelfia: Lippincott Williams & Wilkins, 1999, pág. 625.*)

fractura de la coracoides consolidará normalmente sin intervención directa.

Fractura de la apófisis coracoides y fractura de tipo I del tercio distal de la clavícula

Las fracturas del tercio distal de la clavícula pueden experimentar un desplazamiento inaceptable si se altera la continuidad del ligamento CC entre la apófisis coracoides y la porción proximal de la clavícula (fracturas de tipo II y de tipo V).[10,170,171,184] Puede producirse esta misma situación con las fracturas de tipo I si se fractura la apófisis coracoides (Fig. 10-34). Probablemente, lo más lógico sería considerar a todas estas lesiones fracturas de tipo II: situaciones en las que el tercio distal de la clavícula está fracturado y la unión entre el segmento proximal y la escápula (la unión C-4) se ha deteriorado.

> **Fracturas distales de la clavícula de tipo II**
> - Fractura del tercio distal de la clavícula más ruptura de la unión entre el segmento clavicular proximal y la escápula
> - RAFI quirúrgica si existe un desplazamiento significativo

Si el desplazamiento de la fractura clavicular es tal que hace probable el retraso de la consolidación o una seudoartrosis, el tratamiento debe consistir en reducción quirúrgica y estabilización de la lesión (habitualmente mediante fijación con bandas de tensión). Es posible que la fractura de la apófisis coracoides se reduzca de forma secundaria y consolide sin problemas. Si no es así, quizá sea necesario recurrir a la cirugía.

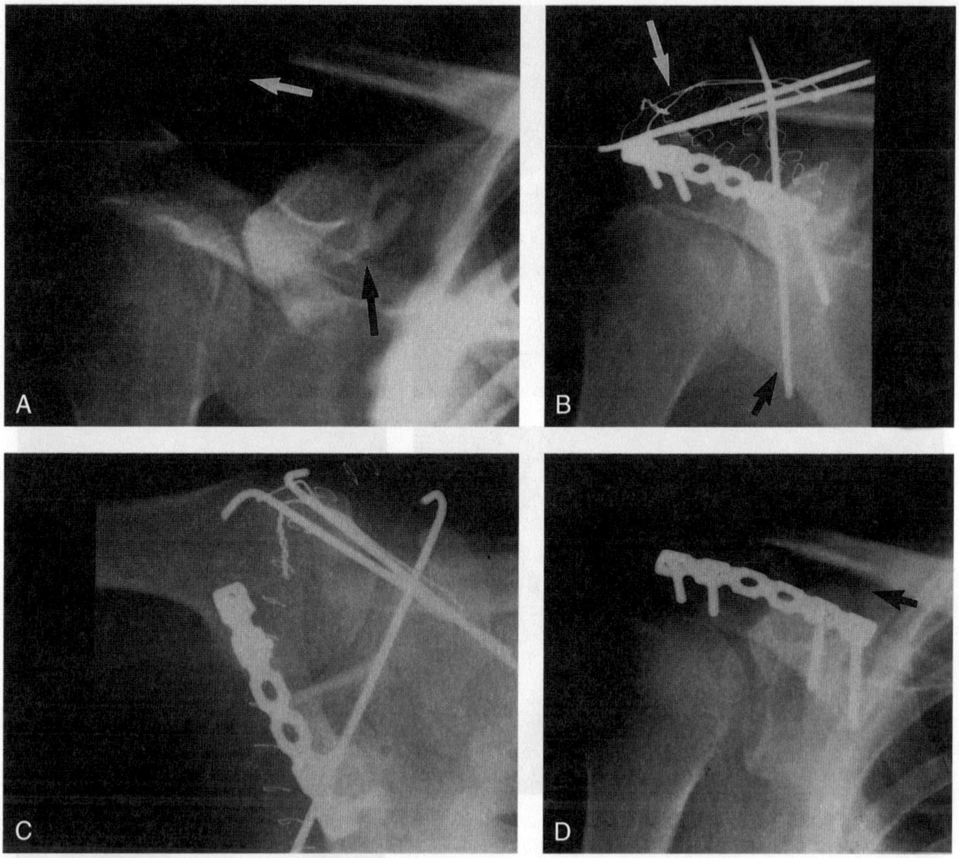

Fig. 10-34 • Paciente que sufrió una fractura de la base de la apófisis coracoides, una fractura de tipo I del extremo distal de la clavícula y una fractura no desplazada del acromion. **A,** Radiografía anteroposterior (AP) preoperatoria que muestra el notable desplazamiento en el foco de la fractura clavicular distal (*flecha blanca*) y la fractura de la apófisis coracoides (*flecha negra*). **B** y **C,** Radiografías AP y axilar postoperatorias que muestran la reducción y estabilización de la fractura clavicular mediante un montaje con bandas de tensión (*flecha blanca*), y la reducción y estabilización de la fractura de la apófisis coracoides utilizando una aguja K de transfijación a través del rodete glenoideo (hoy en día se usaría un tornillo interfragmentario canulado). La fractura del acromion se fijó con una placa (*flecha negra*). **D,** Radiografía AP tomada 3 meses después de la intervención, tras retirar el material implantado, en la que se observa que las fracturas clavicular distal y de la apófisis coracoides han consolidado y que se han restablecido las relaciones del complejo suspensorio superior del hombro (*flecha*). (*De Goss TP: Fractures of the scapula: Diagnosis and treatment.* En *Iannotti JP, Williams GR Jr (eds.): Disorders of the Shoulder: Diagnosis and Management. Filadelfia: Lippincott Williams & Wilkins, 1999, pág. 626.*)

Fractura del acromion y ruptura de grado III de la articulación acromioclavicular

Esta combinación crea un fragmento del acromion flotante y puede culminar en seudoartrosis y causar las consecuencias adversas funcionales a largo plazo ya descritas asociadas a la ruptura de la articulación AC. McGahan y Rab describieron en un caso clínico a un sujeto con un déficit del nervio circunflejo asociado.[148] En casos agudos, las rupturas aisladas de grado III de la articulación AC suelen tratarse sin cirugía. No obstante, en esta situación, si el desplazamiento en el foco de la fractura del acromion es inaceptable, está indicada la reducción quirúrgica y la estabilización de ambas lesiones. Kurdy y Shah[124] describieron a un paciente tratado sin cirugía que tuvo «un resultado satisfactorio; sin embargo, tenía 74 años y se produjo una seudoartrosis del acromion». Gorczyea y cols.[67] comentaron una lesión que experimentó un desplazamiento gradual y que, en último término, precisó RAFI quirúrgica. Torrens y cols. describieron una ruptura de tipo VI de la articulación AC combinada con una fractura del acromion que precisó RAFI en ambos focos traumatológicos.[227]

Fractura segmentaria del acromion

Al igual que sucede con las fracturas segmentarias de otros huesos, dos rupturas del acromion crean un segmento intermedio inestable (Fig. 10-35). Si el desplazamiento en uno o ambos focos es inaceptable y es probable que se produzca seudoartrosis, se realizará RAFI con fijación con placa o un montaje con bandas de tensión, o ambos, empleando un abordaje posterolateral.

Fracturas de la cavidad glenoidea de tipos III, Vb y Vc y otra ruptura del complejo suspensorio superior del hombro

Véase la Figura 10-23.

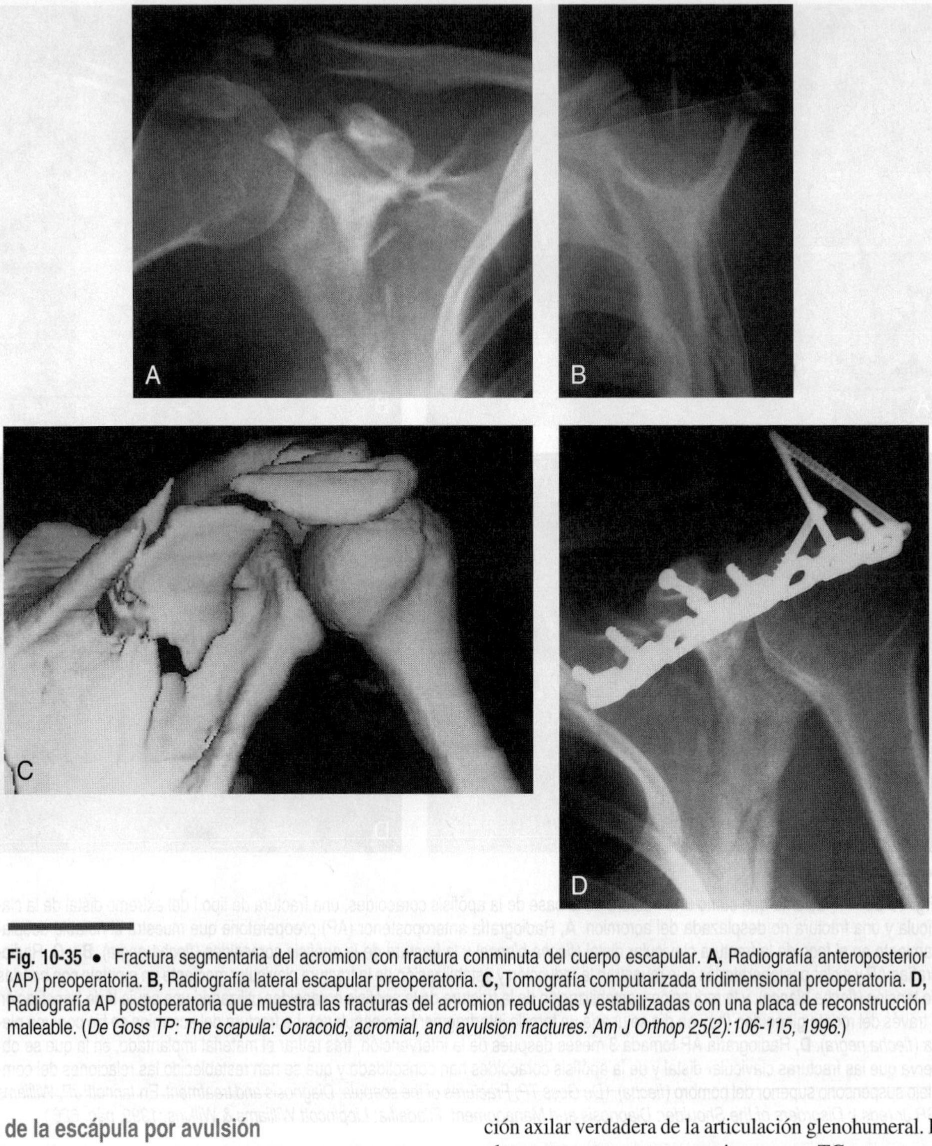

Fig. 10-35 • Fractura segmentaria del acromion con fractura conminuta del cuerpo escapular. **A,** Radiografía anteroposterior (AP) preoperatoria. **B,** Radiografía lateral escapular preoperatoria. **C,** Tomografía computarizada tridimensional preoperatoria. **D,** Radiografía AP postoperatoria que muestra las fracturas del acromion reducidas y estabilizadas con una placa de reconstrucción maleable. (*De Goss TP: The scapula: Coracoid, acromial, and avulsion fractures. Am J Orthop 25(2):106-115, 1996.*)

Fracturas de la escápula por avulsión

En su mayoría, la escápula se forma mediante osificación intramembranosa, pero presenta además al menos 6 ó 7 centros de osificación secundarios. Como ocurre con otras fracturas escapulares, los traumatismos por avulsión son infrecuentes. Por definición, están causados por una fuerza indirecta aplicada a los tejidos musculotendinosos y a los ligamentosos adyacentes y concentrada en los puntos de inserción escapular. Pueden darse tres mecanismos posibles: 1) una contracción muscular intensa y no controlada causada por un tratamiento con electroconvulsiones, una descarga eléctrica o crisis epilépticas;[17,45,92,97,108,111,116,141,187,211,223,239] 2) fuerza enérgica indirecta asociada a un traumatismo aislado,[18,41,248,250] y 3) fracaso óseo gradual debido a varios traumatismos leves pero repetidos (fracturas por estrés[24] o por fatiga[237]). Existen numerosas variedades y se han descrito muchas de ellas.

La serie traumatológica diagnóstica está formada por las proyecciones AP y lateral verdaderas de la escápula y una proyección axilar verdadera de la articulación glenohumeral. Puede complementarse en caso necesario con una TC y una proyección del complejo del hombro con carga de peso. El tratamiento es, en general, sintomático y no quirúrgico; no obstante, si la fractura presenta un desplazamiento significativo y tiene importancia funcional, se considerará la RAFI quirúrgica.[79]

A continuación se ofrecen ejemplos de lesiones que se tratan de forma bastante satisfactoria sin cirugía:[9]

Fractura por avulsión del ángulo superior de la escápula (inserción del músculo elevador de la escápula) (Fig. 10-36A).[68]

Fractura por avulsión del borde superior de la escápula.[99] Esta lesión se asocia con frecuencia a una fractura de la base de la apófisis coracoides y a una ruptura de la articulación AC[8,11]. Algunos autores la han atribuido a la fuerza indirecta aplicada a través del músculo omohioideo,[4,105,242] mientras que otros la han considerado una prolongación de la fractura de la apófisis coracoides.[244]

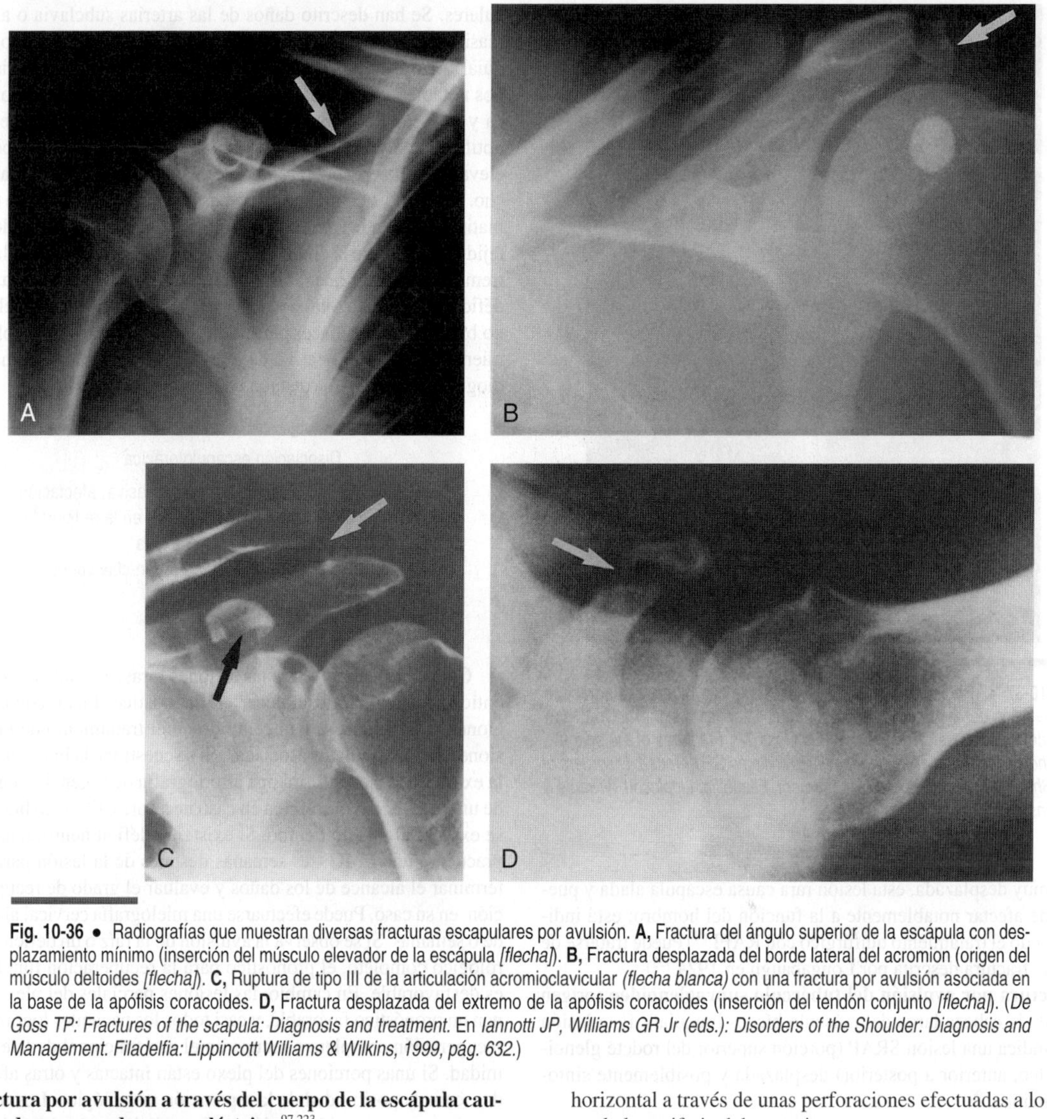

Fig. 10-36 • Radiografías que muestran diversas fracturas escapulares por avulsión. **A,** Fractura del ángulo superior de la escápula con desplazamiento mínimo (inserción del músculo elevador de la escápula *[flecha]*). **B,** Fractura desplazada del borde lateral del acromion (origen del músculo deltoides *[flecha]*). **C,** Ruptura de tipo III de la articulación acromioclavicular *(flecha blanca)* con una fractura por avulsión asociada en la base de la apófisis coracoides. **D,** Fractura desplazada del extremo de la apófisis coracoides (inserción del tendón conjunto *[flecha]*). (*De Goss TP: Fractures of the scapula: Diagnosis and treatment.* En *Iannotti JP, Williams GR Jr (eds.): Disorders of the Shoulder: Diagnosis and Management. Filadelfia: Lippincott Williams & Wilkins, 1999, pág. 632.*)

Fractura por avulsión a través del cuerpo de la escápula causada por una descarga eléctrica.[97,223]

Fractura por avulsión del tubérculo infraglenoideo (origen de la cabeza larga del tríceps) **y del borde lateral de la escápula** (origen de los músculos redondo mayor y menor).[97]

Fractura por avulsión de la fosa infraespinosa (origen del músculo infraespinoso[11] [esta fractura debe diferenciarse de una anomalía del desarrollo]).[192]

A continuación se presentan ejemplos de fracturas por avulsión en las que, como mínimo, debe considerarse la cirugía:

Fractura por avulsión del borde lateral del acromion (Fig. 10-36B) (origen del músculo deltoides).[97] El músculo deltoides es la estructura dinámica más importante, junto con la articulación glenohumeral. Por consiguiente, si esta fractura muestra un desplazamiento significativo, estará indicada la reinserción quirúrgica. Se logra con bastante facilidad haciendo pasar varias suturas no absorbibles a modo de colchón horizontal a través de unas perforaciones efectuadas a lo largo de la periferia del acromion.

Fractura por avulsión a través del cuerpo del acromion.[168,194] Se han descrito dos casos, ambos causados por una fuerza significativa transmitida a través de la musculatura adyacente, en especial, del deltoides. Uno se trató sin cirugía y otro, con cirugía. En ambos se logró la consolidación ósea y una recuperación satisfactoria de la función.

Fractura por avulsión de la porción distal de la apófisis coracoides (Fig. 10-36D) (inserción del tendón conjunto; véase anteriormente).

Fractura por avulsión del ángulo superior de la apófisis coracoides (inserción de los ligamentos coracoclaviculares)[165] **o de la base de la apófisis coracoides asociada a ruptura de la articulación AC** (Fig. 10-36C) (véase sección anterior «Fracturas ipsilaterales de la apófisis coracoides y el acromion»).

Fractura por avulsión del ángulo inferior de la escápula (Fig. 10-37) (inserción del músculo serrato anterior).[27] Cuando está

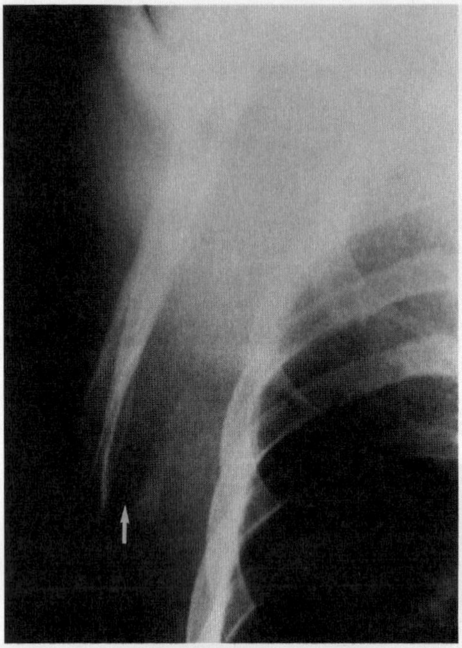

Fig. 10-37 • Radiografía lateral de la escápula que muestra una fractura por avulsión del ángulo inferior con un desplazamiento significativo (inserción del músculo serrato anterior). (*De Goss TP: Fractures of the scapula: Diagnosis and treatment.* En *Iannotti JP, Williams GR Jr (eds.): Disorders of the Shoulder: Diagnosis and Management. Filadelfia: Lippincott Williams & Wilkins, 1999, pág. 633.*)

muy desplazada, esta lesión rara causa escápula alada y puede afectar notablemente a la función del hombro; está indicado el tratamiento quirúrgico con RAFI.[89] (Puede tratarse de la fractura descrita por Longabaugh en 1924.[135])

Fractura por avulsión del tubérculo supraglenoideo (origen de la cabeza larga del músculo bíceps braquial). Esta lesión indica una lesión SRAP (porción superior del rodete glenoideo, anterior a posterior) desplazada y posiblemente sintomática.[100]

OTROS TRASTORNOS

Luxación lateral de la escápula (disociación escapulotorácica)

La disociación escapulotorácica es una rara alteración traumatológica de la articulación escapulotorácica causada por una fuerza enérgica directa aplicada sobre el hombro, acompañada de tracción sobre la extremidad superior[3,46,47,77,98,106,110,127,169,182,203,229]. Aunque la piel está intacta, la escápula está separada de la pared torácica posterior, por lo que este traumatismo se ha denominado *amputación interescapulotorácica traumatológica cerrada*. Dada la violencia de la fuerza implicada, cualquiera de los tres huesos del complejo del hombro (clavícula, escápula y extremo proximal del húmero) puede fracturarse, y cualquiera de las tres articulaciones restantes (glenohumeral, AC y esternoclavicular) pueden resultar alteradas. Son frecuentes las lesiones neurovasculares. Se han descrito daños de las arterias subclavia o axilar (casi siempre de la primera) y lesión total o parcial del plexo braquial. Asimismo, los tejidos blandos de apoyo pueden sufrir daños notables, en especial los que discurren entre la pared torácica y la escápula o entre la pared torácica y el húmero. Se han notificado desgarros totales o parciales de los músculos trapecio, elevador de la escápula, romboides, pectoral menor y dorsal ancho. El diagnóstico preliminar se basa en los antecedentes de traumatismo violento y en la presencia de hinchazón masiva de los tejidos blandos de la cintura escapular. La falta de pulso en la extremidad superior, que indica una ruptura vascular completa, y el déficit neurológico total o parcial, que apunta a una lesión del plexo braquial, deben hacer pensar en el diagnóstico. Un desplazamiento lateral significativo de la escápula observado en una radiografía de tórax sin rotación confirma el diagnóstico.

> Disociación escapulotorácica
>
> - Traumatismo violento, tumefacción masiva, afectación neurovascular, desplazamiento lateral en la radiografía de tórax, conocimiento de su existencia
> - Reducir y estabilizar la unión esternón-clavícula-acromion

Como sucede con todas las lesiones raras, es vital conocer la entidad clínica para establecer el diagnóstico. Las recomendaciones terapéuticas se han centrado en el tratamiento de las lesiones neurovasculares asociadas. Si se cuestiona la integridad de la extremidad, se realizará una arteriografía de urgencia, seguida de una reparación quirúrgica en caso necesario. El plexo braquial se explora al mismo tiempo. Si existe un déficit neurológico, se practicará una EMG tres semanas después de la lesión para determinar el alcance de los daños y evaluar el grado de recuperación, en su caso. Puede efectuarse una mielografía cervical al cabo de 6 semanas. Si se observa la avulsión de la raíz o un déficit neurológico completo, el pronóstico para la recuperación funcional es desfavorable. En cambio, las lesiones parciales del plexo tienen un pronóstico favorable, y casi todos los pacientes logran una recuperación completa o recuperan el uso funcional de la extremidad. Si unas porciones del plexo están intactas y otras afectadas, cabe la posibilidad de la reparación neurológica. Los intentos de reconstrucción tardía están guiados por el grado de recuperación neurológica, y se efectúan transferencias musculotendinosas en caso necesario. El tratamiento de los tejidos blandos adyacentes de apoyo (estructuras musculotendinosas y ligamentosas) no es quirúrgico, y consiste en la inmovilización del complejo del hombro durante 6 semanas para permitir la consolidación, seguida de un programa de fisioterapia vigilado constantemente, diseñado para recuperar en primer lugar la amplitud de movimientos y después la fuerza. La resonancia magnética (RM) de la zona afectada permite visualizar alteraciones importantes que pueden tratarse con reparación quirúrgica.

Para que se produzca un desplazamiento posterolateral de la escápula, con frecuencia o siempre debe existir una lesión de la unión esternón-clavícula-acromion (ruptura de la articulación esternoclavicular o AC o fractura de la clavícula). Este componente de la disociación escapulotorácica se ha pasado por alto en gran medida, tanto en el diagnóstico como en el tratamiento. De las tres rupturas posibles, la fractura de la clavícula parece la más

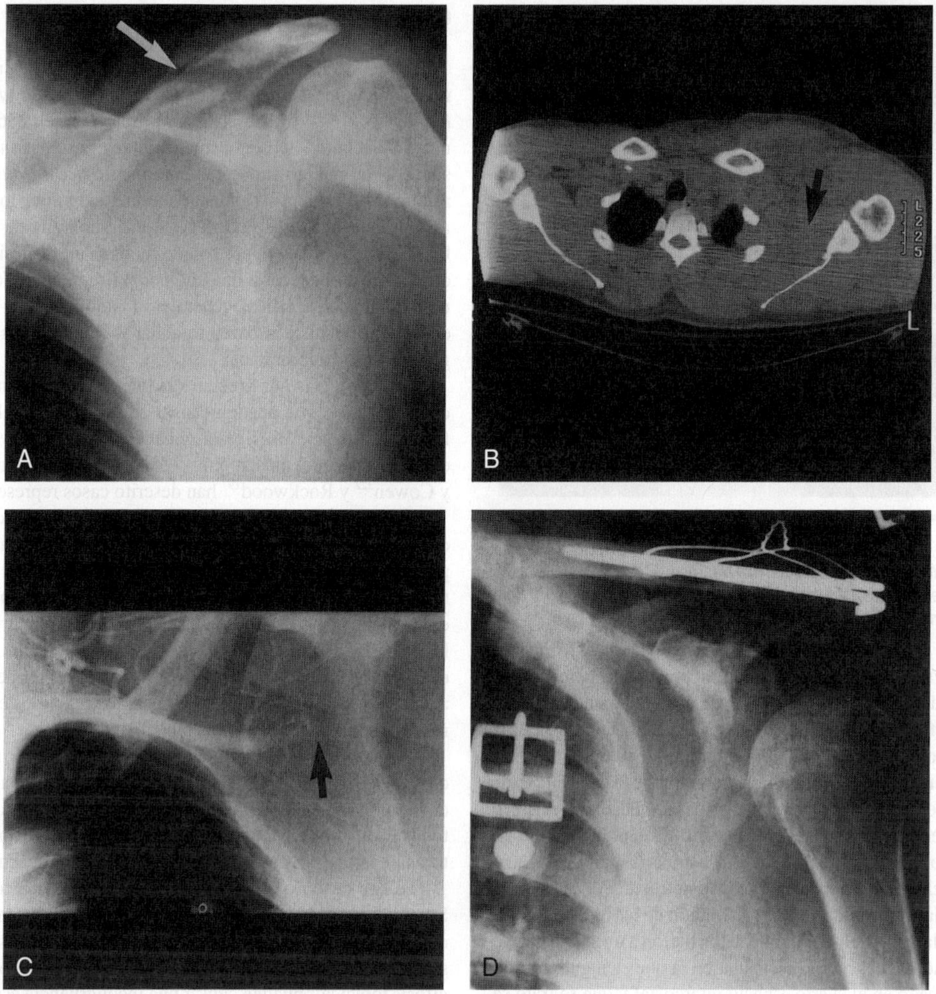

Fig. 10-38 • Sujeto que sufrió una disociación escapulotorácica izquierda. **A,** Radiografía anteroposterior (AP) preoperatoria que muestra un desplazamiento lateral significativo de la escápula y una fractura muy desplazada del extremo distal de la clavícula. **B,** Tomografía computarizada en la que se observa un aumento significativo de la distancia entre la escápula izquierda y la caja torácica, en comparación con el lado opuesto (ileso). **C,** Arteriografía que muestra la ruptura de la arteria subclavia. **D,** Radiografía AP postoperatoria en la que se aprecian la reducción y estabilización de la fractura clavicular distal (y de la articulación escapulotorácica) mediante un montaje con bandas de tensión. (*De Goss TP: Fractures of the scapula: Diagnosis and treatment.* En *Iannotti JP, Williams GR Jr (eds.): Disorders of the Shoulder: Diagnosis and Management. Filadelfia: Lippincott Williams & Wilkins, 1999, pág. 634.*)

frecuente. Esta situación anatómica es muy inestable: el traumatismo clavicular permite el desplazamiento máximo de la escápula, y la articulación escapulotorácica inestable provoca a menudo un desplazamiento significativo en el foco de la fractura clavicular. Por consiguiente, debe considerarse la RAFI quirúrgica de la clavícula (fijación con tornillos/placas para las fracturas del tercio medio y fijación con bandas de tensión para la fracturas del tercio distal) con el fin de: 1) evitar el retraso de la consolidación y la seudoartrosis, 2) recuperar toda la estabilidad que sea posible en el complejo del hombro para evitar consecuencias funcionales adversas a largo plazo, y 3) proteger el plexo braquial y los vasos subclavia y axilar de nuevas lesiones causadas por las fuerzas de tensión (Fig. 10-38). Uhl y Hospeder[230] describieron una lesión leve caracterizada por una subluxación progresiva de la articulación escapulotorácica y una fractura clavicular (sin afectación neurovascular), que precisó la RAFI de esta última. Un razonamiento similar se aplica a las disociaciones escapulotorácicas que se acompañan de ruptura de las articulaciones AC o esternoclavicular, si bien en este último caso deben evitarse los dispositivos de fijación.

Luxación intratorácica de la escápula

La luxación intratorácica de la escápula es extremadamente rara. Blue y cols.[20] describieron una fractura del cuerpo escapular con penetración intratorácica. Se han descrito casos asociados

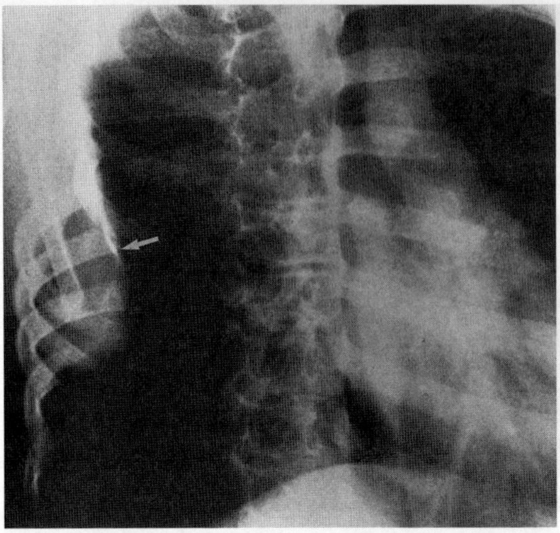

Fig. 10-39 • Radiografía oblicua anterior derecha de un paciente con una luxación intratorácica de la escápula. *(De Nettrour LF, Krufty LE, Mueller RE y cols.: Locked scapula: Intrathoracic dislocation of the inferior angle. J Bone Joint Surg Am 54:413, 1972.)*

a una fuerza violenta mínima y a un factor preexistente (laxitud generalizada o un osteocondroma).[2] La escápula queda atrapada en la superficie posterior de uno de los espacios intercostales.[173] Un segundo tipo está causado por un traumatismo más violento, un golpe directo sobre la superficie posterior de la escápula o una fuerza violenta con distracción hacia fuera aplicada en el brazo. El cuerpo escapular se desplaza en sentido anterolateral y su ángulo inferior queda atrapado entre las costillas (Fig. 10-39). La intensidad del traumatismo suele causar una fractura de la escápula y las costillas, así como una clara alteración de los tejidos blandos periescapulares.[112] Pell y Whipple describieron a un sujeto que sufrió una fractura del cuerpo escapular en la que el ángulo inferior quedó atrapado en el cuarto espacio intercostal y que se trató satisfactoriamente mediante reducción cerrada.[186] A veces el diagnóstico se pasa por alto al principio debido a las lesiones asociadas, a la deficiencia de las proyecciones radiográficas o a ambas.[173] El desplazamiento de la escápula no siempre es aparente de inmediato en las radiografías AP de tórax habituales. Pueden ser necesarias proyecciones tangenciales (anterior oblicua o lateral de la escápula) o una TC de tórax para establecer el diagnóstico.

Las lesiones agudas se reducen con procedimientos cerrados usando anestesia mediante hiperabducción del brazo y manipulación de la escápula (se rota la escápula hacia delante y se empuja hacia atrás)[43] mientras se aplica tracción continua en el brazo. La reducción suele ser estable, pero se recomienda fijar la escápula a la pared torácica con esparadrapo o inmovilizar el brazo en un cabestrillo y un vendaje para que el paciente esté más cómodo y favorecer la cicatrización de los tejidos blandos.[112] El vendaje y el dispositivo de inmovilización se cambian al cabo de 7 a 10 días y se retiran 2 semanas después. Después se permite y se alienta el uso funcional progresivo y sin protección del hombro y del brazo. En los casos de larga duración, puede ser necesaria la reducción abierta con desinserción de los tejidos blandos, seguida de la reconstrucción del tejido periescapular para restablecer la estabilidad.[173]

Crepitación escapulotorácica

La crepitación escapulotorácica (denominada de diversas maneras, aunque la más frecuente es *chasquidos de escápula*)[30,32,159,167,171,210] fue descrita por primera vez en 1867 por Boinet.[22] Mauclaire[143] observó tres variantes: *froissemant* (un ruido suave asintomático supuestamente fisiológico), *froittemant* (un ruido más fuerte, posiblemente sintomático y, por lo tanto, con más probabilidades de obedecer a una anomalía de los tejidos blandos) y *craquemont* (un sonido fuerte, a menudo sintomático, que tiende a obedecer a una alteración ósea). Se creía que estos ruidos tenían dos causas generales: 1) anomalías en los tejidos entre la escápula y la pared torácica y 2) anomalías en la congruencia escapulotorácica.

Las patologías que afectan a la musculatura del intervalo escapulotorácico que pueden causar crepitaciones incluyen atrofia,[117,159,197] desgarros, fibrosis/cicatrización[159,160,234] y anomalías en la inserción del músculo.[117,228] Milch,[159-161] Bateman,[12] Strizak y Cowen[222] y Rockwood[197] han descrito casos representativos.

Las anomalías óseas del interior del intervalo escapulotorácico que pueden causar crepitación son osteocondroma de la superficie ventral de la escápula (Fig. 10-40),[34,154,160,161,165,185] exostosis costales,[42] tubérculo de Luschka[159,235] (prominencia ósea en el ángulo superomedial de la escápula), ángulo superomedial de la escápula con forma de gancho,[159,195] consolidación defectuosa de fracturas costales o escapulares[159,160,220] y espolones óseos reactivos secundarios a microtraumatismos repetidos en los lugares de inserción de los tejidos blandos.[12,199,222]

La bursitis escapulotorácica también puede acompañarse de crepitación.[6,31,32,39,146,147,188,209] Los lugares más afectados son: 1) el ángulo superomedial de la escápula entre los músculos serrato anterior y subescapular, 2) entre el serrato anterior y la pared torácica lateral y 3) en el ángulo inferior de la escápula.[29,114,214]

Se han descrito otras causas raras, como: 1) deformidad de Sprengel (posiblemente relacionada con el hueso omohioideo o con una anomalía de la forma escapular), 2) lesiones tuberculosas[159] en la región y 3) sífilis.[159] Por último, la escoliosis[69,233] y la cifosis torácica[30] pueden causar una incongruencia escapulotorácica que culmina en crepitación localizada.

Al evaluar a estas personas, la historia, la exploración física y el estudio radiológico pueden aportar diversas pistas diagnósticas. ¿Tiene el paciente antecedentes de un traumatismo agudo del cuerpo escapular, las costillas o la articulación escapulotorácica? ¿Tiene el paciente antecedentes de uso enérgico o repetitivo de la articulación escapulotorácica? ¿Puede el paciente identificar la localización de la crepitación o puede hacerlo el médico mediante palpación o auscultación mientras se mueve la cintura escapular en toda la amplitud de movimientos? La inspección visual puede poner de manifiesto plenitud escapular o escápula seudoalada, que indican una masa superficial profunda. Puede estar indicada la EMG para evaluar el estado neuromuscular de la cintura escapular. Se obtendrán proyecciones AP y sobre todo laterales de la escápula para visualizar el intervalo escapulotorácico, y en ocasiones estarán indicadas la TC o la RM para intentar identificar una patología ósea o de los tejidos blandos (o ambas) en la región (Fig. 10-41). No hay que olvidar que la presencia de crepitación escapulotorácica puede no tener importancia clínica, en cuyo caso deberá considerarse otro origen de las molestias posteriores del hombro, como una alteración local o el dolor referido de otros puntos cercanos o alejados.

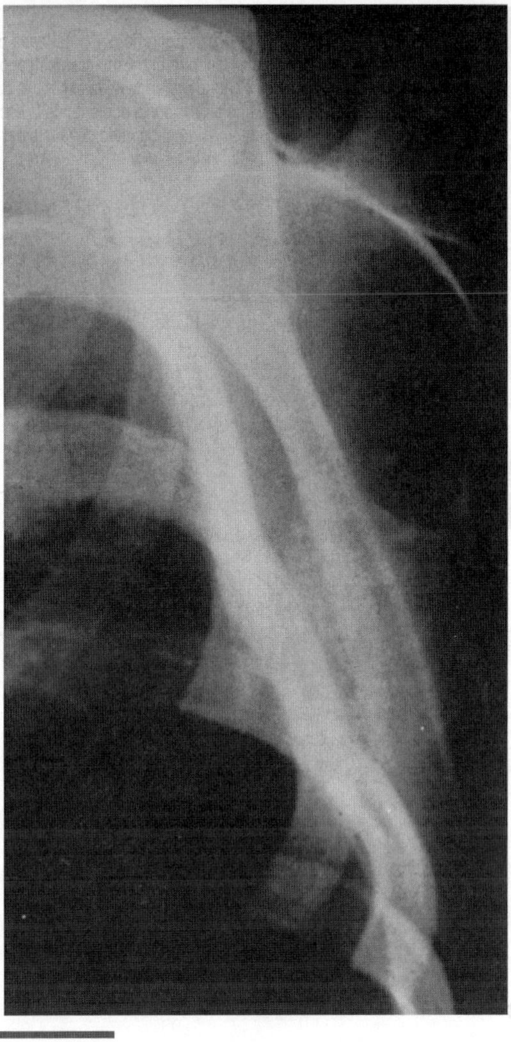

Fig. 10-40 • Proyección tangencial escapulolateral ligeramente oblicua que muestra un gran osteocondroma en la superficie escapular.

Cuando se piense en el tratamiento, habrá que decidir en último término si la crepitación escapulotorácica se asocia realmente a dolor y, por lo tanto, refleja una afectación escapulotorácica localizada. A este respecto, es importante recordar que se ha descrito crepitación escapulotorácica en el 35% de los sujetos asintomáticos,[81] y que aquellos con otras prioridades o con una enfermedad psiquiátrica pueden malinterpretar su importancia. Los pacientes con una prominencia ósea bien definida en el intervalo escapulotorácico suelen responder bastante bien a la extirpación quirúrgica.[26,166,185] No obstante, en la mayoría de los casos, la etiología de la crepitación dolorosa no es evidente, por lo que el tratamiento de elección es el no quirúrgico, al menos de momento. Este tratamiento puede incluir diversas modalidades: aplicación local de hielo, calor o ambos; ejercicios para fortalecer la musculatura de la cintura escapular;[29,159,188] gimnasia postural (puede usarse un vendaje con forma de ocho para recordar a los pacientes que deben mantener una postura erguida);[29,157] inyecciones locales de lidocaína (Xylocaine) y un esteroide en las zonas especialmente asintomáticas con fines diagnósticos y terapéuticos;[25,26,30,146,188] reposo/evitación de las posturas y actividades que agravan el trastorno; analgésicos; antiinflamatorios no esteroideos; masajes; fonoforesis; ultrasonidos, y aplicación de cloruro de etilo en los puntos conflictivos. Casi todos los pacientes responden de forma satisfactoria a estas medidas. En los demás casos, puede considerarse la cirugía si el médico cree que existe una lesión definible; el procedimiento depende de la naturaleza de esa presunta patología. Se han descrito procedimientos en los que se sutura un colgajo muscular local por encima de la superficie inferior de la escápula[143]. Rockwood[197] describió la extirpación de un colgajo avulsionado del músculo romboides que consiguió un alivio satisfactorio del dolor y la crepitación. La escapulectomía parcial, con resección del borde medial de la escápula[28] o del ángulo superomedial,[3,30,117,159,195,222,246] es bastante popular cuando los síntomas pueden localizarse en estas áreas. En el caso de la bursitis sintomática asociada a crepitación, los procedimientos descritos son bursectomía abierta[146,147,214] y artroscópica.[19,29,60,114,142]

MÉTODO PREFERIDO DEL AUTOR

Fracturas del cuerpo y la espina de la escápula

Es preciso explorar detenidamente a estos pacientes para detectar lesiones asociadas, que son bastante frecuentes y potencialmente mortales. Está indicado el tratamiento sintomático o no quirúrgico, que consiste en la inmovilización inicial, seguida de un programa de rehabilitación progresiva centrado en la recuperación del arco de movilidad primero y de la fuerza después. Habitualmente son necesarias 6 semanas para la cicatrización, aunque por lo general es necesario tratamiento continuado para conseguir resultados óptimos. Sería razonable esperar resultados buenos o excelentes.[77,78]

Fracturas de la apófisis coracoides[77]

Inicialmente, las fracturas del extremo de la apófisis coracoides se tratan mediante métodos no quirúrgicos. Sin embargo, si el desplazamiento de fragmentos óseos provoca la irritación de los tejidos blandos circundantes, a veces es necesario el tratamiento quirúrgico diferido.[15] El tratamiento quirúrgico (ya sea inmediato o diferido) puede ser de dos tipos:[62] 1) RAFI del fragmento óseo, si es lo suficientemente grande y la fractura no es conminuta y 2) extirpación del fragmento y fijación con sutura del tendón conjunto al resto de apófisis coracoides (Fig. 10-42). En fracturas producidas entre los ligamentos CC y CA el fragmento es más grande y es más probable la irritación sintomática de los tejidos blandos locales, por lo que aumentan las posibilidades de que sea necesario el tratamiento quirúrgico (inmediato o diferido). El tamaño del fragmento, por lo general, lo hace susceptible de fijación con tornillos interfragmentarios. Resultan especialmente útiles los tornillos de compresión acanalados, de 3,5 mm a 4,0 mm. Como sucede con todas las fracturas de la apófisis coracoides tratadas quirúrgicamente, se utiliza un abordaje anterior con separación del deltoides y se abre el intervalo de los rotadores, según se considere necesario para la exposición óptima

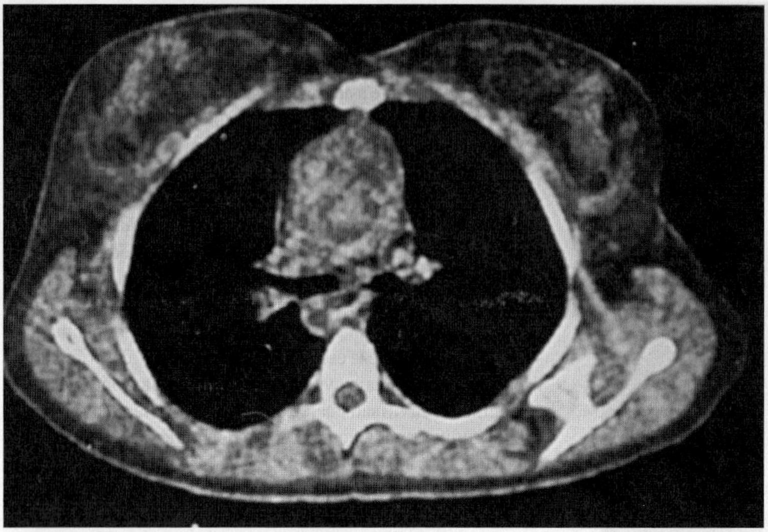

Fig. 10-41 • Tomografía computarizada del cuerpo que muestra el mismo gran osteocondroma en la cara profunda de la escápula, que provoca una prominencia posterior de la escápula y síntomas de chasquido de la misma.

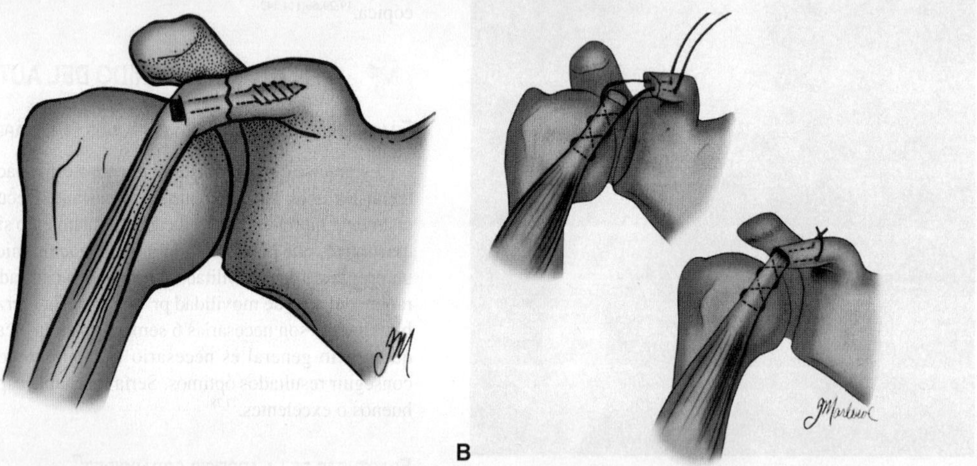

A B

Fig. 10-42 • Ilustración en la que se muestran dos técnicas quirúrgicas para el tratamiento de las fracturas de la apófisis coracoides. **A,** Fijación con tornillo interfragmentario (si el fragmento es lo suficientemente grande y sin conminución). **B,** Extirpación del fragmento distal (si es pequeña y conminuta) y fijación con sutura del tendón conjunto a la apófisis coracoide restante. (*Reproducido con permiso de Goss TP: Fractures of the scapula: Diagnosis and treatment.* En *Iannotti JP, Williams GR Jr (eds.): Disorders of the Shoulder. Diagnosis and Management. Filadelfia: Lippincott Williams & Wilkins, 1999. pág. 628.*)

de la zona de la fractura (Fig. 10-43). En fracturas de la base de la apófisis coracoides suele ser suficiente el tratamiento no quirúrgico. Sin embargo, si se produce seudoartrosis sintomática, se puede considerar la posibilidad de colocación de injerto óseo y fijación con tornillos de compresión.

Fracturas de la apófisis acromial[77]

El tratamiento sintomático, no quirúrgico, generalmente conseguirá la consolidación de la fractura y un resultado funcional bueno o excelente. Sin embargo, en presencia de desplazamientos inaceptables, deberá considerarse la reducción quirúrgica con estabilización. Habitualmente se elige una banda de tensión para las rupturas distales cuando la apófisis acromial es lo suficientemente delgada, mientras que para lesiones más proximales se suelen elegir placas de reconstrucción de 3,5 mm más maleables (Fig. 10-44).[64]

Rupturas dobles del complejo suspensorio superior del hombro

En presencia de dos (o más) rupturas del CSSH, se debe decidir si el desplazamiento a uno o ambos lados es «inaceptable» (un término relativo que depende de cada situación clínica en particular), en cuyo caso, generalmente es necesario el tratamiento quirúrgico. La reducción y estabilización de una de las roturas, a

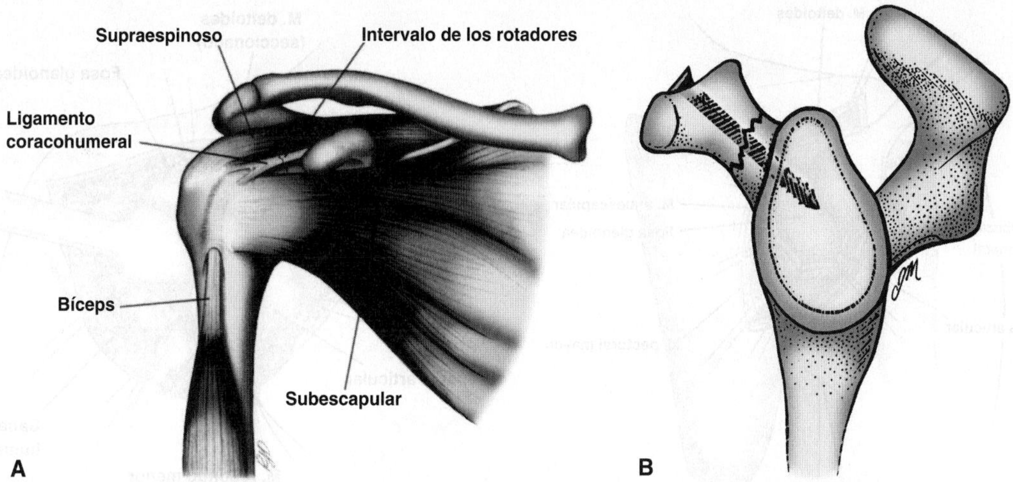

Fig. 10-43 • Ilustración que representa el intervalo de los rotadores (**A**), en el que se puede realizar una incisión y los tejidos blandos circundantes se retraen para exponer la apófisis coracoides, incluida la unión con la glena y una fractura de la apófisis coracoides reducida y estabilizada con un tornillo de compresión interfragmentario (**B**).

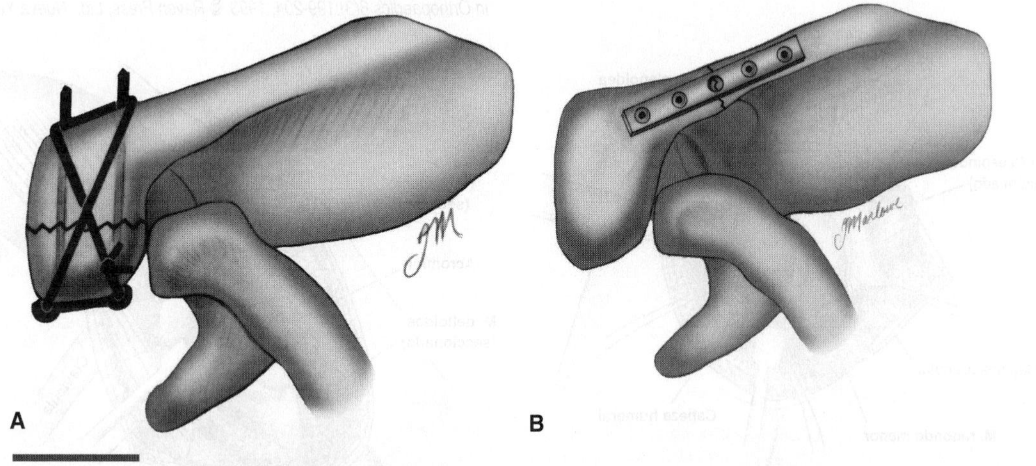

Fig. 10-44 • Dos técnicas quirúrgicas para el tratamiento de fracturas del acromion. **A,** Implante de banda a tensión (más adecuado para fracturas de la parte distal del acromion). **B,** Fijación con placa y tornillos (más adecuado para fracturas proximales. (*De Goss TP: The scapula: Coracoid, acromial and avulsion fractures. Am J Orthop* 25(2)106-115, 1996.)

menudo conseguirá reducir y estabilizar de forma indirecta pero satisfactoria la otra (cualquiera que sea la rotura más fácil de tratar que se haya elegido). Si no fuera así, sería necesario tratar ambas roturas. Los resultados, como siempre, dependerán de la idoneidad de la reducción, de la calidad de la fijación y de la rigurosidad del programa de rehabilitación postoperatorio.

Fracturas por avulsión de la escápula

La mayor parte de estas lesiones se tratan con medidas no quirúrgicas; sin embargo, la RAFI está indicada cuando la fractura presenta un desplazamiento significativo y tiene repercusiones funcionales importantes.

Fracturas de la glena (consideraciones generales)

La inmensa mayoría (más del 90%) de estas lesiones se tratan muy satisfactoriamente por medios no quirúrgicos, con los que cabe esperar resultados buenos o excelentes. Sin embargo, cuando es necesario tratamiento quirúrgico, el abordaje se puede realizar desde tres direcciones o combinaciones de ellas, dependiendo de la situación clínica. El abordaje anterior se utiliza para fracturas del reborde glenoideo anterior y algunas fracturas de la cara superior de la fosa glenoidea (Fig. 10-45). El abordaje posterior se utiliza para fracturas del reborde posterior, la mayor parte de las fracturas de la fosa glenoidea y las del cuello de la escápula (Figs. 10-46 y 10-47). El abordaje superior se puede utilizar

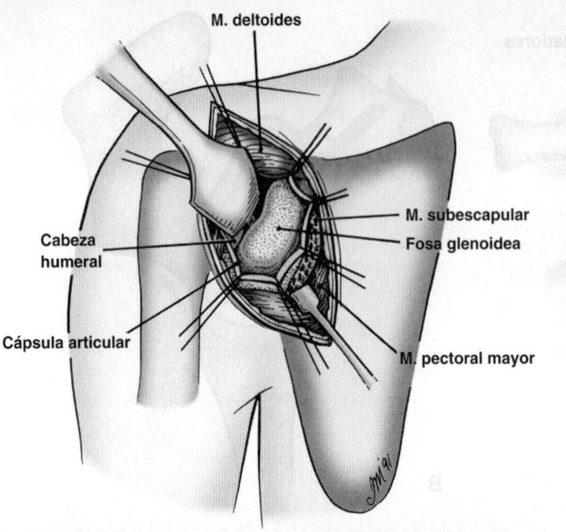

Fig. 10-45 • Abordaje quirúrgico anterior de la cavidad glenoidea. (*De Goss TP: Fractures of the glenoid cavity: Operative principles and techniques. Techniques in Orthopaedics 8(3):199-204, 1993.* © *Raven Press, Ltd., Nueva York.*)

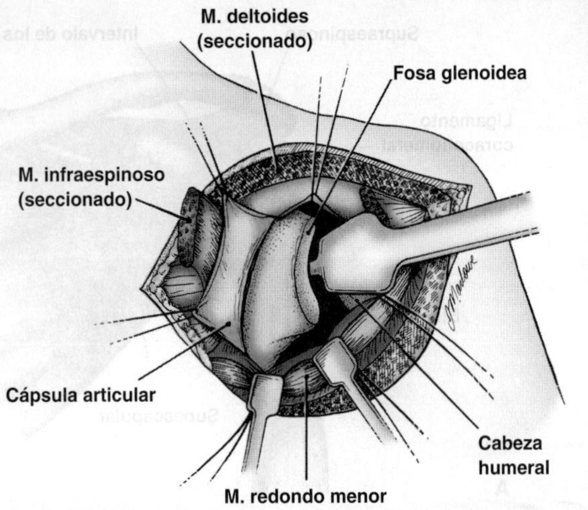

Fig. 10-47 • Abordaje quirúrgico posterior de la cavidad glenoidea: ampliación del intervalo infraespinoso-redondo menor para exponer la cavidad glenoidea posteroinferior y el borde escapular externo. (*De Goss TP: Fractures of the glenoid cavity: Operative principles and techniques. Techniques in Orthopaedics 8(3):199-204, 1993.* © *Raven Press, Ltd., Nueva York.*)

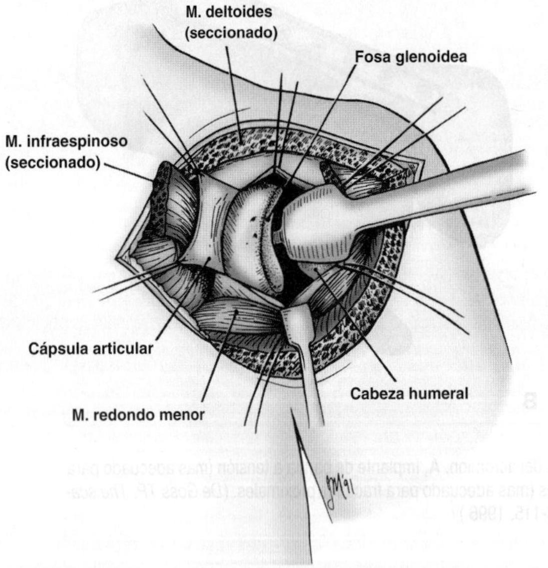

Fig. 10-46 • Abordaje quirúrgico posterior de la cavidad glenoidea: exposición estándar. (*De Goss TP: Fractures of the glenoid cavity: Operative principles and techniques. Techniques in Orthopaedics 8(3):199-204, 1993.* © *Raven Press, Ltd., Nueva York.*)

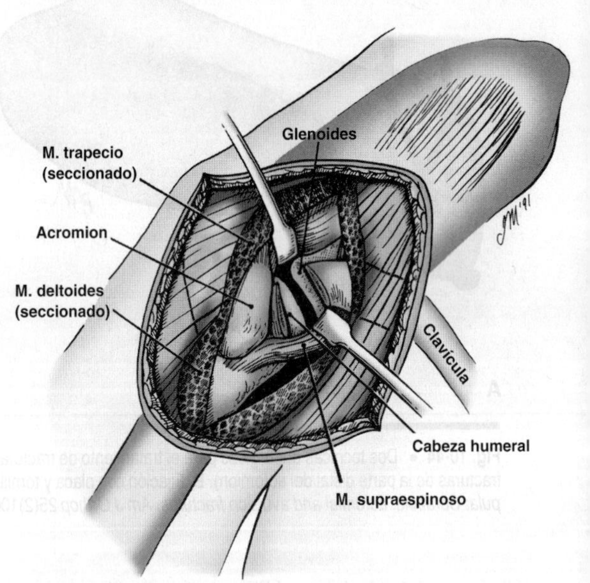

Fig. 10-48 • Abordaje quirúrgico superior de la cavidad glenoidea: anatomía ósea y de partes blandas. (*De Goss TP: Fractures of the glenoid cavity: Operative principles and techniques. Techniques in Orthopaedics 8(3):199-204, 1993.* © *Raven Press, Ltd., Nueva York.*)

para: 1) fracturas de la fosa glenoidea con un fragmento superior difícil de controlar (junto con una exposición posterior o anterior), y 2) fracturas del cuello de la escápula con un fragmento glenoideo difícil de controlar (junto a una exposición posterior) (Figs. 10-48 y 10-49). Klingman y Roffman describieron una variación del abordaje posterior que ellos pensaban que permitía una RAFI de los fragmentos glenoideos anteriores y también de los posteriores.[114] Para la fijación es esencial disponer de hueso sólido y grueso, ya que la mayor parte de la escápula es tan delgada como el papel. Sin embargo, existen cuatro áreas satisfactorias: el cuello de la escápula, el borde escapular externo, la apófisis acromial/espina escapular y la apófisis coracoides (Fig. 10-50). Existen diversos dispositivos de fijación (Fig. 10-51), pero

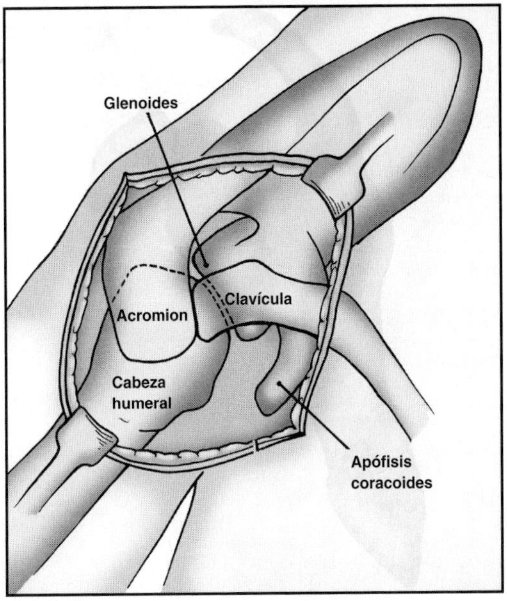

Fig. 10-49 • Abordaje quirúrgico superior de la cavidad glenoidea: anatomía ósea. (*De Goss TP: Fractures of the glenoid cavity: Operative principles and techniques. Techniques in Orthopaedics 8(3):199-204, 1993. © Raven Press, Ltd, Nueva York.*)

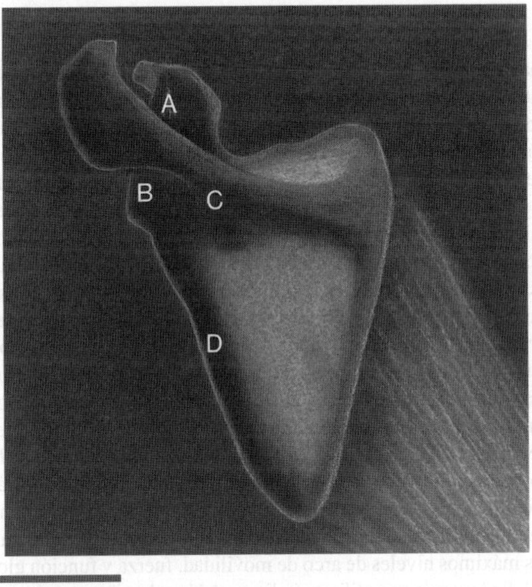

Fig. 10-50 • Ilustración que representa la escápula y las zonas de suficiente cantidad de tejido óseo para la fijación interna. A, apófisis coracoides; B, glena; C, espina escapular/acromion, y D, borde escapular lateral. (*De Goss TP: Fractures of the glenoid cavity: Operative principles and techniques. Techniques in Orthopaedics 8(3):199-204, 1993. © Raven Press, Ltd., Nueva York.*)

los más útiles son los alambres K, las placas de reconstrucción maleables y los tornillos de compresión interfragmentarios canulados (Figs. 10-52 y 10-53).[74,76,80] Los alambres K se pueden

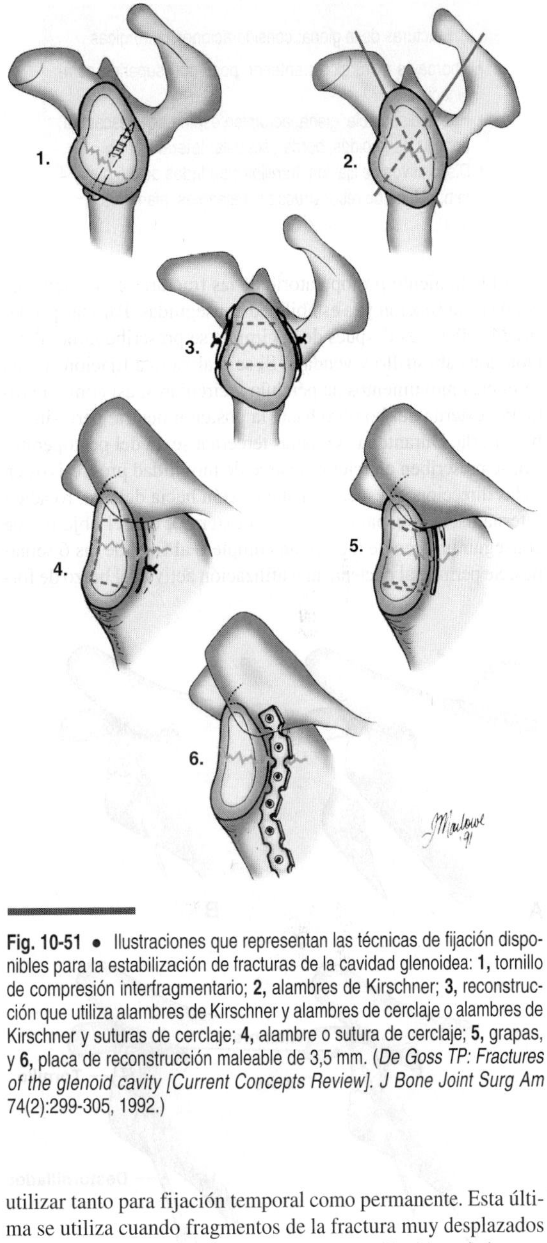

Fig. 10-51 • Ilustraciones que representan las técnicas de fijación disponibles para la estabilización de fracturas de la cavidad glenoidea: **1,** tornillo de compresión interfragmentario; **2,** alambres de Kirschner; **3,** reconstrucción que utiliza alambres de Kirschner y alambres de cerclaje o alambres de Kirschner y suturas de cerclaje; **4,** alambre o sutura de cerclaje; **5,** grapas, y **6,** placa de reconstrucción maleable de 3,5 mm. (*De Goss TP: Fractures of the glenoid cavity [Current Concepts Review]. J Bone Joint Surg Am* 74(2):299-305, 1992.)

utilizar tanto para fijación temporal como permanente. Esta última se utiliza cuando fragmentos de la fractura muy desplazados son demasiado pequeños para permitir una fijación más importante, pero es preciso asegurarse de doblar el alambre K en el punto de entrada para evitar su desplazamiento. Para el tratamiento de las fracturas del cuello de la escápula, resultan especialmente útiles las placas de reconstrucción de 3,5 mm, mientras que los tornillos de compresión canulados de 3,5 mm y 4,0 mm están indicados principalmente en la estabilización de las fracturas del reborde y la fosa glenoideos. Estos dispositivos se pueden utilizar solos o combinados, dependiendo de la situación clínica y de la cantidad de hueso disponible, así como también de la preferencia y la experiencia del cirujano. Es deseable una fijación rígida, pero la imposibilidad de conseguirlo no impide que se consigan resultados anatómicos y funcionales excelentes.

Fracturas de la glena: consideraciones quirúrgicas

- Abordajes quirúrgicos: anterior, posterior, superior, combinaciones
- Hueso disponible: glena, acromion/espina de la escápula, apófisis coracoides, borde escapular lateral
- Dispositivos de fijación; tornillos canulados de 3,5 mm y 4 mm, placas de reconstrucción maleables, alambres K

El tratamiento postoperatorio de las fracturas de la glena depende de la fijación y la estabilidad conseguidas. Para las primeras 24 a 48 horas después de la cirugía, se prescribe inmovilización con cabestrillo y vendaje. Si se realiza una fijación rígida, se inician movimientos de péndulo y circulares, así como de rotación externa del hombro hasta la posición neutra, pero sin sobrepasarla. Durante las semanas tercera a sexta del postoperatorio, se prescriben ejercicios de arco de movilidad progresivos en todas direcciones (especialmente flexión hacia delante, rotación interna hacia la espalda y rotación externa), con el objetivo de conseguir un arco de movilidad completo al final de las 6 semanas. Se permite al paciente una utilización activa del brazo de forma progresiva, dentro de unos límites claramente definidos (moviendo solo el peso de la extremidad mientras permanece sentado con protección durante la tercera y cuarta semanas, y al levantarse y moverse por la casa durante la quinta y sexta semanas). Se realiza una evaluación clínica y radiográfica del paciente cada 2 semanas para asegurarse de que no se produce un desplazamiento en el punto de fractura y para controlar y actualizar el programa de rehabilitación. A las 6 semanas, la cicatrización es suficiente ya para dejar toda protección externa y estimular el uso funcional progresivo de la extremidad. En este momento, se retiran los alambres K que unen huesos, que se mueven uno con otro, así como también los que atraviesan tejidos blandos (los alambres K introducidos en una única estructura ósea y torcidos en el punto de entrada para impedir su desplazamiento se pueden dejar en su sitio). La fisioterapia se continúa, centrada en la recuperación del arco de movilidad, a medida que se van añadiendo ejercicios de fortalecimiento progresivos. El programa de rehabilitación del paciente se continúa hasta que se alcanzan los máximos niveles de arco de movilidad, fuerza y función global. Se aconseja una utilización ligera del hombro durante el postoperatorio hasta la semana 12, pero la utilización física intensa del hombro, incluidas actividades deportivas, está prohibida hasta transcurridos 4 ó 6 meses. Cuando la fijación quirúrgica es menos rígida, posiblemente sea necesaria una protección del hombro con cabestrillo y vendaje, con un corsé en abducción o incluso con tracción con clavo en el olécranon por encima de la cabeza durante 7, 10 ó 14 días (dependiendo de la situación clínica), antes de prescribir el programa de fisioterapia anteriormente mencionado. Hay que animar al paciente a que colabore

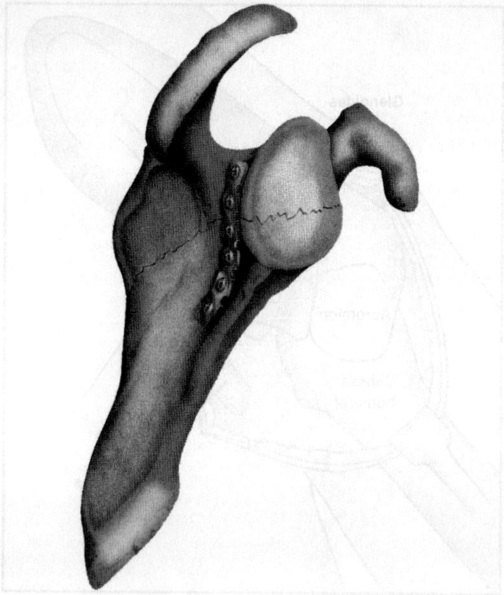

Fig. 10-53 • Ilustración que muestra la reducción y estabilización de una fractura de la cavidad glenoidea con una placa de reconstrucción maleable de 3,5 mm. *(De Goss TP: Glenoid fractures: Open reduction internal fixation. En Wiss DA (ed); Master Techniques in Orthopaedic Surgery. Fractures. Filadelfia: Lippincott-Raven, 1998, pág.10.)*

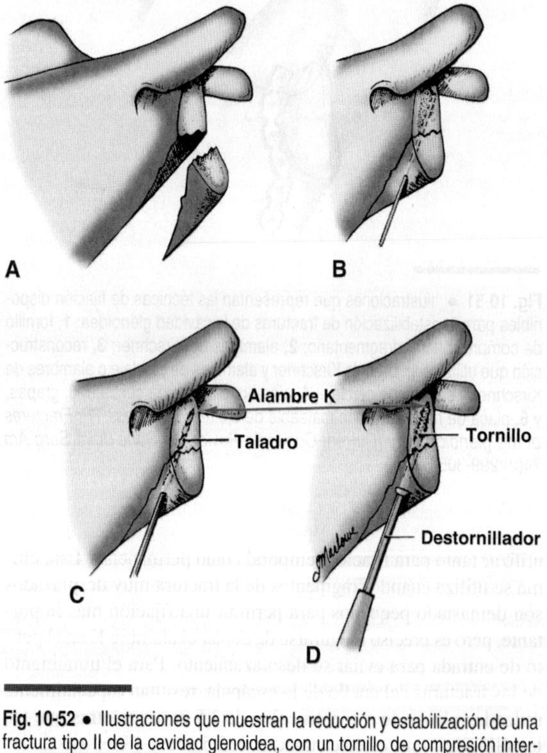

Fig. 10-52 • Ilustraciones que muestran la reducción y estabilización de una fractura tipo II de la cavidad glenoidea, con un tornillo de compresión interfragmentario canulado. **A,** Fractura de la cavidad glenoidea, con un fragmento glenoideo con gran desplazamiento inferior. **B,** Reducción del fragmento glenoideo y estabilización con un alambre-guía. **C,** Uso de un alambre-guía para pasar una broca canulada y finalmente un macho de roscar canulado. **D,** Utilización de la guía para colocar un tornillo de compresión interfragmentario canulado y fijar el fragmento glenoideo en su sitio. (*De Goss TP: Fractures of the glenoid cavity: Operative principles and techniques. Techniques in Orthopaedics 8(3):199-204, 1993. © Raven Press, Ltd., Nueva York.)*

activamente en el programa de rehabilitación, ya que puede mejorar el arco de movilidad y la fuerza, aunque el resultado final a menudo no se alcanza hasta transcurridos 6 meses o 1 año de la lesión. El trabajo duro, la perseverancia y la dedicación por parte del paciente, del médico y del fisioterapeuta, son esenciales para conseguir resultados funcionales óptimos. Aunque la bibliografía es algo escasa debido a lo raro de estas lesiones, el aumento del interés experimentado en los últimos años ha hecho que aumenten el número de casos comunicados y las series personales. Aunque son necesarios más datos, es razonable esperar un resultado de bueno a excelente cuando: 1) el tratamiento quirúrgico restablece la normalidad, o casi normalidad, de la anatomía glenoidea/congruencia articular y de la estabilidad glenohumeral, 2) la fijación es segura y 3) se prescribe un programa de rehabilitación postoperatoria bien estructurado y continuamente controlado.

FRACTURAS DE LA CAVIDAD GLENOIDEA[70-72,75]

Las fracturas tipo I (reborde glenoideo) se tratan quirúrgicamente cuando la fractura provoca una subluxación persistente de la cabeza humeral o cuando la reducción de la fractura o la cabeza humeral es inestable. Se puede esperar inestabilidad cuando el desplazamiento de la fractura es superior a 10 mm e interviene una cuarta parte o más de la cavidad glenoidea en la parte anterior o un tercio o más de la cavidad glenoidea en la parte posterior. Las fracturas tipo Ia (reborde anterior) se abordan desde la parte anterior. El fragmento desplazado se moviliza, se realiza una reducción anatómica y se fija en posición con tornillos de compresión interfragmentarios canulados (lo ideal es utilizar dos tornillos para proporcionar estabilidad rotacional) (véanse Figs. 10-19 A a D). Las de tipo Ib (fracturas posteriores) se abordan por detrás y se reducen y estabilizan de la misma forma (Fig. 10-20). Si la fractura es conminuta, se extirpan los fragmentos. A continuación se coloca dentro de la articulación un injerto tricortical recogido de la cresta ilíaca, para cubrir el defecto (Fig. 10-54). Una opción sería una reparación simple de los tejidos blandos periarticulares a la cavidad glenoidea intacta, pero es preferible restablecer el contorno del reborde.

Por los informes disponibles, parece razonable llegar a la conclusión de que la cirugía desempeña un papel claro en el tratamiento de las fracturas de la fosa glenoidea (tipos II a V). En lesiones con un escalón articular de 5 mm o más, se considerará la intervención quirúrgica para restablecer la congruencia articular, siendo los desplazamientos de 10 mm o más indicación absoluta de cirugía para evitar la artrosis postraumatológica. Otra indicación sería la existencia de una separación entre los fragmentos de la fractura de magnitud suficiente para provocar seudoartrosis en la zona de la lesión, inestabilidad crónica de la articulación glenohumeral o ambas cosas. Las fracturas tipo II se abordan por detrás. Se amplía el intervalo infraespinoso-redondo menor para exponer el fragmento desplazado de la glena inferior y el borde escapular lateral. Se realiza una reducción lo más anatómica posible del fragmento y se estabiliza, por lo general con dos tornillos de compresión interfragmentarios canulados que se introducen desde la parte posteroinferior en dirección anterosuperior (Fig. 10-22) o con una placa de reconstrucción contorneada que se coloca a lo largo de la cara posterior de la glena y el borde lateral de la escápula. La extirpación del fragmento fracturado y la colocación de un injerto óseo de la cresta ilíaca es una opción en

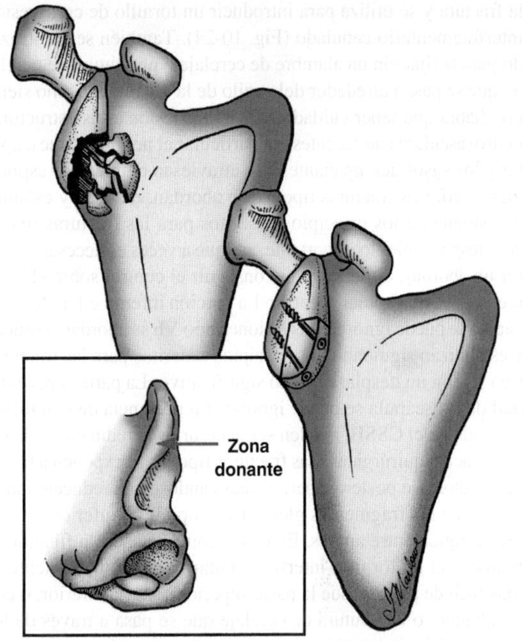

Fig. 10-54 • Ilustración que representa la utilización de un injerto tricortical recogido de la cresta ilíaca para restablecer la estabilidad ósea en un paciente con una fractura tipo I de la cavidad glenoidea, con gran conminución.

presencia de conminución grave. Siempre que sea posible, se repararán los desgarros asociados del complejo rodete-cápsulo-ligamentoso, ya que se encuentran en todas las fracturas de la cavidad glenoidea. Los desplazamientos se corrigen con suturas no absorbibles que se pasan por los orificios del taladro, y los desgarros en el interior del propio tendón se reaproximan con suturas irreabsorbibles en forma de ocho. Las fracturas tipo III se aproximan por delante, a través del intervalo de los rotadores, sin descender la unidad musculotendinosa del subescapular, o bien se abordan desde la parte posterosuperior. Se puede colocar un alambre K en el fragmento glenoideo superior, que se utilizará para manipular el fragmento y colocarlo en una posición satisfactoria en relación con el resto de la glena, restableciendo así la congruencia articular. A continuación, se dirige el alambre K a través de la zona de la fractura y se utiliza para colocar un tornillo de compresión interfragmentario canulado. En pacientes con rotura adicional del CSSH y desplazamiento significativo, la reducción y estabilización del fragmento glenoideo superior puede restablecer la integridad del complejo satisfactoriamente. En caso contrario, será necesario abordar también el tratamiento de esta lesión (Fig. 10-23). Por otro lado, en caso de conminución grave del fragmento glenoideo superior con dificultad para la fijación, el restablecimiento quirúrgico de la rotura añadida del CSSH puede mejorar la congruencia articular glenoidea de forma indirecta y satisfactoria. El abordaje de las fracturas tipo IV es posterosuperior. Se coloca un alambre K en el segmento glenoescapular superior, que se utiliza para manipular el fragmento y colocarlo en su sitio en relación con el segmento inferior, visualizando directamente y al mismo tiempo la reducción a través de la exposición posterior. A continuación se pasa el alambre K a través de la fractura y se utiliza para introducir un tornillo de compresión interfragmentario canulado (Fig. 10-24). También se ha utilizado para la fijación un alambre de cerclaje o una sutura de cerclaje, que se pasan alrededor del cuello de la escápula. Como siempre, habrá que tener cuidado para evitar lesionar las estructuras neurovasculares adyacentes, en particular el nervio supraescapular y los vasos acompañantes que atraviesan el intervalo espinoglenoideo. Las fracturas tipo Va se abordan, reducen y estabilizan siguiendo los principios descritos para las fracturas tipo II con desplazamiento importante, aunque a veces es necesario añadir un abordaje superior para conseguir el control sobre el fragmento glenoescapular superior. La porción inferomedial de la escápula se puede ignorar. Las lesiones tipo Vb se abordan, reducen y estabilizan siguiendo los principios descritos para las fracturas tipo III con un desplazamiento significativo. La parte superomedial de la escápula se puede ignorar. En presencia de una ruptura añadida del CSSH, pueden ser necesarias la reducción y la estabilización quirúrgicas. Las fracturas tipo Vc se exponen a través de un abordaje posterosuperior, realizándose una reducción anatómica de los fragmentos glenoideos superior e inferior, con fijación rígida entre ambos. En condiciones ideales, la fijación se realiza con un tornillo interfragmentario, que generalmente es más fácil de pasar desde la parte superior hacia la inferior, o con un alambre o una sutura de cerclaje que se pasa a través de los orificios del taladro en los fragmentos superior e inferior. A continuación se reduce y estabiliza el fragmento glenoideo en relación con el cuerpo escapular utilizando los principios descritos para la RAFI de las fracturas del cuello de la escápula. Las roturas añadidas del CSSH también pueden necesitar tratamiento. Las fracturas tipo VI se tratan por medios no quirúrgicos; sin embargo, una ruptura asociada del CSSH puede justificar una reparación quirúrgica, mejorando de forma indirecta la congruencia de la articulación glenoidea. Inicialmente, la extremidad superior se protege con un cabestrillo y un vendaje, con un corsé en abducción o con tracción con clavo en el olécranon por encima de la cabeza; lo que consiga la máxima congruencia articular, determinada radiográficamente. Los ejercicios de arco de movilidad circulares y rotatorios pasivos suaves, realizados por un terapeuta y por el paciente, se comienzan inmediatamente, con la esperanza de que el movimiento de la cabeza humeral moldeará los fragmentos articulares en una posición de congruencia máxima. A las 2 semanas, existirá una cicatrización suficiente para permitir la protección de estas lesiones en un cabestrillo y un vendaje inmovilizador. Durante las 4 semanas posteriores, se prescribirán ejercicios diseñados para aumentar progresivamente el arco de movilidad y el uso funcional progresivo del hombro fuera del cabestrillo, dentro de unos límites claramente definidos. A las 6 semanas, estas fracturas presentarán una cicatrización suficiente para permitir el abandono de toda protección externa. Se aconseja el uso funcional del hombro, y se continúa la fisioterapia hasta que se consigan los máximos niveles de arco de movilidad y fuerza. Evidentemente, estas lesiones son las que tienen mayores probabilidades de sufrir enfermedad articular degenerativa postraumatológica e inestabilidad glenohumeral.

Fracturas del cuello de la escápula[74]

Todos los investigadores coinciden en que la inmensa mayoría de las fracturas del cuello de la escápula pueden y deben tratarse sin cirugía. Sin embargo, la mayor parte de los autores creen que los tratamientos más agresivos, como la RAFI, deben, por lo menos, tenerse en cuenta, si es que no están claramente indicados, ante desplazamientos graves del fragmento glenoideo (en lesiones tipo II). Algunos pueden discutir si un desplazamiento de 1 cm es indicación de cirugía; sin embargo, la decisión de intervenir quirúrgicamente resulta más fácil a medida que aumenta el grado de desplazamiento, especialmente cuando el reborde glenoideo se sitúa medial al borde externo del cuerpo escapular (Fig. 10-12). Parece que un desplazamiento angular del fragmento glenoideo de 45° (y desde luego superior), es también una indicación razonable de tratamiento quirúrgico (Fig. 10-13). La glena y las zonas de fractura se abordan desde la parte posterior. Se amplía el intervalo entre infraespinoso y redondo menor para exponer el cuello de la escápula posteroinferior y el borde escapular lateral. Se puede añadir un abordaje superior para controlar el fragmento glenoideo libre. Una vez conseguida una reducción satisfactoria, se puede proporcionar una fijación temporal colocando alambres K entre el fragmento glenoideo y las estructuras óseas adyacentes (p. ej., atravesando el fragmento glenoideo y penetrando en el cuerpo escapular, atravesando la apófisis acromial hacia el fragmento glenoideo). Por lo general, se consigue una fijación firme con una placa de reconstrucción maleable de 3,5 mm, que se coloca en el borde externo de la escápula y la cara posterior de la glena. Se puede conseguir una fijación complementaria con alambres K o tornillos interfragmentarios. Se pueden retener o utilizar alambres K que proporcionen fijación temporal, para la colocación de tornillos interfragmentarios canulados de 3,5 mm (Fig. 10-55). En algunos casos, es posible que la conminución del cuerpo de la escápula y de la espina sea tan grande, o el tamaño del fragmento glenoideo tan pequeño, que impidan la fijación con placa. En estos casos, puede que la fijación con alambre K o tornillos interfragmentarios del fragmento glenoideo reducida a las estructuras óseas intactas adyacentes (acromion, extremo distal de la clavícula u otras estructuras) sea todo lo que se pueda conseguir. En presencia de una ruptura del puntal clavícula-articulación AC-acromion, la fijación de esta lesión puede reducir y estabilizar indirectamente la fractura del cuello de la escápula. Sin embargo, cuando existe un desplazamiento importante, también se puede tratar la fractura del cuello.[74] Igualmente puede suceder a la inversa: la RAFI de la fractura del cuello escapular puede reducir y estabilizar satisfactoriamente la segunda ruptura. Si no sucediera así, se trataría la ruptura asociada. Las roturas de la unión clavícula-ligamento CC-coracoides (C-4), con rotura del ligamento CA o sin ella, se suelen tratar indirectamente mediante reducción y estabilización de la fractura del cuello de la escápula y de cualquier lesión que pudiera poner en peligro la integridad del puntal clavícula-articulación AC-acromion. En casos raros de conminución grave del cuerpo escapular o de la espina, de la apófisis acromial y del extremo distal de la clavícula, se considerará la posibilidad de realizar tracción con aguja en el olécranon por encima de la cabeza, o se aceptará el desplazamiento de la fractura del cuello escapular y se tratará por métodos no quirúrgicos.

Disociación escapulotorácica

Los autores han tratado cinco casos de este tipo. La clave para realizar el diagnóstico es el conocimiento de la entidad clínica; estas lesiones, aunque raras, posiblemente sean más frecuentes de lo que se pensaba. Todas las lesiones que hemos visto, pre-

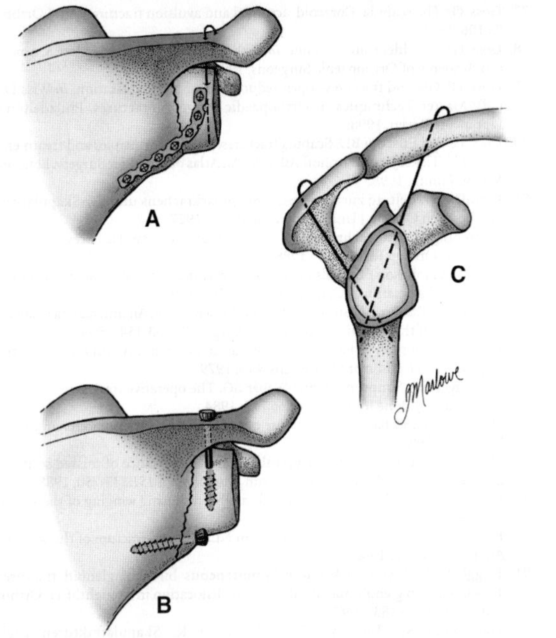

Fig. 10-55 • Ilustraciones que representan las técnicas de fijación disponibles para la estabilización de las fracturas del cuello escapular. **A**, Estabilización con una placa de reconstrucción maleable de 3,5 mm (obsérvese que se puede utilizar un alambre K que se pasa desde la apófisis acromial a la glena, ya sea para fijación temporal o permanente). **B**, Estabilización con tornillos interfragmentarios canulados de 3,5 mm. **C**, Estabilización con alambres K (en este caso, los alambres K se pasan del acromion y la clavícula hacia la glena). (*De Goss TP: Fractures of the glenoid neck. J Shoulder Elbow Surg 3(1):42-52, 1994.*)

sentaban una ruptura de la unión esternón-clavícula-acromion, por lo general, una fractura de la parte distal de la clavícula. Debe intentarse por todos los medios reducir y estabilizar este componente de la lesión, por las razones mencionadas anteriormente.[77] Se protegerá la extremidad superior durante 6 semanas, aunque se instituya un programa de rehabilitación progresivo. Los intentos de reconstrucción posteriores estarán dictados por el grado de recuperación neurológica.

LUXACIÓN INTRATORÁCICA

El autor no ha visto ninguna lesión de este tipo. Se seguirán los principios terapéuticos presentados en la bibliografía y explicados anteriormente.

CREPITACIÓN ESCAPULOTORÁCICA

Está indicado realizar un tratamiento activo cuando la crepitación escapulotorácica es realmente dolorosa y, por tanto, indica la existencia de una patología subyacente. Las prominencias óseas en el interior del intervalo escapulotorácico claramente definidas y resistentes al tratamiento no quirúrgico serán extirpadas, pero son bastante raras. Otras supuestas etiologías se tratan mejor por métodos no quirúrgicos y, en la mayor parte de los casos, la respuesta será satisfactoria. La cirugía será una consideración en las personas que no respondan, especialmente cuando los síntomas estén más o menos localizados. Por lo general, se realiza una exploración de la zona sintomática, con una extirpación ósea razonable, y la eliminación del tejido blando dudoso, aunque los resultados son distintos en cada caso.

BIBLIOGRAFÍA

1. Ada JR and Miller ME: Scapular fracture–analysis of 113 cases. Clin Orthop *269*:174, 1991.
2. Ainscow DA: Dislocation of the scapula. J Coll Surg Edinb *27*:56, 1982.
3. An HS, Vonderbrink JP, Ebraheim NA, et al: Open scapulothoracic dissociation with intact neurovascular status in a child. J Orthop Trauma *2*:36, 1988.
4. Arenas AJ and Pampligea T: An unusual kind of fracture. Acta Orthop Belg *59*:398-400, 1993.
5. Armstrong CP and Vanderspuy J: The fractured scapula: Importance in management based on a series of 62 patients. Injury *15*:324, 1984.
6. Arntz CT and Matsen FA III: Partial scapulectomy for disabling scapulothoracic snapping. Orthop Trans *14*:252, 1990.
7. Arts V and Louette L: Scapula neck fracture; an update of the concept of floating shoulder. Injury *30*:146-148, 1999.
8. Aston JW Jr and Gregory CF: Dislocation of the shoulder with significant fracture of the glenoid. J Bone Joint Surg Am *55*:1531, 1973.
9. Aulicino PL, Reinert C, Kornberg M, et al: Displaced intraarticular glenoid fractures treated by open reduction and internal fixation. J Trauma *26*:1137, 1986.
10. Baccarani G, Porcellini G, and Bruneni E: Fracture of the coracoid process associated with fracture of the clavicle: Description of a rare case. Chir Organi Mov *78*:49, 1993.
11. Banerjee AK and Field S: An unusual scapular fracture caused by a water-skiing accident. Br J Radiol *58*:465, 1985.
12. Bateman JE: The Shoulder and Neck, 2nd ed. Philadelphia: WB Saunders, 1978.
13. Bauer G, Fleischmann W, and DuBler E: Displaced scapular fractures: Indication and long term results of open reduction and internal fixation. Arch Orthop Trauma Surg *114*:215, 1995.
14. Benchetrit E and Friedman B: Fracture of the coracoid process associated with subglenoid dislocation of the shoulder. J Bone Joint Surg Am *61*:295, 1979.
15. Benton J and Nelson C: Avulsion of the coracoid process in an athlete. J Bone Joint Surg Am *53*:356, 1971.
16. Bernard TN, Brunet ME, and Haddad RJ Jr: Fractured coracoid process in acromioclavicular dislocations. Clin Orthop *175*:227, 1983.
17. Beswick DR, Morse SD, and Barnes AU: Bilateral scapular fractures from low voltage electrical injury–a case report. Ann Emerg Med *11*:12, 1982.
18. Binazzi R, Assiso JR, Vaccari V, and Felli L: Avulsion fractures of the scapula: Report of 8 cases. J Trauma *33*:785, 1992.
19. Bizousky DT and Gillogly SD: Evaluation of the scapulothoracic articulation with arthroscopy. Orthop Trans *16*:822, 1992-1993.
20. Blue JM, Anglen JO, and Helikson MA: Fracture of scapula with intrathoracic penetration. J Bone Joint Surg Am *79*:1076-1078, 1997.
21. Boerger TO and Limb D: Suprascapular nerve injury at the spinoglenoid notch after glenoid neck fracture. J Shoulder Elbow Surg *9*:236-237, 2000.
22. Boinet W: Societe Imperiale de Chiruge, 2nd series. *8*:458, 1867.
23. Borges JLP, Shah A, Torres BC, and Bowen JR: Modified Woodward procedure for Sprengel deformity of the shoulder: Long-term results. J Pediatr Orthop *16*:508-513, 1996.
24. Boyer DW: Trap shooters shoulder: Stress fracture of the coracoid process. J Bone Joint Surg Am *57*:862, 1975.
25. Brower AC, Neff JR, and Tillmae DA: An unusual scapular stress fracture. AJR Am J Roentgenol *129*:519, 1977.
26. Butters KP: The scapula. *In* Rockwood CA and Matsen FA (eds): The Shoulder. Philadelphia: WB Saunders, 1990, pp 335-366.
27. Cain TE and Hamilton WP: Scapular fractures in professional football players. Am J Sports Med *20*:363, 1992.
28. Cameron HU: Snapping scapulae. A report of three cases. Eur J Rheumatol Inflamm *7*:66-67, 1984.
29. Ciullo JV and Jones E: Subscapular bursitis: Conservative and endoscopic treatment of "snapping scapula" or "washboard syndrome." Orthop Trans *16*:740, 1992-1993.
30. Cobey MC: The rolling scapula. Clin Orthop *60*:193-194, 1968.
31. Codman EA: The anatomy of the human shoulder. *In* Codman EA (ed): The Shoulder, suppl ed. Malabar, FL: Kreiger, 1984, pp 1-31.
32. Cohen JA: Multiple congenital anomalies. The association of seven defects including multiple exostoses, Von Willebrand's disease, and bilateral winged scapula. Arch Intern Med *129*:972-974, 1972.
33. Combalia A, Arandes JM, Alemany X, and Romon R: Acromioclavicular dislocation with epiphyseal separation of the coracoid process: Report of a case and review of the literature. J Trauma *38*:812, 1995.
34. Cooley LH and Torg JS: "Pseudo-winging" of the scapula secondary to subscapular osteochondroma. Clin Orthop *162*:119-124, 1982.
35. Cottalorda J, Allard D, Dutour N, and Chavrier Y: Fracture of the coracoid process in an adolescent. Injury *27*:436-437, 1996.

36. Cottias P, le Bellec Y, Jeanrot C, et al: Fractured coracoid with anterior shoulder dislocation and greater tuberosity fracture–report of a bilateral case. Acta Orthop Scand *71*:95-97, 2000.
37. Coues WP: Fracture of the coracoid process of the scapula. N Engl J Med *212*: 727-728, 1935.
38. Crenshaw AH: Fractures. *In* Crenshaw AH (ed): Campbell's Operative Orthopaedics, 8th ed. St Louis: CV Mosby, 1992.
39. Cuomo F, Blank K, Zuckerman JD, and Present DA: Scapular osteochondroma presenting with exostosis bursata. Bull Hosp Jt Dis *52*:55-58, 1993.
40. Deltoff MN and Bressler HB: A typical scapular fracture–a case report. Am J Sports Med 17:92, 1989.
41. DeMarquay J: Exostosis of rib. *In* Dictionaire de Medicine et de Chirugie Pratiaque. 1868.
42. DePalma AF: Surgery of the Shoulder, 3rd ed. Philadelphia: JB Lippincott, 1983.
43. De Rosa GP and Kettelkamp DB: Fracture of the coracoid process of the scapula; a case report. J Bone Joint Surg Am *59*:696, 1977.
44. Dounchis JS, Pedowtiz RA, and Garfin SR: Symptomatic pseudoarthrosis of the acromion: Report of a case and review of the literature. J Orthop Trauma *13*:63-66, 1999.
45. Dumas JL and Walker N: Bilateral scapular fractures secondary to electric shock. Arch Orthop Trauma Surg *111*:287, 1992.
46. Ebraheim NA, An S, Jackson WT, et al: Scapulothoracic dissociation. J Bone Joint Surg Am *70*:428, 1988.
47. Ebraheim NA, Pearlstein SR, Savolaine ER, et al: Scapulothoracic dissociation (avulsion of the scapula, subclavian artery, and brachial plexus): An early recognized variant, a new classification, and a review of the literature and treatment options. J Orthop Trauma *1*:18, 1987.
48. Edeland HG and Zachrisson HE: Fracture of the scapular notch associated with lesion of the suprascapular nerve. Acta Orthop Scand *46*:758, 1975.
49. Edwards SG, Whittle AP, and Wood GW 2nd: Nonoperative treatment of ipsilateral fractures of scapula and clavicle. J Bone Joint Surg Am *82*:774-780, 2000.
50. Egol KA, Connor PM, Karunakar MA, et al: The floating shoulder: Clinical and functional results. J Bone Joint Surg Am *83*:1188-1194, 2001.
51. Eyres KS, Brooks A, and Stanley D: Fractures of the coracoid process. J Bone Joint Surg Br *77*:425, 1995.
52. Ferraz IC, Papadimitriou NG, and Sotereanos DG: Scapular body nonunion: A case report. J Shoulder Elbow Surg *11*:98-100, 2002.
53. Fery A and Sommelet J: Fractures de l'apopyse coracoide. Rev Chir Orthop *65*:403, 1979.
54. Findlay RT: Fractures of the scapula and ribs. Am J Surg *38*:489, 1937.
55. Fischer RP, Flynn TC, Miller PW, et al: Scapular fractures and associated major ipsilateral upper-torso injuries. Curr Concepts Trauma Care *1*:14, 1985.
56. Fischer WR: Fracture of the scapula open reduction: Report of a case. J Bone Joint Surg *21*:459, 1939.
57. Froimson AI: Fracture of the coracoid process of the scapula. J Bone Joint Surg Am *60*:710, 1978.
58. Gillogly SD and Bizouski DT: Arthroscopic evaluation of the scapulothoracic articulation. Orthop Trans *16*:196, 1992-1993.
59. Fukuda H, Mikasa M, Ogawa K, and Isehara B: Ring retractor. J Bone Joint Surg Am *64*:289, 1982.
60. Gagney O, Carey JP, and Mazas F: Les fractures recentes de l'omoplate a propos de 43 cas. Rev Chir Orthop *70*:443, 1984.
61. Ganz R and Noesberger B: Die Behandlung der Scapula-Frakturen. Hefte Unfallheilkd *126*:59, 1975.
62. Garcia-Elias M and Salo JM: Non-union of a fractured coracoid process after dislocation of the shoulder. J Bone Joint Surg Br *67*:722, 1985.
63. Gil JF and Haydar A: Isolated injury of the coracoid process: Case report. J Trauma *31*:1696, 1991.
64. Gleich JJ: The fractured scapula: Significance and prognosis. Mo Med *77*:24-26, 1980.
65. Goldberg RP and Vicks B: Oblique ankle view for coracoid process fractures. Skeletal Radiol *9*:195, 1983.
66. Goodrich JA, Grosland E, and Pye J: Acromion fracture associated with posterior shoulder dislocation. J Orthop Trauma *12*:521-523, 1998.
67. Gorczyea JT, Davis RT, Hartford JM, and Brindle TJ: Open reduction internal fixation after displacement of a previously nondisplaced acromial fracture in a multiply injured patient: Case report and review of literature. J Orthop Trauma *15*:369-373, 2001.
68. Gordes W and Hessert GR: Seltene Verletzungsfolgen an der Spina Scapulae. Arch Orthop Unfall Chir *68*:315, 1970.
69. Gorres H: Ein Fall von schmerzhaften Skapularkrachen durch operation Geheilt.
70. Goss TP: Fractures of the Glenoid Cavity. Video J Orthopedics VII(6), 1992, and AAOS Physician Videotape Library.
71. Goss TP: Fractures of the glenoid cavity. Orthop Consult *13*:9, 1992.
72. Goss TP: Fractures of the glenoid cavity: Current concepts review. J Bone Joint Surg Am *74*:299, 1992.
73. Goss TP: Double disruptions of the superior shoulder complex. J Orthop Trauma *7*:99, 1993.
74. Goss TP: Fractures of the glenoid neck. J Shoulder Elbow Surg *3*:42, 1994.
75. Goss TP: Fractures of the glenoid cavity (operative principles and techniques). Tech Orthop *8*:199, 1994.
76. Goss TP: Scapular fractures and dislocation: Diagnosis and treatment. J Am Acad Orthop Surg *3*:22, 1995.
77. Goss TP: The scapula: Coracoid, acromial and avulsion fractures. Am J Orthop *25*:106, 1996.
78. Goss TP: Shoulder trauma–bone. *In* Orthopaedic Knowledge Update 5. American Academy of Orthopaedic Surgeons, 1996, p 222.
79. Goss TP: Glenoid fractures–open reduction and internal fixation. *In* Wiss DA (ed): Master Techniques in Orthopaedic Surgery: Fractures. Philadelphia: Lippincott-Raven, 1998.
80. Goss TP and Busconi BD: Scapula fractures: Surgical principles and treatment. *In* Fu FH, Ticker JB, and Imhoff AB (eds): An Atlas of Shoulder Surgery. London: Martin Funitz, 1998.
81. Grunfeld G: Beitrag zur Genese des Skapularkrachens und der Skapulargerausche. Arch Orthop J Unfall Chir *24*:610-615, 1927.
82. Guttentag IJ and Rechtine GR: Fractures of the scapula. A review of the literature. Orthop Rev *17*:147, 1988.
83. Hak DJ and Johnson EE: Avulsion fracture of the coracoid associated with acromioclavicular dissociation. J Orthop Trauma *7*:381, 1993.
84. Hall RJ and Calvert PT: Stress fracture of the acromion: An unusual mechanism and review of the literature. J Bone Joint Surg Br *77*:153-154, 1994.
85. Halpern AA, Joseph R, Page J, et al: Subclavian artery injury and fracture of the scapula. J Am Coll Emerg Physicians *8*:19, 1979.
86. Hardegger FH, Simpson LA, and Weber BG: The operative treatment of scapular fractures. J Bone Joint Surg Br *66*:725, 1984.
87. Harmon PH and Baker DR: Fracture of the scapula with displacement. J Bone Joint Surg *25*:834, 1943.
88. Harris RD and Harris JH: The prevalence and significance of missed scapular fractures in blunt chest trauma. AJR Am J Roentgenol *151*:747-750, 1988.
89. Hayes J and Zehr D: Traumatic muscle avulsion causing winging of the scapula. J Bone Joint Surg Am *68*:495, 1981.
90. Heatly MD, Breck LW, and Higinbotham NL: Bilateral fracture of the scapula. Am J Surg *71*:256, 1946.
91. Heggland EJH and Parker RD: Simultaneous bilateral glenoid fractures associated with glenohumeral subluxation/dislocation in a weightlifter. Orthopedics *20*:1180-1183, 1997.
92. Henneking K, Hofmann D, and Dunze K: Skapulafrakturen nach Electrounfall. Unfallchirurgie *10*:149, 1984.
93. Herscovici D: Fractures of the clavicle and scapular neck. Correspondence. J Bone Joint Surg Br *75*:509, 1993.
94. Herscovici D: Correspondence. J Bone Joint Surg Am *76*:1112, 1994.
95. Herscovici D Jr, Fiennes AGTW, and Ruedi TP: The floating shoulder: Ipsilateral clavicle and scapular neck fractures. J Orthop Trauma *6*:499, 1992.
96. Herscovici D, Sanders R, DiPasquale T, and Gregory P: Injuries of the shoulder girdle. Clin Orthop *54*:60, 1995.
97. Heyse-Moore GH and Stoker DJ: Avulsion fractures of the scapula. Skeletal Radiol *9*:27, 1982.
98. Hollinshead R and James KW: Scapulothoracic dislocation (locked scapula). J Bone Joint Surg Am *61*:1102, 1979.
99. Houghton GR: Avulsion of the cranial margin of the scapula: A report of 2 cases. Injury *11*:45, 1980.
100. Iannotti JP and Wang ED: Avulsion fracture of the supraglenoid tubercle: A variation of the SLAP lesion. J Shoulder Elbow Surg *1*:16, 1992.
101. Ideberg R: Fractures of the scapula involving the glenoid fossa. *In* Bateman JE and Welsh RP (eds): Surgery of the Shoulder. Philadelphia: BC Decker, 1984.
102. Ideberg R: Unusual glenoid fractures. A report on 92 cases [abstract]. Acta Orthop Scand *58*:191, 1987.
103. Ideberg R, Grevsten S, and Larsson S: Epidemiology of scapular fractures. Acta Orthop Scand *66*:395, 1995.
104. Imatani RJ: Fractures of the scapula: A review of 53 fractures. J Trauma *15*:473-478, 1975.
105. Ishizuki M, Yamaura I, Isobe Y, et al: Avulsion fracture of the superior border of the scapula. A report of five cases. J Bone Joint Surg Am *63*:820, 1981.
106. Johnansen K, Sangeorzan B, and Copass MK: Traumatic scapulothoracic dissociation: A case report. J Trauma *31*:147, 1991.
107. Judet R: Traitement chirurgical des fractures de l'omoplate. Acta Orthop Belg *30*:673, 1954.
108. Kam ACA and Kam PCA: Scapular and proximal humeral head fractures. Anesthesia *49*:1055, 1994.
109. Kavanagh BF, Bradway JK, and Cofield RH: Open reduction of displaced intra-articular fractures of the glenoid fossa. J Bone Joint Surg Am *75*:479, 1993.
110. Kelbel JM, Hardon OM, and Huurman WV: Scapulothoracic dissociation: A case report. Clin Orthop *209*:210-214, 1986.
111. Kelly JP: Fractures complicating electroconvulsive therapy in chronic epilepsy. J Bone Joint Surg Br *36*:70, 1954.
112. Kolodychuk LB and Regan WD: Visualization of the scapulothoracic articulation using an arthroscope: A proposed technique. Orthop Trans *17*:1142, 1993-1994.
113. Key JA and Conwell HE: The Management of Fractures, Dislocations and Sprains. St Louis: CV Mosby, 1964.
114. Klingman M and Roffman M: Posterior approach for glenoid fracture. J Trauma *42*:733-735, 1997.
115. Kopecky KK, Bies JR, and Ellis JH: CT diagnosis of fracture of the coracoid process of the scapula. Comput Radiol *8*:325, 1984.
116. Kotak BP, Haddo O, Iqbal M, and Chissell H: Bilateral scapula fracture after electrocution. J R Soc Med *93*:143-144, 2000.
117. Kouvalchouk JF: Subscapular crepitus. Orthop Trans *9*:587-588, 1985.

118. Kuhn JE, Blasier RB, and Carpenter JE: Fractures of the acromion process. A proposed classification scheme. J Orthop Trauma *8*:6, 1994.
119. Kuhn JE, Blasier RB, and Carpenter JE: Letter to the editor. J Orthop Trauma *8*:14, 1994.
120. Kuhn JE, Blasier RB, Carpenter JE: Letter to the Editor. J Orthop Trauma *8*:359, 1994.
121. Kumar A: Management of coracoid process fracture with acromioclavicular joint dislocation. Orthopedics *13*:770, 1990.
122. Kumar VP and Satku K: Fractures of the clavicle and scapular neck. Correspondence. J Bone Joint Surg Br *75*:509, 1993.
123. Kummel BM: Fractures of the glenoid causing chronic dislocation of the shoulder. Clin Orthop *69*:189, 1970.
124. Kurdy NMG and Shah SV: Fracture of the acromion associated with acromioclavicular dislocation. Injury *26*:636, 1995.
125. Laing R and Dee R: Fracture symposium. Orthop Rev *13*:717, 1984.
126. Landi A, Schoenhuber R, Funicello R, et al: Compartment syndrome of the scapula. Ann Hand Upper Limb Surg *11*:383, 1992.
127. Lang RH and Noel SH: Traumatic lateral scapular displacement: An expanded spectrum of associated neurovascular injury. J Orthop Trauma *7*:361, 1993.
128. Lasda NA and Murray DG: Fracture separation of the coracoid process associated with acromioclavicular dislocation. Clin Orthop *134*:222, 1978.
129. Lee SJ, Meinhard BP, Schultz E, and Toledano B: Open reduction and internal fixation of a glenoid fossa fracture in a child: A case report and review of the literature. J Orthop Trauma *11*:452-454, 1997.
130. Leung KS and Lam TP: Open reduction and internal fixation of ipsilateral fractures of the scapular neck and clavicle. J Bone Joint Surg Am *75*:1015, 1993.
131. Leung K and Lam T: Correspondence. J Bone Joint Surg Am *76*:1112, 1994.
132. Leung KS, Lam TB, and Poon KM: Operative treatment of displaced intra-articular glenoid fractures. Injury *24*:324, 1993.
133. Lim KE, Wang CR, Chin KC, et al: Concomitant fractures of the coracoid and acromion after direct shoulder trauma. J Orthop Trauma *10*:437-439, 1996.
134. Lindholm A and Leven H: Prognosis and fractures of the body and neck of the scapula. Acta Surg Chir Scand *140*:33-36, 1994.
135. Longabaugh RI: Fracture simple, right scapula. US Naval Med Bull *27*:341, 1924.
136. Madhavan P, Buckingham R, and Stableforth PG: Avulsion injury of the subscapularis tendon associated with fracture of the acromion. Injury *25*:271-272, 1994.
137. Magerl F: Osteosynthesen in Bereich der Schulter: Pertuberkulare Humerusfracturen. Scapulahalsfrakturen. Helv Chir Acta *41*:225, 1974.
138. Mariani PP: Isolated fracture of the coracoid process in an athlete. Am J Sports Med *8*:129, 1980.
139. Martin SD and Weiland AJ: Missed scapular fracture after trauma. Clin Orthop *299*:259, 1994.
140. Martin-Herrero T, Rodriquez-Merchan C, and Munuera-Martinez L: Fractures of the coracoid process: Presentation of 7 cases and review of the literature. J Trauma *30*:1597, 1990.
141. Mathews RE, Cocke TB, and D'Ambrosia RD: scapular fractures secondary to seizures in patients with osteodystrophy. J Bone Joint Surg Am *65*:850, 1983.
142. Matthews LS, Poehling CG, and Hunter DM: Scapulothoracic endoscopy: Anatomical and clinical considerations. *In* McGinty JB, Caspari RB, Jackson RW, and Poehling GG (eds): Operative Arthroscopy, 2nd ed. Philadelphia: Lippincott-Raven, 1996, pp 813-820.
143. Mauclaire M: Craquments sous-scapulaires pathologiques traites par l'interposition musculaire interscapulo-thoracique. Bull Mem Soc Chir Paris *30*:164-168, 1904.
144. McAdams TR, Belvins FT, Martin TP, and Decoster TA: The role of plain films and computed tomography in the evaluation of scapular neck fractures. J Trauma *7*:11, 2002.
145. McCally WC and Kelly DA: Treatment of fractures of the clavicle, ribs and scapula. Am J Surg *50*:558, 1940.
146. McClusky GM III and Bigliani LU: Surgical management of refractory scapulothoracic bursitis. Orthop Trans *15*:801, 1991.
147. McClusky GM III and Bigliani LU: Scapulothoracic disorders. *In* Andres JR and Wilk KE (eds): The Athlete's Shoulder. New York: Churchill Livingstone, 1994, pp 305-316.
148. McGahan JP and Rab GT: Fracture of the acromion associated with axillary nerve deficit. Clin Orthop *147*:216, 1980.
149. McGahan JP, Rab GT, and Dublin A: Fractures of the scapula. J Trauma *20*:880, 1980.
150. McGinnis M and Denton JR: Fractures of the scapula: A retrospective study of 40 fractured scapulae. J Trauma *29*:1488, 1989.
151. McKoy BE, Bensen CV, Hartsock LA: Fractures about the shoulder. Orthop Clin North Am *31*:205-216, 2000.
152. McLaughlin HL: Trauma. Philadelphia: WB Saunders, 1959.
153. McLellan JG and Ungersma J: Pneumothorax complicating fractures of the scapula. J Bone Joint Surg Am *64*:598, 1982.
154. McWilliams CA: Subscapular exostosis with adventitious bursa. JAMA *63*:1473-1474, 1914.
155. Mencke JB: The frequency and significance of injuries to the acromion process. Ann Surg *59*:233, 1914.
156. Michael D, Fazal MA, and Cohen B: Nonunion of a fracture of the body of the scapula: Case report and literature review. J Shoulder Elbow Surg *10*:385-386, 2001.
157. Michele A, Davies JJ, Jrueger FJ, and Lichtor JM: Scapulocostal syndrome (fatigue-postural paradox). N Y J Med *50*:1352-1356, 1950.
158. Mick CA and Weiland AJ: Pseudarthrosis of a fracture of the acromion. J Trauma *23*:248, 1983.
159. Milch H: Partial scapulectomy for snapping in the scapula. J Bone Joint Surg Am *32*:561-566, 1950.
160. Milch H: Snapping scapula. Clin Orthop *20*:139-150, 1961.
161. Milch H and Burma MS: Snapping scapula and humerus varus. Arch Surg *26*:570-588, 1933.
162. Miller ME: Letter to the editor. J Orthop Trauma *8*:14, 1994.
163. Miller ME and Ada JR: Injuries to the shoulder girdle. *In* Browner BD, Jupiter JB, Levine AM, and Trafton PY (eds): Skeletal Trauma, 2nd ed. Philadelphia: WB Saunders, 1992, p 1291.
164. Moneim MS and Balduini FC: Coracoid fractures–a completion of surgical treatment by coracoclavicular tape fixation. A case report. Clin Orthop *168*:133, 1982.
165. Montgomery SP and Lloyd RD: Avulsion fracture of the coracoid epiphysis with acromioclavicular separation. Report of 2 cases in adolescents and review of the literature. J Bone Joint Surg *59*:963-965, 1977.
166. Morse JB, Ebrahem NA, and Jackson WT: Partial scapulectomy for snapping scapula syndrome. Orthop Rev *22*:1141-1144, 1993.
167. Moseley HF: Shoulder Lesions, 2nd ed. New York: Paul Hoeber, 1953.
168. Mugikura S, Hirayama T, Tada H, et al: Avulsion fracture of the scapular spine: A case report. J Shoulder Elbow Surg *2*:39, 1993.
169. Nagi ON and Dhillon MS: Traumatic scapulothoracic dissociation. Arch Orthop Trauma Surg *111*:348, 1992.
170. Neer CS: Fractures of the distal third of the clavicle. Clin Orthop *58*:43, 1968.
171. Neer CS II: Less frequent procedures. *In* Neer CS II (ed): Shoulder Reconstruction. Philadelphia: WB Saunders, 1990, pp 421-485.
172. Neer CS and Rockwood CA: Fractures and dislocations of the shoulder. *In* Rockwood CA and Green DP (eds): Fractures in Adults, 2nd ed. Philadelphia: JB Lippincott, 1984.
173. Nettrour LF, Krufty LE, Mueller RE, et al: Locked scapula: Intrathoracic dislocation of the inferior angle. J Bone Joint Surg Am *54*:413, 1972.
174. Neviaser J: Traumatic lesions: Injuries in and about the shoulder joint. Instr Course Lect *13*:187, 1956.
175. Newell ED: Review of over 2,000 fractures in the past seven years. South Med J *20*:644, 1927.
176. Niggebrugge AHP, van Heusden HA, Bode PJ, and van Vugt AB: Dislocated intra-articular fracture of the anterior rim of glenoid treated by open reduction and internal fixation. Injury *24*:130, 1993.
177. Nordqvist A and Petersson C: Fracture of the body, neck or spine of the scapula. Clin Orthop *283*:139-144, 1992.
178. Norris TR: Fractures and dislocations of the glenohumeral complex. *In* Chapman M (ed): Operative Orthopedics. Philadelphia: JB Lippincott, 1988.
179. Nunley RL and Bedini SJ: Paralysis of the shoulder subsequent to comminuted fracture of the scapula: Rationale and treatment methods. Phys Ter Rev *40*:442, 1960.
180. Ogawa K and Naniwa T: Fractures of the acromion and the lateral scapular spine. J Shoulder Elbow Surg *6*:544-548, 1997.
181. Ogawa K, Yoshida A, Takahashi M, and Ui M: Fractures of the coracoid process. J Bone Joint Surg Br *79*:17-19, 1997.
182. Oreck SL, Burgess A, and Levine AM: Traumatic lateral displacement of the scapula: A radiologic sign of neurovascular disruption. J Bone Joint Surg Am *66*:758, 1984.
183. Papagelopoulos PJ, Koundis GL, Kateros KT, et al: Fractures of the glenoid cavity: Assessment and management. Orthopedics *22*:956-961, 1999.
184. Parkes JC and Deland JB: A 3 part distal clavicle fracture. J Trauma *23*:437, 1983.
185. Parsons TA: The snapping scapula and subscapularis exostosis. J Bone Joint Surg Br *55*:345-349, 1973.
186. Pell RF 4th and Whipple RR: Fracture-dislocation of the scapula. Orthopedics *24*:595-597, 2001.
187. Peraino RA, Weinman EJ, and Schloeder FX: Unusual fractures during convulsions in two patients with renal osteodystrophy. South Med J *70*:595, 1977.
188. Percy EL, Birbrager D, and Pitt MJ: Snapping scapula: A review of the literature and presentation of 14 patients. Can J Surg *31*:248-250, 1988.
189. Post M: The Shoulder: Surgical and Non-surgical Management, 2nd ed. Philadelphia: Lea & Febiger, 1988.
190. Protiss JJ, Stampfli FW, and Osmer JC: Coracoid process fracture diagnosis in acromioclavicular separation. Radiology *116*:61, 1975.
191. Ramin JE and Veit H: Fracture of the scapula during electroshock therapy. Am J Psychiatry *110*:153, 1953.
192. Ramos L, Mencia R, Alonso A, and Ferrandez L: Conservative treatment of ipsilateral fractures of the scapula and clavicle. J Trauma *42*:239-242, 1997.
193. Rao KG: Correspondence. Br J Radiol *58*:1057, 1985.
194. Rask MR and Steinberg LH: Fracture of the acromion caused by muscle forces. J Bone Joint Surg Am *60*:1146, 1978.
195. Richards RR and McKee MD: Treatment of painful scapulothoracic crepitus by resection of the superomedial angle of the scapula. Clin Orthop *247*:111-116, 1989.
196. Rikli B, Regazzoni P, and Renner N: The unstable shoulder girdle: Early functional treatment utilizing open reduction and internal fixation. J Orthop Trauma *9*:93, 1995.
197. Rockwood CA: Management of fractures of the scapula. J Bone Joint Surg *10*:219, 1986.
198. Rockwood CA Jr and Matsen FA III: The Shoulder. Philadelphia: WB Saunders, 1990.

199. Roldman R and Warren D: Abduction deformity of the shoulder secondary to fibrosis of the central portion of the deltoid muscle. In: Proceedings of the American Academy of Orthopedic Surgeons. J Bone Joint Surg Am *54*:1332, 1972.
200. Rounds RC: Isolated fracture of the coracoid process. J Bone Joint Surg Am *31*:662, 1949.
201. Rowe CR: Fractures of the scapula. Surg Clin North Am *43*:1565, 1963.
202. Rowe CR (ed): The Shoulder. New York: Churchill Livingstone, 1988.
203. Rubenstein JD, Abraheim NA, and Kellam JF: Traumatic scapulothoracic dissociation. Radiology *157*:297, 1985.
204. Ruedi T and Chapman MW: Fractures of the scapula and clavicle. *In* Chapman M (ed): Operative Orthopedics. Philadelphia: JB Lippincott, 1988.
205. Rush LV: Fracture of the coracoid process of the scapula. Ann Surg *90*:1113, 1929.
206. Sandrock AR: Another sports fatigue fracture: Stress fracture of the coracoid process of the scapula. Radiology *117*:274, 1975.
207. Schandelmaier P, Blauth M, Schneider C, and Krethek C: Fractures of the glenoid treated by operation. A 5- to 23-year follow-up of 22 cases. J Bone Joint Surg Br *84*:173-177, 2002.
208. Scudder CL (ed): The Treatment of Fractures, 4th ed. Philadelphia: WB Saunders, 1904.
209. Shogry ME and Armstrong P: Case report 630: Reactive bursa formation surrounding an osteochondroma. Skeletal Radiol *19*:465-467, 1990.
210. Shull JR: Scapulocostal syndrome: Clinical aspects. South Med J *62*:956-959, 1969.
211. Simon JP, VanDelm I, and Fabry G: Comminuted fracture of the scapula following electric shock. A case report. Acta Orthop Belg *57*:459, 1991.
212. Simpson NS and Jupiter JB: Complex fracture patterns of the upper extremity. Clin Orthop *43*:53, 1995.
213. Sinha J and Miller AJ: Fixation of fractures of the glenoid rim. Injury *23*:418, 1992.
214. Sisto DJ and Jobe FW: The operative treatment of scapulothoracic bursitis in professional pitchers. Am J Sports Med *14*:192-194, 1986.
215. Smith DM: Coracoid fracture associated with acromioclavicular dislocation. A case report. Clin Orthop *108*:165, 1975.
216. Solheim LF and Roaas A: Compression of the suprascapular nerve after fracture of the scapular notch. Acta Orthop Scand *49*:338-340, 1978.
217. Soslowsky U, Flatow EL, Bigliani LU, and Mow DC: Articular geometry of the glenohumeral joint. Clin Orthop *285*:181, 1992.
218. Ssoson-Jroschewitsch JA: Uber Skapularkrache. Arch Klin Chir *123*:378, 1923.
219. Stein RE, Bono J, Korn J, et al: Axillary artery injury in closed fracture of the neck scapula—a case report. J Trauma *11*:528, 1971.
220. Steindler A: Traumatic Deformities and Disabilities of the Upper Extremity. Springfield, IL: Charles C Thomas, 1946, pp 112-118.
221. Stephens NG, Morgan AS, Corvo P, and Bernstein BA: Significance of scapular fracture in the blunt trauma patient. Ann Emerg Med *26*:439, 1995.
222. Strizak AM and Cowen MH: The snapping scapula syndrome. J Bone Joint Surg Am *64*:941-942, 1982.
223. Tarquinio T, Weinstein ME, and Virgilio RW: Bilateral scapular fractures from accidental electric shock. J Trauma *19*:132, 1979.
224. Taylor J: Letter to the editor. J Orthop Trauma *8*:359, 1994.
225. Thompson DA, Flynn TC, Miller PW, et al: The significance of scapular fractures. J Trauma *25*:974, 1985.
226. Tomaszek DE: Combined subclavian artery and brachial plexus injuries from blunt upper-extremity trauma. J Trauma *24*:161, 1984.
227. Torrens C, Mestre C, Perez P, and Marin M: Subacromial dislocation of the distal end of the clavicle. Clin Orthop *121*:123, 1998.
228. Tscherne H and Christ M: Konservative und operative Therapie der Schulterblattbruche. Hefte Unfallheilkd *126*:52, 1975.
229. Tuzuner S, Yanat AN, Urguden MD, and Ozkaynak C: Scapulothoracic dissociation: A case report. Isr J Med Sci *32*:70-74, 1996.
230. Uhl RL and Hospeder PP: Progressive scapulothoracic subluxation after fracture of the clavicle. Am J Orthop *25*:637, 1996.
231. Van Noort, A te Slaa RL, Marti RK, and van der Werken C: The floating shoulder—a multi centre study. J Bone Joint Surg Br *83*:795-798, 2001.
232. Varriale PL and Adler ML: Occult fracture of the glenoid without dislocation. J Bone Joint Surg Am *65*:688, 1983.
233. Volkmann J: Uber sogenannte Skapularkrachen. Klin Wochenschr *37*:1838-1839, 1922.
234. Von Gruber W: Kie bursae musocae der inneren aschselwand. Arch Anat Physiol Wiss Med 358-366, 1864.
235. Von Luschka H: Uber ein costo-scapular-gelenk des Menschen. Wierteljahrasschr Prakt Heilkd *107*:51-57, 1870.
236. Wang K, Hsu K, and Shih C: Coracoid process fracture combined with acromioclavicular dislocation and coracoclavicular ligament rupture. Clin Orthop *300*:120, 1994.
237. Warner J and Port I: Stress fracture of the acromion. J Shoulder Elbow Surg *3*:262, 1994.
238. Weber D, Sadri H, and Hoffmeyer P: Isolated fracture of the posterior angle of the acromion: A case report. J Shoulder Elbow Surg *9*:534-535, 2002.
239. Wertheimer C and Morgan J: Bilateral scapular fractures during a seizure in a patient following subtotal parathyroidectomy. Orthopedics *13*:656, 1990.
240. Wilbur MC and Evans EB: Fractures of the scapula. An analysis of forty cases and a review of the literature. J Bone Joint Surg Am *59*:358, 1977.
241. Williams GR Jr, Naranja J, Klimkiewicz J, et al: The floating shoulder: A biomechanical basis for classification and management. J Bone Joint Surg Am *83*:1182-1187, 2001.
242. Williamson DW and Wilson-MacDonald IW: Bilateral avulsion fractures of the cranial margin of the scapula. J Trauma *28*:713, 1988.
243. Wilson PD: Experience in the Management of Fractures and Dislocations (Based on an Analysis of 4390 Cases) by the Staff of the Fracture Service MGH, Boston. Philadelphia: JB Lippincott. 1938.
244. Wolfe AW, Shoji H, and Chuinard RG: Unusual fracture of the coracoid process. Case report and review of the literature. J Bone Joint Surg Am *58*:423, 1976.
245. Wong-Chung J and Quinlan W: Fractured coracoid process preventing closed reduction of anterior dislocation of the shoulder. Injury *20*:296, 1989.
246. Wong-Pack WK, Bobechko PE, and Becker EJ: Fractured coracoid with anterior shoulder dislocation. J Can Assoc Radiol *31*:278-279, 1980.
247. Wood VE and Marchinski L: Congenital anomalies of the shoulder. *In* Rockwood CA and Matsen FA (eds): The Shoulder. Philadelphia: WB Saunders, 1990, pp 98-148.
248. Wyrsch RB, Spindler KP, and Stricker BR: Scapular fracture in a professional boxer. J Shoulder Elbow Surg *4*:395-398, 1995.
249. Zdravkovic D and Damholt VV: Comminuted and severely displaced fractures of the scapula. Acta Orthop Scand *45*:60-65, 1974.
250. Zettas JP and Muchnic PD: Fracture of the coracoid process base and acute acromioclavicular separation. Orthop Rev *5*:77, 1976.
251. Zilberman Z and Rejovitzky R: Fracture of the coracoid process of the scapula. Injury *13*:203, 1982.
252. Zuckerman JD, Koval KJ, and Cuomo F: Fractures of the scapula. Instr Course Lect *42*:271-281, 1993.

Capítulo **11**

Fracturas de la clavícula

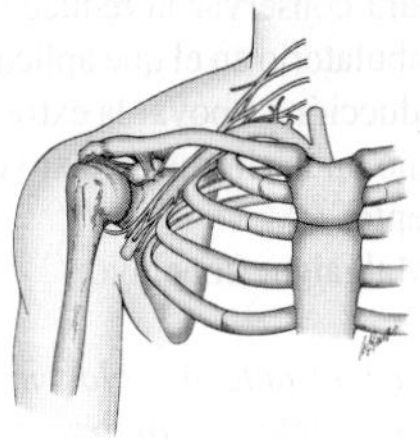

Carl J. Basamania, M.D., Edward V. Craig, M.D. y Charles A. Rockwood, Jr., M.D.

Las fracturas de la clavícula no se han valorado debidamente en cuanto al dolor y la discapacidad que provocan... El «tratamiento habitual o establecido» está quizá muy lejos de ser un tratamiento satisfactorio y que proporcione alivio.

Carter R. Rowe, 1968

Aunque las fracturas de la clavícula no suelen plantear dilemas diagnósticos importantes, hay pocas lesiones que hayan suscitado tanta controversia en cuanto al tratamiento como esta fractura. Esta trascendencia clínica se subestima si se considera que la clavícula es la localización más frecuente de las fracturas en la infancia,[65,348] que se calcula que una de cada 20 fracturas afectan a la clavícula[242] y que las fracturas de la clavícula pueden suponer hasta el 44% de las lesiones de la cintura escapular.[308] Además, parece que el patrón de estas fracturas está cambiando, pues actualmente se observan muchas más fracturas de alta energía.

ANTECEDENTES

La clavícula es totalmente subcutánea, lo que facilita su inspección y palpación. Probablemente esta es la razón por la que aparece en las descripciones más antiguas de las lesiones del esqueleto en el ser humano y su terapéutica. Desde el año 400 a.C., Hipócrates dejó constancia de varias observaciones acerca de las fracturas claviculares: 1) cuando una clavícula se fractura, el fragmento distal y el brazo cuelgan, mientras que el fragmento proximal, sostenido por la articulación esternoclavicular, apunta hacia arriba; 2) es difícil reducir la fractura y mantener la reducción: «quienes pretenden deprimir el extremo proyectado de hueso actúan de forma imprudente. Sin embargo, resulta evidente que la parte inferior se debe llevar hacia arriba, ya que la primera es la parte móvil y la que se ha desplazado de su posición natural»; 3) la unión suele ser rápida y produce un callo abultado, aunque la deformidad cicatriza sin problemas.

Una clavícula fracturada, al igual que cualquier otro hueso esponjoso, se une pronto; en todas ellas el callo se forma con rapidez. Así, cuando ha sufrido recientemente una fractura, el paciente le da gran importancia, puesto que supone que se trata de un problema mayor de lo que en realidad es. No obstante, al poco tiempo, al desaparecer el dolor y no sufrir ningún impedimento para caminar o comer, la persona se descuida. Entonces el médico, cuando ve que las partes no casan bien, las separa de nuevo, sin reclamar su descuido al paciente. Muy pronto el callo se formará de nuevo.[3]

El papiro de Edwin Smith constituye lo que quizás es la descripción más antigua sobre el método aceptado para reducir la fractura, e indica que un cirujano egipcio desconocido, en el año 3000 a.C., recomendaba el tratamiento siguiente de las fracturas claviculares: «Deberá colocarlo postrado sobre la espalda con un lienz o grande doblado entre los omóplatos; debe separar ambos hombros para apartar el hueso del cuello hasta que caiga en su sitio».[65,111,242]

Pablo de Aegina, bizantino del siglo XVII, señaló que todo lo que podía escribirse sobre las fracturas claviculares ya estaba escrito, y que el tratamiento comprendía la posición supina y la aplicación de pociones de aceite de oliva, estiércol de paloma, aceite de serpiente y otras esencias.[242]

Algunos de los primeros casos registrados provienen de informes sobre accidentes con las cabalgaduras. Guillermo III murió en 1702 por una fractura clavicular tres días después de haber caído al tropezar su caballo en una topinera. Sir Benjamin Brodie describió un «aneurisma venoso falso difuso» como complicación de una fractura clavicular en el caso de Sir Robert Peel, quien cayó de su caballo en 1850, camino del Parlamento. Al perder el conocimiento, apareció rápidamente un tumor pulsátil detrás de la fractura y el brazo se paralizó. La revista *Lancet* apoyó la conducta del médico ante el caso, ya que varios escépticos dudaban que una fractura clavicular pudiera ocasionar la muerte.[75,188,389]

Dupuytren, anatomista y observador entusiasta pero muy polémico, observó en 1839 que a menudo era innecesario utilizar los engorrosos aparatos usados en esa época para sujetar la reducción; propuso simplemente colocar el brazo sobre una almohada hasta que la fractura soldase. En esos tiempos, los diferentes aparatos a menudo agravaban el problema que significaba la fractura u originaban otros nuevos. Dupuytren describió un caso en el que no podía detener la hemorragia: «Cuando me llamaron, simplemente retiré el aparato (cuya presión era la causa del problema) y coloqué el brazo sobre una almohada. La hemorragia cesó de inmediato».[79,389] Clamó contra los métodos de tratamiento engorrosos y dolorosos. A fines de la década de 1860, Lucas Championniere describió el tratamiento ambulatorio actual (movilización temprana del paciente) y propuso el empleo de un vendaje «en ocho», insinuando que el reposo, tratamiento favorecido en esos días, debía abandonarse.[119] En 1871, Sayre, al reconocer la dificultad para conservar la reducción, sugirió un método de tratamiento ambulatorio en el que aplicaba un vendaje rígido para mantener la reducción y apoyar la extremidad; este método se repitió y se enseñó en los libros de texto de su época y todavía tiene muchos adeptos.[318]

En 1859, Malgaigne concluyó:

...pero si bien durante un siglo y medio hemos visto a los cirujanos más célebres afanarse por preferir, o quizá más estrictamente, por complicar los aparatos para corregir la clavícula fracturada, podemos seguir el ejemplo de otro grupo de cirujanos no menos prodigiosos que dudan de los llamados grandes avances y regresan al método más sencillo, como lo hacía Hipócrates antes que ellos. Si nos proponemos evaluar todos estos aparatos con base en sus resultados, veremos que a la mayor parte se le ha ensalzado afirmando que cura sin deformidad; pero también observamos que la experiencia subsecuente ha demostrado la falacia de tales promesas. Por tanto, considero que ese objetivo (la ausencia de deformidad) no es imposible, aunque nunca he visto un caso así.[207]

Esta cita resume los resultados de la mayor parte de los métodos conservadores de tratamiento de la clavícula fracturada; esto es, la mayor parte de las fracturas suelda sin problemas con varios métodos terapéuticos. Sin embargo, muchos pacientes quedan con una deformidad residual, cierto acortamiento y un relieve. La interferencia con la función, la estética, el nivel de actividad y la satisfacción se solían considerar mínimas, pero estudios más recientes han señalado que la satisfacción que alcanzan los pacientes después del tratamiento de las fracturas de la clavícula puede no ser tan alta como se pensaba antes.[93,145,219] De hecho, Jessie Jupiter es probablemente la que mejor resume estos inconvenientes al señalar que «no estamos cubriendo las expectativas de nuestros pacientes con los tratamientos no quirúrgicos actuales».[166]

Aunque todavía hoy el tratamiento ambulatorio de las fracturas claviculares con apoyo del brazo sigue siendo la piedra angular del tratamiento, hay pocas fracturas en los seres humanos en las que se acepte tal grado de deformidad, angulación y acortamiento dentro del «tratamiento habitual» como en las fracturas de la clavícula.

ANATOMÍA

La embriología de la clavícula es única en el sentido de que es el primer hueso del cuerpo en osificarse (a la quinta semana de vida fetal), además de ser el único hueso largo que lo hace por osificación intramembranosa sin pasar por la fase cartilaginosa.[114,230,231] El centro de osificación comienza en la porción central de la clavícula; esta región es la que produce el crecimiento de la clavícula hasta los cinco años de edad.[65,100] También aparecen placas epifisarias de crecimiento en los extremos medial y lateral de la clavícula, pero en la radiografía sólo se observa el centro de osificación esternal.[65,356] La placa de crecimiento medial es la que induce la mayor parte del crecimiento clavicular longitudinal, con una participación aproximada de hasta el 80%.[260] La aparición y la fusión de los centros esternales de osificación se producen en una etapa tardía de la vida; se osifican entre los 12 y 19 años de edad y se fusionan con la clavícula entre los 22 y los 25 años.[160,361] Por tanto, muchas de las llamadas luxaciones esternoclaviculares en los jóvenes son, en realidad, fracturas epifisarias que constituyen una posible fuente de confusión, a menos que se recuerde el cierre tardío de las epífisis esternoclaviculares.

La superficie superior de la clavícula es prácticamente subcutánea en su totalidad, con la única cobertura muscular que le proporciona el delgado músculo cutáneo del cuello (platisma) y sólo en los dos tercios internos del hueso. Los nervios supraclaviculares, que proporcionan sensibilidad a la piel que la recubre, ocupan una localización profunda con respecto a la capa muscular del platisma. Se sabe que estos nervios son causa de neuromas dolorosos cuando se lesionan por fragmentos de hueso o por lesiones yatrogénicas.[221] La clavícula es el único puntal óseo que conecta el tronco con la cintura escapular y el brazo y es también el único hueso de la cintura escapular que forma una articulación sinovial con el tronco.[197] Su nombre procede de la palabra latina *clavis* (llave), cuyo diminutivo es *clavicula*, en referencia al símbolo musical que tiene una forma similar.[230]

La forma y la configuración de la clavícula no sólo son importantes para su función, sino que también proveen una explicación para el patrón de las fracturas que se producen en este hueso. En 1993, Harrington y cols.[139] describieron un sistema procesador de imágenes utilizado para evaluar las propiedades histomorfométricas de 15 clavículas de seres humanos adultos de ambos sexos. Se estudiaron las variaciones en la porosidad, el área transversal y los momentos anatómicos y principales de inercia con incrementos del 2,5% al 5% en la longitud de los huesos. A partir de estos datos, se elaboró un modelo del comportamiento biomecánico de la clavícula (rigidez axial, de flexión y proporcional y la curvatura forzada crítica) basado en la teoría de las vigas y se comprobó que tanto la porosidad como los momentos de inercia varían más del triple a lo largo de la clavícula con forma de S; los mayores grados de porosidad y momentos de inercia se ubicaron en los tercios esternal y acromial, en comparación con el central, más denso, pequeño y circular. Advirtieron, además, que la orientación de la clavícula, expresada por la dirección de mayor resistencia al arqueamiento (momento principal máximo de inercia), gira desde una posición principalmente craneocaudal en el esternón hasta una disposición básicamente anteroposterior en el acromion. Basándose en la geometría de los cortes transversales, los módulos segmentados y los cálculos de rigidez de flexión y proporcional, se comprobó que la clavícula es más débil en su tercio central. Estos datos concuerdan con la ubicación más frecuente de las fracturas claviculares, según la bibliografía. El análisis de Euler pronostica una fuerza crítica mínima para el arqueamiento durante la carga axial, que será de dos o tres veces el peso corporal de un adulto medio. Por tanto, la curvatura, o una combinación de la carga axial y el arqueamiento o carga fraccionada, se debe considerar como posible mecanismo de deficiencia en este hueso que se lesiona con tanta frecuencia.[139] Aunque parece casi recta, vista desde el frente, si se observa desde la parte superior adquiere aspecto de una curva doble, a manera de S, que es cóncava en la parte ventral de la mitad exterior y convexa en la parte ventral de su mitad medial (Fig. 11-1). En algunos estudios se señalan diferencias en la forma y el tamaño de la clavícula entre el varón y la mujer, y entre el brazo dominante y el no dominante, pero otros investigadores no han comprobado estos datos y les restan importancia clínica.[67,101,197,260] DePalma observó que el tercio exterior de la clavícula muestra distintos grados de torsión anterior y propone que quizá los cambios en la torsión provocan tensiones alteradas que ocasionan

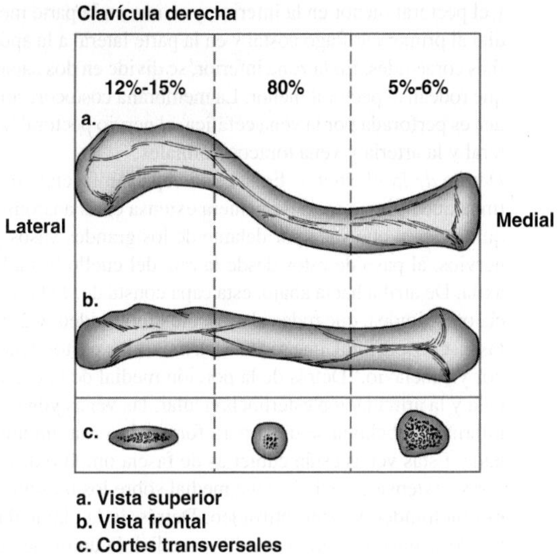

Fig. 11-1 • La clavícula, vista desde arriba, es una curva doble con forma de S (a); vista de frente es casi recta (b). El extremo externo de la clavícula es plano en el corte transversal y adquiere forma tubular en la cara medial.

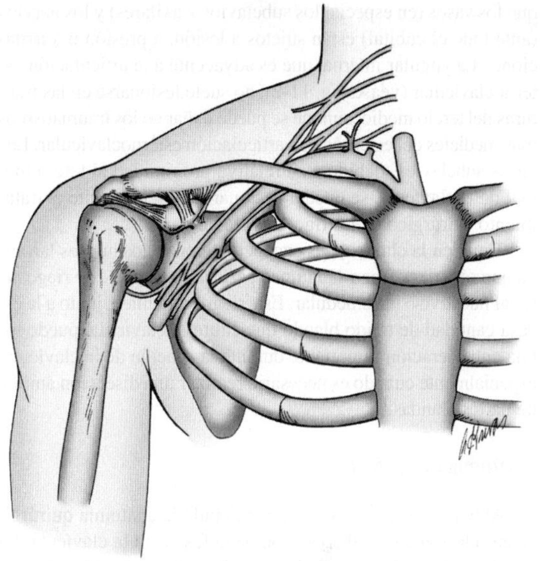

Fig. 11-2 • La clavícula se fija a través de ligamentos a las articulaciones esternoclavicular y acromioclavicular. Constituye la única unión ósea entre el torso y la extremidad. Además, el plexo braquial y los grandes vasos pasan por detrás del tercio medial de la clavícula entre ésta y la primera costilla.

cambios degenerativos primarios en la articulación acromioclavicular.[67] La forma de la clavícula al corte transversal difiere en toda su longitud y varía desde plano en el tercio externo hasta prismático en el interno. La curvatura exacta de la clavícula y su espesor, en un grado alto, varían según las uniones de los músculos y ligamentos.[197] El tercio externo plano es más compatible con la tracción que ejercen los músculos y los ligamentos, mientras que el tercio medial tubular armoniza con la presión axial o la tracción. El punto exacto de la unión entre ambos cortes transversales varía en el tercio medio de la clavícula. Esta unión es un punto débil, ante todo para la carga axial.[197] Quizá sea ésta una de las muchas razones por la que las fracturas son tan comunes en el tercio medio. Otra es que se trata de una región que no se encuentra reforzada por músculos y ligamentos y se ubica un poco más allá de la inserción del subclavio.[146,153,242] Resulta curioso que la naturaleza haya dotado de refuerzo, a través de ligamentos o músculos, a todas las porciones de la clavícula con excepción del extremo externo del tercio medio, donde se ubica la parte más delgada de hueso.[24]

La clavícula se articula con el esternón a través de la articulación esternoclavicular, cuyo contacto articular real es mínimo, pero de manera sorprendente posee uniones ligamentosas muy fuertes. El extremo medial de la clavícula se sujeta firmemente a la primera costilla a través del cartílago articular esternoclavicular intraarticular (que funciona como ligamento), las fibras oblicuas de los ligamentos costoclaviculares y, en menor grado, el músculo subclavio.[67] La escápula y la clavícula se enlazan de manera sólida a través de los ligamentos acromioclavicular y coracoclavicular, cuyo mecanismo y función se han descrito de forma extensa y que contribuyen de manera importante al movimiento y la estabilidad de toda la extremidad superior (Fig. 11-2).[113] El tercio tubular de la clavícula, que es más grueso en el corte transversal, sirve de protección a las importantes estructuras neurovasculares que pasan por debajo del tercio medial de la clavícula. La relación íntima entre estas estructuras y la clavícula asume gran importancia en las fracturas agudas, donde se pueden lesionar directamente, y en las secuelas excepcionales de una fractura, como serían la unión defectuosa, la seudoartrosis o la producción de un callo excesivo, en cuyo caso la compresión de estas estructuras produce síntomas tardíos. El plexo braquial, cuando pasa por debajo de la clavícula, está formado por tres ramas principales (Fig. 11-2). De éstas, dos son anteriores. Una rama (lateral) se origina en las raíces cervicales quinta, sexta y séptima y forma el nervio musculocutáneo y una rama del mediano; la otra (medial) se origina en el octavo nervio cervical y la primera raíz dorsal y forma otra rama del nervio mediano, el nervio cubital y el nervio cutáneo medial. La rama posterior del plexo forma los nervios axilar y radial. El cordón del plexo braquial, que contiene los primeros componentes del nervio cubital, atraviesa la primera costilla directamente bajo el tercio medial de la clavícula. Los otros dos cordones son más laterales y posteriores. Por tanto, el nervio cubital se lesiona con mayor frecuencia en las complicaciones de las fracturas del tercio medial de la clavícula.

El espacio situado entre la clavícula y la primera costilla se denomina espacio costoclavicular. Este espacio, que se ha medido en estudios anatómicos macroscópicos, parece ser proporcional. Sin embargo, no es tan grande en el individuo vivo como en el cadáver, quizá porque en los vivos los vasos se distienden y las dimensiones de los cordones del plexo braquial son mayores que en los cadáveres. Además, en el sujeto vivo el espacio disminuye conforme la primera costilla se eleva por la contracción del escaleno anterior. Por tanto, cuando el extremo interno del fragmento exterior de la clavícula fracturada se deprime, disminuye el espacio entre la primera costilla y la clavícula; el resultado es que los vasos (en especial los subclavios y axilares) y los nervios (ante todo el cubital) están sujetos a lesión, a presión o a irritación.[24] La yugular interna, que es adyacente a la articulación esternoclavicular (véase Fig. 11-2), no suele lesionarse en las fracturas del tercio medio, aunque se puede dañar en los traumatismos más mediales del esternón y la articulación esternoclavicular. Los vasos subclavios, debido a su relativa proximidad al tercio medial de la clavícula, se pueden lesionar también durante el tratamiento quirúrgico de las fracturas claviculares.[162]

También la clavícula es excepcional entre los huesos largos, ya que sólo tiene riego sanguíneo perióstico y carece de riego arterial nutritivo o intramedular. Este riego sanguíneo, junto a la escasa cantidad de tejido blando que cubre la clavícula, puede ser una consideración importante durante la fijación de la clavícula, especialmente cuando es necesario realizar una disección amplia de partes blandas.[187]

Anatomía quirúrgica

Abbott y Lucas[2] describen con detalle la anatomía quirúrgica en relación con la disposición de la fascia en la clavícula. Su estudio reduce el riesgo de lesionar las estructuras neurovasculares durante la disección quirúrgica.[297] Resulta útil dividir estas estructuras según la región donde se ubican: por encima, por debajo y por detrás de la clavícula.

1. *Encima de la clavícula:* En la escotadura esternal, una capa de fascia cervical se desdobla en dos capas, una superficial que se une a la cara anterior del manubrio y una profunda, unida a la cara posterior. El espacio entre ambas capas contiene linfáticos y un vaso comunicantes entre ambas venas yugulares anteriores. Estas dos capas de fascia siguen en dirección lateral y rodean el músculo esternocleidomastoideo antes de descender a la clavícula. Durante 2,5 cm por encima de la clavícula están separadas por grasa suelta. La capa superficial no es muy definida y se continúa con la fascia que cubre la superficie inferior del músculo trapecio. Una prolongación de la capa profunda forma un cabestrillo invertido para el fascículo posterior del músculo omohioideo y continúa por debajo hasta unirse con la fascia que rodea al músculo subclavio. En la parte medial, la fascia omohioidea cubre al músculo esternohioideo.
2. *Debajo de la clavícula:* Existen dos capas que consisten en músculo y fascia y forman la pared anterior de la axila. El pectoral mayor y la fascia del pectoral integran la capa superficial; el pectoral menor y la fascia clavipectoral componen la capa profunda. La capa pectoral rodea con fuerza al pectoral mayor. En la parte superior se une a la clavícula y en la parte lateral forma el techo del triángulo infraclavicular superficial (integrado por el pectoral mayor, una porción anterior del deltoides y la clavícula). La capa profunda (fascia clavipectoral) se extiende desde la clavícula en la parte superior hasta la fascia axilar en la inferior. En el punto donde se une con la clavícula consta de dos capas que rodean al músculo subclavio. Este músculo, que se origina en el manubrio y la primera costilla, se inserta en la superficie inferior de la clavícula. En el borde inferior del subclavio, ambas capas de fascia se unen para formar la membrana costocoracoidea. Esta membrana llena un espacio entre el subclavio en la parte superior y el pectoral menor en la inferior, y se une en la parte medial al primer cartílago costal y en la parte lateral a la apófisis coracoides. En la zona inferior, se divide en dos capas que rodean al pectoral menor. La membrana costocoracoidea es perforada por la vena cefálica, el nervio pectoral lateral y la arteria y vena toracoacromiales.[2]
3. *Detrás de la clavícula:* Existe una capa miofascial continua que no se aprecia de manera extensa en la anatomía quirúrgica y que yace por delante de los grandes vasos y nervios, al paso de éstos desde la raíz del cuello hasta la axila. De arriba hacia abajo, esta capa consta de: 1) la fascia omohioidea, que rodea al músculo omohioideo, y 2) la fascia clavipectoral, que rodea a los músculos pectoral menor y subclavio.[2] Detrás de la porción medial de la clavícula y la articulación esternoclavicular, las venas yugular interna y subclavia se unen para formar la vena innominada. Estas venas están cubiertas de fascia omohioidea y por su extensión hacia la zona medial sobre los músculos esternohioideo y esternotiroideo. Detrás de la clavícula, donde se unen los tercios medio y medial, la unión de las venas subclavia y axilar descansa muy cerca de la clavícula, además de estar protegida por esta capa miofascial.

Entre la fascia omohioidea por detrás y la capa de fascia cervical situada en la cara anterior existe un espacio, descrito por Grant, en el que la vena yugular externa suele unirse a la vena subclavia en su confluencia con la vena yugular interna.[126] Antes de esta unión, la yugular externa recibe en su cara lateral a las venas cervical transversa y escapular, y en su cara medial a la vena yugular anterior. Esta anastomosis por lo general yace detrás de la fascia y el ángulo formado por el borde posterior del músculo esternocleidomastoideo y la clavícula.[2]

FUNCIÓN DE LA CLAVÍCULA

La función de la clavícula se infiere, en parte, de algunos estudios de anatomía comparativa. En palabras de Codman:

> *Estamos orgullosos de que nuestro cerebro se encuentre más desarrollado que el de los animales, pero también podríamos presumir de nuestra clavícula. En mi opinión, la clavícula es una de las herencias esqueléticas más importantes del ser humano, porque éste depende más de ella que la mayor parte de los animales, con excepción de los simios y monos, para utilizar sus manos y brazos.*[46]

Los mamíferos que nadan, corren o pastan no poseen clavículas, mientras que las especies con clavículas son básicamente voladoras o trepadoras. Según la teoría de Codman, los animales con clavículas fuertes necesitan utilizar sus brazos más en aducción y abducción. La clavícula larga facilita colocar el hombro en una posición más lateral, para acomodar la mano de manera que pueda enfrentarse al ambiente tridimensional.[267] Sin embargo, se ha cuestionado la función teleológica de la clavícula, ya que se han publicado casos de escisión completa de la clavícula con función normal de la extremidad superior.[56,133,150] Estas publicaciones, combinadas con ciertas observaciones en pacientes con ausencia congénita de clavícula (disostosis cleidocraneal) que aparentemente no muestran disfunción alguna de la extremidad, quizá son la base de la creencia de que este hueso es una parte ex-

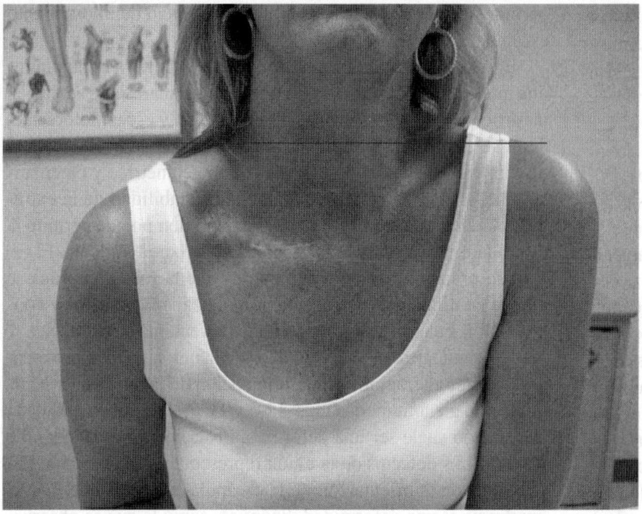

Fig. 11-3 • Aspecto de una paciente sometida a una extirpación completa de clavícula. Se observa un llamativo descenso del hombro derecho. La paciente se quejaba de dolor crónico, entumecimiento de las manos e imposibilidad para mantener el tirante del sujetador en su sitio.

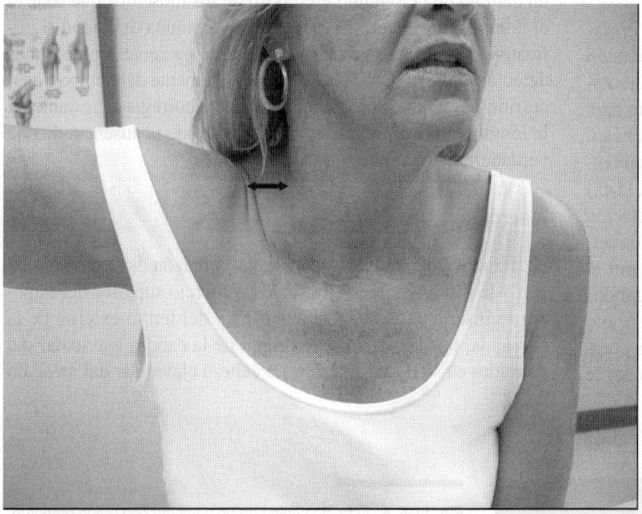

Fig. 11-4 • Obsérvese el colapso medial del hombro durante el intento de abducción.

cedente que se puede extirpar sin provocar alteraciones de la función. Sin embargo, otros investigadores han advertido que los hombros se encorvan y se produce debilidad y pérdida de la motilidad después de la escisión clavicular, utilizando estas observaciones para atribuir a la clavícula su sitio tan importante en la función normal de la extremidad (Figs. 11-3 y 11-4).[301,333]

La clavícula cumple varias funciones importantes, cada una de las cuales se debe alterar no sólo al extirpar el hueso sino también por las fracturas, las seudoartrosis o las uniones defectuosas.

Fuerza y estabilidad del brazo

La clavícula, al constituir un enlace óseo entre el tórax y la cintura escapular, proporciona un vínculo estable del mecanismo brazo-tronco y contribuye a la fuerza y estabilidad del brazo y la cintura escapular, en especial en los movimientos que se realizan por encima del nivel de los hombros.[231] Transmite el apoyo y la fuerza del músculo trapecio a la escápula y el brazo a través de los ligamentos coracoclaviculares.

Si bien en los pacientes con disostosis cleidocraneal y ausencia de la clavícula aparentemente no disminuye el arco de movimiento y, de hecho, a menudo aumenta la protracción y retracción de la escápula (por ausencia de la clavícula), suelen mostrar cierta debilidad al sostener una carga por encima de la cabeza; este dato indica que la clavícula añade estabilidad a la extremidad en condiciones de carga y en los arcos extremos de movimiento.[150]

La clavícula se encuentra apoyada y estabilizada por estructuras pasivas,[197] en especial los ligamentos esternoclaviculares.[21,22] Pese a que se ha publicado que existen datos electromiográficos de actividad del músculo trapecio durante el reposo, que indicarían que este músculo tiene algún sitio en el apoyo de la clavícula,[2] otros investigadores no han logrado demostrar que la actividad muscular tenga alguna función en el soporte clavicular.

Movilidad de la cintura escapular

Cuando el brazo se eleva a 180°, la clavícula se angula 30° hacia arriba y 35° hacia atrás a nivel de la articulación esternoclavicular. Además, gira unos 50° en sentido superior sobre su eje longitudinal. Durante el movimiento combinado glenohumeral, acromioclavicular y esternoclavicular, el húmero se desplaza cerca de 120° a nivel de la articulación glenohumeral, y la escápula se desplaza unos 60° a lo largo del tórax. Estos movimientos complejos y simultáneos de las articulaciones y sus estructuras óseas enlazadas (escápula, húmero y clavícula) significan que la clavícula tiene un sitio importante en el arco de movimiento del brazo. Sin embargo, existe controversia a este respecto. Algunos investigadores han observado que la ausencia de clavícula no altera la abducción del brazo,[2,384] y que la escisión de la clavícula también permite el arco de movimiento. Sin embargo, Rockwood advirtió que la pérdida de la clavícula ocasiona discapacidad de la función, debilidad, hombro encorvado y dolor secundario a la irritación del plexo braquial (véanse Figs. 11-3 y 11-4).[301]

Algunos sostienen que la función más importante de la clavícula es su contribución a los movimientos y que esta función está supeditada a su curvatura, especialmente a la lateral. La rotación de 50° de la clavícula en su eje parece ser importante para la elevación libre de la extremidad. De hecho, se ha observado una relación directa entre la línea de adherencia de los ligamentos coracoclaviculares, la magnitud de rotación clavicular, la extensión y el alargamiento relativo de los ligamentos y la rotación de la escápula misma. De los 60° de rotación escapular, los primeros 30° son ocasionados por elevación de la clavícula por el movimiento de la articulación esternoclavicular, y los segundos 30° se producen a través de la articulación acromioclavicular por la rotación clavicular y el alargamiento de los ligamentos coracoclaviculares. Por tanto, la curvatura lateral de la clavícula le permite actuar como eje, posibilitando la mitad del movimiento escapular.[196]

El movimiento uniforme y rítmico de la cintura escapular es una interacción compleja de los grupos musculares que actúan en las articulaciones y los espacios subacromial y escapulotorácico. Aunque es difícil disgregar las contribuciones de la clavícula al movimiento global, al parecer su diseño geométrico y cinemático, que permite la rotación, aumenta la estabilidad de la extremidad superior contra el tronco, al mismo tiempo que permite la motilidad, en especial de la escápula en la pared torácica. El resultado práctico de este fenómeno es que la fosa glenoidea se mueve continuamente, enfrentando a la cabeza humeral y contrayéndola cuando el brazo se utiliza por encima de la cabeza.[150]

Las seudoartrosis y los defectos de la unión pueden provocar importantes alteraciones en la orientación de la escápula y la articulación glenohumeral (Figs. 11-5 y 11-6). Esta alteración de la orientación suele ser una deformidad rotacional anteromedial e inferior. Los defectos de la unión representan una alteración fija o estática de la orientación de la escápula, mientras que la seudoartrosis es una deformidad dinámica, como la que se observaría en una separación acromioclavicular importante (Figs. 11-7 y 11-8). Este cambio de orientación de la escápula provoca a su vez un cambio de la longitud en reposo de los músculos que rodean el hombro. Basmania y McGee observaron una debilidad significativa de las extremidades afectadas en pacientes con uniones defectuosas de la clavícula, independientemente del tiempo transcurrido desde la lesión. Esta debilidad se corregía al restablecer la longitud normal de la clavícula, a pesar de la ausencia de una verdadera fisioterapia.[17,219]

Inserciones musculares

La clavícula también actúa como armazón óseo para el origen y la inserción de los músculos. El tercio superior del trapecio se inserta en la superficie superior del tercio externo de la clavícula, opuesto al sitio de origen de la cabeza clavicular del deltoides en su borde anterior. La cabeza clavicular del músculo

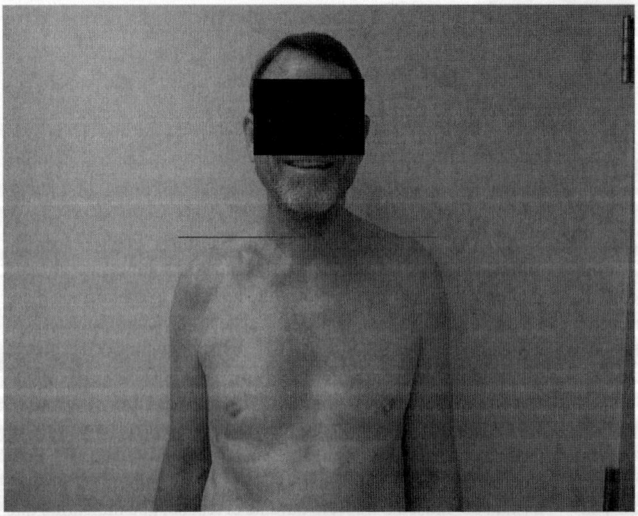

Fig. 11-5 • Aspecto clínico de un paciente con unión defectuosa de la clavícula.

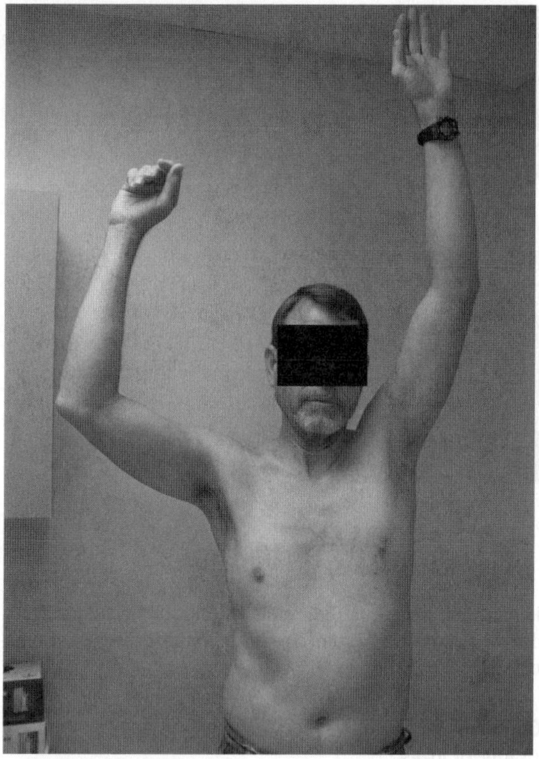

Fig. 11-6 • Pérdida de la abducción activa secundaria a la posición defectuosa del hombro afectado.

esternocleidomastoideo se origina en el borde posterior del tercio clavicular interno. La cabeza clavicular del músculo pectoral mayor se origina en el borde anterior de la clavícula. Durante la elevación activa del brazo, estos músculos se contraen al mismo tiempo. En teoría, se supone que los músculos ubicados por encima de la clavícula podrían enlazarse con los situados debajo, formando una capa muscular continua sin interposición de hueso,[2] pero el armazón óseo estable evidentemente ofrece la ventaja de una base sólida para la fijación muscular. El otro músculo que se inserta en la clavícula es el subclavio. Después de su origen en la primera costilla, por delante de la unión costocondral, sigue una trayectoria oblicua y posterior hasta un surco en la superficie inferior de la clavícula. Al parecer, este músculo ayuda al descenso del tercio medio de la clavícula. Las fracturas claviculares suelen producirse en la porción distal de su inserción. En las fracturas mesoclaviculares, este músculo ofrece cierta protección a las estructuras neurovasculares situadas debajo de él; sin embargo, también puede quedar atrapado en la zona de la fractura y retrasar o inhibir la curación.

Protección de las estructuras neurovasculares

La clavícula también proporciona protección esquelética a las estructuras neurovasculares adyacentes y a la parte superior del pulmón. Los vasos subclavios y axilares, el plexo braquial y el pulmón se ubican directamente por detrás del tercio medio de la

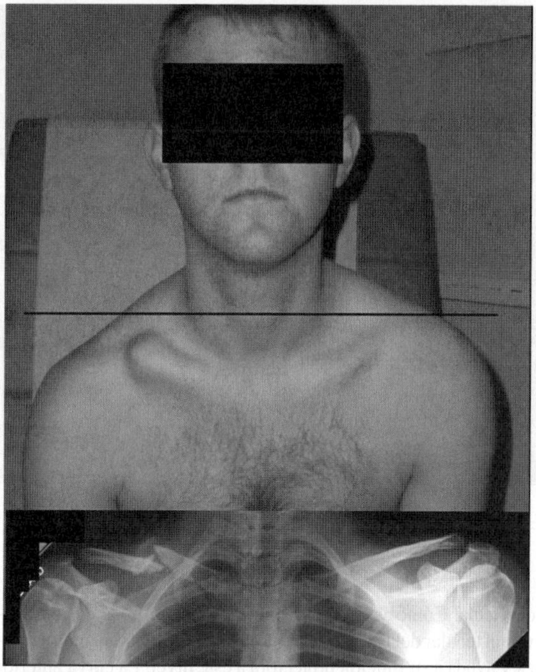

Fig. 11-7 • Aspecto clínico y radiografía anteroposterior de una fractura aguda. Obsérvese el desplazamiento inferior del hombro afectado en relación con el normal.

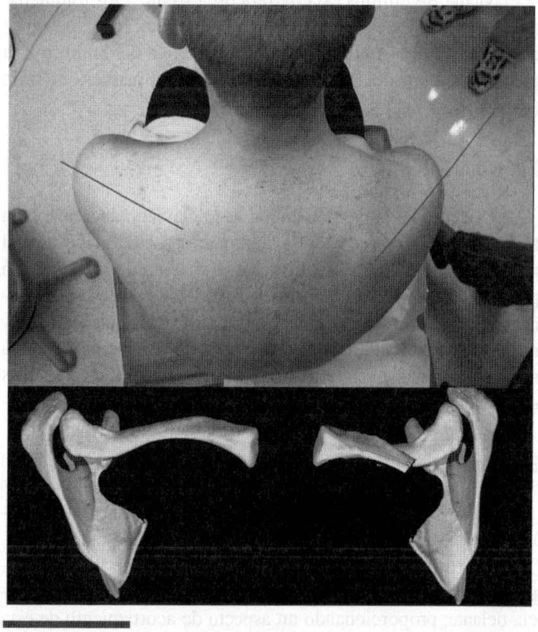

Fig. 11-8 • El mismo paciente de la Figura 11-7 visto desde arriba. Se observa la rotación anterior del hombro derecho en relación con el plano coronal del cuerpo. En el esquema se muestran los cambios de orientación de la escápula.

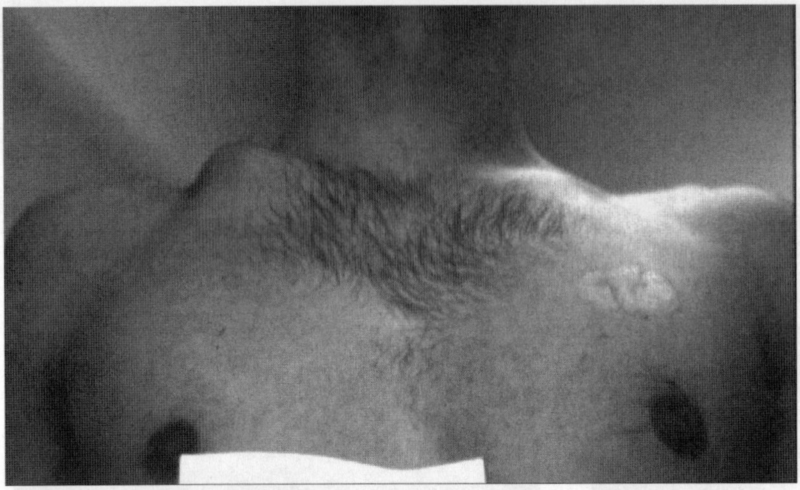

Fig. 11-9 • Aspecto clínico de un paciente con una unión defectuosa de la clavícula.

clavícula. Como ya se mencionó anteriormente, el corte transversal tubular del tercio medial de la clavícula incrementa su fuerza y ayuda a su función protectora a este nivel. La curva anterior de los dos tercios mediales de la clavícula constituye un arco rígido debajo del cual pasan los grandes vasos en su trayecto desde el mediastino y el estrecho torácico superior hasta la axila. Se ha demostrado que durante la elevación del brazo, la clavícula, al rotar en sentido superior, también se mueve hacia atrás y la curvatura despeja el trayecto de los vasos.[354] Cuando se pierde la clavícula, se elimina esta barrera ósea frente a los traumatismos externos.[1] Además, su ausencia puede exacerbar los síntomas del estrecho superior debido al descenso del hombro y la caída resultante del plexo braquial sobre la primera costilla (véanse Figs. 11-3 y 11-4).

Función respiratoria

El ascenso de la porción lateral de la clavícula incrementa la tracción que se ejerce sobre el ligamento costoclavicular y el músculo subclavio. A causa de la conexión entre la clavícula y la primera costilla y entre la primera costilla y el esternón, el ascenso de la cintura escapular provoca el desplazamiento del tórax en sentido cefálico, que corresponde a una inspiración. Esta relación se utiliza en algunos ejercicios respiratorios y variedades de respiración artificial.[2]

Estética

El hueso subcutáneo liso de la clavícula tiene una función estética, al proporcionar una curva elegante a la base del cuello. Tras la extirpación quirúrgica de la clavícula, la extremidad superior en algunos pacientes puede desplazarse hacia abajo y hacia delante, proporcionando un aspecto de acortamiento de esta zona. Las mujeres se quejan de dificultades para mantener en su sitio en el hombro el tirante del sujetador, debido a la caída del hombro (véanse Figs. 11-3 y 11-4). Además, muchos pacientes son conscientes de la función estética de la clavícula al constatar la preocupación por la formación de callos de fractura exagerados después de una fractura o por la deformidad después de uniones defectuosas (Fig. 11-9).[1]

CLASIFICACIÓN DE LAS FRACTURAS CLAVICULARES

Para que sea efectivo, un sistema de clasificación debe ser preciso en términos de identificación de la anatomía patológica y debe tener capacidad pronóstica de los resultados, sirviendo así de base para decidir el tratamiento más adecuado. En una situación ideal, un sistema de clasificación debe ser también suficientemente sencillo como para ser fácilmente reproducible, con buena fiabilidad intra e interobservadores. Por desgracia, la mayor parte de los sistemas de clasificación de las fracturas de la clavícula son meramente descriptivos y no proporcionan ninguna guía en términos de pronóstico. Las fracturas claviculares se han clasificado según su configuración (p. ej., en tallo verde, oblicua, transversal y conminuta),[351] pero se emplea mucho más la clasificación basada en su ubicación, ya que orienta mejor nuestros conocimientos sobre la anatomía de la fractura, el mecanismo de la lesión, el cuadro clínico y los distintos métodos de tratamiento.[6,88,98,240,271] Una de las primeras clasificaciones de las fracturas claviculares fue la de Allman. Las clasificó en tres grupos:[6]

Grupo I: Fracturas del tercio medio.
Grupo II: Fracturas del tercio distal.
Grupo III: Fracturas del tercio medial.

Neer,[238-240,242] y Jager y Breitner[157] crearon una clasificación específica para las fracturas del tercio clavicular distal.

En 1990, Craig[58] introdujo una clasificación más detallada de las fracturas claviculares basada en los patrones variables de fracturas observados en los tres amplios grupos de la clasificación de Allman:

Grupo I: Fractura del tercio medio.
Grupo II: Fractura del tercio distal.
Tipo I: Desplazamiento mínimo (interligamentoso).

Tipo II: Con desplazamiento secundario a una fractura medial a los ligamentos coracoclaviculares.
A. Conoideo y trapezoideo adherido.
B. Conoideo desgarrado, trapezoideo adherido.
Tipo III: Fracturas de la superficie articular.
Tipo IV: Ligamentos al periostio intactos (niños), con desplazamiento del fragmento proximal.
Tipo V: Conminuta; sin ligamentos adheridos en la porción proximal o distal, sino hacia un fragmento conminuto inferior.

Grupo III: Fracturas del tercio proximal.
Tipo I: Desplazamiento mínimo.
Tipo II: Desplazamiento (rotura ligamentosa).
Tipo III: Intraarticular.
Tipo IV: Separación epifisaria (niños y adultos jóvenes).
Tipo V: Conminuta.

Las fracturas del grupo I, o fracturas del tercio medio, son las más comunes en los adultos y niños. Se producen en el punto donde el área transversal de la clavícula se transforma de aplanado en prismático. La fuerza del impacto traumático sigue la curva de la clavícula y se dispersa al alcanzar la curva lateral.[248-250,336] Además, los segmentos proximal y distal de la clavícula se encuentran sujetos por estructuras ligamentosas y uniones musculares, mientras que el segmento central es relativamente libre. Esta fractura corresponde al 80% de las fracturas claviculares.[242,308]

Las fracturas del grupo II corresponden al 12% y al 15% de las fracturas claviculares y se subdividen según la ubicación de los ligamentos coracoclaviculares en relación con los fragmentos de la fractura.[140] Neer fue el primero en señalar la importancia de esta fractura y la subclasificó en tres tipos. Las fracturas del tipo I son las más comunes en proporción de 4:1. En esta fractura, los ligamentos permanecen íntegros sujetando a los fragmentos e impidiendo la rotación, la inclinación o un desplazamiento excesivo. Esta es una fractura interligamentosa que se produce entre el conoideo y el trapezoideo o entre los ligamentos coracoclavicular y acromioclavicular (Figs. 11-10 y 11-11).[239] En las fracturas distales de tipo II, los ligamentos coracoclaviculares se separan del segmento medial. A menudo, tanto el conoideo como el trapezoideo se ubican en el fragmento distal (IIA) (Fig. 11-12), o bien el ligamento conoideo se rompe mientras el ligamento trapezoideo permanece adherido al segmento distal (IIB) (Fig. 11-13).[65] Realmente no existen diferencias funcionales entre estas dos fracturas. La elevada tasa de seudoartrosis en estas fracturas puede ser secundaria a una movilidad excesiva en el lugar de la fractura. Estas fracturas son equivalentes a una separación acromioclavicular grave, en la que se pierde la limitación normal a la rotación anteromedial de la escápula en relación con la clavícula. En esta fractura actúan cuatro fuerzas que dificultan la cicatrización y quizá contribuyen a la frecuencia tan alta de seudoartrosis: 1) cuando el paciente se encuentra erguido, el fragmento externo, al conservar la unión del ligamento trapezoideo a la escápula a través de los ligamentos acromioclaviculares íntegros, es llevado hacia abajo y adelante por el peso del brazo; 2) los músculos pectoral mayor, pectoral menor y dorsal ancho tiran del segmento distal hacia abajo y el centro, provocando cabalgamiento; 3) al mover el brazo la escápula a veces rota al segmento distal y 4) el músculo trapecio se une a los dos tercios externos de la clavícula mientras que el esternocleidomastoideo se une al tercio medial, y estos músculos tiran del segmento clavicular en sentido superior y posterior, a menudo hasta el mismo músculo trapecio.[240]

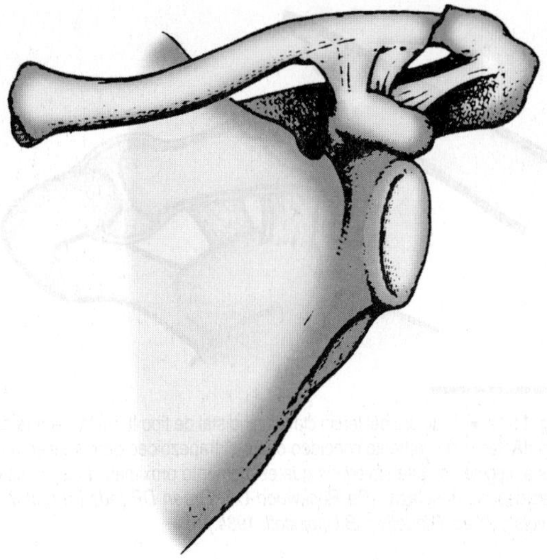

Fig. 11-10 • Fractura tipo I del extremo distal de la clavícula (grupo II). Los ligamentos intactos mantienen colocados los fragmentos. *(De Rockwood CA, Green DP [eds.]: Fractures [3 vols.], 2.ª ed. Filadelfia: JB Lippincott, 1984.)*

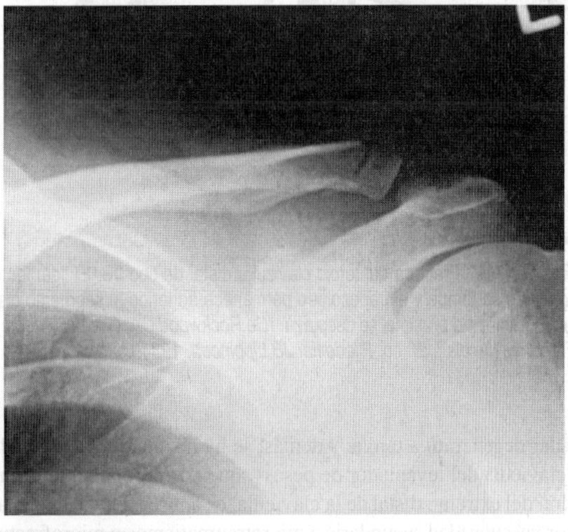

Fig. 11-11 • Fractura tipo I del extremo distal de la clavícula observada en la radiografía. Los fragmentos son mantenidos en su lugar de forma segura por los ligamentos coracoclavicular y acromioclavicular intactos.

La fractura distal de tipo III abarca la superficie articular y la articulación acromioclavicular (Fig. 11-14). Si bien en las fracturas de tipo II a menudo existe extensión intraarticular (Fig. 11-15), en las fracturas de tipo III se produce una rotura en la superficie articular sin lesión ligamentosa. Esta variedad suele ser sutil, se confunde con una separación acromioclavicular de primer grado y se necesitan proyecciones especiales para observarla. De hecho, algunas veces se manifiesta por una artrosis acromioclavi-

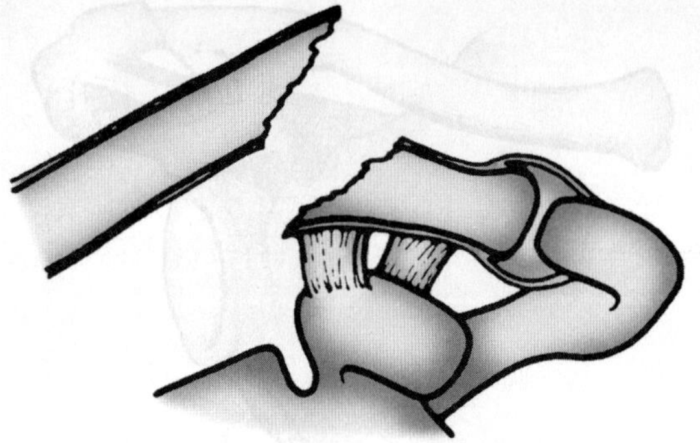

Fig. 11-12 • Fractura del tercio clavicular distal de tipo II. En la fractura de tipo IIA, tanto el ligamento conoideo como el trapezoideo permanecen unidos al segmento distal, mientras que el segmento proximal, sin unión ligamentosa, se desplaza. *(De Rockwood CA, Green DP [eds.]: Fractures [3 vols.], 2.ª ed. Filadelfia: JB Lippincott, 1984.)*

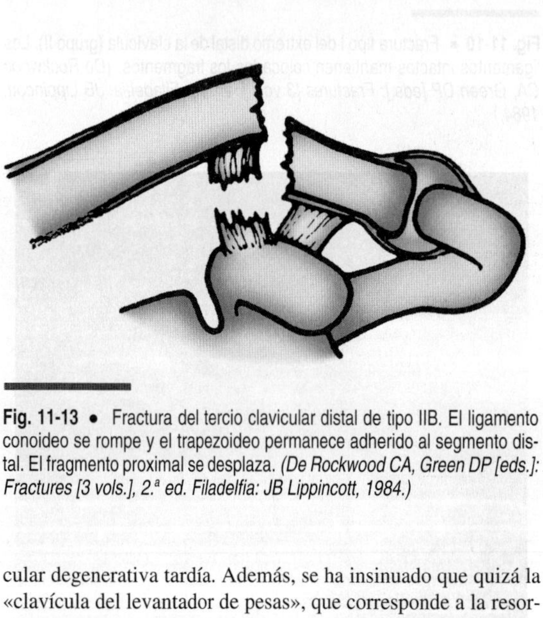

Fig. 11-13 • Fractura del tercio clavicular distal de tipo IIB. El ligamento conoideo se rompe y el trapezoideo permanece adherido al segmento distal. El fragmento proximal se desplaza. *(De Rockwood CA, Green DP [eds.]: Fractures [3 vols.], 2.ª ed. Filadelfia: JB Lippincott, 1984.)*

cular degenerativa tardía. Además, se ha insinuado que quizá la «clavícula del levantador de pesas», que corresponde a la resorción del extremo distal de la clavícula, es consecuencia de la mayor vascularidad secundaria a microtraumatismos o microfracturas que ocasionan esta resorción.[37,242,290]

Tal vez es lógico añadir un cuarto y un quinto tipos de fractura del tercio clavicular distal, porque existe un grupo de fracturas en las que se produce desplazamiento óseo por las fuerzas musculares deformantes, aunque los ligamentos coracoclaviculares permanecen unidos al hueso o al periostio.

Las fracturas de tipo IV se producen en niños y pueden confundirse con una separación acromioclavicular completa (Fig. 11-16). Se les denomina *seudoluxación* de la articulación acromioclavicular y son típicas de los niños menores de 16 años.[299] Consisten en una fractura del tercio clavicular distal, donde la articulación acromioclavicular permanece intacta. En niños y en adultos jóvenes, la unión entre el hueso y el periostio es relativamente laxa. El fragmento proximal se rompe a través del periostio delgado y las fuerzas musculares lo desplazan en sentido supe-

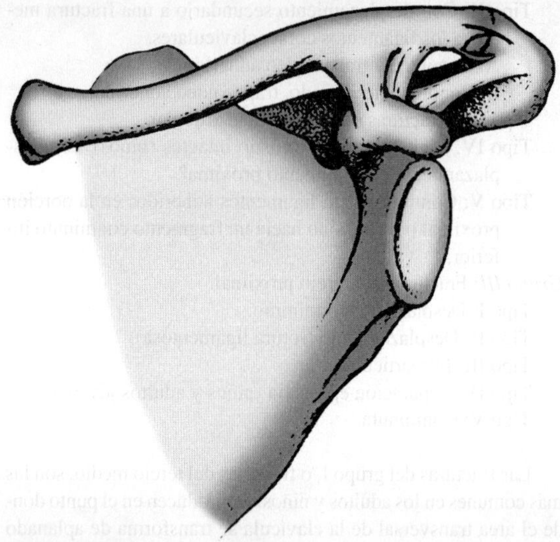

Fig. 11-14 • Fractura del tercio clavicular distal de tipo III que comprende la superficie articular acromioclavicular. No existe desgarro ni desplazamiento ligamentoso. Estas fracturas se manifiestan en cambios degenerativos tardíos de la articulación. *(De Rockwood CA, Green DP [eds.]: Fractures [3 vols.], 2.ª ed. Filadelfia: JB Lippincott, 1984.)*

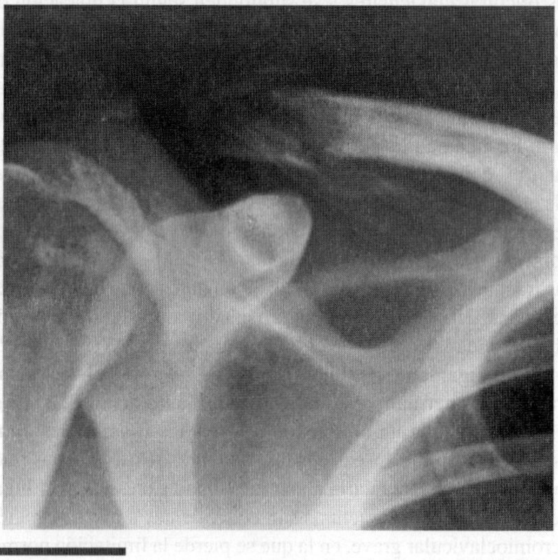

Fig. 11-15 • Aunque en esta fractura existe un componente intraarticular, no corresponde al tipo III sino al tipo II, con extensión intraarticular.

rior. Los ligamentos coracoclaviculares permanecen unidos al periostio o se arrancan con un fragmento pequeño de hueso.[88,98,299] A veces resulta imposible, desde el punto de vista clínico y radiológico, distinguir entre una separación acromioclavicular de grado III, una fractura del tercio clavicular distal de tipo II y una de tipo IV con rotura del periostio.[239,240,242] Rockwood ha clasificado estas fracturas en una forma prácticamente análoga a su sistema de clasificación para las lesiones de la articulación acro-

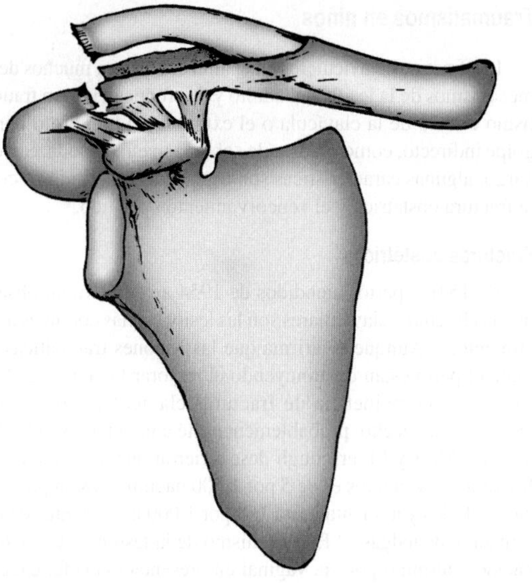

Fig. 11-16 • Fractura de tipo IV en un niño, que se ha llamado «seudoluxación» de la articulación acromioclavicular. Los ligamentos coracoclaviculares permanecen unidos al hueso o el periostio y el fragmento proximal se rompe a través del periostio delgado de la parte superior y se puede desplazar hacia arriba gracias a las fuerzas musculares. *(De Rockwood CA, Green DP [eds.]: Fractures [3 vols.], 2.ª ed. Filadelfia: JB Lippincott, 1984.)*

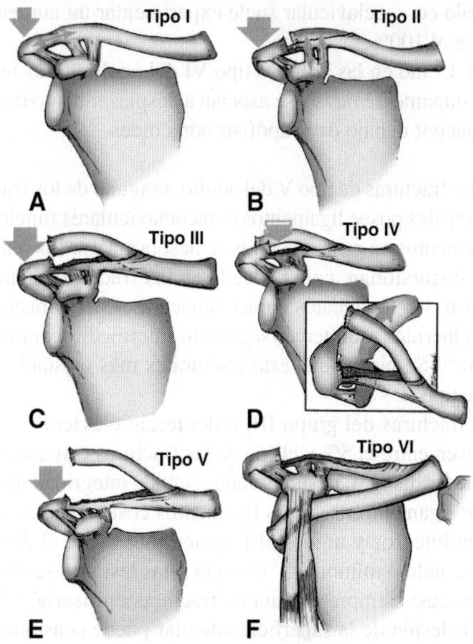

Fig. 11-17 • Clasificación de Rockwood de las lesiones distales de la clavícula en los niños. Para una descripción más completa de este sistema de clasificación, consúltese el texto. *(De Rockwood CA, Green DP [eds.]: Fractures [3 vols.], 2.ª ed. Filadelfia: JB Lippincott, 1984.)*

mioclavicular en adultos (Fig. 11-17). Este sistema está basado en la cantidad de energía transmitida a la parte distal de la clavícula, que determina el grado de desplazamiento y la dirección de la fuerza aplicada, lo que a su vez determina la dirección del desplazamiento. Estos subtipos están basados en la posición del extremo distal de la clavícula en relación con el tubo perióstico.[299]

La clasificación de Rockwood es la siguiente (véase Cap. 12):

Tipo I: Distensión leve de los ligamentos acromioclaviculares sin alteración del manguito perióstico de la clavícula. Un paciente con esta lesión puede presentar hipersensibilidad a la palpación de la articulación acromioclavicular, pero sin alteraciones radiográficas significativas entre ambos lados.

Tipo II: Rotura parcial del manguito perióstico con aumento mínimo del intervalo coracoclavicular observado en las radiografías, en comparación con el lado no lesionado. Puede haber un ligero ensanchamiento del intervalo acromioclavicular.

Tipo III: Rotura importante de la cara dorsal del manguito perióstico con desplazamiento aparente de la clavícula hacia arriba en relación con la escápula. En las radiografías simples obtenidas de ambos hombros en la misma placa parecerá que las clavículas están a la misma altura relativa, con la escápula del lado afectado descendida. Habitualmente, este dato se puede confirmar con la clínica. El intervalo coracoclavicular puede presentar un aumento del 50% al 100% mayor que en el lado no lesionado. A veces, se observan tumefacción y equimosis sobre la cara dorsal de la articulación acromioclavicular y el extremo distal de la clavícula, además de equimosis sobre la cara posterolateral del acromion. Si no se observa ensanchamiento del intervalo coracoclavicular, pero sí del espacio acromioclavicular, el médico debe sospechar una fractura de la base de la coracoides. En estas lesiones, la fuerza se desvanece al fracturarse la coracoides antes de romperse el revestimiento perióstico. A veces se puede ver una fractura de la base de la coracoides en la proyección axilar, aunque se observa mejor en la proyección de la escotadura de Stryker.

Tipo IV: Desplazamiento posterior de la clavícula en relación con el acromion. En realidad, la clavícula permanece en la misma posición gracias a sus potentes fijaciones mediales; sin embargo, la escápula es desviada hacia delante en relación con la clavícula. Aparentemente no hay un ensanchamiento importante del intervalo coracoclavicular, lo que lleva al médico a restar importancia a la lesión. La clave de la exploración del paciente es la palpación de la parte distal de la clavícula en relación con el acromion y la obtención de una buena proyección axilar para comprobar el desplazamiento posterior relativo de la clavícula. En nuestra experiencia, estas lesiones son las más problemáticas en niños y adolescentes, igual que las lesiones tipo IV en adultos son tan discapacitantes, porque el extremo distal de la clavícula se puede enganchar en el músculo trapecio. Este enganche no sólo impide la reducción, sino que provoca importante dolor al paciente.

Tipo V: Básicamente, se trata de una lesión tipo III grave, con rotura completa del manguito perióstico dorsal y desplazamiento superior importante de la parte distal de la clavícula en relación con el acromion. Esta lesión probablemente se debe a la rotura añadida de la fascia deltotrapezoidea. Una vez más, el extremo distal de la clavícula realmente permanece en su posición anatómica, siendo la escápula la que se desplaza. El intervalo coracoclavicular suele experimentar un aumento superior al 100%.

Tipo VI: Como en las lesiones tipo VI del adulto, estas lesiones son sumamente raras y se asocian a desplazamiento de la clavícula por debajo de la apófisis coracoides.

En las fracturas de tipo V del adulto, ninguno de los fragmentos principales posee ligamentos coracoclaviculares funcionales. Los fragmentos en estas fracturas se desplazan por los músculos que los distorsionan, como sucede en las fracturas distales de tipo I, pero los ligamentos coracoclaviculares permanecen íntegros y adheridos a un tercer segmento intermedio conminuto y pequeño.[271] Se piensa que esta fractura es más inestable que la distal de tipo II.

Las fracturas del grupo III, o del tercio clavicular interno, constituyen entre el 5% y el 6% de las fracturas claviculares. Al igual que las distales, se subdividen según la integridad de las estructuras ligamentosas. Si los ligamentos costoclaviculares permanecen íntegros y unidos al fragmento externo, el desplazamiento es nulo o mínimo.[6,175] Cuando estas lesiones se producen en niños, casi siempre se trata de fracturas epifisarias.[174] En el adulto, la lesión de la superficie articular puede ocasionar cambios degenerativos.[242,383]

Por último, la luxación panclavicular o clavícula flotante traumática no es una fractura clavicular ni una separación esternoclavicular o acromioclavicular aislada.[23,116,158,282] En esta lesión se desgarran los ligamentos esternoclaviculares, coracoclavicular y acromioclavicular.

La clasificación propuesta por Robinson (Fig. 11-18) es quizás el único sistema de clasificación validado en términos de correlación del tipo de fractura con el resultado habitual.[297] Su sistema estaba basado en la observación de 1.000 fracturas de clavícula en adultos y tenía en cuenta la localización anatómica, el grado de desplazamiento, la conminución y la extensión articular y estabilidad de la fractura. Prácticamente igual que en la clasificación de Allman, las principales localizaciones anatómicas fueron medial (tipo 1), zona media (tipo 2) y lateral (tipo 3). El desplazamiento sirvió para subdividir estos grupos principales, dependiendo de que el desplazamiento fuera inferior al 100% (subgrupo A) o superior al 100% (subgrupo B). Las fracturas de tipo 1 y 3 se subdividieron dependiendo de la afectación articular, siendo las del subgrupo 1 las que no presentaban afectación intraarticular y las del subgrupo 2 las que se extendían al interior de la articulación. Las fracturas de tipo 2 se subdividieron según la presencia de conminución. El grupo 1 correspondía a las fracturas con conminución simple o en cuña, mientras que las del grupo 2 correspondían a las fracturas segmentadas o conminutas. Mediante la combinación de estos grupos y subgrupos se pueden describir prácticamente todas las fracturas. Por ejemplo, una fractura media de la diáfisis, desplazada y conminuta se describiría como una fractura tipo 2B2, mientras que una fractura clavicular lateral intraarticular, no desplazada, sería de tipo 3A1. Robinson comprobó que tanto el desplazamiento como la conminución se asociaban a un mayor riesgo de retraso de la unión o de seudoartrosis.[297]

MECANISMO DE LA LESIÓN

Puesto que la clavícula es el hueso que se fractura con mayor frecuencia, se han publicado causas diversas, tanto traumáticas como atraumáticas.[90]

Traumatismos en niños

Las fracturas claviculares en el niño comparten muchos de los mecanismos de la lesión del adulto y se producen por un traumatismo directo de la clavícula o el extremo del hombro o por un golpe indirecto, como es la caída sobre la mano estirada. Sin embargo, algunas características son exclusivas de los niños, como la fractura obstétrica y el «encorvamiento» plástico.

Fracturas obstétricas

En 15.000 partos atendidos de 1954 a 1959, Rubin observó que las fracturas claviculares son las lesiones más comunes al nacimiento.[310] Aunque se afirma que las lesiones traumáticas durante el parto están disminuyendo al mejorar la atención obstétrica,[127,364] la incidencia de fracturas claviculares permanece elevada y, de hecho, probablemente esté aumentando en los lactantes.[11] Moir y Myerscough descubrieron que la incidencia de fracturas claviculares es de 5 por 1.000 nacimientos en presentación cefálica y aumenta hasta 160 por 1.000 nacimientos en presentación de nalgas.[227] El mecanismo de la lesión en un lactante nacido a término por vía vaginal en presentación cefálica, es la compresión de la clavícula de presentación contra la sínfisis del pubis de la madre.[205,349] En el parto de una presentación de nalgas se puede ejercer tracción directa y provocar la misma lesión ósea que cuando el obstetra intenta bajar los hombros y liberar el brazo para la salida de la cabeza.[171,347]

La incidencia global de fracturas claviculares durante el parto es aproximadamente de 0,5 a 7,2 por 1.000 nacimientos. Además de la presentación del niño, contribuyen varios factores. Está clara la importancia del peso, porque la incidencia de las fracturas claviculares aumenta con el peso y el tamaño de los niños.[41,122] Los lactantes que pesan entre 3.800 g y 4.000 g, o que miden 52 cm o más, parecen tener mayor riesgo de sufrir esta fractura. Igualmente, se ha demostrado que la edad materna avanzada es un factor de riesgo para las fracturas obstétricas.[20a] Quizá también contribuya la experiencia del médico. Cohen y Otto indicaron que la incidencia de las fracturas claviculares aumenta cuando los partos son atendidos por residentes menos expertos, incidencia que desciende por cada año de experiencia obstétrica.[48] Sin duda alguna, se trata de una estadística que se debe tener en cuenta en la formación del personal obstétrico. También es importante el método del parto, pues parece que aumenta el riesgo cuando se utiliza un fórceps medio; este dato pone en duda la utilidad de esta maniobra obstétrica. Por otro lado, Balata y cols. no han encontrado fracturas en los lactantes que nacen por cesárea.[11]

Al parecer no existe relación entre las fracturas claviculares y el tipo de anestesia, la duración del trabajo de parto activo, la duración de la segunda fase del trabajo de parto, la calificación de Apgar o la paridad materna. La anatomía de las fracturas que se producen durante el parto es variable, y se han publicado fracturas incompletas, en tallo verde y con rotura bicortical, con o sin desplazamiento.[348] En un estudio, la frecuencia fue mayor en los varones y en la clavícula derecha.[11] También existe otro estudio de 1992 en el que se encontró cierta relación entre las fracturas claviculares y el segundo parto.[159a]

La bibliografía indica que quizá los exámenes clínicos más frecuentes y generales reduzcan la incidencia o faciliten el diagnóstico oportuno de las fracturas claviculares gracias a lo que ahora se sabe sobre los factores de riesgo.

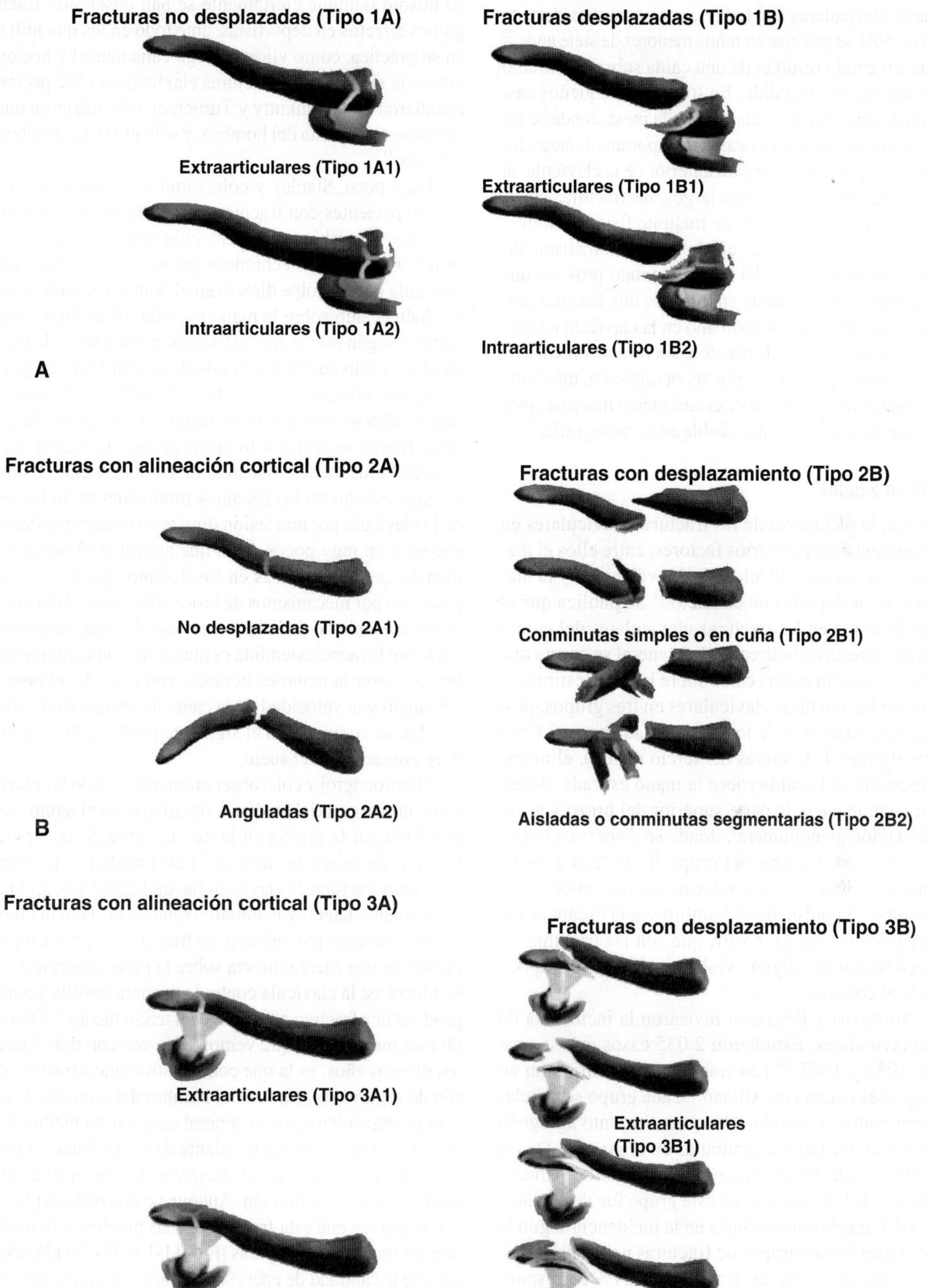

Fig. 11-18 • Clasificación de Robinson de las fracturas de clavícula. *(De Robinson CM: Fractures of the clavicle in the adult. Epidemiology and classification. J Bone Joint Surg Br 80:476-484, 1998.)*

Lesiones durante la lactancia y la niñez

Las fracturas claviculares son todavía más comunes durante la niñez y casi un 50% se produce en niños menores de siete años.[20] Estas fracturas a menudo resultan de una caída sobre el extremo del hombro o una mano extendida. En los niños pequeños casi siempre se trata de una silla alta, una cama o la mesa donde se les cambia. Otras veces la fractura es ocasionada por una fuerza violenta directa que se aplica desde la cara anterior de la clavícula; al igual que otras fracturas de los huesos largos, las fracturas claviculares pueden ser uno de los signos de maltrato físico infantil.

A diferencia de lo que sucede en el adulto, un traumatismo directo o indirecto en la clavícula del niño a menudo provoca una fractura incompleta o en tallo verde en lugar de una fractura desplazada.[250] Además, cualquier traumatismo en la clavícula infantil puede ocasionar «encorvamiento» plástico, sin rotura cortical evidente. Pese a que sólo se manifiesta por encorvamiento, más tarde estas fracturas suelen mostrar datos de cicatrización macroscópica de fracturas completas, con un callo visible en la radiografía.[30,335]

Traumatismos en adultos

Según parece, la incidencia de las fracturas claviculares en el adulto está aumentando por varios factores, entre ellos el mayor número de lesiones en vehículos de alta velocidad y la mayor aceptación de los deportes de contacto.[67] Se publica que el mecanismo de la lesión en las fracturas claviculares del adulto consta de fuerzas directas o indirectas. En general se acepta que el mecanismo más común es una caída sobre la mano estirada.[67] Allman, al dividir las fracturas claviculares en tres grupos, propone distintos mecanismos de la lesión para cada grupo.[6] Considera que, en el grupo I (fracturas del tercio medio), el mecanismo más frecuente es la caída sobre la mano estirada, donde la fuerza se transmite hacia la parte superior del brazo y a través de la articulación glenohumeral, donde se dispersa a lo largo de la clavícula. Las fracturas del grupo II, distales a los ligamentos coracoclaviculares, se producen por una caída sobre un lado del hombro, impulsando al hombro y a la escápula hacia abajo. Las fracturas del grupo III, que son las proximales, suelen ser ocasionadas por alguna violencia directa que aplica la fuerza desde el costado.

En 1994, Nordqvist y Petersson revisaron la incidencia de las fracturas claviculares. Estudiaron 2.035 casos que se produjeron entre 1952 y 1987.[253] Las fracturas se clasificaron en tres grupos según el sistema de Allman.[6] Cada grupo se subclasificó en subconjuntos no desplazados y un conjunto agregado de fracturas mesoclaviculares conminutas en el grupo I. De las fracturas, el 76% se clasificaron como del grupo I de Allman. La edad promedio de los pacientes en este grupo fue de 13 años. Se observaron diferencias importantes en la incidencia según la edad y el sexo entre los subgrupos de fracturas no desplazadas, desplazadas y conminutas. De las fracturas, el 21% correspondieron al grupo II de Allman. La edad promedio de estos pacientes fue de 47 años y no se observaron diferencias en la edad entre los subgrupos con fracturas desplazadas o no desplazadas. El 3% de las fracturas se clasificaron dentro del grupo III de Allman, y la edad promedio de los pacientes en este grupo fue de 59 años. Los tres grupos se clasificaron por un predominio notorio de varones.

En 1962, Fowler[104] señaló que las lesiones claviculares casi siempre son secundarias a una caída o un golpe en la punta del hombro, y que rara vez son ocasionadas por golpes sobre el hueso mismo (aunque ciertamente se han observado fracturas por golpes directos en deportistas, ante todo en los que utilizan palos en su práctica, como vilorta [juego canadiense] y hockey[326]). En una serie numerosa de fracturas claviculares (342 pacientes) que estudiaron Sankarankutty y Turner, el 91% sufrieron una caída o un golpe en la punta del hombro, y sólo el 1% cayó sobre la mano estirada.[317]

Hace poco, Stanley y cols. estudiaron una serie consecutiva de 150 pacientes con fracturas claviculares en la que el 81% de los casos describieron información sobre el mecanismo de lesión.[338] Comprobaron entonces que el 94% se había fracturado la clavícula por un golpe directo en el hombro, mientras que sólo el 6% había caído sobre la mano estirada. El análisis biomecánico ulterior, según este grupo de fuerzas implicadas en la fractura clavicular, reveló que la lesión directa produce una carga crítica de arqueamiento, que es superada por una fuerza compresiva equivalente al peso corporal, ocasionando la fractura del hueso. Cuando la fuerza se aplica a lo largo del eje del brazo, rara vez se alcanza la fuerza de arqueamiento en la clavícula. Estos investigadores estudiaron las fracturas producidas en todos los puntos de la clavícula por una lesión directa en el extremo del hombro y encontraron muy pocos datos que apoyaran el concepto de Allman de que las fracturas en los distintos puntos anatómicos se producen por mecanismos de lesión diferentes. Además, suponen que el mecanismo de la lesión en aquellos que describen una caída sobre la mano extendida es quizás un golpe directo en el hombro: al entrar la mano en contacto con el suelo, el peso corporal del sujeto y la velocidad de la caída hacen que ésta continúe y el hombro se convierte en el siguiente punto de la extremidad que hace contacto con el suelo.

Harnroongroj y cols. observaron que cuando las clavículas sufrían una carga axial tendían a fracturarse en el tercio medio de la clavícula, en la región en la que la curva de la cara lateral de la clavícula pasa a la curva de la cara medial.[138] La fuerza necesaria para fracturar la clavícula fue de 1.526,19 N. El índice entre el fragmento lateral y la longitud total de la clavícula fue de 0,49.

Otro mecanismo indirecto de fractura de la clavícula es la aplicación de una fuerza directa sobre la parte superior del hombro; se fuerza así la clavícula contra la primera costilla y a menudo se produce una fractura espiroidea del tercio medio.[67] Otra variación de este mecanismo, que vemos cada vez con más frecuencia en los últimos años, es la que conocemos como «fractura del cinturón de seguridad». La tira del hombro del cinturón de seguridad actúa como fulcro, por lo general en el punto medio de la clavícula, y será la fuerza hacia delante de la clavícula contra este fulcro la que provoque su fractura, que será transversal u oblicua, con escasa o nula conminución. Aunque no podemos explicar por qué razón, parece que esta fractura es más proclive a la seudoartrosis que las fracturas más típicas (Fig. 11-19). Una explicación podría ser que la cantidad de energía necesaria para provocar una fractura transversal es mayor que la necesaria para provocar una fractura como la producida por una carga axial.

Fracturas por sobrecarga

Se han comunicado fracturas por sobrecarga de la clavícula en deportistas. Se han observado en diversos deportes, como béisbol, salto de trampolín, gimnasia e incluso en animadoras.[2,97,307,371,385] Parece que el mecanismo de la lesión es la carga axial repetida de

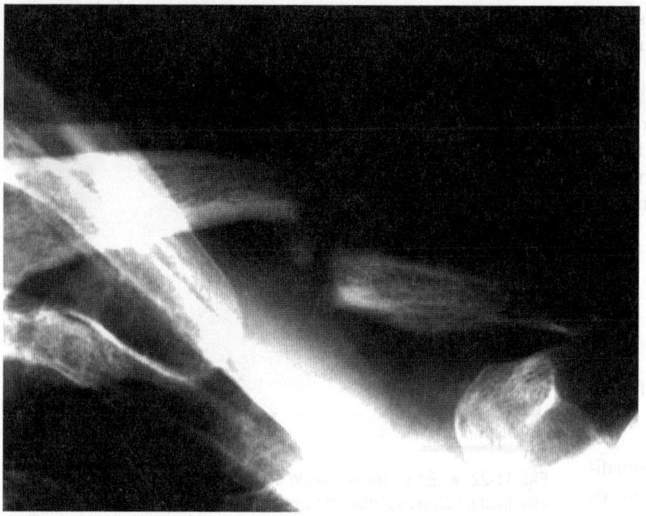

Fig. 11-19 • Seudoartrosis atrófica mesodiafisaria clavicular 18 meses después de una lesión esquiando.

la clavícula en todas las actividades mencionadas, excepto en las animadoras. Estas fracturas suelen ser más mediales y se deben sospechar en pacientes con dolor crónico en la clavícula asociado a utilización excesiva. Aunque las radiografías simples aparentemente pueden ser normales, la gammagrafía ósea suele revelar engrosamiento endostal; sin embargo, la resonancia magnética (RM) puede detectar fácilmente estas lesiones y también ayuda a descartar fracturas patológicas. La mayor parte de estas fracturas se producen tras realizar cambios o aumentar la intensidad de los entrenamientos habituales en deportistas y suelen consolidar sin problemas con reposo y modificación de la actividad.

Fracturas no traumáticas

Se sabe que en ocasiones existe destrucción neoplásica infecciosa del hueso clavicular, en cuyo caso se produce una fractura con traumatismos relativamente menores (Fig. 11-20). Es claro que la ausencia de un episodio traumático obliga al médico a pensar en la posibilidad de que la fractura del hueso largo a que se enfrenta se produjo en un hueso patológico. Además de las lesiones malignas y benignas que ocasionan fracturas patológicas en la clavícula,[25] se han descrito también fracturas patológicas asociadas a malformaciones arteriovenosas, que en ocasiones simulan una neoplasia.[226]

Se han publicado también casos de fracturas claviculares atraumáticas[174] por sobrecarga y fracturas espontáneas del tercio medial clavicular, como un «seudotumor» después de la disección radical del cuello (Fig. 11-21).[61,103,263,345]

Se ha comunicado también que el material sintético utilizado para tratar los desgarros coracoclaviculares produce fracturas por

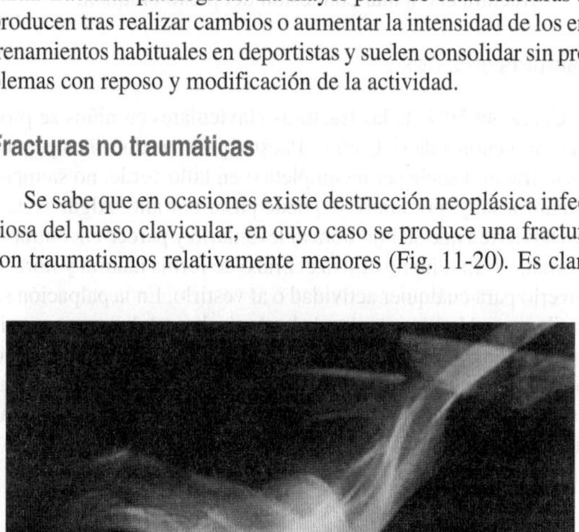

Fig. 11-20 • Fractura patológica de la clavícula por un carcinoma tiroideo metastásico. No existía antecedente de traumatismo.

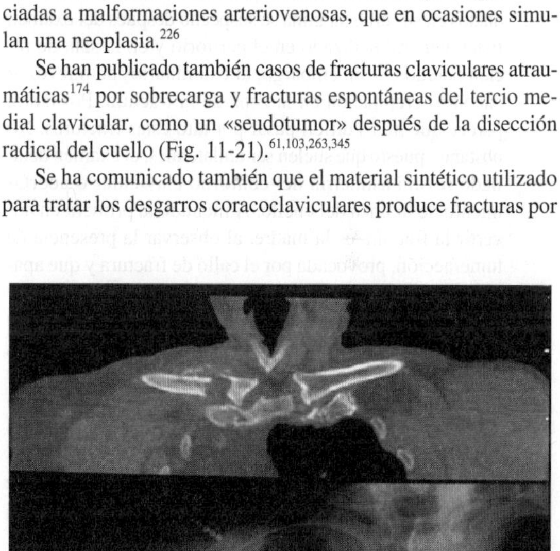

Fig. 11-21 • Fractura por sobrecarga clavicular medial derecha 1 año después de una disección radical de cuello por un carcinoma de células escamosas. La biopsia sólo demostró indicios de consolidación de una fractura, sin señales de tumor.

sobrecarga en la clavícula, con la consiguiente seudoartrosis. Se han registrado casos de seudoartrosis de la clavícula después del uso de cinta de Mersilene y de dacrón para la reparación de luxaciones grado III de la articulación acromioclavicular.[211] Probablemente esta seudoartrosis se debe al movimiento diferencial entre clavícula y escápula con el movimiento normal del brazo. Al pasar la cinta o la sutura sobre la clavícula, este movimiento diferencial puede hacer que la cinta actúe como una «sierra» sobre la clavícula.

CUADRO CLÍNICO

Fracturas obstétricas

Según parece, predominan dos cuadros clínicos en las fracturas obstétricas:

1. Ocultas desde el punto de vista clínico, que a veces son difíciles de diagnosticar porque producen síntomas clínicos escasos. A menudo el único dato de que existe una fractura clavicular es el chasquido que se escucha durante el parto.[20] No se sabe si en este grupo de fracturas la lesión es en realidad asintomática y no se diagnostica al examinar al recién nacido, pero Farkas y Levine subrayan que muchas de éstas no se detectan al principio. De los cinco casos de fracturas claviculares en 300 recién nacidos estudiados en su serie, ninguna se sospechó después del examen físico general realizado en el paritorio y en la sala de recién nacidos.[99] Sin embargo, al examinarlos de nuevo, se encontró crepitación en la zona de la fractura. Por tanto, parece que no es difícil pasar por alto estas fracturas. No obstante, puesto que suelen ser unilaterales, el examen detallado revela asimetría del contorno clavicular o acortamiento de la línea del cuello. A menudo la primera en advertir la fractura es la madre, al observar la presencia de tumefacción, provocada por el callo de fractura y que aparece entre 7 y 11 días después de la fractura.[60]
2. Ostensibles desde el punto de vista clínico (seudoparálisis) (Fig. 11-22): el lactante no utiliza la extremidad enferma, así que sólo mueve la otra de forma espontánea o durante el reflejo de Moro.[105,316] De nuevo, puesto que éstas casi siempre son fracturas completas, la presencia de edema local, hipersensibilidad y crepitación sugieren el diagnóstico. Esta lesión se debe distinguir de otros trastornos que provocan que el lactante se resista a usar la extremidad, como lesión obstétrica del plexo braquial, separación de la epífisis proximal del húmero y osteomielitis aguda de la clavícula o la porción proximal del húmero. Es importante recordar que puede haber simultáneamente una fractura clavicular con lesión del plexo braquial.[348]

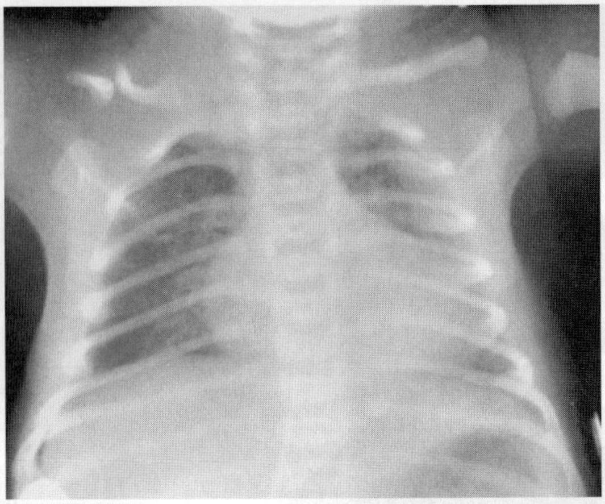

Fig. 11-22 • En un recién nacido con fracturas múltiples al nacimiento, esta fractura clavicular pasó inadvertida hasta que se observó que el niño no utilizaba la extremidad. Esta «seudoparálisis» es típica de la fractura obstétrica.

Fracturas en niños

Cerca del 50% de las fracturas claviculares en niños se produce en menores de siete años. Puesto que en estos niños pequeños la fractura suele ser incompleta o en tallo verde, no siempre se manifiesta y, por tanto, se puede pasar por alto. Algunas madres advierten que su hijo llora al levantarlo y parece encontrarse lastimado.[20] El niño no utiliza el brazo de forma natural y llora al moverlo para cualquier actividad o al vestirlo. En la palpación se percibe que el borde superior de la clavícula es doloroso y no uniforme, además de que es asimétrico si se compara con el lado opuesto. Al igual que con el recién nacido, la madre suele llevar al niño con el pediatra por la aparición «repentina» de un abultamiento (Fig. 11-23).[65]

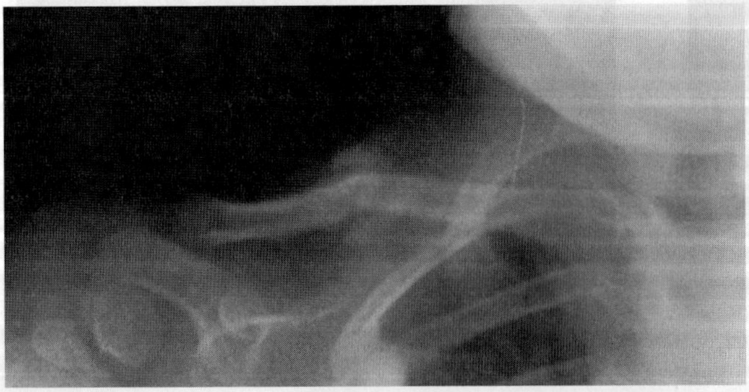

Fig. 11-23 • Fractura clavicular en un niño de dos años. Formación de un callo exagerado, que se manifiesta en la clínica por una tumoración.

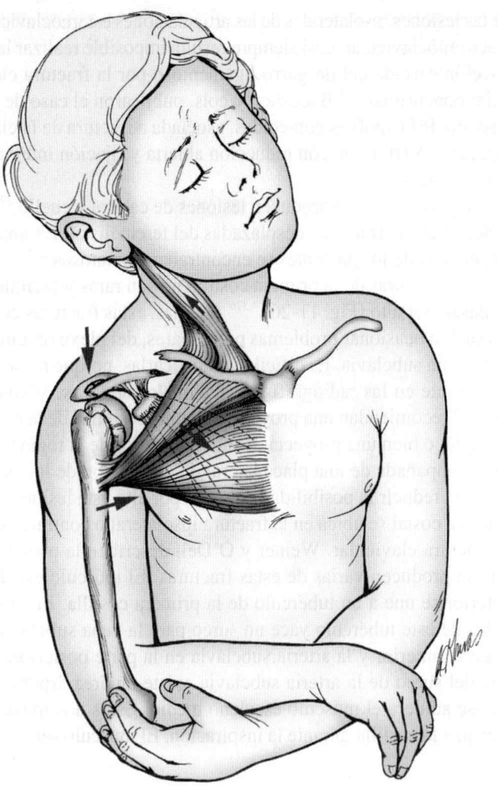

Fig. 11-24 • Cuadro clínico de una fractura desplazada de clavícula en un niño. El hombro en el lado lesionado es más bajo y cae hacia delante y adentro. El niño sostiene la extremidad lesionada contra el cuerpo, apoya el codo dañado con la mano contralateral e inclina la cabeza hacia delante, alejando el mentón del lugar de la fractura para relajar la tracción que ejerce el esternocleidomastoideo.

Por otro lado, cuando la fractura es completa en un niño que camina y habla, el diagnóstico casi siempre resulta evidente. Además de que el niño se queja de dolor local en la clavícula, cuando estas fracturas se desplazan se produce una deformidad típica ocasionada por el desplazamiento de los fragmentos fracturados a causa de los músculos. El hombro en el lado afectado se encuentra desnivelado e inclinado hacia delante y adentro. El niño sostiene la extremidad afectada contra su cuerpo y apoya el codo con la mano contralateral. Puesto que el músculo esternocleidomastoideo tira del fragmento proximal, el niño inclina la cabeza hacia el lado de la fractura y aleja el mentón, intentando relajar la tracción que ejerce este músculo (Fig. 11-24).[348] La exploración física revela hipersensibilidad, crepitación y edema, datos típicos de esta fractura a cualquier edad.

Se debe recordar que las separaciones acromioclaviculares completas son raras en los niños menores de 16 años. Lo que desde el punto de vista clínico constituye una clavícula cabalgante sobre la articulación acromioclavicular con separación acromioclavicular, a menudo constituye una fractura transperióstica clavicular del tercio distal o, con mayor frecuencia, una rotura a través del periostio con una fractura del tercio clavicular distal, donde los ligamentos coracoclaviculares permanecen adheridos al periostio. Esta lesión no suele diagnosticarse en los niños menores de 16 años.[88]

Del mismo modo, puesto que la epífisis esternal es la última en fusionarse con la metáfisis (por lo general entre los 22 y 25 años), la articulación está sujeta a sufrir las lesiones epifisarias típicas. Muchas luxaciones esternoclaviculares son, en realidad, separaciones a través de la epífisis clavicular medial. Esporádicamente en los niños se producen separaciones esternoclaviculares con fracturas claviculares adyacentes.[33,190]

Fracturas en adultos

Gracias al cuadro clínico característico que presentan en el adulto, es fácil diagnosticar las fracturas desplazadas de la clavícula cuando el sujeto acude poco después de lesionarse. Casi siempre existe antecedente de una lesión directa o indirecta en el hombro. La deformidad clínica resulta evidente y suele ser desproporcionada respecto de las molestias que experimenta el sujeto.[20] El fragmento proximal se desplaza en dirección posterosuperior, tensando la piel. Esta fractura rara vez es compuesta, pero puede producirse.[293] El paciente por lo general inmoviliza la extremidad afectada a un lado, porque cualquier movimiento le ocasiona dolor. El brazo cuelga hacia delante y abajo debido al peso del propio brazo y al tirón del músculo pectoral menor. Esta caída del brazo acentúa aún más la angulación posterosuperior observada en la mayor parte de las fracturas de la clavícula. Aunque la deformidad inicial puede ser evidente más tarde, a veces en un primer momento queda enmascarada por la tumefacción aguda de los tejidos blandos y la hemorragia. En una fractura próxima a estructuras ligamentosas (articulaciones acromioclavicular y esternoclavicular), la deformidad puede simular una lesión exclusivamente ligamentosa.

La exploración del paciente revela hipersensibilidad directamente en la zona de la fractura, y cualquier movimiento del brazo resulta doloroso. En ocasiones conlleva equimosis sobre el lugar de la fractura, ante todo cuando el desplazamiento acentuado de los fragmentos óseos ha ocasionado desgarros de los tejidos blandos. El paciente angula la cabeza hacia la lesión para relajar la tracción que ejerce el trapecio en el fragmento. Al igual que en los niños, el adulto se siente más cómodo con el mentón inclinado hacia el lado opuesto. La palpación delicada y la manipulación producen crepitación y movimiento, y la zona de la fractura se palpa con facilidad por la posición subcutánea del hueso. La piel que cubre a la clavícula, la escápula o el tórax a menudo proporciona claves sobre el mecanismo de la lesión e indica otras regiones que se deben evaluar en busca de otras lesiones. Por ejemplo, se deben examinar los pulmones en busca de ruidos respiratorios simétricos y explorar la extremidad completa.

Las fracturas no desplazadas o aisladas de las superficies articulares no siempre causan deformidad y no se diagnostican a menos que se busquen de forma específica en las radiografías. Cuando existe duda sobre el diagnóstico, conviene realizar estudios radiográficos especiales o repetir la radiografía de la clavícula 7 ó 10 días después.

La luxación panclavicular es ocasionada por el estiramiento excesivo y forzado del hombro. Casi siempre es consecuencia de un episodio traumático, como un accidente en un vehículo motorizado a gran velocidad, una caída de cierta altura o la caída de un objeto pesado en el hombro,[116] aunque también se han publicado casos ocasionados por una caída menor en casa.[158] Desde el punto de vista clínico, suele acompañarse de equimosis sobre la columna y la escápula, edema e hipersensibilidad en ambos extremos de la clavícula. Esta lesión conlleva luxación esternoclavicular anterosuperior y desplazamiento clavicular posterosuperior o subyacente. La clavícula completa se mueve libremente y se percibe como flotante. Las radiografías confirman el diagnóstico.

Lesiones concomitantes

En 1830, Gross publicó que «las fracturas claviculares casi siempre tienen aspecto leve y rara vez conllevan un accidente grave».[128] Si bien desde el punto de vista estadístico la mayor parte de las fracturas claviculares corresponde a lesiones relativamente innocuas, algunas veces conllevan lesiones graves en las que un retraso en el tratamiento puede poner en peligro la vida del enfermo.[188] Por tanto, en cualquier paciente con una fractura clavicular es importante realizar una exploración detallada de la extremidad superior completa, prestando especial atención a la situación neurovascular y, como ya se mencionó, al examen de los pulmones.[78]

Las lesiones que acompañan a las fracturas claviculares se dividen en: 1) lesiones esqueléticas concurrentes, 2) lesiones de los pulmones y la pleura, 3) lesiones vasculares y 4) lesiones del plexo braquial.

Las lesiones esqueléticas comprenden separaciones esternoclaviculares o acromioclaviculares o fracturas-luxaciones a través de estas articulaciones (Fig. 11-25).[36,169,190] Según se deduce de las lesiones ipsolaterales de las articulaciones esternoclavicular o acromioclavicular, casi siempre resulta imposible realizar la reducción cerrada del desgarro ligamentoso por la fractura clavicular concurrente.[169] Baccarani y cols. publicaron el caso de una fractura de la apófisis coracoides, asociada a fractura de la clavícula, que corrigieron con reducción abierta y fijación interna de la coracoides.[10]

Algunas veces se producen lesiones de cabeza y cuello,[379] en especial en las fracturas desplazadas del tercio distal. En una serie, el 10% de los pacientes se encontraban comatosos.[239]

Las fracturas de la primera costilla no son raras y fácilmente se pasan por alto (Fig. 11-26).[4,376] Además, estas fracturas costales suelen ocasionar problemas pulmonares, del plexo braquial o de la vena subclavia. Es difícil diagnosticarlas, porque no se ven fácilmente en las radiografías tradicionales de tórax. Weiner y O'Dell recomiendan una proyección anteroposterior de la región cervical, o bien una proyección anteroposterior de la región dorsal acompañada de una placa lateral de esta región de la columna, para reducir la posibilidad de pasar por alto esta lesión.[376] La fractura costal se ubica en la fractura ipsolateral o contralateral a la fractura clavicular. Weiner y O'Dell describen la manera en que se producen varias de estas fracturas. El músculo escaleno anterior se une a un tubérculo de la primera costilla. En ambos lados de este tubérculo yace un surco para la vena subclavia en la parte anterior y la arteria subclavia en la parte posterior. Detrás del surco de la arteria subclavia existe un área áspera para que se adhiera el músculo escaleno medio. Estos dos músculos elevan a la costilla durante la inspiración. El músculo serrato an-

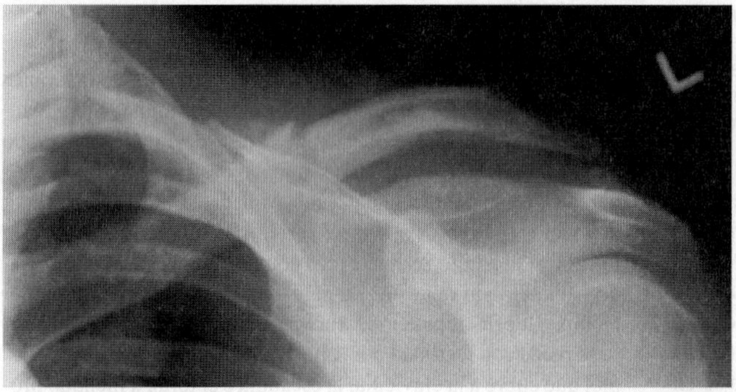

Fig. 11-25 • Caso raro de una fractura clavicular acompañada de separación acromioclavicular completa. La fractura clavicular concomitante dificulta el tratamiento de la lesión ligamentosa.

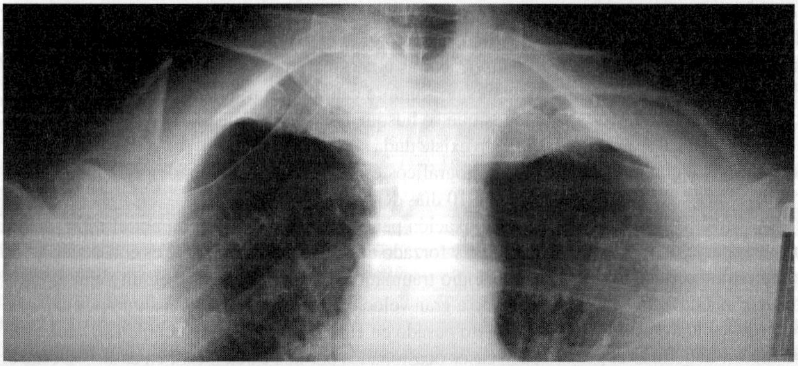

Fig. 11-26 • Radiografía en inclinación cefálica de 45° de ambos hombros que muestra deformidad significativa y acortamiento de una fractura clavicular derecha.

terior se origina en las superficies externas de las ocho primeras costillas, cuya parte posterior fija durante la inspiración. Estas estructuras actúan de manera recíproca para contribuir a la fractura de la primera costilla cuando se fractura la clavícula. Se supone que son tres los mecanismos básicos que participan en esta combinación de lesiones: 1) fuerzas indirectas transmitidas a través del manubrio, 2) una fractura por avulsión en la porción más débil de la costilla por el escaleno anterior y 3) una lesión de la porción lateral de la clavícula que provoca la separación acromioclavicular, que a su vez provoca una fuerza indirecta que proviene del músculo subclavio hacia el cartílago costal y la cara anterior de la primera costilla.[283,376] Debido a la pérdida de la función suspensoria de la clavícula y a la rigidez antiálgica secundaria al dolor provocado por las fracturas de la clavícula y la costilla, hay que tener cuidado para controlar la función respiratoria, especialmente en sujetos que ya tienen alguna alteración de su función, como puede ser una enfermedad pulmonar obstructiva crónica. Estos pacientes se pueden descompensar fácilmente, a menos que reciban apoyo respiratorio y analgésico adecuado.

Las fracturas claviculares a veces también conllevan disociación o desgarro de la articulación escapulotorácica, que se manifiesta por edema del hombro, desplazamiento lateral de la clavícula, lesión neurovascular grave y fractura de la clavícula o las articulaciones acromioclavicular o esternoclavicular.

En una lesión combinada, el «hombro flotante» consiste en fracturas claviculares y de la escápula, asociadas a una cintura escapular sumamente inestable. En este tipo de lesión se producen secuelas como hombro caído y limitación del arco de movimiento cuando se trata de forma conservadora. Rockwood realizó una encuesta entre los miembros de la *American Shoulder and Elbow Surgeons* y llegó a la conclusión de que la meta del tratamiento debe ser estabilizar la clavícula. La indicación principal para la fijación interna de la escápula es reducir y estabilizar internamente la fractura intraarticular desplazada de la fosa glenoidea.[303] Se ha demostrado que sólo con la estabilización de la clavícula se consiguen resultados funcionales buenos y excelentes.[201,359] En casos de traumatismo múltiple, Herscovici y cols. recomiendan la fijación interna sólo de la fractura de la clavícula.[142]

Otros autores han señalado que aunque la fijación quirúrgica da buenos resultados, la mayor parte de los casos de hombro flotante no son realmente inestables y se pueden tratar con medidas no quirúrgicas.[87,365,381] Williams y cols. estudiaron las roturas dobles del mecanismo suspensorio superior sin encontrar ninguna pérdida significativa de estabilidad, a menos que las roturas de los ligamentos coracoacromial y acromioclavicular se añadieran a fracturas de la clavícula y del cuello glenoideo.[381]

Varios autores han analizado la complicación potencialmente grave de neumotórax o hemotórax concomitante en las fracturas claviculares, porque la pleura apical y los lóbulos pulmonares superiores descansan adyacentes a este hueso (Fig. 11-27). Rowe observó una incidencia del 3% de neumotórax en una serie de 690 fracturas claviculares, aunque no mencionó cuántas se acompañaron de fracturas costales o escapulares.[308] Si bien es fácil advertir la manera en que una fractura desplazada puede puncionar la pleura con una astilla puntiaguda para ocasionar esta lesión, el aspecto radiográfico suele ser desconcertante, ya que no muestra datos suficientes de que se haya producido un desplazamiento importante del fragmento en el momento de la lesión.[78] En cuanto acude el enfermo, es importante realizar una exploración física detallada del pulmón, identificando la presencia y simetría de los ruidos respiratorios. Además, se debe obtener un radiograma de tórax de pie en todo paciente con una fractura clavicular y disminución de los ruidos respiratorios o algún otro dato sugestivo de neumotórax, prestando especial atención al perfil del pulmón.[206] Esto es más importante todavía en el paciente politraumatizado o inconsciente sin lesiones evidentes en el tórax que sugieran la posibilidad de complicaciones pulmonares o pleurales.[78,155,206,339,342,389]

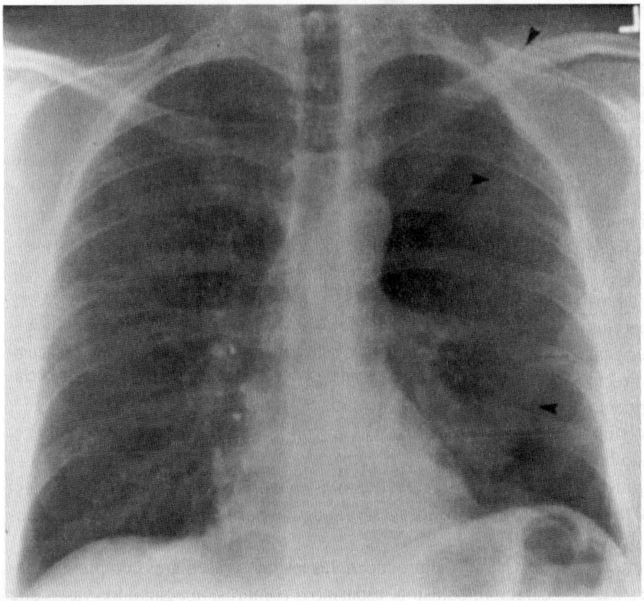

Fig. 11-27 • Fractura de la clavícula izquierda, acompañada de un neumotórax izquierdo. No se observa la trama pulmonar del lado izquierdo. El paciente presentaba, además, una fractura de la segunda costilla.

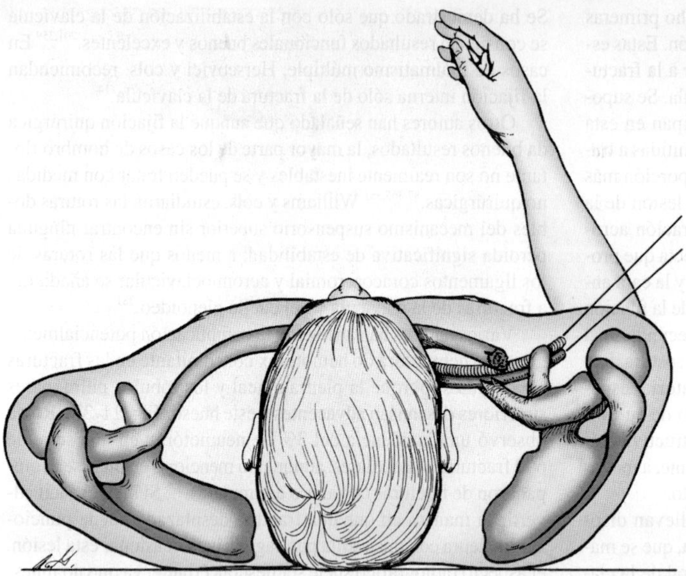

Fig. 11-28 • Cuando la clavícula se fractura y se desplaza, los vasos subclavios situados por detrás de la clavícula pueden lesionarse por los bordes cortantes del hueso.

Aunque es raro que se lesionen los nervios con las fracturas claviculares, a veces se daña el plexo braquial. El haz neurovascular emerge del estrecho torácico bajo la clavícula sobre la primera costilla.[294] Conforme pasa bajo la clavícula, es protegido en cierto grado por el hueso clavicular medial grueso; se necesita un traumatismo considerable para lesionar el plexo braquial y romper la clavícula al mismo tiempo. Cuando esta fuerza es lo bastante intensa como para romper la clavícula y lesionar el plexo braquial, casi siempre se lesiona la arteria subclavia (Fig. 11-28). La fuerza que lesiona el nervio suele provenir de arriba hacia abajo o de adelante hacia abajo. Conforme se aplica la fuerza, los nervios se estiran y el fulcro de la tensión máxima es la apófisis transversa de las vértebras cervicales. Otras veces las raíces se rompen por encima de la clavícula o se arrancan del lugar donde se unen a la médula espinal.[19] Pese a que el periostio posterior, los músculos subclavios y el hueso ofrecen cierta protección al plexo subyacente, los fragmentos de hueso pueden lesionarlo de forma directa. Por tanto, es importante subrayar que no se deben manipular los fragmentos claviculares sin contar con los estudios radiográficos necesarios para ubicar los fragmentos.[366]

Cuando se lesiona directamente el plexo braquial, casi siempre se daña el nervio cubital, porque esta parte del plexo se localiza adyacente al tercio medio de la clavícula.

Las lesiones vasculares también son raras por muchos de los mismos factores anatómicos locales que protegen a los nervios de una lesión directa. El músculo subclavio y la fascia cervical profunda también actúan como barreras contra la lesión directa de los vasos. Cuando el desplazamiento inicial de un fragmento fracturado no lesiona los vasos adyacentes es muy poco probable que se dañen después, ya que el fragmento distal es llevado hacia abajo y adelante por el peso de la extremidad y el fragmento proximal se desplaza hacia arriba y hacia atrás gracias al músculo trapecio. Por consiguiente, al igual que en el caso de los nervios, casi siempre se necesita un traumatismo grave para lesionar los vasos.[274] No obstante, se han informado lesiones vasculares incluso con fracturas en tallo verde.[225] También se ha descrito compresión vascular aguda por la angulación de una fractura (Fig. 11-29).[62]

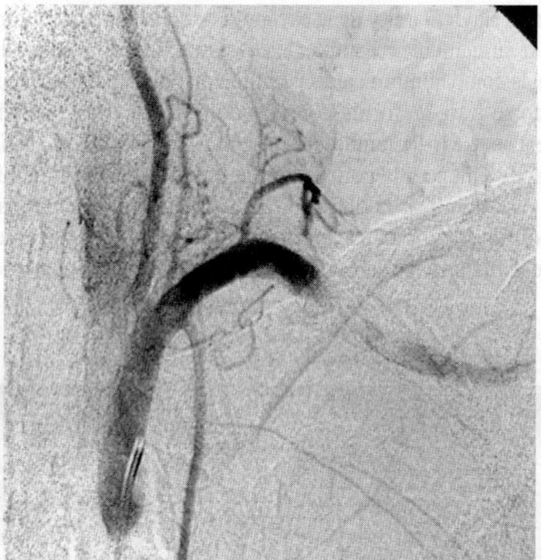

Fig. 11-29 • Arteriografía subtracción que muestra un corte casi completo de la arteria subclavia después de una unión defectuosa de la clavícula.

Cuando se producen, las lesiones vasculares comprenden laceración, oclusión, espasmo o compresión aguda; los vasos que se lesionan con mayor frecuencia son la arteria subclavia, la vena subclavia y la vena yugular interna.[159,179,195,212] La vena subclavia es más vulnerable todavía a la rotura, puesto que se fija a la clavícula por una aponeurosis de fascia.[132,341] También se han publicado casos de lesión de las arterias supraescapular y axilar.[152,358] La laceración provoca una hemorragia que pone en peligro la vida, y la trombosis y la oclusión arterial ocasionan isquemia distal. Asimismo, la lesión de la pared arterial a veces origina la formación de un aneurisma y fenómenos embólicos tardíos. De la misma manera, la trombosis venosa puede ser problemática en el sentido de que, aunque el cuadro clínico no pone en peligro la vida ni la extremidad, existe la posibilidad de embolias pulmonares que son peligrosas.[329] A veces es difícil diagnosticar en clínica una lesión vascular aguda, ante todo en el paciente inconsciente o cuando existe choque. Una laceración completa se manifiesta por una hemorragia abundante o una extremidad fría, sin pulso y pálida, y una parcial casi siempre se distingue por una hemorragia abundante y peligrosa. A veces el color y la temperatura de la extremidad son normales, y la ausencia de pulso, la presencia de un soplo o un hematoma pulsátil (conforme el hematoma se encapsula o produce un aneurisma falso) despiertan la sospecha de una lesión vascular mayor.[358] Cuando la irrigación se obstruye de forma considerable, la extremidad es más fría que la contralateral y también puede haber diferencias en cuanto a la presión arterial de ambas.[389] La contusión o el espasmo vascular provocan fenómenos trombóticos y, más tarde, tromboembólicos.[375] En algunos casos es difícil reconocer la diferencia entre un espasmo arterial y una interrupción u oclusión, así que es conveniente aplicar un bloqueo simpático para distinguir entre un espasmo y una lesión más grave.

Cuando se sospecha de una lesión vascular mayor se debe realizar una arteriografía.[389] En los casos raros en que se produce un desgarro de un vaso grande está indicado operar. Además, para que la exposición quirúrgica sea suficiente, se extirpa la clavícula en el grado necesario para aislar y reparar el vaso lesionado. En algunos casos se puede ligar el vaso, pero en el anciano es peligroso ligar un vaso importante, porque la circulación restante de la extremidad es insuficiente. En cualquier caso, el cirujano encargado debe tener experiencia tanto en la toma de decisiones como en las técnicas de reparación vascular.

EVALUACIÓN RADIOGRÁFICA

Fracturas diafisarias

En la mayor parte de las fracturas de la diáfisis clavicular no hay dudas del diagnóstico por la deformidad clínica y la confirmación radiográfica. Por desgracia, muchos médicos obtienen sólo una radiografía anteroposterior del hombro para ver las fracturas de la clavícula. Dada la naturaleza multiplanar de este hueso, resulta casi imposible determinar los desplazamientos y angulaciones en una única radiografía anteroposterior. El principal problema es que el plano de la fractura es oblicuo al plano del haz de radiación. Por tanto, lo que se mide como desplazamiento o acortamiento en una radiografía anteroposterior equivale en realidad a la base de un triángulo, pero la verdadera medida del acortamiento es la hipotenusa del triángulo (Fig. 11-30). Si se tiene en cuenta que la clavícula no sólo se acorta, sino que también experimenta una angulación inferior y una rotación medial, la deformidad se produce realmente en tres planos. Aparte de utilizar un sistema de coordenadas cartesianas tridimensional, resulta francamente difícil, por no decir imposible, caracterizar la verdadera deformidad en radiografías planas. Para conseguir una evaluación de la posición de los fragmentos lo más exacta posible, se deben obtener siempre como mínimo dos proyecciones de la clavícula: una anteroposterior y una en inclinación cefálica de 45°. En la primera, el fragmento proximal suele estar desplazado hacia arriba y el distal hacia abajo (Fig. 11-31). En la segunda, el tubo se dirige desde abajo hacia arriba y valora con mayor precisión la relación anteroposterior de los dos fragmentos (Fig. 11-32).[378] El desplazamiento de la fractura se valora mejor en la proyección en inclinación cefálica de 45°. Una proyección axilar con el haz angulado en dirección ligeramente cefálica puede ayudar también a determinar el desplazamiento de la fractura y además es útil para valorar la posible seudoartrosis (Figs. 11-33 y 11-34). Quesana recomendaba dos proyecciones con ángulos rectos entre ellas, con un ángulo de 45° superior y otro de 45° inferior, para valorar la magnitud y el desplazamiento de las fracturas de la clavícula.[287] Personalmente, nosotros no hemos comprobado que la proyección en inclinación caudal de 45° sea realmente beneficiosa.

Rowe propone que la radiogafía anteroposterior debe incluir el tercio superior del húmero, la cintura escapular y la parte superior de los campos pulmonares para identificar con mayor rapidez otras fracturas de la cintura escapular y el posible neumotórax.[308] También es importante valorar la configuración de la fractura, ya que proporciona claves sobre la presencia de otras le-

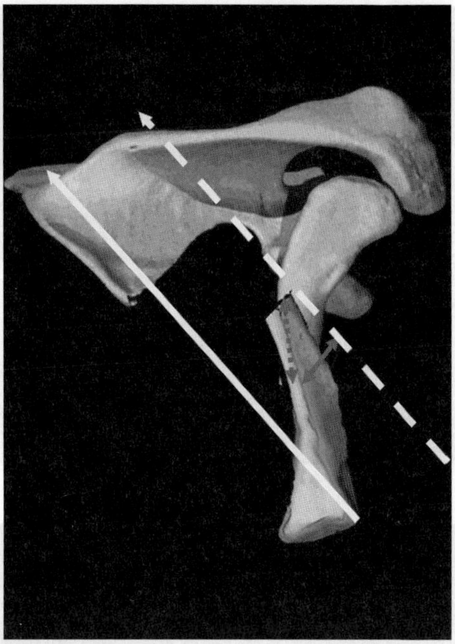

Fig. 11-30 • El acortamiento no se puede determinar en radiografías estándar porque la deformidad no es ortogonal al haz de radiación. Éste se representa mediante una *línea discontinua*, mientras que el acortamiento aparente está representado por la *línea continua corta*. El acortamiento verdadero *(línea discontinua corta)* es en realidad la hipotenusa del triángulo y es mayor que el acortamiento aparente.

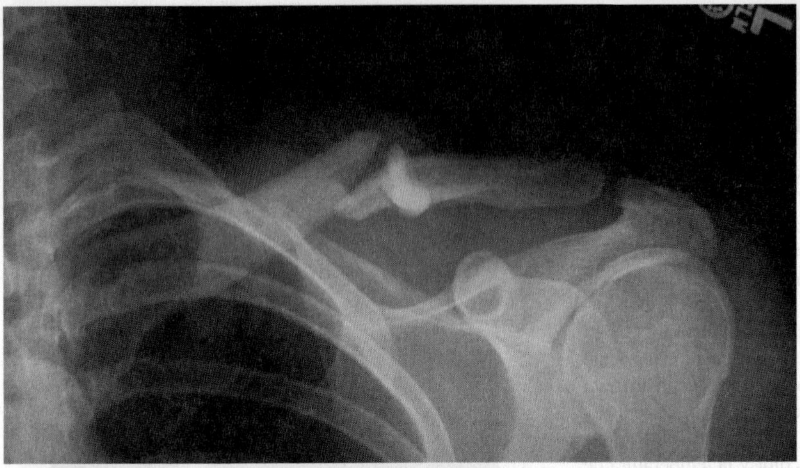

Fig. 11-31 • Radiografía anteroposterior de una fractura mediodiafisaria clavicular izquierda aguda, sufrida tras una caída de una bicicleta de montaña. En esta proyección parece que hay una ausencia relativa de desplazamiento.

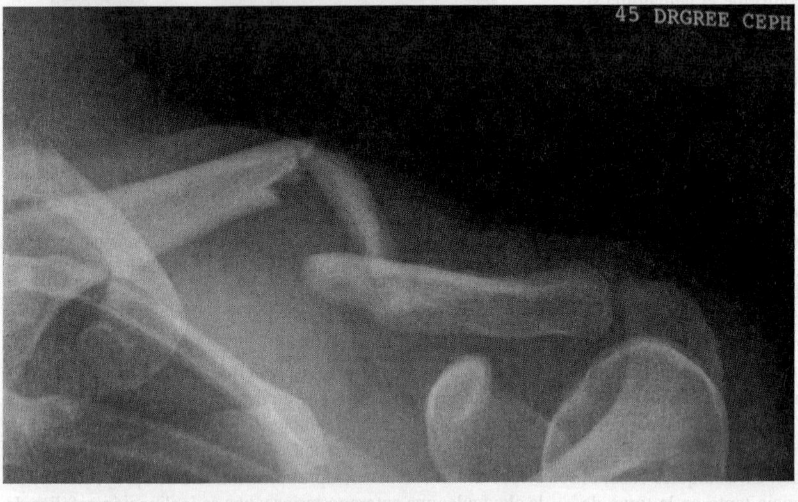

Fig. 11-32 • Radiografía en inclinación cefálica de 45° de la clavícula de la Figura 11-31 que muestra un importante desplazamiento y un fragmento en mariposa de orientación transversal. Los principales fragmentos de la fractura presentan un desplazamiento de casi el 300%, con angulación. Este patrón es muy típico de las fracturas de alta energía.

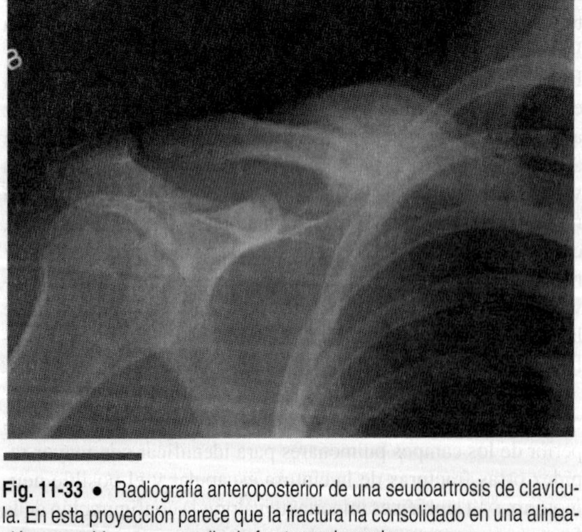

Fig. 11-33 • Radiografía anteroposterior de una seudoartrosis de clavícula. En esta proyección parece que la fractura ha consolidado en una alineación aceptable y con un callo de fractura adecuado.

siones asociadas. La fractura diafisaria clásica de la clavícula en el adulto es ligeramente oblicua; cuando es más conminuta, ante todo cuando la punta central se proyecta de arriba hacia abajo, probablemente la causa ha sido una fuerza mayor y debe alertar al cirujano ante la posibilidad de lesiones neurovasculares o pulmonares asociadas.

En los niños es más difícil diagnosticar una fractura diafisaria, que puede ser en tallo verde, no desplazada, o se puede presentar únicamente como un arqueamiento (Fig. 11-35). Esto sucede ante todo en los recién nacidos o lactantes, en los que es más difícil valorar el cuadro clínico. Los movimientos del niño y la superposición ósea encubren los detalles radiográficos, ocultando el diagnóstico de una fractura incompleta. Sin embargo, los tejidos blandos que rodean la clavícula normalmente forman sombras paralelas por encima del cuerpo clavicular. Si bien esta «sombra acompañante» no siempre se observa en el tercio proximal de la clavícula medial al lugar donde cruza a la primera costilla, aparece casi invariablemente en la mayor parte de las radiografías. La pérdida unilateral de la sombra acompañante debe hacer sospechar una fractura clavicular.[335] Si existe duda sobre la presen-

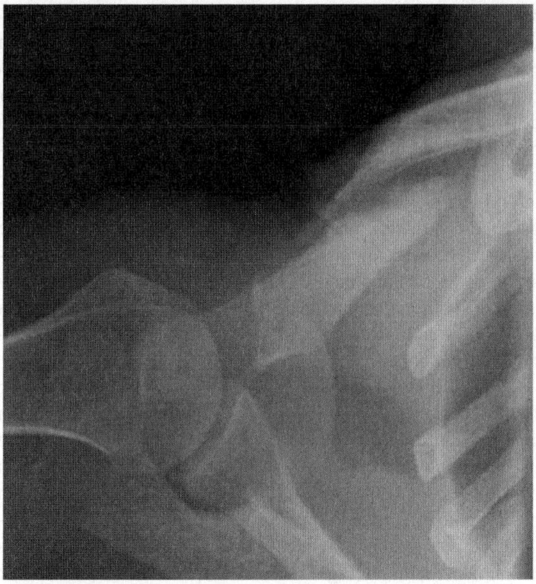

Fig. 11-34 • Radiografía axilar de la clavícula de la Figura 11-33. Aquí es evidente la seudoartrosis, con acortamiento significativo en el lugar de la fractura.

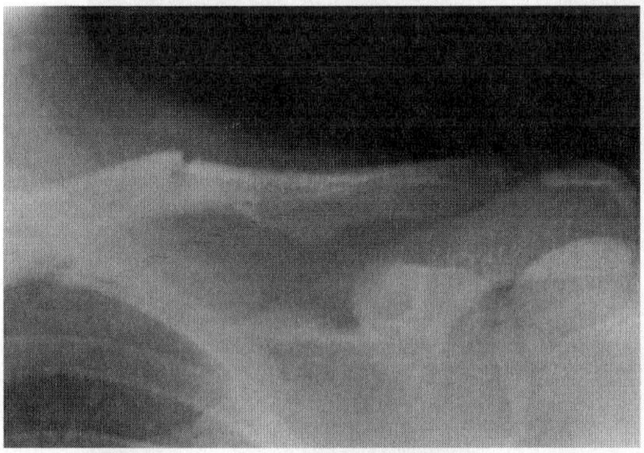

Fig. 11-35 • Fractura en tallo verde de la clavícula izquierda en un paciente de 14 años. En estos pacientes puede resultar más difícil hacer un diagnóstico.

cia de un fractura en un niño, existe la posibilidad de repetir la radiografía entre 5 y 10 días después de la lesión para observar la formación del callo.

En 1988 se describió el uso de la ecografía para evaluar fracturas obstétricas de la clavícula.[171] Estas fracturas fácilmente se pasan por alto y se pueden confundir en la clínica con parálisis obstétrica. En su estudio, Katz y cols. no observaron ninguna diferencia en cuanto a la precisión diagnóstica de la ecografía y las radiografías simples.[171] Sin embargo, en la ecografía se observó una fractura clavicular medial que no se veía en la placa simple.

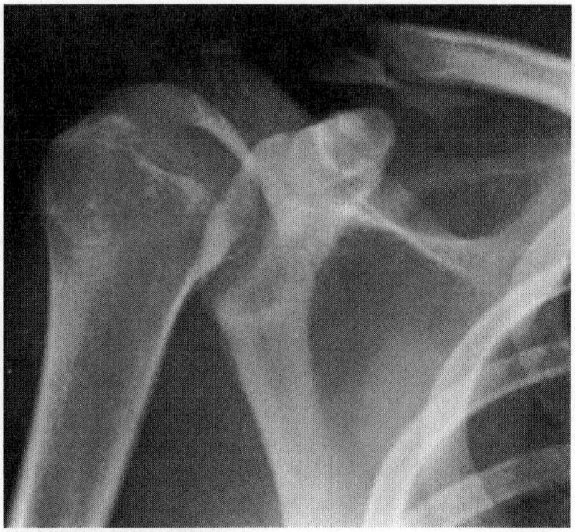

Fig. 11-36 • Fractura del tercio distal de la clavícula derecha. En la placa anteroposterior, la ubicación de la fractura sugiere daño ligamentoso, con los ligamentos unidos al fragmento distal.

De hecho, los autores observaron los fragmentos moviéndose hacia arriba y abajo con la respiración.

Ya sea con radiografías simples o con ecografía, muchas veces es difícil distinguir entre una seudoartrosis congénita y una fractura aguda. Sin embargo, las características radiográficas, la ausencia de un traumatismo y la ausencia de callo ayudan a distinguir una situación atraumática como ésta de una fractura obstétrica.

Fracturas del tercio distal

Tanto en niños como en adultos, las proyecciones radiográficas convencionales que se utilizan para tratar las fracturas diafisarias no son apropiadas para valorar con detalle las fracturas distales. Además, la exposición que se utiliza para evaluar el hombro o las fracturas diafisarias sobreexpone el tercio clavicular distal. La exposición para esta región debe ser del 30% de la que se utiliza para la articulación del hombro. Esto es aún más importante cuando se debe estudiar la superficie articular.

Las fracturas distales de la clavícula de tipo II son todavía más difíciles de diagnosticar, porque las proyecciones convencionales anteroposterior y con inclinación cefálica de 40° no revelan la magnitud de la lesión.[239] Cuando la exposición es apropiada, se puede identificar la fractura distal en las proyecciones anteroposterior y lateral de la serie para traumatismos, pero para evaluar la magnitud de la lesión o la presencia o ausencia de daño ligamentoso concurrente Neer recomienda tres proyecciones. 1) una proyección anteroposterior que incluya ambos hombros en una placa, con el paciente en bipedestación y con 5 kg de peso atados a cada muñeca (Figs. 11-36 y 11-37). Si la distancia entre la coracoides y el fragmento medial aumenta al compararlo con el lado sano, se supone que existe separación ligamentosa del fragmento medial. No obstante, ya que gran parte del desplazamiento de la fractura se ubica en el plano anteroposterior, se necesitan otras dos proyecciones. 2) Una proyección oblicua ante-

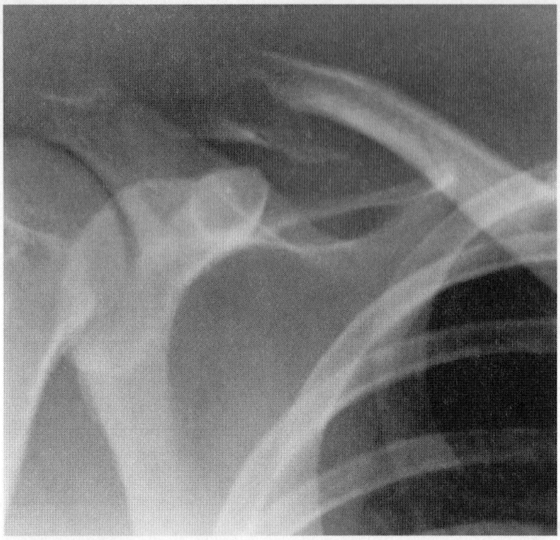

Fig. 11-37 • En una placa con peso se confirma el grado de la lesión ligamentosa, ya que se separa la distancia coracoclavicular. Los ligamentos coracoclaviculares se unen al segmento clavicular distal.

rior de 45°, con el paciente erguido y el hombro lesionado contra la placa, ofrece una visión lateral de la escápula y muestra la parte posterior del fragmento medial, con desplazamiento anterior del fragmento externo. 3) Una proyección oblicua posterior de 45°, con el paciente erguido y el hombro lesionado contra la placa, también muestra el grado de separación de ambos fragmentos. Como alternartiva, se puede obtener una radiografía anteroposterior en aducción transcorporal para valorar la lesión ligamentosa. Se obtiene una radiografía anteroposterior con el paciente tirando del codo del hombro afectado hacia la línea media. En presencia de lesión importante de los ligamentos, no habrá restricciones a la subluxación anteromedial del hombro en relación con la clavícula, y en la radiografía aparecerá una subluxación del fragmento distal por debajo del medial.

En una fractura distal de la clavícula de tipo II, siempre que las proyecciones radiográficas en ángulo recto con inclinación cefálica muestren una superposición ósea y una proximidad de los fragmentos apropiadas y que la presencia de decrepitación confirme el contacto entre los fragmentos, quizá no se necesitan placas radiográficas de esfuerzo con peso; de hecho, el peso puede alejar aún más los fragmentos de una fractura que tiene desplazamiento mínimo (Fig. 11-38). El desplazamiento posterior de las fracturas distales de la clavícula de tipo II se valora mejor en una radiografía axilar.

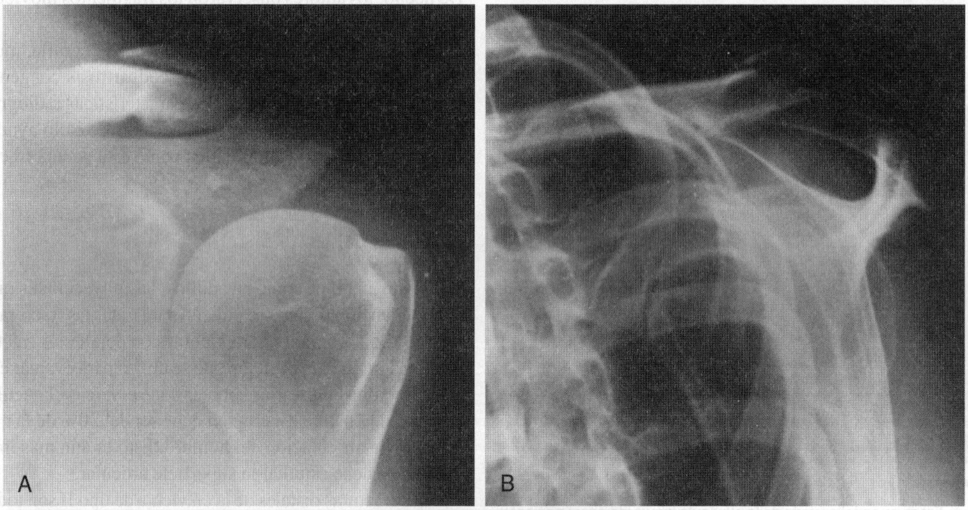

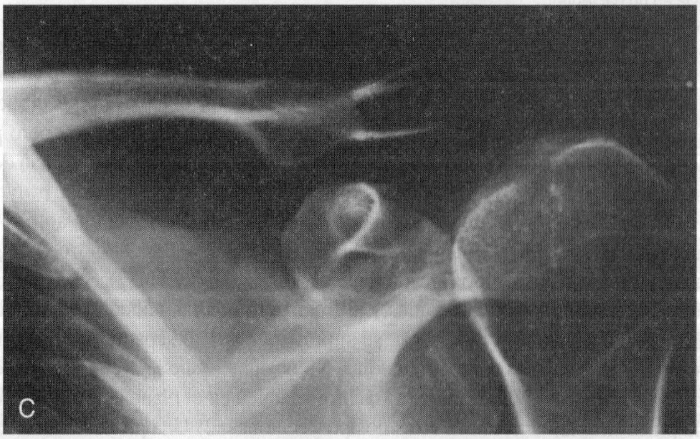

Fig. 11-38 • **A,** Fractura del tercio clavicular distal. El fragmento proximal posee todos sus ligamentos, pero el contacto óseo entre ambos segmentos es suficiente. **B,** Si el contacto óseo es suficiente en las placas perpendiculares, no es necesario tomar placas con peso, ya que éstas pueden separar los fragmentos. **C,** La fractura del tercio clavicular distal cicatrizó sin problemas con tratamiento no quirúrgico. (**A-C,** *De Rockwood CA, Green DP [eds.]: Fractures [3 vols.], 4.ª ed. Filadelfia: JB Lippincott, 1996.*)

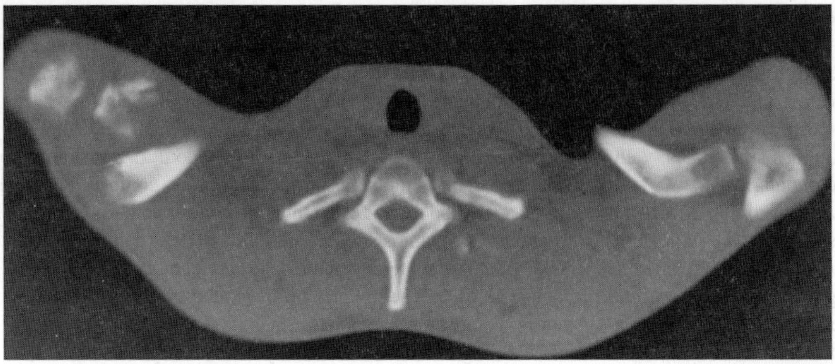

Fig. 11-39 • Tomografía computarizada de una fractura clavicular derecha. Este estudio no sólo confirma la ubicación de la fractura clavicular en el tercio distal, sino que también permite identificar la extensión intraarticular no sospechada de la misma.

Las fracturas de la superficie articular del tercio distal de la clavícula pasan fácilmente inadvertidas, a menos que se obtengan placas de alta calidad. Una proyección de Zanca con una inclinación cefálica de 15° y técnica de partes blandas permite detectar fracturas intraarticulares mucho mejor que las radiografías estándar. Si la fractura no se observa en una placa simple pero existe sospecha clínica, se recurre a una tomografía o a una tomografía computarizada (TC) para observar la presencia y el grado de la lesión en la superficie articular (Fig. 11-39).

Fracturas del tercio medial

Estas fracturas en ocasiones son difíciles de detectar en las radiografías convencionales por la superposición de las costillas, las vértebras y las sombras mediastínicas. Sin embargo, la proyección con inclinación cefálica de 40° a 45° a menudo revela la fractura, tanto en el niño como en el adulto. En particular en los niños, las fracturas del tercio medial se confunden con luxaciones esternoclaviculares, cuando en realidad son lesiones epifisarias. Al igual que en las lesiones distales, la tomografía y la tomografía computarizada son útiles para demostrar la naturaleza intraarticular o epifisaria de la lesión en esta localización.

DIAGNÓSTICO DIFERENCIAL

En el adulto, las fracturas diafisarias de la clavícula no suelen confundirse con otras lesiones, si bien las fracturas patológicas a veces son difíciles de reconocer. Sin embargo, las fracturas del tercio medio o distal a menudo parecen separaciones acromioclaviculares o esternoclaviculares completas, aunque rara vez causan confusión una vez que se realizan los estudios radiográficos apropiados.

En los niños es fácil confundir las lesiones de la clavícula con otros trastornos, como enfermedades congénitas y otras situaciones traumáticas.

Seudoartrosis congénita. Cuando se diagnostica al nacimiento o poco después, la seudoartrosis congénita puede confundirse con una disostosis cleidocraneal o una fractura obstétrica, en especial cuando existe antecedente de traumatismo obstétrico. No obstante, estas fracturas se unen con rapidez, sin dejar discapacidad. Conforme el niño crece, la deformidad de la seudoartrosis congénita se torna más manifiesta.[120] Desde el punto de vista clínico la protuberancia es indolora; no suele existir antecedente de lesión, dolor o discapacidad con esta lesión.[178,289] Invariablemente se ubica en la parte lateral del tercio medio de la clavícula y predomina en el lado derecho, a menos que exista dextrocardia, en cuyo caso predomina en el lado izquierdo.[198,369] Se han publicado algunos casos de seudoartrosis congénita bilateral, en especial en presencia de costillas cervicales bilaterales.[65]

No se conoce la causa de este trastorno. Aunque no es típico encontrar antecedentes familiares, en algunos casos la incidencia es familiar, lo que despierta la sospecha de una transmisión genética.[120]

En otros casos existe el antecedente de traumatismo obstétrico, pero seguramente éste es adicional; la mayoría de los investigadores concuerda en que la seudoartrosis congénita no corresponde a la seudoartrosis del hueso sano después de un traumatismo.[266] Probablemente el desarrollo intrauterino anormal sea el factor principal en esta anomalía, y se ha propuesto que la presión que ejerce la arteria subclavia al doblarse sobre la primera costilla y bajo la clavícula también participa en su desarrollo.[198,199] Las costillas cervicales desplazan a la arteria subclavia, ocasionando presión en la misma región de la clavícula.[65]

Desde el punto de vista radiográfico los cambios son característicos. El fragmento esternal, que corresponde al tercio medial de la clavícula, es mayor y sobresale hacia delante y arriba, mientras que la mitad lateral se sitúa debajo, apuntando hacia arriba y atrás y terminando en una tumefacción bulbosa en el lugar de la seudoartrosis. Otras características son el reforzamiento de la deformidad con la edad, la proximidad de los extremos óseos entre ellos y un tumor grande palpable. Esto contrasta con la disostosis cleidocraneal.

Disostosis cleidocraneal. La disostosis cleidocraneal es una anomalía hereditaria del hueso membranoso que predomina en la clavícula. La anomalía varía desde un defecto central en la clavícula hasta ausencia completa de la misma; prevalece la ausencia del tercio clavicular distal.[65,209] Desde el punto de vista radiográfico, se distingue de la seudoartrosis congénita por la brecha mayor entre los extremos óseos y por los bordes ahusados de la clavícula en lugar de extremos bulbosos grandes.[120] Claramente, se trata de hueso aplásico. Además, casi siempre afecta a varios huesos membranosos, cada uno de los cuales muestra sus propias manifestaciones clínicas. En algunos niños existen jibas u otros defectos del cráneo, huesos faciales pequeños, escoliosis, epífisis anormales de las manos o los pies y deficiencias de la cintura pélvica. Por lo general existen antecedentes familiares de alteraciones óseas.[5,95]

Luxación esternoclavicular. En los niños, las fracturas epifisarias del extremo medial de la clavícula a menudo simulan separaciones esternoclaviculares por el cierre tardío de las epífisis esternales. Es importante distinguir ambas situaciones, y en ocasiones realizar tomografía simple o computarizada.

Separación acromioclavicular. En los niños, la fractura lateral de la clavícula a veces también es idéntica a la separación acromioclavicular completa, tanto desde el punto de vista clínico como radiográfico. Cuando la radiografía simple no permite identificar el fragmento tan pequeño de la fractura, se recurre a una tomografía o una tomografía computarizada. Sin embargo, puesto que los ligamentos coracoclaviculares permanecen adheridos al periostio en los niños y la fractura cicatriza sin problemas, es difícil justificar estos estudios tan elaborados en estos casos.[299,332]

COMPLICACIONES

Seudoartrosis

Una de las mayores falacias de la ortopedia es que «todas las clavículas consolidan bien». Aunque muchas clavículas consolidan con tratamientos no quirúrgicos, la incidencia de seudoartrosis probablemente sea mucho más alta de lo que se pensaba. Se pensaba que la falta de unión en las fracturas de la diáfisis no operadas era rara, con una incidencia comunicada del 0,9% al 4%.[9,92,163,180,210,238,308,319,352,368] Sin embargo, una investigación más reciente señala que la tasa real de seudoartrosis puede ser mucho más alta de lo que se pensaba, con una incidencia del 15% al 25%.[93,145] En una reciente revisión realizada en uno de nuestros centros, se demostró una tasa de seudoartrosis del 10% en fracturas no tratadas quirúrgicamente. Es preciso señalar que el 40% de las fracturas de esta serie recibieron tratamiento quirúrgico en el momento agudo, lo que podría hacer suponer que las fracturas más graves se trataron quirúrgicamente y que esta tasa de seudoartrosis del 10% se producía en las lesiones menos graves.

A pesar del debate existente en la bibliografía científica sobre la definición, la mayor parte de los autores consideran que la seudoartrosis de la clavícula se debe definir como la imposibilidad de demostrar progresión clínica o radiográfica de la consolidación al cabo de 4 a 6 meses,[165,196,313,380] aunque hay cierta diferencia temporal entre la seudoartrosis atrófica y la hipertrófica. Manske y Szabo comunicaron que los extremos óseos afilados, escleróticos y atróficos a las 16 semanas tenían pocas probabilidades de unirse, mientras que otras fracturas fueron clasificadas por ellos como uniones diferidas después del período de 16 semanas, cuando había posibilidades de consolidación.[208] Se ha comunicado un caso de seudoartrosis postraumática bilateral en un adulto.[137]

Aunque la seudoartrosis de la clavícula es principalmente un problema después de las fracturas en adultos, se han descrito casos también en niños.[252] Sin embargo, cuando se observa seudoartrosis en un niño, es probable que se trate de un caso congénito. Son varios los factores que parecen predisponer a la seudoartrosis de la clavícula: 1) inmovilización incorrecta, 2) magnitud del traumatismo, 3) fracturas iterativas, 4) localización de la fractura (tercio externo), 5) grado de desplazamiento (desplazamiento importante) y 6) reducción primaria abierta.

Inmovilización incorrecta. Desde hace tiempo se sabe que la clavícula es uno de los huesos más problemáticos para inmovilizar de manera correcta y total después de una fractura, ya que difícilmente es posible ofrecer al paciente la sencillez y la comodidad que resultan ideales y prácticas en el tratamiento de cualquier fractura. Cualquiera que sea el método utilizado, la inmovilización debe continuar hasta que la unión sea completa, aunque a veces es difícil definir este momento con certeza. Rowe propuso algunos principios sobre el período habitual de cicatrización de las fracturas del tercio medio de la clavícula: lactantes, dos semanas; niños, tres semanas; adultos jóvenes, de cuatro a seis semanas; adultos, seis semanas o más.[308] Además, se sabe que la unión radiográfica avanza con mayor lentitud que la unión clínica, y los datos radiográficos de unión no aparecen hasta 12 semanas o más después.[245] Cuando existe duda, quizá se deba prolongar la inmovilización. También se ha sugerido que una vez que se produce la unión clínica con ausencia de movimientos o hipersensibilidad en la zona de fractura, se puede permitir un incremento gradual de la actividad, aun cuando la unión radiográfica sea incompleta.[245]

Magnitud del traumatismo. Hasta un 50% de las fracturas que culminan en seudoartrosis se deben a traumatismo grave.[18] En su serie, Wilkins y Johnston revisaron 33 fracturas claviculares desunidas.[380] Muchos de sus pacientes se habían sometido a traumatismo grave, que se manifestaba por el grado de desplazamiento de los fragmentos, el grado del daño de los tejidos blandos y otras lesiones concomitantes, como fracturas múltiples de huesos largos, columna vertebral, pelvis y costillas. Señalaron las similitudes entre la clavícula y otro hueso largo subcutáneo, la tibia, que también es propenso a la seudoartrosis, y recalcaron que la posición subcutánea de la clavícula la predispone a sufrir traumatismos más intensos, más daño de los tejidos blandos y, por tanto, a seudoartrosis. Al igual que con otros huesos, las fracturas abiertas se consideran como un factor importante en la seudoartrosis de la clavícula.[196] Asimismo, se ha informado perforación tardía de la piel con un fragmento compuesto libre.[293]

En casos de traumatismos graves, aunque los defectos reales de la piel sobre una fractura de clavícula son poco frecuentes, la cobertura de tejidos blandos parece ser esencial para evitar la posible complicación con una osteomielitis o una seudoartrosis. Es posible que la mayor parte de los factores asociados en algunas series a seudoartrosis clavicular, como el grado de desplazamiento, tratarse de fracturas abiertas, el tratamiento quirúrgico, la inmovilización defectuosa y la interposición de partes blandas, simplemente sean un reflejo de los casos asociados a traumatismos más graves de la clavícula. Probablemente sea cuestionable la importancia estadística independiente de algunas de estas asociaciones con la seudoartrosis.

El aumento de la incidencia de seudoartrosis observado en las series más recientes puede ser un reflejo del hecho de que actualmente vemos más fracturas producidas por traumatismos de alta energía. Si repasamos la lista de pacientes del estudio de Rowe,[308] la mayor parte eran niños o adultos de edad avanzada que sufrieron caídas desde la posición de bipedestación. Nuestra experiencia actual es que las fracturas que vemos hoy en día suelen ser en ciclistas, especialmente en ciclistas de montaña.[110,259a] De hecho, en dos estudios recientes se ha demostrado que la lesión más frecuente en participantes en carreras de bicicletas es la fractura de clavícula. En la mayor parte de los casos, los pacientes comunican la caída sobre el manillar a velocidades bastante altas. Debido al momento anterógrado en estos ciclistas, transmiten una energía mucho mayor a la clavícula cuando aterrizan sobre la cara externa del hombro.

Como se ha mencionado anteriormente, hemos observado también un aumento en lo que nosotros llamamos fracturas «por el cinturón de seguridad». Estas fracturas habitualmente son del lado derecho en los pasajeros y del izquierdo en el conductor. Suelen ser fracturas transversales simples; sin embargo, en conjunto, tienden a consolidar muy lentamente y tienen mayor propensión a la seudoartrosis que las producidas por impactos laterales.

Fractura iterativa. En varios estudios se ha encontrado que la fractura iterativa de una clavícula con una cicatriz previa constituye un factor que contribuye a la seudoartrosis.[167,210] En la serie de Wilkins y Johnston, 7 de 31 seudoartrosis se produjeron en este tipo de enfermos.[380] Al parecer, no existe relación entre el lapso transcurrido entre las lesiones, la edad del paciente, la duración de la inmovilización de la fractura original y la magnitud del traumatismo inicial o subsecuente y la seudoartrosis después de la fractura iterativa. Se supone que la anatomía vascular irregular del hueso fracturado persiste durante un período prolongado, incluso después de la unión,[295] de manera que si el hueso se lesiona de nuevo la irrigación deficiente no reacciona normalmente a la fractura nueva.[380]

Ubicación de la fractura. Cerca del 85% de las seudoartrosis de la clavícula se producen en el tercio medio.[291] Sin embargo, al parecer, las fracturas del tercio distal son mucho más propensas a sufrir seudoartrosis que las de la diáfisis. En su serie sobre seudoartrosis de la clavícula, Neer advirtió que las fracturas distales constituyen más del 50% de las clavículas que no se unen después de tratamiento cerrado.[238] Observó, además, que las razones por las que aumenta la frecuencia de seudoartrosis son multifactoriales: 1) la fractura es muy inestable y las fuerzas musculares y el peso del brazo tienden a desplazar los fragmentos de la fractura;[334] 2) puesto que estas lesiones distales a menudo se producen por traumatismos graves, conllevan lesiones extensas en los tejidos blandos locales y otras lesiones que alteran la cicatrización biológica generalizada y particular de la fractura[239]; y 3) a veces es difícil asegurar una inmovilización externa correcta.

Incluso en las fracturas que pueden unirse con métodos cerrados, el período de unión de las fracturas distales casi siempre se prolonga; este fenómeno, combinado con el grado de traumatismo de los tejidos blandos, provoca rigidez y discapacidad prolongada por la falta de uso. Es por estas razones que Neer propone la reducción abierta con fijación interna de esta lesión.[239,240]

Grado de desplazamiento. En una serie extensa que publicaron Jupiter y Leffert, el factor más importante para la seudoartrosis fue el grado de desplazamiento.[167] Wick comprobó que el 91% de uniones defectuosas y seudoartrosis presentaban inicialmente acortamientos de 2 cm, como mínimo.[377] No obstante, en muchas fracturas claviculares, el desplazamiento importante a menudo se asocia a otros factores que retrasan la cicatrización de la fractura, como traumatismos graves, lesión de los tejidos blandos, fracturas abiertas e interposición de los tejidos blandos. Manske y Szabo opinaban que la interposición aislada de los tejidos es el principal factor en las fracturas que no cicatrizaban y en la cirugía encontraron con frecuencia fragmentos incrustados en el músculo trapecio.[208] Atribuyeron una importancia especial a la interposición de los tejidos blandos en la aparición de seudoartrosis atróficas. En cambio, otros investigadores han comunicado que la interposición muscular es rara.[167]

Reducción abierta primaria. Varios autores han ligado la reducción abierta primaria de una fractura diafisaria aguda de clavícula con una mayor frecuencia de seudoartrosis.[330] Rowe observó una incidencia del 0,8% de seudoartrosis en las fracturas corregidas sin cirugía, que se elevó hasta un 3,7% en las que se operaron.[308] La experiencia de Neer es similar, con una tasa de seudoartrosis del 0,1% en las fracturas no operadas que se eleva hasta el 4,6% cuando se operan.[238] Schwartz y Leixnering publican una tasa de seudoartrosis del 13% en los pacientes sometidos a reducción abierta primaria de la fractura clavicular, aunque indican que quizá también participa la fijación interna incorrecta en esta incidencia tan alta.[330] Poigenfurst y cols. publicaron una tasa de complicaciones del 10%, con cuatro casos de seudoartrosis en 60 fracturas claviculares recientes que se fijaron por medio de una placa.[280]

En los pacientes sometidos a cirugía primaria, quizás el factor principal del aumento de frecuencia de seudoartrosis sea la fijación interna incorrecta y no la cirugía en sí. Zenni y cols. publicaron una serie de 25 fracturas claviculares corregidas por medio de reducción abierta primaria con clavos intramedulares o cerclaje con material de sutura e injertos óseos, todos los cuales cicatrizaron sin complicaciones.[391] En algunas series que informan de una mayor frecuencia de seudoartrosis con la reducción abierta probablemente se incluyeran muchas de las fracturas más difíciles, como las que se observan en los traumatismos más graves y las que se acompañan de lesión de los tejidos blandos y de otras lesiones, lo que contribuye a los malos resultados.

No se puede pasar por alto el hecho de que la mayor parte de las complicaciones quirúrgicas están relacionadas con técnicas de fijación defectuosas, y generalmente el problema no es el tratamiento quirúrgico en sí, sino la elección de la fijación (Figs. 11-40 y 11-41), posiblemente debido a la delgada cobertura de tejidos blandos de la clavícula y su escaso riego sanguíneo. Como ya habían señalado Wilkins y Johnston, la clavícula se parece mucho a la tibia[380] en cuanto a la escasa cantidad de tejidos blandos que recubren a ambos huesos. Sin embargo, muy pocos cirujanos, que ni siquiera considerarían nunca la colocación de una placa en una fractura media de la diáfisis de la tibia, no ven ningún problema en colocar una placa en una fractura media de la diáfisis de la clavícula. Es posible que la lesión de partes blandas, combinada con el desbridamiento de partes blandas necesario para la fijación de la placa, sea lo que contribuya a la elevada tasa de seudoartrosis observada con esta popular forma de fijación quirúrgica.

Valoración radiográfica

Aunque a menudo es posible demostrar clínicamente la presencia de seudoartrosis por la detección de movimiento en la zona de la fractura, la confirmación radiográfica se obtiene mediante una proyección anteroposterior y otra con inclinación cefálica de 45°. Los signos radiográficos de seudoartrosis no siempre son claros. Cuando el desplazamiento de los fragmentos es mínimo y los movimientos no son evidentes, puede ser útil hacer una tomografía o incluso un gammagrafía ósea para demostrar la presencia de la seudoartrosis en un paciente sintomático. Al igual que con las demás fracturas, la seudoartrosis de la clavícula a ve-

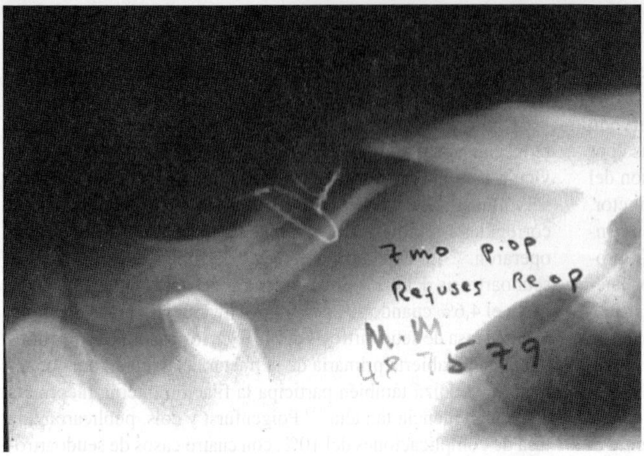

Fig. 11-40 • Fracaso de la fijación en una fractura mesodiafisaria clavicular.

ces se manifiesta por extremos óseos hipertróficos o atróficos. Otras veces existe pérdida de hueso real o aparente, con mayor razón si la fractura es conminuta. Al evaluar una seudoartrosis es muy útil tomar una proyección anteroposterior de ambas clavículas en un solo chasis grande. De esta manera se mide la distancia entre el esternón y el acromion en el lado sano y se compara con el lado sintomático. Así es más fácil decidir si se debe realizar una osteosíntesis primaria con injerto óseo o si se necesita intercalar un segmento de hueso para rellenar la pérdida ósea. Como se ha señalado anteriormente, resulta muy difícil apreciar el verdadero acortamiento o deformación de una clavícula sólo por una radiografía simple.

Síntomas

Cerca del 75% de los pacientes con una fractura no consolidada de la clavícula padecen síntomas con dolor moderado o intenso.[167,208] Sin embargo, existen pruebas de que en pacientes con seudoartrosis atrófica, que al principio presentan síntomas, con el tiempo éstos disminuyen.[380] El dolor de la seudoartrosis se irradia hacia el cuello, el antebrazo o incluso la mano, especialmente si existe irritación nerviosa.[313] Algunos enfermos se quejan de chirridos o crepitación, que se puede palpar. Aparentemente, el hombro se encorva hacia delante, hacia dentro y en sentido medial, y la punta del fragmento medial forma un ángulo hacia arriba por debajo del trapecio. La rotación de la escápula puede contribuir también al dolor del borde escapular posteromedial que se observa a veces en estos pacientes. El 25% o más de los pacientes presentan también síntomas neurológicos por la lesión del plexo braquial ocasionada por el callo excesivo.[167,313] Asimismo, pueden presentarse síntomas vasculares crónicos por la presión ejercida en la vena subclavia, que origina síntomas y síndrome del estrecho torácico superior.[14,51,167,276]

Cuando se considera que la seudoartrosis es la causa de los síntomas dolorosos del paciente, se debe recalcar que quizá sólo constituye un dato incidental. Es necesario realizar una historia clínica y una exploración física detalladas, porque muchas anomalías óseas y de los tejidos blandos del hombro, incluida la artrosis postraumática de las articulaciones esternoclavicular o acromioclavicular, pueden simular los síntomas de la seudoartrosis. Estos cambios degenerativos aparecen varios años después de la lesión.[380]

Exploración física

La exploración física revela desplazamiento al manipular la clavícula o dolor cuando se ejerce presión en la zona de la seudoartrosis. En ocasiones se palpan los huesos sobresalientes de los fragmentos conminutos. A veces se observa limitación del arco de movimiento en la articulación del hombro, aunque esto casi siempre se asocia a afectación de los tejidos blandos, de la región subacromial o de la articulación glenohumeral y no se debe directamente a la seudoartrosis. Se puede producir pérdida de movilidad secundaria a una posición defectuosa de la escápula en casos de acortamiento significativo. Cuando existen síntomas neurológicos, por lo general se localizan en la distribución del nervio cubital y a menudo se caracterizan por debilidad intrínseca.[118,313]

Unión defectuosa

En los niños con una fractura clavicular es frecuente detectar acortamiento, aunque éste no es problemático y la deformidad angulada a menudo se remodela. Por otro lado, en el adulto no existe posibilidad de remodelación y puede haber acortamiento o angulación. Algunos investigadores describen este fenómeno como una deformidad estética pura que interfiere muy poco con la función.[20] Sin embargo, Eskola y cols. publicaron que los pacientes con acortamiento de los segmentos claviculares superiores a 15 mm, en la exploración de seguimiento, sufrían mucho más dolor que los que no presentaban ese hallazgo, por lo que recomiendan no aceptar una clavícula corta.[93]

Si la unión defectuosa de una fractura es un problema estético o funcional importante, la simple extirpación del hueso sobrante puede ser insuficiente.[242] Además de que esta intervención no corrige la deformidad primaria, que es el acortamiento y la angulación, puede incluso debilitar significativamente la clavícula. Debido a la superposición de los extremos de la fractura, la eliminación de la prominencia que origina la deformidad puede crear una «clavícula unicortical» que no tiene capacidad de remodelación, lo que puede predisponer a la clavícula a sufrir fracturas iterativas y ser origen de dolor crónico. Varios autores han recomendado osteotomía, fijación interna e injerto óseo.[20] Sin embargo, hay que advertir al paciente de que la seudoartrosis es una posible secuela y de que la circatriz quirúrgica para la fijación de la

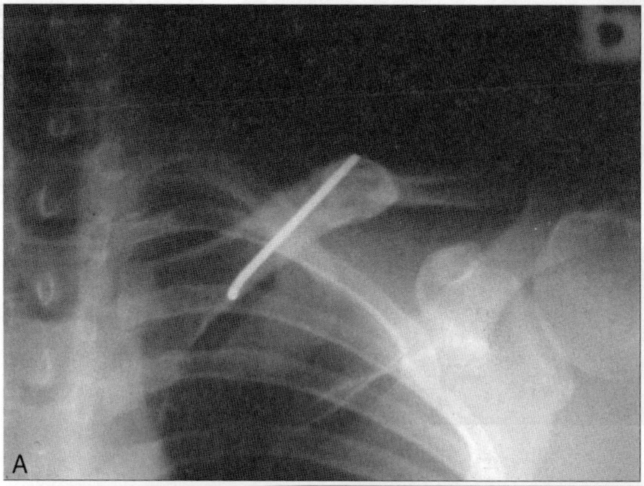

Fig. 11-41 • A, Fracaso de la fijación en una fractura mesodiafisaria clavicular tratada con un único clavo liso de Steinmann. **B,** Seudoartrosis y alineación defectuosa de una fractura mesodiafisaria clavicular tratada con un fijador externo. **C,** Seudoartrosis y alineación defectuosa de una unión defectuosa mesodiafisaria clavicular que se trató con un fijador externo de alambre fino. El paciente había sido sometido a ocho intervenciones quirúrgicas y, al cabo de 6 meses de tratamiento, había tenido que recibir tratamiento psiquiátrico.

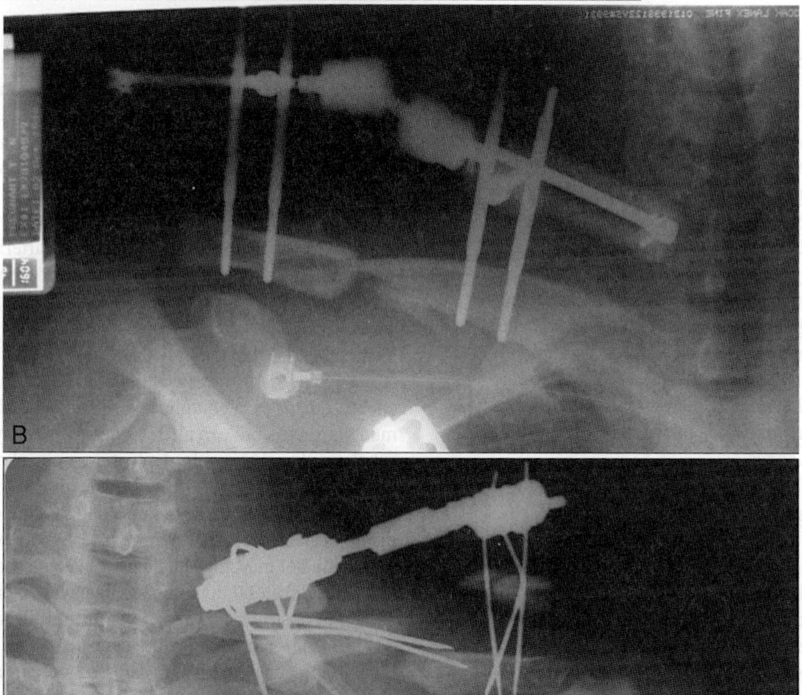

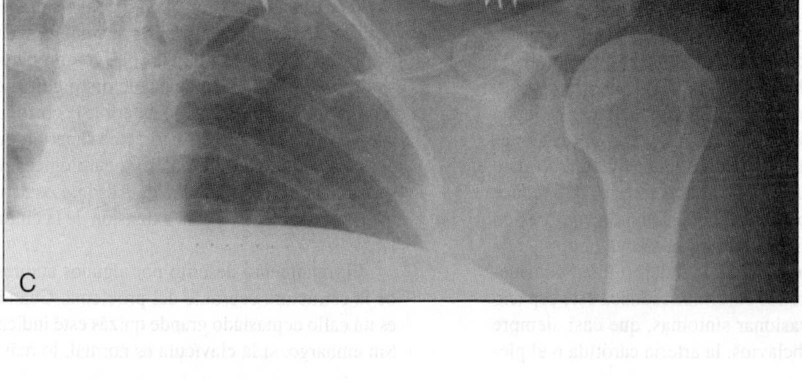

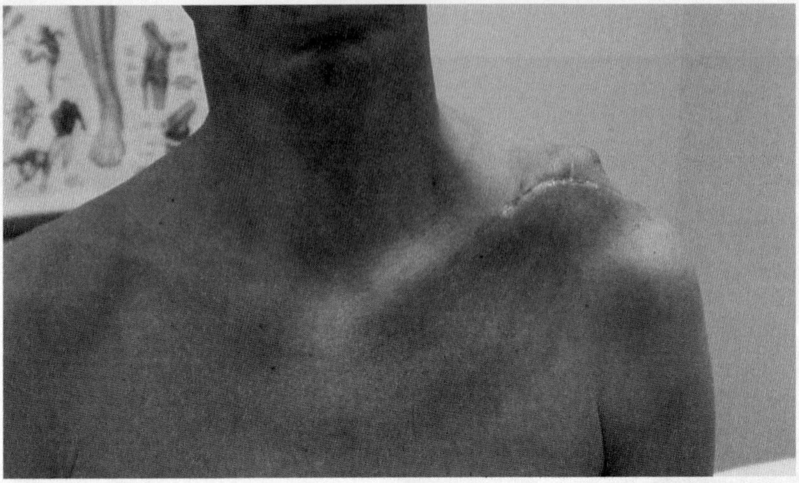

Fig. 11-42 • Aspecto clínico de un paciente que fue sometido a una fijación con placa de una unión defectuosa de la clavícula con un injerto interpuesto. Se había producido pérdida de la fijación distal.

placa puede ser más desagradable que el bulto originado por la unión defectuosa del hueso (Fig. 11-42). Además, hay que tener presente que la deformidad es multiplanar y que una osteotomía única sólo puede corregir un plano de la deformidad.

Otro abordaje de este problema consistiría en eliminar el callo sobre la fractura para llegar hasta los fragmentos de la fractura originales.[16] Nosotros hemos comprobado que, incluso años después de la lesión original, existe una diferencia cualitativa entre el hueso cortical normal y el callo. Para la eliminación del callo resulta útil recurrir a la intensificación de la imagen en el momento de la cirugía para asegurarse de que se elimina todo el callo. Se fijan entonces los fragmentos de la fractura con un clavo intramedular, que se retira en fechas posteriores. El callo se rompe en trocitos que se colocan alrededor de la fractura. Este procedimiento se puede realizar a través de una pequeña incisión estética, siguiendo las líneas de Langer.

Secuelas neurovasculares

Pese a la formación tan extraordinaria de callo una vez que cicatriza la fractura en el niño, el volumen del callo rara vez comprime el espacio costoclavicular y por lo general disminuye con el tiempo.[65] En cambio, en el adulto puede haber secuelas neurovasculares tardías después de una fractura unida o desunida.[117,232,332,344,356]

Normalmente, el ángulo esternoclavicular y el arco anterior de la clavícula ofrecen suficiente espacio para el plexo braquial y los vasos subclavios en el espacio costoclavicular. El espesor y el espacio entre la clavícula y la primera costilla es variable, pero casi siempre es suficiente.[148] Sin embargo, en ocasiones existe alguna anomalía congénita, como una clavícula bífida o una clavícula recta sin angulación medial o anterior que reduce el tamaño del espacio costoclavicular ocasionando compresión neurovascular.[306] Por tanto, no resulta sorprendente observar que la formación de un callo abundante o una deformidad considerable de una fractura en algunos enfermos reduzca este espacio lo suficiente como para ocasionar síntomas, que casi siempre comprenden a los vasos subclavios, la arteria carótida o el plexo braquial.[170] Estos fenómenos compresivos, aunque son raros, son importantes porque su cuadro clínico en ocasiones es confuso para el médico y problemático para el paciente hasta que se instituye el tratamiento definitivo. Las estructuras vasculares que participan en los síndromes compresivos son las siguientes:

1. Arteria carótida: La obstrucción de esta arteria provoca síntomas de síncope. Cuando existe, lo lógico es que se acompañe de una deformidad o un callo de una fractura en el tercio medial de la clavícula.
2. Vena subclavia: La compresión de la vena subclavia entre la clavícula y la primera costilla, con obstrucción subsecuente, quizás es la complicación vascular tardía más común y a veces conlleva alteraciones del plexo y la arteria subclavia. Lusskin y cols. demostraron que el punto de la obstrucción es la zona donde la vena cruza a la primera costilla y pasa por debajo del músculo subclavio y el ligamento costoclavicular.[203] Varios investigadores subrayan la función del músculo subclavio y la condensación de la fascia clavipectoral denominada ligamento costocoracoideo en la obstrucción venosa y la trombosis subsecuente.[203] El síndrome se caracteriza por dilatación venosa de las extremidades superiores y la pared torácica anterior en el lado afectado, ocasionada por congestión de la red venosa colateral. Esta compresión disminuye al descender el hombro.[96,200,314,343] Lusskin y cols. comprobaron que este síndrome costoclavicular puede distinguirse de los síndromes típicos del escaleno anterior, la costilla cervical y la compresión del estrecho torácico superior, que también ocasionan síntomas arteriales y neurológicos pero que se reproducen con la maniobra de Adson. Los demás síndromes no se acentúan con la extensión de la cintura escapular.[69,131,148,325]

El tratamiento descrito por algunos autores dependía de la estructura causante del problema. Cuando la causa es un callo demasiado grande quizás esté indicado operar. Sin embargo, si la clavícula es normal, lo más lógico sería resecar la primera costilla. En ningún caso se debe extirpar la clavícula.[302]

3. Arteria subclavia: Guilfoil y Christiansen describieron la compresión de la arteria subclavia en un caso de trombosis secundaria a una seudoartrosis clavicular.[131] Se sabe que esta arteria puede lastimarse en las lesiones claviculares agudas,[129,237] pero es rara como complicación tardía de un callo clavicular excesivo o seudoartrosis. No obstante, Yates y Guest publicaron un caso de muerte por embolia de la arteria basilar, que se originó de una trombosis de la arteria subclavia después de una fractura clavicular que no se unió.[388]
4. Aneurisma: Después de las fracturas claviculares se han publicado casos de aneurismas traumáticos[40,72,244] y también de seudoaneurismas.[323] Se pueden manifestar como tumores pulsátiles o como densidades de los tejidos blandos en la región de la fractura o la seudoartrosis clavicular, y muchas veces son también origen de trombos. También hemos visto un caso de lesión vascular tardía secundaria a una seudoartrosis. En las Figuras 11-43 y 11-44 se muestra un cirujano ortopédico que fue sometido a una intervención quirúrgica de urgencias por un aneurisma de la arteria subclavia que se extendió hasta la carótida. El aneurisma se produjo después del fracaso de la reparación de una fractura con placa que evolucionó a seudoartrosis.

   Hansky y cols. publicaron un caso de un aneurisma de la arteria subclavia que comprimía el plexo braquial.[136]
5. Plexo braquial: Se han descrito varios síntomas neurológicos por complicaciones tardías de las fracturas claviculares.[24,91,130,148,173,203,224,249,313] Los síntomas se pueden deber a la afectación de todo el plexo braquial o sólo de un nervio. Suso y cols. publicaron una lesión del nervio interóseo anterior secundaria a una fractura del tercio clavicular distal.[346] Bartosh y cols. publicaron otro caso de una lesión del nervio musculocutáneo después de la fractura iterativa de la diáfisis clavicular tres semanas después de la lesión original.[15] Dada la variabilidad de la aparición de los síntomas entre el momento de la fractura y la instauración de la seudoartrosis, muchas veces se confunden las secuelas tardías con lesiones nerviosas que se pro-

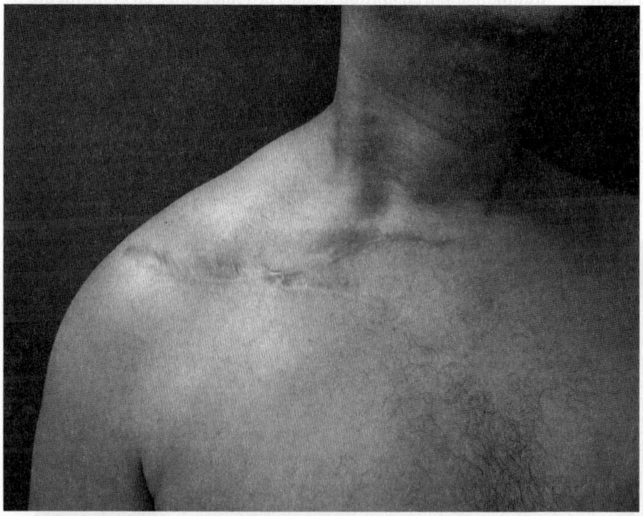

Fig. 11-43 • Aspecto clínico de un paciente en el que se produjo un aneurisma de la arteria subclavia que se extendió hasta la carótida después de una seudoartrosis de una fractura mesodiafisaria clavicular.

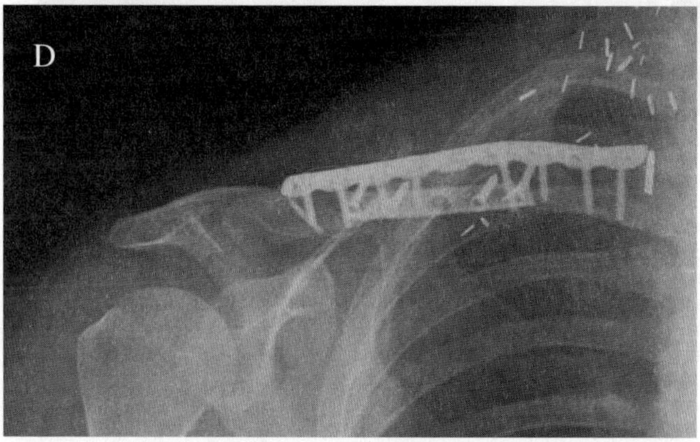

Fig. 11-44 • Radiografía anteroposterior del paciente de la Figura 11-43 después de la colocación de una doble placa por seudoartrosis mesodiafisaria, con resultados satisfactorios.

dujeron en el momento de la lesión. Por tanto, es importante realizar un examen neurológico detallado del paciente con cualquier fractura aguda. Rumball y cols. sugieren que los pacientes con fracturas desplazadas del tercio medial de la clavícula informen de inmediato ante cualquier síntoma nuevo.[311] Si bien la primera lesión nerviosa es casi siempre una neurapraxia por tracción, que afecta a la médula lateral, y su pronóstico es reservado, las neuropatías por compresión tardías afectan por lo general a la médula medial, producen síntomas del nervio cubital y su pronóstico es más benigno. En esta complicación, que suele acompañar a las fracturas del tercio medio, el extremo proximal del fragmento distal seudoartrósico es arrastrado hacia abajo y atrás, aproximándose al haz neurovascular, que puede quedar comprimido entre la seudoartrosis por arriba y la primera y segunda costillas por abajo. Como era de esperar, la neuropatía por compresión suele ser un problema de las seudoartrosis hipertróficas más que de las atróficas (Fig. 11-45A-C). Ivey y cols. publicaron un caso de distrofia simpática refleja de la pared torácica anterior después de una lesión del nervio supraclavicular ligada a una fractura mediodiafisaria clavicular.[151]

El diagnóstico de síndrome de compresión tardía casi siempre se realiza mediante una historia clínica y una exploración física minuciosas y también con estudios eléctricos, como electromiografía y estudio de velocidad de la conducción nerviosa.[20,60,100,118,142,154,178,223]

La RM es útil para definir la relación existente entre el plexo braquial y el callo hipertrófico o los fragmentos claviculares (Fig. 11-46A y B). Dela Santo publicó que, en 16 fracturas claviculares, dos pacientes sufrieron complicaciones neurovasculares precoces y 14 padecieron síntomas tardíos de síndrome costoclavicular.[74]

Además de los síndromes compresivos, Eilanberger y cols. describieron el caso de un paciente con parada cardíaca después de una fractura del tercio medial de la clavícula. Explicaron la complicación por la irritación del nervio vago secundaria al hematoma de la fractura.[89]

Aunque aparentemente leves en comparación con las lesiones del plexo braquial, nosotros hemos visto cinco casos de formación de neuromas en la rama media del nervio supraclavicular sobre la zona de la fractura o de compresión por el propio callo de fractura. Esta complicación puede ser el origen del dolor crónico superficial que aparece a veces después de fracturas de la clavícula.

Artritis postraumática

Después de lesiones intraarticulares esternoclaviculares o acromioclaviculares puede aparecer una artritis postraumática, aunque es mucho más común la enfermedad degenerativa del tercio clavicular distal. A menudo, esta artritis es consecuencia de un traumatismo transmitido a estas articulaciones en el momento de la lesión original. También se puede producir por fractura intraarticular no diagnosticada (fractura tipo III del tercio distal de la clavícula). El paciente presenta síntomas relacionados específicamente con dolor en la articulación acromioclavicular o síntomas de compresión por el osteofito que sobresale en la parte inferior de la articulación y ejerce presión extrínseca sobre la bolsa

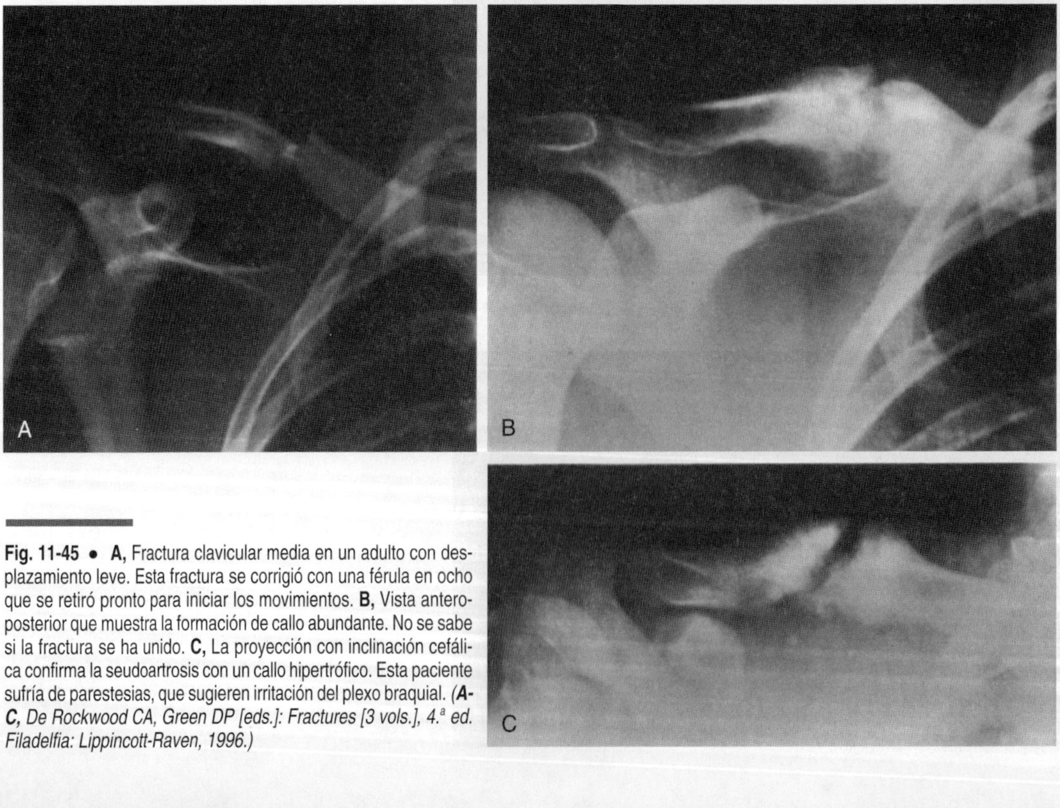

Fig. 11-45 • **A,** Fractura clavicular media en un adulto con desplazamiento leve. Esta fractura se corrigió con una férula en ocho que se retiró pronto para iniciar los movimientos. **B,** Vista anteroposterior que muestra la formación de callo abundante. No se sabe si la fractura se ha unido. **C,** La proyección con inclinación cefálica confirma la seudoartrosis con un callo hipertrófico. Esta paciente sufría de parestesias, que sugieren irritación del plexo braquial. *(A-C, De Rockwood CA, Green DP [eds.]: Fractures [3 vols.], 4.ª ed. Filadelfia: Lippincott-Raven, 1996.)*

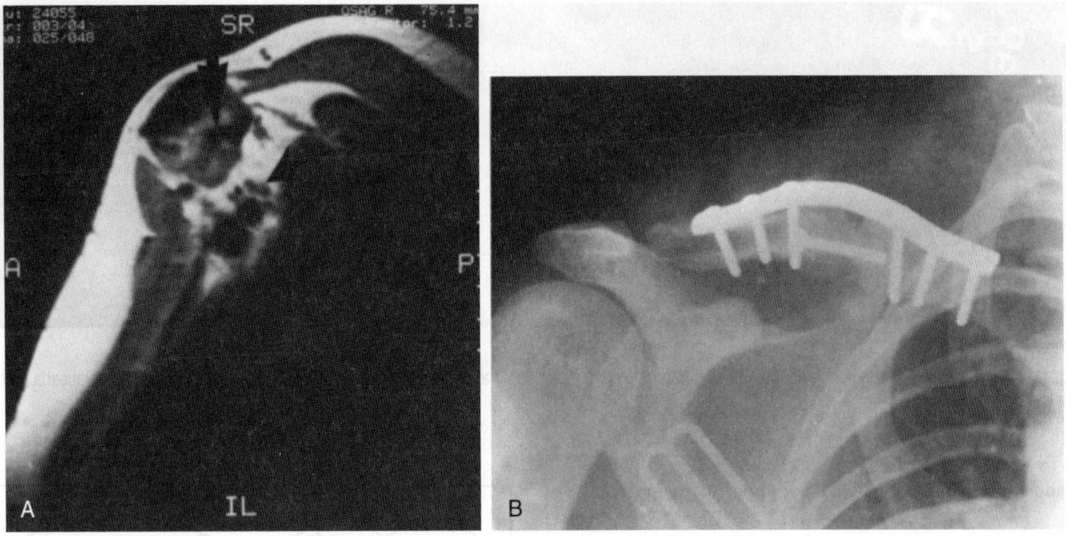

Fig. 11-46 • **A,** Resonancia magnética (RM) que muestra la ubicación de un callo hipertrófico *(flecha larga)* y el plexo braquial *(flecha corta).* La RM muestra la incrustación del plexo braquial, que era mínima en este caso. **B,** Se colocó una placa de compresión dinámica y un injerto óseo como tratamiento de esta seudoartrosis hipertrófica y sintomática, además de que se redujo el callo. *(**A** y **B**, De Rockwood CA, Green DP [eds.]: Fractures [3 vols.], 4.ª ed. Filadelfia: Lippincott-Raven, 1996.)*

subacromial y el manguito de los rotadores.[241] Desde el punto de vista radiográfico se observan cambios quísticos, formación de osteofitos, estrechamiento de la articulación acromioclavicular o resorción del tercio clavicular distal. En algunos casos se deben realizar otros estudios radiográficos para definir la lesión, ante todo en la región de la articulación esternoclavicular, donde puede estar indicado realizar tomografía simple o computarizada. A menudo, la sintomatología del paciente mejora después de la inyección diagnóstica de lidocaína al 1% (Xylocaine) en la articulación afectada. Cuando el tratamiento no quirúrgico adecuado, consistente en la administración de fármacos no esteroides o inyecciones de esteroides, no consigue un alivio prolongado, está indicado realizar una extirpación quirúrgica de la articulación. Si se va a extirpar la parte externa de la clavícula, la resección no debe superar los 10 mm de hueso distales para evitar la lesión de los ligamentos coracoclaviculares, y se realiza la reparación del deltoides fijándolo a la fascia del trapecio. Cuando está indicado resecar la articulación esternoclavicular, se puede suturar el disco intraarticular al extremo de la clavícula para ayudar a estabilizar el extremo medial, y se puede usar además el músculo esternocleidomastoideo para rellenar el área de la resección.[219]

TRATAMIENTO

Ya a finales de los años 20 se conocían más de 200 métodos distintos de tratamiento para las fracturas claviculares.[185,192] En general, los resultados obtenidos con la solución no quirúrgica son excelentes.

El método concreto de tratamiento utilizado en cada fractura de clavícula dependerá de varios factores, como la edad y la situación médica del enfermo, la ubicación de la fractura y la presencia de otras lesiones asociadas.

Niños

En los niños, el potencial de cicatrización es excelente en la remodelación que acompaña al crecimiento, así que no se necesita ningún tipo de tratamiento quirúrgico; de hecho, algunos aseguran que está contraindicado en este grupo de edad.[348] Aun así, en ocasiones está indicado operar; por ejemplo, para desbridar una fractura abierta, cuando existen alteraciones neurovasculares que no se resuelven con la reducción cerrada y para la reducción de los fragmentos muy desplazados.[28,153,194,225] Aunque se acepta que los métodos terapéuticos cerrados suelen tener resultados satisfactorios, el método concreto varía porque dependerá de la comprensión y la capacidad de cooperación de cada niño con los distintos tratamientos no quirúrgicos.

En el recién nacido con una fractura obstétrica sólo se necesitan medidas para mantener cómodo al lactante. La cicatrización es rápida y se produce en las primeras dos semanas, sin efectos secundarios. No obstante, tanto la enfermera como la madre deben conocer los métodos para voltear al niño con cuidado y suavidad, a fin de reducir al mínimo el dolor. Algunas veces es conveniente inmovilizar el brazo del niño durante unos cuantos días para incrementar su bienestar.[65] Al mismo tiempo se evita ejercer presión en la clavícula al vestirlo.

En los niños con una fractura en tallo verde o no desplazada, el tratamiento consiste en colocar un cabestrillo hasta que desaparezcan los síntomas.[296] En las fracturas desplazadas o aquellas que deben reducirse, casi siempre se utiliza algún tipo de vendaje en ocho o un cabestrillo, ya sea solo o con yeso, para sostener el hombro hacia arriba y atrás, y de esta manera reducir el grado de desplazamiento. Afortunadamente, en los niños las fracturas cicatrizan pronto y la morbilidad es mínima.[281] El tratamiento de los niños mayores y los adolescentes es más com-

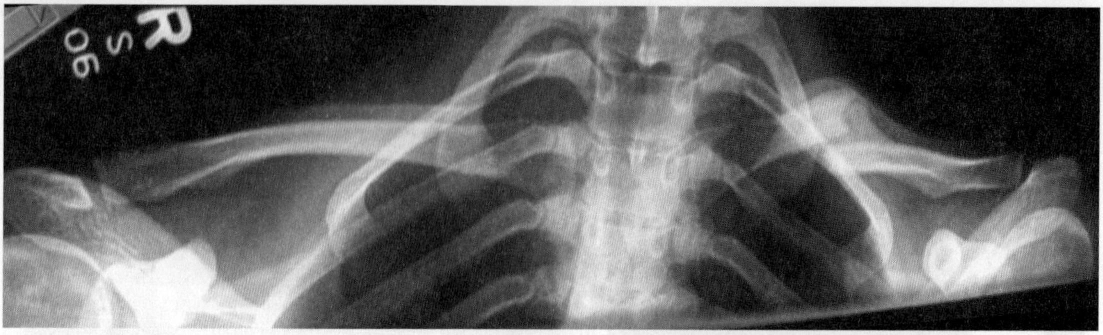

Fig. 11-47 • Radiografía anteroposterior de ambos hombros en una mujer de 20 años en la que se produjo una unión defectuosa mesodiafisaria de la clavícula.

plicado y casi siempre requiere un yeso por su grado de actividad.

En los niños pequeños con algún vendaje en ocho, el médico o los padres deben ajustarlo a menudo, lo que resulta frustrante tanto para el paciente como para el cirujano. Además se cuestiona si estos intentos enérgicos por mantener la reducción ofrecen alguna ventaja a largo plazo.

Adultos

En el adulto con una fractura clavicular, la finalidad del tratamiento (al igual que con cualquier otra fractura) es lograr una cicatrización ósea con un mínimo de morbilidad, de pérdida de función y de deformidad residual. Teniendo siempre presente este objetivo, se pueden considerar varios de los métodos tradicionales más engorrosos para inmovilizar las fracturas claviculares. Los principios más importantes del tratamiento no quirúrgico, desde el punto de vista histórico, incluyen los puntos siguientes: 1) sujetar la cintura escapular para elevar el fragmento externo hacia arriba, afuera y atrás, 2) hundir el fragmento interno, 3) mantener la reducción y 4) permitir el uso de la mano y el codo ipsolateral para evitar los problemas ligados a la inmovilización.

Una amplia revisión de la bibliografía por lo general nos lleva a la conclusión de que resulta casi imposible conseguir la inmovilización y que la deformidad y el acortamiento son habituales. Aunque este acortamiento no era considerado antes como un problema, los estudios más recientes han señalado que el acortamiento puede ser por sí solo uno de los factores pronósticos más importantes de descontento con el resultado de las fracturas de la clavícula (Fig. 11-47).[145,219] La bibliografía médica está repleta de métodos de diversa complejidad para inmovilizar la clavícula, con tratamientos que han abarcado desde únicamente reposo prolongado[20,288] hasta varias formas de tratamiento ambulatorio[54] y, finalmente, varios métodos de fijación interna.[31,153,172,189,191,228,235,246,269,312,391]

Los métodos para tratar las fracturas claviculares se pueden agrupar en términos generales de la manera siguiente:

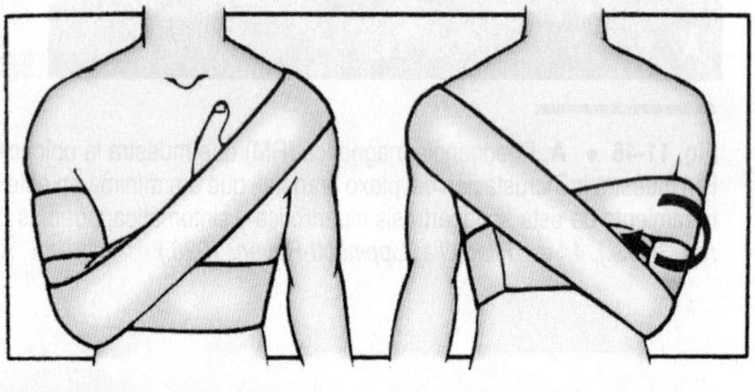

Fig. 11-48 • Modificación de un vendaje de Sayre, cuyo propósito no es reducir la fractura, sino simplemente proporcionar sujeción al brazo. *(De Rockwood CA, Green DP [eds.]: Fractures [3 vols.], 2.ª ed. Filadelfia: JB Lippincott, 1984.)*

1. *Soporte simple del brazo* (Fig. 11-48). Mediante el uso de cabestrillo, cabestrillo y vendaje, vendaje de Sayre o vendaje de Velpeau,[192] no se intenta mantener una reducción clavicular, siempre que los huesos se encuentren en una posición satisfactoria para que puedan unirse.[277] Aunque el método más sencillo para corregir las fracturas de la diáfisis es la colocación de un cabestrillo, este método deja intranquilos a los cirujanos ortopédicos, cuyo deseo principal es alinear de nuevo los extremos de la fractura; probablemente sea esta disposición la que explique la popularidad de numerosos métodos para conseguir y mantener una reducción cerrada. Hay que señalar que la colocación del brazo en cabestrillo, con el antebrazo atravesando el abdomen, puede exagerar el acortamiento de la fractura y la rotación medial anterior de la escápula.
2. *Reducción.* Una vez conseguida la reducción, ésta se intenta mantener llevando el fragmento distal hacia arriba y atrás, lo que se puede conseguir sólo con un vendaje (que puede ser «en ocho»),[26,288] reforzado con yeso[55,390] o inmovilizando por completo el hombro con diferentes escayolas de espica (Figs. 11-49 y 11-50).[177,242,268,308,361] Se han utilizado varios materiales para mantener la reducción cerrada, como son metal, cuero, plástico, yeso y gasa.[242] Es difícil lograr la posición necesaria para reducir la fractura y mantener la reducción (hacia arriba, a un lado y atrás), es prácticamente imposible de mantener, muchas veces es incómoda para el paciente y se han comunicado casos de síntomas por compresión neurovascular o desplazamiento de los fragmentos[308] cuando la inmovilización externa no

es precisa. El vendaje en ocho puede apoyar en la parte superior de la fractura y provocar un dolor considerable al paciente, además de dañar la piel sobre la fractura (Fig. 11-51). Se han realizado muy pocos estudios con grupo de control para evaluar si los intentos enérgicos para llevar a cabo y mantener la reducción ofrecen una mayor probabilidad de obtener mejores resultados que el soporte simple del brazo, que es menos molesto. En dos estudios en los que se compararon directamente el vendaje en ocho con el cabestrillo de apoyo, se advirtió que el primero necesita más tiempo de colocación y ajustes más frecuentes, puede contribuir a la aparición de otros problemas y se acompañó de más complicaciones que el tratamiento simple con cabestrillo. Los autores llegaron a la conclusión de que las secuelas, tanto funcionales como estéticas, de ambos métodos son idénticas y que la alineación de la fractura cicatrizada no sufrió cambios con respecto al desplazamiento inicial.[7,218]

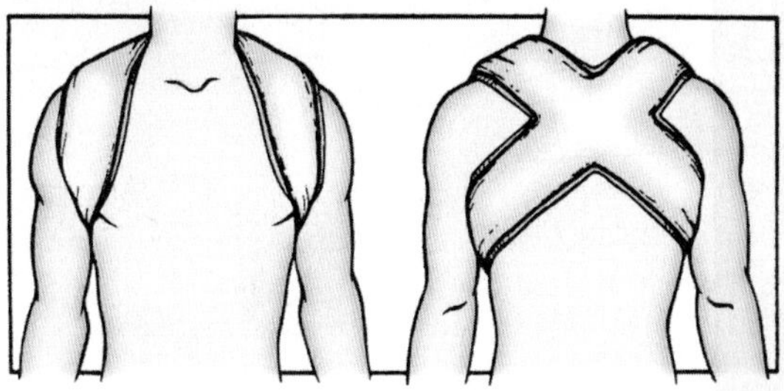

Fig. 11-49 • Yugo de Billington: método que pretende conservar la reducción a través del refuerzo con yeso de una férula con forma de ocho. *(De Rockwood CA, Green DP [eds.]: Fractures [3 vols.], 2.ª ed. Filadelfia: JB Lippincott, 1984.)*

Otro grupo estudió el tiempo de recuperación en 140 pacientes después del tratamiento conservador de las fracturas claviculares. No observaron diferencia en la velocidad de recuperación entre los sometidos a colocación de cabestrillo y los tratados con vendaje en ocho, aunque la edad del paciente en el momento de la fractura sí tuvo consecuencias en la recuperación: un 33% de los pacientes mayores de 20 años todavía padecían síntomas tres meses después de la lesión.

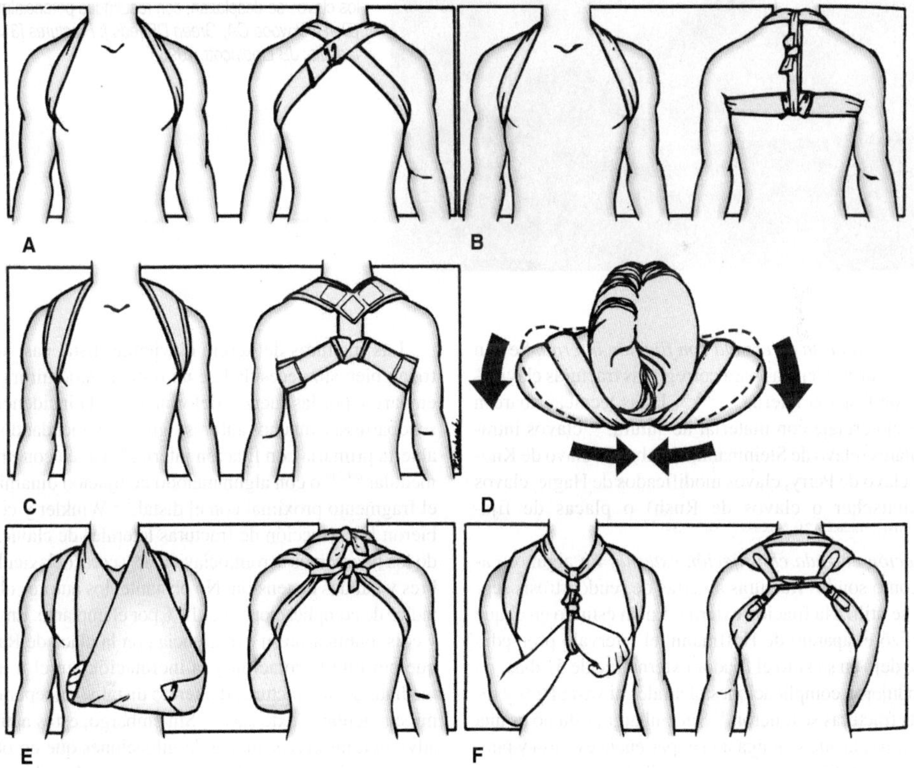

Fig. 11-50 • Diversos tipos de vendajes en forma de ocho. El método con forma de ocho pretende mantener la reducción que se ha logrado a través de un método cerrado. **A,** Este tejido se ha almohadillado con tres capas de guata y se sostiene en su sitio con imperdibles. **B,** Tejido almohadillado que no se cruza en la espalda. Los bordes superior e inferior se atan y se estiran a diario, incrementando la tensión para mantener la reducción. **C,** Soporte comercial con forma de ocho. **D,** Vista superior del paciente en la que se muestra cómo el soporte en ocho ejerce tracción en el hombro desplazándolo hacia arriba y atrás. **E,** Férula modificada en forma de ocho con cabestrillo. **F,** Soporte con forma de ocho utilizado con collar y puño. *(De Rockwood CA, Green DP [eds.]: Fractures [3 vols.], 2.ª ed. Filadelfia: JB Lippincott, 1984.)*

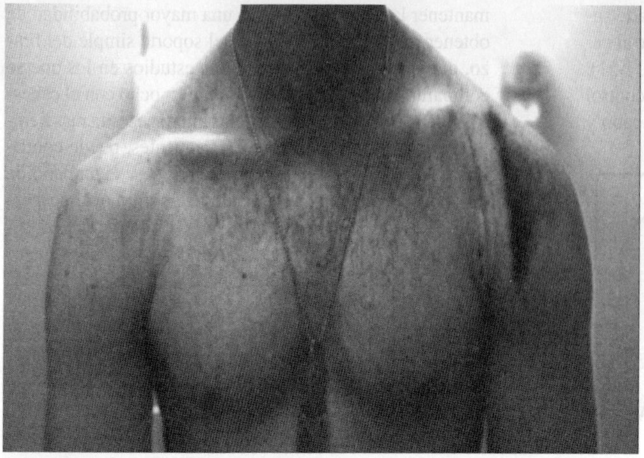

Fig. 11-51 • Aspecto clínico de un paciente tratado con un arnés en forma de ocho después de una fractura mesodiafisaria de la clavícula izquierda. Obsérvense las estriaciones provocadas por el arnés, que pasa directamente sobre la zona de la fractura.

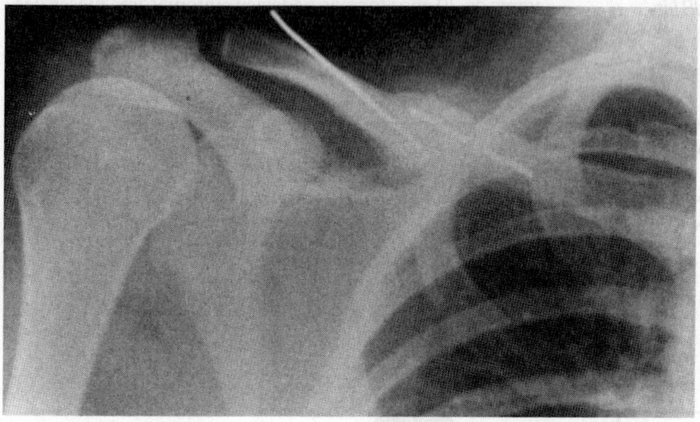

Fig. 11-52 • Complicación de la fijación intramedular con un alambre de Kirschner o un clavo de Steinmann. Si se combina la captación insuficiente de hueso con movimientos, el aparato falla y los clavos se desplazan, con resultados potencialmente adversos. *(De Rockwood CA, Green DP [eds.]: Fractures [3 vols.], 4.ª ed. Filadelfia: JB Lippincott, 1996.)*

3. *Reducción abierta o cerrada con fijación interna.* Se han descrito varias técnicas para corregir las fracturas claviculares con fijación interna.[135,264,327] Estas técnicas abarcan desde el cerclaje con material de sutura,[361] clavos intramedulares (clavo de Steinmann, alambre K, clavo de Knowles, clavo de Perry, clavos modificados de Hagie, clavos de Kuntscher o clavos de Rush) o placas de fijación.[31,176,191,228,234,235,246,269,275,304,312,391]
4. *Reducción cerrada con fijación externa.* En algunos casos, como son las fracturas abiertas de seudoartrosis sépticas, se utiliza la fijación externa. En un estudio en el que se utilizó el aparato de Hoffmann, el intervalo promedio que se dejó en su sitio el fijador externo fue de 51 días; no se produjeron complicaciones pleurales ni vasculares y todas las fracturas se unieron.[13] Sin embargo, esta no es una técnica con la que se tenga una experiencia extensa y puede tener complicaciones. Xiao describió un aparato nuevo de fijación externa que produjo una reducción casi anatómica en el 87,4% de sus pacientes.[387] En otro artículo, se utiliza otro fijador AO pequeño para corregir las fracturas claviculares.[13]
5. *Escisión primaria.* En casos raros se realiza la escisión primaria de ambos extremos de la fractura, cerrando la piel con la formación intencional de una seudoartrosis.[272]

Las fracturas del tercio clavicular distal casi siempre cicatrizan bien sin necesidad de un tratamiento quirúrgico.[298,299] Sin embargo, por las fuerzas deformantes y la incidencia tan alta de seudoartrosis, muchos autores siguen recomendando la reducción abierta primaria con fijación interna,[94] ya sea con un clavo intramedular[239,240] o con algún método de fijación dinámica, para unir el fragmento proximal con el distal.[172] Winkler y cols.[382] describieron la corrección de fracturas laterales de clavícula, suturando los ligamentos acromioclavicular y coracoclavicular con alambres y bandas de tensión. No obstante, los autores observaron un índice de complicaciones del 14% por el implante. En 1994, Voight y cols. publicaron su experiencia con la placa de Rahmanzadeh, que permite la rotación y la inclinación, en el tratamiento inmediato de las fracturas del tercio distal y las separaciones acromioclaviculares extensas.[367] Sin embargo, estos autores también advierten un mayor índice de infecciones que en otros tipos de osteosíntesis por el tejido tan escaso que cubre al implante en esta región. Se han informado complicaciones con todos estos métodos, incluyendo desplazamiento de los alambres intramedulares (Fig. 11-52). Además, se han publicado lesiones del nervio musculocutáneo al transferir la apófisis coracoides al segmento proximal de la clavícula en esta fractura.[40] La fijación con una placa es poco práctica porque el segmento distal es pequeño. Quizás el método más seguro de tratamiento de las fracturas distales de clavícula sea algún tipo de aparato intramedular que no tienda al desplazamiento.

Poigenfurst y cols. publicaron un artículo sobre 25 fracturas del tercio clavicular distal.[278] Sólo dos de los pacientes tratados sin cirugía obtuvieron resultados satisfactorios. Estos autores recomiendan el empleo de un tornillo coracoclavicular para las fracturas simples acompañadas de rotura del ligamento coracoclavicular y una placa en las fracturas fragmentadas. Brunner y cols. estudiaron 237 fracturas claviculares, 75 de las cuales (32%) se localizaban en el tercio lateral del hueso.[35] El tratamiento fue conservador y después de un seguimiento de cinco años se encontraron resultados satisfactorios en las fracturas de los tipos I y III de Neer y un índice del 31% de seudoartrosis en las fracturas de tipo II de Neer (tipo IIA de Jager-Breitner). Estos autores describieron un vendaje nuevo para impedir el desplazamiento posterior y superior del fragmento proximal. No obstante, recomiendan la reducción abierta y la fijación interna en las fracturas de tipo II de Neer y de Jager-Breitner, utilizando implantes extraarticulares. Nordqvist y Petersson describieron a 110 pacientes con fracturas del tercio lateral de clavícula que se corrigieron sin cirugía.[253] Después de un seguimiento promedio de 15 años, publicaron sus datos en 73 fracturas no luxadas de tipo I de Neer, 23 fracturas luxadas de tipo II y 14 fracturas intraarticulares de tipo III. La edad promedio de los pacientes en el momento de la lesión fue de 36 años (límites de dos a 71 años). Al final, 95 hombros se encontraban asintomáticos. En 15 casos existía dolor moderado y disfunción, pero se les consideró como consecuencias aceptables. En ningún paciente se produjo discapacidad residual importante del hombro. Hubo 10 casos de seudoartrosis, ocho de ellos sin síntomas. Estos autores concluyeron que el extremo fracturado de una clavícula no necesita cirugía.

Para las fracturas del extremo medial de la clavícula el tratamiento es difícil. Si bien se han descrito casos de fijación interna de éstas, el tipo de fijación es discutible. A menudo el fragmento medial es demasiado pequeño como para estabilizarse con una placa. La fijación interna con alambres de Kirschner ha ocasionado problemas graves cuando los clavos se desplazan. Existe un estudio en el que estas fracturas para-articulares mediales se corrigen con un hilo reabsorbible de polidioxanona de 2 milímetros.[108]

Seudoartrosis

La seudoartrosis clavicular asintomática no necesita tratamiento. En ancianos con seudoartrosis clavicular probablemente se deba contemplar la posibilidad de un tratamiento no quirúrgico. Aunque se ha comunicado la utilización de métodos no quirúrgicos para conseguir la unión de la fractura, en especial la estimulación eléctrica y los ultrasonidos, sólo existen unos cuantos casos demostrados de cicatrización de la seudoartrosis clavicular con campos electromagnéticos pulsados.[5,7,32] La mayoría de los autores está de acuerdo en que la estimulación eléctrica no tiene sitio en el tratamiento de la seudoartrosis clavicular, principalmente porque los métodos quirúrgicos tienen un grado tan alto de éxito.[18,49]

Las indicaciones quirúrgicas comprenden: 1) dolor claramente ocasionado por la seudoartrosis, 2) disfunción, debilidad o fatiga de la cintura escapular y 3) deterioro neurovascular.[269] Se ha sugerido que la perforación del hueso estimula el avance de la unión retardada,[285] pero este método no tiene utilidad en una seudoartrosis establecida. Al mismo tiempo, algunos autores sugieren la resección de la seudoartrosis.

Otros consideran que la claviculectomía parcial con escisión de la zona con seudoartrosis es un método apropiado para corregir una fractura clavicular no unida. Ciertamente, en corto plazo este método elimina la crepitación y a menudo alivia el dolor.[208] Sin embargo, en muchos pacientes sometidos a este tipo de tratamiento persisten los síntomas leves o moderados,[167,302,380] se pierde la función estabilizadora de la clavícula y en ocasiones los síntomas neurógenos constituyen un verdadero problema.[196,380] Por otro lado, la resección de la seudoartrosis llenando el defecto con astillas de hueso esponjoso estimula la regeneración de la clavícula y, además, reduce la compresión de las estructuras neurovasculares cuando la seudoartrosis conlleva síntomas del síndrome del estrecho superior.[51] En el tratamiento quirúrgico por lo general se pretende unir el hueso con algún método de fijación interna e injertos óseos. Las técnicas para el tratamiento quirúrgico de la seudoartrosis han evolucionado, al igual que las técnicas de la fijación interna de otras fracturas de huesos largos y seudoartrosis.

Se han descrito varios métodos de tratamiento abierto. Algunos autores utilizan *suturas de alambre* a través de los extremos de cualquiera de los fragmentos claviculares y a través de un injerto de cresta ilíaca.[20,118,238] Antiguamente se empleaban suturas de otros materiales, como *catgut*, material trenzado e incluso asas de tendón de canguro.[242] También se ha propuesto la *fijación intrafragmentaria con tornillos*, en la que el hueso ilíaco se fija como injerto superior y en la unión se utiliza un injerto de hueso esponjoso.[216,313] No obstante, por el movimiento en planos múltiples que la clavícula muestra y dado que estos métodos controlan muy poco la rotación, ni el material de sutura ni la fijación con tornillos son lo bastante seguros como para utilizarse sin más protección. Se necesita un yeso externo o algún tipo de apoyo para impedir que el tornillo o el alambre se rompan y emigren, con resultados desastrosos.[186,217,258]

Un método muy popular de fijación interna es la reducción abierta con fijación intramedular, ya sea con alambres K (con o sin tornillos),[210,242,245,330,352,357,372] clavos de Steinmann,[176,240,308] clavos de Knowles[246] o clavos modificados de Hagie.[300] Pese a que los resultados con estos métodos son alentadores (e incluso pueden ser satisfactorios), la rotación no se controla bien en la mayor parte de los casos y, además, muchas veces es difícil introducir el clavo intramedular cuando los extremos del hueso son atróficos (en especial en la clavícula que es plana y curva). Además, al utilizar clavos con rosca se puede producir la separación de la fractura en el lugar de la seudoartrosis.[176] Cuando la elección de la fijación intramedular no ha sido la adecuada, se puede doblar o romper el material intramedular utilizado. Se han comunicado varias complicaciones por el desplazamiento de los clavos.[186,217,258]

Sin embargo, en 1991 Rockwood y cols. describieron una serie de 21 casos de seudoartrosis de la clavícula corregidos de manera satisfactoria con clavos intramedulares.[27] Es preciso comentar que este clavo se diseñó específicamente para la fijación de la clavícula, con pasos de rosca diferentes en ambos extremos y una punta medial roma para evitar atravesar la cortical. Además, tenía una tuerca que se sujetaba a la parte lateral del clavo y prácticamente aseguraba que no se desplazaría. Esta tuerca lateral y los diferentes pasos de rosca permitían también la compresión de los fragmentos. Estos enfermos se sometieron a reducción abierta, fijación interna con un clavo intramedular de Hagie modificado e injerto de hueso autógeno. El promedio del seguimiento fue de 35 meses (con límites de 5 meses a 11 años). En 20 (95%) de los 21 pacientes la fractura cicatrizó. Si se compara con otros métodos de tratamiento, como la fijación con placa y tornillos, la fijación intramedular ofrece varias ventajas. En primer lugar, el clavo intramedular se introduce a través de una incisión que es aceptable desde el punto de vista cosmético sobre una línea de Langer. La disección de los tejidos blandos es menor y después de la cicatrización el clavo se extrae a través de una incisión pequeña bajo anestesia local (Fig. 11-53A-H).

La fijación interna rígida en las fracturas agudas ha sido útil en el tratamiento de muchas fracturas difíciles de corregir, y este concepto de inmovilizar de forma rígida los fragmentos de la fractura también se ha aplicado en el tratamiento de las seudoartrosis. A pesar de que las técnicas de fijación interna con placas AO sin injerto óseo han tenido resultados favorables en las seudoartrosis de la clavícula y otros huesos largos,[144,286] el tratamiento más aceptado es la adición de un injerto óseo a la placa rígida. Con este método, los informes publicados se acercan a un índice de unión del 100%.[83,85,168,286,292,355,374] Manske y Szabo publicaron una incidencia de uniones del 100% hacia las 10 semanas del post-

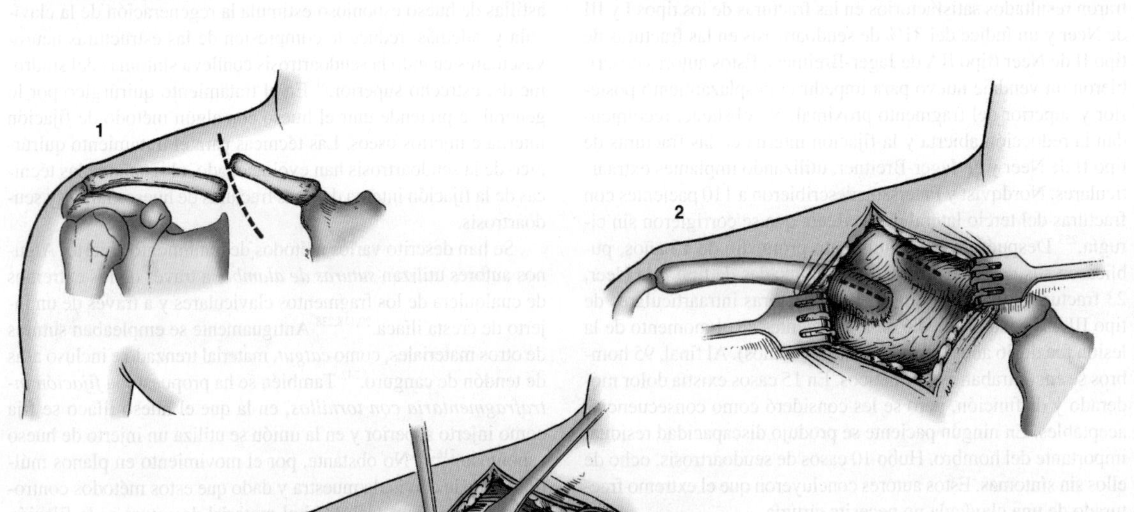

Fig. 11-53 • A, La incisión de la piel se ejecuta sobre la línea de Langer, que se centra directamente en la zona de la seudoartrosis. **B,** Se perfora el conducto intramedular del fragmento medial con una fresa del tamaño correcto. *Recuadro:* proyección superior de la clavícula que muestra la integridad de la corteza anterior. **C,** Proyección frontal. El conducto intramedular del fragmento lateral se perfora con la misma fresa empleada para el fragmento medial. *Recuadro:* proyección superior. La fresa sale por el extremo lateral de la clavícula en situación medial y posterior a la articulación acromioclavicular. La configuración de la clavícula adquiere forma de S de manera secundaria.

(Continúa)

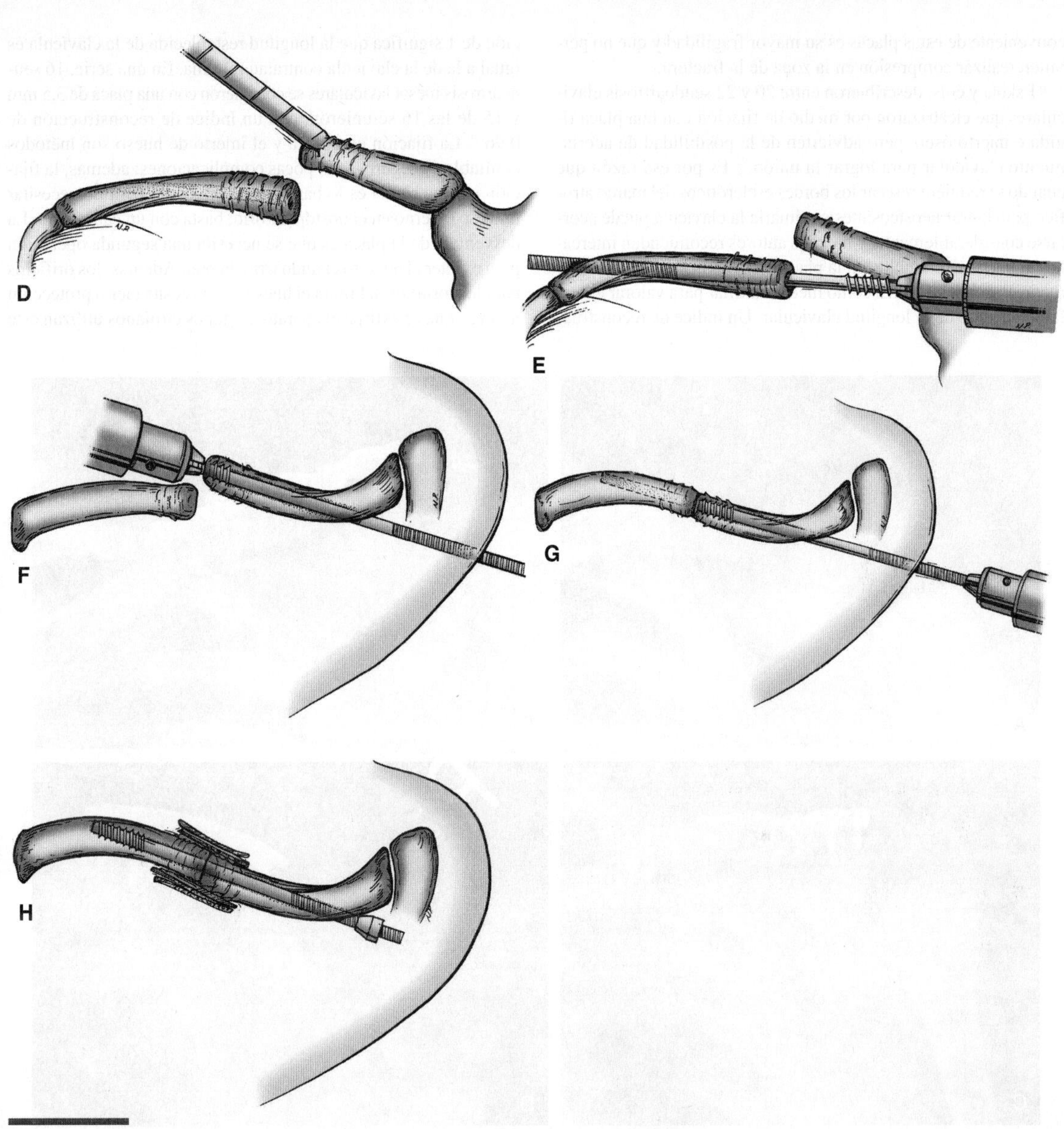

Fig. 11-53 • ***(Continuación)*** **D,** La perforación continúa hasta que la fresa se palpa debajo de la piel en la cara posterolateral del hombro. **E,** El extremo de cuerda fina del clavo de Hagie se hace entrar a través del fragmento lateral. Los extremos de la seudoartrosis se separaron en forma de flor con un osteótomo. **F,** Proyección superior. El clavo de Hagie se hace entrar por la piel a través de la cara posterolateral del hombro. **G,** Proyección superior. Una vez retirada la punta afilada del trocar del clavo modificado de Hagie y reducida la fractura, la taladradora (pieza de mano) se coloca en el extremo distal del clavo. Éste se extrae hasta que el extremo romo se encuentre en la zona de la seudoartrosis. Se utilizan pinzas para alinear los segmentos de la clavícula. A continuación se hace penetrar al clavo en el fragmento medial de la clavícula. **H,** Proyección superior. Cuando no se obtiene suficiente compresión en la zona de la seudoartrosis, se puede aplicar una tuerca de Hagie en el extremo de rosca fina del clavo y se aprieta, lo que producirá mayor compresión. Se aplica el injerto óseo por las partes superior, inferior y posterior de la fractura. ***(A-H,*** *De Rockwood CA, Green DP [eds.]: Fractures [3 vols.], 4.ª ed. Filadelfia: Lippincott-Raven, 1996.)*

operatorio, sin complicaciones, utilizando reducción abierta y fijación interna con placas de compresión e injertos óseos.[208] Jupiter y Leffert publicaron un artículo sobre 23 seudoartrosis claviculares, dos de las cuales fueron consecuencia de osteotomías claviculares para el acceso quirúrgico, en las que se logró la unión en el 89% de los casos. Sin embargo, el 93,7% de los tratados con injertos y placas de compresión dinámica lograron la unión.[167]

También se han publicado varias series en las que se utiliza una placa AO para la reconstrucción de seudoartrosis claviculares y uniones tardías, y los resultados son similares a los que se obtienen con placas de compresión dinámica más grandes y placas semitubulares.[141] Las ventajas de la placa reconstructiva son, entre otras, su perfil más bajo y la relativa facilidad con que se adaptan al hueso clavicular existente (Fig. 11-54A-E). El principal inconveniente de estas placas es su mayor fragilidad y que no permiten realizar compresión en la zona de la fractura.

Eskola y cols. describieron entre 20 y 22 seudoartrosis claviculares que cicatrizaron por medio de fijación con una placa rígida e injerto óseo, pero advierten de la posibilidad de acortamiento clavicular para lograr la unión.[92] Es por esa razón que cuando se requiere resecar los bordes escleróticos del marco atrófico para lograr la osteosíntesis primaria la clavícula puede acortarse considerablemente, y muchos autores recomiendan intercalar un injerto óseo junto con la placa de fijación.[24,196] El índice de reconstrucción se utiliza como medio auxiliar para valorar el restablecimiento de la longitud clavicular. Un índice de reconstrucción de 1 significa que la longitud restablecida de la clavícula es igual a la de la clavícula contralateral sana. En una serie, 16 seudoartrosis mesoclaviculares se corrigieron con una placa de 3,5 mm y 15 de las 16 se unieron, con un índice de reconstrucción de 0,96.[70] La fijación con placa y el injerto de hueso son métodos confiables y seguros, con pocas complicaciones; además, la fijación interna rígida es lo bastante segura como para no necesitar un yeso externo en el postoperatorio; basta con un cabestrillo. La desventaja de la placa es que se necesita una segunda operación para extraer el aparato cuando irrita la piel. Además, los orificios para los tornillos debilitan el hueso y se necesita cierta protección una vez que se extirpa el aparato. Algunos cirujanos utilizan este

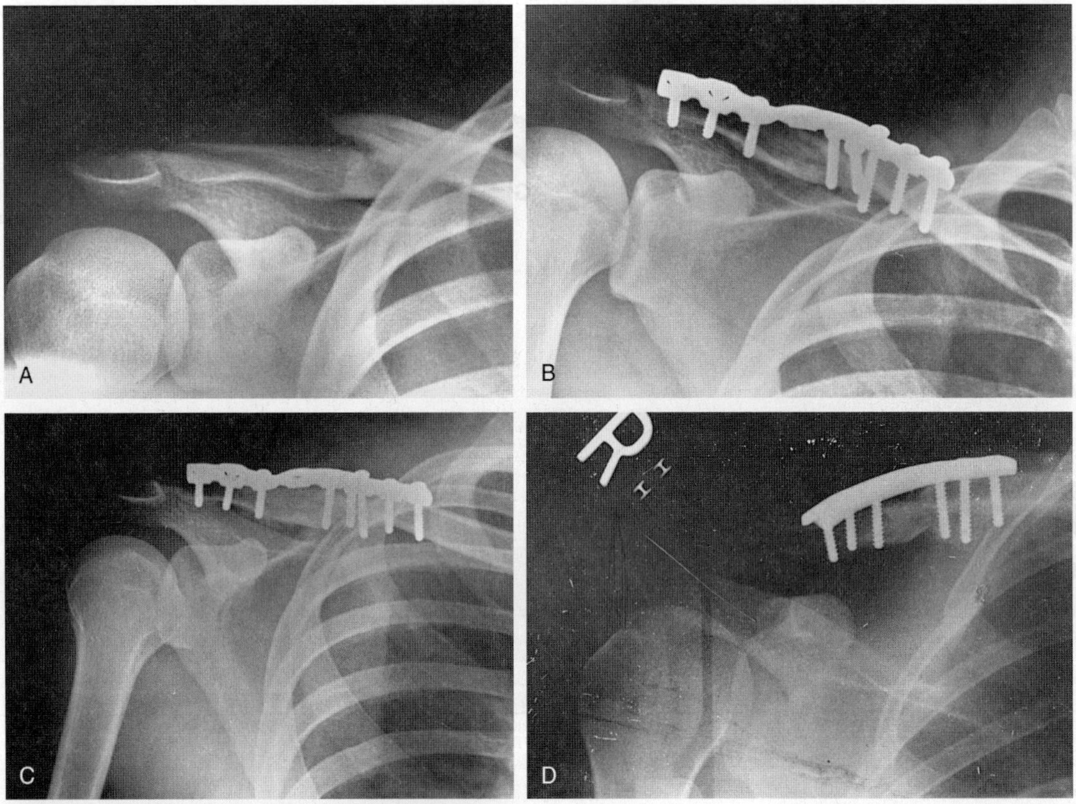

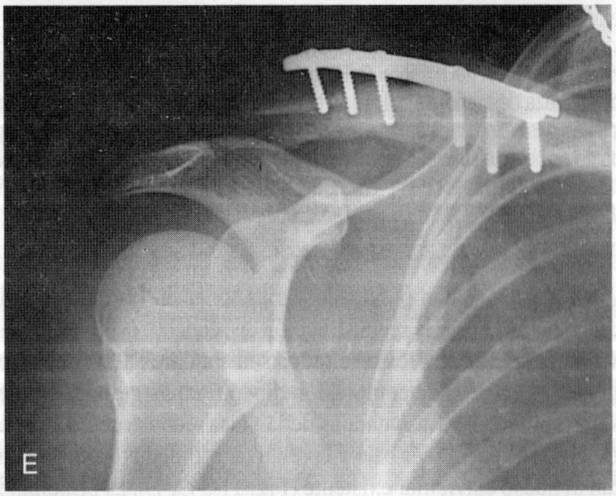

Fig. 11-54 • **A,** Seudoartrosis diafisaria mesoclavicular, que es sintomática. **B,** Para la reconstrucción se utiliza una placa AO con un tornillo intrafragmentario. **C,** El perfil inferior de la placa de Recon y la facilidad relativa para modelarla conforme al hueso clavicular la convierten en un método útil de fijación. **D,** En este paciente, la seudoartrosis en el tercio medial de la clavícula se corrigió con una placa semitubular, sin modelarla. **E,** Al no modelar la placa, la parte distal adquirió una carga tensil importante. Al final, la mitad distal de la placa falló y emigraron los tornillos y la placa del segmento clavicular distal.

argumento para defender la fijación intramedular cuando ha fallado la fijación previa con una placa, y afirman que la extirpación del aparato previo y los orificios para los tornillos que fijan la placa dificultan el uso de una placa nueva para la fijación interna rígida.[39]

Gracias a la placa novedosa de compresión dinámica y contacto reducido, se han refinado aún más los principios de esta técnica. Su superficie inferior estructurada permite conservar la irrigación en los segmentos óseos donde se coloca la placa y evitar la tensión ocasionada al extraerla, lo que reduce la posibilidad de que el hueso se fracture de nuevo una vez que se extrae el metal. La excelente compatibilidad biológica del titanio asegura una tolerancia magnífica e incrementa la posibilidad de dejar la placa en su sitio, evitando una segunda operación.

A pesar del éxito aparente del tratamiento de las seudoartrosis con la fijación interna rígida, en la comunicación de Pedersen y cols. se indica que hay que tener cuidado al elegir el tamaño correcto de la placa.[273] Estos autores publicaron sus resultados en 12 pacientes tratados por seudoartrosis clavicular con fijación con placa e injertos óseos. Aunque 9 de 12 pacientes lograron un resultado final satisfactorio, el tratamiento primario falló en el 50% de los casos. Los autores suponen que dos de los factores más importantes para el fracaso del tratamiento en estos casos fueron la placa semitubular corta (con cuatro orificios) y la inmovilización insuficiente en el postoperatorio.

Existe un caso en el que quizás el tratamiento preferente es la fijación intramedular. En la seudoartrosis del tercio clavicular distal, ante todo en la fractura del tercio clavicular distal de tipo II, el fragmento distal es casi siempre demasiado pequeño como para colocar una placa y un tornillo, y se han obtenido resultados satisfactorios mediante la fijación intramedular con injertos óseos.[239]

La seudoartrosis mesoclavicular, aunque rara, es difícil de corregir (Fig. 11-55A-C). Su proximidad con la articulación esternoclavicular y las estructuras vitales provoca inquietud al realizar una fijación intramedular y casi nunca existe suficiente hueso proximal con el que se pueda sujetar una placa de compresión dinámica tradicional. Las placas centrales son propensas a romperse. En muchos casos se necesita un yeso en el postoperatorio.

Rehabilitación después de la fractura de clavícula

La rehabilitación después de una fractura de clavícula se inicia casi de inmediato, independientemente de la modalidad de tratamiento utilizada. Suponiendo que no existan lesiones asociadas, se permitirá al paciente que continúe con los ejercicios de fortalecimiento de la parte inferior del cuerpo. Se aconseja acondicionamiento aeróbico en bicicleta o cualquier otro aparato estático. Se permitirá al paciente realizar ejercicios de arco de movilidad de muñeca y codo y de mantenimiento de la fuerza de prensión inmediatamente. No se aconseja correr hasta que no haya

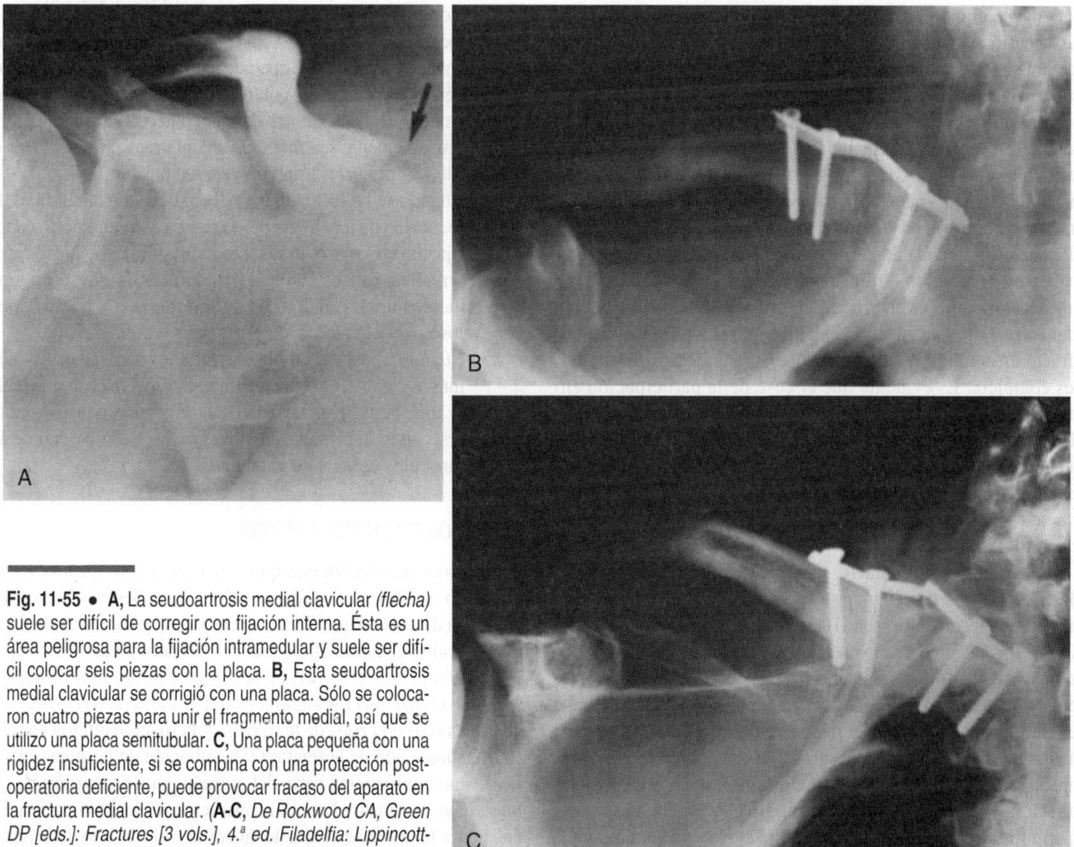

Fig. 11-55 • **A,** La seudoartrosis medial clavicular *(flecha)* suele ser difícil de corregir con fijación interna. Ésta es un área peligrosa para la fijación intramedular y suele ser difícil colocar seis piezas con la placa. **B,** Esta seudoartrosis medial clavicular se corrigió con una placa. Sólo se colocaron cuatro piezas para unir el fragmento medial, así que se utilizó una placa semitubular. **C,** Una placa pequeña con una rigidez insuficiente, si se combina con una protección postoperatoria deficiente, puede provocar fracaso del aparato en la fractura medial clavicular. *(**A-C,** De Rockwood CA, Green DP [eds.]: Fractures [3 vols.], 4.ª ed. Filadelfia: Lippincott-Raven, 1996.)*

desaparecido el dolor por completo. Tan pronto como el dolor desaparezca, se inician ejercicios de péndulo suaves y de fortalecimiento isométrico del manguito de los rotadores y de los músculos deltoides, bíceps y tríceps. Se aconseja también el uso normal de la mano ipsolateral para las actividades de la vida diaria. Generalmente, el arco de movilidad activo está limitado a menos de 90° de flexión anterógrada o abducción si se ha realizado algún tipo de fijación quirúrgica. Esta restricción ayuda a limitar la tensión inicial sobre el implante. En ausencia de material implantado, se permitirá al paciente progresar hacia el arco de movilidad activo, dentro de los límites de tolerancia al dolor. Si no se ha realizado fijación quirúrgica, se permite un arco de movilidad activo completo cuando la ausencia de dolor es completa, habitualmente al cabo de 4 a 6 semanas. Una vez alcanzado un arco de movilidad completo sin dolor, con indicios radiográficos de callo de fractura, se pueden comenzar los ejercicios de resistencia. Cuando el paciente consiga una fuerza casi normal en la extremidad superior lesionada, se podrá comenzar ya con el programa pliométrico.

Criterios para reanudar la actividad deportiva en deportistas

Los criterios para reanudar la actividad deportiva son siempre polémicos y prácticamente siempre termina siendo una decisión que debe tomar el ortopeda encargado del tratamiento. En esta decisión influyen varios factores, como son el propio deportista, la fractura concreta, el deporte en cuestión, la posición en la que juega, el nivel de competición, el nivel de compensación y las necesidades del equipo. A veces estos factores se oponen directamente al sentido común. El cirujano responsable del tratamiento debe asumir que esta decisión es, en última instancia, un compromiso y que todos los compromisos tienen sus riesgos inherentes. Deportistas, entrenadores y equipos pueden estar dispuestos a asumir riesgos con los que el cirujano no está dispuesto a cargar. Nuestro trabajo es proteger al deportista de estas presiones de la competición durante el tiempo suficiente para permitir una curación adecuada de la fractura de la clavícula. La palabra clave en estos casos es «suficiente». Sabemos que la remodelación de las fracturas es un proceso largo y continuado que puede tardar entre 9 meses y un año, o incluso más. En teoría, el riesgo de fracturas iterativas es alto hasta que la remodelación del hueso es completa. Es evidente que el cese de la participación en competiciones deportivas durante un año es exagerado. Es preciso hacer comprender al deportista que la reanudación de la práctica deportiva antes de ese tiempo es un compromiso y que, si lo hace, aumenta el riesgo de fractura iterativa. El objetivo es actuar con prudencia para permitir una cicatrización suficiente, sin llegar a la sobreprotección.

En los deportes sin contacto, se puede permitir la reanudación de la práctica deportiva cuando se consigue un arco de movilidad activa completo sin dolor y una fuerza casi normal, junto a la aparición de formación de callo entre los extremos de la fractura, lo que suele suceder unas 6 semanas después de la fractura. En los deportes de contacto y, en particular, cuando se producen choques entre los participantes, el riesgo de fractura iterativa es evidentemente mayor. En este riesgo influirán también la posición ocupada en el juego y el tipo de fractura. Aunque no sea posible autorizar la vuelta a la participación completa, a menudo se puede permitir la reanudación de la participación con el equipo evitando el contacto físico, lo que le sirve por lo menos para mantenerse mentalmente en sincronía con el equipo. Por lo general, se permitirá una participación de este tipo cuando el deportista cumpla los mismos criterios establecidos para los deportes sin contacto físico. El entrenador del equipo puede desempeñar un papel muy valioso evitando que el deportista haga demasiado o demasiado pronto, al ser la persona que está junto a los componentes del equipo durante los entrenamientos diarios. Por lo general, el tiempo mínimo para reanudar los deportes de contacto es de 2 a 3 meses. En la práctica del fútbol, a veces se puede proporcionar protección añadida mediante el uso de almohadillas anulares o, incluso, de escudos para el hombro hechos de fibra de vidrio que distribuyen las fuerzas del impacto sobre la clavícula. Cuando es necesario recurrir a la fijación quirúrgica de cualquier tipo para una fractura, el deportista en cuestión puede dar por finalizada la temporada.

Complicaciones neurovasculares

En general, el tratamiento de las lesiones neurovasculares tardías depende de la causa de la estructura implicada.

1. Cuando existe una alteración neurovascular por la formación masiva de un callo y la reducción tiene un riesgo alto, la fijación interna de una seudoartrosis con un injerto óseo resulta impracticable por la fragmentación, o si existe una unión defectuosa con deformidad grave y no es posible realizar una osteotomía para realinear los fragmentos, la mejor opción es *resecar* el tercio medio de la clavícula, si la lesión se localiza en esta parte. Abbott y Lucas describen las diversas zonas de la clavícula que pueden resecarse sin secuelas adversas y las regiones que responden menos a la resección.[2] Aunque algunos autores defienden la claviculectomía total, probablemente sea más conveniente realizar una resección subtotal minuciosa siempre que sea posible.
2. Cuando se ha formado un callo excesivo o la unión es defectuosa y la lesión puede corregirse con un injerto óseo y fijación con placa, lo ideal es extirpar el callo hipertrófico y realizar una osteotomía para alinear de nuevo los fragmentos intercalando o no un injerto óseo y hueso esponjoso para aliviar los síntomas neurovasculares.
3. Cuando el aspecto de la clavícula es satisfactorio y además es estable, cabe incrementar el espacio costoclavicular (y, por tanto, realizar una descompresión neurovascular) resecando la primera costilla, con escisión parcial de los músculos escaleno o subclavio.[69,332]

CUIDADOS POSTOPERATORIOS

Después del tratamiento quirúrgico para corregir una seudoartrosis o una fractura aguda, se coloca un cabestrillo y una venda dentro del mismo quirófano; sin embargo, se dice a los pacientes que se quiten el cabestrillo y realicen las actividades sencillas de la vida diaria, como comer, lavarse y escribir, lo más pronto posible. Se realiza una radiografía postoperatoria para revisión, que abarque no sólo la zona de la fractura y la fijación interna para definir la alineación de la fractura y la situación de las piezas metálicas, sino también una parte del pulmón, para asegurarse de que no se haya lesionado durante la operación. Cuando el paciente se encuentra bien recibe el alta del hospital y el cuidado de la herida será el mismo que en cualquier otra intervención del hombro.

Cuando la cirugía no lesionó la articulación glenohumeral ni la bolsa subacromial y éstas se encuentran sanas, al parecer no es necesario comenzar con ejercicios tempranos del arco de movimiento, puesto que esto, si era normal en el preoperatorio, permanecerá igual. De esta manera el enfermo conserva su cabestrillo o inmovilizador hasta que aparecen los signos radiográficos de unión sin el temor de producir un hombro congelado.

Al principio del período postoperatorio cabe emprender algunos ejercicios isométricos para el manguito de rotadores, aunque el reforzamiento isométrico del trapecio y del deltoides se retrasa hasta que cicatriza la unión (entre tres y cuatro semanas después). Después de la operación no se permite que el arco de movimiento vaya más allá de 90° de flexión en el plano escapular hasta que se observen signos clínicos de unión, por lo general entre cuatro y seis semanas después.

Una vez que se observan datos clínicos o radiográficos de unión, el paciente comienza con movimientos de arco completo, en particular en la elevación anterógrada (utilizando una polea por encima de la cabeza), rotación externa (con un bastón) y rotación en hiperextensión interna. También se incorporan ejercicios de resistencia para el deltoides, el trapecio, el manguito de los rotadores y los músculos de la escápula. Una vez que aparece unión radiográfica, se permite el uso activo completo del brazo.

El enfermo no puede volver a realizar actividades deportivas o extenuantes hasta que el hombro alcance un arco de movimiento casi completo, la fuerza se haya restablecido y se suponga que la cicatrización ósea es sólida. En los adultos, esto sucede normalmente entre cuatro y seis meses después de la operación.

MÉTODO DE TRATAMIENTO PREFERIDO POR LOS AUTORES

RECIÉN NACIDOS Y LACTANTES

Aunque se afirma que esta fractura es asintomática en el recién nacido, el autor prefiere asegurar la comodidad del niño sometiendo las fracturas obstétricas de la clavícula a tratamiento durante unos días. El recién nacido permanece en decúbito supino durante varias horas del día; los bebés que no son muy activos se tratan simplemente evitando ejercer presión en la clavícula al vestirles y manipulándoles con cuidado para no mover el brazo afectado durante su alimentación, el cambio de pañales y de ropa. Cuando el recién nacido se encuentra en decúbito prono, se puede colocar una almohadilla suave bajo la cara anterior del hombro, utilizando el peso del cuerpo para sostener la clavícula hacia atrás. No es práctico ni conveniente evitar la manipulación del recién nacido. En presencia de «seudoparálisis», que se manifiesta porque el lactante evita utilizar el brazo por el dolor, el autor prefiere colocar una almohadilla de algodón bajo el brazo del niño, flexionar el codo por completo a 90° y vendarlo, apoyándolo contra el tórax con una venda elástica o un vendaje de Kling o de Kerlix. Resulta difícil colocar y mantener en su sitio un cabestrillo y, además, no es necesario. Los padres pueden aprender pronto cómo aplicar de nuevo el vendaje después del baño. Casi siempre dentro de los primeros 7 a 10 días, el paciente se muestra asintomático y la cicatrización culmina en dos semanas. En ese momento el lactante utilizará normalmente el brazo. Se le permite utilizarlo sin limitación una vez que se retira el vendaje, asegurando a los padres que la deformidad y el callo se remodelarán con el tiempo. Después de la cicatrización, el lactante se somete a un estudio del reflejo de Moro para asegurar que su renuencia a mover el brazo era, de hecho, una seudoparálisis y no la incapacidad de mover el brazo por una lesión del plexo braquial.[348]

NIÑOS

DE 2 A 12 AÑOS

El tratamiento en los niños pequeños es sintomático. En los niños menores de 6 años no se debe intentar reducir la fractura porque ésta se remodela y la protuberancia desaparece en un lapso de 6 a 9 meses.[348] Sin embargo, el niño permanece cómodo con algún tipo de vendaje en ocho. Las vendas comerciales casi siempre son demasiado grandes; la manera más simple de elaborar una es utilizar una media de 5 cm llena de guata o fieltro. El niño se sienta y se aplica el vendaje de la manera siguiente: el cirujano, de pie detrás del paciente, pasa la media por el frente de la clavícula sana, por la axila sana y a través de la espalda, luego por la axila en la zona de la fractura, por la cara anterior del hombro y por la clavícula en el lado fracturado y a través de la espalda por detrás del cuello. Para sostener el hombro arriba y atrás, se ejerce tracción en la media y, con un alfiler de seguridad, se unen ambos extremos de la media manteniendo la tensión. Cabe también utilizar una venda elástica o cinta adhesiva de 5 cm para sostener el vendaje de una tira posterior a la otra, conservando la tensión y asegurando su posición. Otra opción es cruzar la media en forma de ocho detrás del paciente antes de aplicarla en la zona de la fractura, y más tarde se sujeta y se tensa. Si la media de 5 cm irrita la piel, se puede colocar una pequeña almohadilla abdominal de algodón bajo las tiras anteriores. Los padres deben aprender la manera de ajustar el vendaje para conservar la tensión y colocar de nuevo el alfiler de seguridad. Esto se realiza en el mismo sitio sin retirar la media. En ocasiones la media se afloja pronto y se debe ajustar entre 2 y 3 días después de la aplicación inicial; de ahí en adelante se ajusta cada semana. El autor prefiere examinar al niño cada semana para asegurar que el vendaje se encuentra firme y que no existen problemas de la piel, irritación neurovascular o cualquier otra complicación del tratamiento. Hay que informar a los padres de las posibles dificultades circulatorias o los problemas cutáneos que pueden aparecer cuando el vendaje está demasiado apretado, por lo que les pedimos que practiquen el estiramiento del vendaje bajo nuestra supervisión para reducir al mínimo la angustia de tener la responsabilidad de ajustar solos el vendaje. En los niños pequeños bastan 3 semanas de inmovilización, pero en los niños mayores que ya caminan se buscan los signos clínicos de unión, como ausencia de dolor a la presión en la zona de la fractura o movimiento del brazo. De esta manera, el médico puede decidir cuándo interrumpir la inmovilización. La unión se produce por lo general entre 3 y 6 semanas después de la lesión, aunque los síntomas disminuyen de manera drástica entre las primeras 2 o 3 semanas.

Las fracturas no desplazadas, las fracturas incompletas y el encorvamiento clásico no requieren un vendaje en ocho, porque es difícil que la posición cambie con el tratamiento ambulatorio y puede delimitar la actividad una nueva lesión. Basta con colocar un cabestrillo simple para que el niño se encuentre más cómodo hasta que se logre la unión clínica.

Se debe aconsejar que el niño evite realizar actividades demasiado enérgicas, como gimnasia, hasta que el hueso suelde, lo que sucede unos 3 meses después.

No es necesario repetir la evaluación radiográfica en cada consulta. El autor pide una radiografía del hombro lesionado una vez que lo ha inmovilizado, otra para verificar la evolución de la cicatrización y el callo y una última cuando la unión es definitiva (entre 6 y 12 semanas después). Sin embargo, es útil tomar otra placa para demostrar la cicatrización; si el niño se fractura de nuevo puede haber confusión si no se demuestra la unión radiográfica después de la primera lesión.

DE 12 A 16 AÑOS

Este grupo de edad es difícil de tratar a causa de su gran actividad, que a menudo frustra los intentos más enérgicos para mantener la reducción y la inmovilización. Mientras que en los niños pequeños no se intenta reducir la fractura, los adolescentes poseen un potencial de remodelación limitado, de ahí la importancia de intentar reducir la fractura antes de aplicar la inmovilización. Sin embargo, la mayor parte de las fracturas, por no decir todas, recuperan su longitud final en la semana siguiente a la lesión. En niños mayores y adultos jóvenes que colaboran, se puede colocar una férula clavicular en ocho, que ya se vende así, y que consiste en un vendaje elástico con zonas acolchadas para la axila. La férula comercial ofrece varias ventajas, entre otras, que se retira fácilmente para bañarse y que pierde menos elasticidad con el tiempo que el vendaje aplicado directamente. Este vendaje en ocho no permite reducir ni inmovilizar de forma rígida la fractura, sino que funciona como recordatorio para mantener los hombros hacia atrás cuando el niño desea inclinarlos hacia delante.[65]

A pesar de la bibliografía, que afirma que no existen diferencias a largo plazo en utilizar un cabestrillo o un vendaje en ocho, el autor prefiere este último después de intentar reducir una fractura para mantener la alineación de la clavícula. El vendaje en ocho posee una ventaja sobre el cabestrillo: deja libres ambas manos y codos para utilizarlos en las actividades diarias. Además, el cabestrillo en su posición habitual sostiene el brazo hacia delante y adentro, y el segmento distal de la clavícula no se encuentra en la posición correcta para alinearse con el segmento proximal.

En los niños mayores, las fracturas por lo general cicatrizan en un lapso de 6 semanas. No obstante, el autor conserva el inmovilizador clavicular durante otras 4 semanas después de la cicatrización para que el paciente recuerde limitar sus actividades. No debe realizar actividades deportivas enérgicas hasta que la unión sea sólida, lo que sucede en el adolescente después de 12 a 16 semanas.[65,69]

En el niño politraumatizado, la fractura clavicular se trata sólo con la posición de decúbito, colocando una almohada pequeña entre ambas escápulas, con lo que el propio peso del brazo reduce la fractura. Cuando se elige este tratamiento, se puede colocar un cabestrillo para que el paciente se encuentre más cómodo.

FRACTURAS MEDIALES Y DISTALES EN NIÑOS

El autor prefiere tratar las fracturas mediales y distales de la clavícula en los niños con cabestrillo, para proporcionar apoyo, y una venda elástica (Ace) para mayor comodidad. Las fracturas mediales de la clavícula son raras y casi nunca se desplazan de forma considerable. Las fracturas laterales de la clavícula, aunque son drásticas desde el punto de vista clínico (ya que aparentan una separación acromioclavicular muy amplia), son estables porque los ligamentos coracoclaviculares y acromioclaviculares permanecen unidos al conducto perióstico y ambos lados de la articulación, respectivamente. No obstante el grado de desplazamiento, el hueso se remodela con el tiempo (Fig. 11-56). Para las fracturas laterales de clavícula, el autor ha observado que es difícil mantener el vendaje en ocho sobre la porción más lateral del hombro; resulta más práctico utilizar una férula con yeso, que además es cómoda, y gracias al potencial de cicatrización que poseen los niños, no es necesario mantener la reducción de forma precisa.

ADULTOS

FRACTURAS DE LA DIÁFISIS

Las fracturas de la clavícula en los adultos son mucho más difíciles de tratar, porque la calidad del hueso y del periostio es diferente a la encontrada en los niños y, además, las lesiones de partes blandas y hueso asociadas a menudo son mayores. Por otro lado, la capacidad de cicatrización en los adultos es menor. Antes se pensaba que «todas las fracturas de la clavícula se curan» y que el paciente queda con mínimas molestias o discapacidad. Por estudios más recientes, sabemos ahora que las fracturas desplazadas mesodiafisarias de la clavícula tienen una tasa de seudoartrosis mucho más alta de lo que se pensaba y que casi la mitad de los pacientes continúan sintomáticos hasta 10 años después de la lesión.[145,257] En consecuencia, posiblemente esté justificado considerar la intervención quirúrgica en fracturas mesodiafisarias de clavícula, con desplazamiento y acortamiento, especialmente en personas con exigencias altas.

Por lo que respecta a la fijación, las dos opciones principales son la fijación con placa y tornillo y la fijación intramedular. La primera tiene la ventaja de ser una operación con la que están familiarizados la mayor parte de los cirujanos. El principal inconveniente es que para la fijación con placa es necesario realizar incisiones cutáneas grandes, con desbridamiento importante de partes blandas. Y como la clavícula tiene una irrigación bastante escasa y completamente perióstica, posiblemente la fijación con placa no sea una opción aconsejable. Aunque este tipo de fijación proporciona un control rotacional excelente, al contrario que la fijación intramedular, su resistencia como banda de tensión está muy disminuida en fracturas conminutas. La fijación con placa produce un efecto similar al de un puente voladizo, pues una placa colocada dorsalmente actúa como una banda de tensión. En el caso de una fractura transversal perfecta, el punto de fijación del puente voladizo es la articulación esternoclavicular, y la función de la placa será comprimir la factura al doblarse. Por desgracia, la mayor parte de las fracturas de la clavícula de alta energía son conminutas, en cuyo caso el punto de fijación del puente levadizo se desplaza lateralmente a la zona de la fractura, por lo que no se produce el efecto de compresión en la zona de la fractura y se ejerce una fuerza importante sobre los tornillos más laterales. Nuestra experiencia demuestra lo que se acaba de exponer, pues cuando las placas fallan lo suelen hacer arrancando los tornillos más laterales (Figs. 11-57 y 11-58). Otro problema de la fijación con placas es que la propia placa queda subcutánea y puede convertirse en una fuente de irritación y de problemas estéticos. Si fuera necesario retirar la placa, habría que utilizar otro procedimiento y el paciente sufriría numerosas tensiones en la clavícu-

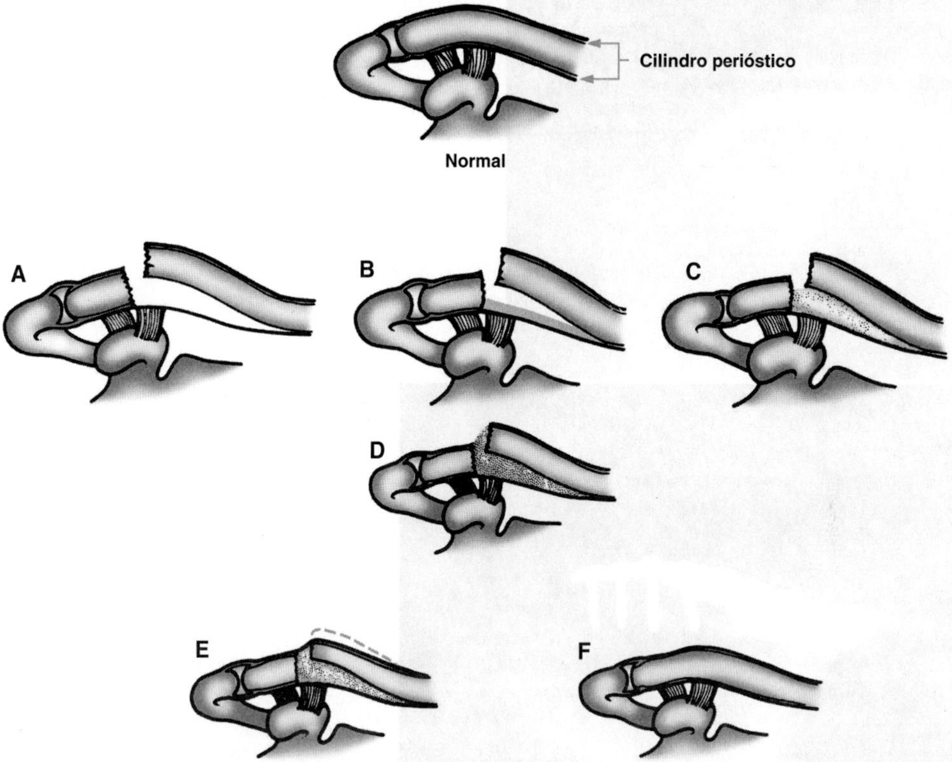

Fig. 11-56 • Secuencia de acontecimientos en una fractura del tercio clavicular distal típica de tipo IV en un niño. **A,** Los ligamentos permanecen adheridos al periostio conforme el fragmento clavicular medial se rompe a través del periostio superior delgado. Esto simula una separación acromioclavicular. **B,** Se observa la manera en que se llena el área entre el periostio y el hueso. **C,** El hueso se llena aún más. **D,** El callo forma un puente que alcanza la parte superior del segmento clavicular medial. **E,** Ha comenzado la remodelación al mismo tiempo que la consolidación de la fractura. **F,** La remodelación continúa y la unión se completa. El mejor método para tratar esta fractura es sin cirugía, con resultados excelentes. *(De Rockwood CA, Green DP [eds.]: Fractures [3 vols.], 2.ª ed. Filadelfia: JB Lippincott, 1984.)*

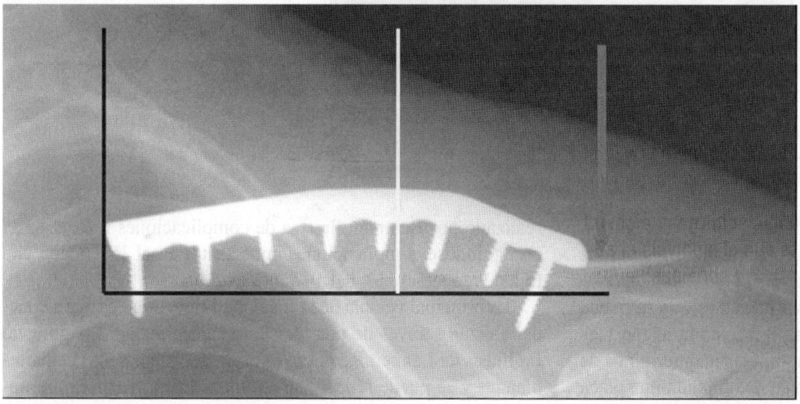

Figura 11-57 • Efecto de puente voladizo al utilizar la fijación con placa. En la situación ideal, el punto de fijación principal se sitúa en la cara medial de la placa. Con la colocación de una placa superior, se consigue compresión en el punto de fractura. Sin embargo, en fracturas conminutas, el punto de puente voladizo se desplaza lateralmente al punto de fractura, aumentando así la fuerza sobre la fijación distal. Este modelo pronosticaría una pérdida de fijación distal como principal mecanismo de fracaso en fracturas conminutas.

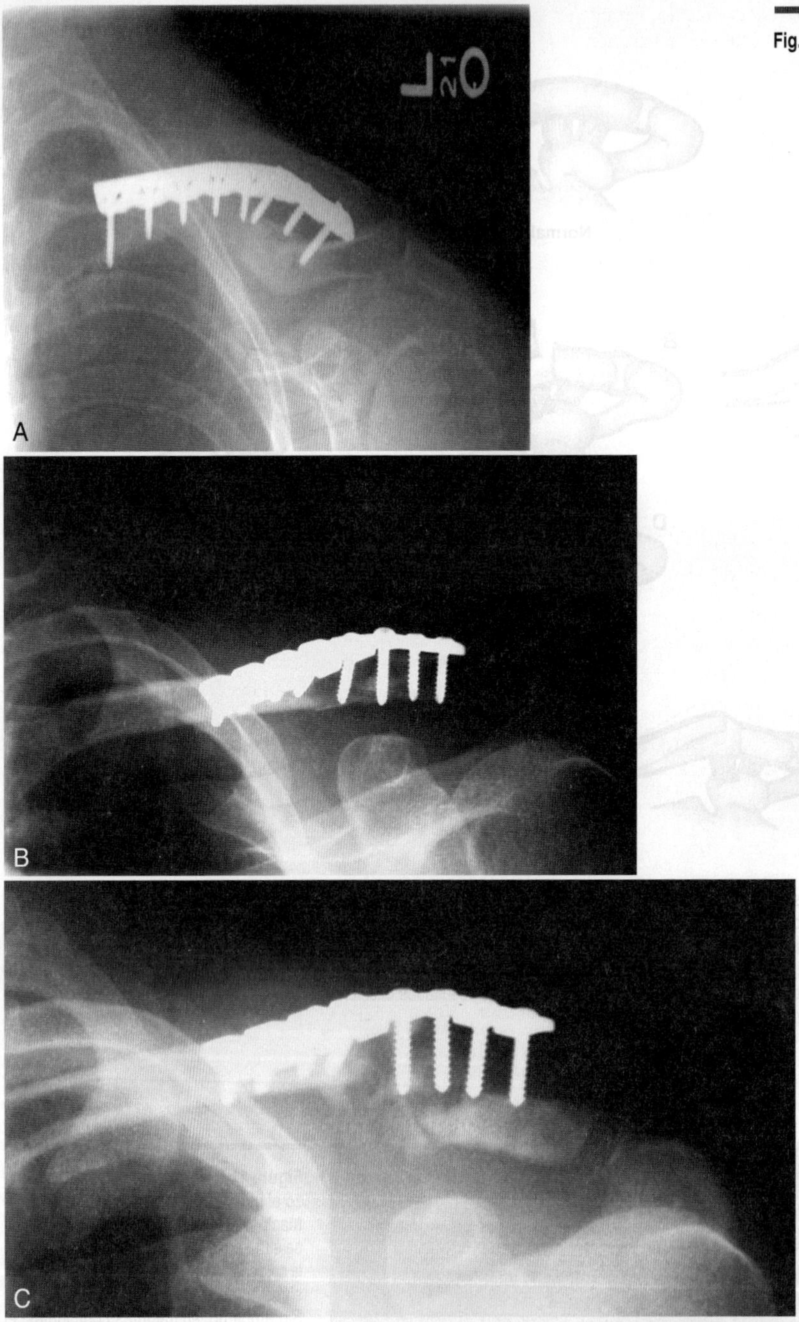

Fig. 11-58 • **A** a **C**, Pérdida de la fijación distal.

la. Si se decide elegir una placa, ésta debería ser de compresión dinámica, preferiblemente de tipo de compresión dinámica de bajo contacto, como la LC-DCP AO. La otra opción sería una placa de reconstrucción. La ventaja de esta última es que se puede moldear con facilidad; sin embargo, no ejerce compresión y es más débil que una placa de compresión dinámica en términos de resistencia a doblarse (Fig. 11-59). No se recomienda una placa tubular de tercio de caña, porque no proporciona una fijación suficientemente fuerte (Figs. 11-60 y 11-61A y B). En un estudio realizado por Bostman, la tasa de complicaciones fue del 43%, observándose complicaciones importantes en el 15% y con una tasa de reoperaciones del 14%.[29a]

La principal ventaja de la fijación intramedular es que se puede realizar a través de una incisión cutánea pequeña, siguiendo las líneas de Langer. Requiere mínimo desbridamiento de partes blandas y se puede retirar con anestesia local. Además, en presencia de conminución, el efecto de puente levadizo de un clavo se extiende a la porción más medial del clavo, proporcionando así una mejor fijación para cargas con encorvamiento. Permite asimismo la compresión axial, que debería potenciar la curación.

Indicaciones para la fijación primaria abierta

Las indicaciones del autor para el tratamiento quirúrgico de una fractura clavicular aguda serían, entre otras, las siguientes:

1. Lesión neurovascular o deterioro progresivo o que no mejora con la reducción cerrada de la fractura.
2. Desplazamiento acentuado ocasionado por la fragmentación con angulación resultante y deformación de la piel suficiente como para poner en peligro su integridad y que no responde a la reducción cerrada.
3. Fractura abierta que requiere desbridamiento quirúrgico.
4. Traumatismo múltiple, cuando es conveniente que el paciente se mueva y los métodos cerrados de inmovilización resultan poco prácticos o imposibles.

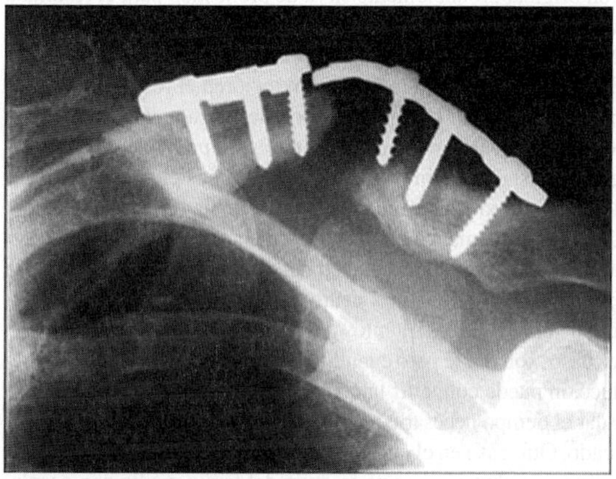

Fig. 11-59 • Pérdida de la fijación distal y fracaso de la placa con una placa de reconstrucción de 3,5 mm.

5. Hombro «flotante» con una fractura clavicular desplazada y una fractura escapular inestable o afectación de los ligamentos acromioclavicular y coracoacromial.
6. Fracturas tipo II del tercio clavicular distal (véase más adelante).
7. Factores por los que el paciente no tolera la inmovilización cerrada, como los problemas neurológicos del mal de Parkinson, alteraciones convulsivas y otros trastornos neurovasculares.[391]
8. Los casos raros de pacientes en quienes la protuberancia que aparece sobre la clavícula cicatrizada es intolerable desde el punto de vista estético y que están dispuestos a cambiar este abultamiento por una cicatriz quirúrgica que tampoco es estética, con el riesgo de seudoartrosis.

Entre las indicaciones relativas se encuentran el acortamiento de más de 15 mm a 20 mm y el desplazamiento superior a la anchura de la clavícula.

FRACTURAS DEL TERCIO MEDIAL DE LA CLAVÍCULA

Estas fracturas son raras y suponen alrededor del 5% de todas las fracturas de la clavícula en los adultos. Como ya se ha dicho anteriormente, la fisis clavicular medial es la última en cerrarse de todo el cuerpo, cierre que tiene lugar entre los 22 y los 25 años.[23,59] Por tanto, muchas fracturas mediales de la clavícula son lesiones de las fisis, que tienen un potencial intrínseco de curación muy alto. La detención epifisaria no es preocupante. Ni siquiera en los casos en los que la fisis medial se ha fusionado ya estas fracturas cicatrizan bien. El desplazamiento anterior, aunque sea completo, no es preocupante. La inmensa mayoría de estas fracturas se tratan mejor por medios no quirúrgicos, con vendajes en ocho o con cabestrillos. Es de suponer que la cicatrización será rápida, con un riesgo muy bajo de seudoartrosis. Dicho esto, debemos insistir en la importancia de realizar un diagnóstico exacto por varias razones. Estas lesiones se pueden diagnosticar erróneamente como lesiones de la articulación esternoclavicular, lo que puede llevar a un tratamiento erróneo. Las fracturas mediales de la clavícula, que se pueden prolongar hasta la articulación

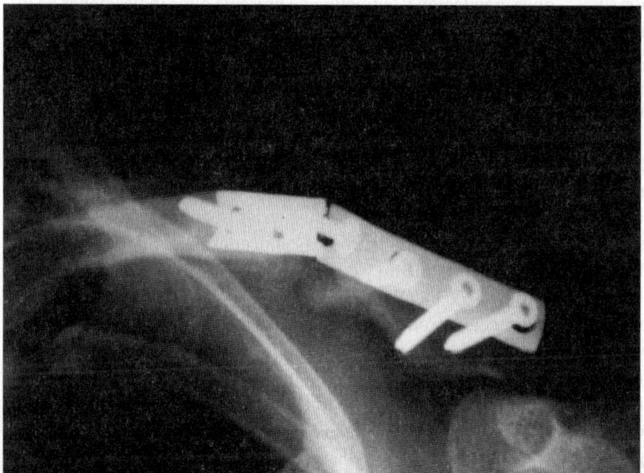

Fig. 11-60 • Fracaso de la placa y seudoartrosis resultante de una fractura mesodiafisaria clavicular tratada con una placa tubular de tercio de caña de 3,5 mm colocada por delante.

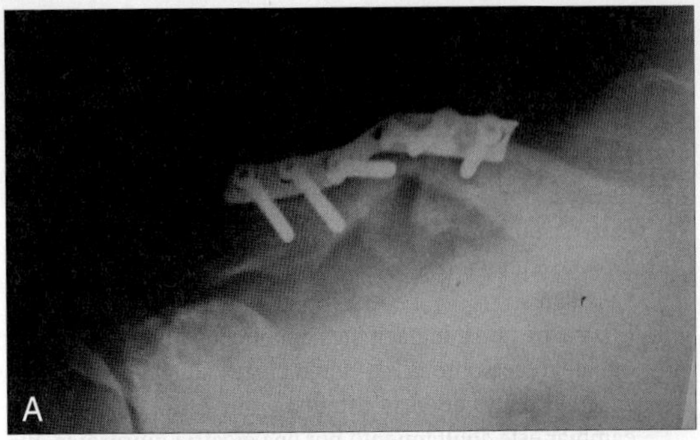

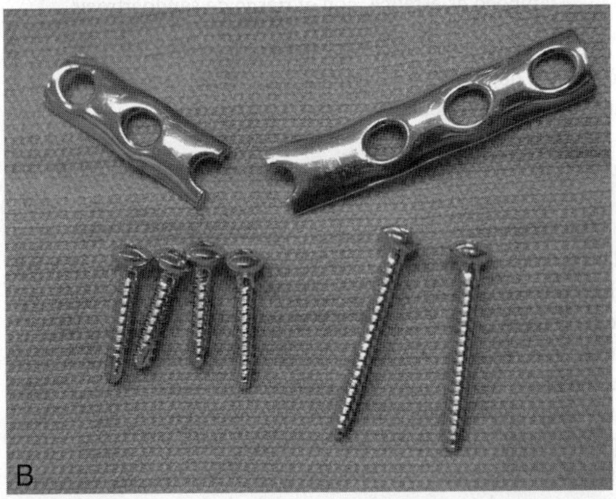

Fig. 11-61 • A y B, Pérdida de la fijación distal y fracaso de la placa con la consiguiente seudoartrosis de una fractura mesodiafisaria clavicular tratada con una placa tubular de tercio de caña de 3,5 mm.

esternoclavicular, se acompañan de cierto riesgo de artrosis postraumática, algo a considerar cuando se aconseja al paciente sobre la lesión.

Una fractura medial de la clavícula que puede ser muy problemática es la que se acompaña de desplazamiento posterior suficientemente grande como para comprimir estructuras vitales en la raíz del cuello. En pacientes que se quejan de dificultad para la deglución o para respirar o que presentan afectación neurovascular, será necesaria la reducción quirúrgica de la fractura. También en pacientes sin síntomas pero con indicios demostrados en la TC de compresión de estructuras vitales por los fragmentos se debe considerar la reducción quirúrgica. No se deben realizar maniobras de reducción ni reducción con «pinzas de campo» en la consulta ni en la sala de urgencias, a menos que la posición posterior del fragmento esté provocando una emergencia respiratoria o hemodinámica. Esta reducción se debe realizar en el quirófano, con anestesia general. Se prepara el tórax como para una esternotomía y debe estar presente un cirujano de tórax por si surge un problema vascular. Se puede utilizar una pinza de campo para sujetar el fragmento distal y tirar de él hacia el fragmento proximal. La tracción sobre la extremidad superior, o mediante una toalla colocada entre las escápulas, puede ayudar a desbloquear los fragmentos y permitir la reducción. Esta reducción generalmente es estable. En los casos en que la reducción es inestable o imposible de conseguir, será necesaria la reducción abierta. La extirpación de tejidos blandos interpuestos probablemente permitirá la reducción y la estabilización de la fractura. La fijación se puede conseguir con sutura fuerte y reparación de la envoltura de tejidos blandos. Algunas veces es necesaria la fijación con placas y tornillos, en cuyo caso habrá que proteger las estructuras vitales situadas por debajo de la clavícula con un Crego curvo o con cualquier otro separador para evitar perforaciones con el taladro. Hay que evitar por todos los medios que los clavos atraviesen la fractura y lleguen al esternón. En la bibliografía médica se han publicado muchos casos de material roto que se ha desplazado al mediastino y al cuello, e incluso a los grandes vasos y al corazón.

FRACTURAS DEL TERCIO MEDIO DE LA CLAVÍCULA

Muchas de las fracturas del tercio medio o de la diáfisis de la clavícula se controlan mejor con métodos cerrados, ya sea con férulas en ocho o con cabestrillos. No obstante, hay que tener presente que lo que se ve en la clínica y en las radiografías de la lesión original probablemente sirva de pronóstico para el resultado final una vez producida la consolidación. No se ha demostrado de forma concluyente que las maniobras de reducción y los vendajes en ocho mantengan la reducción ni mejoren el resultado estético en estas fracturas. Una fractura con desplazamiento completo o con acortamiento grave, o ambas cosas, es probable que se mantenga en esta posición o que vuelva a esta posición a pesar de todos los intentos de reducción y del vendaje en ocho a tensión. Como ya se ha mencionado anteriormente, los intentos de reducción pueden tener su utilidad en determinadas circunstancias. En extremidades con lesiones neurovasculares agudas por una fractura de clavícula, los intentos de reducción pueden ser útiles. Estos casos son raros, pero cuando se producen, una maniobra de reducción puede convertir una emergencia en una simple urgencia y dar el tiempo necesario para planificar o llamar al personal adecuado. Otro caso en el que puede resultar de gran utilidad una maniobra de reducción es una fractura del tercio medio con desplazamiento completo. Según Thompson y Batten, esta fractura tiene mayor riesgo de seudoartrosis.[355] Si se produce crepitación durante la maniobra de reducción, hay menos probabilidades de que exista interposición de músculo o de otros tejidos blandos. Si se produce crepitación y la fractura no presenta otras indicaciones de intervención quirúrgica, probablemente se puede intentar tratamiento no quirúrgico, teniendo presente que hay un mayor riesgo de seudoartrosis. Si no hay crepitación, hay que suponer que algo se interpone entre los fragmentos de la fractura. Esta interposición de tejidos aumenta las probabilidades de seudoartrosis.

Las fracturas problemáticas de la mesodiáfisis de la clavícula son generalmente las que han absorbido mayor cantidad de energía. En nuestra experiencia, estas fracturas de mayor energía suelen presentar un patrón bastante constante. Suelen ser fracturas con acortamiento y conminución y un fragmento en forma de mariposa, de localización inferior. La lesión de tejidos blandos y la disección producidas suelen ser importantes y, por ello, la inestabilidad suele ser mayor. Todos estos problemas plantean el riesgo de seudoartrosis en un hueso fracturado. Nosotros pensamos que estas fracturas se tratan mejor mediante reducción abierta y fijación interna, para lo cual contamos esencialmente con dos opciones: fijación con placa y tornillo y fijación intramedular.

En la mayor parte de estas fracturas nosotros preferimos la fijación intramedular con un clavo de Hagie modificado (Depuy Orthopaedics). Creemos que este método es superior por varias razones. La exposición para la colocación de un clavo intramedular es mucho menor que la que se necesita para una reducción abierta ordinaria, con fijación interna con placas y tornillos. Esta exposición restringida limita la producción de nuevos daños a la envoltura de tejidos blandos ya diezmada. El clavo intramedular permite realizar compresión en la zona de la fractura y compartir la carga, lo cual ha supuesto una gran ventaja en la curación de otras fracturas de huesos largos. El clavo intramedular se puede retirar fácilmente con anestesia local. Existen clavos intramedulares de diferentes tamaños para permitir el relleno del canal, lo cual se ha demostrado una vez más que supone una ventaja en otras fracturas tratadas con clavos intramedulares. A diferencia de la fijación con placa y tornillos, la colocación de un clavo intramedular no exige la perforación perpendicular a la clavícula. Se reduce así el riesgo para las estructuras neurovasculares y se evita la disección de tejidos blandos, permitiendo la protección de estas estructuras.

Técnica quirúrgica para la fijación intramedular

Colocación del paciente

Se coloca al paciente en posición de tumbona en la mesa de quirófano. El acceso a la clavícula y al hombro se facilita utilizando un dispositivo de colocación del hombro radiotransparente. La utilización de un dispositivo de intensificación de imagen o de un brazo en C facilita mucho la colocación del clavo. Se coloca la base del brazo en C en la cabecera de la cama con el *gantry* del brazo en C ligeramente rotado hacia fuera del hombro operado y orientado en una inclinación cefálica. Se envuelve el brazo en C con paños abiertos estándar (Fig. 11-62). También se puede realizar el procedimiento sin el brazo en C. Sin embargo, habrá que tener mucho cuidado al utilizar el taladro y el clavo, especialmente en el fragmento medial, porque los vasos subclavios están muy próximos a la unión de los tercios medial y medio de la clavícula. Si no se dispone de un brazo en C, se puede utilizar un chasis de radiación, que se coloca por detrás del hombro antes de la preparación quirúrgica de la zona y del campo. Se pueden obtener radiografías durante el procedimiento para verificar la posición del clavo. Por desgracia, esto sólo permite comprobar dónde se encuentra el clavo una vez colocado.

Incisión

Se realiza una incisión de 3 cm siguiendo las líneas de Langer sobre el extremo distal del fragmento medial (Fig. 11-63). Se utiliza esta técnica porque la piel sobre la zona de la clavícula se desplaza más fácilmente hacia dentro que hacia fuera. La mayor parte de los pacientes tienen un pliegue cutáneo profundo en la misma zona en la que se realiza la incisión. La realización de la incisión en este pliegue consigue una cicatriz con mejores resultados estéticos.

Debido a la escasa cantidad de grasa subcutánea en esta región, hay que tener cuidado para evitar lesionar el músculo cutáneo del cuello subyacente. Se deben utilizar tijeras para separar este músculo de la piel que lo recubre. Una vez identificado el músculo, se realiza una incisión longitudinal para dividirlo (Fig. 11-64). Hay que tener cuidado para evitar la lesión de la rama media del nervio supraclavicular, que habitualmente se encuentra directamente por debajo del músculo cutáneo del cuello, cerca de la parte media de la clavícula.

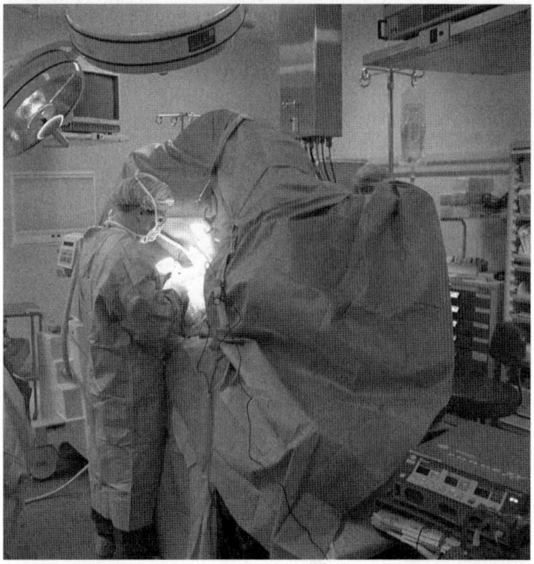

Fig. 11-62 • Se coloca al paciente en posición de tumbona en la mesa de quirófano, utilizando un dispositivo de ayuda radiotransparente. Se coloca entonces el intensificador de imagen encima del paciente y se viste dentro del campo quirúrgico.

Se identifica y retrae el nervio para evitar su lesión. En las fracturas agudas, se rompe el periostio que recubre la zona fracturada, por lo que no suele ser necesaria ninguna incisión. En la mayor parte de los casos, se interponen músculo y tejidos blandos entre los extremos de la fractura, que deben ser apartados con cuidado utilizando un elevador o una cureta. Se dejan los pequeños fragmentos en forma de mariposa, que habitualmente se localizan en la parte anterior, fijados a su envoltura de tejidos blandos.

Perforación y taladro del canal intramedular

Se debe elevar el extremo proximal de la parte medial de la clavícula a través de la incisión con una pinza de campo, un elevador o unas pinzas de hueso (Figs. 11-65 y 11-66). Como las fresas, machos de roscar y clavos intramedulares vienen en series, se pueden utilizar los extremos lisos de los machos o las fresas para tallar el canal. Teniendo cuidado para no atravesar la cortical anterior, se conecta la fresa del tamaño adecuado al mango en T del trinquete o a un taladro de motor y se ensancha el canal intramedular (Fig. 11-67). Si el ajuste queda demasiado flojo, puede peligrar la fijación, pero si está demasiado apretado, se puede agrietar el hueso. La utilización del brazo en C permitiría comprobar la orientación del taladro. Se retira entonces la fresa del fragmento medial y se fija un macho de roscar del mismo tamaño al mango en T para brocar el canal intramedular hasta la cortical anterior (Fig. 11-68).

A continuación, se eleva el fragmento lateral a través de la incisión. Se conecta la fresa del mismo tamaño utilizada en el fragmento medial al mango en T del trinquete y se perfora el canal intramedular (Fig. 11-69). Bajo control con el brazo en C, se introduce el taladro y se atraviesa la cortical posterolateral de la clavícula, posterior a la articulación acromioclavicular. Cuando se controla con fluoroscopia, la fresa se debe situar inmediatamen-

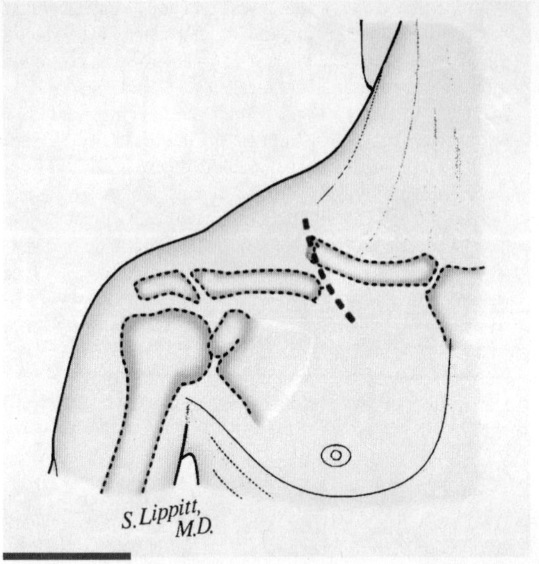

Fig. 11-63 • Se realiza una incisión de 3 cm en los pliegues naturales de la piel sobre la cara distal del fragmento medial. Debido a la relación de la piel con el músculo cutáneo del cuello, resulta más fácil desplazar la piel medial que lateralmente.

te por fuera de la coracoides al entrar en contacto con la cortical posterolateral. A continuación se retira la fresa del fragmento lateral, se fija un macho de roscar del mismo tamaño al mango en T y se perfora el canal intramedular hasta que entren del todo las roscas más grandes en el canal (Fig. 11-70).

INTRODUCCIÓN DEL CLAVO CLAVICULAR

Mientras se sujeta el fragmento distal con una pinza de hueso, se retiran las tuercas del montaje del clavo y se introduce el extremo del trocar del clavo clavicular de DePuy en el canal medular del fragmento distal. El clavo debe salir por el orificio perforado previamente en la cortical posterolateral. Una vez que el clavo sale por la clavícula, se puede palpar la punta subcutánea. Se realiza una pequeña incisión sobre la punta palpable y se separan los tejidos blandos con una pinza hemostásica (Fig. 11-71). Se coloca la punta de la pinza hemostásica por debajo de la punta del clavo clavicular para facilitar el paso a través de la incisión. Como alternativa, se puede colocar la llave de tuercas medial o lateral del clavo clavicular en la parte lateral del clavo, en la salida de la clavícula, para proteger los tejidos blandos circundantes. A continuación, se termina de introducir el clavo lateralmente hasta que las roscas mediales más grandes comienzan a encajar

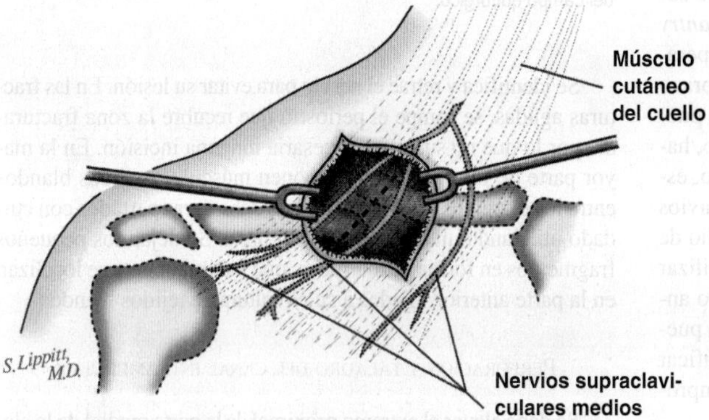

Fig. 11-64 • Habitualmente, el músculo cutáneo del cuello está situado directamente por debajo de la piel, debido a la, por lo general, escasa cantidad de grasa subcutánea existente en esta región. Las ramas medias del nervio supraclavicular se suelen encontrar directamente por debajo del músculo cutáneo del cuello, por lo que se debe tener cuidado para protegerlas durante la exposición quirúrgica, independientemente de que se utilice fijación intramedular o con placa.

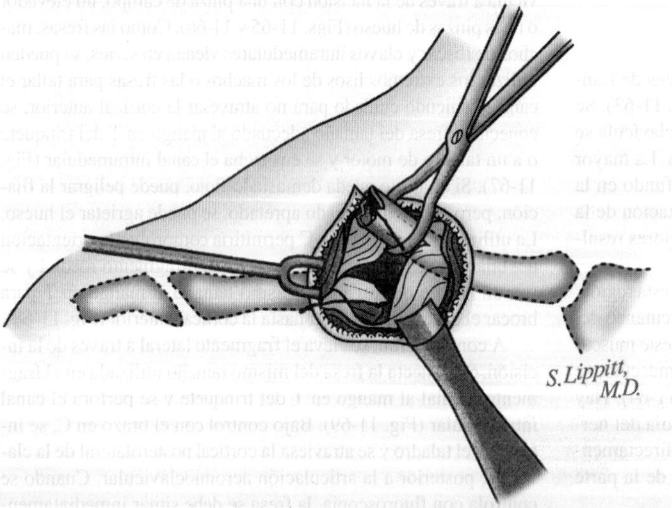

Fig. 11-65 • Se sujeta el fragmento medial con una pinza de campo o con unas pinzas de reducción ósea.

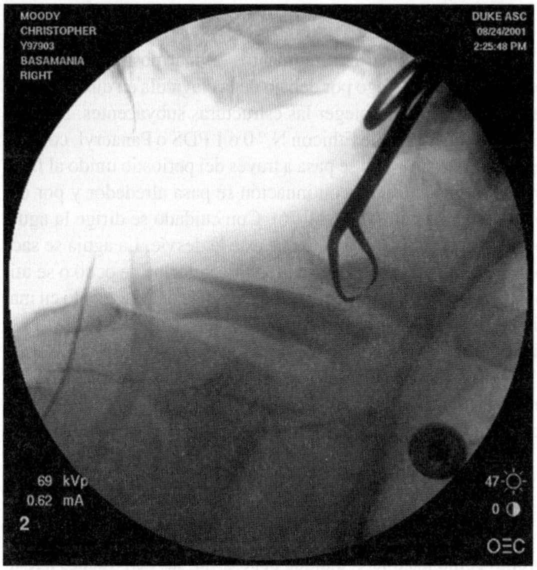

Fig. 11-66 • Vista con intensificador de imagen de la Figura 11-65.

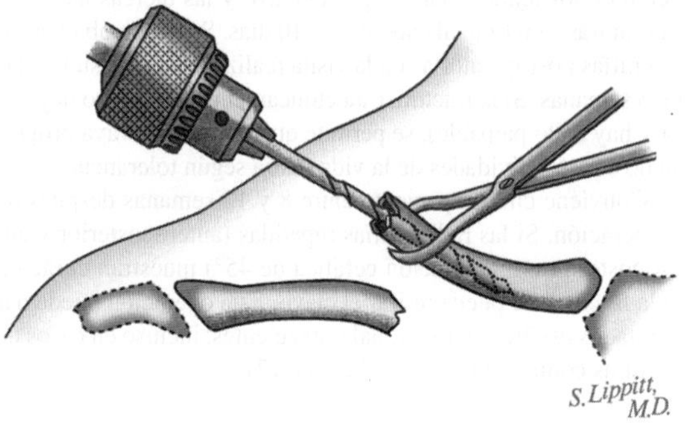

Fig. 11-67 • Taladro del canal intramedular del fragmento medial. Se introduce la fresa hasta que entra en contacto con la cortical anteromedial. Generalmente la cortical no se atraviesa.

en la corteza. Se fija entonces el portafresas de Jacobs al extremo del clavo que sobresale por la parte lateral y se hace avanzar con cuidado el extremo medial hacia el fragmento lateral, hasta que sólo sobresale la punta lisa por el fragmento lateral (Fig. 11-72).

Se reduce la fractura y se pasa el clavo hacia el fragmento medial. El peso del brazo generalmente tira del brazo hacia abajo; por tanto, será necesario levantar el hombro para facilitar el paso del clavo hacia el fragmento medial. Se coloca la tuerca medial en el clavo y a continuación la tuerca lateral más pequeña. Se sueldan en frío las dos tuercas juntas, sujetando la tuerca medial con un mango en T o unos alicates y apretando la tuerca lateral contra la medial con la llave de tuercas lateral (Fig. 11-73). Después, se utiliza el mango en T y la llave de tuercas en la tuerca lateral para hacer avanzar en dirección medial el clavo, hacia el fragmento medial, hasta que entra en contacto con la cortical anterior (Fig. 11-74). Esta posición se puede verificar mediante un brazo en C o mediante una radiografía.

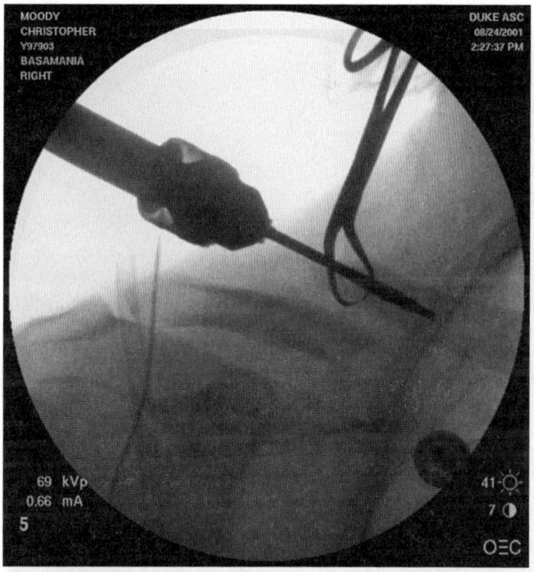

Fig. 11-68 • Perforación del fragmento medial.

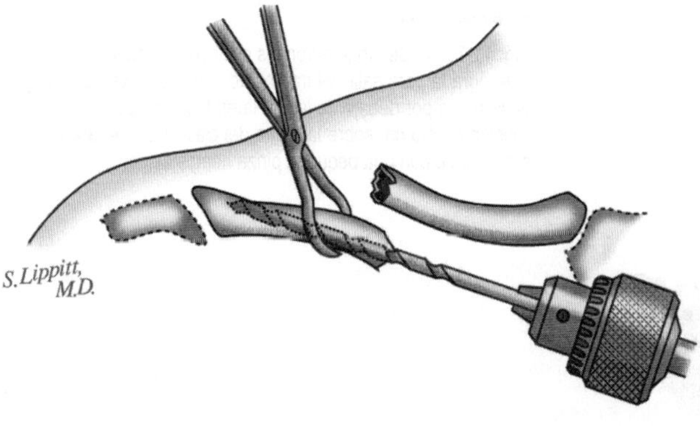

Fig. 11-69 • Perforación del fragmento distal. Se introduce el taladro siguiendo la cortical posterior del fragmento distal hasta que se establece contacto con la cortical posterolateral. En este punto, debe aparecer la punta de la fresa lateral a la coracoides, vista en la imagen del intensificador.

SUJECIÓN DEL CLAVO

Se rompe la soldadura entre las tuercas sujetando la tuerca medial con un mango en T o con unos alicates y se gira rápidamente la tuerca lateral en la dirección contraria a las agujas del reloj con la llave de tuercas. Se introduce la tuerca medial hasta que se encaja contra la cortical lateral de la clavícula. Se aprieta entonces la tuerca lateral hasta que se acopla con la medial. Mediante esta técnica se sueldan de nuevo en frío las dos tuercas. Se corta entonces el clavo que sobra haciéndole retroceder hacia fuera de la clavícula con la llave de tuercas medial hasta que se puede ver la tuerca lateral cerca de la superficie cutánea, teniendo cuidado para no sacar por completo el clavo del fragmento medial. Con un cortaalambres, se corta el clavo cerca de la tuerca lateral (Fig. 11-75). El clavo puede ejercer una importante fuerza de compresión, por lo que habrá que tener cuidado para no realizar una reducción exagerada de la fractura.

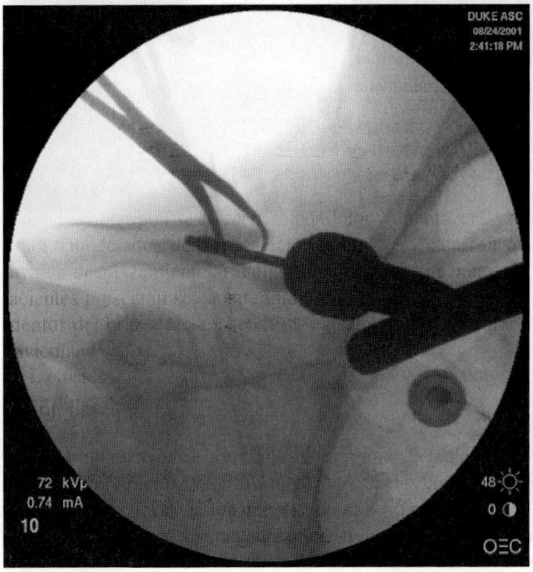

Fig. 11-70 • A continuación se perfora el fragmento lateral.

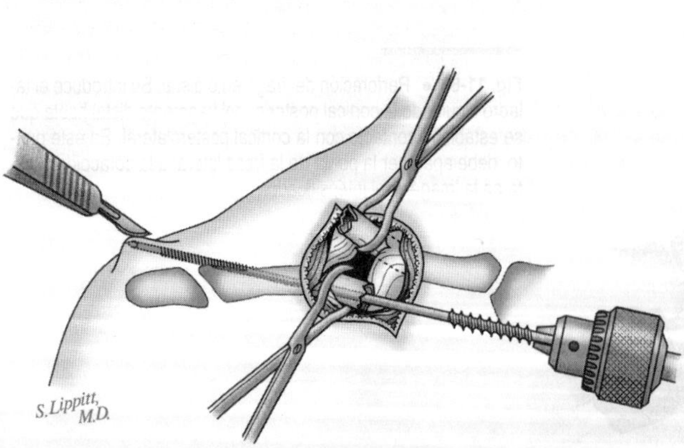

CIERRE DE LOS TEJIDOS BLANDOS

Para reaproximar los fragmentos en mariposa anteriores, se pasa el elevador Crego por debajo de la clavícula en dirección anteroposterior para proteger las estructuras subyacentes. Se utilizará sutura absorbible Ethicon N.° 0 ó 1 PDS o Panacryl, con una aguja CTX o CT1 que se pasa a través del periostio unido al fragmento en mariposa. A continuación se pasa alrededor y por debajo de la clavícula (Fig. 11-76). Con cuidado se dirige la aguja hacia el elevador Crego para que éste la desvíe. La aguja se saca por la parte posterior. Se pasa la sutura en forma de ocho o se utilizan varias suturas pequeñas para el cerclaje del fragmento en mariposa a los fragmentos principales de la fractura. Se cierra el periostio sobre la fractura con varias suturas en ocho con sutura absorbible del 0. El músculo cutáneo del cuello se reaproxima con puntos simples no absorbibles de Ethicon 2-0 Vicryl. Se cierran ambas incisiones con una sutura subcuticular continua.

Cuidados postoperatorios de las fracturas agudas

El paciente puede reanudar las actividades de la vida diaria tan pronto como las tolere, aunque debe evitar las actividades agotadoras, como tirar, levantar o empujar pesos y levantar el brazo por encima de la cara en un plazo de 4 a 6 semanas. El movimiento exagerado del brazo, especialmente la flexión hacia delante, puede provocar la rotación de los fragmentos de la fractura y la irritación de los tejidos blandos por el clavo y las tuercas laterales. Las suturas se retiran al cabo de 7 a 10 días. Se deben obtener radiografías postoperatorias en la visita realizada a la consulta a las 4 a 6 semanas. Si la fractura está clínicamente curada (no hay dolor y hay callo palpable), se permite que el paciente vaya progresando en las actividades de la vida diaria según tolerancia.

Conviene citar al paciente entre 8 y 12 semanas después de la operación. Si las radiografías repetidas (anteroposterior y anteroposterior en inclinación cefálica de 45°) muestran curación de la fractura, se puede retirar el clavo. Esta operación puede dar resultados estéticos y funcionales excelentes, incluso en casos de fracturas conminutas graves (Fig. 11-77).

RETIRADA DEL CLAVO

El clavo se puede retirar en la consulta o bien mediante cirugía ambulatoria. Nosotros solemos utilizar anestesia local, que se puede complementar con sedación intravenosa. Se coloca al pa-

Fig. 11-71 • Se dirige entonces el clavo clavicular en dirección anterógrada para salir del fragmento distal. Una vez que se palpa la punta por debajo de la piel lateral, se realiza una pequeña incisión de 1,5 cm sobre la punta del clavo y se separa el tejido subcutáneo con una pequeña pinza hemostásica.

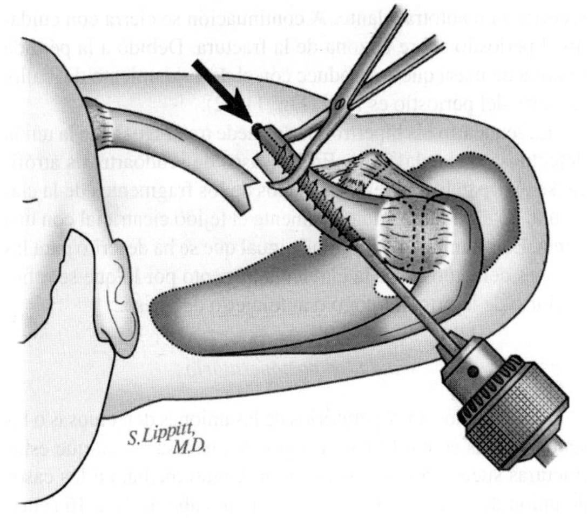

Fig. 11-72 • Se retira entonces el clavo hacia el fragmento lateral, hasta que sólo se ve la punta medial.

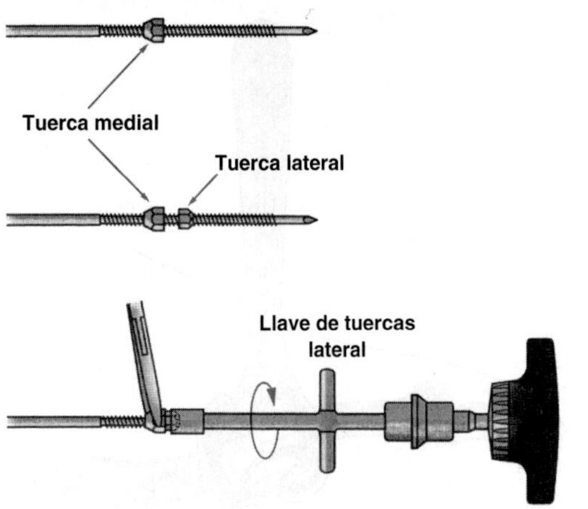

Fig. 11-73 • Se colocan a continuación las tuercas medial y lateral en la cara lateral del clavo y se realiza una soldadura fría de ambas juntas, sujetando la tuerca medial con alicates o un mango en T.

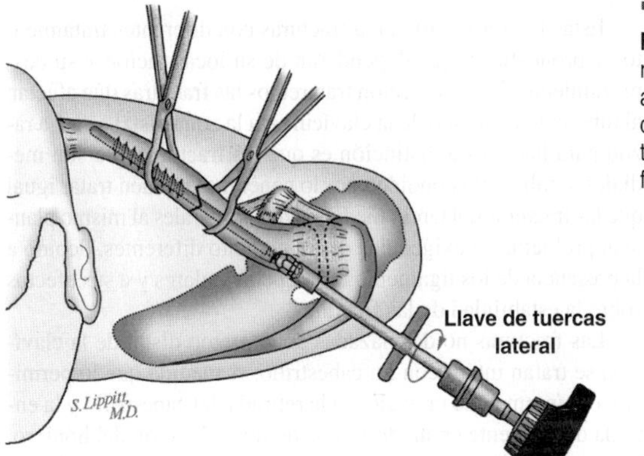

Fig. 11-74 • Se reduce entonces la fractura y se introduce el clavo en sentido retrógrado en el fragmento medial. Una vez que el clavo ha pasado a la cortical anteromedial del fragmento medial, se rompe la soldadura fría entre ambas tuercas y se aprieta la tuerca medial contra la cortical lateral. A continuación, se aprieta la tuerca lateral contra la tuerca medial, realizando de nuevo la soldadura en frío de ambas.

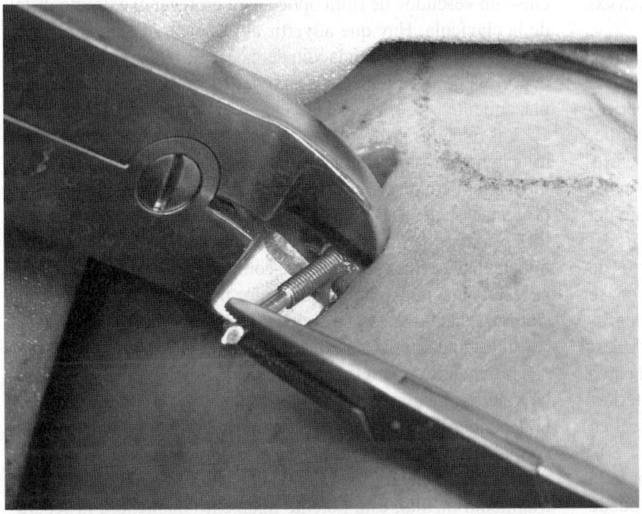

Fig. 11-75 • El clavo sobrante se corta, retirándolo con la llave de tuercas medial hasta que sólo es visible la tuerca lateral en la incisión lateral. Se puede utilizar cualquier instrumento cortante para cortar el clavo sobrante a la altura de la tuerca lateral. A continuación se pasa de nuevo el clavo hacia el fragmento medial, hasta que la tuerca medial entra en contacto con la cortical lateral.

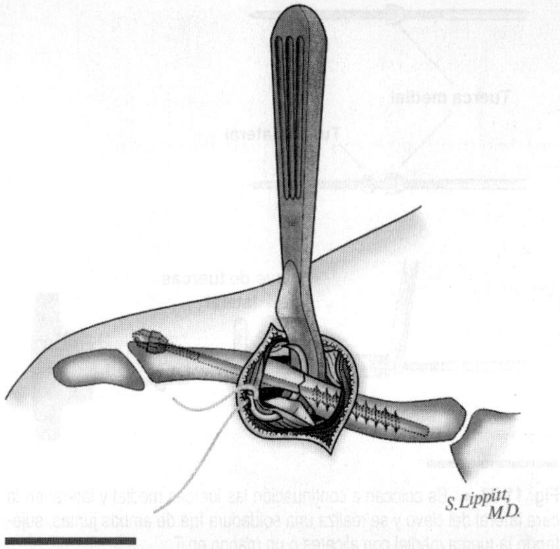

Fig. 11-76 • Si hay un fragmento en mariposa, se puede hacer pasar un elevador Crego por debajo de la clavícula y se unen los fragmentos en forma de cerclaje con una sutura absorbible.

ciente en decúbito lateral o en posición de tumbona. Se infiltra la piel que rodea la incisión lateral con un anestésico local. Se utiliza una pinza hemostásica para separar los tejidos blandos que rodean la tuerca y se coloca la llave de tuercas lateral en la tuerca lateral. Se le da aproximadamente media vuelta para asegurar que se restablece la soldadura fría. Se coloca entonces la llave de tuercas sobre la tuerca medial y se retira el clavo (Fig. 11-78).

UNIONES DEFECTUOSAS Y SEUDOARTROSIS DEL TERCIO MEDIO

Las seudoartrosis y uniones defectuosas sintomáticas se tratan con la misma técnica intramedular que las fracturas agudas. Las uniones defectuosas o las seudoartrosis de la clavícula son casos en los que también se pueden utilizar clavos. Estas fracturas sólo requieren unas modificaciones mínimas de la técnica explicada anteriormente.

Para las uniones defectuosas de la clavícula, se realiza una incisión longitudinal en el periostio que recubre la deformidad, como se ha señalado anteriormente. Una vez separado el periostio en toda la circunferencia de la deformidad, se utiliza un pequeño osteótomo para eliminar el callo de la zona de la fractura. Esta intervención se realiza mejor bajo guía con un brazo en C, para asegurar que se ha realizado una eliminación suficiente del callo de fractura (Fig. 11-79).

Se utiliza una gubia para eliminar el callo de los extremos de los fragmentos lateral y medial de la fractura. A continuación, se busca el canal utilizando la fresa de tamaño más pequeño, confirmando su posición con el brazo en C o con una radiografía, y después se perfora el canal con la fresa de tamaño adecuado. El clavo clavicular de DePuy se introduce como se ha señalado anteriormente. Se utiliza un osteótomo pequeño para tallar la cortical en «escamas» o en «flor» alrededor del punto de fractura (Fig. 11-80). El callo extirpado se rompe en fragmentos y se aplica sobre la zona de la fractura (Fig. 11-81). Cuando esté indicado, se puede recurrir a un autotrasplante. A continuación se cierra con cuidado el periostio sobre la zona de la fractura. Debido a la pérdida relativa de masa que se produce con el desbridamiento del callo, el cierre del periostio es fácil (Fig. 11-82).

La seudoartrosis hipertrófica se puede tratar igual que la unión defectuosa de la clavícula. En los casos de seudoartrosis atrófica, se extirpan los extremos afilados de los fragmentos de la clavícula. Se eliminará cuidadosamente el tejido cicatricial con una gubia. El tratamiento se continúa igual que se ha descrito para las uniones defectuosas de la clavícula, excepto por lo que se refiere al uso de injerto autólogo o autoinjerto de hueso.

Cuidados postoperatorios

Los cuidados postoperatorios de las uniones defectuosas o las seudoartrosis se modificarán según sea necesario, ya que estas fracturas suelen tardar más en curar. Como media, en los casos de unión defectuosa, el clavo se retira al cabo de 12 a 16 semanas, mientras que en las seudoartrosis pueden llegar a ser necesarios hasta 6 meses para conseguir una curación adecuada.

FRACTURAS DISTALES DE LA CLAVÍCULA

Estas fracturas agrupan a fracturas con diferentes tratamientos y pronósticos, que dependerán de su localización y su desplazamiento. En esta sección trataremos las fracturas que afectan al tubérculo conoideo de la clavícula o a la zona distal a él. La razón para hacer esta distinción es que las fracturas que son mediales al tubérculo conoideo por lo general se pueden tratar igual que las fracturas del tercio medio, pero las laterales al mismo plantean problemas y exigencias de tratamiento diferentes, debido a la presencia de los ligamentos coracoclaviculares y a sus efectos sobre la estabilidad de las fracturas.

Las fracturas no desplazadas del extremo distal de la clavícula se tratan mejor con un cabestrillo. A medida que lo permitan los síntomas, se procederá a la retirada del cabestrillo y la entrada del paciente en un programa de rehabilitación del hombro. La reanudación más precoz de la actividad deportiva por lo general se produce unos 2 meses después de la lesión. En deportes de choque, puede ser necesario utilizar protección añadida o incluso un «escudo» de fibra óptica para proteger el extremo distal de la clavícula. Hay que advertir al paciente de que, aunque se encuentre bien, la reanudación demasiado precoz de la actividad deportiva comporta cierto riesgo de fractura iterativa o de desplazamiento.

Las fracturas no desplazadas que afectan a la articulación acromioclavicular requieren especial mención. El tratamiento es el mismo; sin embargo, es importante informar al paciente de que la afectación de la articulación aumenta las probabilidades de dolor crónico y de artrosis postraumática de la articulación acromioclavicular. Si se produce esta complicación, posiblemente sea necesaria una intervención quirúrgica posterior para aliviar estos síntomas, hecho que debe conocer el paciente.

El tratamiento de las fracturas distales de la clavícula desplazadas depende de la integridad de los ligamentos coracoclavicular y acromioclavicular. Más concretamente, el tratamiento suele depender de la permanencia o no de la fijación de la porción conoidea de los ligamentos coracoclaviculares al fragmento medial de la clavícula. Si la porción conoidea se mantiene unida al fragmento medial, este potente ligamento mantendrá la separa-

El texto continúa en la página 513

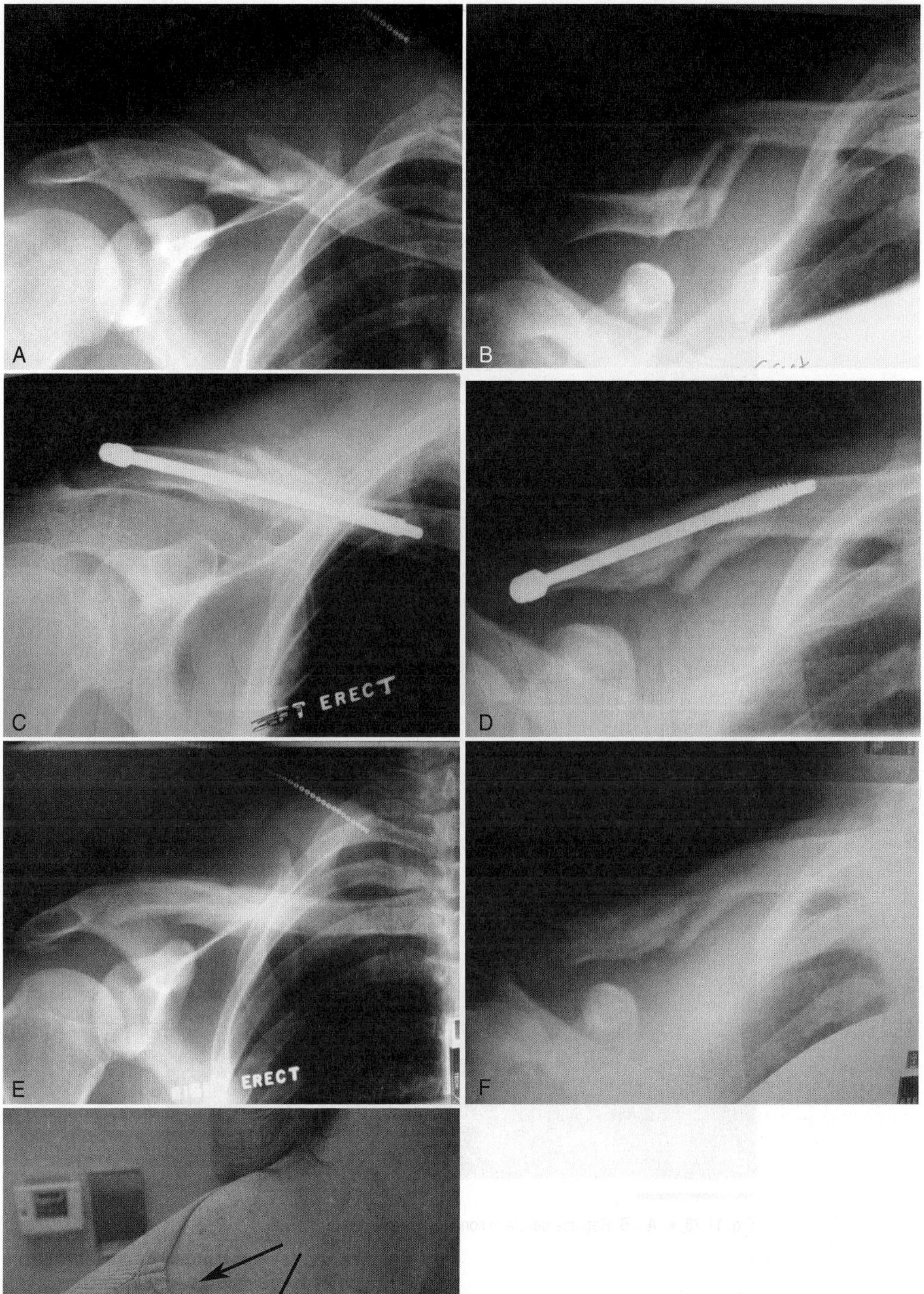

Fig. 11-77 • **A-G**, Radiografías pre y postoperatorias y fotografía clínica postoperatoria de una fractura mesodiafisaria clavicular conminuta.

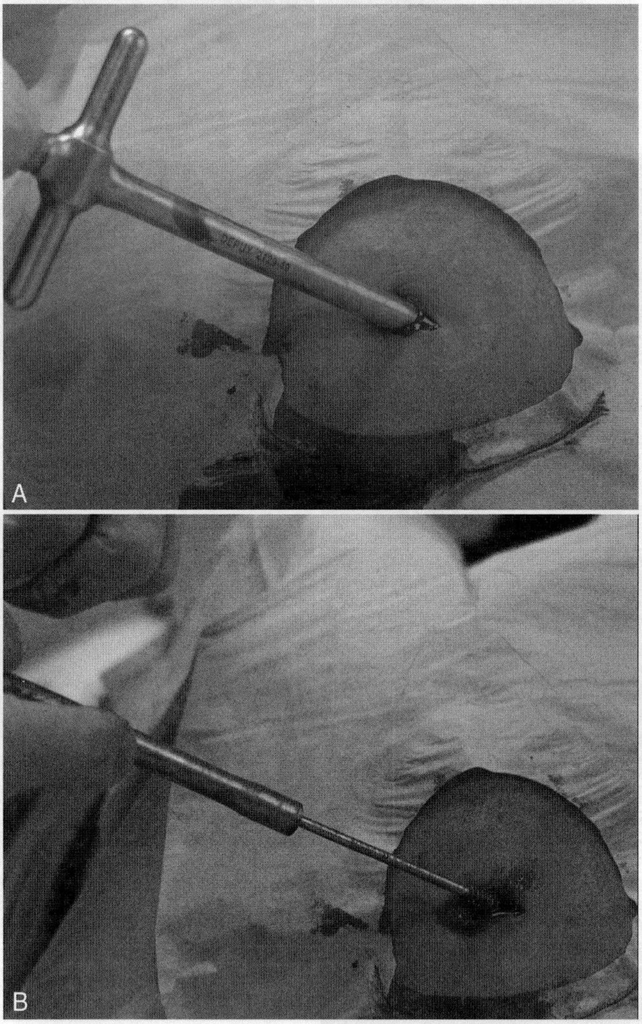

Fig. 11-78 • **A** y **B,** Retirada del clavo con una llave de tuercas medial.

A 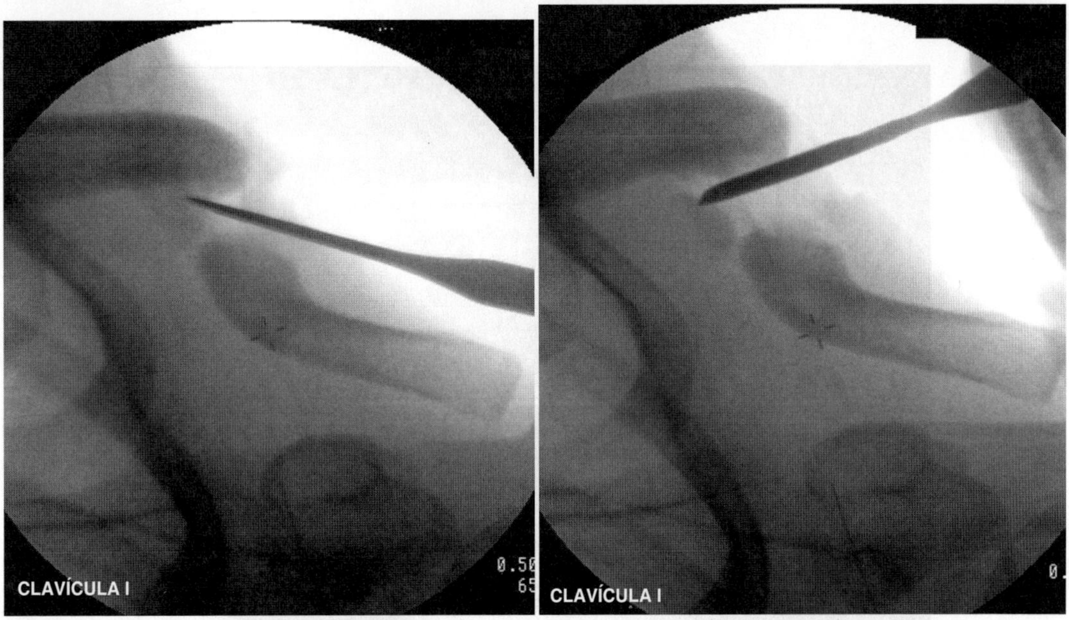 B

Fig. 11-79 • A y B, Resección de un callo en una unión defectuosa de la clavícula guiada por intensificador de imagen.

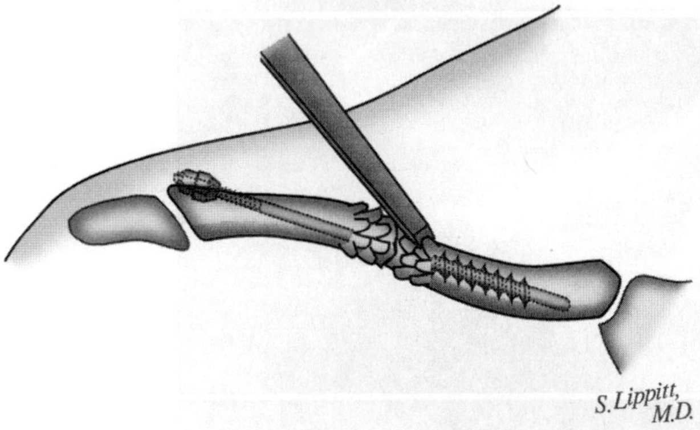

Fig. 11-80 • Tallado en escamas de la clavícula a ambos lados de la zona de fractura.

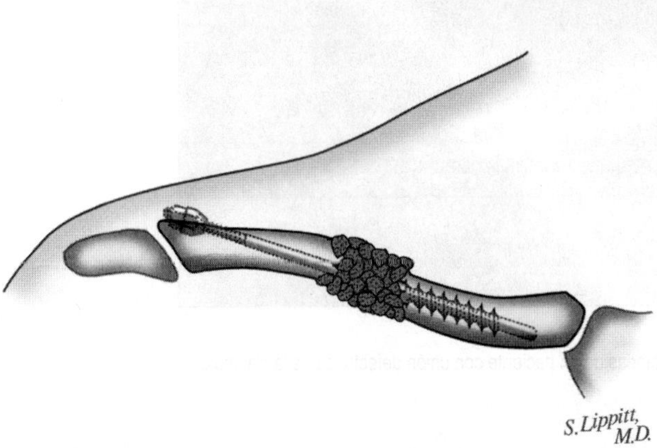

Fig. 11-81 • Se coloca a continuación el injerto óseo alrededor de la zona de la fractura, con cuidado de no colocar demasiada cantidad de injerto en la superficie inferior.

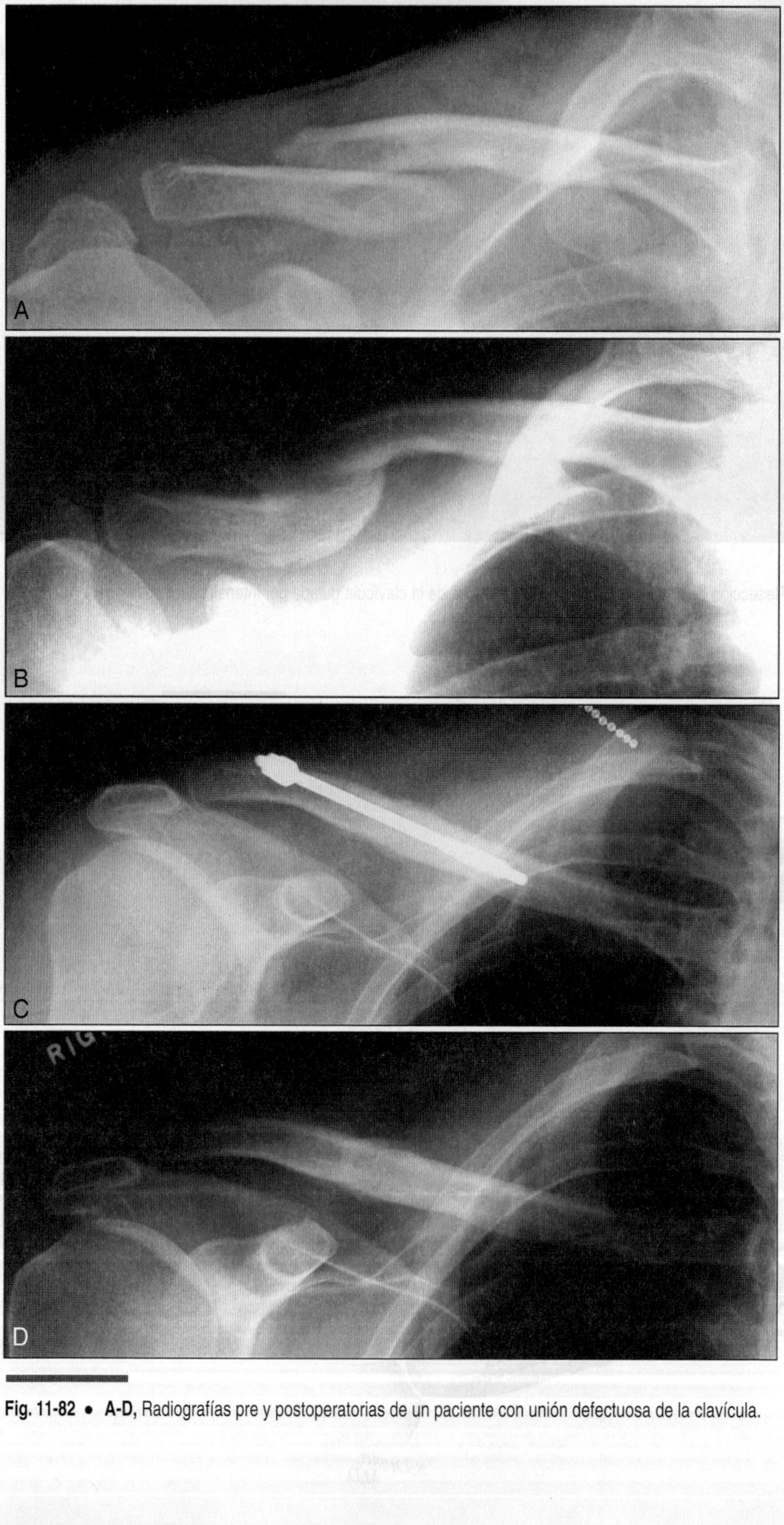

Fig. 11-82 • A-D, Radiografías pre y postoperatorias de un paciente con unión defectuosa de la clavícula.

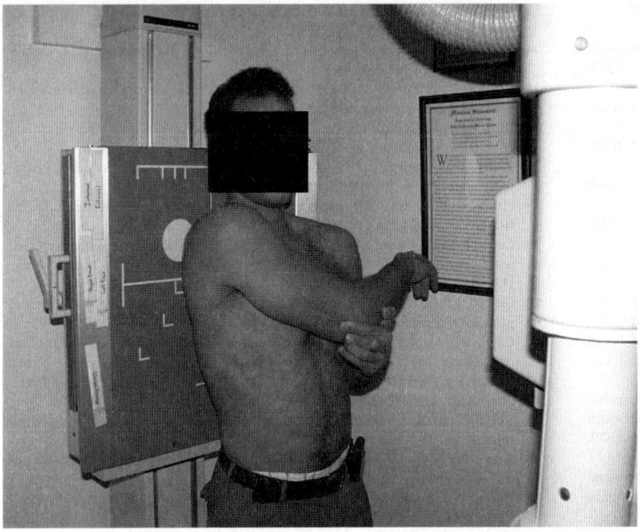

Fig. 11-83 • Método para la obtención de una radiografía anteroposterior en aducción a través del tórax. El paciente tira del codo hacia la línea media, manteniendo el brazo pegado al tórax.

ción coracoclavicular, ayudando así a evitar grandes desplazamientos en la zona de la fractura. De hecho, es raro que haya una fractura distal de clavícula con gran desplazamiento si el ligamento conoideo permanece intacto y fijado al fragmento medial de la clavícula. La estabilidad ligamentosa no permite que se produzcan desplazamientos con facilidad.

Si el ligamento conoideo está intacto, se mantendrá la separación coracoclavicular, y la anatomía ligamentosa y ósea ayudará a evitar desplazamientos importantes del fragmento clavicular distal. Los fragmentos de la fractura deben permanecer relativamente cerca uno de otro, y se puede esperar que esta fractura consolide sólo con la utilización de un cabestrillo. Si el ligamento conoideo se rompe, el fragmento clavicular distal unido a la escápula (por los ligamentos acromioclavicular y coracoclavicular) se desplazará en dirección inferior y medial debido al peso de la extremidad superior. El fragmento clavicular medial, ahora ya sin ninguna oposición, se elevará alejándose del fragmento distal. Esta elevación supone un riesgo de seudoartrosis y de inestabilidad rotacional medial crónica del hombro a través del punto de fractura.

Existen varias claves para determinar la integridad del ligamento conoideo. A menudo su rotura resulta evidente en las radiografías por la localización de la fractura lateral al tubérculo conoideo, junto a un importante aumento del intervalo coracoclavicular y al marcado desplazamiento de la fractura. Cuando las fracturas se producen en el tubérculo conoideo, o muy cerca de él, estos indicios no son tan claros. Cuando ambos ligamentos coracoclaviculares permanecen unidos al fragmento distal, la línea de fractura suele ser oblicua y la separación coracoclavicular se mantiene con el fragmento lateral. Es frecuente la presencia de un desplazamiento grande de la fractura. En casos dudosos, se puede demostrar la presencia de inestabilidad rotacional medial en la zona de la fractura realizando una radiografía del hombro con el brazo en aducción a través del tórax (Fig. 11-83). En esta radiografía realizada a tensión se acentuará el desprendimiento del ligamento conoideo del fragmento clavicular medial. Generalmente se verá un aumento del desplazamiento de la fractura, un aumento del intervalo coracoclavicular y un importante cabalgamiento del fragmento distal por debajo del proximal. Estos hallazgos corresponden a la inestabilidad rotacional medial que se produce a nivel del lugar de la fractura. Cuando no se observa nada de lo anterior, es probable que el ligamento conoideo permanezca unido todavía al fragmento medial de la clavícula. La RM muestra también los ligamentos coracoclaviculares.

En los casos de inestabilidad de esta fractura, nosotros preferimos utilizar un tornillo coracoclavicular, que reducirá el intervalo coracoclavicular y acercará los fragmentos, favoreciendo así la consolidación de la fractura. Otras opciones serían la fijación con placa, y algunos aconsejan la fijación con alambres K. La fijación con placa de esta fractura puede resultar problemática. La exposición necesaria es relativamente amplia. El fragmento distal es pequeño y la articulación acromioclavicular limita la longitud de la placa que se pueda utilizar. Una placa en T pequeña a veces permite utilizar tornillos suficientes en el fragmento distal para conseguir una fijación adecuada. La fijación con alambres K en el canal intramedular del extremo distal de la clavícula puede crear problemas. La fuerza ejercida sobre esta zona es grande y son bastantes las posibilidades de rotura del material ortopédico. Se han demostrado casos de desplazamiento de fragmentos de material roto en esta región, por lo que nosotros preferimos evitar esta posibilidad. El uso de tornillos coracoclaviculares estará limitado por la conminución que se extiende medial al tubérculo conoideo. La conminución distal al tubérculo conoideo no será un factor. El tornillo coracoclavicular ofrece varias ventajas. La exposición necesaria es pequeña y a veces no es necesario siquiera abrir por la zona de la fractura. La fijación es sólida, proporcionando la fijación bicortical a la coracoides una fuerza frente a la rotura de casi 1.000 N.[264] Bajo guía con el brazo en C, este procedimiento se puede realizar prácticamente por vía percutánea. Una vez consolidada la fractura es fácil retirar el tornillo con anestesia local, evitando así la posibilidad de rotura del material.

BIBLIOGRAFÍA

1. Abbot AE and Hannafin JA: Stress fracture of the clavicle in a female lightweight rower. A case report and review of the literature. Am J Sports Med *29*:370-372, 2001.
2. Abbott LC and Lucas DB: The function of the clavicle: Its surgical significance. Ann Surg *140*:583-599, 1954.
3. Adams CF: The Genuine Works of Hippocrates. Baltimore: Williams & Wilkins, 1939.
4. Aitken AD and Lincoln RE: Fractures of the first rib due to muscle pull: Report of a case. N Engl J Med *220*:1063-1064, 1939.
5. Alldred AJ: Congenital pseudoarthrosis of the clavicle. J Bone Joint Surg Br *45*:312-319, 1963.
6. Allman FL: Fractures and ligamentous injuries of the clavicle and its articulation. J Bone Joint Surg Am *49*:774-784, 1967.
7. Anderson K, Jensen P, and Lauritzen J: Treatment of clavicular fractures: Figure-of-eight bandage vs. a simple sling. Acta Orthop Scand *57*:71-74, 1987.
8. Andrews JR and Wilk KE (eds): The Athlete's Shoulder. New York: Churchill Livingstone, 1994.
9. Apeli L and Burch HB: Study on the pseudoarthrosis of the clavicle. *In* Chapchal G (ed): Pseudarthroses and Their Treatment. Eighth International Symposium on Topical Problems in Orthopaedic Surgery. Stuttgart, Germany: Thieme, 1979, pp 188-189.
10. Baccarani G, Porcellini G, and Brunetti E: Fractures of the coracoid process associated with fracture of the clavicle: A description of a rare case. Chir Organi Mov *78*:49-51, 1993.
11. Balata A, Olzai MG, Porcu A, et al: Fractures of the clavicle in the newborn. Riv Ital Pediatr *6*:125, 1984.
12. Ballmer FT and Gerber C: Coracoclavicular screw fixation for unstable fractures of the distal clavicle: A report of five cases. J Bone Joint Surg Br *73*:291-294, 1991.
13. Ballmer FT and Hertel R: Other applications of the small AO external fixator to the upper limb. Injury *25*(suppl 4):S-D64-S-D68, 1994.
14. Bargar WL, Marcus RE, and Ittleman FP: Late thoracic outlet syndrome secondary to pseudoarthrosis of the clavicle. J Trauma *24*:857-859, 1984.
15. Bartosh RA, Dugdale TW, and Nielsen R: Isolated musculocutaneous nerve injury complicating closed fracture of the clavicle: A case report. Am J Sports Med *20*:356-359, 1992.
16. Basamania CJ: "Claviculoplasty" and intramedullary fixation of malunited, shortened clavicle fractures. J Shoulder Elbow Surg *8*:540, 1999.
17. Basamania CJ: Medial instability of the shoulder: A new concept of the pathomechanics of acromioclavicular separations. Paper presented at a Day Meeting of the American Orthopaedic Society for Sports Medicine Specialty, 2000, Orlando, FL.
18. Basom WC, Breck LW, and Herz JR: Dual grafts for nonunion of the clavicle. South Med J *40*:898-899, 1987.
19. Bateman JE: Nerve injuries about the shoulder in sports. J Bone Joint Surg Am *49*:785-792, 1967.
20. Bateman JE: The Shoulder and Neck. Philadelphia: WB Saunders, 1978.
20a. Beall MH, Ross MG: Clavicle fracture in labor: Risk factors and associated morbidities. J Perinatol *21*(8):513-515, 2001.
21. Bearn JG: An electromyographic study of the trapezius, deltoid, pectoralis major, biceps, and triceps muscles during static loading of the upper limb. J Anat *140*:103-108, 1961.
22. Bearn JG: Direct observation in the function of the capsule to the sternoclavicular joint in clavicular support. J Anat *10*:159-170, 1967.
23. Beckman T: A case of simultaneous luxation of both ends of the clavicle. Acta Chir Scand *56*:156-163, 1923.
24. Berkheiser EJ: Old ununited clavicular fractures in the adult. Surg Gynecol Obstet *64*:1064-1072, 1937.
25. Bernard TN and Haddad RJ: Enchondroma of the proximal clavicle: An unusual cause of pathologic fracture dislocation of the sternoclavicular joint. Clin Orthop *167*:239-241, 1982.
26. Billington RW: A new (plaster yoke) dressing for fracture of the clavicle. South Med J *24*:667, 1931.
27. Boehme D, Curtis RJ, DeHaan JT, et al: Non-union of fractures of the mid-shaft of the clavicle: Treatment with a modified Hagie intramedullary and autogenous bone grafting. J Bone Joint Surg Am *73*:1219-1226, 1991.
28. Bonnett J: Fracture of the clavicle. Arch Chir Neerl *27*:143-151, 1975.
29. Bosch U, Skutek M, Peters G, and Tscherne H: Extension osteotomy in malunited clavicular fractures. J Shoulder Elbow Surg *7*:402-405, 1998.
29a. Bostman O, Manninen M, and Pihlajamaki H: Complications of plate fixation in fresh displaced midclavicular fractures. J Trauma *43*:778-783,1997.
30. Bowen AD: Plastic bowing of the clavicle in children: A report of two cases. J Bone Joint Surg Am *65*:403-405, 1983.
31. Breck L: Partially threaded round pins with oversized threads for intramedullary fixation of the clavicle and the forearm bones. Clin Orthop *11*:227-229, 1958.
32. Brighton CT and Pollick SR: Treatment of recalcitrant nonunion with a capacitively coupled electrical field: A preliminary report. J Bone Joint Surg Am *67*:577-585, 1985.
33. Brooks AL and Henning GD: Injuries to the proximal clavicular epiphysis. J Bone Joint Surg Am *54*:1347, 1972.
34. Bronz G, Heim D, and Posterla C: Die stabile Clavicula Osteosynthese. Unfallheilkunde *84*:319-325, 1981.
35. Brunner U, Habermeyer P, and Schweiberer L: Die Sonderstellung der lateralen Klavikulafraktur. Orthopade *21*:163-171, 1992.
36. Butterworth RD and Kirk AA: Fracture dislocation sterno-clavicular joint: Case report. Virginia Med Month *79*:98-100, 1952.
37. Cahill BR: Osteolysis of the distal part of the clavicle in male athletes. J Bone Joint Surg Am *64*:1053-1058, 1982.
38. Campbell E, Howard WB, and Breklund CW: Delayed brachial plexus palsy due to ununited fracture of the clavicle. JAMA *139*:91-92, 1949.
39. Capicotto PN, Heiple KG, and Wilbur JH: Midshaft clavicle nonunions treated with intramedullary Steinmann pin fixation and onlay bone graft. J Orthop Trauma *8*:88-93, 1994.
40. Caspi I, Ezra E, Nerubay J, et al: Musculocutaneous nerve injury after coracoid process transfer for clavicle instability. Acta Orthop Scand *58*:294-295, 1987.
41. Cayford EH and Tees FJ: Traumatic aneurysm of the subclavian artery as a late complication of fractured clavicle. Can Med Assoc J *25*:450-452, 1931.
42. Chan KY, Jupiter JB, Leffert RD, and Marti R: Clavicle malunion. J Shoulder Elbow Surg *8*:287-290, 1999.
43. Chen CE and Liu HC: Delayed brachial plexus neurapraxia complicating malunion of the clavicle. Am J Orthop *29*:321-322, 2000.
44. Chez RA, Carlan S, Greenberg SL, and Spellacy WN: Fractured clavicle is an unavoidable event. Am J Obstet Gynecol *171*:797-798, 1994.
45. Chou NS, Wu MH, Chan CS, et al: Intrathoracic migration of Kirschner wires. J Formos Med Assoc *93*:974-976, 1994.
46. Codman EA: The Shoulder: Rupture of the Supraspinatus Tendon and Other Lesions in or about the Subacromial Bursa. Boston: Thomas Todd, 1934.
47. Coene LN: Mechanisms of brachial plexus lesions. Clin Neurol Neurosurg *95*(suppl):S24-S29, 1993.
48. Cohen AW and Otto SR: Obstetric clavicular fractures. J Reprod Med *25*:119-122, 1980.
49. Connolly JF: Electrical treatment of nonunion: Its use and abuse in 100 consecutive fractures. Orthop Clin North Am *15*:89-106, 1984.
50. Connolly JF: Fracture and dislocations of the clavicle. J Musculoskel Med *9*:135-148, 1992.
51. Connolly JF and Dehne R: Delayed thoracic outlet syndrome from clavicular non-union: Management by morseling. Nebr Med J *71*:303-306, 1986.
52. Connolly JF and Dehne R: Nonunion of the clavicle and thoracic outlet syndrome. J Trauma *29*:1127-1132, 1989.
53. Connolly JF and Ganjianpour M: Thoracic outlet syndrome treated by double osteotomy of a clavicular malunion: A case report. J Bone Joint Surg Am *84*:437-440, 2002.
54. Conwell HE: Fractures of the clavicle. JAMA *90*:838-839, 1928.
55. Cook T: Reduction and external fixation of fractures of the clavicle in recumbency. J Bone Joint Surg Am *36*:878-880, 1954.
56. Copeland SM: Total resection of the clavicle. Am J Surg *72*:280-281, 1946.
57. Costa NC and Robbs JV: Nonpenetrating subclavian artery trauma. J Vasc Surg *8*:71-75, 1988.
58. Craig EV: Fractures of the clavicle. *In* Rockwood CA Jr and Matsen FA III (eds): The Shoulder. Philadelphia, WB Saunders, 1990, pp 367-412.
59. Craig EV: Fractures of the clavicle. *In* Rockwood CA Jr, Buckholz RW, Heckman JD, and Green DP (eds): Fractures in Adults, 4th ed. Philadelphia: Lippincott Raven, 1996, pp 1109-1193.
60. Cumming WA: Neonatal skeletal fractures: Birth trauma, or child abuse? J Can Assoc Radiol *30*:30-33, 1979.
61. Cummings CW and First R: Stress fracture of the clavicle after a radical neck dissection: Case report. Plast Reconstr Surg *55*:366-367, 1975.
62. Curtis RJ Jr: Operative treatment of children's fractures of the shoulder region. Orthop Clin North Am *21*:315-324, 1990.
63. Danbrain R, Raphael B, Dhen A, and Labeau J: Radiation osteitis of the clavicle following radiotherapy and radical neck dissection of head and neck cancer. Bull Group Int Rech Sci Stomatol Odontol *33*:65-70, 1990.
64. Dameron TB Jr: External fixation of the clavicle for fractures or nonunion in adults [letter]. J Bone Joint Surg Am *71*:1272, 1989.
65. Dameron TB Jr and Rockwood CA Jr: Fractures of the shaft of the clavicle. *In* Rockwood CA, Wilkins KE, and King RE (eds): Fractures in Children. Philadelphia: JB Lippincott, 1984, pp 608-624.
66. Dannohl C, Meeder PJ, and Weller S: Costoclavicular syndrome: A rare complication of clavicular fracture. Aktuelle Traumatol *18*:149-151, 1988.
67. DePalma A: Surgery of the Shoulder, 3rd ed. Philadelphia: JB Lippincott, 1983.
68. Das NK and Deb HK: Synovioma of the clavicle: Report of a case. J Int Coll Surg *35*:776-780, 1961.
69. Dash UN and Handler D: A case of compression of subclavian vessels by a fractured clavicle treated by excision of the first rib. J Bone Joint Surg Am *42*:798-801, 1960.
70. Davids PH, Luitese JS, Strating RP, and van der Hart CP: Operative treatment for delayed union and nonunion of midshaft clavicle fractures: A-O reconstruction plate, fixation plate, and early mobilization. J Trauma *40*:985-986, 1996.

71. Day L: Electrical stimulation in the treatment of ununited fractures. Clin Orthop *161*:54-57, 1981.
72. De Bakey E, Beall C Jr, and Ukkasch DC: Recent developments in vascular surgery with particular reference to orthopaedics. Am J Surg *109*:134-142, 1965.
73. Dela Santo DR and Narakas AO: [Fractures of the clavicle and secondary lesions of the brachial plexus.] Z Unfallchir Versicherungsmed *85*:58-65, 1992.
74. Dela Santo DR, Narakas AO, and Bonnard C: Late lesions of the brachial plexus after fracture of the clavicle. Ann Hand Surg *10*:531-540, 1991.
75. Dickson JW: Death following fractured clavicle. BMJ *2*:666, 1952.
76. Dolin M: The operative treatment of midshaft clavicular nonunions [letter]. J Bone Joint Surg Am *68*:634, 1986.
77. Domingo-Pech J: El enclavado a compresion de las fracturas de clavicula, con tornillo de esponjosa. Barcelona Quirurgica *15*:500-520, 1971.
78. Dugdale TW and Fulkerson JB: Pneumothorax complicating a closed fracture of the clavicle: A case report. Clin Orthop *221*:212-214, 1987.
79. Dupuytren LB: On the Injuries and Diseases of Bone (translated by Legros Clark.) London: Sydenham Society, 1847.
80. Dust WN and Lenczner AN: Stress fracture of the clavicle leading to nonunion secondary to coracoclavicular reconstruction with Dacron. Am J Sports Med *17*:128-129, 1989.
81. Eberle C, Fodor P, and Metzger U: [Hook plate (so-called Balser plate) or tension banding with the Bosworth screw in complete acromioclavicular dislocation and clavicular fracture.] Z Unfallchir Versicherungsmed *85*:134-139, 1992.
82. Ebraheim NA, An HS, Jackson WT, et al: Scapulothoracic dissociation. J Bone Joint Surg Am *70*:428-432, 1988.
83. Echtermeyer V, Zwipp H, and Oestern HJ: Fehler und Gefahren in der Behandlung der Fracturen und Pseudarthrosen des Schlusselbeins. Langenbecks Arch Chir *364*:351-354, 1984.
84. Edelson JG: The bony anatomy of clavicular malunions. J Shoulder Elbow Surg *12*:173-178, 2003.
85. Edvardsen P and Odegard O: Treatment of posttraumatic clavicular pseudoarthrosis. Acta Orthop Scand *48*:456-457, 1977.
86. Edwards DJ, Cavanaugh TG, and Flannery NC: Fractures of the distal clavicle: A case for fixation. Injury *23*:44-46, 1992.
87. Egol KA, Connor PM, Karunakar MA, et al: The floating shoulder: Clinical and functional results. J Bone Joint Surg Am *83*:1188-1194, 2001.
88. Eidman DK, Siff SJ, and Tullos HS: Acromioclavicular lesions in children. Am J Sports Med *9*:150-154, 1981.
89. Eilanberger K, Janousek A, and Poigenfurst J: Heart arrest as a sequela of clavicular fracture. Unfallchirurgie *18*:186-188, 1992.
90. Elliott AC: Tripartite injury of the clavicle: A case report. S Afr Med J *70*:115, 1986.
91. Enker SH and Murthy KK: Brachial plexus compression by excessive callus formation secondary to a fractured clavicle: A case report. Mt Sinai J Med *37*:678-682, 1970.
92. Eskola A, Vainionpaa S, and Myllynen P: Surgery for ununited clavicular fracture. Acta Orthop Scand *57*:366-367, 1986.
93. Eskola A, Vainionpaa S, Myllynen P, et al: Outcome of clavicular fracture in 89 patients. Arch Orthop Trauma Surg *105*:337-338, 1986.
94. Eskola A, Vainionpaa S, Patiala H, et al: Outcome of operative treatment in fresh lateral clavicle fracture. Ann Chir Gynaecol *76*:167-168, 1987.
95. Fairbank H: Cranio-cleido-dysostosis. J Bone Joint Surg Br *31*: 608, 1949.
96. Falconer MA and Weddell G: Costoclavicular compression of the subclavian artery and vein. Lancet *2*:539, 1943.
97. Fallon KE and Fricker PA: Stress fracture of the clavicle in a young female gymnast. Br J Sports Med *35*:448-449, 2001.
98. Falstie-Jensen S: Pseudodislocation of the acromioclavicular joint. J Bone Joint Surg Br *64*:368-369, 1982.
99. Farkas R and Levine S: X-ray incidence of fractured clavicle in vertex presentation. Am J Obstet Gynecol *59*:204-206, 1950.
100. Fawcett J: The development and ossification of the human clavicle. J Anat *47*:225-234, 1913.
101. Fich R: Handbuch der Anatomie und Mechanic der Galanke. *In* Bvdeleben V (ed): Handbuch der Anatomie des Menschen, vol 2, Section 1. Jena, Germany: Gustava Discher, 1910, pp 163-187.
102. Finelli PF and Cardi JK: Seizure as a cause of fracture. Neurology *39*:858-860, 1989.
103. Fini-Storchi O, LoRusso D, and Agostini V: "Pseudotumors" of the clavicle subsequent to radical neck dissection. J Laryngol Otol *99*:73-83, 1985.
104. Fowler AW: Fractures of the clavicle. J Bone Joint Surg Br *44*:440, 1962.
105. Freedman M, Gamble J, and Lewis C: Intrauterine fracture simulating a unilateral clavicular pseudarthrosis. J Assoc Radiol *33*:37-38, 1982.
106. Freeland A: Unstable adult midclavicular fracture. Orthopaedics *13*:1279-1281, 1990.
107. Freeman BJ, Feldman A, and Mackinnon J: Go-cart injuries of the shoulder region. Injury *25*:555-557, 1994.
108. Friedel W and Fritz T: PDS cord fixation of sternoclavicular dislocation and paraarticular clavicular fractures [German]. Unfallchirurg *97*:263-265, 1994.
109. Friedman RJ and Gordon L: False positive indium-111 white blood cell scan in enclosed clavicle fracture. J Orthop Trauma *2*:151-153, 1988.
110. Frobenius H and Betzel A: Injuries and their causes in bicycle accidents. Unfallchirurgie *13*:135-141, 1987.
111. Fry J: [Photo of the "Edwin Smith Surgical Papyrus."] *In* Rockwood CA, Wilkins KE, and King RE (eds): Fractures in Children. Philadelphia: JB Lippincott, 1984, p 679.
112. Fujita K, Matsuda K, Sakai Y, et al: Late thoracic outlet syndrome secondary to malunion of the fractured clavicle: Case report and review of the literature. J Trauma *50*:332-335, 2001.
113. Fukuda K, Craig EV, An KN, et al: Biomechanical study of the ligamentous system of the acromioclavicular joint. J Bone Joint Surg Am *68*:434-440, 1986.
114. Gardner E: The embryology of the clavicle. Clin Orthop *58*:9-16, 1968.
115. Gardner ED, Grey DJ, and Orahilly R: Anatomy. Philadelphia: WB Saunders, 1960.
116. Gearen PF and Petty W: Panclavicular dislocation: Report of a case. J Bone Joint Surg Am *64*:454-455, 1982.
117. Gebuhr P: Brachial plexus involvement after fractures of the clavicle. Ugeskr Laeger *150*:105-106, 1988.
118. Ghormley RK, Black JR, and Cherry JH: Ununited fractures of the clavicle. Am J Surg *51*:343-349, 1941.
119. Gibbon JH: Lucas-Championniere and mobilization in the treatment of fractures. Surg Gynecol Obstet *43*:271-278, 1926.
120. Gibson DA and Carroll N: Congenital pseudoarthrosis of the clavicle. J Bone Joint Surg Br *52*:629-643, 1970.
121. Gilbert WM and Tshabo JG: Fractured clavicle in newborns. Int Surg *73*:123-125, 1988.
122. Gitsch VG and Schatten C: Frequenz und potentielle Faktoren in der Genese der geburtstraumatisch bedingten Klavicula fraktur. Zentralbl Gynakol *109*:909-912, 1987.
123. Goddard NJ, Stabler J, and Albert JS: Atlanto-axial rotatory fixation in fracture of the clavicle: An association and a classification. J Bone Joint Surg Br *72*:72-75, 1990.
124. Golser K, Sperner G, Thoni H, and Resch H: [Early and intermediate results of conservatively and surgically treated lateral clavicle fractures.] Aktuelle Traumatol *21*:148-152, 1991.
125. Gonik B, Allan R, and Sorab J: Objective evaluation of the shoulder dystocia phenomenon: Effect of maternal pelvic orientation on bone reduction. Obstet Gynecol *74*:44-48, 1989.
126. Grant JCB: A Method of Anatomy, 5th ed. Baltimore: Williams & Wilkins, 1952.
127. Gresham EL: Birth trauma. Pediatr Clin North Am *22*:317, 1975.
128. Gross SD: The Anatomy, Physiology, and Diseases of the Bones and Joints. Philadelphia: John Grigg, 1830.
129. Gryska PF: Major vascular injuries. N Engl J Med *266*:381-385, 1982.
130. Guattieri G and Frassi G: Late truncal paralysis of the brachial plexus in sequela of fracture of the clavicle. Arch Ortop *74*:840-848, 1961.
131. Guilfoil PH and Christiansen T: An unusual vascular complication of fractured clavicle. JAMA *200*:72-73, 1967.
132. Guillemin A: Dechrune de la vein sous-clavière par fracture fermie de la clavicule. Bull Mem Soc Nat Chir *56*:302-304, 1930.
133. Gurd FB: The treatment of complete dislocation of the outer end of clavicle: A hitherto undescribed operation. Ann Surg *113*:1094-1097, 1941.
134. Hackenbouch W, Ragazzoni P, and Schwyzer K: [Surgical treatment of lateral clavicular fracture with "clavicular hooked plate."] Z Unfallchir Versicherungsmed *87*:145-152, 1994.
135. Hackstock H and Hackstock H: Surgical treatment of clavicular fracture. Unfallchirurg *91*:64-69, 1988.
136. Hansky B, Murray E, Minami K, and Korfer R: Delayed brachial plexus paralysis due to subclavian pseudoaneurysm after clavicular fracture. Eur J Cardiothorac Surg *7*:497-498, 1993.
137. Hargan B and Macafee AL: Bilateral pseudoarthrosis of the clavicles. Injury *12*:316-318, 1981.
138. Harnroongroj T, Tantikul C, and Keatkor S: The clavicular fracture: A biomechanical study of the mechanism of clavicular fracture and modes of the fracture. J Med Assoc Thai *83*:663-667, 2000.
139. Harrington MA Jr, Keller TS, Seiler JG III, et al: Geometric properties and the predicted mechanical behavior of adult human clavicles. J Biomech *26*:417-426, 1993.
139a. Harris RI, Wallace AL, Harper GD, et al: Structural properties of the intact and the reconstructed coracoclavicular ligament complex. Am J Sports Med 28:103-108, 2000.
140. Heppenstall RB: Fractures and dislocations of the distal clavicle. Orthop Clin North Am *6*:477-486, 1975.
141. Herbsthofer B, Schuz W, and Mockweitz J: Indications for surgical treatment of clavicular fractures [German]. Aktuelle Traumatol *24*:263-268, 1994.
142. Hersceovici D Jr, Fiennes AGT, Allgower N, and Ruedi TP: The floating shoulder: Ipsilateral clavicle and scapular neck fractures. J Bone Joint Surg Br *74*:362-364, 1992.
143. Hersceovici D Jr, Fiennes AGT, and Ruedi TP: The floating shoulder: Ipsilateral clavicle and scapular neck fractures [abstract]. J Orthop Trauma *6*:499, 1992.
144. Hicks JH: Rigid fixation as a treatment for hypertrophic nonunion. Injury *8*:199-205, 1976.

145. Hill JM, McGuire MH, and Crosby LA: Closed treatment of displaced middle-third fractures of the clavicle gives poor results. J Bone Joint Surg Br *79*:537-539, 1997.
146. Hoyer HE, Kindt R, and Lippert H: Zur Biomechanik der menschlichen Clavicula. Z Orthop *118*:915-922, 1980.
147. Houston HE: An unusual complication of clavicular fracture. J Ky Med Assoc *75*:170-171, 1977.
148. Howard FM and Schafer SJ: Injuries to the clavicle with neurovascular complications: A study of fourteen cases. J Bone Joint Surg Am *47*:1335-1346, 1965.
149. Hughes AW and Sherlock DA: Bilateral thoracic outlet syndrome following nonunion of clavicles, associated with radio-osteodystrophy injury. Injury *19*:40-41, 1988.
150. Inman VT and Saunders JB: Observation in the function of the clavicle. Calif Med *65*:158-165, 1946.
151. Ivey N, Britt N, and Johnston RV: Reflex sympathetic dystrophy after clavicle fracture: Case report. J Trauma *31*:276-279, 1991.
152. Iqbal O: Axillary artery thrombosis associated with fracture of the clavicle. Med J Malaysia *26*:68-70, 1971.
153. Jablon M, Sutker A, and Post M: Irreducible fractures of the middle third of the clavicle. J Bone Joint Surg Am *61*:296-298, 1979.
154. Jackson DW (ed): Shoulder Surgery in the Athlete. Rockville, MD: Aspen, 1985.
155. Jackson WJ: Clavicle fractures: Therapy is dictated by the patient's age. Consultant, p 177, 1982.
156. Jacobs P: Posttraumatic osteologies of the outer end of the clavicle. J Bone Joint Surg Br *46*:705-707, 1964.
157. Jager N and Breitner S: [Therapy related classification of lateral clavicular fracture.] Unfallheilkund *87*:467-473, 1984.
158. Jain AS: Traumatic floating clavicle: A case report. J Bone Joint Surg Br *66*:560-561, 1984.
159. Javid H: Vascular injuries of the neck. Clin Orthop *28*:70-78, 1963.
159a. Jelic A, Marin L, Pracny M, Jelic N: Fractures in neonates. Litjec Vjesn *114*:1-4, 32-35, 1992.
160. Jit I and Kulkrani M: Times of appearance and fusion of epiphysis at the medial end of the clavicle. Indian J Med Res *64*:773-792, 1976.
161. Johansen KH and Thomas GI: Late thoracic outlet syndrome secondary to malunion of the fractured clavicle: Case report and review of the literature. J Trauma *52*:607-608, 2002.
162. Johnson B and Thursby P: Subclavian artery injury caused by a screw in a clavicular compression plate. Cardiovasc Surg *4*:414-415, 1996.
163. Johnson EW Jr and Collins HR: Nonunion of the clavicle. Arch Surg *87*:963-966, 1963.
164. Joseph PR and Rosenfeld W: Clavicular fractures in neonates. Am J Dis Child *144*:165-167, 1990.
165. Joukainen J and Karaharju E: Pseudoarthrosis of the clavicle. Acta Orthop Scand *48*:550, 1977.
166. Jupiter JB: Paper presented at the First Open Meeting of the American Shoulder and Elbow Surgeons, 2000, Miami, FL.
167. Jupiter JB and Leffert RD: Nonunion of the clavicle. J Bone Joint Surg Am *69*:753-760, 1987.
168. Kabaharjve E, Joukainen J, and Peltonen J: Treatment of pseudoarthrosis of the clavicle. Injury *13*:400-403, 1982.
169. Kanoksikarin S and Wearne WN: Fracture and retrosternal dislocation of the clavicle. Aust N Z J Surg *48*:95-96, 1978.
170. Karwasz RR, Kutzner M, and Krammer WG: Late brachial plexus lesion following clavicular fracture. Unfallchirurg *91*:45-47, 1988.
171. Katz R, Landman J, Dulitzky F, et al: Fracture of the clavicle in the newborn: An ultrasound diagnosis. J Ultrasound Med *7*:21-23, 1988.
172. Katznelson A, Nerubay JN, and Oliver S: Dynamic fixation of the avulsed clavicle. J Trauma *16*:841-844, 1976.
173. Kay SP and Eckardt JJ: Brachial plexus palsy secondary to clavicular nonunion: A case report and literature survey. Clin Orthop *206*:219-222, 1986.
174. Kaye JJ, Nance EP Jr, and Green NE: Fatigue fracture of the medial aspect of the clavicle: An academic rather than athletic injury. Radiology *144*:89-90, 1982.
175. Key JA and Conwell EH: The Management of Fractures, Dislocations, and Sprains, 2nd ed. St Louis: CV Mosby, 1937, p 437.
176. Khan MAA and Lucas HK: Plating of fractures of the middle third of the clavicle. Injury *9*:263-267, 1978.
177. Kini MG: A simple method of ambulatory treatment of fractures of the clavicle. J Bone Joint Surg *23*:795-798, 1941.
178. Kite JH: Congenital pseudarthrosis of the clavicle. South Med J *61*:703-710, 1968.
179. Klier I and Mayor PB: Laceration of the innominate internal jugular venous junction: Rare complication of fracture of the clavicle. Orthop Rev *10*:81-82, 1981.
180. Koch F, Papadimitriou G, and Groher W: Die Clavicula pseudoarthroseihse Entstehung und Bahandlung. Unfallheilkunde *74*:330-337, 1971.
181. Koelliker F and Ganz R: Results of the treatment of clavicular pseudarthrosis. Unfallchirurg *92*:164-168, 1989.
182. Kohler A, Kach K, Platz A, et al: [Extended surgical indications in combined shoulder girdle fracture.] Z Unfallchir Versicherungsmed *85*:140-144, 1992.
183. Kona J, Bosse NJ, Staeheli JW, and Rosseau RL: Type II distal clavicle fractures: A retrospective review of surgical treatment. J Orthop Trauma *4*:115-120, 1990.
184. Koss SD, Giotz HT, Redler NR, et al: Nonunion of a midshaft clavicle fracture associated with subclavian vein compression: A case report. Orthop Rev *18*:431-434, 1989.
185. Kreisinger V: Sur le traitement des fractures de le clavicule. Rev Chir Paris *43*:376, 1927.
186. Kremens V and Glauser F: Unusual sequelae following pinning of medial clavicular fracture. AJR Am J Roentgenol *74*:1066-1069, 1956.
187. Knudsen FW, Andersen M, and Krag C: The arterial supply of the clavicle. Surg Radiol Anat *11*:211-214, 1989.
188. Lancet editorial: Sir Robert Peel's death. Lancet *2*:19, 1850.
189. Lee HG: Treatment of fracture of the clavicle by internal nail fixation. N Engl J Med *234*:222-224, 1946.
190. Lemire L and Rosman M: Sternoclavicular epiphyseal separation with adjacent clavicular fracture. J Pediatr Orthop *4*:118-120, 1984.
191. Lengua F, Nuss J, Lechner R, et al: The treatment of fracture of the clavicle by closed medio-lateral pinning. Rev Chir Orthop *73*:377-380, 1987.
192. Lester CW: The treatment of fractures of the clavicle. Ann Surg *89*:600-606, 1929.
193. Leung KS and Lin TP: Open reduction and internal fixation of ipsilateral fractures of the scapular neck and clavicle. J Bone Joint Surg Am *75*:1015-1018, 1993.
194. Liechtl R: Fracture of the clavicle and scapula. *In* Webber BG, Brunner C, and Freuler F (eds): Treatment of Fractures in Children and Adolescents. New York: Springer-Verlag, 1988, pp 88-95.
195. Lim E and Day LJ: Subclavian vein thrombosis following fracture of the clavicle: A case report. Orthopedics *10*:349-351, 1987.
196. Lipton HA and Jupiter JB: Nonunion of clavicular fractures: Characteristics and surgical management. Surg Rounds Orthop *1c*:344, 1988.
197. Ljunggren AE: Clavicular function. Acta Orthop Scand *50*:261-268, 1979.
198. Lloyd-Roberts GC, Apley AG, and Owen R: Reflections upon the etiology of congenital pseudoarthrosis of the clavicle. J Bone Joint Surg Br *57*:24-29, 1975.
199. Lombard JJ: Pseudoarthrosis of the clavicle: A case report. S Afr Med J *66*:151-153, 1984.
200. Lord JW and Rosati JM: Neurovascular compression syndromes of the upper extremity. CIBA Clin Symposia *10*(2), 1958.
201. Low CK and Lam AW: Results of fixation of clavicle alone in managing floating shoulder. Singapore Med J *41*:452-453, 2000.
202. Lukin AV and Grishken VA: Two cases of successful treatment of fracture dislocation of the clavicle. Ortop Travmatol Protez *11*:35, 1987.
203. Lusskin R, Weiss CA, and Winer J: The role of the subclavius muscle in the subclavian vein syndrome (costoclavicular syndrome) following fracture of the clavicle. Clin Orthop *54*:75-84, 1967.
204. Lyons FA and Rockwood CA Jr: Migration of pins used in operations on the shoulder. J Bone Joint Surg Am *72*:1262-1267, 1990.
205. Madsen ET: Fractures of the extremities in the newborn. Acta Obstet Gynecol Scand *34*:41-74, 1955.
206. Malcolm BW, Ameli FN, and Simmons EH: Pneumothorax complicating a fracture of the clavicle. Can J Surg *22*:84, 1979.
207. Malgaigne JF: A Treatise on Fractures (translated by JH Packard). Philadelphia: JB Lippincott, 1859, pp 374-401.
208. Manske DJ and Szabo RM: The operative treatment of mid-shaft clavicular nonunions. J Bone Joint Surg Am *67*:1367-1371, 1985.
209. Marie P and Sainton P: On hereditary cleidocranial dysostosis. Clin Orthop *58*:5-7, 1968.
210. Marsh HO and Hazarian E: Pseudoarthrosis of the clavicle. *In* Proceedings of the American, British, Canadian, Australia, New Zealand, and South African Orthopaedic Associations. J Bone Joint Surg Br *52*:793-970, 1970.
211. Martell JR: Clavicular nonunion: Complication with the use of Mersilene tape. Am J Sports Med *20*:360-362, 1992.
212. Matry C: Fracture de la clavicule gauche au tiers interne. Blessure de la vein sousclavière. Osteosynthese Bull Mem Soc Nat Chir *58*:75-78, 1932.
213. Matsen FA III, Fu F, and Hawkins RJ (eds): The Shoulder: A Balance of Mobility and Stability. Chicago: The American Academy of Orthopaedic Surgeons, 1993.
214. Matsen FA, Lippitt SB, Sidles JA, and Harryman DT (eds): Practical Evaluation and Management of the Shoulder. Philadelphia: WB Saunders, 1994.
215. Matz SO, Welliver PS, and Welliver DI: Brachial plexus neurapraxia complicating a comminuted clavicle fracture in a college football player: Case report and review of the literature. Am J Sports Med *17*:581-583, 1989.
216. Mayer JH: Nonunion of fractured clavicle. Proc R Soc Med *58*:182, 1965.
217. Mazet R: Migration of a Kirschner wire from the shoulder region into the lung: Report of two cases. J Bone Joint Surg *25*:477-483, 1943.
218. McCandless DN and Mowbray M: Treatment of displaced fractures of the clavicle: Sling vs. figure-of-eight bandage. Practitioner *223*:266-267, 1979.
219. McKee MD, Wild LM, and Schemitsch EH: Midshaft malunions of the clavicle. J Bone Joint Surg Am *85*:790-797, 2003.
220. Meeks RJ and Riebel GD: Isolated clavicle fracture with associated pneumothorax: A case report. Am J Emerg Med *9*:555-556, 1991.
221. Mehta A and Birch R: Supraclavicular nerve injury: The neglected nerve? Injury *28*:491-492, 1997.
222. Meyer M, Gast T, Raja S, et al: Accumulation in an acute fracture. Clin Nucl Med *19*:13-14, 1994.
223. Middleton SB, Foley SJ, and Foy NA: Partial excision of the clavicle for nonunion in National Hunt Jockeys. J Bone Joint Surg Br *77*:778-780, 1995.

224. Miller DS and Boswick JA: Lesions of the brachial plexus associated with fractures of the clavicle. Clin Orthop *64*:144-149, 1969.
225. Mital MA and Aufranc OE: Venous occlusion following greenstick fracture clavicle. JAMA *206*:1301-1302, 1968.
226. Mnaymneh W, Vargas A, and Kaplan J: Fractures of the clavicle caused by arteriovenous malformation. Clin Orthop *148*:256-258, 1980.
227. Moir JC and Myerscough PR: Operative Obstetrics, 7th ed. Baltimore: Williams & Wilkins, 1964.
228. Moore TO: Internal pin fixation for fracture of the clavicle. Am Surg *17*:580-583, 1951.
229. Moschiniski D, Baumann G, and Linke R: Osteosynthesis of distal clavicle fracture with reabsorptive implant. Aktuelle Chir *27*:33-35, 1992.
230. Moseley HF: The clavicle: Its anatomy and function. Clin Orthop *58*:17-27, 1968.
231. Moseley HF: Shoulder Lesions. Edinburgh: Churchill Livingstone, 1972, pp 207-235.
232. Mulder DS, Greenwood FA, and Brooks CE: Post-traumatic thoracic outlet syndrome. J Trauma *13*:706-713, 1973.
233. Mullaji AB and Jupiter J: Low contact dynamic compression plating of the clavicle. Injury *25*:41-45, 1994.
234. Mueller ME, Allgower N, and Willenegger H: Manual of Internal Fixation. New York: Springer-Verlag, 1970.
235. Murray G: A method of fixation for fracture of the clavicle. J Bone Joint Surg *22*:616-620, 1940.
236. Naert PA, Chipchase LS, and Krishnan J: Clavicular malunion with consequent impingement syndrome. J Shoulder Elbow Surg *7*:548-550, 1998.
237. Natali J, Maraval M, Kieffer E, et al: Fractures of the clavicle and injuries of the subclavian artery: Report of 10 cases. J Cardiovasc Surg *16*:541-547, 1975.
238. Neer CS II: Nonunion of the clavicle. JAMA *172*:1006-1011, 1960.
239. Neer CS II: Fracture of the distal clavicle with detachment of coracoclavicular ligaments in adults. J Trauma *3*:99-110, 1963.
240. Neer CS II: Fractures of the distal third of the clavicle. Clin Orthop *58*:43-50, 1968.
241. Neer CS II: Impingement lesions. Clin Orthop *173*:70-77, 1983.
242. Neer CS II: Fractures of the clavicle. *In* Rockwood CA and Green DP (eds): Fractures in Adults. Philadelphia: JB Lippincott, 1984, pp 707-713.
243. Neer CS II (ed): Shoulder Reconstruction. Philadelphia: WB Saunders, 1990.
244. Nelson HP: Subclavian aneurysm following fracture of the clavicle. St Bartholomew Hosp Rep *65*:219-229, 1932.
245. Neviaser RJ: Injuries to the clavicle and acromioclavicular joint. Orthop Clin North Am *18*:433-438, 1987.
246. Neviaser RJ, Neviaser JS, Neviaser TJ, et al: A simple technique for internal fixation of the clavicle. Clin Orthop *109*:103-107, 1975.
247. Neviaser JS: Acromioclavicular dislocations treated by transference of the coracoacromial ligament. Bull Hosp Jt Dis *12*:46-54, 1951.
248. Neviaser JS: Injuries in and about the shoulder joint. Instr Course Lect *13*:187-216, 1956.
249. Neviaser JS: The treatment of fractures of the clavicle. Surg Clin North Am *43*:1555-1563, 1963.
250. Neviaser JS: Injuries of the clavicle and its articulations. Orthop Clin North Am *11*:233-237, 1980.
251. Niemeier U and Zimmermann HG: Die offene Marknagelung der Clavicula nach Kuntscher. Eine Alternative in der Behandlung alter Schlusselbeinbruche. Chirurg *61*:464-466, 1990.
252. Nogi J, Heckman JD, Hakula M, and Sweet DE: Non-union of the clavicle in the child: A case report. Clin Orthop *110*:19-21, 1975.
253. Nordqvist A and Petersson C: The incidence of fractures of the clavicle. Clin Orthop *300*:127-132, 1994.
254. Nordqvist A, Petersson C, and Redlund-Johnell I: Fractures of the lateral end of the clavicle: A long term study [abstract]. Acta Orthop Scand *62*(suppl 246):25-26, 1991.
255. Nordqvist A, Petersson C, and Redlund-Johnell I: The natural course of lateral clavicle fracture. Acta Orthop Scand *64*:87-91, 1993.
256. Nordqvist A, Petersson CJ, and Redlund-Johnell I: Mid-clavicle fractures in adults: End result study after conservative treatment. J Orthop Trauma *12*:572-576, 1998.
257. Nordqvist A, Redlund-Johnell I, von Scheele A, and Petersson CJ: Shortening of clavicle after fracture. Incidence and clinical significance, a 5-year follow-up of 85 patients. Acta Orthop Scand *68*:349-351, 1997.
258. Norell H and Llewelleyn RC: Migration of a threaded Steinmann pin from an acromioclavicular joint into the spinal canal: A case report. J Bone Joint Surg Am *47*:1024, 1965.
259. Nowak J: Clavicular Fractures: Epidemiology, Union, Malunion, Nonunion. Uppsala, Sweden: Acta Universitatis Upsalaiensis, 2002.
259a. Nowak J, Mallmin H, Larsson S: The aetiology and epidemiology of clavicle fractures: A prospective study during a two-week period in Uppsala, Sweden. Injury *31*:5, 353-358, 2000.
260. Ogden JA, Conologue GJ, and Bronson NL: Radiology of postnatal skeletal development, vol 3. The clavicle. Skeletal Radiol *4*:196-203, 1979.
261. Olsen BS, Vaesel NT, and Srjbjerg JO: Treatment of midshaft clavicle nonunion with plate fixation and autologous bone grafting. J Shoulder Elbow Surg *4*:337-344, 1995.
262. Oppenheimer WL, David A, Growdon WA, et al: Clavicle fractures in the newborn. Clin Orthop *250*:176, 1990.
263. Ord RA and Langon JD: Stress fracture of the clavicle: A rare late complication of radical neck dissection. J Maxillofac Surg *14*:281-284, 1986.
264. O'Rourke IC and Middleton RW: The place and efficacy of operative management of fractured clavicle. Injury *6*:236-240, 1975.
265. Ostreich AE: The lateral clavicle hook—an acquired as well as a congenital anomaly. Pediatr Radiol *11*:147, 1981.
266. Owen R: Congenital pseudoarthrosis of the clavicle. J Bone Joint Surg Br *52*:642-652, 1970.
267. Oxnard CE: The architecture of the shoulder in some mammals. J Morphol *126*:249-290, 1968.
268. Packer BD: Conservative treatment of fracture of the clavicle. J Bone Joint Surg *26*:770-774, 1944.
269. Paffen PJ and Jansen EW: Surgical treatment of clavicular fractures with Kirschner wires: A comparative study. Arch Chir Neerl *30*:43-53, 1978.
270. Palarcik J: Clavicular fractures (group of patients treated in the Traumatologic Research Institute in 1986-1989). Cvech Med *14*:184-190, 1991.
271. Parkes JC and Deland JD: A three-part distal clavicle fracture. J Trauma *23*:437-438, 1983.
272. Patel CV and Audenwalla HS: Treatment of fractured clavicle by immediate partial subperiosteal resection. J Postgrad Med *18*:32-34, 1972.
273. Pedersen N, Poulsen KA, Thomsen F, and Kristiansen B: Operative treatment of clavicular nonunion. Acta Orthop Belg *60*:303-306, 1994.
274. Penn I: The vascular complications of fractures of the clavicle. J Trauma *4*:819-831, 1964.
275. Perry B: An improved clavicular pin. Am J Surg *112*:142-144, 1966.
276. Pipkin G: Tardy shoulder hand syndrome following ununited fracture of clavicle: A case report. J Mo Med Assoc *48*:643-646, 1951.
277. Piterman L: The fractured clavicle. Aust Fam Physician *11*:614, 1982.
278. Poigenfurst J, Baumgarten-Hofmann U, and Hofmann J: Unstabile Bruchformen an auberen Schlusselbeinende und Gurndsatze der Behandlung. Unfallchirurgie *17*:131-139, 1991.
279. Poigenfurst J, Rappold G, and Fischer W: Plating of fresh clavicular fractures: Results of 122 operations. Injury *23*:237-241, 1992.
280. Poigenfurst J, Reiler T, and Fischer W: Plating of fresh clavicular fractures: Experience with 60 operations. Unfallchirurg *14*:26-37, 1988.
281. Pollen AG: Fractures and Dislocations in Children. Baltimore: Williams & Wilkins, 1973.
282. Porral A: Observation d'une double luxation de la clavicule droite. Juniva Hibd Med Chir *2*:78-82, 1931.
283. Post M: Injury to the shoulder girdle. *In* Post M (ed): The Shoulder: Surgical and Non-surgical Management. Philadelphia: Lea & Febiger, 1988.
284. Post M: Current concepts in the treatment of fractures of the clavicle. Clin Orthop *245*:89-101, 1989.
285. Pusitz ME and Davis EV: Bone-drilling in delayed union of fractures. J Bone Joint Surg Am *26*:560-565, 1944.
286. Pyper JB: Nonunion of fractures of the clavicle. Injury *9*:268-270, 1978.
287. Quesana F: Technique for the roentgen: Diagnosis of fractures of the clavicle. Surg Gynecol Obstet *42*:4261-4281, 1926.
288. Quigley TB: The management of simple fracture of the clavicle in adults. N Engl J Med *243*:286-290, 1950.
289. Quinlan WR, Brady PG, and Regan BF: Congenital pseudoarthrosis of the clavicle. Acta Orthop Scand *51*:489-492, 1980.
290. Quinn SF and Glass TA: Post-traumatic osteolysis of the clavicle. South Med J *76*:307-308, 1983.
291. Rabenseifner L: Zur Atiologie und Therapie bei Schlusselbeinpseudarthosen. Aktuelle Traumatol *11*:130-132, 1981.
292. Raymakers E and Marti R: Nonunion of the clavicle. *In* Pseudarthroses and Their Treatment. Eighth International Symposium on Topical Problems in Orthopaedic Surgery. Stuttgart, Germany: Thieme, 1979.
293. Redmond AD: A complication of fracture of the clavicle [letter]. Injury *13*:352, 1982.
294. Reid J and Kenned J: Direct fracture of the clavicle with symptoms simulating a cervical rib. BMJ *2*:608-609, 1925.
295. Rhinelander FW: Tibial blood supply in relation to fracture healing. Clin Orthop *105*:34-81, 1974.
296. Ring M: Clavicle. *In* Children's Fractures, 2nd ed. Philadelphia: JB Lippincott, 1983.
297. Robinson CM: Fractures of the clavicle in the adult. Epidemiology and classification. J Bone Joint Surg Br *80*:476-484, 1998.
298. Rockwood CA: Management of fracture of the clavicle and injuries of the SC joints. Orthop Trans *6*:422, 1982.
299. Rockwood CA: Treatment of the outer clavicle in children and adults. Orthop Trans *6*:472, 1982.
300. Rockwood CA: Fractures of the outer clavicle in children and adults. J Bone Joint Surg Br *64*:642, 1982.
301. Rockwood CA: Personal communications, 1989.
302. Rockwood CA: "Don't throw away the clavicle." Orthop Trans *16*:763, 1992-1993.
303. Rockwood CA: Personal communications, 1995.
304. Rockwood CA and Green DP: Fractures, 4th ed. Philadelphia: Lippincott-Raven, 1996.

305. Rockwood CA and Matsen FA III (eds): The Shoulder. Philadelphia: WB Saunders, 1990.
306. Rosati LM and Lord JW Jr: Neurovascular Compression Syndromes of the Shoulder Girdle. New York: Grune & Stratton, 1961.
307. Roset-Llobet J and Salo-Orfila JM: Sports-related stress fracture of the clavicle: A case report. Int Orthop *22*:266-268, 1998.
308. Rowe CR: An atlas of anatomy and treatment of mid-clavicular fractures. Clin Orthop *58*:29-42, 1968.
309. Rowe CR (ed): The Shoulder. New York: Churchill Livingstone, 1988.
310. Rubin A: Birth injuries: Incidents, mechanisms and end result. Obstet Gynecol *23*:218-221, 1964.
311. Rumball KN, DaSilva VF, Preston DN, and Carruthers CC: Brachial plexus injury after clavicular fracture: Case report and literature review. Can J Surg *34*:264-266, 1991.
312. Rush LV and Rush HL: Technique of longitudinal pin fixation in fractures of the clavicle and jaw. Mississippi Doctor *27*:332, 1949.
313. Sakellarides H: Pseudoarthrosis of the clavicle. J Bone Joint Surg Am *43*:130-138, 1961.
314. Sampson JJ, Saunders JB, and Capp CS: Compression of the subclavian vein by the first rib and clavicle with reference to prominence of the chest veins as a sign of collaterals. Am Heart J *19*:292-315, 1940.
315. Sanders A and Rockwood CA Jr: Management of dislocations of both ends of the clavicle. J Bone Joint Surg Am *72*:399-402, 1990.
316. Sandford HN: The Moro reflex as a diagnostic aid in fracture of the clavicle in the newborn infant. Am J Dis Child *41*:1304-1306, 1931.
317. Sankarankutty M and Turner BW: Fractures of the clavicle. Injury *7*:101-106, 1975.
318. Sayre L: A simple dressing for fractures of the clavicle. Am Practitioner *4*:1, 1871.
319. Schewior T: Die Durckpallenostesynthese bei Schlusselpein pseudarthrosen. Acta Traumatol *4*:113-125, 1974.
320. Schrocksnadel H, Hein K, and Dapunt O: The clavicular fracture—a questionable achievement in modern obstetrics. Geburtshilfe Frauenheilkd *49*:481-484, 1989.
321. Schuind F, Pay-Pay E, Andrianne Y, et al: External fixation of the clavicle for fracture or nonunion in adults. J Bone Joint Surg Am *70*:692-695, 1988.
322. Schwarz N and Hocker K: Osteosynthesis of irreducible fractures of the clavicle with 2.7 mm ASIF plates. J Trauma *33*:179-183, 1992.
323. Shih J, Chao E, and Chang C: Subclavian pseudoaneurysm after clavicle fracture: A case report. J Formos Med Assoc *82*:332-335, 1983.
324. Siebermann RP, Spieler U, and Arquint A: Rush pin osteosynthesis of the clavicle as an alternative to the conservation treatment. Unfallchirurgie *13*:303-307, 1987.
325. Siffrey PN and Aulong TL: Thrombose post-traumatique de l'artère sous-clavière gauche. Lyon Chir *51*:479-481, 1956.
326. Silloway KA, Mclaughlin RE, Edlichy RC, et al: Clavicular fractures and acromioclavicular joint injuries in lacrosse: Preventable injuries. J Emerg Med *3*:117-121, 1985.
327. Simpson LA and Kellam J: Surgical management of fractures of the clavicle, scapula, and proximal humerus. Orthop Update Series *4*:1-8, 1985.
328. Simpson NS and Jupiter JB: Clavicular nonunion and malunion: Evaluation and surgical management. J Am Acad Orthop Surg *4*:1-8, 1996.
329. Scarpa FJ and Levy RM: Pulmonary embolism complicating clavicle fracture. Conn Med *43*:771-773, 1979.
330. Schwartz N and Leixnering M: Technik und Ergebienisse der Klavikula-markdrahtung. Zentralbl Chir *111*:640-647, 1986.
331. Seiler JG and Jupiter J: Intercalary tri-corticol iliac crest bone grafts for the treatment of chronic clavicular nonunion with bony defect. J Orthop Tech *1*:19, 1993.
332. Shauffer IA and Collins WV: The deep clavicular rhomboid fossa. JAMA *195*:778-779, 1966.
332. Spar I: Total claviculectomy for pathological fractures. Clin Orthop *129*:236-237, 1977.
334. Smith RW: A Treatise on Fractures in the Vicinity of Joints. Dublin: Hodges & Smith, 1847, pp 209-224.
335. Snyder LA: Loss of the accompanying soft tissue shadow of clavicle with occult fracture. South Med J *72*:243, 1979.
336. Sorrells RB: Fracture of the clavicle. J Ark Med Soc *71*:253-256, 1975.
337. Stanley D and Norris SH: Recovery following fractures of the clavicle treated conservatively. Injury *19*:162-164, 1988.
338. Stanley D, Trowbridge EA, and Norris SH: The mechanism of clavicular fracture. J Bone Joint Surg Br *70*:461-464, 1988.
339. Steenburg RW and Ravitch MM: Cervico-thoracic approach for subclavian vessel injury from compound fracture of the clavicle: Considerations of subclavian axillary exposures. Ann Surg *1*:839, 1963.
340. Steffelaar H and Heim V: Sekundare Plattenosteosynthesen an der Clavicula. Arch Orthop Unfallchir *79*:75, 1974.
341. Steinberg I: Subclavian vein thrombosis associated with fractures of the clavicle: Report of two cases. N Engl J Med *264*:686-688, 1961.
342. Stimson LA: A Treatise on Fractures. Philadelphia: Henry A. Lea's Son & Co, 1883, p 332.
343. Stone PW and Lord JW: The clavicle and its relation to trauma to the subclavian artery and vein. Am J Surg *98*:834-839, 1955.
344. Storen H: Old clavicular pseudoarthrosis with late appearing neuralgias and vasomotor disturbances cured by operation. Acta Chir Scand *94*:187, 1946.
345. Strauss M, Bushey MJ, Chung C, and Baum S: Fractures of the clavicle following radical neck dissection or postoperative radiotherapy: A case report and review of the literature. Laryngoscope *92*:1304-1307, 1982.
346. Suso S, Alemany X, Conbalia A, and Ramon R: Compression of the anterior interosseous nerve after use of a Robert Jones type bandage for a distal end clavicle fracture: Case report. J Trauma *136*:737-739, 1994.
347. Swischuk LE: Radiology of Newborn and Young Infants, 2nd ed. Baltimore: Williams & Wilkins, 1981, p 630.
348. Tachdjian MO: Pediatric Orthopaedics. Philadelphia: WB Saunders, 1972.
349. Tanchev S, Kolishev K, Tanches P, et al: Etiology of a clavicle fracture due to the birth process. Akush Ginekol (Mosk) *24*:39-43, 1985.
350. Tarar MN and Quaba AA: An adipofascial turnover flap for soft tissue cover around the clavicle. Br J Plast Surg *48*:161-164, 1995.
351. Taylor AR: Nonunion of fractures of the clavicle: A review of 31 cases. Proceedings of the British Orthopaedic Association. J Bone Joint Surg Br *51*:568-569, 1969.
352. Taylor AR: Some observations on fractures of the clavicle. Proc R Soc Med *62*:1037-1038, 1969.
353. Telford ED and Mottershead S: Pressure at the cervico-brachial junction: An operative and an anatomical study. J Bone Joint Surg Br *30*:249, 1948.
354. Thomas CB Jr and Freidman RJ: Ipsilateral sternoclavicular dislocation and clavicular fracture. J Orthop Trauma *3*:355-357, 1989.
355. Thompson AG and Batten RC: The application of rigid internal fixation to the treatment of nonunion and delayed union using AO technique. Injury *8*:88, 1977.
356. Todd TW and D'errico J Jr: The clavicular epiphysis. Am J Anat *41*:25-50, 1928.
357. Tregonning G and Macnab I: Post-traumatic pseudoarthrosis of the clavicle. Proceedings of the New Zealand Orthopaedic Association. J Bone Joint Surg Br *58*:264, 1976.
358. Tse DHW, Slabaugh PB, and Carlson PA: Injury to the axillary artery by a closed fracture of the clavicle. J Bone Joint Surg Am *62*:1372-1373, 1980.
359. Tseng RC, Shu RJ, Chen RJ, and Shih CH: Floating Shoulder (ipsilateral scapula, neck and clavicle fracture)—two case reports [Chinese]. Chang Keng I Hsueh-Chang Gung Med J *17*:403-406, 1994.
360. Tsou PN: Percutaneous cannulated screw coracoclavicular fixation for acute acromioclavicular dislocations. Clin Orthop *243*:112-121, 1989.
361. Tyrnin AH: The Bohler clavicular splint in the treatment of clavicular injuries. J Bone Joint Surg *19*:417-424, 1937.
362. Unger JN, Schuchmann GG, Grossman JE, and Pellatt JR: Tears of the trachea and main bronchi caused by blunt trauma: Radiologic findings. AJR Am J Roentgenol *153*:1175-1180, 1989.
363. Urist MR: Complete dislocation of the acromioclavicular joint. J Bone Joint Surg *28*:813-837, 1946.
364. Valdes-Dapena MA and Arey JB: The causes of neonatal mortality: An analysis of 501 autopsies on new born infants. J Pediatr *77*:366, 1970.
365. Van Noort A, te Slaa RL, Marti RK, and van der Werken C: The floating shoulder. A multicentre study. J Bone Joint Surg Br *83*:795-798, 2001.
366. Van Vlack HG: Comminuted fracture of the clavicle with pressure on brachial plexus: Report of case. J Bone Joint Surg Am *22*:446-447, 1940.
367. Voigt C, Enes-Gaiao F, and Fahimi S: [Treatment of acromioclavicular joint dislocation with the Rah Manzadeh joint plate.] Aktuelle Traumatol *24*:128-132, 1994.
368. Wachsmudh W: Allgemiene und Specielle Operationslettie. Berlin: Martin Kirschner, Springer-Verlag, 1956, p 375.
369. Wall JJ: Congenital pseudoarthrosis of the clavicle. J Bone Joint Surg Am *52*:1003-1009, 1970.
370. Wang SJ, Liang PL, Pai WN, et al: Experience in open reduction and internal fixation of mid shaft fractures of the clavicle. J Surg Assoc ROC *23*:7-11, 1990.
371. Waninger KN: Stress fracture of the clavicle in a collegiate diver. Clin J Sport Med *7*:66-68, 1997.
372. Watson-Jones R: Fractures and Other Bone and Joint Injuries. Edinburgh: E & S Livingstone, 1940, pp 90-91.
373. Weaver JK and Dunn HK: Treatment of acromioclavicular injuries, especially acromioclavicular separation. J Bone Joint Surg Am *54*:1187-1198, 1972.
374. Weber BG: Pseudoarthrosis of the clavicle. *In* Pseudoarthrosis: Pathophysiology, Biomechanics, Therapy, Results. New York: Grune & Stratton, 1976, pp 104-107.
375. Weh L and Torklus DZ: Fracture of the clavicle with consecutive costoclavicular compression syndrome. Z Orthop *118*:140-142, 1980.
376. Weiner DS and O'Dell HW: Fractures of the first rib associated with injuries to the clavicle. J Trauma *9*:412-422, 1969.
377. Wick M, Muller EJ, Kollig E, and Muhr G: Midshaft fractures of the clavicle with a shortening of more than 2 cm predispose to nonunion. Arch Orthop Trauma Surg *121*:207-211, 2001.
378. Widner LA and Riddewold HO: The value of the lordotic view in diagnosis of fractured clavicle. Rev Int Radiol *5*:69-70, 1980.

379. Wilkes JA and Hoffer M: Clavicle fractures in head-injured children. J Orthop Trauma *1*:55-58, 1987.
380 Wilkins RM and Johnston RM: Ununited fractures of the clavicle. J Bone Joint Surg Am *65*:773-778, 1983.
381. Williams GR Jr, Naranja J, Klimkiewicz J, et al: The floating shoulder: A biomechanical basis for classification and management. J Bone Joint Surg Am *83*:1182-1187, 2001.
382. Winkler H, Schlimp D, and Wentzensen A: Treatment of acromioclavicular joint dislocation by tension band and ligament suture [German]. Aktuelle Traumatol *24*:133-139, 1994.
383. Worcester JN and Green DP: Osteoarthritis of the acromioclavicular joint. Clin Orthop *58*:69-73, 1968.
384. Wood VE: The results of total claviculectomy. Clin Orthop *207*:186-190, 1986.
385. Wu CD and Chen YC: Stress fracture of the clavicle in a professional baseball player. J Shoulder Elbow Surg *7*:164-167, 1998.
386. Wurtz LD, Lyons FA, and Rockwood CA Jr: Fracture of the middle third of the clavicle and dislocation of the acromioclavicular joint. J Bone Joint Surg *74*:133-137, 1992.
387. Xiao XY: [Treatment of clavicular fracture patient with a percutaneous bone-embracing external clavicular microfixer.] Chung Hua Wai Ko Tsa Chih *31*:657-659, 1993.
388. Yates AG and Guest D: Cerebral embolus due to ununited fracture of the clavicle and subclavian thrombosis. Lancet *2*:225-226, 1928.
389. Yates DW: Complications of fractures of the clavicle. Injury *7*:189-193, 1976.
390. Young CS: The mechanics of ambulatory treatment of fractures of the clavicle. J Bone Joint Surg *13*:299-310, 1931.
391. Zenni EJ Jr, Krieg JK, and Rosen MJ: Open reduction and internal fixation of clavicular fractures. J Bone Joint Surg Am *63*:147-151, 1981.

Capítulo **12**

Trastornos de la articulación acromioclavicular

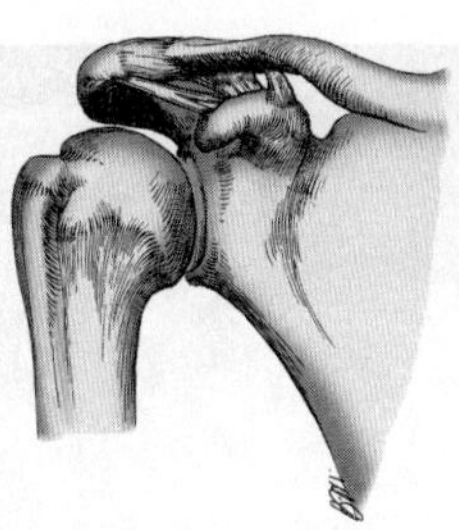

Charles A. Rockwood, Jr., M.D., Gerald R. Williams, Jr., M.D. y D. Christopher Young, M.D.

ANTECEDENTES

La luxación de la articulación acromioclavicular y su tratamiento han generado controversia desde los primeros escritos médicos. Hipócrates[4] (460 a 377 a.C.) escribió: «Los médicos tienden a decepcionarse especialmente ante este accidente (ya que mientras el hueso separado sobresale, la parte superior del hombro se percibe baja y hueca), de manera que se disponen a actuar como si se tratara de una luxación de hombro; he conocido a muchos médicos no expertos en el arte que han causado mucho daño al intentar reducir hombros, pensando que se trataba de una luxación».

Evidentemente, Galeno[4] (129 a 199 d.C.) prestó mucha atención a Hipócrates, puesto que diagnosticó su propia luxación acromioclavicular al luchar en la palestra. Este famoso médico del período grecorromano se trató a sí mismo a la manera de Hipócrates (es decir, con un vendaje apretado para sostener la clavícula prominente hacia abajo, manteniendo el brazo elevado). Abandonó el tratamiento unos cuantos días después, por resultarle muy incómodo. Es curioso que uno de los primeros casos publicados en la bibliografía se relacione con los deportes, ya que hoy en día la actividad deportiva constituye una de las causas más comunes de luxación acromioclavicular.

A partir de estas publicaciones iniciales hasta los tiempos de Pablo de Egina (siglo VII) se comprendieron mejor las luxaciones de la articulación acromioclavicular. Sin embargo, su tratamiento ha permanecido prácticamente idéntico. Hipócrates[4] afirmaba que esta lesión no ocasiona ningún tipo de impedimento, ni pequeño ni grande. Además, manifestó que aparece una «tumefacción» o deformidad, «puesto que el hueso no puede reponerse correctamente a su situación natural». Esta declaración fue, ha sido y será recibida siempre como un reto por la comunidad ortopédica. Probablemente no exista ninguna otra articulación en el cuerpo que se haya tratado de manera tan diversa como la articulación acromioclavicular para «devolverla correctamente» a su «situación natural».

ANATOMÍA QUIRÚRGICA

La articulación acromioclavicular es una diartrosis situada entre el extremo lateral de la clavícula y el borde medial del proceso acromial de la escápula (Fig. 12-1). Según Tyurina,[588] las superficies articulares son inicialmente cartílago hialino. Hacia los 17 años en el lado acromial de la articulación, y a los 24 años en el lado clavicular, el cartílago hialino se convierte en fibrocartílago. Bosworth[86] declaró que el tamaño medio de la articulación acromioclavicular en el adulto es de 9 mm × 19 mm. DePalma[156] demostró que existen variaciones en el plano articular. Cuando se observa de frente, la inclinación de la articulación es casi vertical, o bien, se inclina desde abajo en sentido medial y la clavícula cabalga sobre el acromion formando un ángulo de hasta 50° (Fig. 12-2). Moseley[395] sostuvo que también puede haber un tipo de inclinación inferior, en la que la carilla articular clavicular se sitúa por debajo el acromion. Según su experiencia, la configuración articular vertical e inferior es la más propensa a presentar una discapacidad prolongada tras una lesión. Además, Urist[590] mostró que en el 50% de los casos, de 100 radiografías de hombro elegidas al azar, la superficie articular de la clavícula cabalgaba sobre la superficie articular del acromion. Además, Urist[590] publicó que en el 21% de las articulaciones acromioclaviculares las superficies articulares eran incongruentes, donde el extremo lateral de la clavícula se sitúa por debajo o por encima del acromion. Keats y Pope[304] subrayaron el hecho de que la clavícula puede situarse normalmente por encima del acromion. Estos autores advierten sobre la posibilidad de confundir esta variedad normal con una luxación acromioclavicular traumatológica.

Los dos tipos de discos fibrocartilaginosos intraarticulares son completos y parciales (meniscoides), presentando una gran variación en cuanto al tamaño y forma. DePalma[154] demostró que, con la edad, el menisco sufre una rápida degeneración hasta que deja de ser funcional después de la cuarta década de vida. Las investigaciones de Petersson[444] y Salter y cols.[502] apoyaron estos hallazgos. La inervación de la articulación acromioclavicular proviene de ramas de los nervios axilar, supraescapular y pectoral lateral.

Estabilizadores dinámicos

La articulación acromioclavicular se fija mediante los ligamentos capsular (acromioclavicular) y extracapsular (coracoclavicular). Sin embargo, puede que se haya sobrevalorado la importancia de los músculos que cruzan la articulación (el deltoides y el trapecio) y de la articulación acromioclavicular como estabilizadores dinámicos. Una porción de la parte anterior del deltoides se origina en la clavícula, en situación medial a la articulación acromioclavicular. Se inserta en la tuberosidad deltoidea. Por tanto, esta porción del deltoides, cuando se contrae, propor-

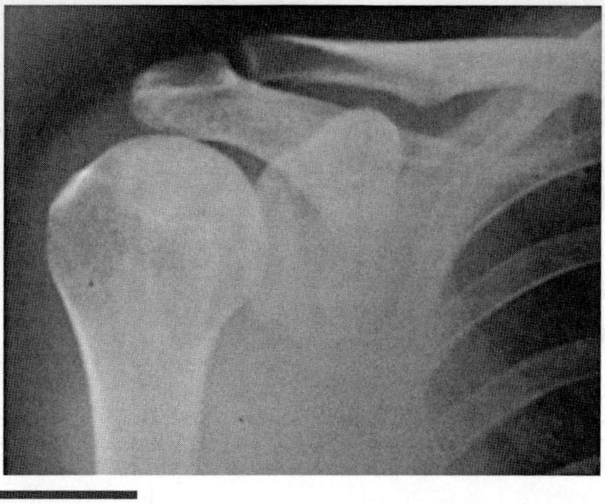

Fig. 12-1 • Radiografía anteroposterior del hombro sano. Obsérvese la articulación acromioclavicular, la apófisis coracoides y el espacio coracoclavicular. *(De Rockwood CA y Green DP [eds.]: Fractures, [3 vols.], 2.ª ed. Filadelfia: JB Lippincott, 1984.)*

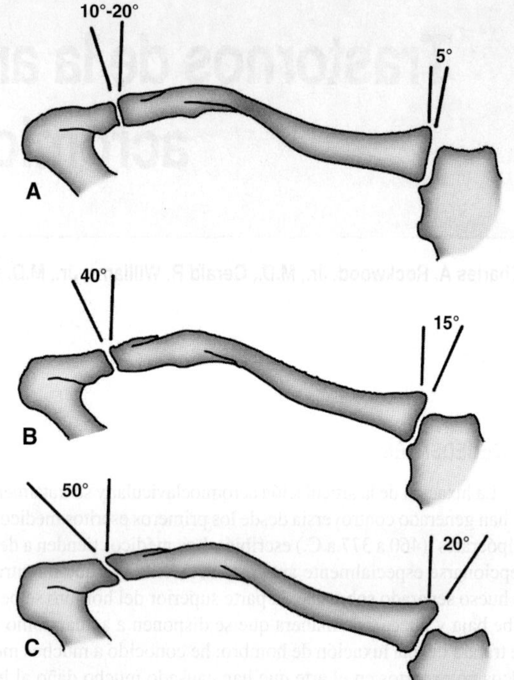

Fig. 12-2 • **A-C,** Variantes en la forma y la inclinación de las articulaciones acromioclavicular y esternoclavicular. *(Reimpresión de DePalma AF: Surgery of the Shoulder, 3.ª ed. Filadelfia: JB Lippincott, 1983.)*

ciona un apoyo de suspensión dinámico del brazo, desde la clavícula. Además, la parte superior del trapecio, por medio de su unión fascial confluente sobre el dorso del acromion, se extiende desde el esqueleto axial, por un plano distal a la articulación acromioclavicular, hasta insertarse en el acromion. Por consiguiente, también ofrece un apoyo de suspensión dinámico a la extremidad superior. Cuando hay un desgarro de los ligamentos acromioclavicular o coracoclavicular, aumenta la importancia de estos estabilizadores dinámicos. Además, las lesiones de las inserciones del deltoides y del trapecio afectan a su capacidad para brindar apoyo dinámico. Lizaur y cols.[342] subrayan la importancia de reparar la fascia del deltoides y del trapecio en el tratamiento quirúrgico de las luxaciones acromioclaviculares.

Ligamentos acromioclaviculares

La articulación acromioclavicular se encuentra rodeada por una delgada cápsula que está reforzada en las partes superior, inferior, anterior y posterior por los ligamentos acromioclaviculares superior, inferior, anterior y posterior (Fig. 12-3). Las fibras del ligamento acromioclavicular superior se mezclan con las de los músculos deltoides y trapecio, las cuales se insertan en la cara superior de la clavícula y el acromion. Estas inserciones musculares son importantes debido a que refuerzan los ligamentos acromioclaviculares y añaden estabilidad a la articulación acromioclavicular.

Ligamento coracoclavicular

El ligamento coracoclavicular es un ligamento fuerte y duro cuyas fibras van desde la superficie inferior y externa de la clavícula hasta la base de la apófisis coracoides de la escápula (véase Fig. 12-3). El ligamento coracoacromial posee dos componentes: los ligamentos conoide y trapezoide. Ambas partes pueden estar separadas por una bolsa. Según Bosworth,[86] el espacio medio entre la clavícula y la apófisis coracoides es de 1,3 cm. Bearden y cols.[56] describieron que el espacio coracoclavicular oscila entre 1,1 cm y 1,3 cm. Salter y cols.[502] midieron los componentes del ligamento coracoclavicular en 20 cadáveres. Observaron que el ligamento trapezoide variaba de 0,8 cm a 2,5 cm de longitud y de 0,8 cm a 2,5 cm de espesor. El ligamento conoide variaba de 0,7 cm a 2,5 cm de longitud y de 0,4 cm a 0,95 cm de espesor.

El ligamento conoide[3] tiene forma de cono, cuya punta se inserta en el lado posteromedial de la base de la apófisis coracoides. La base del cono se inserta en el tubérculo conoide, en la superficie posterior e inferior de la clavícula. El tubérculo conoide se ubica en la punta de la curva clavicular posterior, la cual se sitúa en la unión del tercio lateral de la parte plana de la clavícula con los dos tercios mediales de la diáfisis de forma triangular.

El ligamento trapezoide[293] se origina en la apófisis coracoides, anterior y lateral a la inserción del ligamento conoide, exactamente por detrás de la inserción del tendón del pectoral menor. El ligamento trapezoide se extiende en sentido superior hasta una línea rugosa situada en la superficie inferior de la clavícula; esta línea se extiende en sentido anterior y lateral desde el tubérculo conoide.

Un reciente estudio en cadáver mostró una importante variación individual en el ligamento coracoclavicular, particularmente en la porción conoide.[247] Además de la inserción conoide estándar, los autores observaron que, en un tercio de las muestras,

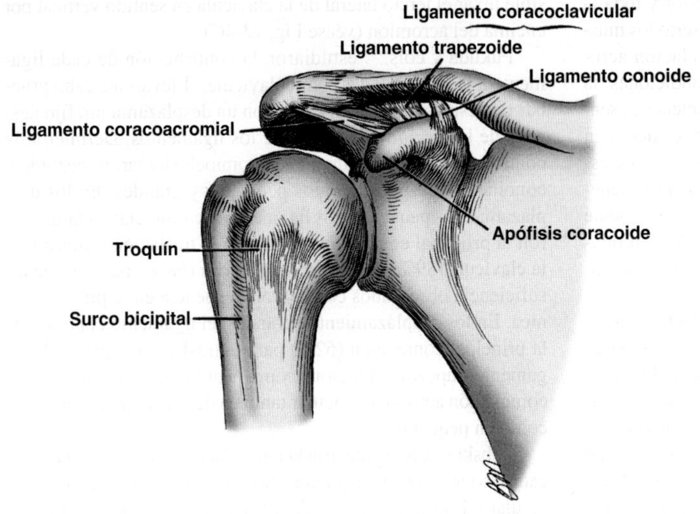

Fig. 12-3 • Anatomía normal de la articulación acromioclavicular. *(De Rockwood CA y Green DP [eds.]: Fractures [3 vols.], 2.ª ed. Filadelfia: JB Lippincott, 1984.)*

las inserciones coracoideas del ligamento conoide confluían con las fibras laterales del ligamento escapular transverso superior y que, en 3 de las 24 muestras (12,5%), existía un segundo fascículo más lateral. La distancia media desde el extremo lateral de la clavícula hasta la extensión más lateral de las fibras del ligamento trapezoide era de 15,3 mm.

Función del ligamento coracoclavicular

El ligamento coracoclavicular ayuda a acoplar la abducción y la flexión glenohumeral con la rotación escapular en el tórax. No es posible lograr una elevación total de los brazos sobre la cabeza sin un movimiento glenohumeral y escapulotorácico combinado y sincrónico.[120,281,306] Inman y cols.[281] observaron que la clavícula gira alrededor de su eje longitudinal en un arco de 40° a 50° durante la abducción completa. A medida que la clavícula gira en sentido superior, impone la rotación escapulotorácica debido a su unión con la escápula: mediante los ligamentos conoide y trapezoide.

Aunque el ligamento coracoclavicular es mediador del movimiento «escapulohumeral sincrónico», su función primaria es fortalecer la articulación acromioclavicular.[3,16,53,56,60,83,107,257,272,275,290,305,395,428,493,499,581] Debido a su dirección medial e inferior, las fibras del ligamento impiden que el acromion se traslade hacia abajo y en sentido medial.

La única conexión de la extremidad superior con el esqueleto axial se realiza a través de las articulaciones claviculares en sus articulaciones acromioclavicular y esternoclavicular. Bearn[57] recalcó la importancia de los ligamentos esternoclaviculares como soporte del extremo distal de la clavícula. Al realizar disecciones anatómicas y divisiones selectivas de los ligamentos esternoclaviculares, mostró cómo impiden estos ligamentos el desplazamiento hacia abajo del extremo distal de la clavícula. Por ello, en bipedestación, los fuertes ligamentos esternoclaviculares sostienen las clavículas hacia afuera, alejándolas del cuerpo, como las alas que salen del fuselaje de un aeroplano. Además, al igual que los motores de un avión a reacción se encuentran suspendidos en la parte inferior de las alas, las extremidades superiores están suspendidas del extremo distal de las clavículas a través del ligamento coracoclavicular. Así, el ligamento coracoclavicular es el principal ligamento suspensor de la extremidad superior.

Además de los ligamentos esternoclavicular y coracoclavicular, el músculo trapecio ayuda a sostener el hombro en posición derecha. Debe de haber una importante interrelación entre el músculo trapecio y los ligamentos esternoclaviculares, puesto que algunos pacientes quedan con todo el complejo del hombro, incluyendo la clavícula, caído hacia abajo, tras la lesión del nervio accesorio espinal, el cual inerva en el trapecio. Presumiblemente, esta caída sería secundaria a una elongación progresiva de los ligamentos esternoclaviculares.

En 1917, Cadenat[107] estudió con detalle la importancia del ligamento coracoclavicular en la estabilización de la articulación acromioclavicular. Concluyó que un golpe moderado en el acromion rompería el ligamento acromioclavicular y ocasionaría una luxación acromioclavicular incompleta. Un golpe más fuerte rompería entonces los ligamentos acromioclavicular y coracoclavicular, produciendo una luxación completa. Cadenat concuerda con los estudios de Poirier y Rieffel,[456] Delbet[107] y Mocquot,[107] quienes confirmaron que se debe seccionar tanto la porción trapezoide como la conoide del ligamento coracoclavicular para producir una luxación completa de la articulación acromioclavicular. Además, Cadenat señaló que antes de poder evaluar los resultados funcionales y clínicos finales de determinada lesión, el médico debe definir si la luxación es incompleta (p. ej., un esguince leve de la articulación) o completa.

Estudios experimentales de Urist

Tras una serie de experimentos, Urist[590] concluyó que se podía producir una *luxación completa* de la articulación acromioclavicular sin que hubiera rotura del ligamento coracoclavicular.

En un hombro de cadáver con el ligamento coracoclavicular intacto, dividió el ligamento acromioclavicular superior y toda la cápsula articular acromioclavicular. Además, desinsertó los músculos trapecio y deltoides de la región de la articulación acromioclavicular. Entonces demostró que, en estas condiciones, la porción distal de la clavícula podía luxarse completamente en sentido anterior y posterior con respecto del acromion, es decir, en el plano horizontal). Dado que el ligamento coracoclavicular estaba intacto, el desplazamiento o la subluxación en sentido superior de la articulación acromioclavicular fue mínimo. Solamente al seccionar el ligamento coracoclavicular fue cuando se produjo una luxación completa de la articulación acromioclavicular hacia arriba o vertical.

El autor principal de este capítulo (C.A.R.) ha repetido en cadáveres algunos de los estudios que realizó Urist,[590] estando de acuerdo con sus datos anatómicos, aunque en desacuerdo con la terminología utilizada. De hecho, al desinsertar los músculos y los ligamentos acromioclaviculares, la clavícula puede desplazarse en dirección horizontal, ya sea por delante o por detrás del acromion (Fig. 12-4A). No obstante, en el plano vertical tan sólo se observó un desplazamiento muy ligero hacia arriba (véase Fig. 12-4B). Solamente al seccionar los ligamentos conoide y trapezoide es posible luxar el tercio lateral de la clavícula en sentido vertical por encima del acromion (véase Fig. 12-4C).

Fukuda y cols.[197] estudiaron la contribución de cada ligamento a la estabilidad acromioclavicular. Llevaron a cabo pruebas de desplazamiento en carga con un desplazamiento fijo después de la sección secuencial de los ligamentos. Definieron la contribución de los ligamentos acromioclavicular, trapezoide y conoide, en desplazamientos pequeños y grandes. En los desplazamientos pequeños, los ligamentos acromioclaviculares fueron la principal contención tanto para la traslación posterior de la clavícula (89%) como para la superior (68%), patrones de insuficiencia observados con mayor frecuencia en la práctica clínica. En los desplazamientos grandes, el ligamento conoide fue la principal contención (62%) para la traslación superior. El ligamento trapezoide funciona como la principal contención de la compresión acromioclavicular tanto en desplazamientos grandes como en pequeños.

Debski y cols. estudiaron la interrelación entre las cargas aplicadas externamente, la cinemática de la articulación acromioclavicular y las fuerzas que se desarrollaron *in situ* en los ligamen-

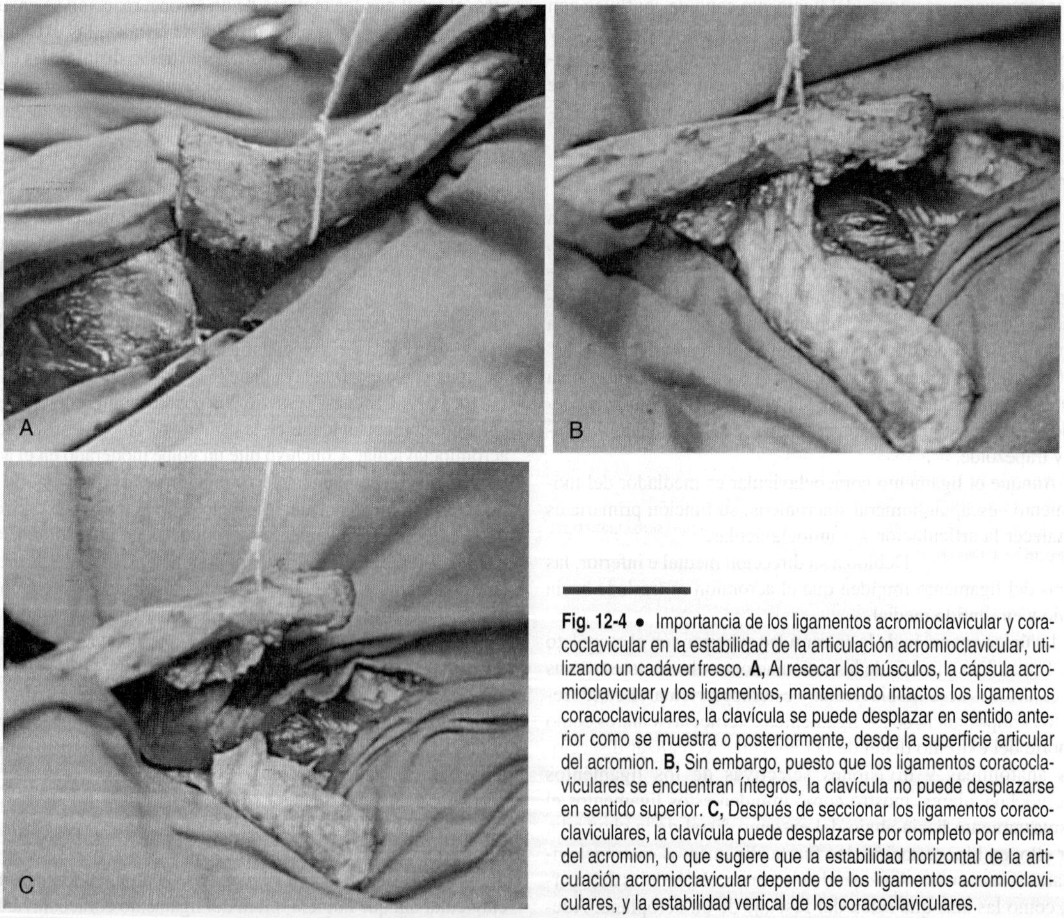

Fig. 12-4 • Importancia de los ligamentos acromioclavicular y coracoclavicular en la estabilidad de la articulación acromioclavicular, utilizando un cadáver fresco. **A,** Al resecar los músculos, la cápsula acromioclavicular y los ligamentos, manteniendo intactos los ligamentos coracoclaviculares, la clavícula se puede desplazar en sentido anterior como se muestra o posteriormente, desde la superficie articular del acromion. **B,** Sin embargo, puesto que los ligamentos coracoclaviculares se encuentran íntegros, la clavícula no puede desplazarse en sentido superior. **C,** Después de seccionar los ligamentos coracoclaviculares, la clavícula puede desplazarse por completo por encima del acromion, lo que sugiere que la estabilidad horizontal de la articulación acromioclavicular depende de los ligamentos acromioclaviculares, y la estabilidad vertical de los coracoclaviculares.

tos acromioclavicular y coracoclavicular, en un modelo de cadáver.[150] Los ligamentos acromioclaviculares, especialmente el ligamento capsular superior, desarrollaron la mayor fuerza *in situ* al aplicarse una carga anterior. El ligamento conoide desarrolló la mayor fuerza *in situ* cuando se aplicó una carga superior. Además, las porciones trapezoide y conoide del ligamento coracoclavicular funcionaron de modo distinto al aplicar las cargas. Los autores concluyeron que estos ligamentos deberían ser tratados de forma separada durante la reconstrucción quirúrgica.

Debski y cols.[151] realizaron también un experimento en cadáveres cortando el ligamento acromioclavicular, para determinar el efecto de la sección transversal de la cápsula acromioclavicular sobre la cinemática y las fuerzas *in situ* del ligamento coracoclavicular. La sección transversal de la cápsula provocó un aumento significativo de las traslaciones anterior y posterior, pero no de la superior. Esta sección transversal provocó también el aumento de las fuerzas del ligamento coracoclavicular *in situ* en respuesta a las cargas anterior y posterior, pero no a la carga superior. Estos cambios de las fuerzas *in situ* fueron diferentes para el ligamento trapezoide y para el conoide, lo que señala de nuevo la posibilidad de abordar por separado las reconstrucciones de los ligamentos conoide, trapezoide y acromioclavicular.

En general, se piensa que los ligamentos acromioclaviculares son los principales estabilizadores anteroposteriores, y que los ligamentos coracoclaviculares son los estabilizadores superoinferiores de la articulación acromioclavicular. La interacción entre los ligamentos acromioclavicular y coracoclavicular es compleja. Además, los dos componentes del ligamento coracoclavicular tienen funciones separadas e interdependientes. Estas observaciones podrían llevar a una futura mejora de la reconstrucción quirúrgica.

Tradicionalmente, el término *luxación de la articulación acromioclavicular* se ha utilizado para describir el desplazamiento vertical del extremo distal de la clavícula, desde el acromion.[7,12,20,26,56,83,107,112,155,156,272,279,305,338,366,375,394,395,400,402,472,500,561,566] Es importante recordar que la inestabilidad anteroposterior de la clavícula distal también tiene su importancia clínica. Flatow[192] ha recalcado la importancia de los ligamentos acromioclaviculares en la prevención de la inestabilidad postoperatoria anteroposterior de la clavícula, tras la escisión distal de la misma.

Klimkiewicz y cols. realizaron un experimento en cadáver, cortando el ligamento acromioclavicular para determinar cómo contribuye cada ligamento capsular acromioclavicular a la estabilidad posterior del extremo distal de la clavícula.[312] La sección de los ligamentos capsulares anterior e inferior no tuvo un efecto significativo en la traslación posterior; sin embargo, la sección de los ligamentos superior y posterior tuvo efectos con significación estadística. Estas estructuras capsulares contribuyeron significativamente, en un 56% y un 25%, a la fuerza necesaria para lograr un desplazamiento posterior dado. Los autores recomendaron conservar la cápsula superior y posterior durante la escisión distal de la clavícula.

Articulación coracoclavicular

Es raro que exista una articulación entre la clavícula y la apófisis coracoides. En 1939, Gradoyevitch[225] publicó que la ciencia médica sólo conoce 15 casos. Diez de ellos se comprobaron anatómicamente, y 5 se demostraron mediante estudios radiográficos. Gradoyevitch publicó un artículo sobre un paciente con articulaciones coracoclaviculares bilaterales. Los hombros del sujeto poseían un arco de movimiento normal, eran asintomáticos y simétricos. No se encontraron anomalías en las articulaciones acromioclavicular o esternoclavicular.

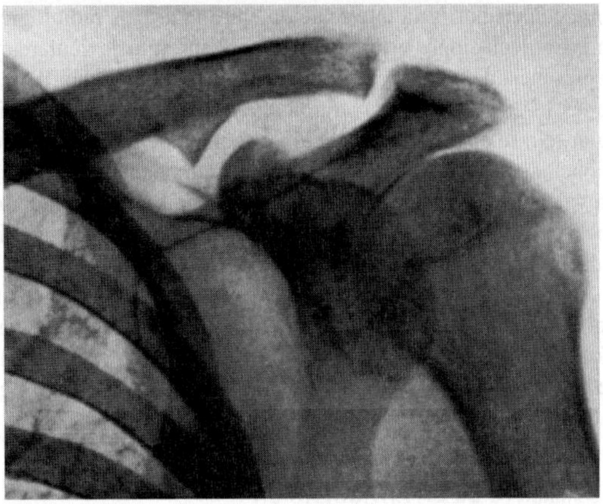

Fig. 12-5 • Articulación coracoclavicular. Esta radiografía muestra el crecimiento óseo triangular desde la superficie inferior de la clavícula, cuyo borde lateral forma la superficie articular con la cara medial y dorsal de la apófisis coracoides. *(De Rockwood CA y Green DP [eds.]: Fractures [3 vols.], 2.ª ed. Filadelfia: JB Lippincott, 1984.)*

Aspecto radiológico

Las radiografías revelan una excrecencia ósea que proviene de la superficie inferior de la clavícula. Esta excrecencia es de forma triangular, y su base está orientada hacia la superficie inferior de la clavícula. El borde lateral del triángulo forma la superficie articular con un tubérculo de la superficie dorsomedial de la apófisis coracoides (Fig. 12-5). Los hallazgos radiológicos son los típicos de una articulación, encontrando Gradoyevitch[225] una articulación diartrodial en algunas muestras de disecciones (es decir, con superficies articulares, una verdadera cápsula y una membrana sinovial intraarticular).

Incidencia

Nutter[423] revisó al azar 1.000 radiografías de hombros de adulto y encontró 12 con articulaciones coracoclaviculares; una incidencia del 1,2%. Seis de los 12 casos eran bilaterales, y 11 se produjeron en varones. Liberson[338] publicó una incidencia de 9 pacientes en 1.800 hombros estudiados; 5 de ellos mostraban articulaciones coracoclaviculares bilaterales. Según Wertheimer,[622] Poirier encontró un caso entre 2.300 hombros. Frassetto[622] creía que una articulación coracoclavicular predisponía a la fractura del cuello humeral. Sugería que cualquier caída sobre la mano extendida normalmente es amortiguada en parte por la rotación de la escápula respecto del tórax. Frassetto[622] suponía que este mecanismo de amortiguación no era posible cuando existe una articulación adicional entre la apófisis coracoides y la clavícula.

Gumina y cols.[234] examinaron 1.020 clavículas secas de cadáveres para determinar la prevalencia de la articulación coracoclavicular; la interrelación existente entre la longitud clavicular, su sinuosidad anterolateral y la presencia de una articulación coracoclavicular; y la interrelación entre la artritis radiológica en las articulaciones esternoclavicular y acromioclaviculares y la presencia de una articulación coracoclavicular. Ocho (0,8%) de las 1.020 clavículas mostraron una articulación coracoclavicular. No se encontró correlación estadística entre la longitud clavicular y el índice de sinuosidad de la curva anterolateral. La prevalencia de artritis en clavículas con una articulación coracoclavicular fue más elevada que en las clavículas sin esta articulación.

Wertheimer[622] escindió la articulación coracoclavicular en un trabajador manual debido al dolor. El autor principal de este capítulo ha visto esta variación anatómica en muchas radiografías de hombro, y piensa que es un hallazgo anecdótico de escaso significado clínico.

MOVIMIENTO DE LA ARTICULACIÓN ACROMIOCLAVICULAR

En su artículo clásico de 1944, Inman y cols.[281] sugirieron que el arco de movimiento total de la articulación acromioclavicular es de 20°. Observaron que el movimiento se produce durante los primeros 30° de la abducción y después de los 135° de la elevación del brazo. Además, demostraron que, con la elevación completa del brazo, la clavícula rota en sentido superior entre 40° y 50°. Este ángulo fue medido insertando un alfiler en la clavícula y observando la rotación superior durante la elevación del brazo por encima de la cabeza. Al sostener el alfiler con la mano, lo que impide la rotación clavicular, se limitó la elevación del brazo hasta 110°. Inman y cols. concluyeron que la rotación clavicular es una característica fundamental de la movilidad del hombro. Además, concluyeron que un tornillo coracoclavicular o una artrodesis de la articulación acromioclavicular limitarían la rotación y, por tanto, limitarían mucho la abducción del brazo. Desde 1944, muchos autores han condenado el uso de tornillos coracoclaviculares, puesto que producen una artrodesis de la articulación acromioclavicular extraarticular. Consideran que dicha artrodesis impediría la rotación normal de la clavícula, resultando en una considerable limitación de la elevación o de la abducción del brazo.

Codman,[120] Caldwell,[110] Kennedy y Cameron[305-306] y Rockwood[484-487] opinan de manera diferente. Codman[120] suponía que en la articulación acromioclavicular el movimiento era de unos 5°. Afirmó que «su superficie (refiriéndose a la articulación acromioclavicular) se desliza un poco, rota un poco, la punta se aparta ligeramente y actúa en cierto grado como una bisagra». Caldwell[110] publicó dos casos de luxación acromioclavicular tratados mediante artrodesis de esta articulación. Un paciente logró alcanzar el arco de movimiento total del hombro, y el otro tenía una abducción de 165°. Kennedy y Cameron[305,306] mostraron que los pacientes con un tornillo coracoclavicular (que básicamente produce una artrodesis entre la clavícula y la coracoides) pueden realizar los movimientos por encima de la cabeza casi en su totalidad. Taladraron alfileres en la clavícula y en la espina escapular en pacientes que tenían colocado un tornillo coracoclavicular, y observaron la rotación clavicular normal al levantar el brazo por encima de la cabeza. En otros estudios sobre el movimiento de la clavícula y la escápula, Kennedy y Cameron[306] mostraron que con el tornillo coracoclavicular en su sitio, el grado de elevación de los alfileres claviculares correspondía al grado de depresión de los alfileres atornillados en la espina escapular. En su procedimiento quirúrgico, estos autores descienden la clavícula y la ponen en contacto con la apófisis coracoides, mediante el tornillo coracoclavicular. Este tornillo se deja permanentemente en su sitio con la esperanza de lograr una atrodesis coracoclavicular. Nosotros hemos visto pacientes que desarrollan una sólida barra de hueso, entre la clavícula y la apófisis coracoides, tras la cirugía acromioclavicular. Pese a esta artrodesis entre la clavícula y la escápula, los pacientes tienen un arco de movimiento básicamente completo (Figs. 12-6 y 12-7). No existe diferencia anatómica entre la artrodesis de la región coracoclavicular y la de la región acromioclavicular.

El autor principal de este capítulo ha insertado alambres de Kirschner en ambas clavículas en pacientes que tenían colocado un tornillo coracoclavicular en uno de los hombros (Fig. 12-8). El grado de rotación hacia arriba de cada alfiler durante la abducción de 180º del hombro y durante la flexión anterior fue esencialmente el mismo (45°), lo cual concuerda totalmente con el trabajo de Kennedy y Cameron,[306] quienes concluyeron que la clavícula rota normalmente a pesar de la presencia de un tornillo coracoclavicular. A medida que la clavícula rota hacia arriba, la escápula rota hacia abajo. Este movimiento es el denominado *rotación escapuloclavicular sincrónica* (Fig. 12-9).

El autor principal de este capítulo ha realizado también estudios de movilidad acromioclavicular en adultos jóvenes con hombros normales. Para ello insertó alambres de Kirschner en el borde superolateral del acromion y en la cara superodistal de la clavícula. Estos 2 alfileres se colocaron paralelos el uno al otro, situados a 1,25 cm de la articulación acromioclavicular (Fig. 12-10). Entonces, se observaron los alfileres durante el arco de movimiento de la extremidad superior (es decir, durante la flexión, abducción y rotación). Independientemente de cómo o cuánto movía o rotaba el brazo activamente el paciente, sólo se detectaron de 5° a 8° de movilidad entre los dos alfileres (es decir, en la articulación acromioclavicular). Este hallazgo explica por qué un tornillo coracoclavicular o una artrodesis no limita de forma significativa la movilidad del hombro. También explica por qué los pacientes de Caldwell, que fueron sometidos a una artrodesis de la articulación acromioclavicular, presentaron un arco de movimiento tan sorprendentemente bueno.[110] Nosotros coincidimos completamente en que la clavícula rota entre 40° y 50° durante la elevación completa del brazo por encima de la cabeza. Sin embargo, esta rotación se combina con una rotación simultánea de la escápula más que ser una pura movilidad de la articulación acromioclavicular. Esta movilidad «sincrónica escapuloclavicular» fue descrita originariamente por Codman[120] y posteriormente por Kennedy y Cameron,[305,306] y más recientemente ha sido citada por Flatow.[192]

MECANISMO DE LA LESIÓN

Fuerza directa

La lesión causada por una fuerza directa se produce cuando el paciente cae sobre la punta del hombro con el brazo en el costado y en aducción (Fig. 12-11). Es probable que este mecanismo sea la causa más habitual de lesión acromioclavicular. La fuerza desplaza al acromion hacia abajo y en sentido medial. Bearn[57]

El texto continúa en la página 531

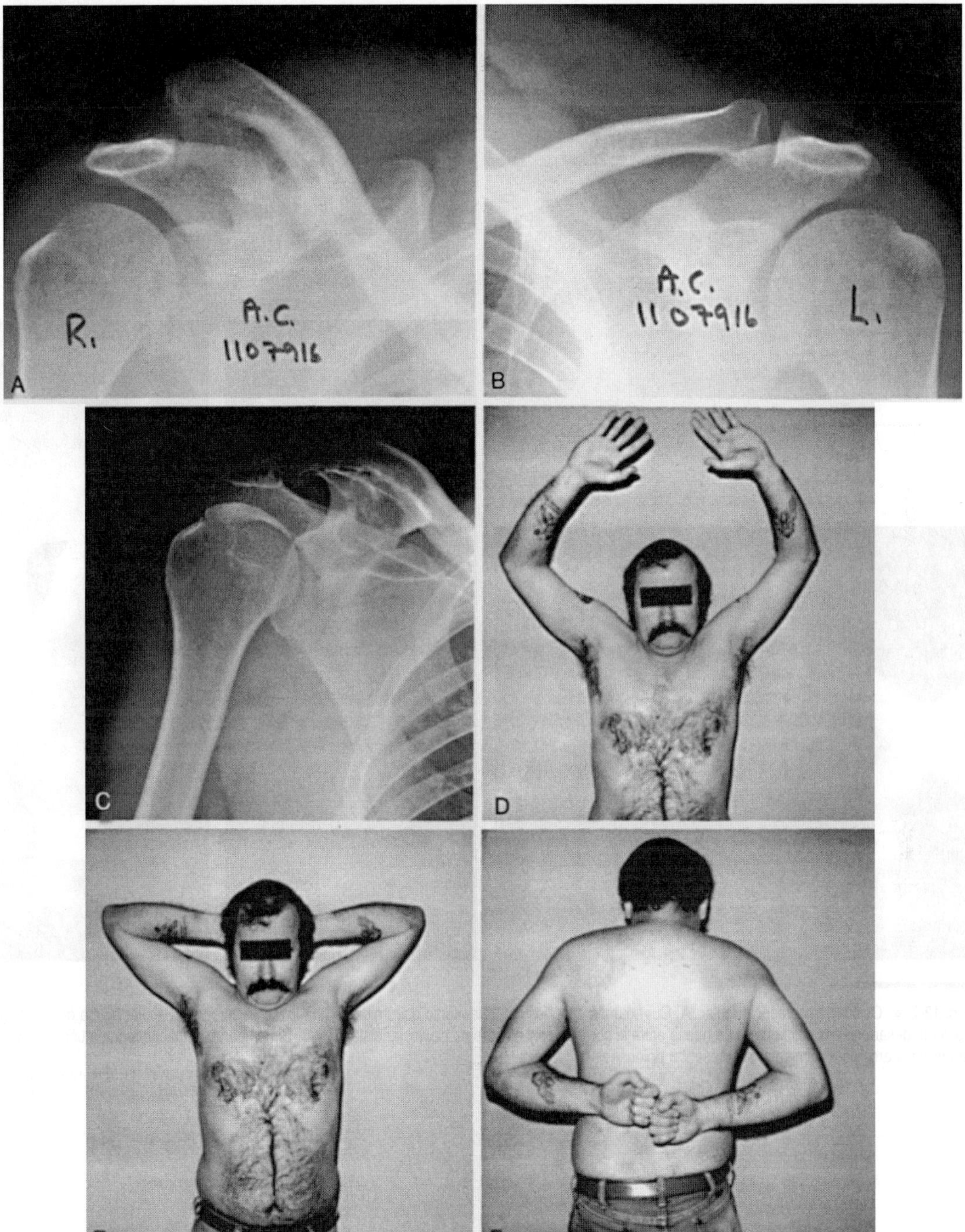

Fig. 12-6 • **A,** Luxación crónica tipo III, con formación masiva de hueso nuevo entre la coracoides *y* la clavícula del hombro derecho. **B,** Hombro izquierdo sano del paciente. Pese a la masa ósea, el arco de movimiento del paciente era básicamente normal. **C,** Barra sólida de hueso entre la parte superior de la escápula, la coracoides y el extremo distal de la clavícula. **D-F,** Pese a la fusión de la clavícula con la escápula, el paciente tenía un arco de movimiento básicamente completo sin presentar molestias, o en cualquier caso, éstas fueron muy leves, en el hombro derecho.

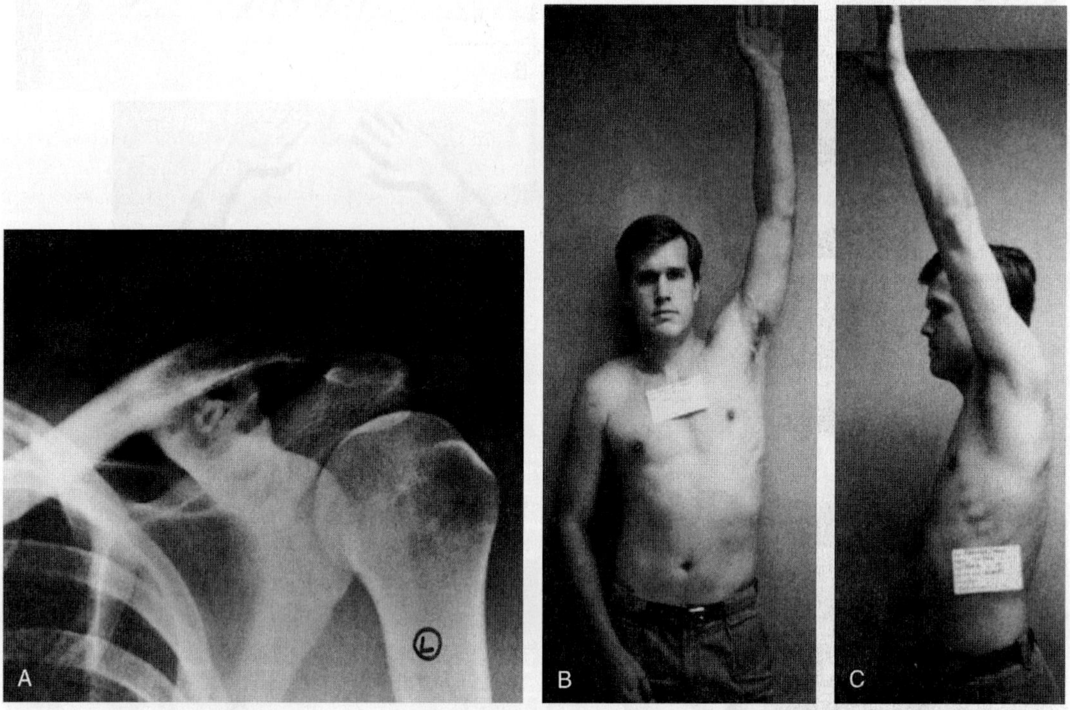

Fig. 12-7 • Osificación coracoclavicular. **A,** Cuatro años después del tratamiento quirúrgico de una luxación acromioclavicular aguda grado III, el paciente desarrolló una sólida barra de hueso entre la coracoides y el extremo clavicular distal. **B** y **C,** Sin embargo, el paciente tenía una excelente función y arco de movimiento, sin presentar dolor.

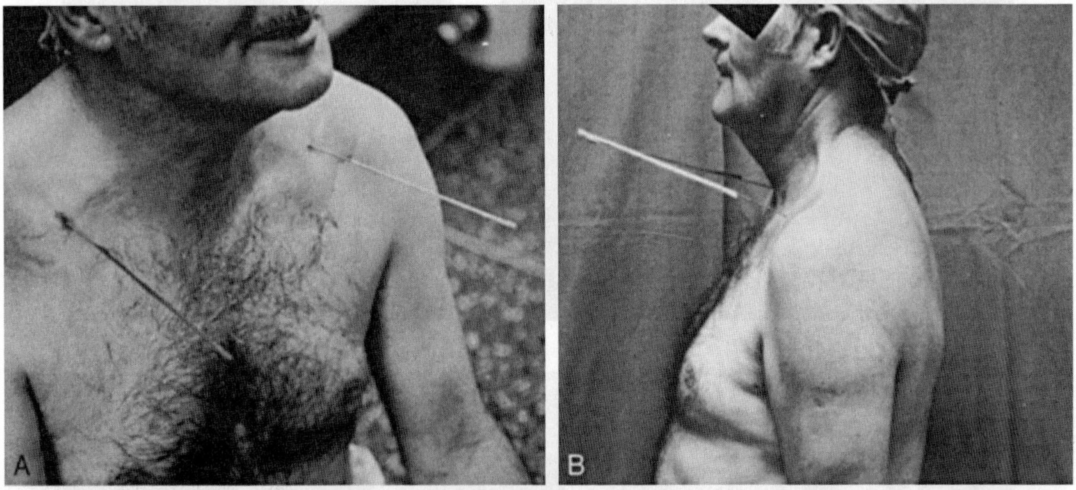

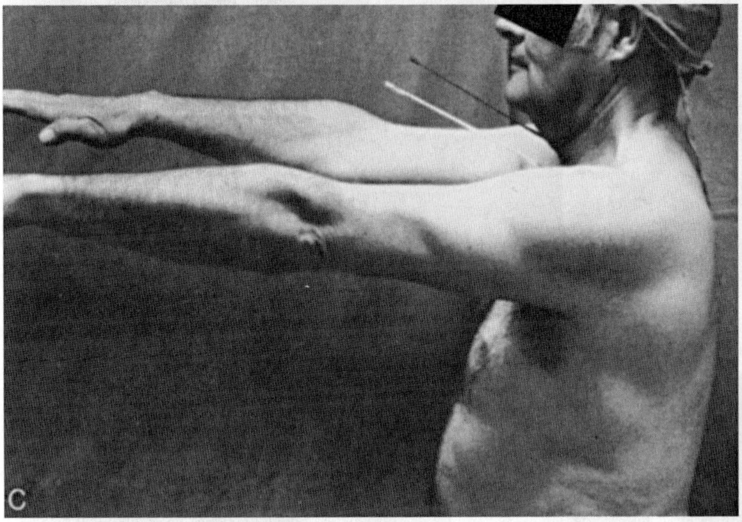

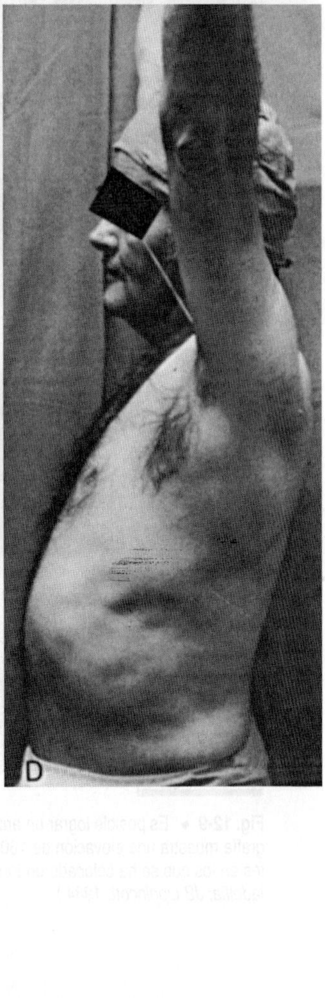

Fig. 12-8 • **A,** Este paciente tiene un tornillo con semivástago liso en el hombro derecho. Se han introducido dos alfileres paralelos entre sí en la cara anterior de ambas clavículas. **B,** Proyección lateral del paciente que muestra los alfileres en su sitio. El alfiler más oscuro se encuentra en el hombro derecho, donde se ubica el tornillo coracoclavicular con semivástago. **C,** Durante la flexión de los brazos de 90°, los alfileres se elevan de la misma forma. **D,** Con la elevación de 180°, ambos alfileres se elevan de la misma manera (cerca de 40°). Estos resultados sugieren que el tornillo coracoclavicular con semivástago no limita la rotación clavicular. *(De Rockwood CA y Green DP [eds.]: Fractures [3 vols.], 2.ª ed. Filadelfia: JB Lippincott, 1984.)*

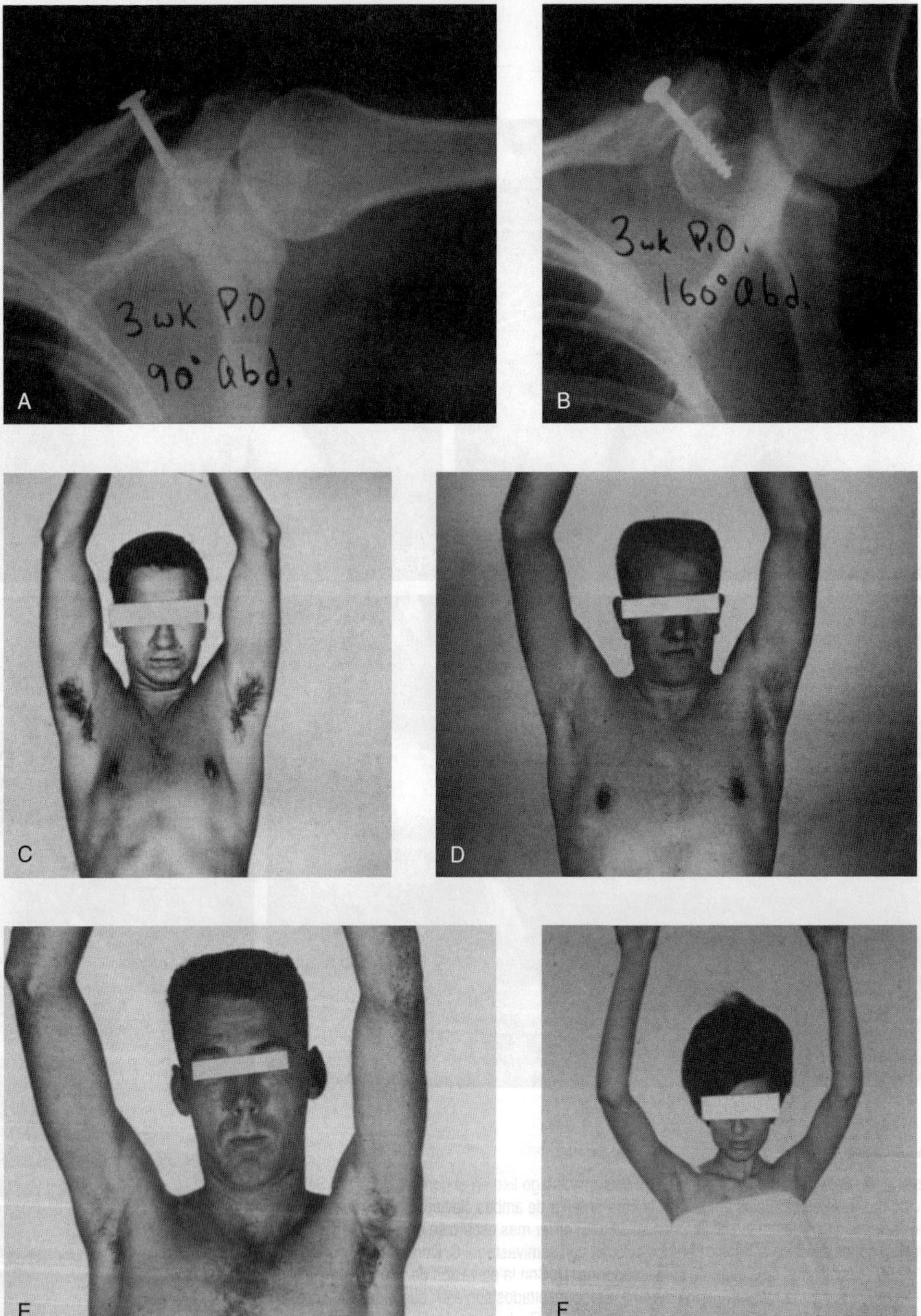

Fig. 12-9 • Es posible lograr un arco de movimiento funcional cuando se ha colocado un tornillo coracoclavicular. **A** y **B,** La radiografía muestra una elevación de 160° tres semanas después de la operación. **C-F,** El arco de movimiento que obtienen los pacientes en los que se ha colocado un tornillo es bastante funcional. *(De Rockwood CA y Green DP [eds.]: Fractures [3 vols.], 2.ª ed. Filadelfia: JB Lippincott, 1984.)*

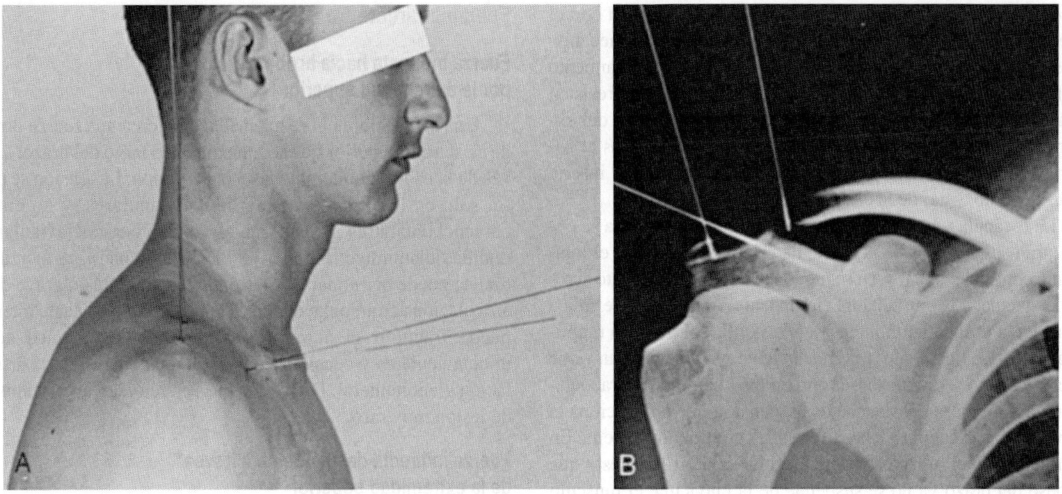

Fig. 12-10 • **A,** Proyección lateral de un 'voluntario' con hombros sanos. Se han introducido alfileres en la coracoides, la clavícula y en el acromion. **B,** Radiografía con los alfileres insertados. Cuando el paciente realiza con el hombro un arco de movimiento completo, la motilidad máxima que se produce en la articulación acromioclavicular, determinada por la desviación de los alfileres en la clavícula y el acromion, fue de 8°. *(De Rockwood CA y Green DP [eds.]: Fractures [3 vols.], 2.ª ed. Filadelfia: JB Lippincott, 1984.)*

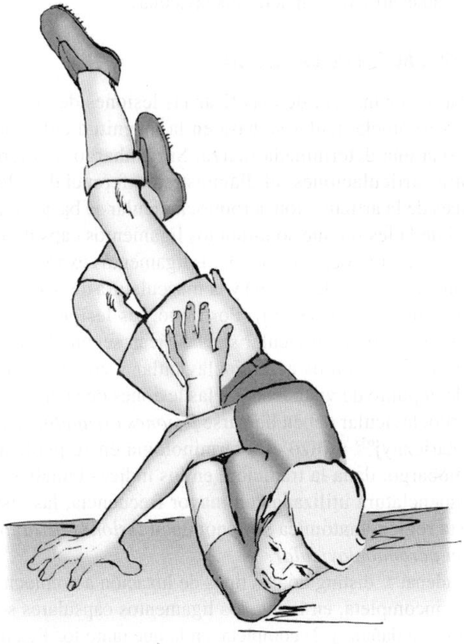

Fig. 12-11 • El mecanismo más habitual de la lesión de la articulación acromioclavicular es la fuerza directa que se produce por una caída sobre la punta del hombro. *(De Rockwood CA y Green DP [eds.]: Fractures [3 vols.], 2.ª ed. Filadelfia: JB Lippincott, 1984.)*

mostró que el desplazamiento del extremo distal de la clavícula en sentido inferior está contrarrestado en principio por el entrecruzamiento que presentan los ligamentos esternoclaviculares. Una fuerza que se dirige en sentido inferior y medial aplicada al dorso del acromion, generalmente lesiona la articulación acromioclavicular, la esternoclavicular o la diáfisis clavicular. Sin embargo, se han descrito casos de lesiones combinadas. Wurtz y cols.,[634] Lancourt[327] y Heinz y Misamore[256] describieron una combinación de luxación acromioclavicular y fractura clavicular. Arenas y cols.,[24] Beckman,[58] Cook y Horowitz,[125] Echo y cols.,[172] Gearen y Perry,[209] Jain,[286] Porral[458] y Sanders y cols.[504] han descrito una luxación simultánea tanto del extremo esternoclavicular como del acromioclavicular de la clavícula.

Cuando no se produce fractura, la fuerza distiende inicialmente los ligamentos acromioclaviculares (esguince leve); a continuación desgarra los ligamentos acromioclaviculares (esguince moderado), luego tensiona el ligamento coracoclavicular y, finalmente (si persiste la fuerza en sentido inferior), desgarra la inserción de los músculos deltoides y trapecio en la clavícula, rompiendo el ligamento coracoclavicular (esguince acromioclavicular grave, lo que completa la luxación). En este punto, la extremidad superior pierde su soporte suspensorio procedente de la clavícula y cae hacia abajo.

Se piensa que el mecanismo de la luxación inferior de la clavícula bajo la coracoides consiste en una fuerza directa *muy intensa* aplicada sobre la superficie superior del extremo distal de la clavícula, combinada con una abducción del brazo y una retracción de la escápula.[307,442]

Luxación acromioclavicular completa (tipos III, IV o V): ¿Es la clavícula la que asciende o el hombro el que desciende?

Tradicionalmente, la bibliografía señala que el desplazamiento de la clavícula en sentido superior es diagnóstico de una luxación acromioclavicular completa. Si bien la clavícula puede desplazarse ligeramente en sentido superior, debido a la tracción que ejerce el músculo trapecio, la verdadera característica anatómica es el descenso de la extremidad superior.

La clavícula mantiene su relación anatómica normal con el cuerpo mediante un sistema de enlace formado por dos mecanismos. El primero, y quizá el más importante, es el entrecruzamiento de los fuertes ligamentos esternoclaviculares, los cuales resisten cualquier desplazamiento importante en sentido inferior del extremo distal de la clavícula.[632] El segundo mecanismo es el soporte superior que ofrece el músculo trapecio, el cual se inserta en el extremo distal de la clavícula.

La escápula y la extremidad superior que se une a ella se encuentran suspendidas de la clavícula principalmente por el ligamento coracoclavicular y, en segundo lugar, por el ligamento acromioclavicular y la musculatura circundante. Así, cuando se aplica una fuerza descendente intensa en la punta del hombro (suponiendo que los ligamentos esternoclaviculares no se rompan y que la clavícula no se fracture), se rompen los ligamentos coracoclaviculares. Se pierde el sistema de suspensión que proporciona la clavícula a la escápula y a la extremidad superior unida a ella. En consecuencia, el brazo cae hacia abajo (Fig. 12-12). Puesto que el peso del brazo ya no se suspende de la clavícula, el músculo trapecio puede ejercer una ligera tracción de la clavícula hacia arriba. No obstante, la mayor deformidad observada en la luxación acromioclavicular completa es el *desplazamiento inferior* del hombro.

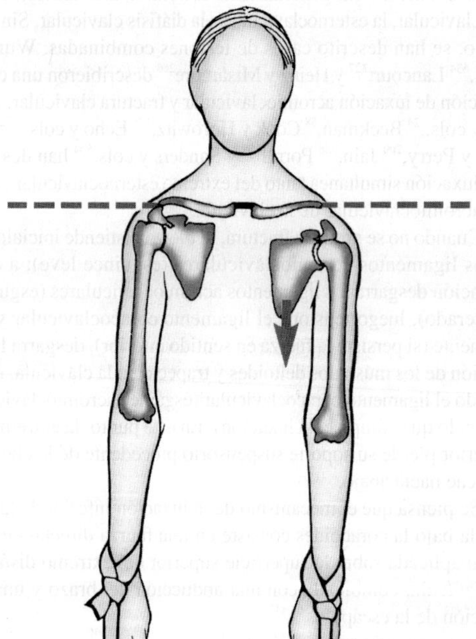

Fig. 12-12 • Dibujo esquemático de un paciente con luxación acromioclavicular completa grado III. La deformidad en la articulación acromioclavicular está causada por el desplazamiento de la extremidad superior en sentido inferior, no por la elevación de la clavícula.

Fuerza indirecta

Fuerza indirecta hacia arriba ejercida por la extremidad superior

Una caída sobre el brazo en aducción crea una fuerza dirigida en sentido superior que se transmite a lo largo del brazo, a través de la cabeza humeral y hasta el acromion. La tensión se centra sólo en los ligamentos acromioclaviculares, y no en los coracoclaviculares, puesto que el espacio coracoclavicular en realidad disminuye (Fig. 12-13). De esta manera, la fuerza indirecta puede ocasionar una lesión leve, moderada o grave de la articulación acromioclavicular. Si la fuerza es lo bastante intensa, puede fracturar el acromion, romper los ligamentos acromioclaviculares y ocasionar una luxación superior de la articulación glenohumeral. Dicha fuerza es en realidad un mecanismo de lesión muy raro.

Fuerza indirecta descendente a través de la extremidad superior

Es posible aplicar una fuerza indirecta en la articulación acromioclavicular al ejercer tracción a través de la extremidad superior. Liberson[338] publicó un caso en el que la escápula se forzaba hacia abajo y hacia delante, al cambiar repentinamente la posición de un objeto pesado en carga. Nuevamente, dicha fuerza indirecta descendente constituye un mecanismo muy raro de lesión de la articulación acromioclavicular.

CLASIFICACIÓN DE LA LESIÓN

La mejor manera de clasificar las lesiones de la articulación acromioclavicular se basa en la magnitud del daño que ocasiona una determinada fuerza. Sin embargo, a diferencia de otras articulaciones, el diagnóstico diferencial de los esguinces de la articulación acromioclavicular se basa en la gravedad de la lesión que soportan los ligamentos capsulares (ligamentos acromioclaviculares), los ligamentos extracapsulares (ligamento coracoclavicular) y la musculatura de sostén (músculos deltoides y trapecio). Por tanto, las lesiones de la articulación acromioclavicular se clasifican según el daño que sufren los ligamentos acromioclavicular y coracoclavicular. Desde el punto de vista técnico, las lesiones de la articulación acromioclavicular deben llamarse *lesiones escapuloclaviculares*. Zaricznyj[638] utilizó esta terminología en su publicación. Sin embargo, dada la tradición, en los índices temáticos y en la nomenclatura utilizada con mayor frecuencia, las lesiones en esta región anatómica se denominan *lesiones de la articulación acromioclavicular*.

Cadenat[107] distinguió dos tipos de luxación acromioclavicular: 1) incompleta, en la que los ligamentos capsulares se desgarran o se dañan, y 2) completa, en la que tanto los ligamentos capsulares como los coracoclaviculares se rompen. Allman[16] y Tossy y cols.[581] diferenciaron la luxación acromioclavicular en tres tipos, dependiendo de la integridad de los ligamentos acromioclaviculares y coracoclaviculares (Fig. 12-14). Las lesiones de tipo I se caracterizan por la distensión de los ligamentos acromioclaviculares, que permanecen íntegros, y por la integridad del ligamento coracoclavicular. En las lesiones de tipo II, más graves, los ligamentos acromioclaviculares se desgarran totalmente y el ligamento coracoclavicular se distiende, aunque permanece íntegro. En las lesiones de tipo III se produce una luxa-

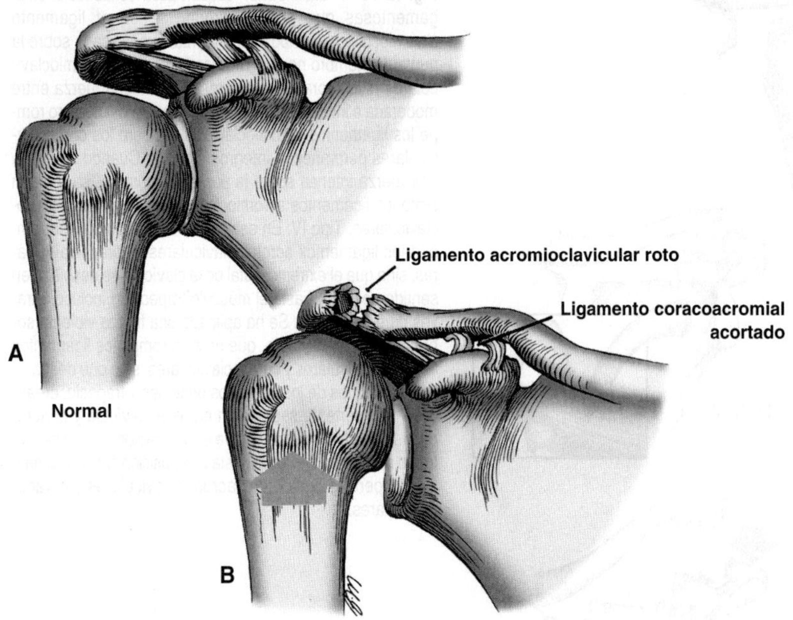

Fig. 12-13 • Una fuerza indirecta aplicada sobre la extremidad superior, como puede suceder en una caída, puede desplazar el acromion hacia arriba desde la clavícula, ocasionando una lesión de los ligamentos acromioclaviculares, pero manteniendo intactos los ligamentos coracoclaviculares. *(De Rockwood CA y Green DP [eds.]: Fractures [3 vols.], 2.ª ed. Filadelfia: JB Lippincott, 1984.)*

ción acromioclavicular completa al romperse tanto el ligamento acromioclavicular como el coracoclavicular.

La superioridad de cualquier sistema de clasificación se basa en su capacidad para predecir el pronóstico o la necesidad de cirugía. La luxación acromioclavicular tipo III, o completa, incluye varios patrones distintos de lesión, algunos de los cuales es más probable que requieran una estabilización quirúrgica. Por ello, Bannister y cols.[42] subdividieron las luxaciones acromioclaviculares completas en tipos A, B y C. Las luxaciones tipo C se caracterizan por un desplazamiento mayor de 2 cm y por una separación completa de la porción anterior del deltoides. Bannister y cols.[42] recomiendan operar las lesiones tipo C.

En los últimos 25 años, el autor principal de este capítulo también ha encontrado subgrupos de la clásica luxación acromioclavicular tipo III, que es más probable requieran la intervención quirúrgica. Por ello, se han añadido la luxaciones acromioclaviculares tipo IV, V y VI al esquema de la clasificación original (véase Fig. 12-14).[579] En las lesiones tipo IV, la clavícula se desplaza en sentido posterior hasta el músculo trapecio o a través del mismo. Las lesiones tipo V constituyen una exageración de las lesiones tipo III, presentando una importante separación vertical entre la clavícula y la escápula. En las lesiones tipo VI la clavícula se luxa hacia abajo hasta adquirir una posición subacromial o subcoracoidea.

El tratamiento de las luxaciones acromioclaviculares «completas» sigue siendo controvertido. No obstante, puesto que el tratamiento de la mayor parte de las lesiones tipo IV, V y VI es quirúrgico, parece razonable y práctico eliminarlas de la categoría tipo III, que incluye a todas ellas, y crear un sistema de clasificación más extenso y preciso. La clasificación modificada se describe a continuación.

Clasificación modificada de las lesiones acromioclaviculares

Tipo I

Esguince del ligamento acromioclavicular
Articulación acromioclavicular íntegra
Ligamentos coracoclaviculares íntegros
Músculos deltoides y trapecio íntegros

Tipo II

Articulación acromioclavicular separada
Articulación acromioclavicular más ancha; puede haber una leve separación vertical al compararla con el hombro sano
Esguince de los ligamentos coracoclaviculares
El espacio interclavicular puede estar ligeramente aumentado
Músculos deltoides y trapecio íntegros

Tipo III

Rotura de ligamentos acromioclaviculares
Articulación acromioclavicular luxada y complejo del hombro desplazado en sentido inferior
Rotura de ligamentos coracoclaviculares
Espacio coracoclavicular mayor que en el hombro normal (es decir, entre un 25% y un 100% mayor que en el hombro sano)
Los músculos deltoides y trapecio habitualmente están desinsertados del extremo distal de la clavícula

Variantes del tipo III

«Seudoluxación» a través de la cubierta perióstica íntegra
Lesión fisaria
Fractura de la apófisis coracoides

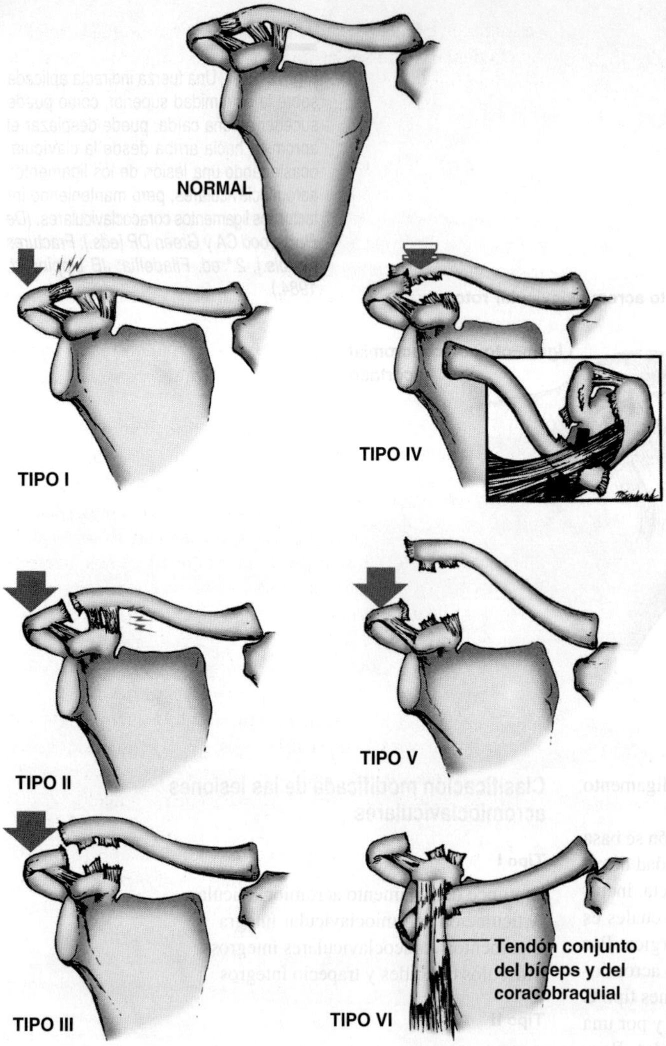

Fig. 12-14 • Clasificación esquemática de las lesiones ligamentosas que pueden producirse en el ligamento acromioclavicular. Tipo I: Una fuerza leve aplicada sobre la punta del hombro no desgarra los ligamentos acromioclaviculares ni los coracoclaviculares. Tipo II: Una fuerza entre moderada e intensa aplicada sobre la punta del hombro rompe los ligamentos acromioclaviculares, pero los coracoclaviculares permanecen íntegros. Tipo III: Cuando se aplica una fuerza intensa sobre la punta del hombro, se rompen tanto los ligamentos acromioclaviculares como los coracoclaviculares. Tipo IV: En esta grave lesión, no sólo se rompen los ligamentos acromioclaviculares y coracoclaviculares, sino que el extremo distal de la clavícula se desplaza en sentido posterior hasta el músculo trapecio, o incluso a través de éste. Tipo V: Se ha aplicado una fuerza violenta sobre la punta del hombro, que no sólo rompe los ligamentos acromioclaviculares y coracoclaviculares, sino que desgarra las inserciones de los músculos deltoides y trapecio, creando una importante separación entre la clavícula y el acromion. Tipo VI: Otra lesión grave es la luxación inferior del extremo distal de la clavícula, hasta una posición subcoracoidea. Se rompen los ligamentos acromioclaviculares y coracoclaviculares.

Tipo IV

Rotura de ligamentos acromioclaviculares

Articulación acromioclavicular luxada y clavícula desplazada anatómicamente hacia atrás hasta el músculo trapecio o a través del mismo

Rotura completa de los ligamentos coracoclaviculares

El espacio coracoclavicular puede estar desplazado, aunque puede *parecer* igual que en el hombro sano

Desinserción de los músculos deltoides y trapecio del extremo distal de la clavícula

Tipo V

Rotura de ligamentos acromioclaviculares

Rotura de ligamentos coracoclaviculares

Articulación acromioclavicular luxada, con disparidad macroscópica entre la clavícula y la escápula (es decir, del 100% al 300% más que en el hombro sano)

Desinserción de los músculos deltoides y trapecio de la mitad distal de la clavícula

Tipo VI

Rotura de los ligamentos acromioclaviculares

Rotura de los ligamentos coracoclaviculares en el tipo subcoracoideo e íntegros en el tipo subacromial

Articulación acromioclavicular luxada y clavícula desplazada en sentido inferior hacia el acromion o la apófisis coracoides

Espacio coracoclavicular invertido en el tipo subcoracoideo (es decir, la clavícula se desplaza en sentido inferior hacia la coracoides) o reducido en el tipo subacromial (o sea, la clavícula se desplaza en sentido inferior hacia el acromion)

Desinserción de los músculos deltoides y trapecio del extremo distal de la clavícula

Tipo I

Una fuerza leve ejercida sobre la punta del hombro origina una tensión menor en las fibras de los ligamentos acromioclaviculares. Estos ligamentos permanecen íntegros y la articulación acromioclavicular permanece estable (Fig. 12-14).

Tipo II

La aplicación de una fuerza moderada sobre la punta del hombro es suficiente para romper los ligamentos de la articulación acromioclavicular (véase Fig. 12-14). El extremo distal de la clavícula es inestable en el plano horizontal (es decir, anteroposterior), pero en el plano vertical (es decir, superoinferior) la estabilidad se conserva gracias a la integridad del ligamento coracoclavicular. La escápula puede rotar en sentido medial, aumentando la amplitud de la articulación acromioclavicular. En ocasiones la escápula se desplaza un poco hacia abajo desde el extremo distal de la clavícula, debido a una distensión menor del ligamento coracoclavicular.

Tipo III

Cuando se aplica una fuerza intensa en la punta del hombro, se produce una luxación acromioclavicular «completa». En la lesión tipo III «clásica» se rompen los ligamentos acromioclavicular y coracoclavicular (Fig. 12-15). La clavícula parece desplazarse en sentido superior, mientras que la escápula y el complejo del hombro caen en sentido inferomedial. Los músculos deltoides y trapecio se desinsertan del extremo distal de la clavícula.

Variantes del tipo III

A menudo, la separación completa de las superficies articulares del extremo distal de la clavícula y del acromion conlleva una rotura completa de los ligamentos acromioclavicular y coracoclavicular. En ocasiones, los niños y adolescentes presentan una variedad de luxación acromioclavicular. Las radiografías muestran un desplazamiento de la metáfisis clavicular distal en sentido superior con un gran incremento del interespacio coracoclavicular. Estas lesiones suelen ser del tipo I o II de Salter-Harris, en las que las epífisis y la articulación acromioclavicular íntegra permanecen en su ubicación anatómica, mientras que la metáfisis clavicular distal se desplaza en sentido superior a través de una hendidura longitudinal dorsal en la cubierta perióstica.[75,141,175,184,253,301] Eidman y cols.[175] describieron 25 lesiones acromioclaviculares en niños sometidos a tratamiento quirúrgico. En todos los pacientes menores de 13 años existía una fractura clavicular de Salter-Harris en vez de una verdadera luxación acromioclavicular. La importancia de reconocer esta lesión estriba en que los ligamentos coracoclaviculares íntegros permanecen unidos a la cubierta perióstica. Con el tratamiento no quirúrgico, la fractura clavicular cura, y de esta manera se restablece la integridad de los ligamentos coracoclaviculares. Los autores que aconsejan la reparación quirúrgica en algunos casos subrayan la importancia de reparar la hendidura dorsal en la cubierta perióstica.[175,184]

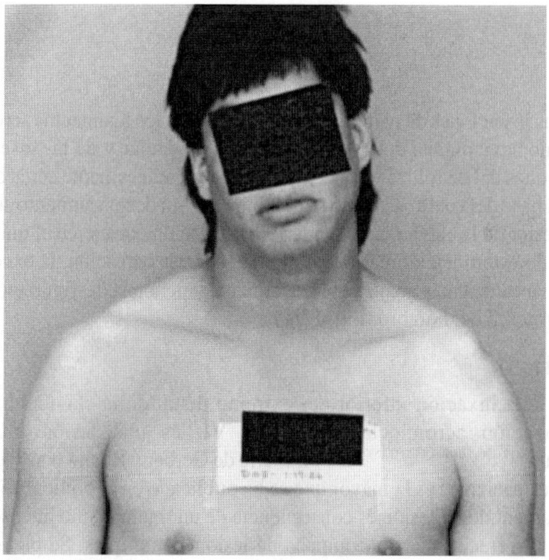

Fig. 12-15 • Este paciente presenta una luxación completa tipo III de la articulación acromioclavicular izquierda. El hombro se encuentra caído y existe una protuberancia del extremo distal de la clavícula izquierda.

Una segunda variedad de la lesión tipo III consiste en la separación completa de la superficie articular acromioclavicular, combinada con una fractura de la apófisis coracoides.[44,65,114,242,319,355,386,506,608,627] Se trata de una lesión muy rara; según Wang y cols.,[608] se han publicado menos de 20 casos en la bibliografía universal. Excepto en 2 de estos casos, los ligamentos coracoclaviculares permanecieron adheridos a la fractura desplazada de la apófisis coracoides, la cual se produce con mayor frecuencia en la base.[44,65,114,242,319,355,386,506] Wilson y Colwill[627] y Wang y cols.[608] publicaron los dos únicos casos de separación acromioclavicular completa, con rotura del ligamento coracoclavicular y fractura de la apófisis coracoides. Según estos autores el mecanismo en esta «triple lesión» es un golpe en el acromion, simultáneamente a una flexión forzada del codo contra resistencia. En los 2 casos descritos los pacientes fueron tratados quirúrgicamente.

La apófisis coracoides se origina en varios centros de osificación que se fusionan con la glenoides y la escápula. Los adolescentes y los niños pueden sufrir una luxación acromioclavicular, combinada con una separación fisaria en la base de la apófisis coracoides;[122] estas lesiones son análogas a la luxación acromioclavicular y a la fractura de la apófisis coracoides del adulto.

En la luxación acromioclavicular combinada y en la fractura de la apófisis coracoides con integridad de los ligamentos coracoideos se han propuesto varios métodos de tratamiento, tanto quirúrgicos como no quirúrgicos. Los resultados parecen ser similares en ambos grupos. Por ello, la mayoría de los autores[242,319,355] recomiendan el tratamiento no quirúrgico. Lo más frecuente es que la fractura de la apófisis coracoides sea extraarticular; sin embargo, nosotros hemos encontrado casos en los que el fragmento coracoideo contiene una importante porción de la fosa glenoidea. El tendón conjunto rota la apófisis coracoides y la cavidad glenoidea en sentido inferolateral, pudiendo provocar un importante desplazamiento que podría hacer necesaria la reducción abierta y la fijación interna.

Tipo IV

La luxación posterior del extremo distal de la clavícula, o luxación acromioclavicular tipo IV, es más rara. La clavícula se desplaza en sentido posterior hasta el músculo trapecio o a través de él conforme la fuerza aplicada al acromion desvía la escápula en sentido anterior e inferior. El desplazamiento clavicular posterior puede ser tan grande que llegue a deformar la piel de la cara posterior del hombro (Fig. 12-16). La bibliografía sobre luxaciones

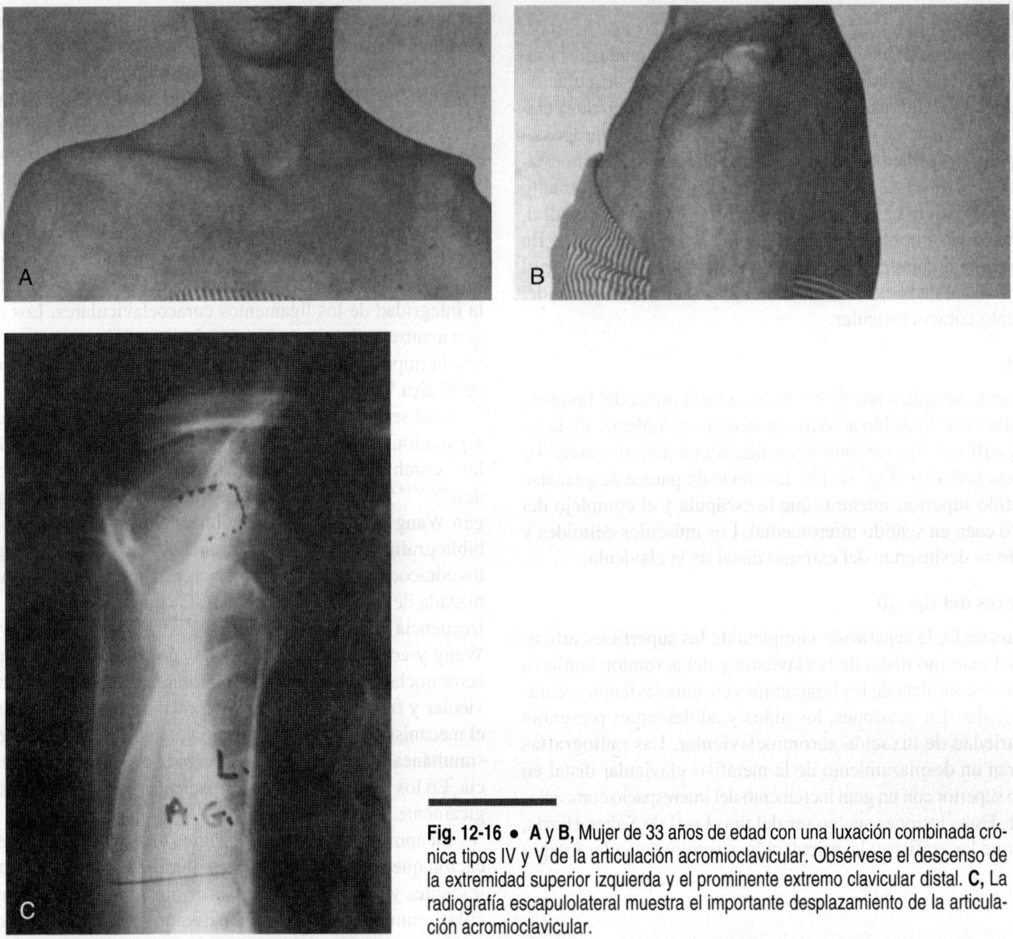

Fig. 12-16 • A y B, Mujer de 33 años de edad con una luxación combinada crónica tipos IV y V de la articulación acromioclavicular. Obsérvese el descenso de la extremidad superior izquierda y el prominente extremo clavicular distal. **C,** La radiografía escapulolateral muestra el importante desplazamiento de la articulación acromioclavicular.

acromioclaviculares posteriores consta básicamente de pequeñas luxaciones y de casos aislados.[43,251,352,417,548] Aunque Barber,[43] Malcapi y cols.[352] y Sondergard-Petersen y Mikkelsen[548] denominan a esta lesión *luxación posterior de la clavícula,* Hastings y Horne[251] y Nieminen y Aho[417] prefieren el término *luxación anterior de la escápula.*

La luxación clavicular bipolar (es decir, luxación acromioclavicular y esternoclavicular combinada) es una lesión rara de la que existen unos cuantos casos publicados.[24,58,125,172,209,286,458,504] Según Sanders y cols.,[504] cuando se produce esta lesión casi siempre se trata de una luxación acromioclavicular posterior o tipo IV, asociada a una luxación esternoclavicular anterior. Dicha luxación combinada resalta la importancia de realizar una exploración detallada en cualquier paciente con una lesión de la articulación acromioclavicular, prestando especial atención a la articulación esternoclavicular.

Tipo V

La lesión tipo V es una variante mucho más grave de la lesión tipo III. El extremo distal de la clavícula se despoja de todas sus inserciones de partes blandas (es decir, de los ligamentos acromioclaviculares, del ligamento coracoclavicular y de las inserciones del deltoides y trapecio), y yace subcutáneamente cerca de la base del cuello. Cuando se combina con un desplazamiento superior de la clavícula, secundario a la tracción que ejerce el músculo esternocleidomastoideo al no encontrar oposición, la excesiva caída hacia abajo de la extremidad genera una desfiguración grotesca del hombro (Fig. 12-17).

Tipo VI

La luxación inferior del extremo distal de la clavícula, o luxación acromioclavicular tipo VI, es una lesión muy rara.[211,296,370,404,442,500,517,580,635] La serie de Gerber y Rockwood[211] de tres pacientes es la mayor que se ha publicado en la bibliografía. A menudo, la lesión es consecuencia de un traumatismo intenso, y con frecuencia se acompaña de lesiones múltiples. Se piensa que el mecanismo de lesión es una hiperabducción excesiva con rotación externa del brazo, que se combina con una retracción escapular. El extremo distal de la clavícula ocupa una posición subacromial[301,404] o subcoracoidea[211,370,442,500,517] (Fig. 12-18). Ya-

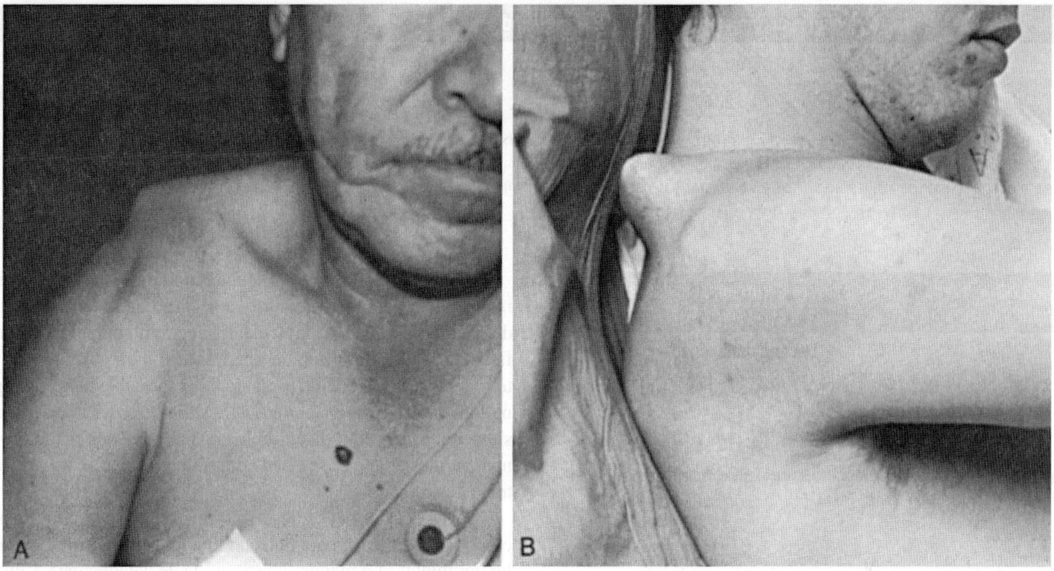

Fig. 12-17 • Fotografías clínicas de pacientes con luxación acromioclavicular tipo V. **A,** La clavícula es muy prominente, como resultado del desplazamiento de la extremidad superior derecha en sentido inferior. **B,** Marcada prominencia de la clavícula derecha.

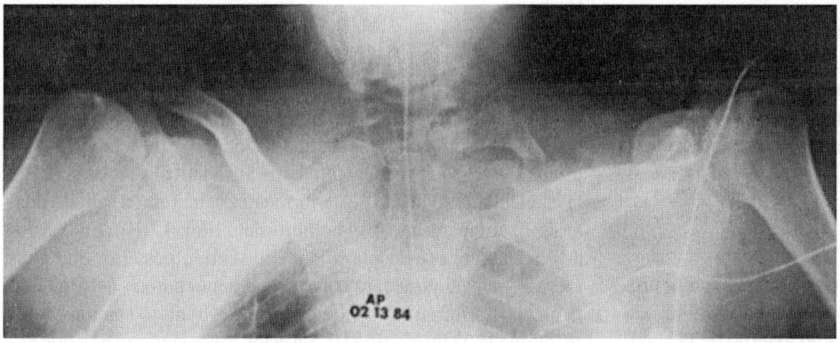

Fig. 12-18 • Luxación acromioclavicular tipo VI del hombro izquierdo. Obsérvese que el extremo distal de la clavícula izquierda se encuentra por debajo de la apófisis coracoides.

nagisawa y cols.[635] publicaron un caso de luxación clavicular posteroinferior en una posición subacromial, asociada con un desgarro del músculo supraespinoso.

En todos los casos publicados de luxación subcoracoidea, la clavícula se aloja detrás del tendón conjunto intacto. Los ligamentos acromioclaviculares se rompen en ambas luxaciones, subacromial o subcoracoidea; sin embargo, el ligamento coracoclavicular permanece íntegro en la luxación subacromial, y se rompe por completo en la luxación subcoracoidea. De igual forma, la integridad de las inserciones de los músculos deltoides y trapecio depende del grado de desplazamiento clavicular. Sage[500] publicó un caso de luxación inferior recidivante; Naumann[404] publicó un caso de luxación subacromial espontánea y habitual.

INCIDENCIA DE LA LESIÓN

Rowe y Marble revisaron retrospectivamente los expedientes médicos del Massachusetts General Hospital, y encontraron 52 lesiones de la articulación acromioclavicular en 1.603 lesiones de la cintura escapular. La mayor parte se produjo durante la segunda década de la vida. Thorndike y Quigley[577] describieron una afectación de la articulación acromioclavicular en 223 de 578 deportistas con lesiones del hombro. Las lesiones acromioclaviculares se encuentran entre las más frecuentes de las que afectan a los jugadores de hockey y rugby.[144,161,499,617] La luxación acromioclavicular es más habitual en varones (5:1 a 10:1), siendo incompleta con mayor frecuencia que completa (aproximadamente de 2:1). En un período de 5 años, en nuestro centro encontramos 520 lesiones acromioclaviculares.[413] Más de 300 de éstas se produjeron durante las primeras tres décadas de la vida (Tabla 12-1). En la Tabla 12-2 se muestra la distribución de estas lesiones según su tipo.

SIGNOS Y SÍNTOMAS DE LA LESIÓN

Cuando se sospecha una lesión de la articulación acromioclavicular, el paciente debe explorarse, siempre que sea posible,

Tabla 12-1 • Frecuencia de lesiones acromioclaviculares según la edad del paciente*

	Década de la vida								
	1.ª	2.ª	3.ª	4.ª	5.ª	6.ª	7.ª	8.ª	9.ª
N.° de lesiones	4	112	226	117	29	5	8	16	3

* Basado en una revisión de 520 lesiones acromioclaviculares tratadas en el Medical Center Hospital, San Antonio, Texas. Edades comprendidas entre 9 y 87 años.

Tabla 12-2 • Frecuencia de lesiones acromioclaviculares según su tipo*

	Década de la vida					
	I	II	III	IV	V	VI
N.° de lesiones	185	119	204	4	7	1

* Basado en una revisión de 520 lesiones acromioclaviculares tratadas en el Medical Center Hospital, San Antonio, Texas.

colocado de pie o sentado. El peso del brazo tirando hacia abajo ejerce tracción sobre la articulación acromioclavicular, acentuando la deformidad.

Lesión tipo I

Una lesión tipo I se caracteriza por dolor y tumefacción, mínimos o moderados, de la articulación acromioclavicular, sin que haya un desplazamiento articular palpable. Por lo general, los pacientes presentan solamente un mínimo dolor con los movimientos del brazo. No existen molestias en el espacio coracoclavicular.

Lesión tipo II

En la subluxación de la articulación acromioclavicular se produce un dolor articular intenso o moderado. Si el paciente se examina poco después de lesionarse, el extremo externo de la clavícula puede apreciarse ligeramente por encima del acromion. Los movimientos del hombro producen dolor en la articulación acromioclavicular. Si se palpa con suavidad, el extremo externo de la clavícula se percibe como inestable y flotante. Cuando se sujeta la parte media de la clavícula y se estabiliza el acromion, se percibe el vaivén de la clavícula en el plano horizontal. Asimismo, se produce dolor al palpar el espacio coracoclavicular.

Lesión tipo III

Un paciente con una lesión tipo III, o con una luxación completa de la articulación acromioclavicular, suele mantener la extremidad superior en aducción cerca del cuerpo, apoyándola en posición alta para aliviar el dolor de la articulación acromioclavicular. El complejo del hombro parece encontrarse más bajo si se compara con el lado sano. El extremo distal de la clavícula puede ser lo bastante prominente como para deformar la piel (véase Fig. 12-15). Lo habitual es que el dolor sea moderado, y que cualquier movimiento del brazo, particularmente la abducción, aumente este dolor.

Se aprecia dolor en la articulación acromioclavicular, en el interespacio coracoclavicular, y a lo largo de la cara superior y del cuarto lateral de la clavícula. Es necesario palpar toda la diáfisis clavicular en busca de una fractura diafisaria concurrente.[327,634] La cara lateral de la clavícula es inestable tanto en el plano horizontal como en el vertical. Delbet[107] observó que en esta situación el extremo distal de la clavícula puede ser tan prominente e inestable que se puede deprimir como si se tratara de la tecla de un piano.

En 1832, Cooper[127] describió una técnica, que incluso un ciego podía utilizar, para detectar una luxación acromioclavicular completa: «La manera más sencilla de detectar este accidente consiste en colocar el dedo sobre la espina escapular, siguiendo esta parte del hueso hacia delante hasta llegar al acromion, donde termina; el dedo se detiene por la proyección de la clavícula, y así, al llevar los hombros hacia atrás, la punta de la clavícula se hunde en su sitio, pero reaparece al relajar los hombros».

Lesión tipo IV

Un paciente con una lesión tipo IV presenta básicamente todos los hallazgos clínicos de una lesión tipo III; además, la exploración del paciente sentado desde arriba revela que el perfil de la clavícula, desplazada posteriormente, se inclina en sentido posterior al compararla con el hombro sano (Fig. 12-19). En ocasiones la clavícula se desplaza tanto en sentido posterior que atraviesa el músculo trapecio como si fuera un «botón» deformando la piel posterior; así, los movimientos del hombro son más dolorosos que en la lesión tipo III. En estos casos siempre hay que explorar la articulación esternoclavicular para buscar una luxación anterior asociada.[504]

Lesión tipo V

La lesión tipo V es una exageración de la lesión tipo III, en la que existe un descenso de la extremidad superior (Fig. 12-20). El paciente presenta más dolor que en la lesión tipo III, particularmente en la mitad distal de la clavícula. En esta lesión el dolor es secundario al gran desgarro que sufren el músculo y las partes blandas unidos a la clavícula. Algunas veces, el desplazamiento inferior de la extremidad superior es tal que los síntomas se deben a la tracción ejercida sobre el plexo braquial.

Lesión tipo VI

La cara superior del hombro presenta un aspecto plano, a diferencia del contorno redondeado del hombro normal. En la palpación, el acromion es prominente y se percibe un claro escalón en la superficie superior de la apófisis coracoides. Puesto que el

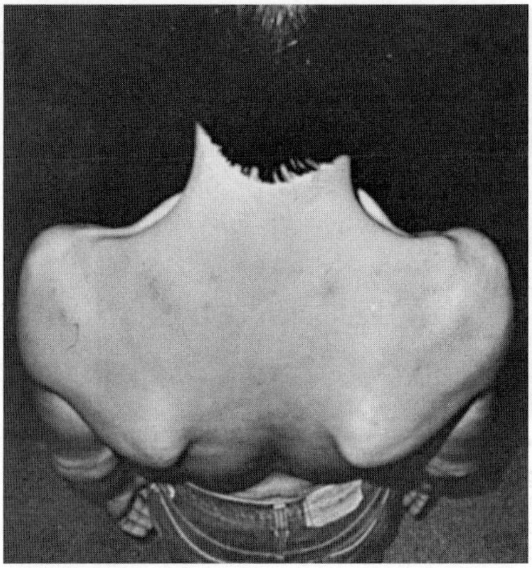

Fig. 12-19 • Proyección superior de un paciente sentado con una lesión acromioclavicular tipo IV en el hombro derecho. La clavícula derecha presenta una inclinación más posterior que la clavícula izquierda sana. La «protuberancia» en la cara posterior y dorsal del hombro derecho, está causada por la prominencia de la clavícula en el músculo trapecio. (*De Rockwood CA y Green DP [eds.]: Fractures [3 vols.], 4.ª ed. Filadelfia: JB Lippincott, 1995.*)

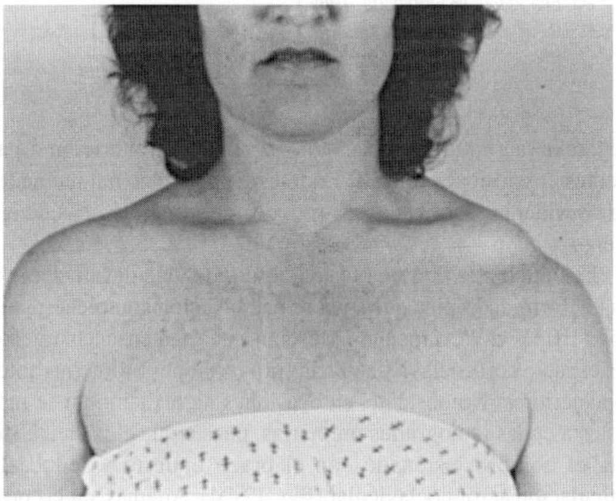

Fig. 12-20 • Esta paciente sufrió una luxación acromioclavicular tipo V del hombro izquierdo. Obsérvese el descenso de la extremidad superior izquierda. La clavícula izquierda es prominente, aunque no se desplaza en sentido superior.

traumatismo necesario para producir una luxación subcoracoidea de la clavícula debe ser intenso, a menudo conlleva otras fracturas de la clavícula y de las costillas superiores, o lesiones de las raíces superiores del plexo braquial. Estas lesiones concomitantes pueden originar tal tumefacción del hombro que en principio encubran el desgarro de la articulación acromioclavicular. No se encontraron lesiones vasculares secundarias a la luxación en los pacientes estudiados por Patterson,[442] McPhee,[370] Schwarz y Kuderna[517] y Gerber y Rockwood.[211] Sin embargo, todos los casos descritos por Patterson,[442] McPhee,[370] y Gerber y Rockwood[211] en adultos, presentaron parestesias transitorias antes de reducir la luxación. Tras la reducción, los problemas neurológicos desaparecieron.

EXPLORACIÓN RADIOLÓGICA

Para obtener una radiografía de buena calidad de la articulación acromioclavicular se necesita entre un tercio y la mitad de la penetración radiológica necesaria para la articulación glenohumeral, la cual es más densa. Las radiografías de la articulación acromioclavicular que se toman utilizando una técnica convencional para hombro son demasiado penetradas (es decir, oscuras), y las fracturas pequeñas pueden pasar inadvertidas (Fig. 12-21). Por ello, hay que especificar al técnico de rayos X que obtenga radiografías de la «articulación acromioclavicular» en vez de radiografías de «hombro».

Proyecciones anteroposteriores

Las proyecciones anteroposteriores ordinarias se toman con el paciente sentado o de pie, apoyando la espalda contra el chasis y con los brazos colgando a los lados sin apoyo alguno. Dada la importante variación individual en la anatomía de la articulación acromioclavicular, y dado que el tamaño del espacio coracoclavicular variará dependiendo del ángulo del haz de rayos X, y con la distancia entre el haz y el paciente, deben tomarse imágenes simultáneas de ambas articulaciones acromioclaviculares, utilizando un chasis grande (de 14 × 17 pulgadas). En pacientes grandes, de hombros demasiado anchos como para que puedan verse en un único chasis, se deben obtener las radiografías utilizando dos chasis más pequeños (de 10 × 12 pulgadas) y con una técnica idéntica.

Zanca[637] revisó 1.000 radiografías de pacientes con dolor de hombro y observó que en la proyección anteroposterior verdadera de la articulación acromioclavicular el extremo distal de la clavícula y el acromion se superponen sobre la espina escapular. Por tanto, recomendaba utilizar una inclinación cefálica de 10° a 15° para proyectar una imagen clara de la articulación (Fig. 12-22; véase también Fig. 12-21). Esta proyección es particularmente útil cuando en las proyecciones ordinarias se sospecha una fractura pequeña o un cuerpo libre (Fig. 12-23).

Proyecciones laterales

Al igual que en cualquier lesión musculoesquelética, no basta una radiografía en un solo plano para clasificar las lesiones acromioclaviculares; cuando se sospecha que existe una luxación acromioclavicular debe obtenerse una proyección lateral axilar del hombro sano y del lesionado. El chasis se coloca en la cara superior del hombro, desviándolo hacia el centro para exponer todo lo que se pueda el tercio lateral de la clavícula. Dicha posición mostrará cualquier desplazamiento posterior de la clavícula, así como cualquier pequeña fractura que hubiera pasado inadvertida en la proyección anteroposterior.

Proyecciones de esfuerzo

Bossart y cols.[82] revisaron las radiografías de esfuerzo de 82 pacientes que no mostraban una lesión tipo III evidente de la ar-

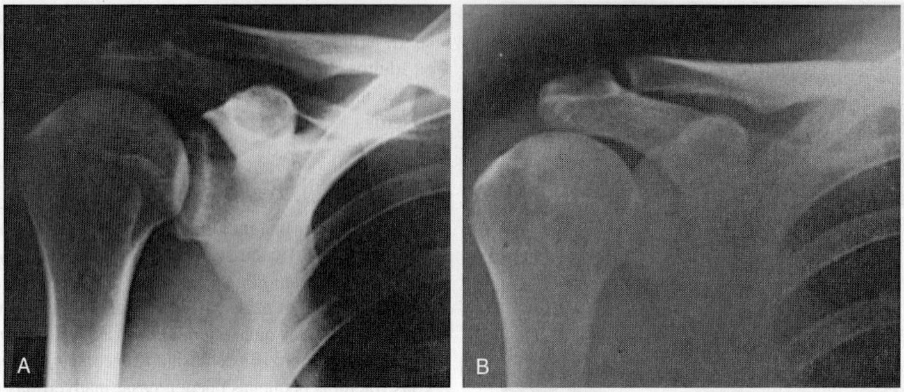

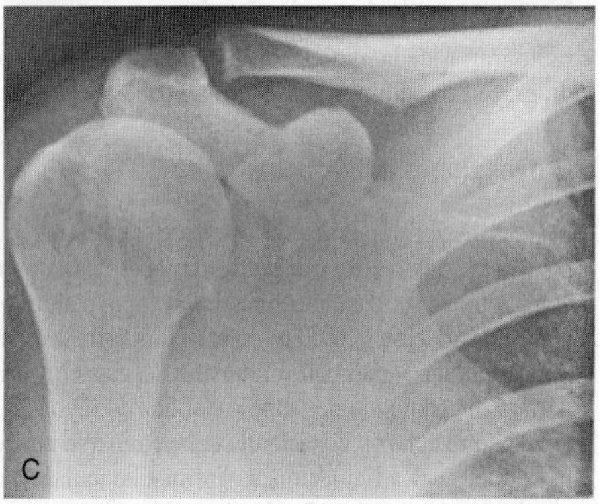

Fig. 12-21 • Explicación de la razón por la que la articulación acromioclavicular no se observa claramente en las radiografías ordinarias de hombro. **A,** La proyección anteroposterior ordinaria del hombro muestra bien la articulación glenohumeral. Sin embargo, la articulación acromioclavicular es demasiado oscura como para interpretarse, ya que se ha penetrado excesivamente con la técnica radiológica. **B,** Al reducir un 50% la exposición, la articulación acromioclavicular se ve mejor. Sin embargo, el borde inferior de la articulación se superpone a la espina escapular. **C,** Utilizando la proyección de Zanca con una inclinación hacia arriba de entre 10° y 15°, el haz de rayos-X muestra una clara proyección de la articulación acromioclavicular. *(De Rockwood CA y Green DP [eds.]: Fractures [3 vols.], 2.ª ed. Filadelfia: JB Lippincott, 1984.)*

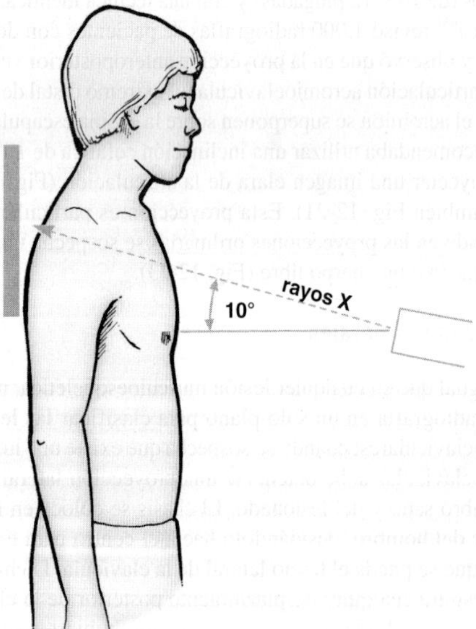

Fig. 12-22 • Posición del paciente para una proyección de Zanca, con una inclinación cefálica del hax de rayos X de 10° a 15°, para la radiografía de la articulación acromioclavicular.

ticulación acromioclavicular. En su estudio descubrieron 5 pacientes con lesiones tipo III. Dado este porcentaje tan reducido, no consideran justificadas las proyecciones radiológicas de esfuerzo.

Los pacientes con una lesión acromioclavicular evidente y una deformidad típica que sugiere una luxación completa (p. ej., tipos III, IV o V), a menudo presentan un gran ensanchamiento del espacio coracoclavicular en las proyecciones ordinarias anteroposteriores. No obstante, en ocasiones, la luxación no se manifiesta en las radiografías ordinarias, puesto que el paciente sujeta el hombro lesionado con el brazo opuesto y reduce la articulación acromioclavicular (Fig. 12-24). Además, en las proyecciones ordinarias, algunas lesiones tipo II (p. ej., las subluxaciones) pueden ser difíciles de distinguir de una lesión tipo III, o completa. Por ello, cuando se sospecha una luxación acromioclavicular, es necesario obtener sistemáticamente radiografías de esfuerzo de ambos hombros para comprobar la integridad del ligamento coracoclavicular.

Proyecciones anteroposteriores de esfuerzo

La técnica para obtener una proyección anteroposterior de esfuerzo es semejante a la descrita antes para las radiografías anteroposteriores convencionales, con la excepción de que se suspenden unas pesas (de 5 kg a 7 kg) en cada brazo con unas muñequeras (Fig. 12-25A). Nosotros preferimos que las pesas cuelguen de las muñecas en vez de que las sostenga el paciente, para fomentar así la completa relajación muscular (véase Fig. 12-25B). Sin embargo,

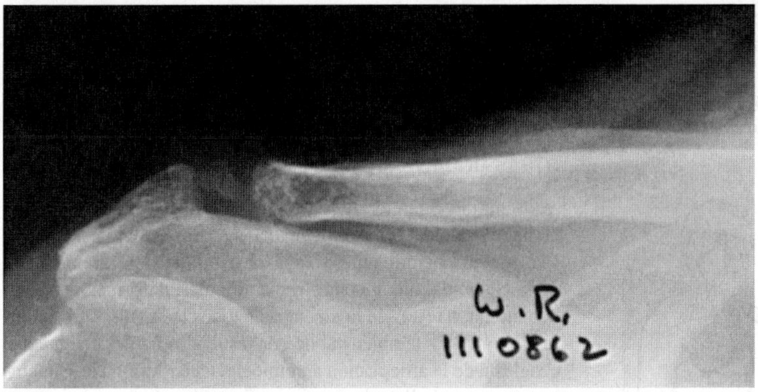

Fig. 12-23 • La proyección radiológica de Zanca muestra un cuerpo libre en la articulación acromioclavicular.

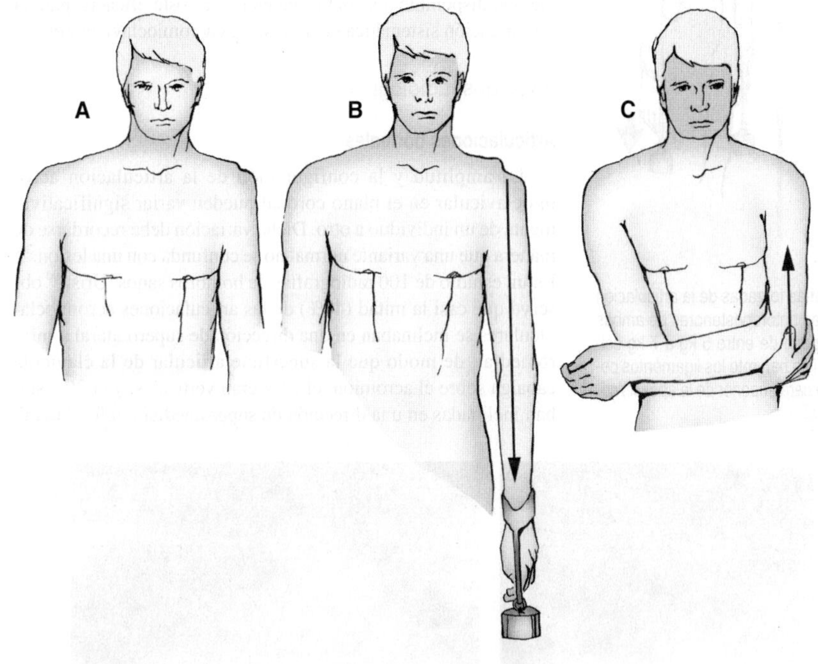

Fig. 12-24 • Importancia de obtener radiografías forzadas de la articulación acromioclavicular. **A,** En principio puede pensarse que el paciente presenta sólo una leve deformidad en la proximidad de la articulación acromioclavicular. **B,** Al añadir peso en las muñecas, la deformidad se manifiesta. **C,** Sin embargo, si se obtiene una radiografía mientras el paciente sostiene el brazo hacia arriba para reducir el dolor, el desplazamiento de la articulación acromioclavicular será mínimo o nulo. *(De Rockwood CA y Green DP [eds.]: Fractures [3 vols.], 2.ª ed. Filadelfia: JB Lippincott, 1984.)*

Sluming[542] comparó ambos métodos de suspensión de pesas midiendo ecográficamente la distancia coracoclavicular en pacientes con lesión acromioclavicular y no encontró ninguna diferencia.

Bannister y cols.[42] subdividieron la separación acromioclavicular completa en tipos A, B y C, según la integridad de la inserción anterior del deltoides. La articulación acromioclavicular se infiltró con lidocaína; se suspendieron 4 kg del brazo, y se obtuvieron proyecciones de esfuerzo, levantando y sosteniendo peso. En las luxaciones tipo A, la separación acromioclavicular se redujo parcialmente al levantar peso. En las de tipo B, la separación acromioclavicular permaneció sin cambios en las proyecciones obtenidas al levantar el peso, aumentando en cambio en las de tipo C. En todos los casos de lesiones de tipo C, el desplazamiento acromioclavicular midió más de 2 cm. En todos los pacientes del grupo C sometidos a cirugía, la porción anterior del deltoides se había arrancado por completo de su inserción clavicular. Bannister y cols.[42] recomiendan la reparación quirúrgica precoz en las lesiones de tipo C. No obstante, esta recomendación se basaba tan sólo en 6 pacientes, 3 de los cuales se sometieron a tratamiento no quirúrgico. Por tanto, aún se ignora la importancia de esta radiografía «levantando peso».

Proyecciones laterales de esfuerzo

Alexander[9-11] describió una proyección lateral de esfuerzo de la articulación acromioclavicular para ayudar a identificar la luxación acromioclavicular. La denominó *proyección con el hombro hacia adelante*. El paciente se coloca como si fuera a realizarse una radiografía escapulolateral verdadera. A continuación se le pide que lleve ambos hombros hacia delante. Deben obtenerse radiografías tanto del lado lesionado como del sano, para poder compararlas. La articulación acromioclavicular del lado sano conserva su posición reducida. Sin embargo, en el lado lesionado, el acromion se desplaza en sentido anterior e inferior respecto de la porción distal de la clavícula (Fig. 12-26). Waldrop y cols.[606] recomendaron esta proyección para la evaluación sistemática de todas las lesiones de la articulación acromioclavicular. Sin embargo, cuando se utiliza esta proyección, puede ser difícil distinguir algunas lesiones tipo II con una importante inestabilidad posterior de una luxación completa.

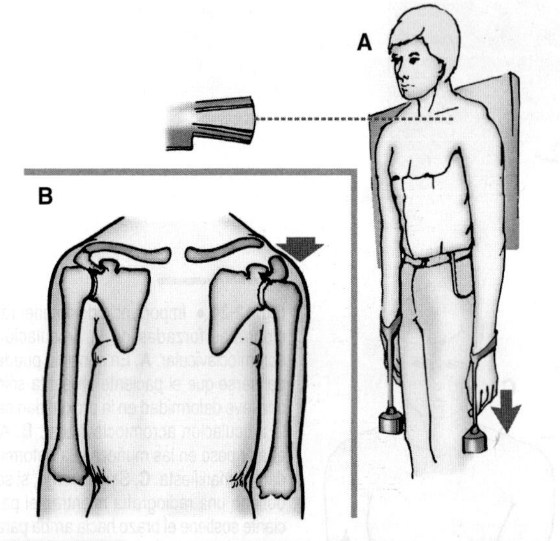

Fig. 12-25 • Técnica para obtener radiografías forzadas de la articulación acromioclavicular. **A,** Se obtienen radiografías anteroposteriores de ambas articulaciones acromioclaviculares, con un peso de entre 5 kg a 7 kg colgando de las muñecas. **B,** Para determinar si se han roto los ligamentos coracoclaviculares, se mide la distancia entre la cara superior de la apófisis coracoides y la superficie inferior de la clavícula.

OTRAS MODALIDADES

Schmid y Schmid[512] describieron el empleo de la ecografía en el diagnóstico de 22 casos de luxación acromioclavicular tipo III. El examen ecográfico mostró una inestabilidad del extremo distal de la clavícula, una incongruencia articular, la formación de un hematoma, o restos de ligamentos en todos los casos. Otros autores[186,314,356,541,542] también publicaron resultados fiables mediante la ecografía de la articulación acromioclavicular lesionada. Sin embargo, pese a la llegada de otras sofisticadas técnicas de imagen tales como la ecografía, la tomografía computarizada (TC) y la resonancia magnética (RM), la radiografía simple sigue siendo el método disponible más fiable, en cuanto a coste-eficacia, para la investigación sistemática de las lesiones acromioclaviculares.

Hallazgos radiológicos

Articulaciones normales

La amplitud y la configuración de la articulación acromioclavicular en el plano coronal pueden variar significativamente de un individuo a otro. Dicha variación debe recordarse de manera que una variante normal no se confunda con una lesión.[300] En un estudio de 100 radiografías de hombros sanos, Urist[590] observó que casi la mitad (49%) de las articulaciones acromioclaviculares se inclinaban en una dirección de superolateral a inferomedial, de modo que la superficie articular de la clavícula cabalga sobre el acromion; el 27% eran verticales, y el 3% estaban inclinadas en una dirección de superomedial a inferolateral,

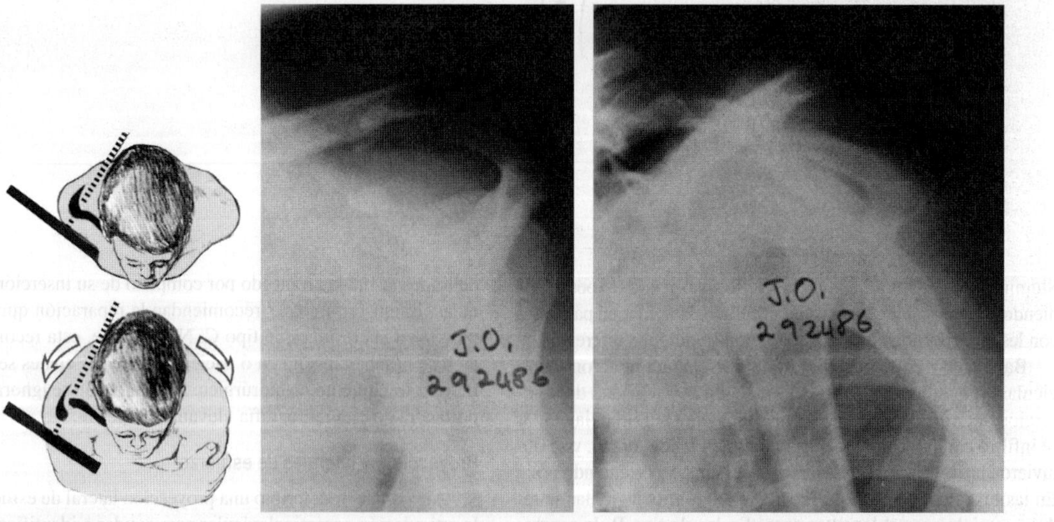

Fig. 12-26 • Técnica para obtener una proyección de Alexander o proyección lateral de la escápula, para valorar lesiones de la articulación acromioclavicular. **Izquierda,** esquema que ilustra cómo se inclinan los hombros hacia adelante en el momento en que se obtiene la radiografía. **Centro,** proyección de Alexander obtenida con el hombro en posición relajada. Obsérvese que el desplazamiento de la articulación acromioclavicular es mínimo. **Derecha,** con los hombros inclinados hacia adelante, se manifiesta un importante desplazamiento de la articulación acromioclavicular, en el que el acromion se desplaza en sentido anterior e inferior bajo el extremo distal de la clavícula.

y con la superficie articular de la clavícula bajo el acromion. Otro 21% de las articulaciones eran incongruentes, de modo que la clavícula descansaba por encima o por debajo de la superficie articular acromial. Nguyen[413] revisó 300 articulaciones acromioclaviculares normales y observó que el 51% de las mismas mostraban una clavícula cabalgante; en el 2% la clavícula se situaba por debajo; el 18% tenía una orientación vertical, y un 29% eran incongruentes.

Según Oppenheimer[432] y Zanca,[637] la amplitud normal de la articulación acromioclavicular en el plano coronal es de 1 mm a 3 mm. Petersson y Redlund-Johnell[448] midieron radiográficamente la amplitud de la articulación acromioclavicular en 151 individuos sanos y llegaron a varias conclusiones: el espacio acromioclavicular disminuye normalmente al aumentar la edad; un espacio articular de 0,5 mm en un paciente mayor de 60 años se considera normal, mientras que un espacio articular mayor de 7 mm en un varón y de 6 mm en una mujer es patológico. En una revisión de 300 individuos sanos realizada en nuestro centro, Nguyen[413] encontró resultados similares. La amplitud articular en estos 300 individuos varió entre 0,5 mm y 7 mm; esta última medida sólo se obtuvo en 6 pacientes.

El interespacio coracoclavicular también muestra importantes variaciones individuales. Bosworth[86] afirmó que la distancia media entre la clavícula y la apófisis coracoides era de 1,3 cm. Bearden y cols.[56] observaron que la anchura normal del espacio coracoclavicular oscilaba entre 1,1 cm y 1,3 cm. Estos autores[52] también afirmaban que un incremento en la distancia coracoclavicular mayor al 50% de la del lado sano significaba que existía una luxación acromioclavicular completa. El autor principal de este capítulo ha encontrado luxaciones completas, incluso con incrementos de la distancia coracoclavicular del 25%.

Lesión tipo I

En una lesión tipo 1, las radiografías de la articulación acromioclavicular son normales en comparación con el hombro no lesionado, con la excepción de una pequeña tumefacción de partes blandas. No existe ensanchamiento, separación ni deformidad.

Lesión tipo II

En una lesión tipo II, el extremo lateral de la clavícula puede estar ligeramente elevado. La articulación acromioclavicular, si la comparamos con la del lado sano, parece un poco más ancha. Quizá este ensanchamiento sea debido a una leve rotación medial de la escápula y a un cierto desplazamiento posterior de la clavícula, a causa de la tracción que ejerce el músculo trapecio. Las radiografías de esfuerzo de ambos hombros para comprobar la integridad de los ligamentos coracoclaviculares revelan que el espacio coracoclavicular en el hombro lesionado es igual que el del hombro sano (Fig. 12-27).

Lesión tipo III

En casos evidentes de luxación acromioclavicular completa, la articulación se desplaza totalmente. El extremo lateral de la clavícula se desplaza completamente por encima del borde superior del acromion, y el espacio coracoclavicular es significativamente mayor que el del hombro sano (Fig. 12-28). Cuando existe duda, lo que sucede a menudo, las radiografías de esfuerzo en las que se compara el hombro sano con el lesionado revelan una

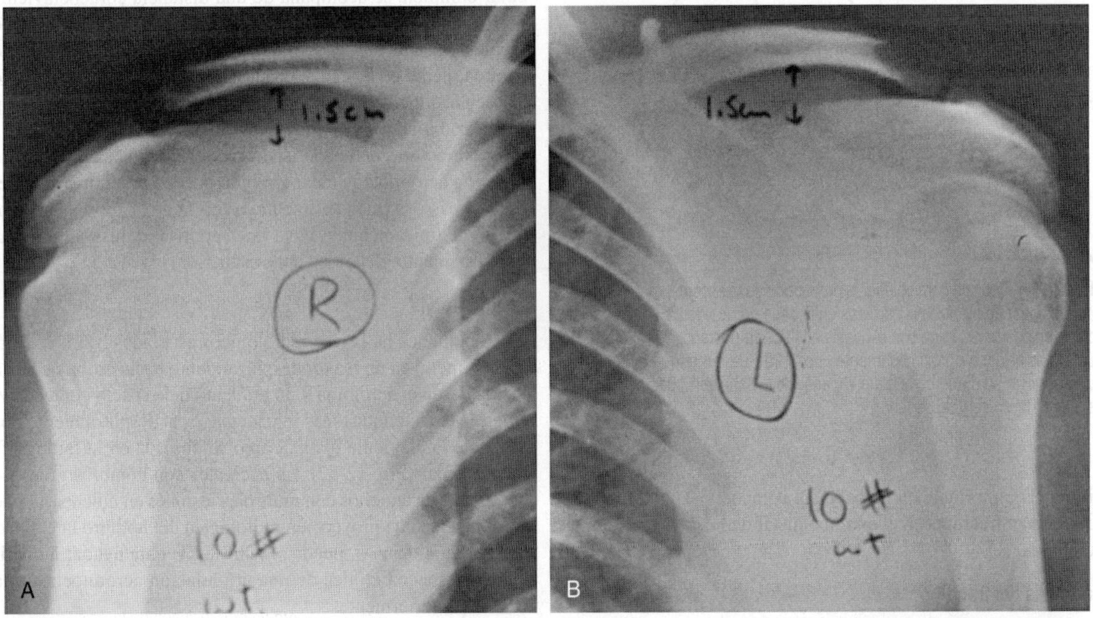

Fig.12-27 • Aspecto radiológico de una lesión tipo II del hombro derecho. Con las radiografías forzadas, la distancia coracoclavicular en ambos hombros (**A** y **B**) es de 1,5 cm. Sin embargo, el hombro derecho lesionado posee una articulación acromioclavicular más ancha, en comparación con la del hombro izquierdo sano.

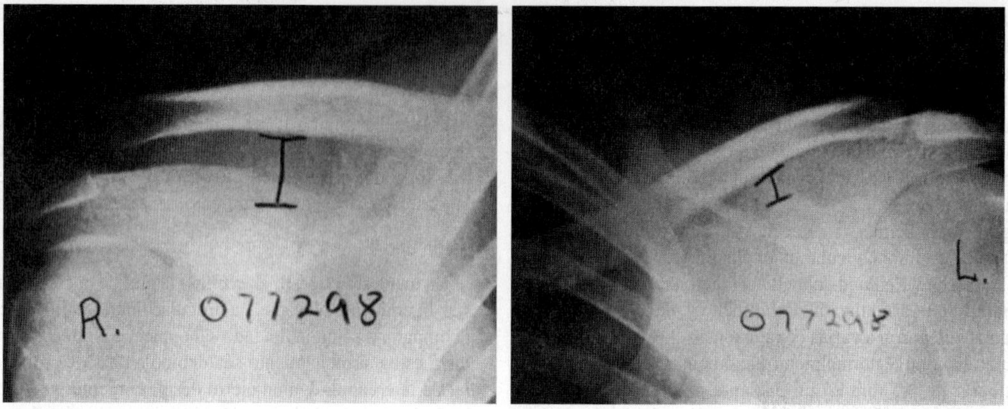

Fig. 12-28 • Aspecto radiológico de una lesión grado III en el hombro derecho. Las radiografías forzadas se obtuvieron para comparar el hombro derecho con el izquierdo. No sólo es significativo el que la articulación acromioclavicular derecha se encuentre desplazada con respecto de la izquierda, sino además, el gran aumento del interespacio coracoclavicular del hombro derecho lesionado con respecto del hombro izquierdo normal.

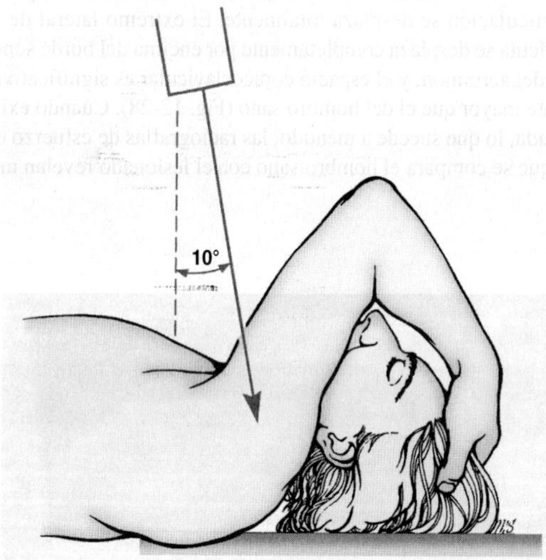

Fig. 12-29 • Técnica para obtener la proyección de la escotadura de Stryker, a fin de poner de manifiesto fracturas en la base coracoidea. El paciente se coloca en posición supina con el chasis en la parte posterior del hombro. El húmero se flexiona aproximadamente unos 120°, de forma que el paciente pueda colocar su mano en la parte superior de la cabeza. El haz de rayos X se dirige 10° en sentido superior.

diferencia importante en la distancia coracoclavicular. A veces se observan fracturas en el extremo distal de la clavícula o en el acromion.

Variantes del tipo III

En raras ocasiones, la luxación acromioclavicular completa se acompaña de una fractura de la apófisis coracoides en vez de una rotura de los ligamentos coracoclaviculares. Aunque la fractura de la apófisis coracoides es difícil de visualizar en las radiografías habituales, debería sospecharse en pacientes con una separación acromioclavicular completa y una distancia coracoclavicular normal, al compararse con el hombro no lesionado. La mejor proyección especial para visualizar la fractura de la apófisis coracoides es la proyección de la escotadura de Stryker (Fig. 12-29). La técnica para la obtención de esta proyección se describe detalladamente en el capítulo sobre la luxación glenohumeral anterior.

El ligamento coracoclavicular se inserta en la base de la apófisis coracoides; por ello, cuando una separación acromioclavicular completa se acompaña de una distancia coracoclavicular normal, debe descartarse una fractura de la base de la apófisis coracoides. La fractura de la punta distal de la apófisis coracoides habitualmente no basta para causar un desplazamiento acromioclavicular superoinferior completo, a pesar de la rotura de la cápsula acromioclavicular (Fig. 13-20).

Las fracturas de la apófisis coracoides asociadas con una separación acromioclavicular también pueden ser intraarticulares. En este caso, la línea de fractura a través de la apófisis coracoides sigue típicamente la vieja línea apofisaria, resultando en un gran fragmento glenoideo anterosuperior (Fig. 12-31).

Lesión tipo IV

Aunque los hallazgos radiológicos asociados con una lesión tipo IV incluyen un mayor desplazamiento hacia arriba de la clavícula desde el acromion y un aumento del espacio coracoclavicular, la característica más impactante es el desplazamiento posterior de la clavícula distal, como se observa en la radiografía lateral axilar (Fig. 12-32). En pacientes con hombros gruesos y pesados, o en aquellos con múltiples lesiones en quienes no puede obtenerse una proyección radiológica del hombro lateral axilar o escapulolateral, puede ser útil la TC para ayudar a confirmar la sospecha clínica de una articulación acromioclavicular luxada posteriormente.

Lesión tipo V

El rasgo radiográfico característico de una lesión tipo V es el marcado incremento (p. ej., de entre 2 y 3 veces mayor que el nor-

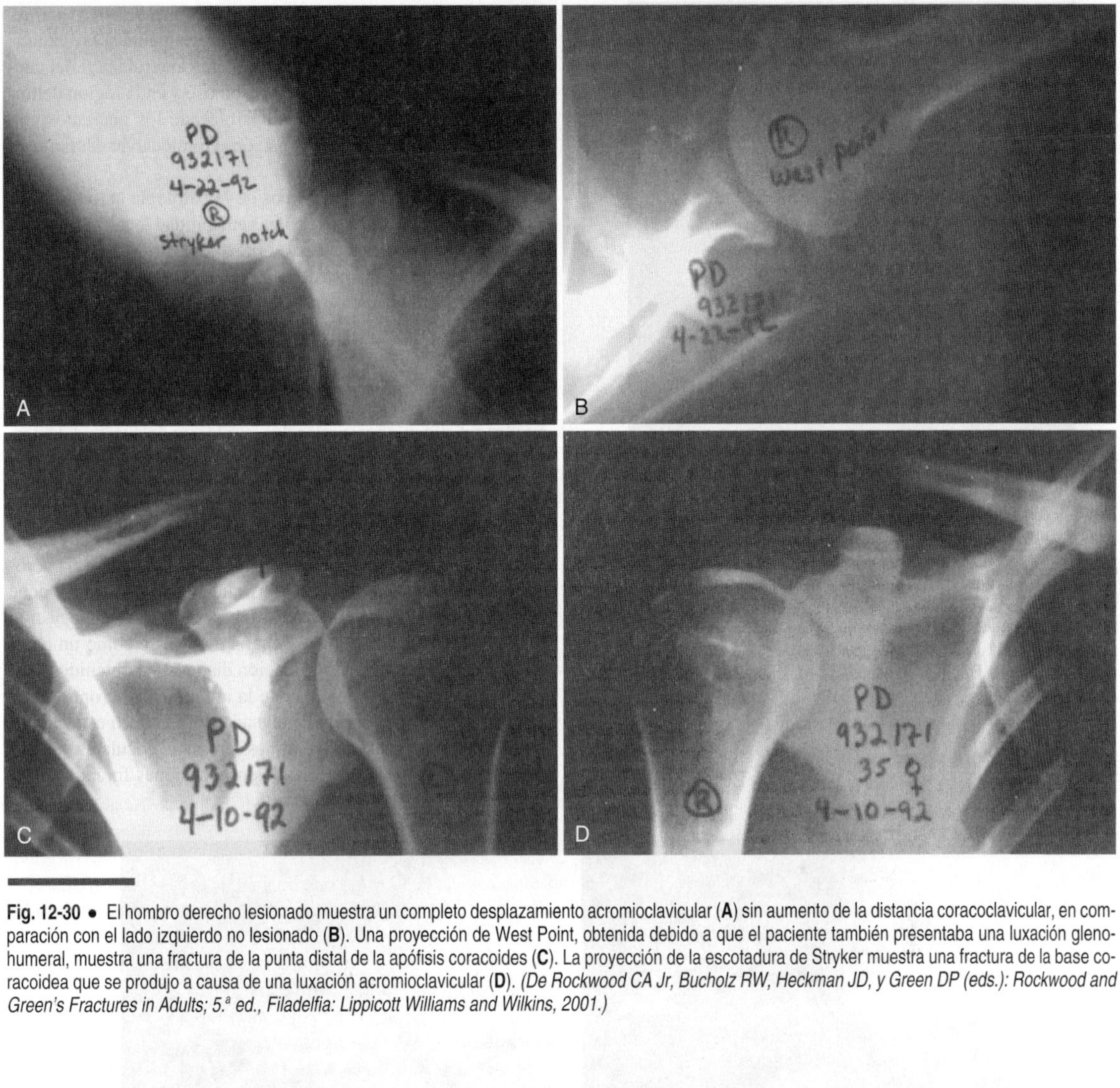

Fig. 12-30 • El hombro derecho lesionado muestra un completo desplazamiento acromioclavicular (**A**) sin aumento de la distancia coracoclavicular, en comparación con el lado izquierdo no lesionado (**B**). Una proyección de West Point, obtenida debido a que el paciente también presentaba una luxación glenohumeral, muestra una fractura de la punta distal de la apófisis coracoides (**C**). La proyección de la escotadura de Stryker muestra una fractura de la base coracoidea que se produjo a causa de una luxación acromioclavicular (**D**). *(De Rockwood CA Jr, Bucholz RW, Heckman JD, y Green DP (eds.): Rockwood and Green's Fractures in Adults; 5.ª ed., Filadelfia: Lippicott Williams and Wilkins, 2001.)*

mal) del espacio coracoclavicular (Figs. 12-33 A y B). La clavícula parece estar muy desplazada en sentido superior, alejándose del acromion. Sin embargo, las radiografías revelan que la clavícula del lado lesionado se encuentra en realidad casi al mismo nivel que la del lado sano, y que la escápula se desplaza en sentido inferior (véanse Figs. 12-33 C y D).

Lesión tipo VI

Existen dos tipos de luxación inferior: subacromial y subcoracoidea. En la variedad subacromial, las radiografías muestran una reducción de la distancia coracoclavicular (es decir, menor que la del lado normal), y el extremo distal de la clavícula se encuentra en una posición subacromial con desplazamiento en sentido inferior. La luxación subcoracoidea se caracteriza por una distancia coracoclavicular invertida, con la clavícula desplazada por debajo de la apófisis coracoides. Puesto que esta lesión es casi siempre resultado de un traumatismo grave, a menudo se acompaña de otras múltiples fracturas en las clavículas y en las costillas.

EXPLORACIÓN DE OTRAS PATOLOGÍAS ACROMIOCLAVICULARES

La articulación acromioclavicular puede estar afectada por muchas otras patologías además de la subluxación o la luxación. Tales trastornos incluyen la artropatía degenerativa o postraumatológica, la artropatía inflamatoria, la artropatía inducida por cristales, la osteólisis, los procesos neoplásicos benignos y los procesos malignos primarios o metastásicos. Una adecuada evaluación incluye la historia clínica, la exploración física, la radiología, la gammagrafía, la RM e inyecciones selectivas.

El dolor asociado con patología acromioclavicular a menudo se localiza muy bien en la articulación acromioclavicular. De hecho, muchos pacientes con patología acromioclavicular sintomática se señalarán directamente la articulación acromioclavicular cuando se les pida que indiquen el área de máximo dolor o sensibilidad. Sin embargo, Gerber y cols.[210] mostraron experimentalmente que la irritación selectiva de la articulación acromio-

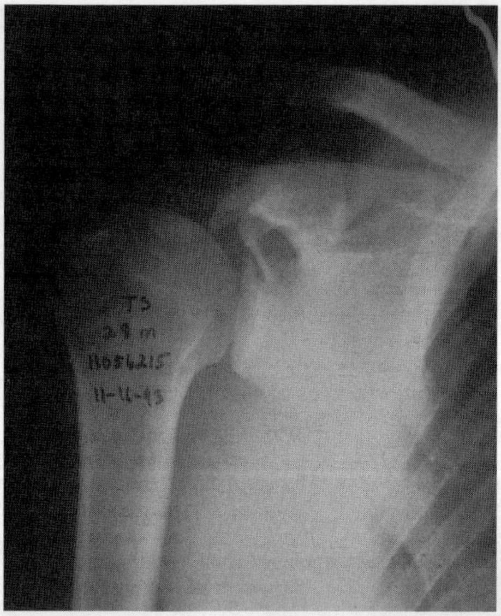

Fig. 12-31 • Aspecto radiológico de una separación acromioclavicular completa asociada con una fractura intraarticular de la base coracoidea. *(De Rockwood CA Jr, Bucholz RW, Heckman JD, y Green DP (eds.): Rockwood and Green's Fractures in Adults; 5.ª ed., Filadelfia: Lippicott Williams and Wilkins, 2001.)*

clavicular, mediante una solución hipertónica de suero salino, causaba no sólo un dolor localizado directamente sobre la articulación, sino también un dolor en la cara anterolateral del cuello, en la región del trapecio-supraespinoso y en la región deltoidea anterolateral. Por ello, es posible que los pacientes con trastornos dolorosos de la articulación acromioclavicular también se quejen de dolor en tales áreas.

Los clásicos hallazgos físicos de la patología acromioclavicular sintomática consisten en una sensibilidad localizada a punta de dedo y en dolor al situar el brazo cruzado sobre el cuerpo en aducción. También puede haber una prominencia de la articulación en comparación con el lado opuesto. La compresión subacromial puede ser difícil de distinguir de la artropatía acromioclavicular. Por otra parte, ambos trastornos pueden coexistir. Buchberger[101] ha descrito una maniobra de exploración física, el test diferencial de la articulación acromioclavicular, que puede ayudar a distinguir entre estas dos patologías dolorosas del hombro. El test se realiza con el paciente sentado aplicando una presión hacia abajo sobre el tercio lateral de la clavícula, mientras se fuerza pasivamente el brazo, colocado en ligera aducción y rotación externa, hacia una flexión. Se cree que cuando hay dolor asociado con esta maniobra es indicativo de una patología acromioclavicular. Este test no ha sido validado, y por tanto no debe emplearse como sustituto de otros test para valorar la afectación acromioclavicular. Más bien, debería emplearse como un complemento del resto de la información diagnóstica obtenido.

La exploración radiológica de la articulación acromioclavicular ha sido explicada con detalle anteriormente en este capítulo. En la evaluación de los trastornos acromioclaviculares no traumatológicos no son necesarias las proyecciones forzadas de la

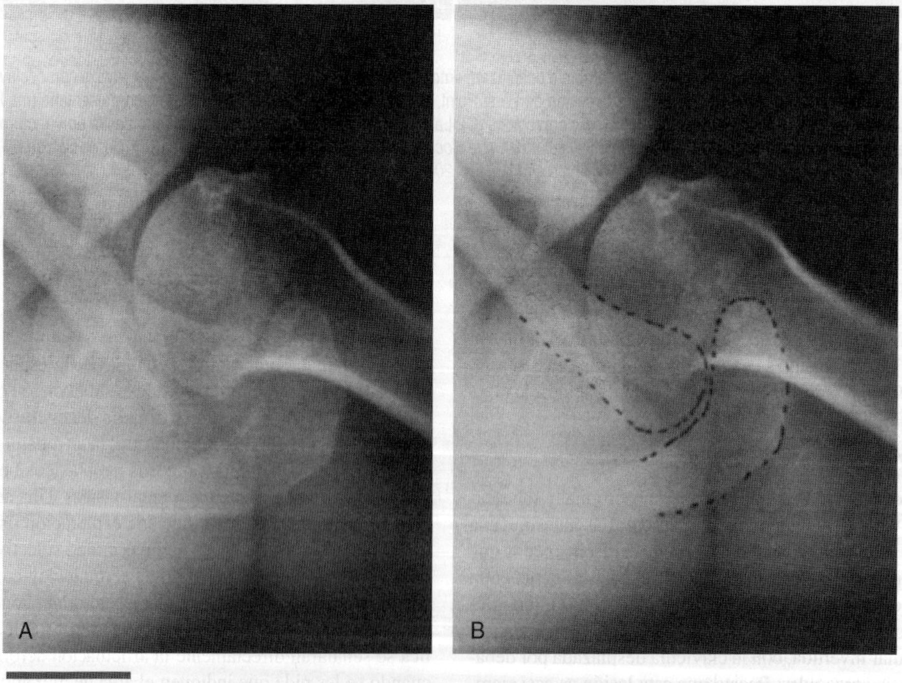

Fig. 12-32 • Luxación posterior tipo IV de la articulación acromioclavicular. **A,** Radiografía axilar lateral del hombro derecho. **B,** Proyección axilar; la parte distal de la clavícula y del acromion delineada.

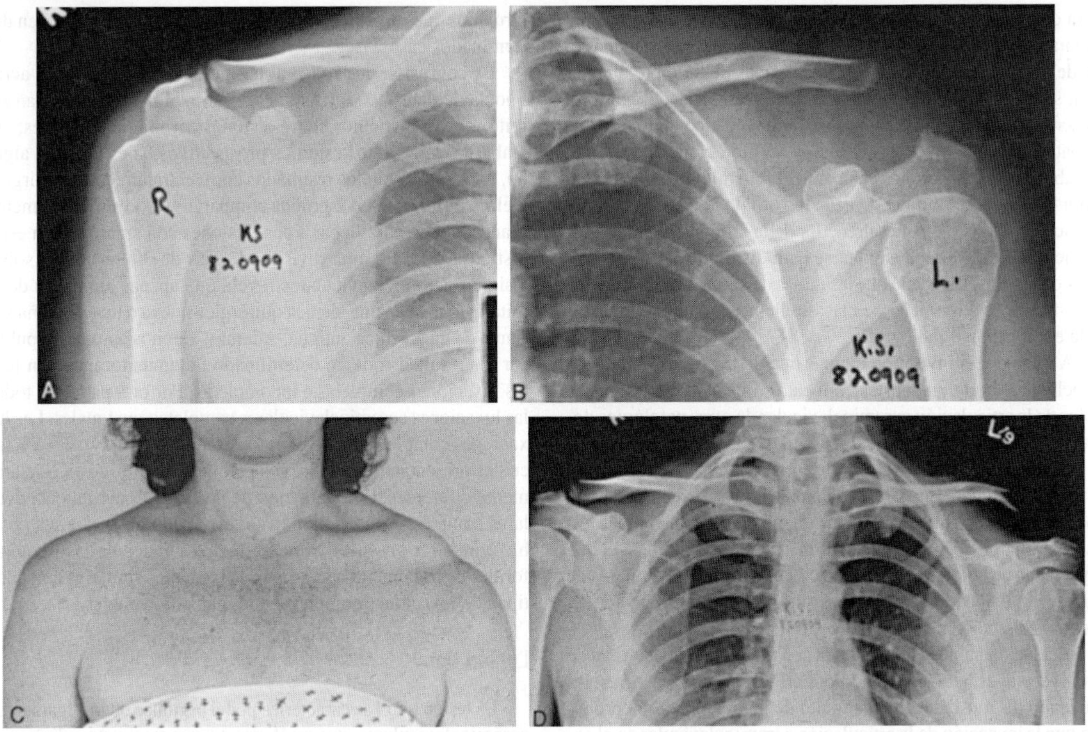

Fig. 12-33 • Radiografía de un paciente con una lesión tipo V. **A,** Hombro derecho sano. **B,** Hombro izquierdo lesionado. Obsérvese la gran disparidad en el espacio coracoclavicular. **C** y **D,** Comparación de la deformidad clínica del paciente con la deformidad radiográfica. Obsérvese que una línea trazada a través de ambas clavículas mostraría que éstas se encuentran básicamente al mismo nivel. La deformidad se debe al desplazamiento inferior de la extremidad superior, el cual es secundario a la pérdida de los ligamentos suspensorios coracoclaviculares.

articulación acromioclavicular. Sin embargo, son muy útiles las proyecciones oblicuas descritas por Zanca.[637] Por otra parte, en pacientes mayores de 40 años con una artropatía acromioclavicular, pueden obtenerse proyecciones habituales de compresión subacromial (p. ej., de la salida del supraespinoso o en inclinación caudal de 30°), particularmente si presentan una historia y hallazgos físicos de compresión subacromial. Aunque para hacer el diagnóstico de una artropatía acromioclavicular no es necesaria la gammagrafía, ésta puede ser útil para confirmar el diagnóstico, en particular si los hallazgos radiológicos son sutiles.

También se ha utilizado la RM para diagnosticar los trastornos dolorosos de la articulación acromioclavicular. Los hallazgos de RM asociados con la osteólisis postraumatológica y la inducida por estrés han sido descritos por De la Puente y cols.[153] e incluyen un edema del tercio distal de la clavícula, que se evidencia por un aumento de intensidad de la señal en T2, una prominencia de la cápsula articular, la presencia de fluido articular, una irregularidad cortical y una fragmentación ósea. Curiosamente, el aumento de intensidad de la señal en T2 también se observó en la parte medial del acromion. El hallazgo más frecuente fue un aumento de la intensidad de la señal en T2 en la porción distal de la clavícula, no habiendo diferencia entre los hallazgos de RM de casos postraumatológicos y de los inducidos por estrés.

El hallazgo de un aumento de la señal en T2 también puede observarse en pacientes con dolor acromioclavicular pero sin evidencia de osteólisis. Fiorella y cols.[190] describieron a 8 pacientes con dolor acromioclavicular, con radiografías acromioclaviculares normales, y con hallazgos en la RM isolateral de un aumento de la intensidad de la señal en T2 en el extremo distal de la clavícula. En 5 de los 8 pacientes fue necesaria la resección artroscópica del extremo distal de la clavícula, lo cual resolvió los síntomas en todos los casos. Además, los autores observaron una incidencia de este hallazgo de RM del 12,5%, en 761 exploraciones realizadas a lo largo de un período de 25 meses. Jordan y cols.[295] también encontraron una correlación estadísticamente significativa entre la presencia de un aumento de la intensidad de la señal en T2, en el extremo distal de la clavícula, y un diagnóstico clínico de artropatía acromioclavicular.

En personas asintomáticas también se encuentran hallazgos en la RM de la articulación acromioclavicular, debiendo interpretarse en el contexto de los hallazgos clínicos. Stein y cols.[557] estudiaron exploraciones de RM en 42 personas asintomáticas, y caracterizaron la presencia y gravedad de los cambios artríticos de la articulación acromioclavicular. Aunque se encontraron cambios degenerativos en pacientes menores y mayores de 30 años (en un 68% y un 93%, respectivamente), dichos cambios fueron más graves o estaban más avanzados en el grupo de mayores de 30 años. La clara implicación de este estudio es que el diagnóstico de la artropatía acromioclavicular debe basarse en hallazgos clínicos, y que los hallazgos de RM deben considerarse como soporte.

En pacientes diagnosticados de una artropatía acromioclavicular no está claro el valor de la exploración mediante RM a la hora de tomar una decisión clínica, especialmente si tenemos en cuenta su coste. Sher y cols.[529] estudiaron esta cuestión en una serie de 100 pacientes con diversas patologías del hombro que habían sido remitidos a las consultas de especialistas del hombro. Describieron que en pacientes con un diagnóstico clínico de artropatía acromioclavicular aislada, las exploraciones de RM resultaban en pocos cambios en cuanto al tratamiento, teniendo un valor diagnóstico limitado. Quizá algo útil de la RM sea el diagnóstico de masas o quistes alrededor de la articulación acromioclavicular. La RM debe emplearse para distinguir las masas sólidas de las quísticas, dado que las masas de partes blandas pueden ser difíciles de diferenciar de masas rellenas de líquido, mediante la exploración o radiografía.[173]

A menudo, la inyección diagnóstica de la articulación acromioclavicular con un anestésico local es útil para diferenciar el dolor de la articulación acromioclavicular de otras patologías dolorosas del hombro. Sin embargo, para que la inyección sirva de ayuda, la aguja debe penetrar correctamente en la articulación acromioclavicular. En las articulaciones muy artríticas y pinzadas puede ser difícil realizar una inyección con precisión. De hecho, Partington y Broome[438] llevaron a cabo un estudio en el que inyectaban un colorante en articulaciones acromioclaviculares de cadáveres, colocados en decúbito supino, realizando posteriormente la disección de los hombros. En 16 de 24 hombros (67%), la articulación había sido inyectada con éxito, aunque la mitad de las inyecciones habían afectado por error a otras estructuras, incluyendo los músculos del manguito de los rotadores. Es probable que la inyección de la articulación acromioclavicular en el cadáver sea más difícil de realizar que en el paciente sentado. Por otra parte, es probable que los resultados sean mejores en función de la experiencia del médico que inyecta. Sin embargo, si uno no está seguro de que la articulación vaya a inyectarse con éxito, puede emplearse una guía fluoroscópica.

La patología acromioclavicular puede ser aislada o presentarse junto a otros trastornos dolorosos del hombro. Brown y cols.[96] describieron una patología coexistente en 213 de 218 hombros con artropatía acromioclavicular sintomática. Estos trastornos coexistentes incluyeron la degeneración del manguito de los rotadores, desgarros del manguito de los rotadores, desgarros labrales, artropatía glenohumeral y patología del tendón del bíceps. En 49 de los 218 hombros no se esperaban patologías coexistentes. Los desgarros labrales fueron más habituales en pacientes menores de 50 años, mientras que los desgarros del manguito de los rotadores fueron más comunes en pacientes mayores. Los autores recomendaban realizar una artroscopia diagnóstica al llevar a cabo la corrección quirúrgica de la patología acromioclavicular.

TRATAMIENTO DE LAS LESIONES ACROMIOCLAVICULARES

En 1917, Cadenat[107] afirmó que el tratamiento de las lesiones acromioclaviculares variaba según la luxación fuera completa o incompleta. Aunque algunos autores describen la reparación quirúrgica para ciertos casos de luxación incompleta, la mayor parte de las lesiones de tipo I y II no precisan cirugía. En cambio, el tratamiento de las luxaciones completas es mucho más controvertido. Muchos cirujanos recomiendan sin excepción la reducción quirúrgica y la reparación de todas las luxaciones acromioclaviculares agudas y completas. Otros autores defienden, con la misma firmeza, el tratamiento no quirúrgico habitual de todos los casos de luxación completa. También hay cirujanos que recomiendan el tratamiento quirúrgico sólo en determinados casos.

La confusión que rodea al tratamiento de las lesiones acromioclaviculares no se aclara al revisar la bibliografía. Se han escrito muchos artículos sobre lesiones acromioclaviculares; sin embargo, muy pocos estudios prospectivos, si es que hay alguno, han comparado los resultados entre el tratamiento quirúrgico y el no quirúrgico en 2 grupos comparativos, lo suficientemente grandes como para llegar a conclusiones con significación estadística. De hecho, una revisión de más de 300 artículos sobre lesiones acromioclaviculares revela que apenas alrededor de la mitad incorporan una técnica quirúrgica nueva o una pequeña variante de una técnica antigua. Además, algunos autores, al publicar los resultados de un determinado tratamiento, incluyen juntas luxaciones completas e incompletas. Por otra parte, no todas las luxaciones acromioclaviculares completas son iguales. Las luxaciones completas incluyen las lesiones tipo III, IV, V y VI, las cuales presentan unos hallazgos patológicos y pronósticos claramente diferentes. El tratamiento de las lesiones acromioclaviculares completas seguirá siendo controvertido hasta que sea posible comparar prospectivamente los resultados de las diversas formas de tratamiento, en grupos de pacientes similares con unos tipos de luxaciones completas que sean comparables.

Lesión tipo I

La lesión tipo I se caracteriza por el esguince de los ligamentos acromioclaviculares, que no llegan a romperse, y unos ligamentos coracoclaviculares normales. Los síntomas casi siempre desaparecen tras 7 ó 10 días de reposo. La aplicación de bolsas de hielo ayuda a reducir las molestias; sin embargo, es conveniente proteger el hombro de otras lesiones hasta que se restablezca el arco de movimiento indoloro.

Lesión tipo II

En una lesión tipo II, los ligamentos acromioclaviculares se desgarran y los coracoclaviculares se distienden, aunque no se rompen. A veces esta lesión conlleva un desprendimiento parcial de los músculos deltoides y trapecio de su inserción en la clavícula, lo que agrava el dolor y la molestia.

Tratamiento no quirúrgico

La mayoría de los autores coincide en que para tratar lesiones tipo II están indicadas medidas conservadoras. Sin embargo, un artículo de Bergfeld y cols.[64] y un estudio de Cox[135] sugieren que las lesiones tipo I y II pueden producir una discapacidad crónica mayor que lo que se pensaba.

Se han descrito varios tipos de tratamiento no quirúrgico para las luxaciones acromioclaviculares tipo II. Algunos intentan reducir la subluxación mediante el uso de vendajes compresivos y cabestrillo, tiras de cinta adhesiva, abrazaderas, arneses, técnicas de tracción y muchos tipos de férulas. Urist[590-592] revisó ampliamente la bibliografía y resumió más de 35 tipos de tratamiento no quirúrgico para la luxación acromioclavicular. Propuso la utilización de un dispositivo o férula que incorporaba una tira elástica para sujetar el brazo y deprimir la clavícula. Allman[16] recomendó el uso del cabestrillo o arnés de Kenny-Howard (Fig. 12-34) durante tres semanas. Independientemente del método de reducción e inmovilización, se necesitan entre 3 y 6 semanas de pre-

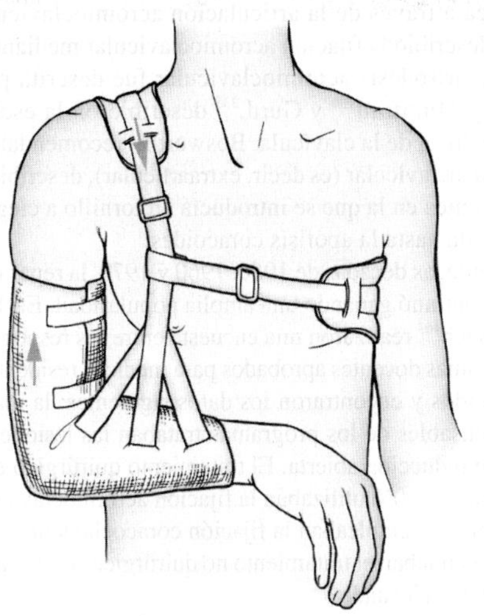

Fig. 12-34 • Dibujo esquemático de un arnés de hombro que se utiliza para el tratamiento no quirúrgico de las lesiones de la articulación acromioclavicular (arnés de hombro modificado de Kenny-Howard). La tira que va sobre la punta del hombro y bajo el codo se aprieta lo suficiente para reducir la clavícula en el acromion. La banda que rodea el tronco impide que el arnés se deslice de la parte superior del hombro.

sión continua en la cara superior de la clavícula para que cicatricen los ligamentos.

Por otra parte, otros autores aconsejan un cabestrillo durante 10 ó 14 días o hasta que los síntomas desaparezcan, seguido de un programa de rehabilitación temprano y gradual. Con este método de tratamiento se pasa por alto la subluxación. El paciente debe evitar los deportes de contacto y de levantamiento de pesos durante 8 ó 12 semanas para que los ligamentos cicatricen por completo. Si éstos se lesionan de nuevo antes de la completa cicatrización, la subluxación podría convertirse en luxación completa.

Tratamiento quirúrgico

Tras una lesión acromioclavicular tipo II se han descrito casos de dolor persistente.[53] Los síntomas pueden ser secundarios a una osteólisis postraumatológica de la clavícula, al desgarro de los ligamentos capsulares atrapados dentro de la articulación, a cuerpos libres de cartílago articular o a la desinserción del menisco intraarticular que se desplaza hacia dentro y hacia fuera de la articulación, al igual que un menisco de la rodilla que se ha roto. Este «trastorno interno» ha sido descrito por Bateman.[53] Brosgol[95] describió la aplicación de la artrografía de la articulación acromioclavicular para perfilar la patología asociada cuando persisten los síntomas acromioclaviculares.

Para aliviar el dolor que persiste tras una lesión acromioclavicular tipo II, a veces se debe recurrir a una artroplastia de la articulación acromioclavicular. Si la superficie articular de la clavícula es degenerativa, además de desbridar la articulación y de realizar una meniscectomía es necesario extirpar unos 2 cm distales de la clavícula. Puesto que el ligamento coracoclavicular se encuentra íntegro, la escápula no se desplaza hacia abajo, y el espacio coracoclavicular se conserva. Esta técnica ha sido descrita por Mumford[400] y Gurd.[235]

Lesión tipo III

Revisión histórica

A lo largo de la historia de la medicina, tanto los métodos quirúrgicos como los no quirúrgicos para el tratamiento de la luxación acromioclavicular completa han tenido una aceptación cíclica. Los primeros escritos sobre este tema de Hipócrates, Galeno y Pablo de Egina, recomendaban la reducción cerrada y el empleo de vendajes compresivos para mantener la clavícula en su posición.[4] Hipócrates[4] manifestó que la parte protuberante del hombro (es decir, la clavícula) debía deprimirse con compresas mientras el brazo se mantenía elevado con la ayuda de un cabestrillo y vendaje (Fig. 12-35). Además, afirmaba que el resultado final sería bueno a pesar de la inevitable y persistente deformidad de la articulación. Muchas de estas ideas todavía son útiles hoy.

Tras el descubrimiento de la anestesia por Long y cols.[642] en 1844 y el desarrollo de los principios de la antisepsia en cirugía por Lister[642] en 1867, la reparación quirúrgica de la luxación acromioclavicular aguda se hizo popular. Se describieron reparaciones tanto intraarticulares (es decir, acromioclavicular) como extraarticulares (es decir, coracoclavicular). Cadenat,[107] en su clásico artículo de 1917, dio crédito a Samuel Cooper, de San Francisco, con la primera reparación acromioclavicular. Cooper llevó a cabo esta reparación en 1861, con un asa de alambre de plata.

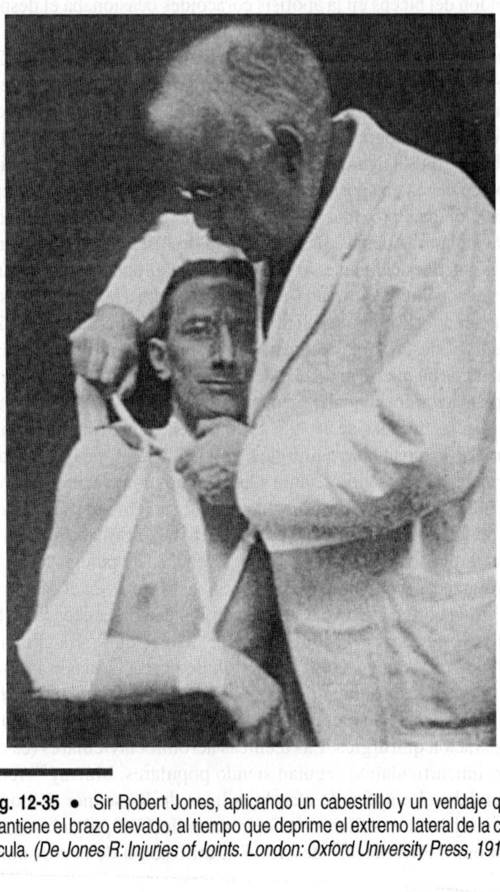

Fig. 12-35 • Sir Robert Jones, aplicando un cabestrillo y un vendaje que mantiene el brazo elevado, al tiempo que deprime el extremo lateral de la clavícula. *(De Jones R: Injuries of Joints. London: Oxford University Press, 1917.)*

Después de Cooper, varios autores describieron diversas técnicas de estabilización acromioclavicular para la luxación acromioclavicular completa y aguda. Poirier y Rieffel,[456] Tuffier[107] y Baum[107] utilizaron suturas para reparar los ligamentos acromioclaviculares y la cápsula articular. En 1866, Baum[107] suturó los ligamentos acromioclaviculares por vía percutánea (es decir, una incisión). Aprendió esta técnica de Volkmann. Bunnell,[103] en 1928, utilizó la fascia lata para reconstruir la articulación acromioclavicular. Para la fijación acromioclavicular, Budinger[107] empleó un tornillo, y Delbet y Lambotte[107] utilizaron un clavo. En 1889, Paci[107] y Bauchet y Caldwell[107] realizaron una artrodesis o anquilosis de la articulación acromioclavicular. Morestin[107] resecó los 2,5 cm externos de la clavícula.

Si bien se acepta que la primera reparación de los ligamentos coracoclaviculares la realizó Baum en 1886, éste la llevó a cabo como un procedimiento secundario. Pensaba que lo más importante era reparar los ligamentos acromioclaviculares. Según Cadenat,[107] fue Delbet el primero en reconstruir los ligamentos coracoclaviculares. Delbet introdujo una sola hebra de alambre de plata bajo la apófisis coracoides, a través de un orificio taladrado en sentido anteroposterior en la clavícula. La deformidad reapareció a los 45 días del postoperatorio. Al operar de nuevo, Delbet observó que el alambre se había roto. Por ello, en dos casos posteriores, utilizó dos hilos de seda anudados sobre la clavícula. Cadenat[107] empleó en cadáveres una banda de la porción corta del tendón bicipital para reconstruir el ligamento coracoclavicular. Observó que la localización anterior de la porción corta del tendón del bíceps en la apófisis coracoides ocasionaba el desplazamiento anterior de la clavícula cuando se utiliza este tendón en sustitución del ligamento coracoclavicular. En consecuencia, Cadenat[107] no realizó esta operación en ningún paciente vivo; sin embargo, en 1917, describió la utilización del ligamento coracoacromial para reconstruir el ligamento coracoclavicular. Observó que el ligamento coracoacromial se inserta en la apófisis coracoides en una posición más posterior que el tendón del bíceps, posición más próxima a la inserción de los ligamentos coracoclaviculares. Además, observó que la desinserción de la porción más anterior del ligamento coracoacromial proporcionaba la suficiente longitud como para suturar el ligamento a la clavícula, estableciendo así un nuevo ligamento coracoclavicular. En 1929, Henry[259] describió la reconstrucción del ligamento coracoclavicular con un injerto autógeno de fascia lata combinado con una fijación acromioclavicular mediante dos alambres de Kirschner.

En las décadas de 1930 y 1940, la tendencia comenzó a alejarse de la reparación quirúrgica, volviendo a los métodos de tratamiento conservadores, tanto a los antiguos como a otros nuevos. Férulas de todas las formas y tamaños se hicieron particularmente populares. En un artículo en 1959, Urist[591] afirmaba que «ellas (las férulas) variaban desde las más pequeñas y pulcras hasta las más grandes y grotescas que se hayan visto jamás en el campo de la cirugía ortopédica y de la traumatología». En la década de los años posteriores a 1940, Gibbens,[214] Morrison,[392] Batchelor,[52] Brandt[92] y Varney y cols.[600] desarrollaron otras férulas y arneses.

Pese al resurgimiento del tratamiento no quirúrgico, durante la década de 1940 muchos investigadores seguían apoyando la reparación quirúrgica. Las técnicas acromioclaviculares (es decir, intraarticulares) seguían siendo populares. Murray[402] recomendaba el empleo de alambres lisos de Kirschner. Bloom[78] aconsejaba dos alfileres de Steinmann de 1/32 pulgadas (unos 0,8 mm). Phemister[499] describió la utilización de clavos duros con rosca a través de la articulación acromioclavicular. Stewart[563] describió la fijación acromioclavicular mediante un tornillo. La artrodesis acromioclavicular fue descrita por Caldwell,[110] y Mumford[400] y Gurd,[235] describieron la escisión del extremo distal de la clavícula. Bosworth[83] recomendaba la fijación coracoclavicular (es decir, extraarticular), describiendo una nueva técnica en la que se introducía un tornillo a ciegas desde la clavícula hasta la apófisis coracoides.

Durante las décadas de 1950, 1960 y 1970, la reparación quirúrgica continuó ganando una amplia popularidad. En 1974, Powers y Bach[463] realizaron una encuesta entre los responsables de los programas docentes aprobados para médicos residentes en Estados Unidos y encontraron los datos siguientes: la mayoría de los responsables de los programas trataban las lesiones tipo III mediante reducción abierta. El tratamiento quirúrgico era variable, aunque el 60% utilizaban la fijación acromioclavicular temporal y el 35% empleaban la fijación coracoclavicular. Muy pocos recomendaban el tratamiento no quirúrgico, ya que a menudo no resultaba adecuado.

A partir de estos datos, Powers y Bach[463] concluyeron que la reparación quirúrgica era el método de tratamiento más popular en las luxaciones acromioclaviculares completas.

Más recientemente, Cox[136,137] llevó a cabo un estudio similar al de Powers y Bach[463] de 1974. Cox[136,137] envió formularios a dos grupos de cirujanos ortopédicos: uno de ellos consistía en 62 cirujanos ortopédicos que trataban habitualmente a deportistas, y el segundo grupo estaba formado por 231 responsables de los programas de formación de residentes de ortopedia en Norteamérica. Cincuenta y uno de los 59 de los cirujanos ortopédicos del primer grupo que respondieron (86,4%) preferían el tratamiento no quirúrgico para la luxación acromioclavicular tipo III; el 56,7% de los cirujanos del primer grupo que eligieron el tratamiento no quirúrgico preferían el tratamiento sintomático en lugar de la reducción manual. De los 187 responsables de ortopedia que respondieron, 135 (72,2%) preferían el tratamiento no quirúrgico de las lesiones tipo III; el 71,9% de los responsables de los departamentos que preferían el tratamiento no quirúrgico se inclinaban por el tratamiento sintomático en lugar de intentar una manipulación cerrada. Según Cox,[136,137] en la actualidad, en las lesiones acromioclaviculares tipo III se prefiere el tratamiento no quirúrgico, que implica un tratamiento sintomático. Esta preferencia representa un cambio hacia el tratamiento no quirúrgico desde la revisión realizada por Powers y Bach[463] en 1974.

Muchos autores recomiendan el tratamiento no quirúrgico de la luxación acromioclavicular tipo III.[22,41,218,287,349,398,522,578,598,630] Anzel y Streitz[22] describieron resultados satisfactorios en 31 pacientes con lesiones claviculares tipo II y III tratadas con una férula dinámica. Jakobsen[287] prefiere el tratamiento no quirúrgico en lugar del quirúrgico para la luxación acromioclavicular completa, ya que obtenía resultados funcionales similares en ambos grupos, una convalecencia más corta en el grupo tratado sin cirugía, y además, complicaciones más fáciles de corregir. Bannister y cols.[41] realizaron uno de los pocos estudios prospectivos y aleatorios sobre la luxación acromioclavicular. Un conjunto de 60 pacientes fueron asignados al azar a un grupo sometido a tratamiento no quirúrgico, que implicaba solamente un tratamiento sintomático, o a un grupo tratado quirúrgicamente mediante reducción abierta y fijación interna con un tornillo coracoclavicular. En el grupo sometido a tratamiento no

Tabla 12-3 • Formas de tratamiento no quirúrgico de la luxación acromioclavicular descritas en la bibliografía

Forma de tratamiento	Autores
Tiras adhesivas	Rawlings[476]
	Thorndike y Quigley[577]
	Benson[62]
	Bakalim y Wilppula[35]
Cabestrillo y vendaje	Jones[294]
	Watson-Jones[613]
	Hawkins[254]
Abrazaderas y arneses	Giannestras[213]
	Warner[609]
	Currie[140]
	Anderson y Burgess[21]
Asas abrazaderas, calcetines, ligas y tirantes	Darrow y cols.[148]
	Spigelman[553]
	Varney y cols.[600]
Vendajes en forma de ocho	Usadel[593]
Cabestrillos y vestiduras de presión	Goldberg[220]
Tracción en abducción y suspensión en cama	Caldwell[111]
Férulas	Urist[590]
	Howard[274]
	Shaar[525]
	Hart[249]
	Trynin[583]
	Stubbins y McGaw[566]
	Dillehunt[163]
	Key y Conwell[309]
	Gibbens[214]

quirúrgico se incluyeron 33 pacientes, y en el quirúrgico 27 pacientes. Estos pacientes se calificaron de acuerdo con el dolor, la funcionalidad y el arco de movimiento. No se encontraron diferencias entre el grupo sometido a tratamiento quirúrgico y el no quirúrgico, con la excepción de 12 pacientes que se consideró tenían una separación importante (mayor o igual a 2 cm). En estos pacientes, la fijación quirúrgica dio mejores resultados. Es posible que este subgrupo de pacientes representara una separación acromioclavicular tipo V en vez de una separación tipo III.

Schlegel y cols.[511] estudiaron prospectivamente a 25 pacientes con luxación acromioclavicular tipo III, que fueron tratados no quirúrgicamente mediante un cabestrillo para que estuvieran cómodos, e iniciando precozmente ejercicios progresivos de arco de movimiento. Veinte de los 25 pacientes completaron el protocolo de evaluación y prueba de fuerza al cabo de un año. Subjetivamente, 4 de los 20 pacientes (20%) pensaron que sus resultados no fueron del todo óptimos; sólo 1 de ellos tuvo el suficiente grado de descontento como para garantizar la reconstrucción. La exploración objetiva y la prueba de fuerza de los 20 pacientes mostraron que no había limitación de la movilidad del hombro ni diferencia en la fuerza muscular de rotación del hombro. La única prueba que mostró una diferencia significativa a corto plazo fue el banco de presión, siendo la extremidad lesionada un 17% más débil como promedio.

Hay varios estudios que no han mostrado diferencias importantes en la fuerza de los pacientes con una separación acromioclavicular completa que fueron sometidos a tratamiento no quirúrgico.[218,349,543,578,630] El estudio de Wojtys y Nelson[630] es diferente en el sentido de que se comprobó tanto la fuerza como la resistencia. Según estos autores,[630] tanto la fuerza como la resistencia fueron comparables con las del lado sano. Sin embargo, se encontró una cierta tendencia (sin significación estadística) a una disminución de la fuerza y resistencia esperadas en el hombro dominante en pacientes que habían sufrido lesiones de dicho hombro.

En resumen, el tratamiento de la luxación acromioclavicular completa todavía es motivo de discrepancia. En la mayoría de los pacientes con lesiones tipo III pueden obtenerse resultados funcionales excelentes con métodos no quirúrgicos. Los pacientes más jóvenes y más activos, con un desplazamiento mayor, pueden beneficiarse de la estabilización quirúrgica.

Tratamiento no quirúrgico

Se han descrito numerosos métodos de tratamiento no quirúrgico de la luxación acromioclavicular completa (Tabla 12-3). Los métodos utilizados con mayor frecuencia son: 1) la reducción cerrada y la aplicación de un cabestrillo y arnés para mantener reducida la clavícula, y 2) la sujeción con cabestrillo a corto plazo, seguida del comienzo precoz con ejercicios del arco de movimiento. Múltiples estudios han descrito buenos resultados funcionales, a pesar de la deformidad residual que persiste en los pacientes tratados con este método de «negligencia hábil».[254,277,287,349] Aunque en ocasiones todavía se utilizan yesos, éstos ya no son tan populares, lo que sin duda se debe en parte a los buenos resultados obtenidos con otros métodos de tratamiento no quirúrgico más adecuados.

Dispositivos de cabestrillo y arnés

El cabestrillo sujeta el antebrazo y el brazo. Una banda o arnés se tensa alrededor de la parte superior del hombro y del codo, para deprimir el extremo distal de la clavícula (véanse Figs. 12-34 y 12-35). Otra tira rodea al tronco para evitar que el arnés se deslice de la parte superior del hombro. Para mantener la reducción, el cabestrillo y el arnés deben mantener una presión continua bajo el codo y sobre la parte superior de la clavícula durante 6 semanas. Allman[17] describió que este tratamiento fallaba en 1 de cada 5 pacientes debido a la imposibilidad de lograr y mantener la reducción o a la falta de colaboración por parte del paciente. Otros métodos adicionales de reducción e inmovilización incluyen las asas de entrepierna, las medias, las tiras de liga y las almohadillas especiales.[148,553,600]

Negligencia hábil

Este método de tratamiento se utiliza en ocasiones por la insistencia del paciente, otras veces por las circunstancias y otras cuando el médico no queda satisfecho de los resultados logrados con la cirugía o con un dispositivo de cabestrillo y arnés. El tratamiento consiste tan sólo en aplicar un cabestrillo común. Los médicos que tratan lesiones deportivas, sobre todo las que se producen en fútbol, rugby y hockey, recomiendan el tratamiento no quirúrgico, puesto que saben que los jugadores, en unos cuantos días, semanas o meses, volverán a la acción y estarán sujetos al mismo tipo de lesiones por contacto violento en sus hombros. Nicoll,[415] en un artículo editorial filosófico, afirma que los tratamientos conservadores no pueden alcanzar lo inalcanzable, y que las técnicas quirúrgicas no tienen garantías. Sugiere utilizar el cabestrillo durante sólo una o dos semanas, seguido de ejercicios. Glick[217,218] se inclina por la «negligencia hábil» como forma de tratamiento, en particular en atletas, puesto que les permite volver a su deporte más rápidamente y con la «misma seguridad».

En 1977, Glick y cols.[218] describieron 35 casos de luxaciones acromioclaviculares tipo III no reducidas en atletas. Concluyeron que la reducción completa no es necesaria, y que ninguno de estos atletas estuvo discapacitado a lo largo del seguimiento. Recomendaban el tratamiento no quirúrgico y subrayaban la necesidad de un vigoroso programa de rehabilitación para fortalecer el hombro.

Bjerneld y cols.,[73] Dias y cols.,[162] Sleeswijk y cols.[540] y Schwarz y Leixnering[518] también han publicado series de pacientes con lesiones tipo III sometidas a tratamiento no quirúrgico, con unos resultados satisfactorios del 90% al 100% y un seguimiento promedio de entre 5 y 7 años. Dias y cols.[162] también describieron buenos resultados en 52 de 53 pacientes sometidos a tratamiento conservador por luxación (44) y subluxación (9) acromioclavicular. Rawes y Dias[475] mostraron buenos resultados en 29 de 30 pacientes durante un período de seguimiento medio de 12,5 años.

Wojtys y Nelson[630] realizaron un estudio único comparando tanto la fuerza como la resistencia de hombros con una separación tipo III tratados sin cirugía, con respecto las del hombro sano. Observaron que la fuerza y la resistencia eran comparables, pero notaron una tendencia (sin importancia estadística) hacia una menor fuerza y resistencia en el hombro dominante cuando éste era el lesionado.

Tratamiento quirúrgico

Durante el siglo XIX y principios del siglo XX, se llevaron a cabo prácticamente todas las operaciones concebibles sobre la articulación acromioclavicular, en los ligamentos coracoclaviculares y en ambas áreas al mismo tiempo. Hoy en día, la mayoría de los cirujanos utiliza diversas combinaciones de las técnicas antiguas (Fig. 12-36). En la actualidad se utilizan básicamente cuatro operaciones principales. Cada una de estas técnicas se ha modificado de diversas maneras, e incluso algunos autores combinan modificaciones. Sin embargo, también se están utilizando otras técnicas, como el empleo de materiales sintéticos para reconstruir la articulación acromioclavicular, placas metálicas o la osteotomía de la clavícula (Tabla 12-4).

Reparaciones acromioclaviculares intraarticulares

La reparación y la estabilización acromioclavicular siguen siendo técnicas populares. La mayoría de los autores no utilizan alambres de Kirschner, puesto que sólo se dispone de cuatro tamaños (0,028, 0,035, 0,045 y 0,062 pulgadas); todos ellos son pequeños, y pueden romperse y desplazarse. Lizaur y cols.[342] defienden la utilización de alambres-K percutáneos de 1,8 mm para estabilizar la articulación, aunque subrayan ante todo la importancia de reparar el deltoides y el trapecio lesionados. La mayoría de los autores utilizan alfileres de Steinmann de menor tamaño, lisos o con rosca. Éstos pueden introducirse desde el borde lateral del acromion a través de la articulación hasta la clavícula, o bien, se perforan por vía retrógrada desde la articulación, pasando por el acromion y de nuevo por la articulación hasta la clavícula. La parte del alfiler que sobresale por la parte lateral del acromion siempre debe doblarse para impedir el desplazamiento medial del mismo (Fig. 12-37).

Nota: Debe señalarse que pese al hecho de que el alfiler se doble, éste puede romperse, desplazarse y originar graves consecuencias (Fig. 12-38). Véase la última sección sobre complicaciones para informarse sobre el desplazamiento del alfiler hacia la médula espinal, el pulmón, la arteria subclavia, la arteria pulmonar, el mediastino, el corazón, etc.

En la bibliografía se menciona ocasionalmente la colocación ciega de alfileres en la articulación acromioclavicular, si bien es difícil de realizar. De hecho, es difícil taladrar un alfiler a través de la articulación acromioclavicular bajo visión directa (Fig. 12-39).

Sage y Salvatore[499] recomiendan la reparación del ligamento acromioclavicular siempre que sea posible. Ellos insertaron unos alfileres provisionales a través de la articulación y utilizaron el menisco de fibrocartílago para reforzar el ligamento acromioclavicular superior. Stephens[561] estabilizó la articulación acromioclavicular con un clavo de Stuck. Smith y Stewart[545] describieron menos cambios degenerativos en la articulación acromioclavicular, tras la reparación quirúrgica, cuando se habían reparado los ligamentos acromioclaviculares y coracoclaviculares; realizaron la escisión de 1 cm distal de la clavícula y emplearon dos clavos de 3/32 pulgadas a través de la articulación durante 8 ó 10 semanas, como fijación interna temporal.

Bundens y Cook,[102] tras estabilizar la articulación acromioclavicular con dos alfileres, resaltan la importancia de situar la inserción del trapecio y el deltoides una sobre la otra en la parte superior de la clavícula. Augereau y cols.[29] utilizaron dos alfileres para mantener reducida la articulación acromioclavicular y

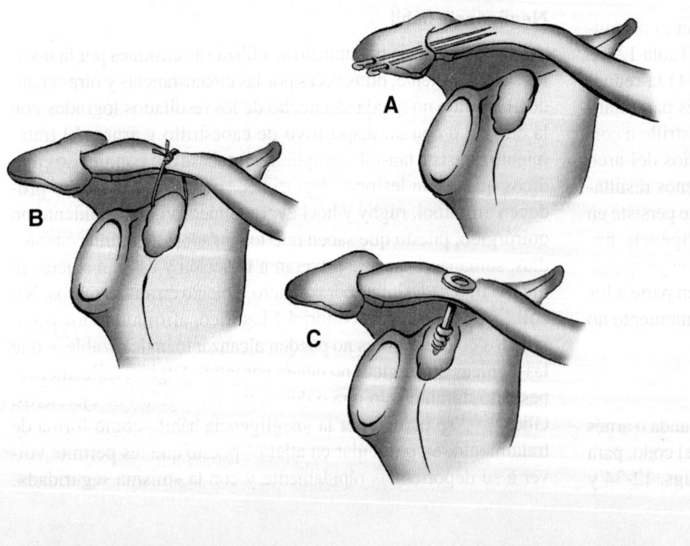

Fig. 12-36 • Técnicas quirúrgicas para el tratamiento de las lesiones de la articulación acromioclavicular. **A,** Alfileres o tornillos que atraviesan la articulación acromioclavicular. **B,** Suturas entre la clavícula y la coracoides. **C,** Tornillo con semivástago liso coracoclavicular. *(De Rockwood CA y Green DP [eds.]: Fractures [3 vols.], 2.ª ed. Filadelfia: JB Lippincott, 1984.)*

Tabla 12-4 • Técnicas quirúrgicas en las lesiones tipo III

Reparación	Autores
Fijación primaria de la articulación acromioclavicular Mediante alfileres, tornillo, alambres de sutura, placas, etc., o reconstrucción, p.ej., con o sin ligamento coracoclavicular y/o reparación o reconstrucción del ligamento acromioclavicular	Bateman,[54] Bundens y Cook,[102] Southmayd y cols.,[551] Dannohl,[147] Ashtrom,[7] DePalma,[156] Dittel y cols.,[164] Aderhold,[6] McLaughlin,[365] O'Donoghue,[428] Stephens,[561] Sage y Salvatore,[499] Inman y cols.,[279] Zaricznyi,[640] Rowe,[493] Nevaiser,[407] Kaiser y cols.,[297] Bakalim y Wilppula,[35] Schindler y cols.,[510] Moshein y Elconin,[397] Augereau y cols.,[29] O'Carroll y Sheehan,[426] Barnhart,[46] Smith y Stewart,[545] Bargren y cols.[45] Simmons y Martin,[536] Simeone,[535] Krawzak y cols.,[317] Holz y Weller,[270] Allman,[15] Schneppendahl y Ludolph, [514] Mikusev y cols.,[379] Muller y Schilling,[399] Bednarek y cols.,[59] Paavolainen y cols.,[436] Lizaur y cols.,[342] Habernek y cols.,[239] Sim y cols.,[534]
Fijación primaria del ligamento coracoclavicular Mediante tornillo, alambre, fascia, tendón conjunto o suturas sintéticas Con o sin reparación o reconstrucción del ligamento acromioclavicular	Bosworth,[83] Weitzman,[619] Larsen y Petersen,[331] Kennedy y Cameron,[306] Orofinio y Stein,[434] Laing, [324] Baker y Stryker,[37] Bateman,[54] Jay y Monnet,[290] Alldredge, [13] Bearden y cols.,[56] Mumford,[400] Vargas,[599] Browne y cols.,[97] Rockwood,[484,485,487] Goldberg y cols.,[221] Grønmark,[233] Dahl,[143] Lowe y Fogarty,[345] Heitemeyer y cols.,[257] Linke y Moschinski,[340] Graves y Foster,[228] Bargren y cols.,[45] Vandekerckhove y cols., [596] Burri y Neugebauer,[105] Burton,[106] Augereau y cols.,[29] Vargas,[599] Rauschning y cols.,[474] Sonnabend y Faithfull,[549] Ganz y cols.,[203] Shoji y cols.,[530] Kawabe y cols.,[302] Moravec y cols.,[387] Karlsson y cols.,[299] Sundaram y cols.,[568] Weinstein y cols.,[618] Tsou,[584] Stam y Dawson,[555] Verhaven, Morrison y Lemos,[391] Hawkins y cols.,[255]
Escisión del extremo distal de la clavícula Con o sin reparación del ligamento coracoclavicular con fascia, sutura o transferencia del ligamento coracoacromial	Gurd,[235] Mumford,[255] Urist,[591,592] Bateman,[54] Weaver y Dunn,[616] Rockwood y cols.,[487] Moseley[395]
Transferencia muscular dinámica Con o sin escisión del extremo clavicular distal	Dewar y Barrington,[159] Bailey y O'Connor,[33,34] Berson y cols.,[66] Glorian y Delplace[219]

transferir el ligamento coracoacromial hacia arriba, a través de y sujeto a un túnel clavicular. Ahstrom[7] perforó la articulación acromioclavicular con un alfiler con rosca de 9/64 pulgadas, y posteriormente desvió un segmento de la porción corta del bíceps para reforzar el ligamento coracoclavicular. Simmons y Martin[536] utilizaron un tornillo-alfiler especial que se insertaba a través de una pequeña incisión en la cara posterolateral del acromion. Con el extremo distal de la clavícula reducido hasta el acromion, se clava inicialmente el alfiler y luego se atornilla a través de la articulación. La rosca del alfiler cerca de la cabeza del tornillo penetra en el acromion, lo que impide su desplazamiento medial.

Mikusev y cols.[379] proponen la colocación percutánea de un alfiler en la articulación acromioclavicular y la aplicación de un vendaje de yeso durante 6 semanas. Vainionpaa y cols.[595] estabilizaron la articulación acromioclavicular mediante un tornillo cortical AO. Avikainen y cols.[30] compararon la fijación mediante alambre-K y el tornillo cortical AO, concluyendo que la fijación con el alambre-K era mejor.

Bateman[53] crea un ligamento suspensorio nuevo con la fascia lata que va desde la apófisis coracoides, alrededor de la clavícula, y de nuevo hasta la espina acromial. Cuando existen cambios degenerativos, aconseja extirpar el extremo distal de la clavícula. O'Donoghue[428] e Inman y cols.[281] recomendaron la estabilización acromioclavicular mediante alfileres y la reparación de los ligamentos coracoclaviculares. Linke y Moschinksi[340] aconsejan la fijación acromioclavicular mediante un alambre de Kirschner y cerclaje de alambre, y reconstruir los ligamentos coracoclaviculares con una banda de Vicryl. Mayr y cols.[360] y Probst y Hegelmaier[467] emplearon la fijación de la articulación acromioclavicular con un alambre-K y el aumento coracoclavicular con una sutura monofilamento absorbible y dura. Paavolainen y cols.[436] utilizan un tornillo maleolar para estabilizar la articulación acromioclavicular. Neviaser[407-412] estabilizó la articulación con un alfiler y luego reconstruyó un nuevo ligamento acromioclavicular superior, desinsertando el ligamento coracoacromial de la apófisis coracoides y llevándolo hacia arriba, hasta la parte superior del extremo distal de la clavícula. No recomendaba reparar los ligamentos coracoclaviculares. Moshein y Elconin[397] estabilizan temporalmente la articulación acromioclavicular con alfileres pequeños y reparan el ligamento coracoclavicular con el ligamento coracoacromial.

Dittel y cols.,[164] Albrecht,[8] Kaiser y cols.,[297] Schindler y cols.[510] y Dittmer y cols.[165] han obtenido buenos resultados utilizando una placa de Balser con gancho. Graupe y cols.[226] también emplearon una placa de Balter con gancho, pero con un porcentaje de buenos resultados del 30% y con una morbilidad postoperatoria del 14,3%. Habernek y cols.[239] describieron buenos resultados con placas curvadas de Wolter. Sim y cols.[534] también utilizaron la placa con gancho, pero observaron que esta técnica era arriesgada. Dannohl[147] suplementaba la fijación acromioclavicular con alambre, con una osteotomía angulando de la porción central de la clavícula, la cual se estabiliza con una placa AO doblada. De la Caffiniere y cols.[152] transfieren desde la articulación el ligamento coracoacromial a la superficie cortada de la clavícula mediante una vaina fibrosa superior.

Cuidados postoperatorios. Se debe insistir en que el paciente mueva la mano y el codo, pero sin realizar la abducción del hombro. Se deben limitar los movimientos para impedir que los alfileres se rompan o se desplacen a través de la articulación. Rowe[493] recomienda limitar la abducción a 40°, y DePalma [156] propone que no se realice la abducción hasta que se extraigan los alfileres al cabo de 6 u 8 semanas. Una vez que se extraen los alfileres, se enseña al paciente a realizar ejercicios de arco de movimiento y de fortalecimiento.

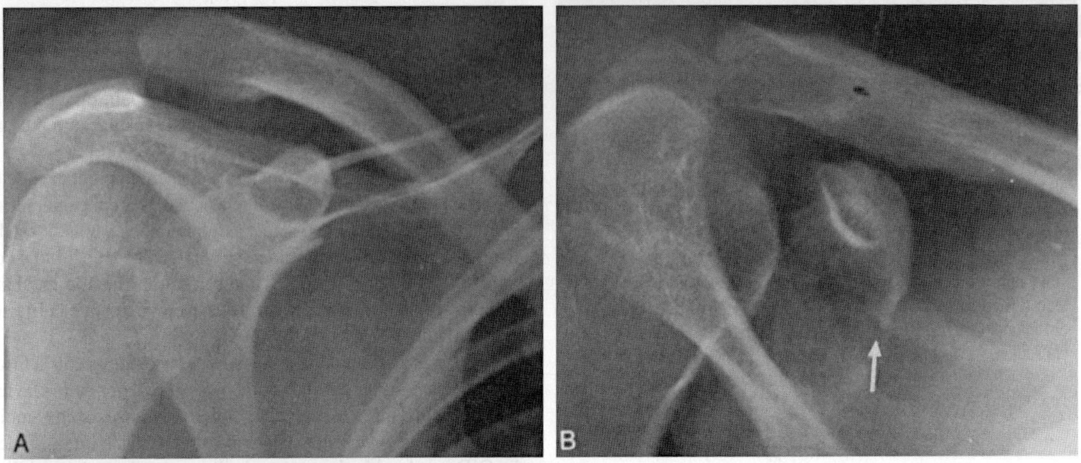

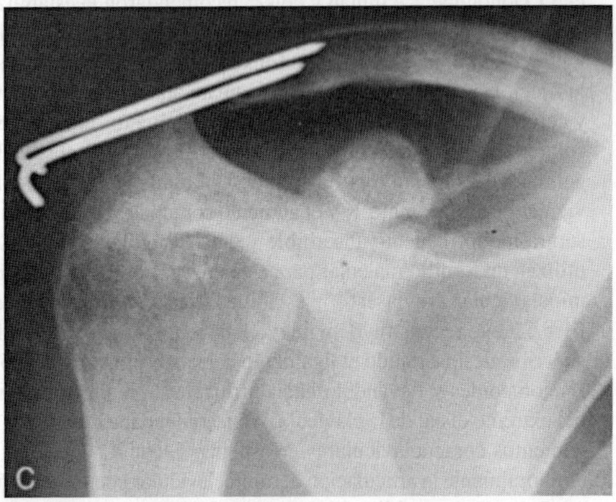

Fig. 12-37 • Luxación de la articulación acromioclavicular derecha asociada con una fractura con avulsión de la base de la apófisis coracoides. **A,** El extremo distal de la clavícula se encuentra completamente dislocado del acromion, si bien la distancia coracoclavicular es casi la misma que en el hombro normal. **B,** Una proyección del hombro con inclinación cefálica muestra una fractura en la base de la coracoides. Probablemente, una proyección de la escotadura de Stryker habría definido mejor la fractura de la base de la coracoides. **C,** La reducción abierta de la articulación acromioclavicular y la estabilización de dicha articulación mediante dos alfileres redujeron eficazmente la coracoides fracturada. Obsérvese que los extremos distales de los alfileres se han doblado para impedir la migración medial. *(De Rockwood CA y Green DP [eds.]: Fractures [3 vols.], 2.ª ed. Filadelfia: JB Lippincott, 1984.)*

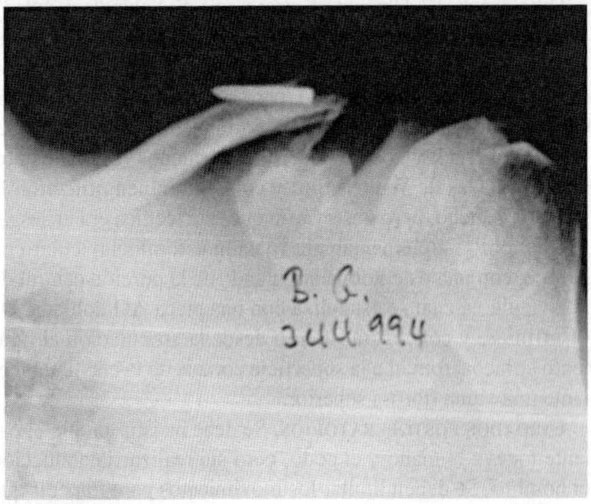

Fig. 12-38 • Esta luxación tipo III se fijó previamente mediante un alfiler con rosca de Steinmann. La reducción se mantuvo de manera satisfactoria, aunque el alfiler se rompió, permaneciendo la punta enclavada en el extremo distal de la clavícula.

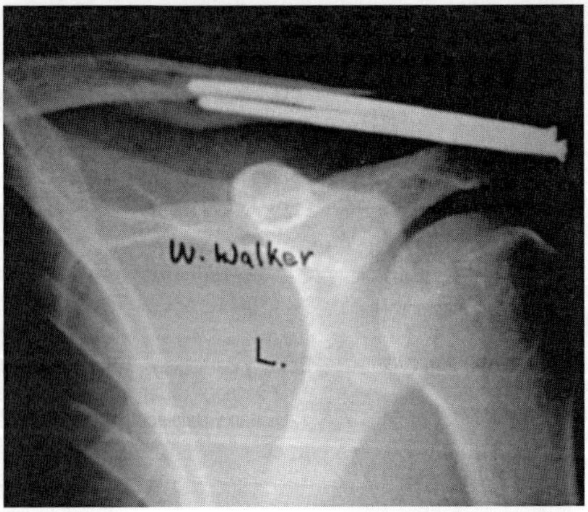

Fig. 12-39 • Esta luxación tipo III se ha corregido atravesando a ciegas la articulación acromioclavicular con dos tornillos de cadera de Deyerle.

Reparación coracoclavicular extraarticular

Se han propuesto varios métodos de estabilización coracoclavicular extraarticular. Incluyen el empleo de un tornillo coracoclavicular, la transferencia del ligamento coracoacromial y el paso de asas coracoclaviculares, sintéticas o metálicas, alrededor de toda la clavícula o de una parte de ella. Muchos autores subrayan la importancia de desbridar la articulación acromioclavicular, de la repararación de la capa delto-trapezoidea desgarrada o de reparar los ligamentos coracoclaviculares.

En 1941, Bosworth[83] describió la técnica de colocar un tornillo entre la clavícula y la apófisis coracoides. La operación se lleva a cabo bajo anestesia local. Con el paciente sentado, se realiza una pequeña incisión en la parte superior del hombro, en un punto 3,8 cm medial respecto del extremo distal de la clavícula. Bajo fluoroscopia y después de taladrar un orificio en la clavícula, el ayudante deprime y reduce la clavícula mediante un instrumento depresor especial, elevando el brazo para reducir la articulación acromioclavicular. Bajo control fluoroscópico, mediante una lezna se practica un agujero en la cortical superior de la base coracoidea, y entonces se introduce un tornillo regular para hueso. El tornillo se deja por tiempo indefinido, a menos que surja alguna indicación para extraerlo. En el artículo original,[83] Bosworth también describió un tornillo con semivástago de cabeza ancha desarrollado recientemente, que prefería al tornillo habitual para hueso. A esta operación la denominó *operación de suspensión con tornillo y no de fijación* (es decir, el tornillo suspende la escápula de la clavícula).

En todas sus publicaciones, Bosworth[83-86] desaconseja reparar los ligamentos coracoacromiales, y tampoco recomienda explorar la articulación acromioclavicular. Kennedy y Cameron[306] en 1954, y Kennedy[305] en 1968, describieron una técnica de Bosworth modificada. Recomendaban desbridar minuciosamente la articulación acromioclavicular bajo anestesia general, conservando pero no reparando el ligamento coracoclavicular, sobrecorrigiendo la luxación acromioclavicular mediante la compresión de la clavícula sobre la parte superior de la apófisis coracoides con un tornillo con semivástago de Bosworth y, por último, reparaban los músculos trapecio y deltoides uniéndolos de nuevo a la clavícula. En casos agudos colocaban el polvo de hueso, que se obtiene al taladrar el orificio en la clavícula, en el área de la articulación coracoclavicular, para tratar así de lograr una fijación ósea permanente entre la clavícula y la apófisis coracoides. Kennedy y Cameron[306] afirman que al fijar la clavícula a la apófisis coracoides mediante osificación, se crea una artrodesis extraarticular de la articulación acromioclavicular que no interfiere con la rotación funcional o normal de la clavícula y que origina un arco de movimiento del hombro básicamente normal.

Weitzman[619] describió la utilización de un tornillo de Bosworth, que introducía bajo anestesia general. No exponía ni reparaba el ligamento coracoclavicular, aunque sí exponía y desbridaba la articulación acromioclavicular e imbricaba las inserciones musculares del deltoides y el trapecio. Jay y Monnet,[290] siguiendo las enseñanzas de Amspacher, revisaron una serie de 31 casos del Centro Médico de la Universidad de Oklahoma. Siguiendo su técnica, desbridaron la articulación acromioclavicular, repararon los ligamentos coracoclaviculares, utilizaron un tornillo de Bosworth provisionalmente para mantener reducida la articulación acromioclavicular y repararon los músculos trapecio y deltoides, insertándolos de nuevo en la clavícula (Fig. 12-40). Recomiendan obtener una radiografía en la mesa quirúrgica para asegurar que el tornillo esté en posición vertical y una ambas corticales de la apófisis coracoides. Lowe y Fogarty[345] publicaron sobre 21 pacientes sometidos a la técnica de Bosworth y observaron una recuperación total en todos ellos, excepto en uno. Comunicaron que no hubo problemas con la osificación entre la clavícula y la coracoides. Al igual que en el artículo de Kennedy,[305] los pacientes alcanzaron un arco de movimiento casi completo, a pesar de que existiera un puente óseo en el espacio coracoclavicular. Sundaram y cols.[568] obtuvieron un 77% de resultados buenos o excelentes utilizando una técnica modificada de Bosworth para las lesiones tipo III. Ambrecht y Graudins[25] también utilizaron un tornillo de Bosworth, con un 82% de resultados buenos o excelentes. Tanner y Hardegger[573] utilizaron un tornillo de 6,5 mm con excelentes resultados.

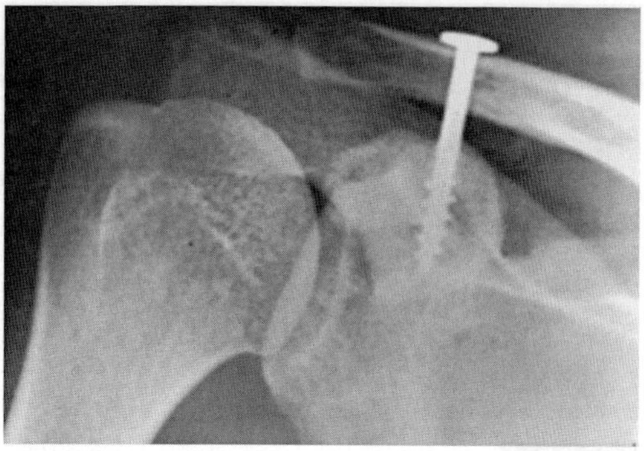

Fig. 12-40 • Radiografía postoperatoria anteroposterior del hombro en la que se ha colocado un tornillo de Bosworth. Obsérvese que la articulación acromioclavicular se ha reducido satisfactoriamente y que las muescas rugosas del semivástago del tornillo se sitúan en la apófisis coracoides. *(De Rockwood CA y Green DP [eds.]: Fractures [3 vols.], 2.ª ed. Filadelfia: JB Lippincott, 1984.)*

En 1989 Tsou[584] describió la inserción percutánea de un tornillo coracoclavicular canulado. Encontró un índice de fallos técnicos del 32%, y observó que era difícil lograr una inserción del tornillo con precisión mediante la vía percutánea. Debido a su naturaleza, no es necesario reparar el ligamento coracoclavicular ni el deltoides y el trapecio, ni hay que desbridar la articulación acromioclavicular.

Bearden y cols.[56] recomiendan dos asas de alambre coracoclaviculares, la reparación del ligamento coracoclavicular, el desbridamiento de la articulación acromioclavicular y la reparación de los músculos trapecio y deltoides (Fig. 12-41). Alldredge[13] propone reparar el ligamento y utiliza dos asas de alambre de acero inoxidable alrededor de la coracoides y la clavícula. Weinstein y cols.[618] emplearon un asa de sutura no absorbible del núm. 5. Chen y cols.[118] utilizaron ligamento con un sustitutivo protésico de Mersilene. Tagliabue y Riva,[571] Park y cols.,[437] Nelson,[406] Kappakas y McMaster,[298] Fleming y cols.,[195] Dahl[142] y Goldberg y cols.[221] describieron todos ellos el uso de un injerto arterial sintético de Dacron o de un injerto de terciopelo de Dacron para reparar la luxación de la articulación acromioclavicular. Stam y Dawson[555] utilizaron un doble ligamento de terciopelo de Dacron. Park y cols.[437] observaron que en los pacientes tratados con injertos de terciopelo-doble de Dacron los resultados fueron mejores y no

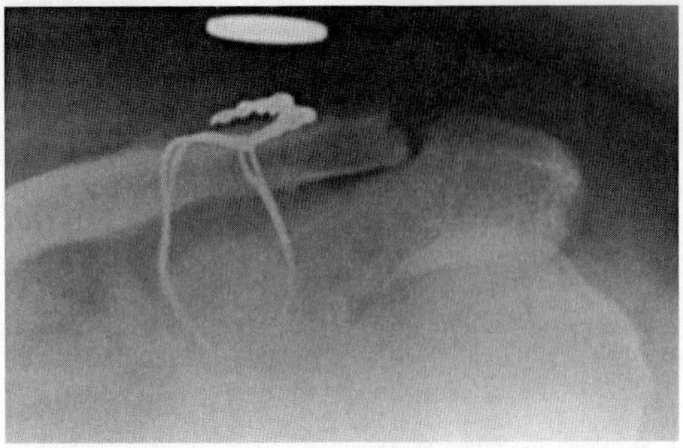

Fig. 12-41 • Radiografía postoperatoria de la articulación acromioclavicular que muestra la colocación de dos asas de alambre para reducir la articulación. Las asas de alambre que pasan por debajo de la coracoides pueden pasarse por encima de la clavícula, aunque preferiblemente deberían pasarse a través de un orificio practicado en la misma. En la cara superior del hombro se ha adherido una moneda para ayudar a determinar la localización exacta del asa de alambre o el tornillo, los cuales se extraen bajo anestesia local.

había resorción, al compararlos con los resultados obtenidos con injertos vasculares más antiguos de punto de Dacron. Verhaven y cols.[601] describieron la utilización de un injerto de doble terciopelo de Dacron en un estudio prospectivo de 28 pacientes consecutivos durante un seguimiento medio de 5,1 años. Morrison y Lemos[391] utilizaron un asa sintética expandida de politetrafluoroetileno, y consideraron que se conseguía una mejor alineación anatómica si se introducía el asa a través de los orificios perforados tanto en la coracoides como en la clavícula y fijando el tercio anterior de esta última.

Burton[106] se inclina por la escisión del ligamento coracoclavicular, y transfiere el ligamento coracoacromial a la clavícula, al mismo tiempo que vuelve a insertar meticulosamente los músculos trapecio y deltoides en la clavícula.

Copeland y Kessel[131] recomiendan una combinación de técnicas en las que se transfiere la inserción acromial del ligamento coracoacromial, junto con un trozo de hueso, a la superficie superior de la clavícula, y se mantiene allí mediante un tornillo de Bosworth. Kutschera y Kotz[322] describieron la trasferencia óseoligamentaria del ligamento coracoacromial a un túnel clavicular, con excelentes resultados en 6 pacientes.

En 1942, Vargas[599] describió la utilización de una porción de tendón conjunto en sustitución de los ligamentos coracoclaviculares. Laing[324] describió 30 casos en los que reconstruyó un nuevo ligamento coracoclavicular transfiriendo la porción larga del bíceps hacia arriba, a través de un orificio perforado en la apófisis coracoides, hasta otro perforado en la clavícula. Manifiesta que este nuevo ligamento, que tiene su propia inervación y aporte sanguíneo, es sensible a la tensión y puede protegerse a sí mismo de la distensión.

Hawkins y cols.[255] describieron y mostraron la utilización de suturas absorbibles trenzadas de sulfato de polidioxano (PDS) del núm. 1 a modo de asa coracoclavicular, para estabilizar la articulación mientras cicatrizaban los ligamentos coracoclaviculares, acromioclaviculares y la aponeurosis deltotrapezoidea, que habían sido reparados. En esta grabación de vídeo de la *American Academy of Orthopaedic Surgeons*, Hawkins reconoce que la primera descripción de la técnica se debió a Warren. Hessmann y cols.[263] publicaron una serie de 45 pacientes que se examinaron de nuevo entre 2 y 7,5 años tras una reparación quirúrgica en las que utilizaron bandas de PDS, lográndose unos resultados buenos o excelentes en el 89% de los casos. Rustemeier y Kulenkampff[497] también utilizaron un hilo de PDS.

Jerosch y cols.[291] investigaron cuál de las reparaciones coracoclaviculares restauraba mejor la anatomía acromioclavicular. Estudiaron: 1) el cabestrillo coracoclavicular; 2) un cabestrillo coracoideo con un cabestrillo clavicular anterior a través de un agujero en la clavícula; 3) un cabestrillo coracoideo con un cabestrillo clavicular posterior a través de un agujero en la clavícula; 4) un cabestrillo en forma de 8; 5) un tornillo de Bosworth; 6) la técnica de Weaver-Dunn, y 7) una reconstrucción con anclaje en dos huesos. Todas las técnicas corrigieron el desplazamiento vertical de la clavícula, produciéndose cambios rotacionales, habitualmente menores de 5°, con la mayoría de ellas. Un cabestrillo posterior a través de un agujero practicado en la clavícula, originó una rotación externa de 3,4°, mientras que la mayoría de los otros métodos producían una rotación de la clavícula con respecto al acromion. La rotación interna fue peor con un cabestrillo coracoideo simple o con uno en forma de 8. Los cambios más drásticos en la anatomía de la articulación acromioclavicular se observaron al evaluar la desviación horizontal (anteroposterior) de la clavícula con respecto del acromion. Todas las técnicas de asa y la reconstrucción de Weaver-Dunn mostraron un notable aumento de la desviación horizontal. La reconstrucción empleando un tornillo de Bosworth o mediante un anclaje óseo, con un agujero clavicular con una ubicación ya sea normal o medial, restauró la anatomía articular. Este resultado plantea el interrogante de realizar la escisión distal de la clavícula cuando se realizan técnicas del asa.

Puesto que las reparaciones más habituales son las técnicas de asa taladrando orificios en la clavícula, nosotros[38] investigamos el grado de desplazamiento anterior de la clavícula con respecto del acromion según la situación del túnel de la clavícula. Valoramos un túnel vertical posterior, un túnel vertical anterior, y la creación de un túnel dirigido desde un sentido superoposterior a uno inferoanterior. Todas las técnicas aumentaron todavía más la traslación anterior, aunque ésta fue significativamente menor con un túnel anterior situado verticalmente.

CUIDADOS POSTOPERATORIOS. Bosworth[83] recomendaba un cabestrillo hasta que cicatrizaban las partes blandas. Sin embargo, insistía en que el paciente se quitara diariamente el cabestrillo para realizar ejercicios de péndulo y de subir la mano por la pared. Permitía al paciente bañarse, vestirse y comer sólo y, en general, cuidar de sí mismo, desde el primer día de la cirugía. No permitía que el paciente realizara trabajos pesados durante 8 semanas. Kennedy[305] no utiliza ninguna férula externa y fomenta el arco de movimiento gradual. Trata que se alcance la abducción completa en 7 ó 10 días tras la operación, pudiendo volver el paciente a realizar una actividad deportiva intensa hacia las 6 u 8 semanas. Kennedy recomendaba extraer el tornillo.

Weitzman[619] propone utilizar un cabestrillo y vendaje inmediatamente después de la cirugía, pero al día siguiente aplica un vendaje con yeso de Velpeau. Éste se mantiene durante 4 semanas y entonces se retira para permitir la realización de ejercicios activos. Bearden y cols.[56] sujetan el brazo con un cabestrillo durante 10 a 14 días tras la cirugía. Se indica al paciente que evite realizar actividades extenuantes como levantar peso. Una vez que se retiran los puntos de la piel, se anima al paciente para que gane arco de movimiento. Las asas de alambre se retiran a las 6 u 8 semanas. Esto, si es posible, se lleva a cabo en el hospital bajo anestesia local, o con anestesia general, cuando es necesario. Recomiendan retirar todos los fragmentos de alambre que se hayan roto. Alldredge[13] recomienda que la inmovilización postoperatoria no se prolongue más allá del segundo día, y limita las actividades del paciente durante 5 ó 6 semanas.

Las recomendaciones respecto a la extracción de las piezas varían. Ni Bearden y cols.[56] ni Kennedy[305] aconsejan extraer el tornillo. Jay y Monnet[290] y Weitzman[619] recomendaban extraer el tornillo bajo anestesia local a las 8 y a las 12 semanas del postoperatorio, respectivamente. Alldredge[13] aconsejaba extraer el asa de alambre a las 6 u 8 semanas del postoperatorio, a menos que los alambres se hubieran roto y el paciente tuviera un arco de movimiento completo.

Comparación entre la reparación acromioclavicular y coracoclavicular

Lancaster y cols.[326] compararon sus resultados entre la fijación acromioclavicular y coracoclavicular, encontrando un índice de complicaciones menores más alto en la fijación acromioclavicular, pero un mayor porcentaje de fracasos en la fijación coracoclavicular. Sin embargo, Bargren y cols.[45] tuvieron mejores resultados con la fijación coracoclavicular que con la acromioclavicular. Bargren y cols.[45] compararon el uso de alfileres a través de la articulación acromioclavicular con el uso de un asa coracoclavicular de Dacron, prefiriendo esta última. Taft y cols.[569] revisaron a 127 pacientes tratados con y sin cirugía durante un período de seguimiento medio de entre 9,5 y 10,8 años. Observaron que los pacientes operados con fijación acromioclavicular tuvieron una mayor incidencia de artritis postraumatológica que los tratados con un tornillo coracoclavicular. Además, encontraron una incidencia mucho mayor de artritis postraumatológica en los pacientes que no lograron mantener una articulación acromioclavicular anatómica.

Kiefer y cols.[310] estudiaron la biomecánica de algunas de las diferentes técnicas quirúrgicas utilizadas para estabilizar la articulación acromioclavicular, incluyendo: 1) técnicas de tensión con bandas de la articulación acromioclavicular, 2) la placa de Streli, 3) el tornillo de Bosworth, 4) la placa de Wolter, 5) la placa de Rahmanzadeh y 6) la placa de Balser y el ligamento de fibra de carbono. Observaron que el tornillo de Bosworth proporciona la fijación más rígida, comprobando, sin embargo, que fracasaba clínicamente por fatiga. Aconsejan la fijación acromioclavicular con alambres de Kirschner, con un cerclaje de alambre o con una placa de Wolter.

Escisión de la clavícula distal

No se sabe con precisión quién fue el primero en extirpar el tercio externo de la clavícula. McLaughlin[365] afirma que el primero en recomendarla fue Facassini en 1902, aunque no proporciona referencia alguna, y Cadenat[107] señala que el primero en realizarla fue Morestin, aunque tampoco cita ninguna referencia o fecha. En 1941, Gurd[235] de Montreal y Mumford[400] de Indiana, describieron de forma independiente sus resultados al extirpar el extremo distal de la clavícula. Mumford[400] recomendaba su operación en la luxación acromioclavicular sintomática, incompleta o tipo II con artritis articular (Fig. 12-42). Gurd[235] recomendaba su procedimiento en la luxación completa y sintomática tipo III de la articulación acromioclavicular.

En la actualidad, la escisión del extremo distal clavicular se denomina operación de Mumford[400] o de Gurd[235] o combinando

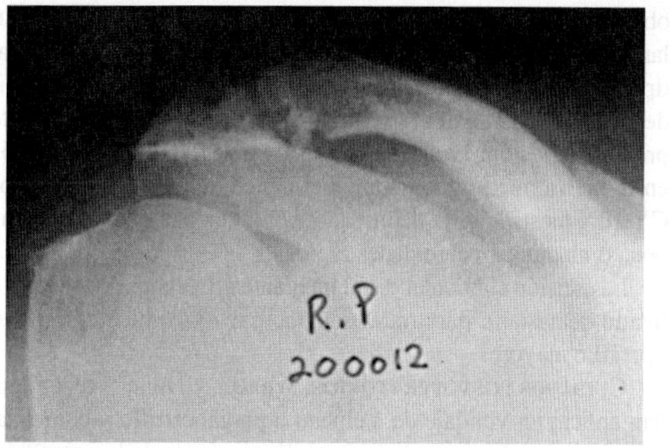

Fig. 12-42 • Artritis degenerativa en la articulación acromioclavicular derecha. *(De Rockwood CA y Green DP [eds.]: Fractures [3 vols.], 2.ª ed. Filadelfia: JB Lippincott, 1984.)*

ambos nombres. En sentido estricto, el término de escisión simple del extremo distal de la clavícula debería utilizarse sólo en una lesión sintomática antigua tipo II, asociándose con este procedimiento el nombre de Mumford. Además, como este mismo investigador señala, cuando el problema es una lesión sintomática tipo III en la que se han roto los ligamentos coracoclaviculares, además de escindir el tercio distal de la clavícula deben reconstruirse dichos ligamentos. Esta técnica se tratará más adelante en la sección sobre técnicas quirúrgicas para la luxación acromioclavicular completa, crónica y sintomática.

Weaver y Dunn[616] publicaron en 1972 un artículo sobre 12 luxaciones acromioclaviculares agudas y tres crónicas, grado III. Su método consistía en extirpar los 2 cm distales de la clavícula y, luego, en vez de emplear la fijación interna, proponían la transferencia del ligamento coracoacromial desde su inserción acromial hasta el canal intramedular de la clavícula, como recomendaba Cadenat en 1917.[107]

Rauschning y cols.[474] aplicaron la técnica de Weaver-Dunn en 18 casos, y en sus resultados describieron hombros estables e indoloros. Kawabe y cols.[302] emplearon un tornillo para insertar el ligamento coracoacromial y su inserción ósea en el extremo distal de la clavícula, sin escindir la clavícula distal. En algunos casos se llevó a cabo una fijación acromioclavicular mediante alambres de Kirschner. Shoji y cols.[530] transfirieron además el ligamento coracoacromial con un bloque de hueso en 12 casos agudos y en tres crónicos.

Browne y cols.[97] revisaron una serie de 25 pacientes, 12 de los cuales fueron tratados solamente mediante fijación coracoclavicular y 13 con fijación coracoclavicular junto con la resección de los 2,5 cm distales de la clavícula. Concluyeron que la resección clavicular distal no ofrece ninguna mejoría significativa respecto de la fijación coracoclavicular aislada. Weinstein y cols.[618] opinaban de manera diferente en cuanto a si la parte distal de la clavícula debía escindirse de forma sistemática en el tratamiento quirúrgico agudo de las lesiones acromioclaviculares.

Smith,[544] y Smith y Steward[545] compararon la fijación acromioclavicular y la reparación del ligamento coracoclavicular, con y sin la escisión clavicular distal. No encontraron ninguna diferencia en la sintomatología, arco de movimiento o fuerza, aunque se observó una mayor incidencia de cambios degenerativos en los pacientes sin escisión clavicular distal. Cook y Tibone[126] observaron que los deportistas sometidos a una escisión clavicular distal por dolor crónico, tras una separación acromioclavicular tipo II, lograron unos resultados subjetivos excelentes. Diez y seis de los 17 pacientes lograron recuperar el nivel de rendimiento previo a la lesión. La molestia más común fue una disminución en la fuerza máxima lograda en el banco de presión. La prueba CYBEX mostró cierta debilidad a velocidades lentas, pero muy poca o ninguna a velocidades rápidas.

La escisión clavicular distal mediante artroscopia no se ha utilizado demasiado para tratar separaciones acromioclaviculares tipo III o mayores.

CUIDADOS POSTOPERATORIOS. Weaver y Dunn[616] recomiendan aplicar un vendaje de Velpeau o un cabestrillo y comenzar con ejercicios de circunducción al día siguiente de la operación. Tras 4 semanas, se permite al paciente la utilización activa y total del hombro.

Transferencia muscular dinámica

En 1964, Bailey,[33] en la reunión anual de la *American Academy of Orthopaedic Surgeons*, presentó sus resultados sobre la transferencia de la apófisis coracoides con el coracobraquial y la porción corta del tendón del bíceps a la clavícula, en nueve pacientes con luxación acromioclavicular completa y aguda. Describió que la operación actuaba como depresor dinámico de la clavícula, aunque no mencionaba si escindía el extremo lateral de ésta. Bailey afirmaba que, en los vertebrados inferiores, los músculos coracobraquial y el fascículo corto del tendón del bíceps se originan en la clavícula y que, en cierto sentido, la operación suponía un paso atrás en la anatomía comparada de los vertebrados. En 1965, Dewar y Barrington[159] publicaron una técnica similar para casos crónicos de lesiones acromioclaviculares. En 1972, Bailey y cols.[34] describieron 38 casos. Berson y cols.[66] publicaron resultados satisfactorios en 23 luxaciones acromioclaviculares agudas y en 6 crónicas. Glorian y Delplace[219] publicaron buenos resultados en 36 casos, y modificaron la técnica utilizando de manera temporal dos alfileres a través de la articulación acromioclavicular.

Skjeldal y cols.[538] no se mostraron satisfechos con su experiencia al transferir la apófisis coracoides, y no recomendaron la técnica para la luxación acromioclavicular aguda.

Tratamiento de la luxación acromioclavicular con fractura de la apófisis coracoides

La luxación acromioclavicular con fractura de la apófisis coracoides no es una lesión habitual en el adulto. El mecanismo de la lesión es básicamente el mismo que en las luxaciones acromioclaviculares tipo II o III, salvo que los ligamentos coracoclaviculares no se rompen y se produce una fractura a través de la base de la coracoides, lo que permite un desplazamiento vertical entre la clavícula y el acromion. Sin embargo, es importante reconocer las fracturas de la apófisis coracoides (en particular las fracturas de la base) si se piensa realizar una fijación coracoclavicular. Como en cualquier caso, es necesario obtener una radiografía axilar o lateral del hombro para evaluar con detalle cualquier problema del mismo. Para la evaluación de estas fracturas es útil la proyección axilar. Cuando es necesario, la proyección de la escotadura de Stryker o la tomografía computarizada indican claramente el sitio y el grado de desplazamiento de la fractura (véanse Figs. 12-63 A-E). La estabilización interna de una fractura de la base de la coracoides es muy difícil (Fig. 12-43). Cuando está indicada la cirugía, se recomienda colocar alfileres a través de la articulación acromioclavicular (Fig. 12-44). Bernard y cols.[65] describieron cuatro nuevos pacientes, de los cuales sólo uno era adulto (de 13, 15, 17 y 28 años de edad), y revisaron 13 casos de la bibliografía. Concluyeron que, a pesar de que la cirugía puede dar buenos resultados, igualmente puede lograrse una buena funcionalidad con una mínima deformidad residual inmovilizando el hombro con un cabestrillo durante 6 semanas. Smith[544] y Smith y Stewardt[545] lograron un resultado satisfactorio en un único caso sometido a cirugía. Lasda y Murray[332] describieron un resultado satisfactorio en un caso sometido a tratamiento conservador en el que la fractura coracoidea no cicatrizó. Ishizuki y cols.[282] trataron tardíamente tres casos de fractura del borde superior de la escápula, fractura de la coracoides y luxación acromioclavicular con una técnica de Dewar-Barrington, logrando buenos resultados. Los resultados en un cuarto paciente con lesiones similares, que fue tratado de forma aguda mediante estabilización acromioclavicular, no se publicaron. Tanto Wang y cols.[608] como Wilson y Colwill[627] trataron con éxito a pacientes mediante fijación interna, tanto de la fractura coracoidea como de la articulación acromioclavicular. Kumar[319] y Hak y Johnson[242] tuvieron éxito con el tratamiento no quirúrgico.

Tratamiento de las luxaciones acromioclaviculares con luxación de la articulación esternoclavicular

Sólo se han publicado casos esporádicos de luxación de ambos extremos de la clavícula.[61,171,209,334,458] Sanders y cols.[504] describieron a seis pacientes con luxación anterior de la articulación esternoclavicular y luxación posterior de la articulación acromioclavicular. Todos los casos publicados implicaban la luxación anterior de la articulación esternoclavicular (excepto uno que no se publicó), y todas las lesiones esternoclaviculares fueron tratadas con observación, obteniéndose unos resultados satisfactorios (con excepción de tres casos, dos de los cuales se sometieron con éxito a una reducción cerrada).[61,171] Algunas de las lesiones de la articulación acromioclavicular se han tratado quirúrgicamente con éxito.[334] Otras también se han corregido con éxito sin cirugía,[171] mientras que en otros casos no operados fue necesaria una reconstrucción posterior.[503] Arenas y cols.[24] llevaron a cabo con éxito la reducción abierta y la fijación interna de ambos extremos de la clavícula.

Estudios comparativos entre el tratamiento quirúrgico y no quirúrgico de las lesiones de la articulación acromioclavicular

Varios estudios defienden el tratamiento no quirúrgico de muchos pacientes con separación acromioclavicular tipo III. Galpin y cols.[202] evaluaron a 37 pacientes, no encontrando diferencias subjetivas en cuanto a fuerza, arco de movimiento o dolor, entre ambos grupos. Los pacientes tratados quirúrgicamente reanudaron su trabajo más tarde y tuvieron un mayor porcentaje de complicaciones. Bannister y cols.[41] observaron en 60 pacientes que el tratamiento no quirúrgico era superior al quirúrgico. Hawkins[254] e Imatani y cols.[277] concluyeron que el tratamiento no quirúrgico era igual o superior al quirúrgico. Taft y cols.[569] estudiaron retrospectivamente a 127 pacientes durante un período de seguimiento medio de 9,5 años, y comprobaron que los resultados del tratamiento no quirúrgico eran sólo ligeramente inferiores. Larsen y cols.[329] estudiaron prospectivamente a 84 pacientes distribuidos al azar entre dos grupos, uno sometido a tratamiento quirúrgico y otro a no quirúrgico. Encontraron un porcentaje de complicaciones mucho mayor en los pacientes que se operaron, aunque recomendaban considerar la cirugía en pacientes con

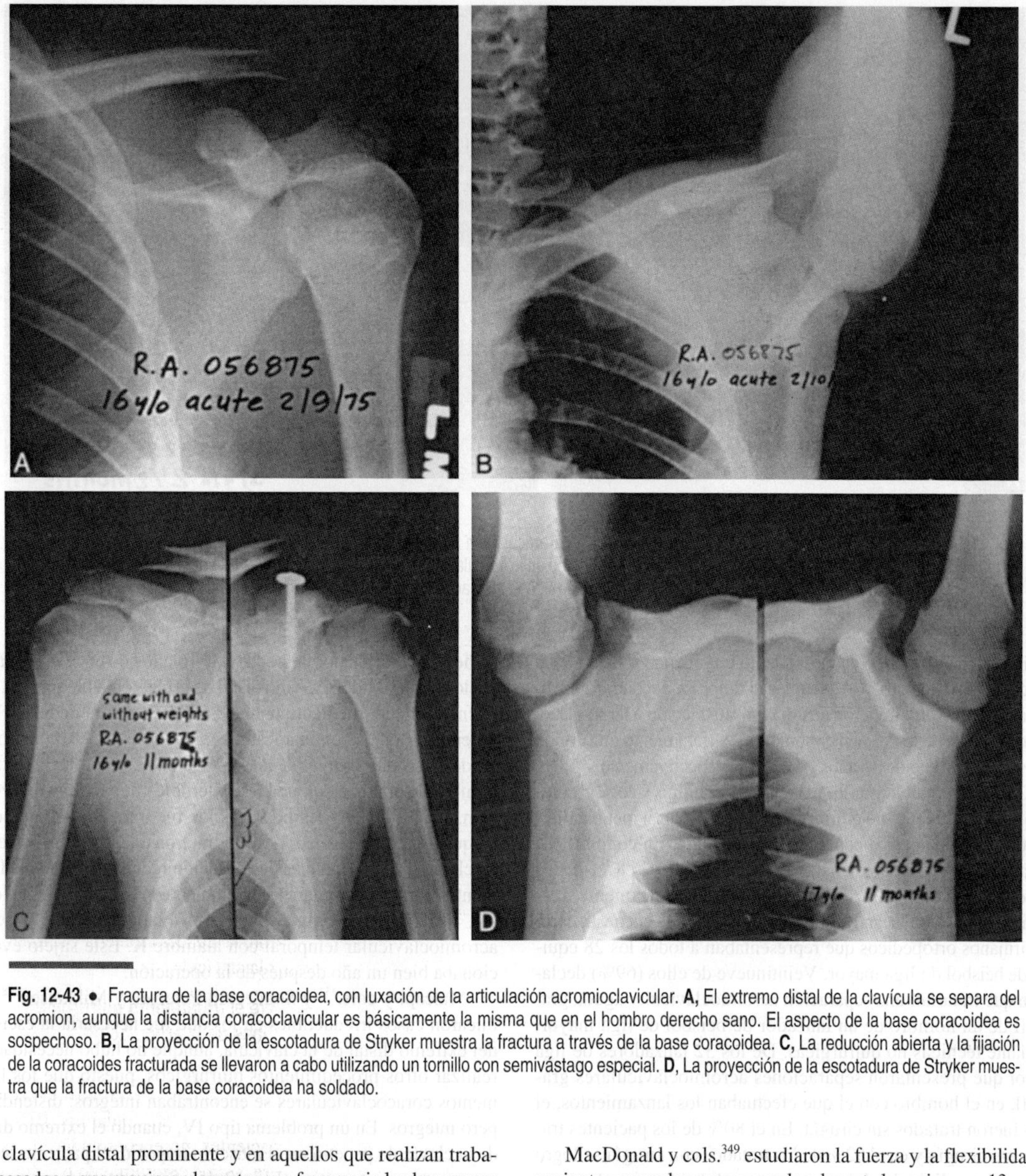

Fig. 12-43 • Fractura de la base coracoidea, con luxación de la articulación acromioclavicular. **A,** El extremo distal de la clavícula se separa del acromion, aunque la distancia coracoclavicular es básicamente la misma que en el hombro derecho sano. El aspecto de la base coracoidea es sospechoso. **B,** La proyección de la escotadura de Stryker muestra la fractura a través de la base coracoidea. **C,** La reducción abierta y la fijación de la coracoides fracturada se llevaron a cabo utilizando un tornillo con semivástago especial. **D,** La proyección de la escotadura de Stryker muestra que la fractura de la base coracoidea ha soldado.

una clavícula distal prominente y en aquellos que realizan trabajos pesados o que requieren levantar con frecuencia los brazos por encima de la cabeza. Larsen y Hede[330] realizaron posteriormente una comparación prospectiva de tres métodos de tratamiento: 1) reducción de la articulación, reparación de los ligamentos coracoclaviculares, intercalación de la fascia deltotrapezoidea y fijación acromioclavicular; 2) inmovilización durante poco tiempo, seguida de ejercicios tempranos de arco de movimiento, y 3) reducción cerrada y vendaje. Larsen y Hede[330] recomendaban la reparación quirúrgica temprana en los pacientes con una prominencia excesiva de la clavícula distal y en aquellos que levantan peso o realizan un trabajo repetitivo elevando los brazos por encima de la cabeza. Walsh y cols.[607] no encontraron déficit de fuerza en pacientes con lesiones tipo III sometidos a tratamiento no quirúrgico, aunque encontraron déficit en la abducción vertical y en la fuerza en los pacientes operados.

MacDonald y cols.[349] estudiaron la fuerza y la flexibilidad en pacientes operados y no operados durante los primeros 13 meses tras la lesión. Observaron que no había diferencia en los resultados de la mayoría de los test de fuerza y flexibilidad, pero que los pacientes sometidos a tratamiento no quirúrgico tuvieron mejores resultados, desde el punto de vista estadístico, en cuanto a abducción excéntrica (a velocidad rápida y lenta), rotación externa concéntrica (a velocidad lenta), rotación externa excéntrica (rápida) y flexibilidad en rotación externa.

Algunos autores han obtenido mejores resultados con el tratamiento quirúrgico. Indrekvam y cols.[278] describieron resultados similares, pero consideraban que los pacientes operados tuvieron menos dolor y podían trabajar durante más tiempo. De forma similar, Park y cols.[437] publicaron mejores resultados en pacientes operados, al igual que Bakalim y Wilppula.[35] Press y cols.[464] no encontraron diferencias significativas entre el tratamiento quirúrgico y el no qui-

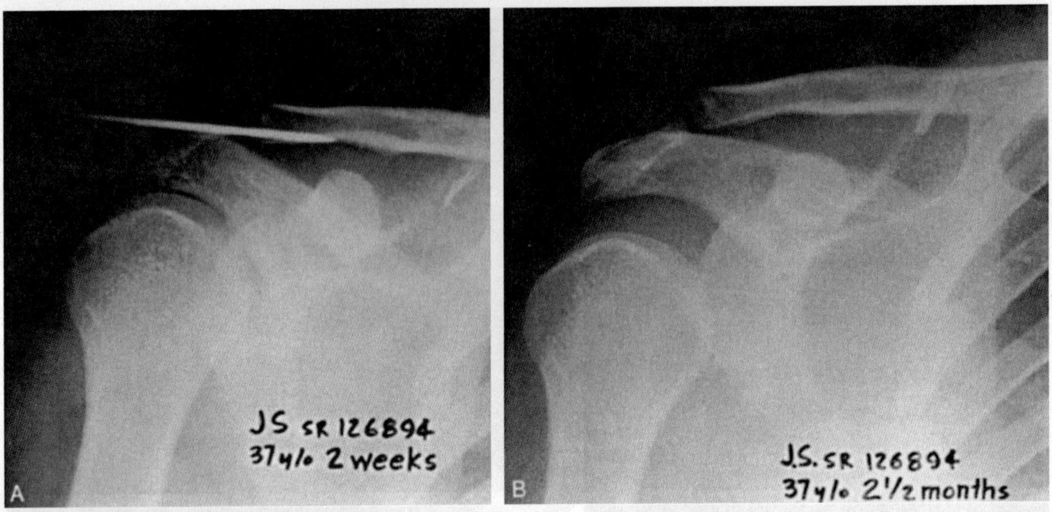

Fig. 12-44 • Fractura de la base coracoidea con luxación de la articulación acromioclavicular. **A,** Reducción satisfactoria de la articulación acromioclavicular, y por tanto de la coracoides, con alfileres a través de la articulación acromioclavicular. **B,** Dos meses y medio después de la reparación quirúrgica, la fractura coracoidea ha soldado y existe una buena alineación de la articulación acromioclavicular.

rúrgico en cuanto al arco de movimiento y la fuerza, si bien en los pacientes operados desapareció antes el dolor, se encontraron subjetivamente mejor y tuvieron una mayor satisfacción a largo plazo. La edad media de los pacientes sometidos a tratamiento quirúrgico y no quirúrgico fue de 31 años y 50 años, respectivamente.

Una revisión bibliográfica realizada por Phillips y cols.[450] comparó los tratamientos no quirúrgico y quirúrgico. El metaanálisis mostró un significativo beneficio de la cirugía. En conjunto, se lograron unos resultados satisfactorios en el 88% y el 87% de los pacientes tratados quirúrgicamente y no quirúrgicamente, respectivamente. McFarland y cols.[363] realizaron una encuesta entre 42 cirujanos ortopédicos que representaban a todos los 28 equipos de béisbol de liga mayor. Veintinueve de ellos (69%) declararon que tratarían una separación acromioclavicular aguda grado III de un hombro de un lanzador de béisbol de liga mayor, mediante técnicas no quirúrgicas. De los 32 lanzadores de liga mayor que presentaron separaciones acromioclaviculares grado III, en el hombro con el que efectuaban los lanzamientos, el 63% fueron tratados sin cirugía. En el 80% de los pacientes tratados sin cirugía y en el 92% de los tratados con cirugía se logró un completo alivio del dolor y una normalidad funcional.

No existen estudios importantes que hayan tratado específicamente el tema de la resistencia y la capacidad para levantar peso y realizar trabajos que requieran levantar los brazos por encima de la cabeza, comparando pacientes con una separación acromioclavicular tipo III o mayor, sometidos o no a cirugía.

Tratamiento de las lesiones tipo IV y V

Dado el importante desplazamiento posterior del extremo distal de la clavícula que se produce en las lesiones tipo IV, así como el gran desplazamiento que presentan las lesiones tipo V, la mayoría de los autores han recomendado su reparación quirúrgica.[251,352,417,522] El método de tratamiento de la luxación posterior pura de la clavícula es variable. Hastings y Horne[251] trataron a tres pacientes. Un jugador de hockey de 16 años de edad con una luxación posterior del extremo distal de la clavícula fue tratado, con buen resultado, mediante un cabestrillo en forma de ocho. Una joven de 16 años con una lesión aguda fue tratada con un tornillo de Simmons a través de la articulación acromioclavicular. Un hombre de 30 años con una lesión crónica de 10 años de evolución, que presentaba debilidad y dolor, fue sometido a tratamiento no quirúrgico. Nieminen y Aho[417] trataron una luxación posterior de clavícula de 9 semanas de evolución reconstruyendo los ligamentos coracoclaviculares y el ligamento acromioclavicular dorsal, utilizando el palmar largo reforzado con una fijación acromioclavicular temporal con alambre K. Este sujeto evolucionaba bien un año después de la operación.

Malcapi y cols.[352] y Sondegard-Petersen y Mikkelsen[548] publicaron casos irreductibles en los que fue necesaria la escisión del extremo distal de la clavícula, aunque no hubo necesidad de realizar otros procedimientos quirúrgicos, puesto que los ligamentos coracoclaviculares se encontraban íntegros: distendidos pero íntegros. En un problema tipo IV, cuando el extremo distal de la clavícula penetra en el músculo trapecio, el paciente se encuentra muy sintomático (Fig. 12-45). Si se tratara de un paciente inactivo y fuera posible retirar la clavícula del trapecio, podría llevarse a cabo un abordaje no quirúrgico. Sin embargo, cuando no es posible manipular la clavícula para sacarla del trapecio, podría realizarse uno de los procedimientos quirúrgicos descritos previamente. En una lesión tipo V, la deformidad es tan grande que habitualmente está indicada la cirugía.

Tratamiento de la lesión tipo VI

De las lesiones tipo VI descritas en la bibliografía,[212,370,442,500] todas se trataron quirúrgicamente. Los intentos iniciales de realizar una reducción cerrada fallaron. En un caso, tras una reducción abierta mediante la retracción lateral de la escápula, la clavícula fue estabilizada suturando la avulsión muscular del del-

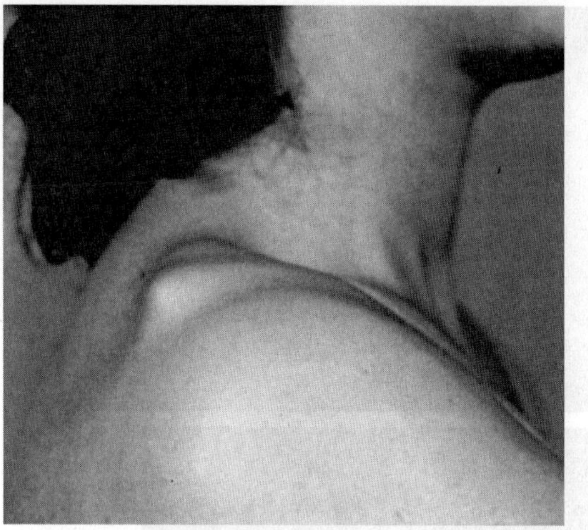

Fig. 12-45 • Paciente con una lesión de la articulación acromioclavicular tipo IV. Obsérvese que el extremo distal de la clavícula se desplaza en sentido posterior hasta, y a través, del músculo trapecio. *(Cortesía de Louis Bigliani, M.D.)*

toides y el trapecio y reparando la cápsula articular acromioclavicular. En uno de los pacientes cuyo hombro había sido operado a los dos meses y medio de la lesión, se utilizó un alfiler de Steinmann para estabilizar la articulación acromioclavicular. Después de inmovilizarlo entre 3 y 6 semanas, el paciente tenía un arco de movimiento casi completo y bastante fuerza (Fig. 12-46). Un paciente con una luxación subacromial recidivante fue tratado mediante la escisión de 1 cm del extremo distal de la clavícula, y a los 5 años de seguimiento, el paciente no presentaba molestias ni debilidad. Koka y D'Arcy[314] trataron la luxación subacromial del extremo distal de la clavícula, que acompañaba a la fractura del tercio medio de la diáfisis clavicular, mediante la reducción y fijación de la articulación acromioclavicular con alambre de Kirschner. La fractura de la clavícula se redujo espontáneamente y soldó. Gerber y Rockwood[211] describieron la utilización de una técnica extraarticular utilizando un tornillo con semivástago coracoclavicular especial (Howmedia Manufacturing Company-Special Products Division), para reparar los ligamentos e imbricar la fascia deltotrapezoidea sobre la parte superior de la clavícula.

Tratamiento de la lesión acromioclavicular sintomática crónica

La luxación acromioclavicular sintomática crónica no ha sido descrita de manera extensa en la bibliografía; quizá se ha citado sólo superficialmente en algunos artículos y libros. El tratamiento que en general se recomienda en una luxación acromioclavicular crónica no reducida consiste en escindir el extremo distal de la clavícula, lo que en el caso de una lesión tipo III o mayor origina más problemas y síntomas de los que el paciente tenía antes de la operación. La escisión del extremo clavicular distal, como señala Mumford,[400] está indicada en caso de lesiones sintomáticas tipo I o II. Saranglia y cols.[507] describieron unos resultados buenos o excelentes en los 19 pacientes con lesiones acromioclaviculares tardías tratados mediante una técnica de Cadenat modificada.

Escisión de la clavícula distal

Como se ha descrito previamente, la escisión del extremo clavicular distal ha sido descrita por Mumford[400] y Gurd.[235] La escisión simple de 1,5 cm o 2 cm distales de la clavícula es un método bastante satisfactorio para lesiones crónicas tipo I y II, pero no debe realizarse como único método de tratamiento quirúrgico en lesiones tipo III, IV, V y VI.

La escisión de la porción clavicular distal puede realizarse ya sea por cirugía abierta o por artroscopia. La escisión artroscópica clavicular distal se lleva a cabo mediante un abordaje bursal subacromial o través de un abordaje directo de la articulación acromioclavicular.

No está claro qué cantidad de hueso debe extirparse con las técnicas artroscópicas. Una conocida, aunque infrecuente complicación, de la ablación clavicular distal abierta, es la compresión de la porción posterior y distal de la clavícula en el acromion, conforme éste se arquea en sentido medial. Fukuda[197] demostró que los principales elementos de freno para la traslación posterior del extremo distal de la clavícula son los ligamentos acromioclaviculares posteriores. Con técnicas abiertas, se puede valorar si existe compresión posterior colocando un dedo en el área resecada, empujando hacia atrás la clavícula y moviendo el hombro en un determinado arco de movimiento. Esta exploración no se realiza con la misma fiabilidad en los procedimientos artroscópicos. Bigliani y cols.[70] han tenido éxito extirpando sólo entre 5 mm y 6 mm de hueso y conservando el ligamento posterior, junto con otros ligamentos y la cápsula acromioclavicular. El porcentaje de éxito en pacientes con una articulación acromioclavicular estable, fue razonablemente bueno (91%), aunque en pacientes con una inestabilidad acromioclavicular fue malo (37%). Más adelante, en este capítulo, se incluye una mayor explicación de la escisión de la clavícula distal sin relación con lesiones ligamentarias acromioclaviculares.

Transferencia muscular dinámica

En 1965, Dewar y Barrington[159] publicaron sus resultados sobre una técnica nueva para tratar las luxaciones acromioclaviculares completas crónicas, en la que se desinserta la punta de la apófisis coracoides, junto con las inserciones musculares del bíceps, el coracobraquial y un segmento del tendón del pectoral menor, y se transfirieren hacia arriba, fijándolas con un tornillo a la superficie inferior de la clavícula cerca de las antiguas inserciones del ligamento coracoclavicular. Esta técnica sirve como una transferencia muscular dinámica para mantener la clavícula hacia abajo. En 2 de 5 luxaciones acromioclaviculares crónicas, acompañaron la transferencia coracoidea de una escisión clavicular lateral, y en tres, no mencionan si se llevó a cabo la escisión clavicular. Aconsejan aplicar un vendaje de Velpeau después de la operación, comenzando la movilización del hombro a las cuatro semanas. Bailey[31] describió un procedimiento similar en pacientes con una lesión aguda de la articulación acromioclavicular. Berson y cols.[66] publicaron unos resultados satisfactorios con este tipo de técnica, en lesiones agudas y crónicas de la articulación acromioclavicular. Ferris y cols.[188] realizaron una técnica similar, aunque recomendaban emplearla sólo en la luxación acromioclavicular sintomática crónica.

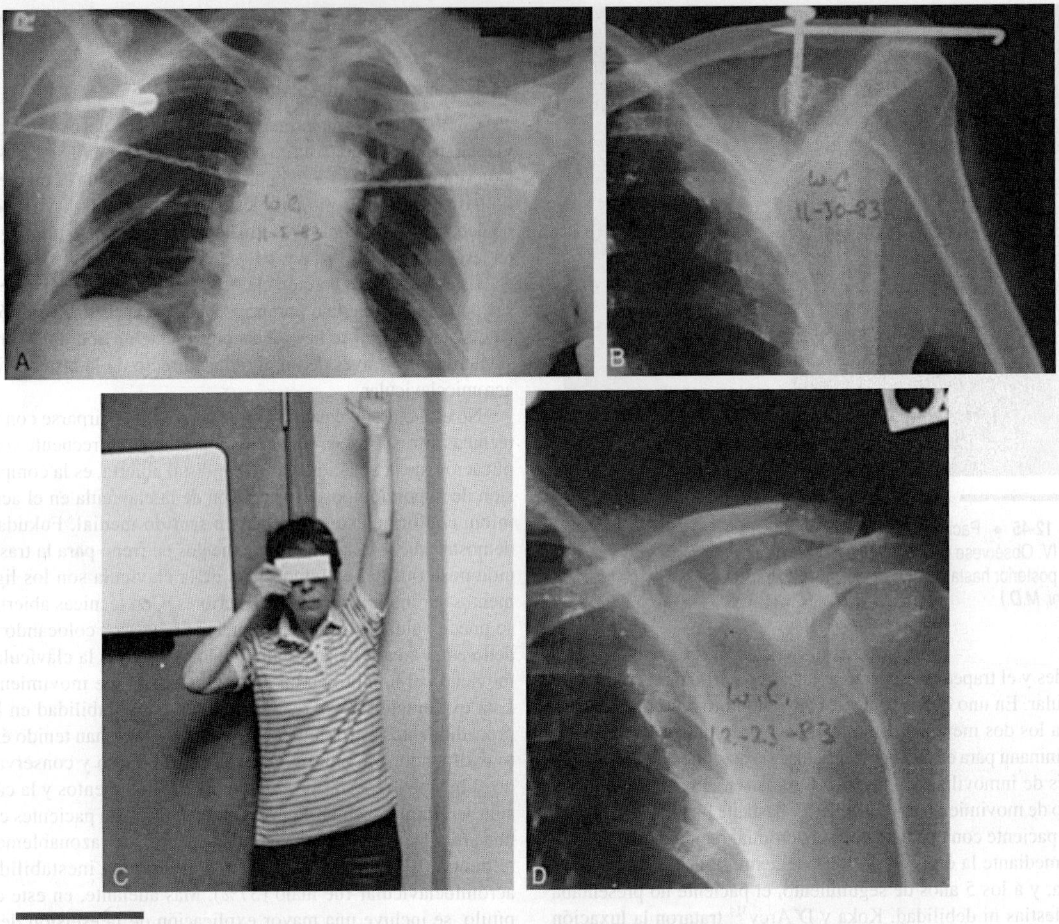

Fig. 12-46 • Luxación acromioclavicular tipo VI. **A,** El extremo distal de la clavícula izquierda se encuentra en posición subcoracoidea. **B,** La lesión se trató mediante reducción abierta y fijación interna con un tornillo con semivástago liso coracoclavicular y alfileres a través de la articulación acromioclavicular. **C,** Tras la operación, el paciente tenía un arco de movimiento prácticamente normal en el hombro izquierdo. **D,** Una radiografía a los 20 meses de la lesión muestra una barra casi completa de hueso entre la coracoides y la clavícula. *(Cortesía de Robert C. Erickson II, M.D.)*

Escisión del tercio clavicular distal y transferencia del ligamento coracoacromial

Weaver y Dunn[616] trataron tanto las lesiones agudas como las crónicas con la escisión clavicular distal y la transferencia del ligamento coracoacromial al conducto medular de la clavícula. Boussaton y cols.[87] realizaron esta misma técnica en 15 pacientes con lesiones crónicas tipo II y III, describiendo unos resultados buenos o excelentes en el 80% de los casos y malos en el 20%. Burton[106] y Copeland y Kessel[131] describieron una técnica semejante. Shoji y cols.[530] modificaron la técnica tomando el ligamento coracoacromial junto con un bloque de hueso del acromion, transfiriéndolo hasta el conducto medular de la clavícula; se mostraron satisfechos con sus resultados en tres pacientes. Sin embargo, Larsen y Petersen[331] no quedaron satisfechos con la transferencia del ligamento coracoclavicular, con un trozo de hueso, hasta la superficie superior de la clavícula, puesto que un 50% de sus pacientes presentaba molestias en el sitio donde se unía la astilla de hueso con la clavícula. Rockwood y cols.[487] describieron a 25 pacientes con luxaciones acromioclaviculares crónicas y sintomáticas tipo III. Mediante la técnica de Cadenat transfirieron el ligamento coracoacromial y estabilizaron la clavícula a la apófisis coracoides, empleando un tornillo con semivástago, durante 12 semanas, mientras cicatrizaba el ligamento transferido (Fig. 12-47). Guy y cols.[236] transfirieron el ligamento coracoacromial y utilizaron un tornillo coracoclavicular especial para la estabilización temporal, logrando un 83% de buenos o excelentes resultados.

Reconstrucción de los ligamentos acromioclaviculares o coracoclaviculares

Algunos autores recomiendan reconstrucciones de la articulación acromioclavicular sin extirpar el extremo distal de la clavícula. Zaricznyj[640] reconstruyó los ligamentos coracoclavicular y acromioclavicular superior con injertos de tendón. Utilizó el tendón del extensor del quinto dedo del pie o el del palmar largo. Además, complementó su reparación mediante una fijación acro-

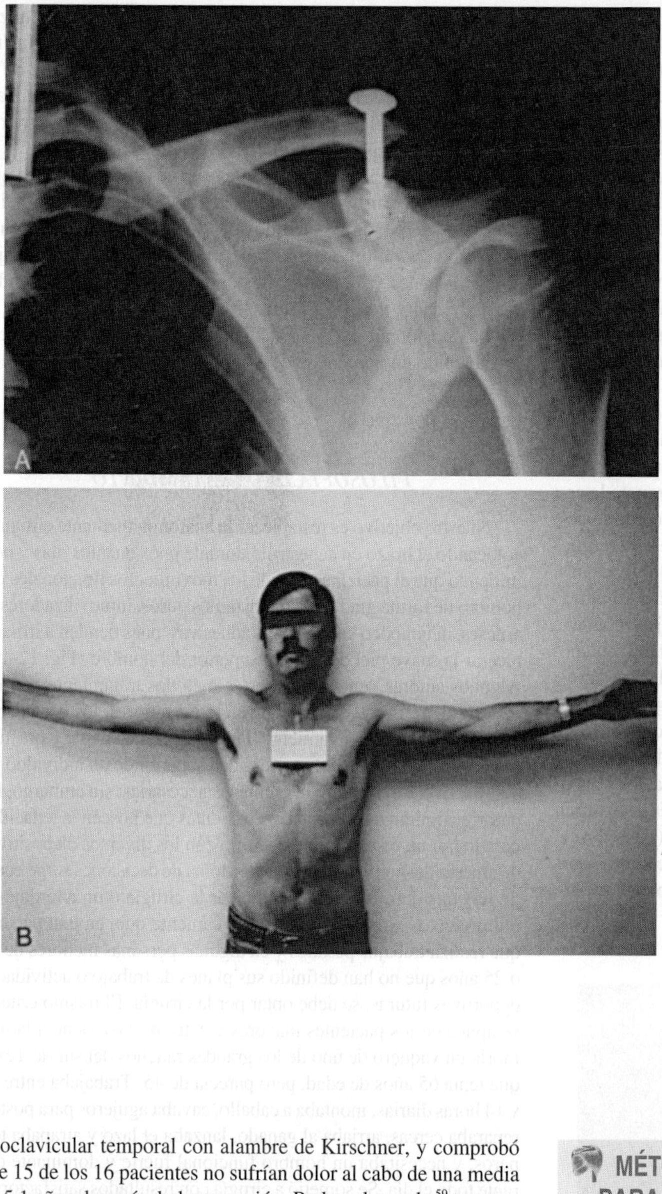

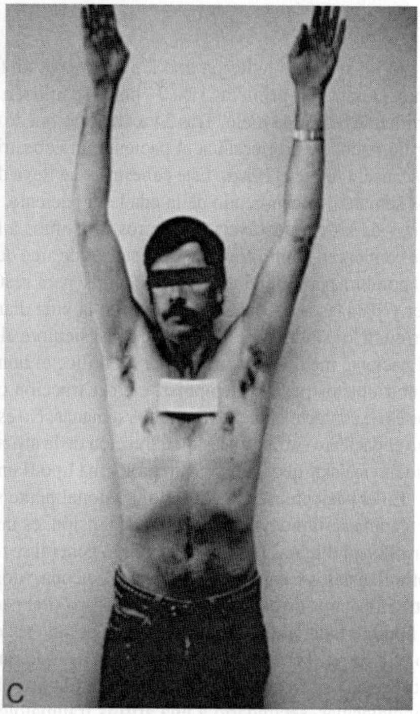

Fig. 12-47 • Reconstrucción en el caso de una lesión crónica tipo III de la articulación acromioclavicular izquierda. **A,** El ligamento coracoacromial se ha transferido hasta el conducto medular del extremo distal de la clavícula. Se insertó un tornillo especial con semivástago a nivel coracoclavicular, para suspender temporalmente la extremidad superior de la clavícula mientras cicatrizaba el ligamento transferido. **B** y **C,** El paciente tenía un arco de movimiento casi completo mientras tenía colocado el tornillo; éste se extrajo a las 12 semanas.

mioclavicular temporal con alambre de Kirschner, y comprobó que 15 de los 16 pacientes no sufrían dolor al cabo de una media de 5,1 años después de la operación. Bednarek y cols.[59] trataron a 35 pacientes con lesiones de más de dos semanas de antigüedad mediante la reconstrucción tanto del ligamento coracoclavicular como del acromioclavicular, utilizando un asa intrincada de hilo de pescador grueso, según lo descrito por Bunell.[103] Todos los pacientes quedaron satisfechos con sus resultados. Fleming y cols.[195] emplearon un asa arterial tejida de Dacron en 5 pacientes, describiendo un 80% de buenos resultados, aunque uno de los individuos con resultados satisfactorios requirió la escisión del extremo clavicular distal.

Reconstrucciones diversas

Dannohl[139] aconseja realizar una osteotomía medioclavicular, fijándola con una placa y una fijación acromioclavicular con alambre de Kirschner y un alambre con banda de tensión.

MÉTODO PREFERIDO DE LOS AUTORES PARA EL TRATAMIENTO DE LAS LESIONES

Lesión tipo I

Nosotros recomendamos la aplicación intermitente de una bolsa de hielo durante las primeras 12 horas siempre que sea adecuada, y proporcionamos a los pacientes un cabestrillo para sujetar el brazo y recordarles a ellos, y a los demás, que el hombro tiene un problema. Insistimos a los pacientes que el hombro debe permanecer en reposo, pero que, al mismo tiempo, deben mantener cierto arco de movimiento normal. Habitualmente, los síntomas desaparecen casi siempre hacia el séptimo día. Los esfuerzos pesados, el levantamiento de pesos y los deportes de contacto deben retrasarse hasta que se haya logrado un arco de movimiento completo y el paciente no presente dolor con la palpación articular, lo que habitualmente sucede en dos semanas.

LESIÓN TIPO II

Al igual que en la lesión tipo I, el reposo es un factor importante. Durante las primeras 12 a 24 horas se utilizan de forma intermitente bolsas de hielo. Tras 24 a 48 horas puede utilizarse calor húmedo. Se proporciona al paciente un cabestrillo para que descanse y sujete el brazo. Este cabestrillo se lleva durante una o dos semanas, dependiendo de la edad del paciente, de los síntomas y de las circunstancias. Nosotros insistimos a los pacientes que comiencen pronto con ejercicios suaves de arco de movimiento del hombro, permitiéndoles utilizar el brazo para vestirse, para comer y para las actividades necesarias de la vida diaria cuando lo permitan los síntomas, lo que sucede casi siempre al séptimo día. Al paciente medio se le indica que no utilice el hombro para levantar objetos pesados, empujar, ejercer tracción o realizar deportes de contacto al menos durante 6 semanas. No es conveniente que el paciente sufra otra lesión o tracción de la articulación acromioclavicular y que convierta un problema tipo II en uno tipo III.

En el paciente medio que sólo ocasionalmente somete la articulación acromioclavicular a alguna tensión, es raro que se desarrollen problemas crónicos, que por lo general se resuelven con antiinflamatorios, calor húmedo y quizá con una o dos inyecciones intraarticulares de esteroides. Sin embargo, si el paciente fuerza el hombro todo el día con algún trabajo pesado (p. ej., empujando una carretilla, utilizando un mazo o cavando durante mucho rato) puede aparecer un dolor crónico en la articulación acromioclavicular, secundario a una artritis traumatológica o a una osteólisis. Si las medidas conservadoras fallan, puede ser necesario realizar una artroplastia. No se debe escatimar al practicar la escisión del extremo distal de la clavícula, ya que el autor principal de este capítulo ha visto pacientes quienes, después de extirpar 1 cm de clavícula, continúan teniendo dolor articular (Fig. 12-48). Las radiografías tomadas con el brazo en el costado revelaron que la articulación acromioclavicular era nítida, pero al obtener la placa en 90° de abducción se observó la compresión de la clavícula en el acromion. Como regla general, el autor aconseja realizar una escisión mínima de entre 2 cm y 2,5 cm de la clavícula. Una escisión clavicular de este tamaño elimina la mayor parte de la porción trapezoidea del ligamento coracoclavicular; sin embargo, siempre que el ligamento conoide subsista, deberá insertarse el extremo clavicular en la apófisis coracoides.

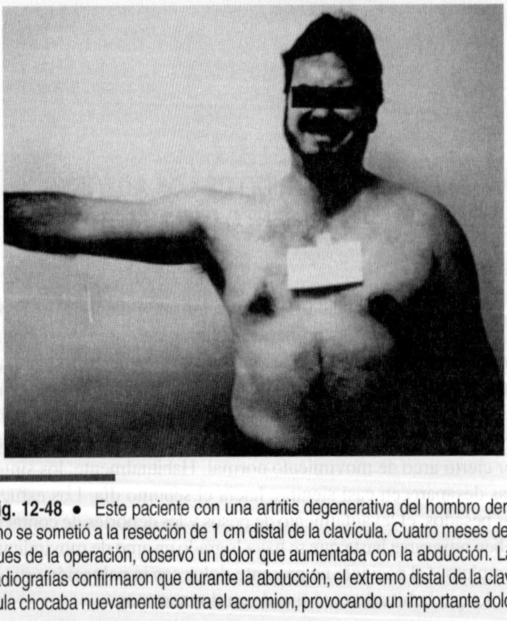

Fig. 12-48 • Este paciente con una artritis degenerativa del hombro derecho se sometió a la resección de 1 cm distal de la clavícula. Cuatro meses después de la operación, observó un dolor que aumentaba con la abducción. Las radiografías confirmaron que durante la abducción, el extremo distal de la clavícula chocaba nuevamente contra el acromion, provocando un importante dolor.

Tras la operación, el brazo se lleva en un cabestrillo hasta que se retiran los puntos; entonces, se indica al paciente que realice ejercicios de péndulo, seguidos de ejercicios de arco del movimiento y, por último, ejercicios de reforzamiento. Los trabajadores manuales y los deportistas casi siempre pueden reanudar sus actividades tras 8 ó 10 semanas.

La escisión artroscópica de 5 mm o 6 mm de hueso clavicular ha tenido un porcentaje de éxito muy bajo.[70]

LESIÓN AGUDA TIPO III

FILOSOFÍA DEL TRATAMIENTO

Nuestro objetivo es restablecer la anatomía mediante cirugía o colocando el brazo en cabestrillo durante unos cuantos días y permitiendo que el paciente reanude los movimientos funcionales del hombro de forma gradual. No utilizamos yesos, inmovilizadores ni arneses, ni tampoco cintas o tiras adhesivas, pues tienden a irritar o ulcerar la suave piel de la parte superior del hombro (Fig. 12-49). Algunos autores denominan a estos métodos tratamiento conservador, mientras que otros, incluyendo los autores, los consideran formas radicales de tratamiento. Parece poco razonable y práctico inmovilizar el hombro y la extremidad superior de un individuo joven y activo durante las 6 u 8 semanas necesarias; sin embargo, los autores admiran a los médicos y pacientes que poseen la tenacidad para lograr un resultado satisfactorio con los diversos dispositivos de arneses del hombro. La verdadera toma de decisiones surge cuando hay que definir si se va a emplear la cirugía o un abordaje no quirúrgico. Nosotros pensamos básicamente que, en una persona que realiza trabajos pesados y en algunas personas menores de 20 ó 25 años que no han definido sus planes de trabajo o actividades deportivas futuras, se debe optar por la cirugía. El mismo criterio se aplica en los pacientes mayores y activos. Nos viene a la memoria un vaquero de uno de los grandes ranchos del sur de Texas que tenía 65 años de edad, pero parecía de 45. Trabajaba entre 12 y 14 horas diarias, montaba a caballo, cavaba agujeros para postes, reparaba cercas, arriaba al ganado, lanzaba el lazo y atrapaba terneros, y necesitaba un hombro funcional fuerte y dominante durante todo el día. Se sometió a cirugía con resultados satisfactorios y volvió a su trabajo normal en el rancho. Una excepción a la regla de la reparación quirúrgica del hombro de cualquier deportista joven sería la persona que somete regularmente el hombro a traumatismos violentos, repetitivos y sin protección (p. ej., jugadores de fútbol y rugby). No tendría sentido reparar la lesión sólo para que recidivara a los pocos meses, cuando el paciente cae de nuevo sobre la punta del hombro. Preferimos reparar una lesión aguda tipo III en muchos deportistas, puesto que creemos que de esta manera tendrán un hombro más fuerte que resistirá las tensiones repetitivas y las cargas pesadas.

TRATAMIENTO NO QUIRÚRGICO

Nosotros recomendamos la negligencia experimentada como método de tratamiento de las lesiones tipo III en pacientes inacti-

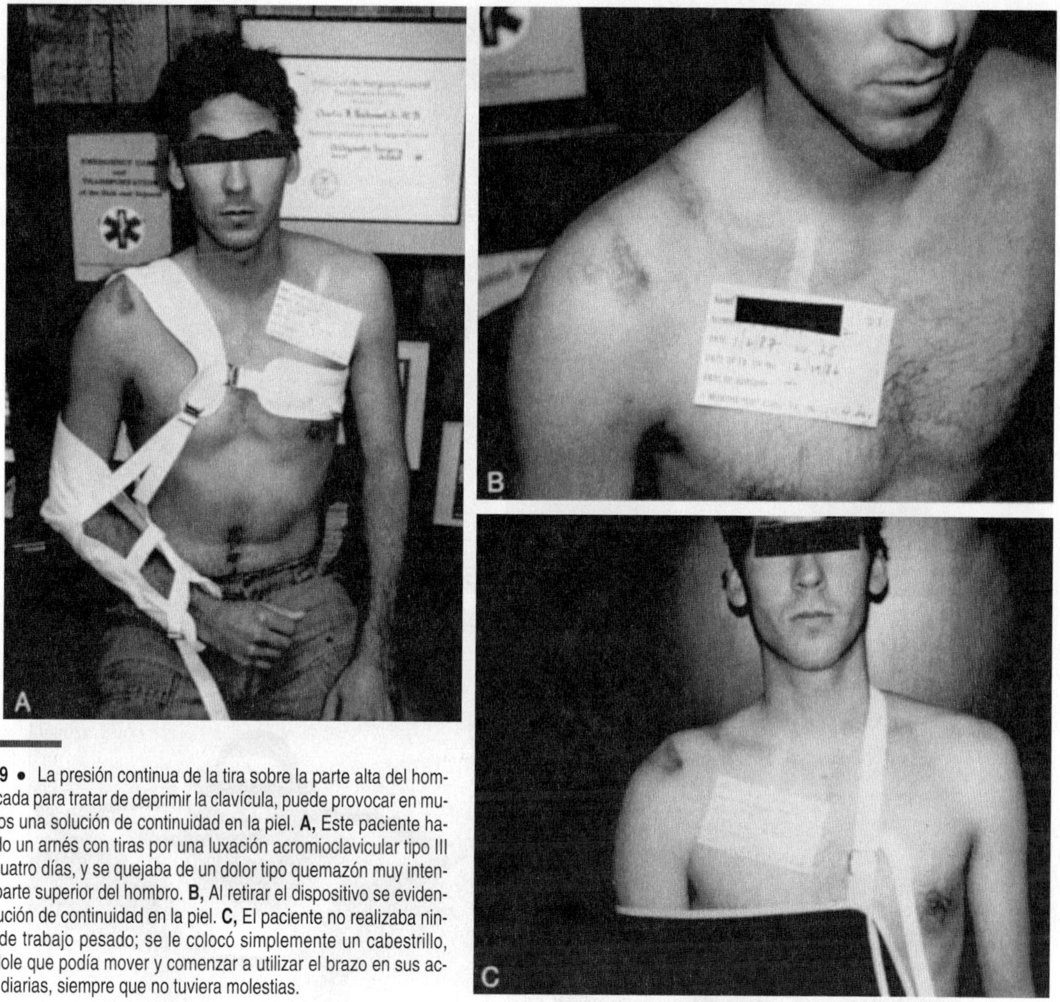

Fig. 12-49 • La presión continua de la tira sobre la parte alta del hombro, colocada para tratar de deprimir la clavícula, puede provocar en muchos casos una solución de continuidad en la piel. **A,** Este paciente había llevado un arnés con tiras por una luxación acromioclavicular tipo III durante cuatro días, y se quejaba de un dolor tipo quemazón muy intenso en la parte superior del hombro. **B,** Al retirar el dispositivo se evidenció la solución de continuidad en la piel. **C,** El paciente no realizaba ningún tipo de trabajo pesado; se le colocó simplemente un cabestrillo, explicándole que podía mover y comenzar a utilizar el brazo en sus actividades diarias, siempre que no tuviera molestias.

vos que no son trabajadores manuales, como los que sólo poseen un interés menor en actividades recreativas, en especial cuando la lesión se produce en el hombro no dominante (Fig. 12-50). Cuando una lesión tipo IV o VI se atiende pronto, nosotros recomendaríamos la reducción cerrada para extraer la clavícula del músculo trapecio o de la parte inferior de la apófisis coracoides. Si este procedimiento tiene éxito, entonces aplicaríamos las mismas indicaciones descritas para un problema del tipo III. Cuando falla la reducción cerrada, se recurre a la reducción y reparación quirúrgica. Las lesiones tipo IV, V y VI casi siempre deben tratarse quirúrgicamente.

Cuando se opta por el tratamiento no quirúrgico, inicialmente se explica al paciente la lesión en detalle, describiendo los ligamentos rotos y la razón por la que presenta un «bulto» en el hombro. Se le explica que, aunque la cirugía puede corregir el problema, también es posible que el paciente logre un hombro con una función muy buena sin someterlo al riesgo de la cirugía y la anestesia. El hombro se coloca en un cabestrillo, y entonces, durante aproximadamente las primeras 12 horas, se aplica una bolsa de hielo para reducir la molestia. También se prescribe algún analgésico leve y se aconseja que durante los primeros tres o cuatro días utilice el brazo para sus actividades diarias. Por lo general dentro de los primeros 7 días, logra un arco de movimiento funcional, y hacia la segunda o tercera semana el arco de movimiento es completo y prácticamente ya no existe molestia alguna (véase Fig. 12-50). Realmente es asombrosa la rapidez con la que desaparecen los síntomas y lo rápido que se restablece el arco de movimiento tras una luxación acromioclavicular tipo III no tratada. Estos pacientes se sienten satisfechos con el resultado final, y casi nunca se quejan del bulto que queda en el hombro. No obstante, si el paciente cambia de trabajo y debe someter la articulación acromioclavicular a cargas pesadas, al cabo de 4 a 6 horas de trabajo pesado desarrollará un dolor cansino y sordo en el hombro. Este problema puede requerir la realización de un procedimiento quirúrgico reconstructivo.

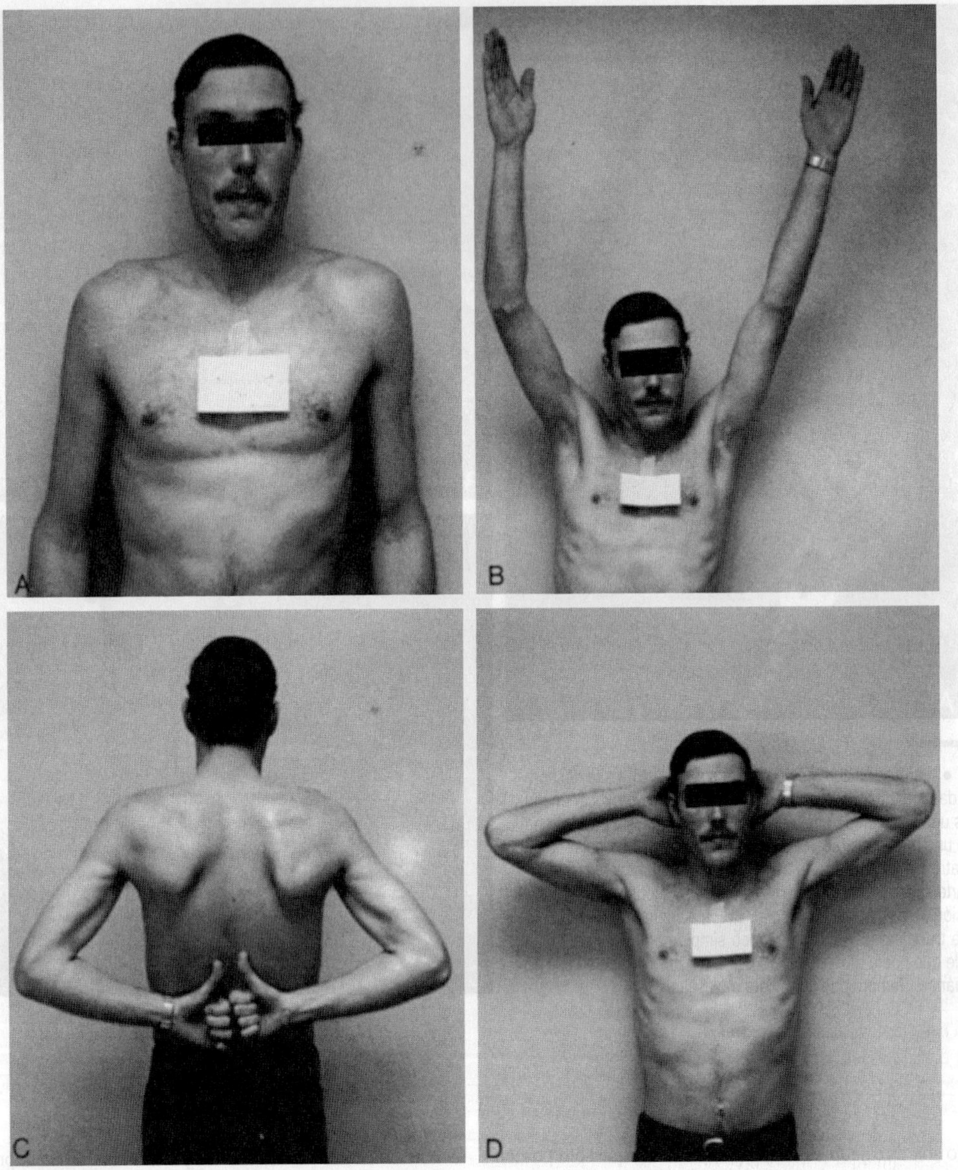

Fig. 12-50 • A-D, Este paciente había sufrido una luxación acromioclavicular aguda tipo III en el hombro derecho el día anterior. Inicialmente fue tratado durante cuatro días con un cabestrillo, y entonces se le permitió utilizar el brazo para sus actividades diarias. Aún presenta una protuberancia en la parte superior del hombro derecho; sin embargo, su arco de movimiento es completo y no manifiesta dolor. No realiza trabajos físicos pesados. *(De Rockwood CA y Green DP [eds.]: Fractures [3 vols.], 2.ª ed. Filadelfia: JB Lippincott, 1984.)*

TRATAMIENTO QUIRÚRGICO

Como se ha descrito antes, la cirugía se utiliza principalmente en individuos que realizan trabajos pesados y someten diariamente sus hombros a tensión, y en ciertos pacientes jóvenes menores de 20 ó 25 años que no han decidido aún su carrera futura. La técnica quirúrgica empleada por el autor principal en los últimos 35 años la aprendió del Dr. James Amspacher durante su residencia en el Centro Médico de la Universidad de Oklahoma. Esta operación reúne las mejores ideas y cualidades de varios procedimientos quirúrgicos. La articulación acromioclavicular se explora y desbrida, los ligamentos acromioclaviculares se desbridan o se reparan si es posible, los ligamentos coracoclaviculares se reaproximan, y se restablece la estabilidad vertical y horizontal de la articulación acromioclavicular mediante la fijación con un tornillo provisional extraarticular entre la clavícula y la coracoides. Los músculos deltoides y trapecio se superponen y se trasladan de nuevo a la clavícula.

Preparación preoperatoria

Bajo el hombro del paciente se coloca una almohadilla pequeña y un chasis de rayos X de 10 × 12 pulgadas. El paciente se sitúa sobre la mesa quirúrgica en posición de silla de playa. Se utiliza un reposacabezas especial para que la punta del hombro del paciente se encuentre completamente libre en la parte superior de la esquina de la mesa. La cabeza se desvía ligeramente hacia el hombro sano y se fija al reposacabezas de forma que el cirujano tenga un completo acceso a la cara superior del hombro. El anestesiólogo con el equipo de anestesia se desplaza hacia el hombro opuesto, para que el cirujano o un ayudante puedan permanecer en la parte superior de la mesa. Al colocar los campos se debe dejar libre acceso desde la parte superior del hombro hasta la base del cuello.

Incisión de la piel

Se realiza una incisión en forma de banda, de unos 7,5 cm de largo, en las líneas de Langer. Comienza en un punto 2,5 cm posterior a la clavícula, y luego cruza ésta por un plano 2,5 cm medial a la articulación acromioclavicular. Entonces se extiende en sentido inferior hasta un punto medial a la punta de la apófisis coracoides (Fig. 12-51A). A continuación se profundiza la incisión de forma que puedan verse la articulación acromioclavicular, los 5 cm distales de la clavícula y la parte anterior del deltoides. Dicha visualización requiere habitualmente una sección coronal, o por lo menos concluir el corte coronal en la fascia deltotrapezoidea y en el periostio sobre los 5 cm superiores y distales de la clavícula.

Parte anterior del deltoides

En algunos casos, en especial en lesiones grado V y VI, la fascia de los músculos deltoides y trapecio ha quedado arrancada de los 5 cm o 7 cm distales de la clavícula como consecuencia de la lesión. Cuando esto no sucede, este intervalo debe dividirse para poder sujetar la clavícula con una pinza y levantarla hacia arriba, mientras el músculo deltoides se retrae en sentido anterior y distal para observar los extremos rotos del ligamento coracoclavicular y la base de la apófisis coracoides. Cuando el deltoides está separado de la clavícula pero la envoltura perióstica se encuentra íntegra, es necesario dividir el deltoides unos 5 cm en sentido inferior, siguiendo sus fibras, y en ocasiones hay que desinsertar los 5 cm distales de su inserción clavicular. Con esta técnica se exponen los ligamentos coracoclaviculares y la base de la apófisis coracoides (véase Fig. 12-51B).

Articulación acromioclavicular

El extremo distal de la clavícula se sujeta con una pinza para piel, una pinza de Lewin o un gancho óseo, y se levanta para desbridar minuciosamente la articulación acromioclavicular del disco intraarticular y de cualquier fragmento o resto deshilachado del ligamento acromioclavicular. Cuando los ligamentos acromioclaviculares se consiguen separar limpiamente de la clavícula o del acromion, éstos deben repararse (véase Fig. 12-51B).

Reaproximación de los ligamentos coracoclaviculares

Los extremos rotos del ligamento se liberan y se marcan con dos o tres suturas de Dacron de algodón del núm. 1. De momento, las suturas se dejan sin anudar (Fig. 12-51B). Este paso es importante para permitir reaproximar los extremos del ligamento una vez que el tornillo se encuentra en su sitio, a fin de reducir el espacio coracoclavicular. La reaproximación no es la sutura perfecta de 90° a 90° que se busca al reparar un tendón de la mano seccionado, pero los puntos deben quedar lo bastante firmes para que, al anudarlos, reaproximen los extremos rotos del ligamento. Algunos autores no consideran que este paso sea importante, puesto que con la fijación interna toda el área se llena con una «cicatriz densa» que sujeta la parte distal de la clavícula a la coracoides. Sin embargo, nosotros no creemos que esta cicatriz dé resultados buenos constantemente. Aunque la mayor parte de los ligamentos coracoclaviculares se rompen en la cintura o el centro del ligamento, nosotros hemos observado en cirugía que, muchas veces, el ligamento coracoclavicular está arrancado de la coracoides y se encuentra situado paralelamente a la clavícula y pegado debajo de ella, o bien se ha soltado de la clavícula, enroscándose en la base de la coracoides. El ligamento coracoclavicular es un ligamento denso, consistente y fuerte, casi del tamaño del dedo meñique. Su función en el hombro es muy clara: proporciona soporte a la escápula y a la extremidad superior a través de la clavícula. Si dedicamos tiempo y esfuerzo a operar esta articulación, también podemos dedicar unos minutos más para exponer los extremos de los ligamentos y reaproximarlos con unos cuantos puntos, en lugar de depender de un tejido cicatrizal poco fiable.

Fijación interna temporal

Una vez expuesta la superficie superior de la clavícula y con la base de la coracoides visible y palpable, el tornillo debe colocarse en posición vertical a través de la clavícula, debiendo penetrar ambas corticales de la *base coracoidea.* La localización del orificio taladrado en la clavícula es generalmente más medial respecto a la articulación acromioclavicular de lo que se piensa, puesto que la *base coracoidea* es más medial de lo que parece. Por lo general, el orificio taladrado en la clavícula debe situarse al menos a 1,5 pulgadas (3,5 cm) medial al extremo distal de ésta (Fig. 12-51C). Mientras la clavícula se mantine reducida hacia el acromion, se crea un orificio de 3/16 pulgadas (0,46 cm) a través del extremo distal de la clavícula directamente por encima de la base coracoidea. A continuación, se coloca una fresa de 9/64 pulgadas (0,35 cm) dentro del orificio de la clavícula, y, retrayendo el deltoides bajo visión directa o mediante palpación, se practica un orificio en, y a través, de ambas corticales de la *base coracoidea* (véase Fig. 12-51D). Entonces, con la articulación acromioclavicular todavía reducida, se inserta un tornillo con semivástago desarrollado especialmente a través de la clavícula hasta la coracoides. El tornillo que empleamos habitualmente nosotros para las reparaciones en el adulto es un tornillo modificado de Bosworth* (Fig. 12-52).

El tornillo que diseñó Bosworth posee un semivástago esponjoso que puede ser de varios tamaños. Su cabeza es más o menos grande, lo que impide su salida de la clavícula, aunque también impide que pueda utilizarse con un destornillador de

* El tornillo acromioclavicular modificado se encuentra disponible en un completo equipo de instrumentos, que incluye tornillos, arandelas, calibre de profundidad, brocas y un destornillador autorretentivo. Este equipo lo comercializa la DePuy Orthopaedic Company.

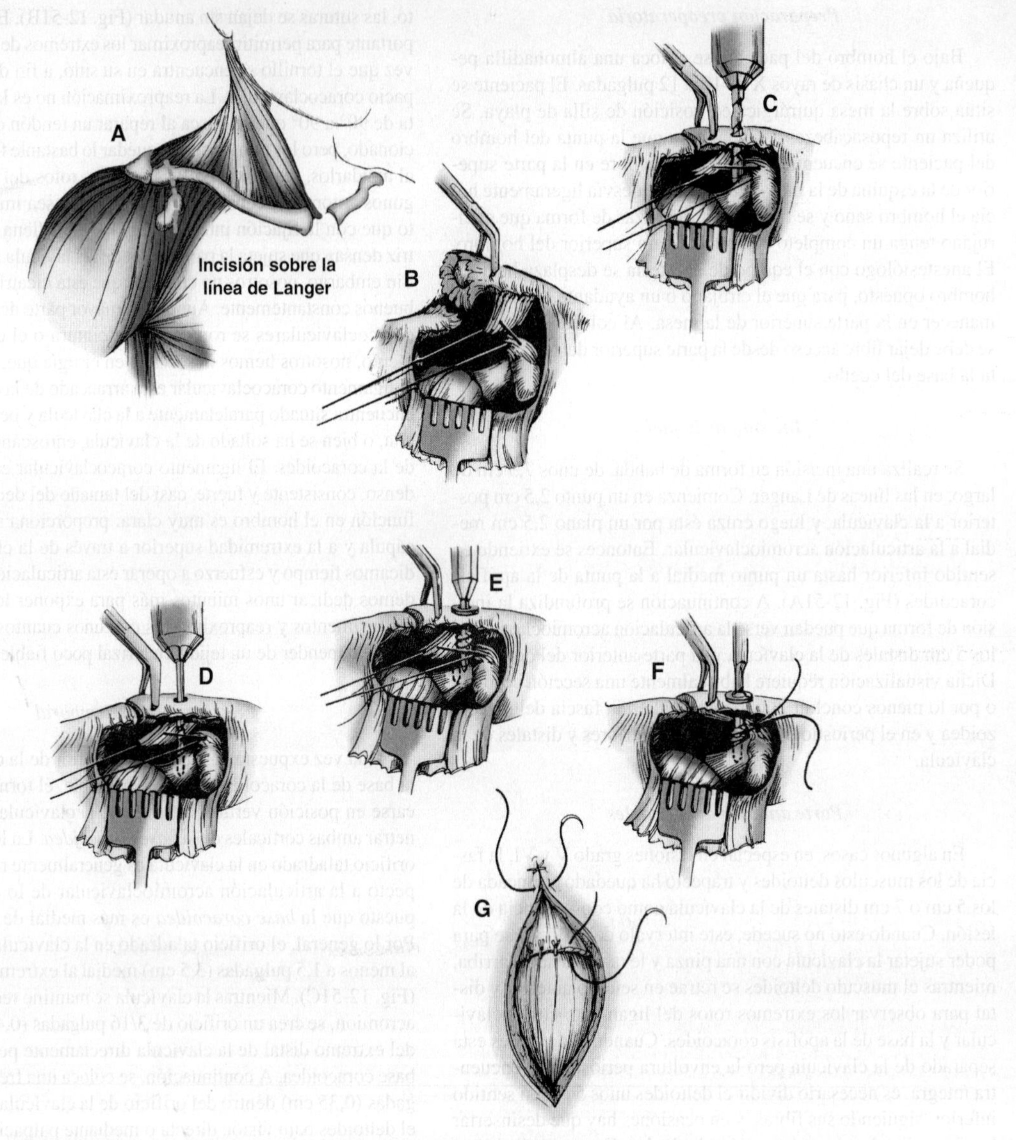

Fig. 12-51 • Reparación según el autor titular de una luxación acromioclavicular completa. **A,** La incisión cutánea mide cerca de 7,5 cm de largo y se extiende desde el borde posterior de la clavícula, 2,5 cm medial a la articulación acromioclavicular, y luego a lo largo de las líneas de Langer hasta un punto situado exactamente medial a la punta de la apófisis coracoides. **B,** Debido a la lesión el deltoides suele separarse por debajo del periostio del extremo distal de la clavícula. En ocasiones es necesario desinsertarlo quirúrgicamente para ayudar a identificarlo y reaproximarlo a los ligamentos coracoclaviculares y a la base de la apófisis coracoides. El extremo distal de la clavícula puede levantarse con una pinza para piel o con un gancho óseo para ayudar a colocar suturas en el ligamento coracoclavicular. La articulación acromioclavicular se desbrida minuciosamente del menisco. Cuando los ligamentos acromioclaviculares son reparables, se conservan y se reparan más tarde. **C,** El extremo distal de la clavícula se mantiene reducido con un clip, en posición adyacente al acromion. Con una fresa de 3/16 de pulgada (unos 49 mm) se crea un orificio en la clavícula, justo por encima de la base coracoidea. **D,** A través del agujero de 3/16 de pulgada (49 mm) practicado en la clavícula, se introduce una fresa de 9/64 de pulgada (unos 35 mm) para perforar un agujero en ambas corticales de la base coracoidea. **E,** Entonces, a través de la clavícula, se introduce un tornillo con semivástago diseñado especialmente, de una longitud adecuada, hasta que la parte lisa del mango se ubica en ésta. **F,** A continuación, el extremo sin rosca del tornillo se introduce por el orificio de la coracoides, apretándose el tornillo para deprimir la clavícula hasta el nivel del acromion. En ese momento se anudan los hilos de los ligamentos coracoclaviculares y el tornillo se aprieta otra media vuelta para reducir la tensión de los ligamentos reaproximados. **G,** Las inserciones musculares del deltoides y el trapecio se reparan cuidadosamente y, cuando es posible, se superponen en la parte superior de la clavícula y de la articulación acromioclavicular.

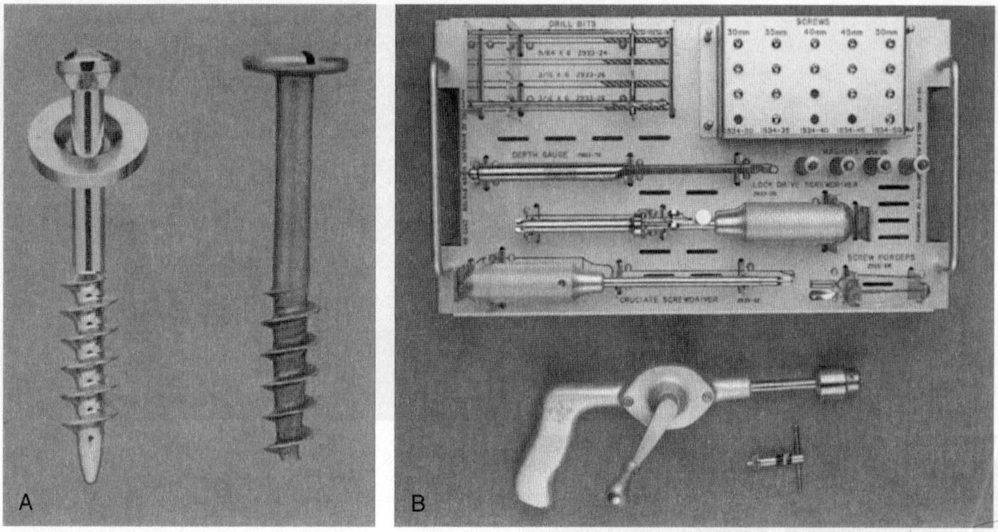

Fig. 12-52 • **A,** Comparación entre el tornillo con semivástago liso coracoclavicular y el tornillo original de Bosworth. La gran cabeza del tornillo original permite utilizar el destornillador de retención. Además, como la rosca se extiende hasta la punta del tornillo, dificultaba al cirujano su colocación en el orificio de la base coracoidea. El tornillo modificado, que posee una arandela en lugar de la cabeza grande, puede utilizarse con un destornillador de retención. La porción distal del tornillo de 1/4 de pulgada (unos 62 mm), que no posee rosca y cuya punta es lisa, se utiliza para buscar el orificio en la base de la coracoides. **B,** Fotografía del conjunto de instrumentos utilizados en la reparación y reconstrucción de los problemas de la articulación acromioclavicular. Incluye un conjunto de tornillos, arandelas, fresas, calibrador de profundidad y destornilladores de retención *y* normal. *(Cortesía de DePuy Orthopaedics Co.)*

autorretención. Tiene una tija lisa y una gran concentración de surcos acanalados. La punta del tornillo está redondeada y, a menos que el orificio en la coracoides sea exactamente perfecto, la punta del tornillo tiende a deslizarse en sentido medial o lateral fuera de la coracoides. Puesto que el tornillo no puede sujetarse a un destornillador de autorretención, el cirujano no tiene gran control sobre la punta del mismo. Por este motivo, el autor principal ha modificado el tornillo de Bosworth diseñando un tornillo con cabeza de tamaño corriente que pueda utilizarse con un destornillador de autorretención tradicional. En lugar de la gran cabeza del tornillo original de Bosworth se utiliza una arandela. Para evitar el problema de que la punta redondeada del tornillo de Bosworth se deslice hacia fuera de la coracoides, ésta se ha modificado, creando una protuberancia sin rosca con forma de pezón en el extremo distal del tornillo, que se utiliza como sonda para encontrar el orificio en la coracoides (Fig. 12-51E). Incluso con estas modificaciones, pueden encontrarse problemas si los orificios del tornillo en la clavícula y en la coracoides no se alinean en una posición adecuada.

Para determinar la longitud del tornillo que se tiene que colocar se utiliza un calibrador de profundidad. Hay que asegurarse de que el tornillo atraviese ambas corticales coracoideas. Con la articulación acromioclavicular reducida, el calibrador de profundidad señala la distancia entre la cortical inferior de la coracoides y la cortical superior de la clavícula. Para que la rosca del tornillo una ambas corticales de la apófisis coracoides, debe utilizarse un tornillo del siguiente tamaño de longitud. El tornillo se introduce a través de la clavícula; una vez que la parte lisa del vástago se encuentra en la clavícula, se tiene cierta libertad de acción para guiar la punta distal lisa del tornillo hacia el orificio de la coracoides (véase Fig. 12-51F). Antes de llevar a cabo las fases finales de la reparación, se obtiene una radiografía con el chasis que se había colocado bajo el hombro, para asegurarse de que el tornillo se encuentra situado correctamente en la coracoides (Fig. 12-53). Cuando el tornillo se introduce en el orificio de la coracoides bajo observación directa, es poco probable que la radiografía muestre un tornillo mal colocado. Sin embargo, cuando el tornillo se introduce mediante palpación o con una técnica ciega, es posible que éste se desplace en sentido medial o lateral, y que sorprendentemente sea estable gracias a la acción de las fuertes roscas sobre los bordes de la coracoides.

Al apretar el tornillo, la clavícula se mantiene reducida hacia el borde superior del acromion. En este punto, se anudan las suturas con que las se marcaron los ligamentos coracoclaviculares, y a continuación se da otra media vuelta al tornillo, lo cual reduce algo la tensión de las suturas (véase Fig. 12-51F). El principal propósito del tornillo es mantener la clavícula reducida temporalmente sobre la escápula en posición vertical y horizontal, y reducir la tensión durante la reaproximación del ligamento coracoclavicular hasta que éste haya cicatrizado.

Cuando se duda de la estabilidad de la fijación mediante tornillo, puede completarse la reparación incorporando un asa coracoclavicular con Dacron de algodón de 1 mm o cintas de Mersilene. La ventaja de la fijación con tornillo es que reduce al mínimo el desplazamiento anterior de la clavícula, lo cual puede ocurrir con las asas coracoclaviculares. Por ello, las asas coracoclaviculares deben colocarse a través de un orificio taladrado en la mitad anterior de la clavícula. La colocación del asa a través de un orificio taladrado también evita la erosión del asa a través de toda la clavícula.

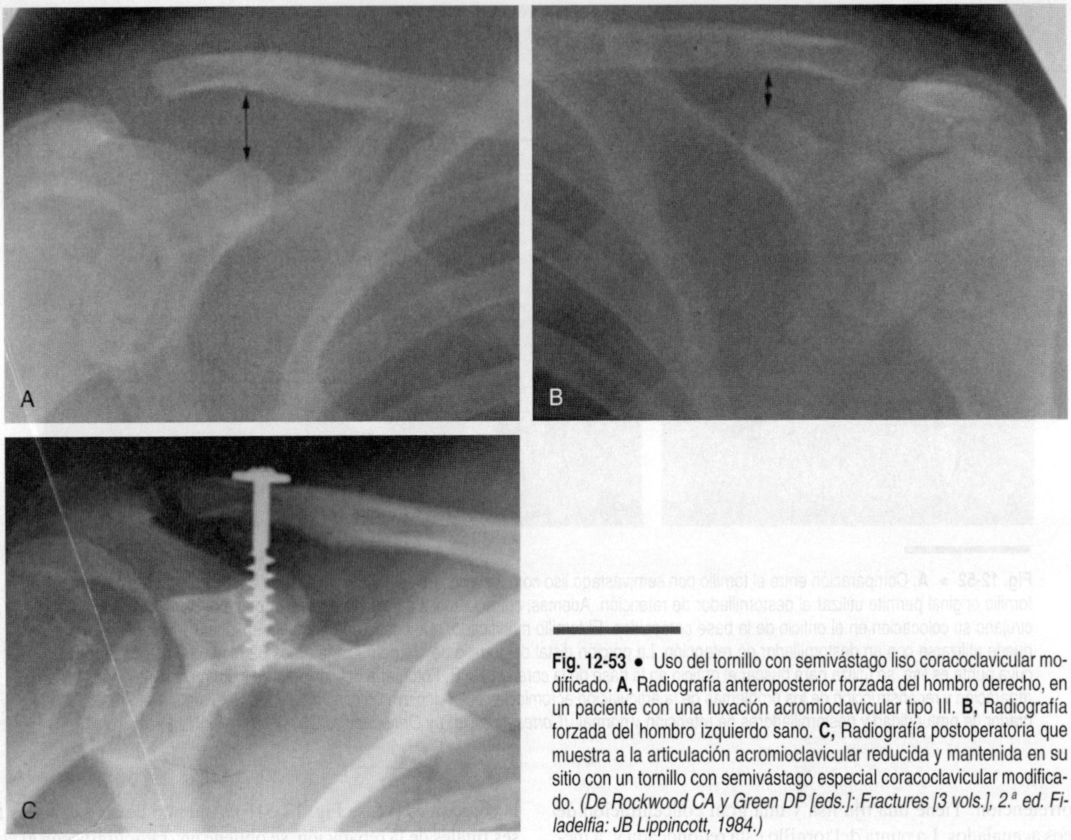

Fig. 12-53 • Uso del tornillo con semivástago liso coracoclavicular modificado. **A,** Radiografía anteroposterior forzada del hombro derecho, en un paciente con una luxación acromioclavicular tipo III. **B,** Radiografía forzada del hombro izquierdo sano. **C,** Radiografía postoperatoria que muestra a la articulación acromioclavicular reducida y mantenida en su sitio con un tornillo con semivástago especial coracoclavicular modificado. *(De Rockwood CA y Green DP [eds.]: Fractures [3 vols.], 2.ª ed. Filadelfia: JB Lippincott, 1984.)*

Reparación e imbricación de la fascia muscular deltotrapezoidea

Es necesario unir de nuevo el intervalo de la fascia deltotrapezoidea a la clavícula. Ésta no sólo debe repararse, sino que también, si fuera posible, debe superponerse e imbricarse sobre la parte superior de la clavícula, para ayudar a sostener el hombro y la reparación (véase Fig. 12-51G).

CUIDADOS POSTOPERATORIOS

Tras la intervención, el brazo se coloca en un cabestrillo durante 1 ó 2 semanas, aunque el paciente puede utilizar el brazo con cuidado para algunas actividades de la vida diaria, como cepillarse los dientes, comer e ir al baño. Tras 1 ó 2 semanas, se retira el cabestrillo, pudiendo el paciente utilizar el brazo para la mayor parte de sus actividades diarias, si bien tiene que evitar cualquier tipo de levantamiento, empujar o ejercer tracción en pesos durante las 6 semanas siguientes. Por lo general, hacia la tercera semana y sobre todo hacia la sexta, el paciente tiene un arco de movimiento muy funcional, es decir, con una flexión y abducción de entre 150° y 160° sin molestias importantes (Fig. 12-54). El tornillo se retira entre 6 y 8 semanas tras la operación, bajo anestesia local. Para facilitar la extracción del tornillo, con una aguja hipodérmica del calibre 26 se realiza un pequeño raspado en la piel de la parte superior del hombro, sobre el punto donde se supone se localiza la cabeza del tornillo. Habitualmente, ésta suele estar en un punto situado unos 5 cm medialmente a la incisión cutánea. A continuación, se adhiere una moneda pequeña sobre el arañazo y se toma una radiografía anteroposterior del hombro (Fig. 12-55). La situación de la moneda en la radiografía, comparada con el arañazo cutáneo, muestra si éste se realizó en el sitio adecuado o si debe moverse en sentido medial o lateral. Una vez extraído el tornillo, el paciente no debe levantar objetos pesados, ni empujar, ejercer tracción o realizar deportes de contacto durante al menos 10 ó 12 semanas desde la operación inicial. Los deportistas no deben reanudar los deportes de contacto ni las tensiones excesivas hasta que hayan transcurrido 12 semanas del postoperatorio, y después sólo cuando hayan recuperado toda la fuerza del hombro y todo el arco de movimiento.

Lesiones tipo IV, V y VI

En estos tres tipos de lesiones, dado el gran desplazamiento del extremo distal de la clavícula, se aconseja la cirugía. Sin embargo, cuando en una lesión tipo IV o VI es posible extraer la clavícula del músculo trapecio o reducirla desde la parte inferior de la apófisis coracoides bajo anestesia general, y si se trata de una lesión en un individuo inactivo que no es un trabajador manual, recurríamos al método no quirúrgico de la negligencia hábil. En un paciente joven o en un trabajador manual, el problema se corrige quirúrgicamente, como se describe en la lesión tipo III. La mayoría de los pacientes con una lesión tipo V tratados por nosotros presentaban tanto dolor y deformidad estéti-

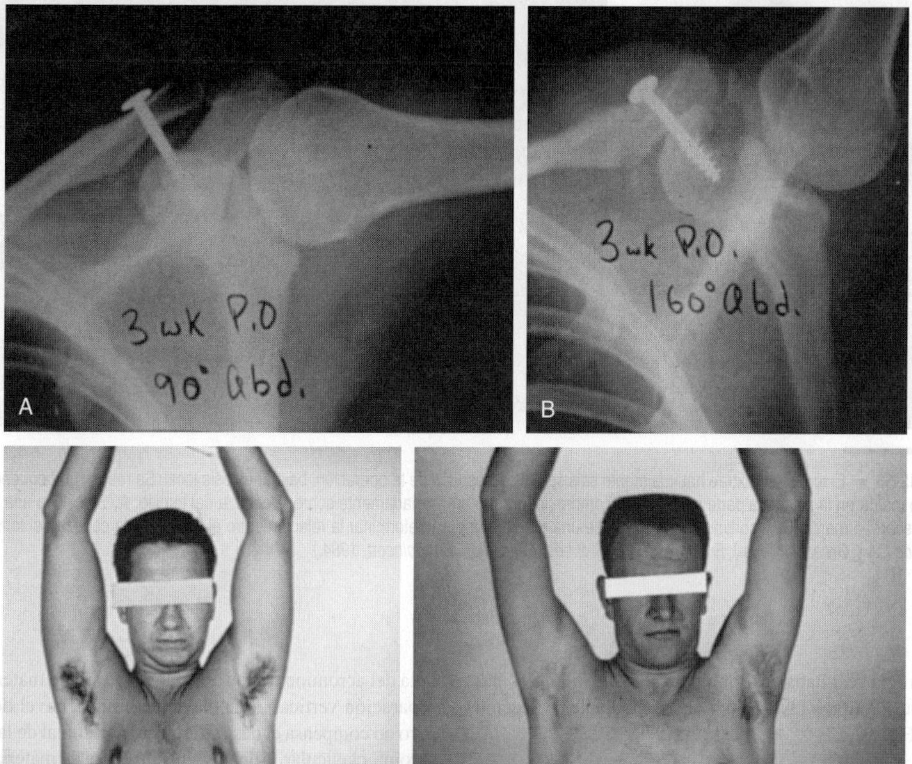

Fig. 12-54 • Cuando se ha colocado un tornillo coracoclavicular puede lograrse un arco de movimiento funcional. **A** y **B,** Obsérvese que la radiografía muestra una elevación de 160° tres semanas después de la operación. En pacientes en los que se ha colocado un tornillo se aprecia un arco de movimiento muy funcional (**C-F**). *(De Rockwood CA y Green DP [eds.]: Fractures [3 vols.], 2.ª ed. Filadelfia: JB Lippincott, 1984.)*

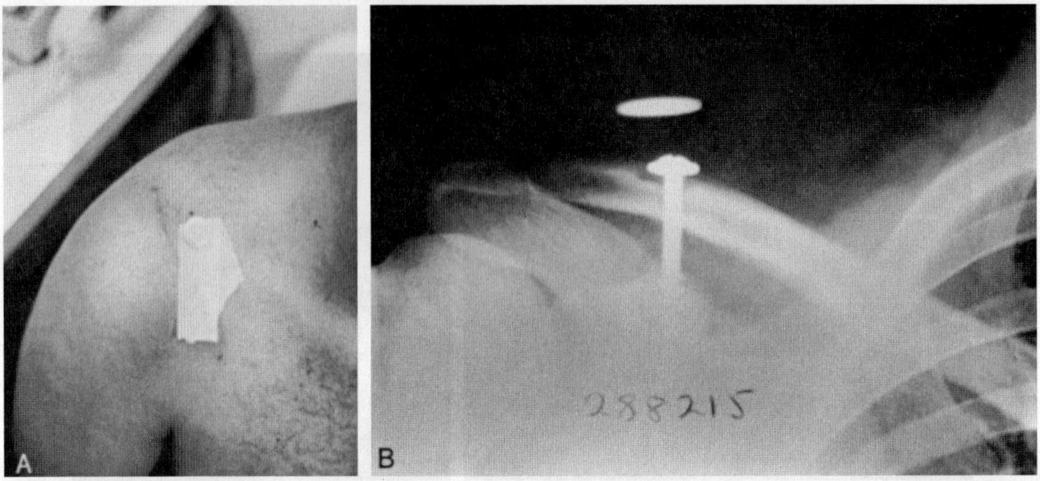

Figura 12-55 • El tornillo se extrae habitualmente seis semanas después de la operación, bajo anestesia local. Se realiza un pequeño arañazo como marca en la piel de la parte superior del hombro, localizado aproximadamente sobre la cabeza del tornillo. **A,** Se coloca una moneda pegada sobre la marca. **B,** A continuación se obtiene una radiografía para determinar la relación entre el arañazo y la cabeza del tornillo. *(De Rockwood CA y Green DP [eds.]: Fractures [3 vols.], 2.ª ed. Filadelfia: JB Lippincott, 1984.)*

ca que la cirugía resultaba casi obligada (Fig. 12-56). Los pacientes con lesión tipo VI han sido tratados mediante corrección quirúrgica (Fig. 12-57).[211]

COMENTARIOS DE LOS AUTORES SOBRE OTROS PROCEDIMIENTOS QUIRÚRGICOS

FIJACIÓN INTRAARTICULAR DE LA ARTICULACIÓN ACROMIOCLAVICULAR

Nosotros no empleamos la fijación intraarticular, a menos que exista una luxación acromioclavicular completa y sintomática y se acompañe de una fractura de la base coracoidea. Preferimos no colocar más de dos alfileres o un alfiler grande en esta articulación tan pequeña, puesto que los alfileres pueden producir cambios degenerativos traumatológicos en la articulación. Además, los alfileres tienen una gran tendencia a desplazarse hacia otro sitio. Otra razón por la que no se utilizan alfileres acromioclaviculares es que, para poder extraerlos más adelante, deben sobresalir del borde lateral del acromion. Esto irrita al músculo deltoides durante los movimientos del hombro.

FIJACIÓN EXTRAARTICULAR

Puede ser más sencillo utilizar fascia, sutura, cinta, injertos vasculares sintéticos y otros materiales que se pasan por debajo de la coracoides y sobre la clavícula, o a través de ésta, que colocar un tornillo con semivástago coracoclavicular. Sin embargo, puesto que la cintura de la apófisis coracoides se sitúa en un punto anterior a la base, cuando se tensa el nudo, el asa del hilo de sutura tiende a desplazar la clavícula en sentido anterior, alejándola del acromion. En otras palabras, el asa de material reduce la separación vertical de la clavícula hasta el nivel del acromion, pero no compensa el desplazamiento horizontal de la articulación acromioclavicular. Además, cuando el asa de material se pasa sobre la parte superior de la clavícula, puede erosionarla originando una fractura (véanse Figs. 12-65 A y B y 12-66 A-I). El tornillo coracoclavicular con semivástago reduce la articulación acromioclavicular en los planos vertical y horizontal, no interfiere significativamente con la rotación clavicular y permite el restablecimiento precoz de la movilidad del hombro.

TRANSFERENCIA MUSCULAR DINÁMICA

La aplicación de esta técnica en lesiones agudas parece dejar de lado el lugar primario de lesión. Su finalidad es ejercer tracción dinámica de la clavícula en sentido *inferior,* al tirar de los músculos toracobraquial y bíceps. Sin embargo, el problema *no* es una clavícula cabalgante, sino una extremidad superior colgante. Constituye una cirugía mayor, y al parecer conlleva más riesgos de lo necesario (p. ej., lesión del nervio musculocutáneo, falta de unión entre la coracoides y la clavícula, pérdida de la fijación o rotura del tornillo).

ESCISIÓN PRIMARIA DE LA CLAVÍCULA DISTAL

De los diversos métodos quirúrgicos descritos en la lesión aguda de la articulación acromioclavicular, el menos razonable parece ser la escisión primaria del extremo clavicular distal. Si la clavícula distal se encuentra fracturada o existe una artritis de la articulación acromioclavicular, parece estar indicada la escisión primaria. Sin embargo, la clavícula es importante en toda la articulación acromioclavicular, y no debe desecharse indiscriminadamente.

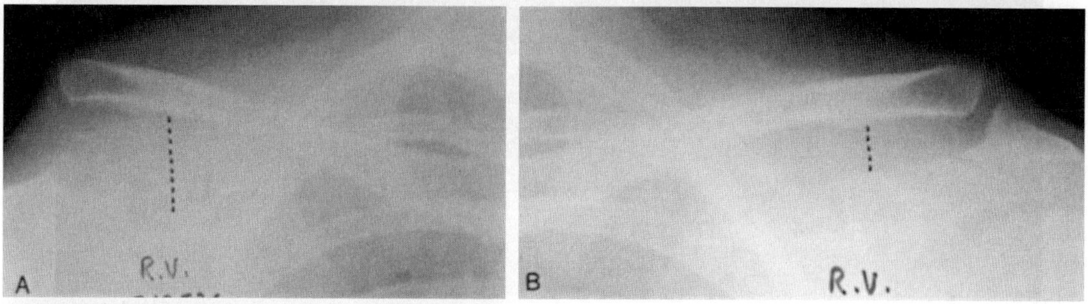

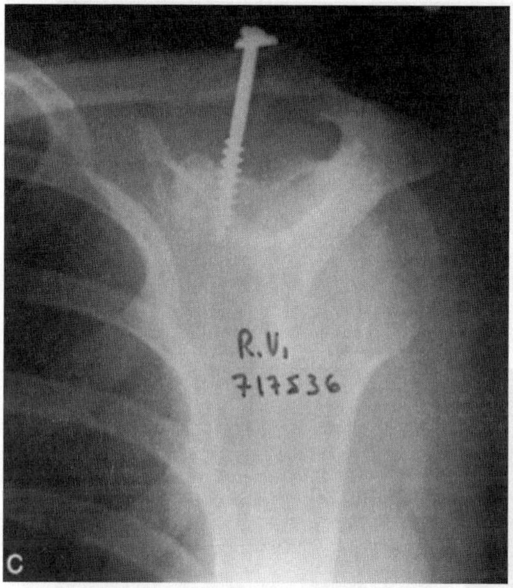

Fig. 12-56 • Aspecto radiológico de una lesión acromioclavicular tipo V. **A,** Obsérvese, en la radiografía de partes blandas, el importante desplazamiento de la clavícula derecha en comparación con el hombro izquierdo normal. **B,** El interespacio coracoclavicular del hombro derecho era casi el triple que el del hombro izquierdo. **C,** En el momento de la reparación quirúrgica, se observó una importante lesión de partes blandas, con una separación de los músculos trapecio y deltoides de la clavícula. La clavícula se redujo de nuevo a su sitio, en su articulación normal con el acromion, sujetándola de manera temporal con un tornillo coracoclavicular con semivástago liso mientras se esperaba que los ligamentos coracoclaviculares reparados cicatrizaran. *(De Rockwood CA y Green DP [eds.]: Fractures [3 vols.], 2.ª ed. Filadelfia: JB Lippincott, 1984.)*

TRATAMIENTO PROPUESTO POR LOS AUTORES EN LOS PROBLEMAS CRÓNICOS DE LA ARTICULACIÓN ACROMIOCLAVICULAR

Estamos de acuerdo con otros autores en que la escisión clavicular distal es apropiada cuando se trata de una articulación degenerada, en un paciente con una lesión antigua y crónica tipo II. Recomendamos extirpar al menos los 2 cm distales de la clavícula. Otros autores han recomendado la escisión de 1/8, 1/4, ó 1/2 pulgadas (31 mm, 62 mm o 125 mm) de la clavícula distal, pero nosotros no consideramos que esto sea suficiente. Al extraer sólo 1/4 de pulgada del tercio clavicular distal (62 mm), con el tiempo puede formarse un espolón en la clavícula que, con la abducción, roza de nuevo con el acromion, produciendo síntomas y dolor al igual que antes de la operación (véase Fig. 12-48). En muchos casos, el autor principal ha extirpado de nuevo el extremo distal de la clavícula debido a la recidiva de los síntomas. La escisión de los 2 cm distales de la clavícula extrae básicamente la parte de la clavícula unida a la coracoides por el ligamento trapezoide. El ligamento conoide restante es suficiente para anclar la clavícula distal con la apófisis coracoides.

Ante un problema crónico, sintomático del tipo III, IV, V o VI, no es apropiado extirpar sólo el extremo distal de la clavícula, aunque sean 2 cm, y esperar que los síntomas desaparezcan; con ello, lo que en realidad se hace es convertir una clavícula desplazada *larga* en una clavícula desplazada *corta,* lo cual aumentará realmente los síntomas del paciente (Fig. 12-58). El muñón clavicular distal restante, sin ninguna unión con la coracoides, es hipermóvil, y de este modo tiende a irritar las partes blandas que rodean al hombro y la base del cuello. Por tanto, insistimos mucho en determinar el estado de los ligamentos coracoclaviculares antes de realizar una escisión simple de la clavícula distal.

Cuando se establece que la clavícula ha perdido su unión con la coracoides (es decir, una lesión crónica tipo III, IV, V o VI), se debe construir un nuevo ligamento coracoclavicular. Aunque pueden emplearse fascia, hilo de sutura, injertos vasculares y otros materiales, nosotros preferimos utilizar el ligamento coracoacromial, el cual tiene realmente una inserción en la base de la apófisis coracoides, para sustituir el ligamento coracoclavicular y proporcionar un sostén temporal para llevar a cabo la reconstrucción con el tornillo con semivástago coracoclavicular especial del autor. En un paciente con una luxación crónica, el ligamento coracoacromial por sí solo es insuficiente para mantener

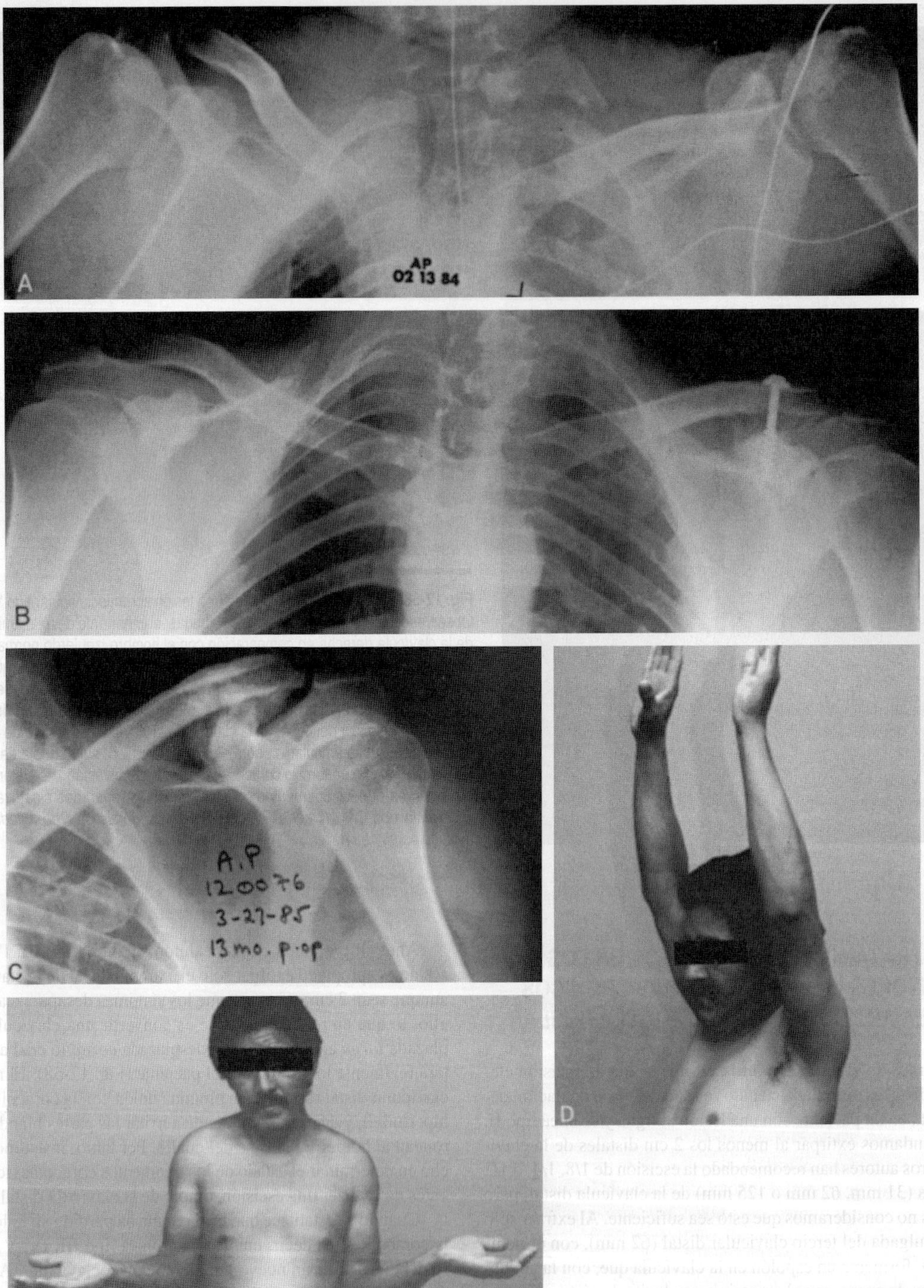

Fig. 12-57 • **A,** Este paciente fue atropellado por un tren y sufrió múltiples fracturas costales y una luxación subcoracoidea tipo VI de la articulación acromioclavicular izquierda. **B,** Se practicó una reducción abierta para extraer la clavícula de la parte posterior de los tendones conjuntos y de la parte inferior de la apófisis coracoides. La clavícula se estabilizó con un tornillo coracoclavicular con semivástago liso. **C,** El tornillo se extirpó a las seis semanas; a los 13 meses del postoperatorio, se evidencia una masiva formación de hueso nuevo en los ligamentos coracoclaviculares. **D** y **E,** A pesar de la osificación entre la clavícula y la coracoides, el arco de movimiento del paciente era casi completo, comparado con el del hombro derecho sano. Volvió a su trabajo como trabajador manual.

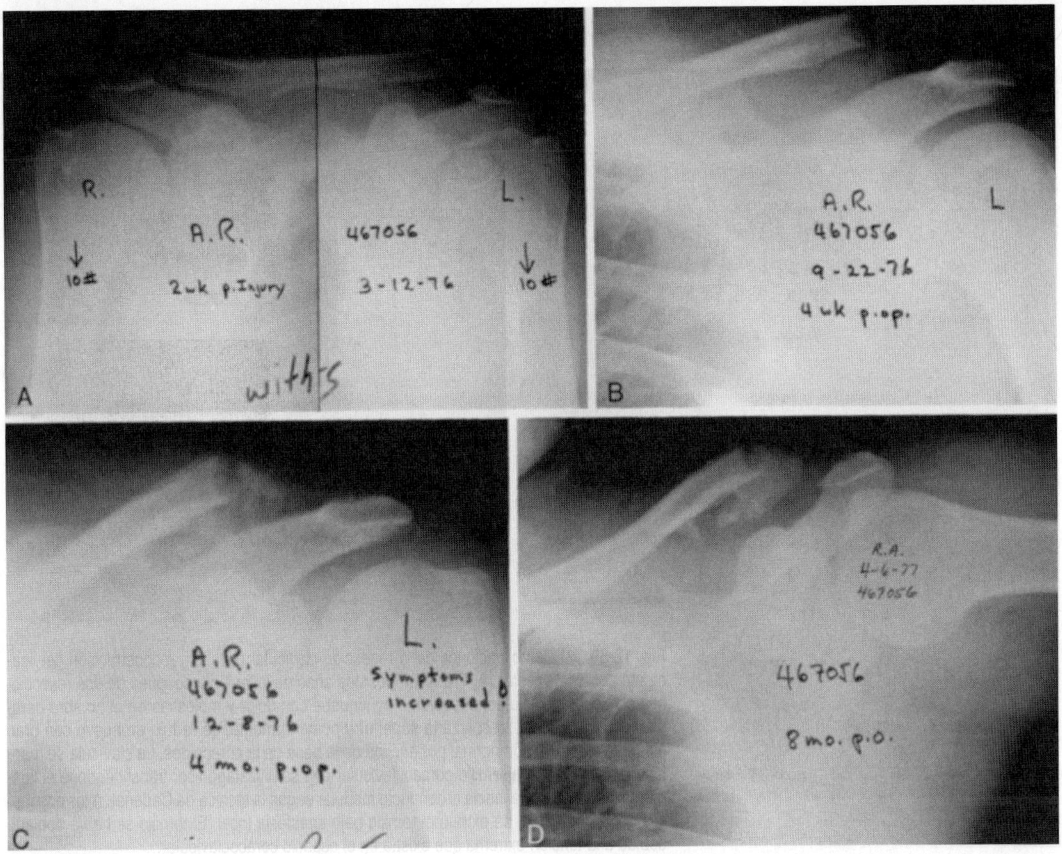

Fig. 12-58 • Complicaciones de la escisión del extremo distal de la clavícula en un paciente con una luxación acromioclavicular crónica tipo III. **A,** Radiografía en la que se compara el hombro derecho con el hombro izquierdo lesionado. **B,** Seis meses después, dado que seguía con molestias, se resecaron los 2,5 cm distales de la clavícula. El cirujano no advirtió que se trataba de una lesión tipo III con pérdida de los ligamentos coracoclaviculares. Cuatro semanas tras la cirugía, el paciente notaba un dolor creciente. Comenzaba a formarse una calcificación alrededor del extremo distal de la clavícula. **C,** A los cuatro meses de la resección clavicular distal, el paciente presentaba más síntomas y tenía más calcificación en partes blandas; la disparidad entre la clavícula y la apófisis coracoides era mayor. **D,** Ocho meses después de la operación, el paciente continuaba teniendo dolor. *(De Rockwood CA y Green DP [eds.]: Fractures [3 vols.], 2.ª ed. Filadelfia: JB Lippincott, 1984.)*

la reducción. En la reconstrucción coracoclavicular de un paciente grande y fuerte, el autor ha encontrado tanta tensión en el sitio de la reconstrucción que el tornillo llega a doblarse (Fig. 12-59). El tornillo reduce de manera temporal la tensión de las fuerzas deformantes mientras el ligamento nuevo cicatriza en la clavícula. Como ya hemos dicho, preferimos utilizar una estructura que ya se encuentre adherida a la coracoides y, al mismo tiempo, deshacernos de otra que en el futuro podría producir un síndrome de compresión en el hombro. El ligamento coracoacromial se une a la base de la coracoides, adyacente al sitio del ligamento coracoclavicular antiguo, y constituye el ligamento ideal para la reconstrucción, pudiendo ser responsable de un síndrome compresivo.

Cuando en el momento de la reconstrucción no existe ligamento coracoacromial o éste es deficiente, nosotros empleamos el tornillo y una sutura con Dacron de algodón de 1 mm o una tira de tendones unificados entre la coracoides y la clavícula.

MÉTODO DE LOS AUTORES PARA RECONSTRUIR LA LUXACIÓN ACROMIOCLAVICULAR COMPLETA CRÓNICA

La incisión cutánea y gran parte del abordaje quirúrgico son iguales a los que se describen en la reparación aguda de una lesión tipo III (Fig. 12-60A). Se extirpan los 2 cm distales de la clavícula. Si en un procedimiento quirúrgico previo ya se ha extirpado una parte del extremo distal clavicular, se extrae algo más de clavícula para que el muñón de ésta se sitúe exactamente por encima y en el borde lateral de la base coracoidea (véase Fig. 12-60B). A con-

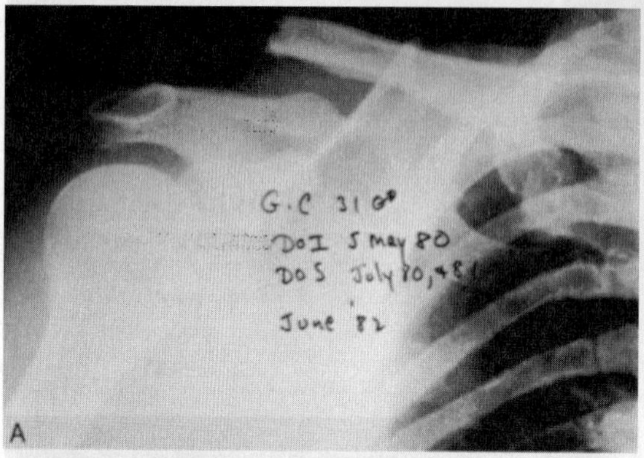

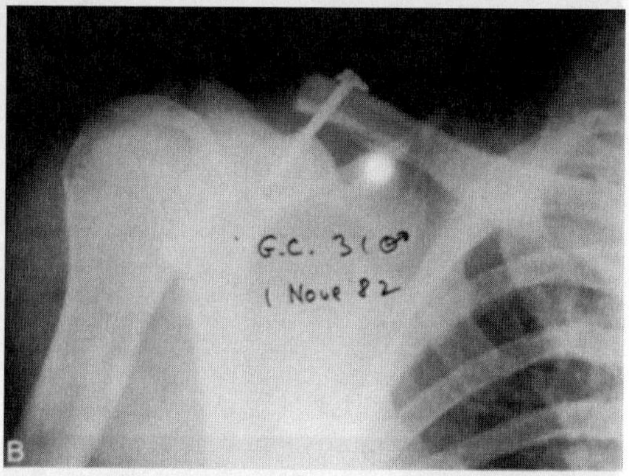

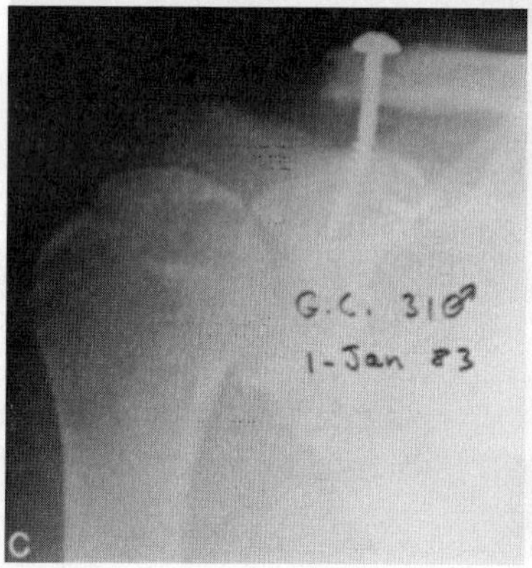

Fig. 12-59 • Complicaciones de la resección clavicular distal sin reconstrucción del ligamento coracoclavicular. **A,** Transcurridos dos años de la lesión y después de dos resecciones claviculares distales, el paciente continuaba con dolor y molestias en el hombro derecho. **B,** La clavícula, desplazada superior y posteriormente, se redujo de nuevo con gran esfuerzo a su posición normal por encima de la base de la coracoides. La clavícula se mantuvo reducida con un tornillo coracoclavicular con semivástago liso, transfiriéndose el ligamento coracoacromial hacia el conducto medular según la técnica de Cadenat. A los dos meses de la operación, se extrajo el tornillo bajo anestesia local. El tornillo se había doblado debido a la tensión extrema que existía en el espacio coracoclavicular.

tinuación se perfora el conducto medular del extremo clavicular distal y se raspa para que reciba el ligamento coracoacromial transferido (Fig. 12-60C).

Para separar la inserción acromial del ligamento coracoacromial se utiliza una hoja de bisturí del núm. 15 (véanse Figs. 12-60 D-E). Con el ligamento puede extirparse una pequeña porción del acromion. Cuando el paciente presenta síntomas de compresión, en ese momento se realiza una acromioplastia anterior. Sosteniendo la clavícula reducida por encima de la base coracoidea, se debe valorar si el ligamento coracoacromial es lo bastante largo como para llegar hasta el canal intramedular de la clavícula. Como menciona Cadenat,[107] el ligamento puede alargarse separando el fascículo anterior del ligamento coracoacromial de la cintura de la apófisis coracoides. A lo largo del ligamento se teje una sutura de Dacron de algodón del núm. 1, no absorbible, de forma que ambos extremos del hilo salgan por el extremo acromial del ligamento (véase Fig. 12-60E). Luego se perforan dos orificios pequeños en la cortical superior del muñón distal de la clavícula, que llegan hasta el conducto medular (Fig. 12-60D). En el extremo clavicular distal se perfora un orificio de 3/16 pulgadas (0,46 cm), el cual debe dirigirse directamente por encima de la base coracoidea. Sosteniendo la clavícula en su posición correcta por encima de la base de la coracoides, se introduce una fresa de 9/64 pulgadas (0,35 cm) a través del orificio clavicular, taladrando a través de ambas corticales de la apófisis coracoides. Antes de introducir el tornillo con semivástago en la coracoides, los dos extremos del hilo de sutura colocados a través del ligamento coracoacromial se pasan por el conducto medular y salen por los dos pequeños orificios taladrados en la cortical superior de la clavícula (véase Fig. 12-60F). Entonces se inserta el tornillo especial con semivástago a través de la clavícula y hasta la coracoides, apretándolo para reducir la clavícula en sentido vertical hasta situarla exactamente por encima de la apófisis coracoides (véanse Figs. 12-60 E-F). Los dos extremos del hilo de sutura del ligamento coracoideo se tensan, y el ligamento coracoacromial se introduce en el conducto medular labrado en el tercio clavicular distal. Los hilos se anudan, asegurando de esta manera el ligamento a la clavícula (véase Fig. 12-60F). Como se mencionó en el caso de las reparaciones agudas, la fijación con tornillo se puede acompañar en ocasiones de un asa coracoclavicular de Dacron de algodón o cinta de Mersilene que se introduce por un orificio taladrado en la clavícula.

En el postoperatorio, el brazo se mantiene en un cabestrillo durante cuatro semanas. Entre el séptimo y el décimo día, el paciente puede utilizar el brazo para sus actividades diarias, aunque se le recomienda que evite levantar objetos pesados, empujar o ejercer tracción. Tras 10 a 12 semanas se extrae el tornillo bajo anestesia local.

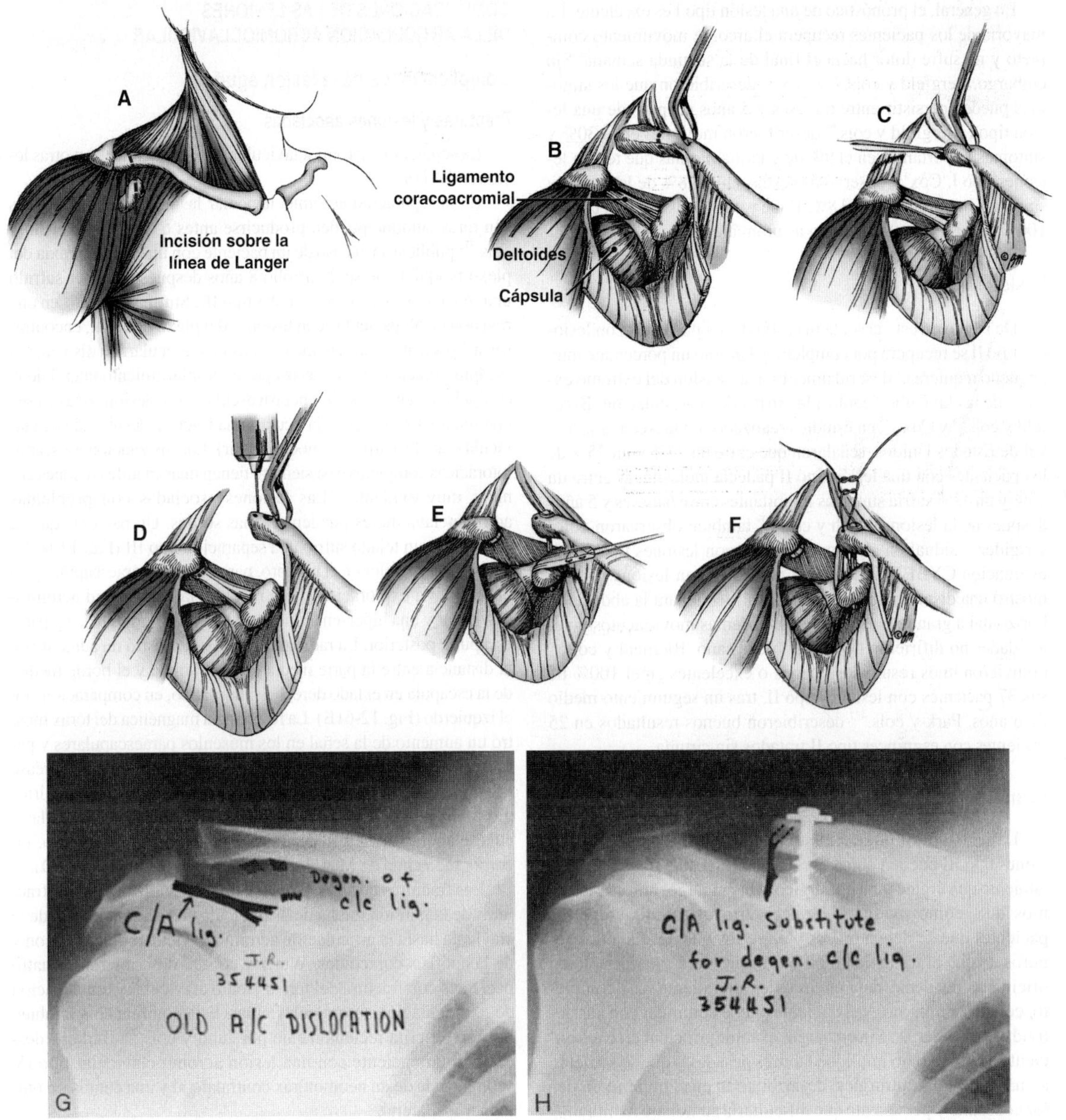

Fig. 12-60 • Método del autor principal para reconstruir una luxación acromioclavicular crónica tipo III, IV, V y VI. **A,** Se practica una incisión sobre la línea de Langer. **B,** Se extirpa el extremo distal de la clavícula. **C,** El conducto medular se perfora y se raspa para que reciba al ligamento coracoacromial transferido. **D,** Se taladran dos pequeños orificios a través de la cortical superior del extremo clavicular distal. El ligamento coracoacromial se desinserta cuidadosamente del acromion. **E-H,** Con el ligamento coracoacromial separado del acromion, se entreteje una sutura no absorbible y consistente a través del ligamento. Los extremos del hilo se pasan por los dos pequeños orificios taladrados en el extremo distal de la clavícula. Se introduce el tornillo coracoclavicular con semivástago, y cuando la clavícula se reduce de nuevo a su posición normal, las suturas utilizadas para tirar de los ligamentos se acomodan en el canal y se anudan. *(**G** y **H**, de Rockwood CA y Green DP [eds.]: Fractures [3 vols.], 2.ª ed. Filadelfia: JB Lippincott, 1984.)*

PRONÓSTICO

Lesión tipo I

En general, el pronóstico de una lesión tipo I es excelente. La mayoría de los pacientes recupera el arco de movimiento completo y no sufre dolor hacia el final de la segunda semana. Sin embargo, Bergfeld y cols.[64] y Cox[135] describieron que los síntomas pueden persistir entre 6 meses y 5 años después de una lesión tipo I. Bergfeld y cols.[64] describieron molestias en el 30% y síntomas importantes en el 9% de guardiamarinas que tenían lesiones tipo I. Cox[135] observó molestias en el 28% de los casos y síntomas importantes en el 8%. Babe y cols.[31] observaron que un 100% de sus pacientes estaban asintomáticos.

Lesión tipo II

De nuevo en este caso, la mayoría de los pacientes con lesiones tipo II se recupera por completo, y tan sólo un porcentaje muy pequeño requiere el desbridamiento o la escisión del extremo externo de la clavícula, debido a la artritis de la articulación. Bergfeld y cols.[64] y Cox,[135] en estudios realizados en la Academia Naval de Estados Unidos, señalaron que entre un 23% y un 35% de los pacientes con una lesión tipo II padecía molestias, y entre un 13% y un 42% sufría síntomas importantes entre 6 meses y 5 años después de la lesión. Walsh y cols.[607] también observaron dolor y rigidez residual en algunos pacientes con lesiones tipo II. La evaluación CYBEX-II de nueve pacientes con lesiones tipo II mostró una disminución del 24% de la fuerza para la abducción horizontal a grandes velocidades. Los demás movimientos y velocidades no difirieron de las del brazo sano. Bjerneld y cols.[73] obtuvieron unos resultados buenos o excelentes en el 100% de sus 37 pacientes con lesiones tipo II, tras un seguimiento medio de 6 años. Park y cols.[437] describieron buenos resultados en 25 pacientes con esguinces tipo II tratados sin cirugía.

Lesiones tipo III, IV, V y VI

La revisión bibliográfica sugiere que en pacientes con lesiones tipo III pueden obtenerse excelentes resultados tras el tratamiento quirúrgico y no quirúrgico. Sin embargo, nosotros creemos que, como médicos, es necesario distinguir entre los pacientes que se deben operar y entre los que no. Estamos seguros de que el tratamiento no quirúrgico será satisfactorio en oficinistas (es decir, deja un arco de movimiento casi completo, con dolor mínimo) y el paciente puede continuar con sus actividades ordinarias. Sin embargo, el autor principal cree los pacientes cuyo trabajo implique labores pesadas y que se sometan a una técnica no quirúrgica, desarrollarían en el hombro un dolor constante y persistente que dificultaría su trabajo habitual.[436] En general, si el tratamiento correcto se aplica en el paciente apropiado, los resultados finales serán aceptables en más del 90% de los casos.

En pacientes con lesiones tipo III, Walsh y cols.[607] comprobaron que la fuerza para la abducción vertical disminuía en los que habían sido operados en comparación con los sometidos a tratamiento no quirúrgico. El resto de los parámetros de fuerza no fueron significativamente distintos. Sin embargo, no se realizaron pruebas de resistencia. Los pacientes con lesiones tipo IV, V y VI casi siempre requieren una reducción abierta con fijación. De acuerdo con nuestra experiencia, los resultados finales son similares a los de los pacientes con lesiones tipo III (véanse Figs. 12-54 y 12-57).

COMPLICACIONES DE LAS LESIONES DE LA ARTICULACIÓN ACROMIOCLAVICULAR

Complicaciones de la lesión aguda

Fracturas y lesiones asociadas

La separación acromioclavicular puede asociarse con otras lesiones del hombro.

En la separación acromioclavicular las lesiones neurológicas son raras, aunque pueden producirse antes o después. Meislin y cols.[372] publicaron el caso de un paciente con una neuroapraxia del plexo braquial que se desarrolló 8 años después de haber sufrido una separación acromioclavicular tipo III. Sturm y Perry,[567] en una revisión de 59 pacientes con lesiones del plexo braquial, encontraron a 2 pacientes con separación acromioclavicular. La disociación escapulotorácica se caracteriza por el desplazamiento lateral de la escápula, una grave lesión neurovascular y una lesión ósea (ya sea una separación acromioclavicular, una fractura desplazada de clavícula o un desgarro esternoclavicular). Las disociaciones escapulotorácicas completas casi siempre tienen unas manifestaciones clínicas muy evidentes. Las lesiones asociadas con problemas acromioclaviculares pueden ser más sutiles. Un paciente que se cayó desde un tejado sufrió una separación tipo III (Fig. 12-61A). Se quejaba de dolor en el hombro, paratorácico, paraescapular y en el pecho. La exploración física reveló una deformidad acromioclavicular y una hipersensibilidad en la región paratorácica y paraescapular posterior. La radiografía de tórax mostró un aumento de la distancia entre la parte media de la columna y el borde medial de la escápula en el lado derecho sintomático, en comparación con el izquierdo (Fig. 12-61B). La resonancia magnética del tórax mostró un aumento de la señal en los músculos paraescapulares y paratorácicos derechos, así como un derrame pleural derecho (véase Fig. 12-61C). El paciente se sometió a una estabilización quirúrgica de la articulación acromioclavicular con un asa coracoclavicular elaborada con hilo de sutura PDS del núm. 1 trenzado, incorporando cinta de Mersilene del núm. 5 (véase Fig. 12-61D).

Las fracturas que acompañan a una luxación pueden ser fracturas de la porción media de la clavícula, del extremo distal de la clavícula hasta la articulación acromioclavicular, del acromion y de la apófisis coracoides. Wurtz y cols.[634] describieron a cuatro pacientes con fractura del tercio medio clavicular y una luxación de la articulación acromioclavicular. Esta combinación también ha sido descrita recientemente por Juhn y cols.[296] Barber[43] describió a un paciente con una lesión acromioclavicular tipo IV acompañada de un neumotórax contralateral y una contusión pulmonar ipsilateral.

Osificación coracoclavicular

La osificación coracoclavicular se ha descrito como osificación y calcificación. Urist[590-592] demostró que el hueso realmente se forma en el espacio coracoclavicular. Aunque algunos autores opinan que la osificación era una consecuencia del tratamiento quirúrgico, la mayoría han mostrado que la osificación se produce con independencia de que la lesión se haya tratado por medios quirúrgicos o conservadores. Arner y cols.[26] describen que la calcificación u osificación de los ligamentos acromioclavicular o coracoclavicular es la regla, y no la excepción. Describen que la

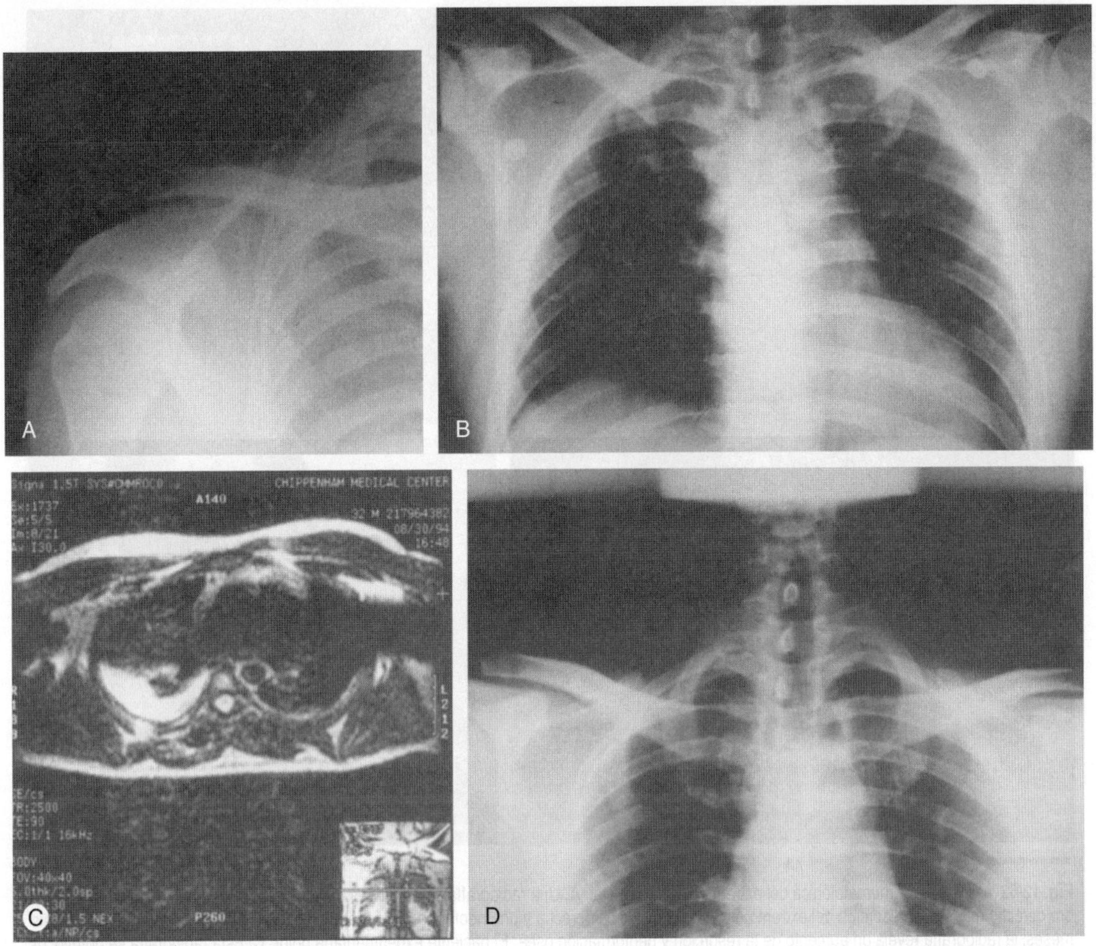

Fig. 12-61 • Luxación acromioclavicular asociada a una lesión escapulotorácica. **A,** La radiografía preoperatoria muestra un alto grado de luxación acromioclavicular. **B,** La radiografía de tórax muestra un aumento de la distancia entre el borde medial de la escápula derecha y la línea media, en comparación con el lado izquierdo sano. **C,** La resonancia magnética torácica ponderada en T2 muestra una lesión de los músculos paraescapulares derechos, así como un derrame pleural derecho. **D,** La luxación acromioclavicular se redujo y se estabilizó con un asa de hilo de sutura trenzado PDS, del núm. 1, combinado con cinta de Mersilene del núm. 5 pasada a través de un orificio taladrado en la clavícula y alrededor de la apófisis coracoides.

incidencia de calcificación en sus series, y en las de otros, es de 14 de 17 casos, 62 de 109 casos y 15 de 22 casos. Millbourn[380] afirma que el calcio aparece en esguinces leves o graves, independientemente de que el tratamiento fuera conservador o quirúrgico, y que puede observarse tan precozmente como desde la tercera o cuarta semanas. Puede tratarse de una estructura ósea aislada, o bien formar un puente óseo entre la coracoides y la clavícula. De acuerdo con nuestra experiencia, la osificación no parece alterar los resultados funcionales finales (véanse Figs. 12-6 A-F). En la serie de Weitzman,[619] 16 de los 19 pacientes mostraban una calcificación, y no se logró correlacionar los resultados finales con la presencia de la misma. Alldredge[13] describió calcio en la mitad de sus casos quirúrgicos, pero no hubo correlación con los resultados finales.

Osteólisis de la parte distal de la clavícula

La osteólisis puede seguir a una lesión aguda, o puede producirse en varones que han sometido el hombro a una tensión repetitiva. Dupus y cols.[168] describieron el primer caso de osteólisis traumatológica del extremo clavicular distal. Madsen[351] en 1963, describió a 7 pacientes con la complicación conocida como osteólisis postraumatológica de la clavícula distal. Afirmó que hasta entonces se habían descrito 8 casos en la bibliografía, y que el primer caso fue publicado por Werder[621] en 1950. Ehricht[174] describió un caso en un trabajador que utilizaba herramientas neumáticas. Cahill[108]describió a 46 pacientes que eran atletas, ninguno de los cuales había sufrido una lesión aguda, aunque 45 de ellos levantaban pesas como parte de su entrenamiento. Para el diagnóstico utilizó la gammagrafía ósea con tecnecio y una radiografía con inclinación cefálica de 35°. Scavenius e Iverson[508] observaron que el 28% de los levantadores de pesas presentaba osteólisis radiológica, en comparación con el 0% del grupo control. Murphy y cols.,[401] Orava y cols.,[433] Cooper y Curtis,[129] Matthews y cols.[358] y Merchant[374] también describieron este trastorno en mujeres.

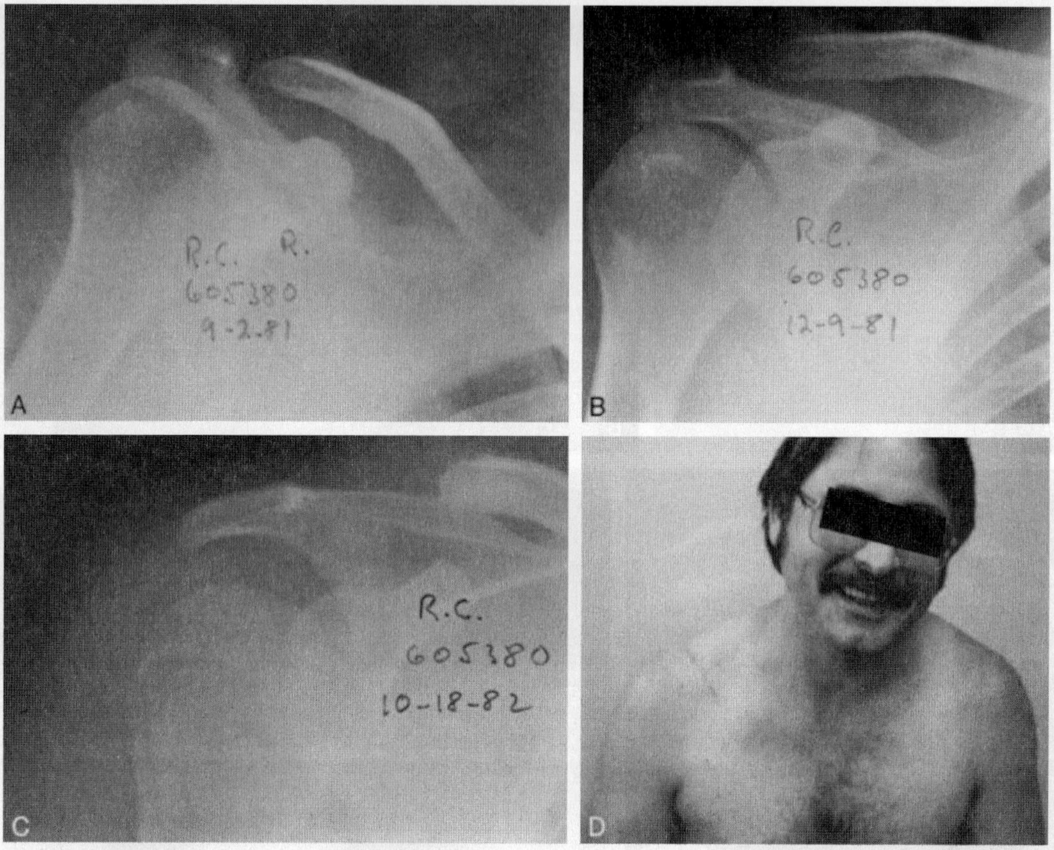

Fig. 12-62 • Osteólisis traumatológica del extremo clavicular distal. **A,** Una radiografía obtenida tres meses después de una caída sobre el hombro derecho muestra la resorción del extremo distal de la clavícula derecha y una neoformación ósea en la cara dorsal de la misma. **B,** A los seis meses, la radiografía revela un aumento de la resorción y neoformación ósea. El paciente experimentaba dolor. **C,** Esta radiografía se obtuvo 14 meses tras la lesión y dos meses tras la resección de los 2,5 cm distales de la clavícula. El resto de la clavícula se mantuvo unida a la apófisis coracoides mediante el ligamento conoide. **D,** Esta incisión en la piel se utilizó para la artroplastia. *(De Rockwood CA y Green DP [eds.]: Fractures [3 vols.], 2.ª ed. Filadelfia: JB Lippincott, 1984.)*

Los cambios radiológicos consisten en cualquiera o en todos los siguientes: osteoporosis, osteólisis, afilamientos o formación de osteofitos en el extremo clavicular distal. Por lo general no se producen cambios óseos en el acromion. Los cambios casi siempre se dan en un solo hombro (Fig. 12-62). Si se observan cambios en ambos hombros, se debe pensar en otras enfermedades como la artritis reumatoide, el hiperparatiroidismo y la esclerodermia. El diagnóstico diferencial de dicha lesión en un solo hombro incluye la osteólisis masiva de Gorham, la gota[223] y neoplasias como el mieloma múltiple. Yu y cols.,[636] Patten[441] y De la Puente y cols.[153] han descrito los hallazgos encontrados en la RM de edema de médula ósea, irregularidades corticales y cambios quísticos.

La mayoría de los autores consideran que los síntomas de dolor sordo, debilidad y dolor con la flexión y la abducción, son autolimitados y desaparecen aproximadamente en un año. Recomiendan suspender la actividad que somete el hombro a tensión, y reposo. Si los síntomas no desaparecen, se propone extirpar el extremo clavicular distal. Levine y cols.[337] describieron que, con el reposo, el extremo clavicular distal puede llegar a reconstruirse por sí sólo. Lamont,[325] Murphy y cols.[401] Madsen[351] y Zsernaviczky[644] han descrito estudios microscópicos en la clavícula distal. Describieron desmineralización, quistes subcondrales y erosión de la clavícula distal. Griffiths y Glucksman[230] realizaron una biopsia a los 8 meses de la lesión y encontraron áreas de hueso necrótico y de hueso entretejido reactivo.

Slawski y Cahill[539] describieron los resultados de la escisión de la clavícula distal en pacientes con osteólisis, y obtuvieron un 100% de resultados excelentes o buenos.

Falta de unión en las fracturas de la apófisis coracoides

Se trata de un problema raro que puede resultar muy incapacitante. El paciente sufre dolor al levantar algún objeto o al someter el brazo a tensión, estando el hombro debilitado. Se necesita colocar un injerto óseo y estabilizar la falta de unión (Fig. 12-63).

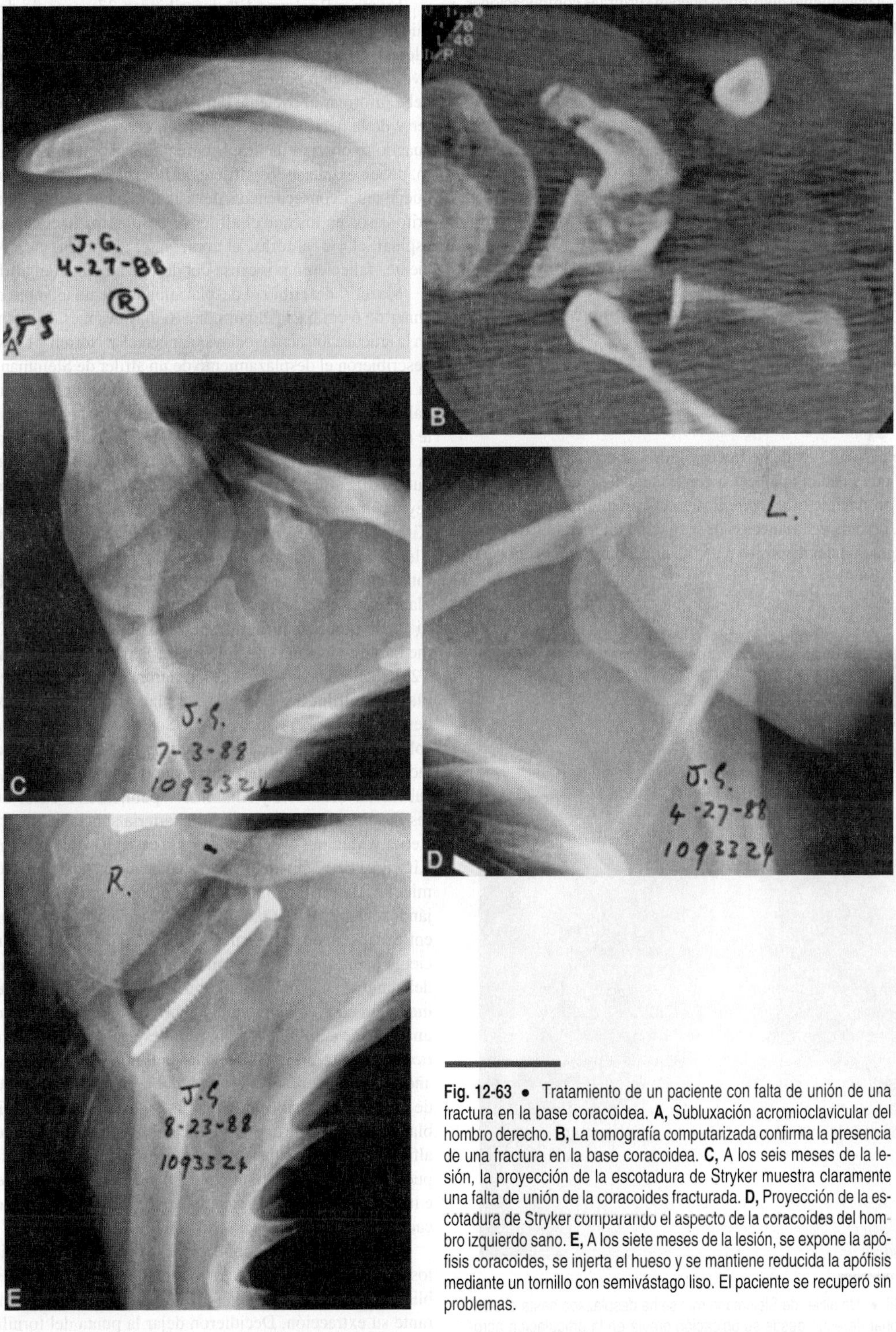

Fig. 12-63 • Tratamiento de un paciente con falta de unión de una fractura en la base coracoidea. **A,** Subluxación acromioclavicular del hombro derecho. **B,** La tomografía computarizada confirma la presencia de una fractura en la base coracoidea. **C,** A los seis meses de la lesión, la proyección de la escotadura de Stryker muestra claramente una falta de unión de la coracoides fracturada. **D,** Proyección de la escotadura de Stryker comparando el aspecto de la coracoides del hombro izquierdo sano. **E,** A los siete meses de la lesión, se expone la apófisis coracoides, se injerta el hueso y se mantiene reducida la apófisis mediante un tornillo con semivástago liso. El paciente se recuperó sin problemas.

Complicaciones tras el tratamiento quirúrgico

Tras el tratamiento quirúrgico pueden surgir las complicaciones siguientes:

1. Infección de la herida
2. Osteomielitis
3. Artritis acromioclavicular
4. Calcificación en partes blandas
5. Erosión de la clavícula o de la coracoides por el metal o el hilo de sutura
6. Fractura tardía a través de los orificios realizados en el hueso
7. Necesidad de una segunda operación para extraer los dispositivos de fijación
8. Desplazamiento de los alfileres o alambres
9. Fallos del metal
10. Cicatriz antiestética
11. Ajuste incorrecto de la fijación
12. Deformidad recidivante

Además de la evidente infección de la herida y de la osteomielitis que pueden aparecer a consecuencia de una operación, pueden producirse otras complicaciones: fractura al perforar un orificio, pérdida de la sujeción de la fijación interna, fallo del metal y migración del dispositivo de fijación a otras partes del cuerpo (Fig. 12-64).

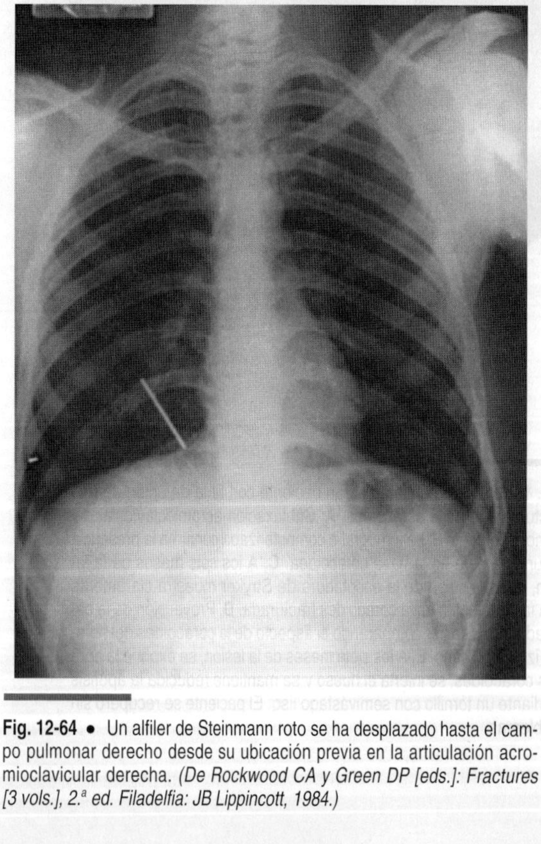

Fig. 12-64 • Un alfiler de Steinmann roto se ha desplazado hasta el campo pulmonar derecho desde su ubicación previa en la articulación acromioclavicular derecha. *(De Rockwood CA y Green DP [eds.]: Fractures [3 vols.], 2.ª ed. Filadelfia: JB Lippincott, 1984.)*

Desplazamiento de agujas y alambres

Lyons y Rockwood[348] describieron 37 casos de desplazamientos del alfiler en el hombro. Recomiendan que al utilizar alfileres: 1) éstos deben doblarse o se debe colocar algún dispositivo de sujeción para reducir el riesgo de desplazamiento, 2) se debe informar al paciente del riesgo de desplazamiento del alfiler y de la necesidad de realizar un continuo seguimiento, y 3) cuando se observa un desplazamiento o al concluir el tratamiento, deben extraerse los alfileres. El desplazamiento de un alfiler puede tener consecuencias devastadoras. Estos autores han descrito casos en los que el alfiler se desplazaba hacia el conducto espinal, el ojo, el tórax, el corazón, el abdomen, etc. Ocho pacientes fallecieron por causa del desplazamiento del alfiler.

Mazet[361] describió el desplazamiento de un alambre de Kirschner de 6 cm hacia el pulmón, 76 días después de su inserción en la articulación acromioclavicular derecha. Norrell y Llewellyn[421] describieron el desplazamiento de un alfiler de Steinmann desde la articulación acromioclavicular derecha hasta la médula espinal. El alfiler se encontró en el espacio subaracnoideo por delante de la médula espinal; se extendía transversalmente a través de la médula espinal a la altura de la primera vértebra torácica. Se pudo extraer fácilmente en la misma dirección en que llegó. Lindsey y Gutowski[339] publicaron el desplazamiento de un alambre de Kirschner hasta el cuello, por detrás de la vaina carotídea. El alfiler pudo extraerse sin problemas. Concluyeron, al igual que Eaton y Serletti,[170] que la tomografía computarizada era útil para planificar la extracción de los alfileres desplazados. Eaton y Serletti[170] extrajeron un alfiler desplazado que había cruzado la línea media y se identaba en la pleura, en la parte posterior a nivel de T2. Urban y Jaskiewicz[589] describieron un caso en el que se desplazó un alfiler hasta la cavidad pleural ipsilateral, tres meses después de la operación. Sethi y Scott[523] publicaron un artículo sobre el desplazamiento de un alfiler de Hagie desde la articulación acromioclavicular, provocando la laceración de la arteria subclavia. Grauthoff y Klammer[227] publicaron 5 casos de alfileres desplazados hasta la aorta, la arteria subclavia o el pulmón. Retief y Meintjes[477] describieron un caso en el que un alambre de Kirschner de 12 cm, que se había colocado en la articulación acromioclavicular, se había desplazado por la cavidad torácica alojándose detrás del hígado. En las 6 semanas que transcurrieron entre la inserción del alambre de Kirschner y su extracción, el paciente había sufrido un neumotórax secundario a la penetración del alambre en el pulmón. Foster y cols.[196] describieron recientemente un caso en el que un alambre de Kirschner, empleado en una fijación acromioclavicular, se desplazó a través del hemotórax hasta la tráquea. El paciente presentaba hemoptisis hasta 5 años después de la intervención del hombro. En la mayor parte de los casos es posible prevenir el desplazamiento del alfiler, doblándolo en la parte que sobresale del acromion. Sin embargo, los alfileres pueden romperse y, entonces, un fragmento del mismo puede desplazarse libremente. El paciente debe estar preparado e informado de la necesidad de extraer el alfiler y de las complicaciones que implica la no extracción del mismo.

No han aparecido publicaciones sobre el desplazamiento de los tornillos con semivástago tipo Bosworth. Jay y Monnet [290] publicaron un caso en el que el tornillo de Bosworth se rompió durante su extracción. Decidieron dejar la punta del tornillo en la apófisis coracoides. Sin embargo, Wirth y cols.[629] describieron un caso de desplazamiento de un alambre de cerclaje que se había roto, desde la cintura del hombro hasta el corazón. Por ello, cuando se utilizan alambres de cerclaje, es necesario realizar de forma sistemática un seguimiento radiográfico y la rotura del alambre debe hacernos considerar la extracción del mismo.

Fracaso de las reparaciones de partes blandas

En general, se acepta que se necesita algún tipo de fijación suplementaria (p. ej., fijación acromioclavicular o asas o tornillos acromioclaviculares) para proporcionar estabilidad a las reparaciones o reconstrucciones acromioclaviculares, mientras cicatrizan las estructuras autógenas. La transferencia aislada del ligamento coracoacromial, sin una fijación suplementaria, puede fracasar.

Artritis acromioclavicular

Tras una reparación quirúrgica puede desarrollarse una artritis de la articulación acromioclavicular. Weaver y Dunn[616] recomendaban la escisión primaria del extremo clavicular distal tanto en los casos agudos como crónicos descritos en su clásico artículo. Cook y Heiner[124] citan que los cambios artríticos degenerativos alcanzan hasta un 24% de los pacientes. También recomendaban la escisión primaria del extremo clavicular distal, y observaron que ello se asociaba con una menor incidencia de morbilidad. Por otra parte, la mayoría de las series que publican resultados del tratamiento quirúrgico de las lesiones acromioclaviculares agudas, no se inclinan por la escisión primaria del extremo clavicular distal, como tampoco lo hace una reciente grabación educacional de la *American Academy of Orthopaedic Surgeons.*[255] Sin embargo, en general se acepta que al realizar una cirugía abierta debe inspeccionarse la articulación acromioclavicular y, cuando está indicado, ésta debe desbridarse. Cuando se presentan hallazgos importantes de artritis o de un traumatismo, debe practicarse una escisión clavicular distal.

Erosión clavicular tras la fijación coracoclavicular

La fijación coracoclavicular con asas coracoclaviculares se ha asociado con erosión de la clavícula distal. Goldberg y cols.[221] observaron una erosión de la clavícula distal causada en algunos casos por un injerto de Dacron. Dahl[143] publicó un caso de un asa coracoclavicular que había erosionado completamente la clavícula, y en otros 6 casos, que habían sido tratados empleando asas sintéticas de terciopelo o de Dacron, encontraron una considerable erosión. Dust y Lenczner[169] y Martell[354] describieron una fractura en el extremo clavicular distal tras una fijación con un asa coracoclavicular. Nosotros tenemos una serie de 8 pacientes en San Antonio que hemos sometido a tratamiento por este problema (Figs. 12-65 y 12-66).

Fullerton[198] observó la formación de una muesca en la parte distal de la clavícula en un paciente que se había sometido a una fijación mediante asa. Sin embargo, cuando se produjo el fracaso, el injerto de doble-terciopelo y Dacron se había roto durante la cirugía. La fijación del asa coracoclavicular también puede fracasar cuando la coracoides se fractura, tal como describen Moneim y Balduini.[385]

Complicaciones del tratamiento no quirúrgico

Como resultado del tratamiento no quirúrgico pueden surgir las siguientes complicaciones:

1. Tejidos intercalados en la articulación acromioclavicular
2. Rigidez articular a causa de la inmovilización
3. El dispositivo de inmovilización puede resultar restrictivo e incómodo
4. Irritación, maceración o ulceración cutáneas en el hombro producidas por el dispositivo de inmovilización
5. Úlceras de presión en otras partes del cuerpo que se encuentran en contacto con el dispositivo de inmovilización
6. Posibilidad de que el propio paciente se quite el dispositivo de inmovilización y se pierda la reducción
7. Dificultad para que el paciente se pueda bañar de forma completa o apropiada
8. Limitación de las actividades diarias
9. Deformidad residual
10. Calcificación en partes blandas
11. Artritis acromioclavicular

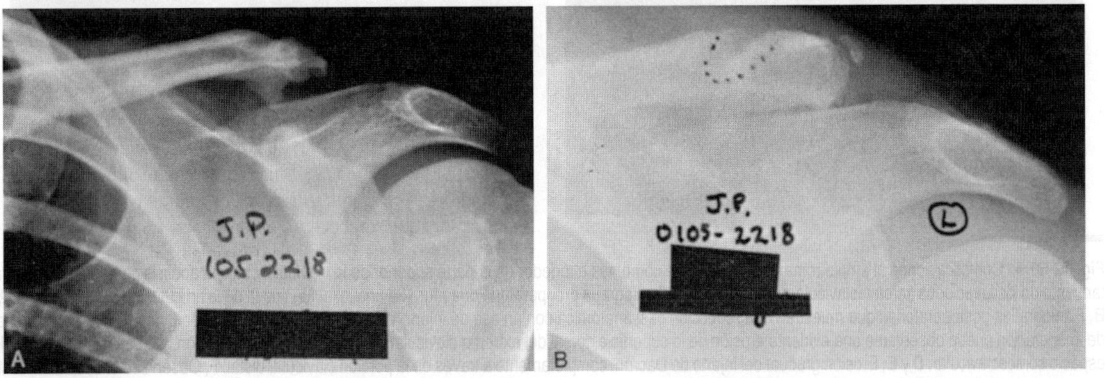

Fig. 12-65 • Radiografías de un paciente con una lesión tipo III que había sido tratado previamente con un injerto de Dacron alrededor de la coracoides y sobre la parte superior de la clavícula. En el momento de la reconstrucción secundaria, se observó que el injerto de Dacron se había erosionado parcialmente a través de la clavícula.

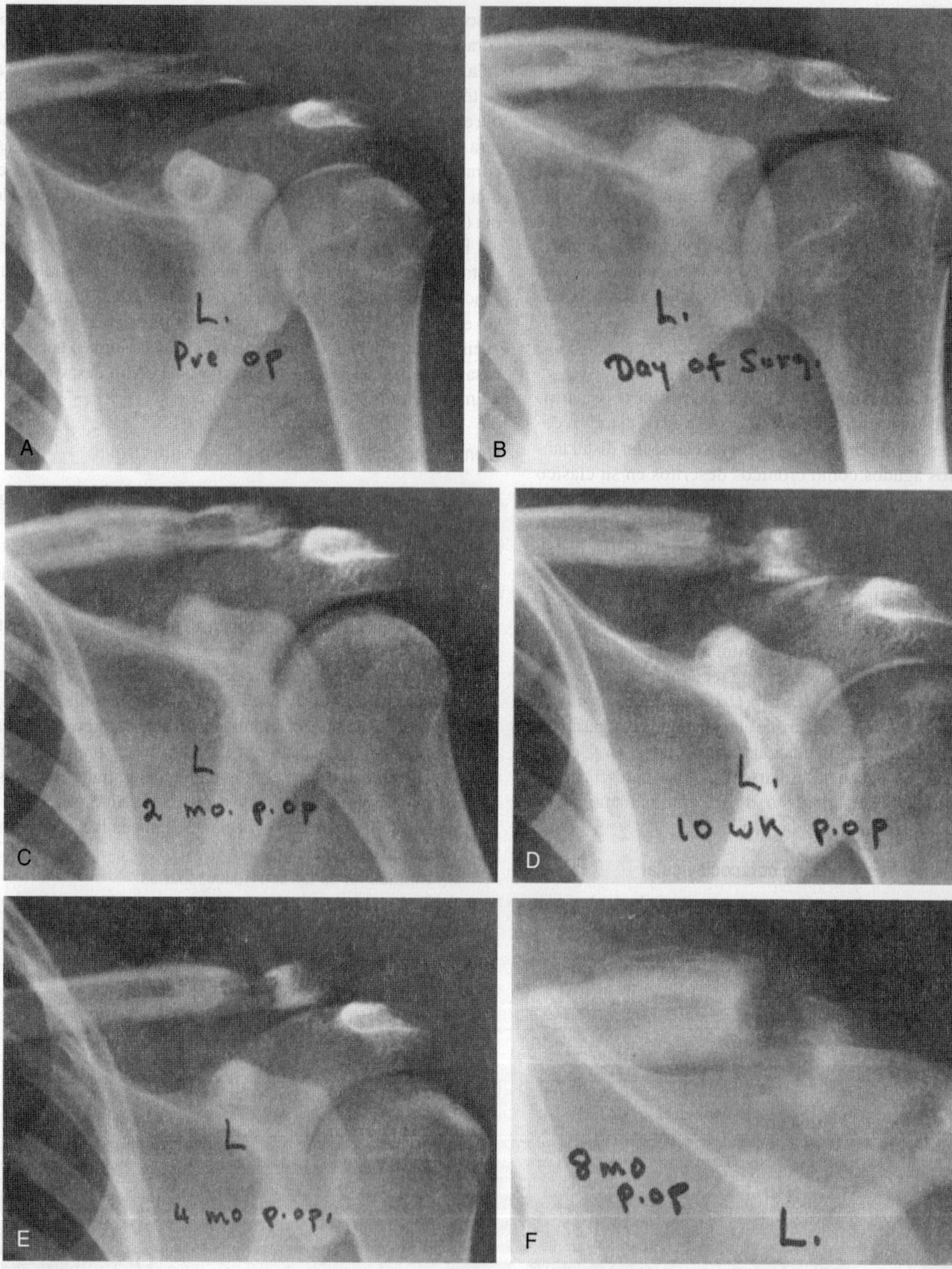

Fig. 12-66 • Complicaciones al emplear material de cerclaje como asa alrededor de la parte superior de la clavícula y bajo la apófisis coracoides, en el tratamiento de las luxaciones acromioclaviculares completas. **A,** Radiografía preoperatoria que muestra una luxación tipo III de la articulación acromioclavicular. **B,** Radiografías postoperatorias que muestran una reducción casi anatómica con un asa de injerto vascular de Dacron blando de 6 mm. **C,** A los dos meses de la operación puede observarse una evidente erosión de la superficie dorsal del extremo clavicular distal por el injerto de Dacron, y un ensanchamiento del espacio coracoclavicular. **D** y **E,** Erosión gradual del injerto de Dacron, completamente a través de la porción clavicular distal. **F,** Obsérvese el desplazamiento superior de la diáfisis clavicular.

(Continúa)

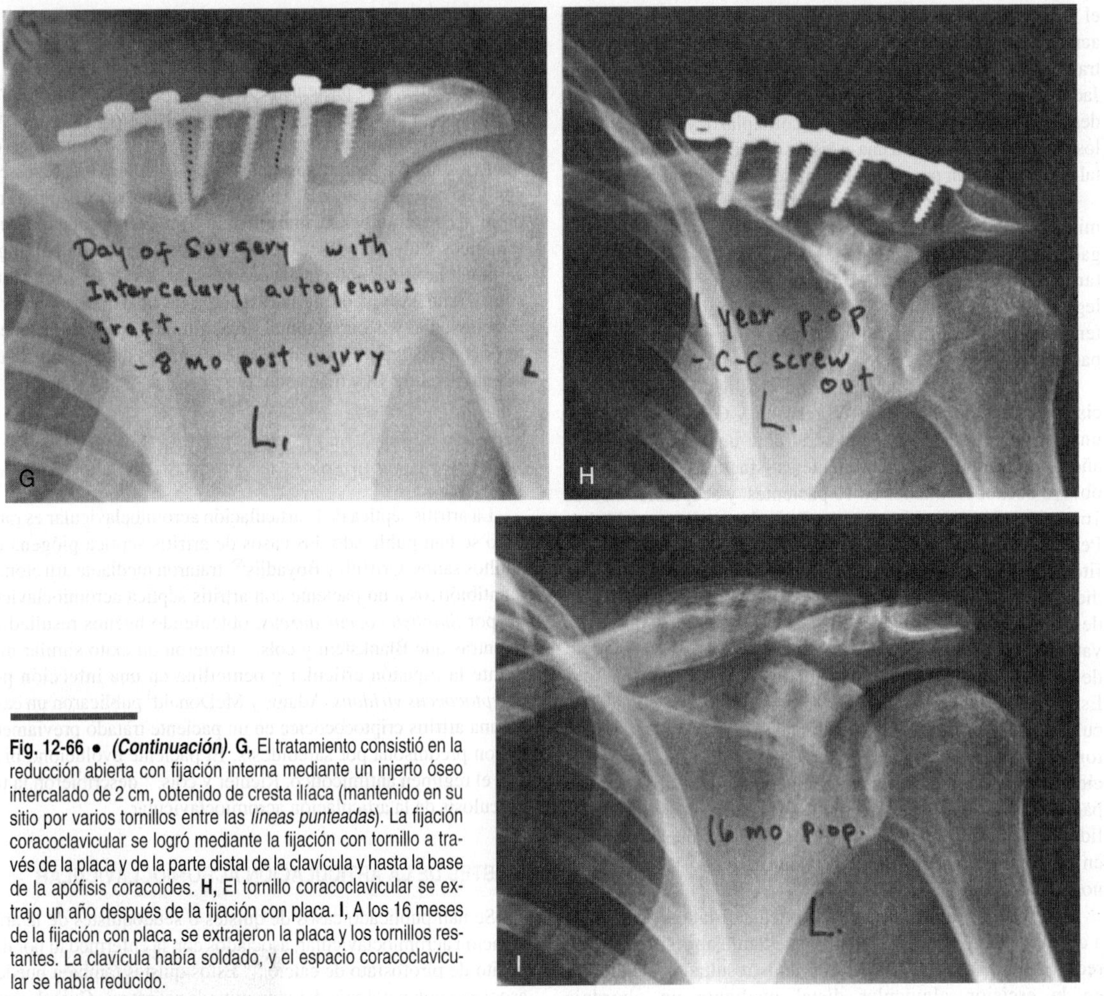

Fig. 12-66 • ***(Continuación).*** **G,** El tratamiento consistió en la reducción abierta con fijación interna mediante un injerto óseo intercalado de 2 cm, obtenido de cresta ilíaca (mantenido en su sitio por varios tornillos entre las *líneas punteadas*). La fijación coracoclavicular se logró mediante la fijación con tornillo a través de la placa y de la parte distal de la clavícula y hasta la base de la apófisis coracoides. **H,** El tornillo coracoclavicular se extrajo un año después de la fijación con placa. **I,** A los 16 meses de la fijación con placa, se extrajeron la placa y los tornillos restantes. La clavícula había soldado, y el espacio coracoclavicular se había reducido.

Como se ha descrito, en pacientes con lesiones tipo I o II pueden desarrollarse cambios degenerativos articulares que requieran la escisión del extremo distal de la clavícula. Tras una lesión tipo III, IV o V, cualquier paciente que realice trabajos pesados puede desarrollar una distensión crónica, con dolor de hombro y de los músculos posteriores del cuello. Este problema, además de la escisión del extremo clavicular distal, hará necesaria la reconstrucción de los ligamentos coracoclaviculares. La complicación más probable tras una lesión tipo IV es el dolor crónico.

ARTRITIS DEGENERATIVA DE LA ARTICULACIÓN ACROMIOCLAVICULAR

DePalma[154] señaló que el deterioro del disco fibrocartilaginoso, que separa ambas superficies articulares acromioclaviculares, comienza durante la segunda década de vida. El disco puede deteriorarse por completo como parte del proceso natural de envejecimiento. Petersson y Redlund-Johnell[448] observaron que el espacio de la articulación acromioclavicular se reduce con la edad, y que un espacio articular de 0,5 mm en un paciente de 60 años de edad no necesariamente es anómalo. Schweitzer y cols.[519] observaron que la presencia de líquido en la articulación acromioclavicular se asociaba con la edad avanzada y con osteofitos acromioclaviculares, pero no con dolor local. Petersson[444] realizó disecciones de la articulación acromioclavicular en pacientes de todas las edades. Encontró cambios degenerativos más importantes con la edad, lo que indica que tales cambios eran consecuencia de la regresión del disco acromioclavicular. Horvath y Keáry[273] encontraron cambios degenerativos radiológicos entre en un 54% y 57% de pacientes mayores, e hipersensibilidad en la articulación acromioclavicular entre en un 42% y un 45%. Stenlund y cols.[560] en un estudio de 108 hombros de cadáveres demostraron que mediante la radiografía convencional o la tomografía sólo podían visualizarse cambios artríticos degenerativos moderados y graves. Stenlund y cols.[559] demostraron un aumento del riesgo de artritis acromioclavicular en las personas que desarrollaban trabajos manuales pesados. Stenlund[558] también relacionó la artritis acromioclavicular con una historia de alta actividad deportiva.

Waxman[615] evaluó la articulación acromioclavicular en 100 pacientes con osteoartritis de otras articulaciones; comprobó que el 70% tenían hipersensibilidad en una o ambas articulaciones acromioclaviculares, y utilizó inyecciones de esteroides intraarticulares con buenos resultados en 30 pacientes consecutivos. Jacob y Sallay[283] observaron que las inyecciones de corticosteroides proporcionaban sólo un alivio a corto plazo, y que el 67% de los pacientes se sometía a una escisión del extremo clavicular distal a lo largo de un promedio de 4 meses tras la inyección.

Grimes y Garner[231] trataron a 6 pacientes con artritis acromioclavicular refractaria, mediante escisión de los 3/4 de pulgada (1,8 cm) distales de la clavícula. Taylor y Tooke[574] trataron a 20 pacientes con el desbridamiento del menisco y legrado de los extremos de las placas cartilaginosas, hasta obtener hueso hemorrágico, logrando buenos resultados en 18 pacientes.

Numerosos autores han publicado los resultados de la escisión de la clavícula distal. Worchester y Green[633] realizaron un seguimiento de 56 pacientes durante un promedio de 4,5 años, con resultados generalmente satisfactorios. Petersson[445] obtuvo buenos resultados en 10 pacientes, y aceptables en 4 de 16 pacientes con artritis acromioclavicular no traumatológica. Petersson[445] también describió la posibilidad de que los osteofitos que sobresalen de la articulación acromioclavicular pudieran causar la rotura del tendón del supraespinoso. Wagner[604] describió buenos resultados en 20 de 22 pacientes. Sage y Salvatore[499] observaron que tras la escisión clavicular distal el 91% de los pacientes tenían unos resultados buenos o excelentes. Eskola y cols.[180] recomendaron cautela con la escisión clavicular distal. Sus resultados fueron buenos en un 29%, satisfactorios en un 39% y malos en un 32%. Los resultados en pacientes con osteoartritis fueron comparables a los obtenidos en pacientes con artritis postraumatológica secundaria a inestabilidad. Además, observaron que los resultados fueron mejores en los pacientes en quienes se habían extirpado 10 mm o menos de clavícula.

La escisión artroscópica de la clavícula distal puede llevarse a cabo mediante abordaje bursal o mediante aproximación directa. Bigliani y cols.[70] mostraron unos resultados excelentes en la escisión clavicular distal mediante un abordaje directo superior en articulaciones acromioclaviculares estables, pero no en las articulaciones inestables. Numerosas series han documentado entre un 83% y un 100% de buenos resultados con la escisión artroscópica de la clavícula distal.[28,193,194,206,292,303,526,547,579] En general se está de acuerdo en que deben seguirse los procedimientos quirúrgicos básicos, incluyendo una resección lisa y suave, evitando bordes afilados. No está clara la cantidad de hueso que debe extirparse, si bien varía entre 0,4 cm y 2,0 cm. Branch y cols.[91] demostraron en el cadáver que una resección clavicular distal de 5 mm era suficiente para prevenir el contacto entre hueso y hueso al realizar la rotación escapular. Matthews y cols.[357] no encontraron ninguna diferencia respecto a la laxitud articular compresiva entre los 5 mm de la resección artroscópica y los 10 mm de la resección abierta, en cadáveres. Se ha propuesto que una complicación de la escisión clavicular distal es el dolor escapular posterior resultado de un empotramiento óseo, pero en lo que a nosotros respecta, no hay ninguna serie que haya correlacionado esta complicación con el grado de resección ósea. Por lo general, la mayoría de los autores están de acuerdo en que la cantidad de resección adecuada parece ser de alrededor de 1 cm.[526]

ARTRITIS REUMATOIDE DE LA ARTICULACIÓN ACROMIOCLAVICULAR

Al estudiar a 49 pacientes con artritis reumatoide y hombros dolorosos, Petersson[446] observó que la articulación acromioclavicular también se afectaba en la artritis reumatoide, de manera similar a las otras articulaciones. Encontró una hipersensibilidad acromioclavicular en un 63% de los casos y cambios radiológicos acromioclaviculares en un 85% de los pacientes sintomáticos. Además, describió que la incidencia de la patología acromioclavicular aumentaba con la gravedad de la enfermedad subyacente. Advirtió que la resección de la articulación acromioclavicular y la bursectomía subacromial era un procedimiento eficaz en algunos pacientes seleccionados durante un seguimiento de entre 18 y 62 meses.

ARTRITIS SÉPTICA DE LA ARTICULACIÓN ACROMIOCLAVICULAR

La artritis séptica de la articulación acromioclavicular es rara. Sólo se han publicado dos casos de artritis séptica piógena en adultos sanos. Griffith y Boyadjis[229] trataron mediante artrotomía y antibióticos a un paciente con artritis séptica acromioclavicular por *Staphylococcus aureus,* obteniendo buenos resultados, mientras que Blankstein y cols.[76] tuvieron un éxito similar mediante la escisión articular y penicilina en una infección por *Streptococcus viridans.* Adams y McDonald[5] publicaron un caso de una artritis criptococócica en un paciente tratado previamente con prednisona por sarcoidosis. El paciente evolucionó bien con el régimen antimicótico. Richter y cols.[481] describieron la tuberculosis de la articulación acromioclavicular.

QUISTES DE LA ARTICULACIÓN ACROMIOCLAVICULAR

Se han publicado casos de quistes o seudoquistes de la articulación acromioclavicular, asociados con la enfermedad por depósito de pirofosfato de calcio.[276] Estos quistes también pueden asociarse con patología del manguito de rotadores. Cuando causan síntomas pueden tratarse médicamente con inyecciones, o según lo dicte la patología del manguito de los rotadores asociada. Puede haber cambios quísticos en la articulación acromioclavicular. No es raro encontrar alteraciones de la articulación acromioclavicular en pacientes con patología del manguito de rotadores. Conforme avanza la patología del manguito y la cabeza del húmero se desplaza en sentido superior, la cabeza erosiona la cara inferior de la articulación acromioclavicular; la resultante degeneración progresiva del manguito y la acumulación de líquido sinovial hace presión a través de la articulación acromioclavicular hasta originar un quiste en la parte superior de la misma. Craig [138] describió dos casos de grandes masas quísticas en pacientes con desgarros del manguito de rotadores. El estado general de uno de los pacientes impedía la cirugía, mientras que un segundo paciente fue sometido a una artroplastia de la articulación acromioclavicular, a una acromioplastia y a la reparación del manguito. Postacchini y cols.[461] también observaron una asociación entre quistes acromioclaviculares y la patología del manguito de rotadores. Publicaron un caso de un paciente en el que el quiste recidivó tras la escisión simple del mismo, sin haberse tratado la patología del manguito de los rotadores asociada. Burns y Zvirbulis[104] extirparon un quiste ganglión de la articulación acromioclavicular, que no se comunicaba con la articulación glenohumeral, sin que el quiste recidivara durante el período de un año. Groh y cols.[232] trataron satisfactoriamente a cuatro pacientes con quistes grandes, con desgarro del manguito de rotadores y con artritis degenerativa de la articulación glenohumeral, mediante hemiartroplastia de hombro.

TRASTORNOS DIVERSOS DE LA ARTICULACIÓN ACROMIOCLAVICULAR

Se han publicado dos casos de condromatosis sinovial. Pattee y Snyder[440] encontraron cuerpos libres en la articulación acromioclavicular, mientras que Ozaki y cols. [435]identificaron cuerpos libres dentro de un quiste sinovial que se comunicaba con la articulación acromioclavicular.

Miller-Balir y cols.[381] publicaron un caso de un paciente con afectación gotosa de la articulación acromioclavicular que despertó dudas acerca de una posible relación entre el gemfibrozil y la gota.

La seudogota puede afectar a la articulación acromioclavicular, pudiendo diagnosticarse y tratarse de forma similar a la de otras articulaciones con seudogota.[232,276]

BIBLIOGRAFÍA

1. Aalders GJ, Vroonhoven TJMV, Werken C, and Wijffels CCSM: An exceptional case of pneumothorax–a new adventure of the K wire. Injury *16*:564-565, 1985.
2. Abbott LC and Lucas DB: The function of the clavicle: Its surgical significance. Ann Surg *140*:583-599, 1954.
3. Abbott LC, Saunders JB, Hagey H, and Jones EW: Surgical approaches to the shoulder joint. J Bone Joint Surg Am *31*:235-255, 1949.
4. Adams FL: The Genuine Works of Hippocrates, vols 1 and 2. New York: William Wood, 1886.
5. Adams R and McDonald M: Cryptococcal arthritis of the acromioclavicular joint. N C Med J *45*:23-24, 1984.
6. Aderhold K: [A new method of therapy in complete separation of the acromioclavicular joint.] Unfallheilkunde *86*:416-422, 1983.
7. Ahstrom JP Jr: Surgical repair of complete acromioclavicular separation. JAMA *217*:785-789, 1971.
8. Albrecht F: The Balser plate for acromioclavicular fixation. Chirurg *53*:732-734, 1982.
9. Alexander OM: Radiography of the acromio-clavicular joint. Radiography *14*:139, 1948.
10. Alexander OM: Dislocation of the acromio-clavicular joint. Radiography *15*:260, 1949.
11. Alexander OM: Radiography of the acromio-clavicular articulation. Med Radiogr Photogr *30*:34-39, 1954.
12. Alldredge RH: Surgical treatment of acromioclavicular dislocations [abstract]. J Bone Joint Surg Am *47*:1278, 1965.
13. Alldredge RH: Surgical treatment of acromioclavicular dislocation. Clin Orthop *63*:262-263, 1969.
14. Allen WC: Post-traumatic osteolysis of the distal clavicle. Postgrad Med *41*:A73, 1967.
15. Allman FL Jr: Old complicated or symptomatic untreated acromioclavicular sprains. J Bone Joint Surg Am *47*:780-784, 1967.
16. Allman FL Jr: Fractures and ligamentous injuries of the clavicle and its articulation. J Bone Joint Surg Am *49*:774-784, 1967.
17. Allman FL Jr: Personal communication, 1984.
18. Alnor P: Die posttraumatische Osteolyse des lateralen Claviculaendes. Fortschr Rontgenstr *75*:364, 1951.
19. Alpert M and Myers MM: Osteolysis of the acromial end of the clavicles in rheumatoid arthritis. AJR Am J Roentgenol *86*:251, 1961.
20. Anderson ME: Treatment of dislocations of the acromioclavicular and sternoclavicular joints [abstract]. J Bone Joint Surg Am *45*:657-658, 1963.
21. Anderson R and Burgess E: Acromioclavicular dislocation: A conservative method of treatment. Northwest Med *38*:40, 1939.
22. Anzel SH and Streitz WL: Acute acromioclavicular injuries: A report of nineteen cases treated non-operatively employing dynamic splint immobilization. Clin Orthop *103*:143-149, 1974.
23. Appell HA: Acromioclavicular dislocation. Can Med Assoc J *43*:23-25, 1940.
24. Arenas AJ, Pampliega T, and Iglesias J: Surgical management of bipolar clavicular dislocation. Acta Orthop Belg *59*:202-205, 1993.
25. Armbrecht A and Graudins J: [Temporary extra-articular Bosworth' fixation in complete shoulder joint separation. Follow-up results of 41 surgically treated patients.] Aktuelle Traumatol *20*:283-287, 1990.
26. Arner O, Sandahl U, and Ohrling H: Dislocation of the acromioclavicular joint: Review of the literature and a report of 56 cases. Acta Chir Scand *113*:140-152, 1957.
27. Aufranc OE, Jones SN, and Harris WH: Complete acromioclavicular dislocation. JAMA *180*:681-682, 1962.
28. Auge WK and Fisher RA: Arthroscopic distal clavicle resection for isolated atraumatic osteolysis in weight lifters. Am J Sports Med *26*:189-192, 1998.
29. Augereau B, Robert H, and Apoil A: Treatment of severe acromioclavicular dislocation: A coracoclavicular ligamentoplasty technique derived from Cadenat's procedure. Ann Chir *35*:720-722, 1981.
30. Avikainen V, Ranki P, and Turunen M, et al: Acromioclavicular complete dislocation. Ann Chir Gynaecol *68*:117-120, 1979.
31. Babe JG, Valle M, and Couceiro J: Trial of a simple surgical approach. Injury *19*:159-161, 1988.
32. Badgley CE: Sports injuries of the shoulder girdle. JAMA *172*:444-448, 1960.
33. Bailey RW: A dynamic repair for complete acromioclavicular joint dislocation [abstract]. J Bone Joint Surg Am *47*:858, 1965.
34. Bailey RW, O'Connor GA, Tilus PD, and Baril JD: A dynamic repair for acute and chronic injuries of the acromioclavicular area [abstract]. J Bone Joint Surg Am *54*:1802, 1972.
35. Bakalim G and Wilppula E: Surgical or conservative treatment of total dislocation of the acromioclavicular joint. Acta Chir Scand *141*:43-47, 1975.
36. Baker CL, Wittels M, and Curl WW: Avoiding complications following acromioclavicular injury. Complications Orthop *4*:115-123, 1989.
37. Baker DM and Stryker WF: Acute complete acromioclavicular separations. JAMA *192*:689-692, 1965.
38. Baker JE, Nicandri GT, Young DC, et al: A cadaveric study examining acromioclavicular joint congruity following different methods of coracoclavicular loop repair. Unpublished.
39. Baldrati L, Brunetti L, Docci D, et al: [Acromioclavicular subluxation: An unusual clinico-radiological manifestation of amyloidosis due to dialysis.] Radiologica (Torino) *77*:557-559, 1989.
40. Balvanyossy P and Devay K: A case of acromioclavicular dislocation, complicated with clavicular fracture. Magy Traumatol Orthop Helyreallito Sebesz *31*:229-232, 1988.
41. Bannister GC, Wallace WA, Stableforth PG, and Hutson MA: The management of acute acromioclavicular dislocation: A randomized prospective controlled trial. J Bone Joint Surg Br *71*:848-850, 1989.
42. Bannister GC, Wallace WA, Stableforth PG, and Hutson MA: A classification of acute acromioclavicular dislocation: A clinical, radiological, and anatomical study. Injury *23*:194-196, 1992.
43. Barber FA: Complete posterior acromioclavicular dislocation: A case report. Orthopedics *10*:493-496, 1987.
44. Barentsz JH and Driessen AP: Fracture of the coracoid process of the scapula with acromioclavicular separation: Case report and review of the literature. Acta Orthop Belg *55*:499-503, 1989.
45. Bargren JH, Erlanger S, and Dick HM: Biomechanics and comparison of two operative methods of treatment of complete acromioclavicular separation. Clin Orthop *130*:267-272, 1978.
46. Barnhart JM: Repair of acute acromioclavicular joint separation. Am J Orthop Surg *10*:122-123, 1968.
47. Barnhart JM, Fain RH, Dewar FP, and Stein AH: Acromioclavicular joint injuries. Clin Orthop *81*:199, 1970.
48. Barr JS: Dislocations of the clavicle. *In* Wilson PD (ed): Experience in the Management of Fractures and Dislocations. Philadelphia: JB Lippincott, 1938.
49. Barrett J: The clavicular joints. Physiotherapy *57*:268-269, 1971.
50. Bartonicek J, Jehlicka D, and Bezvoda Z: [Surgical treatment of acromioclavicular luxation.] Acta Chir Orthop Traumatol Cech *55*:289-309, 1988.
51. Basmajian JV: Acromioclavicular joint. *In* Grant's Method of Anatomy, 8th ed. Baltimore: Williams & Wilkins, 1971, pp 160-161.
52. Batchelor JS: Splint for fractured clavicle and acromioclavicular dislocation. Lancet *2*:690, 1947.
53. Bateman JE: Athletic injuries about the shoulder in throwing and body-contact sports. Clin Orthop *23*:75-83, 1962.
54. Bateman JE: The Shoulder and Neck. Philadelphia: WB Saunders, 1972.
55. Bayley I and Kessel L: Shoulder Surgery. New York: Springer-Verlag, 1982.
56. Bearden JM, Hughston JC, and Whatley GS: Acromioclavicular dislocation: Method of treatment. J Sports Med *1*:5-17, 1973.
57. Bearn JG: Direct observations on the function of the capsule of the sternoclavicular joint in clavicle support. J Anat *101*:159-170, 1967.
58. Beckman T: A case of simultaneous luxation of both ends of the clavicle. Acta Chir Scand *56*:156-163, 1923.
59. Bednarek J, Kaczan Z, and Krochmalski M: [Results of treatment in acromioclavicular dislocations.] Chir Narzadow Ruchu Ortop Pol *46*:13-16, 1981.
60. Behling F: Treatment of acromioclavicular separations. Orthop Clin North Am *4*:747-757, 1973.
61. Benabdallah O: Luxation bipolaire de la clavicule. A propos d'un cas. Rev Chir Orthop *77*:265-266, 1991.
62. Benson RA: Acromioclavicular dislocation. U S Naval Med Bull *34*:341-342, 1936.
63. Benton J and Nelson C: Avulsion of the coracoid process in an athlete. J Bone Joint Surg Am *53*:356-358, 1971.

64. Bergfeld JA, Andrish JT, and Clancy WG: Evaluation of the acromioclavicular joint following first- and second-degree sprains. Am J Sports Med *6*:153-159, 1978.
65. Bernard TN Jr, Bruent ME, and Haddad RJ: Fractured coracoid process in acromioclavicular dislocations. Clin Orthop *175*:227-232, 1983.
66. Berson BL, Gilbert MS, and Green S: Acromioclavicular dislocations: Treatment by transfer of the conjoined tendon and distal end of the coracoid process to the clavicle. Clin Orthop *135*:157-164, 1978.
67. Bertwistle AP: Acromio-clavicular dislocation and sprain. Clin J *66*:76-77, 1937.
68. Besselaar PP and Raaymakers ELFB: Operative treatment of acromioclavicular dislocation [abstract]. Acta Orthop Scand *55*:483-484, 1984.
69. Bianchine JW: Acromial dimples: A benign familial trait [letter]. Am J Hum Genet *26*:412-413, 1974.
70. Bigliani LU, Nicholson GP, and Flatow EL: Arthroscopic resection of the distal clavicle. Orthop Clin North Am *24*:133-141, 1993.
71. Binet EF and Markarian B: Asymptomatic clavicular lesion. N Y State J Med *75*:1710-1712, 1975.
72. Birkett AN: The result of operative repair of severe acromioclavicular dislocation. Br J Surg *32*:103-105, 1944-1945.
73. Bjerneld H, Hovelius L, and Thorling J: Acromio-clavicular separations treated conservatively: A 5-year follow-up study. Acta Orthop Scand *54*:743-745, 1983.
74. Bjoorkenheim JM, Paavolainen P, and Slatis P: Surgical treatment of acromioclavicular dislocation [abstract]. Acta Orthop Scand *54*:533, 1983.
75. Black GB, McPherson JAM, and Reed MH: Traumatic pseudodislocation of the acromioclavicular joint in children: A fifteen year review. Am J Sports Med *19*:644-646, 1991.
76. Blankstein A, Amsallem JL, Rubinstein E, et al: Septic arthritis of the acromioclavicular joint (current problem case). Arch Orthop Trauma Surg *103*:417-418, 1985.
77. Blazina ME: Letter to the editor re Bearden's article: Acromioclavicular dislocation: Method of treatment. J Sports Med *2*:58-59, 1974.
78. Bloom FA: Wire fixation in acromioclavicular dislocation. J Bone Joint Surg *27*:273-276, 1945.
79. Bohler L: Treatment of Fractures, 4th ed. Baltimore: William Wood, 1935.
80. Bonnell F and Mirfakhrai AM: [Treatment of complete acromioclavicular luxation by coracoclavicular screw.] Acta Chir Acad Sci Hung *22*:69-74, 1981.
81. Bonnin JG: Complete Outline of Fractures. London: William Heinemann, 1941.
82. Bossart PJ, Joyce SM, Manaster BJ, and Packer SM: Lack of efficacy of 'weighted' radiographs in diagnosing acute acromioclavicular separation. Ann Emerg Med *17*:47-51, 1988.
83. Bosworth BM: Acromioclavicular separation: New method of repair. Surg Gynecol Obstet *73*:866-871, 1941.
84. Bosworth BM: Calcium deposits in the shoulder and subacromial bursitis: A survey of 12,122 shoulders. JAMA *116*:2477-2482, 1941.
85. Bosworth BM: Acromioclavicular dislocation: End-results of screw suspension treatment. Ann Surg *127*:98-111, 1948.
86. Bosworth BM: Complete acromioclavicular dislocation. N Engl J Med *241*:221-225, 1949.
87. Boussaton M, Julia F, Horvath E, et al: [Transposition of the coracoacromial ligament according to the technique of Weaver and Dunn in the treatment of old acromioclavicular luxations: A report of 15 cases.] Acta Orthop Belg *51*:80-90, 1985.
88. Bowers KD: Treatment of acromioclavicular sprains in athletes. Physician Sports Med *11*:79-89, 1983.
89. Bowers RF: Complete acromioclavicular separation: Diagnosis and operative treatment. J Bone Joint Surg *17*:1005-1010, 1935.
90. Boyer DW: Trapshooter's shoulder: Stress fracture of the coracoid process. J Bone Joint Surg Am *57*:862, 1975.
91. Branch TP, Burdette HL, Shatiriari AS, et al: The role of the acromioclavicular ligaments and the effect of distal clavicle excision. Am J Sports Med *24*:293-297, 1996.
92. Brandt G: Die Behändlung der Verrenkung im Acromiolen Schüsselbeingelenk. Klin Med (Mosk) *51*:526-528, 1956.
93. Breitner S and Wirth CJ: [Resection of the acromial and sternal ends of the clavicula.] Z Orthop Ihre Grenzgeb *125*:363-368, 1987.
94. Briggs JR: Acromio-clavicular dislocation (Proceedings). J Bone Joint Surg Br *44*:227, 1962.
95. Brosgol M: Traumatic acromioclavicular sprains and subluxations. Clin Orthop *20*:98-107, 1961.
96. Brown JN, Roberts SN, Hayes MG, et al: Shoulder pathology associated with symptomatic acromioclavicular joint degeneration. J Shoulder Elbow Surg *9*:173-176, 2000.
97. Browne JE, Stanley RF Jr, and Tullos HS: Acromioclavicular joint dislocations. Am J Sports Med *5*:258-263, 1977.
98. Brunelli G: Proposta di un nuovo methodo di correzione chirurgia della lussazione acromion clavicolare. Bull Soc Med Chir Bresciana *10*:95-98, 1956.
99. Brunelli G and Brunelli F: The treatment of acromioclavicular dislocation by transfer of the short head of the biceps. Int Orthop *12*:105-108, 1988.
100. Brunet ME, Reynolds MC, Cook SD, and Brown TW: Atraumatic osteolysis of the distal clavicle: Histologic evidence of synovial pathogenesis: A case report. Orthopedics *9*:557-559, 1986.
101. Buchberger DJ: Introduction of a new physical examination procedure for the differentiation of acromioclavicular joint lesions and subacromial impingement. J Manipulative Physiol Ther *22*:316-321, 1999.
102. Bundens WD Jr and Cook JI: Repair of acromioclavicular separations by deltoid-trapezius imbrication. Clin Orthop *20*:109-114, 1961.
103. Bunnell S: Fascial graft for dislocation of the acromioclavicular joint. Surg Gynecol Obstet *46*:563-564, 1928.
104. Burns SJ and Zvirbulis RA: A ganglion arising over the acromioclavicular joint: A case report. Orthopedics *7*:1002-1004, 1984.
105. Burri C and Neugebauer R: Carbon fiber replacement of the ligaments of the shoulder girdle and the treatment of lateral instability of the ankle joint. Clin Orthop *196*:112-117, 1985.
106. Burton ME: Operative treatment of acromioclavicular dislocations. Bull Hosp Jt Dis *36*:109-120, 1975.
107. Cadenat FM: The treatment of dislocations and fractures of the outer end of the clavicle. Int Clin *1*:145-169, 1917.
108. Cahill BR: Osteolysis of the distal part of the clavicle in male athletes. J Bone Joint Surg Am *64*:1053-1058, 1982.
109. Cahill BR: Atraumatic osteolysis of the distal clavicle: A review. Sports Med *13*:214-222, 1992.
110. Caldwell GD: Treatment of complete permanent acromioclavicular dislocation by surgical arthrodesis. J Bone Joint Surg *25*:368-374, 1943.
111. Caldwell GD: Treatment of Fractures. New York: Paul Hoeber, 1943.
112. Campbell WC: Operative Orthopaedics. St. Louis: CV Mosby, 1971.
113. Campos OP: Acromioclavicular dislocation. Am J Surg *43*:287-291, 1939.
114. Carr AJ and Broughton NS: Acromioclavicular dislocation associated with fracture of the coracoid process. J Trauma *29*:125-126, 1989.
115. Carrell WB: Dislocation at the outer end of clavicle. J Bone Joint Surg *10*:314-315, 1928.
116. Caspi I, Ezra E, Nerubay J, and Horoszovski H: Musculocutaneous nerve injury after coracoid process transfer for clavicle instability: Report of three cases. Acta Orthop Scand *58*:294-295, 1987.
117. Cave EF (ed): Fractures and Other Injuries. Chicago: Year Book, 1961.
118. Chen SK, Chou PPH, Cheng YM, and Lin SY: Surgical treatment of complete acromioclavicular separations. Koahsiung J Med Sci *13*:175-181, 1997.
119. Clarke HD and McCann PD: Acromioclavicular joint injuries. Orthop Clin North Am *31*:177-186, 2000.
120. Codman EA: Rupture of the supraspinatus tendon and other lesions in or about the subacromial bursa. *In* The Shoulder. Boston: Thomas Todd, 1934.
121. Colson JHC and Armour WJ: Sports Injuries and Their Treatment. Philadelphia: JB Lippincott, 1961.
122. Combalia A, Arandes JM, Alemany X, and Ramon R: Acromioclavicular dislocation with epiphyseal separation of the coracoid process: Report of a case and review of the literature. J Trauma *38*:812-815, 1995.
123. Conway AM: Movements at the sternoclavicular and acromioclavicular joints. Phys Ther Rev *41*:421-432, 1961.
124. Cook DA and Heiner JP: Acromioclavicular joint injuries. J Orthop Rev *19*:510, 1990.
125. Cook F and Horowitz M: Bipolar clavicular dislocation: Report of a case. J Bone Joint Surg Am *64*:145-147, 1987.
126. Cook FF and Tibone JE: The Mumford procedure in athletes: An objective analysis of function. Am J Sports Med *16*:97-100, 1988.
127. Cooper A: A Treatise on Dislocations and Fractures of the Joints, 2nd ed. Boston: Lilly & Wait and Carter & Hendee, 1832.
128. Cooper AM, Hayward C, and Williams BD: Calcium pyrophosphate deposition disease—involvement of the acromioclavicular joint with pseudocyst formation. Br J Rheumatol *32*:248-250, 1993.
129. Cooper D and Curtis R: Traumatic osteolysis in women: 1 case report. Personal communication, 1989.
130. Cooper ES: New method of treating long standing dislocations of the scapuloclavicular articulation. Am J Med Sci *41*:389-392, 1861.
131. Copeland S and Kessel L: Disruption of the acromioclavicular joint: Surgical anatomy and biological reconstruction. Injury *11*:208-214, 1980.
132. Copher GH: A method of treatment of upward dislocation of the acromial end of the clavicle. Am J Surg *22*:507-508, 1933.
133. Coues WP: Fracture of the coracoid process of the scapula. N Engl J Med *212*:727, 1935.
134. Cox JS, Hewes TF, Hinkley JA, and Bergfeld JA: Shoulder Separation—The Fate of the Acromioclavicular Joint in Athletic Injuries (Pamphlet). Annapolis, MD, Department of Orthopedic Surgery, US Naval Hospital.
135. Cox JS: The fate of the acromioclavicular joint in athletic injuries. Am J Sports Med *9*:50-53, 1981.
136. Cox JS: Acromioclavicular joint injuries and their management principles. Ann Chir Gynecol *80*:155-159, 1991.
137. Cox JS: Current method of treatment of acromioclavicular dislocations. Orthopedics *15*:1041-1044, 1992.
138. Craig EV: The acromioclavicular joint cyst: An unusual presentation of a rotator cuff tear. Clin Orthop *202*:189-192, 1986.
139. Crossan JF and Macpherson IS: The role of the acromioclavicular joint in chronic shoulder impingement syndromes. J Bone Joint Surg Br *67*:161, 1985.
140. Currie DI: An apparatus for dislocation of the acromial end of the clavicle. BMJ *1*:570, 1924.
141. Curtis RJ: Operative management of children's fractures of the shoulder region. Orthop Clin North Am *21*:315-324, 1990.
142. Dahl E: Follow-up after coracoclavicular ligament prosthesis for acromioclavicular joint dislocation [abstract]. Acta Chir Scand Suppl *506*:96, 1981.

143. Dahl E: Velour prosthesis in fractures and dislocations in the clavicular region. Chirurg *53*:120-122, 1982.
144. Daly PH, Sim FH, and Simonet WT: Ice hockey injuries: A review. Sports Med *10*:122-131, 1990.
145. D'Ambrosia RD: Musculoskeletal Disorders. Philadelphia: JB Lippincott, 1977.
146. Daniels S, Ellis E III, and Carlson DS: Histologic analysis of costochondral and sternoclavicular grafts in the TMJ of the juvenile monkey. J Oral Maxillofac Surg *45*:675-682, 1987.
147. Dannohl CH: [Angulation osteotomy at the clavicle in old dislocations of the acromioclavicular joint.] Aktuelle Traumatol *14*:282-284, 1984.
148. Darrow JC, Smith JA, and Lockwood RC: A new conservative method for treatment of type III acromioclavicular separations. Orthop Clin North Am *11*:727-733, 1980.
149. Dawe CJ: Acromioclavicular joint injuries. J Bone Joint Surg Br *62*:269, 1980.
150. Debski RE, Parsons IM 3rd, Fenwick J, et al: Ligament mechanics during three degree-of-freedom motion at the acromioclavicular joint. Ann Biomed Eng *28*:612-618, 2000.
151. Debski RE, Parsons IM, Woo SL, et al: Effect of capsular injury on acromioclavicular joint mechanics. J Bone Joint Surg Am *83*:1344-1351, 2001.
152. de la Caffiniere JY, de la Caffiniere M, and Lacaze J: Treatment des dislocations acromio-claviculaires au moyer d'une plastie coraco clavi-acromiale. Rev Chir Orthop *84*:9-16, 1998.
153. de la Puente R, Boutin RD, Theodorou DJ, et al: Post-traumatic and stress-induced osteolysis of the distal clavicle: MR imaging findings in 17 patients. Skeletal Radiol *28*:202-208, 1999.
154. DePalma AF: The role of the disks of the sternoclavicular and acromioclavicular joints. Clin Orthop *13*:7-12, 1959.
155. DePalma AF: Surgical anatomy of the acromioclavicular and sternoclavicular joints. Surg Clin North Am *43*:1540-1550, 1963.
156. DePalma AF: Surgery of the Shoulder, 2nd ed. Philadelphia: JB Lippincott, 1973.
157. DePalma AF, Callery G, and Bennett GA: Variational anatomy and degenerative lesions of the shoulder joint. Instr Course Lect *6*:255-281, 1949.
158. De Sousa A and Veiga A: Calcification of the coraco-clavicular ligaments after acromio-clavicular dislocation (Proceedings). J Bone Joint Surg Br *33*:646, 1951.
159. Dewar FP and Barrington TW: The treatment of chronic acromioclavicular dislocation. J Bone Joint Surg Br *47*:32-35, 1965.
160. Deyerle WM: Closed double rod fixation of complete acromioclavicular separation using image intensifier [abstract]. Clin Orthop *133*:266, 1978.
161. Dias JJ and Gregg PJ: Acromioclavicular joint injuries in sport: Recommendations for treatment. Sports Med *11*:125-132, 1991.
162. Dias JJ, Steingold RA, Richardson RA, et al: The conservative treatment of acromioclavicular dislocation: Review after five years. J Bone Joint Surg Br *69*:719-722, 1987.
163. Dillehunt RB: Luxation of the acromioclavicular joint. Surg Clin North Am *7*:1307-1313, 1927.
164. Dittel KK, Pfaff G, and Metzger H: [Results after operative treatment of complete acromioclavicular separation (Tossy III injury).] Aktuelle Traumatol *17*:16-22, 1987.
165. Dittmer H, Jauch KW, and Wening V: [Treatment of acromioclavicular separations with Balser's hookplate.] Unfallheilkunde *87*:216-222, 1984.
166. Dohn K: Luxatio acromio-clavicularis supraspinata. Acta Orthop Scand *25*:183-189, 1956.
167. Dunlop J: Dislocations of the outer end of the clavicle. Calif West Med *26*:38-40, 1927.
168. Dupus J, Badelon P, and Dayde G: Aspects radiologiques d'une osteolyse essentielle progressive de la main gauche. J Radiol *20*:383-387, 1936.
169. Dust WN and Lenczner EM: Stress fracture of the clavicle leading to non-union secondary to coracoclavicular reconstruction with Dacron. Am J Sports Med *17*:128-129, 1989.
170. Eaton R and Serletti J: Computerized axial tomography—a method of localizing Steinmann pin migration: A case report. Orthopedics *4*:1357-1360, 1981.
171. Ebrheim NA, An HS, and Jackson WT: Scapulothoracic disassociation. J Bone Joint Surg Am *70*:428-432, 1988.
172. Echo BS, Donati RB, and Powell CE: Bipolar clavicular dislocation treated surgically: A case report. J Bone Joint Surg Am *70*:1251-1253, 1988.
173. Echols PG, Omer GE Jr, and Crawford MK: Juxta-articular myxoma of the shoulder presenting as a cyst of the acromioclavicular joint: A case report. J Shoulder Elbow Surg *9*:157-159, 2000.
174. Ehricht HG: Die Osteolyse im lateralen Claviculaende nach Pressluftschaden. Arch Orthop Unfallchirurg *50*:576-589, 1959.
175. Eidman DK, Siff SJ, and Tullos HS: Acromioclavicular lesions in children. Am J Sports Med *9*:150-154, 1981.
176. Eikenbary CF and LeCocq JF: The operative treatment of acromioclavicular dislocations. Surg Clin North Am *13*:1305-1314, 1933.
177. Ejeskar A: Coracoclavicular wiring for acromioclavicular joint dislocation: A ten year follow-up study. Acta Orthop Scand *45*:652-661, 1974.
178. Elkin DC and Cooper FW Jr: Resection of the clavicle in vascular surgery. J Bone Joint Surg *28*:117-119, 1946.
179. Epps CH: Complications in Orthopaedic Surgery. Philadelphia: JB Lippincott, 1978.
180. Eskola A, Vainionpaa O, Korkala S, et al: Four year outcome of operative treatment of acute acromioclavicular dislocation. J Orthop Trauma *5*:9-13, 1991.
181. Eskola A, Vainionpaa S, Korkala O, and Rokkanen P: Acute complete acromioclavicular dislocation: A prospective randomized trial of fixation with smooth or threaded Kirschner wires or cortical screw. Ann Chir Gynaecol *76*:323-326, 1987.
182. Eskola A, Santarirta S, Viljakka T, et al: The results of operative resection of the lateral end of the clavicle. J Bone Joint Surg Am *78*:584-587, 1996.
183. Evans ET: Avascular necrosis—report of cases involving the distal end of the clavicle and the odontoid process. Minn Med *34*:970, 1951.
184. Falstie-Jensen S and Mikkelsen P: Pseudodislocation of the acromioclavicular joint. J Bone Joint Surg Br *64*:368-369, 1982.
185. Fama G and Bonaga S: [Safety pin synthesis in the cure of acromioclavicular luxation.] Chir Organi Mov *73*:227-235, 1988.
186. Fenkl R and Gotzen L: [Sonographic diagnosis of the injured acromioclavicular joint: A standardized examination procedure.] Unfallchirurgie *95*:393-400, 1992.
187. Ferguson AB Jr and Bender J: The ABC's of Athletic Injuries and Conditioning. Baltimore: Williams & Wilkins, 1964.
188. Ferris BD, Bhamra M, and Paton DF: Coracoid process transfer for acromioclavicular dislocations: A report of 20 cases. Clin Orthop *242*:184-187, 1989.
189. Findlay RT: Fractures of the scapula and ribs. Am J Surg *38*:489, 1937.
190. Fiorella D, Helms CA, and Speer KP: Increased T2 signal intensity in the distal clavicle: Incidence and clinical implications. Skeletal Radiol *29*:697-702, 2000.
191. Fishkin VI and Vorobyev AV: [Dislocations of the acromial end of the clavicle.] Sov Med *5*:86-89, 1988.
192. Flatow EL: The biomechanics of the acromioclavicular, sternoclavicular, and scapulothoracic joints. Instr Course Lect *42*:237-245, 1993.
193. Flatow EL, Cordasco FA, and Bigliani LU: Arthroscopic resection of the outer end of the clavicle from a superior approach: A critical, quantitative radiographic assessment of bone removal. Arthroscopy *8*:55-64, 1992.
194. Flatow EL, Duralde XA, Nicholson GP, et al: Arthroscopic resection of the distal clavicle with a superior approach. J Shoulder Elbow Surg *4*:41-50, 1995.
195. Fleming RE, Tomberg DN, and Kiernan HA: An operative repair of acromioclavicular separation. J Trauma *18*:709-712, 1978.
196. Foster GT, Chetty KG, Matutte K, et al: Hemoptysis due to migration of a fractured Kirschner wire. Chest *119*:1285-1286, 2001.
197. Fukuda K, Craig EV, An K-N, et al: Biomechanical study of the ligamentous system of the acromioclavicular joint. J Bone Joint Surg Am *68*:434-439, 1986.
198. Fullerton LR Jr: Recurrent third degree acromioclavicular joint separation after failure of a Dacron ligament prosthesis. Am J Sports Med *18*:106, 1990.
199. Fulton WA: A treatment for greenstick fractures and for dislocations of the clavicle. Lancet *43*:383-385, 1923.
200. Gaber O, Klima G, Lugger LJ, and Kostler G: Die Anatomische Struktur des Ligamentum Coracoacromiale als Voraussetzung für die Gestielte Bandplastik bei Luxationen de Articulatio Acromioclavicularis [abstract]. Acta Anat *120*:26, 1984.
201. Gallie WE: Dislocations. N Engl J Med *213*:91-98, 1935.
202. Galpin RD, Hawkins RJ, and Grainger RW: A comparative analysis of operative *versus* nonoperative treatment of grade III acromioclavicular separations. Clin Orthop *193*:150-155, 1985.
203. Ganz M, Gattlen W, Laffer U, and Regazzoni P: [Repair of acromioclavicular separation following Bosworth's technique: A follow-up study.] Z Unfallchir Versicherungsmed Berufskr *79*:195-197, 1986.
204. Gardner E and Gray DJ: Prenatal development of the human shoulder and acromioclavicular joints. Am J Anat *92*:219-276, 1953.
205. Gartner W and Schuier V: Die posttraumatische Osteolyse des Schlusselbeines. Zentralbl Chir *80*:953, 1955.
206. Gartsman GM: Arthroscopic resection of the acromioclavicular joint. Am J Sports Med *21*:71-77, 1993.
207. Gartsman GM, Combs AH, and Davis PF: Arthroscopic acromioclavicular resection: An anatomical study. Am J Sports Med *19*:2-5, 1991.
208. Gatewood LC: Dislocation of the outer end of the clavicle. Surg Clin North Am *3*:1193-1197, 1919.
209. Gearen PF and Perry W: Panclavicular dislocation: Report of a case. J Bone Joint Surg Am *64*:454-455, 1982.
210. Gerber C, Galantay RV, and Hersche O: The pattern of pain produced by irritation of the acromioclavicular joint and the subacromial space. J Shoulder Elbow Surg *7*:352-355, 1998.
211. Gerber C and Rockwood CA Jr: Subcoracoid dislocation of the lateral end of the clavicle: A report of three cases. J Bone Joint Surg Am *69*:924-927, 1987.
212. Giancola R, Torretta F, and Burla S: [Reviewing of 41 cases of third type acromioclavicular luxation, surgically treated.] Chir Ital *37*:345-352, 1985.
213. Giannestras NJ: A method of immobilization of acute acromioclavicular separation. J Bone Joint Surg *26*:597-599, 1944.
214. Gibbens ME: An appliance for the conservative treatment of acromioclavicular dislocation. J Bone Joint Surg *28*:164-165, 1946.
215. Gillespie HS: Excision of the outer end of the clavicle for dislocation of the acromioclavicular joint. Can J Surg *7*:18, 1964.
216. Girard PM: Acute acromioclavicular dislocation. Bull U S Army Med Dept *82*:5, 1944.
217. Glick J: Acromioclavicular dislocation in athletes: Auto arthroplasty of the joint. Orthop Rev *1*:31-34, 1972.
218. Glick JM, Milburn LJ, Haggerty JF, and Nishimoto D: Dislocated acromioclavicular joint: Follow-up study of 35 unreduced acromioclavicular dislocations. Am J Sports Med *5*:264-270, 1977.
219. Glorian B and Delplace J: [Dislocations of the acromioclavicular joint treated by transplant of the coracoid process.] Rev Chir Orthop *59*:667-679, 1973.

220. Goldberg D: Acromioclavicular joint injuries: A modified conservative form of treatment. Am J Surg *71*:529-531, 1946.
221. Goldberg JA, Viglione W, Cumming WJ, et al: Review of coracoclavicular ligament reconstruction using Dacron graft material. Aust N Z J Surg *57*:441-445, 1987.
222. Goodley PH: The acromioclavicular joint and shoulder disability: Arthrographic and anatomic studies [abstract]. Arch Phys Med Rehabil *56*:539, 1975.
223. Gorham LW and Stout AD: Massive osteolysis (acute spontaneous absorption of bone): Its relation to hemangiomatosis. J Bone Joint Surg Am *37*:985, 1955.
224. Gorham LW, Wright AW, Schultz HH, and Mascon FC: Disappearing bones: A rare form of massive osteolysis. Am J Med *17*:674, 1954.
225. Gradoyevitch B: Coracoclavicular joint. J Bone Joint Surg *21*:918-920, 1939.
226. Graupe F, Daver U, and Eyssel J: Spatergibnisse nach operativer Behandlung der Schultereckgelenksprengung Tossy III durch die Balser-platte. Unfallchirug *98*:422-426, 1995.
227. Grauthoff VH and Klammer HL: [Complications due to migration of a Kirschner wire from the clavicle.] Fortschr Rontgenstr *128*:591-594, 1978.
228. Graves SE and Foster BK: Absorbable suture lasso in the treatment of complete disruption of the acromioclavicular joint [abstract]). J Bone Joint Surg Br *66*:789-790, 1984.
229. Griffith PH III and Boyadjis TA: Acute pyarthrosis of the acromioclavicular joint: A case report. Orthopedics *7*:1727-1728, 1984.
230. Griffiths CJ and Glucksman E: Posttraumatic osteolysis of the clavicle: A case report. Arch Emerg Med *3*:129-132, 1986.
231. Grimes DW and Garner RW: The degeneration of the acromioclavicular joint. Orthop Rev *9*:41-44, 1980.
232. Groh GL, Badwey B, and Rockwood CA: Treatment of cysts of the acromioclavicular joint with shoulder hemiarthoplasty. J Bone Joint Surg Am *75*:1790-1794, 1993.
233. Gronmark T: Surgical treatment of acromioclavicular dislocation. Acta Orthop Scand *47*:308-310, 1976.
234. Gumina S, Salvatore M, De Santis R, et al: Coracoclavicular joint: Osteologic study of 1020 human clavicles. J Anat *201*:513-519, 2002.
235. Gurd FB: The treatment of complete dislocation of the outer end of the clavicle: A hitherto undescribed operation. Ann Surg *113*:1094-1098, 1941.
236. Guy DK, Wirth MA, Griffin JL, and Rockwood CA Jr: Reconstruction of chronic and complete dislocations of the acromioclavicular joint. Clin Orthop *347*:138-149, 1998.
237. Gyr UF, Leutenegger A, and Rüedi TH: [Results of Bosworth procedures for Tossy III acromioclavicular luxations.] Z Unfallchir Versicherungsmed Berufskr *79*:171-174, 1986.
238. Haase HP, Sander E, and Otto W: [Results of Bunnell's operation for injuries of the acromioclavicular joint in comparison with those of conservative treatment.] Beitr Orthop Traumatol *34*:558-564, 1987.
239. Habernek H, Weinstabl R, Schmid L, and Fialka C: A crook plate for treatment of acromioclavicular joint separations. J Trauma *35*:893-901, 1993.
240. Hack U and Bibow K: [Acromioclavicular dislocation—conservative or surgical therapy?] Zentralbl Chir *113*:899-910, 1988.
241. Haggart GE: The treatment of acromioclavicular joint dislocation. Surg Clin North Am *13*:683-688, 1933.
242. Hak DJ and Johnson EE: Avulsion fracture of the coracoid associated with acromioclavicular dislocation: Case report and review of the literature. J Orthop Trauma *7*:381-383, 1993.
243. Halaby FA and DiSalvo EL: Osteolysis: A complication of trauma: Report of 2 cases. AJR Am J Roentgenol *94*:591-594, 1965.
244. Hall RH, Isaac F, and Booth CR: Dislocation of the shoulder with special reference to accompanying small fractures. J Bone Joint Surg Am *41*:489-494, 1959.
245. Hamill RC: Acromio-clavicular dislocation. Int Clin *3*:130-132, 1920.
246. Hammond G: Complete acromionectomy in the treatment of chronic tendinitis of the shoulder. J Bone Joint Surg Am *44*:494-503, 1962.
247. Harris RI, Vu DH, Sonnabend DH, et al: Anatomic variance of the coracoclavicular ligaments. J Shoulder Elbow Surg *10*:585-588, 2001.
248. Harrison RB, Riddervold HO, Willett ED, and Stamp WG: Acromioclavicular separation masked by muscle spasm. Va Med Q *107*:377-379, 1980.
249. Hart VL: Treatment of acute acromioclavicular dislocation. J Bone Joint Surg *23*:175-176, 1941.
250. Hasselmann W: Die Sogen. Posttraumatische Osteolyse des lat. Claviculaendes. Monatsschr Kinderheilkd *58*:242, 1955.
251. Hastings DE and Horne JG: Anterior dislocation of the acromioclavicular joint. Injury *10*:285-288, 1979.
252. Hauser J: Morpholgische und funkionelle veranderungen im schulterbereich nach sprengung des akromio-klavikulargelenkes. Z Unfallchir Vers Med Berufskr *79*:145-150, 1986.
253. Havranek P: Injuries of the distal clavicular physis in children. J Pediatr Orthop *9*:213-215, 1989.
254. Hawkins RJ: The acromioclavicular joint. Paper presented at the American Academy of Orthopaedic Surgeons Summer Institute, July 10-11, 1980, Chicago.
255. Hawkins RJ, Warren RF, and Noble JS: Suture repair technique for acute and chronic acromioclavicular dislocations. Am Acad Orthop Surg (Videotape Series).
256. Heinz WM and Misamore GW: Midshaft fracture of the clavicle with grade III acromioclavicular separation. J Shoulder Elbow Surg *4*:141-142, 1995.
257. Heitemeyer U, Hierholzer G, Schneppendahl G, and Haines J: The operative treatment of fresh ruptures of the acromioclavicular joint (Tossy III). Arch Orthop Trauma Surg *104*:371-373, 1986.
258. Hellmich A and Sievers U: [Operative repair of acromioclavicular separation via transcutaneous Kirschner wire fixation: Results of follow-up examinations in 45 patients.] Aktuelle Traumatol *18*:9-13, 1988.
259. Henry MD: Acromioclavicular dislocations. Minn Med *12*:431-433, 1929.
260. Henry MH, Liu SH, and Loffredo AH: Arthroscopic management of the acromioclavicular joint disorder. Clin Orthop *316*:276-283, 1995.
261. Heppenstall RB: Fractures and dislocation of the distal clavicle. Orthop Clin North Am *6*:477, 1975.
262. Heppenstall RB: Fracture Treatment and Healing. Philadelphia: WB Saunders, 1980.
263. Hessmann H, Gotzen L, Gehling H, and Richter A: Reconstruction of complete acromioclavicular separations (Tossy III) using PDS-banding as augmentation: Experience in 64 cases. Acta Chir Belg *95*:147-151, 1995.
264. Hierholzer G and Caspers HD: [Chronic dislocation of the acromioclavicular joint: Technique and results of treatment.] Unfallheilkunde *170*:66-73, 1984.
265. Hill JA: Acromioclavicular separations need conservative treatment: Same results achieved with surgical care. Orthop Today, p 25, Sept 1986.
266. Hill JA: Acromioclavicular dislocations: Conservative treatment vindicated [editorial]. Lancet *2*:1079, 1986.
267. Ho WP, Chen JY, and Shih CH: The surgical treatment of complete acromioclavicular joint dislocation. Orthop Rev *17*:1116-1120, 1988.
268. Hohmann HG and Parhofer R: Zur Differentialdiagnose der Erkrankungen des Schlussebeins. Munch Med Wochenschr *102*:471, 1960.
269. Holstein A, Lewis GB, and Sturtz H: Experience in the treatment of acromioclavicular dislocation. J Bone Joint Surg Am *48*:1224, 1966.
270. Holz U and Weller S: Luxationen im acromioclavicularen Gelenk. Hefte Unfallheilkd *160*:222-229, 1982.
271. Holz U: Personal communication on acromioclavicular dislocations, 1984.
272. Horn JS: The traumatic anatomy and treatment of acute acromioclavicular dislocation. J Bone Joint Surg Br *36*:194-201, 1954.
273. Horvath F and Keáry L: Degenerative deformations of the acromioclavicular joint in the elderly. Arch Gerontol Geriatr *3*:259-265, 1984.
274. Howard NJ: Acromioclavicular and sternoclavicular joint injuries. Am J Surg *46*:284-291, 1939.
275. Hoyt WA Jr: Etiology of shoulder injuries in athletes. J Bone Joint Surg Am *49*:755-766, 1967.
276. Huang GS, Bachmann D, Taylor JAM, et al: Calcium pyrophosphate dihydrate crystal deposition disease and pseudogout of the acromioclavicular joint: Radiographic and pathologic features. J Rheumatol *20*:2077-2082, 1993.
277. Imatani RJ, Hanlon JJ, and Cady GW: Acute complete acromioclavicular separation. J Bone Joint Surg Am *57*:328-332, 1975.
278. Indrekvam K, Störkson R, Langeland N, and Hordvick M: [Acromioclavicular joint dislocation: Surgical or conservative treatment?] Tidsskr Nor Laegeforen *106*:1303-1305, 1986.
279. Inman VT, McLaughlin HD, Nevaiser J, and Rowe C: Treatment of complete acromioclavicular dislocation. J Bone Joint Surg Am *44*:1008-1011, 1962.
280. Inman VT and Saunders JB: Observations on the function of the clavicle. Calif Med *65*:158-166, 1946.
281. Inman VT, Saunders JB, and Abbott LC: Observations on the function of the shoulder joint. J Bone Joint Surg *26*:1-30, 1944.
282. Ishizuki M, Yamaura I, and Isobe Y: Avulsion fracture of the superior border of the scapula. J Bone Joint Surg Am *63*:820-822, 1981.
283. Jacob AK and Sallay PI: Therapeutic efficacy of corticosteroid injections in the acromioclavicular joint. Biomed Sci Instrum *34*:380-385, 1997.
284. Jacobs B and Wade PA: Acromioclavicular joint injury: An end-result study. J Bone Joint Surg Am *48*:475-486, 1966.
285. Jacobs P: Post-traumatic osteolysis of the outer end of the clavicle. J Bone Joint Surg Br *46*:705-707, 1964.
286. Jain AS: Traumatic floating clavicle: A case report. J Bone Joint Surg Br *66*:560-561, 1984.
287. Jakobsen BW: [Acromioclavicular dislocation: Conservative or surgical treatment?] Ugeskr Laeger *151*:235-238, 1989.
288. Jalovaara P, Paivanaala M, Myllyle V, and Niinimaki T: Acute acromioclavicular dislocations treated by fixation of the joint and ligament repair or reconstruction. Acta Orthop Belg *57*:296-305, 1991.
289. Janecki CJ: Voluntary subluxation of the acromioclavicular joint. Clin Orthop *125*:29-31, 1977.
290. Jay GR and Monnet JC: The Bosworth screw in acute dislocations of the acromioclavicular joint. Paper presented at a clinical conference, University of Oklahoma Medical Center, April 1969.
291. Jerosch J, Filler T, Peuker E, et al: Which stabilization technique corrects anatomy best in patients with AC separation. Knee Surg Sports Traumatol Arthrosc *7*:365-372, 1999.
292. Jerosch J, Steinbeck J, Schroder M, and Castro WHM: Arthroscopic resection of the acromioclavicular joint. Sports Traumatol Arthrosc *1*:209-215, 1993.
293. Johnston TB, Davies DV, and Davies F (eds): Gray's Anatomy, 32nd ed. London: Longmans, Green, 1958.
294. Jones R: Injuries of Joints. London: Henry Frowde, Hodder & Stoughton, 1917, pp 56-58.
295. Jordan LK, Kenter K, and Griffiths HL: Relationship between MRI and clinical findings in the acromioclavicular joint. Skeletal Radiol *31*:516-521, 2002.

296. Juhn MS and Simonian PT: Type VI acromioclavicular separation with middle-third clavicle fracture in an ice hockey player. Clin J Sport Med *12*:315-317, 2002.
297. Kaiser W, Ziemer G, and Heymann H: [Treatment of acromioclavicular luxations with the Balser hookplate and ligament suture.] Chirurg *55*:721-724, 1984.
298. Kappakas GS and McMaster JH: Repair of acromioclavicular separation using a Dacron prosthesis graft. Clin Orthop *131*:247-251, 1978.
299. Karlsson J, Arnarson H, and Sigurjonsson K: Acromioclavicular dislocations treated by coracoacromial ligament transfer. Arch Orthop Trauma Surg *106*:8-11, 1986.
300. Karn JW and Harris JH: Case report 752: Normal variant of the acromioclavicular separation. Skeletal Radiol *21*:419-420, 1992.
301. Katznelson A, Nerubay J, and Oliver S: Dynamic fixation of the avulsed clavicle. J Trauma *16*:841-844, 1976.
302. Kawabe N, Watanabe R, and Sato M: Treatment of complete acromioclavicular separation by coracoacromial ligament transfer. Clin Orthop *185*:222-227, 1984.
303. Kay SP, Ellman H, and Harris E: Arthroscopic distal clavicle excision. Clin Orthop *301*:181-184, 1994.
304. Keats TE and Pope TL Jr: The acromioclavicular joint: Normal variation and the diagnosis of dislocation. Skeletal Radiol *17*:159-162, 1988.
305. Kennedy JC: Complete dislocation of the acromioclavicular joint: 14 years later. J Trauma *8*:311-318, 1968.
306. Kennedy JC and Cameron H: Complete dislocation of the acromioclavicular joint. J Bone Joint Surg Br *36*:202-208, 1954.
307. Kery L and Wouters HW: Massive osteolysis. J Bone Joint Surg Br *52*:452, 1970.
308. Kessel L: Clinical Disorders of the Shoulder. London: Churchill Livingstone, 1982.
309. Key JA and Conwell HE: The Management of Fractures, Dislocations, and Sprains, 3rd ed. St. Louis: CV Mosby, 1942.
310. Kiefer H, Claes L, Burri C, and Holzworth J: The stabilizing effect of various implants on the torn acromioclavicular joint: A biomechanical study. Arch Orthop Trauma Surg *106*:42-46, 1986.
311. Kleinfeld F and Pemsel W: [Primary ligament replacement with autologous corium in the surgical treatment of acromioclavicular joint injuries.] Aktuelle Traumatol *10*:15-21, 1980.
312. Klimkiewicz JJ, Williams GR, Sher JS, et al: The acromioclavicular capsule as a restraint to posterior translation of the clavicle: A biomechanical analysis. J Shoulder Elbow Surg *8*:119-124, 1999.
313. Kock HJ, Jurgens C, Hanke J, and Schmit-Neuerburg KP: [Standardized ultrasound examination for classification of instability of the acromioclavicular joint.] Unfallchirurgie *20*:66-71, 1994.
314. Koka SR and D'Arcy JC: Inferior (subacromial) dislocation of the outer end of the clavicle. Injury *24*:210-211, 1993.
315. Kolesnikon IUP and Dubrovich GM: [Treatment of dislocation of the acromial end of the clavicle.] Orthop Travmatol Protez *12*:41-42, 1986.
316. Krawczyk E: [Reposition-reconstruction in dislocations of acromioclavicular joints.] Chir Narzadow Ruchu Ortop Pol *49*:335-338, 1984.
317. Krawzak HW, Lindecken KD, Gütgemann U, and Schlenkhoff D: [Surgical treatment of acromioclavicular separation, using Balser's hookplate.] Zentralbl Chir *111*:1509-1514, 1986.
318. Kuhn JE and Hawkins RJ: Surgical treatment of shoulder injuries in tennis players. Clin Sports Med *14*:139-161, 1995.
319. Kumar A: Management of coracoid process fracture with acromioclavicular joint dislocation. Orthopedics *13*:770-772, 1990.
320. Krueger-Franke M, Siebert CH, and Rosemeyer B: Surgical treatment of dislocations of the acromioclavicular joint in the athlete. Br J Sports Med *27*:121-124, 1993.
321. Kurock W and Sennerich TH: Injuries of the acromioclavicular joint in sport [abstract]. Int J Sports Med *8*:127, 1987.
322. Kutschera HP and Kotz RI: Bone-ligament transfer of coracoacromial ligament for acromioclavicular dislocation. Acta Orthop Scand *68*:246-248, 1997.
323. Lagier R: [Anatomico-radiological study of an ununited intracapsular fracture of the femoral neck dating back 47 years: Data relevant to osteoarthritis, bone infarct, and Paget's disease of the bone.] Arch Orthop Trauma Surg *104*:155-160, 1985.
324. Laing PG: Transplantation of the long head of the biceps in complete acromioclavicular separations (Proceedings). J Bone Joint Surg Am *51*:1677-1678, 1969.
325. Lamont MK: Letter to the editor re "Osteolysis of the outer end of the clavicle." N Z Med J *95*:241-242, 1982.
326. Lancaster S, Horowitz M, and Alonso J: Complete acromioclavicular separations: A comparison of operative methods. Clin Orthop *216*:80-88, 1987.
327. Lancourt JE: Acromioclavicular dislocation with adjacent clavicular fracture (report of a case with a method of repair). Personal communication, 1985.
328. Landoff GA: Une Bisher Nicht Beschriebene Schadigung am Processus Coracoideus. Acta Chir Scand *89*:401, 1943-1944.
329. Larsen E, Bjerg-Nielsen A, and Christensen P: Conservative or surgical treatment of acromioclavicular dislocation: A prospective, controlled, randomized study. J Bone Joint Surg Am *68*:552-555, 1986.
330. Larsen E and Hede A: Treatment of acute acromioclavicular dislocation: Three different methods of treatment prospectively studied. Acta Orthop Belg *53*:480-484, 1987.
331. Larsen E and Petersen V: Operative treatment of chronic acromioclavicular dislocation. Injury *18*:55-56, 1987.
332. Lasda NA and Murray DG: Fracture separation of the coracoid process associated with acromioclavicular dislocation: Conservative treatment—a case report and review of the literature. Clin Orthop *134*:222-224, 1978.
333. Lasher WW: Cartilage injuries: A clinical study. Am J Surg *6*:493-500, 1929.
334. Lazcano MA, Anzel SH, and Kelly PJ: Complete dislocation and subluxation of the acromioclavicular joint: End result in seventy-three cases. J Bone Joint Surg Am *43*:379-391, 1961.
335. Lei MX, Liu H, and Yang KH: [Coracoclavicular ligamentplasty in the treatment of acromioclavicular dislocation.] Chung Hua Wai Ko Tsa Chih *25*:70-71, 124, 1987.
336. LeNoir JL: Treatment of acromioclavicular separation. Iowa Orthop J *4*:69-71, 1984.
337. Levine AH, Pais MJ, and Schwartz EE: Posttraumatic osteolysis of the distal clavicle with emphasis on early radiologic changes. AJR Am J Roentgenol *127*:781-784, 1976.
338. Liberson F: The role of the coracoclavicular ligaments in affections of the shoulder girdle. Am J Surg *44*:145-157, 1939.
339. Lindsey RW and Gutowski WT: The migration of a broken pin following fixation of the acromioclavicular joint: A case report and review of the literature. Orthopedics *9*:413-416, 1986.
340. Linke R and Moschinski D: [Combined method of operative treatment of ruptures of the acromioclavicular joint.] Unfallheilkunde *87*:223-225, 1984.
341. Litton LO and Peltier LR: Athletic Injuries. Boston: Little, Brown, 1963.
342. Lizaur A, Marco L, and Cebrian R: Acute dislocation of the acromioclavicular joint. Traumatic anatomy and the importance of deltoid and trapezius. J Bone Joint Surg Br *76*:602-606, 1994.
343. Lizaur A, Marco L, Perez A, and Cebrian R: Rotator cuff tear and acromioclavicular joint cyst. Acta Orthop Belg *61*:144-146, 1995.
344. Lom P: [Acromioclavicular disjunction: I. Diagnosis and classification; II. Surgical treatment—the author's modification.] Rozhl Chir *67*:253-270, 1988.
345. Lowe GP and Fogarty MJP: Acute acromioclavicular joint dislocation: Results of operative treatment with the Bosworth screw. Aust N Z J Surg *47*:664-667, 1977.
346. Lucas DB: Biomechanics of the shoulder joint. Arch Surg *107*:425-432, 1973.
347. Lugger LJ, Gaber O, and Klima G: Structure and suitability of the coracoacromial ligament for the band transfer treating delayed acromioclavicular luxation [abstract]. Langenbecks Arch Chir *366*:718, 1985.
348. Lyons FA and Rockwood CA Jr: Migration of pins used in operations on the shoulder. J Bone Joint Surg Am *72*:1262-1267, 1990.
349. MacDonald PB, Alexander MJ, Frejuk J, and Johnson G: Comprehensive functional analysis of shoulders following complete acromioclavicular separation. Am J Sports Med *16*:475-480, 1988.
350. Macey HB: Separation of acromioclavicular joint: Report of a case. Proc Staff Meet Mayo Clin *11*:683-684, 1936.
351. Madsen B: Osteolysis of the acromial end of the clavicle following trauma. Br J Radiol *36*:822, 1963.
352. Malcapi C, Grassi G, and Oretti D: Posterior dislocation of the acromioclavicular joint: A rare or an easily overlooked lesion? Ital J Orthop Traumatol *4*:79-83, 1978.
353. Marcove RC, Wolfe SW, Healey JH, et al: Massive solitary tophus containing calcium pyrophosphate dihydrate crystals at the acromioclavicular joint. Clin Orthop *227*:305-309, 1988.
354. Martell JR Jr: Clavicular nonunion. Complications with the use of Merselene tape. Am J Sports Med *20*:360-362, 1992.
355. Martin-Herrero T, Rodriquez-Merchan C, and Munuera-Martinez L: Fracture of the coracoid process: Presentation of seven cases and review of the literature. J Trauma *30*:1597-1599, 1993.
356. Matter HP, Gruber G, and Harland U: [Possibilities of ultrasound diagnosis in Tossy type III acromioclavicular joint injuries in comparison with loaded roentgen images.] Sportverletzung Sportschaden *9*:14-20, 1995.
357. Matthews LS, Parks BG, Paylovich LJ Jr, and Giudice MA: Arthroscopic versus open distal clavicle resection: A biomechanical analysis on a cadaver model. Arthroscopy *15*:237-240, 1999.
358. Matthews LS, Simonson BG, and Wolock BS: Osteolysis of the distal clavicle in a female body builder. A case report. Am J Sports Med *21*:50-52, 1993.
359. Mauro E: [Fracture of the clavicle and acromioclavicular dislocation: An unusual combination of injuries.] Ital J Sports Traumatol *10*:199-203, 1988.
360. Mayr E, Braun W, Eber W, and Ruter A: Versorgung von ACG-sprengungen. Unfallchirug *102*:278-286, 1999.
361. Mazet RJ: Migration of a Kirschner wire from the shoulder region into the lung: Report of two cases. J Bone Joint Surg Am *25*:477-483, 1943.
362. McCurrich HJ: Calcification of the bursa of the coracoclavicular ligament. Br J Surg *26*:329-332, 1938.
363. McFarland EG, Blivin SJ, Doehring CB, et al: Treatment of grade III acromioclavicular separations in professional throwing athletes: Results of a survey. Am J Orthop *26*:771-774, 1997.
364. McLaughlin HL: On the frozen shoulder. Bull Hosp Jt Dis Orthop Inst *12*:383-393, 1951.
365. McLaughlin HL: Trauma. Philadelphia: WB Saunders, 1959.
366. McLaughlin HL: Rupture of the rotator cuff. J Bone Joint Surg Am *44*:979-983, 1962.
367. McLaughlin HL and Cavallaro WU: Primary anterior dislocation of the shoulder. Am J Surg *80*:615-621, 1950.
368. McMurray TP: A Practice of Orthopaedic Surgery. Baltimore: William Wood, 1937.

369. McNealy RW: Dislocations and fracture-dislocations occurring at the acromioclavicular articulation. Illinois Med J *41*:202-205, 1922.
370. McPhee IB: Inferior dislocation of the outer end of the clavicle. J Trauma *20*:709-710, 1980.
371. McPherson J, Black J, and Reed MH: Traumatic 'pseudodislocation' of the acromioclavicular joint in children. J Bone Joint Surg Br *69*:507, 1987.
372. Meislin RJ, Zuckerman JD, and Nainzadeh N: Type III acromioclavicular joint separation associated with late brachial plexus neuropraxia. J Orthop Trauma *6*:370-372, 1992.
373. Meixner J: [Dislocations and juxtaarticular fractures of the acromioclavicular joint in childhood.] Zentralbl Chir *108*:793-797, 1983.
374. Merchan EC: Osteolysis of the distal clavicle in a woman: Case report and review of the literature. Ital J Orthop Traumatol *18*:561-563, 1992.
375. Meyerding HW: The treatment of acromioclavicular dislocations. Surg Clin North Am *17*:1199-1205, 1937.
376. Meyers JF: Arthroscopic debridement of the acromioclavicular joint and distal clavicle resection. *In* McGinty JB, Caspari RB, and Jackson RW, et al (eds): Operative Arthroscopy. New York, Raven Press, 1991, pp 557-560.
377. Michele AA: New treatment of acromioclavicular dislocation. Clin Orthop *63*:245, 1969.
378. Mikhelson ER and Chaika IA: [Surgical treatment of dislocations of the acromial end of the clavicle.] Ortop Travmatol Protez *6*:42-43, 1987.
379. Mikusev IE, Zainulli RV, and Skvortso AP: [Treatment of dislocations of the acromial end of the clavicle.] Vestn Khir *139*:69-71, 1987.
380. Millbourn E: On injuries to the acromioclavicular joint: Treatment and results. Acta Orthop Scand *19*:349-382, 1950.
381. Miller-Blair D, White R, and Greenspan A: Acute gout involving the acromioclavicular joint following treatment with gemfibrozil. J Rheumatol *19*:166-168, 1992.
382. Mitchell AB: Dislocation of outer end of clavicle. BMJ *2*:1097, 1926.
383. Mlasowski B, Brenner P, Duben W, and Heymann H: Repair of complete acromioclavicular dislocation (Tossy stage III) using Balser's hook plate combined with ligament sutures. Injury *19*:227-232, 1988.
384. Moffat BM: Separation of the acromioclavicular joint. Surg Gynecol Obstet *41*:73-74, 1925.
385. Moneim MS and Balduini FC: Coracoid fractures as a complication of surgical treatment by coracoclavicular tape fixation. Clin Orthop *168*:133-135, 1982.
386. Montgomery SP and Loyd RD: Avulsion fracture of the coracoid epiphysis with acromioclavicular separation. J Bone Joint Surg Am *59*:963-965, 1977.
387. Moravec O, Lexa C, Sykora F, and Sedivy J: [Dynamic stabilization of acromioclavicular luxation.] Acta Chir Orthop Traumatol Cech *53*:225-227, 1986.
388. Mordeja J: Die posttraumatische Osteolyse des Lat. Schlusselbeinendes. Arch Orthop Unfallchirurg *49*:289, 1957.
389. Morimoto K, Mori E, and Nakagawa Y: Calcification of the coracoacromial ligament: A case report of the shoulder impingement syndrome. Am J Sports Med *16*:80-81, 1988.
390. Morisi M and Ferrabosch P: Treatment of acromioclavicular dislocation with percutaneous synthesis of the axis. Arch Orthop *68*:1148-1156, 1955.
391. Morrison DS and Lemos MJ: Acromioclavicular separation: Reconstruction using synthetic loop augmentation. Am J Sports Med *23*:105-110, 1995.
392. Morrison GM: Cast of acromioclavicular dislocation. J Bone Joint Surg Am *39*:238-239, 1948.
393. Moschinski D, Linke R, and Drüke V: [Surgery of acute dislocation of the acromioclavicular joint using a resorbable implant.] Aktuelle Chir *22*:183-186, 1987.
394. Moseley HF: Shoulder Lesions, 2nd ed. New York: Paul Hoeber, 1953.
395. Moseley HF: Athletic injuries to the shoulder region. Am J Surg *98*:401-422, 1959.
396. Moseley HF and Templeton J: Dislocation of acromioclavicular joint (Proceedings). J Bone Joint Surg Br *51*:196, 1969.
397. Moshein J and Elconin KB: Repair of acute acromioclavicular dislocation, utilizing the coracoacromial ligament (Proceedings). J Bone Joint Surg Am *51*:812, 1969.
398. Mulier T, Stuyek J, and Fabry G: Conservative treatment of acromioclavicular dislocation: Evaluation of functional and radiological results after six years follow-up. Acta Orthop Belg *59*:255-262, 1993.
399. Muller HW and Schilling H: [Importance of traction-wiring osteosynthesis as dynamic stabilization after acromioclavicular joint dislocation: A critical view.] Aktuelle Traumatol *16*:94-96, 1986.
400. Mumford EB: Acromioclavicular dislocation. J Bone Joint Surg *23*:799-802, 1941.
401. Murphy OB, Bellamy R, Wheeler W, and Brower TD: Posttraumatic osteolysis of the distal clavicle. Clin Orthop *109*:108-114, 1975.
402. Murray G: Fixation of dislocations of the acromioclavicular joint and rupture of the coracoclavicular ligament. Can Med Assoc J *43*:270-273, 1940.
403. Murray G: The use of longitudinal wires in the treatment of fractures and dislocations. Am J Surg *67*:156-167, 1945.
404. Naumann TH: [The rare case of habitual lateral dislocation of the clavicle in dorsal subacromial direction: A case report.] Z Orthop *124*:34-35, 1986.
405. Nell W: Die posttraumatische Osteolyse des Schlusselbeins und ihr Verlauf. Monatsschr Kinderheilkd *44*:151, 1953.
406. Nelson CL: Repair of acromio-clavicular separations with knitted Dacron graft. Clin Orthop *143*:289, 1979.
407. Neviaser JS: Acromioclavicular dislocation treated by transference of the coracoacromial ligament. Bull Hosp Jt Dis Orthop Int *12*:46-54, 1951.
408. Neviaser JS: Acromioclavicular dislocation treated by transference of the coracoacromial ligament. Arch Surg *64*:292-297, 1952.
409. Neviaser JS: Complicated fractures and dislocations about the shoulder joint. J Bone Joint Surg Am *44*:984-998, 1962.
410. Neviaser JS: Acromioclavicular dislocation treated by transference of the coraco-acromial ligament: A long-term follow-up in a series of 112 cases. Clin Orthop *58*:57-68, 1968.
411. Neviaser JS: Injuries of the clavicle and its articulations. Orthop Clin North Am *11*:233-237, 1980.
412. Neviaser RJ: Injuries to the clavicle and acromioclavicular joint. Orthop Clin North Am *18*:433-438, 1987.
413. Nguyen V: Personal communication, 1989.
414. Nickel VL: Orthopedic Rehabilitation. London: Churchill Livingstone, 1982.
415. Nicoll EE: Annotation: Miners and mannequins [editorial]. J Bone Joint Surg Br *36*:171-172, 1954.
416. Nielsen WB: Injury to the acromioclavicular joint (Proceedings). J Bone Joint Surg Br *45*:207, 1963.
417. Nieminen S and Aho AJ: Anterior dislocation of the acromioclavicular joint. Ann Chir Gynaecol *73*:21-24, 1984.
418. Nixon JR and Corry IS: Inferomedial fracture dislocation of the acromioclavicular joint. Injury *19*:211-213, 1988.
419. Norfray JF: Bone resorption of the distal clavicle. JAMA *241*:1922-1934, 1979.
420. Norfray JF, Tremaine MJ, Groves HC, and Bachman DC: The clavicle in hockey. Am J Sports Med *5*:275-280, 1977.
421. Norrell H and Llewellyn RC: Migration of a threaded Steinmann pin from an acromioclavicular joint into the spinal canal: A case report. J Bone Joint Surg Am *47*:1024-1026, 1965.
422. Nuber GW and Bowen MK: Acromioclavicular joint injuries and distal clavicle fractures. J Am Acad Orthop Surg *5*:11-18, 1997.
423. Nutter PD: Coracoclavicular articulations. J Bone Joint Surg *23*:177-179, 1941.
424. Nygaard TOP and Reikeras O: [Acromionectomy in chronic shoulder pain.] Tidsskr Nor Laegeforen *107*:560-561, 1987.
425. Nyhuus P and Knudsen L: [Late results of resection of the lateral end of the clavicle.] Ugeskr Laeger *150*:1351-1352, 1988.
426. O'Carroll PF and Sheehan JM: Open reduction and percutaneous Kirschner wire fixation in complete disruption of the acromioclavicular joint. Injury *13*:299-301, 1982.
427. Odelberg A: Operative method for dislocation of the acromioclavicular joint. Acta Chir Scand *98*:507-510, 1949.
428. O'Donoghue DH: Treatment of Injuries to Athletes. Philadelphia: WB Saunders, 1970.
429. Oh WH: Anterior subluxation of the distal clavicle. Orthop Clin North Am *11*:813-818, 1980.
430. Olsson D: Degenerative changes of the shoulder joint and their connection with shoulder pain. Acta Chir Scand Suppl *181*:1-130, 1953.
431. O'Neill DB, Zarins B, Gelberman RH, et al: Compression of the anterior interosseous nerve after use of a sling for dislocation of the acromioclavicular joint. J Bone Joint Surg Am *72*:1100, 1990.
432. Oppenheimer A: Arthritis of the acromioclavicular joint. J Bone Joint Surg *25*:867-870, 1943.
433. Orava S, Virtanen K, and Holopainen YVO: Posttraumatic osteolysis of the distal ends of the clavicle. Ann Chir Gynaecol *73*:83-86, 1984.
434. Orofinio CS and Stein AH Jr: Operative treatment for recent and complete tears of the acromioclavicular ligaments. Am J Surg *85*:760-763, 1953.
435. Ozaki J, Tomita Y, Nakagawa Y, et al: Synovial chondromatosis of the acromioclavicular joint. Arch Orthop Trauma Surg *112*:152-154, 1993.
436. Paavolainen P, Björkenheim JM, Paukku P, and Slätis P: Surgical treatment of acromioclavicular dislocation: A review of 39 patients. Injury *14*:415-420, 1983.
437. Park JP, Arnold JA, Coker TP, et al: Treatment of acromioclavicular separations: A retrospective study. Am J Sports Med *8*:251-256, 1980.
438. Partington PF and Broome GH: Diagnostic injection around the shoulder: Hit and miss? A cadaveric study of injection accuracy. J Shoulder Elbow Surg *7*:147-150, 1998.
439. Paton DF: Complete acromioclavicular dislocation treated by transfer of the origin of coracobrachialis and short head of biceps to the clavicle. J Bone Joint Surg Br *62*:117, 1980.
440. Pattee GA and Snyder SJ: Synovial chondromatosis of the acromioclavicular joint: A case report. Clin Orthop *233*:205-207, 1988.
441. Patten RM: Atraumatic osteolysis of the distal clavicle: MR findings. J Comput Assist Tomogr *19*:92-95, 1995.
442. Patterson WR: Inferior dislocation of the distal end of the clavicle. J Bone Joint Surg Am *49*:1184-1186, 1967.
443. Pearson GR: Radiographic technic for acromioclavicular dislocation. Radiology *27*:239, 1936.
444. Petersson CJ: Degeneration of the acromioclavicular joint: A morphological study. Acta Orthop Scand *54*:434-438, 1983.
445. Petersson CJ: Resection of the lateral end of the clavicle: A 3- to 30-year follow-up. Acta Orthop Scand *54*:904-907, 1983.
446. Petersson CJ: The acromioclavicular joint in rheumatoid arthritis. Clin Orthop *223*:86-93, 1987.
447. Petersson CJ and Gentz CF: The significance of distally pointing acromioclavicular osteophytes in ruptures of the supraspinatus tendon. Acta Orthop Scand *54*:490-491, 1983.
448. Petersson CJ and Redlund-Johnell I: Radiographic joint space in normal acromioclavicular joints. Acta Orthop Scand *54*:431-433, 1983.

449. Phemister DB: The treatment of dislocation of the acromioclavicular joint by open reduction and threaded-wire fixation. J Bone Joint Surg *24*:166-168, 1942.
450. Phillips AM, Smart C, and Groom AF: Acromioclavicular dislocation. Conservative or surgical therapy. Clin Orthop *353*:10-17, 1998.
451. Pilcher M: Dislocation of the acromial end of the clavicle (Proceedings). N Y State J Med *43*:419-420, 1886.
452. Pillay VK: Significance of the coracoclavicular joint (Proceedings). J Bone Joint Surg Br *49*:390, 1967.
453. Piterman L: Sports medicine quiz: "The dropped shoulder." Aust Fam Physician *11*:469, 1982.
454. Podgorski MR, Ibels LS, and Webb J: Case report 445: Diagnosis—bilateral acromioclavicular gouty arthritis with pseudo-tumor of the outer end of the right clavicle: Saturnine gout. Skeletal Radiol *16*:589-591, 1987.
455. Poigenfurst J: The infraclavicular soft tissue ossification following the tearing of the shoulder joint. Personal communication re article in Acta Med Austriaca *11*:A16, 1984.
456. Poirier P and Rieffel H: Mechanisme des luxations sur acromiales de la clavicule. Arch Gen Med *1*:396-422, 1891.
457. Poletanski VZ: [A device for reducing the dislocation and fixation of the acromial end of the clavicle.] Ortop Travmatol Protez *152*:60-61, 1988.
458. Porral MA: Observation d'une double luxation de la clavicle droite. J Univ Habd Med Chir Prat *2*:78-82, 1831.
459. Post M: The Shoulder. Philadelphia: Lea & Febiger, 1978.
460. Post M: Current concepts in the diagnosis and management of acromioclavicular dislocations. Clin Orthop *200*:234-247, 1985.
461. Postacchini F, Perugia D, and Gumina S: Acromioclavicular joint cyst associated with rotator cuff tear. Clin Orthop *294*:111-113, 1993.
462. Potter FA, Fiorini AJ, Knox J, and Rajesh PB: The migration of a Kirschner wire from shoulder to spleen: Brief report. J Bone Joint Surg Br *70*:326-327, 1988.
463. Powers JA and Bach PJ: Acromioclavicular separations—closed or open treatment. Clin Orthop *104*:213-223, 1974.
464. Press J, Zuckerman JD, Gallagher M, and Cuomo F: Treatment of grade III acromioclavicular separations. Bull Hosp Jt Dis *56*:77-83, 1997.
465. Pridie K: Dislocation of acromio-clavicular and sterno-clavicular joints (Proceedings). J Bone Joint Surg Br *41*:429, 1959.
466. Pritchett JW: Ossification of the coracoclavicular ligaments in ankylosing spondylitis: A case report. J Bone Joint Surg Am *65*:1017-1018, 1983.
467. Probst A and Hegelmaier C: Die Stabilisierung des verletzten Schultereckgelenkes durch PDS-Kordel. Aktuelle Traumatol *22*:61-64, 1992.
468. Protass JJ, Stampfli FV, and Osmer JC: Coracoid process fracture diagnosis in acromioclavicular separation. Radiology *116*:61, 1975.
469. Pulles HJW: Operative treatment of acromio-clavicular dislocation [abstract]. Acta Orthop Scand *55*:483, 1984.
470. Quesada F: Technique for the roentgen diagnosis of fractures of the clavicle. Surg Gynecol Obstet *42*:424-428, 1926.
471. Quigley TB: Correspondence. N Engl J Med *241*:431, 1949.
472. Quigley TB: Injuries to the acromioclavicular and sternoclavicular joints sustained in athletics. Surg Clin North Am *43*:1551-1554, 1963.
473. Quigley TB and Banks H: Progress in the Treatment of Fractures and Dislocations. Philadelphia: WB Saunders, 1960.
474. Rauschning W, Nordesjö LO, Nordgren B, et al: Resection arthroplasty for repair of complete acromioclavicular separations. Arch Orthop Traumatol Surg *97*:161-164, 1980.
475. Rawes ML, Dias JJ: Long-term results of conservative treatment for acromioclavicular dislocation. J Bone Joint Surg Br *78*:410-412, 1996.
476. Rawlings G: Acromioclavicular dislocations and fractures of the clavicle: A simple method of support. Lancet *2*:789, 1939.
477. Retief PJ and Meintjes FA: Migration of a Kirschner wire in the body—a case report. S Afr Med J *53*:557-558, 1978.
478. Richards RR: Acromioclavicular joint injuries. Instr Course Lect *42*:254-269, 1993.
479. Richards RR, Herzenberg JE, and Goldner JL: Bilateral nontraumatic anterior acromioclavicular joint dislocation: A case report. Clin Orthop *209*:255-258, 1986.
480. Richardson WF: "Acromion" in ancient Greek medical writers. Med Hist *20*:52-58, 1976.
481. Richter R, Hahn H, Naaubling W, and Kohler G: [Tuberculosis of the shoulder girdle.] Z Rheumatol *44*:87-92, 1985.
482. Riddel J: Dislocation of the acromioclavicular joint. BMJ *1*:697, 1926.
483. Roberts SM: Acromioclavicular dislocation: Anatomical exposure of the outer end of the clavicle and the coracoid process. Am J Surg *23*:322-324, 1934.
484. Rockwood CA Jr: Acromioclavicular dislocation. *In* Fractures, vol 1. Philadelphia: JB Lippincott, 1975, pp 721-756.
485. Rockwood CA Jr: Acromioclavicular separations. *In* Kane WJ (ed): Current Orthopaedic Management. New York, Churchill Livingstone, 1981, pp 290-311.
486. Rockwood CA Jr: Injuries to the acromioclavicular joint. *In* Fractures in Adults, vol 1, 2nd ed. Philadelphia: JB Lippincott, 1984, pp 860-910.
487. Rockwood CA Jr, Guy DK, and Griffin JL: Treatment of chronic, complete acromioclavicular dislocation [abstract]. Orthop Trans *12*:735, 1988.
488. Rodnan GP (ed): Primer on the rheumatic diseases. JAMA *224*:662-749, 1973.
489. Roper BA and Levack B: The surgical treatment of acromioclavicular dislocations. J Bone Joint Surg Br *64*:597-599, 1982.
490. Rosenorn M and Pedersen EB: A comparison between conservative and operative treatment of acute acromioclavicular dislocation. Acta Orthop Scand *45*:50-59, 1974.
491. Rosenorn M and Pedersen EB: The significance of the coracoclavicular ligament in experimental dislocation of the acromioclavicular joint. Acta Orthop Scand *45*:346-358, 1974.
492. Rounds RC: Isolated fracture of the coracoid process. J Bone Joint Surg Am *31*:662, 1949.
493. Rowe CR: Symposium on surgical lesions of the shoulder: Acute and recurrent dislocation of the shoulder. J Bone Joint Surg Am *44*:977-1012, 1962.
494. Rowe MJ: Nylon bone suture. Surgery *18*:764-768, 1945.
495. Roy SP: The nature and frequency of rugby injuries: A pilot study of 300 injuries at Stellenbosch. S Afr Med J *48*:2341, 1974.
496. Ruegger R, Bleuler P, and Fehr JL: [Primary surgical treatment of fresh acromioclavicular dislocation (Tossy III): Results of treatment in 50 patients.] Helv Chir Acta *54*:425-429, 1987.
497. Rustemeier M and Kulenkampff HA: Die operative Behandlung der Akromioklavikulargelenk-Sprengung mit einer resorbierbaren PDS-Kordel. Unfallchirurgie *16*:70-74, 1990.
498. Ryan AJ: Medical Care of the Athlete. New York: McGraw-Hill, 1962.
499. Sage FP and Salvatore JE: Injuries of acromioclavicular joint: Study of results in 96 patients. South Med J *56*:486-495, 1963.
500. Sage J: Recurrent inferior dislocation of the clavicle at the acromioclavicular joint. Am J Sports Med *10*:145-146, 1982.
501. Sage MR and Allen PW: Massive osteolysis. J Bone Joint Surg Br *56*:130, 1974.
502. Salter EG, Nasca RJ, and Shelley BS: Anatomical observations on the acromioclavicular joint and supporting ligaments. Am J Sports Med *15*:199-206, 1987.
503. Salter EG, Shelley BS, and Nasca R: A morphological study of the acromioclavicular joint in humans [abstract]. Anat Rec *211*:353, 1985.
504. Sanders JO, Lyons FA, and Rockwood CA Jr: Management of dislocations of both ends of the clavicle. J Bone Joint Surg Am *72*:399-402, 1990.
505. Sandrock AR: Another sports fatigue fracture: Stress fracture of the coracoid process of the scapula. Radiology *117*:274, 1975.
506. Santa S: [Acromioclavicular dislocation associated with fracture of the coracoid process.] Magyar Traumatol *35*:162-167, 1992.
507. Saranglia D, Julliard R, Marcone L, and Butel J: [The results of the modified Cadenat procedure in old acromioclavicular dislocations: 26 cases.] Rev Chir Orthop *73*:187-190, 1987.
508. Scavenius M and Iversen BF: Nontraumatic clavicular osteolysis in weight lifters. Am J Sports Med *20*:463-467, 1992.
509. Schildhaus AIE and Meyers WJ: Stabilization of the clavicle in acromioclavicular separation. Orthop Rev *16*:85-87, 1987.
510. Schindler A, Schmid JP, and Heyse C: [Hookplate fixation for repair of acute complete acromioclavicular separation: Review of 41 patients.] Unfallchirurg *88*:533-540, 1985.
511. Schlegel TF, Burks RT, Marcus RL, et al: A prospective evaluation of untreated acute grade III acromioclavicular separations. Am J Sports Med *29*:699-703, 2001.
512. Schmid A and Schmid F: [Use of arthrosonography in the diagnosis of Tossy injuries of the shoulder joint.] Aktuelle Traumatol *18*:134-138, 1988.
513. Schneider CC: Acromioclavicular dislocation: Autoplastic reconstruction. J Bone Joint Surg *15*:957-962, 1933.
514. Schneppendahl G and Ludolph E: [Posttraumatic chronic instability of the shoulder joint.] Unfallchirurgie *13*:19-21, 1987.
515. Schwarz B and Heisel J: [Causes, treatment and results of surgery of fresh and old breaks of the acromioclavicular joint.] Aktuelle Traumatol *16*:97-109, 1986.
516. Schwarz B and Heisel J: [Late results of inveterate cleavages of the acromioclavicular joint.] Orthop Praxis *3*:159-168, 1986.
517. Schwarz N and Kuderna H: Inferior acromioclavicular separation: Report of an unusual case. Clin Orthop *234*:28-30, 1988.
518. Schwarz N and Leixnering M: [Results of nonreduced acromioclavicular Tossy III separations.] Unfallchirurg *89*:248-252, 1986.
519. Schweitzer ME, Magbalon MJ, Frieman BG, et al: Acromioclavicular joint fluid: Determination of clinical significance with MR imaging. Radiology *192*:205-207, 1994.
520. Scott JC and Orr MM: Injuries to the acromioclavicular joint. Injury *5*:13-18, 1973.
521. Seddon HJ: Nerve lesions complicating certain closed bone injuries. JAMA *135*:691-694, 1947.
522. Sellers R, Tibone J, Tonino PM, and Moynes D: Strength testing of third degree acromioclavicular dislocations. Personal communication, 1988.
523. Sethi GK and Scott SM: Subclavian artery laceration due to migration of a Hagie pin. Surgery *80*:644-646, 1976.
524. Seymour EQ: Osteolysis of the clavicular top associated with repeated minor trauma to the shoulder. Radiology *123*:56, 1977.
525. Shaar CM: Upward dislocation of acromial end of clavicle: Treatment by elastic traction splint. JAMA *92*:2083-2085, 1929.
526. Shaffer BS: Painful conditions of the acromioclavicular joint. J Am Acad Orthop Surg *7*:176-188, 1999.
527. Shands AR Jr: Handbook of Orthopaedic Surgery, 2nd ed. St. Louis: CV Mosby, 1940.
528. Shands AR Jr: An analysis of the more important orthopaedic information. Surgery *16*:569-616, 1944.
529. Sher JS, Iannotti JP, Williams GR, et al: The effect of shoulder magnetic resonance imaging on clinical decision making. J Shoulder Elbow Surg *7*:205-209, 1998.
530. Shoji H, Roth C, and Chuinard R: Bone block transfer of coracoacromial ligament in acromioclavicular injury. Clin Orthop *208*:272-277, 1986.

531. Sholkoff SD and Cook J: Arthrography for acromioclavicular joint cysts [letter]. AJR Am J Roentgenol *151*:838, 1988.
532. Siegling CW and Jahn K: [Dislocation of the acromio-clavicular joint. Results of surgical treatment.] Zentralbl Chir *107*:858-862, 1982.
533. Silloway KA, McLaughlin RE, Edlich RC, and Edlich RF: Clavicular fractures and acromioclavicular joint dislocations in lacrosse: Preventable injuries. J Emerg Med *3*:117-121, 1985.
534. Sim E, Schwarz N, Hocker K, and Berzlanovich A: Repair of complete acromioclavicular separations using the acromioclavicular-hook plate. Clin Orthop *314*:134-142, 1995.
535. Simeone L: Le lussazioni acromio-claveari: Il cerchiaggio dinamico. Minerva Ortop *36*:805-812, 1985.
536. Simmons EH and Martin RF: Acute dislocation of the acromioclavicular joint. Can J Surg *11*:479, 1968.
537. Simmons EH and Roscoe MWA: The treatment of complete acromioclavicular dislocation [abstract]. J Trauma *23*:664, 1983.
538. Skjeldal S, Lundblad R, and Dullerud R: Coracoid process transfer for acromioclavicular dislocation. Acta Orthop Scand *59*:180-182, 1988.
539. Slawski DP and Cahill BR: Atraumatic osteolysis of the distal clavicle: Results of open surgical excision. Am J Sports Med *22*:267-272, 1994.
540. Sleeswijk Visser SV, Haarsma SM, and Speeckaert MTC: Conservative treatment of acromioclavicular dislocation: Jones strap versus mitella [abstract]. Acta Orthop Scand *55*:483, 1984.
541. Sluming VA: Technical note: Measuring the coracoclavicular distance with ultrasound—a new technique. Br J Radiol *68*:189-193, 1995.
542. Sluming VA: A comparison of the methods of distraction for stress examination of the acromioclavicular joint. Br J Radiol *68*:1181-1184, 1995.
543. Smart MJ: Traumatic osteolysis of the distal ends of the clavicles. J Can Assoc Radiol *23*:264-266, 1972.
544. Smith DW: Coracoid fracture associated with acromioclavicular dislocation. Clin Orthop *108*:165, 1975.
545. Smith MJ and Stewart MJ: Acute acromioclavicular separations. Am J Sports Med *7*:62-71, 1979.
546. Snyder SJ: Arthroscopic acromioclavicular joint debridement and distal clavicle resection. Tech Orthop *3*:41-45, 1988.
547. Snyder SJ, Banas MP, and Karzel RP: The arthroscopic Mumford procedure. Arthroscopy *11*:157-164, 1995.
548. Sondergard-Petersen P and Mikkelsen P: Posterior acromioclavicular dislocation. J Bone Joint Surg Br *64*:52-53, 1982.
549. Sonnabend DH and Faithfull DK: Operative repair of acromioclavicular dislocation [abstract]. J Bone Joint Surg Br *66*:789, 1984.
550. Soule AB Jr: Ossification of the coracoclavicular ligament following dislocation of the acromioclavicular articulation. AJR Am J Roentgenol *56*:607-615, 1946.
551. Southmayd WW, Scheller AD, and Tesner RJ: Surgical treatment of grade III acromioclavicular separations. Sports Med Clin *2*:1-3, 7, 1985.
552. Speed K: A Textbook of Fractures and Dislocations, 4th ed. Philadelphia: Lea & Febiger, 1942.
553. Spigelman L: A harness for acromioclavicular separation. J Bone Joint Surg Am *51*:585-586, 1969.
554. Stahl F: Considerations on post-traumatic absorption of the outer end of the clavicle. Acta Orthop Scand *23*:9, 1954.
555. Stam L and Dawson I: Complete acromioclavicular dislocations: Treatment with a Dacron ligament. Injury (Netherlands) *22*:173, 1991.
556. Stappaerts KH, Broos PLO, and Debeer P: Surgical treatment of complete acromioclavicular separations: A review of 40 patients. Unfallchirurgie *91*:161-164, 1988.
557. Stein BE, Wiater JM, Pfaff HC, et al: Detection of acromioclavicular joint pathology in asymptomatic shoulders with magnetic resonance imaging. J Shoulder Elbow Surg *10*:204-208, 2001.
558. Stenlund B: Shoulder tendonitis and osteoarthrosis of the acromioclavicular joint and their relation to sports. Br J Sports Med *27*:125-130, 1993.
559. Stenlund B, Goldie I, Hagberg M, et al: Radiographic osteoarthritis in the acromioclavicular joint resulting from manual work or exposure to vibration. Br J Sports Med *49*:588-593, 1992.
560. Stenlund B, Marions O, Engstrom KF, and Goldie I: Correlation of macroscopic osteoarthrotic changes and radiographic findings in the acromioclavicular joint. Acta Radiol *29*:571-576, 1988.
561. Stephens HEG: Stuck nail fixation for acute dislocation of the acromioclavicular joint. J Bone Joint Surg Br *51*:197, 1969.
562. Stewart CA, Siegel ME, King D, and Moser L: Radionuclide and radiographic demonstration of condensing osteitis of the clavicle. Clin Nucl Med *13*:177-178, 1988.
563. Stewart R: Acute acromioclavicular joint dislocation: Internal fixation of the clavicle and coracoid process of the scapula with a Vitallium screw. Minn Med *29*:357-360, 1946.
564. Stimson LA: Fracture and Dislocations. Philadelphia: Lea & Febiger, 1941.
565. Strauch W: Posttraumatische Osteolysen des lateralen Klavikulaendes. Radiol Diagn *11*:221-229, 1970.
566. Stubbins SG and McGaw WH: Suspension cast for acromioclavicular separations and clavicle fractures. JAMA *169*:672-675, 1959.
567. Sturm JT and Perry JF Jr: Brachial plexus injuries from blunt trauma—a harbinger of vascular and thoracic injury. Ann Emerg Med *16*:404-406, 1987.
568. Sundaram N, Patel N, and Porter DS: Stabilization of acute acromioclavicular dislocation by a modified Bosworth technique: A long-term follow-up study. Injury *3*:189-193, 1992.
569. Taft TN, Wilson FC, and Oglesby JW: Dislocation of the acromioclavicular joint: An end-result study. J Bone Joint Surg Am *69*:1045-1051, 1987.
570. Taga I, Yondea M, and Ono K: Epiphyseal separation of the coracoid process associated with acromioclavicular sprain: A case report and review of the literature. Clin Orthop *207*:138-141, 1986.
571. Tagliabue D and Riva A: [Current approaches to the treatment of acromioclavicular joint separation in athletes.] Ital J Sports Traumatol *3*:15-24, 1981.
572. Tagliabue D and Riva A: La cleidopessi coraco-claveare nella lussazione acromionclaveare. Minerva Ortop *36*:817-823, 1985.
573. Tanner A and Hardegger F: Die korakoklavikulare Verschraubung: Eine einfache Behandlung der Schulterechgelenksprengung. Unfallchirurg *98*:518-521, 1995.
574. Taylor GM and Tooke M: Degeneration of the acromioclavicular joint as a cause of shoulder pain. J Bone Joint Surg Br *59*:507, 1977.
575. Thiemeyer JS Jr: Method of repair of symptomatic chronic acromioclavicular dislocation. Ann Surg *140*:75-85, 1954.
576. Thorndike A: Athletic Injuries. Philadelphia: Lea & Febiger, 1956.
577. Thorndike A Jr and Quigley TB: Injuries to the acromioclavicular joint: A plea for conservative treatment. Am J Surg *55*:250-261, 1942.
578. Tibone J, Sellers R, and Tonino P: Strength testing after third-degree acromioclavicular dislocations. Am J Sports Med *20*:328-331, 1992.
579. Tolin BS and Snyder SJ: Our technique for the arthroscopic Mumford procedure. Orthop Clin North Am *24*:143-151, 1993.
580. Torrens C, Mestre C, Perez P, et al: Subcoracoid dislocation of the distal end of the clavicle. A case report. Clin Orthop *348*:121-123, 1998.
581. Tossy JD, Mead NC, and Sigmond HM: Acromioclavicular separations: Useful and practical classification for treatment. Clin Orthop *28*:111-119, 1963.
582. Toumey JW: Surgery of the acromioclavicular joint. Surg Clin North Am *29*:905-912, 1949.
583. Trynin AH: Conservative treatment for complete dislocation of the acromioclavicular joint. J Bone Joint Surg *16*:713-715, 1934.
584. Tsou PM: Percutaneous cannulated screw coracoclavicular fixation for acute acromioclavicular dislocations. Clin Orthop *243*:112-121, 1989.
585. Tucker WE and Armstrong JR: Injury in Sport. Springfield, IL: Charles C Thomas, 1964.
586. Twigg HL and Rosenbaum RC: Duplication on the clavicle. Skeletal Radiol *6*:281, 1981.
587. Tyler GT: Acromioclavicular dislocation fixed by a Vitallium screw through the joint. Am J Surg *58*:245-247, 1942.
588. Tyurina TV: [Age-related characteristics of the human acromioclavicular joint.] Arkh Anat Gistol Embriol *89*:75-81, 1985.
589. Urban J and Jaskiewicz A: [Idiopathic displacement of Kirschner wire to the thoracic cavity after the osteosynthesis of acromioclavicular joint.] Chir Narzadow Ruchu Ortop Pol *49*:399-402, 1984.
590. Urist MR: Complete dislocation of the acromioclavicular joint: The nature of the traumatic lesion and effective methods of treatment with an analysis of 41 cases. J Bone Joint Surg *28*:813-837, 1946.
591. Urist MR: The treatment of dislocation of the acromioclavicular joint. Am J Surg *98*:423-431, 1959.
592. Urist MR: Complete dislocation of the acromioclavicular joint (follow-up notes). J Bone Joint Surg Am *45*:1750-1753, 1963.
593. Usadel G: Zur Behandlung der Luxatio claviculae supraacromialis. Arch Klin Chir *200*:621-626, 1940.
594. Vailas JC: Compression of the anterior interosseous nerve after use of a sling for dislocation of the acromioclavicular joint. A report of two cases. J Bone Joint Surg Am *72*:948, 1991.
595. Vainionpaa S, Kirves P, and Laike E: Acromioclavicular joint dislocation—surgical results in 36 patients. Ann Chir Gynaecol *70*:120-123, 1981.
596. Vandekerckhove B, Van Meirhaeghe J, Van Steenkiste M, et al: Surgical treatment of acromioclavicular dislocations: Long-term follow-up study. Acta Orthop Belg *51*:66-79, 1985.
597. van der Werf GGIM and Tonino AJ: Dacron as ligament graft in the treatment of acromioclavicular dislocation [abstract]. Acta Orthop Scand *55*:484, 1984.
598. Van Fleet TA and Bach B: Injuries to the acromioclavicular joint: Diagnosis and management. Orthop Rev *23*:123-129, 1994.
599. Vargas L: Repair of complete acromioclavicular dislocation, utilizing the short head of the biceps. J Bone Joint Surg *24*:772-773, 1942.
600. Varney JH, Coker JK, and Cawley JJ: Treatment of acromioclavicular dislocation by means of a harness. J Bone Joint Surg Am *34*:232-233, 1952.
601. Verhaven E, Casteleyn PP, DeBoeck H, et al: Acta Orthop Belg *58*:176-182, 1992.
602. Viehweger G: Die posttraumatische Claviculaosteolyse. Chirurg *30*:313, 1959.
603. Vogel H, Thomä J, and Jungbluth KH: [Plain film diagnosis of the acromioclavicular dislocation.] Röntgen *33*:564-570, 1980.
604. Wagner C: Partial claviculectomy. Am J Surg *85*:259-265, 1953.
605. Wakeley CPG: Stabilization of the acromioclavicular joint. Lancet *2*:708-710, 1935.
606. Waldrop JI, Norwood LA, and Alvarez RG: Lateral roentgenographic projections of the acromioclavicular joint. Am J Sports Med *9*:337-341, 1981.
607. Walsh WM, Peterson DA, Shelton G, and Newmann RD: Shoulder strength following acromioclavicular injury. Am J Sports Med *13*:153-158, 1985.
608. Wang K, Hsu K, and Shih C: Coracoid process fracture combined with acromioclavicular dislocation and coracoclavicular ligament rupture: A case report and review of the literature. Clin Orthop *300*:120-122, 1994.
609. Warner AH: A harness for use in the treatment of acromioclavicular separation. J Bone Joint Surg *19*:1132-1133, 1937.

610. Warren-Smith CD and Ward MW: Operation for acromioclavicular dislocation: A review of 29 cases treated by one method. J Bone Joint Surg Br *69*:715-718,1987.
611. Wasylenko MJ and Busse EF: Posterior dislocation of the clavicle causing fatal tracheoesophageal fistula. Can Med J *24*:626-627, 1981.
612. Watkins JT: An operation for the relief of acromio-clavicular luxations. J Bone Joint Surg *7*:790-792, 1925.
613. Watson-Jones R: Fractures and Joint Injuries, vol II, 4th ed. Baltimore: Williams & Wilkins, 1956.
614. Watson-Jones R: Fractures and Joint Injuries. London: Churchill Livingstone, 1982.
615. Waxman J: Acromioclavicular disease in rheumatologic practice–the forgotten joint. J La State Med Soc *129*:1-3, 1977.
616. Weaver JK and Dunn HK: Treatment of acromioclavicular injuries, especially complete acromioclavicular separation. J Bone Joint Surg Am *54*:1187-1197, 1972.
617. Webb J and Bannister G: Acromioclavicular disruption in first class rugby players. Br J Sports Med *26*:247-248, 1992.
618. Weinstein DM, McCann PD, McIlveen SJ, et al: Surgical treatment of complete acromioclavicular dislocations. Am J Sports Med *23*:324-331, 1995.
619. Weitzman G: Treatment of acute acromioclavicular joint dislocation by a modified Bosworth method: Report on twenty-four cases. J Bone Joint Surg Am *49*:1167-1178, 1967.
620. Wenner SM: Dislocation of the acromioclavicular joint: A review of the literature and a pathologic series of thirteen joint dissections. Orthop Rev *3*:35-42, 1974.
621. Werder H: Posttraumatische Osteolyse des Schlusselbeinendes. Schweiz Med Wochenschr *80*:912, 1950.
622. Wertheimer LG: Coracoclavicular joint: Surgical treatment of a painful syndrome caused by an anomalous joint. J Bone Joint Surg Am *30*:570-578, 1948.
623. Weston WJ: Erosions of the acromion process of the scapula in rheumatoid arthritis. Aust Radiol *17*:219-220, 1973.
624. Weston WJ: Arthrography of the acromio-clavicular joint. Aust Radiol *18*:213-214, 1974.
625. Wilber MC and Evans EB: Fractures of the scapula. J Bone Joint Surg Am *59*:358, 1977.
626. Williams GR, Nguyen VD, and Rockwood CA Jr: Classification and radiographic analysis of acromioclavicular dislocations. Appl Radiol *18*:29-34, 1989.
627. Wilson KM and Colwill JC: Combined acromioclavicular dislocation with coracoclavicular ligament disruption and coracoid process fracture. Am J Sports Med *17*:324-327, 1989.
628. Wilson PD and Cochrane WA: Immediate management, after care, and convalescent treatment, with special reference to the conservation and restoration of function. *In* Fractures and Dislocations. Philadelphia: JB Lippincott, 1925.
629. Wirth MA, Lakoski SG, and Rockwood CA Jr.: Migration of broken cerclage wire from the shoulder girdle into the heart: A case report. J Shoulder Elbow Surg *9*:543-544, 2000.
630. Wojtys EM and Nelson G: Conservative treatment of grade III acromioclavicular dislocations. Clin Orthop *268*:112-114, 1991.
631. Wolff EF: Transposition of the biceps brachii tendon to repair luxation of the canine shoulder joint (review of a procedure). Vet Med Small Anim Clin *69*:51-53, 1974.
632. Wolin I: Acute acromioclavicular dislocation: A simple effective method of conservative treatment. J Bone Joint Surg *26*:589-592, 1944.
633. Worchester JN and Green DP: Osteoarthritis of the acromioclavicular joint. Clin Orthop *58*:69-73, 1968.
634. Wurtz LO, Lyons FA, and Rockwood CA Jr: Fracture of the middle third of the clavicle and dislocation of the acromioclavicular joint. J Bone Joint Surg Am *74*:183-186, 1992.
635. Yanagisawa K, Hamada K, Gotoh M, et al: Posteroinferior acromioclavicular dislocation with supraspinatus tear. A case report. Clin Orthop *353*:134-137, 1998.
636. Yu JS, Dardani M, and Fischer RA: MR observations of post-traumatic osteolysis of the distal clavicle after traumatic separation of the acromioclavicular joint. J Comput Assist Tomogr *24*:159-164, 2000.
637. Zanca P: Shoulder pain: Involvement of the acromioclavicular joint: Analysis of 1,000 cases. AJR Am J Roentgenol *112*:493-506, 1971.
638. Zaricznyj B: Late reconstruction of the ligaments following acromioclavicular separation. J Bone Joint Surg Am *58*:792-795, 1976.
639. Zaricznyj B: Injuries and treatment of the acromioclavicular joint. Orthop Rev *10*:41-51, 1981.
640. Zaricznyj B: Reconstruction for chronic scapuloclavicular instability. Am J Sports Med *11*:17-25, 1983.
641. Zettas JP and Muchnic PD: Fractures of the coracoid process base in acute acromioclavicular separation. Orthop Rev *5*:77, 1976.
642. Zimmerman LM and Veith I: Great Ideas in the History of Surgery. Baltimore: Williams & Wilkins, 1961.
643. Zlotsky NA: Treatment of acromioclavicular separations in athletics. Conn Med *40*:15-17, 1976.
644. Zsernaviczky J and Horst M: Kasuistischer Beitrag zur Osteolyse am distalen Klavikulaende. Arch Orthop Unfallchirurg *89*:163-167, 1977.

Capítulo **13**

Trastornos de la articulación esternoclavicular

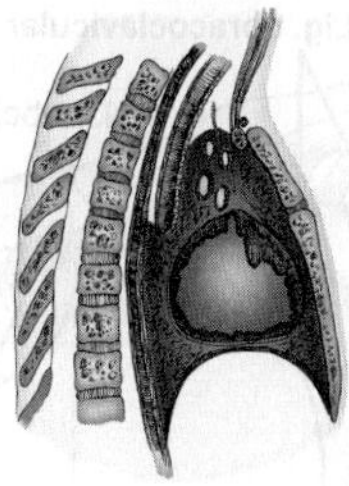

Charles A. Rockwood, Jr., M.D. y Michael A. Wirth, M.D.

ANTECEDENTES

Al revisar la bibliografía sobre este tema, se descubre que en el siglo XIX las luxaciones de la articulación esternoclavicular se corregían básicamente igual que las fracturas de la porción medial de la clavícula.[60,140] Sir Astley Cooper,[60] en su libro de 1824, recomendaba tratar la lesión no sólo con un vendaje clavicular, sino con un cabestrillo, «que a través de la parte central del hueso humeral y la escápula la sostiene e impide que se desplace en sentido inferior por el peso del brazo».

Cooper publicó no haber visto jamás una luxación posterior traumatológica aislada de la articulación esternoclavicular, pero insinuó que podría producirse por una fuerza excesiva.[60] Sin embargo, describió una luxación posterior de la articulación esternoclavicular en un paciente con una escoliosis tan intensa que, conforme la escápula avanzaba en sentido lateral alrededor de la pared torácica, empujaba el extremo clavicular medial por detrás del esternón. Por último, el paciente desarrolló tal presión en el esófago, con tanta dificultad para la deglución, que Davie, un cirujano de Suffolk, amputó el extremo clavicular medial. Debió de ser un cirujano excelente, puesto que en 1824 seccionó 2,5 cm de la porción medial de la clavícula ¡con un serrucho! Protegió a las estructuras vitales de la acción de éste introduciendo «un trozo de cuero bajo el hueso que seccionó». El paciente se recuperó sin tener problemas posteriores con la deglución. Tal vez este caso constituya la primera amputación del extremo clavicular medial, ya sea por traumatismo o por artritis.

Rodrigues[244] fue quien publicó en 1843 el primer caso de una luxación posterior traumatológica de la articulación esternoclavicular, «un caso de luxación interior de la extremidad interna de la clavícula». El hombro izquierdo del paciente se apoyaba contra una pared cuando el lado derecho del tronco y el tórax fueron comprimidos y girados hacia delante, casi hasta la línea media, por un carromato. De inmediato el paciente experimentó disnea, que persistió durante tres semanas. Cuando el médico lo examinó parecía estar ahogándose y tenía la cara morada. El hombro izquierdo se encontraba edematoso y doloroso, y había una «depresión en el lado izquierdo de la extremidad superior del esternón». Al ejercer presión en la depresión aumentaba considerablemente la sensación de ahogo. Rodrigues observó que, cuando el extremo externo del hombro se desplazaba hacia atrás, el extremo interno de la clavícula lo hacía hacia adelante, reduciendo la asfixia. Por tanto, el tratamiento consistió en sujetar el hombro izquierdo hacia atrás con un cojín entre ambas escápulas, pero sólo después de haber sangrado dos veces al paciente en las primeras 24 horas. Quizá Rodrigues atendió otros casos de luxación posterior, ya que afirmaba que el paciente «mantenía una depresión leve de la extremidad interna de la clavícula; éste es el resultado habitual de los pacientes con este tipo de luxación».

A finales del siglo XIX aparecieron varios artículos de Inglaterra, Alemania y Francia, pero no fue hasta la década de 1930 cuando se publicaron dos artículos de Duggan,[75] Howard[132] y Lowman[173] en la bibliografía estadounidense.

ANATOMÍA QUIRÚRGICA

La articulación esternoclavicular, que es una diartrosis, constituye la única articulación verdadera entre la clavícula de la extremidad superior y el esqueleto axial (Fig. 13-1). La superficie articular de la clavícula es mucho mayor que la del esternón, y ambas se encuentran cubiertas de fibrocartílago. El extremo medial bulboso de la clavícula es cóncavo de delante a atrás y convexo en sentido vertical y, por tanto, crea una articulación en silla de montar, con la escotadura clavicular del esternón.[109,110] Esta escotadura es curva, y las superficies articulares no son congruentes. Cave[49] observó que el 2,5% de sus pacientes muestran en la cara inferior de la porción medial de la clavícula una pequeña carilla que se articula con la cara superior de la primera costilla en su unión sincondral con el esternón.

Puesto que menos del 50% de la porción medial de la clavícula se articula con el ángulo superior del esternón, una particularidad de la articulación esternoclavicular es que posee la menor estabilidad ósea de todas las articulaciones más importantes del cuerpo. Grant[109] dijo: «ambas encajan mal». Al colocar un dedo en la escotadura esternal superior se percibe que, al mover la extremidad superior, gran parte de la porción medial de la clavícula se sitúa por completo por encima de la articulación con el esternón.

Ligamentos de la articulación esternoclavicular

La incongruencia articular es tal que la integridad proviene de los ligamentos circundantes, es decir, del ligamento del disco

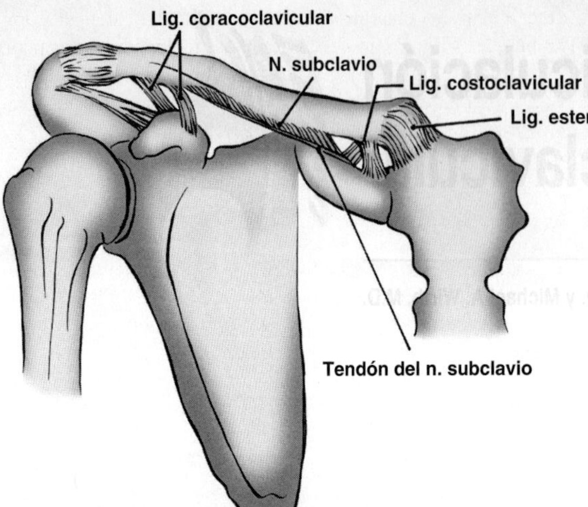

Fig. 13-1 • Anatomía normal alrededor de las articulaciones esternoclavicular y acromioclavicular. Nótese que el tendón del músculo subclavio se origina en la proximidad del ligamento costoclavicular, a la altura de la primera costilla, y posee una estructura de tendón largo. *(De Bucholz RW y Heckman JD [eds.]: Rockwood and Green's Fractures in Adults, 5.ª ed. Filadelfia: Lippincott, Williams & Wilkins, 2001, pág. 1256.)*

intraarticular, del costoclavicular extraarticular (ligamento romboide), del capsular y del interclavicular.

Ligamento del disco intraarticular

Este ligamento es una estructura fibrosa muy densa que se origina en la unión sincondral de la primera costilla y el esternón y pasa a través de la articulación esternoclavicular, dividiéndola en dos espacios (Fig. 13-2).[109,110] Arriba se adhiere a las caras superior y posterior de la porción medial de la clavícula. DePalma[72] ha demostrado que el disco rara vez se perfora; esta perforación permite una comunicación libre entre ambos compartimentos articulares. En las partes anterior y posterior, el disco se mezcla con las fibras del ligamento capsular. Este disco actúa como freno contra el desplazamiento medial de la clavícula interna (Fig. 13-2).

Ligamento costoclavicular

El ligamento costoclavicular, llamado también *ligamento romboide*, es corto y fuerte, y consta de un fascículo anterior y otro posterior (véase Fig. 13-1).[24,49,110] Cave[49] observó que su longitud promedio es de 1,3 cm, el ancho máximo es de 1,9 cm, y el espesor de 1,3 cm. Bearn[24] ha demostrado que siempre existe una bolsa entre ambos compartimentos del ligamento. Su aspecto es torcido, a causa de sus dos partes.[110] El ligamento costoclavicular se une en la parte inferior con la cara superior de la primera costilla, en la parte adyacente a la unión sincondral con el esternón, y por arriba con los bordes de la impresión en la superficie inferior del extremo clavicular medial, llamada también *fosa romboidea*.[109,110] Cave[49] demostró, en un estudio de 153 clavículas, que la unión del ligamento costoclavicular a la clavícula es de tres tipos: 1) una depresión, o fosa romboidea (30%); 2) una superficie plana (60%), y 3) una elevación (10%).

Las fibras del fascículo anterior se originan en la superficie medial anterior de la primera costilla y se dirigen hacia arriba y a un lado. Las fibras del fascículo posterior son más cortas y se originan a un lado de las fibras anteriores en la costilla, para dirigirse en sentido superior y medial. Las fibras de los componentes anterior y posterior son cruzadas y permiten la estabilidad de la articulación durante la rotación y la elevación de la clavícula. El ligamento costoclavicular es en muchos sentidos similar a la configuración doble del ligamento coracoclavicular en el extremo externo de la clavícula.

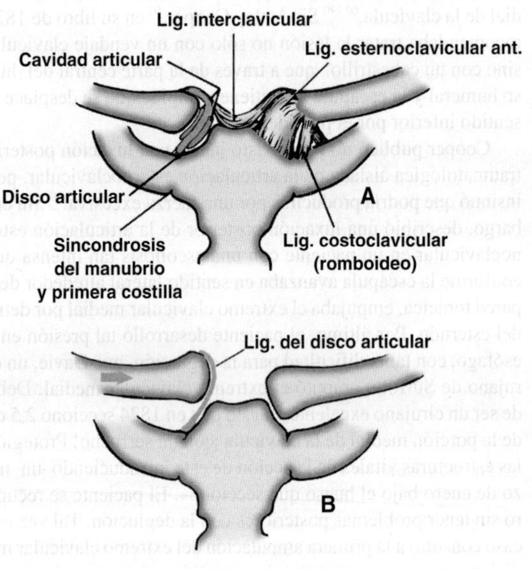

Fig. 13-2 • **A,** Anatomía normal de la articulación esternoclavicular. Nótese que el ligamento del disco articular divide a la cavidad articular en dos espacios y se inserta en las caras superior y posterior del extremo clavicular medial. **B,** El ligamento del disco articular actúa como freno para el desplazamiento medial del extremo clavicular proximal.

Bearn[24] demostró de forma experimental que las fibras anteriores se oponen a la rotación excesiva en sentido superior de la clavícula, y que las fibras posteriores se oponen a la rotación excesiva en sentido inferior. Específicamente, las fibras anteriores también se oponen al desplazamiento lateral, y las posteriores al desplazamiento medial.

Ligamento interclavicular

Este ligamento conecta las caras superomediales de cada clavícula con los ligamentos capsulares y la parte superior del esternón (véase Fig. 13-2). Según Grant,[109] quizá esta banda es homóloga al «hueso de la suerte» de las aves. Este ligamento ayuda a los capsulares a producir «la postura del hombro», es decir, a sostener el hombro; este fenómeno se comprueba colocando un dedo en la escotadura esternal superior; al elevar el brazo, el ligamento se encuentra relajado, pero en cuanto ambos brazos cuelgan en los costados, el ligamento se tensa.

Ligamento capsular

El ligamento capsular cubre las caras anterosuperior y posterior de la articulación, y está formado por engrosamientos de la cápsula articular (véanse Figs. 13-1 y 13-2). La porción posterior del ligamento capsular es más densa y fuerte que la anterior, y ejerce la limitación más importante de la traslación anterior y posterior de la articulación.[272]

Según la investigación original de Bearn,[24] es posible que éste sea el ligamento más potente de la articulación esternoclavicular, y constituye la primera línea de defensa contra el desplazamiento superior de la clavícula interna ocasionado por la fuerza descendente que produce el extremo distal del hombro. La unión clavicular del ligamento se ubica principalmente en la epífisis de la porción medial de la clavícula, aunque algunas fibras llegan hasta la metáfisis. El autor principal ha demostrado este fenómeno, al igual que Poland,[211] Denham y Dingley[69] y Brooks y Henning.[37] Si bien algunos autores afirman que el ligamento del disco intraarticular ayuda en grado considerable al ligamento costoclavicular a impedir el desplazamiento superior de la porción medial de la clavícula, Bearn[24] ha demostrado que el ligamento capsular es la estructura más importante que se opone al desplazamiento superior de dicha porción. En sus experimentos realizados en necropsias, evaluó la fuerza y la función de cada uno de los ligamentos en la articulación esternoclavicular, para investigar cuál impide el desplazamiento inferior de la parte externa de la clavícula. Atribuyó la «postura del hombro» lateral (es decir, la fuerza que sostiene al hombro erguido) a un mecanismo de sujeción de los ligamentos de la articulación esternoclavicular (Fig. 13-3). Para llevar a cabo sus experimentos, Bearn[24] disecó los músculos que se adhieren a la clavícula, el esternón y la primera costilla, sin separarlos. Sujetó el esternón a un bloque en una mesa de carpintero. A continuación aplicó un peso de 5 kg a 10 kg al extremo externo de la clavícula, y seccionó los ligamentos de la articulación esternoclavicular, uno a la vez y en varias combinaciones, para definir el efecto que tenía cada ligamento en la postura de la clavícula, es decir, para ver cuál es el ligamento principal que sostiene el extremo lateral del hombro o, visto de otra manera, qué ligamento se rompe primero cuando se aplica una fuerza al extremo externo de la clavícula.

Concluyó, después de seccionar los ligamentos costoclaviculares, los del disco intrarticular y los interclaviculares, que carecen de efectos en la postura clavicular. Sin embargo, la sección del ligamento capsular por sí solo provocó una depresión descendente del extremo distal de la clavícula. Además, comprobó que el ligamento del disco intraarticular se desgarra con 2,5 kg de peso una vez que se secciona el ligamento capsular. El estudio de Bearn tiene varios significados clínicos en cuanto a los mecanismos de la lesión de la articulación esternoclavicular.

Arco de movimiento de la articulación esternoclavicular

La articulación esternoclavicular se mueve libremente y funciona casi como una articulación esférica, en el sentido de que se mueve prácticamente en cualquier plano, incluyendo la rotación.[137,174] En el hombro sano, la clavícula, y por tanto la articulación esternoclavicular, puede someterse a una elevación superior de 30° a 35°, un movimiento combinado hacia adelante y atrás de 35° y una rotación de 45° a 50° alrededor de su eje longitudinal (Fig. 13-4). Probablemente es la articulación de los huesos largos que se mueve con mayor frecuencia en el cuerpo, puesto que casi cualquier movimiento de la extremidad superior se transfiere en sentido proximal hasta la articulación esternoclavicular.

Epífisis de la parte medial de la clavícula

Pese a que la clavícula es el primer hueso largo del cuerpo que se osifica (a la quinta semana de vida intrauterina), la epífisis en el extremo medial de la clavícula es el último de los huesos largos que aparece en el cuerpo y la última epífisis en cerrarse (Fig. 13-5).[109,110,221] La epífisis de la porción medial de la clavícula se osifica entre los 18 y los 20 años de edad, y se fusiona con la diáfisis clavicular entre los 23 y los 25 años.[109,110,221] Webb y Suchey,[295] en un estudio extenso sobre la fisis de la porción medial de la clavícula en la necropsia de 605 varones y 254 mujeres, observaron que a veces no se produce la unión completa hasta los 31 años; este hecho es importante, puesto que los autores consideran que muchas de las llamadas luxaciones esternoclaviculares en realidad son fracturas producidas a través de la placa fisaria.

Anatomía quirúrgica aplicada

El cirujano que se propone operar en la articulación esternoclavicular, o cerca de ella, debe conocer la disposición particularmente amplia de las estructuras anatómicas situadas justo detrás de la articulación esternoclavicular. Existe una «cortina» de músculos, esternohioideo, esternotiroideo y escaleno, que se sitúan por detrás de la articulación esternoclavicular y el tercio interno de la clavícula, y esta cortina estorba la vista de las estructuras vitales. Algunas de estas estructuras son la arteria y la vena innominadas, el nervio vago, el nervio frénico, la vena yugular interna, la tráquea y el esófago (Fig. 13-6). Cuando se contempla la posibilidad de estabilizar la articulación esternoclavicular introduciendo un clavo desde la clavícula hasta el esternón, es importante recordar que el cayado de la aorta, la vena cava superior y la arteria pulmonar derecha, también se encuentran cerca.

Otra estructura que debe considerarse es la vena yugular anterior, que se localiza entre la clavícula y la cortina de músculos. En los tratados de anatomía se señala que el tamaño de esta vena es variable. Los autores han encontrado un diámetro de hasta 1,5 cm. Esta vena no posee válvulas y, al puncionarla, parece como si alguien hubiera abierto las compuertas de una esclusa.

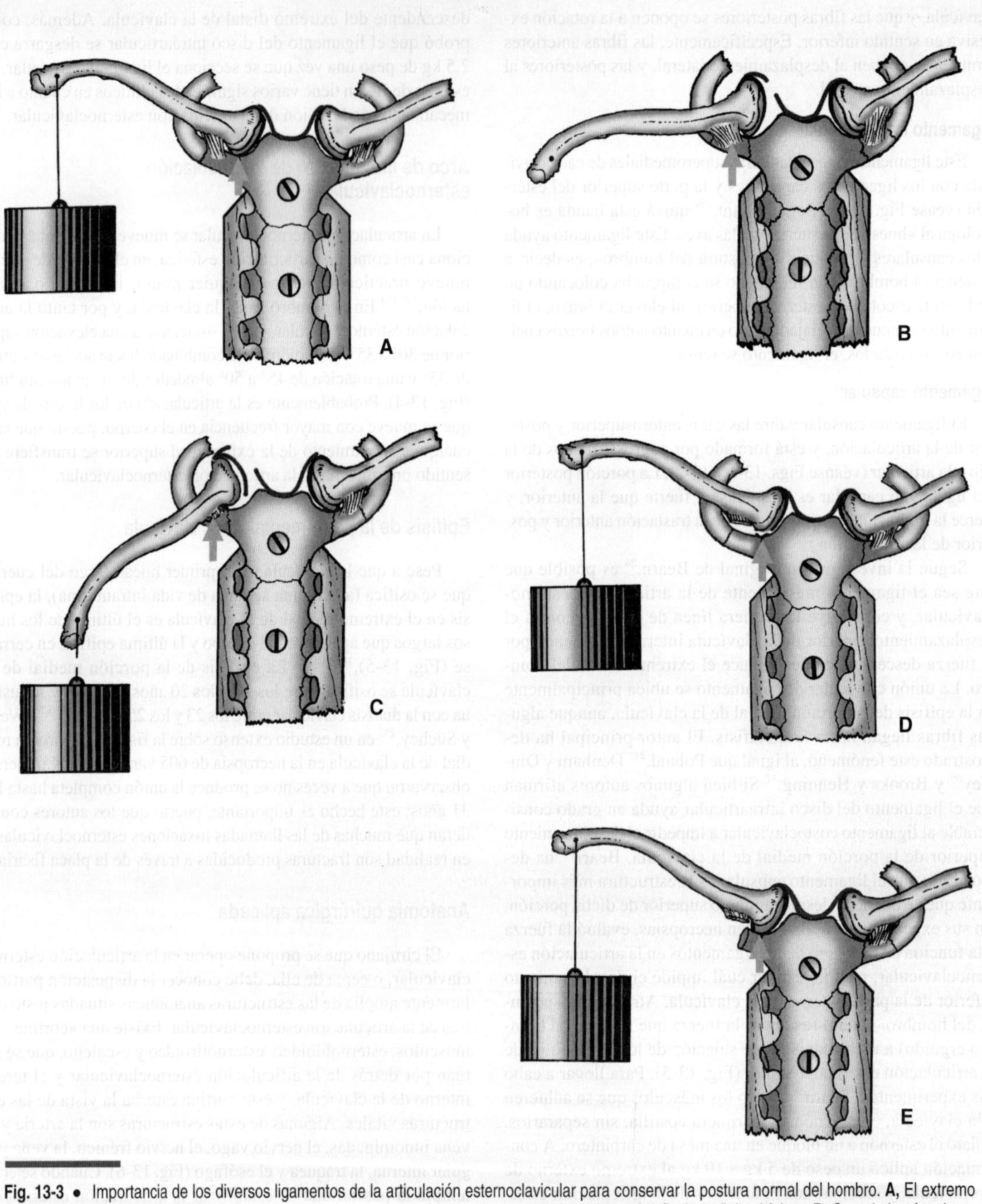

Fig. 13-3 • Importancia de los diversos ligamentos de la articulación esternoclavicular para conservar la postura normal del hombro. **A,** El extremo lateral de la clavícula se mantiene en posición alta gracias a los ligamentos esternoclaviculares. La *flecha* señala el fulcro. **B,** Cuando la cápsula se secciona por completo, el extremo lateral de la clavícula desciende por su propio peso sin necesidad de carga. Aquí la clavícula parece estar sostenida por el ligamento del disco intraarticular. **C,** Después de seccionar el ligamento capsular se concluyó que basta un peso menor de 2,5 kg para desgarrar el ligamento del disco intraarticular de su enlace con la unión del cartílago costal de la primera costilla. El fulcro se transfirió en sentido lateral para que el extremo clavicular medial girara sobre la primera costilla en la proximidad del ligamento costoclavicular. **D,** Después de seccionar los ligamentos costoclavicular y del disco intraarticular, no era posible deprimir el extremo lateral de la clavícula, siempre que el ligamento capsular se encontrara íntegro. **E,** Después de resecar la porción medial del primer cartílago costal y el ligamento costoclavicular, no se observó efecto alguno sobre la postura del extremo lateral de la clavícula, siempre que el ligamento capsular se encontrara íntegro. *(De Beam JG: Direct observation on the function of the capsule of the sternoclavicular joint in clavicular support. J Anat 101:159-170, 1967.)*

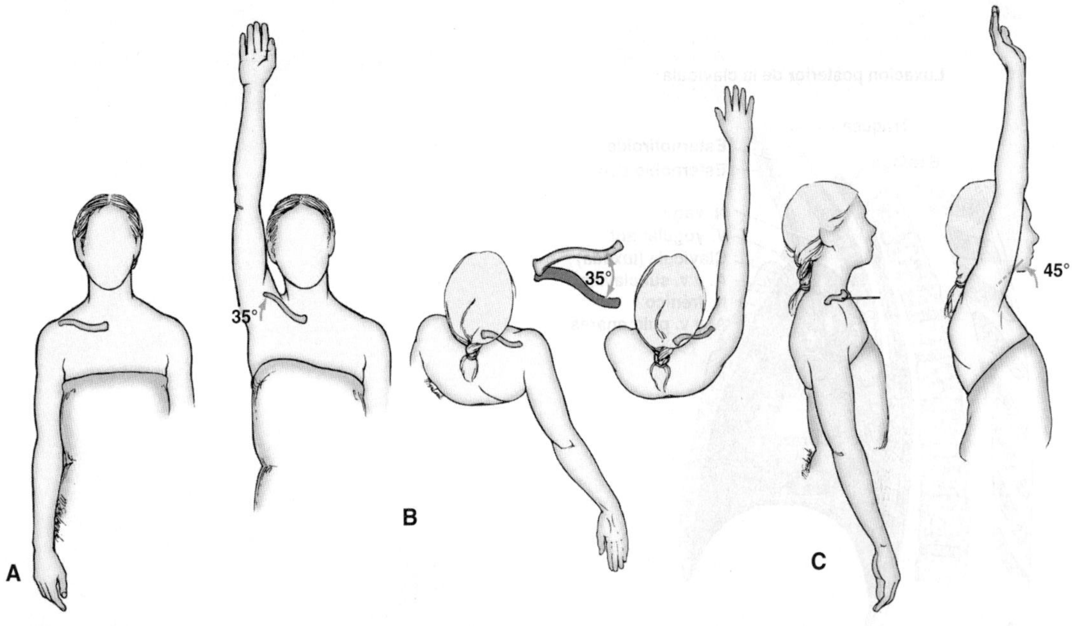

Fig. 13-4 • Movimientos de la clavícula y la articulación esternoclavicular. **A,** Durante la elevación completa por encima de la cabeza, la clavícula se eleva 35°. **B,** Durante la aducción y extensión la clavícula se desplaza 35° en sentidos anterior y posterior. **C,** Cuando el brazo se eleva por encima de la cabeza, la clavícula gira 45° en torno a su eje longitudinal.

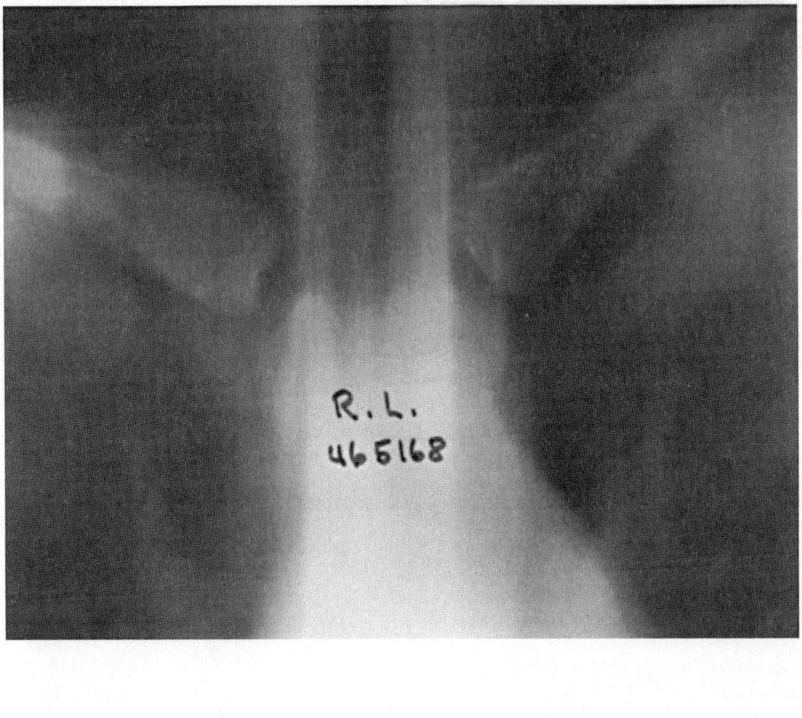

Fig. 13-5 • Tomografía que muestra el disco delgado de la epífisis en el extremo clavicular medial. *(De Rockwood CA y Green DP [eds.]: Fractures [3 vols.], 2.ª ed. Filadelfia: JB Lippincott, 1984.)*

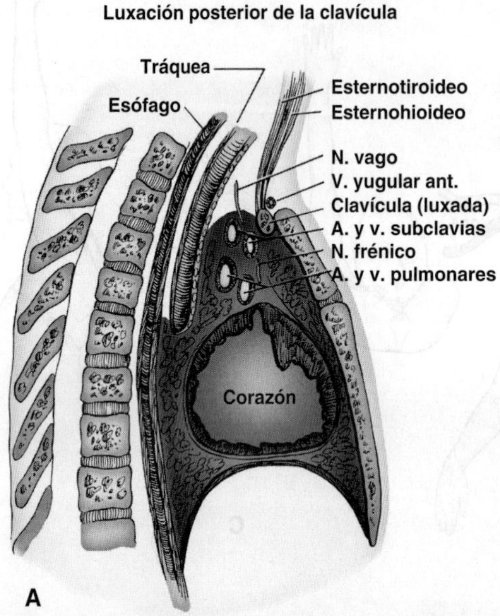

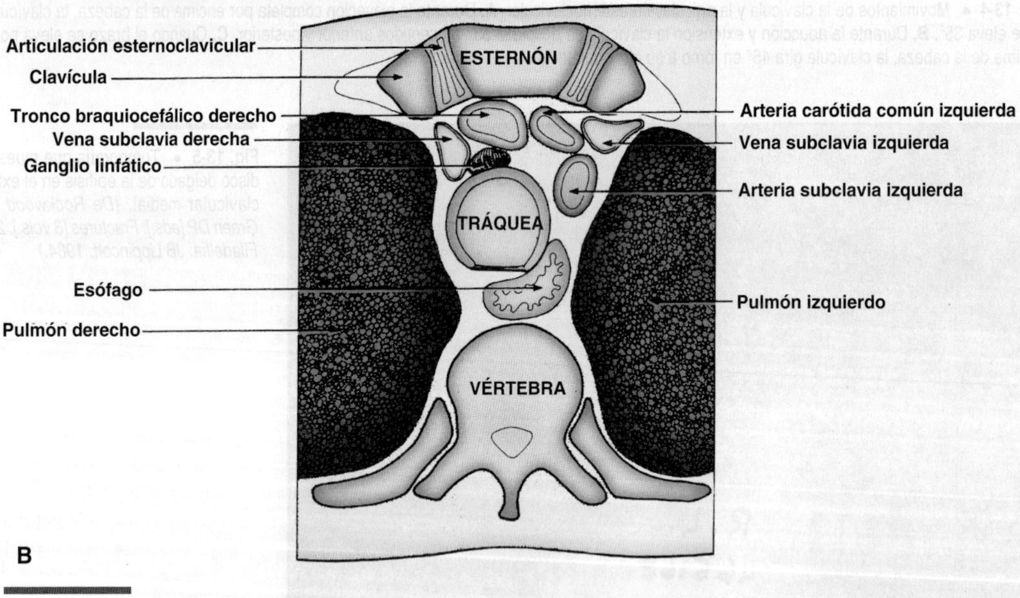

Fig. 13-6 • Anatomía aplicada de las estructuras vitales situadas en la parte posterior de la articulación esternoclavicular. **A** y **B,** Cortes sagitales que muestran las estructuras situadas detrás de la articulación esternoclavicular.

(Continúa)

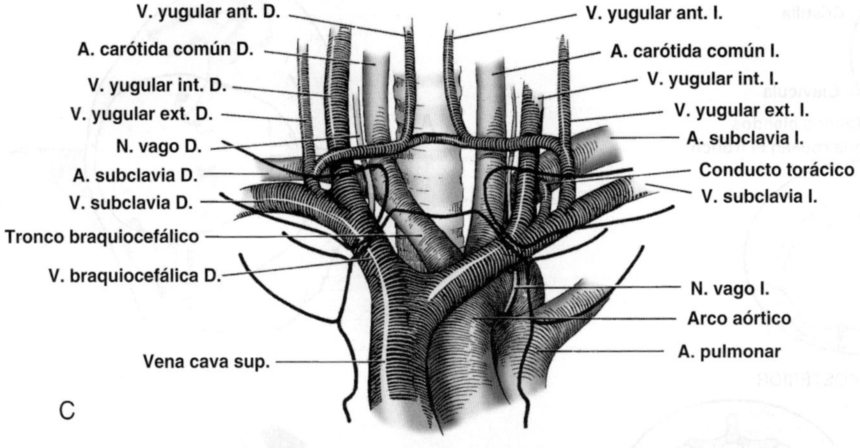

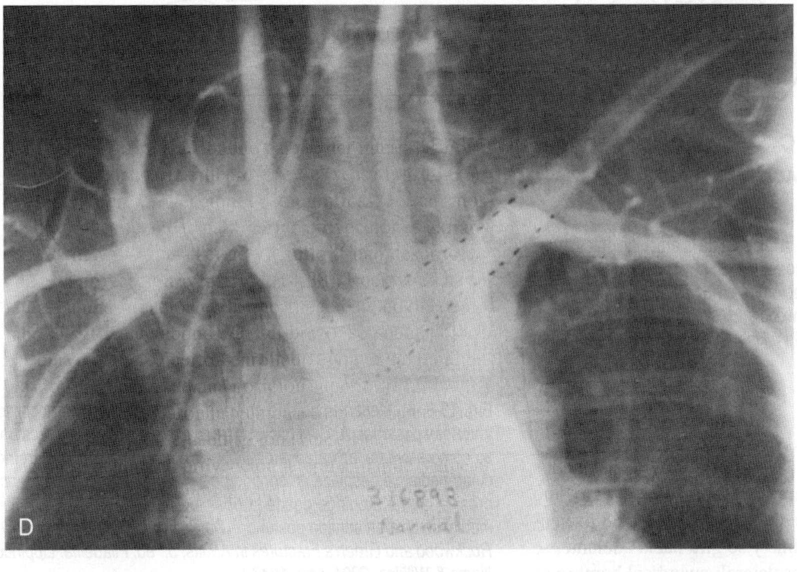

Fig. 13-6 • ***(Continuación).*** **C,** Esquema que muestra la proximidad de los vasos mayores situados detrás de la articulación esternoclavicular. **D,** Aortografía que muestra la relación existente entre el extremo clavicular medial y los vasos mayores en el mediastino. *(De Bucholz RW y Heckman JD [eds.]: Rockwood and Green's Fractures in Adults, 5.ª ed. Filadelfia: Lippincott, Williams & Wilkins, 2001, pág. 1260.)*

MECANISMO DE LA LESIÓN

Puesto que la articulación esternoclavicular se encuentra sujeta prácticamente a cualquier movimiento de la extremidad superior, y puesto que es tan pequeña e incongruente, se pensaría que es la articulación que se luxa con mayor frecuencia en el cuerpo; sin embargo, su soporte ligamentoso es tan poderoso y se encuentra diseñado de tal manera que es una de las articulaciones que menos se luxa en el cuerpo. La luxación traumatológica de esta articulación casi siempre es consecutiva a una fuerza tremenda, ya sea directa o indirecta, en el hombro.

Fuerza directa

Cuando se aplica directamente una fuerza en la cara anteromedial de la clavícula, ésta es empujada en sentido posterior por detrás del esternón y hacia el mediastino (Fig. 13-7). Esto ocurre de varias maneras: alguien brinca sobre un deportista que yace en el suelo boca arriba y el que brinca «aterriza» directamente sobre el extremo medial de la clavícula; una patada en la parte medial de la clavícula; una persona atropellada por un vehículo; una persona atrapada entre un vehículo y una pared. Por nuestra anatomía, es muy raro que una fuerza directa produzca una luxación esternoclavicular anterior.

Fuerza indirecta

Puede aplicarse una fuerza indirecta en la articulación esternoclavicular desde las caras anterolateral o posterolateral del hombro. Es el mecanismo más frecuente de las lesiones de la articulación esternoclavicular. Mehta y cols.[186] publicaron que tres de cada cuatro luxaciones esternoclaviculares son ocasionadas por

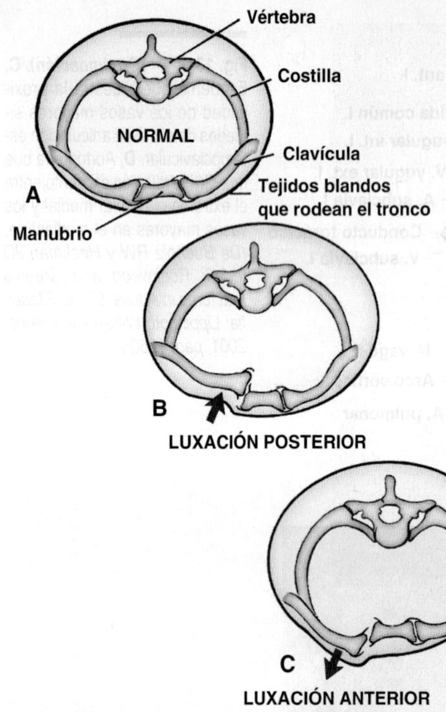

Fig. 13-7 • Corte transversal del tórax, a la altura de la articulación esternoclavicular. **A,** Relaciones anatómicas normales. **B,** Luxación posterior de la articulación esternoclavicular. **C,** Luxación esternoclavicular anterior. *(De Bucholz RW y Heckman JD [eds.]: Rockwood and Green's Fractures in Adults, 5.ª ed. Filadelfia: Lippincott, Williams & Wilkins, 2001, pág. 1246.)*

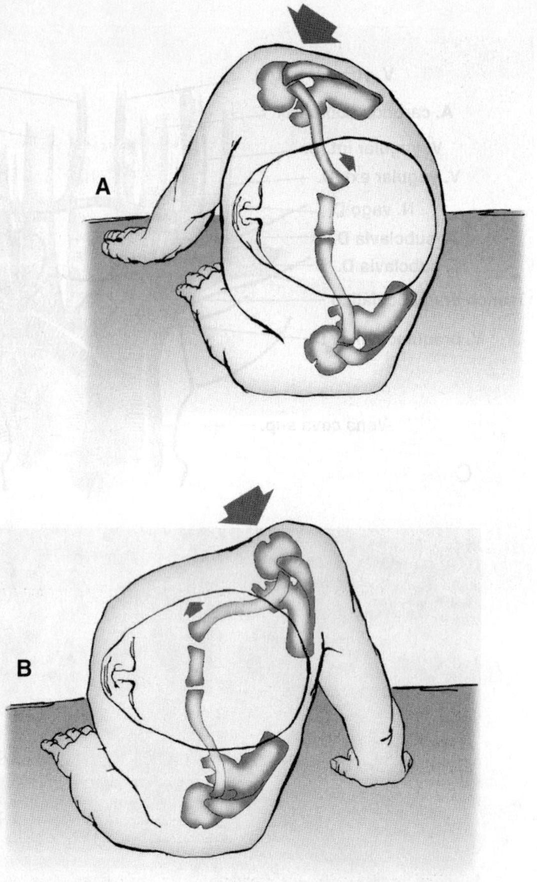

Fig. 13-8 • Mecanismos que originan las luxaciones esternoclaviculares anterior y posterior. **A,** Si el paciente yace sobre el piso y se aplica una fuerza compresiva en las caras lateral y posterior del hombro, el extremo clavicular medial se desplaza en sentido posterior. **B,** Cuando esta fuerza compresiva lateral se dirige desde la posición anterior, el extremo clavicular medial se luxa en sentido posterior. *(De Bucholz RW y Heckman JD [eds.]: Rockwood and Green's Fractures in Adults, 5.ª ed. Filadelfia: Lippincott, Williams & Wilkins, 2001, pág. 1247.)*

alguna fuerza indirecta, y Heinig[122] observó que ocho de nueve casos de luxación esternoclavicular posterior eran ocasionados por alguna fuerza indirecta. Además, resultó ser el mecanismo más habitual de lesión en la serie de los autores de 168 pacientes. Cuando el hombro se comprime y se gira hacia adelante, se produce una luxación posterior ipsolateral; cuando el hombro se comprime y se gira hacia atrás, se produce una luxación anterior ipsolateral (Fig. 13-8). Una de las causas que los autores han documentado con mayor frecuencia es el apiñamiento durante un partido de rugby. En este caso, un jugador cae al suelo sobre la parte lateral del hombro; antes de que pueda apartarse, varios jugadores se apilan encima de su hombro opuesto, lo que aplica una fuerza compresiva considerable en la clavícula y hacia el esternón. Cuando, durante la compresión, el hombro se gira hacia adelante, la fuerza dirigida hacia la clavícula ocasiona la luxación posterior de la articulación esternoclavicular. Si el hombro se comprime y se gira hacia atrás, la fuerza dirigida a la clavícula ocasiona una luxación anterior de la articulación esternoclavicular. Otras variedades de fuerzas indirectas que pueden ocasionar luxación esternoclavicular son el colapso de una zanja sobre la persona que la excava, pues la tierra que cae comprime la parte lateral de los hombros; las fuerzas compresivas laterales del hombro cuando una persona queda atrapada entre un vehículo y una pared; y la caída de un individuo sobre el brazo estirado y en abducción, lo que desplaza al hombro en dirección medial del mismo modo que la compresión lateral del hombro.

Causas más frecuentes de lesión de la articulación esternoclavicular

La causa más frecuente de luxación esternoclavicular son los accidentes con vehículos; la segunda es una lesión sufrida durante alguna actividad deportiva.[195,207,291] Omer,[207] en su revisón de pacientes de 14 hospitales militares, acumuló 82 casos de luxación esternoclavicular. Informa de que casi el 80% de ellos fueron consecuencia de un accidente con vehículo (47%) o deportivo (31%). Los autores revisaron a 19 pacientes con lesión esternoclavicular posterior sometidos a tratamiento en el *University of Texas Health Sciences Center* de San Antonio; el 79% de estas lesiones fueron ocasionadas por algún accidente automovilístico o un traumatismo deportivo.[301]

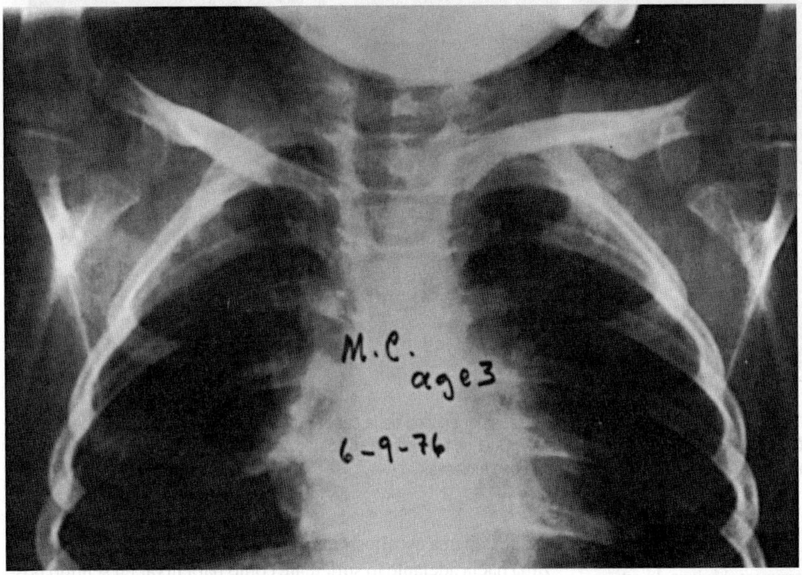

Fig. 13-9 • Radiografía de un niño de tres años con una luxación anterior traumatológica de la articulación esternoclavicular izquierda. La placa de tórax muestra que la clavícula izquierda es más alta en el lado derecho, lo que indica un desplazamiento anterior del extremo clavicular medial izquierdo. *(De Rockwood CA y Green DP [eds.]: Fractures [3 vols.], 2.ª ed. Filadelfia: JB Lippincott, 1984.)*

Tal vez el caso del paciente más joven con una luxación esternoclavicular traumatológica que se haya publicado es el de Wheeler y cols.[298] Informaron de una luxación anterior en una niña de siete meses de edad. La lesión se produjo cuando ella se encontraba acostada sobre su lado izquierdo y su hermano mayor le cayó encima de forma accidental, comprimiéndole los hombros. La reducción cerrada resultó inestable, y la niña fue inmovilizada con un vendaje en forma de ocho durante cinco semanas. A las 10 semanas, la niña ya tenía un arco de movimiento completo y no había datos de inestabilidad. El autor principal trató una lesión anterior en un niño de tres años de edad a consecuencia de un accidente automovilístico (Fig. 13-9).

CLASIFICACIÓN DE LOS TRASTORNOS DE LA ARTICULACIÓN ESTERNOCLAVICULAR

Existen dos tipos de clasificaciones. La primera se basa en la causa de la luxación, y la segunda en la posición anatómica que asume la luxación.

Clasificación basada en la anatomía

Las clasificaciones detalladas son confusas y difíciles de recordar, así que se sugiere la clasificación siguiente:

Luxación anterior

La luxación anterior es la luxación esternoclavicular más frecuente. El extremo clavicular medial se desplaza en sentido anterior o anterosuperior hasta el borde anterior del esternón (véase Fig. 13-22).

Luxación posterior

Este tipo de luxación es rara. El extremo medial de la clavícula se desplaza en sentido posterior o posterosuperior respecto del borde posterior del esternón (véanse Figs. 13-23 y 13-30).

Clasificación basada en la causa

Lesión traumatológica

Esguince o subluxación

Los esguinces agudos de la articulación esternoclavicular se clasifican en leves, moderados o intensos. En el esguince *leve,* los ligamentos permanecen íntegros y la articulación estable. En el esguince *moderado* se produce una subluxación de la articulación esternoclavicular. En ocasiones, los ligamentos capsulares, los del disco intrarticular y los costoclaviculares se desgarran de manera parcial. La subluxación puede ser anterior y posterior. En un esguince *intenso* hay un desgarro completo de los ligamentos esternoclaviculares, y la luxación puede ser anterior o posterior.

Luxación aguda

En la articulación esternoclavicular luxada se rompen los ligamentos capsulares e intraarticulares. En ocasiones el ligamento costoclavicular permanece íntegro, pero lo bastante distendido como para permitir la luxación.

Luxación recurrente

Cuando la primera luxación traumatológica aguda no sana, las fuerzas leves o moderadas pueden ocasionar una luxación recurrente. Es una situación poco frecuente.

Luxación no reducida

Algunas luxaciones no se diagnostican, no se pueden reducir, o bien el médico decide no reducirlas.

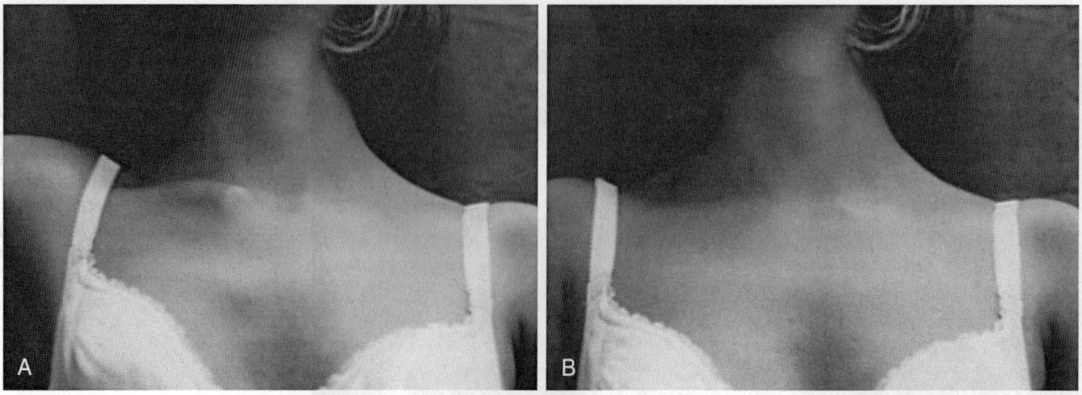

Fig. 13-10 • Subluxación esternoclavicular anterior espontánea. **A,** Con los brazos por encima de la cabeza, el extremo clavicular medial derecho se subluxa de manera espontánea en sentido anterior, sin traumatismo alguno. **B,** Cuando el brazo se coloca de nuevo en el costado, el extremo clavicular medial se reduce de manera espontánea. Este fenómeno casi nunca produce molestias.

Problemas no traumatológicos

Por una gran variedad de razones no traumatológicas, la articulación esternoclavicular se subluxa o distiende.

Luxación o subluxación espontánea

Una o ambas articulaciones esternoclaviculares pueden sufrir subluxación o luxación espontánea en sentido anterior durante los movimientos por encima de la cabeza. Esta situación no suele ser dolorosa (Fig. 13-10).

Luxación o subluxación congénita o del desarrollo

Newlin[197] publicó un caso de un varón de 25 años con una luxación posterior congénita bilateral de los extremos mediales de la clavícula, simulando un tumor intratorácico. Guerin[112] fue el primero en publicar luxaciones congénitas de la articulación esternoclavicular, en 1841. Los defectos congénitos con pérdida de la sustancia ósea en cualquier lugar de la articulación predisponen a subluxación o luxación. Cooper[60] relató el caso de un paciente con una escoliosis tan acentuada que el hombro se desplazaba hacia adelante lo suficiente como para luxar en sentido posterior la clavícula por detrás del esternón.

Artritis

La artritis de la articulación esternoclavicular adquiere varias manifestaciones:

Osteoartritis
Artropatías
Osteítis condensante de la parte medial de la clavícula
Hiperostosis esternocostoclavicular
Artritis posmenopáusica

Osteoartritis. La osteoartritis[119,150,153] se caracteriza por la reducción del espacio articular, osteofitos, esclerosis subcondral y quistes en ambos lados de la articulación (Fig. 13-11). Puesto que la mayor parte del desgaste tiene lugar en la cara inferior de la cabeza medial, casi todos los cambios degenerativos se dan en

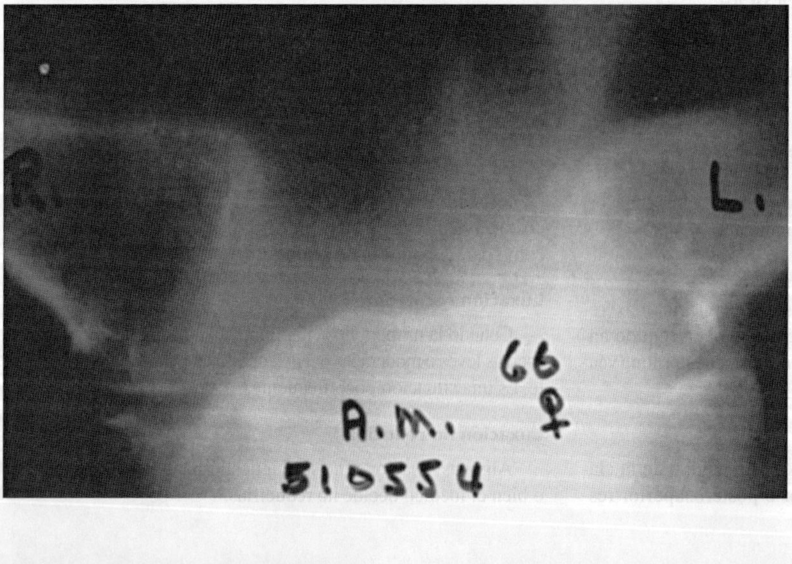

Fig. 13-11 • Tomografía de las articulaciones esternoclaviculares de un paciente de 66 años con artritis degenerativa de la articulación esternoclavicular.

esta región. Los cambios degenerativos a veces definidos se observan mejor en la tomografía simple o computarizada.[14,150] Kier y cols.[150] correlacionaron las radiografías y las muestras patológicas de pacientes con osteoartritis esternoclavicular. Después de una cirugía radical de cuello, en especial cuando se sacrifica el nervio espinal accesorio, a veces se desarrolla artritis e hipertrofia de la articulación esternoclavicular.[48,107,258,282] La incidencia es de hasta un 54%.[48] La causa de la artritis es la caída hacia abajo y adelante del hombro, lo que impone una mayor tensión en esta articulación. El autor principal vigiló a un paciente con este tipo de tensión después de cirugía radical del cuello con escisión del nervio espinal accesorio que desarrolló una luxación posterior de la articulación esternoclavicular. El desplazamiento en sentido posterior era tan acentuado que el extremo medial de la clavícula comprimía la tráquea y el esófago. Para poder deglutir tenía que sostener su hombro derecho hacia atrás y hacia arriba, reduciendo de esta manera la presión sobre el esófago. Baker y cols.[14] observaron que la tomografía computarizada es muy útil para evaluar los cambios patológicos en la enfermedad degenerativa de la articulación esternoclavicular.

Artropatías. Algunas de las enfermedades que ocasionan cambios degenerativos de la articulación esternoclavicular son artritis reumatoide,[42,82,309] espondilitis reumatoide,[231] esclerodermia,[82] síndrome de Reiter,[150] psoriasis,[270] polimialgia reumática,[209] hiperparatiroidismo secundario,[231,285] gota,[64,180] seudogota,[234] lepra,[200] siringomielia,[65] carcinoma metastásico,[247] osteítis condensante,[39,258] enfermedad de Friedreich[166] (necrosis aséptica de la mitad distal de la clavícula) e hiperostosis esternoclavicular (Fig. 13-12).

Osteítis condensante de la parte medial de la clavícula. Los primeros en describir detalladamente este fenómeno fueron Brower y cols.[39] Constituye una enfermedad relativamente rara. Predomina en mujeres mayores de 40 años y puede ser consecutiva a una tensión crónica de la articulación. La articulación se edematiza y es dolorosa, y los estudios con isótopos radiactivos revelan una mayor captación del isótopo. Las radiografías muestran esclerosis y una expansión leve del tercio medial de la clavícula. La porción inferior del extremo esternal de la clavícula muestra cambios escleróticos. En ocasiones aparecen osteofitos, pero el espacio articular se conserva. Los cambios de la parte medial de la clavícula se observan mejor con una tomografía computarizada. El diagnóstico diferencial incluye la enfermedad de Paget, la hiperostosis esternoclavicular, la necrosis avascular de Friedreich de la epífisis de la porción medial de la clavícula, las infecciones, el síndrome de Tietze y la osteoartritis. En fecha reciente, Vierboom y cols.[289] señalaron el uso de la resonancia magnética como método coadyuvante para diagnosticar esta enfermedad. Muchos autores la han descrito.[57,91,143,156] La mayoría de los pacientes evoluciona sin problemas con tratamiento conservador, es decir, antiinflamatorios; sin embargo, Kruger y cols.[156] recomiendan hacer una biopsia por incisión o escisión en los casos refractarios.

Hiperostosis esternocostoclavicular. Según la mayoría de los autores,[4,55,103,106,142,158,252] el primero en describir esta enfermedad fue Sonozaki en 1974.[267-269] La mayor parte de los casos publicados provienen de Japón.

La hiperostosis esternoclavicular es casi siempre bilateral y predomina en adultos de ambos sexos de entre 30 y 50 años. Comienza en la unión de la parte medial de la clavícula, la primera costilla y el esternón en forma de osificación ligamentosa y, más tarde, abarca los huesos. Lagier y cols.[158] realizaron una revisión excelente de los datos radiográficos y patológicos en una necropsia. En algunos casos, la hiperostosis es extensa y forma un bloque sólido de hueso entre el esternón, las costillas y la clavícula. Algunos pacientes sufren artritis periférica. En las radiografías de otros huesos del esqueleto, como el húmero, la pelvis, la tibia, las costillas y los cuerpos vertebrales, se han observado cambios óseos subperiósticos.[103] Sonozaki y cols.[267-269] clasificaron esta enfermedad en grados I, II y III. El grado I corresponde a la osificación leve de los ligamentos costoclaviculares. El grado II se caracteriza por una tumoración osificada entre la clavícula y la primera costilla. En el grado III existe una tumefacción ósea entre la clavícula, el esternón y la primera costilla. Como es de esperar, en la fusión de la articulación esternoclavicular los movimientos del hombro se limitan en grado considerable. Döhler[74] relató el caso de un paciente que había desarrollado una luxación compensadora de la articulación acromioclavicular a causa de la fusión de la articulación esternoclavicular.

La hiperostosis esternoclavicular es una enfermedad reumática, seronegativa y HLA-B27 negativa. En ella, la hiperostosis puede aparecer en la columna, los huesos largos, las articulaciones sacroilíacas y la región esternoclavicular. Este trastorno se asocia también a pustulosis palmoplantar. Recientemente, Tamai

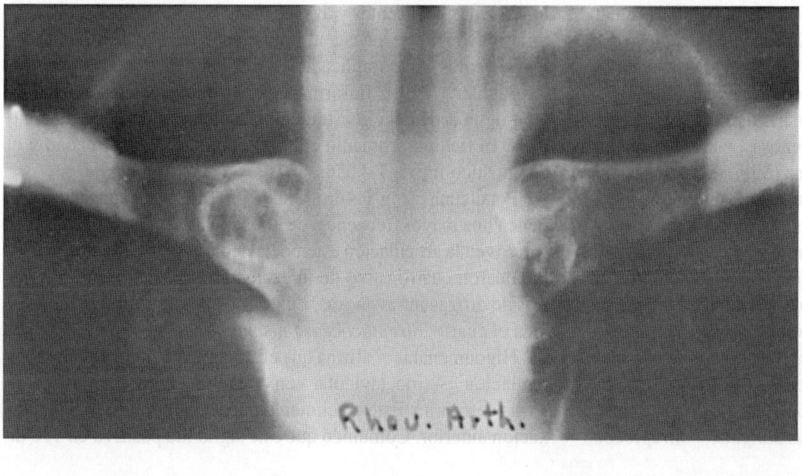

Fig. 13-12 • Tomografía de un paciente con artritis reumatoide y cambios degenerativos bilaterales en el extremo medial de las clavículas. *(De Rockwood CA y Green DP [eds.]: Fractures [3 vols.], 2.ª ed. Filadelfia: JB Lippincott, 1984.)*

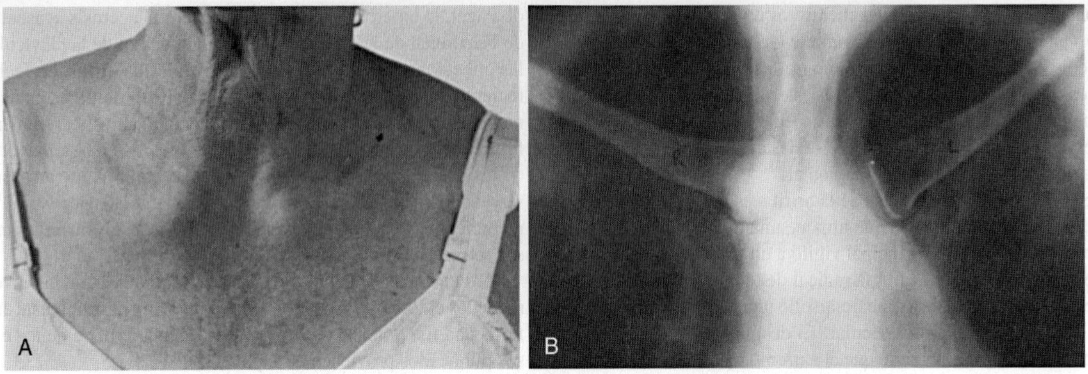

Fig. 13-13 • A, Edema anterior bilateral de las articulaciones esternoclaviculares en una mujer posmenopáusica de 67 años de edad. El extremo clavicular medial derecho es más prominente, ya que la mujer es diestra. **B,** La tomografía muestra esclerosis y cambios degenerativos en la articulación esternoclavicular derecha, compatibles con artritis degenerativa común. *(De Rockwood CA y Green DP [eds.]: Fractures [3 vols.], 2.ª ed. Filadelfia: JB Lippincott, 1984.)*

y Saotome describieron el caso de un paciente con lesiones palmares y plantares asociadas a fusión ósea bilateral de ambas articulaciones acromioclavicular y esternoclavicular.[283]

Artritis posmenopáusica. Este tipo de artritis predomina en las mujeres posmenopáusicas. Bremner[36] y Bonnin[31] la han descrito. Sadr y Swann[249] publicaron un artículo sobre 22 pacientes con este problema en un estudio de cinco años; un 20% correspondía a mujeres, y en la mayoría se encontraba afectada la articulación esternoclavicular del brazo dominante. Se recomendó el tratamiento no quirúrgico. Esta enfermedad es consecuencia de la degeneración normal de una articulación que se mueve a menudo. Casi no produce síntomas; aparece una protuberancia en la articulación esternoclavicular y, en ocasiones, una molestia vaga (Fig. 13-13). No existe antecedente de lesión o enfermedad. La radiografía revela esclerosis y crecimiento del extremo clavicular medial, esclerosis reactiva del esternón y subluxación de la articulación. Los cambios patológicos corresponden a los de la artritis degenerativa.

Infección

La artritis bacteriana aguda, subaguda o crónica puede acompañarse de un edema espontáneo y una subluxación articular. Wohlgethan y Newberg[305] revisaron 39 casos de infección de la articulación esternoclavicular; 15 correspondían a drogadictos, y 24 a no adictos. Covelli y cols.[63] describieron tres casos de artritis séptica de la articulación esternoclavicular. Algunos factores predisponentes son el uso de drogas intravenosas, y la infección por el virus de la inmunodeficiencia humana (VIH). Las causas más comunes de la infección en los no adictos son bacteriemia, invasiones del tejido circundante, artritis reumatoide, alcoholismo y enfermedades crónicas debilitantes. Lindsey y Leach[168] y Renoult y cols.[229] documentaron osteomielitis esternoclavicular como complicación del cateterismo de la vena subclavia en pacientes sometidos a diálisis. Existen varios informes de casos de infecciones aisladas de la articulación esternoclavicular por una serie de microorganismos como *Staphylococcus aureus,*[66,125,169,182] *Escherichia coli,*[68,169] *Citrobacter diversus,*[94] bacilos coliformes,[68] *Pasteurella multocida,*[199] *Streptococcus sanguis,*[199] *Streptococcus anginosus-constellatus,*[135] *Streptococcus pyogenes,*[193] *Pseudomonas aeruginosa,*[93,278] *Brucella*[16,309] y *Neisseria gonorrhoeae* (Figs. 13-14 y 13-15). Blankstein y cols.[29] publicaron un caso de articulación esternoclavicular séptica en la que se cultivó *S. aureus,* consecutiva a bacteriemia por una paroniquia. Farrer[84] informó de un caso en un varón de 66 años de edad con una articulación esternoclavicular séptica en la que se cultivó *S. aureus.* Tabatabai y cols.[280] encontraron una infección de la articulación esternoclavicular por estreptococo del grupo B. La tomografía computarizada es útil para el diagnóstico temprano de sepsis de una articulación esternoclavicular (véase Fig. 13-15).[168,193,305]

En 2002, Song y cols. presentaron los casos de siete pacientes con infecciones de la articulación esternoclavicular. Fueron factores predisponentes, entre otros, diabetes mellitus, infección por VIH, inmunodepresión y enfermedad cutánea pustular. Todos los pacientes presentaban síntomas locales, como masas claviculares mediales y tumefacción. El tratamiento antibiótico y el drenaje y desbridamiento simples fueron por lo general ineficaces, con recurrencia de la infección en cinco de seis pacientes. Todos los pacientes fueron tratados posteriormente con resección de la articulación esternoclavicular y de las zonas afectadas de las costillas adyacentes y avance de un colgajo del músculo pectoral mayor. La respuesta al tratamiento fue excelente en todos los pacientes, sin complicaciones de la herida.[266]

Richter y cols.[234] informaron de nueve pacientes con infección de la articulación esternoclavicular consecutiva a tuberculosis. El tiempo promedio entre el inicio de la enfermedad y el diagnóstico fue de 1,4 años.

Por alguna razón, los drogadictos que utilizan la vía intravenosa tienen una mayor frecuencia de infecciones agudas por Gram-negativos en la articulación esternoclavicular.[93,105] Friedman y cols.[93] publicaron cuatro casos de infección esternoclavicular en usuarios de drogas intravenosas. En tres de ellos se cultivó *S. aureus,* y en el cuarto, *Streptococcus pneumoniae.*

Higoumenakis[126] afirma que el crecimiento unilateral de la articulación esternoclavicular constituye un signo diagnóstico de sífilis congénita. Este crecimiento puede confundirse con una luxación anterior. Comunicó que este signo fue positivo en 170 de

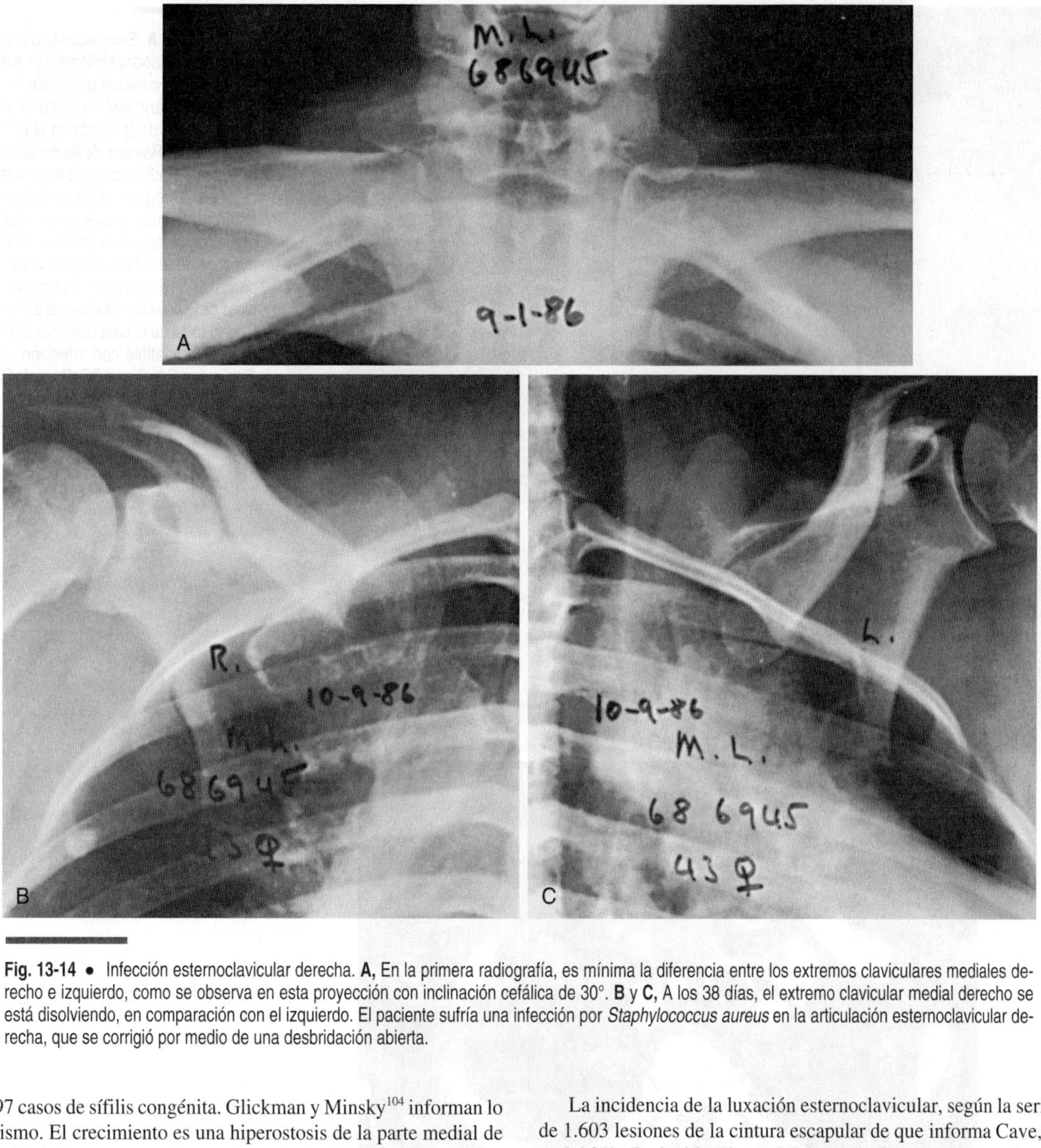

Fig. 13-14 • Infección esternoclavicular derecha. **A,** En la primera radiografía, es mínima la diferencia entre los extremos claviculares mediales derecho e izquierdo, como se observa en esta proyección con inclinación cefálica de 30°. **B** y **C,** A los 38 días, el extremo clavicular medial derecho se está disolviendo, en comparación con el izquierdo. El paciente sufría una infección por *Staphylococcus aureus* en la articulación esternoclavicular derecha, que se corrigió por medio de una desbridación abierta.

197 casos de sífilis congénita. Glickman y Minsky[104] informan lo mismo. El crecimiento es una hiperostosis de la parte medial de la clavícula que se produce en la articulación esternoclavicular de la extremidad dominante y que alcanza su estadio y su tamaño permanente en la pubertad. La causa de que se ubique en la articulación esternoclavicular implica la invasión de espiroquetas en el extremo esternal de la clavícula en el momento de la osificación.

INCIDENCIA DE LAS LESIONES DE LA ARTICULACIÓN ESTERNOCLAVICULAR

Las lesiones esternoclaviculares son raras, y muchos de los autores se disculpan por publicar sólo tres o cuatro casos. Un hecho que apoya su rareza es que algunos ortopedistas jamás han tratado ni visto una luxación de la articulación esternoclavicular.[129,250]

La incidencia de la luxación esternoclavicular, según la serie de 1.603 lesiones de la cintura escapular de que informa Cave,[50] es del 3%. (La incidencia total del estudio fue: luxaciones glenohumerales, 85%; acromioclaviculares, 12%; y esternoclaviculares, 3%). En la serie de Cave y según la experiencia de los autores, la luxación de la articulación esternoclavicular no es tan rara como la luxación posterior de la articulación glenohumeral.

Razones de frecuencia entre lesiones anteriores y posteriores

Sin duda, las luxaciones anteriores de la articulación esternoclavicular son mucho más frecuentes que las posteriores; no obstante, sobre la proporción o razón aritmética entre las luxaciones anteriores y posteriores se ha publicado muy poco. Desde el punto de vista teórico, es posible investigar en la bibliografía para establecer dicho parámetro, pero la mayor parte del material publi-

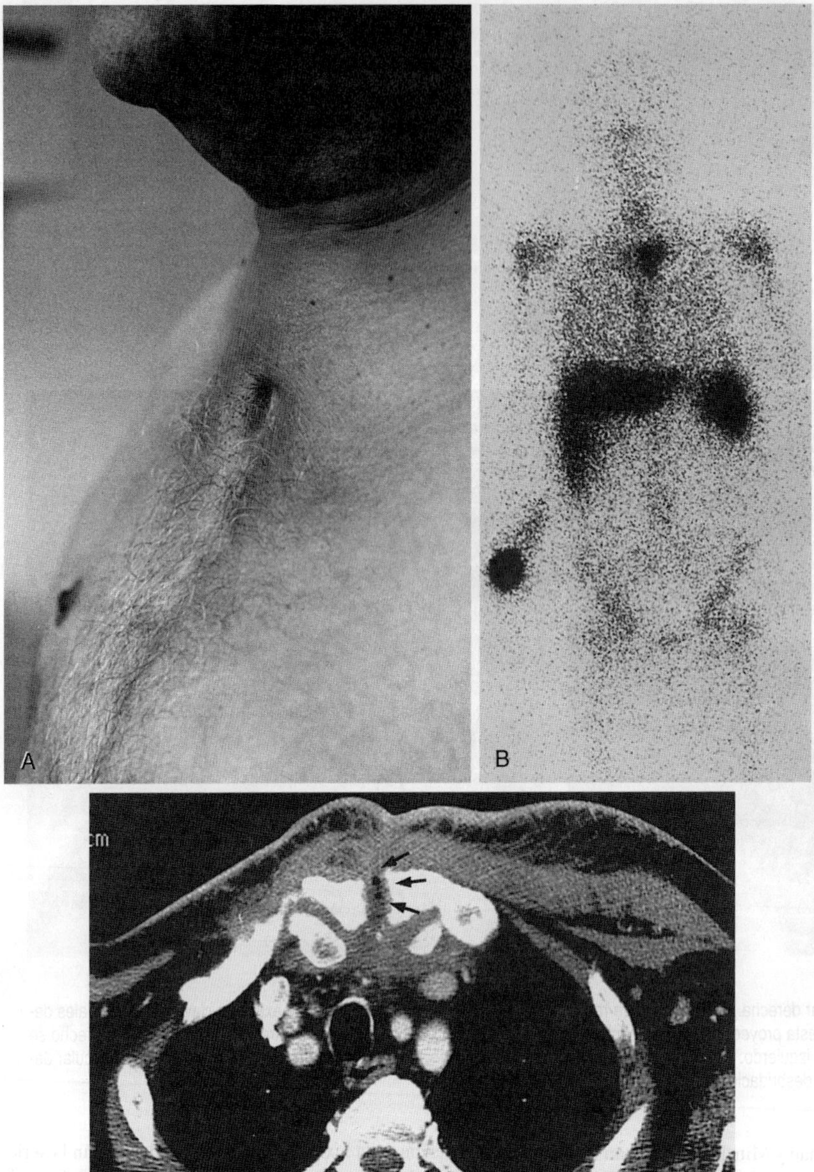

Fig. 13-15 • A, Este paciente padecía diabetes insulinodependiente y se había sometido a la creación quirúrgica de un puente coronario que se complicó con una infección de la herida en el postoperatorio. **B,** Rastreo de leucocitos reforzado con indio, compatible con infección en la región de la articulación esternoclavicular izquierda. **C,** Tomografía computarizada que revela un edema considerable de los tejidos blandos, partículas diseminadas de aire dentro del lugar de la osteotomía esternal e irregularidad focal de la cara posterior del esternón compatible con infección. *(De Rockwood CA, Green DP, Bucholz RW, Heckman JD [eds.]: Fractures in the Adult. Filadelfia: JB Lippincott, 1996.)*

cado al respecto trata la luxación posterior, que es muy rara. De las fuentes bibliográficas citadas al final de este capítulo referentes a las lesiones de la articulación esternoclavicular, apenas poco más del 60% describen la rara luxación posterior de la articulación esternoclavicular y las diversas complicaciones relacionadas. La mayor serie de una sola institución es la de Nettles y Linscheid,[198] quienes estudiaron a 60 pacientes con una luxación esternoclavicular (57 anteriores y tres posteriores). Aquí, la razón de luxación anterior a posterior es de cerca de 20:1. Waskowitz[291] revisó 18 casos de luxación esternoclavicular, ninguno de ellos posterior. Sin embargo, en su serie de 185 lesiones traumatológicas, los autores detectaron 135 luxaciones anteriores y 50 posteriores.

En 1896, Hotchkiss[130] informó de una luxación traumatológica bilateral de la articulación esternoclavicular. Un varón de 28 años que fue atropellado por un carromato sufrió una luxación anterior del hombro derecho y una luxación posterior del izquierdo. Rockwood ha tratado cuatro casos de luxación esternoclavicular bilateral.

Luxación de ambos extremos de la clavícula

Hasta donde los autores saben, el primer caso publicado de luxación de ambos extremos de la clavícula fue Porral[222] en 1831. En 1923, Beckman[25] informó de un solo caso y revisó artículos de investigación de otros 15 publicados. Con excepción de este paciente, todos se habían tratado de forma conservadora, obteniendo una función aceptable. Un paciente desarrolló neuropatía del plexo braquial y se sometió a resección de una porción de clavícula. Hasta hace poco sólo se habían publicado otros cuatro casos.[59,77,101,138] En 1990, Rockwood y cols.[251] informaron de seis pacientes con luxación de ambos extremos claviculares (una luxación anterior de la articulación esternoclavicular y una luxación posterior de la articulación acromioclavicular). Los dos pacientes que exigían menos de su hombro evolucionaron bien, con síntomas leves, después del tratamiento no quirúrgico; los otros cuatro sujetos padecieron síntomas persistentes ubicados en la articulación acromioclavicular. Cada uno se sometió a reconstrucción de la articulación acromioclavicular, alcanzando un arco de movimiento completo e indoloro que les permitió volver a su actividad normal (Fig. 13-16).

Combinaciones de fracturas esternoclaviculares y luxaciones de clavícula

Elliot[79] comunicó una lesión triple alrededor de la región clavicular, en la que el paciente presentaba una subluxación anterior de la articulación esternoclavicular derecha, una lesión tipo II de la articulación acromioclavicular derecha y una fractura medioclavicular derecha. Tanlin,[284] Arenas y cols.[9] y Friedl y Fritz[92] presentaron a un paciente con una luxación anterior de la articulación esternoclavicular y una fractura medioclavicular. Velutini y Tarazona[288a] comunicaron un extraño caso de luxación posterior de la clavícula medial izquierda, la primera costilla y una parte del manubrio. Todas estas lesiones que afectaban a la articulación esternoclavicular y a la clavícula se asociaban a un traumatismo grave de la región del hombro: el hombro afectado chocó contra un objeto inmóvil o sufrió una compresión grave. Ante traumatismos graves del hombro, hay que descartar siempre lesiones neurovasculares.

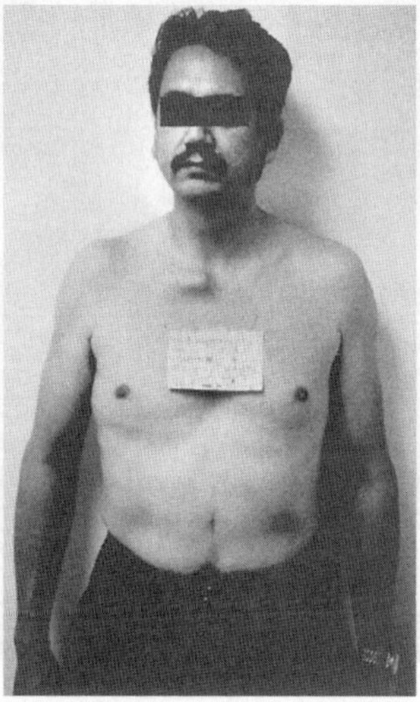

Fig. 13-16 • Imagen clínica que muestra una luxación anterior de la articulación esternoclavicular derecha.

SIGNOS Y SÍNTOMAS DE LAS LESIONES DE LA ARTICULACIÓN ESTERNOCLAVICULAR

Esguince leve

En un esguince leve los ligamentos de la articulación permanecen íntegros. El paciente se queja de dolor leve o moderado, en especial al mover la extremidad superior. La articulación se encuentra ligeramente edematizada y dolorosa a la palpación, pero no se detecta inestabilidad.

Esguince moderado (subluxación)

El esguince moderado provoca una subluxación de la articulación esternoclavicular. Los ligamentos se desgarran de manera parcial o se distienden excesivamente. Existe edema y dolor intenso, en particular al realizar cualquier movimiento del brazo. La subluxación anterior o posterior suele ser más manifiesta al comparar la articulación lesionada con la sana.

Esguince intenso (luxación)

El esguince intenso es análogo a una luxación articular, la cual puede ser anterior o posterior. Se rompen los ligamentos capsular y del disco intraarticular. Sea anterior o posterior, la luxación conlleva datos clínicos característicos de luxación de la articulación esternoclavicular.

Signos comunes en las lesiones tanto anteriores como posteriores

El paciente sufre un dolor intenso que aumenta con cualquier movimiento del brazo, en particular al presionar ambos hombros a la vez con una fuerza lateral. El paciente suele sujetar el brazo lesionado contra el tronco con el brazo sano. El hombro afectado parece más corto y está inclinado hacia adelante en comparación con el normal. Es posible que la cabeza esté ligeramente inclinada hacia el lado de la articulación luxada. Las molestias del paciente aumentan cuando se le coloca en decúbito supino, pues es en esta postura cuando nota que el hombro afectado no apoya directamente sobre la mesa.

Signos y síntomas de las lesiones anteriores

El extremo clavicular medial se proyecta hacia adelante del esternón (véase Fig. 13-19), donde se palpa. Puede ser fijo o móvil.

Signos y síntomas de las lesiones posteriores

El paciente con una luxación posterior sufre más dolor que el sujeto con una luxación anterior. Stankler[274] informó de dos pacientes con una luxación posterior no diagnosticada que desarrollaron una ingurgitación venosa del brazo ipsolateral. El abultamiento anterosuperior del tórax ocasionado por la clavícula es menos prominente y visible comparado con el lado sano. El extremo clavicular medial, que casi siempre es palpable, se desplaza en sentido posterior. El borde del esternón también es más palpable que el de la articulación esternoclavicular sana. Puede haber una congestión venosa en el cuello o en la extremidad superior. Otros datos son dificultad para respirar, disnea o sensación de ahogo. La circulación del brazo ipsolateral a menudo disminuye. El paciente puede tener dificultad para deglutir, sensación opresiva en la garganta, encontrarse en estado de *shock* o incluso sufrir neumotórax.

Los autores se han topado con varios casos cuyo aspecto clínico aparenta luxación anterior de la articulación esternoclavicular, en tanto que radiográficamente se comprueba una luxación posterior completa. Lo importante es que no siempre es posible confiar en los datos clínicos de observación y palpación para distinguir entre una luxación anterior y una posterior.

DATOS RADIOGRÁFICOS DE LAS LESIONES DE LA ARTICULACIÓN ESTERNOCLAVICULAR

Proyecciones anteroposteriores

La bibliografía antigua refleja que es difícil interpretar las radiografías habituales de la articulación esternoclavicular, no obstante el uso de proyecciones especiales. Algunos investigadores recomiendan obtener proyecciones oblicuas especiales del tórax, pero debido a la distorsión de una de las clavículas sobre la otra, es difícil interpretarlas (Fig. 13-17). Además, indican que la mejor manera de realizar un diagnóstico se basa en la exploración física y no en la radiológica. Sin embargo, es importante subrayar que la tomografía ofrece información más detallada, y a menudo muestra fracturas pequeñas en la proximidad de la articulación esternoclavicular (Fig. 13-18). En ocasiones las placas anteroposterior o posteroanterior habituales de tórax o de la articulación esternoclavicular sugieren algún problema en alguna de las clavículas, puesto que aparentemente se encuentra desplazada al compararla con el lado sano. Lo ideal sería obtener una placa en ángulo recto al plano anteroposterior, pero a causa de nuestra anatomía, resulta imposible tomar una placa lateral verdadera de 90° de cefálico a caudal. Las radiografías laterales del tórax se sitúan en ángulo recto respecto del plano anteroposterior, pero no se pueden interpretar debido a la densidad del tórax y la superposición de la parte medial de las clavículas con la primera costilla y el esternón.

Proyecciones especiales

Kattan[146] recomienda una proyección especial, al igual que Ritvo y Ritvo,[235] Schmitt,[257] Fedoseev[85] y Féry y Léonard.[88] Kurzbauer[157] recomienda proyecciones laterales especiales. Hobbs,[127] en 1968, aconseja una proyección cercana a la lateral cefalocaudal de 90° de las articulaciones esternoclaviculares. En ese mismo año, Heinig[122] recomendó una proyección radiográfica de la articulación esternoclavicular, que simula una «proyección de nadador» de la región cervical.

Proyección de Heinig

Con el paciente en decúbito supino, el tubo de rayos X se coloca a unos 75 cm de la articulación esternoclavicular enferma, y

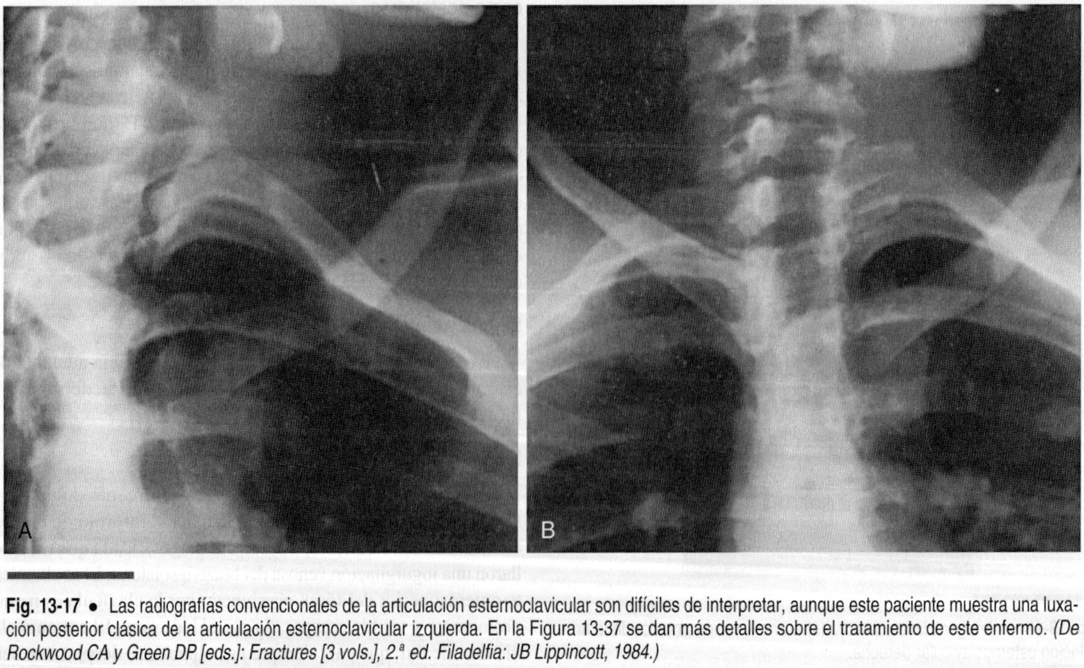

Fig. 13-17 • Las radiografías convencionales de la articulación esternoclavicular son difíciles de interpretar, aunque este paciente muestra una luxación posterior clásica de la articulación esternoclavicular izquierda. En la Figura 13-37 se dan más detalles sobre el tratamiento de este enfermo. *(De Rockwood CA y Green DP [eds.]: Fractures [3 vols.], 2.ª ed. Filadelfia: JB Lippincott, 1984.)*

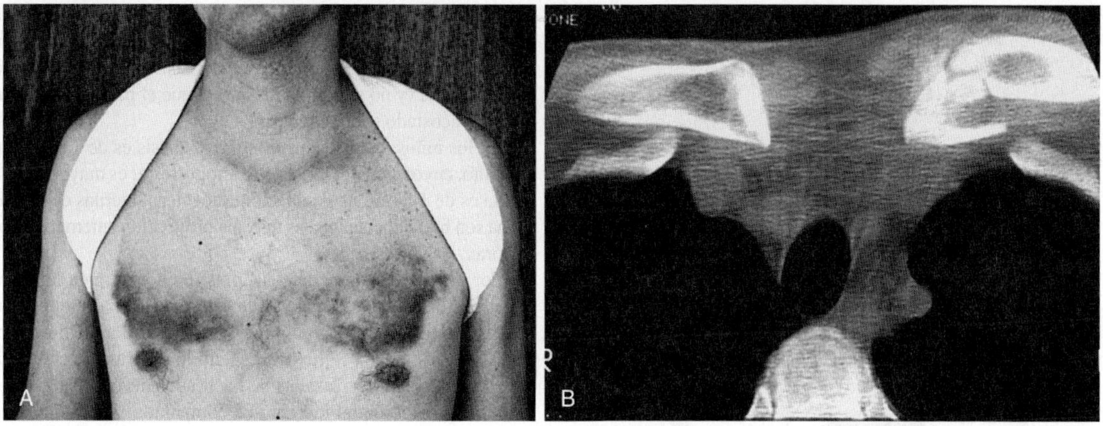

Fig. 13-18 • A, En un accidente de motocicleta, este paciente de 34 años recibió un golpe en la pared anterior del tórax. Nótese la equimosis simétrica en dicha pared. **B,** La tomografía computarizada muestra una fractura del extremo clavicular medial izquierdo sin desgarro de la articulación esternoclavicular. *(De Bucholz RW y Heckman JD [eds.]: Rockwood and Green's Fractures in Adults, 5.ª ed. Filadelfia: Lippincott, Williams & Wilkins, 2001, pág. 1249.)*

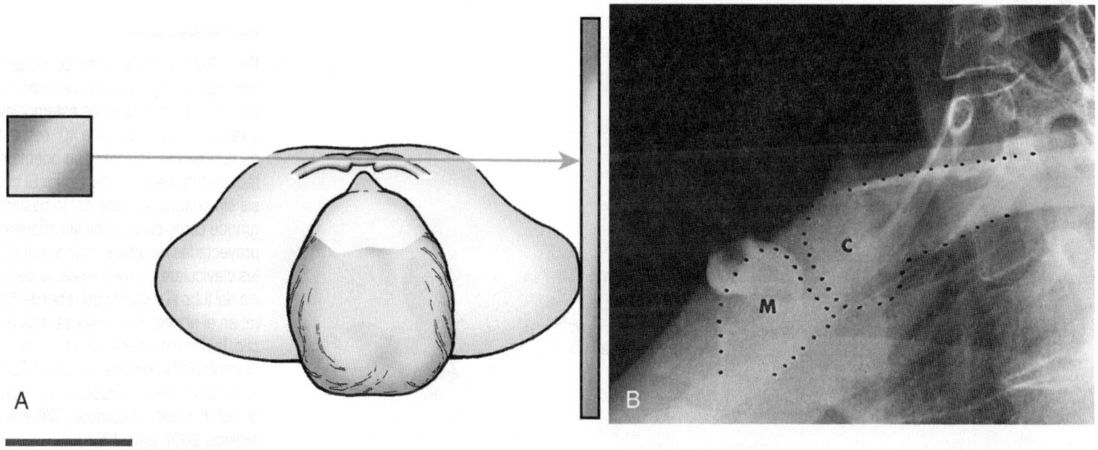

Fig. 13-19 • A, Colocación del paciente para la evaluación radiográfica de la articulación esternoclavicular, según la describe Heinig. **B,** Proyección de Heinig que muestra una relación normal entre el extremo clavicular medial (C) y el manubrio (M). *(De Bucholz RW y Heckman JD [eds.]: Rockwood and Green's Fractures in Adults, 5.ª ed. Filadelfia: Lippincott, Williams & Wilkins, 2001, pág. 1250.)*

el rayo central se dirige tangencial a la articulación y paralelo a la clavícula opuesta. El chasis se coloca contra el hombro opuesto y se centra en el manubrio (Fig. 13-19).

Proyección de Hobbs

En la proyección de Hobbs, el paciente se sienta en la mesa con la altura suficiente como para inclinarse hacia adelante. El chasis se ubica en la mesa, y el paciente apoya la cara anterior de la caja torácica sobre éste (Fig. 13-20). El sujeto se inclina hacia adelante de manera que la nuca con el cuello flexionado sea casi paralela a la mesa. Los codos flexionados abrazan al chasis y ofrecen sostén a la cabeza y el cuello. La fuente de rayos X se sitúa por encima de la nuca y el rayo pasa a través de la región cervical hasta proyectar las articulaciones esternoclaviculares en el chasis.

Proyección de Serendipia

Esta proyección se denomina *de serendipia* por la manera en que se descubrió. Accidentalmente, el autor descubrió que la mejor proyección después de la lateral cefalocaudal verdadera es una proyección con inclinación cefálica de 40°. El paciente se coloca sobre la espalda en el centro de la mesa. El tubo se inclina en un ángulo de 40° respecto de la línea vertical, y se centra directamente en el esternón (Fig. 13-21). Se coloca un chasis sin cuadrícula de 28 cm × 36 cm sobre la mesa bajo la parte superior de los hombros y el cuello, de manera que el rayo dirigido hacia el

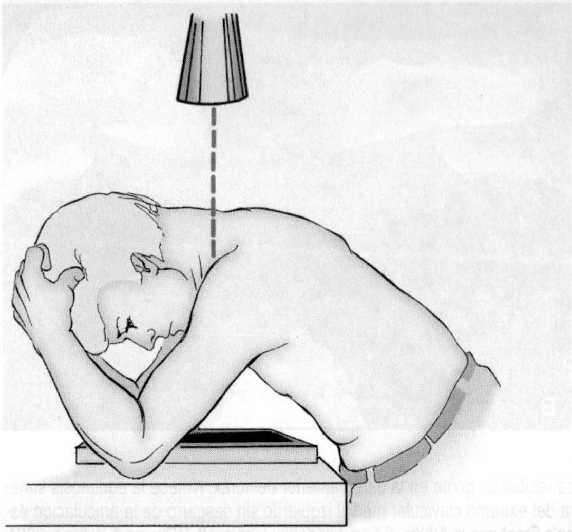

Fig. 13-20 • Colocación del paciente para la evaluación radiográfica de la articulación esternoclavicular, según la recomienda Hobbs. *(Modificada de Hobbs DW: The sternoclavicular joint: A new axial radiographic view. Radiology 90:801, 1968.)*

esternón proyecte ambas clavículas en la placa. El tubo se ajusta de forma que la mitad medial de ambas clavículas se proyecte en la placa. Es importante señalar que el chasis se coloca de lleno sobre la mesa (y no se angula ni gira), y que el paciente también se ubica acostado sobre el chasis.

En los niños, la distancia del tubo al chasis es de 1,15 m; en el adulto, cuyo diámetro torácico anteroposterior es mayor, la distancia es de 1,5 m. Las graduaciones técnicas internas de la máquina son básicamente iguales que una proyección anteroposterior de tórax.

Por ejemplo, imagine que sus ojos se encuentran a la altura de las rodillas del paciente y usted mira hacia arriba en dirección a sus clavículas en un ángulo de 40°. Si la articulación esternoclavicular derecha se luxara en sentido anterior, la clavícula derecha aparecería desplazada más hacia adelante o «cabalgando» en una línea horizontal imaginaria, comparada con la clavícula izquierda sana (Fig. 13-22). Lo inverso sucede cuando la articulación esternoclavicular izquierda se luxa en sentido posterior (es decir, la clavícula izquierda se desplazaría en sentido inferior o cabalgando en un plano horizontal imaginario más bajo que la clavícula derecha sana) (Fig. 13-23). Así, la idea es tomar una radiografía con inclinación cefálica de 40° de ambas clavículas me-

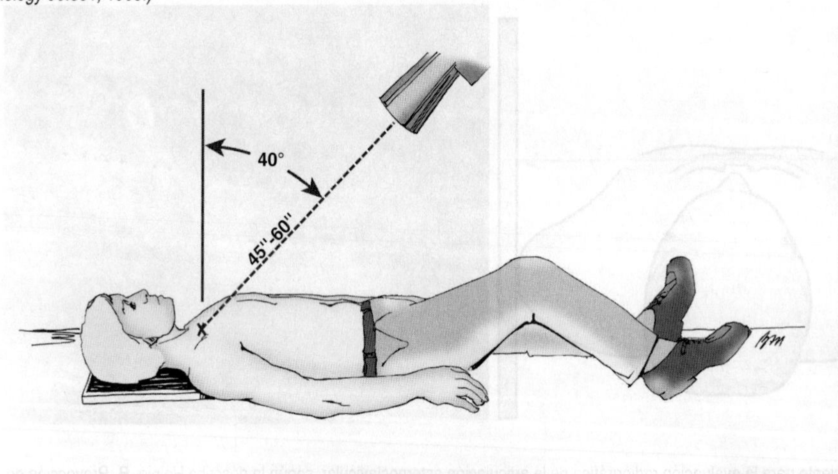

Fig. 13-21 • Colocación del paciente para tomar la proyección de «serendipia» de las articulaciones esternoclaviculares. El tubo se inclina 40° respecto de la posición vertical, y se orienta directamente hacia el manubrio. El chasis sin cuadrícula debe ser lo bastante grande como para recibir las imágenes proyectadas de ambas mitades mediales claviculares. En los niños, la distancia del tubo al paciente debe ser de 1,15 m; en el adulto, cuyo tórax es más amplio, la distancia debe ser de 1,5 m. *(De Bucholz RW y Heckman JD [eds.]: Rockwood and Green's Fractures in Adults, 5.ª ed. Filadelfia: Lippincott, Williams & Wilkins, 2001, pág. 1251.)*

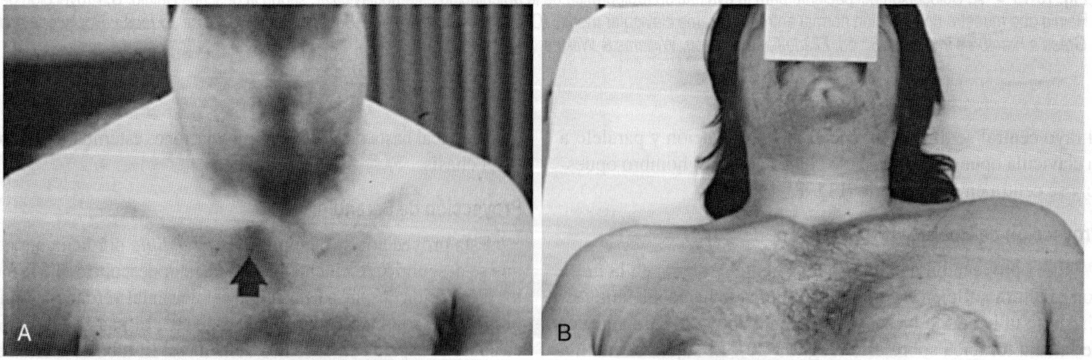

Fig. 13-22 • **A,** Los signos clínicos señalan una luxación anterior evidente de la articulación esternoclavicular derecha *(flecha)*. **B,** Cuando las clavículas se miran desde la parte inferior, a una altura aproximada de las rodillas del paciente, es evidente que la clavícula derecha se ha luxado en sentido anterior. *(De Rockwood CA y Green DP [eds.]: Fractures [3 vols.], 2.ª ed. Filadelfia: JB Lippincott, 1984.)*

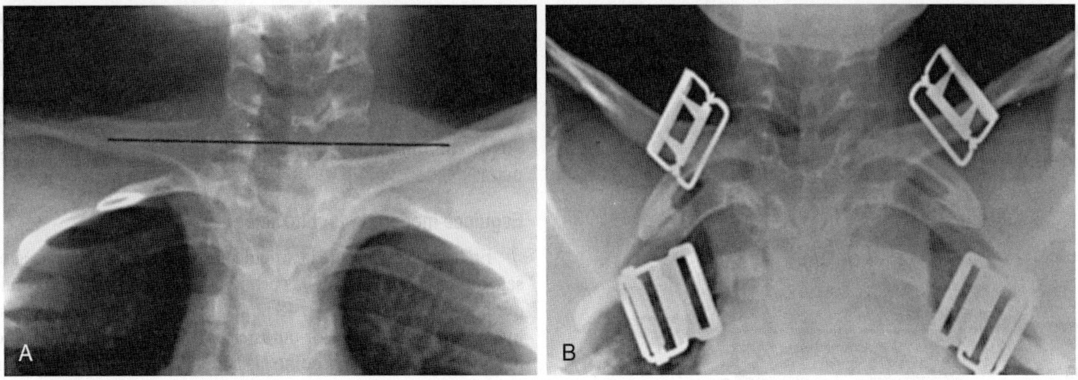

Fig. 13-23 • A, Luxación posterior de la articulación esternoclavicular izquierda en la placa, con una inclinación cefálica de 40°, en un niño de 12 años. La clavícula izquierda se ha desplazado en sentido inferior hasta una línea trazada a través de la clavícula derecha sana. Después de la reducción cerrada, ambos extremos mediales de las clavículas se sitúan en la misma posición horizontal. Las hebillas forman parte del arnés clavicular en forma de ocho que se utiliza para mantener los hombros atrás después de la reducción. *(De Rockwood CA y Green DP [eds.]: Fractures [3 vols.], 2.ª ed. Filadelfia: JB Lippincott, 1984.)*

diales y comparar la relación existente entre la clavícula lesionada y la sana (Fig. 13-24).

Técnicas especiales

Tomografía

Las tomografías son útiles para distinguir entre una luxación esternoclavicular y una fractura de la porción medial de la clavícula. Además es de utilidad en la luxación anterior y posterior dudosa de la articulación esternoclavicular, para distinguir una fractura de una luxación y evaluar los cambios artríticos (Fig. 13-25).

En 1959, Baker[13] recomendó el uso de la tomografía, diseñada a finales de la década de 1920, afirmando que era mucho más útil que las placas convencionales y las manos del médico. Morag y Shahin,[190] en 1975, informaron de la utilidad de la tomografía, que utilizaron en una serie de 20 pacientes, y aconsejan que se use de forma sistemática para evaluar cualquier problema de la articulación esternoclavicular. Estudiando las articulaciones esternoclaviculares sanas, señalaron las variaciones del aspecto radiográfico en los distintos grupos de edad.

Resonancia magnética

Como la TC ha sido el estudio por imagen de elección, son pocos los datos recogidos acerca del uso de la RM para el diagnóstico de los trastornos de la articulación esternoclavicular. Klein y cols.[152] utilizaron la RM para el estudio de cadáveres, voluntarios sanos y pacientes con trastornos conocidos de la articulación esternoclavicular. Señalaron que el pequeño tamaño de esta articulación no se representa bien con la espiral corporal. La espiral de superficie y la articulación esternoclavicular se mueven con la respiración del paciente, creando artefactos; incluso las pulsaciones vasculares y la deglución pueden crear artefactos.

Brossmann[38] y cols. relacionaron la RM con cortes anatómicos en 14 articulaciones esternoclaviculares de cadáveres de ancianos, y llegaron a la conclusión de que la RM representa la anatomía de la articulación esternoclavicular y de los tejidos blandos circundantes (Fig. 13-26). Las imágenes potenciadas en T2 fueron superiores a las potenciadas en T1 en cuanto a la representación del disco intraarticular. La RM con artrografía permitía delimitar las perforaciones de los discos intraarticulares.

Tomografía computarizada

Sin duda alguna, la tomografía computarizada es la mejor técnica para estudiar cualquier problema de la articulación esternoclavicular (Fig. 13-27). Permite distinguir con claridad lesiones articulares de fracturas en la parte medial de la clavícula, y define las subluxaciones menores de la articulación. El ortopeda debe recordar que se deben pedir tomografías de ambas articulaciones esternoclaviculares, incluyendo la mitad medial de ambas clavículas, para comparar el lado enfermo con el sano. Se tumba al paciente sobre la mesa en decúbito supino y, si la exploración solicitada corresponde a la articulación esternoclavicular derecha, el técnico debe girar al paciente hacia el lado afectado para obtener proyecciones de una sola articulación.

Hartman y Dunnagan[120] informaron del uso de la artrografía con tomografía computarizada para demostrar el desgarro capsular en un paciente después de un traumatismo de la articulación.

TRATAMIENTO

Lesiones traumatológicas

Esguince leve

La articulación se encuentra estable pero dolorosa. Es útil aplicar hielo durante las primeras 12 a 24 horas y, más adelante, calor. La extremidad superior se inmoviliza en un cabestrillo durante tres o cuatro días, y a continuación, de manera gradual, el paciente comienza a utilizar su brazo de nuevo en las actividades de la vida diaria. El autor atendió un caso fascinante de una madre joven que sufrió un esguince semiagudo o semicrónico de ambas articulaciones esternoclaviculares. Su talla de sujetador, a lo largo de cuatro semanas, subió de 36B a 38EE. El aumento de peso deprimía ambos hombros y ocasionaba dolor

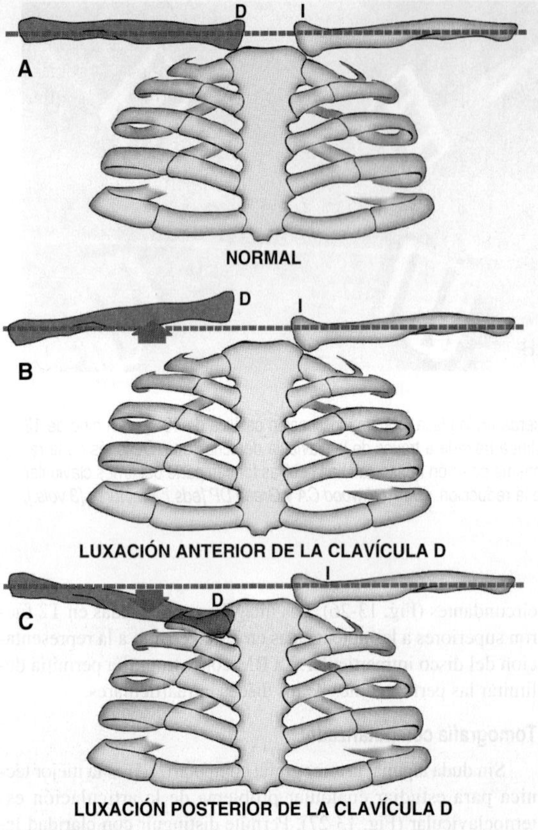

Fig. 13-24 • Interpretación de las placas con inclinación cefálica de las articulaciones esternoclaviculares. **A,** En el individuo sano, ambas clavículas aparecen en la misma línea imaginaria trazada en posición horizontal a través de la placa. **B,** En el paciente con una luxación anterior de la articulación esternoclavicular derecha, la mitad medial de la clavícula derecha se proyecta por encima de la línea imaginaria trazada a la altura de la clavícula izquierda sana. **C,** En el caso de una luxación posterior de la articulación esternoclavicular derecha, la mitad medial de la clavícula derecha se desplaza por debajo de una línea imaginaria trazada a través de la clavícula izquierda sana. *(De Bucholz RW y Heckman JD [eds.]: Rockwood and Green's Fractures in Adults, 5.ª ed. Filadelfia: Lippincott, Williams & Wilkins, 2001, pág. 1252.)*

en ambas articulaciones esternoclaviculares durante la postura erecta. El dolor desaparecía por completo al empujar ambos codos hacia arriba, con lo que se elevaba la parte distal de las clavículas, lo que a su vez retiraba la tensión de las articulaciones esternoclaviculares. Fue remitida a su ginecólogo y a un cirujano para definir la manera más rápida de reducir el tamaño de sus mamas.

Esguince moderado (subluxación)

En la subluxación de la articulación esternoclavicular se aconseja aplicar hielo durante las primeras 12 horas y más tarde calor durante las siguientes 24 a 48 horas. La articulación se puede subluxar en sentido anterior o posterior, lo que se reduce llevando los hombros hacia atrás como si se fuera a reducir y sostener una fractura de la clavícula. Cabe utilizar una tira clavicular para mantener la reducción. Asimismo, se coloca una férula con yeso para mantener el hombro hacia arriba e impedir los movimientos del brazo. El paciente debe protegerse de otras posibles lesiones durante cuatro a seis semanas. DePalma[71] recomienda un yeso en forma de ocho, y McLaughlin[185] el mismo tipo de tratamiento que se utiliza en la fractura de la clavícula, incorporando un cabestrillo para apoyar el brazo. Allman[7] prefiere un vendaje suave en forma de ocho con un cabestrillo, y en ocasiones tiras adhesivas sobre el extremo medial de la clavícula. Cuando no es posible reducir la subluxación, algunos autores[21,71] aconsejan reparar los ligamentos y fijar la articulación esternoclavicular temporalmente con clavos que se introducen desde la clavícula hasta el esternón. En el postoperatorio, DePalma[70] aplica un yeso con forma de ocho que apoya con un cabestrillo con yeso. Los clavos y los yesos se retiran después de seis semanas.

Como se mencionará más adelante en la sección sobre el método que utiliza el autor para el tratamiento, los clavos en la articulación esternoclavicular tienen demasiadas complicaciones graves.

En ocasiones, después de aplicar tratamiento conservador en una lesión de tipo II, el dolor continúa, y tanto el crujido como el estallido persisten. En estos casos, suele requerirse una exploración quirúrgica. Bateman[21] ha comentado la posibilidad de encontrar una laceración en el disco intraarticular, que se debe extirpar. Duggan[75] publicó un caso en el que varias semanas después de haberse lesionado la articulación esternoclavicular todavía existía estallido de la articulación.

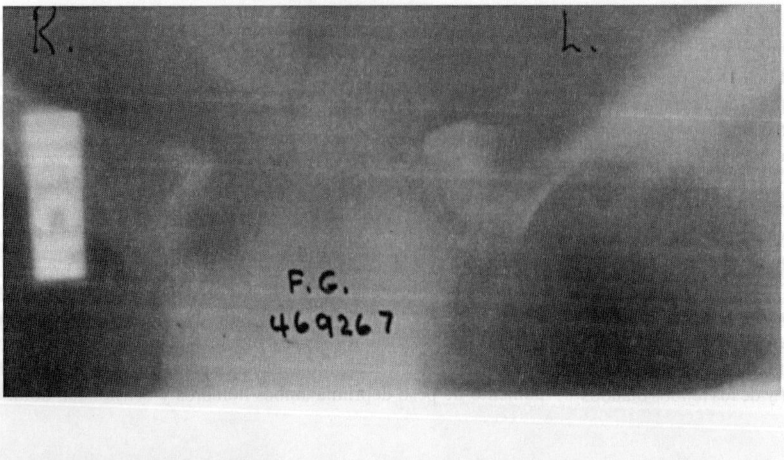

Fig. 13-25 • Tomografía que muestra una fractura del extremo clavicular medial izquierdo. El diagnóstico clínico antes de tomar las radiografías era de una luxación anterior de la articulación esternoclavicular izquierda. *(De Rockwood CA y Green DP [eds.]: Fractures [3 vols.], 2.ª ed. Filadelfia: JB Lippincott, 1984.)*

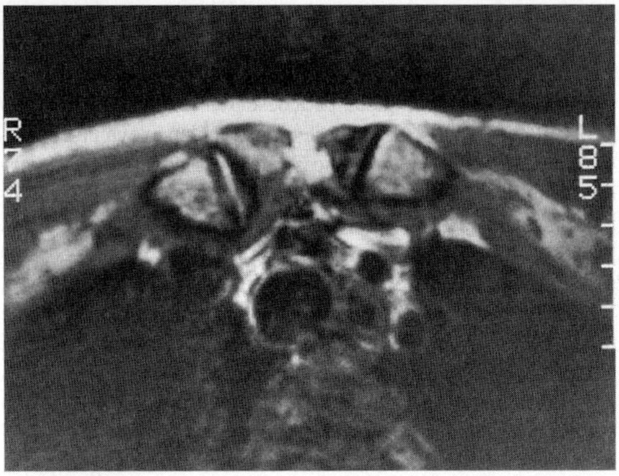

Fig. 13-26 • Resonancia magnética de la articulación esternoclavicular. La epífisis de la cara medial de ambas clavículas es claramente visible. *(De Bucholz RW y Heckman JD [eds.]: Rockwood and Green's Fractures in Adults, 5.ª ed. Filadelfia: Lippincott, Williams & Wilkins, 2001, pág. 1253.)*

A través de una incisión pequeña, Duggan expuso la cápsula a través de la cual salió el disco intraarticular que parecía una «uña arrancada». Después de reparar la cápsula los síntomas desaparecieron. Cuando los cambios degenerativos en la articulación esternoclavicular aumentan, se debe resecar el extremo medial de la clavícula.

Esguince intenso (luxación)

La luxación de la articulación esternoclavicular puede ser anterior o posterior.

Tratamiento no quirúrgico

Luxación anterior

Todavía existe cierta controversia respecto al tratamiento de la luxación anterior aguda o crónica de la articulación esternoclavicular. En 1990, De Jong y Sukul[67] publicaron sus resultados sobre el seguimiento prolongado de 10 pacientes con luxación esternoclavicular anterior traumatológica. Todos ellos se sometieron a tratamiento no quirúrgico con analgésicos e inmovilización. Los resultados fueron buenos en siete pacientes, regu-

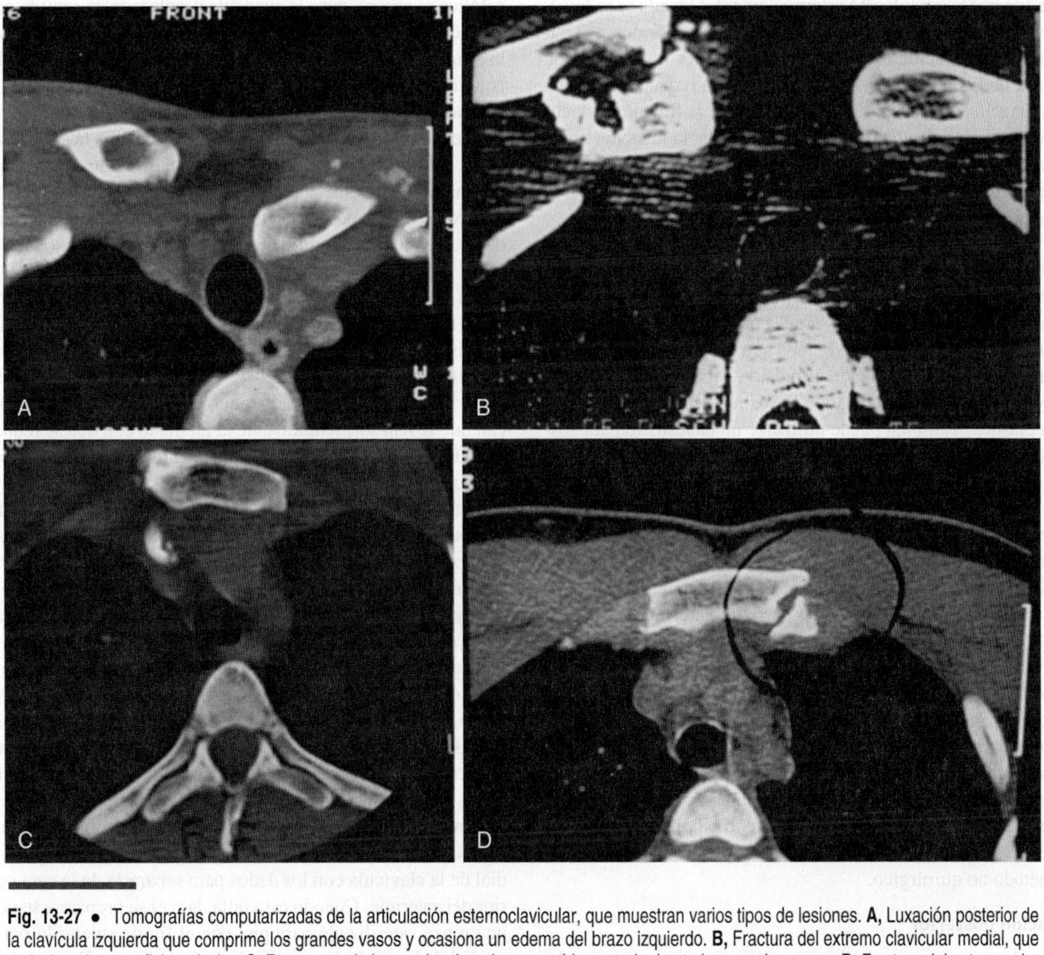

Fig. 13-27 • Tomografías computarizadas de la articulación esternoclavicular, que muestran varios tipos de lesiones. **A,** Luxación posterior de la clavícula izquierda que comprime los grandes vasos y ocasiona un edema del brazo izquierdo. **B,** Fractura del extremo clavicular medial, que no lesiona la superficie articular. **C,** Fragmento de hueso desplazado en sentido posterior hasta los grandes vasos. **D,** Fractura del extremo clavicular medial, que abarca hasta la articulación esternoclavicular.

lares en dos y malos en un solo paciente, tras un seguimiento medio de cinco años. La mayor parte de las luxaciones anteriores agudas son inestables después de la reducción, y se han propuesto varias técnicas quirúrgicas para reparar o reconstruir la articulación.

Técnica de reducción cerrada. La reducción cerrada de la articulación esternoclavicular se realiza bajo anestesia local o general o, incluso, en el paciente que lo aguante, sin anestesia. La mayoría de los autores recomienda utilizar narcóticos o relajantes musculares. El paciente se coloca en la mesa en decúbito supino, apoyado sobre un cojín de 7,5 cm a 10 cm de ancho entre los hombros. En esta posición, la clavícula se reduce presionando suavemente sobre la parte anterior desplazada. Sin embargo, al liberar la presión, la clavícula suele luxarse de nuevo.

En ocasiones, la clavícula permanece reducida. En otras, el médico deberá empujar ambos hombros de nuevo sobre la mesa mientras el ayudante ejerce presión en la clavícula desplazada en sentido anterior. Laidlaw[159] trató un caso interesante de un paciente con luxación clavicular. La articulación esternoclavicular se encontraba luxada en sentido anterior y producía síntomas leves. La articulación acromioclavicular era la más sintomática, y se corrigió por medio de resección clavicular distal. Lo sorprendente fue que la articulación esternoclavicular luxada se redujo y el dolor desapareció. Recientemente, Thomas y Friedman[286] publicaron una luxación esternoclavicular anterior ipsilateral, con fractura de la diáfisis clavicular. Lograron la reducción cerrada de la luxación sólo después de reducir y fijar la fractura clavicular por medio de cirugía. Desafortunadamente, la luxación esternoclavicular se diagnosticó solo sobre bases clínicas, sin la ayuda de tomografía computarizada, tomografía simple ni proyección especial alguna.

Cuidados posteriores a la reducción. Cuando al sostener los hombros hacia atrás la articulación esternoclavicular permanece reducida, los hombros pueden fijarse con un vendaje suave en forma de ocho, un arnés comercial para clavícula o un yeso en forma de ocho. Algunos autores recomiendan colocar una almohadilla para ejercer presión sobre la porción anterior y medial de la clavícula, que se sostiene en su sitio con una cinta elástica. También puede utilizarse un cabestrillo para sostener el hombro e impedir los movimientos del brazo. La inmovilización continúa por lo menos seis semanas, y luego el brazo se protege durante otras dos semanas antes de realizar actividades extenuantes. Cuando la articulación esternoclavicular se luxa de nuevo al liberar la presión, como suele suceder, se aplica un vendaje en ocho o un cabestrillo hasta que ceden los síntomas. La mayor parte de las reducciones cerradas anteriores de la articulación esternoclavicular son inestables e, incluso con los hombros sostenidos hacia atrás, la articulación se encuentra insegura. Si bien algunos autores aconsejan reparar por cirugía las sujeciones anteriores de la articulación esternoclavicular, el autor considera que las complicaciones quirúrgicas son excesivas y los resultados finales demasiado insatisfactorios como para pensar en una reducción abierta. Por supuesto, en los niños, en quienes la mayor parte de las lesiones corresponden a fracturas fisarias, se debe considerar seriamente la posibilidad de utilizar un método no quirúrgico.

Luxación posterior

Es de suma importancia realizar un minucioso examen del paciente. La luxación posterior de la articulación esternoclavicular suele acompañarse de complicaciones, y el enfermo debe ser atendido de inmediato.

Hay que obtener una historia clínica detallada y realizar una exploración física completa, para descartar lesiones pulmonares y vasculares. La articulación esternoclavicular se evalúa con detalle con las técnicas radiográficas existentes, que incluyen, cuando está indicado, una aortografía combinada con tomografía computarizada en busca de posibles lesiones vasculares (Fig. 13-28). Si se detecta alguna complicación específica, habrá que consultar con el médico correspondiente antes de realizar la reducción. Worman y Leagus[307] publicaron un caso de luxación posterior de la articulación esternoclavicular en la que se observó, durante la cirugía, que la clavícula desplazada había perforado la arteria pulmonar derecha. La clavícula impidió que el paciente se exanguinara, puesto que todavía se encontraba impactada en el vaso. Si se hubiera llevado a cabo una reducción cerrada en Urgencias, el resultado habría sido desastroso. Cooper y cols.[62] informaron de una luxación esternoclavicular posterior que seccionó la arteria mamaria interna y laceró la vena braquicefálica. Estas lesiones vasculares fueron ocasionadas por las fracturas de los extremos anteriores de las primeras tres costillas y por la inestabilidad posterior acentuada del extremo clavicular medial. La vena braquicefálica se reparó, pero la clavícula desplazada en sentido posterior comprimía la línea de sutura. Para mantener la reducción de la articulación esternoclavicular se utilizó un método novedoso, con un fijador externo.

Para reducir una luxación posterior de la articulación esternoclavicular casi siempre se necesita recurrir a la anestesia general, debido al dolor tan intenso y al espasmo muscular. Sin embargo, en el paciente fuerte, algunos médicos han realizado la reducción con narcóticos intravenosos y relajantes musculares; de hecho, Heinig[122] redujo una luxación posterior bajo anestesia local.

Si se revisa la bibliografía antigua, el tratamiento preferente de la luxación esternoclavicular posterior parece ser la cirugía. No obstante, desde la década de 1950, el tratamiento preferente es la reducción cerrada.[46,56,87,114,122,149,184,185,188,213,276] Algunos autores[108,276] que habían realizado reducciones abiertas previas publican que se han sorprendido ante la facilidad con que se reduce la luxación bajo visión directa, y desde entonces utilizan la reducción cerrada con un éxito total.

Técnicas para la reducción cerrada. Se han propuesto varias técnicas distintas para la reducción cerrada de una luxación posterior de la articulación esternoclavicular.

Técnica de abducción y tracción. Para la técnica de abducción y tracción,[72,87,184,188,237,250] el paciente se acuesta sobre la espalda con el hombro luxado cerca del borde de la mesa. Entre ambos hombros se coloca una bolsa de arena de 7,5 cm a 10 cm de espesor (Fig. 13-29). A continuación se aplica tracción lateral al brazo en abducción, que se lleva en forma gradual hacia atrás, en extensión. Muchas veces esto basta para lograr la reducción. La clavícula suele reducirse con un chasquido audible y casi siempre es estable. Si la extensión se exagera, la superficie anterior de la porción medial de la clavícula luxada se une a la parte posterior del manubrio. En ocasiones es necesario sujetar la parte medial de la clavícula con los dedos para separarla de la cara posterior del esternón. Cuando esto falla, la piel se prepara y se utiliza una pinza esterilizada para piel con el fin de sujetar la porción medial de la clavícula, ejerciendo tracción en sentido lateral y anterior (Fig. 13-30).

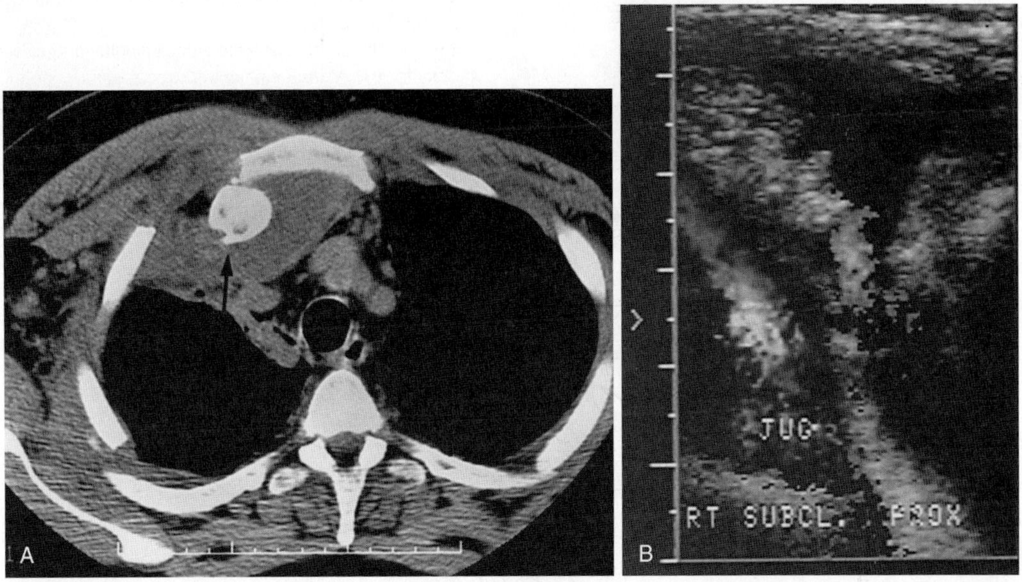

Fig. 13-28 • A, Tomografía computarizada que revela una fractura-luxación posterior de la articulación esternoclavicular, con un edema considerable de los tejidos blandos y trastornos de las estructuras biliares. **B,** Ecografía dúplex que revela un gran seudoaneurisma de la arteria subclavia derecha. Nótese el cuello tan grande del seudoaneurisma, que medía cerca de 1 cm de diámetro *(flecha). (De Bucholz RW y Heckman JD [eds.]: Rockwood and Green's Fractures in Adults, 5.ª ed. Filadelfia: Lippincott, Williams & Wilkins, 2001, pág. 1285.)*

Técnica de aducción y tracción. En esta técnica,[43] el paciente se acuesta sobre la mesa y se coloca una almohada de 7,5 cm a 10 cm de espesor entre ambos hombros. Luego se aplica tracción al brazo en aducción, al mismo tiempo que se ejerce presión en sentido inferior en los hombros. Se hace palanca con la clavícula sobre la primera costilla, hasta colocarla en su posición normal. Buckerfield y Castle[43] publicaron que esta técnica es útil cuando falla la de abducción y tracción. Butterworth y Kirk[46] utilizaron una posición similar en aducción, pero aplicaron tracción lateral en la parte superior del húmero.

Otras técnicas. Heinig[122] y Elting[80] redujeron una luxación colocando al paciente acostado sobre la mesa con tres o cuatro toallas dobladas entre ambos hombros. Luego aplicaron presión anterógrada en ambos hombros, y de esta manera lograron la reducción. Otros autores colocan la rodilla entre los hombros con el paciente sentado y, al tirar hacia atrás de ambos hombros, logran la reducción. Stein[276] ejerce tracción en el brazo en abducción y extensión, para llevar a cabo la reducción en forma delicada y gradual. Varios autores opinan que no es posible lograr la reducción cerrada después de 48 horas, pero otros[43,162] la han ejecutado hasta cuatro o cinco días después de la lesión.

Cuidados posteriores. Para que los ligamentos cicatricen, después de la reducción los hombros se mantienen hacia atrás durante cuatro a seis semanas, con un vendaje en forma de ocho o con alguna de las tiras comerciales en ocho que se utilizan para corregir las fracturas de clavícula.

Cuando una maniobra cerrada falla en el adulto, se recurre a la cirugía, ya que la mayoría de los adultos no tolera el desplazamiento posterior de la clavícula en el mediastino. Gangahar y Flogaites[97] publicaron un caso de síndrome tardío del estrecho torácico superior después de una luxación posterior no reducida, y Borrero[34] informó de problemas vasculares tardíos y graves. Se pidió al autor que evaluara a un paciente que, después de una lesión, se quejaba de edema y coloración azulada en el brazo izquierdo después de realizar cualquier tipo de actividad física. En realidad no padecía muchos síntomas locales de la articulación esternoclavicular, pero en la exploración física la clavícula izquierda se desplazó en sentido posterior. La tomografía computarizada mostró un desplazamiento posterior importante de la clavícula izquierda (Fig. 13-31). A causa de este desplazamiento y debido a las alteraciones vasculares, se llevó a cabo una arteriografía, combinada con una tomografía computarizada que no reveló fugas vasculares. Con la ayuda de un cirujano de tórax, se extrajo la clavícula del mediastino, se resecaron los 4 cm mediales de la clavícula, y la diáfisis se estabilizó sujetándola a la primera costilla. El mayor desplazamiento que los autores han observado se produjo en un paciente con una luxación posteroinferior de la porción medial (Fig.13-32).

Sin embargo, Louw y Louw[172] publicaron un caso en el que un paciente de 30 años con una paraplejia de T3-T4 y una luxación posterior de la articulación esternoclavicular izquierda básicamente no mostraba problemas. Se sometió a un programa extenso de rehabilitación y logró bajarse de la silla de ruedas al piso y subir de nuevo sin ayuda y pasarse de dicha silla a la cama, la bañera y el automóvil, sin mayor dificultad.

Cuando un niño o un adulto joven menor de 23 a 25 años refiere síntomas ocasionados por la presión que ejerce la clavícula desplazada en sentido posterior hasta el mediastino, se debe con-

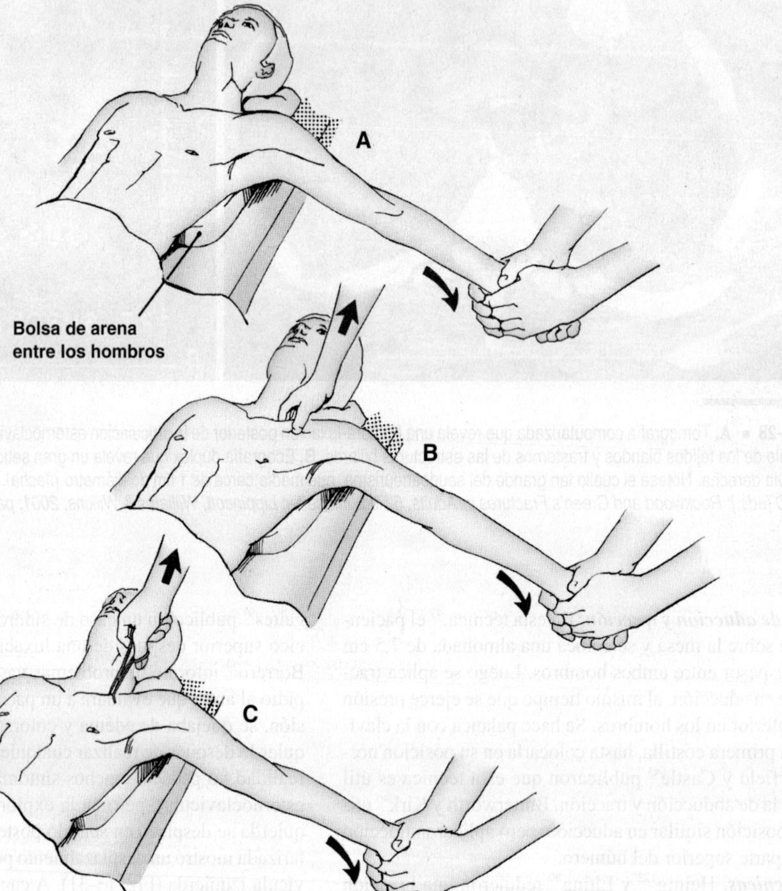

Fig. 13-29 • Técnica de la reducción cerrada de la articulación esternoclavicular. **A,** Se coloca al paciente en decúbito supino, con una bolsa de arena entre ambos hombros. Entonces se aplica tracción en el brazo, y contratracción, en posición ligeramente extendida y en abducción. En la luxación anterior, la presión directa en el extremo clavicular medial reduce la articulación. **B,** En la luxación posterior, además de la tracción suele ser necesario manipular el extremo clavicular medial con los dedos, para extraer la clavícula de la parte posterior del manubrio. **C,** En los casos difíciles de luxación posterior, en ocasiones se debe preparar el extremo clavicular medial, tomándolo con una pinza para piel para levantarlo de nuevo en su posición. *(De Bucholz RW y Heckman JD [eds.]: Rockwood and Green's Fractures in Adults, 5.ª ed. Filadelfia: Lippincott, Williams & Wilkins, 2001, pág. 1264.)*

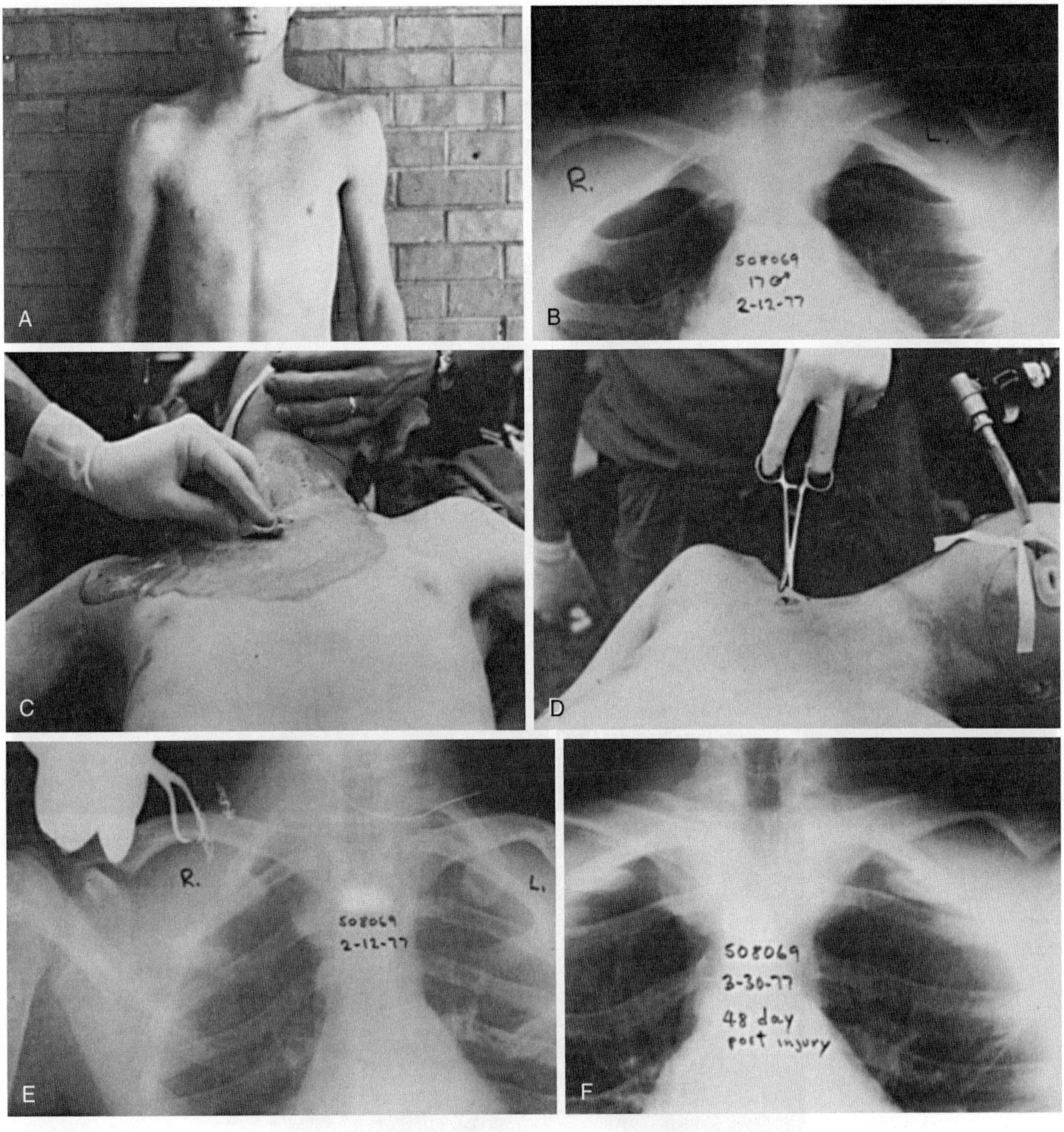

Fig. 13-30 • Luxación posterior de la articulación esternoclavicular derecha. **A,** Este muchacho de 16 años de edad sufrió, 48 horas antes, una luxación posterior del extremo clavicular medial derecho, debida a un traumatismo directo. Advirtió de inmediato dificultad para deglutir y cierta disfonía. **B,** La radiografía con una inclinación cefálica de 40° confirmó la presencia de un desplazamiento posterior del extremo clavicular medial derecho, en comparación con la clavícula izquierda. Conforme a la edad del paciente, lo más probable es que se tratara de una lesión fisaria. **C,** Puesto que la lesión tenía 48 horas, no fue posible reducirla simplemente ejerciendo tracción en el brazo. Se realizó un lavado quirúrgico en el hombro derecho a fin de utilizar una pinza esterilizada para piel y campos. **D,** Con la pinza sujetando la clavícula y ejerciendo una tracción continua en sentido lateral, se obtuvo una reducción visible y audible. **E,** La radiografía después de la reducción muestra que el extremo clavicular medial se ha devuelto a su posición normal. La reducción fue estable, y los hombros del paciente se sostuvieron hacia atrás con una tira en forma de ocho. **F,** La clavícula derecha permaneció reducida. Nótese en especial la neoformación de hueso perióstico a lo largo de los bordes superior e inferior de la clavícula derecha; esta es consecuencia de una lesión fisaria en la que la epífisis permanece adyacente al manubrio mientras la clavícula se desplaza por una laceración en el periostio. *(De Bucholz RW y Heckman JD [eds.]: Rockwood and Green's Fractures in Adults, 5.ª ed. Filadelfia: Lippincott, Williams & Wilkins, 2001, pág. 1265.)*

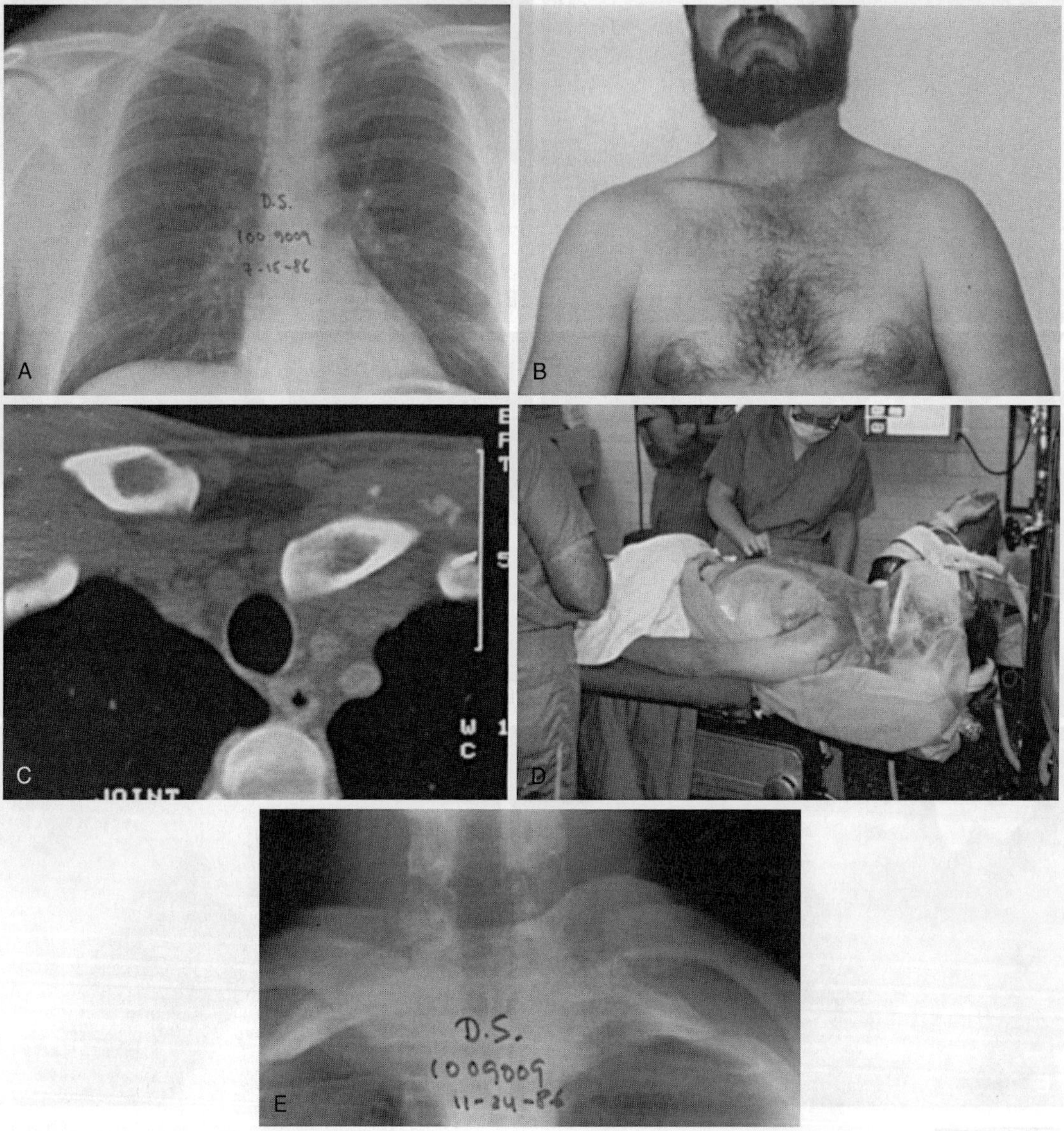

Fig. 13-31 • Reducción abierta de una luxación posterior de la articulación esternoclavicular izquierda, que comprime los grandes vasos en el mediastino y ocasiona un edema del brazo izquierdo. **A,** La radiografía de tórax no da indicios de que exista un problema grave con el extremo clavicular medial izquierdo. **B,** Desde el punto de vista clínico, el extremo clavicular medial izquierdo se encontraba deprimido al compararlo con el derecho. **C,** La tomografía computarizada revela un desplazamiento del extremo clavicular medial en sentido posterior hacia el mediastino, comprimiendo los grandes vasos y desplazando ligeramente la tráquea. **D,** El paciente se preparó para una reparación quirúrgica, en colaboración con un cirujano cardiovascular. La preparación comprendía desde la base del cuello hasta el ombligo, para poder resolver cualquier tipo de problema vascular. La reducción abierta se llevó a cabo sin incidentes vasculares. El extremo clavicular medial se encontraba por completo inestable, así que se resecaron los 2 cm mediales, y la porción restante de clavícula se sujetó a la primera costilla. **E,** Cuatro meses después de la operación, el desplazamiento anterior discreto de la clavícula era básicamente asintomático, y la clavícula restante era estable.

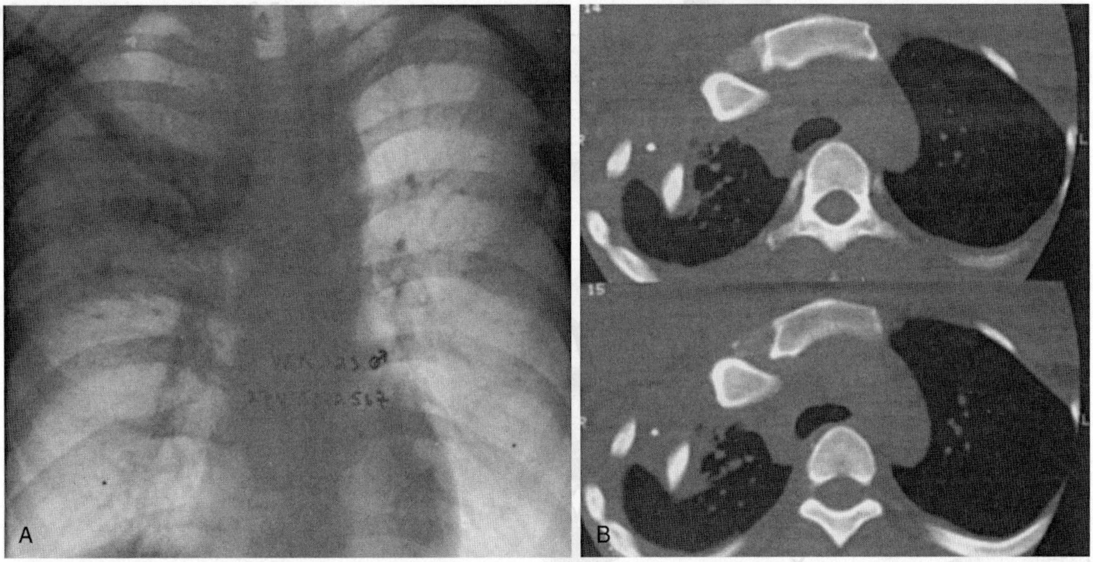

Fig. 13-32 • Luxación intratorácica rara en sentido posterior e inferior del extremo clavicular medial derecho. **A,** En la radiografía de tórax la clavícula se observa desplazada por detrás del manubrio dentro del parénquima pulmonar. **B,** La tomografía computarizada muestra que la clavícula ha penetrado en el campo pulmonar, ocasionando un colapso parcial del pulmón.

templar la posibilidad de operar. No obstante, muchos niños carecen de síntomas, y el médico puede esperar a que la remodelación de la placa fisaria aparte al hueso desplazado en sentido posterior.[214]

De hecho, al igual que en otras fracturas de la niñez, la capacidad de remodelación es considerable, y a menudo perdura hasta los 23 ó 25 años. El autor[240] ha demostrado un mecanismo similar que habla en favor del tratamiento conservador de las lesiones acromioclaviculares en los adolescentes o «seudoluxaciones», en las que existe un desgarro parcial del periostio que contiene el extremo distal de la clavícula. Los ligamentos coracoclaviculares permanecen adheridos al periostio. Gracias a su gran propensión osteógena, la lesión cicatriza y se remodela de manera espontánea dentro del periostio. Zaslav y cols.[310] señalan haber corregido con éxito una lesión fisaria clavicular medial con desplazamiento posterior en un deportista adolescente en quien la tomografía computarizada demostró remodelación, probablemente dentro del periostio íntegro. Asimismo, Hsu y cols.[134] trataron con éxito una fractura-luxación epifisaria posterior del extremo clavicular medial en un paciente de 15 años de edad.

Técnicas quirúrgicas

La cirugía se realiza de manera que altere el menor número de ligamentos anteriores posible. Cuando se logra mantenerlos íntegros, el paciente se coloca con los brazos hacia atrás y se le aplica un vendaje en forma de ocho, con lo que la reducción es estable. Si los ligamentos se han desgarrado, habrá que decidir si se intenta estabilizar la articulación esternoclavicular, o bien, si se extirpan los dos 2,5 cm a 4 cm mediales de la clavícula y se estabiliza la porción restante de ésta sujetándola a la primera costilla.

En las décadas de 1960 y 1970, algunos autores recomendaban estabilizar con clavos la articulación esternoclavicular. Elting[80] utilizaba alambres de Kirschner para sujetar la articulación y reparaba los ligamentos con tendón del extensor corto del primer dedo del pie. Denham y Dingley[69] y Brooks y Henning[37] utilizaron alambres de Kirschner. DePalma[71] y Brown[40] aconsejaban reparar los ligamentos y estabilizar la articulación con uno o dos clavos de Steinmann.

Habernek y Hertz,[117] Nutz,[203] Pfister y Weller,[218] Kennedy,[147] Tagliabue y Riva,[281] Hartman y Dunnagan,[120] Bankart,[15] Ecke[78] y Stein[276] evitaban aplicar clavos en la articulación esternoclavicular, y los sustituían con asas de diversos alambres. Burri y Neugebauer[44] recomiendan utilizar un asa en forma de ocho de fibra de carbón. Maguire,[177] Booth y Roper,[32] Barth y Hagen[19] y Lunseth y cols.[176] reconstruyeron la articulación esternoclavicular con tendones locales de esternocleidomastoideo, subclavio o pectoral mayor. Haug[121] empleaba una placa especial para estabilizar la articulación. Las complicaciones al fijar la articulación esternoclavicular con alambres de Kirschner o clavos de Steinmann son terribles, y se describen en la sección sobre complicaciones.

Luxación recurrente o no reducida

Método no quirúrgico. Varios autores subrayan que la mayoría de los pacientes con una luxación esternoclavicular prolongada y recurrente no padecen síntomas ni necesitan tratamiento. Holmdahl,[129] Louw y Louw[172] y Borrero[34] han encon-

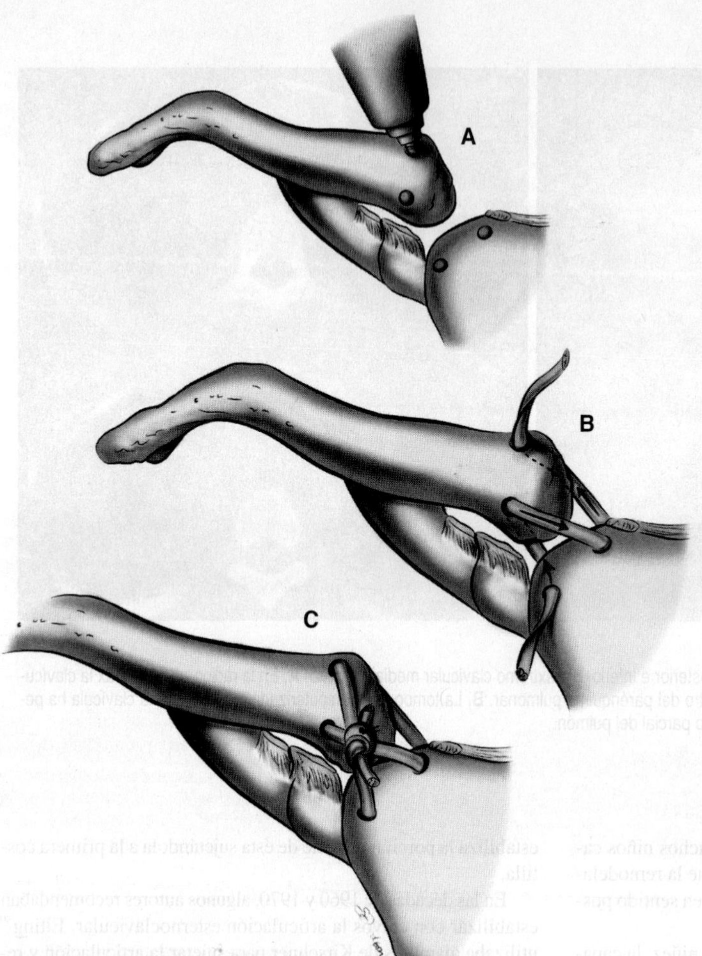

Fig. 13-33. • **A,** Orificios de taladro en la clavícula y el manubrio. **B,** Colocación de un injerto semitendinoso. **C,** Reconstrucción final.

trado complicaciones después de una luxación posterior no reducida.

Reconstrucciones quirúrgicas. Existen varios métodos básicos para mantener el extremo clavicular medial en su articulación normal con el esternón. Algunos de los recomendados son el empleo de *fascia lata,* sutura, fijación interna a través de la articulación, tendones del subclavio, osteotomías en la parte medial de la clavícula y resección del extremo clavicular medial. Recientemente, Spencer[273] realizó un análisis bioquímico de las reconstrucciones esternoclaviculares y comunicó una nueva técnica en la que utilizaba un injerto de semitendinoso en forma de ocho a través de clavícula y manubrio, que proporcionaba mejores resultados en cuanto al fracaso ante una carga máxima (Fig. 13-33).

Fascia lata. Bankart[15] y Milch[187] utilizaron *fascia lata* entre la clavícula y el esternón. Lowman[173] se valió de un asa de fascia en la articulación y a través de ésta para que sustituyera el ligamento redondo en la cadera. Speed[271] y Key y Conwell[149] utilizaron un asa de fascia entre la clavícula y la primera costilla. Allen[6] empleó *fascia lata* para reconstruir un ligamento esternoclavicular nuevo.

Tendón del subclavio. Burrows[45] aconseja utilizar el tendón de subclavio para reconstruir un ligamento costoclavicular nuevo. El músculo subclavio se origina en la primera costilla a 6 mm en sentido lateral y 1,3 mm en sentido anterior de la unión del ligamento costoclavicular.[109,110] Se inserta en la superficie inferior de la unión del tercio medio con el tercio externo de la clavícula, y las fibras musculares que se originan en el tendón se insertan en la superficie inferior del tercio clavicular medio (Fig. 13-34). Las fibras musculares que provienen del tendón parecen plumas de un ala de ave. Burrows separa las fibras musculares del tendón sin alterar su origen, y luego lo introduce a través de orificios que crea en la cara anterior del tercio clavicular proximal.

Al comparar su método quirúrgico con el uso de tiras libres de fascia, Burrows menciona que es «más fácil y seguro tomar una amarra que dejar caer un ancla; la amarra es el tendón del

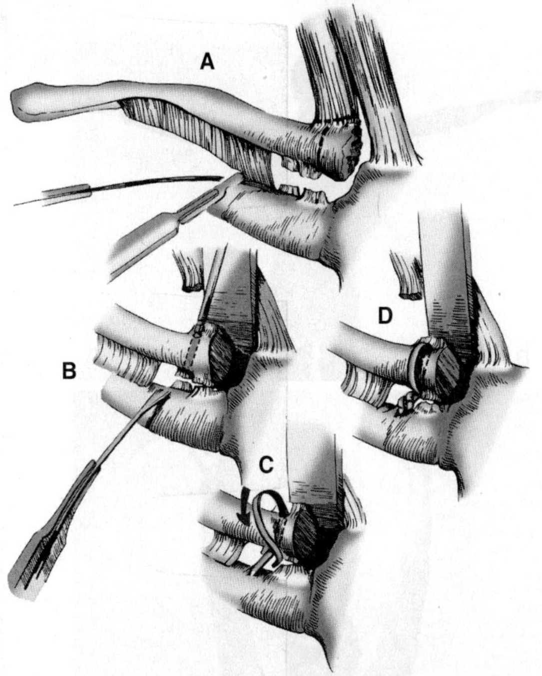

Fig. 13-34 • Técnica de Jackson Burrows, en la que se utiliza el tendón del subclavio para reconstruir el ligamento coracoclavicular. *(Modificado de Burrows HJ: Tenodesis of the subclavius in the treatment of recurrent dislocation of the sternoclavicular joint. J Bone Joint Surg Br 33:240-243, 1951.)*

subclavio separado de sus fibras musculares y realineado correctamente». Lunseth y cols.[176] crearon una técnica modificada de Burrows en la que incorporan un clavo de Steinmann de rosca a través de la articulación.

Osteotomía de la parte medial de la clavícula. Como ya se señaló, Omer,[207] después de reparar o reconstruir los ligamentos, crea una osteotomía con forma de escalón a un lado de la articulación y separa el fascículo clavicular del músculo esternocleidomastoideo del fragmento proximal.

Resección del extremo clavicular medial. McLaughlin,[185] Breitner y Wirth,[35] Pridie,[224] Bateman[21] y Milch[187] recomiendan resecar la porción medial de la clavícula cuando existen cambios degenerativos en la articulación. Si se va a eliminar el extremo clavicular medial por cambios degenerativos, el cirujano debe tener cuidado de no lesionar el ligamento costoclavicular.

Artrodesis. Se ha efectuado una artrodesis[232] para corregir la luxación esternoclavicular habitual. Sin embargo, este procedimiento no debe llevarse a cabo, porque impide la elevación, depresión y rotación normal de la clavícula. El resultado final sería una gran limitación de los movimientos del hombro (Fig. 13-35).

Lesiones fisarias

Como se señaló antes en este capítulo, la epífisis del extremo clavicular medial es la última epífisis del cuerpo que aparece en las radiografías y la última en cerrarse. Se observa en las radiografías hasta los 18 años, y se une con la clavícula entre los 23 y 25 años (Fig. 13-36; véase también Fig. 13-5).[109,110,295]

Es importante recordar esta información, puesto que muchas de las «luxaciones esternoclaviculares» son en realidad lesiones fisarias. La mayor parte de estas lesiones cicatrizan posteriormente sin necesidad de operarlas. Con el tiempo, el proceso de remodelación elimina cualquier deformidad o desplazamiento óseo. Las lesiones fisarias anteriores no necesitan tratamiento y sanan sin problema. Las posteriores deben reducirse. Si la luxación posterior no puede reducirse y el paciente no presenta síntomas, el desplazamiento se mantiene en observación mientras se remodela. Cuando el desplazamiento posterior produce síntomas y no puede reducirse de forma cerrada, se corrige durante la cirugía.

En 1967, Denham y Dingley[69] publicaron tres casos de lesión fisaria de la porción medial de la clavícula en pacientes de 14 a 16 años. Durante la operación, demostraron que el problema era una fractura fisaria de la porción medial de la clavícula. En 1972, Brooks y Henning[37] publicaron un artículo en el que concluyeron, al revisar nueve casos, que «muchas luxaciones esternoclaviculares y fracturas del extremo clavicular medial» en realidad son lesiones fisarias de esta zona. En 1984, Lemire y Rosman[163] informaron de un caso de «fractura doble» del extremo clavicular medial en un paciente de 15 años. Una fractura se situaba a través de la fisis, y la otra a través del tercio medial de la clavícula. Restablecieron la clavícula en el periostio a través de una cirugía, y el paciente volvió a su actividad normal sin problemas posteriores. Winter y cols.[300] publicaron dos casos de lesiones fisarias posteriores en niños, uno de nueve años y el otro de 12. En uno de ellos existía un desplazamiento contra la tráquea, y en el otro, en la tomografía computarizada, una compresión de la vena subclavia, que se acompañaba de un soplo carotídeo. Krenzein[155] informó de luxaciones esternoclaviculares sin comentar si se trataba de lesiones fisarias.

Desplazamiento anterior del extremo medial de la clavícula

Cuando la lesión fisaria no se detecta, o el paciente tiene menos de 25 años, se recurre a la reducción cerrada, como se señaló en la luxación esternoclavicular anterior. Los hombros se mantienen hacia atrás con un vendaje en forma de ocho durante tres a cuatro semanas, aunque la reducción sea inestable. La cicatrización es rápida, y se produce una remodelación en el lugar de la deformidad.

Desplazamiento posterior del extremo medial de la clavícula

Esta lesión se corrige por medio de reducción cerrada, como se describe en la luxación esternoclavicular posterior. La reducción suele mantenerse estable al sostener los hombros hacia atrás con un vendaje en forma de ocho. Esta inmovilización se prolonga hasta tres o cuatro semanas. Si la lesión fisaria posterior no puede reducirse pero el paciente no padece síntomas y es un niño o un adulto menor de 23 años, el tratamiento se pospone hasta observar si la remodelación elimina el desplazamiento posterior.

Problemas atraumatológicos

Luxación o subluxación espontánea

Al igual que con la inestabilidad de la articulación glenohumeral, es importante distinguir entre una inestabilidad esterno-

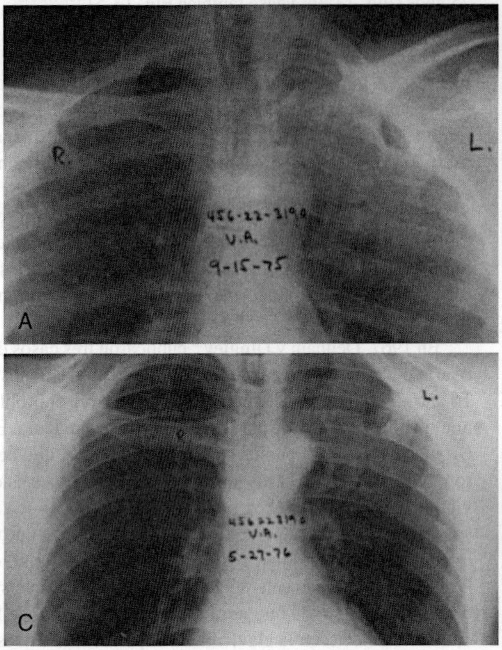

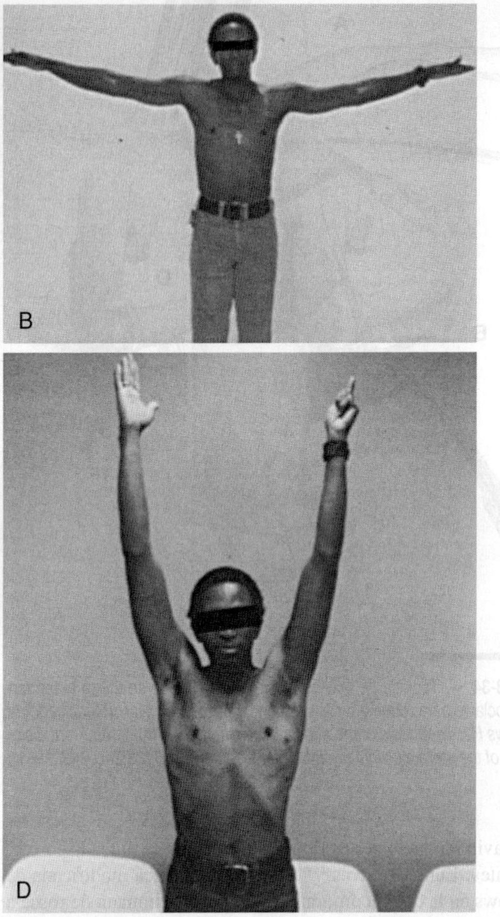

Fig. 13-35 • Efecto de una artrodesis de la articulación esternoclavicular en la función del hombro. **A,** A consecuencia de una herida de bala en la articulación esternoclavicular izquierda, el extremo clavicular medial izquierdo se fusionó con el esternón y las primeras tres costillas. **B,** El movimiento del hombro se limitó a 90° de flexión y abducción. **C,** Radiografía obtenida después de resecar la tumefacción ósea, liberando el extremo clavicular medial. **D,** La función del hombro izquierdo se restableció casi por completo una vez que se eliminó la artrodesis esternoclavicular. *(De Bucholz RW y Heckman JD [eds.]: Rockwood and Green's Fractures in Adults, 5.ª ed. Filadelfia: Lippincott, Williams & Wilkins, 2001, pág. 1271.)*

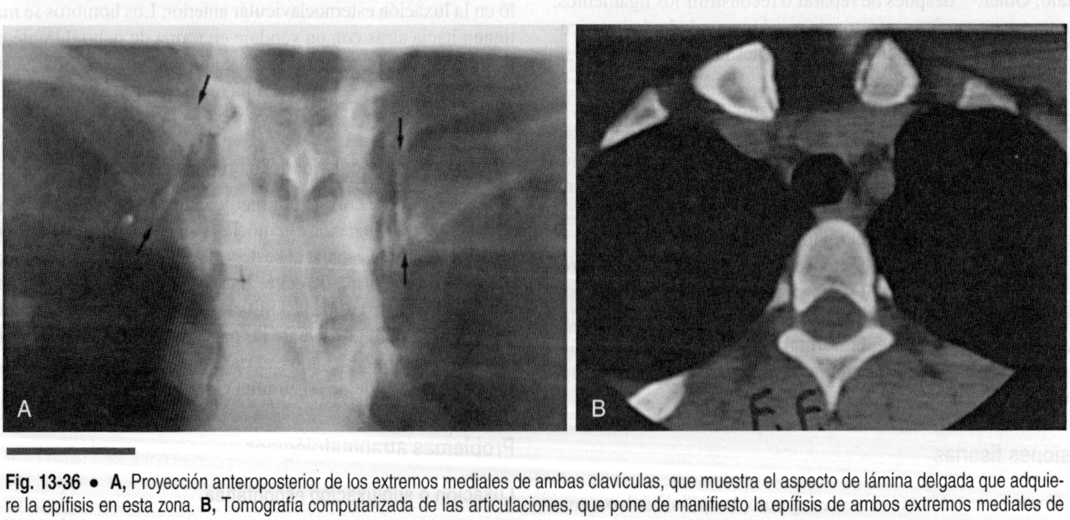

Fig. 13-36 • **A,** Proyección anteroposterior de los extremos mediales de ambas clavículas, que muestra el aspecto de lámina delgada que adquiere la epífisis en esta zona. **B,** Tomografía computarizada de las articulaciones, que pone de manifiesto la epífisis de ambos extremos mediales de las clavículas.

clavicular traumatológica y una atraumatológica, para evitar complicaciones. Rowe[245] relató varios casos que se habían sometido a uno o varios esfuerzos por estabilizar la articulación esternoclavicular. En todos ellos el paciente podía luxarse de forma voluntaria la clavícula después de la operación. Además, ha descrito varios casos de pacientes jóvenes que pueden «meter y sacar la clavícula» sin elevar los brazos.[246]

De acuerdo con la experiencia de los autores, las luxaciones y subluxaciones esternoclaviculares espontáneas predominan en individuos menores de 20 años, por lo general en mujeres. Sin que exista un traumatismo considerable, uno o ambos extremos mediales de la clavícula se desplazan espontáneamente en sentido anterior durante la abducción o flexión hacia arriba de la cabeza (véase Fig. 13-10). La clavícula se reduce cuando el brazo vuelve al costado. Este fenómeno a menudo conlleva una distensión en otras articulaciones de las extremidades. Rockwood y Odor revisaron 37 casos y comprobaron que es una situación autolimitada.[243] *No* debe someterse a reconstrucción quirúrgica, porque la articulación seguirá luxándose y la cirugía puede ocasionar más molestias, dolor y una cicatriz desagradable (Fig. 13-37). Se debe explicar detalladamente al paciente y a sus familiares, haciendo hincapié en que al final no será un problema importante y los síntomas desaparecerán.

Congénita o del desarrollo

Algunos problemas congénitos o del desarrollo (p. ej., ausencia parcial o completa de hueso o músculos) ocasionan subluxación o luxación esternoclavicular. Por lo general no se necesitan técnicas especiales quirúrgicas ni de rehabilitación.[112,197]

Artritis

La osteoartritis común y la posmenopáusica casi siempre se tratan con medidas no quirúrgicas; es decir, calor, antiinflamatorios y reposo.[31,36] No obstante, es necesario evaluar con detalle a cada enfermo para descartar otras situaciones que simulan cambios en la articulación esternoclavicular (p. ej., tumores, enfermedades metabólicas, infecciones o alteraciones de la colágena). En algunos pacientes con cambios artríticos postraumatológicos en la articulación esternoclavicular, como sucede después de una fractura en esta región sometida a intentos de reconstrucción, se necesita una artroplastia formal y la estabilización de la clavícula restante sujetándola a la primera costilla.

Pingsmann y cols.[220] comunicaron los resultados a medio plazo en ocho mujeres que no respondieron a tratamiento conservador y que fueron sometidas a tratamiento quirúrgico por artritis primaria de la articulación esternoclavicular. Tras la resección limitada de la clavícula medial y la conservación de los ligamentos coracoclavicular e interclavicular, comunicaron una mejoría de la puntuación de Constant y de Rockwood y llegaron a la conclusión de que la artroplastia era eficaz y segura en el tratamiento de la artrosis degenerativa sintomática de la articulación esternoclavicular.

Los pacientes con enfermedades de la colágena, como artritis reumatoide, y algunos con osteítis condensante del extremo clavicular medial, necesitan artroplastia. Al operar la articulación esternoclavicular es importante evaluar la estabilidad residual de esta región. Es la misma analogía que se utiliza al extirpar el extremo distal de la clavícula por un problema antiguo y completo de la articulación acromioclavicular. Si los ligamentos coracoclaviculares se encuentran íntegros, está indicado extirpar el extremo clavicular distal. Si los ligamentos coracoclaviculares se desgarran, además de extirpar el extremo clavicular distal se deben reconstruir los ligamentos coracoclaviculares. Si los ligamentos costoclaviculares se encuentran íntegros, se extirpa la porción medial de la clavícula a los ligamentos y se bisela (Fig. 13-38). Si ya no existen ligamentos, la clavícula se estabiliza sujetándola a la primera costilla. Cuando se extirpa demasiada clavícula, o cuando la clavícula no se sujeta a la primera costilla, aumentan los síntomas (Fig. 13-39).

Los pacientes con hiperostosis esternoclavicular constituyen un problema difícil de manejar.[4,55,103,106,142,158,252,267-269] Esta situación no se detiene con fármacos, y el tratamiento depende básicamente de analgésicos, antiinflamatorios y fisioterapia. Algunas veces la escisión quirúrgica de la tumefección ósea mejora la función de la extremidad superior.

Infección

Las infecciones esternoclaviculares se tratan igual que en otras articulaciones, sólo que durante la aspiración y el drenaje quirúrgico se debe tener mucho cuidado con las estructuras vitales que descansan detrás de la articulación. Cuando la aspiración o la clínica indican la presencia de material purulento en la articulación, se debe llevar a cabo una artrotomía formal. Este procedimiento es especialmente importante en la artritis séptica esternoclavicular, debido al peligro de que se formen abscesos y se disemine la infección hacia las estructuras mediastínicas. Así lo confirma la revisión bibliográfica que realizaron Wohlgethan y Newberg,[305] puesto que estos autores comprobaron que la incidencia de formación de abscesos después de una infección esternoclavicular es del 20%. Es necesario eliminar el ligamento esternoclavicular anterior, pero se respetan los ligamentos posterior e interclavicular. En ocasiones, la infección surge en el extremo clavicular medial o el manubrio, en cuyo caso se reseca una parte del hueso necrótico. Dependiendo del estado de la herida después de la desbridación, ésta se cierra alrededor de un drenaje, o bien se deja abierta y se cierra más tarde.

MÉTODO DE TRATAMIENTO PREFERIDO POR LOS AUTORES

PROBLEMAS TRAUMATOLÓGICOS

LESIÓN DE TIPO I (ESGUINCE LEVE)

Para los esguinces leves los autores aconsejan utilizar compresas frías durante las primeras 12 a 24 horas y un cabestrillo para apoyar la articulación. Por lo general, el paciente podrá usar el brazo para sus actividades diarias por un período de cinco a siete días.

LESIÓN DE TIPO II (SUBLUXACIÓN)

Además de las compresas frías, se aplica una tira almohadillada en ocho en la clavícula para sostener los hombros hacia atrás y permitir el descanso de la articulación esternoclavicular. Este arnés se retira unas cuantas semanas después y se sustituye por un cabestrillo durante otra semana, o bien se per-

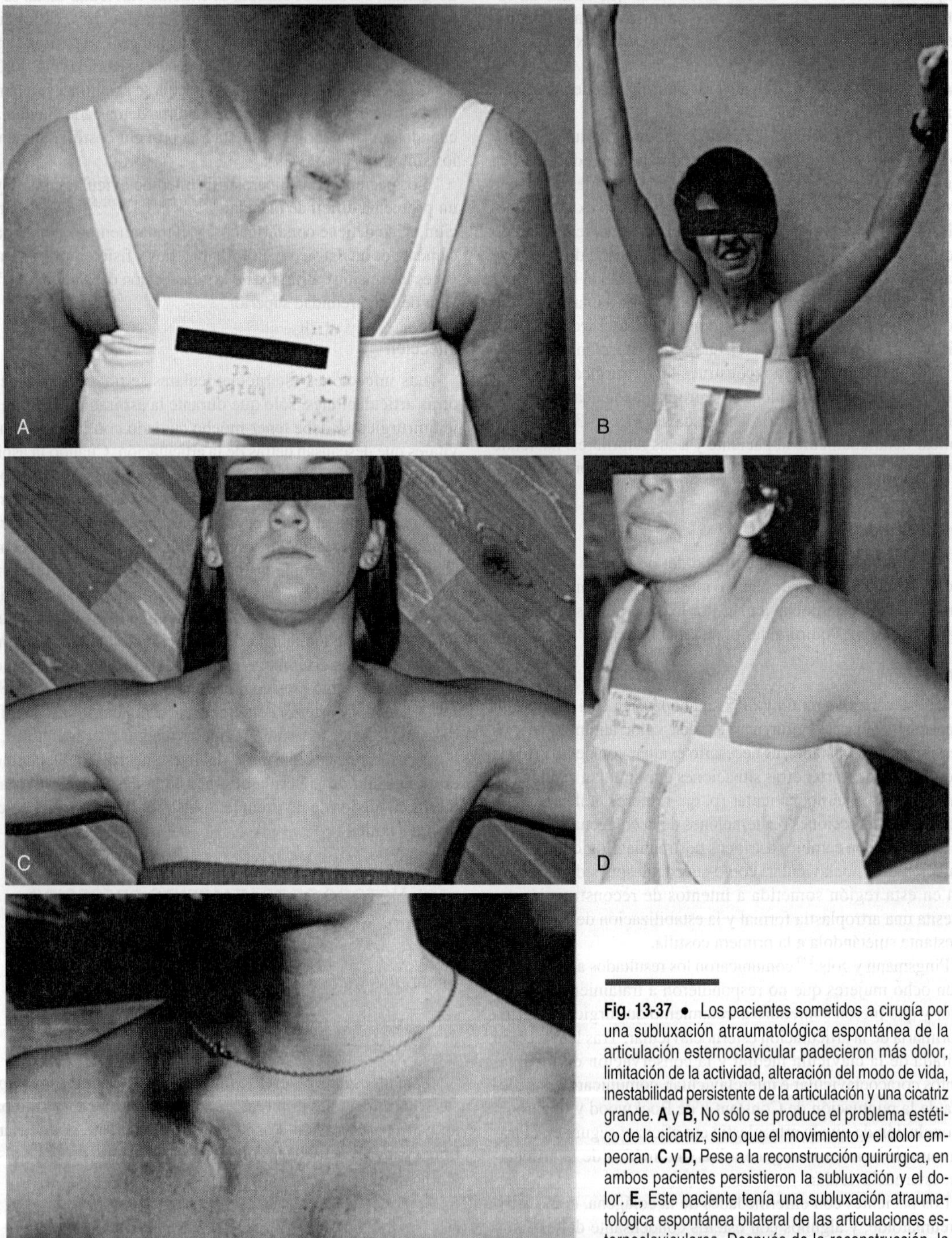

Fig. 13-37 • Los pacientes sometidos a cirugía por una subluxación atraumatológica espontánea de la articulación esternoclavicular padecieron más dolor, limitación de la actividad, alteración del modo de vida, inestabilidad persistente de la articulación y una cicatriz grande. **A** y **B,** No sólo se produce el problema estético de la cicatriz, sino que el movimiento y el dolor empeoran. **C** y **D,** Pese a la reconstrucción quirúrgica, en ambos pacientes persistieron la subluxación y el dolor. **E,** Este paciente tenía una subluxación atraumatológica espontánea bilateral de las articulaciones esternoclaviculares. Después de la reconstrucción, la subluxación persistió en el hombro derecho, que era doloroso y modificó considerablemente la forma de vida del paciente. En el hombro izquierdo la subluxación era mínima y prácticamente asintomática.

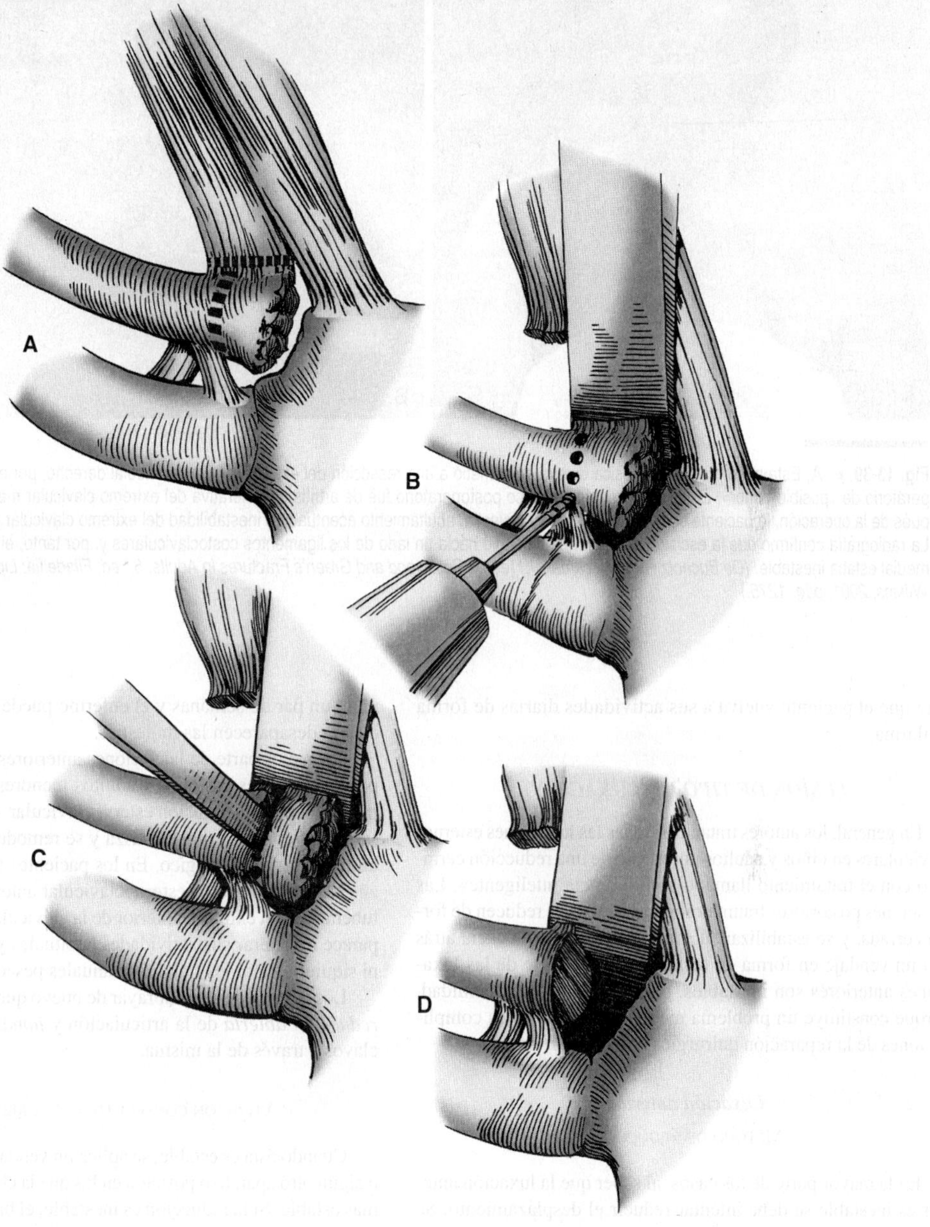

Fig. 13-38 • Técnica para resecar el extremo clavicular medial por artritis degenerativa. **A,** Sólo se debe eliminar la porción de la clavícula que es medial a los ligamentos costoclaviculares (romboide). Es necesario proteger las estructuras vitales que yacen detrás del extremo clavicular medial. **B** y **C,** Puede utilizarse un taladro de aire con una fresa cortante para realizar la osteotomía. **D,** Una vez extirpado el fragmento óseo, los bordes dorsal y anterior de la clavícula se lijan para obtener un mejor aspecto estético. *(De Bucholz RW y Heckman JD [eds.]: Rockwood and Green's Fractures in Adults, 5.ª ed. Filadelfia: Lippincott, Williams & Wilkins, 2001, pág. 1270.)*

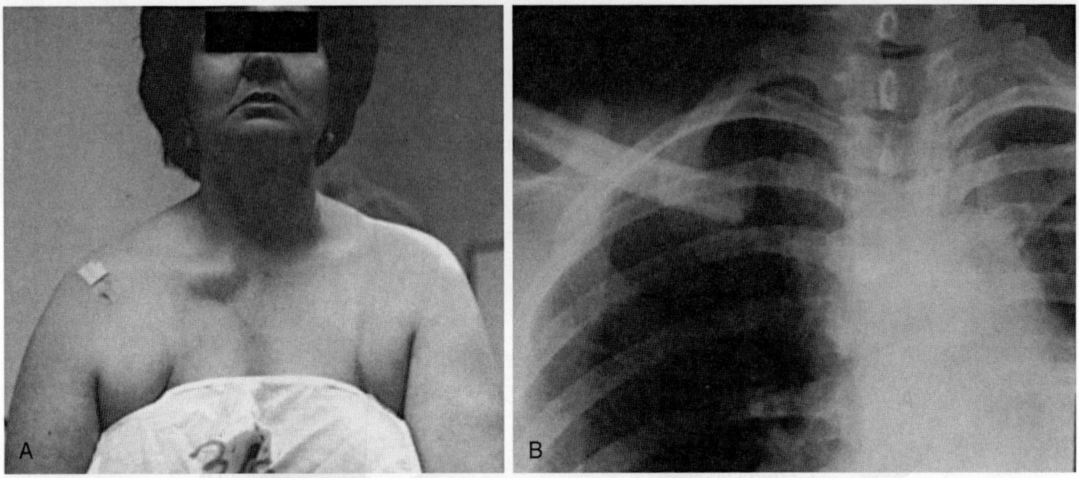

Fig. 13-39 • **A,** Esta mujer posmenopáusica diestra se sometió a una resección del extremo clavicular medial derecho, por el diagnóstico preoperatorio de «posible tumor». El diagnóstico microscópico postoperatorio fue de artritis degenerativa del extremo clavicular medial derecho. Después de la operación, la paciente se quejaba de dolor y molestia, abultamiento acentuado e inestabilidad del extremo clavicular medial derecho. **B,** La radiografía confirmó que la escisión clavicular se extendió hacia un lado de los ligamentos costoclaviculares y, por tanto, el extremo clavicular medial estaba inestable. *(De Bucholz RW y Heckman JD [eds.]: Rockwood and Green's Fractures in Adults, 5.ª ed. Filadelfia: Lippincott, Williams & Wilkins, 2001, pág. 1275.)*

mite que el paciente vuelva a sus actividades diarias de forma paulatina.

LESIÓN DE TIPO III (LUXACIÓN)

En general, los autores tratan casi todas las luxaciones esternoclaviculares en niños y adultos por medio de una reducción cerrada o con el tratamiento llamado «indiferencia inteligente». Las luxaciones posteriores traumatológicas agudas se reducen de forma cerrada, y se estabilizan al sostener los hombros hacia atrás con un vendaje en forma de ocho. La mayor parte de las luxaciones anteriores son inestables, pero se acepta la deformidad, porque constituye un problema menor que las posibles complicaciones de la reparación quirúrgica con fijación interna.

Luxación anterior

MÉTODO DE REDUCCIÓN

En la mayor parte de los casos, al saber que la luxación anterior es inestable se debe intentar reducir el desplazamiento. Se administran relajantes musculares y narcóticos por vía intravenosa, y el paciente se coloca en decúbito supino sobre la mesa, con tres o cuatro toallas dobladas entre los omóplatos. El ayudante aplica presión delicada en sentido inferior sobre la cara anterior de ambos hombros, en tanto que el médico empuja el extremo clavicular medial a su sitio. Algunas veces el desplazamiento anterior permanece adyacente al esternón. Sin embargo, por lo general la clavícula se desplaza en sentido anterior al sostener los hombros hacia atrás o al relajarlos. Se debe explicar al paciente que la articulación es inestable, pero que los peligros de la fijación interna son excesivos, así que se prescribe un cabestrillo durante un par de semanas y el enfermo puede utilizar el brazo en cuanto desaparecen las molestias.

La mayor parte de las lesiones anteriores con que se han topado los autores en niños y adultos menores de 25 años no corresponden a una luxación esternoclavicular, sino a una lesión fisaria de tipo I o II, que cicatriza y se remodela sin necesidad de un tratamiento quirúrgico. En los pacientes mayores de 23 ó 25 años con una luxación esternoclavicular anterior, persiste la protuberancia del extremo anterior de la clavícula; sin embargo, esto parece no alterar sus actividades habituales y, en algunos casos, ni siquiera altera los trabajos manuales pesados.

Los autores desean subrayar de nuevo que *no recomiendan la reducción abierta* de la articulación y *jamás* aconsejan utilizar clavos a través de la misma.

ATENCIÓN CONSECUTIVA A LA REDUCCIÓN

Cuando ésta es estable, se aplica un vendaje en forma de ocho o algún otro aparato o posición en los que la clavícula se encuentre más estable. Si la reducción es inestable, el brazo se coloca en un cabestrillo durante una semana, y luego el paciente puede comenzar a utilizarlo en sus actividades diarias menos intensas.

Luxación posterior

Es muy importante obtener una historia clínica detallada y realizar una exploración física minuciosa. Se deben obtener radiografías, tomografías simples o computarizadas, e incluso angiografías con tomografías, para comprobar la existencia de compresión de los grandes vasos en el cuello o el brazo o de alguna dificultad en la deglución o la respiración. También es conve-

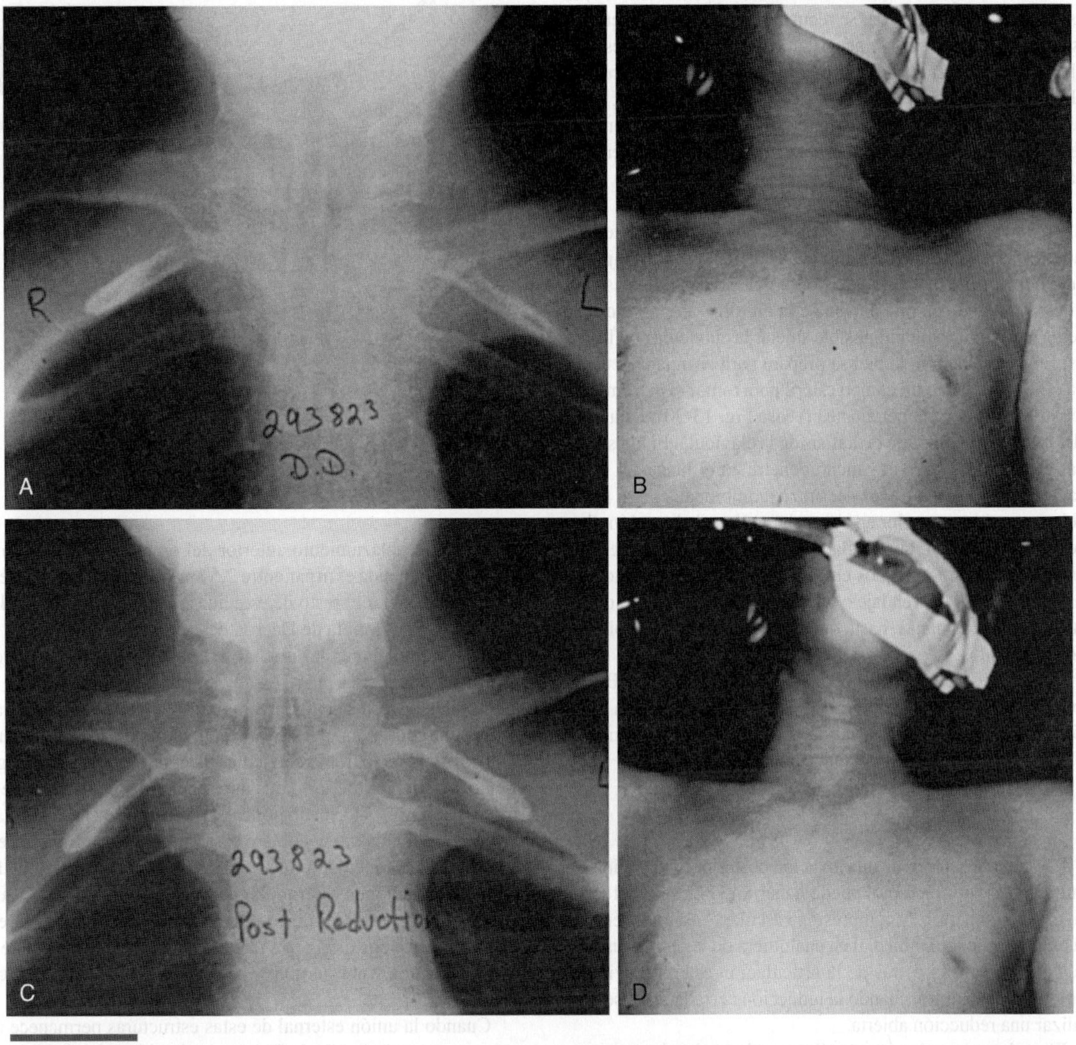

Fig. 13-40 • Luxación posterior o separación epifisaria de tipo I de la articulación esternoclavicular izquierda, en un niño de 12 años. **A,** La radiografía «de serendipia» con una inclinación cefálica de 40° revela que la clavícula izquierda es un poco más baja en el plano horizontal que la clavícula derecha sana. **B,** Antes de la reducción, el extremo clavicular medial izquierdo se encontraba desplazado en sentido posterior, comparado con la clavícula derecha. El único abultamiento restante de la articulación esternoclavicular izquierda era el del borde superomedial del manubrio. **C,** Bajo anestesia general se llevó a cabo una reducción cerrada, aplicando tracción al brazo en abducción y extensión. La clavícula se redujo con un chasquido audible. Se restableció al mismo nivel horizontal que la clavícula derecha. **D,** Desde el punto de vista clínico, ambas clavículas eran palpables al mismo nivel después de la reducción.

niente averiguar si el paciente sufre sensación de ahogo o disfonía. La presencia de cualquiera de estos síntomas puede significar una presión mediastínica que obliga a consultar con el especialista indicado.

Los autores no consideran que la cirugía sea necesaria para reducir la luxación esternoclavicular posterior; de hecho, una vez que la articulación se reduce en forma cerrada, casi siempre es estable (Fig. 13-40).

Aunque el diagnóstico de luxación esternoclavicular anterior o posterior se realiza con la exploración física, ahora se sabe que no es posible limitarse al edema y la solidez anterior para confirmar una lesión anterior. De hecho, en varias ocasiones el diagnóstico clínico es de luxación anterior, pero la radiografía demuestra que el problema es posterior. Por tanto, los autores sugieren confirmar *siempre* el diagnóstico clínico con los estudios radiográficos apropiados, antes de tomar cualquier decisión respecto al tratamiento.

MÉTODO DE LA REDUCCIÓN CERRADA

El paciente se coloca en decúbito supino, con una bolsa de arena de 7 cm a 10 cm de espesor o tres o cuatro toallas dobladas entre las escápulas para extender los hombros. El hombro luxado se ubica sobre el borde de la mesa, para poder colocar el brazo en abducción y extensión. Cuando existe un dolor intenso, espasmo muscular y angustia, se recurre a la anestesia general; en los demás pacientes sólo se necesitan narcóticos, relajantes musculares o tranquilizantes. En primer lugar, se aplica una tracción delicada en el brazo en abducción y paralelo a la clavícula, mientras el ayudante aplica contratracción sosteniendo al paciente sobre la mesa. La tracción en el brazo se incrementa de manera gradual mientras éste se extiende.

Al reducirse, casi siempre produce un chasquido y la reubicación es visible. Cuando la tracción en abducción y extensión fracasa, el ayudante sujeta o empuja la clavícula hacia abajo, tratando de extraerla de la parte posterior del esternón. En casos difíciles, sobre todo en una persona con un tórax amplio o con un edema excesivo, resulta imposible sujetar la clavícula con los dedos. En esta situación, la piel se prepara para cirugía y se utiliza una pinza para piel o un campo estéril para tomar el extremo clavicular medial por vía percutánea (véase Fig. 13-30). Esta pinza debe rodear por completo la diáfisis de la clavícula. El hueso cortical denso impide que el gancho penetre en el hueso. A continuación, la tracción a través del brazo, combinada con la fuerza del levantamiento anterior en el gancho, reduce la luxación. Después de la reducción, la articulación esternoclavicular queda estable, incluso con los brazos en los costados; sin embargo, casi siempre se aplica un vendaje o una tira en forma de ocho durante tres o cuatro semanas, hasta que cicatricen los tejidos blandos y los ligamentos.

Los autores no han utilizado la técnica propuesta por Butterworth y Kirk,[46] en la que ejercen tracción en el brazo en aducción, pero consideran que es válida y se puede utilizar cuando falla la técnica de tracción con abducción.

TÉCNICA DE LA REDUCCIÓN ABIERTA

Las complicaciones de una luxación posterior no reducida son innumerables; por ejemplo, puede haber un síndrome del estrecho torácico superior[97] y compresión vascular,[34] así como erosión del extremo clavicular medial en cualquiera de las estructuras vitales que descansan detrás de la articulación esternoclavicular. Por tanto, en el adulto, cuando la reducción cerrada falla, se debe realizar una reducción abierta.

El paciente se coloca en decúbito supino sobre la mesa, con tres o cuatro toallas o una bolsa pequeña de arena entre las escápulas. La extremidad superior se cubre con campos para aplicar tracción lateral durante la reducción abierta. Además, se coloca una sábana doblada en el tórax del enfermo, para utilizarla durante la contratracción.

Se ejecuta una incisión anterior paralela al borde superior de los 7,5 cm a 10 cm mediales de la clavícula, y luego se extiende hacia abajo sobre el esternón medial a la articulación esternoclavicular lesionada (Fig. 13-41). Como se señaló, esta operación la debe realizar una cirujano de tórax. Lo importante es eliminar suficiente tejido blando para exponer la articulación, dejando al mismo tiempo el ligamento capsular anterior íntegro. La reducción por lo general se realiza con tracción y contratracción, mientras el extremo clavicular medial se levanta con una pinza. Además de la tracción y la contratracción, a veces es necesario valerse de un elevador para regresar la clavícula a su articulación con el esternón. Una vez que se logra la reducción, y con los hombros hacia atrás, ésta es estable, puesto que la cápsula anterior se encuentra íntegra. Si la cápsula se lesiona o es insuficiente para

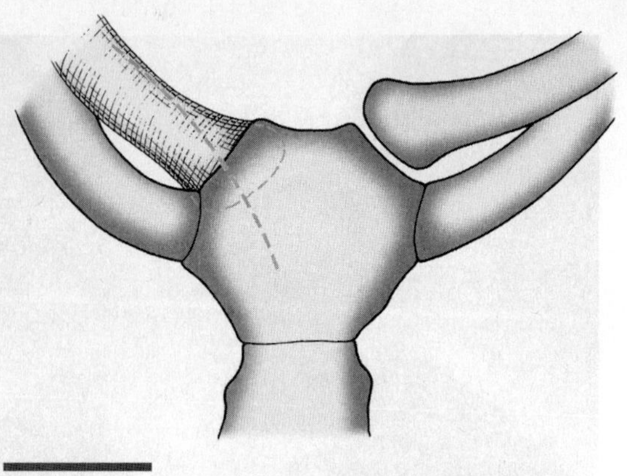

Fig. 13-41 • Incisión cutánea para la reducción abierta de una luxación esternoclavicular posterior.

impedir el desplazamiento anterior del extremo clavicular medial, se recomienda extirpar entre 2,5 cm y 3,5 cm mediales de la clavícula y sujetar el resto de este hueso con la primera costilla, por medio de una cinta de Dacron de 1 mm.

El extremo clavicular medial se expone a través de una disección subperióstica (Fig. 13-42). Siempre que sea posible se identifican los restos de ligamentos capsulares o del disco intrarticular y se conservan, puesto que estas estructuras se pueden utilizar para fijar el extremo clavicular medial (Fig. 13-43). El ligamento capsular cubre las caras anterosuperior y posterior de la articulación, y está formado por engrosamientos de la cápsula articular. Este ligamento se adhiere básicamente a la epífisis del extremo clavicular medial, y suele arrancarse de esta estructura durante las luxaciones esternoclaviculares posteriores. De igual forma, el ligamento del disco intraarticular casi siempre se encuentra íntegro en su origen a partir de la unión sincondral de la primera costilla y el esternón, y se arranca del extremo clavicular medial.

Cuando la unión esternal de estas estructuras permanece íntegra, se entreteje un hilo de Dacron de algodón no absorbible del núm. 1 en uno o ambos ligamentos, para que los extremos del hilo salgan a través del extremo libre y arrancado del tejido.

Luego se reseca el extremo clavicular medial (como ilustra la Fig. 13-38) con cuidado de proteger las estructuras subyacentes (Fig. 13-44). El conducto medular del extremo medial se perfora y raspa para que reciba el ligamento capsular o del disco intraarticular transferido (Fig. 13-45); acto seguido, se hacen dos orificios pequeños en la corteza superior del extremo clavicular medial, aproximadamente a 1 cm del lugar de la resección (Fig. 13-46). Estos orificios se comunican con el conducto medular y se utilizan para sujetar la sutura en el ligamento transferido. Los extremos libres del hilo se introducen en el conducto medular, saliendo por los dos orificios pequeños de la corteza superior de la clavícula (Fig. 13-47). Mientras la clavícula se mantiene en posición anteroposterior reducida en relación con la primera costilla y el esternón, los hilos se utilizan para tirar del ligamento dentro del conducto medular de la clavícula. Los hilos se anudan, y de esta manera se sujeta el ligamento transferido en la clavícula (Fig. 13-48). La estabilización concluye al cruzar va-

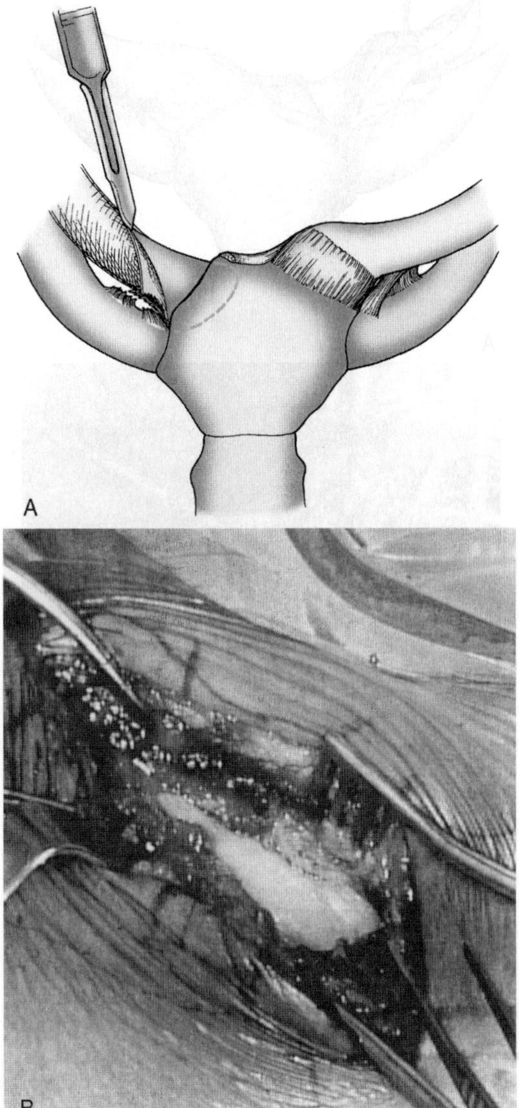

Fig. 13-42 • **A** y **B,** Exposición subperióstica del extremo clavicular medial. Nótese el desplazamiento en sentido posterior del fragmento medial de la clavícula. *(**A,** De Bucholz RW y Heckman JD [eds.]: Rockwood and Green's Fractures in Adults, 5.ª ed. Filadelfia: Lippincott, Williams & Wilkins, 2001, pág. 1276.)*

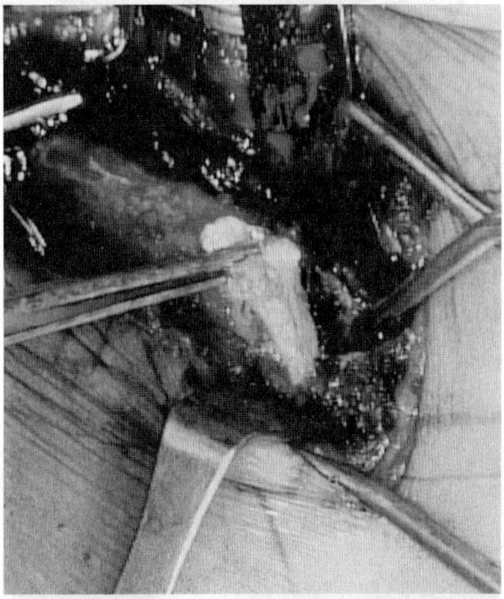

Fig. 13-43 • La pinza sostiene la porción anterior del ligamento esternoclavicular, que se arrancó del extremo clavicular medial. La unión esternal del ligamento se encontraba íntegra.

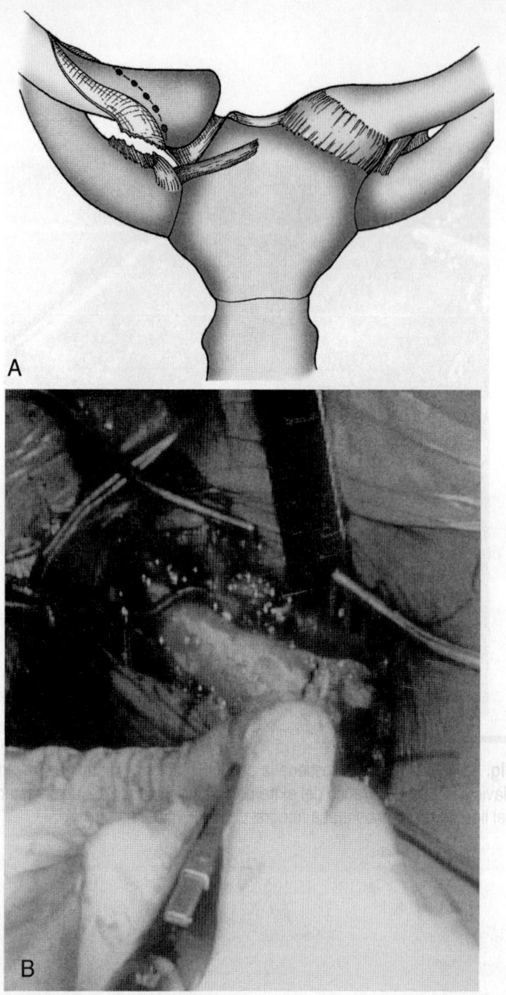

Fig. 13-44 • **A** y **B,** La escisión del extremo clavicular medial se facilita al crear orificios en el sitio donde se va a realizar la osteotomía.

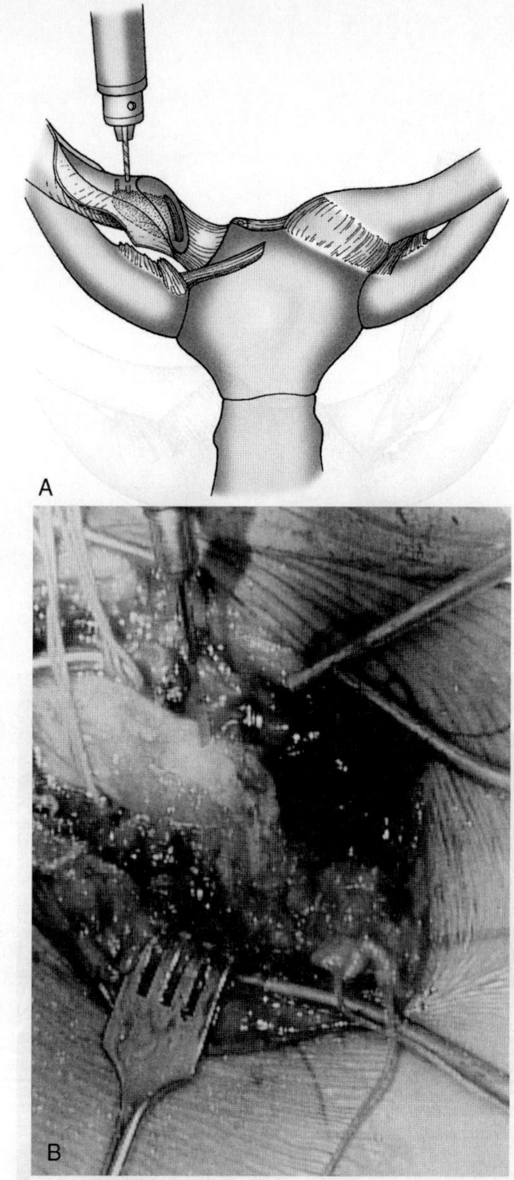

Fig. 13-46. A y **B,** Se crean orificios en la corteza superior de la clavícula, a 1 cm del sitio de la osteotomía. (**A,** *De Bucholz RW y Heckman JD [eds.]: Rockwood and Green's Fractures in Adults, 5.ª ed. Filadelfia: Lippincott, Williams & Wilkins, 2001, pág. 1277.)*

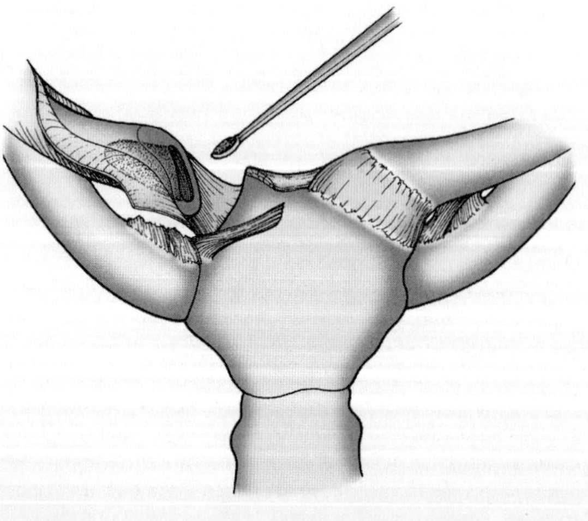

Fig. 13-45 • Se raspa el conducto medular del extremo clavicular medial, como preparación para recibir al ligamento capsular esternoclavicular transferido. *(De Bucholz RW y Heckman JD [eds.]: Rockwood and Green's Fractures in Adults, 5.ª ed. Filadelfia: Lippincott, Williams & Wilkins, 2001, pág. 1276.)*

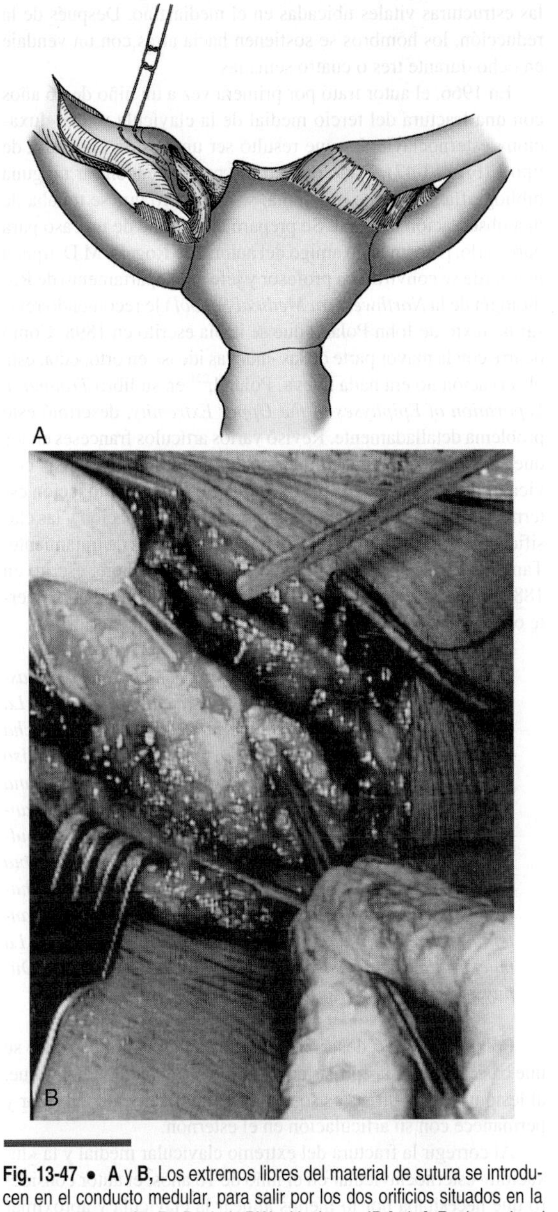

Fig. 13-47 • **A** y **B,** Los extremos libres del material de sutura se introducen en el conducto medular, para salir por los dos orificios situados en la corteza superior. (**A,** *De Bucholz RW y Heckman JD [eds.]: Rockwood and Green's Fractures in Adults, 5.ª ed. Filadelfia: Lippincott, Williams & Wilkins, 2001, pág. 1277.)*

rios hilos de Dacron de 1 mm alrededor del extremo clavicular medial restante, asegurando la hoja perióstica de la clavícula con el ligamento costoclavicular (Fig. 13-49). En el postoperatorio, el paciente permanece con los hombros hacia atrás por medio de un vendaje en forma de ocho, durante cuatro a seis semanas, mientras cicatrizan los tejidos blandos.

Nota: Los autores *no* recomiendan el uso de alambres de Kirschner, clavos de Steinmann ni ningún otro tipo de material metálico para sujetar la articulación esternoclavicular. Las com-

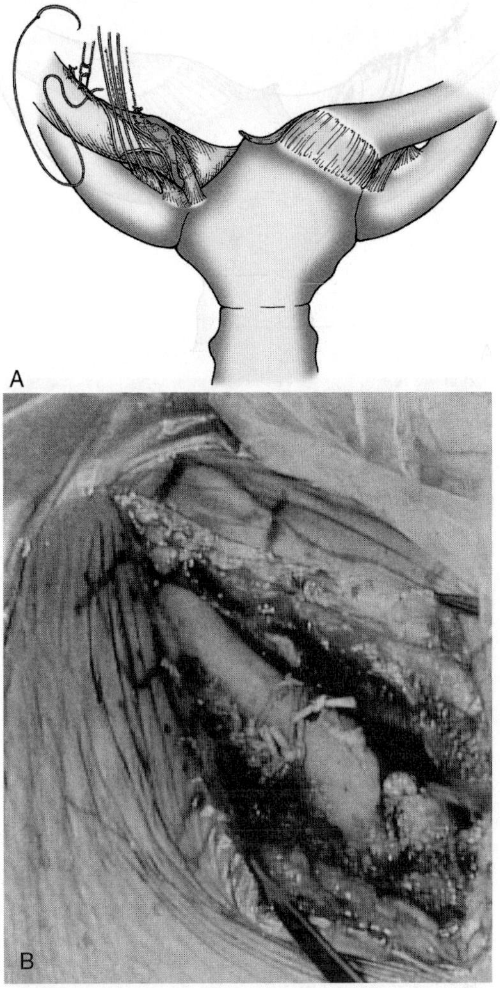

Fig. 13-48 • **A** y **B,** El ligamento capsular transferido se sujeta al extremo clavicular medial, anudando el material de sutura que proviene de la corteza superior de la clavícula. (**A,** *De Bucholz RW y Heckman JD [eds.]: Rockwood and Green's Fractures in Adults, 5.ª ed. Filadelfia: Lippincott, Williams & Wilkins, 2001, pág. 1277.)*

plicaciones son muy graves; véanse mayores detalles en la sección sobre complicaciones.

LESIONES FISARIAS DEL EXTREMO CLAVICULAR MEDIAL

Los autores consideran que muchas de las lesiones esternoclaviculares anteriores y posteriores en pacientes menores de 25 años, que se consideran «luxaciones», son en realidad lesiones de la fisis medial de la clavícula. Varios autores han observado en el momento de una operación que el ligamento del disco intraarticular permanece unido al esternón, y los autores concuerdan con ellos. Además, informan de que el disco epifisario osificado o no osificado, dependiendo de la edad del paciente, también permanece

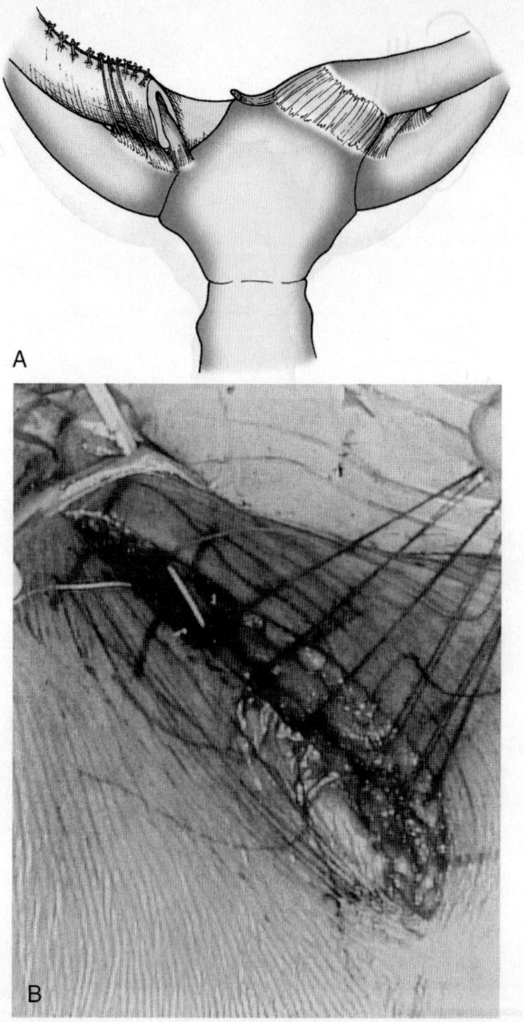

Fig. 13-49 • **A** y **B,** Sutura de la cubierta perióstica, alrededor del extremo clavicular medial, y fijación de estas estructuras con el ligamento costoclavicular. *(**A,** De Bucholz RW y Heckman JD [eds.]: Rockwood and Green's Fractures in Adults, 5.ª ed. Filadelfia: Lippincott, Williams & Wilkins, 2001, pág. 2377.)*

unido al esternón. Desde el punto de vista anatómico, la epífisis se sitúa a un lado del ligamento del disco articular y se sostiene en su sitio mediante el ligamento capsular, que se puede confundir con el ligamento del disco intraarticular.

Como ya se señaló, la epífisis medial no se osifica y, por tanto, no aparece en las radiografías antes de los 18 años de edad. Así pues, el diagnóstico no puede «demostrarse» hasta que se produce la osificación. Sin embargo, los autores, de cualquier forma, realizarían una reducción cerrada como se describe antes cuando haya sospecha de una lesión anterior o posterior. La reducción abierta de la lesión fisaria rara vez estará indicada, con excepción de la posibilidad de un desplazamiento en sentido posterior que no se puede reducir en un paciente con síntomas compresivos de las estructuras vitales ubicadas en el mediastino. Después de la reducción, los hombros se sostienen hacia atrás con un vendaje en ocho durante tres o cuatro semanas.

En 1966, el autor trató por primera vez a un niño de 16 años con una fractura del tercio medial de la clavícula y una «luxación» esternoclavicular que resultó ser una lesión epifisaria de tipo I (Fig. 13-47). Dado que no fue posible encontrar ninguna bibliografía sobre este problema, se consideró que se trataba de una observación original. Se preparó el informe de un caso para publicarlo, pero un buen amigo del autor, Lee Rogers, M.D. (quien más tarde se convirtió en profesor y jefe del departamento de Radiología de la *Northwestern Medical School*) le recomendó revisar un texto de John Poland que se había escrito en 1898. Como ocurre con la mayor parte de las «nuevas ideas» en ortopedia, esta observación no era nada nueva. Poland,[221] en su libro *Traumatic Separation of Epiphyses of the Upper Extremity,* describió este problema detalladamente. Revisó varios artículos franceses en los que se evaluaban más de 60 casos de fractura de la epífisis clavicular medial que en la clínica se manifestaban por luxación esternoclavicular. Describió la anatomía de la articulación y las clasificaciones de esta lesión, además de los métodos de tratamiento. También analizó con detalle un artículo de Verchere, escrito en 1886, que quizá constituye la primera publicación de una muerte ocasionada por la luxación esternoclavicular posterior:

> *Un varón de 20 años de edad, después de una lesión por aplastamiento, murió al séptimo día por enfisema subcutáneo. La necropsia reveló que el tercio interno de la clavícula derecha se había separado del periostio y su extremo redondeado liso se había desplazado en sentido posterior, ocasionando una perforación pleural del tamaño de una moneda «de dos francos». El orificio se situaba en el pulmón izquierdo, y el pulmón ipsilateral no se había lesionado. El artículo describía con claridad que la articulación esternoclavicular no se había lesionado y que la placa fisaria de 5 mm de ancho se mantenía en su sitio gracias a los ligamentos circundantes. La muestra de la epífisis separada se guardó en el Museo Dupuytren.*

Poland continuó describiendo que el ligamento capsular se une básicamente a la epífisis del extremo clavicular medial, y que, al lesionarse, la epífisis es sostenida por el ligamento capsular y permanece con su articulación en el esternón.

Al corregir la fractura del extremo clavicular medial y la «luxación» esternoclavicular en el niño de 16 años, el autor consideró que necesitaba por lo menos alinear la clavícula y aproximar un poco más la articulación esternoclavicular (véase Fig. 13-53). El fragmento medía 3,7 cm de largo, y había girado 90° del eje longitudinal de la clavícula. Por el deseo de explorar la anatomía, el fragmento de clavícula, que se había denudado por completo de su periostio, cayó al suelo. No obstante, el extremo esternal del fragmento no poseía una superficie articular cartilaginosa lisa. Era rugoso y tenía el aspecto del extremo de una pata de pollo cuando con el último mordisco se retiraba la epífisis. Los ligamentos costoclaviculares se encontraban íntegros en la parte inferior, y el borde más medial del periostio era una estructura densa que podía confundirse con el ligamento del disco intraarticular, o bien, podría ser la epífisis no osificada.

El tratamiento consistió en cerrar el periostio, esperando que todavía existiera epífisis adyacente al esternón (Fig. 13-51). Más

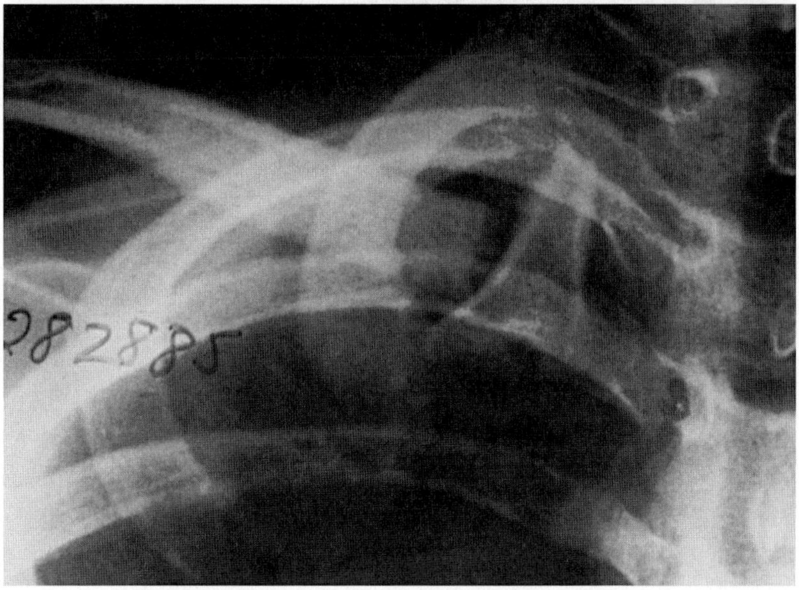

Fig. 13-50 • Separación epifisaria de tipo I del extremo clavicular medial derecho, acompañada de una fractura de la diáfisis clavicular con rotación de 90° del segmento. *(De Bucholz RW y Heckman JD [eds.]: Rockwood and Green's Fractures in Adults, 5.ª ed. Filadelfia: Lippincott, Williams & Wilkins, 2001, pág. 1279.)*

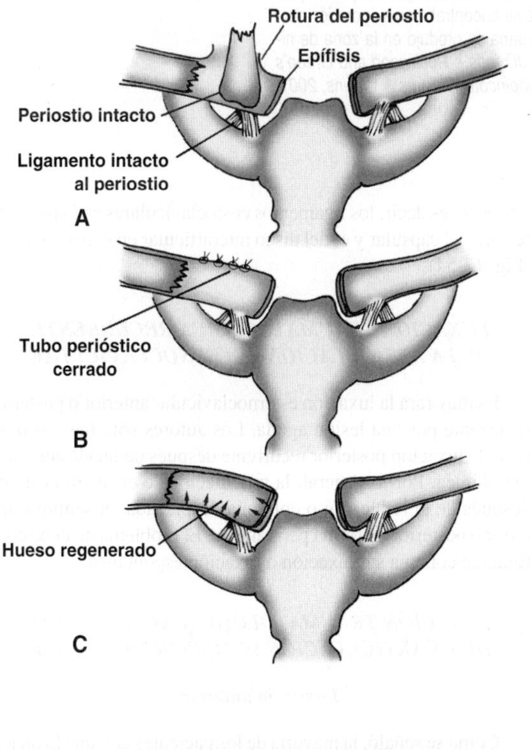

Fig. 13-51 • Esquema de la lesión y la cicatrización del paciente de la Figura 13-47. **A,** El fragmento, junto con su metáfisis, se ha separado de la placa epifisaria, desplazándose parcialmente al exterior de la cubierta perióstica. **B,** El fragmento se extirpó y el defecto del periostio se suturó. Los ligamentos coracoclaviculares se encontraban íntegros y unidos en la parte inferior con el periostio. La epífisis continuó en su posición anatómica, gracias a los ligamentos capsulares esternoclaviculares. **C,** A los 18 meses, el extremo clavicular medial fue sustituido por hueso neoformado a partir de la epífisis y el periostio. *(De Bucholz RW y Heckman JD [eds.]: Rockwood and Green's Fractures in Adults, 5.ª ed. Filadelfia: Lippincott, Williams & Wilkins, 2001, pág. 1279.)*

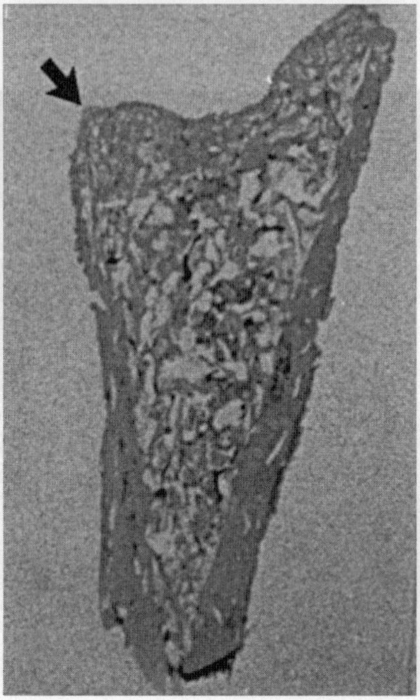

Fig. 13-52 • Examen microscópico del fragmento clavicular extraído del paciente de la Figura 13-47. El extremo medial del fragmento muestra una zona provisional de calcificación de la metáfisis; esto significa que la epífisis del extremo clavicular medial todavía se encontraba en su posición normal adyacente al manubrio. La lesión fisaria se produjo en la zona de hipertrofia. *(De Bucholz RW y Heckman JD [eds.]: Rockwood and Green's Fractures in Adults, 5.ª ed. Filadelfia: Lippincott, Williams & Wilkins, 2001, pág. 1279.)*

adelante, los estudios microscópicos del extremo más medial del fragmento revelaron una zona provisional de calcificación metafisaria, que indicaba que de hecho se había producido una separación a través de la placa fisaria en la zona de hipertrofia (Fig. 13-52). Las radiografías seriadas mostraron la sustitución gradual del extremo clavicular medial y, después de 18 meses, todo el defecto había sido sustituido por hueso (Fig. 13-53A). El paciente volvió a su antiguo trabajo de obrero (véanse Figs. 13-53 B, C).

Desde 1966, los autores han podido demostrar que varios casos de «luxación esternoclavicular» son en realidad fracturas fisarias, según radiografías con inclinación cefálica de 40° y tomografía computarizada, puesto que el disco delgado ha conservado su articulación normal con el esternón, mientras que la metáfisis y la diáfisis se desplazan. Algunas fracturas fisarias son lesiones de tipo II en las que el fragmento pequeño de la metáfisis permanece con la epífisis. Por supuesto, antes de que la epífisis se osifique, como a los 18 años de edad, no es posible verificar si el desplazamiento de la articulación esternoclaviclar es una luxación de la articulación misma o una fractura de la placa fisaria.

Pese a que en la fractura fisaria de tipos I o II se produce un desplazamiento considerable desde la diáfisis, el periostio persiste en su posición anatómica, y los ligamentos siguen unidos al periostio, es decir, los ligamentos costoclaviculares en la parte inferior, y el capsular y el del disco interarticular en la parte medial (Fig. 13-54).

LUXACIÓN TRAUMATOLÓGICA RECURRENTE DE LA ARTICULACIÓN ESTERNOCLAVICULAR

Es muy rara la luxación esternoclavicular anterior o posterior recurrente por una lesión aguda. Los autores sólo han visto un caso de luxación posterior recurrente después de una lesión traumatológica. Por lo general, la articulación se encuentra estable después de la reducción o continúa desplazada en sentidos anterior o posterior de forma permanente. El problema no debe confundirse con una subluxación o luxación espontánea.

LUXACIÓN TRAUMATOLÓGICA NO REDUCIDA DE LA ARTICULACIÓN ESTERNOCLAVICULAR

Luxación anterior

Como se señaló, la mayoría de los pacientes con una luxación esternoclavicular anterior permanente no reducida no suelen padecer demasiados síntomas, su arco de movimiento es casi com-

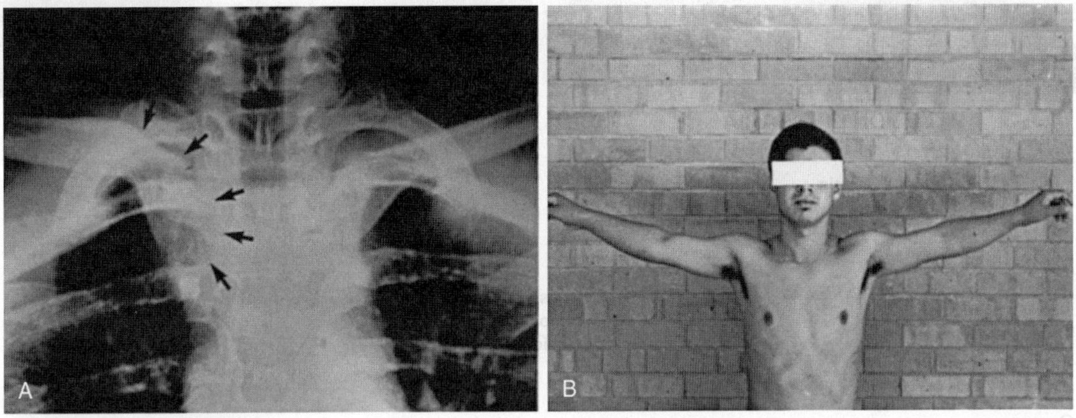

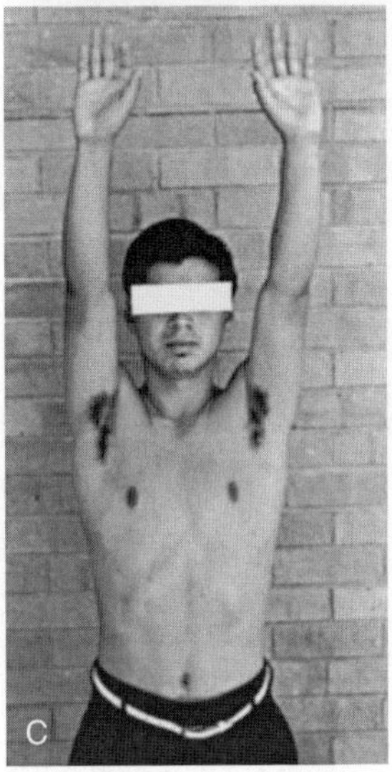

Fig. 13-53 • A, Radiografía de la articulación esternoclavicular, tomada 18 meses después de extirpar el extremo clavicular medial (véase Fig. 13-47). Existe una regeneración completa del extremo clavicular medial, gracias al periostio y a la epífisis. **B** y **C,** A los 18 meses de la lesión y de crecimiento del extremo clavicular medial, el paciente alcanzó un arco de movimiento completo sin síntomas, e incluso realizaba actividades manuales. *(De Bucholz RW y Heckman JD [eds.]: Rockwood and Green's Fractures in Adults, 5.ª ed. Filadelfia: Lippincott, Williams & Wilkins, 2001, pág. 1280.)*

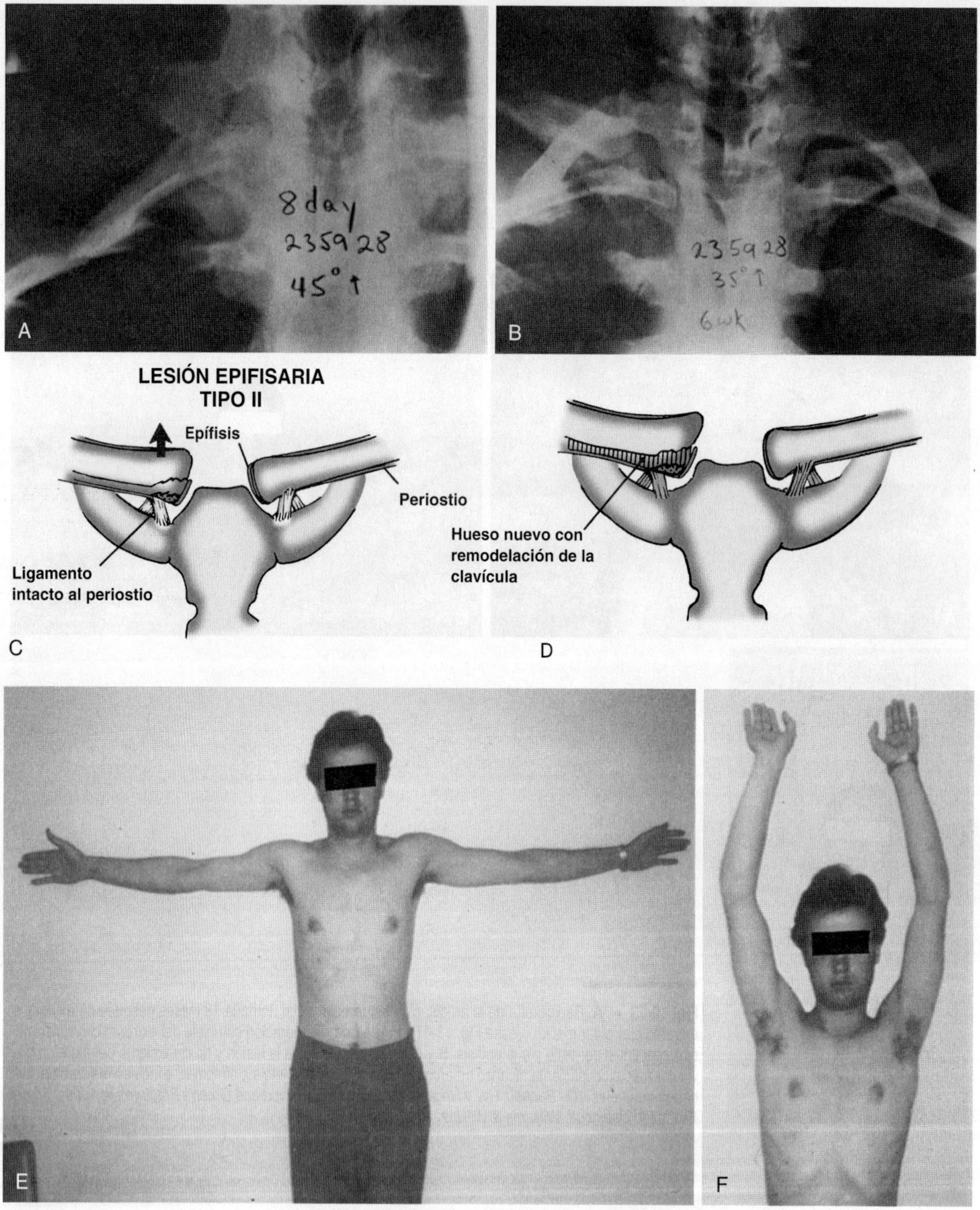

Fig. 13-54 • Lesión fisaria de tipo II del extremo clavicular medial derecho. **A,** La radiografía obtenida a los ocho días revela que el fragmento clavicular medial se ha desplazado en sentido superior desde la clavícula izquierda. El borde medial inferior de la clavícula todavía se sitúa en su posición normal adyacente a la epífisis. **B,** La radiografía a las seis semanas revela una neoformación ósea a lo largo del periostio inferior. Nótese la placa epifisaria delgada del extremo clavicular medial izquierdo sano. **C,** Esquema del proceso de cicatrización de una lesión fisaria de tipo II en el extremo clavicular medial. La porción medial de la clavícula se separa del periostio, dejando un pequeño fragmento (signo de Thurston-Holland). Los ligamentos costoclaviculares se encuentran íntegros y unidos al periostio inferior. **D,** Gracias a la remodelación de la epífisis conservada y del periostio que la recubre, la fractura termina consolidando. **E** y **F,** Desde el punto de vista clínico, a las ocho semanas la lesión fisaria cicatrizó y el paciente adquirió un arco de movimiento completo.

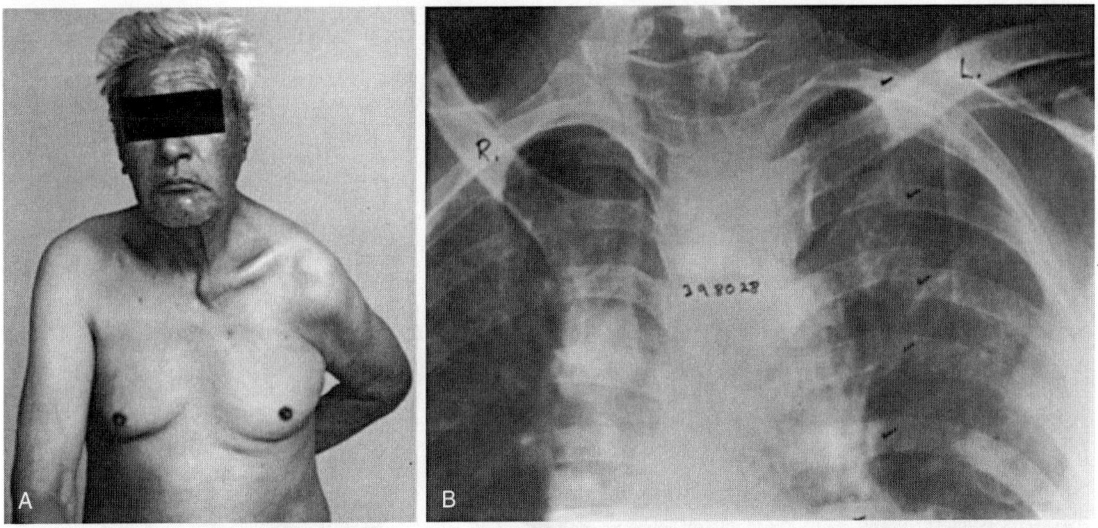

Fig. 13-55 • Luxaciones traumatológicas anteriores no reducidas de la articulación esternoclavicular. **A,** Este paciente sufrió una luxación anterior no reducida de la articulación esternoclavicular izquierda. Trabaja como obrero y sufre muy pocos síntomas. **B,** La lesión tuvo lugar cinco años antes de la fotografía, cuando sufrió una luxación y fracturas múltiples de las costillas.

(Continúa)

pleto, y pueden trabajar e incluso realizar labores manuales sin mayores problemas (Fig. 13-55). Dado que esta articulación es tan pequeña e incongruente y que los resultados observados en los pacientes sometidos a intentos de reconstrucción son tan malos, los autores recomiendan un tratamiento de «indiferencia inteligente», sin cirugía. En los casos en que se ha realizado una cirugía esternoclavicular fallida previa, los autores repiten la artroplastia con resección del extremo clavicular medial para reducir y estabilizar la articulación con material de sutura, fascia, tendones, etc.

Si los síntomas de artritis traumatológica persisten más de seis o 12 meses después de la luxación, y si desaparecen por completo al inyectar anestesia local en la región de la articulación esternoclavicular, los autores realizan una artroplastia. Ésta consiste en la resección de los 2,5 cm mediales de la clavícula, biselando el borde superoanterior con fines estéticos, desbridando el ligamento del disco intraarticular y estabilizando la clavícula restante con la primera costilla con cinta de Dacron de algodón de 1 mm o 3 mm. Si los ligamentos costoclaviculares no estabilizan el extremo clavicular medial, es importante reconstruir alguna estructura similar a un ligamento entre la clavícula y la primera costilla. Los autores, además, separan el fascículo clavicular del esternocleidomastoideo para resistir de manera temporal la tracción que ejerce este músculo en sentido superior sobre la clavícula.

Luxación posterior no reducida

En el adulto, dado los problemas que pueden surgir si la clavícula permanece desplazada en sentido posterior dentro del mediastino, casi siempre está indicada la reducción mediante un método abierto. Para ello se deben resecar los 2,5 cm mediales de la clavícula, sujetándola con la primera costilla, como ya se señaló.

Problemas atraumatológicos

Subluxación o luxación espontánea de la articulación esternoclavicular

Los autores han atendido a 39 pacientes con este problema, y el único síntoma que refieren es la subluxación o luxación del extremo clavicular medial en sentido anterior, al elevar los brazos por arriba de la cabeza.[242] Esto sucede de manera espontánea y sin un traumatismo importante. Se puede considerar un problema voluntario o involuntario, puesto que se da cuando el paciente eleva los brazos encima de la cabeza. Algunas personas a las que se atiende por otro problema de hombro desconocen que al subir los brazos por encima de la cabeza el extremo medial de su clavícula se subluxa o luxa. Los autores nunca han visto una subluxación esternoclavicular espontánea posterior. Algunos individuos con desplazamiento anterior atraumatológico se quejan de dolor. Puesto que es difícil estabilizar la articulación e impedir la subluxación o luxación obteniendo un arco completo de movimiento sin dolor, el tratamiento que utilizan los autores es la «indiferencia inteligente». La anatomía del problema se explica al paciente y a sus familiares. Además, se informa de que los beneficios quirúrgicos son mínimos y que deben suspender la luxación voluntaria, ya que con el tiempo los síntomas desaparecen y el individuo olvida que la luxación es un problema.

En la revisión de Rockwood y Odor de 37 casos de subluxación atraumatológica espontánea, 29 se trataron sin cirugía y ocho se sometieron a reconstrucción quirúrgica en otro lugar.[242] Durante el seguimiento medio mayor de ocho años, los 29 pacientes que no se operaron evolucionaron bien sin que existieran limitaciones de su actividad o su modo de vida. En los ocho pacientes operados el dolor aumentó, hubo limitación de la actividad, altera-

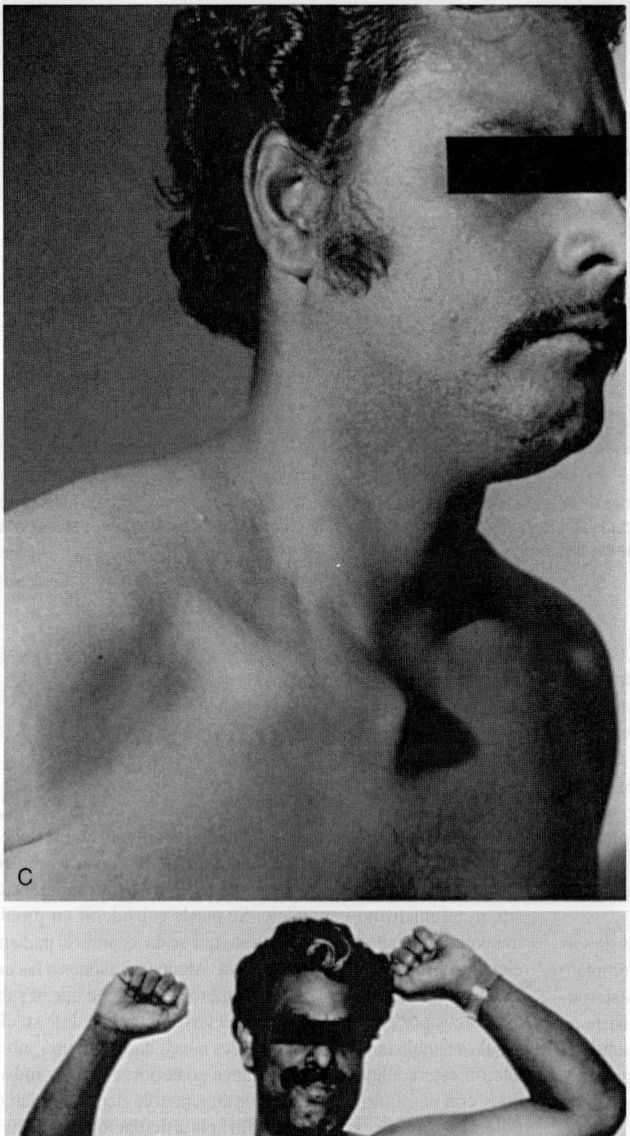

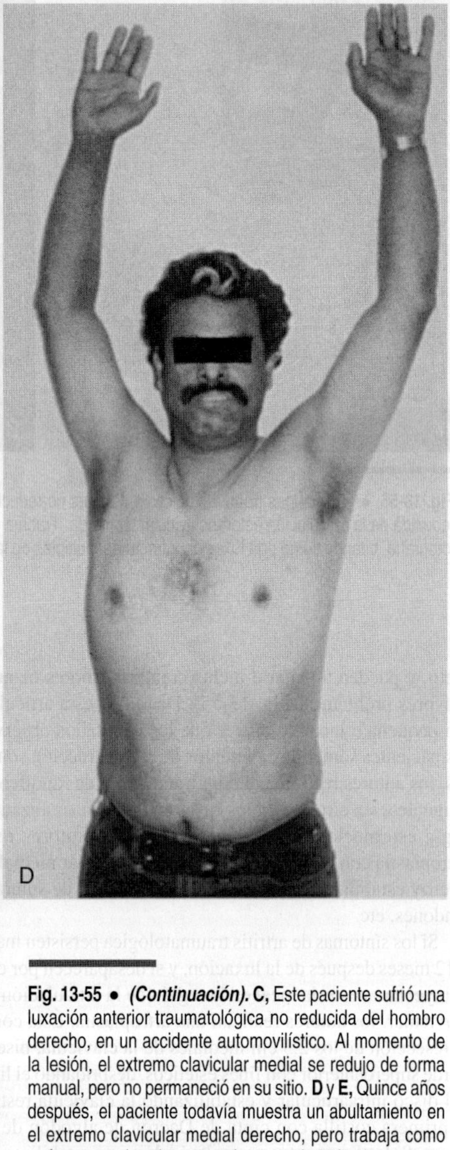

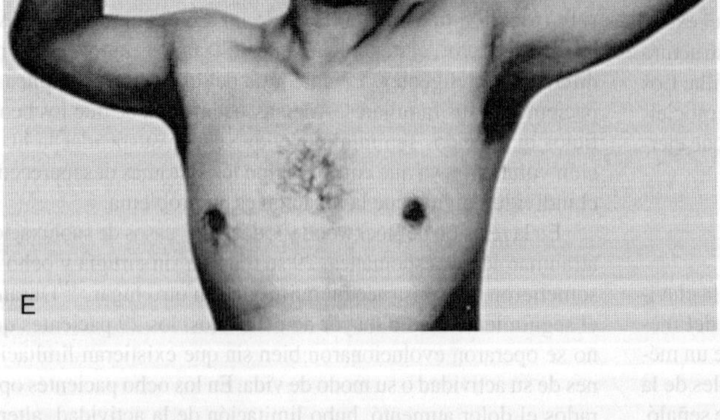

Fig. 13-55 • ***(Continuación).*** **C,** Este paciente sufrió una luxación anterior traumatológica no reducida del hombro derecho, en un accidente automovilístico. Al momento de la lesión, el extremo clavicular medial se redujo de forma manual, pero no permaneció en su sitio. **D** y **E,** Quince años después, el paciente todavía muestra un abultamiento en el extremo clavicular medial derecho, pero trabaja como peón, cargando y descargando sacos de 25 kg de cemento. (**A** y **C** *De Bucholz RW y Heckman JD [eds.]: Rockwood and Green's Fractures in Adults, 5.ª ed. Filadelfia: Lippincott, Williams & Wilkins, 2001, pág. 1274.)*

ciones del modo de vida, discapacidad persistente y una cicatriz grande. En muchos casos, el paciente, antes de una reconstrucción o resección previa, tenía dolor mínimo, un arco de movimiento excelente, y sólo se quejaba del «abultamiento» que aparecía y desaparecía con ciertos movimientos. En el postoperatorio el paciente todavía tenía el abultamiento que se acompañaba de una cicatriz y un arco de movimiento doloroso (véase Fig. 13-37).

ARTRITIS

La mayoría de los pacientes con artritis degenerativa simple u artrosis posmenopáusica pueden tratarse con reposo, calor húmedo y antiinflamatorios (véanse Figs. 13-12 y 13-13). Como se señaló, es importante estudiar con detalle al paciente con artritis esternoclavicular para descartar un tumor, artropatía, osteítis condensante del extremo clavicular medial o hiperostosis esternocostoclavicular. En algunos pacientes con artrosis traumatológica o hiperostosis esternoclavicular, es necesario resecar el extremo clavicular medial. Es importante extraer una cantidad suficiente de hueso, sin excederse (Fig. 13-56).

INFECCIÓN

Los autores consideran que el pus acumulado en esta articulación obliga a realizar una artrotomía y una exploración articular. Cuando el procedimiento se realiza poco después de la infección, casi siempre basta con la artrotomía y la limpieza. Sin embargo, cuando la infección es prolongada y existe destrucción de cartílago y hueso, debe realizarse una resección del extremo clavicular medial o del manubrio afectado. Deben conservarse los ligamentos posterior, interclavicular y costoclavicular (véase Fig. 13-14).

TRATAMIENTO QUIRÚRGICO DE PROBLEMAS ESTERNOCLAVICULARES ATRAUMATOLÓGICOS

Al operar la articulación esternoclavicular es necesario valorar la estabilidad residual del extremo clavicular medial. Corresponde a la misma analogía que se utiliza al resecar el extremo clavicular distal por un problema antiguo de la articulación acromioclavicular. Si los ligamentos coracoclaviculares se encuentran íntegros, se reseca el extremo distal de la clavícula. Si

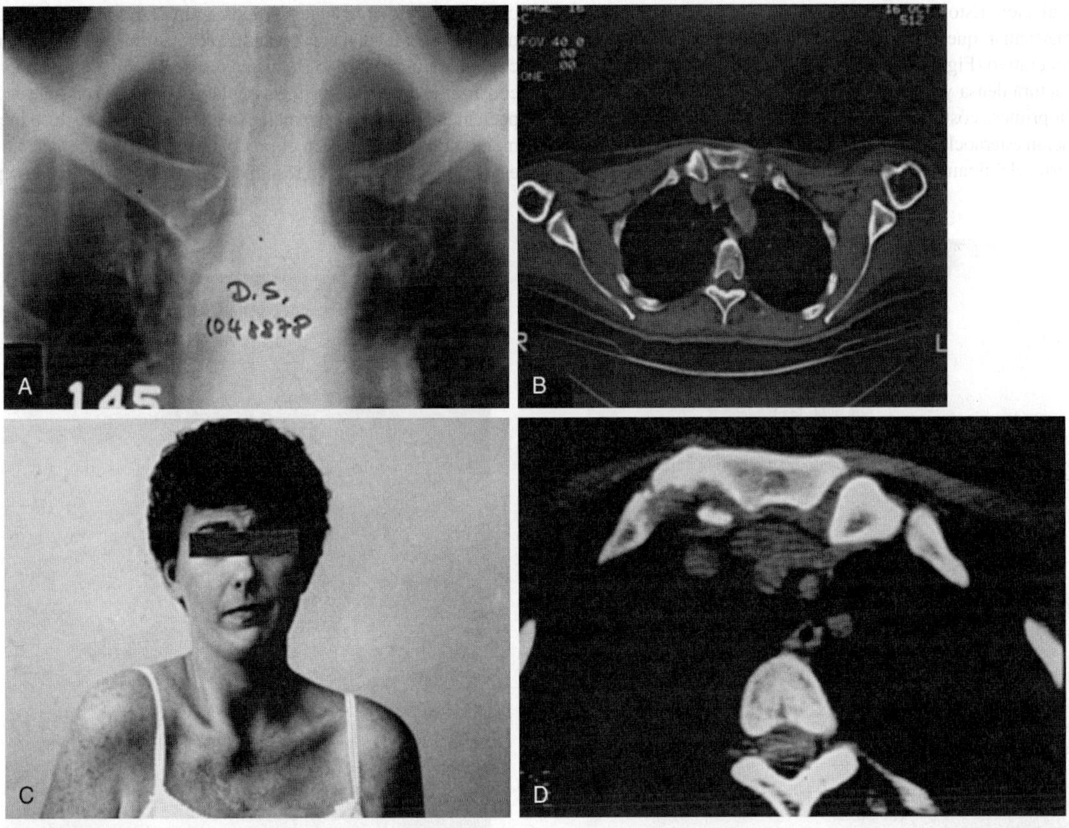

Fig. 13-56 • Al realizar una artroplastia esternoclavicular, se debe extraer suficiente hueso. **A** y **B,** Después de la resección del extremo clavicular medial izquierdo, esta paciente continuaba con dolor al mover el hombro. La tomografía computarizada confirma la presencia de fragmentos óseos en el lugar de la artroplastia. **C,** Después de la artroplastia esternoclavicular derecha, el extremo clavicular medial todavía es prominente y doloroso. **D,** La tomografía confirma que el extremo clavicular medial derecho penetra en el manubrio, además de existir un fragmento suelto de hueso en la articulación.

los ligamentos coracoclaviculares se arrancan, además de resecar el fragmento distal habrá que reconstruir los ligamentos. Cuando los ligamentos costoclaviculares se encuentran íntegros, se reseca el extremo clavicular medial y se bisela (véase Fig. 13-38). Cuando los ligamentos se desgarran, la clavícula se sujeta a la primera costilla. Cuando la resección clavicular es excesiva o cuando la clavícula no se estabiliza con la primera costilla, se agravan los síntomas (véase Fig. 13-39).

TÉCNICA QUIRÚRGICA

Con el paciente en decúbito supino sobre la mesa, se colocan tres o cuatro toallas o una bolsa de arena entre ambas escápulas. Se realiza una incisión anterior, paralela al borde superior, de los 7 cm a 8 cm mediales de la clavícula; esta incisión se extiende hacia abajo sobre el esternón, en situación medial a la articulación esternoclavicular lesionada. Se cortan la fascia y el periostio del extremo clavicular medial, de acuerdo con la incisión cutánea. El fascículo clavicular del músculo esternocleidomastoideo y el origen del pectoral mayor en el extremo clavicular medial se voltean por debajo del periostio para exponer la articulación esternoclavicular. Una vez que se logra una exposición satisfactoria, se secciona la cara anterior de la cápsula para inspeccionar la articulación. Esto se facilita desbridando el ligamento del disco intraarticular, que a menudo adquiere un aspecto deshilachado y degenerativo (Fig. 13-57). Por lo general, este ligamento es una estructura densa y fibrosa que se origina en la unión sincondral de la primera costilla con el esternón, y pasa a través de la articulación esternoclavicular, dividiéndola en dos espacios. La unión superior del ligamento se sitúa en las caras superior y posterior del fragmento clavicular medial. En la parte anterior y posterior, el disco se mezcla con fibras del ligamento capsular y actúa como freno contra el desplazamiento medial del tercio clavicular interno. Una vez que se secciona el ligamento, la articulación se examina detalladamente.

Cuando la inspección revela cambios degenerativos de las superficies articulares, se resecan entre 1,5 cm y 2 cm mediales de la clavícula, cuidando de no lesionar el ligamento costoclavicular (romboide) ni las estructuras vasculares ubicadas detrás del extremo clavicular medial y la articulación esternoclavicular. Estas estructuras vitales se protegen colocando una valva curva o un retractor alrededor de la cara posterior del fragmento clavicular medial, aislándola del campo quirúrgico durante la resección ósea. La resección del fragmento clavicular medial se facilita haciendo orificios a través de ambas cortezas de la clavícula, en el sitio donde se va a realizar la osteotomía. Luego se utiliza un taladro de aire con una fresa cortante o un osteótomo, para completar la osteotomía (Fig. 13-58). Los bordes anterior y superior de la clavícula se biselan con la fresa de aire con fines estéticos, y el periostio se cierra alrededor de la porción restante de la clavícula (Fig. 13-59).

En 1993, Rockwood y cols.[243a] publicaron una serie de 23 casos tratados con resección del extremo clavicular medial. Los pacientes se dividieron en dos grupos: grupo I, resección del extremo clavicular medial conservando o reconstruyendo el ligamento costoclavicular, y grupo II, misma resección, sin conservar ni reconstruir el ligamento costoclavicular. El resultado en siete de los pacientes del grupo II fue malo, con persistencia o incluso incremento de los síntomas en el preoperatorio. El único paciente de este grupo que obtuvo un resultado satisfactorio sufrió una sepa-

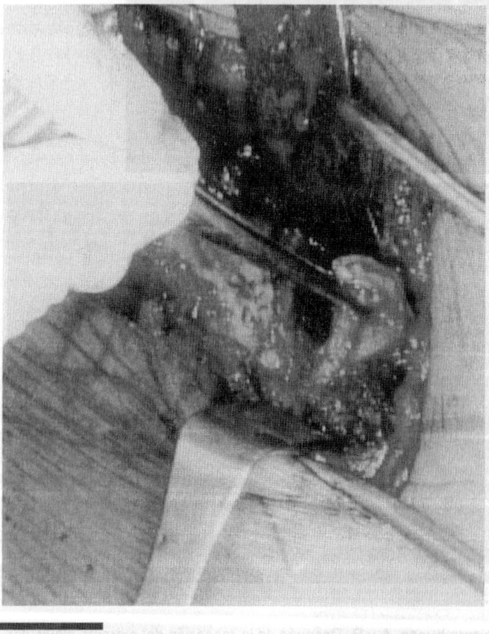

Fig. 13-57 • La pinza quirúrgica sujeta el ligamento del disco intrarticular. El extremo clavicular medial se ha resecado, conservando el ligamento costoclavicular. *(De Rockwood CA, Green DP, Bucholz RW, Heckman JD [eds.]: Fractures in the Adult. 4.ª ed. Filadelfia: JB Lippincott, 1996.)*

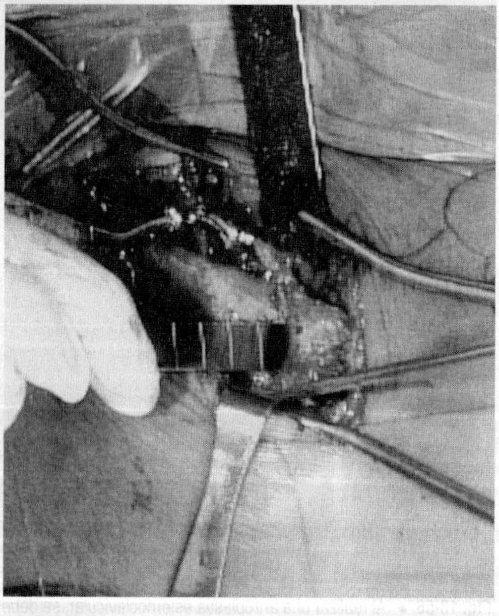

Fig. 13-58 • Para completar la osteotomía clavicular medial se utiliza un osteótomo. Nótese el retractor de Darrach, que protege las estructuras vitales situadas en la parte posterior de la articulación esternoclavicular.

ración epifisaria posterior en la que el ligamento costoclavicular permanecía adherido al periostio, impidiendo su inestabilidad. Los ocho pacientes del grupo I sometidos a resección quirúrgica del extremo clavicular medial conservando los ligamentos costoclaviculares mostraron resultados excelentes. Cuando la cirugía se realizó como revisión de un procedimiento previo con reconstrucción de los ligamentos costoclaviculares, los resultados fueron menos satisfactorios, pero sólo uno de siete pacientes se mostró insatisfecho con el resultado.

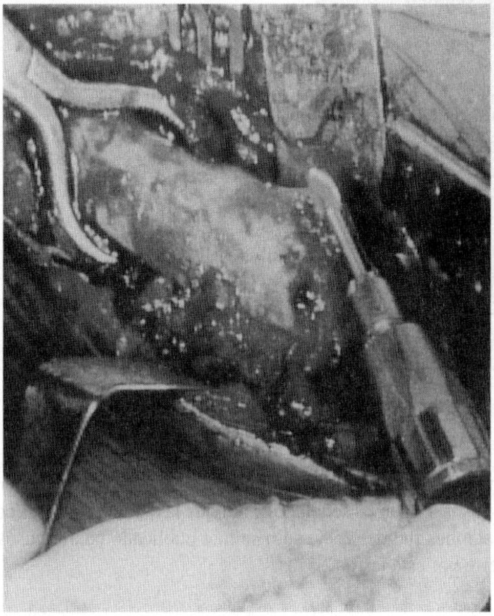

Fig. 13-59 • Para biselar la cara anterosuperior de la porción medial de la clavícula resecada, se utiliza una fresa de aire.

COMPLICACIONES DE LAS LESIONES DE LA ARTICULACIÓN ESTERNOCLAVICULAR

El médico que trata una inestabilidad esternoclavicular se enfrenta a numerosos retos. Las complicaciones de la propia lesión, la selección del tratamiento inadecuado, los posibles contratiempos intraoperatorios y los problemas postoperatorios, como el desplazamiento del material implantado y la inestabilidad yatrogénica, pueden poner en peligro el resultado de la intervención quirúrgica y, a veces, la propia vida del paciente. Para poder evitarlo, es necesario conocer a fondo las posibles dificultades.[283]

Las complicaciones graves de la luxación esternoclavicular se limitan casi exclusivamente a las lesiones posteriores. La única complicación de una luxación anterior es el «abultamiento estético» o cambios degenerativos tardíos.[302-304]

Se han registrado complicaciones innumerables a consecuencia de luxación retroesternal: neumotórax y laceración de la vena cava superior,[211] congestión venosa del cuello, rotura del esófago con formación de un absceso, y osteomielitis de la clavícula,[33] compresión de la arteria subclavia en el paciente no tratado,[131,274] oclusión de la arteria subclavia en un paciente no tratado,[274] compresión de la arteria carótida común derecha por una fractura-luxación esternoclavicular,[131] compresión del plexo braquial,[184] y disfonía, ronquidos y cambios en el tono de la voz de una tonalidad normal a falsete al mover el brazo (Fig. 13-60; véase también Fig.13-31).[33,147,188,250,288] Wasylenko y Busse[292] describieron una luxación clavicular medial que ocasionó una fístula traqueoesofágica letal. Gangahar y Flogaites[97] publicaron un caso de luxación clavicular posterior que produjo un síndrome grave del estrecho torácico superior, con edema y cianosis de la extremidad superior. Rayan[227] publicó un síndrome del estrecho torácico superior con plexopatía braquial, producido por una luxación esternoclavicular posterior crónica de cuatro años de duración. Supuestamente, la lesión pasó inadvertida por ir acompañada de una luxación glenohumeral. El paciente experimentaba parestesias y reducción de la sensibilidad, y en cierto momento incluso se quemó la cara medial del antebrazo con una plancha. Un año después de la escisión del extremo clavicular medial y

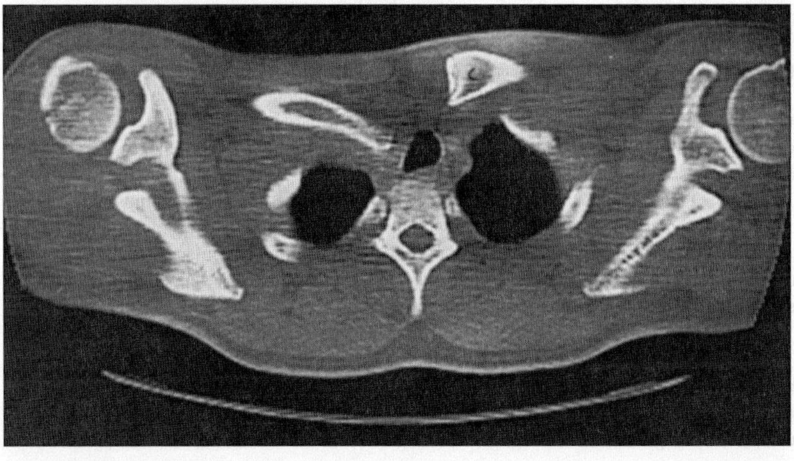

Fig. 13-60 • Esta tomografía computarizada muestra la luxación posterior de la clavícula en el mediastino, desplazando la tráquea.

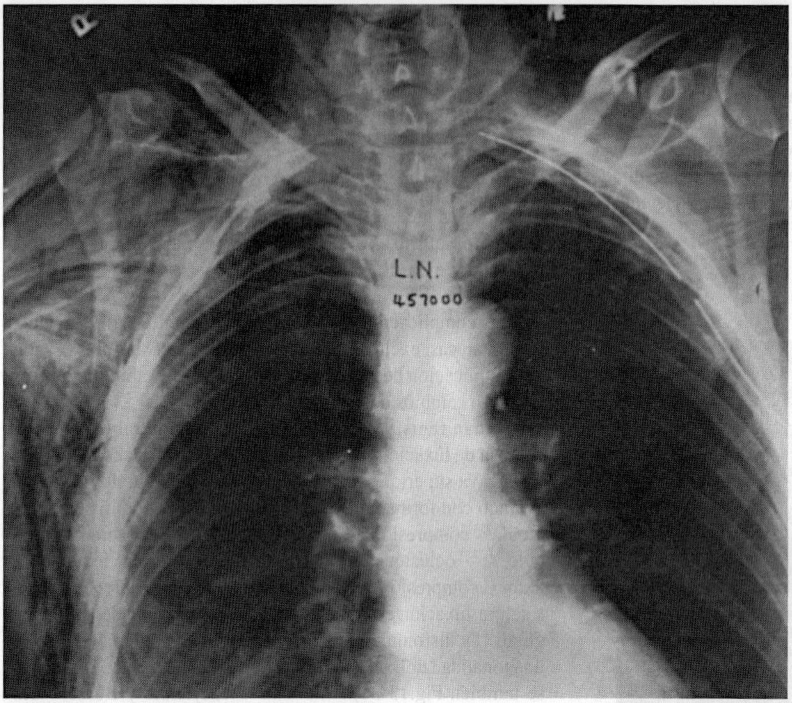

Fig. 13-61 • Complicaciones de la luxación esternoclavicular. A causa de una luxación esternoclavicular posterior, se produjo la laceración de la tráquea con un enfisema subcutáneo masivo. *(De Bucholz RW y Heckman JD [eds.]: Rockwood and Green's Fractures in Adults, 5.ª ed. Filadelfia: Lippincott, Williams & Wilkins, 2001, pág. 1285.)*

estabilización de la clavícula restante sujetándola a la primera costilla, la paciente se encontraba asintomática, con excepción de una leve molestia en la articulación glenohumeral. Gardner y Bidstrup[98] señalaron tres casos de lesiones graves de los grandes vasos después de un traumatismo cerrado de tórax con una luxación esternoclavicular posterior. En dos casos se lesionó la arteria innominada, y en otro las arterias carótida y subclavia. Gale y cols.[95] estudiaron una lesión retroesternal de la clavícula, acompañada de estridor y disfagia.

Varios de los pacientes de los autores han sufrido complicaciones raras a consecuencia de lesiones esternoclaviculares traumatológicas; uno de ellos, a causa de una luxación posterior con rotura traqueal, desarrolló un enfisema subcutáneo masivo (Fig. 13-61). Otro sujeto sufrió una luxación anterior en el lado derecho y una posterior en el izquierdo. En la primera exploración física se le encontró muy baja la presión arterial. Después de reducir la luxación posterior, la presión arterial se normalizó de inmediato (Fig. 13-62). Se supone que la clavícula desplazada en sentido posterior irritaba alguna de las estructuras vitales del mediastino. Otro caso de lesiones vasculares ya se señaló en la sección sobre luxación posterior del apartado «Tratamiento» (véase Fig. 13-31). Otro paciente sufrió una lesión traumatológica de ambas articulaciones esternoclaviculares; la izquierda se luxó en sentido posterior y la derecha en sentido anterior. Después de reducir la luxación posterior, el lado derecho permaneció inestable. Sin embargo, alcanzó un arco de movimiento completo e indoloro (Fig. 13-63).

Worman y Leagus,[307] en una excelente revisión de las complicaciones ligadas con la luxación esternoclavicular posterior, publicaron que 16 de 60 pacientes revisados en la bibliografía habían sufrido complicaciones de la tráquea, el esófago o los grandes vasos. Podemos señalar que aunque la incidencia de las complicaciones fue del 25%, sólo se han publicado cuatro casos de muerte por esta lesión.[111,147,221]

COMPLICACIONES QUIRÚRGICAS

Debido al grado de movimiento de la articulación esternoclavicular, los clavos que atraviesan esta articulación se ven sometidos a una fuerza de palanca enorme; esta fuerza provoca el desplazamiento de los implantes y la rotura por fatiga de los clavos. Durante el año 2000, se comunicaron ocho fallecimientos,[53,102,164,195,233,250,263a] cuatro situaciones casi mortales[40,210,266,307] y otros seis casos de desplazamiento intratorácico de agujas K,[272] por complicaciones de la transfixión de la articulación esternoclavicular con alambre de Kirschner o con clavos de Steinmann. Los clavos, íntegros o fragmentados, se desplazaron al corazón, a la arteria pulmonar, al tronco braquiocefálico o a la aorta. Siete casos de muerte o casi mortales, excepto uno, se comunicaron en el decenio de los 60.[40,164,195,210,250,307] Otro caso se comunicó en 1974[53] y otro en 1992.[263a] Que nosotros sepamos, no se había comunicado ningún caso de muerte por el desplazamiento de clavos desde la articulación esternoclavicular, hasta la comunicación de 1984 de Gerlach y cols.[102] de Alemania occidental. Estos autores comunicaron dos muertes por el desplazamiento de agujas que provocaron taponamientos cardíacos. Los médicos fueron acusados de homicidio involuntario por negligencia. *Nosotros no recomendamos colocar ningún tipo de clavo de transfixión , ya sea grande o pequeño, en la articulación esternoclavicular.*

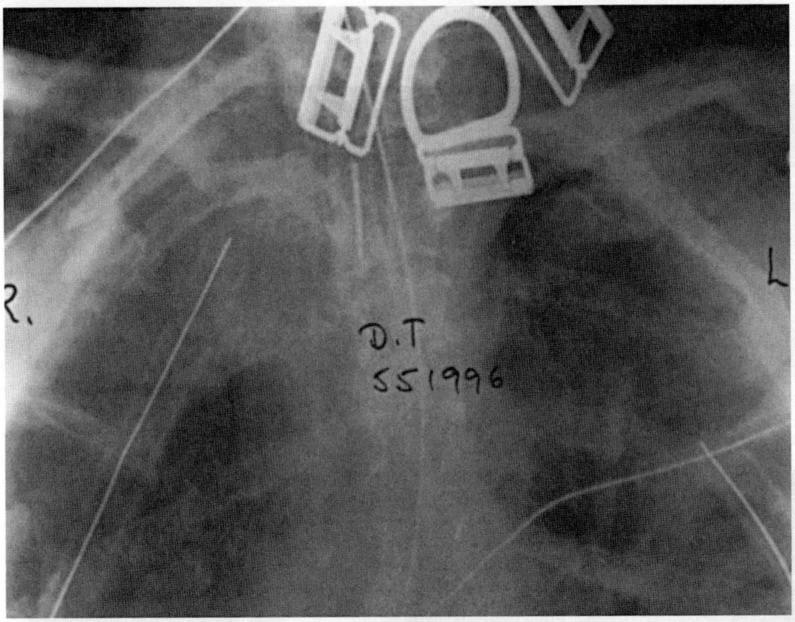

Fig. 13-62 • Complicaciones de la luxación esternoclavicular. Este paciente sufrió luxación anterior en el lado derecho y una luxación posterior en el izquierdo. La luxación posterior ocasionó en las estructuras mediastínicas una presión suficiente para causar una hipotensión considerable. Al reducir la luxación posterior, la presión arterial se normalizó. *(De Bucholz RW y Heckman JD [eds.]: Rockwood and Green's Fractures in Adults, 5.ª ed. Filadelfia: Lippincott, Williams & Wilkins, 2001, pág. 1286.)*

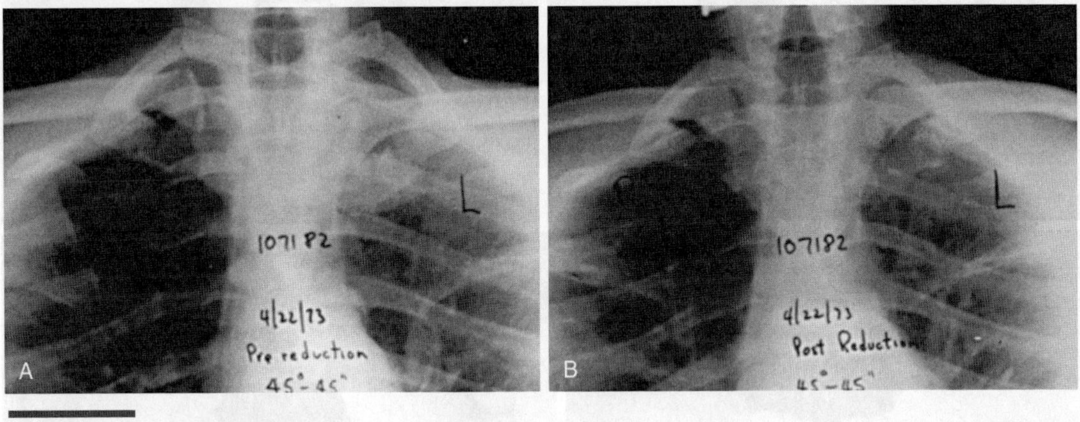

Fig. 13-63 • **A,** Luxación anterior de la articulación esternoclavicular derecha, y posterior de la articulación esternoclavicular izquierda. **B,** Después de la reducción, la luxación posterior se encontraba estable y la derecha permaneció con un desplazamiento leve en sentido anterior.

(Continúa)

Brown[40] señaló una incidencia de tres complicaciones en 10 casos quirúrgicos: dos por clavos rotos que debieron extirparse a través de una ventana en el esternón, y una (que casi causa la muerte) en la que el clavo penetró por la parte posterior del esternón hasta la arteria pulmonar derecha. Nordback y Markkula[202] extrajeron un clavo que se había desplazado hasta el interior de la aorta. Jelesijevic y cols.,[139] Pate y Wilhite,[210] Rubenstein y cols.[248] y Schechter y Gilbert[256] publicaron casos en los que el clavo se desplazó hasta el corazón. Leonard y Gifford[164] y Liu y cols.[170] describieron un desplazamiento hasta la arteria pulmonar. Sethi y Scott[260] informaron de desplazamiento del clavo hasta que laceró la arteria subclavia. Ferrandez y cols.[86] señalaron dos casos de desplazamiento de un alambre de Kirschner hasta el mediastino. Clark y cols.,[53] S. Gaston, en el artículo de Nettles y Linscheid,[195] y Salvatore,[250] describieron casos en que el desplazamiento de clavos hasta la aorta ocasionó la muerte. Grabski[108] informó del desplazamiento de un clavo hasta la mama opuesta en una mujer de 37 años de edad. Además, el autor ha tratado a pacientes en quienes el clavo se ha desplazado hasta el pecho y la base del cuello.

En una revisión de 14 hospitales, Omer[207] observó 15 casos de cirugía electiva efectuada para reducir y reconstruir la articulación esternoclavicular. Ocho de ellos se mantuvieron en observación durante más de seis meses, con las complicaciones siguientes: de los cinco pacientes que recibieron fijación interna con metal, dos desarrollaron osteomielitis, dos sufrieron fractura del clavo con luxación recurrente, y en otro el clavo se desplazó hasta el mediastino, con una luxación recurrente. De los tres pa-

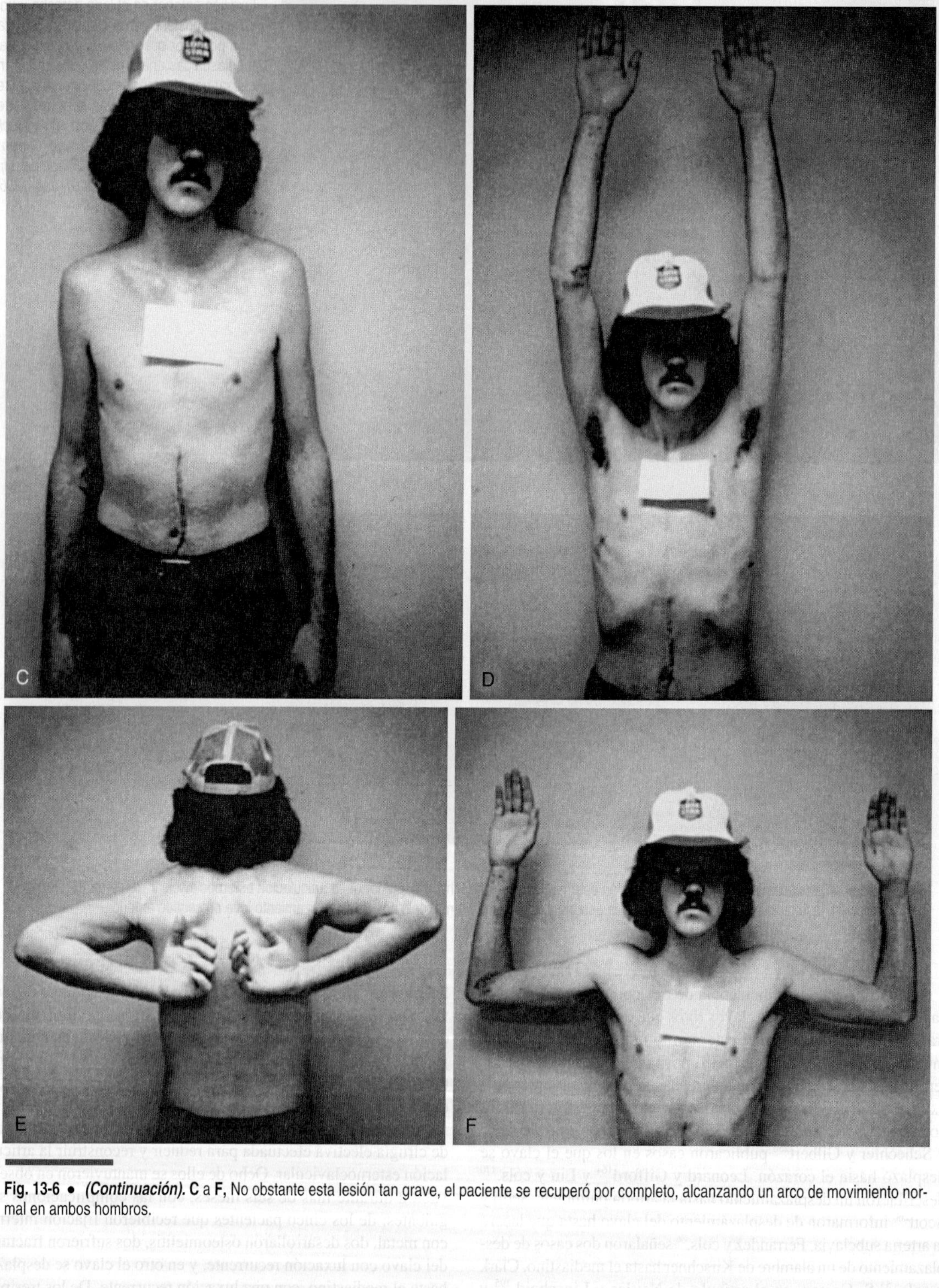

Fig. 13-6 • ***(Continuación).*** **C** a **F,** No obstante esta lesión tan grave, el paciente se recuperó por completo, alcanzando un arco de movimiento normal en ambos hombros.

cientes sometidos a reconstrucción de los tejidos blandos, uno desarrolló una luxación recurrente con drenaje, otro una luxación recurrente sola, y el tercero, artritis y debilidad excesiva, y fue dado de baja del servicio militar. Respecto a este tipo de complicaciones, Omer comenta: «Parece ser que las complicaciones son habituales en este problema quirúrgico tan raro». Al comentario de Omer sólo nos queda añadir: «Ya está dicho».

Inestabilidad yatrogénica

El fracaso de la conservación del ligamento coracoclavicular cuando está intacto y también de la reconstrucción cuando está defectuoso, ponen en grave peligro el resultado de la cirugía. Como se ha señalado ya en el comentario anterior acerca de los resultados de la cirugía, tanto Rockwood como Eskola[83] observaron resultados muy inferiores cuando no se estabilizaba la clavícula medial residual a la primera costilla, y también la imposibilidad de obtener resultados equivalentes con la reconstrucción diferida del romboides.

La otra posible causa de inestabilidad yatrogénica es la extirpación demasiado amplia que elimina hueso hasta un punto lateral al ligamento romboideo; es éste un problema excepcionalmente difícil que es mejor evitar. Sin embargo, en estos difíciles casos, hemos realizado ocasionalmente extirpaciones subtotales de la clavícula hasta un punto inmediatamente medial a los ligamentos coracoclaviculares. Aunque esta técnica deja la extremidad sin un «puntal» que le conecte con el tórax, puede proporcionar un alivio importante del dolor y una mejoría de la movilidad y la actividad.[283]

BIBLIOGRAFÍA

1. Abbott LC and Lucas DB: The function of the clavicle: Its surgical significance. Ann Surg *140*:583-599, 1954.
2. Abbott LC, Saunders JB, Hagey H, and Jones EW: Surgical approaches to the shoulder joint. J Bone Joint Surg Am *31*:235-255, 1949.
3. Abel MS: Symmetrical anteroposterior projections of the sternoclavicular joints with motion studies. Radiology *132*:757-759, 1979.
4. Aberle DR, Milos MJ, Aberle AM, and Bassett LW: Case report 407. Diagnosis: Sternocostoclavicular hyperostosis affecting the sternum, medial ends of the clavicles and upper segments of the anterior ribs. Skeletal Radiol *16*:70-73, 1987.
5. Adunsky A, Yaretzky A, and Klajman A: Letter to the editor re malignant lymphoma presenting as sternoclavicular joint arthritis. Arthritis Rheum *2*:1330-1331, 1980.
6. Allen AW: Living suture grafts in the repair of fractures and dislocations. Arch Surg *16*:1007-1020, 1928.
7. Allman FL: Fracture and ligamentous injuries of clavicle and its articulations. J Bone Joint Surg Am *49*:774-784, 1967.
8. Anderson ME: Treatment of dislocations of the acromioclavicular and sternoclavicular joints (Proceedings). J Bone Joint Surg Am *45*:657-658, 1963.
9. Arenas AJ, Pampliega T, and Iglesias J: Surgical management of bipolar clavicular dislocation. Acta Orthop Belg *59*:202-205, 1993.
10. Böhler L: Dislocations of the clavicle at the sternal end. *In* The Treatment of Fractures, vol 1. New York: Grune & Stratton, 1956, pp 540-545.
11. Bachmann M: Swelling of the sternoclavicular joint. Isr J Med Sci *17*:65-72, 1958.
12. Badgley CE: Sports injuries of the shoulder girdle. JAMA *172*:444-448, 1960.
13. Baker EC: Tomography of the sternoclavicular joint. Ohio State Med J *55*:60, 1959.
14. Baker ME, Martinez S, Kier R, and Wain S: Computed tomography of the cadaveric sternoclavicular joint: Technique, findings, and significance in degenerative disease. Paper presented at the 33rd Annual Meeting of the AUR, 1985, Nashville, TN.
15. Bankart ASB: An operation for recurrent dislocation (subluxation) of the sternoclavicular joint. Br J Surg *26*:320-323, 1938.
16. Baranda MM, Pascual JB, Gomez-Escolar IA, et al: Letter to the editor re sternoclavicular septic arthritis as first manifestation of brucellosis. Br J Rheumatol *25*:322, 1986.
17. Barrett J: The clavicular joints. Physiotherapy *57*:268-269, 1971.
18. Barth E and Hagen R: Surgical treatment of recurrent dislocation of the sternoclavicular joint. Acta Orthop Scand *53*:709, 1982.
19. Barth E and Hagen R: Surgical treatment of dislocations of the sternoclavicular joint. Acta Orthop Scand *54*:746-747, 1983.
20. Basmajian JV: Joints of the upper limb. *In* Grant's Method of Anatomy, 8th ed. Baltimore: Williams & Wilkins, 1971, pp 158-159.
21. Bateman JE: The Shoulder and Neck. Philadelphia: WB Saunders, 1972.
22. Bateman JE: The Shoulder and Neck, 2nd ed. Philadelphia: WB Saunders, 1978.
23. Bayley I and Kessel L: Shoulder Surgery. New York: Springer-Verlag, 1982.
24. Bearn JG: Direct observations on the function of the capsule of the sternoclavicular joint in clavicular support. J Anat *101*:159-170, 1967.
25. Beckman T: A case of simultaneous luxation of both ends of the clavicle. Acta Chir Scand *56*:156-163, 1923.
26. Beller RD, Grana WA, and O'Donoghue DH: Recurrent posterior dislocation of the shoulder: A method of reconstruction. Orthopedics *1*:384-388, 1978.
27. Berkhina FO: [Traumatic dislocations of clavicle.] Orthop Traumatol *9*:11-26, 1935.
28. Bernard TN Jr and Haddad RJ Jr: Enchondroma of the proximal clavicle: An unusual cause of pathologic fracture-dislocation of the sternoclavicular joint. Clin Orthop *167*:239-247, 1982.
29. Blankstein A, Nerubay J, Lin E, et al: Septic arthritis of the sternoclavicular joint. Orthop Rev *15*:41-43, 1986.
30. Bloom FA: Wire fixation in acromioclavicular dislocation. J Bone Joint Surg *27*:273-276, 1945.
31. Bonnin JG: Spontaneous subluxation of the sternoclavicular joint. BMJ *2*:274-275, 1960.
32. Booth CM and Roper BA: Chronic dislocation of the sternoclavicular joint: An operative repair. Clin Orthop *140*:17-20, 1979.
33. Borowiecki B, Charow A, Cook W, et al: An unusual football injury (posterior dislocation of the sternoclavicular joint). Arch Otolaryngol *95*:185-187, 1972.
34. Borrero E: Traumatic posterior displacement of the left clavicular head causing chronic extrinsic compression of the subclavian artery. Physician Sports Med *15*:87-89, 1987.
35. Breitner S and Wirth CJ: [Resection of the acromial and sternal ends of the clavicula.] Z Orthop *125*:363-368, 1987.
36. Bremner RA: Nonarticular, non-infective subacute arthritis of the sternoclavicular joint. J Bone Joint Surg Br *41*:749-753, 1959.
37. Brooks AL and Henning GD: Injury to the proximal clavicular epiphysis (Proceedings). J Bone Joint Surg Am *54*:1347-1348, 1972.
38. Brossmann J, Stabler A, Preidler KW, et al: Sternoclavicular joint: MR imaging—anatomic correlation. Radiology *198*:193-198, 1996.
39. Brower AC, Sweet DE, and Keats TE: Condensing osteitis of the clavicle: A new entity. AJR Am J Roentgenol *121*:17-21, 1974.
40. Brown JE: Anterior sternoclavicular dislocation—a method of repair. Am J Orthop *31*:184-189, 1961.
41. Brown R: Backward and inward dislocation of sternal end of clavicle. Surg Clin North Am *7*:1263, 1927.
42. Buchmann M: Swelling of the sternoclavicular joint. Acta Med Orient *17*:65-72, 1958.
43. Buckerfield CT and Castle ME: Acute traumatic retrosternal dislocation of the clavicle. J Bone Joint Surg Am *66*:379-384, 1984.
44. Burri C and Neugebauer R: Carbon fiber replacement of the ligaments of the shoulder girdle and the treatments of lateral instability of the ankle joint. Clin Orthop *196*:112-117, 1985.
45. Burrows HJ: Tenodesis of subclavius in the treatment of recurrent dislocation of the sternoclavicular joint. J Bone Joint Surg Br *33*:240-243, 1951.
46. Butterworth RD and Kirk AA: Fracture dislocation of the sternoclavicular joint—case report. Va Med *79*:98-100, 1952.
47. Camus JP, Prier A, and Cassou B: [Sternocostoclavicular hyperostosis.] Rev Rhum Mal Osteoartic *47*:361-363, 1980.
48. Cantlon GE and Gluckman JL: Sternoclavicular joint hypertrophy following radical neck dissection. Head Neck Surg *5*:218-221, 1983.
49. Cave AJE: The nature and morphology of the costoclavicular ligament. J Anat *95*:170-179, 1961.
50. Cave EF: Fractures and Other Injuries. Chicago: Year Book, 1958.
51. Cave ER, Burke JF, and Boyd RJ: Trauma Management. Chicago: Year Book, 1974, pp 409-411.
52. Christensen EE and Dietz GW: The supraclavicular fossa. Radiology *118*:37-39, 1976.
53. Clark RL, Milgram JW, and Yawn DH: Fatal aortic perforation and cardiac tamponade due to a Kirschner wire migrating from the right sternoclavicular joint. South Med J *67*:316-318, 1974.
54. Codman EA: Rupture of the supraspinatus tendon and other lesions in or about the subacromial bursa. *In* The Shoulder. Boston: Thomas Todd, 1934.
55. Colhoun EN, Hayward C, and Evans KT: Inter-sterno-costo-clavicular ossification. Clin Radiol *38*:33-38, 1987.
56. Collins JJ: Retrosternal dislocation of the clavicle (Proceedings). J Bone Joint Surg Br *54*:203, 1972.
57. Cone RO, Resnick D, Goergen TG, et al: Condensing osteitis of the clavicle. AJR Am J Roentgenol *141*:387-388, 1983.
58. Conway AM: Movements at the sternoclavicular and acromioclavicular joints. Phys Ther Rev *41*:421-432, 1961.
59. Cook F and Horowitz M: Bipolar clavicular dislocation: A case report. J Bone Joint Surg Am *69*:145-147, 1987.

60. Cooper A: A Treatise on Dislocations and Fractures of the Joints, 2nd Am. ed. from the 6th London ed. Boston: Lilly & Wait and Carter & Hendee, 1832.
61. Cooper A: Dislocation of the clavicle. *In* A Treatise on Dislocations and Fractures of the Joints, 2nd Am. ed. from the 6th London ed. Boston: Lilly & Wait and Carter & Hendee, 1832, pp 367-373.
62. Cooper GJ, Stubbs D, Waller DA, et al: Posterior sternoclavicular dislocation: A novel method of external fixation. Injury *23*:565-567, 1992.
63. Covelli M, Lapadula G, Pipitone N, et al: Isolated sternoclavicular joint arthritis in heroin addicts and/or HIV positive patients: A report of three cases. Clin Rheumatol *12*:422-425, 1993.
64. Currey H: Letter to the editor re primary gout affecting the sternoclavicular joint. BMJ *1*:583-584, 1976.
65. Daffner RH and Gehweiler JA Jr: Case report 236. Diagnosis: Neuropathic arthropathy of the sternoclavicular joint, secondary to syringomyelia. Skeletal Radiol *10*:113-116, 1983.
66. D'Ambrosia RD: Musculoskeletal Disorders. Philadelphia: JB Lippincott, 1977.
67. de Jong KP and Sukul DM: Anterior sternoclavicular dislocation: A long-term follow-up study. J Orthop Trauma *4*:420-423, 1990.
68. Delevette AF and Monahan DT: Acute arthritis of the sternoclavicular joint due to coliform bacillus. Conn Med *34*:629-630, 1970.
69. Denham RH Jr and Dingley AF Jr: Epiphyseal separation of the medial end of the clavicle. J Bone Joint Surg Am *49*:1179-1183, 1967.
70. DePalma AF: The role of the disks of the sternoclavicular and the acromioclavicular joints. Clin Orthop *13*:222-233, 1959.
71. DePalma AF: Surgery of the Shoulder, 2nd ed. Philadelphia: JB Lippincott, 1973, pp 328-340.
72. DePalma AF: Surgical anatomy of acromioclavicular and sternoclavicular joints. Surg Clin North Am *43*:1541-1550, 1963.
73. Destouet JM, Gilula LA, Murphy WA, and Sagel SS: Computed tomography of the sternoclavicular joint and sternum. Radiology *138*:123-128, 1981.
74. Döhler JR: [Ankylosing hyperostosis of the sternoclavicular joint.] Dtsch Med Wochenschr *112*:304-305, 1987.
75. Duggan N: Recurrent dislocation of sternoclavicular cartilage. J Bone Joint Surg *13*:365, 1931.
76. Duthie RB and Ferguson AB Jr: Dislocations of the medial end of the clavicle. *In* Mercer's Orthopaedic Surgery, 7th ed. Baltimore: Williams & Wilkins, 1973, pp 958-959.
77. Echo BS, Domari RB, and Powell CB: Bipolar clavicular dislocation treated surgically: A case report. J Bone Joint Surg Am *70*:1251-1253, 1988.
78. Ecke H: Sternoclavicular dislocations. Personal communication, 1984.
79. Elliot AC: Tripartite injury of the clavicle. S Afr Med J *709*:115, 1986.
80. Elting JJ: Retrosternal dislocation of the clavicle. Arch Surg *104*:35-37, 1972.
81. Epps CH: Complications in Orthopaedic Surgery. Philadelphia: JB Lippincott, 1978.
82. Epstein BS: Sternoclavicular arthritis in patients with scleroderma and rheumatoid arthritis. AJR Am J Roentgenol *89*:1236-1240, 1963.
83. Eskola A: Sternoclavicular dislocation: A plea for open treatment. Acta Orthop Scand *57*:227-228, 1986.
84. Farrer WE: Case report: Sternoclavicular pyarthrosis. J Med Soc N J *82*:735-737, 1985.
85. Fedoseev VA: [Method of radiographic study of the sternoclavicular joint.] Vestn Rentgenol Radiol *3*:88-91, 1977.
86. Ferrandez L, Usabiaga J, Ramos L, et al: Migration of Kirschner wires into the mediastinum after stabilization of sternoclavicular lesions: A report of two cases. Chir Organi Mov *76*:301-304, 1991.
87. Ferry AM, Rook FW, and Masterson JH: Retrosternal dislocation of the clavicle. J Bone Joint Surg Am *39*:905-910, 1957.
88. Féry A and Léonard A: [Transsternal sternoclavicular projection. Diagnostic value in sternoclavicular dislocations.] J Radiol *62*:167-170, 1981.
89. Fisk GH: Some observations of motion at the shoulder joint. Can Med Assoc J *50*:213-216, 1944.
90. Fitchet SM: Cleidocranial dysostosis: Hereditary and familial. J Bone Joint Surg *11*:838-866, 1929.
91. Franquet T, Lecumberri F, Rivas A, et al: Condensing osteitis of the clavicle: Report of two new cases. Skeletal Radiol *14*:184-187, 1985.
92. Friedl W and Fritz T: Die PDS-Kordefixation der Sternoklavikularen Luxation and Para-artikularen Klavikuliafrakturen. Unfallchirurg *97*:263-265, 1994.
93. Friedman RS, Perez HD, and Goldstein IM: Septic arthritis of the sternoclavicular joint due to gram-positive microorganisms. Am J Med Sci *282*:91-93, 1981.
94. Fuxench-Chiesa X, Mejias E, and Ramirez-Ronda CH: Letter to the editor re septic arthritis of the sternoclavicular joint due to *Citrobacter diversus*. J Rheumatol *10*:162-164, 1983.
95. Gale DW, Dunn ID, McPherson S, and Oni OOA: Retrosternal dislocation of the clavicle: The "stealth" dislocation: A case report. Injury *23*:563-564, 1992.
96. Gallie WE: Dislocations. N Engl J Med *213*:91-98, 1935.
97. Gangahar DM and Flogaites T: Retrosternal dislocation of the clavicle producing thoracic outlet syndrome. J Trauma *18*:369-372, 1978.
98. Gardner NA and Bidstrup BP: Intrathoracic great vessel injury resulting from blunt chest trauma associated with posterior dislocation of the sternoclavicular joint. Aust N Z J Surg *53*:427-430, 1983.
99. Gartland JJ: Disorders of the sternoclavicular joint. *In* Fundamentals of Orthopaedics, 3rd ed. Philadelphia: WB Saunders, 1979, pp 249-250.
100. Gazak S and Davidson SJ: Posterior sternoclavicular dislocations: Two case reports. J Trauma *24*:80-82, 1984.
101. Gearen PF and Petty W: Panclavicular dislocation: A case report. J Bone Joint Surg Am *64*:454-455, 1982.
102. Gerlach D, Wemhöner SR, and Ogbuihi S: [On two cases of fatal heart tamponade due to migration of fracture nails from the sternoclavicular joint.] Z Rechtsmed *93*:53-60, 1984.
103. Gerster JC, Lagier R, and Nicod L: Case report 311: Open-quiz solution. Skeletal Radiol *14*:53-60, 1985.
104. Glickman LG and Minsky AA: Case reports—enlargement of one sternoclavicular articulation: A sign of congenital syphilis. Radiology *28*:85-86, 1937.
105. Goldin RH, Chow AW, Edwards JE Jr, et al: Sternoarticular septic arthritis in heroin users. N Engl J Med *289*:616-618, 1973.
106. Goossens M, Vanderstraeten CV, and Claessens H: Sternoclavicular hyperostosis: A case report and review of the literature. Clin Orthop *194*:164-168, 1985.
107. Gorman JB, Stone RT, and Keats TE: Changes in the sternoclavicular joint following radical neck dissection. AJR Am J Roentgenol *111*:584-587, 1971.
108. Grabski RS: [Unusual dislocation of a fragment of Kirschner wire after fixation of the sternoclavicular joint.] Wiad Lek *40*:630-632, 1987.
109. Grant JCB: Method of Anatomy, 7th ed. Baltimore: Williams & Wilkins, 1965.
110. Gray H: Anatomy of the Human Body, 28th ed (CM Goss, ed). Philadelphia: Lea & Febiger, 1966, pp 324-326.
111. Greenlee DP: Posterior dislocation of the sternal end of the clavicle. JAMA *125*:426-428, 1944.
112. Guerin J: Recherches sur les luxations congenitales. Gaz Med Paris *9*:97, 1841.
113. Gunson EF: Radiography of sternoclavicular articulation. Radiogr Clin Photogr *19*:20-24, 1943.
114. Gunther WA: Posterior dislocation of the sternoclavicular joint. J Bone Joint Surg Am *31*:878-879, 1949.
115. Gurd FB: Surplus parts of skeleton: Recommendation for excision of certain portions as means of shortening period of disability following trauma. Am J Surg *74*:705-720, 1947.
116. Haas SL: The experimental transplantation of the epiphysis. JAMA *65*:1965-1971, 1915.
117. Habernek H and Hertz H: [Origin, diagnosis and treatment of traumatic dislocation of sternoclavicular joint.] Aktuelle Traumatol *17*:23-28, 1987.
118. Haenel LC, Bradway WR, and Costantini PJ: Thrombophlebitis complicating sternoclavicular hyperostosis (case report). Postgrad Med J *68*:113-118, 1980.
119. Hamilton-Wood C, Hollingworth P, Dieppe P, et al: The painful swollen sternoclavicular joint. Br J Radiol *58*:941-945, 1985.
120. Hartman TJ and Dunnagan WA: Cinearthrography of the sternoclavicular joint [abstract]. Personal communication, 1979.
121. Haug W: Retention einer seltenen Sterno-clavicular-Luxationsfraktur mittels modifizierter Y-Platte der AO. Aktuelle Traumatol *16*:39-40, 1986.
122. Heinig CF: Retrosternal dislocation of the clavicle: Early recognition, x-ray diagnosis, and management. J Bone Joint Surg Am *50*:830, 1968.
123. Heppenstall RB: Sternoclavicular dislocations. *In* Fracture Treatment and Healing. Philadelphia: WB Saunders, 1980, pp 417-419.
124. Hermann G, Rothenberg RR, and Spiera H: The value of tomography in diagnosing infection of the sternoclavicular joint. Mt Sinai J Med *50*:52-55, 1983.
125. Hernandez LA, Watson JD, and Sturrock RD: Septic arthritis of the sternoclavicular joint complicated by fistula formation. Rheumatol Rehabil *15*:292-294, 1976.
126. Higoumenakis GK: Neues Stigma der kongenitalen Lues. Die Vergrösserung des sternalen Endes des rechten Schlüsselbeins, seine Beschreibung, Deutung and Ätiologie. Dtsche Z Nervenh *114*:288-299, 1930.
127. Hobbs DW: Sternoclavicular joint: A new axial radiographic view. Radiology *90*:801-802, 1968.
128. Hollinshead WH: Sternoclavicular joint. Pectoral region, axilla, and shoulder: Back and limbs. Anat Surgeons *3*:265-268, 1958.
129. Holmdahl HC: A case of posterior sternoclavicular dislocation. Acta Orthop Scand *23*:218-222, 1953-1954.
130. Hotchkiss LW: Double dislocation of the sternal end of the clavicle. Ann Surg *23*:600, 1896.
131. Howard FM and Shafer SJ: Injuries to the clavicle with neurovascular complications: A study of fourteen cases. J Bone Joint Surg Am *47*:1335-1346, 1965.
132. Howard NJ: Acromioclavicular and sternoclavicular joint injuries. Am J Surg *46*:284-291, 1939.
133. Hoyt WA: Etiology of shoulder injuries in athletes. J Bone Joint Surg Am *49*:755-766, 1967.
134. Hsu HC, Wu JJ, Lo WH, et al: Epiphyseal fracture-retrosternal dislocation of the medial end of the clavicle: A case report. Chin Med J *52*:198-202, 1993.
135. Hynd RF, Klofkorn RW, and Wong JK: Case report: *Streptococcus anginosus-constellatus* infection of the sternoclavicular joint. J Rheumatol *11*:713-715, 1984.
136. Inman VT: Observations on the function of the clavicle. Calif Med *65*:158-166, 1946.
137. Inman VT, Saunders JB, and Abbott LC: Observations on the function of the shoulder joint. J Bone Joint Surg *26*:1-30, 1944.
138. Jain AS: Traumatic floating clavicle: A case report. J Bone Joint Surg Br *66*:560-561, 1984.
139. Jelesijevic V, Knoll D, Klinke F, et al: Penetrating injuries of the heart and intrapericardial blood vessels caused by migration of a Kirschner pin after osteosynthesis. Acta Chir Iugosl *29*:274, 1982.
140. Jones R: Injuries of Joints, 2nd ed. London: Oxford University Press, 1917, pp 53-55.

141. Jönsson G: A method of obtaining structural pictures of the sternum. Acta Radiol *18*:336-340, 1937.
142. Jurik AG and De Carvalho A: Sterno-clavicular hyperostosis in a case with psoriasis and HLA-B27 associated arthropathy. Fortschr Rontgenstr *142*:345-347, 1985.
143. Jurik AG, De Carvalho A, and Graudal H: Sclerotic changes of the sternal end of the clavicle. Clin Radiol *36*:23-25, 1985.
144. Kalliomaki JL, Viitanen SM, and Virtama P: Radiological findings of sternoclavicular joints in rheumatoid arthritis. Acta Rheum Scand *14*:233-240, 1969.
145. Kanoksikarin S and Wearne WM: Fracture and retrosternal dislocation of the clavicle. Aust N Z J Surg *48*:95-96, 1978.
146. Kattan KR: Modified view for use in roentgen examination of the sternoclavicular joints. Radiology *108*:8, 1973.
147. Kennedy JC: Retrosternal dislocation of the clavicle. J Bone Joint Surg Br *31*:74-75, 1949.
148. Kessel L: Clinical Disorders of the Shoulder. London: Churchill Livingstone, 1982.
149. Key JA and Conwell HE: The Management of Fractures, Dislocations, and Sprains, 5th ed. St Louis: CV Mosby, 1951, pp 458-461.
150. Kier R, Wain S, Apple J, and Martinez S: Osteoarthritis of the sternoclavicular joint: Radiographic features and pathologic correlation. Invest Radiol *21*:227-233, 1986.
151. King JM Jr and Holmes GW: A review of four hundred and fifty roentgen ray examinations of the shoulder. AJR Am J Roentgenol *17*:214-218, 1927.
152. Klein MA, Spreitzerm AM, Miro PA, et al: MR imaging of the abnormal sternoclavicular joint—a pictoral essay. Clin Imaging *21*:138-143, 1997.
153. Kofoed H, Thomsen P, and Lindenberg S: Serous synovitis of the sternoclavicular joint: Differential diagnostic aspects. Scand J Rheumatol *14*:61-64, 1985.
154. Köhler H, Uehlinger E, Kutzner J, and West TB: Sternoclavicular hyperostosis: Painful swelling of the sternum, clavicles, and upper ribs—report of two new cases. Ann Intern Med *87*:192-194, 1977.
155. Krenzein J: Acromioclavicular and sternoclavicular luxations. Personal communication, July 1987.
156. Kruger GD, Rock MG, and Munro TG: Condensing osteitis of the clavicle: A review of the literature and report of three cases. J Bone Joint Surg Am *69*:550-557, 1987.
157. Kurzbauer R: The lateral projection in roentgenography of the sternoclavicular articulation. AJR Am J Roentgenol *56*:104-105, 1946.
158. Lagier R, Arroyo J, and Fallet GH: Sternocostoclavicular hyperostosis: Radiological and pathological study of a specimen with ununited clavicular fracture. Pathol Res Pract *181*:596-603, 1986.
159. Laidlaw JT: Personal communication on treatment of dislocated clavicle, 1985.
160. Lasher WW: Cartilage injuries: A clinical study. Am J Surg *6*:493-500, 1929.
161. Lee HM: Sternoclavicular dislocations. Minn Med *20*:480-482, 1937.
162. Leighton RK, Buhr AJ, and Sinclair AM: Posterior sternoclavicular dislocations. Can J Surg *29*:104-106, 1986.
163. Lemire L and Rosman M: Sternoclavicular epiphyseal separation with adjacent clavicular fracture: A case report. J Pediatr Orthop *4*:118-120, 1984.
164. Leonard JW and Gifford RW: Migration of a Kirschner wire from the clavicle into pulmonary artery. Am J Cardiol *16*:598-600, 1965.
165. Levinsohn EM, Bunnell WP, and Yuan HA: Computed tomography in the diagnosis of dislocations of the sternoclavicular joint. Clin Orthop *140*:12-16, 1979.
166. Levy M, Goldberg I, and Fischel RE, et al: Friedrich's disease: Aseptic necrosis of the sternal end of the clavicle. J Bone Joint Surg Br *63*:539-541, 1981.
167. Lewin KW: Letter to the editor re rhomboid fossa or inflammation? Arch Intern Med *138*:658-659, 1978.
168. Lindsey RW and Leach JA: Sternoclavicular osteomyelitis and pyoarthrosis as a complication of subclavian vein catheterization: A case report and review of the literature. Orthopedics *7*:1017-1021, 1984.
169. Linscheid RL, Kelly PJ, Martin WJ, and Fontana RS: Monarticular bacterial arthritis of the sternoclavicular joint. JAMA *178*:421-422, 1961.
170. Liu HP, Chang CH, Lin PJ, et al: Migration of Kirschner wire for the right sternoclavicular joint into the main pulmonary artery: A case report. Chang Gung Med J *15*:49-53, 1992.
171. Lourie JA: Tomography in the diagnosis of posterior dislocations of the sternoclavicular joint. Acta Orthop Scand *51*:579-580, 1980.
172. Louw JA and Louw JA: Posterior dislocation of the sternoclavicular joint associated with major spinal injury. S Afr Med J *71*:791-792, 1987.
173. Lowman CL: Operative correction of old sternoclavicular dislocation. J Bone Joint Surg *10*:740-741, 1928.
174. Lucas DB: Biomechanics of the shoulder joint. Arch Surg *107*:425-432, 1973.
175. Lucas GL: Retrosternal dislocation of the clavicle. JAMA *193*:850-853, 1965.
176. Lunseth PA, Chapman KW, and Frankel VH: Surgical treatment of chronic dislocation of the sterno-clavicular joint. J Bone Joint Surg Br *57*:193-196, 1975.
177. Maguire WB: Safe and simple method of repair of recurrent dislocation of the sternoclavicular joint [abstract]. J Bone Joint Surg Br *68*:332, 1986.
178. Marsh HO, Shellito JG, and Callahan WP: Synovial sarcoma of the sternoclavicular region. J Bone Joint Surg Am *45*:151-155, 1963.
179. Martinez S, Khoury MB, and Harrelson J: Imaging of condensing osteitis of the clavicle: New observations [abstract]. Paper presented at the 33rd Annual Meeting of the AUR, 1986.
180. Mathews JG: Primary gout affecting the sternoclavicular joint. BMJ *1*:262, 1976.
181. Mazel R: Migration of a Kirschner wire from the shoulder region into the lung: Report of two cases. J Bone Joint Surg Am *25*:477-483, 1943.
182. McCarroll JR: Isolated staphylococcal infection of the sterno-clavicular joint. Clin Orthop *156*:149-150, 1981.
183. McCaughan JS and Miller PR: Letter to the editor re migration of Steinmann pin from shoulder to lung. JAMA *207*:1917, 1969.
184. McKenzie JMM: Retrosternal dislocation of the clavicle: A report of two cases. J Bone Joint Surg Br *45*:138-141, 1963.
185. McLaughlin H: Trauma. Philadelphia: WB Saunders, 1959.
186. Mehta JC, Sachdev A, and Collins JJ: Retrosternal dislocation of the clavicle. Injury *5*:79-83, 1973.
187. Milch H: The rhomboid ligament in surgery of the sternoclavicular joint. J Int Coll Surg *17*:41-51, 1952.
188. Mitchell WJ and Cobey MC: Retrosternal dislocation of clavicle. Med Ann D C *29*:546-549, 1960.
189. Moncada R, Matuga T, Unger E, et al: Migratory traumatic cardiovascular foreign bodies. Circulation *57*:186-189, 1978.
190. Morag B and Shahin N: The value of tomography of the sternoclavicular region. Clin Radiol *26*:57-62, 1975.
191. Moseley HF: Athletic injuries to the shoulder region. Am J Surg *98*:401-422, 1959.
192. Mouchet A: Luxation sterno-claviculaire en avant: Reduction sanglante. Rev Orthop *28*:99-100, 1942.
193. Muir SK, Kinsella PL, Trevilcock RG, and Blackstone IW: Infectious arthritis of the sternoclavicular joint. Can Med Assoc J *132*:1289-1290, 1985.
194. Nair V: Case report: Sternoclavicular arthritis: An unusual complication of drug abuse. J Med Soc N J *72*:519-520, 1975.
195. Nettles JL and Linscheid R: Sternoclavicular dislocations. J Trauma *8*:158-164, 1968.
196. Neviaser JS: Injuries of the clavicle and its articulations. Orthop Clin North Am *11*:233-237, 1980.
197. Newlin NS: Congenital retrosternal subluxation of the clavicle simulating an intrathoracic mass. AJR Am J Roentgenol *130*:1184-1185, 1978.
198. Nickel VL: Orthopedic Rehabilitation. London: Churchill Livingstone, 1982.
199. Nitsche JF, Vaughan JH, Williams G, and Curd JG: Septic sternoclavicular arthritis with *Pasteurella multocida* and *Streptococcus sanguis*. Arthritis Rheum *25*:467-469, 1982.
200. Nittis S: Prominence of the right sterno-clavicular junction in lepers. Urol Cutan Rev *41*:625-630, 1937.
201. Noonan TR: Personal communication on sternoclavicular dislocation, July 30, 1984.
202. Nordback I and Markkula H: Migration of Kirschner pin from clavicle into ascending aorta. Acta Chir Scand *151*:177-179, 1985.
203. Nutz V: [Fracture dislocation of the sternoclavicular joint.] Unfallchirurg *89*:145-148, 1986.
204. O'Donoghue DH: Treatment of Injuries to Athletes, 2nd ed. Philadelphia: WB Saunders, 1970.
205. O'Donoghue DH: Treatment of Injuries to Athletes, 3rd ed. Philadelphia: WB Saunders, 1976, pp 144-151.
206. Ogden JA, Conlogue GJ, and Bronson ML: Radiology of postnatal skeletal development: The clavicle. Skeletal Radiol *4*:196-203, 1979.
207. Omer GE: Osteotomy of the clavicle in surgical reduction of anterior sternoclavicular dislocation. J Trauma *7*:584-590, 1967.
208. Orsini G, Guercio N, and Paschero B: Retrosternal dislocation of the clavicle. Observations on three cases. Ital J Orthop Traumatol *10*:533-539, 1984.
209. Paice EW, Wright FW, and Hill AGS: Sternoclavicular erosions in polymyalgia rheumatica. Ann Rheum Dis *42*:379-383, 1983.
210. Pate JW and Wilhite J: Migration of a foreign body from the sternoclavicular joint to the heart: A case report. Am Surg *35*:448-449, 1969.
211. Paterson DC: Retrosternal dislocation of the clavicle. J Bone Joint Surg Br *43*:90-92, 1961.
212. Pauleau JL and Baux S: Les disjonctions sternoclaviculaires: Presentation d'un cas de disjonction sternoclaviculaire posterieure. Revue de la litterature. J Chir *117*:453-456, 1980.
213. Peacock HK, Brandon JR, and Jones OL: Retrosternal dislocation of the clavicle. South Med J *63*:1324-1328, 1970.
214. Peltier LF: The classic: Separations of the epiphyses: Jean Timothee Emile Foucher. Clin Orthop *188*:3-9, 1984.
215. Pendergrass EP and Hodes PJ: The rhomboid fossa of the clavicle. AJR Am J Roentgenol *38*:152-155, 1937.
216. Percy EC: Sternoclavicular dislocation. Can Med Assoc J *104*:1016-1017, 1971.
217. Persoons D, Copin G, and Dosch J: [Retrosternal dislocation of the clavicle: Contribution of computer tomography in diagnosis and treatment—a case report.] Acta Orthop Belg *51*:103-109, 1985.
218. Pfister U and Weller S: [Luxation of the sternoclavicular joint.] Unfallchirurgie *8*:81-87, 1982.
219. Pierce RO Jr: Internal derangement of the sternoclavicular joint. Clin Orthop *141*:247-250, 1979.
220. Pingsmann A, Patsalis T, Ivo M: Resection arthroplasty of the sternoclavicular joint for treatment of primary degenerative sternoclavicular arthritis. J Bone Joint Surg Br *84*:513-517, 2002.
221. Poland J: Separation of the epiphyses of the clavicle. *In* Traumatic Separation of Epiphyses of the Upper Extremity. London: Smith, Elder, 1898.
222. Porral MA: Observation d'une double luxation de la clavicule droite. J Univ Hebd Med Chir Prat *2*:78-82, 1831.
223. Post M: The Shoulder. Philadelphia: Lea & Febiger, 1978.

224. Pridie K: Dislocation of acromio-clavicular and sterno-clavicular joints (Proceedings). J Bone Joint Surg Br *41*:429, 1959.
225. Quigley TB: Injuries to the acromioclavicular and sternoclavicular joints sustained in athletics. Surg Clin North Am *43*:1551-1554, 1963.
226. Raney RB, Brashear HR, and Shands AR Jr: Old sternoclavicular dislocation. *In* Shands' Handbook of Orthopaedic Surgery. St Louis: CV Mosby, 1971, p 421.
227. Rayan GM: Compression brachial plexopathy caused by chronic posterior dislocation of the sternoclavicular joint. J Okla State Med Assoc *87*:7-9, 1994.
228. Reeves BD: Postpartum sternoclavicular joint pain. JAMA *248*:3030-3031, 1982.
229. Renoult B, Lataste A, Jonon B, et al: Sternoclavicular joint infection in hemodialysis patients. Nephron *56*:212-213, 1990.
230. Resnick D: Sternocostoclavicular hyperostosis. AJR Am J Roentgenol *135*:1278-1280, 1980.
231. Reuler JB, Girard DE, and Nardone DA: Sternoclavicular joint involvement in ankylosing spondylitis. South Med J *71*:1480-1481, 1978.
232. Rice EE: Habitual dislocation of the sternoclavicular articulation-a case report. J Okla State Med Assoc *25*:34-35, 1932.
233. Richman KM, Boutin RD, Vaughan LM, et al: Tophaceous pseudogout of the sternoclavicular joint. AJR Am J Roentgenol *172*:1587-1589, 1999.
234. Richter R, Hahn H, Nübling W, and Kohler G: [Tuberculosis of the shoulder girdle.] Z Rheumatol *44*:87-92, 1985.
235. Ritvo M and Ritvo M: Roentgen study of the sternoclavicular region. AJR Am J Roentgenol *53*:644-650, 1947.
236. Rockwood CA Jr: Dislocations of the sternoclavicular joint. Instr Course Lect *24*:144-159, 1975.
237. Rockwood CA Jr: Dislocation of the sternoclavicular joint. *In* Fractures, vol 1. Philadelphia: JB Lippincott, 1975, pp 756-787.
238. Rockwood CA Jr: Injuries to the sternoclavicular joint. Orthop Trans *1*:96, 1977.
239. Rockwood CA Jr: Fracture of the clavicle and injuries of the sternoclavicular joint. Orthop Trans *6*:422, 1982.
240. Rockwood CA Jr: Injuries to the sternoclavicular joint. *In* Fractures in Adults, vol 1, 2nd ed. Philadelphia: JB Lippincott, 1984, pp 910-948.
241. Rockwood CA Jr: The shoulder: Facts, confusions, and myths. Int Orthop *15*:401-405, 1991.
242. Rockwood CA Jr and Odor JM: Spontaneous atraumatic anterior subluxations of the sternoclavicular joint in young adults. Report of 37 cases. Orthop Trans *12*:557, 1988.
243. Rockwood CA and Odor JM: Spontaneous anterior subluxation of the sternoclavicular joint. J Bone Joint Surg Am *71*:1280-1288, 1989.
243a. Rockwood CA, Groh GI, Wirth MA, and Grassi FA: Resection arthroplasty of the sternoclavicular joint. J Bone Joint Surg Am *79*:387-393, 1997.
244. Rodrigues H: Case of dislocation inwards of the internal extremity of the clavicle. Lancet *1*:309-310, 1843.
245. Rowe CR: The Shoulder. New York, Churchill Livingstone, 1988, pp 313-327.
246. Rowe CR: Personal communication, June 27, 1988.
247. Rozboril MB, Good AE, Zarbo RJ, and Schultz DA: Sterno-clavicular joint arthritis: An unusual presentation of metastatic carcinoma. J Rheumatol *10*:499-502, 1983.
248. Rubenstein ZR, Moray B, and Itzchak Y: Percutaneous removal of intravascular foreign bodies. Cardiovasc Intervent Radiol *5*:64-68, 1982.
249. Sadr B and Swann M: Spontaneous dislocation of the sterno-clavicular joint. Acta Orthop Scand *50*:269-274, 1979.
250. Salvatore JE: Sternoclavicular joint dislocation. Clin Orthop *58*:51-54, 1968.
251. Sanders JO, Lyons FA, and Rockwood CA: Management of dislocations of both ends of the clavicle. J Bone Joint Surg Am *72*:399-402, 1990.
252. Sanmarti Sala R and Munoz Gomez R: [Sterno-costo-clavicular hyperostosis: Presentation of one case and review of the literature.] Med Clin (Barc) *84*:483-486, 1985.
253. Sante LR: Manual of Roentgenological Technique, 9th ed. Ann Arbor, MI: Edwards Brothers, 1942, pp 160-161.
254. Sartoris DJ, Schreiman JS, Kerr R, et al: Sternocostoclavicular hyperostosis: A review and report of 11 cases. Radiology *158*:125-128, 1986.
255. Savastano AA and Stutz SJ: Traumatic sternoclavicular dislocation. Int Surg *63*:10-13, 1978.
256. Schechter DC and Gilbert L: Injuries of the heart and great vessels due to pins and needles. Thorax *24*:246-253, 1969.
257. Schmitt WGH: Articulatis sternoclavicularis: Darstellung in einer zweiter Ebene. Rontgenpraxis *34*:262-267, 1981.
258. Searle AB, Gluckman R, Sanders R, and Breach NM: Sternoclavicular joint swellings: Diagnosis and management. Br J Plast Surg *44*:403-405, 1991.
259. Selesnick FH, Jablon M, Frank C, and Post M: Retrosternal dislocation of the clavicle: Report of four cases. J Bone Joint Surg Am *66*:287-291, 1984.
260. Sethi GK and Scott SM: Subclavian artery laceration due to migration of a Hagie pin. Surgery *80*:644-646, 1976.
261. Silberberg M, Frank EL, Jarrett SR, and Silberberg R: Aging and osteoarthritis of the human sternoclavicular joint. Am J Pathol *35*:851-865, 1959.
262. Silverman M: Sternocostoclavicular hyperostosis. Ann Intern Med *87*:797, 1977.
263. Simurda MA: Retrosternal dislocation of the clavicle: A report of 4 cases and a method of repair. Can J Surg *11*:487-490, 1968.
263a. Smolle-Juettner FM, Hofer PH, Pinter H, et al: Intracardiac malpositioning of a sternoclavicular fixation wire. J Orthop Trauma *6*:102-105, 1992.
264. Snyder CC, Levine GA, and Dingman DL: Trial of a sternoclavicular whole joint graft as a substitute for the temporomandibular joint. Plast Reconstr Surg *48*:447-452, 1971.
265. Sokoloff L and Gleason IO: The sternoclavicular articulation in rheumatic diseases. Am J Clin Pathol *24*:406-414, 1954.
266. Song HK, Sloane G, Kaiser LR, Shrager JB: Current presentation and optimal surgical management of sternoclavicular joint infections. Ann Thorac Surg *73*:427-431, 2002.
267. Sonozaki H, Azuma A, Okai K, et al: Inter-sterno-costo-clavicular ossification with a special reference to cases of unilateral type. Kanto J Orthop Traumatol *9*:196-200, 1978.
268. Sonozaki H, Azuma A, Okai K, et al: Clinical features of 22 cases with inter-sterno-costo-clavicular ossification. Arch Orthop Trauma Surg *95*:13-22, 1979.
269. Sonozaki H, Furusawa S, Seki H, et al: Four cases with symmetrical ossifications between the clavicles and the first ribs of both sides. Kanto J Orthop Traumatol *5*:244-247, 1974.
270. Spar I: Psoriatic arthritis of the sternoclavicular joint. Conn Med *42*:225-226, 1978.
271. Speed K: A Textbook of Fractures and Dislocations, 4th ed. Philadelphia: Lea & Febiger, 1942, pp 282-290.
272. Spencer EE, Kuhh JE, Huston LJ, et al: Ligamentous restraints to anterior and posterior translation of the sternoclavicular joint. J Shoulder Elbow Surg *11*:43-47, 2002.
273. Spencer EE: Unpublished data.
274. Stankler L: Posterior dislocation of clavicle: A report of 2 cases. Br J Surg *50*:164-168, 1962.
275. Stapelmohr SV: Ueber Die habituelle Luxatio Sternoclavicularis und eine neue operative Behandlungsmethode Dersleben. Acta Orthop Scand *3*:1-42, 1932.
276. Stein AH: Retrosternal dislocation of the clavicle. J Bone Joint Surg Am *39*:656-660, 1957.
277. Stimson LA: Dislocations of the clavicle. *In* Fractures and Dislocations. Philadelphia: Lea & Febiger, 1912, pp 588-589.
278. Streifler J, Gartz M, Rosenfeld JB, et al: Sternoclavicular arthritis and osteomyelitis due to *Pseudomonas aeruginosa,* not related to drug abuse. Isr J Med Sci *21*: 458-459, 1985.
279. Szilvaasy J: Age determination of the sternal articular faces of the clavicula. J Hum Evol *9*:609-610, 1980.
280. Tabatabai MF, Sapico FL, Canawati HN, and Harley HAJ: Letter to the editor re sternoclavicular joint infection with Group B *Streptococcus.* J Rheumatol *13*:466, 1986.
281. Tagliabue D and Riva A: Le lussazioni sterno-claveari. Minerva Ortop *36*:876-871, 1985.
282. Takimoto T, Ishikwaw S, Tanaka S, et al: Development of significant sternoclavicular joint hypertrophy following radical neck dissection. ORL J Otorhinolaryngol Relat Spec *51*:317-320, 1989.
283. Tamai K, Saotome K.: Panclavicular ankylosis in pustulotic arthroosteitis. A case report. Clin Orthop *359*:146-150, 1999.
284. Tanlin Y: Ipsilateral sternoclavicular joint dislocation and clavicle fracture. J Orthop Trauma *10*:506-507, 1996.
285. Teplick JG, Eftekhari F, and Haskin ME: Erosion of the sternal ends of the clavicles: A new sign of primary and secondary hyperparathyroidism. Radiology *113*:323-326, 1974.
286. Thomas CB and Friedman RJ: Ipsilateral sternoclavicular dislocation and clavicle fracture: A case report. J Orthop Trauma *3*:355-357, 1989.
287. Turek SL: Orthopaedics: Principles and Their Application, 2nd ed. Philadelphia: JB Lippincott, 1967, pp 568-570.
288. Tyler HDD, Sturrock WDS, and Callow FM: Retrosternal dislocation of the clavicle. J Bone Joint Surg Br *45*:132-137, 1963.
288a. Velutini JA and Tarazona PF: Fracture of the manubrium with posterior displacement of the clavicle and first rib. A case report. Int Orthop *22*(4):269-271, 1998.
289. Vierboom MAC, Steinberg JDJ, Mooyaart EL, and Rijswijk MHV: Condensing osteitis of the clavicle: Magnetic resonance imaging as an adjunct method for differential diagnosis. Ann Rheum Dis *51*:539-541, 1992.
290. Von Stapelmohr S: Ueber die habituelle Luxatio Sterno clavicularis und eine neue operative Behandlungsmethode Derselben. Acta Orthop Scand *3*:1-42, 1932.
291. Waskowitz WJ: Disruption of the sternoclavicular joint: An analysis and review. Am J Orthop *3*:176-179, 1961.
292. Wasylenko MJ and Busse EF: Posterior dislocation of the clavicle causing fatal tracheoesophageal fistula. Can J Surg *24*:626-627, 1981.
293. Watson-Jones R: Fractures and Joint Injuries, vol 2, 4th ed. Baltimore: Williams & Wilkins, 1956.
294. Watson-Jones R: Fractures and Joint Injuries. London: Churchill Livingstone, 1982, pp 462-463.
295. Webb PAO and Suchey JMM: Epiphyseal union of the anterior iliac crest and medial clavicle in a modern multiracial sample of American males and females. Am J Phys Anthropol *68*:457-466, 1985.
296. Weiner SN, Levy M, Bernstein R, and Morehouse H: Condensing osteitis of the clavicle: A case report. J Bone Joint Surg Am *66*:1484-1486, 1984.
297. Weingarten M, Tash R, Klein RM, and Kearns RJ: Posterior dislocation of the sternoclavicular joint. N Y State J Med *85*:226-229, 1985.
298. Wheeler ME, Laaveg SJ, and Sprague BL: S-C joint disruptions in an infant. Clin Orthop *139*:68-69, 1979.
299. Williams HH: Oblique views of the clavicle. Radiogr Clin Photogr *5*:191-194, 1929.

300. Winter J, Sterner S, Maurer D, et al: Retrosternal epiphyseal disruption of medial clavicle: Case and review in children. J Emerg Med *7*:9-13, 1989.
301. Wirth MA, Jensen KL, and Rockwood CA: The Treatment of Traumatic Posterior Sternoclavicular Joint Injuries. Paper presented at the American Shoulder and Elbow Surgeons 12th Open Meeting, February 25, 1996, Atlanta.
302. Wirth MA and Rockwood CA: Chronic conditions of the acromioclavicular and sternoclavicular joints. *In* Chapman MW (ed): Operative Orthopaedics, part XI, 2nd ed. Philadelphia: JB Lippincott, 1992, pp 1683-1693.
303. Wirth MA, Rockwood CA: Complications following repair of the sternoclavicular joint. *In* Bigliani LU (ed): Complications of the Shoulder. Baltimore, Williams & Wilkins, 1993, pp 139-153.
304. Wirth MA and Rockwood CA: Complications of treatment of injuries to the shoulder. *In* Epps CH (ed): Complications in Orthopaedic Surgery, 3rd ed. Philadelphia: JB Lippincott, 1994, pp 229-253.
305. Wohlgethan JR and Newberg AH: Clinical analysis of infection of the sternoclavicular joint [abstract]. Clin Res *32*:666A, 1984.
306. Wolford LM and Smith BR: Sternoclavicular grafts for temporomandibular joint reconstruction [abstract]. J Oral Maxillofac Surg *45*:M3, 1987.
307. Worman LW and Leagus C: Intrathoracic injury following retrosternal dislocation of the clavicle. J Trauma *7*:416-423, 1967.
308. Worrell J and Fernandez GN: Retrosternal dislocation of the clavicle: An important injury easily missed. Arch Emerg Med *3*:133-135, 1986.
309. Yood RA and Goldenberg DL: Sternoclavicular joint arthritis. Arthritis Rheum *23*:232-239, 1980.
310. Zaslav KR, Ray S, and Neer CS: Conservative management of a displaced medial clavicular physeal injury in an adolescent athlete. Am J Sports Med *17*:833,1989.
311. Zucman J, Robinet L, and Aubart J: [Treatment of sternal dislocations of the clavicle.] Rev Chir Orthop *64*:35-44, 1978.

Capítulo **14**

Inestabilidad glenohumeral

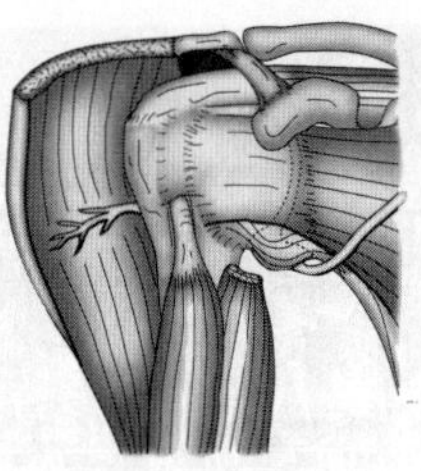

Frederick A. Matsen III, M.D., Robert M. Titelman, M.D., Steven B. Lippitt, M.D., Charles A. Rockwood, Jr., M.D. y Michael A. Wirt, M.D.

«Es necesario conocer cómo hay que tratar el hombro que sufre frecuentes luxaciones. Muchas personas que han padecido este problema se han visto obligadas a abandonar los ejercicios gimnásticos, aunque estuvieran bien cualificados para ello; la misma desgracia les ha vuelto ineptos para las prácticas guerreras y por ello han perecido. Y este tema merece ser conocido, porque no sé de ningún médico que haya tratado correctamente este caso; algunos abandonan todo intento de solución, en tanto que otros sostienen opiniones y realizan prácticas totalmente contrarias a lo que sería adecuado.»

Hipócrates hace 2.400 años

«En cada caso se apreciará que el reborde anterior de la cavidad glenoidea es una estructura lisa, redondeada y sin inserciones, pudiéndose introducir libremente un instrumento romo sobre el hueso desnudo, por delante del cuello de la escápula.»

Perthes, 1906

«...el único tratamiento racional consiste en reinsertar el ligamento glenoideo (o la cápsula) al hueso del cual se desprendió.»

Bankart, 1939[34]

REVISIÓN HISTÓRICA

Primeras descripciones

La primera descripción de una luxación del hombro aparece en uno de los documentos más antiguos de la historia humana: el papiro de Edwin Smith (entre los años 3000 y 2500 a.C.).[793] Hussein[305] describió que en el año 1200 a.C., en la tumba de Upuy, artista y escultor de Ramsés II, había un dibujo de una escena muy semejante a lo que sería el método de reducción de Kocher (Fig. 14-1).

La descripción más temprana y detallada de las luxaciones anteriores se debe a Hipócrates, padre de la medicina, nacido en el año 460 a.C. en la isla de Cos.[1] Describió la anatomía del hombro, los tipos de luxaciones y el primer procedimiento quirúrgico. En uno de sus métodos clásicos de reducción, destacó la necesidad de colocar en la axila esferas forradas de cuero, de un tamaño apropiado, porque sin ellas era imposible que el talón alcanzara la cabeza humeral en su maniobra de reducción. Brockbank y Griffiths han descrito otras técnicas hipocráticas (Fig. 14-2).[73]

Hipócrates criticaba a sus contemporáneos por quemar indebidamente el hombro, tratamiento difundido en aquella época. En la primera descripción del procedimiento quirúrgico para la luxación recidivante del hombro, relataba la forma en que los médicos habían quemado las caras superior, anterior y posterior del hombro, lo cual sólo producía cicatrices en dichas zonas y promovía la luxación inferior. Recomendaba el empleo del cauterio, para lo cual se introducía a través de la axila un hierro ovalado al rojo que formara escaras, aunque sólo en la porción inferior de la articulación. Hipócrates mostraba un considerable conocimiento de la anatomía del hombro y advertía al cirujano que no permitiera el contacto del hierro con los vasos y nervios principales, porque originaría un importante daño. Tras las quemaduras, fijaba el brazo al costado, día y noche y durante mucho tiempo, «para que de esta forma cicatrizara mejor y se estrechara el gran espacio por el cual se solía escapar el húmero».

Los lectores interesados pueden consultar el texto de H. F. Moseley,[490] donde encontrarán una sección particularmente esclarecedora de los aspectos históricos del tratamiento de la inestabilidad del hombro.

Defecto de la cabeza humeral

En 1861, Flower[190] describió los cambios anatómicos y patológicos detectados en 41 hombros con luxación traumática procedentes de piezas de museos de Londres. Escribió que «en el punto en el que la cabeza del húmero se apoya en el borde de la fosa glenoidea se produce una absorción y aparece un surco, usualmente entre la cabeza articular y el troquíter». En 1880, Eve[170] publicó datos de la autopsia de un paciente que murió

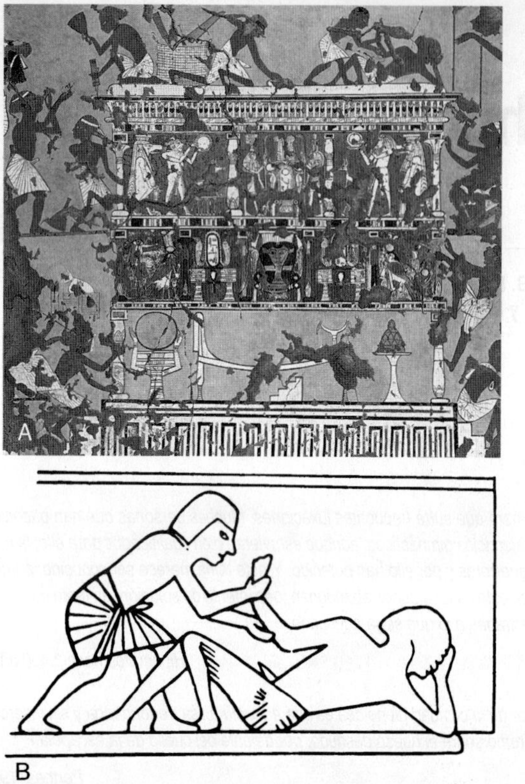

Fig. 14-1 • La técnica de Kocher tiene 3.000 años de antigüedad. **A,** Dibujo de la tumba de Upuy, del año 1200 a.C. (Derechos reservados por The Metropolitan Museum of Art. Egyptian Expedition of the Metropolitan Museum of Art. Rogers Fund. 1930. Fotografía, 1978. The Metropolitan Museum of Art.) **B,** Esquema de las figuras de la esquina superior derecha de la pintura de la tumba que muestra un paciente en el suelo, mientras que un hombre (posiblemente un médico) manipula un hombro luxado conforme a la técnica de Kocher. (*De Hussein, MK: Kocher's method is 3.000 years old. J Bone Joint Surg Br 50:669-671, 1968.*)

12 horas después de una luxación aguda anterior en la que encontró un profundo surco en la cara posterolateral de la cabeza. Joessel[334] también observó dicho defecto. De acuerdo con Hill y Sachs,[283] desde 1882 se sucedieron publicaciones de Kuster,[373] Cramer,[119] Löbker,[416] Schüller,[637] Staffel[671] y Francke,[192] que describieron un defecto posterolateral en la cabeza humeral, la cual se había extirpado para aliviar una luxación crónica o recidivante.

En 1887, Caird[81] de Edimburgo concluyó que en la luxación subcoracoidea verdadera debería haber una fractura por indentación de la cabeza humeral, originada por el borde anterior denso y duro de la cavidad glenoidea. En experimentos en cadáveres pudo reproducir el defecto de la cabeza. En su opinión, el borde glenoideo duro y denso cortaría como un cuchillo el hueso esponjoso blando (Fig. 14-3).

El descubrimiento de los rayos X por Roentgen en 1895 fue el punto de partida de nuevas evaluaciones y estudios de la anatomía de los defectos glenoideos anterior y de la cabeza humeral. La primera descripción de los cambios radiológicos de la cabeza humeral asociados con la inestabilidad recidivante se atribuyeron a Francke[192] en 1898, tan sólo 3 años después del descubrimiento de Roentgen.[278] Hermodsson demostró que el defecto posterolateral de la cabeza humeral era resultado de la fractura por compresión causada por el reborde glenoideo anterior tras la salida de la cabeza humeral desde la fosa glenoidea.[278] También observó que: 1) en casi todos los casos se observaba el defecto; 2) cuanto más tiempo estaba luxada la cabeza humeral, mayor era el defecto; 3) los defectos eran generalmente mayores en el caso de luxaciones anteroinferiores que en las anteriores, y 4) el defecto solía ser mayor en las luxaciones anteriores recidivantes del hombro.

En 1925, Pilz[566] describió el primer estudio radiográfico detallado de una luxación recidivante del hombro, afirmando que las radiografías ordinarias eran poco útiles. Destacó la necesidad de una proyección con angulación del haz para observar el defecto. En 1940, Hill y Sachs[283] publicaron una revisión clara y concisa sobre la información disponible de la fractura por compresión de la cabeza humeral, y el defecto, que ahora lleva sus nombres.

Defectos de la cápsula anterior y los músculos

Según la lección hunteriana impartida por Reeves en 1967, en el siglo XIII Roger de Palermo enseñaba que en las luxaciones agudas la lesión básica era la rotura capsular. Bankart,[32] siguiendo los conceptos de Broca y Hartman,[72] Perthes,[564] Flower[190] y Caird,[81] afirmaba que la lesión esencial era el desprendimiento del labro (o rodete) y de la cápsula desde la porción anterior de la glenoides, como resultado de una traslación o desplazamiento anterior de la cabeza humeral (denominada lesión de Bankart por los autores ulteriores) (véase Fig. 14-3). Estudios experimentales y clínicos efectuados más tarde por Reeves[582] y Townley[704] sugerían que otras lesiones podían ser responsables de la luxación recidivante, como serían la incapacidad de la lesión inicial para desencadenar una respuesta curativa, la desinserción del tendón del subescapular y las variantes en la inserción del ligamento glenohumeral inferior.

Moseley y Overgaard[493] encontraron laxitud en 25 casos consecutivos, y DePalma y cols.[140] describieron laxitud, rotura y disminución del tono muscular del subescapular en 38 casos consecutivos. Varios de sus casos y algunos de los de Hauser[258] mostraron un claro defecto en las caras anterior o inferior del tendón del subescapular, como si hubiera sido desgarrado parcialmente de su inserción ósea, así como una separación de las fibras musculares que se insertan en el húmero, directamente por debajo del troquín. McLaughlin,[456] DePalma y cols.,[140] Jens[323] y Reeves[584] observaron, en la operación previa a la artrotomía, que en la abducción y rotación externa la cabeza humeral se luxaría por debajo del borde inferior del tendón del subescapular. Symeonides[685] extrajo muestras biópsicas de la unidad tendinosa del músculo subescapular en el acto quirúrgico, encontrando evidencia microscópica de «lesiones postraumáticas curadas». Afirmó que la inestabilidad es consecuencia de la elongación traumática del músculo subescapular, la cual origina una pérdida de la fuerza necesaria para estabilizar el hombro.

Lesiones del manguito de los rotadores

En 1880, Joessel[334] describió los datos de cuidadosos estudios de cadáveres que había realizado en cuatro casos de luxaciones

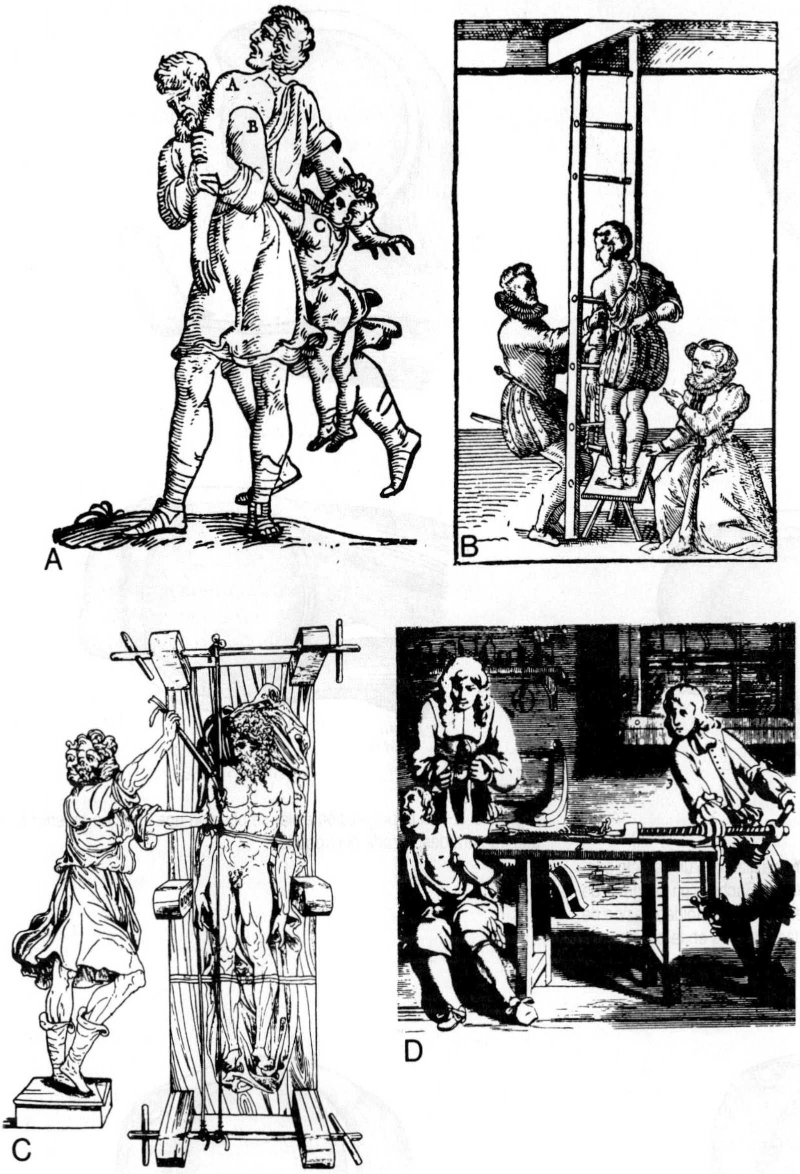

Fig. 14-2 • Técnica modificada de Hipócrates para reducir luxaciones del hombro. **A,** Reducción sobre el hombro del operador. (De la edición veneciana de Galeno en 1625.) **B,** Reducción sobre el peldaño de una escalera. Cuando se retira el taburete en el que el paciente permanece en pie, el peso del cuerpo del paciente produce una reducción de la luxación. (De deCruce, 1607.) **C,** Empleo del potro para reducir la luxación del hombro (Vidio). **D,** Reducción de la luxación mediante tracción en un tórculo de la época medieval (tomado de Esculteto, 1693). *(De Brockbank W y Griffiths DL: Orthopaedic surgery in the 16th and 17th centuries. J Bone Joint Surg Br 30:365-375, 1948.)*

recidivantes del hombro. En todos los casos identificó una rotura de la porción posterolateral del manguito de los rotadores desde el troquíter y un aumento del volumen de la cápsula articular del hombro (Figs. 14-4 y 14-5). También observó fracturas de la cabeza humeral y del reborde glenoideo anterior (Fig. 14-6). Joessel concluyó que las roturas del manguito que no curaban predisponían a la recidiva del problema, que las recidivas estaban facilitadas por el aumento del tamaño capsular y que las fracturas de la glenoides o de la cabeza humeral originaban una superficie articular más pequeña, la cual tendía a producir una luxación recidivante. Sin embargo, sus cuatro pacientes eran ancianos y quizá presentaban cambios degenerativos del manguito, tan frecuentes en las personas mayores.

Tratamiento de las luxaciones traumáticas agudas

Hipócrates[287] explicó con detalle al menos seis técnicas diferentes para reducir el hombro luxado. Siglo tras siglo, la literatura ha incluido grabados, dibujos y reimpresiones que ilustraban variantes de las enseñanzas de Hipócrates, tales como los de investigadores como Paré, deCruce, Vidio y Esculteto. Todavía hoy se usa ocasionalmente la técnica original de Hipócrates.[1] El pie del médico, cubierto por un calcetín o una media, ejerce una contratracción. El talón no debe quedar dentro de la axila (es decir, entre los pliegues axilares anterior y posterior), sino que debe extenderse a través de los pliegues y contra la pared del tórax. La tracción debe ser lenta y suave y, al igual que en todas las técni-

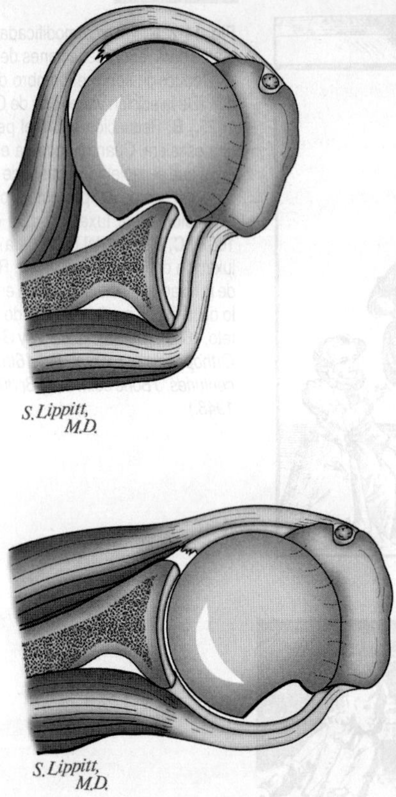

Fig. 14-3 • **A,** Luxación anterior, en proyección axilar, con un defecto posterolateral de la cabeza del húmero (defecto de Hill-Sachs) y un desgarro de la porción anterior de la cápsula y del labro del reborde glenoideo (lesión de Bankart). **B,** Reducida la luxación, persisten las lesiones en la cabeza y la cápsula humerales.

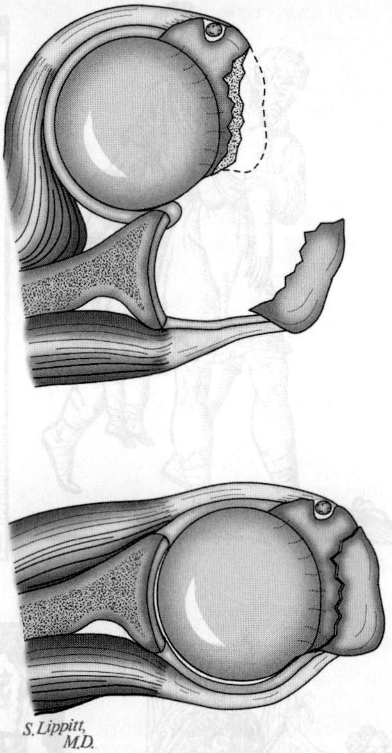

Fig. 14-5 • En la proyección axilar se observa una luxación anterior con una fractura desplazada del troquíter.

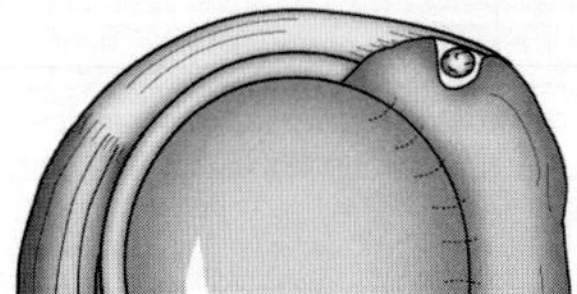

Fig. 14-4 • Luxación anterior mostrada en proyección axilar con un desgarro en la porción posterior del manguito de los rotadores.

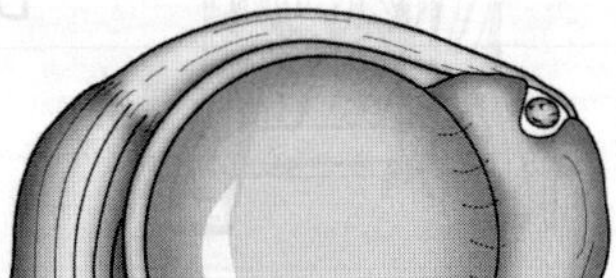

Fig. 14-6 • En la proyección axilar se muestra una luxación anterior con una fractura desplazada del reborde glenoideo anterior.

cas de tracción, el brazo puede rotarse con suavidad hacia dentro y hacia fuera para desencajar la cabeza.

En 1870, Theodore Kocher,[363] Premio Nobel de Medicina en 1909, hizo una descripción algo confusa de su técnica de palanca en la luxación anterior del hombro. Si Kocher no hubiera sido tan famoso como cirujano del tiroides, su artículo habría recibido muy poca atención.

En 1938, Milch[472] describió una técnica para reducir la luxación con el paciente en posición supina, en la que el brazo se llevaba en abducción y rotación externa, utilizándose el pulgar para empujar suavemente la cabeza del húmero hasta su sitio. Lacey[374] modificó la técnica al realizar la maniobra con el paciente en decúbito prono sobre la camilla de exploración. Russell y cols.[623] describieron la facilidad y eficacia de esta técnica.

En la técnica de Kocher, la cabeza humeral se apalanca sobre la porción anterior de la cavidad glenoidea, apalancándose la diáfisis contra la pared anterior del tórax hasta completar la reducción. DePalma[137] previno de que el empleo de fuerzas indebidas en el apalancamiento por rotación podría dañar las partes blandas de la articulación del hombro, los vasos y el plexo braquial. Beattie y cols.[43] describieron una fractura del cuello humeral al aplicar la técnica de Kocher. Otros autores han descrito fracturas espiroideas de la porción superior de la diáfisis humeral y un mayor daño del mecanismo capsular anterior al emplear la técnica de reducción por apalancamiento de Kocher. McMurray[463] describió que de 64 luxaciones reducidas por el método de Kocher, recidivaron un 40%, en tanto que de las 112 luxaciones reducidas por la ascensión suave de la cabeza hasta recolocarla en su sitio tan sólo hubo un 12% de recidivas.

Desde 1975 numerosos artículos han descrito técnicas sencillas para reducir la luxación de hombro: la maniobra de elevación anterógrada,[320,731] el método de la rotación externa,[405,478] la manipulación escapular,[9] el método de gravedad modificado,[408] la técnica de la muleta y silla,[552] la técnica de la silla y la almohada[756] y otras.[105, 434]

Reconstrucciones quirúrgicas en la inestabilidad anterior

La mayoría de las publicaciones sobre las luxaciones del hombro en la bibliografía se refieren al problema de las luxaciones anteriores recidivantes. Como se ha mencionado previamente, Hipócrates[287] describió la utilización de un atizador calentado al rojo para producir una cicatriz en la cápsula anteroinferior. Desde entonces, se han descrito cientos de procedimientos quirúrgicos para tratar las luxaciones anteriores recidivantes. El lector que tenga interés en una detallada historia debería leer los clásicos textos de Moseley[490] y Hermodsson.[278]

Varias técnicas quirúrgicas se han basado en el defecto posterolateral y en los desgarros de partes blandas de la parte anterior del hombro. Bardenheuer[36] en 1886 y Thomas[692,693] entre 1909 y 1921, trataron la plicatura o el plegamiento capsular; en 1888 Albert[7] realizó una artrodesis; y, en 1901, Hildebrand[282] aumentó la profundidad de la cavidad glenoidea.

En 1906, Perthes[564] escribió un clásico artículo sobre el tratamiento quirúrgico de las luxaciones recidivantes. En su opinión, la operación debía dirigirse a reparar la lesión subyacente (es decir, a reparar la cápsula, la desinserción del labro glenoideo del reborde óseo anterior y el desgarro del manguito de los rotadores). Reparaba la cápsula suturándola al reborde glenoideo anterior a través de unos orificios perforados y, en varios casos, utilizó grapas para reparar las estructuras capsulares anteriores. Esta publicación fue la primera descripción de la reparación de la parte anterior del rodete y la cápsula hasta el reborde glenoideo anterior. Dos pacientes fueron seguidos durante 17 años; otro, durante 12 años; dos, durante tres años, y uno durante un año y nueve meses. Todos lograron una excelente función sin recidivas.

En 1913 Clairmont y Ehrlich[100] utilizaron la operación de mioplastia de cabestrillo muscular. El tercio posterior del deltoides se extrae de su punto de inserción en el húmero, conservando su inervación intacta, se pasa a través del espacio cuadrilateral y se sutura a la apófisis coracoides. Cuando se colocaba el brazo en abducción, se contraía el deltoides, sosteniendo así la cabeza humeral. Finsterer,[185] en un procedimiento semejante, aunque invertido, utilizó el coracobraquial y la porción corta del tendón del bíceps desde la apófisis coracoides, transfiriéndolos en sentido posterior. Ambas operaciones fracasaron debido a la elevada incidencia de recidivas.

En 1923, Bankart[32] publicó por primera vez su técnica quirúrgica, señalando que en aquel entonces se utilizaban tan sólo dos tipos de operaciones en la luxación recidivante del hombro: 1) las diseñadas para disminuir el tamaño de la cápsula mediante plicatura o plegamiento[692,693] y 2) las diseñadas para dar un apoyo inferior a la cápsula.[100,103] Bankart prefirió su propio método y condenó ambas. Afirmaba que la lesión esencial era el desprendimiento o rotura de la cápsula desde el ligamento glenoideo. Recomendaba repararla con puntos de seda de tripa independientes que pasaban entre el borde libre de la cápsula y el ligamento glenoideo. En esa época no reparaba la cápsula lateral uniéndola al hueso del reborde glenoideo anterior. En su artículo de 1939, Bankart[34] describía la lesión esencial como «un desprendimiento del ligamento glenoideo del reborde anterior de la cavidad», señalando que «el único tratamiento racional era reinsertar el ligamento glenoideo (o la cápsula) al hueso del cual se había desprendido». Además, describía que «el ligamento glenoideo podía encontrarse suelto, bien sobre la cabeza del húmero o en el reborde de la cavidad glenoidea». Recomendaba reinsertar la cápsula lateral sobre el hueso erosionado de la porción anterior de la cavidad glenoidea, manteniéndolo en su sitio mediante suturas, a través de orificios perforados en el reborde glenoideo anterior con una pinza puntiaguda y cortante. Aunque en ninguno de ambos artículos había referencias bibliográficas, Bankart pudo estar influenciado en gran parte por un trabajo de Broca y Hartmann[72] publicado previamente y en particular por el de Perthes,[564] los cuales describían patologías y reparaciones prácticamente idénticas.

A partir de 1929, Nicola[512-516] publicó una serie de artículos sobre el tratamiento de las luxaciones recidivantes del hombro. Utilizaba la porción larga del tendón del bíceps y el ligamento coracohumeral como rienda de sujeción a la parte frontal del hombro. Henderson,[273,274] describió otra operación de sujeción con rienda empleando la mitad del tendón del peroneo lateral largo, que hacía pasar a modo de asa por orificios practicados en el acromion y en el troquíter. En 1927, Gallie y LeMesurier[197] describieron el uso de sutura con fascia lata autóloga para tratar la luxación recidivante del hombro. Este método ha sido modificado por Bateman.[41]

Inestabilidad glenohumeral posterior

En 1839 sir Astley Cooper, en un informe del Hospital Guy,[113] describió con detalle la luxación del húmero sobre la escápula dorsal. Se convirtió en un artículo clásico, porque Cooper presentaba la mayoría de las características propias de las luxaciones posteriores: la luxación se producía durante una convulsión epiléptica; el dolor era más intenso que el de la luxación anterior habitual; era totalmente imposible la rotación externa del brazo y el paciente no podía separar el brazo del costado; el hombro mostraba un vacío o aplanamiento anterior y una zona abultada posterior, siendo el paciente «incapaz de realizar cualquier tipo de movimiento con su brazo». En el informe de un caso en el que Cooper actuó como consultor fue imposible lograr la reducción y el paciente nunca recuperó la función del hombro. El examen en cadáveres del hombro, realizado siete años después, reveló que se había desinsertado el tendón del subescapular y que los músculos infraespinosos estaban tensados hacia atrás alrededor de la cabeza humeral. La descripción sugirió que la «causa de los síntomas» era la desinserción del subescapular. Cooper describió con mayor detalle la resorción de la cara anterior de la cabeza humeral, en el punto en que estaba en contacto con la porción posterior de la cavidad glenoidea, lo cual probablemente constituyó la primera descripción de la denominada lesión de Hill-Sachs inversa.

En 1855, Malgaigne[433] publicó otro clásico artículo sobre este tema describiendo 37 casos de luxación posterior del hombro. Tres casos fueron propios y 34 fueron revisiones de la bibliografía. Dicha serie de casos fue recopilada 40 años antes del descubrimiento de los rayos X, y señala que con una adecuada exploración física del paciente puede lograrse el diagnóstico correcto.

ASPECTOS ANATÓMICOS IMPORTANTES

Piel

Habitualmente, la estabilización quirúrgica del hombro puede lograrse mediante unas incisiones estéticas aceptables, siguiendo las líneas de la piel (véase también Cap. 2). En el plano anterior, cuando se aduce el hombro el cirujano puede identificar y marcar el prominente pliegue axilar anterior. Una incisión realizada en la porción inferior de este pliegue proporciona un acceso excelente para la reparación anterior e incluso cicatriza bien mediante el cierre subcuticular (Figs. 14-7 y 14-8). Si se está preocupado por los resultados estéticos, la incisión puede hacerse más hacia la axila, tal como describieron Leslie y Ryan.[396]

En la parte posterior también cicatriza bien una incisión vertical análoga siguiendo la línea del pliegue axilar posterior (se observa mejor al extender el hombro hacia atrás) (Fig. 14-9). Por suerte, estos pliegues quedan directamente sobre la articulación a la que el cirujano necesita acceder.

Primera capa muscular

El hombro está cubierto por el músculo deltoides, que tiene su origen en la clavícula, en el acromion y en la espina escapular. La porción anterior del deltoides sigue una línea que transcurre aproximadamente desde la parte media de la clavícula hasta la porción mediolateral del húmero. Esta línea pasa sobre la vena cefálica, drenaje anterior del músculo deltoides, y sobre la apófisis coracoides. El deltoides está inervado por el nervio axilar, cuyas ramas siguen un trayecto ascendente a medida que se extienden hacia delante (Fig. 14-10). La comúnmente descrita «zona segura», que se localiza 5 cm distalmente al acromion, no tiene en cuenta estas ramas anteriores, las cuales pueden llegar tan cerca del acromion como hasta incluso 2 cm. En el surco deltopectoral, el deltoides se encuentra con el fascículo clavicular del pectoral mayor, el cual ayuda a la porción anterior del deltoides en la flexión anterior. Los nervios pectorales medial y lateral no se encuentran en el campo quirúrgico de la estabilización del hombro. Al separar el espacio deltopectoral por dentro de la vena ce-

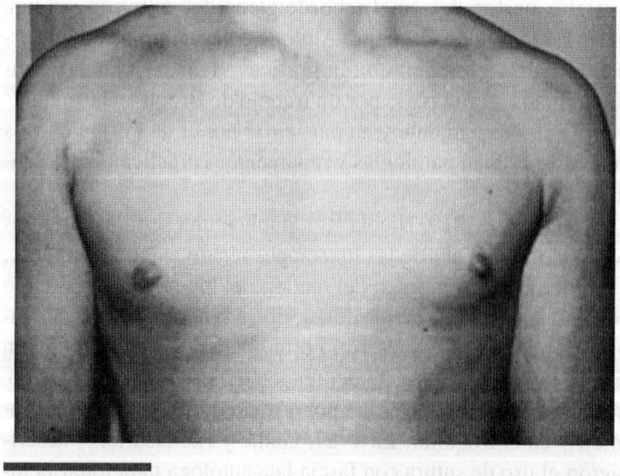

Fig. 14-7 • Abordaje cosmético anterior del hombro derecho del paciente. La incisión se realiza en el pliegue cutáneo axilar.

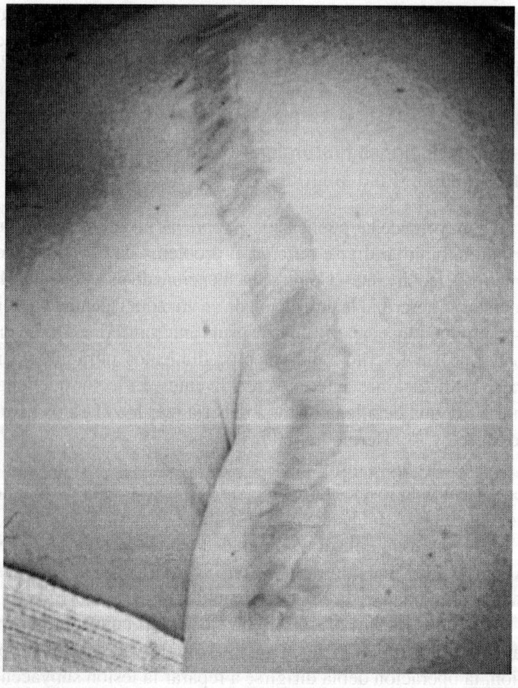

Fig. 14-8 • Abordaje no cosmético a través de la parte anterior del hombro.

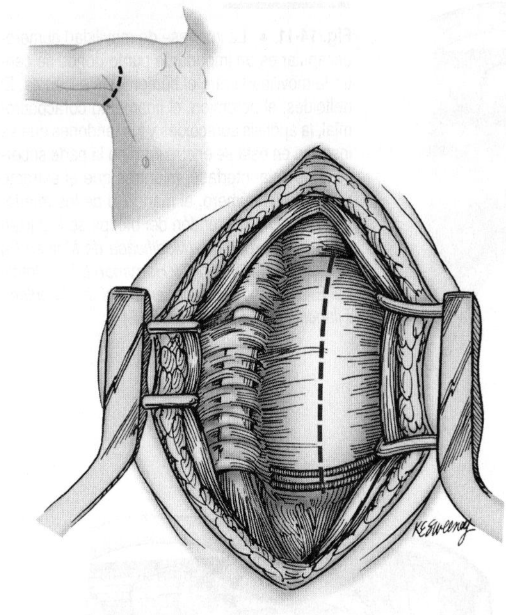

Fig. 14-9 • Abordaje posterior para el tratamiento de la inestabilidad glenohumeral posterior. La incisión se centra sobre el reborde glenoideo posterior *(esquema superior)*. Obsérvese el abordaje para realizar la dehiscencia del deltoides de manera que la cantidad de éste que haya que liberar en el origen deltoideo sea mínima. Obsérvese también la incisión en los tendones del infraespinoso y del redondo menor. *(De Matsen FA y Thomas SC: Glenohumeral instability. En Evarts CM [ed.]: Surgery of the Musculoskeletal System, 2.ª ed. Nueva York: Churchill Livingstone, 1989.)*

fálica, se conserva el drenaje venoso del deltoides y el cirujano accede a la siguiente capa. Es importante destacar que la extensión del hombro pone en tensión el pectoral mayor y el fascículo anterior del deltoides, así como los músculos coracoideos, lo cual disminuye el campo de exposición. Por esta razón, se debe recordar a los ayudantes quirúrgicos que mantengan el hombro en una ligera flexión para relajar estos músculos y facilitar el acceso a la articulación.

En la parte posterior, el borde medial del deltoides queda demasiado dentro como para proporcionar un acceso útil a la articulación glenohumeral. El acceso debe lograrse escindiendo el deltoides, lo cual se realiza mejor en la unión de sus tercios medio y posterior. Esta unión está señalada por el borde posterior del acromion. La zona es favorable para la escisión porque cubre la articulación y también porque el nervio axilar, que sale del espacio cuadrangular, se divide en dos troncos (sus ramas anterior y posterior) cerca de la cara inferior de la separación.

Arco coracoacromial y aponeurosis claviculopectoral

La apófisis coracoides es el «punto de referencia» de la porción anterior del hombro, ya que proporciona una guía palpable del surco deltopectoral, un medio para localizar el arco coracoacromial y un punto de inserción para los músculos coracoideos (el coracobraquial y la porción corta del bíceps), que separan el «lado seguro» lateral del lado interno «suicida», en el que se encuentran el plexo braquial y los grandes vasos. El cirujano aprecia la utilidad de dicho punto de referencia cuando éste falta: por ejemplo, cuando reexplora el hombro por complicaciones de un procedimiento de transferencia coracoidea. La aponeurosis claviculopectoral cubre el piso del surco deltopectoral. La rotación del húmero permite al cirujano identificar el subescapular, que se mueve por debajo de esta capa aponeurótica. La incisión de la aponeurosis en sentido ascendente, pero sin penetrar el ligamento coracoacromial, conserva la función de estabilización del arco coracoacromial.

Interfase de movimiento humeroescapular

La interfase de movimiento humeroescapular (Fig. 14-11) separa las estructuras que no se desplazan con la rotación humeral (el deltoides, los músculos coracoideos, el acromion y el ligamento coracoacromial) de aquellas que sí lo hacen (el manguito de los rotadores, la porción larga del tendón del bíceps y las tube-

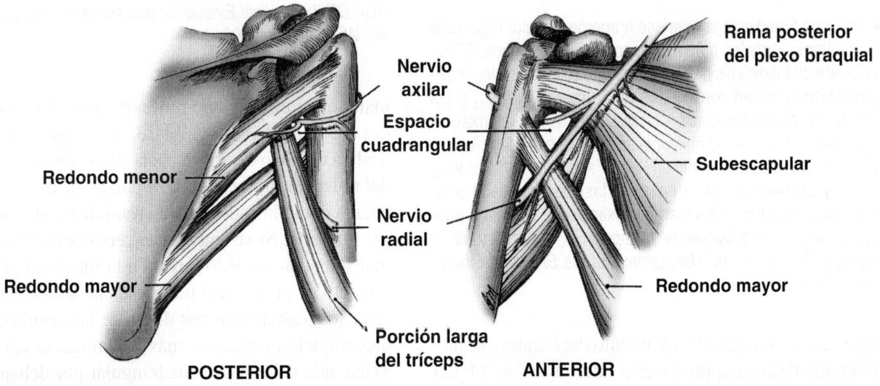

Fig. 14-10 • Relaciones del nervio axilar con el músculo subescapular, el espacio cuadrangular y el cuello del húmero. En las luxaciones anteriores, el subescapular se desplaza hacia delante, lo cual origina una lesión por tracción del nervio axilar. Dicho nervio no puede desplazarse porque está sujeto arriba por el plexo braquial y debajo en el punto en que envuelve y rodea el cuello del húmero por detrás. *(De Rockwood CA y Green DP [eds.]: Fractures [3 vols.], 2.ª ed. Filadelfia: JB Lippincott, 1984.)*

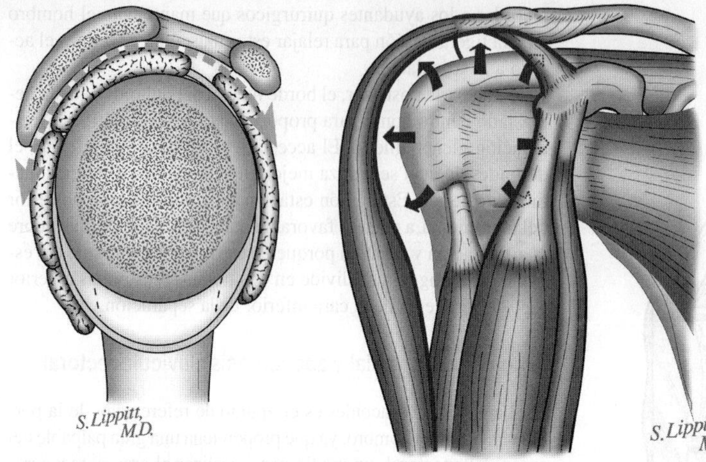

Fig. 14-11 • La interfase de movilidad humeroescapular es un importante punto donde se centra la movilidad entre el húmero y la escápula. El deltoides, el acromion, el ligamento coracoacromial, la apófisis coracoides y los tendones que se insertan en ésta se encuentran en la parte superficial de esta interfase, mientras que el extremo proximal del húmero, el manguito de los rotadores y la vaina del tendón del bíceps se localizan en la parte profunda. *(Modificada de Matsen FA III, Lippitt SB, Sidles JA y Harryman DT II: Practical Evaluation and Management of the Shoulder. Filadelfia: WB Saunders, 1994.)*

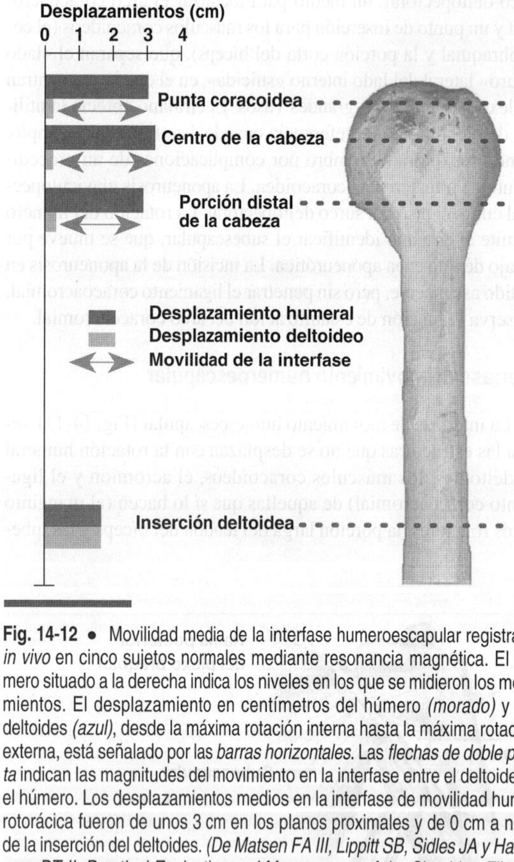

Fig. 14-12 • Movilidad media de la interfase humeroescapular registrada *in vivo* en cinco sujetos normales mediante resonancia magnética. El húmero situado a la derecha indica los niveles en los que se midieron los movimientos. El desplazamiento en centímetros del húmero *(morado)* y del deltoides *(azul)*, desde la máxima rotación interna hasta la máxima rotación externa, está señalado por las *barras horizontales*. Las *flechas de doble punta* indican las magnitudes del movimiento en la interfase entre el deltoides y el húmero. Los desplazamientos medios en la interfase de movilidad humerotorácica fueron de unos 3 cm en los planos proximales y de 0 cm a nivel de la inserción del deltoides. *(De Matsen FA III, Lippitt SB, Sidles JA y Harryman DT II: Practical Evaluation and Management of the Shoulder. Filadelfia: WB Saunders, 1994.)*

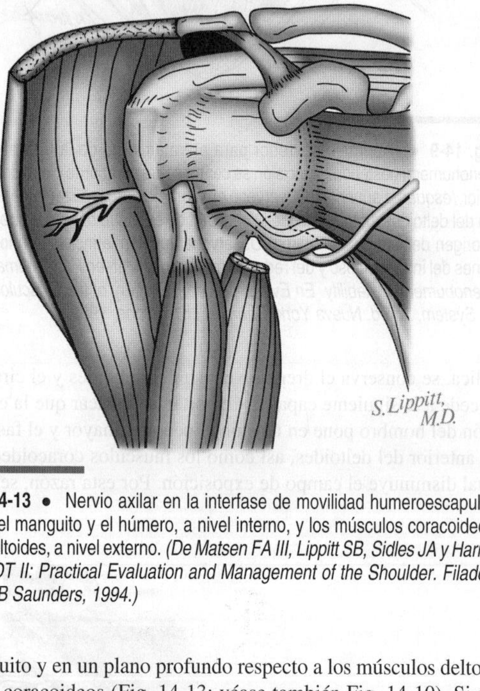

Fig. 14-13 • Nervio axilar en la interfase de movilidad humeroescapular entre el manguito y el húmero, a nivel interno, y los músculos coracoideos y el deltoides, a nivel externo. *(De Matsen FA III, Lippitt SB, Sidles JA y Harryman DT II: Practical Evaluation and Management of the Shoulder. Filadelfia: WB Saunders, 1994.)*

rosidades humerales). Durante el movimiento del hombro, se produce un importante deslizamiento en esta interfase (Fig. 14-12). La interfase de movilidad humeroescapular proporciona un plano adecuado para colocar los separadores medial y lateral, siendo también el plano en el que se encuentran los principales nervios.

El nervio axilar discurre por la interfase de movimiento humeroescapular, en un plano superficial respecto al húmero y al manguito y en un plano profundo respecto a los músculos deltoides y coracoideos (Fig. 14-13; véase también Fig. 14-10). Si se desliza un dedo de arriba hacia abajo a lo largo de la cara anterior del músculo subescapular, se puede tocar el nervio axilar, el cual cuelga como la cadena de un reloj de bolsillo a través del vientre del músculo. Si se sigue el trayecto del nervio en sentido proximal y medial, el dedo llegará a la masa del plexo braquial. Si el trayecto se sigue hacia fuera y hacia detrás, el dedo llega hasta el espacio cuadrangular por detrás de la cápsula del hombro. Desde una situación posterior, más ventajosa, se aprecia que el nervio axilar sale del espacio cuadrangular por debajo del redondo menor y se extiende en sentido lateral, donde yace sobre la superficie profunda del músculo deltoides. Dada su prominente localización, en estrecha proximidad con la articulación del hombro a nivel anterior, inferior y posterior, el nervio axilar es la estructura que se lesiona con mayor frecuencia en la cirugía del hombro.

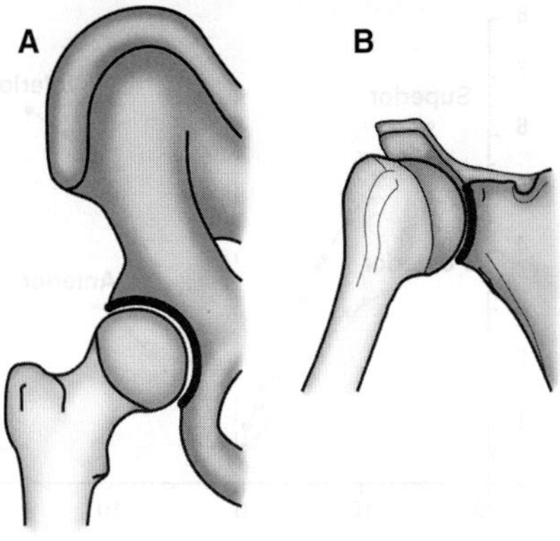

Fig. 14-19 • En contraste con la cadera (**A**), la glenoides, al ser poco profunda, captura una porción relativamente pequeña de la bola articular (**B**). *(De Matsen FA III, Lippitt SB, Sidles JA y Harryman DT II: Practical Evaluation and Management of the Shoulder. Filadelfia: WB Saunders, 1994.)*

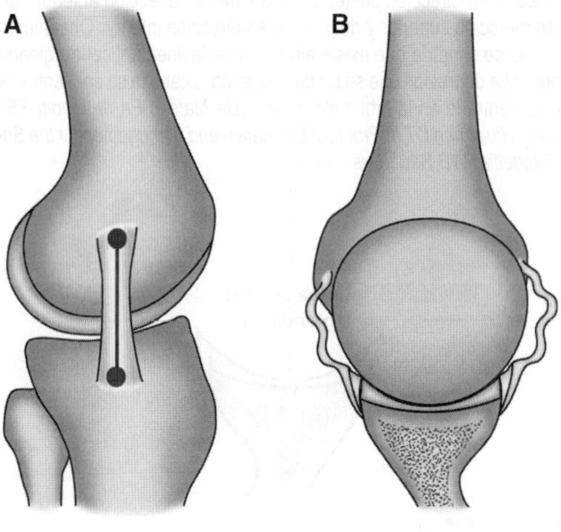

Fig. 14-20 • A diferencia de la rodilla, en la que los ligamentos permanecen isométricos durante el movimiento articular (**A**), los ligamentos glenohumerales deben distenderse en la mayoría de las posiciones de la articulación (**B**). *(Modificada de Matsen FA III, Lippitt SB, Sidles JA y Harryman DT II: Practical Evaluation and Management of the Shoulder. Filadelfia: WB Saunders, 1994.)*

son congruentes y si la fuerza de reacción neta del componente humeral de la articulación se dirige dentro del arco glenoideo eficaz.

La forma eficaz de la cavidad glenoidea se conoce gracias al *glenoidograma,* que en vez de mostrar el *aspecto* de la cavidad, muestra la manera en que *funciona* (Figs. 14-24 y 14-25).[387,442] El glenoidograma es el camino que sigue el centro de la cabeza humeral al ser desplazado desde el centro de la cavidad glenoidea, en una dirección específica y bajo cargas definidas. La forma del glenoidograma indica la magnitud del arco glenoideo eficaz en esa dirección. Si la fuerza de reacción neta de la articulación humeral supera el arco glenoideo eficaz, la articulación se vuelve inestable. El glenoidograma está orientado respecto a la *línea central glenoidea,* que es una línea de referencia perpendicular al

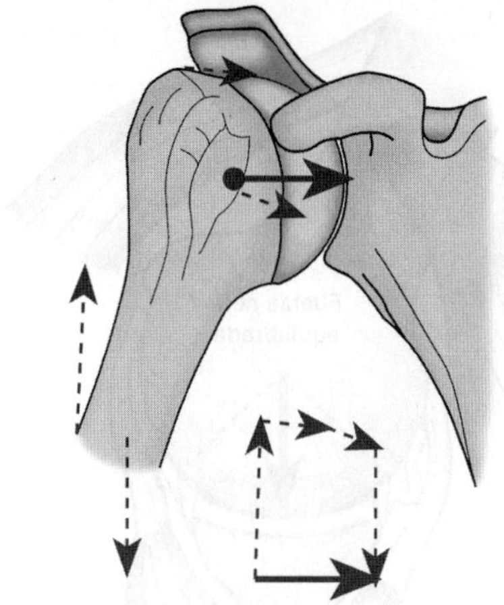

Fig. 14-21 • La fuerza de reacción neta de la articulación humeral es la suma de todas las fuerzas que actúan sobre la cabeza del húmero, en relación con la cavidad glenoidea. *(De Matsen FA III, Lippitt SB, Sidles JA y Harryman DT II: Practical Evaluation and Management of the Shoulder. Filadelfia: 1994.)*

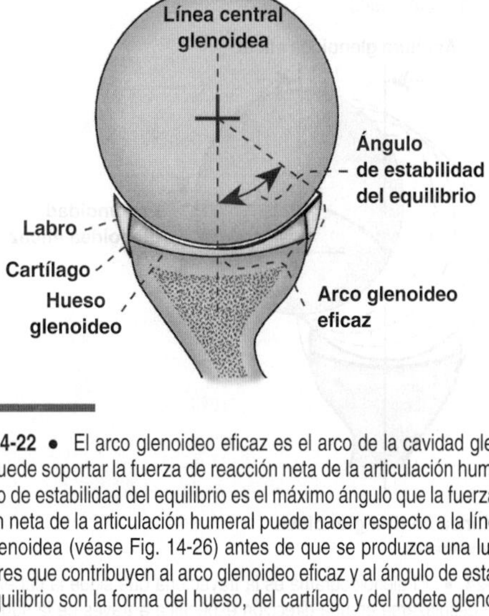

Fig. 14-22 • El arco glenoideo eficaz es el arco de la cavidad glenoidea que puede soportar la fuerza de reacción neta de la articulación humeral. El ángulo de estabilidad del equilibrio es el máximo ángulo que la fuerza de reacción neta de la articulación humeral puede hacer respecto a la línea central glenoidea (véase Fig. 14-26) antes de que se produzca una luxación. Factores que contribuyen al arco glenoideo eficaz y al ángulo de estabilidad del equilibrio son la forma del hueso, del cartílago y del rodete glenoideo.

centro de la fosa glenoidea (Figs. 14-26 y 14-27). El máximo ángulo que puede hacer la fuerza de reacción neta de la articulación humeral, con la línea central glenoidea en una dirección dada, es el *ángulo de estabilidad del equilibrio* (véanse Figs. 14-22 y 14-28). Los ángulos de estabilidad del equilibrio varían según las diferentes direcciones alrededor de la cavidad glenoidea. El requisito de estabilidad de la articulación glenohumeral es que la fuerza de reacción neta de la articulación humeral se conserve dentro de los ángulos de estabilidad del equilibrio.

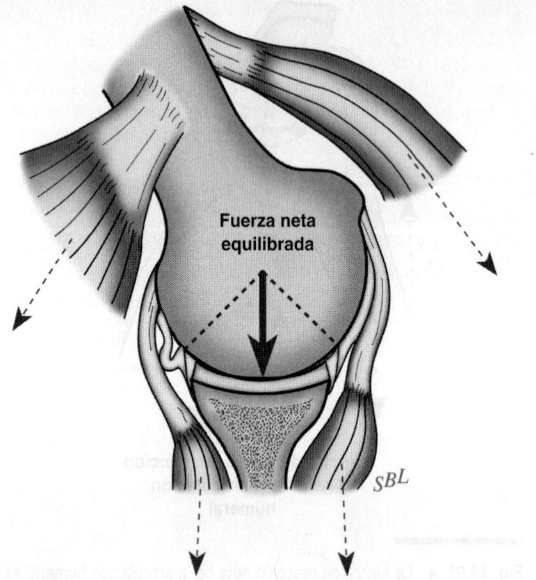

Fig. 14-23 • Las fuerzas de los músculos deltoides y del manguito *(flechas discontinuas)* mantienen la fuerza de reacción neta de la articulación humeral *(flecha continua)* dentro del ángulo de estabilidad de equilibrio *(líneas discontinuas)*. *(Modificada de Matsen FA III, Lippitt SB, Sidles JA y Harryman DT II: Practical Evaluation and Management of the Shoulder. Filadelfia: WB Saunders, 1994.)*

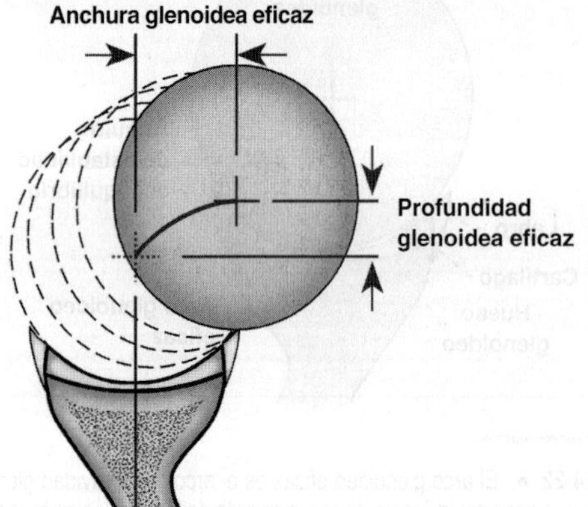

Fig. 14-24 • El glenoidograma es la trayectoria que sigue la cabeza humeral al desplazarse en una dirección específica a través de la superficie glenoidea, separándose de la línea central glenoidea, cuando está sometida a unas cargas definidas. El glenoidograma muestra la profundidad y anchura glenoidea eficaces respecto a una dirección específica de desplazamiento y de condiciones de carga. *(Modificada de Matsen FA III, Lippitt SB, Sidles JA y Harryman DT II: Practical Evaluation and Management of the Shoulder. Filadelfia: WB Saunders, 1994.)*

Fuerza de reacción neta de la articulación humeral

La dirección de la fuerza de reacción neta de la articulación humeral se controla activamente mediante elementos del manguito de los rotadores y por otros músculos del hombro. Cada

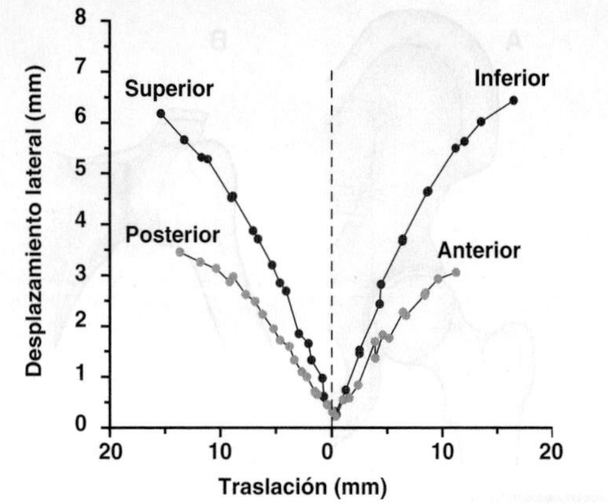

Fig. 14-25 • Glenoidogramas correspondientes a cuatro diferentes direcciones de traslación en el hombro del cadáver de una persona joven. La *línea vertical discontinua* representa la línea del centro glenoideo (véase Fig. 14-26). La profundidad glenoidea eficaz en este hombro fue de 3,4 mm para la traslación en dirección posterior, de 3,2 mm en dirección anterior, de 6,2 mm en dirección superior y de 6,4 mm en dirección inferior. Obsérvense el alto grado de simetría que existe alrededor de la línea del centro glenoideo y la profunda depresión que se produce cuando la cabeza se encuentra exactamente centrada en la órbita glenoidea. *(De Matsen FA III, Lippitt SB, Sidles JA y Harryman DT II: Practical Evaluation and Management of the Shoulder. Filadelfia: WB Saunders, 1994.)*

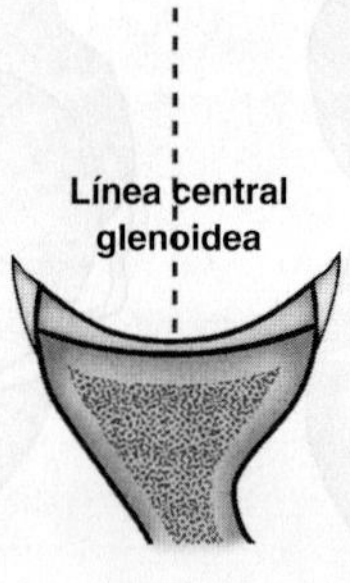

Fig. 14-26 • La línea central glenoidea es una línea perpendicular a la superficie de la fosa glenoidea en su punto medio. *(Modificada de Matsen FA III, Lippitt SB, Sidles JA y Harryman DT II: Practical Evaluation and Management of the Shoulder. Filadelfia: WB Saunders, 1994.)*

músculo activo genera una fuerza cuya dirección está determinada por su origen y por la inserción eficaz de dicho músculo (Fig. 14-29). El mecanismo de control de la dirección de la fuerza de reacción neta de la articulación humeral se debe al control nervioso sobre la magnitud de las fuerzas musculares. Por ejemplo, al aumentar la fuerza de contracción de un músculo cuya dirección está próxima a la línea del centro glenoideo, la dirección de la fuerza de reacción neta de la articulación humeral puede alinearse aún más cerca de la cavidad glenoidea (Fig. 14-30). Los elementos del manguito de los rotadores están perfectamente colocados para contribuir a este equilibrio muscular.[39,40,55,80,252,311,316,348, 546,563,602,630,717,718,721,779]

Además de la compresión proporcionada por la musculatura del manguito de los rotadores, también colabora el deltoides. Se ha demostrado que las porciones media y posterior del deltoides son más importantes que la porción anterior a la hora de producir compresión en la concavidad.[350] En estudios sobre cadáver se

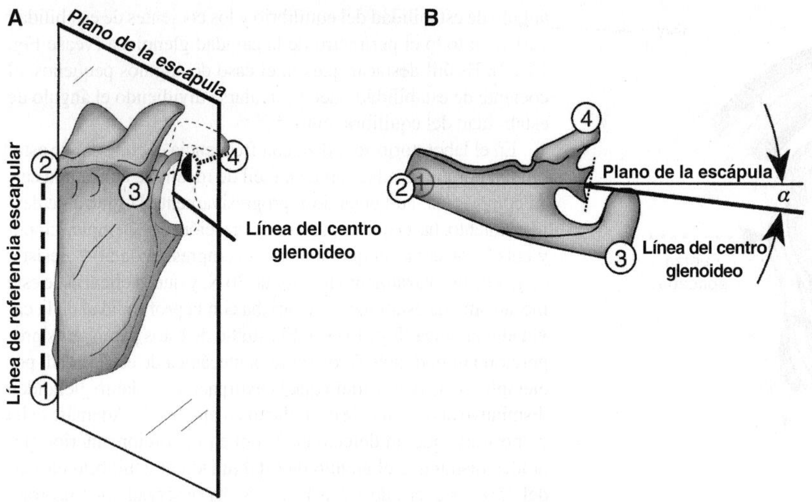

Fig. 14-27 • La línea del centro glenoideo puede guardar relación con las coordenadas escapulares y con el plano de la escápula. Los siguientes puntos de referencia pueden palparse con facilidad: (1) el polo inferior de la escápula, (2) el extremo medial de la espina escapular, (3) el ángulo posterior del acromion y (4) la punta de la apófisis coracoides. La línea de referencia escapular une los puntos de referencia 1 y 2. El plano de la escápula pasa a través de los puntos 1 y 2 y en un punto medio entre los puntos 3 y 4. La línea del centro glenoideo generalmente forma un ángulo ligeramente posterior (α) con el plano de la escápula. *(Modificada de Matsen FA III, Lippitt SB, Sidles JA y Harryman DT II: Practical Evaluation and Management of the Shoulder. Filadelfia: WB Saunders, 1994.)*

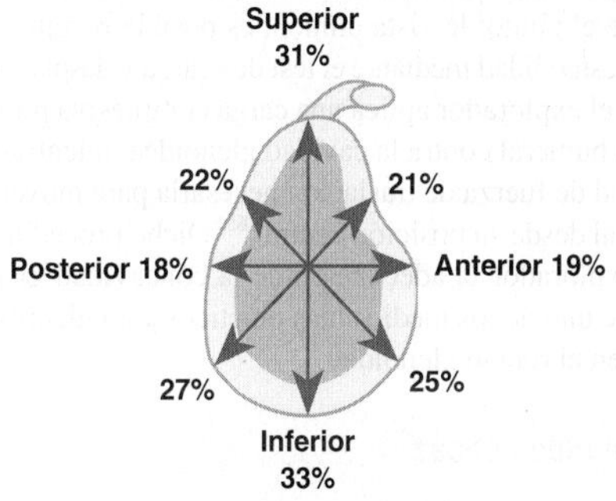

Fig. 14-28 • El ángulo de estabilidad del equilibrio varía alrededor de la superficie de la cavidad glenoidea. En el caso de una cavidad glenoidea normal, los ángulos de estabilidad del equilibrio superior e inferior son mayores que los ángulos anterior y posterior. Esta figura muestra los ángulos de estabilidad del equilibrio medidos en ocho direcciones, siguiendo la superficie de la cavidad glenoidea. Las cifras obtenidas representan la media de 10 hombros de cadáveres, con una carga compresiva de 50 N. *(Modificada de Matsen FA III, Lippitt SB, Sidles JA y Harryman DT II: Practical Evaluation and Management of the Shoulder. Filadelfia: WB Saunders, 1994.)*

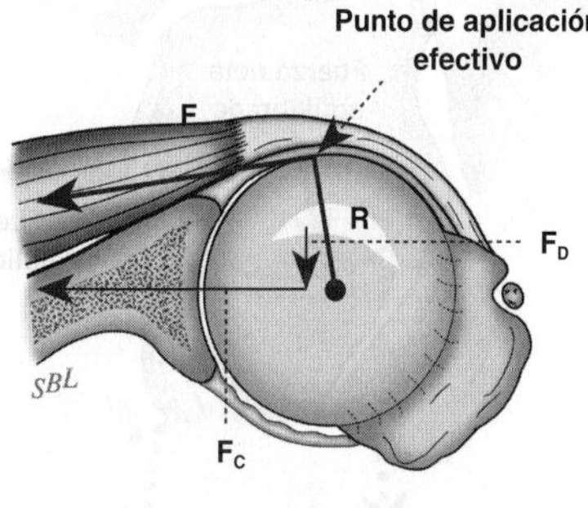

Fig. 14-29 • Cada músculo activo genera una fuerza (F) cuya dirección depende del origen e inserción efectivo de dicho músculo. Obsérvese que los tendones del manguito de los rotadores envuelven la cabeza humeral, de modo que su punto efectivo de inserción se encuentra en la superficie articular humeral. Obsérvese también que cada fuerza muscular posee un componente compresivo (F_c) y un componente de desplazamiento (F_d). El producto de la fuerza multiplicado por el radio (R) es la torsión (F × R). *(Modificada de Matsen FA III, Lippitt SB, Sidles JA y Harryman DT II: Practical Evaluation and Management of the Shoulder. Filadelfia: WB Saunders, 1994.)*

ha observado que la porción posterior del deltoides tiene su importancia para resistir la subluxación inferior cuando se induce una traslación superior de la cabeza humeral de 8,2 mm. La porción superior del deltoides originó una traslación superior de 7,7 mm.[244] También puede contribuir a la estabilidad del hombro la porción larga del bíceps. Los hombros que en 90° de abducción y 120° de rotación externa tenían una inestabilidad anterior presentaron una actividad electromiográfica significativamente mayor en la porción larga del bíceps que los hombros estables colocados en la misma posición.[357]

El fortalecimiento y el entrenamiento neuromuscular ayudan a optimizar el control neuromuscular de la fuerza de reacción neta de la articulación humeral. Por el contrario, es difícil optimizar dicha fuerza si el control muscular está deteriorado por el efecto de lesiones, la falta de uso, contracturas, parálisis, pérdida de la coordinación o por defectos tendinosos (Fig. 14-31). El entrenamiento neuromuscular puede guiarse por los propioceptores del labro y de los ligamentos.[235,256,324,720] Blasier y cols.[54] y Kronberg y cols.[368] demostraron que las personas con laxitud articular generalizada tenían una propiocepción menos aguda y una alteración de la activación muscular. Zuckerman y cols. demostraron que el sentido del movimiento y la posición disminuyen en presencia de una inestabilidad traumática anterior, restaurándose un año después de la reconstrucción quirúrgica.[796]

Remitimos al lector a las revisiones sobre la estabilización neuromuscular del hombro descritas por Lieber y Friden[440] (Cap. 4) y por Speer y Garrett[440] (Cap. 8). En la misma referencia se encuentran revisiones del papel de la retroalimentación capsular y de los de patrones generadores de la cinemática del hombro, reali-

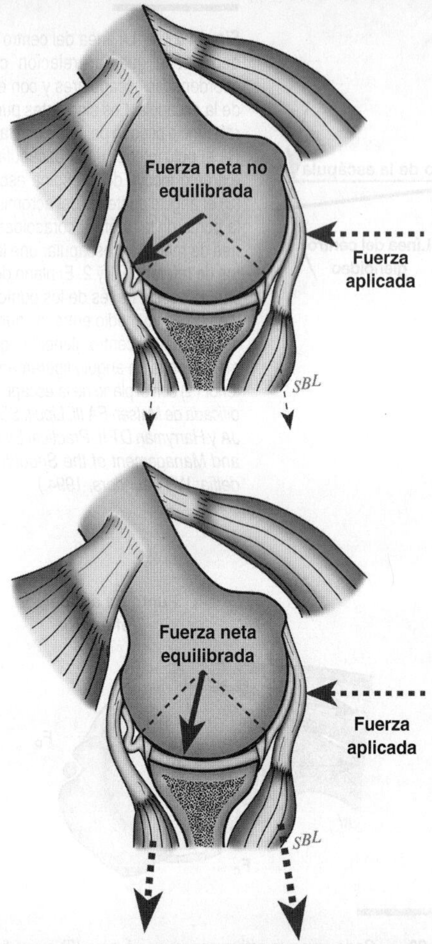

Fig. 14-30 • Estabilización de la articulación glenohumeral contra una fuerza traslacional aplicada. La intensa contracción de los músculos del manguito genera una mayor fuerza compresiva dirigida sobre la cavidad glenoidea. En consecuencia, la fuerza humeral neta queda equilibrada dentro de la cavidad glenoidea.

zadas por Grigg[440] (Cap. 9), y sobre el papel de la optimización muscular según Flanders[440] (Cap. 39).

Ángulo de la estabilidad del equilibrio y cociente de estabilidad

El ángulo de la estabilidad del equilibrio es el máximo ángulo que puede hacer la fuerza de reacción neta de la articulación humeral con la línea central glenoidea antes de que se produzca la luxación glenohumeral. La tangente de dicho ángulo es el cociente entre su componente de desplazamiento (perpendicular al centro de la línea glenoidea) y su componente compresivo (paralelo al centro de la línea glenoidea), el cual se denomina *cociente de estabilidad.* El cociente de estabilidad es la máxima fuerza de desplazamiento en una dirección dada que puede estabilizarse por una carga compresiva específica, suponiendo que los efectos de la fricción fueran mínimos.* El arco glenoideo eficaz, el ángulo de estabilidad del equilibrio y los cocientes de estabilidad varían en todo el perímetro de la cavidad glenoidea (véase Fig. 14-28). Es útil destacar que, en el caso de ángulos pequeños, el cociente de estabilidad puede calcularse dividiendo el ángulo de estabilidad del equilibrio entre 57°.†

En el laboratorio se utiliza con frecuencia el cociente de estabilidad porque es relativamente fácil de medir: se aplica una carga compresiva, aumentándose progresivamente la fuerza de desplazamiento, hasta que se produce la luxación. Por ejemplo, Lippitt y cols.[413] observaron que una carga compresiva de 50 N resistía cargas de desplazamiento incluso de 30 N, y que la eficacia de este mecanismo de estabilización variaba con la profundidad de la cavidad glenoidea (Fig. 14-32). El estudio de estos parámetros proporcionó importantes datos sobre la mecánica de estabilidad; por ejemplo, se ha demostrado que la extirpación del labro glenoideo disminuye el cociente de estabilidad en un 20%.[413] Además, se ha demostrado que un defecto de 3 mm en la porción anterior glenoidea disminuye el ángulo de estabilidad del equilibrio en más del 25%, es decir, de 18° a 13°.[441] Se ha observado que las fracturas del reborde glenoideo anterior producían una inestabilidad significativamente mayor cuando afectaban a un 21% o más de la cavidad glenoidea, con una anchura promedio de 6,8 mm.[312]

Desde el punto de vista clínico, es posible percibir el coeficiente de estabilidad mediante el test de «carga y desplazamiento», en el que el explorador aplica una carga compresiva presionando la cabeza humeral contra la cavidad glenoidea, mientras observa la cantidad de fuerza de traslación necesaria para mover la cabeza humeral desde su posición central.[652] Dicho procedimiento indica al explorador la adecuación de la concavidad glenoidea y constituye uno de los medios más prácticos para identificar deficiencias en el rodete glenoideo.

Arco glenoideo eficaz

La concavidad glenoidea está formada por una combinación de la forma del hueso subyacente y el cartílago y el rodete que la recubre (véanse Figs. 14-22 y 14-24).[299,664] El arco glenoideo eficaz puede estar deteriorado debido a deficiencias congénitas (hipoplasia glenoidea), a una excesiva distensibilidad, lesiones traumáticas (fracturas del rodete o defectos de Bankart) o por desgaste (Fig. 14-33).[8,30,33,115,125,299,334,387,413,441-443,503,550,612,691] El arco eficaz puede aumentarse mediante la reparación anatómica de fracturas o de lesiones de Bankart (Fig. 14-34), aumentando el rodete, con injertos congruentes de hueso glenoideo y con la osteotomía glenoidea.[387]

La forma eficaz de la cavidad glenoidea se muestra mediante el glenoidograma. A medida que la cabeza humeral es despla-

* La medición de los coeficientes de estabilidad puede estar influida por la fricción de las superficies articulares y por otros mecanismos estabilizadores, tales como la adherencia-cohesión y la ventosa de succión glenoidea (la cual se analizará más adelante). Estos efectos tienden a incrementar la fuerza de desplazamiento necesaria para luxar la cabeza humeral ante una carga compresiva dada. Es esencial controlar estos efectos en el laboratorio. De este modo, las articulaciones de las que se dispone en el laboratorio, que proceden de cadáveres de personas mayores, están poco lubricadas y, por tanto, presentan unos coeficientes de fricción *in vitro* notablemente superiores a los observados en una articulación bien lubricada y uniforme de una persona joven *in vivo*.

† En ángulos pequeños, la tangente de un ángulo es aproximadamente igual al ángulo expresado en radianes; por consiguiente, el cociente de estabilidad (tangente del ángulo de estabilidad del equilibrio) es aproximadamente igual a dicho ángulo dividido entre 57° por radián.

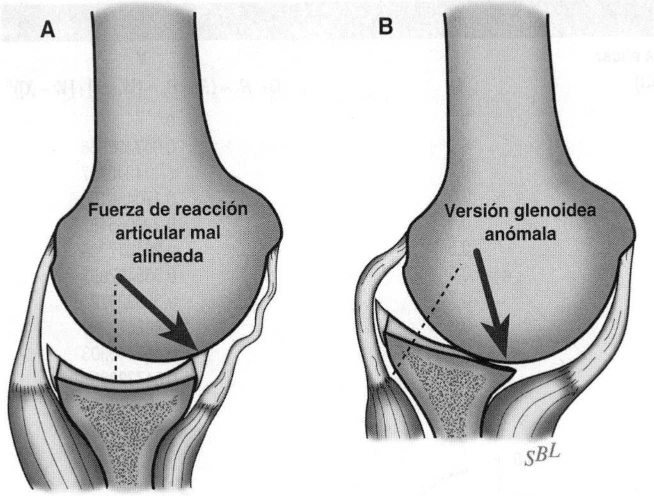

Fig. 14-31 • **A,** El desequilibrio muscular compromete la estabilidad. En este ejemplo, el húmero está alineado con la línea central glenoidea, pero la fuerza de reacción neta de la articulación humeral está mal alineada a causa de la debilidad de los músculos posteriores del manguito. **B,** La estabilidad del equilibrio disminuye cuando la versión glenoidea es anómala. En este ejemplo, el húmero está alineado con el plano de la escápula, aunque la importante retroversión glenoidea origina una línea central glenoidea dirigida en sentido posterior que diverge de la fuerza de reacción neta de la articulación humeral. *(Modificada de Matsen FA III, Lippitt SB, Sidles JA y Harryman DT II: Practical Evaluation and Management of the Shoulder. Filadelfia: WB Saunders, 1994.)*

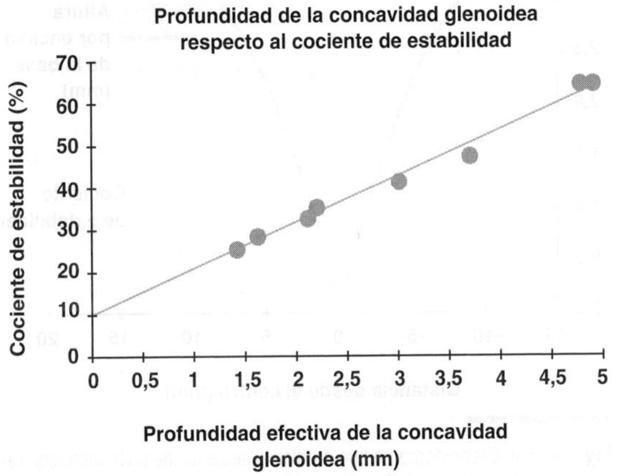

Fig. 14-32 • Existe una relación casi lineal entre la profundidad efectiva de la concavidad glenoidea y el cociente de estabilidad con una carga compresiva de 50 N. Estos datos incluyen puntos que representan las traslaciones superior, inferior, anterior y posterior antes y después de la escisión del labro glenoideo. *(De Matsen FA III, Lippitt SB, Sidles JA y Harryman DT II: Practical Evaluation and Management of the Shoulder. Filadelfia: WB Saunders, 1994.)*

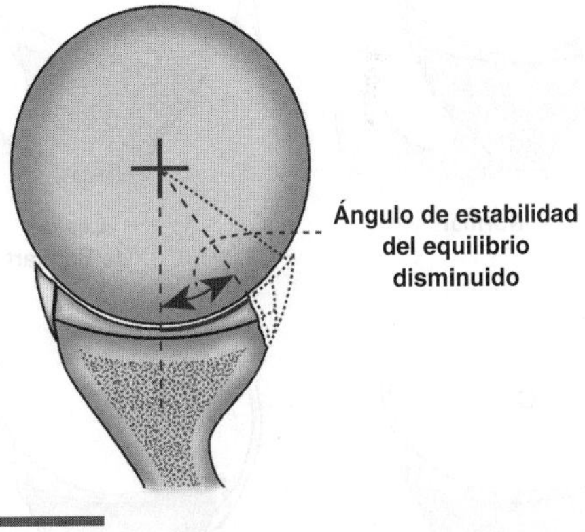

Fig. 14-33 • El ángulo de estabilidad del equilibrio y el arco glenoideo eficaz han disminuido a consecuencia de una fractura del reborde glenoideo. *(Modificada de Matsen FA III, Lippitt SB, Sidles JA y Harryman DT II: Practical Evaluation and Management of the Shoulder. Filadelfia: WB Saunders, 1994.)*

zada desde el centro de la cavidad glenoidea hasta el rodete, en una dirección dada, el centro de la cabeza humeral traza el glenoidograma, el cual tiene la forma característica de un «ala de gaviota». El glenoidograma varía con las diferentes direcciones de la traslación (véase Fig. 14-25, la cual muestra los datos obtenidos en las direcciones superior, inferior, anterior y posterior del hombro típico). La forma del glenoidograma puede preverse a partir de la curvatura del radio humeral, de la curvatura del radio de la cavidad glenoidea y del ángulo de estabilidad del equilibrio.*

Los glenoidogramas predecidos son cualitativamente semejantes a los que se obtienen en situaciones experimentales (compárense las Figs. 14-35 y 14-25). El glenoidograma también indica otro aspecto importante de la estabilidad del hombro: la pendiente del glenoidograma en cualquier punto es igual a la tangente del ángulo de estabilidad del equilibrio (que es igual al cociente de estabilidad) en ese punto. En la mayoría de los glenoidogramas puede observarse que la pendiente es más pronunciada cuando la cabeza humeral está centrada en la cavidad glenoidea (Fig. 14-35). Así, la articulación posee la tan deseada propiedad de ser más estable cuando la cabeza está centrada. Al desplazarse la cabeza humeral alejándose del centro, la pendiente del glenoidograma y el coeficiente de estabilidad disminuyen. Por ello, a medida que la cabeza humeral se desplaza del centro glenoideo, se vuelve cada vez más inestable.

* Es posible conocer las características de un glenoidograma, conociendo el radio de curvatura de la cabeza humeral (R_h), el radio de curvatura de la fosa glenoidea (R_g), la anchura glenoidea eficaz *(W)*, la profundidad glenoidea eficaz *(D)* y el ángulo de estabilidad del equilibrio en radianes (BSA). Para cada valor de *x* (distancia existente desde la línea del centro glenoideo) puede calcularse *y*, que es la distancia perpendicular del centro de la cabeza humeral desde el fondo de la cavidad glenoidea, mediante la ecuación $D - R_h + (R_h \cdot R_h - [W - x] \cdot [W - x])^{½}$. El ejemplo de la hoja de cálculo muestra el caso en que $R_g = R_h = 25$ mm y el BSA = 30° = 0,5236 radianes. En este caso, la anchura glenoidea eficaz *(W)* = Rg · sen (BSA) y la profundidad glenoidea eficaz *(D)* = $Rg \cdot (1 - \cos[BSA])$. Los resultados de este cálculo se muestran en la Tabla 14-1 y en la Figura 14-35.

Tabla 14-1 • Coordenadas previstas de un glenoidograma

Anchura glenoidea eficaz *(W)* $R_g \cdot$ sen (BSA)	Profundidad glenoidea eficaz $R_g \cdot [1 - \cos(BSA)]$	*X*	*Y* $D - R_h + (R_h \cdot R_h - [W - X] \cdot [W - X])^{1/2}$
12,5	3,35	0	0
12,5	3,35	0,1	0,057428086
12,5	3,35	0,2	0,114245197
12,5	3,35	0,3	0,170456105
12,5	3,35	0,4	0,226065482
12,5	3,35	0,5	0,281077905
12,5	3,35	0,6	0,335497855
12,5	3,35	0,7	0,38932972
12,5	3,35	0,8	0,442577799
12,5	3,35	0,9	0,495246303
12,5	3,35	1,0	0,547339357

BSA, Ángulo de estabilidad del equilibrio.

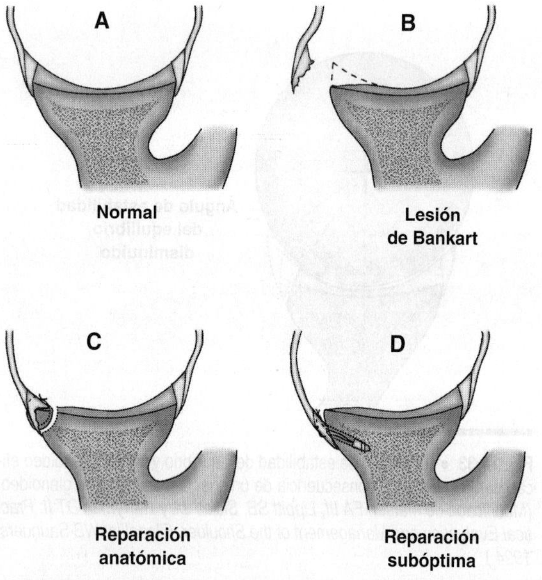

Fig. 14-34 • En circunstancias normales, la cápsula y el labro hacen más profunda la cavidad glenoidea efectiva (**A**). Este efecto se pierde cuando existe una lesión de Bankart, en particular cuando se desprende el cartílago articular (**B**). La reparación anatómica del labro glenoideo desprendido y de los ligamentos glenohumerales al reborde glenoideo ayuda a restaurar el arco glenoideo eficaz (**C**). Por otra parte, si el rodete y la cápsula se unen al cuello, no se restaura el arco glenoideo eficaz (**D**). *(Modificada de Matsen FA III, Lippitt SB, Sidles JA y Harryman DT II: Practical Evaluation and Management of the Shoulder. Filadelfia: WB Saunders, 1994.)*

Una vez que se ha aplicado la suficiente fuerza como para desplazar la cabeza del centro, la misma magnitud de fuerza podría desplazar fácilmente la cabeza humeral sobre el reborde glenoideo. Obsérvese también que cuando la cabeza humeral experimenta una traslación al reborde de la cavidad glenoidea, el coeficiente de estabilidad es, como cabría esperar, cero. Estas observaciones anteriores hacen referencia a las pruebas de «sacudida» descritas en caso de inestabilidad anterior[394] y posterior;[441] en estas pruebas no hay una traslación de la cabeza humeral hasta el punto en que se produzca una traslación repentina y cuantiosa.[387,413]

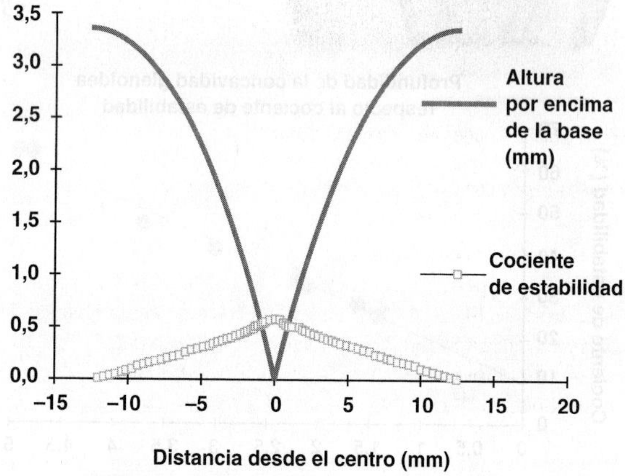

Fig. 14-35 • Glenoidograma que predice la situación de un hombro con radios glenoideo y humeral *(R_g y R_h)* de 25 mm y un ángulo de estabilidad de equilibrio (A) de 30°. Para una posición de *x* milímetros respecto del centro, la profundidad glenoidea efectiva *(y)* se calculó a partir de la fórmula: $y = R_g \cdot (1 - \cos A) - R_h + [R_h^2 - (R_g \cdot (\text{sen } A) - x]^2)^{1/2}$. También se muestran los coeficientes de estabilidad local (igual a la pendiente del glenoidograma) correspondientes a las diferentes posiciones humerales en el glenoidograma. Obsérvese que el cociente de estabilidad es máximo cuando la cabeza humeral se encuentra centrada en la cavidad glenoidea.

Versión glenoidea

La versión glenoidea es el ángulo que forma la línea central glenoidea con el plano de la escápula (véase Fig. 14-27). La línea central glenoidea está orientada habitualmente unos cuantos grados en sentido posterior al plano de la escápula (véase Fig. 14-27). El cambio en la versión de la superficie articular glenoidea implica el correspondiente cambio en las posiciones humeroescapulares, por lo cual la fuerza neta de reacción de la articulación humeral estaría contenida dentro del arco glenoideo eficaz. La versión glenoidea puede alterarse debido a una displasia de la cavidad glenoidea (Fig. 14-36),[770] a fracturas, a una osteotomía[770] y a una artroplastia glenoidea. La versión glenoidea anómala sitúa a la fosa glenoidea en una relación anormal con las fuerzas generadas por los músculos escapulohumerales. La normalización de la versión glenoidea anómala suele ser un paso crítico en la reconstrucción glenohumeral.

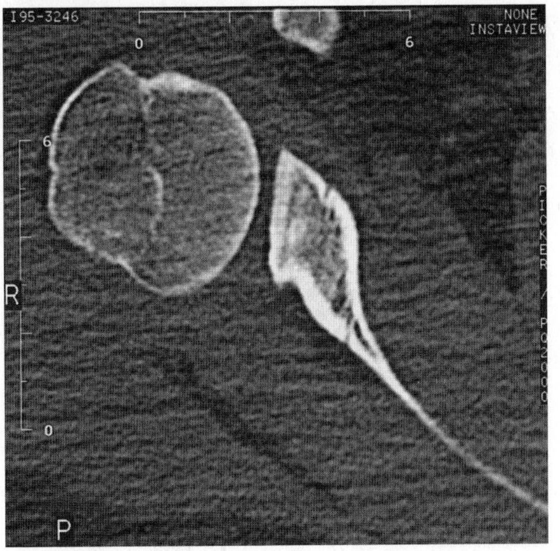

Fig. 14-36 • Imagen de tomografía computarizada de un hombro con displasia glenoidea que se manifiesta como una ausencia del reborde glenoideo posterior y como una retroversión glenoidea.

Los cambios en la *apariencia* de la versión glenoidea pueden surgir de la pérdida de parte del rodete glenoideo (véanse Figs. 14-31 y 14-33).[70,304,580] Dias y cols. no encontraron ninguna diferencia en la apariencia de la versión glenoidea entre sujetos normales y entre los que presentaban luxaciones recidivantes anteriores del hombro.[144] Dowdy y O'Driscoll[151] detectaron sólo mínimas variaciones radiográficas en la versión glenoidea entre individuos que presentaban o no recidivas tras someterse a cirugía estabilizadora. Sin embargo, Hirschfelder y Kirsten[289] identificaron una mayor frecuencia de retroversión glenoidea tanto en hombros sintomáticos como asintomáticos de individuos con inestabilidad posterior, y Grasshoff y cols.[229] encontraron una mayor anteversión en hombros con inestabilidad anterior recidivante. Se ha demostrado que el hombro dominante de los lanzadores presenta una media de 17° de retroversión de la cabeza humeral y 3° de retroversión de la glenoides. En un estudio realizado en cadáveres por Churchill y cols. se demostró que las personas de raza negra de ambos sexos tenían una menor retroversión glenoidea que los de raza blanca, siendo ésta de 0,2° y 2,65°, respectivamente.[97] No se encontraron diferencias significativas entre hombres y mujeres.

Los cambios en la versión pueden ser difíciles de cuantificar en las radiografías axilares, salvo que la proyección se estandarice cuidadosamente (Fig. 14-37). Incluso empleando una técnica radiográfica óptima, las importantes contribuciones que hacen el cartílago y el labro glenoideo a la profundidad y orientación de la fosa no pueden observarse en las radiografías simples ni en la tomografía computarizada.[299,664] Cuando es importante saber la orientación de la superficie articular cartilaginosa en relación con el cuerpo de la escápula, es necesario realizar una TC con doble contraste (véase Fig. 14-17).

Se ha observado que los pacientes con inestabilidad posterior tenían más probabilidad de presentar deficiencias del reborde glenoideo, en comparación con los que tenían hombros normales o con inestabilidad anterior.[751]

Posiciones de la escápula

Una característica especial de la articulación glenohumeral es que el elemento glenoideo puede situarse en diversas posiciones sobre el tórax (a diferencia del acetábulo de la articulación de la cadera, que es fijo). Esta alineación escapular incrementa mucho el rango de posiciones en las que pueden cumplirse los criterios de estabilidad glenohumeral (Fig. 14-38). Considérese el brazo elevado 90° en el plano torácico sagital. Esta posición puede lograrse con la escápula prolongada o retraída. Si la escápula está prolongada, el húmero se encuentra estrechamente alineado con la línea central glenoidea. Con el húmero en esta posición, la mayoría de los músculos humeroescapulares están orientados para comprimir la cabeza humeral contra la fosa glenoidea. Por otra

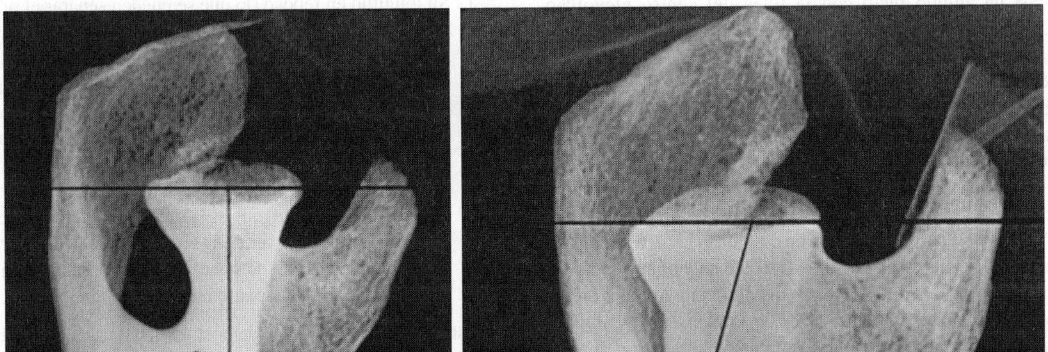

Fig. 14-37 • Dos radiografías de la misma escápula de un cadáver donde se observa la evidente variación en la retroversión glenoidea, según la proyección radiográfica.

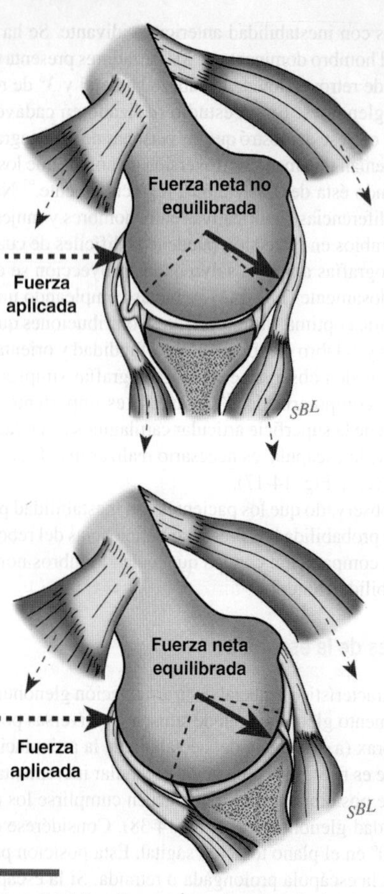

Fig. 14-38 • Estabilización contra una fuerza traslacional aplicada al devolver a su posición la concavidad glenoidea de modo que soporte la fuerza humeral neta.

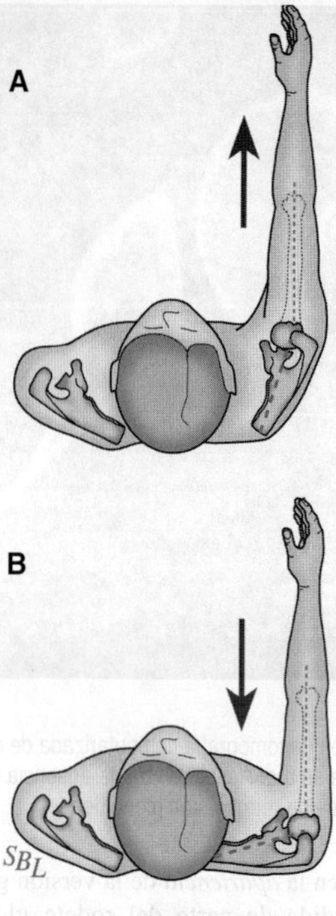

Fig. 14-39 • Posiciones humerotorácicas básicamente idénticas que se logran con diferentes posiciones humeroescapulares, las cuales a su vez tienen diferentes implicaciones para equilibrar la fuerza humeral neta. **A,** El húmero se eleva de forma que esté estrechamente alineado con la línea del centro glenoideo. Esta posición debiera ser la más estable. **B,** Puede lograrse la misma posición humerotorácica con el húmero en sentido casi perpendicular a la línea del centro glenoideo, aunque esta posición amenaza la capacidad de la articulación para equilibrar la fuerza humeral neta. *(De Matsen FA III, Lippitt SB, Sidles JA y Harryman DT II: Practical Evaluation and Management of the Shoulder. Filadelfia: WB Saunders, 1994.)*

parte, si la escápula tiene una retracción máxima, el húmero forma casi un ángulo recto con la línea del centro glenoideo (Fig. 14-39). En esta posición, la fuerza neta de reacción de la articulación humeral está dirigida hacia atrás y puede que no quede dentro del ángulo de estabilidad del equilibrio.[66,219,310,543,570,737]

El conocer la posición humeroescapular que se utilizaría para lograr una posición humerotorácica dada es cuestión de hábito y práctica. La coordinación de la posición escapular y del equilibrio de la musculatura glenohumeral es un elemento importante del control neuromuscular de la estabilidad glenohumeral.

Atwater[25] ha corroborado que en casi todas las actividades de lanzamiento y bateo el ángulo de abducción del hombro suele ser de unos 100°. Pueden lograrse puntos de liberación mayores y menores inclinando el tronco en vez de aumentar o disminuir el ángulo de abducción del hombro en relación con el tronco.

Ligamentos

Propiedades de los ligamentos

Cada ligamento glenohumeral posee importantes propiedades desde el punto de vista clínico que se caracterizan por la relación de la distancia entre su origen y su inserción, y su tensión.[191] Estas propiedades incluyen lo siguiente:

1. Su longitud en reposo (lo que se pueden separar el origen y la inserción empleando una fuerza mínima).
2. Su deformabilidad elástica (el grado de separación adicional entre el punto de origen y el de inserción que puede lograrse mediante la aplicación de fuerzas de mayor magnitud, sin cambiar de manera permanente las propiedades ligamentarias).
3. Su deformabilidad plástica (más allá del límite de la elasticidad del ligamento, que es la separación adicional entre el punto de origen y el de inserción que puede lograrse aplicando fuerzas mayores que deformen permanentemente el ligamento, hasta el punto en que éste falla).

Estas propiedades pueden demostrarse en un gráfico en el que se compare la tensión del ligamento con la distancia entre el punto de origen e inserción ligamentarios. Esta misma relación también es importante cuando los puntos de origen e inserción ligamentarios están separados, ya sea por traslación o por rotación de la cabeza humeral (Fig. 14-40).

En el punto «A», el origen y la inserción del ligamento se encuentran muy próximos. En el punto «B», el origen y la inserción se encuentran lo bastante separados como para que comience a aparecer tensión en el ligamento. Así, la longitud del ligamento

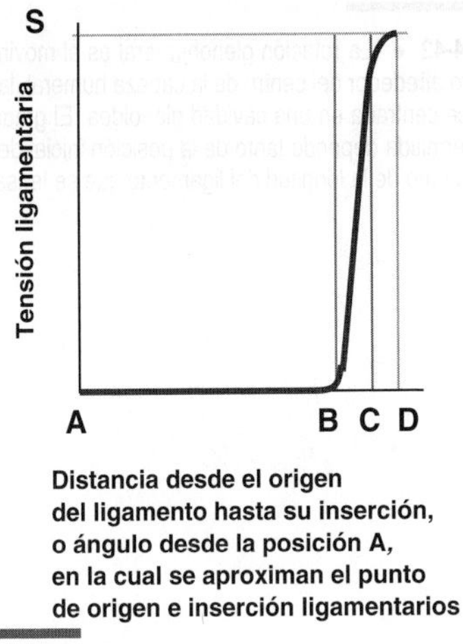

Fig. 14-40 • Distancia desde el origen del ligamento hasta su inserción, o ángulo desde la posición A, en la cual se aproximan el punto de origen e inserción ligamentarios.

en reposo se muestra como A-B. Stefko y cols.[673] midieron la longitud del fascículo anterior del IGHL, siendo ésta de 37 mm.

Una separación adicional de los puntos de origen e inserción incrementa la tensión del ligamento. Hasta el punto «C», dicha separación es elástica (es decir, no origina un cambio permanente en el ligamento). Una mayor separación entre el origen y la inserción deforma plásticamente el ligamento hasta el punto «D», en el cual el ligamento «cede» para una tensión «S». La tensión ejercida en la parte media del ligamento hasta que éste ceda se ha estimado que es de entre un 7% y un 11%.[673]

Las gráficas mencionadas son útiles para describir las propiedades de los ligamentos:

La *resistencia* de un ligamento es el grado de tensión que puede resistir antes de ceder (S).

La *laxitud* de un ligamento es el grado de traslación (Fig. 14-41) o de rotación (Fig. 14-42) permitida desde un punto inicial específico al aplicársele una carga pequeña. Los ligamentos con distancias A-B largas tienen una marcada laxitud cuando el punto inicial para la valoración de la laxitud se encuentra próximo a «A». La laxitud es menor cuando la articulación está en una posición cercana a los extremos del movimiento (Fig. 14-43), es decir, cuando el punto inicial para medir la laxitud está próximo a «B» (Fig. 14-40). Los ligamentos con distancias A-B pequeñas son cortos o están en contracción. *La laxitud traslacional y la rotacional son equivalentes*: ambas reflejan la capacidad de separación entre los puntos de inserción del ligamento.

En la Figura 14-44[441] se muestra la típica relación entre la posición y la torsión humeroescapulares (tensión capsular × radio de la cabeza humeral.) Obsérvese que la mayor parte del movimiento y de la función glenohumeral tiene lugar en el área en la que no aplica tensión sobre la cápsula (corresponde a la zona A-B en la Fig. 14-40). Obsérvese también que, en los límites de movimiento (que corresponden a la zona B-C), la torsión aumenta con rapidez al cambiar la posición, como lo sugiere el rápido incremento de la tensión mostrado en la Figura 14-40.

Estos diagramas ayudan a distinguir entre laxitud e inestabilidad. Los hombros que normalmente son estables pueden tener una importante laxitud; considérense las articulaciones glenohumerales de los gimnastas, que son muy laxas pero muy estables. En un estudio más importante, Emery y Mullaji[163] encontraron que de 150 hombros asintomáticos en niños de edad escolar, el 50% tuvieron signos positivos de un «aumento de laxitud».

Algunos investigadores han encontrado un aumento de laxitud en individuos con inestabilidad glenohumeral.[108,325,326,344,436] Sin embargo, evidencias recientes indican que estas diferencias no siempre son significativas.[255,409,441] Partiendo de una posición neutra, se encontró que las laxitudes traslacionales de ocho sujetos vivos normales fueron de 8 ± 4 mm, 8 ± 6 mm y 11 ± 4 mm en direcciones anterior, posterior e inferior, respectivamente. Curiosamente, en 16 pacientes que necesitaron cirugía por una inestabilidad recidivante sintomática (Fig. 14-45) se encontró una laxitud prácticamente idéntica, lo que indicaba que en tales sujetos, la laxitud estimada no era determinante de la inestabilidad glenohumeral.[409,441] Sperber y Wredmark[670] no encontraron diferencias en el volumen articular o en la elasticidad capsular entre hombros sanos y hombros inestables. Estos resultados señalan que el grado de laxitud no puede utilizarse para distinguir los hombros clínicamente estables de los inestables.

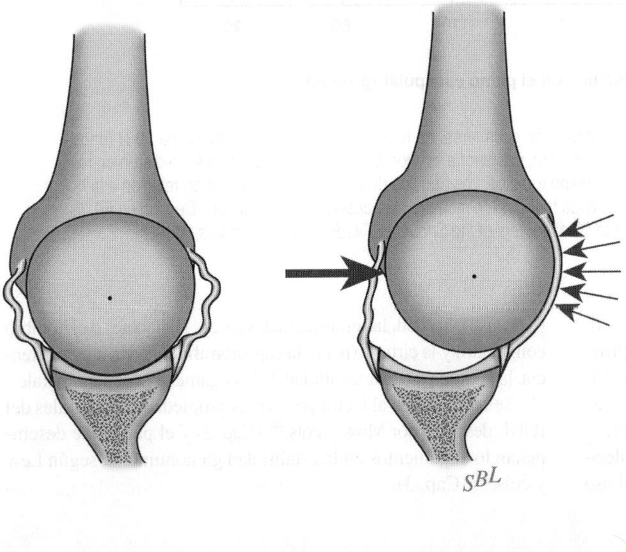

Fig. 14-41 • La traslación o desplazamiento glenohumeral es el movimiento del centro de la cabeza humeral respecto a la superficie glenoidea. El grado de desplazamiento permitido depende tanto de la posición inicial de la articulación como de la longitud del ligamento al tensarse.

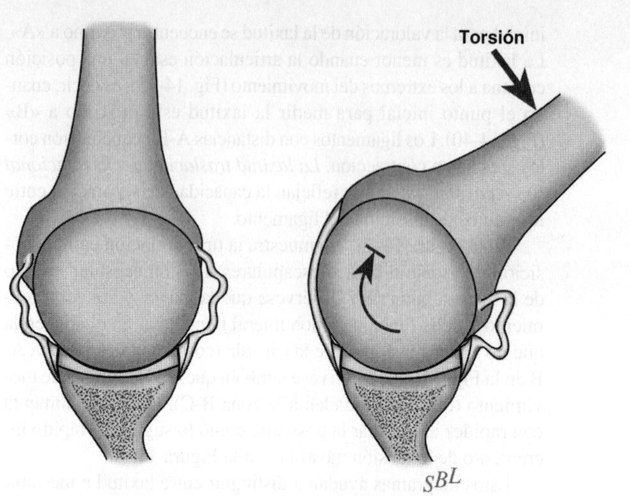

Fig. 14-42 • La rotación glenohumeral es el movimiento del húmero alrededor del centro de la cabeza humeral, la cual permanece centrada en una cavidad glenoidea. El grado de rotación permitida depende tanto de la posición inicial de la articulación como de la longitud del ligamento que se tensa.

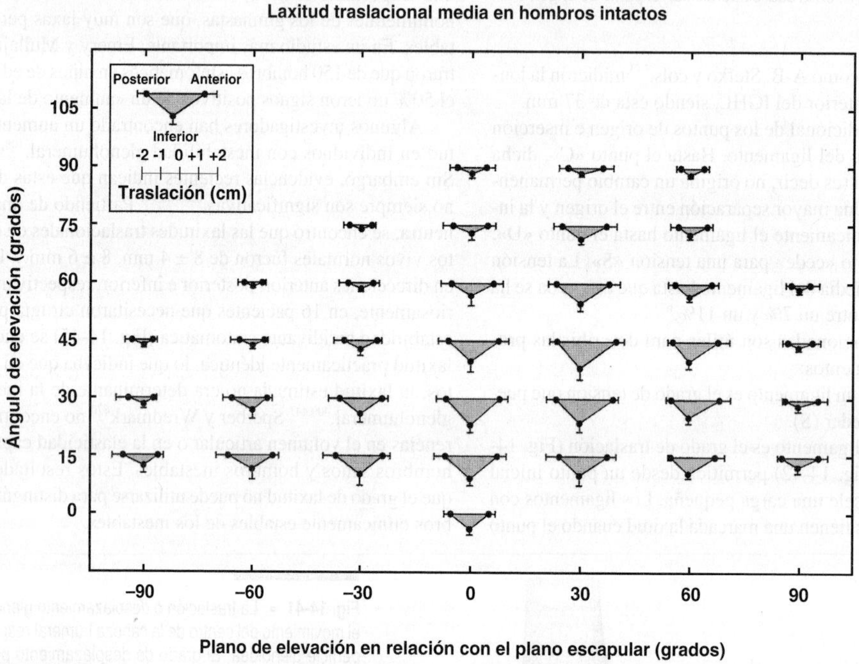

Fig. 14-43 • Laxitud traslacional media estimada en ocho hombros de cadáveres. La fuerza traslacional aplicada fue de 30 N (unos 2,75 kg), siendo aplicada sobre cada uno de los siguientes ejes: anterior, posterior e inferior. Los planos de elevación se midieron en relación con el plano escapular (véase Fig. 14-27), no respecto al plano torácico. Los ángulos de elevación se midieron en relación a la línea de referencia escapular (véase Fig. 14-27). En el vértice de cada triángulo se muestran las desviaciones estándar. *(De Matsen FA III, Lippitt SB, Sidles JA y Harryman DT II: Practical Evaluation and Management of the Shoulder. Filadelfia: WB Saunders, 1994.)*

La *distensibilidad* de un ligamento es su elasticidad. Los ligamentos con distancias B-C largas son distensibles y en las pruebas clínicas de laxitud tienen puntos finales «blandos» (Fig. 14-40). Los ligamentos con distancias B-C cortas son rígidos y en los estudios clínicos de laxitud tienen puntos finales «duros».

La composición bioquímica (como en el síndrome de Ehlers-Danlos), las variables anatómicas (anomalías de inserción), el uso (o desuso), la edad, las enfermedades (p. ej., la diabetes o el hombro congelado) y la cirugía (p. ej., la capsulorrafia) afectan a la resistencia, la laxitud y la distensibilidad de los ligamentos glenohumerales.

Se recomienda al lector revisar las propiedades materiales del IGHL descritas por Mow y cols.[440] (Cap. 2) y el papel que desempeñan los ligamentos en la estabilidad glenohumeral, según Lew y cols.[440] (Cap. 3).

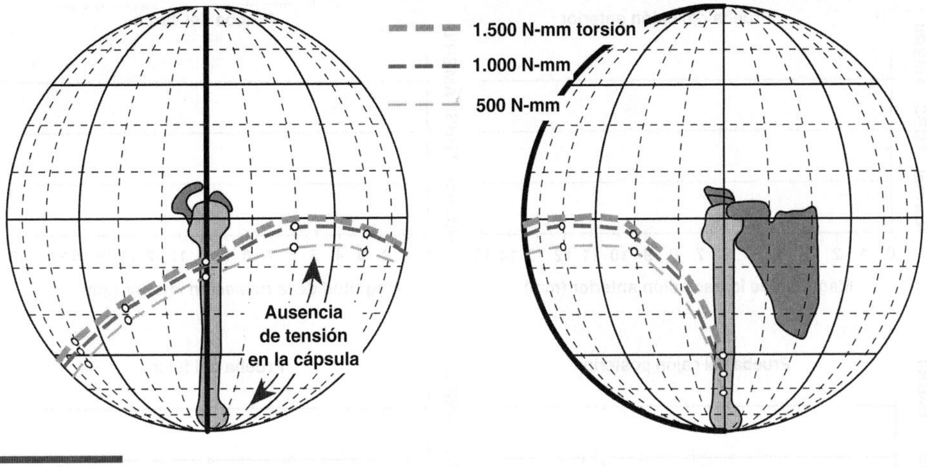

Fig. 14-44 • Límites de la elevación humeroescapular sin tensión capsular. Este esquema global representa los datos de un experimento realizado en cadáver, en el cual se elevó el húmero en diversos planos escapulares con una rotación axial libre. La elevación se mantuvo hasta que la torsión alcanzó 500, 1.000 y 1.500 N/mm. Las isobaras indican las posiciones vinculadas con dichos niveles de torsión. El área dentro de las isobaras más internas denota los límites de las posiciones en las que las estructuras capsuloligamentarias no fueron sometidas a tensión. *(De Matsen FA III, Lippitt SB, Sidles JA y Harryman DT II: Practical Evaluation and Management of the Shoulder. Filadelfia: WB Saunders, 1994.)*

Estabilización ligamentaria

Los ligamentos glenohumerales ejercen dos efectos estabilizadores:

1. Sirven como *bridas* en las que el arco de posiciones articulares se limita a las que pueden estabilizarse mediante el equilibrio muscular. Esta función es importante, dado que en posiciones glenohumerales extremas la fuerza neta de reacción de la articulación humeral es cada vez más difícil de equilibrar dentro de la cavidad glenoidea (Fig. 14-46). Por ejemplo, un exceso de abducción, extensión y de rotación externa del hombro puede permitir que el vector de la fuerza neta de reacción de la articulación humeral rebase el ángulo de estabilidad de equilibrio anteroinferior. De manera similar, una excesiva laxitud posterior de la cápsula permite que la fuerza neta de reacción de la articulación humeral alcance grandes ángulos en relación con la línea del centro glenoideo; estos ángulos pueden exceder el ángulo de estabilidad de equilibrio posterior. Además, en los extremos del movimiento, los músculos tienden a estar muy próximos a su extensión máxima, posición en la cual disminuye su capacidad generadora de fuerza.[404]

El paciente puede modificar la función de brida alterando la posición de la escápula (véase Fig. 14-16.) Los cirujanos también pueden modificar la función de brida: al tensar la cápsula se trasladan los puntos B, C y D más cerca del punto A, reduciéndose así la laxitud (véase Fig. 14-41). La función de brida no está operativa cuando el ligamento no está en tensión (es decir, cuando la posición humeroescapular está dentro de la zona sin tensión) (véase A-B en la Fig. 14-40; véase también Fig. 14-44).

2. Cuando se aplica una torsión al húmero de manera que el ligamento se tense, este ligamento ejerce una fuerza sobre extremo proximal del húmero. Debido a los puntos de inserción del ligamento, esta *fuerza de contrarreacción* origina tanto la compresión de la cabeza humeral contra la fosa glenoidea como una resistencia al desplazamiento en la dirección del ligamento tensado (Fig. 14-47).

El análisis de la función ligamentaria* muestra los límites de la estabilidad que proporcionan los ligamentos al actuar solos. Por ejemplo, dicho análisis sugiere que si la torsión resultante de una fuerza moderada de unos 4,5 kg, aplicada sobre el brazo a una distancia de 1,0 m del centro de la cabeza humeral con un radio de 2,5 cm, se encontrara sólo con la resistencia de la tensión del ligamento glenohumeral inferior, este ligamento necesitaría ser capaz de soportar una tensión de unos 182 kg (Fig. 14-49).

Si la tensión en el ligamento rebasa la resistencia de éste (S), el ligamento se rompe. Algunas investigaciones han intentado de-

---

* La magnitud de la fuerza compensadora depende de la torsión aplicada y está limitada por la resistencia del ligamento. La dirección de esta fuerza es tangente a la cabeza humeral en el punto de contacto con el rodete glenoideo.

El mecanismo de fuerza compensadora opera en el arco B-C, punto en el que el ligamento se deforma elásticamente. Si el ligamento se comporta de manera perfectamente elástica, la tensión en el ligamento constituye una fuerza estabilizadora (T), en la cual:

$$T = (\text{posición angular} - \text{ángulo B}) \cdot \text{diámetro de la cabeza humeral} \cdot \pi/360° \cdot \text{constante de elasticidad del ligamento}$$

Esta interrelación predice lo siguiente:

- Mientras no se alcanza el ángulo B, el ligamento no genera ninguna fuerza.
- Cuanto mayor sea el ángulo después de la posición B, tanto mayor será la fuerza generada (hasta el límite elástico).
- Los ligamentos más rígidos generan más fuerza para un desplazamiento angular dado.
- Las cabezas humerales de mayor tamaño generan más fuerza por cada grado de desplazamiento angular.

La tensión del ligamento es consecuencia de la torsión aplicada. Cuando una fuerza B aplicada externamente actúa a una distancia E desde el centro de la cabeza humeral, ésta genera una torsión *(Q)*, que es el producto de B y E (Fig. 14-48). Si un ligamento muy próximo a la cabeza humeral (es decir, el brazo de momento eficaz es igual al radio de la cabeza *[R]*) resiste dicha torsión, la tensión en el ligamento (T) será

$$T = Q/R = B \cdot E/R$$

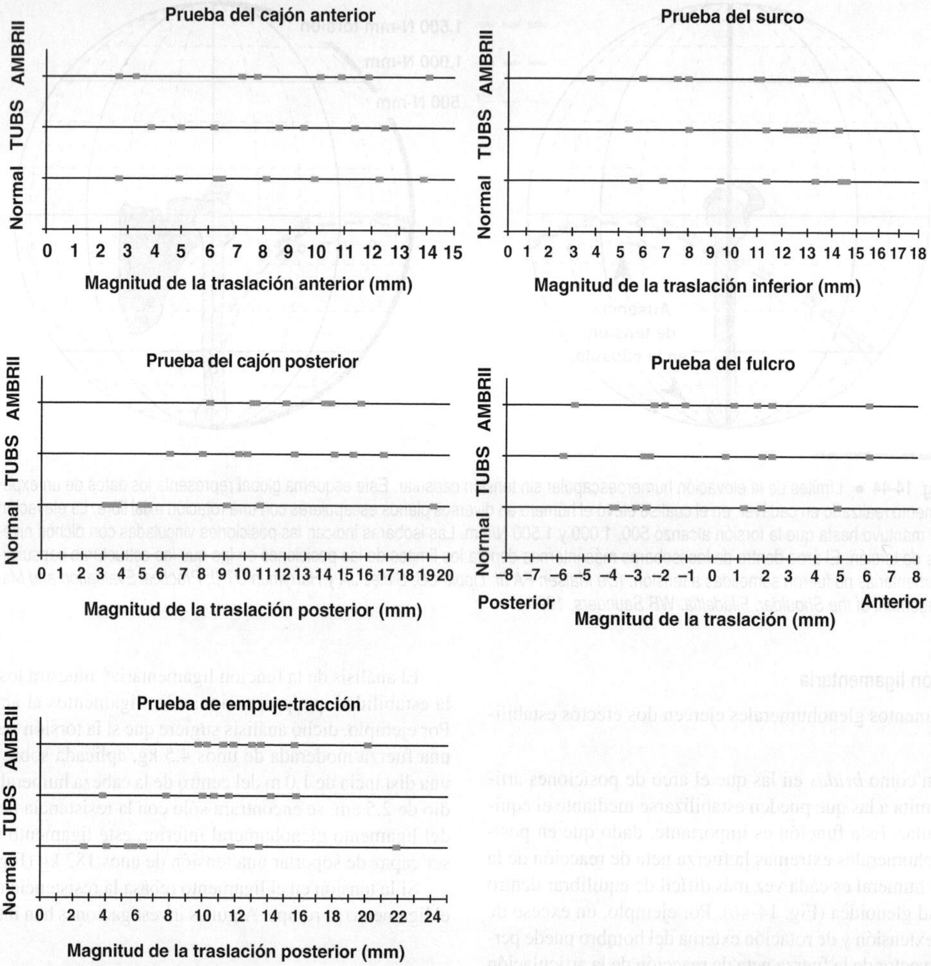

Fig. 14-45 • Magnitud de traslación en pruebas de laxitud en tres grupos de hombros en vivo: ocho hombros normales, ocho hombros con inestabilidad atraumática sintomática (AMBRII) y ocho hombros con inestabilidad traumática sintomática (TUBS). Cada hombro está representado por una marca en las *líneas horizontales*. Obsérvese que en cada una de estas pruebas de laxitud la amplitud de la traslación de los sujetos normales fue básicamente la misma que en sujetos con inestabilidad sintomática tributarios de una reparación quirúrgica. *(De Matsen FA III, Lippitt SB, Sidles JA y Harryman DT II: Practical Evaluation and Management of the Shoulder. Filadelfia: WB Saunders, 1994.)*

terminar la resistencia de los ligamentos capsulares glenohumerales. Kaltsas[346] ha estudiado algunas de las propiedades humerales de la cápsula del hombro, encontrando que es más elástica y fuerte que la cápsula del codo. Observó que toda la cápsula glenohumeral se rompía con 2.000 N de tracción (unos 204,5 kg). Stefko y cols.[673] encontraron que la carga media para que fallara todo el IGHL era de 713 N (unos 72,7 kg). Bigliani y cols.[52] observaron en 16 hombros de cadáveres que el IGHL podía dividirse en tres regiones anatómicas: un fascículo superior, un saco axilar anterior y un saco axilar posterior, de los que el fascículo superior era más grueso (2,8 mm). Con niveles relativamente bajos de tensión, se encontró que la carga que producía la rotura era casi idéntica en las tres regiones del ligamento, con un promedio 5,5 MPa, que son 5,5 N (0,5 kg) por mm^2. Por ello, para que el IGHL de estos cadáveres actúe como un estabilizador primario para una carga de 136,2 kg como se menciona en el ejemplo anterior, necesitaría tener una sección transversal de 250 mm^2. Así, no hay determinaciones experimentales que hayan demostrado que el IGHL por sí solo sea lo bastante fuerte como para equilibrar la torsión que resulta de una carga de 4,5 kg aplicada al brazo a una distancia de 75 cm, desde el centro de la cabeza humeral.

Una excesiva tensión de los ligamentos puede forzar una traslación de la cabeza humeral. Harryman y cols.[253] demostraron que algunos movimientos pasivos de la articulación glenohumeral forzaban la traslación de la cabeza humeral hacia fuera del centro articular. Esta traslación forzada se produce cuando la fuerza de desplazamiento generada por la tensión ligamentaria (incógnita «P» en la Figura 14-47) supera el mecanismo de estabilidad por compresión en la concavidad (Fig. 14-49). En el estudio de Harry-

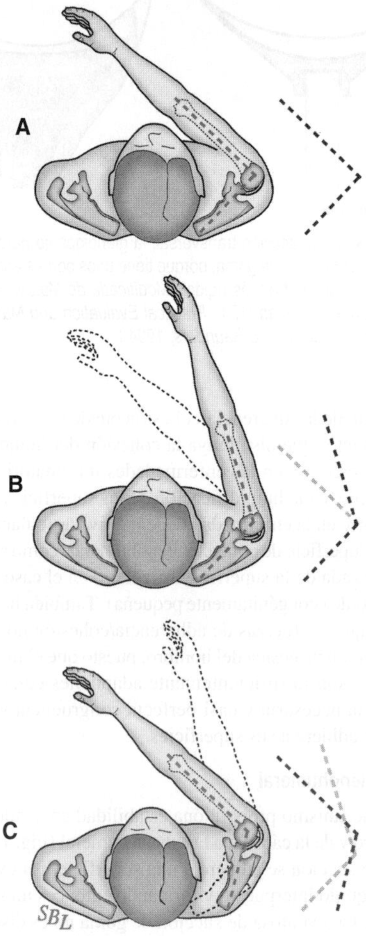

Fig. 14-46 • A, Una excesiva laxitud capsular posterior permite que se forme un ángulo demasiado pequeño entre el húmero y el plano de la escápula; como resultado, la estabilidad posterior está amenazada. **B,** Una tensión normal limita adecuadamente la posición angular permitida hasta el punto en que pueda estabilizarse. **C,** La aducción cruzada se logra mediante una prolongación escapular y también a través de una angulación humeroescapular.

man, la traslación humeral anterior se produjo en los puntos extremos de la flexión y de la aducción cruzada, mientras que la traslación humeral posterior se produjo en los puntos extremos de la extensión y de la rotación externa. El tensado quirúrgico de la porción posterior de la cápsula incrementó la traslación anterior en la flexión y en la aducción cruzada, haciendo que se produjera antes en el arco de movimiento, en comparación con la articulación intacta. El tensado quirúrgico de la porción posterior de la cápsula también originó una importante traslación superior al flexionar la articulación glenohumeral. Estos datos indican que la traslación glenohumeral puede producirse en deportes en los que la articulación se fuerza hasta los extremos de su movimiento, como ocurre en la transición entre la fase final de la extensión para efectuar un lanzamiento y el comienzo de la aceleración. Dicha traslación forzada puede ser responsable de los desgarros y calcificaciones labrales que se observan en la porción posterior del rodete glenoideo en los deportistas lanzadores. Además, estos resultados denotan el peligro de tensar demasiado la cápsula glenohumeral, lo cual puede derivar en una forma de osteoartritis secundaria conocida como artropatía por capsulorrafia. Haw-

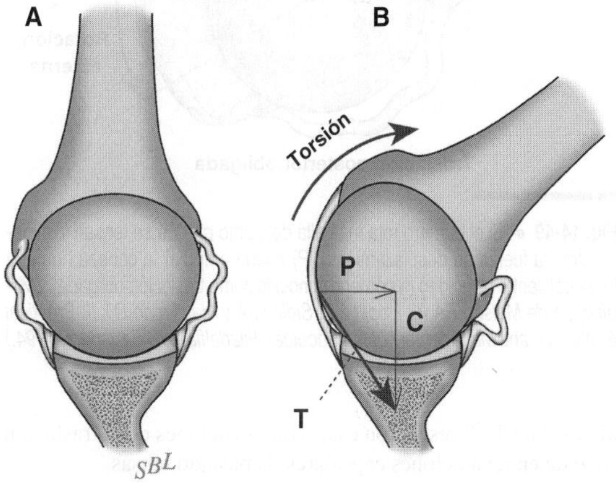

Fig. 14-47 • A, Cuando los ligamentos glenohumerales son laxos, no ejercen ninguna fuerza. **B,** Cuando se aplica una torsión, los ligamentos se tensan (T). Esta tensión ligamentaria ejerce una fuerza compresiva (C) dirigida hacia la cavidad glenoidea y una fuerza de desplazamiento (P) que empuja la cabeza humeral separándola del ligamento tensado.

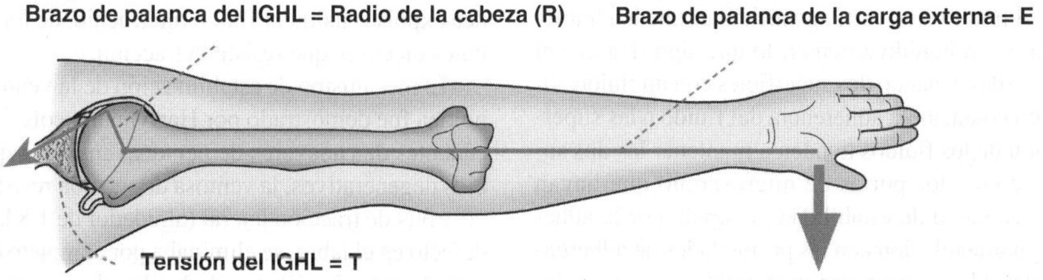

Fig. 14-48 • Equilibrio de torsión. En ausencia de otras fuerzas, el producto de multiplicar la tensión ligamentaria (T) por el radio de la cabeza humeral (R) debe ser igual al producto de la carga externa (B) por su brazo de palanca (E). Si el punto de aplicación de la fuerza externa se encuentra a 100 cm del centro de la cabeza y si el radio de la cabeza es de 2,5 cm, la tensión en el ligamento debe ser 40 veces mayor que la fuerza externa. IGHL, Ligamento glenohumeral inferior. *(Modificada de Matsen FA III, Lippitt SB, Sidles JA y Harryman DT II: Practical Evaluation and Management of the Shoulder. Filadelfia: WB Saunders, 1994.)*

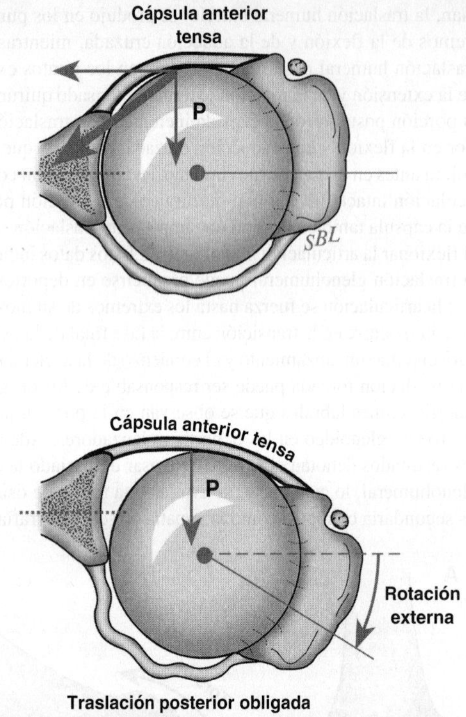

Fig. 14-49 • Si el húmero rota más allá del punto en que se tensan los ligamentos, la fuerza de desplazamiento (P) puede empujar la cabeza humeral fuera del centro glenoideo (fenómeno conocido como traslación obligada). *(Modificada de Matsen FA III, Lippitt SB, Sidles JA y Harryman DT II: Practical Evaluation and Management of the Shoulder. Filadelfia: WB Saunders, 1994.)*

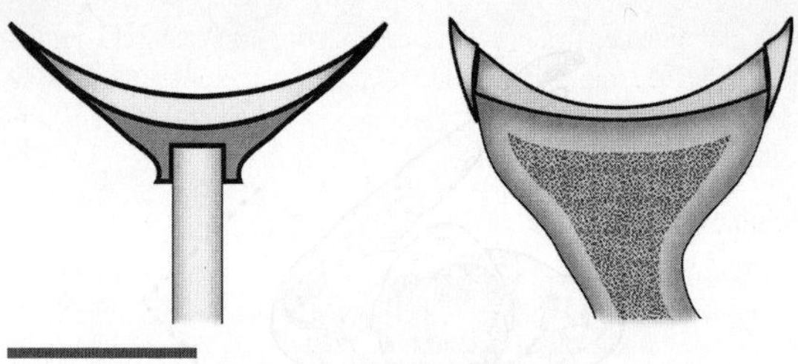

Fig. 14-50 • En la sección transversal, la glenoides se parece mucho a una ventosa de succión de goma, porque tiene unos bordes adaptables que se proyectan y un centro más rígido. *(Modificada de Matsen FA III, Lippitt SB, Sidles JA y Harryman DT II: Practical Evaluation and Management of the Shoulder. Filadelfia: WB Saunders, 1994.)*

kins y Angelo[261] reseñaron estas complicaciones de la traslación forzada en reparaciones capsulares demasiado tensas.

Adherencia/cohesión

La adherencia/cohesión es el mecanismo estabilizador mediante el cual las superficies articulares humedecidas con líquido articular se mantienen juntas mediante la atracción molecular del líquido hacia sí mismo y hacia las superficies articulares. Fluidos como el agua y el líquido articular muestran la propiedad de la cohesión; es decir, tienden a adherirse. Algunas superficies, tales como un cristal limpio o un cartílago articular, pueden humedecerse con agua o con líquido articular, lo que significa que el fluido se adhiere a ellas. Cuando dos superficies con un fluido adherido se ponen en contacto, la adherencia del fluido a las superficies y la cohesión de los fluidos tienden a mantener las dos superficies juntas (como dos portas de microscopio que hayan humedecido). La cantidad de estabilidad generada por la adherencia/cohesión guarda relación con las propiedades de adherencia y cohesión del fluido articular, con la «humidificación» de las superficies articulares y de la superficie de contacto entre la órbita glenoidea y el húmero. El líquido articular presenta unas propiedades muy deseables, como: 1) una elevada resistencia tensil (dificultad para la separación por estiramiento) y 2) una baja resistencia al cizallamiento (permite que dos superficies articulares se deslicen una sobre la otra con poca resistencia).[653]

El efecto de la adherencia/cohesión puede verse reducido por cualquier factor que disminuya la cohesión del líquido articular (como por ejemplo en las enfermedades inflamatorias articulares), que reduzca la humidificación de las superficies articulares (como ocurre en la enfermedad degenerativa articular) o que disminuya la superficie de contacto glenohumeral (como en una fractura desplazada de la superficie articular o en el caso de una cavidad glenoidea congénitamente pequeña). También hay que tener en cuenta que las fuerzas de adherencia/cohesión no estabilizan una sustitución protésica del hombro, puesto que el metal y el polietileno no son lo suficientemente adaptables como para proporcionar la necesaria y casi perfecta congruencia y porque el agua no se adhiere a sus superficies.

Ventosa glenohumeral

Este mecanismo proporciona estabilidad en virtud del sellado del labro y de la cápsula a la cabeza humeral (Fig. 14-50). Una ventosa de succión se adhiere a una superficie lisa exprimiendo el aire o líquido interpuesto y formando entonces un sello con la superficie. Una ventosa de succión de goma no es distensible en su centro pero se vuelve más flexible hacia su periferia. De forma similar, el centro de la cavidad glenoidea está cubierto por una capa de cartílago articular relativamente fina. A mayor distancia desde el centro, el cartílago articular se vuelve más grueso, proporcionando de esta forma una mayor flexibilidad. Todavía más periféricamente, el labro glenoideo y, finalmente, la cápsula proporcionan aún una mayor flexibilidad. Esta flexibilidad gradual permite a la órbita adaptar y sellar la superficie articular humeral. La compresión de la cabeza sobre la fosa glenoidea expulsa cualquier fluido intermedio, de forma que se produce una «succión» que resiste la tracción.

El mecanismo de estabilización de la ventosa de succión glenoidea fue demostrado por Harryman y cols.[252] En hombros procedentes de cadáveres de personas mayores que no tenían cambios degenerativos, la ventosa de succión resistió un promedio de 20 ± 3 N de tracción lateral (alrededor de 1,8 kg). Si se creaba un defecto en el labro, se eliminaba por completo el efecto de la ventosa de succión. En dos de los hombros que tenían un leve defecto degenerativo en la superficie articular no pudo demostrarse ningún efecto de ventosa de succión. Es probable que este efecto sea aún mayor en hombros de personas jóvenes vivas, en los que el cartílago articular, el labro glenoideo y la cápsula articular son mayores, están más hidratados y son más distensibles. Al igual que la estabilización de la adherencia/cohesión, la ventosa de succión glenoidea centra la cabeza del húmero en la cavidad glenoidea sin acción muscular, siendo eficaz en posiciones intermedias en las que la cápsula y los ligamentos no están sometidos a tensión.

Volumen articular limitado

El volumen articular limitado es un mecanismo estabilizador en el que la cabeza humeral se mantiene dentro de la cavidad glenoidea mediante un vacío relativo generado cuando éstas tratan de separarse (Figs. 14-51 y 14-52). Aunque es común hablar del espacio articular glenohumeral, en realidad no hay tal espacio, existiendo una mínima cantidad de líquido libre en los confines de las superficies articulares y de la cápsula de la articulación glenohumeral normal. La escasez de líquido intraarticular se confirma mediante resonancia magnética (RM) realizada en articulaciones normales, en la inspección y en los intentos de aspirar líquido de dichas articulaciones. El aspecto de un *potencial* volumen articular puede demostrarse sólo tras instilar fluidos como aire, suero salino o material de contraste dentro de la articulación. La acción osmótica que ejerce la membrana sinovial elimina el líquido libre, manteniendo así una presión ligeramente negativa dentro de la articulación normal.[398,495,653] Esta presión intraarticular negativa mantiene las superficies articulares unidas con una fuerza proporcional al área de la superficie articular y a la magnitud de la presión negativa intraarticular. Por ejemplo, si la presión coloidosmótica del líquido sinovial normal es de 10 mm Hg y la presión coloidosmótica del intersticio sinovial es de 14 mm Hg, la presión de equilibrio en el líquido sinovial articular será –4 mm Hg.[653] Esta presión intraarticular negativa añade una leve resistencia a la tracción (alrededor de una onza por pulgada cuadrada, es decir, 4,65 g/cm^2) al efecto del volumen articular limitado. Como la articulación normal se estanca, cualquier intento de separación de sus superficies articulares disminuye aún más la presión intraarticular, añadiendo así progresivamente una importante resistencia para un mayor desplazamiento.[252,313]

El efecto del volumen articular limitado disminuye cuando se perfora la articulación (se abre a la atmósfera) o cuando los límites capsulares articulares son muy distensibles. En esta última circunstancia, los intentos de tracción tiran de la cápsula flexible hacia el interior de la articulación produciendo un «surco» (Figs. 14-51 y 14-52.) En 1858, Humphry[303] y posteriormente otros autores,[117,175,372,502,541,542,651,694,695,779] describieron la disminución de la estabilidad al perforar la articulación. Gibb y cols.[215,441] encontraron que la simple perforación de la cápsula con una aguja de calibre 18 disminuía la fuerza necesaria para desplazar la cabeza del húmero hasta un punto medio hacia el reborde glenoideo en un promedio de un 50%. Wulker y cols.[780] observaron que la perforación de la articulación aumentaba el desplazamiento articular en todas las direcciones en un 50% al aplicar una carga de 50 N.

De estos resultados cabe esperar que la estabilidad glenohumeral, consecuencia de un volumen articular limitado, se encuentre comprometida con la artrografía, la artroscopia, los derrames articulares, la hemartrosis y en otras situaciones que permitan el paso de líquido libre a la articulación glenohumeral. En un estudio muy interesante, Habermeyer y cols.[240,241] encontraron que la fuerza estabilizadora media obtenida por la presión atmosférica era de 146 N (14,5 kg). En 15 hombros estables de personas vivas, la tracción del brazo originó una presión intraarticular negativa proporcional al grado de fuerza ejercida. Por otra parte, articulaciones inestables de hombros con una lesión de Bankart no mostraron dicho fenómeno.

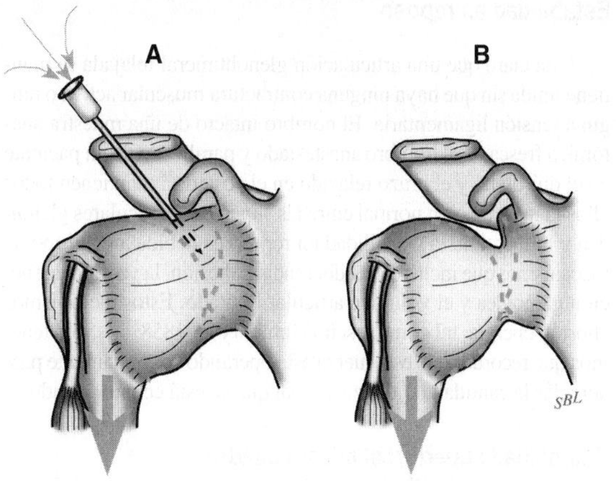

Fig. 14-51 • En circunstancias normales, la cápsula glenohumeral establece un volumen articular limitado, de tal forma que la tracción y separación de la cabeza producen un vacío relativo en el interior de la cápsula, que se opone a un mayor desplazamiento. **A,** La práctica de un orificio en la cápsula elimina el efecto del volumen articular limitado. **B,** El efecto del volumen articular limitado disminuye cuando la cápsula es demasiado distensible, pudiendo desplazarse hasta dentro de la articulación. *(De Matsen FA III, Lippitt SB, Sidles JA y Harryman DT II: Practical Evaluation and Management of the Shoulder. Filadelfia: WB Saunders, 1994.)*

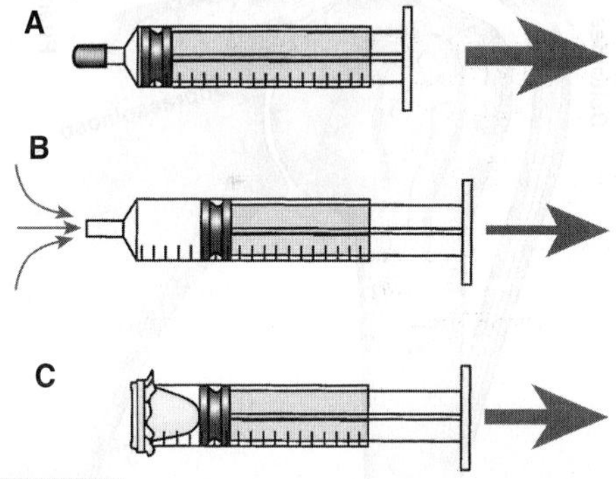

Fig. 14-52 • Efecto del volumen articular limitado demostrado con una jeringa. Cuando la jeringa está taponada, es necesaria mucha fuerza para tirar del émbolo (**A**). Este efecto estabilizador se pierde al quitarle el capuchón a la jeringa (**B**), o si el extremo de la jeringa se cubre con un material distensible (**C**). *(De Matsen FA III, Lippitt SB, Sidles JA y Harryman DT II: Practical Evaluation and Management of the Shoulder. Filadelfia: WB Saunders, 1994.)*

Estos mecanismos estabilizadores pueden ser rebasados por la aplicación de una tracción, como la producida al hacer crujir las articulaciones metacarpofalángicas. Cuando la articulación se ahueca se produce un «crujido»: la presión subatmosférica intraarticular libera gas (>80% es dióxido de carbono), que está disuelto en el líquido sinovial. Esta liberación de gas se acompaña por un incremento repentino de la separación de las superficies articulares. Una vez que la articulación ha crujido, resulta imposible que vuelva a crujir hasta que hayan transcurrido 20 minutos, que es cuando todo el gas se ha reabsorbido.[608,714]

Estabilidad en reposo

Está claro que una articulación glenohumeral relajada se mantiene unida sin que haya ninguna contractura muscular activa o ninguna tensión ligamentaria. El hombro intacto de una muestra anatómica fresca,[372] el hombro anestesiado y paralizado de un paciente en el quirófano y el brazo relajado en el costado[38] mantienen todos ellos la interrelación normal entre las superficies articulares glenoidea y humeral. Esta estabilidad en reposo es debida a un grupo de mecanismos que incluyen la adherencia/cohesión, la ventosa de succión glenoidea y el volumen articular limitado. Estos mecanismos ahorran energía, tal como reseñó Humphry en 1858[303]: «Sólo tenemos que recordar que esta fuerza está operando continuamente para apreciar la cantidad de fuerza animal que se está economizando».

Estabilidad superior: el mismo cuadro más una peculiaridad

La estabilidad superior aprovecha todos los mecanismos de las estabilidades anterior, posterior e inferior: la orientación glenoidea, el equilibrio muscular, la forma de la cavidad glenoidea, los efectos de ligamentos, la adherencia/cohesión, el efecto de ventosa de succión y el volumen articular limitado. La compresión de la cabeza humeral dentro de la cavidad glenoidea es un mecanismo importante por el cual la cabeza del húmero se centra y estabiliza en la fosa glenoidea para resistir cargas dirigidas hacia arriba (Fig. 14-53). Aun existiendo un importante defecto del supraespinoso, la compresión procedente del subescapular y del infraespinoso puede mantener la cabeza humeral centrada en la cavidad glenoidea (Fig. 14-54). Sin embargo, los casos más graves de deficiencia crónica del manguito de los rotadores pueden asociarse con una subluxación superior de la cabeza humeral y con un desgaste del reborde superior de la fosa glenoidea (Fig. 14-55). Este desgaste erosivo aplana la concavidad glenoidea superior y por ello reduce la profundidad glenoidea eficaz en esa dirección. Una vez perdida la profundidad glenoidea eficaz superior, la reparación de los tendones del manguito de los rotadores o las reconstrucciones capsulares complejas no pueden restaurar totalmente la estabilidad glenohumeral perdida, la cual estaba proporcionada por la compresión de la concavidad (Fig. 14-55).

Además de los mecanismos que estabilizan el hombro en otras direcciones, existe un elemento propio de la estabilidad superior: el efecto techo proporcionado por el tendón superior del manguito que se interpone entre la cabeza humeral y el arco coracoacromial. Como puede comprobar todo cirujano, en el hombro normal en posición de reposo no hay ninguna hendidura entre la cabeza humeral, el tendón superior del manguito y el arco coracoacromial. Por ello, la más mínima traslación superior comprime el tendón del manguito entre la cabeza humeral y el arco. Así, cuando la cabeza humeral se presiona hacia arriba (p. ej., al intentar levantarse de una silla apoyándose en el reposabrazos o con la contracción isométrica del deltoides), para que no se pro-

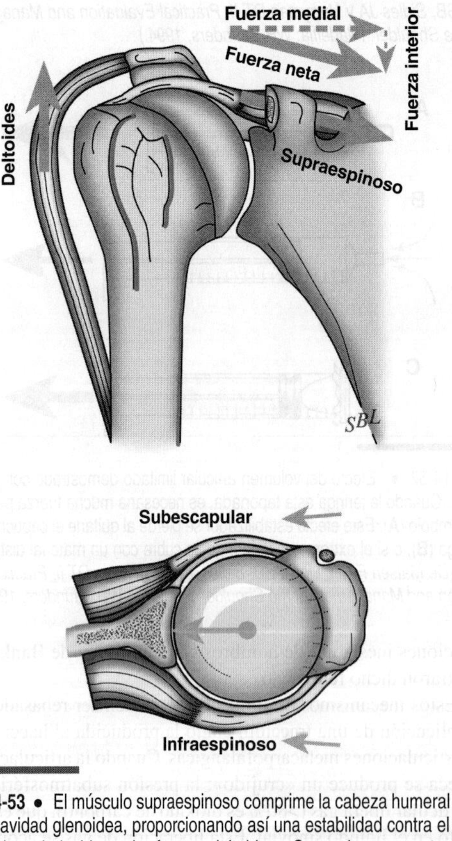

Fig. 14-53 • El músculo supraespinoso comprime la cabeza humeral contra la cavidad glenoidea, proporcionando así una estabilidad contra el desplazamiento inducido por las fuerzas deltoideas. Como el componente de su fuerza que está dirigido en sentido inferior es pequeño, no tiene la orientación óptima como para deprimir la cabeza humeral. *(De Matsen FA III, Lippitt SB, Sidles JA y Harryman DT II: Practical Evaluation and Management of the Shoulder. Filadelfia: WB Saunders, 1994.)*

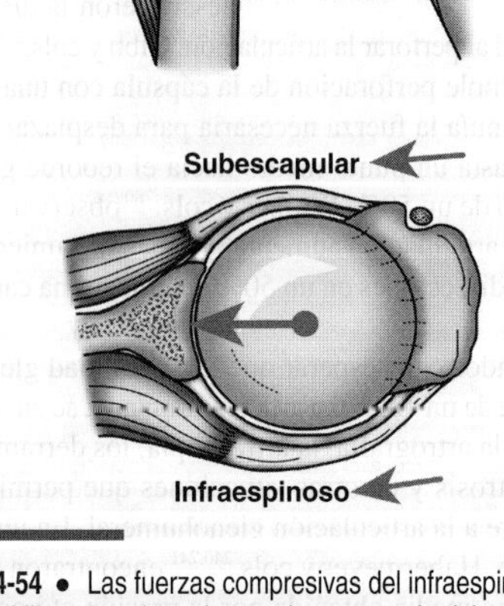

Fig. 14-54 • Las fuerzas compresivas del infraespinoso y del subescapular estabilizan la cabeza humeral en ausencia del supraespinoso, siempre que la cavidad glenoidea esté intacta. *(Modificada de Matsen FA III, Lippitt SB, Sidles JA y Harryman DT II: Practical Evaluation and Management of the Shoulder. Filadelfia: WB Saunders, 1994.)*

duzca aún un mayor desplazamiento en sentido superior se opone una fuerza hacia abajo ejercida por el arco coracoacromial, a través del tendón del manguito, hasta la cabeza humeral. Ziegler y cols.[791] confirmaron este efecto estabilizador en cadáveres, al demostrar una deformación acromial cuando se aplicaba una carga en sentido superior al húmero en posición neutra. Insertando en el acromion manómetros por vía percutánea se pudo medir su deformación al aplicarle una carga. De ese modo, fue posible utilizar el acromion como un transductor de carga *in situ.* Al aplicar cargas conocidas al acromion, se pudieron obtener curvas de calibración carga-deformación, que eran esencialmente lineales. Las cargas aplicadas sobre el húmero en dirección superior fueron posteriormente correlacionadas con las cargas acromiales resultantes y con el desplazamiento humeral en sentido superior. En 10 muestras cadavéricas frescas que tenían intacto el tendón superior del manguito pero que no estaban sometidas a tensión, las cargas de 80 N dirigidas hacia arriba produjeron un desplazamiento superior de la cabeza humeral, en relación con el acromion, de sólo 1,7 mm. Al seccionar el tendón del manguito, una carga similar ocasionó un desplazamiento de 5,4 mm en sentido superior ($P < 0{,}0001$). En las muestras en las que estaba intacto el tendón del manguito, la aplicación de una carga de 20 N en sentido superior originó una carga acromial que se estimó de 8 N. Cargas humerales mayores de hasta 80 N se asociaron con un incremento lineal en la carga acromial de hasta 55 N, al aplicarse una carga hacia arriba de 80 N (Fig. 14-56). En un único experimento *in vivo* en el que se colocaron instrumentos y se calibró el acromion, al igual que en los cadáveres, se observaron interrelaciones muy similares entre la carga humeral ascendente y la carga acromial (Fig. 14-56). Estas cargas acromiales deben haber sido transmitidas a través del tendón intacto del manguito. Al seccionar el tendón, la cabeza humeral ascendió hasta que entró en contacto, sobrecargando nuevamente la superficie inferior del acromion (Fig. 14-57).

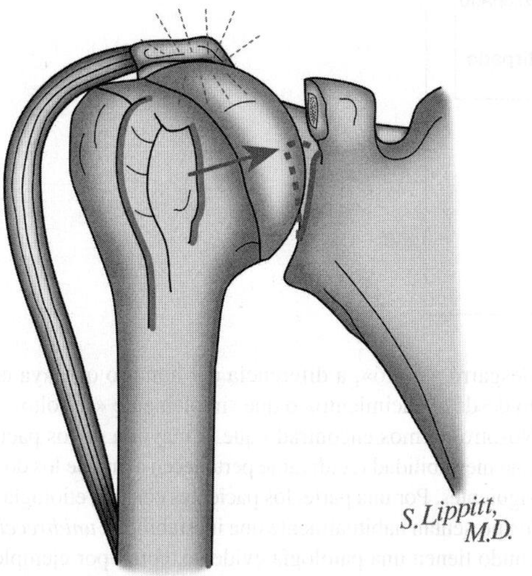

Fig. 14-55 • La erosión de la porción superior de la concavidad glenoidea compromete el mecanismo compresivo de estabilidad de la concavidad, lo cual permite la traslación ascendente. *(Modificada de autorización de Matsen FA III, Lippitt SB, Sidles JA y Harryman DT II: Practical Evaluation and Management of the Shoulder. Filadelfia: WB Saunders, 1994.)*

Flatow y cols.[189] utilizaron un modelo de cadáver para explorar las restricciones activas y pasivas para desplazamiento humeral en sentido superior. Mientras que el estudio de Ziegler fue realizado con el brazo en posición neutra y con cargas axiales, el de Flatow implicaba la abducción del húmero, con fuerzas simuladas en el deltoides y el manguito. Ambos grupos observaron que la presencia del tendón del supraespinoso limitaba la traslación superior de la cabeza humeral, aun cuando no existía tensión por acción muscular simulada.

Tanto Ziegler como Flatow advirtieron que la eficacia del tendón del manguito, como mecanismo de estabilización superior,

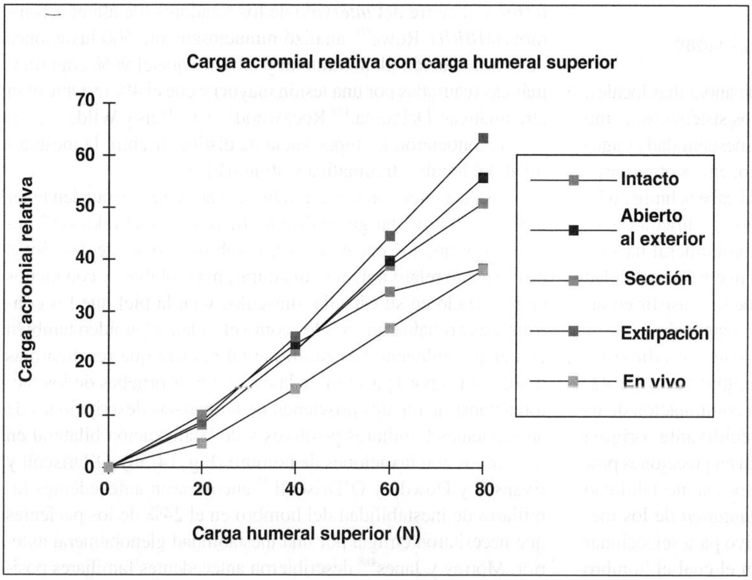

Fig. 14-56 • Carga acromial relativa en función de una carga humeral dirigida en sentido superior. La gráfica compara las cargas correspondientes a: 1) muestras intactas, 2) tras exponer el interior de la articulación al aire exterior, 3) tras seccionar (pero sin extirpar) el tendón del manguito y 4) tras extirpar el tendón superior del manguito. También se incluyen datos (5) de un único experimento en vivo realizado con instrumentos idénticos. Obsérvese que existe una mínima diferencia entre las cargas acromiales y las cargas humerales, aun cuando se hubiera extirpado el tendón del manguito. En este último caso, la cabeza humeral ejercía la carga directamente sobre el acromion, en vez de hacerlo a través del tendón Interpuesto del manguito interpuesto.

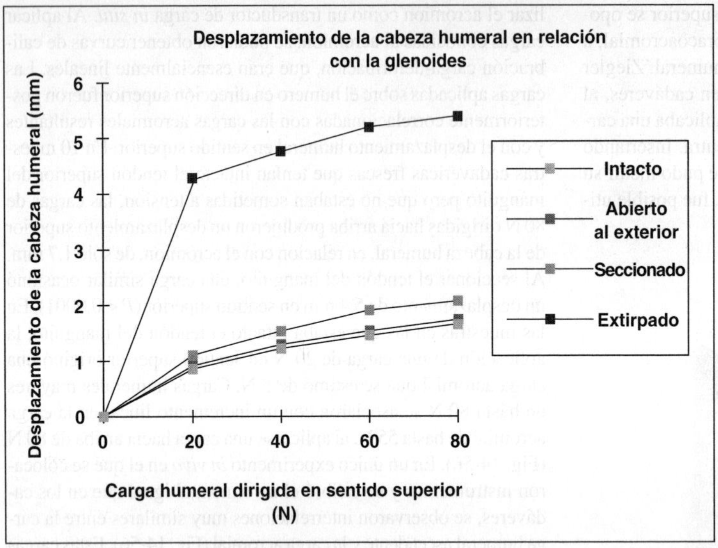

Fig. 14-57 • Desplazamiento medio del húmero en sentido superior (en relación con la escápula) en función de la carga humeral superior. La gráfica compara los desplazamientos de: 1) hombros intactos, 2) tras abrir un orificio que comunica la articulación con el aire exterior, 3) tras seccionar el tendón del manguito pero sin extirparlo y 4) tras extirpar el tendón superior del manguito.

dependía de la integridad del arco coracoacromial. Al sacrificar el techo de la articulación, la resistencia al desplazamiento superior de la cabeza humeral estaría comprometida por el ligamento acromiocoracoideo o por la superficie interior del acromion.

Se recomienda al lector la revisión de Solowsky y cols.[440] sobre la estabilización de las superficies de la articulación glenohumeral mediante el contacto articular y mediante el contacto en el espacio subacromial (Cap. 5).

TIPOS DE INESTABILIDAD GLENOHUMERAL

La inestabilidad glenohumeral es la incapacidad de mantener la cabeza humeral centrada en la fosa glenoidea.[440,441] Los casos clínicos de inestabilidad glenohumeral se definen con arreglo a las circunstancias en las que se producen, al grado de inestabilidad y a la dirección de ésta.

Circunstancias en las que surge la inestabilidad

La inestabilidad *congénita* puede resultar de anomalías locales, como una displasia glenoidea,[767] o de trastornos sistémicos, como por ejemplo el síndrome de Ehlers-Danlos. La inestabilidad es aguda si se aprecia a los pocos días de su comienzo; en los otros casos es *crónica.* Una luxación es *cerrada* (o fija) si la cabeza humeral ha atravesado el reborde de la cavidad glenoidea, lo que dificulta la reducción de la luxación. Si la articulación glenohumeral ha sido inestable en múltiples ocasiones, se considera que la inestabilidad es *recidivante.* La inestabilidad recidivante puede consistir en luxaciones y/o subluxaciones glenohumerales de repetición.

La inestabilidad puede ser consecuencia de un episodio *traumático* en el que se lesionen el hueso, el manguito de los rotadores, el rodete glenoideo, la cápsula y/o una combinación de ligamentos. La inestabilidad traumática recidivante origina típicamente síntomas cuando el brazo se coloca en posiciones próximas a las de la lesión original. Por el contrario, la inestabilidad puede provenir de la descompensación *atraumática* de los mecanismos estabilizadores. Un elemento decisivo para seleccionar la mejor estrategia terapéutica es el grado en el cual el hombro «se desgarró y soltó», a diferencia del hombro que «ya estaba suelto desde el nacimiento» o que simplemente «se soltó».

Nosotros hemos encontrado que la mayoría de los pacientes con una inestabilidad recidivante pertenecen a uno de los dos grupos siguientes. Por una parte, los pacientes con una etiología *traumática* presentan habitualmente una inestabilidad *unidireccional,* a menudo tienen una patología evidente, como por ejemplo una lesión de *Bankart,* y cuando la inestabilidad es recidivante con frecuencia necesitan *cirugía* (de ahí las siglas *TUBS,* que corresponden a: traumática, unidireccional, Bankart y cirugía [*surgery* en inglés]). Por otra parte, los pacientes con una inestabilidad *atraumática* presentan a menudo una laxitud *multidireccional,* que con frecuencia es *bilateral,* y habitualmente responde a los programas de *rehabilitación.* Sin embargo, si se debiera llevar a cabo la intervención quirúrgica, el cirujano debe prestar atención particularmente a la práctica de un desplazamiento capsular *inferior* y al cierre del *intervalo* de los rotadores (de ahí el acrónimo: *AMBRII).* Rowe[609] analizó minuciosamente 500 luxaciones de la articulación glenohumeral y advirtió que el 96% eran traumáticas (causadas por una lesión mayor) y que el 4% restante eran atraumáticas. DePalma,[138] Rockwood[596] y Collins y Wilde[110] también reconocieron la importancia de distinguir entre la inestabilidad del hombro traumática y atraumática.

Los pacientes con una inestabilidad atraumática pueden tener una laxitud articular generalizada. Imazato[308] e Hirakawa[288] demostraron que los pacientes con hombros «laxos» tenían fibras de colágeno relativamente inmaduras, más solubles y con menos entrecruzado en su cápsula, músculos y en la piel que los controles; es probable que tejidos como el rodete glenoideo también contengan colágeno inmaduro, de tal manera que resulten más deformables por la acción de la carga. Otras pruebas de los factores constitucionales provienen de numerosas descripciones de antecedentes familiares positivos y de la afectación bilateral en individuos con luxaciones de hombro (Fig. 14-58). O'Driscoll y Evans[532] y Dowdy y O'Driscoll[150] encontraron antecedentes familiares de inestabilidad del hombro en el 24% de los pacientes que necesitaron cirugía por una inestabilidad glenohumeral anterior. Morrey y Janes[488] describieron antecedentes familiares positivos en aproximadamente el 15% de los pacientes operados por una inestabilidad recidivante anterior del hombro. También se observó un antecedente familiar positivo, con una frecuencia dos veces mayor, en pacientes cuya evolución postoperatoria se complicó con una inestabilidad recidivante, en comparación con individuos en quienes la cirugía dio buenos resultados. Rowe y cols.[612] describieron antecedentes familiares positivos en el 27% de 55 pacientes con inestabilidad anterior del hombro que fueron tratados con el método de Bankart. La inestabilidad en ambos lados se observó en un 50% de los pacientes con antecedentes familiares positivos,

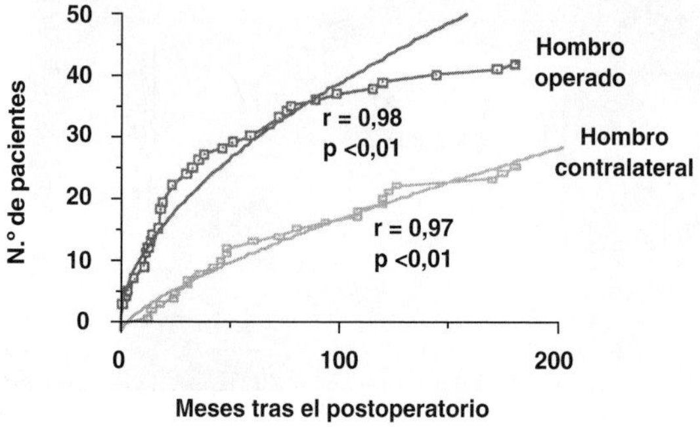

Fig. 14-58 • Incidencia de la inestabilidad contralateral del hombro según datos de O'Driscoll y Evans. El 13% de los pacientes que tenían hombros contralaterales normales en el momento de la cirugía desarrolló en el plazo de los siguientes 15 años una inestabilidad contralateral. *(De O'Driscoll SW y Evans DC: De DuToit staple capsulorrhaphy for recurrent anterior dislocation of the shoulder: Twenty years of experience in six Toronto hospitals. Paper presented at the American Shoulder and Elbow Surgeons 4th Open Meeting, 1988, Atlanta.)*

en comparación con un 26% de quienes no tenían tales antecedentes, lo cual sugirió la posibilidad de una predisposición genética.

Cuando aparece una inestabilidad, haya o no una lesión mínima,[204,574,616] a menudo no está claro el motivo inicial por el cual se produce la pérdida de la estabilidad. Sin embargo, parece ser que una vez perdidos los factores que conservan la estabilidad, éstos no se recuperan fácilmente. Algunos fenómenos pueden ser autoperpetuantes: cuando la cabeza humeral «cabalga» sobre el reborde glenoideo, cuando el reborde se aplana y es menos eficaz, permitiendo que la traslación sea más fácil. Además, cuando el control neuromuscular normal se encuentra comprometido, los sistemas de retroalimentación que mantienen centrada la cabeza humeral son incapaces de generar impulsos eficaces; de este modo, la articulación entra en un ciclo de inestabilidad que lleva a la pérdida de la concavidad glenoidea eficaz y a la pérdida del control neuromuscular, lo que genera aún una mayor inestabilidad.

Cuando un paciente puede subluxar o luxar el hombro de forma intencionada, la inestabilidad se describe como *voluntaria*. Si la inestabilidad no es intencionada, entonces se considera *involuntaria*. Las inestabilidades voluntaria e involuntaria pueden coexistir. La luxación voluntaria anterior puede producirse con el brazo en el costado o en abducción/rotación externa. La luxación voluntaria posterior puede producirse con el brazo en flexión, aducción y en rotación interna o con el brazo sobre el costado. Varios autores han observado la asociación existente entre la luxación voluntaria del hombro, la inestabilidad emocional y los problemas psiquiátricos (Figs. 14-59 y 14-60).[84,613] El deseo de luxar voluntariamente el hombro no puede tratarse quirúrgicamente. Sin embargo, el hecho de que los pacientes puedan mostrar voluntariamente su inestabilidad no significa necesariamente que padezcan un deterioro emocional.

También se han señalado causas de inestabilidad del hombro *neuromusculares*. Percy[561] describió el caso de una mujer que de-

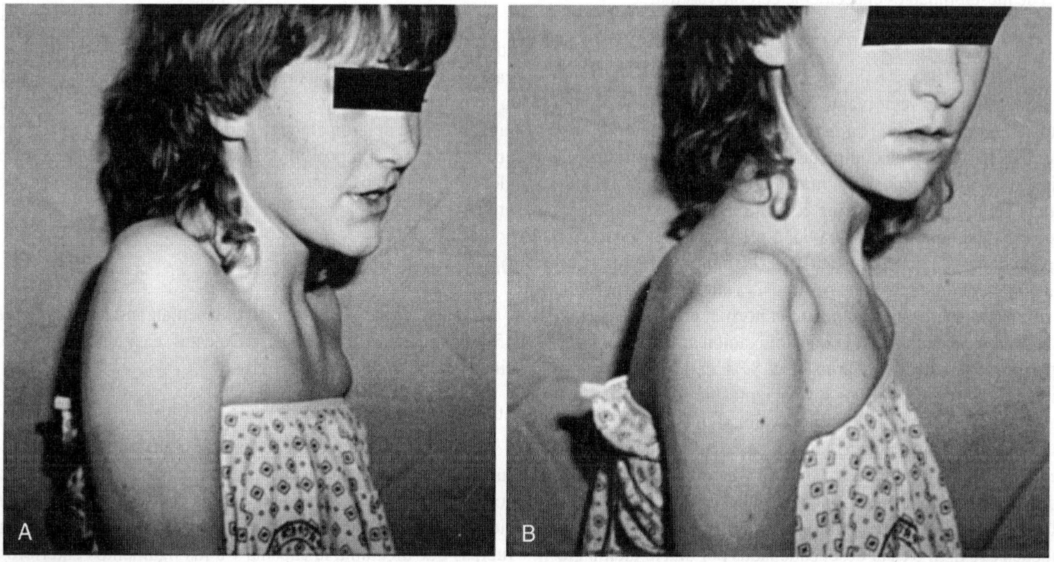

Fig. 14-59 • Inestabilidad voluntaria. Esta paciente no tenía antecedentes de lesión, aunque podía luxar voluntariamente su hombro con mínimas molestias. En **(A)** el hombro derecho se encuentra reducido, y en **(B)** está luxado en sentido posterior.

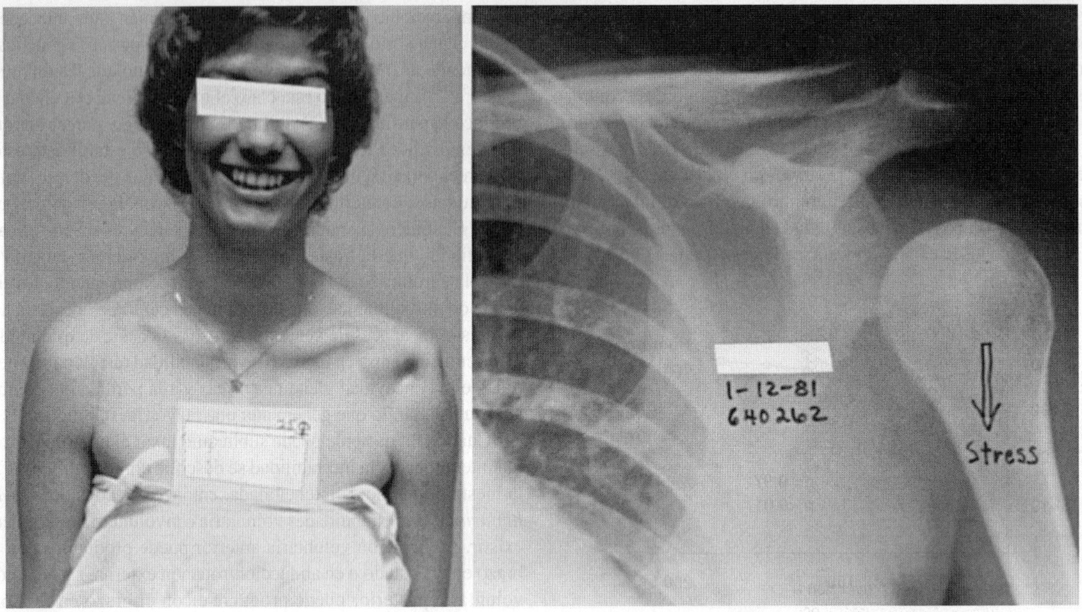

Fig. 14-60 • Paciente con inestabilidad inferior voluntaria. Realizó la maniobra de luxación sin molestias. *(De Rockwood CA y Green DP [eds.]: Fractures [3 vols.], 2.ª ed. Filadelfia: JB Lippincott, 1984.)*

sarrolló una inestabilidad posterior tras un episodio de encefalitis. Kretzler y Blue[366] debatieron el tratamiento de la luxación posterior del hombro en niños con parálisis cerebral. Sever,[644] Fairbank,[174] L'Episcopo,[393] Zachary[790] y Wickstrom[757] describieron técnicas para tratar la luxación neurológica del hombro causada por lesiones obstétricas del plexo braquial superior. Otra importante causa neurológica de inestabilidad es el accidente cerebrovascular.[795]

Grado de inestabilidad

La inestabilidad recidivante se caracteriza por la luxación, subluxación o aprensión. La *luxación* de la articulación glenohumeral es la separación completa de las superficies articulares, no siendo posible la reposición inmediata y espontánea. La *subluxación* glenohumeral se define como la traslación sintomática de la cabeza humeral sobre la cavidad glenoidea, sin separación completa de las superficies articulares. La subluxación de la articulación glenohumeral suele ser transitoria: la cabeza humeral vuelve espontáneamente a su posición normal en la fosa glenoidea. En una serie de pacientes con subluxación anterior del hombro publicada por Rowe y Zarins,[616] el 87% de los casos fueron traumáticos, y más del 50% de los pacientes no se habían percatado de la inestabilidad del hombro. Al igual que las luxaciones, las subluxaciones pueden ser traumáticas o atraumáticas; anteriores, posteriores e inferiores; agudas o recidivantes, o pueden surgir tras reparaciones quirúrgicas previas en las que no se logró la estabilidad total del hombro. Las subluxaciones recidivantes pueden coexistir o estar desencadenadas por una luxación glenohumeral. Rowe y Zarins[609,617] señalaron la aparición de una fractura de Hill-Sachs por compresión en el 40% de los pacientes de sus series sobre subluxación del hombro, observación que denota que en algún momento estos hombros habían sufrido una luxación completa. La *aprensión* hace referencia al temor de que el hombro se subluxe o se luxe. Este temor puede impedir que el individuo desempeñe su trabajo o los deportes con total capacidad.

Inestabilidad traumática

La inestabilidad traumática puede tener otras consecuencias además de la luxación recidivante del hombro. El 9% de los jugadores de rugby que abandonaron el juego lo hicieron debido a la luxación del hombro.[389] Esta cifra fue superior al porcentaje de jugadores que dejaron el juego debido a una conmoción cerebral, que fue del 4%. La posibilidad de que se desarrolle una artrosis glenohumeral en pacientes que han sufrido una luxación del hombro es entre un 10% y un 20% más elevada.[439]

Dirección de la inestabilidad

Las luxaciones del hombro representan aproximadamente el 45% de todas las luxaciones.[351] De éstas, casi un 85% son luxaciones glenohumerales anteriores.[92]

Luxaciones anteriores

El tipo más frecuente de luxación anterior es la luxación subcoracoidea. El mecanismo de lesión causante de la luxación subcoracoidea consiste usualmente en una combinación de la abducción, la extensión y la rotación externa del hombro, que genera fuerzas que afectan a la cápsula y a los ligamentos anteriores, al rodete glenoideo y al mecanismo del manguito de los rotadores. La cabeza humeral se desplaza anteriormente respecto de la cavidad glenoidea, quedando por debajo de la apófisis coracoides

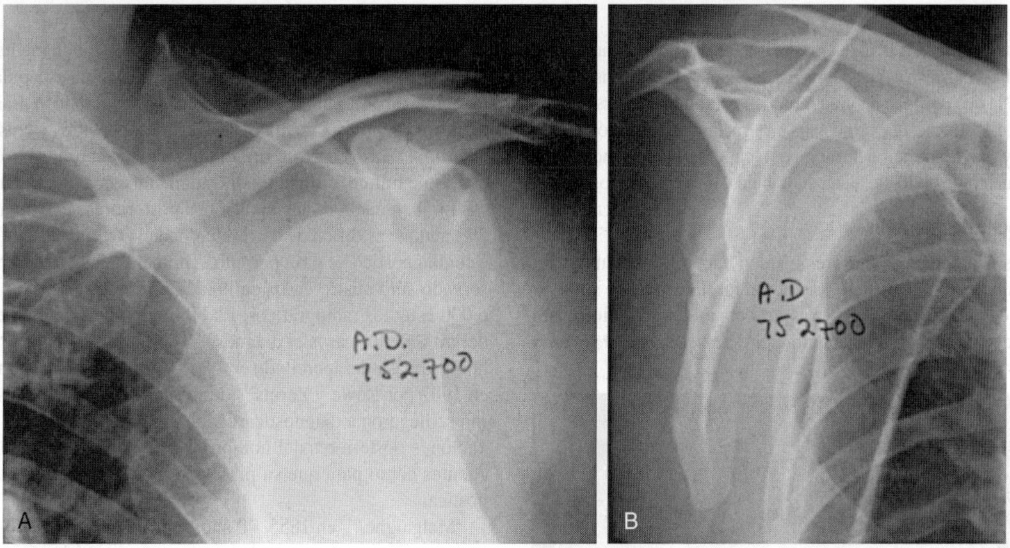

Fig. 14-61 • Luxación subcoracoidea. **A,** Esta proyección anteroposterior muestra que la cabeza humeral se ha desplazado medialmente, alejándose de la cavidad glenoidea. Con esta proyección es difícil saber con certeza si la cabeza está luxada en sentido anterior o posterior. **B,** En la proyección lateral escapular verdadera, la cabeza humeral está totalmente por delante de la cavidad glenoidea. *(De Rockwood CA y Green DP [eds.]: Fractures [3 vols.], 2.ª ed. Filadelfia: JB Lippincott, 1984.)*

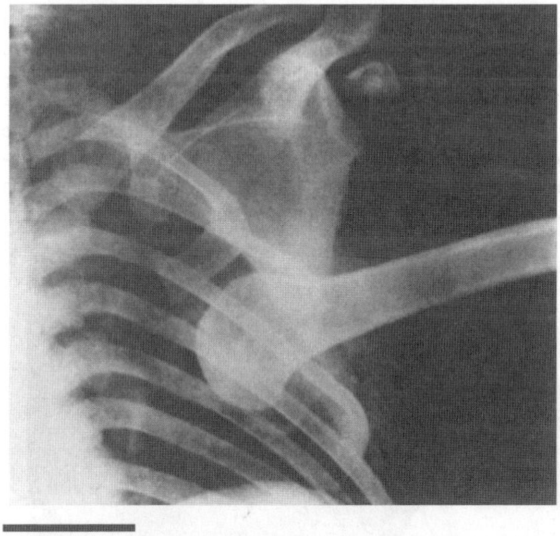

Fig. 14-62 • Luxación anterior intratorácica del hombro izquierdo. Obsérvense el amplio espacio intercostal lateral entre la tercera y la cuarta costilla, y la fractura por avulsión del troquíter, el cual permanece cerca de la fosa glenoidea. *(De Rockwood CA Jr, Green DP y Bucholz RW [eds.]: Fractures in adults. Filadelfia: JB Lippincott, 1991.)*

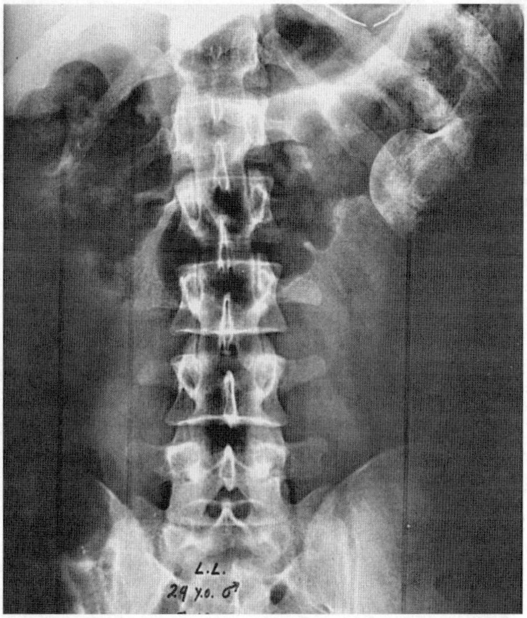

Fig. 14-63 • Radiografía de abdomen que muestra el extremo proximal del húmero en el cuadrante superior izquierdo.

(Fig. 14-61). Otros tipos de luxación anterior comprenden la subglenoidea (la cabeza del húmero queda por delante y por debajo de la cavidad glenoidea), la subclavicular (la cabeza humeral se sitúa medialmente a la apófisis coracoides, justo por debajo del reborde inferior de la clavícula), la intratorácica (la cabeza humeral se encuentra entre las costillas y la cavidad torácica) (Fig. 14-62)[217,491,558,633,754] y la retroperitoneal (Figs. 14-63 y 14-64).[766]

Estos tipos de luxación más raros generalmente se asocian a un traumatismo grave y tienen una alta incidencia de fractura del troquíter humeral y de avulsión del manguito de los rotadores. Pueden presentarse complicaciones neurológicas, pulmonares y vasculares, así como un enfisema subcutáneo. West[754] describió un caso de luxación intratorácica en la que, al reducirla, se notó que el húmero se deslizaba fuera de la cavidad torácica, produciendo una sensación similar a la que produce un gran tapón de corcho al extraerse de una botella. El paciente, que presentaba una fractura con avulsión del troquíter y ningún déficit neurológico, recuperó el arco funcional de movimiento y volvió a realizar su trabajo como carpintero.

Luxaciones posteriores

Las luxaciones posteriores pueden hacer que la cabeza humeral quede en una posición subacromial (la cabeza se sitúa por detrás de la cavidad glenoidea y por debajo del acromion), subglenoidea (la cabeza se encuentra por detrás y debajo de la cavidad glenoidea) o subespinosa (la cabeza se localiza medialmente respecto del acromion y por detrás de la espina escapular). La luxación subacromial es la más frecuente (Fig. 14-65). Las luxaciones posteriores a menudo son cerradas. Hawkins y cols.[265] revisaron 41 casos de este tipo de luxaciones causadas por accidentes de tráfico, cirugía y por tratamientos con electrochoque.

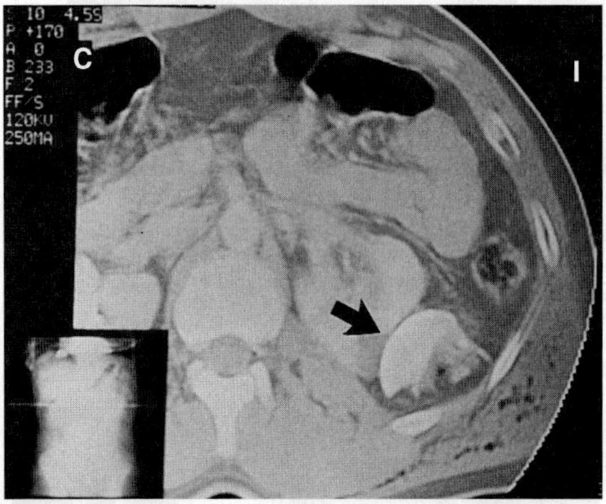

Fig. 14-64 • Tomografía computarizada del abdomen con contraste. Obsérvese la localización retroperitoneal de la cabeza humeral por detrás del riñón izquierdo *(flecha)*.

La incidencia de las luxaciones posteriores se estima en un 2%, aunque es difícil de corroborar dada la frecuencia con la que este diagnóstico se pasa por alto. Thomas[690] describió haber observado sólo cuatro casos de luxación posterior del hombro en 6.000 estudios radiográficos. La bibliografía refleja que en más del 60% de los casos el diagnóstico de la luxación posterior del hombro pasa desapercibido.[166,269,467,559,724] Un artículo publicado en 1982 por Rowe y Zarins[617] describía que el 79% de los casos ¡no se llegaron a diagnosticar! McLaughlin[454] afirmó que las luxaciones posteriores del hombro son lo suficientemente infrecuentes como para que su presencia genere una «trampa diagnóstica.»

Malgaigne,[433] en 1855, 40 años antes de que se descubrieran los rayos X, acumuló una de las mayores series de casos de luxaciones posteriores del hombro (37 casos). Él y sus colaboradores llegaron al diagnóstico ¡mediante una adecuada exploración física! Cooper[113] afirmó que los signos físicos eran tan clásicos que a su parecer constituían «un accidente que no podía confundirse con ningún otro».

La luxación posterior puede ser consecuencia de la sobrecarga axial sobre el brazo colocado en aducción y rotación interna,[481] de una contracción muscular violenta o de una descarga eléctrica o de convulsiones (véanse referencias 5, 84, 186, 260, 407, 448, 474, 535, 574, 642). En el caso de la contracción muscular involuntaria, la combinación de la potencia de los rotadores internos (músculos dorsal ancho, pectoral mayor y subescapular) simplemente rebasa la potencia de los rotadores externos (músculos infraespinoso y redondo menor) (Fig. 14-66). Heller y cols. propusieron una clasificación de la luxación posterior del hombro.[271]

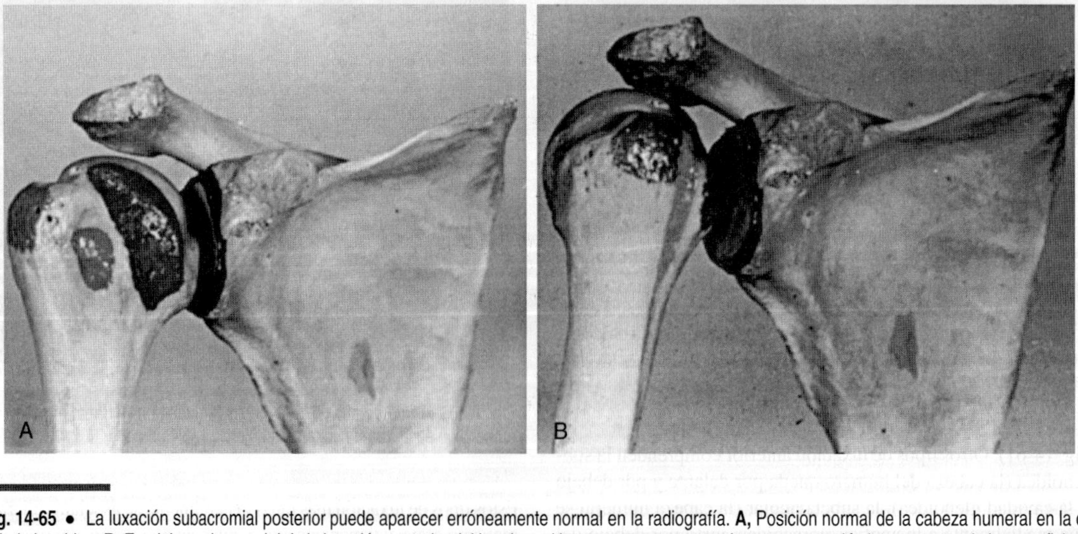

Fig. 14-65 • La luxación subacromial posterior puede aparecer erróneamente normal en la radiografía. **A,** Posición normal de la cabeza humeral en la cavidad glenoidea. **B,** En el tipo subacromial de la luxación posterior del hombro, el brazo se encuentra totalmente en rotación interna, estando la superficie articular de la cabeza orientada totalmente en sentido posterior y quedando tan sólo el troquín dentro de la cavidad glenoidea. Esta posición explica por qué la abducción y, en particular, la rotación externa se encuentran bloqueadas en las luxaciones posteriores del hombro. *(De Rockwood CA y Green DP [eds.]: Fractures [3 vols.], 2.ª ed. Filadelfia: JB Lippincott, 1984.)*

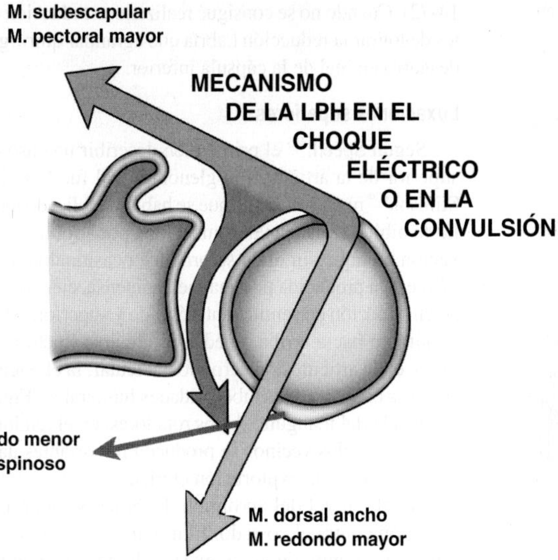

Fig. 14-66 • Mecanismo de la luxación posterior del hombro (LPH) causada por un choque eléctrico accidental o por una convulsión. Los potentes rotadores internos simplemente superan a los rotadores externos, los cuales son más débiles.

Luxaciones inferiores

La luxación inferior de la articulación glenohumeral fue descrita por primera vez por Middeldorpf y Scharm[471] en 1859. En 1921, Lynn[423] revisó minuciosamente 34 casos, y en 1962 Roca y Ramos-Vertiz[595] revisaron 50 casos publicados en la bibliografía mundial. Laskin y Sedlin[381] describieron un caso en un lactante. Murrard,[497] Langfritz[380] y Peiro y cols.[560] publicaron tres casos bilaterales. Nobel[519] describió un caso de luxación subglenoidea en el que la distancia entre el acromion y el olécranon había disminuido unos 3,75 centímetros.

La luxación inferior puede producirse por una fuerza de hiperabducción que origina el empotramiento del cuello humeral contra el acromion, con el consecuente mecanismo de palanca, que hace que la cabeza se desplace hacia abajo, fuera de la cavidad glenoidea (véanse Figs. 14-67 hasta 14-70). Entonces, el húmero queda fijo con la cabeza por debajo de la fosa glenoidea y con la diáfisis orientada en sentido superior, situación que se denomina luxación erecta (Figs. 14-67 y 14-71). El cuadro clínico de un paciente con una luxación erecta es tan claro que difícilmente puede confundirse con cualquier otro trastorno. El húmero está fijo en una posición comprendida entre los 110° y 160° de aducción (Figs. 14-68 y 14-69). Con esta luxación se producen graves lesiones de partes blandas o fracturas en la porción proximal del húmero (Figs. 14-68 y 14-71). En la intervención quirúrgica o en la necropsia, diversos autores han encontrado una avulsión de los músculos supraespinoso, pectoral mayor o redondo menor y fracturas del troquíter.[369,381,423,471,497,595] Es frecuente la afectación neurovascular.[200,397,423,465] Lev-El y Rubinstein[397] describieron a un paciente que había sufrido una lesión de la arteria axilar y que más tarde desarrolló un trombo que hizo necesaria su extracción y la colocación de injerto venoso. Gardharn y Scott[200] publicaron en 1980 un caso en el que un tercio de la arteria axilar estaba dañado, siendo tratado mediante bypass realizado con

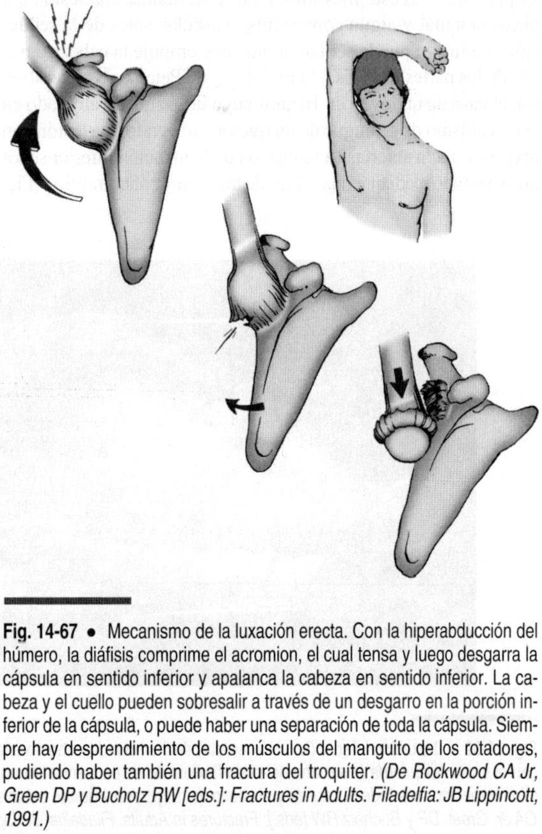

Fig. 14-67 • Mecanismo de la luxación erecta. Con la hiperabducción del húmero, la diáfisis comprime el acromion, el cual tensa y luego desgarra la cápsula en sentido inferior y apalanca la cabeza en sentido inferior. La cabeza y el cuello pueden sobresalir a través de un desgarro en la porción inferior de la cápsula, o puede haber una separación de toda la cápsula. Siempre hay desprendimiento de los músculos del manguito de los rotadores, pudiendo haber también una fractura del troquíter. *(De Rockwood CA Jr, Green DP y Bucholz RW [eds.]: Fractures in Adults. Filadelfia: JB Lippincott, 1991.)*

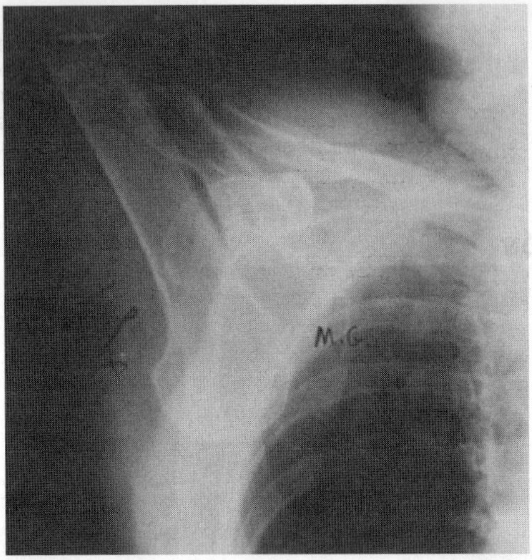

Fig. 14-68 • Radiografía anteroposterior de una luxación inferior que muestra que toda la cabeza y el cuello quirúrgico humeral se encuentran en posición inferior a la cavidad glenoidea. *(De Rockwood CA Jr, Green DP y Bucholz RW [eds.]: Fractures in Adults. Filadelfia: JB Lippincott, 1991.)*

un injerto de vena safena. Rockwood y Wirth constataron que de 19 personas con este trastorno, todas ellas tenían una lesión del plexo braquial y algún compromiso vascular antes de la reducción. La fuerza puede ser tan grande que empuje la cabeza a través de las partes blandas y la piel. Lucas y Peterson[420] describieron el caso de un joven de 16 años cuyo brazo quedó atrapado en el mecanismo de arranque de un tractor, sufriendo una lesión con luxación erecta abierta. La reducción de la luxación inferior se logra a menudo mediante maniobras de tracción y contratracción (Fig. 14-72). Cuando no se consigue realizar una reducción cerrada, antes de lograr la reducción habría que agrandar quirúrgicamente el desgarro en ojal de la cápsula inferior.

Luxaciones superiores

Según Speed,[665] el primero en describir un caso de luxación superior de la articulación glenohumeral fue Langier en 1834; Stimson[679] revisó 14 casos que se habían publicado antes de 1912. En la bibliografía actual se menciona poco sobre este tipo de luxación, aunque sin duda se produce ocasionalmente. Habitualmente está producida por una fuerza intensa, ejercida sobre el brazo en aducción en sentido anterógrado y superior. Al desplazarse el húmero hacia arriba, pueden producirse fracturas en el acromion, en la articulación acromioclavicular, la clavícula, la apófisis coracoides o en las tuberosidades humerales (Fig. 14-73). En la cápsula del manguito de los rotadores, en el tendón bicipital y en los músculos vecinos se producen importantes daños de partes blandas. En la exploración clínica la cabeza se desplaza por encima del nivel del acromion. El brazo se acorta y queda en aducción contra el costado. El movimiento del hombro está limitado y es muy doloroso, existiendo por lo general complicaciones neurovasculares.

Luxaciones bilaterales

Este trastorno fue descrito por primera vez por Mynter[499] en 1902; según Honner,[290] antes de 1969 sólo se habían publicado 20 casos. McFie,[448] Yadav,[781] Onabowale y Jaja,[535] Segal y cols.[642] y Carew-McColl[84] habían descrito luxaciones bilaterales. La mayoría de estos casos eran resultado de convulsiones o de traumatismos violentos. Peiro y cols.[560] describieron una luxación erecta bilateral de los hombros en un hombre atrapado en una mezcladora de cemento. Carew-McColl[84] y Fipp[186] describieron una luxación bilateral del hombro, resultado de un choque eléctrico accidental. Nicola y cols.[511] describieron casos de fractura-luxación posterior bilateral tras una convulsión. Ahlgren y cols.[5] publicaron tres casos de fractura-luxación posterior bilateral aso-

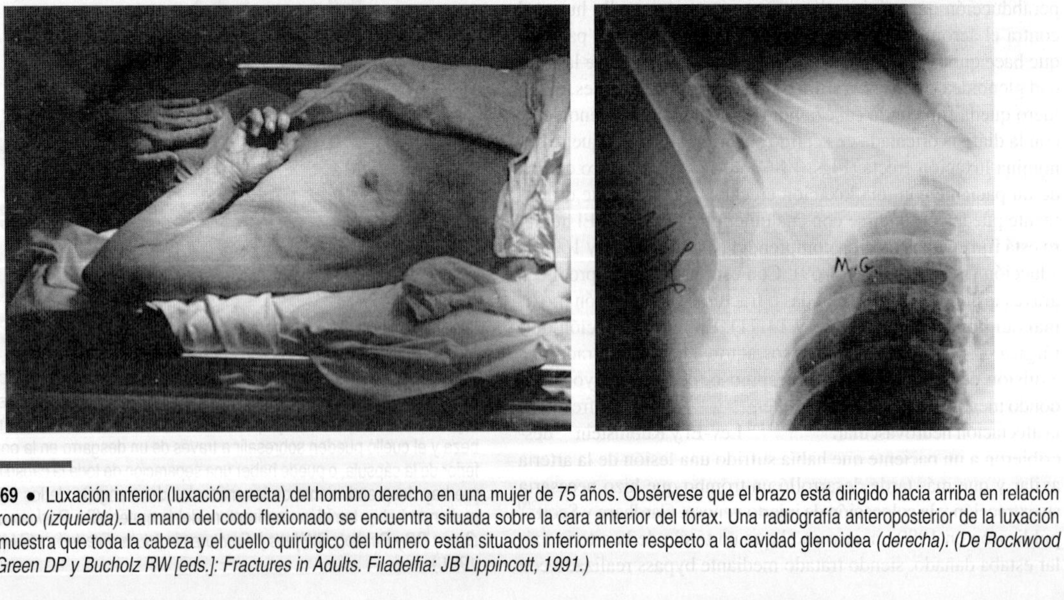

Fig. 14-69 • Luxación inferior (luxación erecta) del hombro derecho en una mujer de 75 años. Obsérvese que el brazo está dirigido hacia arriba en relación con el tronco *(izquierda)*. La mano del codo flexionado se encuentra situada sobre la cara anterior del tórax. Una radiografía anteroposterior de la luxación inferior muestra que toda la cabeza y el cuello quirúrgico del húmero están situados inferiormente respecto a la cavidad glenoidea *(derecha)*. *(De Rockwood CA Jr, Green DP y Bucholz RW [eds.]: Fractures in Adults. Filadelfia: JB Lippincott, 1991.)*

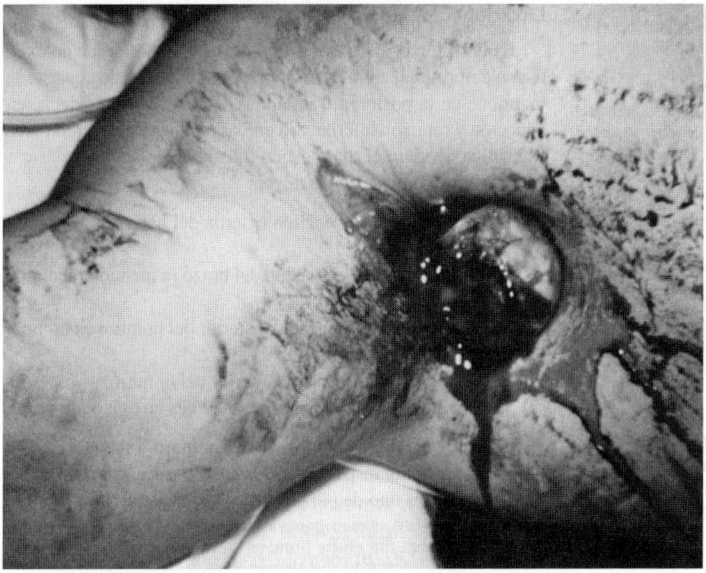

Fig. 14-70 • Fotografía del hombro derecho y de la axila de un paciente que sufrió una luxación inferior abierta de la cabeza humeral que perforó la axila. *(Cortesía de George Armstrong.)*

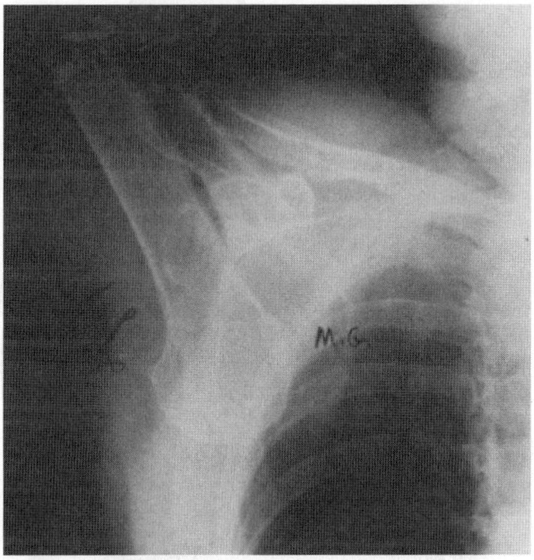

Fig. 14-71 • Esta radiografía anteroposterior de una luxación inferior muestra que toda la cabeza y el cuello quirúrgico humeral se encuentran por debajo de la cavidad glenoidea.

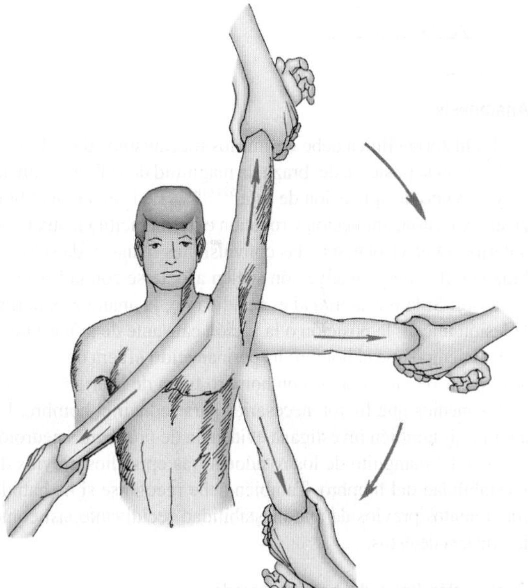

Fig. 14-72 • Técnica de reducción de una luxación inferior (luxación erecta) de la articulación glenohumeral. Un asistente aplica la contratracción mediante una sábana doblada a través de la cara superior del hombro y el cuello. En principio, la tracción sobre el brazo se aplica hacia arriba y, luego, gradualmente, se sitúa el brazo en una posición de menor abducción, colocándolo finalmente junto al costado del paciente, como se muestra en la figura. *(De Rockwood CA Jr, Green DP y Bucholz RW [eds.]: Fractures in Adults. Filadelfia: JB Lippincott, 1991.)*

ciada con una convulsión. Lindholm y Elmstedt[407] presentaron un caso de fractura-luxación posterior bilateral tras una convulsión epiléptica, la cual fue tratada mediante reducción abierta y fijación interna con tornillos. Parrish y Skiendzielewski[553] publicaron el caso de un paciente con una fractura-luxación posterior bilateral tras un estatus epiléptico. El diagnóstico había pasado desapercibido durante más de 12 horas. Pagden y cols.[545] describieron dos casos de luxación posterior del hombro tras convulsiones relacionadas con la aplicación de una anestesia regional. Costigan y cols.[116] publicaron un caso de luxación bilateral anterior del hombro, no diagnosticada, en un paciente de 74 años hospitalizado por otro problema sin relación con la luxación. El paciente no presentaba molestias en los hombros y podía colocar ambas manos sobre la cabeza y detrás del dorso.

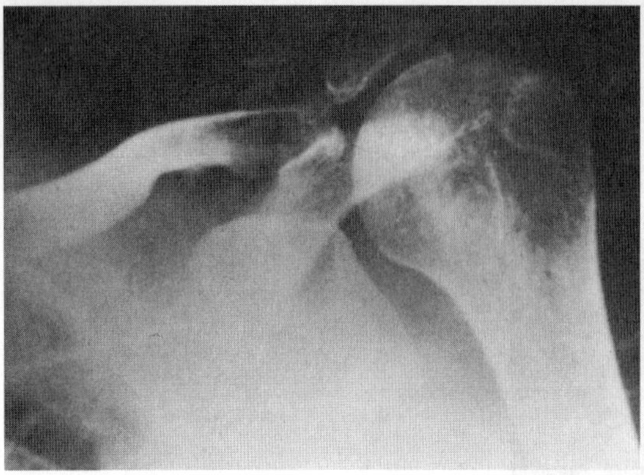

Fig. 14-73 • Luxación superior del hombro izquierdo. Obsérvese que la cabeza humeral se ha desplazado en sentido superior desde la cavidad glenoidea y que el segmento fracturado del acromion también se ha desplazado hacia arriba. *(De Rockwood CA Jr, Green DP y Bucholz RW [eds.]: Fractures in Adults. Filadelfia: JB Lippincott, 1991.)*

HALLAZGOS CLÍNICOS

Luxación

Anamnesis

La historia clínica debe definir los mecanismos de la lesión, incluyendo la posición del brazo, la magnitud de la fuerza aplicada y el punto de aplicación de ésta.[574,616,617] La lesión con el brazo en extensión, abducción y rotación externa facilita la luxación anterior. El electrochoque, las convulsiones o una caída sobre el brazo en flexión y en aducción suelen asociarse con la luxación posterior. Si la inestabilidad es recidivante, la anamnesis define la lesión inicial, la posición o la acción causante de la inestabilidad, el tiempo que el hombro ha permanecido «fuera de sitio», si se dispone de radiografías con hombro fuera de la articulación y de los medios que fueron necesarios para reducir el hombro. La anamnesis también investiga la evidencia de problemas neurológicos o del manguito de los rotadores tras episodios previos de inestabilidad del hombro. También debe recogerse si ha habido tratamientos previos de una inestabilidad recidivante, así como la eficacia de éstos.

Exploración física del hombro luxado

Luxación anterior

La luxación aguda del hombro es habitualmente muy dolorosa, sufriendo los músculos un espasmo para intentar estabilizar la articulación. La cabeza humeral puede palparse en el plano anterior. La parte posterior del hombro presenta un hueco por detrás del acromion. El brazo se mantiene en una cierta abducción y rotación externa; habitualmente, la rotación interna y la aducción se encuentran limitadas. Dada la frecuencia con la que se asocian lesiones neurológicas[132] y, en menor grado, lesiones vasculares,[57] una parte esencial de la exploración física en la luxación anterior del hombro consiste en la valoración del estado neurovascular de la extremidad superior y en el registro de los hallazgos antes de la reducción.

Luxación posterior

La luxación posterior es difícil de identificar porque no existe una deformidad clara del hombro y por el hecho de que éste se mantiene en la posición tradicional de cabestrillo, es decir, en aducción y rotación interna. Sin embargo, una exploración física específica revelará el diagnóstico. Las manifestaciones clásicas de una luxación posterior incluyen:

1. Limitación de la rotación externa del hombro (a menudo menor de 0°).
2. Limitación de la elevación del brazo (a menudo menor de 90°).
3. Prominencia redondeada posterior del hombro en comparación con el lado normal.
4. Aplanamiento de la cara anterior del hombro.
5. Prominencia de la apófisis coracoides en el lado luxado.

La asimetría de los contornos del hombro a menudo puede observarse mejor al inspeccionar los hombros desde arriba, mientras se encuentra uno de pie por detrás del paciente (Fig. 14-74).

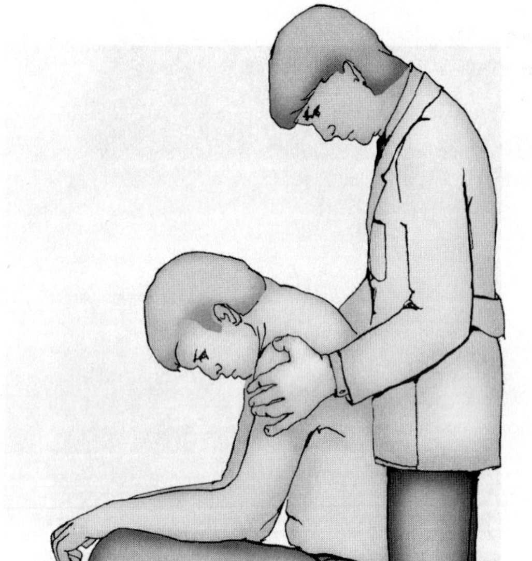

Fig. 14-74 • La inspección de las caras anterior y posterior del hombro se logra mejor teniendo al paciente sentado en un taburete bajo, con la persona que le explora colocada en pie por detrás de él. De esa manera será fácil comparar el hombro lesionado con el sano. *(De Rockwood CA y Green DP [eds.]: Fractures [3 vols.], 2.ª ed. Filadelfia: JB Lippincott, 1984.)*

La movilidad está limitada debido a que la cabeza del húmero se encuentra fijada sobre el reborde glenoideo posterior por la acción de fuerzas musculares, o porque la cabeza puede estar realmente incrustada en dicho reborde. Con el paso del tiempo, el reborde glenoideo posterior puede impactar todavía más la fractura de la cabeza humeral y producir un profundo defecto en forma de hachazo o una fractura por compresión en forma de V, la cual encaja aún más la cabeza. Los pacientes con luxaciones posteriores de hombro antiguas y sin reducir pueden tener una abducción glenohumeral de entre 30° y 40° y algo de rotación humeral como resultado del ensanchamiento del surco. Con el desuso prolongado de los músculos del hombro se produce una atrofia; dicha atrofia acentúa el aplanamiento de la porción anterior del hombro, la prominencia de la apófisis coracoides y el relleno de la porción posterior del hombro.

Es esencial realizar una adecuada exploración física. Rowe y Zarins[617] publicaron 23 casos de luxación del hombro no reducida, 14 de los cuales fueron posteriores. Hill y McLaughlin[285] describieron que, en sus series, el tiempo medio entre la lesión y el diagnóstico fue de ocho meses. En el intervalo de tiempo antes de llegar al diagnóstico de la luxación posterior del hombro, la lesión puede ser diagnosticada erróneamente como un «hombro congelado»,[285,457] por lo cual podría instaurarse erróneamente un tratamiento intensivo para intentar restaurar el arco de movimiento.

Evaluación radiográfica

Cuando un hombro sufre una luxación, las radiografías tienen que demostrar: 1) la dirección de la luxación, 2) la existencia de fracturas asociadas (desplazadas o no) y 3) posibles barreras para su reducción. La articulación glenohumeral puede observarse con mayor fiabilidad en tres proyecciones estandarizadas que toman como punto de referencia el plano de la escápula: una proyección anteroposterior en el plano de la escápula (Fig. 14-75), una proyección escapular lateral (Fig. 14-76) y una proyección axilar (Fig. 14-77). La serie completa de tres proyecciones orientadas hacia la escápula proporciona mucha más información que la proyección obtenida comúnmente en el plano del cuerpo (Fig. 14-78). McLaughlin ha señalado que la confianza en las radiografías anteroposteriores puede llevar al cirujano ortopédico incauto a caer en una «trampa diagnóstica».[454] Dorgan[149] describió que, además de la obesidad, factores técnicos pueden impedir la identificación exacta de la articulación glenohumeral en la proyección lateral transtorácica.

Proyección anteroposterior en el plano escapular

En 1923, Grashey[228] reconoció que para lograr una auténtica radiografía anteroposterior de la articulación del hombro la dirección del haz de radiación debía ser perpendicular al plano de la escápula. Esta proyección se consigue con mayor facilidad colocando la escápula plana sobre el chasis (una posición que puede lograrse con la ayuda del paciente) y pasando el haz de radiación en ángulo recto a este plano, centrándolo sobre la apófisis coracoides (Figs. 14-75 y 14-79). Esta proyección puede obtenerse con el brazo en cabestrillo y con el cuerpo rotado en la posición deseada (Figs. 14-80 y 14-81). En el hombro normal, esta proyección muestra una clara separación entre el hueso subcondral humeral y el de la cavidad glenoidea (Fig. 14-75).

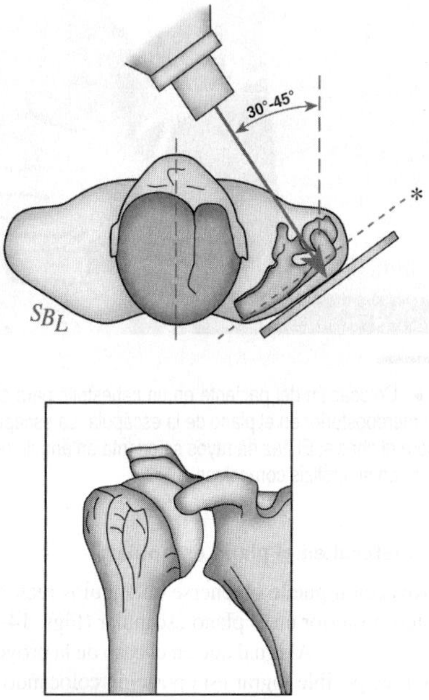

Fig. 14-75 • La proyección anteroposterior en el plano de la escápula se obtiene orientando el haz de rayos perpendicularmente al plano de la escápula (véase Fig. 14-27), centrándolo sobre la punta de la apófisis coracoides, mientras que la película se coloca paralelamente al plano de la escápula. *(De Typischer Rontgenfilder, 1923.)*

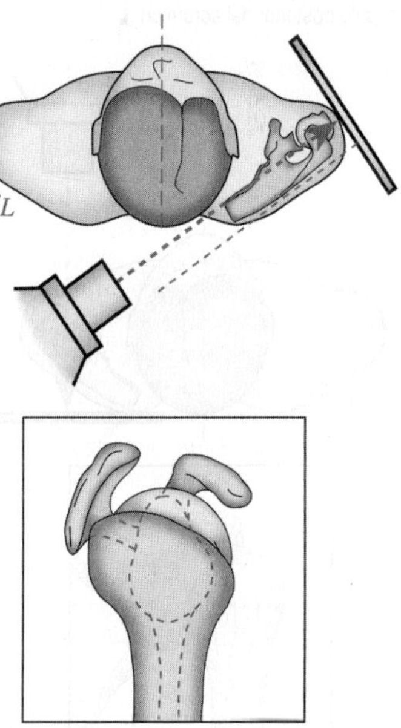

Fig. 14-76 • La proyección lateral en el plano de la escápula se obtiene orientando el haz de rayos paralelamente al plano escapular y centrándolo en la cavidad glenoidea, mientras que la película se coloca perpendicularmente al plano escapular.

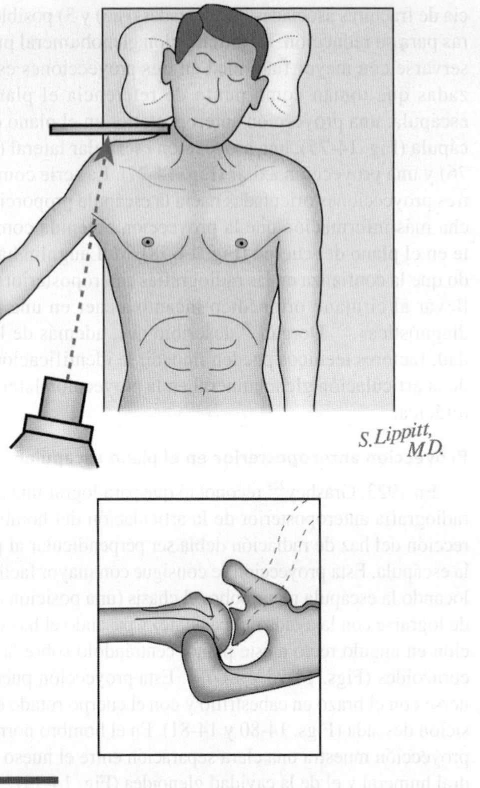

Fig. 14-77 • La proyección axilar se obtiene orientando el haz de rayos en sentido paralelo a la escápula y centrándolo entre la punta de la apófisis coracoides y el ángulo posterior del acromion.

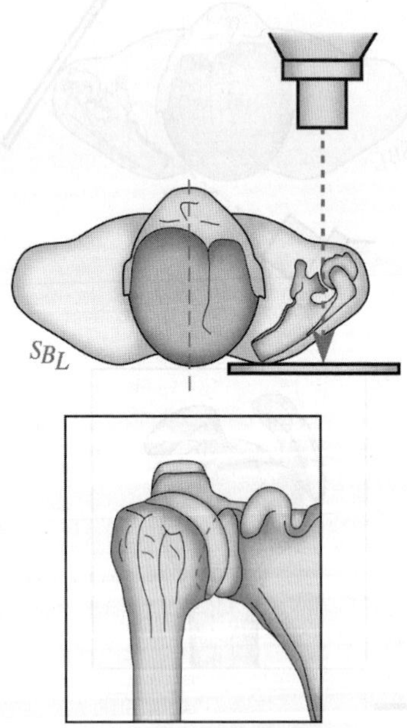

Fig. 14-78 • La proyección anteroposterior en el plano corporal presenta una superposición y, a menudo, una proyección confusa de la articulación glenohumeral.

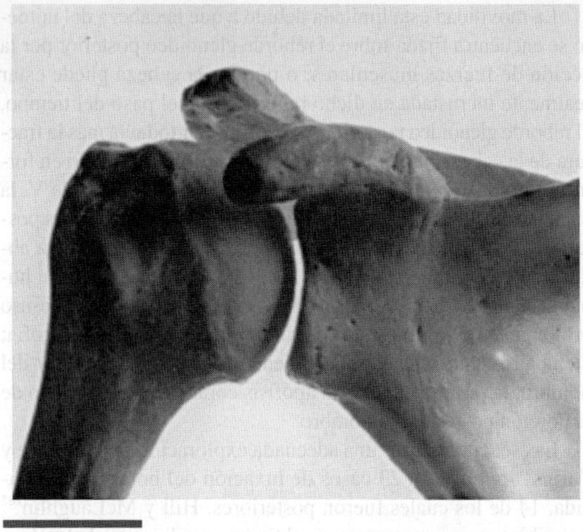

Fig. 14-79 • Proyección radiológica simulada de una proyección escapular anteroposterior utilizando modelos esqueléticos iluminados por detrás. Esta proyección muestra el espacio radiográfico de la articulación glenohumeral y brinda una buena oportunidad para detectar fracturas del húmero o del reborde glenoideo.

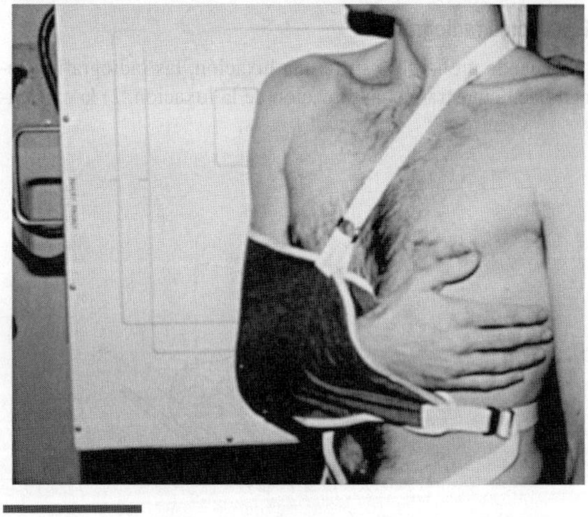

Fig. 14-80 • Colocación del paciente en un cabestrillo para obtener una radiografía anteroposterior en el plano de la escápula. La escápula se coloca plana sobre el chasis. El haz de rayos se orienta en ángulo recto al chasis y se centra en la apófisis coracoides.

Proyección lateral en el plano escapular

Esta proyección puede obtenerse en ángulos rectos a la proyección anteroposterior en el plano escapular (Figs. 14-76, 14-82 y 14-83).[454,457,458,501,597] Al igual que en el caso de la proyección anteroposterior, es posible lograr esta posición colocando el cuerpo sin mover el hombro luxado. El haz radiográfico pasa en una dirección de medial a lateral, paralela al cuerpo de la escápula, mientras que el chasis se mantiene perpendicular al haz en la cara anterolateral del hombro (Figs. 14-76 y 14-83).[597] En esta proyección, el contorno de la escápula se proyecta como una letra «Y».[620] El tronco descendente de la Y es la proyección del cuerpo de la escá-

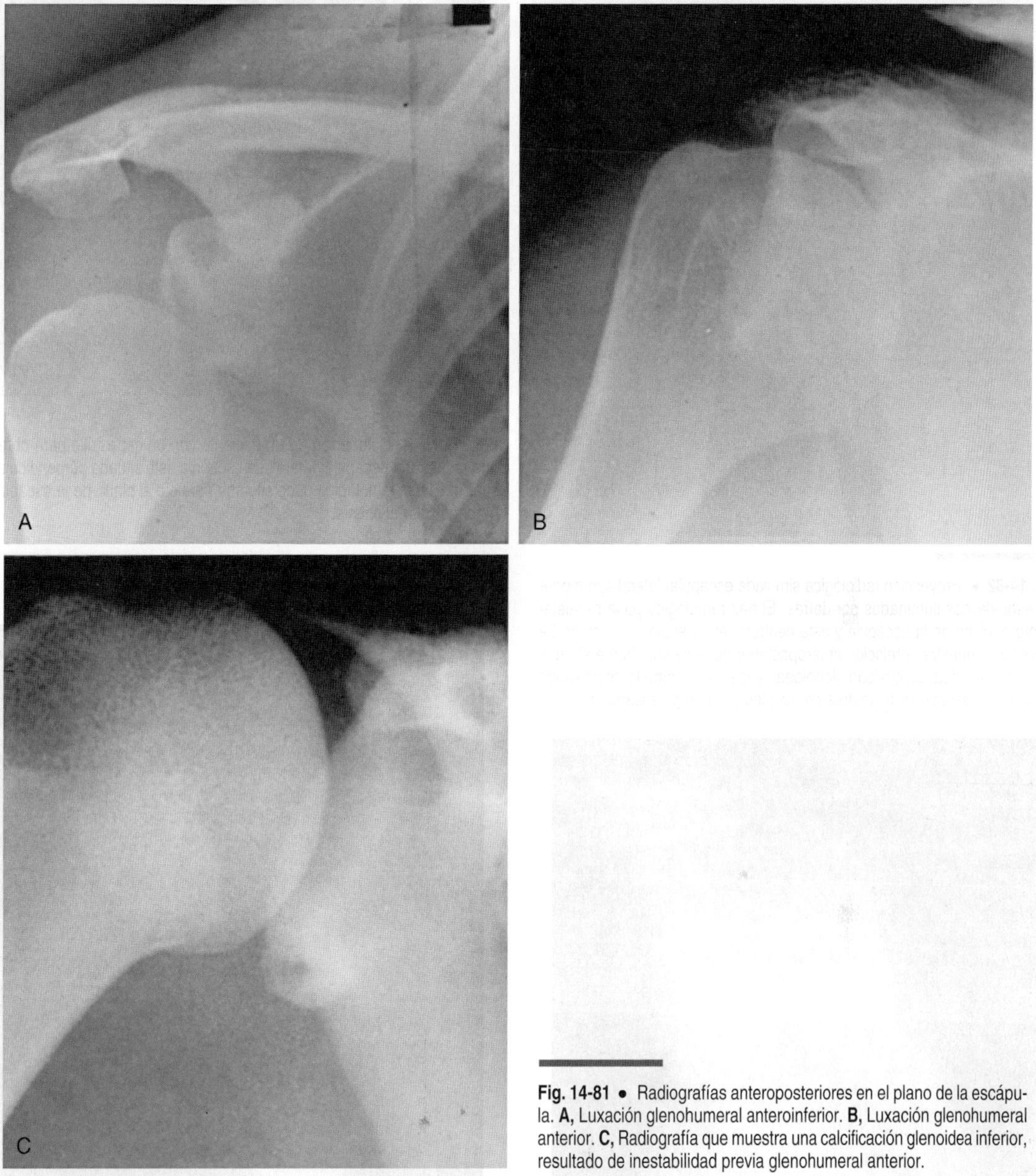

Fig. 14-81 • Radiografías anteroposteriores en el plano de la escápula. **A,** Luxación glenohumeral anteroinferior. **B,** Luxación glenohumeral anterior. **C,** Radiografía que muestra una calcificación glenoidea inferior, resultado de inestabilidad previa glenohumeral anterior.

pula, en tanto que las dos horquillas separadas resultan de la proyección de la apófisis coracoides en sentido anterior y de la espina y el acromion en sentido posterior (Figs. 14-84 y 14-85). La cavidad glenoidea se localiza en la unión del tronco con los dos brazos de la Y. En el hombro normal, la cabeza humeral se encuentra en el centro de los brazos de la Y, es decir, en la cavidad glenoidea. En la luxación posterior, la cabeza se aprecia por detrás de la cavidad glenoidea (véase Fig. 14-85); en las luxaciones anteriores, la cabeza está por delante de esta cavidad (véase Fig. 14-84).

Proyección axilar

En esta proyección, descrita originalmente por Lawrence en 1915,[385,466] el chasis se coloca en la porción superior del hombro. La proyección axilar requiere que el húmero se encuentre lo suficientemente en abducción como para permitir que el haz radiográfico pase entre él y el tórax. Afortunadamente, es posible lograr la suficiente abducción mediante una cuidadosa colocación del hombro luxado o modificando la técnica (Figs. 14-77 y desde la 14-86 a la 14-89). La radiografía axilar es de máxima importancia para la evaluación del hombro luxado: muestra con seguridad no sólo la dirección y magnitud del desplazamiento de la cabeza en relación con la cavidad glenoidea, sino que también indica la presencia y el tamaño de las fracturas por compresión de la cabeza, las fracturas de la cavidad glenoidea y las de las tuberosidades humerales (Figs. 14-90 a 14-94). La proyección axilar también puede resultar útil para evaluar la suficiencia ósea y la

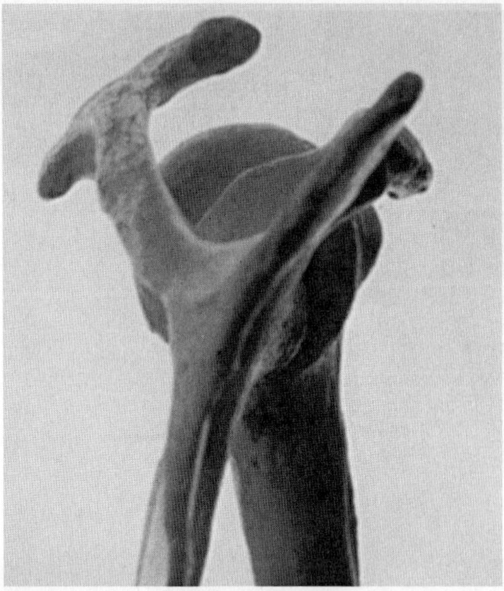

Fig. 14-82 • Proyección radiológica simulada escapular lateral con modelos esqueléticos iluminados por detrás. El haz radiológico pasa paralelamente al plano de la escápula y está centrado en la espina escapular. La proyección muestra la relación anteroposterior de la cabeza humeral en la cavidad glenoidea. La cavidad glenoidea se identifica como la intersección de la espina escapular, la apófisis coracoides y el cuerpo escapular.

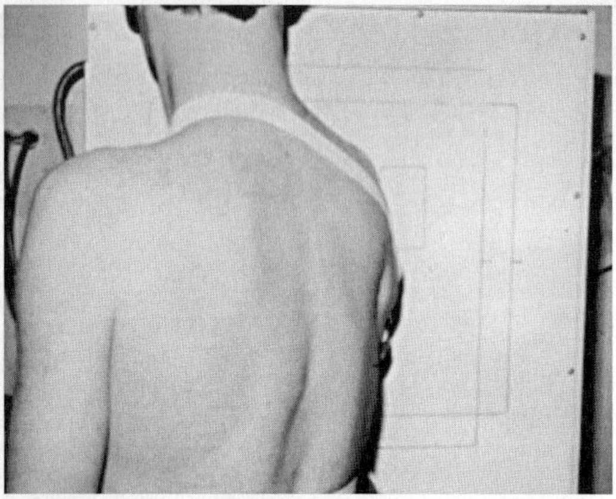

Fig. 14-83 • Colocación de un paciente con un cabestrillo para obtener una radiografía escapular lateral. La escápula está situada perpendicular al chasis. El haz radiológico debe situarse paralelo al plano de la escápula y perpendicular al chasis.

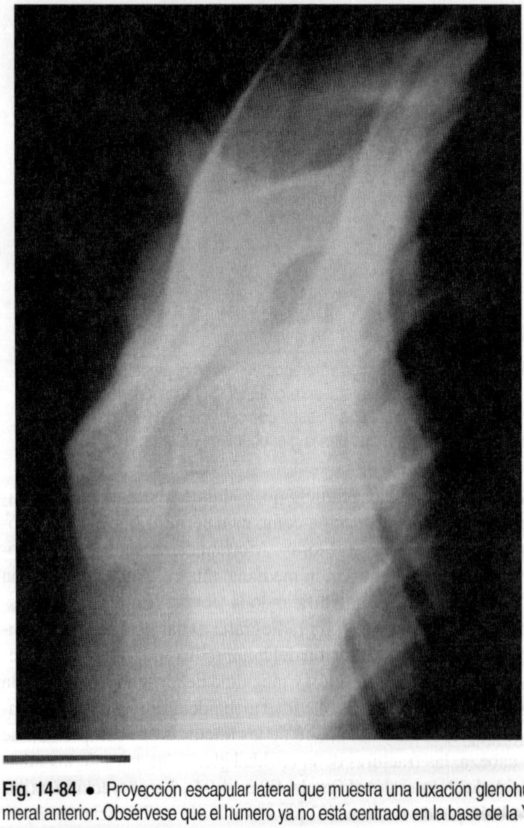

Fig. 14-84 • Proyección escapular lateral que muestra una luxación glenohumeral anterior. Obsérvese que el húmero ya no está centrado en la base de la Y.

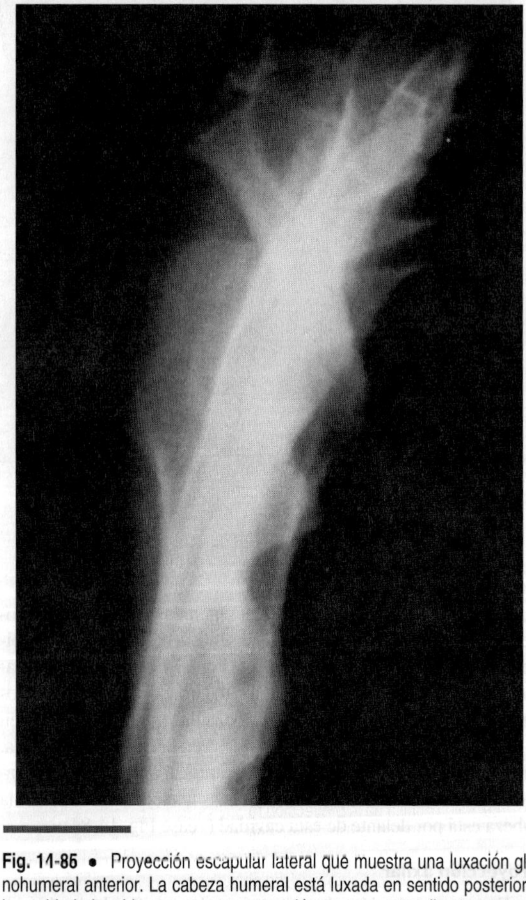

Fig. 14-85 • Proyección escapular lateral que muestra una luxación glenohumeral anterior. La cabeza humeral está luxada en sentido posterior a la cavidad glenoidea y, en esta proyección, parece estar directamente situada por debajo de la espina escapular.

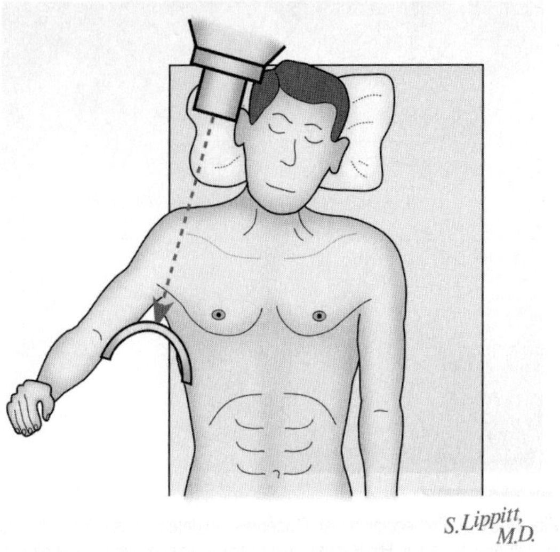

Fig. 14-86 • Proyección axilar con un chasis curvo, método que es útil si el brazo no pudiera colocarse adecuadamente en abducción para realizar una radiografía axilar corriente.

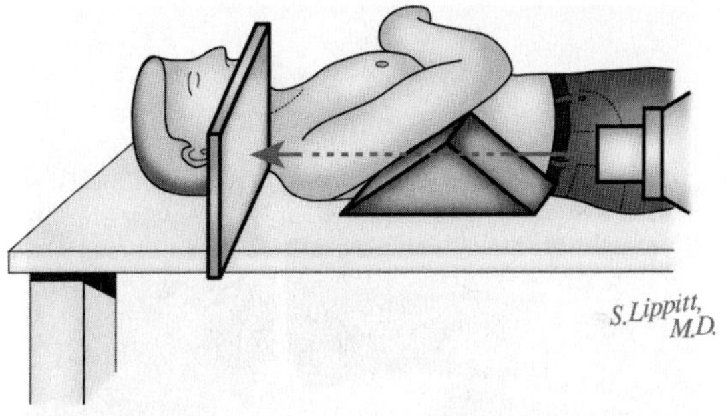

Fig. 14-88 • Radiografía axilar lateral traumatológica. El brazo está flexionado sobre una cuña de gomaespuma. *(Modificada de Tietge RA y Ciullo JV: The CAM axillary x-ray. Orthop Trans 6:451, 1982.)*

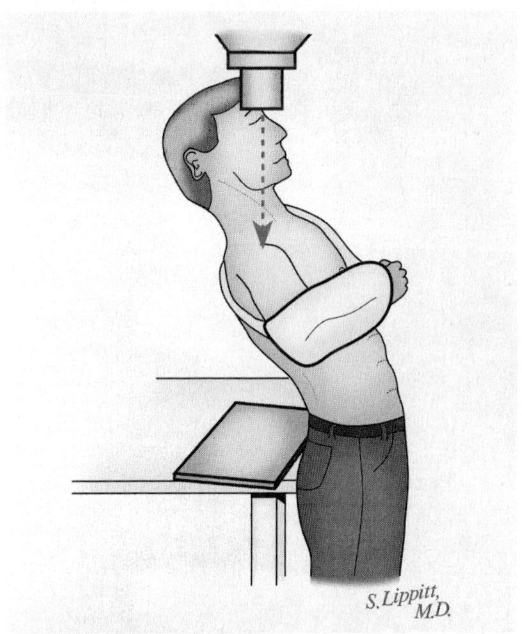

Fig. 14-87 • Técnica de la proyección radiológica lateral axilar de Velpeau. Con el brazo en un cabestrillo, el paciente se inclina hacia detrás hasta que el hombro queda sobre el chasis. *(Modificada de Bloom MH y Obata WG: Diagnosis of posterior dislocation of the shoulder with use of the Velpeau axillary and angle-up roentgenographic views. J Bone Joint Surg Am 49:943-949, 1967.)*

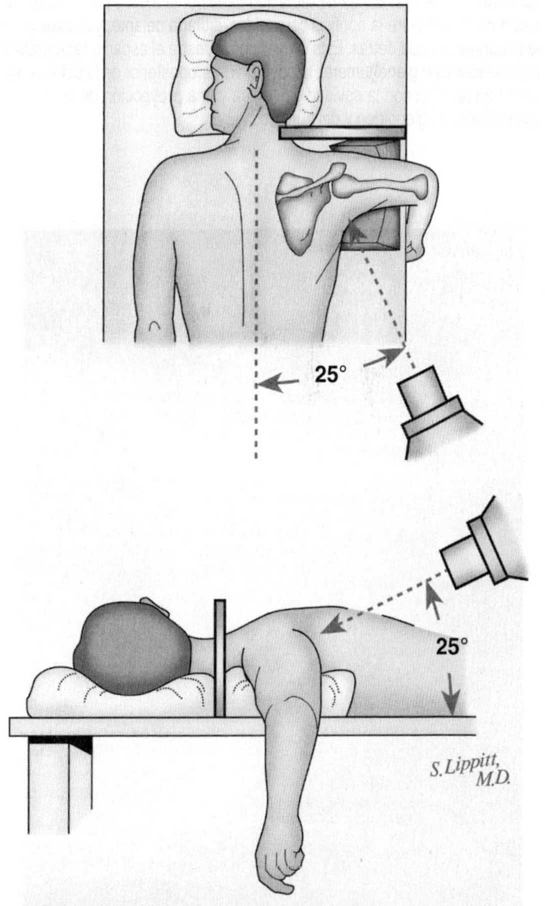

Fig. 14-89 • Proyección axilar lateral de West Point. El paciente está en decúbito prono con el haz radiológico inclinado 25° hacia abajo y 25° en sentido medial. *(Modificada de Rokous JR, Feagin JA y Abbott HG: Modified axillary roentgenogram. Clin Orthop 82:84-86, 1972.)*

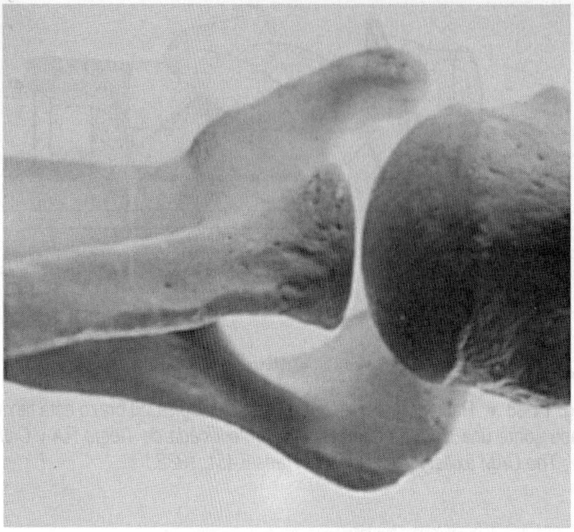

Fig. 14-90 • Proyección axilar simulada empleando un modelo esquelético iluminado por detrás. El haz de radiación pasa por la axila y proyecta la cavidad glenoidea entre la apófisis coracoides, situada delante, y la espina de la escápula, situada detrás. Esta proyección muestra el espacio radiográfico de la articulación glenohumeral, la posición anteroposterior de la cabeza humeral en relación con la cavidad glenoidea y una proyección de las fracturas del reborde glenoideo y del húmero.

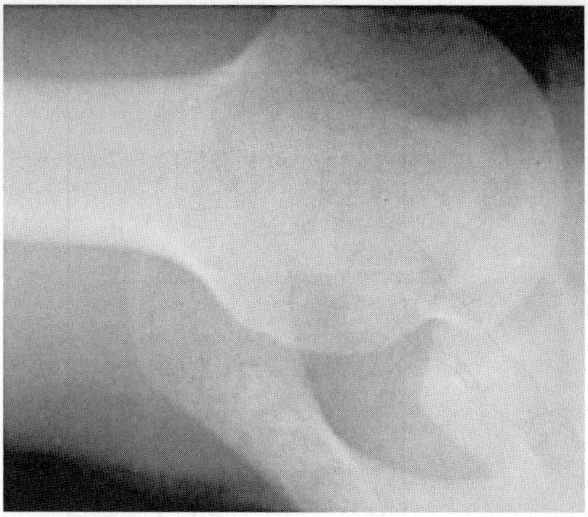

Fig. 14-91 • Proyección axilar. Obsérvese el defecto posterior en la cabeza humeral (lesión de Hill-Sachs), secundario a una luxación previa glenohumeral anterior.

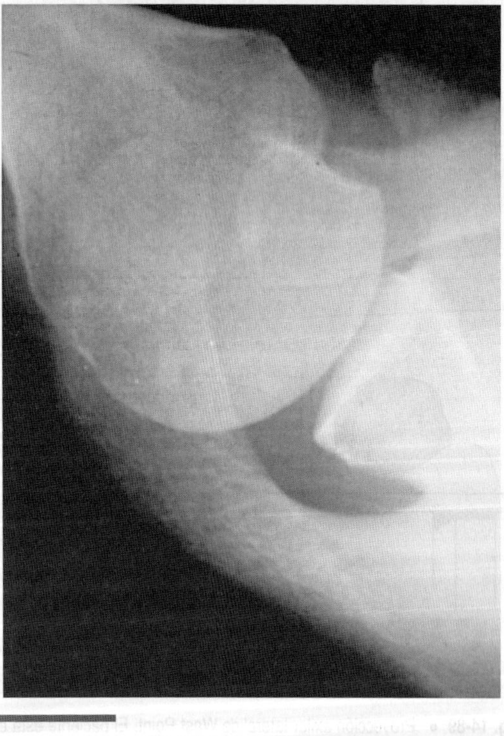

Fig. 14-92 • Proyección axilar. Este paciente presenta un defecto anterior en la cabeza humeral que se produjo como resultado de una luxación glenohumeral posterior.

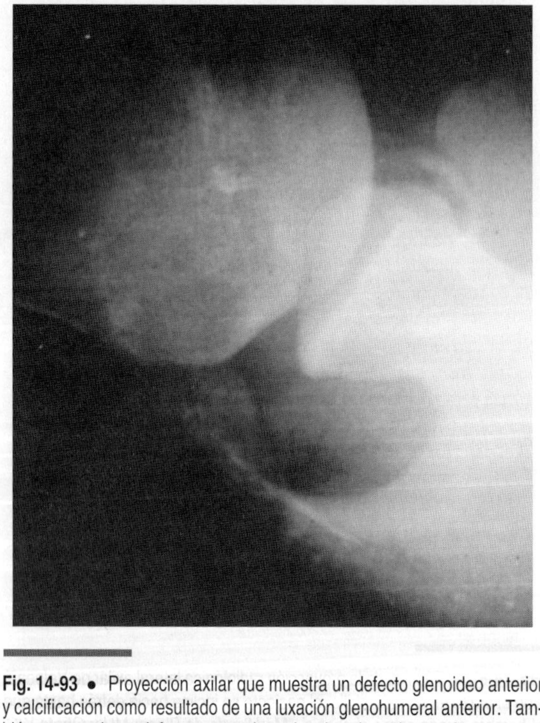

Fig. 14-93 • Proyección axilar que muestra un defecto glenoideo anterior y calcificación como resultado de una luxación glenohumeral anterior. También se aprecia un defecto posterolateral en la cabeza humeral.

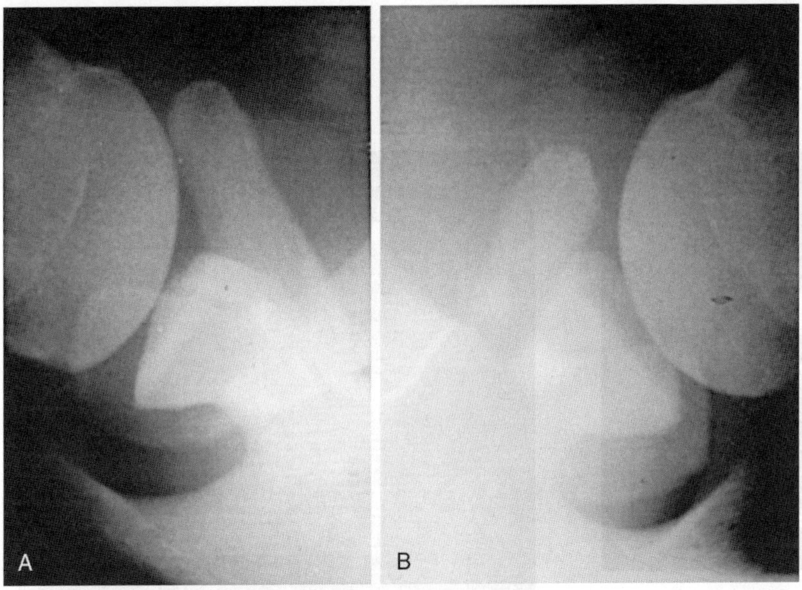

Fig. 14-94 • Proyecciones axilares bilaterales. **A,** En esta proyección axilar se evidencia un redondeamiento del reborde glenoideo anterior, resultado de una luxación glenohumeral anterior recidivante. **B,** Para comparación se muestra el lado normal.

versión de la fosa glenoidea, aunque para evitar interpretaciones erróneas se debe estandarizar la proyección (véase Fig. 14-37).

En su libro sobre proyecciones radiográficas, Jordan mostraba las diferentes técnicas para lograr proyecciones axilares laterales.[343] Cleaves[104,466] y Teitge y Ciullo[572] han descrito variantes de esta proyección (véase Fig. 14-88). Rockwood ha señalado que, en una situación en la que el paciente no puede llevar a cabo la suficiente abducción del brazo, se puede colocar un chasis curvo o uno de cartón enrollado en la axila, incidiendo el haz radiográfico desde una posición superior (Fig. 14-86). Bloom y Obata[58] modificaron la técnica axilar de manera que el brazo no necesitaba estar en abducción (véase Fig. 14-87). Esta modificación se denominó proyección lateral axilar de Velpeau. Mientras el paciente lleva un cabestrillo o un vendaje de Velpeau, se inclina 30° hacia atrás sobre el chasis que se encuentra sobre la mesa. El tubo de rayos se coloca sobre el hombro y el haz se proyecta en sentido vertical a través del hombro y sobre el chasis.

En resumen, en la evaluación del hombro posiblemente luxado o que tiene una fractura-luxación, recomendamos las tres proyecciones ortogonales del hombro (proyecciones anteroposterior y lateral en el plano escapular y la axilar), las cuales proporcionan una sensible valoración de la luxación del hombro. El uso de un menor número de proyecciones o de otras proyecciones menos interpretables puede ocultar procesos patológicos importantes. Si resulta imposible obtener las tres proyecciones, si surgen dudas respecto al diagnóstico o si fuera necesario definir los perfiles anatómicos con mayor detalle, la TC puede ser de gran ayuda (Figs. 14-18 y desde la 14-95 a la 14-98).[359,589,650] La utilización de métodos modernos de reconstrucción tridimensional permite observar con extraordinario detalle las lesiones anteroinferiores de la cavidad glenoidea y las posterolaterales de la cabeza humeral (Figs. 14-99 y 14-100). Es importante destacar que el paciente cuyo hombro se ilustra en estas figuras logró un resultado excelente con métodos no quirúrgicos,

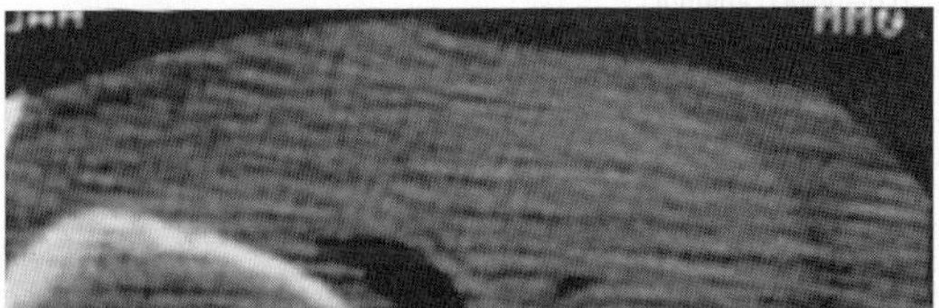

Fig. 14-95 • Tomografía computarizada de la articulación glenohumeral empleando aire como medio de contraste. Este estudio muestra una avulsión ósea del reborde glenoideo anterior.

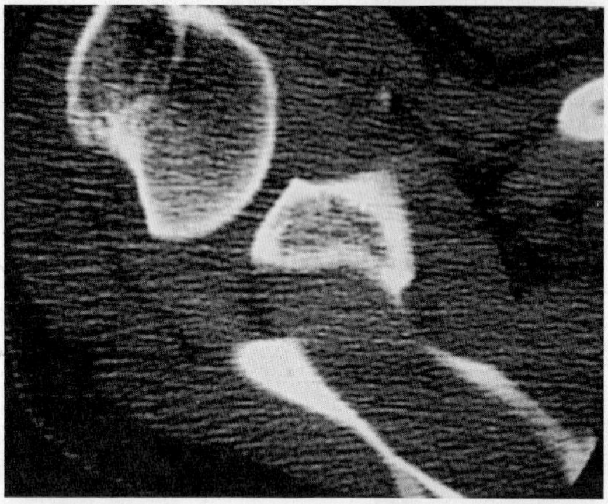

Fig. 14-96 • Tomografía computarizada de la articulación glenohumeral. Se identifican con nitidez el defecto posterior de la cabeza humeral y el defecto glenoideo anterior.

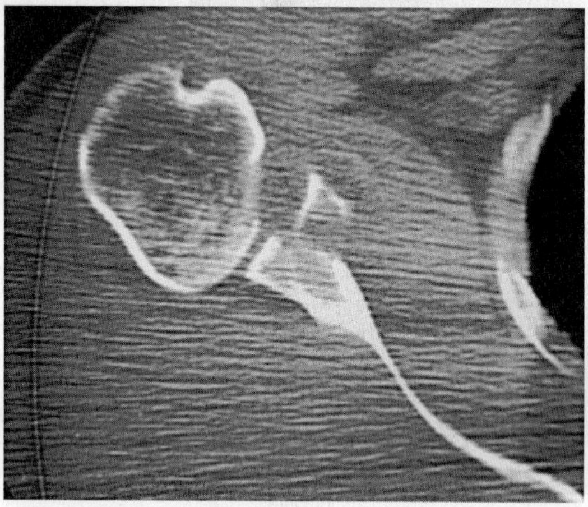

Fig. 14-97 • Tomografía computarizada de la articulación glenohumeral que muestra una fractura del reborde glenoideo posterior consecuencia de una luxación glenohumeral posterior.

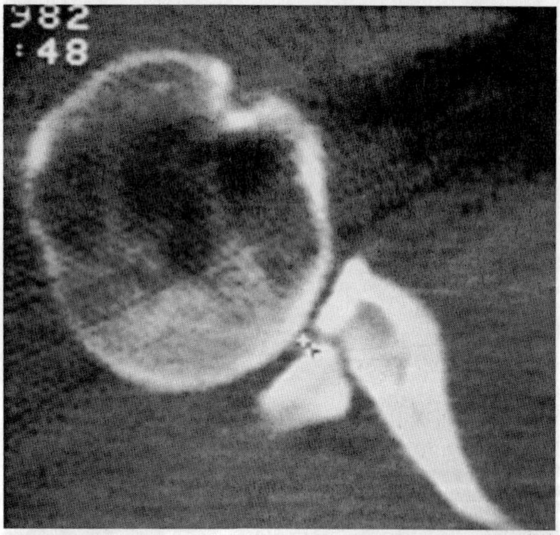

Fig. 14-98 • Tomografía computarizada de la articulación glenohumeral que muestra una fractura del reborde glenoideo anterior secundaria a una luxación glenohumeral anterior.

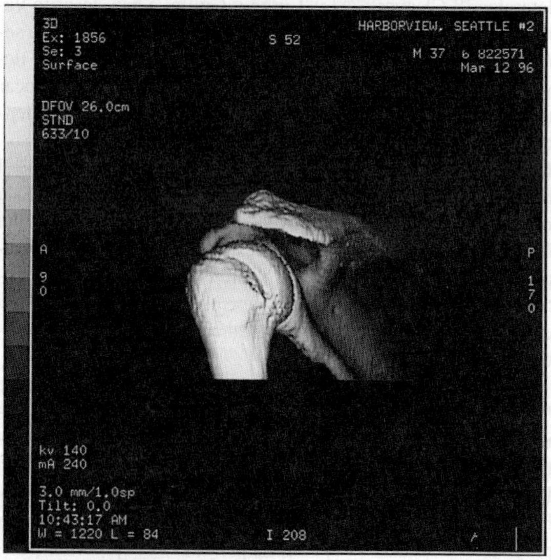

Fig. 14-99 • Reconstrucción tomográfica computarizada tridimensional tras la reducción de una primera luxación en la que se muestra un defecto posterolateral de la cabeza humeral.

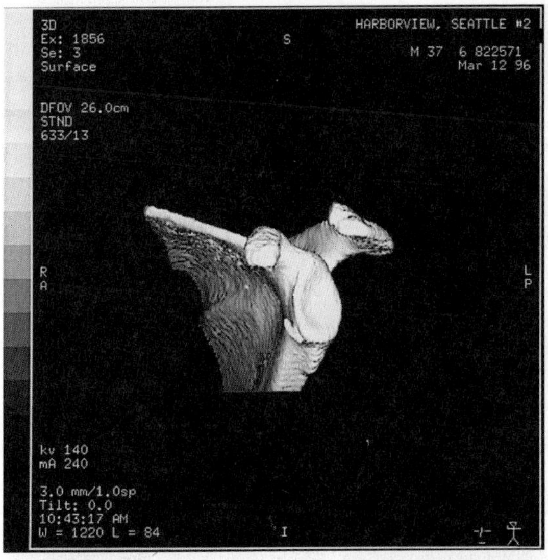

Fig. 14-100 • Reconstrucción tomográfica computarizada tridimensional tras la reducción de una primera luxación donde se muestra una avulsión glenoidea anterior.

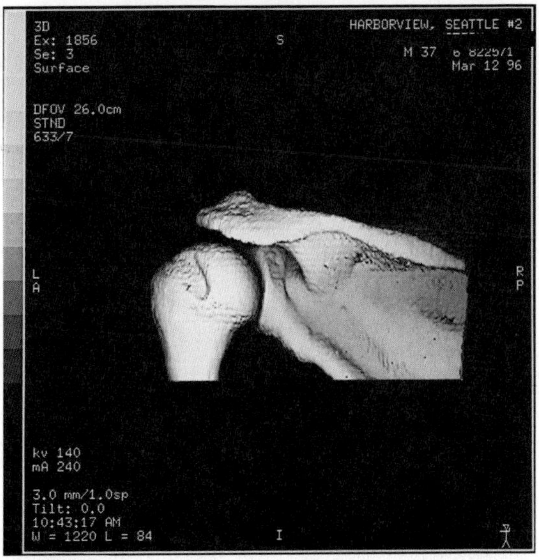

Fig. 14-102 • Reconstrucción tomográfica computarizada tridimensional del hombro izquierdo de un varón de 37 años tres días después de presentar su primera luxación glenohumeral traumática. El paciente recuperó la función normal del hombro con medidas no quirúrgicas.

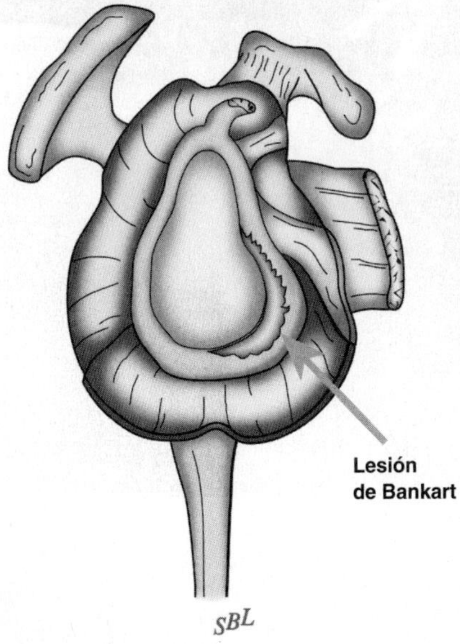

Fig. 14-101 • Desprendimiento capsulolabral típico en la inestabilidad traumática. *(Modificada de Matsen FA III, Lippitt SB, Sidles JA y Harryman DT II: Practical Evaluation and Management of the Shoulder. Filadelfia: WB Saunders, 1994.)*

a pesar del daño mostrado en las reconstrucciones radiográficas (Figs. 14-99 y 14-100).

LESIONES RELACIONADAS CON LUXACIONES ANTERIORES

Ligamentos y cápsula

Una característica frecuente de la luxación traumática anterior es la avulsión de los ligamentos glenohumerales anteroinferiores y de la cápsula desde el reborde glenoideo, especialmente en personas jóvenes (Figs. 14-3, 14-101 y 14-102). La falta de curación de esta avulsión constituye un factor importante en la reaparición de la inestabilidad traumática. Ocasionalmente, la cápsula sufre una avulsión desde la porción anteroinferior del húmero, arrancando en ocasiones un fragmento óseo.

Fracturas

Las luxaciones traumáticas pueden acompañarse de fracturas de la cavidad glenoidea (Figs. 14-6,14-98 y 14-103), de la cabeza humeral (Figs. 14-91 y 14-92) y de sus tuberosidades (Figs. 14-5 y desde la 14-104 a la 14-106). Para determinar el grado de desplazamiento posterior de las fracturas puede ser útil la TC (Figs. 14-96 a 14-98, 14 107 y 14-108).

En las radiografías previas a la reducción es importante buscar pruebas de una fractura de cuello humeral no desplazada para evitar que dicha fractura se desplace durante los intentos de reducción cerrada (véase Fig. 14-106).[181]

Hay otras fracturas, como las de la apófisis coracoides, que también pueden asociarse con luxaciones glenohumerales.[45,777]

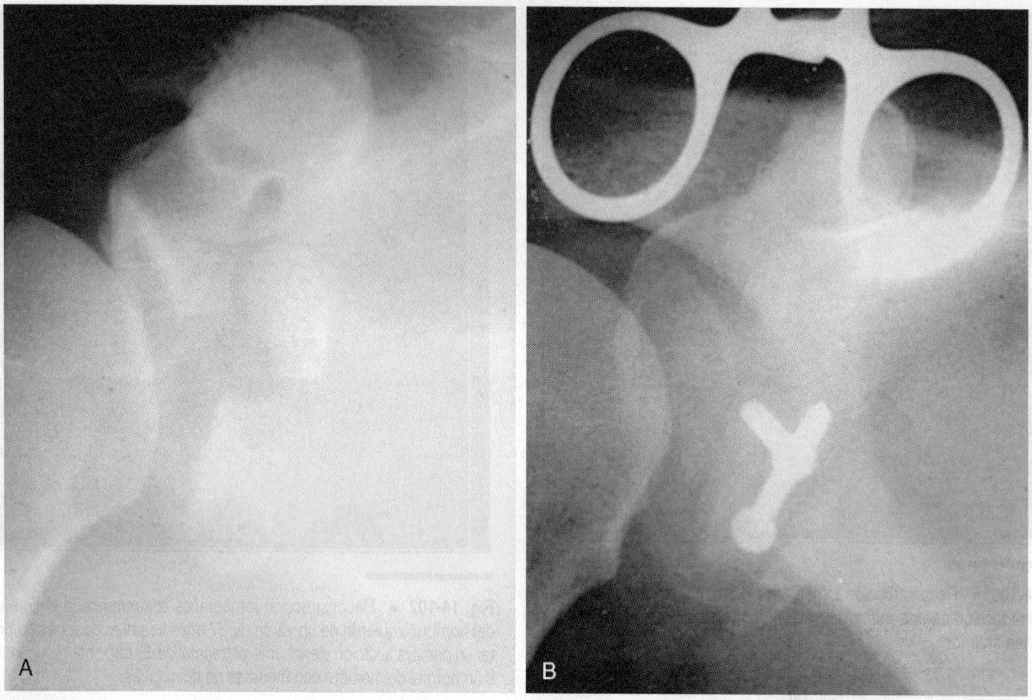

Fig. 14-103 • Fractura del reborde glenoideo anterior. **A,** La radiografía anteroposterior muestra una fractura del reborde glenoideo anterior secundaria a una luxación traumática anterior. **B,** Radiografía anteroposterior intraoperatoria que muestra la reducción y la fijación mediante tornillo de una fractura del reborde glenoideo anterior.

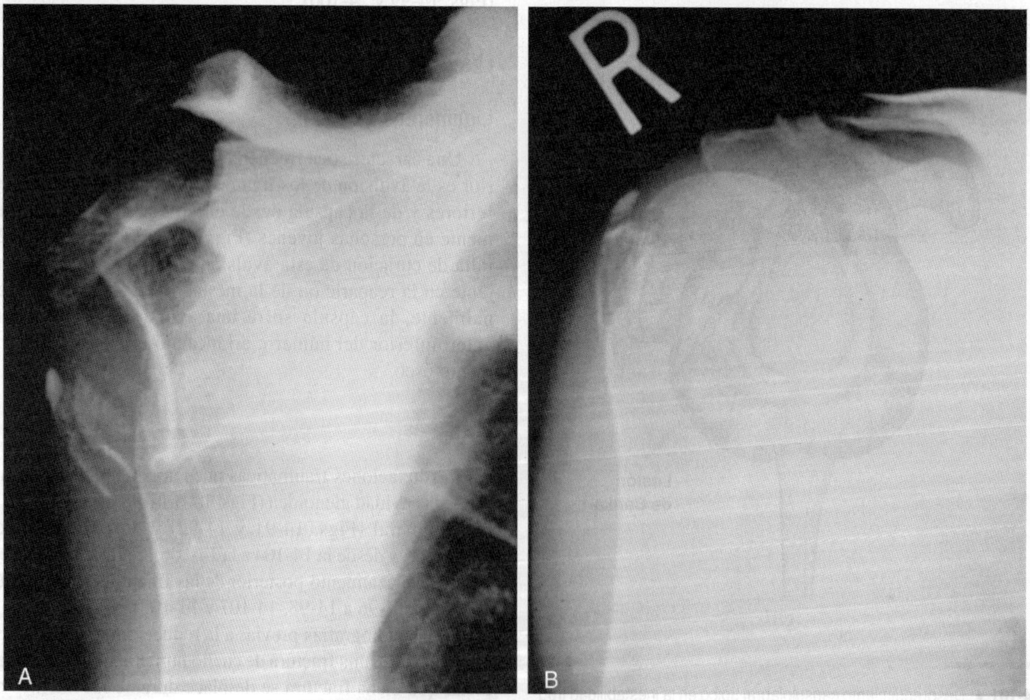

Fig. 14-104 • Fractura del troquíter. **A,** Radiografía anteroposterior antes de la reducción que muestra una fractura del troquíter. **B,** Radiografía anteroposterior tras la reducción de una fractura del troquíter.

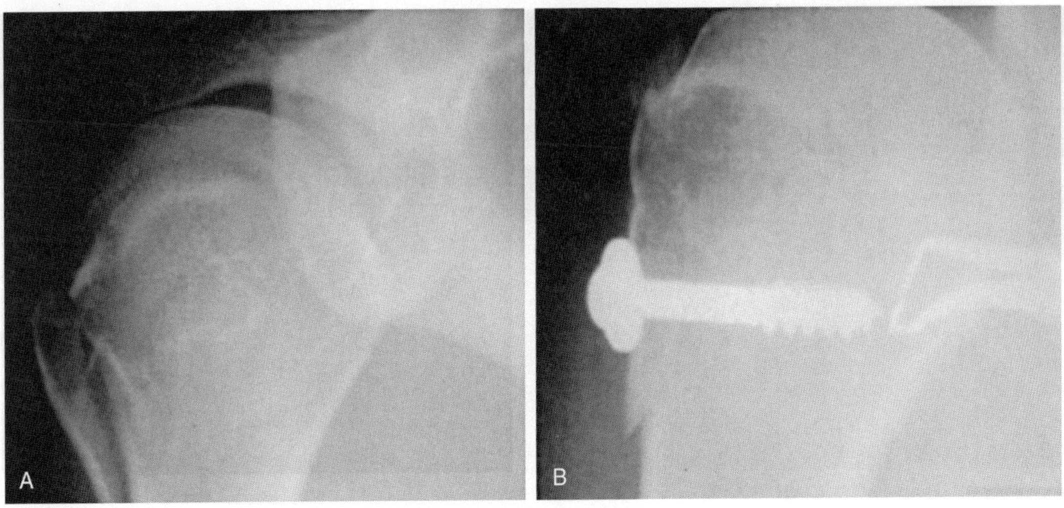

Fig. 14-105 • **A,** Radiografía que muestra una fractura desplazada del troquíter. **B,** Radiografía intraoperatoria que muestra la fijación mediante tornillo de una fractura de troquíter.

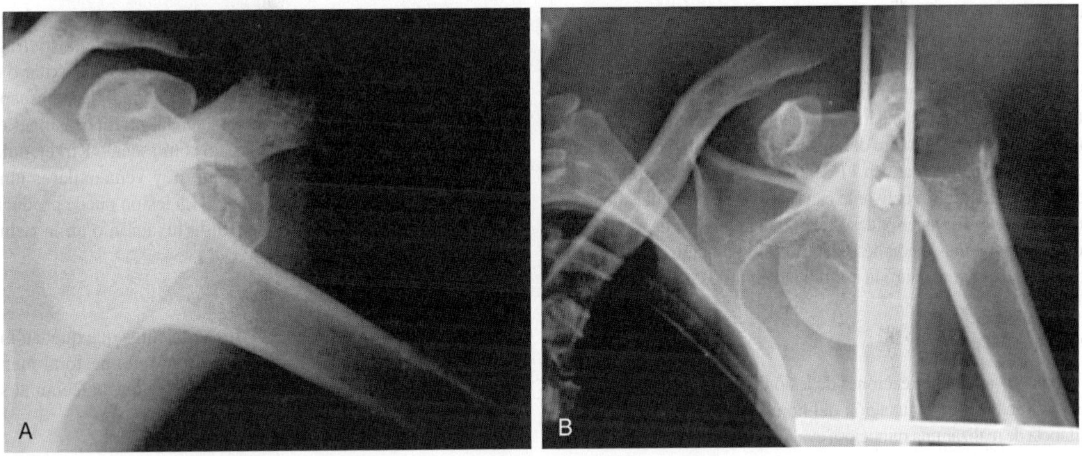

Fig. 14-106 • **A,** Proyección anteroposterior que muestra una luxación anteroinferior con una fractura asociada del troquíter. **B,** Proyección anteroposterior tras un intento de reducción que muestra el desplazamiento de la fractura del cuello humeral.

Desgarros del manguito

Las luxaciones glenohumerales anteriores e inferiores pueden ir acompañadas de desgarros del manguito de los rotadores (véase Fig. 14-4). La frecuencia de esta complicación aumenta con la edad: en personas mayores de 40 años la incidencia rebasa el 30% y en las mayores de 60 años excede del 80%.[318,556,565,584,663,685,701]

Los desgarros del manguito de los rotadores pueden manifestarse como dolor o debilidad en la rotación externa y en la abducción.[262,507,565,582,756] Sonnabend describió una serie de luxaciones primarias del hombro en pacientes mayores de 40 años.[663] De los 13 pacientes que se quejaban de debilidad o dolor después de 3 semanas, 11 tenían desgarros del manguito de los rotadores. Sin embargo, la presencia de un desgarro del manguito de los rotadores puede estar enmascarada por una parálisis coexistente del nervio axilar.[223,336]

Si valoramos la posibilidad de que exista un desgarro del manguito de los rotadores asociado, debemos considerar realizar una ecografía, una artrografía o una RM del hombro (1) cuando las luxaciones de hombro se produzcan en pacientes mayores de 40 años, (2) cuando el desplazamiento inicial de la cabeza humeral haya sido importante (como por ejemplo en una luxación subglenoidea) y (3) cuando el dolor o la pérdida de resistencia del manguito de los rotadores haya persistido durante 3 semanas tras la luxación glenohumeral. Toolanen encontró una evidencia ecográfica de lesiones del manguito de los rotadores en 24 de 63 pacientes mayores de 40 años en el momento de producirse la luxación glenohumeral anterior.[702]

Habitualmente está indicada la reparación quirúrgica inmediata de estos desgarros agudos. Itoi y Tabata[318] describieron 16 desgarros del manguito de los rotadores en 109 hombros con una luxación traumática anterior. En 11 hombros se llevó a cabo

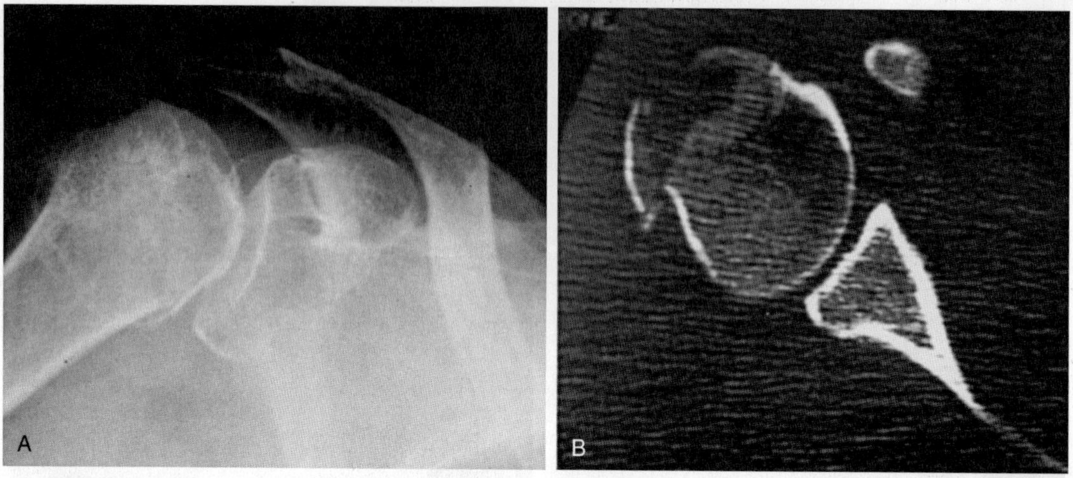

Fig. 14-107 • Fractura del troquíter con desplazamiento mínimo. **A,** Radiografía anteroposterior que muestra una fractura del troquíter con un desplazamiento mínimo. **B,** Tomografía computarizada que muestra la posición del troquíter.

una reparación quirúrgica del manguito, siendo calificados los resultados como satisfactorios en el 73% de los casos.

Neviaser y cols.[508] publicaron datos sobre 37 pacientes mayores de 40 años en quienes inicialmente no se realizó el diagnóstico de rotura del manguito tras una luxación anterior del hombro. A menudo, la debilidad por la rotura del manguito se atribuyó erróneamente a una neuropatía axilar. En 11 de estos pacientes se produjo una inestabilidad anterior recidivante causada por la rotura del subescapular y de la cápsula anterior desde el troquín. Ninguno de estos hombros presentaba una lesión de Bankart. La reparación de la cápsula y del subescapular restauró la estabilidad en todos los pacientes.

Lesiones vasculares

Existen varias publicaciones de lesiones arteriales y neurológicas, producidas por la luxación del hombro, que refuerzan la importancia de realizar una minuciosa evaluación neurovascular.[272,438,536]

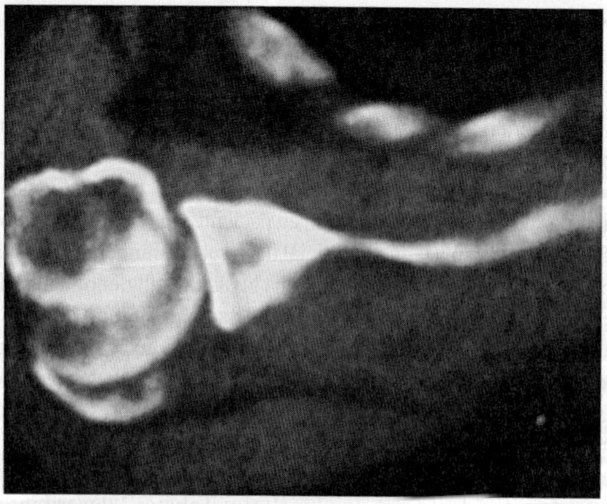

Fig. 14-108 • Tomografía computarizada de una fractura del troquíter con un desplazamiento importante.

El daño vascular se produce con mayor frecuencia en pacientes ancianos, que tienen unos vasos sanguíneos más rígidos y frágiles. La lesión puede producirse en la arteria o la vena axilar o en ramas de la arteria axilar, como la toracoacromial, la subescapular, la circunfleja y, raramente, la torácica larga. En ocasiones estas lesiones pueden ser combinadas, tal como señaló Kirker, quien describió un caso de ruptura de la arteria y vena axilares junto con una parálisis del plexo braquial.[360] La lesión puede producirse en cualquier momento, ya sea en la luxación o en la reducción.[14,124,236,321]

Anatomía

La arteria axilar se divide en tres segmentos que quedan medialmente, por detrás y lateralmente al músculo pectoral menor (Fig. 14-109). Con mayor frecuencia las lesiones afectan al se-

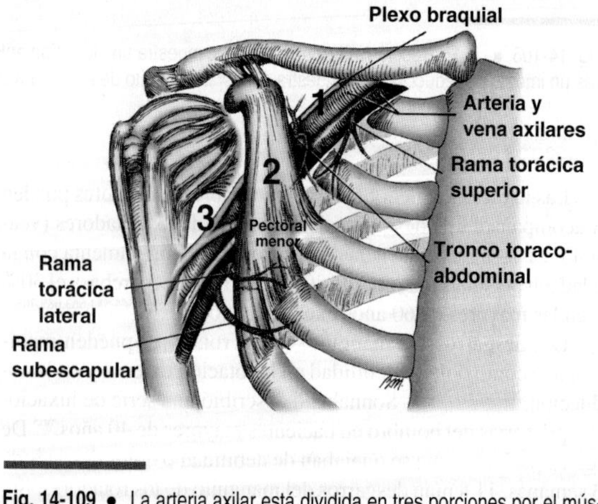

Fig. 14-109 • La arteria axilar está dividida en tres porciones por el músculo pectoral menor; la segunda porción se encuentra por detrás de éste y la tercera lateralmente. *(De Rockwood CA y Green DP [eds.]: Fractures [3 vols.], 2.ª ed. Filadelfia: JB Lippincott, 1984.)*

gundo segmento, donde puede producirse una avulsión del tronco toracoacromial, y al tercer segmento, donde las ramas subescapular y circunfleja pueden sufrir una avulsión o puede haber una rotura total de la arteria axilar.

Mecanismo de lesión

El daño de la arteria axilar puede manifestarse en forma de sección completa, como un desgarro lineal de la arteria causado por la avulsión de alguna de sus ramas, o como un trombo intravascular, quizá relacionado con el desgarro inicial. La arteria se encuentra relativamente fija en el borde lateral del músculo pectoral menor. Con la abducción y la rotación externa la arteria se tensa; cuando se luxa la cabeza humeral, empuja a la arteria hacia delante, actuando el pectoral menor como punto de apoyo, sobre el cual la arteria se deforma y se rompe.[75,321,475]

Watson-Jones[744] describió el caso de un hombre que sufría múltiples luxaciones anteriores que reducía él mismo. Finalmente, con el paso de los años, la arteria axilar se rompió durante una de las luxaciones y falleció. Las lesiones vasculares pueden producirse bien en el momento de la luxación o durante los intentos de reducción. En ocasiones no se sabe cuándo se producen.[360,510,676]

Lesión en el momento de la luxación

Las lesiones vasculares se asocian con frecuencia a la luxación inferior.[200,397,423,465] Gardham y Scott[200] publicaron un caso de oclusión de la arteria axilar en una luxación erecta del hombro en un paciente de 40 años que había caído de cabeza en una escalera mecánica. Aunque las lesiones vasculares son más frecuentes en personas mayores, pueden producirse a cualquier edad.[49,152,188,395,629,674] Baratta y cols.,[35] describieron el caso de un joven de 13 años que sufrió una rotura de la arteria axilar tras una luxación subcoracoidea producida durante un encuentro de lucha libre.

Lesión en el momento de la reducción

El daño vascular en el momento de la reducción se observa más bien en pacientes mayores, en particular cuando una luxación crónica anterior se confunde con una lesión aguda y se intenta una reducción cerrada. La mayor serie de complicaciones vasculares asociadas con la reducción cerrada del hombro fue publicada por Calvet y cols.[83] quienes en 1941 reunieron 90 casos. Este artículo, que revelaba los trágicos resultados finales, debe de haber logrado su propósito, dado que desde entonces han aparecido pocas publicaciones en la bibliografía que traten sobre las complicaciones surgidas durante la reducción. En la serie del autor, en la que 64 de las 91 reducciones se habían realizado muchas semanas después de la luxación inicial, la mortalidad fue del 50%. Los demás pacientes perdieron el brazo o la función de éste. Además del enorme retraso que hubo entre la luxación y la reducción, estas lesiones también pueden deberse al empleo de una fuerza excesiva. Delpeche observó un caso en el que se empleó la fuerza de 10 hombres para lograr reducir el hombro; dicha fuerza lesionó los vasos axilares.[237]

Signos y síntomas

El daño vascular puede ser evidente o sutil. Sus manifestaciones pueden incluir dolor, hematoma expansivo, déficit de pulsos, cianosis periférica, frialdad y palidez periféricas, disfunción neurológica y shock. El diagnóstico y la localización de la lesión se confirman mediante Doppler o arteriografía.

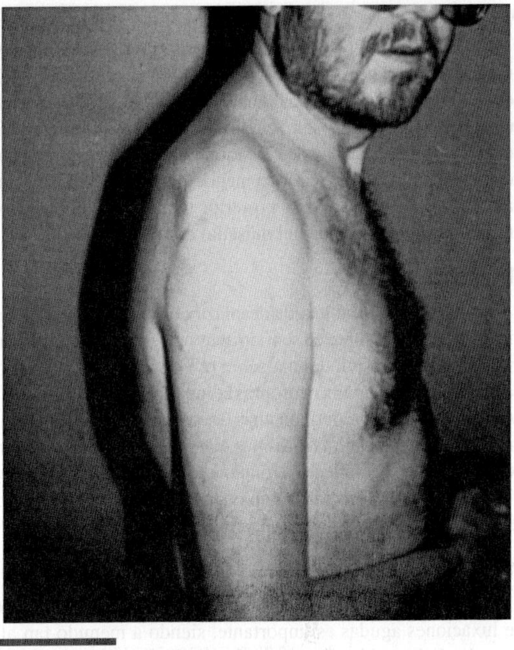

Fig. 14-110 • Este paciente sufrió una parálisis del nervio axilar secundaria a una luxación glenohumeral. Obsérvese el área de disminución de la sensibilidad en la cara lateral del extremo proximal del húmero. Apréciese también la presencia de una importante atrofia.

Tratamiento y pronóstico

Los pacientes en quienes se sospecha que sufren una lesión arterial mayor se tratan como una urgencia quirúrgica, estableciéndose una vía venosa y obteniéndose sangre para transfundir. Jardon y cols.[321] destacan que la hemorragia puede controlarse temporalmente mediante presión digital sobre la arteria axilar a nivel de la primera costilla. Estos autores también recomiendan explorar la arteria axilar mediante un abordaje quirúrgico subclavicular, tal como describieron Steenburg y Ravitch.[672]

El tratamiento de elección para una arteria axilar dañada consiste en la reparación directa o en la colocación de un injerto de derivación tras la extirpación de la lesión. Se han publicado excelentes resultados cuando estas lesiones vasculares son tratadas rápidamente.[75,121,148,200,216,277,321,397,451,594,677] Los resultados de la ligadura simple de vasos en pacientes seniles han sido desalentadores, probablemente debido a la mala circulación colateral y a la presencia de una enfermedad vascular arterioesclerótica en estas personas típicamente mayores.[341,360,719] Aunque la ligadura se realice en pacientes más jóvenes con una buena circulación colateral, en aproximadamente dos tercios de estos pacientes se pierde la función de la extremidad superior debido, por ejemplo, al desarrollo de una claudicación de la extremidad superior.

Lesiones neurológicas

El plexo braquial y la arteria axilar se encuentran situados en una posición inmediatamente anterior, inferior y medial a la articulación glenohumeral.[227] Por ello, no es de extrañar que cualquier luxación traumática glenohumeral anterior se acompañe con frecuencia de lesiones neurovasculares (Fig. 14-110).

Anatomía

El nervio axilar se origina en el cordón posterior del plexo braquial. Cruza la cara anterior del músculo subescapular y experimenta una brusca angulación hacia atrás para desplazarse por la parte inferior de la cápsula articular del hombro. Entonces, sale de la axila a través del espacio cuadrangular, por debajo del borde inferior del músculo redondo menor, donde describe una curvatura alrededor de las caras posterior y lateral del húmero, sobre la superficie profunda del músculo deltoides.

Mecanismo de lesión

La cabeza humeral luxada desplaza el subescapular y el nervio axilar que le recubre en sentido anteroinferior, originando una tracción y una presión directa sobre el nervio.[475,476,677] La lesión del nervio puede ser una neuropraxia (no hay lesión estructural y la recuperación se produce en unas 6 semanas), puede tratarse de una axonotmesis (rotura de axones con conservación de la vaina nerviosa y con crecimiento axónico a razón de 2,5 cm por mes) o de neurotmesis (sección completa del nervio, con pronóstico reservado en cuanto a la recuperación).

Incidencia

La incidencia de lesiones neurológicas descrita en las series de luxaciones agudas es importante, siendo a menudo tan alta como hasta de un 33%.[76,137,202,460,496,554,557,609,709,725,742] Si se realizan retrospectivamente estudios electrodiagnósticos cuidadosos, la incidencia de lesión neurológica puede ser tan elevada como hasta de un 45%.[132]

La estructura afectada con mayor frecuencia es el nervio axilar; hasta un tercio de las luxaciones anteriores que se producen por primera vez conllevan la afección de este nervio.[57,236,391,557,610] La posibilidad de lesión del nervio axilar aumenta con la edad del paciente, con la duración de la luxación y con la magnitud del traumatismo que la produjo.[57,556] Otros nervios lesionados son el radial, el musculocutáneo, el mediano, el cubital y todo el plexo braquial.

Diagnóstico

En todo paciente con síntomas o signos neurológicos, como debilidad o entumecimiento tras una luxación, hay que considerar el diagnóstico de una lesión neurológica. La lesión neurológica también puede manifestarse como un retraso en la recuperación de la movilidad activa del hombro tras una luxación glenohumeral. Blom y Dahlback[57] demostraron que puede haber una neuropatía axilar sin que haya insensibilidad en la distribución sensorial habitual del nervio axilar. El electromiograma proporciona una evaluación objetiva de la función neurológica, siempre que hayan pasado 3 o 4 semanas entre la lesión y la exploración.[57]

Tratamiento y pronóstico

La mayoría de las lesiones neurológicas resultantes de una luxación anterior son neuropraxias por tracción y se recuperarán por completo. Sin embargo, si la recuperación no se ha producido en 3 meses, el pronóstico no es tan bueno.[23,57,76,132]

Recidivas de la inestabilidad tras luxaciones anteriores

Efecto de la edad

La edad del paciente cuando se produce la luxación inicial tiene una gran influencia sobre la incidencia de nuevas luxaciones.[609,614] Varios autores han señalado que las personas menores de 20 años cuando sufren la primera luxación tienen hasta un 90% de posibilidades de sufrir una inestabilidad recidivante.[19,276,292,296,361,459,460,490,609,654,755] En pacientes mayores de 40 años, la incidencia disminuye bruscamente hasta un 10% o un 15%.[460,614] Hovelius y cols.[294] publicaron un minucioso estudio prospectivo que mostraba una incidencia de recidivas algo menor para cada grupo de edad: un 33% en los menores de 20 años, un 25% entre los 20 y los 30 años, y un 10% entre los 30 y 40 años. La mayoría de todas las recidivas se produjeron dentro de los primeros 2 años tras la primera luxación traumática.[3,34,137,171,459,489,491,609,610,704]

Efectos de traumatismo, deportes, sexo y dominancia

Rowe[609,614] señaló que el porcentaje de recidivas varía inversamente con la gravedad del traumatismo original: en otras palabras, cuanto más fácilmente se produjo inicialmente una luxación, con mayor facilidad presentará una recidiva. El porcentaje de recidivas en deportistas puede ser mayor que en personas no deportistas,[654] siendo mayor en hombres que en mujeres.[490] Al parecer, la dominancia del hombro afectado no tiene un efecto importante sobre el porcentaje de recidivas.[614]

Efectos del tratamiento tras la luxación

En muchas publicaciones, la tasa de recidivas parece no guardar gran relación con el tipo (cabestrillo en comparación con vendaje de Velpeau enyesado) y la duración de la inmovilización (de 0 semanas en comparación con 4 semanas) del hombro tras la luxación inicial.[158,293,459,614]

En cambio, otros han descrito que períodos más largos de inmovilización (mayores de 3 semanas) se asocian con una disminución de la incidencia de recidiva.[351,680]

En un claro estudio prospectivo a 10 años, Hovelius y cols. estudiaron el efecto de la inmovilización sobre la incidencia de recidivas.[294] Una vez reducidas, 247 luxaciones anteriores primarias fueron asignadas al azar por partes para ser sometidas a un período de entre 3 y 4 semanas de inmovilización, o a la utilización de un cabestrillo que se retiraría una vez que el paciente se encontrara cómodo. Los autores concluyeron que la inmovilización no afectó al porcentaje de recidivas. Los resultados proporcionaron unas útiles «reglas empíricas»: en general, la mitad de estos hombros presentaron luxaciones recidivantes, la mitad de las recidivas fueron tratadas quirúrgicamente y la mitad de las recidivas que fueron tratadas no quirúrgicamente fueron estables sin necesidad de cirugía al cabo de 10 años. Uno de cada 6 pacientes presentó una luxación en el hombro opuesto. Un 11% de los hombros mostraron al menos ligeros signos de enfermedad articular degenerativa secundaria. Curiosamente, esta patología secundaria se observó tanto en casos quirúrgicos como en los no quirúrgicos.

Aronen y Regan[21] describieron un estudio, con un seguimiento medio de 3 años, sobre 20 luxaciones primarias en guardiamarinas sometidos a un intensivo programa durante tres meses tras la luxación. Éste consistía en tres semanas de inmovilización en cabestrillo seguidas de fortalecimiento progresivo. No se permitió a los pacientes reanudar sus actividades en tanto hubiera alguna manifestación de debilidad o atrofia o algún signo de aprensión en la abducción y rotación externa. En esta serie, no se produjeron luxaciones recidivantes y hubo dos subluxaciones recidivantes. De forma similar, Yoneda[783] describió buenos resultados en el 83% de los pacientes en un programa que promovía los ejercicios tras la inmovilización.

Efecto de fracturas

Cuando la primera luxación del hombro se asocia con una fractura del troquíter la incidencia de recidivas es menor.[134,292,294,460,608,609,613] Hovelius[292] señaló que estas fracturas eran tres veces más comunes en pacientes mayores de 30 años: éstos presentaban una incidencia del 23% en comparación con el 8% de los pacientes más jóvenes de 30 años.

Es probable que otras fracturas se asocien con un aumento de la incidencia de la inestabilidad recidivante, como por ejemplo lesiones importantes posterolaterales de la cabeza humeral y las fracturas del reborde glenoideo.

En conclusión, parece ser que las lesiones sufridas por pacientes jóvenes asociadas con luxaciones traumáticas es poco probable que curen de forma que se favorezca la estabilidad del hombro. Probablemente las más importantes de estas lesiones que no curan son: 1) la avulsión de los ligamentos capsulares glenohumerales desde el reborde glenoideo anterior y 2) los defectos posterolaterales de la cabeza humeral. Las personas mayores tienen tendencia a distender la cápsula o a fracturar el troquíter, situaciones ambas que es probable que curen y deriven en un hombro estable. En la inestabilidad atraumática no existe lesión traumática y por consiguiente existe una gran probabilidad de recidivas. Al determinar el porcentaje de recidivas, los factores más importantes parecen ser el grado de traumatismo y la edad del paciente.

LESIONES ASOCIADAS CON LUXACIONES POSTERIORES

Fracturas

En las luxaciones traumáticas posteriores del hombro son muy frecuentes las fracturas del reborde glenoideo posterior y de la porción proximal del húmero (porción superior de la diáfisis, tuberosidades y cabeza.)[528,529,690,761] La comúnmente asociada fractura compresiva de la fracción anteromedial de la cabeza humeral está producida por el reborde cortical posterior del rodete glenoideo. Se observa mejor en una proyección axilar o en TC (Figs. 14-92 y 14-111).

Esta lesión, denominada a veces «lesión inversa de Hill-Sachs», suele surgir en el momento de la luxación posterior inicial. Aumenta de tamaño con las múltiples luxaciones posteriores del hombro. También se observan grandes defectos de la cabeza humeral en las luxaciones posteriores antiguas sin reducir.

En las luxaciones posteriores, el reborde posterior del rodete glenoideo puede fracturarse y desplazarse (véase Fig. 14-98). Dicha lesión es consecuencia no sólo de fuerzas directas procedentes de una dirección anterior y que impulsan la cabeza humeral en sentido posterior, sino que también se produce en luxaciones de tipo indirecto, como las que se originan durante las convulsiones o en una descarga eléctrica accidental.

Las luxaciones posteriores pueden acompañarse de fracturas del troquín humeral. En este tipo de luxación, el músculo subescapular se somete a una importante tensión, pudiendo avulsionar el troquín en el cual se inserta. Aunque la fractura puede apreciarse en radiografías anteroposteriores y laterales de la articulación glenohumeral, se observa mejor en la proyección axilar y mediante TC.

Las luxaciones posteriores del húmero pueden pasar desapercibidas cuando existen fracturas conminutas del extremo proximal del húmero o de la diáfisis. En la serie de 16 casos de luxación posterior del hombro descrita por O'Conner y Jacknow,[529] en 12 casos hubo fracturas conminutas de la porción proximal del húmero. En 8 de los 12 casos de fracturas no se realizó inicialmente el diagnóstico de la luxación posterior.

Otras lesiones asociadas

Las lesiones del manguito de los rotadores y de las estructuras neurovasculares son menos frecuentes en las luxaciones posteriores que en las anteriores. Sin embargo, se producen. Moeller[481] describió el caso de un paciente que presentó una luxación aguda posterior abierta en el hombro izquierdo. El hombro era totalmente inestable tras la reducción debido a los desgarros en los tendones del manguito de los rotadores, del bíceps y del músculo subescapular. El paciente presentaba una lesión de los nervios axilar y supraescapular asociada.

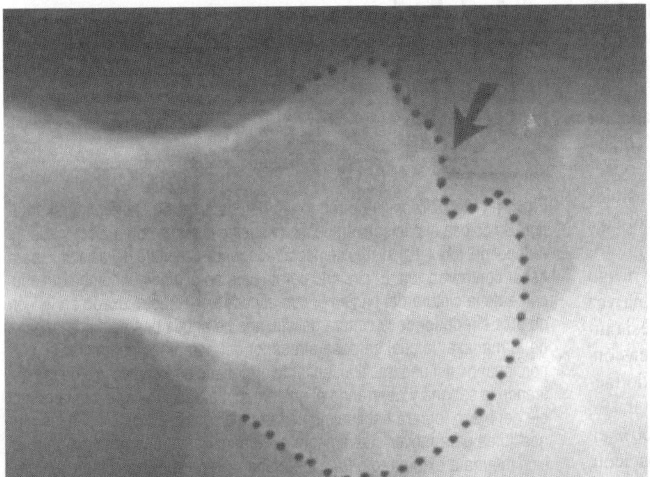

Fig. 14-111 • Radiografía axilar lateral que muestra una fractura anteromedial por compresión de la cabeza humeral («lesión de Hill-Sachs inversa») tras una luxación traumática posterior del hombro. *(De Rockwood CA Jr, Green DP y Bucholz RW [eds.]: Fractures in Adults. Filadelfia: JB Lippincott, 1991.)*

TRATAMIENTO

Luxaciones traumáticas anteriores agudas

Programación de la reducción y analgesia

Las luxaciones agudas de la articulación glenohumeral deben reducirse lo más suave y rápidamente posible, preferentemente una vez obtenida una serie completa de radiografías para descartar lesiones óseas asociadas. La reducción precoz elimina rápidamente la distensión y compresión de las estructuras neurovasculares, minimiza el espasmo muscular que es necesario vencer para efectuar la reducción e impide el agrandamiento progresivo del defecto de la cabeza humeral en las luxaciones fijas. El grado de anestesia necesario para lograr una reducción suave depende de muchos factores, incluyendo la magnitud del traumatismo que originó la luxación, la duración de la misma, el número de luxaciones previas, el hecho de que sea fija o no y el grado en que el paciente puede relajar voluntariamente la musculatura del hombro. Si se atienden pronto, algunas luxaciones pueden reducirse incluso sin utilizar medicamentos. En el otro extremo, la reducción de una luxación fija y de larga evolución requiere el bloqueo del plexo braquial o la anestesia general con relajación muscular. Muchos médicos utilizan narcóticos y miorrelajantes para facilitar la reducción de las luxaciones del hombro, aunque en estos casos puede surgir una trampa: las dosis necesarias para lograr relajación muscular cuando el hombro está luxado pueden ser suficientes para producir una parada respiratoria tras la reducción. Nosotros recomendamos que, si es necesario utilizar dichos fármacos, deberían administrarse por medio de un catéter intravenoso. Dicha práctica produce un comienzo más rápido, una acción más breve y la oportunidad de ajustar con mayor precisión las dosis necesarias. Además, la reanimación (si fuera necesaria) está facilitada por la presencia de dicha vía de acceso. Es importante contar con todos los medios para intubación y ventilación artificial.

Lippitt y cols.[411,412] compararon dos métodos de analgesia para la reducción de las luxaciones anteriores: 1) analgesia intravenosa y relajación muscular y 2) lidocaína intraarticular. Con respecto al primero, encontraron un porcentaje de éxitos del 75% y un 37% de complicaciones, en una serie retrospectiva de 52 reducciones en las que se emplearon narcóticos intravenosos para la analgesia (morfina, de 3 mg a 24 mg, o meperidina, de 12,5 mg a 100 mg, con o sin diazepam, de 1,5 mg a 15 mg, o midazolam, de 1 mg a 10 mg). Destacaron la dificultad de determinar la dosis intravenosa adecuada de narcóticos. Algunos de los factores que pueden influir en las necesidades de narcóticos son la intensidad del dolor, la edad, el antecedente de tabaquismo, el consumo de alcohol, la enfermedad cardíaca y la perfusión periférica.[28] Los pacientes de mayor edad y los intoxicados son más sensibles a los efectos de depresión respiratoria propios de los narcóticos. Dado que el dolor antagoniza los efectos de depresión respiratoria, los pacientes sedados con narcóticos tienen un mayor riesgo de depresión respiratoria al quitar el estímulo doloroso una vez reducido el hombro. Entre las complicaciones de la analgesia intravenosa se encuentran la depresión respiratoria, la hipotensión, la hiperemesis y la sedación excesiva. Respecto al segundo método, que utiliza 20 ml de lidocaína simple intraarticular al 1%, Lippitt y cols. encontraron un porcentaje de éxitos del 100% en la reducción de 40 luxaciones sin complicaciones. Un paciente recibió inadvertidamente 400 mg, en lugar de los 200 mg de lidocaína, desarrollando acúfenos, entumecimiento perioral y una leve disartria, efectos que fueron transitorios. Una revisión mostró que tanto pacientes como médicos estaban satisfechos con este método. Los autores especularon que el éxito de la inyección intraarticular puede deberse a una combinación entre el alivio del dolor que permitía la reducción, el alivio del espasmo muscular y la apertura de la articulación. En otros estudios también se ha demostrado que la lidocaína intraarticular es eficaz para reducir las luxaciones.[143,538] Esta técnica puede ser particularmente útil en pacientes que presentan factores de complicación tales como un problema médico o un traumatismo facial y en quienes no es deseable la depresión respiratoria que se produce con la analgesia intravenosa.

Método de reducción

Una vez relajado el hombro, pueden utilizarse diversos métodos delicados para lograr la reducción. El más común consiste en la tracción suave del brazo (Figs. 14-112 y 14-113). Uno de dichos métodos se conoce como la técnica de Stimson. Aunque se denominó así por Lewis A. Stimson[678,679] de la ciudad de Nueva York, el mismo Stimson reconocía que dicha técnica se debía al Dr. Cole, un médico adjunto del Hospital Chambers Street. En el método de Stimson, el paciente se coloca en decúbito prono

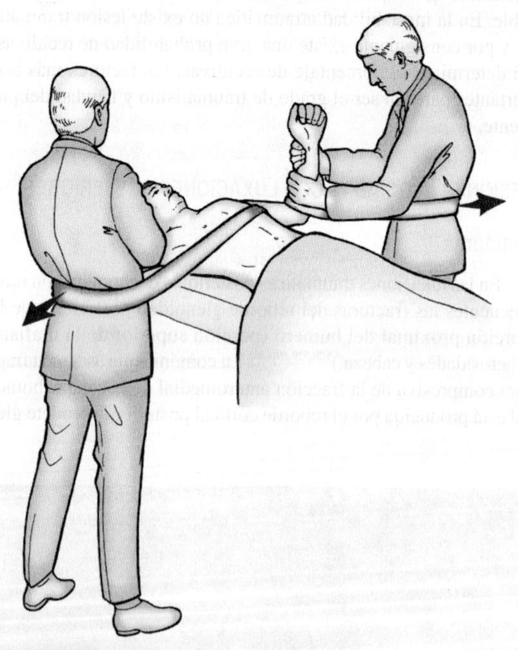

Fig. 14-112 • Técnica de reducción de una luxación glenohumeral anterior. Se coloca al paciente en decúbito supino con una sábana colocada alrededor del tórax y al mismo tiempo alrededor de la cintura del asistente para hacer contratracción. El cirujano permanece en el lado del hombro luxado, cerca de la cintura del paciente, con el codo del hombro luxado en flexión de 90°. Alrededor de la cintura del cirujano se anuda una segunda sábana de forma laxa, la cual se pasa alrededor del antebrazo del paciente, proporcionando así una tracción, en tanto el cirujano se inclina hacia detrás estirando la sábana y agarrando el antebrazo. La tracción firme a lo largo del eje del brazo logrará habitualmente la reducción. El cirujano tiene las manos libres para mover suavemente el húmero desde una posición de rotación interna a externa, o para ejercer una presión suave en la porción proximal del húmero hacia fuera, desde la axila.

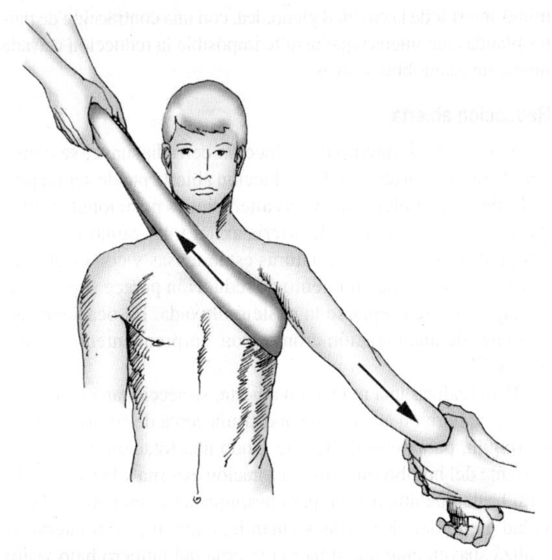

Fig. 14-113 • Reducción cerrada del hombro izquierdo con tracción a la que se opone una contratracción. *(De Rockwood CA y Green DP [eds.]: Fractures [3 vols.], 2.ª ed. Filadelfia: JB Lippincott, 1984.)*

sobre el borde de la mesa de exploración mientras se aplica una suave tracción hacia abajo.[678] La fuerza de tracción puede aplicarse mediante el peso del brazo, mediante pesos sujetos a la muñeca o por el cirujano. La tracción puede tardar varios minutos en producir la relajación muscular. Es importante no dejar desatendidos a los pacientes en esta posición, en particular si se han administrado narcóticos y relajantes musculares.

Un nuevo método para reducir las luxaciones del hombro ha sido descrito como la técnica de Spaso. Este método coloca al paciente en una posición supina con un brazo en el costado. A medida que se lleva el brazo hacia una flexión anterior, se aplica una tracción longitudinal para producir un momento de rotación externa (Fig. 14-114).[787]

MÉTODO PREFERIDO DE LOS AUTORES PARA EL TRATAMIENTO DE LAS LESIONES

Analgesia

Aunque para lograr la reducción puede que no sea necesaria la analgesia, a nosotros nos impresiona la seguridad y eficacia de la lidocaína intraarticular, tal como lo describen Lippitt y cols. (Fig. 14-115).[411,412] En este método, se inyecta un máximo de 20 ml de lidocaína simple al 1%, mediante una aguja del calibre 18 colocada 2 cm por debajo del borde lateral del acromion, exactamente por detrás de la cabeza humeral luxada y dirigida hacia la fosa glenoidea. La dosis de lidocaína no debe superar los 200 mg.[631] La inserción de la aguja dentro de la articulación se confirma mediante la combinación de signos como 1) la percepción de que la aguja penetra la cápsula glenohumeral, 2) la aspiración de líquido articular o de hemartrosis, asegurándose de que la inyección no sea intravascular, 3) una suave palpación de la cavidad glenoidea con la aguja y 4) la verificación de que la inyección fluye fácilmente y que la solución de lidocaína inyectada retorna. Antes de la manipulación, se dejan transcurrir 15 minutos para que la lidocaína alcance su máximo efecto analgésico.

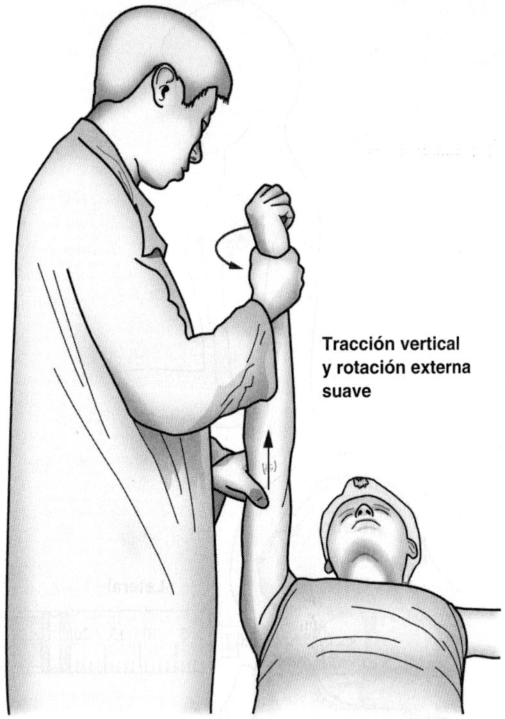

Fig. 14-114 • Técnica de Spaso para la reducción de luxaciones glenohumerales anteriores.

Maniobra

La reducción de las luxaciones glenohumerales, anterior o posterior, habitualmente puede efectuarse mediante tracción sobre el brazo en abducción y flexión, con una contratracción ejercida sobre el cuerpo (Figs. 14-112 y 14-113). El paciente se coloca en decúbito supino con una sábana alrededor del tórax y con los extremos libres en el lado contrario a la luxación, punto en el cual son sostenidos por un asistente. El cirujano permanece en pie en el lado del hombro luxado, cerca de la cintura del paciente. El codo del hombro luxado se flexiona hasta 90° (para relajar las estructuras neurovasculares) y se aplica una tracción por medio de una sábana que envuelve el antebrazo del paciente, o bien puede aplicarse una tracción directa. Una tracción constante, siguiendo el eje del brazo, habitualmente logra la reducción. A esta maniobra básica, se puede agregar un suave giro del húmero, que incluye la rotación interna-externa, o una presión externa sobre la porción proximal del húmero efectuada desde la axila. Estas maniobras adiciones son particularmente útiles si las radiografías axilares previas a la reducción muestran que la cabeza humeral estaba cercada por el borde glenoideo. Tras la reducción se deben obtener radiografías para confirmar que ésta se ha producido y para detectar fracturas. Una vez efectuada la maniobra se realiza ordinariamente una exploración neurovascular.

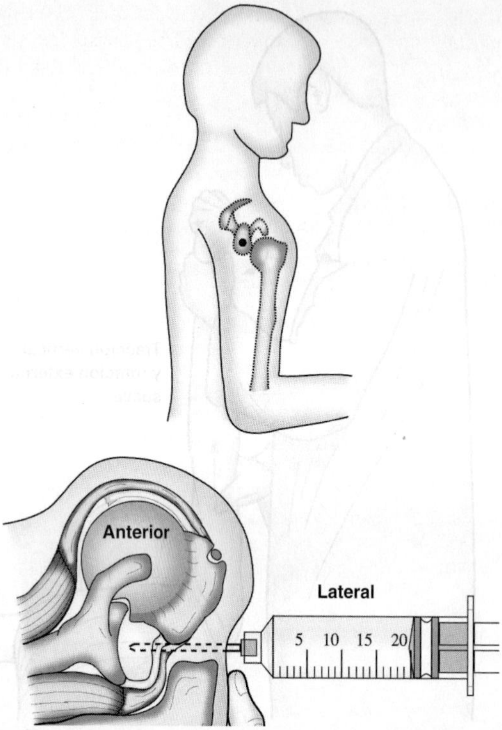

Fig. 14-115 • Inyección intraarticular de lidocaína para anestesia durante la reducción de una luxación anterior. La aguja se introduce exactamente por detrás de la cabeza humeral luxada.

Luxaciones traumáticas anteriores crónicas

Reducción y analgesia

La articulación glenohumeral que ha permanecido luxada durante varios días constituye una luxación crónica. Los principios y métodos para la reducción de una luxación crónica son semejantes a los que se aplican en una luxación aguda, excepto por el hecho de que el paciente y el hombro suelen ser más frágiles y la reducción más difícil. A medida que aumenta la cronicidad de la luxación, también lo hacen las dificultades y complicaciones de la reducción. Ante un paciente senil con dolor en el hombro cuyas radiografías muestran una luxación anterior, es necesario realizar una cuidadosa historia clínica para determinar si la lesión inicial se produjo recientemente o bastante antes.

Las luxaciones crónicas se observan con mayor frecuencia en pacientes mayores y en aquellos cuya salud general o estado psíquico les impiden buscar ayuda para la lesión. El acontecimiento causante de la lesión puede ser relativamente trivial.[47,478] Factores como la edad avanzada, el carácter crónico de la luxación y que el hueso sea blando hacen que la reducción cerrada sea difícil y peligrosa.[452] Si se va a realizar una reducción cerrada, debe hacerse con una mínima tracción, sin apalancamiento, y con una relajación muscular total bajo anestesia general controlada. Si la luxación tiene más de una semana de evolución, es muy probable que la cabeza del húmero esté firmemente impactada en la mitad anterior de la cavidad glenoidea, con una contracción de partes blandas tan intensa que resulte imposible la reducción cerrada mediante maniobras suaves.

Reducción abierta

Si fracasa un intento de reducción cerrada suave, se considera la reducción abierta. La reducción abierta puede ser un procedimiento complejo, dadas las alteraciones posicionales sufridas por estructuras como la arteria axilar y las ramas del plexo braquial, y porque las estructuras están tensas y con cicatrices. Cuando el riesgo de un intento de reducción parece superar sus ventajas, puede aceptarse la posición luxada. En ocasiones los síntomas de una luxación crónica son, sorprendentemente, mínimos.[199]

Para realizar una reducción abierta, se seccionan el subescapular y la porción anterior de la cápsula cerca de su inserción en el troquín, para permitir de este modo una rotación externa importante del hombro luxado. La rotación externa y la tracción lateral bastan habitualmente para desimpactar el húmero de la cavidad glenoidea. Mientras se mantiene una tracción lateral, se realiza suavemente una rotación interna del húmero bajo visión directa para verificar que su superficie articular rebase de forma segura el reborde glenoideo anterior, quedando situada en la fosa glenoidea. Es mejor no hacer maniobras de palanca, porque la cabeza suele ser muy blanda. Si el defecto posterolateral de la cabeza es mayor del 40% o si ésta se colapsa durante la reducción, puede ser necesaria una prótesis de la cabeza humeral para restaurar la superficie articular funcional. Posteriormente se reparan el subescapular y la cápsula. El hombro se inspecciona con cuidado en busca de signos de desgarro del manguito de los rotadores o de daño vascular.

Resultados del tratamiento de las luxaciones crónicas

Schulz y cols.[638] publicaron los datos de una serie de 17 luxaciones crónicas posteriores y 44 anteriores. Estas luxaciones se produjeron principalmente en personas mayores, y más de la mitad de éstas se asociaron con fracturas del troquín y del troquíter, de la cabeza humeral, del cuello humeral, de la cavidad glenoidea o de la apófisis coracoides. Más de un tercio de los casos incluyeron déficit neurológico. En 40 hombros se intentó la reducción cerrada, teniendo éxito en 20. De los 20 hombros reducidos con éxito (3 luxaciones posteriores y 17 anteriores), la duración de la luxación había superado las cuatro semanas sólo en un caso. La reducción abierta se efectuó en 20 casos y la escisión de la cabeza humeral en 6. Ocho pacientes no fueron tratados y cinco hombros no eran reducibles.

Perniceni y Augereau[562] describieron el refuerzo del complejo anterior del hombro en tres pacientes tras la reducción de luxaciones anteriores del hombro que habían estado desatendidas. Emplearon la técnica de Gosset,[224] en la cual se coloca un injerto de costilla entre la apófisis coracoides y el reborde glenoideo. Rowe y Zarins[617] describieron 24 casos de pacientes con luxaciones no reducidas del hombro y operaron 14 de ellos.

Tratamiento tras la reducción de una luxación anterior

Evaluación

Una vez reducida la luxación, se obtienen proyecciones radiográficas anteroposteriores y laterales en el plano de la escápula, para corroborar la adecuación de la reducción y contar con una oportunidad más de detectar fracturas de la cavidad glenoidea y del extremo proximal del húmero. Hay que revisar de nuevo el estado neurológico del paciente, que incluye las funciones sensoriales y motoras de los cinco nervios mayores de la extremidad escapular. Se verifica la fuerza del pulso y se buscan soplos o signos de un hematoma en expansión.[236] La integridad del manguito de los rotadores se evalúa inicialmente al observar la fuerza de la rotación externa y de la abducción isométrica.

Trimmings[707] demostró que la aspiración de la hemartrosis del hombro puede ser un medio eficaz de reducir las molestias tras la reducción de éste.

Protección

Puesto que la inestabilidad glenohumeral recidivante es la complicación más común de la luxación glenohumeral, el tratamiento consecutivo a la reducción se centra en optimizar la estabilidad del hombro. De esta manera, dos elementos potencialmente importantes en el tratamiento tras la reducción son la protección y la rehabilitación muscular. Reeves demostró que tras la reparación del subescapular en primates se necesitaron tres meses para que se observaran patrones normales en los haces de colágeno capsular, 5 meses antes de que el tendón fuera histológicamente normal y entre 4 y 5 meses para recuperar la potencia tensil.[583] Se desconoce si los desgarros labrales o las avulsiones ligamentosas de la cavidad glenoidea curan o cuánto tiempo tardan en lograrlo. En cualquier caso, parece ser que el hombro no puede estar inmovilizado durante todo el tiempo necesario para su completa curación. Itoi y cols., que examinaron hombros luxados mediante RM y que encontraron que el labro anterior tenía una separación de la glenoides de 1,9 mm cuando el hombro estaba en rotación interna, pero de sólo 0,1 mm cuando brazo estaba en rotación externa, sugirieron la inmovilización en rotación externa en vez de en la posición estándar de rotación interna.[317] No proporcionaron ninguna información clínica en cuanto al seguimiento. (Se remite al lector a la sección previa sobre «Recidivas de la inestabilidad tras luxaciones anteriores», «Efecto del tratamiento posluxación», para una revisión de parte de la bibliografía existente sobre la eficacia de los diferentes programas de tratamiento posreducción.)

Los autores tratan las luxaciones que se producen por primera vez de forma semejante al tratamiento posquirúrgico de la reparación de una luxación. Así, a los pacientes jóvenes se les somete al «programa 90-0», en el cual durante las tres primeras semanas se limita la flexión a 90° y la rotación externa a 0°, en tanto se conserva la potencia mediante ejercicios isométricos del manguito de los rotadores y del deltoides. El codo debe extenderse por completo, al menos varias veces al día, para evitar «el dolor por el uso del cabestrillo». Puesto que la rigidez del hombro, del codo y de la mano es más probable que se desarrolle en personas mayores de 30 años, la duración de la inmovilización se reduce progresivamente, conforme aumenta la edad del individuo.[361,459,460,609,783] A las 3 semanas de la reducción se explora al paciente para valorar si hay rigidez; si es difícil lograr la rotación externa hasta 0°, se inicia un protocolo de ejercicios de estiramiento. En otros casos, se permite al paciente que incremente el uso del hombro según lo cómodo que se sienta.

Fortalecimiento

A las tres semanas, el paciente inicia unos ejercicios de fortalecimiento del manguito de los rotadores más vigorosos mediante tubos de goma o pesas. Se debe informar al paciente de que unos músculos subescapular e infraespinoso fuertes se encuentran en una situación óptima para mejorar la estabilidad glenohumeral.[626]

Burkhead y Rockwood,[78] Glousman y cols.[219] y Tibone y Bradley[697] destacaron la importancia de reforzar no sólo el manguito de los rotadores, sino también los músculos estabilizadores de la escápula, dada su importancia decisiva en brindar una plataforma estable para la función del hombro. Burkhead y Rockwood[78] encontraron que un programa de ejercicios completo era eficaz en el tratamiento del 12% de los pacientes con una subluxación traumática, en el 80% de los que tenían una subluxación anterior atraumática y en el 90% de los que tenían una inestabilidad posterior.

A las seis semanas se recomienda practicar natación para mejorar la resistencia y la coordinación. A los tres meses de la luxación, la mayoría de los pacientes deben tener una flexión y rotación del hombro casi completas. No se permite que el paciente utilice el brazo lesionado en deportes o en trabajos que supongan levantar el brazo por encima de la cabeza hasta que se logre: 1) una potencia de los rotadores normal, 2) una elevación anterior cómoda y casi completa y 3) la confianza en su hombro, para alcanzar las posiciones necesarias. Cualquier desviación de la evolución prevista en la recuperación obliga a una reevaluación cuidadosa en busca de fracturas ocultas, cuerpos libres, desgarros del manguito de los rotadores, lesiones de nervios periféricos y de una artritis glenohumeral.

Indicaciones de cirugía precoz en la luxación anterior del hombro

Interposición de partes blandas

Tietjen[700] publicó un caso en el que fue necesaria la cirugía para recuperar el supraespinoso, el infraespinoso y el redondo mayor, que habían sufrido una avulsión y habían quedado interpuestos entre la cabeza humeral y la cavidad glenoidea.

Bridle y Ferris[71] describieron un caso de una reducción cerrada, al parecer satisfactoria, de una luxación anterior del hombro que aparentemente se confirmó en una radiografía anteroposterior. Sin embargo, el paciente continuó experimentando un dolor intenso, y en la proyección axilar lateral ulterior se demostró una subluxación anterior persistente de la articulación glenohumeral. En la reducción abierta se identificó al vientre roto del subescapular, que se hallaba interpuesto entre la cabeza humeral y la cavidad glenoidea. Inao y cols.[309] publicaron un caso de luxación anterior aguda del hombro no reducible mediante tratamiento cerrado debido a la interposición del tendón de la porción larga del bíceps, que se había desplazado hacia atrás.

Fractura desplazada del troquíter

Aunque no es infrecuente que en una luxación anterior del hombro se asocie una fractura de troquíter, dicha tuberosidad suele reducirse y quedar en una posición aceptable tras la reducción de la luxación (Figs. 14-5 y 14-104). En ocasiones, el fragmento del troquíter se desplaza hacia arriba hasta quedar por debajo del acromion, o retraído hacia atrás, por acción de los músculos del manguito. Si el troquíter sigue desplazado tras la reducción de la articulación del hombro (Fig. 14-108), hay que considerar la posibilidad de efectuar una reducción anatómica y una fijación interna del fragmento, reparando la concomitante dehiscencia de los tendones del manguito de los rotadores (Fig. 14-105). El grado de desplazamiento superior del fragmento de la tuberosidad es relativamente fácil de determinar en una radiografía anteroposterior en el plano escapular. El desplazamiento posterior es más difícil de valorar. Es importante buscar el signo de la «tuberosidad ausente», en el cual falta el contorno normal del troquíter. Si nos preocupa una posible posición anteroposterior de la tuberosidad en las radiografías simples, debemos considerar el realizar una TC. Si se permite que la tuberosidad cure con un desplazamiento posterior, puede producir el equivalente funcional tanto de un desgarro del manguito de los rotadores como el de un bloqueo óseo en la rotación externa.

Fractura del rodete glenoideo

Aston y Gregory[24] describieron tres casos en los que se había producido una gran fractura anterior glenoidea a consecuencia de una caída sobre la cara lateral del hombro en abducción. Cuando hay una incongruencia intraarticular, o el arco glenoideo eficaz es insuficiente, la fractura del reborde glenoideo puede requerir la reducción abierta y la fijación interna (véase Fig. 14-98).

Problemas especiales

Ocasionalmente, hay que considerar el realizar una reconstrucción quirúrgica precoz cuando un paciente necesita tener una estabilidad del hombro absoluta y completa antes de reanudar su trabajo o actividades deportivas. Hertz y cols.[279] publicaron los resultados de un seguimiento de 2,4 años de 31 pacientes que habían sufrido una luxación inicial tratada mediante reparación primaria de una lesión de Bankart demostrada por artroscopia: ningún caso presentó una inestabilidad recidivante. Arciero y cols.[18,19] comenzaron un estudio en West Point en el cual, tras la luxación inicial, la lesión de Bankart se reparó mediante artroscopia. Sus resultados iniciales mostraron una disminución de la inestabilidad recidivante desde un 80%, con el tratamiento no quirúrgico, hasta el 14%, con la reparación precoz.[17-19]

Luxaciones posteriores

Reducción

La reducción de las luxaciones posteriores traumáticas agudas puede ser mucho más difícil que la de las luxaciones anteriores traumáticas agudas. Hawkins y cols.[265] revisaron 41 casos de luxaciones posteriores de hombro fijas. El intervalo medio entre la lesión y el diagnóstico fue de un año. En siete hombros se aceptó la deformidad. La reducción cerrada tuvo éxito en sólo en 6 de los 12 casos en los que se intentó.

Los narcóticos intravenosos combinados con relajantes musculares o con tranquilizantes pueden proporcionar una analgesia y relajación muscular que sean insuficientes; podría ser necesario tener que recurrir a la anestesia general con parálisis muscular. Habitualmente, una vez eliminado el espasmo muscular, puede lograrse la reducción cerrada atraumática. Con el paciente colocado en decúbito supino se aplica una tracción longitudinal y lateral al brazo mientras se gira con suavidad en rotación interna y externa. Una vez desimpactada la cabeza, se asciende hacia delante hasta colocarla de nuevo en la cavidad glenoidea. En las luxaciones posteriores fijas, puede ser necesario tensar suavemente el manguito posterior y la cápsula mediante una rotación interna máxima del húmero antes de intentar la reducción. Hay que tener cuidado de no forzar el brazo en rotación externa antes de lograr la reducción; si la cabeza está fija en sentido posterior sobre el reborde glenoideo, la rotación externa forzada podría producir una fractura de la cabeza o de la diáfisis humerales.

Si no es posible realizar la reducción cerrada con suavidad de una luxación glenohumeral posterior fija, puede lograrse la reducción abierta mediante un abordaje deltopectoral anterior.[147,265,335,371,375,458,604,633] Como la anatomía local sufre una distorsión importante, se utiliza el tendón de la porción larga del bíceps como una guía hasta el troquín. El subescapular se libera mediante osteotomía del troquín o por incisión directa. Una vez expuesta la cavidad glenoidea, se realiza la reducción abierta tirando suavemente de la cabeza humeral en sentido lateral, y después elevando su superficie articular hasta que quede frente a la cavidad glenoidea.

Cuidados tras la reducción

Si tras la reducción cerrada el hombro queda estable en posición de cabestrillo, este tipo de tratamiento posquirúrgico es el más cómodo para el paciente. Sin embargo, si nos preocupa una inestabilidad recidivante, se inmoviliza el hombro con un vendaje cruzado en V o mediante un tirante, con el grado de rotación externa necesario para lograr estabilidad.[90,91] Scougall[641] ha demostrado experimentalmente en monos que el rodete glenoideo posterior y la cápsula, desinsertados quirúrgicamente, curan sólidamente sin reparación. Concluyó que la mejor posición de inmovilización para la curación de todas las estructuras posteriores era la abducción, la rotación externa y la extensión, y que la posición debería mantenerse durante 4 semanas.

Aunque algunos autores han recomendado la fijación con alfileres durante 3 semanas tras la reducción,[761] este método conlleva el riesgo de que el alfiler se rompa y de infección.

Cirugía precoz en la luxación posterior traumática aguda

Las indicaciones quirúrgicas incluyen una fractura desplazada del troquín, una fractura glenoidea posterior importante, una luxación irreducible, una luxación abierta o una reducción inestable.

Una causa importante de inestabilidad recidivante tras la reducción de una luxación posterior es la presencia de un gran defecto anteromedial en la cabeza humeral. Si en el momento de la reducción resulta imposible lograr la estabilidad debido a tal defecto, éste puede transformarse en extraarticular rellenándolo con el tendón del subescapular, como describe McLaughlin,[397,453-455,458] o con el troquín, como describió Neer.[516,597] Si el defecto de la cabeza humeral abarca más del 30% de la superficie articular, puede estar indicada la sustitución protésica; de otra forma, la inestabilidad podría recidivar con la rotación interna. Hawkins y cols. demostraron cada una de estas técnicas en una serie de luxaciones posteriores fijas.[265]

Tras la operación, se puede inmovilizar el brazo mediante un cabestrillo y vendaje durante dos semanas, como recomienda McLaughlin, el brazo puede situarse en lado posterior al plano coronal con una banda de cinta adhesiva o con un sostén de lona, como recomiendan Rowe y Zarins,[617] o con un vendaje en V modificado en rotación neutra durante seis semanas, seguido de ejercicios de rehabilitación entre 3 y 6 meses adicionales, según recomienda Rockwood.[597]

Keppler y cols. sugirieron la práctica de una osteotomía rotacional del húmero como tratamiento consecutivo a la reducción de las luxaciones posteriores fijas.[353]

Luxación posterior crónica

Cuando el paciente, en particular el paciente senil, ha tenido durante meses o años una luxación posterior crónica, con mínimo dolor y conservando un arco de movimiento funcional, puede que no esté indicada la cirugía. No obstante, si existe discapacidad y se cuenta con una adecuada reserva ósea en la articulación glenohumeral, se puede considerar la reducción abierta con transferencia del subescapular o del troquín o una artroplastia de hombro.[617]

MÉTODO DE TRATAMIENTO PREFERIDO POR LOS AUTORES

Nuestro tratamiento de una luxación posterior traumática aguda comienza estableciendo la extensión y cronicidad de la lesión. Es necesario hacer una evaluación radiográfica completa que incluya proyecciones anteroposteriores y laterales en el plano de la escápula y una proyección axilar. Hay que observar cuidadosamente si existen fracturas asociadas, incluyendo la extensión de la fractura por impresión de la cabeza humeral anteromedial. Bajo anestesia y relajación muscular, se intenta la reducción cerrada suave aplicando una tracción axial sobre el brazo. Si la cabeza está trabada en el reborde glenoideo, una rotación interna suave puede distender la cápsula posterior para facilitar la reducción. La tracción lateral sobre la porción proximal del húmero puede desbloquear la cabeza humeral. Una vez libre, se realiza una rotación externa suave del húmero. Una vez lograda la reducción y confirmada radiográficamente, ésta se mantiene durante tres semanas mediante una faja en actitud de «estrechar la mano» (Fig. 14-116) o con una ortesis (Fig. 14-117) en rotación neutra y ligera extensión. Durante este período de inmovilización se hacen ejercicios de rotación externa e isométricos del deltoides. Una vez que se quita el yeso, se inicia un *vigoroso* programa de potenciación de los rotadores internos y externos. Se permite que se recupere el arco de movimiento mediante el uso activo, empezando con la elevación en el plano de la escápula. No se reanudan las actividades físicas vigorosas hasta que el hombro no se haya fortalecido y hayan transcurrido tres meses desde la reducción. Se recomienda practicar natación para desarrollar resistencia y coordinación muscular.

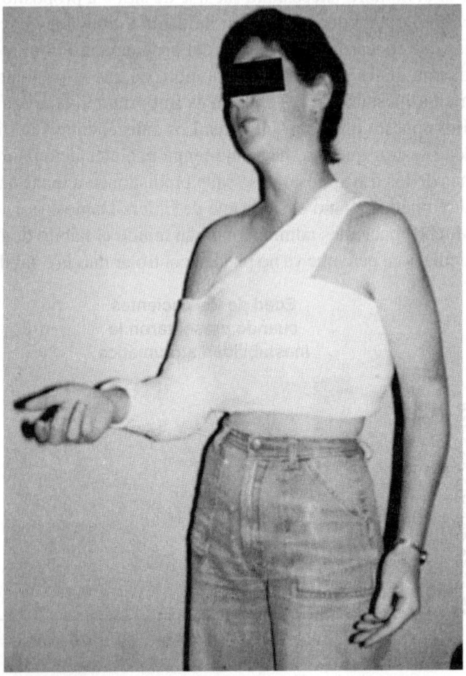

Fig. 14-116 • Enyesado en actitud de estrechar la mano. Tras confirmar radiográficamente la reducción cerrada de una luxación traumática aguda posterior, se coloca un yeso en rotación neutra y en ligera extensión durante tres semanas.

Cuando el defecto de la cabeza humeral abarca entre un 20% y un 40% de ésta, se plantea la transferencia del subescapular hasta el defecto para evitar la inestabilidad recidivante. Cuando el defecto de la cabeza humeral es mayor del 40%, se valora el colocar una prótesis humeral proximal para reemplazar la superficie articular perdida. Si la luxación es claramente crónica, hay que considerar la aceptación de la luxación y centrar la atención en mejorar la capacidad del paciente para llevar a cabo las actividades de la vida diaria.

EVALUACIÓN: INESTABILIDAD RECIDIVANTE

Tras una primera luxación, el hombro puede recuperar su estabilidad funcional, o ser víctima de una inestabilidad glenohumeral recidivante. Aunque se observan formas intermedias de inestabilidad recidivante, la gran mayoría de los hombros con inestabilidad recidivante se cree que tienen un origen atraumático o traumático.

Inestabilidad atraumática recidivante

La inestabilidad atraumática es la que surge sin que haya un traumatismo que desgarre las partes blandas estabilizadoras o que

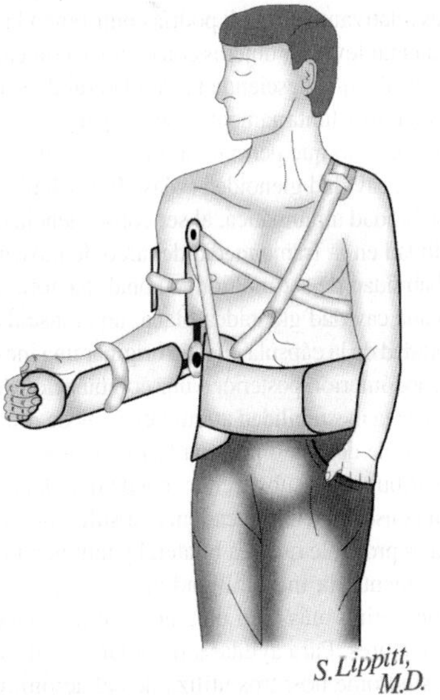

Fig. 14-117 • Para inmovilizar el brazo tras la reducción de una luxación posterior o tras una reparación capsular global se utiliza una ortesis. *(Modificada de Matsen FA III, Lippitt SB, Sidles JA y Harryman DT II: Practical Evaluation and Management of the Shoulder. Filadelfia: WB Saunders, 1994.)*

origine un defecto en la cabeza humeral, una fractura de las tuberosidades o del reborde glenoideo. Hay hombros que son más susceptibles a la inestabilidad atraumática. Una cavidad glenoidea pequeña o funcionalmente plana puede poner en peligro los mecanismos estabilizadores, como la compresión de la concavidad, la adherencia-cohesión y la ventosa de succión glenoidea. Un tejido capsular delgado o demasiado distensible puede invaginarse dentro de la articulación cuando se aplica una tracción, limitando de este modo la eficacia estabilizadora del volumen articular limitado. Una cápsula grande, con una gran capacidad potencial, puede permitir posiciones escapulohumerales que rebasen el arco de equilibrio estable. Cuando los músculos del manguito de los rotadores son débiles no proporcionan la suficiente compresión para el mecanismo estabilizador compresivo de la concavidad. Un control neuromuscular deficiente puede fracasar al situar la escápula de forma que equilibre la fuerza de reacción neta de la articulación humeral. Una posición anómala voluntaria o inadvertida del húmero, en un plano escapular excesivamente anterior o posterior, puede causar que la fuerza de reacción neta de la articulación humeral quede fuera de los ángulos de estabilidad del equilibrio. Una vez iniciada, la inestabilidad puede perpetuarse por compresión del reborde glenoideo, lo que resulta de un deficiente centrado crónico de la cabeza humeral. Una excesiva distensibilidad labral puede predisponer a esta pérdida de profundidad glenoidea eficaz.

Cualquiera de estos factores, ya sea individualmente o en combinación, puede contribuir a la inestabilidad de la articulación glenohumeral. Por ejemplo, la subluxación glenohumeral posterior puede estar causada por la combinación de una cavidad glenoidea relativamente plana en su parte posterior, y por la tendencia a retraer la escápula durante la elevación anterior del brazo; dicha combinación origina que se utilice el húmero elevado en planos escapulares excesivamente anteriores. Un tejido capsular excesivamente distensible en combinación con una musculatura del manguito de los rotadores relativamente débil podría contribuir a la subluxación inferior al intentar levantar objetos con el brazo colocado en el costado. Si se permite que descienda la cara lateral de la escápula (ya sea voluntaria o involuntariamente), se relajan las estructuras capsulares superiores, lo que permite la traslación inferior del húmero respecto a la cavidad glenoidea (véase Fig. 14-16).[315]

La inestabilidad atraumática, al ser consecuencia de la pérdida de la estabilidad en la franja media del arco de movimiento, tiene mayor probabilidad de ser multidireccional. Factores patogénicos tales como una cavidad glenoidea plana, una musculatura débil y la distensibilidad de la cápsula pueden originar una inestabilidad en sentido anterior, inferior, posterior o una combinación de ellos. Aunque el inicio de la inestabilidad atraumática puede estar provocado por un período de desuso o por una lesión menor, muchos de los factores contribuyentes subyacentes puede que dependan del desarrollo. En consecuencia, la tendencia a sufrir una inestabilidad atraumática es probable que sea bilateral y también familiar.

Aparentemente, la inestabilidad atraumática no es un diagnóstico simple, sino más bien un síndrome que puede surgir de numerosos factores. Para ayudar a recordar los diferentes aspectos de este síndrome nosotros utilizamos el acrónimo AMBRII. La inestabilidad es **A**traumática, habitualmente asociada con una laxitud **M**ultidireccional y con hallazgos **B**ilaterales. El tratamiento consiste predominantemente en la **R**ehabilitación, que está dirigida a restaurar el óptimo control neuromuscular. Si es necesaria la cirugía, puede que incluya la reconstrucción del mecanismo del **I**ntervalo rotador y del ligamento cápsulo-coracohumeral, así como el tensado de la cápsula **I**nferior. El diagnóstico y el tratamiento de este trastorno se han descrito detalladamente.[107,410,441,530]

Anamnesis

La mayoría de los pacientes con AMBRII son menores de 30 años (Fig. 14-118). Como la inestabilidad se produce en posiciones de la franja central del arco de movimiento del hombro, la inestabilidad atraumática origina típicamente molestias y disfunción en las actividades de la vida diaria. En general, dichos pacientes presentan las mayores dificultades durmiendo, levantando los brazos por encima de la cabeza y al lanzar objetos (Tabla 14-2 y Fig. 14-119). Su estado general de salud, según el cuestionario SF 36, no es tan satisfactorio en término medio como el de un grupo comparable de pacientes con inestabilidad traumática (Fig. 14-120).

El comienzo suele ser insidioso, aunque puede surgir tras una lesión leve o un período de desuso. Los desplazamientos no deseados pueden oscilar desde una sensación de «deslizamiento» leve en la articulación hasta una luxación completa de la cabeza humeral respecto de la cavidad glenoidea. Es característico que el desplazamiento se reduzca espontáneamente, tras lo cual el paciente puede reanudar sus actividades sin gran dolor ni problemas importantes. Al evolucionar el trastorno, el paciente advierte que el hombro se ha vuelto cada vez más laxo, pudiendo sentir que se desliza y que produce un chasquido al volver a su posición, con una facilidad creciente y en un número de actividades cada vez mayor. Puede haber sensación de incomodidad del hombro, incluso con el brazo en reposo. Los pacientes pueden «sacar» voluntariamente el hombro de su sitio y en ocasiones notan como si el hombro «necesitara sacarse de sitio» a propósito.

Es importante documentar en la historia clínica las circunstancias que rodearon el comienzo del problema, así como todas y cada una de las posiciones del hombro en que el paciente experimenta inestabilidad. También es importante observar si el hombro opuesto presenta síntomas. Los antecedentes familiares pueden mostrar que otro hermano tenga una afectación similar, además de los trastornos que se sabe predisponen a la inestabilidad atraumática, como el síndrome de Ehlers-Danlos.

Muchos pacientes admiten que han tenido el hábito de luxar la articulación, pero que ya no pueden controlar más la estabilidad

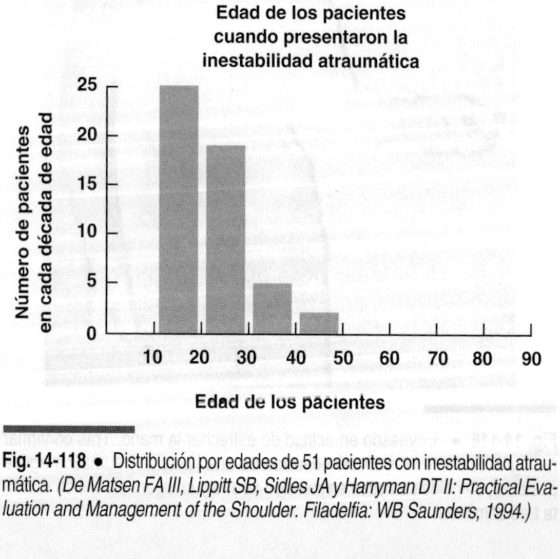

Fig. 14-118 • Distribución por edades de 51 pacientes con inestabilidad atraumática. *(De Matsen FA III, Lippitt SB, Sidles JA y Harryman DT II: Practical Evaluation and Management of the Shoulder. Filadelfia: WB Saunders, 1994.)*

Tabla 14-2 • Características de los pacientes con inestabilidad traumática (TUBS) inestabilidad atraumática (AMBRII) y con reparaciones de inestabilidad fallidas

	TUBS	AMBRII	Reparaciones fallidas
N.º de pacientes	101	70	76
% mujeres	26%	38%	28%
% en el lado derecho	55%	68%	51%
Edad	29±10	27±10	31±8
% con capacidad funcional	***TUBS (101)***	***AMBRII (70)***	***Reparaciones fallidas (76)***
Dormir sobre el lado afectado	43	19	11
Comodidad en el lado afectado	87	71	56
Lavarse el hombro opuesto	69	64	39
Mano detrás de la cabeza	77	75	48
Ajustarse una camiseta	89	81	54
Colocar un peso de 3,5 kg en un estante	53	35	28
Colocar un peso de 2,2 kg en un estante	91	75	65
Colocar una moneda en un estante	93	77	73
Lanzar un objeto levantando el brazo	31	35	15
Realizar el trabajo habitual	69	46	42
Lanzamiento por debajo	83	70	44
Llevar 9 kg	73	61	46
Estado de salud	***TUBS (101)***	***AMBRII (70)***	***Reparaciones fallidas (76)***
Estado físico	52	35	28
Comodidad	60	43	43
Función física	85	78	71
Estado emocional	86	72	70
Función social	84	73	66
Vitalidad	67	58	55
Salud mental	78	74	68
Salud en general	81	78	68

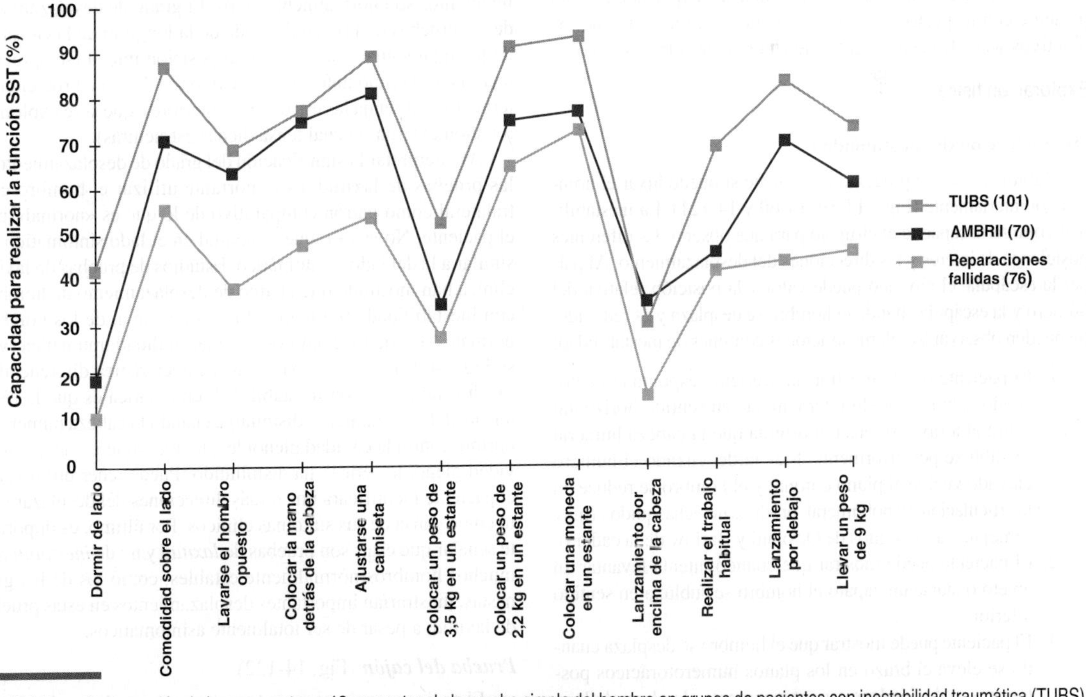

Fig. 14-119 • Comparación de las respuestas a 12 preguntas de la prueba simple del hombro en grupos de pacientes con inestabilidad traumática (TUBS), inestabilidad atraumática (AMBRII) y con reparaciones fallidas de la inestabilidad.

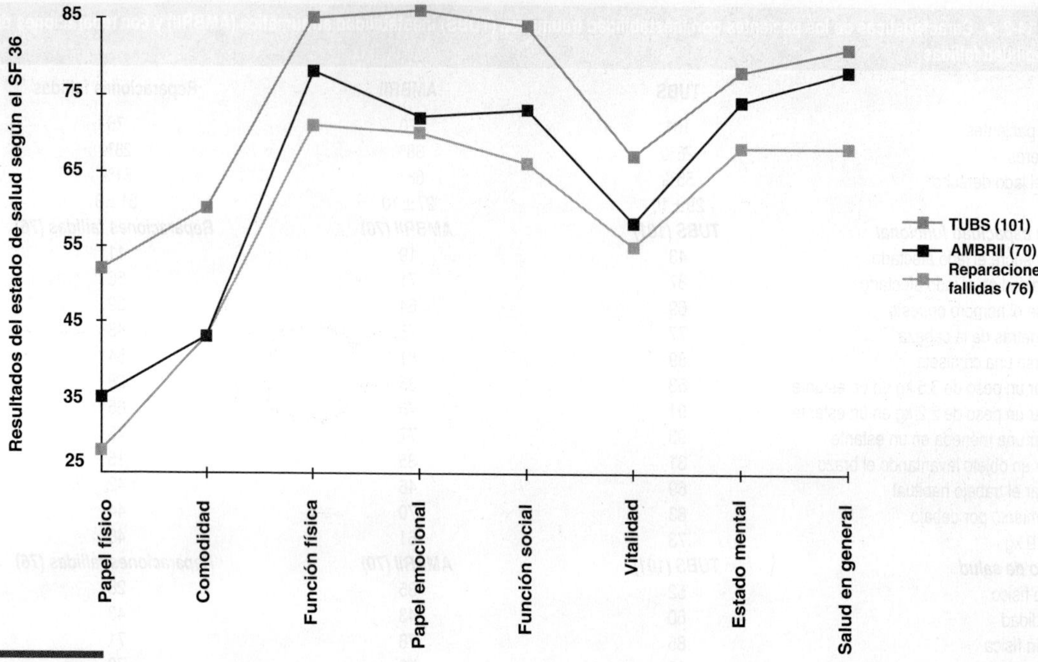

Fig. 14-120 • Comparación de los resultados del cuestionario SF 36 sobre el estado general de salud en grupos de pacientes con inestabilidad traumática (TUBS), inestabilidad atraumática (AMBRII) y con reparaciones fallidas de la inestabilidad.

articular. El cirujano debe precisar si la luxación habitual sigue siendo una característica del problema del paciente. Resulta evidente que para la cirugía es difícil curar la inestabilidad habitual.

Por último, es importante documentar las expectaciones del paciente con respecto a su hombro, para cerciorarse de que los objetivos sean alcanzables antes de emprender el tratamiento.

Exploración física

Demostración de inestabilidad

Habitualmente se pregunta al paciente si puede luxar el hombro voluntariamente (Figs. 14-59, 14-60 y 14-121). La inestabilidad voluntaria capacita al cirujano para que observe las diferentes posiciones de interés y las direcciones del desplazamiento. Al palpar la escápula, el cirujano puede valorar la posición relativa del húmero y la escápula cuando el hombro se desplaza y es reducido. Se pueden observar tres demostraciones comunes de inestabilidad:

1. El paciente puede mostrar un «reflejo» espontáneo colocando el brazo rotado internamente en sentido horizontal sobre el tórax; esta acción origina que la cabeza humeral se subluxe posteriormente. Más tarde, cuando el húmero elevado vuelve al plano coronal y el hombro se reduce en la articulación glenohumeral, produce un «chasquido» (muy semejante a los signos de Ortolani y Barlow de la cadera).
2. El paciente puede mostrar que cuando intenta levantar un objeto o atarse un zapato el hombro se subluxa en sentido inferior.
3. El paciente puede mostrar que el hombro se desplaza cuando se eleva el brazo en los planos humerotorácicos posteriores, reduciéndose espontáneamente al volver al plano coronal.

Métodos para identificar la laxitud

Las pruebas de laxitud exploran el grado de desplazamiento que permite el hombro, comenzando en posiciones en las que los ligamentos son normalmente laxos. El grado de desplazamiento de las pruebas de laxitud depende de la longitud de la cápsula y de los ligamentos, así como de la posición inicial (se apreciará una mayor laxitud anterior si se explora el brazo en rotación interna, lo cual relaja las estructuras anteriores, que si se explora en rotación externa, lo cual tensa dichas estructuras).

Al interpretar la significación del grado de desplazamiento en las pruebas de laxitud, es importante utilizar el hombro contralateral como patrón comparativo de lo que es «normal» para el paciente. No es raro que la laxitud en el lado sintomático sea similar a la del lado asintomático. Estudios de pruebas de laxitud clínica han mostrado que el arco de desplazamiento de hombros con inestabilidad atraumática fue semejante al de los hombros normales o al de los hombros con inestabilidad traumática (véase Fig. 14-45).[253] Sin embargo, una característica diferencial de muchos hombros con inestabilidad atraumática es que la resistencia al desplazamiento disminuye cuando la cabeza humeral se oprime contra la cavidad glenoidea, lo que sugiere que la concavidad glenoidea eficaz ha disminuido. Puede tener utilidad que el paciente identificara una o más direcciones del desplazamiento como causa de sus síntomas clínicos. Por último, es importante señalar que estas son pruebas de *laxitud* y no de *inestabilidad;* muchos hombros normalmente estables, como los de los gimnastas, mostrarían importantes desplazamientos en estas pruebas de laxitud, a pesar de ser totalmente asintomáticos.

Prueba del cajón (Fig. 14-122)

El paciente se sienta con el antebrazo apoyado en el regazo y con el hombro relajado. La persona que realiza la exploración se

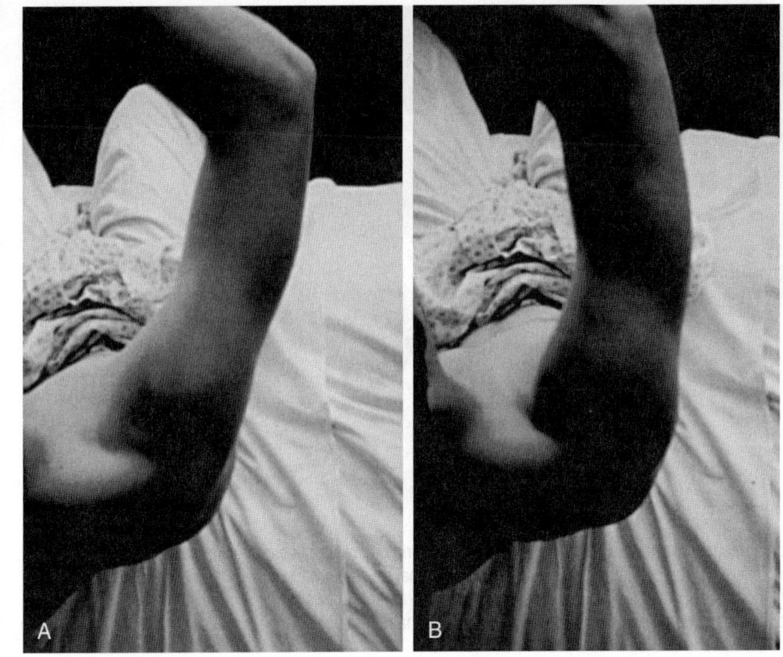

Fig. 14-121 • Prueba de la sacudida voluntaria. **A,** Aspecto normal del hombro antes de que el paciente realice la prueba de la sacudida. **B,** Con el movimiento horizontal del brazo cruzándolo sobre el tórax, la cabeza humeral se desliza por la parte posterior de la cavidad glenoidea con una sacudida de luxación y aparece una prominencia en la cara posterior del hombro del paciente. Cuando el brazo vuelve a la posición mostrada en **A**, se produce la sacudida de reducción.

sitúa de pie por detrás del paciente. El médico estabiliza con una mano la cintura escapular (escápula y clavícula), en tanto que con la otra sujeta el extremo proximal del húmero. Estas pruebas se realizan con: 1) una mínima carga compresiva (sólo la suficiente para centrar la cabeza en la cavidad glenoidea) y 2) con una carga compresiva notable (para captar la sensación de eficiencia de la cavidad glenoidea). Partiendo de la posición centrada con una carga compresiva mínima, se comienza empujando el húmero hacia delante, para valorar el grado de desplazamiento anterior debido a la escápula. La traslación anterior del hombro normal llega hasta un firme punto final sin chasquido, dolor ni aprensión. Un chasquido o crujido en una subluxación anterior o en una reducción puede sugerir un desgarro labral o una lesión de Bankart. Después se repite la prueba aplicando una notable carga compresiva antes de intentar el desplazamiento, para apreciar la suficiencia del labio glenoideo anterior. Se devuelve el húmero a su posición neutra y se realiza la prueba del cajón posterior, comenzando con una carga compresiva mínima y una vez más con una carga notable, para juzgar respectivamente el grado de desplazamiento y la eficacia del borde glenoideo posterior.[652]

Prueba del surco (Figs. 14-123 y 14-124)

El paciente se sienta con el brazo relajado en el costado. La persona que realiza la exploración centra la cabeza humeral con una carga compresiva mínima y después estira el brazo hacia abajo. La aparición de un surco o una depresión por debajo del acromion demuestra la presencia de una laxitud en sentido inferior. La competencia del labio glenoideo inferior se demuestra comprimiendo la cabeza humeral en la cavidad glenoidea mientras se aplica una tracción en sentido inferior.

Prueba del empuje-tracción (Fig. 14-125)

El paciente se sitúa en decúbito supino con el hombro por fuera del borde de la mesa de exploración. El brazo se encuentra en 90° de abducción y 30° de flexión. La persona que realiza la exploración se coloca de pie junto a la cadera del paciente, estira de su muñeca con una mano mientras con la otra intenta desplazar la porción proximal del húmero hacia abajo. En esta prueba, los hombros de los pacientes normales y relajados permitirán un desplazamiento posterior del 50%.

Pruebas de estabilidad

Las pruebas de estabilidad exploran la capacidad del hombro para resistir fuerzas que ponen a prueba su estabilidad en posiciones en que los ligamentos están normalmente sometidos a tensión.

Prueba del fulcro (Fig. 14-126)

El paciente se coloca en decúbito supino en el borde de la mesa de exploración con el brazo en 90° de abducción. La persona que realiza la exploración sitúa una mano sobre la mesa, bajo la articulación glenohumeral, de manera que actúe como punto de apoyo o fulcro. El brazo del paciente se extiende de forma suave, progresiva y en rotación externa sobre este punto de apoyo. Si se mantiene la posición de rotación externa pasiva y suave durante 1 minuto, se fatiga el subescapular y de este modo pone a prueba la contribución capsular a la estabilidad anterior del hombro. El paciente con una inestabilidad anterior por lo común muestra aprensión cuando se realiza esta maniobra (hay que observar las cejas, como clave de que el hombro está a punto de luxarse). En esta maniobra normalmente no se produce desplazamiento, puesto que se realiza en una posición en la que los ligamentos anteriores están sometidos a tensión.

Prueba de la manivela o de aprensión (Fig. 14-127)

El paciente se sienta dando la espalda a la persona que realiza la exploración. El brazo se mantiene en 90° de abducción y rotación externa. La persona que realiza la exploración tira hacia atrás de la muñeca del paciente con una mano, mientras que con

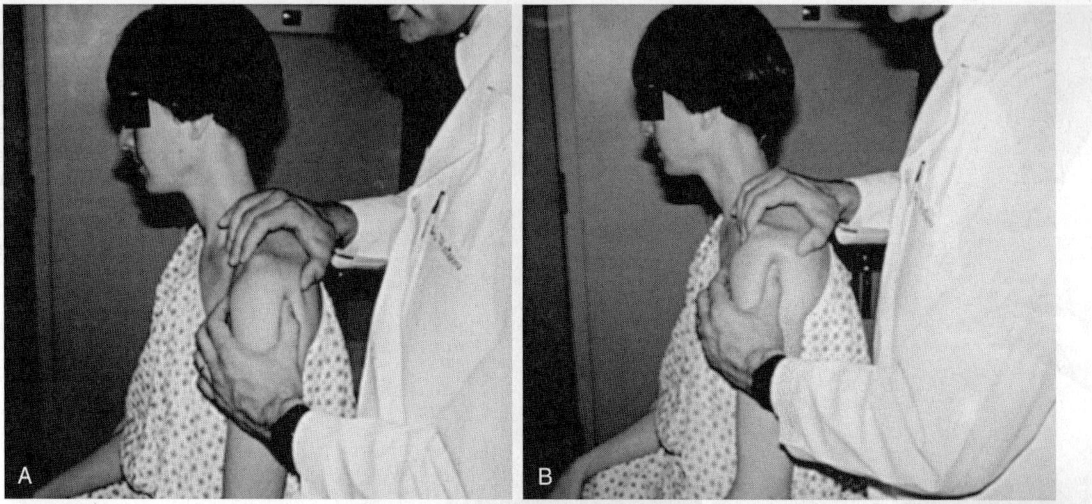

Fig. 14-122 • Prueba del cajón. **A,** Con el paciente sentado y el antebrazo sobre el regazo, la persona que realiza la exploración se coloca detrás del paciente y estabiliza la cintura escapular con una mano mientras que con la otra sujeta la porción proximal del húmero y oprime suavemente la cabeza humeral hacia la escápula para centrarla en la cavidad glenoidea. **B,** Entonces, la cabeza se empuja hacia delante para valorar la magnitud del desplazamiento anterior en relación con la escápula. Tras ello se coloca nuevamente en posición neutra, y se aplica una fuerza posterior para evaluar el grado de traslación posterior en relación con la escápula.

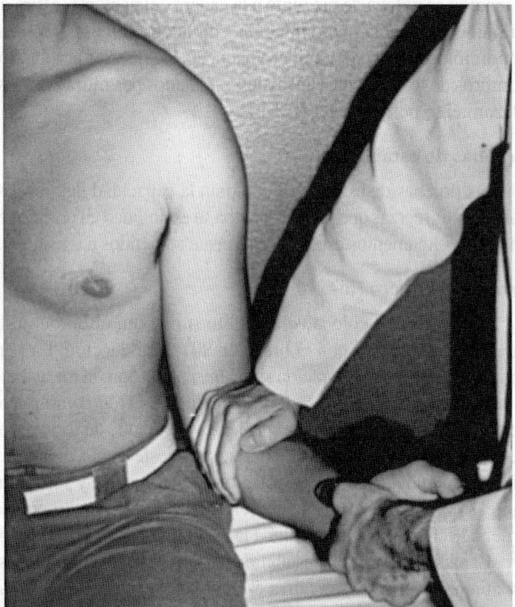

Fig. 14-123 • Prueba del surco. El paciente se encuentra sentado con el brazo relajado a un lado del tórax. La persona que realiza la exploración tira del brazo hacia abajo. La inestabilidad inferior se demuestra si aparece un surco (o depresión) por debajo del acromion. En el paciente de la fotografía, el resultado de la prueba es negativo.

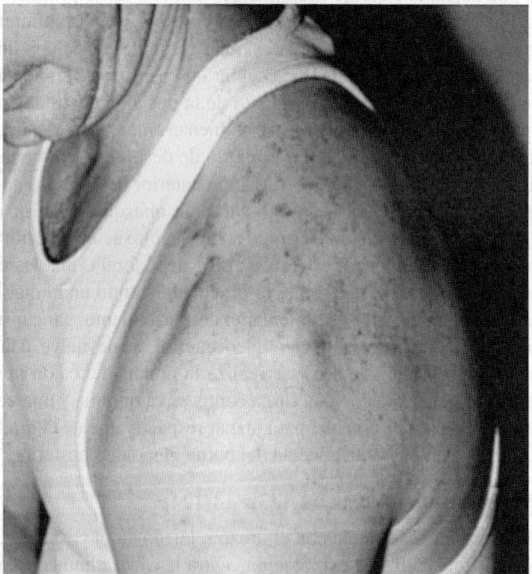

Fig. 14-124 • Signo del surco. Este paciente había sido sometido a una reparación posterior por una inestabilidad. Sin embargo, sigue teniendo una inestabilidad inferior y durante la prueba del surco muestra el surco (o depresión) por debajo de la cara anterior del acromion.

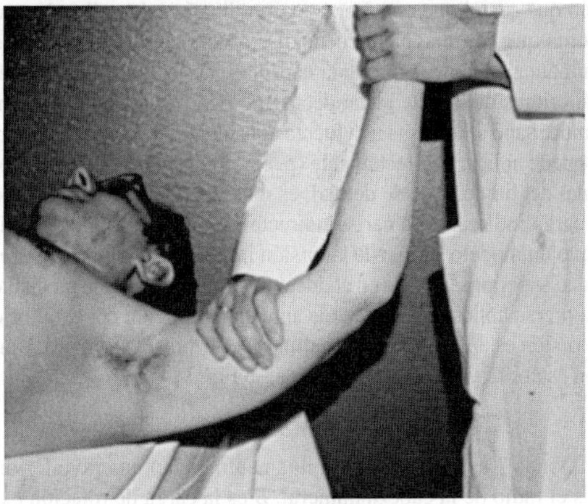

Fig. 14-125 • Prueba de tracción y contratracción. El paciente se encuentra en decúbito supino y relajado, con el hombro en el borde de la mesa de exploración. La persona que realiza la exploración estira con una mano de la muñeca hacia arriba mientras que con la otra empuja hacia abajo la porción proximal del húmero. En pacientes relajados es normal que haya una traslación posterior del húmero respecto a la cavidad glenoidea de aproximadamente el 50%.

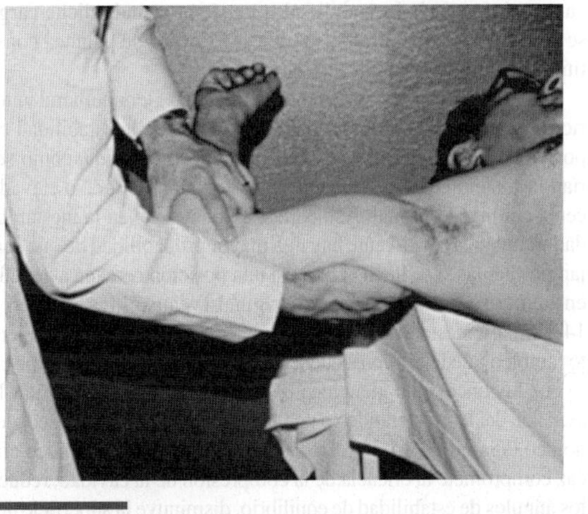

Fig. 14-126 • Prueba del punto de apoyo o fulcro. Con el paciente en decúbito supino y el hombro en el borde de la mesa de exploración, se realiza una abducción del brazo hasta 90°. La persona que realiza la exploración utiliza la mano derecha como punto de apoyo, mientras extiende y realiza una rotación externa el brazo de forma suave y progresiva. Si existiera una inestabilidad anterior, al realizar esta maniobra el paciente se mostraría aprensivo y nervioso o se produciría un desplazamiento del hombro.

la otra estabiliza la parte posterior del hombro. Un paciente con inestabilidad anterior por lo común mostrará aprensión ante esta maniobra. Al igual que con la prueba del punto de apoyo, no cabe esperar que haya desplazamiento en el hombro normal, dado que esta prueba se realiza en una posición en la que los ligamentos anteriores están sometidos a tensión.

Prueba de la sacudida (Figs. 14-121 y 14-128)

El paciente está sentado con el brazo en rotación interna y flexión anterior de 90°. La persona que realiza la exploración

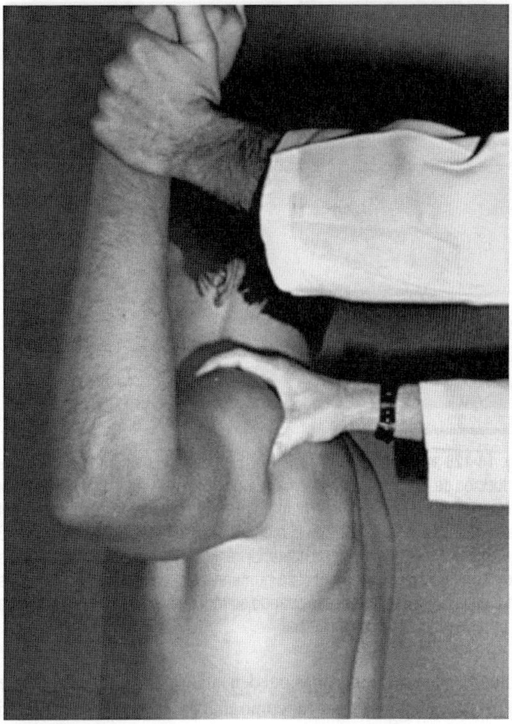

Fig. 14-127 • Prueba de la manivela. Se mantiene el brazo en abducción de 90° y rotación externa. La mano izquierda de la persona que realiza la exploración tira de la muñeca del paciente hacia detrás, mientras que con la derecha estabiliza la parte posterior del hombro. Un paciente con inestabilidad anterior muestra aprensión con esta maniobra.

agarra el codo e impone una carga axial sobre el húmero en dirección proximal. Mientras se mantiene la carga axial sobre el húmero, se mueve horizontalmente el brazo a través del cuerpo. La prueba es positiva cuando surge una sacudida repentina al deslizarse la cabeza humeral fuera de la porción posterior de la cavidad glenoidea. Cuando el brazo vuelve a la posición original de abducción de 90°, puede apreciarse una segunda sacudida, que corresponde a la cabeza humeral volviendo a la cavidad glenoidea.

Pruebas de resistencia

La resistencia de la abducción y la rotación se prueba para calibrar la fuerza de los músculos que contribuye a la estabilidad mediante la compresión de la concavidad. También se prueba la resistencia de los músculos extensores y elevadores de la escápula para valorar su capacidad de colocar la escápula en posición segura.

Radiografías

En la inestabilidad atraumática, es característico que las radiografías del hombro no muestren cambios patológicos óseos, no habiendo específicamente defecto posterolateral en la cabeza humeral, ni fractura del reborde glenoideo o formación de hueso nuevo, ni evidencia de fracturas en las tuberosidades. Dado que estos pacientes presentan típicamente una inestabilidad en el arco medio, las radiografías pueden mostrar un desplazamiento de la cabeza humeral con respecto a la cavidad glenoidea; por ejemplo, la proyección axilar puede mostrar una subluxación posterior. Oca-

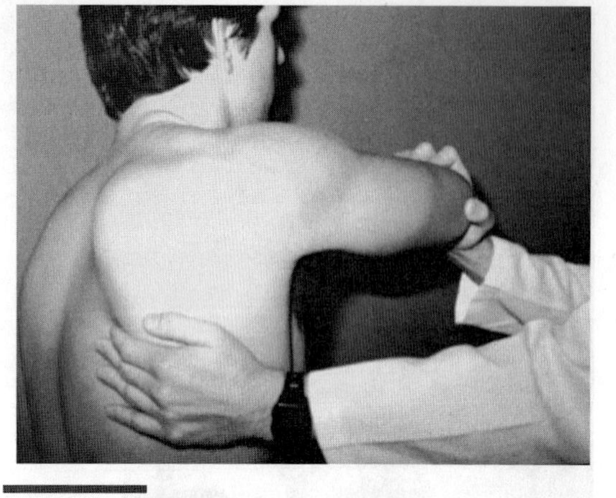

Fig. 14-128 • Prueba de la sacudida. El brazo del paciente se coloca en abducción de 90° y rotación interna. La persona que realiza la exploración ejerce una carga axial sobre el húmero mientras mueve el brazo horizontalmente a través del cuerpo. Con la mano izquierda estabiliza la escápula. El paciente con una inestabilidad posterior recidivante puede mostrar una sacudida repentina cuando la cabeza humeral se desliza por la porción posterior de la cavidad glenoidea, o cuando se reduce la cabeza al mover el brazo para llevarlo a la posición inicial.

sionalmente, las radiografías pueden sugerir factores subyacentes de inestabilidad atraumática, como una cavidad glenoidea relativamente pequeña o hipoplásica o una glenoides inclinada hacia detrás o por otra parte displásica. La fosa glenoidea ósea puede parecer muy aplanada; sin embargo, es difícil relacionar la aparente profundidad de la órbita ósea con la profundidad efectiva de la fosa formada por el cartílago y labro que recubren el hueso.

Artroscopia

Mediante el empleo de la artroscopia, Burkhart y cols. demostraron que la zona desnuda de la cavidad glenoidea era un punto de referencia constante del centro de la cavidad glenoidea.[77] La adecuación de la cavidad glenoidea puede valorarse determinando la cantidad de glenoides que rodea el área desnuda. Se ha utilizado la presencia del signo de entrar directamente como indicador de laxitud. En un estudio de 339 pacientes sometidos a artroscopia del hombro por cualquier motivo, se encontró que el signo de entrar directamente tenía una sensibilidad del 92% en el diagnóstico de la inestabilidad, pero sólo un 37,6% de especificidad. Los valores predictivos positivo y negativo fueron del 29,9% y 94,2%, respectivamente.[447]

En el diagnóstico de la inestabilidad atraumática nosotros no empleamos de forma ordinaria radiografías de estrés, artrografía, RM o artroscopia.

Inestabilidad traumática recidivante

La inestabilidad traumática es la que surge por una lesión de magnitud suficiente como para desgarrar la cápsula glenohumeral, sus ligamentos, el rodete glenoideo o el manguito de los rotadores, o producir una fractura del húmero o de glenoides. El paciente típico es un esquiador de 17 años cuya inestabilidad recidivante anterior comenzó con una caída sobre el brazo en abducción y rotación externa (aunque este trastorno se ha descrito incluso en niños de tres años).[164] Para lesionar estas estructuras tan fuertes es necesario que se aplique una fuerza extraordinaria sobre ellas. La patología que con mayor frecuencia se asocia con la inestabilidad traumática es la avulsión de la cápsula y de los ligamentos anteroinferiores del rodete glenoideo. Para lograr esta avulsión en un hombro sano se necesita una fuerza considerable. Aunque esta carga puede aplicarse directamente (p. ej., golpeando la porción proximal del húmero desde detrás), es más frecuente un mecanismo de carga indirecto. La carga indirecta se comprende mejor utilizando un modelo simple de la torsión implicada. Cuando la extremidad superior se coloca en abducción y rotación externa mediante una fuerza aplicada a la mano la siguiente ecuación del equilibrio de torsión es una aproximación útil, *si* se atribuye la principal función estabilizadora al ligamento (véase Fig. 14-48):

$$T = B \cdot E/R$$

Donde T es la tensión en el ligamento glenohumeral inferior, R es el radio de la cabeza humeral, B es la carga de rotación externa en abducción, aplicada a la mano, y E es la distancia desde el centro de la cabeza humeral a la mano. Si el radio de la cabeza humeral es de 2,5 cm y la distancia desde el centro de la cabeza a la mano es de 1 m, esta fórmula sugiere que el ligamento glenohumeral inferior soportaría una carga 40 veces mayor que la aplicada a la mano. De este ejemplo podemos observar que se necesita una carga relativamente pequeña para producir la lesión característica de la inestabilidad traumática cuando dicha carga se aplica de forma indirecta, a través del brazo de palanca constituido por la extremidad superior.

La avulsión del mecanismo del ligamento glenohumeral anterior (véase Fig. 14-34) priva a la articulación de la estabilidad en posiciones en las que esta estructura actúa como brida, como serían la rotación externa máxima y la extensión del brazo elevado cerca del plano coronal. Así, parece evidente que en la inestabilidad traumática recidivante hay una mayor probabilidad de que surjan problemas si se lleva el brazo a una posición cercana a aquélla en la que se produjo la lesión original (véanse Figs. 14-126 y 14-127). La inestabilidad en la zona media del arco de movimiento también puede ser consecuencia de una lesión traumática, puesto que la concavidad glenoidea podría estar comprometida por la avulsión del labro glenoideo o por una fractura del reborde óseo glenoideo (véase Fig. 14-33). La disminución del arco glenoideo eficaz compromete la eficacia de la compresión de la cavidad, reduce los ángulos de estabilidad de equilibrio, disminuye la superficie útil para la adherencia-cohesión y aminora la capacidad de la ventosa de succión glenoidea para adaptarse a la cabeza del húmero.

La esquina de la cavidad glenoidea queda contigua a la inserción del manguito en la tuberosidad al extender el húmero y situarlo en abducción y en rotación externa (Fig. 14-129).[414,441,483,607,729,730] De este modo, las mismas fuerzas que amenazan al ligamento glenohumeral inferior se aplican también a la zona del troquíter-inserción del manguito. Por ello, no es de extrañar que parte del cuadro clínico de la inestabilidad traumática consista en defectos posterolaterales de la cabeza humeral, fracturas de las tuberosidades y lesiones del manguito. La localización exacta y el tipo de lesión traumática dependen de la edad del paciente y de la magnitud, velocidad y dirección de la fuerza aplicada. Las avulsiones del rodete glenoideo, las fracturas del reborde glenoideo y los defectos posterolaterales de la cabeza humeral se observan con mayor frecuencia en personas jóvenes. En pacientes mayores de 35 años, la inestabilidad traumática tiende a asociarse con fracturas de troquíter y desgarros del manguito de los rotadores. Esta

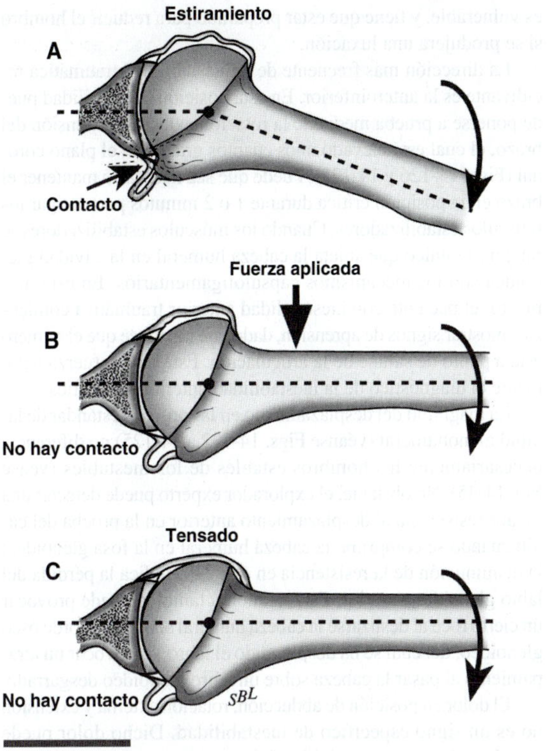

Fig. 14-129 • El contacto posterior entre el reborde glenoideo y la inserción del manguito sobre las tuberosidades se produce en la posición de aprensión, o de punto de apoyo, en particular si se ha tensado la cara anteroinferior de la cápsula y se permite la extensión del húmero hasta un plano escapular excesivamente posterior. Este contacto puede amenazar la integridad de la inserción posterior del manguito y la tuberosidad (**A**). La aplicación de una fuerza en sentido posterior sobre la cara frontal del hombro puede cambiar la posición humeroescapular lo suficientemente como para aliviar esta compresión posterior. Esta maniobra es semejante a la descrita en la prueba de la recolocación; sin embargo, este esquema sugiere que el mecanismo para aliviar la molestia consiste en evitar la compresión posterior en vez de eliminar la subluxación (**B**). Puede lograrse una protección similar contra la compresión posterior tensando la porción anterior de la cápsula, evitando de este modo la extensión del húmero hasta un plano escapular demasiado posterior (**C**). *(De Matsen FA III, Lippitt SB, Sidles JA y Harryman DT II: Practical Evaluation and Management of the Shoulder. Filadelfia: WB Saunders, 1994.)*

tendencia aumenta proporcionalmente según la edad del paciente al sufrir la primera luxación traumática. De esta manera, por regla general, los pacientes jóvenes necesitan tratamiento de las lesiones anteriores y los pacientes mayores, de las lesiones posteriores.

Los defectos posterolaterales de la cabeza humeral son características frecuentes de inestabilidad traumática. Estas lesiones se observan a menudo tras la primera luxación traumática y tienden a agrandarse con cada nuevo episodio. Esta lesión por impactación surge habitualmente cuando el borde anterior de la cavidad glenoidea es arrastrado hasta la superficie posterolateral de la articulación humeral. Es evidente que esta lesión está muy próxima a la inserción del manguito. Los defectos grandes de la cabeza comprometen la estabilidad al disminuir la congruencia articular del húmero.

Para ayudar a recordar las características comunes de la inestabilidad traumática empleamos el acrónimo TUBS. La inestabilidad surge por un episodio Traumático importante, típicamente por abducción y extensión del brazo que se eleva al plano coronal. La inestabilidad resultante suele ser Unidireccional, en sentido anteroinferior. Patológicamente consiste en una avulsión del labro y del complejo capsuloligamentario desde el reborde anteroinferior de la cavidad glenoidea, denominada comúnmente como lesión de Bankart. En caso de una inestabilidad traumática recidivante con importancia funcional, a menudo es necesaria la reconstrucción quirúrgica *(Surgical)* de dicha avulsión del rodete y del ligamento para restaurar la estabilidad.

Se sugiere al lector revisar los aspectos patológicos y patogénicos de la inestabilidad traumática descritos de Wirth y Rockwood.[768]

Anamnesis

La mayoría de los pacientes con TUBS tienen entre 14 y 34 años (Fig. 14-130). Estos pacientes presentan típicamente una dificultad para lanzar objetos por lo alto, pero muchos también tienen problemas durante el sueño, para colocar la mano detrás de la cabeza, y al levantar un peso correspondiente a unos 3,75 litros a nivel de la cabeza (Tabla 14-2 y Fig. 14-119). Su estado general de salud, como lo indican los datos del cuestionario de autoevaluación SF 36, es en término medio mejor que el de un grupo control de pacientes con inestabilidad atraumática (Fig. 14-120).

Luxación inicial

El elemento más importante de la anamnesis es definir la lesión original. Como habrá advertido todo aquel que haya intentado reproducir estas lesiones en un cadáver, se necesita una gran fuerza para producir una luxación traumática; en la mayoría de las muestras cadavéricas resulta imposible reproducir el mecanismo de la lesión de Bankart porque el húmero se fractura antes. En la típica inestabilidad traumática anterior, la estructura que se avulsiona es la parte más fuerte del mecanismo capsular del hombro, es decir, el ligamento glenohumeral anteroinferior. Para desgarrar este ligamento, debe aplicarse una gran fuerza al hombro cuando el brazo se encuentra en una posición que tense este ligamento. De este modo, el mecanismo usual de lesión entraña la aplicación de gran fuerza de extensión-rotación externa sobre el brazo elevado cerca del plano coronal. Dicho mecanismo puede producirse en una caída esquiando en la nieve, mientras se realiza un corte a gran velo-

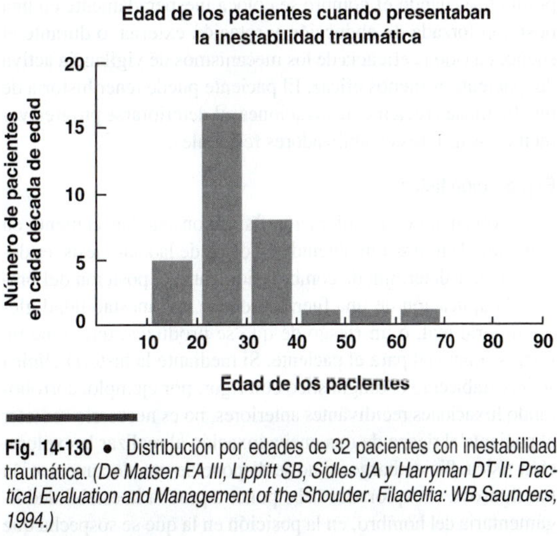

Fig. 14-130 • Distribución por edades de 32 pacientes con inestabilidad traumática. *(De Matsen FA III, Lippitt SB, Sidles JA y Harryman DT II: Practical Evaluation and Management of the Shoulder. Filadelfia: WB Saunders, 1994.)*

cidad en el esquí acuático, agarrando el brazo jugando al fútbol americano, al bloquear un saque en el balón volea o en baloncesto, o en accidentes industriales relativamente violentos en los que se aplica una fuerza de dirección posterior sobre la mano mientras el brazo se encuentra en abducción y rotación externa. Un levantamiento de peso de forma descuidada durante el trabajo o los accidentes automovilísticos cuando se viaja en el asiento trasero no parece que proporcionen las condiciones o mecanismos necesarios para que se produzca esta lesión. A menudo se necesita un interrogatorio directo y persistente para obtener una descripción completa del mecanismo de la lesión inicial, que incluya la posición del hombro y la dirección y magnitud de la fuerza aplicada. Sin embargo, esta información es crítica para establecer el diagnóstico.

Una luxación traumática inicial a menudo necesita ayuda para su reducción, en vez de reducirse espontáneamente, como es habitual en caso de la inestabilidad atraumática. A veces se dispone de radiografías de visitas previas al servicio de urgencias, que muestran el hombro en su posición de luxación. La luxación glenohumeral puede acompañarse de una neuropatía axilar o de otra índole. Cualquiera de estos hallazgos, ya sea individualmente o por separado, refuerzan el diagnóstico de una inestabilidad traumática en vez de una inestabilidad atraumática.

La inestabilidad traumática puede producirse sin que la luxación sea completa. En esta situación se produce una lesión traumática, pero que no basta para que la cabeza del húmero salga totalmente de la cavidad glenoidea. El hombro puede ser inestable porque, a causa de la lesión, se produce una aprensión o subluxación cuando se coloca el brazo cerca de la posición de lesión. En estos casos no existen antecedentes de que fuera necesaria la reducción ni de radiografías con el hombro en la posición luxada. Por ello, el diagnóstico depende con mayor razón de una cuidadosa anamnesis que se centre en la posición y en las fuerzas implicadas en el episodio inicial.

Episodios ulteriores de inestabilidad

Es típico que un hombro con una inestabilidad traumática se encuentre cómodo cuando se evitan las posturas que causan el trastorno. Sin embargo, la aprensión o la inestabilidad pueden impedir que el individuo se reincorpore al trabajo o que vuelva a practicar deporte. La subluxación o luxación recidivante puede producirse cuando el hombro se coloca inesperadamente en una posición forzada de abducción y rotación externa, o durante el sueño, cuando la eficacia de los mecanismos de vigilancia activa del paciente es menos eficaz. El paciente puede tener historia de una facilidad creciente de luxaciones, al deteriorarse progresivamente los factores estabilizadores residuales.

Exploración física

El objetivo de la exploración física consiste básicamente en confirmar la impresión obtenida de datos de la anamnesis, es decir, que una determinada combinación entre la posición del brazo y la aplicación de una fuerza produce una inestabilidad glenohumeral real, o un riesgo de que se produzca, que tiene un interés funcional para el paciente. Si mediante la historia clínica se ha establecido el diagnóstico con rigor, por ejemplo, corroborando luxaciones recidivantes anteriores, no es necesario someter al paciente al riesgo de una nueva luxación al realizar la exploración física. Sin embargo, si no se dispone de una documentación tan rigurosa, el explorador debe poner a prueba la estabilidad ligamentaria del hombro, en la posición en la que se sospecha que es vulnerable, y tiene que estar preparado para reducir el hombro si se produjera una luxación.

La dirección más frecuente de la inestabilidad traumática recidivante es la anteroinferior. En esta posición la estabilidad puede ponerse a prueba mediante la rotación externa y extensión del brazo, el cual está elevado unos cuantos grados en el plano coronal (Figs. 14-126 y 14-127). Puede que sea necesario mantener el brazo en la posición crítica durante 1 o 2 minutos para fatigar los músculos estabilizadores. Cuando los músculos estabilizadores se fatigan, lo único que sujeta la cabeza humeral en la cavidad glenoidea son los mecanismos capsuloligamentarios. En este momento, el paciente con inestabilidad anterior traumática comienza a mostrar signos de aprensión, dado que reconoce que el húmero está a punto de salirse de la articulación. Este dato refuerza netamente el diagnóstico de la inestabilidad anterior traumática.

La magnitud del desplazamiento en las pruebas estándar de laxitud glenohumeral (véanse Figs. 14-122 a 14-125) no diferencia necesariamente los hombros estables de los inestables (véase Fig. 14-45). No obstante, el explorador experto puede detectar una menor resistencia al desplazamiento anterior en la prueba del cajón cuando se comprime la cabeza humeral en la fosa glenoidea; la disminución de la resistencia en este caso indica la pérdida del labio glenoideo anterior. Esta maniobra también puede provocar un cierto roce al deslizarse la cabeza humeral sobre el reborde óseo glenoideo, del cual se ha desprendido el labro, o provocar un atrapamiento al pasar la cabeza sobre un labro glenoideo desgarrado.

El dolor en posición de abducción, rotación externa y extensión no es un signo específico de inestabilidad. Dicho dolor puede guardar relación con la rigidez del hombro o, por otra parte, con el empotramiento de la cavidad glenoidea contra la inserción del manguito de los rotadores en la parte posterior de la cabeza.[411, 607,729,730] El alivio de este dolor al realizar presión sobre la cabeza humeral puede ser consecuencia de la disminución de la tensión sobre la cápsula anterior o de la disminución del empotramiento posterior (Fig. 14-129).

En todos los pacientes con inestabilidad traumática, particularmente en los mayores de 35 años, debe examinarse la fuerza de la rotación interna y externa para explorar la posibilidad de debilidad o desgarro del manguito. Por último, se realiza una exploración neurológica para determinar la integridad del nervio axilar y de otras ramas del plexo braquial.

Radiografía y otros estudios

La radiografía suele ser útil para confirmar la existencia de una inestabilidad glenohumeral traumática.

Cambios en la cabeza humeral

Uno de los signos más frecuentes es la indentación o impactación en la cara posterior de la cabeza humeral por el contacto con la esquina anteroinferior de la cavidad glenoidea al luxarse la articulación (Figs. 14-3, 14-92 y 14-131). En su clásico artículo,[283] Hill y Sachs evaluaron la relación entre los defectos de la cabeza humeral y la inestabilidad del hombro. Concluyeron que más dos tercios de las luxaciones anteriores del hombro se complican por una lesión ósea del húmero o de la escápula. Citamos textualmente:

Las fracturas por compresión a causa del aplastamiento de la porción más débil de la cabeza humeral, es decir, de la cara posterolateral de la superficie articular contra el reborde anterior de la fosa glenoidea, surgen con tanta frecuencia

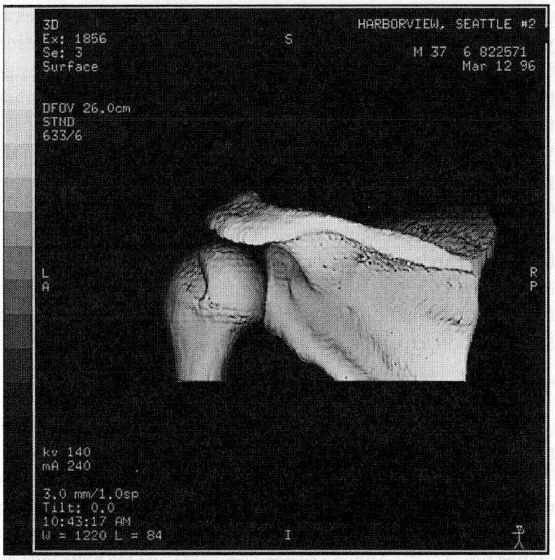

Fig. 14-131 • Reconstrucción de una tomografía computarizada tridimensional del hombro izquierdo de un varón de 37 años tres días después de su primera luxación glenohumeral traumática. Aparece claramente el defecto óseo en la cara posterolateral de la cabeza humeral. El paciente recuperó la función normal del hombro con tratamiento no quirúrgico.

en casos de luxación habitual que se las ha descrito como un defecto típico. Dichos defectos se producen en el momento de la luxación original. Un signo especial es un borde medial denso, vertical y definido del surco, conocido como línea de condensación, cuya longitud depende del tamaño del defecto.

Los autores describieron el defecto tan sólo en el 27% de 119 luxaciones anteriores agudas, pero en el 74% de 15 luxaciones anteriores recidivantes. Sin embargo, afirmaron que la incidencia del defecto del surco era baja, sin duda porque solamente en los últimos 6 meses de su estudio de 10 años (entre 1930 y 1940) emplearon proyecciones radiográficas especiales. El tamaño del defecto varió en longitud (cefalocaudal) entre 5 mm y 3 cm, en anchura entre 3 mm y 2 cm, y en profundidad entre 10 mm y 22 mm.[284]

Se han utilizado numerosas proyecciones especiales para mejorar la visualización del defecto de Hill-Sachs.[4,146,246,278,283,490,537,559,685] Dos de estas proyecciones merecen una mención especial.

Proyección de la escotadura de Stryker

Se coloca al paciente sobre la mesa en decúbito supino con el chasis situado bajo el hombro.[246] Se coloca la palma de la mano del hombro afectado en el plano más alto de la cabeza, con los dedos dirigidos hacia la parte posterior de la misma. El codo del hombro afectado debe señalar hacia arriba. El haz radiológico se inclina unos 10° hacia la cabeza centrándose en la apófisis coracoides (Fig. 14-132). Esta técnica fue desarrollada por Williams S. Stryker y descrita por Hall y cols.[246] Éstos afirmaron que podían demostrar un defecto en la cabeza humeral en el 90% de 20 pacientes con antecedentes de luxaciones anteriores del hombro de repetición.

Proyección oblicua apical

Garth y cols.[204,205] describieron la proyección oblicua apical del hombro (Fig. 14-133). En esta técnica, el paciente está senta-

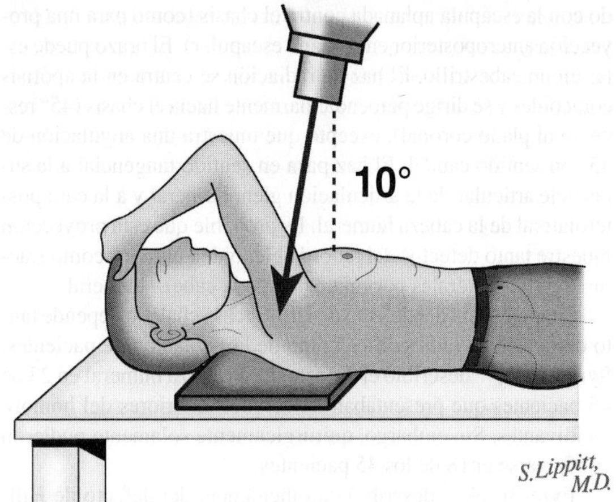

Fig. 14-132 • Proyección de la escotadura de Stryker. *(Modificada de Hall RH, Isaac F y Booth CR: Dislocations of the shoulder with special reference to accompanying small fractures. J Bone Joint Surg Am 41:489-494, 1959.)*

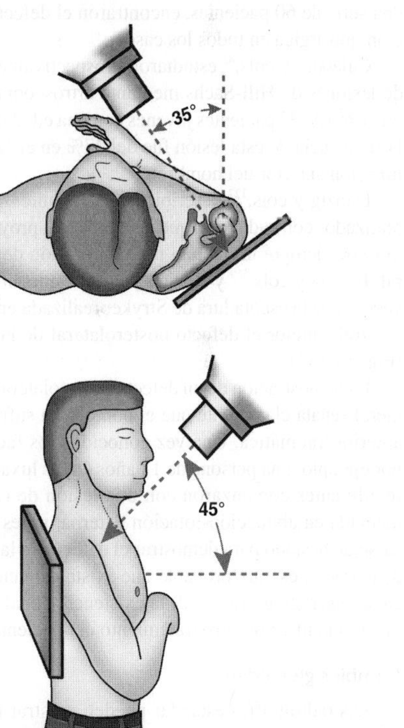

Fig. 14-133 • Radiografía apical-oblicua: proyección anteroposterior verdadera de la articulación glenohumeral con una inclinación caudal del haz de rayos de 45°. *(Modificada de Garth WP Jr, Slappey CE y Ochs CW: Roentgenographic demonstration of instability of the shoulder: The apical oblique projection. A technical note. J Bone Joint Surg Am 66:1450-1453, 1984.)*

do con la escápula aplanada contra el chasis (como para una proyección anteroposterior en el plano escapular). El brazo puede estar en un cabestrillo. El haz de radiación se centra en la apófisis coracoides y se dirige perpendicularmente hacia el chasis (45° respecto al plano coronal), excepto que muestra una angulación de 45° en sentido caudal. El haz pasa en sentido tangencial a la superficie articular de la articulación glenohumeral y a la cara posterolateral de la cabeza humeral. Es probable que esta proyección muestre tanto defectos del reborde glenoideo anterior como fracturas posterolaterales por impresión de la cabeza humeral.

La incidencia del defecto de Hill-Sachs señalado depende tanto de la técnica radiográfica como de la población de pacientes. Symeonides[685] describió el defecto de la cabeza humeral en 23 de 45 pacientes que presentaban luxaciones anteriores del hombro recidivantes. Sin embargo, quirúrgicamente solamente pudieron confirmarse en18 de los 45 pacientes.

Eyre-Brook[173] describió una incidencia del defecto de Hill-Sachs del 64% en 17 luxaciones recidivantes anteriores, mientras que Brav[69] describió un porcentaje del 67% en 69 luxaciones recidivantes. Rowe y cols.[611] observaron el defecto en el 38% de 125 luxaciones agudas y en el 57% de 63 luxaciones recidivantes. Adams[3] publicó que en el 82% de sus 68 pacientes se encontró el defecto en la intervención quirúrgica. Palmer y Widen,[548] en una serie de 60 pacientes, encontraron el defecto en la intervención quirúrgica en todos los casos.

Calandra y cols.[82] estudiaron prospectivamente la incidencia de lesiones de Hill-Sachs mediante artroscopia diagnóstica. En un grupo de 32 pacientes jóvenes con una edad media de 28 años, la frecuencia de esta lesión fue del 47% en el caso de la primera luxación anterior del hombro.

Danzig y cols.[127] describieron en estudios clínicos y en los realizados con cadáveres que no existe una proyección única que muestre siempre la fractura por compresión de la cabeza humeral. Pavlov y cols.[559] y Rozing y cols.[619] encontraron que la proyección de la escotadura de Stryker realizada en rotación interna mostraba mejor el defecto posterolateral de la cabeza humeral (Fig. 14-132).

La demostración de un defecto posterolateral en la cabeza humeral señala claramente que el hombro ha sufrido una luxación anterior traumática. Una vez conocidos los factores anteriores, por ejemplo, una persona de 17 años cuyas luxaciones anteriores recidivantes comenzaron con una lesión de rugby bien documentada en abducción-rotación externa, no es necesario esforzarse demasiado para demostrar el defecto de la cabeza humeral, dado que 1) es muy probable que exista, aun cuando no se aprecie en las radiografías, y 2) la existencia de tal lesión en sí misma no modifica nuestro tratamiento del paciente.

Cambios glenoideos

Las radiografías estándar pueden mostrar una reacción perióstica a la avulsión ligamentaria en el reborde glenoideo o una fractura (véanse Figs. 14-6 y 14-97), una erosión (véase Fig. 14-94) o neoformación ósea (véanse Figs. 14-81 y 14-93) en el reborde glenoideo. Las modificaciones en la proyección axilar pueden ayudar a identificar cambios en el reborde glenoideo. Rokous y cols.[603] describieron la denominada proyección axilar de West Point.[597] En esta técnica, se coloca al paciente en decúbito prono sobre la mesa de rayos con el hombro afectado sobre un cojín elevado 7,5 cm sobre la mesa. La cabeza y el cuello se giran mirando hacia el lado contrario al hombro afectado. Con el chasis apoyado contra la cara superior del hombro, el haz de rayos se centra en la axila, unos 25° en sentido descendente desde el plano horizontal y 25° en sentido medial. La radiografía resultante constituye una proyección tangencial del reborde anteroinferior de la cavidad glenoidea (véase Fig. 14-89). Con esta proyección, Rokous y cols. demostraron anomalías óseas en el reborde glenoideo anterior en 53 pacientes de los 63 cuyas historias indicaban una inestabilidad traumática del hombro. Cyprien y cols.[125] demostraron una disminución del diámetro glenoideo y un acortamiento del reborde anterior glenoideo en hombros con luxación recidivante anterior. Blazina y Satzman[56] también describieron fracturas anteroinferiores del reborde glenoideo, identificadas en la proyección axilar, en nueve de sus casos.

Técnicas radiográficas especiales

Aunque puede observarse patología mediante proyecciones radiográficas adicionales,[231,479,552,582] mediante artrografía con TC,[68,120,159,352,362,449,462,577,578,649] con fluoroscopia[522] o con la RM, éstas rara vez son eficaces en relación con su coste para la evaluación clínica y tratamiento de los hombros con una inestabilidad traumática típica.[165,415] Aunque es poco probable que los hallazgos en la TC de una patología labral o capsular varíen el tratamiento del hombro, la TC con contraste puede ser útil para mostrar el aplanamiento de la concavidad glenoidea anteroinferior causado por la pérdida de cartílago articular (véase Fig. 14-95). La TC también puede resultar útil para definir la magnitud de la pérdida ósea cuando las radiografías simples sugieren la presencia de defectos cuantificables en la cabeza humeral o glenoideos (véanse Figs. 14-96 y 14-97).[225,643] Cuando se han realizado previamente bloques de hueso glenoideo o se ha introducido algún dispositivo protésico, la TC puede ser útil para examinar la posibilidad de que compriman la cabeza humeral.[119,120,128]

Aunque se han escrito muchos artículos sobre el empleo de la RM para proporcionar imágenes del hombro inestable (Fig. 14-134) (p. ej., véanse referencias 94, 233, 307, 354, 470, 506, 548, 590, 621, 723), la utilidad clínica de dicha exploración está por definir. Iannotti y cols.[307] describieron que la sensibilidad y la especificidad de la RM en el diagnóstico de los desgarros labrales, que se asocian a la inestabilidad glenohumeral, fueron del 88% y del 93%, respectivamente (Fig. 14-135). Sin embargo, en un estudio ciego, Garneau y cols.[203] encontraron que la RM no era ni sensible ni específica para la patología labral. Aun cuando la RM proporcionara fidedignamente dicha información, no está claro si su eficacia justifica el coste en el tratamiento, puesto que los pacientes con inestabilidad refractaria serían candidatos a cirugía independientemente de estos datos.

La RM tras la recidiva posquirúrgica de la inestabilidad es menos exacta que en hombros que no han sido operados. Para obtener imágenes de lesiones labrales recidivantes, la RM con artrografía muestra una mayor sensibilidad para detectar recidivas de lesiones labrales que la RM, es decir, un 100% frente a un 71%, respectivamente.[727] La especificidad de la RM con artrografía en el presente estudio fue del 60% frente al 80% de la RM estándar. En este estudio, la RM con artrografía indirecta presentó una sensibilidad y una especificidad del 100% en seis hombros, dos de los cuales tenían desgarros labrales recidivantes.

Estudios de imagen del manguito de los rotadores

Los pacientes cuyo comienzo de la inestabilidad traumática se produjo después de los 35 años pueden mostrar evidencia en

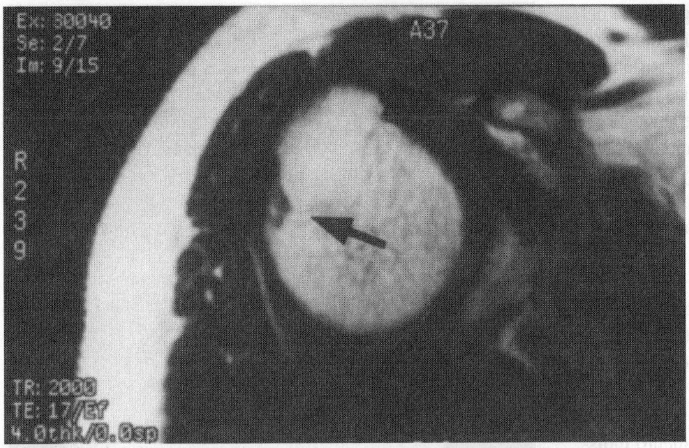

Fig. 14-134 • Imagen de resonancia magnética que muestra una anomalía focal en la cara anterolateral de la cabeza humeral, congruente con un episodio reciente de inestabilidad glenohumeral anterior. Las radiografías simples fueron interpretadas como normales. *(De Rockwood CA Jr, Green DP y Bucholz RW [eds.]: Fractures in Adults. Filadelfia: JB Lippincott, 1991.)*

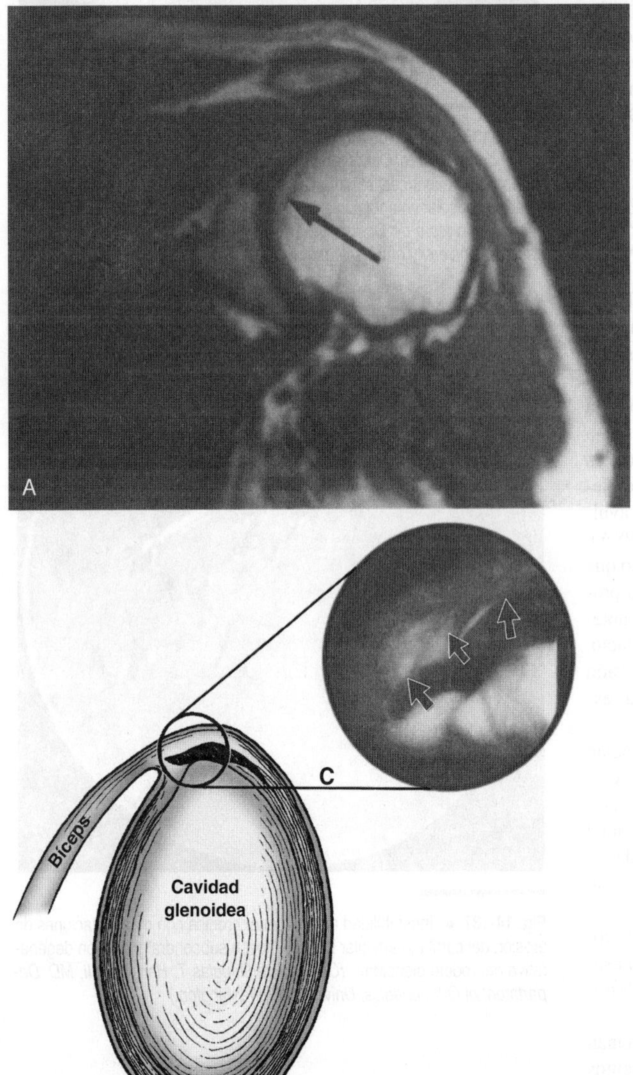

Fig. 14-135 • **A-C,** Lesión del punto de origen de la porción larga del tendón del bíceps y del rodete glenoideo superior, según se aprecia en la resonancia magnética y en el estudio artroscópico. *(De Rockwood CA Jr, Green DP y Bucholz RW [eds.]: Fractures in Adults. Filadelfia: B Lippincott, 1991.)*

la historia clínica y en la exploración física de una patología del manguito de los rotadores. Es de particular interés el hecho de que la debilidad en la rotación externa o en la elevación persista algo más de una semana. En dichas situaciones, los estudios preoperatorios de imagen sobre la integridad del manguito pueden jugar un importante papel en la planificación quirúrgica: por ejemplo, el abordaje para reparar el manguito de los rotadores es muy diferente al abordaje para reparar una lesión capsular anteroinferior. En esta situación, pueden resultar útiles la artrografía, la ecografía o la RM.

Electromiografía

La electromiografía puede resultar útil en la evaluación de un paciente con inestabilidad traumática recidivante si la historia clínica y la exploración física sugieren lesiones residuales del plexo braquial.

Artroscopia

La artroscopia diagnóstica no constituye un elemento indispensable antes de la reparación quirúrgica abierta cuando se ha comprobado la existencia de una inestabilidad traumática recidivante. La artroscopia del hombro, a pesar de que pocas veces modifica el abordaje quirúrgico, ha sido útil para definir algunos de los trastornos que acompañan la inestabilidad recidivante. Dichas lesiones incluyen desgarros labrales, desgarros capsulares y defectos de la cabeza humeral y del manguito de rotadores (Fig. 14-135.).[12,84,195,204,242,286,338,406,462,480,533,551,758,759,794]

Green y Christensen[232] propusieron una clasificación de las lesiones «de Bankart» anteriores. En 37 casos describieron el aspecto artroscópico común a los cinco grupos por separado. El tipo I consiste en un labro normal, el tipo II es simplemente el desprendimiento del labro de la glenoides, el tipo III implica un desgarro dentro del cuerpo del labro glenoideo, el tipo IV consta de un desprendimiento labral con una importante fisuración o degeneración y el tipo V consiste en la degeneración completa o en la ausencia del rodete glenoideo.

Neviaser encontró que, ocasionalmente, la banda perióstica labroligamentaria anterior estaba avulsionada de la cavidad glenoidea.[509] Esta lesión se conoce como lesión ALPSA. La avulsión de la manga perióstica labral posterior (lesión POLPSA), descrita recientemente por Simons y cols., se ha demostrado que se asocia a una inestabilidad posterior,[655] tiene tendencia a producirse en pacientes más jóvenes y es similar a la versión anterior, es decir, a la lesión ALPSA. El labro se encuentra intacto, aunque está separado de la cavidad glenoidea por una avulsión desde su periostio. La lesión POLPSA se ha observado en las exploraciones con RM.[786]

Gleyze y Habermeyer observaron que los hombros que habían sufrido más de cinco luxaciones recidivantes presentaban una erosión en el cartílago articular anterior.[218] Harryman detectó lesiones labrales en todos los pacientes tratados por una inestabilidad traumática anterior recidivante (Fig. 14-136) y en un 20% de los pacientes tratados de una erosión articular importante del hueso subcondral (Fig. 14-137).[250]

Las lesiones de Bankart pueden acompañarse de otras lesiones. Snyder y cols.[661] y Warner y cols.[739] encontraron una asociación entre el desprendimiento superior del rodete y las lesiones de Bankart.

Wolf y cols. describieron que 6 de los 64 pacientes que tenían una inestabilidad anterior mostraron avulsión de los ligamentos glenohumerales desde el húmero, en tanto que 47 presentaron auténticas lesiones de Bankart (73,5%).[775]

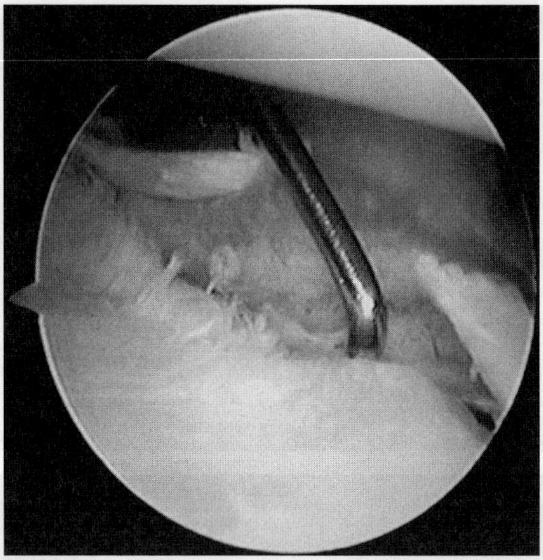

Fig. 14-136 • Lesión de Bankart en un paciente con una inestabilidad anteroinferior recidivante. Obsérvense la rotura traumática del rodete glenoideo, el deshilachamiento del cartílago articular en el reborde glenoideo y la cicatrización capsular anterior con sinovitis a lo largo del ligamento glenohumeral inferior. *(Cortesía de Douglas T. Harryman II, MD, Department of Orthopaedics, University of Washington.)*

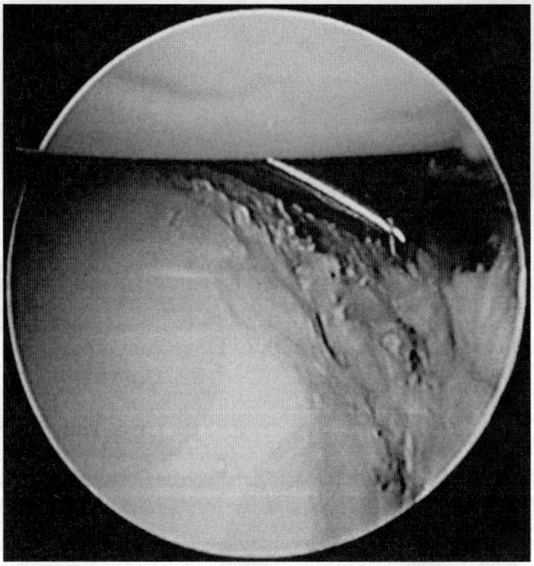

Fig. 14-137 • Inestabilidad anteroinferior crónica con manifestaciones de erosión del cartílago articular hasta el hueso subcondral y erosión degenerativa del rodete glenoideo. *(Cortesía de Douglas T. Harryman II, MD, Department of Orthopaedics, University of Washington.)*

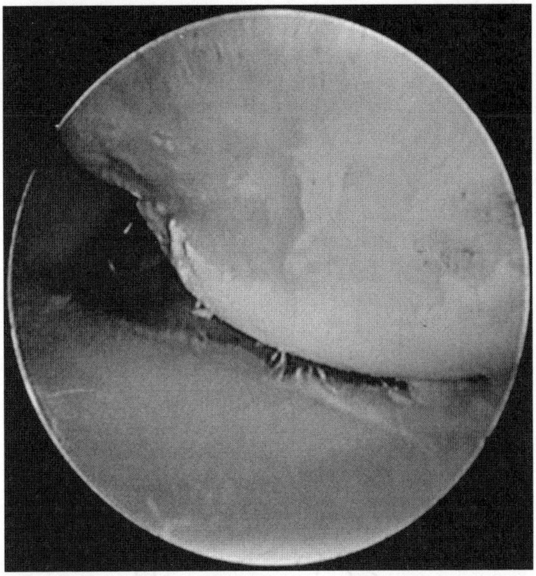

Fig. 14-138 • Observación del reborde anterior glenoideo y del borde posterior de la superficie articular humeral cercana a un gran defecto de Hill-Sachs, con el húmero en abducción y rotación externa (es el mismo hombro que el de la Fig. 14-136). *(Cortesía de Douglas T. Harryman II, MD, Department of Orthopaedics, University of Washington.)*

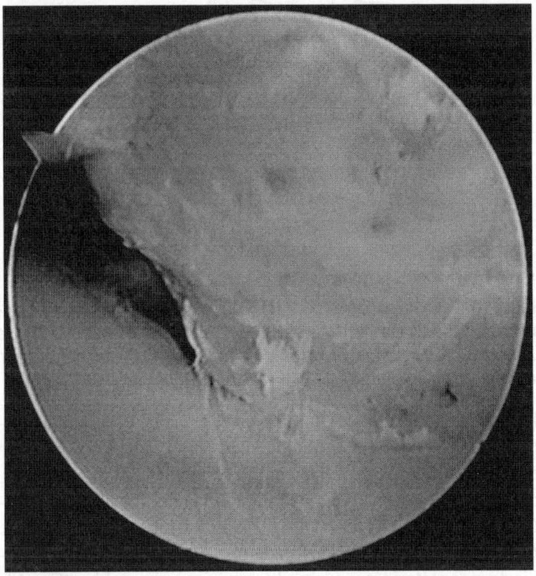

Fig. 14-139 • La rotación externa aumenta hasta que repentinamente la cabeza humeral se luxa sobre el margen del reborde glenoideo anterior. Tras la reparación, hay que valorar adecuadamente la rotación externa de la articulación glenohumeral para conservar el contacto articular. *(Cortesía de Douglas T. Harryman II, MD, Department of Orthopaedics, University of Washington.)*

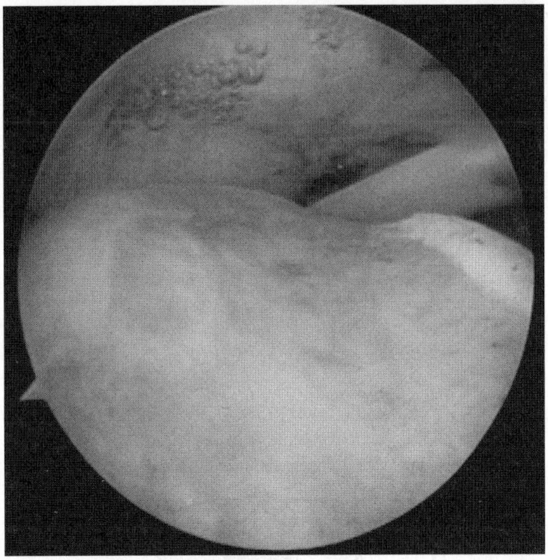

Fig. 14-140 • Amplio defecto de Hill-Sachs que cruza la superficie articular humeral superior. Incluso con este grado de pérdida de la superficie articular se realizó una reparación de Bankart por artroscopia, para lo cual se utilizó la guía Seattle Bankart, lográndose resultados totalmente satisfactorios. *(Cortesía de Douglas T. Harryman II, MD, Department of Orthopaedics, University of Washington.)*

La artroscopia ha revelado defectos en el cartílago articular de la porción posterolateral de la cabeza humeral que no se detectarían en las radiografías (Figs. 14-138 a 14-140).

INESTABILIDAD RECIDIVANTE: TRATAMIENTO

Tratamiento no quirúrgico

Como se ha destacado en la sección «Mecánica de la estabilidad glenohumeral», el elemento clave para la estabilización de la cabeza humeral en la cavidad glenoidea se encuentra en una contracción muscular coordinada y potente. Se ha encontrado que los pacientes con una inestabilidad traumática presentan un desplazamiento humeral estadísticamente significativo, con la abducción y rotación externa, que sigue la dirección de su inestabilidad. Los pacientes con una inestabilidad atraumática también presentan una descentralización de la cabeza humeral, aunque ésta sigue direcciones no uniformes. Los que presentaban una inestabilidad traumática fueron capaces de volver a centrar la cabeza humeral mediante acción muscular, mientras que los pacientes atraumáticos no lo fueron.[726] Esta discapacidad sugiere que los pacientes con una inestabilidad atraumática pueden tener una concavidad glenoidea insuficiente. En esas condiciones, es necesario un óptimo control neuromuscular de los músculos del manguito de los rotadores, del deltoides y pectoral mayor y de la musculatura escapular. Estos mecanismos estabilizadores dinámicos requieren fuerza muscular, coordinación y entrenamiento. Tal programa es probable que sea particularmente beneficioso en pacientes con inestabilidad atraumática (AMBRII),[304,502] puesto que la optimización del control neuromuscular puede ayudar a

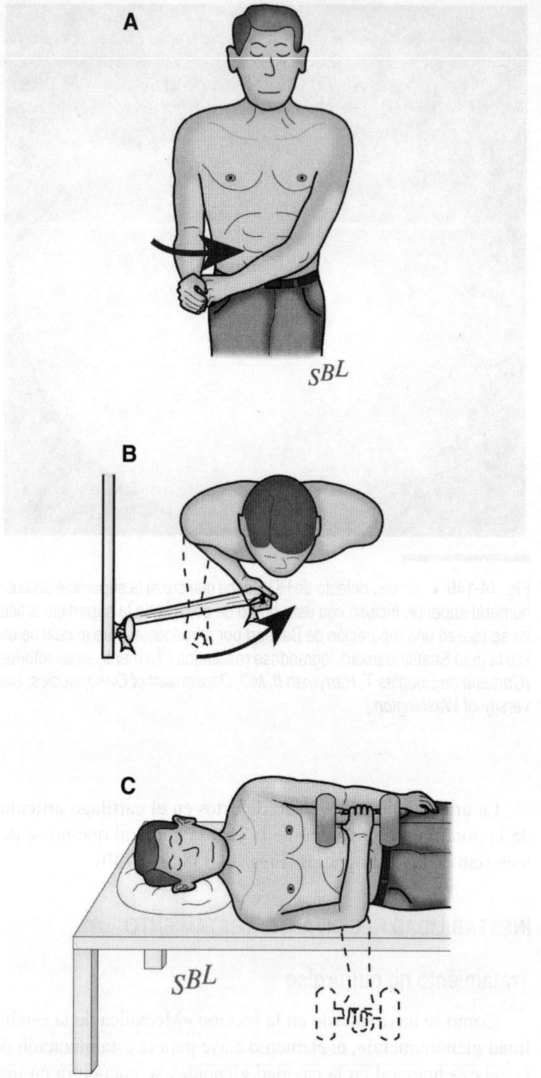

Fig. 14-141 • La rotación interna puede potenciarse con técnicas isométricas (**A**), estirando tubos de goma (**B**) o con pesas libres (**C**). *(De Matsen FA III, Lippitt SB, Sidles JA y Harryman DT II: Practical Evaluation and Management of the Shoulder. Filadelfia: WB Saunders, 1994.)*

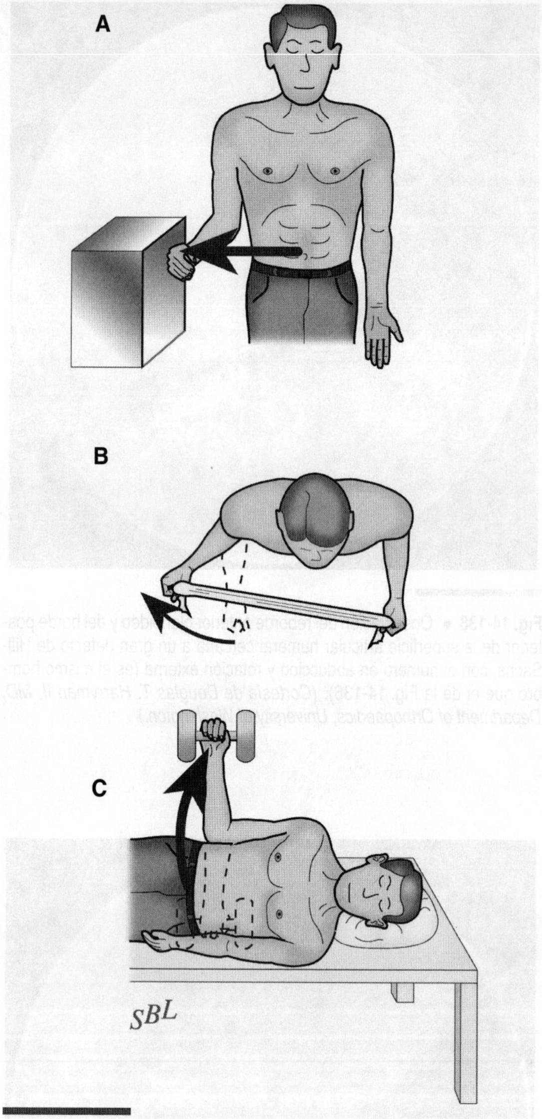

Fig. 14-142 • Potenciación de la rotación externa mediante técnicas isométricas (**A**), estiramiento de tubos de goma (**B**) o con pesas libres (**C**). *(De Matsen FA III, Lippitt SB, Sidles JA y Harryman DT II: Practical Evaluation and Management of the Shoulder. Filadelfia: WB Saunders, 1994.)*

equilibrar la cabeza humeral en la cavidad glenoidea. El tratamiento no quirúrgico constituye también una opción especialmente atractiva en niños, en pacientes con una inestabilidad voluntaria,[502] en los que tienen una inestabilidad glenohumeral posterior y en los que necesitan un arco de movimiento por encima de lo normal (como, por ejemplo, los lanzadores de béisbol y los gimnastas, en quienes el tratamiento quirúrgico a menudo no les permite reasumir el nivel funcional de competición).[262,301,613,625]

La potenciación de los músculos motores del manguito de los rotadores, del deltoides y de los escapulares puede lograrse mediante una sencilla serie de ejercicios (Figs. 14-141 a 14-144). En las fases iniciales del programa se enseña al paciente a que use el hombro tan sólo en las posiciones más estables, es decir, en aquéllas en las que se eleva el húmero en el plano de la escápula (evitando, por ejemplo, la elevación en el plano sagital con el brazo en rotación interna si el paciente tiene tendencia a la inestabilidad posterior). A medida que mejoran la coordinación y la confianza, se intentan de forma progresiva posiciones intrínsecamente menos estables. La colocación de una cinta adhesiva puede servir de recordatorio para evitar las posiciones inestables (Fig. 14-145). Después de tal medida, poco a poco se lleva al hombro a actividades repetitivas uniformes, tales como nadar o remar, las cuales pueden desempeñar un papel esencial para rehabilitar los patrones neuromusculares necesarios para la estabilidad.

Finalmente, es importante evitar todas las actividades y hábitos que promuevan la subluxación o luxación glenohumeral; se

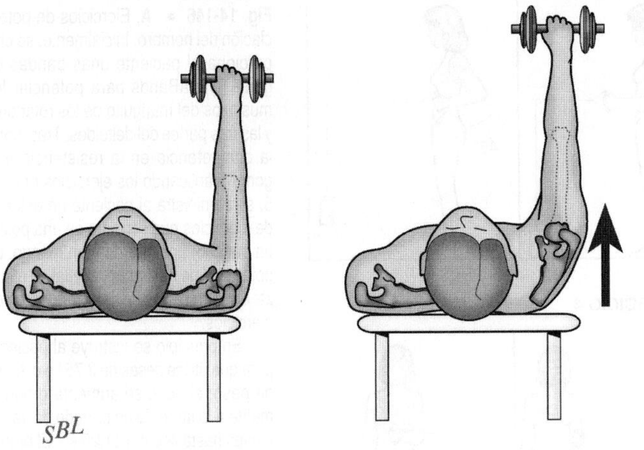

Fig. 14-143 • Al efectuar la prensa, se empuja el brazo hacia arriba hasta que el borde del hombro se separa de la mesa o de la cama. *(De Matsen FA III, Lippitt SB, Sidles JA, y Harryman DT II: Practical Evaluation and Management of the Shoulder. Filadelfia: WB Saunders, 1994.)*

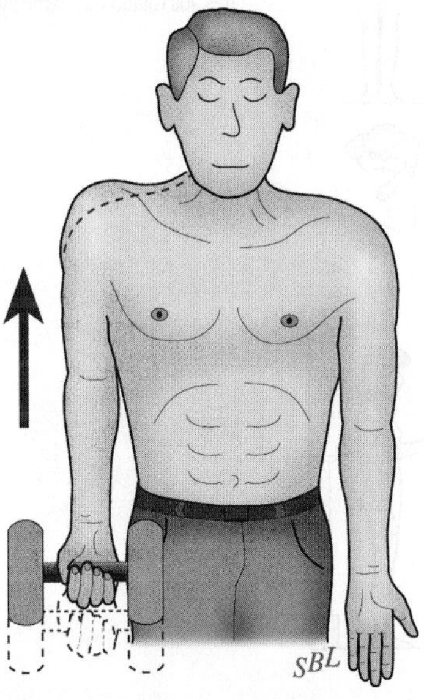

Fig. 14-144 • El ejercicio del encogimiento del hombro se realiza elevando la punta del hombro hacia la oreja mientras se mantiene el codo recto. *(De Matsen FA III, Lippitt SB, Sidles JA y Harryman DT II: Practical Evaluation and Management of the Shoulder. Filadelfia: WB Saunders, 1994.)*

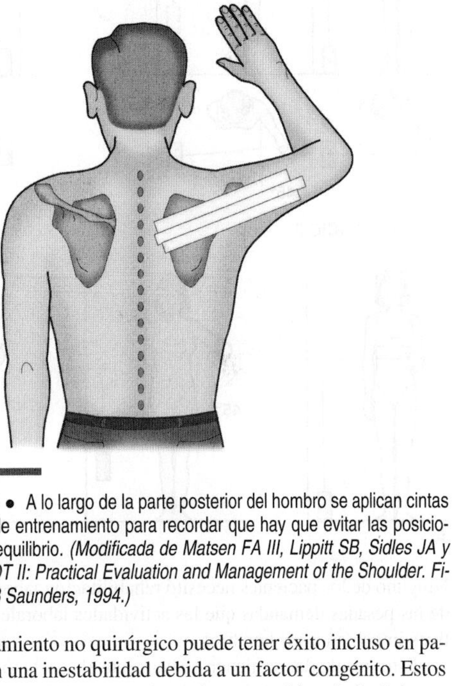

Fig. 14-145 • A lo largo de la parte posterior del hombro se aplican cintas adhesivas de entrenamiento para recordar que hay que evitar las posiciones de desequilibrio. *(Modificada de Matsen FA III, Lippitt SB, Sidles JA y Harryman DT II: Practical Evaluation and Management of the Shoulder. Filadelfia: WB Saunders, 1994.)*

enseña a los pacientes que cada vez que se luxan el hombro es más fácil que ello vuelva a suceder.

Rockwood y cols.[600] y Burkhead y Rockwood[78] observaron que el 16% de los pacientes con una subluxación traumática, el 80% de los que tenían una subluxación atraumática anterior y el 90% de los que mostraban una inestabilidad posterior mejoraron con un programa de rehabilitación (Fig. 14-146). Brostrom y cols.[74] encontraron que en un estudio de 33 hombros inestables, traumáticos o atraumáticos, los ejercicios produjeron una mejoría en 28 de ellos. Anderson y cols. demostraron la eficacia de un programa de ejercicios que empleaba tiras de goma para mejorar la potencia de los rotadores internos.[11] Wirth y cols. demostraron que el tratamiento no quirúrgico puede tener éxito incluso en pacientes con una inestabilidad debida a un factor congénito. Estos autores publicaron 16 casos de pacientes con hipoplasia de la cavidad glenoidea.[767] Un subgrupo consistió en cinco pacientes con una hipoplasia glenoidea bilateral y una inestabilidad multidireccional, mostrada por un aumento del desplazamiento sintomático de la cabeza humeral durante la maniobra del cajón en sentido anterior, inferior y posterior. Además, en los cinco pacientes se observó una laxitud ligamentaria generalizada de las articulaciones metacarpofalángicas, de los codos y de las rodillas. Cuatro de estos pacientes mantenían actividades laborales o recreativas, o de ambos tipos, en las que habían impuesto grandes cargas a los hombros. De estos pacientes, cuatro mostraron una considerable mejoría en el nivel de dolor y en su rendimiento laboral y deportivo después de un promedio de tres meses tras iniciar un programa de potenciación diseñado por Rockwood.

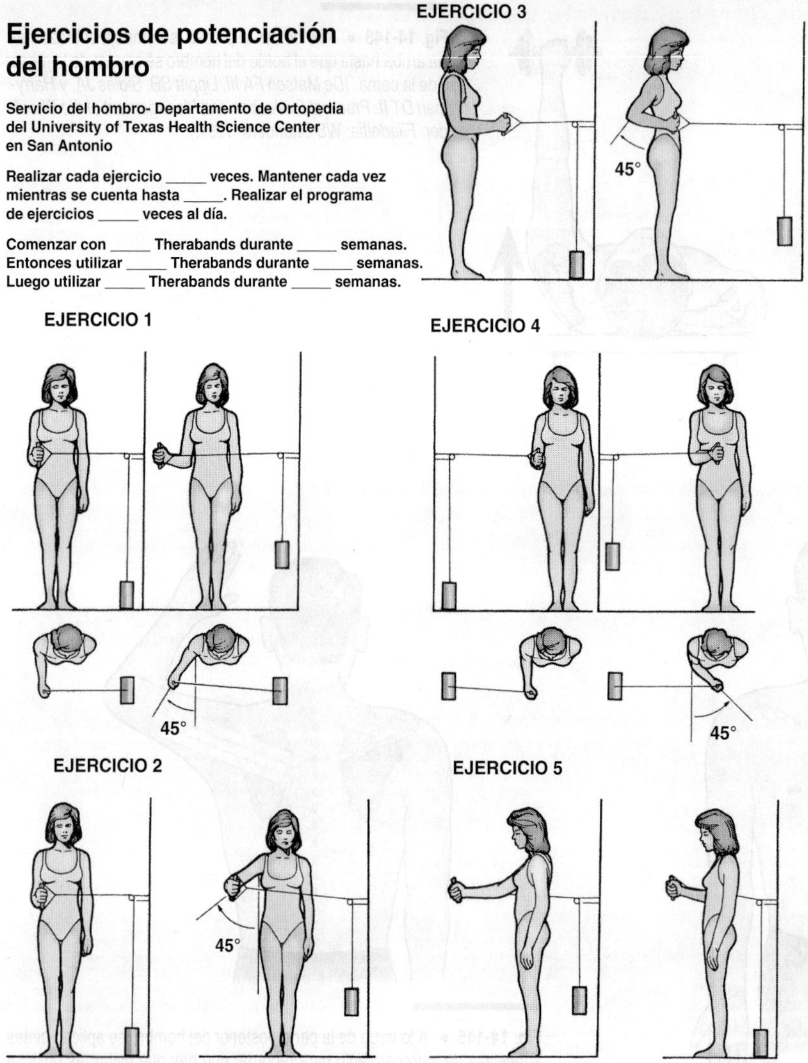

A

Fig. 14-146 • A, Ejercicios de potenciación del hombro. Inicialmente, se proporciona al paciente unas bandas de goma TheraBands para potenciar los músculos del manguito de los rotadores y las tres partes del deltoides. Tras lograr la competencia en la resistencia a la goma practicando los ejercicios del 1 al 5, se suministra al paciente un estuche de ejercicios que consiste en una polea, un gancho, una cuerda y un mango. La polea se une al gancho, el cual se afianza en la pared, y se realizan los cinco ejercicios.

En principio se instruye al paciente para que utilice pesas de 2,75 kg o 4,5 kg de peso; el peso se aumenta gradualmente a lo largo de un período de varios meses hasta llegar a 11,25 kg. El propósito de los cinco ejercicios consiste en potenciar las tres partes del músculo deltoides, los rotadores internos y los externos.

(Continúa)

Ninguno de los pacientes necesitó rehabilitación laboral, a pesar de las pesadas demandas que las actividades laborales o recreativas imponían a sus hombros.

Estos resultados sostienen nuevamente el concepto de la compresión de la concavidad y señalan que, cuando la concavidad se encuentra comprometida, a menudo puede restaurarse la estabilidad optimizando el equilibrio del mecanismo de compresión.

Tratamiento de la inestabilidad anterior traumática mediante cirugía abierta

En pacientes con inestabilidad traumática, se considera la estabilización quirúrgica de la articulación glenohumeral si el trastorno compromete repetitivamente la comodidad o la función del hombro, a pesar de que haya habido un intento razonable de ejercicios de potenciación de los rotadores internos y externos y de coordinación. Al contemplar el abordaje quirúrgico de la inestabilidad glenohumeral anterior traumática, resulta esencial identificar antes de la operación cualquiera de los factores que pudieran comprometer los resultados quirúrgicos, tales como la tendencia a la luxación voluntaria, la laxitud generalizada de ligamentos, la inestabilidad multidireccional y la existencia de defectos óseos relevantes de la cabeza humeral o de la cavidad glenoidea. Si existen estos trastornos, es necesario modificar la aproximación terapéutica. Es importante tener en cuenta que estos factores pueden y deben identificarse antes de intervención quirúrgica.

En el pasado se han descrito muchos procedimientos quirúrgicos para tratar la inestabilidad glenohumeral anterior recidivante. Los objetivos de los métodos de Magnuson-Stack y Putti-Platt fueron tensar y, en cierta forma, realinear el tendón del subescapular, eliminando parcialmente la rotación externa. La operación de Putti-Platt también tensaba y reforzaba la cápsula anterior. El objetivo de la capsulorrafia con grapas de DuToit y la capsulorrafia de Eyre-Brook[171,172] era reinsertar la cápsula y el rodete glenoideo al reborde glenoideo. El método de Bristow

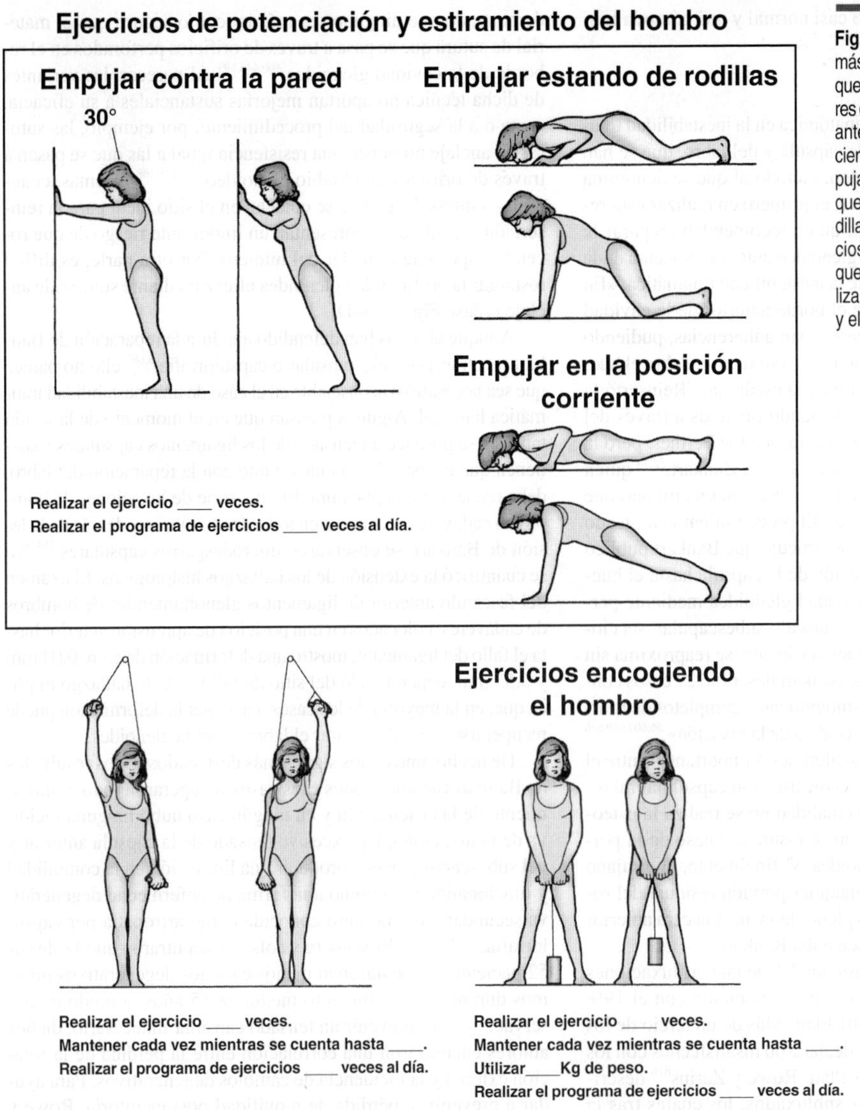

B

Fig. 14-146 • (Continuación) B, Además, se enseñan al paciente los ejercicios que potencien los músculos estabilizadores de la escápula. Para fortalecer el serrato anterior y el romboides, se instruye al paciente para que en principio practique empujando contra la pared, posteriormente, que realice los empujones estando de rodillas y, más tarde, que realice los ejercicios de empuje corrientes. El ejercicio que consiste en encoger el hombro se utiliza para potenciar los músculos trapecio y el elevador de la escápula.

transfería la punta de la apófisis coracoides con sus inserciones musculares para crear un cabestrillo musculotendinoso a través de la porción anteroinferior de la articulación glenohumeral. El objetivo de los métodos de Oudard y Trillat fue contar con un apoyo óseo glenoideo anterior. Procedimientos como el de Eden-Hybinette tenían como objetivo aumentar el labio óseo anterior de la cavidad glenoidea. Haaker y cols.[239] añadieron un injerto de hueso autógeno al reborde glenoideo para tratar la inestabilidad recidivante. En su serie de 24 soldados jóvenes con inestabilidad recidivante, emplearon tornillos para fijar un injerto de cresta ilíaca anterior al reborde glenoideo anterior. Una vez colocado el injerto, se volvía a colocar el rodete glenoideo sobre éste.

Los defectos grandes posterolaterales de la cabeza humeral han sido abordados limitando la rotación externa, rellenando el defecto con el tendón del infraespinoso o llevando a cabo una osteotomía rotacional del húmero.[90,91,681,746]

Como veremos más adelante, muchas de las series publicadas sobre los diversos tipos de reconstrucción generaron resultados «excelentes». Sin embargo, es muy difícil saber la forma en que cada autor calificó tales resultados. Por ejemplo, si el paciente no tuvo recidivas tras la reparación pero sí la pérdida de 45° de rotación externa y no podía efectuar lanzamientos, cabe preguntarse si los resultados fueron medianos, satisfactorios o excelentes. El simple hecho de que no se volviera a luxar el hombro no puede considerarse como resultado excelente. Aunque las publicaciones antiguas sugieren que el objetivo de la cirugía en caso de luxación anterior del hombro era limitar la rotación externa, la bibliografía más moderna sugiere que una reconstrucción puede prevenir tanto la luxación recidivante como permitir un arco de movimiento casi normal y una cómoda funcionalidad.

Reconstrucción capsulolabral

El objetivo de la reparación anatómica en la inestabilidad traumática es la reconstrucción de la cápsula y del labro, que se han desprendido, en el labio glenoideo, método al que se denomina reparación de Bankart. Al parecer, el primero en realizar esta reparación fue Perthes[564] en 1906, quien recomendaba reparar la cápsula anterior hasta el reborde glenoideo anterior. No tenía duda alguna en cuanto a la patología de la inestabilidad traumática: «En todos los casos se advertirá que el borde anterior de la cavidad glenoidea es uniforme, redondeado y sin adherencias, pudiendo pasarse libremente un instrumento romo a su interior sobre el hueso desnudo, por delante del cuello de la escápula». Reinsertó la cápsula al reborde glenoideo, trepanando orificios a través del hueso. El autor de esta reparación quirúrgica fue Perthes, pero la popularidad de la técnica se debe a la obra de Bankart,[32,34] quien realizó por primera vez la operación en 1923 en un cirujano que había trabajado previamente con él. El procedimiento empleado habitualmente hoy día se basa en el artículo que Bankart publicó en 1939, donde expone la reparación de la cápsula hasta el hueso de la porción anterior de la cavidad glenoidea mediante perforación de orificios y suturas. El músculo subescapular, seccionado cuidadosamente para exponer la cápsula, se reaproxima sin superposiciones ni acortamientos. Bankart describió 27 casos consecutivos en los que se lograron «movimientos completos de la articulación y en ningún caso hubo recidiva de la luxación».[56,603,610,616]

Es importante destacar varias diferencias importantes entre el método original de Bankart y la reconstrucción capsulolabral recomendada actualmente. En la actualidad no se realiza la osteotomía de la apófisis coracoides, ni se rasura el hueso de la porción anterior de la cavidad glenoidea, y, finalmente, el cirujano intenta reinsertar la cápsula y cualquier porción residual del rodete sobre la superficie del labio glenoideo y no a la cara anterior de la cavidad glenoidea, como señalaba Bankart.

Hovelius y cols.[297] encontraron un 2% de nuevas luxaciones tras el procedimiento de Bankart, en comparación con el 19% encontrado tras la técnica de Putti-Platt. Más de un tercio de los pacientes menores de 25 años se declararon insatisfechos con los resultados de la técnica de Putti-Platt. Rowe y Zarins[616] describieron una serie de 50 hombros subluxados, los cuales tras la reparación de Bankart mostraron buenos o excelentes resultados en el 94% de los casos. Un 64% de los hombros mencionados presentaron una lesión de Bankart. Rowe y cols.[611] publicaron datos de 51 hombros con fractura del reborde glenoideo anterior. De este grupo, 18 tenían una fractura que afectaba a la sexta parte o menos de la cavidad glenoidea en 26 estaba afectada la cuarta parte de la cavidad glenoidea y 7 presentaban una fractura de un tercio de la cavidad glenoidea anterior. En este grupo de pacientes que fueron tratados con la reparación de Bankart, sin prestar atención particular a la fractura, la incidencia global de fracasos fue del 2%. Prozorovskii y cols.[575] describieron que en la vigilancia a largo plazo de 41 reparaciones de Bankart no hubo recidivas. Martin y cols.[437] describieron unos excelentes resultados con mínimos cambios degenerativos en un seguimiento a lo largo de 10 años de 53 pacientes tratados con la reparación de Bankart.

Aunque se han propuesto muchas variantes sobre el método de inserción de la cápsula a la cavidad glenoidea, no se ha demostrado que ninguno sea más inocuo o seguro que el material de sutura que se pasa a través de orificios perforados en el reborde de la cavidad glenoidea.[400,446,593] Al parecer, las variantes de dicha técnica no aportan mejorías sustanciales a su eficacia, coste o a la seguridad del procedimiento; por ejemplo, las suturas de anclaje no tienen una resistencia igual a las que se pasan a través de orificios en el labio glenoideo.[220,248,268] Además, cuando las suturas de anclaje se colocan en el sitio ideal para la reinserción capsulolabral, presentan un importante riesgo de que rocen la superficie articular del húmero. Por otra parte, es difícil restaurar la profundidad glenoidea eficaz mediante suturas de anclaje (véase Fig. 14-34D).

Aunque algunos han defendido añadir a la reparación de Bankart una transposición capsular o capsulorrafia,[8,667] ello no parece que sea necesario o aconsejable en el caso de una inestabilidad traumática habitual. Algunos piensan que en el momento de la lesión también se produce un tensado de los ligamentos capsulares y sostienen que en estos ligamentos, junto con la reparación del labro, debe realizarse una plicatura. En una serie de luxaciones de hombro en cadáveres de simios, en todos los hombros, además de la lesión de Bankart, se observaron microdesgarros capsulares.[114] No se cuantificó la extensión de los hallazgos histológicos. El examen del fascículo anterior de ligamentos glenohumerales de hombros de cadáveres, colocados en una posición de aprensión anterior hasta el fallo del ligamento, mostró una deformación de entre 0,04 mm y 0,53 mm, dependiendo del sitio de fallo.[461] Este hallazgo implica que, en la mayoría de los casos, casi toda la deformación puede recuperarse con sólo reparar el labro sobre la glenoides.

De hecho, uno de los signos más destacados de los resultados de Bankart fue que «todos esos casos recuperaron todo el movimiento de la articulación y en ningún caso hubo ninguna recidiva de la luxación». Un excesivo tensado de la cápsula anterior y del subescapular puede producir una limitación en la comodidad y funcionalidad, así como una forma de enfermedad degenerativa secundaria del hombro conocida como artropatía por capsulorrafia.[53,261,367,422] Rosenberg y cols.[606] encontraron que 18 de sus 52 pacientes presentaron al menos cambios degenerativos mínimos durante un seguimiento medio de 15 años; a modo de observación, para prevenir un tensado capsular innecesario, dichos autores encontraron una correlación entre la pérdida de la rotación externa y la incidencia de cambios degenerativos. Para ayudar a prevenir la pérdida de movilidad postoperatoria, Rowe y cols.[612] limitaron la inmovilización a tan sólo 2 o 3 días, tras lo cual el paciente era instruido para aumentar gradualmente la movilidad y la función de la extremidad.

Se ha realizado una comparación clínica sobre la orientación de la capsulorrafia realizada en pacientes durante una reparación de Bankart abierta. El grupo tratado mediante capsulorrafia horizontal recuperó significativamente una mayor rotación externa en abducción que aquellos tratados mediante capsulotomía vertical, siendo ésta de 112,9° frente a 105°, respectivamente.[319]

Thomas y Matsen describieron un método simplificado de reparación anatómica de las avulsiones de los ligamentos glenohumerales directamente en el labio glenoideo, sin osteotomía coracoidea, sin seccionar la cápsula ni el subescapular, sin elementos metálicos u otros anclajes y sin tensar la cápsula.[441,691] Este método (descrito detalladamente en la sección «Método preferido por los autores») ofrece un excelente arco de movimiento y estabilidad. Más adelante, Berg y Ellison[48] recalcaron de nuevo la utilización de este abordaje simplificado en la reparación capsulolabral.

Si la lesión de Bankart está combinada con una laxitud anterior que ha aumentado patológicamente, se recomienda añadir una plicatura capsular a la reinserción de la avulsión capsulolabral. Jobe y cols.[330] y Montgomery y Jobe[483] lograron resultados buenos o excelentes en deportistas con dolor de hombro secundario a una subluxación o luxación glenohumeral anterior. A los dos años de la cirugía, más del 80% volvieron a la práctica deportiva y al nivel de competición que tenían antes de la lesión.

Wirth y cols. publicaron sus resultados en 108 pacientes (142 hombros) con una inestabilidad recidivante anterior del hombro.[762] Todos los pacientes fueron tratados reparando la lesión capsulolabral, cuando ésta existía, y reforzando los ligamentos capsulares anteroinferiores mediante una técnica de imbricación que disminuía el volumen capsular global. De acuerdo con el sistema de calificación de Rowe y cols., el 93% de los resultados fueron calificados como buenos o excelentes durante un seguimiento medio de 5 años (límites, entre 2 y 12 años). La incidencia de inestabilidad recidivante fue aproximadamente del 1%.

Deportistas que participaban en deportes que implicaban colisiones y que fueron tratados mediante una reparación de Bankart y capsulorrafia abierta presentaron un porcentaje de nuevas luxaciones del 3%. Un 8% tuvo una subluxación recidivante y en un 12% la subluxación fue rara, lo cual indica la dificultad para tratar la inestabilidad en deportistas sometidos a contactos cuerpo a cuerpo.[710]

Otras reparaciones anteriores

Se han descrito muchas otras reparaciones anteriores, aunque la mayoría sólo tienen interés histórico. Se remite también al lector a la revisión de la capsulorrafia glenohumeral realizada por Friedman.[194]

Capsulorrafia con grapas

En la capsulorrafia con grapas de DuToit, la cápsula desprendida se sujeta de nuevo a la cavidad glenoidea mediante la aplicación de grapas.[154,657] En realidad, la reparación mediante grapas había sido descrita 50 años antes por Perthes. Rao y cols.[581] describieron la evolución de 65 pacientes sometidos a una reparación con grapas de DuToit tras la avulsión de la cápsula del reborde glenoideo. Dos pacientes mostraron signos radiográficos de desprendimiento de las grapas. Ward y cols.[733] revisaron 33 capsulorrafias con grapas durante un promedio de 50 meses de postoperatorio. Observaron que el 50% de los casos siguieron mostrando aprensión, y en 12 casos se apreció una posición anómala de la grapa. O'Driscoll y Evans[531,532] revisaron 269 capsulorrafias de DuToit consecutivas en 257 pacientes a lo largo de un seguimiento medio de 8,8 años. Un 53% de los pacientes presentaron dolor postoperatorio, teniendo limitada la rotación interna y externa. Se describieron recidivas en el 28% de los casos cuando solamente se habían aplicado las grapas, y en el 8% cuando se agregaba el procedimiento de Putti-Platt; en el 11% de los casos se produjo un desprendimiento, desplazamiento o penetración de la grapa en el cartílago. Las complicaciones del grapado contribuyeron al dolor, a la limitación física y a la osteoartritis. Zuckerman y Matsen señalaron que la utilización de grapas en la reparación quirúrgica podría asociarse con complicaciones más importantes (Figs. 14-147 y 14-148).[797]

Procedimientos sobre el músculo subescapular

Método de Putti-Platt

Este procedimiento fue descrito por Osmond-Clarke[539] en 1948, siendo utilizado por sir Harry Platt en Inglaterra y por Vittorio Putti en Italia. Platt fue el primero en utilizar esta técnica en noviembre de 1925. Años después, Osmond-Clarke observó que Putti realizaba esencialmente la misma operación que había realizado él mismo desde 1923. Scaglietta, uno de los discípulos de Putti, demostró que probablemente fue Codivilla, maestro y predecesor de Putti, quien realizó por primera vez esta operación. Ni Putti ni Platt publicaron nunca la técnica en la bibliografía.

En el método de Putti-Platt se divide el tendón del subescapular a 2,5 cm de su punto de inserción. El fragmento lateral del tendón se une a la «estructura de partes blandas más accesible que siga el reborde anterior de la cavidad glenoidea». Si la cápsula y el labro se han despegado de la porción glenoidea anterior y del cuello de la escápula, el tendón se sutura a la superficie profunda de la cápsula, siendo «recomendable raspar la superficie anterior del cuello escapular, de manera que el tendón y la cápsula suturados se adhieran a ésta». Una vez fijado el fragmento lateral del tendón, el fragmento medial del músculo se superpone so-

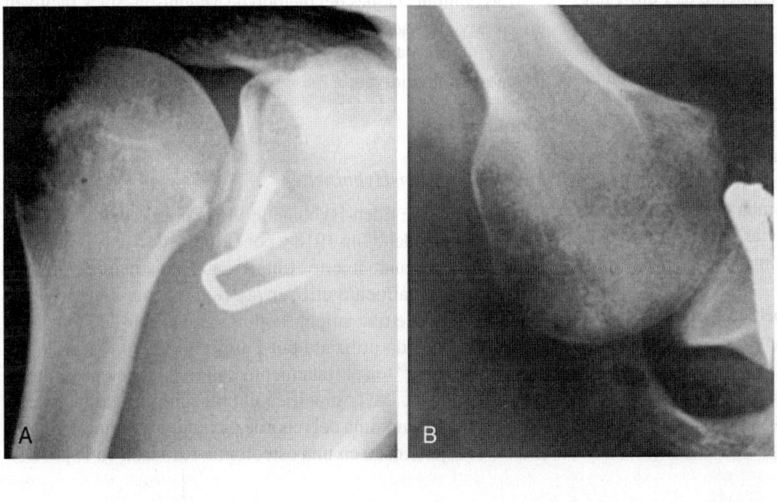

Fig. 14-147 • Complicaciones de la capsulorrafia con grapas. **A,** Radiografía anteroposterior que muestra una grapa que sobresale en el reborde glenoideo inferior. **B,** Proyección axilar que muestra la compresión de una grapa sobre la cabeza del húmero.

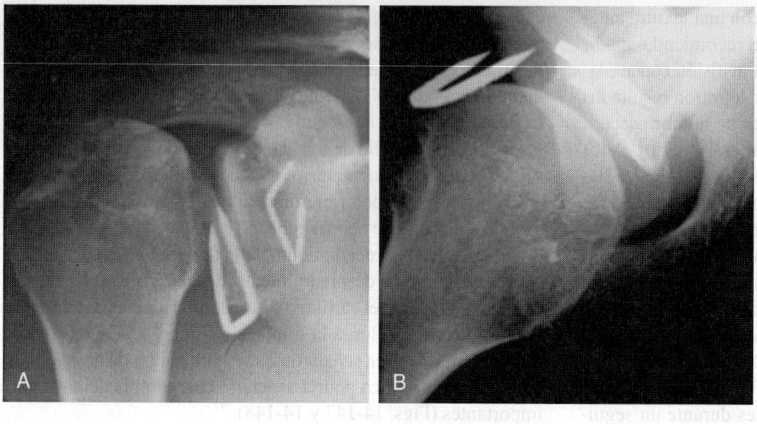

Fig. 14-148 • Grapa suelta después de capsulorrafia con grapa. **A,** Radiografía anteroposterior en la que se advierte una grapa suelta en la articulación glenohumeral. **B,** Proyección axilar.

bre el fragmento lateral para producir un marcado acortamiento de la cápsula y del músculo subescapular. El emplazamiento exacto del fragmento lateral en las partes blandas anteriores y del fragmento medial en el troquíter está determinado para que, tras concluir el procedimiento, el brazo ejerza la rotación externa hasta la posición neutra. Blazina y Satzman,[56] Watson-Jones,[743] Müller[495] y Symeonides[685] han descrito variantes del método de Putti-Platt.

Quigley y Freedman[576] publicaron los resultados de 92 operaciones de Putti-Platt; de estos pacientes, 11 tuvieron una pérdida de movilidad mayor del 30%; siete presentaron una inestabilidad recidivante tras la operación. En 1982, Leach y cols.[388] describieron una serie de 78 pacientes que habían sido tratados por el método de Putti-Platt modificado. La pérdida media de rotación externa fue de entre 12° y 19°. Collins y cols.[111] publicaron una serie de 58 procedimientos de Putti-Platt y 48 de Putti-Platt-Bankart. El porcentaje de nuevas luxaciones fue del 11% (algunas fueron debidas a un traumatismo importante); un 20% de los casos presentaba dolor residual, y la restricción media de la rotación externa fue de 20°. Hovelius y cols.,[297] en un control de 114 pacientes sometidos a una reconstrucción de Bankart o a la de Putti-Platt, detectaron una tasa de recidivas del 2% en 46 pacientes tratados con el método de Bankart, y del 19% en 68 pacientes tratados con el procedimiento de Putti-Platt. El control duró entre 1,5 y 10 años. Fredriksson y Tegner[193] revisaron los casos de 101 pacientes sometidos al procedimiento de Putti-Platt durante un seguimiento medio de 8 años (rango de entre 5 y 14 años). En el 20% de los casos se produjo una inestabilidad recidivante, y todos los pacientes mostraron una disminución en el arco de todos los movimientos medidos, especialmente en la rotación externa. Además, en la valoración con un dinamómetro Cybex, se advirtió una importante disminución de la potencia y la resistencia. Los autores destacaron que la restricción del movimiento tras este procedimiento no mejoraba con el tiempo, tal como habían sugerido publicaciones previas, concluyendo que este método de reconstrucción no debe recomendarse en pacientes activos jóvenes.

Es importante reconocer que si esta operación se lleva a cabo como se ha descrito, se inserta un fragmento lateral de 2,5 cm del tendón del subescapular en la mitad anterior de la cavidad glenoidea. Como el radio del húmero tiene aproximadamente 2,5 cm, un fragmento de 2,5 cm del subescapular fusionado con la porción anterior de la cavidad glenoidea limitaría la rotación total del húmero a un radián, o 57°. Angelo y Hawkins[13,261] presentaron una serie de pacientes que desarrollaron una osteoartritis en un promedio de 15 años tras una reparación de Putti-Platt. En la actualidad se reconoce que la limitación de la rotación externa tras las reparaciones por inestabilidad anterior, es un factor predisponente para la artropatía por capsulorrafia.[367,422]

Método de Magnuson-Stack

En 1940, Paul Magnuson y James Stack[347,429-431,473,581] describieron originalmente la transferencia del tendón del subescapular desde el troquín, a través del surco bicipital, hasta el troquíter. En 1955, Magnuson recomendó que en algunos casos dicho tendón debía ser transferido no sólo a través del surco bicipital, sino también en sentido distal hasta un área entre el troquíter y la parte superior de la diáfisis. DePalma[137] recomendaba transferir el tendón a la porción superior de la diáfisis por debajo del troquíter. Karadimas y cols.,[347] en la mayor serie de procedimientos de Magnuson-Stack (154 pacientes), describieron un porcentaje de recidivas del 2%. Badgley y O'Connor[26] y Bailey[29] describieron una combinación de las operaciones de Putti-Platt y de Magnuson-Stack; utilizaron la mitad superior del músculo subescapular para realizar el procedimiento de Putti-Platt y la mitad inferior para realizar el procedimiento de Magnuson-Stack.

Las complicaciones del método de Magnuson-Stack incluyen un excesivo tensado anterior, con una subluxación o luxación posterior (Fig. 14-149), una lesión del bíceps (Fig. 14-150) y una inestabilidad recidivante.

Bloque óseo

Método de Eden-Hybbinette

El método de Eden-Hybbinette fue realizado de forma independiente por Eden[156] en 1918 y por Hybbinette[306] en 1932. Eden utilizó originalmente injertos tibiales, aunque ambos autores recomendaron finalmente utilizar injertos ilíacos. Este procedimiento se supone que amplía la porción anterior de la cavidad glenoidea. Ha sido utilizado por Palmer y Widen,[548] Lavik[384] y Hovelius y cols.[293] en el tratamiento de la subluxación y la luxación del hombro. Lavik modificó el procedimiento al insertar el injerto en el parénquima del reborde glenoideo anterior. Lange[379] insertó el injerto óseo en una osteotomía realizada en la porción

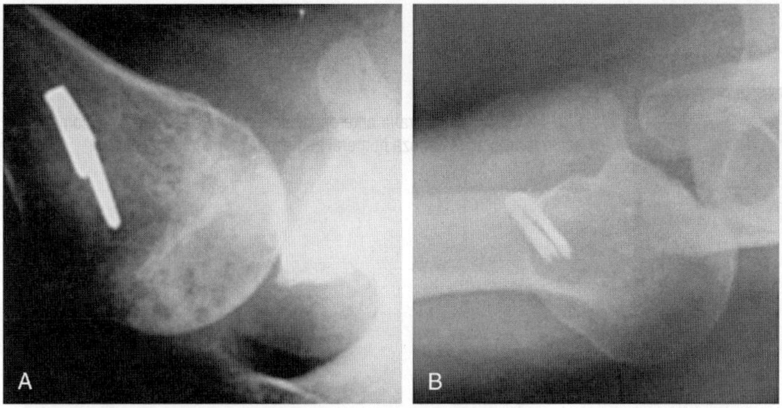

Fig. 14-149 • Método de Magnuson-Stack. **A,** La proyección axilar muestra una subluxación posterior de la cabeza humeral respecto de la cavidad glenoidea a causa de un excesivo tensado anterior al realizar el método de Magnuson-Stack. **B,** Otra proyección axilar del paciente muestra un excesivo tensado anterior con el método de Magnuson-Stack, que ocasiona un desplazamiento glenohumeral posterior de la cabeza humeral.

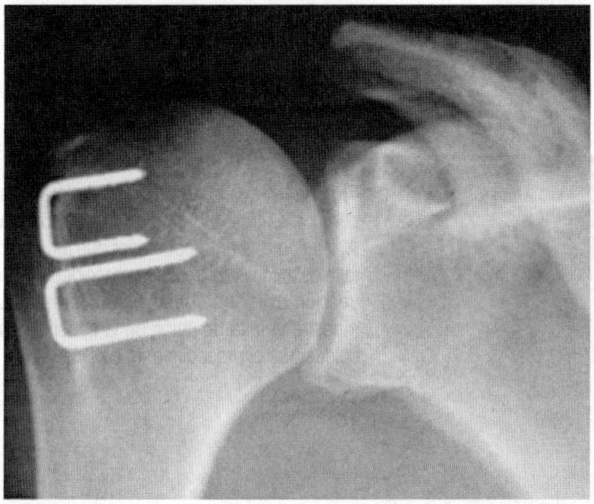

Fig. 14-150 • Compresión de una grapa sobre la porción larga del tendón del bíceps. Esta radiografía anteroposterior muestra la posición de la grapa, causante de la compresión del tendón. El dolor que tenía el paciente en la cara anterior del hombro se resolvió al extirparse la grapa.

anterior glenoidea. Hehne y Hubner[269] publicaron una comparación de los métodos de Eden-Hybbinette-Lange y Putti-Platt en 170 pacientes; sus resultados parecían favorecer este último. Paavolainen y cols.[544] describieron a 41 pacientes tratados con el procedimiento de Eden-Hybbinette; 3 de ellos presentaron una inestabilidad recidivante, y la rotación externa disminuyó un promedio del 10%. Estos autores advirtieron que los resultados eran semejantes a los de la serie de operaciones de Putti-Platt. ¡El 10% de cada grupo desarrolló una enfermedad degenerativa articular!

Niskanen y cols.[518] describieron una serie de 52 hombros durante un seguimiento medio de 6 años que habían sido tratados mediante una modificación del método de Eden-Hybbinette. La operación incluía la creación de una depresión a través de la cápsula que llegaba hasta la cara anteroinferior del cuello de la escápula. Entonces, se introdujo en la depresión una cuña realizada con un injerto tricortical de cresta ilíaca, sin fijarla. La tasa de recidiva del 21% se atribuyó a una luxación espontánea y a 10 nuevas luxaciones traumáticas. En 9 hombros se observó una artrosis postoperatoria y en otros 18 se apreciaron cambios degenerativos tempranos.

Método de Oudard

En 1924, Oudard[540] describió un procedimiento en el cual se prolongaba la apófisis coracoides mediante un injerto óseo obtenido de la tibia. Dicho injerto (de 4 × 3 × 1 cm) se insertaba entre la punta desbastada y el resto de la apófisis coracoides, dirigiéndose en sentido lateral e inferior. El injerto actuaba como un refuerzo anterior que servía para prevenir luxaciones recidivantes. Oudard también acortaba el tendón del subescapular. Más tarde, publicó otro método para conseguir alargar la apófisis coracoides, el cual consistía en una osteotomía oblicua de la apófisis coracoides con desplazamiento de la porción posterolateral para que sirviera como bloque óseo.

Los bloques óseos no son procedimientos de elección en casos corrientes de inestabilidad glenohumeral anterior recidivante. Hay que tener en cuenta que los procedimientos que puedan poner en contacto la cabeza humeral con un hueso que no esté recubierto por cartílago articular suponen un alto riesgo de que surja una enfermedad degenerativa articular. En el tratamiento de casos corrientes de inestabilidad traumática recidivante son más seguras y eficaces las reparaciones y reconstrucciones de partes blandas. Sin embargo, cuando debido a una deficiencia glenoidea anterior importante disminuye el ángulo de estabilidad del equilibrio anterior o anteroinferior, hasta una cifra inaceptablemente pequeña, puede ser necesario reconstruir el reborde glenoideo anterior. Matsen y Thomas[442] describieron una técnica para utilizar un injerto óseo modelado, recubierto de cápsula articular o de cualquier otra parte blanda, para sustituir el hueso glenoideo ausente, a fin de contar con una superficie lisa que se articulara con la cabeza humeral.

Transferencia coracoidea

Al transferir la apófisis coracoides a la porción anterior de la cavidad glenoidea, se intenta crear un cabestrillo musculotendinoso anteroinferior. Algunos autores también mencionan un efecto de bloque óseo y una ligadura intencional del subescapular por delante de la articulación glenohumeral. Así, parece ser que estos procedimientos no tratan la patología habitual propia de la inestabilidad traumática. Las cifras de nuevas luxaciones tras la transferencia coracoidea en casos habituales de inestabilidad traumática no son inferiores a los de las reconstrucciones de partes blandas, si bien el porcentaje de complicaciones graves es sustancialmente mayor (Figs. 14-151 a 14-156). Además, a diferencia de los procedimientos de partes blandas, las técnicas de transferencia coracoidea son extremadamente difíciles y peligrosas de revisar: los nervios subescapular, musculocutáneo y axilar tienen

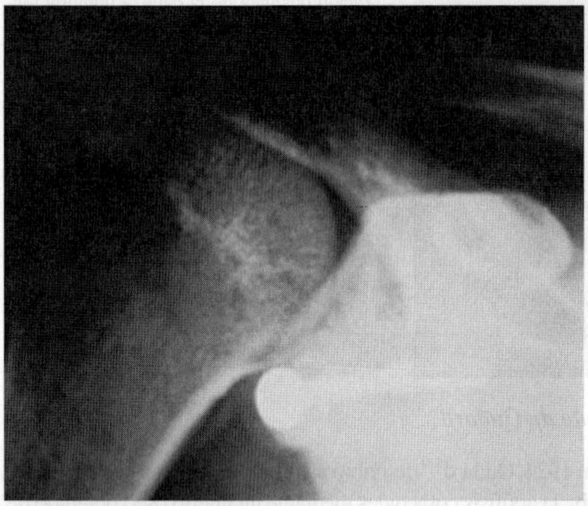

Fig. 14-151 • Radiografía anteroposterior en la que se aprecia la compresión de un tornillo en la cabeza humeral tras el procedimiento de Bristow.

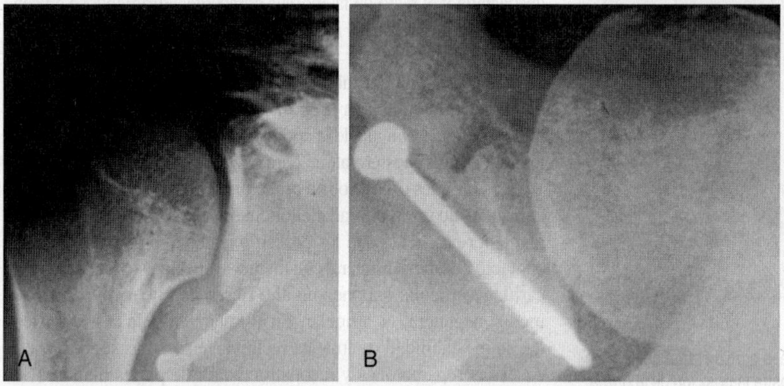

Fig. 14-152 • Falta de unión de la apófisis coracoides tras el procedimiento de Bristow. **A,** Radiografía anteroposterior que muestra la falta de unión de la apófisis coracoides. **B,** Proyección axilar en un paciente diferente que muestra la falta de unión de la apósifis coracoides tras el procedimiento de Bristow.

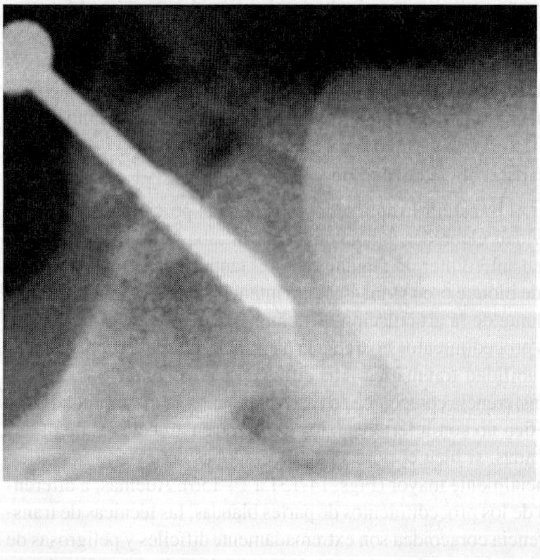

Fig. 14-153 • Proyección axilar en la que se observa el tornillo retrocediendo fuera de la cavidad glenoidea tras el procedimiento de Bristow.

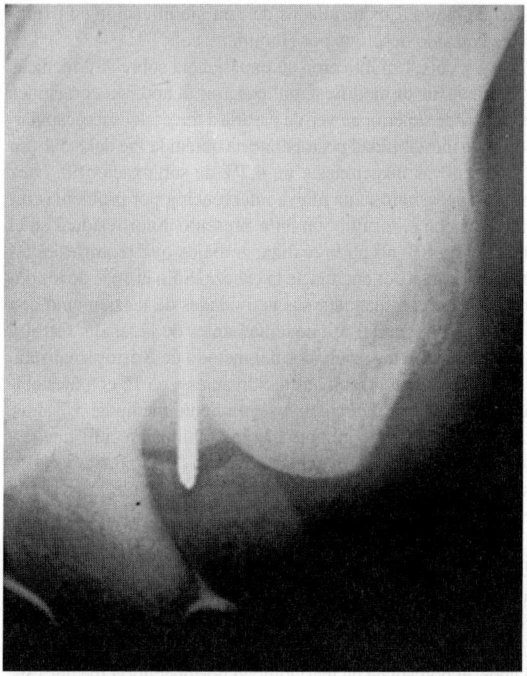

Fig. 14-154 • Proyección axilar que muestra un tornillo excesivamente largo utilizado durante el procedimiento de Bristow. El paciente tuvo una parálisis del infraespinoso a causa de la lesión nerviosa en relación con este músculo.

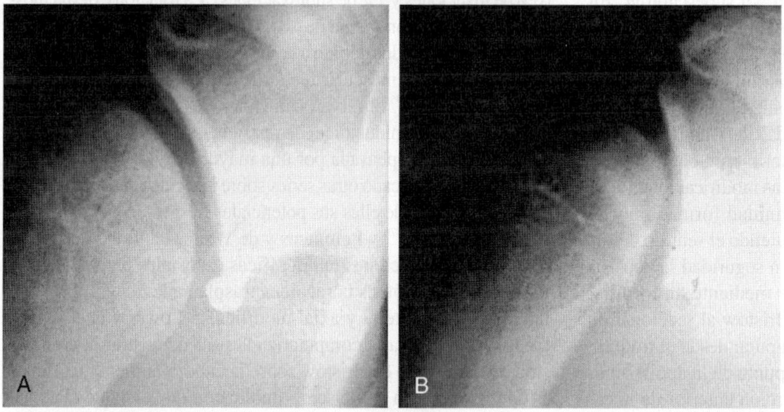

Fig. 14-155 • Radiografías anteroposteriores que muestran rotura de tornillos con el húmero en rotación externa (**A**) y en rotación interna (**B**).

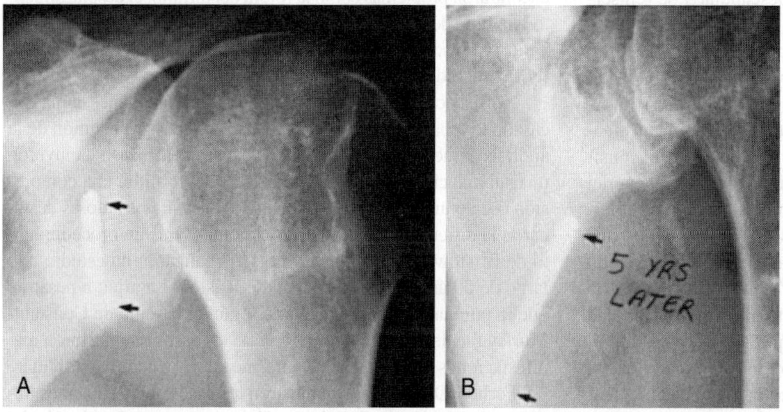

Fig. 14-156 • Aflojamiento tardío del tornillo tras el procedimiento de Bristow. **A,** Radiografía anteroposterior que muestra la posición del tornillo tras la transferencia de la apófisis coracoides. **B,** Una radiografía anteroposterior obtenida cinco años después muestra que el tornillo se ha desplazado posteriormente y una importante artropatía glenohumeral.

cicatrices en localizaciones anómalas; el músculo subescapular presenta cicatrices y ligaduras; y la arteria axilar puede estar desplazada en el tejido cicatricial.

Método de Trillat

Trillat y Leclerc-Chalvet[59,521,705,706] realizaron una osteotomía en la base de la apófisis coracoides, desplazando entonces la apófisis coracoides hacia abajo y lateralmente. La apófisis coracoides desplazada se fija mediante un clavo-alfiler o un tornillo especial. El alfiler se pasa hasta la escápula por encima del músculo subescapular desplazado en sentido inferior, lo que acorta eficazmente el músculo.

Método de Bristow-Helfet

Esta técnica fue desarrollada, utilizada y descrita por Arthur Helfet[270] en 1958, siendo denominada operación de Bristow en honor a su antiguo jefe W. Rowley Bristow, en el Hospital St. Thomas de Sudáfrica. Helfet describió inicialmente la desinserción de la punta de la apófisis coracoides de la escápula, exactamente en sentido distal a la inserción del músculo pectoral menor, dejando insertados los tendones conjuntos (es decir, el fascículo corto del bíceps y el coracobraquial). A través de una hendidura vertical en el tendón del subescapular, se expone la articulación y se «raspa» la superficie anterior del cuello de la escápula. Entonces, la apófisis coracoides, con sus tendones insertados, se pasa a través de la hendidura del subescapular manteniéndose en contacto con el área raspada de la escápula, suturando el tendón conjunto a los bordes seccionados del tendón del subescapular. En efecto, se ha realizado una tenodesis subescapular.

En 1958, T. B. McMurray (hijo de T. P. McMurray, conocido porque realizó osteotomías de cadera) visitó al doctor Newton Mead[464] de Chicago y describieron las modificaciones de la operación de Bristow, que se utilizaban en Ciudad del Cabo, Johannesburgo y Pretoria. Mead y Sweeney[464] describieron el empleo de las modificaciones en más de 100 casos. Las modificaciones consisten en efectuar una hendidura en la unidad formada por el músculo y el tendón del subescapular, siguiendo el sentido de sus fibras, para abrir la articulación y fijar con seguridad la apófisis coracoides al reborde glenoideo anterior mediante un tornillo. May[445] modificó aún más el método de Bristow al seccionar en sentido vertical todo el tendón del subescapular desde el troquín; tras explorar la articulación, insertaba la punta de la apófisis coracoides con el tendón conjunto en la porción anterior de la cavidad glenoidea mediante un tornillo. Tras ello, se practica una hendidura horizontal en el tendón del subescapular y se reinserta (medio tendón por encima y medio por debajo del tendón conjunto transferido) en el sitio de su inserción original. Una vez más, el efecto neto es una tenodesis del subescapular.

Helfet[270] describió que el procedimiento, además de «reforzar» la parte defectuosa de la articulación, también ejercía un efecto de «bloque óseo». Sin embargo, Mead y Sweeney[464] no consideraron que el bloque óseo fuera una parte muy importante del procedimiento y pensaban que la transferencia añadía un refuerzo muscular a la cara anteroinferior del hombro, impidiendo que la porción inferior del músculo subescapular ascendiera cuando el húmero entrara en abducción. Bonnin[60,61] modificó el método de Bristow de la forma siguiente: no acortó ni escindió la unidad musculotendinosa del subescapular, aunque, para exponerlo, dividía el músculo subescapular y su unión musculotendinosa y, una vez insertada la apófisis coracoides en la glenoides mediante un tornillo, reinsertaba el subescapular en la parte superior del tendón conjunto. Los resultados de esta modificación en 81 pacientes han sido descritos por Hummel y cols.[302]

Torg y cols.[703] publicaron su experiencia sobre 212 técnicas de Bristow. En su modificación, pasaron la apófisis coracoides sobre el borde superior en vez de pasarla a través del subescapular. La cifra de inestabilidad postoperatoria obtenida fue del 8,5% (un 3,8% de nuevas luxaciones y un 4,7% de subluxaciones). Diez pacientes necesitaron una nueva intervención por problemas relacionados con el tornillo: un 34% presentó dolor residual en el hombro y un 8% no pudo realizar trabajos que requiriesen levantar los brazos por encima de la cabeza. Sólo el 16% de los deportistas pudieron reanudar sus actividades de lanzamiento con un rendimiento similar al que tenían antes de la lesión. Carol y cols.[85] publicaron los resultados del método de Bristow realizado en 32 hombros con luxaciones recidivantes y en 15 con inestabilidad «espontánea». Durante un seguimiento medio de 3,7 años, solamente un paciente presentó una inestabilidad recidivante, estando limitada la rotación externa una media de 12°. Banas y cols.[31] describieron un porcentaje de recidivas del 4% a lo largo de un período de seguimiento de 8,6 años; sin embargo, en el 14% de los casos fue necesario practicar cirugía adicional. Wredmark y cols.[778] encontraron sólo 2 luxaciones recidivantes en 44 casos durante un seguimiento medio de 6 años, aunque el 28% de los pacientes se quejaban de dolor. Hovelius y cols.[293] describieron la evolución de 111 hombros tratados con el método de Bristow. A los 2,5 años, el porcentaje de inestabilidad postoperatoria fue del 13% (6% de luxaciones y 7% de subluxaciones). La rotación externa mostraba una limitación media de 20°, y un 6% de los casos necesitaron ser reintervenidos debido a complicaciones relacionadas con el tornillo. La fuerza muscular fue un 10% menor en el hombro operado. Chen y cols.[95] observaron que, después de realizar el método de Bristow, la disminución de la resistencia del fascículo corto del bíceps estaba compensada por una mayor actividad del fascículo largo. Se han publicado otras series sobre la técnica de Bristow, destacando cada una de ellas sus potenciales riesgos.[745]

Lamm y cols.[376] y Lemmens y de Waal Malefijt[392] describieron cuatro proyecciones radiográficas especiales para evaluar la posición de la apófisis coracoides trasplantada: anteroposterior, lateral, oblicua lateral y axial modificada. Lower y cols.[419] emplearon la tomografía computarizada para demostrar la compresión de un tornillo de Bristow sobre la cabeza humeral. Collins y Wilde[110] y Nielsen y Nielsen[517] publicaron que, aunque ellos habían tenido mínimos problemas con la reaparición de la luxación, encontraron problemas como la rotura del tornillo, el desplazamiento y la falta de unión a la apófisis coracoides con la escápula. Hovelius y cols.[291,295] publicaron un porcentaje de unión de la apófisis coracoides a la escápula de sólo el 50%.

Norris y cols.[523] evaluaron a 24 pacientes en quienes había fracasado la reparación de Bristow; en sólo 2 se logró la unión de la apófisis coracoides transferida. Las causas del fracaso incluyeron una subluxación residual y osteoartritis del tornillo, una compresión ósea o una reparación demasiado tensa. Estos autores destacaron la dificultad de reconstruir el hombro tras un procedimiento de Bristow fallido. Singer y cols.[656] realizaron un estudio a lo largo de 20 años sobre la técnica de Bristow-Latarjet; a pesar de que la puntuación media obtenida según el baremo de Constant-Murley fue de 80 puntos, en el 71% de los casos se detectaron manifestaciones radiológicas de enfermedad degenerativa articular.

Ferlic y DiGiovine[182] publicaron los casos de 51 pacientes tratados con el método de Bristow. Encontraron una incidencia del

10% de nuevas luxaciones o subluxaciones y una incidencia del 14% de complicaciones relacionadas con el tornillo. En el 14% de los pacientes fue necesario un procedimiento quirúrgico adicional. En un estudio a largo plazo realizado en 79 hombros, Banas y cols.[31] también describieron complicaciones que obligaron a efectuar una nueva intervención quirúrgica en el 14% de los pacientes. Un 73% de las reintervenciones se realizaron para extraer material debido al dolor persistente del hombro.

Un problema importante que aparece tras el procedimiento de Bristow es la luxación recidivante.[182,295,428,448,523] Hill y cols.[284] y MacKenzie[427] observaron que este método era ineficaz para tratar la subluxación. Schauder y Tullos,[634] mediante una modificación del método de Bristow realizada en 20 hombros, describieron resultados buenos o excelentes en el 85% de los casos a lo largo de un seguimiento mínimo de 3 años. Curiosamente, los autores atribuyeron el éxito a la curación de la lesión de Bankart, puesto que en muchos casos la posición de la apófisis coracoides transferida impedía la contención de la cabeza humeral. Los autores sugirieron que el 15% de resultados medianos o insatisfactorios fueron consecuencia de una subluxación persistente o recidivante.

En 1989, Rockwood y Young[601,784] publicaron datos de 40 pacientes que habían sido tratados previamente mediante el método de Bristow. Destacaron los peligros y las dificultades técnicas de estas reparaciones. De ese grupo, 31 pacientes tuvieron que ser sometidos nuevamente a métodos de reconstrucción: en 10 se realizó una reconstrucción con desplazamiento capsular, 4 necesitaron liberación capsular, en 4 casos fue necesaria la artroplastia total de hombro, en un caso se realizó una artrodesis y en 6 pacientes se realizaron procedimientos combinados. Los autores concluyeron que la técnica de Bristow no era fisiológica, que se asociaba con demasiadas complicaciones graves, y recomendaron no aplicarla en la reconstrucción sistemática anterior del hombro.

Método de Latarjet

El método de Latarjet,[382,383,555] descrito en 1954, implica la transferencia de una mayor porción de apófisis coracoides que la que se realiza en el método de Bristow, transfiriendo los tendones del bíceps y del coracobraquial a la cara anteroinferior del cuello de la escápula. En vez de insertar en la escápula la superficie erosionada y seccionada de la punta de la apófisis coracoides, como se realiza en el método de Bristow-Helfet, la apófisis coracoides se deja plana sobre el cuello de la escápula y se fija mediante uno o dos tornillos. Tagliabue y Esposito[686] describieron el procedimiento de Latarjet en 94 deportistas.

Wredmark y cols.[778] analizaron los casos de 44 pacientes durante un seguimiento promedio de 6 años tras haber practicado el procedimiento de Bristow-Latarjet por una luxación recidivante del hombro. El 72% de los pacientes no tuvo molestias, pero el restante 28% se quejaba de dolor moderado con el ejercicio. Vittori modificó el procedimiento llevando hacia abajo el tendón del subescapular y manteniéndolo desplazado hacia abajo con la apófisis coracoides transferida. Pascoet y cols.[555] publicaron los resultados tras realizar la modificación de Vittori en 36 pacientes, observando una recidiva.

Otras reparaciones abiertas

Método de Gallie

Gallie y LeMesurier[197,198] describieron originalmente en 1927 el empleo de fascia lata autógena para crear nuevos ligamentos entre la cara anteroinferior de la cápsula y el cuello anterior del húmero. Bateman,[41] de Toronto, también empleó este procedimiento. Aunque la fascia lata puede que no sea el material idóneo para el injerto, en el tratamiento de reparaciones quirúrgicas previas que han fracasado podría ser necesario el empleo de autoinjertos o aloinjertos exógenos para reconstruir estructuras capsulolabrales deficientes.

Método de Nicola

Esta operación se asocia habitualmente con el nombre de Toufick Nicola, aunque la técnica fue descrita por primera vez por Rupp[622] en 1926 y por Heymanowitsch[281] en 1927. En 1929, Nicola[512] publicó su primer artículo, en el que describió el empleo del fascículo largo del tendón del bíceps a modo de brida. El procedimiento ha sido modificado varias veces.[511,513-515] Se han descrito unos porcentajes de recidivas de entre el 30% y el 50%.[86,342,746]

Método de Saha

A. K. Saha[624-628] describió la transferencia del dorsal ancho en sentido posterior hasta la zona de inserción del infraespinoso en el troquíter. Describió que durante la abducción el dorsal ancho transferido refuerza el músculo subescapular y los músculos accionador posterior y depresor corto al tirar de la cabeza humeral hacia detrás. Dicho autor también empleó el procedimiento en luxaciones traumáticas y atraumáticas, describiendo 45 casos sin recidivas en el año 1969.

Método de Boytchev

Boytchev describió originalmente este procedimiento en 1951 en la bibliografía italiana,[64,65] desarrollando Conforty[112] modificaciones posteriores. Los músculos que se insertan en la apófisis coracoides junto con la punta coracoidea son redirigidos en sentido profundo al músculo subescapular entre éste y la cápsula. Entonces, la punta de la apófisis coracoides con sus músculos se reinserta en su base, en posición anatómica. Conforty[112] publicó datos de 17 pacientes, ninguno de los cuales mostró recidiva de la luxación. Ha'eri y Maitland[242] describieron 26 casos a lo largo de un seguimiento mínimo de 2 años.

Osteotomía del húmero proximal

Debevoise y cols.[131,367] afirmaron que en el hombro sometido a luxaciones de repetición la torsión humeral es anormal. B. G. Weber,[350,473,581,746,747] de Suiza, describió una osteotomía rotacional mediante la cual se incrementaba la retroversión de la cabeza humeral, practicando simultáneamente una capsulorrafia anterior. Estaba indicada en casos de un defecto moderado o grave posterolateral de la cabeza humeral, el cual era detectado en el 65% de sus pacientes que presentaban una inestabilidad recidivante anterior. Al incrementar la retroversión se hizo más posterior el defecto posterolateral, y la porción anterior indemne de la superficie articular de la cabeza humeral podía entonces articularse con la cavidad glenoidea. Se sabe que la superficie articular efectiva del húmero está reducida debido al defecto posterolateral de la cabeza y que la osteotomía realinea nuevamente la superficie articular restante en una posición más compatible con las actividades de la vida diaria. Weber y cols.[747] describieron una cifra de nuevas luxaciones del 5,7%, siendo los resultados entre buenos y excelentes en el 90% de los casos. La mayoría de los pacientes necesitó una nueva operación para la extracción de la placa.

Osteotomía del cuello glenoideo

En 1933, Meyer-Burgdorff describió la disminución de la inclinación anterior de la cavidad glenoidea, realizada mediante una osteotomía posterior de cierre en cuña.[624] Saha describió[624] la realización de una osteotomía anterior de apertura en cuña, colocando un injerto óseo en el cuello glenoideo para disminuir la inclinación.

Complicaciones de reparaciones anteriores

Las complicaciones de reparaciones quirúrgicas de la inestabilidad glenohumeral anterior se agrupan en varias categorías.[386]

La primera incluye las complicaciones que pueden surgir tras cualquier procedimiento quirúrgico. De importancia fundamental en esta categoría es la infección postoperatoria. Para disminuir la contaminación por la flora bacteriana axilar son útiles una preparación minuciosa de la piel, paños adhesivos de material plástico y una antibioterapia profiláctica. También es importante evitar que se acumule un hematoma grande mediante una buena hemostasia, obliterando cualquier espacio muerto y utilizando un drenaje de aspiración si persistiera un sangrado importante. Por último, en el postoperatorio, es importante conservar la axila limpia y seca mediante una torunda de gasa durante todo el tiempo que el brazo esté colocado en el costado.

La segunda categoría de complicaciones consiste en la inestabilidad recidivante postoperatoria. La incidencia publicada de luxación recidivante tras reparaciones anteriores oscila entre el 0% y el 30%. Hay que tener en cuenta que muchas publicaciones incluyeron en sus series sólo la luxación recidivante, en vez de la subluxación o la aprensión recidivante. Una revisión de 1.634 reconstrucciones, realizada en 1975 a partir de una recopilación bibliográfica, reveló que la incidencia de una nueva luxación era por término medio del 3%.[597] En una revisión de 3.076 procedimientos realizada en 1983, la incidencia no variaba.[595] Dicha revisión incluía 432 operaciones de Putti-Platt, 571 operaciones o variantes de Magnuson-Stack, 513 operaciones o variantes de Bankart, 45 operaciones de Saha, 203 combinaciones de Bankart-Putti-Platt, 639 operaciones de Bristow, 115 procedimientos combinados de Badgley, 254 operaciones de Eden-Hybbinette, 277 operaciones o variantes de Gallie y 27 operaciones de Weber.

La tasa de recidivas ha sido infravalorada por estudios realizados durante sólo 2 años de seguimiento. Morrey y Janes,[488] en un estudio a largo plazo de 176 pacientes durante un promedio de 10,2 años, encontraron un porcentaje de nuevas luxaciones del 11%. Se realizaron reconstrucciones quirúrgicas tipo Bankart y Putti-Platt. En 7 de los 20 pacientes, la nueva luxación se produjo al cabo de dos o más años tras la cirugía. El estudio de O'Driscoll y Evans,[531] quienes controlaron a 269 pacientes consecutivos sometidos a capsulorrafias con grapas durante un mínimo de 8,8 años, recalcó aún más la necesidad de efectuar un seguimiento a largo plazo. En un grupo de 204 hombros, el 21% presentó una nueva luxación; esta incidencia aumentó progresivamente conforme lo hizo la duración del seguimiento.

Factores que han demostrado asociarse significativamente con un mal resultado tras la estabilización quirúrgica abierta anterior son la indemnización laboral, la inestabilidad voluntaria, la cirugía por inestabilidad realizada previamente, la edad del paciente y períodos cortos de inmovilización postoperatoria.[257] Una inmovilización menor de 6 semanas y una edad de 32 o más años se asociaron con unas puntuaciones de Rowe más bajas. El sexo del paciente, las lesiones de Hill-Sachs, el tipo de inestabilidad, los desgarros labrales y la experiencia del cirujano no tuvieron significación estadística. La mayoría de esos pacientes fueron sometidos a una reparación de Bankart o a desviaciones capsulares.

Rowe y cols.[618] publicaron sobre el tratamiento de 39 pacientes que tenían una inestabilidad recidivante tras diversas reparaciones quirúrgicas. De los 32 pacientes sometidos a una reintervención, en el 84% no se había logrado una reparación eficaz de la lesión de Bankart en la primera operación. Cuando la lesión de Bankart no reparada previamente fue tratada en la cirugía de revisión, casi todos los hombros (22 de 24) adquirieron estabilidad y la conservaron durante al menos 2 años. Solamente en cuatro de los hombros se pensó que el exceso de laxitud constituía la causa primaria de la inestabilidad. Ungersbock y cols.[713] también encontraron que los rebordes glenoideos redondeados o deficientes y las grandes lesiones de Bankart no curadas se asociaban con el fracaso de las reparaciones quirúrgicas de inestabilidad anterior. Zabinski y cols describieron hallazgos similares: más de la mitad de sus reparaciones de inestabilidad fallidas se asociaban con lesiones de Bankart no curadas; la mayoría recuperaron la estabilidad tras la reparación de revisión.[789] En cambio, sólo 9 de los 21 hombros con inestabilidad multidireccional recidivante obtuvieron un resultado entre bueno y excelente con la cirugía de revisión.

De los 17 pacientes que habían sufrido un acontecimiento traumático importante posteriormente a la cirugía por la inestabilidad, todos presentaron excelentes resultados tras la estabilización abierta de revisión. De los 33 pacientes con inestabilidad recidivante y que no sufrieron ningún traumatismo importante tras la cirugía inicial, en sólo el 67% se obtuvieron resultados buenos o excelentes.[399]

La inestabilidad refractaria puede ser un problema grave, ya sea debido a una deficiencia ósea, a una mala calidad de partes blandas, a una insuficiencia musculotendinosa o a una descompensación del control neuromuscular (Fig. 14-157). Richards y cols.[591] describieron los riesgos que surgen cuando se intenta tratar dichos casos de inestabilidad refractaria o «terminal» mediante una artrodesis glenohumeral.

La tercera categoría de complicaciones surge de los fallos diagnósticos. Antes de llevar a cabo cualquier reparación quirúrgica, resulta esencial distinguir entre la inestabilidad unidireccional traumática (síndrome de TUBS) y la inestabilidad multidireccional atraumática (síndrome AMBRII). Las consecuencias de confundir la inestabilidad multidireccional con la inestabilidad anterior pura son muy importantes. En dicha situación, si sólo se tensan las estructuras anteriores, la limitación de la rotación externa, junto con la obligada subluxación posterior resultante, puede ocasionar una rápida pérdida del cartílago articular glenohumeral y una artropatía por capsulorrafia.[261,367,422] Esta complicación sólo se previene mediante un diagnóstico preoperatorio preciso y la adecuada cirugía, evitando el tensado capsular innecesario.

No se puede infravalorar la importancia de un diagnóstico exacto y del subsiguiente tratamiento: 20 hombros (53%) de un estudio de Cooper y Brems[115] y 22 hombros (15%) de la publicación de Wirth y Rockwood[769] habían sido operados previamente por error diagnóstico. En la última publicación, los errores diagnósticos incluían (en orden decreciente de frecuencia): una patología del manguito de los rotadores, una tendinitis bicipital, un síndrome del estrecho torácico y una hernia discal cervical.

La cuarta categoría de complicaciones operatorias consiste en lesiones neurovasculares. El nervio musculocutáneo discurre como

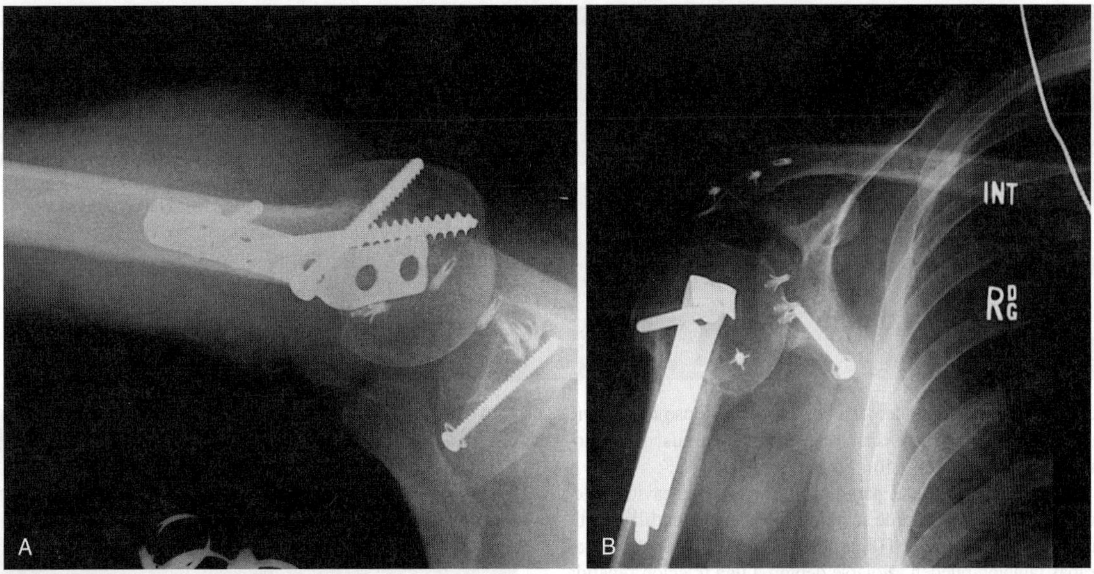

Fig. 14-157 • A y B, Radiografías anteroposterior y axilar del hombro de una mujer joven. El hombro seguía siendo inestable tras seis intervenciones contra la inestabilidad glenohumeral, que incluyeron reparaciones de Bankart, desplazamientos capsulares y una osteotomía de Bristow y desrotacional.

estructura única o multipartita en sentido oblicuo a través del coracobraquial, en un tramo variable en sentido distal a la apófisis coracoides. En este sitio puede lesionarse por 1) la disección para liberar la apófisis coracoides, 2) retracción o 3) su inclusión en una sutura.[649] Helfet[270] describió un caso en el que el nervio tuvo una gran penetración en el coracobraquial, lesionándose donde el tendón conjunto penetra en la hendidura practicada en el tendón del subescapular, al realizar el método de Bristow. El nervio axilar puede lesionarse durante la disección y sutura de la cápsula inferior y del subescapular.[417] Richards y cols.[592] presentaron 9 pacientes que sufrieron lesiones neurológicas durante la reparación anterior del hombro (tres procedimientos de Bristow y seis de Putti-Platt). Hubo siete casos de afección del nervio musculocutáneo y otros dos del nervio axilar. Dos de los nervios fueron lacerados, cinco fueron lesionados por la sutura y dos se lesionaron por tracción. Dichas lesiones neurológicas son relativamente más frecuentes durante las operaciones que siguen a una reparación previa; en este caso, los nervios se encuentran ligados por tejido cicatrizal y por ello es más difícil movilizarlos y alejarlos de la zona de peligro. Las complicaciones neurovasculares pueden evitarse mejor con un buen conocimiento de la anatomía local (incluidas las posibles variantes de la normalidad), con una buena técnica quirúrgica y respetando los cambios de posición y movilidad de las estructuras neurovasculares tras la práctica de procedimientos quirúrgicos previos en la zona. Los autores recomiendan palpar y proteger sistemáticamente el nervio axilar durante todas las reconstrucciones anteriores.[441,597]

La quinta categoría de complicaciones incluye las relacionadas con el material protésico insertado alrededor de la articulación glenohumeral.[93,264] Los tornillos utilizados para fijar el fragmento coracoideo en las técnicas de Bristow tienen una particular capacidad de generar problemas.[517,576] El desprendimiento del tornillo puede resultar de la rotación del fragmento coracoideo al levantar y descender el brazo (Fig. 14-158). Artz y Huffer[22] y Fee y cols.[179] describieron una complicación devastadora en la cual se soltaba el tornillo originando un falso aneurisma de la arteria axilar, con la consiguiente compresión del plexo braquial y parálisis del miembro escapular. Se han descrito complicaciones similares incluso tres años después de la cirugía.[179] En otros casos, el tornillo de Bristow dañaba la superficie articular de la cavidad glenoidea y de la cabeza humeral cuando se colocaba demasiado

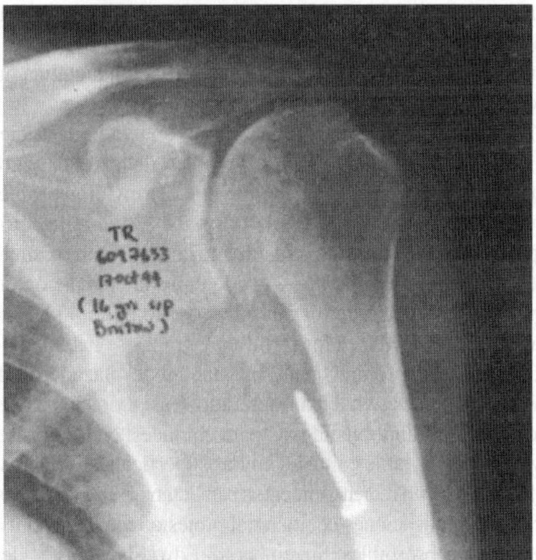

Fig. 14-158 • Este paciente notó un chasquido durante la rotación externa del hombro a los cinco meses de haber sido sometido a un procedimiento de Bristow. Poco después de este episodio, se palpó un bulto en la axila mientras se aplicaba desodorante. *(De Rockwood CA Jr, Green DP y Bucholz RW [eds.]: Fractures in Adults. Filadelfia: JB Lippincott, 1991.)*

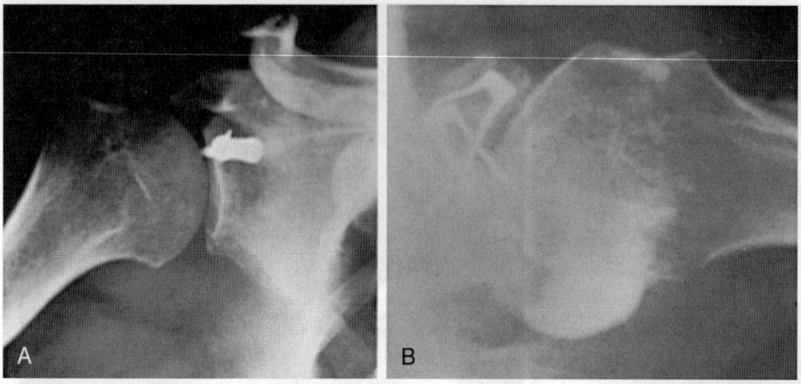

Fig. 14-159 • **A,** Radiografía anteroposterior que muestra la posición de una grapa colocada mediante artroscopia. Esta proyección sugiere una compresión de la cabeza humeral. **B,** Proyección axilar con medio de contraste que muestra la compresión de la grapa sobre la cabeza humeral.

cerca del reborde glenoideo; irritaba el infraespinoso o su nervio si era demasiado largo o afectaba al plexo braquial cuando se aflojaba (Figs. 14-151 a 14-156).

Las grapas empleadas para unir la cápsula a la cavidad glenoidea pueden desviarse de su objetivo y dañar el cartílago articular humeral o glenoideo (Figs. 14-147 a 14-149 y 14-159). Las grapas también pueden aflojarse debido a una tracción repetida sobre los músculos y la cápsula al utilizar el hombro, en particular si no se colocaron bien en un principio. O'Driscoll y Evans[531] describieron una incidencia del 11% de complicaciones debidas a las grapas tras la técnica de DuToit. Si los tornillos y las grapas se desplazan hasta la región intraarticular, pueden provocar un importante daño en las superficies articulares (Fig. 14-160.) En el procedimiento de Magnuson-Stack, la fijación metálica puede lesionar el tendón del bíceps (véase Fig. 14-150).

Zuckerman y Matsen[797] describieron una serie de pacientes con problemas relacionados con el empleo de tornillos y grapas alrededor de la articulación glenohumeral; 21 tuvieron problemas en relación con el método de Bristow y 14 con la utilización de grapas (ya fuera para una capsulorrafia o para un avance del subescapular). El tiempo transcurrido entre la colocación de las grapas y el comienzo de los síntomas osciló entre 4 semanas y 10 años. En 10 pacientes los tornillos y grapas se habían colocado de manera inapropiada, en 24 se habían desplazado o aflojado y en 3 pacientes se habían fracturado. Casi todos los pacientes necesitaron ser reintervenidos y, para entonces, el 41% presentaba ya un daño notable en una o ambas superficies articulares.

Se han descrito recientes intentos para intentar «suavizar» las potenciales complicaciones del material protésico mediante el uso de implantes bioabsorbibles. Sin embargo, Edwards y cols.[157] describieron efectos adversos de un polímero de poligluconato en seis hombros tras la reparación del rodete glenoideo. Todos los pacientes presentaron un creciente dolor y pérdida de movimiento, que obligaron al desbridamiento artroscópico. La artrotomografía con contraste doble reveló cambios quísticos óseos alrededor del implante, siendo el examen histológico compatible con una reacción granulomatosa.

En conjunto, estos datos sugieren que las reparaciones primarias con material protésico tienen más riesgo y tampoco son más eficaces que las reparaciones con partes blandas anatómicas suturadas al hueso; las cifras de recidiva de las técnicas que utilizan tornillos y grapas no son mejores que aquellas en las que no se utilizan tales materiales. Con los materiales protésicos se incurre en unos riesgos que simplemente no existen con otras técnicas de reparación. La profundidad y la orientación variable de la cavidad glenoidea en la cirugía brindan una notable oportunidad para colocar de forma errónea los dispositivos protésicos (en el interior de la articulación, bajo el cartílago articular, en plano subperióstico, fuera del dorso, demasiado arriba, demasiado abajo, demasiado medial, demasiado sobresaliente en plano anterior o demasiado inseguro). El gran arco de movimiento del hombro, con sus frecuentes y fuertes amenazas a su estabilidad, genera una oportunidad para que se aflojen los dispositivos protésicos y para que se produzca un daño irreversible de la superficie y neurovascular.

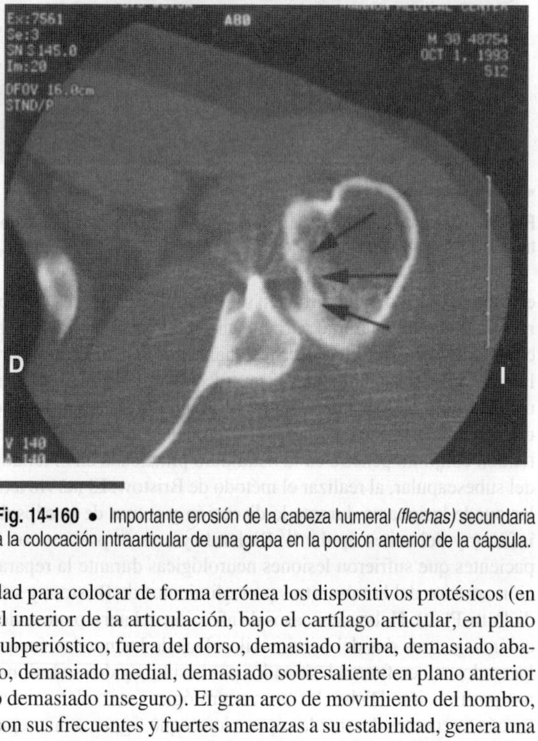

Fig. 14-160 • Importante erosión de la cabeza humeral *(flechas)* secundaria a la colocación intraarticular de una grapa en la porción anterior de la cápsula.

La sexta categoría de complicaciones es la limitación de la movilidad. La limitación de la movilidad, especialmente la limitación de la rotación externa, ha sido descrita tras los procedimientos de Magnuson-Stack y de Putti-Platt. También se ha observado tras el procedimiento de Bristow, que supuestamente no tenía este problema.[36,67,286] Hovelius y cols.[297] describieron una pérdida media de rotación externa, con el brazo en abducción, de 21°. Hawkins y Hawkins,[260] en su serie de 46 pacientes con problemas persistentes tras la reconstrucción del hombro, encontraron que 10 pacientes presentaban rigidez debida a una limitación de la rotación externa.

MacDonald y cols.[425] describieron la liberación del músculo subescapular en 10 pacientes que presentaban una contractura en rotación interna tras la reconstrucción del hombro por inestabilidad recidivante. Tras un seguimiento medio de tres años, todos los pacientes refirieron menos dolor y mostraron un incremento medio de la rotación externa de 27°.

Lazarus y Harryman[386] señalaron que con cada centímetro de elongación quirúrgica de una cápsula excesivamente tensada se recuperan aproximadamente 20° de rotación.

Lusardi y cols. publicaron los casos de 19 pacientes (20 hombros) tratados por una pérdida importante de la rotación externa de la articulación glenohumeral tras una capsulorrafia anterior previa por inestabilidad recidivante.[422] En los 20 casos se practicó una liberación de partes blandas anteriores. El incremento medio de la rotación externa fue de 45° (oscilando entre 25° y 65°).

La séptima complicación es la artropatía por capsulorrafia, o enfermedad degenerativa articular resultante de la cirugía por inestabilidad recidivante.[13,367,386,422,441] Este trastorno surge con mayor frecuencia de un excesivo tensado quirúrgico de la cápsula anterior, lo que origina una obligada traslación posterior, con la aparición de una enfermedad articular degenerativa secundaria (véanse Figs. 14-47 y 14-49). El problema puede evitarse asegurando que el hombro tenga un arco de movimiento funcional tras la reparación de la inestabilidad y realizando una liberación quirúrgica de los hombros con grandes limitaciones de la rotación externa. Una capsulorrafia grave puede obligar a realizar una artroplastia del hombro, con normalización de la versión glenoidea inclinada hacia detrás.[367,386,422,423]

Angelo y Hawkins[13] describieron a ocho pacientes con una artritis degenerativa incapacitante visitados un promedio de 15,1 años después de haberse sometido al método de Putti-Platt. Ninguno de los pacientes había recuperado más de 0° de rotación externa tras la reparación. Lusardi y cols.[422] describieron 20 hombros con una importante pérdida de la rotación externa tras una capsulorrafia anterior, destacando el riesgo de subluxación posterior y enfermedad articular degenerativa secundaria en tales circunstancias.

Lusardi y cols.[422] también describieron 7 hombros en los que la cabeza humeral se había subluxado o luxado posteriormente y otros 16 hombros afectados por una enfermedad degenerativa articular leve o grave tras una reparación quirúrgica por una luxación anterior recidivante. En 9 hombros fue necesario realizar una artroplastia debido a la importante destrucción de la superficie articular. A lo largo de una vigilancia media de 48 meses, todos los hombros mostraron una mejoría en las cuantificaciones de dolor y en el arco de movimiento.

La octava complicación tras la reparación quirúrgica es la insuficiencia del subescapular. Como señalaron Lazarus y Harryman,[386] las manifestaciones clínicas de la insuficiencia del subescapular pueden incluir dolor, debilidad de la prensa abdominal y del empuje lumbar, aprensión y auténtica inestabilidad. A veces es posible reparar directamente el músculo subescapular insuficiente y en otras ocasiones es necesario realizar un autoinjerto o aloinjerto de los isquiotibiales o del tendón del pectoral mayor.

Wirth y cols.[771] describieron una serie de reparaciones fallidas en las que el subescapular estaba totalmente roto y contraído medialmente, dentro de una densa cicatriz de tejido conectivo que impedía la movilización. La mayoría de los hombros habían sido sometidos a múltiples procedimientos previos. En cinco hombros se reconstruyó la deficiencia del subescapular mediante una transferencia de la porción superior del pectoral mayor o del pectoral menor.

MÉTODO PREFERIDO POR MATSEN Y LIPPITT PARA TRATAR LA INESTABILIDAD TRAUMÁTICA DEL HOMBRO RECIDIVANTE

El paciente con inestabilidad glenohumeral anterior traumática habitualmente presenta síntomas cuando eleva el brazo cerca del plano coronal, lo extiende y lo rota en sentido externo. Característicamente, el hombro se encuentra relativamente asintomático en otras posiciones extremas o en la franja central del arco de movimiento. De ese modo, en algunos pacientes el tratamiento apropiado podría consistir sólo en orientación sobre la naturaleza de la lesión y en la identificación de las posiciones y actividades que deben evitarse.

El refuerzo de la musculatura del hombro es útil para evitar forzar el hombro a posiciones de inestabilidad. El programa de ejercicios descrito previamente para la inestabilidad atraumática también puede considerarse como una opción en la inestabilidad traumática.

Cuando tras una cuidadosa evaluación clínica se ha corroborado el diagnóstico de una inestabilidad anterior refractaria, producida tras un episodio inicial que fue lo suficientemente traumático como para desgarrar el ligamento glenohumeral anteroinferior y producir déficit funcionales importantes (aprensión recidivante, subluxación o luxación) al situar el brazo en abducción, rotación externa y extensión, entonces se discute la opción quirúrgica.

A un paciente que desee la estabilización quirúrgica se le deben explicar claramente las alternativas y los riesgos de infección, de lesión neurovascular, rigidez, inestabilidad recidivante, dolor y la necesidad de una cirugía de revisión.

Deben obtenerse radiografías preoperatorias, incluyendo una proyección anteroposterior en el plano de la escápula, una proyección oblicua apical (de Garth) y una proyección axilar. Cuando se sospecha una patología del manguito debe obtenerse una ecografía preoperatoria del manguito de los rotadores, por ejemplo, en un individuo mayor de 40 años con dolor entre episodios de luxación o debilidad en la rotación interna, rotación externa o en la elevación. Cuando la exploración clínica sugiere la posibilidad de una lesión muscular se realiza un electromiograma.

TÉCNICA QUIRÚRGICA

El objetivo del tratamiento quirúrgico de la inestabilidad glenohumeral anteroinferior traumática es la reparación segura, inocua y anatómica de la lesión traumática y restaurar la inserción de los ligamentos glenohumerales, de la cápsula y del rodete en el reborde de la cavidad glenoidea, del cual se desprendieron. Si estamos seguros de que se ha realizado la inserción en el reborde, se restaura la profundidad eficaz de la cavidad glenoidea (véase Fig. 14-34). Esta reinserción anatómica debe restablecer no sólo la brida capsuloligamentaria, sino también el efecto del rodete glenoideo para aumentar la profundidad de la fosa. Conviene evitar pasos innecesarios, como la osteotomía coracoidea y la escisión del subescapular de la cápsula. En el caso habitual de una inestabilidad traumática no se intentará modificar la laxitud normal de la cápsula anterior. La reparación tiene que ser segura desde el momento en que se realiza, de manera que permita al paciente reanudar sus actividades de la vida diaria mientras dicha reparación cura. Cuando la reparación es segura permite una movilización controlada, lo que minimiza la posibilidad de una rigidez no deseada. Los instrumentos necesarios para la reparación son sencillos y de uso común (Fig. 14-161).

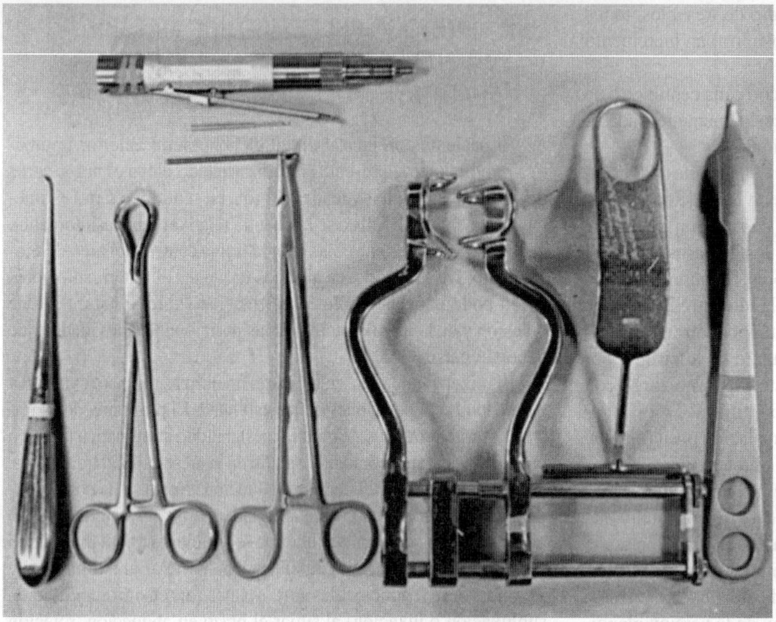

Fig. 14-161 • Instrumentos para la reparación quirúrgica de la inestabilidad glenohumeral recidivante. *Parte superior,* Taladro de alta velocidad utilizado para perforar orificios en el reborde glenoideo. *De izquierda a derecha,* Legra o cureta angulada 000 y pinza escoriadora para conectar los orificios practicados en el reborde glenoideo, porta-agujas curvo para pasar una aguja de Mayo número 5 a través de dichos orificios, separador autoestático, separador de la cabeza humeral y separador de apalancamiento con punta aguda.

El procedimiento se realiza con bloqueo del plexo braquial o con anestesia general. La articulación glenohumeral se explora bajo anestesia. Aunque esta exploración rara vez cambia la técnica efectuada, proporciona una útil confirmación diagnóstica.

El paciente se coloca con la cabeza levemente elevada (aproximadamente unos 20°) con el hombro sobresaliendo por el borde de la mesa de operaciones. Esta posición proporciona un arco de movimiento humeral y escapular completo y, si fuera necesario, proporcionaría el acceso a la cara posterior del hombro. Con una solución yodada se preparan el cuello, el tórax, la axila y todo el brazo.

El abordaje del hombro se realiza a través del pliegue axilar anterior dominante (Fig. 14-162), el cual se marca antes de la aplicación de un paño de plástico adhesivo y transparente, para facilitar una cicatriz aceptable desde el punto de vista cosmético.[249] Si la incisión se encuentra confinada al pliegue axilar, se notará menos que las cicatrices de los puntos de entrada artroscópicos.

Se realiza una incisión en la piel y el tejido subcutáneo es socavado hasta el nivel de la apófisis coracoides, la cual se utiliza entonces como guía hasta la vena cefálica y el surco deltopectoral (Fig. 14-163). Este surco se abre separándolo con los dos dedos índices, por dentro de la vena cefálica. En el tercio superior del surco se identifica habitualmente un paquete neurovascular (una rama de la arteria toracoacromial y el nervio pectoral lateral);[227] este paquete se cauteriza y secciona. No es necesario liberar la porción superior del pectoral mayor, salvo que el borde falciforme prominente se extienda hasta el tramo superior de la corredera bicipital.

En la aponeurosis clavipectoral, se practica una incisión lateral al fascículo corto del bíceps hasta, pero no a través, el ligamento coracoacromial (Fig. 14-164); posteriormente, la incisión penetra la interfase de movilidad humeroescapular, exponiendo el tendón del subescapular subyacente y el troquín. El nervio axilar se palpa sistemáticamente en el punto en que cruza el borde anteroinferior del subescapular. En dicho punto es útil colocar un separador autoestático con una hoja en el músculo deltoides y la otra en los músculos coracoideos. Hay que tener cuidado de asegurarse de que la porción interna del separador no comprima el

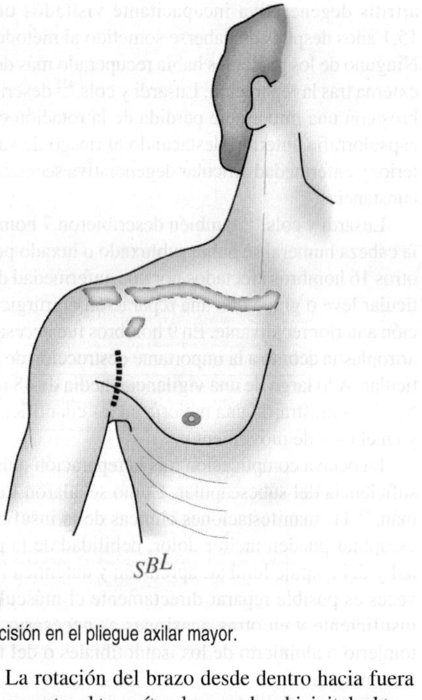

Fig. 14-162 • Incisión en el pliegue axilar mayor.

plexo braquial. La rotación del brazo desde dentro hacia fuera muestra, sucesivamente, el troquíter, la corredera bicipital, el troquín y el subescapular. En general, es posible proteger los vasos circunflejos anteriores mediante la disección roma del músculo subescapular en su borde inferior. El intervalo entre los tendones del supraespinoso y el subescapular se identifica mediante palpación, y a través del mismo se introduce un elevador romo en la articulación. El elevador desplaza la porción superior del subescapular hasta la incisión (Fig. 14-165). Entonces, teniendo cui-

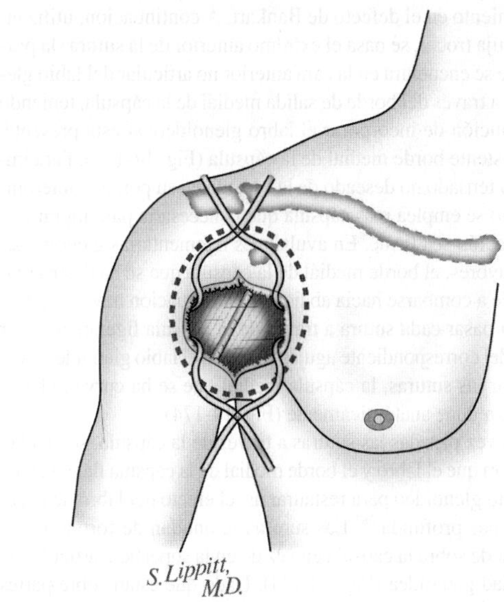

Fig. 14-163 • El tejido subcutáneo es socavado hasta el nivel de la apófisis coracoides. Se identifica la vena cefálica.

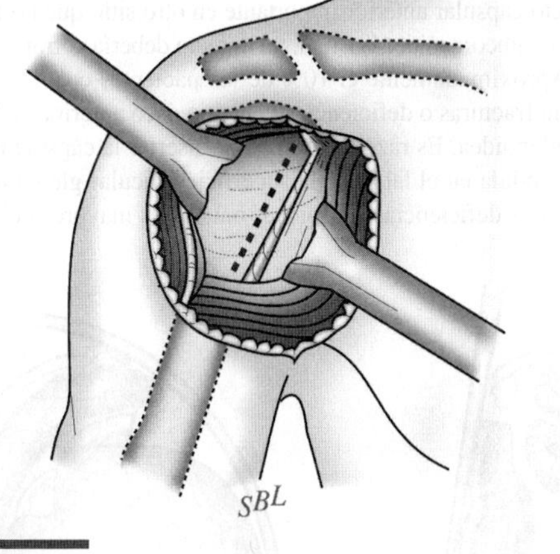

Fig. 14-164 • El surco deltopectoral se penetra por dentro de la vena cefálica. Se practica una incisión en la aponeurosis clavipectoral por fuera de los músculos coracoideos y hasta el nivel del ligamento coracoacromial.

dado de proteger el tendón del bíceps, se realiza una incisión en el tendón del subescapular y en la cápsula subyacente al mismo tiempo 1 cm medialmente al troquín (Fig. 14-166), y comenzando en el borde redondeado superior del tendón. En el borde superior del subescapular, que se encuentra enrollado, se coloca una sutura de marcaje para una reparación ulterior. Entonces, la incisión se extiende hacia abajo, hasta el nivel de los vasos humerales circunflejos anteriores. Es importante que la incisión a través del tendón del subescapular deje un material tendinoso resistente en ambos lados de la incisión para facilitar la reparación segura al concluir el procedimiento.

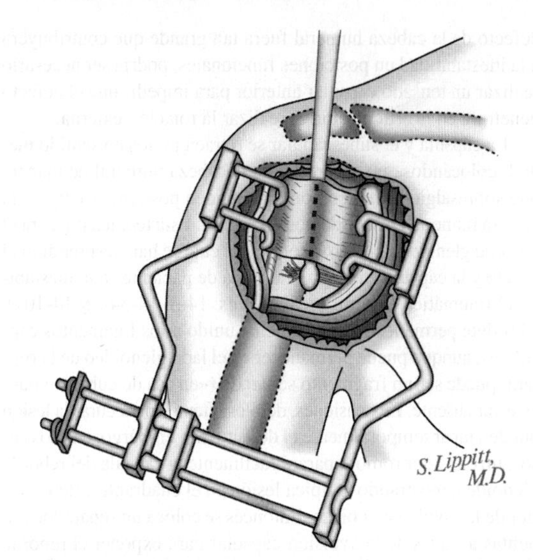

Fig. 14-165 • Se pasa un disector romo a través del intervalo de los rotadores y en un plano profundo al subescapular. El tendón es seccionado de tal manera que quede un tejido resistente a cada lado para la reparación ulterior.

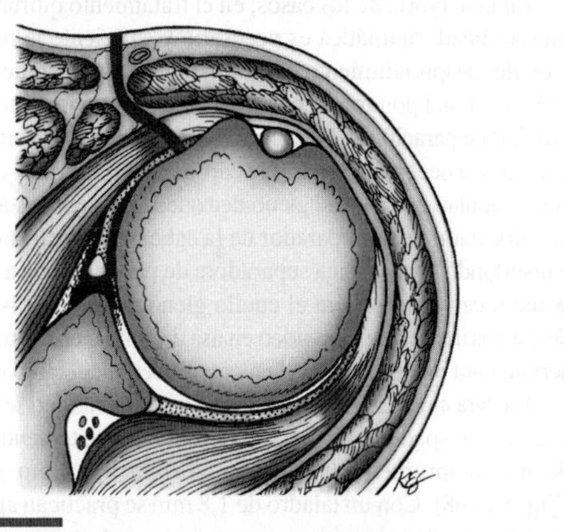

Fig. 14-166 • Sección en un plano transversal desde una proyección superior que muestra la incisión y el plano de exposición. Obsérvese que se está utilizando el espacio deltopectoral. El tendón del subescapular y la cápsula subyacente se seccionan a la vez en un punto localizado 1 cm medialmente a su inserción. *(De Matsen FA y Thomas SC: Glenohumeral instability. En Evarts CM [ed.]: Surgery of the Musculoskeletal System, 2.ª ed. Nueva York: Churchill Livingstone, 1989.)*

Sin separarlos, el tendón del subescapular y la cápsula anterior del hombro se retraen medialmente, proporcionando una excelente vista de la articulación. Si fuera necesario para lograr una mayor exposición, la cápsula articular puede dividirse más paralelamente al borde superior del subescapular, que se encuentra enrollado. Se debe inspeccionar el tendón del bíceps y observar si el ligamento humeral transverso se encuentra íntegro. En pacientes mayores de 40 años, el hombro se inspecciona particularmente para evidenciar desgarros en el manguito de los rotadores. En la inestabilidad traumática anterior, habitualmente se palpa un defecto posterolateral en la cabeza humeral pasando un dedo índice sobre la parte superior de la misma (véase Fig. 14-3). Si el defecto de la cabeza humeral fuera tan grande que contribuyera a la inestabilidad en posiciones funcionales, podría ser necesario realizar un tensado capsular anterior para impedir que el defecto penetrara en la articulación al realizar la rotación externa.

La cápsula y el subescapular se retraen juntos en sentido medial, colocándose un separador de la cabeza humeral de manera que sobresalga sobre el reborde glenoideo posterior y empuje la cabeza humeral en sentido posterolateral. Esta técnica muestra el reborde glenoideo posteroinferior, del cual se han desprendido el rodete y la cápsula en la gran mayoría de pacientes con inestabilidad traumática anterior (véanse Figs. 14-3, 14-34B y 14-101). El rodete permanece habitualmente unido a los ligamentos capsulares, aunque puede permanecer en el lado glenoideo de la ruptura, puede ser un fragmento separado («en asa de cubo») o puede estar ausente. En ocasiones, débiles intentos para curar la lesión pueden tapar temporalmente el defecto. Sin embargo, en esos casos, un elevador romo separará fácilmente la cápsula del reborde glenoideo, mostrando la típica lesión en el cuadrante anteroinferior de la cavidad glenoidea. Entonces se coloca un separador con puntas a través de la avulsión capsular para exponer el reborde glenoideo. La articulación glenohumeral se inspecciona minuciosamente en busca de cuerpos libres, defectos de hueso glenoideo y pérdida de cartílago en lo que queda de glenoides anterior.

En la mayoría de los casos, en el tratamiento quirúrgico de la inestabilidad traumática es necesaria y suficiente la reconstrucción del desprendimiento capsulolabral de la glenoides. Un tensado adicional pondría en peligro el arco de movimiento del hombro. Esta reparación se lleva a cabo desde dentro de la articulación, sin que sea necesario separar la cápsula del músculo y del tendón subescapular. La cavidad glenoidea queda bien expuesta mediante la colocación de un separador de la cabeza humeral lateralmente e insertando una palanca separadora de punta afilada a través del defecto capsular y hasta el cuello glenoideo (Fig. 14-167). Los desgarros del rodete glenoideo en asa de cubo o en aleta[2,37] se conservan para incorporarlos a la reconstrucción del labio glenoideo.

La cara anterior, no articular, del labio glenoideo se raspa mediante un raspador o con una fresa motorizada, teniendo cuidado de no comprometer la resistencia ósea del labio glenoideo (Fig. 14-168). Con un taladro de 1,8 mm se practican agujeros en la cara articular glenoidea, a unos 3 mm o 4 mm por detrás del labio, para asegurar un puente óseo suficientemente fuerte (Fig. 14-169). Nosotros espaciamos estos agujeros separándolos 5 mm o 6 mm uno de otro; de este modo, el tamaño del defecto dicta el número de agujeros que se utilizan en la reconstrucción (Fig. 14-170). En la cara glenoidea anterior no articular se practican las correspondientes ranuras (Fig. 14-169). Para crear una continuidad entre los agujeros y las ranuras correspondientes se utiliza un raspador angulado del 000 (Fig. 14-171).

Con una aguja trocar y con un porta-agujas angulado se pasa una sutura trenzada resistente, del n.° 2, absorbible, a través de los agujeros del labio glenoideo (Fig. 14-172). Una vez pasada cada sutura a través del labio glenoideo, se revisa la integridad del puente óseo, estirando fuertemente de la sutura.

Cuando se han colocado las suficientes suturas como para abarcar el defecto capsular, se extrae el separador con puntas y se sustituye por un separador colocado en ángulo recto para mostrar el borde de salida medial de la cápsula y del labro desprendidos. Este borde se identifica con mayor facilidad calcando el labro intacto alrededor de la glenoides hasta su punto de desprendimiento en el defecto de Bankart. A continuación, utilizando la aguja trocar, se pasa el extremo anterior de la sutura (la porción que se encuentra en la cara anterior no articular del labio glenoideo) a través del borde de salida medial de la cápsula, teniendo la precaución de incorporar el labro glenoideo, si está presente, y el resistente borde medial de la cápsula (Fig. 14-173). Para impedir un tensado no deseado de la cápsula en su porción anteroinferior, no se emplea más cápsula que la necesaria para lograr que la reparación sea firme. En avulsiones ligamentarias glenohumerales mayores, el borde medial de la cápsula que se ha desinsertado tiende a combarse hacia abajo; en esta situación hay que esforzarse en pasar cada sutura a través de la cápsula ligeramente por debajo del correspondiente agujero óseo en el labio glenoideo. Así, al anudar las suturas, la cápsula medial que se ha curvado hacia abajo se reduce anatómicamente (Fig. 14-174).

Una vez pasadas las suturas a través de la cápsula, se anudan de manera que el labro y el borde medial de la cápsula lleguen hasta el labio glenoideo para restaurar así el efecto del labro de hacer la fosa más profunda.[387] Las suturas se anudan de forma que el nudo quede sobre la cápsula en vez de en la superficie articular de la cavidad glenoidea (Fig. 14-174). Dado que están sobre partes blandas, estas suturas no representan un problema mecánico, a pesar de que queden dentro de la articulación (Fig. 14-175).

Una vez anudadas las suturas, hay que restablecer la continuidad y uniformidad entre la superficie articular de la fosa glenoidea y la cápsula junto con la estructura reconstruida a modo de labro (véanse Figs. 14-34C y 14-175). Al palpar la concavidad, no debe presentar escalones o discontinuidad en la cápsula. Si existiera un defecto capsular anterior importante en otro sitio que no fuera el receso subcoracoideo normal, tal defecto debería cerrarse.

Aproximadamente el 10% de los pacientes con TUBS presentan fracturas o deficiencias del labio óseo anterior de la cavidad glenoidea. Es razonable intentar insertar la cápsula anterior desprendida en el labio de la superficie articular glenoidea residual. Las deficiencias glenoideas anteriores mayores del 33% o

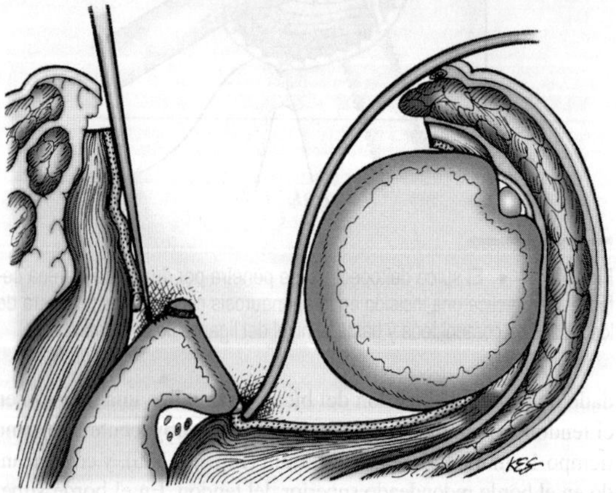

Fig. 14-167 • Sección en el plano trasversal que muestra la colocación de los separadores y la localización de los orificios perforados. Obsérvese el área raspada por una cureta en la parte anterior del cuello glenoideo; adviértase también la posición del orificio perforado en relación con el reborde glenoideo anterior. *(De Matsen FA y Thomas SC: Glenohumeral instability. En Evarts CM [ed.]: Surgery of the Musculoskeletal System, 2.ª ed. Nueva York: Churchill Livingstone, 1989.)*

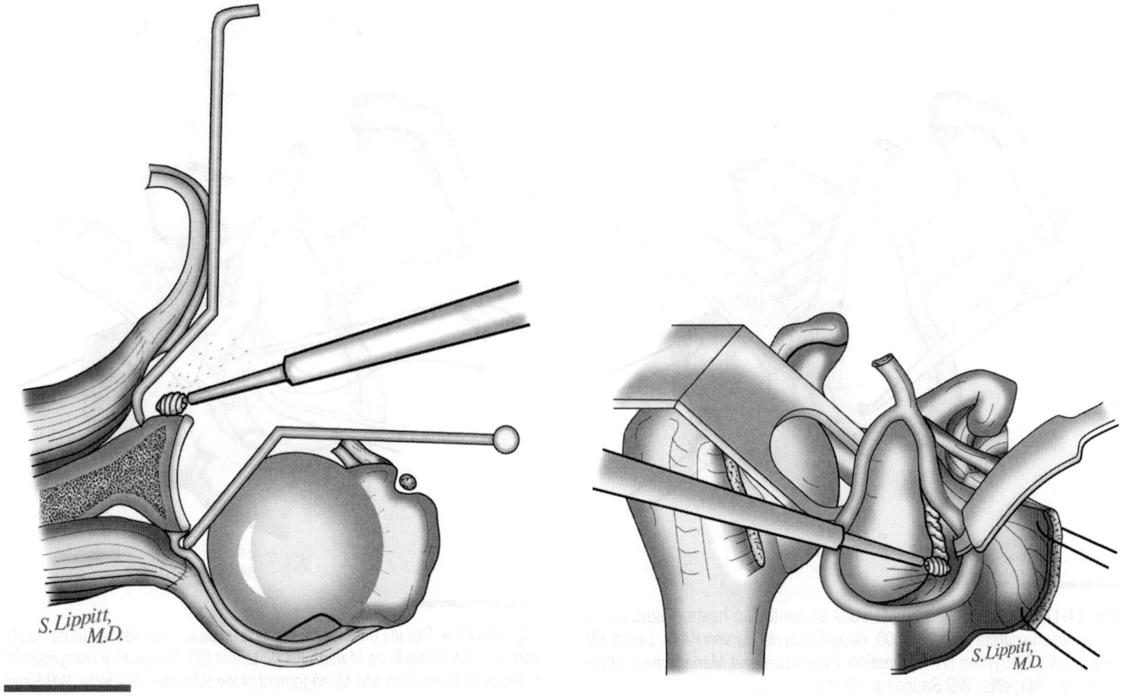

Fig. 14-168 • Desbastado de la superficie anterior no articular de la cavidad glenoidea mediante una fresa con forma de piña. La cápsula y el subescapular se retraen en sentido medial con un separador de punta aguda. La cabeza humeral se separa hacia fuera mediante un separador de la cabeza humeral. *(Modificada de Matsen FA III, Lippitt SB, Sidles JA y Harryman DT II: Practical Evaluation and Management of the Shoulder. Filadelfia: WB Saunders, 1994.)*

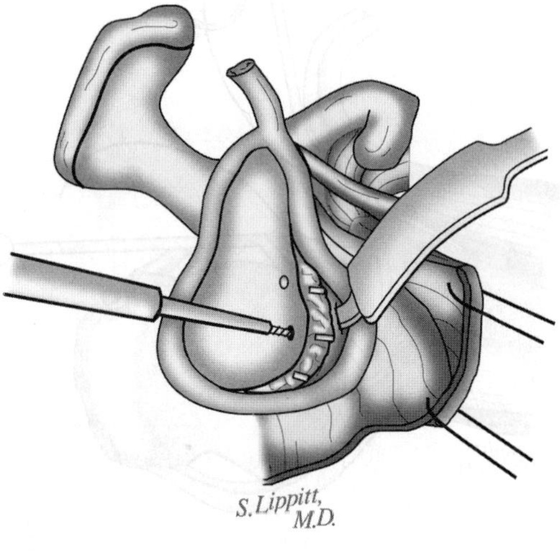

Fig. 14-169 • En el reborde articular de la cavidad glenoidea se perforan unos orificios a 4 mm del mismo y separados 6 mm uno de otro. *(Modificada de Matsen FA III, Lippitt SB, Sidles JA y Harryman DT II: Practical Evaluation and Management of the Shoulder. Filadelfia: WB Saunders, 1994.)*

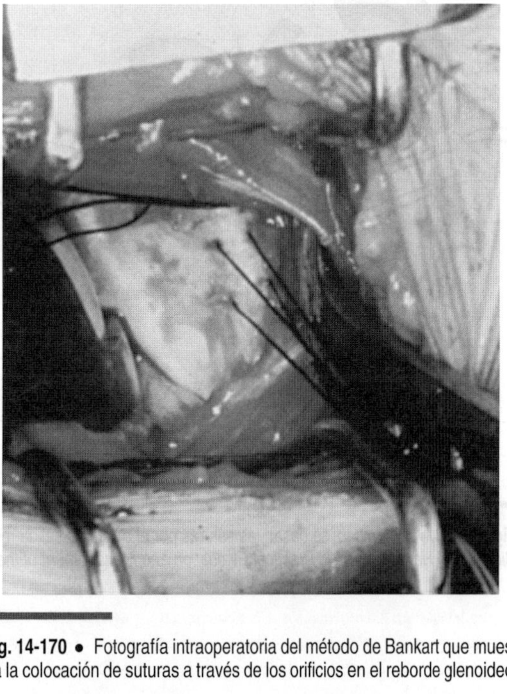

Fig. 14-170 • Fotografía intraoperatoria del método de Bankart que muestra la colocación de suturas a través de los orificios en el reborde glenoideo.

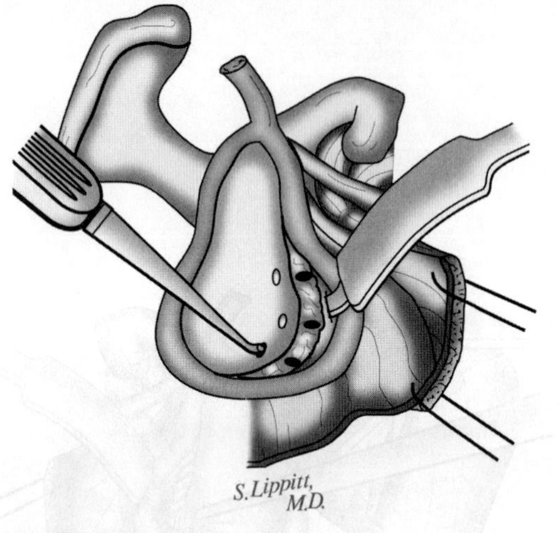

Fig. 14-171 • Los orificios perforados se continúan hasta el surco óseo mediante una cureta angulada 000. *(Modificada de Matsen FA III, Lippitt SB, Sidles JA y Harryman DT II: Practical Evaluation and Management of the Shoulder. Filadelfia: WB Saunders, 1994.)*

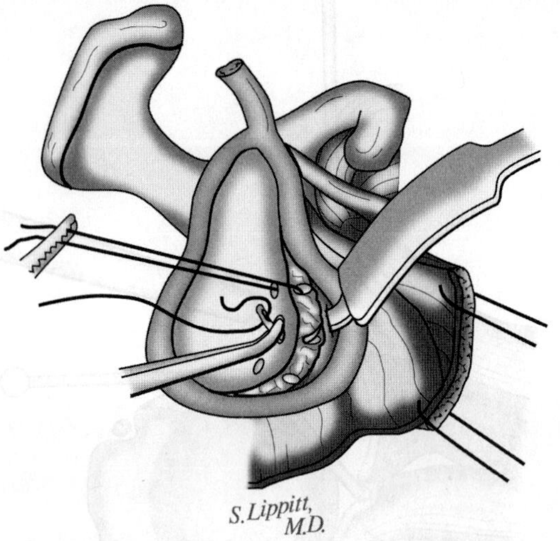

Fig. 14-172 • Por los orificios perforados se pasa material de sutura no absorbible. *(Modificada de Matsen FA III, Lippitt SB, Sidles JA y Harryman DT II: Practical Evaluation and Management of the Shoulder. Filadelfia: WB Saunders, 1994.)*

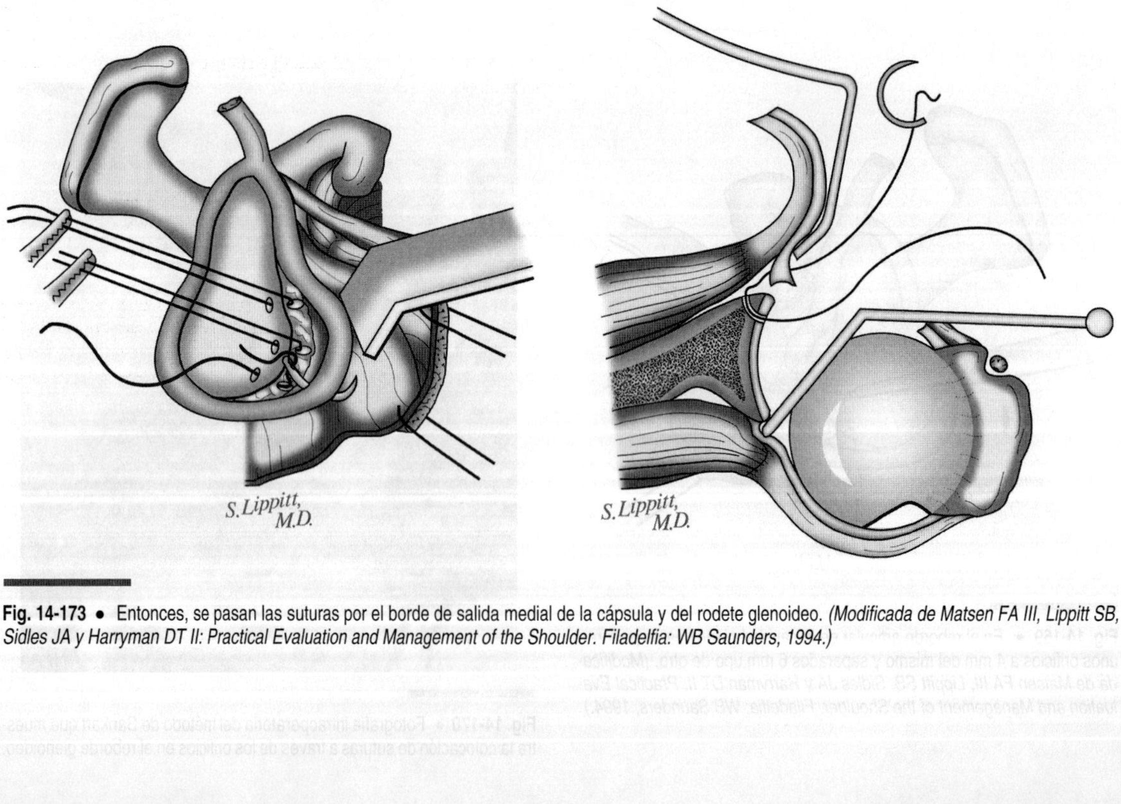

Fig. 14-173 • Entonces, se pasan las suturas por el borde de salida medial de la cápsula y del rodete glenoideo. *(Modificada de Matsen FA III, Lippitt SB, Sidles JA y Harryman DT II: Practical Evaluation and Management of the Shoulder. Filadelfia: WB Saunders, 1994.)*

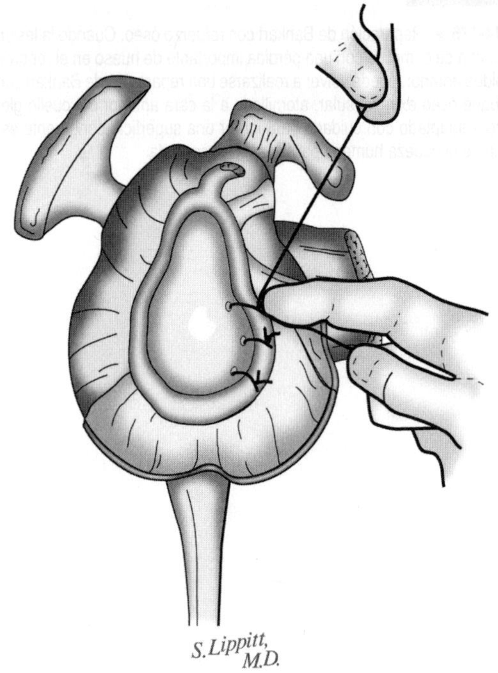

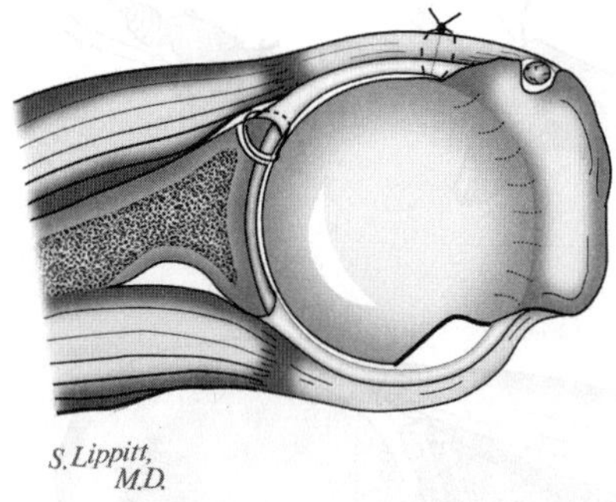

Fig. 14-174 • El punto de sutura se anuda sobre la cápsula, a fin de reaproximar con firmeza los tejidos desprendidos al borde desvastado de la cavidad glenoidea, restaurando así el efecto de profundización de la cavidad que ejercen la cápsula y el labro. Tras ello, se realiza una reparación anatómica del subescapular y de la cápsula subyacente, con sus partes homólogas situadas en el troquín. *(Modificada de Matsen FA III, Lippitt SB, Sidles JA y Harryman DT II: Practical Evaluation and Management of the Shoulder. Filadelfia: WB Saunders, 1994.)*

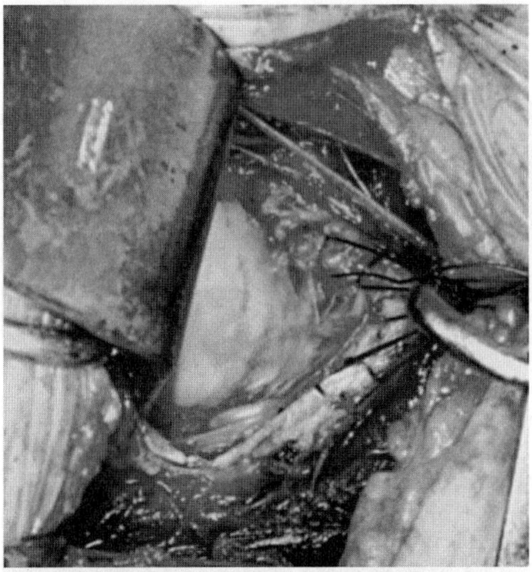

Fig. 14-175 • Fotografía intraoperatoria durante la reexploración de una reparación de Bankart. Este paciente sufrió una rotura de la reparación del tendón del subescapular en una caída sufrida a los dos meses de realizar un procedimiento de Bankart. Al reintervenir para reparar el tendón del subescapular, se exploró el reborde glenoideo anterior, encontrándose intacta la reparación de Bankart. Los puntos de sutura estaban recubiertos por la sinovial. La reconstrucción del labro era consistente.

las asociadas con un fracaso quirúrgico previo pueden obligar a que la reparación de la cápsula sobre el borde del cartílago articular restante sea postergada a la reconstrucción del labio glenoideo mediante un bloque de hueso ilíaco. El bloque de hueso ilíaco se modela al mismo nivel que la curvatura glenoidea normal y se mantiene en la porción glenoidea anterior mediante dos tornillos colocados con firmeza y alejados de la superficie articular humeral. Al colocar el injerto fuera de la cápsula reparada, éste se recubre con periostio o con la cápsula articular, lo que impide el contacto directo con la cabeza humeral (Figs. 14-176 y 14-177). Esta técnica ha sido descrita detalladamente por Churchill y cols.[98]

Concluida la reparación quirúrgica, se reparan anatómicamente la cápsula y el tendón del subescapular uniéndose a sus respectivos colgajos en el troquín (véase Fig. 14-174), para lo cual se utiliza como referencia el borde superior enrollado del subescapular. En esta reparación se utilizan por lo menos seis suturas trenzadas de material no absorbible del n.° 2 para asegurar que prenda bien en las caras medial y lateral de la reparación. Si el tejido en la cara lateral es insuficiente, el tendón y la cápsula se reparan mediante orificios taladrados en la base del troquín. Para que pueda iniciarse pronto la rehabilitación, es esencial que la reparación del subescapular y de la cápsula sea resistente. Tras la reparación del subescapular o de la cápsula el hombro debe tener al menos 30° de rotación lateral. Una vez terminada la reparación, se explora la estabilidad del hombro. Si persiste una excesiva laxitud anterior, por ejemplo, cuando la rotación externa rebasa los 45° (lo cual rara vez ocurre), la inserción capsular y

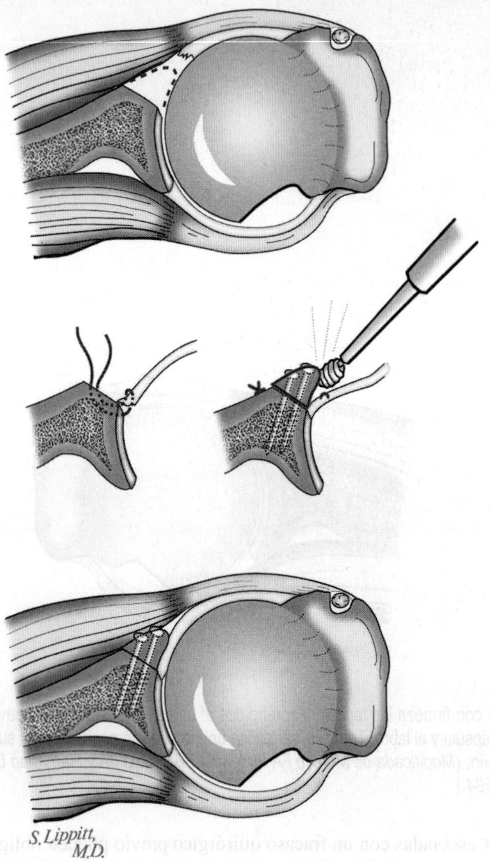

Fig. 14-176 • Reparación de Bankart con refuerzo óseo. Cuando la lesión de Bankart se complica con una pérdida importante de hueso en el reborde glenoideo anterior, puede volver a realizarse una reparación de Bankart con un bloque óseo extracapsular, atornillado a la cara anterior del cuello glenoideo y adaptado con cuidado para lograr una superficie congruente separada de la cabeza humeral por la cápsula reparada.

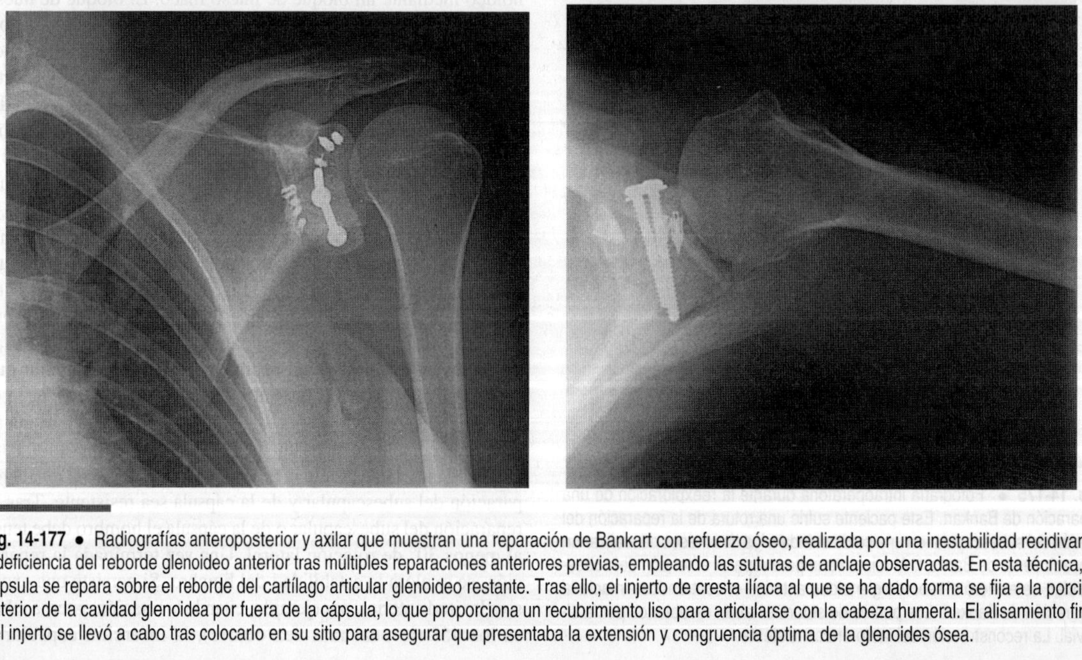

Fig. 14-177 • Radiografías anteroposterior y axilar que muestran una reparación de Bankart con refuerzo óseo, realizada por una inestabilidad recidivante y deficiencia del reborde glenoideo anterior tras múltiples reparaciones anteriores previas, empleando las suturas de anclaje observadas. En esta técnica, la cápsula se repara sobre el reborde del cartílago articular glenoideo restante. Tras ello, el injerto de cresta ilíaca al que se ha dado forma se fija a la porción anterior de la cavidad glenoidea por fuera de la cápsula, lo que proporciona un recubrimiento liso para articularse con la cabeza humeral. El alisamiento final del injerto se llevó a cabo tras colocarlo en su sitio para asegurar que presentaba la extensión y congruencia óptima de la glenoides ósea.

subescapular lateral puede avanzarse lateralmente o superolateralmente, según se desee.

Cuando en un hombro con un síndrome TUBS se encuentra que no hay desinserción capsular, situación por otra parte muy infrecuente, se debe explorar cuidadosamente el mismo en busca de defectos en el tejido capsular. Si no se encuentra ninguno, la inestabilidad anterior puede tratarse anudando juntos la cápsula anterior y el tendón del subescapular (Fig. 14-178). Un acortamiento de estas estructuras de aproximadamente 1 cm limita la rotación externa del húmero en aproximadamente 20°. El objetivo de esta restricción es limitar la posición del brazo, de forma que la fuerza de reacción neta de la articulación humeral se establezca dentro del ángulo de estabilidad. Generalmente, la restricción de la rotación externa a 30° en la mesa quirúrgica permitirá un hombro muy funcional una vez completada la rehabilitación. Si el paciente presenta una marcada laxitud ligamentaria anterior, podría ser necesario un tensado anterior proporcionadamente mayor, si bien el cirujano debe asegurarse de que el paciente no tiene una laxitud multidireccional antes de llevar a cabo un tensado unidireccional.

El cierre de la incisión se realiza corrientemente con una sutura subcuticular, la cual se extrae a los tres días.

Tras la intervención, la mayoría de los pacientes inician un programa de rehabilitación autocontrolado «90-0» con instrucciones del fisioterapeuta o del médico. Los autores inician pronto los movimientos del hombro tras la cirugía porque 1) la reparación es lo suficientemente fuerte como para que la movilidad sea segura en el paciente fiable y 2) la movilización precoz puede aumentar la resistencia final del ligamento reparado.[191] El día después de la operación se inician ejercicios repetidos cinco veces al día, que incluyen la flexión asistida hasta 90° y la rotación externa hasta 0°. El brazo contralateral se utiliza a modo de «ayuda» hasta que el brazo operado pueda realizar los ejercicios por sí solo. A los pacientes se les permite realizar muchas actividades de la vida diaria, según lo permita su comodidad dentro del arco de 90° a 0° y siempre que eviten levantar algo que pese más que un vaso de agua. Entre las actividades permitidas se incluyen el comer y la higiene personal, así como ciertas actividades vocacionales, como escribir y teclear. Tras la cirugía, se inician inmediatamente ejercicios de prensión manual, de rotación externa isométrica y de abducción isométrica. Si el paciente pareciera no tener la capacidad suficiente para cumplir con este programa restringido, el brazo se mantiene en cabestrillo durante 3 semanas; en los otros casos, el cabestrillo se utiliza sólo por comodidad entre las sesiones de ejercicio y para proteger el brazo cuando el paciente está en sitios públicos y por la noche mientras duerme. A las dos semanas de la operación se permite la conducción de vehículos, siempre que el brazo pueda utilizarse de forma activa y cómoda, en particular si el vehículo del paciente es de transmisión automática y el brazo operado no se utiliza para poner el freno de mano. Este rápido retorno a las actividades funcionales es posible gracias a la resistencia de la reparación, por lo que se insiste en mantener la fuerza y el control neuromuscular del hombro. Ello minimiza la discapacidad y las molestias postoperatorias inmediatas sin amenazar el proceso de curación.

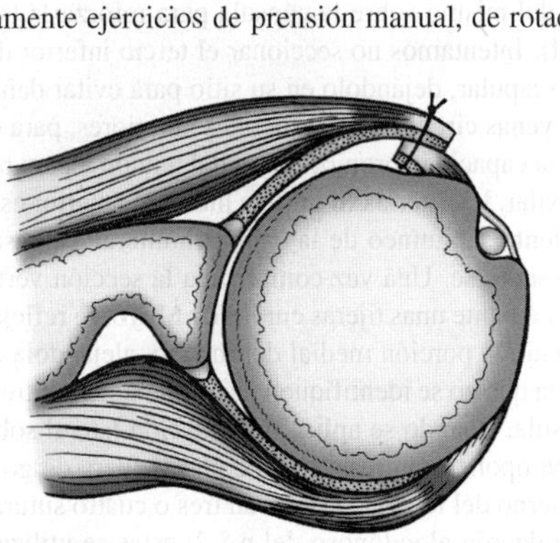

Fig. 14-178 • Sección en el plano transversal que muestra la plicatura del tendón del subescapular y de la cápsula, en una situación en la que no se detecta ninguna lesión de Bankart u otro defecto capsular acompañando a la inestabilidad anterior aislada. Obsérvense el reborde glenoideo anterior intacto y la consistente reparación del tendón del subescapular. *(De Matsen FA y Thomas SC: Glenohumeral instability. En Evarts CM [ed.]: Surgery of the Musculoskeletal System. 2.ª ed. Nueva York: Churchill Livingstone, 1989.)*

A las 2 semanas de la cirugía el paciente debe volver para una exploración, debiendo lograr al menos 90° de elevación y una rotación externa hasta 0°. Desde la segunda a la sexta semana del postoperatorio, se instruye al paciente para que aumente el arco de movimiento hasta 140° de elevación y 40° de rotación externa. A las 6 semanas de la cirugía, si hay una buena evidencia de control activo del hombro, se inician actividades repetitivas controladas tales como nadar o utilizar un dispositivo de remar para ayudar a reconstruir la coordinación, la fuerza y la resistencia del hombro. La mayor parte de las actividades vigorosas, como el baloncesto, el balón volea, los lanzamientos y saques de tenis, no deben comenzarse hasta pasados 3 meses, y siempre que el paciente tenga una excelente fuerza, resistencia, arco de movimiento y coordinación del hombro.

En todo paciente mayor de 35 años se emprenderá una vigilancia para verificar que no se desarrollen rigideces postoperatorias no deseables. De este modo, y en particular en estos pacientes, las revisiones que se hacen a las tres y seis semanas son muy importantes para comprobar que los arcos de elevación y rotación interna sean respectivamente de 90° y 0°, a las 3 semanas, y de 140° y 40°, a las 6 semanas.

En un seguimiento de 5,5 años efectuado en el primer grupo de estas reparaciones, los autores encontraron un 97% de resultados buenos o excelentes, según el sistema de calificación de Rowe.[610] Uno de 39 hombros presentó una nueva luxación aislada cuatro años después de la reparación mientras el paciente practicaba kárate. Tras completar un programa de potenciación, desaparecieron sus síntomas, pudiendo reanudar por completo sus actividades, incluido el kárate. El arco medio de movimiento durante el seguimiento era de 171° de elevación, 68° de rotación externa con el brazo contra el costado y 85° de rotación externa en 90° de abducción. Un 95% de estos pacientes refirieron sentir el hombro estable con todas sus actividades; un 80% no tuvo dolor del hombro, en tanto que el 20% presentó dolor ocasional con la actividad. Ninguno presentó complicaciones de subluxación posterior como resultado de una tirantez anterior excesiva, ni ningún paciente tuvo complicaciones relacionadas con el material protésico empleado.

MÉTODO PREFERIDO POR WIRTH Y ROCKWOOD PARA EL TRATAMIENTO DE LA INESTABILIDAD TRAUMÁTICA DEL HOMBRO

Antes de la operación, todos nuestros pacientes son instruidos acerca de una serie de ejercicios planteados para reforzar el manguito de los rotadores, el deltoides y los estabilizadores escapulares (véase Fig. 14-146). En los últimos 15 años, el método que preferimos para la reparación quirúrgica es el de reconstrucción anatómica, es decir, la reparación de la lesión de Perthes-Bankart, o la doble-compresión de la cápsula. En raras ocasiones ha sido necesario solapar el tendón del subescapular y, de este modo, acortarlo.

Incisión quirúrgica

La incisión axilar anterior estándar comienza en el pliegue axilar anterior y se extiende hasta la apófisis coracoides, en la cual termina (Fig. 14-179A). En los varones de gran talla y musculosos, la incisión puede extenderse en sentido proximal hasta la clavícula. En las mujeres utilizamos la incisión axilar modificada, descrita por Leslie y Ryan.[396] Se practica un socavamiento subcutáneo de la piel en las esquinas medial proximal y distal lateral para exponer el espacio del deltopectoral (véase Fig. 14-179B). Este espacio se identifica habitualmente por la presencia de la vena cefálica (véase Fig. 14-179C), la cual puede estar ausente o bien encontrarse profundamente en dicho espacio, fuera de la vista. Cuando no se encuentra la vena, podemos definir el espacio deltopectoral proximalmente, puesto que en esta área es más fácil advertir la diferencia en los ángulos de las fibras musculares entre el pectoral mayor y el deltoides. Es importante abrir este espacio con mucho cuidado, para lo cual se llevará la vena hacia fuera, junto con el músculo deltoides. La ligadura ordinaria de la vena origina una congestión venosa en la zona y en la extremidad superior, aumentando las molestias postoperatorias. La conservación de la vena contribuye a un curso postoperatorio más fácil (es decir, menor dolor e hinchazón). Para reparar cualquier desgarro inadvertido en la vena nosotros empleamos una sutura de nailon de 8-0. Se despega todo el espacio deltopectoral hasta la clavícula, sin necesidad de desinsertar ningún fascículo del deltoides de la misma. Habitualmente, desinsertamos los 2 cm superiores del tendón del pectoral mayor para permitir una mejor visualización de la porción inferior de la cápsula y para localizar y proteger con mayor facilidad el nervio axilar, el cual pasa por debajo de dicha cápsula. Nosotros no creemos necesario desinsertar la apófisis coracoides ni los tendones conjuntos (véase Fig. 14-179D). Con los músculos deltopectorales separados del campo de trabajo, se aprecia la aponeurosis clavipectoral que cubre los tendones conjuntos. Esta aponeurosis se divide verticalmente siguiendo el borde lateral de los tendones conjuntos. Proximalmente, la aponeurosis clavipectoral se entremezcla para formar el ligamento coracoacromial.

Identificación del nervio musculocutáneo

Antes de colocar el separador de Richardson en el lado medial de la incisión para retraer los músculos conjuntos y el músculo pectoral mayor, palpamos el nervio musculocutáneo en el punto en que penetra en el tendón conjunto. El nervio suele penetrar en los músculos coracobraquial y bíceps desde la cara interna, aproximadamente unos 5 cm distalmente a la punta de la apófisis coracoides. Sin embargo, no hay que olvidar que puede penetrar inmediatamente por debajo de la punta de la misma. Incluso se ha observado el nervio en la cara externa del tendón conjunto (Fig. 14-180). Por lo común, la entrada del nervio musculocutáneo puede notarse mediante la palpación en un punto medial al tendón y músculos conjuntos.

Identificación y protección del nervio axilar

A continuación, localizamos el nervio axilar —paso especialmente importante al realizar el procedimiento de desplazamiento capsular—, lo cual se realiza pasando el dedo hacia abajo y a lo largo de la unidad musculotendinosa inferior e intacta del subescapular (véase Fig. 14-179E). Conviene utilizar el índice derecho para localizar el nervio en el hombro izquierdo y viceversa, es decir, utilizar el dedo índice izquierdo para localizar el nervio en el hombro derecho. Cuando el dedo llegue al punto más profundo que pueda, su superficie palmar debe estar en contacto con la superficie anterior del músculo. Entonces, la falange distal se flexiona y rota en sentido anterior, la cual se enganchará bajo el nervio axilar antes de hundirse de nuevo posteriormente bajo la cápsula inferior. Con el brazo en rotación externa, el nervio se desplaza medialmente, siendo difícil de localizar. Este gran nervio puede localizarse fácilmente con el brazo en aducción y rotación neutra. Al llevar hacia abajo los 2 cm superiores del tendón del pectoral mayor, no sólo podrá palparse el nervio, sino que también podrá visualizarse. El nervio tiene al menos un tamaño de unos 3 mm o 4 mm.

División del tendón del subescapular y conservación de los vasos circunflejos humerales anteriores

Con el brazo en rotación externa, es posible observar y palpar los bordes superior e inferior del tendón del subescapular. La «zona blanda» en el borde superior del tendón del subescapular es el espacio comprendido entre los tendones del subescapular y el supraespinoso. El borde inferior del tendón se identifica por la presencia de la arteria y venas circunflejas humerales anteriores (véase Fig. 14-179F). Las tres cuartas partes superiores del tendón del subescapular serán seccionadas verticalmente, entre 1,8 cm y 2,5 cm medialmente respecto a su inserción en el troquín. Nosotros seccionamos sólo los dos tercios superiores del tendón del subescapular, lo cual preferimos hacerlo con un electrocauterio (véase Fig. 14-179F y G). Tenemos mucho cuidado de seccionar solamente el tendón y habitualmente intentamos dejar algo del mismo sobre la cápsula para reforzarla (véase Fig. 14-179H). Intentamos no seccionar el tercio inferior del tendón del subescapular, dejándolo en su sitio para evitar dañar la arteria y las venas circunflejas humerales anteriores, para conservar parte de la capacidad propioceptiva del tendón y para proteger el nervio axilar. La arteria circunfleja humeral anterior es el principal nutriente sanguíneo de la cabeza humeral y pensamos que debe conservarse. Una vez completada la sección vertical en el tendón, mediante unas tijeras curvas de Mayo, se refleja con mucho cuidado la porción medial del mismo, alejándola de la cápsula, hasta que no se identifiquen más conexiones entre el tendón y la cápsula. Cuando se aplica una tracción lateral sobre el tendón, debe oponer una resistencia como si fuera de goma. En el borde interno del tendón se colocan tres o cuatro suturas de fijación con dacrón algodonoso del n.° 2; éstas se utilizan inicialmente para la retracción y más tarde en el momento de la reparación tendinosa. El muñón lateral del tendón del subescapular se refleja hacia fuera de la cápsula mediante un bisturí pequeño. Este paso es fácil si la cápsula está intacta y con el brazo en rotación externa, y es difícil cuando se ha seccionado dicha cápsula. Si no se realiza este paso, será más difícil el cierre de la cápsula en dos capas y del tendón del subescapular.

(El texto continúa en la página 758)

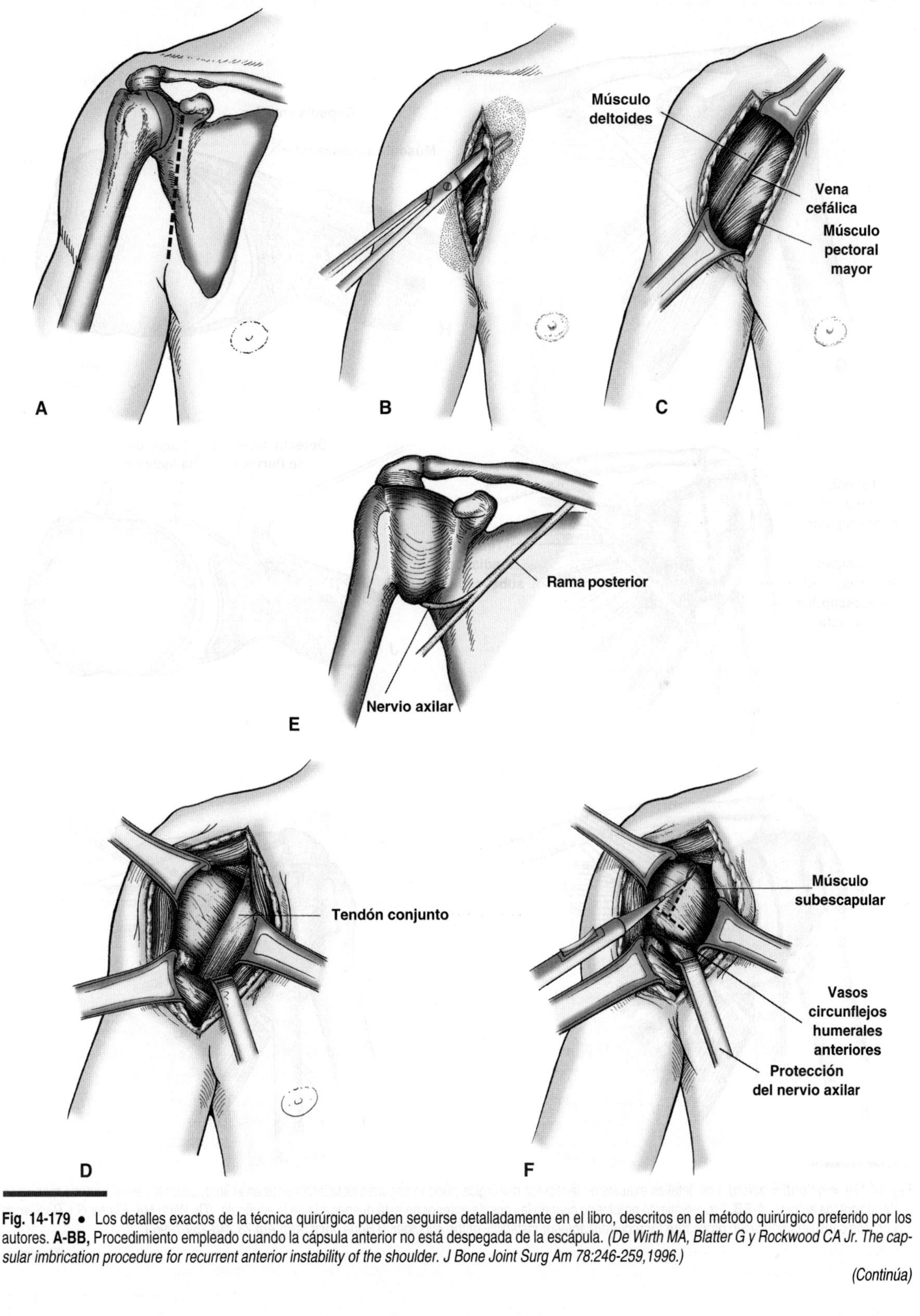

Fig. 14-179 • Los detalles exactos de la técnica quirúrgica pueden seguirse detalladamente en el libro, descritos en el método quirúrgico preferido por los autores. **A-BB,** Procedimiento empleado cuando la cápsula anterior no está despegada de la escápula. *(De Wirth MA, Blatter G y Rockwood CA Jr. The capsular imbrication procedure for recurrent anterior instability of the shoulder. J Bone Joint Surg Am 78:246-259,1996.)*

(Continúa)

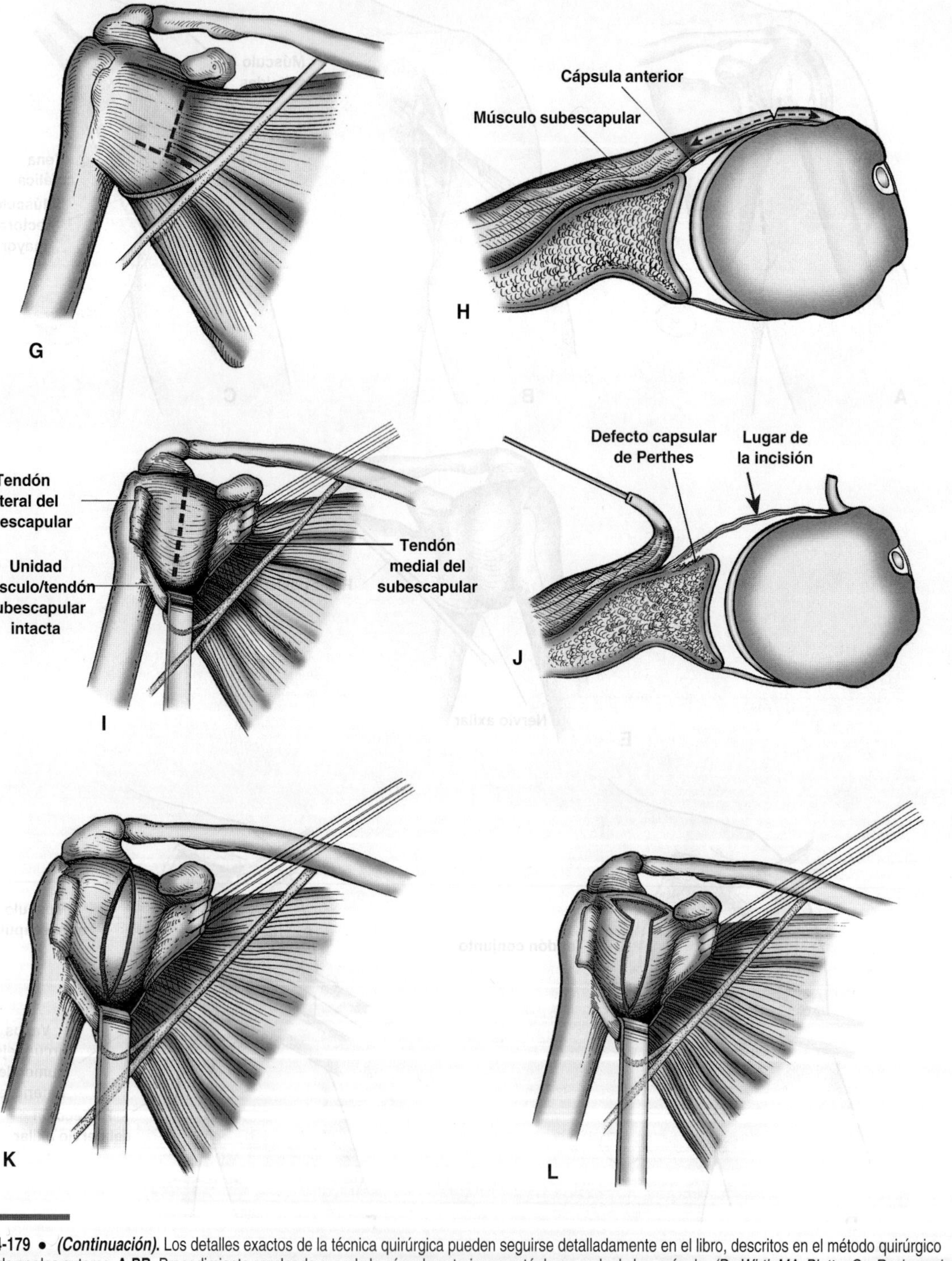

Fig. 14-179 • ***(Continuación).*** Los detalles exactos de la técnica quirúrgica pueden seguirse detalladamente en el libro, descritos en el método quirúrgico preferido por los autores. **A-BB,** Procedimiento empleado cuando la cápsula anterior no está despegada de la escápula. *(De Wirth MA, Blatter G y Rockwood CA Jr. The capsular imbrication procedure for recurrent anterior instability of the shoulder. J Bone Joint Surg Am 78:246-259,1996.)*

(Continúa)

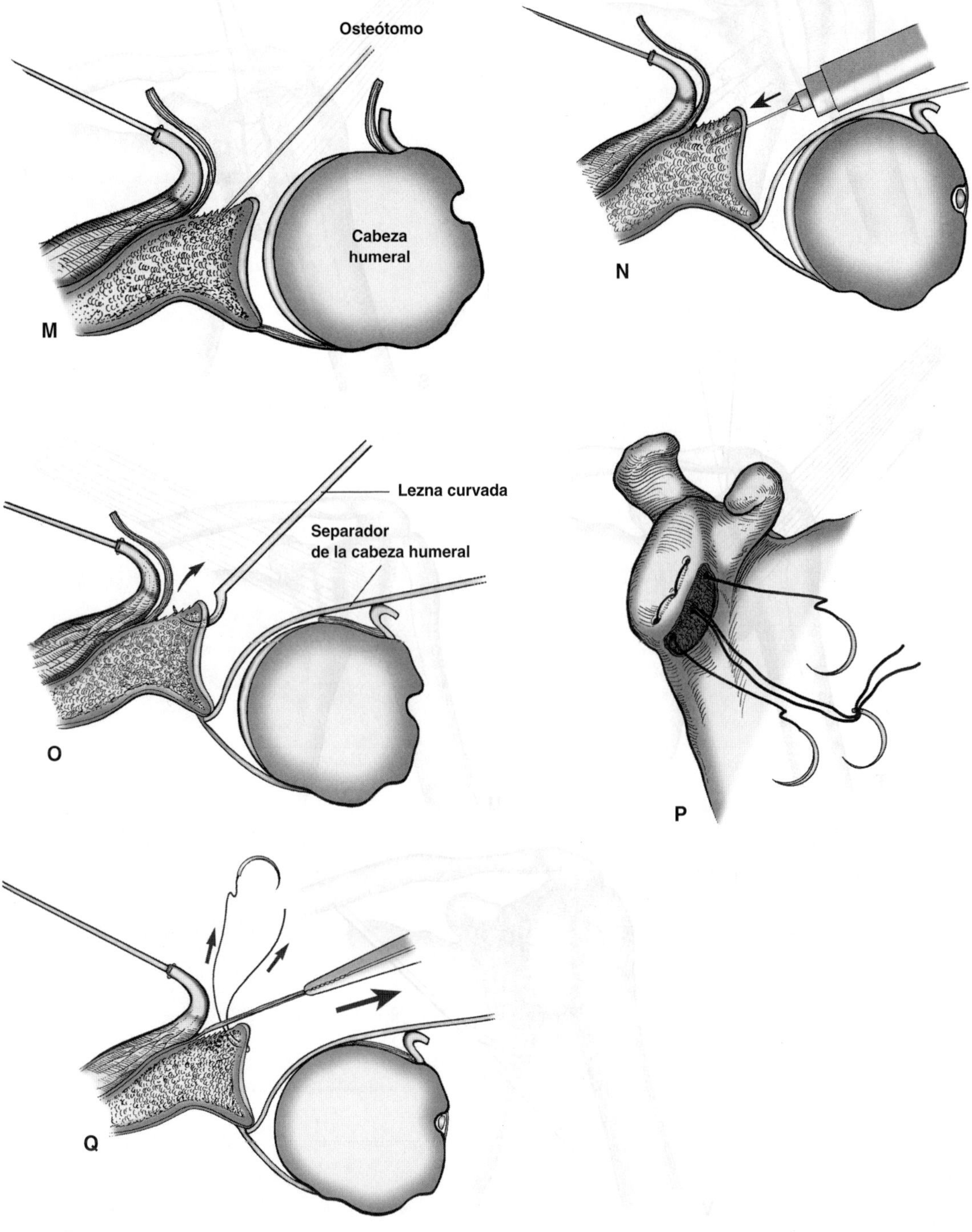

Fig. 14-179 • *(Continuación.)*

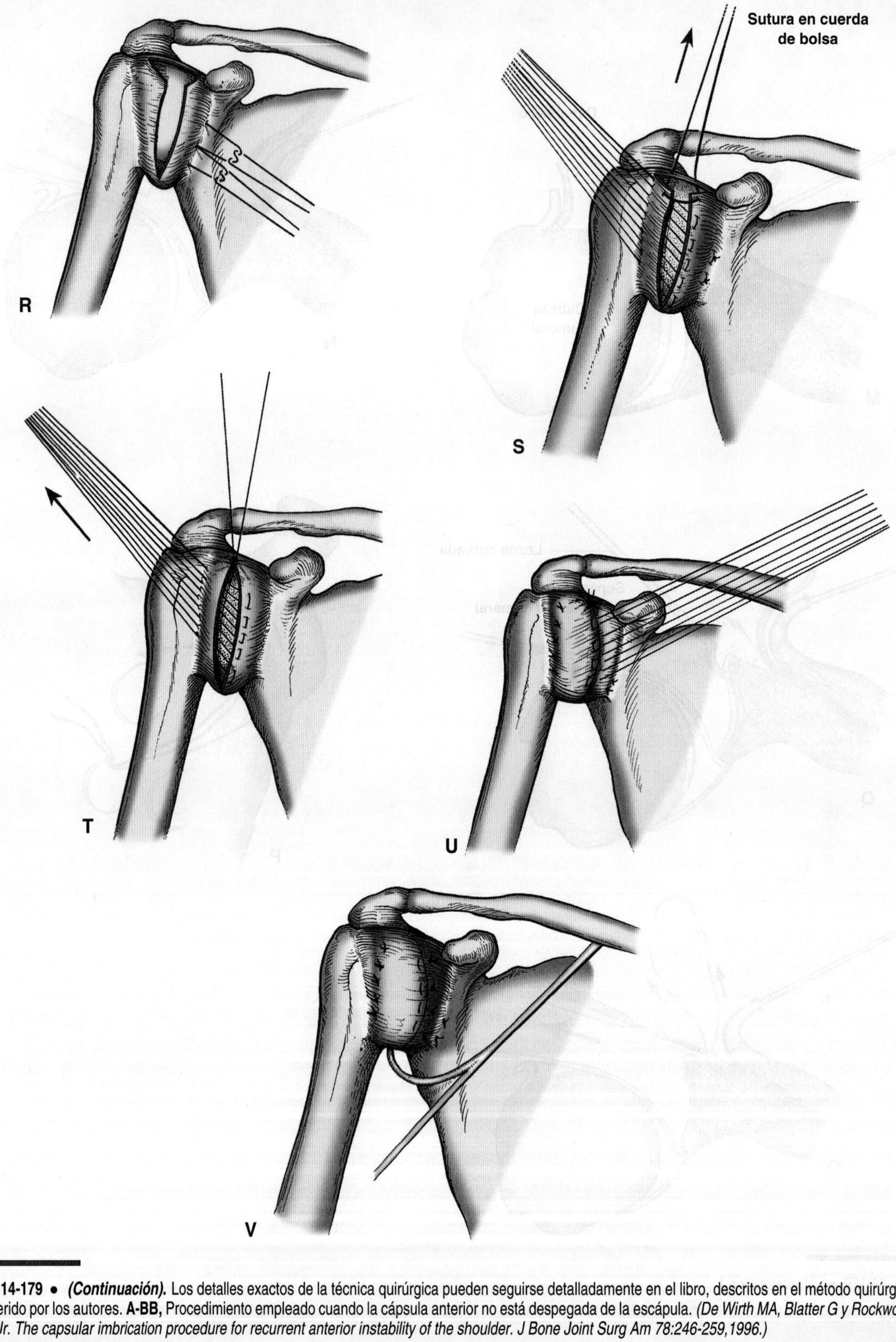

Fig. 14-179 • ***(Continuación).*** Los detalles exactos de la técnica quirúrgica pueden seguirse detalladamente en el libro, descritos en el método quirúrgico preferido por los autores. **A-BB,** Procedimiento empleado cuando la cápsula anterior no está despegada de la escápula. *(De Wirth MA, Blatter G y Rockwood CA Jr. The capsular imbrication procedure for recurrent anterior instability of the shoulder. J Bone Joint Surg Am 78:246-259,1996.)*

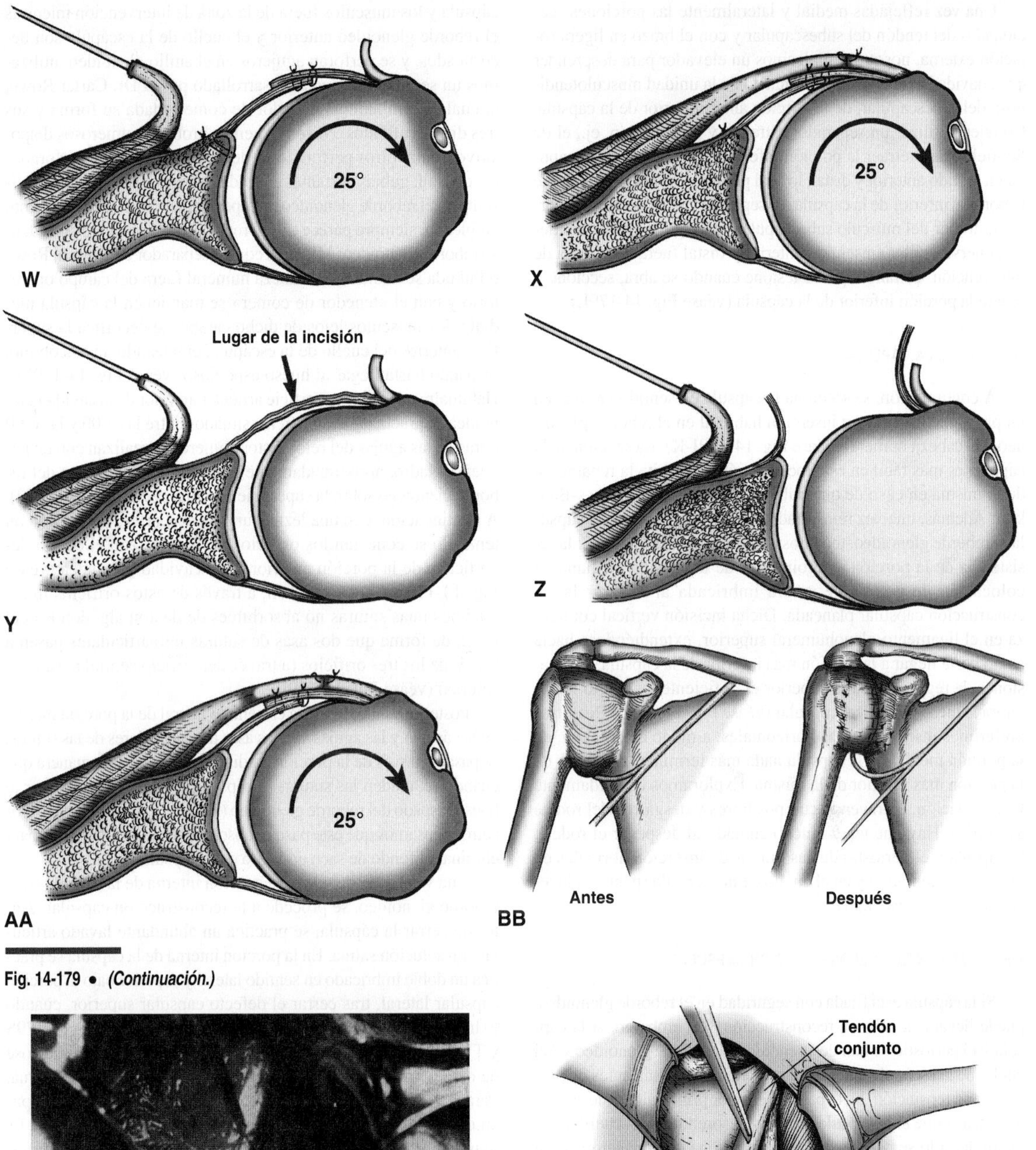

Fig. 14-179 • *(Continuación.)*

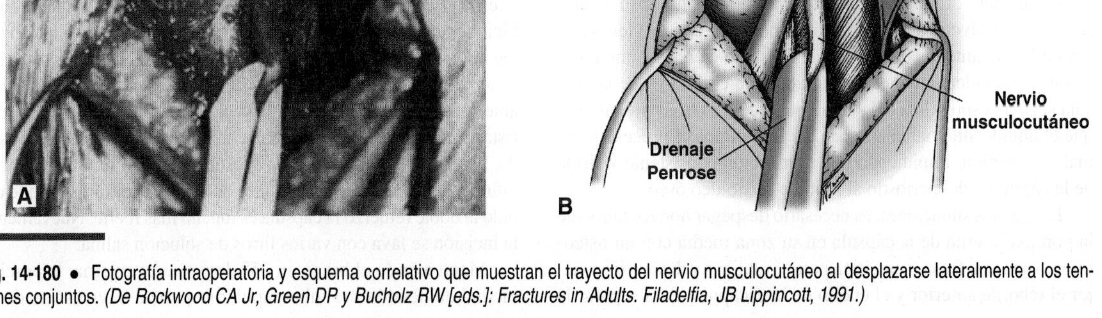

Fig. 14-180 • Fotografía intraoperatoria y esquema correlativo que muestran el trayecto del nervio musculocutáneo al desplazarse lateralmente a los tendones conjuntos. *(De Rockwood CA Jr, Green DP y Bucholz RW [eds.]: Fractures in Adults. Filadelfia, JB Lippincott, 1991.)*

Una vez reflejadas medial y lateralmente las porciones seccionadas del tendón del subescapular y con el brazo en ligera rotación externa, nosotros empleamos un elevador para desprender con suavidad el cuarto inferior intacto de la unidad musculotendinosa del subescapular, de la porción anteroinferior de la cápsula. Conviene utilizar un separador estrecho y profundo (p. ej., el de Scofield) para retraer la porción inferior del músculo subescapular en sentido anterior y distal, lo cual permite visualizar fácilmente la porción inferior de la cápsula. El separador no sólo sujeta la porción inferior del músculo subescapular, sino que también mantiene el nervio axilar en sentido anterior y distal fuera de la zona de intervención, evitando que se lesione cuando se abra, seccione y repare la porción inferior de la cápsula (véase Fig. 14-179L).

SECCIÓN DE LA CÁPSULA

A continuación, se secciona la cápsula en sentido vertical en un punto medio entre su inserción habitual en el reborde glenoideo y la cabeza humeral (véase Fig. 14-179I-K). La sección de la cápsula es más fácil en esta localización y permite la reparación de la misma en caso de que hubiera una lesión de Perthes-Bankart. Además, una vez reinsertada la porción interna de la cápsula al reborde glenoideo, tenemos mucho sitio para aumentar la resistencia de la porción anteroinferior de la cápsula mediante la colocación de una doble sutura imbricada al realizar la reconstrucción capsular planeada. Dicha incisión vertical comienza en el ligamento glenohumeral superior, extendiéndose hacia abajo hasta llegar a la porción más inferior de la cápsula. En ocasiones, la región capsular superior es deficiente, pero ello no alterará la incisión vertical capsular (véase Fig. 14-179L). Nosotros preferimos insertar suturas horizontales, a modo de colchón, en la porción medial de la cápsula nada más terminar la sección de la porción más inferior de la misma. Exploramos detenidamente la articulación, extrayendo cuerpos libres y desgarros del rodete glenoideo. Hay que tener mucho cuidado al despegar el rodete, la cápsula y el periostio de sus puntos de inserción normales en el reborde glenoideo y en el cuello de la escápula (p. ej., en la lesión de Perthes-Bankart).

DESPLAZAMIENTO Y RECONSTRUCCIÓN CAPSULAR

Si la cápsula está fijada con seguridad en el reborde glenoideo, puede llevarse a cabo su reconstrucción. Sin embargo, si la cápsula y el periostio se han desprendido del reborde glenoideo y del cuello de la escápula, habrá que reinsertar la cápsula antes de proceder a su reparación. En el pasado, el autor principal de este capítulo pensaba que si la cápsula se había desprendido del cuello de la escápula, sólo se necesitaba raspar esta zona con una cureta o un osteótomo para originar un sangrado, y entonces la cápsula curaría sola o se volvería a unir espontáneamente al reborde glenoideo. Sin embargo, ante los fracasos y la necesidad de nuevas intervenciones, era evidente que esta zona no había curado y que la cápsula seguía desprendida del cuello glenoideo. Lo más probable es que el líquido sinovial dentro de esta área inhiba el proceso habitual de curación, impidiendo una reinserción consistente y firme de la cápsula y del periostio al reborde glenoideo óseo.

En algunas situaciones, es necesario despegar horizontalmente la porción interna de la cápsula en su zona media con un osteótomo o con una fresa neumática para visualizar y descorticar mejor el reborde anterior y el cuello de la escápula. Para separar la cápsula y los músculos fuera de la zona de intervención mientras el reborde glenoideo anterior y el cuello de la escápula son decorticados, y se perforan agujeros en el anillo glenoideo, utilizamos un separador especial desarrollado por el Dr. Carter Rowe, al cual denominamos «tenedor de comer» dada su forma y sus tres dientes afilados. Nosotros hemos probado numerosos dispositivos, entre otros perforadores dentales angulados y perforadores de Hall, gubias cortantes curvadas, pinzas y el punzón de Ellison para el reborde glenoideo; independientemente del instrumento empleado, siempre parece difícil realizar estos agujeros en el denso reborde glenoideo. Mientras con un separador de Bowen, Rowe o Fukuda se mantiene la cabeza humeral fuera del campo operatorio y con el «tenedor de comer» se mantienen la cápsula medial y los músculos lejos de dicho campo, se decortica la superficie anterior del cuello de la escápula, empleando un osteótomo, raspando hasta llegar al hueso esponjoso (véase Fig. 14-179M). Habitualmente, en la superficie articular anterior de la cavidad glenoidea se practican tres orificios situados entre las 3:00 y las 6:00 horas de las agujas del reloj. Estos agujeros se realizan con un pequeño taladro, aproximadamente a unos 2 cm por dentro del reborde glenoideo sobre la superficie articular (véase Fig. 14-179N). A continuación, con una lezna curvada de Carter Rowe y con un tenáculo se conectan los orificios perforados con el cuello decorticado de la porción anterior de la cavidad glenoidea (véase Fig. 14-179). A continuación, a través de estos orificios introducimos unas suturas no absorbibles de dacrón algodonoso del n.° 2, de forma que dos asas de suturas intraarticulares pasen a través de los tres orificios (a través del orificio central pasan dos suturas) (véase Fig. 14-179P).

Posteriormente, se estira en sentido lateral de la porción interna de la cápsula y las agujas con las asas intraarticulares de las suturas se pasan a través de la porción medial de la cápsula, de manera que cuando se anuden las suturas la cápsula se vuelva a aproximar al hueso raspado del reborde glenoideo (véase Fig. 14-179Q y R). Nosotros pensamos que este paso es absolutamente indispensable para eliminar el fondo de saco anómalo de la cápsula.

Una vez fijada de nuevo la porción interna de la cápsula en el reborde glenoideo, se procede a la reconstrucción capsular. Antes de cerrar la cápsula, se practica un abundante lavado articular con solución salina. En la porción interna de la cápsula se practica un doble imbricado en sentido lateral y superior bajo la porción capsular lateral, tras cerrar el defecto capsular superior, cuando lo hay, con una sutura en «bolsa de cuerda» (véase Fig. 14-179S y T). Todas las suturas deben realizarse y anudarse asegurándose de que el brazo se mantiene entre 25° y 30° de rotación externa. Para realizar este paso, el muñón lateral del tendón del subescapular debe haber sido separado de la porción lateral de la cápsula. Es muy importante que las suturas de reconstrucción capsular se realicen con la tensión adecuada, de forma que el brazo pueda rotar fácilmente a la posición deseada. A continuación, se realiza un doble imbricado en la porción lateral de la cápsula, llevándolo en sentido medial y superior y suturando hacia abajo hasta la superficie anterior de la porción medial capsular (véase Fig. 14-179U y V). Estas suturas también se colocan con el brazo en la rotación deseada. Este tipo de reconstrucción capsular no sólo elimina toda la laxitud en los ligamentos capsulares anterior e inferior, sino que debido al doble refuerzo la cápsula es mucho más fuerte. Nuevamente, la incisión se lava con varios litros de solución salina.

Manteniendo el brazo en 25° de rotación externa, la porción medial del tendón del subescapular se pone a la vista tirando de las suturas colocadas previamente (véase Fig. 14-179W). Los dos bordes del tendón se aproximan con facilidad mediante una tracción suave, reparándose el tendón sin solapamiento (véase Fig. 14-179X). Si el tendón está laxo cuando el brazo se encuentra en 25° de rotación externa, entonces podrá realizarse un doble imbricado o solapamiento del tendón mediante un cierre en dos capas con suturas de colchonero horizontales de dacrón del n.° 2.

Si la cápsula está fijada con seguridad en el reborde glenoideo, sólo será necesario realizar el desplazamiento capsular (Fig. 14-179AA-BB).

Cierre de la incisión

Antes de cerrar la incisión, lavamos cuidadosamente la zona con una solución de antibióticos y posteriormente infiltramos la articulación, los músculos y el tejido subcutáneo con 25 ml o 30 ml de bupivacaína al 0,5% (Marcaina). Este agente ayuda a disminuir el dolor postoperatorio inmediato. Estamos convencidos de que el empleo de bupivacaína antes del cierre de la herida facilita el período de recuperación postoperatorio del paciente. El efecto de la bupivacaína dura entre 6 y 8 horas, lo que permitirá al paciente sentir poco dolor al despertarse; más tarde, a medida que desaparecen los efectos de la anestesia, el paciente puede solicitar analgésicos. Es muy importante no abusar de la bupivacaína ni inyectarla directamente en los vasos. Por lo común no es necesario colocar puntos de sutura en el espacio deltopectoral. El plano subcutáneo profundo se cierra con puntos de sutura no absorbibles de 2-0, lo que ayuda a prevenir el ensanchamiento de la cicatriz. La grasa subcutánea se cierra con suturas absorbibles, y para la piel se utiliza una sutura continua subcuticular con hilo de nailon.

Resumen de la técnica quirúrgica

A diferencia de las reconstrucciones de la inestabilidad anterior del hombro publicadas previamente, el procedimiento que nosotros recomendamos es un método de reconstrucción anatómica de gran amplitud para poder corregir cualquier patología encontrada en el momento de la operación. La técnica del desplazamiento capsular anatómico es una reparación fisiológica que incluye la reparación de la lesión capsulolabral, cuando está presente, y el refuerzo de los ligamentos capsulares anteroinferiores mediante una técnica de doble imbricado que disminuye el volumen capsular global. Esta reconstrucción es una modificación de las descripciones publicadas en las técnicas de desplazamiento capsular de Putti-Platt, Bankart y de Neer, siendo conveniente destacar algunos puntos. En primer lugar, sólo se desinsertan los dos tercios superiores del tendón del subescapular, en tanto se conserva intacto el tercio inferior, dada su ventaja teórica de conservar parte de la capacidad propioceptiva del tendón y de proteger los vasos circunflejos humerales anteriores, que son el principal aporte sanguíneo de la cabeza humeral. La porción intacta del tendón también se desprende y separa suavemente de la cápsula subyacente para poder observar la parte más inferior de la cápsula, al mismo tiempo que se protegen los vasos y nervios axilares. En segundo lugar, hay que despegar con cuidado el espacio deltopectoral, llevando hacia fuera la vena cefálica junto con el deltoides, puesto que la mayoría de las tributarias en esta región surgen de este músculo. En nuestra experiencia, la conservación de la vena contribuye a un curso postoperatorio más fácil, en tanto que su ligadura ordinaria origina una congestión venosa en el miembro superior y aumenta las molestias postoperatorias. En tercer lugar, no es necesario desprender la apófisis coracoides ni los tendones conjuntos para lograr una mayor exposición, aunque en ocasiones nosotros liberamos el centímetro más superior del tendón del pectoral mayor para permitir una mejor visualización de la porción inferior de la cápsula. Dicha liberación también facilita la identificación del nervio axilar, el cual pasa exactamente por debajo de la cápsula al salir del espacio cuadrilátero. En cuarto lugar, nunca se insistirá demasiado en la adecuada identificación de los nervios musculocutáneo y axilar. La identificación del nervio axilar es especialmente crítica, de forma que pueda protegerse al abrir y reparar la porción inferior de la cápsula. En quinto lugar, la cápsula es seccionada verticalmente en un punto medio entre su inserción glenoidea y humeral. La incisión en este punto proporciona una excelente exposición intra-articular para reparar una lesión de Perthes-Bankart, siendo de fácil ejecución, y facilita la imbricación ulterior, la cual refuerza la reconstrucción capsular. En sexto lugar, los dos tercios superiores del tendón del subescapular se reparan anatómicamente consigo mismos a fin de minimizar el desarrollo de contracturas no deseadas de la articulación glenohumeral en rotación interna.

Tratamiento postoperatorio

En el postoperatorio preferimos utilizar un inmovilizador comercial de hombro, porque es un dispositivo cómodo, rápido y sencillo de aplicar que evita la abducción, la flexión y la rotación externa. Independientemente del tipo de inmovilización, es muy importante quitar temporalmente el dispositivo cuando se visita al paciente la tarde o la noche del día de la intervención. Por algún motivo, un paciente que se despierta tras la operación con el brazo en un «dispositivo» no quiere mover ninguna parte del brazo, como si pensara que se encuentra congelado en la posición de cabestrillo y vendaje. El inmovilizador comercial puede quitarse con facilidad para que el paciente pueda mover la mano y la muñeca, y entonces extender gradualmente el codo hacia abajo, contra el costado, colocándolo sobre la cama. Estos movimientos casi siempre alivian los dolores del brazo y el dolor de tensión muscular. Entonces, se pide al paciente que flexione y extienda varias veces el codo, lo cual también alivia las molestias generalizadas del brazo y del hombro. En muchos casos, algún paciente ha señalado que la vaga molestia que tiene en el hombro y en el codo es más problemática que el dolor en el sitio operado, y que la simple extracción del inmovilizador, para permitir el movimiento del codo y la muñeca, elimina la molestia. Nosotros permitimos al paciente quitarse el inmovilizador tres o cuatro veces al día para ejercitar al codo, aunque por otro lado se le indica que tenga siempre colocado el aparato. Específicamente se indica al paciente que evite la abducción, la flexión y la rotación externa cuando se haya quitado el dispositivo.

Habitualmente, el paciente es dado de alta al segundo o tercer día después de la operación y le permitimos quitarse el inmovilizador dos o tres veces al día mientras esté en casa sentado, leyendo o viendo la televisión. El paciente puede volver a sus labores escolares o laborales en cualquier momento tras ser dado de alta del hospital. A los cinco días de la intervención, puede quitarse pequeños apósitos, ducharse y colocarse de nuevo un apósito. Usualmente, nosotros retrasamos la extracción de las suturas subcuticulares continuas de nailon durante 2 semanas, puesto que tal retraso parece ayudar a prevenir la formación de una cicatriz amplia.

Como norma, a mayor edad del paciente, menor tiempo de inmovilización postoperatoria; y viceversa, a menor edad, mayor período de inmovilización. En personas menores de 20 años, o en deportistas competitivos y agresivos, se inmoviliza el hombro durante 3 o 4 semanas; en personas jóvenes, semideportistas, menores de 30 años, se inmovilizan los hombros durante 3 semanas; los hombros de pacientes menores de 50 años se inmovilizan durante 2 semanas; y los hombros de pacientes mayores de 50 años se inmovilizan durante 1 o 2 semanas. Tras retirar el inmovilizador del hombro, permitimos que el paciente utilice suavemente el brazo en las actividades de la vida diaria, si bien no permitimos ninguna utilización brusca (p. ej., levantar pesos, mover muebles, empujar o estirar). Al final del período de inmovilización, iniciamos al paciente en un programa de ejercicios de estiramiento con un juego de poleas y cuerda colocado por encima de la cabeza. Una vez que reaparece el movimiento, se emprende un programa de ejercicios contra resistencia para potenciar el deltoides, los rotadores internos y externos y los estabilizadores escapulares (véase Fig. 14-146). No se permite que los deportistas reanuden sus actividades de competencia mientras no hayan recuperado unos arcos de movimiento completos y funcionales, y también hayan recuperado la potencia muscular normal, lo cual requiere habitualmente entre 4 y 6 meses.

Resultados

En nuestra serie,[762] el 93% de los resultados fueron calificados como buenos o excelentes durante un seguimiento medio de 5 años, con un alto grado de satisfacción del paciente y con una marcada mejoría en las cuantificaciones de dolor, fuerza, estabilidad y función. La pérdida media de rotación externa fue de 7°, y la de la elevación de 6°, lo cual representa la conservación fisiológica de la movilidad y mejores resultados en comparación con otras publicaciones. Los resultados tras la cirugía de revisión fueron alentadores, siendo 45 casos (87%) considerados como buenos o excelentes resultados y 7 casos (13%) considerados como aceptables o insatisfactorios. A pesar de estos buenos resultados, la cirugía de revisión anterior del hombro representa un formidable reto, con resultados menos predecibles, dado que en 7 de 10 pacientes cuyos resultados se habían calificado de aceptables o insatisfactorios habían fracasado los intentos previos de reconstrucción. Aunque en un grupo de pacientes con cirugía previa y cambios degenerativos de la articulación glenohumeral se observó una sintomatología dolorosa progresiva, no se encontró relación entre la inestabilidad sintomática tras el procedimiento realizado y la longitud del seguimiento.

Reparación artroscópica de la inestabilidad anterior traumática

La cirugía artroscópica de las lesiones de Bankart fue iniciada por Johnson y Bayley en 1982.[337] En su procedimiento inicial empleaban una grapa metálica para volver a insertar el rodete o la cápsula, que se habían desprendido, al borde raspado de la cavidad glenoidea. En 106 pacientes tratados de este modo, la inestabilidad recidivaba en el 21%.[598] Lane y cols.[378] publicaron un 33% de recidivas en el término de 3 años, tras 54 capsulorrafias artroscópicas con grapas; en el 15% de los pacientes asintomáticos las grapas se habían desprendido. Tras la capsulorrafia con grapas, Detrisac y Johnson[142] detectaron una incidencia de recidivas del 12%, junto con complicaciones debidas a la erosión de la cabeza humeral y del tendón del subescapular. Warner y cols.[739] revisaron una serie de reparaciones de la inestabilidad mediante colocación artroscópica de suturas de anclaje, concluyendo que la cifra de fracasos seguía siendo «inaceptablemente alta». En un artículo paralelo destacaron la dificultad técnica del procedimiento.[738] La preocupación por la seguridad del uso de grapas y la alta cifra de nuevas luxaciones motivaron que surgieran otras técnicas artroscópicas (véase Fig. 14-159).

Wolf[772] describió el empleo de un tornillo para volver a unir el rodete. Warren[740] y Johnson[339] introdujeron la fijación con material biodegradable. Speer y cols.[668] describieron a 52 pacientes sometidos a cirugía artroscópica del hombro con reparación mediante chinchetas bioabsorbibles. A lo largo de un seguimiento medio de 42 meses, 11 de los pacientes mostraron algún grado de inestabilidad anterior. Warme y cols. describieron que el uso de suturas de anclaje absorbibles en las reconstrucciones abiertas de Bankart no derivó en diferencias significativas respecto a los tratados con suturas de anclaje estándar durante un seguimiento que osciló entre 17 y 45 meses.[734]

Caspari[87-89] describió 100 reparaciones con suturas artroscópicas consecutivas para el tratamiento de la inestabilidad anterior recidivante, logrando buenos resultados en el 86% de los casos. Otras descripciones sobre métodos de sutura fueron proporcionadas por Landsiedl,[377] Goldberg y cols.[222] y Morgan y Bodenstab.[486] Grana y cols.[226] revisaron a 27 pacientes tras realizar una sutura artroscópica para tratar la inestabilidad anterior del hombro; de estas intervenciones, 12 fracasaron debido al dolor y a la inestabilidad recidivante.

Se ha demostrado que la reparación artroscópica de Bankart tiene éxito en el 97% de los pacientes y en el 93% de los que tienen altas demandas físicas.[752] En deportistas jóvenes que sufren luxaciones iniciales del hombro, se ha demostrado que la estabilización artroscópica reduce la incidencia de luxaciones subsiguientes de un 75% a un 11%, en un grupo de 21 pacientes.[62] En un grupo de 49 hombros de personal militar con luxaciones iniciales anteriores de hombro, tratados mediante reparación artroscópica de Bankart con chincheta bioabsorbible, el 12% presentó una inestabilidad mantenida.[131] Otros estudios que empleaban chinchetas absorbibles para la reparación artroscópica de Bankart describieron que el porcentaje de luxaciones o subluxaciones subsiguientes fue de entre un 15% y un 23% en comparación con el 9% al 12% que se obtuvo con la reparación abierta.[109,349,669]

Los porcentajes de recidivas descritos tras la utilización de grapas para la capsulorrafia han sido de entre el 16% y el 33%, tras la sutura transglenoidea fueron del 0% al 60%, tras la reparación labral con chinchetas absorbibles de un 0% a un 37% y tras la reparación labral con suturas de anclaje oscilaron entre el 0% y el 30%.[646,750]

En un estudio retrospectivo, no al azar, comparando la reparación artroscópica y la reparación abierta de Bankart con suturas de anclaje, se observó un porcentaje de nuevas luxaciones del 6,7% en el grupo de cirugía abierta y del 3,4% en el grupo de cirugía artroscópica. La aprensión fue mayor en el grupo artroscópico que en el grupo de cirugía abierta, un 6,8% y un 3,3%, respectivamente. El grupo artroscópico presentó unos baremos de la UCLA y de Rowe significativamente mayores que el grupo de cirugía abierta a lo largo de un seguimiento mínimo de 2 años. Para la reparación labral, en el grupo de cirugía abierta se realizaron 2 o 3 anclajes, mientras que en el grupo artroscópico se realizaron de 3 a 6.[355] Otro estudio, realizado durante un seguimiento mínimo de 2 años, mostró un porcentaje de inestabilidad recidivante del 4% tras la reparación capsulolabral con suturas de anclaje.[210]

Thal describió la utilización de suturas de anclaje sin nudos en la reparación artroscópica de Bankart para eliminar el tener que atar los nudos artroscópicamente. Se ha demostrado que la resistencia de este anclaje a la tracción es mayor que la de la sutura de anclaje estándar, aunque no se han publicado estudios clínicos.[689]

Además del desplazamiento y plicatura capsular, se ha intentado realizar artroscópicamente una cirugía de revisión de la inestabilidad mediante reparación labral. Aunque el 82% de los pacientes tuvieron unos resultados buenos o excelentes según el baremo del hombro de la UCLA, el 21% presentó una inestabilidad recidivante a lo largo de un seguimiento mínimo de 24 meses.[358]

Durante el Open Meeting de la Asociación Artroscópica de Norteamérica, el cual tuvo lugar en Febrero de 2003 en Nueva Orleans, Rockwood[599] añadió algo que no se había publicado antes al señalar que el porcentaje de fracasos de los procedimientos artroscópicos era dos o tres veces mayor que el de los procedimientos abiertos, los denominados piedra angular en la reparación de las luxaciones anteriores recidivantes del hombro. Entre los años 1980 y 1994 revisó la bibliografía al respecto; en 24 series, el porcentaje medio de fracasos de los procedimientos artroscópicos era del 27%, oscilando entre un 0% y un 39%. En una segunda revisión de 32 series realizada entre 1994 y 1999, el porcentaje medio de fracasos fue del 19%, variando entre el 0% y el 40%. A diferencia de los procedimientos artroscópicos, en las 24 series de reconstrucciones anteriores abiertas realizadas entre 1950 y 1999, el porcentaje medio de fracasos fue del 7%, oscilando entre un 7% y un 24%. Entonces revisó 7 series en las que los autores comparaban sus propios resultados en reparaciones abiertas respecto a los de las artroscópicas, encontrando que el promedio de fracasos en los procedimientos de escopia era del 18%, variando entre un 0% y un 70%, y que en cirugía abierta éste era del 7%, oscilando entre un 0% y un 17%. Tras la revisión concluyó que el porcentaje de fracasos de los procedimientos artroscópicos era más o menos tres veces mayor que el de las reparaciones abiertas.[599]

Para tratar la inestabilidad bidireccional, en un grupo de 54 pacientes se realizó una reparación capsulolabral con suturas de anclaje. Al menos 36 de esos pacientes fueron tratados simultáneamente con un tensado del intervalo de los rotadores, con un tensado térmico limitado o con ambos. El 7,4% experimentó una inestabilidad recidivante durante un seguimiento de al menos 2 años.[209]

Andrews,[12] Ellman,[160-162] Hawkins,[260-262] Esch,[168,169] Jobe[328,333] y Gartsman[206-208] y cols. proporcionaron publicaciones adicionales de cirugía artroscópica para el tratamiento de la inestabilidad.

Entre las ventajas sugeridas de la reparación artroscópica se incluyen una hospitalización más corta, menor morbilidad, menor dolor postoperatorio, una recuperación más temprana de la potencia y una mínima o nula pérdida de movilidad.[263,444,485]

En comparación con la cirugía abierta, Green y Christensen describieron una disminución de 1,8 veces de la duración de la intervención, una disminución de 10 veces de la pérdida de sangre y una disminución de 2,5 veces en el empleo postoperatorio de narcóticos ($P<0{,}001$).[230] La estancia media hospitalaria fue de 3,1 días con el método abierto, en comparación con 1,1 días para la cirugía artroscópica ($P<0{,}001$). Los días laborales perdidos fueron 25,5 con el método abierto y 15,3 con la técnica artroscópica. ($P<0{,}001$.)

Otros autores han descrito bajos porcentajes de complicaciones tras la reparación artroscópica de Bankart.[46,232,485,587,684,715] La reparación artroscópica evita la incisión del tendón. Ziegler y cols. publicaron sobre el diagnóstico y déficit funcionales en 30 pacientes con insuficiencia postoperatoria del subescapular, en 26 de los cuales tuvo que realizarse una reparación de la inestabilidad anterior.[792]

Las complicaciones potenciales tras la reparación artroscópica son similares a las de la reparación abierta. Particularmente, constituyen un motivo de preocupación el desprendimiento y el desplazamiento del material protésico, la abrasión del cartílago de la cabeza humeral por la grapa o por la sutura de anclaje y la inestabilidad recidivante.[89,141,196,340,658,769] Aunque la utilización de suturas de anclaje se asocia con mayor éxito en los resultados que los dispositivos previos, éstas no están exentas de complicaciones. Kaar describió una serie de 8 pacientes con complicaciones relacionadas con las suturas de anclaje, 3 de los cuales presentaban lesiones articulares debidas a los anclajes intraarticulares.[345] Tras la cirugía artroscópica del hombro se han descrito infecciones entre un 0% y un 3,4% de las artroscopias.[750] Los porcentajes de recidivas tras la estabilización artroscópica han sido variables en las publicaciones y de algún modo dependen de las técnicas y dispositivos empleados.

Las publicaciones realizadas sobre métodos artroscópicos en el tratamiento de la inestabilidad glenohumeral señalan que 1) se están explorando diferentes abordajes, aunque no se ha llegado a un claro consenso en cuanto al mejor método, 2) la curva de aprendizaje de estos procedimientos es larga, 3) la reanudación de las actividades físicas no es más rápida que tras las reparaciones abiertas y 4) los porcentajes de inestabilidad recidivante tras la reparación son sustancialmente mayores que con las reparaciones abiertas*.

En la cirugía de revisión abierta de fracasos artroscópicos, se encontró que la mayoría tenían un desprendimiento del ligamento glenohumeral inferior en la porción anteroinferior del rodete glenoideo.[444] La aproximación abierta de Bankart permite la fijación directa al hueso de las estructuras desprendidas, mientras que la mayor parte de las técnicas artroscópicas no. Resch y cols. describieron una aproximación anteroinferior a la cavidad glenoidea para superar esta deficiencia.[586] Los autores hicieron la disección de 87 cadáveres para confirmar la inocuidad de su abordaje directo, para realizar la reparación a través de la masa del subescapular. En 264 casos clínicos, describieron una tasa de recidivas del 5,7% tras excluir los primeros 30 casos.

Un desafío constante en las reparaciones artroscópicas es que la reparación quede fijada al hueso con seguridad. McEleney utilizó un modelo canino para comparar ocho técnicas comunes de reparación por fijación de uso habitual, tanto en reparaciones abiertas como artroscópicas.[446] Las reparaciones abiertas o artroscópicas con dos suturas fueron estadísticamente equivalentes en resistencia a la dehiscencia, y las reparaciones con dos suturas fueron bastante más fuertes que las realizadas con una sutura o con un remache de material absorbible ($P<0{,}01$). Shea y cols. .demostraron que la reparación con suturas tenía una resistencia significativamente mejor que la fijación con grapas.[648]

Green y Christensen[232] encontraron que 13 de los 15 casos que habían fracasado presentaban una degeneración importante o completa del complejo ligamentario rodete glenoideo-glenohumeral inferior (labro tipo IV o V). Estos hallazgos indican que la nueva luxación tras la técnica artroscópica de Bankart podría estar influenciada por el grado de lesión del complejo ligamen-

* Véanse referencias 8, 16, 30, 118, 123, 211, 230, 234, 259, 263, 275, 339, 377, 421, 444, 450, 482, 484-486, 585, 598, 605, 632, 644, 659, 660, 662, 666, 668, 696, 711, 715, 728, 748, 749, 755, 773, 774, 782, 785.

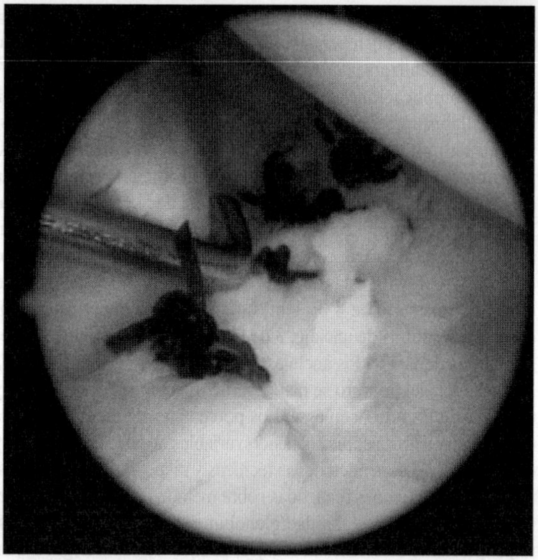

Fig. 14-181 • Reparación artroscópica intraarticular con material de sutura de una gran lesión de Bankart en el reborde glenoideo que se realizó con la guía Seattle-Bankart y sin emplear suturas de anclaje. Obsérvese la inserción del labro para reconstruir la profundidad de la cavidad glenoidea. *(Cortesía de Douglas T. Harryman II, MD, Department of Orthopaedics, University of Washington.)*

tario rodete glenoideo-glenohumeral inferior y por la presencia de defectos en la superficie articular.

Warner y cols. manifestaron que el porcentaje de éxitos de un método artroscópico podría mejorar seleccionando sólo a pacientes con inestabilidad unidireccional anterior y postraumática, quienes tenían una discreta lesión de Bankart y un tejido ligamentario bien desarrollado.[739] Grana y cols.[226] concluyeron que los deportes de contacto corporal al parecer predisponían a sus pacientes a un elevado riesgo de recidiva, recomendando precaución en el empleo de métodos artroscópicos en deportistas de competición.

Harryman y cols., en un intento de lograr una restauración segura del rodete y de los ligamentos capsulares al reborde anteroinferior en la porción inferior de la cavidad glenoidea, desarrollaron un abordaje posterior utilizando una guía por artroscopia directa para realizar suturas en la cavidad glenoidea.[251] Esta técnica no depende de abordajes peligrosos, ni de suturas transóseas adyacentes a estructuras neurovasculares o de dispositivos implantados (Fig. 14-181). Aunque todavía se encuentra en fases de desarrollo, los resultados iniciales son alentadores, con un porcentaje de nuevas luxaciones del 6%, desapareciendo los síntomas en los pacientes, excepto en un 11%.[250]

Aunque todas las reparaciones quirúrgicas dependen de una técnica excelente al realizar los nudos, la optimización de éstos constituye un particular desafío en cirugía artroscópica. Es posible que la cifra relativamente alta de inestabilidad recidivante tras la reparación artroscópica se deba en parte a la dificultad de atar los nudos con firmeza artroscópicamente. En un estudio más importante, Loutzenheiser y cols.[418] se centraron en el problema artroscópico de evitar atar los nudos que acabarían por soltarse. Estos autores, mediante criterios rigurosos y pruebas mecánicas, determinaron que las configuraciones más seguras para hacer los nudos se lograban invirtiendo la vuelta de cada medio nudo y alternando los cabos alrededor de los cuales se hicieron las vueltas.

Dada la persistente preocupación sobre los importantes porcentajes de recidivas tras las reparaciones artroscópicas, los artroscopistas están empleando períodos más largos de inmovilización posquirúrgica, no siendo necesario realizar pasos adjuntos, tales como el cierre del intervalo de los rotadores y el tensado capsular, cuando se practican reparaciones abiertas.

Capsulorrafia térmica

La capsulorrafia térmica fue originariamente un procedimiento muy popular utilizado en el tratamiento de pacientes con inestabilidad. Parecía ser un procedimiento artroscópico rápido y simple para disminuir el tamaño de la cápsula en pacientes con inestabilidad del hombro. Sin embargo, comenzando en 2001 y a lo largo de 2002, su popularidad ha disminuido debido al elevado porcentaje de recidivas y a la lesión irreparable de la superficie articular capsular y, en algunos casos, del plexo braquial. Creemos poder decir con seguridad que la capsulorrafia térmica todavía está siendo cuidadosamente investigada.

La energía térmica desorganiza los entrelazados intramoleculares del colágeno desnaturalizando su estructura en triple hélice. Las uniones intermoleculares se mantienen, lo cual deriva en un acortamiento y engrosamiento de las moléculas de colágeno. La temperatura óptima a la cual se produce este efecto es de entre 65°C y 75°C.[20] Las fibras se contraen aproximadamente entre un 10% y un 60% de su longitud.[266,526] En áreas donde las fibras están organizadas, tales como los ligamentos, las fibras se contraen más que en las áreas desorganizadas. Los tejidos se debilitan, inicialmente hasta un 90%, volviendo a ganar un 60% de su resistencia a las 6 u 8 semanas y un 80% a las 12 semanas.[177,267] En el ligamento colateral medial del conejo, la tensión de estiramiento fue todavía significativamente mayor a las 12 semanas de la reducción térmica,[732] lo que sugiere que es necesaria una protección prolongada tras la cauterización de la cápsula por láser o radiofrecuencia.

En estudios sobre cadáveres, se evidenció que, tras la capsulorrafia térmica, disminuía significativamente el desplazamiento de la cabeza humeral en las direcciones anterior y posterior.[698] Este estudio no podría, por supuesto, explorar la cicatrización biológica tras la cauterización; es la curación de la quemadura lo que determinará su efecto en la mecánica del hombro de los pacientes.

En personal militar con inestabilidad multidireccional, algunos con traumatismos mecánicos, el 76% recuperó la actividad total tras la capsulorrafia térmica.[187] La capsulorrafia térmica por sí sola ha demostrado que alivia la inestabilidad sintomática en el 81% al 96% de los pacientes.[178,424] Una revisión de cirujanos ortopédicos reveló recidivas de la inestabilidad tras la capsulorrafia térmica de entre un 7,1% y un 8,4% de los casos;[776] el 1,4% de los casos de esta serie tuvo una neuropatía axilar, 93% de las cuales fueron puramente sensoriales y el 95% se recuperaron totalmente. Otras series describieron unos porcentajes de fracasos mucho mayores. Una comparación entre la capsulorrafia térmica por radiofrecuencia y por láser mostró que un 24,5% en el grupo de láser y un 23,7% en el de radiofrecuencia volvían a presentar luxaciones.[402] En 15 capsulorrafias térmicas que habían fracasado en un grupo de 106 pacientes, el tiempo medio para el fracaso fue de 6,3 meses. Los factores asociados con el fracaso fueron la cirugía previa y las luxaciones múltiples.[9]

La capsulorrafia térmica se ha utilizado para limitar la rotación externa en jugadores de béisbol en un intento de tratar el empotramiento interno. Una comparación de jugadores de béisbol tratados mediante cirugía artroscópica con y sin capsulorrafia térmica mostró que el 97% volvía a jugar tras la capsulorrafia térmica y, de ellos, el 87% jugaba al mismo nivel que antes. Los pacientes sometidos a artroscopia pero no a la capsulorrafia térmica volvieron a jugar en un 80% de las veces, pero sólo un 61% al mismo nivel que antes.[401]

La capsulorrafia térmica ha sido combinada con otros procedimientos como la reparación artroscópica de Bankart. En 42 pacientes, durante un seguimiento mínimo de 24 meses, el 7% (3 pacientes) presentó una luxación tras la combinación de la reparación artroscópica de Bankart y la capsulorrafia térmica.[479]

La impredecibilidad de la curación tras la lesión térmica, la necesidad de restringir prolongadamente las actividades, el riesgo de complicaciones y la falta de unas indicaciones definidas están disminuyendo el entusiasmo por las intervenciones térmicas en el tratamiento de los problemas del hombro.[213]

Tratamiento quirúrgico de la inestabilidad posterior

Consideraciones en la decisión de operar

La elección del tratamiento de la inestabilidad posterior recidivante se complica por los hechos siguientes: 1) lo más frecuente es que la inestabilidad posterior recidivante sea atraumática, a diferencia de lo que ocurre con la inestabilidad anterior, en la que sólo un pequeño porcentaje de los casos son de etiología claramente traumática; 2) la patogenia de la inestabilidad posterior recidivante es multifactorial, compleja y menos comprendida que la de la inestabilidad anterior; y 3) los resultados de los métodos de reparación posterior son al menos 10 veces peores que la media de la reparación anterior. Como ejemplo, Hawkins y cols.[260,263,365] presentaron los casos de 50 hombros en 35 pacientes tratados de inestabilidad posterior recidivante. Sólo 11 de los 50 hombros de la serie habían sufrido un traumatismo previo, y 41 presentaban una inestabilidad voluntaria e involuntaria. De los pacientes operados, en 17 se practicó una osteotomía glenoidea, en 6 una técnica inversa de Putti-Platt y en tres transferencias del tendón bicipital. La tasa de luxación tras la cirugía fue del 50%, surgiendo complicaciones en el 20% de los casos operados. Tras la osteotomía glenoidea, en dos pacientes se desarrolló una importante osteoartritis degenerativa.

Muchos hombros con inestabilidad posterior pueden tratarse adecuadamente mediante la educación del paciente, reforzando la musculatura y con rehabilitación neuromuscular. Cabe considerar la estabilización quirúrgica de la inestabilidad glenohumeral posterior cuando se producen subluxaciones o luxaciones posteriores involuntarias recidivantes, a pesar de un esfuerzo conjunto en un programa de rehabilitación bien estructurado.[570] Antes de la intervención, resulta esencial identificar la inestabilidad en todas sus direcciones y cualquier factor anatómico que pueda predisponer a la articulación a una inestabilidad recidivante, como serían defectos de la cabeza humeral o glenoideos, una versión glenoidea anómala, desgarros del manguito de los rotadores, lesiones neurológicas y una laxitud ligamentaria generalizada.[768,769] Es importante que el paciente se percate de la alta incidencia de recidivas y de complicaciones que acompaña a los intentos de corrección quirúrgica de la inestabilidad posterior. Dado que las limitaciones funcionales y el dolor que aparecen en la inestabilidad recidivante posterior pueden ser mínimos, se ha sugerido que algunos de estos pacientes podrían tener mejores resultados sin los procedimientos reconstructivos. Tibone y cols.[699] afirmaron que la luxación posterior recidivante del hombro no constituye una indicación neta para la cirugía, destacando la necesidad seleccionar cuidadosamente a los pacientes antes de la reconstrucción quirúrgica.

Abordajes quirúrgicos posteriores

Para tratar la inestabilidad glenohumeral posterior recidivante se han descrito varios abordajes quirúrgicos, incluido el abordaje posterior con despegamiento deltoideo (véase Fig. 14-9).[763] Shaffer y cols.[645] describieron un abordaje quirúrgico de la porción posterior de la articulación glenohumeral a través de una incisión para despegar el infraespinoso, la cual encontraron que ofrecía una exposición segura y excelente de la porción posterior de la cápsula, del rodete y de la cavidad glenoidea, sin necesidad de desinsertar el tendón ni de ocasionar un compromiso neurológico. La mayoría de los cirujanos prefieren escindir el deltoides en el ángulo posterior del acromion y seccionar el tendón del infraespinoso cerca de su inserción en el troquíter.

Reparaciones de partes blandas posteriores

El objetivo de estos procedimientos es tensar la cápsula posterior (el infraespinoso y la cápsula posterior) a fin de limitar las posiciones que pueda alcanzar el húmero en relación con la escápula.[221,298,403,504,618,716] En algunos casos, puede realizarse una plicatura conjunta del infraespinoso y el tendón del redondo menor. Boyd y Sisk[63] describieron el trasplante de la porción larga del tendón del bíceps en sentido posterior, alrededor del húmero y hasta el reborde glenoideo posterior.

Una de las dificultades de estos procedimientos es que la reparación tiende a distenderse conforme el hombro recupera su uso normal. Hurley y cols.[304] revisaron retrospectivamente a 50 pacientes con inestabilidad recidivante posterior del hombro. De los 25 pacientes tratados quirúrgicamente, el 72% presentó una inestabilidad recidivante. Tibone y Bradley[697] describieron un porcentaje de fracasos del 30% tras la capsulorrafia posterior con grapas. Bayley y Kessel[42] afirmaron que la imposibilidad de distinguir entre los tipos de inestabilidad traumática y habitual (atraumática) llevaba a practicar una cirugía inadecuada, constituyendo una importante causa de recidivas tras la reparación quirúrgica. Bigliani y cols.[51] describieron un porcentaje de fracasos del 20% tras reparar la inestabilidad recidivante posteroinferior mediante un desplazamiento capsular posterior; la mayoría de los fracasos se produjeron en pacientes que habían sido sometidos a intentos previos de estabilización quirúrgica.

Tibone y Bradley[697] revisaron su experiencia con el tratamiento de la subluxación posterior en deportistas. Destacaron la dificultad del diagnóstico, la imprecisión de la anatomía patológica, la importancia del tratamiento no quirúrgico mediante ejercicios y el porcentaje de fracasos del tratamiento quirúrgico mediante el desplazamiento capsular posterior, que era del 40%. Once de los fracasos fueron consecuencia de la inestabilidad, de los cuales en 8 reapareció la inestabilidad posterior y en 3 se demostró una subluxación anterior. Estos casos de transformación de inestabilidad posterior en inestabilidad anterior destacan la importancia de identificar, y el riesgo de tratar, la inestabilidad multidireccional.

El desplazamiento capsular artroscópico hasta el reborde glenoideo posterior e inferior con cierre del intervalo rotador derivó en una conversión de positivo a negativo del test de la sacudida en el 85% de los pacientes durante un seguimiento mínimo de 12 meses.

Osteotomía humeral por rotación[574,685,749]

Sunn y cols.[683] evaluaron 12 hombros que tenían una inestabilidad posterior recidivante y que habían sido tratados mediante una osteotomía humeral con rotación externa. En un hombro que tenía una inestabilidad multidireccional se desarrolló una inestabilidad recidivante.

Osteotomía glenoidea y bloques óseos

Kretzler y Blue,[365,366] Scott,[640] English y Macnab,[167] Bestard,[50] Vegter y Marti,[722] y Ahlgren y cols.[6] y otros[174,214,221,238,500] han descrito una osteotomía glenoidea de abertura en cuña posterior en luxaciones posteriores recidivantes del hombro. En 1966, Kretzler y Blue[366] describieron este procedimiento en 6 pacientes con parálisis cerebral. Como fuente del injerto para mantener la cuña abierta utilizaron el acromion. Kretzler[365] publicó 31 casos de osteotomía glenoidea posterior en pacientes con luxaciones posteriores voluntarias (15 casos) e involuntarias (16 casos), encontrando recidivas en 4 pacientes, 2 de cada categoría.

Durante este procedimiento hay que tener mucho cuidado para evitar que el osteótomo penetre en la cavidad glenoidea, aunque conforme se abre la osteotomía pueden producirse roturas en el hueso subcondral (Fig. 14-182). También están expuestos a riesgos el nervio supraescapular en la parte superior y el axilar en la parte inferior. English y Macnab[167] señalaron que, tras la osteotomía glenoidea, la cabeza humeral puede mostrar tendencia a la subluxación anterior. Gerber y cols.[213] demostraron que con grandes cambios angulares la osteotomía glenoidea posterior puede empujar la cabeza humeral hacia delante, causando potencialmente una compresión de la cabeza humeral contra la apófisis coracoides y produciendo dolor y disfunción. Los estudios en cadáveres han demostrado que la glenoplastia producía de forma constante una compresión del subescapular entre la punta de la apófisis coracoides y la cabeza humeral. En hombros de cadáveres, la glenoplastia posteroinferior aumentó la profundidad glenoidea inferior de 3,8 mm a 7,0 mm, desplazando el centro de la cabeza humeral en sentido anterior y superior en un promedio de 2,2 mm y 1,8 mm, respectivamente. Esto, junto con un aumento en la pendiente posterior, derivó en un incremento del cociente de estabilidad en dirección posteroinferior del 0,47 al 0,81.[468]

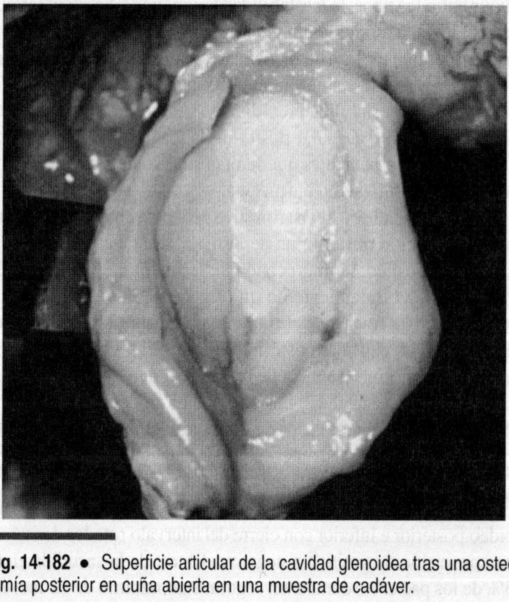

Fig. 14-182 • Superficie articular de la cavidad glenoidea tras una osteotomía posterior en cuña abierta en una muestra de cadáver.

El bloque óseo posterior, o la osteotomía glenoidea, se ha utilizado en combinación con diversas reconstrucciones de partes blandas.[145] Mowery y cols.[494] publicaron los datos de una serie de cinco pacientes tratados con un bloqueo óseo por una luxación posterior recidivante. Más adelante, un paciente presentó una luxación anterior.

Wirth y cols.[770] describieron el empleo de la osteotomía glenoidea en el tratamiento de la inestabilidad glenohumeral posterior recidivante (Fig. 14-183).

Complicaciones de las reparaciones posteriores

La causa principal de fracasos tras las reparaciones posteriores de partes blandas es la inestabilidad recidivante.[263,506] Salvo que se recupere una estabilización dinámica excelente, de manera que el mecanismo de estabilidad dominante sea la compresión de la cavidad y no la sujeción capsular, es probable que las partes blandas posteriores tensadas se distiendan conforme se recupera el movimiento. Incluso en su estado normal, la porción posterior de la cápsula es delgada, a menudo translúcida. Su distensión tras el tensado quirúrgico se acelera cuando las partes blandas posteriores tienen poca calidad, si el paciente trata de desplazar el hombro hacia atrás de forma voluntaria o habitual, o si existen grandes defectos óseos que originen una dependencia no fisiológica de las partes blandas para lograr la estabilidad.

En ocasiones puede producirse lo contrario: la reparación posterior puede hacer que el hombro quede demasiado tenso, lo cual podría empujar el hombro hacia delante. Una laxitud posterior insuficiente puede limitar la flexión, la aducción cruzada y la rotación interna.

También pueden surgir complicaciones por técnicas realizadas sobre hueso contra la inestabilidad posterior. Los intentos de osteotomía de la cavidad glenoidea, con abertura posterior en cuña, pueden originar una fractura intraarticular, una necrosis avascular del fragmento separado o una excesiva inclinación anterior e inestabilidad anterior. Los bloques óseos posteriores colocados en una posición demasiado saliente pueden originar una artropatía degenerativa grave.

La cirugía de la inestabilidad posterior también puede complicarse por lesiones neurovasculares. El nervio axilar puede lesionarse en su salida del espacio cuadrangular, o el nervio del infraespinoso puede dañarse en la escotadura espinoglenoidea.[310,504]

ABORDAJE DE MATSEN PARA DESPLAZAMIENTO CAPSULAR EN EL TRATAMIENTO DE LA INESTABILIDAD GLENOHUMERAL MULTIDIRECCIONAL ATRAUMÁTICA RECIDIVANTE

Hay que tener la precaución de identificar las circunstancias y las direcciones de la inestabilidad, la presencia de una laxitud ligamentaria generalizada y de cualquier factor anatómico que pudiera comprometer potencialmente los resultados quirúrgicos. Nosotros evaluamos la posibilidad de una inestabilidad multidireccional y voluntaria en cada paciente con inestabilidad posterior. Todos los pacientes con inestabilidad posterior comienzan con un programa de rehabilitación, que se ha descrito previamente para la inestabilidad atraumática. Un importante nú-

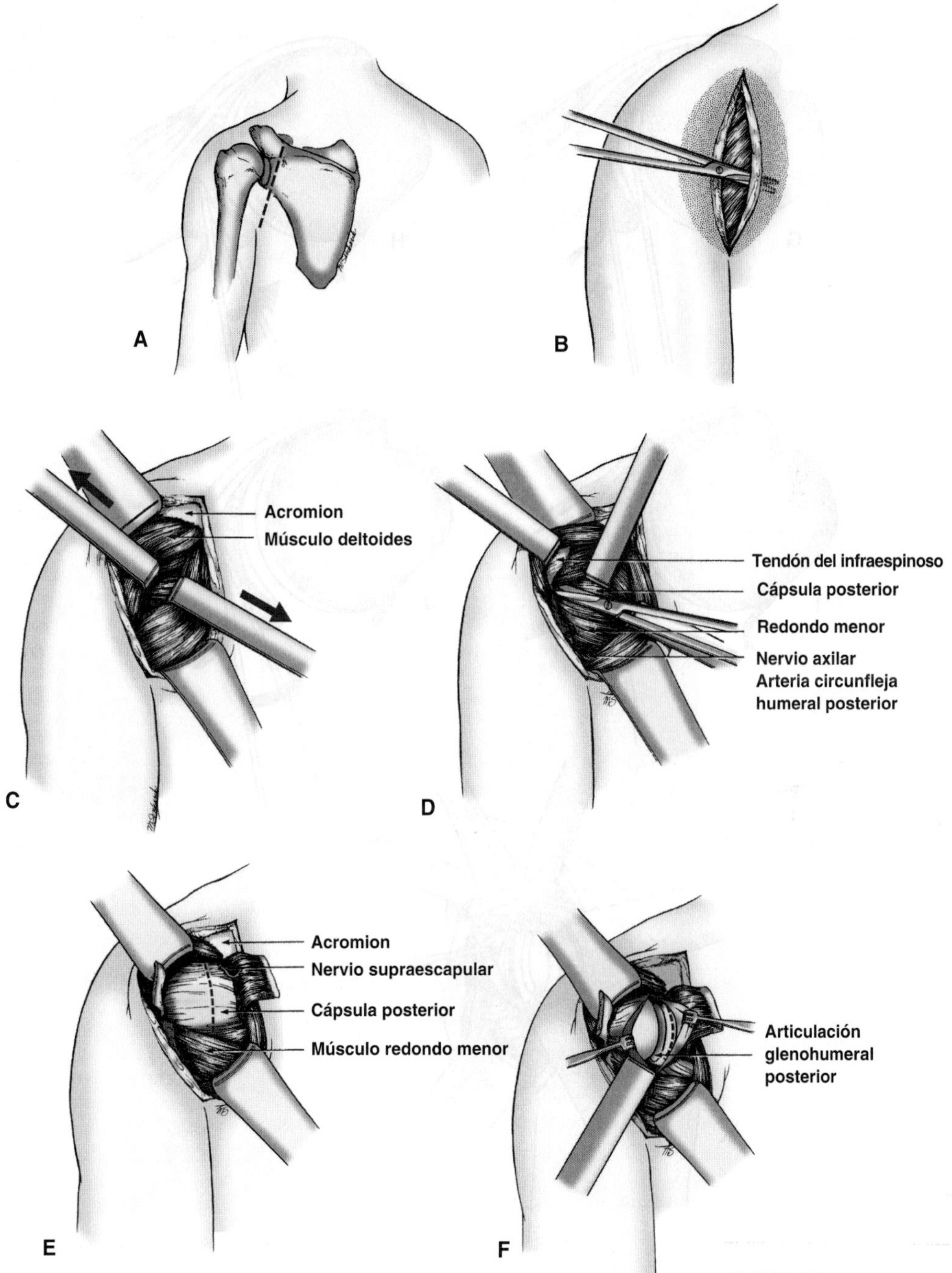

Fig. 14-187 • **A-R,** Reconstrucción posterior del hombro preferida por Rockwood (véase el texto para una descripción detallada de cada paso del procedimiento). *(De Rockwood CA y Green DP [eds.]: Fractures [3 vols.], 2.ª ed. Filadelfia: JB Lippincott, 1984.)*

(Continúa)

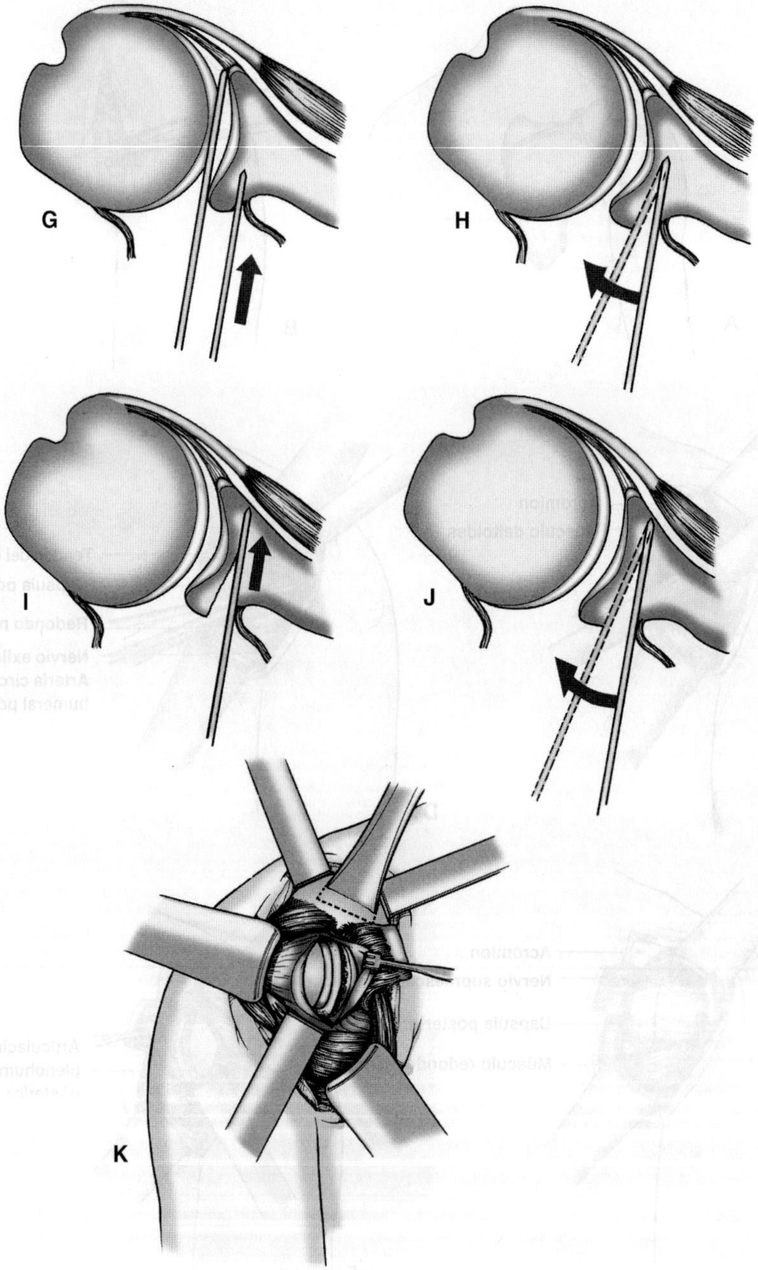

Fig. 14-187 • ***(Continuación).*** **A-R,** Reconstrucción posterior del hombro preferida por Rockwood (véase el texto para una descripción detallada de cada paso del procedimiento). *(De Rockwood CA y Green DP [eds.]: Fractures [3 vols.], 2.ª ed. Filadelfia: JB Lippincott, 1984.)*

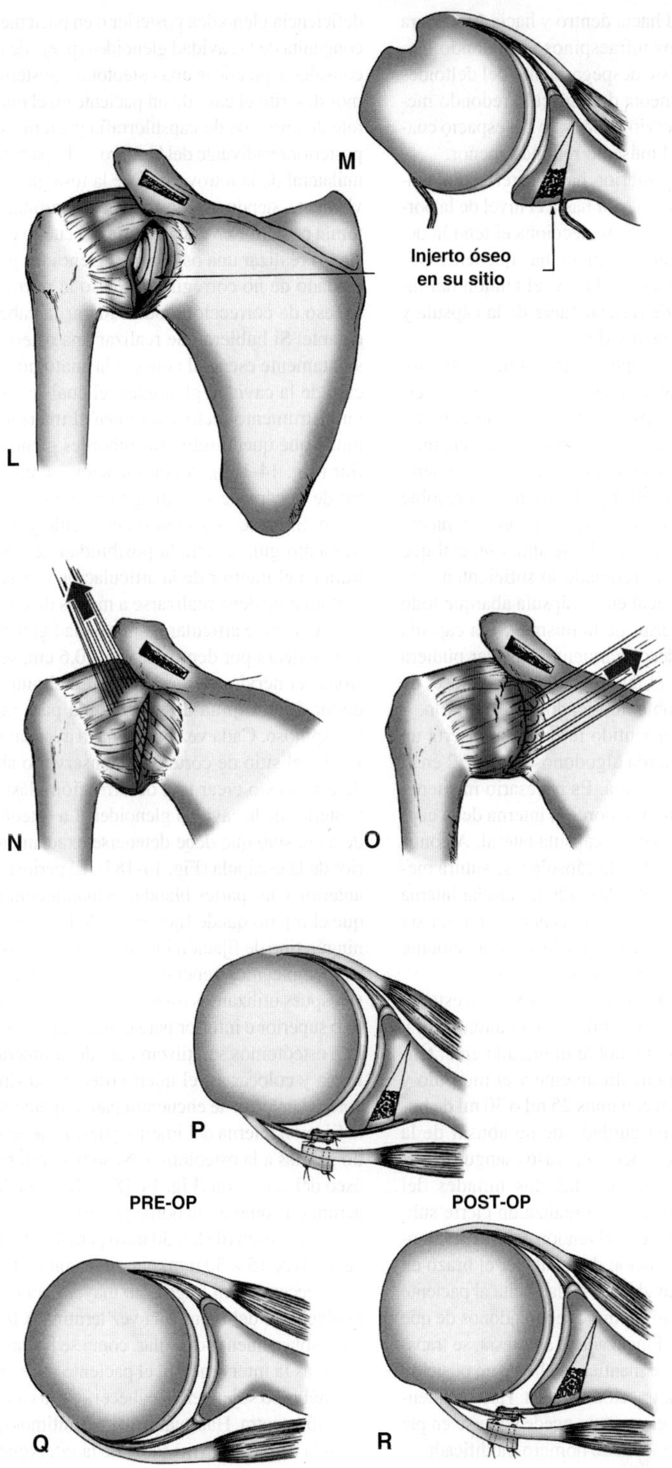

Fig. 14-187 • *(Continuación.)*

des puede retraerse con facilidad hacia dentro y hacia fuera para dejar al descubierto los músculos infraespinoso y redondo menor, que se encuentran debajo. Este despegamiento del deltoides puede hacerse hasta la porción media del músculo redondo menor. No hay que olvidar que el nervio axilar sale del espacio cuadrangular en el borde inferior del músculo redondo menor.

Al realizar la reconstrucción posterior, hay que reflejar el tendón del redondo menor en sentido inferior hasta el nivel de la porción inferior de la cápsula articular. Si se secciona el tendón del infraespinoso y se separa hacia dentro y fuera, hay que tener cuidado de no dañar el nervio supraescapular. Si el tendón del infraespinoso es muy laxo, se puede reflejar fuera de la cápsula y retraerlo hacia arriba, sin tener que dividirlo.

Una vez separados del campo operatorio los músculos infraespinoso y redondo menor, puede practicarse una incisión vertical en la porción posterior de la cápsula para dejar al descubierto y explorar la articulación. Nosotros preferimos realizar una incisión que quede en un punto medio entre las inserciones humeral y glenoidea, de tal manera que al cerrar podamos hacer un doble imbricado y sea más resistente. Cuando se realiza el procedimiento del desplazamiento posterior de la cápsula, resulta esencial que el músculo redondo menor se haya reflejado lo suficientemente hacia abajo para que el corte vertical en la cápsula abarque todo el tramo hasta el receso más inferior de la misma. Si la cápsula es fina y friable y al parecer el desplazamiento capsular pudiera ser insuficiente, puede dividirse el tendón del infraespinoso, de modo que pueda realizarse un doble imbricado para acortarlo.

Con la cápsula seccionada en sentido inferior, se inserta un lecho horizontal de suturas de dacrón algodonoso del n.° 2 en el borde de la porción medial de la misma. Es necesario mantener el brazo en rotación neutra y suturar la porción interna de la cápsula en sentido lateral y superior bajo la cápsula lateral. A continuación, se refleja la porción lateral de la cápsula y se sutura medialmente y en su porción superior sobre la porción capsular interna y de nuevo se fija mediante un lecho de suturas horizontales. Este método de desplazamiento capsular ha eliminado eficazmente cualquier exceso capsular sobrante posterior e inferior.

A continuación se repara el tendón del infraespinoso; esta reparación también debe realizarse con el brazo en rotación neutra. Si existe laxitud, puede realizarse un doble imbricado en el tendón. La cicatriz debe irrigarse meticulosamente y el músculo y los tejidos subcutáneos se infiltran con unos 25 ml o 30 ml de bupivacaína al 0,5%. Hay que tener cuidado de no abusar de la bupivacaína o de inyectarla directamente en vasos sanguíneos.

Una vez extraídos los separadores, las dos mitades del deltoides pueden unirse con facilidad y se realiza un cierre subcutáneo. Mientras se cierran la cápsula, el tendón del infraespinoso y la piel, hay que tener la precaución de mantener el brazo en rotación neutra. Entonces, con suavidad, se da la vuelta al paciente hasta lograr la posición de decúbito supino, asegurándonos de que su brazo sigue en rotación neutra. Finalizada la anestesia, se transfiere al paciente a la cama, donde se mantiene el brazo en posición neutra y se le sujeta mediante una tracción cutánea. Habitualmente, a las 24 horas de la operación, el paciente puede ponerse en pie y se le coloca una férula inmovilizadora de hombro modificada.

Osteotomía glenoidea posterior

Nosotros no empleamos este procedimiento de forma sistemática en la reconstrucción posterior. En ocasiones, cuando existe una deficiencia glenoidea posterior o en pacientes con una retroversión congénita de la cavidad glenoidea (p. ej., de más de 30°), habrá que considerar practicar una osteotomía posterior. Recientemente hemos descrito el caso de un paciente en el que habían fracasado dos intentos previos de capsulorrafia posterior contra la inestabilidad posterior recidivante del hombro.[770] El paciente tenía un incremento unilateral de la retroversión de la fosa glenoidea, no conocido previamente, siendo tratado con buenos resultados mediante una osteotomía posterior en cuña abierta del cuello escapular (Fig. 14-183).

Al realizar una osteotomía glenoidea posterior, hay que tener cuidado de no corregir en exceso la retroversión, puesto que un exceso de corrección podría forzar la cabeza y empujarla hacia delante. Si hubiera que realizar una osteotomía posterior, es absolutamente esencial conocer la anatomía y el ángulo de inclinación de la cavidad glenoidea, el cual se valora mejor colocando un instrumento recto y romo en el interior de la articulación, de modo que quede sobre los rebordes glenoideos anterior y posterior (Fig. 14-187). A continuación, se coloca el osteótomo dentro de la cápsula y se dirige en sentido paralelo al instrumento romo. Si no se está seguro del ángulo y no se cuenta con el instrumento guía, existe la posibilidad de que la osteótomía penetrara en el interior de la articulación (véase Fig. 14-182). La osteotomía no debe realizarse a menos de 0,6 cm en sentido medial a la superficie articular de la cavidad glenoidea. Si la osteotomía se practicara por dentro de estos 0,6 cm, se corre el riesgo de lesionar el nervio supraescapular en el punto en el que pasa alrededor de la espina de la escápula para inervar el músculo infraespinoso. Cada vez que se haga avanzar el osteótomo, hay que vigilar el sitio de corte para conservarlo abierto (Fig. 14-187) y de este modo crear una deformación plástica lateral en la mitad posterior de la cavidad glenoidea. La osteotomía no debe salir por delante, sino que debe detenerse exactamente en la cortical anterior de la escápula (Fig. 14-187). El periostio intacto de la cortical anterior y las partes blandas actuarán como bisagra, permitiendo que el injerto quede fijo dentro de la osteotomía sin necesidad de ningún tipo de fijación interna. Nosotros, para realizar el corte inicial, empleamos generalmente un osteótomo de 2,5 cm de ancho, y después utilizamos osteótomos más pequeños, de 1,2 cm, en sentido superior e inferior para completar el corte posterior del hueso. Los osteótomos se utilizan para dejar abierto el lugar de la osteotomía y colocar así el injerto óseo en su sitio (Fig. 14-187). Si la cortical anterior se encuentra parcialmente intacta, no es necesaria la fijación interna del injerto, puesto que se mantiene fijo en su sitio gracias a la osteotomía. Nosotros preferimos obtener el injerto óseo del acromion (Fig. 14-187). Tanto de la porción más alta del acromion como de su borde posterior puede obtenerse un pequeño fragmento óseo (de 8 × 30 mm) para la osteotomía, u otro de mayor tamaño (de 15 × 30 mm) que sirva como bloque posteroinferior. Si fuera necesario un fragmento mayor para realizar el injerto, debiera obtenerse del ilion. Una vez terminada la osteotomía, se realiza un desplazamiento capsular, como se ha descrito previamente.

Tras la intervención, el paciente yace en decúbito supino con el antebrazo sujeto en la cabecera de la cama y manteniéndolo en rotación neutra. Habitualmente permitimos que el paciente se siente en la cama la misma tarde de la intervención, siempre que tenga el brazo en rotación neutra. Al día siguiente le permitimos sentarse en una silla, de nuevo con el brazo en rotación neutra. Entre las 24 y las 48 horas tras la operación, cuando el paciente puede ponerse en pie cómodamente, se le coloca una férula de material ligero a lo largo del brazo. A continuación, se coloca una banda bien almohadillada en la cresta ilíaca, que rodee el abdomen y dicha cresta. Entonces, se conecta el brazo a esta banda mediante un mango de escoba, de forma que mantenga el brazo en abducción de 10° a 15° y en rotación neutra. La férula se mantiene entre 6 y 8 semanas. Una vez que se retira la férula, se permite que el paciente utilice el brazo en sus actividades cotidianas a lo largo de entre 4 y 6 semanas. Se inicia un programa de rehabilitación que incluye ejercicios de péndulo, ejercicios isométricos y estiramiento del hombro empleando una polea colocada por encima de la cabeza, tras lo cual se incrementan poco a poco los ejercicios contra resistencia.

Reconstrucción con desplazamiento capsular anterior

Nosotros hemos utilizado la reconstrucción con desplazamiento capsular en pacientes cuya patología primaria es la inestabilidad posterior del hombro, en los que existe algún componente de laxitud multidireccional del hombro (Fig. 14-188).[764] Este procedimiento está indicado cuando la inestabilidad o la aprensión comprometen repetidamente la comodidad o la función del hombro, a pesar de que se haya realizado una adecuada prueba de resistencia del manguito de los rotadores y ejercicios de coordinación. El elemento básico del procedimiento del desplazamiento capsular es la disminución del exceso de volumen articular a través de una plicatura simétrica y anatómica de la cápsula sobrante. No nos parece necesario realizar un abordaje combinado anterior y posterior, aunque por otra parte reservamos la reconstrucción capsular posterior para pacientes con una inestabilidad del hombro posterior, traumática y recidivante, que no presenten una laxitud ligamentaria generalizada ni una laxitud multidireccional del hombro. Los procedimientos de desplazamiento capsular anterior abierto en el tratamiento de la inestabilidad posterior derivaron en que 10 de los 11 pacientes tuvieron un hombro estable durante un seguimiento mínimo de 2 años.[765] Los pacientes pierden movilidad en la rotación interna y externa.[15]

Una explicación para las dificultades encontradas en las reconstrucciones tradicionales posteriores ha sido la mala calidad y la naturaleza insustancial de la cápsula posterior, lo que impide una reconstrucción quirúrgica sólida. Además, las lesiones que pueden corregirse quirúrgicamente, que se conoce contribuyen a la inestabilidad recidivante, tales como fracturas asociadas que afectan al reborde glenoideo posterior o a la porción anteromedial de la cabeza humeral, son menos frecuentes. A diferencia de las lesiones capsulolabrales que se observan en la inestabilidad anterior traumática del hombro, la patología lateral de la porción posterior de la cavidad glenoidea se limita a menudo a cambios degenerativos más que a avulsiones capsulolabrales, las cuales se prestan por sí mismas a la reparación quirúrgica estable. Por último, y tal vez sea la razón más sutil de los malos resultados quirúrgicos, está el hecho de no reconocer que algunos hombros muestran una laxitud multidireccional, incluso a pesar de que el paciente pudiera tener una historia, una exploración física y una radiología consistentes con una inestabilidad sintomática posterior del hombro.

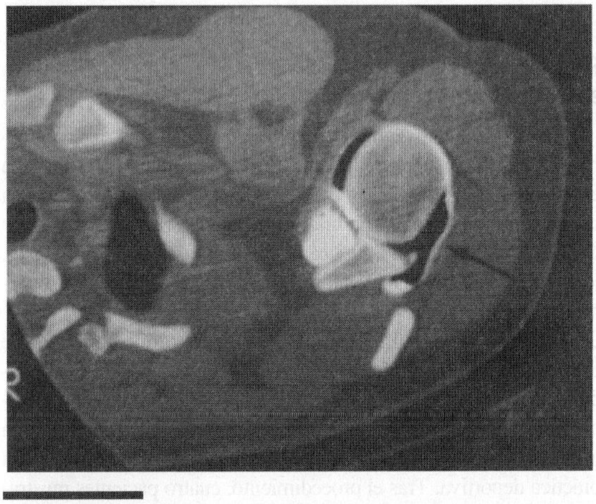

Fig. 14-188 • Tomografía computarizada con artrografía de un paciente con una inestabilidad posterior del hombro sintomática y una laxitud glenohumeral multidireccional. Obsérvense el volumen capsular global y el exceso de tejido capsular posterior (*flecha*). (*De Rockwood CA Jr, Green DP y Bucholz RW [eds.]: Fractures in Adults. Filadelfia: JB Lippincott, 1991.*)

Las bases para esta aproximación aparentemente poco ortodoxa han sido sostenidas por varias publicaciones en la bibliografía. En 1988, Schwartz y cols.[639] realizaron la sección selectiva de la cápsula del hombro mediante asistencia artroscópica para cuantificar la contribución relativa de estructuras específicas a la estabilidad glenohumeral. Observaron que el ligamento glenohumeral superior constituía un elemento de sujeción secundario para evitar la inestabilidad posterior del hombro. Además, la luxación glenohumeral posterior no se produjo tras la incisión de la cápsula posterior hasta que se no seccionaron también las estructuras capsulares anterosuperiores. Más recientemente, Harryman y cols.[254] investigaron la importancia de la sección capsular selectiva y de la imbricación de la cápsula del intervalo rotador. Advirtieron que las modificaciones quirúrgicas alteraban diversos parámetros del movimiento del hombro, que incluían la rotación y la traslación, las cuales finalmente afectaban a la estabilidad de la articulación del hombro. Como aspecto específico, se advirtió que el intervalo dentro de los rotadores constituía el componente principal de estabilidad contra el desplazamiento glenohumeral posterior e inferior. Las luxaciones glenohumerales posteriores e inferiores se producían habitualmente después de seccionar la cápsula del intervalo de los rotadores, en tanto que la imbricación de esta estructura incrementaba la resistencia a la traslación en dichas direcciones. Estos autores concluyeron que los pacientes con una inestabilidad inferior o posterior del hombro pueden beneficiarse de la reconstrucción anterior de la cápsula del intervalo.

Tratamiento no quirúrgico del síndrome AMBRII: inestabilidad multidireccional recidivante

El objetivo terapéutico en pacientes con inestabilidad atraumática es restaurar la función del hombro incrementando la eficacia de la compresión de la concavidad. Muchos pacientes con el síndrome AMBRII han sufrido simplemente una pérdida de la condición física respecto de su estabilidad glenohumeral dinámica. Han perdido el adecuado control neuromuscular de la posición humeroescapular, habiendo una disfunción de la compresión de la concavidad. El control neuromuscular no puede restaurarse quirúrgicamente, sino que necesita el cumplimiento ininterrumpido de un programa de reacondicionamiento bien elaborado. Quizá sea necesario convencer al paciente de que la rehabilitación y los ejercicios constituyen un método terapéutico razonable. Muchos preferirían una «cura» quirúrgica. A menudo resulta útil demostrar que el hombro contralateral presenta una notable laxitud en la exploración, y aun así es clínicamente estable. De esta manera, el paciente y su familia pueden apreciar que el hombro laxo no es necesariamente inestable; por ejemplo, los gimnastas suelen tener hombros muy laxos, y aun así muy estables.

El tratamiento no quirúrgico de la inestabilidad glenohumeral ha sido analizado previamente en este capítulo. En general, aunque particularmente en la inestabilidad atraumática, la estabilidad glenohumeral depende de la compresión dinámica de la cabeza humeral sobre la cavidad glenoidea (compresión de la concavidad) y de un control neuromuscular excelente. Por ello, los programas no quirúrgicos y postoperatorios para el hombro con síndrome AMBRII necesitan optimizar ambas funciones.

Tratamiento quirúrgico de la inestabilidad atraumática

Consideraciones prequirúrgicas

La capacidad de la cirugía por sí misma para *curar* la inestabilidad atraumática es limitada. Habitualmente, no hay una lesión única que tenga que repararse. La reconstrucción quirúrgica no puede mejorar la mayoría de los factores responsables de la estabilidad en la porción media del arco de movimiento. Los problemas del control neuromuscular o el relativo aplanamiento de la cavidad glenoidea no tienen soluciones quirúrgicas fáciles. Incluso tras una capsulorrafia ajustada, habrá que optimizar los mecanismos estabilizadores de la zona media del arco de movimiento, de equilibrio y de la compresión de la concavidad mediante la potenciación muscular y el entrenamiento cinemático. De otra forma, se aplicarían unas cargas excesivas a la cápsula glenohumeral tensada quirúrgicamente, lo que originaría su distensión y con ello la ineficacia y el fracaso de la reconstrucción quirúrgica.

Tras lo expuesto, hay que tener mucho cuidado al considerar las indicaciones del tratamiento quirúrgico de la inestabilidad atraumática. En primer lugar, el paciente debe tener graves problemas funcionales, claramente relacionados con la inestabilidad glenohumeral atraumática. En segundo lugar, el paciente debe entender bien que los factores estabilizadores primarios del hombro son una buena potenciación y técnica cinemática y no la tensión capsular. En tercer lugar, el paciente debe haber participado conscientemente en un programa de potenciación y rehabilitación, y debe tener en cuenta que los principales factores estabilizadores del hombro son la potenciación y una técnica apropiada, incluso después de realizar una cirugía reconstructiva. El paciente también debe entender que la capsulorrafia se realiza para que el hombro tenga mayor rigidez: la cirugía comprometerá el arco de movimiento en aras de lograr estabilidad. Si en el primer año postoperatorio se intenta recuperar todo el arco de movimiento normal, es probable que reaparezca la inestabilidad. Por esa razón, las limitaciones impuestas por la capsulorrafia quirúrgica quizá sean incompatibles con los objetivos de lograr un arco de movimiento normal o supranormal. Por ello, los gimnastas, los bailarines y los lanzadores de béisbol no son buenos candidatos para someterse a esta técnica quirúrgica. Similarmente, este procedimiento tiene una capacidad limitada para satisfacer las exigencias de un trabajo físico pesado, salvo que se acompañe de un programa de rehabilitación extraordinario de potenciación y de rehabilitación cinemática. El paciente debe entender que la rehabilitación tras un procedimiento de desplazamiento capsular es prolongada. Es importante inmovilizar el hombro en una ortesis durante un mes, período en el cual los músculos se debilitan y se pierde la cinemática normal. Tras este mes de inmovilización, se necesitan muchos meses para recuperar la potencia y la cinemática adecuadas del hombro. A pesar de los mejores tratamientos quirúrgicos y postoperatorios, el éxito de este método para restablecer la función normal del hombro es sustancialmente menor que el de los procedimientos utilizados en la inestabilidad traumática. Finalmente, el hombro debiera tener un problema mecánico identificado para el cual la respuesta fuera la cirugía. La presencia de dolor en el hombro y de laxitud no indica que el paciente se vaya a encontrar mejor tras un procedimiento quirúrgico.

Todo lo anterior constituye una gran cantidad de información muy importante acerca del procedimiento quirúrgico que debe ser entendida por el paciente. La situación se complica aún más por el hecho de que muchos pacientes con una inestabilidad atraumática en la franja media del arco de movimiento son jóvenes, y quizá no entiendan ni acepten fácilmente las consecuencias que implica esta información. Así, durante las conversaciones preoperatorias con pacientes jóvenes, puede ser importante que los padres participen activamente. Nosotros encontramos que muchas familias que solicitan «que se arregle el hombro» están preparadas para abordar con mayor diligencia el programa no quirúrgico tras llevar a cabo la charla.

Cuando los datos de la anamnesis y la exploración física indican que el hombro tiene una laxitud en todas las direcciones y cuando el paciente no responde a ejercicios vigorosos de potenciación, resistencia y coordinación de los rotadores internos y externos, cabe considerar la práctica de un procedimiento de desplazamiento capsular inferior, como describieron inicialmente Neer y Foster.[503] El principio del procedimiento consiste en tensar simétricamente las caras anterior, inferior y posterior de la cápsula avanzando su inserción humeral.

Sin embargo, en la actualidad se reconoce que la laxitud capsular pudiera no ser la lesión esencial en la inestabilidad traumática. Los procedimientos diseñados para mejorar la calidad de la concavidad glenoidea pueden proporcionar una solución más fisiológica. El aumento capsulolabral del labro posteroinferior sin desplazamiento capsular incrementó significativamente la profundidad glenoidea (1,9 mm en sentido inferior, 2 mm en sentido posteroinferior y 0,9 mm en sentido posterior), así como el coeficiente o cociente de estabilidad en sentido posteroinferior e inferior (un incremento de 0,24 en ambas direcciones).[471]

Resultados de las reconstrucciones en la inestabilidad atraumática

En el tratamiento quirúrgico de la inestabilidad atraumática a menudo se considera un procedimiento de desplazamiento capsular. Sin embargo, la mayoría de las publicaciones existentes sobre la cirugía del desplazamiento capsular inferior incluyen a pacientes con tipos de inestabilidad tanto traumática como atraumática.[8,115,503] Por ello, los resultados son sustancialmente mejores que los que cabría esperar en el tratamiento de la inestabilidad atraumática. Cooper y Brems[115] describieron un seguimiento de 2 años de procedimientos de desplazamiento capsular inferior y encontraron que el 9% continuaban teniendo una importante inestabilidad. Altchek y cols.[8] utilizaron una modificación de plastia en T del método de Bankart en la inestabilidad multidireccional en 42 hombros lesionados durante la práctica deportiva. Tras el procedimiento, cuatro pacientes mostraron episodios de inestabilidad y en los deportistas dedicados a lanzamientos la velocidad de éstos se vio disminuida. A pesar de estas deficiencias, en el 95% de los hombros el grado de satisfacción por parte del paciente fue excelente. Bigliani y cols.[51] emplearon un procedimiento de desplazamiento capsular inferior para tratar 68 hombros en 63 deportistas con inestabilidad anterior e inferior mediante un método de desplazamiento inferior de la cápsula. De este grupo, 58 pacientes reanudaron sus actividades deportivas principales, logrando el 75% el mismo nivel de competitividad, aunque sólo el 50% de los atletas lanzadores de alto rendimiento recuperaron el nivel de competencia que tenían. En atletas que practicaban deportes de contacto, el 92% no presentó más luxaciones tras el desplazamiento capsular con base anterior, y tampoco se observaron en el 88% de los pacientes sometidos a un desplazamiento capsular con base posterior. El 82% y el 75% de los atletas fueron capaces de volver a practicar sus deportes tras un procedimiento anterior o posterior, respectivamente. Sin embargo, tan sólo el 17% de los pacientes sometidos a procedimientos bilaterales fueron capaces de volver a practicar sus deportes.[96] Tras la capsulorrafia anterior abierta junto con una reparación de la lesión de Bankart, cuando la había, el 89% de las veces los jugadores de fútbol americano fueron capaces de volver a practicar su deporte.[547]

Durante un seguimiento medio de 61 meses se evidenció que el 94% de los pacientes con inestabilidad multidireccional anterior primaria permanecieron estables tras realizar un procedimiento de desplazamiento capsular anterior, mientras que los 15 pacientes que tenían una inestabilidad posterior primaria permanecieron estables tras el desplazamiento capsular posterior.[568]

En términos generales, con la cirugía se obtienen mejores resultados siempre que uno de los factores contribuyentes sea el traumatismo. En un intento de evaluar la eficacia de una serie homogénea de cirugía primaria con desplazamiento capsular por inestabilidad totalmente atraumática, Obremskey y cols.[524] revisaron a 26 pacientes sin historia ni evidencia radiológica o quirúrgica de etiología traumática. Los pacientes de esta serie no habían logrado buenos resultados tras realizar un promedio de 17 meses de rehabilitación física vigorosa antes de ser sometidos a cirugía. El 57% de los pacientes presentaban síntomas bilaterales. La edad media era de 22 ± 6 años (límites de 13 a 34 años). El 29% tenía una laxitud ligamentosa generalizada, y en el 15% de los casos existía una demanda de tipo laboral. Durante un promedio de 27 meses tras realizar el desplazamiento capsular estándar,[503] el 74% de los pacientes estaban satisfechos con el estado de su hombro, el 46% pudo reanudar sus actividades de recreo y el 69% sus trabajos previos. Un 39% mostraba dolor persistente y el 57% tenía dolor nocturno que interfería con el sueño. Un 68% presentaba por lo menos ocasionales síntomas de inestabilidad y el 10% necesitó una nueva intervención. Mediante un análisis de regresión, el elemento de correlación más importante con la insatisfacción del paciente no era la inestabilidad recidivante, sino más bien el dolor y la rigidez persistentes. Estos resultados sugieren que un aspecto clave en el tratamiento de pacientes con inestabilidad multidireccional atraumática no es el grado de tensado quirúrgico logrado, sino más bien la recuperación de la comodidad y del movimiento.

ABORDAJE DE MATSEN PARA EL DESPLAZAMIENTO CAPSULAR EN EL TRATAMIENTO DE LA INESTABILIDAD GLENOHUMERAL MULTIDIRECCIONAL ATRAUMÁTICA RECIDIVANTE

Por nuestra parte, la utilización de la cirugía para el desplazamiento capsular está disminuyendo. Reconocemos que la mayoría de los pacientes con inestabilidad atraumática se tratan mejor mediante un programa de rehabilitación.

Los objetivos de la cirugía son tensar simétricamente la cápsula alrededor de la articulación, cerrar el intervalo de los rotadores y crear una nueva cápsula del intervalo de los rotadores más fuerte y un nuevo ligamento coracohumeral (Fig. 14-189). Estos objetivos sólo pueden lograrse mediante un abordaje quirúrgico anterior. De esa manera, nosotros abordamos sistemáticamente la reparación de la inestabilidad atraumática desde el plano frontal, aun cuando la dirección predominante de la inestabilidad pareciera ser posterior. Además, la aproximación anterior es mejor que la posterior desde un punto de vista cosmético. Asimismo, se puede realizar sin seccionar la importante musculatura del manguito rotador externo. Por último, cuando se avanza la cápsula en sentido anterosuperior, sobre el lado humeral, la elevación del brazo en sentido anterior origina un tensamiento adicional deseable de las porciones inferior y posterior de la cápsula (Fig. 14-185). En cambio, cuando el procedimiento se realiza desde un abordaje posterior, se hace avanzar la cápsula en sentido posterior y superior sobre el húmero, de manera que se afloje al flexionar el húmero (Fig. 14-186).

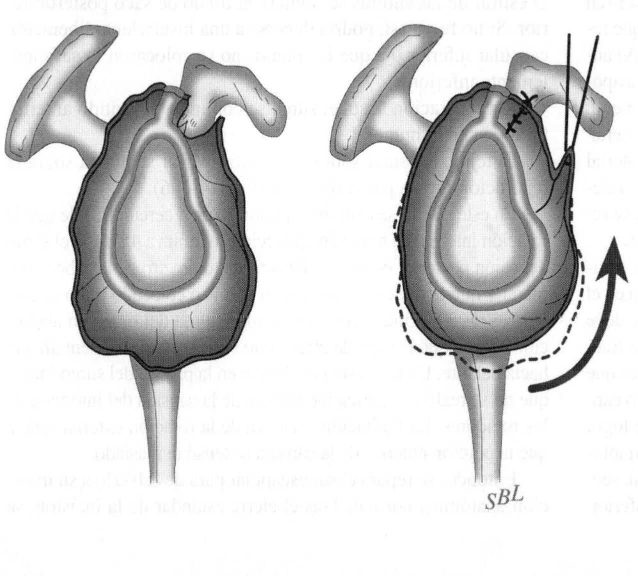

Fig. 14-189 • La esencia de la reconstrucción de la inestabilidad atraumática es la reducción del fondo de saco posteroinferior, avanzando la cápsula en sentido anterosuperior al mismo tiempo que se cierra la cápsula del intervalo de los rotadores. Esta reconstrucción tiene la ventaja adicional de que se tensa al elevar el brazo en el plano anterior (véase Fig. 14-185). *(De Matsen FA III, Lippitt SB, Sidles JA y Harryman DT II: Practical Evaluation and Management of the Shoulder. Filadelfia: WB Saunders, 1994.)*

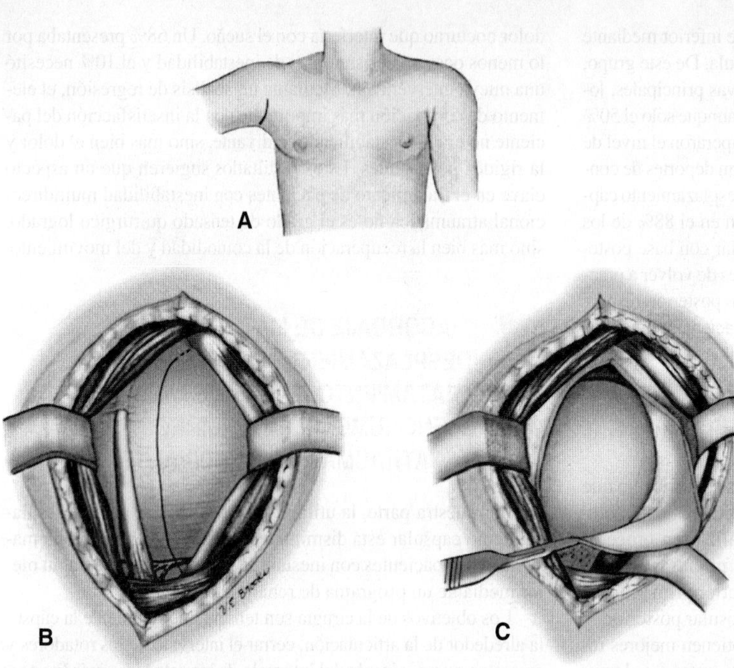

Fig. 14-190 • A, Incisión axilar. **B,** Incisión a través del subescapular. **C,** Liberación de las caras anterior e inferior de la cápsula desde el cuello humeral.

El abordaje del hombro se realiza a través de una incisión axilar anterior baja, con entrada en el espacio deltopectoral por dentro de la vena cefálica (Fig. 14-190). La aponeurosis clavipectoral es seccionada hasta el nivel del ligamento coracoacromial para proporcionar acceso a la interfase de movilidad humeroescapular. El nervio axilar se palpa medialmente al cruzar a través del subescapular y pasar por debajo hacia el espacio cuadrangular. Entonces, el borde superior del subescapular se identifica palpando el intervalo de los rotadores, que es lateral a la apófisis coracoides y medial a la corredera bicipital. La tríada de vasos humerales circunflejos anteriores define el borde inferior del subescapular, punto en el que pueden ser cauterizados preventivamente. El tendón del subescapular se diseca a fondo y con cuidado, separándolo de la cápsula y procurando no comprometer el grosor de la misma.

En el síndrome AMBRII siempre se observa un notable defecto en el intervalo de los rotadores. Dicho defecto está delimitado en su parte superior por la cápsula adyacente al supraespinoso que recubre el tendón bicipital; a nivel anteroinferior, por la porción anterior de la cápsula y por el subescapular; medialmente, por la apófisis coracoides, y lateralmente por el ligamento transverso humeral. El defecto se intensifica al empujar hacia detrás la cabeza humeral. En el borde superior del defecto se fijan unas suturas de material no absorbible del n.° 2 y entonces se pasan a través del borde inferior del defecto (Figs. 14-190 y 14-191). Al anudar la sutura, se reconstruye una cápsula del intervalo de los rotadores resistente.

La porción anterior de la cápsula se secciona desde el cuello humeral y, a medida que se libera, se colocan suturas de tracción en el margen seccionado. Durante esta disección, el nervio axilar debe identificarse y protegerse. La disección continúa hasta que la tracción, dirigida en sentido superior sobre el colgajo capsular, hace que la cápsula se tense sobre el dedo colocado en el fondo de saco capsular posteroinferior (Fig. 14-192). Habitualmente, esto se logra cuando la cápsula es liberada un poco más allá de la posición inferior (las 6:00 horas de la esfera del reloj) en el cuello humeral, seccionando el fascículo posterior del ligamento glenohumeral inferior.

Liberada la cápsula, se crea un surco óseo en la porción anteroinferior del cuello humeral junto a la superficie articular, para lo cual se utiliza una fresa con motor (Fig. 14-193). En el cuello humeral, lateralmente al surco, se practican orificios y a través de ellos se pasan unas suturas hasta el surco para reinsertar fijamente la cápsula al hueso. Con el brazo en el costado y en rotación neutra, ejerciendo una fuerte tracción anterosuperior sobre las suturas para obliterar el fondo de saco posteroinferior, se pasan las suturas desde el surco a través del borde lateral de la cápsula (Fig. 14-194). Al anudar firmemente estas suturas, la cápsula queda fijada en una posición avanzada (Fig. 14-195). Este paso debe lograrse bajo una visión directa excelente para tener la seguridad de que las puntadas sobre la cápsula son lo suficientemente inferiores como para tensarla y ajustarla al surco, y para asegurar la indemnidad del nervio axilar. El cirujano debe cerciorarse de que al estirar de las suturas se oblitera el fondo de saco posteroinferior. Si no fuera así, podría deberse a una insuficiente liberación capsular inferior o a que los puntos no se colocaron lo suficientemente inferiores.

La reparación hasta el surco se continúa en sentido anterior hasta el cuello humeral.

El tejido capsular sobrante anterosuperior se pliega sobre la reparación previa para reforzarla (Fig. 14-196).

En este punto, se examina el hombro para cerciorarse de que la rotación interna del brazo en abducción se limita a 45°, que el signo del cajón posterior es menor del 50% del diámetro de la cabeza humeral y que la rotación externa con el brazo colocado junto al costado es de 30°. Una excesiva rotación interna del brazo en abducción denota que la cápsula inferior no se avanzó lo suficientemente hacia delante. Una excesiva traslación en la prueba del surco indica que no se realizó la suficiente tensión de la cápsula del intervalo de los rotadores. La limitación excesiva de la rotación externa señala que la porción anterior de la cápsula se tensó demasiado.

Entonces se repara el subescapular para devolverlo a su inserción anatómica normal. Tras el cierre estándar de la incisión, se

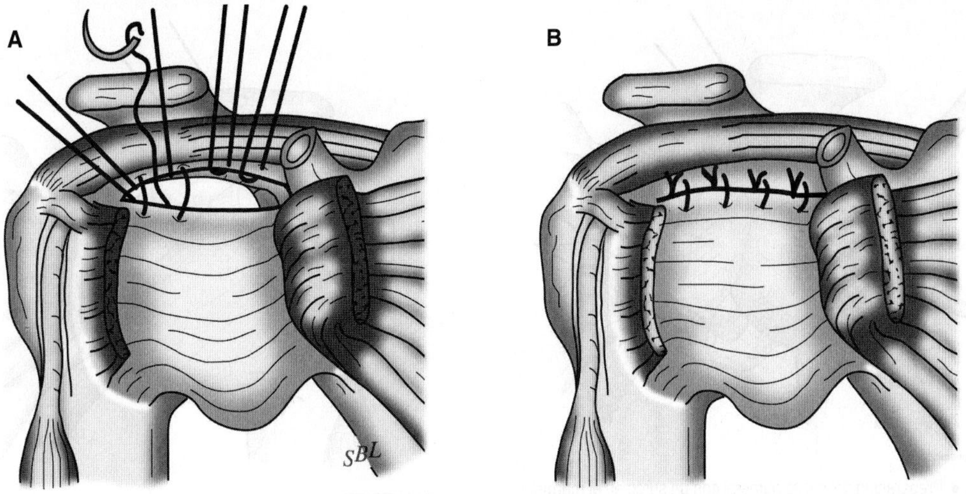

Fig. 14-191 • Identificación del borde superior del defecto del intervalo de los rotadores y colocación de suturas, teniendo cuidado de proteger la porción larga del tendón del bíceps (**A**). Una vez anudadas las suturas, ello reconstruirá con firmeza el mecanismo coracohumeral-cápsula del intervalo rotador (**B**). *(Modificada de Matsen FA III, Lippitt SB, Sidles JA y Harryman DT II: Practical Evaluation and Management of the Shoulder. Filadelfia: WB Saunders, 1994.)*

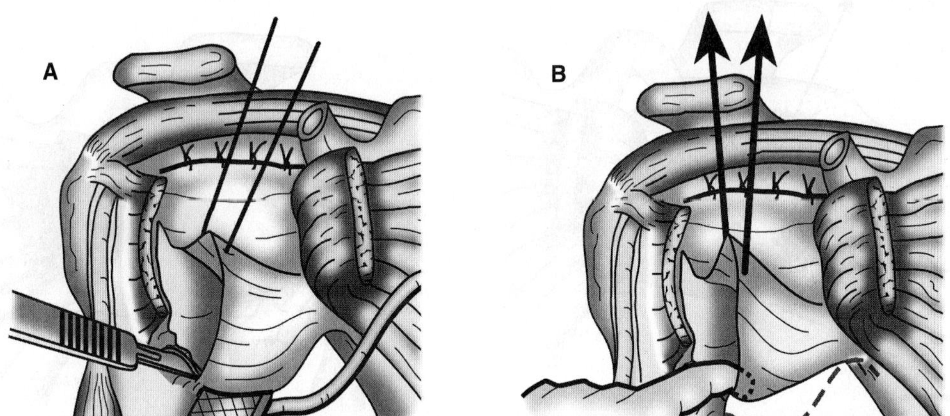

Fig. 14-192 • Liberación de la cápsula del cuello humeral lateralmente. Esta disección llega más allá de la posición inferior (sobre las 6:00 horas de la esfera del reloj) (**A**), de modo que la tracción sobre el colgajo capsular anterior haga que disminuya el fondo de saco posteroinferior (**B**). *(De Matsen FA III, Lippitt SB, Sidles JA y Harryman DT II: Practical Evaluation and Management of the Shoulder. Filadelfia: WB Saunders, 1994.)*

coloca el brazo en una ortesis preajustada «en actitud de estrechar la mano» (Fig. 14-117) o en un enyesado (véase Fig. 14-116) con el brazo en rotación neutra y en una ligera abducción.

Con el brazo colocado en la ortesis o en el enyesado, el paciente comienza a realizar ejercicios del hombro para reforzar la prensión, el arco de movimiento del codo, la rotación externa isométrica y la abducción isométrica del hombro. La inmovilización se mantiene habitualmente durante un mes, aunque, a veces, en individuos con mucha laxitud, cabe emplear períodos mayores, y en individuos mayores de 25 años, que potencialmente podrían desarrollar una excesiva rigidez, los períodos de inmovilización serían menores.

Entonces se retira la inmovilización durante un período de una semana. Durante este tiempo se instruye al paciente para que eleve el brazo en el plano de la escápula (plano de máxima estabilidad), para que continúe con ejercicios de potenciación del manguito y del deltoides y para que evite cualquier actividad que pudiera amenazar la reparación. A partir de entonces, el arco de movimiento se gana solamente mediante ejercicios activos; no se emplean estiramientos pasivos. El levantamiento de pesos mayores de 4,5 kg se retrasa hasta pasados 6 meses.

La práctica deportiva se retrasa hasta al menos 1 año desde la intervención y se permite sólo si el paciente tiene una fuerza y un

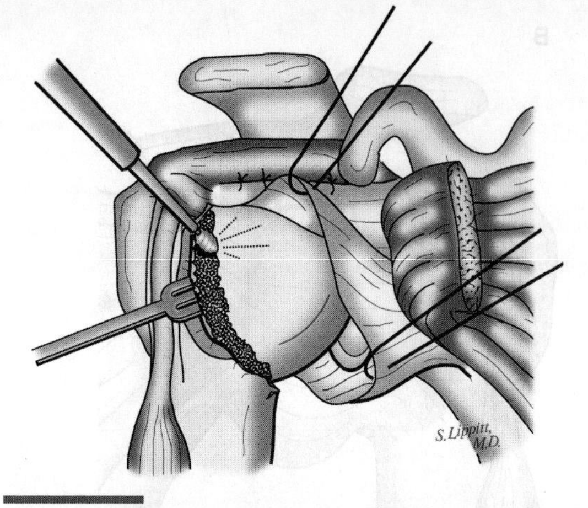

Fig. 14-193 • Preparación del cuello humeral con un surco en el margen de la superficie articular. *(Modificada de Matsen FA III, Lippitt SB, Sidles JA y Harryman DT II: Practical Evaluation and Management of the Shoulder. Filadelfia: WB Saunders, 1994.)*

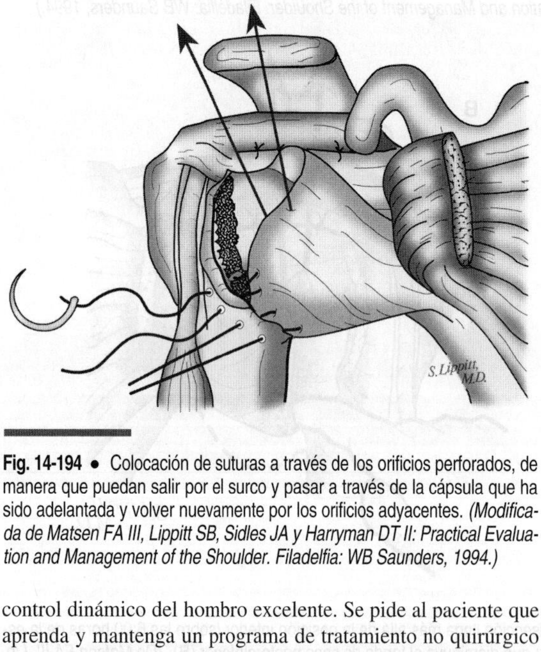

Fig. 14-194 • Colocación de suturas a través de los orificios perforados, de manera que puedan salir por el surco y pasar a través de la cápsula que ha sido adelantada y volver nuevamente por los orificios adyacentes. *(Modificada de Matsen FA III, Lippitt SB, Sidles JA y Harryman DT II: Practical Evaluation and Management of the Shoulder. Filadelfia: WB Saunders, 1994.)*

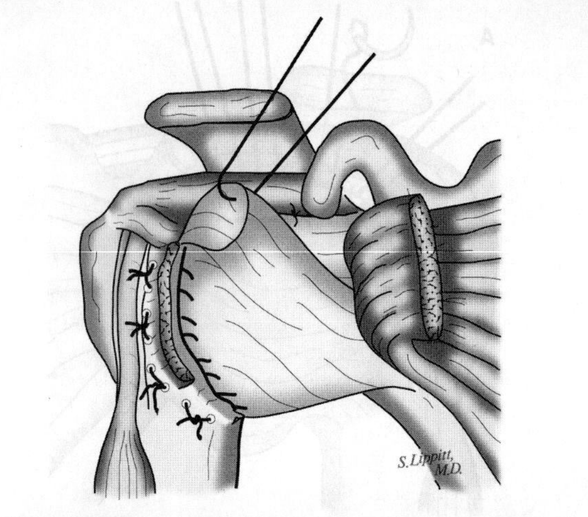

Fig. 14-195 • Al anudar las suturas se fija en el surco la cápsula que se había avanzado. *(De Matsen FA III, Lippitt SB, Sidles JA y Harryman DT II: Practical Evaluation and Management of the Shoulder. Filadelfia: WB Saunders, 1994.)*

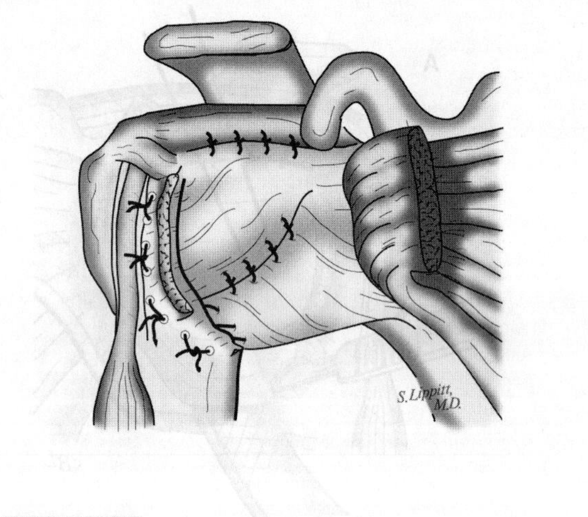

Fig. 14-196 • Cualquier material capsular superfluo de su porción anterosuperior se pliega para reforzar así la reparación realizada previamente. *(De Matsen FA III, Lippitt SB, Sidles JA y Harryman DT II: Practical Evaluation and Management of the Shoulder. Filadelfia: WB Saunders, 1994.)*

control dinámico del hombro excelente. Se pide al paciente que aprenda y mantenga un programa de tratamiento no quirúrgico de la inestabilidad glenohumeral.

ABORDAJE DE ROCKWOOD PARA EL TRATAMIENTO DE LA INESTABILIDAD GLENOHUMERAL MULTIDIRECCIONAL Y ATRAUMÁTICA

El tratamiento de los pacientes con inestabilidad atraumática exige que el médico distinga entre los tipos de inestabilidad voluntaria e involuntaria. Es evidente que el paciente con una inestabilidad voluntaria que sufre problemas psiquiátricos nunca debe ser tratado quirúrgicamente. Rowe y Yee[615] describieron pésimos resultados en pacientes con problemas psiquiátricos que habían sido tratados con una reconstrucción quirúrgica. Los pacientes con trastornos emocionales y con problemas psiquiátricos deben remitirse al psiquiatra. Rowe y Yee también señalaron que hay pacientes con una inestabilidad voluntaria que no presentan problemas psiquiátricos y que pueden mejorar notablemente con un programa de rehabilitación.

De acuerdo con esta recomendación, nosotros sometemos a todos los pacientes con problemas de inestabilidad atraumática a un programa de rehabilitación muy específico para reforzar las tres porciones del deltoides, el manguito de los rotadores y los estabilizadores escapulares. Si el paciente presenta un trastorno psiquiátrico o emocional evidente, tratamos de explicar el problema al paciente y a sus familiares y les ayudamos para que busquen ayuda psiquiátrica. Bajo ninguna circunstancia jamás decimos al paciente o a su familia que la cirugía constituye una posibilidad para el paciente con problemas emocionales. Tras descartar que los problemas de inestabilidad no fueran debidos a causas congénitas o del desarrollo, enseñamos personalmente al paciente la forma de realizar los ejercicios de potenciación del hombro y le entregamos una copia de los esquemas para realizarlos (véase Fig. 14-146). También le suministramos un juego de bandas elásticas TheraBand, que incluye bandas de color amarillo, rojo, verde, azul y negro, y los esquemas de los ejercicios a realizar. Cada TheraBand es una tira de 7,5 cm de ancho y 150 cm de largo que se anuda a un lazo. Éste puede engancharse en el picaporte de una puerta o en cualquier objeto fijo que oponga resistencia a la tracción. El paciente realiza cinco ejercicios básicos para potenciar el deltoides y el manguito de los rotadores. La TheraBand amarilla es la tira más débil y opone una resistencia a la tracción de unos 454 g; la banda roja opone 900 g; la verde, 1,35 kg; la azul, 1,8 kg; y, por último, la negra, que opone 2,25 kg. Se indica al paciente que realice los cinco ejercicios dos o tres veces al día. Cada ejercicio se realiza entre cinco y diez veces, manteniendo la tracción mientras cuenta desde cinco hasta diez. Se pide al paciente que aumente poco a poco la resistencia (que pase del amarillo al rojo, luego de éste al verde, y así sucesivamente) cada 2 o 4 semanas. Una vez que el paciente utiliza la TheraBand negra con facilidad, se le entregará un conjunto de poleas y se le enseña a realizar estos mismos cinco ejercicios básicos, pero ahora levantando pesos, como se muestra en la Fig. 14-146. El conjunto de poleas consiste en una polea, un gancho de sujeción, un mango y un trozo de cuerda, todo ello dentro de una bolsa de plástico. El paciente comienza por atar un peso de entre 3 kg y 4,5 kg al extremo de la cuerda e inicia los cinco ejercicios básicos. Gradualmente, a lo largo de varios meses, el paciente aumenta el peso de la resistencia hasta llegar a 6,8 kg en el caso de mujeres y a 9 kg y 11,3 kg en los varones. Cuando comenzamos la potenciación básica del manguito de los rotadores y del deltoides, también enseñamos al paciente cómo realizar los ejercicios de potenciación de los músculos estabilizadores escapulares. Los ejercicios de empuje apoyándose en las palmas de las manos (es decir, contra la pared, apoyando las rodillas en el suelo, y más tarde los ejercicios de empuje corrientes) se utilizan para potenciar el serrato anterior, el romboides y otros músculos, mientras que para potenciar los músculos trapecios se realizan ejercicios encogiéndose de hombros. Hemos observado que el programa de rehabilitación tiene éxito en el 80% de los casos para corregir problemas de inestabilidad anterior y en el 90% de los casos en el tratamiento de problemas de inestabilidad posterior atraumática.[603] Independientemente de cualquier «programa de rehabilitación» previo en el que hubiera participado el paciente, nosotros siempre iniciamos al paciente en nuestra sistemática de potenciación.

Si tras seis meses de ejercicios el paciente presenta todavía signos y síntomas de inestabilidad, se realiza un procedimiento muy específico de desplazamiento capsular. Hay que recordar siempre que es posible que un paciente con laxitud de grandes articulaciones tenga superpuesto un episodio traumático, el cual generalmente no responde a un programa de rehabilitación. Un paciente con inestabilidad atraumática que refiere antecedentes de traumatismo importante, dolor, tumefacción y otros trastornos probablemente necesite una reconstrucción quirúrgica, pero sólo tras haber intentado durante un tiempo el programa de rehabilitación.

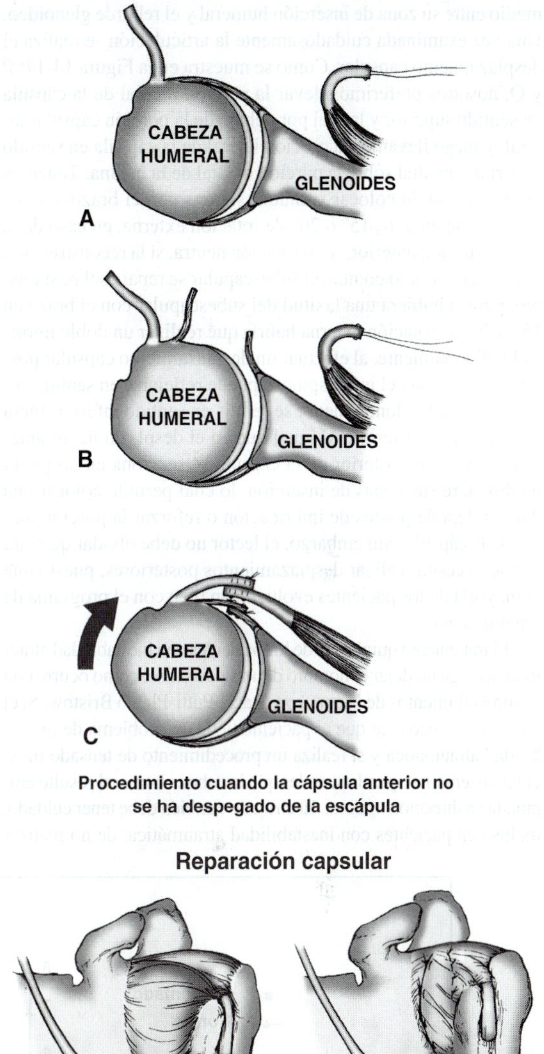

Fig. 14-197 • Reconstrucción con desplazamiento capsular en la subluxación o luxación anterior atraumática. No hay lesión de Bankart-Perthes y la cápsula ha sido desplazada para eliminar la laxitud anteroinferior.

Los detalles de la incisión, del abordaje quirúrgico, de la protección del nervio axilar y de la conservación de los vasos circunflejos humerales anteriores son básicamente los mismos que los que utilizamos en el tratamiento del problema de la inestabilidad anterior traumática recidivante (Fig. 14-197). La diferencia principal se advierte después de abrir la cápsula y al no encontrar el cirujano una lesión de Perthes-Bankart. El defecto es simplemente una cápsula excesivamente superflua a nivel anterior, inferior o posteroinferior. El principio del desplazamiento consiste en seccionar la cápsula, siempre en sentido inferior, en un punto medio entre su zona de inserción humeral y el reborde glenoideo. Una vez examinada cuidadosamente la articulación se realiza el desplazamiento capsular. Como se muestra en la Figura 14-179P y Q, nosotros preferimos llevar la porción medial de la cápsula en sentido superior y lateral por debajo de la porción capsular lateral, y luego llevamos la porción lateral de la cápsula en sentido superior y medial sobre la porción medial de la misma. Tenemos la precaución de colocar y anudar suturas con el brazo aproximadamente en unos 15° o 20° de rotación externa, en caso de la reconstrucción anterior, y en rotación neutra, si la reconstrucción es posterior. Por lo común, el subescapular se repara sobre sí mismo, pero si hubiera una laxitud del subescapular con el brazo en 15° a 20° de rotación externa habría que realizar un doble imbricado. Normalmente, al efectuar un desplazamiento capsular posterior, el tendón del infraespinoso puede reflejarse en sentido superior y el del redondo menor se refleja en sentido inferior, fuera de la cápsula posterior. Al igual que en el desplazamiento anterior, la porción posterior de la cápsula se secciona en un punto medio entre sus zonas de inserción, lo cual permite colocar una doble hilera de puntos de imbricación o reforzar la porción media de la cápsula. Sin embargo, el lector no debe olvidar que rara vez se necesita realizar desplazamientos posteriores, puesto que la mayoría de los pacientes evolucionan bien con el programa de rehabilitación.

El tratamiento quirúrgico de los pacientes con inestabilidad atraumática exige no dejar el hombro demasiado tenso, como ocurre con los procedimientos de Magnuson-Stack, Putti-Platt o Bristow. Si el cirujano no reconoce que el paciente tiene un problema de inestabilidad atraumática y si realiza un procedimiento de tensado muscular sistemático, puede suceder que la cabeza humeral resulte empujada en dirección opuesta. El cirujano también debe tener cuidado, incluso en pacientes con inestabilidad atraumática, de no realizar un desplazamiento capsular que sea tan tenso que fuerce la cabeza humeral en la dirección opuesta. Como se ha dicho, en el procedimiento del desplazamiento capsular anterior nosotros preferimos colocar y anudar las suturas con el brazo en 15° o 20° de rotación externa, mientras mantenemos una rotación neutra durante la reconstrucción del desplazamiento posterior. También debe advertirse al lector que al realizar un desplazamiento capsular anterior o posterior es esencial aislar y proteger el nervio axilar.

Reparación artroscópica de la inestabilidad atraumática

Los artroscopistas han descrito un exceso de tejido en hombros con inestabilidad atraumática.[142,153,687,696,697] Se han descrito métodos de plicatura intraarticular, de desplazamiento y sutura de la cápsula o de auténtica reducción del tejido superfluo mediante energía térmica.[153,176,247,250,435]

El examen artroscópico de los hombros con inestabilidad atraumática revela con frecuencia un insuficiente tejido labral posterior e inferior. En estudios de laboratorio, Lippitt y cols. y Lazarus y cols. han documentado el efecto estabilizador esencial del labro glenoideo al aumentar los coeficientes de estabilidad.[387,413] Snyder, Wolf y Harryman han confiado en este principio desde un punto de vista clínico y han aumentado quirúrgicamente la profundidad de la cavidad glenoidea.[250] Este procedimiento se ha denominado plicatura capsular artroscópica y aumento capsulolabral.

Recientemente, Doug Harryman, Johnathan Pond, Mike Metcalf, Kevin Smith y John Sidles han cuantificado el efecto de la reconstrucción capsulolabral posteroinferior artroscópica en seis cadáveres. Aunque los hombros eran de pacientes seniles, estos investigadores pudieron demostrar notables incrementos en la profundidad glenoidea (Fig. 14-198) y en los coeficientes de estabilidad (Fig. 14-199).

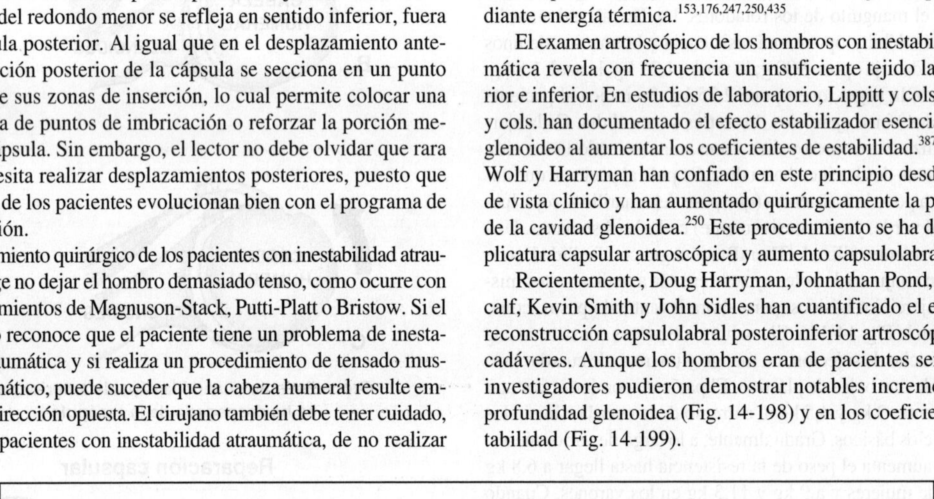

Fig. 14-198 • Los glenoidogramas señalan la ruta del centro de la cabeza humeral en su traslación en sentido superior a través de la cara de la cavidad glenoidea (abscisa izquierda) y en sentido inferior (abscisa derecha.) La altura de las *curvas* muestra la profundidad eficaz de la cavidad glenoidea en las respectivas direcciones. Los resultados se muestran antes (normal) y después (aumentado) de la reconstrucción capsulolabral por artroscopia, método que aumenta la profundidad eficaz de la cavidad glenoidea en sentido inferior.

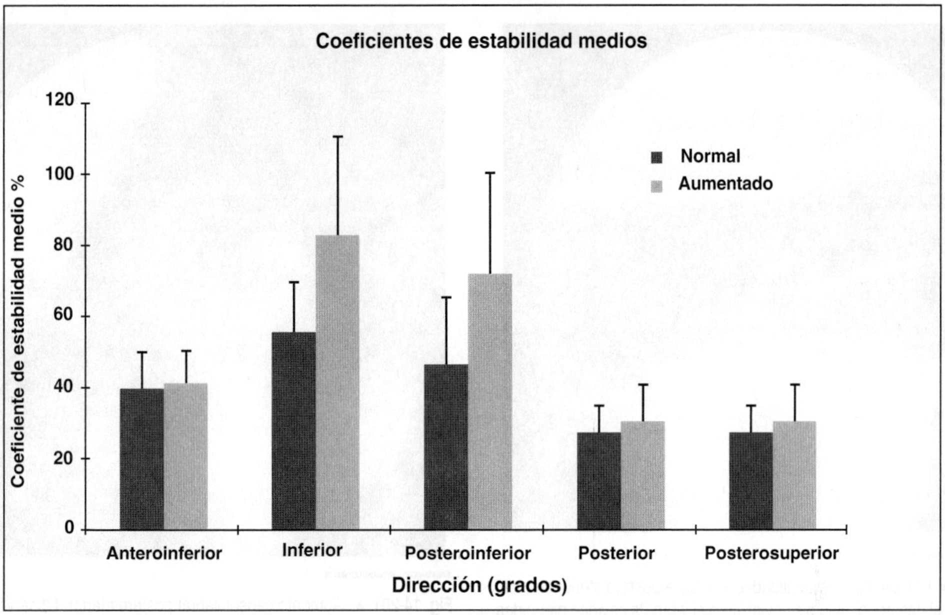

Fig. 14-199 • Se llaman coeficientes o cocientes de estabilidad a los cocientes entre la fuerza necesaria para desplazar la cabeza humeral de la cavidad glenoidea, dividida por la carga compresiva que oprime la cabeza humeral contra dicha cavidad. Estos coeficientes varían según las diferentes direcciones del desplazamiento, dadas las diferencias en la profundidad eficaz de la cavidad glenoidea. Esta gráfica muestra las variaciones en los coeficientes de estabilidad para diferentes direcciones del desplazamiento en un hombro de cadáver intacto (normal), así como el incremento de los coeficientes de estabilidad inferior y posteroinferior que se observa tras la reconstrucción artroscópica capsulolabral posteroinferior *(barras verdes).*

Las descripciones en la bibliografía sobre el tratamiento artroscópico de la inestabilidad atraumática han sido escasas y preliminares. Tauro y Carter propusieron una variante de la reparación artroscópica de Bankart que incluía una dehiscencia y desplazamiento capsular inferior para eliminar el tejido capsular superfluo en pacientes con una inestabilidad anterior asociada con laxitud inferior.[687] Duncan y Savoie describieron a 10 pacientes consecutivos con inestabilidad multidireccional involuntaria, tratados mediante una modificación artroscópica del procedimiento de desplazamiento capsular inferior, utilizando el sacabocado para suturas de Caspari.[153] Todos los pacientes tuvieron resultados satisfactorios, según el baremo de puntuación de Neer.

Estudios iniciales en los que se mezclaban hombros atraumáticos y traumatizados intentaron tratar la inestabilidad posterior y multidireccional mediante artroscopia utilizando una grapa para desplazar y reparar la cápsula.[142,696,697] Detrisac y Johnson publicaron un porcentaje de fracasos del 12% y atribuyeron los problemas a una inmovilización inapropiada, a una falta de cápsula posterior suficiente y a la presencia de una grapa metálica.[142] Tibone y cols. también emplearon una grapa metálica en 40 deportistas con inestabilidad posterior.[696,697] Describieron un porcentaje de fracasos del 40% y un elevado número de complicaciones que se atribuyeron a la laxitud ligamentaria y a una inestabilidad multidireccional no detectada ni tratada. Advirtieron que cuanto mayor era el nivel de competitividad del deportista, tanto peores eran los resultados globales. Concluyeron que la capsulorrafia con grapas no constituía un tratamiento aceptable de la inestabilidad posterior del hombro.

En la Universidad de Washington, Dough Harryman comenzó un estudio prospectivo en pacientes en quienes había fracasado un ciclo de minucioso tratamiento no quirúrgico contra la inestabilidad atraumática incapacitante funcional. Todos los pacientes fueron tratados con: 1) educación respecto a las actividades que debían evitar y 2) un programa de ejercicios de condicionamiento para la potenciación del manguito de los rotadores y los músculos periescapulares.[441] Los pacientes cumplieron unos criterios diagnósticos específicos. Los fines quirúrgicos fueron estabilizar la articulación glenohumeral extirpando el exceso capsular y profundizando la concavidad glenoidea, realizando un incremento capsulolabral.

TÉCNICA QUIRÚRGICA DE HARRYMAN PARA LA REPARACIÓN ARTROSCÓPICA DE LA INESTABILIDAD ATRAUMÁTICA

Una vez anestesiado el paciente, se compara el hombro afectado con el del lado contrario. Todos los pacientes mostraron una prueba de la sacudida positiva[443] tanto con un desplazamiento sobre el reborde glenoideo como con una auténtica luxación en sentido posteroinferior.

Para el acceso del escopio y del intrumental solamente es necesario un orificio de entrada anterior. En la inspección artroscópica se advirtió un aplanamiento labral posterior e inferior, con desprendimiento parcial o completo, del cartílago articular, aunque no se encontraron desinserciones labrales anteroinferiores (Fig. 14-200). La sinovial y la cápsula fueron típicamente abundantes y estaban parcialmente arrancadas del labro, con lo cual se produjo un gran fondo de saco posterior e inferior. En tan sólo tres pacientes se observó una cápsula del intervalo de los rotadores deficiente.

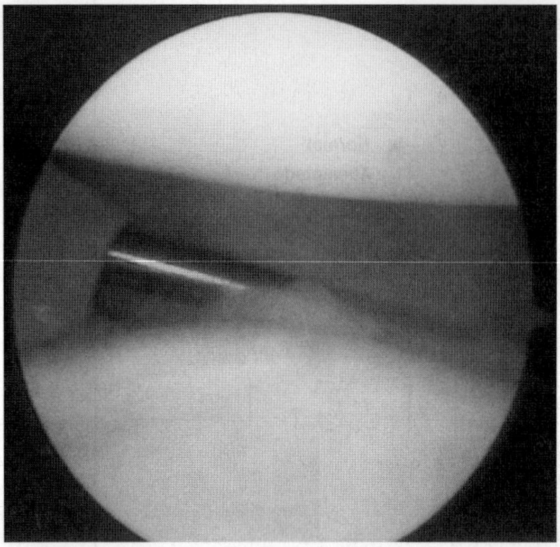

Fig. 14-200 • Hombro con inestabilidad atraumática posteroinferior crónica. Obsérvense el desprendimiento sinovial junto al labro (la cavidad glenoidea está en el fondo, con colgajos de membrana sinovial en el centro) y el aspecto aplanado del labro a la derecha del centro. El fondo de saco capsular posteroinferior está agrandado. *(Cortesía de Douglas T. Harryman II, MD, Department of Orthopaedics, University of Washington.)*

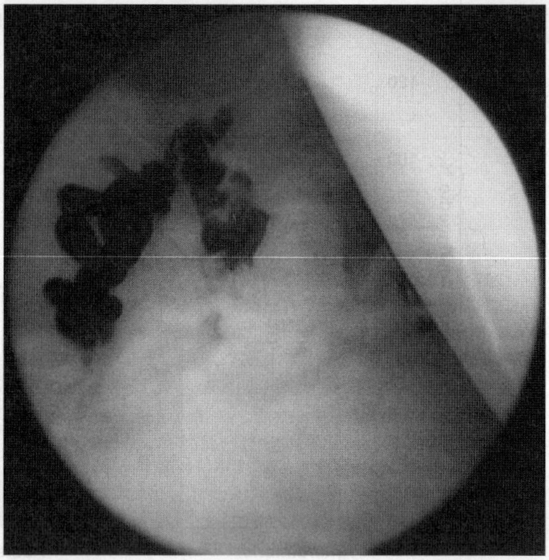

Fig. 14-201 • Aumento capsulolabral posteroinferior. Obsérvese cómo se ha comprimido la cápsula e insertado en las fibras anulares periféricas del labro para aumentar la profundidad glenoidea y reducir el tejido capsular superfluo. *(Cortesía de Douglas T. Harryman II, MD, Department of Orthopaedics, University of Washington.)*

Con una rasuradora motorizada se desbastó el reborde periférico del labro glenoideo. A continuación, empleando un gancho para suturas, se desplazó aproximadamente 1 cm de la cápsula inferior en dirección posterosuperior para reforzar el labro glenoideo. Además, de forma similar, se desplazó la porción posterior y anterior de la cápsula alrededor del labro. A través de la cápsula y entre las fibras anulares más profundas del labro glenoideo, se realizaron entre 5 y 9 suturas adyacentes al cartílago articular (Fig. 14-201). Cuando fue necesario, se realizó una plicatura de la cápsula del intervalo de los rotadores con un gancho de suturas recto en 30°, trabajando dentro del espacio subacromial. En el tratamiento postoperatorio debe evitarse el tensado capsular y se debe insistir en realizar un programa de potenciación temprano y activo del manguito de los rotadores, del deltoides y del subescapular.

En esta revisión se incluyen a 20 pacientes, seguidos durante un promedio de 21 meses (límites entre 12 y 52 meses). En la actualidad, la inestabilidad recidivante se ha desarrollado en 2 pacientes (10%) en quienes había fracasado una reparación abierta previa de la inestabilidad; hasta la fecha no ha habido fracasos en las reparaciones primarias.

Doug Harryman ya ha fallecido. Tenemos la más sincera esperanza que otros continuarán con este prometedor abordaje de la patología básica en la inestabilidad atraumática.

Tratamiento de otros tipos de inestabilidad recidivante

Los síndromes AMBRII y TUBS representan entidades clinicopatológicas claramente definidas, teniendo cada una de ellas manifestaciones diagnósticas y estrategias terapéuticas específicas. En conjunto, abarcan la mayoría de pacientes con inestabilidad glenohumeral. Los pacientes que no encajan en una de estas dos categorías poseen problemas muy individualizados y no pueden agruparse juntos de forma eficaz. Al evaluar a estos pacientes, una anamnesis y una exploración física meticulosas tienen todavía una mayor importancia. Si se ha detectado alguna lesión desencadenante, resulta esencial precisar la posición del brazo y la dirección y magnitud de la fuerza que la produjo, de forma que pueda determinarse la posibilidad de que exista un desgarro capsular. A menos que ello fuera claramente el caso, por defecto se asume que el hombro se ha vuelto disfuncional sin una lesión anatómica importante y que por tanto necesita tratarse mediante un abordaje terapéutico que promueva la potenciación, el equilibrio, la resistencia y una técnica satisfactoria. Salvo que mediante la anamnesis y la exploración física se identifique una inestabilidad importante desde el punto de vista funcional, debe seguirse insistiendo en la rehabilitación. Cuando la anamnesis y la exploración física no indican la naturaleza del problema del hombro, es poco probable que «estudios» como la TC con contraste, la RM, la exploración bajo anestesia y la artroscopia sean útiles para determinar el tratamiento. Los «hallazgos» en dichas pruebas, como un «aumento de la traslación», «un aumento de la laxitud», «un gran fondo de saco axilar» o «deshilachamiento labral», pueden identificarse incluso en hombros funcionalmente normales, y como tales pueden no tener relación con el problema funcional del paciente. Por ello, el riesgo estriba en que los hallazgos de estas pruebas pudieran desviar la atención del clínico respecto de los hallazgos de la anamnesis y de la exploración física. Salvo que mediante la anamnesis y la exploración física pudiera definirse rigurosamente la inestabilidad funcional, es poco probable que los intentos quirúrgicos para aumentar la estabilidad sean curativos.

En resumen, la anamnesis y la exploración física constituyen los métodos de mayor eficacia en función del coste para identificar problemas tratables de inestabilidad glenohumeral. Cuando estas herramientas clínicas no definen claramente la naturaleza del problema funcional del paciente, es poco probable que el tratamiento quirúrgico sea eficaz. El uso de abordajes diagnósticos

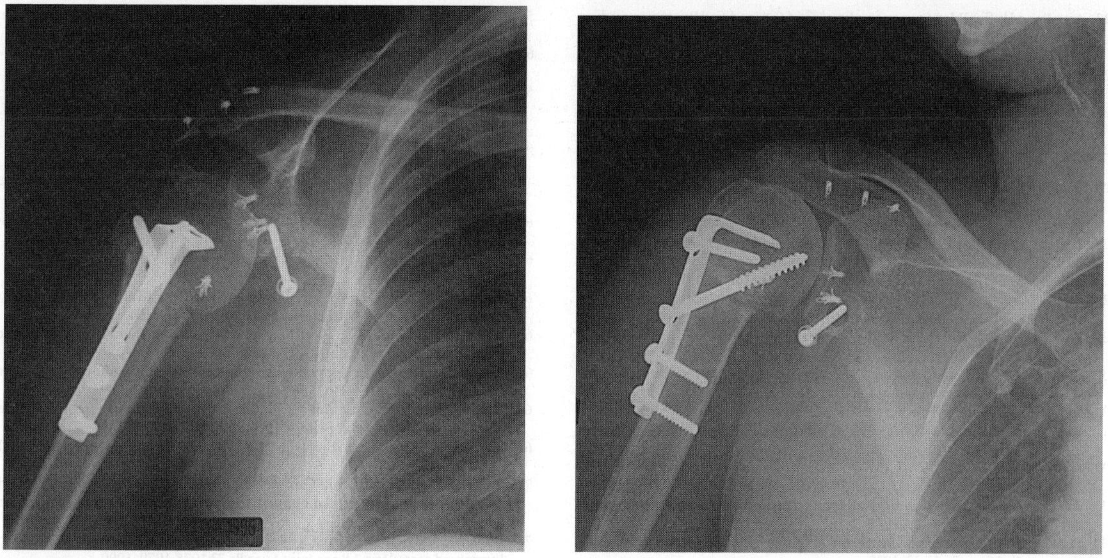

Fig. 14-202 • Radiografías de un hombro con inestabilidad persistente tras cinco intervenciones, que incluyeron un desplazamiento capsular, un procedimiento de Bristow y una osteotomía rotacional.

caros podría reducirse al mínimo. La cirugía se reserva para los que presentan una estabilidad mecánica claramente definida. Este abordaje altamente selectivo mejora globalmente los resultados del tratamiento quirúrgico de la inestabilidad, ayudando a minimizar situaciones en las que la cirugía no puede restaurar la funcionalidad del paciente (Fig. 14-202).

Lesiones labrales superiores

En pacientes con inestabilidad en ocasiones pueden encontrarse lesiones superolabrales anteriores y posteriores (SLAP) junto con otra patología labral. El mecanismo de lesión consiste característicamente en una compresión indirecta de la cabeza humeral sobre la cavidad glenoidea con la mano extendida. A menudo los síntomas se manifiestan como dolor y se exacerban mediante maniobras diagnósticas que producen tensión sobre la porción larga del tendón del bíceps, así como en su inserción en el labro superior.

Además de la anamnesis y de la exploración física, el diagnóstico puede facilitarse mediante estudios de imagen. La sensibilidad de la RM con artrografía en el diagnóstico de lesiones SLAP ha oscilado entre un 82% y un 92%, con una especificidad del 69% al 91%.[44,322]

El tratamiento artroscópico de las lesiones labrales superiores constituye la más común de las intervenciones quirúrgicas. Dicho tratamiento consiste generalmente en una o dos suturas de anclaje en la raíz del bíceps. Los resultados del tratamiento artroscópico han tenido éxito en el 91% de los pacientes. Sin embargo, los pacientes que practicaban deportes que implicaban levantar los brazos por encima de la cabeza tuvieron peores resultados.[356]

Para una información más detallada, dirigimos al lector al capítulo sobre lesiones SLAP que se encuentra en este texto.

BIBLIOGRAFÍA

1. Adams FL: The Genuine Works of Hippocrates, vols 1 and 2. New York: William Woods, 1886.
2. Adams F: The Genuine Works of Hippocrates, vol 2. New York: William Woods, 1891.
3. Adams JC: Recurrent dislocation of the shoulder. J Bone Joint Surg Br *30*:26, 1948.
4. Adams JC: The humeral head defect in recurrent anterior dislocations of the shoulder. Br J Radiol *23*:151-156, 1950.
5. Ahlgren O, Lorentzon R, and Larsson SE: Posterior dislocation of the shoulder associated with general seizures. Acta Orthop Scand *52*:694-695, 1981.
6. Ahlgren SA, Hedlund T, and Nistor L: Idiopathic posterior instability of the shoulder joint. Acta Orthop Scand *49*:600-603, 1978.
7. Albert E: Arthodese bei einer habituellen Luxation der Schultergelenkes. Klin Rundschau *2*:281-283, 1898.
8. Altchek DW, Warren RF, Skyhar MJ, and Ortiz G: T-plasty modification of the Bankart procedure for multidirectional instability of the anterior and inferior types. J Bone Joint Surg Am *73*:105-112, 1991.
9. Anderson D, Zvirbulis R, and Ciullo J: Scapular manipulation for reduction of anterior shoulder dislocations. Clin Orthop *164*:181-183, 1982.
10. Anderson K, Warren RF, Altchek DW, et al: Risk factors for early failure after thermal capsulorrhaphy. Am J Sports Med *30*:103-107, 2002.
11. Anderson L, Rush R, Sherer L, and Highes CJ: The effects of a TheraBand exercise program on shoulder internal rotation strength. Phys Ther *72*(suppl):40, 1992.
12. Andrews J, Carson WCM, and Hughston JC: Operative Shoulder Arthroscopy. Homestead, VA: American Orthopaedics Association, 1983.
13. Angelo RN and Hawkins RJ: Osteoarthritis following an excessively tight Putti-Platt repair. Paper presented at the 4th Open Meeting of the American Shoulder and Elbow Surgeons, 1988, Atlanta.
14. Antal CS, Conforty B, and Engelberg M: Injuries to the axillary due to anterior dislocation of the shoulder. J Trauma *13*:564, 1973.
15. Antoniou J, Duckworth DT, and Harryman DT II: Capsulolabral augmentation for the management of posteroinferior instability of the shoulder. J Bone Joint Surg Am *82*:1220-1230, 2000.
16. Arciero RA: Arthroscopic stabilization of initial anterior shoulder dislocations. Paper presented at the American Academy of Orthopaedic Surgeons Specialty Day, Arthroscopy Association of North America, 1994, New Orleans.
17. Arciero RA: Arthroscopic stabilization of acute, initial anterior shoulder dislocation. *In* Current Techniques in Arthroscopy, 2nd ed. New York: Churchill Livingstone, 1996, pp 117-124.
18. Arciero RA, Taylor DC, Snyder RJ, and Uhorchak JM: Arthroscopic bioabsorbable tack stabilization of initial anterior shoulder dislocations: A preliminary report. Arthroscopy *2*:410-417, 1995.
19. Arciero RA, Wheeler JH, Ryan JB, and McBride JT: Arthroscopic Bankart repair vs. nonoperative treatment for acute, initial, anterior shoulder dislocations. Am J Sports Med *22*:589-594, 1994.
20. Arnoczky SP and Aksan A: Thermal modification of connective tissues: Basic science considerations and clinical implications. J Am Acad Orthop Surg *8*:305-313, 2000.
21. Aronen JG and Regan K: Decreasing the incidence of recurrence of first time anterior shoulder dislocations with rehabilitation. Am J Sports Med *12*:283-291, 1984.

22. Artz T and Huffer JM: A major complication of the modified Bristow procedure for recurrent dislocation of the shoulder: A case report. J Bone Joint Surg Am *54*:1293-1296, 1972.
23. Assmus H and Meinel A: Schulterverletzung und Axillarparese. Hefte Unfallheilkd *79*:183-187, 1976.
24. Aston JW and Gregory CF: Dislocation of the shoulder with significant fracture of the glenoid. J Bone Joint Surg Am *55*:1531-1533, 1973.
25. Atwater AE: Biomechanics of overarm throwing movements and of throwing injuries. Exerc Sports Sci Rev *71*:43-85, 1980.
26. Badgley CE and O'Connor GA: Combined procedure for the repair of recurrent anterior dislocation of the shoulder. J Bone Joint Surg Am *47*:1283, 1965.
27. Baeyens JP, Van Roy P, De Schepper A, et al: Glenohumeral joint kinematics related to minor anterior instability of the shoulder at the end of the late preparatory phase of throwing. Clin Biomech (Bristol, Avon) *16*:752-757, 2001.
28. Bailey PL and Stanley TH: Pharmacology of the intravenous narcotic anesthetics. *In* Miller R (ed): Anesthesia. New York: Churchill Livingstone, 1986, pp 745-797.
29. Bailey RW: Acute and recurrent dislocation of the shoulder. Instr Course Lect *18*:70-74, 1962-1969.
30. Baker CL, Uribe JW, and Whitman C: Arthroscopic evaluation of acute initial anterior shoulder dislocations. Am J Sports Med *18*:25-28, 1990.
31. Banas MP, Dalldorf PG, Sebastianelli WJ, and DeHaven KE: Long-term followup of the modified Bristow procedure [see comments]. Am J Sports Med *21*:666-671, 1993.
32. Bankart ASB: Recurrent or habitual dislocation of the shoulder joint. BMJ *2*:1132-1133, 1923.
33. Bankart ASB: The pathology and treatment of recurrent dislocation of the shoulder joint. Br J Surg *26*:23-29, 1938.
34. Bankart ASB: The pathology and treatment of recurrent dislocation of the shoulder joint. Br J Surg *26*:23-29, 1939.
35. Baratta JB, Lim V, Mastromonaco E, and Edillon E: Axillary artery disruption secondary to anterior dislocation of the shoulder. J Trauma *23*:1009-1011, 1983.
36. Bardenheuer BA: Die Verletzungen der oberen Extremitaten. Dtsch Chir *63*:268-418, 1886.
37. Barrett J: The clavicular joints. Physiotherapy *57*:268-269, 1971.
38. Basmajian JV and Bazant FJ: Factors preventing downward dislocation of the adducted shoulder joint. J Bone Joint Surg Am *41*:1182-1186, 1959.
39. Basmajian JV and DeLuca CJ: Muscles Alive, 5th ed. Baltimore: Williams & Wilkins, 1985, pp 270-271.
40. Bassett RW, Browne AO, Morrey BF, and An KN: Glenohumeral muscle force and moment mechanics in a position of shoulder instability. J Biomech *23*:405-415, 1990.
41. Bateman JE: Gallie technique for repair of recurrent dislocation of the shoulder. Surg Clin North Am *43*:1655-1662, 1963.
42. Bayley JIL and Kessel L: Posterior dislocation of the shoulder: The clinical spectrum. J Bone Joint Surg Br *60*:440, 1978.
43. Beattie TF, Steedman DJ, McGowan A, and Robertson CE: A comparison of the Milch and Kochner techniques for acute anterior dislocation of the shoulder. Injury *17*:349-352, 1986.
44. Bencardino JT, Beltran J, Rosenberg ZS, et al: Superior labrum anterior-posterior lesions: Diagnosis with MR arthrography of the shoulder. Radiology *214*:267-271, 2000.
45. Benechetrit E and Friedman B: Fracture of the coracoid process associated with subglenoid dislocation of the shoulder. J Bone Joint Surg Am *61*:295-296, 1979.
46. Benedetto KP and Glotzer W: Arthroscopic Bankart procedure by suture technique: Indications, technique, and results. Arthroscopy *8*:111-115, 1992.
47. Bennett GE: Old dislocations of the shoulder. J Bone Joint Surg *18*:594-606, 1936.
48. Berg EE and Ellison AE: The inside-out Bankart procedure. Am J Sports Med *18*:129-133, 1990.
49. Bertrand JC, Maestro M, Pequignot JP, and Moviel J: Les complications vasculaires des luxations artérieures fermes de l'épaule. Ann Chir *36*:329-333, 1981.
50. Bestard EA: Glenoplasty: A simple reliable method of correcting recurrent posterior dislocation of the shoulder. Orthop Rev *5*:29-34, 1976.
51. Bigliani LU, Pollock RG, McIlveen SJ, et al: Shift of the posteroinferior aspect of the capsule for recurrent posterior glenohumeral instability. J Bone Joint Surg Am *77*:1011-1020, 1995.
52. Bigliani LU, Pollock RG, Soslowsky LJ, et al: Tensile properties of the inferior glenohumeral ligament. J Orthop Res *10*:187-197, 1992.
53. Bigliani LU, Weinstein DM, Glasgow MT, et al: Glenohumeral arthroplasty for arthritis after instability surgery. J Shoulder Elbow Surg *4*:87-94, 1995.
54. Blasier RB, Carpenter JE, and Huston LJ: Shoulder proprioception: Effect of joint laxity, joint position, and direction of motion. Orthop Rev *23*:45-50, 1994.
55. Blasier RB, Guldberg RE, and Rothman ED: Anterior shoulder stability: Contributions of rotator cuff forces and the capsular ligaments in a cadaver model. J Shoulder Elbow Surg *1*:140-150, 1992.
56. Blazina ME and Satzman JS: Recurrent anterior subluxation of the shoulder in athletes—a distinct entity. J Bone Joint Surg Am *51*:1037-1038, 1969.
57. Blom S and Dahlback LO: Nerve injuries in dislocations of the shoulder joint and fractures of the neck of the humerus. Acta Chir Scand *136*:461-466, 1970.
58. Bloom MH and Obata WG: Diagnosis of posterior dislocation of the shoulder with use of Velpeau axillary and angle-up roentgenographic views. J Bone Joint Surg Am *49*:943-949, 1967.
59. Bodey WN and Denham RA: A free bone block operation for recurrent anterior dislocation of the shoulder joint. Injury *15*:184, 1983.
60. Bonnin JG: Transplantation of the tip of the coracoid process for recurrent anterior dislocation of the shoulder. J Bone Joint Surg Br *51*:579, 1969.
61. Bonnin JG: Transplantation of the coracoid tip: A definitive operation for recurrent anterior dislocation of the shoulder. R Soc Med *66*:755-758, 1973.
62. Bottoni CR, Wilckens JH, DeBerardino TM, et al: A prospective, randomized evaluation of arthroscopic stabilization versus nonoperative treatment in patients with acute, traumatic, first-time shoulder dislocations. Am J Sports Med *30*:576-580, 2002.
63. Boyd HB and Sisk TD: Recurrent posterior dislocation of the shoulder. J Bone Joint Surg Am *54*:779, 1972.
64. Boytchev B: Treatment of recurrent shoulder instability. Minerva Orthop *2*:377-379, 1951.
65. Boytchev B, Conforty B, and Tchokanov K: Operatiunaya Ortopediya y Travatologiya, 2nd ed. Meditsina y Fizkultura, Sofia, Bulgaria, 1962.
66. Bradley JP and Tibone JE: Electromyographic analysis of muscle action about the shoulder. Clin Sports Med *10*:789-805, 1991.
67. Braly WG and Tullos HS: A modification of the Bristow procedure for recurrent anterior shoulder dislocation and subluxation. Am J Sports Med *13*:81, 1985.
68. Braunstein EM and O'Conner G: Double-contrast arthrotomography and the shoulder. J Bone Joint Surg Am *64*:192-195, 1982.
69. Brav EA: Ten years' experience with Putti-Platt reconstruction procedure. Am J Surg *100*:423-430, 1960.
70. Brewer BJ, Wubben RC, and Carrera GF: Excessive retroversion of the glenoid cavity: A cause of non-traumatic posterior instability of the shoulder. J Bone Joint Surg Am *68*:724-731, 1986.
71. Bridle SH and Ferris BD: Irreducible acute anterior dislocations of the shoulder: Interposed scapularis. J Bone Joint Surg Br *72*:1078-1079, 1990.
72. Broca A and Hartmann H: Contribution a l'étude des luxations de l'épaule. Bull Soc Anat Paris *4*:312-336, 1890.
73. Brockbank W and Griffiths DL: Orthopaedic surgery in the 16th and 17th centuries. J Bone Joint Surg Br *30*:365-375, 1948.
74. Brostrom LA, Kronberg M, Nemeth G, and Oxelback U: The effect of shoulder muscle training in patients with recurrent shoulder dislocations. Scand J Rehabil Med *24*:11-15, 1992.
75. Brown FW and Navigato WJ: Rupture of the axillary artery and brachial plexus palsy associated with anterior dislocation of the shoulder—report of a case with successful vascular repair. Clin Orthop *60*:195-199, 1968.
76. Brown JT: Nerve injuries complicating dislocation of the shoulder. J Bone Joint Surg Br *34*:526, 1952.
77. Burkhart SS, Debeer JF, Tehrany AM, and Parten PM: Quantifying glenoid bone loss arthroscopically in shoulder instability. Arthroscopy *18*:488-491, 2002.
78. Burkhead WZ and Rockwood CA Jr: Treatment of instability of the shoulder with an exercise program. J Bone Joint Surg Am *74*:890-896, 1992.
79. Butters KP, Curtis RJ, and Rockwood CA Jr: Posterior deltoid splitting shoulder approach. J Bone Joint Trans *11*:233, 1987.
80. Cain PR, Mitschler T, Fu FH, and Lee SK: Anterior stability of the glenohumeral joint: A dynamic model. Am J Sports Med *15*:144-148, 1987.
81. Caird FM: The shoulder joint in relation to certain dislocations and fractures. Edinb Med J *32*:708-714, 1887.
82. Calandra JJ, Baker CL, and Uribe J: The incidence of Hill-Sachs lesions in initial anterior shoulder dislocations. Arthroscopy *5*:254-257, 1989.
83. Calvet J, Leroy M, and Lacroix L: Luxations de l'épaule et lesions vasculaires. J Chir *58*:337-346, 1942.
84. Carew-McColl M: Bilateral shoulder dislocations caused by electrical shock. Br J Clin Pract *34*:251-254, 1980.
85. Carol EJ, Falke LM, Kortmann JH, et al: Bristow-Laterjet repair for recurrent anterior shoulder instability; an 8 year study. Neth J Surg *37*:109-113, 1985.
86. Carpenter GI and Millard PH: Shoulder subluxation in elderly inpatients. J Am Geriatr Soc *30*:441-446, 1982.
87. Caspari RB: Shoulder arthroscopy: A review of the present state of the art. Contemp Orthop *4*:523-531, 1982.
88. Caspari RB: Arthroscopic reconstruction for anterior shoulder instability. Tech Orthop *3*:59-66, 1988.
89. Caspari RB: Arthroscopic reconstruction of anterior shoulder instability. Paper presented at the Fourth International Conference on Surgery of the Shoulder, 1989, New York.
90. Cautilli RA, Joyce MF, and Mackell JV Jr: Posterior dislocation of the glenohumeral joint. Jefferson Orthop J *7*:15-20, 1978.
91. Cautilli RA, Joyce MF, and Mackell JV Jr: Posterior dislocations of the shoulder: A method of postreduction management. Am J Sports Med *6*:397-399, 1978.
92. Cave EF, Burke JF, and Boyd RJ: Trauma Management. Chicago: Year Book, 1974, p 437.
93. Cayford EH and Tees FJ: Traumatic aneurysm of the subclavicular artery as a late complication of fractured clavicle. Can Med Assoc J *25*:450-452, 1931.
94. Chandnani VP, Yeager TD, DeBerardino T, et al: Glenoid labral tears: Prospective evaluation with MRI imaging, MR arthrography, and CT arthrography. AJR Am J Roentgenol *161*:1229-1235, 1993.
95. Chen SK, Perry J, Jobe FW, et al: Elbow flexion analysis in Bristow patients: A preliminary report. Am J Sports Med *12*:347-350, 1984.

96. Choi CH and Ogilvie-Harris DJ: Inferior capsular shift operation for multidirectional instability of the shoulder in players of contact sports. Br J Sports Med *36*:290-294, 2002.
97. Churchill RS, Brems JJ, and Kotschi H: Glenoid size, inclination, and version: An anatomic study. J Shoulder Elbow Surg *10*:327-332, 2001.
98. Churchill RS, Moskal M, Lippitt SB, and Matsen FA III: Extracapsular anatomically contoured anterior glenoid bone grafting for complex glenohumeral instability. Tech Shoulder Elbow Surg *2*:210-218, 2001.
99. Ciccone WJ 2nd, Hunt TJ, Lieber R, et al: Multiquadrant digital analysis of shoulder capsular thickness. Arthroscopy *16*:457-461, 2000.
100. Clairmont P and Ehrlich H: Ein neues Operations–Verfahren zur Behandlung der habituellen Schulterluxation mittels Muskelplastik. Verh Dtsch Ges Chir *38*:79-103, 1909.
101. Clark JM and Harryman DT II: Tendons, ligaments, and capsule of the rotator cuff. Gross and microscopic anatomy. J Bone Joint Surg Am *74*:713-725, 1992.
102. Clark JM, Sidles JA, and Matsen FA III: The relationship of the glenohumeral joint capsule to the rotator cuff. Clin Orthop *254*:29-34, 1990.
103. Clark KC: Positioning in Radiography, 2nd ed. London: William Heinemann, 1941.
104. Cleaves EN: A new film holder for roentgen examination of the shoulder. AJR Am J Roentgenol *45*:288-290, 1941.
105. Clotteau JE, Premont M, and Mercier V: A simple procedure for reducing dislocations of the shoulder without anesthesia. Nouv Presse Med *11*:127-128, 1982.
106. Codman EA: Rupture of the Supraspinatus Tendon and Other Lesions in or about the Subacromial Bursa. Boston: Thomas Todd, 1934.
107. Cofield RH: Physical examination of the shoulder: Effectiveness in assessing shoulder stability. *In* Matsen FA III, Fu F, and Hawkins R (eds): The Shoulder: A Balance of Mobility and Stability. Rosemont, IL: American Academy of Orthopaedic Surgeons, 1993, pp 331-344.
108. Cofield RH, Nessler JP, and Weinstabl R: Diagnosis of shoulder instability by examination under anesthesia. Clin Orthop *291*:45-53, 1993.
109. Cole BJ, L'Insalata J, Irrgang J, and Warner JJ: Comparison of arthroscopic and open anterior shoulder stabilization. A two- to six-year follow-up study. J Bone Joint Surg Am *82*:1108-1114, 2000.
110. Collins HR and Wilde AH: Shoulder instability in athletes. Orthop Clin North Am *4*:759-773, 1973.
111. Collins KA, Capito C, and Cross M: The use of the Putti-Platt procedure in the treatment of recurrent anterior dislocation, with special reference to the young athlete. Am J Sports Med *14*:380-382, 1986.
112. Conforty B: The results of the Boytchev procedure for treatment of recurrent dislocation of the shoulder. Int Orthop *4*:127-132, 1980.
113. Cooper A: On the dislocation of the os humeri upon the dorsum scapula, and upon fractures near the shoulder joint. Guys Hosp Rep *4*:265-284, 1839.
114. Cooper ME and Hutchinson MR: The microscopic pathoanatomy of acute anterior shoulder dislocations in a simian model. Arthroscopy *18*:618-623, 2002.
115. Cooper RA and Brems JJ: The inferior capsular-shift procedure for multidirectional instability of the shoulder. J Bone Joint Surg Am *74*:1516-1521, 1992.
116. Costigan PS, Binns MS, and Wallace WA: Undiagnosed bilateral anterior dislocation of the shoulder. Injury *21*:409, 1990.
117. Cotton FJ: Subluxation of the shoulder downward. Boston Med Surg J *185*:405-407, 1921.
118. Coughlin L, Rubinovich M, Johansson J, et al: Arthroscopic staple capsulorrhaphy for anterior shoulder instability. Am J Sports Med *20*:253-256, 1992.
119. Cramer F: Resection des Oberamkopfes wegen habitueller Luxation (nach einem im arzlichen Verein zu Wiesbaden gehaltenen Vortrage). Berl Klin Wochenschr *19*:21-25, 1882.
120. Cramer F, Von BM, and Kramps HA: CT diagnosis of recurrent subluxation of the shoulder. Fortschr Rontgenstr *136*:440-443, 1982.
121. Cranley JJ and Krause RF: Injury to the axillary artery following anterior dislocation of the shoulder. Am J Surg *95*:524-526, 1958.
122. Crockett HC, Gross LB, Wilk KE, et al: Osseous adaptation and range of motion at the glenohumeral joint in professional baseball pitchers. Am J Sports Med *30*:20-26, 2002.
123. Cuckler JM, Bearcroft J, and Asgian CM: Femoral head technologies to reduce polyethylene wear in total hip arthroplasty. Clin Orthop *317*:57-63, 1995.
124. Curr JF: Rupture of the axillary artery complicating dislocation of the shoulder. Report of a case. J Bone Joint Surg Br *52*:313-317, 1970.
125. Cyprien JM, Vasey HM, and Burdet A: Humeral retrotorsion and glenohumeral relationship in the normal shoulder and in recurrent anterior dislocation. Clin Orthop *175*:8-17, 1983.
126. D'Angelo D: Luxacaorecidivante Anterior de Ombro. Rio de Janeiro: Brazil University of Rio de Janeiro, 1970.
127. Danzig LA, Greenway G, and Resnick D: The Hill-Sachs lesion: An experimental study. Am J Sports Med *8*:328-332, 1980.
128. Danzig LA, Resnick D, and Greenway G: Evaluation of unstable shoulders by computed tomography. Am J Sports Med *10*:138-141, 1982.
129. Das SP, Roy GS, and Saha AK: Observations on the tilt of the glenoid cavity of scapula. J Anat Soc India *15*:114, 1966.
130. DeBerardino TM, Arciero RA, Taylor DC, and Uhorchak JM: Prospective evaluation of arthroscopic stabilization of acute, initial anterior shoulder dislocations in young athletes. Two- to five-year follow-up. Am J Sports Med *29*:586-592, 2001.
131. Debevoise NT, Hyatt GW, and Townsend GB: Humeral torsion in recurrent shoulder dislocation. Clin Orthop *76*:87-93, 1971.
132. de Laat EA, Visser CP, Coene LN, et al: Nerve lesions in primary shoulder dislocations and humeral neck fractures: A prospective clinical and EMG study. J Bone Joint Surg Br *76*:381-383, 1994.
133. Delorme D: Die Hemmungsbander des Schultergelenks und ihre Bedeutung fur die Schulterluxationen. Arch Klin Chir *92*:79-101, 1910.
134. DePalma AF: Recurrent dislocation of the shoulder joint. Ann Surg *132*:1052-1065, 1950.
135. DePalma AF: Surgery of the Shoulder. Philadelphia: JB Lippincott, 1950.
136. DePalma AF: The Management of Fractures and Dislocations: An Atlas, vol 1, 2nd ed. Philadelphia: WB Saunders, 1970.
137. DePalma AF: Surgery of the Shoulder, 2nd ed. Philadelphia: JB Lippincott, 1973.
138. DePalma AF: Surgery of the Shoulder, 3rd ed. Philadelphia: JB Lippincott, 1983.
139. DePalma AF, Callery G, and Bennett GA: Variational Anatomy and Degenerative Lesions of the Shoulder Joint, vol 6. Ann Arbor, MI: 1949, pp 255-281.
140. DePalma AF, Cooke AJ, and Prabhakar M: The role of the subscapularis in recurrent anterior dislocations of the shoulder. Clin Orthop *54*:35-49, 1967.
141. Detrisac DA: Arthroscopic Shoulder Staple Capsulorrhaphy for Traumatic Anterior Instability. New York: Raven Press, 1991.
142. Detrisac DA and Johnson LL: Arthroscopic shoulder capsulorrhaphy using metal staples. Orthop Clin North Am *24*:71-88, 1993.
143. Dhinakharan SR, and Ghosh A: Towards evidence based emergency medicine: Best BETs from the Manchester Royal Infirmary. Intra-articular lidocaine for acute anterior shoulder dislocation reduction. Emerg Med J *19*:142-143, 2002.
144. Dias JJ, Mody BS, Finlay DB, and Richardson RA: Recurrent anterior glenohumeral joint dislocation and torsion of the humerus. J Orthop Sports Phys Ther *18*:379-385, 1993.
145. Dick W and Baumgartner R: Hypermobilitat und wilkurliche hintere Schulterluxation. Orthop Prax *16*:328-330, 1980.
146. Didiee J: Le radiodiagnostic dans la luxation récidivante de l'épaule. J Radiol Electrol *14*:209-218, 1930.
147. Doege KW: Irreducible shoulder joint dislocations. Lancet *49*:191-195, 1929.
148. Dolk T and Stenberg B: Arterial injury in fracture dislocation of the shoulder. Acta Orthop Scand *62*(suppl 246):17, 1991.
149. Dorgan JA: Posterior dislocation of the shoulder. Am J Surg *89*:890-900, 1955.
150. Dowdy PA and O'Driscoll SW: Shoulder instability: An analysis of family history. J Bone Joint Surg Br *75*:782-784, 1993.
151. Dowdy PA and O'Driscoll SW: Recurrent anterior shoulder instability. Am J Sports Med *22*:489-492, 1994.
152. Drury JK and Scullion JE: Vascular complications of anterior dislocation of the shoulder. Br J Surg *67*:579-581, 1980.
153. Duncan R and Savoie FHD: Arthroscopic inferior capsular shift for multidirectional instability of the shoulder: A preliminary report. Arthroscopy *9*:24-27, 1993.
154. DuToit GT and Roux D: Recurrent dislocation of the shoulder: A 24 year study of the Johannesburg stapling operation. J Bone Joint Surg Am *38*:1-12, 1956.
155. Eberly VC, McMahon PJ, and Lee TQ: Variation in the glenoid origin of the anteroinferior glenohumeral capsulolabrum. Clin Orthop *400*:26-31, 2002.
156. Eden R: Zur Operation der habituellen Schulterluxation unter Mitteilung eines neuen Verfahrens bei Abriss am inneren Pfannenrande. Dstch Ztschr Chir *144*:269, 1918.
157. Edwards DJ, Hoy G, Saies AD, and Hayes MG: Adverse reactions to an absorbable shoulder fixation device. J Shoulder Elbow Surg *3*:230-233, 1994.
158. Ehgartner K: Has the duration of cast fixation after shoulder dislocations had an influence on the frequency of recurrent dislocation? Arch Orthop Unfallchir *89*:187-190, 1977.
159. El-Khoury GY, Kathol MH, Chandler JB, and Albright JP: Shoulder instability: Impact of glenohumeral arthrotomography on treatment. Radiology *160*:669-673, 1986.
160. Ellman H: Arthroscopic subacromial decompression: Analysis of one to three year results. Arthroscopy *3*:173-181, 1987.
161. Ellman H: Arthroscopic subacromial decompression: New techniques and result. Paper presented at the 8th Annual Meeting of the Arthroscopy Association of North America, Instructional Course, 1989, Seattle.
162. Ellman H and Kay SP: Arthroscopic treatment of calcific tendinitis [abstract]. Orthop Trans *13*:240, 1989.
163. Emery RJ and Mullaji AB: Glenohumeral joint instability in normal adolescents. Incidence and significance. J Bone Joint Surg Br *73*:406-408, 1991.
164. Endo S, Kasai T, Fujii N, et al: Traumatic anterior dislocation of the shoulder in a child. Arch Orthop Trauma Surg *112*:201-202, 1993.
165. Engebretsen L and Craig EV: Radiologic features of shoulder instability. Clin Orthop *291*:29-44, 1993.
166. Engelhardt MB: Posterior dislocation of the shoulder: Report of six cases. South Med J *71*:425-427, 1978.
167. English E and Macnab I: Recurrent posterior dislocation of the shoulder. Can J Surg *17*:147-151, 1974.
168. Esch JC: Shoulder arthroscopy: Treatment of rotator cuff pathology. Paper presented at the 8th Annual Meeting of the Arthroscopy Association of North America, Instructional Course, 1989, Seattle.
169. Esch JC, Ozerkis LR, Helgager JA, et al: Arthroscopic subacromial decompression: Results according to the degree of rotator cuff tear. Arthroscopy *4*:241-249, 1988.
170. Eve FS: A case of subcoracoid dislocation of the humerus with the formation of an indentation on the posterior surface of the head. Medico-Chirurg Trans Soc Lond *63*:317-321, 1880.

171. Eyre-Brook AL: The morbid anatomy of a case of recurrent dislocation of the shoulder. Br J Surg *29*:32-37, 1943.
172. Eyre-Brook AL: Recurrent dislocation of the shoulder: Lesions discovered in seventeen cases. Surgery employed, and intermediate report on results. J Bone Joint Surg Br *30*:39, 1948.
173. Eyre-Brook AL: Recurrent dislocation of the shoulder. Physiotherapy *57*:7-13, 1971.
174. Fairbank HAT: Birth palsy: Subluxation of the shoulder joint in infants and young children. Lancet *1*:1217-1223, 1913.
175. Fairbank TJ: Fracture-subluxations of the shoulder. J Bone Joint Surg Br *30*:454-460, 1948.
176. Fanton GS: Shoulder arthroscopy using the holmium-YAG laser method. State of the art 1994. Orthopade *25*:79-83, 1996.
177. Fanton GS and Khan AM: Monopolar radiofrequency energy for arthroscopic treatment of shoulder instability in the athlete. Orthop Clin North Am *32*:511-523, 2001.
178. Favorito PJ, Langenderfer MA, Colosimo AJ, et al: Arthroscopic laser-assisted capsular shift in the treatment of patients with multidirectional shoulder instability. Am J Sports Med *30*:322-328, 2002.
179. Fee HJ, McAvoy JM, and Dainko EA: Pseudoaneurysm of the axillary artery following a modified Bristow operation: Report of a case and review. Cardiovasc Surg *19*:65, 1978.
180. Fehringer EV, Schmidt GR, Boorman RS, et al: The anteroinferior labrum helps center the humeral head on the glenoid. J Shoulder Elbow Surg *12*:53-58, 2003.
181. Ferkel RD, Hedley AK, and Eckardt JJ: Anterior fracture-dislocations of the shoulder: Pitfalls in treatment. J Trauma *24*:363-367, 1984.
182. Ferlic DC and DeGiovine NM: A long-term retrospective study of the modified Bristow procedure. Am J Sports Med *16*:469-474, 1988.
183. Ferrari DA: Capsular ligaments of the shoulder: Anatomical and functional study of the anterior superior capsule. Am J Sports Med *18*:20-24, 1990.
184. Fick R: Handbuch der Anatomie und Mechanik der Gelenke unter Berucksichtigung der Bewegenden Muskeln. Jena, Germany, Fischer, 1904.
185. Finsterer H: Die operative Behandlung der habituellen Schulterluxation. Dtsch Z Chir *141*:354-497, 1917.
186. Fipp GJ: Simultaneous posterior dislocation of both shoulders. Clin Orthop *44*:191-195, 1966.
187. Fitzgerald BT, Watson BT, and Lapoint JM: The use of thermal capsulorrhaphy in the treatment of multidirectional instability. J Shoulder Elbow Surg *11*:108-113, 2002.
188. Fitzgerald JF and Keates J: False aneurysm as a late complication of anterior dislocation of the shoulder. Ann Surg *181*:785-786, 1975.
189. Flatow EL, Raimondo RA, Kelkar R, et al: Active and passive restraints against superior humeral translation: The Contributions of the rotator cuff, the biceps tendon, and the coracoacromial arch. Paper presented at the Annual Meeting of the American Academy of Orthopaedic Surgeons, 1996, Atlanta.
190. Flower WH: On pathologic changes produced in the shoulder joint by traumatic dislocation. Trans Pathol Soc Lond *12*:179-200, 1861.
191. Frank CB: Ligament healing: Current knowledge and clinical applications. J Am Acad Orthop Surg *4*:74-83, 1996.
192. Francke GH: Dislocations of shoulder. Dtsch Z Chir *48*:399, 1898.
193. Fredriksson AS and Tegner Y: Results of the Putti-Platt operation for recurrent anterior dislocation of the shoulder. Int Orthop *15*:185-188, 1991.
194. Friedman RJ: Glenohumeral capsulorrhaphy. *In* Matsen FA III, Fu FH, and Hawkins RJ (eds): The Shoulder: A Balance of Mobility and Stability. Rosemont, IL: American Academy of Orthopaedic Surgeons, 1993, pp 445-458.
195. Frizziero L, Zizzi F, and Facchini A: Arthroscopy of the shoulder joint: A review of 23 cases. Rheumatologie *11*:267-276, 1981.
196. Fu FH and Klein BS: Shoulder Arthroscopy: Complications and Pitfalls. Gaithersburg, MD: Aspen, 1991.
197. Gallie WE and LeMesurier AB: An operation for the relief of recurring dislocations of the shoulder. Trans Am Surg Assoc *45*:392-398, 1927.
198. Gallie WE and LeMesurier AB: Recurring dislocation of the shoulder. J Bone Joint Surg Br *30*:9-18, 1948.
199. Ganel A, Horoszowski H, and Heim M: Persistent dislocation of the shoulder in elderly patients. J Am Geriatr Soc *28*:282-284, 1980.
200. Gardham JRC and Scott JE: Axillary artery occlusion with erect dislocation of the shoulder. Injury *11*:155-158, 1980.
201. Gardner E: The prenatal development of the human shoulder joint. Surg Clin North Am *43*:1465-1470, 1963.
202. Gariepy R, Derome A, and Laurin CA: Brachial plexus paralysis following shoulder dislocation. Can J Surg *5*:418-421, 1962.
203. Garneau RA, Renfrew DL, Moore TE, et al: Glenoid labrum: Evaluation with MR imaging. Radiology *179*:519-522, 1991.
204. Garth WP Jr, Allman FL, and Armstrong WS: Occult anterior subluxations of the shoulder in noncontact sports. Am J Sports Med *15*:579-585, 1987.
205. Garth WP Jr, Slappey CE, and Ochs CW: Roentgenographic demonstration of instability of the shoulder: The apical oblique projection. A technical note. J Bone Joint Surg Am *661*:1450-1453, 1984.
206. Gartsman GM: Arthroscopic acromioplasty for rotator cuff lesions. Unpublished paper, 1989.
207. Gartsman GM: Arthroscopic subacromial decompression for advanced rotator cuff disease [abstract]. Orthop Trans *13*:240, 1989.
208. Gartsman GM, Blair M, Bennett JB, et al: Arthroscopic subacromial decompression: An anatomical study. Am J Sports Med *16*:48-50, 1988.
209. Gartsman GM, Roddey TS, and Hammerman SM: Arthroscopic treatment of bidirectional glenohumeral instability: Two- to five-year follow-up. J Shoulder Elbow Surg *10*:28-36, 2001.
210. Gartsman GM, Roddey TS, and Hammerman SM: Arthroscopic treatment of multidirectional glenohumeral instability: 2- to 5-year follow-up. Arthroscopy *17*:236-243, 2001.
211. Geiger DF, Hurley JA, Tovey JA, and Rao JP: Results of arthroscopic versus open Bankart suture repair. Paper presented at the American Academy of Orthopaedic Surgeons Specialty Day, 1993, San Francisco.
212. Gerber C, Ganz R, and Vinh TS: Glenoplasty for recurrent posterior shoulder instability. Clin Orthop *216*:70-79, 1987.
213. Gerber A and Warner JJ: Thermal capsulorrhaphy to treat shoulder instability. Clin Orthop *400*:105-116, 2002.
214. Ghormley RK, Black JR, and Cherry JH: Ununited fractures of the clavicle. Am J Surg *51*:343-349, 1941.
215. Gibb TD, Harryman DT II, Sidles JA, et al: The effect of capsular venting on glenohumeral laxity. Clin Orthop *268*:120-127, 1991.
216. Gibson JMC: Rupture of the axillary artery following anterior dislocation of the shoulder. J Bone Joint Surg Br *44*:114-115, 1962.
217. Glessner JR: Intrathoracic dislocation of the humeral head. J Bone Joint Surg Am *42*:428-430, 1961.
218. Gleyze P and Habermeyer P: Aspects arthroscopiques et évolution chronologique des lesions du complexe labro-ligamentaire dans l'instabilite antero-inférieure post-traumatique de l'épaule. Rev Chir Orthop *82*:288-298, 1996.
219. Glousman R, Jobe F, and Tibone J: Dynamic electromyographic analysis of the throwing shoulder with glenohumeral instability. J Bone Joint Surg Am *70*:220-226, 1988.
220. Gohlke F, Schneider P, Siegel K, and Balzer C: Tensile strength of various anchor systems in surgical correction of instability of the shoulder joint. Unfallchirurg *96*:546-550, 1993.
221. Gold AM: Fractured neck of the humerus with separation and dislocation of the humeral head (fracture-dislocation of the shoulder, severe type). Bull Hosp Jt Dis *32*:87-99, 1971.
222. Goldberg BJ, Nirschl RP, McConnell JP, and Pettrone FA: Arthroscopic transglenoid suture capsulolabral repairs: Preliminary results. Am J Sports Med *21*:656-664, 1993.
223. Gonzalez D and Lopez R: Concurrent rotator-cuff tear and brachial plexus palsy associated with anterior dislocation of the shoulder: A report of two cases. J Bone Joint Surg Am *73*:620-621, 1991.
224. Gosset J: Une technique de greffe coraco-glenordienne dans le traitement des luxations récidivantes de l'épaule. Mem Acad Chir *86*:445-447, 1960.
225. Gould R, Rosenfield AT, and Friedlaender GE: Loose body within the glenohumeral joint in recurrent anterior dislocation: CT demonstration. J Comput Assist Tomogr *9*:404-405, 1985.
226. Grana WA, Buckley PD, and Yates CK: Arthroscopic Bankart suture repair. Am J Sports Med *21*:348-353, 1993.
227. Grant JCB: Grant's Atlas of Anatomy, 6th ed. Baltimore: Williams & Wilkins, 1972.
228. Grashey R: Atlas Typischer Rontgenfilder. 1923.
229. Grasshoff H, Buhtz C, Gellerich I, and von Knorre C: CT diagnosis in instability of the shoulder joint. Rofo Fortschr Geb Rontgenstr Neuen Bildgeb Verfahr *155*:523-526, 1991.
230. Green MR and Christensen KP: Arthroscopic versus open Bankart procedures: A comparison of early morbidity and complications. Arthroplasty *9*:371-374, 1993.
231. Green MR and Christensen KP: Magnetic resonance imaging of the glenoid labrum in anterior shoulder instability. Am J Sports Med *22*:493-498, 1994.
232. Green MR and Christensen KP: Arthroscopic Bankart procedure: Two- to five-year followup with clinical correlation to severity of glenoid labral lesion. Am J Sports Med *23*:276-281, 1995.
233. Gross ML, Seeger LL, Smith JB, et al: Magnetic resonance imaging of the glenoid labrum. Am J Sports Med *18*:229-234, 1990.
234. Gross RM: Arthroscopic shoulder capsulorrhaphy: Does it work? Am J Sports Med *17*:495-500, 1989.
235. Guanche C, Knatt T, Solomonow M, et al: The synergistic action of the capsule and the shoulder muscles. Am J Sports Med *23*:301-306, 1995.
236. Gugenheim S and Sanders RJ: Axillary artery rupture caused by shoulder dislocation. Surgery *95*:55, 1984.
237. Guibe M: Des lesions des vaisseaux de l'aiselle qui compliquent les luxations de l'épaule. Rev Chir *4*:580-583, 1911.
238. Guilfoil PH and Christiansen T: An unusual vascular complication of fractured clavicle. JAMA *200*:72-73, 1967.
239. Haaker RG, Eickhoff U, and Klammer HL: Intraarticular autogenous bone grafting in recurrent shoulder dislocations. Mil Med *158*:164-169, 1993.
240. Habermeyer P and Schuller U: Significance of the glenoid labrum for stability of the glenohumeral joint: An experimental study. Unfallchirurg *93*:19-26, 1990.
241. Habermeyer P, Schuller U, and Wiedemann E: The intra-articular pressure of the shoulder: An experimental study on the role of the glenoid labrum in stabilizing the joint. J Arthrosc *8*:166-172, 1992.
242. Ha'eri GB and Maitland A: Arthroscopy findings in the frozen shoulder. J Rheumatol *8*:149-152, 1981.

243. Halder A, Zobitz ME, Schultz E, and An KN: Structural properties of the subscapularis tendon. J Orthop Res *18*:829-834, 2000.
244. Halder AM, Halder CG, Zhao KD, et al: Dynamic inferior stabilizers of the shoulder joint. Clin Biomech (Bristol, Avon) *16*:138-143, 2001.
245. Halder AM, Kuhl SG, Zobitz ME, et al: Effects of the glenoid labrum and glenohumeral abduction on stability of the shoulder joint through concavity-compression: An in vitro study. J Bone Joint Surg Am *83*:1062-1069, 2001.
246. Hall RH, Isaac F, and Booth CR: Dislocations of the shoulder with special reference to accompanying small fractures. J Bone Joint Surg Am *41*:489-494, 1959.
247. Hardy P, Thabit GR, Fanton GS, et al: Arthroscopic management of recurrent anterior shoulder dislocation by combining a labrum suture with antero-inferior holmium: YAG laser capsular shrinkage. Orthopade *25*:91-93, 1996.
248. Harner CD and Fu FH: The Bankart lesion of the shoulder: A biochemical analysis following repair. Knee Surg Sports Traumatol Arthrosc *3*:117-120, 1995.
249. Harryman DT II: Common surgical approaches to the shoulder. Instr Course Lect *41*:3-11, 1992.
250. Harryman DT II: Arthroscopic management of shoulder instability. Univ Washington Res Rep *1*:24-26, 1996.
251. Harryman DT II, Ballmer FP, Harris SL, and Sidles JA: Arthroscopic labral repair to the glenoid rim. J Arthrosc *10*:20-30, 1994.
252. Harryman DT II, Lazarus MD, Sidles JA, and Matsen FA III: Pathophysiology of Shoulder Instability, vol 2, McGinty JB (ed). 1996, pp 677-693.
253. Harryman DT II, Sidles JA, Clark JM, et al: Translation of the humeral head on the glenoid with passive glenohumeral motion. J Bone Joint Surg Am *72*:1334-1343, 1990.
254. Harryman DT II, Sidles JA, Harris S, and Matsen FA III: The role of the rotator interval capsule in passive motion and stability of the shoulder. J Bone Joint Surg Am *74*:53-66, 1992.
255. Harryman DT II, Sidles JA, and Matsen FA III: Laxity of the normal glenohumeral joint: A quantitative in vivo assessment. J Shoulder Elbow Surg *1*:66-76, 1992.
256. Hashimoto T, Hamada T, Sasaguri Y, and Suzuki K: Immunohistochemical approach for the investigation of nerve distribution in the shoulder joint capsule. Clin Orthop *305*:273-282, 1994.
257. Hattrup SJ, Cofield RH, and Weaver AL: Anterior shoulder reconstruction: prognostic variables. J Shoulder Elbow Surg *10*:508-513, 2001.
258. Hauser EDW: Avulsion of the tendon of the subscapularis muscle. J Bone Joint Surg Am *36*:139-141, 1954.
259. Hawkins RB: Arthroscopic stapling repair for shoulder instability: A retrospective study of 50 cases. Arthroscopy *5*:122-128, 1989.
260. Hawkins RH and Hawkins RJ: Failed anterior reconstruction for shoulder instability. J Bone Joint Surg Br *67*:709-714, 1985.
261. Hawkins RJ and Angelo RL: Glenohumeral osteoarthritis: A late complication of the Putti-Platt repair. J Bone Joint Surg Am *72*:1193-1197, 1990.
262. Hawkins RJ, Koppert G, and Johnston G: Recurrent posterior instability (subluxation) of the shoulder. J Bone Joint Surg Am *66*:169, 1984.
263. Hawkins RJ and Mohtadi NGH: Controversy in anterior shoulder instability. Clin Orthop *272*:152-161, 1991.
264. Hawkins RJ, Neer CS II, Pianta R, and Mendoza FX: Missed posterior dislocations of the shoulder. Paper presented at the Annual Meeting of the American Academy of Orthopaedic Surgeons, 1982, New Orleans.
265. Hawkins RJ, Neer CS II, Pianta RM, and Mendoza FX: Locked posterior dislocation of the shoulder. J Bone Joint Surg Am *69*:9, 1987.
266. Hayashi K, Thabit G 3rd, Massa KL, et al: The effect of thermal heating on the length and histologic properties of the glenohumeral joint capsule. Am J Sports Med *25*:107-112, 1997.
267. Hayashi K, Thabit G 3rd, Vailas AC, et al: The effect of nonablative laser energy on joint capsular properties. An in vitro histologic and biochemical study using a rabbit model. Am J Sports Med *24*:640-646, 1996.
268. Hecker AT, Shea M, Hayhurst JO, et al: Pull-out strength of suture anchors for rotator cuff and Bankart lesion repairs. Am J Sports Med *21*:874-879, 1993.
269. Hehne HJ and Hubner H: Die Behandlung der rezidivieremden Schulterluxation nach Putti-Platt-Bankart und Eden-Hybinette-Lange. Orthop Prax *16*:331-335, 1980.
270. Helfet AJ: Coracoid transplantation for recurring dislocation of the shoulder. J Bone Joint Surg Br *40*:198-202, 1958.
271. Heller KD, Forst J, Forst R, and Cohen B: Posterior dislocation of the shoulder. Arch Orthop Trauma Surg *113*:228-231, 1994.
272. Helm AT and Watson JS: Compression of the brachial plexus in a patient with false aneurysm of the axillary artery as a result of anterior shoulder dislocation. J Shoulder Elbow Surg *11*:278-279, 2002.
273. Henderson MS: Habitual or recurrent dislocation of the shoulder. Surg Gynecol Obstet *33*:1-7, 1921.
274. Henderson MS: Tenosuspension operation for recurrent or habitual dislocation of the shoulder. Surg Clin North Am *5*:997-1007, 1949.
275. Henderson WD: Arthroscopic stabilization of the anterior shoulder. Clin Sports Med *6*:581-586, 1987.
276. Henry JH and Genung JA: Natural history of glenohumeral dislocation—revisited. Am J Sports Med *10*:135-137, 1982.
277. Henson GF: Vascular complications of shoulder injuries: A report of two cases. J Bone Joint Surg Br *38*:528-531, 1956.
278. Hermodsson I: Rontgenologische Studein uber die Traumatischen und habituellen Schultergelenk-Verrenkungen nach Vorn und nach Unten. Acta Radiol Suppl *20*:1-173, 1934.
279. Hertz H, Kwasny O, and Wohry G: Therapeutic procedure in initial traumatic shoulder dislocation (arthroscopy-limbus refixation). Unfallchirurgie *17*:76-79, 1991.
280. Hertz H, Weinstabl R, Grundschober F, and Orthner E: Macroscopic and microscopic anatomy of the shoulder joint and the limbus glenoidalis. Acta Anat (Basel) *125*:96-100, 1986.
281. Heymanowitsch Z: Ein Beitrag zur operativen Behandlung der habituellen Schulterluxationen. Zentralbl Chir *54*:648-651, 1927.
282. Hildebrand: Zur operativen Behandlung der habituellen Schulterluxation. Arch Klin Chir *66*:360-364, 1902.
283. Hill HA and Sachs MD: The grooved defect of the humeral head. A frequently unrecognized complication of dislocations of the shoulder joint. Radiology *35*:690-700, 1940.
284. Hill JA, Lombardo SJ, Kerlan RK, et al: The modified Bristow-Helfet procedure for recurrent anterior shoulder subluxations and dislocations. Am J Sports Med *9*:283-287, 1981.
285. Hill NA and McLaughlin HL: Locked posterior dislocation simulating a "frozen shoulder." J Trauma *3*:225-234, 1963.
286. Hintermann B and Gachter A: Theo van Rens Prize. Arthroscopic assessment of the unstable shoulder. Knee Surg Sports Traumatol Arthrosc *2*:64-69, 1994.
287. Hippocrates: Works of Hippocrates with an English Translation. London: William Heinemann, 1927.
288. Hirakawa M: On the etiology of the loose shoulder—biochemical studies on collagen from joint capsules. Nippon Seikeigeka Gakkai Zasshi *65*:550-560, 1991.
289. Hirschfelder H and Kirsten U: Biometric analysis of the unstable shoulder. Z Orthop Ihre Grenzgeb *129*:516-520, 1991.
290. Honner R: Bilateral posterior dislocation of the shoulder. Aust N Z J Surg *38*:269-272, 1969.
291. Hovelius L: Incidence of shoulder dislocation in Sweden. Clin Orthop *166*:127-131, 1982.
292. Hovelius L: Anterior dislocation of the shoulder in teenagers and young adults. Five-year prognosis. J Bone Joint Surg Am *69*:393, 1987.
293. Hovelius L, Akermark C, and Albrektsson B: Bristow-Latarjet procedure for recurrent anterior dislocation of the shoulder. Acta Orthop Scand *54*:284-290, 1983.
294. Hovelius L, Augustini BG, Fredin H, et al: Primary anterior dislocation of the shoulder in young patients. J Bone Joint Surg Am *78*:1677-1684, 1996.
295. Hovelius L, Eriksson K, Fredin H, et al: Recurrences after initial dislocation of the shoulder. Results of a prospective study of treatment. J Bone Joint Surg Am *65*:343-349, 1983.
296. Hovelius L, Malmqvist B, and Augustini BG: Ten year prognosis of primary anterior dislocation of the shoulder in young [abstract 7]. Paper presented at the 10th Open Meeting of the American Shoulder and Elbow Surgeons, 1994, New Orleans.
297. Hovelius L, Thorling J, and Fredin H: Recurrent anterior dislocation of the shoulder: Results after the Bankart and Putti-Platt operations. J Bone Joint Surg Am *61*:566-569, 1979.
298. Howard FM and Shafer SJ: Injuries to the clavicle with neurovascular complications. J Bone Joint Surg Am *47*:1335-1346, 1965.
299. Howell SM and Galinat BJ: The glenoid-labral socket: A constrained articular surface. Clin Orthop *43*:122-125, 1989.
300. Howell SM, Galinat BJ, Renzi AJ, and Marone PJ: Normal and abnormal mechanics of the glenohumeral joint in the horizontal plane. J Bone Joint Surg Am *70*:227-232, 1988.
301. Huber H and Gerber C: Voluntary subluxation of the shoulder in children. J Bone Joint Surg Br *76*:118-122, 1994.
302. Hummel A, Bethke RO, and Kempf L: Die Behandlung der habituellen Schulterluxation nach dem Bristow-Verfahren. Unfallheilkunde *85*:482-484, 1982.
303. Humphry GM: A Treatise on the Human Skeleton (Including the Joints), Vol 410. London: Macmillan, 1858, pp 73-74.
304. Hurley JA, Anderson TE, Dear WA, et al: Posterior shoulder instability. Surgical versus conservative results with evaluation of glenoid version. Am J Sports Med *20*:396-400, 1992.
305. Hussein MK: Kocher's method is 3,000 years old. J Bone Joint Surg Br *50*:669-671, 1968.
306. Hybbinette S: De la transplantation d'un fragment osseux pour remedier aux luxations récidivantes de l'épaule; constations et résultats operatoires. Acta Chir Scand *71*:411-445, 1932.
307. Iannotti JP, Zlatkin MB, Esterhai JL, et al: Magnetic resonance imaging of the shoulder. Sensitivity, specificity, and predictive value. J Bone Joint Surg Am *73*:17-29, 1991.
308. Imazato Y: Etiological considerations of the loose shoulder from a biochemical point of view—biochemical studies on collagen from deltoid and pectoral muscles and skin. Nippon Seikeigeka Gakkai Zasshi *66*.1006-1015, 1992.
309. Inao S, Hirayama T, and Takemitsu Y: Irreducible acute anterior dislocation of the shoulder: Interposed bicipital tendon. J Bone Joint Surg Br *72*:1079-1080, 1990.
310. Inman VT, Saunders JB, and Abbott LC: Observations on the function of the shoulder joint. J Bone Joint Surg Am *26*:1-30, 1994.
311. Itoi E, Kuechle DK, Newman SR, et al: Stabilizing function of the biceps in stable and unstable shoulders. J Bone Joint Surg Br *75*:546-550, 1993.
312. Itoi E, Lee SB, Berglund LJ, et al: The effect of a glenoid defect on anteroinferior stability of the shoulder after Bankart repair: A cadaveric study. J Bone Joint Surg Am *82*:35-46, 2000.

313. Itoi EA, Motzkin NE, Browne AO, et al: Intraarticular pressure of the shoulder. Arthroscopy *9*:406-413, 1993.
314. Itoi E, Motzkin NE, Morrey BP, and An KN: Scapular inclination and inferior stability of the shoulder. J Shoulder Elbow Surg *1*:131-139, 1992.
315. Itoi E, Motzkin NE, Morrey BF, and An K: Bulk effect of rotator cuff on inferior glenohumeral stability as function of scapular inclination angle: A cadaver study. Tohoku J Exp Med *171*:267-276, 1993.
316. Itoi E, Newman SR, Kuechle DK, et al: Dynamic anterior stabilizers of the shoulder with the arm in abduction. J Bone Joint Surg Br *76*:834-836, 1994.
317. Itoi E, Sashi R, Minagawa H, et al: Position of immobilization after dislocation of the glenohumeral joint. A study with use of magnetic resonance imaging. J Bone Joint Surg Am *83*:661-667, 2001.
318. Itoi E and Tabata S: Rotator cuff tears in anterior dislocation of the shoulder. Int Orthop *16*:240-244, 1992.
319. Itoi E, Watanabe W, Yamada S, et al: Range of motion after Bankart repair. Vertical compared with horizontal capsulotomy. Am J Sports Med *29*:441-445, 2001.
320. Janecki CJ and Shahcheragh GH: The forward elevation maneuver for reduction of anterior dislocations of the shoulder. Clin Orthop *164*:177-180, 1982.
321. Jardon OM, Hood LT, and Lynch RD: Complete avulsion of the axillary artery as a complication of shoulder dislocation. J Bone Joint Surg Am *55*:18-192, 1973.
322. Jee WH, McCauley TR, Katz LD, et al: Superior labral anterior posterior (SLAP) lesions of the glenoid labrum: Reliability and accuracy of MR arthrography for diagnosis. Radiology *218*:127-132, 2001.
323. Jens J: The role of the subscapularis muscle in recurring dislocation of the shoulder [abstract]. J Bone Joint Surg Br *34*:780, 1964.
324. Jerosch J, Castro WH, Grosse-Hackman A, and Clahsen H: Function of the glenohumeral ligaments in active protection of shoulder stability. Z Orthop Ihre Grenzgeb *133*:67-71, 1995.
325. Jerosch J, Goertzen M, and Marquardt M: Possibilities of diagnostic sonography in assessment of instability of the shoulder joint. Unfallchirurg *94*: 88-94, 1991.
326. Jerosch J, Marquardt M, and Winklemann W: Ultrasound documentation of translational movement of the shoulder joint: Normal values and pathologic findings. Ultraschall Med *12*:31-35, 1991.
327. Jerosch J, Moersler M, and Castro WH: The function of passive stabilizers of the glenohumeral joint—a biomechanical study. Z Orthop Ihre Grenzgeb *128*:206-212, 1990.
328. Jobe FW: Unstable shoulders in the athletes. Instr Course Lect *34*:228-231, 1985.
329. Jobe FW, Giangarra CE, Glousman RE, and Kvitne RS: Anterior capsulolabral reconstruction in throwing athletes [abstract]. Orthop Trans *13*:230, 1989.
330. Jobe FW, Giangarra CE, Kvitne RS, and Glousman RE: Anterior capsulolabral reconstruction of the shoulder in athletes in overhand sports. Am J Sports Med *19*:428-434, 1991.
331. Jobe FW, Moynes DR, and Brewster CE: Rehabilitation of shoulder joint instabilities. Orthop Clin North Am *18*:473-482, 1987.
332. Jobe FW, Tibone JE, Perry J, and Moynes D: An EMG analysis of the shoulder in throwing and pitching. Am J Sports Med *11*:3-5, 1983.
333. Jobe FW and Zeman B: How to detect and manage an unstable shoulder. J Musculoskel Med *2*:60-68, 1985.
334. Joessel D: Ueber die recidine der humerus-luxationen. Dtsch Z Chir *13*:167-184, 1880.
335. Johnson HF: Unreduced dislocation of the shoulder. Nebr State Med J *16*:220-224, 1931.
336. Johnson JR and Bayley JIL: Loss of shoulder function following acute anterior dislocation. J Bone Joint Surg Br *63*:633, 1981.
337. Johnson JR and Bayley JIL: Early complications of acute anterior dislocation of the shoulder in the middle-aged and elderly patient. Injury *13*:431-434, 1982.
338. Johnson LL: Arthroscopy of the shoulder. Orthop Clin North Am *11*:197-204, 1980.
339. Johnson LL: Symposium: The controversy of arthroscopic versus open approaches to shoulder instability and rotator cuff disease: A new perspective, a new opportunity, a new challenge. Paper presented at the 4th Open Meeting of the American Shoulder and Elbow Surgeons, 1988, Atlanta.
340. Johnson LL, Schneider DA, Austin MD, et al: Two percent glutaraldehyde: A disinfectant in arthroscopy and arthroscopic surgery. J Bone Joint Surg Am *64*:237, 1982.
341. Johnston GW and Lowry JH: Rupture of the axillary artery complicating anterior dislocation of the shoulder. J Bone Joint Surg Br *44*:116-118, 1962.
342. Jones FW: Attainment of upright position of man. Nature *146*:26-27, 1940.
343. Jordan H: New technique for the roentgen examination of the shoulder joint. Radiology *25*:480-484, 1935.
344. Jorgensen U and Bak K: Shoulder instability: Assessment of anterior-posterior translation with a knee laxity tester. Acta Orthop Scand *66*:398-400, 1995.
345. Kaar TK, Schenck RC Jr, Wirth MA, and Rockwood CA Jr: Complications of metallic suture anchors in shoulder surgery: A report of 8 cases. Arthroscopy *17*:31-37, 2001.
346. Kaltsas DS: Comparative study of the properties of the shoulder joint capsule with those of other joint capsules. Clin Orthop *173*:20-26, 1983.
347. Karadimas J, Rentis G, and Varouchas G: Repair of recurrent anterior dislocation of the shoulder using transfer of the subscapularis tendon. J Bone Joint Surg Am *62*:1147-1149, 1980.
348. Karlsson D and Peterson B: Towards a model for force predictions in the human shoulder. J Biomech *25*:189-199, 1992.
349. Karlsson J, Magnusson L, Ejerhed L, et al: Comparison of open and arthroscopic stabilization for recurrent shoulder dislocation in patients with a Bankart lesion. Am J Sports Med *29*:538-542, 2001.
350. Kavanaugh JH: Posterior shoulder dislocation with ipsilateral humeral shaft fracture. A case report. Clin Orthop *131*:168-172, 1978.
351. Kazar B and Relovszky E: Prognosis of primary dislocation of the shoulder. Acta Orthop Scand *40*:216, 1969.
352. Kelley JP: Fractures complicating electroconvulsive therapy and chronic epilepsy. J Bone Joint Surg Br *36*:70-79, 1954.
353. Keppler P, Holz U, Thieleman FW, and Meinig R: Locked posterior dislocation of the shoulder. J Orthop Trauma *8*:286-292, 1994.
354. Kiett GJ, Bloem JL, Rozing PM, et al: MR Imaging of recurrent anterior dislocation of the shoulder: Comparison with CT arthrography. AJR Am J Roentgenol *150*:1083-1087, 1988.
355. Kim SH and Ha KI: Bankart repair in traumatic anterior shoulder instability: Open versus arthroscopic technique. Arthroscopy *18*:755-763, 2002.
356. Kim SH, Ha KI, and Choi HJ: Results of arthroscopic treatment of superior labral lesions. J Bone Joint Surg Am *84*:981-985, 2002.
357. Kim SH, Ha KI, Kim HS, and Kim SW: Electromyographic activity of the biceps brachii muscle in shoulders with anterior instability. Arthroscopy *17*:864-868, 2001.
358. Kim SH, Ha KI, and Kim YM: Arthroscopic revision Bankart repair: A prospective outcome study. Arthroscopy *18*:469-482, 2002.
359. Kinnard P, Gordon D, Levesque RY, and Bergeron D: Computerized arthrotomography in recurring shoulder dislocations and subluxations. Can J Surg *27*:487-488, 1984.
360. Kirker JR: Dislocation of the shoulder complicated by rupture of the axillary vessels. J Bone Joint Surg Br *34*:72-73, 1952.
361. Kiviluoto O, Pasila M, Jaroma H, and Sundholm A: Immobilization after primary dislocation of the shoulder. Acta Orthop Scand *51*:915-919, 1980.
362. Kleinman PD, Kanzaria PK, Goss TP, and Pappas AM: Axillary arthrotomography of the glenoid labrum. AJR Am J Roentgenol *142*:993-999, 1984.
363. Kocher T: Eine neue reductions Methode fur Schulterverrenkung. Berl Klin Wochenschr *7*:101-105, 1870.
364. Koppert G and Hawkins RJ: Recurrent posterior dislocating shoulder. J Bone Joint Surg Br *62*:127-128, 1980.
365. Kretzler HH: Posterior glenoid osteotomy. Paper presented at a meeting of the American Academy of Orthopaedic Surgeons, 1944, Dallas.
366. Kretzler HH and Blue AR: Recurrent posterior dislocation of the shoulder in cerebral palsy. J Bone Joint Surg Am *48*:1221, 1966.
367. Kronberg M and Brostrom LA: Humeral head retroversion in patients with unstable humeroscapular joints. Clin Orthop *260*:207-211, 1990.
368. Kronberg M, Brostrom LA, and Nemeth G: Differences in shoulder muscle activity between patients with generalized joint laxity and normal controls. Clin Orthop *269*:181-192, 1991.
369. Kubin Z: Luxatio humeri erecta: Kasuisticke sdeleni. Acta Chir Orthop Traumatol Cech *31*:565, 1964.
370. Kuboyama M: The role of soft tissues in downward stability of the glenohumeral joint—an experimental study with fresh cadavers. Igaku Kenkyu *61*:20-33, 1991.
371. Kuhnen W and Groves RJ: Irreducible acute anterior dislocation of the shoulder: Case report. Clin Orthop *139*:167-168, 1979.
372. Kumar VP and Balasubramaniam P: The role of atmospheric pressure in stabilizing the shoulder. An experimental study. J Bone Joint Surg Br *67*:719-721, 1985.
373. Kuster E: Ueber habituelle schulter Luxation. Verh Dtsch Ges Chir *11*:112-114, 1882.
374. Lacey T II: Reduction of anterior dislocation of the shoulder by means of the Milch abduction technique. J Bone Joint Surg Am *34*:108-109, 1952.
375. Lam SAS: Irreducible anterior dislocation of the shoulder. J Bone Joint Surg Br *48*:132, 1966.
376. Lamm CR, Zaehrisson BE, and Korner L: Radiography of the shoulder after Bristow repair. Acta Radiol Diagn *23*:523-528, 1982.
377. Landsiedl F: Arthroscopic therapy of recurrent anterior luxation of the shoulder by capsular repair. Arthroscopy *8*:296-304, 1992.
378. Lane JG, Sachs RA, and Riehl B: Arthroscopic staple capsulorrhaphy: A long-term follow-up. Arthroscopy *9*:190-194, 1993.
379. Lange M: Die operative Behandlung der gewohnheitsmabigen Verrenkung an Schulter. Knie Fub Z Orthop *75*:162, 1944.
380. Langfritz HV: Die doppelseitige traumatische Luxatio Humeri Erecta eine seltene Verletzungsform. Monatschr Unfallheilkunde *59*, 1956.
381. Laskin RS and Sedlin ED: Luxatio erecta in infancy. Clin Orthop *80*:126-129, 1971.
382. Latarjet M: Technique de la butée coracoidienne preplenoidienne dans le traitement des luxations récidivantes de l'épaule. Lyon Chir *54*:604-607, 1958.
383. Latarjet M: Résultat du traitement des luxations récidivantes de l'épaule par le procédé de Latarjet, à propos de 42 cas. Lyon Chir *64*, 1968.
384. Lavik K: Habitual shoulder luxation. Acta Orthop Scand *30*:251-264, 1961.
385. Lawrence WS: New position in radiographing the shoulder joint. AJR Am J Roentgenol *2*:728-730, 1915.
386. Lazarus MD and Harryman DT II: Complications of open anterior repairs for instability and their solutions. *In* Warner J, Iannotti J, and Gerber R (eds): Complex and Revision Problems in Shoulder Surgery. Philadelphia: Lippincott-Raven, 1996.

387. Lazarus MD, Sidles JA, Harryman DT II, and Matsen FA III: Effect of a chondral-labral defect on glenoid concavity and glenohumeral stability: A cadaveric model. J Bone Joint Surg Am *78*:94-102, 1996.
388. Leach RE, Corbett M, Schepsis A, and Stockel J: Results of a modified Putti-Platt operation for recurrent shoulder dislocation and subluxation. Clin Orthop *164*:20-25, 1982.
389. Lee AJ, Garraway WM, Hepburn W, and Laidlaw R: Influence of rugby injuries on players' subsequent health and lifestyle: Beginning a long term follow up. Br J Sports Med *35*:38-42, 2001.
390. Lee SB and An KN: Dynamic glenohumeral stability provided by three heads of the deltoid muscle. Clin Orthop *400*:40-47, 2002.
391. Leffert RD and Seddon H: Infraclavicular brachial plexus injuries. J Bone Joint Surg Br *47*:9-22, 1965.
392. Lemmens JA and de Waal Malefijt J: Radiographic evaluation of the modified Bristow procedure for recurrent anterior dislocation of the shoulder. Diagn Imaging Clin Med *53*:221-225, 1984.
393. L'Episcopo JB: Restoration of muscle balance in the treatment of obstetrical paralysis. N Y J Med *39*:357-363, 1939.
394. Lerat JL, Chotel F, Besse JL, et al: Dynamic anterior jerk of the shoulder. A new clinical test for shoulder instability: Preliminary study. Rev Chir Orthop Reparatrice Appar Mot *80*:461-467, 1994.
395. Lescher TJ and Andersen OS: Occlusion of the axillary artery complicating shoulder dislocation: Case report. Mil Med *144*:621-622, 1979.
396. Leslie JT and Ryan TJ: The anterior axillary incision to approach the shoulder joint. J Bone Joint Surg Am *44*:1193-1196, 1962.
397. Lev-El A and Rubinstein Z: Axillary artery injury in erect dislocation of the shoulder. J Trauma *21*:323-325, 1981.
398. Levick JR: Joint pressure-volume studies: Their importance, design and interpretation. J Rheumatol *10*:353-357, 1983.
399. Levine WN, Arroyo JS, Pollock RG, et al: Open revision stabilization surgery for recurrent anterior glenohumeral instability. Am J Sports Med *28*:156-160, 2000.
400. Levine WN, Richmond JC, and Donaldson WR: Use of the suture anchor in open Bankart reconstruction: A follow-up report. Am J Sports Med *22*:723-726, 1994.
401. Levitz CL, Dugas J, and Andrews JR: The use of arthroscopic thermal capsulorrhaphy to treat internal impingement in baseball players. Arthroscopy *17*:573-577, 2001.
402. Levy O, Wilson M, Williams H, et al: Thermal capsular shrinkage for shoulder instability. Mid-term longitudinal outcome study. J Bone Joint Surg Br *83*:640-645, 2001.
403. Leyder P, Augereau B, and Apoil A: Traitement des luxations postérieures inveterées de l'épaule par double abord et butée osseuse retro-glenoidienne. Ann Chir *34*:806-809, 1980.
404. Lieber R: Skeletal Muscle Structure and Function. Baltimore: Williams & Wilkins, 1992, p 314
405. Liedelmeyer R: External rotation method of shoulder dislocation reduction [letter]. Ann Emerg Med *10*:228, 1981.
406. Lilleby H: Arthroscopy of the shoulder joint. Acta Orthop Scand *53*:708-709, 1982.
407. Lindholm TS and Elmstedt E: Bilateral posterior dislocation of the shoulder combined with fracture of the proximal humerus. Acta Orthop Scand *51*:485-488, 1980.
408. Lippert FG: A modification of the gravity method of reducing anterior shoulder dislocations. Clin Orthop *165*:259-260, 1982.
409. Lippitt SB, Harris SL, Harryman DT II, et al: In vivo quantification of the laxity of normal and unstable glenohumeral joints. J Shoulder Elbow Surg *3*:215-223, 1994.
410. Lippitt SB, Harryman DT II, Sidles JA, and Matsen FA III: Diagnosis and management of AMBRI syndrome techniques. Tech Orthop *6*:61-73, 1991.
411. Lippitt SB, Kennedy JP, and Thompson TR: Intraarticular lidocaine versus intravenous analgesia in the reduction of dislocated shoulders. Orthop Trans *15*:804, 1991.
412. Lippitt SB, Kennedy JP, and Thompson TR: Intraarticular lidocaine versus intravenous analgesia in the reduction of dislocated shoulders. Orthop Trans *16*:230, 1992.
413. Lippitt SB, Vanderhooft JE, Harris SL, et al: Glenohumeral stability from concavity-compression: A quantitative analysis. J Shoulder Elbow Surg *2*:27-35, 1993.
414. Liu SH and Boynton E: Posterior superior impingement of the rotator cuff on the glenoid rim as a cause of shoulder pain in the overhead athlete. Arthroscopy *9*:697-699, 1993.
415. Liu SH and Henry MH: Anterior shoulder instability. Clin Orthop *323*:327-337, 1996.
416. Löbker K: Einige Präparate von habitueller Schulterluxation. Arch Klin Chir *34*:658-667, 1887.
417. Loomer R and Graham B: Anatomy of the axillary nerve and its relation to inferior capsular shift. Clin Orthop *243*:100-105, 1989.
418. Loutzenheiser TD, Harryman DT II, Yung SW, et al: Optimizing arthroscopic knots. Arthroscopy *11*:199-206, 1995.
419. Lower RF, McNiesh LM, and Callaghan JJ: Computed tomographic documentation of intra-articular penetration of a screw after operations on the shoulder: A report of two cases. J Bone Joint Surg Am *67*:1120-1122, 1985.
420. Lucas GL and Peterson MD: Open anterior dislocation of the shoulder. J Trauma *17*:883-884, 1977.
421. Luetzow WF, Atkin DM, and Sachs RA: Arthroscopic versus open Bankart repair of the shoulder for recurrent anterior dislocations. Paper presented at the American Academy of Orthopaedic Surgeons Specialty Day, American Shoulder and Elbow Surgeons Annual Open Meeting, 1995.
422. Lusardi DA, Wirth MA, Wurtz D, and Rockwood CA Jr: Loss of external rotation following anterior capsulorrhaphy of the shoulder. J Bone Joint Surg Am *75*:1185-1192, 1993.
423. Lynn FS: Erect dislocation of the shoulder. Surg Gynecol Obstet *39*:51-55, 1921.
424. Lyons TR, Griffith PL, Savoie FH III, and Field LD: Laser-assisted capsulorrhaphy for multidirectional instability of the shoulder. Arthroscopy *17*:25-30, 2001.
425. MacDonald PB, Hawkins RJ, Fowler PJ, and Miniaci A: Release of the subscapularis for internal rotation contracture and pain after anterior repair for recurrent dislocation of the shoulder. J Bone Joint Surg Am *74*:734-737, 1992.
426. Mack LA, Matsen FA III, and Kilcoyne RF: Ultrasound: US evaluation of the rotator cuff. Radiology *157*:205, 1985.
427. Mackenzie DB: The Bristow-Helfet operation for recurrent anterior dislocation of the shoulder. J Bone Joint Surg Br *62*:273-274, 1980.
428. Mackenzie DB: The treatment of recurrent anterior shoulder dislocation by the modified Bristow-Helfet procedure. S Afr Med J *65*:325, 1984.
429. Magnuson PB: Treatment of recurrent dislocation of the shoulder. Surg Clin North Am *25*:14-20, 1945.
430. Magnuson PB and Stack JK: Bilateral habitual dislocation of the shoulder in twins, a familial tendency. JAMA *144*:2103, 1940.
431. Magnuson PB and Stack JK: Recurrent dislocation of the shoulder. JAMA *123*:889-892, 1943.
432. Maki S and Gruen T: Anthropomorphic studies of the glenohumeral joint. Trans Orthop Res Soc *1*:173, 1976.
433. Malgaigne JF: Traite des Fractures et des Luxations. Paris: JB Bailliere, 1855.
434. Manes HR: A new method of shoulder reduction in the elderly. Clin Orthop *147*:200-202, 1980.
435. Markel MD, Hayashi K, Thabit GR, and Thielke RJ: Changes in articular capsular tissue using holmium:YAG laser at non-ablative energy densities. Potential application in non-ablative stabilization procedures. Orthopade *25*:37-41, 1996.
436. Marquardt M and Jerosch J: Ultrasound evaluation of multidirectional instability of the shoulder. Unfallchirurg *94*:295-301, 1991.
437. Martin B, Javelot T, and Vidal J: Long-term results obtained with the Bankart method for the treatment of recurring anterior instability of the shoulder. Chir Organi Mov *76*:199-207, 1991.
438. Martin SS, and Limbird TJ: The terrible triad of the shoulder. J South Orthop Assoc *8*:57-60, 1999.
439. Marx RG, McCarty EC, Montemurno TD, et al: Development of arthrosis following dislocation of the shoulder: A case-control study. J Shoulder Elbow Surg *11*:1-5, 2002.
440. Matsen FA III, Fu FH, and Hawkins RJ (eds): The Shoulder: A Balance of Mobility and Stability. Rosemont, IL: American Academy of Orthopaedic Surgeons, 1993.
441. Matsen FA III, Lippitt SB, Sidles JA, and Harryman DT II: Practical Evaluation and Management of the Shoulder. Philadelphia: WB Saunders, 1994.
442. Matsen FA III and Thomas SC: Glenohumeral instability. *In* Evarts CMC (ed): Surgery of the Musculoskeletal System, vol 3. New York: Churchill Livingstone, 1990, pp 1439-1469.
443. Matsen FA III, Thomas SC, and Rockwood CA Jr: Glenohumeral instability. *In* Rockwood CA Jr and Matsen FA III (eds): The Shoulder, vol 1. Philadelphia: WB Saunders, 1990, pp 547-551.
444. Matthews L, Vetter W, Oweida S, et al: Arthroscopic staple capsulorrhaphy for recurrent anterior shoulder instability. Arthroscopy *4*:106-111, 1988.
445. May VR: A modified Bristow operation for anterior recurrent dislocation of the shoulder. J Bone Joint Surg Am *52*:1010-1016, 1970.
446. McEleney ET, Donovan MJ, Shea KP, and Nowak MD: Initial failure strength of open and arthroscopic Bankart repairs. Arthroscopy *11*:426-431, 1995.
447. McFarland EG, Neira CA, Gutierrez MI, et al: Clinical significance of the arthroscopic drive-through sign in shoulder surgery. Arthroscopy *17*:38-43, 2001.
448. McFie J: Bilateral anterior dislocation of the shoulders: A case report. Injury *8*:67-69, 1976.
449. McGlynn FJ, El-Khoury G, and Albright JP: Arthrotomography of the glenoid labrum in shoulder instability. J Bone Joint Surg Am *64*:506-518, 1982.
450. McIntyre LF and Caspari RB: The rationale and technique for arthroscopic reconstruction of anterior shoulder instability using multiple sutures. Orthop Clin North Am *24*:55-58, 1993.
451. McKenzie AD and Sinclair AM: Axillary artery occlusion complicating shoulder dislocation. Am Surg *148*:139-141, 1958.
452. McLaughlin HL: Discussion of acute anterior dislocation of the shoulder by Toufick Nicola. J Bone Joint Surg Am *31*:172, 1949.
453. McLaughlin HL: On the "frozen" shoulder. Bull Hosp Jt Dis *12*:383-393, 1951.
454. McLaughlin HL: Posterior dislocation of the shoulder. J Bone Joint Surg Am *34*:584, 1952.
455. McLaughlin HL: Trauma. Philadelphia: WB Saunders, 1959.
456. McLaughlin HL: Recurrent anterior dislocation of the shoulder. I. Morbid anatomy. Am J Surg *99*:628-632, 1960.
457. McLaughlin HL: Dislocation of the shoulder with tuberosity fractures. Surg Clin North Am *43*:1615-1620, 1963.
458. McLaughlin HL: Locked posterior subluxation of the shoulder—diagnosis and treatment. Surg Clin North Am *43*:1621, 1963.
459. McLaughlin HL and Cavallaro WU: Primary anterior dislocation of the shoulder. Am J Surg *80*:615-621, 1950.
460. McLaughlin HL and MacLellan DI: Recurrent anterior dislocation of the shoulder. II. A comparative study. J Trauma *7*:191-201, 1967.

461. McMahon PJ, Dettling JR, Sandusky MD, and Lee TQ: Deformation and strain characteristics along the length of the anterior band of the inferior glenohumeral ligament. J Shoulder Elbow Surg *10*:482-488, 2001.
462. McMaster WC: Anterior glenoid labrum damage: A painful lesion in swimmers. Am J Sports Med *14*:383-387, 1986.
463. McMurray TB: Recurrent dislocation of the shoulder (Proceedings). J Bone Joint Surg Br *43*:402, 1961.
464. Mead NC and Sweeney HJ: Bristow procedure. Spectator Letter 1964.
465. Meadowcroft JA and Kain TM: Luxatio erecta shoulder dislocation: Report of two cases. Jefferson Orthop J *6*:20-24, 1977.
466. Merrill V: Atlas of Roentgenographic Positions and Standard Radiologic Procedures, vol 1, 4th ed. St Louis: CV Mosby, 1975.
467. Mestdagh H, Maynou C, Delobelle JM, et al: Traumatic posterior dislocation of the shoulder in adults. A propos of 25 cases. Ann Chir *48*:355-363, 1994.
468. Metcalf MH, Duckworth DG, Lee SB, et al: Posteroinferior glenoplasty can change glenoid shape and increase the mechanical stability of the shoulder. J Shoulder Elbow Surg *8*:205-213, 1999.
469. Metcalf MH, Pond JD, Harryman DT 2nd, et al: Capsulolabral augmentation increases glenohumeral stability in the cadaver shoulder. J Shoulder Elbow Surg *10*:532-538, 2001.
470. Meyer SJ and Dalinka MK: Magnetic resonance imaging of the shoulder. Orthop Clin North Am *21*:497-513, 1990.
471. Middeldorpf M and Scharm B: De Nova Humeri Luxationis Specie. Clinique Europenne, Inaugural Dissertation, vol 2. Breslau, Poland, 1859.
472. Milch H: Treatment of dislocation of the shoulder. Surgery *3*:732-740, 1938.
473. Miller LS, Donahue JR, Good RP, and Staerk AJ: The Magnuson-Stack procedure for treatment of recurrent glenohumeral dislocation. Am J Sports Med *12*:133, 1984.
474. Mills KLG: Simultaneous bilateral posterior fracture dislocation of the shoulder. Injury *6*:39-41, 1974-1975.
475. Milton GW: The mechanism of circumflex and other nerve injuries in dislocation of the shoulder and the possible mechanism of nerve injuries during reduction of dislocation. Aust N Z J Surg *23*:24-30, 1953-1955.
476. Milton GW: The circumflex nerve and dislocation of the shoulder. Br J Phys Med *17*:136-138, 1954.
477. Minkoff J and Cavaliere G: Glenohumeral instabilities and the role of magnetic resonance imaging techniques. The orthopedic surgeon's perspective. Magn Reson Imaging Clin N Am *1*:105-123, 1993.
478. Mirick MJ, Clinton JE, and Ruiz E: External rotation method of shoulder dislocation reduction. J Am Coll Emerg Physicians *8*:528-531, 1979.
479. Mishra DK and Fanton GS: Two-year outcome of arthroscopic Bankart repair and electrothermal-assisted capsulorrhaphy for recurrent traumatic anterior shoulder instability. Arthroscopy *17*:844-849, 2001.
480. Mital MA and Karlin LI: Diagnostic arthroscopy in sports injuries. Orthop Clin North Am *11*:771-785, 1980.
481. Moeller JC: Compound posterior dislocation of the shoulder. J Bone Joint Surg Am *57*:1006-1007, 1975.
482. Mologne TS, Lapoint JM, Morin WD, and Zilberfarb J: Arthroscopic anterior labral reconstruction using a transglenoid suture technique: Results in the active duty military patient. Paper presented at the American Academy of Orthopaedics Surgeons Specialty Day, American Shoulder and Elbow Surgeons, 1995, Orlando, FL.
483. Montgomery WH and Jobe FW: Functional outcomes in athletes after modified anterior capsulolabral reconstruction. Am J Sports Med *22*:352-357, 1994.
484. Moran MC and Warren RF: Development of a synovial cyst after arthroscopy of the shoulder. A brief note. J Bone Joint Surg Am *71*:127-129, 1989.
485. Morgan CD: Arthroscopic transglenoid Bankart suture repair. Oper Tech Orthop *1*:171-179, 1991.
486. Morgan CD and Bodenstab AB: Arthroscopic Bankart suture repair: Technique and early results. Arthroscopy *3*:111-122, 1987.
487. Morgan CD, Rames RD, and Snyder SJ: Arthroscopic assessment of anatomic variants of the glenohumeral ligaments associated with recurrent anterior shoulder instability. Orthop Trans *15*:727, 1992.
488. Morrey BF and Janes JM: Recurrent anterior dislocation of the shoulder: Long-term follow-up of the Putti-Platt and Bankart procedures. J Bone Joint Surg Am *58*:252-256, 1976.
489. Moseley HF: Shoulder Lesions. Springfield, IL: Charles C Thomas, 1945.
490. Moseley HF: Recurrent Dislocations of the Shoulder. Montreal: McGill University Press, 1961.
491. Moseley HF: The basic lesions of recurrent anterior dislocation. Surg Clin North Am *43*:1631-1634, 1963.
492. Moseley HF: Shoulder Lesions. Edinburgh: Churchill Livingstone, 1972.
493. Moseley HF and Overgaard B: The anterior capsular mechanism in recurrent anterior dislocation of the shoulder: Morphological and clinical studies with special reference to the glenoid labrum and glenohumeral ligaments. J Bone Joint Surg Br *44*:913-927, 1962.
494. Mowery CA, Garfin SR, Booth RE, and Rothman RH: Recurrent posterior dislocation of the shoulder: treatment using a bone block. J Bone Joint Surg Am *67*:777-781, 1985.
495. Müller W: Über den negativen Luftdruck im Gelenkraum. Dtsch Z Chir *217*:395-401, 1929.
496. Mumenthaler M and Schliack H: Lasionen Peripherer Nerven. Stuttgart, Germany: Georg Thieme Verlag, 1965.
497. Murrard J: Un cas de luxatio erecta de l'épaule double et symmétrique. Rev Orthop *7*:423, 1920.
498. Myers JB and Lephart SM: Sensorimotor deficits contributing to glenohumeral instability. Clin Orthop *400*:98-104, 2002.
499. Mynter H: Subacromial dislocation from muscular spasm. Ann Surg *36*:117-119, 1902.
500. Neer CS II: Degenerative lesions of the proximal humeral articular surface. Clin Orthop *20*:116-124, 1961.
501. Neer CS II: Fractures of the distal third of the clavicle. Clin Orthop *58*:43-50, 1968.
502. Neer CS II: Displaced proximal humeral fractures. I. Classification and evaluation. J Bone Joint Surg Am *52*:1077-1089, 1970.
503. Neer CS II and Foster CR: Inferior capsular shift for involuntary inferior and multidirectional instability of the shoulder: A preliminary report. J Bone Joint Surg Am *62*:897-908, 1980.
504. Neer CS II and Horwitz BS: Fracture of the proximal humeral epiphyseal plate. Clin Orthop *41*:24-31, 1965.
505. Neer CS II, Satterlee CC, Dalsey RM, and Flatow EL: On the value of the coracohumeral ligament release. Orthop Trans *13*:235-236, 1989.
506. Neumann CH, Petersen SA, and Jahnke AH: MR imaging of the labral capsular complex: Normal variation. AJR Am J Roentgenol *157*:1015-1021, 1991.
507. Neviaser RJ, Neviaser TJ, and Neviaser JS: Concurrent rupture of the rotator cuff and anterior dislocation of the shoulder in the older patient. J Bone Joint Surg Am *70*:1308-1311, 1988.
508. Neviaser RJ, Neviaser TJ, and Neviaser JS: Anterior dislocation of the shoulder and rotator cuff rupture. Clin Orthop *291*:103-106, 1993.
509. Neviaser TJ: The anterior labroligamentous periosteal sleeve avulsion lesion: A cause of anterior instability of the shoulder. Arthroscopy *9*:17-21, 1993.
510. Ng KC, Singh S, and Low YP: Axillary artery damage from shoulder trauma—a report of 2 cases. Chirurgie *116*:190-193, 1990.
511. Nicola FG, Ellman H, Eckardt J, and Finerman G: Bilateral posterior fracture-dislocation of the shoulder treated with a modification of the McLaughlin procedure. J Bone Joint Surg Am *63*:1175-1177, 1981.
512. Nicola T: Recurrent anterior dislocation of the shoulder. J Bone Joint Surg *11*:128-132, 1929.
513. Nicola T: Recurrent dislocation of the shoulder—its treatment by transplantation of the long head of the biceps. Am J Surg *6*:815, 1929.
514. Nicola T: Anterior dislocation of the shoulder: The role of the articular capsule. J Bone Joint Surg *24*:614-616, 1942.
515. Nicola T: Acute anterior dislocation of the shoulder. J Bone Joint Surg Am *31*:153-159, 1949.
516. Nicola T: Recurrent dislocation of the shoulder. Am J Surg *86*:85-91, 1953.
517. Nielsen AB and Nielsen K: The modified Bristow procedure for recurrent anterior dislocation of the shoulder. Acta Orthop Scand *53*:229-232, 1982.
518. Niskanen RO, Lehtonen JY, and Kaukonen JP: Alvik's glenoplasty for humeroscapular dislocation. Acta Orthop Scand *62*:279-283, 1991.
519. Nobel W: Posterior traumatic dislocation of the shoulder. J Bone Joint Surg Am *44*:523-538, 1962.
520. Nobuhara K and Ikeda H: Rotator interval lesion. Clin Orthop *223*:44-50, 1987.
521. Noesberger B and Mader G: Die modifizierte Operation nach Trillat bei habitueller Schulterluxation. Z Unf Med Berufskr *69*:34-36, 1976.
522. Norris TR: C-Arm Fluoroscopic Evaluation under Anesthesia for Glenohumeral Subluxations. Philadelphia: BC Decker, 1984, pp 22-25.
523. Norris TR, Bigliani LU, and Harris E: Complications following the modified Bristow repair for shoulder instability. Paper presented at the American Shoulder and Elbow Surgeons 3rd Open Meeting, 1987, San Francisco.
524. Obremskey WT, Lippitt SB, Harryman DT II, and Matsen FA III: Follow-up of the inferior capsular shift procedure for atraumatic multidirectional instability. Submitted to Clin Orthop 1995.
525. O'Brien SJ, Neves MC, Arnoczky SP, et al: The anatomy and histology of the inferior glenohumeral ligament complex of the shoulder. Am J Sports Med *18*:449-456, 1990.
526. Obrzut SL, Hecht P, Hayashi K, et al: The effect of radiofrequency energy on the length and temperature properties of the glenohumeral joint capsule. Arthroscopy *14*:395-400, 1998.
527. O'Connell PW, Nuber GW, Mileski RA, and Lautenschlager E: The contribution of the glenohumeral ligaments to anterior stability of the shoulder joint. Am J Sports Med *18*:579-584, 1990.
528. O'Conner SJ: Posterior dislocation of the shoulder. Arch Surg *72*:479-491, 1956.
529. O'Conner SJ and Jacknow AS: Posterior dislocation of the shoulder. J Bone Joint Surg Am *37*:1122, 1955.
530. O'Driscoll SW: Atraumatic instability: Pathology and pathogenesis. *In* Matsen III FA, Fu FH, and Hawkins RJ (eds): The Shoulder: A Balance of Mobility and Stability. Rosemont, IL: American Academy of Orthopaedic Surgeons, 1993, pp 305-318.
531. O'Driscoll SW and Evans DC: The DuToit Staple Capsulorrhaphy for Recurrent Anterior Dislocation of the Shoulder: Twenty Years of Experience in Six Toronto Hospitals. Paper presented at the American Shoulder and Elbow Surgeons 4th Open Meeting, 1988, Atlanta.
532. O'Driscoll SW and Evans DC: Long-term results of staple capsulorrhaphy for anterior instability of the shoulder. J Bone Joint Surg Am *75*:249-258, 1993.
533. Older MWJ: Arthroscopy of the shoulder joint. J Bone Joint Surg Br *58*:253, 1976.

534. Olsson O: Degenerative changes of the shoulder joint and their connection with shoulder pain. Acta Chir Scand Suppl *181*:1-130, 1953.
535. Onabowale BO and Jaja MOA: Unreduced bilateral synchronous shoulder dislocations. Niger Med J *9*:267-271, 1979.
536. Onyeka W: Anterior shoulder dislocation: An unusual complication. Emerg Med J *19*:367-368, 2002.
537. Oppenheim WL, Dawson EG, Quinlan C, and Graham SA: The cephaloscapular projection: A special diagnostic aid. Clin Orthop *195*:191-193, 1985.
538. Orlinsky M, Shon S, Chiang C, et al: Comparative study of intra-articular lidocaine and intravenous meperidine/diazepam for shoulder dislocations. J Emerg Med *22*:241-245, 2002.
539. Osmond-Clarke H: Habitual dislocation of the shoulder. The Putti-Platt operation. J Bone Joint Surg Br *30*:19-25, 1948.
540. Oudard P: La luxation reécidivante de l'épaule (variete anterointerne) procédé opératoire. J Chir *23*:13, 1924.
541. Ovesen J and Nielsen S: Experimental distal subluxation in the glenohumeral joint. Arch Orthop Trauma Surg *104*:82-84, 1985.
542. Ovesen J and Nielsen S: Stability of the shoulder joint: Cadaver study of stabilizing structures. Acta Orthop Scand *56*:149-151, 1985.
543. Ozaki J: Glenohumeral movement of the involuntary inferior and multidirectional instability. Clin Orthop *238*:107-111, 1989.
544. Paavolainen P, Bjorkenheim JM, Ahovuo J, and Slatis P: Recurrent anterior dislocation of the shoulder. Results of Eden-Hybinette and Putti-Platt operations. Acta Orthop Scand *55*:556-560, 1984.
545. Pagden D, Halaburt AS, Wiroszo R, and Karyn A: Posterior dislocation of the shoulder complicating regional anesthesia. Anesth Analg *65*:1063-1065, 1986.
546. Pagnani MJ, Deng XH, Warren RF, et al: Effect of lesions of the superior portion of the glenoid labrum on glenohumeral translation. J Bone Joint Surg Am *77*:1003-1010, 1995.
547. Pagnani MJ, and Dome DC: Surgical treatment of traumatic anterior shoulder instability in American football players. J Bone Joint Surg Am *84*:711-715, 2002.
548. Palmer I and Widen A: The bone block method for recurrent dislocation of the shoulder joint. J Bone Joint Surg Br *30*:53, 1948.
549. Palmer WE and Caslowitz PL: Anterior shoulder instability: Diagnostic criteria determined from prospective analysis of 121 MR arthrograms. Radiology *197*:819-825, 1995.
550. Pappas AM, Goss TP, and Kleinman PK: Symptomatic shoulder instability due to lesions of the glenoid labrum. Am J Sports Med *11*:279-288, 1983.
551. Parisien JS: Shoulder arthroscopy technique and indications. Bull Hosp Jt Dis *43*:56-69, 1983.
552. Parisien VM: Shoulder dislocation: An easier method of reduction. J Maine Med Assoc *70*:102, 1979.
553. Parrish GA and Skiendzielewski JJ: Bilateral posterior fracture-dislocations of the shoulder after convulsive status epilepticus. Ann Emerg Med *14*:264-266, 1985.
554. Parsons SW and Rowley DI: Brachial plexus lesions in dislocations and fracture dislocation of the shoulder. J R Coll Surg Edinb *31*:85-87, 1986.
555. Pascoet G, Jung F, Foucher G, and Kehr P: Treatment of recurrent dislocation of the shoulder by preglenoid artificial ridge using the Latarjet-Vittori technique. J Med Strasbourg *6*:501-504, 1975.
556. Pasila M, Jaroma H, and Kiviluoto O: Early complications of primary shoulder dislocations. Acta Orthop Scand *49*:260-263, 1978.
557. Pasila M, Kiviluoto O, Jaroma H, and Sundholm A: Recovery from primary shoulder dislocation and its complications. Acta Orthop Scand *51*:257-262, 1980.
558. Patel MR, Pardee ML, and Singerman RC: Intrathoracic dislocation of the head of the humerus. J Bone Joint Surg Am *45*:1712-1714, 1963.
559. Pavlov H, Warren RF, Weiss CBJ, and Dines DM: The roentgenographic evaluation of anterior shoulder instability. Clin Orthop *194*:153-158, 1985.
560. Peiro A, Ferrandis R, and Correa F: Bilateral erect dislocation of the shoulders. Injury *6*:294, 1975.
561. Percy LR: Recurrent posterior dislocation of the shoulder. J Bone Joint Surg Br *42*:863, 1960.
562. Perniceni B and Augereau A: Treatment of old unreduced anterior dislocations of the shoulder by open reduction and reinforced rib graft: Discussion of three cases. Ann Chir *36*:235-239, 1983.
563. Perry J and Glousman RE: Biomechanics of Throwing. St Louis: CV Mosby, 1989, pp 727-751.
564. Perthes G: Uber Operationen bei habitueller Schulterluxation. Dtsch Z Chir *85*:199-222, 1906.
565. Pettersson G: Rupture of the tendon aponeurosis of the shoulder joint in anterior inferior dislocation. Acta Chir Scand Suppl *77*:1-187, 1942.
566. Pilz W: Zur Rontgenuntersschung der habituellen Schulterverrenkung. Arch Klin Chir *135*:1-22, 1925.
567. Pollock RG and Bigliani LU: Recurrent posterior shoulder instability: Diagnosis and treatment. Clin Orthop *291*:85-96, 1993.
568. Pollock RG, Owens JM, Flatow EL, and Bigliani LU: Operative results of the inferior capsular shift procedure for multidirectional instability of the shoulder. J Bone Joint Surg Am *82*:919-28, 2000.
569. Poppen NK and Walker PS: Normal and abnormal motion of the shoulder. J Bone Joint Surg Am *58*:195, 1976.
570. Poppen NK and Walker PS: Forces at the glenohumeral joint in abduction. Clin Orthop *135*:165-170, 1978.
571. Porteous MJL and Miller AJ: Humeral rotation osteotomy for chronic posterior dislocation of the shoulder. J Bone Joint Surg Br *72*:181-186, 1990.
572. Post M: The Shoulder. Surgical and Non-surgical Management. Philadelphia: Lea & Febiger, 1978.
573. Prodromos CC, Ferry JA, Schiller AL, and Zarins B: Histological studies of the glenoid labrum from fetal life to old age. J Bone Joint Surg Am *72*:1344-1348, 1990.
574. Protzman RR: Anterior instability of the shoulder. J Bone Joint Surg Am *62*:909-918, 1980.
575. Prozorovskii VF, Khvisiuk NI, and Gevorkian AD: Surgical treatment of anterior instability of the shoulder joint. Ortop Traumatol Protez *4*:14-18, 1991.
576. Quigley TB and Freedman PA: Recurrent dislocation of the shoulder. Am J Surg *128*:595-599, 1974.
577. Rafii M, Firooznia H, and Bonamo JJ: CT arthrography of capsular structures of the shoulder. AJR Am J Roentgenol *146*:361-367, 1986.
578. Rafii M, Firooznia H, and Bonamo JJ: Athlete shoulder injuries: CT arthrographic findings. Radiology *162*:559-564, 1987.
579. Rafii M, Firooznia H, Golimbu C, and Weinreb J: Magnetic resonance imaging of glenohumeral instability. Magn Reson Imaging Clin N Am *1*:87-104, 1993.
580. Randelli M and Gambrioli PL: Glenohumeral osteometry by computed tomography in normal and unstable shoulders. Clin Orthop *208*:151, 1986.
581. Rao JP, Francis AM, Hurley J, and Daczkewycz R: Treatment of recurrent anterior dislocation of the shoulder by duToit staple capsulorrhaphy: Results of long-term follow-up study. Clin Orthop *204*:169, 1986.
582. Reeves B: Arthrography in acute dislocation of the shoulder. J Bone Joint Surg Br *48*:182, 1968.
583. Reeves B: Experiments on the tensile strength of the anterior capsular structures of the shoulder in man. J Bone Joint Surg Br *50*:858-865, 1968.
584. Reeves B: Acute anterior dislocation of the shoulder. Ann R Coll Surg Engl *43*:255, 1969.
585. Resch H: Current aspects in the arthroscopic treatment of shoulder instability. Orthopade *20*:273-281, 1991.
586. Resch H, Wykypiel HF, Maurer H, and Wambacher M: The antero-inferior (transmuscular) approach for arthroscopic repair of the Bankart lesion: An anatomic and clinical study. J Arthrosc *12*:309-319, 1996.
587. Rhee KJ, Ahn SR, and Lee JK: Arthroscopic capsular suture for anterior instability of the shoulder. Orthopedics *15*:217-224, 1992.
588. Rhee YG, Harryman DT II, Romeo AA, et al: Translational laxity of the glenohumeral joint. Submitted to Am J Sports Med, 1994.
589. Ribbans WJ, Mitchell R, and Taylor GJ: Computerized arthrotomography of primary anterior dislocation of the shoulder. J Bone Joint Surg Br *72*:181-185, 1990.
590. Richards RD, Sartoris DJ, Pathria MN, and Resnick D: Hill-Sachs lesion and normal humeral groove: MR imaging features allowing their differentiation. Radiology *190*:665-668, 1994.
591. Richards RR, Beaton D, and Hudson AR: Shoulder arthrodesis with plate fixation: Functional outcome analysis. J Shoulder Elbow Surg *2*:225-239, 1993.
592. Richards RR, Waddell JP, and Hudson MB: Shoulder Arthrodesis for the treatment of brachial plexus palsy: A review of twenty-two patients. Paper presented at the American Shoulder and Elbow Surgeons 3rd Open Meeting, 1987, San Francisco.
593. Richmond JC, Donaldson WR, Fu F, and Harner CD: Modification of the Bankart reconstruction with a suture anchor: Report of a new technique. Am J Sports Med *19*:343-346, 1991.
594. Rob CG and Standeven A: Closed traumatic lesions of the axillary and brachial arteries. Lancet *1*:597-599, 1956.
595. Roca LA and Ramos-Vertiz JR: Luxacion erecta de hombro. Rev San Mil Arg *61*:135, 1962.
596. Rockwood CA Jr: Subluxation of the shoulder—the classification, diagnosis and treatment. Orthop Trans *4*:306, 1979.
597. Rockwood CA Jr: Part 2: Dislocations about the Shoulder, vol 1. *In* Rockwood CA and Green DP (eds): Fractures, 2nd ed. Philadelphia: JB Lippincott, 1984.
598. Rockwood CA Jr: Shoulder arthroscopy. J Bone Joint Surg Am *70*:639-640, 1988.
599. Rockwood, CA: Comparison of arthroscopic and open repairs for recurrent anterior dislocation of the shoulder. Paper presented at an open meeting of Arthroscopic Sssociation of North America, Feb 8, 2003, New Orleans.
600. Rockwood CA Jr, Burkhead WZ Jr, and Brna J: Subluxation for the glenohumeral joint; response to rehabilitative exercise in traumatic vs. atraumatic instability. Paper presented at the American Shoulder and Elbow Surgeons 2nd Open Meeting, 1986, New Orleans.
601. Rockwood CA Jr and Young DC: Complications and management of the failed Bristow shoulder reconstructions. Orthop Trans *13*:232, 1989.
602. Rodosky MW, Harner CD, and Fu FH: The role of the long head of the biceps muscle and superior glenoid labrum in anterior stability of the shoulder. Am J Sports Med *22*:121-130, 1994.
603. Rokous JR, Feagin JA, and Abbott HG: Modified axillary roentgenogram. A useful adjunct in the diagnosis of recurrent instability of the shoulder. Clin Orthop *82*:84-86, 1972.
604. Romanes GJ(ed): Cunningham's Textbook of Anatomy, 11th ed. London: Oxford University Press, 1972.
605. Rose DJ: Arthroscopic suture capsulorrhaphy for recurrent anterior and anteroinferior shoulder instability: 2-6 year followup. Paper presented at the American Academy of Orthopaedic Surgeons Specialty Day, Arthroscopy Association of North America, 1994.
606. Rosenberg BN, Richmond JC, and Levine WN: Long-term follow up of Bankart reconstruction. Am J Sports Med *23*:538-544, 1995.

607. Rossi F, Ternamian PJ, Cerciello G, and Walch G: Posterosuperior glenoid rim impingement in athletes: The diagnostic value of traditional radiology and magnetic resonance. Radiol Med (Torino) *87*:22-27, 1994.
608. Roston JB and Haines RW: Cracking in the metacarpo-phalangeal joint. J Anat *81*:165-173, 1947.
609. Rowe CR: Prognosis in dislocations of the shoulder. J Bone Joint Surg Am *38*:957-977, 1956.
610. Rowe CR: Instabilities of the glenohumeral joint. Bull Hosp Joint Dis *39*:180-186, 1978.
611. Rowe CR, Patel D, and Southmayd WW: The Bankart procedure–a study of late results (Proceedings). J Bone Joint Surg Br *59*:122, 1977.
612. Rowe CR, Patel D, and Southmayd WW: The Bankart procedure: A long-term end-result study. J Bone Joint Surg Am *60*:1-16, 1978.
613. Rowe CR, Pierce DS, and Clark JG: Voluntary dislocation of the shoulder: A preliminary report on a clinical, electromyographic, and psychiatric study of 26 patients. J Bone Joint Surg Am *55*:445-460, 1973.
614. Rowe CR and Sakellarides HT: Factors related to recurrences of anterior dislocations of the shoulder. Clin Orthop *20*:40, 1961.
615. Rowe CR and Yee LBK: A posterior approach to the shoulder joint. J Bone Joint Surg Am *26*:580, 1944.
616. Rowe CR and Zarins B: Recurrent transient subluxation of the shoulder. J Bone Joint Surg Am *63*:863-872, 1981.
617. Rowe CR and Zarins B: Chronic unreduced dislocations of the shoulder. J Bone Joint Surg Am *64*:494-505, 1982.
618. Rowe CR, Zarins B, and Ciullo JV: Recurrent anterior dislocation of the shoulder after surgical repair: Apparent causes of failure and treatment. J Bone Joint Surg Am *66*:159, 1984.
619. Rozing PM, De Bakker HM, and Obermann WR: Radiographic views in recurrent anterior shoulder dislocation: Comparison of six methods for identification of typical lesions. Acta Orthop Scand *57*:328-330, 1986.
620. Rubin SA, Gray RL, and Green WR: Scapular Y–a diagnostic aid in shoulder trauma. Radiology *110*:725-726, 1974.
621. Runkel M, Kreitner KF, Wenda K, et al: Nuclear magnetic tomography in shoulder dislocation. Unfallchirurg *96*:124-128, 1993.
622. Rupp F: Ueber ein vereinfachtes Operationverfahren bei habitueller Schulterluxatuion. Dtsch Z Chir *198*:70-75, 1926.
623. Russell JA, Holmes EMI, and Keller DJ: Reduction of acute anterior shoulder dislocations using the Milch technique: A study of ski injuries. J Trauma *21*:802-804, 1981.
624. Saha AK: Theory of Shoulder Mechanism. Springfield, IL: Charles C Thomas, 1961.
625. Saha AK: Anterior recurrent dislocation of the shoulder. Acta Orthop Scand *39*:479-493, 1967.
626. Saha AK: Dynamic instability of the glenohumeral joint. Acta Orthop Scand *42*:491-505, 1971.
627. Saha AK: Mechanics of elevation of glenohumeral joint: Its application in rehabilitation of flail shoulder in upper brachial plexus injuries and poliomyelitis and in replacement of the upper humerus by prosthesis. Acta Orthop Scand *44*:668, 1973.
628. Saha AK, Das NN, and Chakravarty BF: Treatment of recurrent dislocation of shoulder: Past, present, and future: Studies on electromyographic changes of muscles acting on the shoulder joint complex. Calcutta Med J *53*:409-413, 1956.
629. Sarma A, Savanchak H, Levinson ED, and Sigman R: Thrombosis of the axillary artery and brachial plexus injury secondary to shoulder dislocation. Conn Med *45*:513-514, 1981.
630. Sarrafian AK: Gross and functional anatomy of the shoulder. Clin Orthop *173*:11-19, 1983.
631. Savarsee JJ and Covino BG: Basic and clinical pharmacology of local anesthetic drugs. *In* Miller RD (ed): Anesthesia. New York: Churchill Livingstone, 1986.
632. Savoie FH III: Arthroscopic reconstruction of recurrent traumatic anterior instability. Paper presented at the American Academy of Orthopaedic Surgeons Specialty Day, American Shoulder and Elbow Surgeons, 1995.
633. Saxena K and Stavas J: Inferior glenohumeral dislocation. Ann Emerg Med *12*:718-720, 1983.
634. Schauder KS and Tullow HS: Role of the coracoid bone block in the modified Bristow procedure. Am J Sports Med *20*:31-34, 1992.
635. Schiffern SC, Rozencwaig R, Antoniou J, et al: Anteroposterior centering of the humeral head on the glenoid in vivo. Am J Sports Med *30*:382-387, 2002.
636. Schlemm F: Ueber die Verstarkungsbander am Schultergelenk. Arch Anat Physiol Wissenschaft Med *22*:45, 1853.
637. Schüller M: Berl Klin Wochenschr *33*:760, 1896.
638. Schulz TJ, Jacobs B, and Patterson RL: Unrecognized dislocations of the shoulder. J Trauma *9*:1009-1023, 1969.
639. Schwartz RE, O'Brien SJ, Warren RF, and Torzilli PA: Capsular restraints to anterior-posterior motion in the shoulder. Orthop Trans *12*:727, 1988.
640. Scott DJJ: Treatment of recurrent posterior dislocations of the shoulder by glenoplasty. J Bone Joint Surg Am *49*:471, 1967.
641. Scougall S: Posterior dislocation of the shoulder. J Bone Joint Surg Br *39*:726-732, 1957.
642. Segal D, Yablon IG, Lynch JJ, and Jones RP: Acute bilateral anterior dislocation of the shoulders. Clin Orthop *140*:21-22, 1979.
643. Seltzer SE and Weissman BN: CT findings in normal and dislocating shoulders. J Can Assoc Radiol *36*:41-46, 1985.
644. Sever JW: Obstetrical paralysis. Surg Gynecol Obstet *44*:547-549, 1927.
645. Shaffer BS, Conway J, Jobe FW, et al: Infraspinatus muscle-splitting incision in posterior shoulder surgery: An anatomic and electromyographic study. Am J Sports Med *22*:113-120, 1994.
646. Shaffer BS, and Tibone JE: Arthroscopic shoulder instability surgery. Complications. Clin Sports Med *18*:737-767, 1999.
647. Shea KP and Lovallo JL: Scapulothoracic penetration of a Beath pin: An unusual complication of arthroscopic Bankart suture repair. Arthroscopy *7*:115-117, 1991.
648. Shea KP, O'Keefe RM Jr, and Fulkerson JP: Comparison of initial pull-out strength of arthroscopic suture and staple Bankart repair techniques. Arthroscopy *8*:179-82, 1992.
649. Shively J and Johnson J: Results of modified Bristow procedure. Clin Orthop *187*:150, 1984.
650. Shuman WP, Kilcoyne RF, Matsen FA III, et al: Double-contrast computed tomography of the glenoid labrum. AJR Am J Roentgenol *141*:581-584, 1983.
651. Sidles JA, Harryman DT, and Simkin PA: Passive and active stabilization of the glenohumeral joint. Submitted to J Bone Joint Surg, 1989.
652. Silliman JF and Hawkins RJ: Classification and physical diagnosis of instability of the shoulder. Clin Orthop *291*:7-19, 1993.
653. Simkin PA: Structure and function of joints. *In* Schumacher HR (ed): Primer on the Rheumatic Diseases, 9th ed. Atlanta: Arthritis Foundation, 1988.
654. Simonet WT and Cofield RH: Prognosis in Anterior Shoulder Dislocation. Homestead, VA: American Orthopaedic Society for Sports Medicine, 1983.
655. Simons P, Joekes E, Nelissen RG, and Bloem JL: Posterior labrocapsular periosteal sleeve avulsion complicating locked posterior shoulder dislocation. Skeletal Radiol *27*:588-590, 1998.
656. Singer GC, Kirkland PM, and Emery RJH: Coracoid transposition for recurrent anterior instability of the shoulder. J Bone Joint Surg Br *77*:73-76, 1995.
657. Sisk TD and Boyd HB: Management of recurrent anterior dislocation of the shoulder. DuToit-type or staple capsulorrhaphy. Clin Orthop *103*:150, 1974.
658. Small NC: Complications in arthroscopy: The knee and other joints. Arthroscopy *2*:253, 1986.
659. Small NC: Complications in arthroscopic surgery performed by experienced arthroscopists. Arthroscopy *4*:215-221, 1988.
660. Small NC: Complications in arthroscopic surgery of the knee and shoulder. Orthopedics *16*:985-988, 1993.
661. Snyder SJ, Banas MP, and Karzel RP: An analysis of 140 injuries to the superior glenoid labrum. J Shoulder Elbow Surg *4*:243-248, 1995.
662. Snyder SJ and Strafford BB: Arthroscopic management of instability of the shoulder. Orthopedics *16*:993-1002, 1993.
663. Sonnabend DH: Treatment of primary anterior shoulder dislocation in patients older than 40 years of age. Clin Orthop *304*:74-77, 1994.
664. Soslowsky LJ, Bigliani LU, Flatow EL, and Mow VC: Articular geometry of the glenohumeral joint. Clin Orthop *285*:181-190, 1992.
665. Speed K: Fractures and Dislocation, 4th ed. Philadelphia: Lea & Febiger, 1942.
666. Speer KP, Deng X, Borrero S, et al: A biomechanical evaluation of the Bankart lesion. Paper presented at the American Academy of Orthopaedic Surgeons Specialty Day, American Shoulder and Elbow Surgeons, 1995.
667. Speer KP, Deng X, Torzilli PA, et al: Strategies for an anterior capsular shift of the shoulder: A biomechanical comparison. Rev Chir Orthop Reparatice Appar Mot *80*:602-609, 1994.
668. Speer KP, Pagnani M, and Warren RF: Arthroscopic anterior shoulder stabilization: 2-5 year follow-up using a bioabsorbable tac. Paper presented at the American Shoulder and Elbow Surgeons 10th Open Meeting, 1994 New Orleans.
669. Sperber A, Hamberg P, Karlsson J, et al: Comparison of an arthroscopic and an open procedure for posttraumatic instability of the shoulder: A prospective, randomized multicenter study. J Shoulder Elbow Surg *10*:105-108, 2001.
670. Sperber A and Wredmark T: Capsular elasticity and joint volume in recurrent anterior shoulder instability. Arthroscopy *10*:598-601, 1994.
671. Staffel F: Verh Dtsch Ges Chir *24*:651-656, 1895.
672. Steenburg RW and Ravitch MM: Cervicothoracic approach for subclavian vessel injury from compound fracture of the clavicle: Considerations of subclavian axillary exposures. Ann Surg *157*:839-846, 1963.
673. Stefko JM, Tibone JE, McMahon PJ, et al: Strain of the anterior band of the glenohumeral ligament at the time of capsular failure. Paper presented at the American Shoulder and Elbow Surgeons Closed Meeting, 1995, LaQuinta, CA.
674. Stein E: Case report 374: Posttraumatic pseudoaneurysm of axillary artery. Skeletal Radiol *15*:391-393, 1986.
675. Steiner D and Hermann B: Collagen fiber arrangement of the human shoulder joint capsule–an anatomical study. Acta Anat (Basel) *136*:300-302, 1989.
676. Stener B: Dislocation of the shoulder complicated by complete rupture of the axillary artery. J Bone Joint Surg Br *39*:714-717, 1957.
677. Stevens JH: Brachial Plexus Paralysis. New York: G. Miller, 1934.
678. Stimson LA: Fractures and Dislocations, 3rd ed. Philadelphia: Lea Brothers, 1900.
679. Stimson LA: A Practical Treatise on Fractures and Dislocations, 7th ed. Philadelphia: Lea & Febiger, 1912.
680. Stromsoe K, Senn E, Simmen B, and Matter P: Rezidivhaufigkeit nach erstmaliger traumatischer Schulterluxation. Helv Chir Acta *47*:85-88, 1980.
681. Stufflesser H and Dexel M: The treatment of recurrent dislocation of the shoulder by rotation osteotomy with internal fixation. Ital J Orthop Traumatol *39*:191, 1977.
682. Sudarov Z: The results of the modified Nosske-Oudard-Bazy-Savic operation for recurrent dislocation of the shoulder [abstract]. J Bone Joint Surg Br *48*:855, 1966.

683. Surin V, Blader S, Markhede G, and Sundholm K: Rotational osteotomy of the humerus for posterior instability of the shoulder. J Bone Joint Surg Am *72*:181-186, 1990.
684. Swenson TM and Warner JJ: Arthroscopic shoulder stabilization: Overview of indications, technique, and efficacy. Clin Sports Med *14*:841-862, 1995.
685. Symeonides PP: The significance of the subscapularis muscle in the pathogenesis of recurrent anterior dislocation of the shoulder. J Bone Joint Surg Br *54*:476-483, 1972.
686. Tagliabue D and Esposito A: L'intervento di Latarjet nella lussazione recidivante di spalla-dello sportivo. Ital J Orthop Traumatol *2*:91-100, 1980.
687. Tauro JC and Carter FMN: Arthroscopic capsular advancement for anterior and anterior-inferior shoulder instability: A preliminary report. Arthroscopy *10*:513-517, 1994.
688. Terry GC, Hammon D, and France P: The stabilizing function of passive shoulder restraints. Am J Sports Med *19*:26-34, 1991.
689. Thal R: Knotless suture anchor: Arthroscopic Bankart repair without tying knots. Clin Orthop *390*:42-51, 2001.
690. Thomas MA: Posterior subacromial dislocation of the head of the humerus. AJR Am J Roentgenol *37*:767-773, 1937.
691. Thomas SC and Matsen FA III: An approach to the repair of glenohumeral ligament avulsion in the management of traumatic anterior glenohumeral instability. J Bone Joint Surg Am *71*:506-513, 1989.
692. Thomas TT: Habitual or recurrent anterior dislocation of the shoulder. Am J Med Sci *137*:229-246, 1909.
693. Thomas TT: Habitual or recurrent dislocation of the shoulder: Forty-four shoulder operations in 42 patients. Surg Gynecol Obstet *32*:291-299, 1921.
694. Thompson FR and Winant WM: Unusual fracture-subluxations of the shoulder joint. J Bone Joint Surg Am *32*:575-582, 1950.
695. Thompson FR and Winant WM: Comminuted fractures of the humeral head with subluxation. Clin Orthop *20*:94-96, 1961.
696. Tibone J and Ting A: Capsulorrhaphy with a staple for recurrent posterior subluxation of the shoulder. J Bone Joint Surg Am *72*:999-1002, 1990.
697. Tibone JE and Bradley JP: The treatment of posterior subluxation in athletes. Clin Orthop *291*:124-137, 1993.
698. Tibone JE, McMahon PJ, Shrader TA, et al: Glenohumeral joint translation after arthroscopic, nonablative, thermal capsuloplasty with a laser. Am J Sports Med *26*:495-498, 1998.
699. Tibone JE, Prietto C, Jobe FW, et al: Staple capsulorrhaphy for recurrent posterior shoulder dislocation. Am J Sports Med *9*:135-139, 1981.
700. Tietjen R: Occult glenohumeral interposition of a torn rotator cuff. J Bone Joint Surg Am *64*:458-459, 1982.
701. Tijmes J, Loyd HM, and Tullos HS: Arthrography in acute shoulder dislocations. South Med J *72*:564-567, 1979.
702. Toolanen G, Hildingsson C, Hedlund T, et al: Early complications after anterior dislocation of the shoulder in patients over 40 years: An ultrasonographic and electromyographic study. Acta Orthop Scand *64*:549-552, 1993.
703. Torg JS, Balduini FC, Bonci C, et al: A modified Bristow-Helfet-May procedure for recurrent dislocations and subluxation of the shoulder: Report of two hundred and twelve cases. J Bone Joint Surg Am *69*:904-913, 1987.
704. Townley CO: The capsular mechanism in recurrent dislocation of the shoulder. J Bone Joint Surg Am *32*:370-380, 1950.
705. Trillat A: Traitement de la luxation récidivante de l'épaule: Considerations, techniques. Lyon Chir *49*:986, 1954.
706. Trillat A and Leclerc-Chalvet F: Luxation Récidivante de L'Épaule. Paris: Masson, 1973.
707. Trimmings NP: Hemarthrosis aspiration in treatment of anterior dislocation of the shoulder. J R Soc Med *78*:1023-1027, 1985.
708. Turkel SJ, Panio MW, Marshall JL, and Girgis FG: Stabilizing mechanisms preventing anterior dislocation of the glenohumeral joint. J Bone Joint Surg Am *63*:1208-1217, 1981.
709. Tuszynski W and Dworczyndki W: [Anterior shoulder dislocation complicated by transient paralysis of the brachial plexus. Chir Narzadow Ruchu Ortop Pol *46*:129-131, 1981.
710. Uhorchak JM, Arciero RA, Huggard D, and Taylor DC: Recurrent shoulder instability after open reconstruction in athletes involved in collision and contact sports. Am J Sports Med *28*:794-799, 2000.
711. Uhorchak JM, Arciero RA, and Taylor DC: recurrent instability after open shoulder stabilization in athletes. Paper presented at the American Academy of Orthopaedic Surgeons Specialty Day, American Shoulder and Elbow Surgeons, 1995.
712. Uhthoff HK and Piscopo M: Anterior capsular redundancy of the shoulder: Congenital or traumatic? An embryological study. J Bone Joint Surg Br *67*:363-366, 1985.
713. Ungersbock A, Michel M, and Hertel R: Factors influencing the results of a modified Bankart procedure. J Shoulder Elbow Surg *4*:365-369, 1995.
714. Unsworth A, Dowson D, and Wright V: "Cracking joints": A bioengineering study of cavitation in the metacarpophalangeal joint. Ann Rheum Dis *30*:348, 1971.
715. Uribe JW and Hechtman KS: Arthroscopically assisted repair of acute Bankart lesion. Orthopedics *16*:1019-1023, 1993.
716. Valls J: Acrylic prosthesis in a case with fracture of the head of the humerus. Bal Soc Orthop Trauma *17*:61, 1952.
717. Van der Helm FC: A finite element musculoskeletal model of the shoulder mechanics. J Biomech *27*:551-569, 1994.
718. Van der Helm FC, Veeger HE, Pronk GM, et al: Geometry parameters for musculoskeletal modeling of the shoulder system. J Biomech *25*:129-144, 1992.
719. Van der Spek K: Rupture of the axillary artery as a complication of dislocation of the shoulder. Arch Chir Neerl *16*:113-118, 1964.
720. Vangsness CTJ, Ennis M, Taylor JG, and Atkinson R: Neural anatomy of the glenohumeral ligaments, labrum, and subacromial bursa. Arthroscopy *11*:180-184, 1995.
721. Veeger HE, Van der Helm FC, Van der Woude LH, et al: Inertia and muscle contraction parameters for musculoskeletal modeling of the shoulder mechanism. J Biomech *24*:615-629, 1991.
722. Vegter J and Marti RK: Treatment of posterior dislocation of the shoulder by osteotomy of the neck of the scapula. J Bone Joint Surg *63*:288, 1981.
723. Vellet AD, Munk PL, and Marks P: Imaging techniques of the shoulder: Present perspectives. Clin Sports Med *10*:721-756, 1991.
724. Verrina F: Para-articular ossification following simple dislocation of the shoulder. Minerva Orthop *210*:480-486, 1975.
725. Volpin G, Langer R, and Stein H: Complete infraclavicular brachial plexus palsy with occlusion of axillary vessels following anterior dislocation of the shoulder joint. J Orthop Trauma *4*:121-123, 1990.
726. von Eisenhart-Rothe RM, Jager A, Englmeier KH, et al: Relevance of arm position and muscle activity on three-dimensional glenohumeral translation in patients with traumatic and atraumatic shoulder instability. Am J Sports Med *30*:514-522, 2002.
727. Wagner SC, Schweitzer ME, Morrison WB, et al: Shoulder instability: Accuracy of MR imaging performed after surgery in depicting recurrent injury—initial findings. Radiology *222*:196-203, 2002.
728. Walch G, Boileau P, Levigne C, et al: Arthroscopic stabilization for recurrent anterior shoulder dislocation. Arthroscopy *11*:173-179, 1995.
729. Walch G, Liotard JP, Boileau P, and Noel E: Postero-superior glenoid impingement: Another shoulder impingement. Rev Chir Orthop Reparatrice Appar Mot *77*:571-574, 1991.
730. Walch G, Liotard JP, Boileau P, and Noel E: Postero-superior glenoid impingement: Another impingement of the shoulder. J Radiol *74*:47-50, 1993.
731. Waldron VD: Dislocated shoulder reduction—a simple method that is done without assistants. Orthop Rev *11*:105-106, 1982.
732. Wallace AL, Hollinshead RM, and Frank CB: Creep behavior of a rabbit model of ligament laxity after electrothermal shrinkage in vivo. Am J Sports Med *30*:98-102, 2002.
733. Ward WG, Bassett FHI, and Garrett WEJ: Anterior staple capsulorrhaphy for recurrent dislocation of the shoulder: A clinical and biomechanical study. South Med J *83*:510-518, 1990.
734. Warme WJ, Arciero RA, Savoie FH 3rd, et al: Nonabsorbable versus absorbable suture anchors for open Bankart repair. A prospective, randomized comparison. Am J Sports Med *27*:742-746, 1999.
735. Warner JJ, Deng XH, Warren RF, and Torzilli PA: Static capsuloligamentous restraints to superior-inferior translation of the glenohumeral joint. Am J Sports Med *20*:675-685, 1992.
736. Warner JJ, Kann S, and Marks P: Arthroscopic repair of combined Bankart and superior labral detachment anterior and posterior lesions: Technique and preliminary results. Arthroscopy *10*:383-391, 1994.
737. Warner JJ, Micheli LJ, Arslanian LE, et al: Scapulothoracic motion in normal shoulders and shoulders with glenohumeral instability and impingement syndrome: A study using Moir'e topographic analysis. Clin Orthop *285*:191-199, 1992.
738. Warner JJ, Miller MD, and Marks P: Arthroscopic Bankart repair with the Suretac device. Part II. Experimental observations. Arthroscopy *11*:14-20, 1995.
739. Warner JJ, Miller MD, Marks P, and Fu FH: Arthroscopic Bankart repair with the Suretac device. Part I. Clinical observations. Arthroscopy *11*:2-13, 1995.
740. Warren RF: The Role of Shoulder Arthroscopy. Minneapolis, MN: American Academy of Orthopaedic Surgeons Instructional Course, 1989.
741. Warren RF, Kornblatt IB, and Marchand R: Static factors affecting posterior shoulder stability. Orthop Trans *8*:89, 1984.
742. Watson-Jones R: Dislocation of the shoulder joint. Proc R Soc Med *29*:1060-1062, 1936.
743. Watson-Jones R: Recurrent dislocation of the shoulder. J Bone Joint Surg Br *30*:6-8, 1948.
744. Watson-Jones R: Fractures and Joint Injuries, 4th ed. Baltimore: Williams & Wilkins, 1957.
745. Weaver JK and Derkash RS: Don't forget the Bristow-Latarjet procedure. Clin Orthop *308*:102-110, 1994.
746. Weber BG: Operative treatment for recurrent dislocation of the shoulder. Injury *1*:107-109, 1969.
747. Weber BG, Simpson LA, and Hardegger F: Rotational humeral osteotomy for recurrent anterior dislocation of the shoulder associated with a large Hill-Sachs lesion. J Bone Joint Surg Am *66*:1443, 1984.
748. Weber S: The gold standard revisited: Recent experience with the open Bankart repair for recurrent anterior glenohumeral dislocation. Paper presented at the American Academy of Orthopaedic Surgeons Specialty Day, American Shoulder and Elbow Surgeons, 1995.
749. Weber SC: Open versus arthroscopic repair of traumatic anterior glenohumeral instability. Paper presented at the American Academy of Orthopaedic Surgeons Specialty Day Meeting, Arthroscopy Association of North America, 1995.
750. Weber SC, Abrams JS, and Nottage WM: Complications associated with arthroscopic shoulder surgery. Arthroscopy *18*(suppl 1):88-95, 2002.
751. Weishaupt D, Zanetti M, Nyffeler RW, et al: Posterior glenoid rim deficiency in recurrent (atraumatic) posterior shoulder instability. Skeletal Radiol *29*:204-210, 2000.

752. Weiss KS, and Savoie FH 3rd: Recent advances in arthroscopic repair of traumatic anterior glenohumeral instability. Clin Orthop *400*:117-122, 2002.
753. Weitbrecht J: Syndesmology; or, a Description of the Ligaments of the Human Body (trans EB Kaplan). Philadelphia: WB Saunders, 1969.
754. West EF: Intrathoracic dislocation of the humerus. J Bone Joint Surg Br *31*:61-62, 1949.
755. Wheeler JH, Ryan JB, Arciero RA, and Molinari RN: Arthroscopic versus nonoperative treatment of acute shoulder dislocations in young athletes. Arthroscopy *5*:213-217, 1989.
756. White ADN: Dislocated shoulder–a simple method of reduction. Med J Aust *2*:726-727, 1976.
757. Wickstrom J: Birth injuries of the brachial plexus: Treatment of defects in the shoulder. Clin Orthop *23*:187-196, 1962.
758. Wiley AM and Austwick DH: Shoulder Surgery through the Arthroscope. Toronto: Department of Surgery, University of Toronto and Toronto Wester Hospital, 1982.
759. Wiley AM and Older MWJ: Shoulder arthroscopy. J Sports Med *8*:31-38, 1980.
760. Williams MM, Snyder SJ, and Buford DJ: The Buford complex–the cord-like middle glenohumeral ligament and absent anterosuperior labrum complex: In a normal anatomic capsulolabral variant. Arthroscopy *10*:241-247, 1994.
761. Wilson JC and McKeever FM: Traumatic posterior (retroglenoid) dislocation of the humerus. J Bone Joint Surg Am *31*:160-172, 1949.
762. Wirth MA, Blatter G, and Rockwood CA Jr: The capsular imbrication procedure for recurrent anterior instability of the shoulder. J Bone Joint Surg Am *78*:246-259, 1996.
763. Wirth MA, Butters KP, and Rockwood CA Jr: The posterior deltoid-splitting approach to the shoulder. Clin Orthop *296*:92-98, 1993.
764. Wirth MA, Groh GI, and Rockwood CA Jr: the treatment of symptomatic posterior glenohumeral instability with an anterior capsular shift. Paper presented at the 58th Annual Meeting of the Western Orthopaedic Association, 1994.
765. Wirth MA, Groh GI, and Rockwood CA Jr: Capsulorrhaphy through an anterior approach for the treatment of atraumatic posterior glenohumeral instability with multidirectional laxity of the shoulder. J Bone Joint Surg Am *80*:1570-1578, 1998.
766. Wirth MA, Jensen KL, Agarwal A, et al: Fracture-dislocation of the proximal part of the humerus with retroperitoneal displacement of the humeral head. J Bone Joint Surg Am *79*:763-766, 1997.
767. Wirth MA, Lyons FR, and Rockwood CA Jr: Hypoplasia of the glenoid: A review of sixteen patients. J Bone Joint Surg Am *75*:1175-1184, 1993.
768. Wirth MA and Rockwood CA Jr: Traumatic glenohumeral instability. *In* Matsen FA III, Fu FH, and Hawkins RJ (eds): The Shoulder: A Balance of Mobility and Stability. Rosemont, IL: American Academy of Orthopaedic Surgeons, 1993, pp 279-304.
769. Wirth MA and Rockwood CA Jr: Complications of treatment of injuries of the shoulder. *In* Epps CH (ed): Complications in Orthopaedic Surgery. Philadelphia: JB Lippincott, 1994, pp 229-255.
770. Wirth MA, Seltzer DG, and Rockwood CA Jr: Recurrent posterior glenohumeral dislocation associated with increased retroversion of the glenoid. Clin Orthop *308*:98-101, 1994.
771. Wirth MA, Seltzer DG, and Rockwood CA Jr: Replacement of the subscapularis with pectoralis muscle in anterior shoulder instability. Paper presented at the 62nd Annual Meeting of the American Academy of Orthopaedics Surgeons, 1995, Orlando, FL.
772. Wolf EM: Arthroscopic anterior shoulder capsulorrhaphy. Tech Orthop *3*:67-73, 1988.
773. Wolf EM: Arthroscopic capsulolabral repair using suture anchors. Orthop Clin North Am *24*:59-69, 1993.
774. Wolf EM: Arthroscopic capsulolabral reconstruction using suture anchors. Paper presented at the American Academy of Orthopaedic Surgeons Specialty Day, American Shoulder and Elbow Surgeons Annual Meeting, 1994.
775. Wolf EM, Cheng JC, and Dickson K: Humeral avulsion of glenohumeral ligaments as a cause of anterior shoulder instability. Arthroscopy *11*:600-607, 1995.
776. Wong KL and Williams GR: Complications of thermal capsulorrhaphy of the shoulder. J Bone Joint Surg Am *83*(suppl 2):151-155, 2001.
777. Wong-Pack WK, Bobechko PE, and Becker EJ: Fractured coracoid with anterior shoulder dislocation. J Can Assoc Radiol *31*:278-279, 1980.
778. Wredmark T, Tornkvist H, Johansson C, and Brobert B: Long-term functional results of the modified Bristow procedure for recurrent dislocations of the shoulder. Am J Sports Med *20*:157-161, 1992.
779. Wulker N, Rossig S, Korell M, and Thren K: Dynamic stability of the glenohumeral joint: A biomechanical study. Sportverletz Sportschaden *9*:1-8, 1995.
780. Wulker N, Sperveslage C, and Brewe F: Passive stabilizers of the glenohumeral joint: A biomechanical study. Unfallchirurg *96*:129-133, 1993.
781. Yadav SS: Bilateral simultaneous fracture-dislocation of the shoulder due to muscular violence. J Postgrad Med *23*:137-139, 1977.
782. Yahiro MA and Matthews LS: Arthroscopic stabilization procedures for recurrent anterior shoulder instability. Orthop Rev *18*:1161-1168, 1989.
783. Yoneda B, Welsh RP, and MacIntosh DL: Conservative treatment of shoulder dislocation in young males (Proceedings). J Bone Joint Surg Br *64*:254-255, 1982.
784. Young DC and Rockwood CA Jr: Complications of a failed Bristow procedure and their management. J Bone Joint Surg Am *73*:969-981, 1991.
785. Youssef JA, Carr CF, Walther CE, and Murphy JM: Arthroscopic Bankart suture repair for recurrent traumatic unidirectional anterior shoulder dislocations. Arthroscopy *11*:561-563, 1995.
786. Yu JS, Ashman CJ, and Jones G: The POLPSA lesion: MR imaging findings with arthroscopic correlation in patients with posterior instability. Skeletal Radiol *31*:396-399, 2002.
787. Yuen MC, Yap PG, Chan YT, and Tung WK: An easy method to reduce anterior shoulder dislocation: The Spaso technique. Emerg Med J *18*:370-372, 2001.
788. Yung SW and Harryman DT II: The Surgical anatomy of the subscapular nerves. Paper presented at the 62nd Annual Meeting of the American Academy of Orthopaedic Surgeons, 1995, Orlando, FL.
789. Zabinski SJ, Callaway GH, Cohen S, and Warren RF: Long term results of revision shoulder stabilization. Paper presented at the American Shoulder and Elbow Surgeons Closed Meeting, 1995, La Quinta, CA.
790. Zachary RB: Transplantation of teres major and latissimus dorsi for loss of external rotation at the shoulder. Lancet *2*:757-761, 1947.
791. Ziegler DW, Harrington RM, and Matsen FA III: The superior rotator cuff tendon and acromion provide passive superior stability to the shoulder. Submitted to J Bone Joint Surg, 1996.
792. Ziegler DW, Harryman DT II, and Matsen FA III: Subscapularis insufficiency in the previously operated shoulder. Paper presented at the American Shoulder and Elbow Surgeons 12th Open Meeting, 1996, Atlanta.
793. Zimmerman LM and Veith I: Great Ideas in the History of Surgery: Clavicle, Shoulder, Shoulder Amputations. Baltimore: Williams & Wilkins, 1961.
794. Zizzi F, Frizziero L, Facchini A, and Zini GL: Artroscopia della spalla: Indicazioni e limiti. Reumatismo *33*:429-432, 1981.
795. Zorowitz RD, Idank D, Ikai T, et al: Shoulder subluxation after stroke: A comparison of four supports. Arch Phys Med Rehabil *76*:763-771, 1995.
796. Zuckerman JD, Gallagher MA, Cuomo F, and Rokito AS: Effect of instability and subsequent anterior shoulder repair on proprioceptive ability. Paper presented at the American Shoulder and Elbow Surgeons 12th Open Meeting, 1996, Atlanta.
797. Zuckerman JD and Matsen FAI: Complications about the glenohumeral joint related to the use of screws and staples. J Bone Joint Surg Am *66*:175, 1984.

Capítulo **15**

Manguito de los rotadores

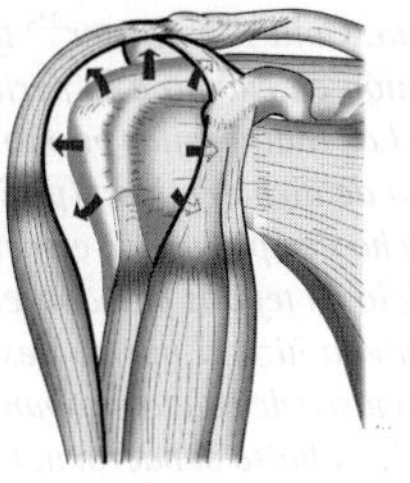

Frederick A. Matsen III, M.D., Robert M. Titelman, M.D., Steven B. Lippitt, M.D., Michael A. Wirth, M.D. y Charles A. Rockwood, Jr., M.D.

¡Ay, otra vez ese roce!

–*Hamlet*, III. i. 47, Shakespeare

El ligamento coracoacromial cumple una función importante y no debe ser seccionado a la ligera en ninguna operación.

–E. A. Codman, 1934

El cirujano precavido, al constatar que quizá lo único que podrá suturar serán tejidos frágiles, deberá operar sólo por necesidad, y guardar absoluta reserva en cuanto al pronóstico.

–H. L. McLaughlin, 1962

REVISIÓN HISTÓRICA

Desgarro del manguito de los rotadores

Es difícil señalar con exactitud la fecha en que se establecieron algunos conceptos. No es posible afirmar con absoluta certeza quién utilizó por primera vez el término *manguito musculotendinoso* o *de rotadores*. A menudo se atribuye a J. G. Smith la descripción original de las roturas de tal estructura, hacia 1834, año en que expuso la aparición de roturas tendinosas después de lesiones del hombro, en *The London Medical Gazette*.[415] En 1924, Meyer publicó su teoría de desgaste en las roturas del manguito.[280] Codman, en su clásica monografía de 1934, resumió 25 años de observaciones sobre el manguito musculotendinoso y sus componentes, y expuso las roturas del tendón del supraespinoso.[66] McLaughlin, 10 años después de la publicación del texto de Codman y en los 20 años siguientes, señaló el origen de los desgarros del manguito y su tratamiento.[273,277] Oberholtzer, en 1933, realizó por primera vez una artrografía y utilizó aire como medio de contraste.[325] Lindblom y Palmer[251] emplearon medio de contraste radioopaco y describieron desgarros de espesores parcial o total y masivos del manguito.

Codman recomendó la reparación operatoria temprana cuando los desgarros eran completos. En 1909 realizó lo que quizá fue la primera reparación de dicha estructura.[65] Las opiniones actuales sobre la patogenia, diagnóstico y tratamiento del desgarro del manguito son muy similares a lo que él proponía hace más de 50 años.

Pettersson hizo un resumen excelente de la historia inicial de las observaciones publicadas sobre trastornos subacromiales. Dado su carácter integral, se incluye aquí su descripción.[354]

Como se mencionó, las aponeurosis tendinosas de la articulación del hombro y la bolsa subacromial están íntimamente relacionadas. Cualquier investigación sobre los cambios patológicos de una de dichas estructuras repercutirá necesariamente en la otra. La revisión histórica indica que siempre ha habido alguna confusión en las observaciones patológicas y clínicas de las dos estructuras mencionadas.

Jarjavay[199] fue el primero en detectar cuadros patológicos en la bolsa subacromial; partiendo de unos cuantos casos hizo una descripción general de la bursitis subacromial. Sus opiniones fueron modificadas y elaboradas por Heineke[183] y Vogt.[464] Duplay[105] llamó «periartritis humeroescapular» a un cuadro patológico caracterizado por rigidez y dolor en la articulación del hombro después de un traumatismo. Basó sus observaciones en casos de traumatismo de esta articulación y otras situaciones de rigidez en ella después de una luxación, que había estudiado en la necropsia. Según Duplay, las bases patológicas de la enfermedad se localizaban en las bolsas subacromial y subdeltoidea; a su parecer, la causa más probable era la destrucción o la fusión de dichas bolsas.

Hubo una fuerte oposición a los criterios de Duplay, apoyados por sus seguidores Tillaux[445] y Desché.[97] Los oponentes, Gosselin y su discípulo Duronea[106] y Desplats,[98] Pingaud y Charvot,[357] trataron de probar que había que considerar a la periartritis como un problema reumático, como neuritis u otros trastornos.

En Alemania, Colley[76] *y Küster*[228] *tuvieron prácticamente la misma opinión en cuanto a la periartritis humeroescapular de Duplay. Las radiografías pronto comenzaron a contribuir al problema de dicha entidad (periartritis); no había transcurrido mucho tiempo cuando comenzaron a observarse sombras de calcio en tejidos blandos, entre el acromion y el troquíter.*[340] *Stieda hizo el mismo descubrimiento,*[426] *y supuso que dichas masas de calcio estaban situadas en la pared y en el interior de la bolsa subacromial. Los nuevos datos fueron calificados indistintamente como* bursitis calcárea subacromial *o* subdeltoidea. *Haudek*[173] *y Holzknecht*[187] *utilizaron incluso el término* bursolitos. *Sin embargo, más tarde, a medida que el cuadro mostró gran similitud con la periartritis humeroescapular, fue identificado con esta última.*

En Estados Unidos, Codman[68] *hizo una contribución muy importante para resolver el dilema, al dirigir la atención a la importante participación de los cambios en el supraespinoso en el cuadro clínico de la bursitis subacromial. Dicho autor fue el primero en destacar que muchos casos de incapacidad de abducción del brazo dependían de roturas incompletas o completas del tendón del supraespinoso.*

Los datos de Codman demostraron que la periartritis humeroescapular, además de ser un cuadro patológico ubicado en la bolsa subacromial, incluía cambios patológicos que surgían también en la aponeurosis-tendón de la articulación del hombro. Dicha teoría fue apoyada más adelante por Wrede,[490] *quien basándose en un caso quirúrgico y otros más en los que las radiografías habían señalado sombras de calcio en la región del troquíter, pudo demostrar que los depósitos mencionados se localizaban en el tendón del supraespinoso. Con el transcurso del tiempo se han destacado muchas alteraciones en la región de la articulación del hombro y se han alejado del concepto general de periartritis humeroescapular. Por ejemplo, Sievers*[410] *señaló el hecho de que la artritis deformante en la articulación acromioclavicular puede originar un cuadro clínico semejante al de la periartritis humeroescapular. Bettman*[27] *y Meyer y Kessler*[282] *señalaron la presencia de cambios deformantes en la corredera bicipital, en la que se desliza el tendón del bíceps. Payr*[349] *intentó aislar el cuadro clínico que surge cuando la articulación del hombro (sin que sufra traumatismos previos) es inmovilizada durante demasiado tiempo en una posición deficiente. Julliard*[208] *demostró apofisitis en la apófisis coracoides (coracoiditis) como una subclase especial de la periartritis. Wellisch*[481] *describió la apofisitis en la inserción del músculo deltoides en el húmero, y le dio el nombre de «deltoidalgia». Schär y Zweifel*[399] *describieron cambios deformantes en algunos casos de hueso acromial.*

Además de su excelente revisión, el propio Pettersson hizo algunas contribuciones importantes al estudio del manguito de los rotadores, como se advertirá más adelante.

La historia del manguito continúa con la identificación de la abrasión subacromial como parte de la enfermedad del manguito por diversos cirujanos conocidos, como Codman,[68] Armstrong,[5] Hammond,[166,167] McLaughlin,[273] Moseley,[296] Smith-Petersen y cols.[417] y Watson-Jones.[475] Algunos de ellos propusieron el corte completo del acromion (acromionectomía) para aliviar los síntomas,[5,99,166,167,475] mientras que otros aconsejaban sólo una acromionectomía lateral.[273,417] Charles Neer, en 1972,[304] difundió el término *síndrome de compresión* (pinzamiento o atrapamiento). En 100 escápulas disecadas, Neer advirtió que 11 tenían el «borde característico de espolones proliferativos y excrecencias en la superficie inferior de la apófisis anterior (del acromion), al parecer causado por una compresión repetida del manguito de los rotadores por la cabeza humeral, con tracción del ligamento coracoacromial... Sin excepción, había compresión del borde anterior y la superficie inferior del tercio anterior». Probablemente la importancia radica en que se pensaba que los espolones eran el resultado del pinzamiento, y no su causa. Neer destacó que la inserción del supraespinoso en el troquíter y la corredera bicipital queda por delante del arco coracoacromial con el hombro en posición neutra, y que con la flexión anterógrada del hombro dichas estructuras deben pasar por debajo del arco, favoreciendo la producción de abrasiones. Sugirió una evolución continuada de bursitis crónica y desgarros parciales a desgarros completos del tendón del supraespinoso, que se pueden extender y llegar a la rotura de las demás partes del manguito. Destacó que los datos obtenidos en la exploración física y de las radiografías simples no eran fiables para diferenciar la bursitis crónica y los desgarros parciales de los desgarros completos. Como aspecto importante, insistió en que las personas con desgarros parciales parecen ser más propensas a mostrar una mayor rigidez del hombro, por lo que, en esos casos no era recomendable la cirugía hasta que no hubiera desaparecido la rigidez. Describió el uso de una inyección de lidocaína subacromial para localizar el problema clínico y también antes de la acromioplastia, ya que puede servir como «guía útil de lo que se puede conseguir con ese procedimiento».

Neer describió tres etapas en el «síndrome de compresión o atrapamiento». En la etapa I, se producen edema reversible y hemorragia en una persona menor de 25 años. En la etapa II, la fibrosis y la tendinitis afectan al manguito de los rotadores en una persona que, por lo general, tiene entre 25 y 40 años. El dolor suele reaparecer con la actividad. En la etapa III aparecen espolones óseos (osteofitos) y roturas tendinosas en individuos mayores de 40 años. Destacó la importancia del tratamiento no quirúrgico de la tendinitis del manguito de los rotadores. En caso de realizar cirugía, insistió en la importancia de conservar un origen acromial seguro del deltoides, realizando una extirpación uniforme de la superficie inferior de la porción anteroinferior del acromion, una minuciosa inspección de otras fuentes de abrasión (como la superficie inferior de la articulación acromioclavicular) y una rehabilitación postoperatoria controlada.[304,306,309]

En 1972, Neer[304] describió así las indicaciones de la acromioplastia: 1) discapacidad antigua debida a bursitis crónica y desgarros parciales del tendón del supraespinoso, o 2) desgarros completos del supraespinoso. Insistió en que los signos físicos y radiográficos en estas dos categorías eran prácticamente idénticos e incluían crepitación y dolor con la palpación sobre el supraespinoso, con un arco doloroso de elevación activa de entre los 70° y los 120°, y dolor en el borde anterior del acromion con la elevación forzada. El informe que dicho autor publicó en 1983[306] indicaba que los sujetos aptos para la acromioplastia eran: 1) personas con un desgarro del manguito demostrado por artrografía; 2) individuos mayores de 40 años de edad, sin datos positivos en la artrografía, pero con discapacidad persistente durante un año a pesar de un tratamiento conservador apropiado (que incluyó intentos de eliminar la rigidez), a condición de que el dolor pudiera eliminarse temporalmente con la inyección subacromial de lidocaína; 3) algunas personas menores de 40 años, con lesiones por «compresión» refractarias en la etapa II, y 4) sujetos que se someterían a otros procedimientos por trastornos en los que era probable dicha compresión (p. ej., reemplazo total de hombro en individuos con artritis reumatoide o fracturas viejas). Con la acromioplastia se intentaba eliminar el desgaste mecánico en la zona crítica del manguito de los rotadores. No se consideraba idónea la cirugía mientras no se hubiera resuelto la rigidez, y hasta que la discapacidad hubiera persistido durante un mínimo de nueve meses. Incluso en sujetos en quienes se había efectuado acromionectomía lateral y en quienes subsistían los síntomas, Neer consideró la posibilidad de acromioplastia anterior después de advertir que muchos tenían aún problemas que dependían de la compresión o «atrapamiento» subacromial. Neer también indicó que se podía obtener mayor alivio en el paciente ocasional con un desgarro irreparable del manguito de los rotadores, y obtener una función sorprendente, si se aliviaba la compresión en la medida en que se conservara el origen del deltoides.[306]

Neer[306] recomendó extirpar los centros de crecimiento aún pequeños y sin fusionar del acromion, y la fijación interna de los segmentos mayores no fusionados, de forma que «girara» el acromion hacia arriba para así evitar su «atrapamiento» o compresión. Sus indicaciones para extirpar la porción lateral de la clavícula incluyeron: 1) artritis de la articulación acromioclavicular, 2) necesidad de una mayor exposición del supraespinoso en la reparación del manguito, y 3) agrandamiento no artrítico de la articulación acromioclavicular que pudiera ocasionar compresión o «constricción» del supraespinoso (en esta situación se eliminó sólo la superficie inferior de la articulación).[306]

Se han propuesto otros métodos para corregir la abrasión subacromial, que incluyen el corte del ligamento acromiocoracoideo,[177,198,216,351] la artroplastia por ablación de la articulación acromioclavicular,[200] la acromionectomía extensa,[5,99,166,167,273,283,296,417,475] y combinaciones como acromioplastia, incisión del ligamento coracoacromial, artroplastia con ablación acromioclavicular y ablación de la porción intraarticular del tendón bicipital, con tenodesis de la porción distal de la corredera bicipital.[160,318,364]

Ha sido difícil comparar los resultados de los métodos comentados a causa de los grupos heterogéneos de pacientes y la variabilidad de los métodos de evaluación. En 16 personas con una bursitis crónica aunada a deshilachamiento o desgarro parcial del supraespinoso, Neer[304] advirtió que 15 obtuvieron resultados satisfactorios (no hubo dolor intenso; limitación de la extensión por encima del nivel coronal menor de 20° y por lo menos del 75% de la potencia normal). Thorling y cols.[442] constataron resultados satisfactorios excelentes en 33 de 51 pacientes después de acromioplastia (en 11 también se ejecutó la ablación de la articulación acromioclavicular).

En fecha reciente se ha introducido la acromioplastia por artroscopia, y la frecuencia con que se realiza ha aumentado extraordinariamente cuando se ha asumido una actitud más relajada ante la gravedad de las indicaciones originales de Neer para realizar tal operación. Ellman[109] expuso los resultados iniciales de 50 casos consecutivos de acromioplastia por artroscopia, en el síndrome de «compresión» en la etapa II, sin desgarro del manguito (40 casos), y con desgarro completo de dicha estructura (20 casos). De su grupo de enfermos, el 88% obtuvieron resultados excelentes o satisfactorios, y el resto insatisfactorios, en el seguimiento de 1 año a 3 años. Destacó que el procedimiento era técnicamente difícil. Las dificultades en la acromioplastia por artroscopia varían desde un alisamiento subacromial inapropiado, por una parte, hasta el corte del acromion, o la acromionectomía prácticamente total, por otra. En la serie original de 100 acromioplastias por artroscopia, Gartsman[136] advirtió que en el seguimiento medio de 18,5 meses hubo mejoría en 85 hombros y no la hubo en 15 más, y de este último grupo, nueve necesitaron una nueva acromioplastia abierta. El procedimiento duró más tiempo que la acromioplastia abierta y no aceleró la reanudación de la actividad laboral ni deportiva del paciente. Una comparación realizada por Spangehl y cols. entre las acromioplastias abiertas y las realizadas por artroscopia mostró una ausencia de diferencias significativas en los resultados, basados en las puntuaciones de la UCLA y en la satisfación del paciente. Los pacientes sometidos a acromioplastia abierta manifestaron un alivio del dolor significativamente mayor, después de un seguimiento mínimo de 1 año.[421] Morrison[293] comunicó datos de una serie de acromioplastias artroscópicas en las que la calidad del resultado estaba estrechamente relacionada con la conversión de un acromion curvado o en forma de gancho a uno de superficie inferior plana.

A pesar de que no se han definido con exactitud las indicaciones para su práctica, en la actualidad la acromioplastia por artroscopia constituye uno de los procedimientos ortopédicos de realización más frecuente para el tratamiento de dolor en el hombro, hipertrofia de la bolsa, desgarros parciales del manguito, tendinitis calcificada y también de los desgarros reparables e irreparables del manguito de los rotadores.

ASPECTOS ANATÓMICOS Y MECÁNICOS IMPORTANTES

Piel

Las operaciones en el manguito de los rotadores pueden realizarse a través de incisiones estéticamente aceptables siguiendo las líneas de la piel (Fig. 15-1), que siguen un trayecto oblicuo desde la porción superoexterna hasta la inferointerna. Para la vía de acceso «superior» habitual para el manguito, se realiza una incisión oblicua, que sigue el ángulo anterior del acromion. En la mayor parte de los casos, esta incisión cura con una cicatriz menos visible que la causada por los accesos para la artroscopia.

Músculo deltoides

El deltoides nace en la mitad externa de la clavícula, el acromion y, por detrás, en la espina de la escápula. Su origen incluye toda la altura anterior del acromion; por esta razón, cuando se realiza una acromioplastia, hay que desprender una masa bastante grande del origen del músculo, ya sea con el método abierto o por artroscopia.[450] El deltoides posee un tendón de origen grande y constante, que separa sus tercios anterior y externo o lateral. Dicho tendón se inserta en el ángulo anteroexterno del acromion, donde constituye el elemento de referencia para el abordaje anterior del manguito, seccionando el fascículo anterior del deltoides en la dirección de sus fibras. Al realizar la sección del deltoides por el centro del tendón, el cirujano tiene la seguridad de contar con los «mangos» tendinosos potentes del músculo para utilizarlos en su cierre (Fig. 15-1). A menudo se afirma que el nervio circunflejo está a unos 5 cm del acromion en sentido distal, pero sus ramas anteriores se dirigen hacia arriba, de tal manera que es conveniente limitar la extensión inferior de la incisión del deltoides en el sentido de sus fibras, a fin de llevar al mínimo el peligro de daño de las ramas de ese nervio (Fig. 15-1).

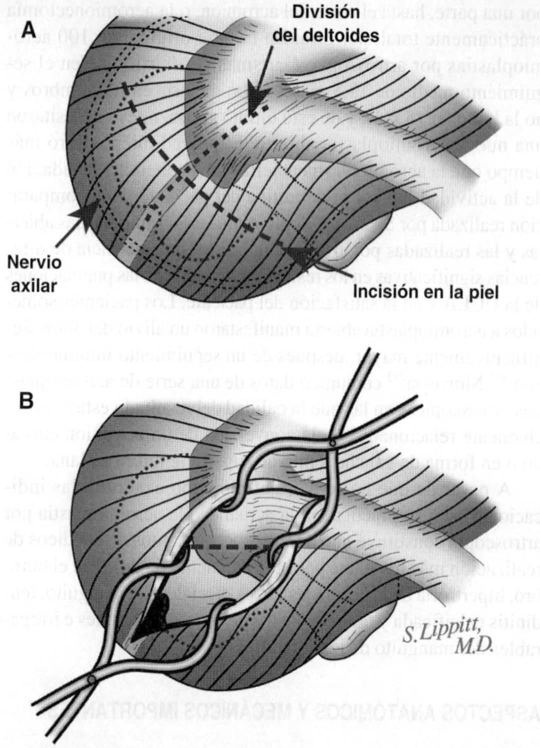

Fig. 15-1 • Vía de acceso por el deltoides. **A,** Incisión cutánea siguiendo las líneas de Langer, por la porción frontal del acromion. Se secciona el deltoides en el sentido de sus fibras, siguiendo su tendón en la unión de sus tercios anterior y medio. **B,** Es posible disecar con un corte el punto de origen del deltoides en el acromion para lograr una mayor exposición. Conviene conservar las fibras de origen de Sharpey en el músculo y para continuidad de los colgajos interno y externo, con la inserción del trapecio. *(Con autorización de Matsen FA III, Lippitt SB, Sidles JA y Harryman DT II: Practical Evaluation and Management of the Shoulder. Filadelfia. WB Saunders, 1994.)*

Acromion, apófisis coracoides y ligamento coracoacromial

El acromion es una apófisis escapular que proviene de tres centros de osificación: uno preacromial, otro mesoacromial y otro metaacromial.[60,299,395] Los centros mencionados suelen fusionarse hacia los 22 años de edad. Si no se unen, la porción segregada se denomina *hueso acromial* (Fig. 15-2), variante que fue identificada originalmente por Schär y Zweifel[399] en 1936, como ha mencionado Pettersson.[354] Grant[157] señaló que en 16 de 194 cadáveres de personas mayores de 30 años, hubo una fusión incompleta del acromion; dicho cuadro fue bilateral en cinco personas y unilateral en 11. Liberson,[244] en una gran revisión de 1.000 radiografías, advirtió la falta de fusión del acromion en el 2,7% de los casos; de ese grupo, el 62% fueron bilaterales. Con gran frecuencia, la lesión denota la falta de fusión del mesoacromion con el metaacromion. El investigador señaló que la proyección axilar era la más útil para identificar el problema. La magnitud del fragmento no fusionado puede ser importante y llegar a 5 cm × 2 cm.[304] La ablación de un fragmento de ese tamaño constituye un impedimento grave para la nueva colocación y unión del deltoides.

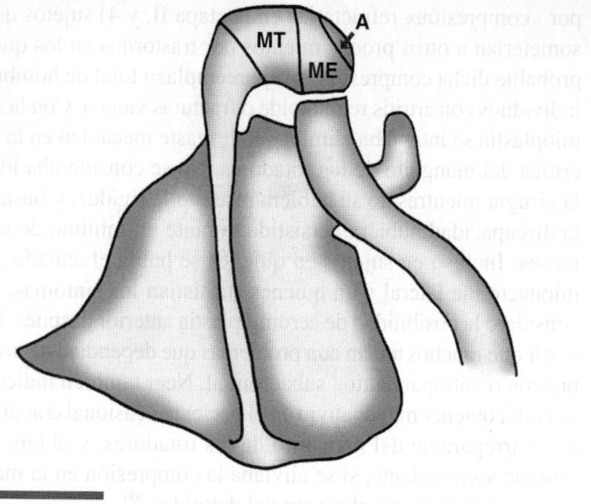

Fig. 15-2 • La escápula y la clavícula vistas desde arriba. A, Acrohueso acromial; ME, mesohueso acromial; MT, metahueso acromial. *(Con autorización de Iannotti JP: Rotator Cuff Disorders: Evaluation and Treatment. Rosemont, IL.: American Academy of Orthopaedic Surgeons, 1991.)*

Norris y cols.[324] y Bigliani y cols.[31] han señalado una relación entre la degeneración del manguito de los rotadores y la ausencia de fusión de la epífisis acromial. Mudge y cols.[299] advirtieron que el 6% de 145 hombros con desgarro del manguito tenían un hueso acromial, en tanto que Liberson observó una incidencia del 2,7% de dicha variante en escápulas no escogidas.[244] No se ha precisado la importancia estadística o clínica de esta relación. Warner y cols. estudiaron a 14 pacientes con un hueso acromial, tratados mediante reducción abierta y fijación interna. En conjunto, se consiguió la unión en el 50% de los casos, aunque en el 86% se realizó con una banda de tensión y fijación con tornillo canulado, frente al 14%, en los que se logró sólo con una banda de tensión. El 86% de los pacientes en los que se logró la unión obtuvieron buenos resultados, lo que sólo sucedió en el 14% de los pacientes con seudoartrosis.[469]

Otro signo anatómico importante es la rama acromial de la arteria acromiotorácica; esta última transcurre en íntima relación con el ligamento coracoacromial, y a veces es seccionada durante una acromioplastia y en el corte del ligamento recién mencionado.

La apófisis coracoides proviene de dos o tres centros de osificación.[395] Constituye el sitio de inserción interno del ligamento coracohumeral y el del coracoacromial. Debido a que sus vientres musculares quedan por dentro de la apófisis, los tendones del supraespinoso y el subescapular, muy cercanos, necesitan deslizarse por la apófisis coracoides durante toda su excursión o desplazamiento en el movimiento del hombro. Las cicatrices de uno o ambos tendones en la apófisis mencionada inhiben a veces los movimientos pasivos y activos del hombro. La apófisis coracoides normalmente no se pone en contacto con el tendón anterior del subescapular, pero la rotación interna forzada, sobre todo en presencia de una cápsula posterior tensa, puede originar dicho contacto por desplazamiento obligado.[145,171]

El *ligamento coracoacromial* se extiende desde la superficie inferior del acromion hasta la cara externa de la apófisis coracoides, y se funde con la aponeurosis clavipectoral, menos densa. Forma una parte importante de la zona superficial de la interfaz de movimiento humeroescapular (Figs. 15-3 y 15-4). Se puede considerar a este ligamento como el «resorte» del hombro, por-

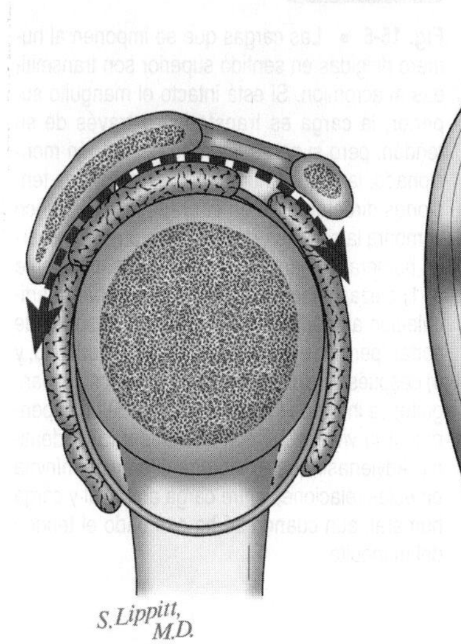

Figura 15-3

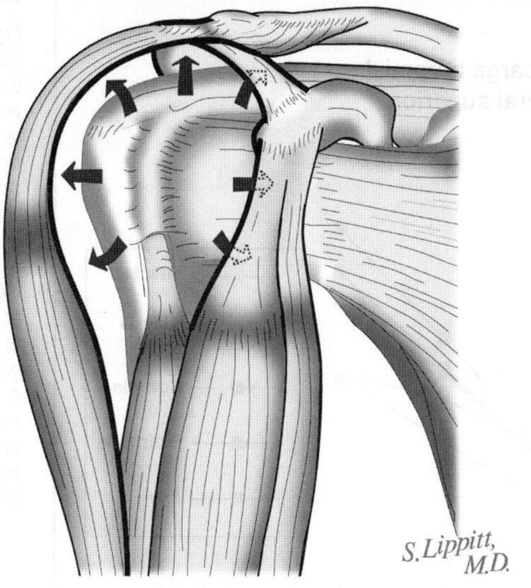

Figura 15-4

Figs. 15-3 y 15-4 • La superficie de contacto motora humeroescapular es un punto importante de movimiento entre el húmero y la escápula. El deltoides, el acromion, el ligamento coracoacromial, la apófisis coracoides y los tendones que se insertan en esta última están en la cara superficial de dicha superficie de contacto, en tanto que en la cara profunda están la porción proximal del húmero, el manguito de los rotadores y la vaina del tendón bicipital. Los dos grupos de estructuras están esencialmente en contacto, pero separados sólo por superficies bursales lubricantes.

que conserva las relaciones normales entre la apófisis coracoides y el acromion. En cadáveres, se ha observado la separación de estas dos apófisis escapulares al cortar dicho ligamento.[123] La calcificación del extremo acromial de este ligamento puede tener el aspecto de un osteofito subacromial.

El llamado *arco coracoacromial* es la superficie lisa cóncava inferior, formada por las caras anterior e inferior del acromion y el ligamento coracoacromial. Constituye un techo resistente para la articulación del hombro, por el que deben deslizarse los tendones del manguito en todos los movimientos de esta articulación (Figs. 15-3 y 15-4). El paso de los tendones del manguito y la porción proximal del húmero por debajo de dicho arco se ve facilitado por la bolsa subacromial-subdeltoidea, que en circunstancias normales no es un espacio, como suele señalarse en los esquemas, sino dos superficies serosas en contacto mutuo, una en la cara inferoanterior del arco coracoacromial y el deltoides y la otra en el manguito. Estas superficies de deslizamiento están lubricadas por las superficies de las bolsas y por el líquido sinovial.

No es nueva la idea de considerar una articulación artrodial o de deslizamiento a la situada entre el arco y el manguito. Renoux y cols. atribuyen esa idea a Ludkewitch, quien en 1900 descubrió que para la función adecuada de la «articulación escapulohumeral» se necesitaba la presencia de una «cavidad secundaria» que ampliara la cavidad glenoidea de la escápula en sentidos superior, frontal y posterior, y en la cual el arco coracoacromial formaba el techo.[373] En 1934, Codman afirmó que el arco constituía una articulación auxiliar del hombro, y que su forma levemente hemisférica era «casi el equivalente en tamaño y curvatura a la superficie articular de la articulación verdadera». Le dio el nombre de cavidad «glenocoracoacromial» a dicha estructura.[66] Le concedía tal importancia al arco coracoacromial, que afirmaba que «el ligamento coracoacromial tiene una tarea importante y no debe ser seccionado a la ligera en ninguna operación». Wiley ha destacado una inestabilidad superior grave cuando se pierde el techo del hombro por alguna deficiencia del manguito.[484] En 1961, Kernwein y cols. insistieron en la importancia del «mecanismo de deslizamiento suprahumeral», que consistía en el arco coracoacromial, por un lado, y el manguito de los rotadores y el tendón bicipital por el otro, separados por la bolsa subacromial.[214] Pensaron que estas dos superficies contrarias de deslizamiento y la bolsa interpuesta constituían la quinta articulación que contribuía al movimiento del hombro. DePalma, en 1967, también advirtió la relación íntima entre el arco y las estructuras por debajo de él.[92] Dio el nombre de «articulación humeral superior» al conjunto del arco, la cabeza del húmero, el manguito de los rotadores y la bolsa subacromial.

Matsen y cols. describieron la superficie de contacto motora humeroescapular como una articulación (Figs. 15-3 y 15-4), entre el manguito, la cabeza humeral y el bíceps en la parte interior, y el arco coracoacromial, el deltoides y los músculos coracoideos en el lado externo, y midieron incluso 4 cm de deslizamiento de dicha articulación en hombros normales *in vivo*.[269]

Investigaciones recientes[53,123,124,371,491,502] han destacado la importancia del contacto y transferencia de cargas entre el manguito de los rotadores y el arco coracoacromial, en la función del hombro normal, que incluye la generación de una mayor estabilidad. En circunstancias normales, no hay un «hueco» entre la porción superior del manguito y el arco coracoacromial, y por tal razón, la traslación superior, por leve que sea, comprime el tendón del manguito entre la cabeza humeral y el arco. Al desplazamiento superior se contrapone una fuerza descendente que ejerce el arco coracoacromial a través del tendón del manguito, en la cabeza humeral. Ziegler y cols.[502] demostraron este efecto de resistencia pasiva en cadáveres, al indicar que el acromion «se flexiona hacia arriba» cuando se aplica al húmero en la posición neutra una fuerza de dirección superior. El grado de *deformación acromial* dependió en forma directa de la magnitud de la fuerza superior aplicada al húmero, la carga transmitida a través del tendón superior intacto del manguito. Además de lo comentado, dichos autores advirtieron que la magnitud del *desplazamiento humeral superior,* que resulta de aplicar en sentido superior una carga humeral de 80 N, aumentaba de 1,7 mm a 5,4 mm cuando se ex-

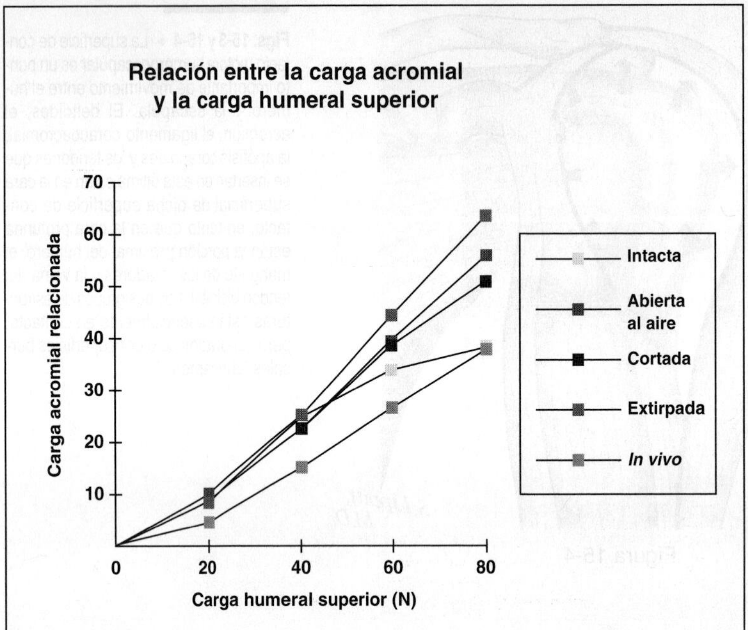

Fig. 15-5 • Las cargas que se imponen al húmero dirigidas en sentido superior son transmitidas al acromion. Si está intacto el manguito superior, la carga es transferida a través de su tendón, pero si no se interpone el tendón mencionado, la cabeza humeral «descarga» las tensiones directamente en el acromion. El gráfico compara la cara acromial, en función de una carga humeral en sentido superior, correspondiente a: 1) piezas intactas, 2) después de abrir la articulación al medio externo (aire), 3) después de cortar (pero no extirpar) el tendón del manguito, y 4) después de extirpar el tendón superior del manguito; se incluyen también datos de 5) un experimento *in vivo* hecho con instrumentación idéntica. Adviértase que existe una diferencia mínima en estas relaciones entre carga acromial y carga humeral, aun cuando se ha extirpado el tendón del manguito.

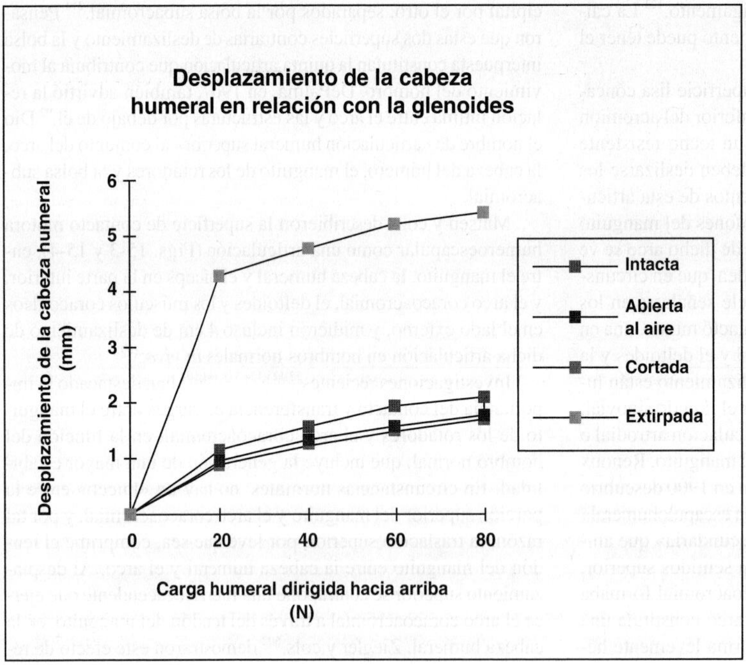

Fig. 15-6 • El tendón superior intacto del manguito estabiliza la cabeza humeral contra las cargas dirigidas ascendentes impuestas al húmero. Si se elimina el tendón, se pierde este efecto de «resistencia pasiva». El gráfico compara el desplazamiento humeral medio hacia arriba (en relación con la escápula), en función de la carga humeral superior en lo que toca a: 1) piezas intactas; 2) después de abrir un orificio de la articulación al aire; 3) después de seccionar (pero no extirpar el tendón del manguito), y 4) después de extirpar el tendón superior del manguito.

tirpaba el tendón del manguito ($P < 0{,}0001$) (Figs. 15-5 y 15-6). Los resultados mencionados indican que: 1) el tendón superior intacto del manguito está sometido a cargas compresivas entre la cabeza humeral y el arco coracoacromial, y 2) la presencia de dicho tendón genera resistencia pasiva contra el desplazamiento de la cabeza humeral hacia arriba cuando se le aplican cargas de dirección superior.

Flatow y cols.[123] también advirtieron que, en el modelo dinámico de cadáveres, la presencia del tendón del supraespinoso limitaba el desplazamiento o la traslación superior de la cabeza humeral, a pesar de que no había tensión en el tendón proveniente de la acción muscular simulada.

El efecto espaciador del tendón superior del manguito se advierte cuando se comparan hombros con el manguito intac-

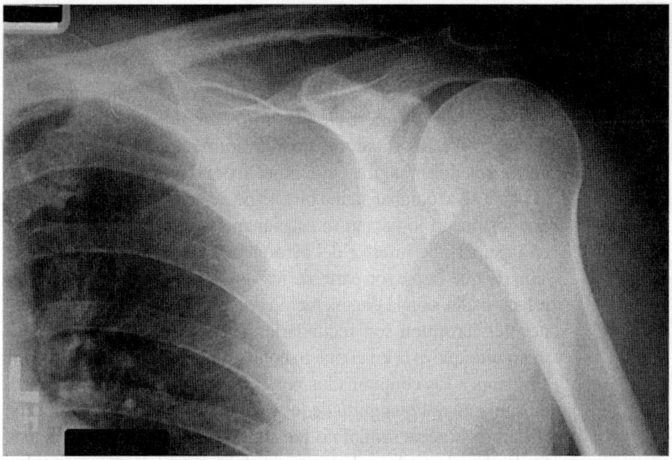

Fig. 15-7 • Efecto de la resistencia pasiva del tendón intacto del manguito. El espacio acromiohumeral del hombro izquierdo se ha conservado gracias al tendón superior interpuesto del manguito en un varón de 58 años.

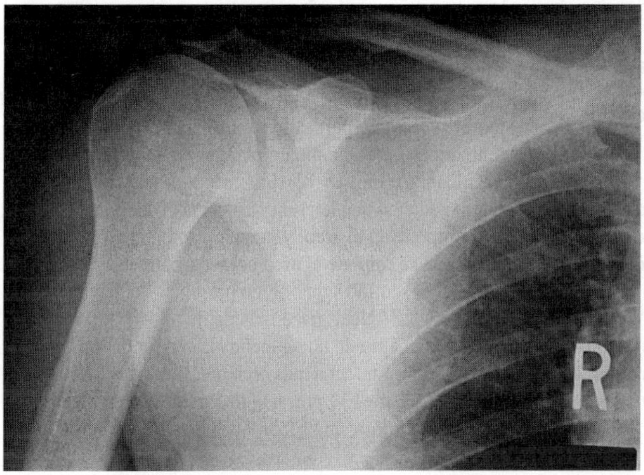

Fig. 15-8 • Pérdida del efecto de resistencia pasiva. El espacio o intervalo acromiohumeral del hombro derecho se angostó por la pérdida del tendón superior interpuesto del manguito en la misma persona de la Figura 15-7.

to (Fig. 15-7), con los que muestran deficiencias del tendón superior (Fig. 15-8).

Ziegler y cols. y Flatow y cols. advirtieron acerca de que la estabilidad superior del hombro depende de la integridad del arco coracoacromial; su extirpación quirúrgica puede ocasionar una grave inestabilidad superior (Fig. 15-9).

Se han descrito variaciones del arco coracoacromial asociadas a patología del manguito de los rotadores[420], junto a variaciones de la forma del acromion.[31,304] Se ha descrito que entre el 2% y el 4% de los deportistas universitarios asintomáticos, con un promedio de edad de 19,9 años, tienen una morfología acromial de tipo III, mientras que entre el 12% y el 14% y entre el 84% y el 85% tenían morfologías tipo I y II, respectivamente.[424] En otro estudio realizado en universitarios asintomáticos no se demostró relación entre la morfología del acromion y la edad, aunque la osteofitosis acromial y clavicular mostraron una asociación significativa con la edad avanzada en personas sin sintomatología en el hombro.[35] Bigliani y cols.[30] estudiaron 140 hombros en 71 cadáveres. El promedio de edad era de 74,4 años, y se identificaron tres formas acromiales: tipo I (plano) en el 17%, tipo II (curvo) en el 43%, y tipo III (en gancho) en el 40%. El 58% de los cadáveres presentaban el mismo tipo de acromion en ambos lados. El 33% de los hombros presentaban desgarros de grosor completo, el 73% de los cuales se asociaron a acromion tipo III, el 24% a acromion tipo II y el 3% a acromion tipo I. La inclinación anterior del acromion en los hombros con desgarros del manguito presentaba una media del 29%, ligeramente superior a la inclinación de los que no presentaban desgarros, que era de 23°. Se desconoce la importancia clínica de esta diferencia relativamente pequeña. Otros autores han comunicado que los pacientes con defectos del manguito tienen más probabilidades de presentar acromion en gancho o angulado.[294,448,451] Nicholson y cols.[320] demostraron en una revisión de 420 escápulas que la osteofitosis en la parte anterior del acromion era un proceso de la edad, de forma que la prevalencia en los menores de 50 años era de la cuarta parte que en los mayores de 50. Se desconoce el estado de los manguitos en esos hombros. En otro estudio realizado por Gill y cols.[147] no se pudo demostrar que en pacientes mayores de 50 años hubiera una relación significativa entre la morfología del acromion y la patología del manguito de los rotadores; sin embargo, se observó una correlación significativa con la edad y los desgarros del manguito de los rotadores. Los pacientes de más edad tenían más probabilidades de presentar los tipos II y III de acromion, aunque en este estudio no se mencionaba si esta tendencia

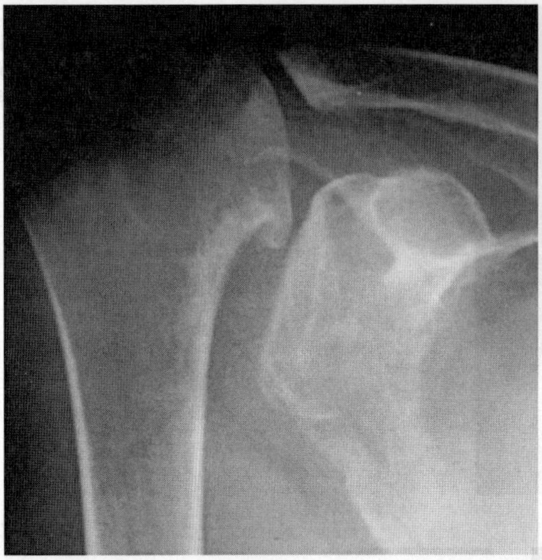

Fig. 15-9 • Radiografía anteroposterior después de acromionectomía radical. El procedimiento elimina el punto de origen de los músculos deltoides y quizá no logra el alisamiento subacromial completo. Los síntomas fueron mucho más intensos después de la operación que antes de ella.

era significativa. Estos datos indican que la aparente correlación entre la morfología del acromion y los desgarros del manguito de los rotadores pueden estar exagerados por la variable de confusión que supone la edad.

En un estudio sobre la geometría de contacto entre la superficie inferior del arco coracoacromial y el manguito de los rotadores, se reveló la ausencia de diferencias significativas entre los hombros de cadáveres con desgarros del manguito y sin ellos.[234]

Se produjeron desgarros posteriores del manguito de los rotadores en el 20% de los pacientes sometidos a acromioplastia, lo que indica que esta técnica no evita que se produzcan.[189]

En un importante estudio, Ozaki y cols.[336] relacionaron la histología de la superficie inferior acromial con el estado del manguito de los rotadores en 200 hombros de cadáveres. Los desgarros del manguito que no se extendían a la superficie de la bolsa se asociaban a una histología acromial normal, mientras que los que sí lo hacían se asociaban a alteraciones patológicas en la superficie inferior del acromion. Llegaron así a la conclusión de que la mayor parte de los desgarros del manguito están relacionados con la degeneración del tendón, y que las alteraciones del acromion son secundarias a una patología del lado del manguito que está en contacto con la bolsa. Estos resultados son similares a los comunicados por Fukuda y cols.[133] La geometría de contacto del manguito de los rotadores y la superficie inferior del arco coracoacromial no fue significativamente diferente entre los hombros de cadáveres con desgarros del manguito y los que no presentaban estos desgarros.[234]

Estudios recientes señalan que en los tipos II y III la forma del acromion es adquirida, y no producto del desarrollo.[500] Dado que casi todos los «ganchos» acromiales están dentro del ligamento coracoacromial (Figs. 15-10 y 15-11), tal vez sean en realidad osteofitos formados por la tracción del ligamento (semejantes a los que aparecen en el ligamento plantar, en su punto de inserción en el calcáneo) (Fig. 15-12). Las cargas de tracción que producen dicho «gancho» pueden ser consecuencia del gran peso que el manguito impone en el arco, y pueden aumentar con la mayor dependencia que se impone al arco coracoacromial, en busca de una estabilidad en sentido superior, en presencia de degeneración del manguito.[123,124,502] Neer, hace más de 30 años,[304] planteó por primera vez el concepto de un «gancho» como fenómeno producido por la tracción. En fecha más reciente, Putz y Reichelt[365] indicaron que el 75% de 133 piezas quirúrgicas de ligamento coracoacromial mostraron una metaplasia condroide cerca de la

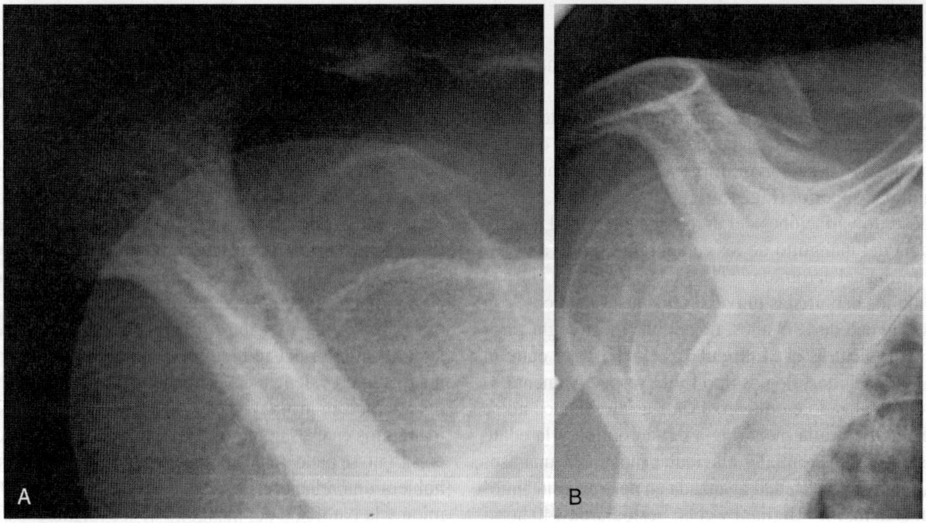

Fig. 15-10 • A, Variantes de la forma del acromion observadas a menudo en sujetos con enfermedad del manguito de los rotadores. La proyección transescapular del supraespinoso es útil para definir la anatomía de la zona. **B,** En esta artrografía (vista lateral) se identifica la indentación del supraespinoso por parte de la zona anteroinferior del acromion.

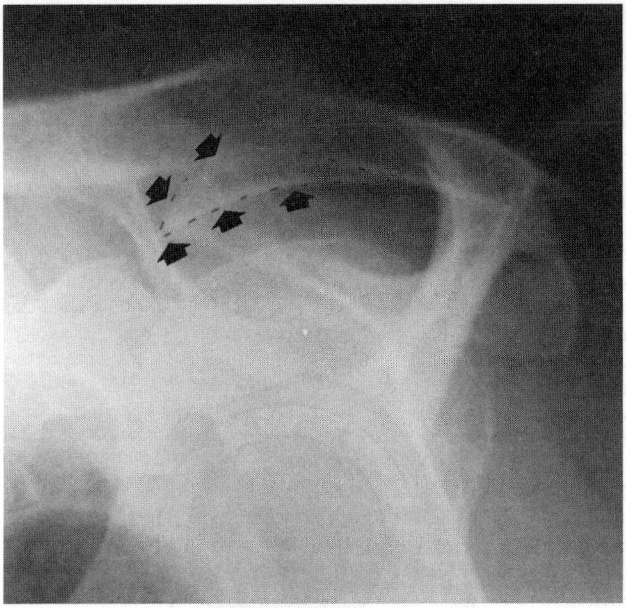

Fig. 15-11 • Radiografía transescapular del supraespinoso, en la que se observa un gran osteofito anteroinferior *(flechas)*. *(Con autorización de Iannotti JP: Rotator Cuff Disorders: Evaluation and Treatment. Rosemont, IL: American Academy of Orthopaedic Surgeons, 1991.)*

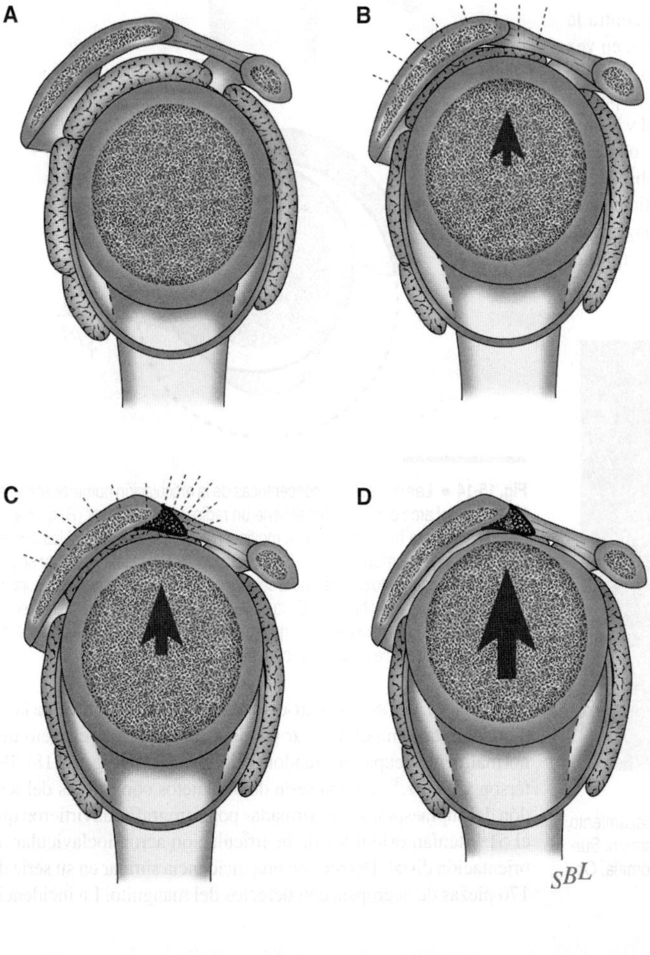

Fig. 15-12 • Evolución de la afectación de las fibras del manguito. **A,** Relaciones normales del manguito y el arco coracoacromial. **B,** Desplazamiento superior de la cabeza que comprime el manguito contra el acromion y el ligamento coracoacromial. **C,** Contacto y abrasión mayores, que dan origen a un osteofito por tracción en el ligamento mencionado. **D,** Desplazamiento superior aún mayor, que causa la abrasión del cartílago articular humeral y la artropatía por desgarro del manguito. *(Con autorización de Matsen FA III, Lippitt SB, Sidles JA y Harryman DT II: Practical Evaluation and Management of the Shoulder. Filadelfia: WB Saunders, 1994.)*

inserción acromial, por lo cual sugirió que esta área metaplásica se transforma en el «gancho» acromial, por formación de hueso encondral.[326] El «gancho» mencionado está dentro del ligamento, y se orienta hacia la apófisis coracoides (Fig. 15-11), por lo que es poco probable que entorpezca el paso del manguito por debajo del arco coracoacromial (Fig. 15-12). Incluso en los casos más graves de artropatía por desgarros del manguito, la superficie inferior del arco coracoacromial suele poseer una concavidad lisa articulante (Figs. 15-12 y 15-13). El carácter liso de la superficie inferior del arco coracoacromial se puede confirmar mediante palpación en el momento de la cirugía, incluso en los casos en los que las radiografías sugieren la posibilidad de un osteofito acromial.

Ante los datos comentados, es útil considerar que la articulación humeroescapular consiste en dos esferas concéntricas, que son la esfera de la cabeza humeral y la representada por la articulación entre la superficie inferior del arco coracoacromial y la convexidad humeral proximal. En conjunto, las dos esferas intensifican y refuerzan la estabilidad del hombro y la superficie disponible para la transferencia de la carga escapulohumeral (Fig. 15-14).[66] Normalmente, las dos esferas mencionadas comparten el mismo centro; la diferencia en el radio de las dos depende del espesor del manguito de los rotadores, que actúa como un elemento espaciador (*R* y *r* en la Fig. 15-14). En presencia de tensión capsular posterior, la flexión del hombro o su rotación interna originan una traslación anterosuperior obligada de la cabeza humeral y una pérdida de la concentricidad de las dos esferas (Fig. 15-15)[73,171] y, en consecuencia, la cabeza convexa cubierta por el manguito es forzada contra la superficie inferoanterior del arco coracoacromial cóncavo, en vez de rotar en forma concéntrica por detrás de él (Fig. 15-14). En caso de degeneración del tendón del manguito, el hombro puede perder el carácter concéntrico de las esferas de la cabeza humeral y el arco coracoacromial (Figs. 15-16 y 15-17). En conjunto, las observaciones anteriores refuerzan la necesidad que tiene el hombro de: 1) una laxitud normal de la cápsula posterior, 2) una superficie anteroinferior coracoacromial que sea lisa, concéntrica y congruente, y 3) un manguito de espesor y uniformidad normales, interpuesto entre la cabeza humeral y el arco coracoacromial.

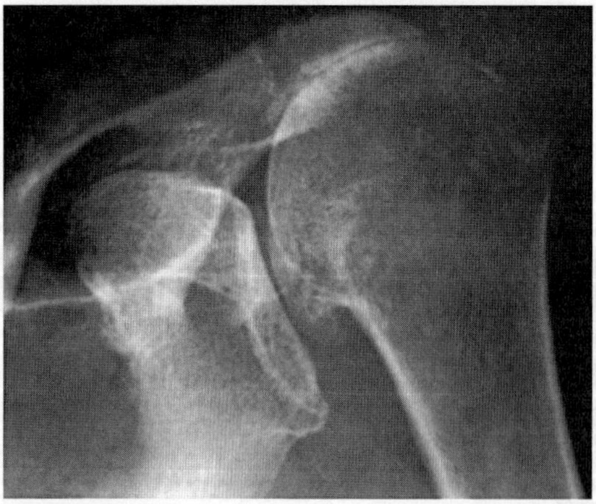

Fig. 15-13 • Los desgarros masivos crónicos originan el desplazamiento superior de la cabeza humeral hasta que «se articula» con el acromion. Surgen osteofitos humerales por dicha articulación glenohumeral anómala. Obsérvese la superficie inferior lisa del arco coracoacromial.

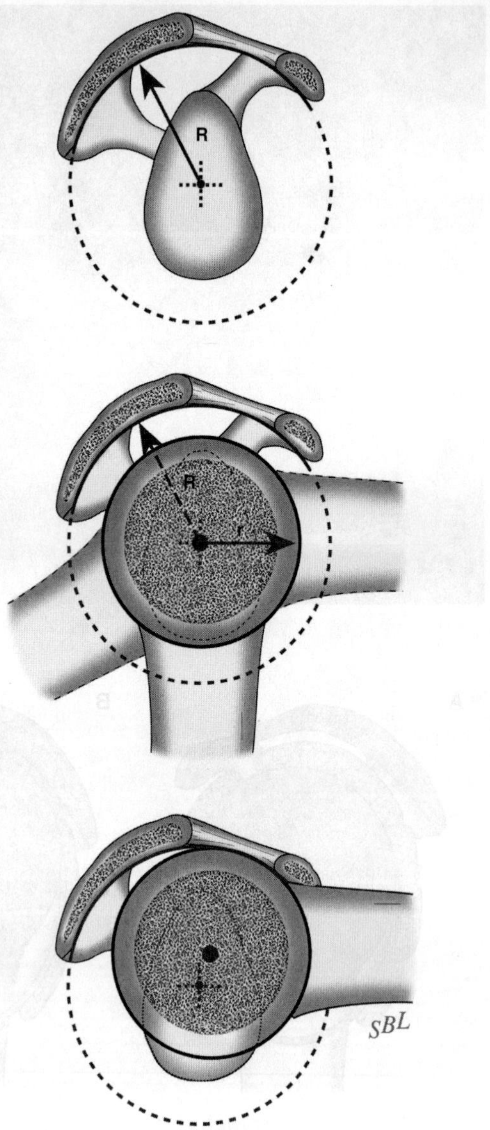

Fig. 15-14 • Las dos esferas concéntricas de la articulación humeroescapular. La esfera del arco coracoacromial tiene un radio un poco mayor (R) que la esfera de la cabeza humeral (r). En el movimiento del hombro normal las dos esferas comparten el mismo centro. Si hay tensión de la cápsula posterior se produce el desplazamiento obligado de la cabeza humeral en dirección anterosuperior conforme se flexiona el hombro. En la situación mencionada ya no coinciden los dos centros, y el manguito (no se muestra) es comprimido entre la cabeza del húmero y la superficie anteroinferior del arco coracoacromial.

Articulación acromioclavicular. Los osteofitos de la articulación acromioclavicular pueden penetrar en el espacio que normalmente ocupan los tendones del manguito (Fig. 15-18). Peterson y Gentz,[353] en una serie de 47 sujetos con roturas del tendón del supraespinoso confirmadas por artrografía, advirtieron que el 51% tenían osteofitos de la articulación acromioclavicular de orientación distal. Detectaron una incidencia similar en su serie de 170 piezas de necropsia con defectos del manguito. La incidencia

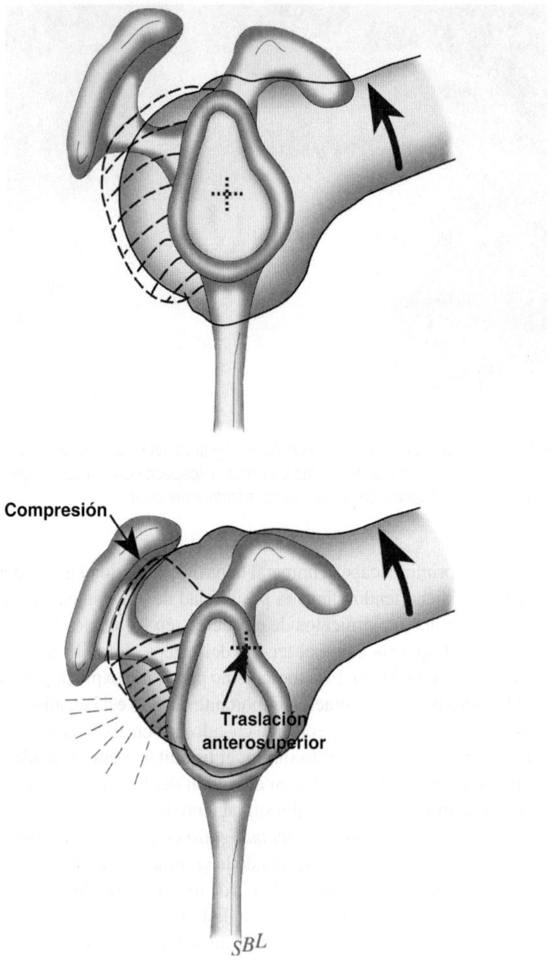

Fig. 15-15 • La laxitud capsular normal permite a la cabeza humeral quedar «centrada» durante la elevación. La tensión de la cápsula posterior origina un desplazamiento anterosuperior obligado, con la flexión del hombro; ello puede «comprimir» el manguito (no se muestra) entre el húmero y la cara inferior del arco coracoacromial. *(Con autorización de Matsen FA III, Lippitt SB, Sidles JA y Harryman DT II: Practical Evaluation and Management of the Shoulder. Filadelfia: WB Saunders, 1994.)*

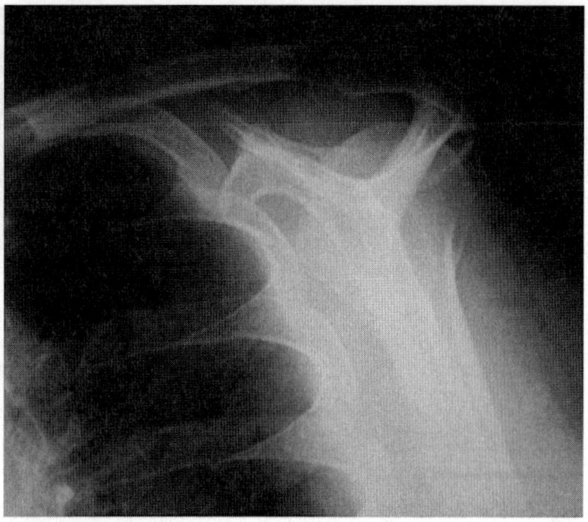

Fig. 15-16 • Concentricidad de las esferas de la cabeza humeral y el arco coracoacromial. Radiografía escapular lateral del hombro normal izquierdo de un varón de 58 años.

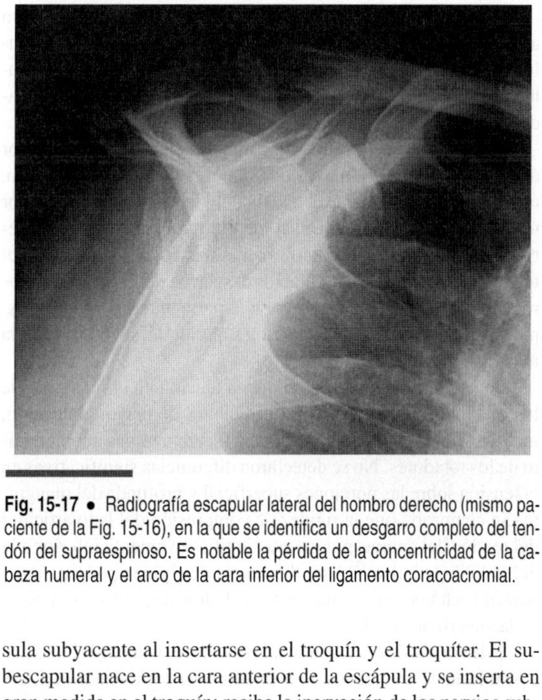

Fig. 15-17 • Radiografía escapular lateral del hombro derecho (mismo paciente de la Fig. 15-16), en la que se identifica un desgarro completo del tendón del supraespinoso. Es notable la pérdida de la concentricidad de la cabeza humeral y el arco de la cara inferior del ligamento coracoacromial.

de osteofitos acromioclaviculares de orientación distal en hombros normales fue del 14% y del 10% en estudios en seres vivos y en cadáveres, respectivamente. Sin embargo, se acepta que los cambios degenerativos en el manguito y los que surgen en la articulación acromioclavicular pueden coexistir en la población en envejecimiento, sin que los primeros tengan una relación causal obligada con los segundos. Se afirma, además, que los osteofitos acromioclaviculares pueden estar en un punto lo suficientemente interno como para no entorpecer las funciones del manguito.

Manguito de los rotadores

Se llama así a un complejo de cuatro músculos cuyo nacimiento está en la escápula y cuyos tendones se fusionan con la cápsula subyacente al insertarse en el troquín y el troquíter. El subescapular nace en la cara anterior de la escápula y se inserta en gran medida en el troquín; recibe la inervación de los nervios subescapulares superior e inferior.[501] El músculo supraespinoso nace en la fosa supraespinosa, en la cara posterior del omóplato, pasa por detrás del acromion y la articulación acromioclavicular y se inserta en la cara superior del troquíter. Está inervado por el nervio del supraescapular después de pasar a través de la escotadura supraescapular. El músculo infraespinoso proviene de la fosa infraespinosa en la cara posterior del omóplato, y se inserta en la cara posteroexterna del troquíter. Está inervado por el nervio supraescapular después de pasar por la escotadura espinoglenoidea. El redondo menor proviene de la cara inferoexterna del omópla-

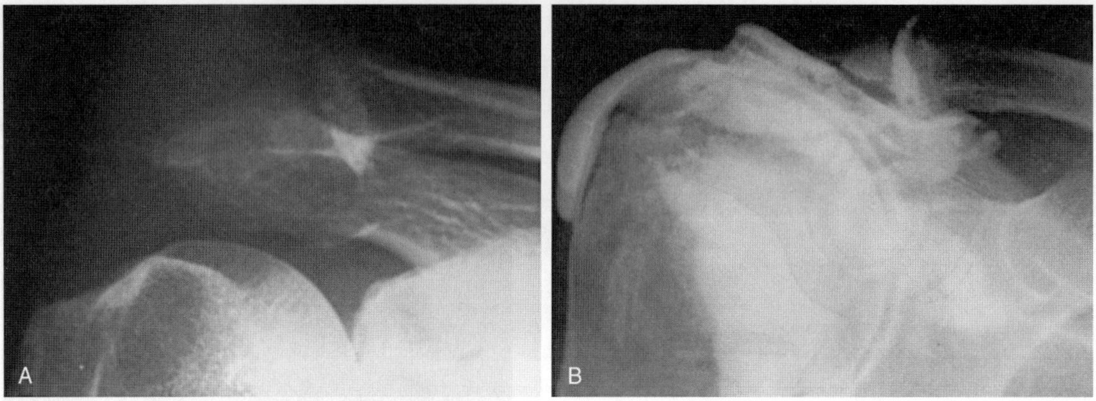

Fig 15-18 • A, Radiografía anteroposterior en la que se advierte una artritis de la articulación acromioclavicular. **B,** Artrograrna del mismo individuo en el que se identifica una fuga del medio de contraste en la articulación acromioclavicular («signo del géiser») que confirma la sospecha clínica del desgarro del manguito de los rotadores. Es notable la indentación del manguito causada por los osteofitos de la articulación acromioclavicular.

to y se inserta en la cara inferior del troquíter. Está inervado por una rama del nervio circunflejo.

La inserción de estos tendones como un manguito continuo alrededor de la cabeza humeral (Fig. 15-3) permite a los músculos del manguito proporcionar una variedad infinita de momentos para rotar el húmero y oponerse a los componentes no deseados de la fuerza de los músculos deltoides y pectoral.

Se comprobó que la superficie transversal del vientre anterior del supraespinoso era mayor que la del posterior; sin embargo, también se comprobó que el tendón del vientre muscular anterior tenía una superficie transversal menor que la del vientre posterior.[383] Este mayor índice entre fuerza muscular y superficie del tendón podría explicar por qué los desgarros del manguito de los rotadores comienzan a menudo en la parte anterior del supraespinoso. Se comprobó que la porción superior del subescapular era más rígida que la inferior.[163]

Bey y cols.[28] comprobaron que la tensión en el manguito de los rotadores aumentaba en las posiciones de mayor abducción, incluso cuando se aplicaba la misma fuerza a través del manguito de los rotadores. No se detectaron diferencias significativas en la tensión sobre las porciones superficial y profunda del manguito. Se comprobó que la rigidez de compresión del lado articular del tendón del supraespinoso era significativamente inferior a la del lado de la bolsa.[236] Esta diferencia de rigidez podría contribuir al hecho de que la mayor parte de los desgarros comienzan en la superficie articular.

El lector puede encontrar una excelente revisión de la anatomía e histología del manguito de los rotadores en los trabajos de Clark y Harryman[61-63] y en el capítulo de Warner sobre la anatomía del hombro de *The Shoulder: A Balance of Mobility and Stability*.[470]

Cabe considerar al tendón del *fascículo o porción larga del bíceps* como parte funcional del manguito de los rotadores; nace en la carilla supraglenoidea del omóplato, discurre entre el subescapular y el subespinoso, y sale del hombro a través de la corredera bicipital, debajo del ligamento humeral transverso de Gordon Brodie y se une a su músculo en la porción proximal del brazo. Slátis y Aalto[413] destacan que el ligamento coracohumeral y el humeral transverso recién mencionado conservan al tendón bicipital alineado en la corredera. La tensión en la porción larga del bíceps es útil para comprimir la cabeza humeral dentro de la cavidad glenoidea. Además, dicho tendón tiene la posibilidad de guiar la cabeza del húmero en los movimientos de elevación, en los cuales la corredera «se desplaza» sobre el tendón del bíceps, como lo haría un monorraíl sobre la vía. Este mecanismo permitiría explicar por qué el húmero posee una rotación importante cuando está en aducción y permite una poquísima rotación cuando está en abducción máxima (posición a la cual el troquín y el troquíter están «frenados», porque quedan a horcajadas en el tendón del bíceps, cerca de su punto de inserción en la carilla supraglenoidea).

La *mecánica de acción del manguito* es compleja. La fuerza giratoria humeral, consecuencia de la contracción de los músculos del manguito, depende del brazo de momento (la distancia entre el punto efectivo de aplicación de la fuerza y el centro de la cabeza humeral) y del componente de la fuerza muscular que es perpendicular a él (Fig. 15-19).[493]

La magnitud de fuerza que puede generar un músculo del manguito depende de su tamaño, estado y situación, así como de la po-

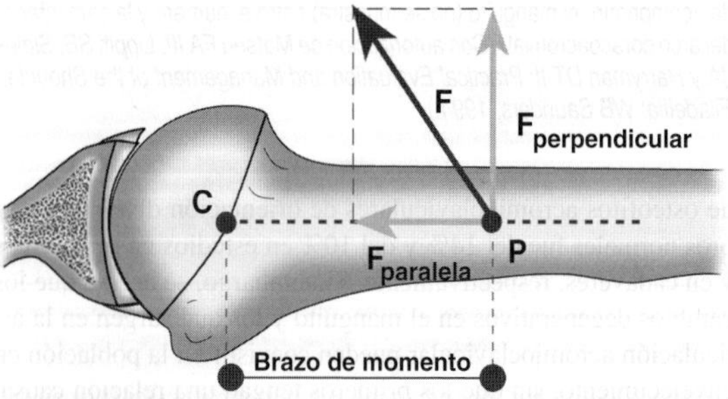

Fig. 15-19 • El brazo de momento es la distancia entre el punto de aplicación de una fuerza (P) y el centro del movimiento (C). La fuerza de giro (torsión) es el producto del brazo de momento por el componente de la fuerza muscular perpendicular a él (F perpendicular). El componente de la fuerza muscular que es paralelo al brazo de momento (F paralela) contribuye a la estabilidad articular por compresión de la cavidad. *(Con autorización de Matsen FA III, Lippitt SB, Sidles JA y Harryman DT II: Practical Evaluation and Management of the Shoulder. Filadelfia: WB Saunders, 1994.)*

sición de la articulación. Colachis y cols.[74,75] han evaluado la contribución que hacen los músculos del manguito a la potencia del hombro; mediante bloqueos nerviosos selectivos, observaron que el supraespinoso y el infraespinoso generan el 45% de la fuerza de abducción y el 90% de la necesaria para la rotación externa. Howell y cols.[188] midieron la fuerza de giro producida por el supraespinoso y el deltoides en la flexión anterógrada y la elevación, observando que ambos músculos contribuían por igual a la generación de la fuerza de giro alrededor de la articulación del hombro en los planos funcionales de movimiento. La generación de fuerza en abducción del brazo sólo disminuía el 5% después de desgarros simulados de uno y dos tercios del supraespinoso. El desprendimiento de todo el tendón provocó una pérdida de fuerza del 17%. La simulación de la retracción de desgarros de un tercio, dos tercios y todo el supraespinoso, provocó unas pérdidas del 19%, el 36% y el 58%, respectivamente. Estas pérdidas se recuperaron casi por completo mediante reparaciones laterolaterales.[164] Se han publicado otras estimaciones de las contribuciones relativas del manguito de los rotadores a la potencia del hombro.[30,71,462]

Se conocen por lo menos tres factores que complican el análisis de la contribución de un músculo particular a la potencia del hombro:

1. La fuerza y la fuerza de giro que puede generar el músculo varían con la posición de la articulación: los músculos suelen ser más potentes cerca del punto medio de su excursión, y más débiles en los extremos (Fig. 15-20).[246]
2. La dirección de la fuerza de un músculo particular depende de la posición de la articulación; por ejemplo, el supraespinoso contribuye a la abducción o a la rotación externa, con arreglo a la posición inicial del brazo.[333]
3. El punto de aplicación efectivo del húmero para el tendón del manguito que rodea la cabeza humeral no es el punto de inserción anatómico, sino, más bien, el punto en el que el tendón entra en contacto por primera vez con la cabeza, que suele estar en la superficie articular (Fig. 15-21).

Cabe considerar que los músculos del manguito poseen tres funciones:

1. *Rotan el húmero* respecto de la escápula.
2. *Comprimen la cabeza humeral dentro de la cavidad glenoidea,* y así generan un mecanismo de estabilización esencial para el hombro, conocido como *compresión de la cavidad*. En el pasado, se conocía a los músculos del manguito como *depresores de la cabeza*, pero es evidente que el componente de dirección inferior de la fuerza de los músculos de dicha estructura es pequeño; en vez de ello, la función estabilizadora primaria de los músculos del manguito, según expertos, se lleva a cabo a través de la compresión capital dentro de la cavidad glenoidea (Fig. 15-22).[406,492]
3. *Brindan equilibrio muscular,* función crítica que se expone con algún detalle en este apartado. En la rodilla, los músculos generan fuerzas de giro sobre todo alrededor de un solo eje, que es el de flexión-extensión. Si la tracción del cuadríceps es levemente excéntrica, aun así extiende la rodilla. En cambio, en el hombro no existe un eje fijo. En una posición específica, la activación de un músculo genera un conjunto peculiar de momentos rotacionales. Por ejemplo, la porción anterior del deltoides ejerce momentos en la elevación anterógrada, en la rotación interna y en el movimiento del brazo al cruzar el tórax hasta llevar la mano al hombro contrario (Fig. 15-23). Si se produce una elevación anterógrada sin rotación, los momentos de rotación interna y de cruce del tórax mencionados deben ser neutralizados por otros músculos, como la porción posterior del deltoides y el infraespinoso (Fig. 15-24).[406] Como

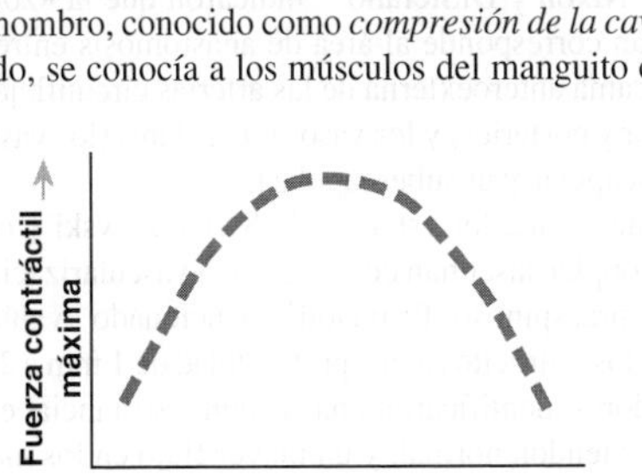

Fig. 15-20 • Relación típica entre la longitud muscular y la fuerza máxima generada. La longitud del músculo depende de su punto de origen, su inserción y la posición de las articulaciones que abarca. *(Con autorización de Matsen FA III, Lippitt SB, Sidles JA y Harryman DT II: Practical Evaluation and Management of the Shoulder. Filadelfia: WB Saunders, 1994.)*

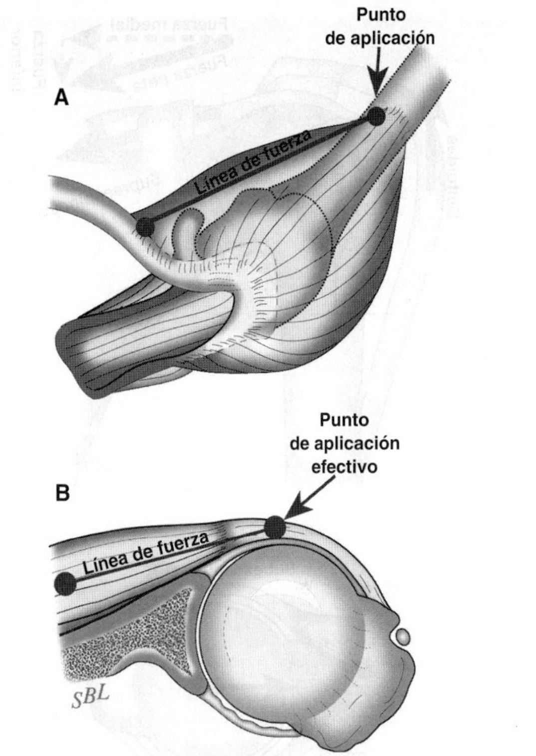

Fig. 15-21 • Punto de aplicación de la fuerza muscular. **A,** El cálculo del punto de aplicación de la fuerza es sencillo, cuando la línea de fuerza es colineal a su origen e inserción. **B,** Sin embargo, los tendones del manguito de los rotadores están alrededor de la cabeza del húmero, de tal manera que su punto efectivo de inserción por lo común está en la superficie articular humeral. *(Con autorización de Matsen FA III, Lippitt SB, Sidles JA y Harryman DT II: Practical Evaluation and Management of the Shoulder. Filadelfia: WB Saunders, 1994.)*

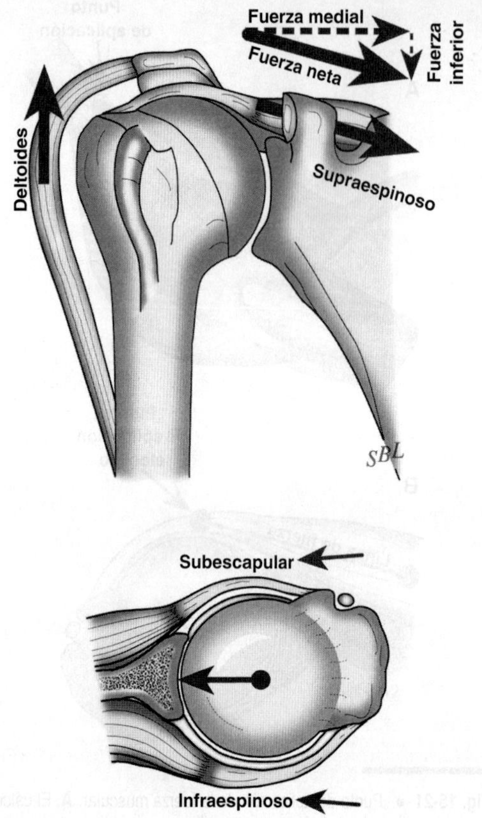

Fig. 15-22 • Compresión por la cavidad. El músculo supraespinoso no está orientado óptimamente para deprimir la cabeza del húmero contra la fuerza ascendente del deltoides, porque el componente de dirección inferior propio del supraespinoso es pequeño. En vez de ello, la cabeza humeral es estabilizada en la cavidad glenoidea cóncava, por la acción compresora de los músculos del manguito. *(Con autorización de Matsen FA III, Lippitt SB, Sidles JA y Harryman DT II: Practical Evaluation and Management of the Shoulder. Filadelfia: WB Saunders, 1994.)*

otro ejemplo, el empleo del dorsal ancho en el movimiento de rotación interna pura exige que su momento de aducción sea neutralizado por parte de la porción superior del manguito y el deltoides. Por el contrario, el empleo del dorsal ancho en el movimiento de aducción pura exige la neutralización de su momento de rotación interna por parte de la porción posterior del manguito y del deltoides.

El momento y la magnitud de estos efectos de equilibrio muscular deben estar coordinados con precisión, para evitar direcciones no deseadas del movimiento humeral. Para que un gimnasta sostenga el brazo inmóvil por encima de la cabeza, deben sumarse hasta llegar a cero todas las fuerzas y fuerzas de giro ejercidas por cada uno de los músculos del hombro. De esta manera, debe descartarse la visión simplista de los músculos como motores aislados o como miembros de «pares de fuerzas», y pensar mejor que todos los músculos del hombro funcionan concertadamente de una forma perfectamente coordinada; los músculos «antagonistas», que anulan los elementos indeseables, dejan sólo la fuerza de giro neta necesaria para producir la acción deseada.[389]

El grado de coordinación mencionado exige una estrategia programada con la anticipación de la activación muscular o engrama, que debe esclarecerse y definirse antes de emprender el movimiento. Los músculos del manguito de los rotadores son elementos esenciales de esta ecuación de equilibrio de los músculos del hombro.[15,92,122,159,192,200,205,247,393,422,433,466]

Diversos investigadores[43,256,297,369,388] han descrito la *anatomía vascular* de los tendones del manguito. Lindblom[249,250] destacó un área de mayor avascularidad del tendón del supraespinoso cerca de su inserción. Rothman y Parke[388] identificaron contribuciones de las arterias supraescapular y circunflejas anterior y posterior al riego del manguito en todos los casos. La arteria acromiotorácica contribuyó con el 76% del riego a dicha estructura; la suprahumeral aportó el 59%, y la subescapular el 38% de tal circulación. Los autores mencionados advirtieron que la zona del supraespinoso en sentido proximal a su inserción mostraba una deficiencia extraordinaria de la vascularización en relación con el resto del manguito. Uhthoff y cols.[454] observaron una mayor hipovascularización de la superficie profunda de la inserción del supraespinoso, en comparación con su cara superficial.

A diferencia de lo comentado, Moseley y Goldie estudiaron la distribución de los vasos en los tendones del manguito, incluida la «zona crítica» del supraespinoso (el ángulo anterior del tendón cerca de su inserción, donde fácilmente se producen roturas y se deposita calcio). Advirtieron una red vascular que recibía contribuciones de las arterias circunfleja anterior humeral, subescapular y supraescapular,[297] y concluyeron que la zona crítica estaba vascularizada en un grado similar al de otras partes del manguito; de hecho, en ella abundaban anastomosis entre los vasos óseos y los tendinosos. Rathbun y Macnab[369] advirtieron que el llenado de los vasos del manguito en cadáveres dependía de la posición del brazo en el momento de la inyección. Señalaron una zona constante de deficiencia de llenado cerca de la inserción del supraespinoso en el troquíter, cuando el brazo estaba en aducción; sin embargo, con el brazo en abducción había un llenado casi completo de los vasos, hasta el punto de la inserción. Sugirieron que algunos de los datos previos que quizá denotaban hipovascularidad se debían de hecho al artificio de la posición del miembro. Nixon y DiStefano[321] indicaron que la «zona crítica» de Codman corresponde al área de anastomosis entre los vasos óseos (la rama anteroexterna de las arterias circunflejas humerales anterior y posterior) y los vasos musculares (los vasos que dan al supraescapular y al subescapular).

Recientemente, los estudios de Swiontkowski y cols.[432] con sistema Doppler-láser han confirmado la vascularización del tendón del supraespinoso. El método mencionado evalúa el movimiento de los eritrocitos a una profundidad de 1 mm a 2 mm. Esos investigadores identificaron una corriente sustancial en la «zona crítica» del tendón normal, y un mayor flujo en los márgenes de los desgarros del manguito. Además, Clark y cols.[61-63] no detectaron regiones avasculares en sus estudios histológicos extensos del tendón del supraespinoso.

Uhthoff y Sarkar[456] estudiaron muestras de biopsia obtenidas durante cirugía en 115 pacientes con una rotura completa del manguito de los rotadores, y advirtieron la presencia de tejido conectivo vascularizado que cubría la zona de rotura y células proliferativas en los tendones fragmentados. Concluyeron que el origen

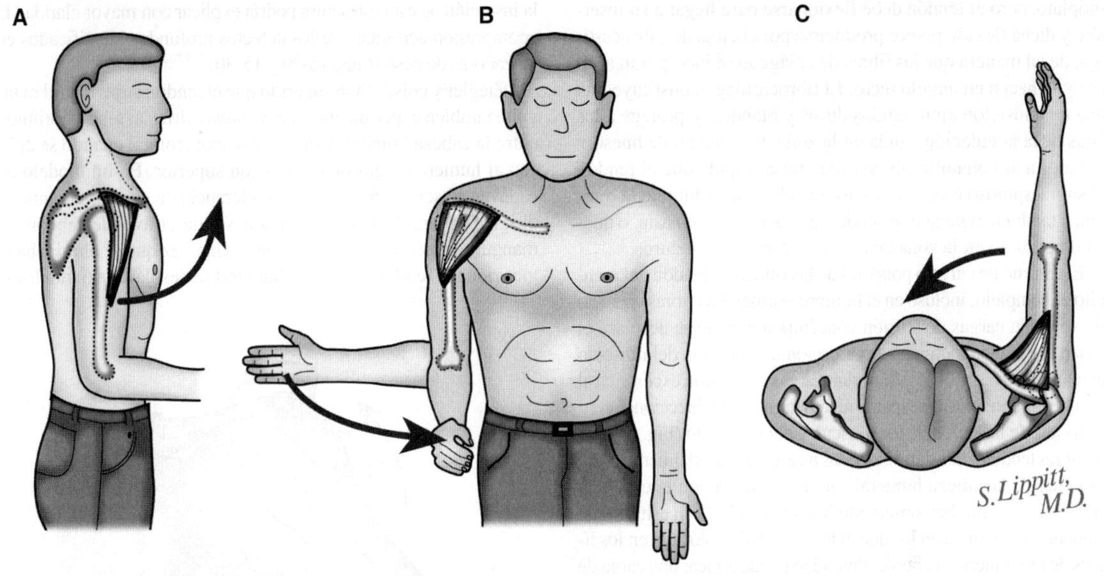

Fig. 15-23 • La porción anterior del deltoides genera momentos en la elevación anterógrada (A), la rotación interna (B) y el movimiento del brazo frente al tórax, en intentos de alcanzar con los dedos el hombro opuesto (C). *(Con autorización de Matsen FA III, Lippitt SB, Sidles JA y Harryman DT II: Practical Evaluation and Management of the Shoulder. Filadelfia: WB Saunders, 1994.)*

principal del tejido fibrovascular para la regeneración del tendón era la pared de la bolsa subacromial.

Se ha estudiado detalladamente la arquitectura *histológica* de la inserción del supraespinoso. Codman[66] observó que había «fibras transversas en la porción superior del tendón». Afirmó que «la inserción del infraespinoso se superpone en un tramo moderado a la del supraespinoso. Los dos tendones también entrelazan sus fibras en cierto grado con las de los tendones vecinos». Clark y cols.,[61-63] en sus estudios anatómicos detallados, revisaron los tendones y la cápsula de los manguitos rotadores de pacientes de 17 a 72 años, y advirtieron que tales estructuras se «extendían» e interdigitaban para formar una inserción continua y común en el húmero. El tendón bicipital estaba «rodeado» por fibras entrelazadas provenientes del subescapular v el supraespinoso. En todos los tendones sin zonas avasculares se identificaron vasos sanguíneos. Al disecar lo que inicialmente pareció ser un manguito intacto, los autores a menudo advirtieron un desgarro profundo, en el cual había una avulsión y una separación de las fibras respecto del húmero.

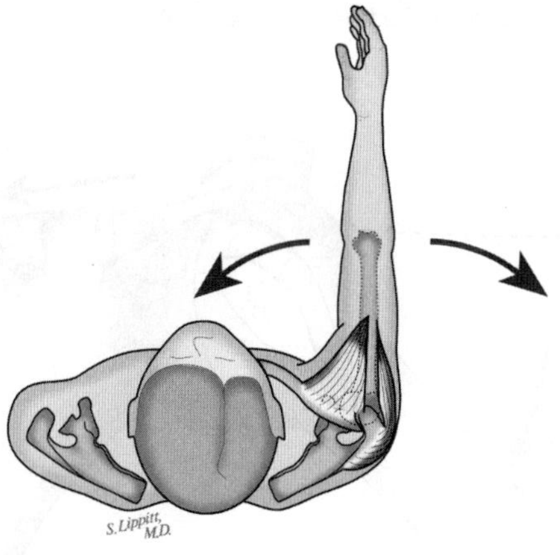

Fig. 15-24 • La elevación pura exige que los momentos de rotación interna y aducción externa transtorácica, que son propios de la porción anterior del deltoides, sean antagonizados por otros músculos. Por ejemplo, a pesar de ser antagonista de la porción anterior del deltoides, la porción posterior debe contraerse durante la elevación en un plano torácico de más de 90° para resistir el movimiento de aducción transtorácica propio de la porción anterior del deltoides. *(Con autorización de Matsen FA III, Lippitt SB, Sidles JA y Harryman DT II: Practical Evaluation and Management of the Shoulder. Filadelfia: WB Saunders, 1994.)*

Benjamin y cols.[23] han analizado cuatro zonas de la inserción del supraespinoso al troquíter: 1) el propio tendón, 2) fibrocartílago no calcificado, 3) fibrocartílago calcificado y 4) hueso. Había vasos sanguíneos en las otras tres zonas, pero la del fibrocartílago no calcificado parecía ser avascular. Existía un «límite extremo» entre el fibrocartílago no calcificado y el calcificado, que se continuaba con su «homólogo» entre las dos porciones con iguales características en el cartílago articular. Las fibras de colágeno a menudo se unían a dicho «límite» en dirección aproximadamente perpendicular. En el tendón del supraespinoso se advertía un cambio repentino en el ángulo de las fibras justo antes de que el tendón se volviera fibrocartilaginoso, y sólo un cambio leve en la angulación dentro del fibrocartílago. Los autores mencionados, al interpretar la importancia de estos datos, destacaron que el ángulo entre el húmero y el tendón del supraespinoso cambia de forma constante con los movimientos del hombro (Fig. 15-25). El vientre del músculo sigue un trayecto paralelo al de la espina del omóplato, pero el tendón debe flexionarse para llegar a su inserción, y dicha flexión parece producirse por encima del fibrocartílago, de tal manera que las fibras de colágeno se incorporan al límite y lo hacen en ángulo recto. El fibrocartílago constituye una zona de transición entre tejidos duros y blandos, y protege a las fibras de la angulación aguda en la zona de contacto de hueso y tendón. La almohadilla fibrocartilaginosa impide que el tendón del supraespinoso roce con la cabeza del húmero durante la rotación, y también evita que se acode, se extienda en demasía, o quede comprimido en la zona de contacto con el tejido duro.

El entorno de carga o ponderal de las fibras del tendón del manguito es complejo, incluso en el hombro normal. Las fibras en cuestión soportan cargas de tensión concéntrica cuando se desplaza el húmero de manera activa en la dirección de la acción del músculo del manguito (Fig. 15-26). Soportan cargas de tensión excéntrica al resistir el movimiento o desplazamiento humeral en direcciones contrarias a la de la acción de los músculos del manguito (Fig. 15-27). Las fibras tendinosas están sometidas a cargas de acodamiento o flexión cuando la cabeza humeral rota en relación con la escápula (Fig. 15-25). Como han observado Matsen y cols.[269] en estudios de resonancia magnética en los que el brazo ha sido colocado en los límites de movimiento, el borde glenoideo puede aplicar una carga de cizallamiento o tangencial a la superficie profunda de la inserción del tendón (Fig. 15-28). Esta presión del rodete del manguito contra la inserción de esta estructura podría explicar con mayor claridad la «compresión acromial» de los defectos profundos identificados en lanzadores de peso (Figs. 15-29 y 15-30).[121,202,255,386,447,465]

Ziegler y cols.[502] han sugerido que el tendón superior del manguito también experimenta *cargas compresivas,* al ser comprimido entre la cabeza humeral y el arco coracoacromial cuando se aplican al húmero cargas de orientación superior. En un modelo de cadáver, observaron que la preponderancia de una carga humeral dirigida en sentido ascendente se transmitía a través del tendón del manguito al acromion suprayacente. Una vez que se eliminaba el mencionado tendón, la cabeza humeral se desplazaba 6 mm hacia

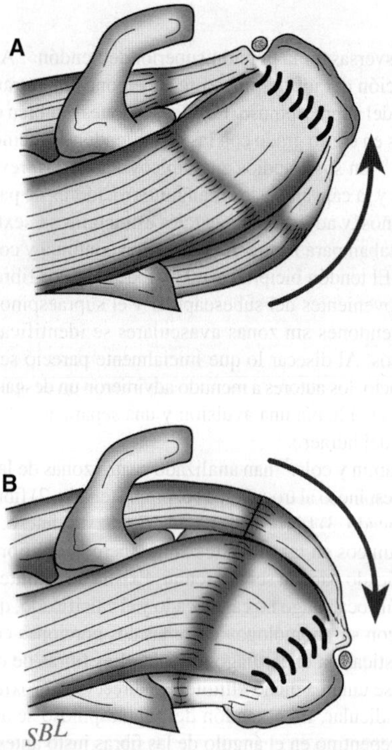

Fig. 15-25 • Las fibras del manguito se curvan en su punto de inserción al llevar el húmero, de la rotación interna (**A**) a la externa (**B**). *(Con autorización de Matsen FA III, Lippitt SB, Sidles JA y Harryman DT II: Practical Evaluation and Management of the Shoulder. Filadelfia: WB Saunders, 1994.)*

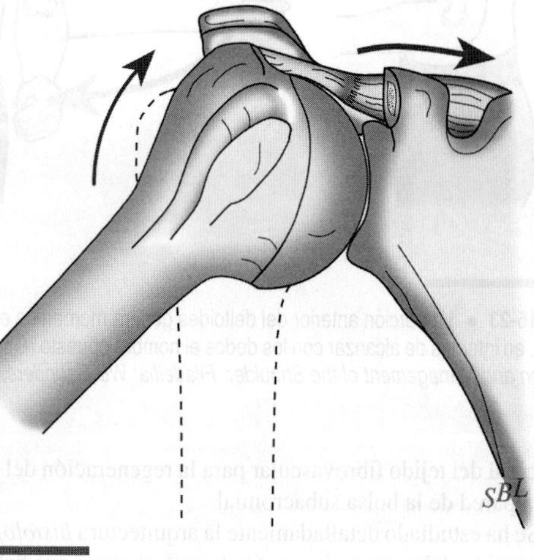

Fig. 15-26 • Acción concéntrica de los músculos del manguito: el músculo se acorta por la acción de la tensión activa. *(Con autorización de Matsen FA III, Lippitt SB, Sidles JA y Harryman DT II: Practical Evaluation and Management of the Shoulder. Filadelfia: WB Saunders, 1994.)*

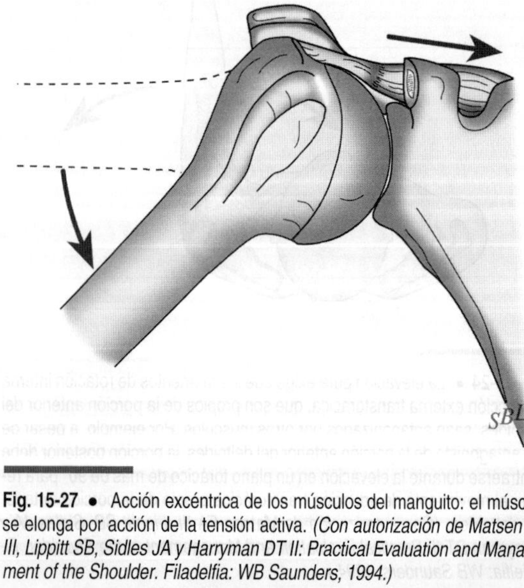

Fig. 15-27 • Acción excéntrica de los músculos del manguito: el músculo se elonga por acción de la tensión activa. *(Con autorización de Matsen FA III, Lippitt SB, Sidles JA y Harryman DT II: Practical Evaluation and Management of the Shoulder. Filadelfia: WB Saunders, 1994.)*

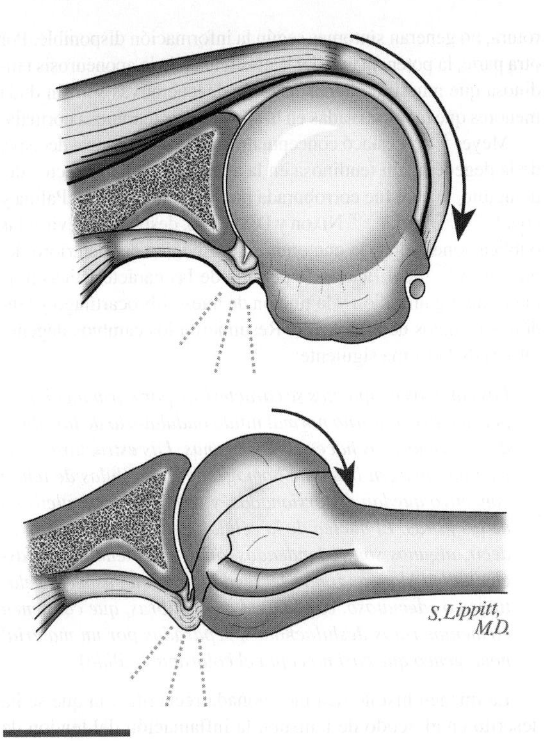

Fig. 15-28 • Adosamiento y presión de la cara profunda de la inserción del manguito contra el borde glenoideo en los puntos extremos de movimiento. *(Con autorización de Matsen FA III, Lippitt SB, Sidles JA y Harryman DT II: Practical Evaluation and Management of the Shoulder. Filadelfia: WB Saunders, 1994.)*

arriba, hasta que la carga humeral superior se aplicaba directamente al acromion (Figs. 15-5 y 15-6). Lazarus y cols.[231] y Poppen y Walker,[358]empleando métodos totalmente diferentes, también advirtieron que la cabeza humeral se desplazaba 6 mm en sentido superior cuando faltaba el tendón del manguito. Flatow y cols.[124] llamaron a este fenómeno el *efecto «espaciador» del tendón del manguito*. Kaneko y cols.[209] advirtieron que el desplazamiento superior de la cabeza humeral constituía uno de los signos radiográficos más importantes de deficiencia masiva del manguito (Figs. 15-7 y 15-8). Sigholm y cols.[411] identificaron pruebas de esta compresión tendinosa normal *in vivo.* Por medio de una técnica de goteo con micropipeta observaron que la presión de reposo subacromial normal, de 8 mm Hg, aumentaba a 39 mm Hg con la flexión activa del hombro, a 45°, y a 56 mm Hg al añadir un peso de 1 kg a la mano en la posición alta. En fecha reciente han surgido datos morfológicos que refuerzan la idea de carga compresiva del tendón del supraespinoso. Okuda[330] describió regiones fibrocartilaginosas en zonas de tendones sometidas a compresión. Riley y cols.[377] advirtieron dichas regiones en el tendón del supraespinoso, y observaron que tenían la proporción de proteoglucanos y glucosaminoglucanos propia del fibrocartílago del tendón. Indicaron que dichos signos morfológicos eran una respuesta de adaptación a fuerzas mecánicas, incluida la compresión. Se ha cuestionado si la compresión del manguito por el acromion produce o no el tipo de defectos del manguito que suelen observarse en la práctica clínica. Investigaciones recientes con un mo-

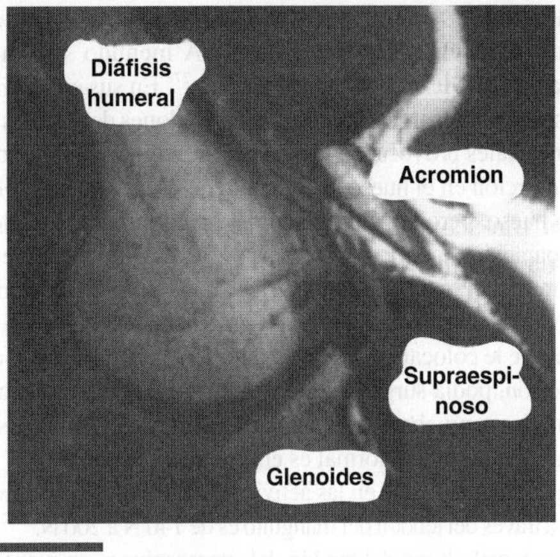

Fig. 15-29 • Imagen de resonancia magnética de la articulación glenohumeral en la elevación máxima, que señala la compresión y el adosamiento del acromion contra el húmero, lo cual limita la elevación. Sin embargo, hay que destacar que el tendón del supraespinoso se ha retirado del acromion, de manera que este último entra en contacto con el húmero en un punto distal a la inserción del manguito, en vez de comprimir el tendón. *(Con autorización de Matsen FA III, Lippitt SB, Sidles JA y Harryman DT II: Practical Evaluation and Management of the Shoulder. Filadelfia: WB Saunders, 1994.)*

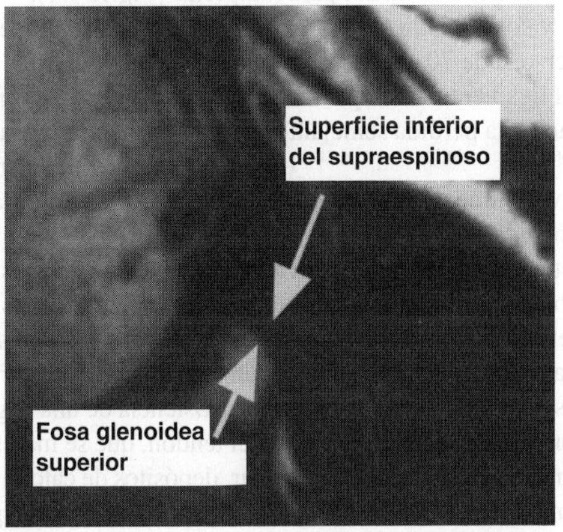

Fig. 15-30 • Mismo hombro de la Figura 15-29. La compresión de la cara inferior del tendón del supraespinoso contra la cavidad glenoidea en su porción superior se produce en los puntos extremos de movimiento. *(Con autorización de Matsen FA III, Lippitt SB, Sidles JA y Harryman DT II: Practical Evaluation and Management of the Shoulder. Filadelfia: WB Saunders, 1994.)*

delo de rata[402] indicaron que el incremento de la carga y la abrasión del tendón del manguito por la adición de placas óseas entre el acromion y el tendón produjeron sólo lesiones en el lado de la bolsa, y nunca los defectos intratendinosos o del lado articular en el tendón del manguito que suelen identificarse en clínica.

Al parecer, los tendones jóvenes y sanos toleran sin problemas su situación ponderal compleja, pero el tejido con deficiencias estructurales[227,377] el que tiene una disminución de su capacidad de reparación,[87,165] o tendones sometidos a menudo a cargas extraordinariamente grandes (como en los sujetos parapléjicos),[19] pueden mostrar degeneración en un entorno mecánico hostil.[148,336,376]

Degeneración del tendón. El tendón normal es extraordinariamente resistente y fuerte. A menudo se cita la investigación de McMaster en este sentido.[278] En sus experimentos, demostró que las cargas aplicadas a los tendones de Aquiles de conejos normales provocaban roturas en la unión musculotendinosa, en la inserción en el hueso, en el punto de origen muscular o en el propio hueso, pero no en la mitad del parénquima del tendón. En su preparación, había que seccionar el 50% de las fibras tendinosas para que el tendón se rompiera por efecto de la tensión. Si el tendón era aplastado con una pinza de Kocher, se golpeaba y más adelante se le colocaban dobles ligaduras por encima y por debajo de la lesión, podía surgir la rotura en el 50% de las piezas cuando se sometían a prueba cuatro semanas más tarde. Todos los datos señalan que el tendón normal es enormemente resistente.

Se ha calculado que en las actividades normales la fuerza transmitida a través del tendón del manguito es de 140 N a 200 N.[230,244,256,395] La carga tensil última del tendón del supraespinoso en piezas obtenidas de personas de 60 a 79 años, según algunas mediciones, es de 600 N a 800 N.[194]

La artritis inflamatoria,[72,272] así como los esteroides,[111,212] pueden disminuir la potencia del manguito, pero la causa principal de la degeneración tendinosa es el envejecimiento. A semejanza de los demás tejidos conectivos del organismo, las fibras del tendón del manguito de los rotadores se debilitan con el desuso y el envejecimiento, y al ser cada vez más débiles, se necesita una fuerza menor para romperlas (Fig.15-31).[60,305,369,432] Hollis y cols.[185] indicaron que el ligamento cruzado anterior de una persona de 70 años tenía sólo del 20% al 25% de la potencia del ligamento de un paciente de 20 años. Otros autores han señalado una pérdida semejante de la potencia tendinosa con la edad.[66,93,249-251,265,304,306,312,354,476] Uhthoff y Sarkar concluyeron que «el envejecimiento es el factor contribuyente más importante en la patogenia de los desgarros de los tendones del manguito».[457]

Pettersson[354] hizo un resumen excelente de los trabajos iniciales sobre la patología de los cambios degenerativos de los tendones del manguito. Dicho autor, después de citar los datos de investigación de Loschke, Wrede, Codman, Schaer, Glatthaar, Wells y otros, planteó convincentemente la existencia de una degeneración primaria por envejecimiento del tendón, que se manifestaba por cambios en la disposición celular, depósitos de calcio, engrosamiento fibrinoide, degeneración grasa, necrosis y desgarros. Afirmó que «los cambios degenerativos de la aponeurosis tendinosa de la articulación del hombro, excepto la calcificación y la rotura, no generan síntomas según la información disponible. Por otra parte, la potencia tensil y la elasticidad de la aponeurosis tendinosa que muestran dichas lesiones degenerativas son sin duda menores que las observadas en la aponeurosis tendinosa normal».

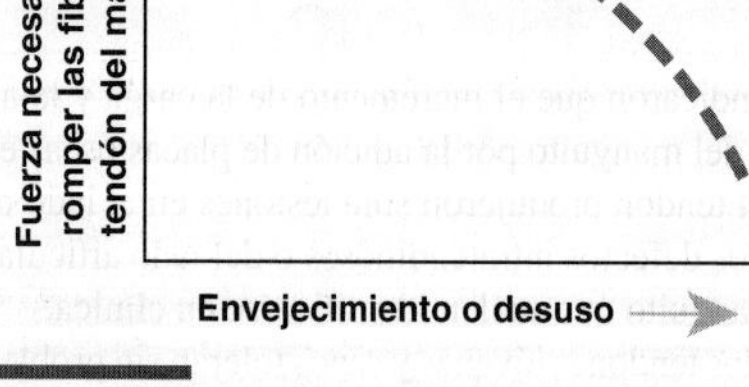

Fig. 15-31 • La fuerza necesaria para romper las fibras del tendón del manguito de los rotadores disminuye con el envejecimiento, el desuso o ambos factores. *(Con autorización de Matsen FA III, Lippitt SB, Sidles JA y Harryman DT II: Practical Evaluation and Management of the Shoulder. Filadelfia: WB Saunders, 1994.)*

Meyer[280,281] destacó conceptualmente la importancia decisiva de la degeneración tendinosa en la aparición de los defectos del manguito, la cual fue corroborada por los estudios de DePalma y cols.[80,94-96,158,307,336,455,504] Nixon y DiStefano, después de revisar las publicaciones sobre la anatomía microscópica del deterioro del manguito,[321] identificaron la pérdida de las características normales de organización y la tinción de hueso fibrocartílago y tendón, sin signos de reparación. Resumieron los cambios degenerativos de la forma siguiente:

Los cambios incipientes se caracterizan por «granulación» y pérdida del contorno normal nítido ondulatorio de las fibras de colágeno y los haces de las mismas. Las estructuras asumen una imagen bastante homogénea; las células de tejido conectivo quedan distorsionadas, y se pierde el paralelismo de las fibras. El núcleo de la célula queda distorsionado, es decir, algunos son redondeados, otros son picnóticos o fasciculados. Algunas zonas del tendón tienen un aspecto gelatinoso o edematoso, con laxitud de las fibras, que contienen elementos rotos deshilachados, separados por un material homogéneo que casi no capta el colorante (pálido).

La imagen histológica mencionada recuerda a la que se ha descrito en el «codo de tenista», la inflamación del tendón de Aquiles y la tendinitis rotuliana.

Brewer[41] ha demostrado cambios propios del envejecimiento en el manguito de los rotadores: disminución del fibrocartílago en la inserción de dicha estructura; disminución de su vascularización; fragmentación del tendón con pérdida de la celularidad y las características de tinción, y rotura de la zona de inserción al hueso que utiliza las fibras de Sharpey. El hueso en el punto de inserción se vuelve osteoporótico y propenso a mostrar fractura.[210]

Kumagai y cols.[227] estudiaron la zona de inserción de los tendones del manguito de los rotadores para identificar la forma en que los cambios degenerativos afectaban al patrón de distribución de las fibras de colágeno. En todos los tendones en los ancianos se detectaron cambios degenerativos, pero no en los de personas más jóvenes. Las alteraciones en el fibrocartílago de la zona de inserción incluyeron calcificación, proliferación fibrovascular y microgrietas. En los tendones degenerados se advirtió una enorme alteración de la distribución normal de los tipos de fibra de colágeno, con preponderancia del tejido fibrovascular que contenía colágeno de tipo III, en vez del predominio usual de la de tipo II. Los autores concluyeron que los cambios degenerativos intensos en los tendones del manguito de ancianos alteran las características del colágeno del manguito mencionado, y que los cambios pueden acompañarse de un deterioro de las propiedades biomecánicas en la zona de inserción. Riley y cols. han señalado datos prácticamente idénticos.[376]

En todos los estudios clínicos, la incidencia de defectos del manguito es menor antes de los 40 años de edad, y comienza a aumentar en el grupo de individuos de 50 a 60 años para seguir incrementándose a los 70 años y edades mayores. Entre 55 pacientes con desgarros del manguito corroborados por artrografía, Bakalim y Pasila[10] identificaron sólo a tres de edades menores de 40 años. Yamada y Evans no advirtieron desgarros de dicha estructura en 42 hombros de individuos menores de 40 años.[495] En la serie de Hawkins y cols., de 100 reparaciones del manguito,

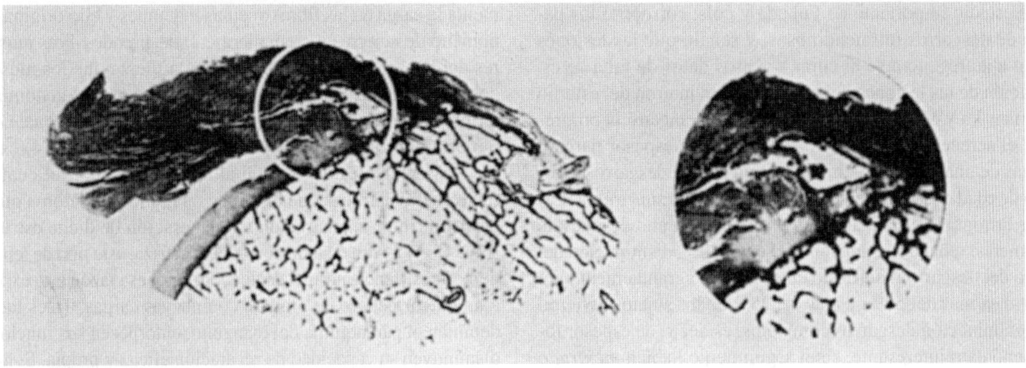

Fig. 15-32 • Ilustración de Codman de: «una grieta del borde, en la cual todo el tendón está desgarrado del surco, excepto la porción superficial, que se extiende al periostio». Estas fotomicrografías constituyen un argumento convincente de que los desgarros del manguito suelen comenzar en la superficie profunda y se extienden en sentido externo hasta transformarse en defectos completos del manguito. *(Con autorización de Codman EA: The Shoulder: Rupture of the Supraspinatus Tendon and Other Lesions in or about the Subacromial Bursa. Malabar, FL.: Robert E. Krieger, 1984.)*

sólo dos pacientes estuvieron entre la tercera o la cuarta décadas de la vida.[178] Reeves[370] y Moseley,[296] en sus series de luxaciones del hombro, advirtieron que era muy pequeña la incidencia de desgarros del manguito en personas menores de 30 años; los dos autores mencionados observaron que la incidencia de «ineficiencia» del manguito en hombros luxados aumentaba de forma extraordinaria conforme lo hacía la edad del sujeto. Como ha destacado DePalma, incluso las lesiones masivas en el hombro de individuos jóvenes «parecen producir con mayor frecuencia desgarros y fracturas del ligamento glenohumeral que roturas del manguito de los rotadores». Pettersson[354] afirmó que «incluso en casos de rotura traumatológica (...) la distribución por edades indica que los requisitos para que surja la rotura son los cambios en la elasticidad y en la resistencia tensil». Pettersson[354] advirtió todavía más: que en individuos con luxaciones anteroinferiores era del 30% en la cuarta década de la vida, y del 60% en la sexta década la incidencia de desgarros parciales o completos del manguito, corroborados artrográficamente.

Muchos defectos del manguito se observan en personas de 50 a 60 años que han llevado una vida bastante sedentaria, sin antecedentes de lesiones o uso desmesurado. Se observó que las personas de 50 años o más asintomáticas presentaban indicios de desgarro del manguito de los rotadores en el 23% de los hombros. El 13% de las personas de 50 a 59 años, el 20% de las de 60 a 69 y el 31% de las de 70 a 79, presentaban indicios en la ecografía de desgarro del manguito.[440] Neer, en una de sus series clínicas, aportó datos sustanciales de la degeneración como origen de los defectos del manguito:[306] 1) el 40% de personas con defectos del manguito «nunca habían realizado actividad física agotadora»; 2) los defectos mencionados eran a menudo bilaterales, 3) muchos individuos que realizaban trabajos pesados nunca mostraron defectos del manguito, y 4) un 50% de personas con defectos del manguito no recordaban haber sufrido traumatismo alguno del hombro. Neer y cols.,[309] en su informe de 1988 a *The American Shoulder and Elbow Surgeons* (ASES), advirtieron que de 233 pacientes con defectos del manguito, salvo ocho de ellos, todos tenían más de 40 años; el 70% de los defectos se registraron en personas sedentarias que hacían trabajo ligero, el 27% eran mujeres, y el 28% surgieron en el brazo no dominante.

Como cabría esperar, el deterioro de la calidad del manguito abarca por lo general a ambos hombros. Matsen y cols. advirtieron que el 55% de los pacientes que acudían al médico por primera vez con desgarros del manguito en un lado, tenían manifestaciones ecográficas de defectos de esta estructura en el lado contrario.[269] También se observó por medio de resonancia magnética[453] la degeneración debida al envejecimiento.

El patrón de insuficiencia degenerativa del manguito es característico. E. A. Codman describió la «grieta en el borde» en la que se desgarra la superficie profunda del manguito en su punto de inserción en el troquíter.[66] El texto extraordinario de dicho autor contiene muchas microfotografías de dichas soluciones de continuidad, y aportan un argumento convincente de que los desgarros del manguito suelen aparecer en la superficie profunda y se extienden en sentido externo hasta que abarcan todas las capas de dicha estructura (véase Fig. 15-32). Codman destacó que: «Sería difícil explicar tal hecho (...) por erosión nacida del contacto con el acromion». De forma semejante, McLaughlin[273] observó que los desgarros parciales «por lo general abarcan sólo la superficie profunda del manguito». Wilson y Duff[486] también describieron desgarros parciales cerca de la inserción del manguito; se produjeron en la superficie articular, en la de las bolsas y en el parénquima del tendón. Cotton y Rideout[80] también describieron desgarros «leves» en la superficie profunda del supraespinoso junto al tendón del bíceps en sus estudios de necropsias. Pettersson y DePalma advirtieron que las fibras más internas del manguito comenzaron a «separarse» y romperse de su inserción ósea en la cabeza humeral en la quinta década de la vida, y que estos desgarros de espesor parcial aumentaron de tamaño en los decenios siguientes.[93,354] Los desgarros parciales observados por Uhthoff y cols.[454] siempre se dieron en el lado articular, y ninguno en el lado de la bolsa, a pesar de la presencia ocasional de osteofitos o espolones en el acromion. Otros autores también han descrito desgarros parciales.[37,38,66,131,135,229,288,337,428,434,435,438,496-498]

Las observaciones comentadas sugieren que las fibras profundas del manguito cerca de su inserción en el troquíter son las más vulnerables al desgarro, ya sea por las cargas a que están expuestas, por su menor potencia, o por su escasa capacidad de reparación.

Un estudio importante de Fukuda y cols. corroboró los patrones de desgarros intratendinosos, y señaló que las lesiones tienden a no regenerarse ni curar.[132] Otros datos de falta de cicatrización de las lesiones del manguito provinieron del estudio de Yamanaka y Matsumoto,[499] en el que se demostró la progresión y el acrecentamiento de los desgarros de espesor parcial. Después de una artrografía inicial, siguieron 40 desgarros (promedio de edad de los pacientes, 61 años) tratados sin cirugía. Las nuevas artrografías realizadas, en promedio, un año después de las primeras, señalaron curación sólo en el 10%, disminución del tamaño del desgarro manifiesto en el 10%, y agrandamiento del desgarro en más del 50%, y más del 25% de los sujetos tuvieron como culminación desgarros completos, es decir, de espesor total. Como dato interesante, en el seguimiento habían *mejorado* el dolor clínico y las puntuaciones de función de dichos pacientes. Las observaciones anteriores constituyeron una «prueba» de lo que había afirmado Codman 60 años antes: «En mi opinión (no probada), muchas de estas lesiones nunca curan, a pesar de que los síntomas causados por ellas suelen desaparecer después de unos meses. Por lo demás: ¿cómo podría explicarse su presencia frecuente en las piezas de necropsia?».[66] Los estudios comentados también han demostrado el hecho trascendental de que las puntuaciones basadas en síntomas clínicos no son fiables para evaluar y precisar la integridad del tendón del manguito.

Las teorías traumatológica y degenerativa del fracaso del tendón del manguito se sintetizan en una visión unificada de la patogenia. El manguito, durante su existencia, está sometido a factores adversos como tracción, compresión, contusión, abrasión subacromial, inflamación, inyecciones y, tal vez de mayor importancia, degeneración por envejecimiento. Sus lesiones, de forma característica, comienzan en el lugar en el que quizá sean máximas las cargas: en la cara profunda de la inserción anterior del supraespinoso cerca de la porción larga del bíceps (Figs. 15-33 y 15-34). Las fibras tendinosas «ceden» cuando la carga aplicada rebasa su resistencia o potencia, pudiendo fallar unas cuantas o todas a la vez (Fig. 15-35). Las fibras mencionadas se ven sometidas a cargas aun cuando el brazo esté en reposo, razón por la cual se retraen después de romperse. Cada episodio de rotura de las fibras genera por lo menos cuatro efectos adversos: 1) incrementa la carga en las fibras vecinas indemnes y ello origina el fenómeno de «cierre en cremallera», 2) desprende fibras musculares del hueso (con lo que disminuye la fuerza que los músculos del manguito pueden generar), 3) al distorsionar la anatomía, deteriora el aporte de sangre a las fibras del tendón, lo cual contribuye a una isquemia local progresiva (Fig. 15-36), y 4) expone a zonas crecientes del tendón al líquido articular, el cual contiene enzimas líticas que eliminan cualquier hematoma que podría contribuir a la curación y regeneración de dicha estructura (Fig. 15-37). Aun cuando el tendón cicatriza, este tipo de tejido no tiene la resistencia normal del tendón, y por esa razón está expuesto a un mayor peligro de «fallar» con nuevas cargas. Tales factores debilitan el parénquima del manguito, entorpecen sus funciones y disminuyen su capacidad de reparación eficaz y propia. Si no hay reparación, tienden a continuar los procesos degenerativos en el parénquima del tendón del supraespinoso, hasta originar un defecto total (de espesor total) en el tendón anterior de dicho músculo (Fig. 15-38); este defecto completo favorece la concentración de cargas en su margen, y facilita la rotura de más fibras con cargas menores que las que produjeron el defecto inicial (Fig. 15-39). Con nuevos episodios de cargas, el patrón se repite por sí solo, debilita más el manguito, lo vuelve más propenso a nuevas roturas con menores cargas, y disminuye su capacidad de cicatrización y curación. Una vez establecido un defecto en el supraespinoso, es característica la propagación en sentido posterior al resto del músculo y de ahí al infraespinoso (Fig. 15-40).

Con la disolución progresiva del tendón del manguito se pierde el efecto «espaciador» de su tendón, y la cabeza humeral queda libre para desplazarse hacia arriba (Fig. 15-8 y 15-12), lo cual impone una mayor carga al tendón bicipital. Como consecuencia, la anchura del tendón del fascículo largo de dicho músculo es todavía mayor en individuos con desgarros del manguito, en comparación con el hombro indemne (Fig. 15-41).[446] En la deficiencia crónica del manguito suele romperse el tendón de la porción larga del bíceps.

La propagación posterior del defecto del manguito cruza la corredera bicipital y afecta al subescapular, empezando en la punta del troquín y extendiéndose hacia abajo. Al extenderse el defecto por la corredera, puede acompañarse de rotura del ligamento humeral transverso y desestabilización del tendón de la porción

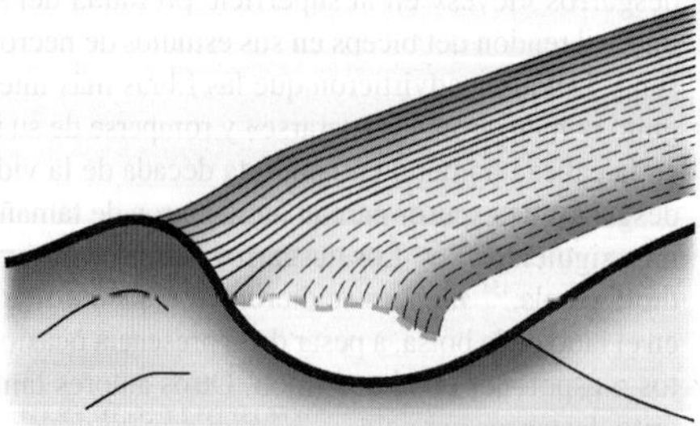

Figura 15-33

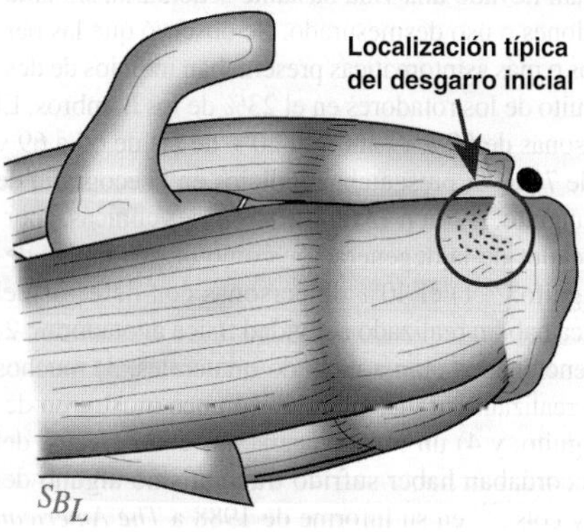

Figura 15-34

Figs. 15-33 y 15-34 • En la enfermedad degenerativa del manguito, se rompe un grupo de fibras del tendón cada vez, comenzando en la superficie profunda del supraespinoso cerca de su inserción, junto al fascículo largo del bíceps. *(Con autorización de Matsen FA III, Lippitt SB, Sidles JA y Harryman DT II: Practical Evaluation and Management of the Shoulder. Filadelfia: WB Saunders, 1994.)*

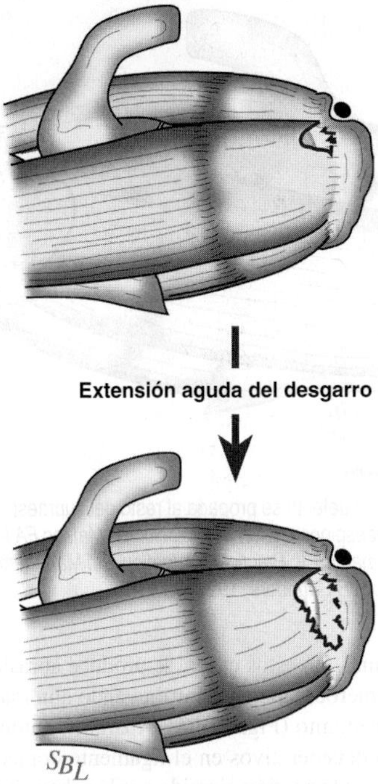

Fig. 15-35 • Extensión aguda de un defecto en el manguito de los rotadores. *(Con autorización de Matsen FA III, Lippitt SB, Sidles JA y Harryman DT II: Practical Evaluation and Management of the Shoulder. Filadelfia: WB Saunders, 1994.)*

larga del bíceps, permitiendo con ello su desplazamiento hacia adentro (Fig. 15-42).[413]

La afectación del manguito pone en peligro el mecanismo de estabilidad glenohumeral de compresión de la concavidad (Fig. 15-22). Los músculos del manguito de los rotadores son importantes para la estabilidad del hombro en los arcos de movilidad medio y final. En el arco medio, el supraespinoso y el subescapular fueron los más importantes para la estabilidad glenohumeral; sin embargo, en posición de detención, los más importantes para la estabilidad glenohumeral fueron el subescapular, el infraespinoso y el rendodo menor.[235]

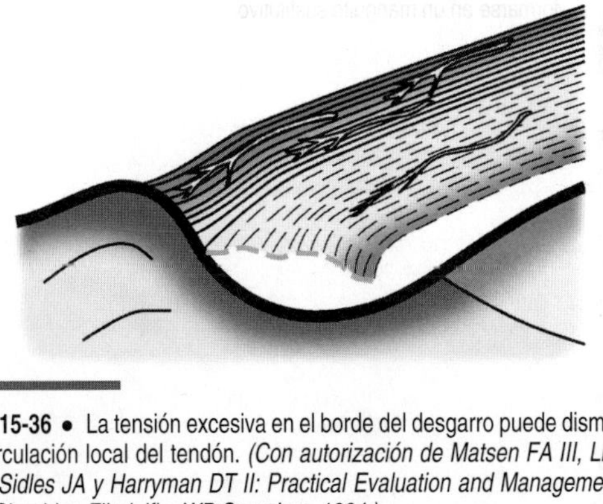

Fig. 15-36 • La tensión excesiva en el borde del desgarro puede disminuir la circulación local del tendón. *(Con autorización de Matsen FA III, Lippitt SB, Sidles JA y Harryman DT II: Practical Evaluation and Management of the Shoulder. Filadelfia: WB Saunders, 1994.)*

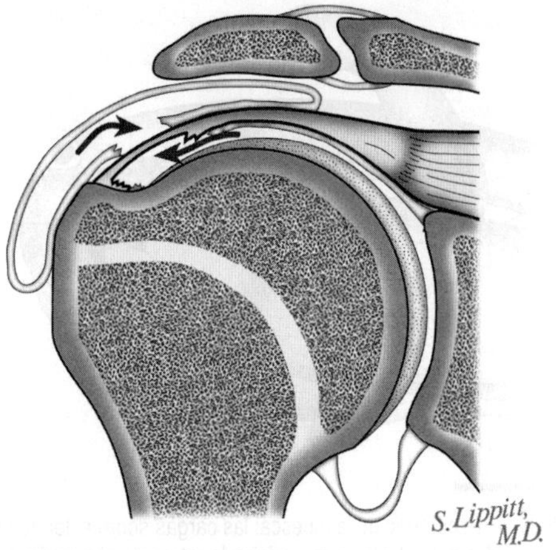

Fig. 15-37 • El defecto tendinoso queda expuesto al líquido articular, que impide la formación de un coágulo de fibrina, lo cual disminuye todavía más la capacidad regenerativa que necesita el desgarro para curar. *(Con autorización de Matsen FA III, Lippitt SB, Sidles JA y Harryman DT II: Practical Evaluation and Management of the Shoulder. Filadelfia: WB Saunders, 1994.)*

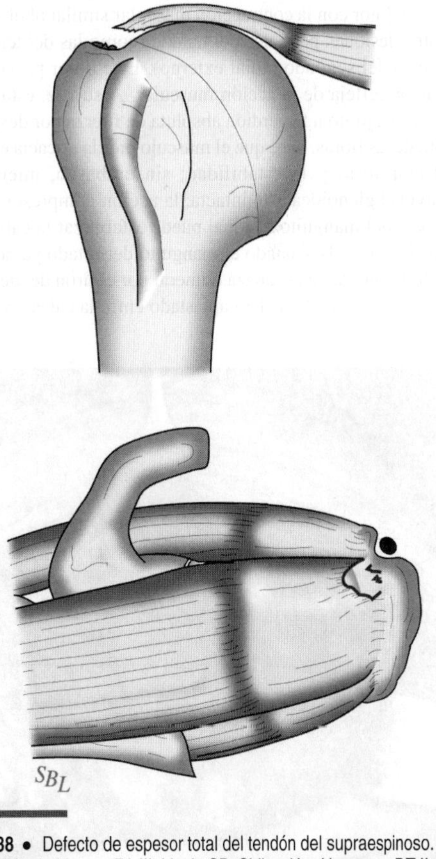

Fig. 15-38 • Defecto de espesor total del tendón del supraespinoso. *(Con autorización de Matsen FA III, Lippitt SB, Sidles JA y Harryman DT II: Practical Evaluation and Management of the Shoulder. Filadelfia: WB Saunders, 1994.)*

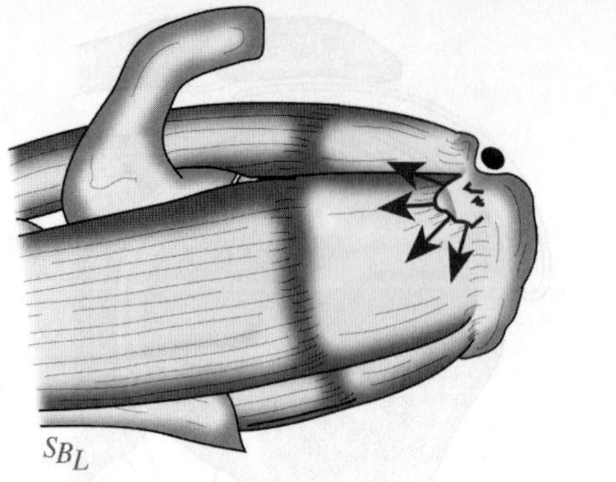

Fig. 15-39 • Fenómeno de la muesca: las cargas sobre el tendón se dirigen a los bordes del defecto, lo que origina la rotura de nuevas fibras. *(Con autorización de Matsen FA III, Lippitt SB, Sidles JA y Harryman DT II: Practical Evaluation and Management of the Shoulder. Filadelfia: WB Saunders, 1994.)*

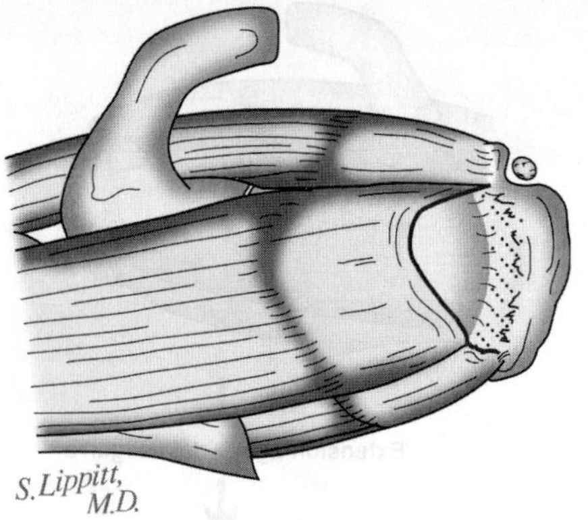

Fig. 15-40 • El defecto se propaga al resto del supraespinoso, y de ahí al tendón del infraespinoso. *(Con autorización de Matsen FA III, Lippitt SB, Sidles JA y Harryman DT II: Practical Evaluation and Management of the Shoulder. Filadelfia: WB Saunders, 1994.)*

Comenzando en las primeras fases del fallo de las fibras del manguito, la compresión de la cabeza humeral va perdiendo efectividad en lo que se refiere a resistencia ante el tirón hacia arriba del deltoides. Los desgarros del manguito de grosor parcial provocan un dolor con la contracción muscular similar al observado con otras lesiones parciales del tendón (como las del tendón de Aquiles o del segundo radial externo). Este dolor provoca una inhibición refleja de la acción muscular. A su vez, esta inhibición refleja, junto a la pérdida absoluta de fuerza por desprendimiento de las fibras, hace que el músculo pierda eficacia en cuanto al equilibrio y la estabilidad; sin embargo, mientras la concavidad glenoidea esté intacta, la acción compresora de los músculos del manguito residual puede estabilizar la cabeza humeral (Fig. 15-43). Cuando el manguito debilitado ya no puede impedir la subida de la cabeza humeral por el tirón del deltoides, el manguito residual quedará aplastado entre la cabeza y el arco coracoacromial. En estos casos, se produce abrasión con el movimiento humeroescapular, contribuyendo aún más a la degeneración del manguito (Fig. 15-44). Aparecen entonces osteofitos por tracción degenerativos en el ligamento coracoacromial, sobrecargado con la presión ejercida por la cabeza humeral (análogo al espolón por tracción del calcáneo que aparece en casos de sobrecarga crónica de la fascia plantar) (véase Fig. 15-12). El desplazamiento hacia arriba de la cabeza también desgasta el borde glenoideo superior y el rodete glenoideo (Fig. 15-45), reduciendo así la efectividad de la concavidad glenoidea superior. El mayor deterioro del manguito permite que los tendones se deslicen hacia abajo, por debajo del centro de la cabeza humeral, dando lugar a la deformidad en ojal (Fig. 15-46).[324] Los tendones del manguito se convierten en elevadores de la cabeza en lugar de actuar como compresores. Igual que en la deformidad en ojal de los dedos de la mano, el hombro con un manguito que presenta un

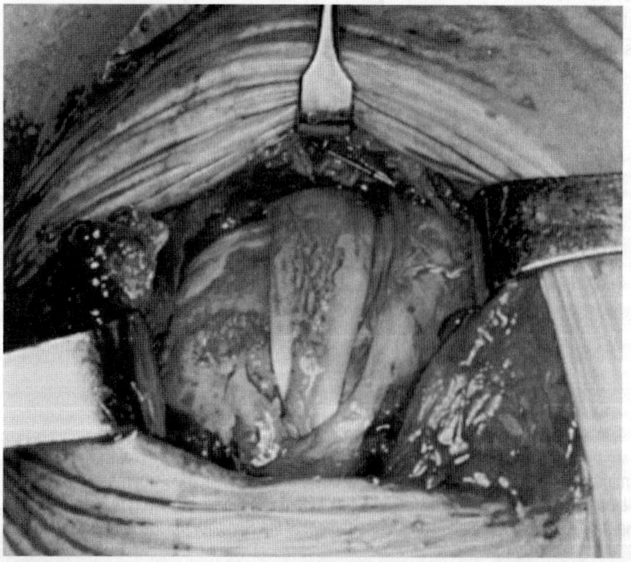

Fig. 15-41 • Los desgarros del manguito de los rotadores a menudo conllevan alteraciones en el tendón del fascículo largo del bíceps, en el punto en que sale de la corredera bicipital. En muchos casos se advierte hipertrofia y aplanamiento del bíceps, que sigue el contorno de la cabeza humeral, es decir, casi como si tratara de transformarse en un manguito sustitutivo.

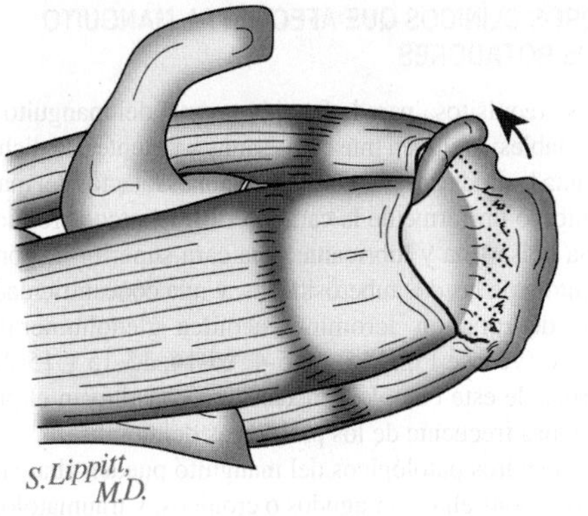

Fig. 15-42 • El defecto se propaga por la corredera bicipital y llega al subescapular, desestabilizando el tendón de la porción larga del bíceps. *(Con autorización de Matsen FA III, Lippitt SB, Sidles JA y Harryman DT II: Practical Evaluation and Management of the Shoulder. Filadelfia: WB Saunders, 1994.)*

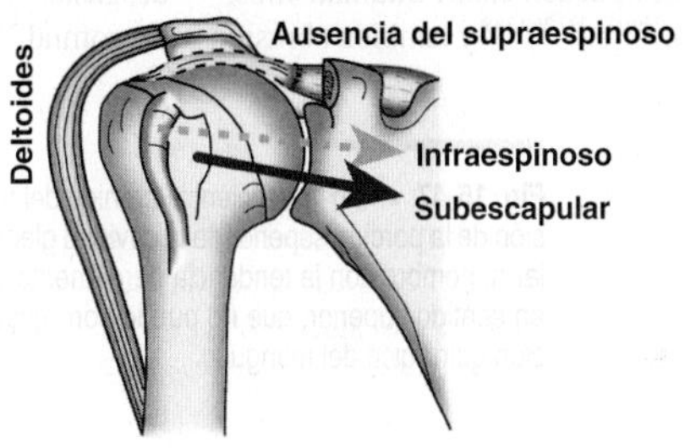

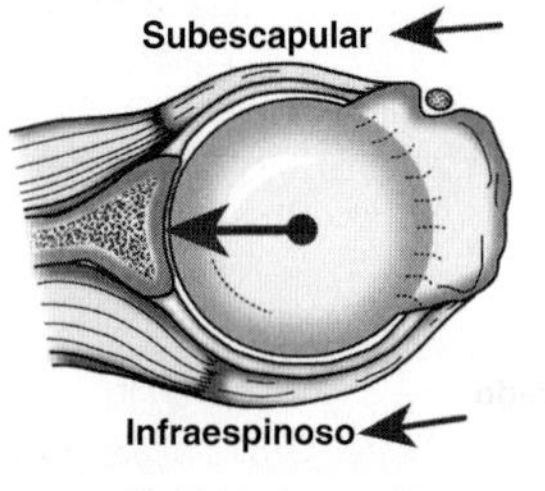

Fig. 15-43 • La compresión por parte del infraespinoso y el subescapular permite estabilizar la cabeza humeral, a falta del supraespinoso, a condición de que esté intacta la cavidad glenoidea. *(Con autorización de Matsen FA III, Lippitt SB, Sidles JA y Harryman DT II: Practical Evaluation and Management of the Shoulder. Filadelfia: WB Saunders, 1994.)*

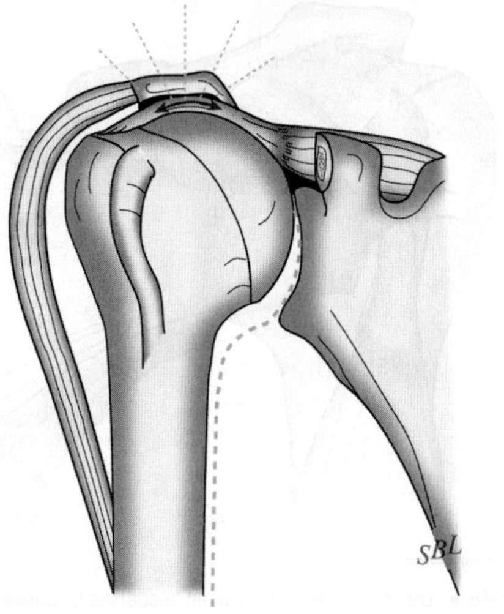

Fig. 15-44 • La abrasión de la cara superficial del manguito por el arco coracoacromial se vincula con el desplazamiento superior de la cabeza en relación con la cavidad glenoidea. *(Con autorización de Matsen FA III, Lippitt SB, Sidles JA y Harryman DT II: Practical Evaluation and Management of the Shoulder. Filadelfia: WB Saunders, 1994.)*

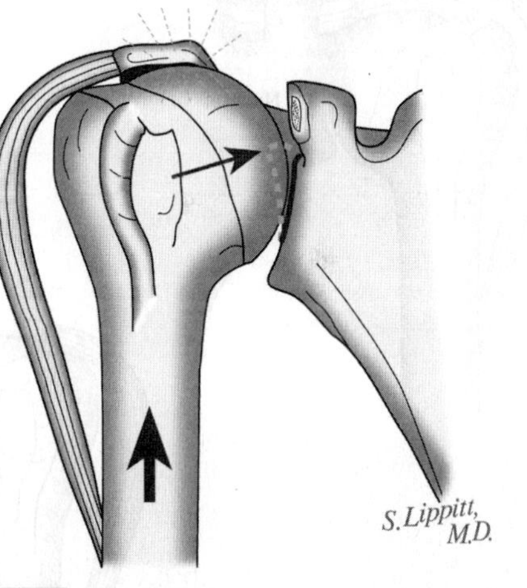

Fig. 15-45 • La erosión de la porción superior de la cavidad glenoidea disminuye el mecanismo de estabilidad por compresión de la cavidad, y permite el desplazamiento ascendente. El efecto desestabilizador de esta pérdida permanente de la cavidad glenoidea efectiva no puede ser anulado ni vencido por la reparación del manguito de los rotadores (véase Fig. 15-47). *(Con autorización de Matsen FA III, Lippitt SB, Sidles JA y Harryman DT II: Practical Evaluation and Management of the Shoulder. Filadelfia: WB Saunders, 1994.)*

orificio en ojal se afecta por la conversión de las fuerzas equilibradoras en fuerzas desequilibradoras. La erosión del rodete glenoideo superior puede desbaratar los intentos por mantener centrada la cabeza humeral después de la reparación del manguito (Fig. 15-47). Una vez que se ha afectado todo el grosor del manguito, la abrasión del cartílago articular humeral contra el arco acromial puede provocar una enfermedad articular degenerativa secundaria, conocida como *artropatía del desgarro del manguito* (véanse Figs. 15-12 y 15-48).[308]

El deterioro de músculos del manguito que acompaña inevitablemente a los desgarros crónicos de esta estructura constituye uno de los factores limitantes de mayor importancia en la cirugía reparadora de este complejo anatómico. Los defectos crónicos de los tendones del manguito suelen acompañarse de atrofia, degeneración grasa, retracción y pérdida del desplazamiento.[239,302] En gran medida, dichos factores son irreversibles.[154] Las alteraciones mencionadas se agravan con la duración del desgarro, y no muestran una reversión rápida después de la reparación de dicho complejo.[155]

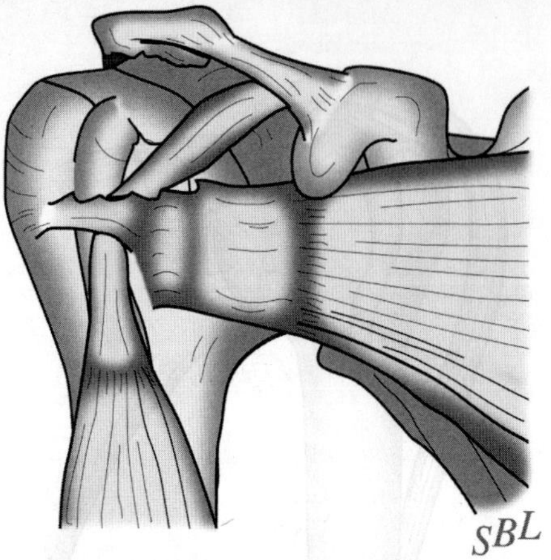

Fig. 15-46 • Deformidad en botonero, en la cual los tendones del subescapular y del infraespinoso se deslizan por debajo del centro de la cabeza humeral. *(Con autorización de Matsen FA III, Lippitt SB, Sidles JA y Harryman DT II: Practical Evaluation and Management of the Shoulder. Filadelfia: WB Saunders, 1994.)*

CUADROS CLÍNICOS QUE AFECTAN AL MANGUITO DE LOS ROTADORES

Los «requisitos» para la función normal del manguito son incuestionables: incluyen músculos sanos y potentes de dicho complejo; una laxitud capsular normal; tendones intactos del manguito; un contorno uniforme de la cara inferior del arco acromiotorácico; una bolsa fina y lubricante; una cara superior uniforme del manguito y de las dos tuberosidades, y una concentricidad de las esferas de rotación acromiocoracoidea glenohumeral y del manguito (véanse Figs. 15-3, 15-4, 15-14, 15-15 y 15-22). Los trastornos de este complejo mecanismo constituyen el punto de partida más frecuente de los problemas del hombro.[57,190]

Los cuadros patológicos del manguito pueden abarcar pocas capas o a todas ellas, ser agudos o crónicos, y traumatológicos o degenerativos.[71,269] La magnitud de cada cuadro varía, desde la distensión muy leve, hasta la ausencia total de los tendones del manguito. En pacientes jóvenes, las lesiones de espesor parcial pueden incluir la avulsión de una esquirla pequeña de hueso del troquíter, cuya imagen radiográfica no debe confundirse con la de la tendinitis calcificada (Fig. 15-49). Entre los factores contribuyentes pueden estar: traumatismos,[65,67] desgaste,[95,218,280,295,] isquemia,[249,251,297,369,388] y también abrasión subacromial.[81,304,306,316,353,473]

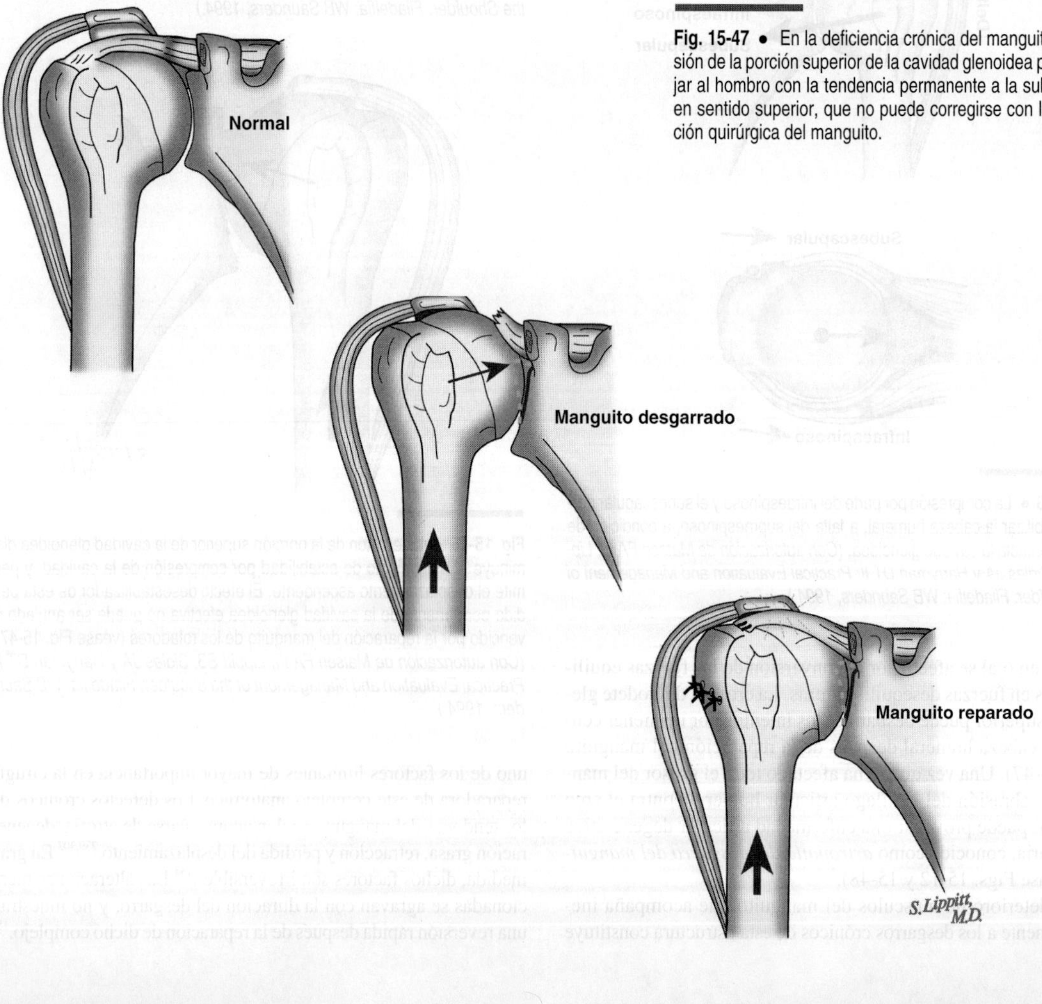

Fig. 15-47 • En la deficiencia crónica del manguito, la erosión de la porción superior de la cavidad glenoidea puede dejar al hombro con la tendencia permanente a la subluxación en sentido superior, que no puede corregirse con la reparación quirúrgica del manguito.

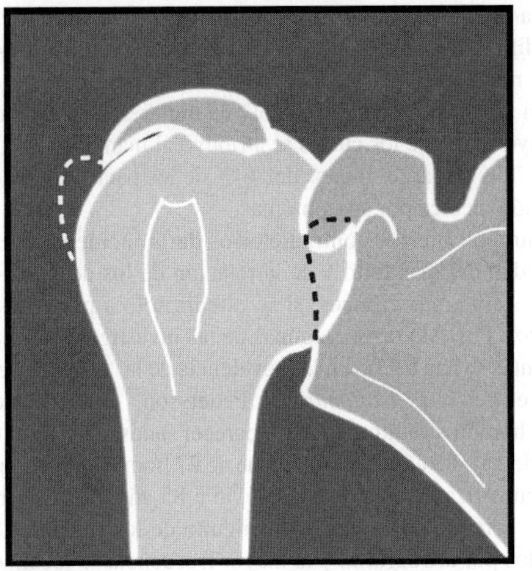

Fig. 15-48 • Esquema radiográfico de una artropatía por desgarro del manguito, con acetabularización de la porción superior de la cavidad glenoidea y del arco coracoacromial, y femoralización de la porción proximal del húmero. *(Con autorización de Matsen FA III, Lippitt SB, Sidles JA y Harryman DT II: Practical Evaluation and Management of the Shoulder. Filadelfia: WB Saunders, 1994.)*

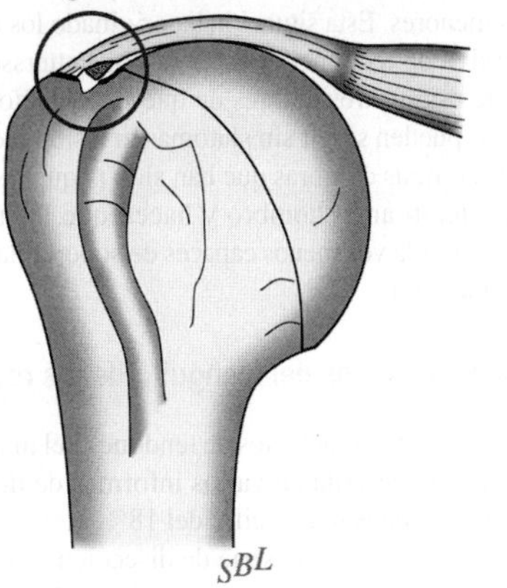

Fig. 15-49 • Desgarro parcial del manguito con avulsión del fragmento óseo del troquíter. *(Con autorización de Matsen FA III, Lippitt SB, Sidles JA y Harryman DT II: Practical Evaluation and Management of the Shoulder. Filadelfia: WB Saunders, 1994.)*

La «insuficiencia» o proceso degenerativo del manguito casi siempre comienza con un defecto parcial de la cara profunda cerca del punto de inserción del supraespinoso en el troquíter. El criterio de Codman sobre la frecuencia de dicha lesión, y la posible heterogeneidad de su cuadro patológico, lo denota el siguiente texto suyo.[66]

En la Figura 15-50 se observa: un desgarro extenso, hasta el punto de que ha abarcado las fibras más superficiales del tendón. El lector debe observar este corte vertical, de modo que entienda que la solución de continuidad también se extiende por la curva del borde del cartílago articular, en un tramo considerable, y que queda así al descubierto el surco, una pulgada o tal vez más. El cuadro anterior podría denominarse, a mi parecer, «grieta del borde», y tengo la confianza de que esta anomalía explique la mayor parte de los hombros dolorosos. Tengo la opinión (no probada) de que muchas de estas lesiones nunca curan, aunque los síntomas causados por ellas suelen desaparecer después de unos meses. De no ser así: ¿cómo se explicaría su presencia frecuente en piezas de necropsia?

La prevalencia anatómicamente observada de las lesiones parciales del manguito es el punto de partida de la sugerencia de Codman de que los trastornos a menudo diagnosticados de dolor del hombro, conocidos como «tendinitis del manguito», «bursitis» o «síndrome de compresión o intromisión», quizá representen en realidad la rotura de las fibras profundas del manguito de los rotadores.[132] Se desconoce el grado en el que las fibras que subsisten intactas pueden presentar hipertrofia, reforzamiento o adaptación para estabilizar el desgarro y asumir la función de las fibras lesionadas.[50] Es probable que la rotura repetida de grupos pequeños de fibras culmine no sólo en síntomas agudos que ceden por sí solos (tal vez interpretados como «tendinitis» o «bursitis» [178],

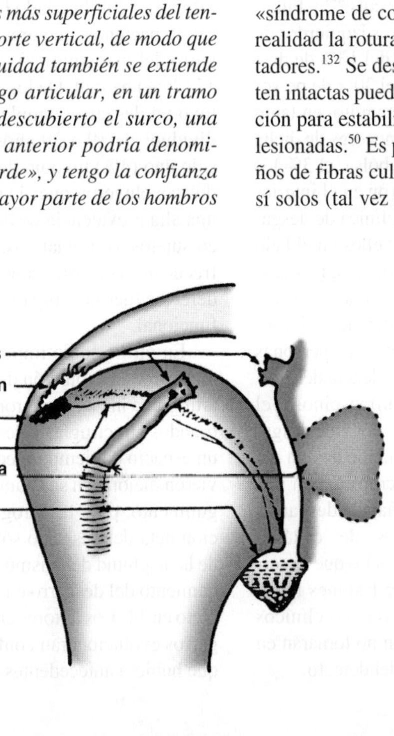

Fig. 15-50 • En 1934, Codman describió la «grieta en el borde», en la cual la cara profunda del manguito es desgarrada en su punto de inserción con el troquíter. *(Con autorización de Codman EA: The Shoulder. Rupture of the Supraspinatus Tendon and Other Lesions in or about the Subacromial Bursa. Malabar, FL.: Robert E. Krieger, 1984.)*

sino también en una progresiva pérdida de fuerza del manguito de los rotadores, que lo vuelve cada vez más propenso a sufrir daño con cargas menores. Esta situación ha originado los casos de «rotura progresiva de tendones» descritos por Pettersson.[354] La observación de éste y otros autores de que los defectos principales del manguito pueden surgir sin síntomas ni lesión reconocida, sugiere que las roturas de fibras que han sido pequeñas y a menudo subclínicas debilitan el hombro y hacen que los tendones del manguito sean cada vez menos capaces de soportar las cargas propias de la vida diaria.

Incidencia de defectos del manguito de los rotadores

La incidencia de los defectos de tendones del manguito de los rotadores ha sido descrita en varios informes de disecciones en cadáver: Smith[415] detectó una cifra del 18%, Keyes[217] del 19%, y Wilson[485,486] del 20% en una serie de disecciones de necropsia y del 26,5% en otra de disecciones en cadáver; Cotton y Rideout[80] del 8%, Yamanaka y cols.[498] del 7%, Fukuda y cols.[135] del 7%, y Uhthoff y cols.[454] del 20%. Neer advirtió una incidencia menor del 5%[306] de desgarros completos, en más de 500 hombros de cadáveres. Lehman y cols.[238] advirtieron que la incidencia de desgarros completos en el manguito mencionado en 235 cadáveres de varones y mujeres, cuya edad variaba de 27 a 102 años (promedio, 64,7 años) fue del 17% (53 mujeres y 26 varones). El promedio de edad al morir las personas con desgarros fue de 77,8 años, en comparación con 64,7 años en el grupo que tenían el manguito intacto. Los autores en cuestión, al reconocer la importancia del envejecimiento en la prevalencia de lesiones del manguito, destacaron que, en personas que habían muerto antes de los 60 años, la incidencia de desgarros del manguito fue del 6%, a diferencia del 30% entre quienes murieron después de 60 años.

Los desgarros parciales, al parecer, tienen una frecuencia del doble que los de espesor completo. Yamanaka y cols.[498] y Fukuda y cols.[131,134,135] publicaron datos de 249 hombros izquierdos de cadáveres en los que advirtieron una incidencia del 13% de desgarros parciales. De los hombros mencionados, el 30% de personas mayores de 40 años tenían desgarros del manguito, en tanto que no se identificó este problema en personas menores de dicha edad. El 3% tuvieron desgarros en el lado de la bolsa, el 3% los tuvieron en el lado articular, y el 7% los mostraron en el interior de los tendones. Fukuda y cols.,[134] en otra serie clínica de desgarros parciales del manguito, detectaron nueve de ellos en el lado de la bolsa, 11 en el lado articular y uno intratendinoso. Los desgarros del lado de la bolsa generaron los síntomas más intensos; todos ellos fueron localizados en el área crítica del tendón del supraespinoso. DePalma, en un estudio de 96 hombros en personas que tuvieron 18 a 74 años de edad, detectó una incidencia del 37% de desgarros parciales del supraespinoso y el infraespinoso; el 21% de desgarros parciales en el subescapular, y el 9% de desgarros completos. Uhthoff y cols.[454] advirtieron una incidencia del 32% de desgarros parciales en 306 casos de necropsia, con una media de edad de 59 años. Otros estudios han señalado desgarros parciales en el 20% al 30% de hombros de cadáveres.[67,71,80,134,158,178,217,249-251,454] Los datos de estudios en los que se cortó el manguito para demostrar la prevalencia de lesiones intraligamentosas, indican que los estudios en cadáveres o clínicos limitados a los lados bursal y articular del tendón no tomarán en consideración la forma intratendinosa frecuente del defecto.

La incidencia de defectos del manguito en sujetos *vivos* es más difícil de estudiar. En una encuesta comunitaria de 644 personas mayores de 70 años, Chard y cols.[58] detectaron que el 21% tenían síntomas de hombros (25% en mujeres, 17% en varones), la mayor parte de los cuales se atribuyó al manguito de los rotadores. Sin embargo, menos del 40% de los pacientes solicitaron atención médica por sus síntomas.

Surgen criterios contradictorios de la incidencia de la enfermedad del manguito y de la relación de los desgarros en él, con los síntomas clínicos, si se estudia sólo a pacientes *sintomáticos*. Por esta razón, algunas de las investigaciones más importantes se han hecho en la prevalencia de las lesiones del manguito en personas *asintomáticas*. Pettersson[354] realizó artrografía en 71 hombros asintomáticos al parecer sanos, de sujetos que tenían de 15 a 85 años. Advirtió que de 27 hombros asintomáticos no traumatizados en personas de 55 a 85 años, 13 tuvieron defectos parciales o totales del manguito de los rotadores, corroborados por artrografía, y la mayor frecuencia se localizó entre los 70 y los 75 años de edad. Todos los hombros de este grupo fueron asintomáticos y sin antecedentes de traumatismo. Los episodios repetidos de rotura de las fibras culminaron en pérdida progresiva de fuerza del manguito, pero no necesariamente en dolor, salvo que la magnitud del defecto fuera sustancial y de carácter agudo. Milgrom y cols.[289] advirtieron que la prevalencia de desgarros parciales o totales aumentó enormemente después de los 50 años: más del 50% de los sujetos en el séptimo decenio de la vida, y más del 80% en quienes tenían más de 80 años. Los autores concluyeron que «las lesiones del manguito de los rotadores son el acompañamiento natural del envejecimiento y que a menudo aparecen sin síntomas clínicos». Sher y cols.[408] utilizaron la resonancia magnética para evaluar hombros asintomáticos en personas de muy diversas edades, y observaron que el 15% tuvieron desgarros completos y el 20% parciales. La frecuencia de uno y otro tipos de desgarros aumentó en grado significativo con la edad ($P < 0{,}001$ y 0,05, respectivamente). De los 46 pacientes mayores de 60 años, 25 (54%) tuvieron un desgarro del manguito: 13 de ellos (28%) lo tuvieron completo, y 12 (26%) parcial. De los 25 pacientes de 40 a 60 años, uno (4%) tuvo un desgarro completo, y seis (24%) parcial. De los 25 individuos de 19 a 39 años, ninguno tuvo desgarro completo, y sólo uno (4%) tuvo un desgarro parcial. Los autores mencionados concluyeron que: 1) por resonancia magnética se identifica una alta prevalencia de desgarros del manguito de los rotadores en sujetos asintomáticos, 2) los desgarros fueron cada vez más frecuentes conforme aumentó la edad de la persona, y 3) dichos defectos fueron compatibles con la actividad normal, indolora y funcional.

En otro estudio importante, Yamanaka y Matsumoto[499] demostraron la evolución de los desgarros parciales. Después de la artrografía inicial siguieron 40 desgarros (edad promedio, 61 años) tratados sin cirugía, y después la repetición de la artrografía en un espacio de tiempo medio mayor de un año. Los pacientes tuvieron mejoría en sus puntuaciones promedio de hombro en el seguimiento, pero la artrografía de seguimiento señaló la resolución neta del desgarro sólo en cuatro enfermos; la disminución de la magnitud del mismo en sólo otros cuatro pacientes; el agrandamiento del desgarro en 21, y la evolución hasta desgarro completo en 11. Los autores concluyeron que era posible que los desgarros evolucionaran conforme envejecía la persona, incluso sin que hubiera antecedentes de traumatismo.

De lo expresado, cabe concluir que los defectos del manguito se volvieron cada vez más frecuentes después de los 40 años, y que muchos de ellos surgieron sin manifestaciones clínicas sustanciales.

Algunas ocupaciones parecen ser particularmente peligrosas para el manguito de los rotadores; por ejemplo, la poda de árboles, la recolección de frutas, la enfermería, los dependientes de tiendas de ultramarinos, los estibadores, trabajos en almacenes, carpintería y pintura de brocha gorda.[259] Algunos pacientes vinculan el comienzo con algún tipo de actividad deportiva, como deportes de lanzamiento, tenis, esquí y natación. Tras revisar a 137 de los mejores nadadores estadounidenses, Richardson y cols.[375] encontraron una incidencia de problemas del hombro del 42%. Los autores en cuestión calcularon que el nadador medio a nivel nacional somete a sus hombros a unos 500.000 ciclos por estación. La subluxación es un problema reconocido en este grupo, pero los autores advirtieron que muchos tenían síntomas y signos que sugerían la afectación del manguito. La técnica del deportista guarda una relación importante con la aparición o la ausencia de síntomas, como expusieron Richardson y cols.,[375] Albright y cols.,[2] Cofield y Simonet,[73] Penny y Welsh,[351] Neer y Welsh[311] y Penny y Smith.[350]

CUADRO CLÍNICO

Duckworth y cols.[104] y Harryman y cols.[168] han demostrado una gran variabilidad en las manifestaciones clínicas de los desgarros del manguito de los rotadores. Es importante señalar que se han observado notables variaciones entre ambos sexos y entre las prácticas clínicas de diferentes médicos.

Las manifestaciones clínicas de las diversas formas de la enfermedad del manguito incluyen problemas como rigidez del hombro, pérdida de fuerza, inestabilidad y crepitación por abrasión.[269,396]

1. La *rigidez* limita el arco de movimiento pasivo y a menudo origina dolor en el punto final del arco, así como dificultad para dormir. Es más frecuente en lesiones de espesor parcial del manguito, pero también puede surgir en las de espesor total.[198] La rigidez se demuestra a veces por limitaciones en: 1) rotación interna con el brazo en abducción (grados a partir de la posición neutra) (Fig. 15-51); 2) «alcance» del dorso con la mano (alcance del segmento posterior con el pulgar) (Fig. 15-52), 3) aducción extrema con brazo en flexión de 90°, es decir, cruzando el brazo sobre la cara anterior del tórax (centímetros desde el hueco ipsilateral del codo hasta el acromion o apófisis coracoides contralaterales) (Fig. 15-53); 4) flexión (grados a partir de la posición neutra) (Fig. 15-54), o 5) rotación externa (grados desde la posición neutra) (Fig. 15-55).
2. La *pérdida de fuerza* o el dolor en la contracción muscular limita la función del hombro, con afectación del manguito. Las fibras tendinosas debilitadas por degeneración pueden romperse sin manifestaciones clínicas, u originar sólo síntomas transitorios que a veces se interpretan como «bursitis» o «tendinitis». Se necesita una lesión de mayor magnitud para desgarrar el manguito en las personas más jóvenes dentro del margen de edad. Las luxaciones glenohumerales traumatológicas en sujetos mayores de 40 años tienen un vínculo neto con desgarros del manguito de los rotadores, y estas situaciones suelen afectar al subescapular, con lo cual hay una pérdida de fuerza en la rotación interna. Neviaser y cols.[317] señalaron los casos de 37 personas mayores de 40 años, en quienes inicialmente no se hizo el diagnóstico de rotura del manguito después de una luxación anterior del hombro. La pérdida de fuerza por la rotura fue atribuida erróneamente a una neuropatía axilar. Once de los pacientes acabaron por mostrar inestabilidad anterior recurrente, que dependió de la rotura del subescapular y la cápsula anterior, desde el troquín. Ninguno de los hombros en cuestión tuvo una lesión de Bankart. La reparación de la cápsula y del subescapular restauró la estabilidad en todos los pacientes que mostraron la recurrencia del cuadro.

Sonnabend señaló los datos de una serie de luxaciones primarias del hombro en personas mayores de 40 años.[419] De los 13 pacientes que tuvieron síntomas de pérdida de fuerza o do-

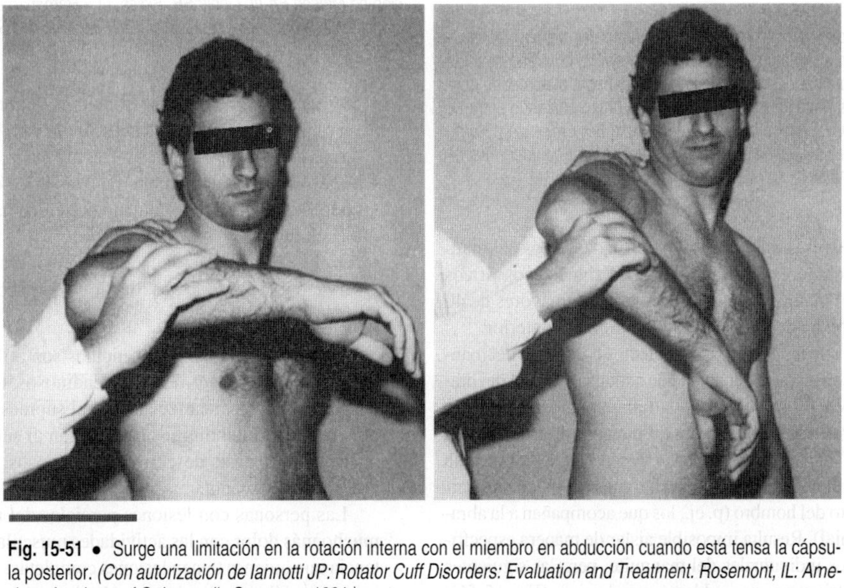

Fig. 15-51 • Surge una limitación en la rotación interna con el miembro en abducción cuando está tensa la cápsula posterior. *(Con autorización de Iannotti JP: Rotator Cuff Disorders: Evaluation and Treatment. Rosemont, IL: American Academy of Orthopaedic Surgeons, 1991.)*

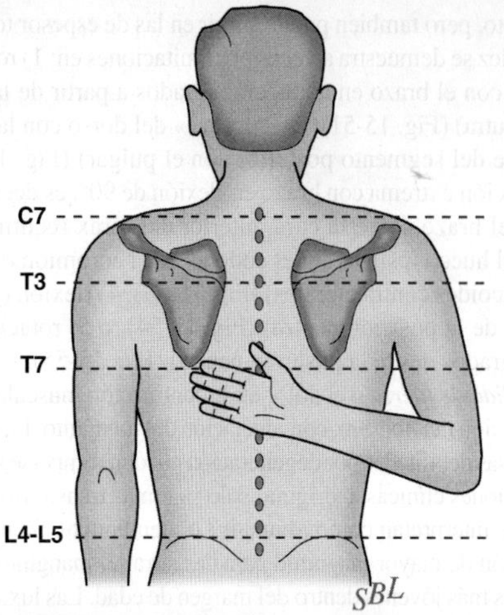

Fig. 15-52 • La rotación interna máxima se mide por el segmento de la espalda más alto que puede alcanzar el pulgar; por ejemplo, L4-L5, T3, T7 o C7. *(Con autorización de Matsen FA III, Lippitt SB, Sidles JA y Harryman DT II: Practical Evaluation and Management of the Shoulder. Filadelfia: WB Saunders, 1994.)*

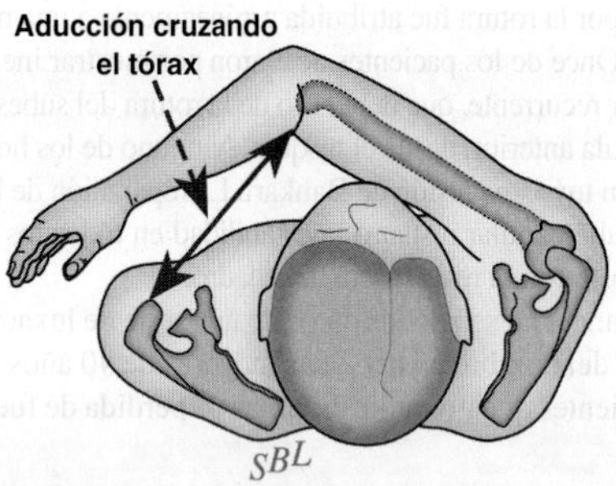

Fig. 15-53 • La aducción máxima con cruzamiento del miembro escapular frente al tórax en los intentos por alcanzar el hombro contrario se mide como la distancia mínima desde el hueco del codo hasta el acromion contralateral, cuando se hace aducción horizontal del brazo cruzando el frente del tórax. *(Con autorización de Matsen FA III, Lippitt SB, Sidles JA y Harryman DT III: Practical Evaluation and Management of the Shoulder. Filadelfia: WB Saunders, 1994.)*

lor después de tres semanas, 11 mostraron desgarros del manguito de los rotadores. Toolanen advirtió signos ecográficos de lesiones del manguito en 24 de 63 personas mayores de 40 años, para la fecha de la luxación glenohumeral anterior.[449]

A pesar de que las personas con defectos completos del manguito pueden conservar la capacidad de abducción activa del brazo,[313] por lo general se manifiesta la falla notable en las fibras tendinosas por pérdida de fuerza, en los métodos de estudio muscular manual.[39,178,240,241] Las pruebas *isométricas* de la potencia muscular impiden la confusión con síntomas que pueden surgir por movimiento del hombro (p. ej., los que acompañan a la abrasión subacromial). Resulta imposible aislar de manera específica los músculos individuales del manguito, pero las siguientes pruebas isométricas son razonablemente selectivas (Fig. 15-56):

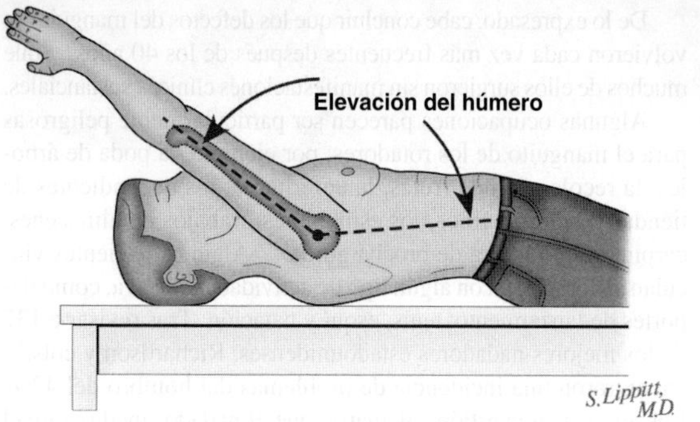

Fig. 15-54 • La elevación máxima (flexión) se mide con el individuo en decúbito dorsal y ayudando a la elevación con el brazo contrario, si es necesario, para alcanzar el punto máximo del arco de movimiento. *(Con autorización de Matsen FA III, Lippitt SB, Sidles JA y Harryman DT II: Practical Evaluation and Management of the Shoulder. Filadelfia: WB Saunders, 1994.)*

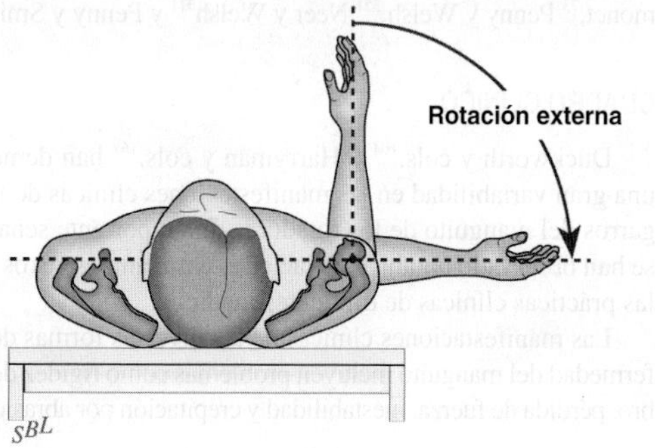

Fig. 15-55 • La rotación externa máxima se mide con el brazo colocado en el costado (0° es la posición en la que el antebrazo del codo flexionado se dirige exactamente hacia adelante). Los autores prefieren hacer esta medición con el individuo en decúbito dorsal, para mantener fijo el tórax. *(Con autorización de Matsen FA III, Lippitt SB, Sidles JA y Harryman DT II: Practical Evaluation and Management of the Shoulder. Filadelfia: WB Saunders, 1994.)*

- *Supraespinoso:* elevación isométrica del brazo, que se conserva a 90° en el plano de la escápula y en leve rotación interna.
- *Subescapular:* rotación interna isométrica del brazo, con el codo flexionado 90° y la mano sostenida hacia atrás, frente a la cintura.
- *Infraespinoso:* rotación isométrica externa del brazo, conservado junto al tórax, en rotación neutra con el codo en flexión de 90°.

Estas pruebas manuales sencillas son útiles para identificar la magnitud de los defectos tendinosos, que varían desde desgarros únicos que afectan sólo al supraespinoso, pasando por desgarros bitendinosos que afectan al supraespinoso y al infraespinoso, hasta desgarros tritendinosos, que también incluyen al subescapular.

Las personas con lesiones parciales del manguito tienen mucho más dolor con las actividades musculares contra resistencia que quienes tienen lesiones completas. El fenómeno anterior es análogo a la observación de que son más dolorosos

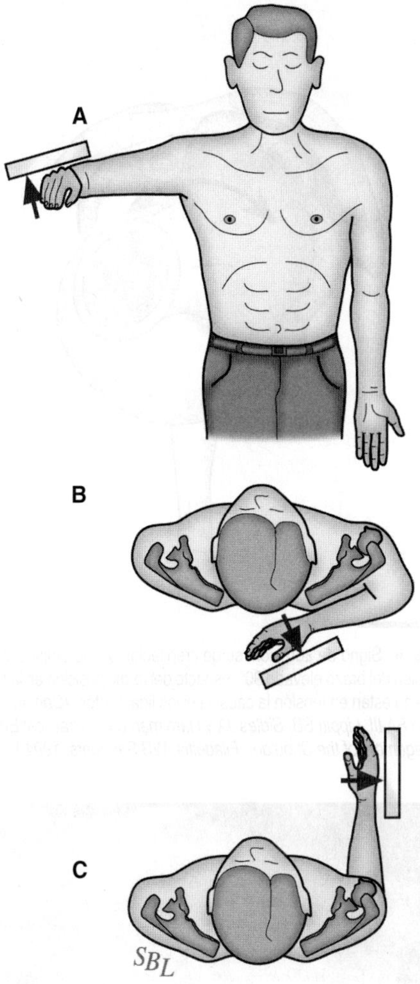

Fig. 15-56 • Signos tendinosos: **A,** Signo del tendón del supraespinoso: surgen dolor y pérdida de fuerza en la elevación isométrica del brazo cuando se lleva en rotación interna y se eleva a la posición horizontal en el plano de la escápula. **B,** Signo del tendón del subescapular: surgen dolor y pérdida de fuerza en la rotación interna isométrica del brazo, con la mano alejada del cuerpo, en el plano posterior a la altura de la cintura. **C,** Signo del tendón del infraespinoso: surgen dolor y pérdida de fuerza en la rotación externa isométrica, con el brazo colocado en el costado y el antebrazo dirigido hacia adelante. *(Con autorización de Matsen FA III, Lippitt SB, Sidles JA y Harryman DT II: Practical Evaluation and Management of the Shoulder. Filadelfia: WB Saunders, 1994.)*

con la contracción muscular los desgarros parciales de los tendones de Aquiles, rotuliano y del origen del segundo radial externo, que cuando la estructura completa se rompe o se libera por medios quirúrgicos. Fukuda y cols.[135] identificaron a personas con desgarros parciales, como individuos con dolor en el movimiento, crepitación y rigidez. Advirtieron que las personas con desgarros en el lado de la bolsa presentaron al parecer más síntomas que los que tuvieron desgarros más profundos, debido a los problemas resultantes de abrasión con crepitación de la articulación entre el manguito superior superficial y la cara inferior del arco coracoacromial.

Algunos autores sugieren que es posible diferenciar la pérdida de fuerza debida a la inhibición causada por el dolor de la que proviene de un defecto tendinoso, para lo cual basta la inyección subacromial de un anestésico local.[24,251] Si la disfunción del manguito ha persistido por un mes o más, puede acompañarse de atrofia del supraespinoso y del infraespinoso. La atrofia sutil puede identificarse con mayor facilidad al hacer una sombra, con el uso de luz sobre la cabeza del paciente.

Como ha destacado Codman,[66] es frecuente palpar los defectos del manguito al rotar la porción proximal del húmero, bajo el dedo del explorador colocado en el ángulo anterior del acromion. Los perímetros del «surco» dejado por un defecto en el supraespinoso se pueden palpar con facilidad. El defecto suele estar por detrás de la corredera bicipital y por dentro del troquíter (Fig. 15-57).

3. La *inestabilidad* para que la cabeza del húmero quede centrada en la cavidad glenoidea puede ser consecuencia de una enfermedad del manguito de los rotadores. Los desgarros agudos del subescapular contribuyen a veces a la inestabilidad anterior recurrente.[317,419,449]

   La pérdida vieja del efecto compresivo normal del mecanismo del manguito y del efecto estabilizador del tendón superior del mismo interpuesto entre la cabeza humeral y el arco coracoacromial puede contribuir a la inestabilidad glenohumeral superior,[123,124,231,358,502] situación que se agrava con el desgaste del borde glenoideo superior (véanse Figs. 15-12, 15-13 y 15-45)[308] y cuando se pierde la función de apoyo normal del arco coracoacromial por erosión o eliminación quirúrgica.[484]
4. La *crepitación por abrasión* asociada a la enfermedad del manguito se manifiesta por la crepitación sintomática con el mo-

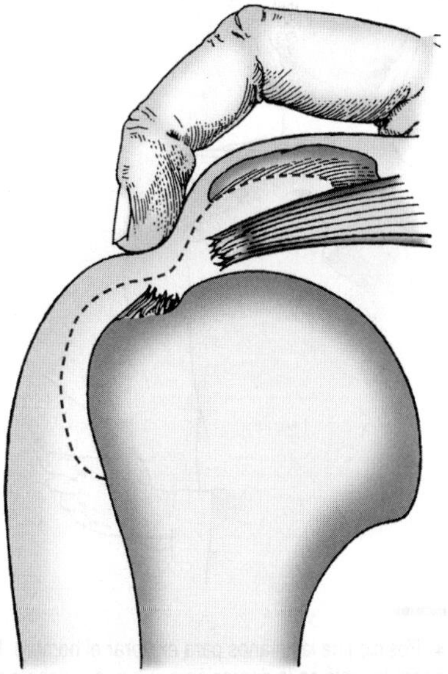

Fig. 15-57 • La yema del dedo oprime la eminencia y el surco. El plano de este esquema está en un punto intermedio entre los planos coronal y sagital. La *línea interrumpida* representa el contorno de la bolsa. *(Con autorización de Codman EA: Rupture of the Supraspinatus Tendon and Other Lesions In or About the Subacromial Bursa. Malabar, FL.: Robert E. Krieger, 1984.)*

vimiento glenohumeral pasivo. Factores que contribuyen a la *abrasión subacromial* son la hipertrofia de las bolsas, alteraciones secundarias de la superficie inferior del arco coracoacromial, pérdida de la integridad de la cara superior de los tendones del manguito, y cambios degenerativos del troquíter y el troquín. La crepitación por abrasión subacromial se identifica fácilmente al colocar el pulgar y el índice del explorador en las caras anterior y posterior del acromion, en tanto se desplaza el húmero respecto de la escápula (Figs. 15-58 y 15-59). Muchos hombros muestran crepitación subacromial asintomática, por lo cual es importante durante la exploración plantearse si la crepitación advertida por el explorador guarda relación directa con los síntomas del paciente.

La *artropatía por desgarro del manguito de los rotadores* es otra causa de crepitación por abrasión que surge en la afectación del manguito. El término anterior, acuñado por Neer y cols.,[308] denota la pérdida de la superficie articular glenohumeral por deficiencia masiva del manguito de los rotadores (Fig. 15-60). Los autores en cuestión describieron datos de 26 hombros de un grupo en el que más del 75% eran mujeres. El promedio de edad fue de 69 años; el 20% mostraron signos de artropatía en el manguito contralateral, y el 75% no tuvieron antecedentes de traumatismo. De forma característica, hubo una hinchazón de los hombros afectados, atrofia de músculos y rotura del fascículo largo del bíceps. La elevación pasiva se limitó a 90° de elevación y 20° de rotación externa, de media (limitación que es atípica de los desgarros no complicados del manguito). El hombro a menudo presentó inestabilidad anteroposterior, y una observación frecuente fue el colapso del hueso subcondral en la porción proximal del húmero. También se identificaron a menudo erosión de la cavidad glenoidea, del troquíter, del acromion y de la mitad externa de la clavícula. Los autores plantearon la hipótesis de que la artropatía fue producto de factores mecánicos (como inestabilidad anteroposterior y migración superior de la cabeza humeral) (véanse Figs. 15-12, 15-13, 15-45, 15-46 y 15-48) y de factores nutricionales (como sería la pérdida del espacio articular cerrado, ausencia de difusión normal de nutrientes en la superficie articular y desuso). A la lista anterior podría agregarse la disminución o interrupción de la circulación osteotendinosa, que afecta a los vasos subescapulares, al circunflejo anterior humeral y a los supraescapu-

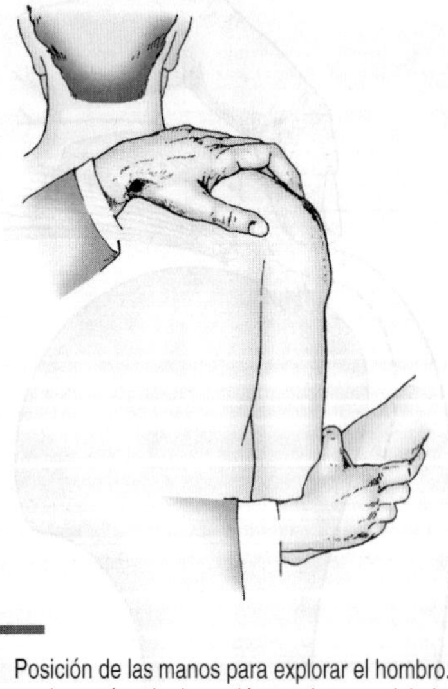

Fig. 15-58 • Posición de las manos para explorar el hombro. El pulgar izquierdo del operador está en la depresión que hay por debajo de la espina de la escápula, y la yema del índice por delante del acromion. Los otros tres dedos abarcan y sostienen la clavícula; de este modo, se sostiene con firmeza la cintura escapular y se detecta cualquier movimiento que surja en la articulación escapulohumeral. *(Con autorización de Codman EA: Rupture of the Supraspinatus Tendon and Other Lesions in or about the Subacromial Bursa. Malabar, FL.: Robert E. Krieger, 1984.)*

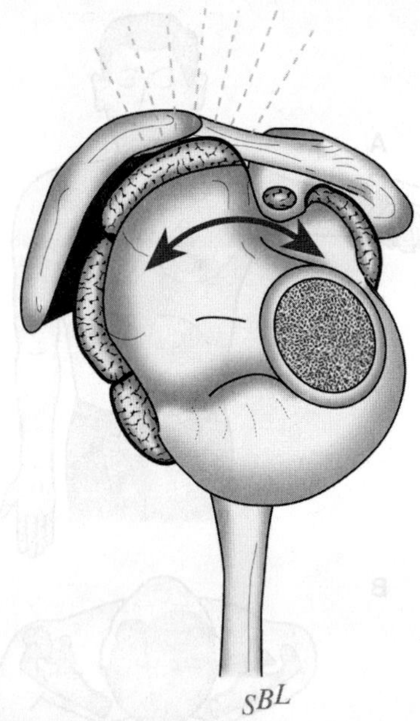

Fig. 15-59 • Signo de abrasión: surge crepitación subacromial sintomática en la rotación del brazo elevado 90° respecto del tórax, posición en la cual normalmente no están en tensión la cápsula ni los ligamentos. *(Con autorización de Matsen FA III, Lippitt SB, Sidles JA y Harryman DT II: Practical Evaluation and Management of the Shoulder. Filadelfia: WB Saunders, 1994.)*

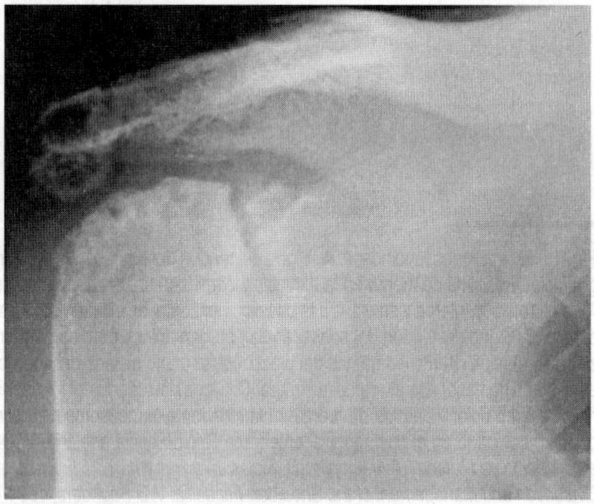

Fig. 15-60 • Colapso de la cabeza humeral, en combinación con una deficiencia masiva del manguito (artropatía por desgarro del manguito).

lares. El cuadro es diferente del de artrosis, artritis reumatoide, necrosis avascular y artropatía neurógena.[277]

CUADROS CLÍNICOS RELACIONADOS CON EL MANGUITO DE LOS ROTADORES

Al exponer la gran diversidad de cuadros clínicos que afectan al manguito de los rotadores, es útil destacar ocho entidades que pueden identificarse fácilmente por criterios sencillos:

1. *Rotura asintomática del manguito:* el paciente no siente molestias del hombro, pero en estudios imagenológicos se corrobora un defecto de espesor total en el tendón del manguito.
2. *Tensión capsular posterior:* el hombro muestra una limitación en su arco de rotación interna en abducción (véase Fig. 15-51); en la aducción extrema con codo en extensión sobre el frente del tórax (Fig. 15-53); en la rotación interna del brazo sobre la espalda (Fig. 15-52) y en la flexión (Fig. 15-54) (en orden aproximado de frecuencia decreciente).
3. *Abrasión subacromial (sin un defecto relevante en el tendón del manguito):* el hombro muestra crepitación sintomática conforme el húmero rota por debajo del acromion (véanse Figs. 15-58 y 15-59). Los estudios isométricos de los músculos del manguito (Fig. 15-56) no detectan dolor ni pérdida de fuerza.
4. *Lesión parcial del manguito:* la contracción de los músculos afectados del manguito de tipo isométrico contra resistencia es dolorosa o débil (Fig. 15-56); es frecuente que se acompañe de una tensión capsular posterior (Fig. 15-51 a 15-53); los estudios imagenológicos pueden señalar un adelgazamiento del tendón del manguito, pero dicha lesión no incluye a todas las capas del tendón.
5. *Desgarro completo del manguito:* la contracción de uno o más de los músculos del manguito de tipo isométrico y contra resistencia es dolorosa o débil (Fig. 15-56). En ecografía, artrografía, resonancia magnética, artroscopia o cirugía abierta, se identifica un defecto completo de uno o más de los tendones del manguito.
6. *Artropatía por desgarro del manguito:* es débil la contracción de los músculos del manguito de tipo isométrico contra resistencia (Fig. 15-56); los movimientos acromiohumerales (Figs. 15-58 y 15-59), y a menudo los glenohumerales, originan crepitación; en la radiografía se advierte la traslación superior de la cabeza del húmero respecto del acromion; pérdida del cartílago articular en la porción superior de la cabeza humeral; articulación directa de la cabeza con el arco coracoacromial; «femoralización» de la porción proximal del húmero y «acetabularización» de la porción superior de la cavidad glenoidea y del arco coracoacromial (véanse Figs. 15-12, 15-13, 15-45, 15-46 y 15-48).
7. *Acromioplastia fallida:* la persona está insatisfecha con los resultados de alguna acromioplastia artroscópica o abierta que se le efectuó, y plantea al médico la posibilidad de otra operación.
8. *Cirugía fallida del manguito:* el individuo no está satisfecho con los resultados de una operación artroscópica o abierta previa en el manguito de los rotadores, y plantea la posibilidad de otra operación.

FUNCIÓN DEL HOMBRO Y ESTADO GENERAL EN CUADROS CLÍNICOS DEL MANGUITO DE LOS ROTADORES

Para entender mejor la función y el estado clínico de los individuos que padecen diversos trastornos del manguito de los rotadores se aplicaron dos pruebas de autovaloración, la *Simple Shoulder Test* (SST),[269] y la forma abreviada de 36 puntos *(Short Form* 36, SF 36),[468] a 355 enfermos consecutivos evaluados por uno de los autores (FAM), y que presentaban abrasión subacromial, lesiones de grosor parcial del manguito, desgarros completos, acromioplastias fallidas, reparaciones fallidas del manguito y artropatía por desgarro de dicho complejo. En la Tabla 15-1 se indica el número y la edad promedio de los sujetos con cada diagnóstico.

Los datos del SST y SF 36 de estos pacientes se muestran en las Figuras 15-61 y 15-62, respectivamente. Los datos de la primera autoevaluación descubren que las personas que acudieron inicialmente con problemas del manguito de los rotadores mostraron dificultad en casi todas las funciones estandarizadas del hombro evaluadas por la SST, en particular en lo referente a la capacidad para dormir con comodidad, alzar objetos que pesaban 3,6 kg hasta una estantería y lanzar objetos. Más del 50% de los pacientes con un cuadro inicial de desgarro completo no pueden levantar un objeto de 500 g hasta una estantería, lanzar al aire una moneda (desde abajo), lavarse la parte posterior del hombro contrario o realizar su trabajo habitual. La intensidad de la pérdida funcional es mínima en la abrasión subacromial, seguida por las lesiones parciales y totales del manguito de los rotadores, acromioplastias fallidas, reparaciones ineficaces del manguito y, por último, la más limitante de este grupo de trastornos, la artropatía por desgarro del manguito.

Los datos de la autoevaluación SF 36 señalan que la persona cuyo cuadro inicial es de una enfermedad del manguito muestra el deterioro más grave en su función física y en su comodidad. A pesar de que las diferencias entre diagnósticos no son grandes, los sujetos con una artropatía por desgarro del manguito y una cirugía ineficaz tuvieron puntuaciones peores que aquellos con lesiones no operadas del manguito y abrasión subacromial.

TÉCNICAS DE DIAGNÓSTICO POR IMAGEN

Radiografía simple

La radiografía ordinaria es de escasa utilidad para evaluar la pérdida de fuerza del hombro. En individuos jóvenes con lesiones del manguito pueden identificarse pequeños fragmentos desprendidos del troquíter (Fig. 15-49), que no deben confundirse con depósitos calcificados. La presencia de una escotadura en el troquíter presentaba una asociación estadísticamente significativa con desgarros parciales del manguito de los rotadores en la superficie articular en lanzadores de peso. No todas las escotaduras encontradas en artroscopias se detectaron en las radiografías simples, pero la asociación entre la presencia radiológica y artroscópica de una escotadura era estadísticamente significativa.[303] La enfermedad crónica del manguito se acompaña a ve-

Tabla 15-1 • Prevalencia y media de edad de sujetos con seis tipos de lesiones del manguito de los rotadores

	N.º de pacientes	Edad en el momento de la evaluación inicial
Abrasión subacromial	18	43
Lesión de grosor parcial del manguito	104	48
Desgarro del manguito de los rotadores	133	62
Acromioplastia fallida	29	49
Reparación fallida del manguito	47	60
Artropatía por desgarro del manguito	24	74

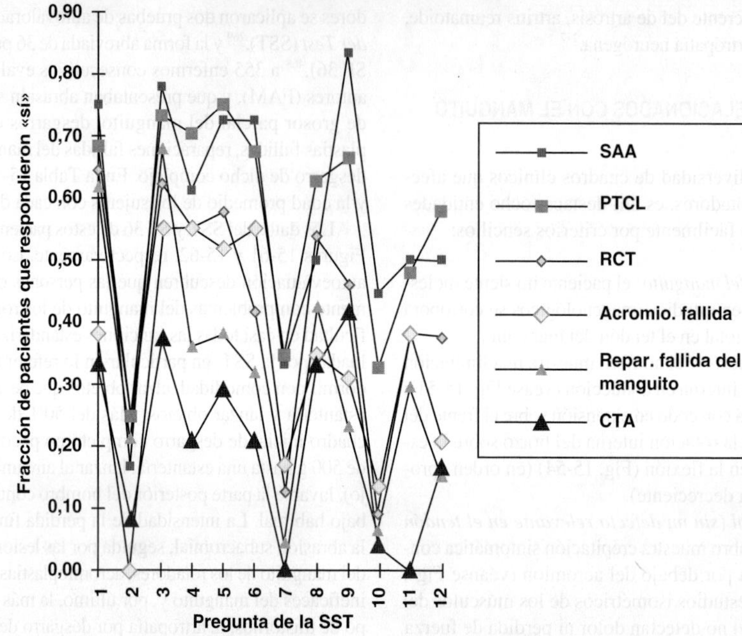

Fig. 15-61 • Autoevaluación de la función del hombro de 355 individuos con seis diagnósticos diferentes del manguito de los rotadores: 1) abrasión subacromial *(subacromial abrasion,* SAA), 2) lesión de espesor parcial del manguito *(parcial-thickness cuff lesion,* PTCL), 3) desgarro completo del manguito *(complete-thickness cuff tear,* RCT), 4) acromioplastia fallida, 5) reparación fallida del manguito y 6) artropatía por desgarro del manguito *(cuff tear arthropathy, CTA).* Por medio de SST se hacen las preguntas siguientes: 1) ¿Siente el hombro cómodo con el brazo apoyado al lado del tórax? 2) ¿Le permite el hombro dormir cómodamente? 3) ¿Puede usted alcanzarse con la mano la parte baja de la espalda para meterse la camisa por atrás? 4) ¿Puede ponerse la mano en la nuca manteniendo el codo recto en un costado? 5) ¿Puede colocar una moneda en un anaquel a la altura del hombro, sin flexionar el codo? 6) ¿Puede usted alzar 0,5 kg (un recipiente de medio litro) a la altura del hombro, sin flexionar el codo? 7) ¿Puede usted alzar un objeto de 3,6 kg a la altura de la parte más alta de la cabeza sin flexionar el codo? 8) ¿Puede usted cargar 9 kg (un saco de patatas) al costado, con la extremidad afectada? 9) ¿Cree que podría lanzar una pelota pequeña y blanda desde una altura por debajo del hombro, a unos 9 m de distancia con la extremidad afectada? 10) ¿Podría arrojar una pelota pequeña y blanda desde una altura por debajo del hombro a una distancia de 18 m con la extremidad afectada? 11) ¿Puede usted lavarse la parte posterior del hombro contralateral con la extremidad afectada? y 12) ¿El hombro le permitiría trabajar toda la jornada en su trabajo habitual?

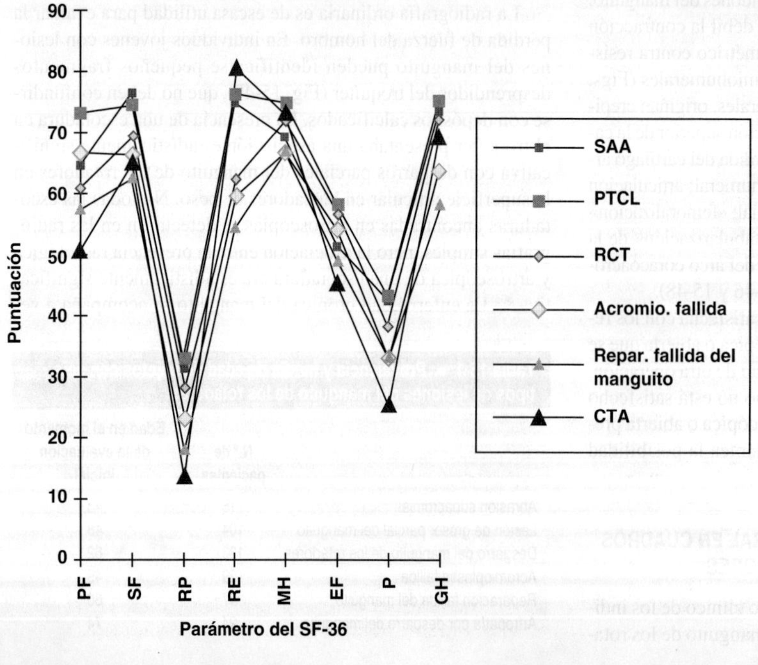

Fig. 15-62 • La población de pacientes es la misma que la de la Figura 15-61. Los parámetros del estudio SF 36 en esta gráfica incluyen: función física *(physical function,* PF), función social *(social function,* SF), función en términos de desempeño físico *(physical role function,* RP); función en términos de desempeño emocional *(emotional role function,* RE); salud mental *(mental health,* MH); energía/fatiga *(energy/fatigue,* EF), dolor *(pain, P),* y percepción de la salud general *(general health perception,* GHP).

ces de esclerosis de la cara inferior del acromion (el signo de la «ceja») (Fig. 15-63); espolones por tracción en el ligamento coracoacromial por contacto forzado con el manguito y la cabeza humeral, y cambios en la inserción del manguito en el húmero (véanse Figs. 15-10, 15-11, 15-12 y 15-64).[99,192,206,281,479] Las radiografías también pueden indicar signos de alguno de los trastornos que podrían estar vinculados con la enfermedad del manguito, como artritis acromioclavicular, tendinitis calcificada crónica, desplazamiento del troquíter, y otras similares (Figs. 15-18 y 15-65 a 15-67). En los grandes desgarros, las radiografías señalan un desplazamiento ascendente de la cabeza del húmero respecto de la cavidad glenoidea y el acromion (véanse Figs. 15-7, 15-8, 15-13 y 15-68).[74,99,193,208,248,279] Kaneko y cols.[209] observaron que la migración superior del húmero y la deformidad del troquíter constituían las manifestaciones más sensibles y específicas de deficiencia masiva del manguito. En la artropatía por desgarro de dicho complejo, la cabeza humeral quizá perdió ya la prominencia del troquín y el troquíter (se «femoralizó»), y la apófisis coracoides, el acromion y la cavidad glenoidea quizá formaron una cavidad esférica profunda (se «acetabularizaron») (véanse Figs. 15-12, 15-48, 15-69 y 15-70).

Estudio por imagen del tendón del manguito

Disponemos de diferentes métodos para el estudio por imagen del manguito de los rotadores, cada uno de los cuales aporta información y al mismo tiempo conlleva gastos en la evaluación del paciente; es necesario controlar el gasto sanitario realizando sólo estos estudios cuando los resultados vayan a modificar el tratamiento del paciente. Los pacientes que tienen menos de 40 años y que no sufren ninguna lesión o pérdida de fuerza graves, quizá no tengan algunos defectos notables del manguito, y de este modo, los estudios por imagen de dicha estructura tal vez no sean muy útiles en su evaluación. En el otro extremo, las personas con una rotación externa débil y atrofia de los músculos infraespinoso y supraespinoso cuyas radiografías simples señalan que la cabeza del húmero está en contacto con el acromion (véanse Fig. 15-69 y 15-70) no necesitan estudios por imagen del manguito para con-

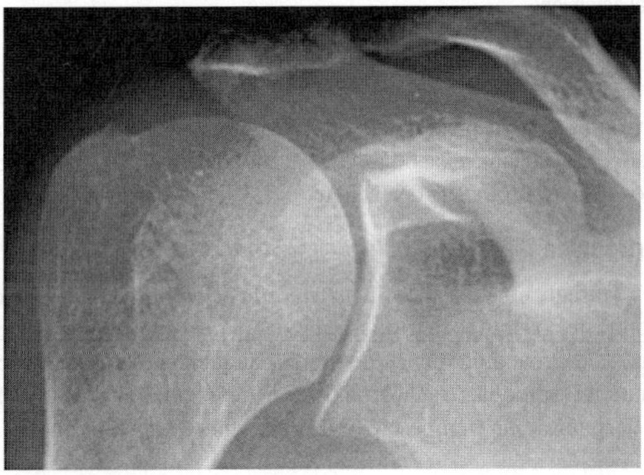

Fig. 15-63 • Radiografía que muestra una esclerosis subacromial, el llamado signo de la «ceja», a causa de cargas crónicas de la cara inferior del acromion, ocasionadas por el manguito de los rotadores. Puede surgir esclerosis o cambios quísticos correspondientes que afecten al troquíter.

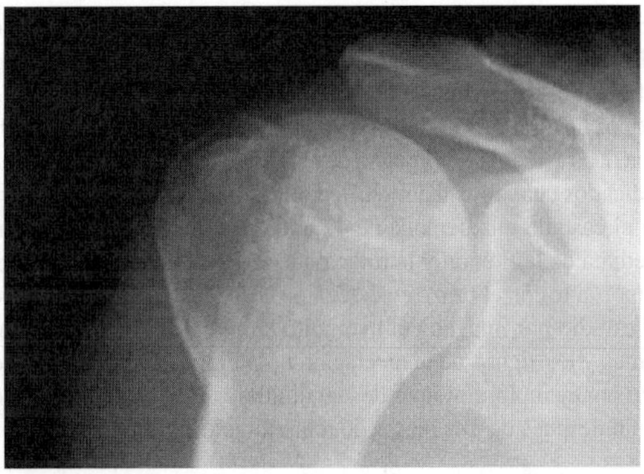

Fig. 15-65 • Radiografía anteroposterior que muestra la unión defectuosa del troquíter fracturado, y falta de unión dependiente de abrasión, pérdida de movimiento y pérdida de fuerza.

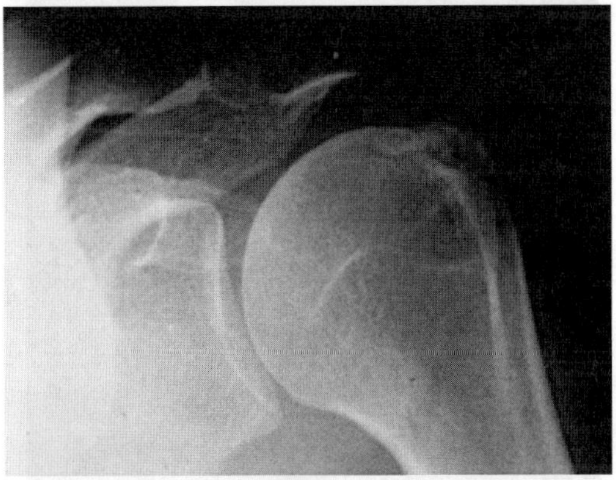

Fig. 15-64 • Incluso en casos de desgarros pequeños del manguito, la radiografía puede revelar quistes óseos en la inserción normal de dicho complejo, esclerosis subacromial y espolones acromiales.

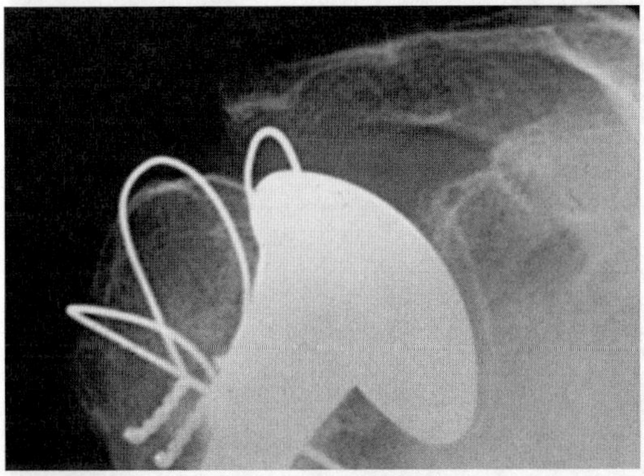

Fig. 15-66 • Paciente que presentó abrasión subacromial refractaria y rigidez por la prominencia de los alambres de fijación de la fractura. Una vez que se quitaron los alambres subacromiales, los síntomas desaparecieron.

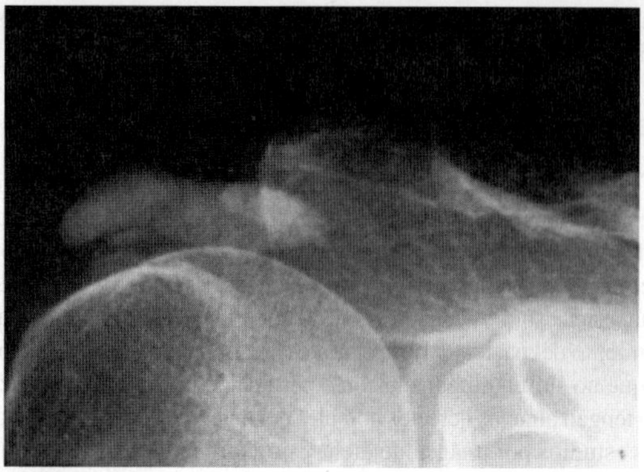

Fig. 15-67 • Radiografía anteroposterior que indica depósitos crónicos calcificados en el tendón del supraespinoso. Los depósitos pueden incrementar el grosor del tendón y contribuir a la abrasión subacromial y a la pérdida del movimiento.

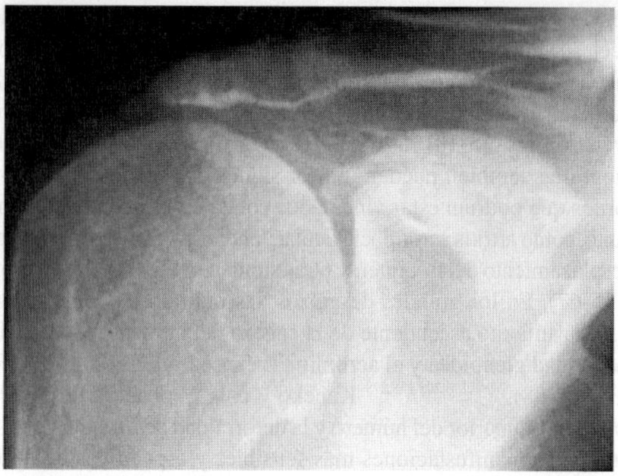

Fig. 15-68 • Con grandes desgarros del manguito (en la radiografía), se advierte el desplazamiento superior de la cabeza humeral, con angostamiento intenso del espacio entre la cabeza de dicho hueso y el acromion. Se observan notables cambios quísticos y esclerosis que afecta a la cara inferior del acromion.

firmar el diagnóstico de un defecto en tal estructura. Por último, tal vez los resultados de estudios por imagen del manguito no modifiquen el tratamiento inicial de personas con síntomas inespecíficos del hombro y datos poco importantes en la exploración física. Los estudios por imagen de esta estructura están claramente indicados cuando van a modificar el tratamiento, como ocurriría en el caso de una persona de 47 años con pérdida de fuerza inmediata de la flexión y la rotación externa después de una caída importante con el brazo en extensión o una luxación del hombro. El estudio por imagen del manguito también es clave si los síntomas y los signos de la afectación no mejoran como cabría prever; por ejemplo, síntomas de «tendinitis» o «bursitis» que no mejoran después de tres meses de rehabilitación.

La revisión de las publicaciones sugiere que, en manos expertas, artrografía, resonancia magnética, ecografía y artroscopia generan datos de suficiente exactitud para hacer el diagnóstico de un desgarro de espesor completo del manguito.[59,85,91,156,264,334,338,342,366,378,452,463,467]

Artrografía

Durante muchos años, la *artrografía* de hombro con medio de contraste constituyó la técnica estándar para el diagnóstico de desgarros del manguito de los rotadores. En dicha prueba, se inyecta material radioopaco en la articulación glenohumeral (Fig. 15-71), y después de un tiempo breve de ejercicio se hacen radiografías

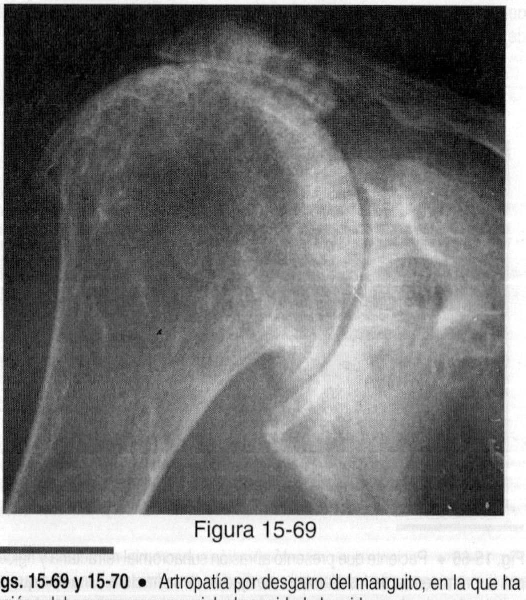

Figura 15-69

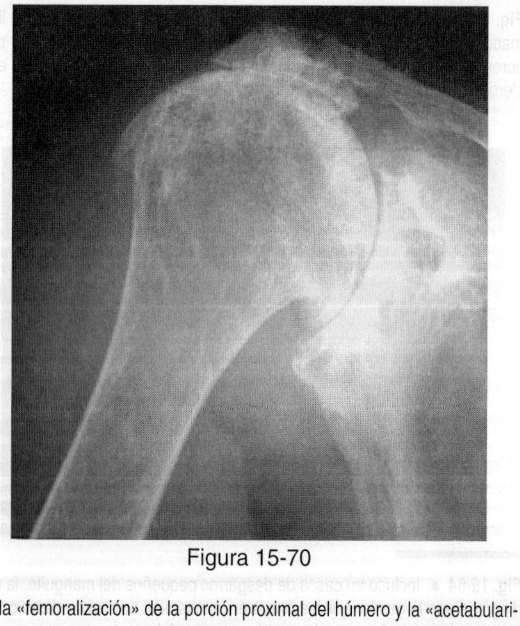

Figura 15-70

Figs. 15-69 y 15-70 • Artropatía por desgarro del manguito, en la que ha surgido la «femoralización» de la porción proximal del húmero y la «acetabularización» del arco coracoacromial y la cavidad glenoidea.

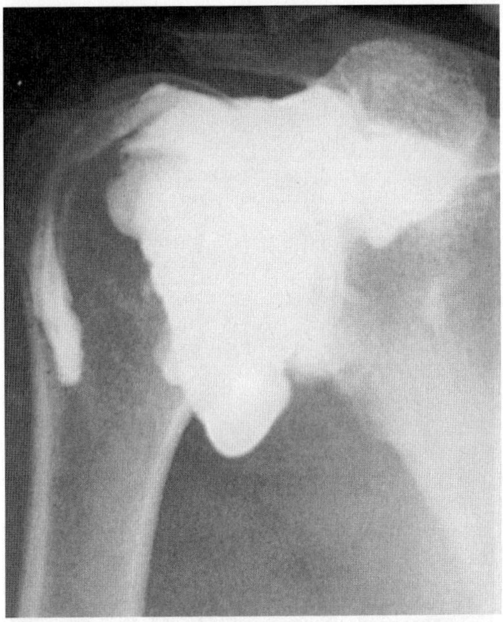

Fig. 15-71 • Artrografía del hombro normal en posición neutra. Se advierte una extensión normal del medio de contraste por debajo de la apófisis coracoides y su paso a la bolsa subescapular. También se observa la extensión normal del contraste por debajo del ligamento humeral transverso de Gordon Brodie, y el paso a la vaina del bíceps. La extensión del medio de contraste en sentido superoexterno está limitada por la zona de inserción normal del manguito.

para buscar la intravasación del medio de contraste dentro del tendón (Figs. 15-72 y 15-73) o la extravasación de dicho medio a través del manguito y su paso a la bolsa subacromial-subdeltoidea (Fig. 15-74). En 1933, Oberholtzer[325] utilizó el aire como medio de contraste, al inyectarlo en la articulación glenohumeral antes de la evaluación radiográfica. El contraste por aire aún es útil en sujetos alérgicos a medios yodados. En 1939, Lindblom utilizó un medio radioopaco,[249-251] y desde esa fecha, los medios yodados de este tipo han sido la «norma» en la artrografía con un solo medio de contraste. Se han publicado algunas variantes o aportaciones a esta técnica básica.[1,215,221,306,315,374,397]

Pettersson[354] y Neviaser y cols.[319] demostraron la eficacia de la artrografía para detectar desgarros parciales en la cara profunda del manguito (véanse Figs. 15-72 y 15-73); sin embargo, dicho método no reveló desgarros aislados «en la capa intermedia» o de la superficie superior. Craig[81] describió el signo del géiser, en el cual el medio de contraste se fuga de la articulación del hombro a través del manguito y pasa a la articulación acromioclavicular. La presencia de dicho signo sugiere un gran desgarro, con erosión de la superficie inferior de la articulación acromioclavicular (véanse Figs. 15-18 y 15-75). La artrografía con doble contraste que utiliza aire y material yodado puede mejorar la resolución de la artrografía.[1,111,146,215] Berquist y cols.[25] publicaron datos del empleo de artrografías con uno o dos medios de contraste, para evaluar la magnitud de los desgarros del manguito identificados en la cirugía. Fue mayor del 50% su capacidad de identificar con exactitud uno de cada cuatro tamaños de desgarro (pequeño, mediano, grande y masivo). La incidencia publicada de resultados falsos negativos en las artrografías, en presencia de desgarros quirúrgicamente probados, ha variado del 0% al 8%.[178,180,290,313,362,396,489] La resolución anatómica de la artrografía del hombro puede mejorar en cierta medida si se realiza una tomografía con el material de contraste «en su sitio», para obtener datos sobre el tamaño y la localización del desgarro, y la calidad del tejido residual. Se puede obtener una resolución todavía mayor por medio de la artrotomografía con doble contraste.[130,151,152,220,] Kilcoyne y Matsen[220] utilizaron la artroneumotomografía para evaluar el tamaño del desgarro del manguito y la calidad del tejido residual, comprobando que la correlación con la imagen quirúrgica era buena.

La exactitud de la artrografía, al parecer, no mejora con la sustracción digital.[119]

La inyección subacromial del material radioopaco (bursografía) se ha utilizado para evaluar la zona subacromial y la super-

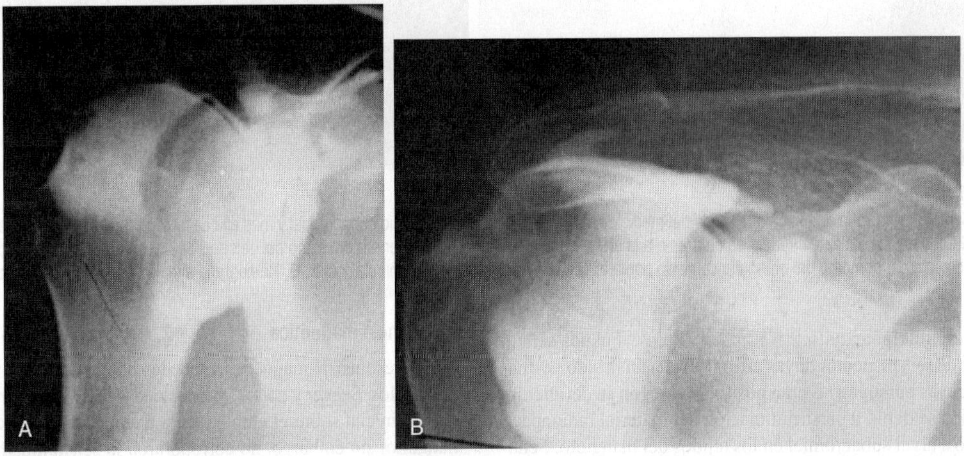

Fig. 15-72 • Artrografías de dos hombros diferentes en las que se advierten desgarros parciales de la cara profunda del manguito. **A,** Obsérvese el borde «escalonado» del material radioopaco en sentido lateral, que denota la pérdida de la inserción normal en la base del troquíter. La ausencia de llenado de la bolsa sugiere que el defecto del tendón no es total. Los datos anteriores fueron confirmados en la operación. **B,** Otro paciente tuvo un desgarro falciforme en la cara profunda.

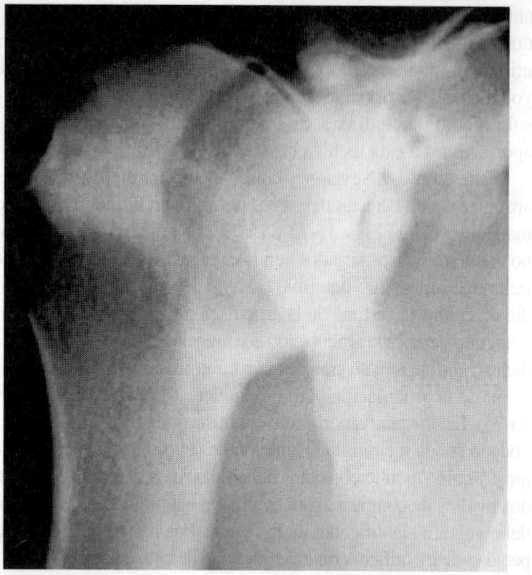

Fig. 15-73 • Artrografía que muestra signos de desgarro parcial del manguito de rotadores nacido en la cara articular del mismo. El derrame del medio de contraste se extiende más allá de los puntos de fijación normales en la cara profunda del manguito, y está «limitado» por las fibras más superficiales de dicho complejo, que se insertan más hacia afuera (véase Fig. 15-50). Las alteraciones comentadas fueron confirmadas en la cirugía.

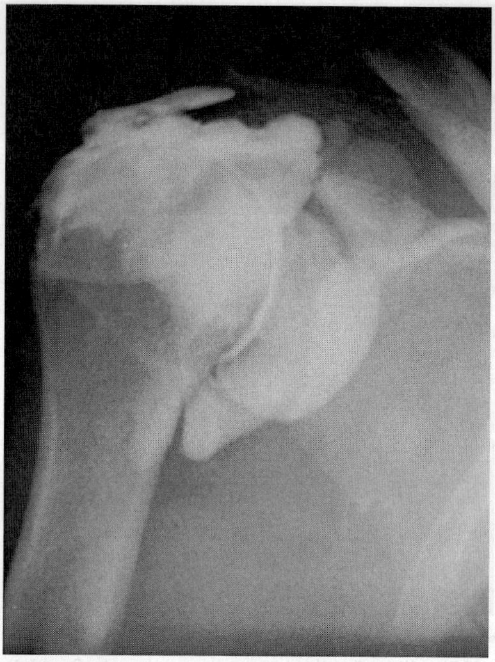

Fig. 15-74 • Artrografía que indica el derrame del medio de contraste en el espacio subacromial y más allá de los medios de fijación normales del manguito en el troquíter. Este signo indica que existe un defecto completo del manguito.

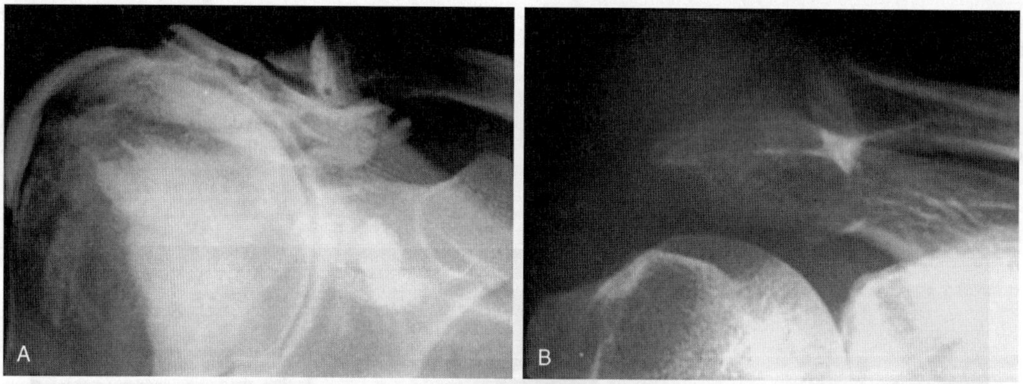

Fig. 15-75 • A, Artrografía que señala la salida del medio de contraste y su paso al espacio subacromial y más allá de la zona de inserción normal del manguito en el troquíter. La salida del medio de contraste a la articulación acromioclavicular genera el «signo del géiser». Se observa también el desplazamiento inferior notable del contorno del manguito causado por la artritis de la articulación acromioclavicular. B, Radiografía simple de la misma articulación.

ficie superior del manguito.[131,135,245,249-251,288,312,428] Fukuda señaló los casos de seis pacientes cuyas artrografías habían sido normales pero cuyas bursografías eran positivas y, según su definición, la situación se debió a una acumulación del material radioopaco inyectado a nivel subacromial en los tejidos del manguito. Señaló una precisión global del 67% con la bursografía, en comparación con los datos quirúrgicos. Este tipo de exploración puede identificar algunas lesiones, pero no se han definido de forma rigurosa los criterios para hacer el diagnóstico.

Resonancia magnética

Por resonancia magnética se pueden obtener datos de tendones y músculos. Seeger y cols.[404] y Kneeland y cols.[224] aportaron información inicial sobre el empleo de la resonancia para explorar el manguito; sin embargo, no corroboraron la sensibilidad ni la selectividad de dicho método. Crass y Craig[82] concluyeron que la precisión de la resonancia para diagnosticar alteraciones del manguito no se ha determinado. Kieft y cols.[219] señalaron los datos de 10 individuos con síntomas en el hombro evaluados con resonancia magnética y artrografía; este último estudio detectó un desgarro en tres pacientes, cosa que en absoluto hizo la resonancia.

En un estudio retrospectivo realizado por Robertson y cols.,[378] advirtieron que los desgarros completos del manguito de los rotadores podían identificarse con precisión con la resonancia magnética, con escasa variación de un observador a otro; sin embargo, es difícil distinguir con plena certeza entre el manguito normal y casos de tendinitis o desgarros parciales. Iannotti y cols. describieron en 1991 la sensibilidad, la especificidad y el valor pronóstico de la resonancia en diversos cuadros clínicos.[191]

Se comprobó que la RM tiene una sensibilidad del 89% y una especificidad del 100% en la detección de desgarros del manguito de los rotadores en hombros no sometidos a cirugía previa. Todos los desgarros que se pasaron por alto eran de grosor parcial.[407] La RM de los hombros después de la reparación demostró una sensibilidad del 91% para diagnosticar los desgarros recurrentes.[298]

La RM puede mostrar también la musculatura del manguito. La presencia de atrofia y de infiltración grasa indican un mal pronóstico, por lo que se refiere a la recuperación de la función del manguito.

Schaefer utilizó la RM para valorar la atrofia del músculo supraespinoso en pacientes con un desgarro de grosor completo del manguito y en un grupo control. Se consideró que la atrofia era significativa cuando el vientre del músculo ocupaba menos del 50% de la fosa del supraespinoso y cuando el músculo no era lo suficientemente grande como para atravesar una línea trazada entre la punta de la apófisis coracoides y la espina de la escápula. Estos datos se denominaron *índice de ocupación* y *signo de la tangente*, respectivamente. Los pacientes con desgarros de una anchura inferior a 25 mm tenían un índice de ocupación medio del 51,6%; los que presentaban desgarros de 25 mm a 50 mm del 46%, y los que tenían desgarros más grandes presentaban índices del 29,3%. Tras la reparación, los grupos con desgarros de tamaño pequeño y mediano no presentaban variaciones significativas del índice de ocupación medio, aunque el grupo con desgarros grandes presentaba aumentos significativos a los 12 meses. Las mejorías del índice de ocupación y del signo de la tangente presentaron una relación positiva significativa con la puntuación de Constant.[398]

Estos datos se contradecían con los de Matsumoto y cols., que determinaron que la reinserción de un desgarro del supraespinoso en conejos no hacía desaparecer la atrofia, sino que en realidad aumentaba levemente la atrofia del tendón.[270] La magnitud de la degeneración era del 14,9%, cifra significativamente inferior a la obtenida por Fabis y cols. al cabo de otras 12 semanas en conejos, después de un desprendimiento del supraespinoso sin reparación; comunicaron una pérdida de volumen muscular del 65,5% en comparación con los control.[117]

Ecografía

En manos expertas, la *ecografía,* un método no invasivo y no radiográfico, puede mostrar la integridad del manguito de los rotadores y también el espesor de alguno de los tendones que lo componen. En 1982, uno de los autores (FAM) observó durante la ecografía prenatal que el movimiento intensificaba extraordinariamente la resolución durante los estudios en tiempo real de la mano del feto. Asimismo, añadiendo un elemento dinámico a la evaluación ecográfica del manguito de los rotadores se mejoró en gran medida su resolución; el movimiento del hombro, incluso a través de un arco pequeño, permite diferenciar los tendones del manguito de la cabeza humeral, el deltoides y el acromion. Drakeford y cols.[102] insistieron una vez más en la importancia del movimiento durante la exploración ecográfica. Nuestra primera serie de estudios ecográficos del hombro fue publicada en 1983,[120] y desde esa fecha han evolucionado los criterios para el diagnóstico de las lesiones del manguito, así como la calidad de los equipos y de la técnica. Gran parte de estos avances se produjeron gracias al estímulo del desaparecido Lawrence Mack,[261,262,264] quien demostró que la colocación adecuada y el conocimiento de la anatomía dinámica del manguito permiten al ecografista experto observar selectivamente las porciones superior e inferior del subescapular, el tendón bicipital, las porciones anterior y posterior del supraespinoso, el infraespinoso y el redondo menor. Los defectos se identifican como ausencia de los ecos del tejido normal y falta de movimiento con los movimientos humerales definidos (Figs. 15-76 a 15-78). Mack, en su serie de 141 pacientes de la Shoulder Clinic de la Universidad de Washington,[262] mostró una especificidad del 98% y una sensibilidad del 91%, en comparación con los datos quirúrgicos. Gran parte de los resultados falsos negativos se produjeron en individuos con desgarros menores de 1 cm.[262]

La ecografía tiene como ventaja su rapidez y seguridad (inocuidad). Además, como beneficio importante, posibilita en la práctica las exploraciones bilaterales (aunque en teoría lo permiten también la artrografía, la resonancia magnética y la artroscopia, pero por lo general no se realizan por razones de gasto, riesgo y tiempo). La ecografía también permite la exploración dinámica del hombro y brinda la oportunidad de señalar los resultados en tiempo real; otra ventaja es su bajo coste: la ecografía de ambos hombros cuesta normalmente la mitad que una artrografía unilateral y la octava parte de lo que cuesta un estudio de resonancia magnética en un solo hombro. Algunas series han señalado una menor precisión con la ecografía que con la artrografía, pero otros han destacado que posee un alto grado de precisión, ausencia de penetración y eficacia en manos expertas.[40,77,82,85,285-287,331,338,436,482] La ecografía se ha aplicado en la evaluación de desgarros recurrentes,[84] y también en la de los incompletos.[83] Seitz y cols.[405] compararon la artrografía, la ecografía y la resonancia magnética para detectar desgarros de manguito en 25 enfermos; advirtieron que el segundo método era el más útil para corroborar con precisión el tamaño y el lugar del desgarro, cuando existía. La resonancia tuvo problemas en la resolución de la imagen, y la artrografía fue fidedigna para identificar desgarros completos, pero con ella fue difícil establecer correlaciones con el tamaño y el lugar del defecto. Middleton[284] concluyó que: «La ecografía del hombro es un método útil de evaluar el manguito de los rotadores y el tendón del bíceps. En manos expertas, tiene la misma sensibilidad que la artrografía y la resonancia magnética para detectar un desgarro del manguito y anomalías del tendón. Es un método rápido, no invasivo, más barato, y con él es posible explorar ambos lados en una sesión, razón por la que puede utilizarse como el primer método imagenológico si el dilema principal es diferenciar anomalías del manguito de los rotadores de las del tendón bicipital».

En una revisión de las publicaciones, Stiles y Otte concluyeron que la exactitud de la ecografía en manos expertas era prácticamente igual a la de la resonancia magnética.[427]

Investigaciones recientes han confirmado una vez más la utilidad de la ecografía. En un estudio de 4.588 hombros, Hedtmann y Fett[181] observaron que la sensibilidad global para diagnosticar desgarros de manguitos fue del 97% en casos de espesor total, y del 91% en desgarros parciales. La cifra de resultados negativos

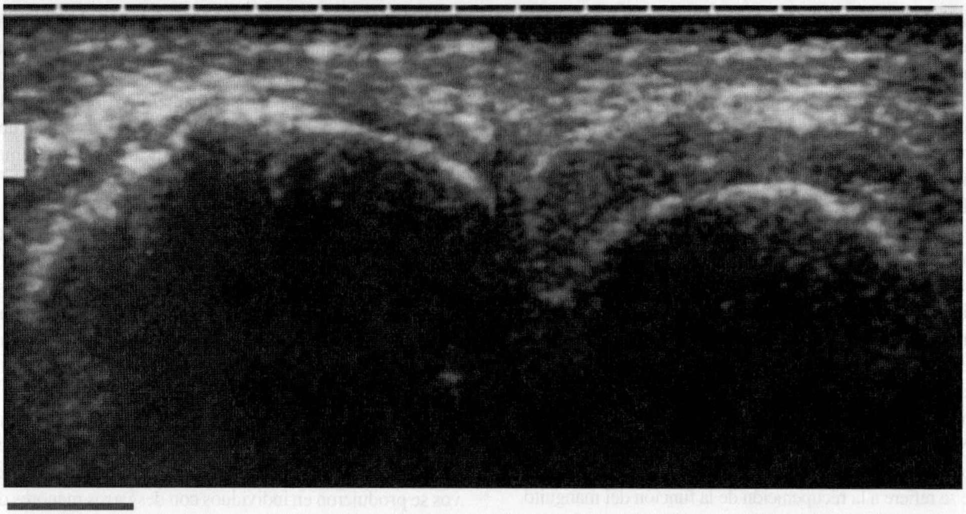

Fig. 15-76 • Ecografía con el transductor en sentido perpendicular al eje longitudinal del supraespinoso, que muestra la presencia del tendón como un arco de tejido blando sobre la cabeza humeral en el lado normal *(derecha)*, y la ausencia de tal signo en caso de un gran desgarro del manguito *(izquierda)*.

falsos fue menor del 2%, y la exactitud global del 95%. En el 96% de los casos hubo afectación del supraespinoso; en el 39%, del infraespinoso; en el 10%, del subescapular, y en el 34% de la porción larga del bíceps. Los autores también crearon un método para medir el grado de retracción del tendón desgarrado. Farin y Jaroma[118] exploraron a 184 pacientes en busca de posibles desgarros traumatológicos agudos. La ecografía demostró 42 (91%) de 46 desgarros completos, y siete (78%) de nueve desgarros parciales. El método mencionado indicó desgarros más extensos de los identificados en la cirugía en cuatro pacientes (4%) de 98, y desgarros menos extensos en siete pacientes (7%) de 98 sujetos. Los patrones ecográficos consistieron en un defecto en 31 casos (63%), adelgazamiento focal en 10 (21%), y falta de observación en ocho (16%).

La determinación ecográfica de los desgarros de grosor completo del manguito de los rotadores tiene una sensibilidad del 58% al 100% y una especificidad del 85% al 100%. La localización del desgarro, en cuanto a la identificación concreta del tendón lesionado, y también el tamaño del desgarro, se pronosticaron con precisión en el 87% de los casos, en comparación con los datos proporcionados por la cirugía.[52,81,93] En una comparación de modalidades de diagnóstico por imagen, se comprobó que la ecografía subestimaba la superficie del desgarro en una media del 33%, mientras que la RM lo hacía en un 30%. Es interesante señalar que la artroscopia subestimaba el tamaño del desgarro en el 12%.[47] La ecografía de los desgarros de grosor parcial tenía una sensibilidad del 67% y una especificidad del 85%.[439]

Van Holsbeeck y cols.[461] advirtieron que un transductor lineal comercializado de 7,5 MHz y un protocolo estandarizado de estudio permitieron obtener una sensibilidad del 93% en el caso de desgarros parciales, y una especificidad del 94%. El valor predictivo positivo fue del 82%, y el negativo del 98%. Otros autores han señalado resultados similares.[463] Hollister y cols.[186] estudiaron la relación entre el líquido articular detectado por ecografía y la enfermedad del manguito de los rotadores. En 163 hombros advirtieron que el dato ecográfico del solo líquido intraarticular (sin líquido de la bolsa), tenía poca sensibilidad y escasa especificidad para el diagnóstico de los desgarros del manguito; sin embargo, la detección del líquido en las bolsas subacromial o subdeltoidea, en particular en combinación con el derrame articular, constituye un dato altamente específico, y mostró un alto valor predictivo positivo de desgarros del manguito concomitantes.

La ecografía realizada por un experto constituye el método más eficiente y eficaz en relación a su coste para el estudio por imagen de los tendones del manguito. Es un método de tiempo real, dinámico e interactivo, que proporciona al médico y al paciente la información necesaria para tomar las decisiones terapéuticas obligadas en trastornos primarios y posquirúrgicos de dicho complejo musculoligamentoso.

DIAGNÓSTICO DIFERENCIAL

Por costumbre, se ha dicho que es necesario diferenciar los desgarros del manguito de los rotadores de la *tendinitis* y la *bursitis* de dicho complejo, y que para tal tarea se necesitan métodos como la artrografía o la ecografía. Tal vez un criterio más real sea que muchos de los síntomas atribuidos a los dos trastornos inflamatorios anteriores en realidad son episodios de rotura aguda de fibras que no se detectan clínicamente.

Por definición, los pacientes con *hombro congelado* muestran una restricción del arco de movimiento pasivo con datos normales en las radiografías glenohumerales. Asimismo, las personas con defectos parciales del manguito pueden tener limitación del movimiento, en tanto que los sujetos con defectos completos y graves tienen por lo general un arco satisfactorio de movimiento pasivo del hombro, pero pueden sufrir limitaciones en la potencia o en el arco de movimiento activo. La artrografía en casos de hombro congelado señala una disminución del volumen y la obliteración de los fondos de saco normales de la articulación.

El *síndrome del chasquido escapular* puede ocasionar dolor del hombro con la elevación, y una sensación de «trabazón» que en cierta manera recuerda el chasquido subacromial de un desgarro

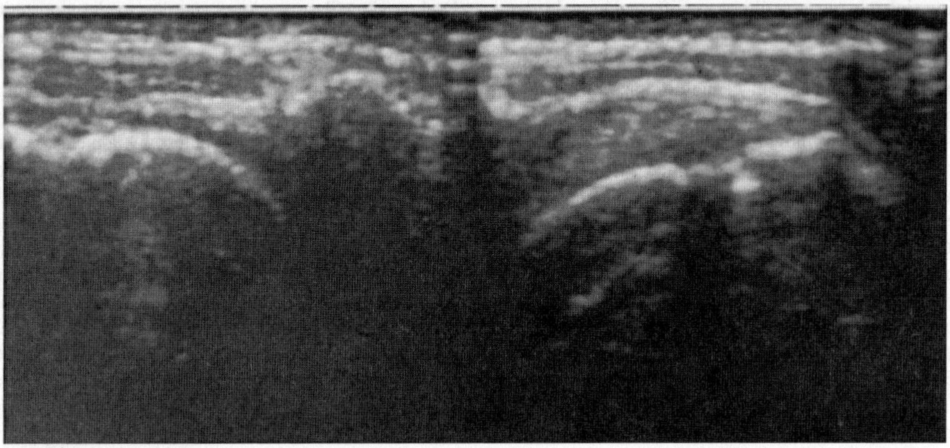

Fig. 15-77 • Ecografía en el plano del supraespinoso. A la *derecha* se advierte la zona de inserción normal en el troquíter. En el hombro con un gran desgarro del manguito *(izquierda)* se identifica la ausencia de la inserción del supraespinoso.

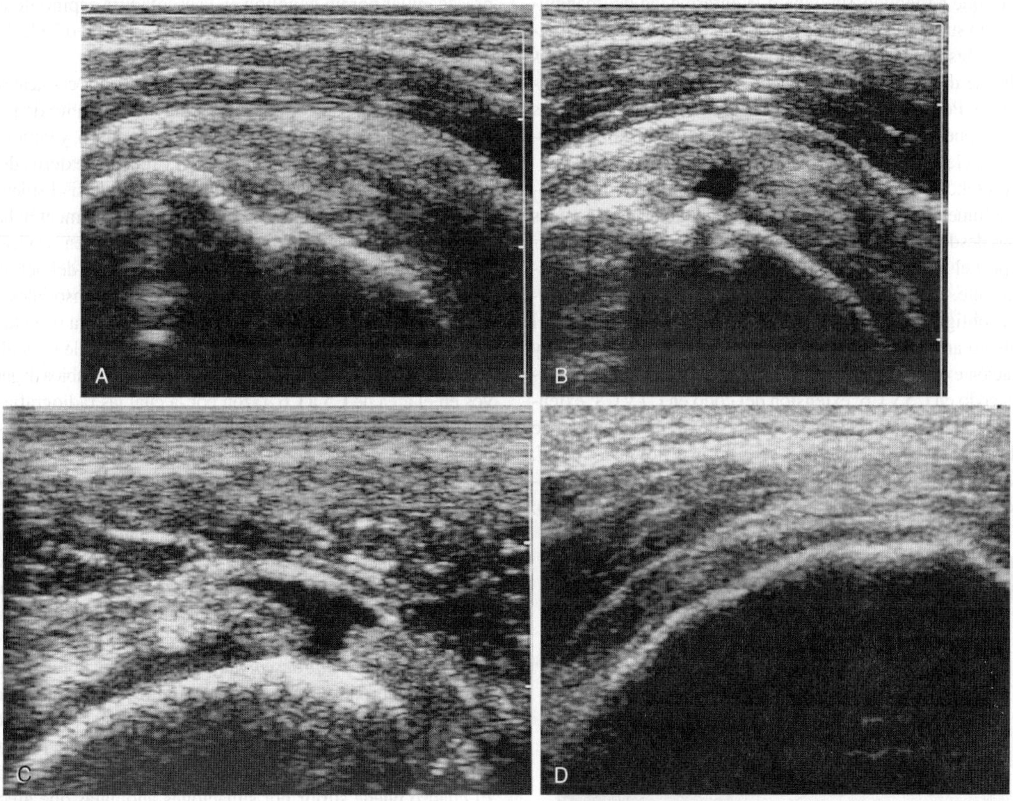

Fig. 15-78 • Diversidad de imágenes del manguito de los rotadores en cuatro pacientes diferentes. Todas las imágenes corresponden al tendón del supraespinoso derecho y se obtuvieron con transductores de anchura de banda amplia lineales y de alta frecuencia (10 MHz). **A,** Tendón normal. La línea hiperecoica de la porción profunda de la imagen representa la corteza humeral, en tanto que la curva hiperecoica casi paralela, a 1 cm superficial a ella, representa la bolsa subdeltoidea. Los ecos de densidad intermedia entre las dos líneas mencionadas representan al tendón normal del supraespinoso. **B,** Se advierte mejor un desgarro pequeño (5 mm) en la cara inferior del tendón del supraespinoso; está perfectamente delineado porque está lleno de líquido anecoico *(espacio negro).* **C,** Desgarro que tiene cerca de 1 cm y es completo. Se identifican los restos tendinosos a uno y otro lado del desgarro, perfectamente delineados por el líquido. **D,** Desgarro masivo del manguito de los rotadores. No se identifica tendón normal del supraespinoso, y en vez de él, están en aposición directa la bolsa subdeltoidea engrosada y la corteza humeral. *(Imágenes de ecografía por cortesía del Dr. Tom Winter, Departamento de Radiología, Universidad de Washington.)*

del manguito; sin embargo, esta última manifestación suele identificarse con la escápula estabilizada, en tanto que rota el brazo en la posición de flexión y de abducción moderada. El chasquido escapular por lo general nace en el ángulo superointerno de la escápula, produce molestias locales y está desencadenado por el movimiento escapular, sin movimiento glenohumeral.

La *artritis glenohumeral* también ocasiona dolor, pérdida de fuerza y «trabazón» del hombro. El cuadro mencionado puede diferenciarse con bastante precisión de la enfermedad del manguito de los rotadores, por medio de datos precisos de anamnesis, exploración física y análisis radiográfico (Fig. 15-79).

La *artritis acromioclavicular* puede parecerse a la enfermedad del manguito. Sin embargo, como dato característico, el hombro duele al máximo con movimientos del miembro escapular «como si tratara de alcanzar con los dedos el hombro contrario», y con actividades que exigen la contracción potente del pectoral mayor. El dolor con la palpación se limita a menudo a la articulación acromioclavicular. El alivio de la molestia con la inyección selectiva de lidocaína y radiografías de campo circular circunscrito pueden confirmar el diagnóstico de artritis acromioclavicular.

La *neuropatía supraescapular* y la *radiculopatía cervical* son trastornos que a menudo «imitan» a la enfermedad del manguito. El nervio supraescapular y las raíces del quinto y el sexto nervio cervicales se distribuyen en dos de los más importantes músculos de dicho complejo, que son el supraespinoso y el infraespinoso. Por esta razón, las personas con afectación de tales estructuras pueden tener dolor lateral del hombro y falta de potencia en la elevación y en la rotación externa.

En presencia de pérdida de fuerza, en la exploración neurológica se someterá a prueba la distribución cutánea de las raíces nerviosas desde C5 a TI. Los reflejos bicipital y tricipital permiten conocer el funcionamiento de las raíces C5-C6 y C7-C8, respectivamente. El siguiente componente de la exploración neurológica obliga a identificar la inervación segmentaria del movimiento articular: abducción en C5; aducción en C6, C7 y C8; rotación externa en C5; rotación interna en C6, C7 y C8; flexión del codo en C5 y C6; extensión del codo en C7 y C8; extensión y flexión de la muñeca en C6 y C7; flexión y extensión de los dedos en C7 y C8, y aducción y abducción de los dedos en TI.

Una serie de estudios de detección sistemática evalúa los componentes motor y sensorial de los principales nervios periféricos:

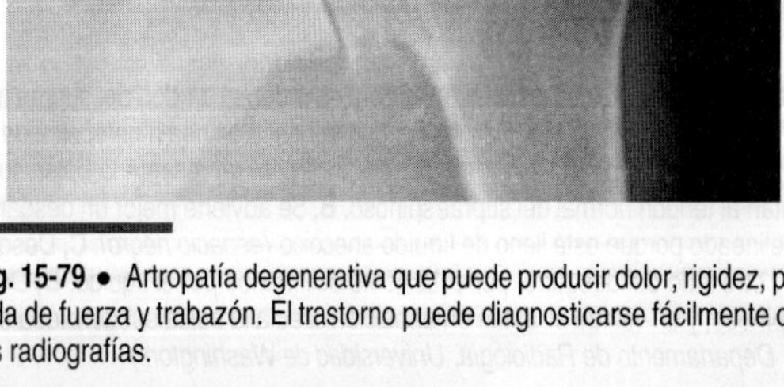

Fig. 15-79 • Artropatía degenerativa que puede producir dolor, rigidez, pérdida de fuerza y trabazón. El trastorno puede diagnosticarse fácilmente con las radiografías.

1) el nervio axilar (porciones anterior, media y posterior del deltoides, y la piel por encima de la inserción de este último músculo); 2) el nervio radial (extensor largo del pulgar y la piel que cubre el primer espacio interdigital dorsal); 3) el nervio mediano (oponente del pulgar y la piel sobre la yema del índice); 4) el nervio cubital (el primer interóseo dorsal y la piel sobre la yema del meñique), y 5) el nervio musculocutáneo del brazo (el bíceps y la piel que cubre la cara externa del antebrazo). Para estudiar el nervio torácico largo se pide a la persona que eleve el brazo 60° en el plano sagital anterior, en tanto el explorador trata de llevarlo hacia abajo, para identificar el desplazamiento posterior del omóplato en la llamada *escápula alada*. El nervio del trapecio se estudia al observar la potencia que tiene el sujeto al «encogerse» de hombros. Las lesiones del nervio supraescapular originan una pérdida de fuerza en la elevación y en la rotación externa, sin pérdida sensorial.

Las alteraciones clínicas que afectan a dichas estructuras incluyen: 1) espondilosis cervical que abarca C5 y C6; 2) plexopatía braquial que afecta al nervio del supraescapular; 3) lesiones por tracción (como sería en el mecanismo de la parálisis de Erb); 4) atrapamiento del nervio supraescapular en la escotadura coracoidea; 5) presión en la rama inferior del nervio supraescapular por un ganglión en la escotadura espinoglenoidea; 6) sección traumatológica en caso de fracturas, o 7) lesión yatrógena.[9,18,42,64,101,103,108,116,142,197,225,226,265,266,300,356,368,372,401,403,418,429,477]

La *espondilosis cervical* que afecta a los nervios cervicales quinto y sexto puede parecer una afectación del manguito de los rotadores al originar dolor en la cara lateral del hombro, y también pérdida de fuerza en la flexión, abducción y rotación externa de dicha articulación. La radiculopatía cervical es factible si el sujeto tiene dolor al extender el cuello o al flexionar y girar el mentón hacia el lado afectado. Con gran frecuencia, el dolor de origen cervical abarca la zona del músculo trapecio, junto con el área del deltoides, y puede radiar al brazo y la mano. Las anomalías sensoriales, motoras o reflejas en la distribución de las raíces quinta o sexta cervicales es un dato adicional en pro del diagnóstico de radiculopatía cervical. Muchos pacientes asintomáticos tienen cambios degenerativos en el área de C5 a C6, razón por la cual las radiografías de la región cervical no aportan datos diagnósticos específicos. Si se sospecha espondilosis cervical leve, una medida práctica es comenzar un programa de rehabilitación sin estudios de diagnóstico extensos; dicho programa incluirá ejercicios suaves del movimiento del cuello; ejercicios isométricos de reforzamiento de dicha zona; tracción en el hogar y protección del cuello para no asumir posiciones que agraven el problema durante el sueño. Si el trastorno no mejora o es intenso, quizá convenga la evaluación adicional por electromiografía o resonancia magnética.

La *neuropatía supraescapular* se caracteriza por un dolor sordo en el hombro, exacerbado por el movimiento de esta zona, pérdida de fuerza en actividades «supracefálicas», atrofia de los músculos supraespinoso e infraespinoso, pérdida de fuerza en la rotación externa y datos normales en los estudios radiográficos. El cuadro puede surgir por situaciones anómalas que afecten al nervio del supraescapular, como lesiones por tracción, atrapamiento de dicho tronco, neuritis braquial que afecta al nervio en cuestión, o un ganglión en la escotadura espinoglenoidea. Las tres primeras entidades suelen afectar a las ramas del nervio que van al supraespinoso y al infraespinoso, y se las puede diferenciar fácilmente por datos de anamnesis. Las lesiones por tracción del nervio supraescapular por lo general conllevan el antecedente de un «tirón» violento del hombro hacia abajo, y pueden ser parte

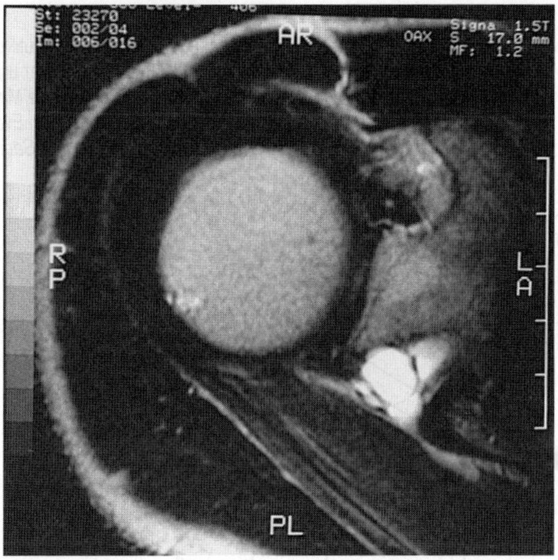

Fig. 15-80 • Imagen de resonancia magnética en la que se identifica un ganglión en la escotadura espinoglenoidea. Los quistes en este lugar presionan el nervio hacia el infraespinoso, que transcurre por dicha escotadura. Entre los síntomas pueden aparecer dolor y pérdida de fuerza en la rotación externa, un poco similares a los que aparecen en caso de enfermedad del manguito.

de una lesión de mayor magnitud del tipo de la parálisis de Erb en el plexo braquial. El atrapamiento del nervio del supraescapular puede originar dolor crónico recurrente y pérdida de fuerza, agravados por el uso del hombro. Por último, la inflamación o neuritis braquial a menudo origina un dolor bastante intenso que dura semanas, y al ceder este último, aparece a menudo pérdida de fuerza. El ganglión en la escotadura espinoglenoidea proviene por lo general de un defecto en la cápsula articular posterior del hombro, y puede presionar al nervio que va al infraespinoso en el punto en el que pasa por la escotadura. Los gangliones se identifican nítidamente en la resonancia magnética (Fig. 15-80). Con arreglo al sitio de la lesión del nervio supraescapular, la electromiografía puede detectar la afectación sólo del infraespinoso o de este músculo y también del supraespinoso. Ninguno de estos trastornos debe originar un defecto del manguito en la ecografia o la artrografía del hombro.

TRATAMIENTO

La exposición sobre el tratamiento se dividirá con arreglo a las ocho entidades clínicas identificadas: rotura asintomática del manguito; tensión capsular posterior; abrasión subacromial; acromioplastia fallida; lesiones parciales del manguito; desgarros totales del manguito; reparación fallida de dicho complejo y artropatía por desgarro del manguito.

Lesiones asintomáticas del manguito

En el cuadro en cuestión no hay molestia alguna, pero los estudios por imagen muestran la presencia de un defecto de grosor completo en el tendón del manguito.[169,269,289,354,408]

El reconocimiento de que los desgarros completos del manguito pueden ser asintomáticos plantea dudas notables en cuanto a la prevalencia de los desgarros en dicho complejo en la población general y las indicaciones para cirugía en él. Es difícil mejorar a sujetos que tienen síntomas mínimos. La posibilidad de realizar cirugía para evitar futuros problemas en esta población de pacientes no ha sido convincente.

Nuestra práctica es ofrecer exploración y reparación quirúrgicas a individuos sanos y activos con desgarros asintomáticos del manguito, si creen que el posible beneficio del aumento de la fuerza compensa el riesgo de la cirugía.

Tensión capsular posterior

En este cuadro hay una limitación del hombro en el arco de rotación interna en la abducción, la aducción con el brazo cruzando el tórax, la rotación interna hasta la espalda y la flexión (en orden decreciente de frecuencia). Los síntomas y los datos de la exploración física en este «hombro levemente congelado» tal vez sean semejantes a los atribuidos en el pasado al «síndrome de compresión».[73]

Al paciente con una tensión capsular posterior se le informa de que su problema es la consecuencia habitual de una lesión leve del manguito de los rotadores, pero que, al no haber pérdida de fuerza ni dolor en la exploración muscular isométrica, se suelen obtener resultados satisfactorios con el tratamiento no quirúrgico. El programa más eficaz es el que enseña el cirujano o el terapeuta, pero que realiza el paciente. El tratamiento recomendado consiste en estiramientos suaves realizados cinco veces al día por el propio paciente (Figs. 15-81 a 15-86). Cada estiramiento se realiza hasta el punto en que el individuo siente un «tirón» con-

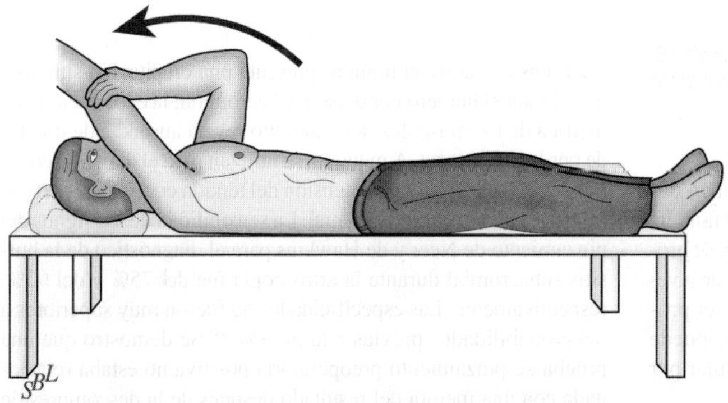

Fig. 15-81 • En el estiramiento, que es parte de las maniobras de extensión por encima de la cabeza, se utiliza el brazo contrario como ayuda. *(Con autorización de Matsen FA III, Lippitt SB, Sidles JA y Harryman DT II: Practical Evaluation and Management of the Shoulder. Filadelfia: WB Saunders, 1994.)*

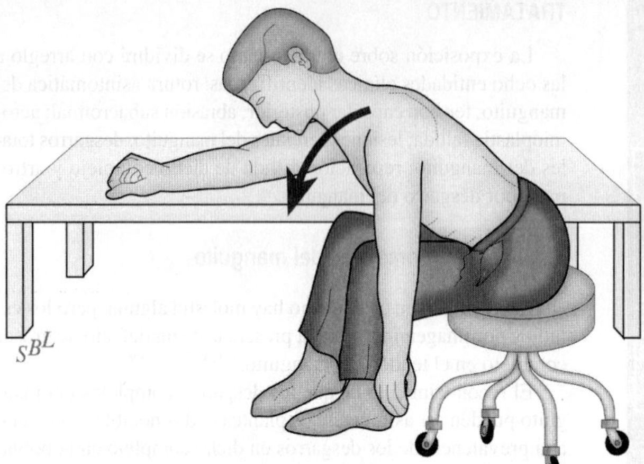

Fig. 15-82 • Estiramiento por encima de la cabeza que utiliza la flexión progresiva del tronco hacia adelante, para aplicar una fuerza suave de elevación del brazo. *(Con autorización de Matsen FA III, Lippitt SB, Sidles JA y Harryman DT II: Practical Evaluation and Management of the Shoulder. Filadelfia: WB Saunders, 1994.)*

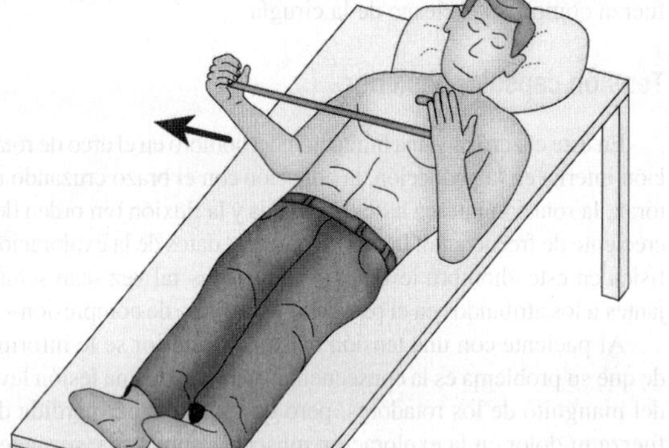

Fig. 15-83 • Estiramiento en la rotación externa, en el cual se utiliza la mano contraria como ayuda. *(Con autorización de Matsen FA III, Lippitt SB, Sidles JA y Harryman DT II: Practical Evaluation and Management of the Shoulder. Filadelfia: WB Saunders, 1994.)*

tra el hombro tenso, pero no hasta sentir dolor, y se realiza durante 1 min, de tal manera que es necesario dedicar unos 30 min/día a los ejercicios de estiramiento del hombro. Por lo general, se produce una mejoría evidente ya durante el primer mes, aunque a veces son necesarios 3 meses para eliminar por completo el problema. En los casos raros resistentes al tratamiento, se puede considerar la posibilidad de realizar una liberación capsular por artroscopia, como han descrito Harryman y cols.[170]

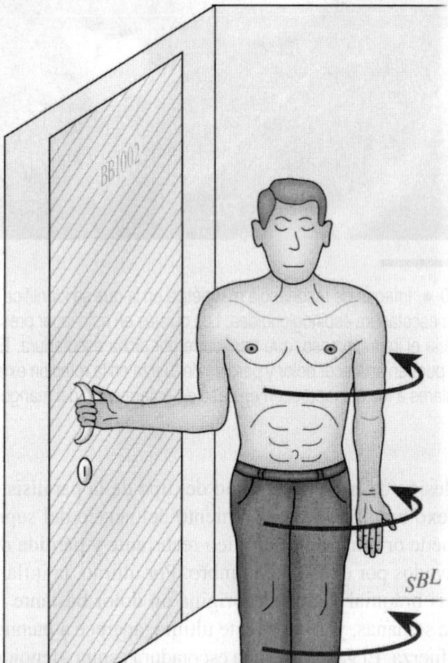

Fig. 15-84 • Estiramiento en rotación externa al girar el cuerpo y alejarlo de un objeto fijo, por aplicación de una fuerza suave. *(Con autorización de Matsen FA III, Lippitt SB, Sidles JA y Harryman DT II: Practical Evaluation and Management of the Shoulder. Filadelfia: WB Saunders, 1994.)*

Abrasión subacromial (sin defecto notable en el tendón del manguito)

En este cuadro, el hombro presenta una crepitación sintomática al rotar el húmero por debajo del acromion; la exploración isométrica de los músculos del manguito revela ausencia de dolor o de pérdida de fuerza. A menudo, se utilizan para el diagnóstico las maniobras que provocan la tensión del tendón contra la superficie inferior del arco coracoacromial. La sensibilidad de los signos del pinzamiento de Neer y de Hawkins para el diagnóstico de la bursitis subacromial durante la artroscopia fue del 75% y del 92%, respectivamente. Las especificidades no fueron muy superiores a las probabilidades previas a la prueba.[260] Se demostró que una prueba de pinzamiento preoperatoria positiva no estaba relacionada con una mejora del resultado después de la descompresión

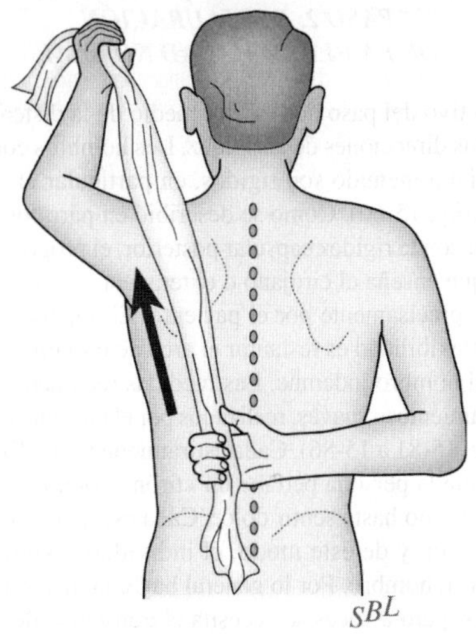

Fig. 15-85 • Estiramiento en rotación interna por empleo de una toalla o lienzo para aplicar presión suave. *(Con autorización de Matsen FA III, Lippitt SB, Sidles JA y Harryman DT II: Practical Evaluation and Management of the Shoulder. Filadelfia: WB Saunders, 1994.)*

subacromial artroscópica, según el *Western Ontario Rotator Cuff Index* o la *American Shoulder and Elbow Surgeons*.[222]

Tratamiento no quirúrgico

El paciente cuya manifestación primaria es la crepitación subacromial sintomática (véase Fig. 15-59), por lo general se beneficiará de la tranquilización verbal y de un programa casero de estiramiento suave y ejercicios de refuerzo. Se han descrito algunos programas no quirúrgicos de rehabilitación del manguito de los rotadores para la población general y para deportistas, incluidos lanzadores.[2,8,26,32,71,73,127,177,204,213,306,318,343,344,375,379,399]

Los ejercicios deben orientarse específicamente a corregir cualquier rigidez del hombro que pudiera originar un desplazamiento obligado y una pérdida de la concentricidad de los movimientos del hombro (véanse Figs. 15-14 y 15-60). Neer, desde hace muchos años, reconoció la eficacia de las medidas no quirúrgicas, y en su artículo original sobre acromioplastia anterior destacó que: «Muchos enfermos (...) sospechosos de sufrir el síndrome de compresión o atrapamiento han reaccionado adecuadamente a las medidas conservadoras».[304] Además, afirmó que recomendaba a los pacientes no someterse a acromioplastia hasta que hubiera desaparecido la rigidez del hombro y persistido la discapacidad durante nueve meses como mínimo. A causa de estas indicaciones quirúrgicas conservadoras, en el período cubierto por su estudio, el cirujano de hombro que tenía mayor actividad, intervenía sólo 10 hombros al año, en promedio, con este diagnóstico: es digna de destacar la eficacia del tratamiento no quirúrgico.

La cifra baja de buenos resultados facilitando a los deportistas volver a competir después de acromioplastia, refuerza la importancia del tratamiento no quirúrgico en dicha población.[444] Principios semejantes son válidos en trabajadores que necesitan utilizar su hombro en posiciones que agravan la abrasión subacromial.

Según algunos autores, las inyecciones subacromiales de corticosteroides producen un alivio sintomático;[184] sin embargo,

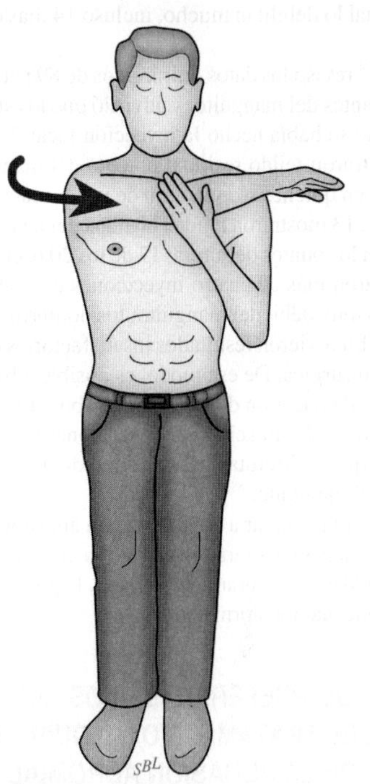

Fig. 15-86 • Estiramiento en movimientos de aducción extrema de todo el brazo frente al tórax, que utiliza el brazo contrario como ayuda. *(Con autorización de Matsen FA III, Lippitt SB, Sidles JA y Harryman DT II: Practical Evaluation and Management of the Shoulder. Filadelfia: WB Saunders, 1994.)*

Withrington y cols.[487] publicaron datos de una investigación doblemente ciega con inyecciones de esteroides, y no identificaron prueba alguna de la eficacia de la corticoterapia. Valtonen[459] no detectó diferencia alguna entre la inyección de esteroides a nivel subacromial o en glúteos. Berry y cols.[26] compararon la acupuntura, la fisioterapia, la inyección de esteroides y los antiinflamatorios, y no advirtieron diferencia alguna entre dichas terapéuticas.

La inyección de corticosteroides en el manguito y los tendones bicipitales o cerca de ellos puede producir atrofia tendinosa o aminorar la capacidad de reparación intrínseca del tendón dañado. Los cambios en cuestión han sido corroborados con precisión en otros tejidos.[257,387,458,] Uitto y cols.[458] demostraron que los corticosteroides inducían la inhibición de la biosíntesis de colágeno en la piel humana, y se han destacado los efectos nocivos de la inyección intraarticular repetitiva de dichos compuestos.[21,86,267,394,431]

Ford y DeBender[126] publicaron datos de 13 pacientes en quienes hubo 15 tendones rotos a causa de la inyección de esteroides en un punto vecino. Otros autores han señalado roturas espontáneas de los tendones de Aquiles y rotuliano, después de inyecciones de esteroides.[20,193,232,279,414] A pesar de que Matthews y cols.[271] no identificaron ningún efecto nocivo de la inyección repetida de corticosteroides en los tendones rotulianos de conejo, Kennedy y Willis[212] advirtieron un efecto notable en el tendón de Aquiles de dicho animal, y concluyeron que las dosis fisiológicas de esteroides locales introducidas directamente en un tendón normal lo debilitan mucho, incluso 14 días después de la inyección.

Watson[474] revisó los datos quirúrgicos de 89 personas con roturas importantes del manguito, y advirtió que los siete pacientes en quienes no se había hecho la inyección local de dichos compuestos mostraron tejido residual potente del manguito. De los 62 enfermos en quienes se aplicaron de una a cuatro inyecciones de esteroides, 13 mostraron tejidos blandos del manguito que casi no retuvieron los puntos de sutura; 17 de los 20 pacientes en quienes se aplicaron más de cuatro inyecciones de esteroides tuvieron un tejido muy débil del manguito; los hombros mencionados con tejido débil tuvieron resultados insatisfactorios después de la reparación quirúrgica. De ese modo, es posible advertir los peligros factibles de hacer un diagnóstico de «bursitis» o «tendinitis bicipital», y tratar la situación con inyecciones repetidas de esteroides hasta que es irrefutable la realidad de un grave deterioro del tendón del manguito. [88,212]

Es necesario informar a la persona con abrasión subacromial de que este cuadro mostrará la resolución con medidas no quirúrgicas dirigidas a restaurar la movilidad, la potencia, la coordinación y la adecuación normales.

MÉTODO PREFERIDO DE LOS AUTORES PARA EL TRATAMIENTO NO QUIRÚRGICO DE LA ABRASIÓN ACROMIAL

En el tratamiento que se aplica a la abrasión subacromial se admite la importante relación que existe entre la pérdida de fuerza del manguito, la rigidez de la cápsula posterior y la abrasión con crepitación subacromial. Se utiliza un programa planeado por Sarah Jackins, fisioterapeuta que trabaja en el Shoulder and Elbow Service de la Universidad de Washington desde que se fundó en 1975. El régimen terapéutico es análogo al que se utilizaría en el tratamiento del «codo de tenista» o en la tendinitis de Aquiles, e incluye: 1) evitar lesiones repetitivas, 2) restaurar la flexibilidad normal, 3) restaurar la potencia normal, 4) ejercicios aeróbicos, y 5) modificación del trabajo o los deportes. Se concede importancia a ejercicios sencillos de baja tecnología, que el propio paciente puede realizar sin ayuda.

PROGRAMA DE JACKINS

PASO 1: EVITAR LESIONES REPETITIVAS

Es obvio que el hombro afectado debe «estar en reposo», pero no es raro atender a pacientes que cada semana tratan de continuar sus labores vigorosas «a nivel supracefálico», o nadar cientos de metros por semana, aun teniendo síntomas del manguito. Es difícil tratar dichos síntomas si el área afectada sufre una irritación repetitiva; se necesita modificar temporalmente algunas actividades, lo cual incluye emprender tareas ligeras, reducir los cientos de metros en actividades deportivas, hacer menos lanzamientos; utilizar esquemas preestablecidos para la mayor parte de los planes, en vez de continuar tratando de esquivar el problema, o trabajar por anticipado «sobre el terreno», y no esquivar los problemas conforme surjan. Una vez que han cedido los síntomas, se reanudará poco a poco la actividad y se concederá importancia a la técnica apropiada y a la reincorporación «lenta y programada» de los niveles normales de actividad y desempeño.

PASO 2: RESTAURACIÓN DE LA FLEXIBILIDAD NORMAL

El objetivo del paso dos es, por medio de la distensión, vencer todas las direcciones de la rigidez. Los hombros con abrasión subacromial a menudo son rígidos, en particular en la cápsula posterior (Fig. 15-60). Como se describió en párrafos anteriores en relación con la rigidez capsular posterior, el programa más eficaz es el que enseña el cirujano o el terapeuta, pero es llevado a la práctica precisamente por el paciente. El objetivo de un programa de flexibilidad es restaurar el arco de movimiento, e igualarlo al del hombro indemne. Las medidas recomendadas incluyen «estiramientos» suaves, realizados por el paciente cinco veces al día (Fig. 15-81 a 15-86). Cada estiramiento se realiza hasta un punto en que la persona percibe un «tirón» contra la rigidez del hombro, pero no hasta sentir dolor. Cada estiramiento se realiza durante 1 min, y de este modo, el individuo invierte unos 30 min/día en su hombro. Por lo general hay una mejoría neta en el primer mes, pero a veces se necesita el transcurso de tres meses para eliminar por completo el trastorno.

PASO 3: RECUPERACIÓN DE LA POTENCIA NORMAL

Cuando se recupera la flexibilidad pasiva casi normal del hombro, la atención del paciente se dirige a la recuperación de la potencia muscular. Igual que en el tratamiento del codo de tenista, resulta más eficaz retrasar los ejercicios de fortalecimiento hasta que se haya logrado el arco normal de movimiento. Como ocurre con los ejercicios de flexibilidad, será el paciente el que asuma la responsabilidad de fortalecer su hombro. Los ejercicios de fortalecimiento de la rotación interna y externa se realizan con el brazo extendido en el costado (Figs. 15-87 y 15-88) para fortalecer los músculos anteriores y posteriores del manguito, sin la posibilidad del deslizamiento subacromial que existe con ejercicios en abducción y flexión. Los ejercicios en cuestión se efectúan de manera más cómoda contra la resistencia de una cámara neumática, una hoja de caucho, cámaras de bicicleta, resortes o pesas. Resultaría muy cómodo poder transportar el dispositivo de resistencia en una bolsa para utilizarlo frecuentemente durante el día. A medida que mejora la potencia, el individuo trata de vencer mayor resistencia: usa cámaras más gruesas, hojas de caucho más resistentes o más resortes. Si existe la posibilidad de realizarlo con comodidad, se añadirá el reforzamiento del deltoides (Fig. 15-89), con ejercicios que refuerzan los músculos motores de la escápula (Figs. 15-90 y 15-91). Es importante que los deportistas no reanuden sus actividades normales mientras no tengan una movilidad y una potencia completas del hombro.

Es fundamental que los ejercicios sean cómodos. Cualquier molestia durante los ejercicios de fortalecimiento o después de ellos indica que los ejercicios han sido demasiado enérgicos y que debería reducirse su intensidad.

PASO 4: EJERCICIOS AERÓBICOS

Si la persona ha «perdido forma» a causa del problema del hombro, es importante destacar la necesidad de recuperar la «adecuación» normal. Para recuperar la condición física y mejorar la sensación de bienestar, se recomienda hacer 30 minutos de ejercicio «hasta sudar», cinco días por semana. El tipo más inofensivo y eficaz de ejercicio aeróbico es la marcha apresurada, pero otras for-

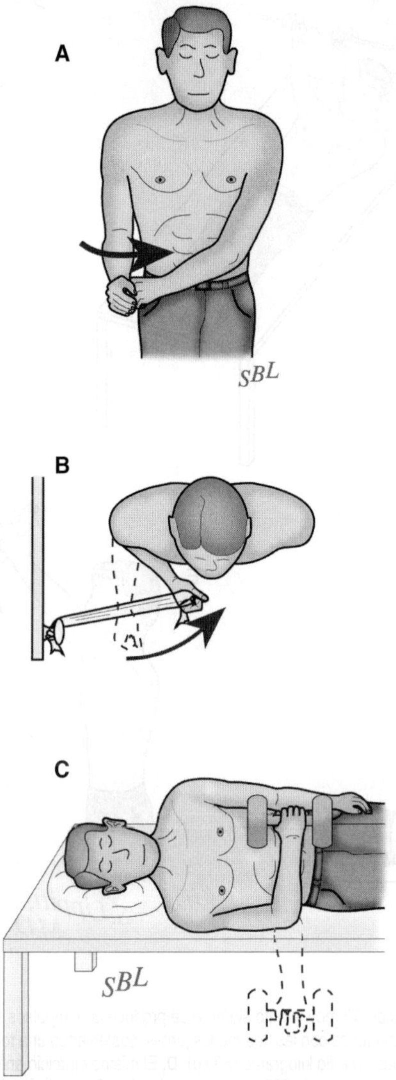

Fig. 15-87 • La rotación interna puede reforzarse por medio de ejercicios isométricos (**A**), ejercicios con tubos de caucho (**B**), o pesas libres (**C**). *(Con autorización de Matsen FA III, Lippitt SB, Sidles JA y Harryman DT II: Practical Evaluation and Management of the Shoulder. Filadelfia: WB Saunders, 1994.)*

mas idóneas son caminar, montar en bicicleta y usar la bicicleta estática. La calistenia aeróbica, como suele definirse, debe revisarse con enorme cuidado para asegurar que el individuo no necesita adoptar posiciones del miembro escapular que agraven sus síntomas.

PASO 5: MODIFICACIONES DEL TRABAJO O EL DEPORTE

La finalidad del programa es que el individuo reanude cómodamente sus actividades normales. En ocasiones ello obliga a realizar un análisis de las técnicas laborales y del ocio, que a veces proporciona soluciones tan sencillas, como sería, en el caso de un empleado de baja estatura de una tienda de ultramarinos, utilizar una plataforma o un banco para llegar a lugares altos. Se revisa también la técnica de los nadadores para asegurar, por ejemplo, el giro apropiado en la natación libre. En el caso de los lanzadores, hay que enseñarles la importancia de la posición corporal y la potencia del manguito de los rotadores. La flexión adecuada de la rodilla y la extensión lumbar son reforzadas en la ejecución del «servicio» de tenis. Si el individuo se dedica a actividades que

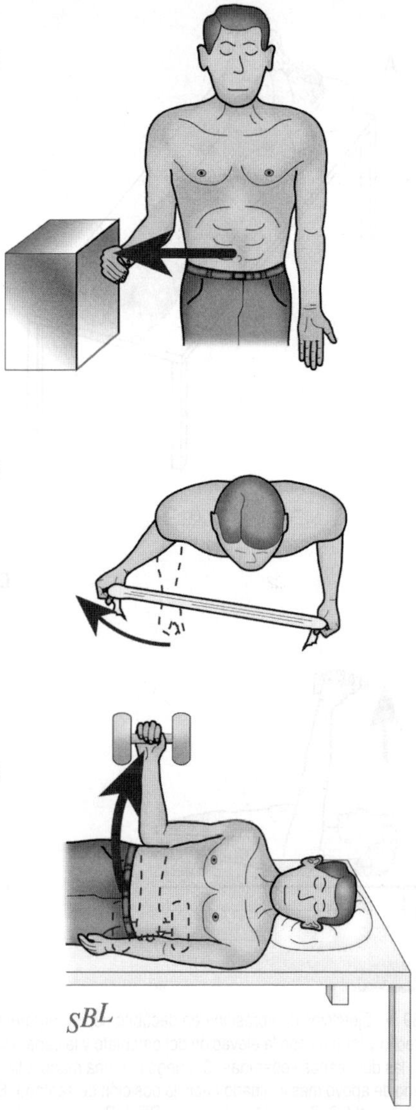

Fig. 15-88 • Reforzamiento de la rotación externa por medio de ejercicios isométricos (**A**), uso de tubo de caucho (**B**) o pesas libres (**C**). *(Con autorización de Matsen FA III, Lippitt SB, Sidles JA y Harryman DT II: Practical Evaluation and Management of the Shoulder. Filadelfia: WB Saunders, 1994.)*

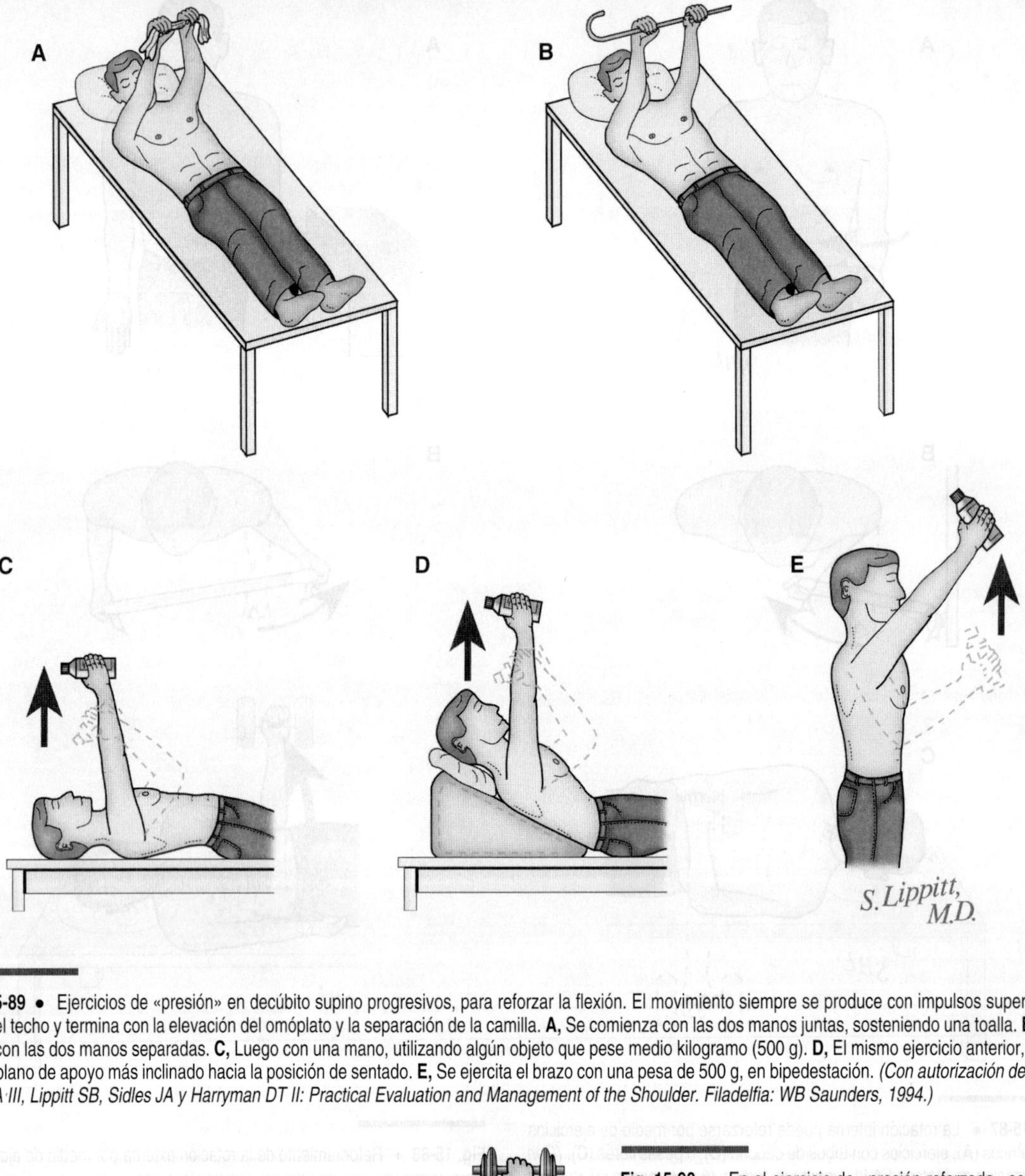

Fig. 15-89 • Ejercicios de «presión» en decúbito supino progresivos, para reforzar la flexión. El movimiento siempre se produce con impulsos superiores hacia el techo y termina con la elevación del omóplato y la separación de la camilla. **A,** Se comienza con las dos manos juntas, sosteniendo una toalla. **B,** Se sigue con las dos manos separadas. **C,** Luego con una mano, utilizando algún objeto que pese medio kilogramo (500 g). **D,** El mismo ejercicio anterior, pero en un plano de apoyo más inclinado hacia la posición de sentado. **E,** Se ejercita el brazo con una pesa de 500 g, en bipedestación. *(Con autorización de Matsen FA III, Lippitt SB, Sidles JA y Harryman DT II: Practical Evaluation and Management of the Shoulder. Filadelfia: WB Saunders, 1994.)*

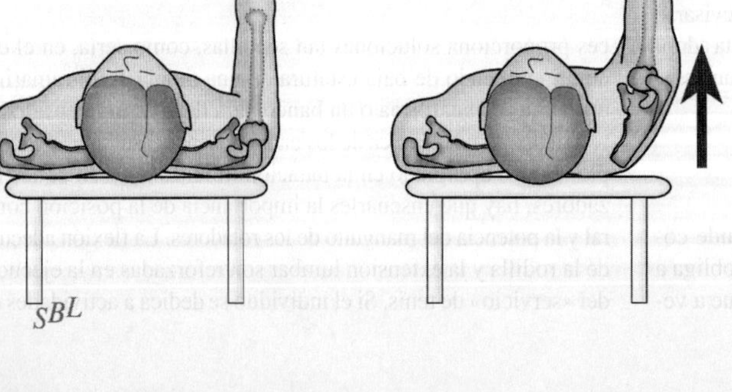

Fig. 15-90 • En el ejercicio de «presión reforzada» se desplaza el brazo hacia arriba hasta que la cara posterior del hombro (omóplato) se separe de la mesa o del lecho. *(Con autorización de Matsen FA III, Lippitt SB, Sidles JA y Harryman DT II: Practical Evaluation and Management of the Shoulder. Filadelfia: WB Saunders, 1994.)*

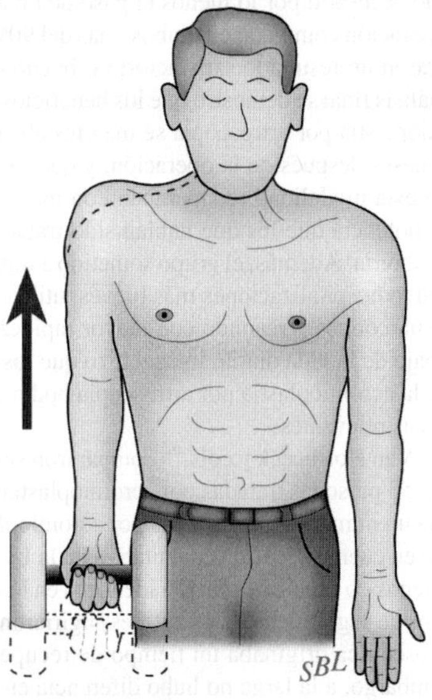

Fig. 15-91 • Ejercicios de «encogimiento» del hombro: se eleva el extremo superior del hombro (acromion) hacia la oreja, en tanto se conserva recto el codo. *(Con autorización de Matsen FA III, Lippitt SB, Sidles JA y Harryman DT II: Practical Evaluation and Management of the Shoulder. Filadelfia: WB Saunders, 1994.)*

exijan el empleo vigoroso o repetitivo del hombro en posiciones dolorosas, tal vez se necesite la rehabilitación ocupacional para iniciar una tarea o trabajo diferentes.

PASOS ULTERIORES

A veces se necesita que transcurran 6 semanas para advertir que se han obtenido beneficios sustanciales. En la medida en que el individuo siga haciendo adelantos, se continúa el programa. Si no se advierte mejoría, se revisa el programa para asegurar que se está realizando de forma óptima. También se revaloran el hombro y la situación general de la persona, para asegurarse de que ningún otro factor o factores dificulten la recuperación. Si la evaluación clínica repetida denota signos tendinosos positivos (véase Fig. 15-56) u otras manifestaciones de lesión de las fibras del manguito, cabe considerar la práctica de estudios por imagen de los tendones si sus resultados modificaran el tratamiento. Si el paciente, perfectamente motivado, sigue mostrando abrasión subacromial sintomática después de seis meses de realizar un programa perfectamente conducido, puede proponérsele el «alisamiento» subacromial como sustitutivo del tratamiento no quirúrgico ininterrumpido. El mal cumplimiento del programa de ejercicios puede significar un resultado final deficiente del tratamiento quirúrgico.

Tratamiento quirúrgico

Acromioplastia abierta

Neer,[304] en su descripción clásica de la acromioplastia, describió el acceso al hombro a través de una incisión de 9 cm hecha en las líneas de Langer, desde el borde anterior del acromion, hasta un punto justo por fuera de la apófisis coracoides. Se hace una sección del deltoides en el sentido de sus fibras en un tramo de 5 cm, en sentido distal a la articulación acromioclavicular. Después se diseca desde el frente del acromion y la cápsula articular acromioclavicular. El muñón del origen tendinoso del deltoides se eleva y se conserva para la reparación posterior. Por medio de un osteótomo, se extrae un segmento cuneiforme de hueso de 0,09 cm × 2 cm de la cara anteroinferior del acromion, junto con todo el punto de inserción del ligamento coracoacromial. Si existen osteofitos acromioclaviculares, también se extraen los 2,5 cm distales de la clavícula, junto con las prominencias en el lado acromial de la articulación. Hecho lo anterior, se repara con cuidado el deltoides hasta la cápsula de la articulación acromioclavicular, el trapecio y su tendón de origen.

Se han publicado innumerables informes sobre los resultados de la acromioplastia abierta.* Sin embargo, es difícil interpretarlos porque en ellos se mezclan pacientes con manguitos intactos, otros con lesiones parciales, y otros más con desgarros totales, y también se incluyen muy diversos elementos adicionales de la cirugía. Stuart y cols.[430] publicaron datos de una serie que incluyó acromioplastia con reparación del manguito o sin ella, ablación de la porción distal de la clavícula y tenodesis bicipital; el 23% aún no sentían dolor. Rockwood y Lyons[381] publicaron datos de una serie de 71 pacientes sometidos a acromioplastia modificada, con reparación del manguito o sin ella, y concluyeron que la reparación mencionada no influía en el porcentaje de resultados excelentes. Bosley[36] publicó datos de 35 pacientes sometidos a acromionectomía total, incluidos enfermos con desgarros masivos y de vieja fecha del manguito, o sin ellos; casi todos los fracasos se atribuyeron a las alteraciones fundamentales o a la imposibilidad de nueva unión y fijación del deltoides. Bjorkenheim y cols. [33] señalaron una tasa de fracasos mayor del 25%, que atribuyeron a «lesiones subacromiales óseas y de tejidos blandos, coexistentes». Ogilvie-Harris y cols.[329] evaluaron 67 hombros en 65 enfermos que habían sufrido dolor y disfunción durante más de dos años después de la acromioplastia inicial, por el síndrome de «compresión o atrapamiento», sin desgarro del manguito de los rotadores. Casi en el 50% de los casos se produjeron «errores de diagnóstico», e incluso en sujetos en los que el diagnóstico había sido preciso y no se habían producido errores operatorios la tasa de fracasos llegó casi al 20%.

Acromioplastia por artroscopia

Ellman[109] publicó en 1987 la primera gran serie de 50 personas (con un promedio de edad de 50 años), con trastornos diversos del hombro en quienes se hizo acromioplastia por artroscopia; de ellos, 10 tuvieron un desgarro completo. Con un seguimiento medio de 17 meses, se advirtió que el 88% lograron resultados satisfactorios o excelentes, los mismos que se conservaron a los 2,5 años de seguimiento, en el mismo grupo de tratamiento.[112]

Desde la fecha mencionada, otros autores han señalado resultados de la acromioplastia por artroscopia.[109,115] Gartsman,[137] Speer y cols.,[423] Altchek y cols.[3] y Roye y cols.[390] publicaron series de acromioplastias por artroscopia realizadas en hombros sin desgarros del manguito; cada autor señaló que del 83% al 94%

* Véanse referencias bibliográficas 5, 99, 160, 166, 167, 177, 198, 216, 273, 283, 296, 304, 306, 318, 351, 364, 412, 417, 442, 475.

de los resultados fueron satisfactorios. En promedio, el 75% de los pacientes pudieron reanudar sus actividades deportivas. Los lapsos de recuperación en dichas series variaron de dos a cuatro meses. Casi todos los autores han descrito que el método es exigente desde el punto de vista técnico. Dos de los problemas técnicos frecuentes para realizar la descompresión subacromial artroscópica son la hemostasia y la valoración de la cantidad de hueso por extirpar. Muchos describen que se necesita un largo período de aprendizaje de esta técnica, y han recomendado realizarla en hombros de cadáveres antes de utilizarla en seres humanos vivos.

En los primeros años, después de la introducción de la técnica de acromioplastia por artroscopia, surgieron controversias en cuanto a si la descompresión subacromial hecha con dicha modalidad era técnicamente equivalente a la que se realizaba de forma abierta. Gartsman y cols.,[137,138] en un estudio en cadáveres, pudieron realizar la ablación ósea por artroscopia y la liberación del ligamento coracoacromial equivalente a la técnica abierta descrita por Neer. Sugirieron criterios para la adecuación técnica de la acromioplasia, y son: 1) extirpar toda la protuberancia acromial anterior, 2) aplanar la cara inferior del acromion, 3) que sean visibles las fibras del deltoides, desde la articulación acromioclavicular al borde lateral o externo de dicha apófisis, 4) desbridar la cara inferior de la articulación acromioclavicular para eliminar cualquier protrusión descendente, 5) liberar totalmente el ligamento coracoacromial desde la porción anterior del acromion y la articulación acromioclavicular, 6) extirpar una parte del ligamento, 7) realizar la bursectomía subacromial adecuada, para lograr la inspección completa de la superficie bursal del manguito de los rotadores, 8) y por último, que no haya abrasión subacromial cuando se lleve el brazo a todo el arco de movimiento, una vez terminado el procedimiento.

Casi todos los autores plantean que las *indicaciones* para realizar acromioplastia por artroscopia deben ser idénticas a las que valen para el método abierto, descritas por Neer en 1972; sin embargo, en comparación con la frecuencia con la cual Neer utilizó la acromioplastia abierta en su práctica, cabe advertir que el método por medio de artroscopia se realiza con mucha mayor frecuencia, y con indicaciones más amplias. En casi todos los estudios se obtuvieron resultados globales satisfactorios, pero algunos autores no tenían la certeza de si se lograba alivio, gracias a las modificaciones de la forma del acromion, o por otros aspectos del tratamiento.

Brox y cols.,[46] para dar a las cosas su debida perspectiva, compararon la eficacia de la acromioplastia por artroscopia, un programa de ejercicios y un placebo, en una investigación clínica de asignación aleatoria. El grupo de estudio incluyó a 125 pacientes de 18 a 66 años de edad, que habían tenido enfermedad del manguito de los rotadores durante al menos tres meses, y cuyo estado era refractario al tratamiento. Dichos autores concluyeron que la cirugía o un régimen de ejercicios supervisados mejoraron en grado relevante y equivalente la enfermedad del manguito, en comparación con el placebo; sin embargo, el tratamiento quirúrgico resultó mucho más caro que ambos.

Comparación de la acromioplastia abierta y la artroscópica

En 1994, Sachs y cols.[392] publicaron datos de una serie de 44 personas con el síndrome de «compresión o atrapamiento» en etapa II, asignados en forma prospectiva y aleatoria para ser incluidos en grupos de tratamiento abierto (22 personas con una edad promedio de 49 años), o por artroscopia (19 personas con una edad promedio de 51 años). En los dos grupos, en casi todos los pacientes fue necesario por lo menos el paso de un año para lograr la recuperación completa; en ambos, más del 90% de los pacientes lograron un resultado satisfactorio («bueno» o excelente). En el análisis final se demostró que los beneficios principales de la acromioplastia por artroscopia se manifestaban en los primeros tres meses después de la operación, y que los individuos sometidos a esta modalidad recuperaban con mayor rapidez la flexión y la potencia que los que habían sido tratados con descompresión abierta. Además, el grupo sometido a tratamiento artroscópico tuvo hospitalizaciones más breves, utilizó cantidades menores de narcóticos y reanudó con mayor rapidez sus actividades y trabajo de la vida diaria, lo cual hizo que los autores sugirieran que la acromioplastia por artroscopia podía tener ventajas económicas relevantes.

En 1992, Van Holsbeeck y cols.[460] compararon sus resultados obtenidos en 53 personas tratadas por acromioplastia artroscópica con los de un número igual tratados por acromioplastia abierta. Teniendo en cuenta la escala cuantitativa de la UCLA, los resultados «buenos» o excelentes fueron idénticos en los dos grupos a los dos años de seguimiento. Los autores sugirieron que la modalidad artroscópica originaba un tiempo de recuperación más breve; sin embargo, a la larga no hubo diferencia en la potencia de la flexión anterógrada entre los grupos en que se usó la técnica abierta o la artroscópica.

Hawkins y cols.[179] comunicaron resultados satisfactorios en el 40% de los casos con descompresión subacromial artroscópica y en el 87% en una serie concomitante de acromioplastias abiertas. Posteriormente, Hawkins participó en una comparación directa entre acromioplastias abiertas y artroscópicas, sin observar diferencias significativas en los resultados. Los pacientes sometidos a acromioplastia abierta experimentaron un alivio del dolor significativamente mayor al cabo de un período de seguimiento mínimo de 1 año.[421]

Roye y cols.[390] publicaron datos de una serie de 90 acromioplastias por artroscopia, y advirtieron que la mayoría de los individuos que no eran deportistas lanzadores obtuvieron resultados satisfactorios, y que éstos no eran modificados por la presencia o ausencia de un desgarro del manguito.

Lindh y cols., en 1993, expusieron sus datos de una serie de 20 pacientes que fueron asignados de forma aleatoria a acromioplastia abierta o por artroscopia (10 pacientes en cada grupo). La duración promedio de los síntomas antes de la operación había sido de cinco años. Los resultados funcionales en los grupos sometidos a cirugía por artroscopia o abierta fueron buenos y similares. Las personas del grupo tratado con la modalidad artroscópica fueron observadas para demostrar una recuperación más temprana del arco completo del movimiento y un acortamiento del tiempo de baja laboral.

Los partidarios de la acromioplastia por artroscopia afirman que requiere una menor disección quirúrgica y que ocasiona menos cicatrices y una morbilidad postoperatoria menor. En casi todos los casos, el procedimiento puede realizarse de forma ambulatoria. Las molestias postoperatorias son moderadas, y por lo general se controlan con analgésicos ingeribles. Como aspecto adicional, los resultados estéticos son satisfactorios, y es también grande la aceptación por parte del paciente.

Una ventaja predominante de la acromioplastia abierta es que el operador puede observar directamente el espacio subacromial durante los movimientos que antes de la operación originaron la crepitación subacromial sintomática, y que también es posible asegurar que ha desaparecido dicha crepitación antes de concluir el procedimiento.

La retracción del deltoides puede ser un problema importante después de procedimientos abiertos que exigen el desprendimiento y la nueva fijación de dicho músculo a la porción anterior del acromion.[29] La acromioplastia por artroscopia tiene la ventaja teórica de dejar prácticamente indemne el punto de origen del deltoides. Sin embargo, en un informe de Torpey y cols.[450] se destacó que gran parte del deltoides nacía de la porción anterior del acromion. El análisis de estos autores indicó que por medio de una acromioplastia anterior de 4 mm se desprendería, en promedio, el 50% de las fibras del deltoides, en tanto que si abarcaba 6 mm se desprenderían cerca del 75% de las fibras. Concluyeron que cualquiera de las dos variantes de acromioplastia mencionadas se realizan con un desprendimiento notable y disfuncional del punto de nacimiento anterior del deltoides.

Por medio de la artroscopia, existe la posibilidad de inspeccionar de forma directa la articulación glenohumeral y también el espacio subacromial. En la acromioplastia abierta no puede verse la cara profunda del manguito (sitio en que comienzan casi todas las lesiones de esta estructura). En cambio, en la artroscopia, el observador experto identifica desgarros parciales o completos de la superficie del manguito de los rotadores, y también otros signos o alteraciones. Sin embargo, incluso con la artroscopia no son accesibles las lesiones intratendinosas frecuentes. Paulos y Franklin,[346] en su serie de 80 acromioplastias artroscópicas, indicó un gran número de trastornos insospechados, es decir, entidades cuya presencia se descubrió durante la artroscopia; incluyeron 26 desgarros parciales del manguito de los rotadores; 12 desgarros del rodete; ocho casos de condrosis humeral; cuatro de deshilachamiento del tendón del bíceps, y dos de fragmentos sueltos en la articulación glenohumeral. Según ellos, en casi todos los hombros estudiados tales trastornos quizá no se hubieran identificado con la técnica abierta.

Altchek y cols.,[3] en su serie de 44 individuos tratados por acromioplastia por artroscopia, indicaron que 11 de ellos tenían lesiones del rodete glenoideo. En el preoperatorio no mostraron manifestaciones de inestabilidad por anamnesis ni exploración física dinámicas. De los pacientes en cuestión, cinco tuvieron un desgarro que abarcó la porción inferior del rodete y no lograron recuperación completa después de la acromioplastia ni reanudaron su completa participación en deportes. Los autores pensaron que la inestabilidad leve no detectada quizá intervino decisivamente en la degeneración de los síntomas de dichos enfermos. Han argüido que, por medio de la inspección artroscópica de la articulación glenohumeral, es posible detectar los problemas comentados y así obtener información importante para el pronóstico. Otros autores han señalado un porcentaje mayor del previsto de lesiones concomitantes no sospechadas en los hombros tratados por la modalidad artroscópica en casos de síntomas del cuadro por «compresión o atrapamiento».[203] Burns y Turba[52] comentaron sus observaciones en 29 pacientes tratados por acromioplastia artroscópica, e incluyeron desgarro anterior del rodete glenoideo (15), desgarro en la cara inferior del manguito de los rotadores (8), condromalacia humeral (3), rotura del bíceps (1), desgarro posterior del rodete glenoideo (1) y artritis acromioclavicular (1).

Los resultados mencionados indican que el diagnóstico preoperatorio del «síndrome de compresión o atrapamiento» se ha vinculado con un número importante de alteraciones del hombro. Dejan sin dilucidar el dilema de la prevalencia de esos mismos datos en hombros asintomáticos y la importancia que tiene cada uno de ellos en la génesis de los síntomas clínicos. En el futuro, muy posiblemente la correlación clinicopatológica metódica mejorará la exactitud del diagnóstico preoperatorio y la especificidad del tratamiento.

La principal dificultad para interpretar los datos de los estudios mencionados sobre la acromioplastia abierta y la artroscópica es que, a pesar de que los *resultados* de los métodos se definen en términos de «buenos» o «excelentes», a menudo no se determina la *eficacia* del procedimiento porque no se define de la misma forma el estado preoperatorio. En circunstancias óptimas, el resultado «bueno» de la cirugía debería referirse al cambio en el estado del individuo a causa del procedimiento, y no al estado del hombro en el postoperatorio.

Para definir las indicaciones y la eficacia de la acromioplastia habrá que esperar a que se realicen estudios con diversas poblaciones y que definan con precisión los datos clínicos y el estado funcional del hombro previos al tratamiento, la naturaleza y el cumplimiento de un programa no quirúrgico, el tipo de cirugía y el cambio en la función del hombro, que se logra después del procedimiento, utilizando los mismos parámetros de comodidad y función antes y después de la operación. La eficacia de un tratamiento es la diferencia entre los resultados y el estado preoperatorio.

Descompresión subacromial sin acromioplastia

Budoff y cols. evaluaron sus resultados en pacientes con desgarros parciales del manguito de los rotadores después de desbridamiento y descompresión subacromial artroscópica sin acromioplastia. Estos autores comprobaron que el 89% de los pacientes tenían una puntuación de la UCLA buena o excelente entre 2 y 5 años después de la intervención, con un 81% de resultados buenos o excelentes al cabo de 5 años.[48] Estos resultados son comparables a los comunicados para la descompresión subacromial artroscópica con acromioplastia. El 2% de los pacientes evolucionaron a desgarros de grosor completo. Tres pacientes fueron sometidos posteriormente a artroscopia, determinándose entonces que sus desgarros de grosor parcial no habían cicatrizado.

MÉTODO PREFERIDO POR LOS AUTORES PARA EL «ALISAMIENTO» SUBACROMIAL

Ahora sabemos que las irregularidades de la superficie que provocan crepitación por abrasión subacromial se localizan casi siempre en el lado humeral y no en el arco coracoacromial. El objetivo de la cirugía es, por tanto, alisar la superficie de la convexidad proximal del húmero, conservando al mismo tiempo la integridad del arco coracoacromial y del deltoides.

De acuerdo con la experiencia de los autores, parece que los mejores resultados del alisamiento subacromial se consiguen en las circunstancias siguientes: 1) paciente motivado y que tenga más de 40 años; 2) ausencia de rigidez capsular posterior; 3) presencia de crepitación subacromial sintomática (véase Fig. 15-59), que el paciente acepte como problema clínico predominante; 4) ausencia de signos tendinosos (véase Fig. 15-56) y de otras alteraciones del hombro, y 5) presencia de síntomas no vinculados con una lesión de tipo profesional. Serían signos de mal pronóstico: 1) edad por debajo de 40 años; 2) rigidez; 3) ausencia de crepitación subacromial; 4) presencia de signos tendinosos o manifestaciones de otros trastornos del hombro; 5) atribución del problema por parte del paciente a su actividad profesional; 6) manifestaciones concomitantes de inestabilidad glenohumeral, y 7) pérdida de fuerza neurógena de los músculos del manguito.

Los autores de este capítulo utilizan un método abierto para el alisamiento subacromial, ya que permite observar directamente el paso de la convexidad humeral proximal por debajo del arco coracoacromial. Se coloca al paciente con la cabeza levantada 30° y el brazo sin paños estériles, para permitir una movilidad completa. Antes de hacer la incisión, se anotan las posiciones y los movimientos en los que se palpa la crepitación subacromial a través del acromion. El abordaje del hombro se realiza a través de una incisión siguiendo las líneas de la piel sobre el ángulo anteroexterno del acromion (véase Fig. 15-1). La exposición del acromion se realiza intentando mantener la continuidad de la fascia deltoidea, del periostio acromial y de la fascia del trapecio. El tendón del deltoides se secciona siguiendo la dirección de sus fibras, a lo largo del potente tendón de origen que separa las porciones anterior y media del deltoides. Esta maniobra permite contar con dos «mangos» fuertes en el deltoides para su reparación. En la mayor parte de los casos, no es necesario recurrir al desprendimiento del origen del deltoides. Esta incisión del deltoides se profundiza bajo visión directa hasta llegar a la bolsa. La rotación del húmero permite distinguir fácilmente entre la superficie deltoidea de la bolsa (que no se mueve con la rotación del húmero) y la cara superficial del manguito (que sí se mueve).

Al penetrar en la cara subacromial de la superficie de contacto motora humeroescapular (véanse Figs. 15-3 y 15-4) se observa el espacio subacromial, mientras se realizan los movimientos que producen la crepitación, identificados en el preoperatorio. Esta maniobra permite identificar la causa de la crepitación, que suele ser una combinación de hipertrofia de la bolsa, adherencias entre el manguito y el acromion, rugosidades en la superficie superior del manguito de los rotadores y prominencia del troquíter. Mediante la rotación suave del brazo, se puede llevar gran parte del manguito al lugar de la incisión, como ha señalado Codman (Figs. 15-92 y 15-93). A continuación se realiza una exploración y palpación minuciosas del manguito, para detectar la presencia de ampollas en la superficie superior, desgarros parciales, adelgazamiento o defectos de espesor completo. Aunque este abordaje no permite identificar lesiones de las fibras de la superficie profunda del manguito, lo cierto es que estas lesiones no pueden ser la causa de la crepitación subacromial. Para el estudio de hombros en los que se sospechan alteraciones de la integridad del manguito se ha utilizado el método de Hiro Fukuda,[134] con azul de metileno (método del colorante) y, en fecha más reciente, otro que utiliza solución salina, llamado «Fukuda-lite». En esta prueba, se inyecta líquido para distender la articulación glenohumeral y así investigar con mayor detalle la sospecha de adelgazamiento o de pequeños defectos del manguito.

A continuación, se extirpa la bolsa hipertrófica. Se alisan los defectos de la superficie superior del manguito, ya sea mediante la extirpación de las zonas que sobresalen o, a veces, mediante la fijación de un colgajo del manguito en la superficie superior. Asimismo, se alisan las zonas prominentes del troquíter, para que pueda pasar sin problemas por debajo del arco coracoacromial. Se palpa la superficie inferior del arco coracoacromial para identificar las

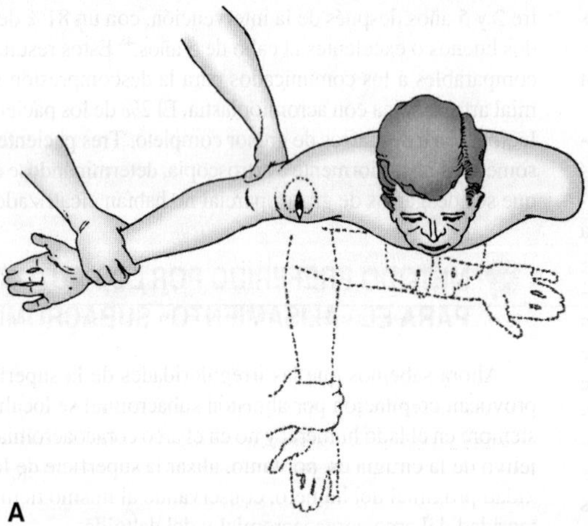
A

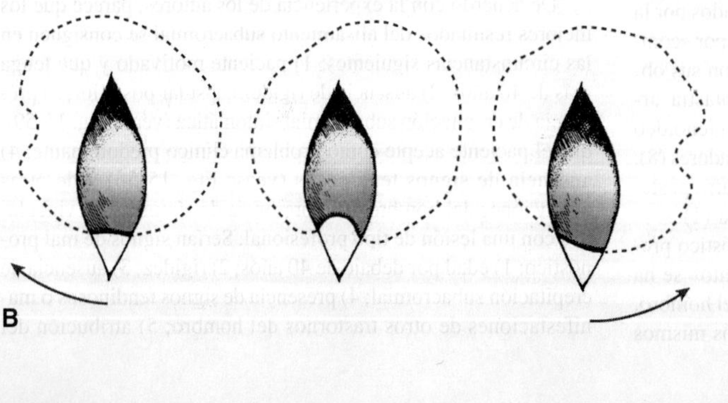
B

Fig. 15-92 • A, Posición operatoria, vista superior. **B,** Rotación del húmero debajo de la incisión. *(Con autorización de Codman EA: Rupture of the Supraspinatus Tendon and Other Lesions in or about the Subacromial Bursa. Malabar, FL.: Robert E. Krieger, 1984.)*

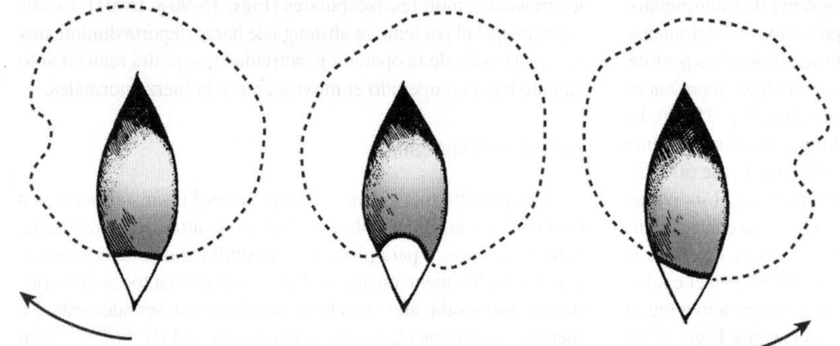

Fig. 15-93 • El cirujano explora y palpa de forma sistemática el manguito subyacente, para lo cual se sirve de la rotación del brazo a fin de observar las partes diferentes de dicho complejo musculoligamentoso (en vez de extender la incisión). *(Con autorización de Codman EA: Rupture of the Supraspinatus Tendon and Other Lesions in or about the Subacromial Bursa. Malabar, FL.: Robert E. Krieger, 1984.)*

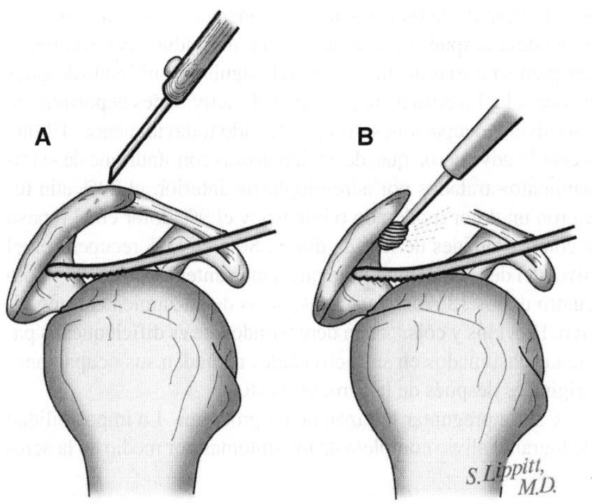

Fig. 15-94 • Con un osteótomo de hoja fina, se elimina la cara anteroinferior del acromion. Se extirpa el ligamento coracoacromial, junto con el fragmento acromial. La osteotomía se orienta «en línea» con la cara inferior extrapolada de la porción posterior del acromion. La exposición y el acceso son más fáciles si se utiliza un separador de Darrach para comprimir suavemente la cabeza humeral. *(Con autorización de Matsen FA III, Lippitt SB, Sidles JA y Harryman DT II: Practical Evaluation and Management of the Shoulder. Filadelfia: WB Saunders, 1994.)*

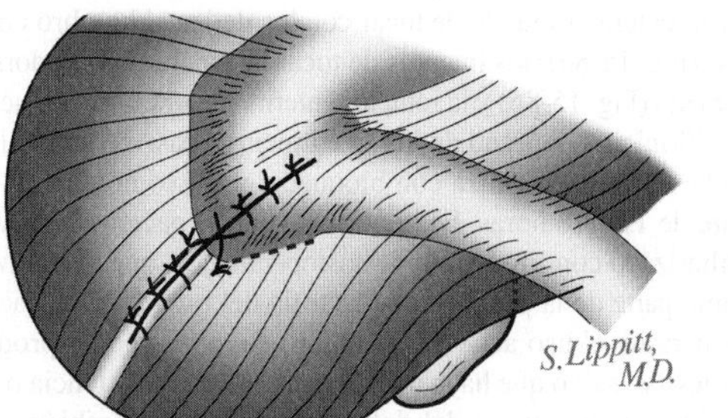

Fig. 15-95 • La reconstrucción segura del deltoides resulta esencial para emprender de inmediato el programa de ejercicios en el postoperatorio. *(Con autorización de Matsen FA III, Lippitt SB, Sidles JA y Harryman DT II: Practical Evaluation and Management of the Shoulder. Filadelfia: WB Saunders, 1994.)*

áreas de rugosidad o prominencia. Es interesante señalar que la aspereza de la superficie inferior del arco coracoacromial es verdaderamente rara, a pesar de los indicios radiológicos de «espolones». Si se identifican irregularidades por la palpación, se pueden alisar con una fresa de «piña», aunque para lesiones de mayor tamaño se puede recurrir a un osteótomo o una pinza gubia (Fig. 15-94). El ligamento coracoacromial se conservará, salvo que se haya demostrado que es la causa de la crepitación con el movimiento.

Es mejor no hacer cirugía adicional, salvo que esté claramente indicada. Los osteofitos acromioclaviculares de orientación inferior se eliminan si «raspan» en el manguito. Se evitará tocar el bíceps, salvo que presente una inflamación intensa aparenye, inestabilidad evidente o un desgarro parcial, en cuyo caso los autores realizan una tenotomía o tenodesis en la porción proximal del húmero.

Hay que manipular con suavidad el hombro en el arco completo de movimiento, para asegurar que no hay rigidez ni adherencias adicionales, e inspeccionar toda la superficie de contacto del movimiento humeroescapular (véanse Figs. 15-3 y 15-4) para asegurar que no existen adherencias ni otras alteraciones. Antes de concluir el procedimiento, se palpan con gran cuidado la cara superior del manguito y las dos tuberosidades y la cara inferior del arco coracoacromial, para corroborar que no existen asperezas residuales. Hay que comprobar la ausencia de crepitación subacromial en todo el arco de movimiento pasivo del hombro.

En el cierre, una prioridad absoluta es la reconstitución segura del deltoides, a fin de emprender un programa de movimientos en el postoperatorio inmediato. La reparación del deltoides se realiza mediante un cierre laterolateral de las porciones interna y externa del tendón seccionado, para lo cual se utiliza hilo de sutura irreabsorbible n.º 2 (Fig. 15-95). Si se ha producido un desprendimiento parcial del origen del deltoides, se asegura el área desprendida al acromion, suturando al hueso si fuera necesario. La sutura del orificio interno se pasa por la porción externa del tendón deltoideo y la del orificio externo por la parte interna de dicho tendón, para hacer un cierre entrelazado, con lo que se evita el defecto en «V» que denota un cierre inapropiado del músculo. Todos los nudos se colocan en la cara superficial para evitar que reaparezca la crepitación subacromial.

Programa postoperatorio

Después de cualquier tipo de cirugía subacromial, hay muchas posibilidades de que se formen adherencias entre el manguito y el arco. En casos de acromioplastia fallida, las cicatrices, al parecer, constituyen un signo predominante y a menudo dependen del retraso en que se comenzó el programa de movimientos después de la operación. Para evitar los problemas mencionados, los autores comienzan la práctica de movimientos lo antes posible, y preferentemente, con un movimiento pasivo continuo *(continuous passive motion,* CPM) en la sala de recuperación (Fig. 15-96). La modalidad mencionada se ajusta de modo que haya movimiento lento del brazo en un arco de 0° a 90° de elevación y de 50° a 0° de rotación interna. El CPM se aplica el tiempo que el individuo esté en reposo durante la hospitalización, pero no se continúa una vez que sale del hospital. El día de la operación, se orienta a la persona para que siga el «programa pasivo 140/40», en el cual se utiliza la mano contraria para ayudar al hombro operado a lograr 140° de elevación y 40° de rotación externa (véanse Figs. 15-81 y 15-83). También se concede importancia al estiramiento capsular posterior que incluya la aducción extrema del brazo (que cruza el tórax tratando de tocar con los dedos el hombro contrario) (Fig. 15-86), los intentos de tocar la espalda con el dorso de la mano (Fig. 15-85) y la rotación interna del brazo en abducción.

El inicio temprano de los movimientos pasivos se facilita si dicha técnica se realiza con bloqueo del plexo braquial,[441] que dure de 12 a 18 horas. Es importante que el paciente esté ya familiarizado con los ejercicios postoperatorios, que se realizaron como parte de la prueba preoperatoria del programa de Jackins. Se permite el uso activo del hombro siempre que no produzca molestias, salvo que haya preocupación por la resistencia o fuerza de la nueva unión del deltoides al hueso. También se comienzan inmediatamente ejercicios de reforzamiento de la rotación interna y externa (Figs. 15-87 y 15-88). El reforzamiento del deltoides se inicia a las seis semanas después de que la reparación sea segura (Fig. 15-89). Tan pronto como el sujeto puede realizarlos con comodidad, se agregan ejercicios para reforzar los músculos motores escapulares (Figs. 15-90 y 15-91). Es importante que el paciente se abstenga de hacer deporte durante tres meses después de la operación, actividad que podrá realizar sólo cuando haya recuperado el movimiento y la fuerza normales.

Acromioplastia fallida

En el cuadro mencionado, la persona está insatisfecha con los resultados de la acromioplastia abierta o la artroscopia realizada, y acude al médico para plantear la posibilidad de otra operación. Los resultados mencionados se han observado en todas las series de acromioplastia, aun cuando la técnica parece ser adecuada. La incidencia de estos «fracasos» varía del 3% al 11%.[304,360,367,442] En la serie de Post y Cohen, el 11% de los enfermos siguieron teniendo un dolor notable después de la operación.[360,361] Del grupo que mostró pérdida de fuerza antes de la operación, el 56% siguieron teniéndola después de ella; el 29% de individuos con limitaciones preoperatorias del movimiento la siguieron sufriendo después de operado. La cifra de reanudación de actividades deportivas de alto nivel u ocupaciones difíciles ha sido todavía menor. Tibone y cols.[444] advirtieron que, de 35 deportistas con síndrome de «atrapamiento» tratados por acromioplastia anterior, el 20% aún tuvieron un dolor moderado o intenso, y el 9% dolor en el reposo y con actividades de la vida diaria. Sólo el 43% recuperaron el nivel del deporte competitivo que tenían antes de la lesión, y sólo cuatro de los 18 reanudaron sus tareas de lanzamiento competitivo. Hawkins y cols.[176] han demostrado que es difícil que los pacientes lastimados en sus actividades reanuden sus ocupaciones originales después de la acromioplastia.

Cabría preguntar la razón de tal problema. La imposibilidad de lograr el alivio completo de los síntomas por medio de la acro-

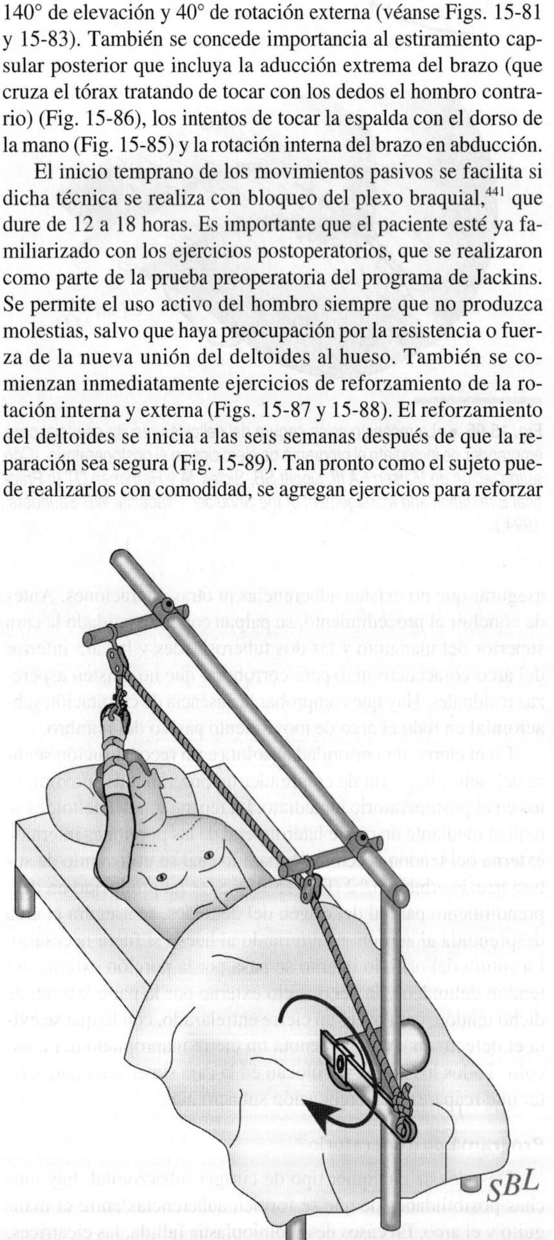

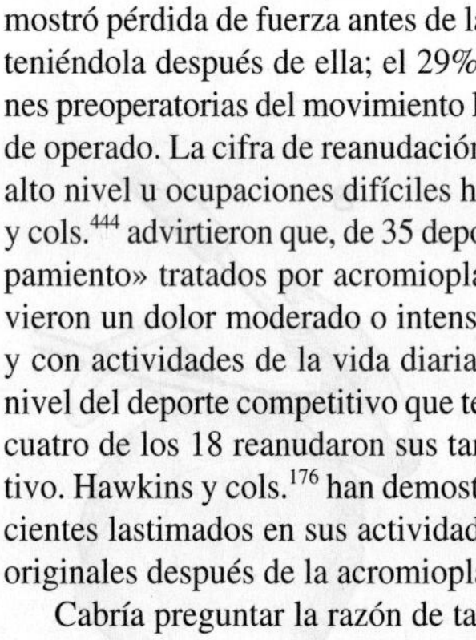

Movimiento realizado mediante CPM

Fig. 15-96 • El movimiento pasivo continuo (CPM) es útil en las primeras 24 a 48 h después del procedimiento, para movilizar el hombro. Se logra fácilmente la elevación a 90° por medio de un sistema simple de poleas y una leva excéntrica accionada por un motor. *(Con autorización de Matsen FA III, Lippitt SB, Sidles JA y Harryman DT II: Practical Evaluation and Management of the Shoulder. Filadelfia: WB Saunders, 1994.)*

mioplastia puede denotar: 1) alteraciones añadidas a la crepitación subacromial, 2) no lograr la lisura subacromial, 3) imposibilidad de reinserción del deltoides, 4) ablación acromial excesiva, 5) complicaciones postoperatorias, como la aparición de cicatrices densas entre el manguito y el acromion, 6) fracaso de la rehabilitación, o 7) desestabilización de la articulación glenohumeral.[237] Muchos de los problemas anteriores pueden hacer que el individuo quede con más síntomas de los que tenía antes de la operación (véase Fig. 15-9).

Se pensó que los problemas de la articulación acromioclavicular fueron la causa de los cinco casos de fracaso en la serie de Post y Cohen, una «causa frecuente de ineficacia del tratamiento quirúrgico» en la serie de Penny y Welsh,[351] y la causa del único resultado insatisfactorio en la serie de Neer. La regularización de la articulación acromioclavicular durante la descompresión subacromial artroscópica sin extirpación de la clavícula distal provocó aumentos no significativos estadísticamente de los síntomas de la articulación acromioclavicular en comparación con los pacientes sometidos a extirpación clavicular distal con regularización o en los que no se realizó esta regularización.[12] Se comunicó que la descompresión subacromial artroscópica con extirpación combinada del extremo distal de la clavícula producía resultados comparables a los obtenidos con las técnicas abiertas, consiguiéndose un alivio completo del dolor en el 81% de los casos.[268] En su serie de pacientes con problemas persistentes después de la acromioplastia, Hawkins y cols.[176] comunicaron que el 45% presentaban otros diagnósticos distintos al de persistencia de la compresión, como problemas de la articulación acromioclavicular, espondilosis cervical, distrofia simpática refleja, desgarro del manguito de los rotadores, síndrome del estrecho torácico superior, o bien artrosis o inestabilidad glenohumerales. Se consideró que el 33% de los pacientes siguieron teniendo abrasión subacromial. El dato más llamativo de esta serie fue una mayor ausencia de mejoría en los individuos que recibían subsidios laborales después de la acromioplastia de revisión. Incluso en la serie de acromioplastias primarias de estos autores, se registraron resultados no satisfactorios en el 22% de los que recibían subsidios, frente al 8% en los que no recibían subsidios.[175] Post y Cohen[361] observaron también que se obtenían peores resultados cuando la cirugía se realizaba por síndromes de compresión de origen laboral; esta imposibilidad de reanudar la actividad laboral quizá se deba a desgarros parciales del manguito; cicatrices residuales tendinosas y pérdida de fuerza residual. Post y Cohen destacaron la necesidad de recuperar la potencia muscular antes de que el trabajador reanude la actividad laboral, pues, de lo contrario, las probabilidades de recurrencia son altas. La dificultad para que los trabajadores reanuden su actividad laboral después de una acromioplastia recuerda los problemas descritos por Tibone y cols.[444] para que los deportistas recuperaran un nivel de función competitivo.

Bosley[36] señaló que casi todas las roturas eran atribuibles al cuadro patológico fundamental o a la «deficiencia» de la reinserción del deltoides. Bjorkenheim y cols.[33] indicaron una cifra de roturas o ineficacia mayor del 25% atribuibles a las «deficiencias propias de las lesiones óseas y también a las de tejidos blandos subacromiales». Ogilvie-Harris y cols.,[329] evaluaron 67 hombros en 65 pacientes que habían mostrado dolor y disfunción durante más de dos años desde la acromioplastia inicial hecha por el síndrome de «atrapamiento», sin desgarro del manguito de los rotadores. Casi en el 50% de los casos hubo «errores diagnósticos», e incluso en individuos en quienes se había hecho el diagnóstico preciso y no se habían producido errores quirúrgicos, la tasa de falla o fracaso fue de casi el 20%.

La acromionectomía radical puede empeorar el estado y la función de un sujeto (Fig. 15-9), porque elimina el punto de origen del deltoides y facilita la formación de cicatrices entre dicho músculo y el manguito de los rotadores. Neer y Marberry han destacado que la operación mencionada puede deteriorar gravemente la función del hombro sin alcanzar la lisura funcional subacromial,[310] es decir, la uniformidad anatómica para el deslizamiento de ambas partes. En una serie de 30 pacientes, todos tuvieron pérdida de fuerza del hombro, y casi todos dolor persistente. En los 20 hombros en los que se hizo una nueva operación, hubo retracción y cicatrices en todos en la porción media del deltoides, que estaba adherida al manguito y al húmero. Del grupo anterior, 15 pacientes mostraron desgarros residuales del manguito. Los intentos por reconstruir dichos hombros con grave daño fueron desalentadores. Ha sido imposible revertir los efectos de la pérdida de la inserción deltoidea y la presencia de una contractura permanente. Además, los autores mencionados observaron una alta incidencia de problemas e infecciones de la incisión, después de acromionectomía radical, lo cual complicó todavía más sus intentos de revisión.

Para entender mejor alguna de las causas de los fracasos de la acromioplastia, Flugstad y cols.[125] revisaron datos de 19 enfermos enviados al Shoulder and Elbow Service de la Universidad de Washington, por persistencia de dolor y la rigidez después de acromioplastia abierta hecha en otras instituciones. El promedio de edad fue de 42 años, y 16 enfermos fueron varones. En 11 sujetos el problema del hombro se originó en algún traumatismo, y de este grupo, ocho casos guardaron relación con las ocupaciones laborales. El tiempo medio de inmovilización postoperatoria fue de cuatro semanas. Al acudir por primera vez al médico, los individuos se quejaron de dolor y rigidez. En la exploración física se advirtió que la flexión anterógrada era de 126° y la rotación externa e interna de 36°, de tal manera que el pulgar, al ser llevado hacia la espalda, alcanzaba el nivel de T12. En 13 de estos pacientes se realizó cirugía de revisión después de que un programa de ejercicios no mejorara sus síntomas. El tiempo medio entre la primera operación y la segunda, de revisión, fue de 15 meses, y en esta última se advirtió que 10 pacientes tenían aspereza en la cara inferior del acromion. Cinco pacientes tuvieron osteofitos (espolones) netos, que sobresalían de la porción lateral o medial del acromion; ocho individuos tuvieron un gran volumen de cicatrices subacromiales, en las que bandas resistentes de tejido cicatrizal unían la superficie inferior del acromion con el manguito de los rotadores. En tres personas se identificaron osteofitos en la articulación acromioclavicular; un paciente mostró un gran fragmento acromial «suelto», y otro tuvo el hueso acromial. En ninguno de los enfermos los desgarros fueron completos, pero no se precisó la incidencia de desgarros parciales en la cara profunda o en un plano intermedio de los tendones. El método de revisión quirúrgica incluyó la ablación del tejido cicatricial; revisión de la acromioplastia para asegurar la extirpación adecuada de la porción anteroinferior del acromion; eliminación de los osteofitos acromioclaviculares; inspección del manguito de los rotadores, y reparación cuidadosa del deltoides. Inmediatamente después de la operación se iniciaron ejercicios moderados en el arco de movimiento, para llevar al mínimo las restricciones causadas por las cicatrices. En el seguimiento postoperatorio de 10 meses, en promedio, se advirtió una mejoría importante aunque incompleta de la incomodidad, del arco de movimiento y de la capacidad laboral.

Todo lo anterior destaca la importancia del diagnóstico preciso y el «alisamiento» subacromial eficaz. Sin embargo, la lesión fundamental fue la importancia de la restauración rápida del movimiento completo de la articulación antes de que se formaran adherencias limitantes: el sujeto promedio en esta serie mostró un tiempo de retraso de un mes entre la cirugía y el comienzo de los movimientos.

MÉTODO PREFERIDO POR LOS AUTORES PARA TRATAR LA ACROMIOPLASTIA FALLIDA

Los pacientes en quienes se ha realizado una acromioplastia con resultados insatisfactorios, deben ser revalorados con detenimiento para identificar la presencia de rigidez, pérdida de fuerza, inestabilidad o aspereza persistentes. También hay que considerar las circunstancias sociales y laborales que rodean al problema del hombro.

Los autores del presente capítulo siguen el programa no quirúrgico de Jackins, aun cuando la persona fue sometida a «alguna terapia»; si la cirugía fracasó una vez, hay que dejar suficiente tiempo para adoptar medidas conservadoras y establecer un período de observación.

Los pacientes con signos tendinosos positivos pueden ser sujetos aptos para la práctica de estudios por imagen del manguito, si dichos signos son refractarios a la rehabilitación (véase Fig. 15-56). La rehabilitación con profesionales resulta esencial, y si una técnica no ha ayudado a la persona a reanudar sus labores, es muy baja la probabilidad de que se logre tal objetivo en el segundo intento.

Se considera la práctica de una nueva operación en personas motivadas, con manifestaciones de aspereza o rigidez subacromiales residuales, atribuibles a cicatrices postoperatorias en la interfaz motora humeroescapular (véanse Figs. 15-3 y 15-4). A diferencia de la acromioplastia primaria, es mejor operar de nuevo a pacientes con rigidez refractaria del hombro, porque este signo podría estar causado por cicatrices densas entre el manguito y el acromion, que no pueden ser tratadas de forma no quirúrgica. El procedimiento de revisión de los autores es idéntico al de alisamiento subacromial primario que se describió en párrafos anteriores.

Lesiones parciales del manguito

En este trastorno, la rotura parcial del manguito se manifiesta por dolor o pérdida de fuerza en las contracciones isométricas de los músculos afectados (del manguito) contra resistencia. El hombro, por lo general, muestra también una tensión capsular posterior. En los estudios imagenológicos a veces se detecta adelgazamiento o defectos parciales del tendón del manguito, pero las lesiones no se extienden a todas las capas del tendón.

De acuerdo con los datos obtenidos de estudios en cadáveres que se revisaron en párrafos iniciales de este capítulo, las formas más frecuentes de afectación del manguito son desgarros parciales intratendinosos (intraparenquimatosos) y de la superficie articular; las lesiones en cuestión pueden afectar al tendón del supraespinoso, cerca de su inserción anterior, pero también pueden abarcar al infraespinoso y al subescapular. La observación clínica de pacientes con lesiones parciales del manguito sugiere que pueden producir síntomas análogos a los de otras lesiones tendinosas parciales, como serían los desgarros incompletos de los tendones de Aquiles, rotuliano o del origen del segundo radial externo (codo de tenista). Los síntomas de dichas lesiones tendinosas parciales incluyen *rigidez* de la articulación con movimiento pasivo en la dirección que tensa el tendón, y *signos tendinosos,* como dolor o pérdida de fuerza en la contracción isométrica del músculo del tendón (véase Fig. 15-56). Estas lesiones parciales suelen ser más dolorosas que las totales, y se debe a que, a diferencia de estas últimas, las primeras originan rigidez y tensión antifisiológica de las fibras residuales.

Las lesiones de espesor parcial del manguito, en su forma menos frecuente, que abarca la cara bursal del tendón de este complejo, pueden acompañarse de *abrasión subacromial,* que origina una crepitación del mismo tipo en el movimiento articular pasivo.

Son escasas las publicaciones de los resultados del tratamiento quirúrgico de las lesiones parciales. Fukuda y cols.[134,135] describieron el tratamiento de seis personas con desgarros parciales del lado bursal, en el que se utilizó acromioplastia o abrasión cuneiforme con reparación del tendón al hueso. Dichos autores utilizaron una «prueba cromática» transoperatoria, en la que inyectaron colorante en la articulación del hombro para identificar la magnitud de los desgarros en el lado articular. Los resultados fueron satisfactorios en el 90% de los casos. Itoi y Tabata[195] indicaron sus resultados en el tratamiento de 38 hombros con lesiones parciales del manguito. El tiempo medio de seguimiento fue de 4,9 años, y la edad promedio en el momento de la operación, 52,2 años. Identificaron tres tipos de lesiones: superficiales (12 hombros); intratendinosas (tres) y desgarros de la cara profunda (23 casos). Los autores realizaron la ablación de todas las capas del manguito, incluida la lesión, y repararon el defecto con suturas laterolaterales (13 hombros), lateroóseas (8), injerto aponeurótico en parche (16), o sutura lateroósea con parche aponeurótico (1). Los resultados globales fueron satisfactorios en 31 hombros (82%), y no fueron modificados por los tipos de desgarro, por los procedimientos operatorios ni por el período de seguimiento.

Tratamiento artroscópico

Andrews y cols.[4] expusieron los casos de 36 pacientes con desgarros parciales de la porción del supraespinoso en el manguito tratados por desbridamiento del defecto del manguito rotador por artroscopia. No realizaron acromioplastia alguna. La edad promedio fue de 22,5 años, y el 64% de los enfermos fueron lanzadores de béisbol. De los 34 pacientes disponibles para el seguimiento, en el 85% se lograron resultados excelentes (26 personas), o satisfactorios (tres personas), y pudieron reanudar su actividad deportiva. Los autores sugirieron que el desbridamiento podía inducir una respuesta curativa. Por artroscopia se identificó el desgarro de alguna parte del rodete glenoideo en todos los pacientes. En seis hubo desgarros parciales del tendón de la porción larga del bíceps. Las observaciones anteriores indican la dificultad de decidir si los datos quirúrgicos son la causa de los síntomas del enfermo.

Ogilvie-Harris y Wiley[328] publicaron datos del tratamiento artroscópico de 57 desgarros incompletos del manguito de los rotadores, con síntomas de indentación. Los desgarros fueron desbridados, pero no se realizó acromioplastia, y se logró mejoría sólo en el 50% de los pacientes.

Wiley[483] señaló los casos de 33 pacientes tratados por artroscopia por desgarros parciales del manguito de los rotadores. De ese grupo, sólo tres pacientes lograron un resultado satisfactorio.

Ellman y Kay indicaron buenos resultados de la acromioplastia por artroscopia realizada junto con el desbridarniento artroscópico de desgarros parciales del manguito de los rotadores.[113]

En 1988, Esch y cols.[115] publicaron datos de 34 personas con enfermedad del manguito de los rotadores en fase II, y desgarros parciales de dicha estructura tratados por acromioplastia artroscópica y desbridamiento del desgarro. De ese grupo, 28 pacientes sintieron satisfacción con los resultados; en 16, éstos fueron considerados excelentes; en 10, satisfactorios, en seis, medianos, y en dos, insatisfactorios.

Gartsman[137] publicó datos de 40 pacientes con desgarros parciales del manguito de los rotadores y en un grupo de 125 pacientes tratados por acromioplastia por artroscopia. De ese grupo de desgarros parciales, 32 abarcaron la superficie articular del tendón del supraespinoso, y cuatro el lado de la bolsa. Se identificaron cuatro desgarros del infraespinoso, de los cuales tres abarcaron la superficie articular. Destaca el hecho de que en estos 40 pacientes hubo 27 casos de deshilachamiento del rodete, con seis casos de desprendimiento del complejo del bíceps-rodete, lo cual denotó de nuevo la dificultad de relacionar los síntomas con los datos quirúrgicos. De los 40 pacientes, 33 (83% de resultados satisfactorios), mostraron una mejoría importante del dolor, actividades de la vida diaria, trabajo y deportes, después de un promedio de 28,9 meses de realizado el desbridamiento por artroscopia. Dos individuos que habían obtenido resultados insatisfactorios fueron sometidos a una nueva operación: en uno se hizo acromioplastia abierta, y en el otro una reparación del manguito de los rotadores, con resultados satisfactorios. De los 30 pacientes del grupo anterior que hacían deporte antes de la operación, 10 reanudaron esta actividad en el mismo nivel de rendimiento que tenían antes de aparecer los síntomas.

Altchek y cols.[3] indicaron que habían obtenido cuatro de seis resultados satisfactorios o excelentes en personas con desgarros parciales del manguito de los rotadores tratadas con acromioplastia por artroscopia y desbridamiento del defecto del manguito.

Roye y cols.[390] expusieron los datos de 38 pacientes con desgarros parciales del manguito (32 afectaron al supraespinoso) tratados con acromioplastia por artroscopia. En el 95% de los casos se logró un resultado satisfactorio.

Ryu,[391] como parte de una serie más amplia, señaló los casos de 35 pacientes con desgarros parciales del manguito de los rotadores tratados con acromioplastia artroscópica. En ese grupo, 30 de 35 pacientes (86%) fueron considerados como con resultados excelentes o satisfactorios (cinco resultados medianos y ningún individuo con resultados deficientes) en el seguimiento mínimo de 12 meses. Del grupo con desgarros parciales, cuatro abarcaron sólo la superficie articular, y de los cuatro, tres fueron considerados como «fracasos».

En 1994, Olsewki y Depew[332] publicaron su experiencia con 61 pacientes consecutivos tratados con acromioplastia artroscópica y desbridamiento del defecto del manguito de los rotadores (17 de 21 personas [81%] con un desgarro parcial fueron calificados de satisfactorios [escala cuantitativa UCLA]). El dato anterior fue idéntico al obtenido en 27 personas tratadas con acromioplastia artroscópica por «tendinitis» del manguito de los rotadores que tenían intacto dicho complejo. Como ocurrió con la serie de Roye y cols.,[390] la extensión del desgarro no modificó estadísticamente los resultados.

A partir de estos datos, es difícil definir: 1) las indicaciones para operar, 2) qué aspectos de los cuadros patológicos eran los que causaban los síntomas, 3) la explicación de que del 15% al 50% de los pacientes no lograran resultados satisfactorios, y 4) el aspecto de la cirugía (acromioplastia o desbridamiento), que produjo la mejoría después de realizada. Tal vez las personas que obtuvieron beneficios de este método fueran capaces de «regenerar» el desbridamiento tendinoso forma que estabilizara el mecanismo de inserción y distribuyera las cargas del músculo al hueso impidiendo que cargas desproporcionadamente grandes se concentraran en las fibras tendinosas intactas vecinas.

MÉTODO PREFERIDO POR LOS AUTORES PARA TRATAR LAS LESIONES PARCIALES DEL MANGUITO

TRATAMIENTO NO QUIRÚRGICO

El tratamiento no quirúrgico de los desgarros parciales del manguito es semejante al que se hace contra la abrasión subacromial que se describió al principio de este capítulo. Al igual que con las lesiones parciales de los tendones de Aquiles, rotuliano o del segundo radial externo, el programa subraya la necesidad de «distender» la rigidez contra todas las direcciones que incluyan rotación interna (Fig. 15-85); aducción extrema hasta tocar el hombro contralateral (Fig. 15-86), elevación (Figs. 15-81 y 15-82) y a veces rotación externa (Fig. 15-83). Como se haría con un programa de rehabilitación en casos de «codo de tenista», una vez que se alcanza un arco normal cómodo de movimiento pasivo, poco a poco se emprende el reforzamiento moderado de los músculos (Figs. 15-87 y 15-88). Siempre se concede importancia al avance gradual y cómodo de dicho programa de rehabilitación. Sus objetivos son asegurar que el colágeno de la cicatriz que se forma en el defecto tenga la misma abundancia y consistencia que el tendón normal; de no ser así, la contractura cicatrizal tenderá a concentrar las cargas del manguito en la lesión, con lo cual reaparecerá y se propagará la alteración.

TRATAMIENTO OPERATORIO

CIRUGÍA ABIERTA

Al igual que ocurre con las lesiones parciales de los tendones de Aquiles, rotuliano y del segundo radial externo, no existe un tratamiento quirúrgico que con toda seguridad devuelva a la normalidad al tendón. Antes de la operación es importante saber si el problema principal ha sido causado por la rigidez o por dificultades en la contracción muscular activa, de manera que pueda tomarse una decisión adecuada del método escogido. Por otra parte, el corte de las fibras que han quedado intactas (como en la liberación del tendón en casos de codo de tenista), puede empeorar el problema de la pérdida de fuerza; sin embargo, quizá sea el fundamento del desbridamiento artroscópico que recomiendan algunos cirujanos contra la lesión mencionada. Por otra parte, la extirpación del defecto y la reparación podrían empeorar el problema de la rigidez.[505] Además, dicho tensamiento quirúrgico de la parte afectada del manguito originaría que la zona del daño y reparación soportaran la mayor parte de la carga cuando se contrajeran los músculos del manguito (lo cual recordaría el fenómeno de «cuadrejía» en la cirugía de mano). Por todo ello, la ablación y la reparación de las lesiones parciales del manguito deben intentar asegurar que la carga tendinosa se distribuya de manera uniforme en el punto de inserción, mediante la realización de una reparación isométrica que permite la distribución

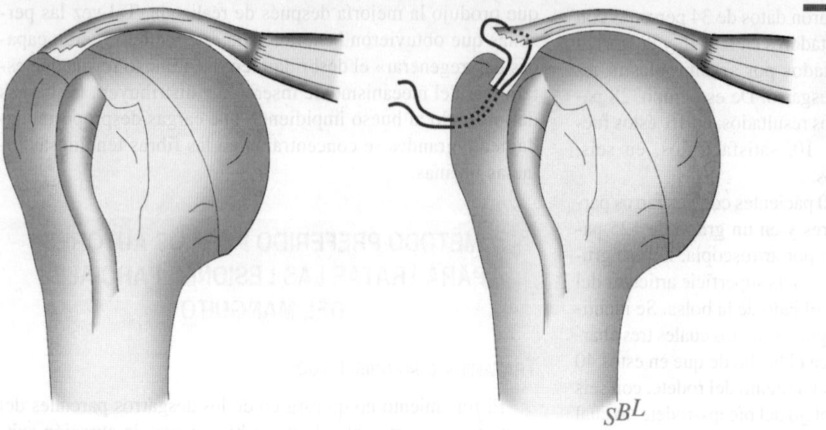

Fig. 15-97 • Reparación de un defecto parcial, el cual se transforma en completo para reunir, por medio de sutura, las fibras profundas desplazadas hacia afuera. *(Con autorización de Matsen FA III, Lippitt SB, Sidles JA y Harryman DT II: Practical Evaluation and Management of the Shoulder. Filadelfia: WB Saunders, 1994.)*

uniforme de cargas y la liberación de la cápsula tensada en la reparación.[170]

La exposición quirúrgica de una lesión parcial del manguito es idéntica a la descrita en el tratamiento de la crepitación subacromial (véase Fig. 15-1). Si los síntomas se deben a abrasión subacromial (es decir, crepitación sintomática en esa zona), se realiza un alisamiento subacromial como se ha desctito anteriormente en este capítulo.

Si la inserción del tendón es lo suficientemente fuerte y el desgarro de la superficie profunda es pequeño, se puede realizar un curetaje del defecto a través de una tenotomía mínima. No se realiza reparación, y después de la cirugía se implanta un programa de movimientos completos.

La decisión de transformar un defecto parcial en total y después reparar depende de la evaluación preoperatoria y los hallazgos quirúrgicos (Fig. 15-97). Este enfoque será el preferido cuando el desgarro del tendón es casi completo, aunque la calidad del tejido restante sea buena. Se puede determinar el grosor del manguito durante la cirugía por inspección, palpación y la prueba de Fukuda descrita anteriormente. Mediante un medidor de profundidad o una erina de nervio calibrada que se introduce en la zona de la lesión, se puede saber el porcentaje del tendón que permanece intacto. Si se decide una reparación abierta, se realiza una tenotomía en la zona más sospechosa, siguiendo el curso de las fibras tendinosas, para explorar todas las capas de tejido. Si, como suele ocurrir, el defecto está dentro del propio tendón o en su cara profunda, cerca de la inserción anterior del supraespinoso, se realizan una tenotomía y una capsulotomía longitudinales, siguiendo la cara anterior del supraespinoso cerca del intervalo de los rotadores. Este corte se prolonga después hacia atrás en ángulo recto, a través del manguito desprendido parcialmente en sus puntos de inserción en el troquíter, de modo que el colgajo del tendón se retraiga hasta encontrar tendón normal de espesor completo. A continuación, se intenta recuperar y consolidar cualquier lámina del manguito seccionada que se haya retraído hacia adentro (Fig. 15-97). Estas láminas por lo general se localizan en la cara articular profunda, donde comienzan las lesiones del manguito, y puede haber retracciones de hasta 1 cm. La liberación del ligamento coracohumeral y la cápsula del intervalo de los rotadores desde la base de la apófisis coracoides (Figs. 15-98 y 15-99), así como la liberación de la cápsula desde el borde glenoideo (Fig. 15-100), reducen al mínimo la tensión

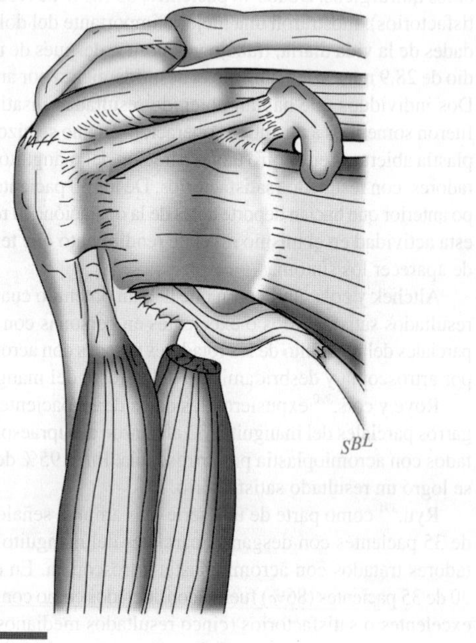

Fig. 15-98 • El complejo formado por la cápsula del intervalo de los rotadores y el ligamento coracohumeral está entre la apófisis coracoides, la corredera bicipital y los tendones del subescapular y del supraespinoso. No constituye una fractura separada, sino una zona particular de la cápsula glenohumeral. La tensión de dicha estructura limita la rotación externa del brazo en aducción, la aducción y la elevación humeral en los planos escapulares anterior y posterior. *(Con autorización de Matsen FA III, Lippitt SB, Sidles JA y Harryman DT II: Practical Evaluation and Management of the Shoulder. Filadelfia: WB Saunders, 1994.)*

sobre la reparación. Se procede entonces ya a reparar el defecto de grosor completo (Figs. 15-101 y 15-102), teniendo cuidado para mantener isométrica la inserción del manguito en todas sus fibras y lisa la superficie superior. Por último, con una visión completa de la cara anteroinferior del acromion, habrá que someter al hombro al arco completo de movimiento para corroborar la eliminación de cualquier abrasión subacromial y asegurar que la reparación no haya limitado el movimiento del hombro (véase Fig. 15-59).

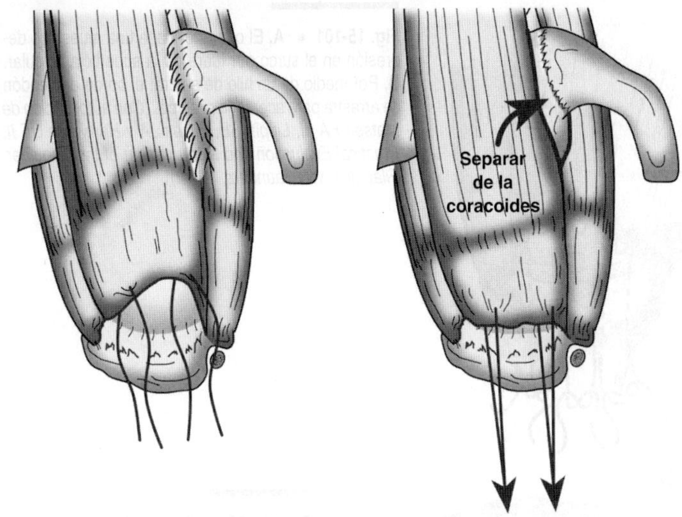

Fig. 15-99 • La liberación de los tendones del manguito desde la apófisis coracoides permite su desplazamiento hacia afuera. *(Con autorización de Matsen FA III, Lippitt SB, Sidles JA y Harryman DT II: Practical Evaluation and Management of the Shoulder. Filadelfia: WB Saunders, 1994.)*

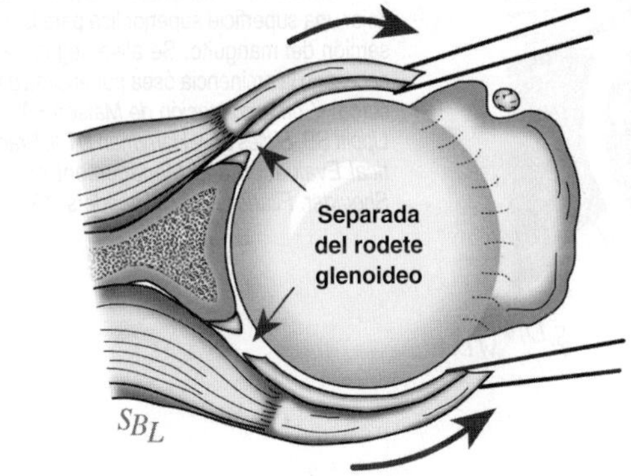

Fig. 15-100 • La liberación de la cápsula desde el rodete permite el avance más hacia afuera. *(Con autorización de Matsen FA III, Lippitt SB, Sidles JA y Harryman DT II: Practical Evaluation and Management of the Shoulder. Filadelfia: WB Saunders, 1994.)*

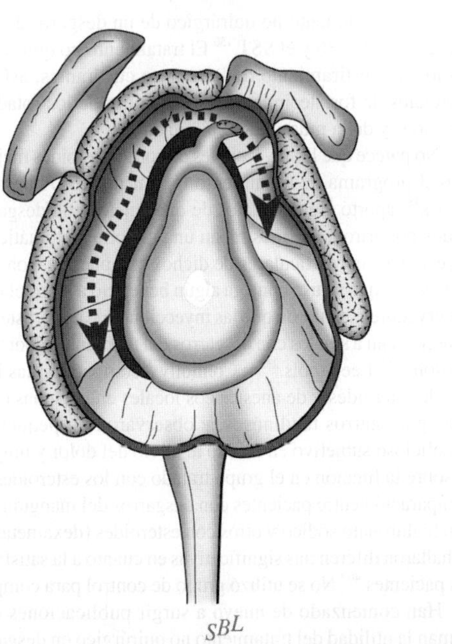

El tratamiento postoperatorio es igual al que se hace para reparar defectos de espesor completo, insistiendo especialmente en el movimiento pasivo continuo (Fig. 15-96) y en la recuperación temprana del arco completo de movimiento, para evitar la rigidez y las adherencias (Figs. 15-81 a 15-86).

Desgarro del manguito de grosor completo

La característica de los desgarros del manguito de grosor completo es el dolor o la pérdida de fuerza con la contracción isométrica contra resistencia de uno o más de los músculos del manguito. La edad superior a los 65 años, el dolor nocturno y la pérdida de fuerza en la rotación externa, fueron los síntomas más diagnósticos de desgarro del manguito de los rotadores.[252] Para el diagnóstico de esta complicación se evaluaron tres pruebas: pérdida de fuerza del supraespinoso, pérdida de fuerza en la rotación externa y signos de compresión. En pacientes con tres de las tres pruebas positivas, o con dos de las tres y 60 años o más, el 98% tenían un desgarro del manguito de los rotadores.[301] La palpación de los desgarros del manguito tenía una sensibilidad del 95,7% y una especificidad del 96,8% en el diagnóstico de los desgarros del manguito de grosor completo; en comparación, la RM tenía una sensibilidad del 90,9% y una especificidad del 89,5%.[488]

Se pudo demostrar un defecto de grosor completo de uno o más de los tendones del manguito con ecografía, artrografía, RM, artroscopia o cirugía abierta.

Aunque el diagnóstico no es difícil, será preciso considerar algunos factores esenciales a la hora de seleccionar el tratamiento adecuado de los defectos del manguito. Algunos defectos no se pueden reparar porque, como ya señaló McLaughlin, sería úni-

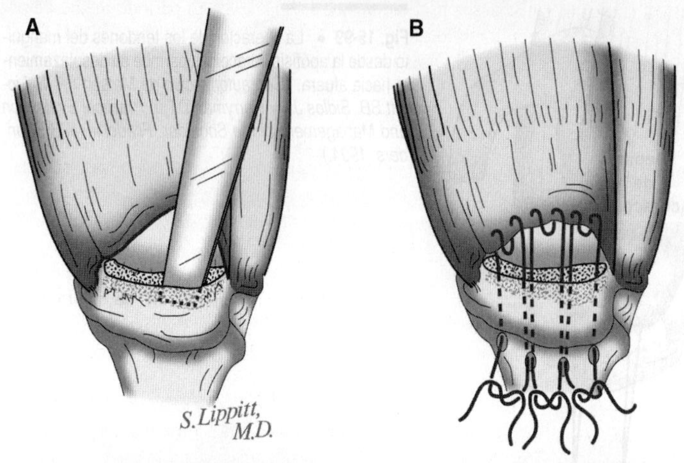

Fig. 15-101 • **A,** El operador hace una muesca o depresión en el surco por fuera de la superficie articular. **B,** Por medio de un hilo de sutura, el borde del tendón se arrastra para acercarlo al surco. *(Con autorización de Matsen FA III, Lippitt SB, Sidles JA y Harryman DT II: Practical Evaluation and Management of the Shoulder. Filadelfia: WB Saunders, 1994.)*

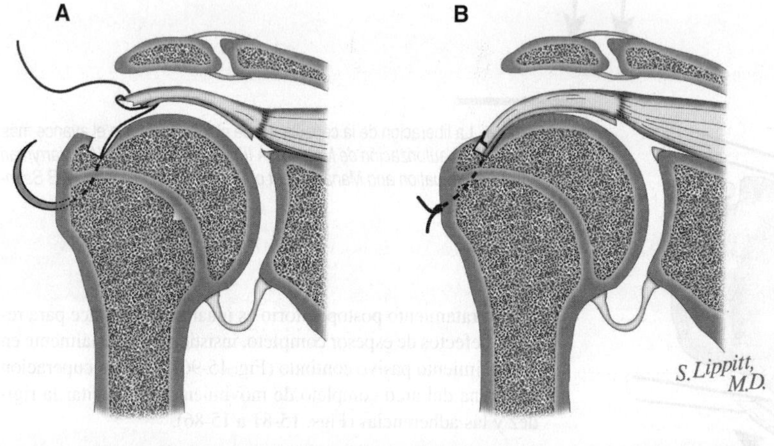

Fig. 15-102 • El operador coloca puntos de sutura en un nivel bajo en el troquíter (**A**) y los anuda en sentido lateral (**B**), a fin de dejar una superficie superior lisa para la inserción del manguito. Se alisa según sea necesario la eminencia ósea por encima del surco. *(Con autorización de Matsen FA III, Lippitt SB, Sidles JA y Harryman DT II: Practical Evaluation and Management of the Shoulder. Filadelfia: WB Saunders, 1994.)*

camente «hacer un remiendo».[273-275,277] Saber que pueden existir desgarros del manguito de grosor completo sin síntomas clínicos[169,269,289,354,408] recuerda que puede no ser necesario reparar los defectos del manguito.

Tratamiento no quirúrgico

Se cuenta con innumerables datos sobre los resultados del tratamiento no quirúrgico de los defectos completos del manguito. Los programas incluyen por lo general combinaciones de «paciencia y tiempo» junto con fisioterapia, administración de antiinflamatorios no esteroideos, reposo, evitar actividades desencadenantes y aplicar inyecciones de esteroides.

Es posible que no se produzca una mejoría importante de la fisiología de los músculos del manguito después de la reparación. La reparación diferida de la inserción de un desgarro del supraespinoso 12 semanas después de su desprendimiento no consiguió hacer regresar la atrofia muscular en un modelo de conejos. La acumulación de grasa fue ciertamente peor en el músculo reparado que en el músculo con los tendones arrancados y no reparados.[270]

La mejoría clínica lograda con el tratamiento no quirúrgico fue del 33% en la serie de Wolfgang,[489] del 44% en la de Takagishi,[437] del 59% en la de Samilson y Binder[396] y del 90% en la de Brown.[44] Goldberg y cols. comunicaron que el 59% de los pacientes tuvieron mejores resultados después de un mínimo de 12 meses de tratamiento no quirúrgico de un desgarro del manguito, según el SF-36 y el SST.[150] El tratamiento no quirúrgico consistió en el estiramiento de los cuatro cuadrantes, así como en ejercicios de fortalecimiento del manguito de los rotadores, del deltoides y de la musculatura circundante.

No parece que las inyecciones de corticosteroides mejoren mucho el programa de tratamiento no quirúrgico. A pesar de que Weiss[480] aportó algunos datos de que sujetos con desgarros probados por artrografía mostraban una mejoría sintomática con las inyecciones intraarticulares de dichos compuestos, son pocas las pruebas de que su uso consiga algún beneficio a largo plazo. Otros observadores señalaron que las inyecciones de corticosteroides no beneficiaban a sujetos con desgarros del manguito. Coomes y Darlington,[79,88] Lee y cols.[233] y Connolly[78] compararon las inyecciones de esteroides y de anestésicos locales en personas con tendinitis y desgarros tendinosos, y observaron un pequeño efecto beneficioso subjetivo en cuanto al alivio del dolor y ningún efecto sobre la función en el grupo tratado con los esteroides. En una comparación entre pacientes con desgarros del manguito tratados con hialuronato sódico y otros con esteroides (dexametasona), no se hallaron diferencias significativas en cuanto a la satisfacción de los pacientes.[409] No se utilizó grupo de control para comparación.

Han comenzado de nuevo a surgir publicaciones que confirman la utilidad del tratamiento no quirúrgico en desgarros crónicos del manguito. Bartolozzi y cols.[14] estudiaron los factores predictivos de los resultados en 136 pacientes con enfermedades del manguito tratadas sin cirugía. El promedio de seguimiento fue de 20 meses (límites, 6 a 41 meses), y los autores detectaron del 66% al 75% de resultados buenos o excelentes, y datos de que los resultados mencionados mejoraron en buena medida conforme se prolongó el tiempo de seguimiento. Entre los factores de pronósticos vinculados con resultados clínicos desfavorables estuvieron un desgarro del manguito mayor de 1 cm^2, la persistencia de los síntomas clínicos durante más de un año antes del tratamiento, y una disfunción notable al ser atendido el sujeto por primera vez.

Hawkins y Dunlop[174] advirtieron que más del 50% de los pacientes con desgarros completos tratados con un programa no quirúrgico supervisado de ejercicios de fortalecimiento de rotadores, obtuvieron resultados satisfactorios después de un promedio de cuatro años de seguimiento. Bokor y cols.[34] trataron a 53 pacientes con un promedio de 62 años de edad, con desgarros completos corroborados por artroscopia, para lo cual se valieron de un programa de fármacos no esteroideos, estiramiento, fortalecimiento y a veces inyecciones de corticosteroides. Después de un período medio de 7,6 años, 39 de los 53 pacientes (74%) tenían sólo molestias leves del hombro o no las tenían. De los 28 hombros de pacientes que acudieron al médico después de tres meses de haber sufrido la lesión, se calificó a 24 (86%) como con resultados satisfactorios para la fecha de la última evaluación. De los 16 enfermos que inicialmente habían sufrido dolor del hombro durante más de seis meses, sólo nueve (56%) fueron considerados satisfactorios. Casi todos los individuos mostraron mejoría en su capacidad para realizar actividades de la vida diaria. La elevación total promedio activa fue de 149°, en comparación con 121° al ser atendidos por primera vez. De los 34 pacientes explorados (94%) 32 presentaron signos de pérdida de fuerza en los estudios musculares, y 19 (56%) tuvieron atrofia muscular demostrable.

Itoi y Tabata[196] controlaron 62 hombros con desgarros completos del manguito de los rotadores que habían sido tratados con medidas conservadoras de 1980 a 1989. El período medio de seguimiento fue de 3,4 años. Se consideraron satisfactorios 51 hombros (82%). Las puntuaciones globales de dolor, movimiento y función mejoraron considerablemente. Los autores concluyeron que con el tratamiento conservador se obtienen resultados satisfactorios si se instaura en personas que no han perdido movimiento y fuerza, aunque en algunos casos puede haber un deterioro de la función con el paso del tiempo.

En la práctica, los autores cuentan con datos de seguimiento de 56 pacientes (23 mujeres y 33 varones) con desgarros completos tratados por medios no quirúrgicos. La edad promedio fue de 61 ± 10 años (límites, 45 a 84 años), y el tiempo medio de seguimiento fue de 25 meses. En la Figura 15-103 y en la Tabla 15-2 se señalan las respuestas inicial y final a las preguntas del cuestionario de autoevaluación de la SST.

En conjunto, estos resultados animan claramente a realizar un ensayo sobre el tratamiento no quirúrgico de los desgarros crónicos de grosor completo del manguito, especialmente cuando la perspectiva de conseguir una reparación duradera del manguito parece dudosa, como sucede en los desgarros no traumatológicos, en los desgarros grandes de mucho tiempo de evolución, en los asociados a atrofia de los músculos troquiterianos, en los tratados con inyecciones repetidas de esteroides y en los desgarros en fumadores o en personas debilitadas.

Tratamiento operatorio

Reparación del manguito

Selección de pacientes

La anamnesis, la exploración física y las radiografías simples (Tabla 15-3) aportan información sustancial sobre la posibilidad de reparación de un defecto del manguito de los rotadores. Existe una mayor probabilidad de reparación de desgarros agudos en sujetos más jóvenes y sanos que no tenían enfermedad del hombro. Los desgarros de fecha antigua que conllevan una pérdida de fuerza importante en personas de mayor edad, conllevan un pro-

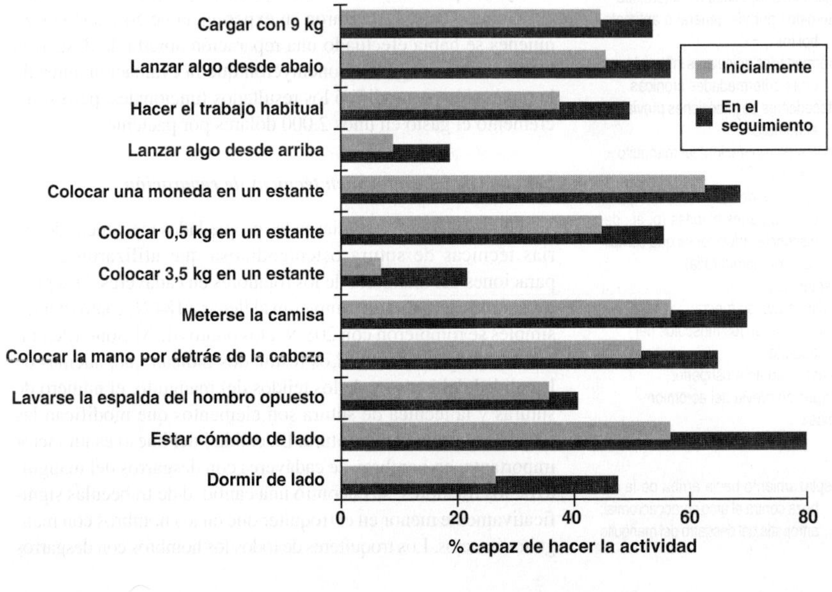

Fig. 15-103 • Eficacia del tratamiento no quirúrgico en los desgarros completos del manguito (56 pacientes con un tiempo de seguimiento medio de 25 meses).

Tabla 15-2 • Eficacia del tratamiento no quirúrgico de desgarros completos del manguito (56 pacientes con un seguimiento medio de 25 meses)

Función	% capaz inicialmente	% capaz en el seguimiento
Dormir de lado	27	48
Brazo cómodo a un lado	57	80
Lavarse la espalda del hombro opuesto	36	41
Colocar la mano detrás de la cabeza	52	65
Meterse la camisa	57	70
Colocar 3,5 kg en un estante	7	22
Colocar 0,5 kg en un estante	45	56
Colocar una moneda en un estante	63	69
Lanzar algo desde arriba	9	19
Hacer el trabajo habitual	38	50
Lanzar algo desde abajo	46	57
Cargar con 9 kg	45	54

nóstico peor. Dicho pronóstico de reparación perdurable empeora más si la anamnesis indica antecedentes de administración local o sistémica de esteroides, tabaquismo, problemas de la cicatrización de lesiones o heridas quirúrgicas.

Las pautas en cuestión se obtuvieron de la experiencia de los autores, pero también las apoyan datos de las publicaciones. Postacchini y cols.,[363] en un estudio de 73 reparaciones de manguitos, señalaron que, si bien el 73% de los pacientes obtuvieron resultados satisfactorios, casi siempre se lograron buenos resultados con la reparación del manguito en individuos que tenían más de 60°

Tabla 15-3 • Factores de pronóstico relacionados con la durabilidad de la reparación del manguito de los rotadores

Favorables	Desfavorables
Antecedentes	
Edad inferior a 55 años	Edad superior a 65 años
Comienzo por traumatismo agudo	Inicio subclínico, sin traumatismo previo
Nula relación profesional	Atribución del desgarro al trabajo
Duración breve de la pérdida de fuerza	Pérdida de fuerza durante 6 meses
Ausencia de antecedentes de tabaquismo	Tabaquismo de muchos paquetes-años
	Inyecciones repetidas de esteroides
No se han realizado inyecciones de esteroides	Esteroides por vía general o antimetabolitos
No sigue tratamiento con fármacos potentes	Enfermedades articulares inflamatorias; otras enfermedades crónicas
Ausencia de enfermedades concomitantes	Antecedentes de infecciones previas en el hombro
Ausencia de infecciones	Intentos de reparación del manguito previos
Ausencia de cirugía previa en el hombro	
Antecedentes de cirugía benigna	Antecedentes de fracaso en la reparación de partes blandas (p. ej., dehiscencia, infecciones que complican una herniorrafia)
Exploración física	
Buen estado nutricional	Desnutrición
Pérdida de fuerza leve a moderada	Pérdida grave de fuerza
Ausencia de atrofia de los músculos del troquíter	Atrofia grave de los músculos del troquíter
Hombro estable	Inestabilidad anterosuperior
Acromion intacto	Extirpación previa del acromion
Ausencia de rigidez	Rigidez
Radiografías	
Radiografías normales	Desplazamiento hacia arriba de la cabeza contra el arco coracoacromial; artropatía del desgarro del manguito

de flexión activa del brazo y desgarros pequeños o medianos. Menos del 66% de los pacientes con desgarros grandes y que tenían menos de 60° de movimiento obtuvieron resultados satisfactorios, en particular si había atrofia de los músculos del manguito.

Watson[474] revisó los datos quirúrgicos en 89 personas con roturas mayores del manguito. Advirtió que los siete enfermos a quienes no se habían aplicado inyecciones de esteroides tuvieron tejido residual resistente del manguito. Trece de 62 individuos en quienes se habían aplicado de una a cuatro inyecciones de esteroides tuvieron tejidos blandos del manguito que casi no retuvieron los puntos de sutura. Diecisiete de los 20 pacientes en quienes se habían aplicado más de cuatro inyecciones de esteroides tuvieron un tejido muy débil del manguito, y los hombros con el tejido con tales características mostraron resultados más deficientes después de la reparación quirúrgica.

Misamore y cols.[291] evaluaron 107 reparaciones consecutivas del manguito en 24 personas que recibían paga por baja laboral y en 79 que no la recibían. Aunque otros factores, como la edad y el sexo de los pacientes, el tamaño del desgarro del manguito y la potencia, dolor y arco de movimiento activo del hombro en el preoperatorio eran comparables, sólo el 54% de los hombros pertenecientes a sujetos que recibían pagas por baja laboral fueron considerados buenos o excelentes, en comparación con el 92% de los que no recibían dicha paga. Se observó que el 42% de los trabajadores que recibían paga por baja laboral reanudaron sus actividades completas, en comparación con el 94% de los que no recibían paga alguna.

Samilson y Binder señalaron las indicaciones razonables siguientes para la reparación quirúrgica de desgarros no agudos del manguito:[396] 1) un sujeto con edad «fisiológica» menor de 60 años, 2) desgarro completo del manguito demostrable por signos clínicos o artrográficos, 3) falta de mejoría con el tratamiento no quirúrgico durante un tiempo no menor de seis semanas, 4) necesidad de utilizar el hombro afectado en la elevación por encima de la cabeza en su trabajo o actividad, 5) arco completo del movimiento pasivo del hombro, 6) voluntad de aceptar una transacción en la que se cambie la disminución del dolor y la mayor fuerza de los rotadores externos por una moderada pérdida de la abducción activa, y 7) capacidad y deseo de cooperación por parte del paciente.

Grana y cols.[156] revisaron su experiencia de 54 pacientes en quienes se había efectuado una reparación abierta de desgarros crónicos del manguito. Concluyeron que la evaluación antes de la reparación no modificó los resultados funcionales, pero sí incrementó el gasto en unos 2.000 dólares por paciente.

Estudios de laboratorio en técnicas de reparación

Gerber y cols.[144] estudiaron las propiedades mecánicas de varias técnicas de sutura osteotendinosa que utilizaron en reparaciones del manguito de los rotadores en cadáveres. Dos puntos simples de sutura se rompieron al llegar a 184 N; cuatro puntos simples se rompieron con 208 N. Dos puntos de Mason-Allen fallaron al llegar a 359 N. Los resultados indican que, además de la calidad del hueso y de los tejidos del manguito, el número de suturas y la técnica de sutura son elementos que modifican las cargas que provocan la rotura. La calidad del hueso es un factor importante; en hombros de cadáveres con desgarros del manguito de los rotadores, se encontró una cantidad de trabéculas significativamente menor en el troquíter que en los hombros con manguitos intactos. Los troquíteres de todos los hombros con desgarros del manguito de los rotadores presentaban también alteraciones significativas.[201]

Zuckerman y cols.[505] publicaron uno de los estudios más importantes sobre la técnica de la reparación de desgarros del manguito. Estos autores utilizaron un modelo de cadáver para conocer el efecto de la posición del brazo y la liberación capsular en la tensión del tendón reparado, tal y como se reflejó por mediciones de manómetro en el troquíter. Advirtieron que, al reparar sólo defectos del supraespinoso, la tensión en la reparación aumentó significativamente al disminuir la abducción, desde 30° hasta 15°. La liberación de la cápsula del borde glenoideo (véanse Figs. 15-99 y 15-100) redujo significativamente la tensión en los 15° y 0° de abducción. En desgarros que afectaban al supraespinoso y al infraespinoso se necesitó una abducción mínima de 30° para disminuir la tensión en la reparación. La separación de la cápsula del rodete glenoideo originó una reducción del 30% en la tensión de la reparación durante la aducción del brazo (Fig. 15-100). Hatakeyama y cols. demostraron que la liberación de la cápsula superior reducía la tensión en el supraespinoso reparado en el 17,2%. La liberación añadida del ligamento coracohumeral reducía la tensión en el 43,1%.[172] Para reducir la tensión en la reparación, algunos aconsejan el desplazamiento medial de la zona de reparación. Liu demostró que el desplazamiento medial de la inserción del supraespinoso no provocaba una disminución importante de la fuerza de levantamiento en muestras de cadáveres con desplazamientos mediales de hasta 10 mm.[253]

Warner y cols.[471] estudiaron las relaciones del nervio del supraescapular con los músculos del manguito en 31 hombros de cadáveres. El nervio mencionado sigue un trayecto oblicuo por la fosa supraespinosa; estaba relativamente fijo al piso de dicha fosa y mostró compresión por debajo del ligamento escapular transverso. En el 84% de los hombros no se detectaron más de dos ramas motoras al músculo supraespinoso, y la primera siempre fue la mayor. En 84 casos, la primera rama motora nació por debajo del ligamento escapular transverso o muy cerca del mismo. En un hombro (3%), la primera rama motora pasaba sobre ligamentos. La distancia media desde el punto de origen del tendón de la porción larga del bíceps hasta las ramas motoras del nervio supraespinoso fue de 3 cm. En el 48% de los casos, el músculo infraespinoso contaba con tres o cuatro ramas motoras del mismo calibre. La distancia media desde el borde posterior de la cavidad glenoidea hasta las ramas motoras del músculo infraespinoso fue de 2 cm. Las ramas motoras al supraespinoso fueron menores, más finas y más cortas que las correspondientes al infraespinoso. La vía corriente anterosuperior de acceso permitió sólo 1 cm de avance lateral de uno y otro tendones, y escasa posibilidad de que el cirujano disecara de forma no invasiva más allá del pedículo neurovascular. La técnica de avance de Debeyre y cols.,[89] una modificación de ella, permitió el avance lateral de cada músculo incluso en un tramo de 3 cm, y fue limitado por la tensión en las ramas motoras del nervio al supraescapular. En algunas situaciones, el límite seguro de avance puede ser todavía menor. Los autores concluyeron que el avance lateral del manguito de los rotadores es frenado anatómicamente y puede imponer peligro a estructuras neurovasculares.

Abordajes quirúrgicos

En los casos de desgarro completo del manguito se han utilizado numerosos abordajes quirúrgicos en el pasado, como incisiones en sable;[65] un abordaje anterior a través de la «articulación» acromioclavicular,[17] un abordaje posterior[89] y el abordaje «extensible».[161] Muchos autores prefieren el método de acromioplastia anterior, con cuidado de conservar el punto de inserción deltoideo y el brazo de palanca acromial.[69,71,304,310] Esta técnica proporciona una exposición excelente de las zonas más habituales de lesión, como el manguito anterior, la corredera bicipital, la cara inferior del acromion y la articulación acromioclavicular.

Packer y cols.[339] publicaron los resultados de 63 reparaciones del manguito seguidas durante un promedio de 32,7 meses, y observaron que las realizadas con acromioplastia proporcionaron un mayor alivio del dolor que las reparaciones del manguito sin acromioplastia. Cuando se necesita un mejor acceso al supraespinoso, habrá que extirpar la articulación acromioclavicular.[306] Debeyre y cols.[89] describieron un abordaje posterior con osteotomía acromial. Ha'eri y Wiley describieron un método que es «extensible» a través de la articulación acromioclavicular hasta la fosa del supraespinoso.[161] En un estudio realizado por Goldberg y cols. se demostró que la reparación del manguito de los rotadores sin acromioplastia conseguía un aumento medio en la SST del 62%, de una puntuación de 6 a 10.[149] Este aumento fue similar al resultado de otro estudio realizado en acromioplastias con reparación del manguito; el resultado medio fue también de 10 en la SST.[385] Estos estudios señalan que, posiblemente, la acromioplastia no es un componente necesario de la cirugía del manguito de los rotadores.

Métodos de reparación

Las técnicas quirúrgicas para reparar los defectos completos del manguito incluyen la modalidad tendinotendinosa y el avance tendinoso hasta el hueso. McLaughlin[273-277] describió sus métodos para tratar roturas transversas (reinserción en el hueso); desgarros longitudinales (reparación laterolateral) y otros con retracción (reparación laterolateral seguida de reinserción de la porción retraída del manguito en la cabeza, hasta el punto en que llegue con facilidad, con el brazo a un costado). Muchos de los principios usados se aplican todavía, pero muchos autores no aceptarían el empleo de la vía transacromial ni la idea de que «se obtienen beneficios netos al extirpar y descartar el fragmento externo del acromion dividido».[273,275] Hawkins y cols. utilizaron la reparación laterolateral de desgarros pequeños y la reparación osteotendinosa para los de mayor tamaño.[178] En un estudio realizado en cadáveres se demostró que la pérdida de fuerza en la abducción en los hombros con desgarros del supraespinoso se recuperaba casi por completo en las reparaciones laterolaterales.[164]

Cofield ha destacado la identificación del patrón de desgarro y el empleo de reparación directa y colgajos, según lo dicte el patrón de la solución de continuidad.[70,71] Nobuhara y cols.[322] revisaron en un tiempo medio de siete años a 187 pacientes (189 hombros) tratados quirúrgicamente por desgarros masivos del manguito, para lo cual usaron la reparación con la técnica tendinotendinosa de McLaughlin. Advirtieron que el 95% de sus pacientes tuvieron 45 años de edad o más. En el 93% de ellos se alcanzaron resultados funcionales excelentes o buenos. En el 33% de los sometidos a reparación tendinotendinosa hubo dolor después de abuso, en comparación con sólo un 18% de los que se sometieron al método de McLaughlin.

Algunos autores han descrito la movilización tendinosa extensa o el avance de colgajos tendinosos importantes para reparar grandes defectos. Cofield recomendó la trasposición del subescapular para reparar grandes defectos del manguito.[70] En su técnica liberaba al subescapular y la porción anterosuperior de la cápsula de la porción anteroinferior de esta estructura, de modo que quedaban intactos los ligamentos glenohumerales medio e inferior. Hecha tal maniobra, transfería el tendón en sentido superior a la cara anterior del troquíter. Casi todos los sujetos necesitaron protección postoperatoria en un enyesado u ortesis en abducción durante cuatro a cinco semanas. Los pacientes que habían tenido el dolor y la limitación de la función intensos antes de la operación, tuvieron una disminución del primero y una mejoría leve en el movimiento activo; 12 de 26 personas obtuvieron más de 30° de abducción activa, y cuatro perdieron este grado de movimiento. En dos pacientes se rompió la reparación en el período postoperatorio agudo, y de los 26, 25 quedaron satisfechos con el procedimiento.

Karas y Giachello[211] indicaron sus resultados en 20 personas tratadas con acromioplastia y transferencia del subescapular en caso de desgarros masivos (mayores de 5 cm) del manguito en los que no se pudo lograr la reconstrucción directa osteotendinosa. Con una media de 30 meses después de la operación, se advirtió que 17 sujetos estaban satisfechos; nueve tuvieron pérdida de fuerza y molestias en actividades por encima de la cabeza, y otros dos más habían perdido la elevación activa a pesar del alivio del dolor. Los autores advirtieron que este método era útil cuando resultaban insuficientes los procedimientos «tradicionales» de reparación, pero recomendaron no utilizarlo si antes de la operación había una elevación funcional completa.

En menos del 5% de las reparaciones del manguito que llevó a cabo, Neer[306] desplazó el infraespinoso y la mitad superior del subescapular en sentido superior, para cerrar un defecto en el supraespinoso, y dejó intactos la mitad inferior del subescapular, el redondo menor y la cápsula «interpuesta». Señaló el empleo de una segunda incisión en sentido posterior para una mayor movilización del infraespinoso hacia la punta del troquíter. Neviaser y Neviaser[316] describieron la trasposición del subescapular y el redondo menor para cerrar el defecto. Debeyre y cols. y otros autores propusieron el empleo de una tira de supraespinoso deslizada para cerrar grandes defectos del manguito.[89,161,162] Ha'eri y Wiley[162] utilizaron la técnica de avance del supraespinoso de Debeyre, y casi todos sus 18 pacientes lograron resultados satisfactorios.

Se han utilizado transferencias del dorsal ancho como se describieron para el tratamiento de la parálisis de Erb,[355] cerrando también grandes defectos del manguito. Gerber[143] publicó datos de 16 desgarros masivos irreparables tratados con transferencia del dorsal ancho, y revisados después de 33 meses, como media. El alivio del dolor fue satisfactorio en el 94% de los hombros en el reposo, y en el 81% en el ejercicio. En el preoperatorio, la flexión había sido de 83°, y después de la operación fue de 135°. Si había un desgarro del subescapular y no se había podido reparar de manera adecuada, careció de utilidad la transferencia del dorsal ancho. En casos de una función satisfactoria del subescapular pero defectos irreparables en los tendones rotadores externos, se logró restaurar cerca del 80% de la función normal del hombro.

Para cubrir los defectos del manguito, se ha utilizado un colgajo de deltoides. Thur y Julke[443] analizaron los resultados de la reconstrucción del hombro por medio de la plastia de un colgajo anterolateral del deltoides en 100 pacientes con lesiones del manguito de los rotadores, que tenían por lo menos 5 cm × 5 cm. Obtuvieron satisfacción el 90% de los enfermos. La función del hombro mejoró bastante, y el 72% de los pacientes recuperaron del todo la potencia de esta zona. Casi todos los pacientes pudieron reanudar su trabajo después de seis meses. Los resultados globales fueron de buenos a muy buenos en el 83% de los casos.

Dierickx y Vanhoof[100] revisaron los casos de 20 pacientes con un desgarro doloroso y masivo e irreparable del manguito, tratados con acromionectomía parcial abierta, y un colgajo de la porción anterior del deltoides por «incrustación». Después de unos 12 meses de seguimiento medio, 17 de 20 pacientes estaban satisfechos, y el índice de puntuación de UCLA mejoró de 9,35 a 25,7, de media. La flexión anterógrada activa mejoró en 17 pacientes, y la potencia con la flexión mencionada, en 15.

Burkhart y cols.,[51] en vez de la cirugía en desgarros masivos, repararon los bordes del desgarro para restaurar la transmisión de fuerzas, con la idea de que no era esencial cubrir por completo el defecto. En 14 personas el método anterior permitió la mejoría de la elevación activa, de 59,6° a 150,4°. La potencia mejora una media de 2,3 puntos, en una escala de cero a cinco. La cifra promedio en la Escala de Calificación del Hombro de UCLA mejoró de un valor preoperatorio de 9,8, a otro postoperatorio de 27,6. Salvo un paciente, todos los participantes se sintieron satisfechos con los resultados.

Algunos autores han utilizado injertos biológicos y protésicos para reparar grandes defectos del manguito. Neviaser,[313] Bush,[54] y McLaughlin y Asherman[277]utilizaron injertos obtenidos del tendón de la porción larga del bíceps para reparar defectos del manguito. Ting y cols.[446] advirtieron que la actividad electromiográfica y el tamaño del tendón del fascículo mencionado, el bíceps, son bastante mayores en individuos con desgarros del manguito, en comparación con lo observado en el hombro indemne. Su estudio sugirió que la porción larga del bíceps podría ser un contribuyente mayor para la abducción y la flexión en el hombro que tiene desgarro de rotadores que en el hombro normal, y que quizá no era recomendable sacrificar la porción intracapsular del tendón para aprovecharla como material de injerto. Heikel[182] utilizó la fascia lata para cerrar defectos del manguito, y Heikel y Bateman describieron el empleo del ligamento coracoacromial. Neviaser y cols.[314] han utilizado manguito de los rotadores liofilizado y, en su informe, 16 personas con desgarros masivos recibieron injertos de cadáveres y en todo ese grupo se logró disminuir el dolor nocturno. El autor no señaló los cambios en la función y la potencia del hombro. Post[359] indicó resultados preliminares en cinco pacientes en quienes utilizó una prótesis de fibra de carbono para tratar deficiencias masivas del manguito. En tres hubo resultados excelentes o buenos, y en dos no los hubo, uno tal vez por infección. Dicho autor afirmó que los resultados no eran mejores que los obtenidos con reparaciones corrientes. Por último, Ozaki y cols.[335] y Post[359] han utilizado prótesis sintéticas del manguito. El primer autor señaló que, de 168 hombros con desgarros del manguito (todos los cuales habían sido «crónicos» y «masivos»), 25 no pudieron ser reparados por las técnicas quirúrgicas corrientes. Normalmente, los defectos medían 6 cm × 5 cm. En los pacientes de ese grupo, la reconstrucción se hizo a base de tela, o fieltro de teflón y malla de Marlex. Después del procedimiento se siguió un programa postoperatorio estructurado, que incluyó el empleo de una ortesis en abducción, para conservar el brazo elevado en el plano de la escápula durante dos a tres meses y rehabilitación incesante durante tres a seis meses. En el seguimiento medio de 2,1 años, 23 de 25 pacientes lograron de 120° a 160° de abducción (los otros dos habían sufrido una lesión del nervio axilar). Si bien 20 habían señalado antes de la operación dolor continuo e insoportable, en el seguimiento se advirtió que el dolor había desaparecido en 23 enfermos. Los autores señalaron que sus resultados habían sido mejores con el fieltro más grueso, razón por la cual recomiendan utilizar dicho material de teflón de 3 mm a 5 mm de espesor, en sujetos con defectos masivos.

TÉCNICA PREFERIDA POR LOS AUTORES PARA LA REPARACIÓN ABIERTA DE LOS DESGARROS DEL MANGUITO DE LOS ROTADORES CON EL IMPLANTE ORTOBIOLÓGICO RESTORE

Recientemente, la FDA aceptó el uso de un implante de submucosa de intestino delgado (SID) porcino (DePuy Orthopaedics, Warsaw, IN) como andamiaje reabsorbible que favorezca el crecimiento interno de los tejidos del huésped en la zona del implante. Introducido en 1999, el implante ortobiológico Restore proporciona una nueva alternativa para reforzar las reparaciones del manguito de los rotadores. Dejardin y cols. utilizaron este material como organizador de tejidos en defectos del manguito de los rotadodes en un modelo canino.[89a] La evaluación histológica y mecánica estableció su eficacia en la estimulación de la regeneración de un tendón del manguito de los rotadores para sustituir un tendón del infraespinoso completamente extirpado en 21 perros adultos.

Se puede mejorar el control del dolor postoperatorio utilizando bloqueos del plexo braquial e infusiones locales continuas. La infusión continua al interior de las bolsas de morfina y bupivacaína a través de un catéter después de una descompresión artroscópica subacromial consiguió un alivio significativo del dolor en reposo y un descenso en el uso de narcóticos en los tres primeros días del postoperatorio.[345] El empleo de narcóticos fue menor durante los ejercicios de movimiento en el grupo experimental que en el del suero salino, aunque esta diferencia no fue significativa. No se registraron infecciones del catéter en ninguno de los 60 pacientes de este grupo. La infusión de bupivacaína durante 48 horas después de la cirugía artroscópica del hombro consiguió puntuaciones bastante más bajas en la escala analógica visual del dolor, hasta ocho días después de la intervención.[13]

Algunos autores recomiendan la inmovilización postoperatoria en una férula en abducción,[10,17,89,182] mientras que otros advierten contra este tipo de inmovilización.[275,321]

Resultados del tratamiento

Neer y cols.[309] publicaron los resultados de 233 reparaciones primarias del manguito, con un seguimiento medio de 4,6 años. Los resultados fueron calificados de excelentes (esencialmente un estado normal) en el 77% de sus enfermos, satisfactorios en el 14% e insatisfactorios en el 9%. Las calificaciones de insatisfactorios se debieron por lo general a la falta de potencia y no al dolor, y normalmente se advirtieron en individuos con desgarros descuidados de fecha antigua. Hawkins y cols. señalaron que el 86% de sus pacientes habían logrado un alivio del dolor después de la reparación.[178] La recuperación de la potencia fue más frecuente en individuos con desgarros menores.[178] En otra serie, el alivio del dolor se logró en el 58%[352], el 60%[182], el 66%[89], el 74%[148] y el 85%[396] de los casos.

Gore y cols.[153] revisaron los resultados de 63 reparaciones primarias con un promedio de 5,5 años de seguimiento. Los hombros sin un elemento traumatológico desencadenante fueron reparados en un promedio de 32 meses después de haber comenzado los síntomas, en tanto que los que tuvieron un elemento traumatológico al principio fueron reparados después de un promedio de seis meses ocurrido el episodio anómalo. La vía quirúrgica y la técnica variaron algo, pero por lo general incluyeron acromioplastia y reparación tendinosa al hueso o a un tendón vecino. Seis hombros recibieron injertos tendinosos bicipitales. Casi todos los hombros fueron inmovilizados junto al costado del tórax durante cuatro a seis semanas, pero en 12 la inmovilización se hizo en abducción. En el 95% de los pacientes con hombros en los que se reparó el manguito se observó una mejoría subjetiva. En promedio, la flexión fue de 126° en el movimiento activo, y de 147° en el pasivo. En casi todos los pacientes se obtuvo un alivio notable del dolor, y problemas mínimos o nulos en las actividades de la vida diaria. Las personas con desgarros menores de 2,5 cm de largo obtuvieron mejores resultados que los que tenían desgarros mayores. El mejor resultado al reparar los desgarros de menor tamaño concuerda con las observaciones de Godsil y Linscheid[148] y de Post y cols.[362] Watson[474] advirtió que los resultados eran peores en los individuos con defectos mayores del manguito, en aquellos en los que se habían aplicado múltiples inyecciones de corticosteroides antes de la operación, y en los que tuvieron pérdida de fuerza del deltoides antes de la intervención. Ellman y cols.[111] publicaron los datos observados tras 3,5 años de seguimiento de 50 pacientes sometidos a reparación del manguito de los rotadores. Las técnicas para ese fin incluyeron sutura tendinotendinosa, reimplantación en hueso, injertos y colgajos tendinosos. Los métodos en cuestión mejoraron la comodidad y la función. El informe de dichos autores proporcionó un apoyo adicional a la reparación oportuna: los individuos con síntomas de fecha más antigua tuvieron desgarros mayores y reparaciones más difíciles. Los hombros con el grado 3 o menor de potencia en la abducción antes de la operación lograron resultados más deficientes, situación igual cuando el intervalo o hueco acromiohumeral fue de 7 mm o menor. La artrografía no siempre fue exacta para calcular la magnitud del desgarro.

Hawkins señaló que con acromioplastia y reparación del manguito se aliviaba el dolor y se restauraba la posibilidad de dormir sobre el lado afectado en muchos enfermos. De ese grupo, el 78% pudieron utilizar el brazo por encima del nivel del hombro después de la operación, en tanto que sólo el 16% podían hacer dicha maniobra antes de la operación. Hawkins y cols.[178] indicaron que los resultados de la reparación del manguito eran peores en sujetos que recibían salarios por baja laboral. Sólo dos de los 14 pacientes que no pudieron trabajar por los desgarros del manguito reanudaron su actividad laboral después de la operación, mientras que ocho de los nueve individuos que no recibían salario por baja laboral volvieron al trabajo después de la cirugía. Se comprobó que la afectación del infraespinoso en el desgarro del manguito de los rotadores, el sexo femenino y las indemnizaciones por baja laboral, tenían una correlación significativa con una menor función del hombro en la SST.[416]

Otras series sobre reparaciones del manguito son, entre otras, las de Codman,[66] Moseley,[295] Neviaser,[313] Wolfgang,[489] Bakalim y Pasila,[10], Bassett y Cofield,[16] Earnshaw y cols.,[107] Packer y cols.,[339] Post y cols.,[362] Samilson y Binder[396] y Weiner y Macnab.[478] Cofield[71] calculó el promedio de los resultados de muchas documentaciones de la bibliografía médica y comprobó que se conseguía un alivio del dolor en el 87% de los casos (límites del 71% al 100%), y que la satisfacción alcanzaba el 77% (límites, del 72% al 82%). Se anima al lector a que compare y contraste estos resultados con los obtenidos después del tratamiento no quirúrgico descrito anteriormente en este capítulo.

Algunos estudios se han orientado a los resultados de reparaciones «inmediatas» o agudas. Bakalim y Pasila revisaron su serie de 55 individuos con rotura de los tendones del manguito corroborados por artrografía y tratada por medios quirúrgicos.[10] Sólo el 50% de los trabajadores pudieron reanudar sus labores previas, pero todos aquellos operados antes de 30 días de transcurrida la rotura traumatológica de dicha estructura, pudieron reanudar sus trabajos. Bassett y Cofield[16] publicaron datos de una serie de 37 pacientes en quienes se hizo reparación quirúrgica después de tres meses de la rotura del manguito. Después de un seguimiento promedio de siete años, la abducción activa fue de 168°, en promedio, en sujetos en quienes se había hecho la reparación después de tres semanas, y de 129° para aquellos en quienes se había realizado en un tiempo de seis a 12 semanas después de la lesión. Los sujetos con desgarros pequeños tuvieron 148° de elevación, en promedio, y los que tuvieron desgarros grandes, de 133°. Los autores concluyeron que hay que considerar la reparación quirúrgica pasados tres meses desde la lesión, para lograr la máxima recuperación de la función del hombro.

Los datos de Walker y cols.[466] destacan la importancia de ejercicios ininterrumpidos en el postoperatorio; midieron la potencia isocinética del hombro después de la reparación del manguito y advirtieron un incremento notable de la potencia entre 6 y 12 meses después de la operación. Un año después de ésta, la abducción fue del 80% de la cifra normal, y la rotación externa, del 90% de lo normal. Brems[39] advirtió que la potencia de la rotación externa después de la reparación del manguito fue del 20% a los tres meses, del 38% a los seis, del 57% a los nueve meses y del 71% al año.

Rokito y cols.[384] establecieron sesiones de seguimiento a intervalos de tres meses para evaluar la potencia y su cinética de 42 individuos en quienes se habían reparado defectos completos. En la Tabla 15-4 se incluyen las fuerzas de giro del hombro operado (en porcentaje del hombro contrario sano). La recuperación de la potencia guardó relación más bien con el tamaño del desgarro, y si había sido pequeño o mediano, la recuperación de la potencia fue casi completa en el primer año. En el caso de desgarros grandes y masivos, tal fenómeno fue más lento y menos constante. Los autores concluyeron que se necesita el transcurso de un año, como mínimo, para recuperar la potencia después de una reparación del manguito.

Kirschenbaum y cols.[223] obtuvieron resultados muy similares en su evaluación de 25 hombros estudiados en su potencia isocinética con la inyección analgésica de lidocaína en el plano subacromial antes y después de la reparación del manguito (Tabla 15-5).

El análisis de los resultados de la reparación del manguito se ve dificultado por la ausencia de un enfoque uniforme de la descripción: 1) de la selección de los pacientes, 2) del estado funcional preoperatorio del hombro, 3) de la magnitud y localización del defecto del manguito, 4) de la calidad del tejido disponible para la reparación, 5) de la técnica de reparación, 6) del tratamiento postoperatorio, 7) de la integridad anatómica en el seguimiento y 8) del estado funcional postoperatorio. La necesidad de una correlación entre los resultados anatómicos y los funcionales queda demostrada por los sorprendentemente buenos resultados obtenidos con el desbridamiento de desgarros irreparables del manguito. Neer,[304], Rockwood[380] y otros autores, han comunicado que, en determinados casos en los que no es posible reparar el manguito, se pueden mejorar el bienestar y la función mediante el desbridamiento de los jirones del manguito residual y el alisamiento subacromial, seguido de ejercicios de fortalecimiento muscular y de arco de movilidad. El que los pacientes puedan conservar una buena función y binestar en casos de defectos importantes del manguito, supone un desafío para la definición del «éxito» después de la reparación del manguito. Como sucede en los estudios de otras enfermedades, en los estudios del manguito de los rotadores influyen los sesgos de la muestra, especialmente en lo referente a los pacientes perdidos para el seguimiento. Estos últimos tenían menos probabilidades de haber sido sometidos a cirugía del manguito, puntuaciones más bajas en la salud social y mental en el SF-36 y menos posibilidades de consumir alcohol.[323] Los pacientes también tuvieron puntuaciones más altas de la SST en una entrevista telefónica que en el momento de la última visita de seguimiento. Este resultado apunta a la importancia de una metodología constante para la investigación de resultados clínicos del tratamiento de lesiones del manguito.

Es interesante señalar que son pocos los estudios de seguimiento que han investigado la relación de la integridad del manguito con la calidad del resultado después de la cirugía del manguito. La RM de pacientes asintomáticos, realizada como mínimo dos años después de la reparación del manguito, mostró una tasa de recidiva de los desgarros del 20% al 21%, con un tamaño medio del desgarro de 8 mm. Todos los pacientes de un estudio mostraban indicios de bursitis en la RM.[425,503] Los pacientes con recidiva del desgarro presentaban, sin embargo, puntuaciones de Constant y alivio del dolor significativamente más altos que en el preoperatorio.[207] Se llevó a cabo un seguimiento prospectivo de todos los pacientes, a los que se realizaron estudios por imagen independientemente de la sintomatología. En el 80% de los casos de recidiva, los desgarros fueron más pequeños que los originales, y al ser más pequeños, los resultados fueron mejores. Lundberg[258] controló 21 reparaciones de manguitos con artrografía, comprobando la presencia de fugas en siete casos. Los resultados en pacientes con manguitos que presentaban fugas no fueron tan buenos como los registrados en manguitos herméticos. Calvert y cols.[55] realizaron artrografías de doble contraste en 20

Tabla 15-4 • Recuperación de la fuerza de giro después de reparación del manguito

	Flexión	Abducción	Rotación externa
Preoperatorio	54	45	64
6 meses	78	80	79
12 meses	84	90	91

Con autorización de Rokito AS, Zuckerman JD, Gallagher MA, and Cuomo F: Strength after surgical repair of the rotator cuff. J Shoulder Elbow Surg 5:12-17, 1996.

Tabla 15-5 • Recuperación de la fuerza de giro después de reparación de manguito

	Flexión	Abducción	Rotación externa
Preoperatorio	33	37	36
6 meses	66	68	76
12 meses	97	104	142

Con autorización de Kirschenbaum D, Coyle MPJ, Leddy JP, y cols.: Shoulder strength with rotator cuff tears. Pre- and postoperative analysis. Clin Orthop 288:174-178, 1993.

pacientes, una media de 30 meses después de la reparación quirúrgica de un manguito desgarrado. En 17 de 20 hombros, se observó la fuga de contraste hacia la bolsa, indicando un defecto del manguito. Estos defectos se estimaron de pequeño tamaño en ocho casos, medianos en otros ocho y grandes en dos casos. Sin embargo, 17 pacientes experimentaron un alivio completo del dolor, 15 arco completo de elevación del hombro, y 10 consideraban que habían recuperado la función completa. Los autores señalan que el cierre completo del manguito no es esencial para un buen resultado funcional, y que posiblemente la artrografía carezca de utilidad en la investigación del fracaso de la reparación.

Al parecer, la ecografía brinda la mayor probabilidad de valorar la integridad del manguito en el postoperatorio. Mack y cols.[263] investigaron la exactitud de dicho método para tal objetivo. En un grupo de hombros sintomáticos en el postoperatorio sometidos a reoperación por medio de ecografía se identificaron desgarros recurrentes en 25 de 25 casos, y la confirmación precisa de la integridad del manguito en 10 de 11 casos.

Harryman y cols.,[169] por medio de ecografía realizada por expertos, correlacionaron la integridad del manguito con el estado funcional después de 105 reparaciones quirúrgicas de desgarros crónicos en tal estructura, en 89 pacientes, cinco años, de media, después de la operación. Las edades de los enfermos en la fecha de la reparación fueron, en promedio, de 60 años (límites, 32 a 80 años). Así, el número de pacientes operados en cada década fue: 30 a 39, un caso; 40 a 49, 16 casos; 50 a 59, 31 pacientes; 60 a 69, 42 pacientes, 70 a 79, 14 pacientes, y 80 a 89, un caso. Del total de hombros, en 86 (82%) no había habido un intento previo de reparación del manguito. En todas las operaciones se realizó la acromioplastia anteroinferior. El operador movilizó, según fuera necesario, el tendón o tendones afectados. En el húmero se hizo una «depresión» para volver a insertar los tendones movilizados. El lugar de la nueva inserción fue por lo general el surco que está junto a la superficie articular humeral. En tales casos, el surco de presión fue hecho un poco más hacia adentro, si después de la movilización los tendones no alcanzaron su punto original de inserción anatómica, con la tensión justa cuando el brazo estaba al costado del tórax. El manguito fue protegido para empleo activo durante tres meses después de la operación. El estado del manguito en la operación y en las sesiones de seguimiento se definió en términos de la integridad de los tendones que lo componen: el tipo 0 fue el manguito con espesor completo normal; el tipo 1A incluyó un adelgazamiento o un defecto parcial del tendón del supraespinoso; el tipo 1B incluyó el defecto completo del supraespinoso; el tipo 2 un defecto bitendinoso de espesor completo que abarcó al supraespinoso y el infraespinoso, y el tipo 3 un defecto completo que incluyó tres tendones, los del supraespinoso, infraespinoso y subescapular. Los resultados se resumen en la Tabla 15-6. En ningún paciente con un desgarro parcial reparado se observó un nuevo desgarro completo. En el 80% de los hombros en los que se repararon desgarros completos del supraespinoso, en el seguimiento se advirtió que el manguito estaba intacto (no hubo un defecto completo). Sólo el 57% de los manguitos con desgarros que abarcaban el supraespinoso y el infraespinoso estuvieron intactos en la revisión de seguimiento a los seis años, en promedio. Menos del 33% de los manguitos con desgarros que abarcaban los tres tendones principales estuvieron intactos después de la reparación, en la sesión de seguimiento a los cuatro años. En general, los pacientes expresaron satisfacción con los resultados de la cirugía, aun cuando la ecografía hecha por expertos indicó que el manguito ya no estaba intacto (Tabla 15-7). Los hombros con reparaciones intactas (sin defectos completos) en el seguimiento, mostraron el arco mayor de flexión activa (129° ± 20°), en comparación con los que tuvieron grandes defectos recurrentes (71° ± 41°) (Fig. 15-104). Los hombros con reparaciones intactas también tuvieron la mejor función en las actividades de la vida diaria. En caso de que no estuviera intacto el manguito, el grado de pérdida funcional dependió de la magnitud del defecto recurrente (Fig. 15-105). La probabilidad de que la reparación estuviera intacta en las visitas de seguimiento fue menor que en los sujetos con grandes desgarros, pero las personas con reparaciones intactas de desgarros grandes tuvieron la misma función satisfactoria que aquellas con reparaciones intactas de desgarros pequeños. De forma semejante, hubo una incidencia global mayor de defectos recurrentes en hombros en los que se repitieron las reparaciones, aunque los hombros con manguitos intactos después de las nuevas reparaciones funcionaron igualmente bien que aquellos con reparaciones primarias intactas (Fig. 15-106). La revisión del estudio anterior permite extraer las siguientes conclusiones: 1) la integridad del manguito de los

Tabla 15-6 • Integridad de las reparaciones del manguito en el seguimiento

				Tamaño del defecto del manguito en el seguimiento						
Tamaño del defecto reparado en la intervención quirúrgica (todos los casos)	Reparaciones primarias (86)	Reparaciones repetidas (19)	N.º total de reparaciones (105)	Ninguno (0) (40)	Parcial (1A) (28)	Desgarro del supraespinoso (1B) (12)	Desgarro del supraespinoso y del infraespinoso (2) (14)	Desgarro del supraespinoso, el infraespinoso y el subescapular (3) (11)	% íntegro (0 o 1A) (65)	Años de seguimiento promedio (límites) 5 (2-11)
Desgarros parciales (1A)	5	1	6	4	2	0	0	0	100	2,7 (2-6)
Desgarros del supraespinoso (1B)	39	10	49	23	16	3	5	2	80	5,1 (2-10,5)
Supraespinoso e infraespinoso (2)	25	3	28	7	9	6	5	1	57	5,9 (2-6)
Supraespinoso, infraespinoso y subescapular (3)	17	5	22	6	1	3	4	8	32	4,1 (2-11)
Íntegro en el seguimiento	60	8	68							

Con autorización de Matsen FA III, Lippitt SB, Sidles JA y Harryman DT II: Practical Evaluation and Management of the Shoulder. Philadelphia: WB Saunders, 1994.

Tabla 15-7 • Influencia del tamaño del defecto del manguito sobre el arco de movimiento activo, el bienestar y la satisfacción, según datos de seguimiento

	Tamaño del defecto del manguito en el seguimiento						
Arco de movimiento activo en el seguimiento	**Número**	**Flexión**	**Rotación externa en el costado**	**Rotación externa en abducción de 90º**	**Rotación interna**	**Total sindolor**	**Total satisfechos**
Ninguno (0)	40	132º	41º	71º	T7	37	39
Parcial (1A)	28	124º	38º	68º	T7	21	23
Supraespinoso (1B)	12	107º	34º	63º	T8	8	12
Supraespinoso e infraespinoso (2)	14	109º	25º	48º	T9	10	10
Supraespinoso, infraespinoso y subescapular (3)	11	71º	27º	61º	T10	8	10
Total	105					84	94

Con autorización de Matsen FA III, Lippitt SB, Sidles JA y Harryman DT II.: Practical Evaluation and Management of the Shoulder. Philadelphia: WB Saunders, 1994.

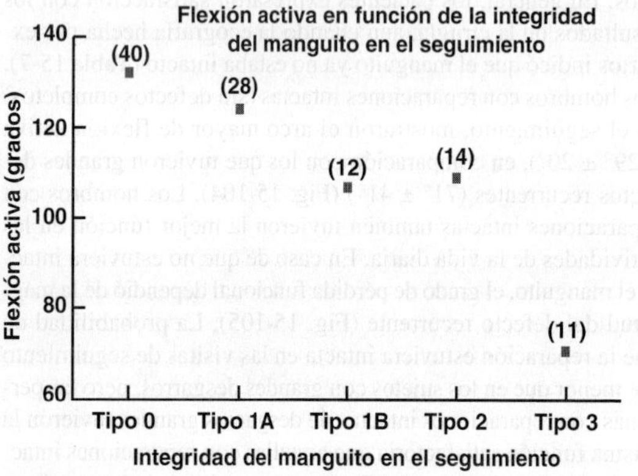

Fig. 15-104 • Flexión activa después de la reparación del manguito, en función de la integridad de esta estructura en el seguimiento. El número de hombros está entre paréntesis. El tipo 0 representa un manguito de espesor normal; el tipo IA incluye adelgazamiento o lesiones parciales del manguito; el tipo IB es un defecto de todo el espesor del supraespinoso. El tipo 2 es un defecto completo del supraespinoso y el infraespinoso. El tipo 3 es un defecto completo del subescapular, el supraespinoso y el infraespinoso. *(Con autorización de Matsen FA III, Lippitt SB, Sidles JA y Harryman DT II: Practical Evaluation and Management of the Shoulder. Filadelfia: WB Saunders, 1994.)*

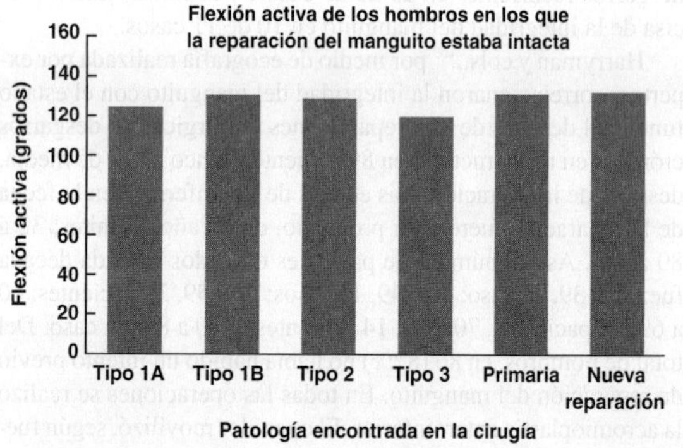

Fig. 15-106 • Flexión activa del hombro, en la cual el manguito reparado permaneció intacto (no reapareció el defecto completo) y fue independiente de los cuadros patológicos detectados en la operación. *(Con autorización de Matsen FA III, Lippitt SB, Sidles JA y Harryman DT II: Practical Evaluation and Management of the Shoulder. Filadelfia: WB Saunders, 1994.)*

rotadores en el seguimiento (y no la magnitud del desgarro en la fecha de la reparación) es el factor determinante de los resultados funcionales de la reparación quirúrgica; 2) sin embargo, la probabilidad de que permaneciera intacta la reparación de un gran desgarro, no fue tan grande como la correspondiente a un desgarro pequeño, y 3) los pacientes de mayor edad y ancianos mostra-

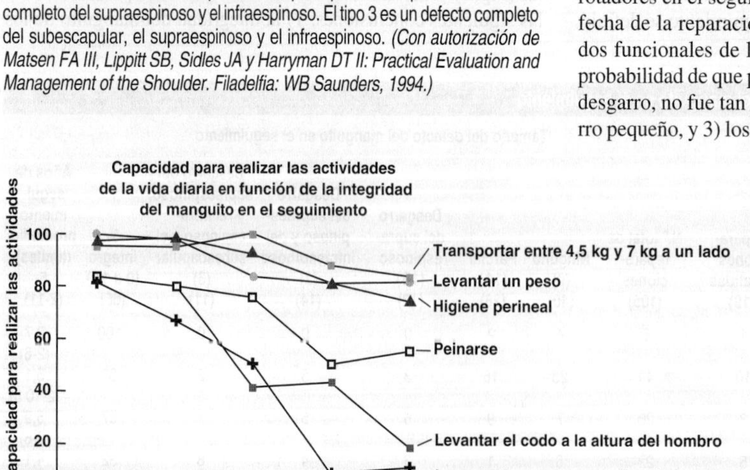

Fig. 15-105 • Capacidad para realizar actividades de la vida diaria, en función de la integridad del manguito, en las visitas de seguimiento. Las ordenadas señalan el porcentaje de hombros que tuvieron la suficiente funcionalidad para que el individuo realizara sus actividades. *(Con autorización de Matsen FA III, Lippitt SB, Sidles JA y Harryman DT II: Practical Evaluation and Management of the Shoulder. Filadelfia: WB Saunders, 1994.)*

ron tendencia a presentar desgarros mayores, y con ello, una mayor incidencia de defectos recurrentes (Tabla 15-8).

Gazielly y cols.,[139,141] en un estudio muy similar, exploraron el estado anatómico por medio de ecografía y la función del manguito de los rotadores a los cuatro años después de reparación quirúrgica en una serie de 100 desgarros completos del manguito. Su serie incluyó a 98 pacientes (62 varones y 36 mujeres), con un promedio de edad de 56 años. De ese grupo, 69 desgarros tuvieron menos de 2 cm de diámetro (39 casos), o tuvieron de 2 cm a 4 cm (tres casos) de desgarro del supraespinoso; 22 desgarros del supraespinoso y el infraespinoso, que midieron entre 2 cm y 4 cm, y nueve desgarros masivos. Los 98 pacientes de su serie fueron operados por el mismo cirujano y con la misma reparación quirúrgica. Por ecografía, se advirtió que en el 65% de los casos el manguito estaba intacto; que hubo un adelgazamiento de dicha estructura en el 11%, y una reaparición de los desgarros completos en el 24% de los pacientes. El peligro de que reapareciera el desgarro aumentó con la magnitud del mismo por reparar (57%), en sujetos de mayor edad (25%) y con un mayor nivel de uso laboral después de la operación (18%). En el seguimiento, los autores destacaron la estrecha relación entre el estado anatómico del manguito, por ecografía, y la puntuación funcional de Constant.

Cammerer y cols.[56] y Bellumore y cols.[22] también publicaron resultados semejantes.

Wulker y cols.[494] siguieron a 97 de 116 hombros operados por lesiones del manguito de los rotadores, después de un período medio de seguimiento de 37 meses. En su grupo, el 70% había obtenido un resultado clínico satisfactorio o excelente; sin embargo, en la exploración ecográfica se identificó que sólo 37 tuvieron un manguito de rotadores normal; en 31 hubo un adelgazamiento o hiperdensidad de tal estructura, y en 29 hubo rotura completa de la misma. Los autores concluyeron que hay que cerrar los desgarros del manguito sólo si tal maniobra se logra sin tensión excesiva y sin movilización o cubrimiento excesivos de tejidos; de no cumplirse tales condiciones, recomendaron desbridar y dejar abierta la lesión y realizar sólo acromioplastia anterior.

En conjunto, los resultados de estos estudios constituyen una prueba importante de que después de una reparación quirúrgica del manguito un alto porcentaje de individuos presentan un resultado clínico satisfactorio, a pesar de reaparecer el defecto en tal estructura. De lo anterior se pueden extraer algunas conclusiones: 1) el cirujano no puede deducir que existe integridad del manguito reparado basándose en un resultado clínico «bueno» o «excelente», 2) factores diferentes de la integridad del manguito seguramente contribuyen a la calidad del resultado clínico después de la operación de tal estructura, y 3) para tener mayores conocimientos sobre la utilidad de la reparación del manguito, deben ser elementos esenciales en estudios de resultados de métodos de reparación quirúrgica el análisis de la integridad de tal complejo y los cambios en el estado funcional de la persona.

Reparación asistida por artroscopia

Algunos autores han señalado datos de seguimiento a corto plazo de la reparación del manguito asistida por artroscopia.[243,341] Dichos autores han sugerido que los componentes necesarios de la reparación incluyen el «alisamiento» apropiado de la cara inferior del acromion y la articulación acromioclavicular; la ablación artroscópica (o abierta) de la porción distal de la clavícula en presencia de artrosis de la articulación acromioclavicular, intensa; la movilización de todo el manguito de los rotadores, con liberación de adherencias y tejido cicatrizal, y la reparación del tendón potente para ser insertado en una depresión o surco óseo «sangrante» perfectamente preparado, y en la situación apropiada.

La reparación del manguito de rotadores suele efectuarse a través de una incisión en la porción lateral del deltoides en el sentido de sus fibras. El deltoides no es despegado del acromion, pero es seccionado en sentido horizontal por medio de una disección roma, prestando especial atención al nervio circunflejo que cursa en la cara profunda del músculo, incluso a 5 cm del borde lateral del acromion. En el troquíter se hace una depresión. La nueva aposición del borde desgarrado del manguito al troquíter se logra por medio de puntos no absorbibles de sutura que pasan por orificios hechos con fresa y se anudan sobre el hueso.

Otros métodos de la reparación del manguito asistida por artroscopia consisten en la colocación percutánea de «tachuelas» absorbibles y grapas metálicas. El uso de implantes por fijación de ese tipo conlleva la posibilidad de que se pierda tal función, particularmente en individuos con hueso esponjoso blando. La pérdida de la fijación puede ocasionar la ineficacia de la reparación del tendón, así como una irritación mecánica causada por el desplazamiento de tales adminículos en el espacio subacromial.

Palette y cols. señalaron buenos resultados en el tratamiento de desgarros pequeños por medio de artroscopia.[341] En 1990, Levy y cols.[243] publicaron datos de 25 pacientes con desgarros completos del manguito de los rotadores tratados por reparación de dicho complejo, auxiliada por artroscopia. Después de realizar una acromioplastia artroscópica se identificó el manguito de los rotadores y se realizó desbridamiento, movilización por medio de sutura aplicada a través del artroscopio y reparación hasta un «surco» óseo a través de una vía de acceso limitada por la incisión

Tabla 15-8 • Influencia, en el arco de movimiento activo, del tamaño del desgarro del manguito reparado mediante cirugía, según datos de seguimiento

Tamaño del defecto reparado en la intervención quirúrgica	Número	Edad en el momento de la reparación (media ± DE)	Arco de movimiento activo en el seguimiento			
			Flexión	Rotación externa en el costado	Rotación externa en abducción de 90°	Rotación interna
Parcial (1A)	6	49 ± 13	126°	38°	68°	T8
Supraespinoso (1B)	49	57 ± 8	129°	40°	70°	T7
Supraespinoso e infraespinoso (2)	28	64 ± 8	119°	28°	60°	T8
Supraespinoso, infraespinoso y subescapular (3)	22	64 ± 8	92°	33°	60°	T10

Con autorización de Matsen FA III, Lippit, SB, Sidles, JA y Harryman, DT II: Practical Evaluation and Management of the Shoulder. Philadelphia: WB Saunders, 1994.

longitudinal de las fibras del deltoides. Los pacientes con un promedio de 57,7 años de edad (límites, 21 a 74 años) fueron evaluados a un promedio de 18 meses (límites, 12 a 27 meses). De acuerdo con la escala cuantitativa de hombro de UCLA, el 80% de los individuos fueron calificados como con resultados excelentes o satisfactorios, con mejorías notables en el dolor, la función, el movimiento y la potencia. De los pacientes, el 96% se sintieron satisfechos con los resultados. De los 15 grandes desgarros (3 cm a 5 cm) los resultados en cuatro fueron excelentes, en seis, buenos (67% de satisfactorios), cuatro medianos y uno insatisfactorio (33% de insatisfactorios). Todos los pacientes con desgarros pequeños (menos de 1 cm) o moderados (de 1 cm a 3 cm), fueron considerados como satisfactorios en la cuantificación.

Warren y cols.[472] indicaron resultados buenos o excelentes en 13 de 17 personas en quienes se realizó acromioplastia a través de artroscopia y, con la ayuda de la misma técnica, reparación del manguito de los rotadores, seguidos durante un mínimo de dos años, con un promedio de 25 meses de seguimiento. En cuatro de los pacientes el desgarro fue pequeño; en cinco, moderado, en seis grande, y en dos masivo. El manguito de los rotadores fue reparado en una depresión o surco óseos preparados, para lo cual se utilizaron puntos de sutura colocados a través del artroscopio por una incisión limitada en el sentido de las fibras del deltoides y, en algunos casos, por uso de fijación percutánea con un clavillo canulado. Ocho de los nueve jugadores de tenis y todos los golfistas reanudaron sus actividades deportivas previas.

Paulos y Kody,[348] en 1994, publicaron los resultados de la acromioplastia y la reparación del manguito de los rotadores a través de artroscopia en 18 enfermos consecutivos, para lo cual utilizaron una vía de acceso de 4 cm en el deltoides seccionado en sentido de sus fibras, con un seguimiento medio de 46 meses (límites, 36 a 72 meses) y una edad promedio de 47,2 años (límites, 26 a 74 años). Dieciséis de las reparaciones se hicieron de tendón a hueso, y dos de tendón a tendón. Los resultados en 16 pacientes (88%) fueron calificados de satisfactorios a excelentes en la Escala de Calificación del Hombro de la UCLA, con una mejoría notable en las puntuaciones de dolor y funciones. Dos de los pacientes tuvieron resultados deficientes, y ambos tenían pendientes compensaciones laborales. Un sujeto con un resultado insatisfactorio tuvo dos complicaciones: infección superficial y fracaso de la reparación, que obligaron a una nueva operación. De los 18 pacientes, 17 (94%) se sintieron satisfechos con los resultados.

En 1994, Liu[254] señaló los datos de 44 enfermos (promedio de edad, 58 años; límites, 35 a 76 años) con un desgarro completo del manguito de los rotadores, seguidos por un promedio de 4,2 años (límites, 2,5 a 6,1 años), después de la reparación de dicho manguito ayudada por artroscopia. Del grupo anterior, el 85% fueron dados de alta del hospital inmediatamente después de la operación. Los resultados fueron calificados de buenos a satisfactorios en el 84% de los casos (37 de 44) (ocho de ocho en los que tenían desgarros pequeños, es decir, menores de 1 cm); 15 de 17, con desgarros moderados (1 cm a 3 cm); 12 de 15 con grandes desgarros (3 cm a 5 cm), y dos de cinco con desgarros masivos (mayores de 5 cm). Del grupo de pacientes tratados, el 88% se declararon satisfechos con los resultados, y el 64% de los deportistas reanudaron sus actividades deportivas previas. El tamaño del desgarro constituyó al parecer el factor determinante en los resultados funcionales: los desgarros pequeños y moderados evolucionaron menos que los grandes y masivos. Sin embargo, la satisfacción de los pacientes parece que no guardó relación con el tamaño del desgarro reparado, es decir, hubo igual satisfacción entre los que tuvieron desgarros pequeños, moderados y grandes.

En 1995, Baker y Liu[11] compararon los resultados de la reparación abierta del manguito de los rotadores y la que se hizo con auxilio del artroscopio en 36 personas, con un seguimiento mínimo de dos años. El grupo en que se hizo la reparación abierta (promedio de edad, 60 años), incluyó 20 hombros con un seguimiento medio de 3,3 años; el grupo en que la reparación se hizo con auxilio de artroscopio (edad promedio 59 años), incluyó 17 hombros con un seguimiento medio de 3,2 años. De forma global, el grupo sometido a reparación abierta mostró resultados de buenos a excelentes en el 88% de los casos, y una cifra igual de satisfacción del paciente; el grupo con reparación asistida por artroscopio mostró el 85% de resultados buenos a excelentes, y el 92% de satisfacción de los pacientes (de acuerdo con la escala de calificación de la UCLA). Los resultados funcionales en aspectos como flexión del hombro, potencia de la abducción y magnitud del desgarro del manguito de los rotadores reparado, no difirieron en grado relevante entre los dos grupos de tratamiento. Sin embargo, en términos generales, en sujetos con desgarros pequeños y moderados (menores de 3 cm), hubo una reanudación más temprana de la función completa después de la reparación artroscópica; el grupo mencionado estuvo hospitalizado 1,2 días menos, y reanudó sus actividades previas un mes antes, en promedio. En personas con grandes desgarros, dos de cuatro de ellas (50%) en el grupo de reparación asistida por artroscopia, y cuatro de cinco (80%) en el grupo con reparación abierta, lograron resultados de buenos a excelentes. En términos generales, los autores advirtieron que la reparación asistida por artroscopia tenía la misma eficacia que la que se hacía en forma abierta, en el tratamiento de desgarros pequeños y moderados (<3 cm), en tanto que los de mayor tamaño evolucionaron mejor después de la reparación abierta.

Los estudios mencionados sugieren que la acromioplastia por artroscopia, en combinación con la reparación del manguito de los rotadores asistida por artroscopia, puede producir resultados clínicamente aceptables en el tratamiento de los desgarros completos pequeños del manguito mencionado, en presencia de tejido de excelente calidad, con retracción y cicatrices hísticas mínimas. Sin embargo, los resultados mencionados no son directamente comparables ni semejantes a los de la cirugía abierta «tradicional», porque los estudios realizados con técnicas abiertas incluyeron números mayores de pacientes más viejos, muchos de los cuales tenían grandes desgarros crónicos que obligaban a movilización extensa de tejidos blandos. No se han precisado los resultados clínicos a largo plazo ni la integridad del manguito después de estas reparaciones asistidas por artroscopia.

Tratamiento operatorio abierto cuando resulta imposible la reparación

Según algunos autores, la expresión «manguito irreparable» refleja el hecho de que algunos desgarros de dicha estructura tal vez no puedan ser reparados, más desde el punto de vista del cirujano que del paciente. Rockwood y cols.[380,382] publicaron datos de su experiencia con el uso de la acromioplastia de Neer modificada y el desbridamiento de lesiones irreparables masivas que abarcaron los tendones del supraespinoso y el infraespinoso en 53 hombros (promedio de 60 años de edad). Tras un promedio de 6,5 años de seguimiento, en el 83% de los pacientes resultaron satisfactorios aspectos como comodidad, función y satisfacción. Los datos de buen pronóstico fueron que el bíceps estuviera intacto, que también lo estuviera la porción anterior del deltoides y que no se hubiera realizado antes una cirugía de hombros. La flexión anterógrada activa mejoró de 105° a 140°. Los resultados indican que la «uniformidad» o lisura subacromial y la rehabilitación posquirúrgica vigorosa mejoran en grado sustancial la comodidad de la función, aun cuando los grandes defectos del manguito sean irreparables.

Hawkins y cols.,[178] en una pequeña serie, indicaron sólo el 50% de resultados satisfactorios con la descompresión subacromial abierta como único método en sujetos con desgarros masivos y completos del manguito.

Bakalim y Pasila[10] advirtieron que la sola extirpación acromial logró el alivio del dolor nocturno en algunos casos.

Tratamiento operatorio por artroscopia cuando resulta imposible la reparación

Varios autores han señalado resultados clínicos aceptables cuando realizaron acromioplastia y desbridamiento artroscópicos, sin reparación del manguito de los rotadores en caso de defectos completos de dicha estructura, en particular en individuos sedentarios de pocas exigencias cuya molestia principal era el dolor.[110,115,137,179,423,460]

En uno de sus primeros estudios, en 1985, Wiley[483] publicó datos de 20 individuos con desgarros completos del manguito de los rotadores sometidos a desbridamiento por artroscopia de dicha estructura y manipulación del hombro sin acromioplastia. Tras 24 meses, en 16 hubo alivio del dolor (en cinco completo, en 11 parcial); en 12 se había ampliado el arco de movimiento, y 11 más pudieron reanudar sus labores. Concluyó que el tratamiento por artroscopia era útil en sujetos de mayor edad con dolor crónico del hombro vinculado a un desgarro completo del manguito de los rotadores.

Ellman,[109] en 1987, expuso los datos de 10 personas con desgarros completos del manguito de los rotadores tratados por acromioplastia y desbridamiento del manguito a través de artroscopia. Teniendo en cuenta la Escala de Calificación del Hombro de la UCLA, se consideró que el 80% de los resultados fueron satisfactorios (ocho buenos) y el 20% satisfactorios (dos deficientes). También se observó que ninguno de los ocho resultados satisfactorios alcanzó una puntuación objetiva excelente.

Esch y cols.,[115] en 1988, expusieron sus resultados con arreglo al grado de afectación del tendón del manguito de los rotadores. Los pacientes con desgarros completos fueron divididos en grupos cuya solución de continuidad fue menor de 1 cm; mayor de 1 cm, y masivos. Los pacientes fueron tratados por acromioplastia artroscópica, ablación del ligamento coracoacromial y desbridamiento de los osteofitos acromioclaviculares. El seguimiento en todos los sujetos fue de un año, como mínimo. Cuatro personas con desgarros menores de 1 cm tuvieron un resultado satisfactorio, con una puntuación excelente. De los 16 pacientes con desgarros mayores de 1 cm, 14 se sintieron satisfechos y, de forma objetiva, 13 tuvieron un resultado bueno o excelente (según la Escala de Calificación del Hombro de la UCLA). Hubo tres calificaciones objetivas medianas y ninguna insatisfactoria. De los seis pacientes con desgarros masivos, cinco se sintieron satisfechos, pero sólo en tres la puntuación fue satisfactoria. Por todo lo expuesto, las personas con desgarros completos tienen una tasa global de satisfacción del 88% y otra de satisfacción objetiva del 77%. Esch y cols., más tarde, concluyeron que sus resultados dependían de la magnitud del desgarro. Los sujetos con desgarros pequeños completos pueden obtener resultados excelentes con la acromioplastia y el desbridamiento del manguito a través de artroscopia. En caso de grandes desgarros, sólo cuatro de los 13 pacientes obtuvieron un resultado objetivo excelente.

Gartsman,[137] como parte de una serie mayor, publicó datos de 25 personas con desgarros completos del manguito tratados por acromioplastia artroscópica, extirpación del ligamento coracoacromial y la bolsa subacromial, eliminación de osteofitos y desbridamiento mínimo del defecto del manguito. Los desgarros fueron divididos en cuatro grupos de acuerdo con su tamaño: 1) pequeños o menores de 1 cm (tres en total); 2) de 1 cm a 3 cm (13 en total); 3) de entre 3 cm y 5 cm (seis en total); y tres desgarros masivos mayores de 5 cm. Después de un promedio de 31 meses de seguimiento se advirtió que hubo 14 resultados satisfactorios y 11 insatisfactorios. Siete de los pacientes de ese grupo fueron tratados más adelante por reparación abierta del manguito, y de ese subgrupo, seis tuvieron resultados satisfactorios. Como aspecto notable, no hubo correlación entre el resultado final y factores como la edad, el sexo, la dominancia manual o el sitio del desgarro. Sólo el tamaño del desgarro guardó relación con los resultados, es decir: 13 de 16 individuos con desgarros menores de 3 cm tuvieron un resultado satisfactorio, en tanto que sólo uno lo obtuvo de nueve personas con desgarros mayores de 3 cm.

Montgomery y cols.[292] señalaron los datos de 87 pacientes con 89 desgarros completos del manguito que no mejoraron con medidas conservadoras. Cincuenta personas (grupo I) fueron tratadas por reparación abierta del manguito y acromioplastia de Neer. Como paso siguiente, 38 personas (grupo II) fueron tratadas por desbridamiento artroscópico, acromioplastia y abrasión del troquíter. Con desgarros semejantes dentro de cada grupo al año de seguimiento, los autores no detectaron diferencia estadísticamente significativa entre los dos grupos; sin embargo, en la nueva valoración hecha dos años después de la operación, hubo una mejoría estadísticamente mayor en el grupo sometido a reparación quirúrgica abierta (I), que la que obtuvo el que se sometió a desbridamiento artroscópico (II), en aspectos como el dolor y la función. Cuatro de los 38 personas en el grupo en que se hizo desbridamiento por artroscopia acabaron por mostrar artropatía por desgarro del manguito de los rotadores, que al parecer fue consecuencia de la inestabilidad y el movimiento anómalo de la cabeza humeral en la cavidad glenoidea.

En 1991, Levy y cols.[242] publicaron datos de 25 personas con desgarros completos del manguito tratados por acromioplastia artroscópica y desbridamiento sólo del tendón de dicha estructura. Se obtuvo una mejoría relevante en aspectos como dolor, función, movimiento y potencia. Fueron calificados como excelentes o satisfactorios el 84% de los casos (y el 88% de los enfermos mostraron satisfacción con el procedimiento). Los desgarros de todos los tamaños mejoraron considerablemente, pero los pequeños evolucionaron mejor.

En series de seguimiento,[506] Zvijac y cols. valoraron de nuevo a los 25 pacientes del estudio original con desgarros completos del manguito, en quienes se había realizado acromioplastia por artroscopia. En el seguimiento medio de 45,8 meses, los resultados en el 68% de los pacientes fueron considerados como excelentes o satisfactorios, lo cual representó un decremento relevante respecto del informe inicial del 84% de resultados satisfactorios con una media de seguimiento de 24,6 meses. Los autores detectaron un descenso considerable en la puntuación respecto al dolor y a la función. Las cifras de movimiento y potencia no cambiaron de forma significativa con el paso del tiempo. Los desgarros grandes y masivos evolucionaron peor, con el paso del tiempo, en comparación con los pequeños y los de tamaño moderado. Los datos anteriores hicieron que los autores abandonaran el uso de la acromioplastia artroscópica y el desbridamiento de sólo el manguito de los rotadores en el tratamiento de desgarros completos reparables de dicha estructura.

En 1993, Ellman y cols.[114] publicaron sus resultados del seguimiento de 40 desgarros completos del manguito tratados por acromioplastia y desbridamiento artroscópicos en un grupo escogido de pacientes. Se dividió a los pacientes en tres grupos según el tamaño del desgarro. Los desgarros pequeños (0 cm a 2 cm) (n = 10) en personas ancianas que no participaban en actividades agotadoras fueron calificados de satisfactorios en el 90% de los casos. Los pacientes con desgarros de mayor tamaño (2 cm a 4 cm) (n = 8) reparables, evolucionaron mal (sólo hubo un 50% de resultados satisfactorios). El tratamiento artroscópico en pacientes con desgarros masivos irreparables (n = 22) no mejoró el arco de movimiento ni consiguió la recuperación de la potencia, pero produjo un alivio notable del dolor, y el 86% de los enfermos quedaron satisfechos con los resultados «en un contexto de objetivos limitados». Ellman y cols., llegaron a la conclusión de que en individuos con desgarros moderados, el alivio del dolor sólo con la acromioplastia por artroscopia es insuficiente, y «quizá fuera conveniente ni siquiera proponer el método al paciente». No obstante, la acromioplastia por artroscopia parece ser útil en sujetos cuidadosamente seleccionados, descritos como «relativamente mayores y muy sedentarios» y con desgarros pequeños (0 cm a 2 cm). Ellman destacó que, incluso en esos pacientes, y sin duda en casi todos los desgarros reparables, el mejor tratamiento es la reparación quirúrgica abierta.

En una serie de 80 acromioplastias por artroscopia consecutivas en 76 pacientes con síndrome de «atrapamiento» en etapas II y III, Paulos y Franklin[346] identificaron a siete personas con desgarros completos del manguito de los rotadores. Tres de estos pacientes, todos ellos con desgarros pequeños (1 cm), permanecieron sintomáticos y necesitaron nueva operación, con reparación abierta del desgarro del manguito.

En 1993, Ogilvie-Harris y Demaziere,[327] en un estudio prospectivo de cohorte, compararon los resultados de la acromioplastia y el desbridamiento del manguito por artroscopia (22 pacientes) y la reparación abierta y acromioplastia (23 enfermos), como tratamiento de desgarros de 1 cm a 4 cm de largo. El tiempo de seguimiento varió de dos a cinco años. Entre los dos grupos de tratamiento no hubo diferencias relevantes en aspectos como edad, tamaño del desgarro, dolor preoperatorio, función, arco de flexión anterógrada activa y potencia de la flexión anterógrada. En el seguimiento, los dos grupos obtuvieron un alivio similar del dolor, y también un arco de flexión anterógrada activa. Las puntuaciones en el grupo sometido a reparación abierta fueron bastante mejores en aspectos como función, potencia y puntuación global; sin embargo, la satisfacción expresada por los pacientes fue semejante en los dos grupos. Los autores mencionados no detectaron diferencia relevante alguna en el resultado final, en relación con la edad del paciente o el tamaño de los desgarros. Teniendo en cuenta sus resultados, los autores consideran la utilización de la acromioplastia y el desbridamiento por artroscopia en pacientes con exigencias y cuyas molestias principales son el dolor y la pérdida del arco de movimiento. Sin embargo, en individuos que necesitan una función y una potencia satisfactorias, no bastan el desbridamiento y la acromioplastia mencionadas, y son convenientes la reparación abierta y la acromioplastia.

En 1994, Olsewski y Depew[332] publicaron sus resultados en la acromioplastia y desbridamiento del manguito a través de artroscopia, realizados en 61 pacientes consecutivos, con un seguimiento mínimo de dos años (media de 27,7 meses). En el estudio en cuestión, se identificaron 13 desgarros completos y, del total tratado, los resultados fueron considerados como satisfactorios en 10 casos (77%), y en tres, insatisfactorios (33%). De los 10 resultados satisfactorios, ocho correspondieron a pacientes que estaban jubilados o que trabajaban en actividades sedentarias, que no exigían movimientos por encima del hombro ni potencia, y cuya molestia preoperatoria principal fue el dolor. Los 10 pacientes de ese grupo tuvieron alivio de su molestia. Los tres resultados insatisfactorios correspondieron a pacientes activos con exigencias en aspectos como potencia y actividad supracefálica.

Burkhart[49] describió 10 casos de desgarro completo y masivo (irreparable o mayor de 5 cm), que abarcaron más bien el supraespinoso, tratados por acromioplastia y desbridamiento artroscópicos del tejido no funcional redundante del manguito. Salvo un paciente, todos los demás tuvieron movimiento y potencia activa normales en el preoperatorio, y en todos la distancia acromiohumeral fue normal en las radiografías, y tuvieron un osteofito acromial anteroinferior. Se planteó la práctica del método a un subgrupo de individuos de mayor edad, con dolor que limitaba la actividad y en quienes en el preoperatorio se advirtió un arco completo de movimiento activo del hombro y una potencia normal en la rotación externa. El desbridamiento y la descompresión por artroscopia se acompañaron de alivio del dolor, sin pérdida del movimiento ni la potencia, en los 10 integrantes del grupo. El período de seguimiento varió de ocho a 33 meses (media de 17,6 meses). La edad de los pacientes varió de 53 a 77 años (promedio, 65 años). Hubo siete resultados excelentes y tres satisfactorios. Los pacientes estuvieron satisfechos con los resultados.

Relación coste-efectividad en el tratamiento de desgarros completos

La enfermedad del manguito de los rotadores es uno de los trastornos más frecuentes que afectan al hombro, y es mucho el dinero que se destina a su evaluación y tratamiento. Un gran número de variables inciden en la eficacia del tratamiento de las lesiones del manguito. El precio de algunos procedimientos terapéuticos varía también de forma importante. Con el fin de poner en marcha un método de investigación práctico en el que se pudiera comparar la eficacia en función del gasto entre los procedimientos terapéuticos, los autores realizaron un estudio preliminar de 67 pacientes sin emparejamiento, que acudieron para tratamiento de desgarros completos confirmados y sintomáticos. Basándonos en nuestra valoración clínica y en los deseos de cada paciente, se escogió para cada uno de ellos uno de tres métodos terapéuticos: tratamiento no quirúrgico, alisamiento subacromial sin reparación y reparación quirúrgica. En la Tabla 15-9 se muestra el número de pacientes, su promedio de edad, el sexo y la duración del seguimiento para cada uno de los individuos de los tres grupos.

Todos los pacientes completaron cuestionarios SST y SF-36 antes de la operación y en las visitas de seguimiento. La eficacia del tratamiento se midió, en términos del cambio postoperatorio-preoperatorio, en el número de respuestas afirmativas en el cuestionario SST y en los cambios postoperatorios-preoperato-

Tabla 15-9 • Datos de 67 pacientes tratados por desgarros completos del manguito de los rotadores demostrados

	N.° de pacientes	Media de edad	% mujeres	Seguimiento medio (años)
Tratamiento sin cirugía	36	62,4	36	1,7
Alisamiento subacromial	11	67,8	45	1,7
Reparación del manguito	20	60,3	10	2,0

rios en la puntuación de comodidad de SF-36. Los análisis anteriores indicaron que se produjo la máxima mejoría en el grupo sometido a reparación quirúrgica (véanse los histogramas oscuros de las Figs. 15-107 y 15-108). Después de lo anterior, el cambio en las puntuaciones de comodidad en SST y SF-36 para cada paciente se dividió entre el total de gastos de hospitalización, administrativos y por honorarios médicos que implicó el tratamiento, para obtener el cambio medio por cada 1.000 dólares de gastos. En dicho análisis, el tratamiento no quirúrgico fue el que mostró el mayor cambio por unidad de cobro (barras claras de las Figs. 15-107 y 15-108).

Resultó imposible obtener conclusiones de los resultados preliminares comentados, pero se espera que nuevos estudios de este tipo permitan conocer la eficacia en función del coste de diversos métodos de tratamiento.

MÉTODO PREFERIDO POR LOS AUTORES PARA EL TRATAMIENTO QUIRÚRGICO DE DESGARROS COMPLETOS DEL MANGUITO DE LOS ROTADORES

Durante la última década, hemos evitado realizar acromioplastias como tratamiento habitual dentro de la cirugía del manguito de los rotadores. Conservando el origen del deltoides y la estabilidad y uniformidad del arco coracoacromial, se optimiza la recuperación del paciente.[149]

El objetivo de la cirugía del manguito de los rotadores es mejorar el bienestar y la función del hombro. La operación quirúrgi-

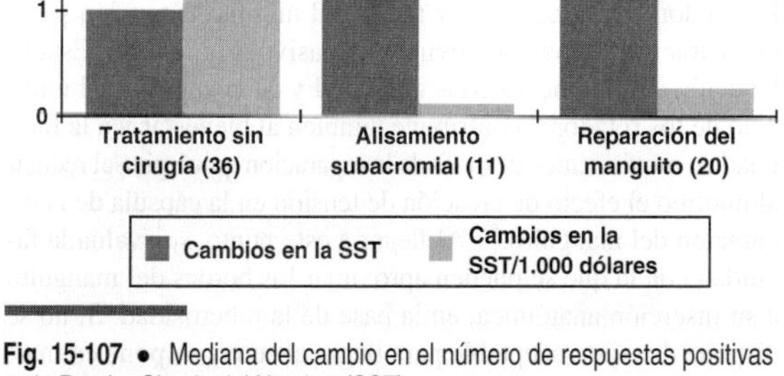

Fig. 15-107 • Mediana del cambio en el número de respuestas positivas en la Prueba Simple del Hombro (SST).

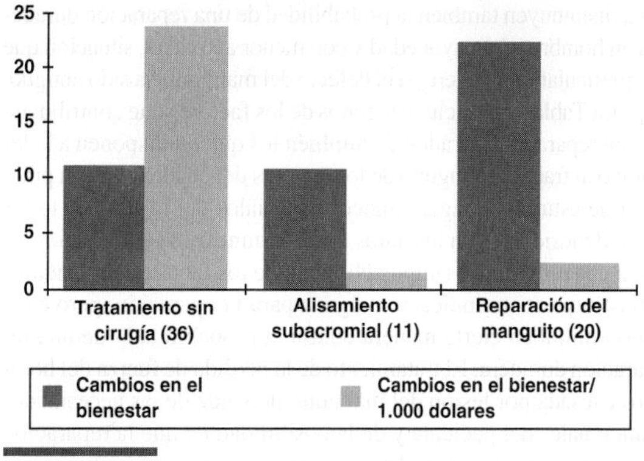

Fig. 15-108 • Mediana en el cambio en la puntuación de comodidad del cuestionario SF 36.

ca se considera en casos en que: 1) el paciente tenga un desgarro agudo y notable en el manguito, y 2) haya un defecto crónico que conlleve síntomas intensos que no mejoren después de un ciclo de tres meses de medidas no quirúrgicas. En caso de un desgarro agudo en un hombro que había sido normal, deben ser excelentes la calidad y la cantidad de tendón por reparar. La reparación debe realizarse en un plazo muy breve, antes de que surjan pérdida, retracción y atrofia hísticas.

En el caso de desgarros que tienen más de seis meses, la reparación quirúrgica no constituye una urgencia: hay tiempo para explorar tratamientos no quirúrgicos que incluyen un programa general de estiramiento y el fortalecimiento del hombro. Dicho programa no quirúrgico podría ser el más indicado en individuos con pérdida de fuerza crónica, que no son sujetos aptos para cirugía, o en aquellos en quienes es poco probable alcanzar una reparación duradera (Tabla 15-3). Dicho régimen ha sido descrito en párrafos anteriores de este capítulo con el nombre de programa Jackins; busca el estiramiento y el fortalecimiento de los grupos musculares encargados de la elevación y la rotación del hombro. Se considera la posibilidad de exploración quirúrgica en individuos con síntomas funcionalmente relevantes por desgarros antiguos que no mejoran con medidas no quirúrgicas, a condición de que sus esperanzas sean reales. La reparación satisfactoria del manguito puede mejorar la potencia del hombro, pero se recomienda a todo individuo a quien se ha hecho la reparación de desgarros crónicos no reanudar labores como alzar objetos pesados, empujar, tirar, o realizar esfuerzo por encima de la cabeza después de la operación, por el temor de que puedan romperse los tejidos tendinosos anómalos. De ese modo, los autores emprenden rehabilitación con profesionales tan pronto se corrobora el diagnóstico, e indican que, a pesar del tratamiento óptimo, existe un notable peligro de que vuelva a surgir el desgarro si se somete de nuevo al manguito a grandes cargas. Es importante recordar al paciente y al profesional que los desgarros del manguito surgen por lo general por anomalías del tendón de dicha estructura. La reparación del desgarro no restaura la calidad del parénquima del tendón; de este modo, el tendón reparado sigue siendo permanentemente vulnerable a cargas repentinas o de gran magnitud.

Los factores determinantes para la reparación duradera de un desgarro son la calidad del tendón y los músculos y la cantidad de tejido del tendón que se ha perdido. La potencia del tendón del manguito disminuye con el envejecimiento y el desuso; en consecuencia, disminuyen también la probabilidad de una reparación duradera en hombros de mayor edad y con menor actividad, situación que es particularmente cierta si el defecto del manguito ha sido antiguo.

La Tabla 15-3 incluye algunos de los factores que contribuyen a una reparación duradera, y también los que predisponen a la lesión o al fracaso. Ninguno de los factores del cuadro exige la práctica de estudios imagenológicos especiales del manguito; todos son identificables en los datos de la anamnesis, la exploración física y la radiografía simple. Ninguno de los factores comentados constituye contraindicación alguna para la operación, pero cada uno «milita en cierta manera contra la probabilidad» de una reparación duradera. El tratamiento de la pérdida de fuerza del hombro causada por lesión del manguito depende de las necesidades funcionales del paciente y de la posibilidad de que la reparación quirúrgica sea duradera. Los pacientes con exigencias funcionales pequeñas y un número importante de factores «desalentadores» señalados en la Tabla 15-3 son sometidos a un programa no quirúrgico para optimizar la fuerza y la coordinación de los músculos del hombro, que han permanecido intactos. En el otro extremo se plantea a las personas con exigencias funcionales mayores y muchos factores «alentadores» la opción de un intento de reparación quirúrgica, y se les informa de los buenos resultados de la misma, que dependerán más bien de la calidad del tendón y del músculo y de la magnitud del tejido perdido.

No hay que olvidar que la reparación del manguito es una operación de tensamiento del hombro, es decir, una capsulorrafia. Por ese motivo, no constituye un tratamiento del hombro cuya limitación funcional primaria dependa de la tensión, aun cuando también coexista un defecto del manguito. Si el hombro muestra rigidez, se inicia antes de pensar en la cirugía un programa de movilización.

En la operación se coloca al paciente en posición de semisedestación («silla de playa»). Se lleva a cabo la preparación aséptica de las caras anterior y posterior del tórax y del brazo, para tener acceso a la cara posterior del hombro y realizar el movimiento completo del brazo. La operación comienza con la inspección del manguito a través de un abordaje «sobre el deltoides» (véase Fig. 15-1). Esta incisión permite una exposición excelente, y también la oportunidad de realizar un cierre estético. Se tendrá gran cuidado de conservar las fibras tendinosas del nacimiento del deltoides, para lograr una reparación firme. El músculo mencionado posee un tendón importante con origen entre sus tercios anterior y medio. El tendón, al nacer en el ángulo anteroexterno del acromion, además de ser la guía para descubrir el manguito, también es el elemento clave para volver a unir el origen deltoideo al concluir la operación. El tendón es seccionado en sentido longitudinal, es decir, en sentido de sus fibras, en un tramo de 2 cm en sentido distal al acromion, y se tendrá el cuidado de dejar parte del tendón a ambos lados de la incisión. Cuando es necesaria una mayor exposición, se continúa la incisión sobre el acromion, y de ahí a la inserción del trapecio. La escisión de la capa pariental de la bolsa sobre la superficie profunda del deltoides proporciona una vista del manguito de los rotadores. El cierre posterior de la zona seccionada se facilita si, llegados a este punto del procedimiento, se practica una sutura a cada lado de la incisión, para fijar la capa bursal seccionada al deltoides.

Esta ventana se utiliza para inspeccionar el manguito y para determinar sus posibilidades de reparación sin comprometer más el deltoides o el arco coracoacromial. Se palpa la superficie inferior del arco coracoacromial para detectar todos los puntos de rugosidad y proceder al alisamiento con una fresa «de piña» o, menos frecuentemente, con un osteótomo (véase Fig. 15-94). Es esencial conservar la integridad del arco coracoacromial. Se realiza la extirpación de la bolsa hipertrófica y del tejido cicatricial para permitir una buena visión de la afectación de los tendones del manguito, de la calidad de los tendones y de la pérdida de tejido tendinoso. La afectación de los tendones del manguito se clasifica oportunamente, utilizando el sistema introducido por Harryman y cols.,[169] que se basa en el número de tendones desgarrados. En el tipo 1, sólo está desgarrado un tendón (casi siempre el del supraespinoso). En el tipo 2, son dos los tendones desgarrados (por lo general el del supraespinoso y el del infraespinoso), mientras que en el tipo 3, en el que los tendones desgarrados son tres, el tercero suele ser el del subescapular. Los del tipo 1 se subdividen a su vez en dos tipos, el 1A, o desgarro de grosor parcial, y 1B, o desgarro de grosor completo, limitado a un solo tendón. La calidad del tejido del manguito se considera en términos de su capacidad para soportar tracciones fuertes aplicadas a una sutura pasada por el borde. Finalmente, es fundamental anotar la cantidad de tejido que se ha perdido. Esta cantidad de tejido perdido, junto a la capacidad del tejido conservado para sujetar la sutura, son los principales determinantes de las posibilidades de reparación del manguito.

El objetivo de la reparación es la fijación resistente del tendón al húmero, bajo una tensión normal, con el brazo a un lado y dejando una superficie lisa en la concavidad humeral proximal para articularse con la superficie inferior del arco coracoacromial. El punto de fijación deseado sería el surco situado cerca de la base de la tuberosidad. Este objetivo se facilita utilizando tres fases de liberación sucesivas. Estas fases de liberación son necesarias porque, habitualmente, el tendón está retraído, y en afectaciones crónicas del manguito se producen pérdidas de tejido. A menos que se realicen estas liberaciones, la tensión elevada en el tendón reparado predispone a la tirantez de la articulación glenohumeral, que a su vez pone en peligro la reparación.[505] Se realiza la rotación de la cabeza humeral para ir presentando todos los bordes del manguito sucesivamente a través de la incisión (véase Fig. 15-93), en lugar de aumentar la exposición para mostrar la lesión completa de una sola vez. Se busca la superficie más profunda del manguito mediante la separación en láminas. Se unen todas las capas del manguito y se atan con suturas. Mediante la aplicación de tracción a estas suturas, se moviliza el manguito de forma sucesiva, según se considere necesario, para permitir que el borde del tendón desgarrado alcance la inserción deseada en la base de la tuberosidad. En primer lugar, se libera la superficie de contacto del movimiento escapulohumeral (véanse Figs. 15-3 y 15-4) entre manguito y deltoides, acromion, ligamentos coracoacromiales, coracoides y músculos coracoideos. A continuación, se seccionan el ligamento coracohumeral o la cápsula del intervalo de los rotadores (Fig. 15-98) alrededor de la apófisis coracoides, para eliminar cualquier limitación al desplazamiento de los tendones del manguito y reducir al mínimo la tensión sobre la reparación durante el movimiento pasivo (Fig. 15-99). Esta liberación del ligamento coracohumeral y de la cápsula del intervalo de los rotadores contribuye también al bienestar y a la facilidad de movimientos después de la reparación quirúrgica al reducir al mínimo el efecto de creación de tensión en la cápsula de la reparación del manguito.[505] Al llegar a este punto, se evalúa la facilidad con la que se pueden aproximar los bordes del manguito a su inserción anatómica, en la base de la tuberosidad. Si no se dispone de tejido aceptable para llegar al surco, se pone en marcha la tercera fase de liberación. En ella, se divide la cápsula desde la glenoides, justo por fuera del rodete glenoideo (Fig. 15-100), lo que permite tirar de la cápsula y del tendón del manguito hacia afuera, para llegar a la inserción deseada en la tuberosidad, sin limitar el arco de movimiento.

Una vez completada la liberación necesaria, se realiza una valoración de la zona en la que se va a implantar el manguito en el hueso, sin una tensión exagerada y con el brazo en el costado. En condiciones ideales, el lugar de implantación será el surco en la base de la tuberosidad. En defectos grandes del manguito puede ser necesaria una inserción algo más medial. A menudo, cuando es necesaria una zona de inserción medial para defectos grandes del manguito, la nueva inserción se situará en la zona en la que el cartílago articular se ha dañado por abrasión contra la superficie inferior del acromion.

La reparación será del tipo de «lengüeta en el surco», en la que se tracciona del tendón del manguito hacia una depresión cercana a la tuberosidad, para proporcionar una superficie superior lisa de deslizamiento por debajo del acromion (Fig. 15-101). Este surco tiene la ventaja añadida de que, en caso de producirse cualquier desplazamiento en la fijación de la sutura del manguito al hueso, no se perdería el contacto entre estas dos estructuras. Se utilizan suturas irreabsorbibles, que se cosen al borde del tendón y se pasan por los orificios hechos con la broca en la tuberosidad distal, de forma que los nudos no queden por debajo del acromion (Fig. 15-102). Las suturas se anudan por encima de las tuberosidades para que los nudos queden fuera del espacio subacromial. Cuando existe osteopenia del hueso de las tuberosidades, el paso de las suturas se puede realizar más distal, incluso por debajo de la unión de metáfisis y diáfisis. Cuando el desgarro tiene un componente longitudinal, se realiza una reparación laterolateral, dejando los nudos fuera de la superficie de contacto del movimiento escapulohumeral. Se comprueba la reparación en un arco de movimiento de 140° de elevación y 40° de rotación externa, para asegurar su resistencia, que no está sometida a una tensión exagerada y que permitirá un movimiento subacromial suave. En aquellos casos en los que es necesario un alisamiento subacromial añadido para permitir el deslizamiento suave del tendón reparado, éste será el momento de realizarlo.

Después de una reparación meticulosa y sólida del deltoides utilizando suturas irreabsorbibles (Fig. 15-95) y del cierre estético de la piel, el paciente pasará a la sala de recuperación con el brazo afectado en movimientos pasivos continuos (Fig. 15-96). La realización de movimientos postoperatorios inmediatos es muy valiosa, debido a la tendencia a la cicatrización entre la superficie inferior rugosa del acromion y la cara superior del manguito de los rotadores o el extremo proximal del húmero. La realización de movimientos pasivos continuos en el postoperatorio inmediato se facilita si se realiza la cirugía mediante bloqueo del plexo braquial, que dura hasta 18 horas después de la intervención. La realización de estos movimientos pasivos continuos se mantiene durante las 48 horas siguientes a la cirugía, pero no parece que sea necesario mantenerlos más tiempo, ya que se espera que el paciente realice ejercicios pasivos en flexión y rotación externa. Antes de recibir el alta del centro médico, el paciente debe conseguir alcanzar con comodidad los 140° de flexión pasiva y los 40° de rotación externa pasiva. La colocación de una gráfica de evolución en la pared de la habitación del paciente ayuda a documentar el progreso hacia estos objetivos para el alta (Fig. 15-109).

En el tratamiento posterior al alta, se debe considerar la magnitud del desgarro y la resistencia de la reparación. No es probable que la reparación tenga una resistencia importante hasta transcurridos como mínimo 3 meses desde la intervención.[128] Como sucede en las reparaciones del ligamento cruzado anterior, las reparaciones importantes del manguito pueden necesitar entre 6 y 12 meses para recuperar fuerza suficiente. Por tanto, en los primeros meses del postoperatorio, se insiste en el mantenimiento de la movilidad pasiva y en evitar la sobrecarga de la reparación. El estiramiento capsular posterior no se inicia hasta transcurridos 3 meses desde la reparación. El fortalecimiento suave progresivo de los músculos del manguito reparados se comienza también a los 3 meses. En cuanto a las actividades laborales y deportivas, no se reanudarán hasta que el paciente muestre bienestar, flexibilidad y fuerza en el hombro.

Situaciones en las que es imposible la reparación del manguito

Cuando no es posible reparar el manguito, es esencial conservar el arco coracoacromial. El sacrificio de este arco, hace peligar la estabilización secundaria necesaria en casos de deficiencia del manguito. Sin esta limitación secundaria, el hombro es propenso a experimentar «salidas» anterosuperiores de la cabeza humeral al aplicar sobre el húmero cargas dirigidas hacia arriba (véase Fig. 15-9). Se asegura la uniformidad de la superficie inferior del arco coracoacromial, para que el paso de la cabeza humeral y del manguito residual no encuentre impendimentos. Se eliminan del área subacromial todos los restos de tejidos, cicatrices, segmentos inútiles del manguito o la bolsa engrosada. Es importante asegurarse de que la cara superior de la porción proximal del húmero no cubierta es lisa, en particular si las dos tuberosidades sobresalen o son irregulares. Antes de cerrar, hay que demostrar la movilidad pasiva completa del hombro sin crepitación subacromial.

Para conseguir una reparación potente del deltoides, se realiza un procedimiento laterolateral en la incisión quirúrgica longitudinal del tendón de dicho músculo, y se fijan de nuevo al acromion de forma segura todos los músculos, desprendidos, realizando unos orificios con broca en el hueso (Fig. 15-95). Para asegurar que no se impide un movimiento suave en la superficice de contacto escapulohumeral, se debe incorporar a las suturas todo el espesor del deltoides, incluido el lado deltoideo de la bolsa.

Un cierre de la piel subcuticular, reforzado con tiras de esparadrapo, proporciona unos resultados estéticos óptimos. El paciente vuelve a la sala de recuperación con el brazo en movimientos pasivos continuos, para reducir al mínimo la tendencia a formar adherencias en la superficie de contacto del movimiento escapulohumeral (Fig. 15-96).

Se enseña al paciente la movilización pasiva del hombro hasta 140° de elevación (Figs. 15-81 y 15-82) y 40° de rotación externa (Fig. 15-83), así como también el estiramiento de la cápsula posterior (Figs. 15-85 y 15-86), y es dado de alta del centro médico cuando alcanza estos objetivos. La utilización activa del hombro con el brazo a un lado comienza inmediatamente. No es necesaria la inmovilización en cabestrillo. El fortalecimiento del deltoides y de los músculos del manguito residual se inicia a las 6 semanas de la cirugía. Un ejercicio ideal para optimizar la fuerza de elevación activa es el de presión progresiva en decúbito supino (Fig. 15-89). En este ejercicio, se utilizan incrementos pequeños para entrenar a los músculos restantes y conseguir el máximo provecho. Obsérvese que en estos ejercicios también trabajan los músculos escapulares (Figs. 15-90 y 15-91). A los pacientes les resulta fácil aprender este programa y realizarlo solos, sin necesidad de ayuda.

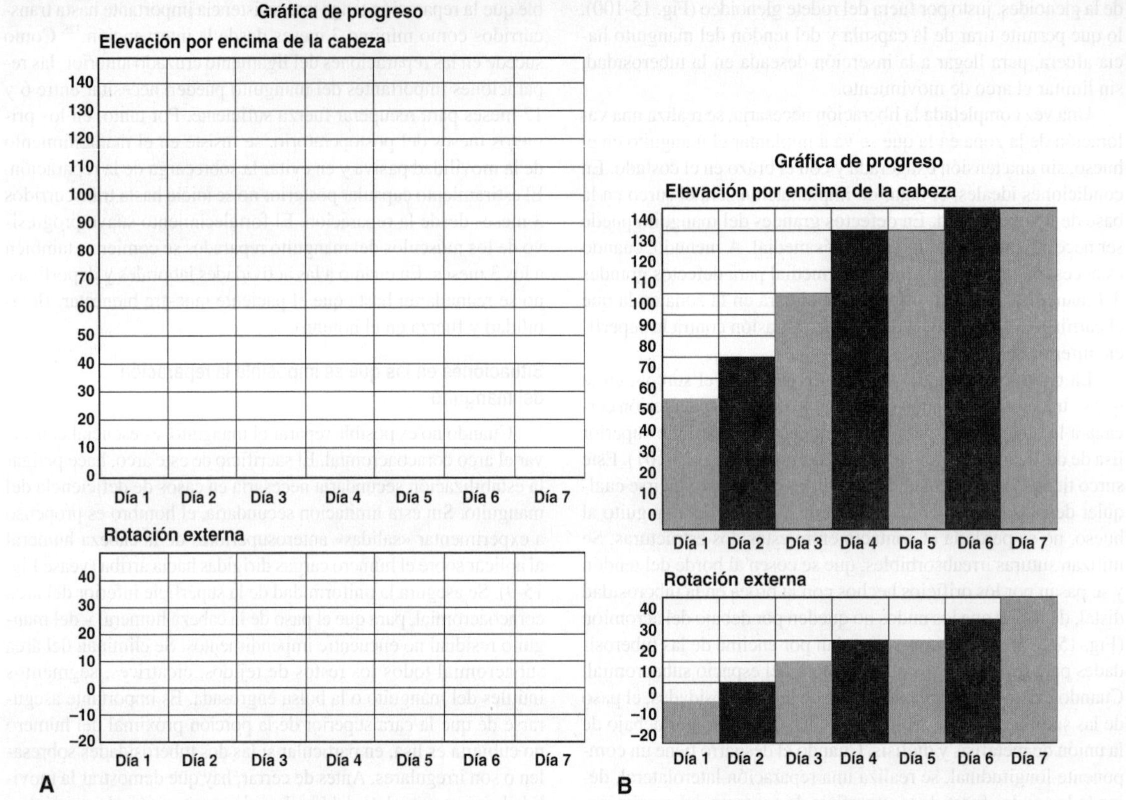

Fig. 15-109 • A, Carteles en los que se registra el alcance supracefálico del paciente *(gráfico superior)* y la rotación externa *(gráfico inferior).* Los gráficos se colocan en el cuarto del enfermo para generar una retroalimentación positiva. Con un marcador de color, el fisioterapeuta, la enfermera o el médico señalan gráficamente el arco de movimiento alcanzado todos los días. **B,** Gráficos típicos de pared que muestran la mejoría del alcance supracefálico y la rotación externa después de liberación abierta. *(Con autorización de Matsen FA III, Lippitt SB, Sidles JA y Harryman DT II: Practical Evaluation and Management of the Shoulder. Filadelfia: WB Saunders, 1994.)*

Cirugía fallida del manguito

En este caso, el sujeto no está satisfecho con los resultados de la operación previa del manguito, ya sea por artroscopia o por cirugía abierta, y solicita la evaluación para una nueva intervención quirúrgica.

Causas de la cirugía fallida

Son muchas las razones por las que el resultado de la cirugía del manguito puede no ser satisfactorio, como la imposibilidad de conseguir las expectativas preoperatorias de fuerza y bienestar, la aparición de infecciones, la desnervación del deltoides, el desprendimiento del deltoides, la pérdida del brazo de palanca acromial, las adherencias en la superficie de contacto del movimiento escapulohumeral, la rugosidad subacromial persistente, la desnervación del manguito, el fracaso de la reparación del manguito, la aparición de nuevos desgarros en tendones anormales, la incapacidad de los injertos para «prender», el fracaso de la rehabilitación y la pérdida de la estabilidad superior. El tratamiento eficaz de todas las situaciones anteriores dependerá de que se haya realizado un diagnóstico adecuado. La *infección* exige el uso de antibióticos específicos contra los microorganismos identificados en cultivo, así como lavado y drenaje, en presencia de secreción purulenta. Un enfoque definitivo inmediato puede evitar la destrucción de la superficie articular. El *fracaso inmediato o agudo de la nueva inserción del deltoides* exige la reparación inmediata antes que la retracción muscular se vuelva fija. Las *cicatrices postoperatorias* causantes de dolor crónico y de limitaciones funcionales, suelen mejorar con ejercicios de estiramiento suaves y frecuentes realizados en el propio hogar. En esta situación no es recomendable la manipulación del hombro, por el peligro de lesionar el manguito. Sin embargo, en algunos casos resistentes a la rehabilitación, se consiguen importantes mejorías del bienestar y la función, mediante la lisis abierta de las adherencias y el alisamiento subacromial, seguidos de movimiento asistido temprano. La pérdida de fuerza en la elevación del hombro suele mejorar con ejercicios de fortalecimiento suaves y progresivos de la porción anterior del deltoides y de los rotadores externos. La pérdida de fuerza persistente obliga a evaluar una posible lesión neurológica o una lesión del manguito. La *desnervación del deltoides* se diagnostica por electromiografía selectiva de sus fibras musculares anteriores. En casos escogidos, la desnervación de la porción anterior del deltoides puede tratarse por transferencia anterior del punto de origen de la zona media de dicho músculo, con cierre hasta el fascículo clavicular del pectoral mayor, aunque no se ha corroborado la obtención constante de buenos resultados con esta técnica. La *desnervación* del supraespinoso y el infraespinoso o el subescapular se diagnostica por electromiografía selectiva y es difícil de tratar. El *fracaso postoperatorio del manguito* se puede sospechar por la incapacidad del individuo para recuperar la potencia de la rotación externa o la elevación del hombro, por la presencia de chasquido subacromial y la inestabilidad superior de la cabeza humeral. En esta situación, la artrografía tal vez no sea fiable; los resultados falsos negativos por cicatrices o los falsos positivos por fugas intrascendentes disminuyen la exactitud diagnóstica. Según la experiencia de los autores, la ecografía dinámica, realizada por expertos, brinda los datos más específicos del espesor y la integridad del manguito. Existe la posibilidad de realizar una nueva exploración del manguito con alisamiento o reparación, si bien hay que indicar al paciente con anticipación que los tejidos tal vez no tengan cantidad y calidad suficientes para una nueva reparación duradera. Cuando se elimina el arco coracoacromial sin restablecer la estabilidad con una reparación duradera del manguito, se produce una pérdida de la estabilidad superior. El estiramiento del deltoides es de tal magnitud que la cabeza humeral parece quedar debajo de la piel. Los individuos que han perdido estabilidad y parte de la función deltoidea son unos de los más descontentos después de reparaciones fallidas.

Los resultados de la cirugía después del fracaso de reparaciones previas del manguito son mucho menos satisfactorios que los de la reparación primaria. DeOrio y Cofield[90] revisaron su experiencia con nuevas reparaciones. Con dos años de seguimiento mínimo (promedio de cuatro años), el 76% de los pacientes tuvieron una notable disminución del dolor; sin embargo, el 63% sufrieron aún dolor moderado o intenso. Sólo siete personas recuperaron más de 30° de abducción, y sólo en cuatro pacientes se consideró que el resultado había sido satisfactorio. Los autores sugirieron que el beneficio principal de una nueva cirugía del manguito podría ser la disminución de las molestias.

No obstante, Harryman y cols.[169] indicaron que, si con la nueva cirugía de revisión se logra una integridad duradera del manguito, los resultados serán similares a los de las reparaciones primarias (Fig. 15-106).

Nuestra experiencia nos dice que si hay rigidez y crepitancia y el paciente está motivado, se puede obtener un beneficio muy grande de la revisión de la cirugía del manguito similar a la intervención primaria descrita en la sección anterior.

Artrodesis

Si el hombro ha sido devastado por infección, desprendimiento o desnervación del deltoides, fallo no tratable o desnervación del manguito, o se ha hecho acromionectomía, habrá que pensar en la posibilidad de artrodesis en dicha articulación. En las circunstancias mencionadas, la artrodesis glenohumeral constituye una opción de «último recurso» o salvamiento: al fijar la cabeza humeral a la escápula pueden utilizarse los músculos motores escapulares para impulsar al húmero en un arco muy limitado de movimiento humerotorácico.

Los mejores candidatos para este procedimiento son personas con: 1) pérdida de fuerza permanente e intensa por pérdida de la función del manguito y del deltoides; 2) una cantidad satisfactoria de hueso; 3) conocimiento detallado de las limitaciones y posibles complicaciones de la fusión del hombro; 4) músculos motores escapulares intactos; 5) motivación satisfactoria; 6) molestias mínimas de dolor, y 7) hombro contralateral funcional.

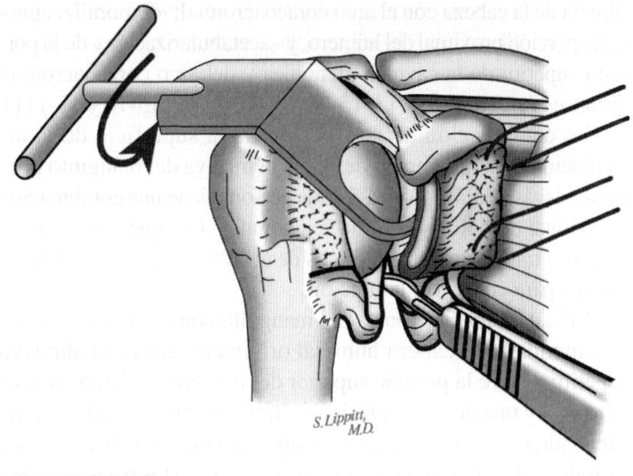

Fig. 15-110 • Posición recomendada de artrodesis: flexión humerotorácica de 1,5° *(izquierda)*, abducción humerotorácica de 15° *(media)* y 45° de rotación interna *(derecha)*. *(Con autorización de Matsen FA III, Lippitt SB, Sidles JA y Harryman DT II: Practical Evaluation and Management of the Shoulder. Philadelphia: WB Saunders, 1994.)*

Para definir las limitaciones de la fusión del hombro, los autores estudiaron a 12 sujetos que habían sido sometidos a artrodesis glenohumerales por lo menos dos años antes de la fecha del estudio.[269] En ellos, la elevación en el plano de +90° (sagital anterior) alcanzaba un promedio de 47°. La elevación al plano de –90° (sagital posterior) fue de 22°, en promedio. La media de la rotación externa fue de 9°, y la de la rotación interna de 46°. Estos arcos de movimiento fueron similares a los del movimiento escapulotorácico medido en personas normales. Sólo uno de los pacientes pudo llegar a tocarse la cabeza sin flexionar el cuello hacia delante; sólo cinco pacientes pudieron llegar hasta el periné; seis pudieron llegar al bolsillo trasero del pantalón; siete pudieron llegar a la axila contralateral, y 10 pudieron llegar al bolsillo lateral del pantalón.

Los autores también estudiaron la cinemática *in vivo* del hombro normal, para pronosticar las funciones que podrían obtenerse con las diversas posiciones de la artrodesis glenohumeral, en el supuesto de que no cambiaría el movimiento escapulotorácico. Fue posible, por medio de los movimientos escapulotorácicos normales, modelar los efectos funcionales de las posiciones de fusión. Se advirtió que las actividades de la vida diaria podían realizarse mejor si la articulación estaba fusionada en 15° de flexión; 15° de abducción y 45° de rotación interna (Fig. 15-110). Este ángulo de elevación bajo y el grado relativamente alto de rotación interna facilitaron que la persona alcanzara la cara, la axila contraria y la región perineal anterior.

Artropatía por desgarro del manguito

En este cuadro es débil la contracción de los músculos del manguito de tipo isométrico contra resistencia; los movimientos acromiohumerales y a menudo glenohumerales producen crepitación; en las radiografías se advierte una traslación superior de la cabeza del húmero respecto del acromion; pérdida del cartílago articular de la porción «superior» de la cabeza humeral; articulación directa de la cabeza con el arco coracoacromial; «femoralización» de la porción proximal del húmero, y «acetabularización» de la porción superior de la cavidad glenoidea y del arco coracoacromial (véanse Figs. 15-12, 15-13, 15-48, 15-60, 15-69, 15-70 y 15-111).

La combinación de destrucción de la superficie de la articulación glenohumeral y deficiencia masiva del manguito puede ser devastadora.[308] Aun así, cada persona tiene una combinación individual de dolor y pérdida funcionales. Las que sufren dolor leve son tratadas con analgésicos de acción mediana y ejercicios suaves para conservar la función.

Si la deficiencia crónica del manguito con un desplazamiento superior de la cabeza humeral origina un contacto abrasivo repetitivo entre la porción superior del húmero y el arco coracoacromial y una destrucción sintomática del cartílago articular de dicho hueso, son muy escasas las opciones de reconstrucción. La artrodesis del hombro no es atractiva, porque estos pacientes suelen tener mayor edad y el problema es bilateral.[306] Una opción es la artroplastia total «restringida», pero la tasa de fracaso es muy alta. Por lo general, resulta imposible también la reconstrucción segura del manguito con artroplastia total no restringida, debido a la deficiencia masiva de tejidos de tal estructura.[129] La artroplastia no restringida sin reparación segura del manguito conlleva una alta incidencia de cargas excéntricas y aflojamiento «bilateral» del componente (Fig. 15-112)[129,269] («caballito mecedor»).

En una comunicación publicada en 1986 a la *American Shoulder and Elbow Surgeons*, Brownlee y Cofield publicaron datos de 20 procedimientos quirúrgicos por artropatía por desgarro del manguito,[45] como artroplastia total del hombro tipo Neer, artroplastia total con empleo de una cavidad glenoidea con «capuchón» y reemplazo humeral proximal sin cavidad glenoidea. En la reparación, se intentó una movilización amplia de los tendones. El alivio del dolor fue importante en todos los grupos. La abducción activa fue mejor en el grupo con sustitución humeral proximal. Tres de los componentes glenoideos se aflojaron.

Arntz y cols.[6] publicaron los resultados de los autores en 19 enfermos de 54 a 84 años, que tenían dolor discapacitante atribuible a desgarro masivo del manguito de los rotadores, aunado a una pérdida de la superficie de la articulación glenohumeral. Se consideró que los pacientes anteriores no eran sujetos aptos para el reemplazo total de hombro, debido a la deficiencia masiva del manguito y al desplazamiento ascendente fijo de la cabeza humeral (Figs. 15-12, 15-13, 15-48, 15-60, 15-69, 15-70, 15-111 y 15-113).

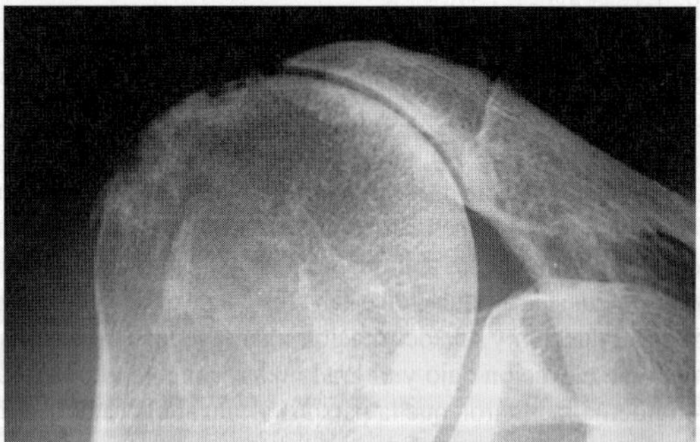

Fig. 15-111 • Artropatía por desgarro del manguito de los rotadores.

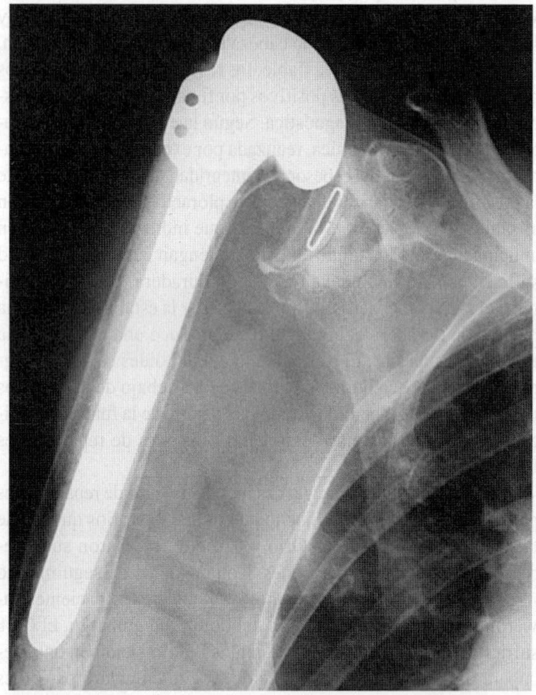

Fig. 15-112 • Aflojamiento del componente glenoideo, por un mecanismo de «caballito mecedor» después de reemplazo del hombro en presencia de una deficiencia masiva del manguito (véase Cap. 16).

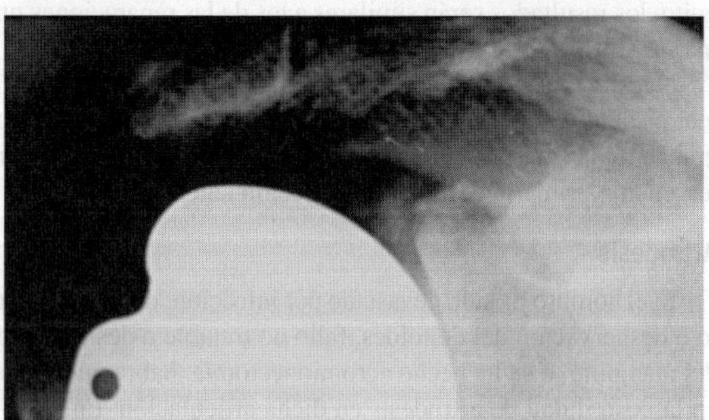

Fig. 15-113 • La recolocación más superficial de la cabeza del húmero mejoró el bienestar y la función del hombro de la Figura 15-60.

Un requisito para realizar hemiartroplastia fue que el arco coracoacromial funcionalmente intacto generara estabilidad secundaria superior para la prótesis. Un aspecto importante de la técnica quirúrgica fue seleccionar una cabeza protésica lo bastante pequeña para evitar el tensamiento excesivo de la cara posterior de la cápsula (véase lo relativo al «relleno excesivo» en el Cap. 16). Fue posible contar con 18 hombros en 16 pacientes para un seguimiento que duró de 25 a 122 meses. El dolor disminuyó de intenso o discapacitante en 14 hombros antes de la operación a nulo o leve en 10, y también el que surgía solo después de actividad extraordinaria, en cuatro pacientes. La elevación anterógrada activa mejoró de un promedio de 66° en el preoperatorio, a otro de 109° en el postoperatorio. Una persona que había logrado resultados excelentes, cayó y sufrió una fractura del acromion, de tal manera que el resultado funcional cambió a insatisfactorio. Tres personas tuvieron dolor persistente e intenso del hombro, que obligó a una nueva operación de revisión. En ninguno de los hombros se detectaron infección ni aflojamiento de la prótesis.

En un estudio separado, Arntz y cols.[7] revisaron 23 hombros en 23 pacientes con dolor discapacitante, que nacía de desgarros irreparables del manguito musculotendinoso. En 12 hombros con conservación del movimiento pasivo, función deltoidea normal, pérdida de las superficies de la articulación glenohumeral y «modelamiento» del arco coracoacromial, se realizó la reconstrucción por medio de hemiartroplastia humeral. En otros 11 hombros que no cumplieron los requisitos anteriores o que después de la operación fueron sometidos a «trabajo pesado», se escogió una artrodesis glenohumeral. En los dos grupos hubo una mejoría del nivel de comodidad y de la función global. La elevación anterógrada activa mejoró cerca de 44° en el grupo sometido a hemiartroplastia, y de 15° en el que recibió artrodesis. Los resultados anteriores se combinaron con el problema del aflojamiento glenoideo señalado cuando se lleva a cabo una artroplastia total de hombro (Fig. 15-112), en presencia de deficiencia del manguito con desplazamiento ascendente de la cabeza, que sugieren que la hemiartroplastia humeral es el método preferente para tratar desgarros irreparables y complejos del manguito en los cuales se ha destruido la superficie articular pero el deltoides todavía es funcional (Figs. 15-69, 15-111, 15-114 y 15-115). La artrodesis del hombro está reservada para individuos con desgarros irreparables del manguito de los rotadores y deficiencias similares del deltoides, o para el individuo más joven que necesita mayor potencia con ángulos bajos de flexión (Fig. 15-116).

MÉTODO PREFERIDO POR MATSEN EN LA ARTROPATÍA POR DESGARRO DEL MANGUITO

En la reconstrucción de la artropatía por desgarro del manguito, los autores intentaron usar la «femoralización» de la porción proximal del húmero (que incluye el redondeamiento para que se pierda la prominencia de las dos tuberosidades), y la «acetabularización» del cuenco glenocoracoacromial (es decir, la erosión de la cara superior de la cavidad glenoidea y una concavidad congruente del arco coracoacromial) (véanse Figs. 15-48, 15-69, 15-70 y 15-111). Se advirtió que dicha enartrosis adaptativa podría ser «remodelada» de manera eficaz y segura por medio de una hemiartroplastia humeral (Figs. 15-114 y 15-115). Con la cirugía se buscaron los objetivos siguientes: 1) asegurar un arco coracoacromial liso (por lo general ya surgió por acción del propio proceso o cuadro patológico), que evite la acromioplastia y el corte del ligamento coracoacromial que destruiría el elemento superior de freno de la cabeza humeral, 2) desbridar fragmentos inútiles de manguito y bolsa, y 3) reconstituir anatómicamente la superficie articular humeral destruida por medio de una endoprótesis humeral que se articula con el arco coracoacromial, y conservar el deltoides por todos los medios. En este caso, los autores no re-

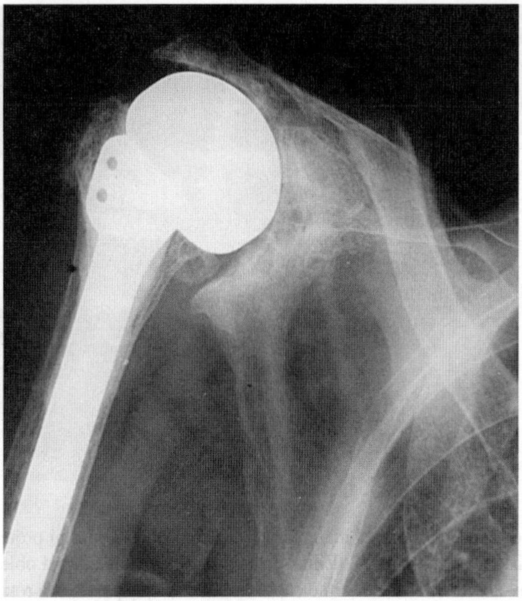

Fig. 15-114 • Hemiartroplastia con reparación de superficie, en la artropatía por desgarro del manguito (paciente de la Figura 15-69).

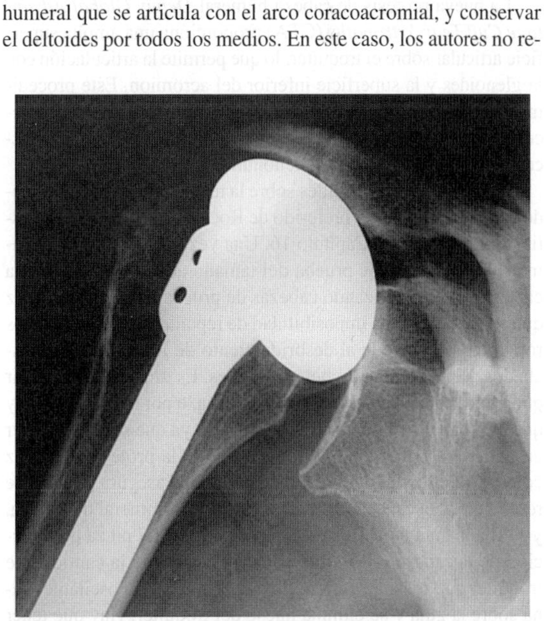

Fig. 15-115 • Hemiartroplastia con reparación de la superficie en la artropatía por desgarro del manguito (paciente de la Fig. 15-111).

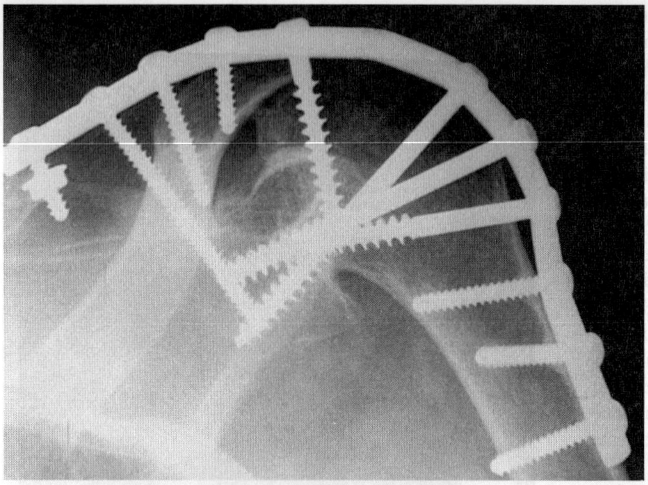

Fig. 15-116 • Artrodesis del hombro en un paciente joven, con deficiencia combinada del manguito y del deltoides.

comiendan reparar el manguito ni utilizar dobles copas ni prótesis de cabeza humeral de mayor tamaño. En vez de ello, el objetivo es conservar la laxitud capsular normal, que permita la rotación interna del brazo en abducción, unos 60°.

En el postoperatorio se inicia el movimiento pasivo continuo (Fig. 15-96) y se permite al paciente realizar las actividades que le resulten cómodas.

MÉTODO PREFERIDO DE ROCKWOOD EN LA ARTROPATÍA POR DESGARRO DEL MANGUITO

La nueva prótesis de cabeza humeral *Depuy Global Advantage Cuff Tear Artropathy* (CTA) proporciona una amplia superficie articular sobre el troquíter, lo que permite la articulación con la glenoides y la superficie inferior del acromion. Este procedimiento permite un buen funcionamiento del hombro y evita la necesidad de utilizar una prótesis para la glenoides o de llenar excesivamente la articulación glenohumeral.

Para conocer más detalles sobre la técnica quirúrgica, se puede consultar el método preferido de Rockwood para la artroplastia del hombro en el Capítulo 16. Una vez introducido en el húmero el escariador de prueba del tamaño adecuado, se mide la cabeza humeral utilizando cabezas de prueba estándar. Una vez que se ha decidido la imposibilidad de reparar el manguito de los rotadores, se procede al desbridamiento de los bordes deshilachados del manguito y la bolsa restantes. Es importante recordar que no se debe realizar una acromioplastia, o por lo menos no hay que extirpar el ligamento coracoacromial, ya que se puede poner en peligro la estabilidad postoperatoria de la prótesis. Una vez colocado el escariador humeral de prueba, se asegura la pinza de resección de la cabeza CTA en el escariador humeral de prueba, y se fija la guía de corte derecha o izquierda. La pinza de resección de la cabeza CTA sirve como indicador de la cantidad de troquíter que se va a extirpar. Se coloca una sierra oscilante plana sobre la guía y se elimina hueso del troquíter. Hay que tener cuidado para que no entren en contacto el escariador con la hoja de la sierra o el oestótomo. Una vez realizada la extirpación del troquíter, se utiliza una gubia o una fresa de aire para eliminar el hueso que sobresale por los lados de la cabeza CTA. Se puede utilizar también una gubia para redondear los bordes del troquíter resecado. En este momento de la intervención puede producirse el sangrado de las superficies de hueso esponjoso, que se puede cauterizar mediante electrocoagulación, o también utilizando cera ósea. A continuación, se coloca una cabeza CTA de prueba de tamaño adecuado en el escariador humeral de prueba. Se rebaja y después se valora el equilibrio del hombro y de los tejidos blandos, como se describe en la técnica quirúrgica antes mencionada. Después se introduce la cabeza final en el cuerpo final, utilizando un introductor y una maza. Se golpea la cabeza tres o cuatro veces, para asegurar un asentamiento adecuado. Finalmente, se introduce el componente de montaje final en el húmero para mantener la posición adecuada.

BIBLIOGRAFÍA

1. Ahovou J, Paavolainen P, and Slätis P: The diagnostic value of arthrography and plain radiography in rotator cuff tears. Acta Orthop Scand *55*:220-223, 1984.
2. Albright JA, Jokl P, Shaw R, and Albright JP: Clinical study of baseball pitchers: Correlation of injury to the throwing arm with method of delivery. Am J Sports Med *6*:15-21, 1978.
3. Altchek DW, Warren RF, Wickiewicz TL, et al: Arthroscopic acromioplasty. J Bone Joint Surg Am *72*:1198-1207, 1990.
4. Andrews JR, Broussard TS, and Carson WG: Arthroscopy of the shoulder in the management of partial tears of the rotator cuff: A preliminary report. Arthroscopy *1*:117-122, 1985.
5. Armstrong JR: Excision of the acromion in treatment of the supraspinatus syndrome: Report of ninety-five excisions. J Bone Joint Surg Br *31*:436-442, 1949.
6. Arntz CT, Jackins S, and Matsen FA III: Prosthetic replacement of the shoulder for the treatment of defects in the rotator cuff and the surface of the glenohumeral joint. J Bone Joint Surg Am *75*:485-491, 1993.
7. Arntz CT, Matsen FA III, and Jackins S: Surgical management of complex irreparable cuff deficiency. J Arthroplasty *6*:363-370, 1991.
8. Atwater AE: Biomechanics of overarm throwing movements and of throwing injuries. Exerc Sport Sci Rev *7*:43-85, 1979.
9. Bacevich BB: Paralytic brachial neuritis. J Bone Joint Surg Am *58*:262, 1976.
10. Bakalim G and Pasila M: Surgical treatment of rupture of the rotator cuff tendon. Acta Orthop Scand *46*:751-757, 1975.
11. Baker CL and Liu SH: Comparison of open and arthroscopic assisted rotator cuff repairs. Am J Sports Med *23*:99-104, 1995.
12. Barber FA: Coplaning of the acromioclavicular joint. Arthroscopy *17*:913-917, 2001.
13. Barber FA and Herbert MA: The effectiveness of an anesthetic continuous-infusion device on postoperative pain control. Arthroscopy *18*:76-81, 2002.
14. Bartolozzi A, Andreychik D, and Ahmad S: Determinants of outcome in the treatment of rotator cuff disease. Clin Orthop *308*:90-97, 1994.
15. Basmajian JV and Bazant FJ: Factors preventing downward dislocation of the adducted shoulder joint: An electromyographic and morphological study. J Bone Joint Surg Am *41*:1182-1186, 1959.
16. Bassett RW and Cofield RH: Acute tears of the rotator cuff: The timing of surgical repair. Clin Orthop *175*:18-24, 1983.
17. Bateman JE: The diagnosis and treatment of ruptures of the rotator cuff. Surg Clin North Am *43*:1523-1530, 1963.

18. Bauer B and Vogelsang H: Die Lahmung des N. Suprascapularis als Taumafloge. Unfallheilkunde *65*:461-465, 1962.
19. Bayley JC, Cochran TP, and Seldge CB: The weight-bearing shoulder: The impingement syndrome in paraplegics. J Bone Joint Surg Am *69*:676-678, 1987.
20. Bedi SS and Ellis W: Spontaneous rupture of calcaneal tendon in rheumatoid arthritis after local steroid injection. Ann Rheum Dis *29*:494, 1970.
21. Behrens F, Shepherd N, and Mitchell N: Alterations of rabbit articular cartilage by intra-articular injections of glucocorticoids. J Bone Joint Surg Am *57*:70-76, 1975.
22. Bellumore Y, Mansat M, and Assoun J: Results of the surgical repair of the rotator cuff. Radio-clinical correlation. Rev Chir Orthop Reparatrice Appar Mot *80*:582-594, 1994.
23. Benjamin M, Evans EJ, and Copp L: The histology of tendon attachments to bone in man. J Anat *149*:89-100, 1986.
24. Ben-Yishay A, Zuckerman JD, Gallagher M, and Cuomo F: Pain inhibition of shoulder strength in patients with impingement syndrome. Orthopedics *17*:685-688, 1994.
25. Berquist TH, McCough PF, Hattrup SH, and Cofield RH: Arthrographic analysis of rotator cuff tear size. Paper presented at the Fourth Meeting of the American Shoulder and Elbow Surgeons, 1988, Atlanta.
26. Berry H, Fernandes L, and Bloom B: Clinical study comparing acupuncture, physiotherapy, injection and oral anti-inflammatory therapy in shoulder-cuff lesions. Curr Med Res Opin *7*:121-126, 1980.
27. Bettman: Monatsschr Unfallheilk. 14, 1926.
28. Bey MJ, Song HK, Wehrli FW, and Soslowsky LJ: Intratendinous strain fields of the intact supraspinatus tendon: The effect of glenohumeral joint position and tendon region. J Orthop Res *20*:869-874, 2002.
29. Bigliani LU, Cordasco FA, McIlveen SJ, et al: Operative management of failed rotator cuff repairs. Orthop Trans *12*:1974, 1988.
30. Bigliani LU, Morrison D, and April EW: The morphology of the acromion and its relationship to rotator cuff tears. Orthop Trans *10*:228, 1986.
31. Bigliani LU, Norris TR, and Fischer J: The relationship between the unfused acromial epiphysis and subacromial impingement lesions. Orthop Trans *7*:138, 1983.
32. Binder A, Parr G, Hazleman B, and Fitton-Jackson S: Pulsed electromagnetic field therapy of persistent rotator cuff tendinitis. Lancet *1*:695-698, 1984.
33. Bjorkenheim JM, Paavolainen P, Ahovuo J, and Slatis P: Subacromial impingement decompressed with anterior acromioplasty. Clin Orthop *252*:150-155, 1990.
34. Bokor DJ, Hawkins RJ, Huckell GH, et al: Results of nonoperative management of full-thickness tears of the rotator cuff. Clin Orthop *294*:103-110, 1993.
35. Bonsell S, Pearsall AW, Heitman RJ, et al: The relationship of age, gender, and degenerative changes observed on radiographs of the shoulder in asymptomatic individuals. J Bone Joint Surg Br *82*:1135-1139, 2000.
36. Bosley RC: Total acromionectomy: A twenty-year review. J Bone Joint Surg Am *73*:961-968, 1991.
37. Bosworth DM: An analysis of twenty-eight consecutive cases of incapacitating shoulder lesions, radically explored and repaired. J Bone Joint Surg *22*:369-392, 1940.
38. Bosworth DM: The supraspinatus syndrome symptomatology, pathology, and repair. JAMA *117*:422, 1941.
39. Brems JJ: Digital muscle strength measurement in rotator cuff tears. Paper presented at the Third Open Meeting of the American Shoulder and Elbow Surgeons, 1987, San Francisco.
40. Brenneke SL and Morgan CJ: Evaluation of ultrasonography as a diagnostic technique in the assessment of rotator cuff tendon tears. Am J Sports Med *20*:287-289, 1992.
41. Brewer BJ: Aging of the rotator cuff. Am J Sports Med *7*:102-110, 1979.
42. Brogi M, Laterza A, and Neri C: Entrapment neuropathy of the suprascapular nerve. Riv Neurobiol *25*:318, 1979.
43. Brooks CH, Revell WJ, and Heatley FW: A quantitative histological study of the vascularity of the rotator cuff tendon. J Bone Joint Surg Br *74*:151-153, 1992.
44. Brown JT: Early assessment of supraspinatus tears: Procaine infiltration as a guide to treatment. J Bone Joint Surg Br *31*:423, 1949.
45. Brownlee C and Cofield MD: Shoulder replacement in cuff tear arthropathy. Paper presented at the Second Open Meeting of the American Shoulder and Elbow Surgeons, 1986, New Orleans.
46. Brox JI, Staff PH, Ljunggren AE, and Brevik JI: Arthroscopic surgery compared with supervised exercises in patients with rotator cuff disease (stage II impingement syndrome). BMJ *307*:899-903, 1993.
47. Bryant L, Shnier R, Bryant C, and Murrell GA: A comparison of clinical estimation, ultrasonography, magnetic resonance imaging, and arthroscopy in determining the size of rotator cuff tears. J Shoulder Elbow Surg *11*:219-224, 2002.
48. Budoff JE, Nirschl RP, and Guidi EJ: Débridement of partial-thickness tears of the rotator cuff without acromioplasty. Long-term follow-up and review of the literature. J Bone Joint Surg Am *80*:733-748, 1998.
49. Burkhart SS: Arthroscopic treatment of massive rotator cuff tears. Clin Orthop *267*:45-46, 1991.
50. Burkhart SS, Fischer SP, Nottage WM, et al: Tissue fixation security in transosseous rotator cuff repairs: A mechanical comparison of simple versus mattress sutures. Arthroscopy *12*:704-708, 1996.
51. Burkhart SS, Nottage WM, Ogilvie-Harris DJ, et al: Partial repair of irreparable rotator cuff tears. Arthroscopy *10*:363-370, 1994.
52. Burns TP and Turba JE: Arthroscopic treatment of the shoulder impingement in athletes. Am J Sports Med *20*:13-16, 1992.
53. Burns WC and Whipple TL: Anatomic relationships in the shoulder impingement syndrome. Clin Orthop *294*:96-102, 1993.
54. Bush LF: The torn shoulder capsule. J Bone Joint Surg Am *57*:256-259, 1975.
55. Calvert PT, Packer NP, Stoker DJ, et al: Arthrography of the shoulder after operative repair of the torn rotator cuff. J Bone Joint Surg Br *68*:147-150, 1986.
56. Cammerer U, Habermeyer P, Plenk A, and Huber R: Ultrasound assessment of reconstructed rotator cuffs. Unfallchirurg *95*:608-612, 1992.
57. Chakravarty K and Webley M: Shoulder joint movement and its relationship to disability in the elderly. J Rheumatol *20*:1359-1361, 1993.
58. Chard MD, Hazleman R, Hazleman BL, et al: Shoulder disorders in the elderly: A community survey. Arthritis Rheum *34*:766-769, 1991.
59. Chiodi E and Morini G: Lesions of the rotator cuff: Diagnostic validity of echography. Surgical findings. Radiol Med *88*:733-735, 1994.
60. Chung SMK and Nissenbaum MM: Congenital and developmental defects of the shoulder. Orthop Clin North Am *6*:382, 1975.
61. Clark JC: Fibrous anatomy of the rotator cuff. Abstract presented to the American Academy of Orthopaedic Surgeons, 1988.
62. Clark JM and Harryman DT II: Tendons, ligaments, and capsule of the rotator cuff. Gross and microscopic anatomy. J Bone Joint Surg Am *74*:713-725, 1992.
63. Clark JM, Sidles JA, and Matsen FA III: The relationship of the glenohumeral joint capsule to the rotator cuff. Clin Orthop *254*:29-34, 1990.
64. Clein LJ: Suprascapular entrapment neuropathy. J Neurosurg *43*:337-342, 1975.
65. Codman EA: Complete rupture of the supraspinatus tendon: Operative treatment with report of two successful cases. Boston Med Surg J *164*:708-710, 1911.
66. Codman EA: The Shoulder, Rupture of the Supraspinatus Tendon and Other Lesions in or about the Subacromial Bursa. Boston: Thomas Todd, 1934.
67. Codman EA: Rupture of the supraspinatus—1834-1934. J Bone Joint Surg *19*:643-652, 1937.
68. Codman EA: Rupture of the supraspinatus tendon. *In* The Shoulder: Rupture of the Supraspinatus Tendon and Other Lesions in or about the Subacromial Bursa, suppl ed. Malabar, FL: Robert E Krieger, 1984, pp 123-177.
69. Cofield RH: Tears of rotator cuff. Instr Course Lect *30*:258-273, 1981.
70. Cofield RH: Subscapular muscle transposition for repair of chronic rotator cuff tears. Surg Gynecol Obstet *154*:667-672, 1982.
71. Cofield RH: Current concepts review: Rotator cuff disease of the shoulder. J Bone Joint Surg Am *67*:974-979, 1985.
72. Cofield RH: Glenohumeral arthroplasty for rheumatoid arthritis: Incidence of rotator cuff tears. Paper presented at the 54th Annual Meeting of the American Academy of Orthopaedic Surgeons, 1987, San Francisco.
73. Cofield RH and Simonet WT: Symposium on sports medicine. Part 2. The shoulder in sports. Mayo Clin Proc *59*:157-164, 1984.
74. Colachis SCJ and Strohm BR: Effect of suprascapular and axillary nerve blocks and muscle force in upper extremity. Arch Phys Med Rehabil *52*:22, 1971.
75. Colachis SCJ, Strohm BR, and Brechner VL: Effects of axillary nerve block on muscle force in the upper extremity. Arch Phys Med Rehabil *50*:647, 1969.
76. Colley F: Die Periarthritis Humeroscapularis. Rose E and Helferich von FCW. Leipzig, 1899.
77. Collins RA, Gristina AG, Carter RE, et al: Ultrasonography of the shoulder. Orthop Clin North Am *18*:351, 1987.
78. Connolly JF: Humeral head defects associated with shoulder dislocations—their diagnostic and surgical significance. Instr Course Lect *21*:42, 1972.
79. Coomes EN and Darlington LG: Effects of local steroid injection for supraspinatus tears: Controlled study. Ann Rheum Dis *35*:943, 1976.
80. Cotton RE and Rideout D: Tears of the humeral rotator cuff: A radiological and pathological necropsy survey. J Bone Joint Surg Br *46*:314-328, 1964.
81. Craig EV: The geyser sign and torn rotator cuff: Clinical significance and pathomechanics. Clin Orthop *191*:213-215, 1984.
82. Crass JR and Craig EV: Noninvasive imaging of the rotator cuff. Orthopedics *11*:57-64, 1988.
83. Crass JR, Craig EV, Bretzke C, et al: Ultrasonography of the rotator cuff. Radiographics *5*:941-953, 1985.
84. Crass JR, Craig EV, and Feinberg SB: Sonography of the postoperative rotator cuff. AJR Am J Roentgenol *146*:561-564, 1986.
85. Crass JR, Craig EV, Thompason RC, et al: Ultrasonography of the rotator cuff: Surgical correlation. J Clin Ultrasound *12*:497-491, 1984.
86. Cruess RL, Blennerhassett J, and MacDonald FR: Aseptic necrosis following renal transplantation. J Bone Joint Surg Am *50*:1577, 1968.
87. Dalton S, Cawston TE, Riley GP, et al: Human shoulder tendon biopsy samples in organ culture produce procollagenase and tissue inhibitor of metalloproteinases. Ann Rheum Dis *54*:571-577, 1995.
88. Darlington LG and Coomes EN: The effects of local steroid injection for supraspinatus tears. Rheumatol Rehabil *16*:172-179, 1977.
89. Debeyre J, Patte D, and Emelik E: Repair of ruptures of the rotator cuff with a note on advancement of the supraspinatus muscle. J Bone Joint Surg Br *47*:36-42, 1965.
89a. Dejardin LM, et al: Tissue engineered rotator cuff tendon using porcine small intestine submucosa: Histological and mechanical evaluation in dogs. Am J Sports Med *29*(2), 2001.
90. DeOrio JK and Cofield RH: Results of a second attempt at surgical repair of a failed initial rotator cuff repair. J Bone Joint Surg Am *66*:563-567, 1984.
91. D'Erme M, DeCupis V, DeMaria M, et al: Echography, magnetic resonance and double-contrast arthrography of the rotator cuff. A prospective study in 30 patients. Radiol Med *86*:72-80, 1993.
92. DePalma AF: Surgical anatomy of the rotator cuff and the natural history of degenerative periarthritis. Surg Clin North Am *43*:1507-1520, 1967.
93. DePalma AF: Surgery of the Shoulder, 2nd ed. Philadelphia: JB Lippincott, pp 206-210, 229, 234-235, 1973.
94. DePalma AF: Surgery of the Shoulder, 3rd ed. Philadelphia: JB Lippincott, 1983.
95. DePalma AF, Gallery G, and Bennett CA: Variational anatomy and degenerative lesions of the shoulder joint. Instr Course Lect *6*:255-281, 1949.
96. DePalma AF, White JB, and Callery G: Degenerative lesions of the shoulder joint at various age groups which are compatible with good function. Instr Course Lect, 1950.
97. Desché: Contribution à l'étude au traitement de la periarthrite scapulohumerale. Paris, 1892.
98. Desplats H: De l'atrophie musculaire dans la péri-arthrite scapulo humérale. Gazette Hebdomadaire de Médicine et de Chir *24*:371, 1878.
99. Diamond B: The Obstructing Acromion. Springfield, IL: Charles C Thomas, 1964.
100. Dierickx C and Vanhoof H: Massive rotator cuff tears treated by a deltoid muscular inlay flap. Acta Orthop Belg *60*:94-100, 1994.
101. Donovan WH and Kraft GH: Rotator cuff tear vs. suprascapular nerve injury. Arch Phys Med Rehabil *55*:424, 1974.
102. Drakeford MK, Quinn MJ, Simpson SL, and Pettine KA: A comparative study of ultrasonography in evaluation of the rotator cuff. Clin Orthop *253*:118-122, 1990.

103. Drez D: Suprascapular neuropathy in the differential diagnosis of rotator cuff injury. Am J Sports Med *4*:43, 1976.
104. Duckworth DG, Smith KL, Campbell B, and Matsen FA III: Self-assessment questionnaires document substantial variability in the clinical expression of rotator cuff tears. J Shoulder Elbow Surg *8*:330-333, 1999.
105. Duplay: Arch Gen Med *2*:513, 1872.
106. Duronea: Essai sur la scapulalgie. 1873.
107. Earnshaw P, Desjardins D, Sarkar K, and Uhthoff HK: Rotator cuff tears: The role of surgery. Can J Surg *25*:60-63, 1982.
108. Edeland HG and Zachrisson BE: Fracture of the scapular notch associated with lesion of the suprascapular nerve. Acta Orthop Scand *46*:758-763, 1975.
109. Ellman H: Arthroscopic subacromial decompression: Analysis of one- to three-year results. J Arthrosc Rel Surg *3*:173-181, 1987.
110. Ellman H: Arthroscopic subacromial decompression: Analysis of one- to three-year results. Arthroscopy *3*:173-181, 1988.
111. Ellman H, Hanker G, and Bayer M: Repair of the rotator cuff: End-result study of factors influencing reconstruction. J Bone Joint Surg Am *68*:1136-1144, 1986.
112. Ellman H and Kay SP: Arthroscopic subacromial decompression: 2-5 year results. Orthop Trans *13*:239, 1989.
113. Ellman H and Kay SP: Arthroscopic subacromial decompression for chronic impingement: Two to five year results. J Bone Joint Surg Br *73*:395-398, 1991.
114. Ellman H, Kay SP, and Wirth M: Arthroscopic treatment of full thickness rotator cuff tears: Two to seven year follow-up study. Arthroscopy *9*:195-200, 1993.
115. Esch JC, Ozerkis LR, Helgager JA, et al: Arthroscopic subacromial decompression: Results according to degree of rotator cuff. Arthroscopy *4*:241-249, 1988.
116. Esslen E, Flachsmann H, Bischoff A, et al: Die Einklemmungsneuropathie des N. Suprascapularis: Eine klinisch-therapeutische Studie. Nervenarzt *38*:311-314, 1967.
117. Fabis J, Kordek P, Bogucki A, and Mazanowska-Gajdowicz J: Function of the rabbit supraspinatus muscle after large detachment of its tendon: 6-week, 3-month, and 6-month observation. J Shoulder Elbow Surg *9*:211-216, 2000.
118. Farin PU and Jaroma H: Acute traumatic tears of the rotator cuff: Value of sonography. Radiology *197*:269-273, 1995.
119. Farin PU and Jaroma H: Digital subtraction shoulder arthrography in determining site and size of rotator cuff tear. Invest Radiol *30*:544-547, 1995.
120. Farrer IL, Matsen FAI, Rogers JV, et al: Dynamic sonographic study of lesion of the rotator cuff [abstract]. Paper presented at the 50th Annual Meeting of the American Academy of Orthopedic Surgeons, 1983, Anaheim, CA.
121. Ferrari JD, Ferrari JA, Coumas J, and Pappas AM: Posterior ossification of the shoulder: The Bennett lesion. Etiology, diagnosis, and treatment. Am J Sports Med *22*:171-175, 1994.
122. Flanders M: Shoulder muscle activity during natural arm movements: What is optimized? *In* Matsen FA III, Fu FH, and Hawkins RJ (eds): The Shoulder: A Balance of Mobility and Stability. Rosemont, IL: American Academy of Orthopaedic Surgeons, 1993, pp 635-646.
123. Flatow EL, Raimondo RA, Kelkar R, et al: Active and passive restraints against superior humeral translation: The contributions of the rotator cuff, the biceps tendon, and the coracoacromial arch. Paper presented at the 12th Open Meeting of the American Shoulder and Elbow Surgeons, 1996, Atlanta.
124. Flatow EL, Soslowsky LJ, Ticker JB, et al: Excursion of the rotator cuff under the acromion. Patterns of subacromial contact. Am J Sports Med *22*:779-788, 1994.
125. Flugstad D, Matsen FA III, Larry I, and Jackins SE: Failed acromioplasty and the treatment of the impingement syndrome. Paper presented at the 2nd Open Meeting of the American Shoulder and Elbow Surgeons, 1986, New Orleans.
126. Ford LT and DeBender J: Tendon rupture after local steroid injection. South Med J *72*:827-830, 1979.
127. Fowler P: Swimmer problems. Am J Sports Med *7*:141-142, 1979.
128. Frank CB: Ligament healing: Current knowledge and clinical applications. J Am Acad Orthop Surg *4*:74-83, 1996.
129. Franklin JL, Barrett WP, Jackins SE, and Matsen FA III: Glenoid loosening in total shoulder arthroplasty; association with rotator cuff deficiency. J Arthroplasty *3*:39-46, 1988.
130. Freiberger RH, Kaye JJ, and Spiller J: Arthrography. New York: Appleton-Century-Crofts, 1979.
131. Fukuda H: Rotator cuff tears. Geka Chiryo (Osaka) *43*:28, 1980.
132. Fukuda H, Hamada K, Nakajima T, and Tomonaga A: Pathology and pathogenesis of the intratendinous tearing of the rotator cuff viewed from en bloc histologic sections. Clin Orthop *304*:60-67, 1994.
133. Fukuda H, Hamada K, and Yamanada K: Pathology and pathogenesis of bursal side rotator cuff tears viewed from en bloc histologic sections. Clin Orthop *254*:75-80, 1990.
134. Fukuda H, Mikasa M, Ogawa K, et al: The partial thickness tear of rotator cuff. Orthop Trans *7*:137, 1983.
135. Fukuda H, Mikasa M, and Yamanaka K: Incomplete thickness rotator cuff tears diagnosed by subacromial bursography. Clin Orthop *223*:51-58, 1987.
136. Gartsman GM: Arthroscopic treatment of stage II subacromial impingement. Paper presented at Fourth Meeting of the American Shoulder and Elbow Surgeons, 1988, Atlanta.
137. Gartsman GM: Arthroscopic acromioplasty for lesion of the rotator cuff. J Bone Joint Surg Am *72*:169-180, 1990.
138. Gartsman GM, Blair ME, Noble PC, et al: Arthroscopic subacromial decompression: An anatomical study. Am J Sports Med *16*:48-50, 1988.
139. Gazielly DF, Gleyze P, and Montagnon C: Functional and anatomical results after rotator cuff repair. Clin Orthop *304*:43-53, 1994.
140. Gazielly DF, Gleyze P, Montagnon C, et al: Functional and anatomical results after surgical treatment of ruptures of the rotator cuff. 1. Preoperative functional and anatomical evaluation of ruptures of the rotator cuff. Rev Chir Orthop Reparatrice Appar Mot *81*:8-16, 1995.
141. Gazielly DF, Gleyze P, Montagnon C, et al: Functional and anatomical results after surgical treatment of ruptures of the rotator cuff. 2. Postoperative functional and anatomical evaluation of ruptures of the rotator cuff. Rev Chir Orthop Reparatrice Appar Mot *81*:17-26, 1995.
142. Gelmers HJ and Buys DA: Suprascapular entrapment neuropathy. Acta Neurochir (Wien) *38*:121-124, 1977.
143. Gerber C: Latissimus dorsi transfer for the treatment of irreparable tears of the rotator cuff. Clin Orthop *275*:152-160, 1992.
144. Gerber C, Schneeberger AG, Beck M, and Schlegel U: Mechanical strength of repairs of the rotator cuff. J Bone Joint Surg Br *76*:371-380, 1994.
145. Gerber C, Terrier F, and Ganz R: The role of the coracoid process in the chronic impingement syndrome. J Bone Joint Surg Br *67*:703-708, 1985.
146. Ghelman B and Goldman AB: The double contrast shoulder arthrogram: Evaluation of rotary cuff tears. Radiology *124*:251-254, 1977.
147. Gill TJ, McIrvin E, Kocher MS, Homa K, et al: The relative importance of acromial morphology and age with respect to rotator cuff pathology. J Shoulder Elbow Surg *11*:327-330, 2002.
148. Godsil RD and Linscheid RL: Intratendinous defects of the rotator cuff. Clin Orthop *69*:181-188, 1970.
149. Goldberg BA, Lippitt SB, and Matsen FA III: Improvement in comfort and function after cuff repair without acromioplasty. Clin Orthop *390*:142-150, 2001.
150. Goldberg BA, Nowinski RJ, and Matsen FA III: Outcome of nonoperative management of full-thickness rotator cuff tears. Clin Orthop *382*:99-107, 2001.
151. Goldman AB, Dines DM, and Warren RF: Shoulder arthrography. *In* Technique, Diagnosis and Clinical Correlation. Boston: Little, Brown, 1982, pp 1-3.
152. Goldman AB and Gehlman B: The double-contrast shoulder arthrogram. Radiology *127*:655-663, 1978.
153. Gore DR, Murray MP, Sepic SB, and Gardner GM: Shoulder-muscle strength and range of motion following surgical repair of full-thickness rotator-cuff tears. J Bone Joint Surg Am *68*:266-272, 1986.
154. Goutallier D, Postel JM, Bernageau J, et al: Fatty muscle degeneration in cuff ruptures. Pre- and postoperative evaluation by CT scan. Clin Orthop *304*:78-83, 1994.
155. Goutallier D, Postel JM, Bernageau J, et al: Fatty infiltration of disrupted rotator cuff muscles. Rev Rhum Engl Ed *62*:415-422, 1995.
156. Grana WA, Teague B, King M, and Reeves RB: An analysis of rotator cuff repair. Am J Sports Med *22*:585-588, 1994.
157. Grant JCB: Grant's Atlas of Anatomy, 6th ed. Baltimore: Williams & Wilkins, 1972.
158. Grant JCB and Smith CG: Age incidence of rupture of the supraspinatus tendon [abstract]. Anat Rec *100*:666, 1948.
159. Grigg P: The role of capsular feedback and pattern generators in shoulder kinematics. *In* Matsen FA III, Fu FH, and Hawkins RJ (eds): The Shoulder: A Balance of Mobility and Stability. Rosemont, IL: American Academy of Orthopaedic Surgeons, 1993, pp 173-184.
160. Ha'eri GB, Orth MC, and Wiley AM: Shoulder impingement syndrome. Clin Orthop *168*:128-132, 1982.
161. Ha'eri GB and Wiley AM: An extensile exposure for subacromial derangements. Can J Surg *23*:458-461, 1980.
162. Ha'eri GB and Wiley AM: Advancement of the supraspinatus muscle in the repair of ruptures of the rotator cuff. J Bone Joint Surg Am *63*:232-238, 1981.
163. Halder A, Zobitz ME, Schultz E, and An KN: Structural properties of the subscapularis tendon. J Orthop Res *18*:829-834, 2000.
164. Halder AM, O'Driscoll SW, Heers G, et al: Biomechanical comparison of effects of supraspinatus tendon detachments, tendon defects, and muscle retractions. J Bone Joint Surg Am *84*:780-785, 2002.
165. Hamada K, Okawara Y, Fryer JN, et al: Localization of mRNA of procollagen alpha 1 type I in torn supraspinatus tendons. In situ hybridization using digoxigenin labeled oligonucleotide probe. Clin Orthop *304*:18-21, 1994.
166. Hammond G: Complete acromionectomy in the treatment of chronic tendinitis of the shoulder. J Bone Joint Surg Am *44*:494-504, 1962.
167. Hammond G: Complete acromionectomy in the treatment of chronic tendinitis of the shoulder. A follow-up of ninety operations of eighty-seven patients. J Bone Joint Surg Am *53*:173-180, 1971.
168. Harryman DT II, Hettrich C, Smith KL, et al: A prospective multipractice investigation of patients with full thickness rotator cuff tears: The importance of comorbidities, surgeon, and other covariables on self-assessed shoulder function and health status. J Bone Joint Surg Am *85*:690-696, 2003.
169. Harryman DT II, Mack LA, Wang KY, et al: Repairs of the rotator cuff. J Bone Joint Surg Am *73*:982-989, 1991.
170. Harryman DT II, Matsen FA III, and Sidles JA: Arthroscopic management of refractory shoulder stiffness. Arthroscopy 13:133-147, 1997.
171. Harryman DT II, Sidles JA, Clark JM, et al: Translation of the humeral head on the glenoid with passive glenohumeral motion. J Bone Joint Surg Am *72*:1334-1342, 1990.
172. Hatakeyama Y, Itoi E, Urayama M, et al: Effect of superior capsule and coracohumeral ligament release on strain in the repaired rotator cuff tendon. A cadaveric study. Am J Sports Med *29*:633-640, 2001.
173. Haudek: Wien Klin Wochenschr 43, 1911.
174. Hawkins RH and Dunlop R: Nonoperative treatment of rotator cuff tears. Clin Orthop *321*:178-188, 1995.
175. Hawkins RJ and Brock RM: Anterior acromioplasty: Early results for impingement with intact rotator cuff. Orthop Trans *3*:274, 1979.
176. Hawkins RJ, Chris AD, and Kiefer G: Failed anterior acromioplasty. Paper presented at the Third Open Meeting of the American Shoulder and Elbow Surgeons, 1987, San Francisco.
177. Hawkins RJ and Kennedy JC: Impingement syndrome in athletes. Am J Sports Med *8*:151-158, 1980.
178. Hawkins RJ, Misamore GW, and Hobeika PE: Surgery of full thickness rotator cuff tears. J Bone Joint Surg Am *67*:1349-1355, 1985.
179. Hawkins RJ, Saddamis S, Moor J, et al: Arthroscopic subacromial decompression: A two-to-four-year follow-up. Paper presented at the Annual Meeting of Arthroscopy Association of North America, 1992.
180. Hazlett JW: Tears of the rotator cuff. Proceedings of the Dewar Orthopaedic Club. J Bone Joint Surg Br *53*:772, 1971.
181. Hedtmann A and Fett H: Ultrasonography of the shoulder in subacromial syndromes with disorders and injuries of the rotator cuff. Orthopade *24*:498-508, 1995.

182. Heikel HVA: Rupture of the rotator cuff of the shoulder: Experiences of surgical treatment. Acta Orthop Scand *39*:477-492, 1968.
183. Heineke: Die Anatomie und Pathologie der Schleimbeutel und Sehnenscheiden. Erlangen, 1868.
184. Hollingworth GR, Ellis RM, and Hattersley TS: Comparison of injection techniques for shoulder pain: Results of a double blind, randomized study. BMJ *287*:1339-1341, 1983.
185. Hollis JM, Lyon RM, Marcin JP, et al: Effect of age and loading axis on the failure properties of the human ACL. Paper presented at the 34th Annual Meeting of the Orthopedic Research Society, 1988, Atlanta.
186. Hollister MS, Mack LA, Patten RM, et al: Association of sonographically detected subacromial/subdeltoid bursal effusion and intraarticular fluid with rotator cuff tear. AJR Am J Roentgenol *165*:605-608, 1995.
187. Holzknecht G: Uber Bursitis mit Konkrementbildung. Wien Med Wochenschr *43*:2757, 1911.
188. Howell SM, Imobersteg AM, Segar DH, and Marone PJ: Clarification of the role of the supraspinatus muscle in shoulder function. J Bone Joint Surg Am *68*:398-404, 1986.
189. Hyvonen P, Lohi S, and Jalovaara P: Open acromioplasty does not prevent the progression of an impingement syndrome to a tear. Nine-year follow-up of 96 cases. J Bone Joint Surg Br *80*:813-816, 1998.
190. Iannotti J: Full-thickness rotator cuff tears: Factors affecting surgical outcome. J Am Acad Orthop Surg *2*:87-95, 1994.
191. Iannotti JP, Zlatkin MB, Esterhai JL, et al: Magnetic resonance imaging of the shoulder. Sensitivity, specificity, and predictive value. J Bone Joint Surg Am *73*:17-29, 1991.
192. Inman VT, Saunders JBDCM, and Abbott LC: Observations on the function of the shoulder joint. J Bone Joint Surg Am *26*:1-30, 1944.
193. Ismail AM, Balakishnan R, and Rajakumar MK: Rupture of patellar ligament after steroid infiltration. J Bone Joint Surg Br *51*:503, 1969.
194. Itoi E, Berglund LJ, Grabowski JJ, et al: Tensile properties of the supraspinatus tendon. J Orthop Res *13*:578-584, 1995.
195. Itoi E and Tabata S: Incomplete rotator cuff tears. Results of operative treatment. Clin Orthop *284*:128-135, 1992.
196. Itoi E and Tabata S: Conservative treatment of rotator cuff tears. Clin Orthop *275*:165-173, 1992.
197. Jackson DL, Farrage J, Hynninen BC, and Caborn DN: Suprascapular neuropathy in athletes: Case reports. Clin J Sports Med *5*:134-136, 1995.
198. Jackson DW: Chronic rotator cuff impingement in the throwing athlete. Am J Sports Med *4*:231-240, 1976.
199. Jarjavay JF: Sur la luxation du tendon de la longue portion du muscle biceps humeral; sur la luxation des tendons des muscles peroniers latéraux. Gazette Hebdomadaire de Médecine et de Chir *21*:325, 1867.
200. Jens J: The role of the subscapularis muscle in recurring dislocation of the shoulder [abstract]. J Bone Joint Surg Br *34*:780, 1964.
201. Jiang Y, Zhao J, Van Holsbeeck MT, et al: Trabecular microstructure and surface changes in the greater tuberosity in rotator cuff tears. Skeletal Radiol *31*:522-528, 2002.
202. Jobe CM: Posterior superior glenoid impingement: Expanded spectrum. Arthroscopy *11*:530-536, 1995.
203. Jobe FW and Kvitne RS: Shoulder pain in the overhand or throwing athlete. Orthop Rev *18*:963-975, 1989.
204. Jobe FW and Moynes DR: Delineation of diagnostic criteria and a rehabilitation program for rotator cuff injuries. Am J Sports Med *10*:336-339, 1982.
205. Joessel D: Uber die Recidine der Humerus-Luxationen. Dtsch Z Chir *13*:167-184, 1880.
206. Johansson JE and Barrington TW: Coracoacromial ligament division. Am J Sports Med *12*:138-141, 1984.
207. Jost B, Pfirrmann CW, Gerber C, and Switzerland Z: Clinical outcome after structural failure of rotator cuff repairs. J Bone Joint Surg Am *82*:304-314, 2000.
208. Julliard: La coracoidite. Rev Med Suisse Romande *12*:47, 1933.
209. Kaneko K, DeMouy EH, and Brunet ME: Massive rotator cuff tears. Screening by routine radiographs. Clin Imaging *19*:8-11, 1995.
210. Kannus P, Leppala J, Lehto M, et al: A rotator cuff rupture produces permanent osteoporosis in the affected extremity, but not in the those with whom shoulder function has returned to normal. J Bone Miner Res *10*:1263-1271, 1995.
211. Karas SE and Giachello TA: Subscapularis transfer for reconstruction of massive tears of the rotator cuff. J Bone Joint Surg Am *78*:239-245, 1996.
212. Kennedy JC and Willis RB: The effects of local steroid injections on tendons: A biomechanical and microscopic correlative study. Am J Sports Med *4*:11-21, 1976.
213. Kerlan RK, Jobe FW, and Blazina ME: Throwing Injuries of the Shoulder and Elbow in Adults, vol 6. St Louis: CV Mosby, 1975.
214. Kernwein GA, Roseberg B, and Sneed WR: Aids in the differential diagnosis of the painful shoulder syndrome. Clin Orthop *20*:11-20, 1961.
215. Kerwein GH, Rosenburg B, and Sneed WR: Arthrographic studies of the shoulder joint. J Bone Joint Surg Am *39*:1267-1279, 1957.
216. Kessel L and Watson M: The painful arc syndrome. Clinical classification as a guide to management. J Bone Joint Surg Br *59*:166-172, 1977.
217. Keyes EL: Observations on rupture of supraspinatus tendon. Based upon a study of 73 cadavers. Ann Surg *97*:849-856, 1933.
218. Keyes EL: Anatomical observations on senile changes in the shoulder. J Bone Joint Surg Am *17*:953, 1935.
219. Kieft GJ, Bloem JL, Rozing PM, and Oberman WR: Rotator cuff impingement syndrome: MR imaging. Radiology *166*:211-214, 1988.
220. Kilcoyne RF and Matsen FA III: Rotator cuff tear measurement by arthropneumotomography. AJR Am J Roentgenol *140*:315-318, 1983.
221. Killoran PJ, Marcove RC, and Freiberger RH: Shoulder arthroscopy. AJR Am J Roentgenol *103*:658-668, 1968.
222. Kirkley A, Litchfield RB, Jackowski DM, and Lo IK: The use of the impingement test as a predictor of outcome following subacromial decompression for rotator cuff tendinosis. Arthroscopy *18*:8-15, 2002.
223. Kirschenbaum D, Coyle MPJ, Leddy JP, et al: Shoulder strength with rotator cuff tears. Pre- and postoperative analysis. Clin Orthop *288*:174-178, 1993.
224. Kneeland JB, Middleton WD, and Carnera GF: MR imaging of the shoulder: Diagnosis of rotator cuff tears. AJR Am J Roentgenol *149*:333-337, 1987.
225. Komar J: Eine wichtige Urasache des Schulterschmerzes: Incisurascapulae-Syndrom. Fortschr Neurol Psychiatr *44*:644-648, 1976.
226. Kopell HP and Thompson WAL: Suprascapular nerve. *In* Peripheral Entrapment Neuropathies. Baltimore: Williams & Wilkins, 1963, pp 130-142.
227. Kumagai J, Sarkar K, and Uhthoff HK: The collagen types in the attachment zone of rotator cuff tendons in the elderly: An immunohistochemical study. J Rheumatol *21*:2096-2100, 1994.
228. Küster E: Ueber habituelle Schutter Luxation. Verh Dtsch Ges Chir *11*:112-114, 1882.
229. Kutsuma T, Akaoka K, Kinoshita H, et al: The results of surgical management of rotator cuff tear. Shoulder Joint *6*:136, 1982.
230. Laing PG: The arterial supply of the adult humerus. J Bone Joint Surg *38*:1105-1116, 1956.
231. Lazarus MD, Harryman DT II, Yung SW, et al: Anterosuperior humeral displacement: Limitation by the coracoacromial arch. Paper presented at the Annual Meeting of the American Association of Orthopaedic Surgeons, 1995, Orlando, FL.
232. Lee HB: Avulsion and rupture of the tendo calcaneus after injection of hydrocortisone. BMJ *2*:395, 1957.
233. Lee PN, Lee M, Haq AMMM, et al: Periarthritis of the shoulder. Ann Rheum Dis *33*:116-119, 1974.
234. Lee SB, Itoi E, O'Driscoll SW, and An KN: Contact geometry at the undersurface of the acromion with and without a rotator cuff tear. Arthroscopy *17*:365-372, 2001.
235. Lee SB, Kim KJ, O'Driscoll SW, Morrey BF, et al: Dynamic glenohumeral stability provided by the rotator cuff muscles in the mid-range and end-range of motion. A study in cadavera. J Bone Joint Surg Am *82*:849-857, 2000.
236. Lee SB, Nakajima T, Luo ZP, et al: The bursal and articular sides of the supraspinatus tendon have a different compressive stiffness. Clin Biomech (Bristol, Avon) *15*:241-247, 2000.
237. Lee TQ, Black AD, Tibone JE, and McMahon PJ: Release of the coracoacromial ligament can lead to glenohumeral laxity: A biomechanical study. J Shoulder Elbow Surg *10*:68-72, 2001.
238. Lehman C, Cuomo F, Kummer FJ, and Zuckerman JD: The incidence of full thickness rotator cuff tears in a large cadaveric population. Bull Hosp Jt Dis *54*:30-31, 1995.
239. Leivseth G and Reikeras O: Changes in muscle fiber cross-sectional area and concentrations of Na, K-ATPase in deltoid muscle in patients with impingement syndrome of the shoulder. J Orthop Sports Phys Ther *19*:146-149, 1994.
240. Leroux JL, Codine P, Thomas E, et al: Isokinetic evaluation of rotational strength in normal shoulders and shoulders with impingement syndrome. Clin Orthop *304*:108-115, 1994.
241. Leroux JL, Thomas E, Bonnel F, and Blotman F: Diagnostic value of clinical tests for shoulder impingement syndrome. Rev Rhum Engl Ed *62*:423-428, 1995.
242. Levy HJ, Gardner RD, and Lemak LJ: Arthroscopic subacromial decompression in the treatment of full thickness rotator tears. Arthroscopy *7*:8-13, 1991.
243. Levy I IJ, Uric JW, and Delaney LG: Arthroscopic assisted rotator cuff repair: Preliminary results. Arthroscopy *6*:55-60, 1990.
244. Liberson F: Os acromiale–a contested anomaly. J Bone Joint Surg *19*:683-689, 1937.
245. Lie S and Mast WA: Subacromial bursography: Technique and clinical application. Tech Dev Instrum *144*:626-630, 1982.
246. Lieber RL: Skeletal Muscle Structure and Function. Baltimore: Williams & Wilkins, 1992, p 314.
247. Lieber RL and Friden J: Neuromuscular stablization of the shoulder girdle. *In* Matsen FA III, Fu FH, and Hawkins RJ (eds): The Shoulder: A Balance of Mobility and Stability. Rosemont, IL: American Academy of Orthopaedic Surgeons, 1993, pp 91-106.
248. Lilleby H: Shoulder arthroscopy. Acta Orthop Scand *55*:561-566, 1984.
249. Lindblom K: Arthrography and roentgenography in ruptures of the tendon of the shoulder joint. Acta Radiol *20*:548, 1939.
250. Lindblom K: On pathogenesis of ruptures of the tendon aponeurosis of the shoulder joint. Acta Radiol *20*:563, 1939.
251. Lindblom K and Palmer I: Ruptures of the tendon aponeurosis of the shoulder joint–the so-called supraspinatus ruptures. Acta Chir Scand *82*:133-142, 1939.
252. Litaker D, Pioro M, El Bilbeisi H, and Brems J: Returning to the bedside: Using the history and physical examination to identify rotator cuff tears. J Am Geriatr Soc *48*:1633-1637, 2000.
253. Liu J, Hughes RE, O'Driscoll SW, and An KN: Biomechanical effect of medial advancement of the supraspinatus tendon. A study in cadavera. J Bone Joint Surg Am *80*:853-859, 1998.
254. Liu SH: Arthroscopically assisted rotator cuff repair. J Bone Joint Surg Br *76*:592-595, 1994.
255. Liu SH and Boynton E: Posterior superior impingement of the rotator cuff on the glenoid rim as a cause of shoulder pain in the overhead athlete. Arthroscopy *9*:697-699, 1993.
256. Lohr JF and Uhthoff HK: The microvascular pattern of the supraspinatus tendon. Clin Orthop *254*:35-38, 1990.
257. Lund IM, Donde R, and Knudsen EA: Persistent local cutaneous atrophy following corticosteroid injection for tendinitis. Rheumatol Rehabil *18*:91-93, 1979.
258. Lundberg BJ: The correlation of clinical evaluation with operative findings and prognosis in rotator cuff rupture. *In* Bayley I and Kessel L (eds): Shoulder Surgery. Berlin: Springer-Verlag, 1982, pp 35-38.
259. Luopajarvi T, Kuorinka I, Virolainen M, and Holmberg M: Prevalence of tenosynovitis and other injuries of the upper extremities in repetitive work. Scand J Work Environ Health *5*:48-55, 1979.
260. MacDonald PB, Clark P, and Sutherland K: An analysis of the diagnostic accuracy of the Hawkins and Neer subacromial impingement signs. J Shoulder Elbow Surg *9*:299-301, 2000.
261. Mack LA and Matsen FA III: Rotator cuff. Clin Diagn Ultrasound *30*:113-133, 1995.
262. Mack LA, Matsen FA III, and Kilcoyne RF: Ultrasound: US evaluation of the rotator cuff. Radiology *157*:205-209, 1985.

263. Mack LA, Nuberg DS, Matsen FA III, et al: Sonography of the postoperative shoulder [abstract]. Paper presented at the Annual Meeting of the American Roentgen Ray Society, 1987, Miami Beach, FL.
264. Mack LA, Nyberg DA, and Matsen FA III: Sonography of the postoperative shoulder. AJR Am J Roentgenol *150*:1089-1093, 1988.
265. Macnab I: Rotator cuff tendinitis. Ann R Coll Surg Engl 53:271-287, 1973.
266. Macnab I and Hastings D: Rotator cuff tendinitis. Can Med Assoc J *99*:91-98, 1968.
267. Mankin HJ and Conger KA: The acute effects of intra-articular hydrocortisone on articular cartilage in rabbits. J Bone Joint Surg Am 48:1383, 1966.
268. Martin SD, Baumgarten TE, and Andrews JR: Arthroscopic resection of the distal aspect of the clavicle with concomitant subacromial decompression. J Bone Joint Surg Am *83*:328-335, 2001.
269. Matsen FA III, Lippitt SB, Sidles JA, and Harryman DT II: Practical Evaluation and Management of the Shoulder. Philadelphia: WB Saunders, 1994, pp 1-242.
270. Matsumoto F, Uhthoff HK, Trudel G, and Loehr JF: Delayed tendon reattachment does not reverse atrophy and fat accumulation of the supraspinatus—an experimental study in rabbits. J Orthop Res *20*:357-363, 2002.
271. Matthews LS, Sonstegard DA, and Phelps DB: A biomechanical study of rabbit patellar tendon: Effects of steroid injection. J Sports Med *2*:9, 1974.
272. McCarty DJ, Haverson PB, Carrera GF, et al: "Milwaukee Shoulder": Association of microspheroids containing hydroxyapatite crystals, active collagenase, and neutral protease with rotator cuff defects. I. Clinical aspects. Arthritis Rheum *24*:353-354, 1981.
273. McLaughlin HL: Lesions of the musculotendinous cuff of the shoulder. I. The exposure and treatment of tears with retraction. J Bone Joint Surg *26*:31-51, 1944.
274. McLaughlin HL: Rupture of the rotator cuff. J Bone Joint Surg *44A*:979-983, 1962.
275. McLaughlin HL: Repair of major cuff ruptures. Surg Clin North Am *43*:1535-1540, 1963.
276. McLaughlin HL: Lesions of the musculotendinous cuff of the shoulder. The exposure and treatment of tears with retraction. Clin Orthop *304*:3-9, 1994.
277. McLaughlin HL and Asherman EG: Lesions of the musculotendinous cuff of the shoulder. IV. Some observations based upon the results of surgical repair. J Bone Joint Surg Am *33*:76-86, 1951.
278. McMaster PE: Tendon and muscle ruptures: Clinical and experimental studies on the causes and location of subcutaneous ruptures. J Bone Joint Surg Am *15*:705-722, 1933.
279. Melmed EP: Spontaneous bilateral rupture of the calcaneal tendon during steroid therapy. J Bone Joint Surg Br *47*:104, 1965.
280. Meyer AW: Further evidence of attrition in the human body. Am J Anat *34*:241-267, 1924.
281. Meyer AW: The minute anatomy of attrition lesions. J Bone Joint Surg Am *13*:341, 1931.
282. Meyer AW and Kessler: Strassbourg Med *2*:205, 1926.
283. Michelsson JE and Bakalim G: Resection of the acromion in the treatment of persistent rotator cuff syndrome of the shoulder. Acta Orthop Scand *48*:607-611, 1977.
284. Middleton WD: Ultrasonography of rotator cuff pathology. Top Magn Reson Imaging *6*:133-138, 1994.
285. Middleton WD, Edelstein G, Reinus WR, et al: Sonographic detection of rotator cuff tears. AJR Am J Roentgenol *144*:349-353, 1985.
286. Middleton WD, Reinus WR, Melson GL, et al: Pitfalls of rotator cuff sonography. AJR Am J Roentgenol *146*:555-560, 1986.
287. Middleton WD, Reinus WR, Totty WG, et al: Ultrasonographic evaluation of the rotator cuff and biceps tendon. J Bone Joint Surg Am *68*:440-450, 1986.
288. Mikasa M: Subacromial bursography. J Jpn Orthop Assoc *53*:225, 1979.
289. Milgrom C, Schaffler M, Gilbert S, and van Holsbeeck M: Rotator cuff changes in asymptomatic adults. The effect of age, hand dominance and gender. J Bone Joint Surg Br *77*:296-298, 1995.
290. Mink JH, Harris E, and Rappaport M: Rotator cuff tears: Evaluation using double-contrast shoulder arthrography. Radiology *153*:621-623, 1985.
291. Misamore GW, Ziegler DW, and Rushton JL II: Repair of the rotator cuff. A comparison of results in two populations of patients. J Bone Joint Surg Am *77*:1335-1339, 1995.
292. Montgomery TJ, Yerger B, and Savoie FH: Management of full thickness tears of the rotator cuff: A comparison of arthroscopic débridement with open repair. Paper presented at the 8th Annual Open Meeting of the American Shoulder and Elbow Surgeons, 1992, Washington, DC.
293. Morrison DS: The use of magnetic resonance imaging in the diagnosis of rotator cuff tears. Paper presented at the Fourth Meeting of the American Shoulder and Elbow Surgeons, 1988, Atlanta.
294. Morrison DS and Bigliani LU: The Clinical Significance of Variations in Acromial Morphology. Paper presented at the 3rd Open Meeting of the American Shoulder and Elbow Surgeons, 1987, San Francisco.
295. Moseley HF: Ruptures to the Rotator Cuff. Springfield, IL: Charles C Thomas, 1952.
296. Moseley HF: Shoulder Lesions, 3rd ed. Edinburgh: Livingstone, 1969.
297. Moseley HF and Goldie I: The arterial pattern of the rotator cuff of the shoulder. J Bone Joint Surg Br *45*:780, 1963.
298. Motamedi AR, Urrea LH, Hancock RE, et al: Accuracy of magnetic resonance imaging in determining the presence and size of recurrent rotator cuff tears. J Shoulder Elbow Surg *11*:6-10, 2002.
299. Mudge MK, Wood VE, and Frykman GK: Rotator cuff tears associated with os acromiale. J Bone Joint Surg Am *66*:427-429, 1984.
300. Murray JWG: A surgical approach for entrapment neuropathy of the suprascapular nerve. Orthop Rev *3*:33-35, 1974.
301. Murrell GA and Walton JR: Diagnosis of rotator cuff tears. Lancet *357*:769-770, 2001.
302. Nakagaki K, Tomita Y, Sakurai G, et al: Anatomical study on the atrophy of supraspinatus muscle belly with cuff tear. Nippon Seikeigeka Gakkai Zasshi *68*:516-521, 1994.
303. Nakagawa S, Yoneda M, Hayashida K, Wakitani S, et al : Greater tuberosity notch: An important indicator of articular-side partial rotator cuff tears in the shoulders of throwing athletes. Am J Sports Med *29*:762-770, 2001.
304. Neer CS II: Anterior acromioplasty for the chronic impingement syndrome in the shoulder: A preliminary report. J Bone Joint Surg Am *54*:41-50, 1972.
305. Neer CS II: Unfused acromial epiphysis in impingement and cuff tears. Paper presented at the 45th Annual Meeting of the American Academy of Orthopaedic Surgeons, 1978, Dallas.
306. Neer CS II: Impingement lesions. Clin Orthop *173*:70-77, 1983.
307. Neer CS II: Shoulder Reconstruction. Philadelphia: WB Saunders, 1990, pp 73-77.
308. Neer CS II, Craig EV, and Fukuda H: Cuff-tear arthropathy. J Bone Joint Surg Am *65*:1232-1244, 1983.
309. Neer CS II, Flatow EL, and Lech O: Tears of the rotator cuff. Long-term results of anterior acromioplasty and repair. Paper presented at the Fourth Meeting of the American Shoulder and Elbow Surgeons, 1988, Atlanta.
310. Neer CS II and Marberry TA: On the disadvantages of radical acromionectomy. J Bone Joint Surg Am *63*:416-419, 1981.
311. Neer CS II and Welsh RP: The shoulder in sports. Orthop Clin North Am *8*:583-591, 1977.
312. Nelson DH: Arthography of the shoulder. Br J Radiol *25*:134, 1952.
313. Neviaser JS: Ruptures of the rotator cuff of the shoulder. New concepts in the diagnosis and operative treatment of chronic ruptures. Arch Surg *102*:483-485, 1971.
314. Neviaser JS, Neviaser RJ, and Neviaser TJ: The repair of chronic massive ruptures of the rotator cuff of the shoulder by use of a freeze-dried rotator cuff. J Bone Joint Surg Am *60*:681-684, 1978.
315. Neviaser RJ: Tears of the rotator cuff. Orthop Clin North Am *11*:295-306, 1980.
316. Neviaser RJ and Neviaser TJ: Transfer of subscapularis and teres minor for massive defects of rotator cuff. *In* Bayley I and Kessel L (eds): Shoulder Surgery. Berlin: Springer-Verlag, 1982, pp 60-63.
317. Neviaser RJ, Neviaser TJ, and Neviaser JS: Anterior dislocation of the shoulder and rotator cuff rupture. Clin Orthop *291*:103-106, 1993.
318. Neviaser TJ, Neviaser RJ, and Neviaser JS: The four-in-one arthroplasty for the painful arc syndrome. Clin Orthop *163*:107-112, 1982.
319. Neviaser TJ, Neviaser RJ, and Neviaser JS: Incomplete rotator cuff tears. A technique for diagnosis and treatment. Clin Orthop *306*:12-16, 1994.
320. Nicholson GP, Goodman DA, Flatow EA, and Bigliani LU: The acromion: Morphologic condition and age-related changes: A study of 420 scapulas. J Shoulder Elbow Surg *5*:1-11, 1996.
321. Nixon JE and DiStefano V: Ruptures of the rotator cuff. Orthop Clin North Am *6*:423-447, 1975.
322. Nobuhara K, Hata Y, and Komai M: Surgical procedure and results of repair of massive tears of the rotator cuff. Clin Orthop *304*:54-59, 1994.
323. Norquist BM, Goldberg BA, and Matsen FA 3rd: Challenges in evaluating patients lost to follow-up in clinical studies of rotator cuff tears. J Bone Joint Surg Am *82*:838-842, 2000.
324. Norris TR, Fischer J, and Bigliani LU: The unfused acromial epiphysis and its relationship to impingement syndromes. Orthop Trans *7*:505, 1983.
325. Oberholtzer J: Die Arthropneumoradiographe bei habitueller Schulterluxatio. Rontgenpraxis *5*:589-590, 1933.
326. Ogata S and Uhthoff HK: Acromial enthesopathy and rotator cuff tear. A radiologic and histologic postmortem investigation of the coracoacromial arch. Clin Orthop *254*:39-48, 1990.
327. Ogilvie-Harris DL and Demaziere A: Arthroscopic débridement versus open repair for rotator cuff tears. J Bone Joint Surg Br *75*:416-420, 1993.
328. Ogilvie-Harris DJ and Wiley AM: Arthroscopic surgery of the shoulder: A general appraisal. J Bone Joint Surg Br *68*:201-207, 1986.
329. Ogilvie-Harris DJ, Wiley AM, and Sattarian J: Failed acromioplasty for impingement syndrome. J Bone Joint Surg Br *72*:1070-1072, 1990.
330. Okuda Y, Gorski JP, An KN, and Amadio PC: Biochemical histological and biochemical analysis of canine tendon. J Orthop Res *5*:60-68, 1987.
331. Olive RJJ and Marsh HO: Ultrasonography of rotator cuff tears. Clin Orthop 282:110-113, 1992.
332. Olsewski JM and Depew AD: Arthroscopic subacromial decompression and rotator cuff débridement for stage II and stage III impingement. Arthroscopy *10*:61-68, 1994.
333. Otis JC, Jiang CC, Wickiewicz TL, et al: Changes in the moment arms of the rotator cuff and deltoid muscles with abduction and rotation. J Bone Joint Surg Am *76*:667-676, 1994.
334. Owen RS, Iannotti JP, Kneeland JB, et al: Shoulder after surgery: MR imaging with surgical validation. Radiology *186*:443-447, 1993.
335. Ozaki J, Fujimoto S, and Masuhara K: Repair of chronic massive rotator cuff tears with synthetic fabrics. *In* Bateman JE and Welsh RP (eds): Surgery of the Shoulder. Philadelphia: BC Decker, 1984, pp 185-191.
336. Ozaki J, Fujimoto S, Nakagawa Y, et al: Tears of the rotator cuff of the shoulder associated with pathological changes in the acromion. J Bone Joint Surg *70*:1224-1230, 1988.
337. Ozaki J, Fujimoto S, Tomita K, and al: Non-perforated superficial surface cuff tears associated with hydrops of the subacromial bursa. Katakansetsu (Fukuoka) *9*:52, 1985.
338. Paavolainen P and Ahovuo J: Ultrasonography and arthrography in the diagnosis of tears of the rotator cuff. J Bone Joint Surg *76*:335-340, 1994.
339. Packer NP, Calvert PT, Bayley JIL, and Kessel L: Operative treatment of chronic ruptures of the rotator cuff of the shoulder. J Bone Joint Surg Br *65*:171-175, 1983.
340. Painter: Boston Med Surg J *156*:345, 1907.
341. Palette GA Jr, Warner JP, Altchek DW, et al: Arthroscopic rotator cuff repair: Evaluation of results and comparison of techniques. Paper presented at the 60th Annual Meeting of the American Academy of Orthopaedic Surgeons, 1993, San Francisco.
342. Palmer WE, Brown JH, and Rosenthal DI: Rotator cuff: Evaluation with fat-suppressed arthrography. Radiology *188*:683-687, 1993.
343. Pappas AM, Zawacki RM, and McCarthy CF: Rehabilitation of the pitching shoulder. Am J Sports Med *13*:223-235, 1985.

344. Pappas AM, Zawacki RM, and Sullivan TJ: Biomechanics of baseball pitching. A preliminary report. Am J Sports Med *13*:216-222, 1985.
345. Park JY, Lee GW, Kim Y, and Yoo MJ: The efficacy of continuous intrabursal infusion with morphine and bupivacaine for postoperative analgesia after subacromial arthroscopy. Reg Anesth Pain Med *27*:145-149, 2002.
346. Paulos LE and Franklin JL: Arthroscopic shoulder decompression development and application. Am J Sports Med *18*:235-244, 1990.
347. Paulos LE, Harner CD, and Parker RD: Arthroscopic subacromial decompression for impingement syndrome of the shoulder. Tech Orthop *3*:33-39, 1988.
348. Paulos LE and Kody MH: Arthroscopically enhanced "miniapproach" to rotator cuff repair. Am J Sports Med *22*:19-25, 1994.
349. Payr E: Gelenk "Sperren" und "Ankylosen" Uber die "Schultersteifen verschiedener Ursache und die sogenannte "Periarthrities humero-scapularis," Ihre Behandlung. Zentralbl Chir *58*:2993-3003, 1931.
350. Penny JN and Smith C: The prevention and treatment of swimmer's shoulder. Can J Appl Sport Sci *5*:195-202, 1980.
351. Penny JN and Welsh RP: Shoulder impingement syndromes in athletes and their surgical management. Am J Sports Med *9*:11-15, 1981.
352. Peterson C: Long-term results of rotator cuff repair. *In* Bayley I and Kessel L (eds): Shoulder Surgery. Berlin: Springer-Verlag, 1982, pp 64-69.
353. Peterson CJ and Gentz CF: Ruptures of the supraspinatous tendon–the significance of distally pointing acromioclavicular osteophytes. Clin Orthop *174*:143, 1983.
354. Pettersson G: Rupture of the tendon aponeurosis of the shoulder joint in antero-inferior dislocation. Acta Chir Scand Suppl *77*:1-187, 1942.
355. Phipps GJ and Hoffer MM: Latissimus dorsi and teres major transfer to rotator cuff for Erb's palsy. J Shoulder Elbow Surg *4*:124-129, 1995.
356. Picot C: Neuropathie canalaire du nerf sus-scapulaire. Rhumatologie *21*:73-75, 1969.
357. Pingaud and Charvot: Scapulalgie. *In* Dechambre: Dictionaire Encyclopeádique des Sciences Médicales, vol. 11. Paris, 1879, p 232.
358. Poppen NK and Walker PS: Normal and abnormal motion of the shoulder. J Bone Joint Surg Am *58*:195, 1976.
359. Post M: Rotator cuff repair with carbon filament: A preliminary report of five cases. Clin Orthop *196*:154-158, 1985.
360. Post M and Cohen J: Impingement syndrome–a review of late stage II and early stage III lesions. Paper presented at the First Open Meeting of the American Shoulder and Elbow Surgeons, 1985.
361. Post M and Cohen J: Impingement syndrome. Clin Orthop *207*:126-132, 1986.
362. Post M, Silver R, and Singh M: Rotator cuff tear: Diagnosis and treatment. Clin Orthop *173*:78, 1983.
363. Postacchini F, Perugia D, and Rampoldi M: Rotator cuff tears: Results of surgical repairs. Ital J Orthop Traumatol *18*:173-188, 1992.
364. Pujadas GM: Coraco-acromial ligament syndrome. J Bone Joint Surg Am *52*:1261-1262, 1970.
365. Putz R and Reichelt A: Structural findings of the coracoacromial ligament in rotator cuff rupture, tendinosis calcarea and supraspinatus syndrome. Z Orthop Ihre Grenzgeb *128*:46-50, 1990.
366. Quinn SF, Sheley RC, Demlow TA, and Szumowski J: Rotator cuff tendon tears: Evaluation with fat-suppressed MR imaging with arthroscopic correlation in 100 patients. Radiology *195*:497-500, 1995.
367. Raggio CL, Warren RF, and Sculco T: Surgical treatment of impingement syndrome: A four year follow-up. Paper presented at the First Open Meeting of the American Shoulder and Elbow Surgeons, 1985.
368. Rask MR: Suprascapular nerve entrapment: A report of two cases treated with suprascapular notch resection. Clin Orthop *123*:73-75, 1977.
369. Rathbun JB and Macnab I: The microvascular pattern of the rotator cuff. J Bone Joint Surg Br *52*:540-553, 1970.
370. Reeves B: Arthrography of the shoulder. J Bone Joint Surg Br *48*:424-435, 1966.
371. Regan WD and Richards RR: Subacromial pressure pre and post acromioplasty: A cadaveric study. Orthop Trans *13*:671, 1989.
372. Rengachary SS, Neff JP, Singer PA, and Brackett CE: Suprascapular entrapment neuropathy: A clinical, anatomical, and comparative study. Neurosurgery *5*:441-446, 1979.
373. Renoux S, Monet J, Pupin P, et al: Preliminary note on the biometric data relating to the human coracoacromial arch. Surg Radiol Anat *8*:189-195, 1986.
374. Resnick D: Shoulder arthrography. Radiol Clin North Am 19:243-252, 1981.
375. Richardson AB, Jobe FW, and Collins HR: The shoulder in competitive swimming. Am J Sports Med *8*:159-163, 1980.
376. Riley GP, Harrall RL, Constant CR, et al: Tendon degeneration and chronic shoulder pain: Changes in the collagen composition of the human rotator cuff tendons in rotator cuff tendinitis. Ann Rheum Dis *53*:359-366, 1994.
377. Riley GP, Harrall RL, Constant CR, et al: Glycosaminoglycans of human rotator cuff tendons: Changes with age and in chronic rotator cuff tendinitis. Ann Rheum Dis *53*:367-376, 1994.
378. Robertson PL, Schweitzer ME, Mitchell DG, et al: Rotator cuff disorders: Interobserver and intraobserver variation in diagnosis with MR imaging. Radiology *194*:831-835, 1995.
379. Rocks JA: Intrinsic shoulder pain syndrome. Phys Ther *59*:153-159, 1979.
380. Rockwood CA Jr: Personal communication, 1983 and 1987.
381. Rockwood CA Jr and Lyons FR: Shoulder impingement syndrome: Diagnosis, radiographic evaluation, and treatment with a modified Neer acromioplasty. J Bone Joint Surg Am *75*:473-474, 1993.
382. Rockwood CA Jr, Williams GR Jr, and Burkhead WZ Jr: Débridement of degenerative, irreparable lesions of the rotator cuff. J Bone Joint Surg Am *77*:857-866, 1995.
383. Roh MS, Wang VM, April EW, et al: Anterior and posterior musculotendinous anatomy of the supraspinatus. J Shoulder Elbow Surg *9*:436-440, 2000.
384. Rokito AS, Zuckerman JD, Gallagher MA, and Cuomo F: Strength after surgical repair of the rotator cuff. J Shoulder Elbow Surg *5*:12-17, 1996.
385. Romeo AA, Hang DW, Bach BR Jr, and Shott S: Repair of full thickness rotator cuff tears. Gender, age, and other factors affecting outcome. Clin Orthop 367:243-255, 1999.
386. Rossi F, Ternamian PJ, Cerciello G, and Walch G: Posterosuperior glenoid rim impingement in athletes: The diagnostic value of traditional radiology and magnetic resonance. Radiol Med (Torino) *87*:22-27, 1994.
387. Rostron PK, Orth MCH, Wigan FRCS, and Calver RF: Subcutaneous atrophy following methylprednisolone injection in Osgood-Schlatter epiphysitis. J Bone Joint Surg Am *61*:627-628, 1979.
388. Rothman RH and Parke WW: The vascular anatomy of the rotator cuff. Clin Orthop *41*:176-186, 1965.
389. Rowlands LK, Wertsch JJ, Primack SJ, et al: Kinesiology of the empty can test. Am J Phys Med Rehabil *74*:302-304, 1995.
390. Roye RP, Grana WA, and Yates C: Arthroscopic subacromial decompression: Two-to-seven-year follow-up. Arthroscopy *11*:301-306, 1995.
391. Ryu RK: Arthroscopic subacromial decompression: A clinical review. Arthroscopy *8*:141-147, 1992.
392. Sachs RA, Stone ML, and Devine S: Open vs. arthroscopic acromioplasty: A prospective, randomized study. Arthroscopy *10*:248-254, 1994.
393. Saha AK: Dynamic stability of the glenohumeral joint. Acta Orthop Scand *42*:491-505, 1971.
394. Salter RB, Gross A, and Hall JH: Hydrocortisone arthropathy: An experimental investigation. Can Med Assoc J *97*:374, 1967.
395. Samilson RL: Congenital and developmental anomalies of the shoulder girdle. Orthop Clin North Am *11*:219-231, 1980.
396. Samilson RL and Binder WF: Symptomatic full thickness tears of the rotator cuff: An analysis of 292 shoulders in 276 patients. Orthop Clin North Am *6*:449-466, 1975.
397. Samilson RL, Raphael RL, Post L, et al: Arthrography of the shoulder. Clin Orthop *20*:21-31, 1961.
398. Schaefer O, Winterer J, Lohrmann C, Laubenberger J, et al: Magnetic resonance imaging for supraspinatus muscle atrophy after cuff repair. Clin Orthop 403:93-99, 2002.
399. Schaár W and Zweifel C: Das os acromiale und seine klinische Bedeutung. *In* Breitner B and Nordmann O (eds): Bruns Beiträse zur Klinischen Chir. Berlin: Urban & Schwarzenberg, 1936, p 101.
400. Scheib JS: Diagnosis and rehabilitation of the shoulder impingement syndrome in the overhand and throwing athletes. Rheum Dis Clin North Am *16*:971-988, 1990.
401. Schilf E: Über eine einseitige Lähmung des Nervus suprascapularis. Nervenarzt *23*:306-307, 1952.
402. Schneeberger AG, Nyffeler RW, and Gerber C: Structural changes of the rotator cuff caused by experimental subacromial impingement in the rat. J Shoulder Elbow Surg *7*:375-380, 1998.
403. Schneider JE, Adams OR, and Easley KJ: Scapular notch resection for suprascapular nerve decompression in 12 horses. JAMA *187*:1019-1020, 1985.
404. Seeger LL, Gold RH, Bassett LW, and Ellman H: Shoulder impingement syndrome: MR findings in 53 shoulders. AJR Am J Roentgenol *150*:343-347, 1988.
405. Seitz WHJ, Abram LJ, Froimson AI, et al: Rotator cuff imaging techniques: A comparison of arthrography, ultrasonography and magnetic resonance imaging. Paper presented at the Third Open Meeting of the American Shoulder and Elbow Surgeons, 1987, San Francisco.
406. Sharkey NA, Marder RA, and Hanson PB: The entire rotator cuff contributes to elevation of the arm. J Orthop Res *12*:699-708, 1994.
407. Shellock FG, Bert JM, Fritts HM, et al: Evaluation of the rotator cuff and glenoid labrum using a 0.2-Tesla extremity magnetic resonance (MR) system: MR results compared to surgical findings. J Magn Reson Imaging *14*:763-770, 2001.
408. Sher JS, Uribe JW, Posada A, et al: Abnormal findings on magnetic resonance images of asymptomatic shoulders. J Bone Joint Surg Am *77*:10-15, 1995.
409. Shibata Y, Midorikawa K, Emoto G, and Naito M: Clinical evaluation of sodium hyaluronate for the treatment of patients with rotator cuff tear. J Shoulder Elbow Surg *10*:209-216, 2001.
410. Sievers: Verh Dtsch Ges Chir *43*(Kongr):243, 1914.
411. Sigholm G, Styf J, Korner L, and Herberts P: Pressure recording in the subacromial bursa. J Orthop Res *6*:123-128, 1988.
412. Skoff HD: Conservative open acromioplasty. J Bone Joint Surg Br *77*:933-936, 1995.
413. Slátis P and Aalto K: Medial dislocation of the tendon of the long head of the biceps brachii. Acta Orthop Scand *50*:73-77, 1979.
414. Smaill GB: Bilateral rupture of Achilles tendon. BMJ *1*:1657, 1961.
415. Smith JG: Pathological appearances of seven cases of injury of the shoulder joint with remarks. London Med Gazette *14*:280, 1834.
416. Smith KL, Harryman DT II, Antoniou J, et al: A prospective, multipractice study of shoulder function and health status in patients with documented rotator cuff tears. J Shoulder Elbow Surg *9*:395-402, 2000.
417. Smith-Petersen MN, Aufranc OE, and Larson CB: Useful surgical procedures for rheumatoid arthritis involving joints of the upper extremity. Arch Surg *46*:764-770, 1943.
418. Solheim LF and Roaas A: Compression of the suprascapular nerve after fracture of the scapular notch. Acta Orthop Scand *49*:338-340, 1978.
419. Sonnabend DH: Treatment of primary anterior shoulder dislocation in patients older than 40 years of age. Conservative versus operative. Clin Orthop *304*:74-77, 1994.
420. Soslowsky LJ, An CH, Johnston SP, and Carpenter JE: Geometric and mechanical properties of the coracoacromial ligament and their relationship to rotator cuff disease. Clin Orthop *304*:10-17, 1994.
421. Spangehl MJ, Hawkins RH, McCormack RG, and Loomer RL: Arthroscopic versus open acromioplasty: A prospective, randomized, blinded study. J Shoulder Elbow Surg *11*:101-107, 2002.
422. Speer KP and Garrett WE Jr: Muscular control of motion and stability about the pectoral girdle. *In* Matsen FA III, Fu FH, and Hawkins RJ (eds): The Shoulder: A Balance of Mobility and Stability. Rosemont, IL: American Academy of Orthopaedic Surgeons, 1993, pp 159-172.
423. Speer KP, Lohnes J, and Garrett WE: Arthroscopic subacromial decompression: Results in advanced impingement syndrome. Arthroscopy *7*:291-296, 1991.
424. Speer KP, Osbahr DC, Montella BJ, et al: Acromial morphotype in the young asymptomatic athletic shoulder. J Shoulder Elbow Surg *10*:434-437, 2001.
425. Spielmann AL, Forster BB, Kokan P, et al: Shoulder after rotator cuff repair: MR imaging findings in asymptomatic individuals–initial experience. Radiology *213*:705-708, 1999.

426. Stieda A: Zur Pathologie der Schulter gelenkschlembeutel. *In* Langebeck B (ed): Archiv für Klinische Chirurgie. Berlin: Verlag von August Hirschwald, 1908, p 910.
427. Stiles RG and Otte MT: Imaging of the shoulder. Radiology *188*:603-613, 1993.
428. Strizak AM, Danzig L, and Jackson DW: Subacromial bursography: An anatomic and clinical study. J Bone Joint Surg Am *64*:196, 1982.
429. Strohm BR and Colachis SCJ: Shoulder joint dysfunction following injury to the suprascapular nerve. Phys Ther *45*:106-111, 1965.
430. Stuart MJ, Azevedo AJ, and Cofield RH: Anterior acromioplasty for treatment of the shoulder impingement syndrome. Clin Orthop *260*:195-200, 1990.
431. Sweetnam R: Corticosteroid arthropathy and tendon rupture. J Bone Joint Surg Br *51*:397, 1969.
432. Swiontkowski M, Iannotti JP, Boulas JH, et al: Intraoperative Assessment of Rotator Cuff Vascularity Using Laser Doppler Flowmetry. St Louis: Mosby–Year Book, 1990, pp 208-212.
433. Symeonides PP: The significance of the subscapularis muscle in the pathogenesis of recurrent anterior dislocation of the shoulder. J Bone Joint Surg Br *54*:476-483, 1972.
434. Tabata S and Kida H: Diagnosis and treatment of partial thickness tears of rotator cuff. Orthop Traumatol Surg (Tokyo) *26*:1199, 1983.
435. Tabata S, Kida H, Sasaki J, et al: Operative treatment for the incomplete thickness tears of the rotator cuff. Katakansetsu (Fukuoka) *5*:29, 1981.
436. Taboury J: Ultrasonography of the shoulder: Diagnosis of rupture of tendons of the rotator muscles. Ann Radiol (Paris) *35*:133-140, 1992.
437. Takagishi N: Conservative treatment of the ruptures of the rotator cuff. J Jpn Orthop Assoc *52*:781-787, 1978.
438. Tamai K and Ogawa K: Intratendinous tear of the supraspinatus tendon exhibiting winging of the scapula. Clin Orthop *194*:159-163, 1985.
439. Teefey SA, Hasan SA, Middleton WD, et al: Ultrasonography of the rotator cuff. A comparison of ultrasonographic and arthroscopic findings in one hundred consecutive cases. J Bone Joint Surg Am *82*:498-504, 2000.
440. Tempelhof S, Rupp S, and Seil R: Age-related prevalence of rotator cuff tears in asymptomatic shoulders. J Shoulder Elbow Surg *8*:296-299, 1999.
441. Tetzlaff JE, Yoon HJ, and Brems J: Interscalene brachial plexus block for shoulder surgery. Reg Anesth *19*:339-343, 1994.
442. Thorling J, Bjerneld H, and Hallin G: Acromioplasty for impingement syndrome. Orthop Scand *56*:147-148, 1985.
443. Thur C and Julke M: The anterolateral deltoid muscle flap-plasty: The procedure of choice in large rotator cuff defects. Unfallchirurg *98*:415-421, 1995.
444. Tibone JE, Jobe FW, and Kerlan RK: Shoulder impingement syndrome in athletes treated by an anterior acromioplasty. Clin Orthop *198*:134-140, 1985.
445. Tillaux: Traite de la Chirurgie Clinique. Paris, 1888.
446. Ting A, Jobe FW, Barto P, et al: An EMPG analysis of the lateral biceps in shoulders with rotator cuff tears. Paper presented at the 3rd Open Meeting of the American Shoulder and Elbow Surgeons, 1987, San Francisco.
447. Tirman PF, Bost FW, Garvin GJ, et al: Posterosuperior glenoid impingement of the shoulder: Findings at MR imaging and MR arthrography with arthroscopic correlation. Radiology *193*:431-436, 1994.
448. Toivonen DA, Tuite MJ, and Orwin JF: Acromial structure and tears of the rotator cuff. J Shoulder Elbow Surg *4*:376-383, 1995.
449. Toolanen G, Hildingsson C, Hedlund T, et al: Early complications after anterior dislocation of the shoulder in patients over 40 years. An ultrasonographic and electromyographic study. Acta Orthop Scand *64*:549-552, 1993.
450. Torpey BM, McFarland EG, Ikeda K, et al: Deltoid muscle origin: Histology and subacromial decompression. Paper presented at the 12th Open Meeting of the American Shoulder and Elbow Surgeons, 1996, Atlanta.
451. Tuite MJ, Toivonen DA, Orwin JF, and Wright DH: Acromial angle on radiographs of the shoulder: Correlation with the impingement syndrome and rotator cuff tears. AJR Am J Roentgenol *165*:609-613, 1995.
452. Tuite MJ, Yandow DR, DeSmet AA, et al: Diagnosis of partial and complete rotator cuff using combined gradient echo and spin echo. Skeletal Radiol *23*:541-545, 1994.
453. Tyson LL and Crues JV III: Pathogenesis of rotator cuff disorders. Magnetic resonance imaging characteristics. Magn Reson Imaging Clin N Am *1*:37-46, 1993.
454. Uhthoff HK, Loehr J, and Sarkar K: The pathogenesis of rotator cuff tears. Paper presented at the Third International Conference on Surgery of the Shoulder, 1986, Fukuora, Japan.
455. Uhthoff HK and Sarkar K: Pathology of rotator cuff tendons. *In* Watson MS (ed): Surgical Disorders of the Shoulder. Edinburgh: Churchill Livingstone, 1991, pp 259-270.
456. Uhthoff HK and Sarkar K: Surgical repair of rotator cuff ruptures. The importance of the subacromial bursa. J Bone Joint Surg Br *73*:399-401, 1991.
457. Uhthoff HK and Sarkar K: The effect of aging on the soft tissues of the shoulder. *In* Matsen FA III, Fu FH, Hawkins RJ (eds): The Shoulder: A Balance of Mobility and Stability. Rosemont, IL: American Academy of Orthopaedic Surgeons, 1993, pp 269-278.
458. Uitto J, Teir H, and Mustakallio KK: Corticosteroid induced inhibition of the biosynthesis of human skin collagen. Biochem Pharmacol *21*:2161, 1972.
459. Valtonen EJ: Double acting betamethasone (Celestone Chronodose) in the treatment of supraspinatus tendinitis: A comparison of subacromial and gluteal single injections with placebo. J Intern Med Res *6*:463-467, 1978.
460. van Holsbeeck E, DeRycke J, Declercy G, et al: Subacromial impingement: Open versus arthroscopic decompression. Arthroscopy *8*:173-178, 1992.
461. Van Holsbeeck MT, Kolowich PA, Eyler WR, et al: US depiction of partial thickness tear of the rotator cuff. Radiology *197*:443-436, 1995.
462. Van Linge B and Mulder JD: Function of the supraspinatus muscle and its relation to the supraspinatus syndrome: An experimental study in man. J Bone Joint Surg Br *45*:750-754, 1963.
463. van-Moppes FL, Veldkamp O, and Roorda J: Role of shoulder ultrasonography in the evaluation of the painful shoulder. Eur J Radiol *19*:142-146, 1995.
464. Vogt: Deutsche Chirurgie Lief 64, 1881.
465. Walch G, Liotard JP, Boileau P, and Noel E: Postero-superior glenoid impingement: Another shoulder impingement. Rev Chir Orthop Reparatrice Appar Mot *77*:571-574, 1991.
466. Walker SW, Couch WH, Boester GA, and Sprowl DW: Isokinetic strength of the shoulder after repair of a torn rotator cuff. J Bone Joint Surg Am *69*:1041-1044, 1987.
467. Wang YM, Shih TT, Jiang CC, et al: Magnetic resonance imaging of rotator cuff lesions. J Formos Med Assoc *93*:234-239, 1994.
468. Ware JE, Snow KK, Kosinski M, and Gandek B: *In* Institute TH (ed): SF 36 Health Survey Manual and Interpretation Guide. Boston: New England Medical Center, 1993.
469. Warner JJ, Beim GM, and Higgins L: The treatment of symptomatic os acromiale. J Bone Joint Surg Am 80:1320-1326, 1998.
470. Warner JP: The gross anatomy of the joint surfaces, ligaments, labrum, and capsule. *In* Matsen FA III, Fu FH, and Hawkins RJ (eds): The Shoulder: A Balance of Mobility and Stability. Rosemont, IL: American Academy of Orthopaedic Surgeons, 1993, pp 7-28.
471. Warner JP, Krushell RJ, Masquelet A, and Gerber C: Anatomy and relationships of the suprascapular nerve: Anatomical constraints to mobilization of the supraspinatus and infraspinatus muscles in the management of massive rotator-cuff tears. J Bone Joint Surg Am *74*:36-45, 1992.
472. Warren JP, Altchek DW, and Warren RF: Arthroscopic management of rotator cuff tears with emphasis on the throwing athlete. Oper Tech Orthop *1*:235-239, 1991.
473. Watson M: The refractory painful arc syndrome. J Bone Joint Surg Br *0*:544-546, 1978.
474. Watson M: Major ruptures of the rotator cuff: The results of surgical repair in 89 patients. J Bone Joint Surg Br *67B*:618-624, 1985.
475. Watson-Jones R: Fractures and Joint Injuries, 4th ed. Baltimore: Williams & Wilkins, 1960, pp 449-451.
476. Watson-Jones R: Injuries in the region of the shoulder joint: Capsule and tendon injuries. BMJ *2*:29-31, 1961.
477. Weaver HL: Isolated suprascapular nerve lesions: Injury. Br J Accident Surg *15*:117-126, 1983.
478. Weiner DS and Macnab I: Ruptures of the rotator cuff: Follow-up evaluation of operative repairs. Can J Surg *13*:219-227, 1970.
479. Weiner DS and Macnab I: Superior migration of the humeral head: A radiological aid in the diagnosis of tears of the rotator cuff. J Bone Joint Surg Br *52*:524-527, 1970.
480. Weiss JJ: Intra-articular steroids in the treatment of rotator cuff tear: Reappraisal by arthrography. Arch Phys Med Rehabil *62*:555-557, 1981.
481. Wellisch: Wien Med Wochenschr 974, 1934.
482. Wiener SN and Seitz WH Jr: Sonography of the shoulder in patients with tears of the rotator cuff: Accuracy and value for selecting surgical options. AJR Am J Roentgenol *160*:103-107, 1993.
483. Wiley AM: Arthroscopic evaluation and surgery for rotator cuff disease. *In* Shoulder Surgery in the Athlete. Aspen, 1985, pp 83-91.
484. Wiley AM: Superior humeral dislocation. A complication following decompression and débridement for rotator cuff tears. Clin Orthop *263*:135-141, 1991.
485. Wilson CL: Lesions of the supraspinatus tendon: Degeneration, rupture and calcification. Arch Surg *46*:307, 1943.
486. Wilson CL and Duff GL: Pathologic study of degeneration and rupture of the supraspinatus tendon. Arch Surg *47*:121-135, 1943.
487. Withrington RH, Girgis FL, and Seifert MH: A placebo-controlled trial of steroid injections in the treatment of supraspinatus tendinitis. Scand J Rheumatol *14*:76-78, 1985.
488. Wolf EM and Agrawal V: Transdeltoid palpation (the rent test) in the diagnosis of rotator cuff tears. J Shoulder Elbow Surg *10*:470-473, 2001.
489. Wolfgang GL: Rupture of the musculotendinous cuff of the shoulder. Clin Orthop *134*:230-243, 1978.
490. Wrede L: Ueber Kalkablagerungen in der Umgebung des Schultergelenks und ihre Beziehungen zur Periarthritis. Berlin: Verlag von August Hirschwald, 1912, p 259.
491. Wuelker N, Plitz W, and Roetman B: Biomechanical data concerning the shoulder impingement syndrome. Clin Orthop *303*:242-249, 1994.
492. Wuelker N, Roetman B, Plitz W, and Knop C: [Function of the supraspinatus muscle in a dynamic shoulder model.] Unfallchirurg *97*:308-313, 1994.
493. Wuelker N, Wirth CJ, Plitz W, and Roetman B: A dynamic shoulder model: Reliability testing and muscle force study. J Biomech *28*:489-499, 1995.
494. Wulker N, Melzer C, and Wirth CJ: Shoulder surgery for rotator cuff tears. Ultrasonographic 3 year follow-up of 97 cases. Acta Orthop Scand *62*:142-147, 1991.
495. Yamada H and Evans F: Strength of Biological Materials. Baltimore: Williams & Wilkins, 1972, pp 67-70.
496. Yamamoto R: Rotator cuff rupture. J Bone Joint Surg *1*:93, 1982.
497. Yamanaka K and Fukuda H: Histological study of the supraspinatus tendon. Shoulder Joint *5*:9, 1981.
498. Yamanaka K, Fukuda H, Hamada K, and Mikasa M: Incomplete thickness tears of the rotator cuff. Orthop Traumatol Surg (Tokyo) *26*:713, 1983.
499. Yamanaka K and Matsumoto T: The joint side tear of the rotator cuff: A followup study by arthrography. Clin Orthop *304*:68-73, 1994.
500. Yazici M, Kapuz C, and Gulman B: Morphologic variants of acromion in neonatal cadavers. J Pediatr Orthop *15*:644-647, 1995.
501. Yung SW and Harryman DT II: The surgical anatomy of subscapular nerves. Paper presented at the 62nd Annual Meeting of the American Academy of Orthopaedic Surgeons, 1995, Orlando, FL.
502. Ziegler DW, Matsen FA III, and Harrington RM: The superior rotator cuff tendon and acromion provide passive superior stability to the shoulder. Submitted to J Bone Joint Surg, 1996.
503. Zanetti M, Jost B, Hodler J, and Gerber C: MR imaging after rotator cuff repair: Full-thickness defects and bursitis-like subacromial abnormalities in asymptomatic subjects. Skeletal Radiol *29*:314-319, 2000.
504. Zuckerman JD, Kummer FJ, Cuomo F, et al: The influence of coracoacromial arch anatomy on rotator cuff tears. J Shoulder Elbow Surg *1*:4-14, 1992.
505. Zuckerman JD, Leblanc JM, Choueka J, and Kummer F: The effect of arm position and capsular release on rotator cuff repair. J Bone Joint Surg Br *73*:402-405, 1991.
506. Zvijac JE, Levy HJ, and Lemak LJ: Arthroscopic subacromial decompression in the treatment of full thickness rotator cuff tears: A 3- to 6-year follow-up. Arthroscopy *10*:518-523, 1994.

Capítulo **16**

Artritis glenohumeral y su tratamiento

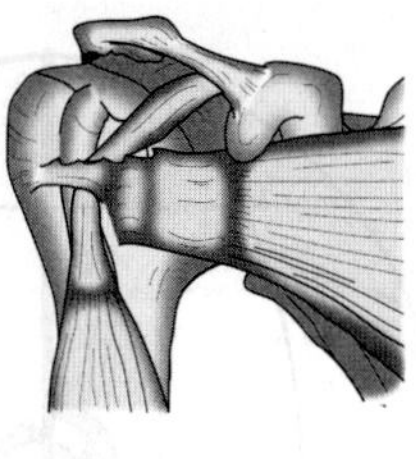

Frederick A. Matsen III, M.D., Charles A. Rockwood, Jr., M.D., Michael A. Wirth, M.D., Steven B. Lippitt, M.D. y Moby Parsons, M.D.

La cabeza humeral y la cavidad glenoidea se articulan normalmente por medio de superficies lisas, congruentes y perfectamente lubricadas. Surge artritis glenohumeral cuando las superficies articulares mencionadas sufren daño por factores congénitos, metabólicos, traumáticos, degenerativos, vasculares, sépticos o inflamatorios no sépticos. Los trastornos mencionados son frecuentes, más aún en poblaciones de personas mayores o ancianas, en las que la prevalencia aproximada es del 20%.[72,203,413] En la *enfermedad articular degenerativa* (artrosis degenerativa o artropatía degenerativa), en forma típica, el cartílago glenoideo y el hueso subcondral están desgastados en sentido posterior y a veces está intacto el cartílago articular en sentido anterior. El cartílago de la cabeza humeral muestra erosión a manera de «calvicie central», y en esta distribución suele estar rodeado por un borde de cartílago y osteofitos residuales. En la *artritis inflamatoria* el cartílago por lo común está destruido de manera uniforme en las superficies humeral y glenoidea. La *artropatía por desgarro del manguito* surge cuando un gran defecto crónico en el manguito de los rotadores somete al cartílago humeral «al descubierto» a ab rasión por la acción de la cara inferior del arco acromiocoracoideo. La erosión del cartílago articular humeral comienza en sentido superior, en vez de central. La *artropatía neurotrófica* aparece en casos de siringomielia, diabetes u otras causas de desnervación articular. Quedan destruidos la articulación y el hueso subcondral por la pérdida de los efectos tróficos y protectores de los nervios. En la *artropatía por capsulorrafia,* la cirugía hecha contra la inestabilidad glenohumeral origina la destrucción de las superficies articulares; en esta situación, las fuerzas excesivas de tensamiento capsular anterior o posterior hacen que la cabeza del húmero se desplace y salga de su relación concéntrica normal con la cavidad glenoidea. El contacto excéntrico con las dos superficies incrementa la presión del contacto y el desgaste de la superficie articular. Muy a menudo, el tensamiento excesivo de la cápsula anterior origina traslación posterior obligada, desgaste glenoideo posterior y desgaste central del cartílago articular humeral.

MECÁNICA DE LA ARTRITIS Y DE LA ARTROPLASTIA

Para la función del hombro normal son esenciales cuatro características mecánicas fundamentales: movimiento, estabilidad, potencia o fuerza y uniformidad (lisura) anatómica y cinética. En el hombro artrítico, los cuatro elementos mencionados suelen mostrar deterioro, si bien a veces se logra su restauración por la artroplastia. El diagnóstico y el tratamiento de la artritis glenohumeral son orientados por el conocimiento de los elementos necesarios para la mecánica óptima del hombro.

Movimiento

Los requisitos para que el movimiento glenohumeral siga un arco normal incluyen los elementos siguientes:

Laxitud capsular normal. La laxitud normal de la cápsula permite el arco completo de movimiento. En circunstancias normales la cápsula glenohumeral es laxa en casi todo el arco funcional del movimiento del hombro.[177,246] Al acercarse la articulación al límite de su arco, aumenta netamente la tensión capsular y de sus ligamentos, lo cual «frena» la amplitud de la rotación (Fig. 16-1). En muchos trastornos que obligan a la artroplastia del hombro hay contracción de la cápsula y de los ligamentos y, con ello, limitación del arco de rotación. La artroplastia del hombro tiende a tensar más la cápsula, porque la cabeza humeral degenerada y colapsada es sustituida por una prótesis relativamente mayor y porque se agrega un componente glenoideo a la superficie del hueso glenoideo (cuello escapular), que puede ocupar más espacio que el cartílago degenerado que reemplaza (Fig. 16-2) y «r ellena» la articulación. Salvo que se hayan llevado a cabo suficientes liberaciones capsulares (Figs. 16-3 y 16-4) para acomodar este «relleno», la articulación está «rellena en exceso». Si pr esenta tal característica, hay limitación del movimiento articular (Fig. 16-5), y para mover el brazo se necesita mayor fuerza de giro (fuerza muscular de torsión) (Fig. 16-6).

Harryman y cols., advirtieron que si se implanta una prótesis de tamaño excesivo de la cabeza humeral disminuyen todos los movimientos, incluidos flexión, rotaciones externa e interna y elevación máxima.[176] Además, este relleno excesivo origina un desplazamiento obligado de la cabeza humeral en la cavidad glenoidea; por ejemplo, cuando se intenta la rotación externa contra una cápsula anterior tensa, se produce un desplazamiento forzado hacia atrás (Figs. 16-7 y 16-8). De esta manera, si falta la laxitud capsular normal, puede haber un desplazamiento no deseado y una carga excéntrica en la cavidad glenoidea. Blevins y cols. estudiaron el efecto del tamaño de la cabeza humeral sobre el desplazamiento y la rotación en la articulación glenohumeral y determinaron que la selección del tamaño del componente de la cabeza debe estar basado más en el restablecimiento de un volumen articular efectivo que en la replicación del diámetro de la cabeza original.[39]

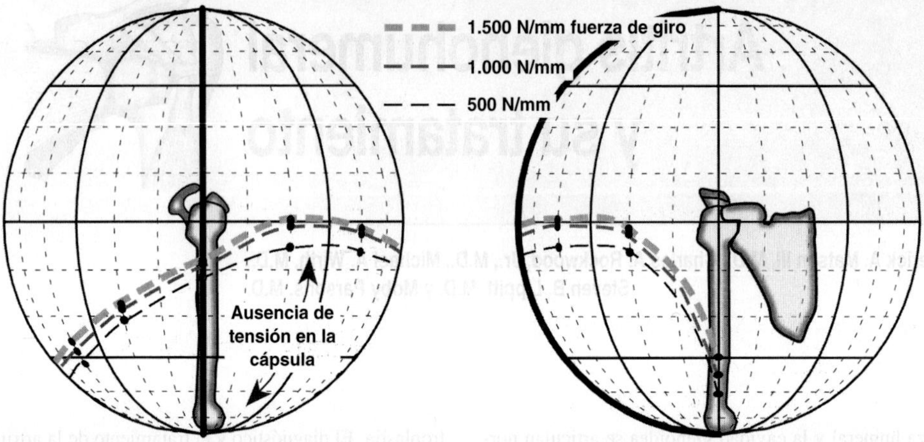

Fig. 16-1 • Límites de elevación escapulohumeral sin tensión capsular. El esquema global representa datos de experimentos en cadáveres, en los que se elevó el húmero en diversos planos escapulares a fin de permitir la rotación axial libre. La elevación se realizó hasta que la fuerza de giro alcanzó 500 N/mm, 1.000 N/mm y 1.500 N/mm. Las isobaras indican las posiciones propias de cada nivel de fuerza de giro. El área interior de la isobara interna indica el intervalo de posiciones en que efectivamente no hubo tensión en las estructuras capsuloligamentosas. Se encontrarán más detalles en Matsen FA III, Lippitt SB, Sidles JA y Harryman DT II: *Practical Evaluation and Management of the Shoulder.* Filadelfia: WB Saunders, 1994.

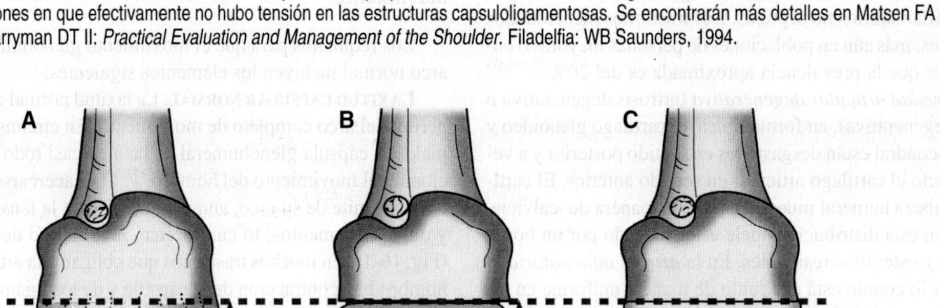

Fig. 16-2 • Para medir la magnitud del relleno humeral se compara la cantidad de húmero extirpado (**A**) con la cantidad de prótesis humeral intraarticular agregada (**B**). En sistemas modulares, la cantidad de prótesis agregada debe incluir el collar y la porción expuesta del dispositivo de Morse, así como la cabeza de la prótesis (**C**). El grado de relleno glenoideo se valora con base en la distancia entre la superficie ósea y la superficie articular de la prótesis. Dicha distancia es mayor en proporción al espesor de los componentes glenoideos (**D-F**). *(Con autorización de Matsen FA III, Lippitt SB, Sidles JA y Harryman DT II: Practical Evaluation and Management of the Shoulder. Filadelfia: WB Saunders, 1994.)*

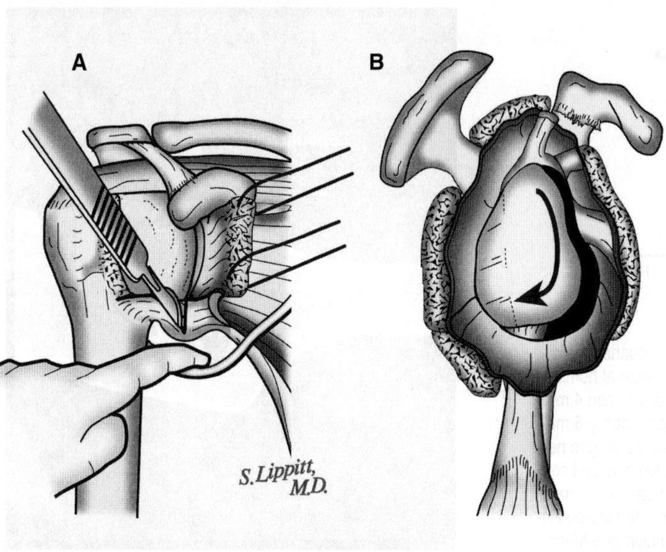

Fig. 16-3 • **A,** Corte de los medios de fijación capsulares anteroinferiores a la zona glenoidea, bajo visión directa, en tanto se protege y retrae el nervio circunflejo. **B,** Liberación capsular hasta un punto situado en la posición horaria de las 7 en punto en la cavidad glenoidea que deja al descubierto el origen del fascículo largo del tríceps. *(Modificada de Matsen FA III, Lippitt SB, Sidles JA y Harryman DT II: Practical Evaluation and Management of the Shoulder. Filadelfia: WB Saunders, 1994.)*

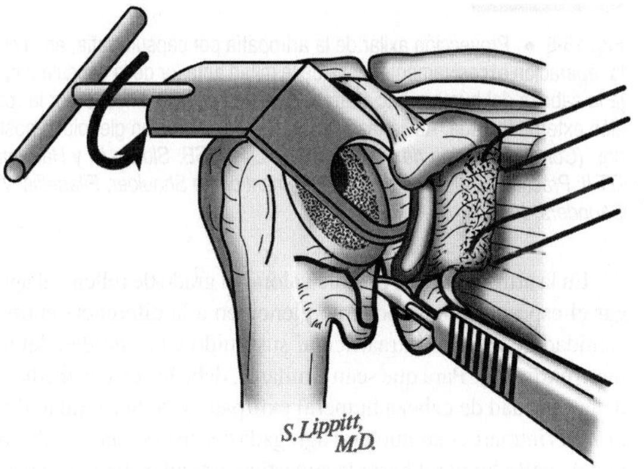

Fig. 16-4 • Si es necesario, se realiza una liberación posterior sucesiva en el borde glenoideo (la liberación a nivel del húmero pondría en peligro la inserción de los integrantes del manguito). En la liberación, se pone la cápsula a tensión al girar 180° el retractor humeral. Se tendrá cuidado de proteger el nervio circunflejo por debajo y el manguito por detrás. *(Modificada de Matsen FA III, Lippitt SB, Sidles JA y Harryman DT II: Practical Evaluation and Management of the Shoulder. Filadelfia: WB Saunders, 1994.)*

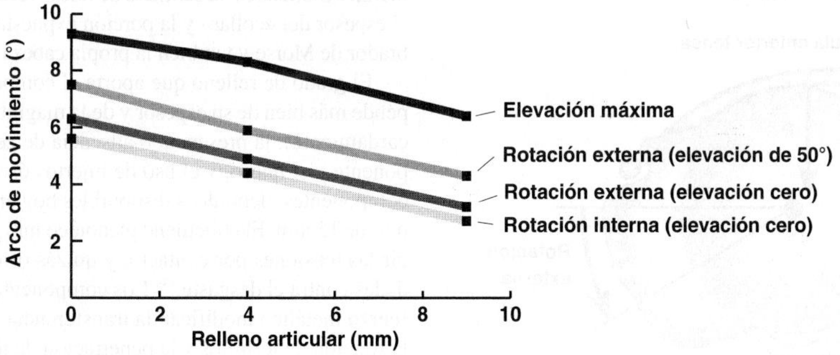

Fig. 16-5 • Efecto del relleno articular en el arco de movimiento. Se comparan los límites de cuatro movimientos escapulohumerales que pueden alcanzarse al aplicar una fuerza de giro de 1.500 N/mm respecto a: 1) una articulación anatómica (0 mm de relleno articular), 2) una artroplastia humeral anatómica con un componente glenoideo de 4 mm de espesor (4 mm de «sobrerrelleno») y 3) una artroplastia con un componente glenoideo de 4 mm de espesor y un cuello humeral de 5 mm de espesor adicional (sobrerrelleno total, 9 mm). Adviértase la pérdida seriada de cada uno de los movimientos conforme aumenta el relleno. *(Con autorización de Matsen FA III, Lippitt SB, Sidles JA y Harryman DT II: Practical Evaluation and Management of the Shoulder. Filadelfia: WB Saunders, 1994.)*

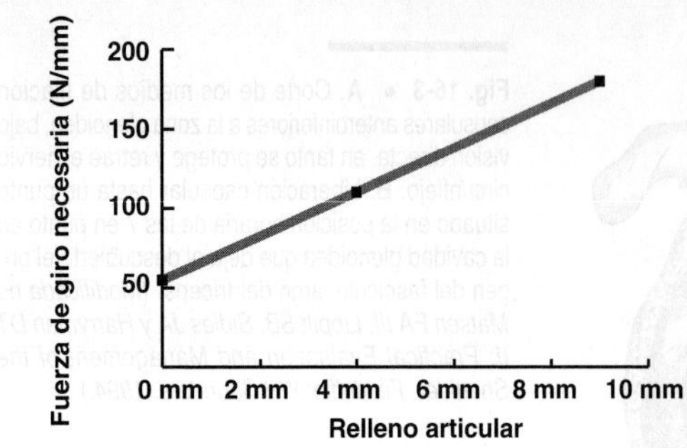

Fig. 16-6 • Comparación de la fuerza de giro promedio necesaria para alcanzar 60° de elevación en el plano escapular de +90° respecto al hombro anatómico (0 mm de relleno), artroplastia anatómica del hombro con 4 mm de relleno glenoideo y artroplastia con 4 mm de relleno glenoideo y 5 mm de sobrerrelleno humeral (sobrerrelleno total, 9 mm). La fuerza de giro necesaria es tres veces mayor (en promedio) para la articulación que está con un relleno excesivo de 9 mm de los componentes, en comparación con la necesaria para la articulación anatómica. *(Con autorización de Matsen FA III, Lippitt SB, Sidles JA y Harryman DT II: Practical Evaluation and Management of the Shoulder. Filadelfia: WB Saunders, 1994.)*

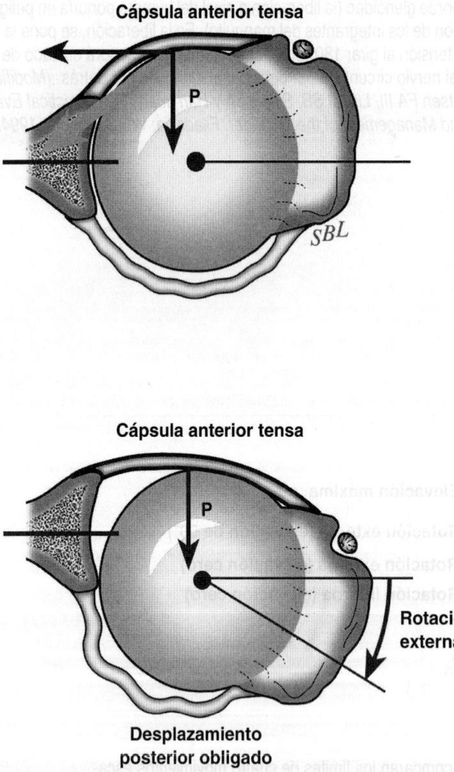

Fig. 16-7 • Si se rota el húmero más allá del punto en que se tornan tensos los ligamentos, la fuerza de desplazamiento (P) empuja la cabeza humeral y la saca del centro glenoideo, fenómeno conocido como traslación obligada. *(Modificada de Matsen FA III, Lippitt SB, Sidles JA y Harryman DT II: Practical Evaluation and Management of the Shoulder. Filadelfia: WB Saunders, 1994.)*

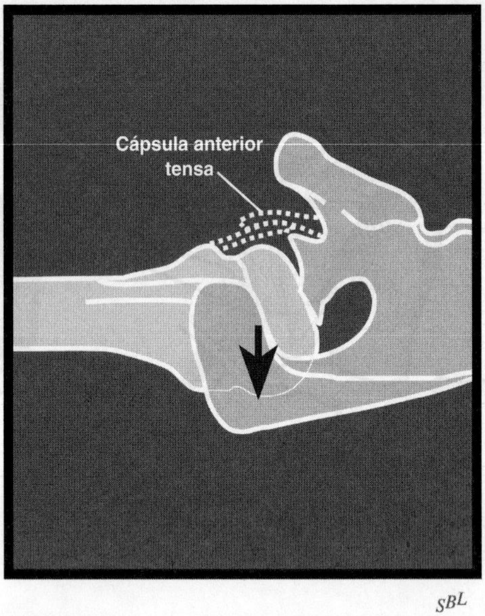

Fig. 16-8 • Proyección axilar de la artropatía por capsulorrafia, en la cual la reparación excesivamente tensa de la mitad anterior de la cápsula empuja la cabeza del húmero hacia atrás. El efecto es intensificado por la rotación externa forzada. Adviértase también la típica erosión glenoidea posterior. *(Con autorización de Matsen FA III, Lippitt SB, Sidles JA y Harryman DT II: Practical Evaluation and Management of the Shoulder. Filadelfia: WB Saunders, 1994.)*

En la artroplastia, es posible valorar el grado de relleno al agregar el espesor del componente glenoideo a la diferencia entre la cantidad de húmero intraarticular sustituido y la cantidad del húmero extirpado. Para que sean similares, debe hacerse la medición de la cantidad de cabeza humeral extirpada y de la cantidad de la prótesis intraarticular humeral agregada desde la superficie de corte del cuello humeral hasta la superficie articular. En cabezas humerales modulares, la cantidad de hueso reemplazado debe incluir el espesor del «collar» y la porción expuesta del vástago del calibrador de Morse y también la propia cabeza (véase Fig. 16-2).

El grado de relleno que aporta el componente glenoideo depende más bien de su espesor y de la magnitud del desbaste (abocardamiento), la presencia o ausencia de cemento entre el componente y el hueso, y el uso de injertos óseos. El espesor de los componentes glenoideos disponibles hoy en día varía de 3 mm a más de 15 mm. El polietileno glenoideo más grueso permite corregir las tensiones por contacto, y quizás ofrezca mejores propiedades contra el desgaste.[144] Los componentes glenoideos con refuerzo metálico modifican la transferencia de cargas y permiten la fijación de tornillos y la penetración de tejido.[94] Sin embargo, los dos dispositivos mencionados contribuyen al relleno articular, situación que se torna muy problemática en hombros que permanecen tensos incluso después de la liberación de los tejidos blandos. El relleno excesivo también puede predisponer a la inestabilidad del hombro reconstruido.[94]

La cantidad de relleno que aporta el componente humeral depende de la geometría del componente y de la posición en que se coloque. El tamaño de la porción intraarticular del componente humeral depende de su diseño, lo que incluye su radio de curvatura, el porcentaje de la esfera representado por la superficie articular y la distancia entre la base de su «collar» y la superficie articular de la prótesis (Fig. 16-9; véase también Fig. 16-2). La posición del componente también tiene un efecto importante sobre la magnitud del relleno de la articulación. Un componente insertado en varo rellenará desproporcionadamente la articulación cuando el brazo esté en el costado; esto tiene más probabilidades de suceder cuando el vástago de la prótesis no se encaja prefectamente en el conducto humeral. El componente introducido en un punto muy alto tensará la cápsula al elevar el brazo (de forma parecida a un brazo mecánico) y limitará el arco de elevación (Fig. 16-10).

Estudios en cadáveres[262] indican que un exceso de relleno inferior a 10 mm disminuirá hasta en un 50% la laxitud capsular normal (Fig. 16-11). El hombro con relleno excesivo está predispuesto a un desplazamiento obligado en la rotación a posiciones en las que se produce tirantez de la cápsula (Tabla 16-1). El

Tabla 16-1 • Arco de movimiento angular antes del inicio del desplazamiento obligado*

	Hombro anatómico (grados)	Relleno articular excesivo 9 mm (grados)
Elevación en el plano escapular de +90°	60	30
Rotación externa del brazo elevado 50°	60	32

* Los valores representan la máxima elevación conseguida con un máximo de desplazamiento obligado de 2 mm.

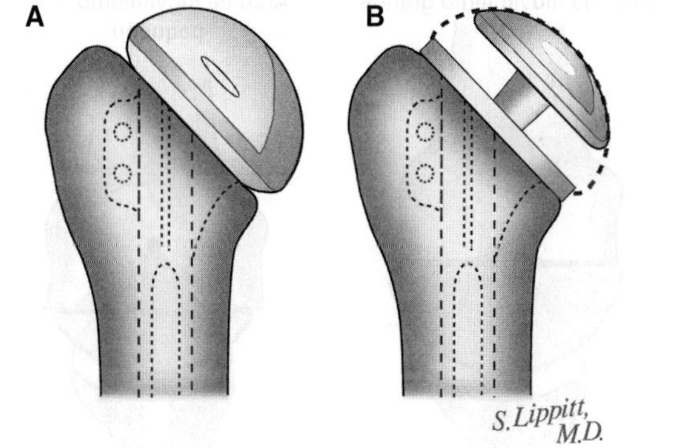

Fig. 16-9 • A, En circunstancias ideales, el componente humeral aporta una superficie articular máxima. **B,** Tal vez aspectos no articulares de la prótesis consuman partes importantes del espacio intraarticular. *(Con autorización de Matsen FA III, Lippitt SB, Sidles JA y Harryman DT II: Practical Evaluation and Management of the Shoulder. Filadelfia: WB Saunders, 1994.)*

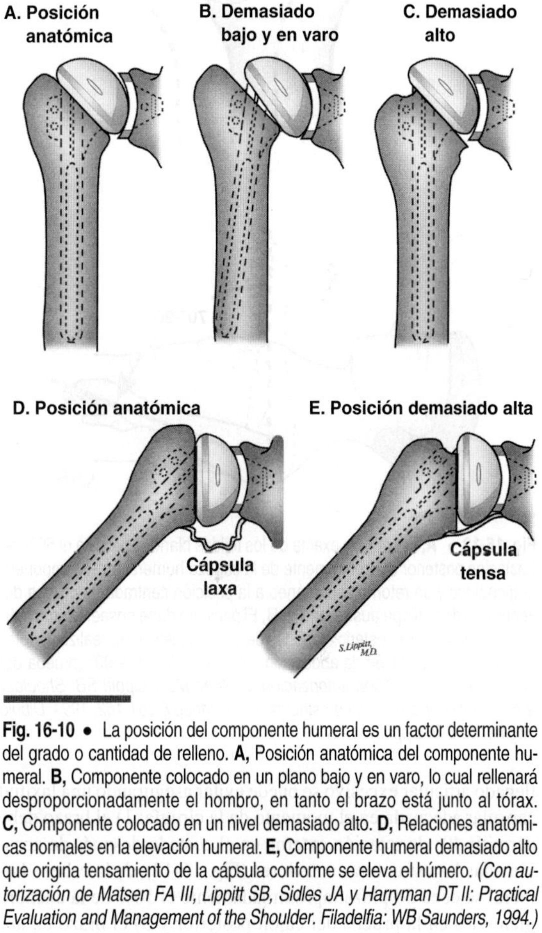

Fig. 16-10 • La posición del componente humeral es un factor determinante del grado o cantidad de relleno. **A,** Posición anatómica del componente humeral. **B,** Componente colocado en un plano bajo y en varo, lo cual rellenará desproporcionadamente el hombro, en tanto el brazo está junto al tórax. **C,** Componente colocado en un nivel demasiado alto. **D,** Relaciones anatómicas normales en la elevación humeral. **E,** Componente humeral demasiado alto que origina tensamiento de la cápsula conforme se eleva el húmero. *(Con autorización de Matsen FA III, Lippitt SB, Sidles JA y Harryman DT II: Practical Evaluation and Management of the Shoulder. Filadelfia: WB Saunders, 1994.)*

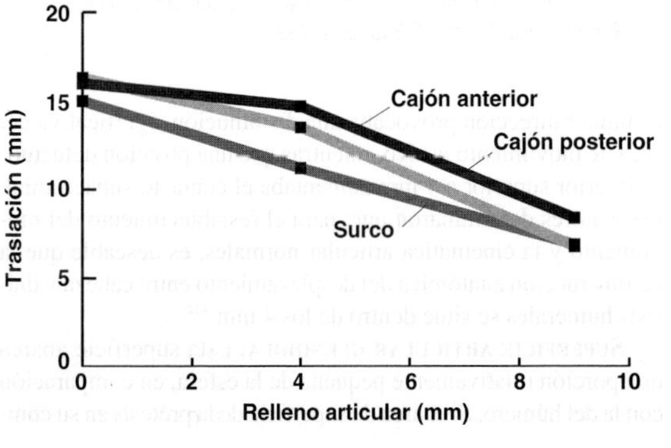

Fig. 16-11 • Efecto del llenado excesivo en la laxitud capsular en ocho hombros de cadáveres, con una media de edad de 73 ± 8,5 años. Los hombros intactos (relleno de 0 mm) mostraron 15 mm de laxitud traslacional en las pruebas del cajón anterior y posterior y del surco. El relleno excesivo (9 mm) disminuyó esta laxitud normal en aproximadamente un 50% en todas las direcciones. *(Con autorización de Matsen FA III, Lippitt SB, Sidles JA y Harryman DT II: Practical Evaluation and Management of the Shoulder. Filadelfia: WB Saunders, 1994.)*

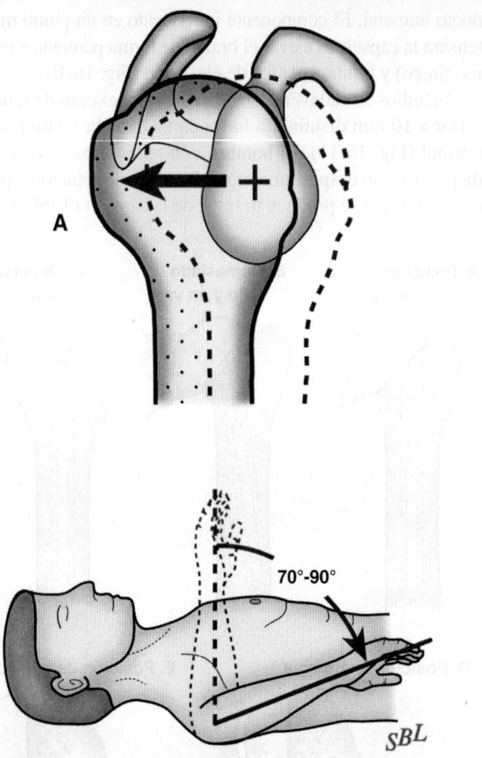

Fig. 16-12 • A, La tensión exacta de los tejidos blandos permite el 50% de traslación posterior del componente de la cabeza humeral en el componente glenoideo y un retorno espontáneo a la posición centrada (la prueba del «contorno de antílope australiano»). **B,** El paciente debe poseer laxitud suficiente de la cápsula posterior después de la artroplastia para realizar la rotación interna en posición de abducción, en límites de 70° a 90° (prueba del «espantapájaros»). *(Con autorización de Pearl ML y Lippitt SB: Shoulder arthroplasty with a modular prosthesis. Tech Orthop 8:151-162, 1994. Dibujo original de S.B. Lippitt.)*

llenado articular excesivo se puede evitar asegurando una laxitud capsular adecuada en el momento de la cirugía: 1) el brazo debe permitir 40° de rotación externa en el costado después de aproximadas las estructuras anteriores (Fig. 16-12), 2) la cabeza humeral se debe desplazar aproximadamente el 50% de la anchura glenoidea en la prueba del cajón posterior y 3) el brazo en abducción debe permitir 60° de rotación interna. Estas son las denominadas directrices de «40, 50, 60».

Superficie articular humeral. Una superficie articular humeral de tamaño importante y de localización adecuada permite un arco rotacional grande y sin oposición. Las superficies articulares humerales que suponen sólo una pequeña parte de la esfera (Fig. 16-13) predisponen al empotramiento del borde de la cavidad glenoidea contra las tuberosidades o el cuello anatómico del húmero (Figs. 16-14 y 16-15).[18] Se puede restablecer un grado normal de superficie articular humeral con la colocación adecuada de la prótesis oportuna en el momento de la sustitución articular (véase Fig. 16-9). Williams y cols. investigaron el efecto de la posición defectuosa de la cabeza humeral después de la artroplastia total de húmero sobre el desplazamiento articular y el arco de movimiento. Una compensación superior a 8 mm en

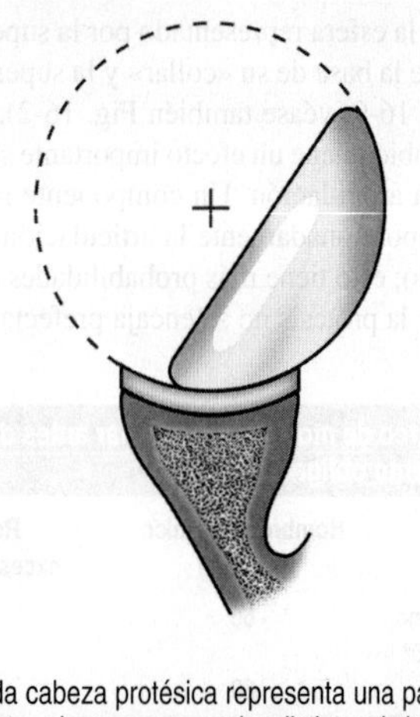

Fig. 16-13 • Cada cabeza protésica representa una parte de una esfera. Las prótesis diferentes abarcan porcentajes distintos de la superficie de ésta. *(Modificada de Ballmer FT, Lippitt SB, Romeo AA y Matsen FA III: Total shoulder arthroplasty: Some considerations related to glenoid surface contact. J Shoulder Elbow Surg 3:299-306, 1994.)*

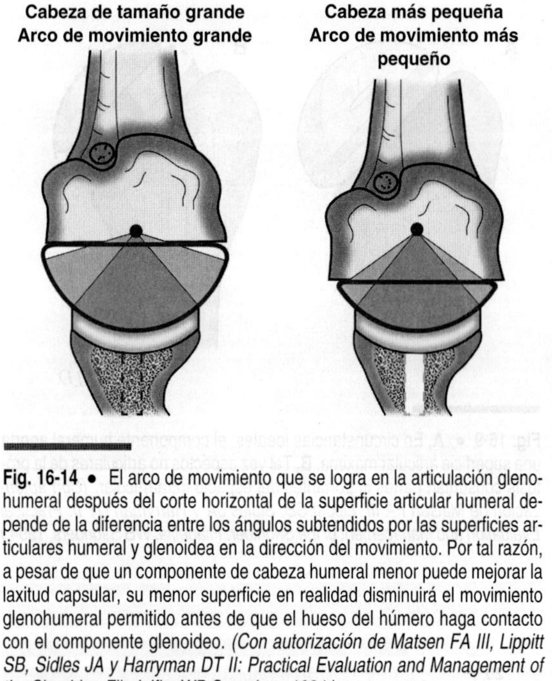

Fig. 16-14 • El arco de movimiento que se logra en la articulación glenohumeral después del corte horizontal de la superficie articular humeral depende de la diferencia entre los ángulos subtendidos por las superficies articulares humeral y glenoidea en la dirección del movimiento. Por tal razón, a pesar de que un componente de cabeza humeral menor puede mejorar la laxitud capsular, su menor superficie en realidad disminuirá el movimiento glenohumeral permitido antes de que el hueso del húmero haga contacto con el componente glenoideo. *(Con autorización de Matsen FA III, Lippitt SB, Sidles JA y Harryman DT II: Practical Evaluation and Management of the Shoulder. Filadelfia: WB Saunders, 1994.)*

cualquier dirección provocaba una disminución significativa del arco de movimiento pasivo, mientras que una posición defectuosa inferior superior a 4 mm aumentaba el contacto subacromial. Los autores determinaron que, para el restablecimiento del movimiento y la cinemática articular normales, es deseable que la reconstrucción anatómica del desplazamiento entre cabeza y diáfisis humerales se sitúe dentro de los 4 mm.[432]

Superficie articular glenoidea. Esta superficie abarca una porción relativamente pequeña de la esfera, en comparación con la del húmero. Si el área de superficie de la prótesis en su com-

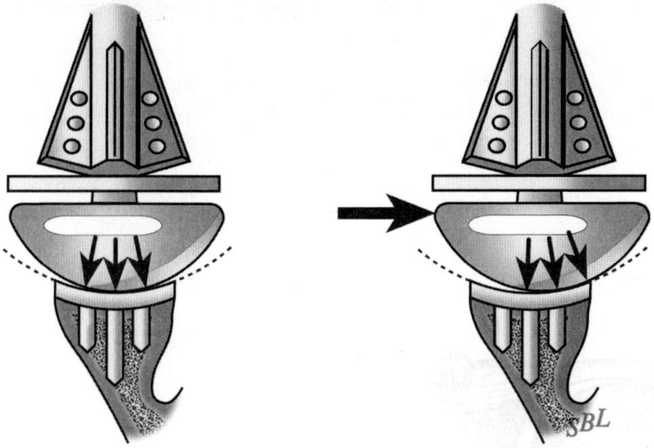

Fig. 16-37 • Cualquier incremento del diámetro de la curvatura del componente glenoideo (por mínimo que sea) mayor que la cabeza humeral permite moderada traslación antes de que se impongan cargas en el borde glenoideo.

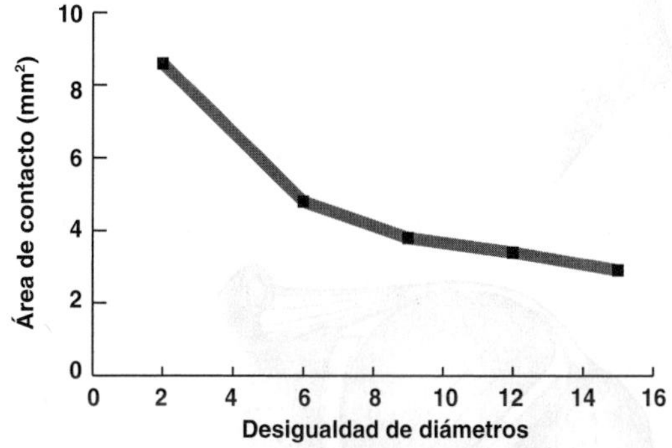

Fig. 16-38 • Resultados de un análisis de modelo de elemento finito en la cavidad glenoidea de polietileno que muestran el efecto de la desigualdad de diámetros en el área de contacto. Cualquier incremento, por mínimo que sea, del diámetro glenoideo en relación con el del húmero aminora extraordinariamente el área de contacto. Cualquier incremento en la diferencia de las dos superficies disminuye todavía más dicha área. *(Con autorización de Matsen FA III, Lippitt SB, Sidles JA y Harryman DT II: Practical Evaluation and Management of the Shoulder. Filadelfia: WB Saunders, 1994.)*

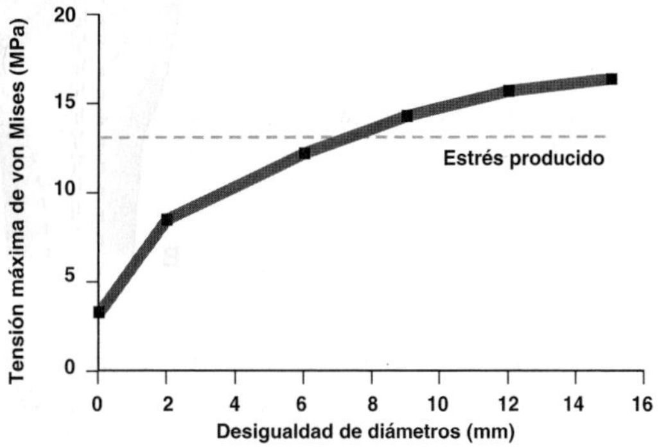

Fig. 16-39 • Resultados de un análisis de modelo de elemento finito del efecto de la diferencia de diámetros en las cargas máximas por contacto (cargas de von Mises modificadas por presión) en el componente glenoideo de polietileno. La carga compresiva aplicada es de 625 N (en promedio, la del peso corporal). Se muestra la carga elástica calculada para el componente. Se calcula que la carga de un peso corporal con diferencias diametrales mayores de 6 mm rebasa la carga elástica del polietileno corriente. *(Con autorización de Matsen FA III, Lippitt SB, Sidles JA y Harryman DT II: Practical Evaluation and Management of the Shoulder. Filadelfia: WB Saunders, 1994.)*

En el hombro artrítico puede disminuir la potencia o fuerza por deterioro del manguito, desuso, daño previo y operaciones realizadas. El cirujano puede intensificar la potencia del hombro con maniobras como «equilibrar» músculos, reparar tendones, volver a unir alguna tuberosidad y la rehabilitación eficaz.[53] Es de máxima importancia que la técnica no entorpezca la función de las unidades musculotendinosas (Fig. 16-40).

El grado de relleno de la articulación es el elemento que rige la longitud en reposo de los músculos del manguito y, en menor magnitud, la del deltoides. Si los componentes son demasiado pequeños, el manguito quedará laxo en reposo y con ello hará que los músculos se sitúen en el extremo inferior de la curva ideal de longitud-tensión. Si la articulación está «muy llena», los músculos del manguito quizá se sitúen en el extremo superior de la curva mencionada. La distancia entre la inserción efectiva del manguito y el centro de la cabeza humeral es el elemento que determina el momento del brazo para el manguito.

Jacobson y Mallon han propuesto un método para medir la ralación de «realzamiento» glenohumeral,[202] en tanto que Hsu y cols., revisaron la influencia de los cambios en el brazo de palanca de los abductores después de artroplastia de hombro.[196]

Uniformidad

Los requisitos anatómicos para un movimiento uniforme (suave) son los siguientes.

Superficies articulares lisas. En el hombro normal, el cartílago articular intacto que cubre la cabeza humeral y la cavidad glenoidea es lubricado por el líquido sinovial normal y ofrece la mínima resistencia posible al movimiento de la superficie articular. En la artritis, tales factores se alteran y disminuyen. Las superficies articulares de la prótesis generan una fricción mucho menor que la fricción hueso-hueso, pero tienen un coeficiente de fricción unas 10 veces mayor que la del car-

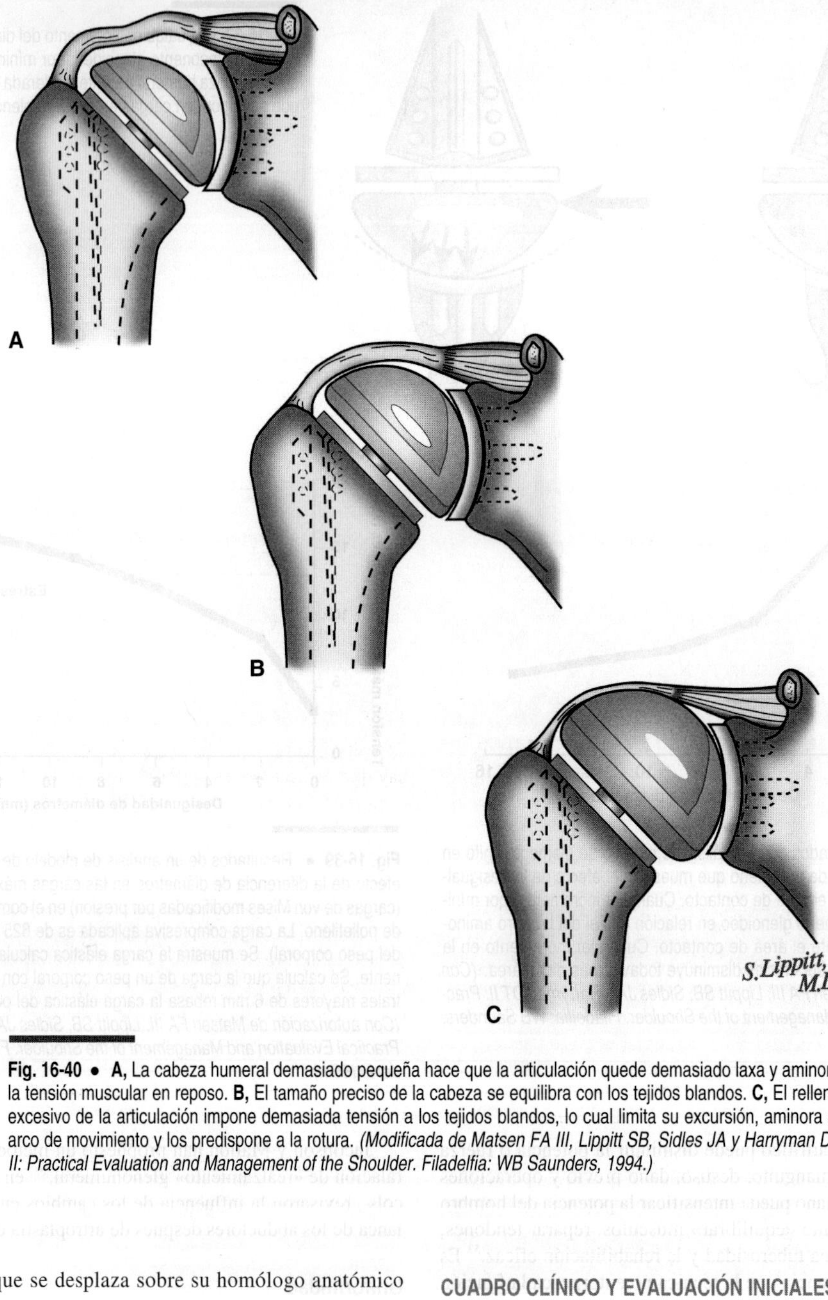

Fig. 16-40 • A, La cabeza humeral demasiado pequeña hace que la articulación quede demasiado laxa y aminore la tensión muscular en reposo. **B,** El tamaño preciso de la cabeza se equilibra con los tejidos blandos. **C,** El relleno excesivo de la articulación impone demasiada tensión a los tejidos blandos, lo cual limita su excursión, aminora el arco de movimiento y los predispone a la rotura. *(Modificada de Matsen FA III, Lippitt SB, Sidles JA y Harryman DT II: Practical Evaluation and Management of the Shoulder. Filadelfia: WB Saunders, 1994.)*

tílago normal que se desplaza sobre su homólogo anatómico terso.

Superficie de contacto del movimiento escapulohumeral lisa y sin restricciones. El extremo proximal del húmero y el manguito de los rotadores deben deslizarse de manera uniforme por debajo del deltoides, el acromion, el ligamento coracoacromial, la apófisis coracoides y los músculos coracoideos (véase Fig. 16-19). La uniformidad de la superficie de contacto del movimiento escapulohumeral a menudo se pierde en la artritis posquirúrgica o postraumática. Al final de la artroplastia, estas importantes superficies de contacto deben deslizarse con suavidad una sobre la otra.

CUADRO CLÍNICO Y EVALUACIÓN INICIALES

Anamnesis

Los pacientes con artritis glenohumeral sintomática suelen presentar dolor y pérdida de función que no mejoran con el reposo, los antiinflamatorios ni el ejercicio. La anamnesis debe incluir la descripción del comienzo del problema, el mecanismo de todas las lesiones y la naturaleza y evolución de las dificultades funcionales. Son datos importantes las manifestaciones generales o poliarticulares de sepsis, artropatía degenerativa o artritis reumatoide. El antecedente de corticoterapia, de fracturas o de trabajo a grandes profundidades puede sugerir el diagnóstico de necrosis avascular. Los antecedentes de lesiones o de cirugía apuntan a la posibilidad de una artritis secundaria o de artropatía por capsulorrafia.

Se han desarrollado métodos estandarizados para que los pacientes puedan valorar su estado de salud y la función del hombro. Bostrom y cols.[46] comprobaron que las valoraciones estandarizadas de la función del hombro son más fiables y reproducibles que las determinaciones convencionales del arco de movimiento. Como veremos más adelante, el cuestionario Short Form-36 (SF-36) demuestra de forma estandarizada la autovaloración del estado de salud realizada por el propio paciente. En la investigación de Summers y cols.[398] queda demostrada la importancia de factores como las escalas del SF-36 para la función del estado emocional, la salud mental y la función social, al comprobar que la gravedad objetiva de la enfermedad presentaba poca relación con la intensidad del dolor comunicada por el paciente, mientras que las variables psicológicas presentaban una relación mucho más estrecha con las determinaciones del dolor y del deterioro funcional.

Matsen y cols. comunicaron la autovaloración realizada por 103 pacientes con artropatía degenerativa glenohumeral primaria.[262,266] Más de la mitad comunicaron que las puntaciones del dolor y de la función física estaban más de 1 DE por debajo de los controles de edad y sexo comparables, según el cuestionario de valoración de la salud SF-36. Estos pacientes comunicaban de forma constante una incapacidad para realizar las funciones estándar del hombro, según la prueba simple del hombro (*Simple Shoulder Test*, SST), como dormir cómodamente, levantar 3,5 kg hasta la altura del hombro, lavarse la parte posterior del hombro opuesto, lanzar algo elevando el brazo y meterse una camisa por detrás. Gartsman y cols. comprobaron que, entre otras afecciones del hombro, la artritis glenohumeral era comparable a enfermedades como la insuficiencia cardíaca congestiva, el infarto agudo de miocardio y la diabetes en cuanto a su efecto sobre el estado de salud según el SF-36.[151] Matsen y cols. utilizaron la autovaloración de la función del hombro (SST) y la del estado de salud (SF-36) para comparar a pacientes con artritis reumatoide y con artropatía degenerativa del hombro.[264]

Igual que el deterioro de la función del hombro puede afectar a la percepción del estado de salud, la morbilidad acompañante puede tener efectos similares sobre la función del hombro. Esta comorbilidad puede consistir en otras enfermedades, en factores sociales o psicológicos y en lesiones relacionadas con el trabajo. Rozencwaig y cols. estudiaron el efecto de la comorbilidad sobre el estado de salud y la función del hombro en 85 pacientes con artrosis que cumplían los criterios de artroplastia del hombro. El número de enfermedades acompañantes tuvo un efecto negativo sobre la SST y el SF-36. Los autores destacaron la importancia de controlar la comorbilidad en la evaluación del estado funcional y el pronóstico del éxito del tratamiento.[362]

Exploración física

En la exploración física a menudo se identifican atrofia muscular leve o moderada de regiones cercanas al hombro, crepitación con el movimiento articular y limitación del arco de movimiento. La limitación del movimiento glenohumeral se identifica fácilmente si el explorador utiliza una de sus manos para estabilizar el omóplato, en tanto que con la otra corrobora la flexión y extensión y las rotaciones interna y externa del húmero en relación con la escápula.

La potencia isométrica es corroborada en flexión, extensión, abducción y rotación. Los sujetos aptos para artroplastia con colocación de prótesis deben tener potencia satisfactoria de la porción anterior del deltoides y del manguito de los rotadores. Son particularmente importantes los rotadores internos y externos fuertes para considerar la posibilidad de colocar una prótesis glenoidea.

Es importante destacar que la artritis del hombro puede coexistir con otras enfermedades, muchas de las cuales alterarán notablemente la discapacidad y las probabilidades de que el paciente tenga una respuesta positiva al tratamiento. Por tanto, es esencial realizar una evaluación completa de todos los pacientes.

Evaluación radiográfica

En la evaluación de la artritis glenohumeral se necesitan proyecciones radiográficas estandarizadas para conocer el proceso patológico y su gravedad. Las proyecciones más habituales son la anteroposterior en el plano de la escápula y la proyección axilar verdadera (Fig. 16-41); ambas muestran el grosor del espacio correspondiente al cartílago entre el húmero y la cavidad glenoidea, las posiciones relativas de la cabeza humeral y de la cavidad glenoidea, la presencia de osteofitos, el grado de osteopenia y la magnitud de la deformidad y la erosión óseas. El desplazamiento superior de la cabeza humeral en relación con la escápula sugiere una deficiencia importante del manguito y es un elemento en contra de la colocación de una prótesis glenoidea (Fig. 16-34). Cuando se está considerando la posibilidad de una artroplastia humeral, hay que realizar una radiografía anteroposterior del húmero con plantilla en 35° de rotación externa en relación con el haz y con un marcador de amplificación (Fig. 16-42). En esa proyección, el cuello humeral está en una posición de perfil máximo que permite comparar la anatomía proximal del húmero con la de diversas prótesis de este hueso. Si la radiografía se hace con el brazo en 45° de abducción, de forma que la porción media de la superficie articular humeral se coloca en la zona media de la cavidad glenoidea, puede revelar adelgazamiento de la porción o cara central del cartílago articular humeral, que es típico de enfermedad articular degenerativa (el patrón en «calva de fraile»), en tanto que las radiografías con el brazo en otras posiciones sugieren a veces la presencia de una capa más gruesa de cartílago en la periferia de la cabeza humeral.

Si hay dudas sobre la cantidad o la calidad del hueso disponible para la reconstrucción se puede realizar una TC, aunque estas dudas habitualmente se pueden resolver sólo con las radiografías simples. Friedman y cols.[143] y Mullaji y cols.[285] han utilizado la TC para definir los cambios de la versión en un grupo de sujetos con artritis degenerativa e inflamatoria. La conclusión más importante de los dos estudios es que la versión glenoidea varió en un arco de 30° en las dos poblaciones. Mallon y cols.[253] también realizaron estudios detallados de la superficie articular de la cavidad glenoidea y relacionaron esta forma con la anatomía de la escápula.

Galinat propuso variantes de la versión glenoidea basadas en el ángulo del haz radiográfico durante la colocación del aparato para obtener la proyección axilar.[147] La versión glenoidea se mide al unir una línea trazada hasta la línea del cuerpo de la escápula con otra que va del borde glenoideo anterior al posterior. La versión normal en un nivel exactamente por debajo de la apófisis co-

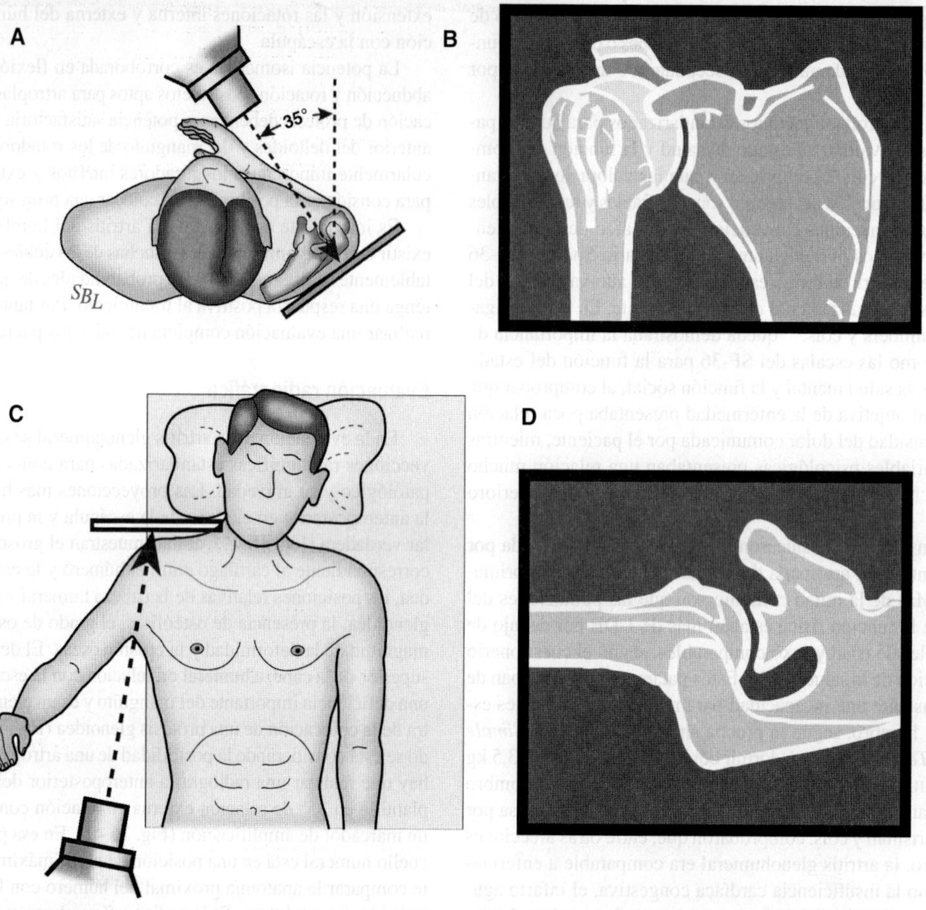

Fig. 16-41 • Serie radiográfica en caso de hombro rígido. **A,** Para obtener la proyección anteroposterior en el plano de la escápula, se orienta el haz en sentido perpendicular al plano de la escápula y se centra en la punta de la apófisis coracoides, en tanto que la película (placa) se coloca en sentido paralelo al plano de la escápula. **B,** El radiograma resultante debe indicar con claridad el espacio articular radiográfico entre la cabeza humeral y la cavidad glenoidea. **C,** La proyección axilar se obtiene centrando el haz entre la punta de la apófisis coracoides y el ángulo posterior del acromion. **D,** La radiografía resultante debe delinear la cavidad glenoidea en un punto que queda a la mitad entre la apófisis coracoides y el acromion, y así se tiene una visión clara del espacio articular. *(Con autorización de Matsen FA III, Lippitt SB, Sidles JA y Harryman DT II: Practical Evaluation and Management of the Shoulder. Filadelfia: WB Saunders, 1994.)*

racoides varía de 0° a –7° (Fig. 16-43). En una serie de 200 personas en quienes se realizó artroplastia de hombro, Jensen y Rockwood efectuaron TC en 78 individuos para definir la versión glenoidea,[204] y todos los integrantes de ese grupo tenían también pérdida intensa de la rotación externa, así como subluxación posterior de la cabeza humeral. De ese grupo, 49 hombros (63%) necesitaron modificaciones específicas durante la artroplastia (p. ej., disminuir el grado de retroversión humeral o cambiar la versión de la cavidad glenoidea con dilatadores especiales). Badet y cols. evaluaron los resultados de las TC de 113 pacientes con artrosis glenohumeral y comprobaron que la retroversión glenoidea estaba bastante aumentada y la retroversión humeral disminuida en comparación con los hombros de control sin artrosis.[16]

El estudio del manguito de los rotadores por medio de artrografía, resonancia magnética (RM) o ecografía se realiza si los datos modificaran de alguna manera el tratamiento. Por lo común, se puede tener una idea del estado del manguito de los rotadores después de evaluar datos de anamnesis, exploración física y radiografías simples.

Green y Norris[158] y Slawson y cols.[381] han hecho una revisión de las técnicas imagenológicas en la artritis y en la artroplastia glenohumerales.

Características de la enfermedad

Diversos cuadros patológicos pueden destruir la superficie de la articulación glenohumeral. La evaluación clínica, el tratamiento y la cuantificación eficaz se facilitan al contar con criterios necesarios y suficientes que permitan al clínico estandarizar la formulación y asignación de cada diagnóstico. En la Tabla 16-2 se presentan los criterios necesarios y suficientes de seis de los tipos más frecuentes de destrucción de la articulación glenohumeral: enfermedad articular degenerativa primaria o secundaria, ar-

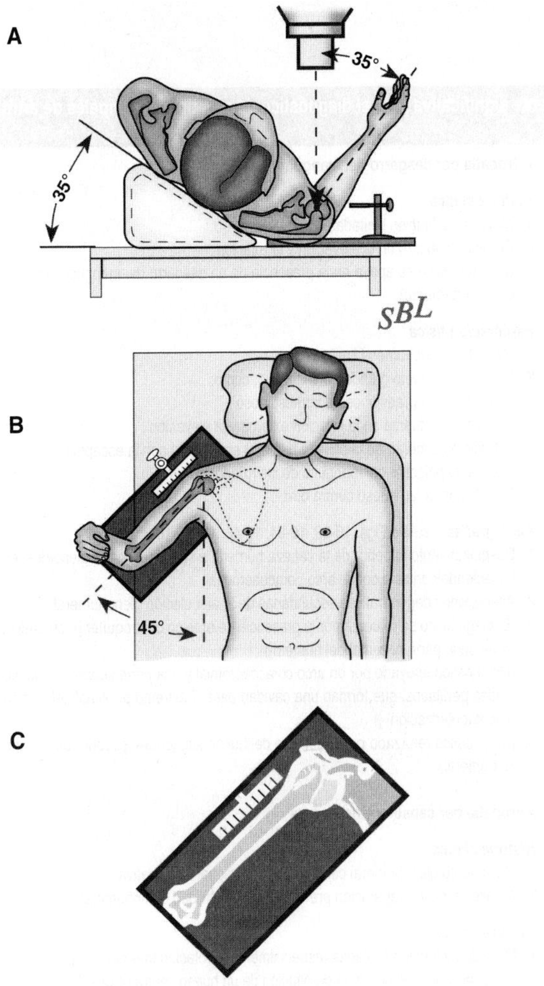

Fig. 16-42. • Proyección con regleta centimétrica (proyección comparativa); radiografía anteroposterior en la «posición centrada». El húmero se coloca en rotación neutra respecto al tórax y en abducción de 45°. El operador obtiene la radiografía anteroposterior en el plano de la escápula al colocar este último hueso en forma plana sobre el chasis y al orientar el haz en la articulación. El haz forma un ángulo de 35° con el antebrazo, y el tórax forma un ángulo igual con el chasis. El marcador centimétrico, junto a la cara externa del húmero, indica la amplificación radiográfica cuando se comparan las plantillas de diversos componentes. La imagen radiográfica final aparece en **C.** *(Con autorización de Matsen FA III, Lippitt SB, Sidles JA y Harryman DT II: Practical Evaluation and Management of the Shoulder. Filadelfia: WB Saunders, 1994.)*

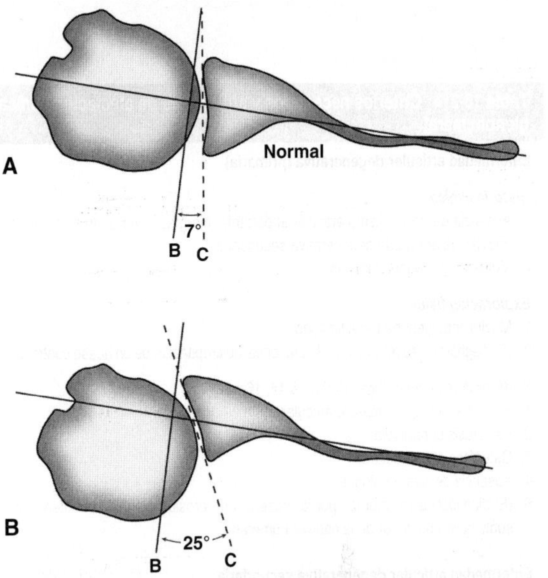

Fig. 16-43 • **A,** La versión glenoidea normal varía de 0° a –7° de retroversión. Por medio de tomografía computarizada se mide la versión, para lo cual se traza una línea siguiendo el eje del cuerpo escapular y después otra en sentido perpendicular a esta última (B). Se traza una tercera línea en los bordes anterior y posterior de la cavidad glenoidea (C). El ángulo entre B y C es el de versión glenoidea. **B,** La mayor retroversión hasta 25° suele acompañarse de subluxación posterior de la cabeza del húmero.

tritis reumatoide, artropatía por desgarro del manguito, artropatía por capsulorrafia y necrosis avascular.

En una extensión de un estudio de autovaloración de pacientes con artrosis glenohumeral[266] se pidió a los pacientes que presentaban este trastorno que valorasen la función del hombro a través de las 12 preguntas de la SST (Tabla 16-3).[262] Las personas con artritis glenohumeral tuvieron la máxima dificultad en maniobras como lanzamiento por encima del hombro, dormir cómodamente sobre el lado afectado, lavarse el hombro contrario y subir un objeto de 3,6 kg a un estante (Tabla 16-4). Como dato interesante, el grado de disminución funcional en el momento de la evaluación inicial fue similar en los cuadros patológicos comentados. Al parecer, el paciente acude al médico para ser evaluado cuando presenta este grado de disminución o deterioro funcional, independientemente del diagnóstico. Estas deficiencias funcionales son el objetivo del tratamiento de la artritis glenohumeral.

Los pacientes mencionados también valoraron su estado general por medio del cuestionario SF-36.* El estado global de salud de individuos con artritis reumatoide según la autoevaluación presenta el mayor deterioro en la esfera de la función física y de la comodidad global (Tabla 16-5). En el caso de pacientes con enfermedad articular degenerativa primaria o secundaria y artropatía por desgarro de manguito, los otros parámetros del SF-36 (p. ej., vitalidad y estado global de salud) estuvieron muy cercanos a los de controles de la población, de igual sexo y edad. El estado general de salud de pacientes con artritis reumatoide, artropatía por capsulorrafia y necrosis avascular fue más deficiente que el de los controles de igual edad y sexo.[264] Este resultado demuestra la consecuencia diferencial del diagnóstico sobre la salud y el bienestar.

* El SF-36 es un cuestionario de autoevaluación del estado general de salud que se utiliza en muchos campos de la medicina.[337,420] Es muy útil en ortopedia, para identificar deficiencias del estado general de individuos antes y después de cirugía reconstructiva. Los resultados de las escalas que miden la comodidad global y la función física se alteran a menudo por los trastornos artríticos del hombro. Otras puntuaciones del SF-36 son útiles para evaluar la vitalidad de la persona, su salud mental y general, así como sus funciones sociales, emocionales y físicas.

Tabla 16-2 • Criterios necesarios y suficientes de afectación clínicamente significativa para el diagnóstico de seis tipos principales de artritis glenohumeral

Enfermedad articular degenerativa (primaria)

Historia clínica
1. Ausencia de traumatismo articular importante, cirugía previa u otras causas conocidas de artropatía degenerativa secundaria
2. Movilidad y función limitadas

Exploración física
1. Movimiento glenohumeral limitado
2. (El diagnóstico se refuerza por la presencia de crepitación de un hueso contra otro)

Radiografías (véanse Figs. 16-24, 16-44, 16-45)
1. Estrechamiento del espacio articular
2. Esclerosis periarticular
3. Osteofitos periarticulares
4. Ausencia de otra patología
5. (El diagnóstico se refuerza por la presencia de erosión glenoidea posterior, con subluxación posterior de la cabeza humeral)

Enfermedad articular degenerativa secundaria

Historia clínica
1. Indicios de traumatismo articular importante o de otras causas conocidas de enfermedad articular degenerativa secundaria
2. Movilidad y función limitadas

Exploración física
1. Movimiento glenohumeral limitado
2. (El diagnóstico se refuerza por la presencia de crepitación de un hueso contra otro)

Radiografías (véanse Figs. 16-46 a 16-50)
1. Estrechamiento del espacio articular
2. Esclerosis periarticular
3. Osteofitos periarticulares
4. (El diagnóstico se refuerza por los indicios radiográficos de traumatismo previo o de otras causas conocidas de artropatía degenerativa secundaria)

Artritis reumatoide

Historia clínica
1. Diagnóstico de certeza de artritis reumatoide
2. Movilidad y función limitadas

Exploración física (véase Fig. 16-62)
1. Movimiento glenohumeral limitado
2. (El diagnóstico se refuerza por el hallazgo de atrofia muscular y pérdida de fuerza o crepitación de un hueso contra otro)

Radiografías (véanse Figs. 16-29, 16-51 a 16-62)
1. Estrechamiento del espacio articular
2. Osteopenia periarticular
3. (El diagnóstico se refuerza por la ausencia de osteofitos y esclerosis)
4. (El diagnóstico es respaldado por la presencia de erosiones periarticulares y erosión medial glenoidea)

Artropatía por desgarro del manguito

Historia clínica
1. Movilidad y función limitadas
2. Pérdida de fuerza en la elevación y la rotación
3. (El diagnóstico se apoya en la presencia de un desgarro del manguito confirmado anteriormente)

Exploración física
1. Movilidad glenohumeral limitada
2. Indicios de defecto grande del manguito, como:
   - Atrofia de supraespinoso e infraespinoso
   - Pérdida de fuerza en la rotación externa y la elevación
   - Posición superior de la cabeza humeral en relación con la escápula
   - Defecto palpable del manguito de los rotadores
3. Crepitación de un hueso contra otro

Radiografías (véanse Figs. 16-33, 16-34, 16-46, 16-64, 16-65)
1. Desplazamiento superior de la cabeza humeral en relación con la glenoides, estableciendo contacto con el arco coracoacromial
2. Alteraciones degenerativas secundarias de la articulación glenohumeral
3. (El diagnóstico se refuerza por la presencia de erosión del troquíter [«femoralización» de la parte proximal del húmero])
4. (Diagnóstico apoyado por un arco coracoacromial y una parte superior de la glenoides perfilados, que forman una cavidad para el extremo proximal del húmero [«acetabularización»])
5. (Diagnóstico reforzado por el colapso del hueso subcondral superior de la cabeza humeral)

Artropatía por capsulorrafia

Historia clínica
1. Movimiento glenohumeral con limitación funcional significativa
2. Antecedentes de reparación previa de la inestabilidad glenohumeral

Exploración física
1. Movilidad y función limitadas (especialmente la rotación interna)
2. (Diagnóstico apoyado por la crepitación de un hueso contra otro)

Radiografías (véanse Figs. 16-7, 16-8, 16-46, 16-47)
1. Estrechamiento del espacio articular
2. Esclerosis periarticular
3. Osteofitos periarticulares
4. (Diagnóstico apoyado en la erosión glenoidea posterior con subluxación posterior de la cabeza humeral)

Necrosis avascular (atraumática)

Historia clínica
1. Función del hombro limitada
2. (Diagnóstico reforzado por la presencia de factores de riesgo, como el uso de esteroides)

Exploración física
1. (Diagnóstico apoyado por la presencia de crepitación glenohumeral)

Radiografías (véanse Figs. 16-68 a 16-71)
1. Esclerosis en la cabeza del húmero
2. Colapso del hueso subcondral de la cabeza humeral
3. Ausencia de otra patología (p. ej., tumor, artropatía por desgarro del manguito)

Tabla 16-3 • Prueba simple del hombro (SST)

1. ¿Nota bien el hombro cuando tiene el brazo en reposo en el costado?
2. ¿Le deja dormir el hombro con comodidad?
3. ¿Puede llegar con la mano a la zona lumbar de su espalda para meterse la camisa por dentro?
4. ¿Puede colocar la mano detrás de la cabeza, con el codo recto hacia un lado?
5. ¿Puede colocar una moneda en una estantería situada a la altura del hombro sin doblar el codo?
6. ¿Puede levantar un peso de 500 g (una jarra de cerveza llena) hasta la altura del hombro sin doblar el codo?
7. ¿Puede levantar un peso de 3,5 kg (un bidón de gasolina lleno) por encima de la cabeza sin doblar el codo?
8. ¿Puede coger un peso de 9 kg (una bolsa de patatas) en un lado con la extremidad afectada?
9. ¿Cree que sería capaz de lanzar una pelota blanda de béisbol por debajo del hombro a una distancia de 10 m con la extremidad afectada?
10. ¿Cree que sería capaz de lanzar una pelota blanda de béisbol por debajo del hombro a una distancia de 20 m con la extremidad afectada?
11. ¿Se puede lavar la parte posterior del hombro opuesto con la mano de la extremidad afectada?
12. ¿Le permitiría el estado del hombro trabajar la jornada completa en su trabajo habitual?

Tabla 16-4 • Porcentaje de pacientes con seis tipos diferentes de artritis glenohumeral que fueron capaces de realizar funciones de la prueba simple del hombro en el momento de la evaluación inicial

Función	EAD	EADS	AR	ADM	AC	NAV
Dormir con comodidad	12	13	18	8	0	29
Mantener el brazo a un lado con comodidad	67	36	61	33	65	79
Lavarse la parte posterior del hombro	13	20	13	0	18	7
Poner la mano detrás de la cabeza	35	38	26	21	35	50
Meterse la camisa por dentro	32	33	39	38	29	50
Colocar 3,5 kg en una estantería	19	16	3	0	18	7
Colocar 500 g en una estantería	54	36	26	21	53	50
Colocar una moneda en una estantería	59	44	29	29	53	64
Lanzar por encima del hombro	7	9	3	4	0	0
Hacer el trabajo habitual	39	44	21	17	41	21
Lanzar por encima del hombro	53	44	13	42	29	21
Transportar 9 kg	62	62	21	33	41	29

NAV, Necrosis avascular; AC, artropatía por capsulorrafia; ADM, artropatía por desgarro del manguito; EAD, enfermedad articular degenerativa; AR, artritis reumatoide; EADS, enfermedad articular degenerativa secundaria.

Tabla 16-5 • Autoevaluación del estado de salud de pacientes con seis tipos de artritis glenohumeral según el cuestionario SF-36*

Parámetro del SF-36	EAD	EADS	AR	ADM	AC	NAV
Función del rol físico	44	33	23	30	39	28
Bienestar	54	47	34	39	40	47
Función física	78	73	38	81	62	50
Función del rol emocional	83	76	58	100	64	40
Función social	84	73	63	81	71	62
Vitalidad	86	83	44	81	65	60
Salud mental	92	90	87	97	76	84
Salud general	100	93	65	100	71	63

* Los datos se presentan como el promedio del porcentaje de los controles de la población, con edad y sexo comparables.[28]

NAV, Necrosis avascular; AC, artropatía por capsulorrafia; ADM, artropatía por desgarro del manguito; EAD, enfermedad articular degenerativa; AR, artritis reumatoide; EADS, enfermedad articular degenerativa secundaria.

Tabla 16-6 • Anatomopatología de la artrosis glenohumeral

- Cabeza humeral
  - Pérdida de cartílago: central, superior o completa
  - Esclerosis: central, superior
  - Osteofitos periféricos: más grandes en la parte inferior
  - Aumentada de tamaño
  - Erosión con aplanamiento central
  - Quistes subcondrales
- Glenoides
  - Pérdida de cartílago: central, posterior o completa
  - Esclerosis: central o posterior
  - Osteofitos periféricos: dos tercios inferiores
  - Erosión: central o posterior con aplanamiento
  - Quistes subcondrales
- Posición articular
  - Subluxación posterior o central
- Cápsula
  - Aumentada de tamaño, especialmente en la parte inferior
  - Contractura anterior
- Tendón del bíceps y del manguito de los rotadores
  - El desgarro de grosor completo no es habitual (aproximadamente el 5%)
  - Puede haber degeneración o fibrosis (especialmente subescapular)
- Cuerpos libres en la articulación o la bolsa subescapular

Enfermedad articular degenerativa

En la enfermedad articular degenerativa, es habitual la presencia de desgaste posterior del cartílago glenoideo y el hueso subcondral, aunque en la parte anterior el cartílago articular suele estar intacto (véase Fig. 16-24). El cartílago de la cabeza humeral muestra erosión en un patrón en «calva de fraile», es decir, alopecia central rodeada a menudo por un borde o franja de cartílago residual y osteofitos. En la cabeza humeral o en la cavidad glenoidea a veces se identifican quistes degenerativos. De modo típico, los osteofitos rodean las caras anterior, inferior y posterior de la cabeza humeral y las porciones inferior y posterior de la cavidad glenoidea. A causa de todo lo mencionado, las superficies articulares de ambas partes tienen una configuración aplanada que bloquea la rotación (Figs. 16-44 y 16-45). En el fondo del saco axilar o del subescapular se identifican a veces fragmentos osteocartilaginosos sueltos. Es frecuente en la artropatía degenerativa primaria detectar la tríada de contractura capsular anterior, desgaste glenoideo posterior y subluxación humeral posterior. En la artropatía degenerativa primaria no es frecuente observar defectos del manguito de los rotadores. Cofield resumió la anatomía patológica de la artropatía degenerativa (Tabla 16-6).[90]

Enfermedad articular degenerativa secundaria

A diferencia de lo que sucede en la enfermedad articular degenerativa primaria, la forma secundaria aparece cuando lesiones, intervenciones quirúrgicas u otras enfermedades previas afectan a la superficie articular y desencadenan su degeneración. En las luxaciones no reducidas crónicas,[189,335,361] la cabeza humeral puede aparecer mellada y desgastada (Fig. 16-46). El cartílago de las superficies articulares puede ser sustituido por tejido cicatrizal, o el hueso subcondral puede quedar tan débil por la atrofia ósea que se colapsará después de la reducción, ocasionando incongruencia de la superficie articular (Fig. 16-47). Samilson y

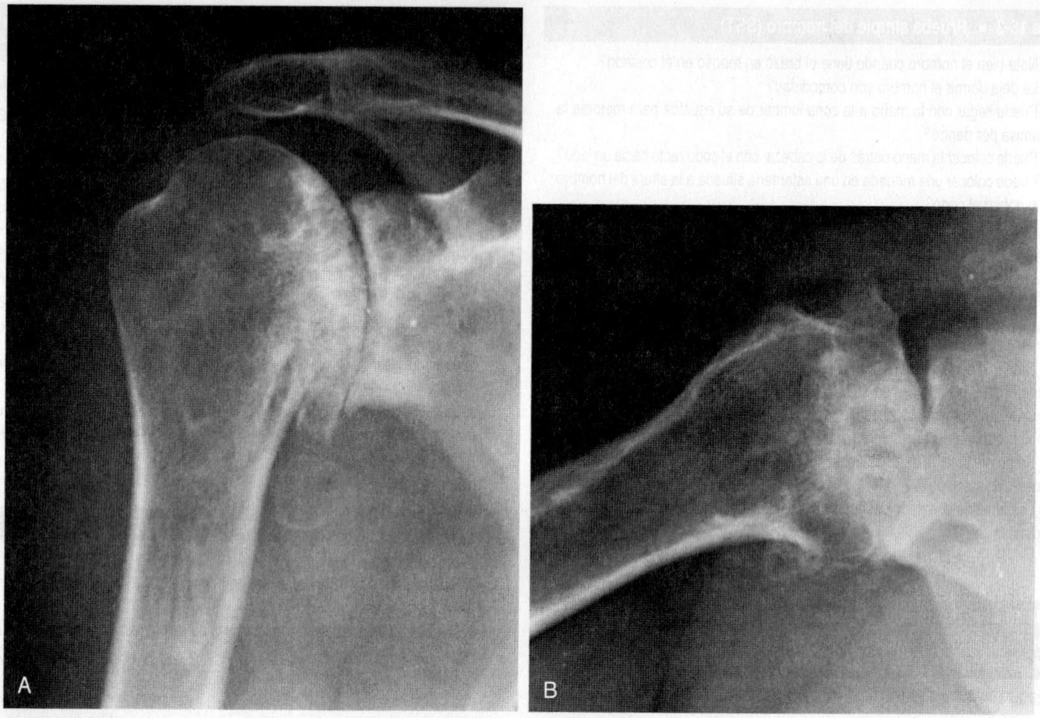

Fig. 16-44 • Artrosis del hombro. **A,** Imagen radiográfica anatomopatológica estereotípica. La cabeza humeral muestra moderado agrandamiento y aplanamiento. En el sentido inferior sobresalen particularmente osteofitos periféricos. Se advierte aplanamiento de la cabeza humeral, con esclerosis subcondral, particularmente en posiciones de reposo central y centro-superior. También a veces hay quistes intraóseos que se identifican mejor en la proyección axilar. **B,** En la proyección axilar también se detecta el desgaste glenoideo asimétrico, con un desgaste levemente mayor en la cara posterior de la cavidad glenoidea. Además, dicha cavidad está aplanada. Hay datos que sugieren subluxación humeral posterior, pero no constituye un signo notable en estas radiografías.

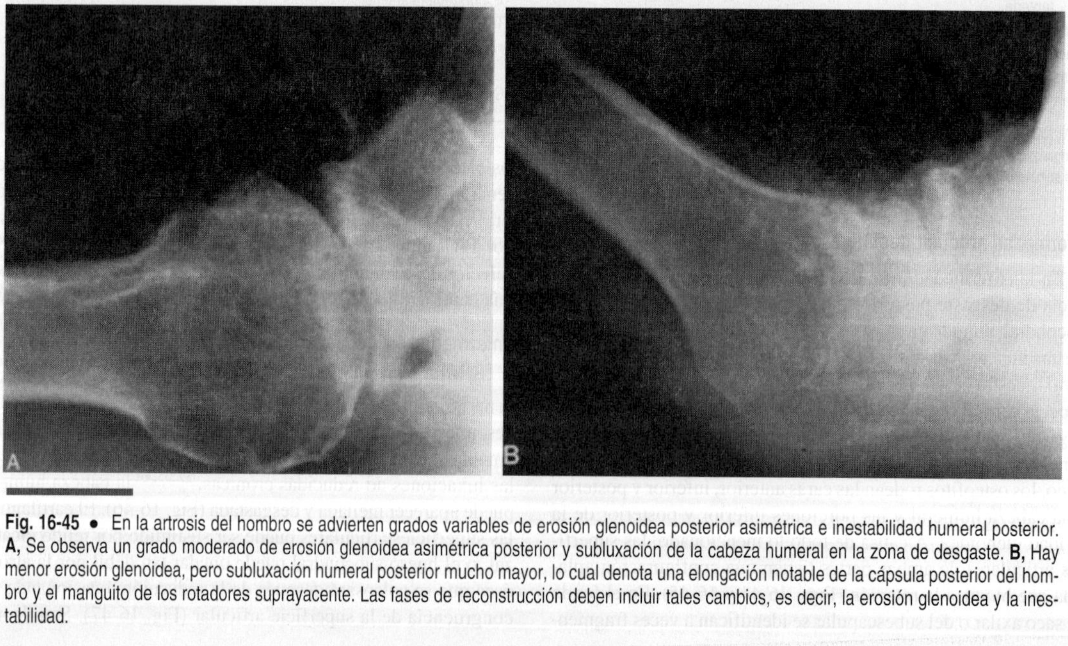

Fig. 16-45 • En la artrosis del hombro se advierten grados variables de erosión glenoidea posterior asimétrica e inestabilidad humeral posterior. **A,** Se observa un grado moderado de erosión glenoidea asimétrica posterior y subluxación de la cabeza humeral en la zona de desgaste. **B,** Hay menor erosión glenoidea, pero subluxación humeral posterior mucho mayor, lo cual denota una elongación notable de la cápsula posterior del hombro y el manguito de los rotadores suprayacente. Las fases de reconstrucción deben incluir tales cambios, es decir, la erosión glenoidea y la inestabilidad.

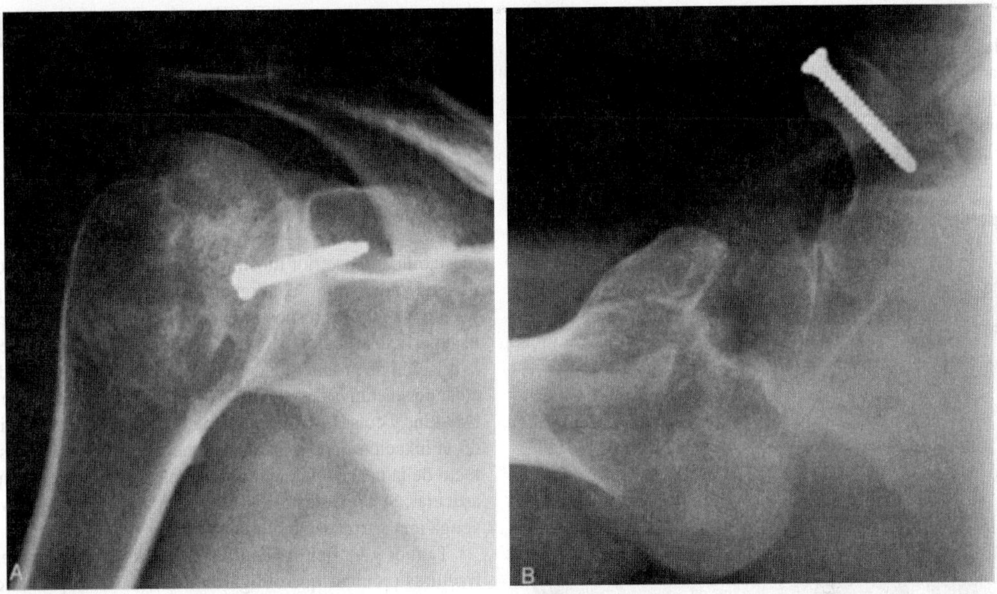

Fig. 16-46 • Luxación crónica posterior del hombro en un varón de 26 años. La lesión se produjo cerca de un año antes. La técnica por la vía anterior que se utilizó en fecha reciente fue ineficaz para reducir la luxación. En el segundo método quirúrgico se logró reducción del hombro, pero el cartílago de la cabeza humeral había sido sustituido por tejido fibroso. La prótesis humeral proximal se colocó como parte del método de reconstrucción. **A,** Radiografía oblicua posterior de 40° que señala la superposición entre la cabeza humeral y la cavidad glenoidea. **B,** Imagen que ilustra claramente la luxación posterior, la mínima unión defectuosa entre la cabeza y los fragmentos de la diáfisis y las manifestaciones de fractura del troquín, con cicatrización de esta tuberosidad a la diáfisis, pero con moderado desplazamiento en relación con el segmento de la cabeza humeral.

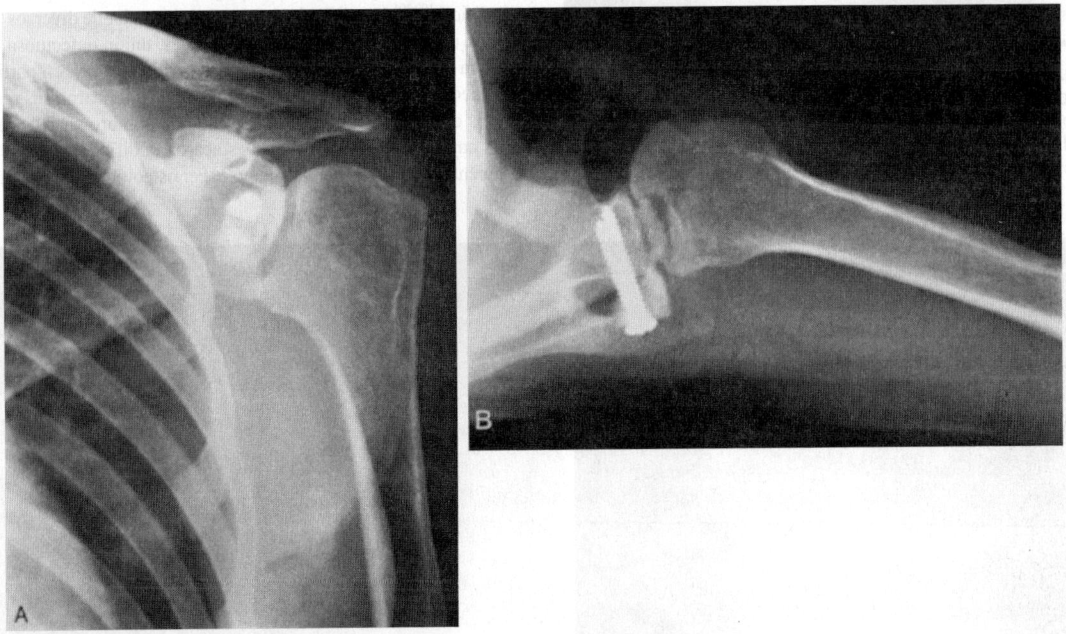

Fig. 16-47 • Mujer joven a quien se le efectuó reducción abierta de luxación posterior del hombro, que no pudo ser reducida durante aproximadamente dos meses. En la fecha de la reducción, las superficies del cartílago estaban intactas y se advirtió que la cabeza del húmero estaba moderadamente reblandecida. Se agregó un injerto óseo a la cara posterior del hombro para sustitución de la zona de desgaste glenoideo. En término del primer mes de haber realizado la reducción abierta se advirtió en las proyecciones anteroposterior (**A**) y axilar (**B**) que la cabeza humeral, por su cambio condromalácico, se había colapsado y estaba en evolución la artritis traumática. Más adelante se colocó una prótesis humeral proximal.

Prieto[370] identificaron 74 hombros con el antecedente de una o múltiples luxaciones que mostraron manifestaciones radiográficas de artritis glenohumeral (Fig. 16-48). Las luxaciones habían sido anteriores en 62 casos y posteriores en 11, y una mostró inestabilidad multidireccional. El número de luxaciones no guardaba relación con la intensidad de la artrosis. Los hombros con

Tabla 16-7 • Artritis glenohumeral después de traumatismo

Posibles etiologías
Luxación o subluxación recurrente
Luxaciones crónicas
Unión defectuosa de las fracturas con incongruencia articular
Osteonecrosis de la cabeza humeral
Seudoartrosis humeral proximal con anquilosis fibrosa

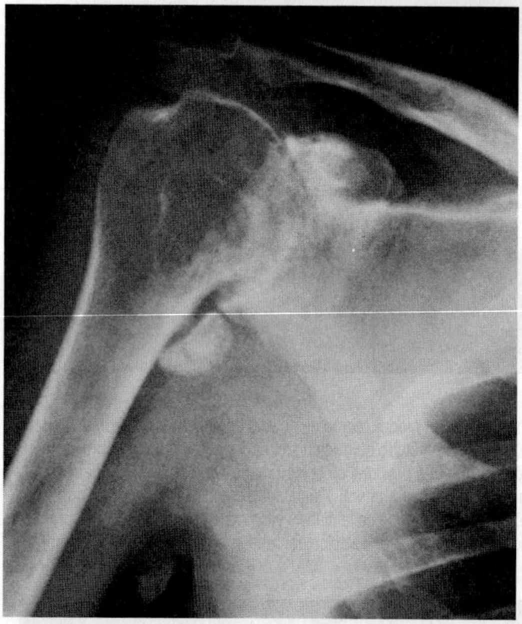

Fig. 16-48 • Anciano con el antecedente de 5 a 10 años de haber sufrido dolor cada vez más intenso del hombro y limitación de movimiento. En su adolescencia sufrió luxaciones repetitivas del hombro y tal vez la artritis actual fue consecuencia de la inestabilidad recurrente. Esta sucesión de hechos sin duda se observa en algunos casos, pero es muy rara.

inestabilidad posterior mostraron una incidencia mayor de artritis moderada o intensa, al igual que los sometidos a cirugía previa, en los que los dispositivos de fijación interna penetraron en la superficie articular. Marx y cols. señalaron recientemente que la relación de probabilidad para la aparición de enfermedad articular degenerativa después de la luxación del hombro es de 10,5.[257] Hawkins y cols.[189] sugieren la práctica de hemiartroplastia cuando la luxación tiene más de seis meses de evolución o si el defecto de la cabeza humeral abarca más del 45% de la superficie articular. Si hay destrucción de la cavidad glenoidea, tal vez convenga una artroplastia total de hombro.

Tanner y Cofield revisaron 28 hombros con problemas de fracturas crónicas que obligaron a realizar artroplastia con colocación de prótesis.[404] En 16 hubo uniones defectuosas con incongruencia articular (Fig. 16-49), 8 tuvieron osteonecrosis postraumática (Fig. 16-50) y 4 presentaron falta de unión de una fractura del cuello quirúrgico, con un pequeño fragmento osteopénico de la cabeza. Cofield resumió algunas características de la artritis postraumática (Tabla 16-7).[90]

El hombro con artropatía degenerativa secundaria a menudo tiene un cuadro patológico complejo y su tratamiento quirúrgico es dificil.[199,301] Las dificultades pueden depender de diversos factores: contracturas musculares, cicatrices, unión defectuosa que obliga a osteotomía, falta de unión o pérdida ósea y, en particular, acortamiento humeral. Dines y cols.,[115] publicaron sus resultados con la práctica de la artroplastia de hombro en 20 sujetos con cambios postraumáticos. Destacaron la dificultad en dichos pacientes y la conveniencia de no hacer osteotomía del troquíter.

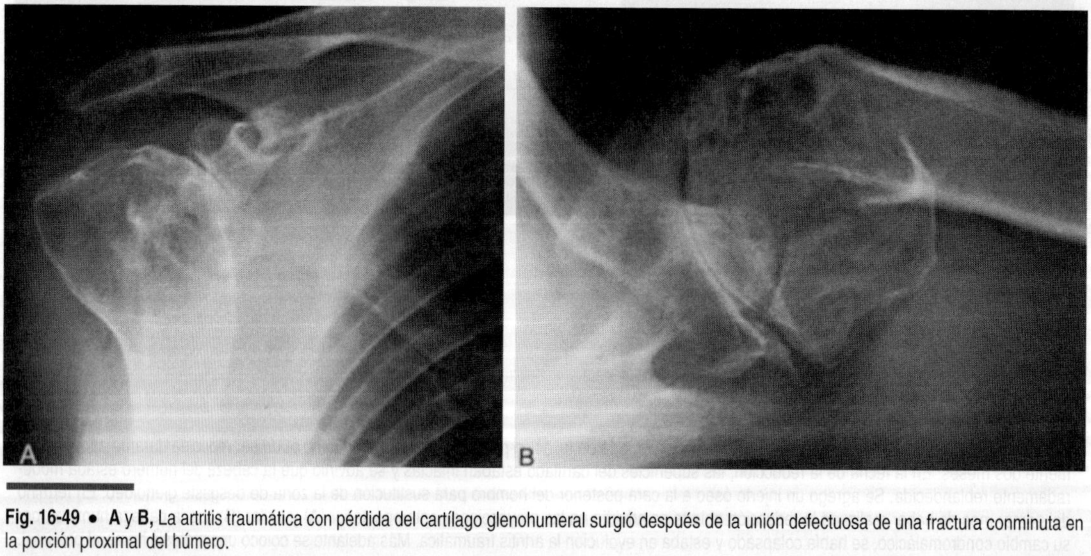

Fig. 16-49 • A y B, La artritis traumática con pérdida del cartílago glenohumeral surgió después de la unión defectuosa de una fractura conminuta en la porción proximal del húmero.

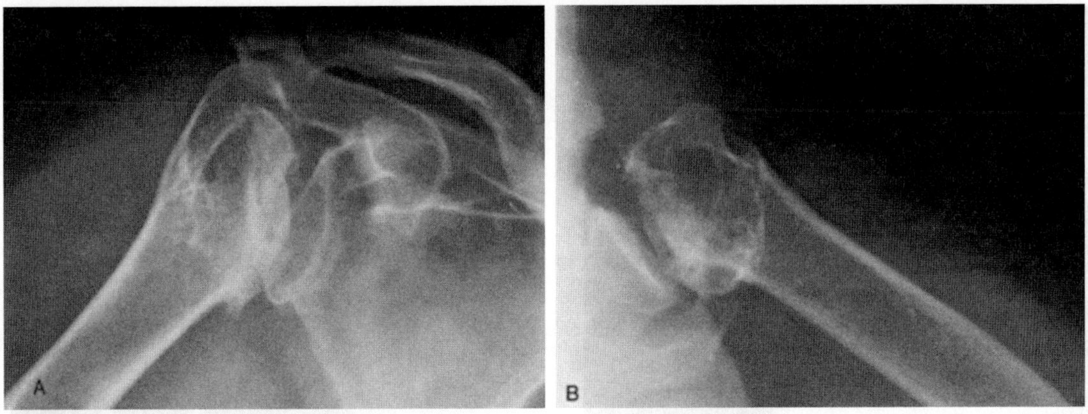

Fig. 16-50 • Artritis traumática con unión defectuosa y osteonecrosis del segmento de la cabeza. **A,** Radiografía que indica el colapso del segmento capital y la unión defectuosa leve del troquíter en relación con la diáfisis. **B,** Radiografía que una vez más muestra el colapso de la cabeza humeral, pero hay posiciones razonables de las dos tuberosidades en dicha proyección. En estas proyecciones radiográficas se ha subestimado el daño de la superficie articular glenoidea. En la cirugía reconstructiva, en casos como el que se presenta, quizá se necesite reemplazo protésico humeral proximal o artroplastia total de hombro, según la magnitud de afección de la superficie glenoidea.

Otras series de artroplastias hechas por secuelas tardías de traumatismo incluyeron las de Norris y cols.,[307] Habermeyer y Schweiberer[168] y las del grupo de Frich y cols.[141]

Artritis reumatoide y otros tipos de artritis inflamatoria

La artritis reumatoide es una enfermedad general con manifestaciones clínicas muy variables. Puede limitarse sólo a la articulación glenohumeral o bien afectar a gran parte de los tejidos corporales. En ella, y en muchos otros tipos de artritis inflamatoria, es característico que el cartílago muestre destrucción uniforme en todas las superficies articulares. La cavidad glenoidea presenta erosión en la parte interna (véase Fig. 16-29) más que en la posterior, como sucede en la enfermedad articular degenerativa (véase Fig. 16-24). El trastorno suele ser bilateral y simétrico. El proceso artrítico erosiona no sólo el cartílago sino también el hueso subcondral, y lo vuelve osteopénico (Figs. 16-51 a 16-61). Lehtinen y cols. evaluaron la incidencia de afectación glenohumeral en

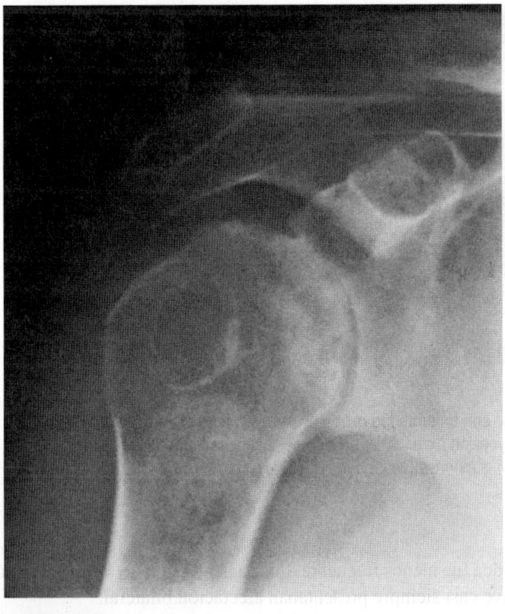

Fig. 16-51 • Artritis reumatoide del hombro con pérdida del cartílago glenohumeral y rigidez articular, la llamada forma seca de la enfermedad.

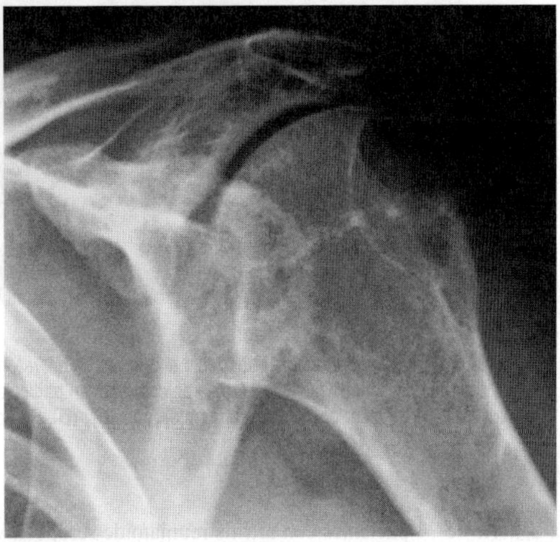

Fig. 16-52 • Artritis reumatoide del hombro con pérdida de cartílago, erosiones periarticulares extensas y sinovitis hipertrófica extrema, la llamada forma húmeda de afección articular.

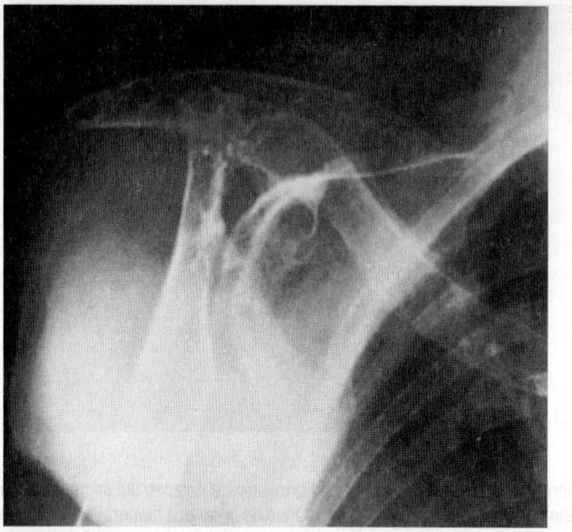

Fig. 16-53 • Radiografía del hombro de una anciana con artritis reumatoide de fecha muy anterior que muestra resorción extrema de la cabeza humeral, parte de la porción proximal del húmero y la cara externa del omóplato, que incluye toda la cavidad glenoidea.

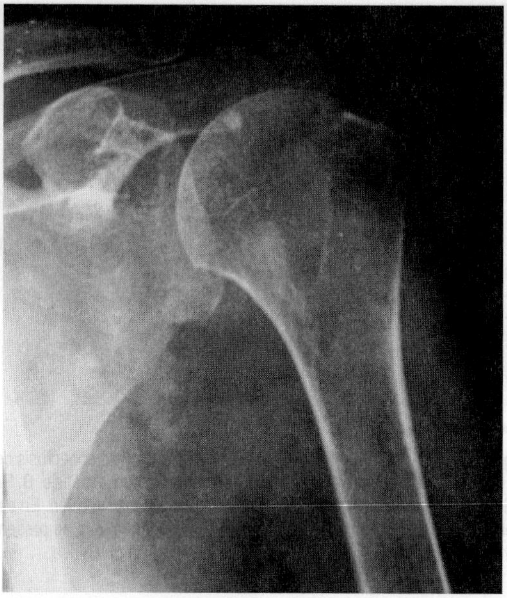

Fig. 16-54 • Mujer de edad media con artritis reumatoide de fecha muy anterior y ataque poliarticular. Cuando se hicieron las radiografías, la mujer sufría dolor intenso del hombro y restricción leve del movimiento. En las imágenes radiográficas se advierte esencialmente osteopenia sola. Se ha conservado el espacio articular y sólo hay mínimos datos de erosión articular marginal. En estos casos, los cambios patológicos han sido mínimos. Por desgracia, los síntomas de la paciente no mejoraron con medidas conservadoras. En el artrograma se demostró la presencia de sinovitis notable y se realizó una sinovectomía de hombro.

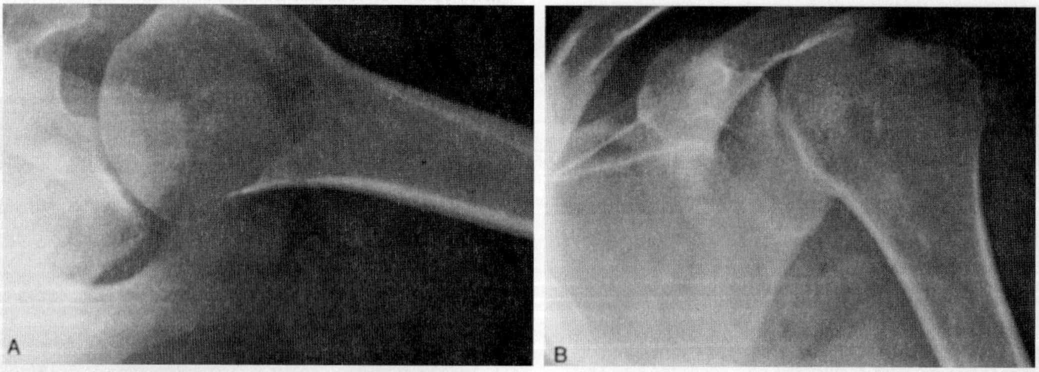

Fig. 16-55 • Artritis reumatoide que afectó al hombro de un varón de 26 años con enfermedad oligoarticular. El cuadro sintomático era moderado. Las radiografías indican leve pérdida de cartílago, en particular en la proyección axilar (**A**), y erosión de la cabeza humeral cerca del borde de la superficie articular en la radiografía anteroposterior (**B**). Se advirtió sinovitis extensa (véase Fig. 16-60).

una cohorte de 74 pacientes con artritis reumatoide seropositiva sometidos a control prospectivo durante un período de 15 años. Se produjo afectación erosiva de la articulación glenohumeral en el 48% de los pacientes, observándose con mayor frecuencia en la superficie articular superoexterna del húmero. La afectación glenoidea fue menos frecuente. Los pacientes con la destrucción más grave casi siempre presentaban afectación bilateral.[237]

La artritis reumatoide puede afectar simultáneamente a las articulaciones glenohumeral, acromioclavicular, esternoclavicular, del codo, de la muñeca y a las de la mano, lo que multiplica las pérdi-

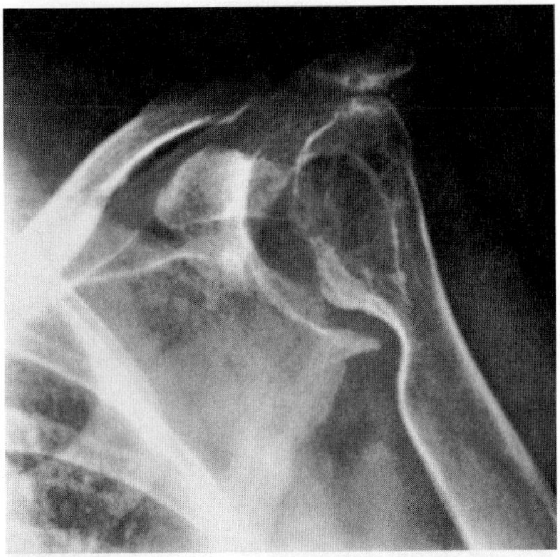

Fig. 16-56 • Artritis reumatoide antigua del hombro con erosión de estructuras subcondrales y de huesos vecinos. El cuadro es notable en la cabeza humeral, pero es más intenso en la escápula, donde hay extraordinaria resorción central. En individuos en esta situación quizá no exista hueso suficiente para colocar un componente glenoideo en la cirugía reconstructiva.

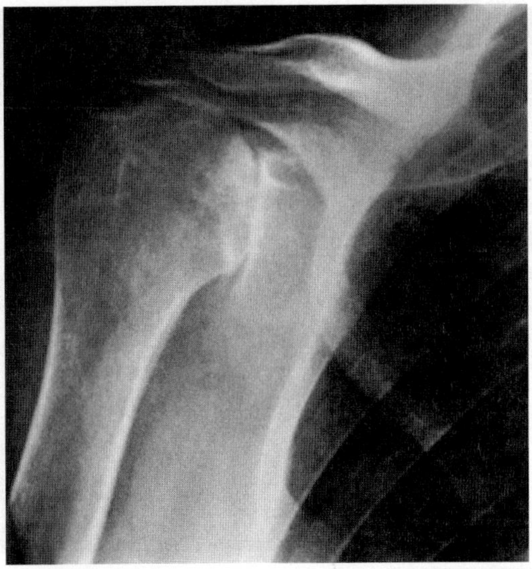

Fig. 16-57 • Artritis reumatoide del hombro. La radiografía indica moderada osteopenia, pérdida de cartílago, pérdida leve de hueso subcondral y subluxación superior de la cabeza del húmero. En este paciente, así como en muchos que tienen artritis reumatoide del hombro, se ha adelgazado el manguito de los rotadores, con desgaste, estiramiento y fibrosis, pero sin un desgarro de todas sus capas.

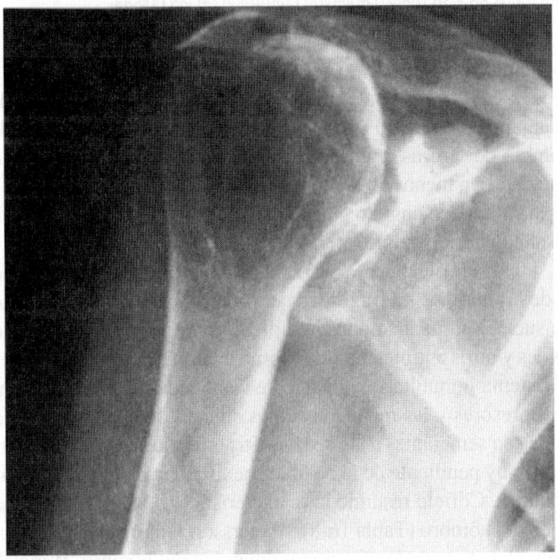

Fig. 16-58 • Artritis reumatoide del hombro junto con desgarro del manguito de los rotadores. En la radiografía se advierte pérdida del cartílago, erosión central-superior de la cavidad glenoidea, subluxación superior de la cabeza humeral y moderada erosión del acromion suprayacente y la porción distal de la clavícula. En la operación se identificó un gran desgarro del manguito de los rotadores que abarcaba el infraespinoso, el supraespinoso y el subescapular.

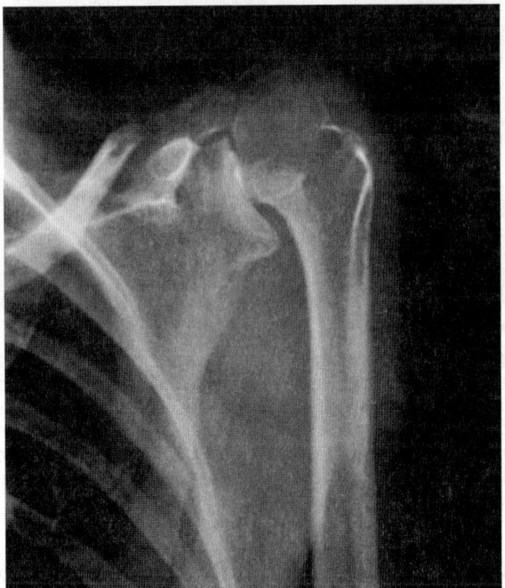

Fig. 16-59 • Artritis reumatoide juvenil con ataque extremo del manguito de los rotadores y cápsula, incluso al grado de erosión acromial. La cabeza del húmero se encuentra ahora debajo de la piel a través de la cara superior del hombro.

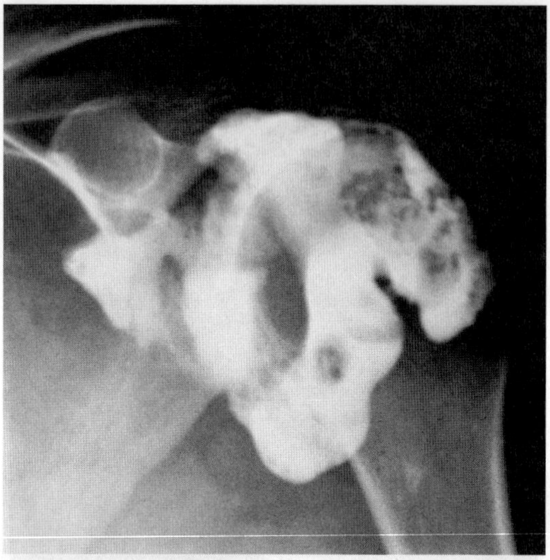

Fig. 16-60 • Artrograma del hombro en el que se observa sinovitis activa en un sujeto con artritis reumatoide. Las radiografías simples (véase Fig. 16-55) señalaron sólo mínimos cambios articulares.

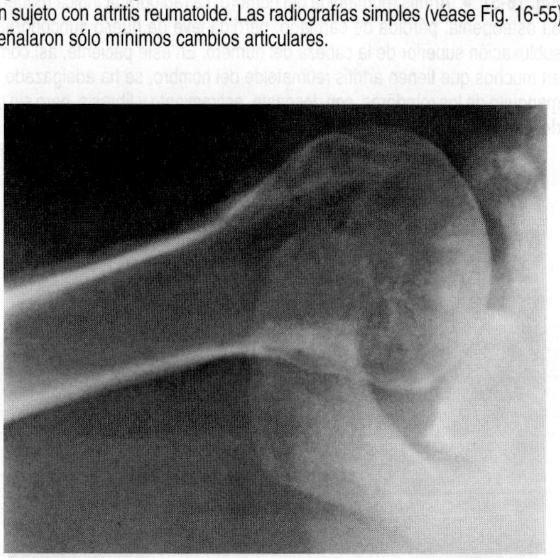

Fig. 16-61 • Proyección axilar del hombro de una mujer joven con artritis reumatoide. La destrucción reumatoidea de la cápsula anterior del hombro y la cara anterior del manguito de los rotadores alcanzó tal grado que surgió inestabilidad anterior. Se ha perdido suficiente cartílago, hasta el punto de que hubo necesidad de reemplazo protésico de la porción proximal del húmero, sinovectomía de la articulación glenohumeral y reparación de la cápsula anterior y del manguito de los rotadores.

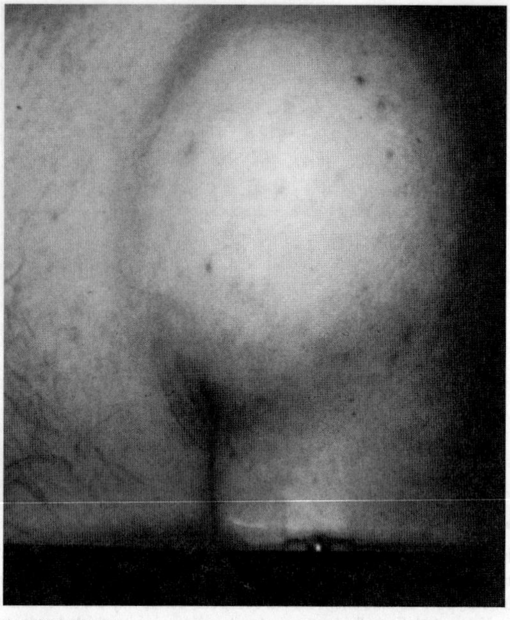

Fig. 16-62 • Fotografía clínica del hombro de un joven con artritis reumatoide y afección reumatoide primaria de las bolsas subacromial y subdeltoidea. El manguito de los rotadores estuvo intacto y la articulación glenohumeral mostró afección mínima, con sinovitis reumatoide. El arco de movimiento del hombro era completo, aunque con dolor mínimo, y había potencia excelente en esta zona. La bursitis hipertrófica no mejoró con medidas médicas y se realizó ablación quirúrgica de las bolsas.

das funcionales resultantes. También puede haber tumefacción, contracción, pérdida de fuerza o desgarro de tejidos blandos, como el manguito de los rotadores (Fig. 16-62; véase también Fig. 16-60). En un estudio clínico y artrográfico de 200 hombros dolorosos en pacientes con artritis reumatoide, Ennevaara advirtió que sólo el 26% de ellos tuvieron defectos de grosor completo del manguito de los rotadores.[125] En dos series de pacientes con artritis reumatoide que necesitaron artroplastia total de hombro hubo desgarros completos del manguito en 29 de 69 hombros (42%) y en 18 de 66 hombros (27%).[84,304] Rozing y Brand encontraron defectos grandes del manguito en 21 de 40 (52%) hombros sometidos a artroplasia del hombro por artritis reumatoide. Se pudieron realizar reparaciones duraderas en menos de la mitad de los pacientes, y la calidad de la reparación del manguito guardó una correlación importante con el resultado postoperatorio.[363]

Incluso la piel puede ser frágil, con una cicatrización muy lenta de las heridas. La fragilidad del paciente con artritis reumatoide suele complicarse por el empleo prolongado de corticoesteroides y otros antimetabolitos. Como la propia enfermedad afecta al sistema inmunitario, el paciente suele recibir fármacos inmunosupresores y las manifestaciones clínicas de la artritis reumatoide son semejantes a las de la artritis infecciosa, el médico debe estar muy pendiente de la posible coexistencia de infecciones articulares. Cofield resumió las características de la artritis reumatoide del hombro (Tabla 16-8).[90] Petersson[323] destacó la prevalencia y el avance de la afección reumatoide del hombro. Winalski y Shapiro[433] y Mulliaji y cols.[285] utilizaron la TC para definir la afectación reumatoide de las articulaciones esternoclavicular y glenohumeral. Alasaarela y Alasaarela[2,3] utilizaron la ecografía para definir las alteraciones de tejidos blandos que se asocian a la artritis reumatoide del hombro.

Otros trastornos pueden originar signos en el hombro muy similares a los de la artritis reumatoide (Fig. 16-63); en esa lista se incluyen trastornos circunscritos, como la sinovitis vellonodular pigmentada,[118,119] la condrometaplasia sinovial[194] y la seudogota.[198] El hombro puede ser el lugar en el que se manifiesten alteracio-

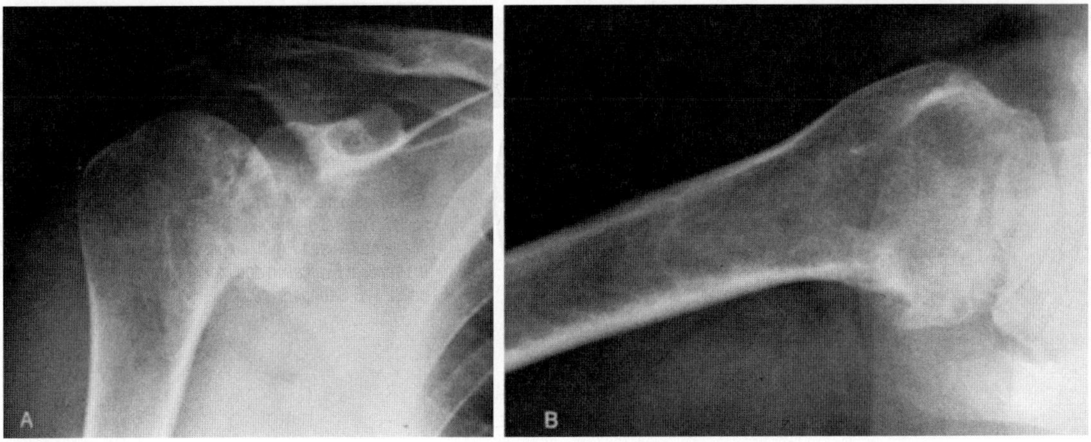

Fig. 16-63 • Mujer de edad media que durante cuatro años sufrió dolor cada vez más intenso del hombro. En la actualidad le causa dolor cualquier actividad del brazo y en el reposo. No hay antecedentes de lesiones ni de afección artrítica poliarticular. La velocidad de eritrosedimentación mostró incremento mínimo; el factor reumatoide fue negativo. En la operación, la membrana sinovial presentó cambios histológicos de sinovitis crónica leve, pero no mostró un cuadro patognomónico de algún tipo específico de enfermedad artrítica. Como se advierte en la proyección anteroposterior (**A**) y en la proyección axilar (**B**), la enfermedad de la paciente posee muchas de las características de una artritis inflamatoria inespecífica: osteopenia, pérdida de cartílago, tejido de granulación dentro de un quiste en la cabeza humeral y en la cavidad glenoidea y cambios hipertróficos o escleróticos mínimos. Un cuadro como el mencionado es poco común, pero no es raro.

Tabla 16-8 • Artritis reumatoide del hombro

Tejido	Tipo de alteración anatomopatológica
Bolsa subdeltoidea	Inflamación
	Fibrosis
	Hipertrofia sinovial
Hueso	Osteopenia
	Erosiones
	Resorción
	Esclerosis
	Quistes
	Fractura
Cartílago	Pérdida, parcial o completa
Manguito de los rotadores	Inflamación
	Fibrosis
	Adelgazamiento, estiramiento
	Desgarro
Revestimiento sinovial	Inflamación
	Fibrosis
	Hipertrofia sinovial
Cápsula del hombro	Inflamación
	Fibrosis
	Adelgazamiento, estiramiento
	Inestabilidad

nes sistémicas como la hemofilia y la hemocromatosis,[126,338] el hiperparatiroidismo primario,[310] la acromegalia,[324] la artropatía por amiloide,[112] la gota,[121] la condrocalcinosis,[104] la espondilitis anquilosante,[137,254] la psoriasis[138] y la artritis de Lyme.[112] Sethi y cols.,[378] han señalado una «artropatía por diálisis» que afecta a múltiples articulaciones, incluidas las del hombro, en personas sometidas a dicho tratamiento por largo tiempo.

Dada la fragilidad de la piel y otros tejidos blandos, la osteopenia y la intensa erosión ósea frecuente en este trastorno, el individuo con afección intensa por artritis reumatoide o tipos similares de artritis debe ser tratado con enorme cuidado, y su atención debe ser integral y meticulosa. Todo lo anterior se resume en las «reglas para la artritis reumatoide».

En una revisión, Sneppen y cols.[383] destacaron los grandes problemas de la artroplastia en casos de enfermedad reumatoide. En su serie de artroplastias de Neer después de 92 meses de vigilancia, el 55% de los operados presentaron migración proximal del húmero en relación con la cavidad glenoidea, el 40% tuvieron aflojamiento progresivo del componente glenoideo y 5 de 12 componentes humerales colocados «a presión» presentaron aflojamiento progresivo (pero no hubo ningún caso en 50 componentes humerales colocados por cementación). A pesar de los problemas mencionados, en el 89% de los pacientes hubo alivio satisfactorio del dolor. Boyd y cols.,[47] advirtieron que de 111 hombros a los que se había hecho artroplastias de Neer, y después de un seguimiento promedio de 55 meses, sólo en el 22% de los casos (29 hombros) hubo desplazamiento proximal progresivo. De forma similar, Sojbjerg y cols. observaron desplazamiento humeral proximal con laxitud glenoidea progresiva en el 42% de su serie de 69 pacientes tratados con artroplastia del hombro por artritis reumatoide destructiva grave.[384]

Como se señala en la Tabla 16-5, es característico que los pacientes con artritis reumatoide presenten puntuaciones en los apartados de vitalidad y función física global de los cuestionarios de autoevaluación muy inferiores a las de los pacientes con otras causas de artritis glenohumeral. El deterioro del estado de salud general y de la fuerza de los individuos con artritis reumatoide deben ser factores a considerar en su tratamiento, como ha destacado el estudio comparativo sobre artritis reumatoide y artropatía degenerativa realizado por el grupo de Matsen y cols.[264]

Artropatía por desgarro del manguito

La artropatía por desgarro del manguito es un trastorno degenerativo complejo del hombro que afecta a tendón, cartílago y

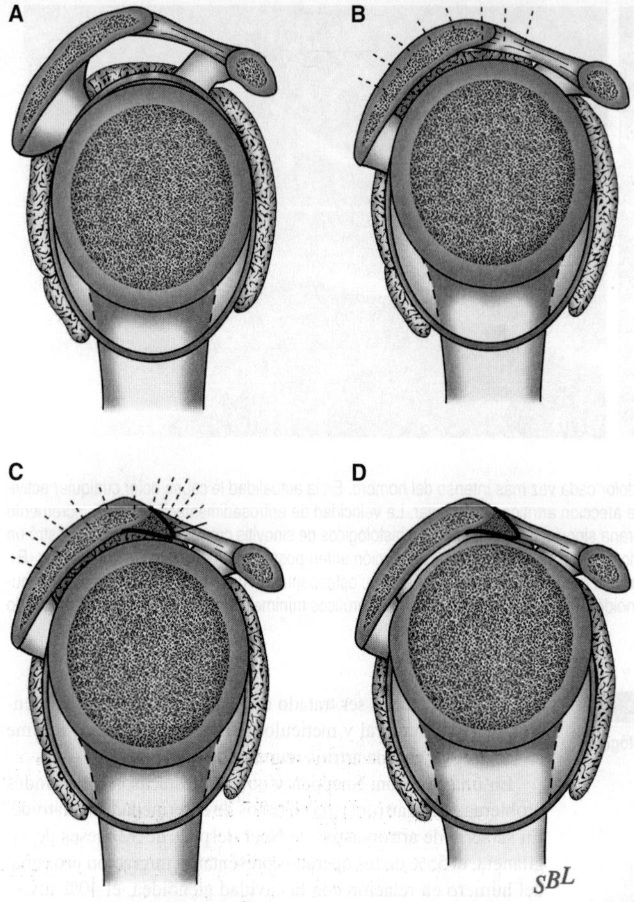

Fig. 16-64 • Al haber fallo progresivo de las fibras del manguito, la cabeza se desplaza hacia arriba contra el arco coracoacromial. **A,** Relaciones normales del manguito y el arco mencionado. **B,** Desplazamiento superior de la cabeza que comprime el manguito contra el acromion y el ligamento coracoacromial. **C,** El contacto y la abrasión crecientes originan un espolón por tracción en el ligamento coracoacromial. **D,** El desplazamiento más hacia arriba origina abrasión del cartílago articular humeral y artropatía por desgarro del manguito. *(Modificada de Matsen FA III, Lippitt SB, Sidles JA y Harryman DT II: Practical Evaluation and Management of the Shoulder. Filadelfia: WB Saunders, 1994.)*

hueso. De forma característica, los defectos crónicos y masivos del manguito de los rotadores se asocian a pérdida del cartílago articular humeral superior; esta pérdida permite la abrasión contra la superficie inferior del arco coracoacromial (Figs. 16-64 y 16-65). La cabeza humeral se «femoraliza» y el arco coracoacromial se «acetabulariza» (véase Fig. 16-34). La erosión del cartílago articular humeral comienza en la parte superior, más que en el centro, en contraste con lo que sucede en la artropatía degenerativa y en la artropatía por capsulorrafia.

En 1981, McCarty y cols., describieron en el hombro un cuadro al que llamaron el «hombro de Milwaukee», que consistía en una artritis grave del hombro y enfermedad del manguito de los rotadores en personas de edad avanzada y, a menudo, en mujeres.[148,171,273] El líquido sinovial contenía acumulaciones de cristales de hidroxiapatita, colagenasa activa y proteasa neutra. En aquel momento, los autores propusieron que los cristales presentes en el líquido sinovial habían sido fagocitados por células sinoviales similares a macrófagos, que liberaron enzimas que dañaron la articulación y las estructuras vecinas. Fue imposible identificar el factor desencadenante.

En 1983 se refinó la hipótesis. Se identificaron los cristales, que eran de fosfato cálcico básico (BCP),[272] y se pensó que se formarían en el líquido sinovial por mecanismos desconocidos; después serían fagocitados por las células de revestimiento sinovial. Estas células segregarían entonces la colagenasa y la proteasa

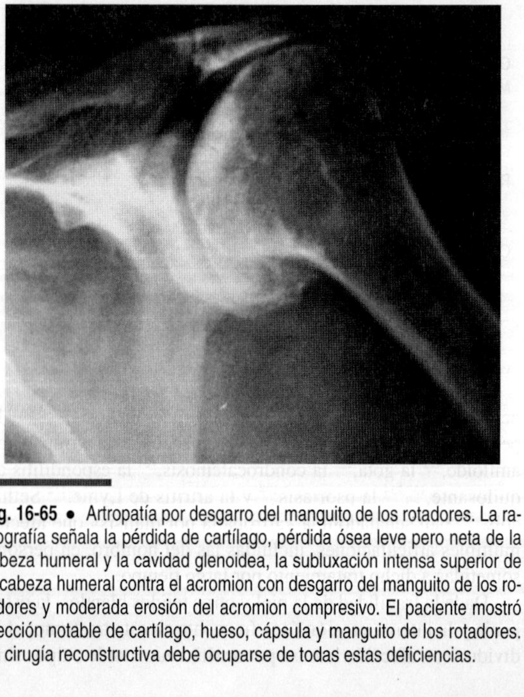

Fig. 16-65 • Artropatía por desgarro del manguito de los rotadores. La radiografía señala la pérdida de cartílago, pérdida ósea leve pero neta de la cabeza humeral y la cavidad glenoidea, la subluxación intensa superior de la cabeza humeral contra el acromion con desgarro del manguito de los rotadores y moderada erosión del acromion compresivo. El paciente mostró afección notable de cartílago, hueso, cápsula y manguito de los rotadores. La cirugía reconstructiva debe ocuparse de todas estas deficiencias.

neutra, que dañarían los tejidos y, además, harían que se liberaran cristales adicionales. La importancia de este concepto quizá resida en un conocimiento más universal de las artropatías por cristales y una mayor comprensión de la forma en que pueden ser afectadas múltiples estructuras articulares por un problema fundamental.[170,172,173,225]

Nguyen y Nguyen[306] y Campion y cols.[70] han descrito una «artritis destructiva idiopática» del hombro, que pudiera ser otra forma del mismo trastorno.

En 1983, Neer y cols., publicaron un artículo sobre la artropatía por desgarro del manguito que señalaba cambios patológicos en 26 pacientes,[300] principalmente: desgarro masivo del manguito de los rotadores, inestabilidad glenohumeral, pérdida del cartílago articular de la articulación homónima, colapso de la cabeza humeral y pérdida ósea afín. La entidad era totalmente distinta de la artrosis que él había definido en trabajos anteriores. Neer pensó que los factores mecánicos vinculados con el desgarro extenso del manguito de los rotadores intervenían destacadamente en la génesis de este problema, y que los cambios nutricionales secundarios tal vez intensificaban los trastornos patológicos observados.

No se ha dilucidado la relación que priva entre el síndrome del «hombro de Milwaukee», la artritis por depósito de cristales y la artropatía por desgarro del manguito; tal vez se trate de la misma enfermedad o de un cuadro diferente con etapas finales similares. Sin embargo, en lo que se refiere a la reparación quirúrgica, el gran problema reside en que la articulación muestra erosión y no tiene la reserva ósea normal, ni el tejido del manguito de los rotadores es reconstruible. En esta situación, la articulación glenohumeral carece de alguno de sus principales factores estabilizadores: 1) el vector de fuerza normal de los músculos del manguito que comprime la cabeza humeral para conservarla dentro de la cavidad glenoidea (Fig. 16-66), 2) el borde superior de la cavidad glenoidea que en forma típica está separado por la subluxación superior crónica (véase Fig. 16-33) y 3) el tendón del manguito interpuesto entre la cabeza humeral y el arco acromiocoracoideo (Fig. 16-67). Por efecto de tales deficiencias, la inestabilidad superior alcanza intensidad suficiente para no ser revertida de forma segura en el momento de la cirugía reconstructiva.

Arntz y cols.[12] publicaron sus resultados en la reparación de 21 hombros con artropatía por desgarro del manguito. Estos pacientes no fueron aptos para tratamiento de sustitución glenoidea debido al déficit masivo del manguito y al desplazamiento superior fijo de la cabeza humeral. Por tanto, se les efectuó una he-

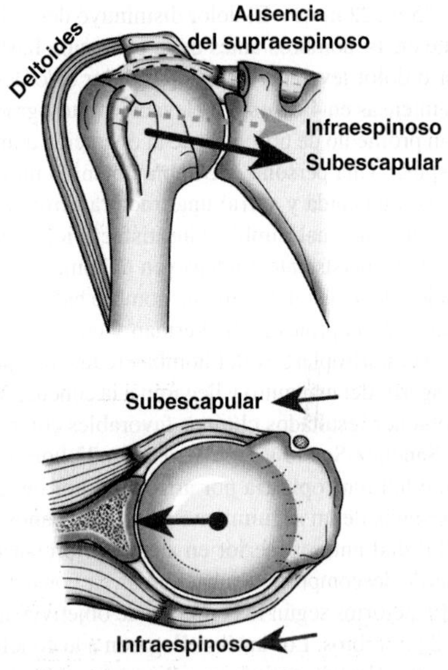

Fig. 16-66 • Las fuerzas compresivas del infraespinoso y el subescapular estabilizan la cabeza humeral en caso de no haber supraespinoso, a condición de que esté intacta la cavidad glenoidea. *(Modificada de Matsen FA III, Lippitt SB, Sidles JA y Harryman DT II: Practical Evaluation and Management of the Shoulder. Filadelfia: WB Saunders, 1994.)*

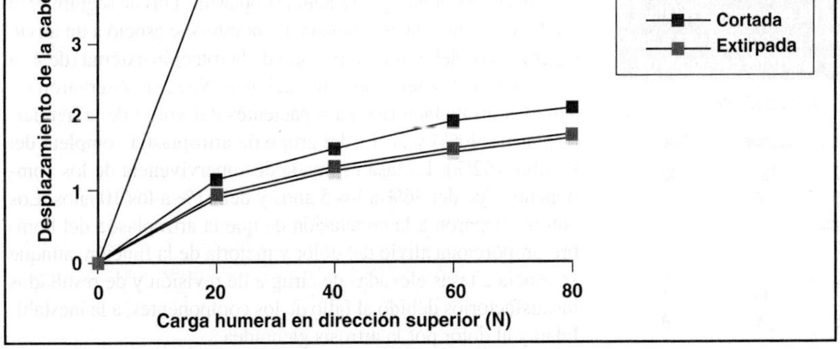

Fig. 16-67 • Los tendones del manguito interpuestos entre la cabeza humeral y el arco coracoacromial estabilizan dicha cabeza contra cargas de orientación superior. La gráfica señala el desplazamiento medio del húmero en sentido superior (en relación con la escápula) en función de la carga humeral superior. El gráfico compara desplazamientos correspondientes a: 1) piezas intactas, 2) después de hacer un orificio de la articulación para comunicar con el aire, 3) después de cortar (pero no eliminar el tendón del manguito) y 4) después de extirpar el tendón superior del manguito. Obsérvese el notable desplazamiento superior después de extirpar el tendón mencionado.

miartroplastia especial, permitiendo la articulación de las prótesis con el arco coracoacromial. Los requisitos para obtener buenos resultados con la hemiartroplastia fueron que el deltoides estuviera intacto y que también estuviera funcionalmente intacto el arco coracoacromial, para generar estabilidad secundaria superior para la prótesis. Un aspecto importante de la técnica quirúrgica fue la selección de prótesis suficientemente pequeñas para evitar una tensión excesiva en la parte posterior de la cápsula. Se pudo realizar el seguimiento de 18 hombros en 16 pacientes, que osciló entre 25 y 122 meses. El dolor disminuyó desde intenso o incapacitante en 14 hombros antes de la operación hasta ausencia de dolor o dolor leve en 10 casos y a dolor sólo después de actividades intensas en 4 casos. La elevación anterógrada activa mejoró de un promedio de 66° antes de la operación a una media de 109° después. Una persona que había obtenido un resultado excelente tuvo una caída y sufrió una fractura acromial, con lo que el resultado funcional cambió a insatisfactorio. Tres pacientes tuvieron dolor persistente e intenso en el hombro que obligó a una operación de revisión. En ningún hombro hubo infecciones ni aflojamiento de la prótesis. Zuckerman y cols. comunicaron 15 casos de hemiartroplastias del hombro realizadas por artropatía por desgarro del manguito y llegaron a la conclusión de que es posible obtener resultados clínicos favorables con esta intervención.[451] Sánchez-Sotelo y cols. revisaron 33 hombros tratados mediante hemiartroplastia por artropatía por desgarro del manguito después de un seguimiento medio de 5 años. Se produjo inestabilidad anterosuperior en siete hombros asociada a antecedentes de descompresión subacromial. Se consiguieron resultados satisfactorios según los criterios de objetivos limitados de Neer en 22 hombros. Los autores llegaron a la conclusión de que la hemiartroplastia continúa siendo una opción de reconstrucción que puede proporcionar resultados duraderos, aunque se puede complicar por la aparición de inestabilidad y pérdida ósea progresiva.[371] Las catastróficas consecuencias de la pérdida de integridad del arco coracoacromial nos recuerdan la necesidad de conservar la integridad del acromion y del ligamento coracoacromial.

Artropatía por capsulorrafia

La artropatía por capsulorrafia constituye un subgrupo especial de la artropatía degenerativa secundaria en la que el deterioro de la superficie articular está relacionado con una reparación previa por luxaciones repetidas. Esta es una de las causas más frecuentes de artritis grave en personas menores de 55 años (Tabla 16-9). La artropatía por capsulorrafia se puede deber a la tensión exagerada de la cápsula anterior, como sucede en la reparación de Putti-Platt, en la que esta tensión limita la rotación externa y obliga a un desplazamiento posterior que fuerza a la cabeza humeral a perder su relación concéntrica normal con la cavidad glenoidea (véanse Figs. 16-7, 16-8 y 16-46). La porción posterior de la cavidad glenoidea presenta una erosión característica por esta subluxación humeral posterior crónica; a veces surgen deficiencias óseas posteriores importantes (véase Fig. 16-8). Puede producirse la situación contraria cuando el desplazamiento obligado hacia delante es consecuencia de una tensión capsular posterior excesiva.

Tabla 16-9 • Seis diagnósticos, con datos de prevalencia relativa, edad y sexo, en 306 pacientes que acudieron por primera vez a uno de los autores (F.A.M.) para evaluar y tratar la artritis del hombro

		N.° de pacientes	
Diagnóstico	**Edad**	**Varones**	**Mujeres**
Enfermedad articular degenerativa	63 ± 12	125	42
Enfermedad articular degenerativa secundaria	54 ± 15	36	9
Artritis reumatoide	59 ± 12	7	32
Artropatía por desgarro del manguito	75 ± 9	9	13
Artropatía por capsulorrafia	46 ± 9	13	4
Necrosis avascular	51 ± 15	6	8

Kiss y cols. estudiaron 90 intervenciones primarias de Putti-Platt después de un seguimiento medio de 9 años. El 35% de los pacientes presentaban dolor con la actividad y el 30% de los hombros mostraban alteraciones degenerativas moderadas a graves.[224] Van der Zwaag y cols. estudiaron 66 hombros después de un seguimiento medio de 22 años posterior a una intervención de Putti-Platt por luxación anterior recurrente. Se observaron alteraciones artrósicas de la articulación glenohumeral en el 61% de los hombros, que se calificaron como leves en el 35%, moderadas en el 20% y graves en el 6%. La tasa de artritis glenohumerales presentó una correlación positiva con el tiempo transcurrido desde la cirugía, y su gravedad presentó también una correlación positiva con el número de luxaciones preoperatorias.[412] Hovelius y cols. realizaron un análisis retrospectivo de 26 hombros, una media de 17,5 años después de una reparación de Bankart, y los compararon con una serie prospectiva de 30 hombros tratados con una intervención de Bristow-Latarjet después de un seguimiento medio de 15,1 años. Se detectó artropatía por capsulorrafia en 16 de 26 hombros de Bankart (62%) y en 9 de 30 hombros de Bristow-Latarjet (30%).[195]

Lusardi y cols.[250] publicaron un estudio retrospectivo realizado en 20 hombros de 19 personas que habían sido tratados por pérdida grave de la rotación externa de la articulación glenohumeral después de una capsulorrafia anterior previa por inestabilidad recurrente. Todos los pacientes habían percibido disminución del arco de movimiento y en 17 hombros había dolor. En siete hombros, la cabeza humeral había experimentado subluxación o luxación hacia atrás y 16 hombros mostraron artrosis glenohumeral leve o intensa. Los 20 hombros fueron sometidos a una nueva operación que consistió en liberación del tejido blando anterior. Además, en ocho hombros se hizo artroplastia total y en uno se realizó hemiartroplastia. Tras un seguimiento medio de 48 meses, en todos los hombros se advirtió mejoría en las calificaciones del dolor y el arco de movimiento. El incremento medio de la rotación externa fue de 45°. Sperling y cols.[386] revisaron los resultados de la artroplastia del hombro tras artropatía por capsulorrafia en 31 pacientes, entre ellos 21 sometidos a artroplastia completa del hombro y 10 a hemiartroplastia. Tras un seguimiento medio de 7 años, la artroplastia del hombro se asoció a un alivio significativo del dolor y a mejoría de la rotación externa (de 4° a 43°). Según el sistema de calificación de Neer, se observaron resultados insatisfactorios en 4 pacientes del grupo de la hemiartroplastia (40%) y en 13 del grupo de artroplastia completa del hombro (62%). La tasa estimada de supervivencia de los componentes fue del 86% a los 5 años y del 61% a los 10 años. Los autores llegaron a la conclusión de que la artroplastia del hombro proporciona alivio del dolor y mejoría de la función, aunque se asocia a tasas elevadas de cirugía de revisión y de resultados insatisfactorios debido al fallo de los componentes, a la inestabilidad y al dolor por la artrosis glenoidea.

La artropatía por capsulorrafia también puede estar relacionada con la colocación intraarticular de implantes metálicos de fijación interna (tornillos o grapas) o con injertos óseos utilizados en reparaciones de inestabilidad recurrente (véase Fig. 16-47).[450]

Bigliani y cols.,[36] Hawkins y Angelo,[184] Rockwood y Lusardi y cols.,[250] y Green y Norris[159] publicaron sus resultados de reconstrucción de hombros dañados por artropatía por capsulorrafia.

Necrosis avascular

La necrosis avascular no traumática de la cabeza humeral puede ser idiopática o ir asociada a corticoterapia sistémica, cuadros disbáricos, trasplantes o enfermedades generales con vasculitis; otros cuadros que al parecer la originan son alcoholismo, drepanocitosis, hiperuricemia, enfermedad de Gaucher, pancreatitis, hiperlipidemia familiar, trasplante renal o de otros órganos y linfoma.[51,110,111,358]

Las alteraciones pueden detectarse por primera vez en la RM, antes de poder identificar en las radiografías el colapso. Más adelante, las radiografías permiten ya observar la presencia de osteoporosis u osteoesclerosis, y posteriormente se podrán detectar signos de fracturas a través del hueso subcondral anormal en una localización superocentral (Fig. 16-68). En una etapa posterior, se colapsa el hueso subcondral, quedando a menudo un colgajo osteocartilaginoso separado (Fig. 16-69). En la fase final de la necrosis avascular, la cabeza humeral irregular destruye el cartílago articular glenoideo y ocasiona artropatía degenerativa secundaria (Figs. 16-70 y 16-71).[111,366]

Mont y cols. estudiaron 127 hombros en 73 pacientes tratados por necrosis avascular atraumática de la parte proximal del húmero para definir la epidemiología, los datos clínicos y radiológicos, el tratamiento y el pronóstico de la necrosis avascular atraumática de la cabeza humeral.[284] Se realizó una caracterización clínica y radiográfica de esta cohorte de pacientes. La edad media de los pacientes era de 41 años (límites, 20 a 60 años). Los factores asociados fueron empleo de corticoesteroides (82%), inmunodeficiencias (58%), consumo de alcohol (38%), tabaquismo moderado (30%), asma (8%) y nefrosis (3%). La gravedad de la osteonecrosis de la cabeza humeral no estaba relacionada con la dosis ni la duración de la corticoterapia. Según el sistema de estadificación radiográfica de Ficat y Arlet modificado, 20 hombros presentaban afectación en estadio I, 55 en estadio II y 52 hombros presentaban afectación en estadios III o IV. El 74% de los hombros tratados mediante descompresión nuclear obtuvieron resultados clínicos buenos o excelentes después de un seguimiento medio de 6 años. Catorce de los 16 pacientes tratados con hemiartroplastia o artroplastia total del hombro presentaron resultados clínicamente satisfactorios después de un seguimiento medio de 4 años. Los autores señalaron que se debía sospechar la presencia de necrosis avascular en pacientes con dolor de hombro y antecedentes de osteonecrosis en otras articulaciones. Además, la detección precoz permitía enfoques más conservadores, respetando la articulación como alternativa al tratamiento quirúrgico.

Hattrup y Cofield revisaron los casos de 151 pacientes con 200 hombros afectados por necrosis avascular.[181] El factor no traumático asociado con mayor frecuencia fue el antecedente de corticoterapia (112 hombros). En 44 hombros no se pudo identificar ninguna causa. Se comprobó que la necesidad de cirugía de sustitución estaba relacionada con la extensión y el estadio de afectación de la cabeza humeral. En un estudio relacionado, Hattrup y Cofield[182] revisaron 127 hombros tratados con artroplastia de sustitución por necrosis avascular, de ellas 71 hemiartroplastias y 56 artroplastias completas del hombro. Tras un seguimiento medio de 8,9 años, se observaron mejorías subjetivas en el 80% de los hombros. Los mejores resultados se obtuvieron en pacientes cuya causa era el tratamiento con esteroides.

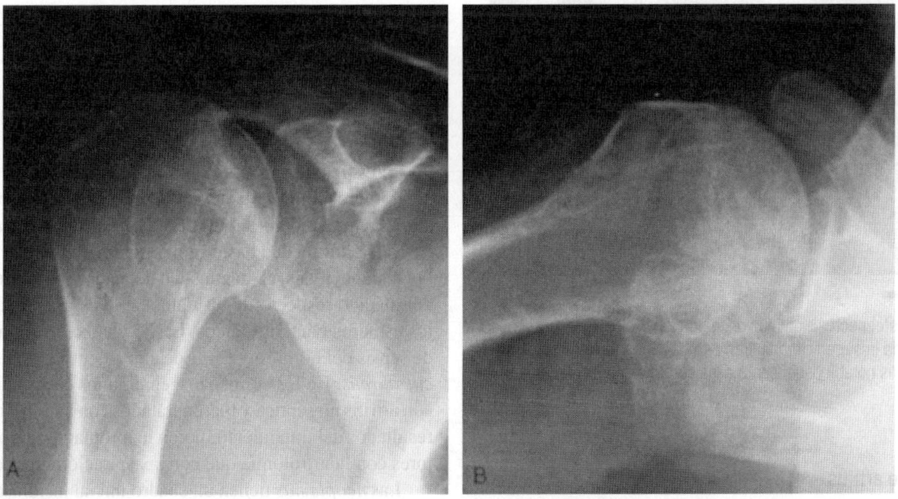

Fig. 16-68 • Osteonecrosis de la porción proximal del húmero. Se advierte fractura osteocondral, con distorsión mínima de la superficie articular del húmero. Se aprecia mejor en **A**, proyección anteroposterior. En **B**, proyección axilar, hay un signo semilunar en la porción anterocentral de la cabeza humeral.

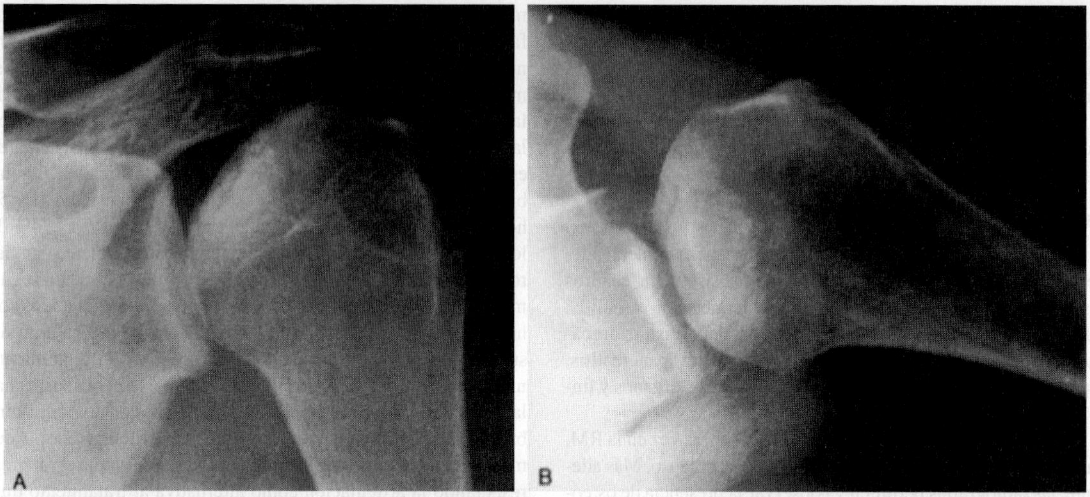

Fig. 16-69 • Osteonecrosis de la cabeza humeral que dependió del uso de corticoesteroides por largo tiempo. En el pasado se produjo fractura subcondral. Se advierte distorsión de la forma de la superficie articular del húmero y artritis glenohumeral incipiente. Los síntomas fueron notables en este varón joven, y fue muy eficaz el tratamiento con una prótesis humeral proximal. **A,** Proyección anteroposterior; **B,** proyección axilar.

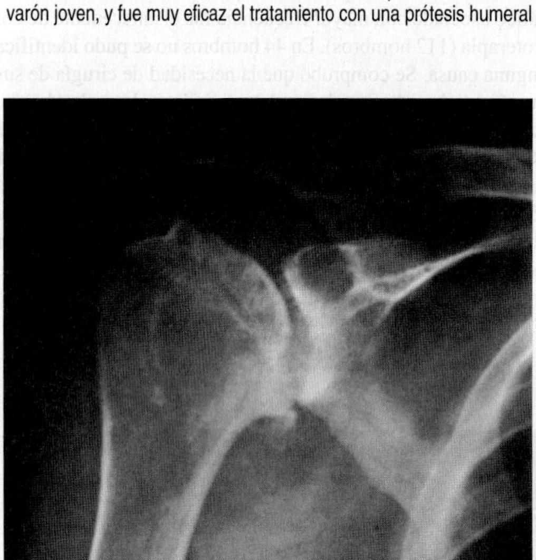

Fig. 16-70 • Osteonecrosis antigua de la porción proximal del húmero con leve distorsión de la superficie articular, pero, por desgracia, avance hasta la forma de artritis notable, que afectó a las superficies articulares humeral y glenoidea.

Otros tipos de artritis

La *artropatía neurotrófica* surge en casos de siringomielia, diabetes o desnervación articular de otros orígenes. La articulación y el hueso subcondral sufren destrucción por la pérdida de los efectos tróficos y protectores de las fibras nerviosas. Se ha sugerido que la inyección de corticoesteroides puede contribuir a la aparición de este problema.[314] El cuadro inicial de la articulación de Charcot es de limitación funcional y dolor (a pesar de la desnervación). En el pasado tal vez hubo traumatismo de la región cervical,[341] o puede existir siringomielia no detectada.[268,408] Por lo común se advierten notable destrucción ósea y restos de huesos en el área articular (Fig. 16-72). El cuadro de este trastorno puede asemejarse al de la artritis infecciosa.[248]

La *radioterapia,* en particular la que se usa para tratar el cáncer de mama, puede originar diversos problemas en el hombro: plexopatía braquial, osteonecrosis, tumores malignos de hueso y sustitución fibrosa de muchos tejidos. A veces los cambios afectan al cartílago glenohumeral y al hueso subcondral y pueden obligar a efectuar artroplastia con colocación de prótesis u otros métodos (Fig. 16-73).

La *artritis séptica* del hombro es poco común; sin embargo, cuando surge, lo hace a menudo en una persona debilitada por una enfermedad generalizada,[17,63] en un sujeto que recibe inmunosupresores o en un individuo con algún trastorno fundamental del hombro, como sería desgarro del manguito de los rotadores o artritis reumatoide.[10,229] En esta última situación, al parecer se exacerba la enfermedad básica del hombro; en caso de no haber fiebre o leucocitosis, el diagnóstico dependerá de la fuerte sospecha del médico respecto de los datos de la aspiración articular y de los estudios bacteriológicos. Leslie y cols.[238] revisaron 18 casos de sepsis del hombro y en 11 de ellos identificaron *Staphylococcus aureus.* En los comienzos, en algunos casos hubo confusión con artritis no séptica y fueron tratados con antiinflamatorios. Los resultados del tratamiento fueron inapropiados, pero un poco mejores con la artrotomía que con la aspiración repetida.

Las *neoplasias* tienen un cuadro inicial insidioso y a menudo se caracterizan por dolor no mecánico. El tumor puede desencadenar una respuesta sinovial que remede un cuadro artrítico.[33,278] El dolor puede ser más intenso que el artrítico usual y no mejora absolutamente con el reposo. El diagnóstico dependerá de que la

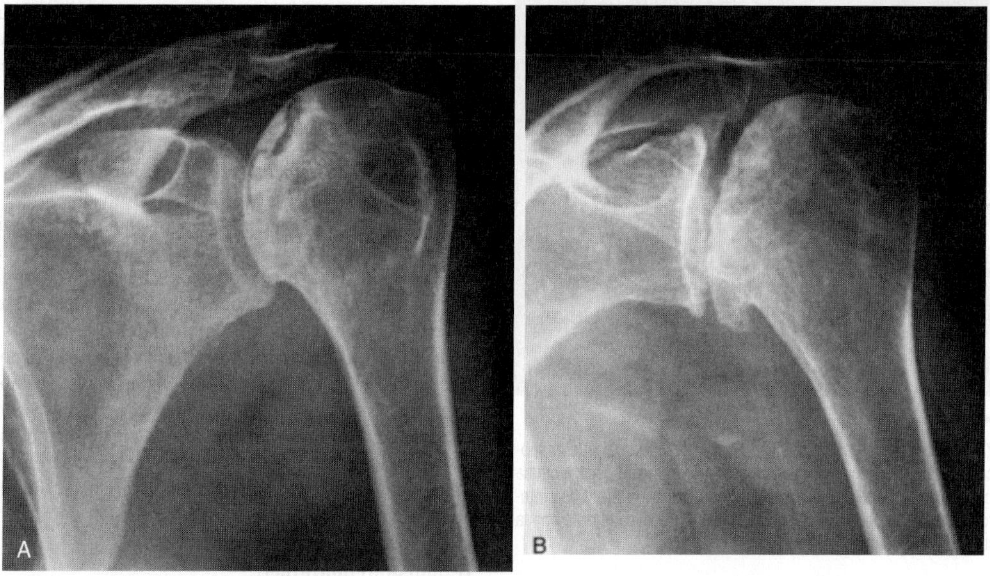

Fig. 16-71 • Los corticoesteroides se utilizaron como parte del tratamiento en esta mujer de mediana edad con esclerosis múltiple. El cuadro inicial (**A**) incluyó síntomas leves del hombro, propios de la osteonecrosis de la porción proximal del húmero. Se advierte distorsión mínima de la superficie articular. **B,** El mismo hombro ocho años después. Hay mayor distorsión de la superficie articular con aparición de moderada artritis glenohumeral. Sin embargo, los síntomas siguen siendo leves y el tratamiento no quirúrgico sigue siendo apropiado.

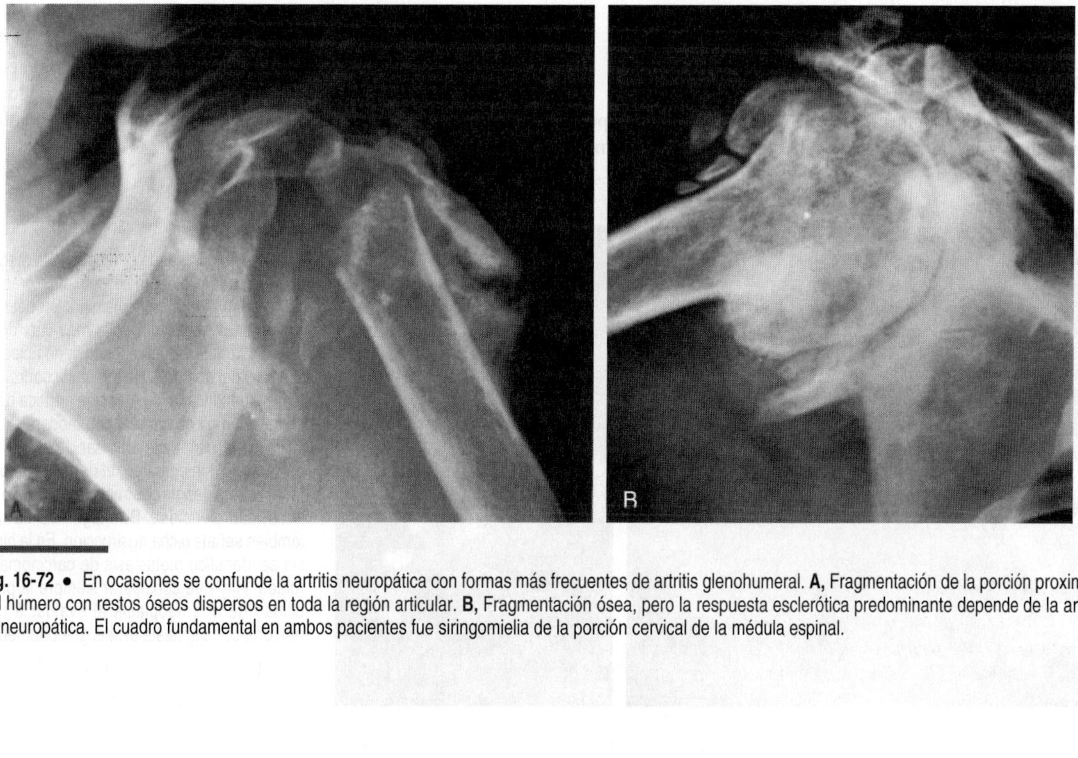

Fig. 16-72 • En ocasiones se confunde la artritis neuropática con formas más frecuentes de artritis glenohumeral. **A,** Fragmentación de la porción proximal del húmero con restos óseos dispersos en toda la región articular. **B,** Fragmentación ósea, pero la respuesta esclerótica predominante depende de la artritis neuropática. El cuadro fundamental en ambos pacientes fue siringomielia de la porción cervical de la médula espinal.

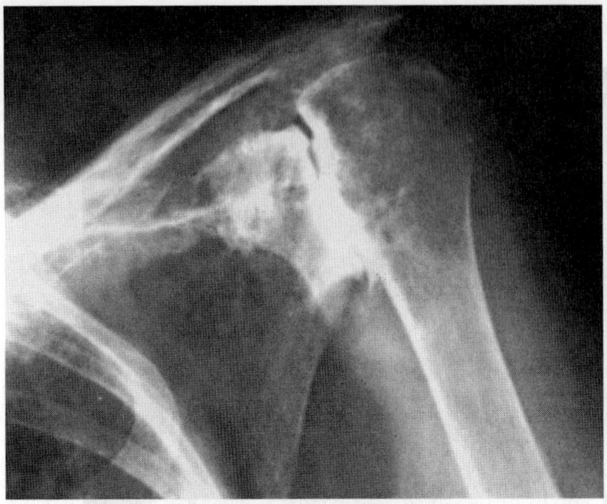

Fig. 16-73 • Pérdida de cartílago, alteración de la forma del hueso subcondral con colapso segmentario y cambios en la contextura ósea a causa de radiación, que fue parte del tratamiento de cáncer mamario. Los síntomas fueron muy relevantes en esta anciana y cedieron eficazmente con la artroplastia total de hombro.

persona tenga acceso a un medio de atención clínica, radiografías simples de alta calidad y otras modalidades imagenológicas, como tomografía, TC, gammagrafía de huesos o RM. Sería conveniente identificar la lesión primaria en el caso de metástasis, pero a veces la obtención de una muestra para biopsia en la lesión del hombro es la forma más directa de corroborar el diagnóstico (Fig. 16-74).

TRATAMIENTO

Tratamiento no quirúrgico

La artritis glenohumeral suele acompañarse de rigidez por la contractura y las adherencias que afectan a la cápsula homónima, los músculos del manguito y la superficie de contacto del movimiento escapulohumeral no articular. La pérdida de fuerza de los músculos del manguito es consecuencia del desuso o de fallo de sus fibras. Los patrones de inestabilidad también complican a veces la crepitación por abrasión glenohumeral; por ejemplo, la subluxación posterior que es característica de la artropatía degenerativa y la artropatía por capsulorrafia o la subluxación superior que identifica a la artropatía por desgarro del manguito. Existen muchas facetas de estos problemas que requieren tratamiento.

Como la crepitación por abrasión glenohumeral comienza de manera insidiosa y su evolución es crónica, son muchas las oportunidades que ofrece para probar tratamientos no quirúrgicos. En muchos casos de artritis glenohumeral, se puede mejorar la mecánica del hombro mediante un programa de ejercicios de arco de movimiento y de fortalecimiento suaves realizados por el propio paciente (Figs. 16-75 a 16-84). Es importante que no se apliquen fuerzas de giro y directas demasiado enérgicas para intentar recuperar la movilidad debido a la posibilidad de provocar desplazamientos obligados y un desgaste acelerado. A veces resulta útil administrar al mismo tiempo fármacos antiinflamatorios no esteroideos y analgésicos suaves.

Tratamiento quirúrgico

Conviene planear alguna operación cuando el paciente tiene información y motivación adecuadas, se muestra colaborador, goza de buena salud general y de un apoyo social suficiente y presenta aspereza glenohumeral refractaria y funcionalmente grave. La reconstrucción quirúrgica conlleva la posibilidad de optimizar la laxitud capsular y la mecánica muscular, además de mejorar la lisura, el tamaño, la forma y la orientación de la superficie articular. La artroplastia protésica es la opción quirúrgica primaria si el dolor y la pérdida funcional intensos son consecuencia de la artritis glenohumeral, pero en el tratamiento de este cuadro se han descrito también otras operaciones. Kelly,[218,219] Bennett y Gerber,[34] Thomas y cols.[405] y Wakitani y cols.[417] han revisado algunas de las opciones quirúrgicas para el tratamiento del hombro reumatoide.

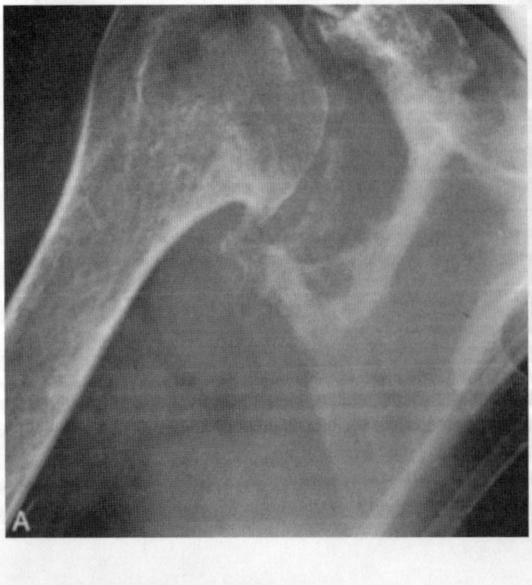

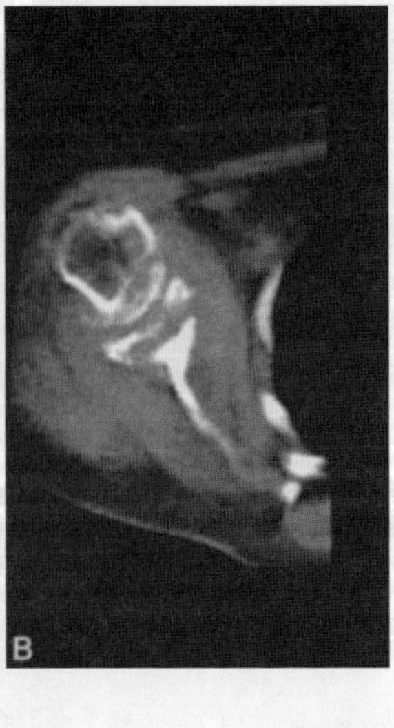

Fig. 16-74 • Mujer de edad más que mediana cuyo cuadro inicial fue el comienzo gradual de dolor en el hombro y disminución del movimiento. El hombro le dolía más cuando lo usaba y también en el reposo (signo típico de la artritis del hombro). No tenía un cuadro sistémico identificado. **A,** Afección artrítica de la articulación glenohumeral con moderado colapso de la superficie articular de la cabeza del húmero; sin embargo, el dato más importante es que denota destrucción del hueso de la cavidad glenoidea. **B,** Imagen de TC que también señala dicha destrucción. En la biopsia se identificó metástasis de carcinoma tiroideo. Hay que considerar siempre la posibilidad de una neoplasia al evaluar a una persona con supuesta artritis glenohumeral.

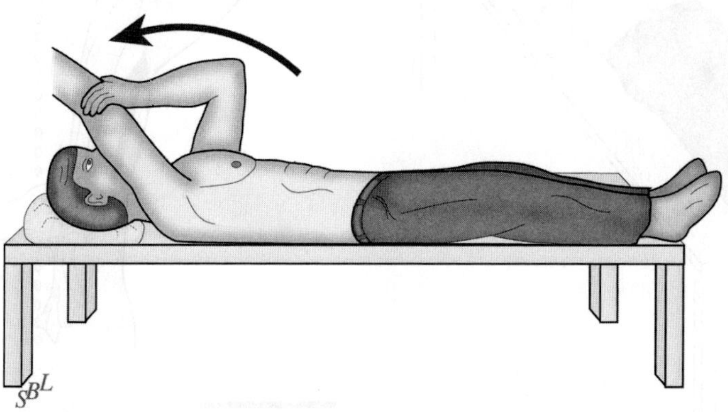

Fig. 16-75 • Estiramiento en las maniobras para alcanzar el nivel por encima de la cabeza, valiéndose del brazo contrario como «terapeuta». *(Con autorización de Matsen FA III, Lippitt SB, Sidles JA y Harryman DT II: Practical Evaluation and Management of the Shoulder. Filadelfia: WB Saunders, 1994.)*

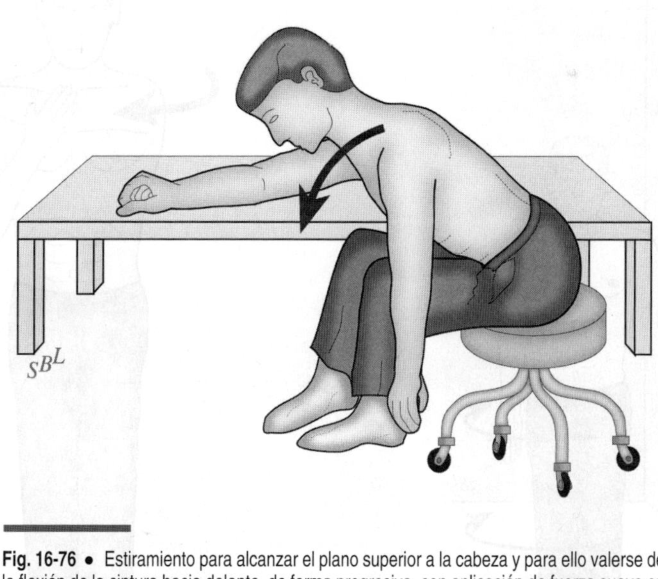

Fig. 16-76 • Estiramiento para alcanzar el plano superior a la cabeza y para ello valerse de la flexión de la cintura hacia delante, de forma progresiva, con aplicación de fuerza suave en el brazo. *(Con autorización de Matsen FA III, Lippitt SB, Sidles JA y Harryman DT II: Practical Evaluation and Management of the Shoulder. Filadelfia: WB Saunders, 1994.)*

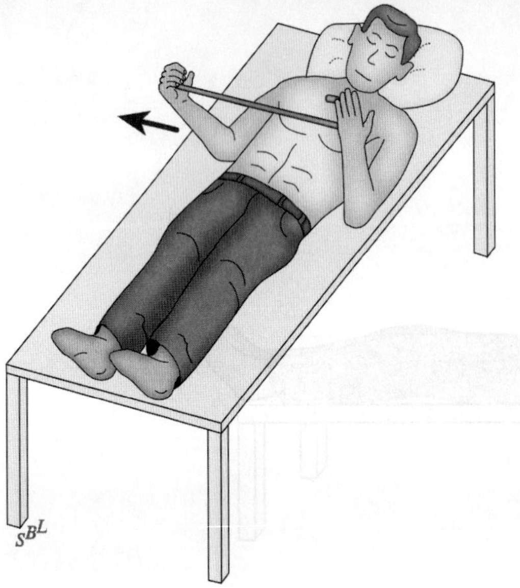

Fig. 16-77 • Estiramiento en rotación externa valiéndose de la mano contraria como «terapeuta». *(Con autorización de Matsen FA III, Lippitt SB, Sidles JA y Harryman DT II: Practical Evaluation and Management of the Shoulder. Filadelfia: WB Saunders, 1994.)*

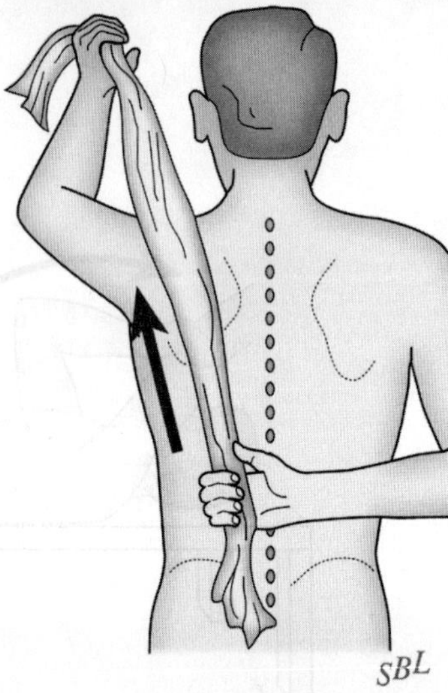

Fig. 16-79 • Estiramiento en rotación interna por medio de una toalla o lienzo para aplicar una fuerza suave de estiramiento. *(Con autorización de Matsen FA III, Lippitt SB, Sidles JA y Harryman DT II: Practical Evaluation and Management of the Shoulder. Filadelfia: WB Saunders, 1994.)*

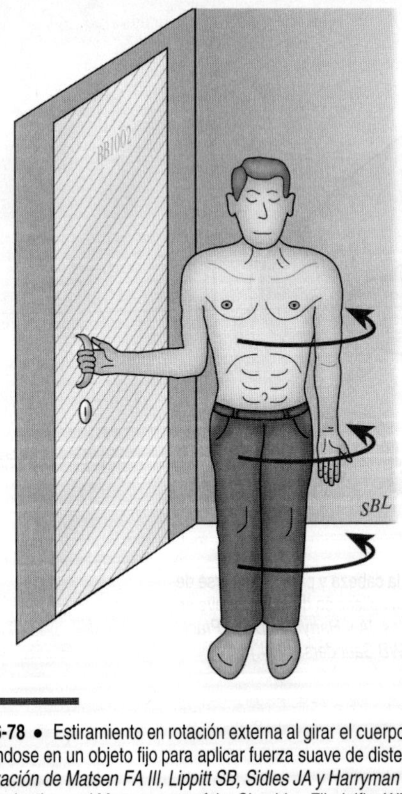

Fig. 16-78 • Estiramiento en rotación externa al girar el cuerpo en bloque, apoyándose en un objeto fijo para aplicar fuerza suave de distensión. *(Con autorización de Matsen FA III, Lippitt SB, Sidles JA y Harryman DT II: Practical Evaluation and Management of the Shoulder. Filadelfia: WB Saunders, 1994.)*

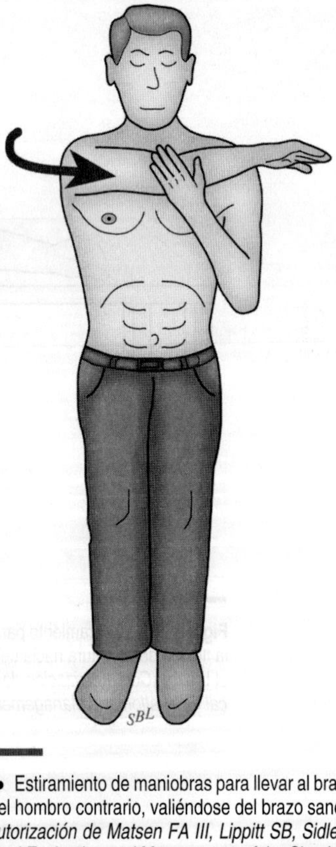

Fig. 16-80 • Estiramiento de maniobras para llevar al brazo frente al tórax, a la altura del hombro contrario, valiéndose del brazo sano como «terapeuta». *(Con autorización de Matsen FA III, Lippitt SB, Sidles JA y Harryman DT II: Practical Evaluation and Management of the Shoulder. Filadelfia: WB Saunders, 1994.)*

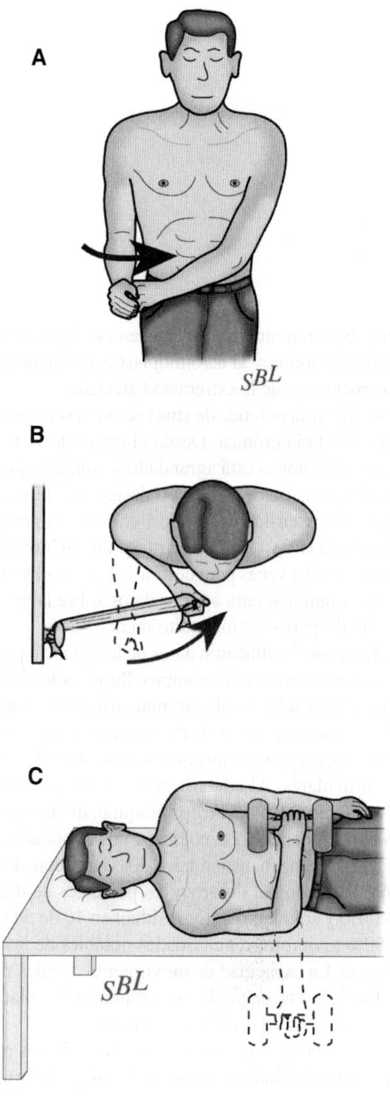

Fig. 16-81 • La rotación interna puede reforzarse con ejercicios isométricos (**A**), tubo de caucho (**B**) o pesos libres (**C**). *(Con autorización de Matsen FA III, Lippitt SB, Sidles JA y Harryman DT II: Practical Evaluation and Management of the Shoulder. Filadelfia: WB Saunders, 1994.)*

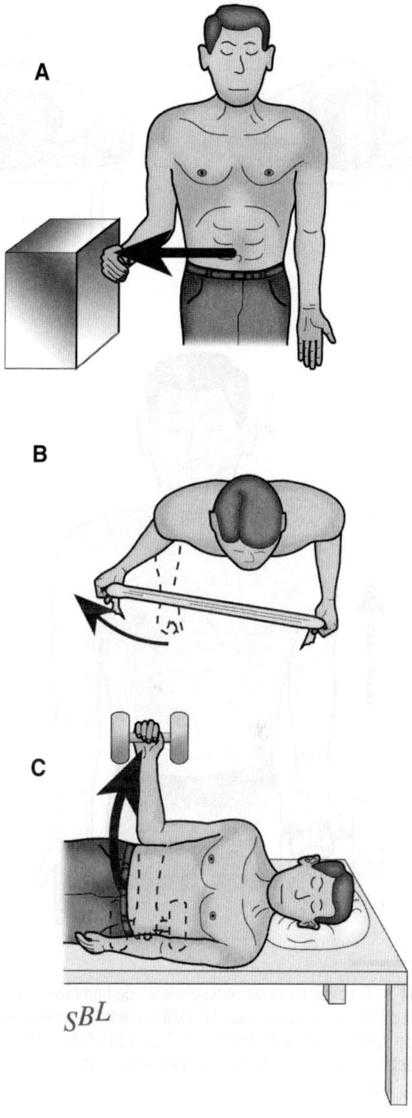

Fig. 16-82 • Reforzamiento de la rotación externa por empleo de ejercicios isométricos (**A**), tubos de caucho (**B**) o pesos libres (**C**). *(Con autorización de Matsen FA III, Lippitt SB, Sidles JA y Harryman DT II: Practical Evaluation and Management of the Shoulder. Filadelfia: WB Saunders, 1994.)*

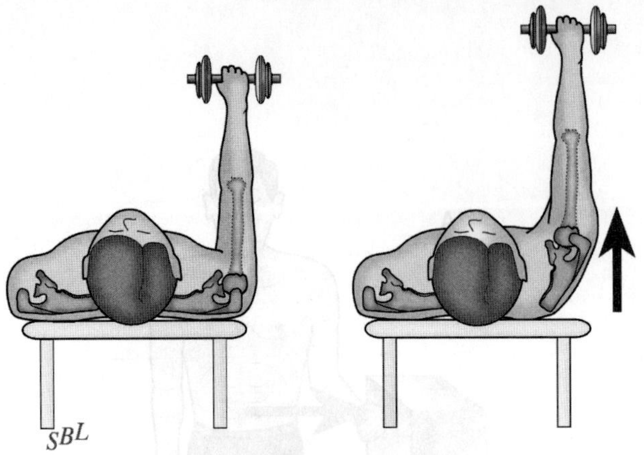

Fig. 16-83 • En la «prensa plus» se desplaza el brazo hacia arriba hasta que el omóplato y el hombro se separan de la mesa o lecho. *(Con autorización de Matsen FA III, Lippitt SB, Sidles JA y Harryman DT II: Practical Evaluation and Management of the Shoulder. Filadelfia: WB Saunders, 1994.)*

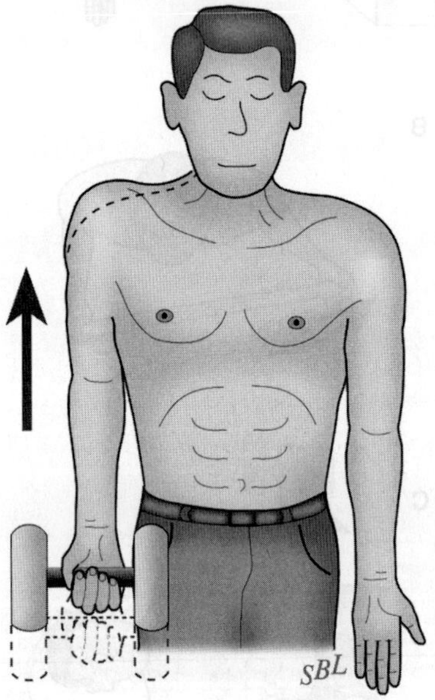

Fig. 16-84 • En el ejercicio de «encogimiento de hombros», la parte más alta del hombro se desplaza hacia la oreja en tanto se conserva recto el codo. *(Con autorización de Matsen FA III, Lippitt SB, Sidles JA y Harryman DT II: Practical Evaluation and Management of the Shoulder. Filadelfia: WB Saunders, 1994.)*

Sinovectomía

La artritis reumatoide y otras artropatías inflamatorias originan hiperplasia del tejido sinovial y los síntomas que la acompañan. En 1943[382] se publicó un artículo fundamental para el cuidado de las articulaciones reumatoideas. Aportó datos importantes sobre la atención quirúrgica de individuos con artritis reumatoide antes de que se contara con prótesis articulares. Los autores observaron que no siempre era necesaria ni conveniente la cirugía y que las operaciones de las articulaciones por sí mismas posiblemente no cambiarían a largo plazo la evolución de dicha enfermedad. Si los síntomas del hombro eran intensos y persistentes, al parecer la sinovectomía, la bursectomía y la acromioplastia aliviaban el dolor y permitían un mejor uso de la extremidad afectada.

Cabe considerar la práctica de sinovectomía si la persona tiene sinovitis refractaria crónica. Desde el punto de vista clínico, se advierte que el hombro está agrandado y congestionado y denota hipertrofia primaria de la bolsa o desgarro del manguito de los rotadores, con extensión del tejido y el líquido sinoviales a la bolsa subdeltoidea (Fig. 16-62). El artrograma de hombro (véase Fig. 16-60) es útil a veces para definir la gravedad y extensión de la sinovitis y también para aportar datos sobre la presencia o ausencia de un desgarro del manguito mencionado.

Pahle y Kvarnes[312] publicaron datos de la aplicación y eficacia relativa de la sinovectomía del hombro. Su método incluyó una bursectomía subdeltoidea y subacromial, artrotomía a través del subescapular y sinovectomía de todas las zonas articulares. Además, en ellas se extirparon o alisaron los osteofitos y otras irregularidades articulares. Al advertir hipertrofia tenosinovial que rodeaba el fascículo largo del bíceps braquial, dicho tejido se extirpaba. En el postoperatorio se colocaba una almohada ligera en abducción y se comenzaban ejercicios dos o tres días después de la operación. El alivio del dolor en los pacientes de dicha serie fue satisfactorio y sólo hubo dolor residual en 10 de 54 hombros (cerca del 50% tuvieron irregularidades notables de las superficies articulares). La capacidad de movimiento de tales pacientes mejoró un poco, pero no en grado extraordinario. El aplacamiento del dolor mejoró la función de la extremidad.

Actualmente, la sinovectomía se reserva para los pacientes con cartílago articular intacto o que tenga un grosor mínimo de la mitad del grosor normal. Con el tratamiento reumatológico moderno de la sinovitis, la sinovectomía quirúrgica del hombro cada vez se realiza con menos frecuencia.

La sinovectomía se puede realizar por artroscopia, aunque es necesario tener mucho cuidado para no lesionar nervios. La sinovectomía abierta se hace a través del espacio deltopectoral. El cirujano extirpa con cuidado el tejido de la bolsa subdeltoidea para proteger el nervio circunflejo que está en la cara inferior del deltoides e identifica los defectos del manguito de los rotadores. Por lo común, la artrotomía incluirá el corte del subescapular cerca de su inserción y el de la cápsula anterior del hombro en su punto de inserción humeral. La incisión capsular se extenderá hasta la porción intraarticular de la cabeza larga del tendón del bíceps y seguirá por el tendón hasta su punto de origen glenoideo. La incisión también se extenderá en dirección inferior hasta la posición de las 6:00 horas de las agujas del reloj en la cabeza humeral. La membrana sinovial se extrae desde la porción anterior del hombro y el receso subescapular, y de ahí desde la porción inferior de la articulación. Conservando la capa fibrosa por debajo del tejido sinovial, se protege al nervio circunflejo. Mientras se trabaja alrededor de la cabeza humeral, se extirpa la porción posterior de la membrana sinovial hipertrófica. Se puede facilitar la exposición mediante la luxación parcial de la articulación. Los defectos reparables del manguito se pueden abordar mediante sutura directa o trasposición del subescapular hacia arriba.[89] Se dejan colocados drenajes mientras dure la salida de líquido y las suturas se retiran a los 10 días. La atención postoperatoria incluye movimientos pasivos de arco de movimiento. No se efectúan ejercicios activos hasta que se complete la cicatrización de las reparaciones tendinosas.

Artroplastia por ablación

Antes de que se contara con prótesis se utilizaba la ablación de la cabeza humeral para tratar fracturas graves e infecciones incontrolables.[108,258,393] Algunos autores han señalado la ablación de la zona glenoidea junto con la sinovectomía.[149,416] Milbrink y Wigren[279] publicaron resultados razonables a corto plazo de 13 artroplastias por ablación en caso de artritis reumatoide avanzada. El alivio del dolor fue calificado como satisfactorio.

La artroplastia por ablación del hombro es útil como complemento de las medidas contra la artritis séptica del hombro, con osteomielitis extensa de la cabeza humeral y la zona glenoidea. La ablación articular también suele resultar después de eliminar implantes infectados o con deterioro mecánico (Fig. 16-85).[83,108,239] El problema inicial después de ablación es la inestabilidad articular; más tarde, por lo común surge rigidez y son pocos los hombros que evolucionan hasta que se obtiene la artrodesis ósea.[294] El alivio del dolor es variable.[239] De manera típica, la abducción activa máxima es de 60° a 80°.[83,108,239,280,399] Sin embargo, persiste la pérdida de fuerza moderada. La sutura del manguito de los rotadores a la porción restante del segmento superior del húmero puede mejorar la potencia, pero los resultados han sido variables.[208,209,226,299]

Se ha utilizado también la artroplastia de interposición por ablación en el tratamiento de la artritis inflamatoria de la articulación glenohumeral. Fink y cols.[132] evaluaron el valor terapéutico de esta intervención en 53 hombros con artritis reumatoide o inflamatoria de otro tipo. Las puntuaciones constantes alcanzaron una media de 42% de los valores en controles de edad y sexo equiparables y tendían a empeorar con el paso del tiempo después de la cirugía. En la mayor parte de los casos, las radiografías mostraban desplazamiento humeral medial progresivo, aplanamiento de la cabeza humeral y estrechamiento del espacio articular. Los autores llegaron a la conclusión de que los resultados empeoraban progresivamente debido al desgaste del cartílago glenoideo y a la resorción ósea de la cabeza humeral.

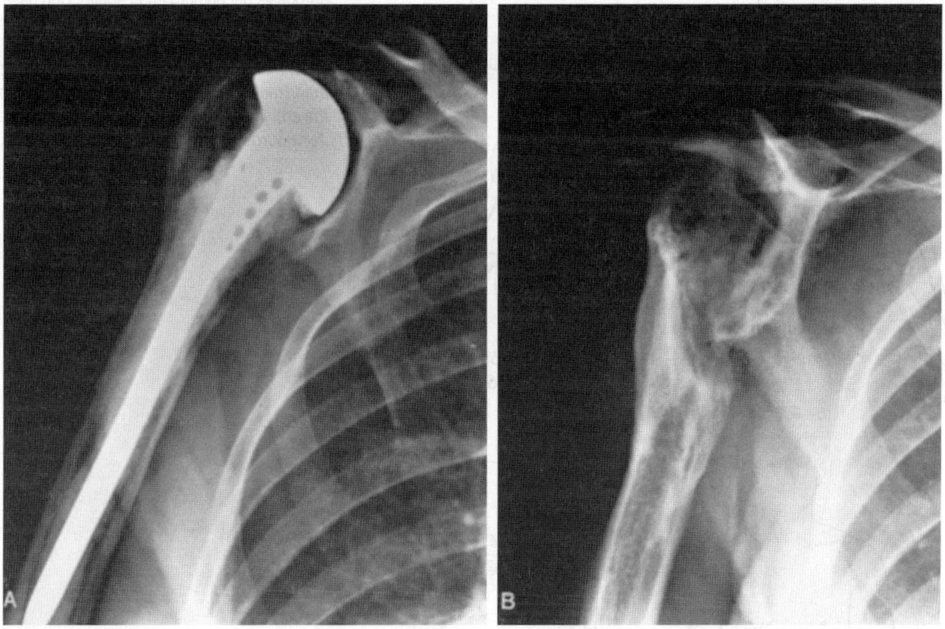

Fig. 16-85 • Anciana con artrosis de múltiples articulaciones en quien se colocó un reemplazo protésico de la porción proximal del húmero. La artroplastia total de la rodilla se infectó y la infección se diseminó al reemplazo del húmero (**A**). La región del hombro tenía color pardusco y eritematoso, y había una fístula húmeda en la cara anterolateral del brazo. Se hizo desbridamiento de la región y se extrajeron la prótesis y el cemento, y, después de cierre primario tardío, en **B** se advierte la imagen radiográfica de la articulación. Por fortuna, la persona sólo tenía dolor leve y el hombro estaba estable por la fibrosis. Se advirtió abducción activa de 65° y rotación externa de 10°.

Artrodesis glenohumeral

La artrodesis mencionada suele reservarse para intentos de rescate por artritis séptica o deficiencias complejas de la superficie articular que conllevan pérdida permanente del manguito de los rotadores y del deltoides. En los comienzos de este decenio existían innumerables indicaciones para la artrodesis del hombro, pero en la actualidad son pocas.[86,93] Cofield demostró esta tendencia en la Tabla 16-10.[86,93] Hoy en día, casi todas las fusiones de hombro se realizan por cuatro razones: 1) parálisis del deltoides y del manguito de los rotadores, 2) infección con pérdida del cartílago glenohumeral, 3) inestabilidad refractaria o 4) ineficacia de métodos reconstructivos.[351] Rara vez (si acaso) se emprende la fusión de hombro para tratar las causas más corrientes de artritis en tal articulación, incluso en personas jóvenes que desean estar activas. Una excepción se señala en el artículo de Rybka y cols., de Finlandia.[367] Los autores mencionados definieron los resultados de la artrodesis en un grupo de pacientes con artritis reumatoide. De 41 hombros, 37 fueron sometidos a fusión y las complicaciones fueron pocas. Se utilizó una ortesis para apoyo postoperatorio con la intención de evitar la posible rigidez del codo. La investigación anterior sugirió que la artrodesis se realizaba con facilidad, no era cara y constituía un método fiable para tratar el hombro reumatoide con grave afección.

Se ha logrado algún consenso en cuanto a la posición deseable para la fusión del hombro. Rowe fue el primero en afirmar con decisión las ventajas de abducción y flexión menores para el hombro sometido a artrodesis quirúrgica: 20° de abducción, 30° de flexión y rotación interna de 40° (Fig. 16-86).[360] Hawkins y Neer[188] recomendaron de 25° a 40° de abducción para el brazo, de 20° a 30° de flexión y de 25° a 30° de rotación interna. En un reciente estudio sobre artrodesis de hombro, Clare y cols. observaron que la flexión o abducción excesivas se relacionaban con dolor postoperatorio crónico.[77] Cuando se escoge

Tabla 16-10 • Indicaciones para artrodesis del hombro (en la Clínica Mayo, Rochester, Minnesota)

Diagnóstico	1950–1974*	1975–1983†
Parálisis	21	20
Infección	8	15
Desgarro grave del manguito de los rotadores	12	9
Artritis postraumática o artrosis	18	5
Neoplasia	0	3
Luxación recurrente	7	0
Artritis reumatoide	5	0
	71	52

* De Cofield RH y Briggs BT: Glenohumeral arthritis. *J Bone Joint Surg Am* 61:668-677, 1979.
† De Cofield RH: Shoulder arthrodesis and resection arthroplasty. *Instr Course Lect* 34:268-277, 1985.

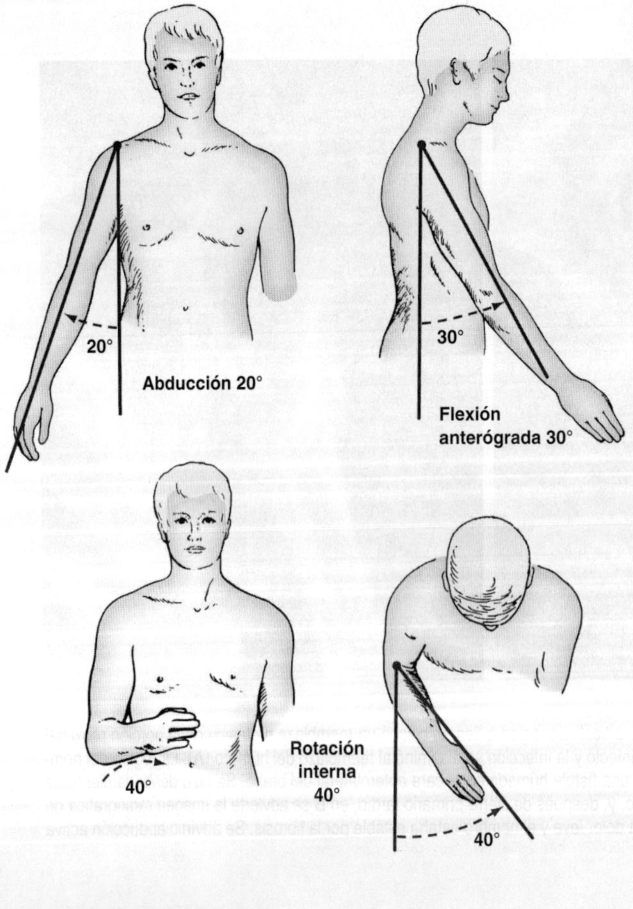

Fig. 16-86 • Rowe revaloró la posición del brazo en la artrodesis del hombro en el adulto. Con base en su experiencia, recomendó incorporar abducción y flexión anterógrada menores en la posición de fusión, y que era necesaria la rotación interna (no la rotación externa). *(Con autorización de Rowe CR: Reevaluation of the position of the arm in arthrodesis of the shoulder in the adult. J Bone Joint Surg Am 56:913-922, 1974.)*

la posición del brazo, suele utilizarse el tronco como zona de referencia y la escápula se utiliza en su posición anatómica. Jónsson y cols.,[212] describieron un método para corroborar la posición de la fusión, para lo cual utilizaron la fotografía de Moire.

Los pacientes más aptos para este método son personas con: 1) pérdida de fuerza permanente e intensa por merma de la función del manguito y del deltoides, 2) buenos músculos motores escapulares (como el trapecio, los pectorales, el serrato y los romboides), 3) conocimiento preciso de las limitaciones y las posibles complicaciones de la fusión del hombro, 4) motivación suficiente y 5) mínimo dolor.

Harryman y cols.,[178,262] para precisar las limitaciones de las fusiones del hombro, estudiaron 12 hombros en los que se había realizado artrodesis glenohumeral por lo menos dos años antes de la fecha del estudio. La elevación en el plano de +90° (sagital anterior) fue de 47° en promedio; la elevación en el plano de –90° (sagital posterior) fue de 22° en promedio. La rotación externa media fue de 9° y la interna de 46°. Estos arcos de movimiento fueron semejantes al movimiento escapulotorácico medido en sujetos normales.[178] Sólo uno de los pacientes pudo alcanzar el nivel del cabello en la cabeza sin flexionar el cuello hacia delante, sólo cinco pacientes pudieron alcanzarse con la mano el perineo, seis pudieron alcanzar el bolsillo posterior, siete lograron llegar a la axila contralateral y 10 alcanzaron el bolsillo lateral.

Los mismos autores estudiaron la cinemática del hombro normal *in vivo* para definir las funciones que podrían obtenerse con las posiciones de la artrodesis glenohumeral, en el supuesto de que seguiría igual el movimiento escapulotorácico.[262] Por empleo de los movimientos escapulotorácicos normales, dichos autores pudieron modelar (es decir, simular en el laboratorio) los efectos funcionales de diversas posiciones de fusión. Advirtieron que podían realizarse mejor las actividades de la vida diaria si la articulación se fusionaba en flexión de 15°, abducción de 15° y rotación interna de 45° (Fig. 16-87). Este ángulo pequeño de elevación y un grado relativamente grande de rotación interna facilitaban la adopción de una posición sedente cómoda en una silla, yacer en decúbito en la cama y alcanzarse con la mano la cara, la axila contraria y el perineo. Sin embargo, en todas las posiciones hubo disminución importante de la función normal (Tabla 16-11), lo cual es y ha sido la razón básica para no intentar la fusión en sujetos con trastornos como artrosis, artritis reumatoide o artritis traumática cuando existe reserva ósea y función muscular adecuadas. Es mucho mejor la función después de artroplastia total del hombro (Tabla 16-12).

Se conocen muchas técnicas para la artrodesis del hombro (Tabla 16-13), que se clasifican mejor en extraarticulares, intraarticulares o una combinación de ambas. Las artrodesis extraarticulares, como las de Putti,[336] Watson-Jones[423] o Brittain,[57] tienen su máxima utilidad como medidas coadyuvantes contra infecciones, en particular la tuberculosis. En la artrodesis de esta índole, el cirujano busca evitar el foco infeccioso y efectuar fusión alrededor

Tabla 16-11 • Función de la extremidad después de la artrodesis del hombro*

Función	Capacidad para realizar la función, n.° (%)
Dormir sobre la extremidad	46 (73)
Vestirse	45 (71)
Comer utilizando la extremidad	45 (71)
Aseo personal	44 (70)
Levantar pesos de 5 kg a 7,5 kg	43 (68)
Peinarse	28 (44)
Utilizar la mano a la altura del hombro	13 (21)

* N.° de hombros = 63.

Adaptada de Cofield RH y Briggs BT: Glenohumeral arthritis. *J Bone Joint Surg Am* 61:668-677, 1979.

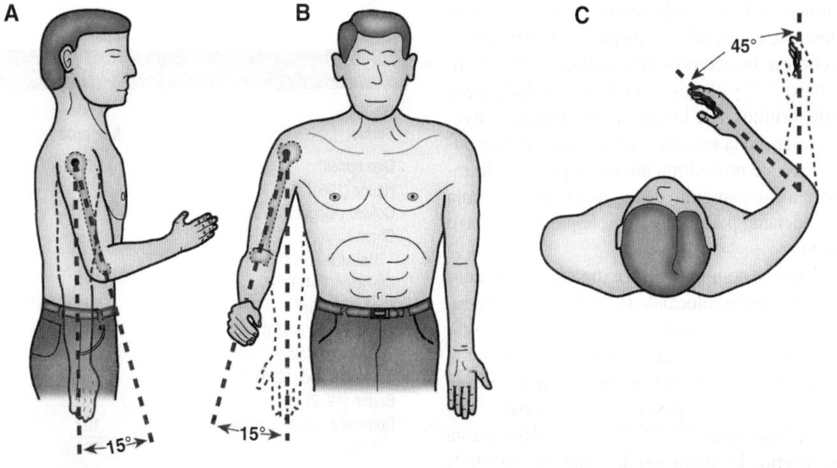

Fig. 16-87 • Posición recomendada de artrodesis: flexión humerotorácica de 15° (**A**), abducción humerotorácica de 15° (**B**) y rotación interna de 45° (**C**). *(Con autorización de Matsen FA III, Lippitt SB, Sidles JA y Harryman DT II: Practical Evaluation and Management of the Shoulder. Filadelfia: WB Saunders, 1994.)*

Tabla 16-12 • Función de la extremidad después de la artroplastia total del hombro*

Función	Capacidad para realizar la función, n.° (%)
Dormir sobre la extremidad	64 (90)
Vestirse	69 (97)
Comer utilizando la extremidad	70 (99)
Aseo personal	68 (96)
Levantar pesos de 5 kg a 7,5 kg	60 (85)
Peinarse	56 (79)
Utilizar la mano a la altura del hombro	53 (75)

* N.° de hombros = 71.
Adaptada de Cofield RH: Total shoulder arthroplasty with the Neer prosthesis. *J Bone Joint Surg Am* 66:899-906, 1984.

Tabla 16-13 • Técnicas de fusión del hombro

Extraarticular	Intraarticular	Combinada extra- e intraarticular
Acromiohumeral[206]	Sutura[239]	Sutura[102]
Espina de la escápula-humeral[255]	Tornillos[20,114,153]	Tornillos[15,50,68,155,222,251]
Borde axilar de la escápula o humeral más injerto tibial[32]	Clavo[94]	Grapas
	Injerto tibial[217]	Alambre[38]
	Injerto de banco de huesos[118]	Clavos y bandas de tensión[29]
		Injerto óseo[25,33]
		Fijador externo[43,46,123]
		Placa o placas[70,86,145,212,213,215,220,256]

de la articulación afectada. En la actualidad, los antimicrobianos eficaces volvieron innecesarios los métodos anteriores.

La fusión intraarticular constituye el procedimiento más sencillo y directo. El operador hace desbridamiento de la articulación y extrae el cartílago residual, tejido cicatrizal y hueso subcondral denso. Como paso siguiente, logra la aposición del hueso esponjoso de la cabeza humeral y de la cavidad glenoidea y, con el brazo en la posición deseada, emprende la fijación. Se han utilizado medios diferentes con ese fin, como son tornillos,[28,183,267] alambres,[71] injertos de hueso[197,359] y clavos.[114] En la actualidad parece predominar el uso de tornillos. Por lo general se utiliza un enyesado después de efectuar dicha técnica y se continúa su uso durante tres a seis meses. Este procedimiento sigue pareciendo razonable para la persona con manguito de los rotadores y cápsula excelentes, que más adelante podría ser elegible para reemplazo protésico (Fig. 16-88).

La fusión intraarticular se combina con la extraarticular. El contacto óseo extraarticular se logra colocando la cabeza humeral contra el acromion (Fig. 16-89) o agregando injertos óseos entre la cabeza humeral y el acromion, o entre el cuello humeral y la porción externa de la escápula junto a la cavidad glenoidea. La fijación se logra con tornillos,[26,93,213,269,367,410] grapas, injertos de hueso,[31,55] fijación externa[73,76,207] o placas óseas.[185,233,345-347,365,424] Si el hueso está osteoporótico, se ha sugerido la colocación de alambres con banda de tensión (Fig. 16-90).[37] A veces es preferible la fijación externa cuando el hombro está infectado o en casos de problemas con la cicatrización de las incisiones (Figs. 16-91 a 16-94). La rotación externa conlleva el peligro de lesión del nervio radial.[73]

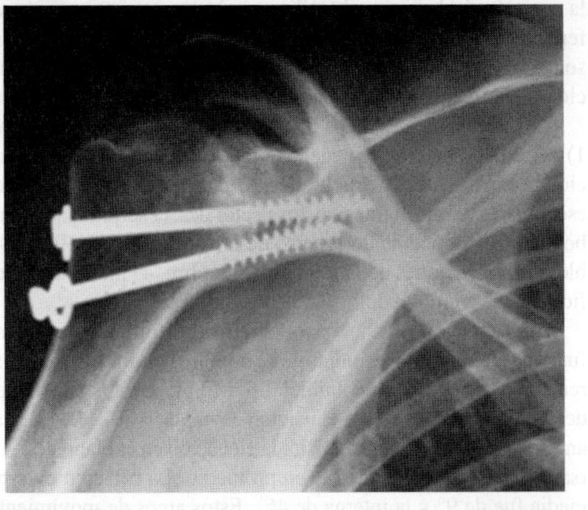

Fig. 16-88 • Artrodesis intraarticular del hombro con empleo de tornillos para fijación interna. Varón joven que mostró inestabilidad recurrente del hombro después de reparación de la cápsula anterior y que presentó infección que al final causó pérdida del cartílago en la articulación glenohumeral. Esta forma sencilla de fusión se emprendió para conservar la cápsula articular y el manguito de los rotadores vecinos, en gran medida indemnes. La función neuromuscular era normal y quizás existía la posibilidad futura de reconstrucción con un reemplazo protésico articular.

La fijación interna con una o más placas ahorra al enfermo el uso prolongado de un enyesado externo o el apoyo ortésico en el postoperatorio.[429] El brazo puede fijarse de manera segura en la posición preferida por el cirujano, sin preocuparse de que cambie durante la fase de regeneración. A menudo se utilizan placas de compresión dinámica angostas (Fig. 16-95). Se ha sugerido que son más fáciles de colocar e igualmente eficaces (Fig. 16-96)[77,345] las placas de reconstrucción pélvica.

La cifra de fusión ósea después de muchos de estos métodos de artrodesis del hombro está entre el 80% y el 90% (Tabla 16-14). La

Tabla 16-14 • Seudoartrosis después de artrodesis de hombro

Series	N.° de hombros	N.° de seudoartrosis
Diez series*	87	0
Hauge (1961)[183]	34	1
Cofield y Briggs (1979)[93]	71	3
Charnley y Houston (1964)[76]	19	1
Steindler (1944)[393]	82	5
Becker (1975)[28]	47	3
Rybka y cols. (1979)[367]	41	4
De Velasco Polo y Cardoso Monterrubio (1973)[114]	31	6
Barton (1972)[23]	10	2
Comunicación de la AOA	102	23
Total	524	48

* Johnson y cols. (1986),[207] Hucherson (1959),[197] Kalamchi (1978),[213] Matsunaga (1972),[267] May (1962),[269] Richards y cols. (1985),[346] Richards y cols. (1988),[345] Riggins (1976),[347] Uematsu (1979),[410] Weigert y Gronert (1974).[424]
AOA, *American Orthopaedic Association*.

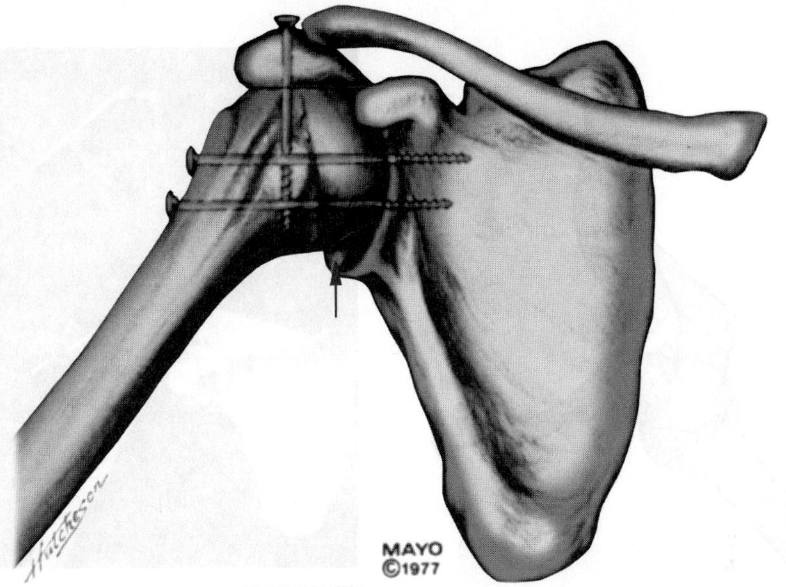

Fig. 16-89 • Técnica combinada de artrodesis intraarticular y extraarticular del hombro por medio de tornillos para fijación interna. *(De Cofield RH y Briggs BT: Glenohumeral arthrodesis: Operative and long-term functional results. J Bone Joint Surg Am 61:668-677, 1979. Con autorización de la Mayo Foundation.)*

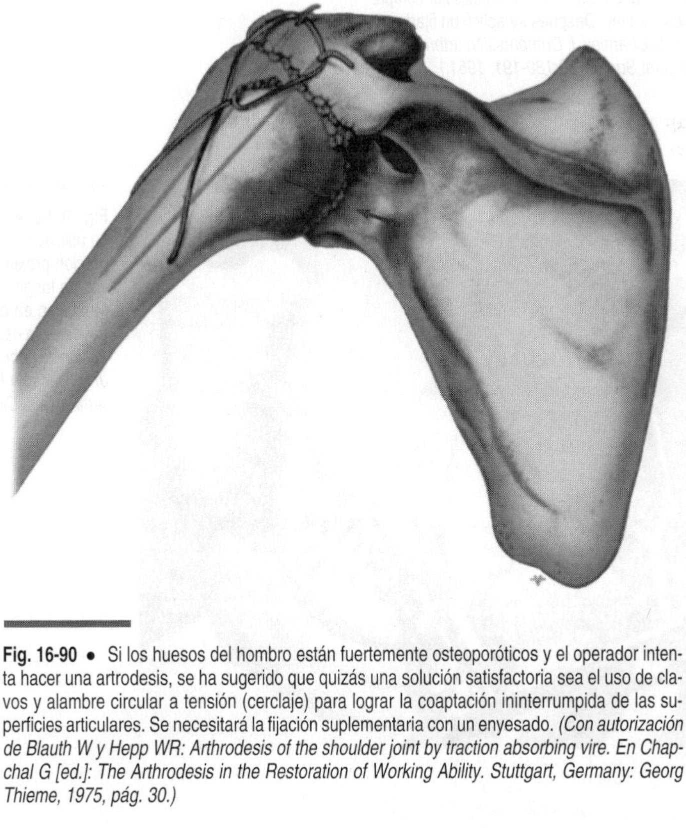

Fig. 16-90 • Si los huesos del hombro están fuertemente osteoporóticos y el operador intenta hacer una artrodesis, se ha sugerido que quizás una solución satisfactoria sea el uso de clavos y alambre circular a tensión (cerclaje) para lograr la coaptación ininterrumpida de las superficies articulares. Se necesitará la fijación suplementaria con un enyesado. *(Con autorización de Blauth W y Hepp WR: Arthrodesis of the shoulder joint by traction absorbing vire. En Chapchal G [ed.]: The Arthrodesis in the Restoration of Working Ability. Stuttgart, Germany: Georg Thieme, 1975, pág. 30.)*

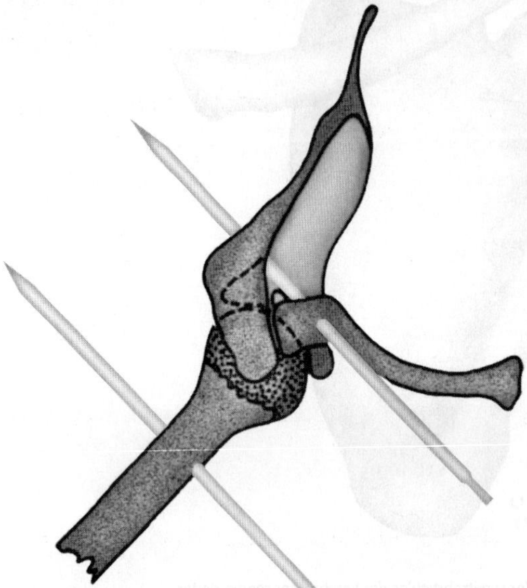

Fig. 16-91 • Método original de colocar clavos para la artrodesis por compresión del hombro tal como sugirió Charnley. Después se aplicó un fijador externo sencillo. *(Con autorización de Charnley J: Compression arthrodesis of the ankle and shoulder. J Bone Joint Surg Br 33:180-191, 1951.)*

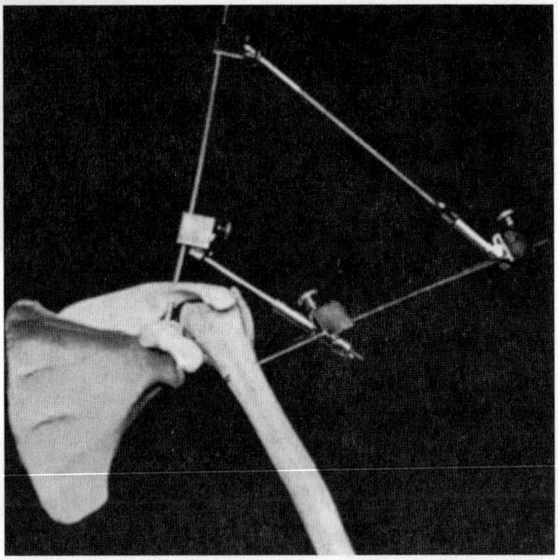

Fig. 16-92 • Segunda técnica de Charnley para aplicar clavos como parte de la artrodesis de hombro, de tal manera que podía utilizarse un fijador externo para aplicar compresión en la zona de la artrodesis. *(Con autorización de Charnley J y Houston JK: Compression arthrodesis of the shoulder. J Bone Joint Surg Br 46:614-620, 1964.)*

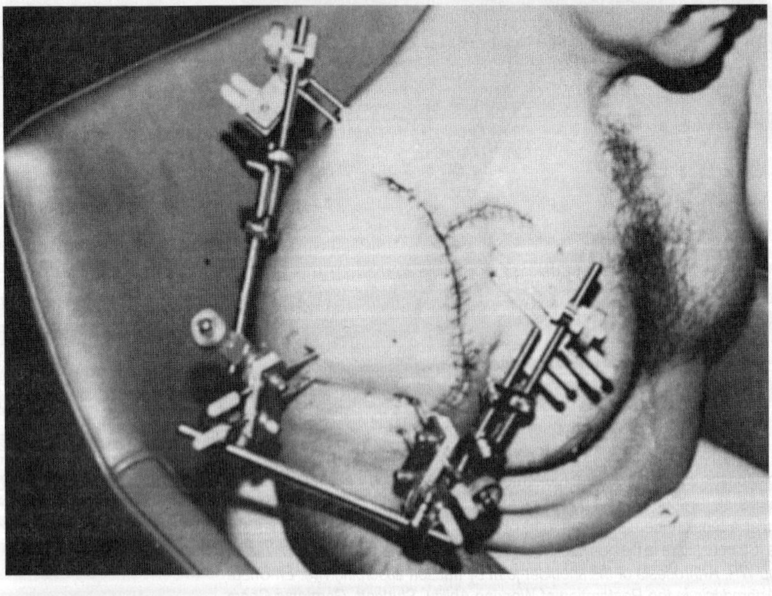

Fig. 16-93 • Dispositivo para fijación externa utilizado en la artrodesis de hombro. En la porción proximal del húmero se colocan clavos de longitud media, y los más proximales se ubican en el acromion para que salgan a través de la espina del omóplato. *(Con autorización de Johnson CA, Healy WL, Brooker AF Jr y Krackow KA: External fixation shoulder arthrodesis. Clin Orthop 211:219-223, 1986.)*

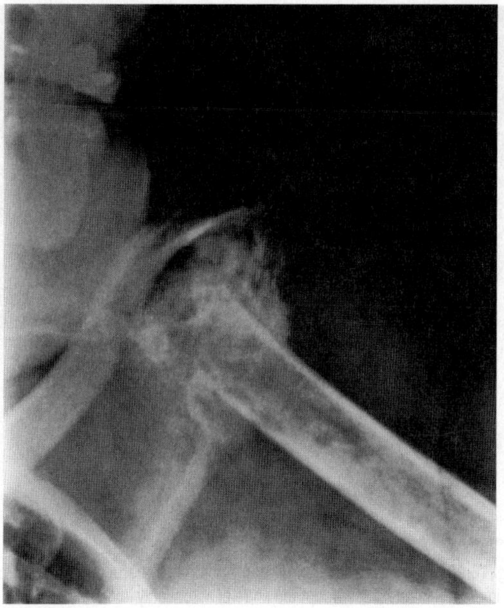

Fig. 16-94 • La fijación externa puede ser un complemento útil para lograr la fusión del hombro en algunos pacientes. Las personas con incisiones abiertas que necesitan desbridamiento seriado quizá sean adecuadas para esta forma de apoyo, para la artrodesis del hombro. En este caso, el paciente había sufrido traumatismo y había sido operado, y había perdido una cantidad importante de hueso. La persona también perdió la función del deltoides y del manguito de los rotadores. En el momento de la artrodesis de hombro se colocaron clavos, como sugirió Charnley (técnica revisada); también se colocó un injerto de cresta ilíaca alrededor de la unión de los restos del húmero y de la escápula. Al final hubo fusión ósea sólida.

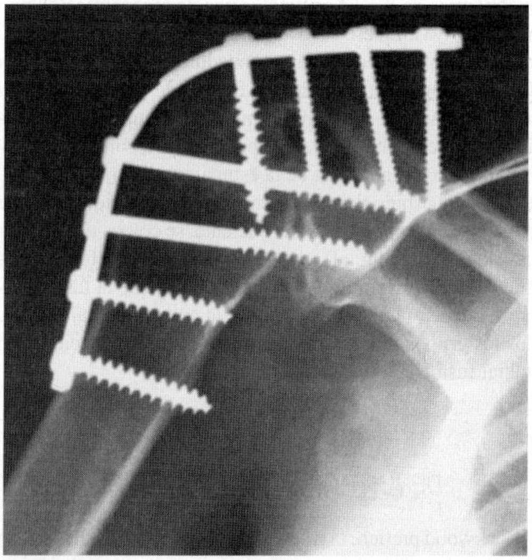

Fig. 16-95 • Imagen radiográfica de la fusión del hombro, que incorporó el contacto óseo intra- y extraarticular. La fijación con placa brindó estabilidad inmediata; ello podría impedir el empleo de apoyo en enyesado; sin embargo, diversos cirujanos consideran como un complemento de la fijación usar una espica para inmovilización durante uno a dos meses.

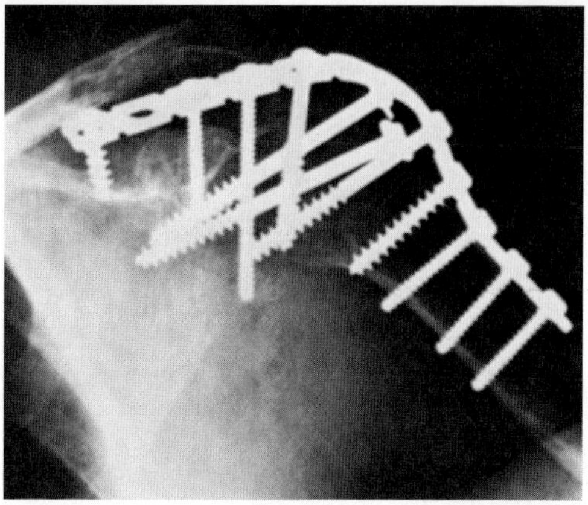

Fig. 16-96 • Radiografía de una artrodesis de hombro con empleo de una placa de reconstrucción pélvica para fijación interna. Esta placa pudo adaptarse mejor que la placa de compresión dinámica estándar, aunque parece que brindó suficiente rigidez para la artrodesis del hombro.

fusión del hombro conlleva los peligros de infección, distrofia refleja, artritis acromioclavicular y fijación interna sintomática, que debe ser eliminada más adelante. También se ha registrado la fractura de la extremidad operada por debajo del nivel de la fusión.[86]

La satisfacción del enfermo nunca será perfecta después de un método como el señalado, pero puede acercarse al 80%.[86] Algunos tienen dolor de la cintura escapular, a pesar de la fusión ósea satisfactoria.[26,86] Richards y cols.[344] revisaron a 57 personas que se habían sometido a fusión y colocación de una sola placa para lograr la artrodesis glenohumeral y acromiohumeral. Utilizaron una posición de 30-30-30 (arcos de abducción, rotación interna y flexión). Sólo dos de los procedimientos de fusión se hicieron por artritis y dos por artroplastia fallida de hombro (el resto por parálisis del plexo braquial, inestabilidad refractaria o sepsis). Se observaron el 14% de complicaciones y en tres hubo necesidad de colocar nuevo injerto. Todos los pacientes estuvieron satisfechos, excepto los del grupo con inestabilidad. Suele ser difícil explicar la persistencia del dolor después de la fusión. Solía pensarse que la eliminación de la porción distal de la clavícula mejoraría el movimiento después de la fusión del hombro, pero la experiencia de los autores indica que las ventajas son mínimas.

TÉCNICA DE MATSEN PARA ARTRODESIS DEL HOMBRO

Se coloca al paciente en posición de «hamaca de playa», con la escápula dentro del campo y el brazo libre envuelto en paños estériles. El abordaje quirúrgico se realiza a través de una incisión deltopectoral anterior, con una extensión superior si se utiliza fijación con placa (Fig. 16-97). Recientemente, hemos utilizado una incisión axilar anterior baja, cuando se deseaba un resultado estético y estaba planificada una fusión intraarticular.

El cirujano extirpa cualquier cartílago articular residual en el húmero o la cavidad glenoidea hasta que queda expuesto el hueso subcondral (la eliminación del hueso subcondral debilita el montaje y hace más difícil la compresión glenohumeral sólida).

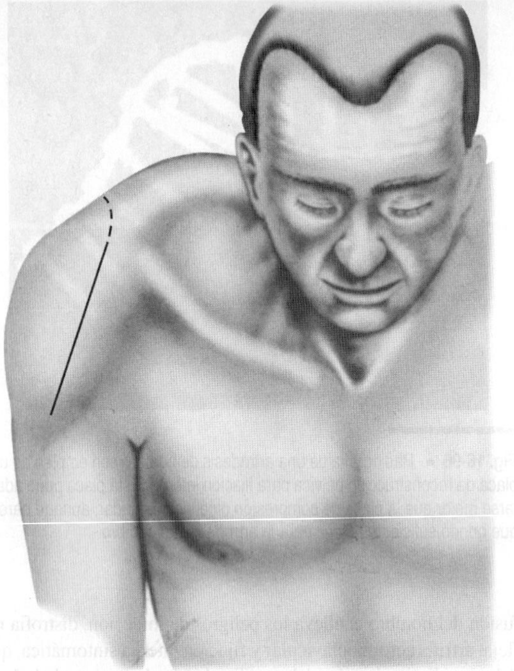

Fig. 16-97 • Incisión anterior para la artrodesis del hombro. El corte puede extenderse en la cara superior del hombro para descubrir la espina del omóplato si se pretende utilizar una placa para fijación interna. *(Con autorización de Cofield RH: Shoulder arthrodesis and resection arthroplasty. Instr Course Lect 34:268-277, 1985.)*

Se extirpa el tendón del supraespinoso en el tramo que va de la cabeza humeral al acromion y se realiza una abrasión de la cara inferior del acromion hasta que el hueso sangre. Los tejidos blandos se elevan desde la porción anterior del cuello glenoideo, de tal manera que se palpe la fosa del subescapular. Después se coloca la cabeza humeral en la cavidad glenoidea con 15° de abducción, 15° de flexión y 45° de rotación interna (véase Fig. 16-87) y se fija provisionalmente con tres brocas largas de 3,2 mm, que se hacen salir por la cara anterior del cuello de la escápula, unos 2 cm por dentro del rodete glenoideo, donde se puedan palpar y controlar las puntas. Si se usan de esa manera, y al conocer su longitud, las brocas servirán de medidor de profundidad para determinar la longitud de los tornillos necesarios. Se comprueba la posición del brazo para cerciorarse de que la persona pueda llevarse la mano hasta la boca, la región anterior del periné y la axila contralateral. Los taladros de 3,2 mm se sustituyen de forma sucesiva por tornillos de rosca completa de 6,5 mm para hueso esponjoso y con arandelas. Como la cabeza humeral es más blanda que la cavidad glenoidea, se suele lograr compresión sin «fijar» formalmente el tornillo y sin necesidad de utilizar un vástago liso. El injerto obtenido de la cresta ilíaca se adapta para colocarlo entre la cabeza humeral y el acromion, en la posición que normalmente ocuparía el tendón del supraespinoso. La interposición del mencionado injerto consigue el máximo contacto escapulohumeral, al conservar las relaciones normales cóncavo-convexas glenohumerales, al tiempo que permite el contacto estabilizador entre la cabeza, el injerto y el acromion (si la cabeza humeral se elevara para hacer contacto con el acromion sin el injerto interpuesto, disminuiría el área de contacto glenohumeral). El injerto se fija con otro tornillo que viene del acromion, pasa por el injerto y sale por la porción anterointerna del cuello humeral. Dependiendo de las circunstancias, es posible utilizar una placa de neutralización (por lo común una placa de compresión dinámica de 8 a 12 orificios o una de reconstrucción pélvica) (Fig. 16-98). En ese caso, hay algunos puntos que resulta útil conocer. La placa necesita una acodadura o ángulo de 90° a nivel del acromion y a menudo una flexión de 45° en rotación interna para adaptarse a la porción anterior del húmero. La fijación más segura de la placa en la escápula se logra con la colocación de un tornillo hasta la base de la espina escapular, por dentro de la escotadura espinoglenoidea. En el postoperatorio, si hay preocupación por la fijación o por el paciente, se coloca una espica de escayola (acromiodigital), que se deja durante 6 a 12 semanas o hasta que se haya logrado la fusión. Una vez que la fusión es sólida, se pueden mejorar la función y la comodidad, al fortalecer todos los grupos musculares que rodean a la articulación glenohumeral fusionada.

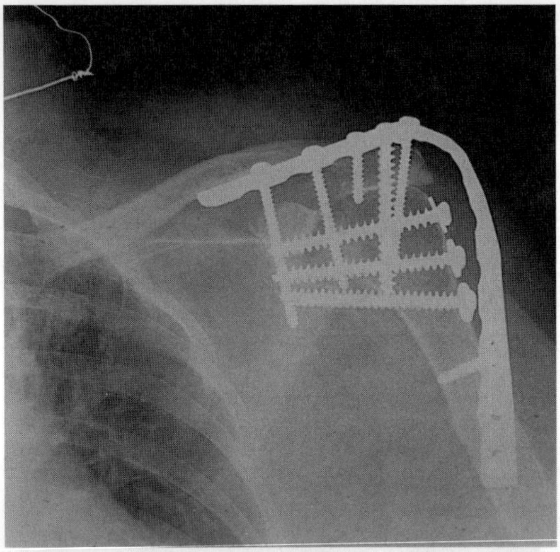

Fig. 16-98 • Artrodesis glenohumeral y acromiohumeral con colocación de un injerto de cresta ilíaca adaptado entre el acromion y la cabeza humeral. La artrodesis fue estabilizada con seguridad por medio de tres tornillos humeroglenoideos para hueso esponjoso totalmente roscados y con «arandelas», un tornillo para hueso esponjoso totalmente roscado a través del acromion, el injerto y la cabeza humeral, y una placa de reconstrucción «contorneada».

TÉCNICA DE ROCKWOOD DE ARTRODESIS DEL HOMBRO

Rockwood prefiere la técnica anterior u oblicua para las fusiones de hombro.[286] Se hace una incisión recta en la piel siguiendo la espina de la escápula por el acromion y hasta la porción externa o lateral de la diáfisis humeral y de ahí a la inserción del deltoides. Este último músculo es elevado desde la espina escapular y el acromion en una forma subparietal, y se realiza una capsulotomía amplia. La diáfisis humeral se expone y, en la medida de lo posible, se conserva el nervio circunflejo. Se debe extirpar la porción residual del manguito de los rotadores que está entre la cabeza humeral y la cavidad glenoidea, y también la porción inferior del acromion. Se decortica la superficie bursal del acromion y se elimina todo el cartílago articular de la cabeza humeral y de la cavidad glenoidea. Se coloca el brazo en 15° a 20° de flexión y 15° a 20° de abducción. El grado de rotación interna debe permitir que el sujeto pueda llevarse fácilmente la mano a la altura de la boca, lo cual exige una rotación interna de 40° a 45°. Una vez realizada la decorticación suficiente, la cabeza se acomoda debajo del acromion junto a la porción superior de la cavidad glenoidea y se fija provisionalmente con uno o dos clavos de Steinmann roscados. Después de las maniobras anteriores, se utiliza una plantilla maleable para igualar el contorno de la escápula temporalmente estabilizada y del húmero. Después de esta maniobra, se adapta una placa de reconstrucción pélvica de 4,5 mm para que iguale la curva de la plantilla maleable. Dicha placa tendrá la longitud suficiente para abarcar tres o cuatro tornillos en la escápula, dos tornillos de la placa a través de la cabeza humeral y del interior de la cavidad glenoidea y por lo menos cuatro tornillos en la diáfisis humeral. Una vez colocada temporalmente la placa de reconstrucción pélvica, se escoge un orificio en ella que permita pasar una broca hasta el acromion, y de ahí al cuello de la escápula aproximadamente 1 cm a 2 cm por dentro de la superficie de la cavidad glenoidea; constituye un orificio crítico de fijación de la placa hacia dentro, y se debe colocar con enorme precisión para asegurar un montaje quirúrgico estable. Hecho lo anterior, la placa vuelve a colocarse en la escápula y el húmero y se introduce un tornillo de longitud aproximada a través de la placa, el acromion y de ahí a la escápula. Habrá que utilizar dos o tres tornillos más para estabilizar la placa a través de la escápula y, a ser posible, a la cavidad glenoidea. Se usarán tres o cuatro tornillos para cortical, de modo que asegure la placa a la diáfisis humeral, y uno o dos tornillos para hueso esponjoso, que pasarán a través de la placa y de ahí a la cabeza del húmero y a la cavidad glenoidea.

Osteotomía periarticular

Benjamin y cols., han descrito la práctica de osteotomías junto a la articulación glenohumeral para aliviar el dolor en la artritis del hombro.[32,33] De los 16 hombros que trataron con dicho método, en todos había destrucción artrítica avanzada (artritis reumatoide en 12 hombros y artrosis en 4). El promedio de edad de los pacientes era de 51 años, y el plazo promedio para la evaluación fue de 2 años y 11 meses. De ese grupo, 13 pacientes mostraron mejoría en el arco de movimiento y en la comodidad.

Artroplastia

Revisión histórica

En 1893, el cirujano francés Péan[249] realizó una de las primeras sustituciones protésicas del hombro. Péan es el personaje central del cuadro «Une Opération de Tracheotomie», pintado por Henri de Toulouse-Lautrec.[20] Este cirujano pidió a J. Porter Micheals, un dentista de París, que le fabricara una prótesis total de platino y caucho y un implante humeral proximal. Péan colocó esta prótesis en un panadero de 37 años que tenía una artritis tuberculosa (Fig. 16-99). El paciente logró mejorar la potencia y el arco de movimiento del brazo. Sin embargo, la infección reapareció. Tras identificarse un proceso reactivo muy extendido (por medio de uno de los primeros aparatos radiológicos), se retiró la prótesis 2 años después de implantada.

En 1953, Neer y cols. ofrecieron la opción de reemplazar la cabeza humeral fracturada con una prótesis fabricada de una aleación llamada Vitallium.[299] La prótesis mencionada (Fig. 16-100) fue utilizada luego en pacientes con irregularidad de superficies articulares a causa de fracturas y osteonecrosis.[294] Entre 1971 y 1974, Neer describió los resultados del empleo del implante humeral proximal en sujetos con artritis reumatoide y artrosis de la articulación glenohumeral (Tabla 16-15).[295,296] En sus artículos, Neer también describió el empleo de un rodete glenoideo de polietileno de alta densidad para tratar la artrosis de la articulación glenohumeral (Fig. 16-101). También en 1974 Kenmore y cols. publicaron un artículo breve sobre la creación de un «recubridor» de polietileno para cavidad glenoidea, para utilizar en el reemplazo humeral de Neer, en el tratamiento de la enfermedad articular degenerativa del hombro.[221,222,304] Otros componentes de la artroplastia del hombro descritos tempranamente son las prótesis de Vitallium, según indica Krueger,[231] y acrílico, señalado por Richard y Judet[342] (Fig. 16-102).

La primera prótesis de Neer se fabricó en tres tamaños (Fig. 16-103), y después se agregaron dos más. En los comienzos de 1970, se hizo un nuevo diseño del implante para utilizar mejor la fijación con cemento, y se hizo esférica la porción articular.[296] Con el tiempo el implante demostró sus múltiples virtudes; fue utilizado al principio en fracturas agudas, pero más tar-

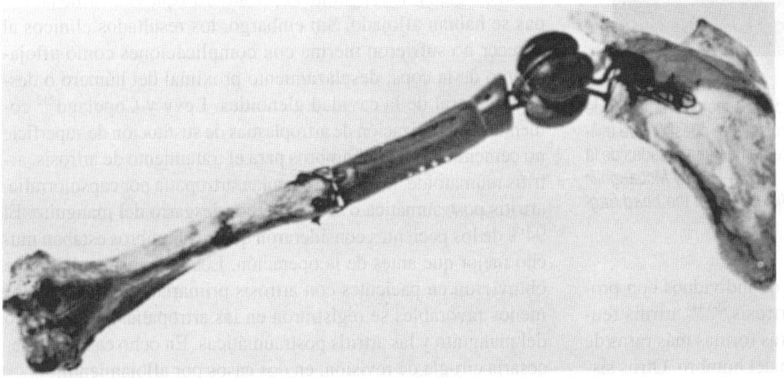

Fig. 16-99 • Primera artroplastia total de hombro que incluyó una articulación artificial hecha de platino y caucho colocada por el cirujano francés Péan, a finales del siglo XIX. *(Con autorización de Lugli T: Artificial shoulder joint by Péan [1893]. The facts of an exceptional intervention and the prosthetic method. Clin Orthop 133:215-218, 1978.)*

Tabla 16-15 • Indicaciones para la artroplastia de sustitución humeral (1953-1963)

Diagnóstico	N.º de hombros
Artritis	
Artrosis	9
Artritis postraumática	9
Artritis reumatoide	2
Necrosis posradiación	1
Infarto por drepanocitosis	1
Ocronosis	1
Traumatismos	
Fractura-luxación	26
Fractura «por separación de la cabeza»	4
«Fragmentos en forma de concha» desplazados con retracción de las tuberosidades	2
Resección previa de la cabeza humeral	1

Adaptada de Neer CS II: Articular replacement of the humeral head. *J Bone Joint Surg Am* 46:1607-1610, 1964

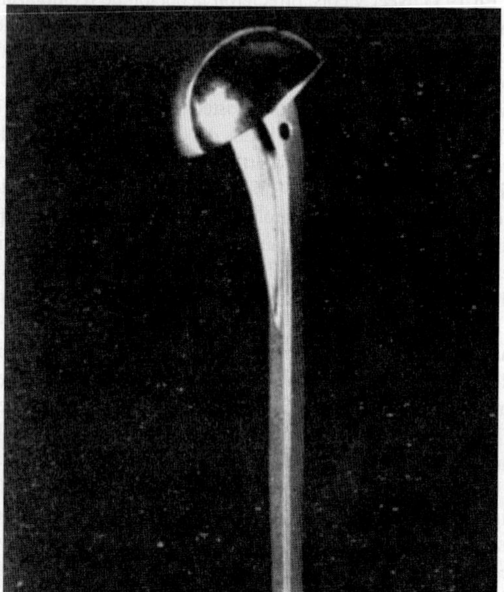

Fig. 16-100 • Diseño original del reemplazo de la superficie articular de Neer para la porción proximal del húmero. El implante en cuestión fue utilizado al principio en pacientes con fracturas fuertemente fragmentadas de la cabeza humeral. *(Con autorización de Neer CS, Brown TH Jr y McLaughlin HL: Fracture of the neck of the humerus with dislocation of the head fragment. Am J Surg 85:252-258, 1953.)*

de se advirtió su eficacia en la atención de individuos con problemas de fracturas crónicas,[189,335,361,404] artrosis,[296,448] artritis reumatoide,[295,448] osteonecrosis[110,111,366] y otras formas más raras de trastornos que afectaban a la articulación del hombro. Otros sis-

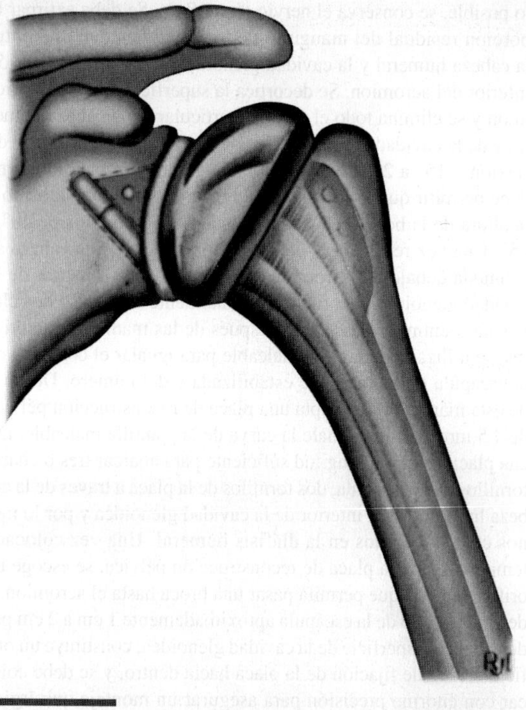

Fig. 16-101 • Ilustración original que señala el empleo del componente glenoideo de polietileno de alta densidad junto con la prótesis humeral proximal (artroplastia total de hombro). *(Con autorización de Neer CS II: Replacement arthroplasty for glenohumeral osteoarthritis. J Bone Joint Surg Am 56:1-13, 1974.)*

temas de implante en dicha zona incluyeron un componente humeral metálico que podía utilizarse sin el reemplazo glenoideo.[4-6,25,87,88,160,162] También se han descrito implantes bipolares (Fig. 16-104).[13,236,401-403,443]

Algunos autores sugirieron que una artroplastia con copa podría ser una alternativa satisfactoria en la cirugía protésica del hombro.[210,211] Al principio se utilizaron copas de cadera[392] y después se elaboraron específicamente para el hombro (Fig. 16-105).[392] Rydholm y Sjogren[368] describieron un reemplazo superficial para la cabeza humeral. Después de un promedio de 4,2 años de hecha la operación en 72 hombros reumatoides, se demostró mejoría sustancial. En el seguimiento se advirtió que el 25% de las copas se habían aflojado. Sin embargo, los resultados clínicos al parecer no sufrieron merma con complicaciones como aflojamiento de la copa, desplazamiento proximal del húmero o desgaste central de la cavidad glenoidea. Levy y Copeland[242] comentaron la utilización de artroplastias de sustitución de superficie no cementada en 103 hombros para el tratamiento de artrosis, artritis reumatoide, necrosis avascular, artropatía por capsulorrafia, artritis postraumática o artropatía por desgarro del manguito. El 94% de los pacientes consideraron que sus hombros estaban mucho mejor que antes de la operación. Los mejores resultados se obtuvieron en pacientes con artrosis primaria, mientras que los menos favorables se registraron en las artropatías por desgarro del manguito y las artritis postraumáticas. En ocho casos fue necesaria cirugía de revisión, en dos casos por aflojamiento.

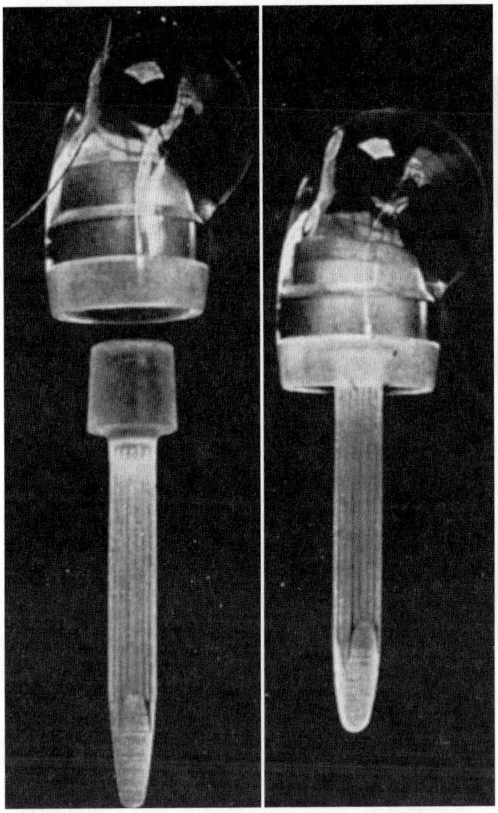

Fig. 16-102 • Prótesis de acrílico creada para tratar fracturas-luxaciones graves de la porción proximal del húmero. *(Con autorización de Richard A, Judet R y René L: Acrylic prosthetic reconstruction of the upper end of the humerus for fracture-luxations. J Chir 68:537-547, 1952.)*

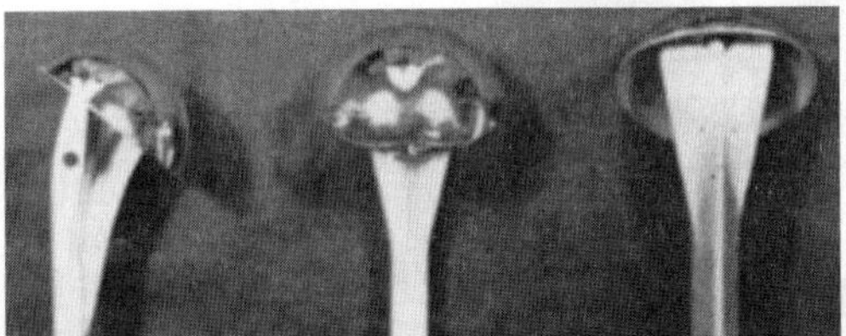

Fig. 16-103 • Prótesis de reemplazo de Neer para la superficie articular de la cabeza humeral. En el artículo publicado en 1955 se incluían modelos pequeño, mediano y grande. *(Con autorización de Neer CS II: Articular replacement for the humeral head. J Bone Joint Surg Am 37:215-228, 1955.)*

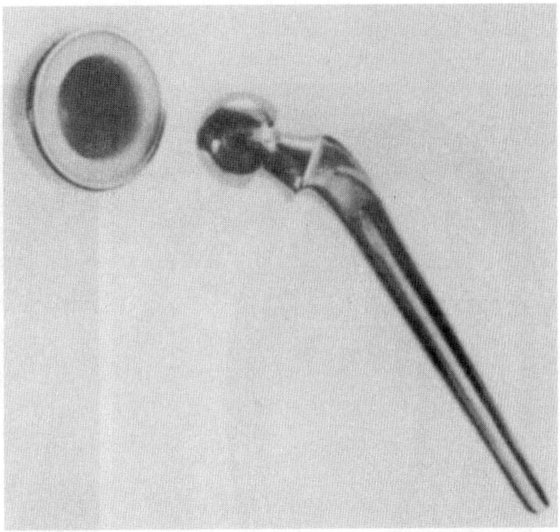

Fig. 16-104 • Sistema de implante bipolar de hombro creado por Swanson. Entre sus supuestas ventajas estaban el contacto concéntrico uniforme de toda la articulación del hombro, una cavidad que incluía el arco coracoacromial y la cavidad glenoidea, disminución de concentración de fuerza en una sola área de contacto, elongación del brazo de momento de la articulación glenoidea y evitar compresión del troquíter contra el acromion. *(Con autorización de Swanson AB: Bipolar implant shoulder arthroplasty.* En *Bateman JE y Welsh RP [eds.]: Surgery of the Shoulder. St. Louis: CV Mosby, 1984, págs. 211-223.)*

Se han utilizado como implantes algunos plásticos y otros materiales más blandos. Swanson diseñó un implante de cabeza humeral totalmente de caucho siliconizado, ampliando el concepto de implantes flexibles como complemento de la artroplastia por ablación.[400] Al parecer, el diseño se utilizó en muy contadas ocasiones y no se cuenta con datos de resultados en alguna serie de pacientes. Varian publicó datos de un estudio clínico con el empleo de una copa de Silastic en personas con artritis reumatoide del hombro.[414] Los resultados iniciales fueron promisorios, pero Spencer y Skirving, en otra serie, describieron diversas complicaciones y señalaron que sería mejor restringir el empleo de su prótesis.[385]

Después de estos primeros ensayos innovadores se construyeron muchas prótesis de hombro. Algunas copiaron los implantes utilizados por Neer, como la de St. Georg[124] (Fig. 16-106), la prótesis de Bechtol,[27] la DANA,[405] la Cofield[87,88] (Fig. 16-107) y la monoesférica.[160,162] En Europa se han utilizado implantes isoelásticos de hombro.[67,79,406] Otros diseños tienen una unidad con una esfera en el encaje para reemplazar las funciones estabilizadoras del manguito de los rotadores y la cápsula del hombro (Figs. 16-108 a 16-112).[29,40,62,97,105,122,129,153,161,223,227,228,239,329-332,334,340,427,446] De ellas, muchos incluyeron medios de fijación complejos y extensos a la escápula por cementación dentro de la cavidad glenoidea (Fig. 16-113) y por vástagos (Fig. 16-114), cuñas (Fig. 16-115), un tornillo (Fig. 16-116) y por tuercas de reborde (Fig. 16-117). Algunos diseños revirtieron la configuración de enartrosis o esfera y unieron la porción esférica del implante a la cavidad glenoidea (Figs. 16-114 a 16-117).[340] Otros incorporaron dos unidades de esfera o enartrosis (Fig. 16-118; véase también Fig. 16-109).[62,161] Engelbrecht y Heinert sugirieron efectuar hemiartroplastia con una mo-

El texto continúa en la página 936

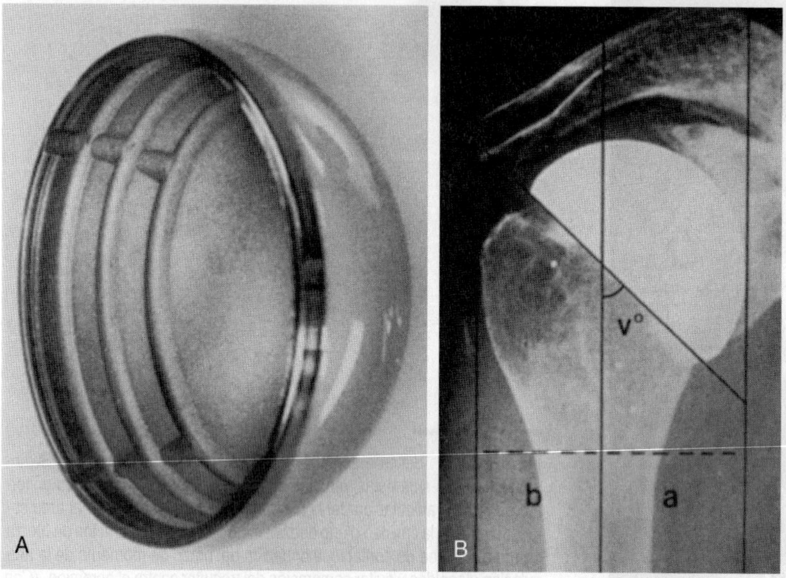

Fig. 16-105 • Artroplastia con copa del hombro que incluye la copa **(A)** y la radiografía después de colocar aquélla en una persona con artritis reumatoide **(B).** *(Con autorización de Jónsson E: Surgery of the Rheumatoid Shoulder with Special Reference to Cup Hemiarthroplasty and Arthrodesis. The University Department of Orthopaedics. Lund, Suecia, 1988.)*

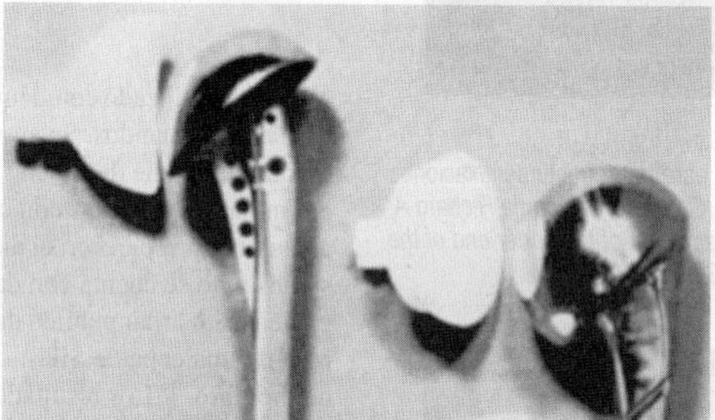

Fig. 16-106 • Prótesis total de hombro de St. Georg, de Hamburgo, Alemania. Los cuencos de polietileno fueron elaborados para concordar con la prótesis de Neer *(izquierda)* y con el modelo St. Georg *(derecha). (Con autorización de Engelbrecht E and Stellbrink G: Totale Schulterendoprosthese Modell [St. Georg]. Chirurg, 47:525-530, 1976.)*

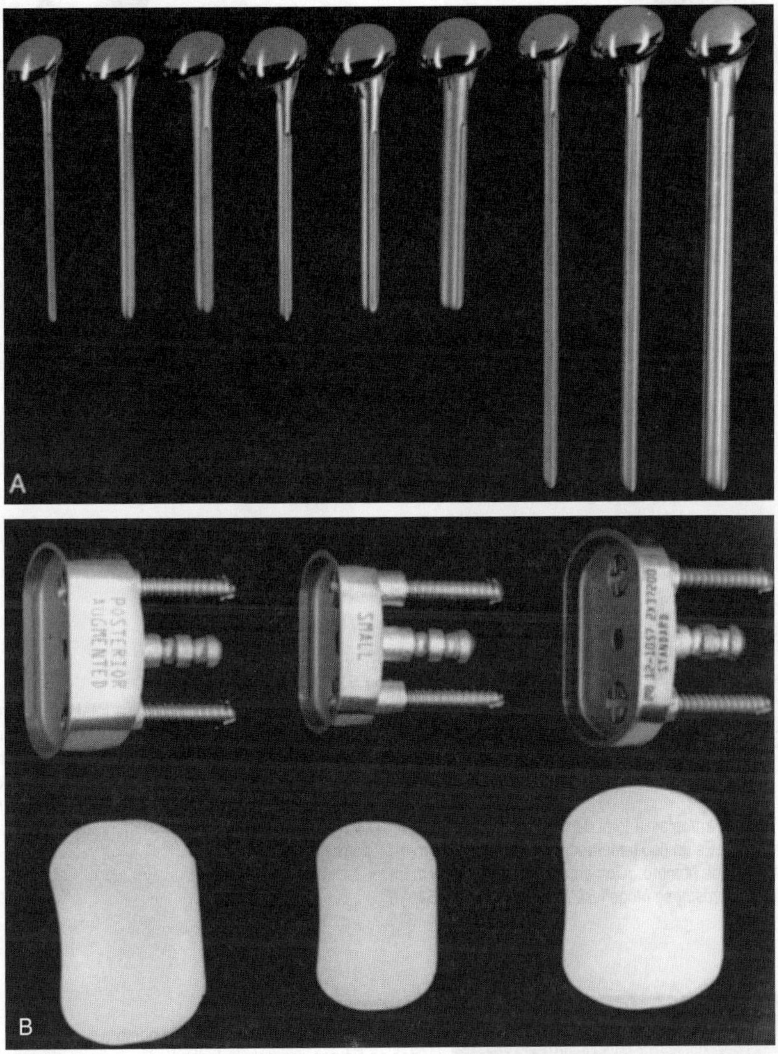

Fig. 16-107 • Sistema de Cofield para artroplastia total de hombro. En él, el cuello humeral está construido en dos longitudes; hay cuatro anchos del vástago humeral y dos longitudes del tallo humeral (**A**). Se conocen dos tamaños del componente glenoideo y uno de ellos tiene una construcción asimétrica para compensar el desgaste desigual de la cavidad homónima (**B**). El material penetrante de la cabeza humeral únicamente está en la subsuperficie de la cabeza y no se extiende a la diáfisis. El material penetrante del componente glenoideo sólo comprime la carilla preparada de la cavidad glenoidea y no se extiende al cuello escapular.

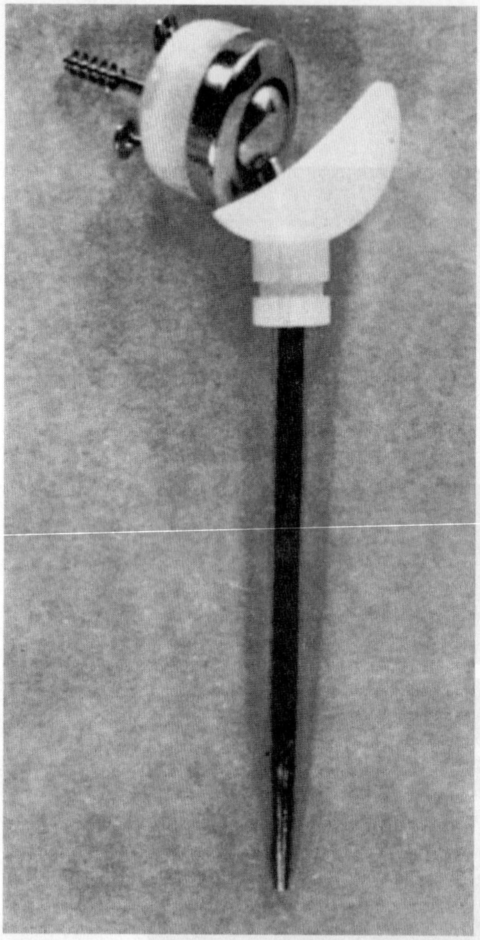

Fig. 16-108 • Modelo BME de artroplastia total de hombro diseñado por Zippel, de Hamburgo, Alemania. Es un tipo temprano de esfera en cuenco cautiva para la artroplastia total de hombro. *(Con autorización de Zippel J: Luxationssichere Schulterendoprosthese Modell BME. Z Orthop 113:454-457, 1975.)*

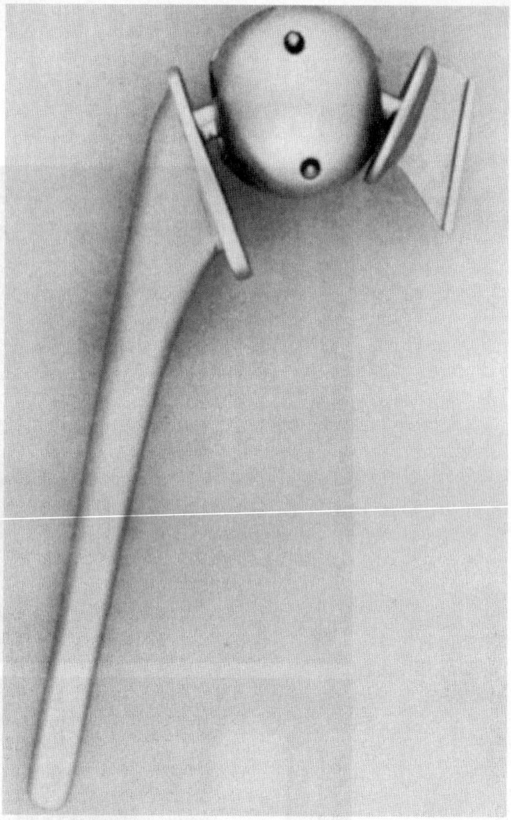

Fig. 16-109 • Prótesis triesférica total de hombro creada por Grisuna y cols. Dos esferas quedan cautivas dentro de una tercera de mayor tamaño. El diseño permite un arco amplísimo de movimiento en un sistema de implante restringido con esfera cautiva en cuenco. *(Con autorización de Gristina AG y Webb LX: The trispherical total shoulder replacement. En Bayley I y Kessel L [eds.]: Shoulder Surgery. Nueva York: Springer-Verlag, 1982, págs. 153-157.)*

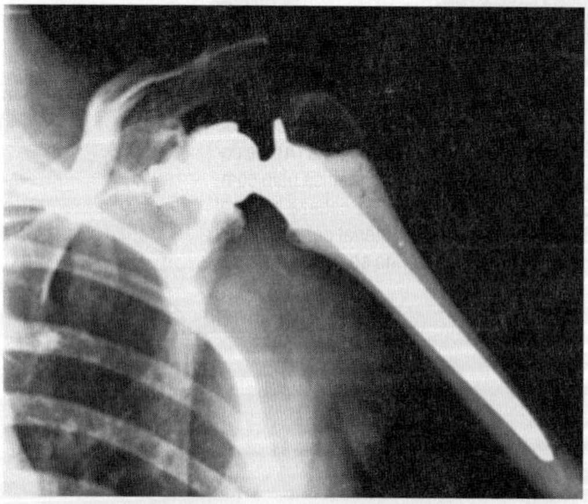

Fig. 16-110 • Reemplazo total de hombro de Stanmore. El componente glenoideo se fijó con cemento y depende de un gran volumen de metilmetacrilato para apoyo. Los dos componentes se adaptan después de ser implantados. *(Con autorización de Cofield RH: Status of total shoulder arthroplasty. Arch Surg 112:1088-1091, 1977. Cophyright 1997, American Medical Association.)*

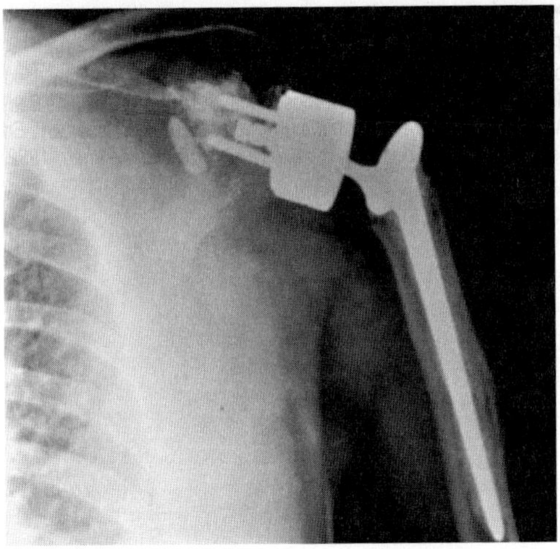

Fig. 16-111 • Reemplazo total de hombro de tipo Michael Reese, quizás el sistema con retención más utilizado en Estados Unidos. Su colocación exige eliminar mayor cantidad del húmero en su porción proximal que con cualquier otro diseño protésico. *(Con autorización de Cofield RH: Status of total shoulder arthroplasty. Arch Surg 112:1088-1091, 1977. Cophyright 1997, American Medical Association.)*

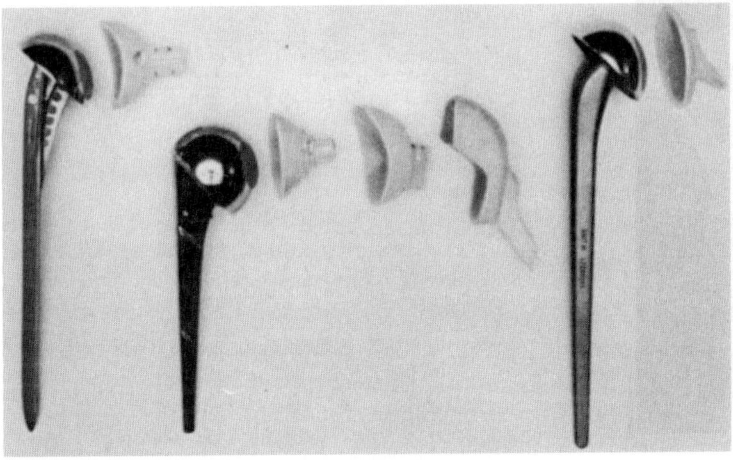

Fig. 16-112 • Engelbrecht y cols., con más de 10 años de experiencia en reemplazos de hombro sin restricción, siguieron utilizando los modelos de este tipo. Al principio la prótesis de Neer se utilizó junto con un componente en polietileno de alta densidad con el diseño de dichos investigadores *(izquierda)*. El modelo ha evolucionado hasta transformarse en el implante de St. Georg, con diversos componentes glenoideos, incluidas «caperuzas» mucho más profundas *(centro)*. Estos investigadores han vuelto al reemplazo protésico humeral proximal *(derecha)* con un componente glenoideo de polietileno bastante sencillo y sin restricciones. *(Con autorización de Engelbrecht E y Heinert TK: More than ten years' experience with unconstrained shoulder replacement. En Kölbel R, Helbig B y Blauth W [eds.]: Shoulder Replacement. Nueva York: Springer-Verlag, 1987, págs. 85-91.)*

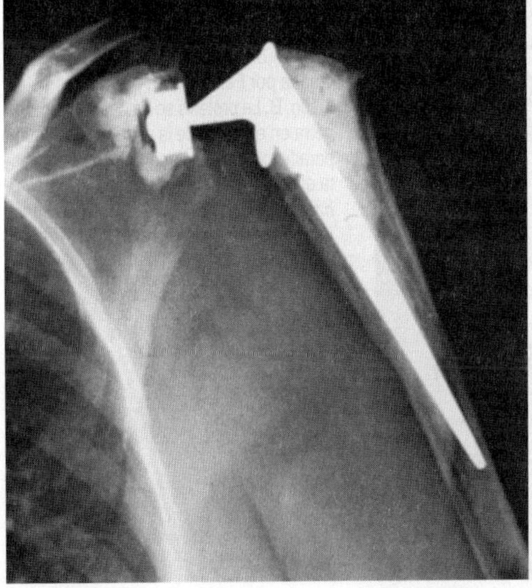

Fig. 16-113 • Prótesis glenohumeral de Bickel. El diseño incluyó una pequeña esfera para disminuir la fricción entre los componentes, y el componente glenoideo se diseñó para quedar incorporado del todo en la cavidad glenoidea y, en circunstancias óptimas, para llevar al máximo el área de contacto prótesis-hueso. *(Con autorización de Cofield RH: Status of total shoulder arthroplasty. Arch Surg 112:1088-1091, 1977. Cophyright 1997, American Medical Association.)*

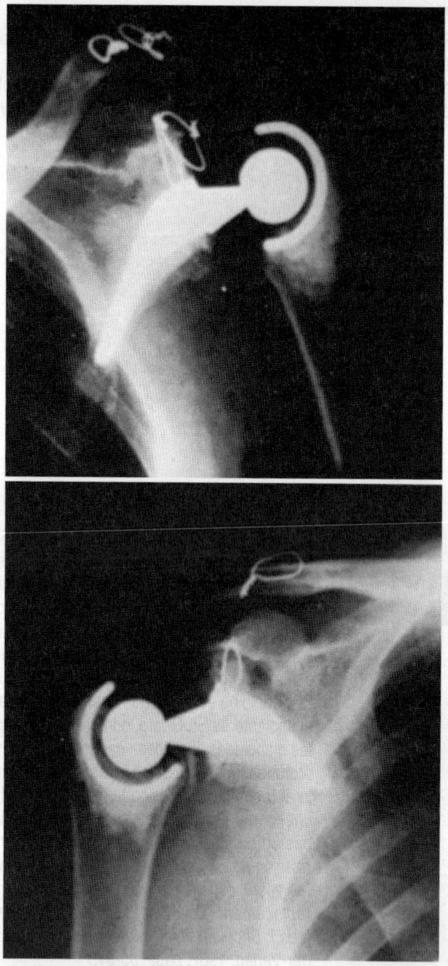

Fig. 16-114 • Reemplazo de Liverpool de hombro. El diseño es de una enartrosis inversa. El componente glenoideo tiene un vástago que se introduce en la cavidad medular del borde axilar de la escápula hasta unos 50 mm. *(Con autorización de Beddow FH y Elloy MA: Clinical experience with the Liverpool shoulder replacement. En Bayley I y Kessel L [eds.]: Shoulder Surgery. NuevaYork: Springer-Verlag, 1982, págs.164-167.)*

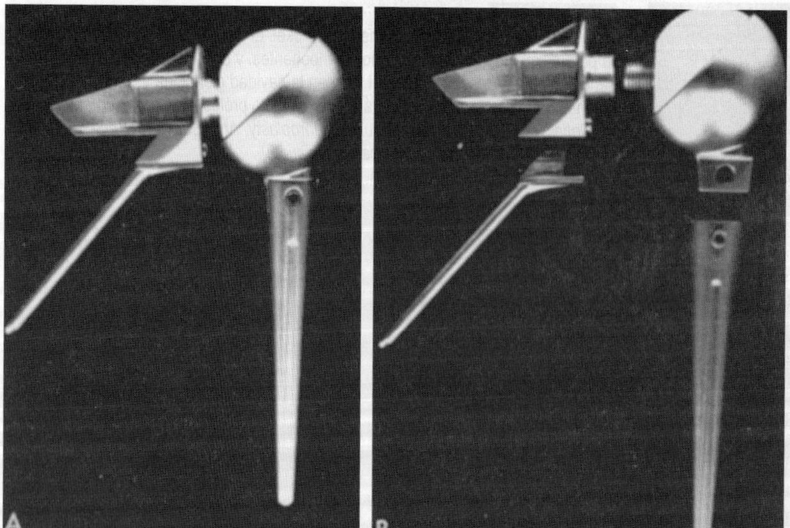

Fig. 16-115 • Artroplastia total de hombro con dispositivo de enartrosis inversa creada por Fenlin. **A,** La prótesis se ha armado. **B,** La prótesis se ha desarmado. Penetra en el hueso de la escápula una cuña para fijación y se coloca una columna hasta el borde axilar del omóplato. *(Con autorización de Fenlin JM Jr: Total glenohumeral joint replacement. Orthop Clin North Am 67:565-583, 1975.)*

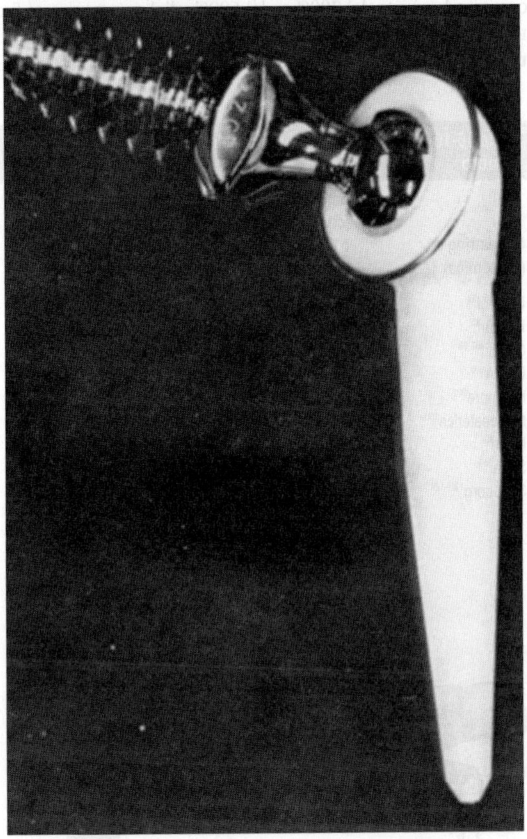

Fig. 16-116 • Reemplazo total de hombro de Kessel. Diseño de enartrosis inversa. El componente glenoideo se ha fijado con tornillos en la cavidad glenoidea y el vástago humeral se ha cementado en su sitio. Después se encajan los componentes. *(Con autorización de Bayley JIL y Kessel L: The Kessel total shoulder replacement. En Bayley I y Kessel L [eds.]: Shoulder Surgery. Nueva York: Springer-Verlag, 1982, págs.160-164.)*

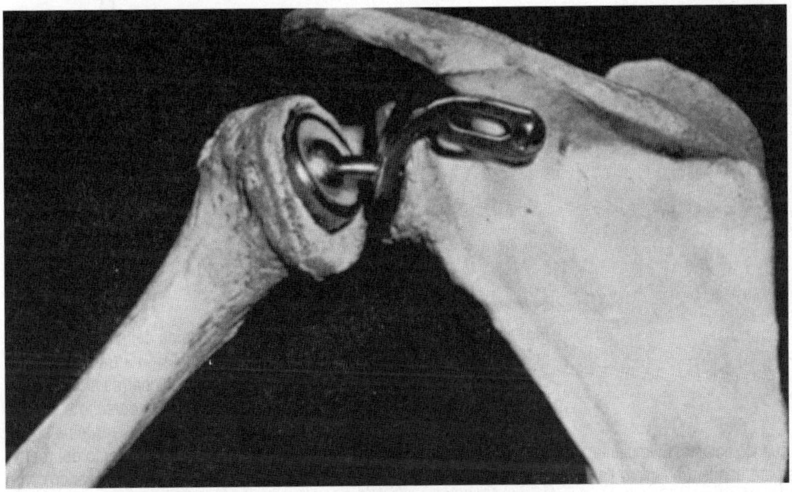

Fig. 16-117 • Artroplastia total de hombro diseñada por Kölbel; se trata de una unidad de enartrosis inversa. La fijación del componente escapular incluye un reborde con tuercas hasta la base de la espina de la escápula. *(Con autorización de Wolff R y Kölbel R: The history of shoulder joint replacement. En Kölbel R, Helbig B y Blauth W [eds.]: Shoulder Replacement. Nueva York: Springer-Verlag, 1987, págs. 2-13.)*

dificación de la zona glenoidea por osteotomía y colocación de injerto óseo para reforzar la prótesis humeral (Fig. 16-119).[122] Burkhead y Hutton[65] realizaron la colocación más superficial de tipo biológico de la cavidad glenoidea junto con la hemiartroplastia humeral.

Algunos diseños tienen una caperuza en el componente glenoideo, en un intento de evitar la subluxación humeral superior, que se vincula con la pérdida de fuerza o la ausencia del manguito de los rotadores (Figs. 16-120 y 16-121).[4-6,124,271,275,304] Los implantes pueden clasificarse en anatómicos, semirrestringidos (con la caperuza en la zona glenoidea) o restringidos (enartrósicos) (Fig. 16-122). Los nombres de algunos de los primeros investigadores de los diseños se reseñan en la Tabla 16-16.

La prótesis no retentiva de Mazas y de la Caffiniére también incluyó una caperuza de colocación superior en el componente glenoideo. De 38 hombros operados, en 9 surgió inestabilidad y 14 hombros permanecieron rígidos después de la operación.[271] Un tercer sistema antiguo incluyó un componente con caperuza, el de English-Macnab; también el sistema tenía un implante glenoideo sin caperuza e incorporaba superficies porosas para penetración vascular en el componente glenoideo y el vástago humeral (Fig. 16-123).[127,275]

El sistema de Neer incluyó originalmente cavidad glenoidea, con agrandamiento del 200% y del 600%; dicho componente fue utilizado sólo en 12 de 273 hombros operados,[304] lo cual sugirió que no era grande la necesidad de utilizarla. La artroplastia total

Tabla 16-16 • Variantes en el diseño de la artroplastia total de hombro

No restringida (anatómica)	Semirrestringida (con caperuza o cavidad glenoidea en forma de copa)	Restringida (con esfera en el encaje)
Bechtol[27]	DANA[4-6]	Bickel[97]
Bipolar[25]	English-Macnab[127,275]	Fenlin[129]
Cofield[87,88]	Mazas[271]	Cavidad flotante[62]
DANA[4-6]	Neer[304]	Gerard[153]
Kenmore[222]	St. Georg[122-124]	Kessel[223]
Monoesférica[160]		Kölbel[227,228]
Neer[304]		Liverpool[29,40]
Saha[369]		Michael Reese[329-333]
St. Georg[122-124]		Reeves[340]
		Stanmore[97,105,239]
		Triesférica[162]
		Wheble-Skorecki[427]
		Zippel[446]
		Zimmer

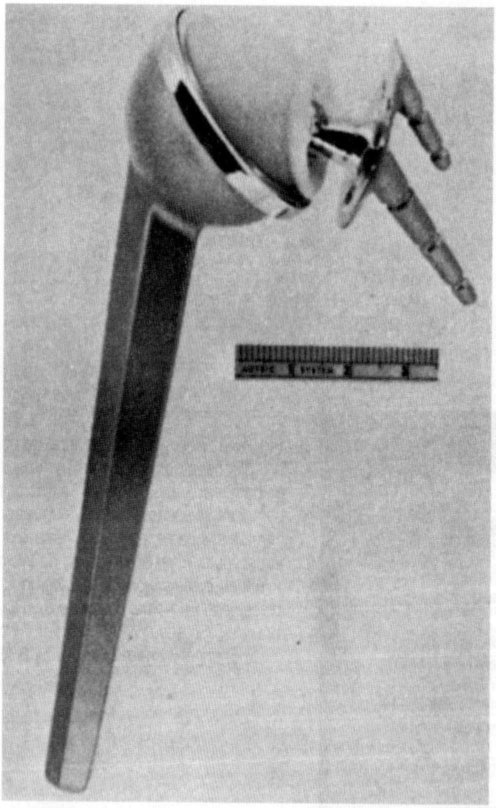

Fig. 16-118 • Reemplazo total de hombro con cuenco flotante. El implante contiene un doble sistema de cojinetes esféricos para brindar un «fulcro flotante». Dicha configuración permite que la prótesis se mueva en exceso de los límites anatómicos normales. *(Con autorización de Buechel FF, Pappas MJ y DePalma AF: «Floating socket» total shoulder replacement: Anatomical, biomechanical and surgical rationale. J Biomed Mater Res 12:89-114, 1978.)*

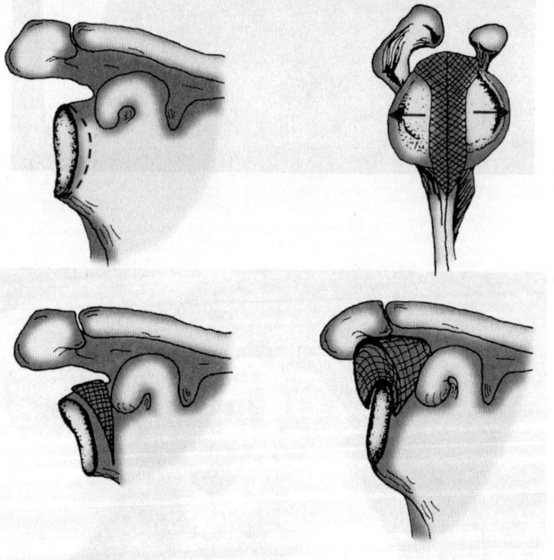

Fig. 16-119 • Engelbrecht y cols., ante el problema del aflojamiento demasiado frecuente del componente glenoideo, tendieron a tratar a los pacientes de artritis del hombro con remodelación glenoidea *(esquema superior izquierdo)* osteotomía glenoidea *(esquema superior derecho e inferior izquierdo)* o colocación de hueso en la cavidad glenoidea *(esquema superior derecho e inferior izquierdo y derecho)* como complemento del reemplazo protésico de la porción proximal del húmero, en vez de utilizar un componente glenoideo cementado. *(Con autorización de Engelbrecht E y Heinert TK: More than ten years' experience with unconstrained shoulder replacement. En Kölbel R, Helbig B y Blauth W [eds.]: Shoulder Replacement. Nueva York: Springer-Verlag, 1987, págs. 85-91.)*

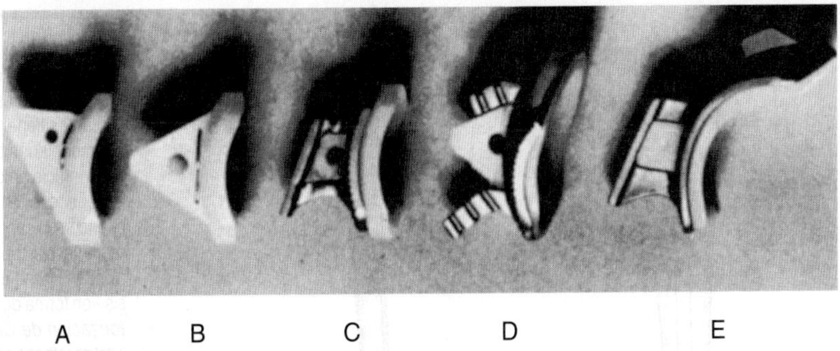

Fig. 16-120 • El diseño de Neer de la artroplastia total de hombro incluye diversos tipos de componentes glenoideos. Se han utilizado cinco componentes glenoideos en la serie de pacientes señalada en 1982; incluyeron: (**A**) el componente original de 1973, de polietileno, (**B**) el componente corriente de polietileno, (**C**) el componente glenoideo de tamaño estándar con refuerzo de metal, (**D**) el componente glenoideo un 200% mayor con refuerzo de metal y (**E**) el componente glenoideo un 600% mayor con refuerzo de metal. Estos dos componentes con capucha fueron diseñados para lograr restricción articular adicional contra la subluxación humeral superior. *(Con autorización de Neer CS II, Watson KC y Stanton FJ: Recent experience in total shoulder replacement. J Bone Joint Surg Am 64:319-337, 1982.)*

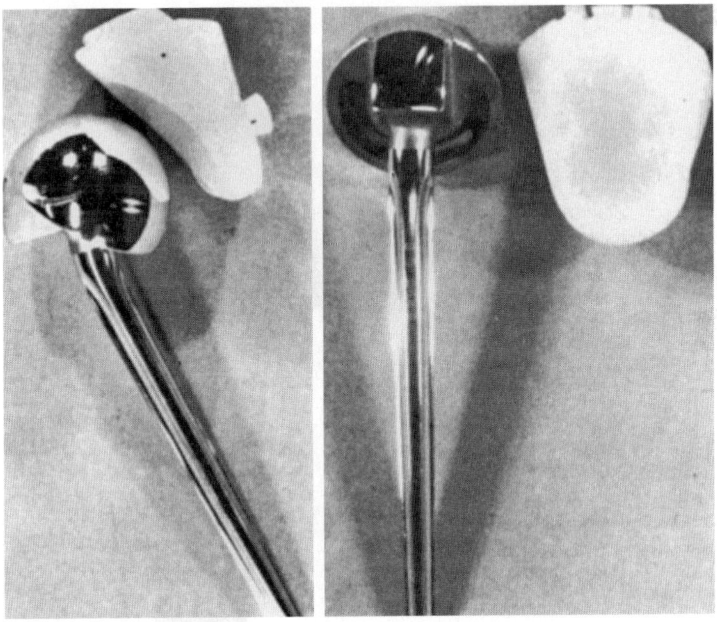

Fig. 16-121 • Artroplastia total de hombro no retentiva, creada por Mazas. *(Con autorización de Mazas F y de la Caffiniére JY: Un prothèse totale d'épaule non rétentive: A propos de 38 cas. Rev Chir Orthop 68:161-170, 1982.)*

de hombro con prótesis DANA (Fig. 16-124) comprende un componente semirrestringido, con caperuza, diseño para mejorar la estabilidad en hombros con desgarros irreparables del manguito de los rotadores.[4] La sustitución total de hombro monoesférica también incorporó una pequeña caperuza en el componente glenoideo (Fig. 16-125) a fin de mejorar la estabilidad de la articulación.[146,160] Laurence[234] ha descrito una prótesis de adaptación de «agarre automático» para artroplastia en el hombro con deficiencia del manguito; la copa se fija en la cavidad glenoidea y al acromion.

Neer y cols. definieron muchos de los problemas de la reconstrucción de hombro, incluidos el tratamiento de la «malversión» de la zona glenoidea (Fig. 16-126), la cementación de la glenoides (Fig. 16-127) y la deficiencia humeral proximal (Fig. 16-128).[304] Amplió el número de entidades clínicas que podían ser tratadas por reconstrucción protésica del hombro (Tabla 16-17). También Cofield propuso desde el comienzo la aplicación amplia de la artroplastia de hombro, con un sistema más variado de implantes (Tabla 16-18).[90] Pearl y Lippitt[318] y Collins

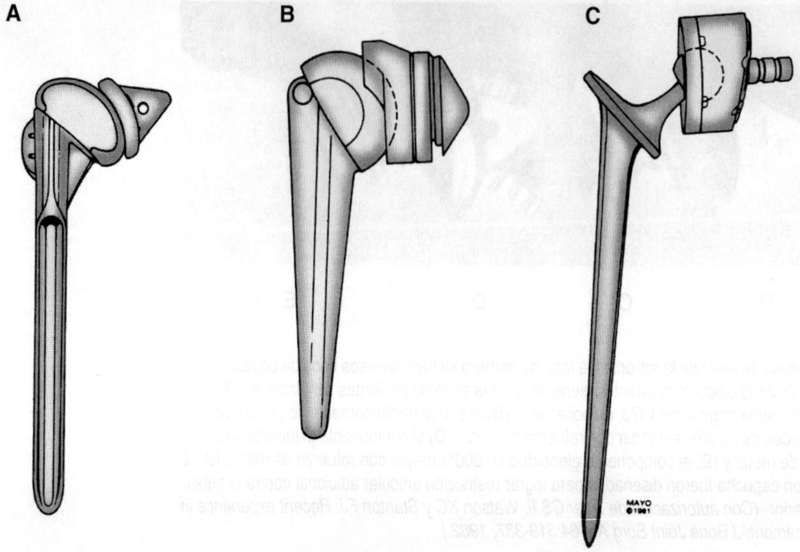

Fig. 16-122 • En los diseños para el reemplazo total de hombro se incorporan grados variables de restricción. Muchos implantes tienen sus superficies articulares modeladas de manera muy similar a la superficie articular normal (**A**). El sistema puede tener restricción parcial ante el cuenco con capucha o una forma más semejante a la copa (**B**), o los componentes pueden fijarse entre sí como en la prótesis «en forma de enartrosis» (**C**). *(Con autorización de Cofield RH: The shoulder and prosthetic arthroplasty. En Evarts CM [ed.]: Surgery of the Musculoskeletal System. Nueva York: Churchill Livingstone, 1983, págs. 125-143.)*

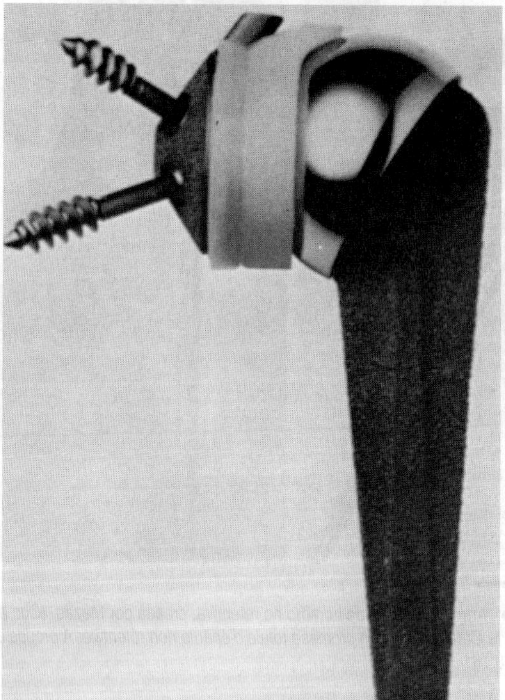

Fig. 16-123 • Artroplastia total de hombro English-Macnab. *(Con autorización de Faludi DD y Weiland AJ: Cementless total shoulder arthroplasty: Preliminary experience with 13 cases. Orthopedics 6:431-437, 1983.)*

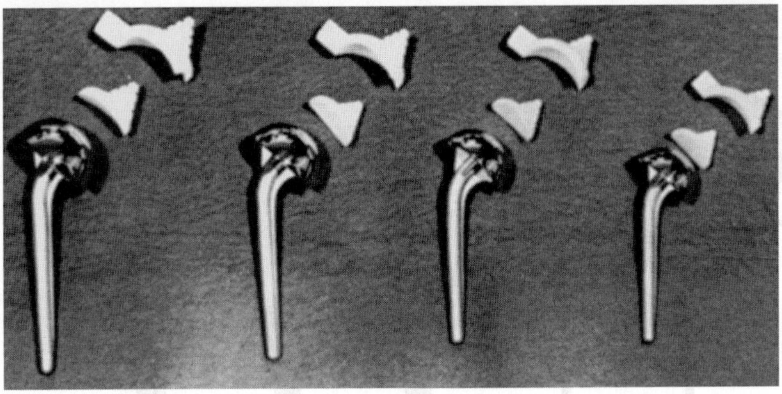

Fig. 16-124 • Artroplastia DANA total de hombro. Se incluyen los cuatro tamaños con los componentes glenoideos corriente y «con capucha». *(Con autorización de Amstutz HC, Thomas BJ, Kabo JM y cols.: The DANA total shoulder arthroplasty. J Bone Joint Surg Am 70:1174-1182, 1988.)*

y cols.,[99] han definido muchos de los elementos de la técnica de la artroplastia moderna.

En la década de los 80 se sucedieron diversos diseños de componentes humerales modulares para incluir las variantes de la anatomía humeral y el espacio disponible, para los diámetros articular y del conducto medular humeral. En el lado glenoideo, algunos diseños permitieron la fijación sin cemento, para lo cual utilizaron tornillos y recubrimientos porosos sobre refuerzos metálicos del polietileno (véase Fig. 16-107). En la década de los 90 se concedió mayor importancia a restaurar la cinemática normal, con situación y orientación anatómicas de las superficies humeral y articular glenoidea, métodos avanzados de equilibrio de tejidos

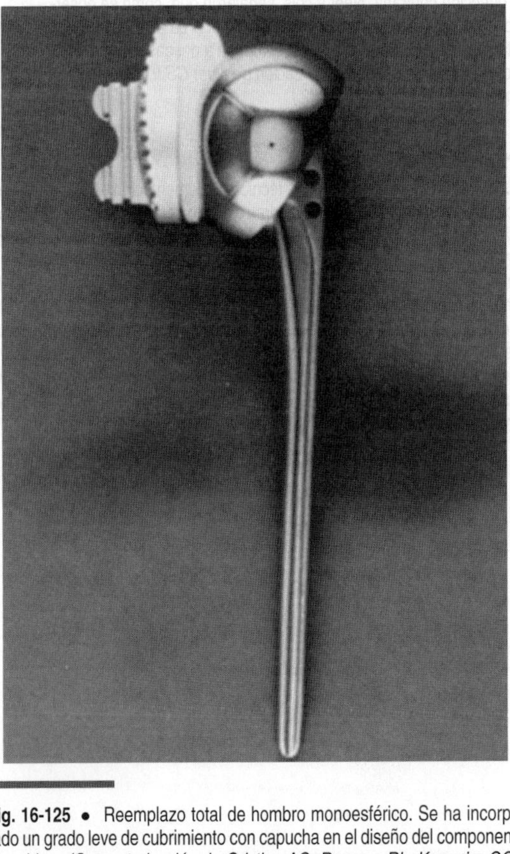

Fig. 16-125 • Reemplazo total de hombro monoesférico. Se ha incorporado un grado leve de cubrimiento con capucha en el diseño del componente glenoideo. *(Con autorización de Gristina AG, Romano RL, Kammire GC y Webb LX: Total shoulder replacement. Orthop Clin North Am 18:445-453, 1987.)*

Tabla 16-17 • Indicaciones diagnósticas para la sustitución total de hombro (1973-1981)

	N.° de hombros
Artritis reumatoide	69
Artrosis (primaria y secundaria)	62
Traumatismo antiguo	60
Revisión de la prótesis	32
Artritis de luxación recurrente	26
Artropatía por desgarro del manguito	16
Neoplasia	4
Displasia congénita	2
Fusión glenohumeral	2
Total	273

Adaptada de Neer CS II, Watson KC y Stanton FJ: Recent experience in total shoulder replacement. *J Bone Joint Surg Am* 64:319-337, 1982.

Tabla 16-18 • Entidades diagnósticas en pacientes que necesitaron atroplastia total del hombro*

	N.° de hombros
Artrosis	173
Artritis reumatoide	165
Artritis postraumática	46
Artropatía por desgarro del manguito	42
Fracaso de la cirugía	
Total	34
Humeral proximal	21
Resección	3
Fusión	4
Osteonecrosis	15
Sepsis antigua	5
Otras	8
Total	516

* Diciembre de 1965 a junio de 1988.

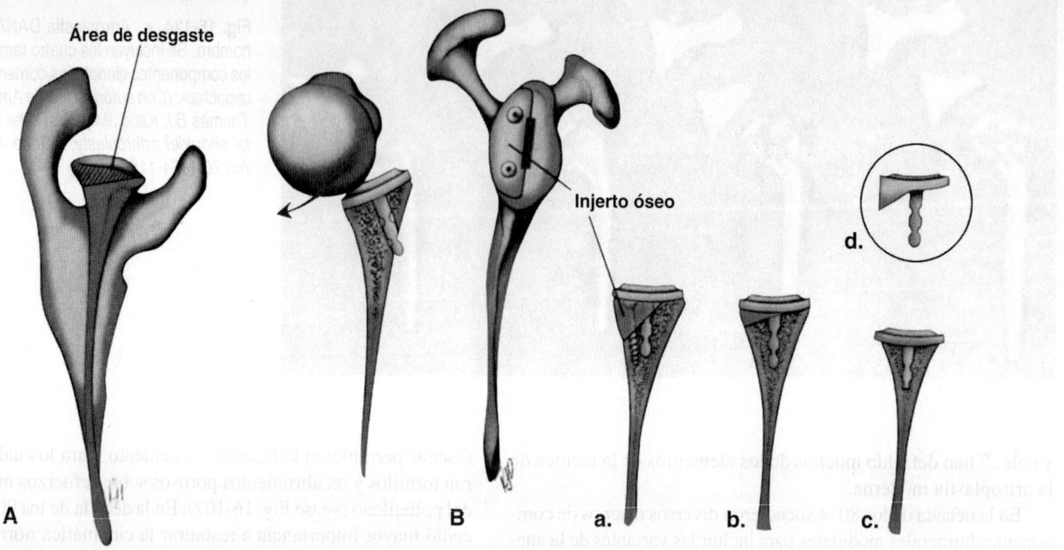

Fig. 16-126 • En la artritis del hombro, la cavidad glenoidea puede mostrar desgaste desigual. Si el componente glenoideo se cementa en el hueso subcondral restante, como se ilustra en **A**, la prótesis puede subluxarse en dirección de la zona de desgaste glenoideo y el vástago del componente glenoideo puede perforar el cuello escapular en dirección contraria. Neer y cols. señalaron que, como se observa en **B**, el problema puede corregirse colocando un injerto óseo en la zona de desgaste, como en **a**, cubriendo el área desgastada con metilmetacrilato, como se ilustra en **b**, limando el hueso sobresaliente restante en la zona que no ha sido sometida a desgaste como en **c**, o utilizando un componente glenoideo diseñado para cada paciente, como se señala en **d**. *(Con autorización de Neer CS II, Watson KC y Stanton FJ: Recent experience in total shoulder replacement. J Bone Joint Surg Am 64:319-337, 1982.)*

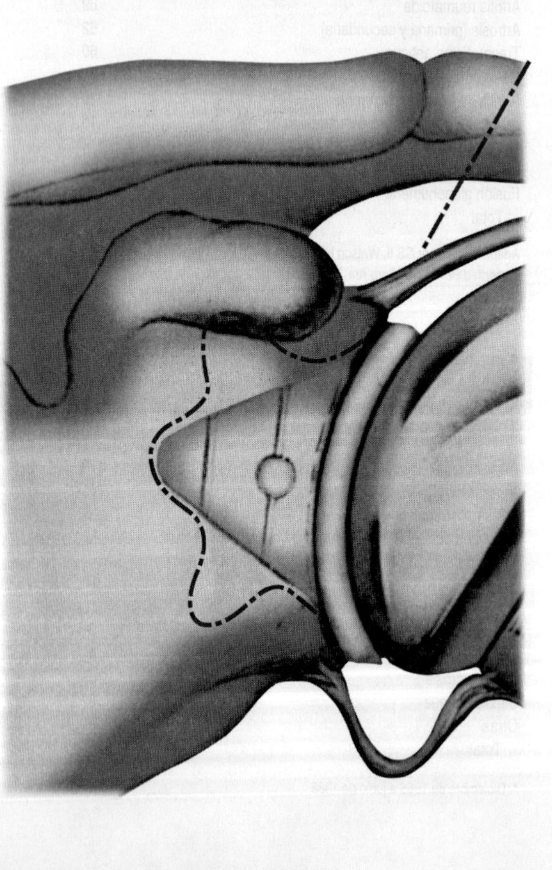

Fig. 16-127 • Demostración de la técnica de cementación utilizada por Neer y cols. Se conserva el hueso subcondral, excepto por la ranura que correspondería a la porción de la quilla del componente. Se extrae hueso esponjoso blando desde una zona por debajo de la lámina subcondral, de la base de la apófisis coracoides, y en cierta forma del borde axilar de la escápula. El lecho de hueso esponjoso restante se seca con gran cuidado y se extrae la sangre. En esta ilustración, la *línea interrumpida* dentro del cuello de la escápula señala el área de hueso esponjoso que se extirpa, que será ocupado por la prótesis y por polimetilmetacrilato. *(Con autorización de Neer CS II, Watson KC y Stanton FJ: Recent experience in total shoulder replacement. J Bone Joint Surg Am 64:319-337, 1982.)*

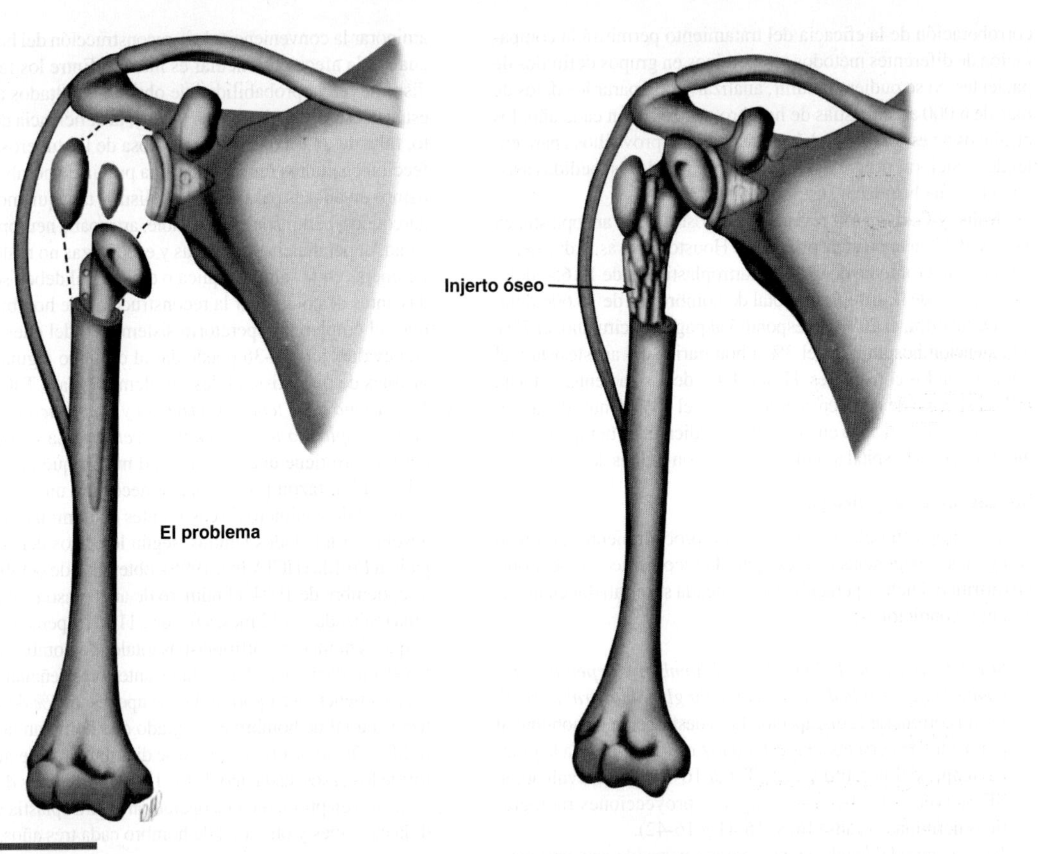

Fig. 16-128 • En algunos casos de artritis del hombro, en particular los vinculados con traumatismo, quizá haya pérdida del hueso proximal del húmero. Si se coloca la prótesis en nivel bajo para que «iguale» al hueso restante, mostrará subluxación hacia abajo y el deltoides será demasiado largo como para generar fuerza alguna. Como se ilustra a la *derecha*, Neer y cols., propusieron restaurar la longitud del húmero, colocar la prótesis en sentido contrario a la cavidad glenoidea y reponer la deficiencia del húmero proximal con injertos óseos. *(Con autorización de Neer CS II, Watson KC y Stanton FJ: Recent experience in total shoulder replacement. J Bone Joint Surg Am 64:319-337, 1982.)*

blandos y estabilización fisiológica de la articulación. Zuckerman y Cuomo han hecho una revisión de las indicaciones y la planificación preoperatoria de la artroplastia glenohumeral.[449] Brems hizo una revisión de la evolución del componente glenoideo.[52] Rodosky y Bigliani han revisado las indicaciones para la adaptación de un nuevo plano de la concavidad glenoidea.[355]

Por desgracia, no se cuenta con los resultados de decenas de miles de operaciones hechas por artritis glenohumeral; ello se debe en gran medida a que casi todos los sistemas de «criterios de valoración» son demasiado pesados para casi todos los cirujanos que han efectuado reconstrucciones de hombros. En los 20 años transcurridos desde que se comenzaron a realizar artroplastias del hombro, se han publicado los resultados de menos de 2.000 casos intervenidos en Estados Unidos, cifra que se estima en un 5% del total de casos. Puesto que la mayor parte de las comunicaciones publicadas proceden de centros en los que se realizan cantidades relativamente grandes de estos procedimientos, tendría un gran interés saber en qué medida se parecen los resultados del 95% restante de casos. Hasan y cols. estudiaron la distribución de las sustituciones del hombro entre los cirujanos y observaron que la mayor parte de las intervenciones de sustitución del hombro son realizadas por cirujanos que hacen 10 o menos de estas intervenciones al año. Por tanto, en la medida en que la mayor parte de los datos de resultados se obtienen de series realizadas por cirujanos más experimentados, resulta imposible saber los resultados de la artroplastia del hombro en el contexto en el que se utiliza con mayor frecuencia: la práctica en la comunidad.[180,260]

La valoración de los resultados se complica aún más por la variación regional en las tasas de intervenciones de sustitución del hombro. Esta variación señala la necesidad de estudiar en profundidad las indicaciones adecuadas para estas intervenciones, así como también su efectividad clínica, en estudios clínicos bien diseñados. Vitale y cols.[415] estudiaron las variaciones entre estados de las tasas de sustituciones totales del hombro y de hemiartroplastias. Las tasas de estas intervenciones experimentaban variaciones de hasta 10 veces más en unos estados que en otros, realizándose con menos frecuencia en los estados con mayor densidad de población. No se estableció una relación significativa entre la densidad de cirujanos ortopédicos o de especialistas en el hombro y las tasas de cualquiera de las intervenciones.

Un adelanto importante es que se cuenta con sistemas sencillos y prácticos por los cuales los cirujanos pueden corroborar fácilmente el estado de sus pacientes antes de la artroplastia de hombro y de forma seriada después de aplicarse ésta.[247,259,264,266,343] Esta corroboración de la eficacia del tratamiento permitirá la comparación de diferentes métodos terapéuticos en grupos definidos de pacientes. Si se pudieran reunir, analizar y comparar los datos de más de 6.000 artroplastias de hombro que se hacen cada año, los cirujanos de esta zona tendrían una posición provechosa para entender y mejorar progresivamente la eficacia de las medidas asistenciales que brindan a sus pacientes.

Milne y Gartsman[281] revisaron los costes de la artroplastia en 1992 y 1993 en la práctica privada de Houston, Texas. Advirtieron que el coste promedio de una hemiartroplastia era de 15.656 dólares, y que el de la artroplastia total de hombro era de 16.606 dólares. De tal cifra, el 20% correspondió al pago del cirujano, el 75% a la atención hospitalaria, el 3% a honorarios del anestesista y el 2% a los de los consultores. Hasta el 4% de los pacientes estaban bajo el sistema de compensación laboral, el 43% dentro de la medicina privada y el 53% en el sistema Medicare. El tiempo promedio de estancia hospitalaria fue de 5 días, con límites de 3 a 14 días.

Indicaciones de la cirugía

La artroplastia glenohumeral es un procedimiento laborioso con grandes exigencias técnicas para la reconstrucción del hombro artrítico. Dicha operación está indicada si se satisfacen las siguientes condiciones:

1. *Si existe discapacidad notable del hombro y depende netamente de la pérdida de la articulación glenohumeral normal.* Es útil corroborar la discapacidad y la destrucción glenohumeral por medio de herramientas estandarizadas, como sería la prueba simple del hombro (véase Tabla 16-4), la autoevaluación SF-36 (véase Tabla 16-5) y algunas proyecciones radiográficas definidas (véanse Figs. 16-41 y 16-42).
2. *La anatomía del hombro puede ser reconstruida con artroplastia de la zona* (es decir, si hay reserva satisfactoria de hueso, potencia muscular e integridad de tendones para lograr la reconstrucción funcional y muy firme). En algunas situaciones, la presencia de deficiencias anatómicas pueden ocasionar la práctica de la hemiartroplastia y no la artroplastia total de hombro; por ejemplo, si hay hueso glenoideo insuficiente para apoyar el componente glenoideo; si la cabeza humeral está en una posición desplazada superior y fija en relación con la zona glenoidea (p. ej., en la artropatía del manguito de los rotadores), en individuos con artritis degenerativa y manguito irreparable de los rotadores,[431] en casos de artritis reumatoide y un manguito irreparable que posea todavía forma concéntrica[24,383] y en pacientes con artritis degenerativa y una cavidad glenoidea no erosionada.[155,204]
3. *El paciente confía en que obtendrá buenos resultados de la técnica, no muestra contraindicaciones, entiende las limitaciones de la prótesis del hombro y tiene apoyo social suficiente en el período postoperatorio.* El paciente ideal para la práctica de artroplastia con colocación de prótesis asume una actitud positiva, combinada con el conocimiento de que tal operación en el hombro no equivale a utilizarla para desplazamientos potentes o espasmódicos, tensiones, alzamientos o actividades por encima de la cabeza. Se considera que entre las contraindicaciones están infección reciente o activa, ausencia de función del deltoides y salud deficiente. Las personas con artritis reumatoide y otros trastornos sistémicos muy probablemente tienen deficiencias importantes en su estado general y vitalidad en comparación con los que sufren artropatía degenerativa no complicada. La deficiente salud general puede aminorar la conveniencia de la reconstrucción del hombro, aun cuando la afección articular es intensa. Entre los factores que disminuyen la probabilidad de obtener resultados apropiados están la escasa calidad de los tejidos, la deficiencia del manguito, falta de unión o unión defectuosa de las tuberosidades, infección en puntos remotos, cirugía previa de hombro, traumatismos en épocas pasadas, alcoholismo, tabaquismo, abuso de narcóticos, parkinsonismo notable, artropatía neuropática, obesidad, dependencia de muletas y esperanzas no reales. Las deficiencias en la salud psíquica o emocional deben ser corregidas antes de considerar la reconstrucción de hombro; una vez más, el empleo preoperatorio sistemático del cuestionario de autoevaluación SF-36 puede dar al cirujano algunos indicios visibles de que existen tales problemas (véase Tabla 16-5).
4. *El cirujano debe tener experiencia y preparación para hacer una artroplastia técnicamente excelente.* La reconstrucción del hombro tiene una complejidad mayor que la de la cadera o la rodilla, razón por la cual se necesitan un tipo similar de aprendizaje y número de casos antes de dominar la técnica en absoluto. En Estados Unidos, según los datos del National Inpatient Profile (HCIA Inc. 1995), obtenidos de octubre de 1993 a septiembre de 1994, el número de artroplastias totales de rodilla realizadas en 12 meses fue de 211.872 operaciones, en tanto que el número de artroplastias totales de hombro fue de sólo 5.895 intervenciones.* Los datos anteriores señalan que los cirujanos tienen una oportunidad de apenas un 3% de dominar la técnica total de hombro en el grado que dominan la total de la rodilla. Dicho de otra forma, si se distribuyeran de manera uniforme los casos, cada uno de los 16.731 miembros de la AAOS realizaría en promedio una operación de artroplastia total de rodilla cada mes y otra total de hombro cada tres años.

El cirujano que efectúa la artroplastia de hombro debe dominar absolutamente la anatomía y las técnicas idóneas para tratar adecuadamente el descubrimiento, las contracturas capsulares, las anomalías de la versión glenoidea, las alteraciones del manguito, las deformidades humerales y los problemas transoperatorios. No se ha precisado el número aproximado de operaciones que hay que realizar para alcanzar dominio pleno de la técnica, pero se acepta que, en lo que se refiere a la reconstrucción de hombro, cadera y rodilla, «el cirujano es su propio método» y la experiencia una gran maestra.

Objetivos de la cirugía

La artroplastia de hombro da al cirujano la oportunidad de restaurar la mecánica de movimiento, potencia, estabilidad y lisura glenobumeral.

El **movimiento** se restablece y se evita la traslación obligada por medio de:

1. Liberación de todas las adherencias y contracturas de la superficie de contacto del movimiento escapulohumeral (véase Fig. 16-19).
2. Colocación de una prótesis humeral lisa cuya superficie articular comprenda una porción sustancial de la esfera (véanse Figs. 16-13 y 16-14).

* Datos semejantes fueron expuestos por Madhok y cols.[252] al revisar las tendencias en la utilización de reemplazos de miembro superior en la Clínica Mayo, desde 1972 a 1990.

3. Colocar una prótesis glenoidea lisa cuya superficie articular comprenda una porción relativamente pequeña de la esfera (véase Fig. 16-14).
4. Eliminación de osteofitos bloqueadores (véase Fig. 16-18).
5. Evitar el llenado excesivo de la articulación (véase Fig. 16-2).

La **estabilidad** y la **potencia** se alcanzan si:

1. Se normalizan la situación y la orientación de las superficies articulares glenoidea y humeral, de tal manera que se produzca contacto completo de las superficies en todo el arco útil de movimiento articular (véase Fig. 16-20). Ballmer y cols.[18] han estudiado con detalle el efecto de la geometría del componente de la superficie articular en la magnitud del contacto con la superficie de la articulación glenohumeral. Advirtieron que en algunas combinaciones protésicas que se expenden en el comercio no existe una posición en la cual haya contacto superficial completo, en tanto que otras brindan un arco de posiciones de contacto completo de 117°. Destacaron que en todas las posiciones en las que existe contacto completo de las superficies no surge la posibilidad de compresión del hueso humeral o de tejidos vecinos contra el borde glenoideo. Además, dentro de esos límites, el área de contacto articular se lleva al máximo, son mínimas las presiones articulares y la articulación tiene estabilidad máxima. Por el contrario, fuera de los límites del contacto superficial completo, el borde de la zona glenoidea puede comprimir el hueso humeral o tejido blando; se advierte un incremento de la presión por contacto articular y la culminación puede ser la inestabilidad.

   Pearl y cols.[316] investigaron la capacidad de cuatro sistemas de sustitución del hombro utilizados habitualmente para reproducir la geometría articular del extremo proximal del húmero y observaron que esta geometría puede llegar a ser extremadamente variable de unos pacientes a otros. Los investigadores comunicaron que, a pesar de los intentos por optimizar la recreación de la anatomía normal con diferentes combinaciones de prótesis, el centro de rotación experimentó una desviación superolateral media de 14,7 mm. Además, para conseguir esta mínima desviación del centro de rotación, combinaciones óptimas de prótesis provocaron una disminución del arco de la superficie articular en una media de 26°. En un estudio relacionado de sistemas de prótesis ajustadas a presión seleccionados, Pearl y cols. determinaron que los sistemas con las opciones más geométricas tenían más capacidad para parecerse a la geometría tridimensional del extremo proximal del húmero.[317] No se ha determinado el grado de relación de estas alteraciones impuestas sobre la geometría humeral proximal normal con complicaciones como el desplazamiento proximal y el aflojamiento glenoideo.
2. Se selecciona y coloca la nueva superficie articular glenoidea (véanse Figs. 16-26 y 16-27), de manera que sean asequibles los arcos efectivos para equilibrar los límites de fuerzas reactivas netas de la articulación humeral que por lo común aparecen.
3. Se restablece la fuerza muscular normal compresiva (véase Fig. 16-30) al liberar, reparar, equilibrar y rehabilitar los músculos del manguito (Figs. 16-129 y 16-130).

El deltoides es el músculo motor más importante en la artroplastia de hombro y hay que conservar la integridad de su origen, inserción e inervación; todo lo anterior se logra fácilmente si se aborda con suavidad la articulación a través del espacio deltopectoral y se identifica y protege al nervio circunflejo en sentido anterointerno en el punto en que cruza el subescapular y la cápsula inferior, y en sentido externo o lateral al salir del espacio cuadrangular y rodear las tuberosidades en la cara profunda del deltoides. La rehabilitación del deltoides es de máxima importancia en el movimiento activo después de artroplastia.

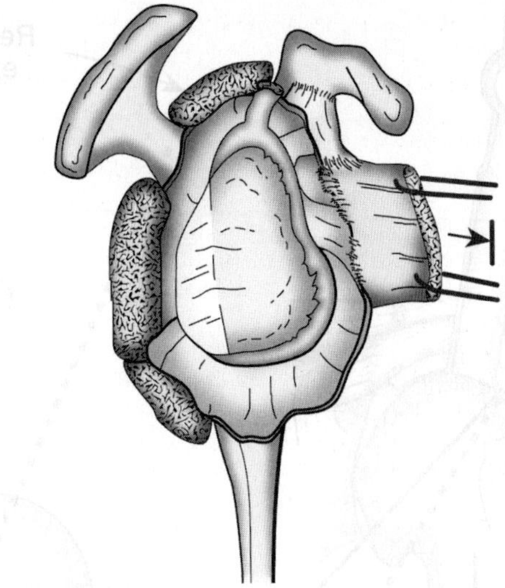

Fig. 16-129 • Contracción del tendón del subescapular. *(Modificada de Matsen FA III, Lippitt SB, Sidles JA y Harryman DT II: Practical Evaluation and Management of the Shoulder. Filadelfia: WB Saunders, 1994.)*

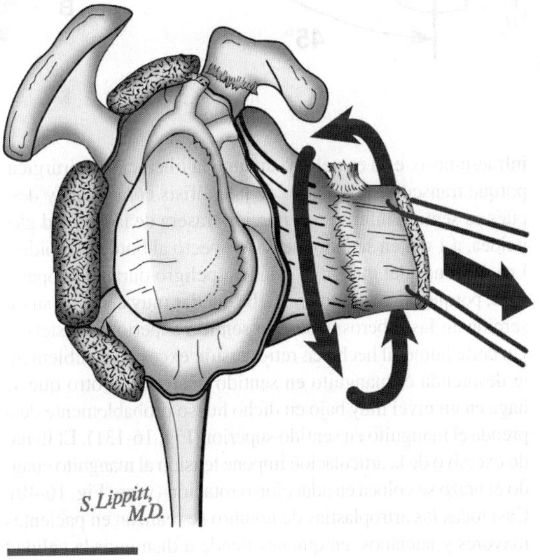

Fig. 16-130 • Liberación circunferencial completa (360°) del tendón del subescapular. *(Modificada de Matsen FA III, Lippitt SB, Sidles JA y Harryman DT II: Practical Evaluation and Management of the Shoulder. Filadelfia: WB Saunders, 1994.)*

El mecanismo del manguito de los rotadores está en peligro en la artroplastia de hombro por diversas razones. El nervio del supraescapular, que envía ramas al supraespinoso y al

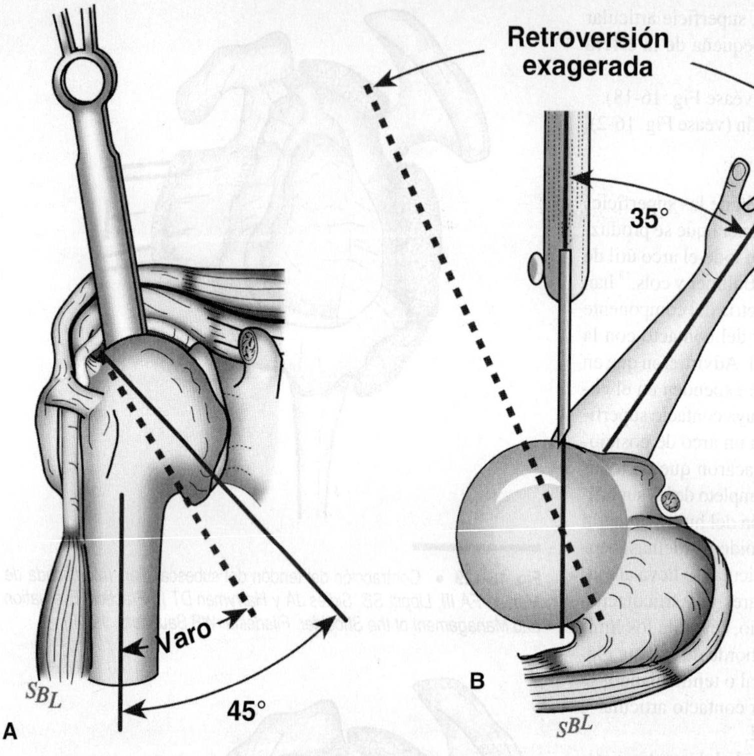

Fig. 16-131 • **A,** El corte hecho en sentido demasiado externo conlleva el peligro de desprender en sentido superior las zonas de inserción de los músculos del manguito. **B,** El corte humeral hecho en retroversión excesiva conlleva el riesgo de desprender el manguito hacia atrás. *(Con autorización de Matsen FA III, Lippitt SB, Sidles JA y Harryman DT II: Practical Evaluation and Management of the Shoulder. Filadelfia: WB Saunders, 1994.)*

infraespinoso, está en peligro durante la liberación quirúrgica, porque transcurre por dentro de la apófisis coracoides y después en sentido inferior a la porción trasera de la cavidad glenoidea, a 1 cm en sentido medial respecto al borde glenoideo. Los tendones del manguito están en peligro durante la operación, porque el corte humeral debe quedar muy cerca de su inserción en las tuberosidades, en sentido superior y posterior. Un corte humeral hecho en retroversión excesiva posiblemente desprenda el manguito en sentido posterior, y otro que se haga en un nivel muy bajo en dicho hueso probablemente desprenda el manguito en sentido superior (Fig. 16-131). El llenado excesivo de la articulación impone tensión al manguito cuando el brazo se coloca en aducción o rotación (véase Fig. 16-40). Casi todas las artroplastias de hombro se realizan en pacientes mayores y ancianos, en quienes tiende a disminuir la calidad de los tejidos del manguito, no sólo por cambios de la senectud, sino también por el desuso forzado por la aspereza crónica glenohumeral. La artroplastia de hombro puede restaurar con rapidez el movimiento y la lisura de la articulación e imponer exigencias nuevas y notables al tejido en desuso del manguito. Por esta razón, el programa de rehabilitación y las actividades del paciente después de artroplastia deben incrementar *gradualmente* las cargas en el manguito y permitir al tejido la oportunidad de adquirir mayor consistencia con el tiempo.

Si en la fecha en que se realiza la artroplastia existe un defecto del manguito, debe efectuarse la reparación del manguito al hueso, a condición de que la cantidad y la calidad de los tejidos de dicha estructura sean suficientes para hacer una reparación segura, a tensión fisiológica, con el brazo a un costado. Si no se cumplen las condiciones anteriores, quizá no se obtengan buenos resultados con los intentos de reparación del manguito. Cuando se realiza la reparación del manguito o la fijación de las tuberosidades, es preciso modificar por completo la rehabilitación después de la artroplastia para posibilitar una fijación segura del mecanismo del manguito al húmero antes de permitir su uso activo. Por las razones señaladas, si hay deficiencia del manguito no se intentará la reparación; en dichas circunstancias, se considera a veces la práctica de hemiartroplastia en vez de artroplastia total de hombro.

4. Cerciorarse de que los ligamentos capsulares no sean demasiado cortos (lo que determinaría una traslación obligada en los límites de movimiento) (véase Fig. 16-7) ni estén demasiado cerca (lo que permitiría que la articulación «sobrerrotara» y rebasara las posiciones en que los músculos estabilizan la cabeza en la concavidad).

Las consideraciones anteriores son de máxima importancia. Los informes sugieren que cerca del 33% de los casos de ineficacia glenoidea dependen de inestabilidad glenohumeral crónica después de artroplastia del hombro.[354-356]

La **lisura** se logra mediante:

1. La colocación de superficies articulares protésicas lisas.
2. Eliminar todas las asperezas de la superficie de contacto del movimiento escapulohumeral.
3. Emprender en el postoperatorio inmediato el movimiento para evitar la formación de cicatrices indeseables (Fig. 16-132). El movimiento postoperatorio temprano, además de disminuir la

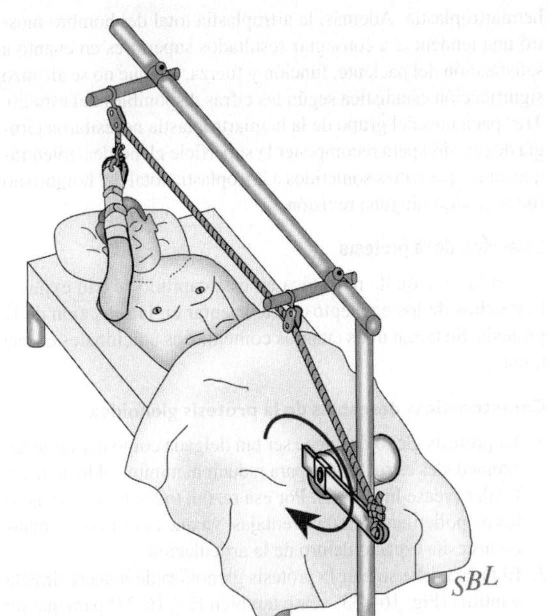

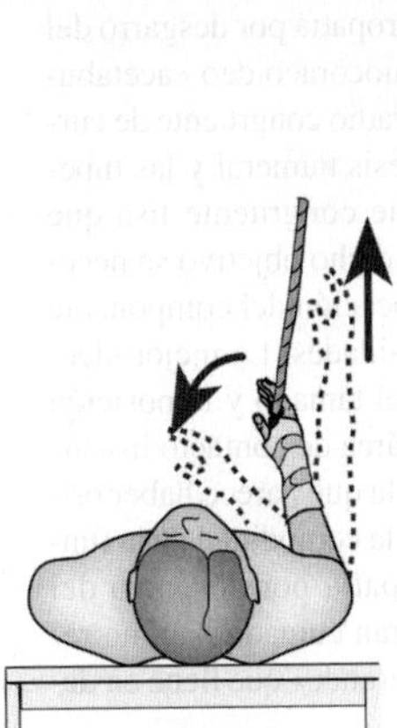

Fig. 16-132 • El movimiento pasivo continuo (MPC) es útil en las primeras 24 a 48 horas después de un procedimiento para movilizar el hombro. La elevación hasta 90° se logra fácilmente con un sistema de poleas sencillo, con levas excéntricas activadas por un motor. *(Con autorización de Matsen FA III, Lippitt SB, Sidles JA y Harryman DT II: Practical Evaluation and Management of the Shoulder. Filadelfia: WB Saunders, 1994.)*

posibilidad de que se formen adherencias, mejora la potencia de las reparaciones de tejidos blandos.[138]

Tipos de artroplastia

Por lo común se utilizan tres niveles de artroplastia glenohumeral; la vía de acceso básica, el equilibrio capsular y la eliminación de osteofitos son similares en los tres.

Se considera la práctica de **artroplastia no protésica** si los osteofitos y las contracturas capsulares bloquean el movimiento y la función en presencia de congruencia de las superficies glenohumerales y un espesor (espacio) cartilaginoso razonable en las radiografías. La modalidad mencionada es particularmente conveniente en personas jóvenes que planean imponer exigencias intensas al hombro.

La **hemiartroplastia humeral protésica** puede ser necesaria si:

1. La superficie articular humeral es áspera, pero la cara cartilaginosa de la cavidad glenoidea está intacta* y hay suficiente arco glenoideo para estabilizar la cabeza humeral.† En dicha situación, existe una necesidad todavía mayor de equiparar la anatomía normal con la que existe en el reemplazo glenohumeral total.‡
2. No hay hueso suficiente para apoyar un componente glenoideo (p. ej., después de erosión interna grave de la zona glenoidea en la artritis reumatoide) (véanse Figs. 16-29 y 16-53).
3. Hay un desplazamiento superior fijo de la cabeza humeral en relación con la glenoides, como en el caso de la artropatía por desgarro del manguito (véase Fig. 16-34) o artritis reumatoide grave (véase Fig. 16-58).
4. Existe el antecedente de infección articular remota.
5. Se imponen grandes pesos a la articulación (p. ej., en el caso de trastornos cinéticos o de grandes cargas previstas por ocupación, deportes o paresias de extremidades inferiores).

La hemiartroplastia humeral puede estabilizarse en la artropatía por desgarro del manguito, a pesar de que el borde superior del rodete glenoideo está erosionado por la subluxación humeral superior. En la situación comentada, la cabeza humeral protésica queda dentro de una cavidad similar a la del acetábulo hecha de la porción superior del rodete glenoideo erosionado, en la apófisis coracoides, el ligamento acromiocoracoideo y el acromion, a condición de que tales estructuras no hayan sido «sacrificadas» en la acromioplastia. Es de máxima importancia que el cirujano no dañe este «cuenco» al sacrificar la porción anterior del acromion o el ligamento acromiocoracoideo; si lo hace, tal vez surja desestabilización de la cabeza humeral en dirección anterosuperior.

---

* El cartílago articular se valora por medio de un estudio radiológico preoperatorio que incluya tomografía computarizada y, durante la operación, por medio de observación, palpación y por el ruido que se percibe al golpear suavemente con un despegador romo pequeño: el cartílago delgado o el hueso desnudo harán que el elevador provoque un sonido metálico, en tanto que el cartílago normal generará sólo un sonido sordo.

† En la artropatía degenerativa y en la artropatía por capsulorrafia a menudo hay erosión de la mitad posterior de la cavidad glenoidea, de modo que el hombro no posee el arco glenoideo efectivo (véanse Figs. 16-24 y 16-44). Por tal razón, aun cuando existe cartílago articular excelente, en la mitad anterior de la cavidad glenoidea la hemiartroplastia humeral no será estable sin dicho borde glenoideo posterior.

‡ Al efectuar una hemiartroplastia, el objetivo es restaurar la superficie articular humeral a su sitio y configuración normales. No hay reposición de la cavidad glenoidea, razón por la cual el tamaño, el radio y la orientación de la superficie articular y la prótesis humeral deben duplicar el de la cabeza biológica original. Las radiografías del hombro contrario pueden aportar datos sobre la anatomía normal de la cabeza del húmero.

En la hemiartroplastia en casos de artropatía por desgarro del manguito, la cara inferior del arco acromiocoracoideo «acetabularizado» está uniforme y pulido, con un radio congruente de curvatura. La superficie articular de la prótesis humeral y las tuberosidades pueden aportar una superficie congruente lisa que concuerde con dicho arco. Para alcanzar dicho objetivo se necesita prestar atención a la selección y colocación del componente humeral y a la adaptación de las tuberosidades. La mejor elección es la prótesis humeral que duplica el tamaño y la posición de la cabeza humeral extirpada. La gran área de contacto lisa articular que se obtiene con este método es la que parece haber originado los buenos resultados en restaurar la comodidad de la función en el difícil problema de la artropatía por desgarro del manguito. Sin embargo, hay que tener gran cuidado para no reemplazar la cabeza del húmero por otra «grande» que llene en demasía la articulación.

La **artroplastia glenohumeral total** es conveniente si están lesionadas ambas superficies articulares y no pueden ser reconstruidas.

En un artículo, Rodosky y Bigliani[355] revisaron las indicaciones para reconstruir la cavidad glenoidea a un nuevo nivel; destacaron que en los inicios del uso de la artroplastia de hombro se aceptó que, cuando había alteraciones notables de la cavidad mencionada, surgían problemas con el desplazamiento excesivo de la cabeza protésica. El objetivo de colocar una prótesis del componente glenoideo fue contar con un mejor fulcro y con ello mayor potencia y estabilidad,[297] junto con disminución de la fricción y eliminación del «dolor de la cavidad glenoidea».[355] Entre otros beneficios posibles del componente glenoideo se incluye evitar la erosión glenoidea progresiva que surge cuando se tratan artritis o fracturas con el solo reemplazo humeral proximal.[35,100,283]

Comparación de hemiartroplastia y artroplastia total del hombro

En este momento, la bibliografía médica que compara la hemiartroplastia con la artroplastia total del hombro parece decantarse a favor de la primera cuando coexisten artritis y deficiencia del manguito,[11,12,59,80,92,130,133,215,216,255,325,386,431] siendo preferible la segunda en casos de artrosis y artritis reumatoide con manguito intacto.[30,48,78,96,166,297,297,298,304,322,326] Se sabe que las erosiones óseas glenoideas muy importantes no pueden sujetar una prótesis glenoidea.[297,298,304] Algunos estudios han intentado comparar directamente hemiartroplastias y artroplastias totales del hombro para el tratamiento de procesos artríticos de la articulación glenohumeral. En una comparación de series «similares», pero no equiparables, Boyd y cols.[48] observaron que, tras un seguimiento medio de 44 meses, hemiartroplastias y artroplastias totales del hombro conseguían resultados similares en cuanto a mejoría funcional. El alivio del dolor, el arco de movilidad y la satisfacción del paciente fueron mejores con la artroplastia total del hombro que con la hemiartroplastia en la población reumatoidea. Se detectó aflojamiento glenoideo progresivo en el 12% de las artroplastias totales del hombro, aunque no se observó relación con el alivio del dolor ni con el arco de movilidad. Gartsman y cols.[152] asignaron aleatoriamente a 51 hombros que iban a ser sometidos a sustitución del hombro por artrosis a artroplastia total del hombro (27 hombros) o a hemiartroplastia (24 hombros). Tras un seguimiento medio de 35 meses, la artroplastia total del hombro proporcionó un alivio del dolor significativamente mayor que la hemiartroplastia. Además, la artroplastia total del hombro mostró una tendencia a conseguir resultados superiores en cuanto a satisfacción del paciente, función y fuerza, aunque no se alcanzó significación estadística según las cifras disponibles del estudio. Tres pacientes del grupo de la hemiartroplastia necesitaron cirugía de revisión para recomponer la superficie glenoidea, mientras que en los pacientes sometidos a artroplastia total del hombro no fue necesaria ninguna revisión.

Selección de la prótesis

En la sección de mecánica en este capítulo se han expuesto muchos de los conceptos para orientar en la selección de la prótesis. Se harán unos cuantos comentarios adicionales en ese tema.

Características deseables de la prótesis glenoidea

1. La prótesis glenoidea debe ser tan delgada como permitan las propiedades estructurales para reducir al mínimo el llenado articular (véase Fig. 16-2). Por esa razón, todos los componentes de polietileno brindan ventajas, ya que el refuerzo metálico necesita espacio dentro de la articulación.
2. El hueso debe sujetar la prótesis glenoidea de manera directa e íntima (Fig. 16-133; véase también Fig. 16-27) para que no se rompa la fina capa de cemento. Se ha registrado una alta incidencia de fracasos de los componentes glenoideos con respaldo metálico.[354,356] La conservación del hueso subcondral y el empleo de componentes fabricados sólo con polietileno ocasionan patrones de carga muy semejantes a los de la cavidad glenoidea normal, en tanto que los componentes con refuerzo metálico originan grandes cargas no fisiológicas.[144] Stone y cols.[396] utilizaron un análisis de elementos limitados para identificar y comparar las fuerzas locales en la superficie de contacto entre hueso e implante de un componente de polietileno cementado y de uno de refuerzo metálico no cementado. El diseño de polietileno mostró una patrón de fuerzas global más cercano al de la glenoides intacta. En el diseño de refuerzo metálico se encontraron regiones con fuerzas de tensión muy altas en el polietileno, cerca de la superficie de contacto metálica.
3. La técnica de fijación de la prótesis glenoidea debe conservar cierta cantidad de hueso y reducir al mínimo la necesidad de cemento. El contacto entre hueso y prótesis se debe optimizar mediante un diseño, una elección de tamaño y una preparación del hueso adecuados. La preparación manual libre del hueso es demasiado poco segura para proporcionar una estabilidad óptima de forma habitual sin recurrir a la interposición de cemento (véase Fig. 16-133). La utilización de guías permite asegurar que el sistema de fijación consiga la relación deseada con la superficie glenoidea preparada y reduzca al mínimo la cantidad de hueso extirpada.
4. La prótesis seleccionada debe tener una superficie articular apropiada[77] y un diámetro satisfactorio de la curva en relación con la prótesis humeral (Figs. 16-134 y 16-135; véanse también Figs. 16-14, 16-36 y 16-37).

Para que la cavidad glenoidea estabilice la cabeza humeral y resista cargas transversas, debe estar perfectamente apoyada por hueso. Las observaciones clínicas sugieren que un mecanismo primario del aflojamiento glenoideo es el de «caballito mecedor» cuando se aplican cargas excéntricas. En una serie de 10 cavidades glenoideas de cadáver, los autores estudiaron el efecto de la preparación del hueso glenoideo en la

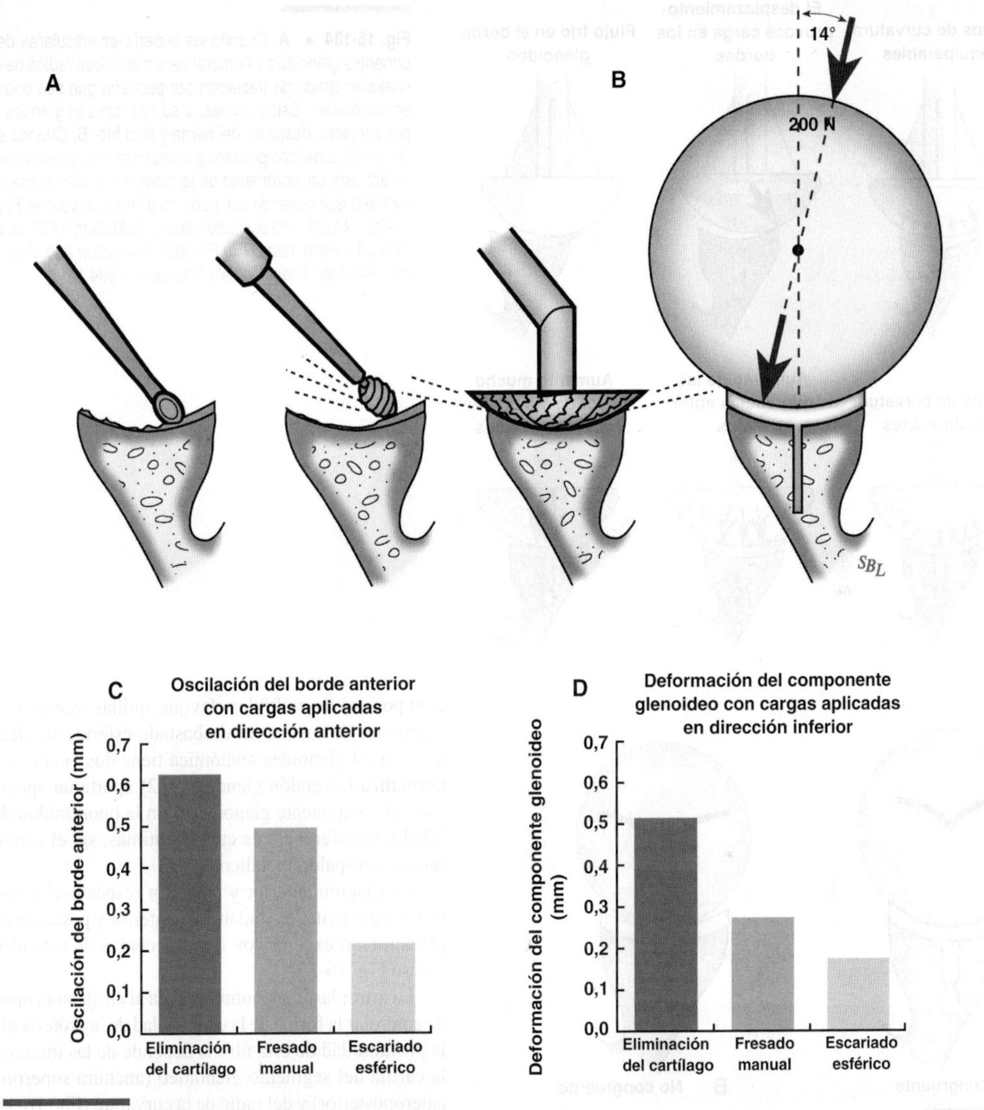

Fig. 16-133 • Efecto de la preparación del hueso y la glenoides en la estabilidad del componente. **A,** Se hizo comparación de tres métodos de preparación del hueso: raspado, desbastado a mano y pulido con una barrena semiesférica. **B,** Se aplicaron cargas de 200 N a la esfera de metal, con ángulo de 14° respecto a la línea central glenoidea. La cavidad glenoidea se fijó únicamente con una espiga central flexible no cementada. Los transductores de desplazamiento midieron el cambio de posición de los bordes del componente glenoideo. **C** y **D,** Datos de la estabilidad de un componente glenoideo con tres tipos de preparación de superficie glenoidea. El desbastamiento esférico de la cavidad glenoidea, siguiendo su línea central, aminoró en grado relevante el bamboleo (**C**) y el sesgo (**D**) del componente glenoideo, y así le brindó mayor estabilidad que el raspado o el desbastado a mano. *(Con autorización de Matsen FA III, Lippitt SB, Sidles JA y Harryman DT II: Practical Evaluation and Management of the Shoulder. Filadelfia: WB Saunders, 1994.)*

estabilidad de un componente homónimo no clínico de 3 mm de espesor, con un diámetro de curvatura de 60 mm, en la superficie aplicada al hueso.[262] Para destacar el efecto de la preparación de la superficie glenoidea, el componente fue fijado a la glenoides ósea sólo con una clavija central flexible sin cemento. Se aplicó al componente una fuerza excéntrica de 200 N con un ángulo de 14° siguiendo la línea del centro glenoideo. Mientras se cargaba el componente, se midió por medio de transductores de desplazamiento la fluctuación o «bamboleo» del componente respecto al hueso y la deformación de dicho componente. La estabilidad del componente se midió de forma seriada después de tres preparaciones glenoideas distintas: 1) raspado del cartílago articular, 2) barrenamiento meticuloso del hueso a mano, para adaptar el respaldo o cara posterior del componente, y 3) preparación por medio de una fresa dilatadora con un diámetro de curvatura de 60 mm centrada en un orificio a lo largo de la línea central glenoidea. El desbaste esférico disminuyó de forma extraordinaria el «juego» u os-

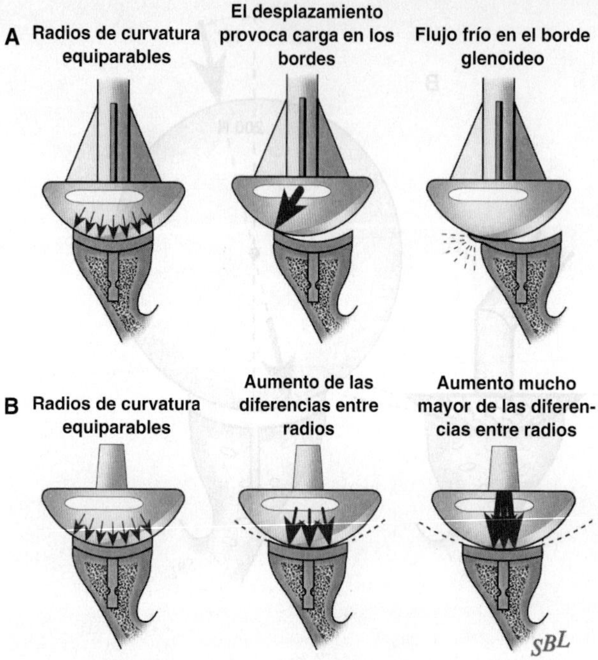

Fig. 16-134 • **A,** Cuando las superficies articulares de los componentes glenoideo y humeral tienen idénticos radios de curvatura, cualquier grado de traslación por pequeña que sea origina cargas en los bordes. Estas últimas, a su vez, causan grandes presiones por contacto, desgaste del borde y flujo frío. **B,** Cuando el radio de la curvatura del componente glenoideo es mayor que el del húmero, se advierte un incremento de la presión articular (carga por unidad de área) que depende del grado de diferencia (véanse Figs. 16-38 y 16-39). *(Modificada con autorización de Matsen FA III, Lippitt SB, Sidles JA y Harryman DT II: Practical Evaluation and Management of the Shoulder. Filadelfia: WB Saunders, 1994.)*

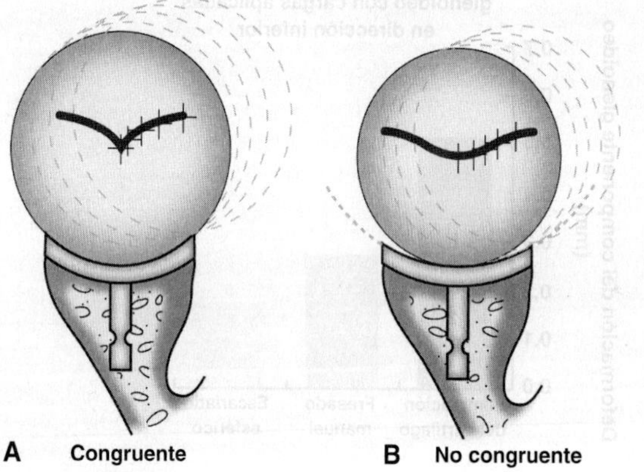

Fig. 16-135 • Trayectoria que sigue el centro de la cabeza humeral durante la traslación en relación con la cavidad glenoidea (vía del «glenoidograma»). **A,** Las superficies congruentes generaron una V ajustada en el glenoidograma. **B,** Cuando el diámetro glenoideo de la curva es ligeramente mayor que la del húmero en el glenoidograma, se advierte un trazo en U. *(Con autorización de Matsen FA III, Lippitt SB, Sidles JA y Harryman DT II: Practical Evaluation and Management of the Shoulder. Filadelfia: WB Saunders, 1994.)*

cilación y la deformidad del componente glenoideo con las cargas excéntricas, en comparación con los otros dos métodos de preparación ósea (véase Fig. 16-133). Tal vez se logre un incremento todavía mayor de la estabilidad con el desbaste concéntrico en una cavidad glenoidea ósea deforme, como la que aparece en la artropatía degenerativa. El estudio anterior demostró que la preparación del contorno óseo para adaptarse al respaldo del componente glenoideo brinda apoyo excelente de la prótesis, aun sin los posibles beneficios de la fijación por uso de múltiples clavijas, quillas, cemento, tornillos o penetración hística. El desbastado esférico siguiendo la línea central glenoidea anatómica tiene dos ventajas netas: 1) normaliza la versión glenoidea y 2) aporta un apoyo trasero óseo al componente glenoideo, con la oportunidad de estabilidad y transferencia de cargas óptimas, sin el uso de un refuerzo o respaldo metálico.

La fijación anterior y posterior respecto al meridiano se utiliza para evitar el «balanceo» anterior y posterior o el «desplazamiento excéntrico» durante cargas de este último tipo (véase Fig. 16-35).

La artroplastia glenohumeral da al cirujano la oportunidad de controlar la forma de la concavidad de la prótesis glenoidea; la profundidad de esta última depende de las dimensiones de la carilla del segmento glenoideo (anchura superoinferior y anteroposterior) y del radio de la curvatura (Fig. 16-136). Para un radio particular de curvatura de la superficie articular, los componentes de mayor tamaño son más profundos que los de menor tamaño. Para un tamaño particular de cavidad glenoidea, los componentes con un radio menor de curvatura son más profundos que los que tienen radios mayores de la curvatura de la superficie articular.

A igualdad de los radios de curvatura glenoideo y humeral, la cabeza quedará situada con gran precisión en el centro por la compresión propia de la cavidad; no se produce desplazamiento, salvo que se permita a la cabeza humeral «salirse» de la cavidad (Fig. 16-137). Esta conformidad precisa logra estabilidad excelente, pero tiene la desventaja posible de que las cargas de desplazamiento aplicadas al húmero se transmitirán de forma absoluta a la cavidad glenoidea y, por consiguiente, a la superficie de contacto glenoides-hueso. En la glenoides biológica, la distensibilidad del cartílago articular y del rodete glenoideo absorben los choques de estas cargas de desplazamiento transverso. El polietileno es más rígido que el car-

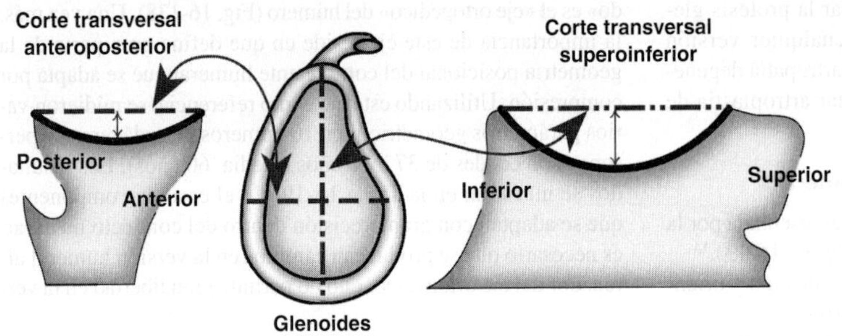

Fig. 16-136 • La anchura de la cavidad glenoidea en dirección superoinferior es mayor que la que priva en dirección anteroposterior. Para un radio particular de curvatura, cualquier incremento de anchura hace que aumente la profundidad. De este modo, la profundidad de la cavidad glenoidea se mide en dirección superoinferior y es mayor que la que se mide en dirección anteroposterior. *(Con autorización de Matsen FA III, Lippitt SB, Sidles JA y Harryman DT II: Practical Evaluation and Management of the Shoulder. Filadelfia: WB Saunders, 1994.)*

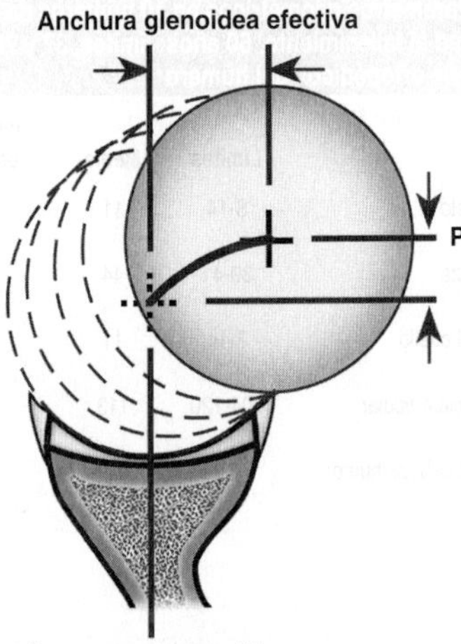

Fig. 16-137 • El glenoidograma es la trayectoria que sigue la cabeza humeral al avanzar en una dirección específica por la carilla de la glenoides, separándose de la línea central glenoidea bajo cargas definidas. El glenoidograma señala la profundidad y la anchura efectivas de la cavidad glenoidea para una dirección específica de traslación o movimiento y situaciones de carga. *(Modificada con autorización de Matsen FA III, Lippitt SB, Sidles JA y Harryman DT II: Practical Evaluation and Management of the Shoulder. Filadelfia: WB Saunders, 1994.)*

tílago y el rodete, y por ello la absorción de los choques no se observa en la artroplastia con el componente protésico glenoideo. Por tanto, la fijación glenoidea corre peligro en caso de grandes cargas máximas cuando hay congruencia total de las superficies articulares glenoidea y humeral. Karduna y cols.[214] demostraron que los hombros con reconstrucciones protésicas desarrollaban fuerzas máximas más altas para un desplazamiento determinado a medida que aumentaba la congruencia. La carga sobre el borde generaba también fuerzas de tensión más altas en articulaciones congruentes que en no congruentes.

Una leve incongruencia entre los radios de curvatura humeral y glenoideo, siendo este último levemente mayor, permitirá la absorción de choques de grado moderado, lo cual otorgará algún desplazamiento antes de que se salga la cabeza humeral de la cavidad (el glenoidograma asume más bien una configuración de «U» que de «V» tensa; véase Fig. 16-135). Sin embargo, lo anterior también conduce a un término medio, es decir, hay que hacer algún tipo de concesión porque el grado de incongruencia disminuye el área de contacto y aumenta las presiones por contacto, con el peligro posible de que falle el polietileno. En un modelo de elemento finito que utilizó polietileno corriente, pudo preverse que el área de contacto de superficie con una carga del peso corporal típico de 625 N (63,5 kg) disminuyó extraordinariamente cuando aumentaron los grados de incongruencia radial (véase Fig. 16-38). Esta disminución del área de contacto originó un incremento correspondiente en las cargas de contacto (véase Fig. 16-39). En el caso de cargas de 63,5 kg o 625 N, el estrés del contacto rebasó el estrés calculado de distensibilidad del polietileno corriente cuando la diferencia de radios rebasó los 3 milímetros.

Harryman y cols.[175,262] demostraron desplazamiento glenohumeral en hombros normales con movimiento pasivo. Friedman[142] ha utilizado una técnica radiográfica para medir la traslación o desplazamiento anteroposterior en 13 pacientes que se habían sometido a artroplastia total de hombro con la técnica de Neer o Cofield (en cada una fueron iguales los diámetros de curvatura de las superficies glenoidea y humeral). Dichos autores midieron un promedio de 4 mm (intervalo, de 0 mm a 12 mm) de desplazamiento posterior entre la elevación horizontal en el plano de −30° (posterior) y elevación horizontal en el plano de 60° (anterior). Junto con Matsen y cols.[263] y Collins y cols.,[98] destacaron que tal desplazamiento o traslación podía contribuir al aflojamiento o al desgaste asimétrico (véanse Figs. 16-36, 16-37 y 16-134). La tendencia mencionada a la carga del borde puede aminorar si hay una diferencia leve del diámetro entre los componentes humeral y glenoideo (véanse Figs. 16-36, 16-37 y 16-135).

5. Las propiedades mecánicas de la prótesis glenoidea deben tener distensibilidad suficiente para las condiciones de carga previstas (véanse Figs. 16-38 y 16-39).
6. La preparación glenoidea y la inserción del componente deben restablecer la orientación normal respecto a la escápula.

En un estudio sencillo en cadáveres se demostró un método práctico para normalizar la orientación glenoidea. El centro de la carilla de la cavidad glenoidea fue ubicado en cada una de las escápulas de 10 cadáveres normales. Después se hizo un orificio y se pasó la barrena en sentido perpendicular a la carilla, comenzando en el centro de la glenoides. En cada caso, la barrena salió del cuello glenoideo anterior en la cara externa o lateral de la fosa del subescapular en un punto que estaba a media distancia entre las ramas superior e inferior de la escápula (véase Fig. 16-25), zona conocida como «punto centralizador». Dicho punto se palpa fácilmente en la artroplastia después de que se realiza liberación capsular anterior (véase Fig. 16-26). La línea que lo conecta con el centro de la carilla glenoidea se denomina línea central glenoidea normalizada. El cirujano, al orientar la prótesis glenoidea a esta última línea, podrá corregir cualquier versión glenoidea patológica, que suele aparecer en la artropatía degenerativa y otros trastornos que obligan a efectuar artroplastia de hombro (véase Fig. 16-27).

Características deseables de la prótesis humeral

1. Lleva al máximo el porcentaje de la esfera representada por la superficie articular humeral (véanse Figs. 16-9 y 16-13).[18]
2. Coloca la superficie articular humeral en la situación y orientación anatómica (véanse Figs. 16-2 y 16-10).
3. Logra la fijación humeral segura de forma que conserva la reserva ósea humeral.

Si el componente se fija a presión en el conducto medular, el cirujano debe identificar las restricciones que tal maniobra impone en la colocación y adaptación de la prótesis. Ballmer y cols.[19,262] destacaron que, si se realiza la maniobra de presión para adaptación, el elemento determinante de la posición mediolateral, anteroposterior, de flexión-extensión y de varo-valgo del componente es el conducto medular y no el cuello seccionado. De hecho, si la adaptación al conducto medular es muy exacta, solamente podrán quedar dos de los seis posibles grados de libertad: altura y versión del componente. Los componentes de adaptación al conducto por lo común se introducen después de «abocardarlo» hasta la profundidad necesaria y el diámetro que sea seguro y exacto para el cirujano. El eje de este conducto humeral proximal «abocardado» es el «eje ortopédico» del húmero (Fig. 16-138). Una vez más, la importancia de este eje reside en que define gran parte de la geometría posicional del componente humeral que se adapta por compresión. Utilizando este eje como referencia, se midieron varios parámetros geométricos en 10 húmeros de cadáveres de personas con edades de 37 a 78 años (media, 60 años). Los resultados se muestran en la Tabla 16-19. En el caso de componentes que se adaptan con gran precisión dentro del conducto medular, es necesario que se produzcan cambios en la versión humeral alrededor del eje ortopédico; ello no permite gran libertad en la ver-

Tabla 16-19 • Parámetros geométricos en 10 húmeros de cadáver (promedio de edad al fallecimiento, 60 años: límites, 37 y 78 años) con base en el «eje ortopédico» del húmero

	Límites	Media	Desviación estándar
Diámetro del conducto (DC) (mm)	8-14	11	2
Diámetro de la cabeza (DH) (mm)	39-41	44	4
Longitud efectiva del cuello (ENL) (mm)	7-14	11	2
Ángulo de la superficie articular (AH) (°)	104-120	113	5
Compensación de la cabeza humeral (OH) (mm)	(-3)-4	2	2

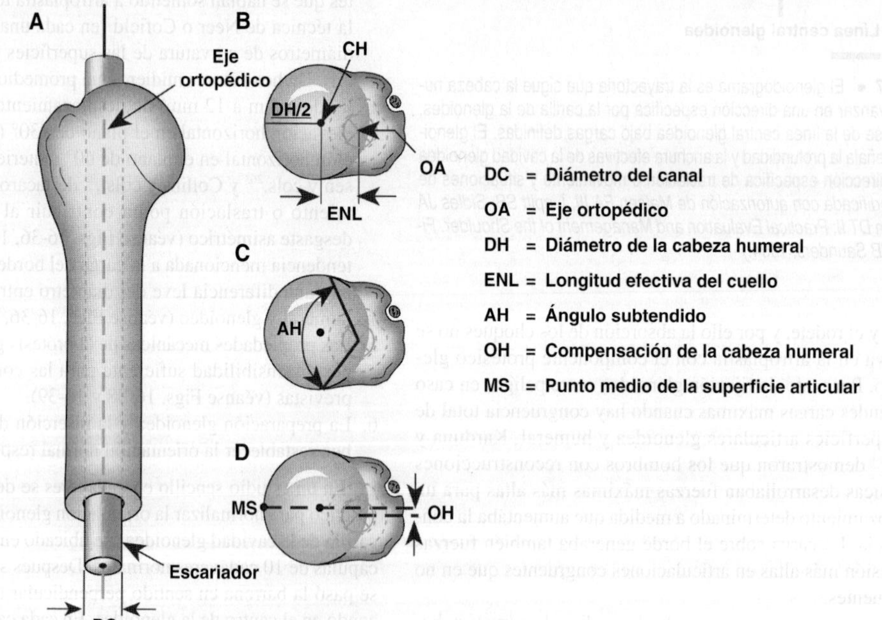

Fig. 16-138 • A, El conducto medular del húmero se agranda hasta un diámetro (DC) que define el eje ortopédico (OA). **B,** El diámetro de la curvatura de la superficie articular humeral es DH (el radio es DH/2). La longitud efectiva del cuello (ENL) es la distancia entre el centro de la cabeza humeral (CH) y el eje ortopédico (OA). **C,** El ángulo basado en el eje ortopédico y subtendido por la superficie articular humeral es AH. **D,** La compensación del centro de la cabeza humeral (OH) se define como la distancia perpendicular entre el eje ortopédico (OA) y la línea que conecta el punto medio de la superficie articular (MS) y el centro de la cabeza humeral (CH). *(Con autorización de Matsen FA III, Lippitt SB, Sidles JA y Harryman DT II: Practical Evaluation and Management of the Shoulder. Filadelfia: WB Saunders, 1994.)*

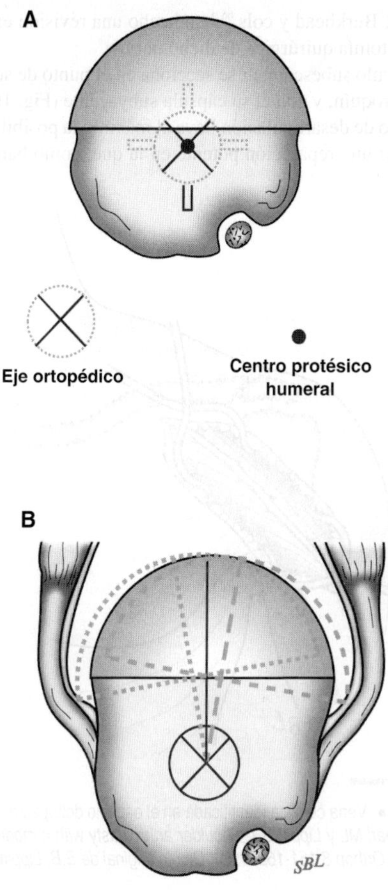

Fig. 16-139 • El efecto de cambiar la versión humeral en una prótesis con adaptación a conducto depende de la longitud efectiva del cuello de la prótesis (distancia entre el eje ortopédico y el centro de la curvatura de la cabeza) y la magnitud del cambio en la versión. **A,** Si la longitud efectiva del cuello es cero, ningún cambio en la versión afectará la distancia entre las tuberosidades y la cavidad glenoidea, que deben abarcar los tejidos blandos. **B,** En el caso del húmero anatómico, la longitud efectiva es pequeña (en promedio 11 mm). Si se corta el cuello humeral exactamente dentro de la inserción de los elementos del manguito a las dos tuberosidades puede lograrse poco cambio angular del componente humeral, sin poner en peligro la integridad de la inserción de los músculos del manguito. De este modo, en un componente humeral con ajuste a la corredera o conducto, los cambios de la versión no ejercen un efecto importante en el equilibrio de tejidos blandos. *(Con autorización de Matsen FA III, Lippitt SB, Sidles JA y Harryman DT II: Practical Evaluation and Management of the Shoulder. Filadelfia: WB Saunders, 1994.)*

sión si se busca optimizar la superficie articular humeral (Fig. 16-139). Por la razón mencionada y porque el centro de rotación de la cabeza está cerca del eje ortopédico, las modificaciones de la versión humeral no cambian sustancialmente la tensión de tejidos blandos (una situación muy diferente de la que aparece en la cadera, en la cual el centro de rotación de la cabeza está distante del eje medular de la diáfisis). Ballmer y cols.,[19] advirtieron que sólo podía lograrse un cambio de 2 mm en las longitudes de cabeza-cuello combinadas por cambios en la versión de una prótesis de adaptación por presión en el conducto.

La resistencia de la fijación humeral se ha estudiado en situaciones experimentales. Harris y cols.[174] compararon la estabilidad rotacional con tres tipos de fijación, como la ajustada a presión, la cementación proximal y la cementación completa. Se observó que la cementación proximal reducía significativamente la micromovilidad en comparación con la técnica de ajuste a presión, mientras que la cementación completa no aumentaba la estabilidad rotacional más de lo conseguido con la proximal. Asimismo, Peppers y cols.[321] observaron una relación inversa entre la micromovilidad axial y el llenado del conducto al comparar estos tres tipos de fijación. La realización de un ajuste y llenado correctos puede proporcionar una fijación segura sin cemento, aunque el ajuste a presión aumenta el riesgo de fractura humeral proximal.

Zuckerman[447] comparó los pagos hospitalarios por parte de Medicare para un grupo con base en el diagnóstico (DRG) 491 (artroplastia de hombro) y advirtió límites globales de 4.699 a 9.856 dólares, con una media de 6.906 dólares para zonas urbanas y otra de 5.198 para regiones rurales. Dicho autor observó que el coste de los componentes humerales varió de 950 a 2.250 dólares, en tanto que los componentes glenoideos fueron de 520 a 1.250 dólares. Los sistemas totales de hombro variaron de 1.470 a 2.900 dólares. De ese modo, si se utilizara el sistema de implante menos caro en un sitio, con el máximo «reembolso» por DRG, abarcaría 1.470/9.856 dólares, o correspondería al 15% del pago o reembolso del hospital. En el punto contrario, si se utilizara el implante más caro en que fuera mínimo el reembolso por DRG, abarcaría 2.900/4.699 dólares, o el 62%, del reembolso o pago total por el hospital. En una comparación prospectiva entre hemiartroplastias y artroplastias totales del hombro para el tratamiento de la artrosis glenohumeral, Gartsman y cols.[152] comprobaron que la colocación de un componente glenoideo aumentaba el coste por paciente en 1.177 dólares. Sin embargo, en esta serie, tres pacientes que habían sido sometidos a hemiartroplastia necesitaron una revisión para la reparación de la superficie glenoidea. El coste medio de esta nueva intervención fue de 15.998 dólares.

TÉCNICA QUIRÚRGICA DE MATSEN

En primer lugar, se efectúan radiografías preoperatorias estandarizadas para conocer la cantidad, la calidad y la orientación del hueso glenoideo, y también el tamaño y la configuración del húmero, hasta el nivel en que quedará la punta de la prótesis humeral (véanse Figs. 16-41 y 16-42). Marcar los cortes y los implantes en las radiografías preoperatorias por medio de las plantillas del fabricante permite al cirujano conocer el lugar en que deben colocarse los componentes humeral y glenoideo y, si cabe, prever problemas particulares en la colocación: ¿existe erosión glenoidea notable o se ha alterado la versión? ¿Se han identificado osteofitos glenoideos que puedan ser desorientadores? ¿Se cuenta con hueso suficiente para apoyar el componente glenoideo? ¿Cuál es el radio de la superficie articular humeral? ¿Es recto el conducto humeral? ¿Qué tamaño tiene? ¿Cuál es la posición del troquín y del troquíter en relación con el conducto y la superficie articular? ¿Qué cantidad de hueso humeral habrá que extirpar? ¿Existen otras anomalías importantes en la estructura ósea que podrían modificar el método? En los componentes de ajuste a presión: ¿el espacio medular se adaptará al tamaño y a la forma del vástago y el cuerpo de la prótesis sin peligro de fractura?

Después de un bloqueo del plexo braquial o de anestesia general, se coloca a la persona en posición de «silla de playa» con el tórax elevado hasta un ángulo de 30°. El hombro debe estar fuera del borde de la mesa de operaciones, de manera que pueda ser desplazado libremente en todo su arco de movimiento. El anestesista se coloca a un lado del cuello en el lado contrario al hombro que se operará. La doble preparación cuidadosa de la piel incluye todo el brazo y abarca la línea vertebral en sentido posterior y la del esternón en sentido anterior. La colocación de lienzos quirúrgicos permite tener acceso a toda la escápula, la clavícula y el húmero.

El cirujano hace una *incisión cutánea* en el surco deltopectoral, siguiendo una línea que conecta el punto medio de la clavícula hasta el punto medio de la porción lateral del húmero y que cruce sobre la apófisis coracoides (Fig. 16-140). El operador despega el espacio deltopectoral en sentido interno hasta la vena cefálica, con el cuidado de conservar sus tributarias principales, que vienen del deltoides (Fig. 16-141). No se necesita desinserción del deltoides en sentido proximal o distal. El corte de la aponeurosis clavipectoral en el borde externo del tendón conjunto hasta el ligamento coracoacromial, pero sin penetrarlo, permite abordar la superficie de contacto del movimiento escapulohumeral no articular (Fig. 16-142; véase también Fig. 16-19). El operador efectúa lisis de todas las adherencias en dicha superficie de contacto, desde el nervio circunflejo en sentido interno al mismo tronco, en el punto en que sale del espacio cuadrilátero por detrás y hacia fuera. Burkhead y cols.[66] han hecho una revisión excelente de la anatomía quirúrgica de dicho nervio.

El músculo subescapular se secciona en el punto de su inserción en el troquín, y con él su cápsula subyacente (Fig. 16-143). Este método de desarticulación lleva al máximo la posibilidad de que se logre una reparación potente en la que, como han desta-

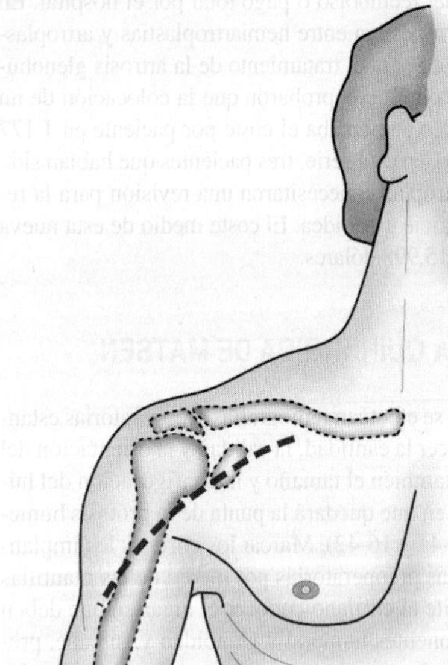

Fig. 16-140 • La incisión cutánea para la extensión de la vía de acceso deltopectoral utiliza la zona media de la clavícula, el extremo de la apófisis coracoides y la tuberosidad deltoidea de la porción media del húmero como puntos de referencia. *(Modificada de Matsen FA III, Lippitt SB, Sidles JA y Harryman DT II: Practical Evaluation and Management of the Shoulder. Filadelfia: WB Saunders, 1994.)*

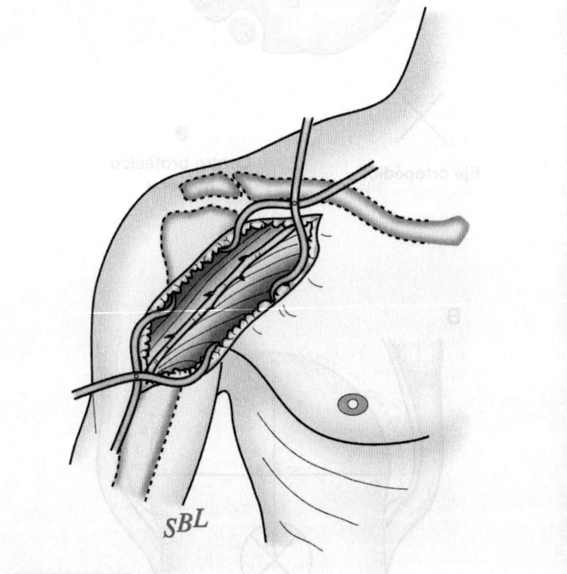

Fig. 16-141 • Vena cefálica identificada en el espacio deltopectoral. *(Modificada de Pearl ML y Lippitt SB: Shoulder arthroplasty with a modular prosthesis. Tech Orthop 8:151-162, 1994. Dibujo original de S.B. Lippitt.)*

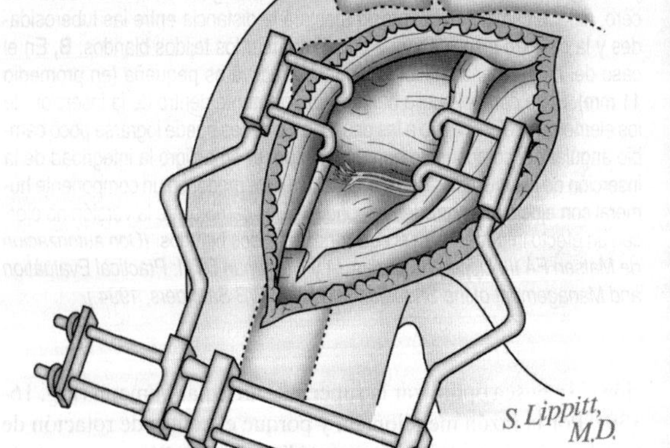

Fig. 16-142 • Separador autoestático por debajo del tendón conjunto en el plano interno y del músculo deltoides en el externo. *(Con autorización de Pearl ML y Lippitt SB: Shoulder arthroplasty with a modular prosthesis. Tech Orthop 8:151-162, 1994. Dibujo original de S.B. Lippitt.)*

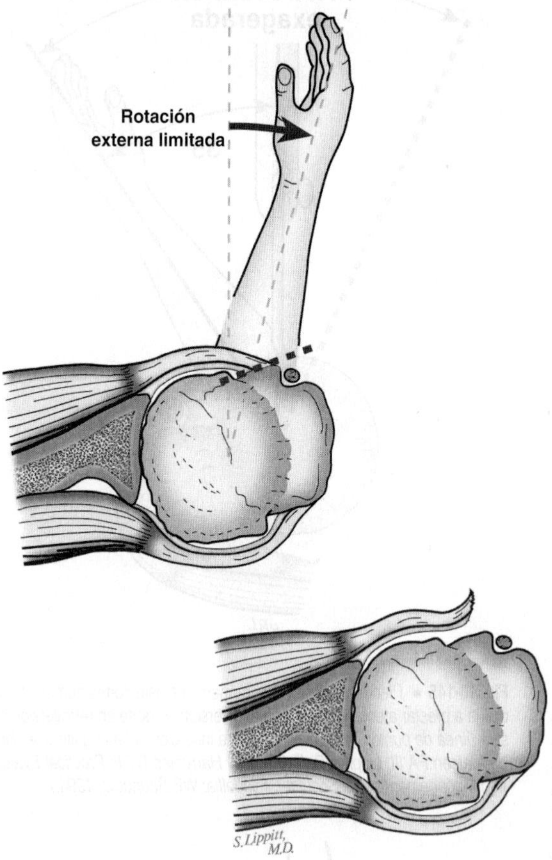

Fig. 16-143 • Incisión en el subescapular. El operador secciona directamente el subescapular y la cápsula vecina para separarlos del troquín y procura que el tendón tenga su longitud máxima. *(Con autorización de Matsen FA III, Lippitt SB, Sidles JA y Harryman DT II: Practical Evaluation and Management of the Shoulder. Filadelfia: WB Saunders, 1994.)*

cado Hinton y cols.,[193] el 40% inferior del vientre del subescapular transcurre libremente hasta el hueso, en vez de insertarse como un tendón. Después de lo anterior, se libera el tendón del subescapular 360°, lo cual asegurará que tendrá un desplazamiento libre respecto a la zona glenoidea, la apófisis coracoides, los músculos coracoideos, el nervio circunflejo y la cápsula inferior (véanse Figs. 16-129 y 16-130).

El paso siguiente en la artroplastia es la *preparación humeral.* El operador descubre en sentido anterior la cabeza del húmero por rotación externa y extensión leve *suaves.* En los ancianos y personas con artritis reumatoide u otras causas de fragilidad ósea se tendrá un cuidado especial. Entre las barreras que se oponen a la rotación externa suave quizás estén la cápsula anterior no liberada u osteofitos posteriores (véase Fig. 16-17).

La osteotomía humeral exige atención a los detalles. El grado de retroversión suele ser de unos 35°, pero puede variar de 10° a 50°. El corte humeral ideal es aquel que permitirá la colocación de la superficie articular de la prótesis en posición anatómica. El plano del corte debe pasar dentro de la inserción del manguito de los rotadores hasta el troquíter, de modo que se elimine la superficie articular humeral sin dañar la inserción del manguito (Figs. 16-144 y 16-145). En la enfermedad articular degenerativa, la superficie articular aparente quizá no indique con precisión el plano de corte de la cabeza humeral. El ángulo de corte con la diáfisis humeral debe igualar al de la prótesis que se use, es decir, unos 45°. El operador compara en las diferentes opciones protésicas la cantidad de hueso humeral que debe extirpar (véase Fig. 16-2).

Después de la osteotomía humeral, el cirujano puede tener una idea del volumen articular restante, para los componentes glenoideo y de la cabeza humeral, al desplazar con un dedo el cuello del húmero en sentido externo; esta maniobra es útil para valorar la necesidad de liberar una cantidad mayor de tejidos blandos. Si la cápsula es tan tensa que incluso la cabeza de menor volumen no se adaptará a ella, se necesita una liberación mayor (véanse Figs. 16-3 y 16-4). No constituye una opción cortar más húmero, porque la cabeza de dicho hueso ha sido seccionada en la inserción del manguito de los rotadores y la ablación mayor pondrá en peligro todos los medios esenciales de unión.

Una vez desplazada la porción proximal del húmero en sentido interno en la articulación, el operador palpa el manguito de los rotadores para corroborar su integridad. Si identifica un defecto reparable a través de tejido de buena calidad de dicha estructura, movilizará el tendón retraído, de tal manera que alcance al troquíter sin tensión excesiva, con los componentes de la artroplastia colocados y con el brazo a un costado (Fig. 16-146). Sin embargo, las dos posibles desventajas de la reparación del manguito en la circunstancia mencionada son: 1) en presencia de un tendón deficiente, la reparación del manguito tensa la articu-

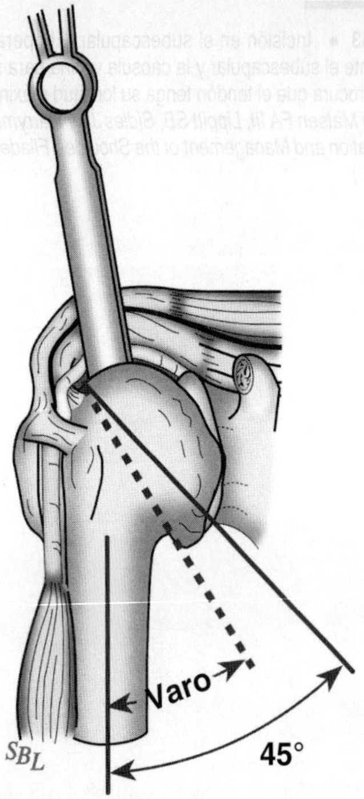

Fig. 16-144 • Planos de la osteotomía en el húmero. El plano preferente comienza por dentro de la inserción de los músculos del manguito al troquíter, y sigue en sentido interno con un ángulo de 45° respecto al eje longitudinal de la diáfisis humeral. Si el corte se orienta de forma incorrecta, de modo que salga en el borde de los osteofitos en vez del cartílago articular *(línea de puntos)*, el resultado final será varo excesivo. *(Modificada de Matsen FA III, Lippitt SB, Sidles JA y Harryman DT II: Practical Evaluation and Management of the Shoulder. Filadelfia: WB Saunders, 1994.)*

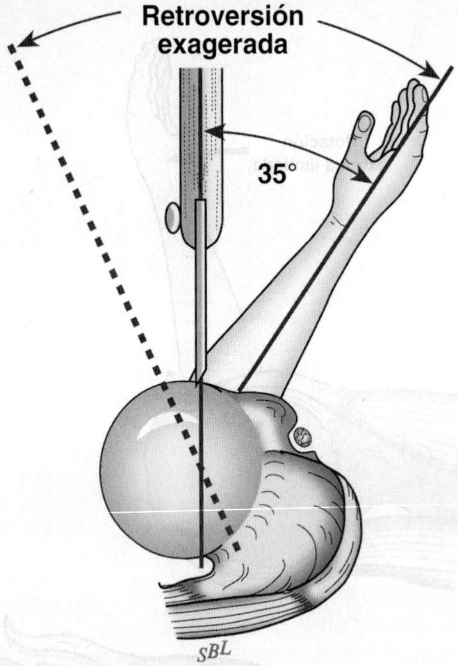

Fig. 16-145 • Planos de osteotomía humeral. La osteotomía humeral también obliga a prestar atención cuidadosa a la versión. El corte en retroversión excesiva *(línea de puntos)* pondrá en peligro la inserción del manguito. *(Modificada de Matsen FA III, Lippitt SB, Sidles JA y Harryman DT II: Practical Evaluation and Management of the Shoulder. Filadelfia: WB Saunders, 1994.)*

lación glenohumeral y 2) la reparación del manguito cambia la rehabilitación postoperatoria del movimiento activo al pasivo mientras no cicatrice el tendón.

El operador «dilata» con un abocardador el conducto medular del húmero y comienza en un punto por fuera de la superficie de corte, exactamente por detrás de la corredera bicipital (Fig. 16-147). Con un abocardador de diámetro pequeño como elemento inicial, se prosigue el ensanchamiento hasta llegar al diámetro apropiado para el componente, y con ese fin se usa una pequeña «desviación» en valgo, mientras se protegen el bíceps y el manguito (Fig. 16-148). En el caso de prótesis con vástagos de ajuste a presión, se prosigue el abocardamiento medular hasta que se logra la adaptación precisa. Este mecanismo de ajuste a presión limita los grados de libertad para colocar el componente humeral (véase Fig. 16-139). Si es necesario, se hacen «ranuras» en el troquíter para acomodar las aletas y la «garganta» del componente (Fig. 16-149). La ranura para la aleta lateral debe quedar exactamente detrás de la corredera bicipital. Se introduce un cuerpo componente de prueba para centrar el cuello de la prótesis en el cuello del húmero. El componente de prueba se utiliza como guía para la eliminación de los osteofitos en todo el cuello humeral (véase Fig. 16-18). En circunstancias óptimas, deben normalizarse las distancias horizontal y vertical entre la tuberosidad o el troquíter

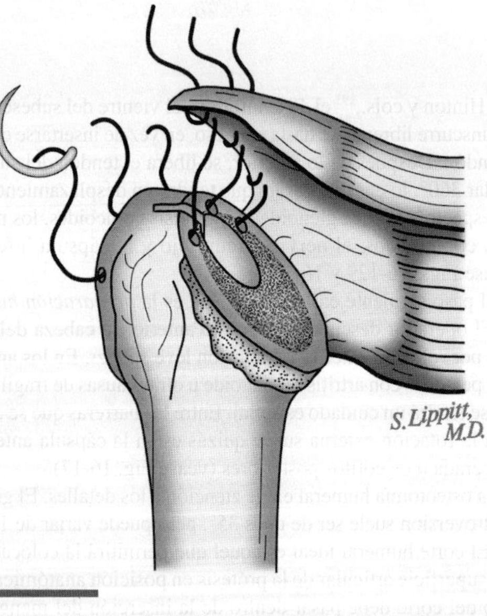

Fig. 16-146 • Reparación del desgarro del manguito de los rotadores. Si hay tejido en cantidad y calidad suficientes para hacer una reparación duradera, se realizan orificios con barrena en las tuberosidades para unión de los elementos del manguito antes de insertar el componente humeral. *(Modificada de Matsen FA III, Lippitt SB, Sidles JA y Harryman DT II: Practical Evaluation and Management of the Shoulder. Filadelfia: WB Saunders, 1994.)*

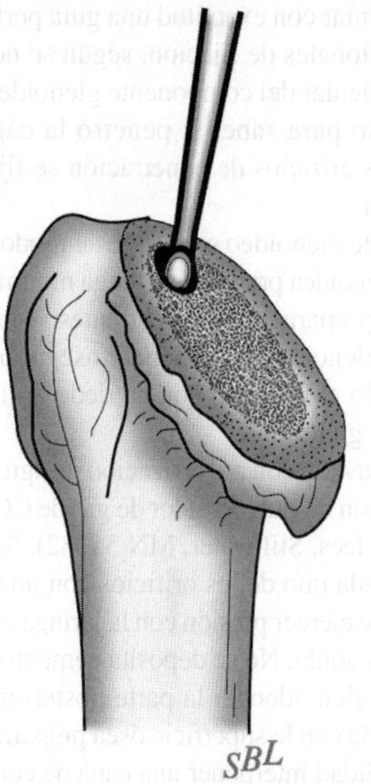

Fig. 16-147 • Elaboración del orificio piloto en la superficie esponjosa superoexterna, exactamente por detrás de la corredera bicipital, para penetrar en el conducto medular del húmero. *(Con autorización de Pearl ML y Lippitt SB: Shoulder arthroplasty with a modular prosthesis. Tech Orthop 8:151-162, 1994. Dibujo original de S.B. Lippitt.)*

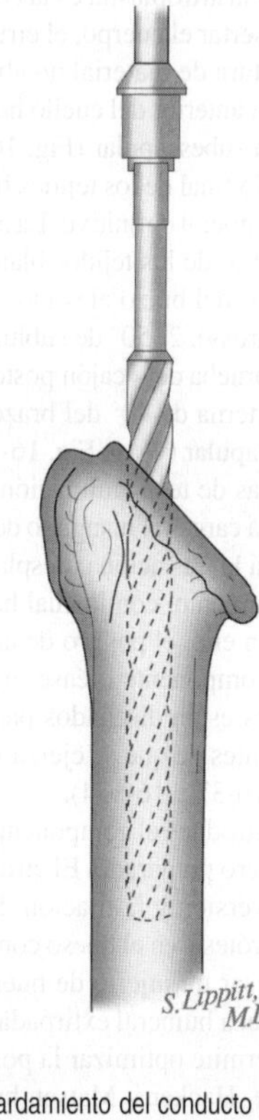

Fig. 16-148 • Abocardamiento del conducto medular humeral. *(Con autorización de Pearl ML y Lippitt SB: Shoulder arthroplasty with a modular prosthesis. Tech Orthop 8:151-162, 1994. Dibujo original de S.B. Lippitt.)*

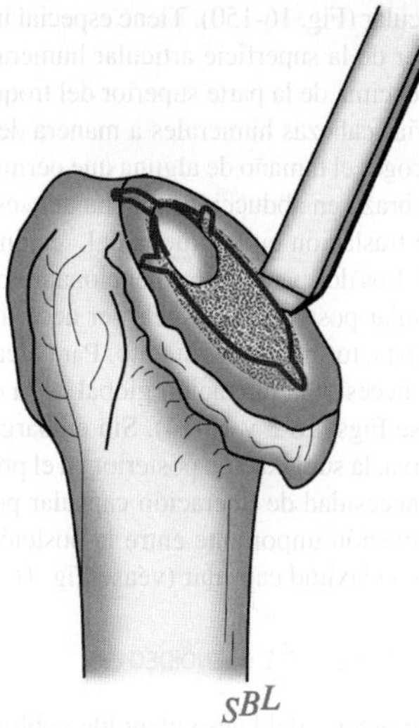

Fig. 16-149 • Se utiliza un pequeño osteótomo curvo para extraer hueso esponjoso definido por el osteótomo del tamaño del cuerpo del número. *(Con autorización de Pearl ML y Lippitt SB: Shoulder arthroplasty with a modular prosthesis. Tech Orthop 8:151-162, 1994. Dibujo original de S.B. Lippitt.)*

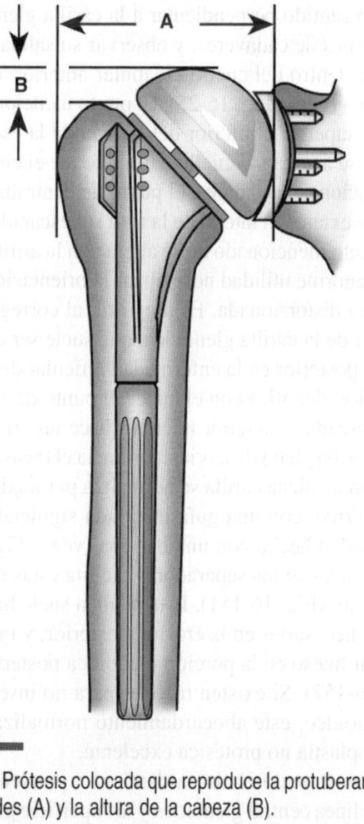

Fig. 16-150 • Prótesis colocada que reproduce la protuberancia normal de las tuberosidades (A) y la altura de la cabeza (B).

y la superficie articular (Fig. 16-150). Tiene especial importancia que la cara superior de la superficie articular humeral no quede más de 5 mm por encima de la parte superior del troquíter.

Al colocar varias cabezas humerales a manera de prueba, el cirujano puede escoger el tamaño de alguna que permita rotación interna de 60° del brazo en abducción (prueba del «espantapájaros») y 15 mm de traslación en la prueba del «cajón posterior» (véase Fig. 16-12). Los dos parámetros mencionados orientan hacia la laxitud capsular posterior que suele ser necesaria para alcanzar un arco satisfactorio de movimiento. Para alcanzar dicha laxitud a veces se necesita la liberación global de la cápsula periglenoidea (véanse Figs. 16-3 y 16-14). Sin embargo, en la artropatía degenerativa, la subluxación posterior en el preoperatorio suele eliminar la necesidad de liberación capsular posterior. Se reconoce la interrelación importante entre la posición del componente humeral y la laxitud capsular (véase Fig. 16-10).

Preparación del componente glenoideo

La preparación precisa del hueso glenoideo obliga al descubrimiento quirúrgico excelente que deriva de la ablación de la cabeza humeral y de osteofitos, así como de la liberación capsular apropiada.

Los objetivos en la fase glenoidea de la artroplastia son: 1) normalizar la orientación glenoidea, 2) apoyo directo del componente por hueso «preparado» en forma exacta, 3) asegurar la fijación y 4) evitar el relleno excesivo (véase Fig. 16-2).

La orientación glenoidea se define en términos de la línea central glenoidea: la línea perpendicular al centro de la carilla glenoidea de orientación normal. El cirujano especializado en artroplastia de hombro debe efectuar y verificar los puntos de referencia anatómicos para la línea normal mencionada al realizar orificios de barrena en sentido perpendicular a la carilla glenoidea de escápulas normales de cadáveres, y observar su salida en un punto constante por dentro del cuello escapular anterior: el «punto de centralización» (véase Fig. 16-25). El punto mencionado está entre las ramas superior e inferior del cuerpo de la escápula, en el punto en que se acercan al cuello. Una vez que el cirujano ha hecho las liberaciones capsulares, el punto de centralización puede palparse en la extensión lateral de la fosa subescapular. La localización del punto mencionado no se altera con la artritis, razón por la cual tiene enorme utilidad normalizar la orientación de una carilla glenoidea distorsionada. Es muy útil, al corregir la orientación posterior de la carilla glenoidea, que suele ser consecuencia de la erosión posterior en la enfermedad articular degenerativa.

El operador identifica con el índice el punto de centralización en el cuello escapular anterior mientras hace un orificio desde el centro de la carilla glenoidea, orientado hacia él (véase Fig. 16-26). La orientación de dicha carilla se normaliza por medio de un abocardador esférico, con una guía insertada siguiendo el orificio central glenoideo hecho con una barrena (véase Fig. 16-27). La colocación exacta de los separadores facilita estas maniobras de abocardamiento (Fig. 16-151). Esta técnica suele bastar para las correcciones necesarias en la erosión posterior, y rara vez se necesita colocar hueso en la porción glenoidea posterior, como injerto (Fig. 16-152). Si existen razones para no insertar un componente glenoideo, este abocardamiento normalizador permite una glenoidoplastia no protésica excelente.

Una vez terminado el abocardamiento, pueden utilizarse el orificio de la línea central glenoidea y la superficie glenoidea abocardada para orientar con exactitud una guía perforadora para hacer orificios adicionales de fijación, según se necesite, con arreglo al diseño particular del componente glenoideo. El cirujano revisa cada orificio para saber si penetró la cápsula en toda su profundidad. Los orificios de penetración se fijan con cemento, pero no a presión.

El componente glenoideo se escoge de modo que cubra al máximo la carilla glenoidea preparada y tenga mínimo «colgamiento». La calidad de la preparación de dicho hueso se revisa al introducir el elemento glenoideo de prueba y asegurar que no se bambolea, aun cuando el cirujano con su dedo aplica una carga excéntrica al borde glenoideo.

Después del lavado con pulverización de agua, se limpian y secan los orificios con un pulverizador de gas de CO_2 estéril (Innovative Surgical Devices, Stillwater, MN 55082). Se inyecta un poco de cemento en cada uno de los orificios con una jeringa de punta grande. Es posible ejercer presión con la jeringa en los orificios que no penetran la escápula. No se deposita cemento en la carilla ósea del componente glenoideo; si la parte posterior del componente glenoideo coincide con la superficie ósea preparada, parece que no tiene ninguna utilidad interponer una capa de cemento, que podría romperse y desplazarse y dejar sin soporte (relativamente) al componente glenoideo. El contacto entre el hueso preparado con precisión y el polietileno («refuerzo óseo», a diferencia del refuerzo metálico) permite contar con un mecanismo óptimo de transferencia de cargas (Fig. 16-133). Una vez que se coloca a presión el componente glenoideo en su posición, se verifica que no haya restos de cemento en la cara posterior del hombro.

La siguiente etapa de la artroplastia es la *colocación del cuerpo humeral.* Antes de insertar el cuerpo, el cirujano coloca por lo menos seis puntos de sutura de material no absorbible número 2 en hueso firme, en la cara anterior del cuello humeral, para la fijación posterior del tendón subescapular (Fig. 16-153). El cirujano debe verificar el equilibrio final de los tejidos blandos antes de introducir el componente humeral definitivo. La artroplastia de hombro en la que hay equilibrio de los tejidos blandos debe permitir: 1) rotación interna de 60° del brazo elevado en el plano coronal (prueba del «espantapájaros»), 2) 50° de subluxación posterior de la cabeza humeral en la prueba del «cajón posterior», 3) elevación de 140° y 4) rotación externa de 40° del brazo en aducción, con aproximación del subescapular (véase Fig. 16-12). El hombro demasiado ajustado, además de tener limitación del arco de movimiento, también impondrá cargas al manguito de los rotadores (véase Fig. 16-40) y permitirá la traslación o desplazamiento obligado en los extremos de movimiento, con lo cual habrá imposición de cargas en el rodete y, con ello, el peligro de aflojamiento glenoideo y deformación del componente (véase Fig. 16-35). Algunos sistemas de componentes están diseñados para que se produzca una mínima traslación antes de que se ejerzan cargas en el rodete (véanse Figs. 16-36, 16-37 y 16-134).

A continuación, se introduce el componente humeral en el extremo proximal del húmero preparado. El cirujano revisa con detenimiento la altura, la versión y la fijación. Si no se logra estabilidad suficiente de la prótesis en el hueso con ajuste a presión,[263] quizá sea conveniente usar un injerto de hueso esponjoso autógeno, obtenido de la cabeza humeral extirpada. La colocación selectiva de este injerto permite optimizar la posición y también la fijación del componente. Hacker y Matsen han demostrado que la inclusión progresiva del injerto puede reducir significativamente el volumen vacío humeral.[44,169]

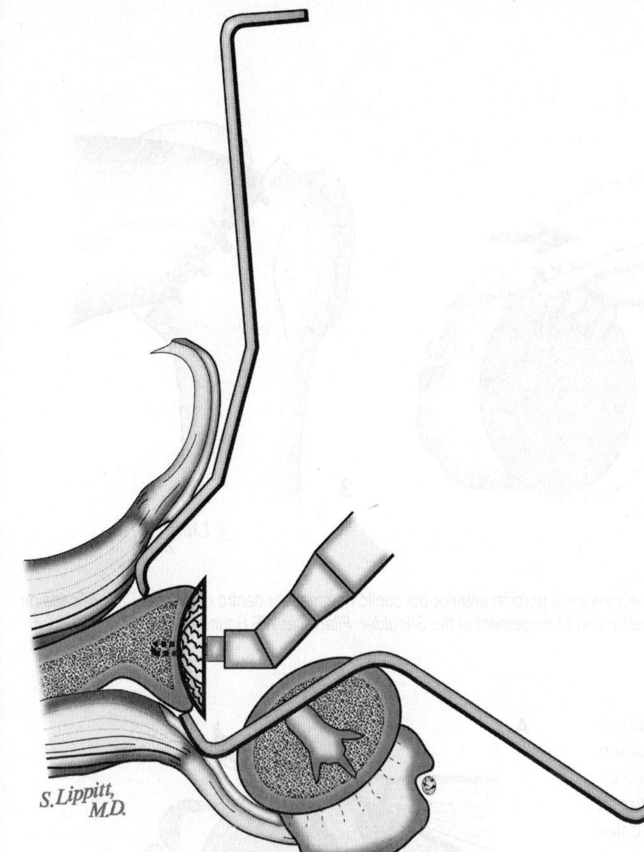

Fig. 16-151 • Retractor anterior del cuello glenoideo y retractor posterior que permiten el descubrimiento de la cavidad glenoidea durante la fase de desbaste.

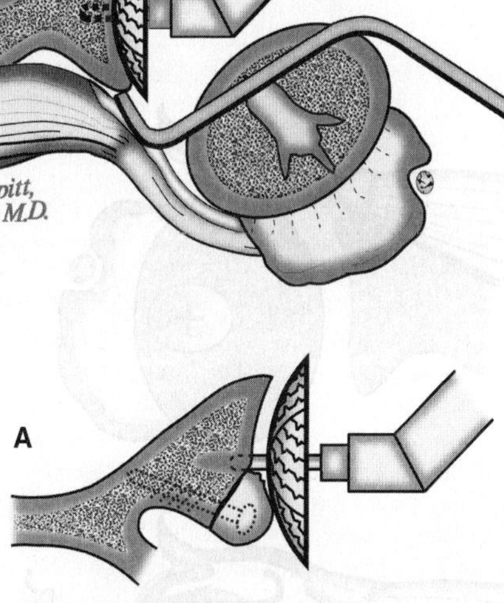

Fig. 16-152 • Colocación de hueso en la porción glenoidea posterior. Si existe un defecto grande de la porción glenoidea posterior, cabe utilizar un injerto de la cabeza humeral o del ilíaco para reponer el labio glenoideo deficiente. Si hay recesión del tornillo de fijación, puede alisarse y desbastarse el injerto de hueso para lograr apoyo equilibrado del componente glenoideo. *(Modificada de Matsen FA III, Lippitt SB, Sidles JA y Harryman DT II: Practical Evaluation and Management of the Shoulder. Filadelfia: WB Saunders, 1994.)*

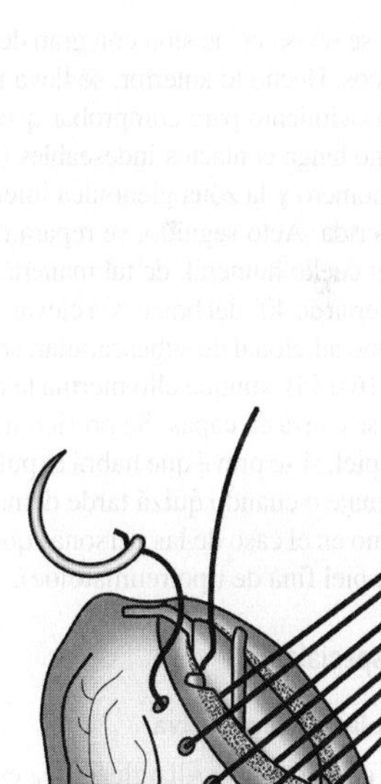

Fig. 16-153 • Colocación de puntos de sutura en el cuello del húmero a través de orificios de barrena antes de colocar el componente humeral final.

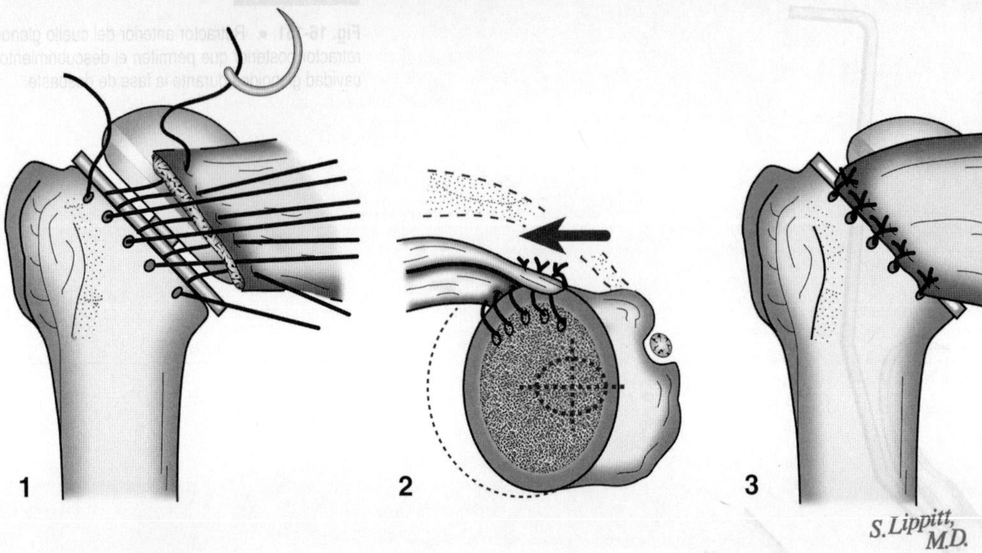

Fig. 16-154 • Reparación del tendón del subescapular a través de orificios en la porción anterior del cuello humeral por dentro del troquín. *(Modificada de Matsen FA III, Lippitt SB, Sidles JA y Harryman DT II: Practical Evaluation and Management of the Shoulder. Filadelfia: WB Saunders, 1994.)*

Antes del *cierre,* se revisa la incisión con gran detenimiento en busca de restos hísticos. Hecho lo anterior, se lleva la articulación en todo su arco de movimiento para comprobar que se deslice de manera uniforme y no tenga contactos indeseables (p. ej., entre la porción interna del húmero y la zona glenoidea inferior). Se colocan drenajes en la herida. Acto seguido, se repara con firmeza el subescapular hasta el cuello humeral, de tal manera que pueda lograrse la rotación externa de 40° del brazo, sin elevar (Fig. 16-154). Si se necesita un tramo adicional de subescapular, se realizará una «plastia en Z» (Fig. 16-155), aunque ello merma la resistencia del tendón. La incisión se cierra en capas. Se prefieren puntos sencillos separados de la piel, si se prevé que habrá expulsión de abundante líquido de drenaje o cuando quizá tarde demasiado tiempo la cicatrización (como en el caso de las personas que reciben corticoesteroides o con piel fina de tipo reumatoide).

Consideraciones especiales

Enfermedad articular degenerativa

En el cuadro en cuestión, la carilla glenoidea está típicamente aplanada y a menudo erosionada en sentido posterior por subluxación posterior crónica (véase Fig. 16-24). La zona glenoidea puede estar distorsionada por la presencia de osteofitos periféricos que disimulan el lugar en que está la cavidad anatómica. La cabeza humeral puede estar aplanada también en forma correspondiente, y agrandada eficazmente por la proliferación de osteofitos en «barbas de chivo» de los bordes articulares anterior, inferior y posterior. Pueden estar ocultos en los fondos del saco subcoracoideo o axilar cuerpos extraños intraarticulares. En la enfermedad articular degenerativa, es frecuente observar contracturas de la cápsula anterior y del subescapular; sin embargo, no se debe realizar liberación capsular posterior si desde antes de la operación se advierte subluxación del húmero en sentido posterior.

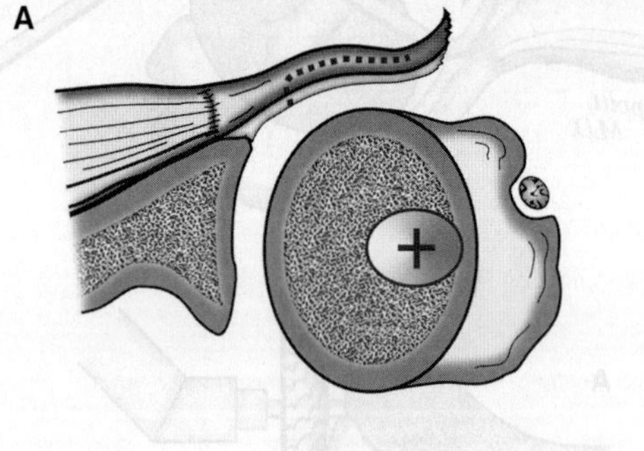

Fig. 16-155 • La plastia en Z de «dentro-afuera». **A,** El operador puede obtener un tramo adicional del tendón del subescapular si corta en la cápsula (en sentido de las fibras) del tendón hacia dentro, de modo que su conexión quede hacia fuera. **B,** El extremo medial de la cápsula seccionada en sentido longitudinal es reflejado y unido al cuello humeral. *(Modificada de Matsen FA III, Lippitt SB, Sidles JA y Harryman DT II: Practical Evaluation and Management of the Shoulder. Filadelfia: WB Saunders, 1994.)*

Artritis reumatoide

Los principios básicos de la artroplastia del hombro en la artritis reumatoide son semejantes a los que se siguen en la artritis degenerativa, aunque existen diferencias importantes. Los tejidos reumatoides son mucho más frágiles: hay mayor probabilidad de que el hueso se fracture, y los músculos y tendones son más susceptibles de desgarrarse. Por estas razones, desde el comienzo se tendrá enorme cuidado de conservar la integridad del hueso y de los tejidos blandos. Los autores han nombrado a estas exigencias de suavidad extrema «reglas para enfermedad reumatoide».

La artritis reumatoide es un trastorno erosivo y destructor, razón por la cual es más probable que surjan deficiencias del hueso y del manguito de los rotadores que en la enfermedad articular degenerativa. De este modo, los tejidos blandos en plano anterior quizá no sean suficientes para la elongación del subescapular. El hueso glenoideo también puede mostrar erosión, al grado de que no haya un volumen suficiente para apoyar un componente protésico glenoideo. Puede haber deficiencia parcial o total del manguito de los rotadores y, por ello, en la evaluación y comentarios preoperatorios con el paciente en cuanto a los resultados posibles de la cirugía, hay que exponer y destacar todos los factores mencionados.

Se necesitan las radiografías corrientes anteroposteriores y axilares de la escápula antes de la operación para evaluar la cantidad de hueso humeral y glenoideo. En la artritis reumatoide, la erosión glenoidea suele ser medial (y no posterior, como ocurre en la enfermedad articular degenerativa). Por esa razón, quizá se necesite sólo abocardamiento o desbastamiento mínimo de la zona glenoidea para lograr una adaptación de excelente calidad al dorso del componente glenoideo. La posible fragilidad del hueso y los tejidos blandos hace que asuma importancia particular el hecho de no rellenar en exceso la articulación y que exista laxitud adecuada de tejidos blandos para lograr el movimiento postoperatorio inmediato. Este es un problema particular en personas jóvenes con artritis reumatoide juvenil en que también pueden tener un conducto medular humeral muy angosto. En algunos casos quizá no haya un volumen articular suficiente para colocar el componente glenoideo, a pesar de la liberación completa de los tejidos blandos.

Enfermedad articular degenerativa secundaria

En la artritis postraumática los problemas pueden ser mucho mayores. Es probable que la anatomía esté algo cambiada por fracturas o cirugía previas. Tal vez alguna fractura u operación previas hayan distorsionado los puntos anatómicos básicos. También es posible que haya cicatrices en la superficie de contacto del movimiento escapulohumeral no articular que oculten estructuras neurológicas importantes, como el nervio circunflejo. También puede haber falta de unión o unión defectuosa del troquín y el troquíter, la diáfisis humeral y la zona glenoidea.

Como primera medida, hay que liberar con gran cuidado la superficie de contacto del movimiento e identificar el nervio circunflejo en el punto en que se cruza con el subescapular y en su trayectoria lateral en la superficie profunda del músculo deltoides. La necesidad de osteotomía para intentar restablecer unas relaciones anatómicas más normales, aun reconociendo que quizá sean necesarios un tiempo adicional de cicatrización y una protección postoperatoria, se debe determinar de forma individualizada, caso por caso. Una vez más, el objetivo es el restablecimiento de las relaciones anatómicas, la fijación firme de los componentes, el equilibrio de tejidos blandos, la estabilidad y el deslizamiento uniforme de la superficie de contacto del movimiento escapulohumeral.

Artropatía por capsulorrafia

Los hombros afectados por la artropatía por capsulorrafia presentan alteraciones añadidas, como cicatrización neurovascular por cirugía previa, contracturas de partes blandas, deficiencias óseas, implantes por cirugía previa, modificaciones de la versión glenoidea y mayor posibilidad de inestabilidad glenohumeral después de la artroplastia (véase Fig. 16-8). Una valoración detenida de la radiografía axilar lateral preoperatoria puede alertar al cirujano de la laxitud articular posterior exagerada provocada por la subluxación humeral posterior crónica después de intervenciones de estabilización. Esta laxitud puede predisponer a la inestabilidad posterior del hombro reconstruido. Es necesario realizar una minuciosa liberación del tendón del subescapular para evitar el desplazamiento posterior obligado de estructuras anteriores a la tensión residual. La tensión exagerada en los tejidos blandos anteriores combinada con una cápsula posterior laxa puede alterar el equilibrio normal de fuerzas que mantiene centrada la cabeza humeral en la glenoides, provocando la sobrecarga del reborde de la cavidad glenoidea posterior. Esta sobrecarga hace que la prótesis glenoidea sea más sensible al desgaste y al aflojamiento posteriores. Además, los pacientes con artropatía por capsulorrafia suelen ser más jóvenes que los afectados por artritis degenerativa o inflamatoria primaria, factor que se debe tener en cuenta al considerar el tipo de reconstrucción planificado.

Artropatía por desgarro del manguito de los rotadores

El cuadro patológico mencionado posee varios problemas peculiares para recuperar el deslizamiento glenohumeral uniforme. La cabeza humeral está subluxada en posición superior, de modo que «articula» con el arco coracoacromial. El manguito de los rotadores casi nunca puede ser sometido a reparación «potente» y la zona glenoidea muestra erosión en sentido superior, de tal manera que se forma una estructura similar a la del acetábulo, en continuidad con el arco recién mencionado. En estas circunstancias, es muy difícil la normalización de las relaciones glenohumerales y la conservación de una reconstrucción duradera del manguito. Con mucha frecuencia es preferible aceptar que la relación articular se ha alterado y que usa el «acetábulo» para estabilidad secundaria, al desaparecer en la estabilidad primaria del manguito de los rotadores. En esta «hemiartroplastia especial», se alisa la cara articular de la porción proximal del húmero con un componente que iguale al tamaño y la posición de la superficie de la articulación humeral que existía antes de la operación. Se alisan las tuberosidades (troquíter y troquín) de modo que concuerden, es decir, que sean congruentes, con la superficie articular humeral, y así la porción proximal del húmero se articulará con el acetábulo y lo hará de manera uniforme. Es importante no utilizar componentes humerales de tamaño mayor que el preciso, porque «rellenarán» en exceso la articulación, no se ajustarán a la concavidad del «acetábulo» y con ello restringirán el movimiento articular. En una hemiartroplastia especial se ahorra al paciente la necesidad de proteger una reparación del manguito de los rotadores, de manera que después de la operación podrá emprenderse de inmediato la práctica de ejercicios pasivos y activos. También se descarta el peligro de aflojamiento del componente glenoideo por el mecanismo de «caballito mecedor» (véase Fig. 16-35).

Tabla 16-20 • Incremento de la función después de hemiartroplastia especial en la artropatía por desgarro del manguito de los rotadores

	Preoperatoria	Postoperatoria
Elevación activa	71° (límite, 50-100)	115° (límite, 50-160)
Rotación externa	30°	41°
Rotación interna	L5	L1
Higiene perineal	2/10 pacientes	9/10 pacientes
Alcanzar la axila opuesta	3/10 pacientes	10/10 pacientes
Peinarse	2/10 pacientes	8/10 pacientes
Dormir sobre un lado	2/10 pacientes	9/10 pacientes
Utilizar por encima del nivel del hombro	0/10 pacientes	6/10 pacientes

El paciente ideal para realizar este método debe tener un músculo deltoides normal; un «acetábulo» coracoacromial concéntrico que estabilice la porción proximal del húmero, hueso que mostrará desplazamiento ascendente en relación con la cavidad glenoidea; erosión concéntrica de la mitad superior de la cavidad glenoidea; porción superior del húmero «femoralizada», con redondeamiento del troquíter; un defecto irreparable del manguito de los rotadores; ningún deterioro del acromion o ligamento coracoacromial por alguna operación previa; motivación profunda y esperanzas realistas.

En una serie de 10 pacientes que fueron sometidos a hemiartroplastia especial por artropatía causada por desgarro del manguito de los rotadores, hubo mejoría sustancial con la técnica mencionada (Tabla 16-20) en aspectos como el arco de movimiento activo y la función. Los resultados mencionados no fueron tan satisfactorios como los que se obtuvieron con la artroplastia glenohumeral total, porque la persona no obtuvo el beneficio de la «lisura» o fluidez de los movimientos de la prótesis glenoidea y de la función del manguito de los rotadores.

Rehabilitación postoperatoria

La rehabilitación comienza en la sala de recuperación, inmediatamente después de la operación, al emprender movimientos pasivos continuos, lentos y suaves (véase Fig. 16-132).

En el caso de pacientes sometidos a un bloqueo interescalénico antes de la operación, el movimiento inicial es indoloro. Es necesario interrumpir el movimiento pasivo continuo y quitar la ortesis de muñeca cada 2 ó 3 horas, por lapsos de 15 a 20 minutos, para evitar la compresión de la piel y de los nervios. En el lapso que media entre una y otra sesión de ejercicio, el sujeto utiliza un cabestrillo hasta recuperar el control muscular activo.

El programa de rehabilitación controlado por el paciente comienza el mismo día de la operación, y el cirujano o el terapeuta le dan instrucciones. El programa puede variar según los detalles de la operación realizada, pero se mencionará un programa básico en caso de artroplastia del hombro. Los ejercicios de estiramiento incluyen: 1) elevación, 2) rotación externa limitada a 40°, 3) rotación interna, 4) aducción hasta llegar la mano al hombro contrario, 5) reforzamiento de la prensión del puño, 6) arco de movimiento del codo, 7) ejercicios isométricos de rotadores externos y 8) ejercicios isométricos de los fascículos anterior, medio y posterior del deltoides. Se pide al paciente que realice un total de cinco sesiones de ejercicios, distribuidas de manera uniforme durante todo el día, en tanto está en el hospital, y en su hogar, una vez que a él regrese.*

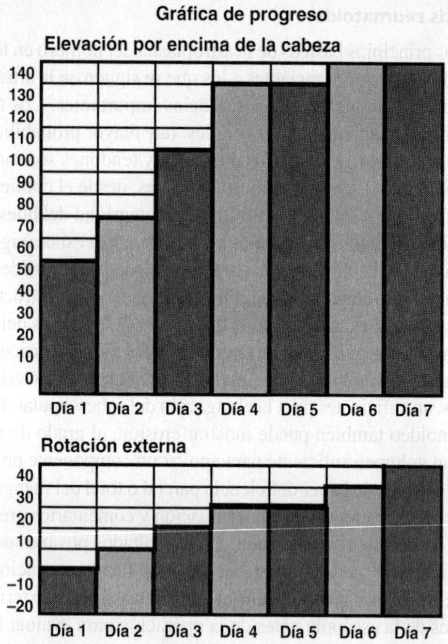

Fig. 16-156 • Gráficos típicos que señalan la mejoría en el alcance supracefálico y la rotación externa después de la operación. *(Con autorización de Matsen FA III, Lippitt SB, Sidles JA y Harryman DT II: Practical Evaluation and Management of the Shoulder. Filadelfia: WB Saunders, 1994.)*

Se colocan gráficos en la pared, para visión completa desde el lecho del paciente, en los cuales se señalan los adelantos logrados en la rotación externa y la elevación (Fig. 16-156) medidos por el cirujano o el terapeuta. Así se brinda retroalimentación positiva para las etapas de la rehabilitación.

En lo que se refiere a la artroplastia corriente, los objetivos a conseguir respecto al arco de movimiento antes de que el paciente reciba el alta son: elevación de 140°, rotación externa de 40°, rotación interna funcional y aducción hasta el hombro contrario. Estos objetivos pueden modificarse con arreglo a la intervención quirúrgica específica. Puesto que el arco deseado se ha logrado en la mesa de operaciones, se simplifica la tarea del paciente, que únicamente tendrá que conservar dicho arco durante el período postoperatorio.

La elevación (subir por encima de la cabeza) se realiza con el paciente en decúbito supino (echado sobre la espalda), haciendo que sujete la muñeca o el codo del hombro operado con la mano del hombro sano y tirando hacia el techo hasta pasar por encima de la cabeza tan alto como sea posible y llegar al objetivo de 140° con el brazo relajado (véase Fig. 16-75). Para lograr la elevación, en particular si también se operó el hombro contralateral, a veces resulta útil recurrir a una polea o flexionar la mitad superior del cuerpo hacia delante (véase Fig. 16-76).

La rotación externa, es decir, la que se realiza alejando tal miembro escapular del cuerpo, se realiza en posición de decúbito dorsal (véase Fig. 16-77), con el codo del lado operado sostenido

* Por ejemplo, si parte del método fue la fijación del troquíter o del manguito, pueden posponerse para etapas ulteriores los ejercicios isométricos de rotación externa y la elevación activa.

contra la pared lateral del tórax o muy cerca de ella, y en flexión de 90°. El paciente sostiene una vara con ambas manos, de tal modo que la extremidad sana impulse al brazo operado hasta la rotación externa con una inclinación pretendida de 40°. Otro medio útil para el estiramiento necesario en la rotación externa consiste en colocarse de pie junto a una puerta, tomar con la mano derecha la manija y girar todo el cuerpo hacia la izquierda (véase Fig. 16-78).

La rotación interna se efectúa al tomar la muñeca del brazo relajado y afectado con la mano del lado no operado; ambas manos se elevan en el dorso hasta el punto más alto posible. Cabe utilizar un lienzo o toalla para facilitar los movimientos de rotación interna del brazo operado detrás de la espalda (véase Fig. 16-79).

La aducción hasta llevar todo el miembro de modo que la mano esté en el hombro contrario se realiza con la persona sentada o de pie, y el sujeto toma con su otra mano el codo del brazo operado. Este brazo se relaja y se extiende el codo, de modo que se le lleva cruzando por el frente del tórax hasta que se percibe el estiramiento (véase Fig. 16-80).

El movimiento activo del codo se realiza con el paciente de pie para permitir una flexión-extensión y una supinación-pronación totalmente libres. El reforzamiento de la prensión del puño se realiza para conservar el tono del antebrazo y puede lograrse con una pelota de tenis o una bola de espuma de caucho.

Los ejercicios isométricos para los rotadores externos se realizan con el antebrazo en posición neutra. El paciente intenta mover la muñeca hacia un lado, contra la resistencia de la otra o de un objeto fijo (véase Fig. 16-82). Los ejercicios isométricos del deltoides también se hacen con la persona de pie o sentada. El sujeto sostiene el brazo en posición neutra y lo desplaza hacia delante, hacia un lado o hacia atrás para ejercitar los fascículos anterior, medio y posterior del deltoides, respectivamente.

Las prensas, con el paciente en decúbito dorsal, se realizan inicialmente sosteniendo un lienzo o bastón con ambas manos, es decir, muy cerca una de la otra (Fig. 16-157). De una posición de arranque con los codos flexionados y las manos cruzando el tórax, la vara es impulsada hacia arriba, es decir, hacia el techo, con

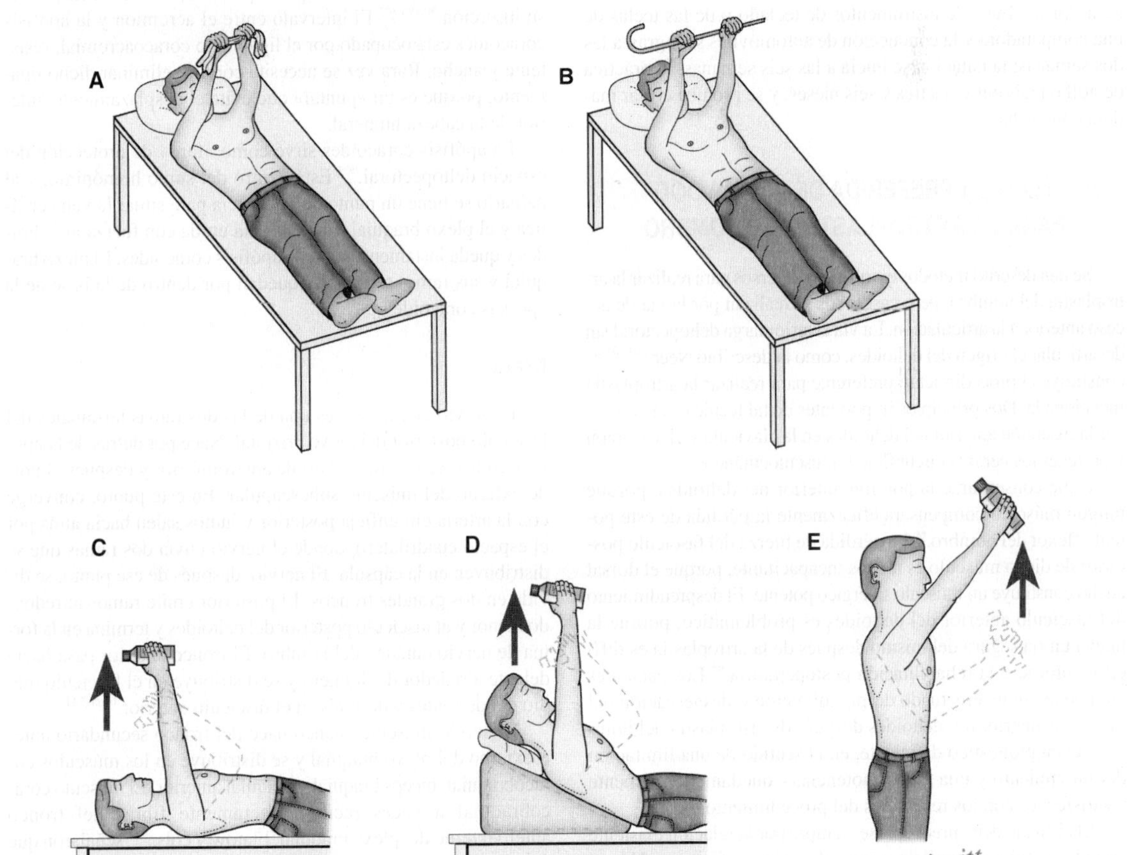

Fig. 16-157 • Ejercicios progresivos de prensa en decúbito dorsal para mejorar la flexión. El movimiento se hace siempre impulsando los brazos hacia el techo, y termina con levantamiento del hombro y el omóplato separándolo del lecho. **A,** Comenzar con dos manos juntas que sostienen un lienzo o toalla. **B,** Hacer el mismo movimiento con las manos separadas. **C,** De forma alternativa, levantar una mano con un peso aproximado de 500 g. **D,** Seguir con una mano con un peso de 500 g con dos grados más de posición sedente. **E,** Por último, ejercitar una mano con un peso de 500 g estando de pie. *(Modificada de Matsen FA III, Lippitt SB, Sidles JA y Harryman DT II: Practical Evaluation and Management of the Shoulder. Filadelfia: WB Saunders, 1994.)*

ambas manos, de forma lenta y controlada, para después descenderla despacio a la posición original de reposo sobre el pecho. El paciente incrementará el espacio entre ambas manos, las alejará progresivamente. Conforme el hombro adquiera más fuerza, se impulsan las manos hacia arriba (techo) de forma lenta y controlada, de manera independiente, es decir, sin relación de la una con la otra. Al mejorar la potencia, el ejercicio se hace con pesas de 500 g, que se sostienen con la mano del brazo operado, en los movimientos de presión ascendente. Cuando la persona se siente cómoda, puede elevar poco a poco el dorso hasta llegar a la posición erecta. Todos los movimientos de prensa deben realizarse de manera lenta y controlada, y no evolucionarán hasta el siguiente nivel hasta que el sujeto realice con comodidad 20 repeticiones.

Se brinda orientación sobre los ejercicios anteriores en tres ocasiones: 1) antes de la operación, 2) inmediatamente después de ésta y 3) antes de volver el enfermo a su hogar. Antes del alta, es importante alcanzar los objetivos de rotación externa asistida hasta 40° y elevación asistida hasta 140°.

El paciente será el responsable de su rehabilitación, y se le indica que poco a poco se normalizará el uso de su hombro. De manera típica, el uso de instrumentos de teclado o de las teclas de una computadora y la conducción de automóviles se logran a las dos semanas; la natación se inicia a las seis semanas; la práctica de golf o tenis entre los tres y seis meses, y se prohíbe cortar madera con hacha.

TÉCNICA PREFERIDA DE ROCKWOOD PARA LA ARTROPLASTIA DEL HOMBRO

Se han descrito métodos quirúrgicos diversos para realizar la artroplastia del hombro, pero casi todos se realizan por la vía de acceso anterior a la articulación. La vía anterior larga deltopectoral sin desarticular el origen del deltoides, como la describió Neer,[303,304,353] constituye el procedimiento preferente para realizar la artroplastia mencionada. Dos principios importantes de tal técnica son conservar la inserción anterior del deltoides en la clavícula y el acromion y proteger los nervios circunflejo y musculocutáneos.

Debe conservarse la porción anterior del deltoides, porque ningún músculo compensará eficazmente la pérdida de este potente flexor del hombro.[66] La pérdida de fuerza del fascículo posterior de dicho músculo es menos incapacitante, porque el dorsal ancho constituye un músculo sinérgico potente. El desprendimiento del fascículo anterior del deltoides es problemático, porque la nueva unión segura del mismo después de la artroplastia es difícil y entorpece la rehabilitación postoperatoria.[95] Los pacientes en quienes se ha efectuado desprendimiento o desnervación del fascículo anterior del deltoides después de artroplastia del hombro tienen pronóstico deficiente, en el sentido de una limitación del movimiento y una menor potencia, y quedan enormemente insatisfechos con los resultados del procedimiento.[164,436]

El cirujano debe preocuparse siempre por la relación existente entre los nervios circunflejo y musculocutáneos. Colocar el brazo en aducción y rotación externa puede hacer más seguras las vías de acceso anteriores a la articulación glenohumeral,[61,298,303,436] pero es mucho mejor identificar los nervios y protegerlos durante toda la operación. Burkhead y cols.[64,66] han descrito con detalle la extraordinaria variación de una pieza a otra en el trayecto y posición de los nervios mencionados. El desgarro del nervio circunflejo priva de inervación a todo el deltoides. Todas las funciones importantes del hombro necesitan la elevación en el plano escapular y, por esa razón, el daño del nervio circunflejo constituye la situación más catastrófica que puede surgir durante la artroplastia del hombro. Cualquier cirujano que emprenda la artroplastia mencionada sin saber con exactitud la localización del nervio mencionado y que no intente protegerlo afrontará consecuencias desastrosas.[164]

PUNTOS ANATÓMICOS DE REFERENCIA

Las tres prominencias anteriores, es decir, clavícula, acromion y apófisis coracoides, constituyen guías excelentes para situar la incisión y guardan relación íntima con estructuras importantes en la fase de descubrimiento operatorio. La clavícula está exactamente por encima de la porción superior del espacio deltopectoral. Se palpa con facilidad y constituye el punto de referencia de la porción más superior del corte.

El acromion es una gran superficie de inserción del deltoides, lo cual mejora la eficiencia de dicho músculo. Si se necesita reflejarlo de forma amplia, nunca se le liberará desde el acromion durante la artroplastia, sino que se podrá liberar de forma parcial su inserción.[90,298,303] El intervalo entre el acromion y la apófisis coracoides está ocupado por el ligamento coracoacromial, resistente y ancho. Rara vez se necesita cortar o eliminar dicho ligamento, porque es un «puntal» que evita el desplazamiento anterior de la cabeza humeral.

La apófisis coracoides sirve como «faro» de protección del espacio deltopectoral.[303] Está dentro del surco homónimo, y al palparlo se tiene un punto de referencia para situar la vena cefálica y el plexo braquial. La vena está unida con fuerza al deltoides y queda justamente sobre la apófisis coracoides. El plexo braquial y sus ramas terminales quedan por dentro de la base de la apófisis coracoides.

NERVIOS

El nervio circunflejo es una de las dos ramas terminales del fascículo posterior del plexo braquial. Nace por detrás de la apófisis coracoides y cruza el borde anteroinferior y después el borde externo del músculo subescapular. En este punto, converge con la arteria circunfleja posterior y juntos salen hacia atrás por el espacio cuadrilátero, donde el nervio envía dos ramas que se distribuyen en la cápsula. El nervio, después de ese punto, se divide en dos grandes troncos. El posterior emite ramos al redondo menor y al fascículo posterior del deltoides y termina en la forma de nervio cutáneo del hombro. El tronco anterior pasa hacia delante alrededor del húmero y se distribuye en el fascículo medio del deltoides y después en el fascículo anterior.[64,66,244]

El nervio musculocutáneo nace del tronco secundario anteroexterno del plexo braquial y se distribuye en los músculos coracobraquial, bíceps braquial y braquial anterior. El músculo coracobraquial a veces recibe directamente fibras del tronco anteroexterno del plexo braquial. Flatow y cols.,[136] señalaron que la porción lateral del nervio musculocutáneo penetraba en el músculo coracobraquial en un tramo de 3,1 cm a 8,2 cm desde la punta de la apófisis coracoides. Sin embargo, se han observado casos en que el nervio viene de un punto por debajo de la apófisis mencionada, para penetrar en el tendón conjunto, desde el lado externo. La causa más frecuente de lesión del nervio durante la artroplastia de hombro es la retracción excesiva. Los autores prefieren «desinsertar» los tendones conjuntos porque protegen el haz neurovascular durante la retracción del músculo pectoral mayor hacia dentro. La retracción muy vigorosa de los tendones conjuntos, compuestos del fascículo corto del bíceps y del coracobraquial, puede ocasionar lesión por tracción en el nervio musculocutáneo. Al prestar atención cuidadosa a la retracción debe llevarse al mínimo tal posibilidad.

ACCESO QUIRÚRGICO

Neer y cols.[303,304,353] describieron la creación de una vía quirúrgica deltopectoral anterior, que es la que prefieren. Al principio se utilizaba un acceso deltopectoral corto, con desprendimiento de la porción anterior del deltoides respecto de la clavícula; sin embargo, ello debilitaba el músculo y retrasaba la rehabilitación postoperatoria. En 1976 y 1977, Neer utilizó la vía de acceso superior, con desprendimiento del fascículo medio del deltoides; sin embargo, también debilitaba dicho fascículo. En septiembre de 1977, Neer comenzó a utilizar exclusivamente la vía deltopectoral larga, que se ha vuelto la técnica estándar para la artroplastia del hombro, por la mayor facilidad de rehabilitación después de la operación, y es la técnica que se describirá.[298]

En 1977, el autor (C.A.R.) recuerda algunas conversaciones con Neer respecto a tal vía, y no estaba totalmente convencido porque tenía problemas para realizar la artroplastia después de desprender la mayor parte del fascículo anterior del deltoides. Después de verlo operar, pudo utilizar sin reservas su técnica con los pacientes.

TÉCNICA QUIRÚRGICA

Se coloca al paciente en la mesa de operaciones en posición intermedia de Fowler con las rodillas en flexión, para evitar que se desplacen a un plano horizontal (Fig. 16-158A). Se quita la mitad superior corriente de la mesa y se sustituye por la cabecera de McConnell (McConnell Orthopaedic Equipment, Co., Greenville, TX), a fin de colocar al paciente en la porción superior y el borde de la mesa (véase Fig. 16-158B, C), la cual es necesaria para extender el brazo en rotación externa, por fuera del borde de la mesa, hacia el suelo, de modo que el cirujano pueda desbastar el conducto intramedular e introducir la prótesis. Es necesario fijar la cabeza del enfermo al dispositivo superior con cinta adhesiva, y también puede usarse ésta para fijar a dicho dispositivo la sonda o el tubo de anestesia. El cirujano tendrá cuidado de apoyar la cabeza en una posición que evite la hiperextensión o la flexión del cuello hacia fuera o hacia delante, lo cual puede comprimir las raíces cervicales. En la experiencia del autor, es mejor colocar la mesa en la posición intermedia de Fowler antes de fijar la cabeza al dispositivo superior.

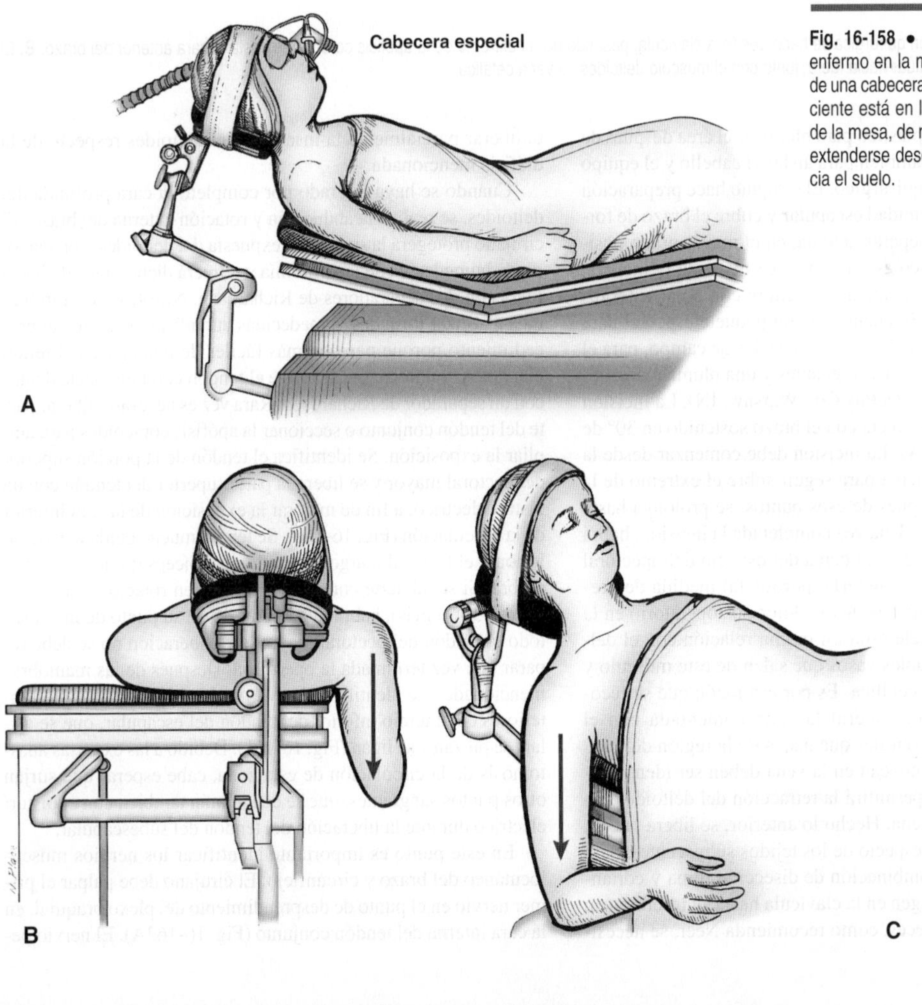

Fig. 16-158 • A, Colocación precisa del enfermo en la mesa operatoria, con el uso de una cabecera de McConnell (**B**). **C,** El paciente está en la esquina superior externa de la mesa, de manera que su brazo puede extenderse desde el borde de la mesa hacia el suelo.

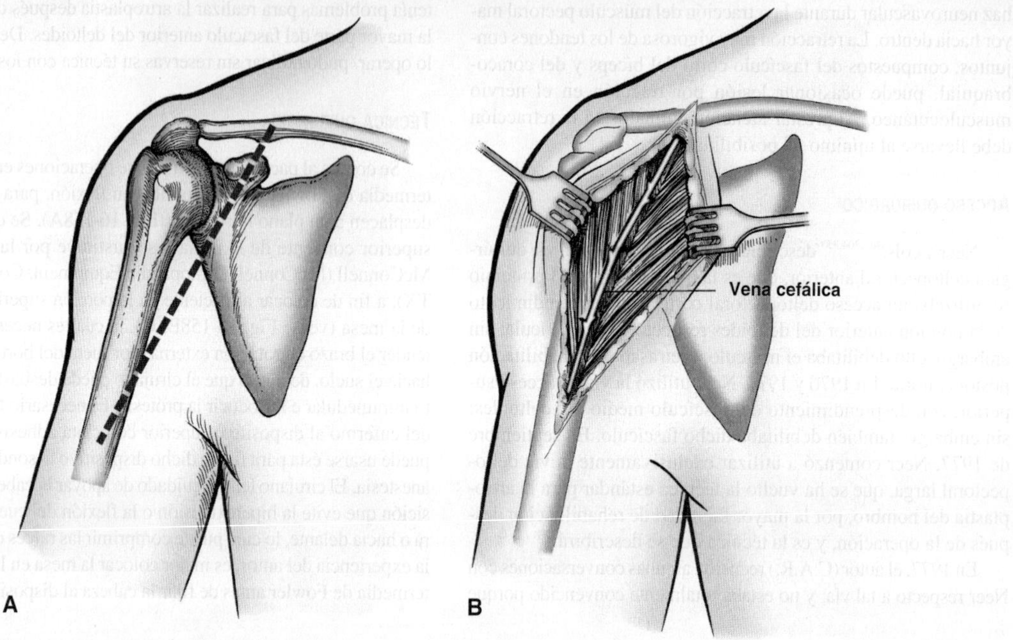

Fig. 16-159 • A, La incisión quirúrgica se hace desde la clavícula, pasando por el extremo de la apófisis coracoides hasta la cara anterior del brazo. **B,** El cirujano debe conservar y situar hacia fuera, junto con el músculo deltoides, la vena cefálica.

Se utilizan hojas de plástico para bloquear el área después de preparación aséptica y también para aislar el cabello y el equipo de anestesia del campo quirúrgico. El cirujano hace preparación aséptica de toda la extremidad escapular y cubre el brazo de forma libre. Es necesario separar la axila, en el mayor grado posible, del campo quirúrgico estéril. Una vez marcada la incisión en la piel, el lugar de la operación se cubre con hojas estériles adherentes de plástico. Se cuenta con un paquete especial para cirugía de hombro, que incluye los materiales de campo, para el resto del cuerpo, así como batas, guantes y una pluma marcadora (Shoulder Drape Pack, DePuy Co., Warsaw, IN). La incisión de la piel se hace en línea recta con el brazo sostenido en 30° de abducción (Fig. 16-159A). La incisión debe comenzar desde la cara superior de la clavícula para seguir sobre el extremo de la apófisis coracoides; después de esos puntos, se prolonga hasta la cara anterior del brazo. Una vez completada la incisión, habrá que identificar la vena cefálica cerca del espacio deltopectoral (véase Fig. 16-159B) y protegerla, porque tal medida de precaución disminuirá la hinchazón y el dolor postoperatorio en la extremidad. La vena suele estar en íntima relación con el deltoides, por los innumerables vasos que salen de este músculo y desembocan en la vena cefálica. Es por esa razón que se recomienda llevar en sentido lateral la vena comentada con el músculo deltoides. Las venillas que nacen de la región del pectoral mayor y que desembocan en la vena deben ser identificadas y anudadas, lo que permitirá la retracción del deltoides hacia fuera, junto con la vena. Hecho lo anterior, se libera la cara posterior del deltoides respecto de los tejidos subyacentes, para lo cual se utiliza una combinación de disección roma y cortante, desde su punto de origen en la clavícula hasta su inserción en la diáfisis humeral. A veces, como recomienda Neer, se necesita liberar parcialmente la inserción del deltoides respecto de la diáfisis mencionada.

Cuando se haya liberado por completo la cara profunda del deltoides, se realiza la abducción y rotación externa del brazo. El cirujano protegerá la superficie expuesta del deltoides con una torunda humedecida de laparotomía y retraerá dicho músculo hacia fuera con dos separadores de Richardson. Nosotros acostumbramos a utilizar torundas humedecidas durante dicha parte del procedimiento porque parecen más fáciles de manejar en el tejido blando. A continuación, se retrae el tendón conjunto hacia dentro con un separador de Richardson. Rara vez es necesario liberar parte del tendón conjunto o seccionar la apófisis coracoides para ampliar la exposición. Se identifica el tendón de la porción superior del pectoral mayor y se libera la parte superior del tendón con un bisturí eléctrico, a fin de mejorar la exposición de la cara inferior de la articulación (Fig. 16-160). Se tendrá mucho cuidado para no lesionar el fascículo largo del tendón del bíceps durante esta maniobra. Si se advierte contractura intensa en rotación interna (es decir, −30° o más), habrá que liberar desde su punto de inserción todo el tendón del pectoral mayor; esta liberación no se debe reparar una vez terminada la operación. Después de las maniobras mencionadas, se identifican los vasos circunflejos humerales anteriores en el tercio inferior del tendón del escapular, que se aíslan, se pinzan y se ligan (Fig. 16-161). Debido a las extensas anastomosis de la circulación de esta zona, cabe esperar que surjan otros puntos sangrantes, que se coagularán tambien con el bisturí eléctrico durante la liberación del tendón del subescapular.

En este punto es importante identificar los nervios musculocutáneo del brazo y circunflejo. El cirujano debe palpar el primer nervio en el punto de desprendimiento del plexo braquial, en la cara interna del tendón conjunto (Fig. 16-162A). El nervio pe-

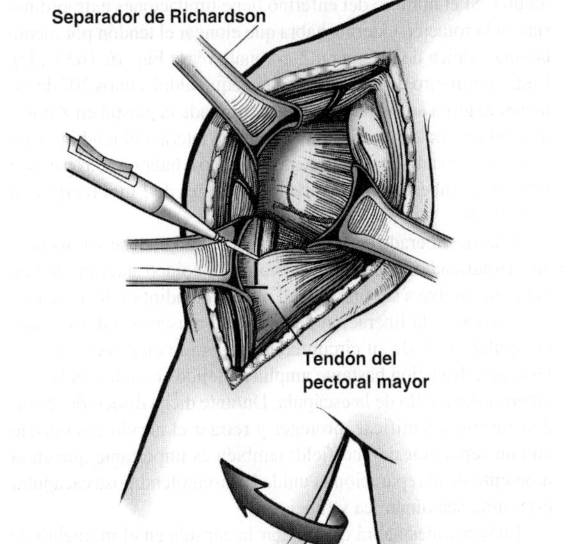

Fig. 16-160 • El cirujano aparta los tendones del deltoides y del pectoral mayor, y debe liberar la porción superior del tendón de este último músculo. Tendrá enorme cuidado de no lesionar el fascículo largo del tendón bicipital subyacente.

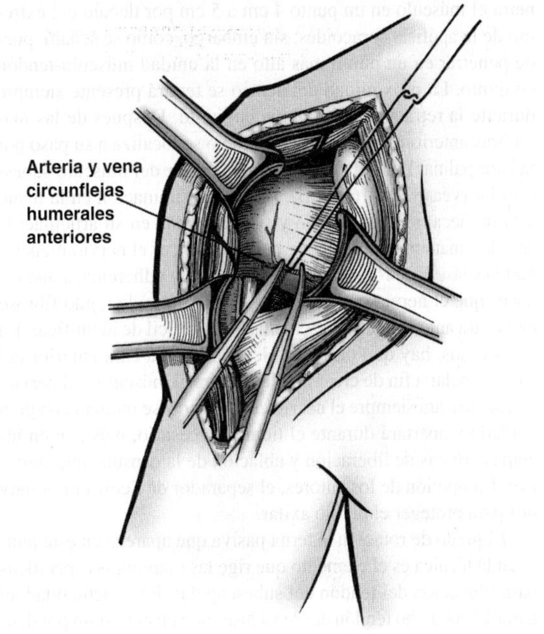

Fig. 16-161 • Los vasos circunflejos anteriores están en la porción inferior del tendón del subescapular y es necesario aislarlos, coagularlos o ligarlos.

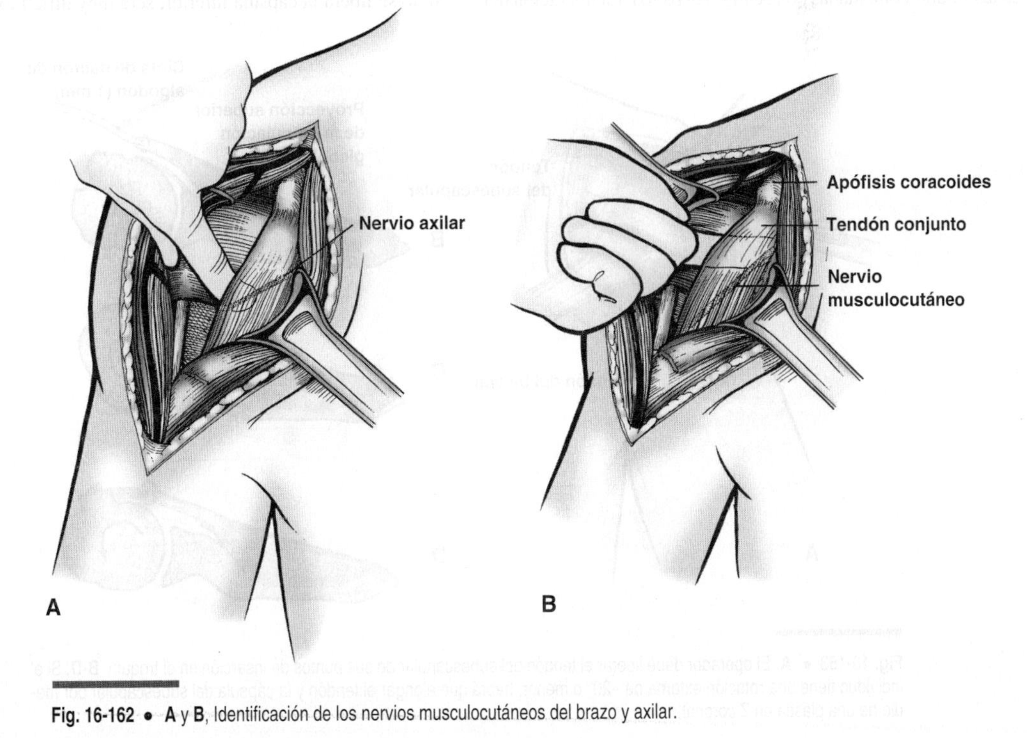

Fig. 16-162 • A y B, Identificación de los nervios musculocutáneos del brazo y axilar.

netra el músculo en un punto 4 cm a 5 cm por debajo del extremo de la apófisis coracoides; sin embargo, como se señaló, puede penetrar en un punto más alto en la unidad músculo-tendón conjunto. La proximidad del nervio se tendrá presente siempre durante la retracción del tendón conjunto. Después de las maniobras anteriores, el nervio circunflejo se localiza a su paso por la cara palmar del índice, en la cara anterior del músculo subescapular (véase Fig. 16-162B). Al ejercer supinación en la mano y la muñeca, se rota el dedo y se le flexiona en su articulación distal, a manera de «gancho», para identificar el nervio mencionado (véase Fig. 16-162A). Las cicatrices y adherencias pueden hacer que el nervio quede dentro de una masa de tejido fibroso en la cara anterior del subescapular y sea difícil de identificar. En estos casos, hay que pasar un elevador por la cara anterior del subescapular a fin de crear un plano entre el músculo y el nervio. Se identificará siempre el nervio circunflejo y se retraerá con gran cuidado y apartará durante el tiempo necesario, más aún en las etapas críticas de liberación y ablación de la cápsula anteroinferior. En opinión de los autores, el separador de Scoffield es muy útil para proteger el nervio axilar.

El grado de rotación externa pasiva que aparece en este punto en la técnica es el elemento que rige las maniobras específicas para liberación del tendón del subescapular. En la actualidad, el autor libera dicho tendón desde su inserción en el troquín por dentro del fascículo largo del tendón bicipital (Fig. 16-163A). Después de liberar un muñón satisfactorio del tendón del subescapular, a él se fija una cinta fuerte de dacrón no absorbible de 1 mm con dos o tres puntos en «W» o puntos modificados de Kessler. Después de colocadas las suturas, pueden utilizarse como medio de tracción cuando se libere el resto del tendón de la cápsula subyacente y el tejido cicatrizal. En el momento del cierre, se repara el tendón hasta la superficie seccionada del húmero por medio de las suturas comentadas (véase Fig. 16-163B). La liberación del tendón desde el troquín y la reparación del mismo hasta la superficie de corte del cuello del húmero permiten rotación externa más amplia. Si el hombro del enfermo tiene limitaciones extraordinarias en la rotación externa, habrá que elongar el tendón por medio de una técnica de plastia en Z coronal (véase Fig. 16-163 C, D). Cada centímetro de tendón elongado equivaldrá a unos 20° de rotación externa adicional. Una vez terminada la plastia en Z coronal, deberá incluir la cápsula del muñón lateral del tendón en un tramo adicional. En el momento del cierre habrá que reparar el tendón del subescapular con cinta quirúrgica de 1 mm fuerte y no absorbible.

Una vez liberado el tendón del subescapular, debe ser liberado en su totalidad de la cápsula y el borde glenoideo anterior, de manera que vuelva a ser una unidad musculotendinosa dinámica. El proceso exige la liberación de la unidad musculotendinosa subescapular, 360° de su circunferencia, para lo cual suele necesitarse una disección bastante amplia de tejidos blandos en la cara anterior del cuello de la escápula. Durante dicha disección, es indispensable identificar, proteger y retraer el nervio circunflejo con un separador de Scoffield; también es importante que en el momento de la reparación la unidad musculotendinosa escapular esté libre, sea dinámica y funcione.

En ocasiones habrá que liberar la cápsula en el momento de liberar el subescapular. En tal situación, habrá que extirpar la cápsula anterior desde la superficie anterior del subescapular, a fin de lograr un tendón libre y dinámico del subescapular. Si sólo se libera la cápsula de la zona glenoidea y se deja en su sitio, más tarde mostrará cicatrices hasta el húmero y la zona glenoidea, y limitará de nuevo la rotación externa. Por esa razón, hay que liberar de forma absoluta la cápsula anteroinferior en sentido inferior, por lo menos hasta una posición de las agujas del reloj de las 6, incluso en presencia de un gran osteofito inferior (Fig. 16-164A). Si no se libera la cápsula inferior, será muy difícil extraer la ca-

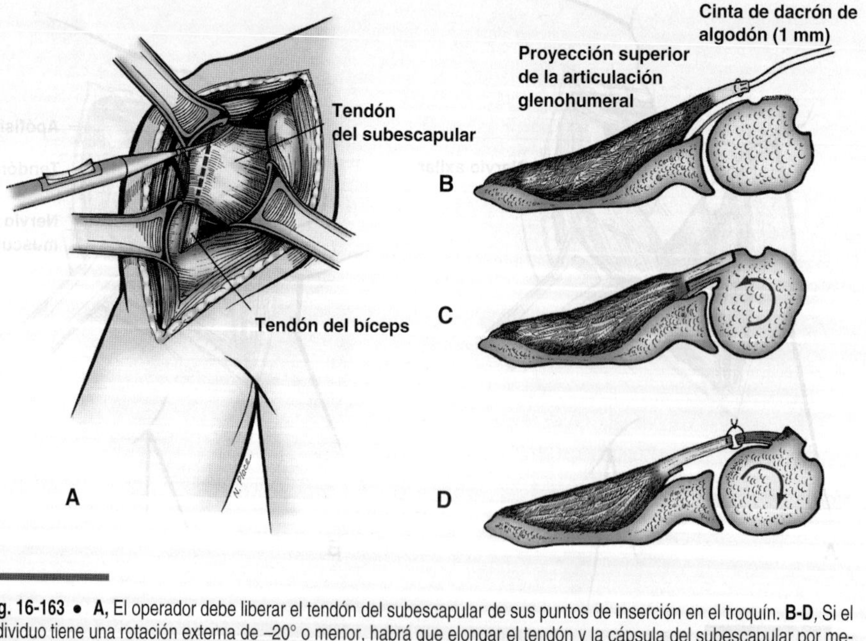

Fig. 16-163 • **A,** El operador debe liberar el tendón del subescapular de sus puntos de inserción en el troquín. **B-D,** Si el individuo tiene una rotación externa de –20° o menor, habrá que elongar el tendón y la cápsula del subescapular por medio de una plastia en Z coronal.

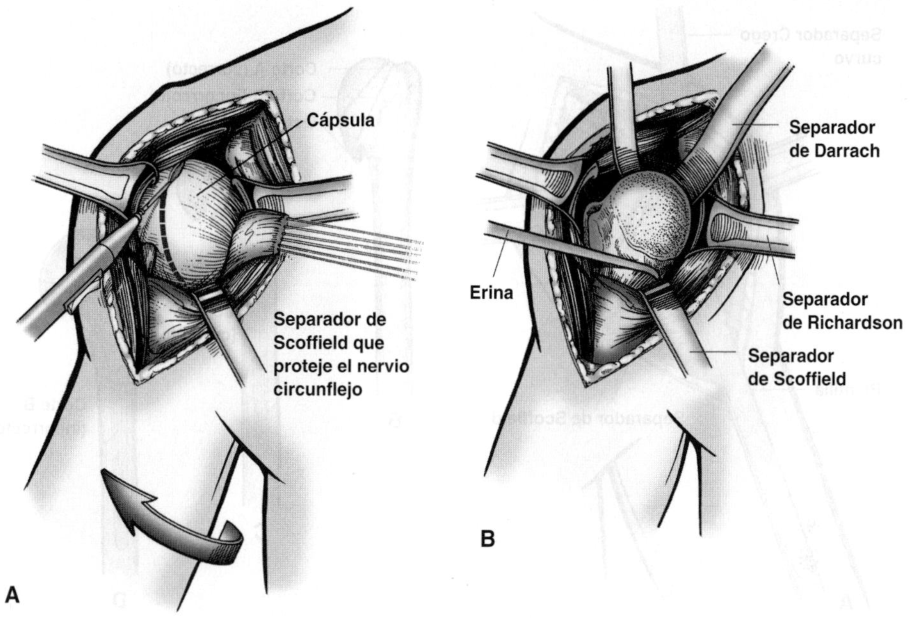

Fig. 16-164 • **A,** La cápsula debe ser liberada desde el cuello del húmero de arriba abajo. Si no se libera por completo en sentido inferior, dificultará el desplazamiento de la cabeza del húmero, es decir, hacia arriba y fuera de la cavidad glenoidea. **B,** Con separadores de Darrach en el hombro, como una viga de deslizamiento, puede utilizarse el gancho para huesos, de modo que se eleve la cabeza del húmero y salga de la cavidad glenoidea, mientras se rota hacia fuera el brazo y se extiende más allá del borde de la mesa.

beza en sentido superior a la cavidad glenoidea. Más tarde habrá que liberar toda la cápsula anteroinferior de la zona glenoidea y desecharla. Una vez liberada la cápsula en sentido inferior, habrá que pasar un pequeño gancho de huesos alrededor y debajo del cuello humeral. Con un separador de Darrach grande en la articulación y un gancho para huesos alrededor del cuello del húmero, podrá efectuarse la rotación externa, la aducción y la extensión del brazo más allá del borde de la mesa, para que la cabeza humeral pueda ser llevada hacia arriba y afuera de la cavidad glenoidea (véase Fig. 16-164B). Si resulta imposible extraer la cabeza de esa manera, es probable que aún esté intacta la cápsula inferior y habrá que liberarla todavía más. Es importante lograr este grado de descubrimiento con el brazo extendido más allá del borde de la mesa y en rotación externa antes de emprender la ablación de la cabeza del húmero.

Técnica de artroplastia* no restringida del hombro

Ablación de la cabeza humeral

La ablación de la cabeza humeral es una fase crítica del método. Si no hay erosión glenoidea posterior, a juzgar por los datos de la tomografía computarizada, habrá que extraer la cabeza humeral con el brazo en 20° a 25° de rotación externa, maniobra que puede lograrse al flexionar el codo 90° y después de hacer rotación externa del brazo de 20° a 25° (Fig. 16-165). Por medio

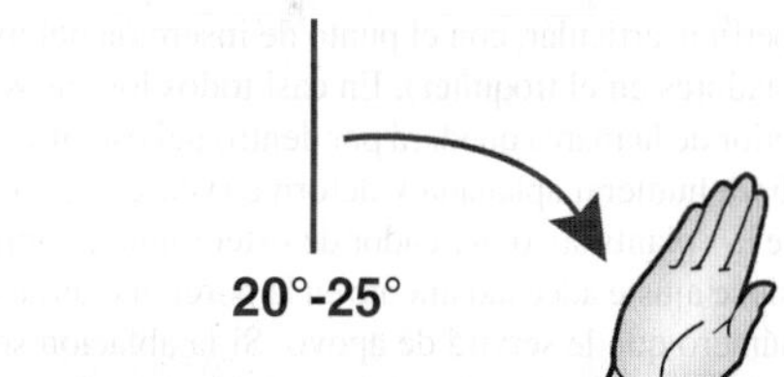

Fig. 16-165 • Antes de extirpar la cabeza humeral, el brazo debe sostenerse en sentido paralelo al piso y, después, se hará rotación externa de 20° a 25°.

de una «plantilla» o regleta de osteotomía humeral se calcula el ángulo en varo-valgo de la cabeza por extirpar (Fig. 16-166A). Conviene colocar la «plantilla» o marcador en la cara anterior del brazo, en sentido paralelo a la diáfisis humeral, y el operador marcará el ángulo en el cual extirpará la cabeza por medio de bistu-

* La técnica quirúrgica utilizada en este capítulo se ha adaptado del manual de 1994 de Depuy, Inc., titulado *Global Shoulder Arthroplasty System.*[352]

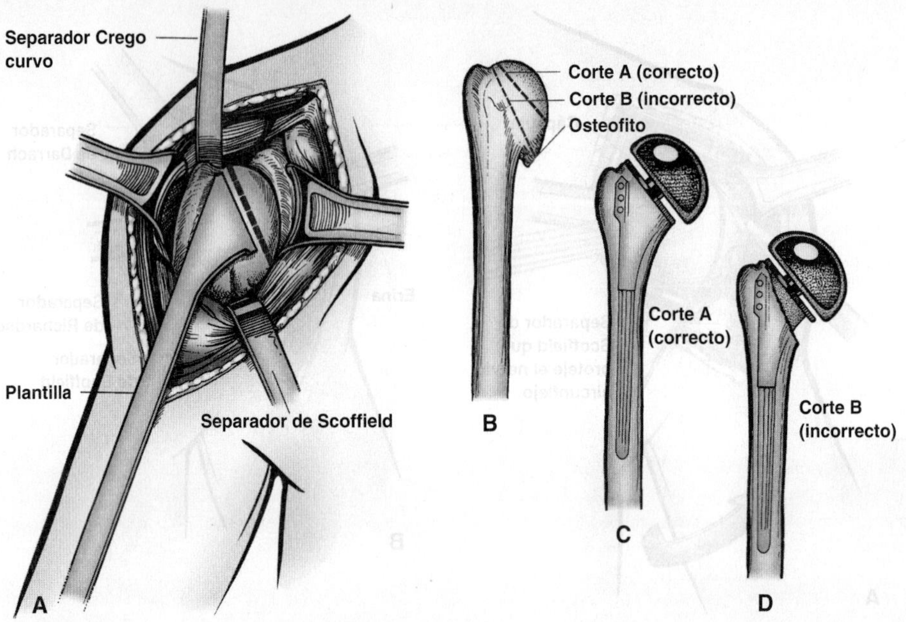

Fig. 16-166 • A, Es necesario utilizar una plantilla para valorar el ángulo exacto de ablación de la cabeza. **B-D,** De no usarse plantilla para extirpar la cabeza, no se contará con hueso suficiente para apoyar el cuello de la prótesis.

rí-electrocauterio. La porción superoexterna de la marca debe estar en el surco de la parte más alta del hombro (p. ej., en la unión de la superficie articular, con el punto de inserción del manguito de los rotadores en el troquíter). En casi todos los casos, la porción inferior de la marca quedará por dentro del osteofito inferior de la cabeza humeral aplanada y deforme (véase Fig. 16-166B). El uso de la «plantilla» o marcador de osteotomía asegurará que la prótesis se ajuste adecuadamente en la porción interna del cuello del húmero que le servirá de apoyo. Si la ablación se realiza en forma de varo excesivo, disminuirá el elemento de apoyo para el «collar» o cuello de la prótesis (véase Fig. 16-166C, D).

Si la tomografía computarizada de axila obtenida en el preoperatorio revela erosión glenoidea posterior, el cirujano dispone de varias opciones, a saber: eliminar la mitad anterior de la zona glenoidea con una barrena neumática y un abocardador para glenoides, colocar un injerto de hueso en la parte posterior de la cavidad glenoidea o eliminar la cabeza humeral con el brazo en una rotación externa menor de 20° a 25°. Por ejemplo, si se advierten 10° de erosión glenoidea posterior, habrá que eliminar la cabeza humeral con el brazo en una rotación externa de sólo 10° a 15°. Si hay más de 25° de erosión glenoidea posterior, podrá utilizarse la barrena neumática y un abocardador especial de glenoides para eliminar parte de la porción anterior de la cavidad glenoidea.

Antes de utilizar la sierra oscilante para eliminar la cabeza, el operador debe proteger el tendón bicipital y las inserciones del supraespinoso, del infraespinoso y del redondo menor en la porción proximal del húmero. Con ese fin, pasará debajo del bíceps el separador grande de Crego, de tipo curvo modificado, y lo introducirá rastreando su punta para proteger las estructuras mencionadas durante la ablación de la cabeza del húmero (Fig. 16-167). Con los separadores de Darrach en la articulación, el cirujano

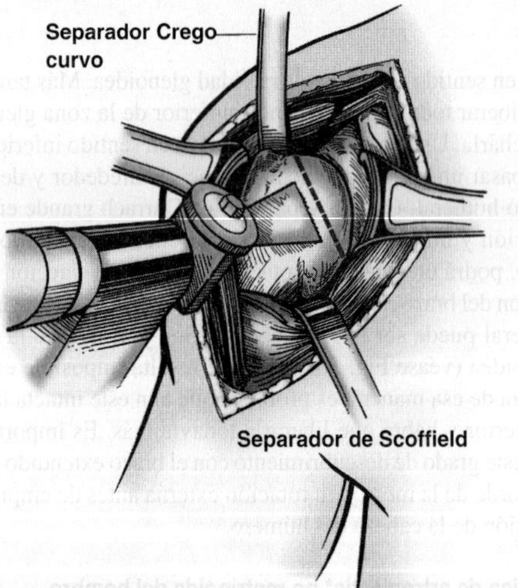

Fig. 16-167 • El operador debe introducir un separador Crego modificado debajo del tendón bicipital y después «rastrearlo» alrededor de la parte trasera del cuello del húmero; así se protegerán el bíceps y el manguito de los rotadores y no se seccionarán durante la eliminación de la cabeza con una sierra oscilatoria.

utilizará sagital eléctrica para eliminar la cabeza del húmero con un ángulo predeterminado. Durante la extracción de la cabeza, el brazo del paciente debe estar paralelo al piso y la sierra en sentido perpendicular al plano horizontal.

Una vez extraída la cabeza del húmero, utilizando los separadores de Darrach a manera de puntal o viga de apoyo, se utilizará un gancho para hueso, en combinación con extensión y rotación externa del brazo, que sobresale del borde de la mesa, a fin de extraer por la incisión la superficie esponjosa de hueso en el extremo proximal del húmero (Fig. 16-168). Una vez más, adquiere máxima importancia la colocación del enfermo en la mesa de operaciones, porque es muy difícil insertar las fresas dilatadoras del conducto medular y también colocar la prótesis, salvo que el brazo pueda extenderse más allá del borde de la mesa (véase Fig. 16-158B y C). La fresa dilatadora de 6 mm para conducto medular se utiliza para hacer el orificio «piloto» en la superficie esponjosa superolateral del húmero; de esta manera, la fresa pasará de forma directa hasta el conducto medular (Fig. 16-169A, B). La fresa mencionada se introduce en el húmero hasta la zona lisa superior por encima de los filetes cortantes, que esté al mismo nivel de la superficie de corte de hueso. Una vez que se hizo el orificio con la primera fresa, se utilizarán en serie fresas de 8 mm, 10 mm y 12 mm, hasta que una de ellas comience a «raspar» la cortical del conducto intramedular. La anchura de la última fresa que «raspe» la cortical será la que rija la anchura del vástago del cuerpo del osteótomo y del implante. El desbaste debe hacerse a mano y no con equipo motorizado. Hay que tener gran cuidado de *no* desbastar demasiado el conducto medular, y recordar que el brazo es sostenido en rotación externa y que el desbastamiento se hace en el sentido de la rotación interna. El desbastamiento excesivo impone «torsiones» al húmero y puede generar un riesgo mayor de fatiga mecánica o fractura. Por último, se escoge un osteótomo de tamaño igual al de la última fresa desbastadora, es decir, si se utilizó una de 12 mm, el osteótomo tendrá 12 mm, y habrá que escoger un vástago intramedular del mismo tamaño. Hecho lo anterior, se adapta el vástago al interior del osteótomo para introducirlo en el conducto medular (Fig. 16-170A). El vástago, dentro del conducto desbastado, evita que el osteótomo se desplace en posición de varo. El cuello o collar del osteótomo de adaptación al cuerpo se utiliza para precisar la rotación exacta antes de cortar el hueso. Cuando la aleta lateral del osteótomo toca el troquíter, se desliza el collar hasta el osteótomo, en el punto en que toca el hueso esponjoso. Hecho lo anterior, se rota el osteótomo hasta que el collar queda exactamente contra la superficie seccionada del hueso. Como paso siguiente, con un martillo se golpea el osteótomo para llevarlo hasta el hueso esponjoso. Al llevar el osteótomo hasta dicho hueso, se identifica la cantidad adecuada de tejido por extraer, para que se adapte el cuerpo del vástago y cree las «ranuras» para las aletas anterior, posterior e inferior. Antes de introducir la espita se extraerá el hueso esponjoso con un osteótomo pequeño (véase Fig. 16-170B).

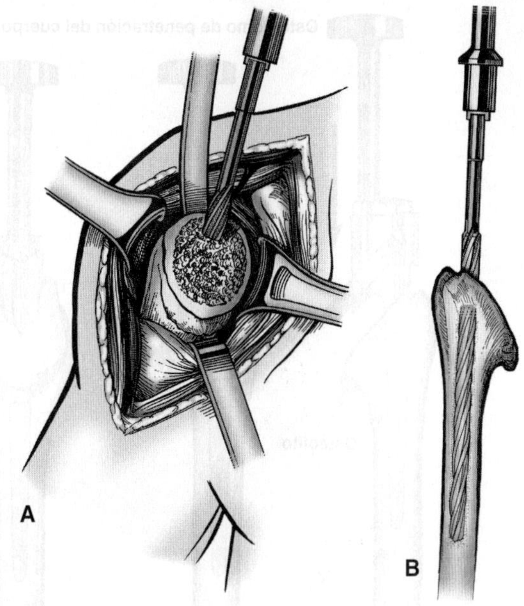

Fig. 16-169 • A, Como primer paso, se coloca en sentido excéntrico y superior un abocardador intramedular de 6 mm lo más adentro posible de la porción proximal del húmero. **B,** Se utilizan abocardadores progresivos hasta que el dispositivo comienza a limar la capa cortical de hueso.

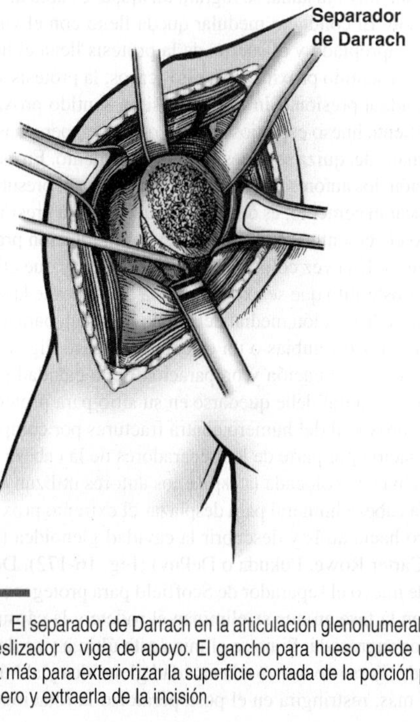

Fig. 16-168 • El separador de Darrach en la articulación glenohumeral actuará cono deslizador o viga de apoyo. El gancho para hueso puede utilizarse una vez más para exteriorizar la superficie cortada de la porción proximal del húmero y extraerla de la incisión.

Una maniobra importante en estos casos es probar la espita del vástago. Si se han utilizado una fresa de 12 mm y un osteótomo del mismo tamaño, cabrá utilizar una espita exactamente de la misma anchura. Una vez ajustada la espita (Fig. 16-171) dentro de la guía-extractor, hay que hacer que las ranuras de las aletas de la espita casen con las correspondientes hechas con el osteótomo. La espita debe ser impulsada con gran cuidado hasta asentarla en su sitio, con la seguridad de conservar la versión exacta de la misma, al hacer que coincidan las ranuras hechas para las aletas. Si la parte proximal del húmero es grande en proporción al conducto intramedular, puede usarse una combinación «desigual» de vástago-cuerpo humeral. Si el conducto medular se desbastó hasta tener 12 mm de anchura y es muy grande la porción

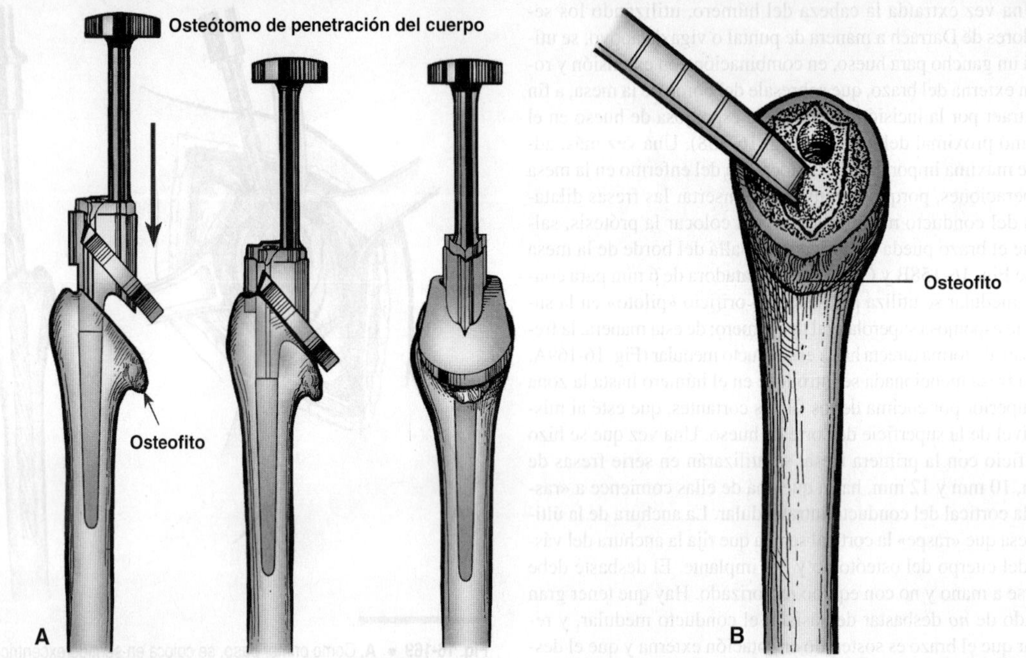

Fig. 16-170 • A, Vástago del osteótomo de penetración del cuerpo que tiene el mismo tamaño que el abocardador del conducto intramedular (apropiado) y que se inserta hasta el conducto intramedular del húmero. **B,** El osteótomo debe rotarse hasta que el collar quede exactamente aplanado contra el corte del hueso; así se asegura el logro de la versión exacta para la prótesis.

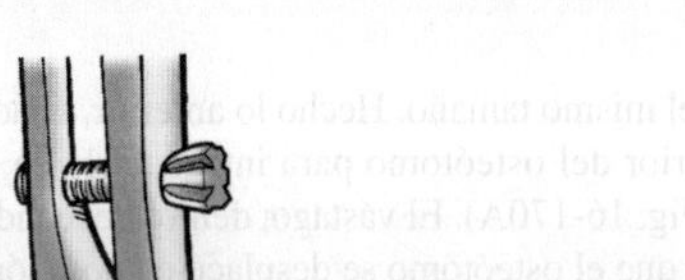

Fig. 16-171 • Después de colocar el cuerpo-espita de prueba con el extractor impulsor, el osteofito debe ser eliminado por medio de un osteótomo y de una pinza gubia.

proximal del húmero, pueden utilizarse una espita 14/12 y una prótesis del mismo tamaño. La prótesis final será cerca de 1 mm más ancha que la espita correspondiente, es decir, si la espita corporal está muy ajustada, se logrará un ajuste estable de la prótesis a presión. El conducto medular queda lleno con el vástago de tamaño apropiado y el cuerpo de la prótesis llena el hueso esponjoso en sentido proximal; en estos casos, la prótesis suele quedar ajustada a presión. Sin embargo, si en sentido proximal no hay suficiente hueso esponjoso, como ocurre en personas con artritis reumatoide, quizá se necesite colocar cemento. En esta última situación, los autores no utilizan «restrictores» ni presurización para colocar el cemento, es decir, introducen con la presión de sólo un dedo el cemento suficiente para evitar la rotación proximal de la prótesis. Una vez colocada la espita final, hay que eliminar cualquier osteofito que se extienda hacia abajo desde la superficie de corte de la porción medial del cuello humeral, para lo cual se utilizarán pinzas gubias o un osteótomo (véase Fig. 16-170B). En la fase de evaluación y preparación de la cavidad glenoidea, la espita corporal debe quedarse en su sitio para proteger a la porción proximal del húmero contra fracturas por compresión o deformación por parte de los separadores de la cabeza humeral.

Una vez colocada la espita, los autores utilizan un separador de la cabeza humeral para desplazar el extremo proximal del húmero hacia atrás y descubrir la cavidad glenoidea (separadores de Carter Rowe, Fukuda o DePuy) (Fig. 16-172). Debe utilizarse de nuevo el separador de Scoffield para proteger el nervio axilar en la fase en que se eliminan el rodete y la cápsula anteroinferior engrosada. Si no se elimina esta última y se deja indemne, puede fijarse de nuevo a la cavidad glenoidea y al húmero y, una vez más, restringirá en el postoperatorio la rotación externa. La

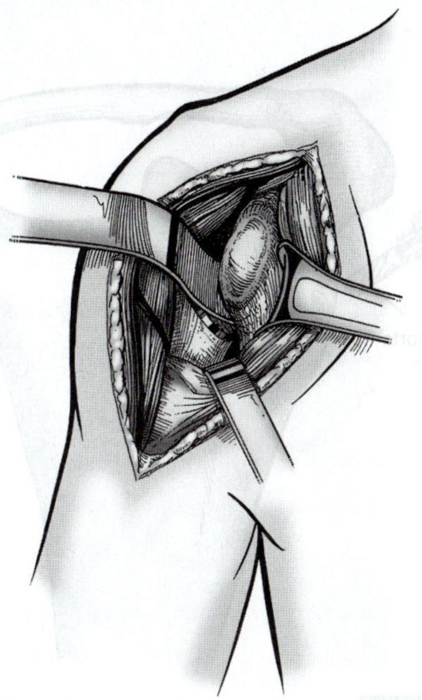

Fig. 16-172 • Al sustituir la cavidad glenoidea con una prótesis, cabe utilizar para descubrirla varios tipos de separadores de la cabeza humeral.

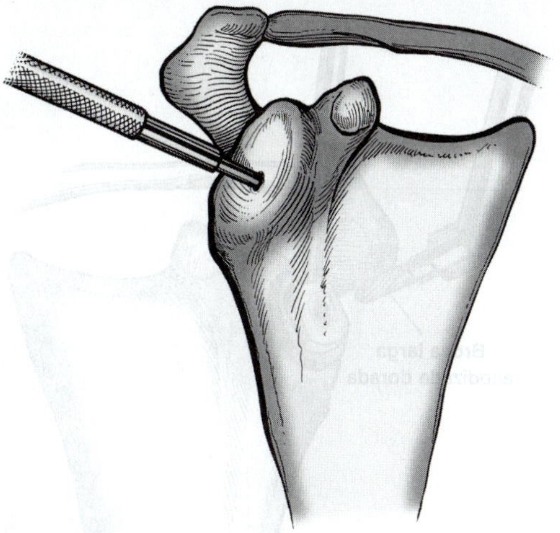

Fig. 16-173 • Se elabora un orificio central en la cavidad glenoidea por medio de un punzón o una barrena neumática.

eliminación de la porción anteroinferior de la cápsula no ha causado inestabilidad alguna de la articulación.

Comparación entre hemiartroplastia y artroplastia total de hombro

Si la hemiartroplastia es el método más indicado, el operador debe estar listo para la colocación final de la prótesis y la reparación del tendón del subescapular. Sin embargo, si se planea el reemplazo total de hombro, habrá que seguir las fases siguientes de recolocación de la zona glenoidea.

Técnica para utilizar la prótesis glenoidea de cinco clavijas

Para cuantificar el tamaño preciso de la cavidad glenoidea, se utilizan discos glenoideos «medidores». El operador escogerá aquel que mejor se adapte al tamaño de la cavidad mencionada. El disco por utilizar debe tener el mismo tamaño o ser incluso levemente menor que dicha cavidad. Si se escogen un disco y una prótesis glenoidea mayores de lo necesario, podrán interferir en la función del manguito. La articulación normal del hombro permite una traslación anteroposterior de 6 mm de la cabeza humeral en la cavidad glenoidea, razón por la cual se han creado prótesis glenoideas con un diámetro de curvatura 6 mm mayor que la cabeza humeral correspondiente.[175] Los números de cada uno de los discos glenoideos «medidores» y prótesis de prueba son 40xs, 40, 44, 48, 52, 56 ó 56EL, con un color diferente. Los números no corresponden con un tamaño determinado en milímetros; más bien, cada uno tiene un diámetro 6 mm mayor que la cabeza humeral correspondiente, lo cual permite automáticamente la traslación de la cabeza en la prótesis glenoidea. Si se escoge una prótesis glenoidea números 52, habrá que utilizar una cabeza humeral de 52 mm, lo cual permite una desigualdad de 6 mm entre la cabeza protésica y la prótesis glenoidea.

Con el húmero desplazado en grado suficiente en sentido posterior, se hace un orificio en el centro de la cavidad glenoidea por medio de un punzón o una barrena neumática (Fig. 16-173). El cirujano conectará al mango la guía de la barrena, de color dorado y anodizada, y la llevará a la cavidad glenoidea, en el orificio «para centralizar». Como paso siguiente, se conecta la broca de color dorado anodizada en la guía, y se la activa y hace que perfore hasta que la guarda o protector tope con la guía de la barrena (Fig. 16-174). Es importante que la broca esté perfectamente centrada en la guía y que se encienda el aparato antes de que la broca se ponga en contacto con el hueso. Si la broca no está alineada con precisión, se puede atascar en la guía, lo cual ocasionará desperfectos.

Si la articulación está demasiado ajustada, al grado de que resulte imposible introducir la broca más larga, dorada y anodizada, puede utilizarse la broca plateada, más corta, para perforar el orificio central. Una vez que con las brocas plateadas se haya «superficializado» la cavidad glenoidea, habrá que quitar la guía central y reanudar el desbastamiento hasta que la broca plateada toque el fondo. La profundidad del orificio central realizado con la broca plateada sin utilizar la guía central será igual a la que se hubiera logrado en caso de utilizar una broca dorada anodizada, de mayor tamaño, con la guía. Como paso siguiente, se monta la barrena en el desbastador glenoideo que mejor se adapte al tamaño de la cavidad glenoidea. Se introduce el tallo de la fresa dilatadora en el orificio central, y se desbasta la cavidad glenoidea hasta que tenga una configuración lisa que concuerde con el tamaño de la prótesis glenoidea de prueba que se haya escogido (Fig. 16-175); así se asegura un «encaje» perfecto entre la parte trasera de la prótesis y la «cara» anterior de la glenoides. El cirujano impartirá fuerza a la fresa dilatadora glenoidea mientras la punta de ésta permanece en el orificio piloto, pero antes de ponerse en contacto con el hueso. Si la fresa dilatadora se empuja con demasiada presión contra la glenoides antes de impartirle fuerza motorizada, correrá el riesgo de «trabarse» y dañar la barrena motorizada y el hueso.

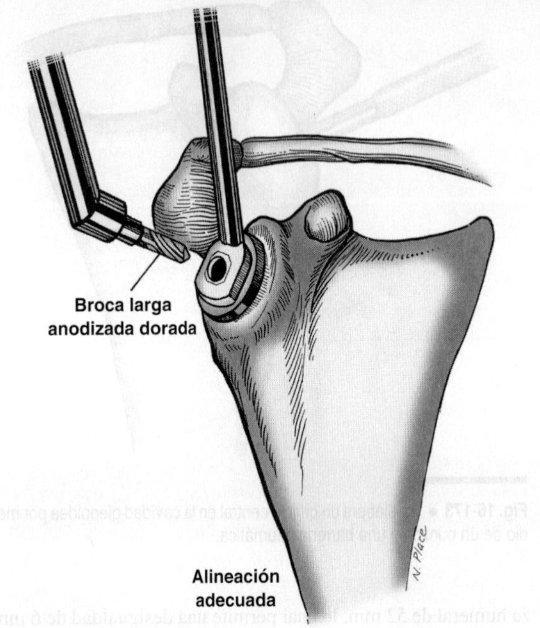

Fig. 16-174 • La broca larga anodizada dorada debe colocarse en sentido perfectamente recto a la guía. Si se coloca en ángulo, la broca podrá «trabarse» en la guía y romperla. Se cuenta con una guía recta o con ángulo de 45°.

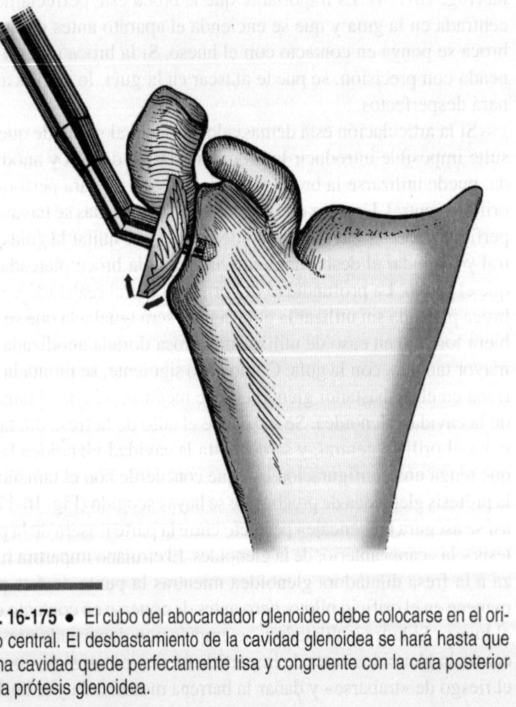

Fig. 16-175 • El cubo del abocardador glenoideo debe colocarse en el orificio central. El desbastamiento de la cavidad glenoidea se hará hasta que dicha cavidad quede perfectamente lisa y congruente con la cara posterior de la prótesis glenoidea.

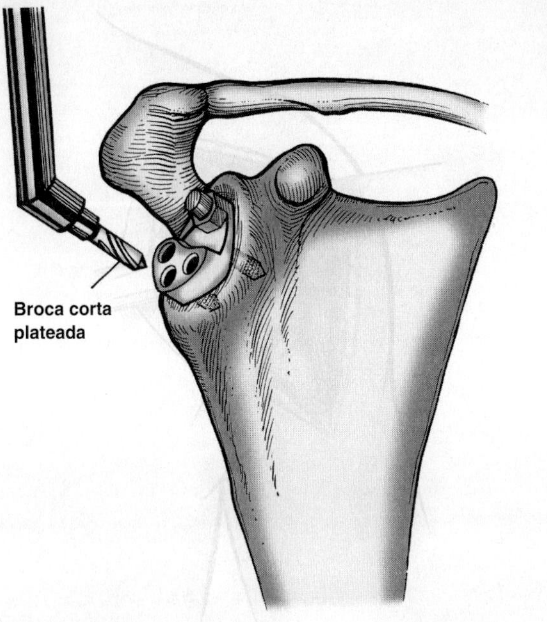

Fig. 16-176 • Una vez colocada la guía periférica de la broca, se utilizará la broca corta plateada para realizar cuatro orificios periféricos en la cavidad glenoidea.

En ese momento se adapta al mango la guía de la barrena periférica de color plateado. La clavija central en la guía se desliza en el orificio que se ha elaborado en el centro de la cavidad glenoidea. Conviene utilizar la barrena de color plateado, que es más corta que la dorada anodizada, para realizar cuatro orificios periféricos en la cavidad glenoidea (Fig. 16-176). El operador realizará en primer término el orificio superior y después colocará la clavija antirrotatoria para evitar cualquier rotación de la guía mientras realiza los otros orificios.

Es importante destacar que, cuando está colocada la guía periférica, es conveniente corroborar que haya espacio suficiente para perforar el orificio posterior. A veces la articulación del hombro está tan ajustada que es muy difícil desplazar la porción proximal del húmero en un tramo suficiente hacia atrás, como para realizar el orificio posterior. En tal situación, se cuenta con algunas opciones; por ejemplo, liberar más de la cápsula posterior, quitar la clavija o espiga posterior de la protesis final, y utilizar las cuatro espigas restantes para fijación, o abandonar el plan de usar una glenoides con clavijas o espigas y pensar en la utilización de una prótesis glenoidea en quilla.

El operador introducirá la prótesis glenoidea de prueba elegida, con sus espigas, y la dejará durante la fase de prueba del tamaño de la cabeza humeral (Fig. 16-177). La prótesis glenoidea final con espigas debe ser un poco menor que la prótesis de prueba a fin de dejar espacio suficiente para la capa de cemento.

Técnica para utilizar la prótesis glenoidea en quilla

Al utilizar el componente en quilla, se utilizará una fresa neumática para elaborar parcialmente una ranura en la cavidad glenoidea; hecho lo anterior, se introducirá el eje de la fresa dilatadora glenoidea en la ranura y se escariará la cavidad glenoidea hasta

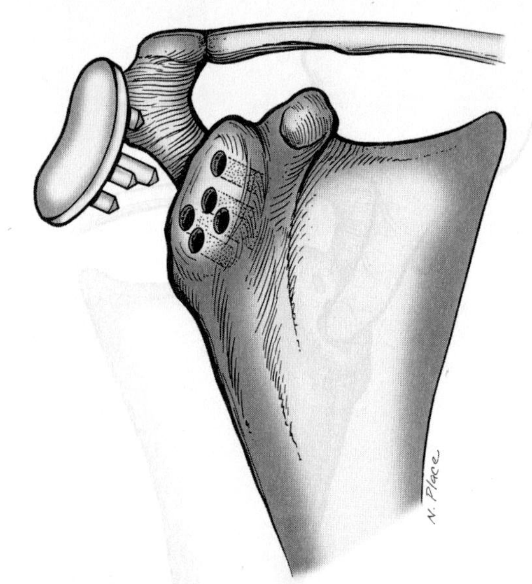

Fig. 16-177 • Se coloca primero una prótesis glenoidea de clavija de prueba.

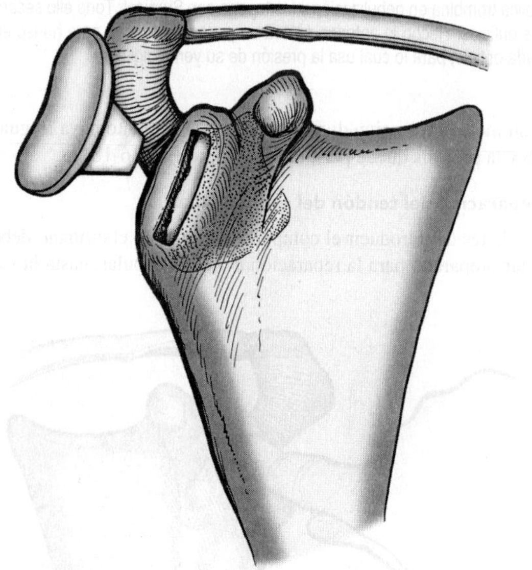

Fig. 16-178 • Si se ha escogido una prótesis glenoidea en quilla, se utiliza una fresa neumática para hacer una ranura en la fosa glenoidea. Una vez que se haya alisado la cavidad mencionada, se coloca una prótesis de prueba en forma de quilla.

obtener una configuración lisa que concuerde exactamente con el tamaño del componente glenoideo escogido. Seguirá utilizándose la fresa neumática con «cucharillas» para extraer hueso suficiente hasta hacer la ranura justa para recibir la quilla (Fig. 16-178). Hay que evacuar hueso esponjoso en la base de la coracoides y en dirección inferior hasta el borde externo de la escápula a fin de fijar

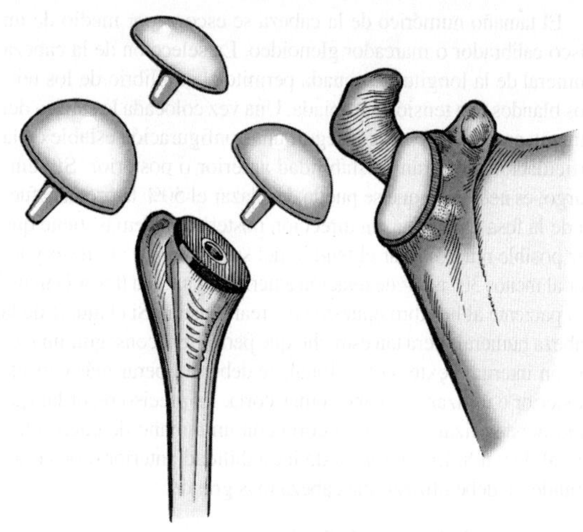

Fig. 16-179 • Una vez colocado el cuerpo del escariador y la glenoides de prueba, se escogerá la cabeza humeral de tamaño apropiado (corta, mediana o larga) que equilibre los tejidos blandos.

la prótesis con quilla por cementación. La quilla de la prótesis final es algo más pequeña que la prótesis «de prueba», tomando en consideración el espacio necesario para la capa de cemento.

Técnica para utilizar la prótesis glenoidea de anclaje y clavijas

La prótesis de anclaje y clavijas es una prótesis glenoidea completamente de polietileno, mínimamente cementada y con clavijas. Consiste en una clavija central, que encaja por interferencia y acanalada en sentido transversal para integración en el tejido, y tres clavijas periféricas cementadas más pequeñas. Esta prótesis glenoidea se ha diseñado para mejorar la fijación a largo plazo y se ha probado en un modelo canino. Se realizaron pruebas radiográficas, histológicas y mecánicas en tres momentos del postoperatorio (a los 0, 3 y 6 meses) en un estudio de supervivencia canina. La clavija central acanalada de esta prótesis consiguió el crecimiento interno de hueso alrededor de los bordes de la clavija en todos los casos. Los resultados demostraron que el diseño de anclaje y clavijas mejoraba la fijación del implante, en comparación con los diseños convencionales de prótesis glenoideas en quilla de polietileno. Asimismo, la clavija central acanalada de esta prótesis fue superior al diseño convencional de la prótesis en quilla cementada para conseguir la integración y fijación en el tejido en este modelo animal con carga de peso.[440a]

Selección de la cabeza de tamaño apropiado

Una vez que el cirujano coloque la prótesis glenoidea y el cuerpo de prueba, escogerá una cabeza humeral corta, mediana o larga idónea (Fig. 16-179).

Hay que destacar que la cabeza corta podrá utilizarse **únicamente** con la prótesis humeral de 6 mm u 8 mm. Si se desea utilizar la cabeza corta con un cuerpo de 10 mm o mayor, el collar de la prótesis humeral será mayor que la cabeza, lo cual puede causar desperfectos en la superficie del componente glenoideo. Si quedan demasiado ajustadas las cabezas mediana y larga, habrá que quitar más hueso del cuello del húmero y liberar más tejido capsular en vez de utilizar una cabeza corta.

El tamaño numérico de la cabeza se escoge por medio de un disco calibrador o marcador glenoideo. La selección de la cabeza humeral de la longitud adecuada permite el equilibrio de los tejidos blandos con tensión apropiada. Una vez colocada la cabeza del tamaño preciso, se debe conseguir una configuración estable de la articulación, sin gran inestabilidad anterior o posterior. Sin embargo, es necesario que se pueda desplazar el 50% la prótesis fuera de la fosa glenoidea, en dirección posterior. Además, tiene que ser posible reaproximar el tendón del subescapular al hueso y tener al menos 30° a 50° de rotación externa, y también llevar la mano del paciente al hombro opuesto sin crear tensión. Si el ajuste de la cabeza humeral fuera tan estrecho que permitiera conseguir una rotación interna o externa funcional, se debería liberar más cápsula posterior o utilizar una cabeza más corta. Es preciso recordar que sólo debe utilizare la cabeza corta con un tamaño de cuerpo humeral de 6 u 8. En presencia de inestabilidad anterior o posterior grande, se debe utilizar una cabeza más grande.

Colocación de la prótesis final

Una vez colocado el escariador y después de retirar la cabeza humeral de prueba, se desplazará el húmero hacia atrás para preparar la cavidad glenoidea e insertar en ella su prótesis. Se colocará una sonda en cada uno de los orificios hechos para saber si se han atravesado la cortical anterior o la posterior de la zona glenoidea. Si se identifican orificios de salida, es importante no colocar demasiado cemento en el interior de ellos, porque saldrá el material a presión y se pueden lesionar los tejidos blandos vecinos. A continuación, se realizará un lavado cuidadoso o se utilizará un chorro pulsátil para eliminar cualquier coágulo de sangre de los orificios. Con fines hemostáticos, se hará una nebulización con trombina y se introducirá gasa Surgicel en cada uno de los orificios. Hay que mezclar la mitad de un paquete de metilmetacrilato, retirar la gasa Surgicel de los orificios y colocar una cantidad pequeña de metilmetacrilato en cada uno de ellos valiéndose de la yema del dedo (Fig. 16-180). Sólo es necesario poner una cantidad pequeña de metilmetacrilato en cada orificio para conseguir la capa de cemento suficiente para envolver cada una de las clavijas. No es conveniente que el exceso de cemento sobresalga por los orificios y quede entre la prótesis y la cavidad glenoidea por dos razones. En primer lugar, podría crear una base irregular para el asiento de la prótesis glenoidea y, en segundo lugar, las delgadas capas de cemento que quedan entre el dorso de la prótesis glenoidea y la superficie de la cavidad glenoidea pueden fragmentarse y quedar sueltas en la articulación, lo cual originará desperfectos en el polietileno. El cirujano debe introducir la prótesis glenoidea y mantenerla en su sitio por medio de presión digital hasta que el cemento haya fraguado y esté perfectamente fija la prótesis (véase Fig. 16-180).

Si se utiliza la prótesis glenoidea en quilla, hay que lograr la hemostasia en el orificio de la quilla. Se debe lavar la ranura para eliminar cualquier coágulo, aplicar trombina en pulverización y luego taponarla con Surgicel y una torunda de laparotomía. Una vez listo el metilmetacrilato, se retiran la gasa Surgicel y la torunda y se introduce el cemento en la ranura mediante presión digital. Con una presión digital firme y la introducción de varias cantidades pequeñas de cemento se asegurará una capa adecuada de cemento en la ranura, a fin de recibir y fijar la prótesis en quilla. Como ya se ha mencionado, no es conveniente que quede cemento entre la cavidad glenoidea y la cara posterior de la prótesis. Se introducirá la prótesis en quilla y se sostendrá en posición mediante presión digital hasta que el cemento haya fraguado y la prótesis quede perfectamente fija (Fig. 16-181).

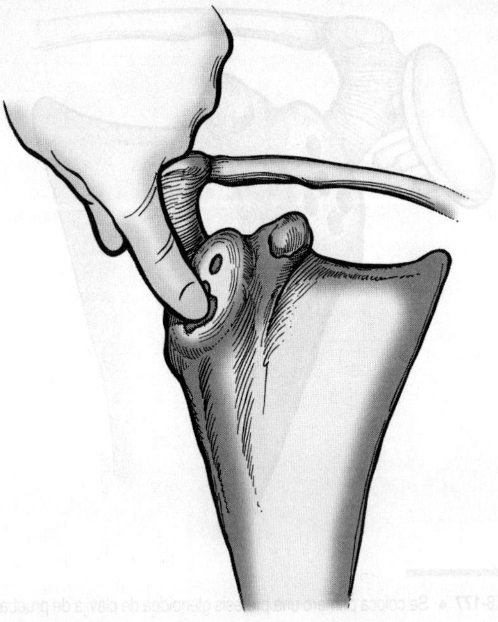

Fig. 16-180 • El cirujano lava lo mejor posible los orificios de barrena, les aplica trombina en nebulización y los tapona con Surgicel. Todo ello secará los orificios. Hecho lo anterior, coloca un poco de cemento para hueso en cada orificio, para lo cual usa la presión de su yema digital.

Reparación del tendón del subescapular

Antes de introducir el componente humeral, el cirujano debe estar preparado para la reparación del subescapular, hasta la su-

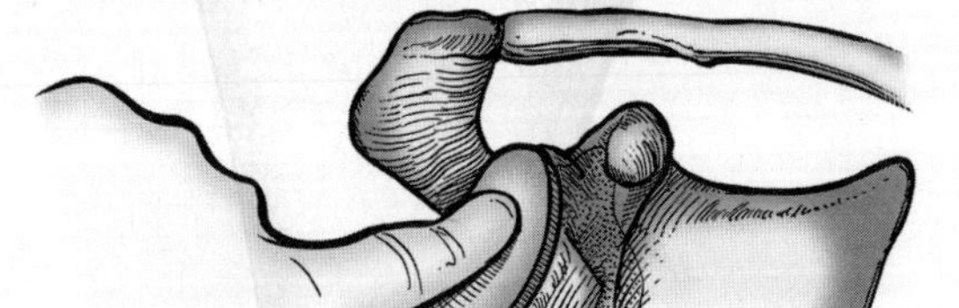

Fig. 16-181 • Si se utiliza una prótesis en quilla, la ranura se limpia y seca y después se llena con cemento. La prótesis se fija con presión digital hasta que el cemento haya fraguado.

perficie de corte de la porción proximal del húmero. Hay que recordar que el tendón fue liberado de su zona de inserción en el troquín y podrá aprovecharse la longitud de tal estructura, con lo cual se mejora la rotación externa si se le fija de nuevo en sentido interno a la superficie de corte del cuello del húmero. Deben hacerse tres o cuatro orificios en el cuello anterior del húmero con una barrena pequeña. Con un «pasador» o «introductor» de suturas, se tirará de las asas de hilo de sutura a través de los orificios hechos (Fig. 16-182). Dichas asas de hilo de sutura servirán más adelante para «arrastrar» a través del hueso la sutura no absorbible de cinta de dacrón de 1 mm, en el tendón del subescapular, para la fijación precisa del tendón mediante su unión de regreso al hueso.

Los pasos siguientes son montar en el impulsor-extractor la prótesis humeral del mismo tamaño que el de la espita final y llevar la prótesis al conducto humeral. Las aletas de la prótesis deben alinearse con las ranuras homónimas que han sido creadas por la espita del cuerpo. La prótesis final tiene, en forma global, una anchura de 1 mm mayor que la espita, de modo que es posible el ajuste a presión sin necesidad de cemento. Puede utilizarse como injerto el hueso esponjoso de la cabeza humeral seccionada para llenar cualquier defecto en la porción proximal del húmero, o para que el ajuste quede perfectamente a presión. Cada cirujano decidirá entre utilizar cemento o una técnica de ajuste a presión exacta. En algunos casos tal vez se necesite utilizar metilmetacrilato por alguna cirugía previa, fracturas, osteoporosis, artritis reumatoide o quistes degenerativos en el húmero. Se cuenta con una variedad de prótesis humerales de vástago largo para casos de revisión; es decir, nueva intervención o fracturas de la diáfisis humeral.

Antes de adaptar la cabeza humeral final, el cirujano debe limpiar meticulosamente el receptáculo de Morse en la prótesis humeral con una torunda seca e introducir la cabeza de tamaño apropiado. Conviene utilizar un impulsor con punta de plástico para asegurar la cabeza al percutir con fuerza cuatro o cinco veces con un macillo de 1 kg de peso (Fig. 16-183). Hay que tener la seguridad de que los golpes se den en la cabeza, en dirección del machuelo cónico de Morse. Como paso siguiente, se tomará la cabeza para verificar que quede firmemente fija en la prótesis humeral. La resistencia a cargas de la cabeza perfectamente conectada al cuerpo según pruebas es de unos 635,6 kg. Si por la misma razón hay que extraer la cabeza, habrá que colocar un impulsor especial en «rastrillo» entre la cabeza y el cuerpo y atarrajarlo.

El cirujano, mediante tracción suave, rotación interna y presión digital en la prótesis humeral, reducirá la cabeza al interior de la cavidad glenoidea. Se cuenta con un dispositivo antideslizante especial de plástico, que debe utilizarse en vez del separador de Darrach para no raspar la cabeza humeral. Después de lavar la articulación, las suturas de cinta de cacrón previamente colocadas en el tendón del subescapular se introducirán en las asas de sutura en la porción proximal del húmero; el cirujano tirará de las asas y las suturas, haciéndolas pasar a través del hueso, y fijará el tendón de nuevo en el hueso (Fig. 16-184).

Si el cirujano seccionó el tendón o lo elongó durante la plastia coronal en Z, habrá que repararlo y fijarlo con puntos no absorbibles gruesos, como cinta de dacrón de 1 mm. El empleo del material de sutura mencionado permite el movimiento pasivo el mismo día de la operación, sin miedo de que se desprenda el tendón del subescapular.

Antes del cierre de la incisión hay que palpar el nervio axilar por última vez para verificar que esté intacto. Hay que lavar lo mejor posible la incisión con una solución de antibióticos. Se infiltrarán los tejidos subcutáneos y el músculo con una solución de bupivacaína al 0,25% para eliminar el dolor postoperatorio inme-

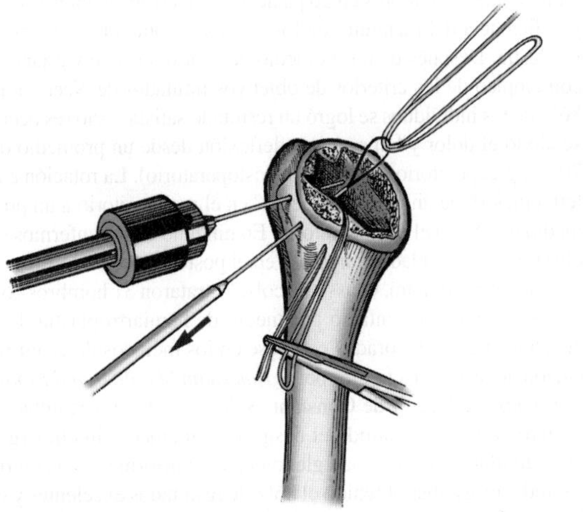

Fig. 16-182 • Al preparar la reparación del tendón del subescapular, el operador elabora tres o cuatro orificios de barrena en la porción anterior del cuello del húmero. Con un introductor de sutura, coloca asas de hilo a través de los orificios. Dichas asas se utilizarán más tarde para fijar por tracción las suturas-cintas de dacrón en el tendón del subescapular a través del hueso para la fijación segura del tendón al hueso.

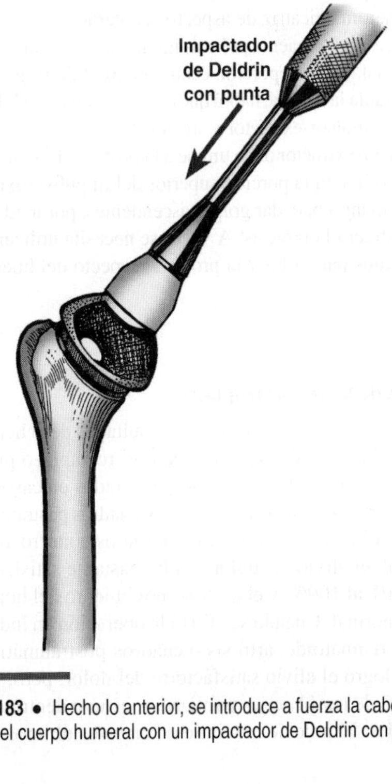

Fig. 16-183 • Hecho lo anterior, se introduce a fuerza la cabeza de la prótesis en el cuerpo humeral con un impactador de Deldrin con punta.

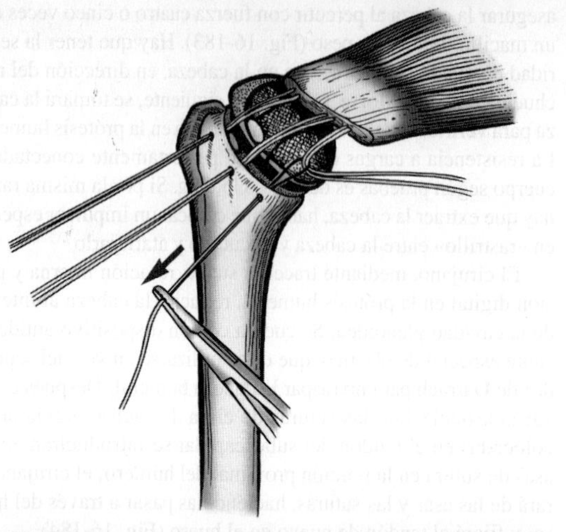

Fig. 16-184 • El operador, al utilizar las asas del hilo de sutura en la cara anterior del cuello del húmero, impondrá tensión a las suturas-cintas de dacrón colocadas previamente en el tendón del subescapular a través del cuello anular y las anudará.

diato. Se utilizan una o dos unidades portátiles para evacuar la herida y evitar la formación de un hematoma en el postoperatorio.

La incisión debe cerrarse con base en la preferencia del cirujano. La aponeurosis deltopectoral se cerrará con puntos absorbibles continuos 0 y la capa profunda de grasa con material absorbible 0 ó 2-0. La grasa subcuticular se cierra como capa independiente y la piel se cierra con suturas continuas subcuticulares de nailon. Se presta atención particular al cierre de la incisión a fin de obtener una cicatriz de aspecto aceptable.

Si es necesario extraer la prótesis humeral, se cuenta con un extractor especial, con una porción central en martillo (Fig. 16-185). Una vez extraída la cabeza, habrá que quitar la punta de Deldrin del mecanismo impulsor-extractor y sustituirla por una punta de acero. El impulsor-extractor debe unirse a la prótesis. El martillo percusor se atornilla en la porción superior del impulsor-extractor y se utiliza el mango para dar golpes ascendentes, por medio de los cuales se extraerá la prótesis. A veces se necesita utilizar pequeños osteótomos para aflojar la prótesis respecto del hueso o del cemento.

Resultados

Resultados de la hemiartroplastia

En la Tabla 16-21 se muestran los resultados de la hemiartroplastia con el diseño de Neer, es decir, el reemplazo protésico humeral proximal. Se han publicado resultados en casos de osteonecrosis, artrosis, artritis reumatoide y cuadros postraumáticos. Cuando se utilizó el método para tratar la osteonecrosis humeral proximal, el alivio del dolor resultó bastante satisfactorio y varió del 91% al 100%, y el arco de movimiento del hombro se acercó a lo normal. Cuando se utilizó la operación en individuos con artritis reumatoide, artrosis o cuadros postraumáticos, no siempre se logró el alivio satisfactorio del dolor, pero, con excepción de 3 de las 11 series publicadas, estuvo dentro de límites aceptables. El arco de movimiento en estos últimos pacientes tendió a ser menor y varió de una serie a otra; la abducción activa promedio varió del 33% al 75% de lo normal.

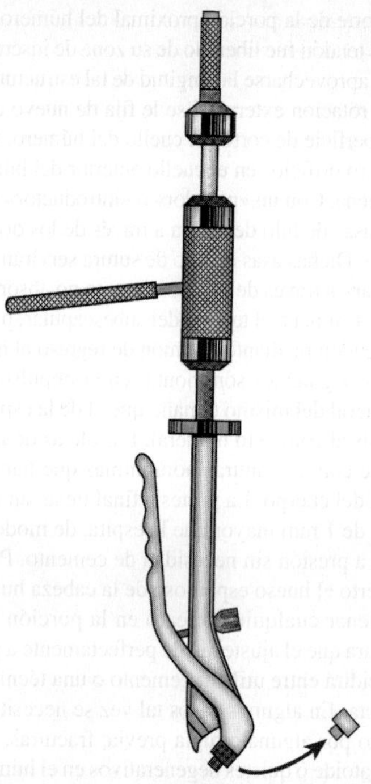

Fig. 16-185 • Para extraer una prótesis fijada o cementada, se cuenta con un martillo especial percusivo. Su uso obliga a modificar el instrumento impulsor-extractor, al crear un orificio en la punta del instrumento para recibir el martillo percutor.

En 1996, Williams y Rockwood[431] publicaron los datos del tratamiento de 21 hombros en 20 pacientes con artritis glenohumoral y deficiencia del manguito de los rotadores sometidos a hemiartroplastia. Después de un promedio de cuatro años de vigilancia, con empleo de los criterios de objetivos limitados de Neer, en el 86% de los individuos se logró un resultado satisfactorio (es decir, se alivió el dolor y hubo mayor deflexión desde un promedio de 70° en preoperatorio a 120° en el postoperatorio). La rotación externa mejoró de un promedio de 27° en el preoperatorio a un promedio de 45° en el postoperatorio. En ninguno de los enfermos se observó inestabilidad del hombro en el postoperatorio.

En 1996, Bigliani, Glasson y cols.,[155] trataron 31 hombros con artrosis y manguito intacto por medio de hemiartroplastia. Los enfermos fueron valorados con base en los métodos de cuantificación de resultados finales por el *American Shoulder and Elbow Surgeons*, de Neer y de Constant. Señalaron que los resultados variaron con la magnitud del desgaste glenoideo. Sin embargo, en individuos cuya cavidad glenoidea era uniforme y concéntrica, indicaron haber obtenido el 86% de resultados excelentes y el 7% de resultados satisfactorios.

Sperling y Cofield[387] comunicaron los resultados de hemiartroplasitas realizadas en 74 hombros de 64 pacientes, con edades de 50 años o menos. Se observó un alivio significativo del dolor y mejoría de la abducción activa y la rotación externa. El análisis radiológico reveló erosión glenoidea posterior en el 68% de los casos. Según el sistema de calificación de Neer, los resulta-

Tabla 16-21 • Resultados de la hemiartroplastia de hombro con diseño de Neer

Autor, año	Diagnóstico	N.° de hombros	Dolor ausente o ligero (%)	Abducción activa medial (°) o puntuación general
Neer, 1955[294]	Artrosis	3	100	Excelente, bueno
Neer, 1974[296]	Artrosis	47		20 excelentes 20 satisfactorios 6 no satisfactorios
Cruess, 1986[111]	Artrosis	5	100	Casi normal
Bodey y Yeoman, 1983[40]	Artrosis	8	88	63°
	Artritis reumatoide			
Tanner y Cofield, 1983[404]	Antiguo traumatismo	28	89	112°
Bell y Gschwend, 1986[30]	Mixto	17	59	91°
Petersson, 1986[323]	Artritis reumatoide	11	36	74°
Zuckerman y Cofield, 1986[448]	Artrosis	39	82	134°
	Artritis reumatoide	44	91	112°
Hawkins y cols., 1987[189]	Luxación crónica	9	67	140°
Pritchett y Clark, 1987[335]	Luxación crónica	7	100	5 buenos, 2 aceptables
Rutherford y Cofield, 1987[366]	Artrosis	11	91	161°
Total		229	Media potenciada, 82%; mediana, 89%	Media potenciada de 8 series, 115°; mediana, 112°

dos se calificaron de excelentes en 15 casos, de satisfactorios en 24 y de no satisfactorios en 35. La supervivencia estimada de las prótesis de hemiartroplastia fue del 92% a los 5 años, del 83% a los 10 años y del 73% a los 15 años. El riesgo de revisión fue más alto en los pacientes sometidos a tratamiento por secuelas de traumatismos. Los autores llegaron a la conclusión de que, aunque la artroplastia consiguió un alivio satisfactorio del dolor a largo plazo en este subgrupo de pacientes, la elevada tasa de resultados no satisfactorios indica la necesidad de actuar con cautela a la hora de recomendar esta intervención en pacientes jóvenes.

Resultados de la artroplastia total de hombro

La artroplastia total de hombro más utilizada ha sido la del diseño de Neer. Los resultados de dicho sistema se incluyen en la Tabla 16-22. Casi todas las series de enfermos contienen grupos diagnósticos mixtos, como serían personas con artritis reumatoide, artrosis, traumatismos viejos y otras categorías diagnósticas menos frecuentes. Como puede deducirse del análisis de la tabla mencionada, ha sido muy alto el porcentaje de individuos en quienes se logró alivio satisfactorio de dolor y, generalmente, un poco más del 90% de los pacientes señalaron que después de la operación no tuvieron dolor o que éste fue leve. Los datos sobre el movimiento después de la operación no han sido publicados de forma tan constante como cabría desear, pero el grado de movimiento recuperado parece ser variable y depende de cada categoría diagnóstica. Por ejemplo, en la serie publicada por Cofield, la abducción activa media después de la operación fue de 120° en todos los grupos de enfermos.[85] La recuperación promedio de la abducción activa varió con cada categoría diagnóstica: 141° en pacientes con artrosis, 109° en los que tuvieron artritis postraumática y 103° en aquellos con artritis reumatoide. La reaparición del movimiento en la serie de Cofield dependió no sólo de la entidad diagnóstica, sino también de forma muy directa del estado del manguito de los rotadores y de la cápsula del hombro, y del hecho de que no surgieran complicaciones, es decir, evitarlas.[85]

Neer y cols.[304] publicaron la mayor serie de artroplastias totales de hombro dentro de tal categoría. El autor mencionado sugirió dos sistemas para cuantificar los resultados. Los pacientes sometidos a un programa de rehabilitación completa fueron calificados de excelentes, satisfactorios o insatisfactorios. Para lograr un resultado excelente, el paciente debía mostrar entusiasmo por la operación y no tener dolor notable después de la intervención, podía utilizar el brazo sin limitaciones, la potencia debía ser cercana a la normal, la elevación activa del brazo estaba dentro de un arco

Tabla 16-22 • Resultados de la artroplastia total de hombro: diseño de Neer

Autor, año	Seguimiento medio (años)	Diagnóstico	N.° de hombros	Dolor ausente o ligero (%)	Promedio de la elevación activa* (°)	Promedio de rotación externa (°)
Neer y cols., 1982[304]	3,1	Mixto	194			
Bade y cols., 1984[15]	4,5	Mixto	38	93	118	
Cofield, 1984[85]	3,8	Mixto	73	92	120	48
Wilde y cols., 1984[428]	3,0	Mixto	38	92		
Adams y cols., 1986[1]	2,7	Mixto	33	91	96	
Hawkins y cols., 1986[185]	3,0	Artritis reumatoide	70			
		Artrosis				
Barrett y cols., 1987[21]	3,5	Mixto	50	88	100	54
Kelly y cols., 1987[220]	3,0	Artritis reumatoide	40	88	75	40
Frich y cols., 1988[140]	2,3	Mixto	50	92	58–78†	17–21†

* Elevación: abducción con 30° a 60° de flexión horizontal.
† Límites según el diagnóstico.

Tabla 16-23 • Datos de vigilancia de 194 artroplastias totales de hombro (puntuaciones clínicas)

Diagnóstico	N.° de hombros	Excelente	Programa completo de ejercicios: *Satisfactorio*	Programa completo de ejercicios: *No satisfactorio*	Rehabilitación limitada a objetivos: *Exitoso*	Rehabilitación limitada a objetivos: *No exitoso*
Osteoartritis (primaria y secundaria)	40	36	3	0	1	0
Artritis de luxación recurrente	18	13	3	1	1	0
Artritis reumatoide	50	28	12	3	7	0
Traumatismo anterior	41	16	7	12	6	0
Revisión protésica	26	7	3	5	11	0
Artropatía por rotura del manguito	11	—	—	—	10	1
Miscelánea (tumor, displasia glenoidea, artrodesis fallida)	8	1	—	—	6	1
Total	194	101	28	21	42	2

Con autorización de Neer CS II, Watson KC y Stanton FJ: Recent experience in total shoulder replacement. *J Bone Joint Surg Am* 64:319-337, 1982.

Tabla 16-24 • Resultados del análisis radiográfico de la artroplastia total de hombro de Neer

Autor, año	N.° de hombros	Zonas transparentes en la unión hueso glenoideo-cemento (%): *Ninguna*	*Cualquier zona*	*Quilla*	Desviación de la posición
Neer y cols., 1982[304]	194	70	30	12	
Bade y cols., 1984[15]	38	33	67		
Cofield, 1984[85]	73	29	71	33	11
Wilde y cols., 1984[428]	38	7	93	68	
Adams y cols., 1986[1]	33			36	
Brems, 1993[52]	69	31	69		
Barrett y cols., 1987[21]	50	26	74	36	10
Kelly y cols., 1987[220]	40	17	83	63	

de 35° de la correspondiente al lado contrario normal y la rotación externa era de 90% del lado normal. En pacientes con un resultado satisfactorio, hubo únicamente dolor o dolorimiento ocasionales con cambios climáticos, utilización satisfactoria del hombro para actividades de la vida diaria, elevación de 90° como mínimo y rotación hasta el 50% de la correspondiente al lado normal. La potencia muscular fue de por lo menos el 30% de la del lado normal, y las personas expresaron satisfacción con la operación. Si los resultados eran insatisfactorios, no se lograban los criterios comentados. Neer sugirió una categoría independiente de evaluación en individuos en los que se hizo reemplazo total del hombro, pero cuyos músculos pudieron ser clasificados como desprendidos e incapaces de recuperar la función después de la reparación a causa de contracturas fijas o desnervación. Dentro de esta categoría también habría que incluir a personas con pérdida ósea importante, en particular la de la porción proximal del húmero. En estas situaciones la rehabilitación se orienta a objetivos limitados, con la finalidad de obtener un arco menor de movimiento pero con conservación de la estabilidad. Neer también ha sugerido que esta rehabilitación con objetivos limitados brinda buenos resultados cuando los pacientes con las deficiencias musculares u óseas mencionadas obtienen 90° de elevación y 20° de rotación externa, conservan estabilidad razonable y logran alivio satisfactorio del dolor. En la Tabla 16-23 se muestran los resultados alcanzados por Neer en una serie grande de pacientes que abarcó innumerables categorías diagnósticas. También se han señalado otras series de resultados con este tipo de prótesis.[425]

Fehringer y cols.[128] identificaron las mejorías funcionales específicas del hombro conseguidas después de la artroplastia total de esta articulación, en relación con su función preoperatoria, en 102 hombros con artrosis glenohumeral primaria. Según la SST, el número medio de funciones del hombro que era posible realizar aumentó de 4 de 12 en el preoperatorio a 9 de 12 en el postoperatorio. En el 94% de los hombros se demostró mejoría de la función y también que la función postoperatoria tenía una correlación positiva con la preoperatoria. Se registró mejoría significativa en 11 de 12 funciones del hombro examinadas. Las posibilidades de recuperar una función ausente antes de la cirugía eran del 73%, mientras que las de perder una función presente antes de la cirugía eran del 6%.

Goldberg y cols.[157] estudiaron la magnitud y la durabilidad de la mejoría funcional después de la artroplastia de hombro en 124 hombros con artrosis primaria utilizando la SST, que se aplicó en el preoperatorio y después a intervalos regulares en el postoperatorio. Antes de la cirugía, los pacientes eran capaces de realizar 3,8 ± 0,3 de las 12 funciones de la SST, mientras que el número de funciones que fueron capaces de realizar después de la cirugía en los diferentes períodos del postoperatorio fue de: 8,0 ± 0,4 a los 6 meses, 9,5 ± 0,4 al año, 10,0 ± 0,3 a los 2 años, 9,2 ± 0,4 a los 3 años, 9,6 ± 0,4 a los 4 años y 10,0 ± 0,4 a los 5 años. Los autores llegaron a la conclusión de que la artroplastia total del hombro puede proporcionar importante mejoría en la función de esta articulación.

Godeneche y cols.[156] realizaron un análisis multicéntrico, retrospectivo, de 268 hombros que fueron sometidos a artroplastia del hombro de diseño anatómico por artrosis primaria, con una media de seguimiento de 30 meses. La puntuación de Constant ajustada a la edad y al sexo fue del 38% en el preoperatorio y del 97% en el postoperatorio, observándose resultados buenos o excelentes en el 77% de los pacientes.

En la Tabla 16-24 se incluyen los análisis radiográficos de pacientes de la serie de artroplastias totales de hombro con empleo del diseño de Neer. En todas las series se señaló la presencia de líneas o zonas radiotransparentes en la unión del cemento y el hueso glenoideo. La frecuencia varió mucho entre las series, y fue del 30% al 93% de los hombros publicados. La porción de quilla del implante constituye un medio notable de fijación a la escápula y despiertan enorme preocupación las zonas radiotransparentes identificadas en la unión de cemento-hueso alrededor de la quilla. La mediana porcentual del número de hombros analizados en los que se identificó en la unión mencionada una línea radiotransparente de la porción de la quilla del componente es de 36. Se ha planteado el argumento de que, cuando se identifican las líneas o zonas radiotransparentes, casi siempre surgen inmediatamente después de la operación y constituyen sin duda un error de la técnica quirúrgica.[304] Tal vez se trate de la sucesión frecuente de hechos vinculados con las zonas radiotransparentes en la unión hueso glenoideo-cemento, y denota la necesidad de la preparación meticulosa del lecho óseo y la cementación en el momento de la operación. Sin embargo, también se ha dicho que tales zonas radiotransparentes no han aparecido inmediatamente después de la operación, sino más bien con el transcurso del tiempo.[85] Green y Norris[158] y Slawson y cols.[381] han hecho una revisión de técnicas de estudio por imagen en la evaluación de la artroplastia glenohumeral.

Lazarus y cols.[235] revisaron las radiografías postoperatorias iniciales de 328 pacientes con artrosis primaria que habían sido tratados con artroplastia total del hombro por 17 cirujanos diferentes. De estos casos, 39 habían recibido una prótesis en quilla y 289 una de clavijas. Las radiografías se analizaron y clasificaron según la presencia de líneas radiotransparentes en la superficie de contacto entre hueso y cemento y la de contacto o asiento de la base del componente glenoideo en la superficie glenoidea. Sólo en 20 (6%) de las 328 glenoides se demostró ausencia de radiotransparencias, de ellas una con componente en quilla (2,5%). En una escala numérica en la que 0 indicaba ausencia de radiotransparencia y 5 aflojamiento evidente, la puntuación de radiotransparencia media fue de 1,8 ± 0,9 para los componentes en quilla y de 1,3 ± 0,9 para los componentes de clavija. También fue frecuente el asiento incompleto, especialmente con los componentes en quilla. Se observó una amplia gama de grados de asiento, con una tendencia clara a registrar asientos del componente más grandes con los componentes de clavija que con los de quilla. Un patrón de asiento incompleto observado con frecuencia fue el de falta de sujección en el reborde posterior. Noventa y cinco de los 121 componentes de clavija que habían sido colocados por el cirujano más experimentado presentaron mejor cimentación que 85 de los 168 colocados por los restantes cirujanos.

Franklin y cols., sugieren un sistema de clasificación para describir las imágenes radiográficas del componente glenoideo.[139] En la clase 0 no se advierten zonas radiotransparentes y en la clase 1 hay radiotransparencia sólo en los bordes superior o inferior. En la clase 2 hay radiotransparencia incompleta en la quilla. En la clase 3 hay transparencia completa incluso 2 mm alrededor del componente. En la clase 4 hay una transparencia completa mayor de 2 mm alrededor de dicho componente. En la clase 5A el componente se desplazó, se tapó de la punta o cambió de posición. En la clase 5B el componente se desalojó y separó del hueso.

En las series de Barrett y cols.,[21] y Cofield,[85] el análisis también incluyó un desplazamiento de la posición del componente glenoideo en relación con la posición alcanzada inmediatamente después de la operación. El análisis del movimiento del componente en relación con el hueso exige la obtención y el análisis de radiografías seriadas en diversos puntos cronológicos, porque a menudo no se identifica una zona radiotransparente. El dato anterior denota aflojamiento del componente, pero puede no identificarse a menudo si no se estudian radiografías seriadas.

Boorman y cols. han demostrado que el efecto de la artroplastia total del hombro sobre la autoevaluación del estado de salud es comparable al obtenido en artroplastias de cadera y de rodilla.[45]

Comparación de hemiartroplastia y artroplastia total de hombro en pacientes con artrosis

En 1996, Jensen y Rockwood[205] publicaron los resultados finales de individuos con artrosis sometidos a hemiartroplastia y se hizo comparación con los tratados con artroplastia total de hombro. Se incluyó una revisión retrospectiva de 87 pacientes consecutivos (117 hombros). Del grupo en cuestión, 42 pacientes fueron tratados por hemiartroplastia y 75 por artroplastia total de hombro. En 72 hombros se utilizó una prótesis de Neer y en 45 una prótesis modular global. La edad promedio fue de 63,5 años, y la vigilancia media de 58 meses. En 38 hombros (25%) se identificó un manguito de los rotadores irreparable, y la mayoría de estos enfermos fue tratada con hemiartroplastia. En la vigilancia, que incluyó comparar los arcos de movimiento antes y después de la técnica quirúrgica, el alivio del dolor y la capacidad de realizar 15 actividades distintas de la vida diaria, así como una revisión de datos radiográficos, los autores advirtieron que no hubo diferencia estadística entre los pacientes operados por artroplastia y los que fueron sometidos a artroplastia total de hombro.

Gartsman y cols.[152] realizaron un análisis aleatorizado prospectivo de 51 hombros tratados mediante artroplastia por artrosis primaria, de los que 37 fueron sometidos a artroplastia total del hombro y 24 a hemiartroplastia. Según las cifras disponibles para el estudio, no se observaron diferencias significativas entre los dos grupos en cuanto a las puntuaciones de criterios de valoración de UCLA y de *American Shoulder and Elbow Surgeons* en el postoperatorio. La artroplastia total del hombro proporcionó un alivio del dolor significativamente mayor que la hemiartroplastia y mostró una tendencia a conseguir resultados superiores en cuanto a satisfacción del paciente, función y fuerza. Tres de los pacientes sometidos a hemiartroplastia necesitaron cirugía de revisión para reparar la superficie glenoidea.

Norris e Iannotti[308,309] publicaron un estudio de resultados clínicos multicéntrico, prospectivo, en el que se comparaba la sustitución de la cabeza humeral con la artroplastia total del hombro por artrosis primaria. Evaluaron el resultado funcional, la satisfacción del paciente, el movimiento del hombro, la fuerza, la estabilidad y las radiografías postoperatorias en esta serie de pacientes y compararon los resultados de ambos procedimientos. En esta serie intervinieron 19 cirujanos que utilizaron un único diseño protésico y 133 pacientes que recibieron sustituciones totales del hombro y 43 en los que sólo se sustituyó la cabeza humeral. Los autores llegaron a la conclusión de que la sustitución protésica por artrosis primaria proporcionaba excelentes resultados, con mejorías espectaculares del dolor, la función y la satisfacción del paciente. Por lo general, la mejoría era grande a los 3 meses de la intervención y continuaba durante los primeros 12 meses, alcanzando después un resultado funcional estable. Los resultados de la sustitución de la cabeza humeral por artrosis con manguito de los rotadores intacto y desgaste glenoideo mínimo fueron prácticamente equivalentes a los de la artroplastia total del hombro. Los desgarros del manguito de grosor completo eran poco frecuentes en pacientes con artrosis primaria; sin embargo, cuando estaban presentes, podían hacer que los resultados fueran menos favorables. La erosión glenoidea era frecuente en la artrosis primaria y, cuando era de grado moderado o intenso, podía tener efectos adversos sobre el resultado funcional de la sustitución de la cabeza humeral. Además, la erosión glenoidea se asociaba a un mayor grado de líneas transparentes en el componente glenoideo cuando había una capa gruesa de cemento por debajo de la base del componente glenoideo en la artroplastia total del hombro. En estas situaciones, se debe evitar la formación de una gruesa capa de cemento en la base del componente, ya que se añade a la incidencia elevada de líneas transparentes glenoideas. Las líneas transparentes humerales fueron raras, aunque su frecuencia es mayor en la artroplastia total del hombro, posiblemente debido a los restos del desgaste del polietileno.

Comparación de hemiartroplastia y artroplastia total de hombro en enfermos con artritis reumatoide

Sneppen y cols.,[383] publicaron datos de un estudio prospectivo de 62 hombros con artritis reumatoide de grados IV y V de Larsen, tratados por medio de artroplastia total de hombro, con la técnica de Neer. Durante un promedio de 92 meses, los autores indicaron que en el 55% de los pacientes hubo migración proximal y en el 40% aflojamiento, según los datos radiográficos, traslación o desplazamiento de la prótesis glenoidea. Sin embargo, a pesar del aflojamiento glenoideo y el desplazamiento y aflojamiento de los componentes humerales de adaptación por presión, en el 89% de los pacientes hubo alivio satisfactorio del dolor. El aflojamiento no influyó en el arco de movimiento ni en la función. Concluyeron que la hemiartroplastia cementada podía constituir un mejor tratamiento en las etapas finales de la artritis reumatoide del hombro.

Basamania, Rockwood y cols.,[24] indicaron que los pacientes con artritis reumatoide tratados por medio de hemiartroplastia obtuvieron mejores resultados que aquellos tratados con artroplastia total de hombro. Estos datos se obtuvieron de 28 mujeres y 9 varones, con edades que oscilaban entre los 22 y los 77 años, con una edad media de 54 años. El seguimiento medio fue de 5,5 años (intervalo, 2 a 14 años). En un intento de evitar el aflojamiento del componente glenoideo ocasionado por la migración proximal de la prótesis humeral, 32 hombros fueron tratados con hemiartroplastia y 13 con artroplastia total. En el preoperatorio, la flexión activa promedio en todos los hombros fue de 50° y 21° de rotación externa e interna hacia la cadera lateral. En el postoperatorio, el incremento promedio del movimiento en todos los hombros fue de 42° de flexión activa, 10° de rotación externa y seis niveles espinales para la rotación interna. En 24 hombros (53%) no se hizo reparación del manguito de los rotadores, a causa de efectos irreparables y masivos que dependieron de migración superior de la cabeza humeral.

Los enfermos tratados con hemiartroplastia tuvieron una mejoría más importante en el arco de movimiento en el postoperatorio. En estos casos, el incremento promedio de flexión del hombro fue de 53°, en comparación con 38° en hombros tratados con artroplastia total de hombro. En la última visita de vigilancia, el 85% de los pacientes tratados con artroplastia total expresaron satisfacción y también fue el mismo caso del 94% de los pacientes sometidos a hemiartroplastia.

Métodos para valorar resultados funcionales

En los anales de la historia de la ortopedia se recordará a Codman como uno de los primeros en estudiar trastornos del hombro, pero, salvo los más decididos partidarios, son pocos los que conocen con detalle la participación que tuvo como visionario y partidario de lo que hoy se llama investigación de resultados.[82] Un punto fundamental en lo que Codman describió en los comienzos del siglo XIX como un sistema de «resultados finales» fue la anticipación de que es necesario vigilar a todo enfermo para saber si se obtuvieron buenos resultados con el tratamiento y, de no ser así, para identificar las razones del fracaso y evitar en el futuro situaciones de ese tipo. A pesar de lo que predijo Codman hace unos 100 años, subsiste la falta de métodos estandarizados para medir resultados y notificar complicaciones vinculadas con los implantes totales de hombro. Por desgracia, al no contar con un sistema de aceptación unánime para la medición de los resultados de la artroplastia del hombro, se incrementan las deficiencias metodológicas en revisiones estructuradas en las publicaciones, lo que impide hacer comparaciones retrospectivas o prospectivas válidas entre diversas series de artroplastia. La conveniencia de contar con métodos de investigación que mejoren la calidad y la comparabilidad de estudios multicéntricos queda de manifiesto en la revisión realizada de casi 50 series de reemplazo total de hombro.* Dicha revisión, realizada por los autores, indicó que sólo 33 de estos informes valoraron los resultados del tratamiento aplicando un sistema de gradación específico. Además, no hubo unanimidad en lo referente a estos esquemas de evaluación, porque se utilizaron 22 sistemas de gradación distintos. Otro factor desconcertante fue la variabilidad de los datos publicados, las variantes de terminología y estándares poco precisos para evaluar complicaciones, todo lo cual dificultó el análisis sistemático de muchos de estos estudios.

Varios autores[107,113,150,364] han destacado la necesidad de mejorar el diseño de estudios, definir los constituyentes importantes para medir resultados y acrecentar la validez de la investigación clínica ortopédica. Se ha sugerido que el énfasis actual que se da a estudios ortopédicos clínicos debe orientarse a la investigación de resultados que corroboren los efectos del tratamiento en la salud de las personas tratadas y la calidad ulterior de su vida.[150] El *American Shoulder and Elbow Surgeons* propuso una forma estandarizada para valorar el hombro, aplicable a todos los pacientes independientemente de su cuadro patológico (diagnóstico).[343] Todas las formas estandarizadas representan medios de valoración que facilitarán el análisis de estudios multicéntricos, permitirán poner a prueba la validez de los medios de medición y aportarán documentación de los resultados en cuanto a aspectos pecuniarios y una mejor calidad de vida.

Hasan y cols.[180] destacaron recientemente la importancia de la autoevaluación del paciente para determinar el fracaso después de la artroplastia de hombro. A menudo, el fracaso se ha definido por la necesidad de cirugía de revisión, pero los autores seña-

* Véanse referencias: 48, 54, 58, 60, 78, 94, 97, 105, 109, 123, 127, 129, 135, 140, 160, 161, 186, 220, 228, 234, 239, 245, 256, 270, 274-276, 301, 302, 313, 325, 329, 332-334, 357, 407, 422, 428.

laron que también se puede considerar como resultado la falta de cumplimiento de las expectativas de los pacientes. En 139 pacientes consecutivos que fueron enviados al centro de los autores para consulta a causa de la insatisfacción con el resultado de una artroplastia previa del hombro, se clasificaron las características habituales del fracaso. Los autores observaron que la tasa de revisiones subestimaba la tasa de fracasos determinados por el descenso en la autoevaluación de la función del hombro por el paciente. Casi las tres cuartas partes de estos pacientes se quejaban de rigidez como principal problema funcional después de la artroplastia de hombro, aunque rara vez se comunica la rigidez como causa del fracaso después de este procedimiento. Estos datos ponen de manifiesto la importancia de documentar la efectividad clínica de la artroplastia utilizando la autoevaluación de la función del hombro realizada por el paciente, tanto antes como después de la cirugía.

Análisis de supervivientes

Se ha definido con nitidez la validez del análisis de supervivientes en la evaluación de los estudios clínicos a largo plazo con reemplazos totales de cadera.[103,116,117,206,315] Las estimaciones no paramétricas de supervivencia basada en tablas de vida y la curva de Kaplan-Meier han resultado útiles para pronosticar la longevidad de las prótesis colocadas en la artroplastia de cadera, pero la aplicación de estos instrumentos a los estudios sobre artroplastias totales de hombro se ha limitado a pocas series.[54,91]

En 1983, Cofield hizo una estimación no paramétrica de la supervivencia en 176 artroplastias no restringidas y totales de hombro y predijo una probabilidad acumulativa del 9,6% de fracaso a los cinco años.[91] Los criterios para pronosticar el fracaso se definieron como la necesidad de una nueva operación importante, lo cual se produjo en ocho casos (4,5%). La indicación para la reoperación incluyó la luxación temprana en tres hombros, el aflojamiento del componente glenoideo en otros tres y la transferencia muscular por parálisis del nervio circunflejo y artroplastia por ablación para corregir la sepsis en un hombro de cada cuadro, respectivamente. En un artículo más reciente del mismo autor, la cifra no cambió en un grado significativo a los 11 años, que fue el punto de corte.[407] En 1989, Brenner y cols.[54] analizaron los resultados de 53 artroplastias no restrictivas totales de hombro, para lo cual se valieron de la curva de supervivencia de Kaplan-Meier. Los autores señalaron una supervivencia de apenas el 73% a los 11 años, para lo cual utilizaron una definición más rígida de lo que consideraron fracaso, no sólo como la necesidad de una nueva operación, sino también por la insatisfacción del paciente con el grado de alivio del dolor.

En un gran estudio multicéntrico que incluyó más de 470 artroplastias totales de hombro no restringidas, se calculó que la supervivencia quinquenal era del 97% (intervalo de confianza del 95%).[349] Se aplicó una definición más estricta de fracaso, semejante a los criterios propuestos por Brenner y cols.,[54] a un subgrupo de estos pacientes cuyo cuadro era únicamente artrosis. En ellos, el fracaso se definió por uno de dos parámetros. El primero, como ocurrió con los dos estudios anteriores, simplemente incluyó la necesidad de una nueva operación después del primer método. El segundo parámetro se basó en la autoevaluación, por medio de una escala analógica visual, del dolor por el propio paciente. En este análisis, el fracaso se definió como el punto cronológico en el cual el paciente señaló que el dolor del hombro era igual o peor que el presente antes de la operación. En el subgrupo de osteoartríticos, la probabilidad de supervivencia quinquenal fue del 92%, por utilización de criterios más estrictos.

Sperling y Cofield[387] estudiaron la supervivencia de la artroplastia completa del hombro y de la hemiartroplastia en pacientes de 50 años o menos. La tasa de supervivencia estimada de la artroplastia total del hombro basada en 36 pacientes de los que se disponía de un seguimiento suficiente fue del 97% a los 5 años, del 97% a los 10 años y del 84% a los 15 años (intervalo de confianza del 95%). El riesgo de cirugía de revisión después de la artroplastia total del hombro fue más alto cuando se detectó desgarro del manguito de los rotadores durante la cirugía. La tasa de supervivencia estimada de la hemiartroplastia basada en 78 pacientes fue del 92% a los 5 años, del 83% a los 10 años y del 73% a los 15 años. Se comprobó que la hemiartroplastia por secuelas de un traumatismo era un factor de riesgo de revisión. La variabilidad de estos resultados apunta a la inconsistencia de la definición de «supervivencia», debido a la diferencia en los criterios para la cirugía de revisión y a la inclusión o exclusión de otros parámetros, como el dolor o la función.

Autoevaluación del paciente

Uno de los autores (F.A.M.) ha utilizado métodos de autoevaluación por el propio paciente (véanse otras secciones anteriores), como método práctico para la medición de la eficacia, que pueda aplicarse con facilidad en la práctica diaria. Desde enero de 1992 se ha solicitado a todo nuevo paciente con problemas de hombro, completar la llamada prueba simple del hombro (SST),[247,262] para definir la función de su hombro antes del tratamiento, y la forma SF-36 para precisar su estado global de salud. Los resultados de estos cuestionarios previos al tratamiento aportan datos «basales» o iniciales, que representan el punto de partida para después evaluar la eficacia del tratamiento desde la perspectiva del paciente. Los cuestionarios de vigilancia señalan los «resultados» del tratamiento también desde la perspectiva del enfermo. La diferencia entre los resultados y los datos de punto de partida denotaría la eficacia del tratamiento. La Tabla 16-25 indica algunos de estos datos tempranos de la eficacia de la artroplastia total o de la hemiartroplastia para cada una de las categorías indicadas. Las cuantificaciones preoperatorias se incluyen a la izquierda de cada flecha, y la cuantificación de vigilancia se indica a la derecha. Los datos comprenden los parámetros de la forma SF-36 para las funciones físicas corporales totales y la comodidad y también los 12 parámetros de la SST, que son específicos del hombro. Las puntuaciones del SF-36 son el promedio de todas las cifras obtenidas de los pacientes. Las puntuaciones de la SST son el porcentaje de pacientes que respondieron afirmativamente a la pregunta indicada.

Una forma cómoda de exponer estos datos sería el gráfico de Codman (Fig. 16-186), que señala el punto de partida y los resultados para cada paciente.

Matsen y cols.[261] utilizaron estos métodos de autoevaluación para investigar los factores que contribuyen a la variabilidad de la mejoría después de la artroplastia del hombro. Las características demográficas de los pacientes, el estado de salud preoperatorio y la función preoperatoria del hombro se compararon con el bienestar postoperatorio, la función del rol físico y la función específica del hombro en 134 hombros sometidos a artroplastia

Tabla 16-25 • Eficacia de la artroplastia total o de la hermiartroplastia en cada una de las entidades diagnósticas indicadas

	AD	AD 2.ª	AR	ADM	AC	NAV
Tratamiento	Total	Total	Total	Hemi	ATH	Hemi
Número de pacientes	87	20	11	14	6	4
Seguimiento medio (meses)	17	18	19	15	24	14
Rol físico						
Puntuación preoperatoria promedio	31	25	25	18	25	25
Puntuación postoperatoria promedio	58	29	41	29	13	56
Bienestar						
Puntuación preoperatoria promedio	38	36	33	25	39	36
Puntuación postoperatoria promedio	62	54	47	40	44	64
Dormir confortablemente						
Puntuación preoperatoria promedio	9	15	18	14	0	0
Puntuación postoperatoria promedio	89	60	73	64	67	100
Estar cómodo sobre un lado						
Puntuación preoperatoria promedio	70	40	82	29	67	50
Puntuación postoperatoria promedio	95	75	100	64	100	100
Lavarse el hombro contrario						
Puntuación preoperatoria promedio	7	35	0	0	17	0
Puntuación postoperatoria promedio	61	55	36	14	33	50
Poner la mano detrás de la cabeza						
Puntuación preoperatoria promedio	22	30	27	21	17	50
Puntuación postoperatoria promedio	84	50	55	21	67	75
Meterse la camisa por detrás						
Puntuación preoperatoria promedio	24	40	55	36	17	50
Puntuación postoperatoria promedio	79	60	36	50	50	50
Subir un peso de 3,5 kg a una estantería						
Puntuación preoperatoria promedio	13	25	0	0	0	0
Puntuación postoperatoria promedio	59	45	9	7	33	25
Subir 0,5 kg a una estantería						
Puntuación preoperatoria promedio	46	45	36	29	33	75
Puntuación postoperatoria promedio	91	65	82	29	83	100
Poner una moneda en una estantería						
Puntuación preoperatoria promedio	55	50	27	36	33	75
Puntuación postoperatoria promedio	92	70	91	29	83	75
Lanzar por encima de la altura del hombro						
Puntuación preoperatoria promedio	5	15	0	7	0	0
Puntuación postoperatoria promedio	44	25	18	14	33	0
Hacer el trabajo habitual						
Puntuación preoperatoria promedio	36	45	36	21	67	25
Puntuación postoperatoria promedio	71	40	64	14	67	75
Lanzar por debajo de la altura del hombro						
Puntuación preoperatoria promedio	52	45	27	36	33	25
Puntuación postoperatoria promedio	72	55	55	29	50	75
Transportar 9 kg						
Puntuación preoperatoria promedio	62	60	45	43	33	50
Puntuación postoperatoria promedio	82	60	73	36	67	75

NAV, Necrosis avascular; AC, artropatía por capsulorrafia; ADM, artropatía por desgarro del manguito; AD, artropatía degenerativa; AR, artritis reumatoide; ATH, artroplastia total del hombro.

por artropatía degenerativa. La correlación más sólida con el bienestar postoperatorio fue la de la función física preoperatoria, el estado de salud general y la función social. La mayor correlación con la función del rol físico postoperatoria fue con la función física preoperatoria y el estado de salud general. La correlación más sólida con la función del hombro postoperatoria fue con el sexo masculino y la función física preoperatoria, la función del hombro, la función social y la salud mental. Los autores llegaron a la conclusión de que el bienestar global del paciente antes de la cirugía tiene una gran influencia sobre la calidad del resultado después de la artroplastia del hombro.

Aunque se han propuesto muchos enfoques de la evaluación de la artroplastia del hombro, las autoevaluaciones funcionales sencillas, como la de la SST o el SF-36, tienen algunas ventajas claras: 1) están validadas, 2) reflejan el estado del hombro desde el punto de vista del paciente y 3) rebajan el umbral de participación a pacientes y cirujanos.

COMPLICACIONES

En la actualidad, las complicaciones que surgen con los dispositivos protésicos o los implantes comprenden, en promedio, el 5% de más de 3,5 millones de hospitalizaciones que son consecuencia de cuadros musculoesqueléticos.[292] El hecho anterior es interesante ante la población creciente de enfermos con implantes permanentes y el conocimiento de que el promedio de edad de individuos que se someten a artroplastia total de hombro es la cifra más baja en todos los grupos de reemplazo de articulacio-

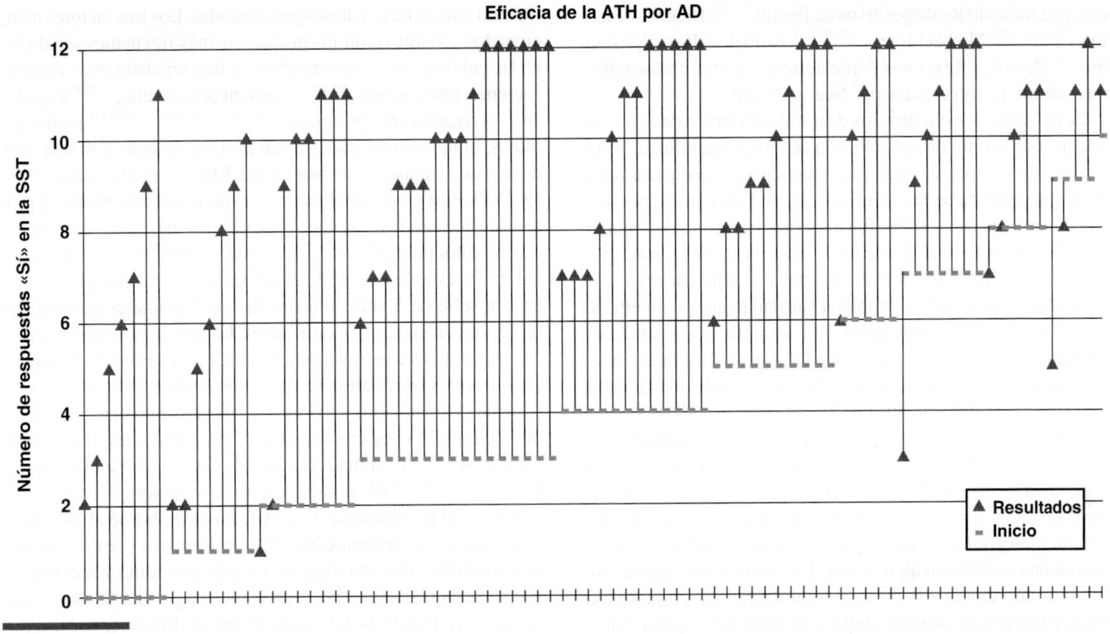

Fig. 16-186 • El gráfico de Codman ilustra la eficacia de la artroplastia total de hombro (ATH) en 82 pacientes con artropatía degenerativa (AD) glenohumeral vigilados durante un año como mínimo. La ordenada indica el número de las 12 preguntas de la prueba simple del hombro (SST) con respuesta afirmativa. Cada paciente está representado por una pequeña línea vertical en el eje de las abscisas. El «inicio» para cada paciente está indicado por una *línea horizontal pequeña y gruesa.* Los resultados para cada paciente están señalados por una *flecha.* Para cada enfermo, la eficacia la señala la altura de la *línea vertical,* que conecta el inicio con los resultados. La gráfica indica que muchos de los pacientes, aunque no todos, mejoraron sustancialmente después de artroplastia del hombro.

nes mayores.[277,293] Cofield y Edgerton han revisado muchas de las complicaciones mencionadas en una conferencia de instrucción.[95]

Como un reflejo del incremento en el número de artroplastias totales articulares efectuadas, en términos generales, el número de reemplazos de hombro ha aumentado sustancialmente en años recientes. Sin embargo, a pesar de tal incremento, ha habido un promedio anual menor de 5.000 reemplazos totales de hombro en Estados Unidos de 1990 a 1992 en comparación con 136.000 artroplastias totales de cadera y totales de rodilla en el mismo lapso.[291] Los estudios de vigilancia temprana y a medio plazo de la artroplastia total de hombro han aportado resultados satisfactorios y excelentes en más del 90% de los hombros, pero en las publicaciones no se cuenta todavía con datos de la experiencia general y de evaluaciones a largo plazo, similares a las del reemplazo articular de extremidad pélvica[6,21,22,54,85,140,186,274,275,304].

En una revisión de 43 series, que incluyeron 1.858 artroplastias totales de hombro realizadas en un lapso de 20 años, de 1975 a 1995, se advirtió una media de vigilancia de 3,5 años únicamente.* Además, menos del 50% de las publicaciones comentadas cumplieron con los criterios mínimos aceptados de vigilancia durante dos años, establecidos por un proceso de revisión de homólogos (auditoría profesional). De los 21 informes con un seguimiento medio mínimo de dos años, sólo cinco estudios (391 hombros) tuvieron un seguimiento promedio de cinco años o más.[22,54,58,234,407] Se ha sugerido que el seguimiento debe durar el tiempo suficiente para permitir la evaluación de todos los resultados clínicamente importantes, que comprenden los que pueden surgir mucho después de la intervención terapéutica.[150] Si el seguimiento es demasiado breve, quizá no se detecte diferencia alguna que podría ser importante en la «supervivencia» de la prótesis o en la cifra de complicaciones a largo plazo de los diversos métodos terapéuticos.[339] Dentro de esta situación, Neer y Kirby[301] afirmaron en 1982 que un promedio de seguimiento de tres años no era suficiente para identificar muchas de las complicaciones propias de la artroplastia total de hombro, afirmación ésta que consideramos sigue siendo válida en la actualidad. El hecho de que la mayor parte de las artroplastias del hombro sean realizadas por cirujanos que sólo realizan una o dos operaciones de este tipo al año significa que los resultados publicados no son indicativos de la experiencia global con esta intervención y que probablemente se subestime de manera importante la incidencia de resultados no satisfactorios.[180]

No obstante, nuestro objetivo es revisar los problemas más habituales asociados a esta intervención, con la esperanza de proporcionar un marco para comprender no sólo las complicaciones que pueden ser rectificadas, sino también los fracasos en pacientes que han experimentado resultados desfavorables.

Complicaciones de la artroplastia total de hombro restringida

Desde el decenio de 1970 se han utilizado prótesis totales de hombro restringidas en el tratamiento de varios trastornos de esta

* Véanse referencias: 14, 15, 21, 22, 48, 54, 58, 60, 78, 94, 97, 105, 109, 123, 127, 129, 135, 140, 160, 186, 220, 228, 234, 239, 245, 256, 270, 274-276, 301, 302, 313, 325, 329, 332-334, 357, 407, 422, 428.

zona; han incluido los dispositivos de Fenlin,[129,131] Bickel,[245] Stanmore,[97,105,239,313] Michael Reese,[329,332-334] Kölbel,[228] Kessel,[58] Laurence,[234] Zippel,[446] Liverpool,[40] triesféricos[161] y tres prótesis diferentes de fulcro fijo creadas por Neer y Averill.[298]

La creación de estas prótesis de hombro restringidas fue consecuencia de la opinión generalizada de que la estabilidad glenohumeral era una secuela natural de la ineficacia, el adelgazamiento o el desgarro del manguito de los rotadores. Este dato incompleto de la cinemática del hombro fue el punto de partida de innumerables dispositivos no anatómicos de artroplastia de tal zona, planeados con la finalidad doble de sustituir una articulación artrítica y también restaurar la inestabilidad articular, que posiblemente se perdió a causa de alteraciones del manguito de los rotadores. También se propuso la teoría de que la prótesis diseñada con un fulcro inherentemente estable permitiría al deltoides elevar el húmero sin auxilio del manguito de los rotadores.[228,329,332-334]

La mayor parte de los implantes de hombro restringidos utilizan un fulcro fijo o un diseño de enartrosis (esfera y cuenco) concéntrica y con semifulcro. En el caso del implante con fulcro fijo, la restricción se lleva al máximo al acoplar los componentes humeral y escapular, en tanto que la prótesis de esfera y cuenco muestra una restricción algo menor. La estructura básica de este último diseño emula a la prótesis total de cadera, en tanto que brinda congruencia estática simple y estabilidad arquitectónica. Por desgracia, la naturaleza restringida de estos aparatos, en una articulación que posee un arco casi ilimitado de movimiento, origina una cifra alta de complicaciones; estas últimas aparecen conforme el estrés o la carga se transfieren a la superficie de contacto entre prótesis y hueso, y las fuerzas que actúan a través de la zona de fijación glenoidea permiten el aflojamiento o el fallo mecánico.

Desde su introducción en clínica, las prótesis totales de hombro restringidas no dieron resultados totalmente satisfactorios, y con ellas hubo una frecuencia siempre alta de complicaciones, en comparación con los implantes no restringidos. En una revisión retrospectiva de 314 artroplastias totales de hombro restringidas, publicadas en 10 series de 1975 a 1992, la incidencia global de complicaciones fue del 36% en promedio, con un seguimiento medio limitado en algunos de los informes (10-103).[58,97,105,129,228,234,239,245,313] En muchos casos no se especificó la duración de la vigilancia o fue menor de un año. Sólo tres informes establecieron criterios mínimos para la vigilancia bienal para incluir en los estudios respectivos.[58,234,334] En un período de estudio similar, pero con vigilancia mucho mayor, la revisión de 32 publicaciones sobre implantes de hombro no restringidos indicó una cifra media de complicaciones de sólo el 16%.*

En un análisis de 296 reemplazos de hombro restringidos descritos en siete publicaciones, fueron muchas las complicaciones y abarcaron una incidencia global del 25% de reoperaciones (intervalo, 4% al 54%), más bien a causa de las consideraciones biomecánicas señaladas en párrafos anteriores.[58,105,228,234,239,245,333] De manera más específica, el 82% de las complicaciones fueron atribuidas a los tres factores siguientes, en orden de frecuencia: 1) aflojamiento mecánico, 2) inestabilidad y 3) fracaso o ineficacia del implante ocasionada por deformación del material plástico, fractura o disociación de sus componentes. Los tres factores mencionados constituyeron los problemas más frecuentes señalados en las publicaciones, pero también se han señalado otras complicaciones, como sepsis,[105,239,313] daño neurovascular,[129,329] anquilosis,[234] y fracturas periprotésicas.[58,228,234,239,245,313,329,332,333] En dos estudios, el número de fracasos fue bastante grande, con una cifra de revisión (reoperación) mayor del 50% del total de casos.[245,333] En 1979, Post y cols. publicaron su experiencia temprana con prótesis de hombro restringidas.[332] Ocho años más tarde, en 1987, el mismo autor publicó una extensión de vigilancia de su serie original.[329] En esta última publicación identificó 47 complicaciones en una serie de 50 artroplastias de hombro totales restringidas realizadas en un período de 13 años. La mayor parte de ellas fueron importantes e incluyeron rotura o deformación plástica de 10 componentes humerales, 19 episodios de inestabilidad del componente glenohumeral y 15 casos de aflojamiento mecánico. Desde el punto de vista cronológico, el fracaso del implante fue la complicación inicial más común, y la frecuencia de este problema aumentó del 33% al 48% conforme se prolongó la vigilancia (10-103). El problema del fallo mecánico se abordó al modificar dos parámetros: cambiar el material del implante y, en vez de acero inoxidable, usar una aleación de cobalto-cromo y mejorar las propiedades mecánicas de la prótesis, al agrandar la cabeza humeral y los diámetros del cuello. Estas modificaciones disminuyeron sustancialmente la cifra de fracaso de la prótesis, pero tuvieron un coste, es decir, una mayor incidencia de disociación de la prótesis y de aflojamiento aséptico. De hecho, los dos problemas mencionados solos comprendieron el 85% de las complicaciones identificadas por Post en una de sus series, y también han sido detectados por otros investigadores como fuente frecuente de complicaciones.[245,329]

Al analizar someramente los dos problemas, la disociación controlada de los componentes glenoideo y humeral constituyó en realidad parte del fundamento de ingeniería, diseñado para proteger la fijación de los componentes, al limitar los momentos máximos que actuaban en la superficie de contacto implante-hueso. Conforme la fuerza de giro aplicada alcanza un umbral crítico (17 Nm y 9 Nm en las prótesis de Michael Reese y Kölbel, respectivamente), se desacoplan los componentes glenoideo y humeral. Por desgracia, tal complicación rara vez se rectifica sin una nueva operación (revisión) para reducir el conjunto. Como ocurre con cualquier otra complicación importante, el aflojamiento aséptico sintomático de la prótesis impuso dificultades a la cirugía de revisión (reoperación) a causa de pérdida del volumen óseo. En consecuencia, las reoperaciones se acompañaron a menudo de una incidencia todavía mayor del aflojamiento temprano, y el resultado final fue artroplastia por ablación o artrodesis de la circulación glenohumeral. Los resultados insatisfactorios, en términos generales, después de la reoperación por la complicación mencionada, hicieron que Post concluyera que era imposible corregir por la reoperación el aflojamiento del componente glenoideo.[329]

En conclusión, la revisión que se ha hecho de las publicaciones indica que, en muchos casos, resulta inquietante la frecuencia de complicaciones, como el empotramiento mecánico, el aflojamiento aséptico, la inestabilidad y el fracaso del implante, y que en muchos casos las cifras de reoperaciones alcanzan niveles inaceptablemente altos. La ampliación constante de los conocimientos básicos de la anatomía y la biomecánica del hombro sugiere que estos fracasos reflejan no sólo errores en las bases de diseño, sino también una subestimación de las fuerzas que inter-

* Véanse referencias: 48, 54, 58, 60, 78, 94, 109, 123, 127, 135, 140, 160, 161, 186, 220, 256, 270, 274-276, 301, 302, 313, 325, 327, 405, 407, 422, 428.

vienen en la cinemática glenohumeral. Los estudios biomecánicos de Inman y cols.,[201] Poppen y Walker[327,328] y Apreleva y cols.[9] han indicado que las fuerzas activas de la articulación glenohumeral se aproximan al peso corporal durante la elevación activa del hombro no restringida. Las fuerzas de compresión mencionadas se amplifican enormemente con cualquier carga adicional y aumentan en sentido lineal hasta llegar a un máximo en los 90° de abducción. Sin duda, las fuerzas que actúan en la articulación glenohumeral tienen una magnitud impresionante, y es necesario tenerlas en consideración al diseñar prótesis de hombro a fin de evitar complicaciones no deseadas. En este sentido, las nuevas investigaciones sobre cinemática articular, limitaciones de las prótesis, propiedades de los materiales y datos de supervivencia han influido en la evolución de los implantes restringidos de hombro a la creación de prótesis no restringidas o semirrestringidas, más anatómicas y funcionales. Este mismo «período de aprendizaje» se observó con otros métodos de reemplazo articular en sitios como la rodilla y el codo, las artroplastias restringidas se caracterizaron también por cifras inaceptables de fracaso.

En la actualidad, son muy raras las indicaciones para utilizar una cirugía de reemplazo total de hombro restringida, y casi todos los investigadores con experiencia en tal método la consideran estrictamente como una operación de rescate. Sin embargo, el análisis efectuado en las publicaciones sobre los implantes restringidos de hombro y el número abrumador de complicaciones que surgen con ese tipo de prótesis nos ha obligado a cuestionar su eficacia, incluso como último recurso.

Complicaciones de la artroplastia total de hombro no restringida y semirrestringida

La artroplastia total de las dos variedades mencionadas ha terminado por ser un método con resultados muy satisfactorios, es decir, satisfactorios a excelentes, en más del 90% de los hombros evaluados, en los inicios y a medio plazo en la vigilancia.[6,21,22,54,85,140,186,274,275,304] A pesar de la cifra de buenos resultados, siguen constituyendo un problema las complicaciones como el aflojamiento aséptico, la inestabilidad, la longevidad del implante, la sepsis y la fractura periprotésica, al igual que ocurre con la artroplastia protésica en otras grandes articulaciones. Según Neer y cols.,[304] hay que considerar cuatro puntos específicos en el momento de hacer un reemplazo de hombro no restringido para llevar al mínimo las complicaciones: 1) deficiencia de la cabeza humeral o del hueso glenoideo, 2) defectos del manguito de los rotadores, 3) deficiencia del deltoides y 4) inestabilidad crónica. La identificación de las variables mencionadas, junto con la selección cuidadosa de los pacientes, la precisión quirúrgica y el conocimiento fundamental de la anatomía y la cinemática del hombro, llevará al mínimo las complicaciones propias de este método.

La revisión que los autores realizaron entre las publicaciones sobre la artroplastia total de hombro incluyó 32 informes, con un total de 1.615 hombros.* Los estudios mencionados se publicaron en un lapso de 19 años, de 1976 a 1995, e incluyeron por lo menos 11 prótesis semirrestringidas o no restringidas diferentes. Se utilizaron varios implantes, pero la prótesis de Neer fue la utilizada en el 70% de estos casos.[14,15,21,22,48,54,60,78,123,140,186,220,274,301,302,313,325,407,428]

* Véanse referencias: 14, 15, 21, 22, 48, 54, 58, 60, 78, 94, 109, 123, 127, 135, 140, 160, 186, 220, 256, 270, 274-276, 301, 302, 313, 325, 357, 405, 407, 422, 428.

El reemplazo de hombro tradicional de tipo no restringido o semirrestringido, basado en el sistema de Neer, ha resultado ser más satisfactorio en innumerables series, en las que se han señalado resultados buenos y excelentes en casi todos los pacientes, pero la media del seguimiento fue de sólo 42 meses (intervalo, 3 a 204 meses), y en 14 informes fue menor que la mínima, de dos años. Además de las 18 publicaciones que cumplieron con el período mínimo de dos años de evaluación, sólo 8 series (432 hombros) incluyeron una media de seguimiento que rebasó los cuatro años.[15,22,78,97,135,186,301,302]

El análisis de los autores, tomando en consideración las posibles deficiencias e inconvenientes propios del análisis de complicaciones surgidas con un seguimiento de esa duración, indicó una cifra media global de complicaciones del 16% (intervalo, 0% al 62%) y abarcó los factores siguientes, en orden de frecuencia: aflojamiento del componente, inestabilidad glenohumeral, desgarro del manguito de los rotadores, fractura periprotésica, infección, fracaso del implante que incluyó disociación de prótesis modulares y pérdida de fuerza o disfunción del deltoides.[439]

Aflojamiento de los componentes

Se atribuye a Péan la realización del primer reemplazo articular artificial de cualquier tipo, pero no fue hasta después de las investigaciones independientes innovadoras de McKee y Watson-Farrar[276] y Charnley,[75] a finales de la década de 1950, cuando se estableció firmemente el reemplazo total articular. Las complicaciones tempranas con los dispositivos en cuestión giraron alrededor de la fijación del implante. En 1960, sir John Charnley sugirió que no se conocían con detalle los factores que regían el aflojamiento de los componentes.[74] Los problemas de fijación y aflojamiento progresivo de los componentes mejoraron en grado extraordinario cuando Charnley introdujo el polimetilmetacrilato, pero hasta nuestros días no hay un conocimiento detallado del aflojamiento aséptico, y esta complicación sigue siendo el foco de atención, porque afecta siempre a la duración o longevidad del implante.

El aflojamiento sintomático de los componentes glenoideo y humeral se observa con una incidencia combinada del 3,5% y constituye una fuente importante de complicaciones en la cirugía de reemplazo total de hombro.[8,21,54,94,140,160,186,187,270,275,276,301,313,357,387,405,407,422,428] De hecho, el aflojamiento de la prótesis tiene el dudoso honor de constituir el problema más frecuente en la artroplastia total de hombro, y abarca cerca del 33% de todas las complicaciones.** Casi todos los signos clínicos y radiográficos de aflojamiento comprenden fracaso en la fijación glenoidea y constituirán el tema central de los comentarios siguientes.

Kelleher y cols.,[217] destacaron la necesidad de que las radiografías tuvieran una orientación apropiada para evaluar los componentes en la artroplastia de hombro.

Aflojamiento del componente glenoideo

La estabilidad del componente glenoideo depende de una interacción compleja de factores intrínsecos y extrínsecos; por sí mismos, son importantes los factores anatómicos, biológicos y biomecánicos.

** Véanse referencias: 8, 14, 15, 21, 22, 48, 54, 58, 60, 78, 94, 109, 123, 127, 135, 140, 160, 186, 187, 220, 256, 270, 274-276, 301, 302, 313, 325, 357, 387, 405, 407, 422, 428.

Numerosos factores contribuyen a la estabilidad del implante; los intrínsecos incluyen preparación glenoidea, equilibrio de tejidos blandos, restos por desgaste, mediadores intercelulares de resorción de hueso osteoclásico y la disponibilidad de que haya un volumen importante de hueso glenoideo para fijación de la prótesis. Entre los factores extrínsecos importantes está el diseño de la prótesis, que incluye geometría de la superficie articular, congruencia glenohumeral, biomateriales y la morfología del componente glenoideo, sea en quilla o espiga. En un informe, Neer revisó la comparación de 46 artroplastias totales de hombro en las que se había hecho una evaluación radiográfica actual y después de más de 10 años de seguimiento, pero no identificó signo alguno de aflojamiento clínico.[298] El aflojamiento del componente glenoideo no es frecuente, pero sí lo es la aparición de líneas radiotransparentes en la superficie de contacto hueso-cemento del componente (del 30% al 96%).[21,22,58,85,186,220,304] Como sugieren algunos autores,[94,98,139,298] la variación mencionada se atribuye parcialmente a métodos no estandarizados de medición, definiciones incongruentes y limitaciones de la radiografía ordinaria.

En 1982, Neer y cols.,[304] señalaron una incidencia del 30% de líneas radiotransparentes alrededor del componente glenoideo en una serie de 194 hombros. Más del 90% de dichas líneas se observaron en las primeras radiografías postoperatorias y se atribuyeron a deficiencias en la técnica de cementación. Seis años más tarde se revisaron 214 implantes más y en ellos se observó casi la misma incidencia de aflojamiento, aunque la frecuencia de líneas completas fue mucho menor.[298] Los autores destacaron que las líneas radiotransparentes no fueron progresivas en el período de seguimiento, y concluyeron que no era posible precisar la importancia clínica de tales manifestaciones radiográficas.

Otros investigadores, con una perspectiva diferente, expresaron preocupación por que la aparición de las zonas radiotransparentes o su avance pudieran denotar el inicio de problemas futuros en relación con el aflojamiento sintomático de componentes (Fig. 16-187).[12,21,58,85,94,186,216,407,430] En la revisión de 350 reemplazos de hombro, realizados en cinco centros con experiencia conocida en artroplastia total de hombro, se advirtió una incidencia del 32% (intervalo, del 10% al 96%) de aflojamiento glenoideo progresivo.[21,48,58,85,186] En una serie particular proveniente de Suecia, se señaló la presencia de zonas radiotransparentes alrededor del componente glenoideo en un 96% de 26 hombros sometidos a un seguimiento medio de 47 meses.[58] Como dato desconcertante, no se identificaron zonas radiotransparentes alrededor del componente glenoideo en las radiografías realizadas en el postoperatorio inmediato, pero, al prolongar la vigilancia, 25 de 26 hombros habían presentado en ese intervalo cambios en los 36 meses de haber hecho la cirugía. La aparición de estos signos radiográficos se acompañó de disminución leve de la función y de intensificación mínima en el dolor.

En 1984, Cofield[85] indicó mejoría en el movimiento del hombro y alivio fiable del dolor en la mayor parte de las 73 artroplastias totales de hombro con técnica de Neer, con un seguimiento que varió de dos a seis años. Los resultados clínicos fueron excelentes y no desmerecieron ante los datos de otros informes publicados, pero el 82% de los pacientes mostraron zonas radiotransparentes en la superficie de contacto hueso-cemento, y el 11% tuvieron signos radiográficos de aflojamiento del componente. En fecha más reciente, Torchia y cols.[407] analizaron los datos de 89 artroplastias con reemplazo total de hombro que abarcaron evaluaciones extensas en pacientes incluidos en la publicación original. Después de un seguimiento promedio de 12 años (intervalo, 5 a 17 años), en 75 componentes glenoideos (84%) habían surgido zonas radiotransparentes en la superficie de contacto hueso-cemento, y 39 implantes glenoideos (44%) mostraron aflojamiento radiográfico definitivo, definido por un desplazamiento en la posición del componente o por la presencia de una línea radiotransparente completa en la superficie de contacto hueso-cemento que tenía por lo menos 1,5 mm de ancho. Al comparar los informes originales y los recientes, se ha advertido un incremento de cuatro veces en el aflojamiento radiográfico del componente, por empleo de criterios establecidos y aplicados de forma congruente, en un lapso extenso del estudio. Incluso un dato más preocupante fue la asociación o vínculo estadísticamente significativo entre el aflojamiento del implante glenoideo valorado por radiografías y el dolor ($P = 0,0001$). Al prolongarse la duración de la vigilancia, el número de pacientes que señalaron alivio satisfactorio del dolor disminuyó del 92% al 82%.

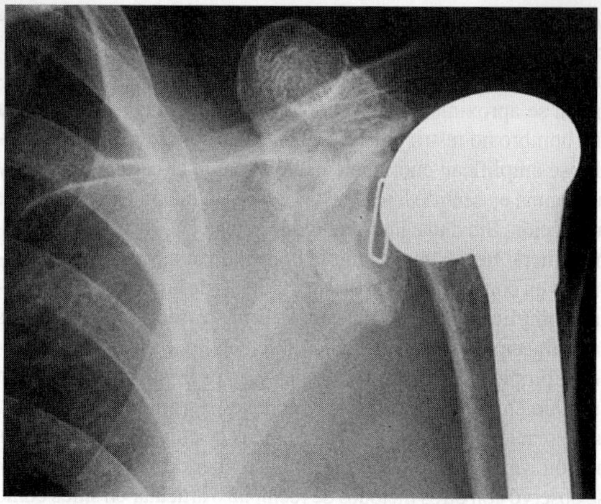

Fig. 16-187 • Radiografía anteroposterior que muestra una línea radiotransparente completa alrededor de la superficie de contacto hueso-cemento de un componente glenoideo. El signo anterior apareció en la visita de vigilancia a los seis meses, pero no evolucionó en los estudios radiográficos siguientes. *(Con autorización de Wirth MA y Rockwood CA: Complications of shoulder arthroplasty. Clin Orthop 307:47-69, 1994.)*

La preocupación por la prevalencia de líneas radiotransparentes alrededor de los componentes glenoideos y el aflojamiento glenoideo clínicamente evidente ha precipitado numerosas investigaciones recientes acerca del análisis radiográfico de este problema. Lazarus y cols.[235] revisaron las radiografías postoperatorias iniciales de 328 pacientes que fueron sometidos a artroplastia total del hombro por artrosis primaria. Esta serie estaba formada por pacientes tratados por 17 cirujanos diferentes, a 39 de los cuales se les habían implantado componentes en quilla y a 289 componentes de clavija. Un total de 308 componentes glenoideos (94%) mostraron radiotransparencias en el postoperatorio inmediato. También fue frecuente el asentamiento glenoideo incompleto, especialmente en pacientes con componentes en quilla, asociado con frecuencia a falta de sujeción del reborde posterior. El cirujano más experimentado presentaba la mejor tasa de cementaciones y asientos del componente óptimos.

Sperling y cols.[388] revisaron 62 artroplastias totales de hombro con integración primaria un promedio de 4,6 años después de su implantación para determinar la integración radiográfica de las prótesis. El componente glenoideo se consideró «de riesgo» cuando una línea transparente completa, que tuviera en alguna zona una anchura mínima de 1,5 mm, rodeaba la prótesis o cuando se detectaba desplazamiento o inclinación de la prótesis. Había componentes glenoideos de riesgo en el 6,5% de los casos, y no se asociaban a ningún paciente, enfermedad o características quirúrgicas identificables. Nagels y cols.[289] estudiaron radiotransparencias alrededor de componentes glenoideos cementados en 48 artroplastias totales de hombro con un seguimiento medio de 5,3 años. En 40 pacientes (83%) se demostró la presencia de radiotransparencias en una o más áreas. Se observaron alteraciones progresivas principalmente en el polo inferior de la prótesis. Trece componentes glenoideos (27%) se aflojaron, mostrando cinco de ellos radiotransparencias progresivas y ocho desviación del componente. En cinco casos se realizó un análisis adicional mediante radiología con estereofotogrametría. Al cabo de 3 años, se produjo aflojamiento basado en desplazamientos de 1,2 mm a 5,5 mm en tres de estos cinco componentes glenoideos. Sólo en un caso de aflojamiento muy evidente había signos radiográficos estándar de aflojamiento que confirmaban los datos del análisis estereofotogramétrico. Los autores llegaron a la conclusión de que las radiografías tradicionales pueden subestimar la tasa de aflojamientos glenoideos precoces, debido a la dificultad para obtener radiografías estandarizadas de la articulación glenohumeral. En este estudio no se realizó una correlación de los datos radiográficos con los resultados clínicos.

El interés actual por el aflojamiento aséptico del componente glenoideo ha sido el punto de partida de innovaciones que incluyen implantes glenoideos sin cemento ajustados a presión, colocados después de nebulización de plasma y con penetración hística. Las publicaciones sobre el tema incluyen 150 casos de seis series, con un seguimiento promedio de 3,5 años.[94,102,127,256,275,357] Se identificaron deficiencias en muchos de estos informes: revisión radiográfica incompleta vigilancia insuficiente y métodos inconstantes o incongruentes de notificación; sin embargo, algunos de los datos preliminares fueron alentadores y sugirieron una menor incidencia de líneas radiotransparentes y de aflojamiento ulterior del componente. Bonutti y cols.,[43] han señalado el empleo de la artroscopia para evaluar la sospecha de aflojamiento del componente glenoideo.

Wallace y cols.[419] realizaron una comparación retrospectiva de los resultados de 58 artroplastias totales de hombro en las que se utilizaron componentes glenoideos cementados en 32 casos y prótesis de integración ósea sin cemento en 26. La duración del seguimiento osciló entre 4 y 7 años. No se pudieron detectar diferencias significativas entre los grupos en cuanto al dolor, el movimiento, la función del hombro o el estado de salud general. Se observaron radiotransparencias en el 41% de los componentes glenoideos cementados, frente al 23% en los no cementados. El porcentaje de glenoides clasificadas como probablemente sueltas fue tres veces mayor en el grupo de las prótesis cementadas. Se observó desgaste excéntrico del reborde posterior de la bandeja metálica y osteólisis focal por debajo de la bandeja en el grupo de la integración ósea, lo que indica una posible progresión del aflojamiento radiográfico.

Boileau y cols.[41] estudiaron 40 hombros con artrosis primaria que fueron asignados de forma prospectiva a recibir un componente glenoideo cementado totalmente de polietileno o uno de refuerzo metálico no cementado. La presencia de transparencias radiográficas alrededor de los implantes fue significativamente mayor en los componentes glenoideos de polietileno que en los de refuerzo metálico (85% frente a 25%, $P < 0{,}01$). El 60% de las líneas radiotransparentes alrededor de los componentes de polietileno cementados estaban presentes en las radiografías del postoperatorio inmediato y el 25% fueron de carácter progresivo, pero sin correlación con los resultados funcionales. Las radiotransparencias alrededor de la prótesis eran raras en las glenoides de refuerzo metálico, pero, cuando aparecieron, fueron progresivas. Se produjo aflojamiento en el 20% de los casos de refuerzo metálico, que se relacionó con deterioro de los resultados funcionales y con dolor progresivo. En estos casos, se observó osteólisis grave, que se consideró provocada por el desgaste acelerado del polietileno provocado por la subluxación humeral posterior recurrente. Los defectos cavitarios provocados por esta osteólisis impidieron la reimplantación glenoidea en la cirugía de revisión. Basándose en esta experiencia, los autores abandonaron el empleo de glenoides de refuerzo metálico.

En los estudios mencionados se utilizaron diversos diseños del componente glenoideo, pero es poca la información publicada dedicada de manera específica a dilucidar la influencia de la morfología glenoidea en la estabilidad del implante. En 1988, Orr y cols., utilizaron el análisis de elementos finitos para examinar algunos parámetros del diseño del componente glenoideo.[311] Valoraron el efecto de la geometría de la quilla, el respaldo metálico y las restricciones superiores. El hueso glenoideo fue modelado como una estructura isotrópica homogénea cuadripartita basada en las propiedades materiales de la zona glenoidea natural. En cada una de las regiones se calcularon la resistencia a la deformación, el módulo de elasticidad y la razón de Poisson, con base en los datos de densidad ósea local, calculados de cifras publicadas. Los autores concluyeron que la geometría de la quilla pudo haber sido alterada hasta aproximarse a la distribución de cargas que se identifican en la cavidad glenoidea natural y para mejorar la estabilidad del componente glenoideo. Anglin y cols.[7] desarrollaron un modelo experimental para probar el aflojamiento glenoideo, sometiendo cíclicamente a los componentes a cargas sobre el borde superoinferior semejantes a las del fenómeno del caballito mecedor, que se pensaba que contribuía al aflojamiento glenoideo en la clínica. Se midieron la compresión y la separación de los bordes superior e inferior, con la cabeza humeral desplazada hacia ambos bordes. Los autores detectaron que una superficie de fijación rugosa daba resultados mucho mejores que una superficie de fijación lisa, que un refuerzo curvado presentaba una separación de prácticamente la mitad que un respaldo plano y que una glenoides no restringida experimentaba una separación menor que las glenoides más restringidas.

Lacroix y cols.[232] utilizaron un análisis de elementos finitos para comparar las tensiones de la capa de cemento de los diseños en quilla y de clavija en modelos de condiciones de hueso normal y de hueso con artritis reumatoide. En el hueso normal, se pronosticó una probabilidad de supervivencia del cemento del 95% para el 94% de la capa de cemento de las prótesis de clavija y el 68% de las prótesis en quilla. Sin embargo, en el hueso reumatoide la situación se invertía, siendo el 99% del cemento de las prótesis en quilla y el 86% del de las prótesis de clavija el que presentaba una probabilidad de supervivencia superior al 95%. El diseño tuvo un efecto escaso sobre las tensiones del hueso. Los autores llegaron a la conclusión de que una glenoides de clavija es superior para el hueso normal, mientras que una en quilla lo es para el hueso reumatoide.

Murphy y cols.[288] utilizaron un análisis de elementos finitos para comparar cómo el cemento resalta el efecto de un diseño glenoideo en quilla de compensación anterior y un diseño en quilla central convencional. Los resultados pronosticaron que la capa de cemento del diseño en quilla compensado experimenta menos tensión para la máxima carga articular en abducción. Los autores llegaron a la conclusión de que esta modificación del diseño evita el contacto entre la quilla y la superficie ósea cortical y también que la colocación anterior de la quilla la sitúa por debajo de la línea de acción de la fuerza de contacto resultante en abducción.

También en 1988, Fukuda y cols. hicieron un análisis biomecánico de la estabilidad y la resistencia en la fijación de cuatro diseños glenoideos diferentes: Neer-I, Neer-II (Kirschner Medical Corp., Fairlawn, NJ), Cofield (Smith and Nephew Richards, Memphis, TN) y Gristina (Howmedica, Inc., Rutherford, NJ).[146] Los resultados de las pruebas demostraron menos resistencia a fallos por tensiones o fuerzas ejercidas en sentido perpendicular a la superficie glenoidea en el caso del elemento glenoideo Neer-I de polietileno de alta densidad, que no tenía un refuerzo metálico. La importancia clínica de tal situación no es clara, como lo han sugerido Collins y cols., quienes indicaron que el aflojamiento del componente glenoideo con mayor frecuencia fue consecuencia de fuerzas o cargas compresivas excéntricas, a diferencia del mecanismo de «tirón» del fracaso.[98] Además, como sugieren Fukuda y cols., las pruebas de fatiga no consideraron el efecto de protección frente a las fuerzas biológicas de los implantes glenoideos con refuerzo de metal ni la respuesta sistémica a los restos de metales y polímeros por desgaste.[146] Stone y cols.[396] utilizaron el análisis de elementos finitos para comparar las tensiones locales en la superficie de contacto entre hueso e implante de una glenoides de polietileno cementada y una de refuerzo metálico no cementada. Se demostró que el componente de polietileno tenía un patrón de tensiones más parecido al de la glenoides sana. Cuando se compararon los efectos de las condiciones de carga concéntricas y excéntricas, las magnitudes de la tensión del hueso subcondral fueron bastante más bajas con el componente de refuerzo metálico, indicando que podría tener lugar una protección frente a las tensiones. Las regiones de mayor tensión se detectaron también en el polietileno cerca de la superficie de contacto con el refuerzo metálico.

En 1992, Friedman y cols., estudiaron las distribuciones de fuerzas y cargas de varios diseños de componente glenoideo, y para ello se valieron del análisis de elementos finitos bidimensionales.[144] Se planteó la hipótesis de que el remodelamiento adverso de hueso en la zona del implante podía originar aflojamiento aséptico, y que tal situación podía llevarse al mínimo al reproducir los patrones de cargas fisiológicas que soporta la cavidad glenoidea natural. El análisis indicó que las cargas fisiológicas eran similares cuando se conservaba el hueso subcondral.

Giori y cols.[154] evaluaron la influencia del diseño de la clavija de fijación sobre la estabilidad del implante en un estudio paramétrico. Los parámetros estudiados fueron el número y el tamaño de las clavijas de fijación, así como el índice del aspecto (longitud/diámetro). Se probó la estabilidad ante el cizallamiento de cinco geometrías de clavijas de varias formas y tamaños. Los resultados del estudio indicaron que los componentes con múltiples clavijas pequeñas creaban una distribución de la tensión más uniforme en el material de anclaje y proporcionaban mayor estabilidad frente al cizallamiento por unidad de volumen que los implantes con menos clavijas, aunque más largas.

Algunos de los conceptos actuales para mejorar la fijación y durabilidad glenoideas son la conservación de la placa subcondral, el escariado esférico concéntrico que asegure un apoyo óseo óptimo del implante glenoideo, la desigualdad en el diámetro de la glenoides y de la cabeza humeral para reducir las cargas excéntricas y la introducción de nuevos diseños glenoideos y de biomateriales mejorados.[98,200,379,441] Aunque teórica y biomecánicamente sólidos, estos conceptos deben mantenerse como objetivo de las investigaciones científicas básicas y clínicas continuadas para determinar si esta tecnología nueva y prometedora reducirá la incidencia de fracasos del componente glenoideo.[437]

Además del aflojamiento, hay otros mecanismos del fracaso glenoideo que contribuyen a las complicaciones de la artroplastia total del hombro.[434] Gunther y cols.[167] evaluaron los mecanismos de desgaste que contribuyen al fracaso de los componentes glenoideos del hombro. Se recuperaron glenoides de polietileno de 10 revisiones consecutivas de sustituciones completas de hombro. La mediana del tiempo hasta la revisión fue de 4,3 años (límites de 7 meses a 16,5 años). Se analizaron los mecanismos de desgaste utilizando aumentos de poca potencia y se ideó un sistema de clasificación mediante la calificación de la gravedad en cuatro cuadrantes diferentes. Las formas de lesión de mayor prevalencia fueron la aparición de arañazos (presente en el 90% de las regiones examinadas), abrasiones (en el 68%), depresiones (en el 60%) y deslaminaciones (en el 58%). Se observaron fracturas del componente en cuatro implantes, y en un componente se observó desgaste completo del polietileno. Otras formas de lesión menos frecuentes fueron deformación (presente en el 40% de las regiones examinadas), incrustación de restos (en el 28%) y pulido (en el 8%). El cuadrante inferior presentaba la puntuación de lesiones promedio más alta, aunque no se observaron diferencias significativas entre estas regiones. Los autores llegaron a la conclusión de que tanto el desgaste superficial como la fatiga de las estructuras situadas por debajo eran mecanismos que contribuían al fracaso del implante glenoideo.

Scarlat y Matsen[374] comunicaron 39 casos de glenoides reparadas. En los 19 casos de los que se disponía de historia clínica, el tiempo medio hasta la reparación fue de 2,5 años. El aflojamiento fue la causa más frecuente de la revisión y había antecedentes de inestabilidad en más de una tercera parte de estos casos. El contorno de la superficie articular de la mayor parte de estos componentes estaba alterado por el uso *in vivo*, con erosión evidente del reborde en 28 componentes, irregularidades de la superficie en 27, fracturas en 11 y desgaste central en 9 glenoides. Estas observaciones indican la posibilidad de que se produzca una deformación *in vivo* del polietileno, especialmente cuando se altera la mecánica de la artroplastia. Los autores llegaron a la conclusión de que la magnitud de las alteraciones del contorno era suficiente para poner en peligro la estabilidad y la uniformidad de la articulación protésica.

Weldon y cols.[426] investigaron los efectos de las alteraciones superficiales sobre la estabilidad intrínseca proporcionada por el componente glenoideo. Esta estabilidad intrínseca se determinó midiendo los ángulos de estabilidad del equilibrio en 24 glenoides recuperadas, en las que se demostraron alteraciones de la geometría superficial por el uso *in vivo*. Los ángulos de estabilidad del equilibrio de los implantes recuperados estaban a menudo bastante disminuidos: 11 glenoides presentaban disminuciones de estos ángulos del 30% por lo menos en una dirección. El descenso medio del sión en el momento de la artroplastia del hombro. Los defectos glenoideos posteriores se trataron mediante injertos óseos en 12 pacientes, y la corrección media de la versión glenoidea llegó a los 33°. El fracaso en el mantenimiento de la corrección fue frecuente y se asoció a seudoartrosis, disolución o desplazamiento del injerto. Steinmann y Cofield[394] revisaron los casos de 28 pacientes que fueron sometidos a injertos óseos por desgaste glenoideo segmentario como parte de una artroplastia total del hombro. Se utilizaron injertos de cabeza humeral para autotrasplante en 27 pacientes, que se fijaron con tornillos interfragmentarios corticales de 3,5 mm en 25 pacientes. Según el sistema de calificación de Neer, 13 hombros se calificaron como excelentes, 10 como satisfactorios y 5 como no satisfactorios. Se produjo aflojamiento glenoideo sintomático en dos pacientes e inestabilidad recurrente en otros dos. La valoración radiográfica reveló ausencia de transparencias glenoideas en 13 pacientes, transparencias incompletas en 11 y transparencias completas en 4.

Inestabilidad inferior

La inestabilidad inferior después de artroplastia de hombro suele ser complicación del tratamiento de fracturas agudas de la porción proximal del húmero, pero también ha surgido después de reemplazo total de hombro en casos de revisión protésica, fracturas crónicas, osteosíntesis previa y artritis reumatoide u artrosis no complicada.[127,140,141,304] Muchos de los individuos con esta complicación muestran movimiento activo insuficiente e incapacidad para levantar el brazo por encima del plano horizontal por el acortamiento del húmero, que vuelve ineficaz el deltoides. Los autores que han señalado esta complicación destacan la importancia de restablecer la longitud anatómica del húmero, para que así reaparezca la tensión de reposo del deltoides y el manguito de los rotadores.[84,301,304] Todo lo anterior optimiza la función, al llevar al mínimo la tendencia a la inestabilidad inferior y pérdida de fuerza durante la elevación.

Desgarros del manguito de los rotadores

El desgarro postoperatorio del manguito constituye la tercera complicación más frecuente de la artroplastia total de hombro, con una incidencia del 2%. La entidad en cuestión constituye una complicación frecuente después del reemplazo de hombro, pero sus síntomas por lo común son mínimos y reflejan la evolución natural de la enfermedad del manguito en la población general. La revisión de algunas series grandes sugiere que se han utilizado para corregir esta complicación medidas no operatorias y también operatorias; sin embargo, no son muy precisos los beneficios de la intervención quirúrgica, porque en varios casos ha reaparecido el desgarro del manguito y ha habido mejoría insignificante de la función y del movimiento.[6,21,22,54,135,186,220,428]

En el informe que Neer y cols. hicieron en 1982,[304] los pacientes con deficiencias masivas del manguito de los rotadores evolucionaron bastante bien después de artroplastia de hombro. Su serie incluyó 2 parapléjicos, 7 personas con artritis reumatoide y 10 más con artropatía del manguito, cuyos hombros fueron clasificados como resultados satisfactorios, a pesar de haber sufrido desgarros masivos de dicha estructura. La experiencia anterior hizo que Neer concluyera que la deficiencia del manguito no constituía contraindicación para la artroplastia total de hombro no restringida, a diferencia de lo que señalan los partidarios de las artroplastias restringidas.

En la experiencia de los autores, casi todos los enfermos con síntomas que sugieren desgarro crónico del manguito de los rotadores mejorarán con el tratamiento expectante, que incluye algún antiinflamatorio, calor húmedo y un programa de rehabilitación dirigido por el médico en el que intervengan primordialmente el reforzamiento del deltoides, el resto de los elementos del manguito y los músculos estabilizadores del omóplato. La reoperación de desgarros que se han sometido a una primera operación se reserva para pacientes con síntomas persistentes y en aquellos con déficit funcional neto después de traumatismos agudos.

Sperling y cols.[391] revisaron la utilización de RM especializada para evaluar desgarros del manguito de los rotadores en pacientes con artroplastias de hombro dolorosas. Los datos de los estudios por imagen coincidieron con los demostrados en el momento de la revisión quirúrgica. Había desgarros de grosor completo del manguito de los rotadores en 11 de 21 artroplastias dolorosas del hombro, 10 de las cuales se pronosticaron en la RM. Diez hombros no presentaban desgarro del manguito y la RM pronosticó correctamente su ausencia en 8 casos. La sensibilidad para detectar desgarros completos del manguito de los rotadores según esta serie fue del 91%, la especificidad del 80%, el valor pronóstico positivo del 83% y el valor ponóstico negativo del 89%. Los datos de este estudio preliminar indican que la RM puede ser una ayuda útil de la exploración clínica para determinar la integridad del manguito de los rotadores en la valoración y tratamiento de pacientes con artroplastia del hombro dolorosa.

Fracturas periprotésicas

Parecería insignificante una prevalencia menor del 2%, pero las fracturas periprotésicas de hombro comprenden cerca del 20% de todas las complicaciones que se producen después de artroplastia total de hombro y a menudo imponen graves problemas en el tratamiento. Los autores revisaron 14 informes que describían 45 fracturas de la porción glenoidea o el húmero vinculadas con el reemplazo protésico del hombro.[6,14,21,42,48,49,127,163,186,220,274,301,313,407] En algunos de los artículos se omitieron o no se expusieron con detalle aspectos como el mecanismo de la lesión, el tratamiento ulterior y los resultados finales, lo cual dificultó el análisis. Sin embargo, los resultados se revisaron con arreglo a tres parámetros: tipo de fractura, relación cronológica entre ésta y la cirugía y resultados clínicos. Estos últimos fueron calificados de satisfactorios o insatisfactorios. La denominación de satisfactorio se caracterizó por unión clínica y radiográfica de hueso, síntomas mínimos o nulos y ausencia de complicaciones concurrentes, como aflojamiento del componente. El análisis realizado indicó afección de la diáfisis o del troquíter humerales en el 86% de estas lesiones[14,21,48,139,186,220,275,313,407] y fracturas glenoideas en otro 12% de casos.[186,220,274] La división de las complicaciones de las fracturas en grupos transoperatorio y postoperatorio identificó al primer grupo como el que con mayor frecuencia presentaba lesiones, con una incidencia del 62%. Según los parámetros de resultados clínicos, el 87% de las fracturas transoperatorias que fueron diagnosticadas y estabilizadas en el momento de producirse fueron clasificadas como satisfactorias. En lo tocante a fracturas que surgieron en el período postoperatorio, sólo el 54% curaron sin problemas con las medidas expectantes.

En 1989, Hawkins y cols.,[186] publicaron dos casos de fractura transoperatoria de la diáfisis humeral y otros dos de fractura glenoidea en una serie de 70 artroplastias totales de hombro. Las de la diáfisis se produjeron en ancianos con artritis reumatoide, y entre los mecanismos que culminaron en ella estuvieron desbastamiento excesivo, impacto del componente humeral y fuerza de giro excesiva impuesta al húmero. Las fracturas de ese tipo fueron tratadas inicialmente con colocación de alambres «en círculo» (cerclaje) e inmovilización postoperatoria, pero los dos casos requirieron una nueva operación. Uno de los pacientes fue tratado satisfactoriamente mediante revisión con aplicación de un vástago largo del componente humeral, en tanto que al segundo se le colocó una placa compresiva. Este paciente de nuevo presentó fractura en sentido distal a la placa, pero fue tratado satisfactoriamente con una ortesis para fracturas humerales.

Boyd y cols.,[49] publicaron los casos de siete pacientes que habían sufrido fractura humeral después de artroplastia total o hemiartroplastia de hombro. El traumatismo por caída fue la causa de la fractura en seis pacientes, y el último se lesionó en un accidente vial. Un elemento común a todas las lesiones fue un patrón de fractura que abarcó la diáfisis humeral en el extremo de la prótesis. El tratamiento inicial en cuatro sujetos incluyó una ortesis Orthoplast o una férula en U, en tanto que dos fueron inmovilizados inicialmente sólo con cabestrillo y vendaje. Los dos pacientes acabaron por mostrar pérdida progresiva de la función del nervio radial, que obligó a intervención quirúrgica temprana. El tratamiento quirúrgico de las fracturas consistió en reducción abierta y fijación interna, con una placa por compresión dinámica en dos pacientes, y artroplastia de revisión del hombro, con un componente humeral de vástago largo en tres pacientes. Todas las fracturas tratadas con técnicas quirúrgicas curaron en un lapso promedio de cinco meses después de la operación. De los dos pacientes tratados sin cirugía, uno terminó por mostrar falta de unión, pero uno rechazó el tratamiento ulterior por razones médicas y el otro acabó requiriendo cirugía de revisión no relacionada con la fractura humeral. En este último enfermo, la fractura se unió con el extremo de la prótesis que sobresalía de la diáfisis humeral. Al parecer, los síntomas persistentes se atribuyeron a aflojamiento del componente glenoideo, en tanto que la unión defectuosa del húmero fue asintomática. En cinco de los seis pacientes los autores destacaron disminución del movimiento del hombro desde los niveles previos a la lesión, pero la magnitud de tal deficiencia no pudo precisarse, porque no se contó con información que especificara el arco de movimiento del hombro antes de la lesión. En conclusión, Boyd y cols.,[49] destacaron algunos factores que influyeron en el curso natural de las fracturas junto a las prótesis humerales; incluyeron la edad avanzada de muchos de los pacientes, osteopenia o poca calidad del hueso, artritis reumatoide y deficiencias afines de tejidos blandos. Los autores también destacaron que sólo una de las siete fracturas curó con la sola inmovilización, pero los resultados del tratamiento conservador no pudieron valorarse en dos pacientes, porque surgió parálisis del nervio radial, que obligó a una intervención quirúrgica ulterior. Además, como admitieron los investigadores, estos siete casos quizá no representaron todas las fracturas periprotésicas que surgieron en el lapso de 15 años de su estudio.

Wright y Cofield[444] expusieron una serie semejante de nueve fracturas que habían surgido en algún momento del transcurso de 39 meses después de 499 artroplastias, y los pacientes tuvieron un promedio de edad de 70 años. La indicación original para hacer artroplastia fue artritis reumatoide o traumatismo antiguo. Los autores concluyeron que las fracturas largas de tipo oblicuo o espiral pueden tratarse satisfactoriamente sin cirugía si su alineación es aceptable. Se considera la práctica de cirugía en el caso de fracturas oblicuas cortas o transversas a nivel del extremo distal de la prótesis o las que conllevan aflojamiento de esta última. En toda operación se recomienda colocar un fragmento de hueso autógeno.

En 1994, los autores expusieron los resultados del tratamiento de fracturas junto a las prótesis humerales en el *University of Texas Health Sciences Center,* en San Antonio.[163] La serie incluyó 12 fracturas humerales, de las cuales ocho fueron complicaciones transoperatorias y cuatro traumatismos postoperatorios. De las ocho primeras, seis se produjeron durante la artroplastia primaria de hombro y dos en reoperaciones, es decir, procedimientos de revisión. En el grupo de artroplastia primaria, que comprendió seis pacientes, las fracturas se produjeron durante la manipulación de la extremidad en dos sujetos, al desbastar el conducto medular en otro más; al ensanchar el conducto en un paciente y en la colocación de la prótesis en dos de ellos. En los casos de la artroplastia de revisión (reoperación), las dos fracturas surgieron en zonas de adelgazamiento cortical moderado o intenso. Las fracturas transoperatorias fueron tratadas medinte reducción abierta y fijación interna con un «círculo» simple de alambre (cerclaje) o con una prótesis de vástago largo junto con el cerclaje con alambre (Fig. 16-190). Todas las fracturas transoperatorias mostraron unión y curaron en un promedio de ocho semanas, con una elevación anterógrada media de 122° en la evaluación de vigilancia final.

Cuatro fracturas postoperatorias se produjeron 14 meses, en promedio, después de la primera artroplastia. Todas las lesiones mencionadas fueron tratadas por ortesis de la fractura, y la técni-

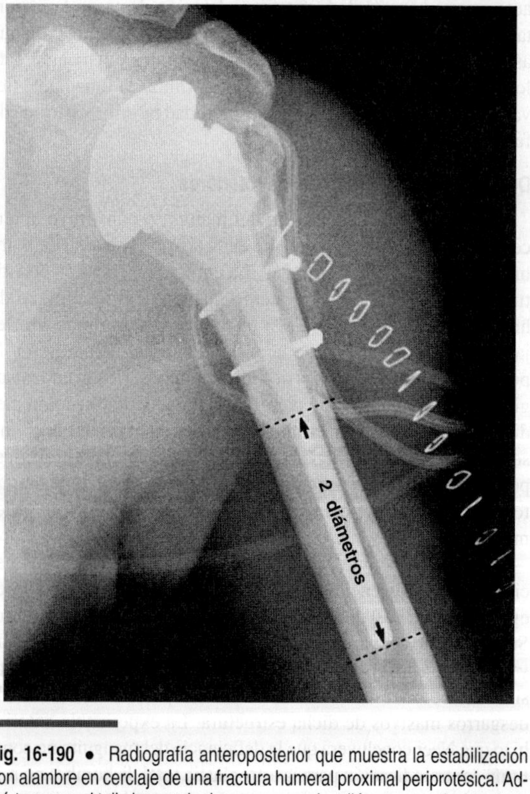

Fig. 16-190 • Radiografía anteroposterior que muestra la estabilización con alambre en cerclaje de una fractura humeral proximal periprotésica. Adviértase que el tallo humeral rebasa en unos dos diámetros corticales el extremo distal de la fractura.

ca culminó en unión ósea en un lapso promedio de nueve semanas después de la lesión. En la evaluación final, la elevación anterógrada promedio fue de 121°.

El tratamiento de las fracturas periprotésicas del hombro sigue dos corrientes teóricas aparentemente divergentes. Bonutti y Hawkins[42] recomendaron el tratamiento intensivo de las lesiones en cuestión, que incluyó reducción abierta y fijación interna, injerto de hueso e inmovilización postoperatoria a una espica durante seis semanas como mínimo. De forma semejante, Boyd y cols.,[49] publicaron una mayor probabilidad de falta de unión después del tratamiento no quirúrgico, y sugirieron que las fracturas tratadas por medios quirúrgicos evolucionaban mejor.

Campbell y cols.[69] realizaron una revisión retrospectiva de 21 fracturas humerales periprotésicas en 20 pacientes. Había osteopenia en todos los pacientes, que fue calificada como grave en el 30%. Para las fracturas proximales a la metáfisis, la fijación intramedular con el vástago humeral estándar y cerclaje con alambre proporcionó resultados superiores en cuanto a tiempo hasta la unión, rehabilitación y tasa de complicaciones. Se consideró que la fijación intramedular del vástago largo con cerclaje con alambre era el tratamiento preferible para las fracturas inestables de la diáfisis humeral. La inmovilización con escayola o corsé fue efectiva en las fracturas distales a un vástago protésico estable, pero la inmovilización se acompañó de una mayor riesgo de complicaciones y una rehabilitación prolongada.

Aunque cabría esperar pautas uniformes de tratamiento basadas en los datos de los 11 pacientes de los informes de Bonutti y Hawkins[42] y de Boyd y cols.,[49] los resultados de la experiencia con los 12 pacientes de San Antonio sugieren una alternativa y quizás un método más conservador para tratar las fracturas periprotésicas postoperatorias. Como dato interesante, tres pacientes de la serie mencionada, con fracturas que se extendieron en sentido distal hacia el extremo de la prótesis, fueron tratados por medio de ortesis de la fractura, y éstas soldaron muy satisfactoriamente. Los cinco casos de fractura que avanzó hasta la unión ósea se trataron con un dispositivo Orthoplast, ejercicios isométricos y rehabilitación temprana del arco de movimiento. El método utilizado en las fracturas transoperatorias fue más intensivo, porque muchas de ellas se habían tratado por medio de reducción abierta y fijación interna. Cuatro que se produjeron durante la operación también fueron tratadas reponiendo la prótesis primaria por medio de un componente de vástago largo de revisión (segunda operación). En todos los casos se logró la unión ósea sin injertos suplementarios de hueso ni inmovilización postoperatoria con espica de hombro.

Es difícil la comparación significativa de varias modalidades de tratamiento, por los escasos casos publicados, pero, en todas las fracturas transoperatorias, los autores prefieren utilizar todos los medios necesarios para lograr un montaje quirúrgico estable. Con el tratamiento se intenta restaurar la estabilidad de la extremidad, crear un entorno favorable para la unión ósea y emprender la rehabilitación expedita en el postoperatorio, de tal manera que el resultado funcional no sufra deterioro por la inmovilización duradera.

Fracturas periprotésicas intraoperatorias

En su mayor parte, las fracturas de este tipo en el húmero o en la cavidad glenoidea son consecuencia de errores en la técnica quirúrgica, muchos de ellos evitables. Entre tales errores destacan: desbastamiento inadvertido, impacto excesivo o manipulación de la extremidad escapular durante la fase de descubrimiento de la cavidad glenoidea. Conviene insistir en algunos puntos.[42,49,163,186] En primer lugar, suelen surgir fracturas espirales del húmero cuando el hombro es rotado en sentido externo por empleo de la extremidad escapular como brazo de palanca; se expone así el húmero al peligro de fracturarse, por la magnitud de la carga torsional que genera la maniobra. La fuerza de torsión impartida al húmero puede llevarse al mínimo si se hace una liberación capsular anterior e inferior completa y se aplica un gancho para huesos en el cuello del húmero para expulsar de la cavidad glenoidea la porción proximal de dicho hueso. En ocasiones, el descubrimiento no es óptimo; sin embargo, a menudo se mejora al continuar la liberación de tejido blando inferior hasta las estructuras capsulares posteroinferior y posterior. Hay que prestar atención meticulosa a todos los detalles, en tanto se libera la cápsula desde la zona glenoidea en esta región de la articulación glenohumeral, ante la gran cercanía del nervio circunflejo en su trayecto por el espacio cuadrilátero. En segundo lugar, si no se extiende el brazo para que sobresalga del borde de la mesa de operaciones, será difícil colocar la prótesis de prueba o los abocardadores intramedulares, lo cual puede originar perforación o fractura completa de la porción proximal del húmero. En tercer lugar, después de ablación de la cabeza humeral, el punto de penetración del vástago de prueba o del abocardador debe ser superolateral en un sitio excéntrico a la superficie esponjosa de la porción proximal del húmero; así se asegurará que el vástago de prueba o el abocardador pasen directamente hasta el conducto medular, en vez de hacerlo en sentido interno, donde pueden perforar el cuello del húmero o la cortical interna. Por último, es preferible el desbastamiento a mano y no con un instrumento (neumático o eléctrico), porque con esta última técnica se puede eliminar demasiado hueso esponjoso o incrementar la posibilidad de perforar hueso osteoporótico.

En caso de surgir fracturas durante la operación, da buen resultado la utilización de cerclaje con alambre y el empleo de una prótesis con vástago largo, si la situación lo justifica. En el caso de fracturas humerales que acaecen en sentido proximal al extremo de la prótesis humeral, basta el cerclaje simple de la porción proximal del húmero y la colocación de una prótesis de tamaño estándar. Se utiliza hueso autógeno de la cabeza humeral, para hacer una «mezcla» de hueso esponjoso que se coloca en la porción metafisaria de la zona proximal del húmero después de introducir el vástago de la prótesis, hasta el nivel de la unión metáfisis-diáfisis. Hecho lo anterior, se utiliza la prótesis de prueba a manera de pistón, para comprimir la mezcla de hueso autógeno en la zona de la fractura u otras zonas de deficiencia ósea, antes de colocar la prótesis final. En el caso de fracturas que surgen en un punto totalmente distal a la prótesis o para las que están en la porción proximal del húmero, con una porción distal que va más allá del extremo de la prótesis, los autores prefieren utilizar una prótesis con vástago largo que se extienda por lo menos dos diámetros de la cortical humeral, más allá del punto más distal de la fractura; ello se logra al ampliar la incisión deltopectoral a través de la extensión de la vía de acceso anterolateral al húmero. La anatomía relativamente recta y cilíndrica de la diáfisis humeral es ideal para este método de fijación de la fractura intramedular. El tratamiento mencionado conlleva algunas ventajas en relación con la colocación de una placa por compresión dinámica o sólo cerclaje con alambre. En primer lugar, no hay necesidad de fijación con tornillos en el hueso, que a menudo es de poca calidad. En segundo, se toleran mejor las cargas de flexión y torsión y disminuye el peligro de fracaso del implante. En tercero, por lo común se obtiene un montaje quirúrgico biomecánicamente firme y rígido. En cuarto lugar, no se necesita extender el descubrimiento ni la disección de tejidos blandos requeridos para la fijación de la placa. Por último, evita el problema constante de protección contra cargas.

En lo que toca a las fracturas glenoideas, es importante recordar que la estabilidad del componente homónimo depende en gran medida de la preparación de la cavidad, el equilibrio de tejidos blandos y la posibilidad de contar con suficiente hueso glenoideo sano para la fijación de la prótesis.[435] Las fracturas escapulares junto a los componentes glenoideos pueden mermar la estabilidad del implante y ocasionar aflojamiento sintomático. Cabe utilizar injerto de hueso o revisión de los componentes glenoideos que incorporan una cuña para acomodar el defecto; sin embargo, si resulta imposible contar con el apoyo óseo, es mejor no desbastar la superficie glenoidea para hacer un nuevo plano. En esta situación, habrá que pulir las estructuras glenoideas restantes con una barrena de mano o una barrena desbastadora glenoidea, para igualar el radio de la curvatura de la cabeza del componente humeral, y omitir el componente glenoideo.

Fracturas periprotésicas en el postoperatorio

Como norma empírica, el método inicial que aplican los autores para tratar las fracturas periprotésicas del hombro después de la operación es más conservador que los métodos usuales de tratamiento recomendados en caso de fracturas semejantes que acaecen durante la operación. Si no está contraindicado un lapso de prueba de medidas expectantes por la aparición de parálisis del nervio radial u otra complicación ominosa, el operador puede seguir un régimen sencillo, que consiste en un dispositivo Orthoplast para fracturas, ejercicios isométricos de toda la extremidad escapular y movimiento temprano tan pronto hayan cedido el dolor y la hinchazón. En la experiencia acumulada en el *University of Texas Health Sciences Center,* en San Antonio, a menudo se obtienen resultados satisfactorios con esta forma sencilla de tratamiento inicial. Sin embargo, nunca estará de más insistir en que el cirujano debe hacer lo necesario para asegurar que no se retrasa la rehabilitación funcional temprana, porque la inmovilización duradera se ha acompañado de resultados insatisfactorios en la experiencia de los autores.

Infección

La infección consecutiva a artroplastia total del hombro es una complicación rara, pero que puede ser devastadora, y su prevalencia es cercana al 1%.[376] La predilección peculiar de la siembra bacteriana con las endoprótesis es consecuencia de varios factores, como adherencia de los microorganismos, encapsulación por glucoproteínas, resistencia bacteriana a los antibióticos, propiedades físicas del implante, su composición química y contextura superficial y factores inhibitorios por elusión iónica. De 39 casos registrados en las publicaciones, en 18 hubo un intervalo promedio de 17 meses desde la artroplastia inicial hasta la aparición diagnosticada de sepsis del hombro; 10 fueron clasificados como infecciones tardías y 6 como tempranas, sin especificar el momento exacto de su aparición.[58,81,94,127,135,160,243,270,275,301,313,357,407] En tres hombros no se mencionó absolutamente la fecha de aparición del problema, y por ello fue imposible conocer la relación cronológica de la infección con la artroplastia original.[94,276,357] En tres informes,[81,108,243] el intervalo desde la primera artroplastia hasta el diagnóstico de sepsis glenohumeral rebasó los 12 meses. La mayor tendencia a la infección guardó relación con factores de peligro del huésped, como diabetes mellitus, artritis reumatoide, lupus eritematoso sistémico y zonas de infección en sitios remotos. Además, en el 66% de individuos en las series combinadas[81,108,243] se advirtió alguna influencia de la quimioterapia con inmunosupresores, corticoterapia sistémica, inyecciones múltiples de corticoesteroides y cirugía previa del hombro. Aunque es sólo un punto de especulación, el aparente riesgo mayor de infección después de infecciones locales de esteroides quizá pueda atribuirse a la anatomía peculiar de las bolsas del hombro. La inyección inadvertida o planeada de las bolsas subdeltoidea, subescapular o infraespinosa, o la vaina del tendón de la porción larga del bíceps, puede ser el portal de entrada para la invasión intraarticular de bacterias.

Ha sido difícil precisar la utilidad de los métodos de laboratorio preoperatorios (p. ej., cifra de leucocitos, velocidad de eritrosedimentación y proteína C reactiva), la gammagrafía con radionúclidos y la aspiración articular por los métodos anómalos e incongruentes de cada informe. En un estudio se conjuntó, con fines analíticos, a un grupo de 18 pacientes con artroplastias de hombro infectadas, de la serie de Codd y cols.,[81] y a 5 con el mismo trastorno tratados en la *University of Texas.* Los valores preoperatorios de la velocidad de sedimentación eritrocitaria y de los leucocitos fueron de 55 mm/h y 11.260 leucocitos/mm^3, respectivamente. En el 58% de los hombros, la interpretación del gammagrama con radionúclidos fue positiva y, también, sólo en el 38% de los hombros se detectaron microorganismos en el cultivo del material intraarticular aspirado.

La revisión de 39 artroplastias de hombro infectadas, con datos publicados en los medios idóneos, indicó que en tres hombros el microorganismo causal fue *Staphylococcus aureus,* y en otro más *Candida parapsilosis.*[58,81,94,127,135,160,243,270,275,301,313,357,407] En los hombros restantes no se identificó en la notificación el microorganismo infectante. La experiencia de los autores con cinco artroplastias infectadas de hombro indicó la presencia de *S. aureus* en tres de ellas, *S. epidermidis* en otra y, en el último hombro, una infección mixta.

Como ocurre con otros tipos de cirugía de reemplazo articular, las infecciones pueden surgir en fecha temprana o tardía, y el tratamiento óptimo depende de la identificación del microorganismo patógeno en muestras de tejido o líquido. Una vez corroborado el diagnóstico, existen opciones terapéuticas, como son supresión por antibióticos, lavado y desbridamiento, reimplante, artroplastias por ablación, artrodesis y amputación. El tipo de tratamiento depende de muy diversos factores, como son el intervalo transcurrido entre la artroplastia y el diagnóstico de infección, la factibilidad de extraer el implante según lo dicte el riesgo anestésico y la virulencia del agente causal y su susceptibilidad a antibióticos, así como la estabilidad del implante.

Las entidades por incluir en el diagnóstico diferencial de una herida húmeda, es decir, con líquido de drenaje en el postoperatorio temprano después de reemplazo de hombro, deben incluir la infección incipiente, a pesar de que los cultivos sean negativos y no haya síntomas generales netos. En esta situación, los autores recomiendan la exploración temprana de la incisión, junto con lavado, desbridamiento y el empleo prudente de antibióticos parenterales. Se deja la prótesis si la infección es consecuencia de la invasión de algún grampositivo y los componentes son estables. En caso de infecciones incipientes por gramnegativos o infecciones profundas tardías de la incisión, se recomienda el desbridamiento pleno del tejido de granulación y la cicatriz y la extracción de todos los biomateriales, incluido el cemento; después, durante seis semanas se aplican antibióticos parenterales, según lo recomiende la consulta con el servicio de infectología. En la mayor parte de los implantes infectados que los autores han tratado se utiliza la artroplastia por ablación; sin embargo, cabe recurrir a otras modalidades terapéuticas, como la artrodesis glenohumeral o la artroplastia por revisión en dos etapas.

En un informe, 18 artroplastias infectadas de hombro fueron tratadas por medio de artroplastia con ablación en cinco hombros y un reimplante endoprotésico que utilizó cemento impregnado de antibiótico en 13 hombros.[81] En este último grupo, se hizo revisión de ocho componentes con reimplante de una etapa, y cinco fueron tratados con reimplante en una segunda operación. El dolor disminuyó en casi todos los enfermos; sin embargo, resulta interesante que la magnitud del alivio no fue bastante diferente en sujetos que recibieron reimplante, en comparación con los sometidos a artroplastia por ablación sola. No es de extrañar que en el grupo con reimplante se obtuvieran los mejores resultados funcionales en aspectos como el arco de movimiento y la capacidad de realizar actividades de la vida diaria. Por esa razón, es importante comentar con los pacientes que la artroplastia por ablación del hombro es un método de último recurso que, en el mejor de los casos, permite un alivio aceptable del dolor, la posibilidad de realizar actividades sencillas de la vida diaria y que logra la resolución de la infección.

Sperling y cols.[390] revisaron 26 artroplastias de hombro primarias y 8 revisiones en las que se diagnosticó infección periprotésica profunda una media de 3,5 años después de la artroplastia. Veintiún hombros fueron sometidos a artroplastia de resección, 6 de los cuales experimentaron nuevos episodios de infección. Seis hombros fueron tratados mediante desbridamiento articular extenso y mantenimiento de la prótesis, aunque en tres casos se produjo reinfección y finalmente fue necesaria la artroplastia de resección. Tres hombros fueron sometidos a reimplantes diferidos, sin recurrencia de la infección. Los autores llegaron a la conclusión de que la reimplantación diferida puede ofrecer las mayores esperanzas de erradicación de la infección y de mantenimiento de la función del hombro. Seitz y Damacen[377] estudiaron a 8 pacientes con sepsis del hombro que fueron sometidos a artroplastia de intercambio en etapas, utilizando espaciadores de metilmetacrilato impregnados en antibiótico, que se moldearon y ajustaron a la anatomía del paciente, después de un desbridamiento amplio de la articulación. Se siguió tratamiento antibiótico intravenoso durante un mínimo de 3 meses. Al cabo de 6 meses, se realizó una valoración de los pacientes buscando signos clínicos y analíticos de infección, sin encontrar ninguno. Se realizaron entonces reconstrucciones protésicas de intercambio con implantes estándar fijados con cemento impregnado en antibiótico. Todos los pacientes experimentaron mejoría del dolor, pero la función por encima de la cabeza estuvo limitada. Basándose en la erradicación satisfactoria de la infección, los autores llegaron a la conclusión de que la técnica representaba una opción de rescate satisfactoria para el control de la sepsis glenohumeral después de artroplastia del hombro.

Las publicaciones son escasas, pero algunas indican que la infección alrededor de una prótesis particular es consecuencia de bacteriemia transitoria secundaria a manipulaciones odontológicas, infecciones de vías urinarias, neumonía e instrumentación de vías genitourinarias.[1,305,395,397] Dada la variedad de factores que culminan en infección secundaria, los autores recomiendan protección profiláctica con antimicrobianos e individualizada a cada situación clínica.

Lesiones de nervios

En las publicaciones se señalan unos 14 casos de complicaciones de nervios periféricos o del plexo braquial después de artroplastia total del hombro.[14,21,48,135,140,160,221,274,325,407] Por fortuna, casi todas estas lesiones incluyeron neuropraxia y fueron tratadas con la modalidad expectante y buenos resultados. No obstante, en dos casos el mecanismo de lesión incluyó desgarro del nervio axilar, en un campo quirúrgico con grandes cicatrices.[84] La mayor parte de estas complicaciones se produjeron en el nervio axilar (seis casos), pero hubo daños del nervio cubital (tres casos), del nervio musculocutáneo del brazo (dos casos), del nervio mediano (un caso) y del plexo braquial (dos casos). De las lesiones mencionadas, siete mostraron resolución completa, dos, recuperación incompleta y una no mostró recuperación. El estado de recuperación de las cuatro lesiones neurológicas restantes no se mencionó.

Lynch y cols.,[251] publicaron datos de 18 hombros con déficit neurológicos entre 417 artroplastias. De ese grupo, 13 hombros sufrieron lesiones del plexo braquial, por lo común los troncos primarios superior y medio. Once hombros mostraron recuperación satisfactoria al año. En casi todos los casos, el origen de la lesión se atribuyó a la tracción.

Complicaciones por el implante

En ocasiones, la cirugía de sustitución del hombro se complica con la aparición de fracaso del implante. Del análisis de las publicaciones cabe concluir que dicha complicación tiene una prevalencia aproximada del 0,7%, y se ha observado que el 80% de estos casos surgen en componentes glenoideos no cementados con refuerzo metálico. Los casos publicados han incluido desprendimiento del inserto glenoideo de polietileno de su respaldo metálico,[94,120,275] fractura de la quilla o del refuerzo metálico glenoideo,[94,120,256] fractura de los tornillos de fijación[256,275] y subluxación o luxación de los espaciadores subacromiales de polietileno.[54,78] (Fig. 16-191).

Desde su introducción a finales de la década de 1980, los sistemas modulares para artroplastia subtotal de hombro han sido aceptados ampliamente porque optimizan el equilibrio de tejidos blandos, llevan al máximo la adaptación de la metáfisis proximal humeral del conducto, facilitan la revisión glenoidea y permiten la conversión de hemiartroplastia en artroplastia total del hombro. Algunas complicaciones del reemplazo total de hombro han disminuido después de cambiar el diseño de la prótesis, al mejorar la fijación del componente y con el perfeccionamiento de los nuevos materiales, pero han surgido problemas nuevos que son privativos de los implantes modulares. En 1991, Cooper y Brems[101] describieron el caso de un paciente con luxación recurrente del componente humeral modular, el cual debió cambiarse por uno de tipo II de Neer en la revisión. Además del informe del caso y otro más enviado a la institución de los autores, se sabe de 11 casos de separación del componente humeral.[33] Con excepción de un episodio, todas las disociaciones se produjeron en término de seis semanas de la primera artroplastia. A diferencia de informes previos de casos que incluyeron el desmontaje o desarmado de

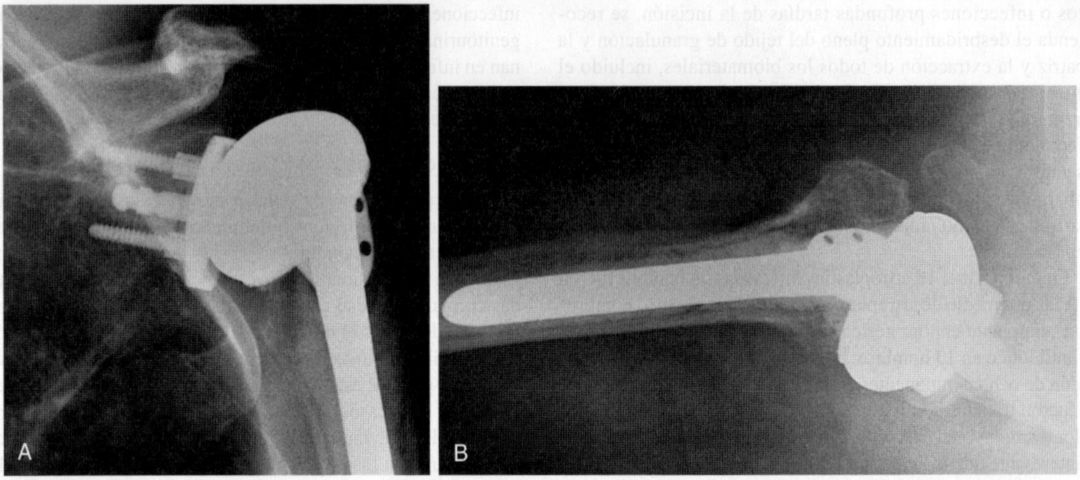

Fig. 16-191 • A y B, Radiografías de una persona que sufrió luxación posterior del hombro, complicada por disociación del injerto glenoideo de polietileno. El angostamiento de la articulación glenohumeral sugiere contacto de metal con metal.

componentes femorales modulares utilizados en la cadera, ninguna de las disociaciones del componente del hombro se vinculó con luxación articular ni maniobras ulteriores de reducción.[320,442] De hecho, algunos de los sujetos del estudio de Blevins y cols.,[38] no se habían percatado de que se hubiera producido la separación. De forma semejante, el paciente de la serie de los autores tampoco sabía que se había producido un hecho específico relacionado con el desarmado de la prótesis humeral, pero advirtió molestias vinculadas con la disfunción del hombro desde el momento de la operación. Para la fecha de la reoperación, la porción posterior del collar humeral había descendido a la zona metafisaria de la porción proximal del húmero y muy probablemente impidió el asentamiento apropiado de los componentes del dispositivo de Morse durante la artroplastia inicial.

En el laboratorio, los estudios biomecánicos de Cooper y Brems[101] y de Blevins y cols.,[38] han demostrado que basta un volumen de 0,4 ml de agua, solución salina o sangre para evitar el asentamiento hermético del componente de Morse. Para llevar al mínimo complicaciones como las señaladas, hay que limpiar perfectamente y liberar de tejidos o líquidos el receptáculo del dispositivo de Morse de la prótesis modular para lograr así una fusión adecuada de la fijación de dicho dispositivo. Además, es indispensable valorar la «penetración» de tejidos blandos o hueso, que quedarían interpuestos entre la cabeza humeral y el collar.

Disfunción del deltoides

El reemplazo protésico de la articulación del hombro exige conocimiento muy detallado de la anatomía y la biomecánica del hombro. Un aspecto de máxima importancia para los resultados finales de la técnica es conservar los elementos de origen del deltoides y su inserción, porque la pérdida del músculo en cuestión ocasionada por fracaso de la reparación o daño del nervio axilar originaría una pérdida catastrófica de la función del hombro.[15,108,165,301,304,428] El descubrimiento óptimo es el elemento clave para realizar con facilidad la artroplastia total, pero tiene igual importancia percatarse de que el método puede realizarse a través de una vía de acceso deltopectoral extendida sin desprender el punto de origen ni la inserción del deltoides.[350]

En su serie de 1982, que incluyó reemplazo total del hombro, Neer utilizó tres accesos quirúrgicos diferentes.[304] Al principio usó una vía deltopectoral corta que comprendía desprendimiento del fascículo anterior del deltoides respecto de la clavícula. La segunda vía fue más superior e incluyó desprendimiento del fascículo medio del deltoides, pero ninguna de estas dos vías volvió a utilizarse, porque debilitaban las porciones anterior y media del músculo, respectivamente. La tercera vía de acceso que Neer recomendó desde 1977 se basa en un gran espacio deltopectoral y conserva el origen y la inserción del deltoides. La conservación de dicho músculo en la forma mencionada facilita la rehabilitación postoperatoria temprana y lleva al mínimo los problemas de los dos primeros descubrimientos operatorios. En 1982, Neer y Kirby incluyeron el desprendimiento del deltoides como causa importante de fracaso de la artroplastia de hombro no restringida (Fig. 16-192).[301] Los autores en cuestión observaron debilitamiento constante y atrofia del deltoides en los 37 pacientes (excepto en tres). Tal vez los cambios fibróticos e isquémicos del fascículo anterior del deltoides fueran consecuencia de retracción excesiva en casi todos los casos, en tanto que los métodos quirúrgicos previos desnervaron el fascículo anterior en cinco pacientes. De forma global, en el 92% de las artroplastias totales de hombro no restringidas y de la cabeza humeral hubo deterioro grave de la función del deltoides.

Uno de los autores (C.A.R.) ha tratado a 36 pacientes que después de una operación de hombro perdieron la función del deltoides, incluidos métodos de reemplazo endoprotésico.[325] Nueve de los métodos de reemplazo fueron operaciones primarias y tres de revisión. De estos 12 pacientes, 10 perdieron la función de los fascículos anterior o anterior y medio del deltoides, a causa de una reparación fallida, y otros 2 perdieron por completo la función del deltoides, a consecuencia de la desnervación del nervio axilar. Los enfermos fueron evaluados mediante la forma estandarizada propuesta por los *American Shoulder and Elbow Surgeons*, que corrobora independientemente el dolor del paciente,

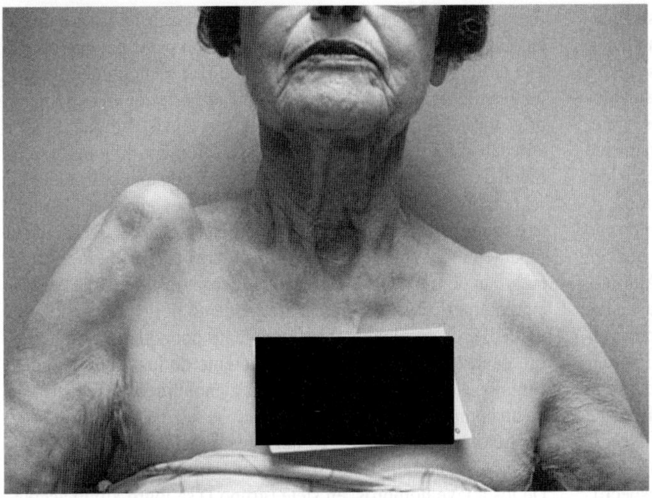

Fig. 16-192 • Aspecto del hombro de una mujer que perdió los medios de unión anteriores del deltoides después de reemplazo total de hombro. Adviértanse la atrofia anterior del hombro y el componente humeral que sobresale.

el arco de movimiento, la potencia, la estabilidad y la función. Todos los pacientes mostraron discapacidad relevante con una elevación anterógrada media de sólo 33° (intervalo, de 0° a 75°). Además, algunos enfermos mostraron luxación anterosuperior dolorosa de la articulación glenohumeral con intentos de elevación de la extremidad escapular. Las limitaciones funcionales fueron intensas y, de ellas, nueve resultados fueron insatisfactorios y tres medianos, con base en 15 actividades de la vida diaria. Sin duda, la pérdida de la función deltoidea por desnervación o desprendimiento no fue tolerada y originó dolor y deficiencia funcional.[165]

Artroplastia de revisión del hombro

En los últimos 10 años ha aumentado sustancialmente el número de reemplazos de hombro realizados en Estados Unidos. El uso muy difundido de prótesis totales sin restricción ha producido una disminución extraordinaria de la frecuencia de complicaciones, pero todavía surgen problemas que obligan a una nueva operación. En una revisión de 22 series de artroplastias de hombro que señalaron tal complicación, la frecuencia de reoperación fue del 7%.[15,48,54,58,84,94,109,127,135,139,160,186,220,256,275,276,301,325,357,405,422,428] Muchas de las operaciones consistieron en técnicas de tejidos blandos por complicaciones postoperatorias, desgarros del manguito de los rotadores e inestabilidad glenohumeral, pero cerca del 46% incluyeron extracción o revisión de los componentes protésicos. La estratificación de estos últimos dos subgrupos indicó que en 16 hombros se hizo revisión de los componentes glenoideo, humeral o de ambos; en 10 hombros, artroplastia ablativa glenohumeral; en siete, ablación del componente glenoideo; y en cuatro más, artrodesis glenohumeral. No se especificó el tratamiento de algunos hombros en tales subgrupos.

Uno de los mayores inconvenientes del tratamiento quirúrgico del fracaso de las prótesis totales de hombro es subestimar las exigencias técnicas y las importantes complicaciones que a veces surgen con la cirugía de revisión de esta magnitud. Las publicaciones reflejan unos índices de revisión del 0% al 17% después de artroplastia de hombro, pero son raros los estudios que de manera específica se ocupen de la cirugía de revisión del hombro.

En 1982, Neer y Kirby[301] publicaron un informe de una serie de 40 artroplastias de revisión hechas en un lapso de nueve años. Los métodos originales incluyeron 31 hemiartroplastias, 6 artroplastias totales de hombro sin restricciones y 3 reemplazos totales con restricciones. Los autores analizaron los métodos originales y asignaron categóricamente las causas del fracaso a alguno de tres grupos principales: 1) consideraciones preoperatorias generales, como problemas neuromusculares, infección o artritis de articulaciones vecinas, 2) complicaciones quirúrgicas o protésicas que incluyeron desprendimiento del deltoides, falta de unión de tuberosidades y aflojamiento o rotura del componente y 3) consideraciones postoperatorias como inestabilidad residual o recurrente y rehabilitación deficiente. En casi todos los casos se detectó más de una causa del fracaso.

Según Neer y Kirby, las causas más comunes de fracaso incluyeron cicatrices y desprendimiento del deltoides, pérdida de la rotación externa por contractura del subescapular, prominencia o retracción del troquíter, insuficiencia glenoidea y rehabilitación postoperatoria deficiente.[301] El común denominador de todos los fracasos de las hemiartroplastias y del reemplazo total de hombro sin restricción fueron las adherencias del manguito de los rotadores y del deltoides, que surgieron a causa de la inmovilización duradera. La cirugía de revisión incluyó reemplazo total no restringido de hombro en 32 hombros, artrodesis glenohumeral en tres hombros, un implante restringido con fulcro fijo en un hombro y artroplastia por ablación y desbridamiento de cicatrices en dos hombros, respectivamente. Es importante destacar que más del 80% de estas revisiones incluyeron prótesis que se habían colocado originalmente por fracturas desplazadas y fracturas-luxaciones de la porción proximal del húmero. El grado de dificultad quirúrgica en la segunda operación fue agravado enormemente por la contractura y las cicatrices de músculos, la unión defectuosa o la falta de unión de tuberosidades y la pérdida de hueso con acortamiento de la diáfisis humeral. Los resultados de la mayor parte de las revisiones fueron señalados en otra serie y se advirtió que eran inferiores a los de otros grupos diagnósticos, situación que hizo que los autores destacaran la importancia de obtener buenos resultados con el procedimiento original, es decir, el primero.[304]

En 1993, Caldwell y cols.,[68] revisaron 13 artroplastias de revisión tras un lapso promedio de 36 meses desde la primera operación. Se hizo revisión en busca de la inestabilidad glenohumeral en dos reemplazos totales de hombro y una hemiartroplastia. También se hizo revisión de siete hemiartroplastias para transformarlas en reemplazos totales de hombro a causa de artropatía glenoidea, y la revisión de tres artroplastias totales de hombro se hizo a causa del aflojamiento del componente glenoideo. Los resultados se consideraron satisfactorios sólo en el 62% de los casos, y cinco hombros fueron sometidos a siete reoperaciones. El aflojamiento y la versión inexacta del componente glenoideo fueron considerados como las causas más frecuentes de cirugía de revisión.

Wirth y Rockwood revisaron 38 artroplastias de hombro no restringidas y fallidas, en las que la nueva operación se hizo en el *University of Texas Health Sciences Center,* en San Antonio, entre 1977 y 1993.[440] La indicación inicial para la artroplastia fue traumatismo agudo en 19 hombros, artrosis en 12 hombros, artropatía después de reconstrucción en 5 hombros y artritis reumatoide en dos más. Cinco pacientes se habían sometido a ocho intentos cuando se hizo la artroplastia de revisión. El análisis que se hace de estos casos indicó datos similares a los de Neer y Kirby[301] en cuanto a que el fracaso a menudo tuvo origen multifactorial, lo cual dificultó vincularlo con un factor específico en el 70% de los hombros. Los pacientes fueron divididos en dos grupos, situación semejante a la descrita por Neer y cols.[304] Los hombros en pacientes del grupo I se caracterizaron por infección de las prótesis, disfunción del fascículo anterior del deltoides o lesión del nervio axilar, dolor rebelde crónico, limitación intensa del arco de movimiento y función deficiente. Los pacientes fueron tratados por medio de artroplastia por ablación con la esperanza de que alcanzaran sólo objetivos limitados, que incluyeron alivio del dolor y la posibilidad de realizar actividades sencillas de la vida diaria (Fig. 16-193). Las personas del grupo II fueron tratadas por medio de hemiartroplastia de revisión o un reemplazo total de hombro. La complicación principal que obligó a la cirugía de revisión fue la inestabilidad glenohumeral sintomática (43%), que incluyó inestabilidad posterior en ocho hombros, inestabilidad anterosuperior en seis e inestabilidad inferior en cuatro. La inestabilidad guardó relación con la longitud humeral deficiente y el equilibrio insuficiente de tejidos blandos en 12 hombros, posición defectuosa del componente o aflojamiento en siete, erosión glenoidea asimétrica en cinco y fracaso de la reparación del subescapular en dos. Otras causas de ineficacia, en orden de frecuencia decreciente fueron: insuficiencia del fascículo anterior del deltoides, aflojamiento del componente glenoideo, erosión glenoidea, aflojamiento del componente humeral, desprendimiento o unión deficiente de las tuberosidades, anquilosis ósea o fibrosa, infección glenohumeral y disociación de un componente humeral modular.

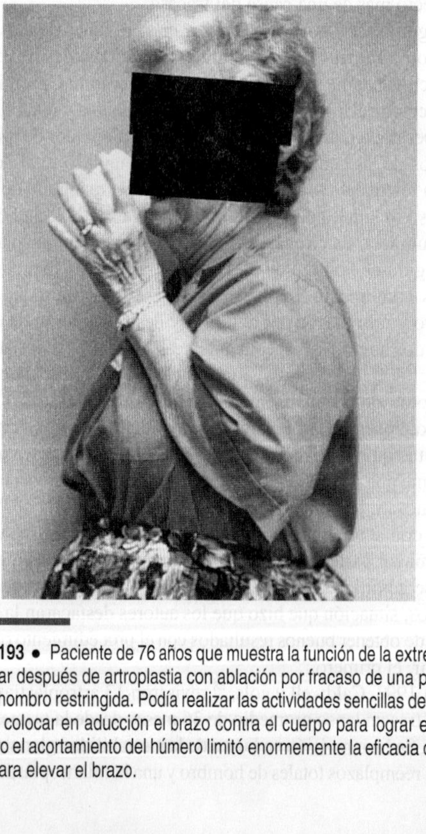

Fig. 16-193 • Paciente de 76 años que muestra la función de la extremidad escapular después de artroplastia con ablación por fracaso de una prótesis total de hombro restringida. Podía realizar las actividades sencillas de la vida diaria al colocar en aducción el brazo contra el cuerpo para lograr estabilidad, pero el acortamiento del húmero limitó enormemente la eficacia del deltoides para elevar el brazo.

Los autores vigilaron 25 hombros en un lapso de dos a nueve años, y en ese período se hicieron artroplastias por ablación. De los nueve hombros, en siete (grupo I) se logró alivio aceptable del dolor y también la práctica limitada de actividades de la vida diaria; los dos hombros restantes necesitaron ablación adicional de la porción proximal del húmero.[108] Los 16 hombros restantes (grupo II) fueron clasificados con arreglo al sistema de clasificación de Neer en: cinco excelentes, siete satisfactorios y cuatro insatisfactorios, resultados que no desmerecieron ante los datos de Caldwell y cols.[68] De los cuatro hombros con resultado insatisfactorio, todos mostraron notable pérdida de fuerza y disfunción del fascículo anterior del deltoides.

Antuna y cols.[8] realizaron una revisión retrospectiva de 48 hombros que fueron sometidos a cirugía de revisión glenoidea. Las indicaciones fueron aflojamiento en 29 hombros, fracaso del implante en 14 y posición defectuosa o desgaste con inestabilidad en 5 hombros. Diecisiete hombros presentaron inestabilidad asociada. Se realizó reimplantación de una glenoides nueva en 30 hombros y retirada del implante glenoideo seguido de injerto óseo en 18 casos. Los pacientes sin componente glenoideo mostraban un grado de satisfacción mucho menor con el procedimiento que los sometidos a reimplantación. Se consiguió alivio del dolor en el 86% de los pacientes reimplantados, frente al 66% de los sometidos a retirada del componente glenoideo. Los autores llegaron a la conclusión de que los pacientes que fueron sometidos a reimplantación glenoidea presentaban resultados más satisfactorios y que la colocación de injertos óseos podía permitir la reimplantación posterior una vez consolidado el injerto.

Hawkins y cols.[187] evaluaron los resultados en 9 pacientes con aflojamiento glenoideo sintomático que fueron sometidos a revisión quirúrgica. En siete casos se sustituyó una prótesis glenoidea, y dos pacientes tenían una cantidad insuficiente de hueso que hizo necesaria una hemiartroplastia. Los resultados demostraron disminución del dolor y aumento de la capacidad funcional, mostrando satisfacción global siete pacientes. Dos casos se consideraron como fracasos al producirse aflojamiento glenoideo recurrente. Los autores llegaron a la conclusión de que, debido al riesgo de aflojamiento recurrente, la hemiartroplastia puede ser una alternativa aceptable a la sustitución glenoidea de revisión.

Sperling y Cofield[387] comunicaron 18 artroplastias de revisión realizadas para el tratamiento de artrosis glenoidea dolorosa en hombros previamente sometidos a hemiartroplastia. El intervalo medio entre la hemiartroplastia y la revisión para una sustitución completa del hombro fue de 4,4 años. Casi el 40% de

122. Engelbrecht E and Heinert K: More than ten years' experience with unconstrained shoulder replacement. *In* Kolbel R, Helbig B, and Blauth W (eds): Shoulder Replacement. New York: Springer-Verlag, 1987, pp 85-91.
123. Engelbrecht E, Siegel A, Rottger J, and Heinert K: Erfahrungen mit der Anwendung von Schultergelenksendoprothesen. Chirurg *51*:794, 1980.
124. Engelbrecht E and Stellbrink G: Total Schulterendoprosthese Modell (St. Georg). Chirurg *47*:525-530, 1976.
125. Ennevaara K: Painful shoulder joint in rheumatoid arthritis: A clinical and radiological study of 200 cases with special reference to arthrography of the glenohumeral joint. Acta Rheum Scand Suppl *11*:1-108, 1967.
126. Epps CH Jr: Painful hematologic conditions affecting the shoulder. Clin Orthop *173*:38-43, 1983.
127. Faludi DD and Weiland AJ: Cementless total shoulder arthroplasty: Preliminary experience with thirteen cases. Orthopedics *6*:431-438, 1983.
128. Fehringer EV, Kopjar B, Boorman RS, et al: Characterizing the functional improvement after total shoulder arthroplasty for osteoarthritis. J Bone Joint Surg Am *84*:1349-1353, 2002.
129. Fenlin JM: Total glenohumeral joint replacement. Orthop Clin North Am *6*:565-583, 1975.
130. Fenlin JM, Frieman BG, and Allardyce TJ: Hemiarthroplasty in rotator cuff tear arthropathy. J Shoulder Elbow Surg *4*(suppl):S62, 1995.
131. Fenlin JM, Ramsey ML, Allardyce TJ, and Frieman BG: Modular total shoulder replacement. Design rationale, indications and results. Clin Orthop *307*:37-46, 1994.
132. Fink B, Sallen V, Guderian H, et al: Resection interposition arthroplasty of the shoulder affected by inflammatory arthritis. J Shoulder Elbow Surg *10*:365-371, 2001.
133. Field LD, Zabinski SJ, Dines DM, et al: Hemiarthroplasty of the shoulder for rotator cuff arthropathy. J Shoulder Elbow Surg *4*(suppl):S62, 1995.
134. Figgie HE, Inglis AE, Goldberg VM, et al: An analysis of factors affecting the long-term results of total shoulder arthroplasty in inflammatory arthritis. J Arthroplasty *3*:123-130, 1988.
135. Figgie MP, Inglis AE, Figgie HI, et al: Custom total shoulder arthroplasty for inflammatory arthritis. Paper presented at the Fourth International Conference on Surgery of the Shoulder, 1989, New York.
136. Flatow EL, Bigliani LU, and April EW: An anatomical study of the musculocutaneous nerve and its relationship to the coracoid process. Clin Orthop *244*:166-171, 1989.
137. Fournie B, Railhac JJ, and Monod P: The enthesopathic shoulder. Rev Rhum Mal Osteoartic *54*:447-451, 1987.
138. Frank CB: Ligament healing: Current knowledge and clinical applications. J Am Acad Orthop Surg *4*:74-83, 1996.
139. Franklin JL, Barrett WP, Jackins SE, and Matsen FA III: Glenoid loosening in total shoulder arthroplasty; association with rotator cuff deficiency. J Arthroplasty *3*:39-46, 1988.
140. Frich LH, Moller BN, and Sneppen O: Shoulder arthroplasty with the Neer Mark-II prosthesis. Arch Orthop Trauma Surg *107*:110-113, 1988.
141. Frich LH, Sojbjerg JO, and Sneppen O: Shoulder arthroplasty in complex acute and chronic proximal humeral fractures. Orthopedics *14*:949-954, 1991.
142. Friedman RJ: Glenohumeral translation after total shoulder arthroplasty. J Shoulder Elbow Surg *1*:312-316, 1992.
143. Friedman RJ, Hawthorne KB, and Genez BM: The use of computerized tomography in the measurement of glenoid version. J Bone Joint Surg Am *74*:1032-1037, 1992.
144. Friedman RJ, LaBerge M, Dooley RL, and O'Hara AL: Finite element modeling of the glenoid component: Effect of design parameters on stress distribution. J Shoulder Elbow Surg *1*:261-270, 1992.
145. Friedman RJ, Thornhill TS, Thomas WH, and Sledge CB: Non-constrained total shoulder replacement in patients who have rheumatoid arthritis and class-IV function. J Bone Joint Surg Am *71*:494-498, 1989.
146. Fukuda K, Chen C-M, Cofield RH, and Chao EYS: Biomechanical analysis of stability and fixation strength of total shoulder prostheses. Orthopedics *2*:141-149, 1988.
147. Galinat BJ, Howell SM, and Kraft TA: The glenoid posterior acromion angle: An accurate method of evaluating glenoid version. Orthop Trans *12*:727, 1988.
148. Garancis JC, Cheung HS, Halverson PB, and McCarty DJ: "Milwaukee shoulder"–association of microspheroids containing hydroxyapatite crystals, active collagenase, and neutral protease with rotator cuff defects. Arthritis Rheum *24*:484-491, 1981.
149. Gariepy R: Glenoidectomy in the repair of the rheumatoid shoulder. J Bone Joint Surg Br *59*:122, 1977.
150. Gartland JJ: Orthopaedic clinical research: Deficiencies in experimental design and determinations of outcome. J Bone Joint Surg Am *70*:1357-1364, 1988.
151. Gartsman GM, Brinker MR, Khan M, and Karahan M: Self-assessment of general health status in patients with five common shoulder conditions. J Shoulder Elbow Surg *7*:228-237, 1998.
152. Gartsman GM, Roddey TS, and Hammerman SM: Shoulder arthroplasty with or without resurfacing of the glenoid in patients who have osteoarthritis. J Bone Joint Surg Am *82*:26-34, 2000.
153. Gerard P, Leblanc JP, and Rousseau B: Une prothèse totale d'épaule. Chirurgie *99*:655-663, 1973.
154. Giori NJ, Beaupre GS, and Carter DR: The influence of fixation peg design on the shear stability of prosthetic implants. J Orthop Res *8*:892-898, 1990.
155. Glasson JM, Pollock RG, Djurasovic M, et al: Hemiarthroplasty for glenohumeral osteoarthritis in a patient with an intact rotator cuff: Results correlated to degree of glenoid wear. Paper presented at the 12th Open Meeting of the American Shoulder and Elbow Surgeons, 1996, Atlanta.
156. Godeneche A, Boileau P, Favard L, et al: Prosthetic replacement in the treatment of osteoarthritis of the shoulder: early results of 268 cases. J Shoulder Elbow Surg *11*:11-18, 2002.
157. Goldberg BA, Smith K, Jackins S, et al: The magnitude and durability of functional improvement after total shoulder arthroplasty for degenerative joint disease. J Shoulder Elbow Surg *10*:464-469, 2001.
158. Green A and Norris TR: Imaging technique for glenohumeral arthritis and glenohumeral arthroplasty. Clin Orthop *307*:7-17, 1994.
159. Green A and Norris TR: Shoulder arthroplasty for advanced glenohumeral arthritis after anterior instability repair. J Shoulder Elbow Surg *10*:539-545, 2001.
160. Gristina AG, Romano RL, Kammire GC, and Webb LX: Total shoulder replacement. Orthop Clin North Am *18*:444-453, 1987.
161. Gristina AG and Webb LX: The trispherical total shoulder replacement. *In* Bayley I and Kessel L (eds): Shoulder Surgery. New York: Springer-Verlag, 1982, pp 153-157.
162. Gristina AG, Webb LX, and Carter RE: The monospherical total shoulder. Orthop Trans *9*:54, 1985.
163. Groh GI, Heckman MM, Curtis RJ, et al: Treatment of fractures adjacent to humeral prostheses. Orthop Trans *18*:1072, 1994-1995.
164. Groh GI and Rockwood CA: Loss of Deltoid following Shoulder Operations: An Operative Disaster. Monterey, CA: Western Orthopaedic Association, 1992.
165. Groh GI, Simoni M, Rolla P, and Rockwood CA Jr: Loss of the deltoid after shoulder operations: An operative disaster. J Shoulder Elbow Surg *3*:243, 1994.
166. Gschwend N: Is a glenoid component necessary for rheumatoid patients? Paper presented at the Second Congress of the European Shoulder and Elbow Society, 1988, Berne, Switzerland.
167. Gunther SB, Graham J, Norris TR, et al: Retrieved glenoid components: A classification system for surface damage analysis. J Arthroplasty *17*:95-100, 2002.
168. Habermeyer P and Schweiberer L: Corrective interventions subsequent to humeral head fractures. Orthopade *21*:148-157, 1992.
169. Hacker S, Boorman R, Lippitt SB, and Matsen FA III: Impaction grafting improves the fit of proximal humeral arthroplasty. J Shoulder Elbow Surg (in press).
170. Halverson PB, Cheung HS, and McCarty DJ: Enzymatic release of microspheroids containing hydroxyapatite crystals from synovium and of calcium pyrophosphate dihydrate crystals from cartilage. Ann Rheum Dis *41*:527-531, 1982.
171. Halverson PB, Cheung HS, McCarty DJ, et al: "Milwaukee shoulder"–association of microspheroids containing hydroxyapatite crystals, active collagenase, and neutral protease with rotator cuff defects. II. Synovial fluid studies. Arthritis Rheum *24*:474-483, 1981.
172. Halverson PB, Garancis JC, and McCarty DJ: Histopathological and ultrastructural studies of synovium in Milwaukee shoulder syndrome–basic calcium phosphate crystal arthropathy. Ann Rheum Dis *43*:734-741, 1984.
173. Halverson PB, McCarty DJ, Cheung HS, and Ryan LM: Milwaukee shoulder syndrome: Eleven additional cases with involvement of the knee in seven (basic calcium phosphate crystal deposition disease). Semin Arthritis Rheum *14*:36-44, 1984.
174. Harris TE, Jobe CM, and Dai QG: Fixation of proximal humeral prostheses and rotational micromotion. J Shoulder Elbow Surg *9*:205-210, 2000.
175. Harryman DT II, Sidles JA, Clark JM, et al: Translation of the humeral head on the glenoid with passive glenohumeral motion. J Bone Joint Surg Am *72*:1334-1343, 1990.
176. Harryman DT, Sidles JA, Harris SL, et al: The effect of articular conformity and the size of the humeral head component on laxity and motion after glenohumeral arthroplasty. J Bone Joint Surg Am *77*:555-563, 1995.
177. Harryman DT II, Sidles JA, Harris SL, and Matsen FA III: Laxity of the normal glenohumeral joint: A quantitative in-vivo assessment. J Shoulder Elbow Surg *1*:66-76, 1992.
178. Harryman DT II, Walker ED, Harris SL, et al: Residual motion and function after glenohumeral or scapulothoracic arthrodesis. J Shoulder Elbow Surg *2*:275-285, 1993.
179. Hasan SS, Leith JM, Campbell B, et al: Characteristics of unsatisfactory shoulder arthroplasties. J Shoulder Elbow Surg *11*:431-441, 2002.
180. Hasan S, Leith J, Smith KL, and Matsen FA III: The distribution of shoulder replacements among surgeons and hospitals is significantly different than that of hip or knee replacements. J Shoulder Elbow Surg *12*:164-169, 2003.
181. Hattrup SJ and Cofield RH: Osteonecrosis of the humeral head: Relationship of disease stage, extent, and cause to natural history. J Shoulder Elbow Surg *8*:559-564, 1999.
182. Hattrup SJ and Cofield RH: Osteonecrosis of the humeral head: Results of replacement. J Shoulder Elbow Surg *9*:177-182, 2000.
183. Hauge MF: Arthrodesis of the shoulder: A simple elastic band appliance utilizing the compression principle. Acta Orthop Scand *31*:272, 1961.
184. Hawkins RJ and Angelo RL: Glenohumeral arthrosis: A late complication of the Putti-Platt repair. J Bone Joint Surg Am *72*:1193-1197, 1990.
185. Hawkins RJ, Bell RH, and Jallay B: Experience with the Neer total shoulder arthroplasty: A review of 70 cases. Orthop Trans *10*:232, 1986.
186. Hawkins RJ, Bell RH, and Jallay B: Total shoulder arthroplasty. Clin Orthop *242*:188-194, 1989.
187. Hawkins RJ, Greis PE, and Bonutti PM: Treatment of symptomatic glenoid loosening following unconstrained shoulder arthroplasty. Orthopedics *22*:229-234, 1999.

188. Hawkins RJ and Neer CS II: A functional analysis of shoulder fusions. Clin Orthop *223*:65-76, 1987.
189. Hawkins RJ, Neer CS II, Pianta RM, and Mendoza FX: Locked posterior dislocation of the shoulder. J Bone Joint Surg Am *69*:9-18, 1987.
190. Hernigou P, Duparc F, and Filali C: Humeral retroversion and shoulder prosthesis. Rev Chir Orthop Reparatrice Appar Mot *81*:419-427, 1995.
191. Hernigou P, Duparc F, and Hernigou A: Determining humeral retroversion with computed tomography. J Bone Joint Surg Am *84*:1753-1762, 2002.
192. Hill JM and Norris TR: Long-term results of total shoulder arthroplasty following bone-grafting of the glenoid. J Bone Joint Surg Am *83*:877-883, 2001.
193. Hinton MA, Parker AW, Drez DJ, and Altcheck D: An anatomic study of the subscapularis tendon and myotendinous junction. J Shoulder Elbow Surg *3*:224-229, 1994.
194. Hjelkrem M and Stanish WD: Synovial chondrometaplasia of the shoulder. A case report of a young athlete presenting with shoulder pain. Am J Sports Med *16*:84-86, 1988.
195. Hovelius LK, Sandstrom BC, Rosmark DL, et al: Long-term results with the Bankart and Bristow-Latarjet procedures: Recurrent shoulder instability and arthropathy. J Shoulder Elbow Surg *10*:445-452, 2001.
196. Hsu HC, Wu JJ, Chen TH, et al: The influence of abductor lever-arm changes after shoulder arthroplasty. J Shoulder Elbow Surg *2*:134-140, 1993.
197. Hucherson DC: Arthrodesis of the paralytic shoulder. Am Surg *25*:430, 1959.
198. Hughes GM, Biundo JJJ, Scheib JS, and Kumar P: Pseudogout and pseudosepsis of the shoulder. Orthop Grand Rounds *13*:1169-1172, 1990.
199. Huten D and Duparc J: L'arthroplastie prothetique dans les traumatismes complexes récents et anciens de l'épaule. Rev Chir Orthop *72*:517-529, 1986.
200. Iannotti J, Gabriel JP, Schneck SL, et al: The normal glenohumeral relationships: An anatomical study of one hundred and forty shoulders. J Bone Joint Surg Am *74*:491-499, 1992.
201. Inman VT, Saunders JBDCM, and Abbott LC: Observations on the function of the shoulder joint. J Bone Joint Surg Am *26*:1-30, 1944.
202. Jacobson SR and Mallon WJ: The glenohumeral offset ratio: A radiographic study. J Shoulder Elbow Surg *2*:141-146, 1993.
203. Jenkinson ML, Bliss MR, Brain AT, and Scott DL: Peripheral arthritis in the elderly: A hospital study. Ann Rheum Dis *48*:227-231, 1989.
204. Jensen K and Rockwood CA: Hemiarthroplasty vs total shoulder arthroplasty in patients with osteoarthritis of the shoulder. Orthop Trans *19*:821, 1995-96.
205. Jensen K and Rockwood CA Jr: The value of preoperative computed tomography in shoulder arthroplasty. Paper presented at a combined meeting of the New Zealand and Australian Orthopaedic Associations, 1996, Perth, Australia.
206. Jinnah RH, Amstutz HC, Tooke SM, et al: The UCLA Charnley experience: A long-term follow-up study using survival analysis. Clin Orthop *221*:164-172, 1986.
207. Johnson CA, Healy WL, Brooker AF Jr, and Krackow KA: External fixation shoulder arthrodesis. Clin Orthop *211*:219-223, 1986.
208. Jones L: Reconstructive operation for nonreducible fractures of the head of the humerus. Ann Surg *97*:217, 1933.
209. Jones L: The shoulder joint—observations on the anatomy and physiology: With an analysis of a reconstructive operation following extensive injury. Surg Gynecol Obstet *75*:433, 1942.
210. Jónsson E: Surgery of the Rheumatoid Shoulder with Special Reference to Cup Hemiarthroplasty and Arthrodesis. Lund, Sweden: Infotryck, 1988.
211. Jónsson E, Egund N, Kelly I, et al: Cup arthroplasty of the rheumatoid shoulder. Acta Orthop Scand *57*:542-546, 1986.
212. Jónsson E, Lidgren L, and Rydholm U: Position of shoulder arthrodesis measured with Moire photography. Clin Orthop *238*:117-121, 1989.
213. Kalamchi A: Arthrodesis for paralytic shoulder: Review of ten patients. Orthopedics *1*:204-208, 1978.
214. Karduna AR, Williams GR, Iannotti JP, and Williams JL: Total shoulder arthroplasty biomechanics: A study of the forces and strains at the glenoid component. J Biomech Eng *120*:92-99, 1998.
215. Kechele P, Basmania C, Wirth MA, et al: Rheumatoid shoulder: Hemiarthroplasty vs. total shoulder arthroplasty. J Shoulder Elbow Surg *4*(suppl):S13, 1995.
216. Kechele PR, Seltzer DG, Gonzalez JC, et al: Hemiarthroplasty vs. total shoulder arthroplasty for the rheumatoid shoulder. Paper presented at the 10th Open Meeting of the American Shoulder and Elbow Surgeons, 1994, New Orleans.
217. Kelleher IM, Cofield RH, Becker DA, and Beabout JW: Fluoroscopically positioned radiographs of total shoulder arthroplasty. J Shoulder Elbow Surg *1*:306-311, 1992.
218. Kelly IG: Surgery of the rheumatoid shoulder. Ann Rheum Dis *49*:824-829, 1990.
219. Kelly IG: Shoulder arthroplasty in rheumatoid arthritis. Clin Orthop *307*:94-102, 1994.
220. Kelly IG, Foster RS, and Fischer WD: Neer total shoulder replacement in rheumatoid arthritis. J Bone Joint Surg Br *69*:723-726, 1987.
221. Kenmore PI: A simple shoulder replacement. Paper presented at a Clemson University Biomaterials Symposium, 1973.
222. Kenmore PI, MacCartee C, and Vitek B: A simple shoulder replacement. J Biomed Mater Res *5*:329-330, 1974.
223. Kessel L and Bayley JL: The Kessel total shoulder replacement. *In* Bayley I and Kessel L (eds): Shoulder Surgery. New York: Springer-Verlag, 1982, pp 160-164.
224. Kiss J, Mersich I, Perlaky GY, and Szollas L: The results of the Putti-Platt operation with particular reference to arthritis, pain, and limitation of external rotation. J Shoulder Elbow Surg *7*:495-500, 1998.
225. Klimaitis A, Carroll G, and Owen E: Rapidly progressive destructive arthropathy of the shoulder—a viewpoint on pathogenesis. J Rheumatol *15*:1859-1862, 1988.
226. Knight RA and Mayne JA: Comminuted fractures and fracture-dislocations involving the articular surface of the humeral head. J Bone Joint Surg Am *39*:1343, 1957.
227. Kölbel R and Friedebold G: Schultergelenkersatz. Z Orthop *113*:452-454, 1975.
228. Kölbel R, Rohlmann A, and Bergmann G: Biomechanical considerations in the design of a semi-constrained total shoulder replacement. *In* Bayley I and Kessel L (eds): Shoulder Surgery. New York: Springer-Verlag, 1982, pp 144-152.
229. Kraft SM, Panush RS, and Longley S: Unrecognized staphylococcal pyarthrosis with rheumatoid arthritis. Semin Arthritis Rheum *14*:196-201, 1985.
230. Kronberg M, Brostrom LA, and Soderlund V: Retroversion of the humeral head in the normal shoulder and its relationship to the normal range of motion. Clin Orthop *253*:113-117, 1990.
231. Krueger FJ: Vitallium replica arthroplasty on the shoulder: A case report of aseptic necrosis of the proximal end of the humerus. Surgery *30*:1005-1011, 1951.
232. Lacroix D, Murphy LA, and Prendergast PJ: Three-dimensional finite element analysis of glenoid replacement prostheses: A comparison of keeled and pegged anchorage systems. J Biomech Eng *122*:430-436, 2000.
233. Laumann U and Schilgen L: Varisierende subkapitale Osteotomie in Verbindung mit Schulterarthrodese und Oberarmamputation bei Plexusparese. Z Orthop *115*:787, 1977.
234. Laurence M: Replacement arthroplasty of the rotator cuff deficient shoulder. J Bone Joint Surg Br *73*:916-919, 1991.
235. Lazarus MD, Jensen KL, Southworth C, and Matsen FA III: The radiographic evaluation of keeled and pegged glenoid component insertion. J Bone Joint Surg Am *84*:1174-1182, 2002.
236. Lee DH and Niemann KMW: Bipolar shoulder arthroplasty. Clin Orthop *304*:97-107, 1994.
237. Lehtinen JT, Kaarela K, Belt EA, et al: Incidence of glenohumeral joint involvement in seropositive rheumatoid arthritis. A 15 year endpoint study. J Rheumatol *27*:347-350, 2000.
238. Leslie BM, Harris JMI, and Driscoll D: Septic arthritis of the shoulder in adults. J Bone Joint Surg Am *71*:1516-1522, 1989.
239. Lettin AWF, Copeland SA, and Scales JT: The Stanmore total shoulder replacement. J Bone Joint Surg Br *64*:47-51, 1982.
240. Levick JR: Joint pressure-volume studies: Their importance, design and interpretation. J Rheumatol *10*:353-357, 1983.
241. Levine WN, Djurasovic M, Glasson JM, et al: Hemiarthroplasty for glenohumeral osteoarthritis: Results correlated to degree of glenoid wear. J Shoulder Elbow Surg *6*:449-454, 1997.
242. Levy O and Copeland SA: Cementless surface replacement arthroplasty of the shoulder. 5- to 10-year results with the Copeland mark-2 prosthesis. J Bone Joint Surg Br *83*:213-221, 2001.
243. Lichtman EA: *Candida* infection of a prosthetic shoulder joint. Skeletal Radiol *10*:176-177, 1983.
244. Linell EA: The distribution of nerves in the upper limb with reference to variabilities and their clinical significance. J Anat *55*:79-112, 1921.
245. Linscheid RL and Cofield RH: Total shoulder arthroplasty: Experimental but promising. Geriatrics *31*:64-69, 1976.
246. Lippitt SB, Harris SC, Harryman DT II, et al: In vivo quantification of the laxity of normal and unstable glenohumeral joints. J Shoulder Elbow Surg *3*:215-223, 1994.
247. Lippitt SB, Harryman DT II, and Matsen FA III: A practical tool for evaluation function: The simple shoulder test. *In* Matsen FA III, Fu FH, and Hawkins RJ (eds): The Shoulder: A Balance of Mobility and Stability. Rosemont, IL: American Academy of Orthopaedic Surgeons, 1993, pp 510-518.
248. Louthrenoo W, Ostrov BE, Park YS, et al: Pseudoseptic arthritis: An unusual presentation of neuropathic arthropathy. Ann Rheum Dis *50*:717-721, 1991.
249. Lugli T: Artificial shoulder joint by Péan (1893). The facts of an exceptional intervention and the prosthetic method. Clin Orthop *133*:215-218, 1978.
250. Lusardi DA, Wirth MA, Wrutz D, and Rockwood CA Jr: Loss of external rotation after capsulorrhaphy of the shoulder. J Bone Joint Surg Am *75*:1185-1192, 1993.
251. Lynch NM, Cofield RH, Silbert PL, and Hermann RC: Neurologic complications after total shoulder arthroplasty. J Shoulder Elbow Surg *5*:53-61, 1996.
252. Madhok R, Lewallen DG, Wallrichs SL, et al: Utilization of upper limb replacements during 1972-90: The Mayo Clinic experience. Proc Inst Mech Eng [H] *207*:239-244, 1993.
253. Mallon WJ, Brown HR, Vogler JB, and Martinez S: Radiographic and geometric anatomy of the scapula. Clin Orthop *277*:142-154, 1992.
254. Marks SH, Barnett M, and Calin A: Ankylosing spondylitis in women and men: A case control study. J Rheumatol *10*:624-628, 1983.
255. Marmor L: Hemiarthroplasty of the rheumatoid shoulder joint. Clin Orthop *122*:201-203, 1977.
256. Martin SD, Sledge CB, Thomas WH, and Thornhill TS: Total shoulder arthroplasty with an uncemented glenoid component. Paper presented at the 11th Annual Meeting of the American Shoulder and Elbow Surgeons, 1995, Orlando, FL.
257. Marx RG, McCarty EC, Montemurno TD, et al: Development of arthrosis following dislocation of the shoulder: A case-control study. J Shoulder Elbow Surg *11*:1-5, 2002.
258. Mason JM: The treatment of dislocation of the shoulder-joint complicated by fracture of the upper extremity of the humerus. Ann Surg *47*:672, 1908.

259. Matsen FA III: Early effectiveness of shoulder arthroplasty for patients with primary glenohumeral degenerative joint disease. J Bone Joint Surg Am *78*:260-264, 1996.
260. Matsen FA III: The relationship of surgical volume to quality of care: Scientific considerations and policy implications. J Bone Joint Surg Am *84*:1482-1483, discussion 1483-1485, 2002.
261. Matsen FA III, Antoniou J, Rozencwaig R, et al: Correlates with comfort and function after total shoulder arthroplasty for degenerative joint disease. J Shoulder Elbow Surg *9*:465-469, 2000.
262. Matsen FA III, Lippitt SB, Sidles JA, and Harryman DT II: Practical Evaluation and Management of the Shoulder. Philadelphia: WB Saunders, 1994, pp 1-242.
263. Matsen FA III, Rockwood CA Jr, and Iannotti J: Humeral fixation by press fit of a tapered metaphyseal stem. A prospective radiograph study. J Bone Joint Surg Am *85*:304-308, 2003.
264. Matsen FA III, Smith KL, DeBartolo SE, and Von Oesen G: A comparison of patients with late-stage rheumatoid arthritis and osteoarthritis of the shoulder using self-assessed shoulder function and health status. Arthritis Care Res *10*:43-47, 1997.
265. Matsen FA III, Thomas SC, and Rockwood CA Jr: Anterior glenohumeral instability. *In* Rockwood CA Jr and Matsen FA III (eds): The Shoulder. Philadelphia: WB Saunders, 1990, pp 534-540.
266. Matsen FA III, Ziegler DW, and DeBartolo SE: Patient self-assessment of health status and function in glenohumeral degenerative joint disease. J Shoulder Elbow Surg *4*:345-351, 1995.
267. Matsunaga M: A new method of arthrodesis of the shoulder. Acta Orthop Scand *43*:343, 1972.
268. Mau H and Nebinger G: Arthropathy of the shoulder joint in syringomyelia. Z Orthop *124*:157-164, 1986.
269. May VR Jr: Shoulder fusion: A review of 14 cases. J Bone Joint Surg Am *44*:65, 1962.
270. Mazas F and de la Caffiniére JY: Total arthroplasty of the shoulder: Experience with 38 cases [abstract]. Orthop Trans *5*:57, 1981.
271. Mazas F and de la Caffiniére JY: Une prothèse totale d'épaule non rétentive: A propos de 38 cas. Rev Chir Orthop *68*:161-170, 1982.
272. McCarty D: Crystals, joints, and consternation. Ann Rheum Dis *42*:243-253, 1983.
273. McCarty DJ, Halverson PB, Carrera GF, et al: "Milwaukee shoulder"—association of microspheroids containing hydroxyapatite crystals, active collagenase, and neutral protease with rotator cuff defects. I. Clinical aspects. Arthritis Rheum *24*:353-354, 1981.
274. McCoy SR, Warren RF, Bade HA, et al: Total shoulder arthroplasty in rheumatoid arthritis. J Arthroplasty *4*:105-113, 1989.
275. McElwain JP and English E: The early results of porous-coated total shoulder arthroplasty. Clin Orthop *218*:217-224, 1987.
276. McKee GK and Watson-Farrar J: Replacement of arthritis hips by the McKee-Farrar prosthesis. J Bone Joint Surg Br *48*:245, 1966.
277. Medicare Hospital Utilization Data Bases: Consolidated Consulting Group, Fairfax, VA.
278. Medsger TA, Dixon JA, and Garwood VF: Palmar fasciitis and polyarthritis associated with ovarian carcinoma. Ann Intern Med *96*:424-432, 1982.
279. Milbrink J and Wigren A: Resection arthroplasty of the shoulder. Scand J Rheumatol *19*:432-436, 1990.
280. Mills KL: Severe injuries of the upper end of the humerus. Injury *6*:13, 1974.
281. Milne JC and Gartsman GM: Cost of shoulder surgery. J Shoulder Elbow Surg *3*:295-298, 1994.
282. Moeckel BH, Altchek DW, Warren RF, et al: Instability of the shoulder after arthroplasty. J Bone Joint Surg Am *75*:492-497, 1993.
283. Moeckel BH, Dines DM, Warren RF, and Altcheck DW: Modular hemiarthroplasty for fractures of the proximal humerus. J Bone Joint Surg Am *74*:884-889, 1992.
284. Mont MA, Payman RK, Laporte DM, Petri M, et al: Atraumatic osteonecrosis of the humeral head. J Rheumatol *27*:1766-1773, 2000.
285. Mullaji AB, Beddow FH, and Lamb GHR: CT measurement of glenoid erosion in arthritis. J Bone Joint Surg Br *76*:384-388, 1994.
286. Muller ME, Allgower M, Schneider R, and Willenegger H: Manual of Internal Fixation. New York: Springer-Verlag, 1979, pp 384-385.
287. Muller W: Uber den negativen Luftdruck im Gelenkraum. Dtsch A Chir *217*:395-401, 1929.
288. Murphy LA, Prendergast PJ, and Resch H: Structural analysis of an offset-keel design glenoid component compared with a center-keel design. J Shoulder Elbow Surg *10*:568-579, 2001.
289. Nagels J, Valstar ER, Stokdijk M, and Rozing PM: Patterns of loosening of the glenoid component. J Bone Joint Surg Br *84*:83-87, 2002.
290. Namba RS and Thornhill TS: Posterior capsulorrhaphy in total shoulder arthroplasty: A case report. Clin Orthop *313*:135-139, 1995.
291. National Health Interview: National Center for Health Statistics, 1988.
292. National Hospital Discharge Survey: National Center for Health Statistics, 1984-1990.
293. National Hospital Discharge Survey: National Center for Health Statistics, 1990-1992.
294. Neer CS II: Articular replacement for the humeral head. J Bone Joint Surg Am *37*:215-228, 1955.
295. Neer CS II: The rheumatoid shoulder. *In* Cruess RR and Mitchell NS (eds): Surgery of Rheumatoid Arthritis. Philadelphia: JB Lippincott, 1971, pp 117-125.
296. Neer CS II: Replacement arthroplasty for glenohumeral arthritis. J Bone Joint Surg Am *56*:1-13, 1974.
297. Neer CS II: Unconstrained shoulder arthroplasty. Instr Course Lect *34*:278-286, 1985.
298. Neer CS II: Shoulder Reconstruction. Philadelphia: WB Saunders, 1990.
299. Neer CS II, Brown TH Jr, and McLaughlin HL: Fracture of the neck of the humerus with dislocation of the head fragment. Am J Surg *85*:252-258, 1953.
300. Neer CS II, Craig EV, and Fukuda H: Cuff-tear arthropathy. J Bone Joint Surg Am *65*:1232-1244, 1983.
301. Neer CS II and Kirby RM: Revision of humeral head and total shoulder arthroplasty. Clin Orthop *170*:189-195, 1982.
302. Neer CS II and Morrison DS: Glenoid bone-grafting in total shoulder arthroplasty. J Bone Joint Surg Am *70*:1154-1162, 1988.
303. Neer CS II and Rockwood CA: Fractures and dislocations of the shoulder. *In* Rockwood CA and Green DP (eds): Fractures in Adults. Philadelphia: JB Lippincott, 1984, pp 675-985.
304. Neer CS II, Watson KC, and Stanton FJ: Recent experience in total shoulder replacement. J Bone Joint Surg Am *64*:319-337, 1982.
305. Nelson JP, Fitzgerald RH, Jaspers MT, and Little JW: Prophylactic antimicrobial coverage in arthroplasty patients [editorial]. J Bone Joint Surg Am *72*:1, 1990.
306. Nguyen VD and Nguyen KD: "Idiopathic destructive arthritis" of the shoulder: A still fascinating enigma. Comput Med Imaging Graph *14*:249-255, 1990.
307. Norris TR, Green A, and McGuigan FX: Late prosthetic shoulder arthroplasty for displaced proximal humerus fractures. J Shoulder Elbow Surg *4*:271-280, 1995.
308. Norris T and Iannotti J: A Prospective Outcome Study Comparing Humeral Head Replacement and Total Shoulder Replacement for Primary Osteoarthritis of the Shoulder. Paper presented at the 12th Open Meeting of the American Shoulder and Elbow Surgeons, 1996, Atlanta.
309. Norris TR and Iannotti JP: Functional outcome after shoulder arthroplasty for primary osteoarthritis: A multicenter study. J Shoulder Elbow Surg *11*:130-135, 2002.
310. Nussbaum AJ and Doppman JL: Shoulder arthroplasty in primary hyperparathyroidism. Skeletal Radiol *9*:98-102, 1982.
311. Orr TE, Carter DR, and Schurman DJ: Stress analyses of glenoid component designs. Clin Orthop *232*:217-224, 1988.
312. Pahle JA and Kvarnes L: Shoulder synovectomy. Ann Chirurg Gynaecol *198* (suppl 75):37-39, 1985.
313. Pahle JA and Kvarnes L: Shoulder replacement arthroplasty. Ann Chir Gynaecol *74*(suppl 198):85-89, 1985.
314. Parikh JR, Houpt JB, Jacobs S, and Fernandes BJ: Charcot's arthropathy of the shoulder following intraarticular corticosteroid injections. J Rheumatol *20*:885-887, 1993.
315. Pavlov PW: A fifteen year follow-up study of 512 consecutive Charnley-Müller total hip replacements. J Arthroplasty *2*:151-156, 1987.
316. Pearl ML and Kurutz S: Geometric analysis of commonly used prosthetic systems for proximal humeral replacement. J Bone Joint Surg Am *81*:660-671, 1999.
317. Pearl ML, Kurutz S, Robertson DD, and Yamaguchi K: Geometric analysis of selected press fit prosthetic systems for proximal humeral replacement. J Orthop Res *20*:192-197, 2002.
318. Pearl ML and Lippitt SB: Shoulder arthroplasty with a modular prosthesis. Tech Orthop *8*:151-162, 1994.
319. Pearl ML and Volk AG: Retroversion of the proximal humerus in relationship to prosthetic replacement arthroplasty. J Shoulder Elbow Surg *4*:286-289, 1995.
320. Pellicci PM and Hass SB: Disassembly of a modular femoral component during closed reduction of the dislocated femoral component: A case report. J Bone Joint Surg Am *72*:619-620, 1990.
321. Peppers TA, Jobe CM, Dai QG, et al: Fixation of humeral prostheses and axial micromotion. J Shoulder Elbow Surg *7*:414-418, 1998.
322. Petersson CJ: Shoulder surgery in rheumatoid arthritis. Acta Orthop Scand *57*:222-226, 1986.
323. Petersson CJ: Painful shoulders in patients with rheumatoid arthritis. Scand J Rheumatol *15*:275-279, 1986.
324. Podgorski M, Robinson B, Weissberger A, et al: Articular manifestations of acromegaly. Aust N Z J Med *18*:28-35, 1988.
325. Pollock RG, Deliz ED, McIlveen SJ, et al: Prosthetic replacement in rotator cuff-deficient shoulders. J Shoulder Elbow Surg *1*:173-186, 1992.
326. Pollock RG, Higgis GB, Codd TP, et al: Total shoulder replacement for the treatment of primary glenohumeral osteoarthritis. J Shoulder Elbow Surg *4*(suppl):S12, 1995.
327. Poppen N and Walker P: Normal and abnormal motion of the shoulder. J Bone Joint Surg Am *58*:195-201, 1976.
328. Poppen N and Walker P: Forces at the glenohumeral joint in abduction. Clin Orthop *135*:165-170, 1978.
329. Post M: Constrained arthroplasty of the shoulder. Orthop Clin North Am *18*:455-462, 1987.
330. Post M: Shoulder arthroplasty and total shoulder replacement. *In* Post M (ed): The Shoulder. Philadelphia: Lea & Febiger, 1988, pp 221-278.
331. Post M and Haskell S: Michael Reese Total Shoulder. Memphis, TN: Richards Manufacturing, 1978.
332. Post M, Haskell SS, and Jablon M: Total shoulder replacement with a constrained prosthesis. J Bone Joint Surg Am *62*:327, 1980.
333. Post M and Jablon M: Constrained total shoulder arthroplasty: Long-term follow-up observations. Clin Orthop *173*:109-116, 1983.

334. Post M, Jablon M, Miller H, and Singh M: Constrained total shoulder joint replacement: A critical review. Clin Orthop *144*:135-150, 1979.
335. Pritchett JW and Clark JM: Prosthetic replacement for chronic unreduced dislocations of the shoulder. Clin Orthop *216*:89-93, 1987.
336. Putti V: Artrodesi nella tubercolosi del Ginocchio e della Spalla. Chir Organi Mov *18*:217, 1933.
337. Radosevich DM, Wetzler H, and Wilson SM: Health Status Questionnaire (HSQ) 2.0: Scoring Comparisons and Reference Data. Bloomington, MN: Health Outcomes Institute, 1994.
338. Rand JA and Sim FH: Total shoulder arthroplasty for the arthroplasty of hemochromatosis: A case report. Orthopedics *4*:658-660, 1981.
339. Raskob GE, Lofthouse RN, and Hull RD: Current concepts review: Methodological guidelines for clinical trials evaluating new therapeutic approaches in bone and joint surgery. J Bone Joint Surg Am *67*:1294-1297, 1985.
340. Reeves B, Jobbins B, Dowson D, and Wright V: A total shoulder endo-prosthesis. N Engl J Med *1*:64-67, 1974.
341. Rhoades CE, Neff JR, Rengachary SS, et al: Diagnosis of posttraumatic syringohydromyelia presenting as neuropathic joints. Clin Orthop *180*:182-187, 1983.
342. Richard A, Judet R, and Reneá L: Acrylic prosthetic reconstruction of the upper end of the humerus for fracture-luxations. J Chir *68*:537-547, 1952.
343. Richards RR, An K-N, Bigliani LU, et al: A standardized method for the assessment of shoulder function. J Shoulder Elbow Surg *3*:347-352, 1994.
344. Richards RR, Beaton D, and Hudson AR: Shoulder arthrodesis with plate fixation: Function outcome analysis. J Shoulder Elbow Surg *2*:225-239, 1993.
345. Richards RR, Sherman RMP, Hudson AR, and Waddell JP: Shoulder arthrodesis using a pelvic-reconstruction plate—a report of eleven cases. J Bone Joint Surg Am *70*:416-421, 1988.
346. Richards RR, Waddel JP, and Hudson AR: Shoulder arthrodesis for the treatment of brachial plexus palsy. Clin Orthop *198*:250-258, 1985.
347. Riggins RS: Shoulder fusion without external fixation: A preliminary report. J Bone Joint Surg Am *58*:1007, 1976.
348. Roberts SNJ, Foley APJ, Swallow HM, et al: The geometry of the humeral head and the design of prostheses. J Bone Joint Surg Br *73*:647-650, 1991.
349. Rockwood CA Jr: The technique of total shoulder arthroplasty. Instr Course Lect *39*:437-447, 1990.
350. Rockwood CA Jr: Personal communication, 1995.
351. Rockwood CA Jr, Jarman RN, and Williams GR: Complications of shoulder arthrodesis using internal fixation. Orthop Trans *15*:45, 1991.
352. Rockwood CA and Matsen RM: Global Shoulder Arthroplasty System. Warsaw, IN: DePuy Inc, 1994.
353. Rockwood CA Jr and Wirth MA: Global Total Shoulder Arthroplasty Video, Parts I and II. AAOS Individual Orthopaedic Instruction Video Award Winner, 1992.
354. Rodosky MW and Bigliani LU: Surgical treatment of nonconstrained glenoid component failure. Oper Tech Orthop *4*:226-236, 1994.
355. Rodosky MW and Bigliani LU: Indications for glenoid resurfacing in shoulder arthroplasty. J Shoulder Elbow Surg *5*:231-248, 1996.
356. Rodosky MW, Weinstein DM, Pollock RG, et al: On the rarity of glenoid failure. J Shoulder Elbow Surg *4*(suppl):S13, 1995.
357. Roper BA, Paterson JMH, and Day WH: The Roper-Day total shoulder replacement. J Bone Joint Surg Br *72*:694-697, 1990.
358. Rossleigh MA, Smith J, Straus DJ, and Engel IA: Osteonecrosis in patients with malignant lymphoma. Cancer *58*:1112-1116, 1986.
359. Rountree CR and Rockwood CA Jr: Arthrodesis of the shoulder in children following infantile paralysis. South Med J *58*:861, 1959.
360. Rowe CR: Re-evaluation of the position of the arm in arthrodesis of the shoulder in the adult. J Bone Joint Surg Am *56*:913-922, 1974.
361. Rowe CR and Zarins B: Chronic unreduced dislocations of the shoulder. J Bone Joint Surg Am *64*:494-505, 1982.
362. Rozencwaig R, van Noort A, Moskal MJ, et al: The correlation of comorbidity with function of the shoulder and health status of patients who have glenohumeral degenerative joint disease. J Bone Joint Surg Am *80*:1146-1153, 1998.
363. Rozing PM and Brand R: Rotator cuff repair during shoulder arthroplasty in rheumatoid arthritis. J Arthroplasty *13*:311-319, 1998.
364. Rudicel S and Esdiale J: The randomized clinical trial in orthopaedics: Obligation or option? J Bone Joint Surg Am *67*:1284-1293, 1985.
365. Russe O: Schulterarthrodese nach der AO-methode. Unfallheilkunde *81*:299, 1978.
366. Rutherford CS and Cofield RH: Osteonecrosis of the shoulder. Orthop Trans *11*:239, 1987.
367. Rybka V, Raunio P, and Vainio K: Arthrodesis of the shoulder in rheumatoid arthritis: A review of 41 cases. J Bone Joint Surg Br *61*:155, 1979.
368. Rydholm U and Sjogren J: Surface replacement of the humeral head in the rheumatoid shoulder. J Shoulder Elbow Surg *2*:286-295, 1993.
369. Saha AK, Bhattacharyya D, Dutta SK: Total shoulder replacement: A preliminary report. Calcutta, India: SK Sitcar, 1975.
370. Samilson RL and Prieto V: Dislocation arthroplasty of the shoulder. J Bone Joint Surg Am *65*:456-460, 1983.
371. Sanchez-Sotelo J, Cofield RH, and Rowland CM: Shoulder hemiarthroplasty for glenohumeral arthritis associated with severe rotator cuff deficiency. J Bone Joint Surg Am *83*:1814-1822, 2001.
372. Sanchez-Sotelo J, O'Driscoll SW, Torchia ME, et al: Radiographic assessment of cemented humeral components in shoulder arthroplasty. J Shoulder Elbow Surg *10*:526-531, 2001.
373. Sanchez-Sotelo J, Wright TW, O'Driscoll SW, et al: Radiographic assessment of uncemented humeral components in total shoulder arthroplasty. J Arthroplasty *16*:180-187, 2001.
374. Scarlat MM and Matsen FA III: Observations on retrieved polyethylene glenoid components. J Arthroplasty *16*:795-801, 2001.
375. Schwartz RR, O'Brien SJ, Warren RF, and Torzilli PA: Capsular restraints to anterior-posterior motion in the shoulder. Paper presented at the 4th Open Meeting of the American Shoulder and Elbow Surgeons, 1988, Atlanta.
376. Schwyzer HK, Simmen BR, and Gschwend N: Infection following shoulder and elbow arthroplasty: Diagnosis and therapy. Orthopade *24*:367-375, 1995.
377. Seitz WH Jr and Damacen H: Staged exchange arthroplasty for shoulder sepsis. J Arthroplasty *17*(4 suppl 1):36-40, 2002.
378. Sethi D, Naunton Morgan TC, et al: Dialysis arthropathy: A clinical, biochemical, radiological and histological study of 36 patients. Q J Med *77*:1061-1082, 1990.
379. Severt R, Thomas BJ, Tsenter MJ, et al: The influence of conformity and constraint on translational forces and frictional torque in total shoulder arthroplasty. Clin Orthop *292*:151-158, 1993.
380. Simkin PA: Structure and function of joints. *In* Schumacher HR (ed): Primer on the Rheumatic Diseases. Atlanta: Arthritis Foundation, 1988.
381. Slawson SH, Everson LI, and Craig EV: The radiology of total shoulder replacement. Radiol Clin North Am *33*:305-318, 1995.
382. Smith-Peterson MN, Aufranc OE, and Larson CB: Useful surgical procedures for rheumatoid arthritis involving joints of the upper extremity. Arch Surg *46*:764-770, 1943.
383. Sneppen O, Fruensgaard S, Johannsen HV, et al: Total shoulder replacement in rheumatoid arthritis: Proximal migration and loosening. J Shoulder Elbow Surg *5*:47-52, 1996.
384. Sojbjerg JO, Frich LH, Johannsen HV, and Sneppen O: Late results of total shoulder replacement in patients with rheumatoid arthritis. Clin Orthop *366*:39-45, 1999.
385. Spencer R and Skirving AP: Silastic interposition arthroplasty of the shoulder. J Bone Joint Surg Br *68*:375-377, 1986.
386. Sperling JW, Antuna SA, Sanchez-Sotelo J, et al: Shoulder arthroplasty for arthritis after instability surgery. J Bone Joint Surg Am *84*:1775-1781, 2002.
387. Sperling JW and Cofield RH: Revision total shoulder arthroplasty for the treatment of glenoid arthrosis. J Bone Joint Surg Am *80*:860-867, 1998.
388. Sperling JW, Cofield RH, O'Driscoll SW, et al: Radiographic assessment of ingrowth total shoulder arthroplasty. J Shoulder Elbow Surg *9*:507-513, 2000.
389. Sperling JW, Cofield RH, and Rowland CM: Neer hemiarthroplasty and Neer total shoulder arthroplasty in patients fifty years old or less. Long-term results. J Bone Joint Surg Am *80*:464-473, 1998.
390. Sperling JW, Kozak TK, Hanssen AD, and Cofield RH: Infection after shoulder arthroplasty. Clin Orthop *382*:206-216, 2001.
391. Sperling JW, Potter HG, Craig EV, et al: Magnetic resonance imaging of painful shoulder arthroplasty. J Shoulder Elbow Surg *11*:315-321, 2002.
392. Steffee AD and Moore RW: Hemi-resurfacing arthroplasty of the shoulder. Contemp Orthop *9*:51-59, 1984.
393. Steindler A: Orthopedic Operations: Indications, Technique, and End Results. Springfield, IL: Charles C Thomas, 1944, p 302.
394. Steinmann SP and Cofield RH: Bone grafting for glenoid deficiency in total shoulder replacement. J Shoulder Elbow Surg *9*:361-367, 2000.
395. Stinchfield FE, Bigliani LU, Neu HC, et al: Late hematogenous infection of total joint replacement. J Bone Joint Surg Am *62*:1345-1350, 1980.
396. Stone KD, Grabowski JJ, Cofield RH, et al: Stress analyses of glenoid components in total shoulder arthroplasty. J Shoulder Elbow Surg *8*:151-158, 1999.
397. Sullivan PM, Johnston RC, and Kelley SS: Late infection after total hip replacement, caused by an oral organism after dental manipulation. J Bone Joint Surg Am *72*:121-122, 1990.
398. Summers MN, Haley WE, Reveille JD, and Alarcon GS: Radiographic assessment and psychologic variables as predictors of pain and functional impairment in osteoarthritis of the knee or hip. Arthritis Rheum *31*:204-209, 1988.
399. Svend-Hansen H: Displaced proximal humeral fractures: A review of 49 patients. Acta Orthop Scand *45*:359, 1974.
400. Swanson AB: Implant resection arthroplasty of shoulder joint. *In* Swanson AB (ed): Flexible Resection Arthroplasty in the Hand and Extremities. St Louis: CV Mosby, 1973, pp 287-295.
401. Swanson AB: Bipolar implant shoulder arthroplasty. *In* Bateman JE and Welsh RP (eds): Surgery of the Shoulder. St Louis: CV Mosby, 1984, pp 211-223.
402. Swanson AB, deGroot G, Maupin BK, et al: Bipolar implant shoulder arthroplasty. Orthopedics *9*:343-351, 1986.
403. Swanson AB, deGroot Swanson G, Sattel AB, et al: Bipolar implant shoulder arthroplasty: Long-term results. Clin Orthop *248*:227-247, 1989.
404. Tanner MW and Cofield RH: Prosthetic arthroplasty for fractured and fracture-dislocations of the proximal humerus. Clin Orthop *179*:116-128, 1983.
405. Thomas BJ, Amstutz HC, and Cracchiolo A: Shoulder arthroplasty for rheumatoid arthritis. Clin Orthop *265*:125-128, 1991.
406. Tonino AJ and van de Werf GJIM: Hemiarthroplasty of the shoulder. Acta Orthop Belg *51*:625-631, 1985.
407. Torchia ME, Cofield RH, and Settergren CR: Total shoulder arthroplasty with the Neer prosthesis: Long-term results. Orthop Trans *18*:977, 1994-1995.

408. Tully JG Jr and Latteri A: Paraplegia, syringomyelia tarde and neuropathic arthrosis of the shoulder: A triad. Clin Orthop *134*:244-248, 1978.
409. Turkel SJ, Panio MW, Marshall JL, and Girgis FG: Stabilizing mechanisms preventing anterior dislocation of the glenohumeral joint. J Bone Joint Surg Am *63*:1208-1217, 1981.
410. Uematsu A: Arthrodesis of the shoulder: Posterior approach. Clin Orthop *139*:169, 1979.
411. van Cappelle HGJ, and Visser JD: Hemiarthroplasty of the shoulder in rheumatoid arthritis. J Orthop Rheum *7*:43-47, 1994.
412. van der Zwaag HM, Brand R, Obermann WR, and Rozing PM: Glenohumeral osteoarthrosis after Putti-Platt repair. J Shoulder Elbow Surg *8*:252-258, 1999.
413. van Schaardenburg D, Van den Brande KJS, Ligthart GJ, et al: Musculoskeletal disorders and disability in persons aged 85 and over: A community survey. Ann Rheum Dis *53*:807-811, 1994.
414. Varian JPW: Interposition Silastic cup arthroplasty of the shoulder. J Bone Joint Surg Br *62*:116-117, 1980.
415. Vitale MG, Krant JJ, Gelijns AC, et al: Geographic variations in the rates of operative procedures involving rotator cuff repair. J Bone Joint Surg Am *81*:763-772, 1999.
416. Wainwright D: Glenoidectomy in the treatment of the painful arthritic shoulder [abstract]. J Bone Joint Surg Br *58*:377, 1976.
417. Wakitani S, Imoto K, Saito M, et al: Evaluation of surgeries for rheumatoid shoulder based on the destruction pattern. J Rheumatol *26*:41-46, 1999.
418. Walch G, Badet R, Boulahia A, and Khoury A: Morphologic study of the glenoid in primary glenohumeral osteoarthritis. J Arthroplasty *14*:756-760, 1999.
419. Wallace AL, Phillips RL, MacDougal GA, et al: Resurfacing of the glenoid in total shoulder arthroplasty. A comparison, at a mean of five years, of prostheses inserted with and without cement. J Bone Joint Surg Am *81*:510-518, 1999.
420. Ware JE, Snow KK, Kosinski M, and Gandek B: SF 36 Health Survey Manual and Interpretation Guide. Boston: New England Medical Center, The Health Institute, 1993.
421. Warren RF, Kornblatt IB, and Marchand R: Static factors affecting posterior shoulder instability. Orthop Trans *8*:1-89, 1984.
422. Warren RF, Ranawat CA, and Inglis AE: Total shoulder replacement indications and results of the Neer nonconstrained prosthesis. *In* Inglis AE (ed): The American Academy of Orthopaedic Surgeons Symposium on Total Joint Replacement of the Upper Extremity. St Louis: CV Mosby, 1982, pp 56-67.
423. Watson-Jones RW: Extra-articular arthrodesis of the shoulder. J Bone Joint Surg *15*:862, 1933.
424. Weigert M and Gronert HJ: Zur Technik der Schultergelenksarthrodese. Z Orthop *112*:1281, 1974.
425. Weiss APC, Adams MA, Moore JR, and Weiland AJ: Unconstrained shoulder arthroplasty. A five-year average follow up study. Clin Orthop *257*:86-90, 1990.
426. Weldon EJ III, Scarlat MM, Lee SB, and Matsen FA III: Intrinsic stability of unused and retrieved polyethylene glenoid components. J Shoulder Elbow Surg *10*:474-481, 2001.
427. Wheble VH and Skorecki J: The design of a metal-to-metal total shoulder joint prosthesis. *In* Joint Replacement in the Upper Limb. Conference Sponsored by the Medical Engineering Section of the Institution of Mechanical Engineers and the British Orthopaedic Association. London: Medical Engineering Institute, 1977, pp 7-13.
428. Wilde AH, Borden LS, and Brems JJ: Experience with the Neer total shoulder replacement. *In* Bateman JE and Welsh RP (eds): Surgery of the Shoulder. St Louis: BC Decker and CV Mosby, 1984, p 224.
429. Wilde AH, Brems JJ, and Boumphrey FRS: Arthrodesis of the shoulder: Current indications and operative technique. Orthop Clin North Am *18*:463-472, 1987.
430. Williams GR and Rockwood CA Jr: Massive rotator cuff defects and glenohumeral arthritis. *In* Friedman RJ (ed): Arthroplasty of the Shoulder. New York: Thieme Medical, 1994, pp 204-214.
431. Williams GR and Rockwood CA Jr: Hemiarthroplasty in rotator cuff-deficient shoulders. J Shoulder Elbow Surg *5*:362-367, 1996.
432. Williams GR Jr, Wong KL, Pepe MD, et al: The effect of articular malposition after total shoulder arthroplasty on glenohumeral translations, range of motion, and subacromial impingement. J Shoulder Elbow Surg *10*:399-409, 2001.
433. Winalski CS and Shapiro AW: Computed tomography in the evaluation of arthritis. Rheum Dis Clin North Am *17*:543-557, 1991.
434. Wirth MA, Agrawal CM, Mabrey JD, et al: Isolation and characterization of polyethylene wear debris associated with osteolysis following total shoulder arthroplasty. J Bone Joint Surg Am *81*:29-37, 1999.
435. Wirth MA, Basamania C, and Rockwood CA Jr: Fixation of glenoid component: Keel vs. pegs. Oper Tech Orthop *4*:218, 1994.
436. Wirth MA, Butters KP, and Rockwood CA Jr: The posterior deltoid-splitting approach to the shoulder. Clin Orthop *296*:92-98, 1993.
437. Wirth MA, Korvick DL, Basamania CJ, et al: Radiologic, mechanical, and histologic evaluation of 2 glenoid prosthesis designs in a canine model. J Shoulder Elbow Surg *10*:140-148, 2001.
438. Wirth MA and Rockwood CA Jr: Traumatic instability: Pathology and pathogenesis. *In* Matsen FA (ed): The Shoulder: A Balance of Mobility and Stability. Chicago: American Academy of Orthopaedic Surgeons, 1993.
439. Wirth MA and Rockwood CA Jr: Complications of shoulder arthroplasty. Clin Orthop *307*:47-69, 1994.
440. Wirth MA and Rockwood CA Jr: Glenohumeral instability following shoulder arthroplasty. Paper presented at the 62nd Annual Meeting of the American Academy of Orthopaedic Surgeons, 1995, Orlando, FL.
440a. Wirth MA and Rockwood CA Jr, et al: Radiologic, mechanical, and histologic evaluation of two glenoid prosthesis designs in a canine model. J Shoulder Elbow Surg March/April:140-148, 2001.
441. Wirth MA, Seltzer DG, Senes HR, et al: An analysis of failed humeral head and total shoulder arthroplasty. Orthop Trans *18*:977-978, 1994-1995.
442. Woolson ST and Potorff GT: Disassembly of a modular femoral prosthesis after dislocation of the femoral component: A case report. J Bone Joint Surg Am *72*:624-625, 1990.
443. Worland RL and Arredondo J: Bipolar shoulder arthroplasty for painful conditions of the shoulder. J Arthroplasty *13*:631-637, 1998.
444. Wright TW and Cofield RH: Humeral fractures after shoulder arthroplasty. J Bone Joint Surg Am *77*:1340-1346, 1995.
445. Zippel J: Vollständiger Schultergelenkersatz aus Kunststoff und Metall. Biomed Technik *17*:87, 1972.
446. Zippel J: Luxationssichere Schulterendoprothese Modell BME. Z Orthop *113*:454-457, 1975.
447. Zuckerman JD: Shoulder arthroplasty—costs/results. Instructional Course Lecture No. 110 presented at the Annual Meeting of the American Academy of Orthopaedic Surgeons, 1996, Atlanta.
448. Zuckerman JD and Cofield RH: Proximal humeral prosthetic replacement in glenohumeral arthritis. Orthop Trans *10*:231, 1986.
449. Zuckerman JD and Cuomo F: Glenohumeral arthroplasty: A critical review of indications and preoperative considerations. Bull Hosp Jt Dis *52*:21-30, 1993.
450. Zuckerman JD and Matsen FA III: Complications about the glenohumeral joint related to the use of screws and staples. J Bone Joint Surg Am *66*:175-180, 1984.
451. Zuckerman JD, Scott AJ, and Gallagher MA: Hemiarthroplasty for cuff tear arthropathy. J Shoulder Elbow Surg *9*:169-172, 2000.

Capítulo **17**

Trastornos neurológicos del hombro

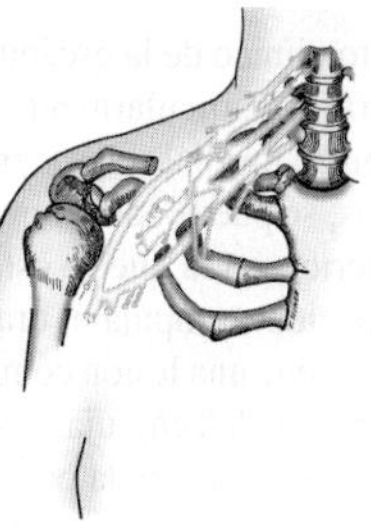

Scott P. Steinmann, M.D. y Robert J. Spinner, M.D.

No es infrecuente que los pacientes que presentan dolor o lesiones del hombro tengan enfermedades neurológicas concomitantes, y los traumatólogos que atienden a esos pacientes deben conocer esta posible complicación. Además, la práctica de la cirugía reconstructora del hombro conlleva un riesgo inherente de lesión yatrógena de las estructuras neurológicas vecinas. El conocimiento de las lesiones nerviosas frecuentes en la región del hombro permitirá a los cirujanos reconocer estas entidades cuando las vean, y la familiaridad con la anatomía nerviosa relevante les permitirá evitar posibles lesiones nerviosas cuando operen. Los cirujanos deben seguir un abordaje sistemático en la evaluación y el tratamiento de estos difíciles pacientes que tienen trastornos relacionados con los nervios alrededor de la región del hombro.

EVALUACIÓN CLÍNICA

Los pacientes que tienen lesiones nerviosas suelen ser atendidos en situaciones que suponen un traumatismo significativo. Con frecuencia el paciente puede estar confuso, incoherente, sedado o incluso inconsciente, y puede ser difícil realizar una exploración neurológica satisfactoria antes de iniciar el tratamiento quirúrgico. Sin embargo, se debe intentar realizar una buena exploración neurológica en el servicio de urgencias. Si por algún motivo no se puede realizar una exploración adecuada, se debe registrar este hecho en la historia del paciente. De manera específica, si no se puede valorar bien la función de un nervio determinado en el preoperatorio, se debe incluir esa información en la historia. Con demasiada frecuencia en el servicio de urgencias al paciente se le hace sólo una exploración superficial, y tal vez el miembro más nuevo del equipo quirúrgico redacte en la historia clínica que la extremidad estaba «intacta desde el punto de vis ta neurovascular». Estas palabras, además de inexactas, a veces son el origen de litigios innecesarios. No se deben utilizar esos términos generales cuando se registra la exploración de un paciente, sino que, por el contrario, se deben documentar cuidadosamente en la historia del paciente la fuerza muscular individual, la exploración sensitiva y los reflejos tendinosos profundos.

Se puede realizar una exploración neurológica de la extremidad superior en un paciente coherente en un período de tiempo relativamente corto, aun cuando el paciente tenga una luxación de hombro o una fractura de la parte proximal del húmero. Con frecuencia es más fácil comenzar la exploración en la mano y progresar en dirección proximal. Se puede valorar la función de los nervios radial, mediano y cubital mediante una exploración exhaustiva de la mano y de la muñeca, que debe llevar menos de un minuto. Es relativamente sencillo determinar la flexión del codo. Sin embargo, se debe tener en cuenta que se puede flexionar mucho el hombro por la acción del braquiorradial sin tener ninguna función del bíceps. La pérdida de la función sensitiva o motora en el extremo distal de la extremidad puede ayudar a dirigir la exploración de la musculatura más proximal. Por ejemplo, la pérdida de la función del nervio radial debe hacer que el explorador examine de cerca la función del nervio axilar, porque ambos proceden del cordón posterior. Del mismo modo, la pérdida de función del nervio mediano también puede afectar al nervio musculocutáneo si la lesión está en el cordón lateral.

Al progresar hacia arriba en dirección al brazo, se puede evaluar la situación de los nervios pectorales medial y lateral comprobando de manera individual la fuerza de cada una de las porciones principales del músculo pectoral mayor. Posteriormente se examinan el deltoides y los músculos del manguito de los rotadores. Se puede valorar el deltoides incluso en el caso de una fractura proximal del húmero o una luxación glenohumeral, que producen dolor. Con el brazo en el costado, se indica al paciente que empuje o «dé codazos» a la mano del explorador (una de las cuales se coloca en la cara lateral del hombro y la otra sobre la región del deltoides para percibir la contractura). Si el paciente tiene mucho dolor y el explorador no puede determinar adecuadamente la situación de nervio axilar, se debe registrar esta información en la historia clínica. No se debe asumir que «podría» ser normal.

La exploración de la abducción del hombro es una parte importante de la exploración tanto para registrar la fuerza muscular como para visualizar los movimientos del hombro a través de toda la amplitud de movimientos. Aquí hay dos puntos importantes. En primer lugar, algunos pacientes pueden abducir el hombro con una amplitud de movimientos completa utilizando sólo el supraespinoso o el deltoides cuando hay una parálisis completa de uno o del otro. Es crítico asegurarse de la contracción muscular en esta parte de la exploración. En segundo lugar, la visualización y la palpación de la escápula son una parte necesaria de la exploración, particularmente cuando hay disfunción. Por ejemplo, los pacientes que presentan una escápula alada por debilidad del serrato anterior o del trapecio pueden tener dificultad para abducir totalmente el brazo sin estabilizar la escápula y lo pueden compensar con «movimientos falsos». Los médicos deben reconocer el aspecto clínico de la escápula alada y conocer las técnicas para explorarla, particularmente en relación con la distinción de la disfunción de los músculos serrato anterior, trapecio y romboides. Además, se puede aplicar una prueba útil para la función del serrato anterior, en la que se estabiliza el polo inferior de la escápula y el paciente empuja el brazo hacia delante, incluso en un paciente que tiene una lesión completa del nervio braquial; los pacientes que no pueden empujar los brazos hacia delante no podrían realizar de otra manera la prueba más «estándar» de empujar la pared con los brazos extendidos.

Se deben evaluar otras situaciones, además de una etiología neurológica, que produzcan falta de movimientos. Evidentemente, se debe considerar que la incapacidad de un paciente para rotar externamente el brazo o para realizar una prueba de «despegar» puede representar una lesión neurológica que afecta al infraespinoso o al subescapular, un desgarro del manguito de los rotadores o sendos. Un paciente que simula una parálisis de la extremidad superior para obtener una ganancia secundaria no puede impedir «voluntariamente» la contracción del dorsal ancho con la tos.

La exploración del hombro debe incluir la exploración encima del hombro e incluso encima del cuello, así como en la porción distal de la extremidad. Siempre debe considerarse la existencia de lesiones proximales y distales cuando se explora a un paciente que tiene dolor o debilidad en el hombro, y se debe establecer un diagnóstico diferencial. La radiculopatía cervical es una causa frecuente de dolor en el hombro acompañado de debilidad motora y pérdida sensitiva en la extremidad superior. En esta situación, la flexión y la extensión de la columna vertebral cervical o la maniobra de Spurling pueden reproducir o exacerbar los síntomas del paciente. Las lesiones de la neurona motora superior también pueden producir debilidad en el hombro. En estos casos los reflejos tendinosos profundos pueden ser hiperrefléxicos, puede haber reflejos patológicos y puede haber aumento del tono. Se debe excluir el dolor referido durante la exploración clínica, porque enfermedades cardíacas y otras enfermedades intratorácicas se pueden manifestar como dolor en el hombro.

Finalmente, sólo se puede realizar la exploración del hombro con los dos hombros expuestos. La visualización es el primer componente de la exploración física, pero con frecuencia se omite esta etapa por limitaciones de tiempo o por consideraciones de respeto a la intimidad. Es fácil «omitir» la atrofia de los músculos espinosos si no se mira la escápula desnuda. Es evidente que la atrofia o la debilidad bilateral modificarían el diagnóstico diferencial y obligarían al explorador a considerar una enfermedad neurógena o miopática subyacente.

LESIÓN DEL NERVIO MUSCULOCUTÁNEO

La lesión del nervio musculocutáneo se asocia la mayor parte de las veces a un traumatismo grave del plexo braquial. Aunque este nervio se puede lesionar en la luxación glenohumeral, es poco frecuente diagnosticar esta lesión como una neuropatía aislada.[38] Si se observa como lesión nerviosa aislada, es muy probable que se asocie a un traumatismo penetrante, a una reconstrucción quirúrgica abierta o a un golpe directo sobre el tórax (cerca de la coracoides). De manera ocasional se puede producir una neuropatía del musculocutáneo después de una actividad física intensa, como remar[103]

El nervio musculocutáneo se dirige en dirección oblicua debajo de la apófisis coracoides y entra en el músculo coracobraquial. Algunos estudios han investigado la anatomía de esta unión. Se pueden encontrar pequeñas ramas del nervio que se insertan en el coracobraquial tan cerca como 17 mm debajo de la coracoides.[60] El tronco principal del nervio musculocutáneo entra en el coracobraquial a aproximadamente 5 cm de la coracoides y sale a 7 cm.[53,60] El nervio entra después en el bíceps, a más de 10 cm de la coracoides.[53] El nervio corre peligro por las intervenciones anteriores del hombro que producen una retracción medial significativa o durante la disección quirúrgica medial. Se piensa que la intervención de Bristow se asocia a lesión del nervio[10], aunque probablemente esta lesión se relaciona menos con la transferencia y más con la manipulación del nervio.[28] El cirujano debe reconocer el valor protector de mantener los orígenes de los músculos coracobraquial y bíceps. Cuando se permite que estos músculos sigan en la coracoides durante la cirugía, actúan como anclaje para evitar una retracción medial excesiva. De hecho, la exposición del cordón posterior o del nervio axilar puede producir parálisis de nervio musculocutáneo como consecuencia de la retracción. Se debe tener cuidado de evitar la tracción excesiva del nervio musculocutáneo durante la disección. De manera alternativa, la desinserción del tendón conjunto permite una exposición excelente y en teoría una disminución de la presión en todo el plexo braquial. La desinserción real de los músculos de la coracoides y la reinserción en la parte anterior de la cavidad glenoidea (intervención de Bristow) relajan el nervio musculocutáneo. Sin embargo, la manipulación quirúrgica necesaria puede producir lesión del nervio.

El nervio se puede lesionar durante la cirugía artroscópica, aunque esa lesión es bastante poco frecuente. Los puntos de entrada anteriores que se desvían en dirección medial a la coracoides hacen que el nervio musculocutáneo y otras ramas del plexo braquial corran riesgo de lesión. Los portales anteriores bajos, como el «portal de las cinco», pueden hacer que los instrumentos queden a menos de 10 mm del nervio[124] Un paciente que tiene una lesión del nervio musculocutáneo típicamente presenta una lesión sensitiva y motora mixta. Con menos frecuencia se puede producir una lesión sensitiva pura del nervio cutáneo antebraquial lateral, que es la terminación sensitiva distal del nervio musculocutáneo. Esta lesión con frecuencia puede tener un origen no traumático. Los pacientes pueden referir acorchamiento o parestesias a lo largo del pliegue lateral del codo, que se extienden distalmente a lo largo de la cara anterolateral del antebrazo. El tratamiento supone una férula o una inyección de corticoides y posiblemente la exploración quirúrgica[157] De manera ocasional la exploración quirúrgica puede mostrar un engrosamiento de la aponeurosis que comprime el nervio cutáneo antebraquial lateral en su trayecto entre los músculos bíceps y braquial radial. Los pacientes pueden responder a la descompresión quirúrgica del nervio en esta zona.[42]

Si después de un traumatismo o de una intervención quirúrgica un paciente tiene una lesión del nervio musculocutáneo, se debe observar al paciente durante un período de tres a cuatro semanas. Si durante ese tiempo no se observa ninguna mejoría de la función, se pueden realizar una electromiografía y estudios de la conducción nerviosa (EMG/ECN) para valorar la extensión de la lesión neurológica. La mayor parte de las neuropatías postoperatorias del musculocutáneo son lesiones por tracción que se resuelven en un período de semanas a meses, dependiendo de la intensidad de la lesión.

Si se observa que la función del bíceps no mejora mediante exploración física o estudios electrofisiológicos, se debe realizar una exploración quirúrgica, de manera ideal antes de que hayan pasado seis meses desde la lesión. Las opciones de tratamiento quirúrgico varían en la neuropatía persistente del musculocutáneo. Si en la exploración quirúrgica el nervio aparece intacto pero está comprimido por una cicatriz y muestra conducción eléctrica a través de la lesión, el tratamiento inicial puede ser la neurólisis. Si se descubre un neuroma o una sección de nervio, se pueden considerar otras opciones terapéuticas.

En los pacientes que tienen una lesión aislada del nervio musculocutáneo, un tratamiento estándar sería realizar un injerto nervioso de interposición a través de la lesión. Sin embargo, también se podrían utilizar transferencias nerviosas para reducir la distancia (y el tiempo) para la reinervación o para evitar un segmento cicatrizado o avascular. Una nueva transferencia nerviosa es la transferencia de Oberlin, una técnica en la que se transfieren directamente uno o más fascículos del nervio cubital a la rama motora que va al bíceps.[92,119] La distancia para conseguir la reinervación es muy corta porque el punto de reparación está en la parte proximal del brazo (a pocos centímetros del órgano diana en el bíceps), en lugar de una reparación más larga desde el cuello o desde la región del hombro. Esta técnica se puede utilizar en pacientes que tienen lesiones del plexo superior. Se consiguió una función de grado 3 o 4 del *Medical Research Council* (MRC) en más del 90% de los pacientes a los que se trató con esta técnica en dos series extensas (cada una de ellas con más de 30 pacientes).[119,156] Se observó reinervación del bíceps aproximadamente tres meses después de la intervención. Es importante considerar que ningún paciente tuvo pérdida de la función distal del nervio cubital ni de la sensibilidad.

Si se ve a los pacientes más de un año después de la lesión del nervio musculocutáneo es mucho menos probable que la reparación o la reconstrucción nerviosa sea eficaz.[34,62,83,120,138,141,147]

Algunos de estos pacientes siguen teniendo una función extremadamente buena utilizando sólo el braquiorradial para la flexión del codo. Sin embargo, la mayor parte de estos pacientes precisa mejorar la función. Se pueden utilizar diversas técnicas de transferencia tendinosa o muscular que consiguen buenos resultados. Las opciones habituales incluyen la flexorplastia de Steindler (avance proximal del grupo muscular flexor/pronador) y la transferencia de los músculos tríceps, pectoral mayor, pectoral menor y dorsal ancho. También se puede realizar una transferencia muscular libre en pacientes que no tienen estos otros posibles músculos donantes.

NERVIO AXILAR

El nervio axilar es uno de los nervios que se lesionan con más frecuencia en la región del hombro. Es una rama terminal del cordón posterior y procede de los nervios cervicales quinto y sexto. El nervio axilar está lateral al nervio radial, posterior a la arteria axilar y anterior al músculo subescapular. Entra en el espacio cuadrilátero acompañado por la arteria circunfleja humeral posterior y está muy cerca de la parte inferior de la cápsula del hombro. Es fácil de localizar durante la cirugía mediante una exposición anterior deslizando un dedo índice hacia abajo por encima del músculo subescapular anterior y rodeando con suavidad el nervio axilar a la vez que se palpa de manera simultánea el nervio en la cara inferior del deltoides con el otro dedo índice.[59] Cuando sale del espacio, el nervio sigue por la cara posterior del cuello del húmero y se divide en ramas anterior y posterior. Habitualmente se describe que la rama anterior está entre 4 cm y 7 cm debajo del ángulo anterolateral del acromion.[23] La rama posterior inerva el redondo menor y la porción posterior el deltoides. La rama que se dirige al redondo menor suele originarse en el espacio cuadrilátero o inmediatamente distal al mismo y entra en la cara posteroinferor del músculo redondo menor. Aszmann y Dellon[8] han estudiado la topografía interna del nervio axilar. Cuando el nervio sale del cordón posterior es monofascicular, pero cuando entra en el espacio cuadrilátero tiene tres grupos distintos de fascículos: grupos motores para los músculos deltoides y redondo menor y grupo sensitivo del nervio cutáneo lateral superior. Los fascículos motores del deltoides se encuentran en una posición superolateral; los del redondo menor y los del nervio cutáneo lateral superior están localizados inferiormente.

La mayor parte de las lesiones del nervio axilar se producen como parte de una lesión combinada del plexo braquial; se produce una lesión aislada del nervio axilar en sólo el 0,3% al 6% de las lesiones del plexo braquial.[153] La lesión del nervio axilar se produce la mayor parte de las veces después de un traumatismo cerrado que supone tracción del hombro. La parálisis del nervio axilar es la complicación neurológica más frecuente de las luxaciones del hombro. Algunos pacientes que tienen una fractura proximal del hombro o una luxación del hombro pueden tener una lesión subclínica del nervio axilar que se puede detectar mediante EMG/ECN pero no mediante la exploración física debido a la molestia asociada.[73,115,123,160,168] La inmensa mayor parte de estos pacientes se recupera de la lesión nerviosa cuando hace rehabilitación por la luxación o por la fractura. También se ha observado que el traumatismo no penetrante de la cara anterolateral del hombro produce lesión del nervio axilar por compresión del nervio en su trayecto sobre la superficie profunda del músculo deltoides.[128]

La cirugía reconstructora abierta (Fig. 17-1) o las nuevas técnicas artroscópicas pueden poner en riesgo el nervio axilar. Por ejemplo, se ha demostrado que las intervenciones de reducción capsular pueden producir un aumento local de temperatura en la parte inferior de la cápsula que puede causar lesión nerviosa.[68,69] Se ha descrito que el nervio se lesiona en el 1% al 2% de las intervenciones de contracción capsular térmica, pero afortunadamente la inmensa mayoría de estas lesiones parece ser sólo transitoria.[173] El nervio axilar también está en peligro durante la resección capsular por capsulitis adhesiva.[79] Como el nervio está muy cerca de la cápsula anteroinferior, se debe tener mucho cuidado cuando se hace una resección en esta zona. Un método más seguro de resección capsular inferior en esta zona es visualizar el nervio axilar con el artroscopio durante la intervención.

Los pacientes jóvenes pueden ser capaces de compensar la parálisis completa del deltoides y con frecuencia pueden realizar actividades de la vida diaria sólo con una incapacidad parcial. El hombro puede mantener fácilmente una amplitud completa de movimientos con un manguito de los rotadores intacto. Sin embargo, la mayor parte de los pacientes tiene fatiga temprana en el lado afectado si se les indica que realicen actividades repetitivas. Aunque la atrofia del deltoides es muy evidente en un individuo en forma, el examinador encontrará que es difícil detectar la atrofia del deltoides en un individuo que está menos en forma. La lesión del nervio cutáneo lateral superior del brazo puede producir pérdida sensitiva en la cara lateral del hombro. Es posible que los pacientes que tienen un defecto motor completo del deltoides tengan sólo una pérdida ligera de sensibilidad en la parte lateral del hombro. No se debe hacer el diagnóstico de neuropatía axilar por la presencia o ausencia de sensibilidad en la parte lateral del hombro. No está claro si la rama sensitiva está libre de lesión o si la

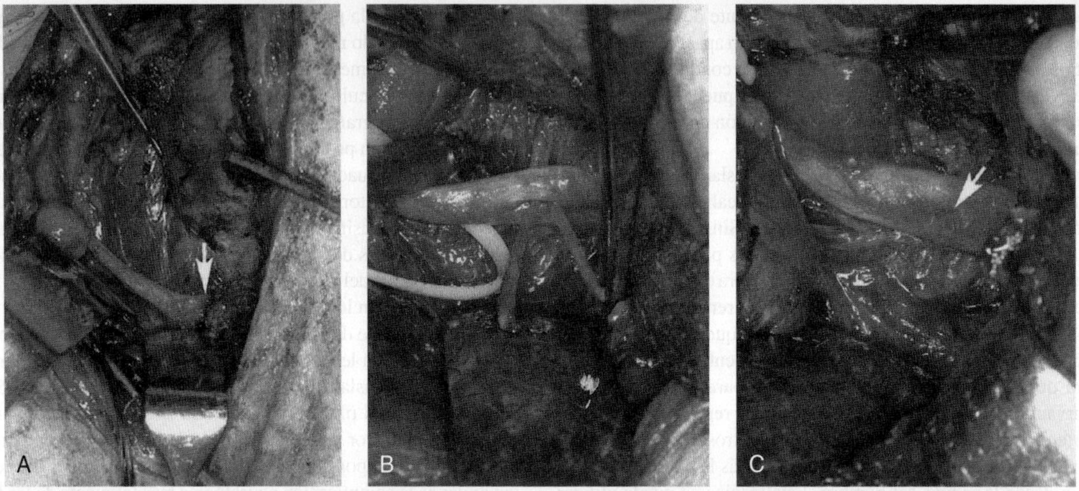

Fig. 17-1 • Parálisis del nervio axilar. A este varón de 21 años se le hizo la reparación artroscópica de una luxación anterior recurrente del hombro izquierdo. En el postoperatorio apareció una nueva debilidad del hombro y atrofia del deltoides, y se derivó al paciente a nuestra institución seis meses después de la operación. Tenía 120° de abducción y 160° de flexión anterior. La electromiografía demostró fibrilaciones densas en el deltoides sin activación voluntaria. Se diagnosticó una lesión grave del nervio axilar. **A,** En la cirugía se retrajo hacia abajo el tendón conjunto. El nervio axilar estaba envuelto en cicatrices *(flecha)* y fue descomprimido. **B,** En la porción inferior de la apófisis glenoidea se observó una sutura de anclaje que dividía el nervio axilar en dos. **C,** La estimulación a través de la lesión produjo respuesta en el deltoides. Se puede ver la indentación del nervio de la que se extrajo el anclaje quirúrgico *(flecha).*

zona sensitiva está inervada por inervación que se solapa desde las otras ramas cutáneas.

Se ha descrito que el síndrome del espacio cuadrilátero es otra posible causa de dolor en la parte posterior del hombro, y probablemente se debe a la compresión del nervio axilar en el espacio cuadrilátero. Este síndrome es una entidad clínica controvertida; puede ser simplemente una manifestación del síndrome de Parsonage-Turner (neuritis braquial). Se puede apreciar sensibilidad en la región posterior a lo largo de la articulación del hombro; por lo demás, la exploración clínica es con frecuencia normal. La atrofia del deltoides y los cambios sensitivos en la región lateral son poco frecuentes, y la exploración EMG es habitualmente normal. La resonancia magnética (RM) puede mostrar un cambio de señal que indica la denervación de los músculos deltoides y redondo menor.[97] La observación es el tratamiento habitual del síndrome del espacio cuadrilátero, y la inmensa mayoría de los pacientes mejora con el tiempo.[96] Raras veces son necesarias la exploración quirúrgica del espacio cuadrilátero y la liberación de las cicatrices o de las bandas fibrosas para conseguir la descompresión del nervio axilar.[25]

A los pacientes que tienen un antecedente de un traumatismo no penetrante en el nervio axilar se les debe observar durante al menos un período de tres meses antes de considerar el tratamiento quirúrgico. A las tres semanas se debe realizar una exploración EMG/ECN basal. Se debe iniciar la fisioterapia, incluyendo ejercicios activos y pasivos, para conservar la máxima amplitud de movimientos y para prevenir la contractura articular, a la vez que se espera la recuperación de la función. Se ha utilizado la estimulación eléctrica del deltoides en un intento de mantener la viabilidad muscular, aunque no está claro si este método tiene algún efecto real.

Los resultados del tratamiento quirúrgico de una lesión traumática no penetrante han sido generalmente buenos. Leffert cree que la lesión del nervio axilar después de una fractura o de una luxación es más frecuente de lo que habitualmente se piensa, aunque la mayoría de los pacientes progresa a la recuperación completa.[94] En un estudio de 73 pacientes con una fractura proximal del húmero o una luxación, en la EMG se observó que el 33% tenía una lesión del nervio axilar, con 9 lesiones completas y 15 parciales.[17] Todos los pacientes se recuperaron sin pérdida objetiva de la función, incluidos los que tenían lesiones completas. En una serie de 108 pacientes ancianos que tenían luxación anterior del hombro, se encontró que el 1,3% presentaba una lesión del nervio axilar, pero todos los pacientes habían conseguido la recuperación completa a los 12 meses.[73] Sin embargo, algunos pacientes no consiguen la recuperación esperada. En estos pacientes se puede realizar la exploración quirúrgica con neurólisis o posiblemente con injerto nervioso si no se observa ninguna recuperación clínica ni EMG hacia los tres o cuatro meses.[5,36,117,133] Si el paciente tiene antecedentes de una herida penetrante aguda o si se ha producido una lesión quirúrgica, la exploración quirúrgica se debe realizar en un momento más temprano.

La estructura monofascicular proximal del nervio axilar con fibras fundamentalmente motoras y su longitud relativamente corta desde el cordón posterior hasta la placa motora terminal del deltoides son características que se prestan a la intervención quirúrgica. Alnot y Valenti describieron 37 intervenciones sobre el nervio axilar, incluidos tres casos de injerto del nervio sural, tres intervenciones de neurólisis y una reparación directa.[5] En 23 de las 25 lesiones nerviosas axilares aisladas se consiguió una fuerza M4 o M5. El hecho de que 33 de los 37 pacientes precisaran un injerto con el nervio sural ilustra la dificultad de movilizar adecuadamente el nervio para una reparación directa. El pequeño número de pacientes a los que se realizó una neurólisis (3 de 37) indica que no es frecuente la compresión nerviosa leve por cicatrices o por bandas fibrosas. La reparación del nervio con injerto cableado interpuesto del nervio sural ha sido el método más frecuente, y ha demostrado los resultados más constantes.[4,21,36,126,129,134] Hemos encontrado que la utilización de las técnicas de EMG intraoperatoria son muy útiles para evaluar los neuromas y para ayudarnos a decidir si realizar la neurólisis sola o si resecar el neuroma y realizar un injerto. En todos los casos estamos también preparados para exponer el nervio axilar mediante un abordaje posterior. En casos seleccionados es necesaria esa exposición para identificar el nervio normal más distalmente y realizar un injerto.

Otras técnicas para la reparación del nervio axilar incluyen transferencias nerviosas. La neurotización directa con un nervio donante como el pectoral medial, el toracodorsal o el radial ha dado resultados satisfactorios en los casos en los que los que no es posible o no es preferible la reparación directa o el injerto cableado corto del propio nervio axilar.[40,65,140] Se han descrito transferencias nerviosas utilizando el nervio espinal accesorio o los nervios intercostales superiores, aunque precisan un injerto nervioso sural de interposición[32,140] y han demostrado unos resultados menos óptimos.[140,150]

Los pacientes a los que se ve más de 18 meses después del traumatismo habitualmente no se benefician de la reparación quirúrgica del nervio debido a la mala situación del músculo deltoides y de sus placas motoras terminales. En los pacientes que tienen una mala función del hombro que limita sus actividades de la vida cotidiana y un manguito de los rotadores normal se pueden considerar intervenciones de transferencia muscular. Es posible que si los músculos deltoides posterior y medio están inervados y el músculo deltoides anterior no funciona se puedan rotar anteriormente los músculos deltoides posterior/medio sobre la clavícula. Sin embargo, esta intervención tiene la posibilidad de lesionar el deltoides restante y no se recomienda mucho.

De manera alternativa se puede transponer lateralmente el pectoral mayor sobre la clavícula y el acromion. La movilización del pectoral mayor está algo limitada por las dimensiones anatómicas relativamente pequeñas de los nervios pectorales. Si hay una parálisis completa del deltoides, se puede movilizar el trapecio separándolo de la clavícula y de la espina del acromion, y se puede insertar la parte lateral del acromion con el trapecio insertado en el extremo proximal del húmero. Esta intervención puede restaurar cierto grado de abducción del hombro en un paciente que no tiene ninguna; sin embargo, produce una modificación de la forma normal del hombro y, por tanto, tiene un resultado cosmético menos que deseable. Se han intentado técnicas más avanzadas, como una transferencia muscular libre, pero los resultados han sido menos que uniformes o satisfactorios.

NERVIO ESPINAL ACCESORIO

La lesión del nervio espinal accesorio se puede producir después de un traumatismo penetrante del hombro. El traumatismo no penetrante también puede producir pérdida de la función del músculo trapecio. La mayor parte de las veces la disección quirúrgica del triángulo posterior del cuello, como en una biopsia de los ganglios linfáticos, puede exponer el nervio a una posible lesión (Fig. 17-2).[88,104,112,163,172]

El nervio espinal accesorio pasa a través de la porción superior del músculo esternocleidomastoideo, al que inerva, y después cruza el triángulo cervical posterior. El triángulo cervical posterior está rodeado por delante por el músculo esternocleidomastoideo, por detrás por el trapecio y por debajo por la clavícula. El nervio está sobre el suelo del triángulo posterior, y sólo la fascia que lo recubre lo protege de la lesión.[41] Está cerca de los ganglios linfáticos cervicales posteriores. El nervio entra en la superficie anterior del trapecio y viaja hacia abajo, paralelo al borde medial de la escápula.[80] El trapecio tiene un origen ancho desde el ligamento nucal hasta la decimosegunda vértebra torácica y se inserta en la parte lateral de la clavícula, en el acromion y en la espina de la escápula. El trapecio superior es el principal elevador de la escápula y actúa rotando hacia arriba la parte lateral del hueso.

Si se lesiona el nervio espinal accesorio, con frecuencia se pasa por alto el diagnóstico y se puede retrasar el tratamiento adecuado.[88] Los pacientes habitualmente tienen dolor como queja principal. La pérdida de movimientos puede ser una preocupación secundaria. Salvo que se estudie de manera específica la función del trapecio, puede no reconocerse el diagnóstico. Debido a la frecuente aparición de dolor anterior en el hombro en estos pacientes que tienen de manera ocasional únicamente una pérdida ligeramente visible de la masa del músculo trapecio, se puede asumir que el dolor representa un «dolor postoperatorio» o se puede interpretar erróneamente que se debe a otra situación que se asocia a dolor en el hombro, como patología del manguito de los rotadores. El trapecio recibe parte de su inervación de las raíces nerviosas cervicales superiores, de modo que puede producirse atrofia completa. El nervio espinal accesorio es la única inervación de la porción lateral del músculo, que es crítica para dar un apoyo a la abducción del hombro. Si se observa con cuidado al paciente, se verá que la escápula está rotada hacia delante en el hombro. El hombro puede colgar más bajo o estar caído en comparación con el lado contralateral. Con frecuencia se produce una escápula alada, aunque no tan marcada como la que se asocia a la lesión de nervio torácico largo. Habitualmente, cuando se indica al paciente que se encoja de hombros se produce la deformidad, aunque un elevador de la escápula fuerte puede compensar bien y es probable que sólo se observe una deformación mínima. El paciente puede no ser capaz de abducir totalmente el brazo con el antebrazo pronado o supinado.

Parte del dolor que experimentan los pacientes se puede deber a distensión de los otros músculos paraescapulares en su intento de compensar la falta de función del trapecio. Además, como la escápula no puede rotar adecuadamente y separar el acromion del húmero cuando se eleva el brazo, el pinzamiento del manguito de los rotadores puede producir una tendinopatía del manguito de los rotadores. Si sólo se presta atención al manguito de los rotadores, se omitirá la patología nerviosa subyacente. Además, el nervio espinal accesorio, aunque es principalmente un nervio motor, también tiene fibras sensitivas. La lesión del nervio también puede producir dolor neuropático. Finalmente, también se debe buscar una posible lesión asociada de otros nervios vecinos, como el plexo cervical o el nervio auricular mayor.

Si se ve al paciente en los seis primeros meses después de la lesión, se puede realizar la exploración quirúrgica del nervio. Aunque se puede considerar la reparación quirúrgica del nervio hasta un año después de la lesión, se consiguen mejores resultados con un tratamiento tan temprano de la lesión como sea posible.[88,104,163] Proponemos la exploración temprana de estas lesiones nerviosas cuando se producen inmediatamente después de la cirugía, especialmente cuando no se identificó y no se protegió el nervio como parte de la operación.

Las opciones quirúrgicas incluyen neurólisis, reparación directa e injerto nervioso, dependiendo de las observaciones intraoperatorias y de las pruebas electrofisiológicas. Durante la reconstrucción quirúrgica es importante considerar la distancia entre el acromion y la mastoides en el paciente anestesiado. Si se realiza una reparación directa del nervio con la cabeza desviada ha-

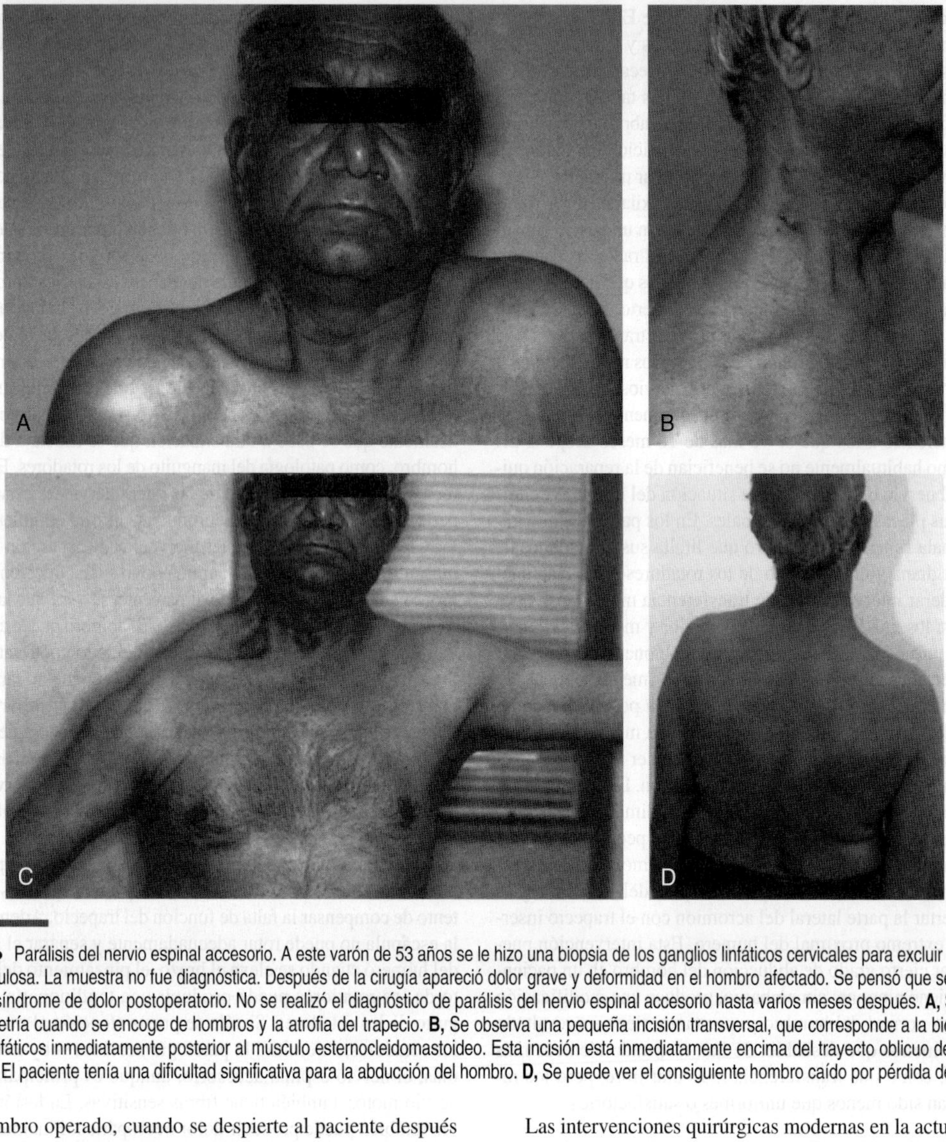

Fig. 17-2 • Parálisis del nervio espinal accesorio. A este varón de 53 años se le hizo una biopsia de los ganglios linfáticos cervicales para excluir una linfadenitis tuberculosa. La muestra no fue diagnóstica. Después de la cirugía apareció dolor grave y deformidad en el hombro afectado. Se pensó que se había producido un síndrome de dolor postoperatorio. No se realizó el diagnóstico de parálisis del nervio espinal accesorio hasta varios meses después. **A,** Son evidentes la asimetría cuando se encoge de hombros y la atrofia del trapecio. **B,** Se observa una pequeña incisión transversal, que corresponde a la biopsia de los ganglios linfáticos inmediatamente posterior al músculo esternocleidomastoideo. Esta incisión está inmediatamente encima del trayecto oblicuo del nervio accesorio. **C,** El paciente tenía una dificultad significativa para la abducción del hombro. **D,** Se puede ver el consiguiente hombro caído por pérdida del trapecio.

cia el hombro operado, cuando se despierte al paciente después de la cirugía y se le traslade a la sala de recuperación se puede producir una tracción significativa, que puede producir rotura de la reparación. Si durante la intervención se encuentra que los extremos del nervio se han retraído, lo mejor es utilizar un injerto de interposición como el nervio sural o el nervio auricular mayor para conseguir tener una menor tensión en la reparación (Fig. 17-3).

Si han pasado más de 12 meses desde la lesión del nervio espinal accesorio, no se puede considerar un tratamiento quirúrgico si el paciente lo ha compensado razonablemente bien. El grado de incapacidad varía de un paciente a otro. Algunos pacientes pueden tener sólo un dolor persistente en el hombro, mientras que otros se pueden sentir completamente discapacitados y actuar en consecuencia en relación a la extremidad superior. Se han propuesto corsés como tratamiento complementario, pero son voluminosos y los pacientes no los utilizan de manera constante.[167] Cuando un paciente tiene tantos síntomas como para utilizar un corsé, es un potencial candidato a la reconstrucción quirúrgica.

Las intervenciones quirúrgicas modernas en la actualidad suponen técnicas de transferencia muscular dinámica. Sin embargo, las intervenciones históricas más tempranas, al principio suponían fundamentalmente reparaciones estéticas. Henry y otros autores propusieron la estabilización estática de la cara medial de la escápula con la columna vertebral con bandas de fascia lata.[44,76,171] Dewar y Harris describieron la transferencia lateral del elevador de la escápula a la parte lateral de la escápula, combinada con un cabestrillo fascial estático desde la columna vertebral a la parte medial de la escápula.[43] Sin embargo, las reparaciones estéticas con fascia, tendón o materiales artificiales tienden a distenderse o a romperse con el tiempo.[91] Eden y Lange describieron en Alemania la transferencia dinámica del elevador de la escápula junto con el romboides mayor y el romboides menor.[51,89,90] Bigliani describió unos buenos resultados con esta técnica.[13,15,172]

El abordaje quirúrgico para una transferencia de Eden-Lange supone una incisión vertical a medio camino entre la columna vertebral y el borde medial de la escápula. Se secciona el trape-

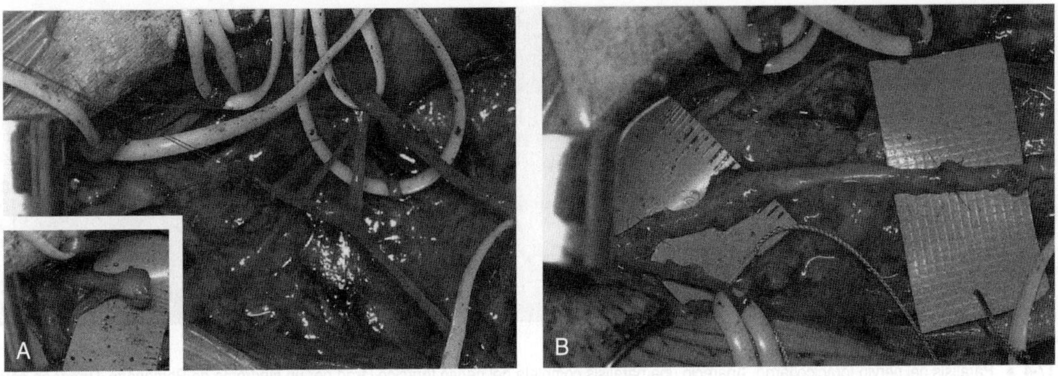

Fig. 17-3 • Parálisis del nervio espinal accesorio. **A,** Se seccionó el nervio espinal accesorio. Se puede ver un neuroma *(recuadro)*. Una sutura marca el muñón distal. **B,** Se realizó una reparación con un injerto de interposición (fondos) utilizando el nervio sural.

cio atrofiado y se liberan los músculos elevador de la escápula y romboides de la parte media de la escápula con una pequeña parte de hueso que contenga sus inserciones. Se puede conseguir esta liberación con una serreta o con un osteótomo. Se hace pasar por vía subcutánea el elevador de la escápula hasta una incisión horizontal sobre la espina lateral de la escápula, cerca del acromion. Se debe colocar el elevador tan lejos en dirección lateral como sea posible en la espina de la escápula, habitualmente de 5 cm a 7 cm medial al borde posterolateral del acromion. Se pueden elevar individualmente o de manera conjunta los músculos romboides mayor y menor desde el borde medial de la escápula. El nervio escapular dorsal puede correr riesgo durante esta parte de la intervención. Se eleva parcialmente el infraespinoso y se aleja de la escápula en dirección de medial a lateral. Después se colocan los romboides en una posición tan lateral como sea posible, al menos 4 cm, en la cara posterior de la escápula, y se fijan en su posición con una sutura y con orificios taladrados a través de la escápula. De manera alternativa, se puede transferir el romboides menor en dirección cefálica a la espina de la escápula en la fosa supraespinosa. Después se sutura otra vez el infraespinoso en su posición por encima de los romboides transferidos. En el postoperatorio se coloca a los pacientes un corsé con abducción del hombro que mantenga el brazo a aproximadamente 70° de abducción durante cuatro semanas. Este corsé alivia la tensión de los músculos transferidos mientras se produce la curación. A las cuatro semanas se puede iniciar un programa de fortalecimiento gradual.

Esta técnica ha mostrado unos buenos resultados, probablemente porque supone la transferencia dinámica de músculos y no una transferencia estática, que se podría distender o posiblemente agotar a lo largo del tiempo.[90] Si fracasa la intervención de Eden-Lange o una transferencia estática y se plantea una situación de rescate, la fusión escapulotorácica es una posible opción. La fusión escapulotorácica se debe reservar fundamentalmente a los pacientes que tienen distrofia fascioescapulohumeral y una pérdida global de la función muscular del hombro. Se han utilizado diversas técnicas para realizar la fusión escapulotorácica, aunque la mayor parte de ellas supone introducir alambres a través de la escápula y alrededor de varias costillas con un amplio injerto óseo de la cresta ilíaca o una placa metálica para conseguir el soporte. La tasa de complicaciones puede ser elevada, con la posibilidad de neumotórax o de fracaso de los dispositivos.

NERVIO TORÁCICO LARGO

La lesión aislada del nervio torácico largo habitualmente se manifiesta como escápula alada. Velpeau describió por primera vez en 1837 la lesión del nervio torácico largo que producía parálisis del serrato anterior.[166] Sin embargo, la escápula alada tiene múltiples causas, y es probable que la más frecuente de la escápula alada leve sea la inestabilidad multidireccional. La lesión del nervio espinal accesorio también puede producir escápula alada, aunque esta lesión tiende a ser más leve y produce una deformidad de la escápula más en rotación. Además, algunos pacientes tienen control volitivo sobre la escápula y pueden mostrar una escápula alada significativa cuando lo desean.

El serrato anterior se origina en las nueve costillas superiores y se inserta en el borde intermedio de la escápula. Esta inserción tiene sólo unos pocos milímetros de ancho en la porción media de la escápula, aunque se hace más sustancial en el polo inferior de la misma. La porción inferior del músculo es importante para mantener la protracción y la rotación hacia arriba de la escápula durante la elevación hacia delante del hombro. El nervio torácico largo tiene un trayecto relativamente largo después de originarse en las raíces nerviosas C5, C6 y C7. Después de cruzar por encima de la primera costilla, sigue un trayecto de 10 cm a 20 cm hasta su placa motora terminal en el serrato anterior. Es vulnerable a los traumatismos no penetrantes de la primera costilla en la pared anterior del tórax y se puede comprimir por un desplazamiento forzado de la escápula.

Este nervio se lesiona raras veces por un traumatismo penetrante, aunque se puede producir una lesión en la cirugía del desfiladero torácico superior en la región de la primera costilla, en la cirugía de la mama y en las intervenciones quirúrgicas de la pared lateral del tórax, como la disección de los ganglios axilares.[164,175] Se han descrito casos espontáneos de atrapamiento en el escaleno medio. Probablemente la causa más frecuente de disfunción del serrato anterior es el síndrome de Parsonage-Turner. De hecho, es muy probable que esta enfermedad sea la causa subyacente de la disfunción que se atribuye a ejercicio excesivo, incluidas las actividades atléticas.

En los casos idiopáticos y en los traumatismos no penetrantes el tratamiento estándar es la observación. No se ha encontrado que ningún protocolo específico de fisioterapia sea especialmente útil, además del uso continuado del hombro según la

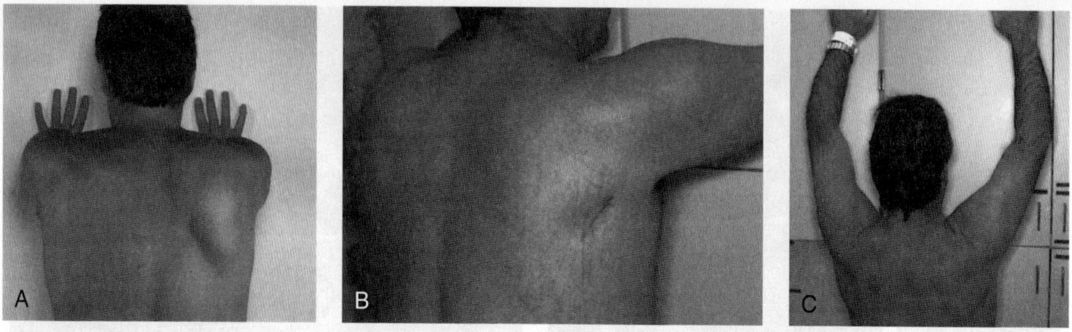

Fig. 17-4 • Parálisis del nervio torácico largo. Apareció una parálisis completa del nervio torácico largo por un síndrome de Parsonage-Turner en este varón de 36 años. La escápula alada no mejoró después de tres años. Tenía dolor persistente en el hombro e incapacidad para realizar maniobras que suponían elevar el brazo por encima de la cabeza. **A,** Antes de la operación es evidente una escápula alada prominente. **B,** En el postoperatorio ha desaparecido la escápula alada después de la transferencia del pectoral mayor. La incisión posterior ha curado bien. **C,** En el postoperatorio también ha mejorado la amplitud de los movimientos del hombro.

tolerancia. Se ha propuesto la utilización de corsés para ayudar a mantener la escápula contra la pared del tórax.[101] Aunque son algo eficaces, con frecuencia se encuentra que los corsés son molestos y los pacientes no los toleran bien. Si se monitoriza a los pacientes durante seis meses a un año, la mayor parte de los que tienen una causa no traumática o idiopática tiende a recuperarse de la parálisis y a recuperar la función del serrato anterior.[63]

Se dispone de posibles opciones quirúrgicas para el tratamiento de la lesión del nervio torácico largo en las primeras etapas. Si se ve al paciente antes de los seis meses, se puede realizar la neurólisis del nervio.[45] Sin embargo, debido a la longitud del nervio, es difícil estar seguro de dónde está la lesión, y no se recomienda este abordaje en la mayor parte de los pacientes. Una intervención quirúrgica más práctica sería la neurotización o la transferencia nerviosa desde uno o dos nervios intercostales o desde el nervio toracodorsal.[116,174] Como habitualmente no está claro dónde está la porción lesionada, se puede conectar el nervio al nervio donante cerca de la placa motora terminal. Esta técnica ha sido útil en un pequeño número de casos publicados.[116,174] La mayor parte de los pacientes que tienen lesiones no traumáticas se recupera de manera espontánea, por lo que no recomendamos de manera sistemática la cirugía en el paciente promedio antes de los seis o nueve meses después de la aparición del defecto nervioso.

Si un paciente no recupera la función del serrato anterior y está comprometido el uso del hombro, se dispone de varias opciones para la reconstrucción (Fig. 17-4)*. Se ha realizado la fusión escapulotorácica cuando la escápula está fija a las costillas subyacentes. Aunque esta técnica puede eliminar la escápula alada, reduce el movimiento de la cintura escapular en al menos un 30%, y se afectan fundamentalmente la elevación hacia delante y la extensión.[22] Esta técnica supone un riesgo de neumotórax, y la tasa de seudoartrosis no es insignificante. Por estos motivos se debe reservar para la situación de rescate o para los pacientes que tienen una distrofia fascioescapulohumeral sintomática.

Las transferencias nerviosas consiguen el control dinámico de una escápula alada y en la actualidad son nuestro método preferido en los pacientes que han tenido un defecto neurológico durante un año o más. Tubby describió la transferencia del pectoral mayor al serrato anterior en 1904.[161] Aunque esta transferencia podría ofrecer un alivio inicial de la escápula alada, el serrato anterior paralizado tiende a distenderse con el tiempo, y en la actualidad no se recomienda esta intervención. Otras técnicas que se han descrito incluyen la transferencia del pectoral menor, de los romboides o del elevador del escápula.[29,77,149]

La técnica que parece dar los resultados más constantes es la transferencia del pectoral mayor a la escápula con un injerto tendinoso de aumento. Durman, Ober y Marmor describieron la transferencia con éxito del pectoral mayor con un injerto de extensión fascial en unos pocos casos.[49,102,118] Estudios más recientes han demostrado la excelente capacidad de esta intervención de transferencia tendinosa de controlar la escápula alada.[37,78,127,131,151,170] El pectoral mayor es adecuado de manera ideal como transferencia para sustituir al músculo serrato anterior paralizado. La dirección de la contracción del pectoral mayor es similar al trayecto del serrato anterior, y la masa del pectoral mayor proporciona suficiente fuerza como para resistir a la formación de una escápula alada. Esta técnica se ha utilizado con transferencia de todo el pectoral mayor o sólo de la cabeza esternal (Fig. 17-5). Se han descrito resultados igual de buenos con los las dos intervenciones. Sin embargo, la cabeza esternal del pectoral mayor está mucho más alineada con la dirección de la contracción del serrato anterior que la cabeza clavicular, y también constituye una transferencia menos voluminosa. Además, la cabeza esternal es más importante que la cabeza clavicular y permite realizar una transferencia tendinosa más fuerte. Las posibles complicaciones de deformidad cosmética o visible de la pared torácica anterior deben ser mínimas. En la mayor parte de los casos, independientemente de si se transfiere todo el pectoral mayor o sólo la cabeza esternal, hay poco cambio en el contorno normal de la pared torácica anterior.

Esta intervención se puede realizar con una única incisión larga a través de la axila o a través de dos incisiones separadas. La técnica de dos incisiones no es técnicamente más difícil que la de una sola incisión, es algo más aceptable desde el punto de vista cosmético y es la intervención preferida. La elección del tejido para el aumento del tendón del pectoral mayor transferido depende de la preferencia del cirujano. La opción más frecuente ha sido una

* Véanse referencias, 9, 29, 37, 67, 77, 78, 102, 127, 131,132, 161,164, 169.

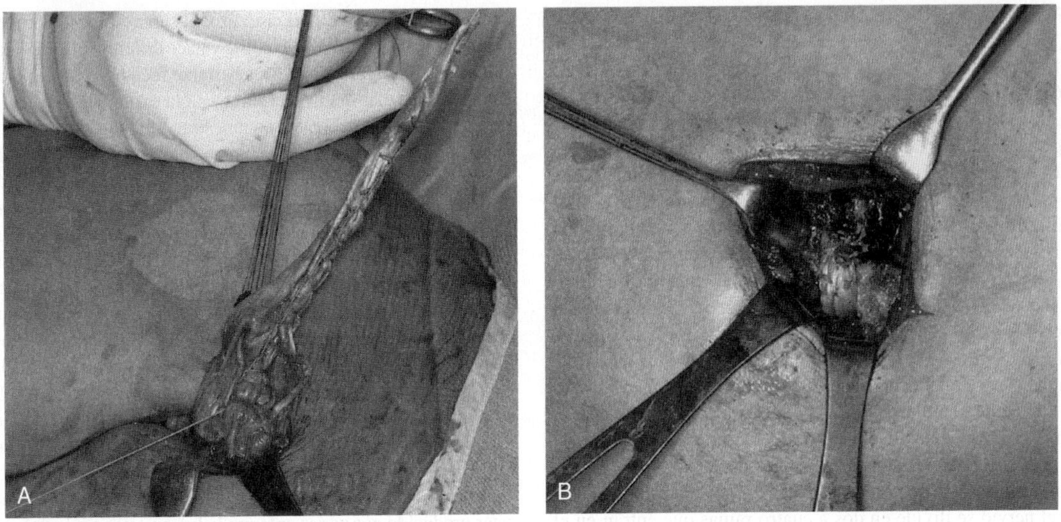

Fig. 17-5 • Parálisis del nervio torácico largo, fotografías intraoperatorias. **A,** Exposición axilar que muestra la porción externa del tendón del pectoral reforzada con un injerto de fascia lata antes de su transferencia posterior hacia la escápula. **B,** El abordaje posterior muestra el tendón fijado a la escápula.

gran porción de fascia lata enrollada para formar un tubo. Otras opciones de injerto incluyen un autoinjerto o aloinjerto del semitendinoso o del grácil. Se puede enrollar la fascia lata para formar un tubo en espiral, y se puede utilizar para envolver el músculo pectoral mayor y su tendón para conseguir una fijación proximal muy fuerte. El tendón nativo del pectoral mayor es bastante corto, y puede ser difícil unir un tendón largo y delgado como el del semitendinoso o del grácil con el mismo grado de seguridad. Sin embargo, la utilización de los tendones de los músculos isquiotibiales no se ha asociado a un aumento de fracaso súbito del injerto.

Para la intervención se debe colocar al paciente en decúbito lateral para poder tener un acceso fácil a las caras anterior y posterior del hombro. El abordaje anterior se realiza habitualmente mientras un segundo equipo quirúrgico está extrayendo de manera simultánea la fascia lata. Este abordaje es algo más sencillo en posición lateral. La incisión anterior (de 4 cm a 6 cm) se hace casi totalmente en el surco axilar y se extiende sólo 1 cm por arriba. Esta técnica consigue una incisión oculta y aceptable desde el punto de vista cosmético. Se identifica fácilmente la cabeza esternal del pectoral mayor en el borde inferior del músculo. La cabeza esternal envuelve por detrás y por debajo la cabeza de la clavícula y se inserta más medial y superior a ella. La cabeza esternal se desinserta directamente del húmero, teniendo cuidado de evitar lesionar el tendón del bíceps. Después se libera la cabeza esternal medialmente y hacia arriba hasta la pared torácica para permitir una mayor excursión del músculo. El injerto extraído de fascia lata debe medir aproximadamente 14 × 5 cm. En este punto se enrolla la fascia lata para formar un tubo espiral, se envuelve con él el tendón y el músculo pectoral mayor, y se fija con múltiples suturas. Después se hace una sutura continua fuerte a través del injerto de la fascia lata y se marca para su transferencia.

Se debe hacer la incisión posterior en la unión entre el borde lateral medio y distal de la escápula. Es importante que un ayudante empuje manualmente la escápula tanto como sea posible en dirección anterolateral. Cuando se consigue esta posición, se realiza una incisión de 4 cm sobre el borde lateral de la escápula y se retiran y retraen los músculos del hueso. Se hace un orificio de 8 mm a 10 mm en la escápula con un buril, inmediatamente medial a la gruesa masa lateral de la escápula, para asegurar un puente óseo fuerte durante el período de curación. En esta etapa es útil un gancho óseo de gran tamaño para fijar la escápula. Utilizando una pinza roma grande se crea un trayecto subcutáneo desde la incisión anterior a lo largo de la pared torácica hasta la incisión posterior. Buena parte de esta disección se puede realizar mediante palpación digital. Este plano es seguro porque el plexo braquial está más superior y abducido con el brazo. Una vez que se ha creado un trayecto permeable desde el pectoral mayor/injerto, se hace pasar la sutura de tracción hacia atrás y se tira del injerto a través de la fenestración escapular en dirección anteroposterior. Después se tira mucho del injerto en un intento de colocar el tendón nativo del pectoral mayor al lado de la escápula. Después se pliega el tendón y se sutura sobre sí mismo. Es importante mantener la escápula en una posición tan anterior respecto a la pared torácica como sea posible cuando se fijan estas suturas. En la literatura médica no se han descrito casos de transferencias «excesivamente apretadas» del pectoral mayor. Se reseca cualquier parte sobrante del injerto después de la fijación con suturas. Habitualmente no son necesarios drenajes durante el cierre, y el brazo se coloca en un cabestrillo.

Después de la operación se indica al paciente que utilice el cabestrillo en todo momento para evitar la abducción del hombro. A las seis semanas de la cirugía, se puede retirar el cabestrillo y se permite que el paciente reinicie todas las actividades diarias normales con el brazo. No se permite elevar objetos de más de 1 kg de peso. De manera típica, no es necesario un programa de fisioterapia formal. Los pacientes tienden a recuperar una amplitud normal de movimientos con bastante facilidad. Se supone que la curación se produce durante el período de 3 a 6 meses iniciales, y por tanto se permite volver a la actividad manual o a las actividades deportivas después de 6 meses. Se ha descrito de manera ocasional el fracaso temprano después de la transferencia del pectoral mayor, y ese fracaso parece estar relacionado con el inicio prematuro de una función completa antes de la curación completa.[37,78]

NERVIO SUPRAESCAPULAR

El nervio supraescapular se origina en las raíces nerviosas C5 y C6 en la unión del tronco superior y sus divisiones. El nervio sigue el trayecto del músculo omohioideo por detrás, y después se dirige hacia abajo a través de la escotadura supraescapular, debajo del puente que forma por encima el ligamento escapular transverso. La arteria y la vena supraescapulares típicamente pasan por encima del ligamento. La escotadura supraescapular es una región en la que el nervio está en una posición relativamente fija. Después de salir por la escotadura supraescapular, el nervio da ramas que inervan el supraespinoso. Después el nervio continúa medial al borde superior de la apófisis glenoidea y entra en la escotadura espinoglenoidea en el borde lateral de la espina de la escápula. Cuando el nervio se dirige hacia atrás, puede estar a menos de 20 mm del borde glenoideo.[14] En la escotadura espinoglenoidea, el ligamento espinoglenoideo puede producir atrapamiento del nervio. Sin embargo, no todos los pacientes tienen un ligamento espinoglenoideo.[82] Después de salir de la escotadura espinoglenoidea el nervio se divide en dos a cuatro ramas que entran en el infraespinoso. Cerca de la escotadura supraescapular el nervio supraescapular también da ramas articulares para las articulaciones del hombro. Estas fibras pueden explicar el dolor que experimentan los pacientes que tienen lesiones del nervio supraescapular en el ligamento transverso de la escápula. Por el contrario, las lesiones más distales en la escotadura espinoglenoidea de manera característica producen atrofia indolora (del infraespinoso). La inervación cutánea del nervio supraescapular está sometida todavía a cierto debate. Algunos autores han descrito fibras sensitivas que inervan la piel que está encima de la parte posterior del hombro; sin embargo, se ha observado que pocos pacientes tienen pérdida de la sensibilidad después de la lesión de este nervio.

Los pacientes que tienen una lesión del nervio supraescapular refieren dolor sobre las caras posterior y lateral del hombro. También puede haber dolor a la palpación profunda sobre la escotadura supraescapular. Además, los pacientes pueden tener debilidad de la abducción, de la rotación externa o de ambas, y se puede ver que tienen atrofia del supraespinoso y del infraespinoso. En muchos pacientes es difícil visualizar el supraespinoso porque un trapecio bien desarrollado lo cubre y hace difícil ver la pérdida de masa muscular. Sin embargo, es bastante fácil apreciar la pérdida de masa muscular del infraespinoso en la exploración física. Sin embargo, algunos pacientes no muestran ninguna atrofia a la exploración física. Puede que los únicos hallazgos sean el dolor en el hombro y una debilidad leve de la abducción, lo que hace difícil realizar un diagnóstico correcto. Una exploración clínica adecuada con EMG/ECN con frecuencia permitirá detectar la neuropatía del supraescapular. Se puede hacer con facilidad el diagnóstico si hay un retraso de la velocidad de conducción (en comparación con el lado contralateral) y si se ven potenciales de fibrilación en el supraespinoso o en el infraespinoso. En algunos pacientes la EMG/ECN puede mostrar únicamente una afectación leve. Se debe explorar cuidadosamente a estos pacientes para detectar otra afección en el otro hombro que se pudiera haber omitido durante la exploración física. El tratamiento quirúrgico no produce tantos efectos beneficiosos en estos pacientes como en los que tienen cambios sustanciales en la EMG/NCS.[7] Como el dolor en el hombro puede estar producido por varias enfermedades, en estos pacientes, y especialmente en los que sólo presentan hallazgos leves en la EMG/ECN, se debe excluir una enfermedad de los discos cervicales, un desgarro del manguito de los rotadores, un síndrome de atrapamiento y degeneración de la articulación acromioclavicular.

Se puede producir una neuropatía supraescapular por diversas causas.[165] Un traumatismo no penetrante directo del hombro o una torsión súbita del hombro pueden producir una lesión aguda del nervio. Se puede desarrollar una lesión por compresión en la escotadura supraescapular o espinoglenoidea. Una causa frecuente de compresión nerviosa en esta región es un quiste ganglionar (Fig. 17-6).[6,7,16,56,109,135] Se supone que el origen de un quiste en esta región está en la articulación glenohumeral, y se asocia con mucha frecuencia a desgarros degenerativos del labrum glenoideo.[7,145] Los movimientos repetidos de rotación del hombro, como los que se producen durante muchas actividades deportivas, pueden producir una lesión por tracción crónica del nervio. Se ha observado neuropatía del nervio supraescapular en jugadores de béisbol, voleibol, tenis y halterofilia.[1,6,16,20,35,39,52,143] El sín-

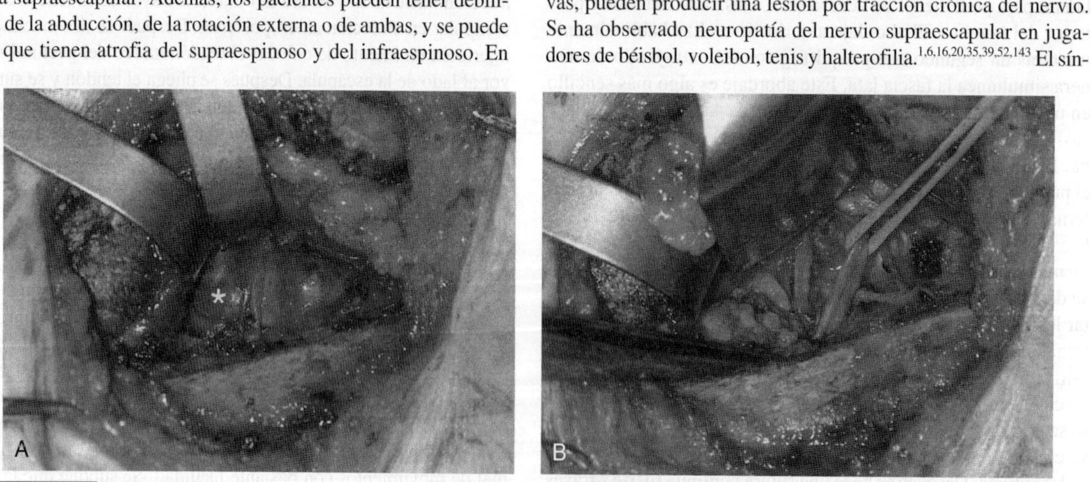

Fig. 17-6 • Compresión del nervio supraescapular. Este varón de 50 años se presentó con debilidad en el hombro izquierdo de seis meses de evolución y se encontró que tenía una debilidad moderada (grado 3/5) y atrofia de los músculos supraespinoso e infraespinoso. La electromiografía mostró cambios de denervación en los dos músculos espinosos. La resonancia magnética mostró un gran quiste ganglionar cerca de la escotadura supraescapular. **A,** Durante la cirugía, cuando se retrajo hacia delante el supraespinoso, había un gran quiste ganglionar *(asterisco)* que comprimía en nervio supraescapular cerca de la escotadura supraescapular. Se separó el nervio por encima de la parte superior del quiste. El nervio estaba separado por encima de la parte superior del quiste y tenía un aspecto aplanado. **B,** Se resecó el quiste y se descomprimió el nervio.

drome de Parsonage-Turner (neuritis braquial aguda) también puede producir una neuropatía supraescapular idiopática. En casos poco frecuentes también se puede producir lesión del nervio por una fractura de la escápula que afecta a la escotadura supraescapular.[18,50,146]

El tratamiento de un paciente que tiene una neuropatía supraescapular depende del tipo de lesión y de la duración de la incapacidad, del dolor y de la atrofia. A un paciente que presenta una neuropatía crónica por movimientos repetidos del hombro, como un jugador de béisbol o de voleibol, se le debe hacer un tratamiento no quirúrgico. De manera similar, a los pacientes que tienen síndrome de Parsonage-Turner se les debe observar durante un período prolongado. Ambos grupos de pacientes, si se les monitoriza durante dos a tres meses, tienden a mostrar una mejoría clínica. Los resultados de la intervención quirúrgica en estos grupos de pacientes son impredecibles.[7]

A los pacientes que tienen datos de neuropatía compresiva en la escotadura supraescapular o en la escotadura espinoglenoidea también se les debe observar para detectar la mejora de la función en un período de dos a tres meses. Si siguen teniendo síntomas después de ese tiempo, se puede realizar una descompresión quirúrgica.

Raras veces es necesaria una intervención quirúrgica temprana (en un plazo de semanas), salvo en los pacientes en los que es evidente un quiste ganglionar en la RM o en los pocos pacientes que tienen dolor intratable y una neuropatía por compresión significativa en la EMG/ECN. Los pacientes que tienen síndrome de Parsonage-Turner pueden tener un dolor considerable las primeras semanas de la neuropatía; no se les debe operar durante ese momento porque el dolor tiende a desaparecer en pocas semanas.

Se puede abordar el nervio supraescapular desde una dirección anterior, superior o posterior. El abordaje anterior pone en peligro el resto del plexo braquial y no permite exponer la escotadura espinoglenoidea.[144] Habitualmente se recomienda un abordaje superior directo, que se realiza separando el trapecio en el sentido longitudinal de sus fibras. Sin embargo, esta técnica produce una herida quirúrgica profunda en la que se pueden visualizar la escotadura supraescapular y el ligamento supraescapular transverso superior, pero sólo se puede exponer una pequeña longitud del propio nervio supraescapular.

El abordaje posterior desinserta el trapecio de la espina de la escápula entre 6 cm y 8 cm medial al borde lateral del acromion. Después se retrae hacia atrás el supraespinoso para visualizar el nervio supraescapular y la escotadura supraescapular. Se debe realizar una exposición cuidadosa cuando se está en la zona de la escotadura supraescapular porque la arteria y la vena viajan por encima de ella y, de manera ocasional, puede haber una rama del nervio encima del ligamento escapular transverso superior en lugar de debajo del mismo. Si se necesita una mayor exposición del nervio con este abordaje, se pueden realizar dos etapas adicionales. Se puede desinsertar el trapecio lateralmente y anteriormente sobre la articulación acromioclavicular para permitir una amplia exposición del nervio. Sin embargo, cuando se cierra, se debe reparar con exactitud el trapecio, volviendo a insertarlo en el acromion.

Si es necesario explorar el nervio en la escotadura espinoglenoidea, se puede desinsertar la parte posterior del deltoides de la espina de la escápula, y se puede conseguir la exposición del nervio desde el infraespinoso hasta la escotadura supraescapular.

En los casos en los que hay un ganglión en la escotadura espinoglenoidea, el desbridamiento artroscópico del quiste es una técnica excelente. La artroscopia también permite visualizar la articulación y da la oportunidad de desbridar cualquier desgarro asociado del labrum. La mayor parte de estos desgarros posterosuperiores del labrum no es candidata a la reinserción quirúrgica.

Se han conseguido unos resultados quirúrgicos buenos o mejores en la recuperación de la función del supraespinoso. La recuperación del infraespinoso es más variable. Se observan mejores resultados en los pacientes que tienen lesiones nerviosas por la presencia de masas. Se consiguen peores resultados en los pacientes que presentan una neuropatía producida por fracturas o por traumatismos graves.

SÍNDROME DEL DESFILADERO TORÁCICO SUPERIOR

El síndrome del desfiladero torácico superior es una enfermedad difícil de diagnosticar con exactitud debido a la ausencia de un patrón de referencia para confirmar el diagnóstico. Algunos médicos creen que se diagnostica en exceso y otros piensan que se debería tratar con más frecuencia. El diagnóstico correcto es más difícil debido al predominio de los síntomas subjetivos, con pocas pruebas objetivas. Se han utilizado pruebas radiográficas y electrodiagnósticas para hacer el diagnóstico, aunque ninguna prueba es específica del síndrome del desfiladero torácico. Por tanto, el diagnóstico es principalmente un diagnóstico de exclusión y se basa en los antecedentes y los síntomas del paciente.

A pesar de las controversias sobre la prevalencia del síndrome del desfiladero torácico superior, es indudable que los cirujanos del hombro encontrarán a muchos pacientes que tienen síntomas del desfiladero torácico superior (síndrome del desfiladero torácico controvertido). Estos pacientes pueden referir dolor en el hombro o en la región del cuello con irradiación hacia el antebrazo o la mano. Las parestesias se pueden irradiar a lo largo de la parte superior del brazo hasta la mano. Con frecuencia los pacientes perciben pérdida de la sensibilidad a lo largo de los dedos meñique y anular. Los síntomas bilaterales son relativamente frecuentes, y los síntomas son más intensos en el lado dominante. El dolor de un paciente comienza de manera gradual sin antecedentes de traumatismo. La presencia de un traumatismo y de problemas legales inminentes con frecuencia ensombrece el escenario clínico. Los pacientes suelen referir dificultad para trabajar elevando los brazos por encima de la cabeza. La tracción del brazo, como cuando se lleva carga, puede aumentar los síntomas del paciente. Aunque el paciente puede referir debilidad en la mano y pérdida de sensibilidad, los resultados de la exploración motora son típicamente normales. El síndrome del desfiladero torácico superior neurógeno verdadero puede deberse a una relación anómala de las estructuras neurológicas con una costilla cervical o con bandas fibrosas o con estructuras similares, y típicamente produce compresión del tronco inferior. Estos pacientes pueden tener una debilidad sutil de los músculos lumbricales del lado cubital de la mano o pueden tener una mano de Gilliatt-Sumner (debilidad más grave en la musculatura intrínseca de la mano más allá del territorio de distribución del nervio cubital). Además, se puede producir compresión neurovascular por reducción del espacio costoclavicular (Figs. 17-7 a 17-9). De manera ocasional un paciente puede tener un trastorno vascular (venoso o arterial) responsable de los síntomas, aunque este tipo de síndrome del desfiladero torácico vascular es menos frecuente. En estos casos los pacientes con frecuencia tendrán hallazgos objetivos, como cambio de la coloración de la mano o reducción crónica del pulso. Las pruebas vasculares no invasoras y la angiografía pueden mostrar una zona comprimida en el sistema vascular de la extremidad superior.

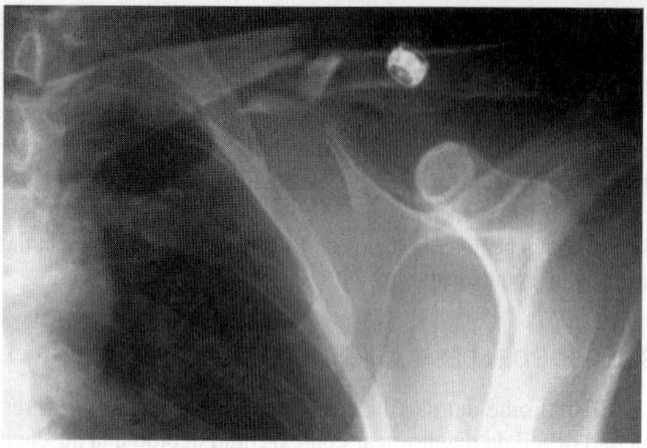

Fig. 17-7 • Fractura de la clavícula y neurapraxia del tronco superior. Este varón de 48 años tuvo una fractura del tercio medio de la clavícula después de una caída cuando hacía *snowboard.* Poco después de la lesión advirtió una debilidad grave en abducción y una debilidad leve en la flexión del hombro. Se diagnosticó una lesión del tronco superior. Las radiografías simples muestran una angulación apical leve de la fractura de la clavícula. El fragmento distal estaba desplazado 8 mm hacia abajo. Había pequeños fragmentos en mariposa adyacentes a la fractura. Este defecto neurológico mejoró después de cuatro meses.

Se han descrito diversas pruebas de provocación para el diagnóstico del síndrome del desfiladero torácico superior, la mayor parte de las cuales se describió inicialmente para los problemas vasculares. Se describió la prueba de Adson para la compresión de la arteria subclavia. Esta prueba se realiza indicando al paciente que vuelva la cabeza hacia el lado afectado a la vez que hace una inspiración profunda en posición sentada. Se palpa la arteria radial del paciente y se comprueba la pérdida de pulso. La pérdida del pulso en sí misma no indica la presencia de un síndrome del desfiladero torácico superior, porque una gran parte de la población muestra una variación del pulso durante distintas maniobras de la extremidad superior. La prueba de Wright supone la abducción de los hombros con los codos flexionados más de 45°. La prueba de Roos supone la elevación del brazo a 90° de abducción del hombro y rotación externa con una flexión del hombro de 90°, acompañada de la rápida apertura y cierre de las manos durante hasta 3 minutos. Una modificación de la prueba de Roos es la prueba de fuerza con el brazo elevado (PFBE), en la que se abren y se cierran las manos de manera repetida con los hombros elevados 180° y los codos extendidos. Se produce una prueba positiva cuando el paciente refiere la reproducción de los síntomas en un plazo de 30 a 60 segundos. La percusión del plexo braquial en la fosa supraclavicular puede producir parestesias que se irradian. No se acepta de manera general ninguna de estas pruebas como patrón de referencia para el síndrome del desfiladero torácico superior. No es infrecuente que una persona asintomática tenga una prueba falsamente positiva cuando se realizan varias de estas pruebas. También se debe interpretar con cautela el hallazgo de una costilla cervical en la radiografía de tórax porque es una variante de la normalidad que se encuentra en el 1% de la población.

Si se cree que un paciente tiene un síndrome del desfiladero torácico superior, el tratamiento inicial habitual es no quirúrgico. Se enseña a los pacientes a evitar las actividades que agravan los síntomas. Se corrigen las alteraciones de la postura y se mejora la situación física general. Un plan de ejercicio aeróbico fortalece los músculos accesorios de la respiración, ayuda a corregir el desequilibrio muscular y produce pérdida de peso. Habitualmente se indica a los pacientes que hagan un programa de tratamiento quirúrgico durante al menos 9 a 12 meses antes de considerar las opciones quirúrgicas. Si un paciente sigue sin tener una función normal después de este período, se puede considerar la descompresión del plexo braquial con o sin resección costal. Los abordajes quirúrgicos más frecuentes son transaxilar[136], supraclavicular o ambos. Estas intervenciones tienen ventajas y desventajas y defensores y detractores. Sin embargo, en general los resultados de estas técnicas han sido similares. Leffert y Perlmutter describieron un elevado porcentaje de resultados excelentes con el abordaje transaxilar, y Sanders y cols. presentaron resultados similares con un abordaje supraclavicular.[95,142] La cirugía se realiza antes en los pacientes que tienen un síndrome del desfiladero torácico superior neurógeno.

El síndrome del desfiladero torácico superior sigue siendo un diagnóstico de exclusión porque ninguna prueba diagnóstica puede señalar con exactitud esta enfermedad. Se deben examinar con cuidado todos los aspectos de la anamnesis y de la exploración física para hacer el diagnóstico. Las medidas conservadoras habitualmente son eficaces y deben ser el tratamiento primario. El tratamiento quirúrgico puede ser beneficioso en algunos pacientes seleccionados; sin embargo, las técnicas son difíciles y hay una elevada probabilidad de complicaciones.

SÍNDROME DE PARSONAGE-TURNER (NEUROPATÍA DEL PLEXO BRAQUIAL)

La neuropatía del plexo braquial también se conoce como plexitis braquial idiopática, neuritis braquial, amiotrofia neurálgica, neuropatía del plexo braquial, neuritis sérica y neuritis de la cintura escapular, entre otros. También se conoce como síndrome de Parsonage-Turner, por los dos médicos que describieron la primera serie amplia de pacientes en 1943.[121] La descripción se remonta a 1887, cuando Dreschfeld[48] describió el caso de dos hermanos que tenían una plexopatía braquial no traumática, y a 1889, cuando Feinberg[57] describió un caso de plexitis después de la gripe. Es una enfermedad relativamente poco frecuente en conjunto, con una tasa de incidencia anual de 1 a 2 casos por cada 100.000 personas.[11] Sin embargo, los médicos que tratan problemas del hombro y del plexo braquial encuentran varios casos al año.

Los pacientes típicamente tienen un dolor periescapular de inicio agudo que dura varios días a semanas. Se produce debilidad motora en el hombro y en el brazo, asociada a pérdida sensitiva, habitualmente cuando el dolor se está resolviendo. No siempre está presente esta tríada de dolor y trastornos motores y sensitivos, y de manera ocasional se puede producir neuropatía indolora. Ciertos nervios periféricos parecen afectarse de manera preferente, incluidos los nervios torácico largo[55,122], axilar, supraescapular, interóseo anterior y radial. Este proceso afecta con frecuencia a varios componentes del plexo braquial de manera difusa[54] y se produce de manera bilateral en más del 10% de los casos. De hecho, pueden estar afectados otros nervios que no forman parte del plexo braquial, como el nervio frénico, y nervios craneales, como el nervio espinal accesorio. También puede afectar a un solo nervio (como el nervio interóseo anterior). Los varones están afectados con una frecuencia ligeramente mayor que las mujeres, generalmente entre la tercera y la sexta décadas de la vida.[137] Este trastorno suele ser monofásico, aunque raras veces se producen ataques recurrentes.

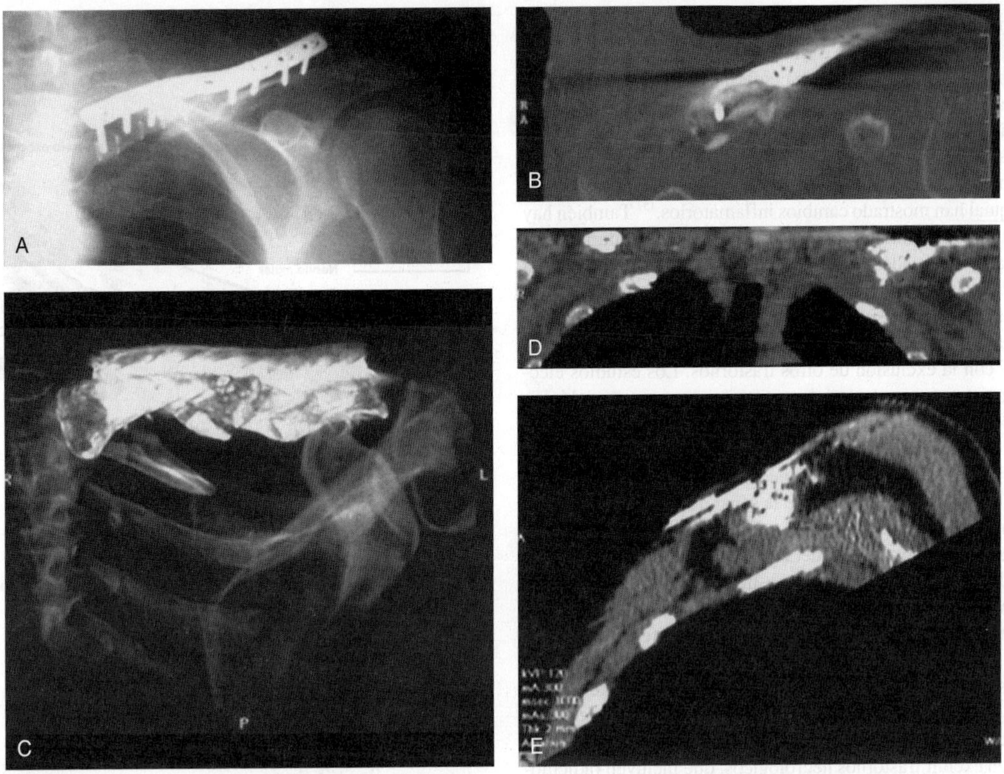

Fig. 17-8 • Síndrome neurógeno del desfiladero torácico superior producido por consolidación defectuosa de la clavícula. La fractura de la clavícula de este paciente (que se ilustra en la Fig. 17-7) progresó a ausencia de consolidación. También tenía dolor cerca de la articulación acromioclavicular. Se le hizo una resección del fragmento en el que había ausencia de consolidación, se implantó un injerto óseo y se realizó fijación interna con una placa de compresión dinámica junto a resección de la parte distal de la clavícula. La semana después de la cirugía advirtió parestesias en el lado cubital de la mano y posteriormente debilidad de la mano. En el mes siguiente aparecieron lesiones graves pero incompletas que afectaban al cordón posterior, al cordón medial y a la contribución lateral al cordón medial. Siempre existe la posibilidad de que los cirujanos que operan la clavícula o la región de la clavícula produzcan compresión yatrógena del plexo braquial en el desfiladero torácico superior. **A,** Las radiografías simples mostraban la fijación con placa y el callo inferior. **B** y **C,** La tomografía computarizada con reconstrucción permitió caracterizar mejor el callo inferior y mostró la reducción del espacio costoclavicular **D**. En el lado izquierdo la distancia más corta entre la superficie inferior de la clavícula del callo de la clavícula y la primera costilla era de 10 mm a 12 mm, frente a 13 mm a 15 mm a la derecha en los planos coronal y sagital (**E**). Además, en el lado derecho se puede observar un plano graso bien definido detrás de la clavícula, que había sido sustituido por una densidad de tejidos blandos a la izquierda (**D**).

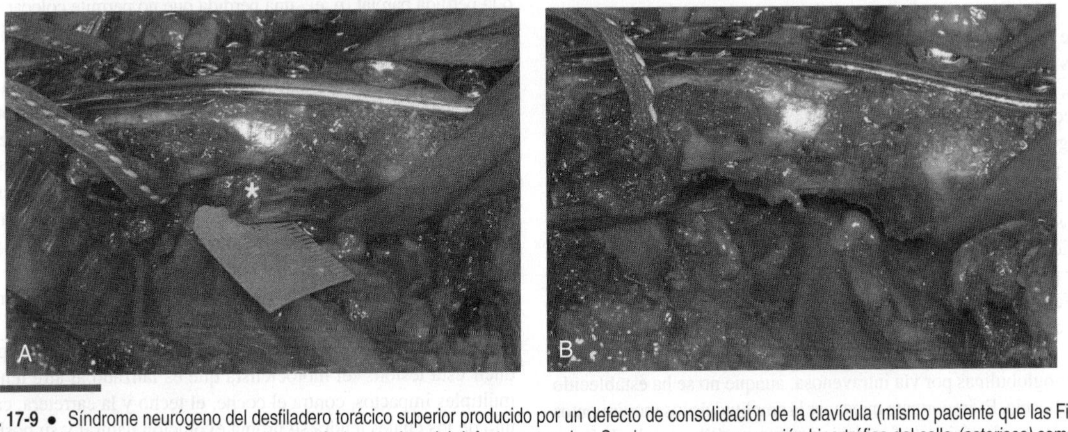

Fig. 17-9 • Síndrome neurógeno del desfiladero torácico superior producido por un defecto de consolidación de la clavícula (mismo paciente que las Figs. 17-7 y 17-8). **A,** Se realizó una intervención quirúrgica en vista del defecto progresivo. Se vio que una gran porción hipertrófica del callo *(asterisco)* comprimía el cordón lateral. **B,** Se resecó la prominencia ósea. Se restauró un espacio amplio para los elementos neurales subyacentes. La amplitud pasiva de los movimientos no alteró el espacio y no se consideró necesaria la resección de la primera costilla. En la sala de recuperación la fuerza de la mano había mejorado un grado completo. Consiguió la recuperación completa a los tres meses. La restauración de un espacio costoclavicular normal se ha asociado a una recuperación favorable de la función neurológica en este tipo de casos.

Sigue sin estar clara la etiología de esta enfermedad no traumática. Se piensa que es un trastorno inmunitario o inflamatorio. Su comienzo puede seguir a una enfermedad vírica o a otra infección, a una inmunización, a la gestación, a un traumatismo, a ejercicio extremo y a cirugía.[81,98,108,164] En cierto modo se piensa que es similar a la parálisis de Bell que afecta al nervio facial. Algunas piezas anatomopatológicas de elementos afectados del plexo braquial han mostrado cambios inflamatorios.[152] También hay un componente familiar (amiotrofia neurálgica hereditaria)[125,130]; estos pacientes pueden tener episodios recurrentes y se afectan a una edad más temprana que el síndrome típico.

El diagnóstico de síndrome de Parsonage-Turner se puede establecer con frecuencia con una buena anamnesis y exploración física y con la exclusión de otros trastornos. Los estudios electrodiagnósticos muestran típicamente un proceso neurológico multifocal parcheado que apoya el diagnóstico. Otros estudios serológicos y del líquido cefalorraquídeo habitualmente son normales. Los estudios de imagen muestran cambios inespecíficos (p. ej., una elevada intensidad de la señal de los músculos afectados en la RM potenciada en T2), aunque ayudan a eliminar otros diagnósticos más frecuentes del cuello y del hombro. El síndrome de Parsonage-Turner se diagnostica de manera errónea con frecuencia y es un gran simulador de otras enfermedades. Se debe considerar cuando se establece el diagnóstico diferencial de dolor del hombro o debilidad muscular de la extremidad superior. Puede simular enfermedades ortopédicas, especialmente problemas del hombro, como enfermedad del manguito de los rotadores, síndrome de atrapamiento, capsulitis adhesiva, bursitis y otras. Se deben excluir trastornos neurológicos, que incluyen radiculopatía cervical, otras enfermedades neurológicas de los nervios periféricos como mononeuritis múltiple, polineuropatía desmielinizante inflamatoria crónica o «síndrome de atrapamiento», y mielitis transversa. La parálisis del nervio interóseo anterior y las lesiones del nervio torácico largo son ejemplos de lesiones que de manera frecuente se clasifican como atrapamiento debido al inicio espontáneo, que representa más exactamente ejemplos de síndrome de Parsonage-Turner. Por tanto, los cirujanos pueden enorgullecerse sin motivo por la mejora de la evolución clínica mediante la descompresión de un nervio que se podría haber recuperado de todas formas por su propia evolución natural.

De manera global, el pronóstico es en general favorable, aunque la recuperación puede tardar varios años. Sin embargo, no todos los pacientes se recuperan, y muchos tienen defectos residuales, como escápula alada leve. No se sabe si estos defectos predisponen a los pacientes a otras enfermedades del hombro a largo plazo debido a la mecánica defectuosa del hombro. A pesar de que se ha pensado que esta entidad produce defectos en buena parte reversibles, una serie con un seguimiento prolongado ha demostrado que los pacientes pueden experimentar incapacidad significativa, limitaciones de las actividades de la vida cotidiana, dolor persistente y dificultad en volver a su trabajo original.[66] El tratamiento habitualmente es de soporte y se dirige a reducir el dolor con fármacos antiinflamatorios y con otros analgésicos. Algunos médicos han intentado el tratamiento con esteroides o con inmunoglobulinas por vía intravenosa, aunque no se ha establecido su eficacia. Es importante mantener la amplitud de los movimientos y realizar ejercicios de fortalecimiento, y es útil un ciclo de fisioterapia. Se pueden evitar las deformidades residuales en ciertos casos con transferencias tendinosas, que pueden mejorar la estabilidad o la función y aliviar el dolor.

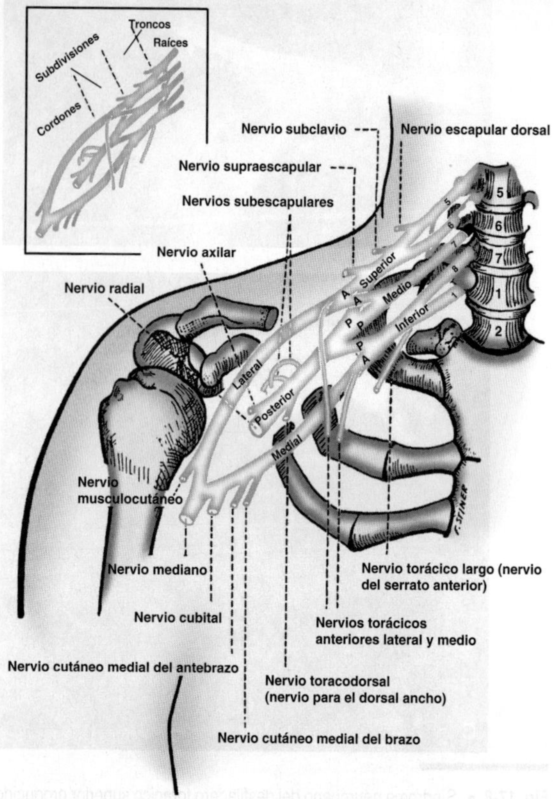

Fig. 17-10 • Plexo braquial. *(De Haymaker W y Woodhall B: Peripheral Nerve Injuries. Filadelfia: WB Saunders, 1953, pág. 210.)*

LESIONES DEL PLEXO BRAQUIAL

Las lesiones del plexo braquial (Fig. 17-10) pueden producir con frecuencia incapacidad física significativa, presión psicológica y problemas económicos. La pérdida completa del uso de una extremidad o la pérdida parcial (p. ej., una pérdida que no permite colocar una mano en el espacio) producen un deterioro significativo que tiene consecuencias devastadoras. Las lesiones traumáticas afectan de forma característica a varones jóvenes y con frecuencia se deben a accidentes de vehículos a motor o de motocicleta. Puede haber otros mecanismos responsables de las lesiones del plexo braquial, que incluyen parálisis obstétrica (que se produce en aproximadamente 1 de cada 2.000 recién nacidos vivos), lesiones penetrantes, radiación, compresión (como por un efecto masa) (Fig. 17-11), tumores, atrapamiento, causas yatrógenas (p. ej., después de la resección de la primera costilla y de la cirugía del hombro) e inflamación.

Las lesiones cerradas del plexo braquial son lesiones por tracción. Producen tracción del cuarto anterior respecto al resto del cuerpo. Narakas resumió bien las posibles fuerzas que pueden producir esta lesión: «el motociclista que es lanzado al aire tendrá múltiples impactos, contra el coche, el techo y la carretera, cada uno de los cuales tendrá su propia evolución natural y su posible lesión».[113] Estas fuerzas pueden producir patrones de lesiones supraclaviculares, retroclaviculares, infraclaviculares o mixtos, que afectan al plexo braquial desde las raíces a las ramas terminales.

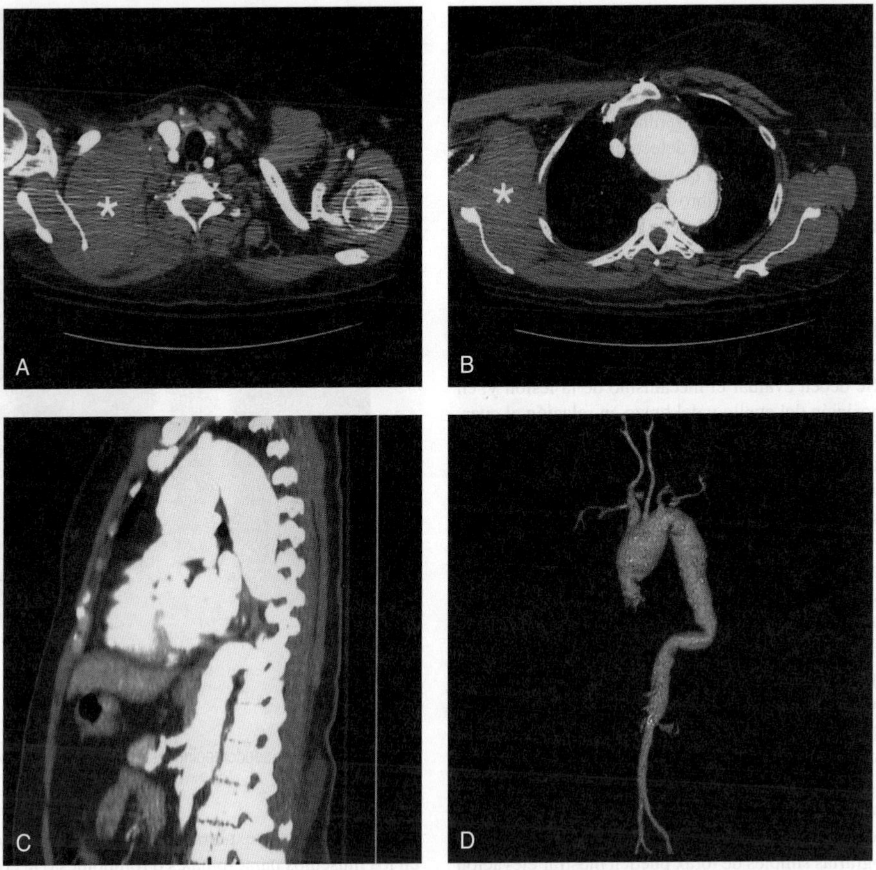

Fig. 17-11 • Compresión del plexo braquial por un hematoma de gran tamaño. Una mujer de 55 años tenía antecedentes de la reparación previa de un aneurisma de la aorta ascendente con un injerto compuesto. Recibía anticoagulación crónica con warfarina por la sustitución de la válvula aórtica. Se cayó de un caballo y tuvo una fractura de la meseta tibial. Utilizó mal las muletas, y aparecieron «espontáneamente» un hematoma en el cuello y una parálisis dolorosa de la extremidad superior derecha una semana después. **A** y **B,** Gran hematoma (12 × 9 cm) *(asterisco)* que va desde la porción supraclavicular a la escápula y comprime el plexo braquial. **C** y **D,** La reconstrucción tridimensional muestra un aneurisma aórtico de 7 cm (que se observa en **B**). El aneurisma fue un hallazgo ocasional y el hematoma era consecuencia de la utilización de las muletas y no de la rotura de un aneurisma.

Las lesiones supraclaviculares son las más frecuentes y las más graves. Suelen relacionarse con lesiones de alta velocidad. Estas lesiones producen la mayoría de las veces lesiones completas (lesiones pan-plexales), seguidas de lesiones con un patrón superior (C5, C6, ± C7). Las lesiones de los elementos inferiores (C8, T1) son muy infrecuentes. La tracción hacia abajo del brazo o el ensanchamiento forzado del ángulo entre el hombro y el cuello producen lesiones del tronco superior, mientras que las lesiones del tronco inferior se deben a la tracción forzada hacia arriba del brazo. Dependiendo de la duración y de la intensidad de la fuerza, se pueden producir lesiones por distensión (neuroma), rotura o avulsión. Las lesiones por distensión son con frecuencia lesiones longitudinales. Las lesiones nerviosas que están en continuidad tienen el mejor pronóstico de recuperación; la rotura y la avulsión tienen el peor pronóstico y precisan intervención quirúrgica. Las lesiones preganglionares pueden producir avulsión de la médula espinal (avulsión central) o rotura inmediatamente distal a la médula espinal (rotura intradural). Las lesiones preganglionares pueden afectar a las raíces ventral o dorsal de manera individual o, con más frecuencia, a ambas. La avulsión es más frecuente en los elementos inferiores debido a las limitaciones anatómicas de los niveles superiores. Los elementos superiores tienen ramas proximales (p. ej., al frénico o al serrato anterior) y ligamentos radiculares transversos que pueden ser protectores, mientras que los elementos inferiores no tienen estas ramas ni estos ligamentos.

Las lesiones infraclaviculares habitualmente se producen después de un impacto de baja energía y la mayoría de las veces se deben a compresión más que a tracción. Muchas son lesiones incompletas y se recuperan de manera espontánea sin cirugía[93]. Sin embargo, se pueden producir lesiones completas, a veces con rotura e incluso avulsión. Las lesiones infraclaviculares afectan con frecuencia a los cordones y a las ramas terminales y, de manera ocasional, a las raíces. La lesión de una o de más ramas terminales puede producirse como localización principal o secundaria de la lesión (junto a una lesión supraclavicular o infraclavicular). Estas lesiones de las ramas terminales parecen producirse en localizaciones en las que los nervios están relativamente fijos. Por ejemplo, el nervio musculocutáneo puede estar predispuesto a lesionarse cuando penetra en el coracobraquial; el nervio subescapular, en la escotadura escapular transversa; y el nervio axilar en el espacio cuadrilátero. Se producen lesiones vasculares asociadas en el 10% al 20% de las de lesiones infraclaviculares del plexo braquial. Las lesiones óseas acompañantes (p. ej., fracturas o luxaciones de la clavícula, de la escápula o del hombro) pueden contribuir a la lesión neurológica de manera aguda o tardía (como en la falta de consolidación o en la consolidación defectuosa de la clavícula). Puede ser muy difícil la disección quirúrgica del plexo braquial infraclavicular debido a la densa fibrosis.

El diagnóstico de las lesiones del plexo braquial con frecuencia es difícil, y la consiguiente demora puede tener una influencia negativa en la derivación oportuna para un administrar tratamiento especializado. Se puede sospechar el diagnóstico de lesión del plexo braquial a partir de una buena anamnesis, apoyada por la exploración física, y confirmada por estudios electrodiagnósticos o de imagen. Se deben evaluar el mecanismo de la lesión y, en particular, la posición del cuello y del brazo en relación al cuerpo después del traumatismo. Se debe incluir una evaluación exhaustiva primaria y secundaria para identificar las lesiones asociadas de la cabeza, el tórax, los vasos, los huesos largos, la pelvis y la médula espinal (también se deben buscar síntomas y signos asociados de mielopatía). Es habitual el politraumatismo, y con frecuencia se puede prestar atención a otras lesiones más críticas, mientras que se pueden omitir otras lesiones (no menos graves). Una exploración neurológica detallada mostrará defectos que siguen un patrón discreto. De manera ideal el diagnóstico de lesión del plexo braquial se debe hacer en el servicio de urgencias. La información adicional que podría ser útil es si la lesión es completa o incompleta, si afecta a la región supraclavicular o infraclavicular (o si hay más de una lesión) y si es una lesión preganglionar o posganglionar. Estas localizaciones son útiles para planificar el tratamiento y predecir el pronóstico.

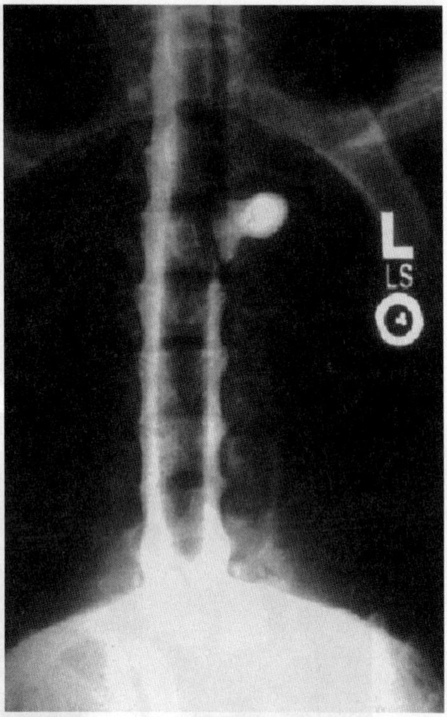

Fig. 17-12 • Gran seudomeningocele postraumático indicador de una lesión preganglionar.

Otros estudios diagnósticos complementan la exploración física. Las radiografías simples de tórax pueden mostrar elevación del diafragma por lesión del nervio frénico. Las radiografías de la columna cervical y de otros huesos pueden mostrar fracturas. Se debe realizar una angiografía si se sospecha una lesión vascular, especialmente cuando hay una lesión aguda del plexo braquial junto a un hematoma en expansión, una fractura de la primera costilla, un ensanchamiento del mediastino o una anomalía del pulso de la extremidad superior. Los estudios electrodiagnósticos tienen su máxima utilidad aproximadamente tres semanas después de la lesión y pueden localizar aún más la lesión y valorar el grado de afectación nerviosa. La mielografía mediante tomografía computarizada (TC)[110] se debe realizar cuando se haya diagnosticado una lesión supraclavicular y se considere una lesión preganglionar. Hemos utilizado la RM del hombro para valorar a los pacientes que tienen lesiones nerviosas asociadas a luxaciones del hombro y fracturas proximales del húmero para asegurarnos de la integridad del manguito de los rotadores, así como en las lesiones aisladas del nervio supraescapular para identificar los ganglios. La RM del plexo braquial está mejorando rápidamente, aunque todavía no hemos encontrado que esta modalidad de imagen sea tan útil como la mielografía con TC en la identificación de las avulsiones radiculares.

Los datos que se obtienen de una anamnesis cuidadosa, de la exploración física y de los estudios electrodiagnósticos y de imagen pueden indicar una lesión preganglionar. Esos datos incluyen la presencia de dolor de desaferentación, de síndrome de Horner (miosis, ptosis, anhidrosis, enoftalmos); debilidad de los músculos romboides o serrato anterior, o ausencia de signo de Tinel en el cuello a la exploración física; presencia de fibrilaciones en los músculos paraespinales o romboides o la conservación de los potenciales de acción de los nervios sensitivos en una mano anestesiada con ausencia de potenciales de acción de los nervios motores en los estudios eléctricos; y detección de un hemidiafragma elevado o de fracturas cervicales asociadas en las radiografías y de seudomeningoceles (Fig. 17-12) o ausencia de las raicillas nerviosas en la mielografía.

El diagnóstico oportuno de una lesión del plexo braquial tiene implicaciones terapéuticas. En las lesiones cerradas se observa de forma característica a los pacientes para detectar la mejoría espontánea en los primeros meses. Es importante obtener una exploración basal y posteriormente monitorizar de manera seriada las exploraciones clínicas y electrofisiológicas para detectar la mejoría. Los pacientes que tienen una mejoría en este intervalo de tiempo han tenido una lesión neurapráxica. Sin embargo, es difícil determinar antes de la intervención qué lesiones axonométricas (grados II a IV de Sunderland) se recuperarán espontáneamente a pesar de su diferente pronóstico. El grado II se asocia a una buena recuperación espontánea, pero el grado IV tiene un mal pronóstico. Los pacientes deben hacer fisioterapia para recuperar la amplitud de los movimientos, para prevenir las contracturas de los tejidos blandos y para fortalecer los músculos que siguen activos. El dolor neuropático debe ser tratado por un especialista, especialmente cuando es refractario a los medicamentos de primera línea, como ocurre con frecuencia en el dolor por desaferentación.

La decisión de operar es compleja. La cirugía debe sopesar los riesgos y los beneficios de esperar la posible recuperación espontánea, teniendo en cuenta que la ventana de oportunidad para la recuperación nerviosa es finita. El momento de la cirugía es crítico. Está indicada la cirugía en las lesiones cerradas cuando no se ha establecido la recuperación objetiva en las exploraciones secuenciales en un plazo de tres a seis meses. La recuperación clínica, especialmente de los músculos proximales, es un signo favorable. Sin embargo, se debe ser cauto y no ser indebidamente optimista debido a la posibilidad de dar demasiada importancia a un signo de Tinel avanzado, a una prueba de prensión positiva o a la presencia de potenciales emergentes en la EMG sin signos adicionales de recuperación clínica. Si se sospecha una lesión por avulsión, se debe realizar la cirugía incluso antes.

Las lesiones nerviosas producidas por objetos cortantes (cuchillos) se deben explorar pronto (en un plazo de varios días). A los pacientes que tienen un defecto progresivo durante el período de observación se les debe hacer una exploración temprana. La presencia de un defecto progresivo con frecuencia indica la existencia de una lesión vascular, como un seudoaneurisma o un hematoma en expansión. Las lesiones nerviosas que se asocian a traumatismos no penetrantes se deben explorar después de varias semanas, cuando los extremos del nervio han quedado delimitados; los extremos nerviosos que se hayan podido identificar en el momento de la reparación vascular inmediata se deben suturar a tensión, y el tratamiento definitivo se debe realizar varias semanas después. Las lesiones nerviosas que se asocian a heridas por arma de fuego generalmente se deben tratar sin cirugía; la mayoría no se asocia a la rotura de los elementos nerviosos,[85] son neurapráxicas y mejoran de manera espontánea. Afortunadamente, nuestra experiencia con las lesiones del plexo braquial en civiles es escasa, y basamos nuestro tratamiento actual en nuestra amplia experiencia en lesiones de guerra. A los pacientes a los que se evalúa inicialmente en una etapa tardía (después de 9 a 12 meses) se les trata mejor con reconstrucción (p. ej., transferencia muscular libre funcional, transferencias tendinosas, fusión articular) que con cirugía directa sobre el nervio.

Antes de la cirugía el equipo quirúrgico debe formular un plan preoperatorio que se basa en una revisión cuidadosa de todas las exploraciones y estudios clínicos y electrofisiológicos existentes. Los cirujanos deben considerar muchos factores y elaborar una lista de qué funciona (y qué no), de qué se dispone para la transferencia y qué se necesita. Los cirujanos deben sopesar unos objetivos realistas (que se basan en los patrones de la lesión, el momento de la cirugía, etc.) y las expectativas del paciente, de la familia y de ellos mismos. Se deben establecer planes de contingencia.

El plexo braquial se expone a través de un abordaje supraclavicular y/o infraclavicular, dependiendo del nivel o de los niveles de la lesión que se sospecha. Proponemos la exploración de las dos regiones porque nos ha sorprendido la frecuencia de lesiones a los dos niveles. Utilizamos una incisión supraclavicular transversal en lugar de una incisión en zigzag y un abordaje deltopectoral separado (con desinserción del pectoral menor). Raras veces es necesaria una osteotomía clavicular, excepto en los infrecuentes casos en los que hay una patología retroclavicular predominante. Si se considera que es necesaria una osteotomía, se deben realizar el pretaladro y la precolocación de una placa de compresión de bajo contorno (Fig. 17-13).

La exposición del plexo braquial nos permite realizar la monitorización electrofisiológica durante la intervención. Se sabe bien que la visualización directa y la palpación de la superficie externa de un nervio no predicen con exactitud el aspecto histológico del nervio ni la posibilidad de recuperación. Creemos que

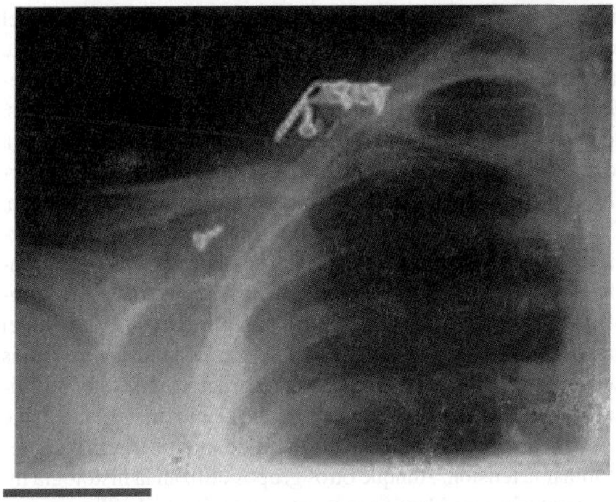

Fig. 17-13 • Si es necesaria la osteotomía clavicular, la debe realizar un cirujano con experiencia en fijación. Este caso ilustra la fijación inadecuada de la osteotomía clavicular con una placa semitubular.

una combinación de técnicas intraoperatorias es la forma más útil de obtener datos adicionales, de definir la patología nerviosa y de hacer un pronóstico sobre el resultado. Los potenciales de acción nerviosos (PAN)[86,87,159] pueden ayudar a distinguir la lesión preganglionar de la posganglionar y pueden diferenciar entre los grados de lesión axonométrica. También se pueden utilizar los potenciales evocados somatosensitivos (PESS) para determinar la presencia o ausencia de avulsión de las raíces nerviosas. Aunque los PESS estudian la ruta sensitiva en sí misma, en la mayoría de los casos (aunque no en todos) se pueden hacer inferencias sobre el estado de las raíces ventrales. Otro inconveniente de los PESS es que se puede obtener una respuesta positiva con tan sólo 100 a 200 fibras nerviosas intactas.[177] Por ejemplo, se puede diagnosticar la avulsión con ausencia de PESS y con unos PAN preganglionares. Un neuroma en recuperación mostrará unos PAN de regeneración (es decir, axones viables). Un neuroma que no conduce un PAN mostrará un trazado plano y no hay recuperación clínica. Recientemente se ha aprobado en Estados Unidos la utilización de potenciales evocados motores (PEM) con estimulación eléctrica transcraneal, y tiene la ventaja teórica de estudiar la integridad de la función de las raíces motoras.[24,162] Es necesaria experiencia para la interpretación de todas las técnicas. Estos tipos de registros están mejor adaptados para detectar la regeneración temprana en las lesiones del plexo braquial que los registros de potenciales de acción muscular compuestos (CMAP). Dada la distancia al órgano terminal, no se puede prever que la reinervación nerviosa ha llegado al músculo diana. Sin embargo, en las lesiones parciales los CMAP también pueden ser útiles para determinar la gravedad de la lesión (es decir, el número de axones funcionantes). No realizamos hemilaminectomía[27] ni análisis histoquímico con colina acetiltransferasa[75] para identificar las avulsiones, aunque reconocemos el atractivo que tienen estas técnicas.

Raras veces es posible la reparación nerviosa, excepto en los casos de una lesión cortante aguda que se trata de manera urgente. Los tratamientos estándar de la cirugía del plexo braquial serían la neurólisis de un neuroma en recuperación que muestra un PAN de regeneración y la colocación de un injerto en una lesión avanzada que no conduce un PAN o en una rotura (generalmente no es práctica la reparación directa).[106] Se seccionan los muñones nerviosos hasta que se identifica una buena estructura fascicular. A veces es necesaria la disección proximal hasta el nivel del orificio de conjunción para localizar un muñón proximal de calidad adecuada. Después se realiza el injerto plexoplexal mediante reparación interfascicular con técnicas microquirúrgicas. Se utilizan injertos de interposición para garantizar la cobertura adecuada de las caras proximal y distal de las terminaciones nerviosas. Los injertos se deben suturar en su posición sin tensión. Típicamente, las reparaciones se realizan con el brazo en abducción y rotación externa. Los nervios donantes para el injerto incluyen el nervio sural (de manera unilateral o bilateral), pero también se pueden utilizar otros nervios cutáneos del antebrazo y del brazo. Colocamos varias suturas 9-0 para coaptar los extremos del nervio y después reforzamos la reparación con cola de fibrina. Después de completar la reparación, se moviliza suavemente la extremidad a través de la amplitud de movimientos para determinar la tensión. Aunque otros grupos utilizan la histología intraoperatoria para identificar la estructura fascicular[100], nosotros no lo hemos hecho. Se mantiene el miembro en un inmovilizador de hombro durante tres semanas para proteger las líneas de sutura. Posteriormente se inician movimientos en péndulo, y se inicia el movimiento pasivo y activo. Los terapeutas también proporcionan cabestrillos en reposo para las articulaciones inmóviles. Prescribimos estimulación eléctrica, aunque reconocemos que esta técnica no se ha validado clínicamente. Se examina a los pacientes cada tres o cuatro meses para detectar signos clínicos de recuperación.

Las avulsiones o las lesiones preganglionares se pueden tratar mediante transferencia nerviosa. La transferencia nerviosa (neurotización) intercambia un nervio no funcionante por un nervio funcionante prescindible o superfluo. Las transferencias nerviosas son útiles en las siguientes situaciones: para tratar las avulsiones, para conseguir una recuperación más rápida o predecible de una diana distal (es decir, una alternativa al injerto nervioso) y para reforzar una transferencia libre de un músculo funcionante. Las transferencias nerviosas son una fuente de axones que permite que el cirujano reconstruya dianas adicionales con la intención de mejorar el resultado (Fig. 17-14). Deben incluir un gran número de axones motores o sensitivos «puros» (dependiendo del tipo de transferencia nerviosa que se realiza) y preferentemente deben ser sinérgicas. Los pacientes deben ser capaces de volver a aprender la nueva función de manera independiente, aunque los ejercicios de inducción y la reeducación son componentes necesarios del programa postoperatorio. Lo que es más importante, cuando se considera la realización de una transferencia nerviosa, se debe sopesar el cociente coste-beneficio, o las ventajas y las posibles desventajas de utilizar un donante específico. Las transferencias nerviosas habituales incluyen los nervios intercostales,[47,107,111] el nervio espinal distal, el plexo cervical, el nervio toracodorsal y las ramas pectorales.[19] Especialmente con algunas nuevas transferencias (p. ej., el nervio frénico[71,154,176] o la raíz C7 contralateral[72,148] y fascículos de los nervios cubital o mediano[155]), se deben considerar cuidadosamente los posibles riesgos antes de utilizarlos. La utilización del nervio frénico y de la raíz C7 contralateral aumenta el número de nervios donantes disponibles y tal vez permite diseñar estrategias de reconstrucción que permitan la reinervación más distal. La transferencia de los fascículos del nervio cubital o del nervio mediano a la rama motora del bíceps reduce de manera significativa el tiempo hasta la reinervación. Algunas series extensas han descrito una morbilidad aceptable para todas estas técnicas. Sin embargo, la experiencia preliminar con el nervio hipogloso[58,99] ha sido desalentadora. Se

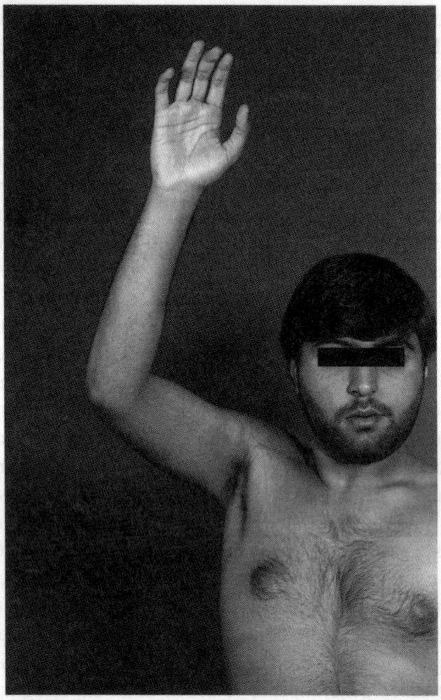

Fig. 17-14 • Reconstrucción del plexo braquial: transferencias nerviosas para la abducción del hombro. Este varón de 17 años tuvo un accidente de vehículo a motor de alta velocidad seis meses antes. Tuvo una lesión de la médula espinal que se trató con éxito con la evacuación de un hematoma epidural cervical en la fase aguda. Inicialmente presentaba una lesión de C5-C7, aunque notó recuperación entre C6 y C7. Seis meses después de la lesión tenía un hombro inestable, incluyendo debilidad de los romboides. La electromiografía (EMG) reveló fibrilaciones en los músculos paraespinales cervicales medios. La mielografía reveló un seudomeningocele en C5. Durante la cirugía los potenciales de acción nerviosos y los potenciales evocados somatosensitivos confirmaron una lesión preganglionar. Se hicieron transferencias nerviosas que incluyeron el nervio espinal accesorio al nervio supraescapular y una rama del nervio tricipital al nervio axilar. Al cabo de un año de postoperatorio ya había recuperado más de 90° de abducción y 45° de rotación externa. La EMG confirmó potenciales emergentes en los músculos infraespinoso y deltoides.

están utilizando varias combinaciones de transferencias nerviosas como parte de la reconstrucción del plexo braquial.

Históricamente los objetivos de una lesión completa del plexo braquial eran limitados. La cirugía seguía diferentes rutas, entre las que se incluían «estirar y chillar», amputación por encima del codo con fusión del hombro y flexión del codo con neurotización del bíceps con o sin fusión del codo. Las principales prioridades de reconstrucción del plexo braquial incluyen restauración de la flexión del codo, de la abducción y la estabilidad; en algunos casos se puede conseguir recuperar la sensibilidad de la mano. Se consideraba que no se podía obtener la función motora más distal debido a la gran longitud de regeneración que se necesitaba.

La cirugía del plexo braquial está evolucionando y rara vez se realizan las técnicas más antiguas. La amputación no se practica de manera generalizada debido a la mala cumplimentación de la utilización de un miembro artificial y a la ausencia de resolución del dolor. En la actualidad se realiza menos la fusión del hombro para las lesiones del plexo braquial. Se ha mostrado que es preferible el control voluntario con reconstrucción neural a un

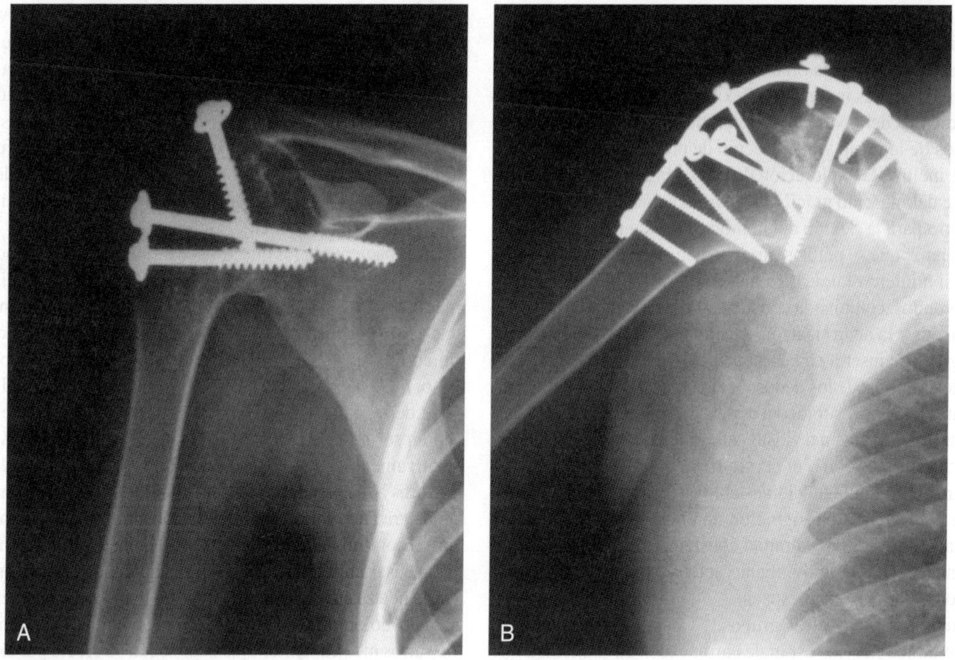

Fig. 17-15 • Fusión del hombro después de una lesión del plexo braquial. Se ilustran dos técnicas diferentes para la fusión del hombro: grandes tornillos cancelosos (**A**) y combinación de fijación con placa y con tornillos (**B**).

hombro fusionado. A pesar de todo, la fusión del hombro (Fig. 17-15) es muy fiable en los casos en los que fracasa la reconstrucción del hombro y en los pacientes que tienen inestabilidad dolorosa por parálisis del deltoides y del manguito de los rotadores. Es probable que sea preferible la fusión del hombro a las transferencias tendinosas en los adultos que presentan estas lesiones. Se debe recordar que la fusión del hombro con éxito precisa que funcionen los músculos trapecio, serrato anterior, elevador de la escápula y romboides. Hay controversia sobre la posición ideal de la fusión del hombro.

Añadiendo otras combinaciones de transferencias nerviosas, los cirujanos del plexo braquial han obtenido más éxito en la consecución de los principales objetivos de restaurar la flexión del hombro, la abducción y la estabilidad del hombro, y la sensibilidad de la mano, que en el pasado reciente. En el caso de una avulsión completa, las transferencias nerviosas pueden incluir el nervio accesorio para el nervio supraescapular, los nervios intercostales para el bíceps y tal vez los intercostales para el nervio mediano para conseguir esos objetivos como parte de la intervención primaria.

Con la aparición de nuevas técnicas se ha conseguido restaurar con éxito al menos en parte la función de la mano (prensión y liberación), incluso en los pacientes que tienen un miembro inestable. Sin embargo, estos resultados necesitan un abordaje más «agresivo» de la reconstrucción. Se pueden realizar múltiples transferencias nerviosas para recuperar la función muscular y sensitiva, de manera aislada o junto a transferencias musculares libres. Por ejemplo, se puede tratar el mismo caso de avulsión de todo el plexo con una estrategia de neurotización múltiple, que podría incluir el nervio frénico al nervio supraescapular, el nervio espinal accesorio (a través de un injerto de nervio sural) al nervio musculocutáneo, la raíz C7 contralateral al nervio mediano con un injerto vascular de nervio cubital y los intercostales al nervio radial y al nervio torácico largo.

También se puede incorporar una transferencia muscular libre a la reconstrucción temprana. La transferencia muscular única puede restaurar la flexión del codo, con o sin flexión dorsal de la muñeca, con resultados fiables. Una transferencia muscular que ha sido popular es la del músculo grácil. Una concordancia de tamaños similares entre el grácil y el bíceps permite cerrar fácilmente la herida en el extremo al final de la cirugía, y la morbilidad de la extracción del grácil es mínima. Típicamente se fija el origen del músculo grácil a la clavícula a través de agujeros hechos con taladro, y se pueden reparar el nervio espinal accesorio y el nervio motor grácil debajo de la clavícula. De manera alternativa se pueden utilizar dos o tres nervios intercostales o un fascículo del nervio cubital[74] (cuando está disponible) en lugar del nervio espinal accesorio. Los resultados de la neurotización de un músculo libre con la raíz C7 contralateral no han tenido tanto éxito.[33] Los vasos del donante se reparan con los del tronco toracoacromial. Después se fija el tendón del grácil al tendón del bíceps. Diversos estudios han mostrado una mejoría de la fuerza de la flexión del codo, de modo que el 80% de los pacientes consigue un grado 3 o más del MRC.[2,31] La transferencia libre del músculo grácil permite la reinervación temprana del músculo libre al cabo de tres a seis meses y la máxima fuerza a los 18 meses. Se puede modificar esta técnica de músculo libre para conseguir tanto la flexión del hombro como la extensión de la muñeca entrelazando el tendón alrededor del relleno móvil y hacia el extensor corto radial del carpo. En una serie, más de la mitad de los pacientes obtuvo una extensión de la muñeca M3 o mayor.[2] En esta experiencia la flexión del codo está ligeramente debilitada cuando se utiliza un músculo libre para transferencia dual, en lugar de para una sola función.

Doi y cols. han realizado con éxito la transferencia doble de músculo libre en pacientes que tienen cuatro o cinco avulsiones radiculares.[46] Los elevados objetivos de estas dos intervenciones técnicamente difíciles incluyen la flexión y extensión voluntarias e independientes del codo, la flexión independiente y voluntaria de los dedos de la mano y la sensación de protección en la mano. La etapa 1 incluye la exploración del plexo braquial y la transferencia libre del músculo grácil con neurotización del nervio espinal accesorio para la flexión del hombro y la extensión de los dedos. La etapa 2, que se realiza varias semanas después, supone la neurotización intercostal de otro músculo grácil libre para la flexión de los dedos, combinada con la neurotización intercostal motora del tríceps y la neurotización sensitiva de nervio mediano. El músculo grácil se inserta en la segunda costilla y se fija a los tendones de los flexores de los dedos y del pulgar. Se reparan los vasos donantes a los vasos toracodorsales. También se pueden añadir otras transferencias nerviosas adicionales (utilizando otros donantes disponibles como el nervio frénico o la raíz C7 contralateral) para conseguir la función/estabilización del hombro. Veinticinco de 26 pacientes consiguieron una flexión del codo buena o excelente y algo más de la mitad consiguió una prensión satisfactoria (más de 30° de movimiento activo total de los dedos) y podía colocar la mano en el espacio.

Carlstedt y cols.[26] y otros grupos.[12,61] han intentado la reimplantación de los nervios espinales arrancados en la médula espinal. Aunque se ha demostrado la regeneración a través de la interfase nerviosa central/periférica en animales de experimentación y en seres humanos, la experiencia inicial con esta técnica en seres humanos ha sido inferior a otros procedimientos de reconstrucción más estandarizados. Por tanto, la reimplantación sólo se realiza en algunos centros de todo el mundo, y su utilización en seres humanos sigue siendo experimental.[158] No obstante, sigue siendo una posibilidad atractiva para el futuro.

Otro ejemplo de reconstrucción del plexo braquial que está evolucionando es el que se observa con patrón típico C5-C6 de pérdida funcional como consecuencia de avulsiones. Estos pacientes (parálisis de Erb) tendrían ausencia de la abducción y de la rotación externa del hombro, y ausencia de la flexión del codo. En el pasado la intervención más habitual era la transferencia de dos o tres nervios intercostales. Se ha mostrado que la transferencia distal directa sin un injerto nervioso de interposición, que se realiza antes de seis meses, ofrece los mejores resultados[33,64,83,138]. Otros autores han utilizado el nervio espinal accesorio con un injerto interpuesto de nervio sural con resultados similares.[3,139,141] Se podrían realizar otras transferencias nerviosas con el pectoral mediano, toracodorsal[40], frénico, raíz C7 contralateral e incluso raíz C7 ipsolateral.[72] En la última década se ha utilizado la transferencia de Oberlin (fascículos del nervio cubital) con mucho éxito. En la actualidad esta técnica se está haciendo muy popular y se está generalizando. Se ha realizado con una anastomosis laterotermina1[62] y se ha modificado para hacer la transferencia con un fascículo del nervio mediano, o se utiliza para reinervar tanto el bíceps como el músculo braquial.

El mismo patrón clínico de pérdida de función de C5-C6 puede estar más controvertido si el cirujano encuentra neuromas o roturas de C5 y C6 en lugar de avulsiones de C5 y C6. ¿Se debe realizar un injerto nervioso desde C5 o C6 si se dispone de muñones proximales o se debe realizar una nueva transferencia? ¿Cuál de estas técnicas ofrecerá los mejores resultados? Si se van a realizar transferencias nerviosas, ¿cuáles ofrecen unos mejores resultados?

Probablemente sea mejor no tratar con cirugía nerviosa primaria a los pacientes a los que se explora inicialmente en fases tardías después de la lesión (después de nueve meses a un año). Aquí se puede aplicar una combinación de intervenciones quirúrgicas, incluyendo transferencias musculares/tendinosas, transferencias musculares libres e intervenciones óseas (fusión del hombro, otras técnicas de aumento). Las opciones pueden ser escasas debido a la falta de donantes adecuados de suficiente longitud y de suficiente fuerza.

Los pacientes a los que se hace cirugía del plexo braquial precisan una evaluación de seguimiento a largo plazo cuidadosa y meditada. Los que han conseguido una recuperación insuficiente por una reconstrucción nerviosa primaria pueden beneficiarse mucho de una intervención secundaria (de tejidos blandos u óseos). De hecho, el cirujano debe considerar dejar «algo atrás» si se debe realizar un procedimiento de rescate para el que pudieran ser necesarios nervios donantes. Además, intervenciones relativamente menores (como las transferencias de los tendones flexores a los extensores) pueden mejorar mucho la función.

El tratamiento del dolor neuropático sigue siendo un tema tan difícil como el tratamiento de la pérdida de función y también puede precisar un seguimiento a largo plazo. El mejor tratamiento del dolor neuropático es con un abordaje multidisciplinar en una clínica del dolor. Se puede tratar a los pacientes con una combinación de varios medicamentos ajustados según su efecto por expertos en la materia con una observación cercana. Se deben asociar otras modalidades que incluyen soporte psicológico y fisioterapia. El dolor puede mejorar a lo largo del tiempo, especialmente a medida que se produce la reinervación. La cirugía nerviosa primaria puede aliviar el dolor neuropático mediante neurólisis o resección de los neuromas o con transferencias nerviosas. A los pacientes que tienen dolor refractario por una avulsión radicular también se les puede tratar creando lesiones en la zona de entrada dorsal (lesiones ZED)[114] o mediante estimuladores en la médula espinal.

A pesar del interés que han suscitado estas nuevas técnicas y de los mejores resultados, los resultados globales siguen siendo aleccionadores cuando se considera la magnitud del problema. Es muy difícil analizar los resultados. Con demasiada frecuencia se dispone de datos insuficientes de un solo cirujano que utiliza una misma técnica al mismo tiempo en el mismo conjunto apareado de pacientes, sin seguimiento a largo plazo. No se ha adoptado de manera universal la definición de un buen resultado, ni siquiera de una clasificación uniforme. En último término, estamos comparando manzanas, naranjas y limones cuando estudiamos los resultados de la cirugía.

Se pueden hacer algunas generalizaciones en relación al resultado. Por último, la recuperación depende de muchos factores, que incluyen la extensión y el patrón de la lesión, la edad del paciente, la cooperación y la rehabilitación del paciente, la experiencia del cirujano y el intervalo temporal entre la lesión y la cirugía. Los resultados son mejores para las lesiones incompletas o los neuromas que conducen a un PAN. Las lesiones de los elementos superiores del plexo tienen mejor pronóstico que las de los elementos inferiores (tronco inferior, cordón medial, etc.); estos últimos elementos tienen un resultado bastante malo con cirugía nerviosa. Las lesiones infraclaviculares y las lesiones de las ramas terminales tienen un mejor pronóstico que las lesiones supraclaviculares (nota: cuanto más distal mejor). Se pueden conseguir mejores resultados en los pacientes a los que se opera antes de seis meses y en los pacientes más jóvenes. Los injertos más cortos tienen mejor resultado que los injertos largos. Las transferencias nerviosas ofrecen la oportunidad de acelerar el proceso de recuperación. Se observan mejores resultados cuando las transferencias nerviosas se pueden coaptar directamente sin un injerto de interposición. Las transferencias nerviosas estándar para mejorar la función de los nervios mediano, cubital y radial distal generalmente no han dado buenos resultados. Probablemente es preferible la doble inervación de una articulación a la inervación única.[105] Cuando se puede realizar, la reconstrucción nerviosa parece ser más funcional que la transferencia tendinosa y que la fusión particular.

La reconstrucción del plexo braquial ha hecho grandes avances en las últimas décadas. Los resultados son mejores debido al mejor conocimiento de estas lesiones y a las mejores técnicas quirúrgicas. En el pasado se disponía de pocas opciones aparte de la amputación y la «negligencia benigna». Las lesiones del plexo braquial influyen durante toda la vida en la calidad de vida de los pacientes afectados. La mayor parte de ellos sigue teniendo una pérdida funcional residual significativa. Muchos tienen dolor neuropático grave y se hacen dependientes de los narcóticos.[30] Sólo aproximadamente la mitad de estos pacientes vuelve a trabajar. Los avances continuos de las ciencias básicas, el desarrollo de nuevas técnicas y la mejora de las intervenciones ya descritas mejorarán en último término el resultado y, cabe esperar, permitirán que más pacientes vuelvan a su actividad laboral.

BIBLIOGRAFÍA

1. Agre JC, Ash N, Cameron MC, and House J: Suprascapular neuropathy after intensive progressive resistive exercise: Case report. Arch Phys Med Rehabil *68*:236-238, 1987.
2. Akasaka Y, Hara T, and Takahashi M: Restoration of elbow flexion and wrist extension in brachial plexus paralyses by means of free muscle transplantation innervated by intercostal nerve. Ann Chir Main Memb Super *9*:341-350, 1990.
3. Allieu Y and Cenac P: Neurotization via the spinal accessory nerve in complete paralysis due to multiple avulsion injuries of the brachial plexus. Clin Orthop *237*:67-74, 1988.
4. Alnot JY: L'epaule paralytique de l'adulte par lesions nerveuses peripheriques post-traumatiques. Acta Orthop Belg *65*:10-22, 1999.
5. Alnot JY and Valenti P: Reparation chirurgicale du nerf axillaire. A propos de 37 cas. Int Orthop *15*:7-11, 1991.
6. Antoniadis G, Richter HP, Rath S, et al: Suprascapular nerve entrapment: Experience with 28 cases. J Neurosurg *85*:1020-1025, 1996.
7. Antoniou J, Tae SK, Williams GR, et al: Suprascapular neuropathy. Variability in the diagnosis, treatment, and outcome. Clin Orthop *386*:131-138, 2001.
8. Aszmann OC and Dellon AL: The internal topography of the axillary nerve: An anatomic and histologic study as it relates to microsurgery. J Reconstr Microsurg *12*:359-363, 1996.
9. Atasoy E and Majd M: Scapulothoracic stabilisation for winging of the scapula using strips of autogenous fascia lata. J Bone Joint Surg Br *82*:813-817, 2000.
10. Bach BR Jr, O'Brien SJ, Warren RF, and Leighton M: An unusual neurological complication of the Bristow procedure. A case report. J Bone Joint Surg Am *70*:458-460, 1988.
11. Beghi E, Kurland LT, Mulder DW, and Nicolosi A: Brachial plexus neuropathy in the population of Rochester, Minnesota, 1970-1981. Ann Neurol *18*:320-323, 1985.
12. Bertelli JA and Ghizoni MF: Brachial plexus avulsion injury repairs with nerve transfers and nerve grafts directly implanted into the spinal cord yield partial recovery of shoulder and elbow movements. Neurosurgery *52*:1385-1390, 2003.
13. Bigliani LU, Compito CA, Duralde XA, and Wolfe IN: Transfer of the levator scapulae, rhomboid major, and rhomboid minor for paralysis of the trapezius. J Bone Joint Surg Am *78*:1534-1540, 1996.
14. Bigliani LU, Dalsey RM, McCann PD, and April EW: An anatomical study of the suprascapular nerve. Arthroscopy *6*:301-305, 1990.
15. Bigliani LU, Perez-Sanz JR, and Wolfe IN: Treatment of trapezius paralysis. J Bone Joint Surg Am *67*:871-877, 1985.
16. Black KP and Lombardo JA: Suprascapular nerve injuries with isolated paralysis of the infraspinatus. Am J Sports Med *18*:225-228, 1990.
17. Blom S and Dahlback LO: Nerve injuries in dislocations of the shoulder joint and fractures of the neck of the humerus. Acta Chir Scand *136*:461-466, 1970.
18. Boerger TO and Limb D: Suprascapular nerve injury at the spinoglenoid notch after glenoid neck fracture. J Shoulder Elbow Surg *9*:236-237, 2000.
19. Brandt KE and Mackinnon SE: A technique for maximizing biceps recovery in brachial plexus reconstruction. J Hand Surg [Am] *18*:726-733, 1993.
20. Briner WW Jr and Kacmar L: Common injuries in volleyball. Mechanisms of injury, prevention and rehabilitation. Sports Med *24*:65-71, 1997.
21. Brown TD, Newton PM, Steinmann SP, et al: Rotator cuff tears and associated nerve injuries. Orthopedics *23*:329-332, 2000.
22. Bunch WH and Siegel IM: Scapulothoracic arthrodesis in fascioscapulohumeral muscular dystrophy. Review of seventeen procedures with three to twenty-one year follow-up. J Bone Joint Surg Am *75*:372-376, 1993.
23. Burkhead WZ, Scheinberg RR, and Box G: Surgical anatomy of the axillary nerve. J Shoulder Elbow Surg *1*:31-36, 1992.
24. Burkholder LM, Houlden DA, Midha R, et al: Neurogenic motor evoked potentials: Role in brachial plexus surgery. J Neurosurg *98*:607-610, 2003.
25. Cahill BR, Palmer RE: Quadrilateral space syndrome. J Hand Surg [Am] *8*:65-69, 1983.
26. Carlstedt T, Anand P, Hallin R, et al: Spinal nerve repair and reimplantation of avulsed ventral roots into the spinal cord after brachial plexus injury. J Neurosurg *93*:237-247, 2000.
27. Carvalho GA, Nikkhah G, Matthies C, et al: Diagnosis of root avulsions in traumatic brachial plexus injuries. Value of computerized tomography, myelography, and magnetic resonance imaging. J Neurosurg *86*:69-76, 1997.
28. Caspi I, Ezra E, Nerubay J, and Horoszovski H: Musculocutaneous nerve injury after coracoid process transfer for clavicle instability. Report of three cases. Acta Orthop Scand *58*:294-295, 1987.
29. Chavez J: Pectoralis minor transplanted for paralysis of the serratus anterior. J Bone Joint Surg Br *33*:21-28, 1951.
30. Choi PD, Novak CB, Mackinnon SE, and Kline DG: Quality of life and functional outcome following brachial plexus injury. J Hand Surg [Am] *22*:605-612, 1997.
31. Chuang DC: Functioning free muscle transplantation for brachial plexus injury. Clin Orthop *314*:104-111, 1995.
32. Chuang DC, Lee GW, Hashem F, and Wei FC: Restoration of shoulder abduction by nerve transfer in avulsed brachial plexus injury: Evaluation of 99 patients with various nerve transfers. Plast Reconstr Surg *96*:122-128, 1995.
33. Chuang DCC, Wei FC, and Noordhoff MS: Cross-chest C7 nerve grafting followed by free muscle transplantations for the treatment of total avulsed brachial plexus injuries: A preliminary report. Plast Reconstr Surg *92*:717-725, 1993.
34. Chuang DC, Yeh MC, and Wei FC: Intercostal nerve transfer of the musculocutaneous nerve in avulsed brachial plexus injuries: evaluation of 66 patients. J Hand Surg [Am] *17*:822-828, 1992.
35. Coelho TD: Isolated and painless atrophy of the infraspinatus muscle. Left handed versus right handed volleyball players. Arq Neuropsiquiatr *52*:539-544, 1994.
36. Coene LN and Narakas AO: Operative management of lesions of the axillary nerve, isolated or combined with other nerve lesions. Clin Neurol Neurosurg *94*(suppl):S64-S66, 1992.
37. Connor PM, Yamaguchi K, Manifold SG, et al: Split pectoralis major transfer for serratus anterior palsy. Clin Orthop *341*:134-142, 1997.
38. Corner NB, Milner SM, MacDonald R, and Jubb M: Isolated musculocutaneous nerve lesion after shoulder dislocation. J R Army Med Corps *136*:107-108, 1990.
39. Cummins CA, Bowen M, Anderson K, and Messer T: Suprascapular nerve entrapment at the spinoglenoid notch in a professional baseball pitcher. Am J Sports Med *27*:810-812, 1999.
40. Dai SY, Lin DX, Han Z, and Zhoug SZ: Transference of thoracodorsal nerve to musculocutaneous or axillary nerve in old traumatic injury. J Hand Surg [Am] *15*:36-37, 1990.
41. Dailiana ZH, Mehdian H, and Gilbert A: Surgical anatomy of spinal accessory nerve: Is trapezius functional deficit inevitable after division of the nerve. J Hand Surg [Br] *26*:137-141, 2001.
42. Davidson JJ, Bassett FH 3rd, and Nunley JA 2nd: Musculocutaneous nerve entrapment revisited. J Shoulder Elbow Surg *7*:250-255, 1998.
43. Dewar FP and Harris RI: Restoration of function of the shoulder following paralysis of the trapezius by fascial sling fixation and transplantation of the levator scapulae. Ann Surg *132*:1111-1115, 1950.
44. Dickson F: Fascial transplants in paralytic and other conditions. J Bone Joint Surg *19*:405-412, 1937.
45. Disa JJ, Wang B, and Dellon AL: Correction of scapular winging by supraclavicular neurolysis of the long thoracic nerve. J Reconstr Microsurg *17*:79-84, 2001.
46. Doi K, Muramatsu K, and Hattori Y: Restoration of prehension with the double free muscle technique following complete avulsion of the brachial plexus. Indications and long-term results. J Bone Joint Surg Am *82*:652-666, 2000.
47. Dolenc VV: Intercostal neurotization of the peripheral nerves in avulsion plexus injuries. Clin Plast Surg *11*:143-147, 1984.
48. Dreschfeld J: On some of the rarer forms of muscular atrophies. Brain *9*:187-189, 1887.
49. Durman D: An operation for paralysis of the serratus anterior. J Bone Joint Surg *27*:380-382, 1945.
50. Edeland HG and Zachrisson BE: Fracture of the scapular notch associated with lesion of the suprascapular nerve. Acta Orthop Scand *46*:758-763, 1975.
51. Eden: Zur Behandlung der Trapeziuslaehmung mittels Muskelplastik. Dtsch Z Chir *184*:387-397, 1924.
52. Eggert S and Holzgraefe M: Die Kompressionsneuropathie des Nervus suprascapularis bei Hochleistungsvolleyballern. Sportverletz Sportschaden *7*:136-142, 1993.
53. Eglseder WA Jr and Goldman M: Anatomic variations of the musculocutaneous nerve in the arm. Am J Orthop *26*:777-780, 1997.
54. England JD: The variations of neuralgic amyotrophy. Muscle Nerve *22*:435-436, 1999.
55. England JD and Sumner AJ: Neuralgic amyotrophy: An increasingly diverse entity. Muscle Nerve *10*:60-68, 1987.
56. Fehrman DA, Orwin JF, and Jennings RM: Suprascapular nerve entrapment by

ganglion cysts: A report of six cases with arthroscopic findings and review of the literature. Arthroscopy *11*:727-734, 1995.
57. Feinberg J: Fall von Erb-Klumpke Scher. Lahmung nach Influenza. Centralbl. *16*:588-637, 1897.
58. Ferraresi S, Garozzo D, Ravenni R, et al: Hemihypoglossal nerve transfer in brachial plexus repair: Technique and results. Neurosurgery *50*:332-335, 2002.
59. Flatow EL and Bigliani LU: Tips of the trade. Locating and protecting the axillary nerve in shoulder surgery: The tug test. Orthop Rev *21*:503-505, 1992.
60. Flatow EL, Bigliani LU, and April EW: An anatomic study of the musculocutaneous nerve and its relationship to the coracoid process. Clin Orthop *244*:166-171, 1989.
61. Fournier HD, Mercier PH, and Menei P: Lateral interscalenic multilevel oblique corpectomies to repair ventral root avulsions after brachial plexus injury in humans; anatomical study and first clinical experience. J Neurosurg *95*(suppl):202-207, 2001.
62. Franciosi LF, Modestti C, and Mueller SF: Neurotization of the biceps muscle by end-to-side neurorrhaphy between ulnar and musculocutaneous nerves. A series of five cases. Chir Main *17*:362-367, 1998.
63. Friedenberg SM, Zimprich T, and Harper CM: The natural history of long thoracic and spinal accessory neuropathies. Muscle Nerve *25*:535-539, 2002.
64. Friedman AH, Nunley JA 2nd, Goldner RD, et al: Nerve transposition for the restoration of elbow flexion following brachial plexus avulsion injuries. J Neurosurg *72*:59-64, 1990.
65. Friedman AH, Nunley JA 2nd, Urbaniak JR, and Goldner RD: Repair of isolated axillary nerve lesions after infraclavicular brachial plexus injuries: Case reports. Neurosurgery *27*:403-407, 1990.
66. Geertzen JH, Groothoff JW, Nicolai JP, and Rietman JS: Brachial plexus neuropathy. A long-term outcome study. J Hand Surg [Br] *25*:461-464, 2000.
67. Gozna ER and Harris WR: Traumatic winging of the scapula. J Bone Joint Surg Am *61*:1230-1233, 1979.
68. Greis PE, Burks RT, Schickendantz MS, and Sandmeier R: Axillary nerve injury after thermal capsular shrinkage of the shoulder. J Shoulder Elbow Surg *10*:231-235, 2001.
69. Gryler EC, Greis PE, Burks RT, and West J: Axillary nerve temperatures during radiofrequency capsulorrhaphy of the shoulder. Arthroscopy *17*:567-572, 2001.
70. Gu YD, Cai PQ, Xu F, et al: Clinical application of ipsilateral C7 nerve root transfer for treatment of C5 and C6 avulsion of brachial plexus. Microsurgery *23*:105-108, 2003.
71. Gu YD and Ma MK: Use of the phrenic nerve for brachial plexus reconstruction. Clin Orthop *323*:119-121, 1996.
72. Gu YD, Zhang GM, Chen DS, et al: Seventh cervical nerve transfer from the contralateral healthy side for treatment of brachial plexus root avulsion. J Hand Surg [Br] *17*:518-521, 1992.
73. Gumina S and Postacchini F: Anterior dislocation of the shoulder in elderly patients. J Bone Joint Surg Br *79*:540-543, 1997.
74. Hattori Y, Doi K, and Baliarsing AS: A part of the ulnar nerve as an alternative donor nerve for functioning free muscle transfer: A case report. J Hand Surg [Am] *27*:150-153, 2002.
75. Hattori Y, Doi K, Fukushima S, and Kaneko K: The diagnostic value of intraoperative measurement of choline acetyltransferase activity during brachial plexus surgery. J Hand Surg [Br] *25*:509-511, 2000.
76. Henry A: An operation for slinging a dropped shoulder. Br J Surg *15*:95-98, 1927.
77. Herzmark M: Traumatic paralysis of the serratus anterior relieved by transplantation of the rhomboidei. J Bone Joint Surg Am *33*:235-238, 1951.
78. Iceton J and Harris WR: Results of pectoralis major transfer for winged scapula. J Bone Joint Surg Br *69*:108-110, 1987.
79. Jerosch J, Filler TJ, and Peuker ET: Which joint position puts the axillary nerve at lowest risk when performing arthroscopic capsular release in patients with adhesive capsulitis of the shoulder? Knee Surg Sports Traumatol Arthrosc *10*:126-129, 2002.
80. Jobe C, Kropp WE, and Wood VE: The spinal accessory nerve in a trapezius splitting approach. J Shoulder Elbow Surg *5*:206-208, 1996.
81. Johnson JK and Kendall HO: Isolated paralysis of the serratus anterior muscle. J Bone Joint Surg Am *37*:567-574, 1955.
82. Kaspi A, Yanai J, and Pick CG: Entrapment of the distal suprascapular nerve. An anatomical study. Int Orthop *12*:273-275, 1988.
83. Kawabata H, Shibata T, Matsui Y, and Yasui N: Use of intercostal nerves for neurotization of the musculocutaneous nerve in infants with birth-related brachial plexus palsy. J Neurosurg *94*:386-391, 2001.
84. Ketenjian AY: Scapulocostal stabilization for scapular winging in fascioscapulohumeral muscular dystrophy. J Bone Joint Surg Am *60*:476-480, 1978.
85. Kline DG: Civilian gunshot wounds to the brachial plexus. J Neurosurg *70*:166-174, 1989.
86. Kline DG and Happel LT: A quarter century's experience with intraoperative nerve action potential recording. Can J Neurol Sci *20*:3-10, 1992.
87. Kline DG and Hudson AR: Nerve Injuries: Operative Results for Major Nerve Injuries, Entrapments, and Tumors. Philadelphia: WB Saunders, 1995.
88. Kretschmer TAG, Braun V, Rath SA, and Richter HP: Evaluation of iatrogenic lesions in 722 surgically treated cases of peripheral nerve trauma. J Neurosurg *94*:905-912, 2001.
89. Lange M: Die Behandlung der irreparablen Trapeziuslaehmung. Langenbecks Arch Klin Chir *270*:437-439, 1953.
90. Lange M: Die operative Behandlung der irreparablen Trapeziuslaehmung. TIP Fakult Mecmuasi *22*:137-141, 1959.
91. Langenskiold A and Ryoppy S: Treatment of paralysis of the trapezius muscle by the Eden-Lange operation. Acta Orthop Scand *44*:383-388, 1973.
92. Leechavengvongs S, Witoonchart K, Uerpairojkit C, et al: Nerve transfer to biceps muscle using a part of the ulnar nerve in brachial plexus injury (upper arm type): A report of 32 cases. J Hand Surg [Am] *23*:711-716, 1998.
93. Leffert RD: Brachial Plexus Injuries. New York, Churchill Livingstone, 1985.
94. Leffert RD: Neurological problems. *In* Rockwood CA and Matsen FA (eds): The Shoulder. Philadelphia: WB Saunders, 1990, pp 765-767.
95. Leffert RD and Perlmutter GS: Thoracic outlet syndrome. Results of 282 transaxillary first rib resections. Clin Orthop *368*:66-79, 1999.
96. Lester B, Jeong GK, Weiland AJ, and Wickiewicz TL: Quadrilateral space syndrome: Diagnosis, pathology, and treatment. Am J Orthop *28*:718-722, 1999.
97. Linker CS, Helms CA, and Fritz RC: Quadrilateral space syndrome: Findings at MR imaging. Radiology *188*:675-676, 1993.
98. Malamut RI, Marques W, England JD, and Sumner AJ: Postsurgical idiopathic brachial neuritis. Muscle Nerve *17*:320-325, 1994.
99. Malessy MJA, Hoffman CFE, and Thomeer RTWM: Initial report on the limited value of hypoglossal nerve transfer to treat brachial plexus avulsions. J Neurosurg *91*:601-604, 1999.
100. Malessy MJA, van Duinen SG, Feirabend HKP, and Thomeer RT: Correlation between histopathological findings in C-5 and C-6 stumps and motor recovery following nerve grafting for repair of brachial plexus injury. J Neurosurg *91*:636-644, 1999.
101. Marin R: Scapula winger's brace: A case series on the management of long thoracic nerve palsy. Arch Phys Med Rehabil *79*:1226-1230, 1998.
102. Marmor L: Paralysis of the serratus anterior due to electric shock relieved by transplantation of the pectoralis major muscle. A case report. J Bone Joint Surg Am *45*:156-160, 1983.
103. Mastaglia FL: Musculocutaneous neuropathy after strenuous physical activity. Med J Aust *145*:153-154, 1986.
104. Matz PG and Barbaro NM: Diagnosis and treatment of iatrogenic spinal accessory nerve injury. Am Surg *62*:682-685, 1996.
105. Merrell GA, Barrie KA, Katz DL, and Wolfe SW: Results of nerve transfer techniques for restoration of shoulder and elbow function in the context of a meta-analysis of the English literature. J Hand Surg [Am] *26*:303-314, 2001.
106. Millessi H: Brachial plexus injuries: Nerve grafting. Clin Orthop *237*:43-56, 1988.
107. Minami M and Ishii S: Satisfactory elbow flexion in complete (preganglionic) brachial plexus injuries: Produced by suture of third and fourth intercostals nerves to musculocutaneous nerve. J Hand Surg [Am] *12*:1114-1118, 1987.
108. Misamore GW and Lehman DE: Parsonage-Turner syndrome (acute brachial neuritis). J Bone Joint Surg Am *78*:1405-1408, 1996.
109. Moore TP, Fritts HM, Quick DC, and Buss DD: Suprascapular nerve entrapment caused by supraglenoid cyst compression. J Shoulder Elbow Surg *6*:455-462, 1997.
110. Nagano A, Ochiai N, Sugioka H, et al: Usefulness of myelography in brachial plexus injuries. J Hand Surg [Br] *14*:59-64, 1989.
111. Nagano A, Tsuyama N, Ochiai N, et al: Direct nerve crossing with the intercostals nerve to treat avulsion injuries of the brachial plexus. J Hand Surg [Am] *14*:980-985, 1989.
112. Nakamichi K and Tachibana S: Iatrogenic injury of the spinal accessory nerve. Results of repair. J Bone Joint Surg Am *80*:1616-1621, 1998.
113. Narakas AO: Traumatic brachial plexus lesions. *In* Dyck PJ, Thomas PK, Lambert EH, and Bunge R (eds): Peripheral Neuropathy, 2nd ed. Philadelphia: WB Saunders, 1984, pp 1394-1409.
114. Nashold BS Jr and Ostdahl RH: Dorsal root entry zone lesions for pain relief. A clinical and electrophysiological study. Brain Res *496*:228-240, 1979.
115. Neviaser RJ, Neviaser TJ, and Neviaser JS: Concurrent rupture of the rotator cuff and anterior dislocation of the shoulder in the older patient. J Bone Joint Surg Am *70*:1308-1311, 1988.
116. Novak CB and Mackinnon SE: Surgical treatment of a long thoracic nerve palsy. Ann Thoracic Surg *73*:1643-1645, 2002.
117. Nunley JA and Gabel G: Axillary nerve. *In* Gelberman RH (ed): Operative Nerve Repair and Reconstruction. Philadelphia: JB Lippincott, 1991, pp 437-445.
118. Ober F: Transplantation to improve the function of the shoulder joint and extensor function of the elbow joint. *In* Lectures on Reconstruction Surgery of the Extremities, vol 2. 1944, pp 274-276.
119. Oberlin C, Beal D, Leechavengvongs S, et al: Nerve transfer to biceps muscle using part of ulnar nerve for C5-C6 avulsion of the brachial plexus: anatomical study and report of four cases. J Hand Surg [Am] *19*:232-237, 1994.
120. Osborne AW, Birch RM, Munshi P, and Bonney G: The musculocutaneous nerve. J Bone Joint Surg Br *82*:1140-1142, 2000.
121. Parsonage MJ and Turner JW: Neuralgic amyotrophy: The shoulder-girdle syndrome. Lancet *1*:532-535, 1943.
122. Parsonage MJ and Turner JW: Neuralgic amyotrophy. Lancet *2*:973-978, 1948.
123. Pasila M, Jaroma H, Kiviluoto O, and Sundholm A: Early complications of primary shoulder dislocations. Acta Orthop Scand *49*:260-263, 1978.
124. Pearsall AWT, Holovacs TF, and Speer KP: The low anterior five-o'clock portal during arthroscopic shoulder surgery performed in the beach-chair position. Am J Sports Med *27*:571-574, 1999.
125. Pellegrino JE, George RA, Biegel J, et al: Hereditary neuralgic amyotrophy: Evidence of genetic homogeneity and mapping to chromosome 17q25. Hum Genet *101*:277-283, 1997.
126. Perlmutter GS: Axillary nerve injury. Clin Orthop *368*:28-36, 1999.
127. Perlmutter GS and Leffert RD: Results of transfer of the pectoralis major tendon to treat paralysis of the serratus anterior muscle. J Bone Joint Surg Am *81*:377-384, 1999.

128. Perlmutter GS, Leffert RD, and Zarins B: Direct injury to the axillary nerve in athletes playing contact sports. Am J Sports Med *25*:65-68, 1997.
129. Petrucci FS, Morelli A, and Raimondi PL: Axillary nerve injuries—21 cases treated by nerve graft and neurolysis. J Hand Surg [Am] *7*:271-278, 1982.
130. Phillips LH 2nd: Familial long thoracic nerve palsy: A manifestation of brachial plexus neuropathy. Neurology *36*:1251-1253, 1986.
131. Post M: Pectoralis major transfer for winging of the scapula. J Shoulder Elbow Surg *4*:1-9, 1995.
132. Rapp I: Serratus anterior paralysis treated by transplantation of the pectoralis minor. J Bone Joint Surg Am *36*:852-854, 1954.
133. Richards RR, Hudson AR, Bertoia JT, et al: Injury to the brachial plexus during Putti-Platt and Bristow procedures. A report of eight cases. Am J Sports Med *15*:374-380, 1987.
134. Rochwerger A, Benaim LJ, Toledano E, et al: Reparations chirurgicales du nerf axillaire. Resultats a cinq ans de recul. Chir Main *19*:31-35, 2000.
135. Romeo AA, Rotenberg DD, and Bach BR Jr: Suprascapular neuropathy. J Am Acad Orthop Surg *7*:358-367, 1999.
136. Roos D: Transaxillary approach for first rib resection to relieve thoracic outlet syndrome. Ann Surg *163*:354-358, 1966.
137. Rubin DI: Neuralgic amyotrophy: Clinical features and diagnostic evaluation. Neurologist *7*:350-356, 2001.
138. Ruch DS, Friedman A, and Nunley JA: The restoration of elbow flexion with intercostal nerve transfers. Clin Orthop *314*:95-103, 1995.
139. Samardzic M, Grujicic D, Antunovic V, and Joksimovic M: Reinnervation of avulsed brachial plexus using the spinal accessory nerve. Surg Neurol *33*:7-11, 1990.
140. Samardzic M, Rasulic L, Grujicic D, and Milicic B: Results of nerve transfers to the musculocutaneous and axillary nerves. Neurosurgery *46*:93-101, discussion 101-103, 2000.
141. Samii M, Carvalho GA, Nikkhah G, and Penkert G: Surgical reconstruction of the musculocutaneous nerve in traumatic brachial plexus injuries. J Neurosurg *87*:881-886, 1997.
142. Sanders RJ, Monsour JW, Gerber WF, et al: Scalenectomy versus first rib resection for treatment of the thoracic outlet syndrome. Surgery *85*:109-121, 1979.
143. Sandow MJ and Ilic J: Suprascapular nerve rotator cuff compression syndrome in volleyball players. J Shoulder Elbow Surg *7*:516-521, 1998.
144. Shupeck M and Onofrio BM: An anterior approach for decompression of the suprascapular nerve. J Neurosurg *73*:53-56, 1990.
145. Skirving AP, Kozak TK, and Davis SJ: Infraspinatus paralysis due to spinoglenoid notch ganglion. J Bone Joint Surg Br *76*:588-591, 1994.
146. Solheim LF and Roaas A: Compression of the suprascapular nerve after fracture of the scapular notch. Acta Orthop Scand *49*:338-340, 1978.
147. Songcharoen P, Mahaisavariya B, and Chotigavanich C: Spinal accessory neurotization for restoration of elbow flexion in avulsion injuries of the brachial plexus. J Hand Surg [Am] *21*:387-390, 1996.
148. Songcharoen P, Wongtrakul S, Mahaisavariya B, and Spinner RJ: Hemicontralateral C7 transfer to median nerve in the treatment of root avulsion brachial plexus injury. J Hand Surg [Am] *26*:1058-1064, 2001.
149. Steindler A: Kinesiology of the Human Body under Normal and Pathological Conditions. Springfield, IL: Charles C Thomas, 1955, pp 476-478, 482-483.
150. Steinmann SP and Moran EA: Axillary nerve injury: Diagnosis and treatment. J Am Acad Orthop Surg *9*:328-335, 2001.
151. Steinmann SP and Wood MB: Pectoralis major transfer for serratus anterior paralysis. J Shoulder Elbow Surg (in press).
152. Suarez GA, Giannini C, Bosch EP, et al: Immune brachial plexus neuropathy: Suggestive evidence for an inflammatory immune pathogenesis. Neurology *46*:559-561, 1996.
153. Sunderland S: Nerve and Nerve Injuries. Edinburgh, Churchill Livingstone, 1978, pp 843-847.
154. Sungpet A, Suphachatwong C, and Kawinwonggowith V: Restoration of shoulder abduction in brachial plexus injury with phrenic nerve transfer. Aust N Z J Surg *70*:783-785, 2000.
155. Sungpet A, Suphachatwong C, and Kawinwonggowit V: One-fascicle median nerve transfer to biceps muscle in C5 and C6 root avulsions of brachial plexus injury. Microsurgery *23*:10-13, 2003.
156. Sungpet A, Suphachatwong C, Kawinwonggowit V, and Patradul A: Transfer of a single fascicle from the ulnar nerve to the biceps muscle after avulsions of upper roots of the brachial plexus. J Hand Surg [Br] *25*:325-328, 2000.
157. Swain R: Musculocutaneous nerve entrapment: A case report. Clin J Sport Med *5*:196-198, 1995.
158. Thomeer RT, Malessy MJ, and Marani E: Nerve root repair [comment]. J Neurosurg *96*:138-139, 2002.
159. Tiel RL, Happel LT, and Kline DG: Nerve action potential recording, method and equipment. Neurosurgery *31*:103-109, 1996.
160. Travlos J, Goldberg I, and Boome RS: Brachial plexus lesions associated with dislocated shoulders. J Bone Joint Surg Br *72*:68-71, 1990.
161. Tubby A: A case illustrating the operative treatment of paralysis of the serratus magnus by muscle grafting. BMJ *2*:1159-1160, 1904.
162. Turkof E, Millesi H, and Turkof R: Intraoperative electroneurodiagnostics (transcranial electrical motor evoked potentials) to evaluate the functional status of anterior spinal roots and spinal nerves during brachial plexus surgery. Plast Reconstr Surg *99*:1632-1641, 1997.
163. Vandeweyer EGD and de Fontaine S: Traumatic spinal accessory nerve palsy. J Reconstr Microsurg *14*:259-261, 1998.
164. Vastamaki M: Pectoralis minor transfer in serratus anterior paralysis. Acta Orthop Scand *55*:293-295, 1984.
165. Vastamaki M and Goransson H: Suprascapular nerve entrapment. Clin Orthop *297*:135-143, 1993.
166. Velpeau A: Luxations de L'epaule. Arch Gen Med *14*(suppl 2):269-305, 1837.
167. Villanueva R: Orthosis to correct shoulder pain and deformity after trapezius palsy. Arch Phys Med Rehabil *58*:30-34, 1977.
168. Visser CP, Coene LN, Brand R, and Tavy DL: Nerve lesions in proximal humeral fractures. J Shoulder Elbow Surg *10*:421-427, 2001.
169. Vukov B, Ukropina D, Bumbasirevic M, et al: Isolated serratus anterior paralysis: A simple surgical procedure to reestablish scapulo-humeral dynamics. J Orthop Trauma *10*:341-347, 1996.
170. Warner JJ and Navarro RA: Serratus anterior dysfunction. Recognition and treatment. Clin Orthop *349*:139-148, 1998.
171. Whitman A: Congenital elevation of the scapula and paralysis of the serratus magnus muscle. JAMA *9*:1332-1334, 1932.
172. Wiater JM and Bigliani LU: Spinal accessory nerve injury. Clin Orthop *368*:5-16, 1999.
173. Wong KL and Williams GR: Complications of thermal capsulorrhaphy of the shoulder. J Bone Joint Surg Am *83*(suppl 2):151-155, 2001.
174. Wood MB: Personal communication, 2002.
175. Wood V and Frykman G: Winging of the scapula as a complication of first rib resection: A report of six cases. Clin Orthop *149*:160-163, 1980.
176. Xu W-D, Gu Y-D, Xu J-G, and Tan LJ: Full-length phrenic nerve transfer by means of video-assisted thoracic surgery in treating brachial plexus avulsion injury. Plast Reconstr Surg *110*:104-111, 2003.
177. Zhao S, Kim D, and Kline DG: Somatosensory evoked potentials induced by stimulating a variable number of nerve fibers in rat. Muscle Nerve *16*:1220-1227, 1993.

Tendinitis calcificante*

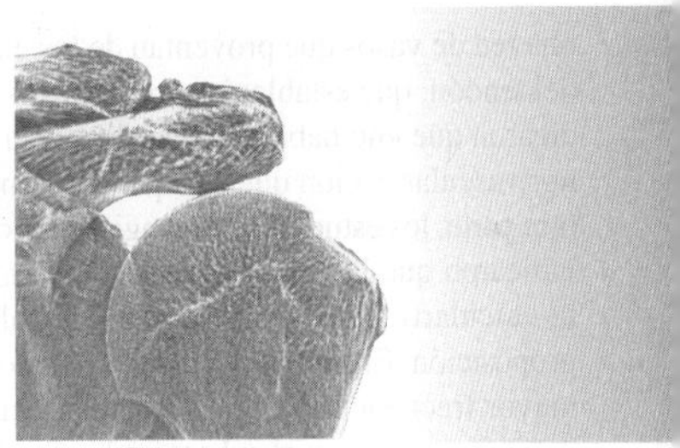

Hank K. Uhthoff, M.D., Geoffrey F. Dervin, M.D. y Joachim F. Loehr, M.D.

La tendinitis calcificante del manguito de los rotadores es un cuadro frecuente de origen desconocido, en el cual la calcificación reactiva muestra una resorción espontánea con el paso del tiempo, después de lo cual el tendón se recupera y cura. Durante el depósito de calcio, el paciente puede no tener dolor o sufrir molestia leve o moderada, pero la enfermedad se vuelve muy aguda en la fase de resorción del calcio.

REVISIÓN HISTÓRICA

Ya en 1872, Duplay[44] identificó que la bolsa subacromial-subdeltoidea era el origen del hombro doloroso, y denominó a este cuadro *periartritis escapulohumeral*; más tarde se le dio su nombre, en su honor.[157,158] Desde esa fecha, se han probado innumerables denominaciones. Painter[123] fue el primero en describir la localización de depósitos calcificados en las bolsas mencionadas, y también en mostrar la imagen radiológica de la enfermedad, junto con Stieda y cols.[12,172] Sin embargo, mediante exploraciones quirúrgicas, pronto se supo que la calcificación asentaba más bien en los tendones del manguito de los rotadores.[30,198] Codman,[31] en su texto clásico sobre el hombro, afirmó tajantemente: «Los depósitos no se localizan en las bolsas propiamente dichas, sino en los tendones que están por encima de ellas». Wrede[198] hizo una descripción magistral de la enfermedad, que incluyó los cambios anatomopatológicos en el tendón: «Las células se asemejan cada vez más a los condrocitos, y se pierde la disposición del tendón en fibras».

Otros autores[153,154,158] han confirmado posteriormente la localización intratendinosa de la calcificación, aunque ello no ha impedido que proliferen nuevas nomenclaturas, con términos de sobra conocidos como *peritendinitis calcárea*,[154] *periartropatía*[131] o *peritendinitis calcificada*.[43] En la bibliografía en lengua inglesa, los términos más aceptados son los de *tendinitis cálcica* o calcificada. Sin embargo, parece preferible este último término ya que, por lo que sabemos, fue utilizado por primera vez por Plenk[135] y más tarde por De Sèze y Welfling[41] *(tendinite calcifiante)*.[1] Este término denota el proceso evolutivo, orientado a la curación espontánea, a diferencia de los otros términos que denotan un deterioro progresivo. Mientras que, principalmente en Europa, el término *tendinosis* es el utilizado con mayor frecuencia,[195] en Norteamérica se da preferencia a los términos *tendinitis* o *tendonitis*.

ANATOMÍA

En los primeros capítulos de este texto se expuso la anatomía del hombro. Sin embargo, en esta sección se revisarán brevemente algunos aspectos de las características de los tendones del manguito de los rotadores, que son importantes en la tendinitis calcificante. Los tendones mencionados, que se fusionan con la cápsula de la articulación glenohumeral antes de insertarse en el hueso, son los del supraespinoso en su porción más superior, el del infraespinoso y el redondo menor en planos posterior y posteroinferior, y el del subescapular por delante del supraespinoso. Los primeros tres tendones se insertan en el troquíter, en tanto que el del subescapular lo hace en el troquín. En la zona de los tendones en la que se da la calcificación, no ha sido posible distinguir desde el punto de vista histológico entre el tendón más profundo y con más colágeno y la cápsula articular, hecho destacado por Codman.[31] A menudo era casi imposible detectar las células de la capa sinovial.

El tendón del supraespinoso es la localización más frecuente de la tendinopatía del manguito. Tiene una longitud de 2 cm a 3 cm y atraviesa el compartimento subacromial, que tiene unos límites rígidos en el arco coracoacromial en el plano superior y en la cabeza del húmero en el inferior. Codman[31] destacó que las enfermedades del tendón del supraespinoso tendían a aparecer en una zona específica del mismo, la situada entre 1,25 cm y 2,5 cm proximales a su inserción. Denominó a esta zona «porción crítica», nombre que más tarde Moseley y Goldie[112] cambiaron por el de «zona crítica». La vascularización de dicha zona ha sido objeto de numerosas investigaciones, ante la posibilidad de que fuera la hipovascularización la que iniciase los cambios degenerativos que más tarde culminarían en calcificación o desgarro.

Los tendones del manguito de los rotadores reciben regularmente sangre de las arterias supraescapular y circunflejas humerales anterior y posterior. Además, reciben contribuciones de las arterias acromiotorácica, suprahumeral y subescapular, en orden descendente de frecuencia.[147] La vascularización de los tendones del manguito y en particular la del supraespinoso se ha estudiado en muchos hombros de cadáver por medio de microangiografía, junto con técnicas histológicas. Moseley y Goldie[112] observaron que el supraespinoso tenía circulación suficiente gracias a

* La primera edición de este capítulo fue escrita por el Dr. Kiriti Sarkar, por desgracia actualmente fallecido.

una red de vasos que provenían de los extremos muscular y óseo del tendón, que establecían anastomosis en la «zona crítica». Indicaron que «no había pruebas de que la zona crítica tuviera menor vascularización que otra parte del manguito tendinoso». Por otra parte, los estudios microangiográficos de Rothman y Parke[148] indicaron que la «zona crítica» tenía una notable deficiencia de la vascularización, y sus estudios histológicos corroboraron tal proposición. El tendón del supraespinoso era el que mostraba con mayor frecuencia dicha deficiencia, pero también los tendones del infraespinoso y el subescapular mostraban zonas hipovasculares. Brooks y cols.[21] hicieron un estudio histológico cuantitativo del manguito y concluyeron que el supraespinoso y el infraespinoso estaban igualmente hipovascularizados en sus 15 mm distales, y que el diámetro de los vasos disminuía en sentido de la inserción ósea.

Rathbun y Macnab[136] documentaron, en su estudio en cadáveres, la presencia de una zona avascular en el tendón del supraespinoso cerca de su inserción ósea; dicha zona dependía de la posición del brazo. Demostraron que cuando se inyectaba Micropaque (sulfato de bario) en los vasos con el brazo del cadáver en aducción, no había llenado de los de la «zona crítica». La zona sin llenado a veces se extendía hasta el punto de la inserción. Si después de abducción pasiva se inyectaban los vasos del hombro contralateral del mismo cadáver, había un llenado completo en todo el tendón; por esta razón, los autores propusieron que la zona de avascularidad era «exprimida» de sangre, es decir, como consecuencia de la presión de la cabeza del húmero en el tendón. Tillmann[176] en un estudio más reciente, indicó que la zona de inserción del supraespinoso era avascular.

Los datos histológicos de los autores han sido muy semejantes a los de investigadores previos.[89] Prácticamente no existe un área en el tendón del supraespinoso que carezca de conductos vasculares. Sin embargo, se ha observado que dichos conductos, en particular los de mayor calibre, abundan en el tejido, conectivo laxo por debajo de las bolsas, pero escasean más en la parte colagenosa densa cerca de la articulación. Como dato interesante, este signo se manifiesta ya en el tendón del supraespinoso del feto (Fig. 18-1), incluso antes de que surja la disposición particular de las fibras tendinosas.

Los estudios histológicos que los autores han realizado en tendones de cadáver han sido complementados por otros de tipo microangiográfico, que siempre han indicado una zona de llenado sanguíneo deficiente en la cara articular del tendón, cerca de su inserción, independientemente de la posición del brazo.[89]

De lo anterior resulta evidente que no se ha dilucidado del todo el dilema de la disminución o la falta de riego en algunas zonas de los tendones del manguito. No es fácil maniobrar el brazo de un cadáver para obtener resultados óptimos en la microangiografía. Además, es dudoso que este último método señale todo el árbol vascular hasta el nivel capilar. Sin embargo, podría ser más apropiado suponer que existe en los tendones del manguito de los rotadores una deficiencia transitoria de riego, particularmente en la porción más profunda del supraespinoso.

INCIDENCIA

Los informes de la incidencia global de la calcificación tendinosa varían en grado extraordinario, lo cual depende no sólo del material clínico utilizado, sino también de la técnica radiográfica. Bosworth exploró los dos hombros de 6.061 oficinistas, e identificó una incidencia de calcificación del 2,7%.[16,17] Welfling y cols.[191] radiografiaron 200 hombros de personas sin molestia alguna, e identificaron en 15 de ellos calcificaciones (7,5%). Rüttimann[152] radiografió a 100 individuos sin síntomas y detectó una incidencia del 20% de calcificación.

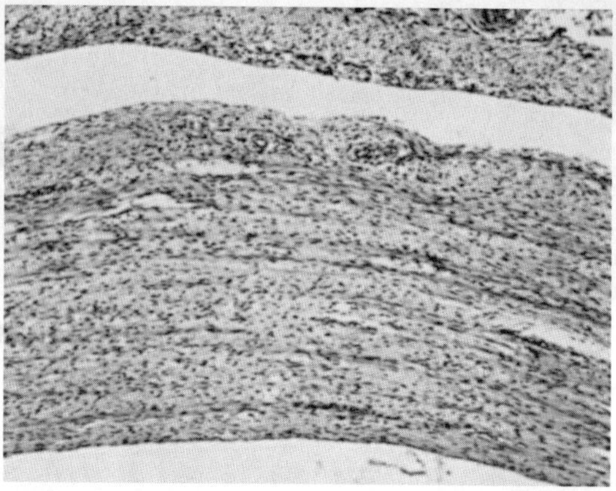

Fig. 18-1 • Tendón del supraespinoso, cerca de su inserción ósea, en un feto humano de 20 semanas. Se observa la vascularización bastante abundante en la zona del tendón cercana a la bolsa. Por otra parte, los vasos escasean en la porción articular. (Goldner, amplificación original, ×100.)

La incidencia de calcificación en 925 hombros dolorosos señalada por Welfling y cols.[191] fue del 6,8%. Al subdividirla en grupos de edad, los individuos de 31 a 40 años tuvieron una incidencia del 19,5% de calcificación. Sin duda alguna, este punto máximo en el grupo de edad comentado no correspondió con el punto máximo observado en sujetos con desgarro del manguito de los rotadores. Los investigadores mencionados concluyeron que ambas enfermedades representan entidades diferentes. Friedman hizo radiografías de los hombros de 228 sujetos con manguito de los rotadores doloroso, e identificó depósitos calcificados en 75 de ellos.[52] Del grupo de 75 sujetos con calcificación, 54 tenían entre 30 y 49 años de edad. Bosworth ha calculado que del 35% al 45% de individuos con depósitos calcáreos, al final muestran síntomnas.[16,17]

Plenk[135] advirtió que el 82% de las calcificaciones estaban en el tendón del supraespinoso. Bosworth[16,17] señaló que el 90% de ellas estaban en el supraespinoso y en el infraespinoso. DePalma y Kruper[40] indicaron una incidencia del 74% al valorar sólo el supraespinoso, en tanto que la incidencia de depósitos simultáneos en dicho músculo y otros rotadores cortos fue del 90%. En la serie de Bosworth[16,17] se produjeron calcificaciones en el supraespinoso en el 51% de los casos; en el infraespinoso, en el 44,5%, en el redondo menor, en el 23,3%, y en el subescapular en el 3% de los sujetos. Por supuesto, los depósitos a veces se identificaron en varios tendones.

En términos generales, los autores aceptan que hay una mayor frecuencia de afectación en mujeres que en varones. Bosworth[16,17] indicó una incidencia del 76,7% en mujeres; DePalma y Kruper[40] señalaron una incidencia del 60,3%; Welfling y cols.[191] una del 62%; Lippmann,[87] Hartig y Huth,[68] del 64%, y en la serie de 127 pacientes de los autores fue del 57%. Friedman destacó una mayor incidencia en varones (56%).[52] Hsu y cols.[73] indicaron una incidencia todavía mayor: de 82 pacientes, 61 varones tuvieron tendinitis calcificante (74%).

La distribución por edades varió moderadamente de un autor a otro. Welfling y cols.[191] advirtieron que la máxima incidencia se observaba en personas de 31 a 40 años, en tanto que DePalma y Kruper[40] observaron que el 36% de los pacientes pertenecían al grupo de 40 a 50 años. En la serie de los autores, 53 pacientes (42%) pertenecieron al grupo de 40 a 49 años de edad. Welfling y cols.[191] afirman que en su grupo de 925 individuos no se identificó calcificación alguna en personas mayores de 71 años, y McLaughlin[101] señaló que en unos 1.000 cadáveres de personas mayores y ancianas no se identificó calcificación en los estudios de laboratorio de anatomía. Parecería que el punto máximo de frecuencia se alcanza más tarde en varones que en mujeres. Lippmann[87] obtuvo resultados similares: la edad promedio de las mujeres fue de 47 años, y la de los varones, 51 años. Hsu y cols.[73] indicaron que, 56 de 82 pacientes tenían más de 60 años, y concluyeron que el sexo y la edad de sujetos con tendinitis calcificante son diferentes en asiáticos. Nutton y Stothard[118] indicaron la presencia de tendinitis calcificante en un niño de tres años de edad.

Al parecer, la ocupación interviene en la tendinitis calcificante. En el grupo de DePalma y Kruper,[40] el 41% de las personas fueron amas de casa, y el 27% profesionales, directivos y vendedores. En la serie de los autores, el 43% fueron amas de casa, y el 44% realizaban trabajo de oficina.

El hombro derecho suele estar afectado con mayor frecuencia que el izquierdo; dicha diferencia comprendió el 64% en el estudio de Hartig y Huth,[68] descendió al 57% en el de DePalma y Kruper,[40] y fue del 51% en la serie de los autores. Welfling y cols.[191] identificaron, en el 24,3% de sus sujetos, afectación de ambos hombros. En la serie de DePalma y Kruper[40] la diferencia fue del 13%. De los pacientes de la serie de los autores, el 17% regresaron con calcificación del hombro contrario; dicha cifra aumentó al prolongarse el período de vigilancia.

La incidencia de calcificaciones simultáneas en la cadera en 23 personas que Welfling y cols. estudiaron por medio de radiografías[191] fue en su serie del 62,5%, en tanto que la incidencia fue de sólo el 4% en pacientes control.

Todos los autores aceptan que la tendinitis calcificante no guarda relación con ningún proceso patológico generalizado, y Welfling y cols.[191] concluyeron acertadamente que la calcificación tendinosa constituye una entidad patológica por sí misma. Ni McLaughlin [101] ni Rüttimann[152] detectaron relación alguna entre desgarros tendinosos y tendinitis cálcica. Los desgarros parciales se producen casi siempre en el lado de la bolsa, cuando el depósito la rompe y penetra en ella. Sólo en muy contadas ocasiones se produce la rotura en la articulación glenohumeral.[63] Patte y Goutallier[125] observaron dos casos. Hsu y cols.[73] detectaron indicios artrográficos de desgarro del manguito de los rotadores en el 28% (23 pacientes). Los autores no han registrado un solo caso de desgarro completo del manguito. Morimoto y cols.[107] observaron calcificación del ligamento coracoacromial en un paciente.

Casi todos los investigadores aceptan que no hay relación alguna entre la tendinitis calcificante y los traumatismos.

CLASIFICACIÓN

Se han propuesto algunas clasificaciones de la tendinitis calcificante. Bosworth[16,17] dividió los depósitos en tres categorías, de acuerdo con su tamaño e importancia clínica correspondiente: 1) pequeños (hasta 0,5 mm); 2) medianos (0,5 mm a 1,5 mm) y 3) grandes (más de 1,5 mm). El autor en cuestión pensó que los depósitos pequeños tienen escasa importancia clínica, en tanto que los que exceden de 1,5 mm tienden a originar síntomas. DePalma[39] clasificó la tendinitis calcificante en aguda, subaguda y crónica, según el grado y duración de los síntomas. Se ha sugerido que algunos individuos con la forma crónica que muestran exacerbaciones agudas deberían ser clasificados en una categoría aparte, porque tienen un mejor pronóstico. Patte y Goutallier[125] clasificaron los depósitos en formas circunscrita y difusa. Desde el punto de vista radiológico, la forma circunscrita tiene aspecto redondo u oval, es densa y homogénea, y está muy cerca de la pared de la bolsa; tiende a desaparecer de manera espontánea. En cambio, la forma difusa está situada en un plano más profundo en el tendón, cerca de la inserción ósea, y en las radiografías tiene una imagen heterogénea. La forma difusa origina más síntomas y tarda más en desaparecer.

Nosotros no hemos utilizado estas clasificaciones en el tratamiento clínico de nuestros pacientes con tendinitis calcificante, ya que no tienen en cuenta la naturaleza cíclica de la enfermedad. Sin embargo, es necesario recordar que pueden aparecer calcificaciones radiológicamente visibles en los tendones del manguito en otras enfermedades aparte de la tendinitis calcificante. Se pueden observar calcificaciones distróficas alrededor de los bordes desgarrados del tendón después de un desgarro completo.[196] Las calcificaciones masivas, como se advierten en el hombro de Milwaukee o en la artropatía del manguito con desgarro completo, se asocian a alteraciones artrósicas graves de la articulación glenohumeral, y en cierto grado, en la articulación acromioclavicular.[2,65,99,116] La calcificación distrófica asociada a un desgarro tiene mal pronóstico y denota cambios degenerativos progresivos; además, no es comparable a la curación espontánea del tendón en la tendinitis calcificante. Además, las calcificaciones distróficas, al contrario que las reactivas, no surgen en la parte media del tendón, sino que lo hacen mucho más cerca de su inserción ósea.

ANATOMÍA PATOLÓGICA

Son cuatro las características histológicas fundamentales que se encuentran en la tendinitis calcificante:

1. Metaplasia fibrocartilaginosa durante la etapa de precalcificación.
2. Depósito de cristales de calcio en la matriz fibrocartilaginosa durante la fase de formación de la etapa de calcificación.
3. Resorción mediada por células del depósito de calcio durante la fase resortiva de la etapa de calcificación.
4. Restitución del tendón durante la etapa de poscalcificación.

Como todavía se especula mucho sobre la etiología de la tendinitis calcificante, pensamos que es necesario un estudio detenido de su patología antes de poder realizar cualquier suposición lógica acerca de su mecanismo patogénico.

Con el microscopio óptico, los depósitos calcificados tienen un aspecto multifocal, separados por tejido fibrocolagenoso o fibrocartílago (Fig. 18-2); este último consiste en condrocitos fácilmente identificables, descritos por Archer y cols.[7] como células condrocitiformes dentro de una matriz con grados diversos de metacromasia (Fig. 18-3). Wrede,[198] en 1912, Harbin[66] en 1929,

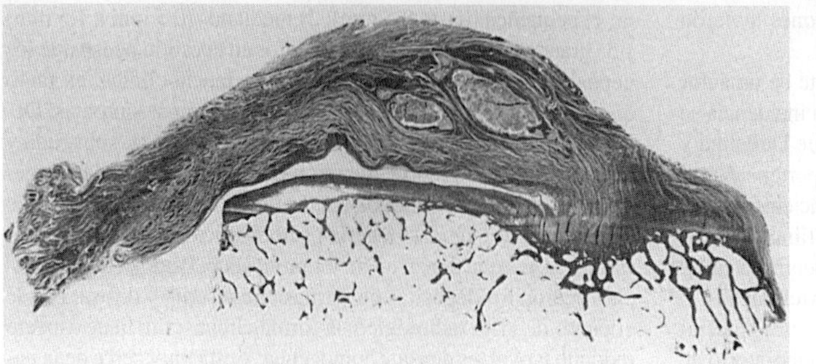

Fig. 18-2 • Pieza de necropsia de una mujer de 45 años en la que se advierte el sitio típico de múltiples depósitos calcificados en la porción más superficial (de la bolsa) del tendón del supraespinoso. La reacción de la bolsa es mínima. Está indemne la porción más profunda. (Azan, amplificación original, ×3.)

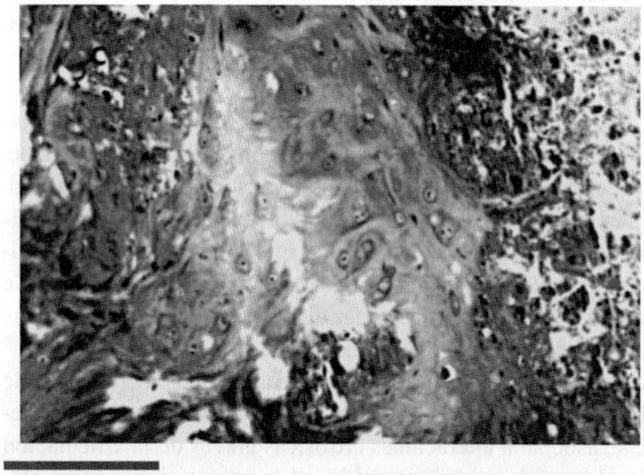

Fig. 18-3 • El área fibrocartilaginosa entre los depósitos calcificados (C) indica los condrocitos típicos. La imagen es característica de la fase formativa. Los depósitos están parcialmente en cúmulos, y en parte son granulosos. (Azul de toluidina, ×100.)

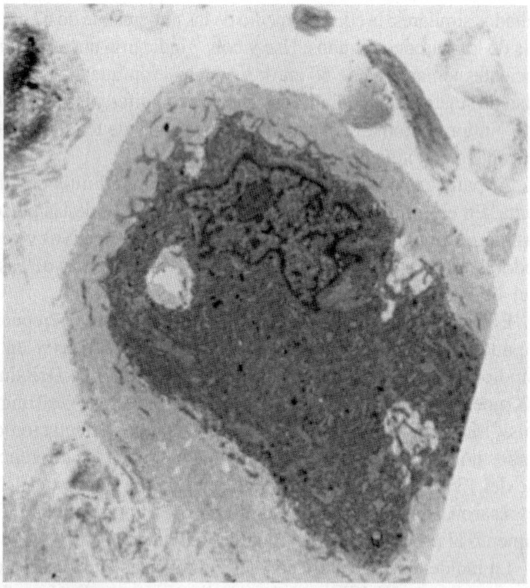

Fig. 18-4 • La ultraestructura de un condrocito, rodeado por una matriz pericelular, muestra un núcleo con borde indentado y el citoplasma, que contiene retículo endoplásmico «grueso», muy extenso, y vacuolas. (Acetato de uranilo y citrato de plomo, ×6.500.)

Sandström y Wahlgren[154] en 1937, Howorth[72] en 1945 y Pedersen y Key en 1951,[127] identificaron la aparición de condrocitos dentro del parénquima tendinoso cerca de la calcificación. La ultraestructura de dichos condrocitos indicó que las células a menudo tienen una cantidad mediana de citoplasma, que incluye un retículo endoplásmico muy bien desarrollado, diversas mitocondrias, una o más vacuolas e innumerables prolongaciones celulares (Fig. 18-4). El núcleo tiene un borde indentado. Las células están rodeadas de una banda neta de matriz pericelular con lagunas intercaladas o sin ellas.

Las regiones fibrocartilaginosas por lo general son avasculares. La sustancia intercelular es metacromática, y destacan «círculos concéntricos» o aureolas pericelulares ricas en glucosaminoglucanos alrededor de células redondeadas.[7] Como dato sorprendente, con la tinción monoclonal de colágeno realizada por Archer y cols.,[7] no se identificó la presencia de colágeno de tipo II. En los estudios en los que utilizaron anticuerpos monoclonales de tipo II contra colágeno, los autores han identificado a veces su presencia. Las diferencias en los resultados tal vez se deban a la heterogeneidad de factores como preparación hística, fuente de anticuerpos monoclonales y técnicas de tinción. A diferencia del fibrocartílago, el tejido fibrocolagenoso que comprime la calcificación podría tener un aspecto comprimido, y así haber formado una seudocápsula alrededor de los depósitos. Las fibras del tendón vecino pueden mostrar adelgazamiento y pérdida de la disposición en fibrillas.

Los depósitos de calcio pueden aparecer en forma de gránulos dispersos o de cúmulos. Con el microscopio electrónico de transmisión se identifican agrupaciones de estructuras redondeadas que contienen material cristalino, en una matriz de restos amorfos o de fibras de colágeno fragmentadas irregularmente, (Fig. 18-5). Con el microscopio electrónico de barrido, los depósitos de calcio tienen el aspecto de piedras dentro de una mezcla de mortero.[51] A veces se identifican los cristales rectangulares irregulares dentro de estructuras revestidas de membrana que recuerdan las vesículas de la matriz, llamadas también *glóbulos calcificantes*.[4-6,14] En raras casiones, las densidades cristalinas parecen estar interpuestas entre fibras de colágeno.

Los estudios por medio de métodos químicos, difracción por rayos X y espectrometría infrarroja y termogravimetría, han demostrado que los cristales son de apatita carbonatada.[50] Sin embargo, por microscopio electrónico de transmisión de alta resolución se observó que los cristales son mucho mayo-

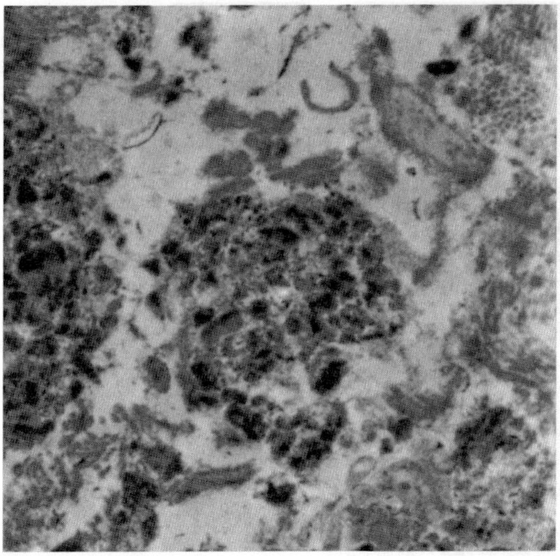

Fig. 18-5 • Estructuras redondeadas similares a vesículas de matriz, que contienen estructuras cristalinas electrodensas. (Acetato de uranilo y citrato de plomo, ×23.200.)

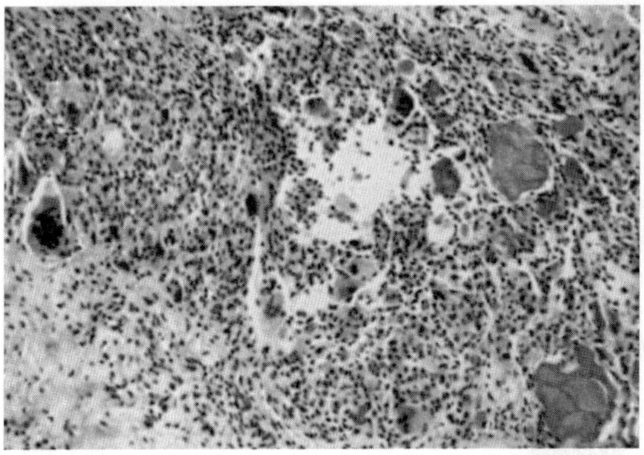

Fig. 18-6 • Un «granuloma de calcio» contiene depósitos pequeños dispersos de calcio, macrófagos y células gigantes multinucleadas. (Hematoxilina y eosina, ×100.)

res que los clásicos de apatita y tienen una configuración diferente.[185]

En 1915, Moschkowitz[108] identificó los depósitos dentro del tendón, pero afirmó que no desencadenaban una reacción celular. Sin embargo, unos años antes Wrede[198] había señalado que, si bien alrededor de algunos depósitos no se detectaba inflamación o vasos, en otros sitios de calcificación se identificaban «células mesenquimatosas nuevas, células epitelioides, leucocitos y algunos linfocitos, y a veces células gigantes». La presencia de dichas células era compatible con la actividad de resorción en esa etapa. Por esa razón, la notable reacción celular alrededor de depósitos calcificados («el granuloma de calcio») fue considerada por Pederson y Key[127] como una lesión característica de tendinitis calcificante. El aspecto granulomatoso depende de la presencia de células gigantes y multinucleadas (Fig. 18-6) y de macrófagos. Archer y cols.[7] interpretaron la presencia de estos dos últimos tipos celulares como un fenómeno de resorción. La reacción celular a menudo se acompañó de la presencia de conductos capilares o vasos de pared fina alrededor de los depósitos (Fig. 18-7). El borde y el interior de los depósitos estuvieron infiltrados de macrófagos y unos cuantos leucocitos, como polimorfonucleares, así como fibroblastos. Es posible identificar con facilidad la sustancia que fagocitan los macrófagos o las células gigantes multinucleadas (Fig. 18-8). La ultraestructura de dichas células indica la presencia de partículas cristalinas electronicodensas en vacuolas citoplásmicas (Fig. 18-9), pero el aspecto de los cristales difiere un poco del de los depósitos extracelulares.[155] Algunos de los cúmulos intracelulares tienen un aspecto redondeado y se denominan *microesferolitos* o *psamomas* (Fig. 18-10).

Es posible identificar en la vecindad general de la calcificación, pequeñas zonas que representan el proceso de reparación y cuyo aspecto es muy variable. El tejido de granulación con fibroblastos jóvenes y capilares neoformados contrasta con las cicatrices estructuradas, con conductos vasculares y fibroblastos maduros que están en proceso de alineación, siguiendo el eje longitudinal de las fibras tendinosas (Figs. 18-11 y 18-12). Los

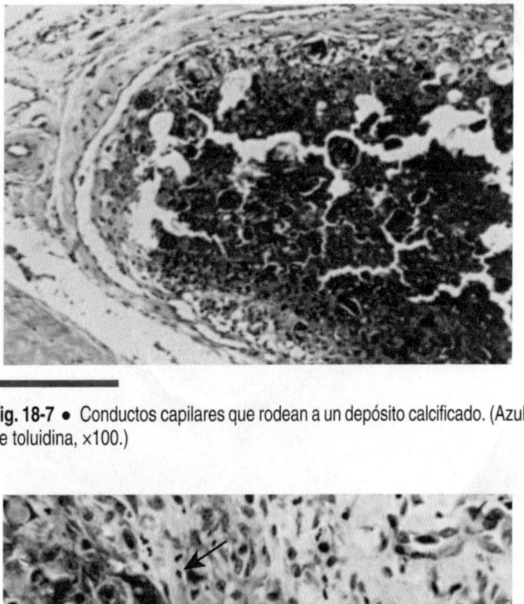

Fig. 18-7 • Conductos capilares que rodean a un depósito calcificado. (Azul de toluidina, ×100.)

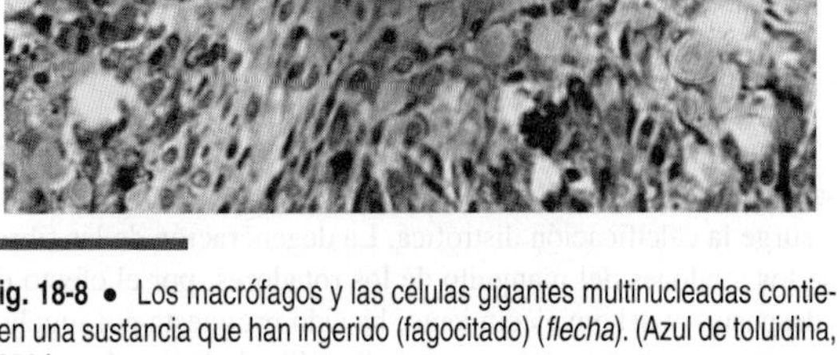

Fig. 18-8 • Los macrófagos y las células gigantes multinucleadas contienen una sustancia que han ingerido (fagocitado) (*flecha*). (Azul de toluidina, ×250.)

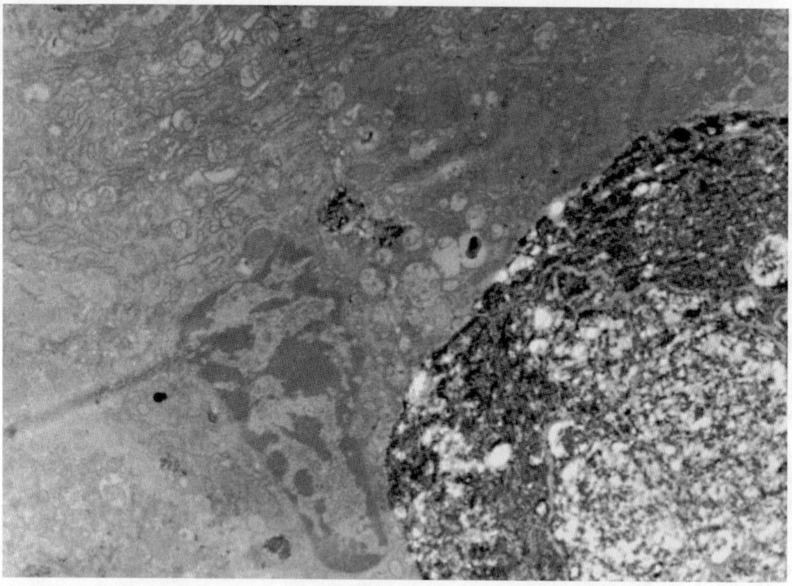

Fig. 18-9 • La ultraestructura de un macrófago señala material aparentemente electrodenso fagocitado en el citoplasma. (Acetato de uranilo y citrato de plomo, ×11.500.)

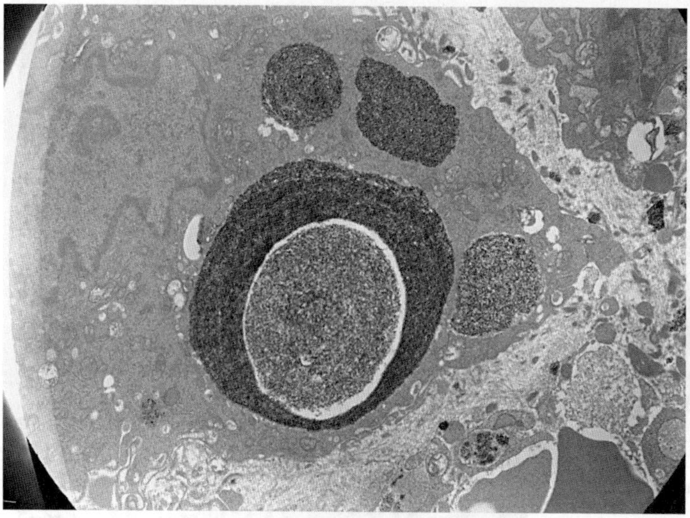

Fig. 18-10 • Fotomicrografía electrónica que nuestra un psamoma dentro de un macrófago, junto a tres acumulaciones menores de material electrodenso. Se advierte con bastante nitidez la estructura de múltiples capas del psamoma. (Acetato de uranilo y citrato de plomo, ×14.500.)

autores, por medio de anticuerpos monoclonales contra colágeno de tipo III, han podido confirmar la neoformación de colágeno, que fue más intensa alrededor de los conductos vasculares.

Los depósitos calcificados en la pared de las bolsas subacromiales también tienden a ser multifocales (Fig. 18-13). Rara vez se observa una reacción celular alrededor de los depósitos de las bolsas.[156]

PATOGENIA

Codman[31] propuso que la degeneración de las fibras tendinosas antecede a la calcificación. Las fibras se vuelven necróticas, y surge la calcificación distrófica. La degeneración de las fibras de los tendones del manguito de los rotadores, por el efecto de «desgaste» y del envejecimiento, ha sido propuesta por muchos investigadores, o demostrada por ellos. Sin duda, las dos causas están interrelacionadas. Es razonable suponer que los tendones del manguito muestran un efecto de «desgaste» porque la articulación glenohumeral es la de un arco de movimiento más amplio, y quizá la más utilizada en el organismo. Los estudios realizados en Suecia indican al parecer que las cargas y las distensiones inducidas por las actividades en que participa el brazo también pueden originar tendinitis del supraespinoso.[70] Sin embargo, no hay datos de que ni siquiera la persona que desempeña trabajo manual pesado termine por mostrar tendinitis calcificante con el paso del tiempo, y Olsson[120] ha demostrado que los tendones del manguito en el brazo dominante muestran prácticamente los mismos signos de degeneración que los del brazo contralateral.

El envejecimiento se considera la causa principal de degeneración de los tendones del manguito. Brewer[19] piensa que, con el paso del tiempo, se produce una disminución general de la vascularización del tendón del supraespinoso, y también cambios en

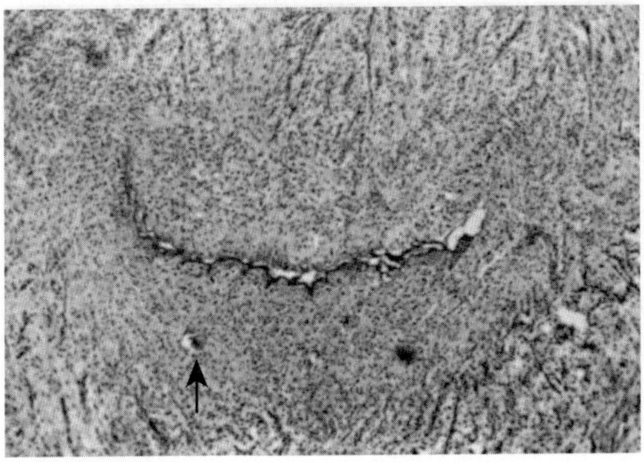

Fig. 18-11 • El tejido de granulación ha ocupado casi por completo la zona, en la que había depósitos calcificados. Aún se advierte un «rastro» de calcio (*flecha*). La porción central señala el precipitado amorfo. (Hematoxilina y eosina, ×40.)

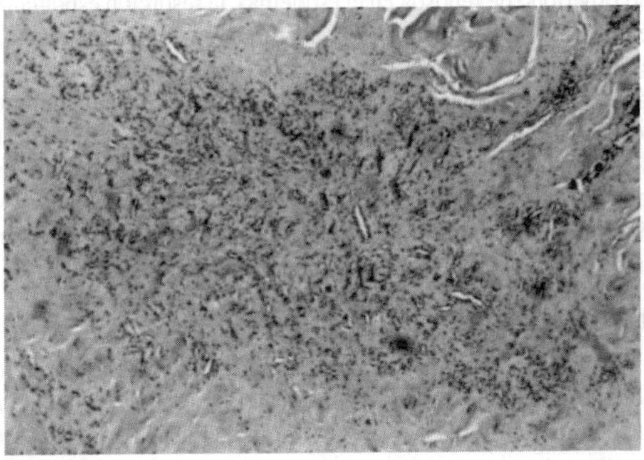

Fig. 18-12 • La cicatriz representa la zona de cicatrización del tendón. (Hematoxilina y eosina, ×40.)

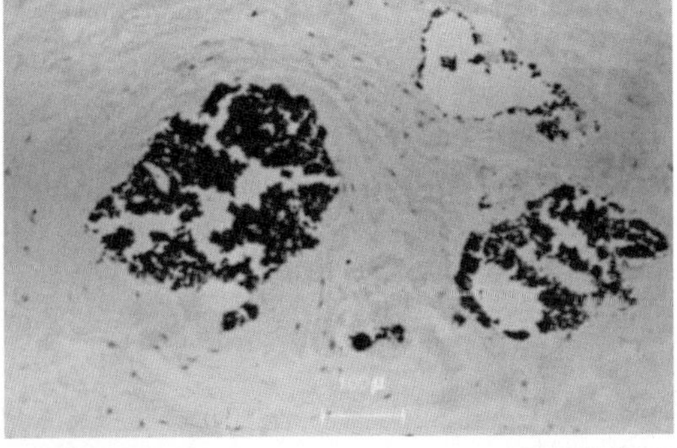

Fig. 18-13 • Los focos múltiples de depósitos calcificados en la pared de la bolsa subacromial no muestran ninguna reacción celular. (Hematoxilina y eosina, ×40.)

sus fibras. Los cambios más notables del envejecimiento, que se inician entre los 30 y los 50 años,[120] se manifiestan en los haces definidos de colágeno o en los fascículos que constituyen la arquitectura característica del tendón. La mayor parte de los fascículos muestran adelgazamiento y separación de las fibras, definida esta última como un proceso degenerativo caracterizado por la separación y el deshilachamiento de las fibras. Los fascículos adelgazados muestran una disposición celular irregular, y las fibras fragmentadas a menudo son hipocelulares. Parece haber una mayor cantidad de tejido conjuntivo intermedio, por el que transcurren los vasos sanguíneos entre los fascículos, en comparación con el volumen de los fascículos. Según la experiencia de los autores, es difícil precisar la disminución numérica de los vasos, pero en sujetos ancianos es un hallazgo constante en los tendones del manguito un mayor número de vasos con paredes más gruesas.

La tendinitis calcificante rara vez afecta a personas menores de 40 años y, por ello, podría afirmarse que la degeneración primaria de las fibras tendinosas es la causa del depósito interior de calcio. Con arreglo a la sugerencia de Codman[6] de la naturaleza degenerativa de la tendinitis mencionada,[31] investigadores subsecuentes han detectado datos histológicos amplios de la sucesión de fenómenos que incluyen degeneración, necrosis y calcificación.[56,58,103] Según McLaughlin,[101] la primera lesión es la hialinización focal de las fibras que por último se «deshilachan» y desprenden del tendón normal que las rodea. El movimiento ininterrumpido del tendón hace que las fibras desprendidas «enroscadas» parezcan una «sustancia similar a los desperdicios», es decir, restos necróticos que se calcifican. Esta sucesión de hechos fue demostrada experimentalmente por Macnab[96] en el curso de las investigaciones de los efectos de la interrupción de la circulación al tendón de Aquiles de conejo. Pedersen y Key,[127] también partidarios de la calcificación degenerativa, han dicho que el «calcio se deposita en el tejido colagenoso necrótico».

Mohr y Bilger[105] piensan que el proceso de calcificación comienza con la necrosis de los tenocitos, junto con la acumulación intracelular de calcio, a menudo en forma de microesferolitos también conocidos como psamomas. A diferencia de lo señalado por Mohr y Bilger[105] los autores nunca han observado psamomas en las fases iniciales de formación, aunque sí son habituales en la de resorción (véase Fig. 18-10). Los estudios que realizaron de microscopia electrónica no dejaron dudas de que el material electrónico denso está situado dentro de la célula y no fuera de ella, como se advierte en los cuadros patológicos citados por dichos autores. Además, desafortunadamente no diferencian entre las calcificaciones de la inserción tendinosa y las que están dentro de los tendones (es decir, el lugar de la tendinitis calcificante). Seifert[161] ha publicado los aspectos bioquímicos de las calcificaciones de partes blandas.

Opinión de los autores

Los investigadores mencionados no distinguieron entre algunos aspectos histológicos de la tendinitis calcificante fundamentalmente diferentes de los de la calcificación distrófica. Lippmann[87] observó que «el depósito inicial en un lecho totalmente avascular no desencadena reacción hística alguna». Diferenció tal situación, del «mecanismo de absorción que más bien depende de la vascularización y la inflamación». Además, Jones[78] deploró el hecho de que no se haya realizado una «evaluación apropiada de los procesos de reparación natural en los casos agudos».

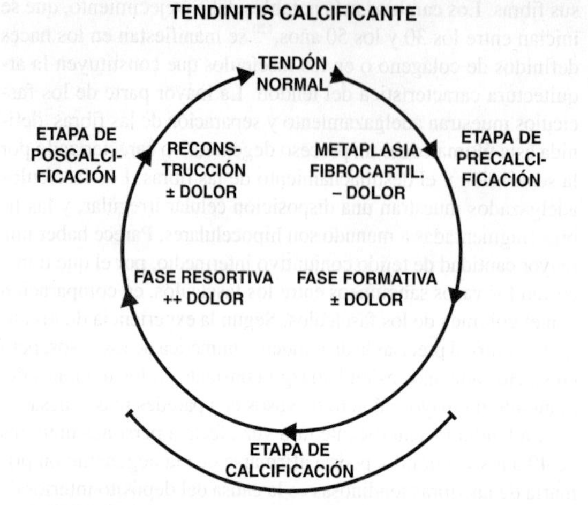

Fig. 18-14 • Evolución de la tendinitis calcificante.

Los autores desean añadir que, ni la naturaleza autorregenerativa de la tendinitis calcificante ni los diversos aspectos de su anatomía patológica son característicos de una enfermedad degenerativa. En opinión de los autores, el proceso de calcificación está mediado activamente por células en un entorno viable.[130,138,155,178,180-183,185] Además, no cabe la más mínima duda de que la formación del depósito de calcio debe preceder a su resorción.

La tendinitis calcificante tiene tres etapas claras:

1. Precalcificación (metaplasia de la matriz).
2. Calcificación (calcificación de la matriz y resorción de los depósitos de calcio).
3. Poscalcificación (reconstitución de la matriz [Fig. 18-14]).

Etapa de precalcificación

En esta etapa, el lugar predilecto de la calcificación experimenta una transformación fibrocartilaginosa. Esta metaplasia de los tenocitos y su transformación en condrocitos conlleva metacromasia, que indica la elaboración de proteoglucano.

Fase de calcificación

Esta fase se subdivide en fase formativa y fase de resorción.

Fase formativa

En la fase de calcificación que sigue, se depositan cristales de calcio sobre todo en vesículas de matriz, que coalescen para formar grandes zonas de depósitos.[155] Por comodidad de descripción, se ha utilizado el término «formativo» para designar el período inicial de la fase de calcificación.[185] Si en esta etapa se efectúa cirugía, se advierte que el depósito tiene un aspecto «cretáceo» (Fig. 18-15), y es necesario extraerlo con una cucharilla. En este momento, por lo general el área de fibrocartílago con los focos de calcificación no produce conductos vasculares. Los tabiques del fibrocartílago que separan los focos de calcificación captan el colorante metacromático; no siempre captan el colorante que identifica al colágeno de tipo II, que es un componente del fibrocartílago. Estos tabiques fibrocartilaginosos muestran poco a poco erosión por acción de los depósitos que se agrandan.

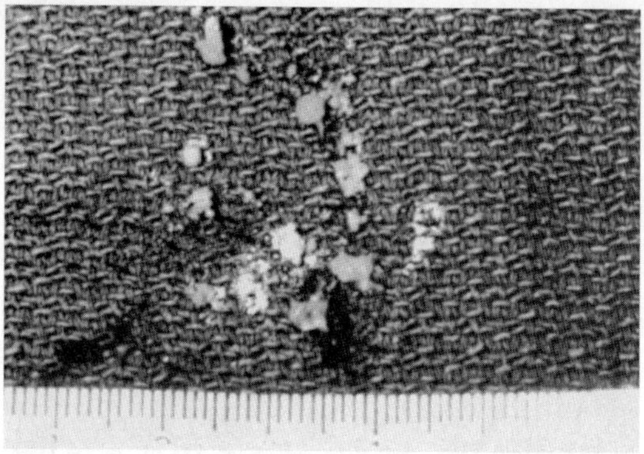

Fig. 18-15 • El calcio extraído de una persona en la fase formativa tiene un aspecto granuloso.

Fase de resorción

Después de un período variable de inactividad de la enfermedad («período de reposo» en el esquema), la resorción espontánea del calcio está anticipada por la aparición de conductos vasculares de pared fina en la periferia del depósito. Poco después, el depósito queda rodeado de macrófagos y células gigantes multinucleadas que engullen, es decir, fagocitan y eliminan el calcio; esta es la última etapa de la fase de calcificación que los autores han llamado «de resorción». Si en ella se realiza alguna operación, se advertirá que el depósito calcificado es un material espeso, blanco, cremoso o similar a una pasta dentífrica (Fig. 18-16).

Etapa de poscalcificación

De forma simultánea a la resorción de calcio, comienza a remodelar el espacio ocupado por el calcio, tejido de granulación que contiene fibroblastos nuevos y conductos de neoformación. En estos sitios hay una coloración positiva que denota la presencia de colágeno de tipo III. Al madurar la cicatriz, los fibroblastos y el colágeno terminan por alinearse en el eje longitudinal del tendón. En ese proceso de remodelación, el colágeno de tipo III es sustituido por colágeno de tipo I. Los autores han llamado a

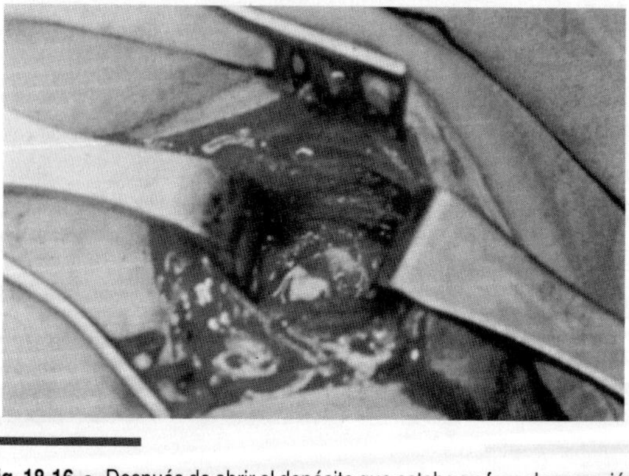

Fig. 18-16 • Después de abrir el depósito que estaba en fase de resorción, salió a presión un líquido cremoso, que puede identificarse en los bordes de la incisión.

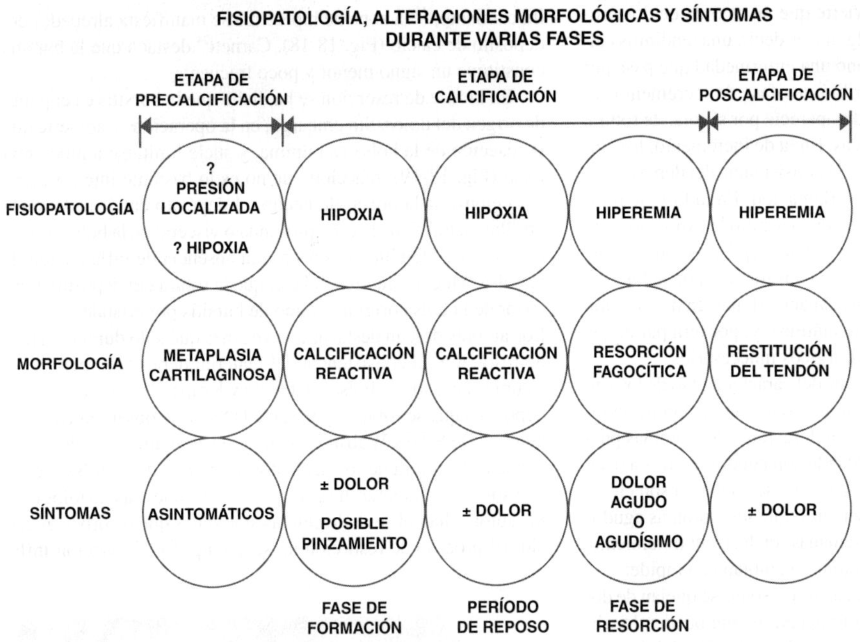

Fig. 18-17 • Fisiopatología, alteraciones morfológicas y síntomas durante las fases de la tendinitis calcificante. En la evolución de la enfermedad, las etapas a menudo se «superponen».

esta etapa de la reconstrucción tendinosa «poscalcificación». La Figura 18-17 define la correlación entre patogenia, signos morfológicos y síntomas durante las diversas etapas de la tendinitis calcificante.

La patogenia del proceso calcificante puede deducirse razonablemente de estudios morfológicos, pero es difícil identificar el factor que desencadena la transformación fibrocartilaginosa, como primer fenómeno de la serie. Codman[31] sugirió que el factor causal primario era la hipoxia hística; sigue siendo una hipótesis atractiva por la peculiaridad de los vasos de los tendones y la mecánica del hombro. Los autores han observado que hay una mayor frecuencia del antígeno leucocitario humano HLA-Al *(human leukoeyte antigen-A1,)* en individuos con tendinitis calcificante, lo cual indica que pueden ser propensos en su estructura genética a presentar dicho trastorno.[164] Se desconocen también los factores que desencadenan la resorción. La fase de formación propuesta por los autores parece ser idéntica a la fase inicial de incremento de Lippmann,[87] en tanto que su fase tardía de incremento es análoga a la fase de resorción de los autores.

CUADRO CLÍNICO INICIAL

Las claves clínicas para identificar la tendinitis calcificante son las siguientes:

1. Dolor, más intenso durante la fase resortiva.
2. Disminución del arco de movilidad, en su mayor parte secundaria al dolor.
3. Indicios radiográficos de calcificación intratendinosa.
4. Datos ecográficos positivos.

En el cuadro clínico inicial, el dolor es el síntoma cardinal de la tendinitis calcificante.[15,79,84,170,174]

Los autores desean destacar que para la evaluación clínica y el tratamiento de este cuadro patológico es esencial tener conocimientos amplios del mecanismo patogénico de la tendinitis calcificante. Existe una tendencia a suponer que esta enfermedad, como casi todas, comienza con síntomas agudos y evoluciona hasta una fase crónica, aunque algunos aseguran que en realidad se trata de dos entidades patológicas distintas. Los conocimientos que los autores tienen de dicha enfermedad señalan totalmente lo contrario. Nosotros pensamos que la etapa inicial de formación del depósito, en la que no hay una reacción vascular ni celular, es probable que origine pocos síntomas o molestias no debilitantes, ya que el depósito apenas aumenta la tensión tisular intratendinosa. De ese modo, la enfermedad por lo general comienza con síntomas crónicos o sin síntomas. A medida que los depósitos aumentan de tamaño, pueden originar «compresión» contra el ligamento coracoacromial (Fig. 18-2), hecho ya observado por Baer[9] en 1907 durante la cirugía. Por otra parte, en la fase posterior de resorción de calcio, el exudado de células junto con la proliferación vascular deben agrandar considerablemente el espacio vascular, aumentando la presión intratendinosa, que originará dolor. El dolor puede empeorar cuando el tendón aumentado de volumen presiona sobre las estructuras subyacentes que limitan el compartimento subacromial.

La naturaleza subclínica de la fase formativa de calcificación ha sido reconocida por muchos autores. Codman[31] afirmó que «el curso natural no es el de dolor agudo desde el comienzo». Wilson[193] advirtió que muchos pacientes seguramente saben que tienen un depósito de calcio en uno o ambos hombros, meses o años antes de un ataque agudo. Lippmann[87] destacó el hecho conocido que los depósitos tempranos normalmente son asintomáticos, y que el dolor agudo denota «el comienzo de la rotura del depósito». Pinals y Short[134] escribieron: «... el depósito de calcio antecede y no sigue a la aparición de un ataque agudo de periartritis calcificante, y el ataque conlleva la desintegración y la desaparición gradual del depósito». De forma semejante, Gschwend y cols.[63] pensaron que la calcificación suele ser asintomática al principio, en tanto que su desaparición conlleva dolor.

Por todo lo señalado, se advierte que no se trata de dos procesos patológicos sin relación alguna, es decir, una tendinitis calcificada aguda y otra crónica, sino una enfermedad que pasa por varios ciclos. Lippmann[87] describió una fase de incremento seguida de otra fase breve, y que desaparecía por sí sola, de rotura. Cada fase posee sus características. En la de incremento, los síntomas fueron leves; se señaló que la consistencia del depósito era dura y petrosa, y no se advertía inflamación. En la fase de rotura, el dolor fue intenso, la consistencia permitió la extracción con cucharilla, y las radiografías mostraron un depósito «esponjoso». Lippmann[87] concluyó que la falta de identificación de la fase del ciclo hizo que se le otorgara «una capacidad mágica de curación a medidas terapéuticas realmente inútiles» y, por otra parte, que se realizaran procedimientos quirúrgicos innecesarios.

El cuadro clínico inicial depende del carácter agudo de los síntomas. Simon[165] piensa que existe una relación neta entre la intensidad de las manifestaciones y su duración. Los síntomas pueden durar incluso dos semanas cuando son agudos, de tres a ocho semanas cuando son subagudos, y tres meses o más si son crónicos. Pendergrass y Hodes[128] observaron que los síntomas agudos ceden en cuestión de una a dos semanas, incluso sin tratamiento. También se ha sabido que los síntomas cambian con rapidez.

En las fases subaguda y crónica, las personas se quejan de dolor espontáneo o con la palpación; generalmente pueden localizar el punto de adolorimiento máximo. La radiación del dolor es la norma, y el sitio más frecuente del dolor irradiado es la inserción del deltoides. En el 42,5% de los pacientes de De Sèze y Welfling,[41] se identificó dolor irradiado. La radiación del dolor se produjo con mayor frecuencia en el brazo que en el cuello. Wrede[198] y muchos autores después de él, advirtieron que a menudo no había síntomas clínicos. Por lo general, el arco de movimiento disminuye con el dolor; la persona no duerme si está sobre su hombro afectado, y a menudo se queja de un mayor dolor durante la noche. Kessel y Watson[82] describieron un arco doloroso de movimiento entre los 70º y los 110°, pero no pudieron clasificar a estos pacientes en ninguno de los tres tipos del síndrome de arco doloroso (posterior, anterior y superior). En 97 personas con el síndrome, identificaron 12 casos de calcificación. Los individuos a menudo tenían la situación de «trabazón» al intentar el movimiento por el arco mencionado; ello muy probablemente se debió a «pellizcamiento» con compresión circunscrita, lo cual a su vez hizo que se perdiera el ritmo escapulohumeral. Baer[9] y Wrede[198] han destacado la presencia de «compresión» y pellizcamiento entre el depósito de calcio y el ligamento coracoacromial durante la abducción. La atrofia de los músculos supraespinoso e infraespinoso es otro de los signos de tendinitis calcificante antigua. Algunos han indicado la presencia de hinchazón y rubor en la exploración clínica, pero los autores de este capítulo no han identificado tales signos.

En la fase aguda, el dolor es tan intenso y agobiante que el individuo no mueve el hombro. De Sèze y Welfling[41] piensan que este tipo intenso de dolor ocasiona «trabazón». El individuo resiste cualquier intento de movilizar la articulación glenohumeral y sostiene el brazo en rotación interna junto a la jaula torácica.

Los autores de este capítulo han descrito la afectación de la bolsa en los síndromes de hombro doloroso, [155] pero no se ha corroborado con detalle su participación en las diversas fases de la tendinitis calcificante.

Durante la fase formativa, la bolsa subacromial no es el sitio de reacción extensa. Sólo en presencia de «compresión» o pellizcamiento,[115] la zona de hiperemia se manifiesta alrededor del depósito de calcio (Fig. 18-18). Carnett[24] destacó que la bursitis constituye un signo menor y poco frecuente.

En la fase de resorción se ha dicho que la bursitis es el punto de origen del dolor. Sin embargo, en la operación se advierte que la reacción de la bolsa es mínima, y suele limitarse a hiperemia local (Fig. 18-19), reacción que no es lo bastante intensa como para engrosar la bolsa; de hecho, el depósito calcificado suele «brillar» a través de la capa profunda o visceral de la bolsa. Litchman y cols.[88] también destacaron la ausencia de inflamación de la bolsa. Muchos autores indican que la rotura del depósito al interior de la bolsa origina un tipo de bursitis por cristales y dolor. Los autores desean destacar una vez más que sólo durante la fase de resorción, la consistencia del material depositado permite la rotura y su paso a la bolsa. DePalma y Kruper[40] indicaron que los depósitos que se rompen y pasan a la bolsa se observan en casos agudos. De Sèze y Welfling[41] realizaron el seguimiento de 12 pacientes con rotura de los depósitos al interior de la bolsa, de los que sólo ocho mostraron síntomas. En sus muestras histológicas, los autores han observado células sinoviales que resorben el calcio. El proceso de resorción no se acompañó de reacción infla-

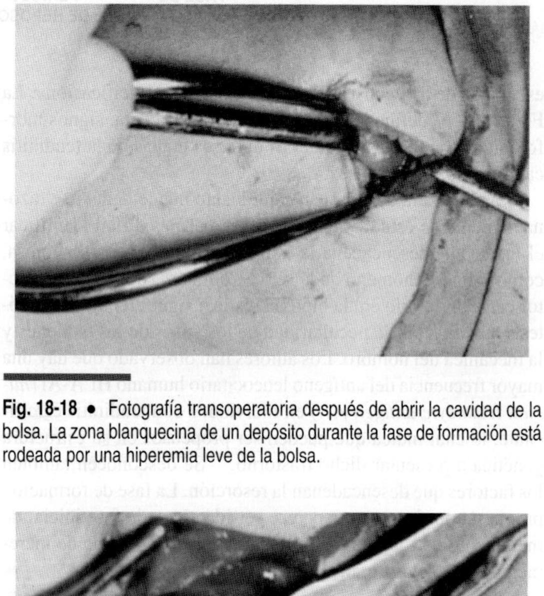

Fig. 18-18 • Fotografía transoperatoria después de abrir la cavidad de la bolsa. La zona blanquecina de un depósito durante la fase de formación está rodeada por una hiperemia leve de la bolsa.

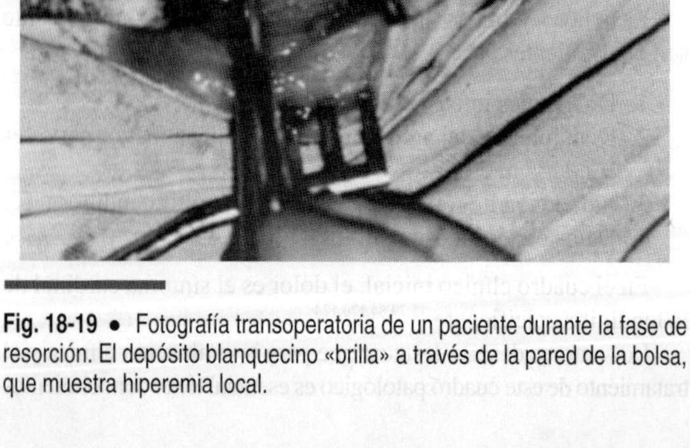

Fig. 18-19 • Fotografía transoperatoria de un paciente durante la fase de resorción. El depósito blanquecino «brilla» a través de la pared de la bolsa, que muestra hiperemia local.

Métodos no quirúrgicos

Gärtner,[54] siguió la evolución natural del depósito en 235 individuos, durante un período de tres años. En el 33% de las personas, desaparecieron los depósitos densos en los estudios radiológicos, a diferencia del 85% de las acumulaciones «aterciopeladas».

Gschwend y cols.[63] calculan que el 90%, como mínimo, de los pacientes se tratan con medios conservadores. De una serie de 100 personas estudiadas por Litchman y cols.,[88] sólo en una se realizó cirugía.

Todos los autores aceptan la necesidad de una fisioterapia adecuada.[11,102] Se recomiendan los ejercicios en el arco de movimiento y en péndulo, y luego otros de reforzamiento muscular. En casos agudos, antes de los intentos suaves de movilización, habrá que aplicar localmente hielo, en tanto que en los casos crónicos se recomienda usar calor local. Hay que concebir los tratamientos con rayos infrarrojos como la sola aplicación local de calor. Se ha dicho que el ultrasonido puede movilizar los cristales de calcio, pero Griffin y Karselis[61] no detectaron estudio alguno con asignación aleatoria que corroborara la utilidad de ese método. Los dos autores observaron un alivio del dolor, que parece ser consecuencia del incremento fisiológico de la temperatura hística. El objetivo principal de la fisioterapia es disminuir el espasmo muscular y evitar la rigidez. A veces se obtiene alivio del dolor al colocar el brazo en abducción[24] sobre una almohada. El régimen terapéutico mencionado está indicado más bien en casos crónicos. No se ha dilucidado si el ultrasonido en pulsos tendrá un efecto positivo en la disolución de los depósitos de calcio.

Tratamiento con ondas de choque extracorporales

«El papel que desempeña el ESWT en la terapia física, todavía se tiene que demostrar en nuevos ensayos grandes y bien diseñados.»

A.G. White[192]

Cuando se contempla la posibilidad de utilizar el tratamiento con ondas de choque extracorporales (ESWT, del inglés *Extracorporeal Shock Wave Therapy*), deberán tenerse en cuenta varios factores:

1. No se han publicado estudios multicéntricos aleatorios.
2. Existen indicaciones claras en relación con la fase de calcificación (formación y resorción).
3. No se ha llegado a un acuerdo acerca de la energía óptima ni de la frecuencia.
4. El coste del aparato puede ser un factor a tener en cuenta.

El ESWT comenzó su andadura con éxito en la litotricia de diversos tipos de cálculos renales. Esta técnica fue captando el interés de los cirujanos ortopédicos al demostrarse que, con la aplicación de ondas de choque, se podían producir microfracturas de hueso.[23] Los estudios iniciales se centraron en el posible efecto del ESWT sobre la curación de las fracturas, así como también en el tratamiento de las seudoartrosis.[60] Valchanou y Michailov[186] fueron de los primeros en evaluar el tratamiento con ondas de choque para las seudoartrosis, demostrando que, en algunos casos, principalmente en la seudoartrosis atrófica, el tratamiento con ondas de choque podría estimular la curación y la resolución de la ausencia de unión en más del 50% de los pacientes.[188] Los efectos del ESWT en la ortopedia deportiva fueron publicados por Steinacker y Steuer.[169]

Loew y Jurgowski,[91] Dahmen y cols.,[37] Fritze[53] y Rompe y cols.[142,146] dirigieron su interés a los posibles efectos del ESWT sobre la disolución de los depósitos de calcio en los tendones del hombro. Loew y Jurgowski[91] comunicaron mejores resultados en pacientes tratados con ESWT que en aquellos sometidos a una prueba de 3 meses de tratamiento conservador. Posteriormente, han comunicado cifras similares Brunner y cols.[22] y Wang y cols.[189] Los efectos mecánicos de las ondas de choque fueron investigados por Perlick y cols.[129]

Daecke y cols.[36] revisaron los casos de 115 pacientes explorados a los 3 y 6 meses, comunicando que en el 50% de ellos se observaron modificaciones radiográficas de los depósitos de calcio 3 meses después del ESWT, mientras que a los 6 meses, el 70% presentaba alteraciones morfológicas en comparación con los depósitos iniciales, en concreto, rotura de depósitos únicos y disminución del tamaño de las partículas. Rompe y cols.[144] publicaron un estudio inicial de 40 pacientes que recibieron 1.500 impulsos con anestesia regional, en una única sesión; los pacientes fueron controlados durante 24 semanas. Veinticinco pacientes presentaron desaparición completa o parcial de los depósitos de calcio a las 24 semanas. El estudio se amplió a 100 pacientes y se publicó de nuevo en 1997,[143] observándose entonces cifras similares en cuanto a las modificaciones radiográficas (75%), con una disolución completa en el 90%. Loew y cols.[92] estudiaron a 20 pacientes con «tendinitis calcificante sintomática, crónica» comunicándose mejoría de los síntomas, aunque las 12 semanas de período de seguimiento se consideraron como bastante cortas. Actuaron como control de los pacientes anteriores, sujetos en los que la RM no pudo mostrar ninguna alteración secundaria en el manguito de los rotadores y tampoco en el hueso subyacente, aunque aparecieron hematomas locales en 14 de 20 pacientes después del tratamiento. El 30% de los pacientes presentaron mejoría de la puntuación de Constant,[32] y en 7 el depósito desapareció por completo.

Cuando se comparan las diversas opciones de tratamiento, hay que reconocer que todavía no existe una opinión unánime entre los distintos grupos de autores acerca de la forma de comparar los resultados. Es preciso saber que el tratamiento se puede aplicar con un sistema de baja, media o alta energía, dependiendo de la cantidad de energía deseada en el foco. También se puede modular la frecuencia de las ondas de choque. Una variable más será el número de sesiones de ESWT que se van a utilizar, que pueden ser una o varias.[92] Algunos autores[93,143] se inclinaron por una escala de clasificación en grados que iba del 1 al 5, entre las aplicaciones de baja y alta energía. La cantidad de energía considerada baja es la inferior a 0,08 mJ/mm^2, la energía considerada media es la referida a 0,28 mJ/mm^2 y la considerada alta es toda la superior a 0,6 mJ/mm^2. En la Tabla 18-1 se muestran la energía y la frecuencia de tratamiento utilizados por varios autores.

Cuestiones técnicas

Para la generación de ondas de choque se utilizan sistemas electromagnéticos, piezoeléctricos o electrohidráulicos. La acción de las ondas de choque extracorporales puede ser directamente destructora, al ser convertida la energía de las ondas de choque aplicadas en energía cinética local con transferencia directa al depósito de calcio, o indirectamente destructora, cuando las ondas de choque provocan cavitaciones que conducen a la destrucción del depósito cálcico.[143]

Tabla 18-1 • Energía y frecuencia de aplicación del tratamiento con ondas de choque extracorporales según diversos autores

Estudio	Energía/Frecuencia	Tiempo de seguimiento	n	Resultados*
Loew y cols. (1995)[93]	2.000, 22 kV, repetir al cabo de 14 días	6 sem, 12 sem	20	6 excelentes, 8 gran mejoría, 1 mejor, 4 sin variación, 1 malo
Loew y cols. (1995)[92]	2 × 2.000 14 días, 21 kV	6 sem, 12 sem	20	70% de los sujetos, mejoría, 60% modificación rad. del dep. cálcico
	1 × 2.000, 21 kV		20	60% de los sujetos, mejoría, 50% modificación rad. del dep. cálcico
	1 × 2.000, 18 kV		20	30% de los sujetos, mejoría, 10% modificación rad. del dep. cálcico
Daecke y cols. (1997)[36]	1 × 2.000, 22 kV	3 m, 6 m	115/2	3 meses, 32% modificación rad. del dep. cálcico
	2 × 2.000 (7 días), 22 kV	3 m, 6 m	115/2	3 meses, 50%; 6 meses 70% modificación rad. del dep. cálcico
Rompe (1997)[143]	0,28 mJ/mm	3, 6, 12, 24 sem	100	67% (24 sem) de los sujetos, mejoría; 75% modificación rad. del dep. cálcico
Brunner y cols. (1997)[22]	1.534 (3 × 14 días)	12 sem	70	64,4% (def. 50% mejoría importante)
Dahmen y cols. (1995)[37]	0,08 mJ/mm	6, 12, 18 m	76	67% mejor, 3 meses tratamiento conservador

* Los resultados se refieren a la mejoría subjetiva, como porcentaje de las modificaciones radiográficas del depósito en el momento del seguimiento.

Los estudios iniciales acerca del tratamiento de la seudoartrosis demostraron una acción sobre la curación de la cortical ósea proporcional a la dosis, así como un aumento de la formación de hueso con la aplicación de dosis más altas.[188] En otro estudio no se pudo demostrar una acción proporcional a la dosis sobre la vitalidad de los osteoblastos en cultivos celulares.[93] Delius y Draenert[38] intentaron explicar la acción del ESWT en el calentamiento local secundario de los tejidos debido a la transferencia de energía, que localmente provocaría la formación de edema, con destrucción secundaria de la membrana celular. Esta acción provocaría entonces hemorragias petequiales locales como efecto secundario.

La principal acción del ESWT en el hombro parece que consiste en una transferencia de energía física que provoca la desintegración de los depósitos de calcio o desencadena cambios en su consistencia. Obviamente, la desintegración debe ir seguida de la resorción mediada por células, ya que no existen vías naturales para su eliminación, como sucede después de la destrucción de cálculos biliares o renales. Otro efecto podría ser un aumento de la vascularización en la zona del tendón, cerca del foco de aplicación de la energía.

Charrin[27] describió el papel que desempeña la guía ecográfica de alta resolución durante el tratamiento con ondas de choque.

La revisión de la bibliografía en un metaanálisis[69] puso de manifiesto que en el 50% aproximadamente de los casos, el ESWT de alta energía carece de eficacia (se utilizaron para ello cuatro estudios[36,133,142,151]). Se cree que la razón de estos fracasos está en los diferentes tipos de composición de la calcificación, en la variabilidad del tamaño y la estructura de los depósitos y en su localización (véase Fig. 18-23). Parece que los depósitos de calcio únicos tienen mejor pronóstico en cuanto a la consecución de su disolución, mientras que los que presentan una consistencia líquida o pastosa conseguirían peores resultados.[143] Esta diferencia en el pronóstico se produce también con respecto a los resultados del tratamiento artroscópico.[75,106,141] Los resultados comunicados ofrecen una tasa aproximada de éxitos del 80% para los pacientes tratados con artroscopia, registrándose los mejores resultados en los casos de eliminación completa de los depósitos visibles en la radiografía. Por el contrario, Tillander y Norlin[175] obtuvieron buenos resultados después de realizar únicamente descompresión subacromial, sin actuar sobre los depósitos en el momento de la cirugía. El 79% de los depósitos había disminuido o desaparecido en el seguimiento.

Loew y cols.[93] demostraron que los resultados del ESWT dependían de la dosis de energía utilizada y que no estaban relacionados con el tamaño ni con el tipo del depósito cálcico presente al comienzo del tratamiento. Estos autores pensaban que una única sesión con unos 2.000 impulsos de choque, de energía media a alta, conseguiría los mejores resultados en la mayor parte de los casos. Después de comparar los resultados obtenidos con la punción, comprobaron que conseguían tasas de éxito similares en el tratamiento de la tendinitis calcificante. Ebenbichler y cols.[45] comunicaron que después del tratamiento con ESWT, el 47% de los pacientes habían mejorado a las 6 semanas, frente a sólo el 10% en el grupo de simulación. A los 6 meses, había mejorado el 65% frente a sólo el 20% en el grupo de simulación. El 42% de sus pacientes no presentaban depósitos cálcicos residuales a los 6 meses en las radiografías de control.

Maier y cols. trataron a 52 pacientes con depósitos cálcicos, que recibieron una densidad de flujo media de 0,15 mJ/mm^2 y que fueron seguidos durante 18 meses, tras los cuales desaparecieron 21 depósitos y persistieron 31. Los resultados clínicos y radiológicos fueron independientes del tamaño del depósito.[97a]

Schmitt y cols.[160] utilizaron ESWT de baja energía para las tendinitis del tendón del supraespinoso, aunque no pudieron comunicar resultados mejores que los obtenidos con las medidas conservadoras estándar. Llegaron a la conclusión de que la tendinitis sintomática no era una buena indicación para el ESWT. En un estudio clínico, doble ciego, Speed y cols.[168] compararon el efecto del ESWT con el de un tratamiento simulado en pacientes con tendinitis del manguito de los rotadores, y no pudieron demostrar efectos beneficiosos del ESWT. Sin embargo, es preciso señalar que estos autores no distinguieron entre tendinitis calcificantes y no calcificantes.

Haake y cols.[64] compararon los resultados obtenidos por ellos con los de la radioterapia en la tendinitis calcificante, sin que pudieran encontrar diferencias significativas en los resultados. Utilizaron seis aplicaciones de radiación en dosis de 0,5 Gy y las compararon con el ESWT a 0,33 mJ/mm^2, aplicados en tres sesiones.

Sólo se ha realizado un estudio prospectivo, controlado, sobre el ESWT, que es el de Daecke y cols.[35] Estos autores investigaron el efecto del ESWT de alta energía y sus complicaciones durante un período de 4 años. Evaluaron dos grupos, formados en total por 115 pacientes (67 varones y 48 mujeres), con una media de edad de 49 años, que recibieron una o dos sesiones de ESWT. Los criterios de inclusión consistieron en la presencia de tendinitis calcificante dolorosa durante más de 12 meses, que no respondía a tratamiento conservador, incluida la infiltración con esteroides subacromial. Sólo incluyeron los depósitos que tenían una estructura homogénea y unos límites nítidos, con un diámetro mínimo de 15 mm. Ninguno de los pacientes presentaba desgarro del manguito de los rotadores, y tampoco había artritis ni otros problemas relacionados. Los pacientes del grupo A recibieron una única sesión de 2.000 impulsos en el tratamiento de ondas de choque de alta energía, mientras que los del grupo B recibieron dos sesiones de la misma dosis, con una semana de diferencia. Todos los pacientes recibieron anestesia local antes del tratamiento con ondas de choque. Se pidió a los pacientes que no se sometieran a ningún otro tratamiento durante al menos 6 meses después del ESWT, y se les aconsejó que utilizaran el brazo en las actividades de la vida diaria. Se valoraron los resultados a los 3 y 6 meses y 4 años después del tratamiento inicial. Además de la valoración clínica, se obtuvieron radiografías estándar durante el seguimiento, utilizándose la puntuación de Constant para evaluar a los pacientes.[32] El porcentaje de pacientes vistos durante el seguimiento fue del 87% a los 3 meses y del 72% a los 6 meses. A los 4 años, se pudo entrevistar de nuevo al 92% de la población inicial, decidiendo el 20% de ellos someterse a cirugía en el hombro afectado. La comparación entre ambos grupos demuestra que sólo 23 pacientes que recibieron la sesión única de la dosis más alta del ESWT (A) y el 37% de los que recibieron dos sesiones del ESWT (B) no habían recibido ningún otro tratamiento entre el período de seguimiento de 6 meses y el momento de la exploración a los 4 años. Se comprobó que las variaciones radiográficas eran más importantes en la primera visita de seguimiento (67% en los tres primeros meses), descendiendo después el número con el paso del tiempo y observándose nuevos cambios sólo en el 17% de los pacientes al cabo de los 6 meses y la disolución completa en el 16% durante los últimos 3 años en la exploración de seguimiento final realizada a los 4 años. Se comprobó que la frecuencia de éxitos subjetivos, en respuesta a una pregunta del cuestionario del paciente, era más alta en el grupo B (dos sesiones) que en el A (una sesión), aunque no tuvo significación estadística; sin embargo, en comparación con la valoración preoperatoria, mejoró significativamente en ambos grupos. Los datos radiográficos se clasificaron como resorción parcial o completa, y alcanzaron el 30% (A) y el 52% (B) a los 3 meses, el 47% (A) y el 77% (B) a los 6 meses, y el 93% para ambos grupos a los 4 años. Sólo fueron significativas las cifras registradas a los 6 meses ($P < 0{,}046$). La puntuación de Constant aumentó en ambos grupos de 49 y 44 puntos antes del ESWT a 88 y 85 a los 4 años. Las diferencias entre los dos grupos no fueron significativas. Tampoco se detectaron indicios de necrosis de la cabeza humeral ni de infarto óseo, y se pensó que la ausencia de desgarro del manguito de los rotadores al cabo de 4 años podía deberse al efecto del ESWT. En pacientes sometidos a tratamiento quirúrgico posterior (22) no se observó lesión del cartílago en la articulación del hombro en el momento de la cirugía que pudiera relacionarse con el ESWT. Se comprobó que tres pacientes tenían hipertrofia de los tejidos de la bolsa. Este estudio demostró que el ESWT aplicado en dosis de 1.000 a 2.000 impulsos a 0,4 mJ/mm^2 no tenía efecto perjudicial alguno a largo plazo en la articulación del hombro, como por ejemplo una degeneración secundaria del manguito de los rotadores o una lesión del cartílago. Los autores creen que los resultados del ESWT fueron sólo ligeramente inferiores a los de cualquier técnica quirúrgica, pero evitando por completo todo riesgo asociado a la anestesia o a la cirugía. Estos autores[34] publicaron el mismo estudio y con los mismos resultados en 2002.

Complicaciones, riesgos y contraindicaciones del ESWT

Es preciso señalar que el tratamiento con ondas de choque tiene sus propios riesgos que, dependiendo del tipo de energía utilizado, dejarán una sensación de dolor localizado después del tratamiento, una hemorragia de tipo petequial y, posiblemente, un hematoma subcutáneo. La mayor parte de los pacientes sometidos a tratamiento con ondas de choque de alta energía necesitarán anestesia local.

Parece que el riesgo de necrosis avascular y de degeneración tendinosa es bajo. Maier y cols.[97] utilizaron la RM para revisar los resultados del ESWT, con energías de hasta 0,12 mJ/mm^2; no pudieron detectar ningún cambio en el tendón ni en el hueso en 24 pacientes después del procedimiento. Daecke y cols.[35] no observaron ningún caso de necrosis avascular 4 años después del tratamiento.

Las contraindicaciones del ESWT se dividen en generales y locales. Las generales son cualquier tipo de infección, el uso de marcapasos, el embarazo y los tumores locales. Las contraindicaciones locales son necrosis avascular de la cabeza humeral, osificación heterotópica, osteomielitis y cartílagos de crecimiento abiertos, lo que excluye a pacientes menores de 18 años para la posible administración de este tratamiento.

Resumen

Al comparar los diferentes resultados de diversas modalidades de tratamiento, conviene tener presente que, como ya han demostrado otros estudios, en el curso natural de la tendinitis calcificante, los depósitos de calcio pueden desaparecer espontáneamente en el 9% de los pacientes durante un período de 37 meses.[55] Bosworth[17] comunicó una tasa de resolución anual aproximada del 3% en una población de 138 pacientes. Por tanto, parece difícil valorar el resultado a largo plazo de cualquier estudio debido al curso natural de los depósitos cálcicos.[167] Wolk y Wittenberg[197] pensaban, teniendo en cuenta su experiencia colectiva, que el 70% de los pacientes podrían ser tratados satisfactoriamente sólo con medidas conservadoras. Por tanto, un tratamiento más agresivo daría resultados mejores o más rápidos.

Se cree que el ESWT provoca modificaciones de los depósitos de calcio dependientes de la dosis en los primeros 6 meses después del tratamiento inicial, mientras que en el seguimiento a más largo plazo no se observaron variaciones significativas.[35] Es preciso saber que, hasta ahora, sólo se ha realizado un estudio de seguimiento prospectivo, en el que no se demostró ningún efecto adverso sobre los tejidos del manguito de los rotadores ni sobre el cartílago y el hueso de las articulaciones del hombro afectado. También hay que saber que posiblemente exista un sesgo en los resultados debido a la fisioterapia concomitante que se administra a menudo a los pacientes después de cualquier procedimiento, ya sea ESWT, cirugía, punción o inyecciones subacromiales. Por tanto, los resultados se pueden modificar fácilmente debido a la especial atención que se dedica a los hombros afectados, así como también al desenlace natural de la enfermedad.[57] En el estudio de Daecke y cols.,[35] el número de pacientes con resorción parcial o completa de la calcificación fue superior al de sujetos que experimentaron una mejoría subjetiva en la exploración realizada a los 6 meses. Este resultado parece indicar que los depósitos persistentes de calcio podrían muy bien ser responsables de molestias persistentes. Sólo en dos casos de su estudio no fue completa la resorción al cabo de los 4 años. Es interesante señalar que en este estudio no se produjo ningún caso de recurrencia de los depósitos de calcio.

El ESWT parece ser una herramienta terapéutica eficaz para el tipo adecuado de depósito cálcico en la fase correcta de la tendinitis calcificante.[90,145] Es preciso conocer el elevado coste de este tratamiento en comparación con las medidas conservadoras, no sólo por el material necesario, sino también por la preparación del paciente en el marco clínico y por el seguimiento requerido. Este inconveniente se aplica también a los procedimientos mínimamente invasivos, como la artroscopia. Un depósito cálcico persistente con permanencia del dolor debería convertirse en indicación de una intervención quirúrgica, como la extirpación por artroscopia.

La escasez de investigaciones experimentales acerca del efecto del ESWT sobre los tejidos resulta sorprendente. Sólo se pudo encontrar un estudio,[121] pero también son necesarios otros que comparen diferentes protocolos de tratamiento, como han declarado Seil y cols.[162]

Consideramos que esta técnica está todavía en fase de prueba, por lo que habrá que esperar a que se realicen estudios de seguimiento más prolongado y con poblaciones más grandes de pacientes, y a que aparezcan comunicaciones de otros centros, antes de poder comentar las indicaciones concretas y los detalles de esta técnica.

Opinión de los autores

El ESWT se ha aconsejado como tratamiento conservador para la tendinitis calcificante. Las variables de este tratamiento son la frecuencia de las ondas de choque, la cantidad de energía aplicada y el número de sesiones. Otras variables son el tamaño y la localización del depósito, así como también el aspecto radiológico. La mayor parte de los estudios publicados proceden de Europa. Además, todavía existe cierta controversia acerca de su eficacia, teniendo en cuenta el curso natural de la enfermedad.

Nosotros pensamos que el ESWT puede estar indicado en pacientes con depósitos solitarios y compactos, después del fracaso de otras medidas conservadoras mantenidas durante por lo menos 3 meses. Como mínimo deberá aplicarse un anestésico local. Deberá informarse al paciente de los posibles efectos secundarios y de los riesgos, como dolor local, hemorragia petequial subcutánea, hematomas y desaparición incompleta de la calcificación. No parece que exista la necesidad de incluir la necrosis avascular y la lesión permanente de tejidos blandos, ya que no se ha encontrado ninguna publicación de estas complicaciones en la bibliografía.

Punción y lavado

En casos agudos, el alivio del dolor es una prioridad. Patterson y Darrach,[126] y más tarde Lapidus,[85] recomendaron la punción e inyección de anestésicos locales. Gärtner[54] realizó el seguimiento de 33 individuos durante un año después de la punción, y observó la resorción del depósito en 23 de ellos. Las punciones repetidas al parecer disminuyen la presión intratendinosa, y el lavado adicional quizá sea útil para eliminar parte del depósito. Pfister y Gerber[132] estudiaron sus efectos en los síntomas en 149 de 212 pacientes al cabo de cinco años. De ese grupo, el 60% permanecía sin dolor, el 34% mostraba un alivio importante y el 6% no había experimentado variación. El lavado puede ser eficaz sólo si hay signos radiológicos de resorción. El lugar de introducción de la aguja se determinará localizando el punto de máximo dolor al tacto y mediante la exploración radiográfica. Para localizar mejor los depósitos, Aina y cols.[1] describieron una técnica de punción con aguja fina, guiada por ecografía. Aunque en algunos pacientes fue necesario repetir las inyecciones dos o tres veces, Harmon[67] indicó que obtuvieron resultados excelentes en el 78,9% de más de 400 pacientes. Los resultados de DePalma y Kruper[40] fueron menos satisfactorios, con un 61% de resultados buenos, un 22% de regulares y un 17% de insatisfactorios.

Algunos autores sugieren la adición de un preparado corticosteroide al tratamiento local. Gschwend y cols.[63] indicaron que la acción de tales productos era breve y su efecto exclusivamente sintomático. Dhuly y cols.[42] señalaron que los corticosteroides inhiben la proliferación vascular, la hiperemia local y la actividad de macrófagos. Lippmann[87] advierte que los corticosteroides interrumpen la actividad que origina la rotura y devuelven al depósito a su fase estática. Harmon[67] pensó que la adición de corticosteroides no aceleraba el proceso de resorción, pero sí disminuía el espasmo muscular. Murnaghan y McIntosh[113] trataron a 27 personas con lidocaína (Xylocaine) inyectada sola, y a 24 con ésta combinada con hidrocortisona, y no advirtieron diferencias en el resultado. En la fase aguda, son absolutamente necesarios los analgésicos para aplacar el dolor intensísimo. A menudo se recomienda el uso de antiinflamatorios no esteroideos, pero no ha habido estudio alguno de asignación aleatoria que corrobore sus efectos beneficiosos en el proceso de resorción.

Radiación

En el pasado se concedía importancia a la radioterapia en el tratamiento de la tendinitis calcificante.[10,18] Milone y Copeland[104] la usaron en 136 pacientes; concluyeron que los «sujetos con el síndrome agudo tuvieron una respuesta más favorable». De 54 personas en la fase aguda, 49 obtuvieron resultados excelentes y satisfactorios, en tanto que sólo 15 de 24 individuos con dolor crónico lograron el mismo grado de alivio. Los resultados en personas con síntomas crónicos disminuyeron a un 33% en las series de Young[199] y de Chapman.[26] De los 609 pacientes cuyos casos fueron señalados por Harmon,[67] 79 recibieron radioterapia; de este subgrupo, 28 necesitaron una ablación quirúrgica posteriormente. Plenk[135] concluyó que la radioterapia era ineficaz. En una serie de 38 pacientes, dicho autor utilizó la radiación en 21 pacientes, e interpuso un protector de plomo entre el origen de la radiación y el hombro en 17 sujetos. En el 67% de los individuos que usaron el protector de plomo desapareció el depósito de calcio, y lo mismo ocurrió en el 44% de los sujetos radiados. Plenk tuvo la impresión de que, en los casos agudos, la radiación retrasó la resorción en cinco de nueve pacientes, en tanto que en los individuos «protegidos», el depósito persistió sólo en uno de ocho. En esta situación, Gschwend y cols.[63] señalaron sarcásticamente que en casos agudos será eficaz cualquier forma de tratamiento que se alcance a notar. «La terapéutica no puede impedir los buenos resultados», concluyeron. La radioterapia no constituye una modalidad terapéutica aceptable en Estados Unidos, aunque un informe reciente de Francia recomienda utilizarla como «antiinflamatorio». Ollagnier y cols.[119] señalaron un 68% de buenos resultados en 47 pacientes. Al parecer, la evaluación de tal autor se basó más bien en el alivio del dolor.

Cirugía

Bosworth[16,17] expresó la opinión de muchos cirujanos cuando declaró que la forma más rápida y fiable de aliviar los depósitos grandes y molestos era la cirugía abierta. Vebostad[187] obtuvo con la cirugía resultados excelentes y satisfactorios en 34 de 43 individuos. Litchman y cols.[88] piensan que la espera duradera en el grupo crónico origina capsulitis adhesiva y hombro congelado, opinión que no es compartida por todos. Gschwend y cols.[63] plantearon las siguientes indicaciones quirúrgicas:

1. Progresión de los síntomas.
2. Dolor constante que interfiere con actividades de la vida diaria.
3. No observar mejoría de los síntomas después de métodos conservadores.

Publicaron resultados excelentes y satisfactorios en 25 de 28 sujetos. Moseley[109,110] restringió la indicación para recomendar la cirugía en caso de grandes depósitos, en la fase mecánica. Él, como otros muchos autores, se inclina por las medidas preservadoras en los casos agudos. DePalma y Kruper[40] indicaron el 96% de buenos resultados, y sólo el 4% de resultados medianos después de la operación. El lapso de recuperación después del acto quirúrgico es muy largo. En la serie de DePalma y Kruper,[40] la recuperación duró de dos a seis semanas en el 53% de sus enfermos, y de cinco a 10 semanas en otro 30%. DePalma y Kruper tuvieron la impresión de que la convalecencia era más larga en individuos tratados con cirugía que en aquellos tratados por medios conservadores. La observación de Carnett[24] es igualmente interesante: el dolor postoperatorio cede con menor rapidez en los casos crónicos que en los agudos. Las investigaciones de los autores indicaron que los síntomas postoperatorios persistieron durante períodos más largos que lo previsto.[100]

Técnicas quirúrgicas

Artroscopia

La artroscopia se ha convertido en un medio de uso frecuente para tratar alteraciones del hombro. Su indicación principal no es sólo realizar una simple evaluación diagnóstica, sino que se ha convertido en una técnica quirúrgica para corregir alteraciones intraarticulares o subacromiales.[3,13,25,46-48,74,77,81,117,124,139,159,166,171]

Se está acumulando una gran experiencia con el tratamiento artroscópico de la tendinitis calcificante en pacientes resistentes a medidas conservadoras y no quirúrgicas. Las posibles ventajas resultan evidentes: menor disección, capacidad para examinar otras patologías añadidas y períodos de recuperación más cortos. Las principales dudas se refieren a la eficacia de la técnica y a la posibilidad de acortar el tiempo hasta la recuperación final.

Consideraciones técnicas

Parece que las proyecciones en rotación externa preoperatoria y anteroposterior neutra localizan mejor el depósito cálcico.[8] Rupp y cols.[150] utilizaron la ecografía preoperatoria para ayudar a localizar el depósito e identificar la distancia entre dicho depósito y el tendón del bíceps en el plano transversal y el troquíter en el longitudinal. El empleo de una sonda graduada introducida a través del portal anterior durante la artroscopia glenohumeral permite la inserción dirigida de fuera a adentro de una aguja es-

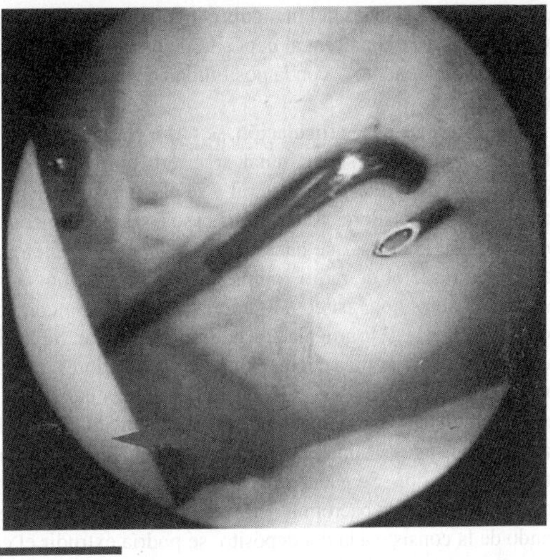

Fig. 18-26 • Sonda graduada introducida en el espacio subacromial, tomando como referencia el tendón del bíceps y el troquíter, para ayudar a la localización de la aguja espinal en los depósitos cálcicos. *(De Rupp S, Seil R y Kohn D: Preoperative ultrasonic mapping of calcium deposits facilitates localization during arthroscopic surgery for calcifying tendinitis of the rotator cuff. Arthroscopy 14:540-542, 1998.)*

pinal de calibre 14, tomando como referencia el tendón del bíceps (Fig. 18-26); la aparición de un depósito de calcio en la punta de la aguja confirma que la localización es correcta. Se puede colocar una sutura oscura irreabsorbible a través de la luz de la aguja para establecer una referencia que ayude a identificar del depósito en el lado de la bolsa, donde se realizará el tratamiento definitivo. En condiciones óptimas, la punción del depósito provocará que la lesión tenga un aspecto de «tormenta de nieve», aunque no siempre sucede así, ya que dependerá de la consistencia del depósito de calcio. Ark y cols.[8] comprobaron que la utilización de dos portales laterales facilita la visualización y el acceso quirúrgico. La confirmación de la localización con la punción puede ir seguida de dos o tres cortes longitudinales si la salida de calcio no se corresponde con la cantidad de depósito observada en las radiografías. Jerosch y cols.[76] pudieron identificar el depósito utilizando sólo bursoscopia en 10 pacientes, y confiaron en la punción del manguito para localizarlo con éxito en 40 de 48 pacientes. A pesar de una meticulosa evaluación preoperatoria y una cuidadosa visualización intraoperatoria, no se puede confiar en localizar todos los depósitos. Molé y cols.[106] no pudieron localizar la lesión en el 12% de sus casos de artroscopia. Incluso en series abiertas, no siempre es posible identificar el depósito, a pesar de los cortes longitudinales seriados en el tendón, tal y como pudieron comprobar Rochwerger y cols.[141] en el 15% de sus pacientes.

Técnica artroscópica

Se coloca al paciente en posición de hamaca de playa para la cirugía, bajo anestesia general endotraqueal, con anestesia regional entre los escalenos para el alivio postoperatorio del dolor. Los portales utilizados se situarán en las posiciones posterior, anterolateral y, si fuera necesario, anterolateral y posterolateral.

Inicialmente, se explora la articulación glenohumeral a través del portal posterior, con un artroscopio de 4,5 mm, con 30º de inclinación. Ocasionalmente, se puede ver un patrón de inyección vascular de los tendones del manguito de los rotadores indicativo de respuesta inflamatoria al depósito de calcio en la superficie articular del tendón,[141] con la posibilidad de marcar esta zona con una sutura.

Tras el drenaje de la articulación, se retira el artroscopio y se introduce en el espacio subacromial, se inserta una cánula en esa zona a través del portal anterolateral y se palpa la superficie del manguito de los rotadores. En muchos casos, se puede encontrar una lámina de la bolsa, que hará necesaria una extirpación parcial con un resector de radio completo. A continuación se inspecciona el acromion, así como también el ligamento coracoacromial y el borde de la articulación acromioclavicular. Se realiza una exploración metódica del manguito de los rotadores, palpándolo para detectar la presencia de cualquier dureza indicativa de un depósito de calcio. Se puede realizar una punción, y es habitual llenar una aguja espinal de calibre 18 con material cálcico al retirarla del tendón. Se puede observar la presencia de este material en el espacio subacromial a través del artroscopio. Dependiendo de la consistencia del depósito, se podría extrudir el calcio como una pasta de dientes, pero generalmente se presenta como pequeñas escamas en depósitos claramente delimitados, convirtiéndose en una indicación ideal para tratamiento artroscópico. En algunos casos, puede presentar el aspecto llamado «en tormenta de nieve». Una vez identificado el depósito, nosotros preferimos realizar una incisión longitudinal siguiendo la dirección de las fibras, con la aguja en la parte superficial del manguito para evitar cortes profundos. La palpación con la erina por lo general permitirá liberar el depósito cálcico, aunque será necesario tener cuidado para no crear un defecto en el manguito de los rotadores utilizando curetas grandes o posiblemente bisturís y cúter tisulares.

Se realiza a continuación una irrigación cuidadosa del espacio subacromial, ya que los restos de calcio pueden actuar como irritantes en la bolsa subacromial. Sólo se realizará una descompresión subacromial en presencia de otra patología asociada, como picos acromiales evidentes o signos de pinzamiento subacromial; lo mismo sucede con la patología asociada de la articulación acromioclavicular, como los osteofitos.

Una vez drenado el espacio subacromial, habrá que considerar la reinspección de la articulación glenohumeral para estar seguros de que no se ha producido la rotura del manguito de los rotadores. Por lo demás, se retiran los instrumentos y se cierra el portal con una sutura de piel.

El tratamiento postoperatorio consiste en ejercicios de arco de movilidad 24 horas después de la artroscopia. Se comienza con ejercicios de péndulo y a los tres días se inician los ejercicios activos asistidos, pasando a los ejercicios activos según la tolerancia del paciente. Por lo general, no es necesario utilizar cabestrillos, excepto para una mayor comodidad del paciente durante la noche.

Resultados

Jerosch y cols.[75] comunicaron los resultados del tratamiento artroscópico del dolor persistente del hombro y la tendinitis calcificante en un análisis retrospectivo de 48 pacientes. Siempre que fue posible, se eliminaron los depósitos de calcio (40 pacientes) mediante punción y resección con cuchara cortante o resector sinovial. Todos los pacientes fueron tratados mediante descompresión subacromial artroscópica, pero la acromioplastia se reservó para los que presentaban acromion tipo III en la proyección de la salida del supraespinoso[13] o datos intraoperatorios de pinzamiento del manguito (33 pacientes). Tras un seguimiento medio de 21 meses, la puntuación de Constant[32] mejoró significativamente de 38 a 86. Los pacientes con desaparición de los depósitos de calcio en el postoperatorio presentaron resultados significativamente mejores que los que no mostraban variaciones radiográficas. Cuando se añadió además una acromioplastia no se consiguió mejorar los resultados, por lo que los autores no recomiendan su inclusión. La presencia de un *os acromiale* podría justificar una acromioplastia.[74] En un estudio de seguimiento de 3 a 6 años relacionado, Hoe-Hanson y cols.[71] investigaron la influencia de la patología del manguito sobre la función del hombro después de la descompresión subacromial, y no pudieron demostrar ningún deterioro a largo plazo de los tendones del manguito.

Ark y cols.[8] revisaron una cohorte de 23 pacientes (el 53% eran mujeres y la edad media era de 49 años [límites, 33 a 60]) con tendinitis calcificante crónica del hombro después de un breve ensayo de tratamiento conservador. Se realizó bursectomía subacromial en todos los pacientes, con liberación del ligamento coracoacromial por hipertrofia en nueve casos, y acromioplastia por excrecencias óseas y sospecha de pinzamiento de tejidos blandos en tres casos. Después de un seguimiento medio de 26 meses (límites, 12 a 47) en 22 pacientes, 11 presentaban movimiento completo y alivio total del dolor, y 9 movimiento completo y episodios ocasionales de dolor. Dos pacientes se quejaron de dolor persistente, por lo que fue necesario repetir la cirugía, con resultados aceptables. Las radiografías de seguimiento demostraron la eliminación parcial del calcio en 13 pacientes y completa en 9, aunque estos datos no presentaron ninguna relación con los resultados clínicos.

Molé y cols.[106] realizaron una evaluación retrospectiva de los resultados del tratamiento artroscópico de la tendinitis calcificante crónica en 112 pacientes (64% mujeres), en un estudio multicéntrico de la *French Society of Arthroscopy*. Los pacientes tenían una edad media de 45 años (límites, 28 a 67), con una duración media de los síntomas de 40 meses, y el 80% recibieron un promedio de cinco infiltraciones subacromiales de corticosteroides. Se utilizaron varios procedimientos subacromiales: se realizaron 107 acromioplastias, 18 de las cuales fueron acompañadas de la liberación del ligamento coracoacromial, y cinco pacientes fueron sometidos sólo a bursectomías. En la mayor parte de los casos se extirpó el depósito cálcico, aunque no se abordó directamente en el 37% de los pacientes, de forma intencionada en el 25% de ellos y por incapacidad para localizarlo en el 12% restante. Tras un seguimiento medio de 21 meses (límites, 12 a 53) se comprobó en este estudio una tasa de éxitos objetivos del 89% y una tasa de satisfacción subjetiva de los pacientes del 82%, determinada por la puntuación de Constant.[32] Según las radiografías de seguimiento, el 88% de los pacientes presentaba una desaparición completa de los depósitos de calcio. No se observaron recurrencias ni desgarros secundarios del manguito de los rotadores. Los pacientes volvieron al trabajo al cabo de una media de 3 meses, registrándose una recuperación funcional completa a los 6 meses, resultados bastante similares a los obtenidos con la cirugía abierta. Estos resultados no presentaban relación con la edad del paciente ni con las características radiográficas (tipo, tamaño, localización) de la calcificación; sin embargo, sí presentaron relación con el procedimiento artroscópico: se observó una tendencia a conseguir mejores resultados cuando se había eliminado la calcificación. La acromioplastia no mejoró los resultados de la extirpación, pero se consideró necesaria cuando no se pudo encontrar la calcificación o cuando se ignoró de forma intencionada.

Re y Karzel[137] pensaron que la cirugía artroscópica era ideal para pacientes que no habían mejorado con medidas conservadoras, y comunicaron una buena tasa de éxitos con la extirpación artroscópica del depósito cálcico. Kempf[80] presentó una clasificación de las calcificaciones en cuatro grupos y afirmó que las calcificaciones heterogéneas, las de tipo D, son bastante difíciles de tratar, ya que probablemente presenten múltiples depósitos difíciles de localizar, ya sea mediante cirugía abierta o artroscópica.

La respuesta a la pregunta de si debe realizarse siempre acromioplastia en el momento de la extirpación quirúrgica de un depósito de calcio continúa siendo controvertida.[59] Molé y cols.[106], y también Re y Karzel,[137] revisaron a sus respectivos pacientes y no pudieron demostrar ninguna mejoría de los resultados cuando se combinó la extirpación quirúrgica con la acromioplastia. Johnson[77] creía que la acromioplastia estaba indicada sólo en pacientes con patología asociada del espacio subacromial, como el acromion en gancho o la fractura acromial. Lo mismo se puede decir de la extirpación exclusiva del ligamento coracoacromial. Sus conclusiones confirman la experiencia obtenida con la cirugía del pinzamiento subacromial, con la que no se ha obtenido efecto beneficioso alguno de la extirpación simple del ligamento, a menos que se asocie a acromioplastia. Sin embargo, en pacientes con calcificación difusa tipo D, el grupo francés[80,86] sugiere que se considere la acromioplastia, pues les parece poco probable que se puedan conseguir resultados satisfactorios sólo con la eliminación del depósito. Es interesante señalar que Goutallier y cols.[59] recomiendan una acromioplastia anterior simple, sin ningún intento de extirpación del depósito cálcico, con la que ellos han conseguido buenos resultados. Es raro encontrar desgarros del manguito de los rotadores concomitantes.[75,140] No obstante, siempre está indicado realizar una exploración adecuada y, en caso de detectar un desgarro, podría estar indicada una reparación abierta mínima o convencional.

En resumen, la mayor parte de los autores pudieron demostrar resultados similares para la extirpación de los depósitos de calcio con técnicas abiertas y artroscópicas. La utilización preoperatoria de la ecografía ayudaría a localizar los depósitos con una frecuencia similar a la de las técnicas abiertas. Aunque con la artroscopia cabría esperar una reducción de la morbilidad a corto plazo, ningún estudio ha demostrado claramente una resolución más rápida de los síntomas en el postoperatorio ni una vuelta más rápida al trabajo, posiblemente porque todos los estudios mencionados han sido retrospectivos y no estaban diseñados para determinar la velocidad de recuperación. Sería necesario un estudio multicéntrico, aleatorio, para demostrar de manera definitiva este aspecto del tratamiento, dada la menor frecuencia con que se realiza cirugía en la mayor parte de estos pacientes. De forma similar, una comparación con el ESWT resultaría también de gran utilidad para seleccionar qué pacientes se tratarían mejor con cada modalidad de tratamiento.

Las complicaciones parecen ser raras, y las más señaladas han sido un alivio insuficiente del dolor, que suele ser consecuencia de la extracción incompleta e insatisfactoria del depósito calcificado.[59,80] Una secuela puede ser también la rotura del manguito de los rotadores.

Técnica preferida de los autores

Los autores consideran apto para la práctica de cirugía artroscópica a todo paciente que se queja de dolor persistente, con un depósito calcificado neto. En todos ellos hay que hacer un lap-

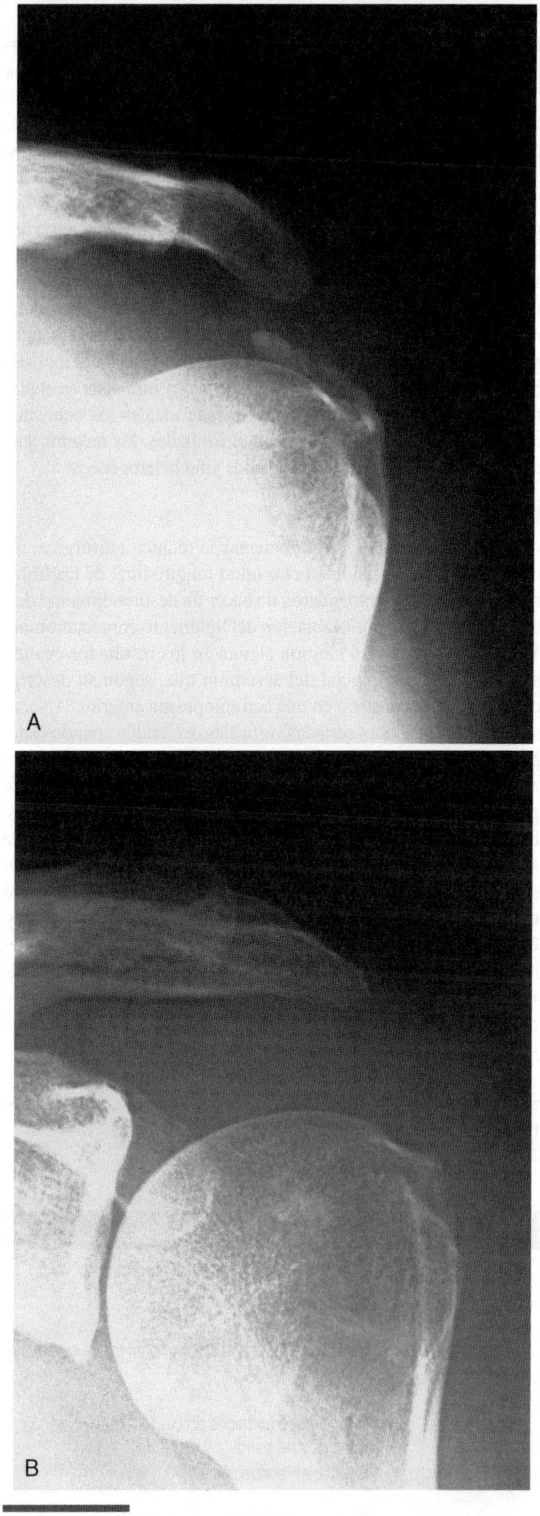

Fig. 18-27 • **A,** Radiografía preoperatoria de un depósito cálcico denso multiloculado, en un paciente con un síndrome de pinzamiento concomitante secundario a un osteofito acromial. **B,** Estado después de la acromioplastia y de la eliminación del depósito.

so de prueba de fisioterapia, quizá acompañada del uso de antiinflamatorios no esteroideos, y en raras ocasiones, además, una (o varias) inyecciones subacromiales de corticosteroides.[149] La molestia principal de estos pacientes es un tipo sordo y crónico de dolor, intensificado por la actividad, que ataca por las noches.

En los estudios radiográficos se advierte que gran parte de los depósitos calcificados están en el tendón del supraespinoso (70%), y conviene efectuar una serie de hombro, que incluya una vista anteroposterior en posición neutra y en rotaciones interna y externa, así como una vista axial y también otra en el plano de la escápula. La ecografía (véanse Figs. 18-24 A y B y 18-25 A y B) permite a menudo identificar el sitio del depósito, razón por la cual los autores han reducido el estudio radiográfico a dos vistas anteroposteriores en rotación interna y externa del brazo, y otra vista en el plano de la escápula. Los autores consideran ideales los depósitos calcificados densos y perfectamente delimitados, los mismos que, a ser posible, deben ser monoloculados y no heterogéneos.

Métodos abiertos (Fig. 18-27)

Gschwend y cols.,[62,63] al comentar la técnica quirúrgica, recomendaron una incisión en el sentido longitudinal de las fibras musculares, pero recomendaron no hacer un desprendimiento deltoideo. Se inclinan por la ablación del ligamento coracoacromial. Vebostad[187] no detectó mejoría alguna en los resultados cuando agregó la ablación parcial del acromion que, según su descripción, al parecer consistió en una acromioplastia anterior. A veces se necesitan incisiones seriadas verticales del tendón cuando el depósito no se identifica fácilmente. Resch[139] recomienda realizar acromioplastia cuando hay sólo cambios radiológicos o artroscópicos. Esta recomendación se basa en una serie de 43 personas. En 1975, Vebostad[187] señaló resultados de una acromionectomía subtotal aislada realizada en cinco personas en quienes fue imposible detectar fácilmente el depósito durante la operación. Logró un alivio bueno y excelente de los síntomas en cuatro pacientes. Goutallier y cols.[59] recomendaron hacer una acromioplastia anterior aislada, sin extracción del depósito de calcio, en casos de «calcificaciones heterogéneas que infiltran el tendón». Casi todas las 19 calcificaciones desaparecieron en los primeros 12 meses de haber hecho la operación.

Después de la operación se recomienda la movilización temprana. Si se usa un cabestrillo, habrá que quitarlo en intervalos regulares para realizar ejercicios.

MÉTODO DE TRATAMIENTO PREFERIDO POR LOS AUTORES

Nuestro enfoque terapéutico se basa principalmente en la intensidad de los síntomas. Por supuesto, también se tienen en cuenta las características radiológicas del depósito (Tabla 18-2).

Como estamos firmemente convencidos de que los síntomas en la fase formativa son crónicos, o incluso de que no hay, y de que los síntomas agudos acompañan al proceso de resorción, presentaremos primero el tratamiento que empleamos para la fase de formación. Los pacientes con síntomas subagudos son clasificados dentro de la fase de formación, a menos que las radiografías muestren signos evidentes de resorción.

Fase formativa

Durante la fase mencionada, se recomienda un método conservador. La extracción quirúrgica sería la excepción, y se realizaría sólo cuando el método conservador apropiado ha resultado ineficaz y cuando los síntomas interfieren en las labores del sujeto o en las actividades de la vida diaria.

MEDIDAS CONSERVADORAS

Se orienta al paciente para que realice un programa diario de ejercicios para conservar la movilidad completa de la articulación glenohumeral. También se le indica que coloque el brazo en abducción con la mayor frecuencia posible; lo puede lograr al colocar el miembro escapular contra el respaldo de una silla o un asiento junto al paciente. Cuando esté en decúbito dorsal, debe colocar en su axila una almohada. Si los síntomas son subagudos, se sugiere la aplicación de calor húmedo. Puede incluirse diatermia. El ultrasonido se utiliza a veces en el departamento de Fisioterapia, donde trabajan los autores, y algunos pacientes han indicado sus efectos beneficiosos, pero no se han obtenido datos de que dicha modalidad acelere la desaparición de los depósitos de calcio.

Las inyecciones de corticosteroides en el interior de las bolsas nunca se hacen en casos de síntomas crónicos. Sólo la presencia de «compresión», que origina síntomas subagudos, nos obliga a utilizar una mezcla de un corticosteroide inyectado con lidocaína en el interior de la bolsa. Los autores nunca han intentado la perforación con aguja de depósitos homogéneos densos

Tabla 18-2 • Esquema del enfoque de tratamiento

Síntoma	Tratamiento	Efectos
Dolor crónico	Conservador	Mantenimiento del ROM y de la fuerza
	Evitar cortisona	
	Cirugía, si fracasa el anterior o interfiere con el trabajo y las AVD	
Dolor agudo	Punción y lavado	Descompresión
		Hiperemia↓
	Inyección de cortisona única	Fagocitosis↓
	Ejercicios de péndulo y de ROM	Evita el hombro congelado
Dolor que remite	Reposo en abducción	Alivia la presión de estiramiento↓
		Flujo sanguíneo↑
	Ejercicios de ROM y de fortalecimiento	Evitar el hombro congelado y la pérdida de fuerza muscular
	Evitar la cortisona	

AVD, actividades de la vida diaria; ROM, arco de movilidad (del inglés, *range of motion*).

ni tampoco los intentos de lavado han producido buenos resultados en manos de los autores. El dato anterior no es sorprendente, dada la consistencia petrosa del depósito.

Por lo general no se utilizan antiinflamatorios no esteroideos si los síntomas son crónicos, pero se utilizan durante 7 a 10 días si existen síntomas subagudos. Rara vez están indicados los analgésicos.

Cada cuatro semanas se hace una evaluación clínica y radiológica de los pacientes. En los casos en que los resultados del tratamiento conservador no son satisfactorios y el paciente cumple con los criterios que aquí se han propuesto para intervención quirúrgica, se comenta con él la indicación; si él acepta, se realiza la extracción de los depósitos de calcio durante la permanencia breve en un hospital. Una semana antes de la operación se obtienen los datos de anamnesis y exploración física, y se aplican todos los estudios de laboratorio y radiografías (tórax y hombro afectado). El día de la operación se interna al paciente en la unidad de los autores, de permanencia breve, y se le deja regresar a casa el mismo día de la operación. Antes de volver a su hogar, la persona será atendida por un fisioterapeuta para asegurar que cumplirá con el programa apropiado de ejercicios en el postoperatorio.

TÉCNICA QUIRÚRGICA

La extracción de los depósitos de calcio se realiza bajo anestesia general. Se coloca al paciente en decúbito supino y debajo del hombro afectado se coloca una bolsa de arena. Hay que asegurarse de que el lado que se va a operar quede lo más cerca posible del borde de la mesa. Se envuelve el brazo en paños estériles y se deja libre, para asegurar la movilización completa del mismo durante la cirugía. Dependiendo de las opciones y de la formación del cirujano, la intervención se realizará por artroscopia o por cirugía abierta. La técnica artroscópica se ha descrito perfectamente en las páginas anteriores. Para las operaciones abiertas, y siguiendo la recomendación de Neer,[116] realizamos una incisión cutánea desde el acromion a la apófisis coracoides. Se realiza una disección roma de las fibras del deltoides y se separan. No se ha comprobado la necesidad de dar un punto para proteger la parte distal del nervio circunflejo, cerca de la zona de corte longitudinal del deltoides. No es necesario desprender este músculo del acromion. A continuación, se abre la bolsa y se retraen los bordes con separadores Army-Navy. Se revisa la pared de la bolsa y después se identifica el ligamento coracoacromial y se limpian todos los tejidos blandos suprayacentes. Hay que asegurarse de que se visualiza el borde posterior del ligamento, cuyo estado debe quedar registrado en las anotaciones. Los autores nunca han observado un engrosamiento con este método, aunque sí lo ha descrito Watson.[190] En ese momento, se procede a determinar el grado de estrechamiento del intervalo formado entre el manguito de los rotadores y el ligamento, para lo que se suele utilizar el meñique. La introducción del dedo se facilita con la tracción longitudinal del brazo. Con el meñique introducido, el brazo se rota y se levanta hasta que queda en una posición entre la flexión y la abducción. También hay que palpar la superficie inferior del acromio. Si existe «tensión» en el intervalo entre el ligamento y el manguito de los rotadores, suele ser necesario realizar una acromioplastia anterior, aunque es un procedimiento claramente excepcional. Aunque la acromioplastia anterior facilita la inspección del manguito de los rotadores y la pared de las bolsas que lo cubren, nosotros no recomendamos la realización habitual de este procedimiento. La rotación externa e interna del brazo permitirá la inspección de todo el manguito. Si se advierte alguna reacción de la bolsa, se dejará registrada su localización y su magnitud. Por lo general, se limita a una reacción hiperémica alrededor del depósito calcificado, que «brilla» a través de la pared de la bolsa. Nosotros no realizamos bursectomías. A continuación, se secciona el tendón en la dirección de sus fibras y se hace un raspado de la masa calcificada. Posteriormente, se hace una resección limitada de los bordes deshilachados del tendón, que suelen ser zonas de incrustación del calcio. A veces existe más de un depósito, lo que obliga a realizar varias incisiones tendinosas. Es muy importante hacer una buena radiografía preoperatoria para identificar no sólo la localización de los depósitos, sino también su número. Si durante la inspección no se advierte la presencia de algún depósito calcificado, se realizan pequeñas incisiones en los puntos en los que se sospecha que hay calcificaciones, según los datos radiográficos.

Una vez extraído el depósito, se hace un lavado con abundante líquido. El hombro se mueve en todo su arco de movimiento; se aproximan los bordes de los tendones si es necesario, y se cierra la herida por planos. Después de la operación se aplica un cabestrillo. Insistimos una vez más en la necesidad de retirar el cabestrillo por lo menos cuatro veces al día para hacer ejercicios en péndulo y ejercicios de arco de movimiento asistidos, pasivos o activos. El cabestrillo se retira definitivamente al cabo de tres días, y para esa fecha se inician ejercicios activos. Se debe instar a los pacientes a poner el brazo en abducción con la mayor frecuencia posible. Si el dolor postoperatorio es intenso, conviene aplicar compresas locales de hielo. Nunca se ha recurrido a las inyecciones de corticosteroides en el postoperatorio.

FASE DE RESORCIÓN

TÉCNICA DE LAVADO

En la fase de resorción con síntomas agudos, o en presencia de manifestaciones subagudas si las radiografías indican una resorción activa, se prueba a realizar un lavado de los depósitos con agujas de calibre 18. Se utiliza un anestésico local (lidocaína al 2% sin adrenalina) para enfriar los puntos de colocación de la aguja, y se inyectan 5 ml en la bolsa. La zona de lavado se determina por el punto de dolor máximo a la palpación y por los datos radiográficos. También se utiliza lidocaína al 2% para lavado. En el líquido de salida es fácil identificar partículas de calcio. Si no se obtienen buenos resultados con el lavado, la punción suele ayudar a disminuir la presión intratendinosa. Al finalizar el lavado o la punción se realiza una inyección de corticosteroides en el interior de la bolsa, pero sólo si el dolor es insoportable. Esta inyección no se repetirá.

Se dan instrucciones al paciente para que aplique hielo y haga ejercicios en péndulo, y se recetan analgésicos. Aunque nosotros siempre prescribimos al paciente fármacos antiinflamatorios no esteroideos durante una semana, no hay pruebas definitivas de su efecto beneficioso. Después del primer tratamiento, se pide al paciente que vuelva a consulta al cabo de tres o cuatro días. Tan pronto disminuyen los síntomas, por lo general después de una semana, se envía al paciente a fisioterapia, para que practique ejercicios de arco de movimiento y de fortalecimiento. Cuatro semanas después de la primera visita se obtienen radiografías, en las que casi siempre se advierte una disminución importante del depósito, y a veces su desaparición. No se ha utilizado la ecografía durante la fase de resorción.

Los autores no han detectado un solo caso de hombro congelado ni de capsulitis adhesiva en pacientes tratados con el método anterior. Sin embargo, se recibió una consulta de un caso con este síndrome en un paciente que había sido tratado con corticosteroides sistémicos y un cabestrillo durante seis semanas.

INDICACIÓN DE LA CIRUGÍA

Al comienzo de su amplio interés por la tendinitis calcificante, los autores realizaron operaciones durante la fase aguda, pero en la actualidad consideran que la cirugía no está indicada en un momento en el que la naturaleza intenta (y suele realizar satisfactoriamente) eliminar el depósito calcificado. En 1970, De Sèze y Welfling[41] habían recomendado dicho método al afirmar que en la fase hiperalgésica la enfermedad cura, en términos generales, con facilidad, y sólo con el auxilio de medidas de apoyo.

CONCLUSIÓN

Los buenos resultados del tratamiento de sujetos con tendinitis calcificante dependen del conocimiento minucioso del proceso patológico. Sin duda, es necesario que se haya formado un depósito para que después muestre resorción. Además, las observaciones clínicas no han dejado duda de que hay una resorción espontánea, aunque el único punto cuestionable es el momento en el que comienza dicha resorción.

No se conocen con detalle los factores que explican la metaplasia fibrocartilaginosa y la posterior calcificación, así como los que desencadenan el proceso de resorción. Dilucidar tales planteamientos debe ser el objetivo de investigaciones futuras.

No se han obtenido buenos resultados con la duplicación experimental de la calcificación tendinosa local. Se han hecho intentos en el manguito de los rotadores, y para ello se ha utilizado un molde de plástico sobre el supraespinoso; dicho cuerpo extraño y el traumatismo quirúrgico nunca ocasionaron cambios compatibles con la tendinitis calcificante. Selye[163] publicó resultados obtenidos con su modelo de calcifilaxis, que ocasionó una calcificación tendinosa sólo en una cepa de ratones. Sin embargo, no hay duda que la calcifilaxis es un trastorno metabólico sistémico, y no un proceso patológico local. Los autores han tenido la oportunidad de revisar muestras de calcificación de tendones y ligamentos de ratones Yoshimura endogámicos, de la cepa que «camina de puntas» *(tiptoe-walking Yoshimura, TWY)* del *Japanese Research Council.* Los cortes indicaron metaplasia cartilaginosa en ligamentos y tendones, seguida de calcificación alrededor de los condrocitos.

BIBLIOGRAFÍA

1. Aina R, Cardinal E, Bureau NJ, et al: Calcific shoulder tendinitis: Treatment with modified US-guided fine-needle technique. Radiology *221*:455-461, 2001.
2. Ali SY: Crystal induced arthropathy. *In* Verbruggen G and Veys EM (eds): Degenerative Joints, vol 2. New York: Elsevier, 1985.
3. Altcheck DW, Warren RF, Wickiewicz TL, et al: Arthroscopic acromioplasty. J Bone Joint Surg Am *72*:1198-1207, 1990.
4. Anderson HC: Electron microscopic studies of induced cartilage development and calcification. J Cell Biol *35*:81-101, 1967.
5. Anderson HC: Vesicles associated with calcification in the matrix of epiphyseal cartilage. J Cell Biol *41*:59-72, 1969.
6. Anderson HC: Calcific diseases. Arch Pathol Lab Med *107*:341-348, 1983.
7. Archer RS, Bayley JI, Archer CW, and Ali SY: Cell and matrix changes associated with pathological calcification of the human rotator cuff tendons. J Anat *182*:1-11, 1993.
8. Ark JW, Flock TJ, Flatow EL, and Bigliani LU: Arthroscopic treatment of calcific tendinitis of the shoulder. Arthroscopy *8*:183-188, 1992.
9. Baer WS: The operative treatment of subdeltoid bursitis. Johns Hopkins Hosp Bull *18*:282-284, 1907.
10. Baird LW: Roentgen irradiation of calcareous deposits about the shoulder. Radiology *37*:316-324, 1941.
11. Bateman JE: The Shoulder and Neck. Philadelphia: WB Saunders, 1978.
12. Bergemann D and Stieda A: Über die mit Kalkablagerungen einhergehende Entzündung der Schulterschleimbeutel. Munch Med Wochenschr *52*:2699-2702, 1908.
13. Bigliani LU, Morrison DS, and April EW: The morphology of the acromion and its relationship to rotator cuff tears. Orthop Trans *10*:228, 1986.
14. Bonucci E: Fine structure and histochemistry of «calcifying globules» in epiphyseal cartilage. Z Zellforsch *103*:192-217, 1970.
15. Booth RE Jr and Marvel JP Jr: Differential diagnosis of shoulder pain. Orthop Clin North Am *6*:353-379, 1975.
16. Bosworth BM: Examination of the shoulder for calcium deposits. J Bone Joint Surg *23*:567-577, 1941.
17. Bosworth BM: Calcium deposits in the shoulder and subacromial bursitis: A survey of 12,122 shoulders. JAMA *116*:2477-2482, 1941.
18. Brenckmann E and Nadaud P: Le traitement des calcifications périarticulaires de l'épaule par radiothérapie. Arch d'Electric Med *40*:27-29, 1932.
19. Brewer BJ: Aging of the rotator cuff. Am J Sports Med *7*:102-110, 1979.
20. Brickner WM: Shoulder disability: Stiff and painful shoulder. Am J Surg *26*:196-204, 1912.
21. Brooks CH, Revell WJ, and Heatley FW: A quantitative histological study of the vascularity of the rotator cuff tendon. J Bone Joint Surg Br *74*:151-153, 1992.
22. Brunner W, Thüringer R, Ascher G, et al: Die extrakorporelle Stosswellentherapie in der Orthopaedie–Drei-Monatsergebnisse in 443 Faellen. Orthop Praxis *33*:461-464, 1997.
23. Buerger RA, Witzsch U, Haist J, et al: Extracorporeal shockwave therapy of pseudo-arthrosis. J Urol *147*:26-29, 1992.
24. Carnett JB: The calcareous deposits of so-called calcifying subacromial bursitis. Surg Gynecol Obstet *41*:404-421, 1925.
25. Caspari RB and Thal R: A technique for arthroscopic subacromial decompression. Arthroscopy *8*:23, 1992.
26. Chapman JF: Subacromial bursitis and supraspinatus tendinitis: Its roentgen treatment. Calif Med *56*:248-251, 1942.
27. Charrin N: Shockwave therapy under US guidance in rotator cuff calcific tendinitis. Rev Rhum Engl Ed *68*:241-244, 2001.
28. Chiu CH: The role of high resolution of ultrasonography in the management of calcific tendinitis of the rotator cuff. Ultrasound Med Biol *27*:735-743, 2001.
29. Codman EA: On stiff and painful shoulders. Boston Med Surg J *154*:613-620, 1906.
30. Codman EA: Bursitis subacromialis, or periarthritis of the shoulder joint. Publications of the Mass Gen Hospital in Boston *2*:521-591, 1909.
31. Codman EA: The Shoulder. Boston: Thomas Todd, 1934.
32. Constant CR and Murley AHG: A clinical method of functional assessment of the shoulder. Clin Orthop *214*:160-164, 1987.
33. Crass JR: Current concepts in the radiographic evaluation of the rotator cuff. Crit Rev Diagn Imaging *28*:23-73, 1988.
34. Daecke W, Kusnierczak D, and Loew M: Long-term effects of extracorporeal shockwave therapy in chronic calcific tendinitis of the shoulder. J Shoulder Elbow Surg 11:476-480, 2002.
35. Daecke W, Kusnierczak D, and Loew M: Extracorporale Stosswellentherapie (ESWT) bei der Tendinosis calcarea der Rotatorenmanschette. Orthopade *31*:645-651, 2002.
36. Daecke W, Loew M, Schuhknecht B, and Kusnierczak D: Der Einfluss der Applikationsdosis auf die Wirksamkeit der ESWA bei der Tendinosis calcarea der Schulter. Orthop Praxis *33*:119-123, 1997.
37. Dahmen GP, Meiss L, Nam VC, and Skroudies B: Extracorporale Stosswellentherapie (ESWT) zur Behandlung von knochennahem Weichteilbereich an der Schulter. Extracta Orthop *11*:25-27, 1992.
38. Delius M and Draenert K: Einfluss hochenergetischer Stosswellen auf Knochen. *In* Siebert W (ed): Stosswellenanwendungen an Knochen. Hamburg, Germany: Dr. Kovac Verlag, 1997, pp 10-11.
39. DePalma A: Surgery of the Shoulder, 2nd ed. Philadelphia: JB Lippincott, 1973.
40. DePalma AF and Kruper JS: Long term study of shoulder joints afflicted with and treated for calcific tendinitis. Clin Orthop *20*:61-72, 1961.
41. De Sèze S and Welfling J: Tendinites calcifiantes. Rhumatologie *22*:5-14, 1970.
42. Dhuly RG, Lauler DP, and Thorn GW: Pharmacology and chemistry of adrenal glucocorticosteroids. Med Clin North Am *57*:1155-1165, 1973.
43. Dieppe P: Crystal deposition disease and the soft tissues. Clin Rheum Dis *5*:807-822, 1979.
44. Duplay S: De la périarthrite scapulohumérale et des raideurs de l'épaule qui en sont la conséquence. Arch Gen Med *513*:542, 1872.
45. Ebenbichler GR, Erdogmus CB, Resch KL, et al: Ultrasound therapy for calcific tendonitis of the shoulder. N Engl J Med *340*:1533-1538, 1999.
46. Ellman H: Arthroscopic subacromial decompression: Analysis of one- to three year results. Arthroscopy *3*:173-181, 1987.
47. Ellman H: Shoulder arthroscopy: Current indications and techniques. Orthopedics *11*:45-51, 1988.
48. Ellman H: The controversy of arthroscopic vs. open approaches to shoulder instability and rotator cuff disease. Paper presented at the Fourth Open Meeting of the American Society of Shoulder and Elbow Surgeons, 1988, Atlanta.

49. Farin PU and Jaroma H: Sonographic findings of rotator cuff calcifications. J Ultrasound Med *14*:7-14, 1995.
50. Faure G and Daculsi G: Calcified tendinitis: A review. Ann Rheum Dis *42*(suppl):49-53, 1983.
51. Faure G, Netter P, Malaman B, et al: Scanning electron microscopic study of microcrystals implicated in human rheumatic diseases. Scanning Electron Microsc *3*:163-176, 1980.
52. Friedman MS: Calcified tendinitis of the shoulder. Am J Surg *94*:56-61, 1957.
53. Fritze J: Extracorporeal shockwave therapy (ESWT) in orthopedic indications: A selective review. Versicherungsmedizin *50*(5):180-185, 1998.
54. Gärtner J: Tendinosis calcarea–Behandlungsergebnisse mit dem Needling. Z Orthop Ihre Grenzgeb *131*:461-469, 1993.
55. Gärtner J, Heyer A: Calcific tendonitis of the shoulder. Orthopade *24*:284-302, 1995.
56. Ghormley JW: Calcareous tendinitis. Surg Clin North Am *4*:1721-1728, 1961.
57. Gimblett PA, Saville J, and Ebrall P: A conservative management protocol for calcific tendinitis of the shoulder. J Manipulative Physiol Ther *22*:622-627, 1999.
58. Glatthaar E: Zur Pathologie der Periarthritis humeroscapularis. Dtsch Z Chir *251*:414-434, 1938.
59. Goutallier D, Duparc F, and Allain J: Treatment of calcific tendinopathies through a simple acromioplasty. Paper presented at the European Symposium of the Shoulder, April 26-28, 1996, St Etienne, France, pp 205-206.
60. Graff J, Richter KD, Pastor J: Wirkung hochenergetischer Stosswellen auf Knochengewebe. Verh Ges Urol 39:76, 1989.
61. Griffin EJ and Karselis TC: Physical agents for physical therapists. *In* Ultrasonic Energy, 2nd ed. Springfield, IL: Charles C Thomas, 1982.
62. Gschwend N, Patte D, and Zippel J: Die Therapie der Tendinitis calcarea des Schultergelenkes. Arch Orthop Unfallchir *73*:120-135, 1972.
63. Gschwend N, Scherer M, and Löhr J: Die Tendinitis calcarea des Schultergelenkes. Orthopade *10*:196-205, 1981.
64. Haake M, Sattler A, Gross MW, et al: [Comparison of extracorporeal shockwave therapy (ESWT) with roentgen irradiation in supraspinatus tendon syndrome–a prospective randomised single-blind parallel group comparison.] Z Orthop Ihre Grenzgeb *139*:397-402, 2001.
65. Halverson PB, McCarty DJ, Cheung HS, and Ryan LM: Milwaukee shoulder syndrome. Ann Rheum Dis *43*:734-741, 1984.
66. Harbin M: Deposition of calcium salts in tendon of supraspinatus muscle. Arch Surg *18*:1491-1512, 1929.
67. Harmon HP: Methods and results in the treatment of 2580 painful shoulders. With special reference to calcific tendinitis and the frozen shoulder. Am J Surg *95*:527-544, 1958.
68. Hartig A and Huth F: Neue Aspekte zur Morphologie und Therapie der Tendinosis calcarea der Schultergelenke. Arthroskopie *8*:117-122, 1995.
69. Heller KD, Niethard FU: Der Einsatz der extracorporalen Stosswellentherapie in der Orthopaedie–eine Metanalyse. Z Orthop Ihre Grenzgeb *136*:390-401, 1998.
70. Herberts P, Kadefors R, Hogfors C, and Sigholm G: Shoulder pain and heavy manual labor. Clin Orthop *191*:166-178, 1984.
71. Hoe-Hansen CE, Palm L, and Norlin R: The influence of cuff pathology on shoulder function after arthroscopic subacromial decompression: A 3- and 6-year follow-up study. J Shoulder Elbow Surg *8*:585-589, 1999.
72. Howorth MB: Calcification of the tendon cuff of the shoulder. Surg Gynecol Obstet *80*:337-345, 1945.
73. Hsu HC, Wu JJ, Jim YF, et al: Calcific tendinitis and rotator cuff tearing: A clinical and radiographic study. J Shoulder Elbow Surg *3*:159-164, 1994.
74. Hutchinson MR and Veenstra MA: Arthroscopic decompression of shoulder impingement secondary to os acromiale. Arthroscopy *9*:28-32, 1993.
75. Jerosch J, Strauss JM, and Schmiel S: Arthroscopic therapy of tendinitis calcarea–acromioplasty or removal of calcium? Unfallchirurg *99*:946-952, 1996.
76. Jerosch J, Strauss JM, and Schmiel S: Arthroscopic treatment of calcific tendinitis of the shoulder. J Shoulder Elbow Surg *7*:30-37, 1998.
77. Johnson LL: The subacromial space and rotator cuff lesions. *In* Johnson LL (ed): Diagnostic and Surgical Arthroscopy of the Shoulder. St Louis: CV Mosby, 1993, pp 377-380.
78. Jones GB: Calcification of the supraspinatus tendon. J Bone Joint Surg Br *31*:433-435, 1949.
79. Jozsa L, Baliut BJ, and Reffy A: Calcifying tendinopathy. Arch Orthop Trauma Surg *97*:305-307, 1980.
80. Kempf JF: Arthroscopie de l'épaule. J Chir (Paris) *129*:271-275, 1992.
81. Kempf JF: Arthroscopic treatment of rotator cuff calcifications by isolated excision. Paper presented at the European Symposium of the Shoulder, April 26-28, 1996, St Etienne, France, pp 206-209.
82. Kessel L and Watson M: The painful arc syndrome. J Bone Joint Surg Br *59*:166-172, 1977.
83. Key LA: Calcium deposits in the vicinity of the shoulder and other joints. Ann Surg *129*:737-753, 1949.
84. Kozin F: Painful shoulder and the reflex sympathetic dystrophy syndrome. *In* McCarty DJ (ed): Arthritis and Allied Conditions, 10th ed. Philadelphia: Lea & Febiger, 1985.
85. Lapidus PW: Infiltration therapy of acute tendinitis with calcification. Surg Gynecol Obstet *76*:715-725, 1943.
86. Levigne C: Are there indications for adjunct acromioplasty in the arthroscopic treatment of rotator cuff calcifications? Paper presented at the European Symposium of the Shoulder, April 26-28, 1996, St Etienne, France, pp 206-209.
87. Lippmann RK: Observations concerning the calcific cuff deposit. Clin Orthop *20*:49-60, 1961.
88. Litchman HM, Silver CM, Simon SD, and Eshragi A: The surgical management of calcific tendinitis of the shoulder. Int Surg *50*:474-482, 1968.
89. Loehr JF and Uhthoff HK: The microvascular pattern of the supraspinatus tendon. Clin Orthop *254*:35-38, 1990.
90. Loew M, Daecke W, Kusnierczak D, et al: Shock-wave therapy is effective for chronic calcifying tendinitis of the shoulder. J Bone Joint Surg Br *81*:863-867, 1999.
91. Loew M and Jurgowski W: Initial experiences with extracorporeal shockwave lithotripsy (ESWL) in treatment of tendinosis calcarea of the shoulder. Z Orthop Ihre Grenzgeb *131*:470-473, 1993.
92. Loew M, Jurgowski W, Mau HC, and Thomsen M: Treatment of calcifying tendinitis of the rotator cuff with extracorporeal shock waves: A preliminary report. J Shoulder Elbow Surg *4*:101-106, 1995.
93. Loew M, Jurgowski W, and Thomsen M: Die Wirkung extracorporaler Stosswellen auf die Tendinosis calcarea der Schulter–Ein vorlaeufiger Bericht. Urologe A *34*:49-53, 1995.
94. Loew M, Sabo D, Mau H, et al: MR imaging of the rotator cuff with calcifying tendinitis [abstract FH 060]. Paper presented at the 6th International Congress on Surgery of the Shoulder (ICSS), June 1995, Helsinki, Finland.
95. Lundberg J: The frozen shoulder. Acta Orthop Scand *119*(suppl):1-59, 1969.
96. Macnab I: Rotator cuff tendinitis. Ann R Coll Surg *53*:271-287, 1973.
97. Maier M, Durr HR, Kohler S, et al: Analgesic effect of low energy extracorporeal shock waves in tendinosis calcarea, epicondylitis humeri radialis and plantar fasciitis. Z Orthop Ihre Grenzgeb *138*:34-38, 2000.
97a. Maier M, Lieb A, Köhler S, and Refoir HJ: Stosswellenbehandlung bei Tendinosis calcarea der Schulter–das Therapieergebnis ist unabhänging von der Grösse der Verkalkung. Orthopadische Praxis *39*:290-293, 2003.
98. Maier M, Stabler A, Schmitz C, et al: On the impact of calcified deposits within the rotator cuff tendons in shoulders of patients with shoulder pain and dysfunction. Arch Orthop Trauma Surg *121*:371-378, 2001.
99. McCarty DJ, Halverson PB, Carrera GF, et al: «Milwaukee shoulder»: Association of microspheroids containing hydroxyapatite crystals, active collagenase, and neutral protease with rotator cuff defects. I. Clinical aspects. Arthritis Rheum *24*:464-473, 1981.
100. McKendry RJR, Uhthoff HK, Sarkar K, and St George-Hyslop P: Calcifying tendinitis of the shoulder: Prognostic value of clinical, histologic and radiologic features in 57 surgically treated cases. Rheumatology *9*:75-80, 1982.
101. McLaughlin HL: Lesions of the musculotendinous cuff of the shoulder. III. Observations on the pathology, course and treatment of calcific deposits. Ann Surg *124*:354-362, 1946.
102. McLaughlin HL: Selection of calcium deposits for operation–the technique and results of operation. Surg Clin North Am *43*:1501-1504, 1963.
103. Meyer AW: Chronic functional lesions of the shoulder. Arch Surg *35*:646-674, 1937.
104. Milone FP and Copeland MM: Calcific tendinitis of the shoulder joint. AJR Am J Roentgenol *85*:901-913, 1961.
105. Mohr W and Bilger S: Morphologische Grundstrukturen der kalzifizierten Tendopathie und ihre Bedeutung für die Pathogenese. Z Rheumatol *49*:346-355, 1990.
106. Molé D, Kempf JF, Gleyze P, et al: Résultats du traitement arthroscopique des tendinopathies non-rompues de la coiffe des rotateurs. 2. Calcifications de la coiffe. Rev Chir Orthop Reparative Appar Mot *79*:532-541, 1993.
107. Morimoto K, Mori E, Nakagawa Y: Calcification of the coracoacromial ligament. A case report of the shoulder impingement syndrome. Am J Sports Med *16*:80-81, 1988.
108. Moschkowitz E: Histopathology of calcification of the spinatus tendons associated with subacromial bursitis. Am J Med Sci *149*:351-361, 1915.
109. Moseley HF: Shoulder Lesions, 3rd ed. Edinburgh: Churchill Livingstone, 1960.
110. Moseley HF: The natural history and clinical syndromes produced by calcified deposits in the rotator cuff. Surg Clin North Am *43*:1489-1494, 1963.
111. Moseley HF: The results of nonoperative and operative treatment of calcified deposits. Surg Clin North Am *43*:1505-1506, 1963.
112. Moseley HF and Goldie I: The arterial pattern of the rotator cuff of the shoulder. J Bone Joint Surg Br *45*:780-789, 1963.
113. Murnaghan GF and McIntosh D: Hydrocortisone in painful shoulder. Controlled trial. Lancet *21*:798-800, 1955.
114. Nakase T, Takeuchi E, Sugamoto K: Involvement of multinucleated giant cells synthesizing cathepsin K in calcified tendinitis of the rotator cuff tendons. Rheumatology *39*:1074-1077, 2000.
115. Neer CS II: Impingement lesions. Clin Orthop *173*:70-77, 1983.
116. Neer CS II, Craig EV, and Fukuda H: Cuff-tear arthropathy. J Bone Joint Surg Am *65*:1232-1244, 1983.
117. Nutton RW, McBirnie JM, and Phillips C: Treatment of chronic rotator-cuff impingement by arthroscopic subacromial decompression. J Bone Joint Surg Br *79*:73-76, 1997.
118. Nutton RW and Stothard J: Acute calcific supraspinatus tendinitis in a three year old child. J Bone Joint Surg Br *69*:148, 1987.
119. Ollagnier E, Bruyère G, Gazielly DF, and Thomas TH: Medical treatment of calcifying tendinopathies of the rotator cuff. Paper presented at the European Symposium of the Shoulder, April 26-28, 1996, St Etienne, France, p 202.
119a. O'Leary ST, Goldberg JA, and Walsh WR: Tophaceous gout of the rotator cuff: A case report. J Shoulder Elbow Surg *12*:200-201, 2003.
120. Olsson O: Degenerative changes of the shoulder and their connection with shoulder pain. Acta Chir Scand *181*(suppl):1-110, 1953.
121. Orhan Z, Alper M, Akman Y, et al: An experimental study on the application of extracorporeal shock waves in the treatment of tendon injuries: Preliminary report. J Orthop Sci *6*:566-570, 2001
122. Ozaki J, Fuijimoto S, Nakagawa Y, et al: Tears of the rotator cuff of the shoulder associated with pathological changes in the acromion. J Bone Joint Surg Am *70*:1224-1230, 1988.
123. Painter CF: Subdeltoid bursitis. Boston Med Surg J *156*:345-349, 1907.

124. Patel VR, Singh D, Calvert PT, and Bayley JI: Arthroscopic subacromial decompression: Results and factors affecting outcome. J Shoulder Elbow Surg *8*:231-237, 1999.
125. Patte D and Goutallier D: Calcifications. Rev Chir Orthop *74*:277-278, 1988.
126. Patterson RL and Darrach W: Treatment of acute bursitis by needle irrigation. J Bone Joint Surg *19*:993-1002, 1937.
127. Pedersen HE and Key JA: Pathology of calcareous tendinitis and subdeltoid bursitis. Arch Surg *62*:50-63, 1951.
128. Pendergrass EP and Hodes PJ: Roentgen irradiation in treatment of inflammations. AJR Am J Roentgenol *45*:74-106, 1941.
129. Perlick L, Korth O, Wallny T, et al: [The mechanical effects of shock waves in extracorporeal shock wave treatment of calcific tendinitis–an in-vitro model.] Z Orthop Ihre Grenzgeb *137*:10-16, 1999.
130. Perugia L and Postacchini F: The pathology of the rotator cuff of the shoulder. Ital J Orthop Haematol *11*:93-105, 1985.
131. Pfister J and Gerber H: Behandlung der Periarthropathia humeroscapularis calcarea mittels Schulterkalkspülung: Retrospektive Fragebogenanalyse. Z Orthop Ihre Grenzgeb *132*:300-305, 1994.
132. Pfister J, Gerber HJ: Chronic calcifying tendinitis of the shoulder–therapy by percutaneous needle aspiration and lavage: A prospective open study of 62 shoulders. Clin Rheumatol *16*:269-274, 1997.
133. Pigozzi F, Giombini A, Parisi A, et al: The application of shock-waves therapy in the treatment of resistant chronic painful shoulder. A clinical experience. J Sports Med Phys Fitness *40*:356-361, 2000.
134. Pinals RS and Short CL: Calcific periarthritis involving multiple sites. Arthritis Rheum *9*:566-574, 1966.
135. Plenk HP: Calcifying tendinitis of the shoulder. Radiology *59*:384-389, 1952.
136. Rathbun JB and Macnab J: The microvascular pattern of the rotator cuff. J Bone Joint Surg Br *52*:540-553, 1970.
137. Re LP Jr and Karzel RP: Management of rotator cuff calcifications. Orthop Clin North Am *24*:125-132, 1993.
138. Remberger K, Faust H, and Keyl W: Tendinitis calcarea. Klinik, Morphologie, Pathogenese und Differentialdiagnose. Pathologe *6*:196-203, 1985.
139. Resch H: Calcific Tendinitis. Paper presented at the European Symposium of the Shoulder, April 26-28, 1996, St Etienne, France, p 210.
140. Resch H and Beck E: Arthroskopie der Schulter. Berlin, Springer-Verlag, 1991, pp 147-152.
141. Rochwerger A, Franceschi JP, Viton JM, et al: Surgical management of calcific tendinitis of the shoulder: An analysis of 26 cases. Clin Rheumatol *18*:313-316, 1999.
142. Rompe JD, Burger R, Hopf C, and Eysel P: Shoulder function after extracorporeal shock wave therapy for calcific tendinitis. J Shoulder Elbow Surg *7*:505-509, 1998.
143. Rompe JD, Kuellmer K, Vogel J, et al: Extracorporale Stossswellentherapie–Experimentelle Grundlagen, klinischer Einsatz. Orthopade *26*:215-228, 1997.
144. Rompe JD, Rummler F, Hopf C, et al: Extracorporeal shock wave therapy for calcifying tendinitis of the shoulder. Clin Orthop *321*:196-201, 1995.
145. Rompe JD, Zoellner J, and Nafe B; Shockwave therapy versus conventional surgery in the treatment of calcifying tendinitis of the shoulder. Clin Orthop *387*:72-82, 2001.
146. Rompe JD, Zollner J, Nafe B, and Freitag C: [Significance of calcium deposit elimination in tendinosis calcarea of the shoulder.] Z Orthop Ihre Grenzgeb *138*:335-339, 2000.
147. Rothman RH, Marvel JP Jr, and Heppenstall RB: Anatomic considerations in the glenohumeral joint. Orthop Clin North Am *6*:341-352, 1975.
148. Rothman RH and Parke WW: The vascular anatomy of the rotator cuff. Clin Orthop *41*:176-186, 1965.
149. Rowe CR: Injection technique for the shoulder and elbow. Orthop Clin North Am *19*:773-777, 1988.
150. Rupp S, Seil R, and Kohn D: Preoperative ultrasonic mapping of calcium deposits facilitates localization during arthroscopic surgery for calcifying tendinitis of the rotator cuff. Arthroscopy 14:540-542, 1998.
151. Rupp S, Seil R, and Kohn D: Tendinosis calcarea of the rotator cuff. Orthopade *29*:852-867, 2000.
152. Rüttimann G: Uber die Häufigkeit röntgenologischer Veränderungen bei Patienten mit typischer Periarthritis humeroscapularis und Schultergesunden. Inaugural Dissertation, Zurich, 1959.
153. Sandström C: Peritendinitis calcarea: Common disease of middle life: Its diagnosis, pathology and treatment. AJR Am J Roentgenol *40*:1-21, 1938.
154. Sandström C and Wahlgren F: Beitrag zur Kenntnis der "Peritendinitis calcarea" (sog. «Bursitis calculosa») speziell vom pathologisch-histologischen Gesichtspunkt. Acta Radiol (Stockh) *18*:263-296, 1937.
155. Sarkar K and Uhthoff HK: Ultrastructural localization of calcium in calcifying tendinitis. Arch Pathol Lab Med *102*:266-269, 1978.
156. Sarkar K and Uhthoff HK: Ultrastructure of the subacromial bursa in painful shoulder syndromes. Virchows Arch *400*:107-117, 1983.
157. Schaer H: Die Periarthritis humeroscapularis. Ergebn Chir Orthop *29*:211-309, 1936.
158. Schaer H: Die Duplay'sche Krankheit. Med Klin *35*:413-415, 1939.
159. Schiepers P, Pauwels P, Penders W, et al: The role of arthroscopy in subacromial pathology. Retrospective study of a series of arthroscopic acromioplasties. Acta Orthop Belg *66*:438-448, 2000.
160. Schmitt J, Haake M, Tosch A, et al: Low-energy extracorporeal shock-wave treatment (ESWT) for tendinitis of the supraspinatus. A prospective, randomised study. J Bone Joint Surg Br *83*:873-876, 2001.
161. Seifert G: Morphologic and biochemical aspects of experimental extraosseous tissue calcification. Clin Orthop *69*:146, 1970.
162. Seil R, Rupp S, Hammer DS, et al: [Extracorporeal shockwave therapy in tendinosis calcarea of the rotator cuff: Comparison of different treatment protocols.] Z Orthop Ihre Grenzgeb *137*:310-315, 1999.
163. Selye H: The experimental production of calcific deposits in the rotator cuff. Surg Clin North Am *43*:1483-1488, 1963.
164. Sengar DPS, McKendry RJ, and Uhthoff HK: Increased frequency of HLA-A1 in calcifying tendinitis. Tissue Antigens *29*:173-174, 1987.
165. Simon WH: Soft tissue disorders of the shoulder. Frozen shoulder, calcific tendinitis, and bicipital tendinitis. Orthop Clin North Am *6*:521-539, 1975.
166. Snyder SJ: Arthroscopic evaluation and treatment of the rotator cuff. *In* Snyder SJ (ed): Shoulder Arthroscopy. New York: McGraw-Hill, 1993.
167. Speed CA and Hazleman BL: Calcific tendinitis of the shoulder. N Engl J Med *340*:1582-1584, 1999.
168. Speed CA, Richards C, Nichols D, et al: Extracorporeal shock-wave therapy for tendonitis of the rotator cuff. J Bone Joint Surg Br *84*:509-512, 2001.
169. Steinacker T and Steuer M: Use of extracorporeal shockwave therapy (ESWT) in sports orthopedics. Sportverletz Sportschaden *15*:45-49, 2001.
170. Steinbrocker O: The painful shoulder. *In* Hollander JE (ed): Arthritis and Allied Conditions, 8th ed. Philadelphia: Lea & Febiger, 1972.
171. Stephens SR, Warren RF, Payne LZ, et al: Arthroscopic acromioplasty: A 6- to 10-year follow-up. Arthroscopy *14*:382-388, 1998.
172. Stieda A: Zur Pathologie der Schultergelenkschleimbeutel. Arch Klin Chir *85*:910-924, 1908.
173. Takeuchi E and Sugamoto K: Localization and expression of osteopontin in the rotator cuff tendon in patients with calcifying tendinitis. Virchows Arch *438*:612-617, 2001.
174. Thornhill TS: The painful shoulder. *In* Kelley WN, Harris ED, Shaun R, and Sledge CB (eds): Textbook of Rheumatology, 2nd ed. Philadelphia: WB Saunders, 1985.
175. Tillander BM and Norlin RO: Change of calcifications after arthroscopic subacromial decompression. J Shoulder Elbow Surg *7*:213-217, 1998.
176. Tillmann B: Rotatorenmanschettenrupturen. Operative Orthop Traumatol *4*:181-184, 1992.
177. Toriyama K, Fukuda H, Hamada K, and Noguchi T: Calcifying tendinitis of the infraspinatus tendon simulating a bone tumor. J Shoulder Elbow Surg *3*:165-168, 1994.
178. Uhthoff HK: Calcifying tendinitis, an active cell-mediated calcification. Virchows Arch *366*:51-58, 1975.
179. Uhthoff HK, Hammond DI, Sarkar K, et al: The role of the coracoacromial ligament in the impingement syndrome: A clinical, radiological and histological study. Int Orthop *12*:97-104, 1988.
180. Uhthoff HK and Loehr J: Calcifying tendinitis. *In* Rockwood CA and Matsen FA (eds): The Shoulder, 2nd ed. Philadelphia: WB Saunders, 1998, pp 989-1008.
181. Uhthoff HK, Loehr J, Hammond I, and Sarkar K: Aetiologie und Pathogenese von Rupturen der Rotatorenmanschette. *In* Helbig B and Blauth W (eds): Schulterschmerzen und Rupturen der Rotatorenmanschette. Berlin: Springer-Verlag, 1986, pp 3-9.
182. Uhthoff HK, Loehr J, and Sarkar K: The pathogenesis of rotator cuff tears. *In* Takagishi N (ed): The Shoulder. Tokyo: Professional Postgraduate Services, 1986, pp 211-212.
183. Uhthoff HK and Sarkar K: Tendopathia calcificans. Beitr Orthop Traumatol *28*:269-277, 1981.
184. Uhthoff HK, Sarkar K, and Hammond I: Die Bedeutung der Dichte und der Schärfe der Abgrenzung des Kalkschattens bei der Tendinopathia calcificans. Radiologe *22*:170-174, 1982.
185. Uhthoff HK, Sarkar K, and Maynard JA: Calcifying tendinitis. Clin Orthop *118*:164-168, 1976.
186. Valchanou VD and Michailov P: High energy shock waves in the treatment of delayed and non union of fractures. Int Orthop *15*:181-184, 1991.
187. Vebostad A: Calcific tendinitis in the shoulder region: A review of 43 operated shoulders. Acta Orthop Scand *46*:205-210, 1975.
188. Vogel J, Hopf C, Eysel P, and Rompe JD: Application of extracorporeal shockwaves in the treatment of pseudarthrosis of the lower extremity–Preliminary results. Arch Orthop Trauma Surg *116*:480-483, 1997.
189. Wang CJ, Ko JY, and Chen HS: Treatment of calcifying tendinitis of the shoulder with shock wave therapy. Clin Orthop *387*:83-89, 2001.
190. Watson M: The impingement syndrome in sportsmen. *In* Bateman JE and Welsh RP (eds): Surgery of the Shoulder. Philadelphia: BC Decker, 1984, pp 140-142.
191. Welfling J, Kahn MF, Desroy M, et al: Les calcifications de l'épaule. II. La maladie des calcifications tendineuses multiples. Rev Rheum *32*:325-334, 1965.
192. White AG: Book reviews. J Bone Joint Surg Br *84*:1208, 2002.
193. Wilson CL: Lesions of the supraspinatus tendon: Degeneration, rupture and calcification. Arch Surg *46*:307-325, 1943.
194. Wittenberg RH, Rubenthaler F, Wolk T, et al: Surgical or conservative treatment for chronic rotator cuff calcifying tendinitis–a matched-pair analysis of 100 patients. Arch Orthop Trauma Surg *121*:56-59, 2001.
195. Wolf WB: Shoulder tendinoses. Clin Sports Med *11*:871-890, 1992.
196. Wolfgang GL: Surgical repairs of the rotator cuff of the shoulder. J Bone Joint Surg Am *56*:14-26, 1974.
197. Wolk T and Wittenberg RH: [Calcifying subacromial syndrome–clinical and ultrasound outcome of non-surgical therapy.] Z Orthop Ihre Grenzgeb *135*:451-457, 1997.
198. Wrede L: Über Kalkablagerungen in der Umgebung des Schultergelenkes und ihre Beziehungen zur Periarthritis humeroscapularis. Langenbecks Arch Chir *99*:259-272, 1912.
199. Young BR: Roentgen treatment for bursitis of shoulder. AJR Am J Roentgenol *56*:626-630, 1946.

Capítulo 19

Tendón bicipital

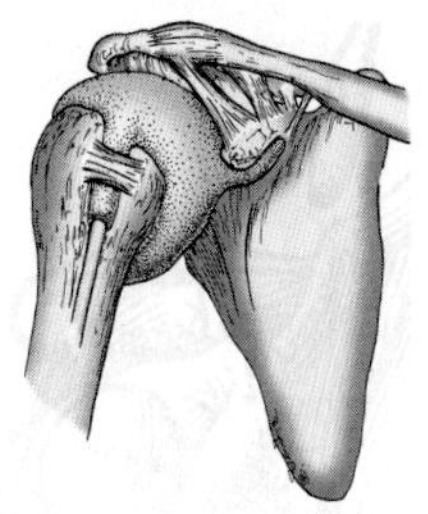

W. Z. (Biceps Buzzy) Burkhead, Jr., M.D., Michel A. Arcand, M.D., Craig Zeman, M.D., Peter Habermeyer, M.D. y Gilles Walch, M.D.

«Charlie Neer nunca ha atendido un caso de tendinitis bicipital. Ni Frank Jobe lo ha atendido. Ni a mí me ha tocado atender un caso de ese tipo. Y tú, a 24 horas de haber llegado de Dallas, ¿ya viste un caso de tendinitis bicipital? ¡Ahora mismo te consigo una plaza en Dermatología en el Hospital de Duke y te mando para allá en autobús!

C.A.R. a W.Z.B.
2 de julio de 1983, 1:15 p.m.
Audie Murphy VA
El día que creí que concluiría mi carrera.

En 1983 no era raro ver a pacientes que habían sido sometidos a tenodesis del bíceps aisladas cuando en realidad sus síntomas procedían de la afectación del manguito de los rotadores y de un síndrome de pinzamiento, de ahí la reprimenda del Dr. Rockwood presentada al inicio. Sin embargo, sería quijotesco pensar que el bíceps no resulta afectado por el proceso degenerativo o que no puede provocar síntomas por afectación propia o conjunta con otras patologías del hombro.

La cabeza larga del bíceps braquial es el «chivo expiatorio» del hombro. Se le ha culpado de numerosos procesos dolorosos de esta articulación, desde artritis hasta capsulitis adhesiva. Kessell y Watson[144] describieron el tendón como «una especie de inconformista fácil de inculpar, pero difícil de condenar». Lippman[158] comparó la cabeza larga del bíceps con el apéndice: «Una estructura rudimentaria poco importante, a menos que resulte afectada por alguna patología». A lo largo del tiempo, este tendón ha sido sometido a tenodesis, trasposiciones, pasos por orificios de taladros en la cabeza humeral, desbridamientos por artroscopia y tenotomías, a veces con resultados poco rentables.

La exposición del bíceps por el cirujano francés Patte,[113] y también la artroscopia, han arrojado nueva luz sobre la fisiopatología del tendón largo del bíceps. La llegada de la resonancia magnética (RM) utilizada con fines diagnósticos en el hombro ha permitido a los especialistas visualizar este tendón mediante una técnica de representación por imagen no invasiva. Estas nuevas técnicas han proporcionado una idea fundamental de la patología del hombro, que a su vez a tenido importantes consecuencias para el tratamiento de lesiones del tendón de la cabeza larga del bíceps.

En este capítulo, se ofrece una perspectiva histórica del tratamiento de las lesiones del tendón bicipital, se revisa la anatomía pertinente, se intenta explicar su función y se presenta una revisión de los conceptos actuales sobre etiología, diagnóstico y tratamiento de estas lesiones.

REVISIÓN HISTÓRICA

Hipócrates[123] fue el primero en considerar la posibilidad de un desplazamiento anómalo de músculos y tendones en las luxaciones. En el siglo XV se hicieron ilustraciones precisas de la anatomía de la región de este músculo y de la corredera bicipital (Fig. 19-1A). En una representación de diversos tipos de heridas en un maniquí del siglo XVI de Alemania, se señalaban las lesiones traumatológicas de la región bicipital (Fig. 19-1B).

El primer caso documentado de luxación del tendón de la porción larga del bíceps fue el publicado por William Cowper, en 1694, en un libro llamado *Myotoma Reformata.*[59] Este caso se refería a una mujer que sintió cómo algo se le desplazaba en el hombro mientras escurría la ropa. Tres días después de la lesión, el médico la examinó y advirtió una depresión de la porción externa del deltoides, acompañada de rigidez de la mitad inferior del bíceps e incapacidad para extender el antebrazo. El tendón fue reducido por manipulación, y la mujer inmediatamente recobró el uso de la extremidad. Este restablecimiento milagroso rara vez se ha observado en la práctica. Boerhaave y Bromfield[33] reconocieron dicha lesión; sin embargo, se tuvo sospecha de la observación de Cowper, por haber plagiado al anatomista alemán Bidloo.[27] Antes de la descripción de Cowper, casi todos los casos publicados de daño bicipital eran sin duda consecuencia de traumatismo directo, muy probablemente como el que se muestra en la Figura 19-1B.

En 1803, Monteggia[199] publicó un segundo caso similar al señalado por Cowper, salvo por que la luxación era habitual. Desde esa fecha hasta 1910, aparecieron otros muchos informes clínicos.[110,114,235,248,249] Hasta 1841 Soden[271], no señaló un caso de

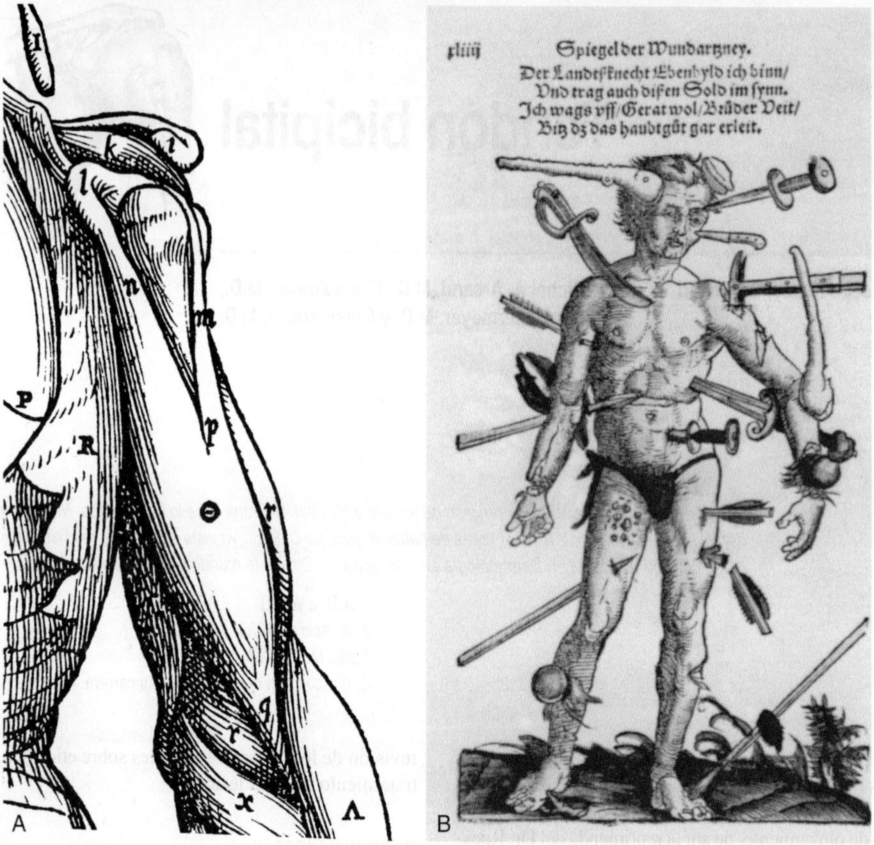

Fig. 19-1 • A, Acercamiento de los tres tendones del bíceps braquial: porción corta *(N)*, porción larga *(M)* y tendón distal *(Q)*. *(De Sexto Grabado de Músculos. Probable obra de Jan Stevenz van Calcar [grabador flamenco, ca. 1499-1550]. De Vesalio A: De Humani Corporis Fabrica. Basilea: Johannes Oporinus, 1543.)* **B,** Probable mecanismo de lesión del bíceps antes de la descripción de Cowper. Destaca la incisión por sable en el hombro contrario. *(Maniquí de heridas anónimo, 1517. De Von Gersdorff H: Feldthbuch der Wundartzney. Estrasburgo: Hans Schotten, 1540). (Con autorización de Karp D: ARS Medica: Art, Medicine, and the Human Condition, Filadelfia, Copyright ©1985, University of Pennsylvania Press.)*

luxación bicipital corroborada clínicamente en la necropsia. Hueter[130] presentó con claridad los signos y los síntomas de lesiones de dicho tendón.

Sin embargo, persistía la controversia. Jarjavey[136] expuso sus casos en 1867, y pensó que gran parte de los síntomas dependían de la bursitis subacromial y que no existía la luxación simple. Algunos autores[12,33] pensaron que la lesión era consecuencia de artritis o de otro problema simultáneo. Callender[36] mencionó un caso de luxación recurrente en el que el tendón estaba desplazado fuera de la corredera, por tejido fibroso. Duplay[73-75] describió la «periartritis escapulohumeral»; en su investigación, se advierte que incluyó la tendinitis bicipital.

McClellan[175] expuso la función del tendón bicipital:

Además, el tendón de la porción larga del bíceps, alojado por debajo de las tuberosidades, perfora el ligamento capsular y pasa sobre la cabeza del húmero, hasta la porción superior de la cavidad glenoidea, refuerza la porción anterosuperior de la articulación, e impide que la cabeza del húmero sea llevada contra el acromion, de modo que interviene en los movimientos ascendentes normales del brazo. Más bien por la posición normal de dicho tendón, auxiliada en cierta forma por la presión atmosférica, es por lo que la cabeza del húmero queda retenida en su posición natural.

En 1910, Bera[25] pensó que la osteítis acortaba la altura del troquín y provocaba inestabilidad. En la década de 1920, Meyer hizo valiosas contribuciones;[183-190] expuso sus observaciones basadas en un total de los 59 casos de luxación espontánea del tendón de la porción larga del bíceps, y 20 ejemplos de rotura completa. Él fue el primero en describir la cresta o reborde supertubercular (Fig. 19-2), los cambios degenerativos en la superficie anterior del acromion, la articulación acromioclavicular y el ligamento acromiocoracoideo. El autor mencionado concluyó que el desgaste en particular, después de utilizar la extremidad en abducción y rotación externa, era el factor que ocasionaba la destrucción gradual de la cápsula en sentido proximal al troquín y dentro de la región de este último. La luxación se debía al debilitamiento de la cápsula en tal zona.

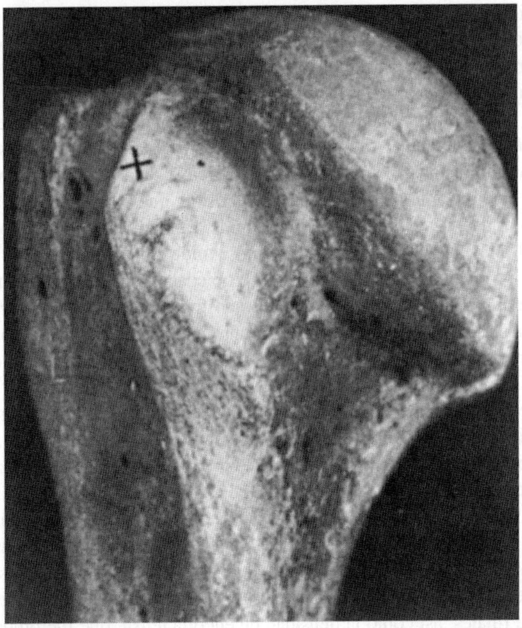

Fig. 19-2 • Fotografía original del borde supratubercular, obtenida por Meyer. *(Con autorización de Gilcreest EL: Dislocation and elongation of the long head of the biceps brachii: Analysis of six cases. Ann Surg 104:118-138, 1936.)*

Según Schrager,[262] F. Pasteur,[236] en esa época coronel médico en el hospital militar de Val de Gras, identificó el cuadro de tendinitis bicipital en todos sus aspectos, lo describió con detalle, y le concedió el estado de entidad clínica por derecho propio. En 1934, Codman[50] cuestionó la especificidad del diagnóstico de tendinitis bicipital y escribió: «Personalmente, pienso que la vaina del bíceps no interviene tanto como las demás estructuras. Nunca he corroborado su participación en un solo caso, y pienso que con gran frecuencia interviene el parénquima del tendón del supraespinoso». En la década de 1940, Lippmann,[157,158] Tarsy,[279] y Hitchcock y Bechtol[124] pensaron que la tendinitis bicipital constituía una causa importante de dolor en el hombro, y cada uno por su parte propuso procedimientos para corregir los síntomas. En 1950, DePalma[66] describió cambios degenerativos en el tendón bicipital con el envejecimiento, y señaló los tratamientos operatorio y conservador. A pesar de que se congratuló de que cada vez más cirujanos identificaban el trastorno (tendinitis bicipital), también pensó que muchos no le concedían la importancia debida. DePalma, teniendo en cuenta un estudio macro- y microscópico de 78 enfermos, concluyó que la tenosinovitis de la corredera bicipital constituía la causa más frecuente de hombro doloroso y rígido.

En 1972, Neer[207] describió el síndrome de compresión anterior, en el que la presencia de osteofitosis acromial anterior, con engrosamiento y fibrosis del ligamento coracoacromial, provoca el desgaste por compresión del manguito de los rotadores y del tendón bicipital. Señaló también la estrecha relación entre la rotura del tendón bicipital y los desgarros del manguito de los rotadores.

Aunque en los últimos 30 años había ido decayendo el interés por la tendinitis bicipital primaria y la inestabilidad aislada del tendón del bíceps, parece que actualmente está resurgiendo de nuevo. Varios autores han publicado resultados del diagnóstico y tratamiento de la tendinitis y la luxación aislada bicipitales. O'Donohue[222] comunicó técnicas quirúrgicas para el tratamiento de la subluxación del tendón bicipital en deportistas. Neviaser y cols.[219] recomendaron realizar la tenodesis del bíceps en el momento de la acromioplastia, y la extirpación de la porción distal de la clavícula como parte de la artroplastia «cuatro en uno». En 1987, Post[244] presentó una serie de casos de tenosinovitis bicipital primaria.

A finales de los años ochenta y principios de los noventa, el empleo frecuente de la resonancia magnética y de la artroscopia para observar el tendón de la porción larga del bíceps aportó datos útiles sobre la patología de este músculo. En 1985, Andrews y cols.[9] describieron desgarros en la porción superior del rodete glenoideo de la articulación glenohumeral, en el punto de inserción del tendón bicipital. En 1990, Snyder y cols.[270] fueron los primeros en describir la lesión de anterior a posterior en la porción superior del rodete *(superolabral anterior-to-posterior,* SLAP), y clasificaron esta lesión de la porción superior del rodete glenoideo y del punto de inserción del bíceps en cuatro tipos.

A principios de los noventa, Walch[294,295] clasificó las subluxaciones y luxaciones del tendón bicipital. Desde entonces, se ha dedicado a identificar las lesiones de las poleas, en las que se afectan el intervalo y el manguito de los rotadores. Estas lesiones «ocultas»[297] afectan a los estabilizadores del tendón de la cabeza larga bicipital. Señaló que no siempre son visibles en la exploración artroscópica y que a veces puede ser necesaria la exploración abierta del intervalo de los rotadores para identificarlas. El estudio de estas lesiones ha involucrado directamente a los ligamentos coracohumeral y glenohumeral superior y al supraescapular y supraespinoso en el proceso de subluxación y luxación del bíceps. Bennet[23] ha demostrado que la artroscopia permite una buena visualización del intervalo de los rotadores, que incluya los ligamentos cocarohumeral y glenohumeral superior. La colocación del brazo en flexión y rotación interna mejora las posibilidades de la artroscopia para visualizar estas estructuras, e incluso permite la exploración con sonda de la zona. Han transcurrido más de 300 años desde que Cowper[59] describió el primer caso, y a pesar de la cantidad de investigaciones realizadas, todavía existe controversia acerca de la importancia de esta lesión.

ANATOMÍA

En la mayor parte de los casos, la cabeza larga del bíceps braquial tiene su origen en el tubérculo supraglenoideo y el rodete glenoideo, en la parte más superior de la articulación glenoidea (Fig. 19-3). Algunos autores[168,224] han descrito la ausencia de la porción intraarticular de la cabeza larga del bíceps o una estructura extraarticular. El tendón tiene una longitud aproximada de 9 cm y, en su origen, presenta un tipo de inserción variable; puede estar bifurcada o trifurcada o presentar un único punto de inserción.

En un estudio de Habermeyer y cols.[112] se observó que el bíceps nacía de la carilla supraglenoidea en el 20% de las muestras estudiadas. Su origen quedaba fuera de la porción posterosuperior del rodete en el 48% de las muestras estudiadas, y en el 28% el origen era doble, en la carilla y en el rodete.

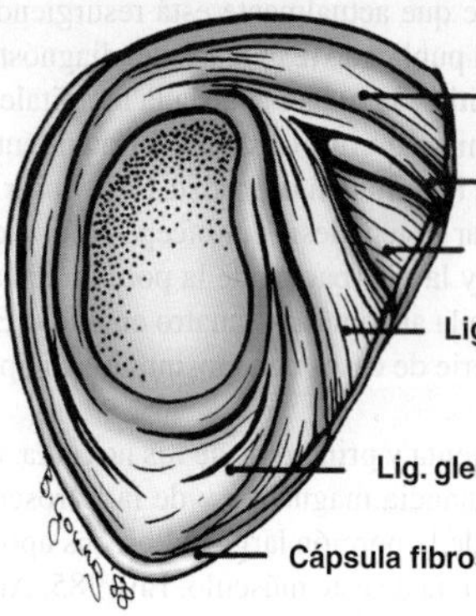

Fig. 19-3 • Se advierte que el tendón bicipital se inserta en la porción más alta del rodete glenoideo. Su origen puede ser simple, bifurcado o trifurcado.

En un estudio diferente, Pal y cols.[232] indicaron que en el 70% de las piezas revisadas el nacimiento del tendón del bíceps estaba más bien fuera de la porción posterosuperior del rodete. Por lo general sólo una pequeña porción del tendón estaba insertado en la carilla supraglenoidea en dichas muestras. Sin embargo, en el 25% de las piezas, una porción importante del tendón bicipital estaba insertado en la carilla mencionada.

Cooper y cols.[56] advirtieron una estrecha relación entre el rodete glenoideo y el tendón bicipital, a simple vista y en cortes histológicos. Se advirtió la inserción primaria del tendón bicipital en la porción superior del rodete, antes de que se insertara en la carilla supraglenoidea. Se observó que las fibras de colágeno del rodete y el tendón bicipital se fusionaban íntimamente en esa área.

Vangsness y cols.[287] disecaron 105 hombros de cadáver para estudiar el nacimiento del tendón bicipital y del rodete, y su relación con la corredera o surco supratubercular. Clasificaron las inserciones en cuatro tipos (Fig. 19-4). El tipo I se observó en el 22% de las piezas, y la inserción en el rodete fue totalmente posterior, sin contribución a la porción anterior de esta estructura. En el tipo II la contribución del rodete fue más bien posterior, y había una pequeña banda anterior, situación que se advirtió en el 33% de las piezas. La inserción de tipo III incluyó una contribución igual de las porciones anterior y posterior del rodete, y se detectó en el 37% de las piezas. El origen de tipo IV se produjo en el 8% de las piezas y mostró más bien una contribución de la porción anterior del rodete al nacimiento del bíceps.

Las características del corte transversal de la porción larga del bíceps cambian en su trayecto desde la carilla supraglenoidea hasta la unión musculotendinosa. En su origen, el tendón mide 8,5 mm × 7,8 mm. En la zona de máxima tensión, que corresponde a la entrada en la corredera bicipital, mide 4,7 mm × 2,6 mm, y por último, en la unión musculotendinosa mide 4,5 mm × 2,8 mm.[121]

McGough y cols. probaron las propiedades tensiles del tendón de la porción larga del bíceps en muestras sin una patología demostrable.[177,178] Midieron el área transversal del tendón del bíceps en tres áreas, proximal, media y distal, y obtuvieron valores de 22,7 mm^2 ± 9,3 mm^2, 22,7 mm^2 ± 3,5 mm^2 y 10,8 mm^2 ± 2,8 mm^2, respectivamente. No se hallaron diferencias estadísticamente significativas entre estas tres regiones. Se observó diferencia en la forma del tendón entre las porciones proximal y media del tendón de la cabeza larga del bíceps. La parte proximal del tendón era más aplanada, y se observaba un cambio hacia una forma más circular a medida que entraba en la corredera bicipital. La relajación tras la tensión cíclica fue del 18% ± 4% para todas las muestras. Se determinaron en todas las muestras la resistencia tensil y la carga finales, así como la densidad de energía tensil, que fueron de 32,5 MPa ± 5,3 MPa y del 10,1% ± 2,7% y de 1,9 MPa ± 0,4 MPa, respectivamente. Se calculó que el módulo de elasticidad era de 421 MPa ± 212 MPa. El mecanismo del fallo de los tendones fue la ruptura completa en la parte media del tendón en todos los casos.

El trayecto del tendón es oblicuo en la parte superior de la cabeza humeral y hasta la corredera bicipital. Una vez fuera de ella desciende por la porción ventral del húmero y se transforma en una estructura musculotendinosa cerca del punto de inserción del deltoides y del pectoral mayor.

El ángulo formado por una línea que va desde la porción más profunda de la corredera hasta un punto central de la cabeza humeral es constante, y corresponde al ángulo de retrotorsión medido desde el epicóndilo y la epitróclea (Fig. 19-5);[104] dicho ángulo es importante, y puede utilizarse como guía cuando se coloca una prótesis en la cabeza humeral. El tendón bicipital, a pesar de ser intraarticular, es extrasinovial. La vaina sinovial se refleja sobre sí misma hasta formar la vaina visceral que rodea al tendón bicipital (Fig. 19-6). La vaina está abierta, y se comunica de ma-

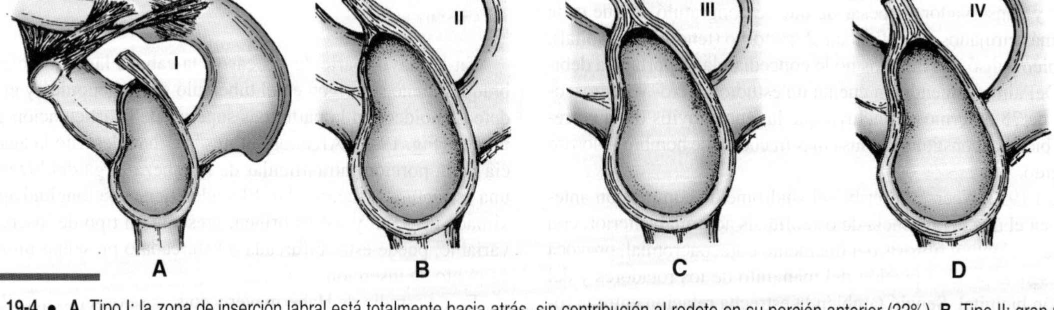

Fig. 19-4 • **A,** Tipo I: la zona de inserción labral está totalmente hacia atrás, sin contribución al rodete en su porción anterior (22%). **B,** Tipo II: gran parte de la contribución labral es posterior (33%). **C,** Tipo III: hay contribuciones iguales a las partes anterior y posterior del rodete (37%). **D,** Tipo IV: gran parte de la contribución labral es anterior, y hay una pequeña contribución a la porción posterior del rodete (8%). *(Con autorización de Vangsness CT Jr, Jorgenson SS, Watson T y Johnson DL: The origin of the long head of the biceps from the scapula and glenoid labrum. An anatomical study of 100 shoulders. J Bone Joint Surg Br 76:951-954, 1994.)*

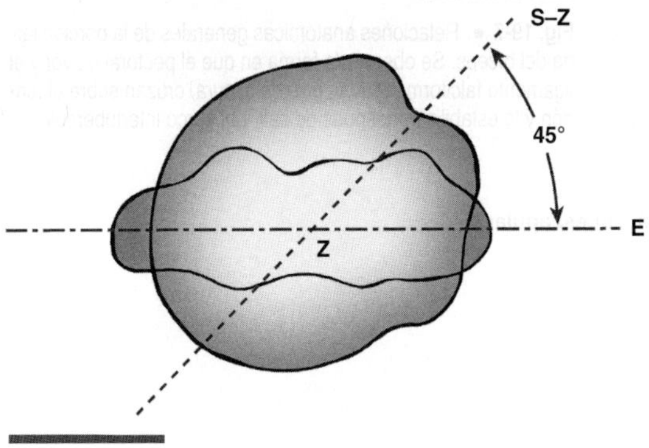

Fig. 19-5 • La línea *(S-Z)*, trazada por el centro del fondo de la corredera bicipital se intersecta con otra trazada a través de los cóndilos humerales *(E)*, y muestra con exactitud la retroversión de la cabeza humeral. *(Con autorización de Habermeyer P, Kaiser E, Knappe M, y cols.: Functional anatomy and biomechanics of the long biceps tendon. Unfallchirurg 90:319-329, 1987.)*

nera directa con la articulación glenohumeral y termina en una bolsa ciega a la altura de la corredera bicipital.

El tendón de la porción larga del bíceps recibe sangre de la arteria humeral. Tres arterias llevan sangre al tendón bicipital: la porción distal del tendón recibe circulación de la arteria humeral profunda; la porción proximal del tendón también recibe ramas de la arteria circunfleja anterior; en la corredera, la rama de la arteria circunfleja anterior emite dos ramillas que transcurren en direcciones craneal y caudal.

El tendón de la porción larga del bíceps puede dividirse en dos zonas. La primera es la de tracción, en la cual el tendón se asemeja íntimamente a un tendón normal y una zona de deslizamiento, que es la porción fibrocartilaginosa del tendón en contacto con la corredera ósea. El número de vasos intratendinosos en la zona de tracción es similar al que poseen otros tendones. En la zona de deslizamiento, la vascularización del tendón disminuye enormemente. En la zona del tendón sobre la cual se desliza el húmero, prácticamente no hay vasos. Se ha demostrado que dicha zona consiste en fibrocartílago.[149] El segmento del tendón de la porción larga del bíceps dentro de la corredera posee un mesotendón que nace de la porción posterolateral de dicho surco.[112] Al parecer, la vascularización interviene poco en la patogenia de las roturas del tendón bicipital.

Tradicionalmente, se ha descrito que el tendón bicipital posee una porción intraarticular y otra dentro de la corredera. Estudios experimentales han indicado que dicha clasificación no es exacta: dado el deslizamiento de la cabeza humeral sobre el tendón bicipital, la posición del brazo es el elemento que rige la cantidad de tendón que está dentro de la articulación. La cantidad máxima del tendón intraarticular se observa con el brazo en aducción y extensión, en tanto que en los extremos de la abducción queda en realidad muy poco tendón dentro de la articulación.

La porción larga del bíceps, junto con la porción corta, forman un tendón común antes de insertarse en la tuberosidad bicipital del radio (Fig. 19-7). En algunas piezas se ha descrito un tercer vientre muscular. Mercer[182] y Gilcreest[95] midieron la potencia tensil del tendón bicipital, que fue de 68,10 kg a 90 kg (150 a 200 libras). La sangre que llega al vientre muscular unido a la porción larga del bíceps proviene de la arteria humeral.[112] Los ramos nerviosos de dicho músculo provienen de los nervios musculocutáneos que nacen de C5 a C7.

«Sujeción» por parte de tejidos blandos

Al transcurrir el tendón de la porción larga del bíceps desde su nacimiento en la mitad superior del rodete glenoideo y la carilla supraglenoidea hasta su inserción muscular, es conservado en

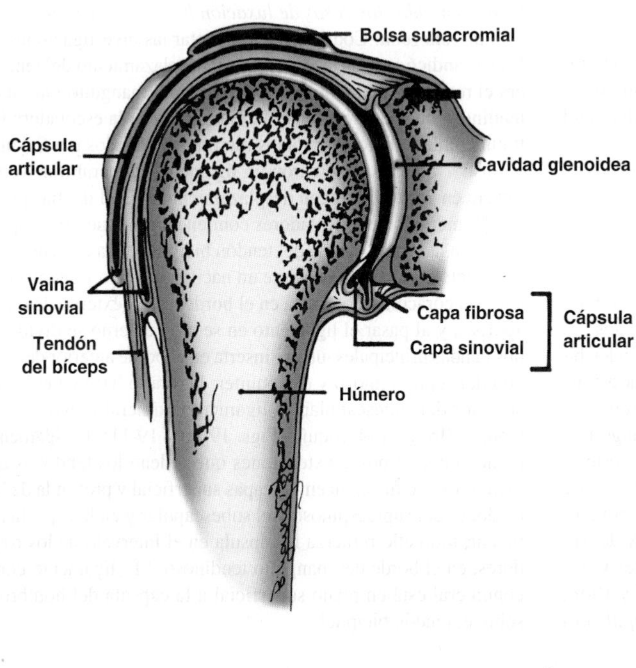

Fig. 19-6 • Dibujo que ilustra la inserción del bíceps en la porción superior del rodete glenoideo y la carilla supraglenoidea (*flecha negra*), y la reflexión de la vaina sinovial que conserva el tendón como estructura extracapsular durante su trayecto intracapsular.

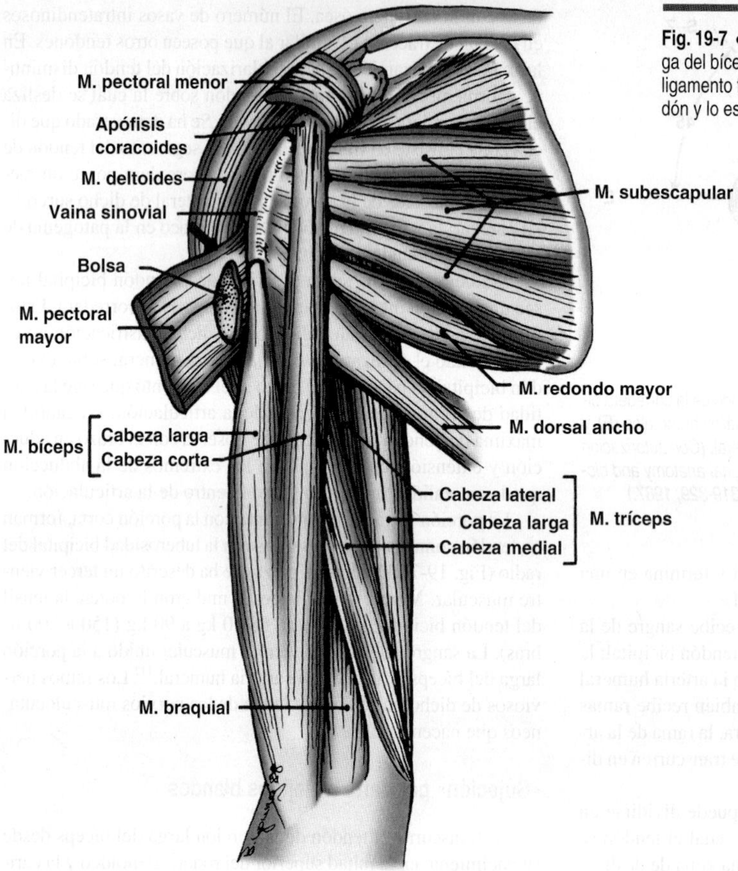

Fig. 19-7 • Relaciones anatómicas generales de la porción larga del bíceps. Se observa la forma en que el pectoral mayor y el ligamento falciforme *(flecha grande oscura)* cruzan sobre el tendón y lo estabilizan después de salir del surco intertubercular.

su porción anatómica gracias a varias estructuras, y de ellas, la más importante son los tejidos capsuloligamentosos. Intervienen decisivamente para retener y estabilizar el tendón de la porción larga del bíceps en su corredera. Entre los elementos que desempeñan una función vital de estabilización del bíceps están los ligamentos del supraespinoso, el subescapular, el coracohumeral y el glenohumeral superior.

Intervalo de los rotadores

El intervalo de los rotadores es la zona comprendida entre los tendones del supraespinoso y el subescapular. Este área triangular que contiene los ligamentos coracohumeral y glenohumeral superior tiene un límite interno que es la apófisis coracoides.

En su posición anatómica, la porción intraarticular del tendón bicipital discurre por debajo del ligamento coracohumeral, que está en el «espacio» entre el subescapular y el supraespinoso y lo refuerza.

El intervalo de los rotadores es parte integral del manguito y la cápsula, y se le diferencia sólo por una disección de corte.[205] La estructura más importante de retención en esta zona es parte de la cápsula del hombro engrosada por el ligamento coracohumeral y los bordes de los tendones del subescapular y del supraespinoso que «unen» las dos tuberosidades (troquíter y troquín) en la porción más alta de la corredera (Figs. 19-8 y 19-9). *Esta parte de la cápsula es el obstáculo primero y principal para la luxación interna o medial del tendón, y Meyert*[183,188] *comprobó que en todos los casos de luxación había desgarro o distensión de esta zona.* Codman,[50] al comentar las investigaciones de Meyer, indicó que, en su opinión, «el desplazamiento del tendón era el resultado de la rotura en esa parte del manguito musculotendinoso que se inserta en el borde interno de la escotadura intratubercular». Estos resultados fueron confirmados por Sakurai y cols.,[261] quienes observaron un ligamento humeral transverso intacto en 25 muestras con desplazamiento medial del bíceps.

El intervalo de los rotadores contiene dos estructuras importantes en la estabilización del tendón bicipital en la corredera. El ligamento coracohumeral tiene un nacimiento fino y ancho en la apófisis coracoides, que está en el borde lateral externo de dicha apófisis, y al pasar el ligamento en sentido externo se divide en dos bandas principales: una se inserta en el borde anterior del tendón del supraespinoso y el troquíter; la otra lo hace en el borde superior del subescapular, el ligamento humeral transverso de Gordon Brodie y el troquín (Figs. 19-10 y 19-11). El ligamento coracohumeral posee extensiones que rodean los tendones del manguito y se fusionan en las capas superficial y profunda de los tendones del supraespinoso y el subescapular y en la cápsula articular; todo ello refuerza la cápsula en el intervalo de los rotadores, en el borde del manguito tendinoso.[51] El ligamento coracohumeral está en plano superficial a la cápsula del hombro y sobre el tendón bicipital.

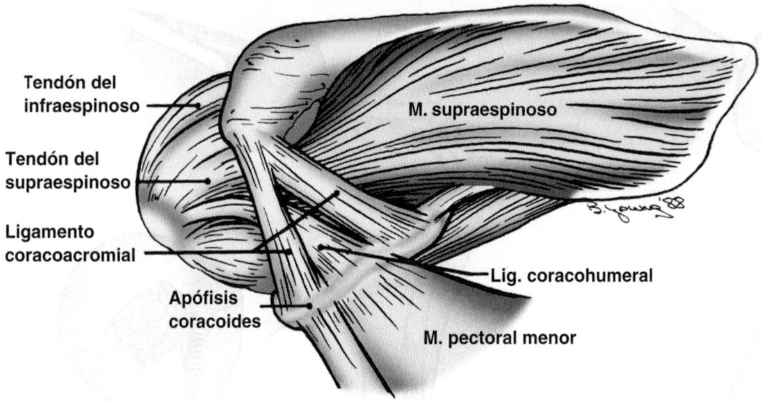

Fig. 19-8 • El ligamento coracohumeral refuerza la cápsula en el intervalo de los rotadores. La cápsula, junto con los bordes del supraespinoso y el subescapular, estabiliza el tendón en el punto en que sale del surco intertubercular.

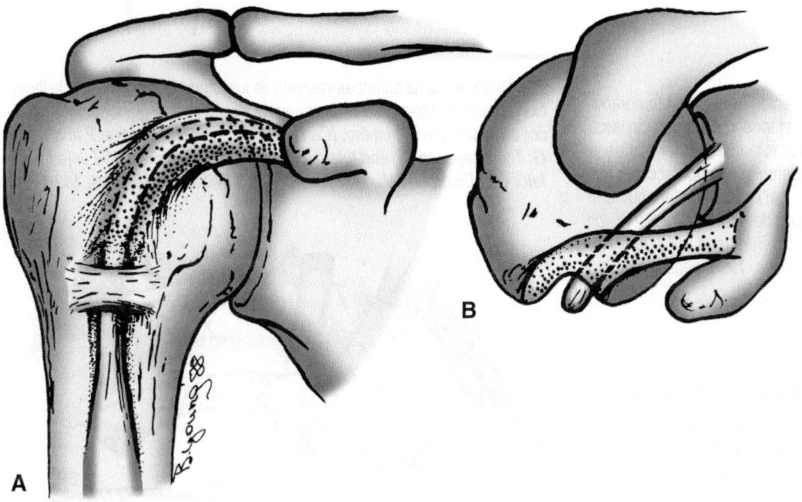

Fig. 19-9 • El ligamento coracohumeral «engrosa» el intervalo de los rotadores; se inserta en uno y otro lados en la corredera bicipital, y es un elemento de estabilización importante del tendón bicipital. *(Con autorización de Paavolainen P, Slatis P y Aalto K: Surgical pathology in chronic shoulder pain.* En *Bateman JE, Welsh RP [eds.]: Surgery of the Shoulder, Filadelfia: BC. Decker, 1984.)*

El ligamento glenohumeral superior es la segunda estructura que aporta estabilidad al bíceps del intervalo de los rotadores; dicho ligamento nace del rodete glenoideo, muy pegado a la carilla supraglenoidea, se inserta en la porción superolateral del troquín y se une a la porción interna del ligamento coracohumeral. La estructura en cuestión cruza el piso del intervalo de los rotadores.[221] Junto con el ligamento coracohumeral, el ligamento glenohumeral superior forma una polea de reflexión para el tendón del bíceps; dicha polea también está en contacto directo con la inserción del tendón del subescapular. Como se advierte en las descripciones del ligamento glenohumeral superior y del coracohumeral, estas estructuras se fusionan para formar un manguito por encima de la entrada en la corredera. Este manguito circular es similar a las poleas de los tendones flexores de los dedos.[294] Tales estructuras evitan la luxación interna o medial del tendón de la porción larga del bíceps. A pesar de que se concedía poca importancia al ligamento glenohumeral superior, parece ser un estabilizador decisivo del tendón bicipital.

Cole y cols.[52] describieron la anatomía de los intervalos de los rotadores en adultos y en fetos, y los clasificaron en dos tipos. Los intervalos tipo I tenían una capa contigua de cápsula en la región de los ligamentos glenohumerales superior y medio. Los intervalos tipo II tenían un defecto en la cápsula, entre los ligamentos glenohumerales superior y medio. El tipo más frecuente de configuración era el del intervalo tipo II, que se registró en 28 de 37 muestras. Este estudio señala que los defectos del intervalo pueden ser un fenómeno congénito. En el estudio de Werner y cols.[305] del intervalo de los rotadores, se comprobó que el ligamento glenohumeral superior formaba un mecanismo de sujeción en forma de U para estabilizar el tendón del bíceps en la corredera. Estos autores describieron dos tipos de ligamentos glenohumerales superiores. Los ligamentos tipo I tenían fibras que cubrían una mayor superficie de la cara inferior del tendón de la cabeza larga del bíceps que los de tipo II. Los fascículos oblicuos desempeñaban también un papel importante en el revestimiento del tendón bicipital cuando se estudiaban con el miscroscopio. No se demostró la participación del subescapular en este mecanismo suspensorio. Al mismo tiempo, este mecanismo protege al bíceps frente a las tensiones de cizallamiento anteriores. Los autores llegaron a la conclusión de que el ligamento glenohumeral superior es la estructura estabilizadora más importante para el tendón del bíceps, y que la lesión de este mecanismo de sujeción podría provocar inestabilidad bicipital anterior.

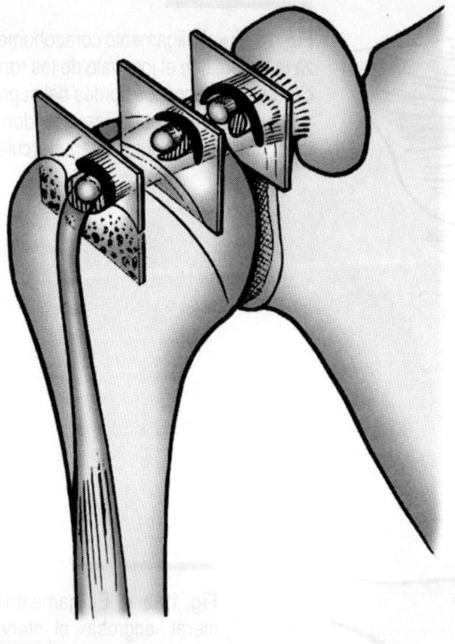

Fig. 19-10 • Esquema que señala la interrelación del ligamento coracohumeral, el ligamento glenohumeral superior y el tendón de la porción larga del bíceps, en varios planos del intervalo de los rotadores. El tendón de la porción larga está en posición central. El ligamento acromiocoracoideo forma un techo semilunar por encima del tendón, y el ligamento glenohumeral superior forma un cuenco en U. *(Con autorización de Habermeyer P y Walch G: The biceps tendon and rotator cuff disease.* En *Burkhead WZ Jr [ed.: Rotator Cuff Disorders. Media, PA.: Williams & Wilkins, 1996, págs. 142-159.)*

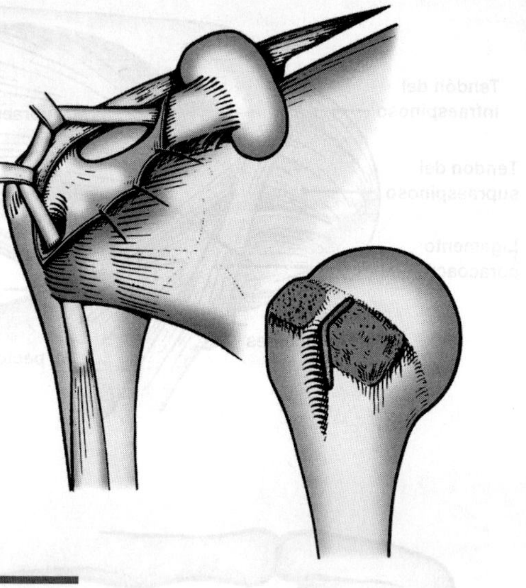

Fig. 19-11 • Se ha abierto el intervalo de los rotadores para mostrar la inserción común del ligamento coracohumeral y el ligamento glenohumeral superior en la cabeza del húmero. *(Con autorización de Habermeyer P and Walch G: The biceps tendon and rotator cuff disease.* En *Burkhead WZ Jr [ed.]: Rotator Cuff Disorders. Media, PA.: Williams & Wilkins, 1996, págs. 142-159.)*

Corredera bicipital

Los tendones del supraespinoso y del subescapular se fusionan para formar una vaina que rodea al tendón bicipital en el extremo proximal de la corredera. Fibras del tendón del subescapular pasan por debajo del tendón bicipital para unirse con otras provenientes del supraespinoso y formar el piso de la vaina (Fig. 19-12). Este último está formado por la porción superior de los tendones del subescapular y el supraespinoso. Una lengüeta del supraespinoso forma el techo de la vaina, junto con el ligamento coracohumeral. La porción profunda de la vaina transcurre junto al hueso y forma un recubrimiento fibrocartilaginoso en la corredera que se extiende unos 7 mm en sentido distal al punto de penetración en ella.[54]

Algunos autores han rebatido la importancia del ligamento humeral transverso de Gordon Brodie como elemento de estabilización del bíceps en la corredera.[183,227,261] La formación tradicional indicaba que el bíceps se conservaba dentro de la corredera por acción de dicho ligamento transverso (Fig. 19-13). Meyer[183] observó que tal estructura era demasiado débil o faltaba por completo. Paavolainen y cols.[227] no pudieron luxar el bíceps, incluso después de cortar el ligamento transverso a la altura de la corredera, en la medida en que se conservara intacto el manguito de los rotadores.[205]

Una vez que el tendón ha penetrado en la corredera, la estructura principal que lo restringe es el ligamento falciforme, que es una expansión tendinosa de la porción esternocostal del pectoral mayor. Forma un borde con la cara profunda del tendón principal que estabiliza el bíceps. El ligamento falciforme está unido a ambos bordes de la corredera y se fusiona con la cápsula de la articulación del hombro.

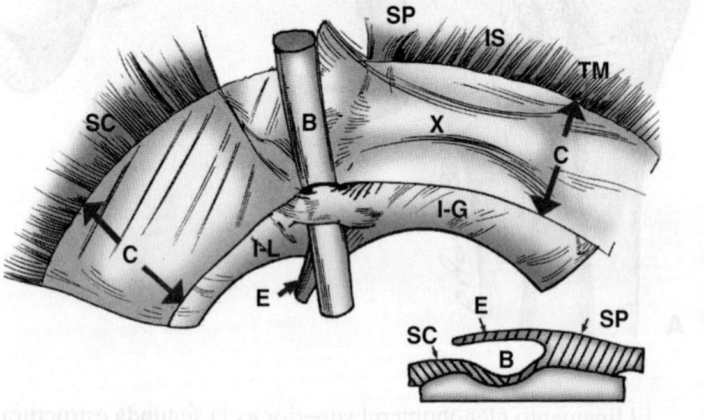

Fig. 19-12 • Esquema de la cara profunda del complejo del manguito de los rotadores-cápsula después de haberla separado del húmero. El pequeño *esquema* de la esquina inferior derecha es un corte transversal de la corredera bicipital y las estructuras cercanas. Destacan las relaciones de la cápsula *(C)*, de los tendones del subescapular *(SC)*, del supraespinoso *(SP)*, del infraespinoso *(IS)* y del redondo menor *(TM)*, así como la confluencia de los tendones del supraespinoso y el subescapular, en sentido escapular a sus inserciones en el troquín *(I-L)* y el troquíter *(I-G)*. En el *esquema* del lado derecho, se señala en corte transversal la vaina compleja que rodea el tendón bicipital *(B)*. La porción profunda de dicha vaina está formada por el tendón del subescapular, y una lengüeta *(E)* del tendón del supraespinoso forma un techo sobre el tendón bicipital. También se señala la banda pericapsular *(X)*. *(Con autorización de Clark JM y Harryman DT II: Tendons, ligaments, and capsule of the rotator cuff. Gross and microscopic anatomy. J Bone Joint Surg Am 74:713-725, 1992.)*

Anatomía ósea

La corredera bicipital se forma por el espacio que está entre el troquíter y el troquín (Fig. 19-14). Su pared interna la compone el troquín, en tanto que la externa, el borde del troquíter. Cone

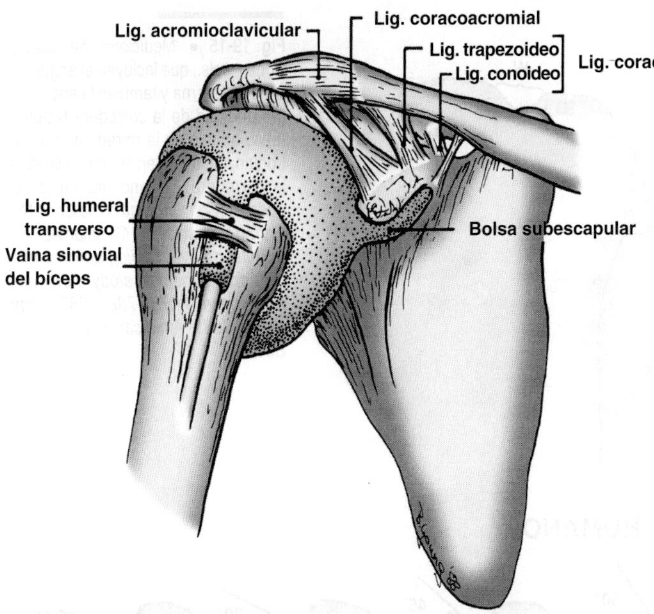

Fig. 19-13 • Ligamentos del hombro. Meyer[183] observó que el ligamento transverso era demasiado débil o faltaba del todo.

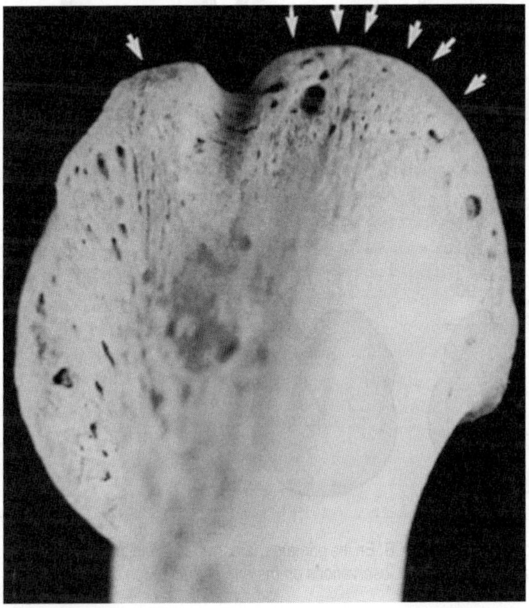

Fig. 19-14 • La corredera bicipital está compuesta por las paredes del troquín (flecha pequeña) y el troquíter (múltiples flechas). *(Con autorización de Cone RO, Danzig L, Resnick D y Goldman AB: The bicipital groove: Radiographic, anatomic, and pathologic study. AJR Am J Roentgenol 41.781-788, 1983. Copyright © 1983, American Roentgen Ray Society.)*

y cols.[53] han estudiado la corredera; midieron el ángulo de la pared interna, la anchura y la profundidad del surco entre una y otra tuberosidades (Fig. 19-15). La cifra media del ángulo de la pared interna fue de 56° (límites, 40° a 70°). El ancho del surco mencionado se midió en dos situaciones en la proyección de la corredera. La anchura máxima fue calculada como la distancia entre los bordes interno y externo de la corredera. La anchura media se midió entre las paredes del surco, siendo igual a la profundidad del mismo. Se advirtió una gran diferencia entre las mediciones, pero la razón de la profundidad fue constante (1,6) desde la parte superior a la zona media. La profundidad promedio del surco fue de 4,3 mm (límites, 4 mm a 6 mm).

En otro estudio, Ueberham y Le Floch-Prigent[284] midieron el surco intertubercular en huesos secos y comprobaron que la longitud total de la corredera era de 27,5 mm. Como media, la parte proximal del surco intertubercular era de 12,4 mm, y la parte distal de 15,1 mm. Observaron que la corredera era más profunda en la parte media y más superficial en los extremos proximal y distal. Midieron el ángulo entre el segmento proximal de la corredera y su parte distal, comprobando que tenía 142° y que era bastante variable. En el 45% de las muestras había una cresta supratubercular que se pensó podía forzar el desplazamiento anterior del bíceps, aumentando así el riesgo de luxación. Esta anomalía fue un hallazgo aislado en el 17% de las muestras, y se asociaba a otras lesiones en el 18%.

Los estudios de Hitchcock y Bechtol,[124] Habermeyer y cols.[112] y Cone y cols.[53] han confirmado la variabilidad del ángulo de la pared interna. Hitchcock y Bechtol[124] observaron que el ángulo mencionado era de 90° en el 10% de las piezas; de 75° en el 35%; de 60° en el 34%; de 45° en el 13%; de 30° en el 6%, y de 15° en el 2% de las piezas (Fig. 19-16). En el estudio de Habermeyer y cols.,[112] y también en el de Hitchcock y Bechtol,[124] el ángulo de la pared interna guardó relación con la probabilidad de subluxación del tendón de la porción larga del bíceps. Por otra parte, Cone y cols.[53] observaron que no hubo correlación alguna entre la incidencia de subluxación y los ángulos pequeños de la pared interna.

Vettivel y cols.[291] advirtieron que el surco intertubercular del húmero (inicio de la corredera), guardó relación con el uso de la mano predominante. En su estudio, dicho surco fue más ancho y

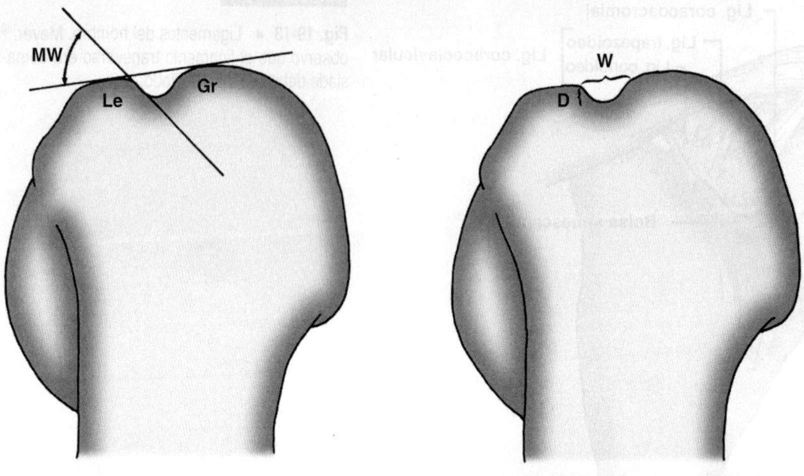

Fig. 19-15 • Mediciones hechas por Cone y cols., que incluyen el ángulo de la pared interna y también la anchura y profundidad de la corredera bicipital. (MW, ángulo de la pared interna; Le, troquín; Gr, troquíter; D, profundidad de la corredera; W, anchura de la corredera) *(Con autorización de Cone RO, Danzig L, Resnick D y Goldman AB: The bicipital groove: Radiographic, anatomic, and pathologic study. AJR Am J Roentgenol 41:781-788, 1983. Copyright © 1983, American Roentgen Ray Society.)*

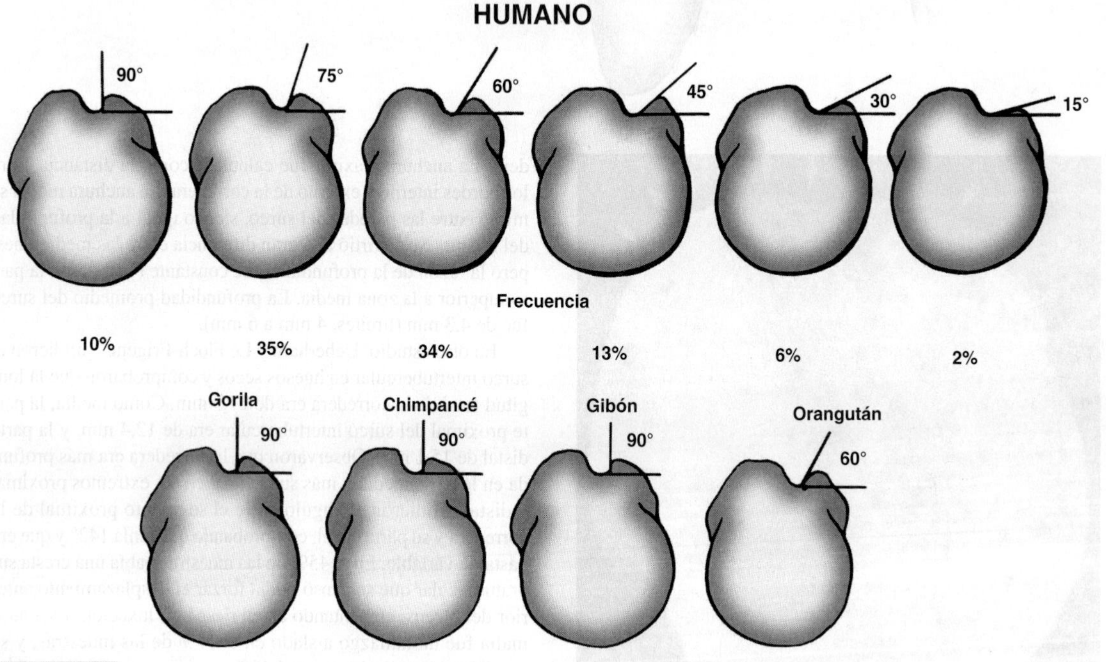

Fig. 19-16 • **A,** El ser humano tiene la peculiaridad de mostrar variaciones en su corredera bicipital. **B,** En los primates, la corredera bicipital muestra constancia dentro de cada especie. *(Con autorización de Hitchcock HH y Bechtol CO: Painful shoulder. Observations on the role of the tendon of the long head of the biceps brachii in its causation. J Bone Joint Surg Am 30:263-273, 1948.)*

con un ángulo más agudo de la pared interna en el brazo con la mano dominante; pensaron que tal situación se debió a mayores cargas que pasaban por el tendón en la extremidad dominante, en particular durante actividades manuales.

Anatomía comparada

Hitchcock y Bechtol,[124] estudiando piezas del Museo Natural de Historia de Chicago, han definido los cambios en la relación de la escápula y la corredera bicipital, desde los cuadrúpedos hasta los bípedos erectos (Fig. 19-17). Describieron un aplanamiento anteroposterior progresivo del tórax que originó un incremento del ángulo que forma la escápula con él, y un desplazamiento de la escápula hacia afuera. El ser humano tiene un antebrazo y una escápula lateral más cortos, lo cual exige una mayor rotación medial del húmero para que la mano alcance la línea media. El aplanamiento anteroposterior del tórax y el acortamiento del antebrazo se compensan (pero sólo de modo incompleto) por la torsión del húmero. En la zarigüeya cuadrúpeda, el tendón bicipital sigue un trayecto recto a través de la corredera, y es un abductor

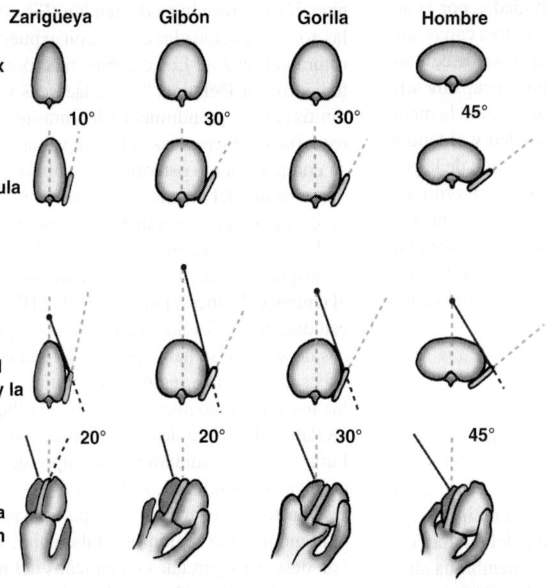

Fig. 19-17 • Cambios progresivos en el aplanamiento anteroposterior del tórax, posición del omóplato y migración del tendón bicipital desde la posición cuadrúpeda a la bípeda. *(Con autorización de Hitchcock HH y Bechtol CO: Painful shoulder. Observations on the role of the tendon of the long head of the biceps brachii in its causation. J Bone Joint Surg Am 30:263-273, 1948.)*

eficaz del brazo en el plano anterógrado. Sin embargo, en el ser humano el tendón está situado contra el troquín, sitio en el cual la cresta supratubercular o un surco poco profundo pueden causarle un traumatismo. El ser humano se distingue entre los primates por su peculiaridad de mostrar variaciones notables en la configuración de la corredera bicipital (Fig. 19-18).

El brazo del ser humano provino del brazo anterior de los cuadrúpedos. A pesar de que el miembro anterior se desarrolló para soportar pesos en los cuadrúpedos, en el ser humano el miembro escapular se «alejó» del cuerpo. Para un uso eficaz, además de desplazarse de modo que compense su propio peso, también debe hacerlo contra el peso de otros sujetos. Este brazo potente corto tiene que actuar contra un brazo largo de palanca, y así surge una situación mecánica desfavorable que puede originar tendinitis del manguito de los rotadores y del bíceps.

Anatomía del desarrollo

En la novena semana de la gestación, los miembros muestran rotación, es decir: el superior gira en sentido dorsal a la altura del codo y dicha rotación se refleja en el hombro en forma de retroversión humeral de unos 35°. En esencia, la rotación mencionada hace que el tendón del bíceps quede por atrás en la cara anterior del hombro en la corredera, y obliga a dicho músculo a cruzar oblicuamente la articulación, en un ángulo de 30° a 45°, en vez de proseguir en línea recta en sentido externo o lateral, como se puede observar en los cuadrúpedos.

El desarrollo de la articulación glenohumeral es semejante al que siguen otras articulaciones sinoviales en el cuerpo humano. Según Gardner y Gray,[89] incluye dos procesos básicos. Inicialmente se forma una zona interna entre los dos huesos en desarrollo

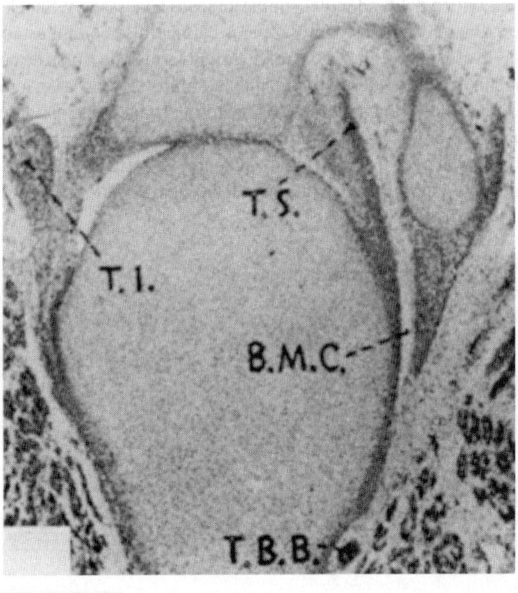

Fig. 19-18 • Hacia las siete semanas de gestación, la articulación se ha formado perfectamente y la cabeza humeral es esférica. Se identifica con claridad el tendón bicipital *(TBB)* en la corredera. La imagen se obtuvo antes de emprender la rotación; el tendón bicipital asume al final una posición menos externa que la que se muestra en este esquema. Las otras estructuras en la imagen son los tendones del infraespinoso *(TI)* y el subescapular *(TS)*, y la bolsa del supinador largo *(BMC)*. *(Con autorización de Gardner E y Gray DJ: Prenatal development of the human shoulder and acromioclavicular joint. Am J Anat 92:219, 1953.)*

de la articulación, y sigue la aparición de cavidades por la acción enzimática. Las zonas internas suelen tener tres capas, una condrógena, a uno y otro lado de una capa más laxa de células. La zona más interna de tejido está formada por la cápsula articular y muchas de las estructuras intraarticulares como la membrana sinovial, los ligamentos, el rodete glenoideo y el tendón bicipital. Giuliani y cols.[101] confirmaron que el tendón de la porción larga del bíceps surge en continuidad con el primordio del rodete glenoideo. A las siete semanas de gestación en promedio, la articulación está perfectamente formada, la cabeza humeral es esférica y se pueden identificar los tendones del infraespinoso, el subescapular y el bíceps, así como el rodete glenoideo (Fig. 19-18).

Anatomía patológica

Algunos autores[66-68,70] piensan que la tenosinovitis es la causa principal del dolor en la tendinitis bicipital y altera el mecanismo de deslizamiento en la vaina tendinosa. Han descrito cambios patológicos graduales en el área del tendón bicipital, que incluyen al principio dilatación capilar y edema del tendón, con infiltración celular progresiva de la vaina y la membrana sinovial, y la aparición de adherencias finas entre el tendón y su vaina. En la fase crónica, se advierte un deshilachamiento y un angostamiento del tendón bicipital, con proliferación sinovial y fibrosis mínimas o moderadas, y al final la sustitución de las fibras tendinosas por tejido fibroso y la organización de adherencias fibrosas densas entre el tendón que pasa por la corredera y a través de la articulación. El tendón bicipital pasa recto bajo la zona crítica del tendón del supraespinoso. Claessens y Snoek[44] describieron cambios microscópicos compatibles con un estado más avascular que incluyó atrofia e irregularidad de fibras de colágeno, fisuras y «desprendimiento» de fibras tendinosas, necrosis fibrinoide y una reacción inflamatoria productiva, con incremento en el número de fibrocitos (Fig. 19-19). Refior y Sowa observaron que el nacimiento del tendón y la parte de él que sale del surco intertubercular fueron sitios «predilectos» de la degeneración microscópica del tendón (Fig. 19-20).[253] En su opinión, las zonas mencionadas estuvieron expuestas al máximo riesgo de rotura del tendón. Los cambios macroscópicos en cadáveres estudiados por DePalma[66-70] y Claessens y cols.[42,44] indicaron tendinitis con desprendimiento de fibras tendinosas por la acción de osteofitos, adherencias entre las vainas sinoviales y el tendón y su compartimento osteofibroso; subluxación o luxación del tendón y rotura del mismo, con retracción de la porción distal o adherencia de la porción distal en relación con el surco o corredera. Una idea frecuente fue que el tendón, cuando se luxa, siempre se desplaza hacia adentro en sentido del troquín, quedando sobre el tendón del subescapular (Fig. 19-21B), pero Petersson,[238] en su estudio, observó sólo un caso de este tipo. En casi todos los casos de su serie se había producido una degeneración interna del subescapular en la región del troquín, lo cual permitió al tendón luxarse en sentido interno, debajo del subescapular (Fig. 19-21C). DePalma describió datos patológicos similares (Fig. 19-22). Sakurai y cols.[261] estudiaron tres grupos de pacientes con patología crónica del hombro. Los pacientes con manguito de los rotadores intacto, que formaban el grupo 1, no presentaban aplanamiento del tendón en la región intertubercular. La mitad de los sujetos con desgarros parciales o pequeños del manguito de los rotadores, que formaban el grupo 2, tenían un aplanamiento del tendón en la corredera bicipital. Los individuos con desgarros masivos del manguito, el grupo 3, tenían un aplanamiento medial del tendón en el 66% de las muestras. Se observó deshilachamiento bicipital en el 16% de los casos. En el 12% de individuos del grupo 2 y el 38% del grupo 3, se registró un desplazamiento medial. Había una rotura del tendón del bíceps en el 16% de las muestras del grupo 3. En su estudio, estos autores determinaron la altura bicipital, que incluía también la altura de las partes blandas, demostrando una diferencia significativa de la altura de la pared interna entre pacientes con un desplazamiento medial del bíceps y pacientes sin inestabilidad. Sin embargo, no pudieron demostrar una diferencia en la altura de la pared interna del surco entre los tres grupos. Después de analizar estas funciones, los autores llegaron a la conclusión de que la cabeza larga del bíceps podría

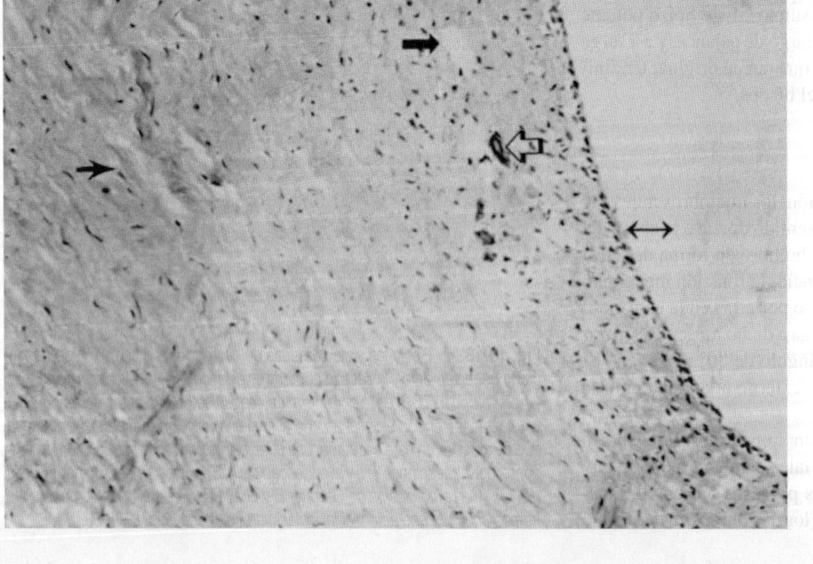

Fig. 19-19 • Alteraciones degenerativas en el tendón bicipital. La *doble flecha* denota la membrana sinovial; la *flecha blanca* indica la calcificación distrófica; la *flecha oscura* señala la pérdida total de las fibras; la *punta de flecha* denota fisuras en el colágeno con desorganización del patrón de esta sustancia. En la esquina inferior derecha se advierte una reacción inflamatoria productiva, con un mayor número de fibrocitos.

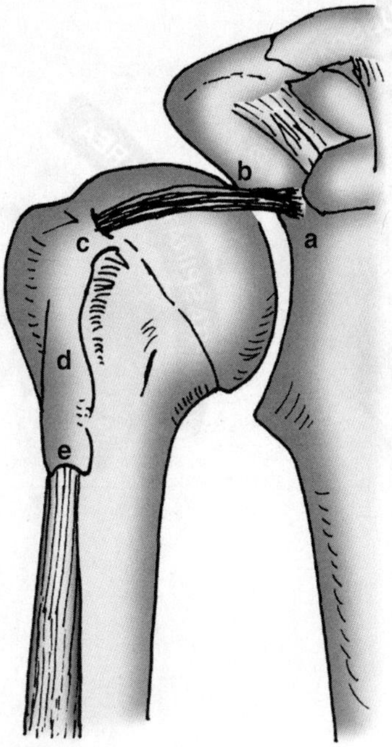

Fig. 19-20 • Examen histológico de zonas del tendón de la porción larga del bíceps. *a,* Origen glenoideo del tendón; *b,* Región intraarticular proximal; c, Penetración en la corredera bicipital; *d,* Corredera bicipital, y *e,* Salida de la corredera mencionada. Los sitios *b* y *c* son el asiento más frecuente de la degeneración. *(Con autorización de Refior HJ y Sowa D: Long tendon of the biceps brachii: Sites of predilection for degenerative lesions. J Shoulder Elbow Surg 4:436-440, 1995.)*

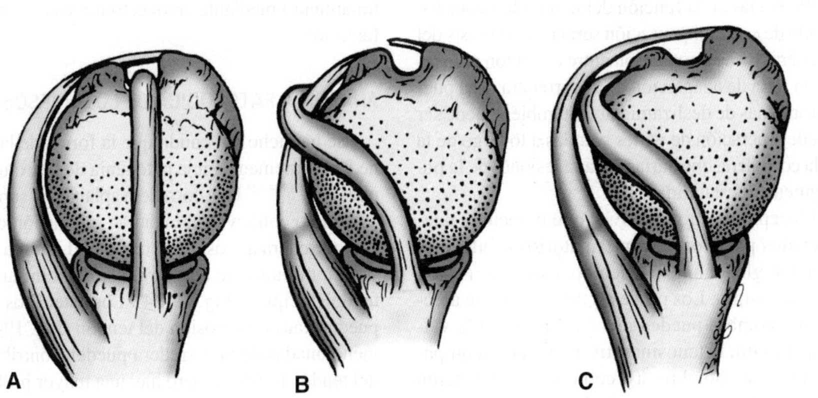

Fig. 19-21 • **A,** Relación normal del tendón bicipital en su corredera, cubierto por el ligamento transverso. **B,** Rotura del ligamento transverso y subluxación del tendón bicipital, fuera de la corredera, de modo que el tendón queda por delante del músculo subescapular. **C,** Rotura intratendinosa del subescapular, que Petersson identificó en la mayor parte de los casos; en ella, la inserción de dicho músculo se degenera y el tendón muestra una subluxación por detrás del vientre musculotendinoso. El tendón del subescapular puede tener un punto de fijación en el troquíter a través de los ligamentos coracohumeral y transverso de Gordon Brodie. *(Con autorización de Petersson CJ: Degeneration of the gleno-humeral joint: An anatomical study. Acta Orthop Scand 54:277-283, 1983.)*

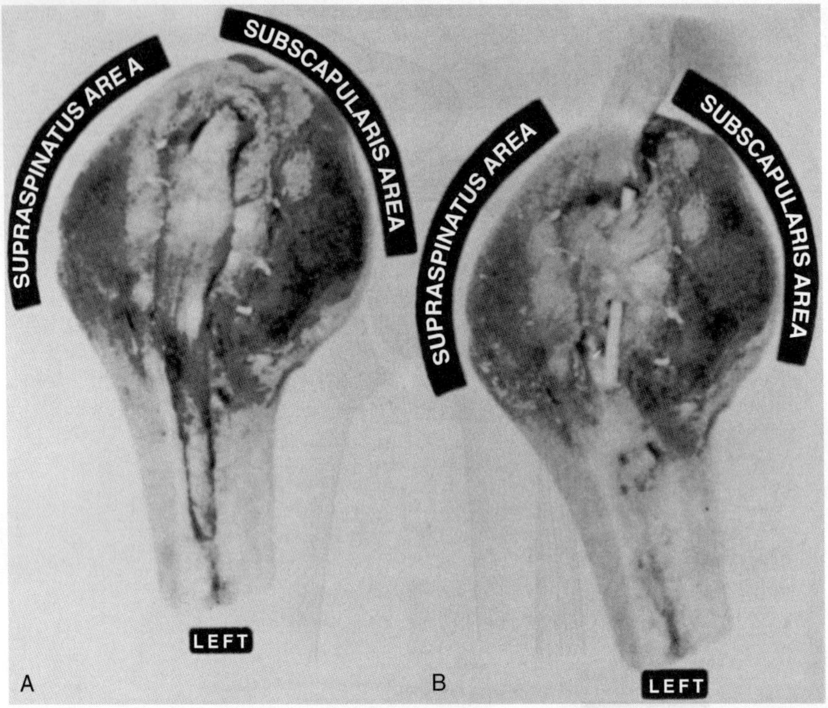

Fig. 19-22 • Obliteración de la corredera bicipital por inflamación, con una subluxación del tendón, que está en un cabestrillo aponeurótico causado por la inserción del subescapular. *(Con autorización de DePalma A: Surgery of the Shoulder, 2.ª ed. Filadelfia: JB Lippincott, 1983.)*

compensar las deficiencias en la función del manguito de los rotadores. El resultado de esta compensación sería una estenosis del tendón en la corredera. La desproporción entre el tendón aumentado de tamaño y la falta de adaptación de la corredera ósea puede causar otros problemas de deslizamiento, y también puede ser responsable de la degeneración de partes blandas a lo largo de la pared interna de la corredera, que darían lugar a lesiones de la polea, con la consiguiente inestabilidad.

El tendón del bíceps y la vaina sinovial que lo recubre pueden resultar afectados por procesos inflamatorios o infecciosos de la articulación glenohumeral, debido a su localización anatómica y a su trayectoria. Los procesos tumorales que afectan a la sinovial del hombro pueden afectar también a la vaina del tendón;[58] por tanto, la tenosinovitis del bíceps acompaña a la artritis séptica del hombro, así como a la inflamación reumática, la artrosis, la artropatía de la hemodiálisis[278] y la artritis por cristales. En estos casos, el cuadro clínico está dominado por la patología articular. En épocas anteriores, se comunicaban roturas del bíceps en casos de infecciones tuberculosas y sifilíticas.

También se ha comunicado la aparición de osteocondromatosis en el hombro y la vaina bicipital.[62] Este trastorno provoca dolor y la formación de cuerpos sueltos en el hombro. La detección de cuerpos sueltos en la vaina bicipital mediante radiografías o RM debe hacer sospechar la presencia de esta patología. El tratamiento mediante sinovectomía ha ofrecido resultados satisfactorios.

ANATOMÍA PATOLÓGICA DE LOS HUESOS

Se ha dicho a menudo que la forma de la corredera interviene frecuentemente en la patogenia de las roturas del tendón bicipital.[66-68,70,104,124] Una corredera aplanada y superficial (Fig. 19-23) a menudo conlleva subluxación o luxación del tendón bicipital, y la corredera angosta con una pared interna «recta» y un osteofito en el punto de abertura, conlleva inflamación y rotura del tendón bicipital (Fig. 19-24). Los osteofitos en el piso del surco pueden causar la erosión del tendón (Fig. 19-25). Las anomalías mencionadas de la corredera pueden contribuir a los problemas del tendón bicipital, pero hay una mayor probabilidad de que algunas de ellas sean reacciones a alteraciones de los tejidos blandos del hombro. En todos los cuadros degenerativos del hombro antes de los cambios óseos surgieron cambios en tejidos blandos, es decir, trastorno del manguito de los rotadores, fibrosis, bursitis y tendinosis, o enestopatía, antes de que se formaran osteofitos en la porción anterior del acromion. La sinovitis y la degeneración del cartílago son fenómenos que anteceden a la aparición de osteofitos en la articulación acromioclavicular. Parecería lógico que los cambios en la corredera bicipital y su orificio de entrada tuvieran lugar después de cambios en el ten-

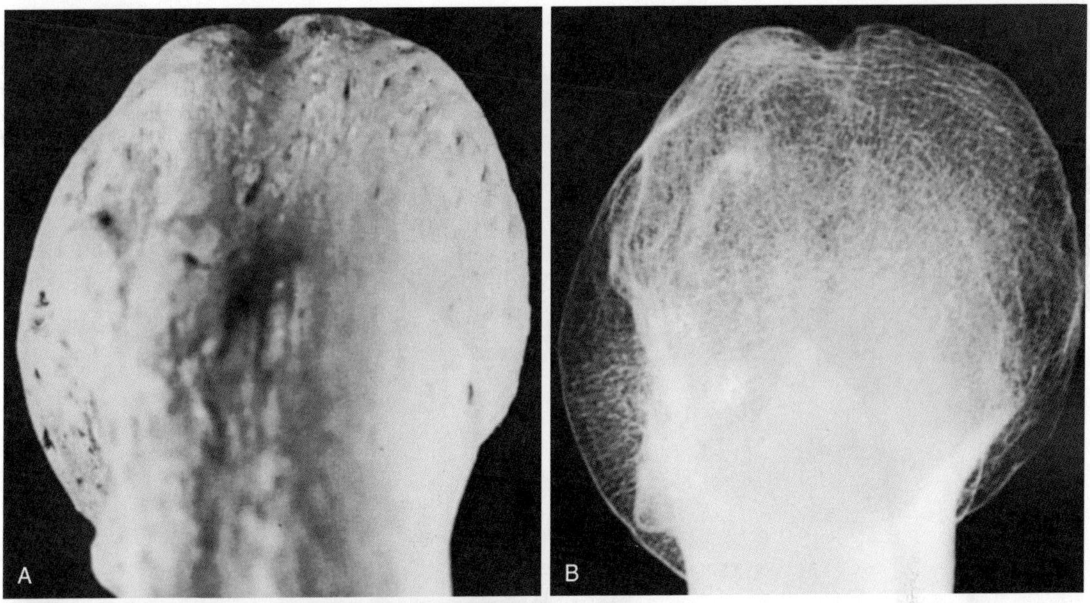

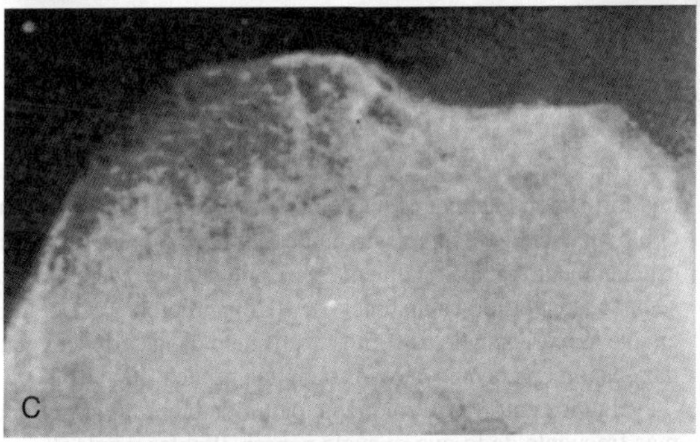

Fig. 19-23 • Fotografía (**A**) y radiografía (**B**) de una pieza de cadáver en la que se advierte una corredera poco profunda. *(Con autorización de Cone RO, Danzig L, Resnick D y Goldman AB: The bicipital groove: Radiographic, anatomic, and pathologic study. AJR Am J Roentgenol 41:781-788, 1983. Copyright © 1983, American Roentgen Ray Society.)* **C,** Una corredera bicipital menos profunda. *(Con autorización de Ahovuo J, Paavolainen P, Slatis P: Radiographic diagnosis of biceps tendinitis. Acta Orthop Scand 56:75-78, 1985.)*

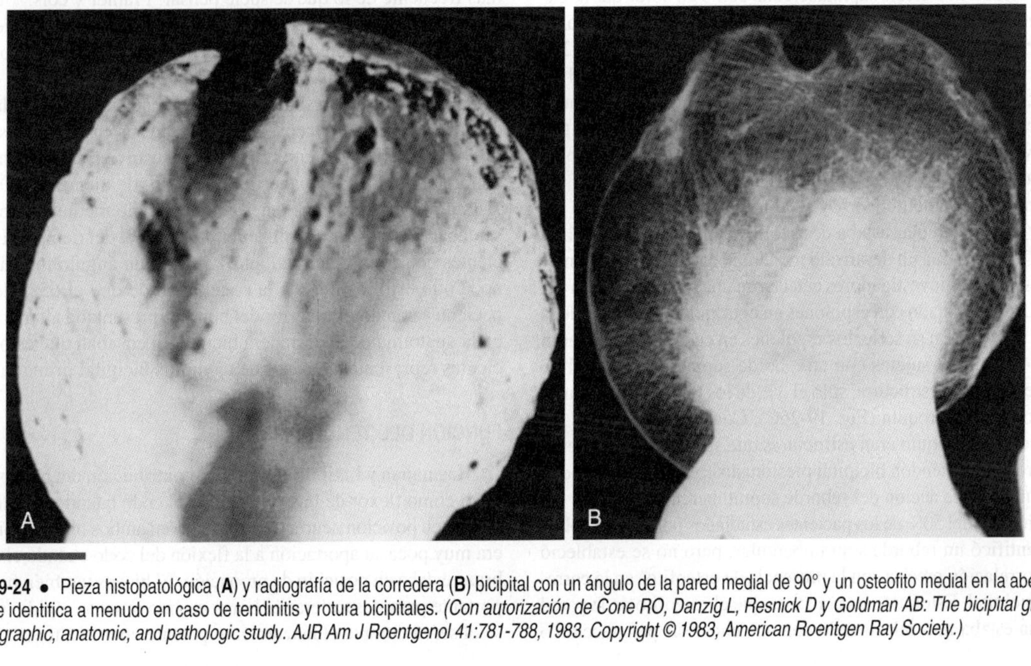

Fig. 19-24 • Pieza histopatológica (**A**) y radiografía de la corredera (**B**) bicipital con un ángulo de la pared medial de 90° y un osteofito medial en la abertura, que se identifica a menudo en caso de tendinitis y rotura bicipitales. *(Con autorización de Cone RO, Danzig L, Resnick D y Goldman AB: The bicipital groove: Radiographic, anatomic, and pathologic study. AJR Am J Roentgenol 41:781-788, 1983. Copyright © 1983, American Roentgen Ray Society.)*

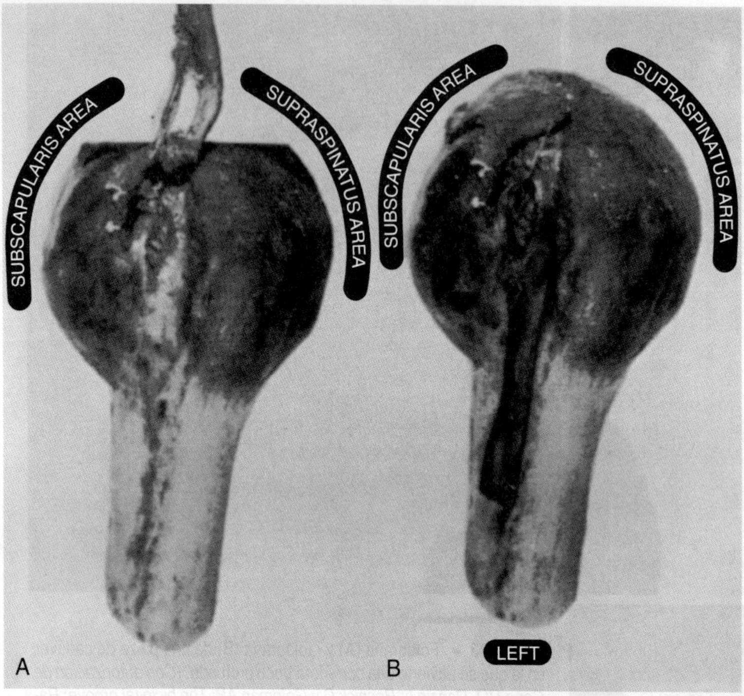

Fig. 19-25 • **A,** Se identifica un gran osteofito en el piso de la corredera. Surge un defecto correspondiente en el tendón bicipital. **B,** El tendón ha sido recolocado en la corredera. *(Con autorización de DePalma A: Surgery of the Shoulder, 2.ª ed. Filadelfia: JB Lippincott, 1983.)*

dón, la cápsula, los ligamentos y la membrana sinovial que los rodea.

Anomalías óseas

Se ha propuesto que las anomalías y variantes óseas son causa de subluxación y de inflamación del tendón bicipital. Meyer[183] describió el reborde o cresta supratubercular como un borde que se extiende hacia adelante y hacia abajo desde la región del cartílago articular hasta las porciones superior y dorsal del troquín (Fig. 19-26). Su incidencia, según Cilley,[39] es del 17,5% en 200 húmeros. El reborde, cuando aparece, disminuye la profundidad del surco intertubercular y también la eficacia de que el troquín sirva como tróclea. Meyer pensó que dicho reborde comprimía el tendón bicipital contra el ligamento transverso y facilitaba su luxación.

En la serie de Hitchcock y Bechtol[124] se advirtió que el reborde supratubercular estaba desarrollado en grado extraordinario en el 8% y tenía un desarrollo moderado en el 59% de los individuos. Los dos investigadores detectaron una relación directa del reborde mencionado con espolones en el troquín (espolones de la pared interna). En su serie, los espolones en cuestión aparecieron en el 45% de los sujetos con un reborde supratubercular. Al no estar esta última estructura, sólo el 3% de los húmeros mostraron espolones en el troquín (Fig. 19-26C). Concluyeron que los espolones en el troquín eran estructuras que surgieron en reacción a la presión del tendón bicipital presionado contra la tuberosidad (troquín), por la acción del reborde supratubercular.

En cerca del 50% de los pacientes estudiados por Cone y cols.[53] se identificó un reborde supratubercular, pero no se estableció una correlación precisa con la presencia de osteofitos en la corredera bicipital. Estos autores pensaron que el osteofito de la pared interna estaba más relacionado con una enostosis por tracción o una formación reactiva de hueso en la zona de inserción del tendón o ligamento del ligamento humeral transverso. En una pieza, este ligamento estaba totalmente osificado y la corredera bicipital se había convertido en un túnel óseo. Coincidieron con DePalma en que la presencia de osteofitos en el suelo de la corredera guarda relación con la tenosinovitis bicipital crónica (Fig. 19-27).

Algunos autores creen que la tendinitis bicipital primaria es más frecuente de lo que se suele pensar. Pfahler y cols.[241] compararon los resultados ecográficos y radiográficos de pacientes con dolor crónico del hombro y los de pacientes control normales. El 43% de sus pacientes con trastornos degenerativos en la corredera bicipital presentaban indicios ecográficos de inflamación del tendón del bíceps. En el 65% de sus casos, los resultados ecográficos de la tendinitis bicipital estuvieron relacionados con un ángulo total de abertura pequeño, de menos de 80°, en las radiografías. Los pacientes con un ángulo medial plano presentaban signos de tendinitis bicipital el 47% del tiempo. En pacientes con rotura bicipital, el 61% tenía un ángulo medial llano. Todo esto les llevó a la conclusión de que el 65% de sus pacientes con dolor anterior del hombro presentaba alteraciones en la anatomía de la corredera bicipital. Pensaban que estos pacientes representaban casos de tendinitis bicipital primaria.

FUNCIÓN DEL TENDÓN BICIPITAL

Basmajian y Latif[16] definieron la contribución del bíceps braquial como flexor de la articulación del codo cuando el antebrazo está en posición neutra o de supinación; ambos observaron que era muy poca su aportación a la flexión del codo cuando el antebrazo estaba en posición de pronación. El bíceps también fue importante para desacelerar el brazo en movimiento rápido, como se observa durante el lanzamiento potente «por lo alto».

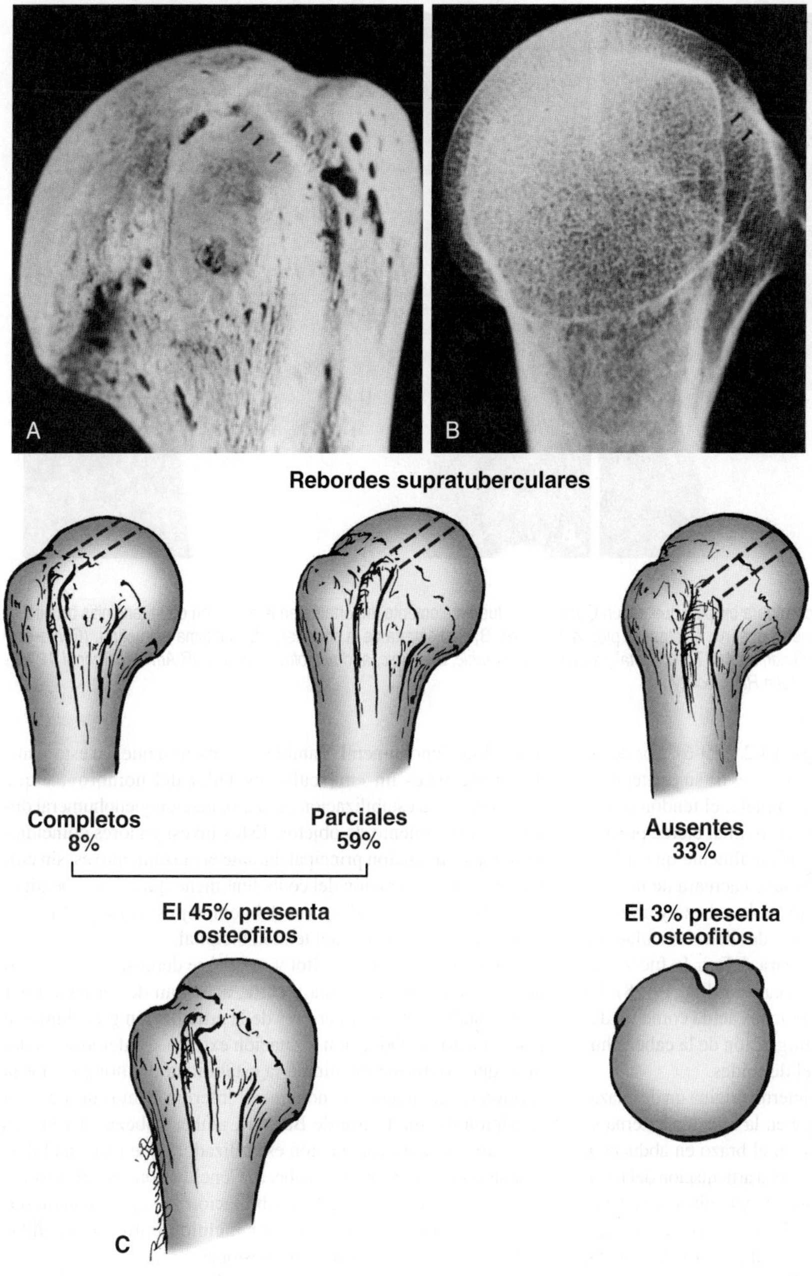

Fig. 19-26 • A, Vista en rotación externa de una pieza de cadáver en la que se observa el borde supratubercular *(flechas negras).* **B,** Radiografía con el brazo en rotación interna en la que se identifica un notable borde supratubercular *(flechas oscuras pequeñas). (Con autorización de Cone RO, Danzig L, Resnick D y Goldman AB: The bicipital groove: Radiographic, anatomic, and pathologic study. AJR Am J Roentgenol 41:781-788, 1983. Copyright © 1983, American Roentgen Ray Society.)* **C,** Ilustra la presencia del borde supratubercular (que se extiende desde el troquín, y modifica el ángulo del tendón bicipital), y angosta la corredera; ambas son parciales y completas en las piezas de Hitchcock y Bechtol. Los espolones en la pared interna son mucho más frecuentes en las piezas con bordes supratuberculares. *(Con autorización de Hitchcock HH y Bechtol CO: Painful shoulder. Observations on the role of the tendon of the long head of the biceps brachii in its causation. J Bone Joint Surg Am 30:263-273, 1948.)*

Se ha analizado con detalle la función del bíceps en el codo y hay acuerdo general en cuanto a que dicho músculo es un supinador potente del antebrazo y un flexor débil a la altura del codo. Sin embargo, persiste el debate en cuanto a la función precisa del músculo mencionado a la altura del hombro. Casi todos los textos de anatomía consideran al bíceps como un flexor débil del hombro.[126] Los estudios que se ocupan de la función del tendón bicipital se dividen en tres categorías generales: observación directa, investigaciones electromiográficas (EMG) y estudios biomecánicos en cadáveres.

Observación directa

Diversos investigadores[124,157,158,160] han observado que el tendón bicipital no se desliza en la corredera, sino más bien es el húmero el que se desplaza sobre el tendón bicipital fijo y pasivo durante los movimientos del hombro. Desde la aducción hasta la elevación completa del brazo, la corredera se desplaza a lo largo del tendón en un tramo de 2 cm a 5 cm, como mucho. Para facilitar el movimiento, la bolsa sinovial se extiende desde la articulación del hombro hasta una línea en el surco intertubercular, en

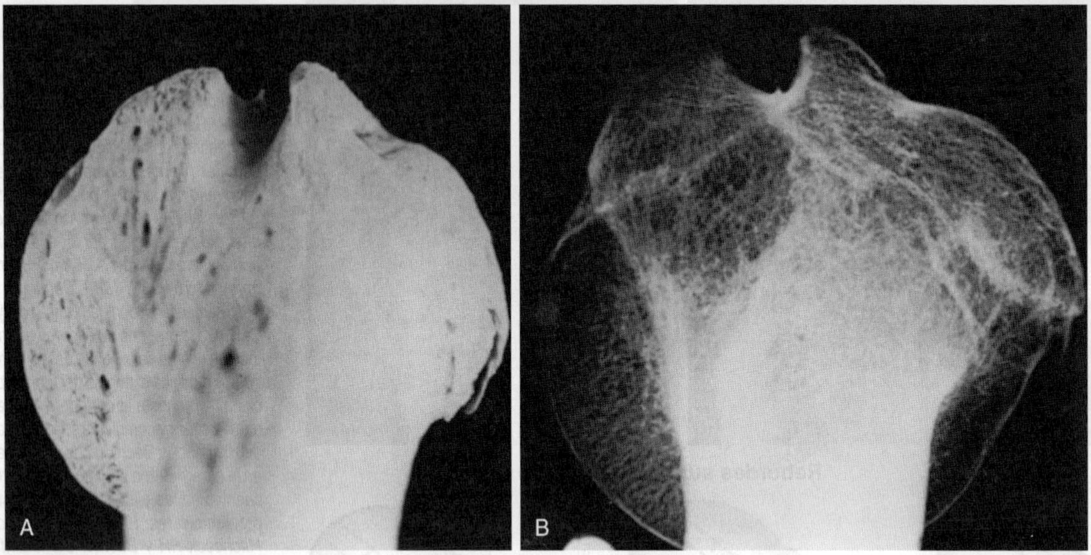

Fig. 19-27 • **A,** Osteofito en el piso de la corredera bicipital que según Cone y cols. fue un elemento importante en la aparición de la tendinitis bicipital, a diferencia del osteofito en la pared interna que se observa en algunas piezas normales. **B,** Radiografía de la corredera, de la misma estructura. *(Con autorización de Cone RO, Danzig L, Resnick D y Goldman AB: The bicipital groove: Radiographic, anatomic, and pathologic study. AJR Am Roentgenol 41:781-788, 1983. Copyright © 1983, American Roentgen Ray Society.)*

gran parte de su extensión (véanse Figs. 19-2 y 19-6). Por debajo de dicha bolsa, el tendón se desplaza a través de su peritendón.

Con el brazo en rotación externa completa, el tendón ocupa el piso de la corredera y su porción más proximal ejerce presión en la cabeza humeral; así, se pensaba originalmente que sólo la rotación externa hacía que el fascículo largo actuara de manera directa en el hombro como un depresor de la cabeza y amplificara parte de la potencia de la abducción de dicha articulación. Lucas[162] utilizó un esquema vectorial para definir la fuerza resultante del bíceps como depresor de la cabeza (Fig. 19-28). La Figura 19-29 señala la forma en que el bíceps actúa como un depresor capital estático, que impide la migración de la cabeza humeral en el acromion por la acción del deltoides.

La elevación del brazo en rotación interna origina un desplazamiento mínimo del tendón, en tanto que en la rotación externa se produce un desplazamiento máximo. Con el brazo en abducción completa, 1,3 cm del tendón permanecen en la articulación del hombro. Cinco centímetros del tendón están en la articulación mencionada cuando el brazo es «deprimido» y llevado en rotación externa, lo que permite un desplazamiento global de 3,7 cm. Ante tal situación, Lippmann[158] pensó que el tendón no debe ser dividido en dos partes, una intracapsular y una porción de la corredera, por este movimiento de la cabeza humeral a lo largo del tendón (Fig. 19-30).

Rowe[259] afirma que en la rotura crónica del manguito de los rotadores aumenta la acción depresora capital del tendón del bíceps, y esta estructura presenta frecuentemente hipertrofia. Bush[35] detectó un mayor efecto depresor del tendón cuando fue trasplantado en sentido lateral para reparar defectos del manguito.

Andrews y cols.[9] observaron por artroscopia el tendón bicipital y el complejo de la porción superior del rodete glenoideo durante la estimulación eléctrica del bíceps. Advirtieron un levantamiento superior claro del rodete y la compresión de la articulación glenohumeral. También observaron que, en este sentido, el bíceps es un «músculo desviador del hombro», y que interviene en la estabilización de la articulación glenohumeral durante el lanzamiento de objetos. Estos investigadores coincidieron en que su función principal durante el lanzamiento es, sin embargo, la desaceleración del codo, fenómeno que, si es repentino, es el que ocasiona el desgarro del complejo superior del rodete glenoideo por la acción del tendón bicipital.

En la investigación de Itoi y cols.[134] se demostró que las dos porciones del bíceps, larga y corta, actuaban de forma similar como estabilizadores anteriores de la articulación glenohumeral con el brazo en abducción y rotación externa. Se demostró, además, que conforme disminuía la estabilidad del hombro por la sección del ligamento glenohumeral inferior, como sucede en la aparición de una lesión de Bankart, ambas cabezas del bíceps mostraban una mayor función estabilizadora que resistía el desplazamiento anterior de la cabeza. Concluyeron que el reforzamiento del bíceps durante la rehabilitación de sujetos con inestabilidad anterior crónica debe ser incluido entre las medidas conservadoras para tratar dichas lesiones.

Kumar y cols.[150] estudiaron también la acción estabilizadora del tendón bicipital y demostraron que la sección de la porción larga del tendón mientras se sometía a ambas cabezas a tensión, originaba un importante desplazamiento de la cabeza humeral hacia el plano superior; de esta manera, la porción larga del bíceps es importante para estabilizar la cabeza del húmero en la cavidad glenoidea durante la flexión potente del codo y la supinación del antebrazo. Advirtieron del peligro de sacrificar la porción intraarticular de la cabeza larga del bíceps, por la posibilidad de originar inestabilidad durante la flexión y la supinación forzadas del codo.

Publicaciones recientes han continuado demostrando la función de la cabeza larga del tendón del bíceps en la estabilidad gle-

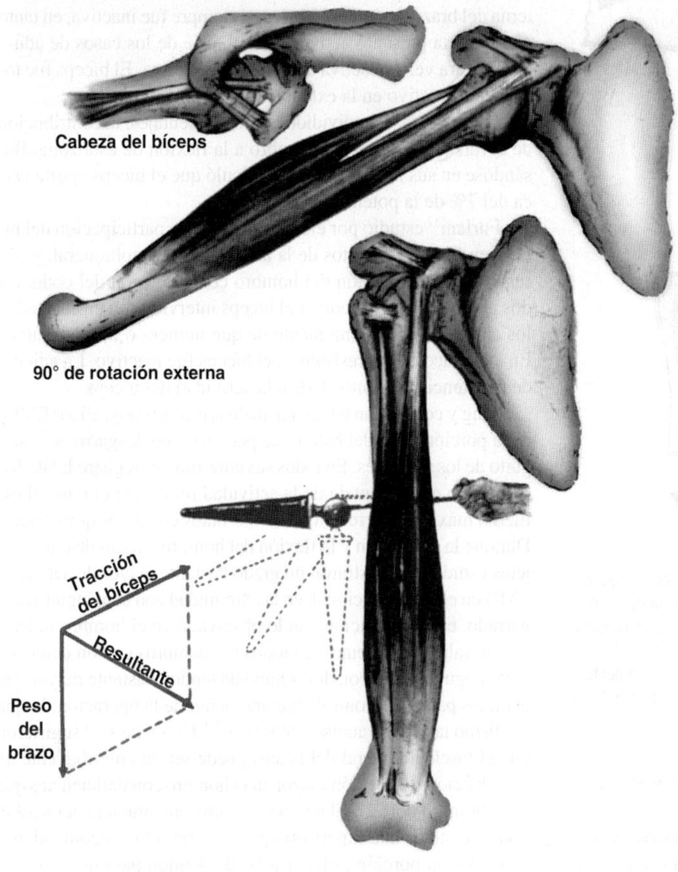

Fig. 19-28 • Concepción del dibujante y esquema vectorial de las fuerzas resultantes del tendón bicipital. *(Con autorización de Lucas DB: Biomechanics of the shoulder joint. Arch Surg 107:425-432, 1973. Copyright © 1973, American Medical Association.)*

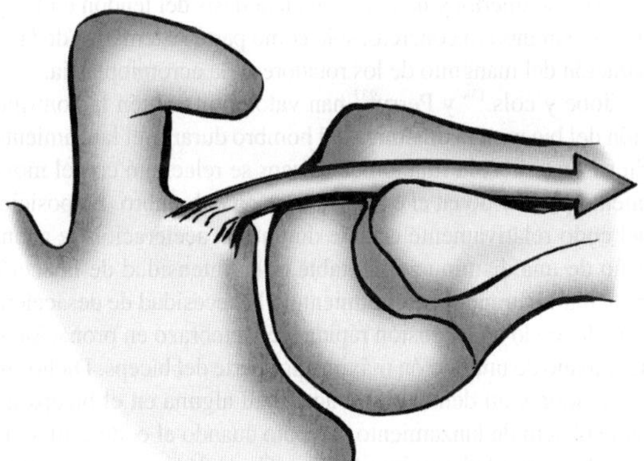

Fig. 19-29 • Ilustración que muestra que el tendón bicipital tiene, por lo menos, una función de depresor estático de la cabeza humeral. Ante la línea de tensión y el vector resultante, constituye un depresor activo de la cabeza humeral, si bien indudablemente débil, como lo demuestra el porcentaje de «reclutamiento» en el análisis electromiográfico. *(Con autorización de Habermeyer P, Kaiser E, Knappe M, y cols.: Functional anatomy and biomechanics of the long biceps tendon. Unfallchirurg 90:319-329, 1987.)*

nohumeral.[171,230] En el estudio realizado por Pagnani y cols.,[230] sometieron hombros de cadáveres a fuerzas anteriores, posteriores e inferiores, con diversos ángulos del brazo, y midieron la cantidad de desplazamiento producida, con aplicación de fuerza al bíceps y sin ella. Los resultados mostraron una disminución del desplazamiento de la articulación glenohumeral en todas las direcciones al aplicar una fuerza de 55 N sobre el bíceps. El efecto fue mayor con las elevaciones medias e inferiores. La rotación de la articulación del hombro influyó también en los resultados. La rotación externa redujo el desplazamiento posterior, mientras que la interna redujo el anterior. Esta fuerza redujo también los desplazamientos superior e inferior de la articulación glenohumeral. Por tanto, llegaron a la conclusión de que el bíceps centra la cabeza humeral en la glenoides, estabilizando así el brazo de palanca y permitiendo que se produzca el movimiento.

Malicky y cols.[171] mostraron que el bíceps proporciona 30 N de fuerza para el desplazamiento de la cabeza humeral cuando el brazo está en rotación neutral. Su efecto fue menor cuando el brazo estaba en rotación externa. La fuerza necesaria para subluxar la articulación puede ser modulada por la posición de la corredera. En rotación neutra, el bíceps puede añadir compresión a la concavidad y también una fuerza posterior de la cabeza sobre la glenoides. En la rotación externa, el bíceps aplica una fuerza an-

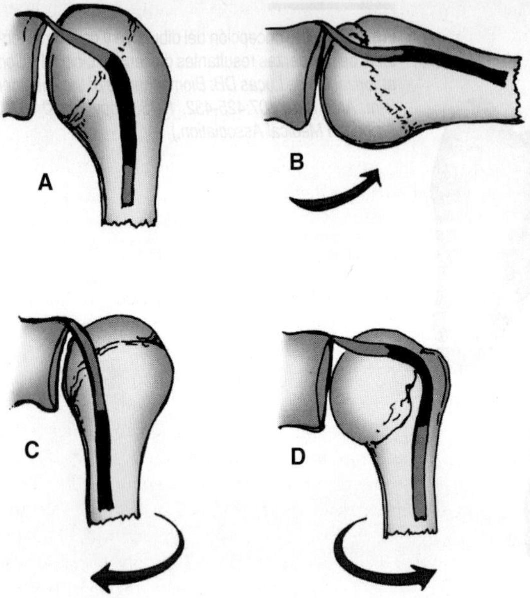

Fig. 19-30 • Lippmann, por observación directa bajo anestesia local, advirtió que el tendón bicipital se deslizaba libremente en su vaina con el movimiento del hombro; el movimiento del tendón en su corredera se produce sólo con el movimiento de la articulación del hombro. En una posición particular, dentro de la articulación se identifica una cantidad diferente del tendón bicipital. *(Con autorización de Lippmann RK: Bicipital tenosynovitis. N Y State J Med 90:2235-2241, 1944.)*

terior sobre la cabeza humeral y puede realmente desestabilizar la articulación en dirección anterior.

Warner y McMahon[301] estudiaron los casos de 7 pacientes con una rotura aislada de la cabeza larga del tendón del bíceps. Esta lesión se demostró en la cirugía o con RM. Mostraron un aumento del desplazamiento superior de la cabeza humeral en todos los grados de abducción humeral, en comparación con el control contralateral. Este fenómeno no se observó con cero grados de elevación. Llegaron así a la conclusión de que la pérdida aislada del bíceps podría provocar un síndrome de pinzamiento en pacientes con acromion tipo II o III.

Evaluación electromiográfica

Basmajian[16] fue el impulsor original que evaluó el sistema musculoesquelético, incluido el hombro, por el análisis de función integrada y el aspecto dinámico electromiográfico. Señaló que las dos porciones del bíceps eran activas durante la función del hombro, y que la porción larga era la más activa.[15] Habermeyer y cols.[112] realizaron el análisis electromiográfico, en tanto que se aplicó un método Cybex en personas normales. Durante la abducción se advirtió en el bíceps una clara actividad electromiográfica, y su punto máximo surgió en los 132° de abducción. Como dato interesante, dicho investigador y sus colaboradores observaron que el músculo es activo incluso con el brazo en rotación neutra; es decir, el bíceps es activo en abducción, aun cuando el brazo no está en rotación externa. En la flexión, advirtieron la principal actividad registrada durante los primeros 90°. El bíceps fue activo en la rotación externa, pero no en la interna. La eficacia de la porción larga del bíceps es mayor en la rotación externa, en la cual su tensión es máxima. En la aducción y rotación interna del brazo, la porción larga casi siempre fue inactiva, en tanto que la corta presentó actividad en el 50% de los casos de aducción, y rara vez fue activa en la rotación interna. El bíceps fue totalmente inactivo en la extensión.

Laumann[153,154] ha dividido, según porcentajes, la contribución de diversos músculos del hombro a la flexión de esta zona. Basándose en sus investigaciones, calculó que el bíceps aporta cerca del 7% de la potencia para la flexión.

Furlani[87] estudió por electromiografía la participación del bíceps en los movimientos de la articulación glenohumeral, y observó que en la flexión del hombro con extensión del codo, las dos porciones larga y corta del bíceps intervinieron en casi todos los casos, independientemente de que hubiera o no resistencia. En la abducción sin resistencia el bíceps fue inactivo. La adición de resistencia aumentó el 10% la actividad del bíceps.

Ting y cols.[281] han hecho un análisis electromiográfico (EMG) de la porción larga del bíceps, en personas con desgarro del manguito de los rotadores. En todos sus enfermos, el registro EMG fue expresado en porcentaje de la actividad registrada durante el esfuerzo máximo. Correlacionaron sus datos con datos quirúrgicos. Durante la abducción y la flexión del hombro, cuatro de cinco sujetos estudiados mostraron un grado bastante mayor de actividad EMG en el tendón bicipital, en la extremidad con el manguito desgarrado, en comparación con lo observado en el hombro indemne contralateral. Además, en todos los hombros con un deterioro del manguito de los rotadores hubo un tendón bastante mayor que el de los pacientes control en el momento de la operación, lo que confirmó las observaciones de Rowe.[259] Ting y cols.[281] sugirieron que el fascículo lateral del bíceps puede ser un contribuyente de la abducción y la flexión mayor en el hombro con deficiencias que en el hombro normal. El agrandamiento concomitante del tendón podría denotar una hipertrofia por uso; por ello, recomendaron conservar la porción intracapsular del tendón para usarla como material de injerto, y no hacer una tenodesis del tendón en la corredera sin motivo concreto, sólo como parte sistemática de la reparación del manguito de los rotadores y la acromioplastia.

Jobe y cols.[138] y Perry[237] han valorado también la contribución del bíceps a la dinámica del hombro durante el lanzamiento. En sus estudios, la función del bíceps se relacionó con el movimiento producido en el codo, pero no en el hombro. La posición del codo relativamente estable durante la aceleración se acompañó de una disminución notable en la intensidad de la acción muscular. Durante el «seguimiento», la necesidad de desaceleración del codo en extensión rápida y el antebrazo en pronación se acompañó de una acción máxima por parte del bíceps. Dichos investigadores no demostraron actividad alguna en el bíceps durante el acto de lanzamiento, excepto cuando el codo estuvo activo. La actividad máxima fue de sólo el 36% de su capacidad máxima. Con un corte transversal de 9 cm^2 y sólo la mitad del músculo vinculada con la porción larga, la fuerza humeral es pequeña. Según Perry: «Es dudoso que la porción larga (tendón bicipital) constituya una fuerza estabilizadora notable de la articulación glenohumeral». Glousman y cols.,[102] por otra parte, han señalado una mayor actividad del bíceps durante el lanzamiento en sujetos con hombros inestables. Por tales razones, es posible el bíceps adquiera una mayor importancia cuando se lesionan los estabilizadores primarios.

Ozaki comprobó que la actividad EMG en pacientes con un desgarro del manguito de los rotadores de menos de 5 cm estaba aumentada, en comparación con los sujetos sanos.[225] Esta mayor actividad podría estar compensando la pérdida de función del manguito desgarrado. Ozaki, igual que Ting y cols.,[281] plantea que este aumento de actividad podría ser el responsable de la hipertrofia de la cabeza larga del bíceps que a menudo acompaña a los desgarros pequeños y medianos del manguito de los rotadores.[226] Los pacientes con desgarros masivos y luxación de los tendones del bíceps no presentan aumentos de actividad similares.

En un estudio de David y cols.,[61] se comprobó que la actividad EMG del bíceps y del manguito de los rotadores precedía al movimiento de la articulación glenohumeral. Comprobaron que la actividad EMG en estos músculos se produce entre 0,092 s ± 0,038 s y 0,215 s ± 0,045 s antes del movimiento real de rotación interna o externa. También los músculos deltoides y pectoral mayor se activaron antes del movimiento glenohumeral, aunque mucho más tarde, 0,030 s ± 0,047 s a 0,12 s ± 0,053 s. Estos autores plantearon que el bíceps y los músculos del manguito de los rotadores reforzaban la articulación para proporcionar estabilidad antes de iniciar el movimiento; una vez iniciado éste, la actividad del bíceps empezaba a depender de la dirección del movimiento. Durante la rotación interna se detectó escasa actividad del bíceps, al contrario de lo que sucedía durante la rotación externa.

Sakurai y cols.[260] estudiaron la actividad EMG del bíceps mientras se mantenía el codo en rotación neutra en un cabestrillo. Se utilizaron electrodos de superficie para medir la actividad EMG de los músculos deltoides y bíceps. Sus resultados mostraron actividad EMG en las cabezas larga y corta del bíceps con todos los movimientos del hombro, independientemente de la posición del codo. En su estudio, el bíceps actuó como flexor y abductor activo del hombro y presentó también actividad con la rotación. La rotación externa indujo una mayor cantidad de actividad que la interna. Otro resultado de este estudio fue una mayor fatigabilidad del bíceps que del deltoides. En consecuencia, pensaron que el bíceps tenía un mayor riesgo de lesión que el deltoides.

Por otro lado, en otros dos estudios no se detectó una participación activa importante del bíceps en la estabilidad glenohumeral. En su estudio, Yamaguchi y cols.[312,313] mantuvieron el codo fijo en 100° de flexión, con el antebrazo en rotación neutra, en un intento por relajar los flexores del codo. Utilizaron también la actividad EMG del supinador largo como control de la actividad EMG del bíceps. Sus resultados mostraron escasa o nula actividad en el tendón del bíceps, incluso en el grupo de pacientes con deterioro del efecto depresor de la cabeza de la musculatura del manguito. Tampoco observaron diferencias entre la actividad EMG del supinador largo y la del bíceps. Llegaron a la conclusión de que probablemente la función del bíceps en la estabilidad era pasiva. En esta posición de relajación, la cabeza larga del bíceps no contribuyó activamente a la estabilidad de la cabeza humeral.

Utilizando un diseño experimental similar, Levy y cols.[156] estudiaron la actividad EMG de los músculos bíceps y del manguito de los rotadores con electrodos intramusculares durante el movimiento del hombro. Se utilizó un cabestrillo para controlar el movimiento del codo. Se probaron tres posiciones del codo diferentes. Los hombros se movieron en flexión, rotación externa y rotación interna, en dos velocidades diferentes y con un peso de 2,250 kg. Los resultados mostraron una ausencia de actividad en el tendón del bíceps cuando el movimiento del codo estaba controlado. Los autores señalan que muchas actividades realizadas por el brazo exigen movimiento tanto del codo como del hombro. En su diseño experimental, eliminaron intencionadamente el movimiento del codo. Parece que la ausencia de actividad bicipital refleja este control del codo. Afirman que la actividad EMG del bíceps detectada en otros estudios se debía posiblemente al movimiento activo o a la estabilización del codo por el bíceps. Por todo ello, llegaron a la conclusión de que el bíceps no es activo en el movimiento aislado del hombro.

Resumen

Después de revisar la bibliografía, parece que, por los datos acerca de una actividad electromiográfica constante, con una flexión y una abducción del hombro independientes de la flexión del codo, y ante la fuerza resultante del músculo bíceps, el tendón bicipital ejerce un efecto menor en el descenso o la estabilización de la cabeza humeral. Dada su posición anatómica, sirve como «freno» superior al desplazamiento de la cabeza del húmero y, por consiguiente, actúa al menos como depresor estático de la cabeza humeral. Mientras el tendón esté dentro de la corredera, la cabeza humeral ascenderá y descenderá sobre el tendón y la carilla glenoidea en la forma normal. En presencia de desgarros del manguito de los rotadores y de subluxación interna del tendón bicipital, se pierde este efecto de «freno». La ausencia de actividad EMG, con disociación del movimiento del hombro y del codo, puede carecer de trascendencia clínica.

Al parecer, la actividad del tendón se intensifica en estados patológicos del hombro, como desgarros del manguito de los rotadores e inestabilidad de esta zona, pues lo demuestran una mayor actividad electromiográfica y también la presencia de hipertrofia y de resistencia al desplazamiento. Estos datos se refuerzan por la observación de un mayor desplazamiento superior de la cabeza humeral en pacientes con una rotura bicipital confirmada. Basándose en estas pruebas, los autores no recomiendan la práctica sistemática de tenodesis de la cabeza larga del tendón del bíceps en el momento de la acromioplastia, ni utilizar el tendón como injerto libre para hacer reparaciones del manguito de los rotadores. Por otro lado, si durante los estudios diagnósticos preoperatorios, o en el momento de la cirugía, se detectan alteraciones patológicas que impliquen al bíceps en el origen del dolor, el inconveniente de reducir la función del hombro será pequeño, en comparación con el riesgo de dolor continuado.

CLASIFICACIÓN DE LAS LESIONES BICIPITALES

Desde el punto de vista histórico, la clasificación de las lesiones en cuestión ha sido dividida en tendinitis bicipital e inestabilidad del bíceps. El primer cuadro ha sido dividido en tendinitis primaria, que se debe más bien a alteraciones de la vaina tendinosa bicipital, y tendinitis secundaria, que posee una lesión concomitante, que originó la inflamación del tendón. Un ejemplo de ello sería la artritis reumatoide o la osteoartritis, o la compresión o atrapamiento que origine la tendinitis bicipital. En fecha reciente Walch[296] ha planteado una clasificación anatómica local.

La tendinitis bicipital primaria ha sido equiparada con la tenosinovitis de Quervain, según Lapidus y Guidotti.[152] Dichos autores mostraron un engrosamiento y estenosis del ligamento transverso y la vaina, y un angostamiento del tendón por debajo de dicha vaina. DePalma[66-70] indicó que la intensidad del proceso dependía de la duración del trastorno y de la edad del paciente. Post y cols.[245] han detectado inflamación constante dentro de la porción intertubercular del tendón, con tenosinovitis proliferativa, caracterizada por inflamación e irregularidad de las paredes del surco. Al parecer no ha habido informes de inflamación de la porción intraarticular del bíceps. Codman[50] pensó que la tendinitis bicipital primaria era una entidad rara, en tanto que DePalma[66-70] indicó que era una causa frecuente de hombro rígido y doloroso. En la serie de DePalma, el 39% de sus pacientes también tuvieron otros trastornos. Crenshaw y Kilgore[60] también fueron partidarios de la tendinitis bicipital primaria, aunque el 40% de sus pacientes tuvieron una lesión concurrente. Concluyeron que no es importante si el tendón del bíceps o su vaina son afectados de manera primaria o secundaria, sino el que la tenosinovitis sea la causa principal de dolor y de limitación del movimiento en la pericapsulitis.

Muchos autores[67,68,207-210,244,245] piensan que las alteraciones observadas en el bíceps están directamente relacionadas con la estrecha relación que mantiene este músculo con el manguito de los rotadores. Ambas estructuras se ven afectadas en el síndrome de compresión o de pinzamiento, al pasar las dos por debajo del arco coracoacromial.

Varios autores han descrito roturas «aisladas» del tendón bicipital.[55,126,188,229] Neer pensaba que casi todas las roturas de dicho tendón se acompañaban de desgarros del tendón del supraespinoso. Algunas investigaciones han señalado que se han detectado determinadas roturas aisladas del tendón bicipital en el 25% de los pacientes.[64] Cuando se realizó artrografía-tomografía computarizada en personas con criterios clínicos de rotura aislada de la porción larga del bíceps, la incidencia de dichas lesiones disminuyó al 6%.[64] En un estudio de lesiones aisladas del tendón bicipital, controladas por medios artroscópicos, se corroboró una cifra del 2,2% de ellas; tales investigaciones señalaron la rareza de las roturas aisladas de la porción larga del bíceps. Muchos autores han descrito osteofitos en la corredera bicipital, que al parecer fueron la causa de roturas de la porción larga de dicho músculo.[55,133,188,228] Los estudios por medio de tomografía computarizada han indicado que la profundidad y la anchura de la corredera no poseen importancia patognomónica.[64]

La tendinitis bicipital primaria fue identificada como causa frecuente de dolor de hombro entre 1940 y 1950, pero es un diagnóstico que en la actualidad se hace con una frecuencia mucho menor. No se duda de que exista tal lesión, pero es muy rara y debe considerarse como diagnóstico de exclusión.

Slatis y Aalto[268] han propuesto lo que parece ser una clasificación clínica útil de las lesiones bicipitales (Tabla 19-1), que se basa en la anatomía patológica, y, con arreglo a su revisión, al parecer posee importancia pronóstica.

Tabla 19-1 • Clasificación de Slatis y Aalto

Tipo A	Tendinitis por compresión
Tipo B	Subluxación del bíceps
Tipo C	Predominio del desgaste

Clasificación de Slatis y Aalto

Tipo A: Tendinitis por compresión o «atrapamiento»

El tipo A es una tendinitis con las características mencionadas, y es consecuencia del síndrome de «atrapamiento» o compresión y de la enfermedad del manguito de los rotadores. El manguito desgarrado expone al bíceps a la acción del arco coracoacromial rígido, con lo cual se produce una inflamación de su tendón (Figs. 19-31 y 19-32). Constituye la causa más frecuente de tendinitis bicipital.

Tipo B: Subluxación del tendón bicipital

El tipo B ha sido llamado enfermedad por subluxación. En esta categoría se han incluido todos los trastornos del bíceps, así como la subluxación y la luxación de su tendón (Fig. 19-33). En el grupo comentado, las lesiones del ligamento coracohumeral permiten que el tendón bicipital se desplace poco a poco en sentido interno o medial. Dicha lesión surge de forma aislada, o puede acompañarse de desgarros del supraespinoso y del subescapular. Al entrar y salir de la corredera, el tendón termina por presentar inflamación y deshilachamiento. El tendón, al final, en los casos tempranos, puede quedar totalmente desplazado y resultar en un «cabestrillo» del manguito roto. En casos más graves y tardíos, el tendón puede mostrar luxación intraarticular. La

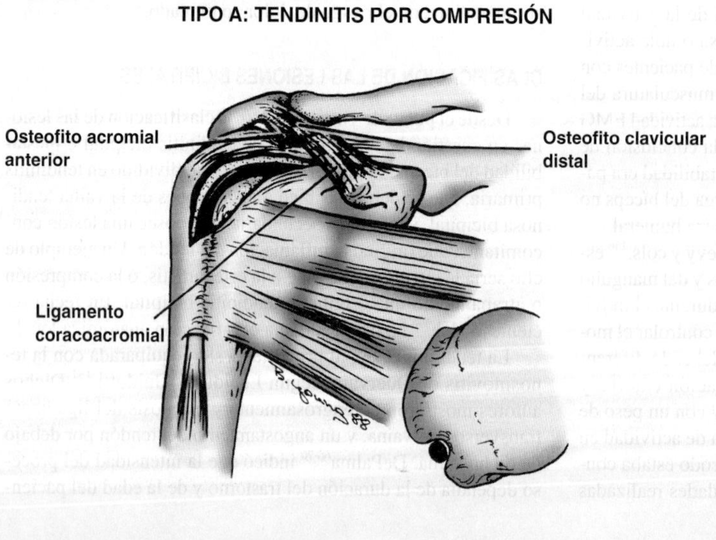

Fig. 19-31 • Tendinitis por «compresión» o atrapamiento de tipo A. La rotura del manguito de los rotadores expone el tendón a la compresión entre el acromion por arriba y la cabeza humeral por debajo. El tendón normalmente está en su corredera. *(Con autorización de Paavolainen P, Slatis P y Aalto K: Surgical pathology in chronic shoulder pain. En Bateman JE y Welsh RP [eds.]: Surgery of the Shoulder, Filadelfia: BC. Decker, 1984.)*

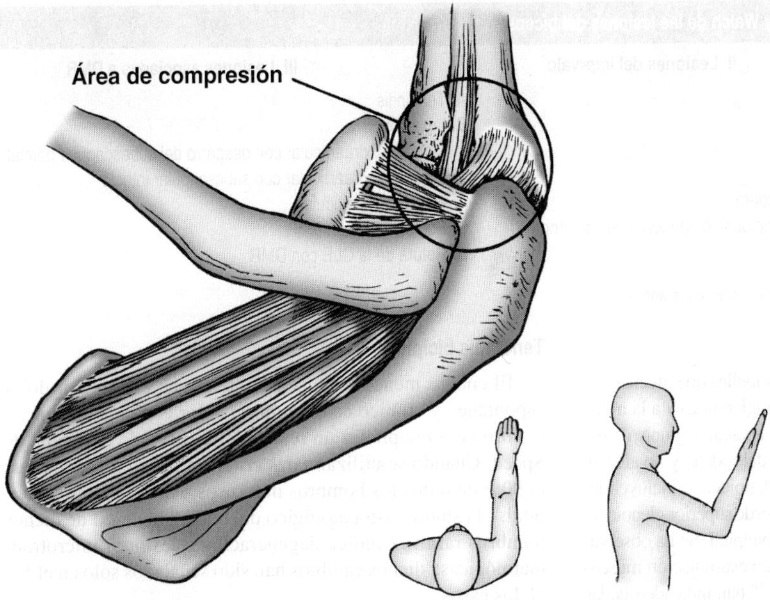

Fig. 19-32 • Cuando el sujeto flexiona el brazo hacia adelante, la zona de compresión (es decir, la corredera, el tendón bicipital y el manguito anterior) se pone en contacto con el arco acromiocoracoideo. Cuanto más largo sea el acromion, más probable será que afecte al bíceps. *(Cortesía de Charles A. Rockwood, Jr., MD.)*

TIPO B: SUBLUXACIÓN

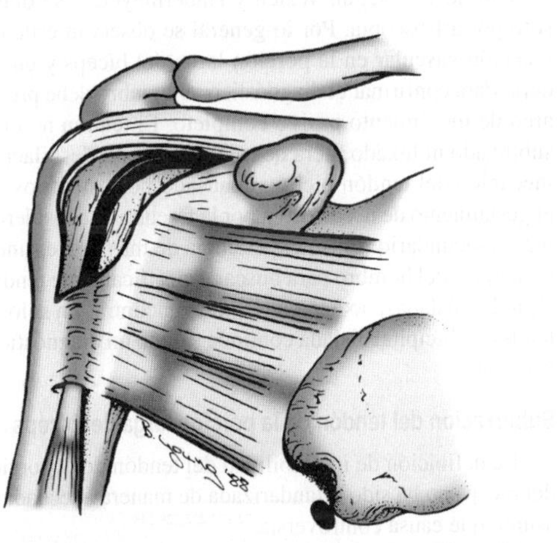

Fig. 19-33 • Subluxación de tipo B del bíceps. Un desgarro en la porción interna del ligamento coracohumeral origina subluxación y desplazamiento interno del tendón, desde su corredera. Se advierte el llenado de dicho surco con tejido fibroso. *(Con autorización de Paavolainen P, Slatis P y Aalto K: Surgical pathology in chronic shoulder pain. En Bateman JE y Welsh RP [eds.]: Surgery of the Shoulder, Filadelfia: BC Decker, 1984.)*

TIPO C: TENDINITIS POR DESGASTE

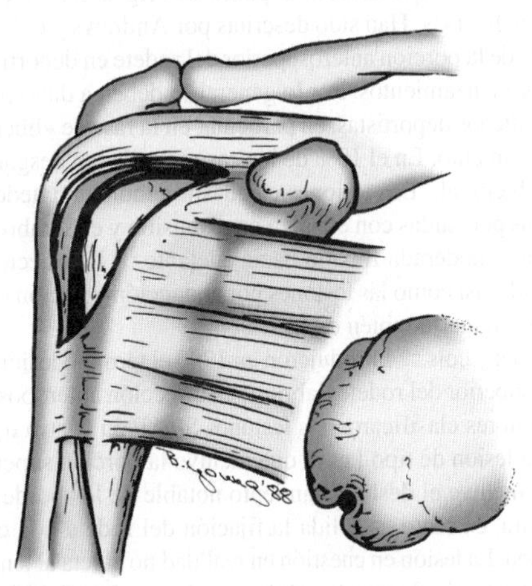

Fig. 19-34 • Se ha descubierto el manguito para mostrar la constricción del tendón bicipital dentro de la corredera. La formación local de hueso nuevo y tejido conectivo origina una estenosis de la corredera, lo que produce la atrición del tendón de la porción larga del bíceps.

corredera se vuelve cada vez más superficial en este proceso, porque se llena de tejido cicatricial.

Tipo C: Tendinitis por desgaste

La tendinitis señalada constituye la tercera categoría; incluye lesiones primarias del tendón bicipital, que surgen dentro de la corredera. En este tipo de tendinitis, la inflamación dentro de un conducto muy estrecho origina dolor y la degeneración del tendón bicipital (Fig. 19-34). Los cambios mencionados conllevan la formación de osteofitos y estenosis de la corredera. Se piensa que tal cuadro es muy doloroso y raro.

Clasificación de Habermeyer y Walch

Habermeyer y Walch[113] clasificaron las lesiones del tendón bicipital de forma diferente (Tabla 19-2). Advirtieron que el tendón mencionado podría intervenir en alteraciones en diversos puntos anatómicos. En su clasificación, las lesiones de dicha estructura se clasifican como las que tienen lugar en: 1) su origen; 2) en el intervalo de rotadores; o 3) junto con desgarros del manguito de los rotadores.

Tabla 19-2 • Clasificación de Habermeyer y Walch de las lesiones del bíceps

I. Origen	II. Lesiones del intervalo	III. Lesiones asociadas a DMR
	A. Tendinitis bicipital **B.** Roturas aisladas **C.** Subluxación **Tipo I:** Superior **Tipo II:** En la corredera **Tipo III:** Unión defectuosa o seudoartrosis del troquín	**A.** Tendinitis **B.** Luxación **Tipo IA:** Extraarticular con desgarro del subescapular parcial **Tipo IB:** Extraarticular con subescapular intacto **Tipo II:** Intraarticular **C.** Subluxación con DMR **D.** Rotura de la CLB con DMR

CLB, cabeza larga del bíceps; DMR, desgarro del manguito de los rotadores.

Lesiones en el origen

Las lesiones de origen o nacimiento son aquellas que afectan a la inserción del tendón bicipital en la carilla supraglenoidea y a la mitad superior del rodete glenoideo. Dichas lesiones abarcan el punto de nacimiento del bíceps desde la porción superior del rodete, y no afectan a las fibras que provienen de la carilla supraglenoidea, o incluyen lesiones en las que hay un desprendimiento del borde superior glenoideo, del rodete, que es «arrastrado» con el tendón bicipital. Se ha observado que dichas lesiones surgen con el empleo de estimulación muscular. Los datos biomecánicos de Grauer y cols.[108] han indicado que las cargas en el rodete por el bíceps muy activo alcanzan su máximo cuando el brazo está en abducción por encima de la cabeza del sujeto.

Las lesiones que afectan al punto de origen del tendón bicipital son diversas. Han sido descritas por Andrews y cols.[9] como lesiones de la porción anterosuperior del rodete en deportistas dedicados a lanzamientos. Por lo general se deben a daño por tracción en dichos deportistas, en particular en la fase de «liberación» del lanzamiento. En el 10% de los casos conllevan desgarros del tendón bicipital.[9] Las lesiones en cuestión también pueden estar causadas por caídas con el brazo en extensión y el hombro en abducción y moderada flexión hacia adelante.[270] La tracción inferior aguda, así como las lesiones por abducción-rotación externa, pueden originar también dicha lesión.[111]

Snyder y cols.[270] introdujeron en 1990 el término lesión SLAP (borde superior del rodete [labrum] en dirección anteroposterior). Estos autores clasificaron las lesiones SLAP en cuatro tipos básicos: la lesión de tipo I es la que incluye la porción superior del rodete; incluye el deshilachamiento notable de los bordes de tal estructura, en tanto es sólida la fijación del rodete a la cavidad glenoidea. La lesión en cuestión en realidad no afecta al tendón bicipital. La lesión de tipo II señala que el complejo del bíceps-rodete en su porción superior se ha desprendido del hueso glenoideo subyacente; esto hace que la zona de fijación del bíceps al rodete quede inestable en la porción del punto de origen del bíceps, que no se inserta en la carilla supraglenoidea. Las lesiones de tipo III incluyen un desgarro en «mango de cubeta» en la porción superior del rodete, y en ella no afecta al tendón del bíceps. Las lesiones de tipo IV, por otra parte, incluyen un desgarro en mango de cubeta con desprendimiento que se extiende al tendón del bíceps.

Se han descrito variantes de las lesiones SLAP, asociadas a una rotura completa de la porción larga del bíceps.[34,111] Las lesiones SLAP se comentan con detalle en otro capítulo.

Lesiones del intervalo de los rotadores

Habermeyer y Walch[113] dividieron las lesiones del intervalo de los rotadores en tres tipos: tendinitis bicipital, subluxación del tendón de la porción larga del bíceps y roturas aisladas.

Tendinitis bicipital

El cuadro mencionado se caracteriza en clínica por dolor espontáneo y crónico en el hombro, dolor con la palpación en la corredera bicipital y un resultado positivo de la prueba de Speed. Cuando se utilizan tales criterios, cabe considerar que el 90% de todos los hombros dolorosos tienen tendinitis bicipital. El estudio histopatológico del tendón bicipital de dichos hombros rara vez indica degeneración o lesiones microtraumatológicas; dichos cambios han sido señalados sólo en el 5% de los casos.

Tendinitis bicipital primaria

Esta lesión, según Walch y Habermeyer,[113] se diagnostica sólo por artroscopia. Por lo general se observan eritema y una reacción vascular en la porción larga del bíceps y en la corredera. Para confirmar el diagnóstico, el hombro debe presentar un arco de movimiento pasivo completo. El tendón no debe estar subluxado ni luxado fuera de su corredera. El deshilachamiento mecánico del tendón bicipital causado por osteofitos o por un angostamiento de la corredera por la fractura se considera un problema secundario. En su experiencia de más de tres años de artroscopias del hombro para buscar específicamente tendinitis bicipitales aisladas, no han conseguido encontrar un solo caso. La tendinitis bicipital aislada continúa siendo un diagnóstico de excepción.[294]

Subluxación del tendón de la porción larga del bíceps

La definición de inestabilidad del tendón de la porción larga del bíceps no ha sido estandarizada de manera adecuada, y es un asunto que causa controversia.[72,172,222,228,238]

Walch[294] define la subluxación del tendón de la porción larga del bíceps como la pérdida parcial o incompleta del contacto entre dicho tendón y el surco óseo. Define la luxación como la pérdida completa del contacto entre una y otra estructuras. Walch[294] ha subdividido en tres tipos la subluxación.

Subluxación superior: tipo I

Esta lesión se produce cuando hay un desgarro parcial o completo de los ligamentos glenohumeral superior y coracohumeral. El resultado es que el tendón de la porción larga del bíceps por encima de la penetración en la corredera queda subluxado en la parte superior. El tendón del subescapular está intacto e impide la luxación verdadera del tendón bicipital. Esta lesión de tipo I es una discontinuidad del «cabestrillo» tendoligamentoso del intervalo de los rotadores que rodea al tendón de la porción larga del bíceps y permite que esta estructura se desplace en sentido superior.

Subluxación en la corredera: tipo II

La lesión que origina este tipo de subluxación está dentro del surco óseo. El tendón se desliza sobre el borde interno del hueso del surco y queda «a horcajadas» en el borde del troquín. Dicha lesión está causada por el desgarro de las fibras más exteriores del tendón del subescapular, y también por algunas fibras que alinean el suelo. El criterio principal para la subluxación de tipo II del tendón bicipital es la rotura parcial de la porción tendinosa superficial más externa del músculo subescapular; dicha lesión puede abarcar todo el surco o sólo parte de él.

Unión defectuosa y falta de unión del troquín: tipo III

La fractura-luxación del troquín con unión defectuosa o falta de unión permiten al tendón bicipital entrar y salir de su surco; la lesión en cuestión aparece después de fracturas de la porción proximal del húmero, y los pacientes indican la aparición de dolor con la rotación interna de dicho hueso.

Rotura aislada del tendón bicipital que se produce en el intervalo de los rotadores

La inflamación primaria intensa del tendón en este espacio puede debilitar tal estructura y ocasionar su rotura final hacia dicho espacio.

Tendinitis bicipital con desgarro del manguito de los rotadores

Los pacientes de este subgrupo presentan tendinitis del bíceps secundaria a la exposición del bíceps al arco coracoacromial rígido. Tienen un desgarro del manguito de los rotadores, pero no hay luxación ni subluxación del tendón bicipital. El bíceps está inflamado y doloroso, y en la artroscopia puede parecer hipertrófico.

Luxación asociada a desgarro del manguito de los rotadores

Luxación extraarticular acompañada de lesiones del subescapular (tipo IA)

La luxación extraarticular se combina con el desgarro parcial del tendón del subescapular. Este tipo de luxación surge cuando hay una luxación completa del tendón bicipital sobre el troquín. A pesar de que existe un desgarro superficial del tendón del subescapular, está intacta la porción profunda de dicho músculo; ello permite al tendón bicipital «alinearse» sobre el troquín, y evita que el bíceps penetre en la articulación. En este tipo de luxación, siempre hay un desgarro de la capa externa del tendón del subescapular. Se trata de una subluxación de tipo II en evolución.

Luxación extraarticular del tendón de la porción larga del bíceps acompañada de un subescapular intacto (tipo IB)

El tendón bicipital se luxa sobre el tendón intacto del subescapular. Es un tipo muy raro de trastorno. El tendón de la porción larga del bíceps queda en sentido superficial al tendón intacto del subescapular. Siempre hay un desgarro concurrente del tendón del supraespinoso, situación que se ha detectado en el 3% de 70 pacientes con luxaciones bicipitales.[220]

Luxación intraarticular del tendón de la porción larga del bíceps (tipo II)

La luxación intraarticular del tendón de la porción larga del bíceps se combina con un desgarro completo del tendón del subescapular. En esta categoría, en la luxación intraarticular hay una luxación completa del bíceps; ello surge junto con un desgarro extenso del manguito de los rotadores. El tendón del subescapular está desgarrado por completo en su punto de inserción en el troquín, lo cual permite que el propio tendón bicipital se interponga en el interior de la articulación. En estos casos, el tendón bicipital queda en sentido opuesto al rodete glenoideo, y puede quedar atrapado en el espacio articular anterior durante el movimiento de rotación del húmero. La subluxación del bíceps también puede depender del desgarro del manguito de los rotadores.

Roturas del bíceps por desgarros del manguito de los rotadores

El bíceps también puede mostrar rotura por desgarros del manguito de los rotadores. Walch[295]ha mostrado la frecuencia en que coexisten las dos lesiones. Como se señaló en párrafos anteriores, rara vez la rotura del tendón del bíceps es aislada: casi todos los casos de este tipo conllevan desgarros del manguito de los rotadores; ello se debe a menudo al «atrapamiento» o la compresión de los tendones del bíceps y del supraespinoso en la zona de la corredera bicipital.

Clasificación TLC

El autor principal de este artículo (WZB), en un intento por simplificar la forma de abordar estas lesiones complejas, ha creado el recurso mnemotécnico sencillo TLC. El sistema en cuestión (Tabla 19-3) tiene en consideración tres factores diferentes: el estado del tendón *(T)* bicipital; la localización *(L)* o zona anatómica del proceso patológico, y los cuadros anómalos propios del manguito de los rotadores *(cuff, C)*. Con dicha clasificación, no es necesario memorizar siglas como I, IIA, IIB, IIC, III, o IV. Sólo hay que recordar tres puntos cuando se estudie el bíceps. TLC puede recordarse fácilmente porque indica la forma de abordar el bíceps.

INCIDENCIA

En 1934, DePalma[66-70] señaló que la tenosinovitis de la porción larga del bíceps braquial constituía el antecedente más fre-

Tabla 19-3 • Clasificación TLC

TENDÓN	Estable	Inestable	Tendinitis	Rotura
LOCALIZACIÓN	Origen	Intervalo	Corredera	Unión musculotendinosa
MANGUITO	Intacto	Desgarro parcial	Desgarro completo	Tendinosis

cuente en caso de hombros dolorosos y rígidos. Pensó que tal situación era la que acaecía en los períodos jóvenes y de ancianidad en la vida. En su serie de 1954,[70] detectó la lesión en 77 varones y 98 mujeres cuya edad varió de 16 a 69 años. La incidencia máxima se localizó entre los 45 y los 55 años, y en el 8% de los casos hubo una afección bilateral. Se detectaron lesiones más graves en los decenios de edad más altos, en los que prevalecieron los cambios degenerativos más intensos. En el 61,2% de los pacientes, la tenosinovitis bicipital constituyó un proceso patológico local. En el 38,8% de los casos, la inflamación del tendón y la vaina bicipital fue parte de un proceso inflamatorio generalizado y crónico. DePalma[66-70] pensó que la tenosinovitis bicipital constituía el elemento desencadenante del 80% de los casos de hombro congelado. Fuese cual fuese su causa, dicha entidad siempre coexistió con la otra recién mencionada.

La tendinitis calcificada de la porción larga del bíceps braquial es poco común.[255] Esta lesión se ha descrito en dos sitios. El primero es la inserción del tendón bicipital en la carilla supraglenoidea y la porción inferior del rodete glenoideo. El segundo es la porción distal de la corredera cerca de la unión musculotendinosa. En una serie de Goldman,[104] la tendinitis calcificada surgió con mayor frecuencia; nueve casos de tendinitis en el punto de inserción se detectaron en 119 pacientes de tendinitis calcificada del hombro, en comparación con 11 de 19 que se dieron en un sitio más distal.

Pocas veces se producen lesiones de la porción superior del rodete y el complejo del tendón bicipital. En una serie de Andrews y cols.,[9] el 10% de 73 deportistas dedicados al lanzamiento mostraron una incidencia de desgarros parciales concomitantes del tendón bicipital y alteraciones del rodete. Burkhart y Fox[34] han descrito dos casos de desgarros completos del bíceps, que dependieron de lesiones de anterior a posterior en la porción superior del rodete (SLAP).

Según McCue y cols.[176] y O'Donohue,[222] la tendinitis y la subluxación bicipitales son causas frecuentes de dolor anterior del hombro en deportistas dedicados al lanzamiento. Es más frecuente en jugadores que ocupan la posición de *quarterback* en el rugby, por el peso del balón y la necesidad de impulso adicional, y en lanzadores de béisbol (*softball*), por la fuerza de la carga que se impone al supinador con la flexión del brazo y del antebrazo.

Lapidus y Guidotti[152] identificaron a 89 pacientes con tendinitis de la porción larga del bíceps, de un total de 493 pacientes tratados por dolor de hombro (incidencia del 18%). Paavolainen y cols.[228] publicaron datos de individuos que no mejoraron con medidas conservadoras y que fueron enviados a un centro especializado en hombro. Antes de la artrotomía, en 38 de 126 pacientes (30%) se realizó un diagnóstico preoperatorio de tendinitis bicipital. Después de la operación con inspección directa del tendón mencionado, la incidencia fue mucho mayor y aumentó al 54% de las piezas quirúrgicas que mostraron algunos signos de la tendinitis mencionada. En personas con rotura del manguito, la incidencia fue de 31 de 51 pacientes (60%). Si el manguito estaba intacto (sin desgarros de todas sus capas), la incidencia fue cercana al 50%. A pesar de que el manguito estuviera «intacto» durante la operación, muchos de los manguitos mostraron algunos signos de degeneración, edema y manifestaciones de «compresión» o atrapamiento de etapas I y II. La luxación medial del tendón bicipital se identificó en 12 de 51 casos en los que hubo rotura del manguito y en nueve de 75 casos en los que dicha estructura estuvo intacta, con lo que se tiene una incidencia global de luxación del 17%. En ocho de los 126 pacientes, es decir, en el 6%, hubo una rotura manifiesta del tendón bicipital.

Dado que la tenosinovitis bicipital a veces acompaña al síndrome de compresión, sigue siendo una causa relativamente frecuente de dolor anterior del hombro. Sin embargo, como entidad aislada, es decir, como tenosinovitis bicipital primaria, es mucho menos frecuente.

ETIOLOGÍA

La mayor parte de las luxaciones del tendón bicipital son de tipo secundario, es decir, consecuencia de degeneración y desgaste en la porción anterior del acromion, en la zona anterior del manguito y el ligamento coracohumeral, pero también se ha descrito la luxación traumatológica aguda de dicho tendón.[85-89,183-190,207,208,210,211] En 1939, Abbott y Saunders[2] presentaron los casos de seis pacientes, con datos operatorios: cuatro casos fueron consecuencia de caídas con golpes directos en el hombro o fuerza indirecta o caídas con el brazo en extensión; dos casos se produjeron durante el alzamiento de objetos pesados. Salvo uno de los pacientes, todos los demás tuvieron también daño concomitante del manguito de los rotadores.

DePalma,[66-70] y más tarde Michele,[191] dividieron las causas de la tendinitis bicipital por grupos de edad. En el grupo de personas más jóvenes, los factores principales que desencadenaron el síndrome fueron anomalías de la corredera bicipital, junto con traumatismos repetidos. En personas de mayor edad y ancianos, el factor causal predominante fue el cambio degenerativo en el tendón.

Como en la mayor parte de los problemas musculoesqueléticos, la etiología de la patología del bíceps es muy probablemente multifactorial. Una de las causas principales es la localización anatómica del tendón. Rathbun y Macnab[252] han estudiado el riego sanguíneo del tendón, demostrando que disminuye y que hay una zona crítica semejante a la observada en el supraespinoso (Fig. 19-35). En la abducción hay una zona de avascularidad en la porción intracapsular del tendón que, en opinión de los expertos, está causada por la presión que ejerce la cabeza del húmero, el llamado fenómeno de «exprimir» o «comprimir». También existen causas laborales, porque los pacientes que levantan repetidamente pesos por encima de la cabeza y efectúan lanzamiento, son los más susceptibles de roturas, elongaciones y luxaciones del bíceps. Meyer[183-190] pensó que los defectos capsulares que ocasionaban problemas del bíceps eran consecuencia del uso repetitivo y continuo del brazo en abducción y rotación externa notables. Borchers,[30] y más tarde DePalma,[66-70] explicaron las roturas espontáneas dentro de la corredera, aduciendo la presencia de excrecencias osteofíticas que al final desgarraban y desgastaban el tendón. En otros apartados se analizan los factores causales nacidos de variaciones en el surco o la corredera bicipital.

La etiología de los depósitos calcificados del bíceps puede ser activa o pasiva. Se ha descrito una enfermedad con depósito de hidroxiapatita, que se observa en diversos tendones de todo el cuerpo. Convendría que el lector consultara el Capítulo 18 para una descripción detallada de la calcificación activa. En la investigación de Refior y Sowa,[253] se hizo un análisis histológico del tendón bicipital y se observó una degeneración del origen del bíceps y de la región por la que sale de la corredera el tendón bicipital. También detectaron un acodamiento y la destrucción de las

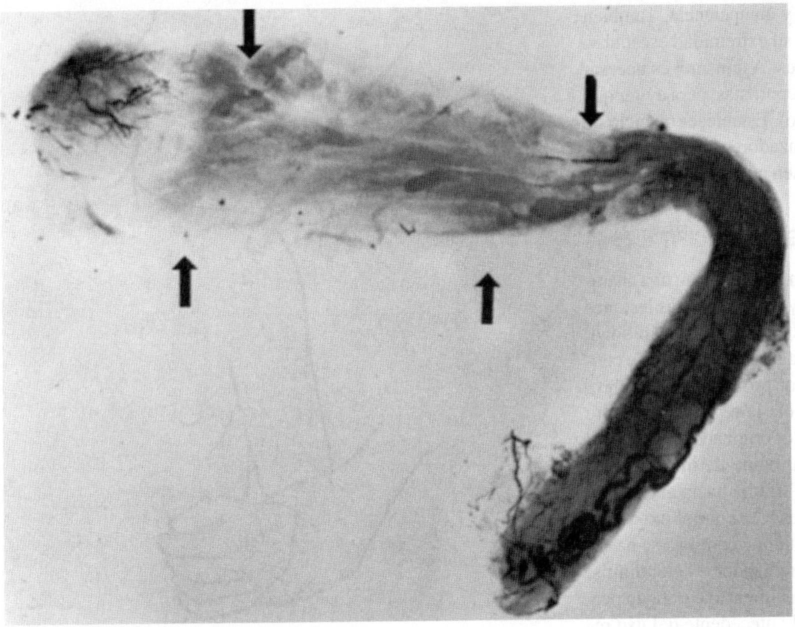

Fig. 19-35 • En el bíceps se identifica una zona de mayor avascularidad. *(Con autorización de Rathbun JB y Macnab I: The microvascular pattern of the rotator cuff. J Bone Joint Surg Br 52:540-553, 1970.)*

fibras de colágeno en ambas zonas. Todavía se discute si la degeneración es la responsable de inducir la calcificación en algunos sujetos sensibles.

Las lesiones intraarticulares del bíceps y de la porción superior del rodete glenoideo están causadas por varios mecanismos. El primero es la caída sobre la mano extendida, que empuja la cabeza del húmero hacia el rodete y el tendón.[270] Andrews y cols.[9] destacaron que la contracción excesiva y potente del bíceps en deportistas dedicados al lanzamiento, en particular en lanzadores de béisbol y *quarterbacks* de rugby, puede provocar tracción y avulsión del bíceps y del complejo labral superior en la fase de desaceleración del lanzamiento. Finalmente, también las lesiones SLAP se pueden producir por tracción sobre un brazo en aducción.

Recientemente, Gerber y Sebesta[91] describieron un síndrome de compresión interna anterior similar al síndrome de compresión interna posterior descrito por Walch y cols.[297] En su estudio, se producía un contacto entre el ligamento glenohumeral superior y el borde glenoideo anterior al realizar la prueba del pinzamiento de Hawkins modificada con 120° de elevación anterior. La superficie inferior del tendón del subescapular entra en contacto con el borde glenoideo anterior cuando se coloca el brazo entre 80° y 100° de flexión. El contacto entre los ligamentos glenohumerales superiores y el subescapular sobre el borde glenoideo anterior podría explicar el deshilachado de estas estructuras profundas que no entran en contacto con el acromion anterior. Estas alteraciones fueron más frecuentes en el brazo dominante de trabajadores manuales.

Los individuos sometidos a diálisis por insuficiencia renal de largo tiempo de evolución, también tienen a veces dolor del hombro y síntomas semejantes a los de la tendinitis bicipital. A menudo, la etiología de este síndrome es una sinovitis provocada por el depósito de sustancias de tipo amiloide. Es una causa rara de dolor del hombro.[278] Otra causa poco común de dolor y de degeneración bicipital es un cuadro tumoral, como la osteocondromatosis de la vaina bicipital.[63]

PREVENCIÓN

La prevención de lesiones del bíceps en trabajadores y deportistas incluye el mismo tipo de rehabilitación preventiva que se utiliza en deportistas en lo que respecta al manguito de los rotadores, con medidas como estiramiento pasivo de calentamiento, fortalecimiento y exclusión de actividades dolorosas mientras persistan los síntomas. El fortalecimiento debe ir dirigido a todos los músculos del manguito de los rotadores, para mejorar el «par de fuerzas» y disminuir la compresión. También hay que rehabilitar los músculos paraescapulares. La mejora del equilibrio en la musculatura del hombro evitará, o por lo menos disminuirá, el círculo vicioso de tendinitis por compresión, irritación y pérdida de fuerza muscular, que tiene como consecuencia una alteración de la biomecánica, una subluxación y una mayor compresión. Las personas que realizan trabajos manuales, como levantar grandes pesos o realizar labores repetitivas por encima de la cabeza como los carpinteros, deben dedicar suficiente tiempo para el estiramiento antes de emprender sus labores, como lo haría un jugador de rugby o béisbol, antes de ocuparse de las suyas. El estiramiento del tendón bicipital es máximo cuando el hombro está en extensión y en rotación externa completas y también está en extensión completa el codo.

La detección sistemática y las pruebas apropiadas antes de conceder un empleo que requiera la potencia muscular, permitirán identificar problemas de hombro antes de que los empleados comiencen a trabajar. Los déficit pueden ser corregidos con ejercicios antes de emprender alguna labor que obligue a levantar grandes pesos o utilizar el brazo por encima de la cabeza. La vista escapular lateral del estrecho superior y la vista de 30° de «giro» o flexión caudal quizá deban realizarse para evitar que las personas en peligro de mostrar el síndrome de compresión o atrapamiento acepten tareas que impongan la posibilidad de lesión a su hombro.

Los deportistas que elevan los brazos, en particular lanzadores y *quarterbacks* de rugby, deben calentarse y estirar el manguito de los rotadores, así como los músculos paraespinales y del brazo, antes de sesiones de entrenamiento y competencia. También se les instará a reforzar los músculos de su extremidad escapular, en particular el manguito de los rotadores. Asimismo, es necesario vigilar con gran detenimiento a los deportistas, para evitar que surjan síndromes de uso excesivo (abuso). Establecer un ciclo de rotación para los lanzamientos en los lanzadores jóvenes de béisbol permitirá que algunos de ellos reposen adecuadamente.

CUADRO CLÍNICO INICIAL DE LAS LESIONES BICIPITALES

En ningún problema médico existe un sustituto para una anamnesis y una exploración física precisas, y menos para las lesiones subclínicas del hombro, como tendinitis bicipital e inestabilidad.

El cuadro inicial en personas con tendinitis bicipital suele consistir en dolor crónico en la zona anterior proximal del hombro, que a veces desciende por el brazo, hacia la región del vientre muscular del bíceps. A semejanza del dolor originado en el síndrome de compresión, a veces se irradia al punto de inserción del deltoides. Por lo general, el dolor no se irradia hacia el cuello y tampoco distalmente, más allá del bíceps. Casi nunca existe antecedente de traumatismo importante, aunque como ya se ha señalado, el traumatismo agudo a veces predispone a la tendinitis, la rotura o la luxación del bíceps. Habitualmente se trata de personas jóvenes o de edad madura, con el antecedente del uso repetitivo del brazo en alguna actividad por encima de la cabeza. El dolor es menos intenso en reposo y empeora con el uso. Neviaser[212] indica que por la noche no surge dolor intenso, en tanto que Simon[267] piensa que es frecuente la exacerbación nocturna. Según la experiencia del autor, todos los cuadros dolorosos del hombro empeoran por la noche, por la carga compresiva y porque la posición de decúbito hace que el hombro quede a la altura del corazón o por debajo de él. Si la persona «rueda» y se apoya en el hombro afectado, este movimiento agrava el problema al disminuir el retorno venoso de la extremidad superior. El dolor de la tendinitis calcificante del bíceps es tan intenso que a veces el individuo se pasa toda la noche caminando de un sitio a otro.

Son frecuentes los síntomas bicipitales en pacientes que participan en actividades deportivas. Toda actividad realizada en el plano horizontal o por encima de él, que hace que las tuberosidades, la corredera entre ellas, el tendón del bíceps y el manguito de los rotadores entren en contacto directo con la parte anterior del acromion, el ligamento coracoacromial o el borde glenoideo anterior, puede ser causa de patología del bíceps, ya sea como acontecimiento aislado o repetido.

La inestabilidad bicipital se produce con mayor frecuencia en deportistas de lanzamiento. El movimiento se acompaña frecuentemente de un chasquido palpable en algunas posiciones del arco de rotación. La persona señala que siente dolor en la parte anterior del hombro, que se suele reproducir al elevar el brazo hasta los 90°. La rotura del bíceps surge a menudo con dolor agudo, y a veces hay un chasquido audible en el hombro. En los días siguientes, la persona por lo general advierte un cambio en el contorno del brazo y equimosis.

El cuadro clínico inicial de la tendinitis calcificante en la porción distal del tendón de la porción larga del bíceps tiene un componente de dolor en la cara anterior del hombro en adultos jóvenes y de mediana edad. El dolor en la afección distal del tendón suele irradiarse a la cara anterior del hombro. La duración y la intensidad de la molestia son variables.

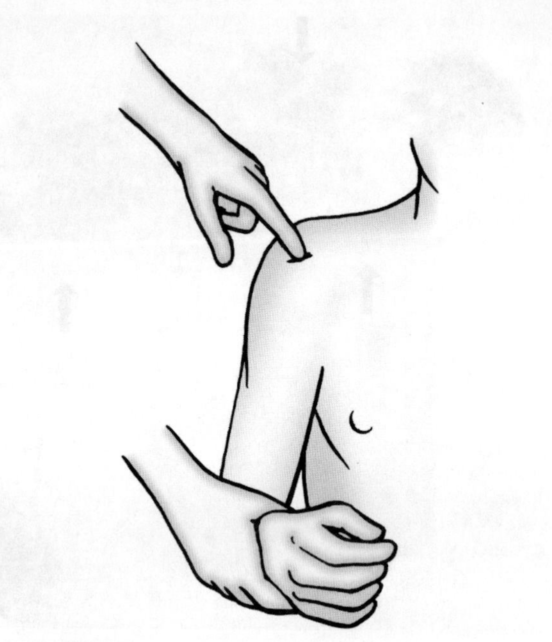

Fig. 19-36 • Matsen y Kirby [174] han observado que el tendón bicipital puede ser palpado de forma directa y en la cara anterior con el brazo en 10° de rotación interna; es la misma posición utilizada para hacer las pruebas de DeAnquin y de Lippmann (ambas descritas en el texto).

Exploración física

En la exploración física se detectan puntos de dolor al tacto en la corredera bicipital, que se localizan mejor si el brazo se coloca en 10° de rotación interna.[174] Con el brazo en la posición mencionada, el tendón bicipital debe quedar justo por delante y a unos 7 cm por debajo del acromion (Fig. 19-36).[208] El dolor con la palpación en algunos puntos de esta zona (es decir, a 7 cm por debajo de la porción anterior del acromion) debe desplazarse cuando se rota el brazo; a menudo desaparece cuando rotan en sentido interno el troquín y la corredera, por debajo de la porción corta del bíceps y de la coracoides. El dolor al tacto en la bursitis subdeltoidea suele ser más difuso, y no se desplaza cuando se rota el brazo. El dolor producido por la compresión suele ser difuso, y se acompaña de molestia al tacto en el brazo, el acromion, el ligamento coracoacromial y la apófisis coracoides; sin embargo, no cambia de sitio con la rotación. Este signo de «dolor que se desplaza con el movimiento» es, en opinión de uno de los autores, el más específico de lesiones bicipitales. Sin embargo, no permite distinguir entre la inestabilidad del bíceps y la tendinitis. Muchos autores han señalado que se puede palpar la subluxación del bíceps fuera de la corredera. Es difícil discernir si lo que en realidad se palpa es el tendón subluxado o los fascículos musculares del deltoides, que «ruedan» por debajo del dedo del explorador conforme éste los presiona contra el húmero. A todo aquél que haya revisado el bíceps durante una operación le habrá resultado difícil saber cuándo está palpando el tendón realmente, en particular en un paciente musculoso.

A veces se observa una limitación leve de la abducción y la rotación interna, y esta pérdida del movimiento por lo general se debe al dolor y no a la constricción capsular, y debe mejorar con

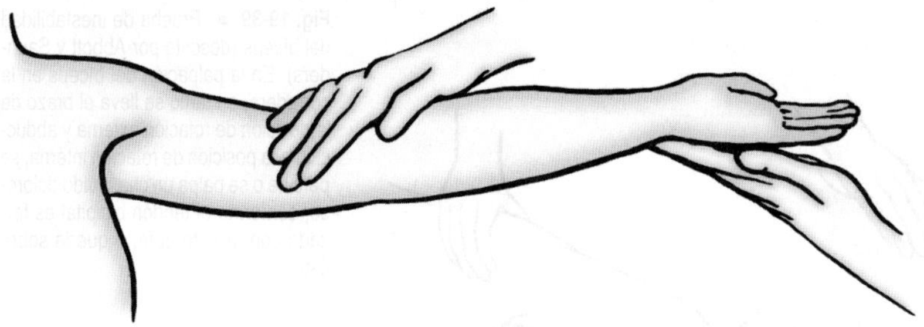

Fig. 19-37 • Prueba de Speed. En la prueba de resistencia del bíceps, el paciente flexiona el hombro contra resistencia, con su codo en extensión y el antebrazo en supinación. El dolor que irradia al tendón bicipital constituye un resultado positivo.

la inyección de un anestésico local. El sujeto percibe el dolor con la abducción y la rotación interna, la abducción y la rotación externa, y hay resistencia en la flexión del hombro hacia adelante.

Se han señalado algunos métodos o pruebas que facilitan el diagnóstico de alteraciones del bíceps; sin embargo, no existen datos acerca de la sensibilidad o la especificidad de cualquiera de ellas en individuos con dolor del hombro. El dilema más importante al realizar las pruebas de estimulación en cualquier parte del sistema musculoesquelético es: «¿Esta maniobra específicamente reproduce el dolor del sujeto?». La inyección selectiva con anulación del dolor es una parte muy importante de la evaluación clínica del hombro. No existe sustituto para la experiencia clínica, los exámenes repetidos, la inyección selectiva y un criterio formal para corregir el dolor de la cara anterior del hombro. Muchos resultados deficientes de operaciones en la región dependen de que la operación se realizó en una fecha muy temprana o se centró sólo en el tendón del bíceps. La exploración repetida puede mostrar la evolución del síndrome de «atrapamiento» o compresión, capsulitis adhesiva o signos de inestabilidad glenohumeral. Las pruebas siguientes han sido propuestas por otros autores para definir las lesiones en el tendón bicipital:

1. Prueba de Speed (Fig. 19-37).[90] El sujeto flexiona el hombro contra resistencia en tanto coloca el codo en extensión y el antebrazo en supinación. El dolor se localiza en la corredera bicipital.

   Recientemente, Bennett[22] ha probado la sensibilidad y especificidad de la prueba de Speed y ha destacado, acertadamente, que existen gran cantidad de datos acerca del valor pronóstico positivo y negativo de estudios diagnósticos caros, pero a menudo no se dispone de la validación de la exploración clínica realizada. En su estudio comparó los resultados de la prueba de Speed con la patología observada durante la artroscopia. Se consideró que la prueba de Speed era realmente positiva sólo cuando se encontraba una lesión macroscópica en el bíceps o en el rodete superior. Se determinó que la prueba de Speed tenía una sensibilidad del 90% para el dolor del hombro, pero una especificidad de sólo el 13% para la patología bicipital. El valor pronóstico positivo fue del 23%, y el negativo del 83%. Este estudio demostró que, aunque la prueba de Speed fue desarrollada e identificada como una prueba para la tendinitis bicipital, no resulta de mucha utilidad para el diagnóstico de esta patología. Por otro lado, una prueba de Speed positiva presentaba la sensibilidad suficiente para indicar la presencia de patología anterior del hombro.
2. Signo de Yergason (Fig. 19-38).[315] La prueba se hace con el codo en flexión. Se pide al paciente que realice una supinación forzada contra resistencia. La irradiación del dolor a la parte frontal e interna del hombro en la corredera bicipital constituye un signo positivo. Post[244] observó una incidencia de positividad del 50% de este signo en personas con tendinitis bicipital primaria. La ventaja de la prueba de Yergason es que no se mueve el hombro, por lo que se realiza una exploración más exclusiva del bíceps.
3. Prueba de inestabilidad del bíceps (Fig. 19-39).[1] La luxación completa o incompleta del tendón puede distinguirse de la peritendinitis por medio de la prueba de Abbott y Saunders.[2] Después de la abducción completa del hombro, el brazo que es sostenido en rotación externa completa es llevado poco a poco al lado del cuerpo, en el plano de la escápula. Se advierte un chasquido palpable, a veces audible y doloroso, conforme el tendón del bíceps forzado contra el troquín queda subluxado o luxado en relación con la corredera.
4. Prueba de Ludington (Fig. 19-40).[164] Al realizar esta prueba se le pide al paciente que se ponga las manos en la nuca.

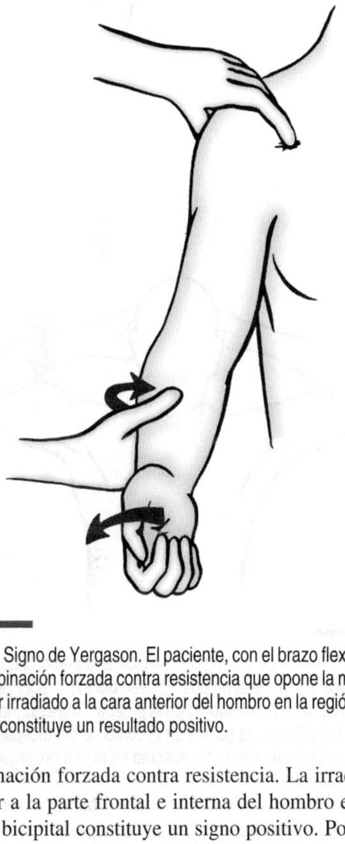

Fig. 19-38 • Signo de Yergason. El paciente, con el brazo flexionado, debe llevarlo en supinación forzada contra resistencia que opone la mano del operador. El dolor irradiado a la cara anterior del hombro en la región de la corredera bicipital constituye un resultado positivo.

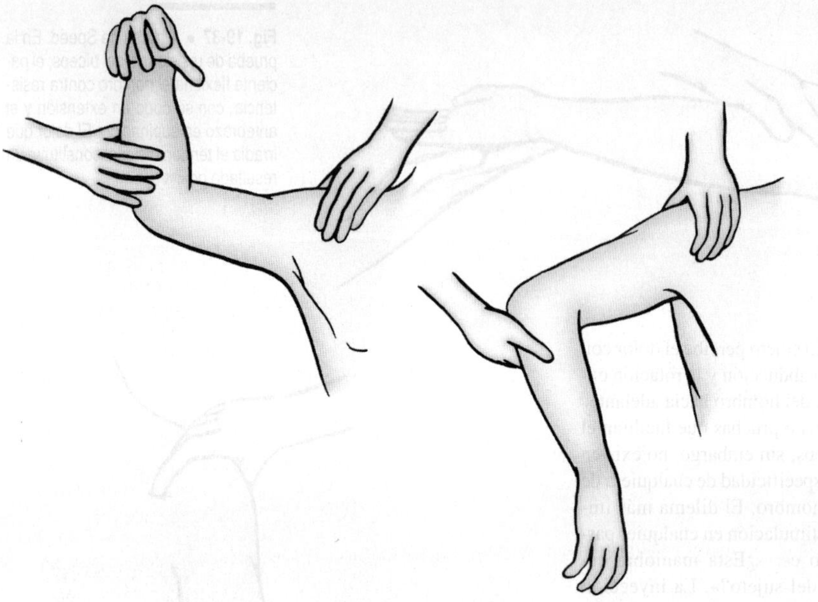

Fig. 19-39 • Prueba de inestabilidad del bíceps (descrita por Abbott y Saunders). En la palpación del bíceps en la corredera, en tanto se lleva el brazo de la posición de rotación externa y abducción a la posición de rotación interna, se percibe o se palpa un chasquido doloroso, conforme el tendón bicipital es forzado contra el troquín, o queda sobre éste.

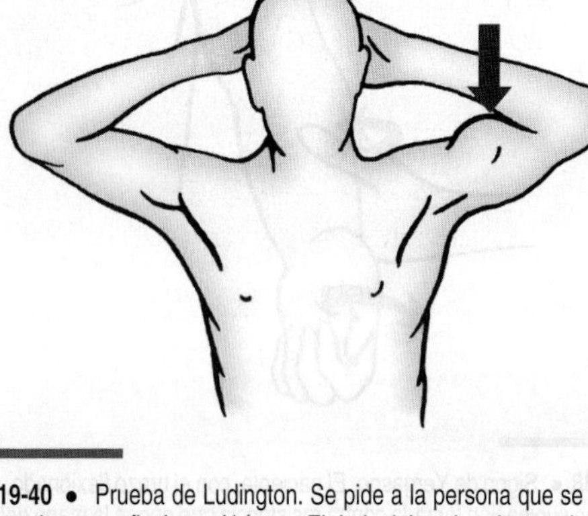

Fig. 19-40 • Prueba de Ludington. Se pide a la persona que se lleve las manos a la nuca y flexione el bíceps. El dedo del explorador puede estar en la corredera bicipital en el momento de la prueba. Con esta maniobra se advierten mejor las diferencias sutiles en el contorno del bíceps. En la ilustración se advierte la rotura de dicho músculo en el hombro izquierdo.

En esta posición de abducción y rotación externa se solicita a la persona que presione el bíceps de forma isométrica, y así surge dolor en la región de la corredera bicipital, en la tendinitis. Si el dedo del explorador está en la corredera en el momento de la contracción, a veces palpa la subluxación. De este modo, se advierten mejor las sutiles diferencias en el contorno del bíceps en casos de elongación.

5. Prueba de DeAnquin (Fig. 19-41).[276] En esta prueba, el brazo es rotado y el dedo del examinador está en el punto más doloroso. Se advierte dolor inmediato conforme el tendón se desliza por debajo del dedo.
6. Prueba de Lippmann.[157] En esta prueba se origina dolor, al ser desplazado el tendón de un lado a otro por el dedo «explorador» y cuando se retira; ello se hace a 7,5 cm de la articulación del hombro, con el codo en flexión en ángulo recto. Los autores con mayor frecuencia «ruedan» el músculo deltoides con esta prueba y no palpan el bíceps.

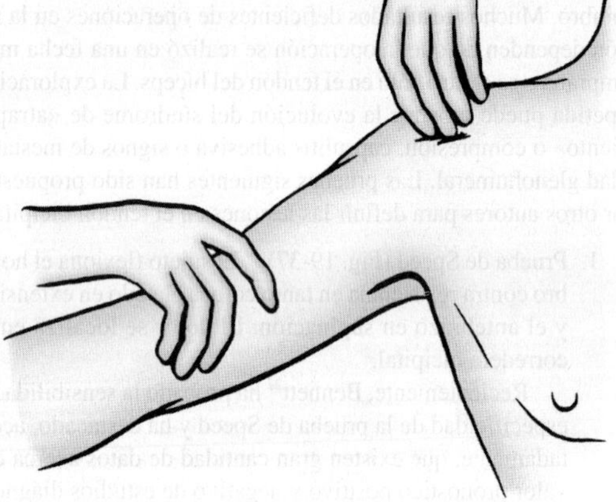

Fig. 19-41 • Prueba de DeAnquin. El brazo se gira mientras el explorador coloca su dedo en el punto más doloroso de la corredera bicipital. Se obtiene un resultado positivo en la tendinitis bicipital cuando la persona percibe dolor al deslizarse el tendón debajo del dedo del explorador.

7. Signo de Hueter.[130] Dicho signo es positivo cuando la flexión del antebrazo en supinación (más bien, función del bíceps) es menos potente que la flexión del antebrazo pronado.

La exploración física en sujetos con una rotura completa del bíceps es mucho menos sutil, debido a la deformidad manifiesta que aparece (Fig. 19-42). Se advierte una «depresión» en la porción anterior del hombro, acompañada de un «redondeamiento» del bíceps a manera de balón, por debajo de la parte media del brazo. En estos pacientes es importante identificar específicamente la atrofia del manguito de los rotadores, porque los desgarros del bíceps en ancianos con gran frecuencia se asocian a des-

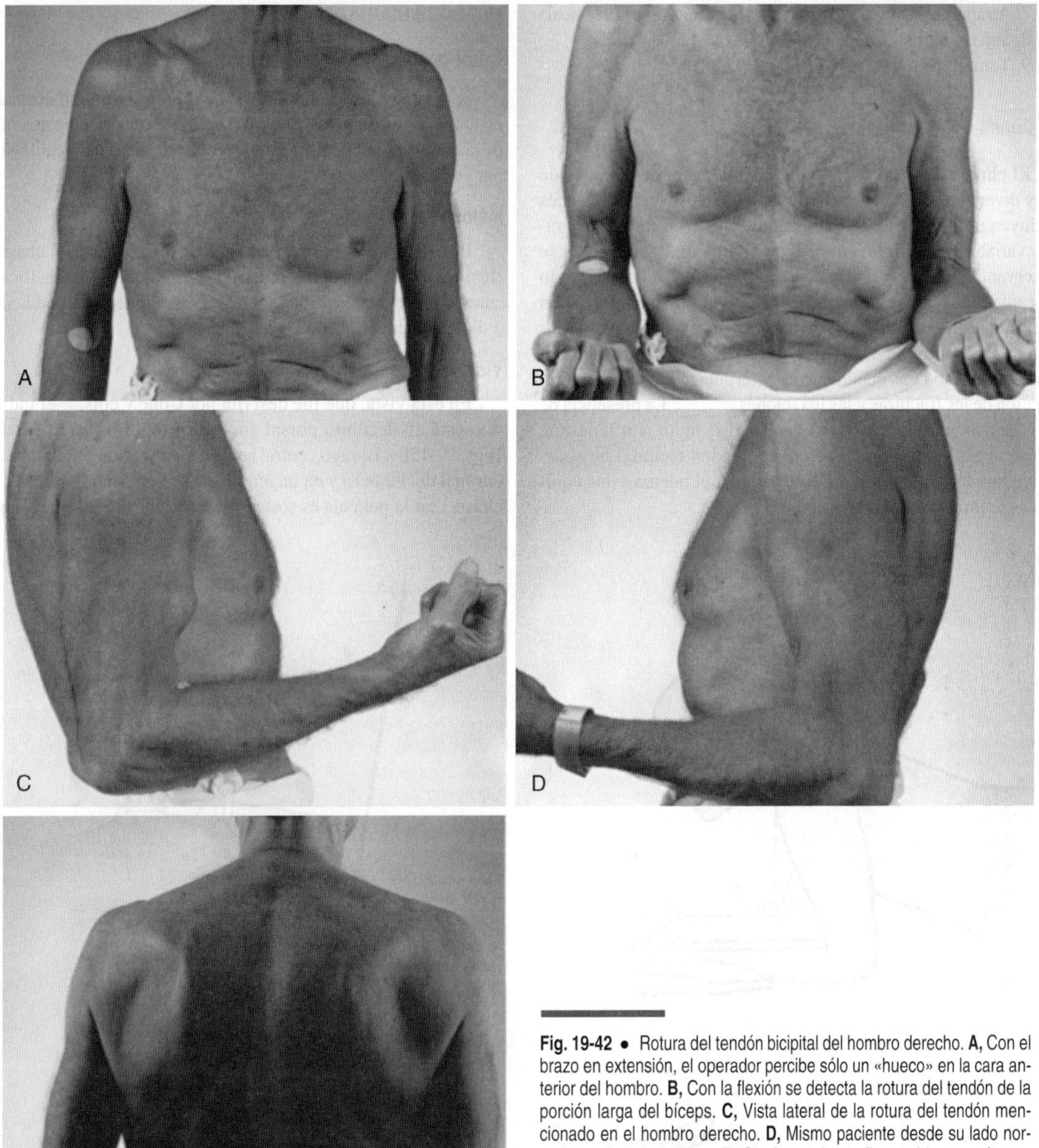

Fig. 19-42 • Rotura del tendón bicipital del hombro derecho. **A,** Con el brazo en extensión, el operador percibe sólo un «hueco» en la cara anterior del hombro. **B,** Con la flexión se detecta la rotura del tendón de la porción larga del bíceps. **C,** Vista lateral de la rotura del tendón mencionado en el hombro derecho. **D,** Mismo paciente desde su lado normal, con fin comparativo. **E,** Obsérvese la atrofia notable por enfermedad concomitante crónica del manguito de los rotadores en este enfermo, con rotura clínica del bíceps.

garros por desgaste del manguito, que anteceden a la rotura del bíceps. Estos desgarros pueden haber sido sintomáticos o no antes de la rotura bicipital, pero no es raro que el paciente tenga antecedentes de tratamiento por bursitis. Algunos pacientes comunican una mejoría del dolor del hombro después de la rotura completa de la cabeza larga del tendón bicipital. A menudo, estos pacientes acuden al médico por dolor en el hombro contralateral. Generalmente, la rotura se produjo varios años antes de la aparición del dolor en el hombro sintomático en ese momento. Es frecuente que el paciente no recuerde ni mencione el incidente, hasta que se descubre el bíceps «de Popeye» en la exploración física.

CUADROS COEXISTENTES

En el diagnóstico diferencial se exponen los siguientes cuadros coexistentes:

1. Síndrome de «atrapamiento» o compresión
2. Capsulitis adhesiva
3. Artritis reumatoide y osteoartritis
4. Inestabilidad glenohumeral
5. Síndrome de «atrapamiento» coracoideo
6. Síndrome del estrecho torácico superior/plexopatía braquial/plexitis

7. Atrapamiento de nervio periférico, radiculopatía cervical
8. Sujetos sometidos a diálisis
9. Tumores raros

Lesiones concomitantes

El clínico debe estar alerta de la existencia de lesiones de muy diverso tipo al evaluar la rotura del bíceps. Dichas lesiones incluyen un daño extenso del manguito de los rotadores y grados variables de estiramiento del plexo braquial que a veces se observan junto con la rotura del bíceps y se producen de modo casi invariable, a causa de una caída con el brazo en extensión hacia atrás, en el anciano. A veces, también hay una luxación anterior del hombro. Se advierten fracturas y fracturas-luxaciones humerales. El bíceps puede quedar interpuesto y bloquear la reducción de las fracturas y las luxaciones.[129,135,179] La presencia de una zona amplia de equimosis en el tórax, junto con la lesión, señala al explorador que la rotura del tendón bicipital no constituye una lesión aislada; si fuese aislada, el edema y las equimosis se limitarían al brazo.

MÉTODOS DIAGNÓSTICOS

Radiografía simple del hombro

A menudo, las placas simples del hombro resultan normales en la tendinitis bicipital, lo que obliga a obtener vistas especiales de la corredera bicipital y a emplear otras técnicas imagenológicas para evaluar el tendón.

Método de Fisk

En este método[84] (Fig. 19-43) la persona sostiene el chasis y flexiona la cintura sobre la mesa. De ese modo se intensifica el surco o corredera bicipital y el rayo central queda perpendicular a dicha corredera.

Vista de la corredera bicipital

En esta vista, que fue descrita por Cone y cols.,[53] el individuo está en decúbito dorsal con el brazo en rotación externa (Fig. 19-43B). El rayo central se dirige en sentido paralelo al eje coronal del húmero y en un ángulo de 15° en sentido interno. El chasis con la película es sostenido perpendicular a la cara supe-

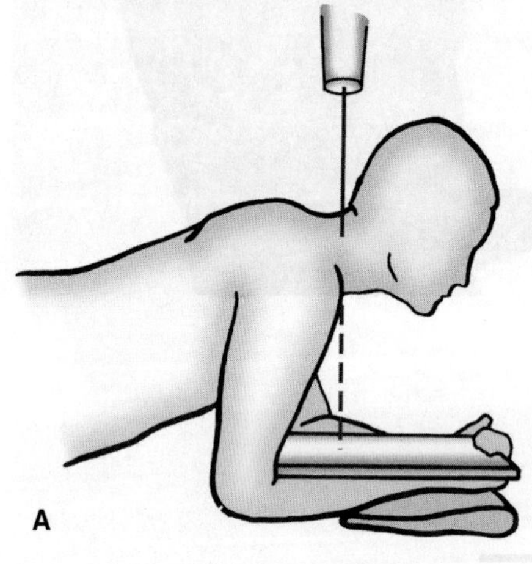

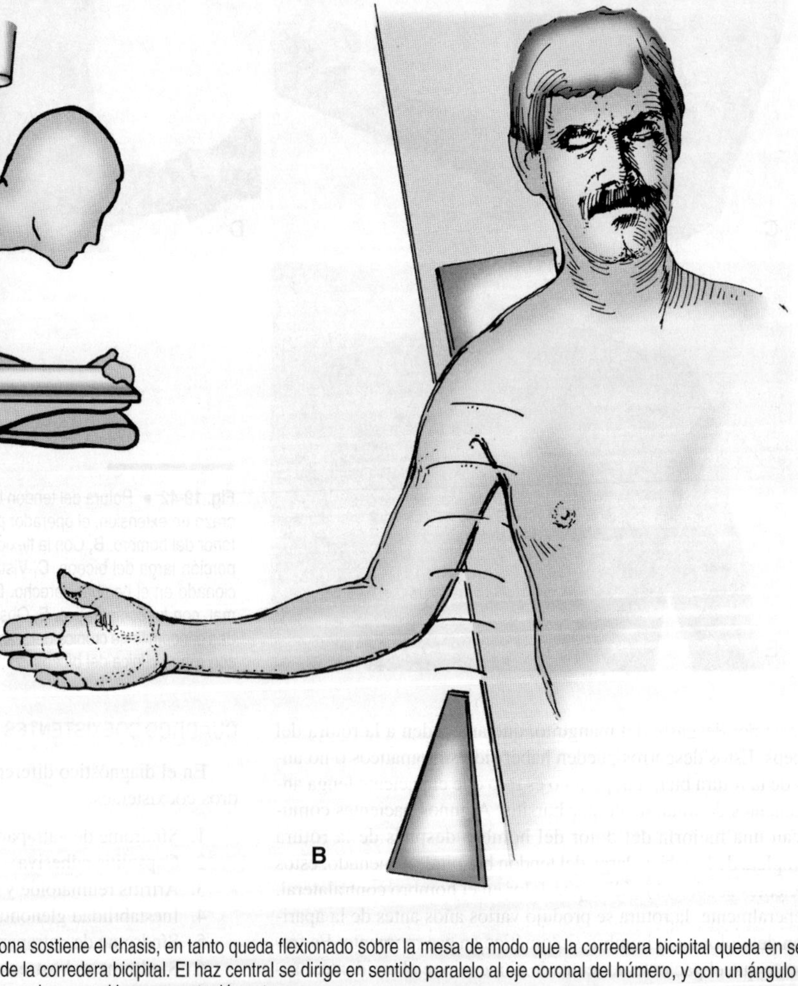

Fig. 19-43 • **A,** Método de Fisk. La persona sostiene el chasis, en tanto queda flexionado sobre la mesa de modo que la corredera bicipital queda en sentido perpendicular al haz central. **B,** Vista de la corredera bicipital. El haz central se dirige en sentido paralelo al eje coronal del húmero, y con un ángulo de 1,5° en sentido medial. La persona está en supino, con el brazo en rotación externa.

rior del hombro. Por medio de las radiografías es posible identificar el ángulo de la pared interna, la anchura, la presencia o ausencia de espolones en la corredera, cambios degenerativos coexistentes en el troquín o el troquíter y la presencia o la ausencia de un reborde supratubercular (Fig. 19-44). En una investigación de Ahovuo,[4] en el que se hizo una correlación de los signos radiográficos con los datos quirúrgicos, se advirtió que el 50% de los sujetos con tendinitis bicipital corroborada en cirugía tuvieron cambios degenerativos en las paredes de la corredera. En individuos con tendinitis por desgaste o atrición, la profundidad de la corredera fue de 4,8 mm o más, y su inclinación de 58° o más. La corredera poco profunda se observó con mayor frecuencia con la luxación bicipital.

Otras dos proyecciones de gran utilidad en el diagnóstico diferencial de la tendinitis bicipital son la proyección en inclinación caudal[256] y la del estrecho torácico superior de Neer y Poppen.[211] La radiografía con la primera técnica consiste en una proyección anteroposterior en bipedestación del hombro, con una inclinación caudal de 30° del haz de rayos X (Fig. 19-45). Con esta técnica se aprecia el grado de prominencia acromial anterior o la formación de osteofitos. La proyección del estrecho superior consiste en una radiografía transescapular que se hace con una inclinación caudal de 10°. La manera más fácil de hacer esta radiografía es con el sujeto de pie, con la espina de la escápula en sentido perpendicular al chasis. El haz de rayos X debe estar paralelo a la espina, pero con una desviación caudal de 10° (Fig. 19-45B).

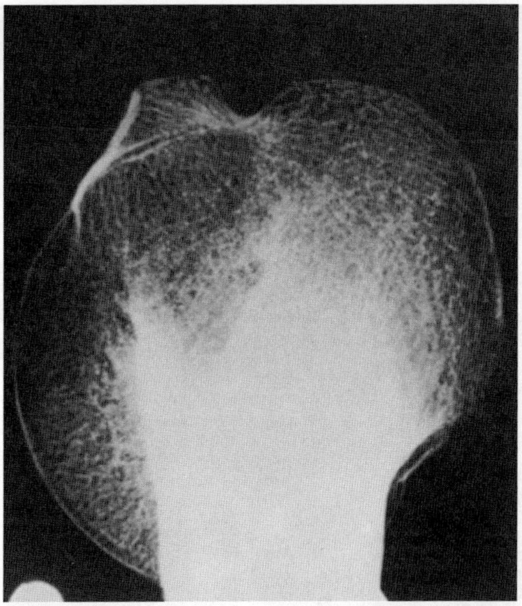

Fig. 19-44 • Proyección normal de la corredera bicipital. *(Con autorización de Cone RO, Danzig L, Resnick D y Goldman AB: The bicipital groove: Radiographic, anatomic, and pathologic study. AJR Am J Roentgenol 41:781-788, 1983. Copyright © 1983, American Roentgen Ray Society.)*

Artrografía

La artrografía del hombro aporta datos del estado del tendón bicipital. Muchas correderas poco profundas contienen un tendón normal.[4] Por medio de la artrografía es posible averiguar si dicha corredera en las radiografías simples origina una luxación del bíceps. A veces la luxación se advierte en la vista anteroposterior (Fig. 19-46). En otros pacientes hay que obtener una vista de la corredera con el medio de contraste instilado, para corroborar el diagnóstico.[117,119,120] En segundo lugar, en la tendinitis bicipital se

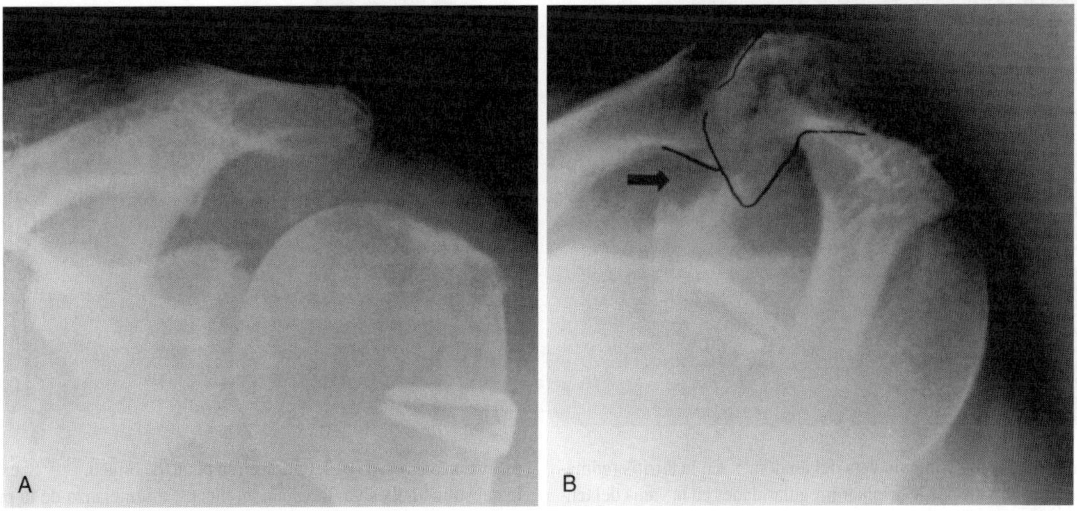

Fig. 19-45 • **A,** Radiografía con un desplazamiento caudal de 30°, en la que se advierten espolones acromiales anteriores con aspecto de «dientes de tiburón». Se había hecho una tenodesis bicipital, pero la persona siguió teniendo dolor después de la operación. Éste cedió por completo, y su función mejoró en grado importante con la acromioplastia y la reparación del manguito de los rotadores. **B,** Vista del estrecho torácico en el mismo paciente en quien se advirtió acromion de tipo III y un «espolón» inferior notable y angostamiento en el punto de salida del supraespinoso *(la placa muestra subexposición y se agregaron las líneas para facilitar la identificación).*

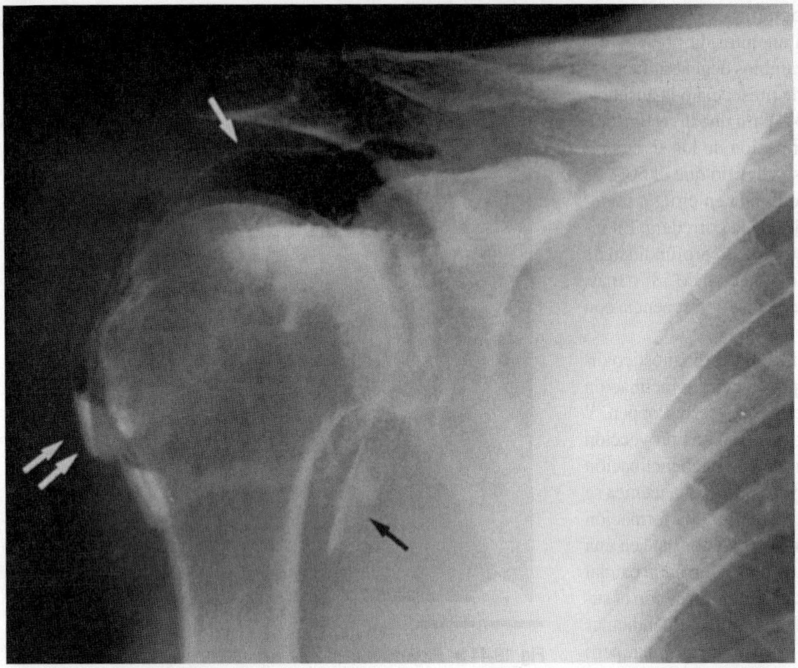

Fig. 19-46 • Artrografía anteroposterior que revela la luxación medial del tendón bicipital, como lo indica la posición medial de la vaina bicipital *(flecha negra)*. El paciente también tuvo una rotura masiva del manguito de los rotadores en el momento de su lesión. Destaca la presencia de aire en la bolsa subacromial *(flecha blanca)*, y medio de contraste *(flecha blanca doble)* en la bolsa subdeltoidea. *(Cortesía de Guerdon Greenway, M.D. y Robert Chapman, M.D.)*

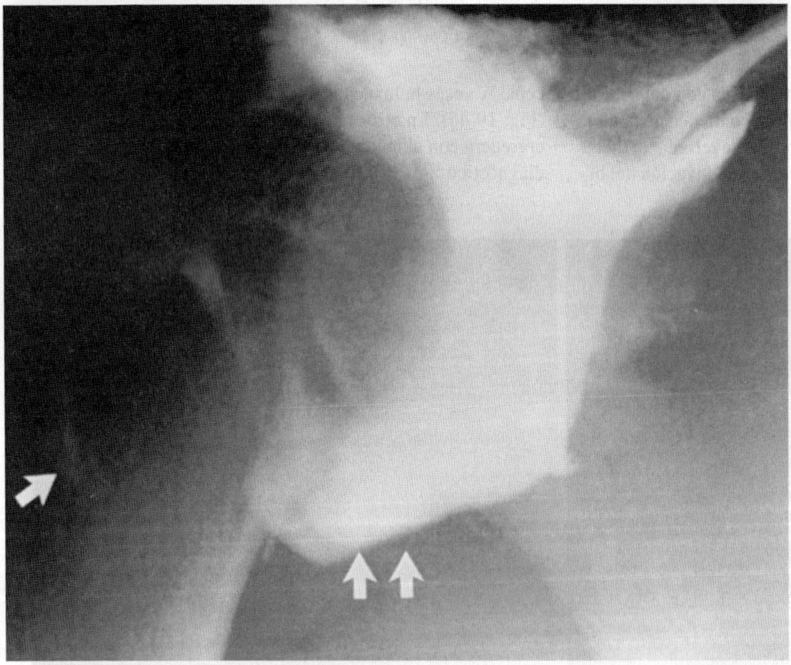

Fig. 19-47 • En la capsulitis adhesiva, la artrografía a menudo no muestra llenado de la corredera bicipital, por constricción de la vaina homónima *(flecha)*, situación semejante a la restricción que se produce en el hueco axilar (*flecha doble*).

puede perder la definición neta del tendón.[117] En la artritis reumatoide, la sinovitis puede originar irregularidades en la vaina del tendón bicipital. Sin embargo, en la investigación de Ahovuo[4] por medio de la artrografía, no se detectó diferencia alguna en el llenado de la vaina tendinosa entre los pacientes de tendinitis bicipital verificada en cirugía y los que tuvieron un tendón normal. La artrografía en personas con tendinitis bicipital puede indicar que el manguito está intacto y que el bíceps muestra contornos poco definidos, una vaina engrosada o elevación en su punto de origen.[214,216] Si existe capsulitis adhesiva, la vaina del bíceps, a semejanza de la prolongación de la bolsa sinovial del subescapular y el pliegue axilar en declive se contraen (Fig. 19-47). Es posible estudiar también el tendón y la corredera bicipital por medio de artrografía tomográfica computarizada (Fig. 19-48).

A veces se recurre a la resonancia magnética con contraste de gadolinio para evaluar el hombro. Este estudio puede efectuarse

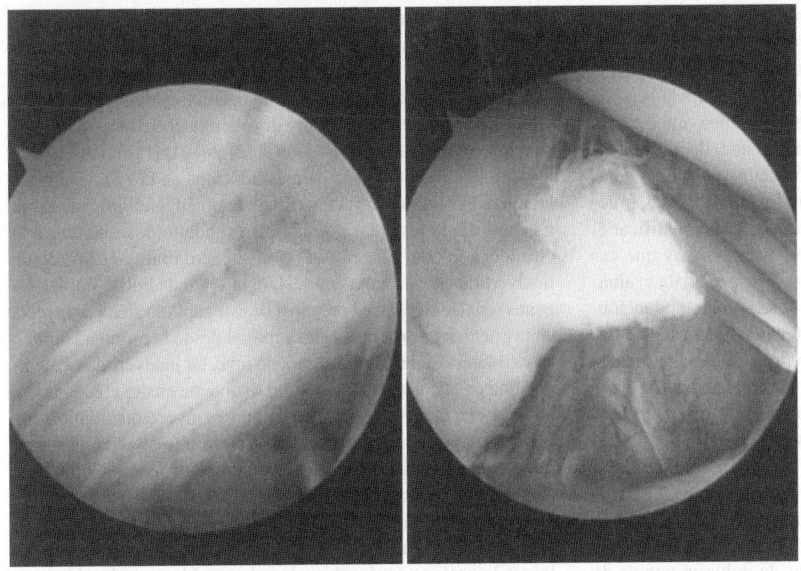

Fig. 19-53 • Imagen artroscópica del hombro derecho en la que se identifica un bíceps intraarticular con deshilachamiento de fibras, a causa de la pérdida del efecto de cabestrillo y la subluxación crónica fuera de la porción proximal de la corredera.

La visualización del intervalo de los rotadores es importante también cuando se realiza la artroscopia del hombro. Las lesiones de las poleas se pueden visualizar y sondar para comprobar la existencia de lesiones.[22] A veces, resulta útil utilizar un instrumento de 70° para realizar esta exploración. La flexión del hombro en 60° a 90°, con el aparato colocado en la parte anterior de la articulación, permite al cirujano ver las estructuras del intervalo. La rotación interna del brazo relaja el subescapular y permite sondar los ligamentos del intervalo, los tendones del manguito de los rotadores y la polea bicipital. La identificación de las lesiones de estas estructuras debería permitir al cirujano determinar el mejor tratamiento de la lesión. Una exploración cuidadosa y sistemática es la mejor herramienta disponible para identificar y tratar las lesiones del hombro. El especialista no debe tener miedo a utilizar accesos anteriores y posteriores para completar esta exploración.

COMPLICACIONES

La complicación más habitual de la rotura o la luxación del tendón bicipital, como se destacó, es la falta de identificación de una rotura del manguito de los rotadores. La mayor parte de las roturas del manguito son consecuencia del desgaste crónico por compresión y tendinitis. Algunos pacientes muestran una avulsión aguda y masiva del manguito a consecuencia de un traumatismo. A pesar de que los resultados del desbridamiento y la descompresión de dicha estructura son impresionantes en aspectos como el alivio del dolor y la mejoría del arco de movimiento, si la persona tiene menos de 60 años y desea conservar un hombro fuerte para utilizarlo por encima del plano horizontal, es preferible un enfoque con medidas diagnósticas tempranas y un tratamiento quirúrgico intensivo.

Después de algunos trastornos dolorosos del hombro, puede haber capsulitis adhesiva. La tendinitis bicipital a veces se ha vinculado con dicha capsulitis, y por ello, la identificación temprana del problema, su tratamiento con antiinflamatorios, calor húmedo y ejercicios suaves, tempranos, en el arco de movimiento y dirigido al paciente, pueden evitar o abreviar el proceso, que suele ser largo y doloroso.

Muchos pacientes y médicos aceptan la decisión de no tratar las roturas bicipitales, particularmente en ancianos. Son muy pocos los pacientes con este problema que advierten alguna disfunción por la rotura del bíceps. Es de esperar que los individuos con rotura bicipital que tienen intacto el músculo braquial anterior no muestren ninguna disminución de la potencia en la flexión del codo. Warren y cols. han calculado que la pérdida de la potencia en la supinación está entre el 10% y el 20% con la prueba Cybex.[302,303]

Phillips y cols.[242] no detectaron diferencias relevantes entre pacientes que habían sido tratados por cirugía de roturas en la porción proximal del tendón bicipital, en comparación con sujetos en quienes se había indicado un tratamiento no quirúrgico. Todas las personas del estudio fueron individuos de mediana edad y ancianos. En esta investigación, algunos tuvieron debilidad objetiva, pero sin deficiencia funcionó.

DIAGNÓSTICO DIFERENCIAL

La tendinitis de la porción larga del bíceps suele ser consecuencia de otro cuadro, y la forma bicipital primaria es un diagnóstico de exclusión, razón por la cual hay que recordar las demás entidades clínicas similares o que conllevan dicha entidad. Estos cuadros son el síndrome de constricción o «atrapamiento», la capsulitis adhesiva, la artritis reumatoide, la osteoartritis, la inestabilidad glenohumeral, el síndrome de «atrapamiento» coracoideo, el síndrome del estrecho torácico superior o plexopatía o plexitis braquial, el atrapamiento de nervio periférico y la radiculopatía cervical.

El mecanismo de la lesión incluye algún signo o dato pertinente obtenido en la anamnesis; debe incluir la magnitud y la dirección de la fuerza aplicada, si fue directa o indirecta, y la posición que tenía el brazo en el momento de aplicar la fuerza. ¿Fue insidioso el comienzo? ¿Hubo pérdida gradual de movimiento en un período de meses? ¿Realizaba el individuo alguna actividad no usual por encima de la cabeza, antes de comenzar los síntomas? ¿Tuvo lesión del hombro en otra época, o había sido tratado de «bursitis»? ¿Realizaba actividades que necesitaban utilizar el brazo por encima de la cabeza, como natación, lanzamiento o tenis? ¿Qué elementos o situaciones alivian el dolor y cuáles lo empeoran? ¿En qué punto el paciente siente el mayor dolor en el hombro? ¿La actividad mejora o exacerba el fenómeno doloroso? El cirujano debe inspeccionar la zona para buscar atrofia del deltoides, el infraespinoso, el supraespinoso y el trapecio; edema y roturas bicipitales netas. El cirujano debe explorar a la persona en el frente, sus costados y el dorso, y comparar una mitad con la otra. La exploración física incluirá valorar el arco de movimiento de la región cervical y una exploración neurovascular detallada que incluya reflejos tendinosos profundos, sensibilidad, pruebas de potencia y métodos físicos específicos, para identificar el síndrome del estrecho torácico superior. También hay que explorar el arco de movimiento del hombro. El especialista evaluará los arcos activo y pasivo de flexión anterógrada, abducción, rotación externa, rotación interna y extensión. También se detectará la contribución que hace el movimiento de las articulaciones glenohumeral y escapulotorácica. Hay que realizar la prueba de «aprensión» anterior, así como las pruebas del cajón anterior, posterior e inferior. El especialista buscará el signo de atrapamiento o constricción,[207] y el signo de reforzamiento de dicho atrapamiento, de Hawkins.[120] Se hará una palpación de la articulación acromioclavicular y se realizará una prueba de compresión específica, para buscar artritis de la articulación acromioclavicular. Hay que investigar zonas específicas de dolor en puntos de palpación en la porción anterior del acromion, el ligamento acromiocoracoideo y la apófisis coracoides. El tendón bicipital se palpará en la corredera, en sentido anterior, en una posición de 10° de rotación interna, en un punto 4 cm o 6 cm en sentido distal al acromion (véase Fig. 19-36). Un aspecto útil para dilucidar si se trata del tendón y el área de la corredera es advertir si el punto de dolor se desplaza conforme se rota el húmero. En la bursitis difusa dicho punto no se desplazará, en tanto que sí lo hará en la inflamación del bíceps. El punto de dolor al tacto en la tendinitis bicipital desaparecerá por completo por debajo de la apófisis coracoides, cuando se hace una rotación interna extraordinaria. El cirujano llegará al diagnóstico de tendinitis bicipital primaria por exclusión de otras entidades que son más frecuentes como causa de dolor anterior del hombro.

La resonancia magnética es un medio útil para distinguir entre tendinitis bicipital primaria y síndrome de atrapamiento o constricción. Junto con las radiografías simples que incluyen una serie para casos de traumatismos, cabe utilizar una vista del estrecho superior a la altura del supraespinoso, y otra de desplazamiento caudal de 30° para diagnosticar el síndrome de atrapamiento o constricción. La resonancia magnética puede utilizarse para mostrar cambios en los tendones del manguito de los rotadores, o bien para señalar los tendones normales y una señal más intensa en el tendón bicipital y las zonas vecinas, que confirmarían la tendinitis bicipital primaria y que muy probablemente descartarían lesiones del tipo de la constricción o atrapamiento.

Diagnóstico diferencial entre tendinitis bicipital y síndrome de atrapamiento

La tendinitis bicipital suele ser consecuencia del síndrome de atrapamiento o constricción, y rara vez aparece como una entidad aislada. Para distinguir entre una y otra entidades es útil la inyección selectiva de un anestésico local. Si existe el síndrome de atrapamiento sin afección bicipital, el dolor se percibirá en sentido más proximal, y el dolor al tacto más bien se advertirá en la porción anterior del acromion, el ligamento acromiocoracoideo y la inserción del tendón del supraespinoso. Los signos de «constricción» o atrapamiento y refuerzo del mismo son positivos. En sujetos con el síndrome en cuestión, la inyección de lidocaína (Xylocaine) en el espacio subacromial por lo general alivia generalmente el dolor. En sujetos que tienen también tendinitis bicipital existe dolor en un plano distal en la corredera, que la inyección subacromial no alivia en absoluto, y que persiste en toda la corredera. La inyección de más lidocaína en la vaina con anulación del dolor confirma que existe también tendinitis bicipital. Es importante recordar que la bolsa subdeltoidea que cubre la corredera se continúa con la bolsa subacromial, y la inyección inadvertida en esta zona anestesiará la segunda bolsa. Por las razones señaladas, el autor principal de este capítulo siempre inyecta en primer término la bolsa subacromial desde la esquina lateral o posterolateral del acromion, para no inyectar inadvertidamente lidocaína en la corredera. Sólo si no se obtiene efecto alguno sobre el dolor con la inyección subacromial y la inyección bicipital aislada alivia por completo el dolor y restaura totalmente el movimiento, el autor hará el diagnóstico clínico de tendinitis bicipital primaria. Se ha observado que una respuesta positiva a la inyección predice buenos resultados a largo plazo.[26]

Kerlan[143] ha propuesto una técnica de inyección en la que coloca a la persona en decúbito dorsal con el brazo sobre la mesa. Flexiona el codo y extiende el hombro con el brazo en rotación externa, de manera que reduce la distancia entre la corredera y la superficie. Se localiza en plano anterior el tendón bicipital, y en la piel se hace una marca sobre él. La zona se prepara de forma estéril y se inyecta. Es de enorme importancia, en particular si se utilizan corticosteroides, que el anestésico se inyecte en la vaina y no en el tendón propiamente dicho. La dirección de la aguja en sentido superior y tangencial al tendón deberá eliminar esta complicación. El flujo de líquido debe realizarse sin problemas; si se nota alguna resistencia, habrá que colocar de nuevo la aguja. Por la anatomía de la vaina y su comunicación con la articulación, el autor utiliza un volumen pequeñísimo de anestésico local, sólo de 2 ml a 3 ml de lidocaína al 1% durante la prueba de «ablación» del bíceps.

Claessens y Snoek[44] pensaron que la inyección intraarticular de un anestésico es importante si se intenta distinguir la tendinitis del manguito de los rotadores de la tendinitis bicipital. Tal situación es válida en el caso de lesiones laterales de la bolsa, pero con esta técnica se anestesiarán los desgarros subsuperficiales del manguito de los rotadores. Conviene utilizar radiografías, ecografías y artrografías para confirmar la impresión clínica del explorador.

Inestabilidad anterior del hombro

El dolor que surge con la subluxación anterior de la articulación glenohumeral se percibirá en la parte anterior del hombro. Al mismo tiempo, el individuo a menudo tendrá dolor en el plano posterior, debido al estiramiento capsular. La molestia es episódica y conlleva un sonido metálico palpable y audible, como el descrito en la luxación interna del bíceps. El dolor por lo general dura varios días después de un episodio mayor de subluxación. Si hay inflamación y estiramiento del plexo braquial, el sujeto experimentará dolor y parestesias transitorios o en grados variables durante semanas o meses. El mecanismo de lesión descrito en las dos situaciones es muy semejante, pues en ambos casos se produce por la rotación externa forzada. Sin embargo, las lesiones del bíceps tienen una mayor tendencia a producirse con la rotación externa forzada del brazo en aducción. En el diagnóstico diferencial entre inestabilidad del hombro y subluxación del tendón del bíceps, son útiles las pruebas de provocación. En la inestabilidad anterior del hombro, el máximo punto de «temor» y chasquido debe ser en 90° de abducción y máxima rotación externa (signo de temor positivo). El dolor en la parte anterior del hombro se produce cuando la cabeza humeral se desplaza y atraviesa el rodete glenoideo desgarrado. También se puede localizar el dolor en la parte posterior, en esta ocasión secundario al estiramiento del manguito. En un paciente con subluxación del tendón bicipital, el dolor no es máximo hasta que desciende el brazo desde la posición de máxima abducción y rotación externa, produciéndose el chasquido cuando el médico comienza a realizar la rotación interna del brazo (prueba de la inestabilidad del bíceps). Los signos de Yergason y Speed deben ser negativos en pacientes con inestabilidad anterior del hombro y positivos cuando hay inflamación del bíceps. Deberán obtenerse proyecciones radiológicas especiales para la inestabilidad del hombro (véase Cap. 5 sobre radiología del hombro). La TC con artrografía puede ser de gran utilidad para mostrar lesiones del rodete cartilaginoso anterior en pacientes con inestabilidad. En la TC con artrografía se puede visualizar el tendón del bíceps dentro de la corredera.

La resonancia magnética con contraste de gadolinio puede resultar útil en casos de inestabilidad, de forma muy semejante a como ocurre con la artrografía-tomografía computarizada. El estudio mencionado no es tan útil para demostrar lesiones de tipo Bankart, pero puede producir datos semejantes a los observados en la artrografía-TC con esta lesión. La desventaja de utilizar resonancia magnética es que las lesiones óseas no se identifican con tanta nitidez como se observa en las artrografías-tomografías computarizadas. La resonancia magnética también puede utilizarse para observar el tendón bicipital y calcular su posición, y si muestra inflamación o no.

Si después de las exploraciones mencionadas no se ha llegado a un diagnóstico, conviene realizar una exploración bajo anestesia o una artroscopia. La exploración bajo anestesia combinada con artroscopia glenohumeral permitirá al cirujano visualizar el rodete glenoideo anterior y también la porción intraarticular del tendón del bíceps. En la artroscopia se pueden observar la abertura del surco y el tejido del manguito circundante. Una lesión de Bankart y un signo positivo de la prueba de penetración del fondo de saco axilar y laxitud capsular positiva sugieren inestabilidad glenohumeral como causa del dolor; ello es más válido aún si resulta imposible identificar la lesión en la porción intraarticular del tendón bicipital durante la artroscopia. Se puede tirar del tendón bicipital hacia la articulación con una sonda durante la artroscopia, para poder explorar una mayor longitud del tendón. Se puede explorar la cincha bicipital durante la artroscopia mediante la abducción y rotación externa del hombro. La rotación interna del brazo relajará el tendón del subescapular y los ligamentos del intervalo, permitiendo así explorar con sonda estas estructuras anteriores.[22]

Desgarros del rodete glenoideo sin inestabilidad

Los desgarros del rodete glenoideo sin estabilidad, como los que se observan en su tercio superior muy cerca del bíceps, generan síntomas semejantes a los de la subluxación del tendón bicipital. Los desgarros en cuestión se observan en jugadores de béisbol y otros deportistas que efectúan lanzamientos y, a menudo, tienen síntomas muy semejantes a los de la subluxación del tendón bicipital o a los del desgarro del manguito de los rotadores (véase Cap. 25, que trata de lesiones del hombro en deportistas). Se oye o se palpa un chasquido metálico conforme el desgarro «entra y sale» de la articulación y comprime la cabeza humeral durante la rotación por encima del plano horizontal. La presencia de dolor en el hombro en un deportista que realiza lanzamientos debe hacer sospechar con mucha probabilidad la presencia de esta lesión. Este paciente a veces sufre más dolor al soltar por el efecto de desaceleración del bíceps que tira del rodete desgarrado. La artrografía-TC a veces no detecta esta lesión, y la mejor forma de distinguir este problema de la subluxación del tendón bicipital es por artroscopia glenohumeral.

La resonancia magnética es útil para la observación de este tipo de lesiones. En el diagnóstico son útiles los estudios con contraste de gadolinio y también la resonancia magnética simple. Es posible evaluar también dicha lesión por medio de artroscopia.

Capsulitis adhesiva

A menudo, las personas con este cuadro patológico tienen dolor con la palpación en la cara anterior del hombro, en la región de la corredera bicipital y la parte anterior de la bolsa subdeltoidea.

Al evaluar a individuos con hombros dolorosos y rígidos que muestran zonas directas de puntos dolorosos sobre la corredera bicipital, el autor (W.Z.B.) inyecta lidocaína en dicha zona, inicialmente sin corticosteroide, para advertir el efecto que tiene tal inyección en el movimiento. Si se inyecta e infiltra la vaina tendinosa con 2 ml a 3 ml de lidocaína y desaparece el dolor, pero no se producen cambios apreciables en el movimiento, es posible asegurar que el cuadro es capsulitis adhesiva u hombro congelado, y no sólo hombro doloroso y rígido por tendinitis bicipital. Si la inyección en la región del bíceps elimina el dolor y reaparece por completo el movimiento, existe tendinitis bicipital. Por medio de la exploración clínica y la inyección subacromial se esclarecerá si es parte del síndrome de atrapamiento o constricción.

Artritis glenohumeral

La artritis incipiente de la articulación glenohumeral suele tener como cuadro inicial dolor anterior del hombro, con limitación en el arco de movimiento. El tendón bicipital es una estructura intraarticular, y por ello estará afectado por cualquier proceso intraarticular. Se producen cambios inflamatorios en la capa visceral de la membrana sinovial de la bolsa sinovial bicipital, como ocurre en las bolsas subescapular y axilar. Las radiografías simples pueden señalar espolones en la porción proximal del húmero, con un osteofito anular, y aplanamiento de la cavidad glenoidea. Antes de que se forme un osteofito obvio por medio de la artrografía con doble contraste se puede advertir el adelgazamiento del cartílago articular.

Síndrome de «constricción» o atrapamiento coracoideo

Warren y cols.[302,303] y Gerber y cols.[92] han descrito la participación de la apófisis coracoides en el síndrome de constricción o atrapamiento por dicha apófisis. Advirtieron una semejanza sintomática con la tendinitis y la inestabilidad del bíceps. De acuerdo con datos de tomografía computarizada, Gerber y cols.[92] han calculado la distancia normal coracoides-húmero (8,6 mm) y han señalado que disminuye en sujetos con constricción o atrapamiento coracoideos (promedio, 6,7 mm). El síndrome ha sido descrito en personas con una apófisis coracoides muy larga o de situación lateral, y en individuos a quienes se han aplicado métodos con «bloques» óseos y osteotomía por inestabilidad. Los síntomas de construcción por la coracoides incluyen un dolor sordo por delante del hombro, que irradia a la cara anterior del brazo, y a veces se extiende al antebrazo. El dolor es siempre desencadenado por la flexión anterógrada y la rotación interna, o por aducción o rotación interna. A diferencia del tipo más frecuente de constricción o atrapamiento, la flexión anterógrada suele ser muy dolorosa en el tramo que va de los 120° a los 130° y no en el lapso de los 60° a 120°. El diagnóstico se confirma sobre bases clínicas, al ceder el dolor con la inyección subcoracoidea. Dines y cols.[72] han destacado la importancia de considerar esta entidad antes de emprender la cirugía del tendón bicipital; publicaron datos de una serie en la que el 33% de sus fracasos por tenodesis bicipital dependieron de no haber diagnosticado un síndrome de «atrapamiento» o constricción coracoideo.

Síndrome del estrecho torácico superior

El síndrome mencionado tiene como manifestaciones iniciales un dolor anterior moderado del hombro. Por lo general conlleva parestesias en la distribución del tronco inferior del plexo braquial (los dos dedos que reciben fibras del cubital). A veces se identifican dolor en el cuello, de tipo paraescapular, y radiación a los pectorales. La complexión corporal puede ser asténica, y el sujeto tiene cuello largo y dorso redondo o endomórfico, con mamas péndulas (si es mujer). Los hombros están inclinados hacia adelante y hacia abajo por la debilidad de los romboides, el angular del omoplato y el trapecio. Surgirán signos positivos con métodos de estimulación en busca del síndrome de estrecho torácico superior, como la maniobra de Wright, la prueba de Adson o la prueba de tensión supracefálica de Roos, en tanto que brindarán resultados negativos o equívocos las pruebas de Yergason y de Speed, y del atrapamiento o constricción. Las inyecciones subacromiales y bicipitales no aliviarán del todo el dolor. Complementos útiles de los métodos clínicos son la serie radiográfica de región cervical, que investiga específicamente la presencia de costillas cervicales, y también el estudio Doppler y los electromiogramas. Sin embargo, el diagnóstico se corrobora sobre bases clínicas.

Neuritis braquial

La neuritis viral del plexo braquial (síndrome de Parsonage y Turner) es un cuadro muy doloroso que a menudo se inicia con un dolor anterior del hombro. Al principio de este cuadro, que surge después de alguna enfermedad viral, el dolor rebasa los datos neurológicos y a veces el clínico piensa equivocadamente que está ante un caso de tendinitis calcificada aguda. Más tarde, se vuelven notables la insensibilidad y la debilidad con atrofia neta. La evolución es variable.

Atrapamiento del nervio periférico y radiculopatía cervical

Los síndromes más frecuentes de atrapamiento del nervio periférico (como el del túnel carpiano, la neuritis cubital y el atrapamiento del nervio interóseo posterior) pueden manifestarse de entrada por un dolor anterior del hombro, que a menudo se califica erróneamente y se confunde con la tendinitis bicipital. La radiculopatía cervical, en particular entre C5 y C6, puede ser similar a la de las lesiones primarias del hombro. Son útiles para distinguir estas entidades una exploración neurológica cuidadosa y repetida, seguida de electromiografía y métodos para medir la velocidad de conducción nerviosa. En sujetos en quienes persiste el dolor anterior del hombro, en particular si hay un dolor neurógeno típico, en tanto los datos de las investigaciones de alteraciones primarias del hombro son negativos, e imprecisos los de la exploración neurológica, el operador debe considerar la posibilidad de un tumor canceroso en el vértice pulmonar, el mediastino o la región del diafragma.

Tumores

En la vaina bicipital se ha descrito la presencia de osteocondromatosis, y dicha lesión origina a veces dolor anterior crónico del hombro. Quizá no aparezcan los síntomas clásicos de «trabazón» cuando es atacada la vaina bicipital. Si está afectado el resto de la articulación del hombro, posiblemente estén presentes los síntomas clásicos.

Artropatía por diálisis

La artropatía que es consecuencia de diálisis es un cuadro doloroso y crónico del hombro que se identifica en individuos que han sido sometidos a dicho procedimiento durante mucho tiempo. Muestran degeneración articular por inflamación sinovial y depósito de amiloides. El trastorno se diagnostica fácilmente porque el individuo está sometido a la diálisis y muestra signos radiológicos de degeneración. Al parecer también afecta al tendón y la vaina bicipitales, y a la propia articulación.

TRATAMIENTO DE LAS LESIONES BICIPITALES: REVISIÓN DEL TRATAMIENTO CONSERVADOR

En 1773, Bromfield[33] expuso los aspectos técnicos de reducir la luxación del tendón bicipital. Schrager,[262] en la década de 1920, expuso inicialmente el tratamiento de la tendinitis. Las recomendaciones durante las década de 1920 y 1930 incluyeron el uso de morfina, tracción repentina, diatermia, masaje, faradización, luz y tratamiento con rayos X. Milgram,[194-197] y más tarde Lapidus,[151] propusieron la infiltración con clorhidrato de procaína (Novocaína) y la aspiración de los depósitos calcificados en casos de tendinitis calcificada aguda.

DePalma[67] trató inicialmente por medios conservadores la tenosinovitis bicipital, e inyectó hidrocortisona de forma directa en el tendón, debajo del ligamento transverso, y advirtió mejoría en 10 de 18 pacientes. Por norma, recomendó hacer tres o cuatro inyecciones de 1 ml de anestésico en el tendón, debajo del ligamento transverso a intervalos semanales. Con arreglo a los datos de Kennedy y Willis[142] cabe advertir hoy día que dichos lapsos son demasiado frecuentes. La inyección debe hacerse sólo en la vaina del tendón, y el propio tendón no debe ser penetrado de manera directa. En sujetos tratados por medios conservadores, dicho investigador observó resultados excelentes en el 29% de los casos, satisfactorios en el 45%, medianos en el 9% e insatisfactorios en el 16% de los sujetos.

Habermeyer y Walch[113] recomendaron el tratamiento conservador de la inflamación aislada del tendón de la porción larga del bíceps. Recomendaron una sola inyección intraarticular de corticosteroides y antiinflamatorios ingeribles, en las fases agudas de la enfermedad; también propusieron la inmovilización y la aplicación local de hielo, en combinación con un régimen conservador de fisioterapia. El elemento clave para rehabilitar a dichos pacientes es la fisioterapia, que incluye el reforzamiento isométrico e isocinético del manguito de los rotadores.

La tendinitis bicipital, que es consecuencia del síndrome de atrapamiento o constricción, puede mejorar con medidas conservadoras orientadas contra las alteraciones del manguito de los rotadores. Las inyecciones subacromiales de corticosteroides pueden resultar útiles para el paciente con un gran desgarro del manguito de los rotadores, que rechaza la cirugía. Hay comunicación de los espacios intraarticular y subacromial, razón por la cual no es grande la necesidad de inyectar el área del tendón bicipital, específicamente en estos casos.

RESULTADOS DEL TRATAMIENTO NO QUIRÚRGICO DE LA ROTURA DEL BÍCEPS

Se advierte un leve déficit funcional después de la rotura del tendón de la porción larga del bíceps. Después de aplicar medidas conservadoras por un período particular, como son ejercicios en el arco de movimiento, calor húmedo y reforzamiento, la mayoría de los pacientes muestran una potencia y una flexión casi normales, y sólo una pérdida mínima de la capacidad de supinación.[128-131,133] Carroll y Hamilton[37] estudiaron a 100 pacientes que habían mostrado rotura del bíceps braquial a causa de una extensión forzada. La función de vigilancia fue evaluada por la capacidad del individuo para alzar pesos. Pensaron que la persona podía reanudar sus labores en fecha más temprana, y no tener discapacidad residual, por medio del tratamiento conservador. Gracias a él, los sujetos de su serie reanudaron sus labores en un promedio de cuatro semanas. Por esa razón, se pensó que debía adoptarse el método conservador para tratar este tipo de lesión.

Warren y cols.,[303] por medio de las pruebas Cybex aplicadas a 10 sujetos con rotura crónica del bíceps, no detectaron pérdida estadísticamente significativa en la potencia para la flexión del codo, y sólo el 10% de pérdida de la potencia para la supinación de tal articulación. Phillips y cols.[242] confirmaron algunos de los datos de Warren y cols. Utilizaron las pruebas Cybex para evaluar los resultados objetivos de individuos tratados con métodos no quirúrgicos durante mucho tiempo, en comparación con sujetos sometidos a terapéutica quirúrgica. En 19 pacientes no hubo diferencia relevante en la potencia para la supinación o para la flexión del codo.

REVISIÓN DEL TRATAMIENTO QUIRÚRGICO

Antes de Gilcreest,[96] en 1926, era escasa la atención que se prestaba al tratamiento quirúrgico del tendón bicipital. Este autor fue el primero en sugerir que se suturara el muñón del tendón a la apófisis coracoides, y describió las roturas intracapsular, intertubercular y de la unión labral del tendón. En 1939, Abbott y Saunders[2] revisaron seis casos de tratamiento quirúrgico de luxaciones del bíceps. Su método incluyó estabilizar el tendón bicipital de modo que se hicieran orificios en dicha estructura con fresa en el 50% de su longitud, y así quedara intacta la porción intracapsular. En su revisión, cuatro de los seis pacientes necesitaron una nueva operación contra el dolor, y todos tuvieron un dolor moderado, debilidad y limitación del arco de movimiento, incluso después de la segunda operación. Los resultados insatisfactorios con su método provinieron de dos aspectos problemáticos: 1) el método, como lo describieron, impide el movimiento ascendente y descendente normal del húmero sobre el tendón bicipital; 2) se prestó demasiada atención a la lesión bicipital, pero no la suficiente a la rotura del manguito y la zona que producía

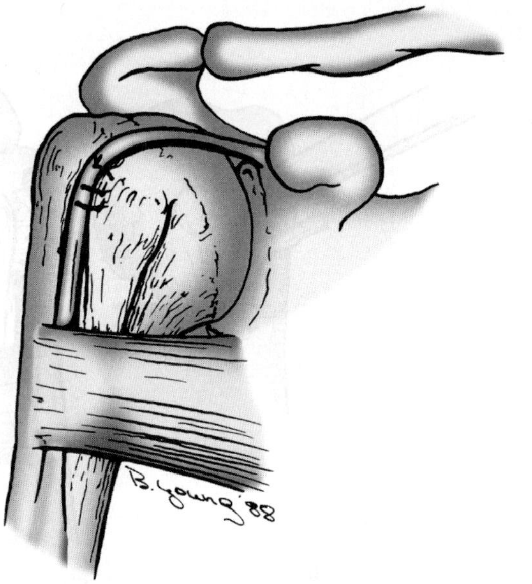

Fig. 19-54 • Técnica de Lippmann en la que se sutura el tendón bicipital al troquín en casos de capsulitis adhesiva.

constricción o atrapamiento. En el único paciente de su serie en que obtuvieron buenos resultados, hubo que devolver el bíceps a la corredera y reconstruir el techo fibroso.

Lippmann[157,158] recomendó la tenodesis de la porción larga del bíceps al troquín para detener la evolución del hombro congelado. Basándose en su serie de 12 pacientes operados, se había convencido de que la periartritis o el hombro congelado estaban causados por una tenosinovitis de la porción larga del bíceps (Fig. 19-54).

En 1948, Hitchcock y Bechtol[124] describieron la tenodesis del tendón bicipital dentro de la corredera, con un colgajo osteoperióstico (Fig. 19-55). El nombre de Hitchcock ha quedado como sinónimo de tenodesis del tendón bicipital en la corredera de igual nombre. Según los autores, la fijación extensa del tendón de la porción larga del bíceps al piso del espacio intertubercular de la forma que describieron facilita enormemente la convalecencia y logra la desaparición del dolor y la recuperación funcional rápida. Sin embargo, no aportaron datos objetivos que reforzaran su afirmación, y describieron más bien resultados de casos; indicaron que, en 26 casos de esta índole, los resultados habían sido muy satisfactorios. Los autores aceptaron la coexistencia de otras lesiones, como rotura del manguito de los rotadores. Su interés principal fue siempre identificar la peritendinitis del tendón bicipital, es decir, que no pasara inadvertida, y no la situación contraria (es decir, no identificar alteraciones del manguito de los rotadores cuando predominaban los síntomas bicipitales).

En 1954, DePalma y Callery[70] publicaron datos de 86 casos de tenosinovitis bicipital que fueron tratados quirúrgicamente, lo que en la mayoría consistió en sutura del tendón de la porción larga del bíceps a la apófisis coracoides (Fig. 19-56). Poco antes de la publicación se efectuó una tenodesis del tendón en la corredera a varios pacientes, y se usó una grapa para la fijación. La base citada de tal cambio fue que la grapa de tres brazos permitió la fijación firme del tendón, y que la tenodesis en la corredera eliminó

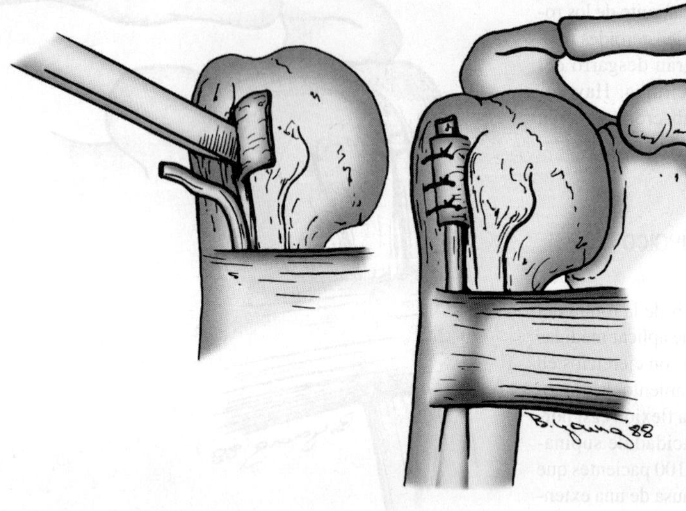

Fig. 19-55 • Técnica de Hitchcock. Con un osteótomo se hace un lecho en el surco intertubercular elevando parte del suelo de fuera a dentro. Se «raspa» el tendón para volverlo áspero, y se sutura por debajo de su colgajo osteoperióstico, con puntos de sutura fuertes, no absorbibles. Se deja el ligamento humeral transverso de Gordon Brodie sobre el tendón y el colgajo mencionado.

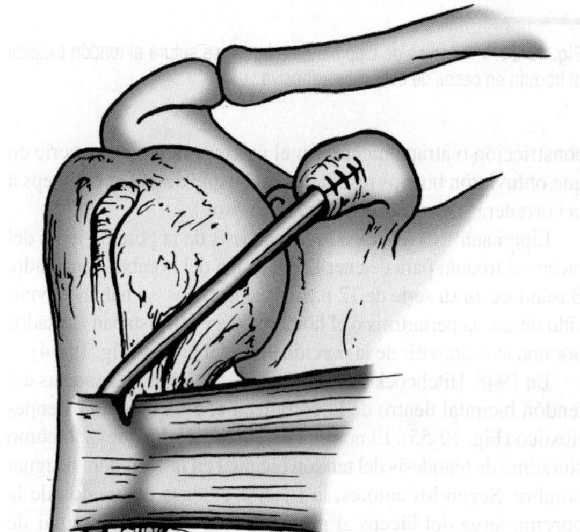

Fig. 19-56 • Tenodesis de la porción larga del bíceps a la apófisis coracoides. El método en cuestión fue propuesto originalmente por Gilcreest, y difundido por DePalma. Consiste en la disección medial y la desnervación potencial del deltoides, si se realiza por medio de una incisión longitudinal del mismo. En teoría, cambia la porción larga, de depresora estática de la cabeza a elevadora activa de la misma. *(Con autorización de Crenshaw AH y Kilgore WE: Surgical treatment of bicipital tenosynovitis. J. Bone Joint Surg 45:1496-1502, 1966.)*

gran parte de la disección en la cara anterior de la articulación del hombro, necesaria para descubrir la apófisis coracoides. De los 86 pacientes, sólo 59 estuvieron disponibles para vigilancia, en un lapso promedio de 27 meses. De ese grupo, 23 sujetos sufrieron la complicación de hombro congelado. En el 64% de los casos se obtuvieron resultados excelentes; en el 16%, satisfactorios; en el 8% medianos, y en el 10% insatisfactorios; es decir, en el 80% de los pacientes se alcanzaron resultados excelentes o satisfactorios. El análisis de los resultados deficientes indicó errores del diagnóstico y de la técnica y distrofia simpática refleja.

Michele.[191] en 1960, describió la tenodesis en «ojo de cerradura». En esta técnica, se extrae un bloque rectangular de hueso que incluye la corredera bicipital. Se le quita la cortical al hueso. Se prepara una depresión «ósea» para la colocación y salida del tendón, haciendo dos orificios semilunares en los polos centrales, en los sitios de las porciones restantes del surco, entre el troquín y el troquíter. Se devuelven al interior del defecto el tendón y la vaina del bíceps, y se vuelve a colocar el bloque óseo en su posición original. Hecho lo anterior, se sutura el periostio de nuevo, para cerciorarse de que quede en su sitio el bloque óseo. Michele publicó los datos de 16 casos en los que las radiografías mostraron la persistencia de los orificios de penetración y salida y un «deslizamiento uniforme del bíceps a través de los orificios». La facilidad de maniobra fue completa en todas las direcciones, y no generó síntomas. Tampoco reaparecieron las manifestaciones anómalas.

En 1966, Crenshaw y Kilgore[60] indicaron lo referente al tratamiento quirúrgico de la tendinitis bicipital. En casi todos sus pacientes utilizaron el método de Hitchcock, y realizaron un total de 65 técnicas de este tipo, cinco métodos de DePalma y tres métodos de Lippmann. El alivio del dolor moderado o intenso fue satisfactorio en el 90% de los enfermos, en tanto que el 2% de ellos siguieron quejándose de dolor «leve y molesto». La recuperación del movimiento en su serie a menudo fue desalentadora, ya que sólo fue un 85% de lo normal en las visitas de vigilancia. Como dato interesante, el 50% de los enfermos que habían tenido movimiento normal antes de la operación, lo perdieron finalmente después del método de Hitchcock. Cabría preguntarnos si estos resultados se habrían modificado con la adición de una acromioplastia.

La tenodesis en «ojo de cerradura» (Fig. 19-57) del origen del bíceps fue descrita en 1974 por Froimson y Oh,[86] para el tratamiento de rotura, inestabilidad y tendinitis bicipital. Señalaron haberla efectuado en 12 hombros de 11 pacientes, con un seguimiento medio de 24 meses. Notificaron resultados satisfactorios

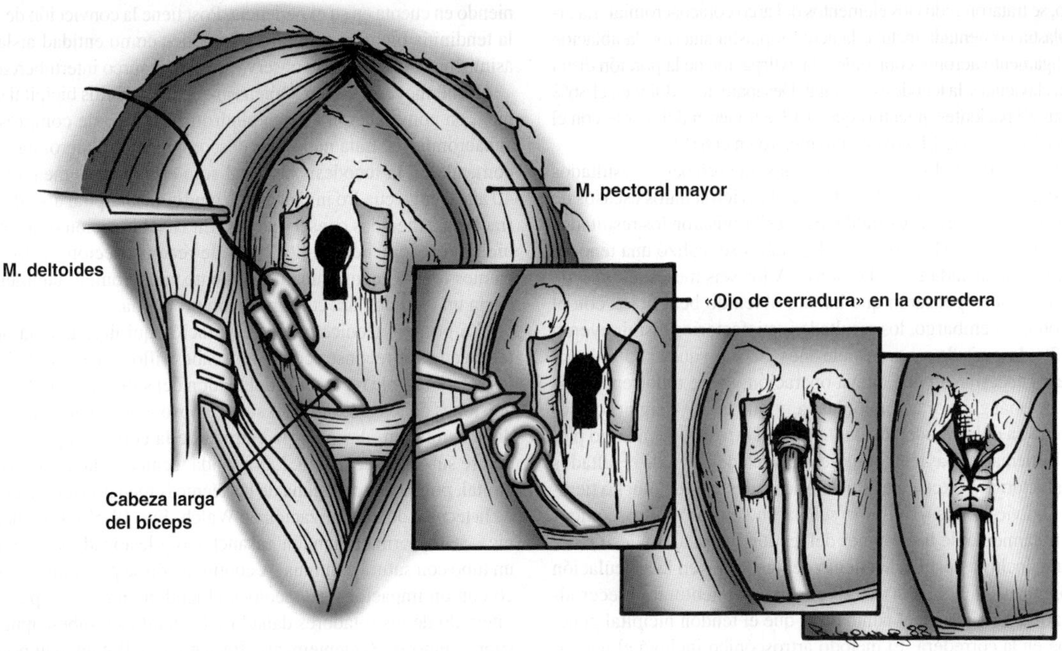

Fig. 19-57 • Tenodesis en ojo de cerradura, propuesta por Froimson. Se rueda el tendón bicipital dentro de una esfera gruesa en el muñón proximal; se une con sutura de un solo nudo. Se hace un ojo de cerradura en la corredera por medio de una fresa dental. Acto seguido, se introduce el tendón en el orificio y se repara el ligamento transverso sobre el tendón, con un punto de sutura no absorbible. Post ha recomendado marcar el surco y el tendón con azul de metileno antes de hacer la incisión en el tendón, para cuantificar su tensión normal en el postoperatorio. *(Con autorización de Froimson AI y Oh I: Keyhole tenodesis of biceps origin at the shoulder. Clin Orthop 112:245-249, 1974.)*

en todos sus pacientes, aunque afirmaron que los que tenían tenosinovitis obtuvieron resultados que no llegaron a excelentes, debido a la pericapsulitis concurrente. Algunas de las ventajas de esta técnica citadas por los autores fueron: 1) no se necesita colocar prótesis ni hacer disección medial; 2) elimina los restos del tendón occipital, permite el movimiento de la cabeza humeral, y evita realizar destrozos intraarticulares; y 3) la estabilidad intrínseca del procedimiento proporciona la confianza suficiente para el inicio precoz de ejercicios suaves de arco de movimiento en el hombro y el codo. Es preciso señalar que se han comunicado fracturas humerales sin tenodesis en «ojo de cerradura».[317]

Dines y cols.[72] publicaron los datos del tratamiento quirúrgico de lesiones de la porción larga del bíceps en 1982. En su serie, 17 individuos fueron sometidos a tenodesis de la porción larga del bíceps, en el interior de la cabeza humeral a través de una técnica de ojo de cerradura, y en tres se hizo una transfixión del tendón al interior de la apófisis coracoides. Además, en 14 de los 20 pacientes se realizó una ablación del ligamento acromiocoracoideo. De los 20 pacientes, hubo seis fracasos (33%). En cuatro de los seis fue necesaria una nueva cirugía de revisión. En cuatro fracasos del grupo con tendinitis, se observó que tres personas tenían el síndrome de atrapamiento o constricción. En uno existía la típica compresión o atrapamiento anterior, y en dos había compresión por la apófisis coracoides. Más tarde se advirtió que otro paciente tenía inestabilidad glenohumeral. Las personas que evolucionaron satisfactoriamente en su serie fueron individuos de mayor edad, cuyo promedio fue de 41 años. En todos ellos, parte de la operación fue la ablación del ligamento acromiocoracoideo. Sin embargo, los autores recomiendan hoy en día realizar acromioplastia y también liberación del ligamento mencionado. En sujetos que tenían la compresión coracoidea, la osteotomía coracoidea más tarde alivió el dolor. La recomendación y la lección más notable de esta revisión es que, para el momento del descubrimiento quirúrgico, si se planea tenodesis bicipital hay que observar el espacio subacromial y la interrelación del arco coracoacromial con el tendón. Una evaluación preoperatoria cuidadosa y una exploración bajo anestesia denotarán la inestabilidad anterior concomitante. La impresión de los autores fue que la inflamación aislada de la porción larga del bíceps es un trastorno poco frecuente, salvo que se haya producido una lesión del tendón bicipital en la corredera. La entidad de la subluxación del tendón bicipital aún es cuestionable, en su opinión. Afirman que: «Es difícil calcular, y a menudo se sobrevalora, la participación del tendón bicipital en la génesis del dolor del hombro. La inflamación del tendón podría ser una manifestación secundaria de un síndrome de «constricción» o atrapamiento. Sin tratamiento, no se obtendrán buenos resultados en las operaciones contra el síndrome.»

O'Donohue[222] publicó datos de una serie de 56 personas con inestabilidad del bíceps tratadas con el método de Hitchcock. De tales casos, en el 71% señaló una evolución excelente; el 77% de los pacientes indicaron que podían efectuar lanzamientos satisfactorios, y el 77% reanudaron sus deportes. Concluyeron que en el deportista joven y motivado en quien es importante el lanzamiento, constituyó una operación muy recomendable.

Neviaser y cols.[219] publicaron los datos de la artroplastia «cuatro en uno» para aliviar la compresión subacromial crónica. En este método, se trataron todos los elementos del arco coracoacromial. La artroplastia comentada incluye la acromioplastia anterior, la ablación del ligamento acromiocoracoideo, la extirpación de la porción distal de la clavícula y la tenodesis bicipital. Desapareció el dolor en el 86% de sus 89 pacientes, mientras que el 13% tuvieron dolor sólo con el ejercicio excesivo. El movimiento mejoró en el 81%.

Gran parte de los estudios iniciales que señalaron resultados satisfactorios con la tenodesis bicipital tuvieron datos escasos de vigilancia muy breve. Cofield y Becker[51] revisaron los resultados a largo plazo de 51 personas en las cuales se realizó una tenodesis bicipital aislada en 54 hombros. A los seis meses, el 94% de los individuos pensaron que habían obtenido beneficios con el método; sin embargo, los resultados satisfactorios disminuyeron al 52% después de cerca de siete años. Se supo que el 15% de los sujetos necesitaron una nueva operación, sobre todo reparaciones del manguito y acromioplastia, y que el 33% siguieron sufriendo un dolor moderado o intenso. En otro estudio a largo plazo, Berleman y Bayley[26] obtuvieron cerca del 70% de resultados satisfactorios y excelentes sin deterioro, después de mucho tiempo. Ogilvie-Harris y Wiley[223] señalaron sus datos artroscópicos del tratamiento de las lesiones del tendón bicipital. La lesión corriente incluyó deshilachamiento del tendón, y en la articulación «colgaban» hilachos laxos. El deshilachamiento al parecer alcanzó su máximo en el punto en el que el tendón bicipital penetraba en la corredera. El método artroscópico incluyó el desbridamiento del tendón y, en algunos casos, intentos de dilatar el orificio. Se observaron 46 individuos con lesiones del tendón bicipital en su serie, y algunos de ellos habían sido sometidos a reparaciones del manguito de los rotadores. El tendón bicipital al parecer estaba adherido a la superficie inferior del manguito en tales individuos. El operador liberó por artroscopia las adherencias. De los individuos con lesiones aisladas del tendón bicipital, «hasta un 75% evolucionaron satisfactoriamente con el simple desbridamiento». Sin embargo, el autor admitió que el período de vigilancia fue breve, de sólo 24 meses. Sólo cuatro de nueve pacientes en quienes se realizó la liberación del tendón bicipital de la superficie inferior del manguito de los rotadores mostraron «alivio de los síntomas».

En 1987, Post[244] expuso los casos de 21 sujetos en quienes se diagnosticó tendinitis primaria de la porción larga del bíceps. En sus casos, excluyó a todo sujeto que tuviera también síndrome de atrapamiento, alteraciones del manguito de los rotadores, inestabilidad anterior recurrente del hombro y subluxación repetitiva del tendón bicipital. En todos los pacientes de su serie hubo un dolor notable con la palpación en la porción larga del bíceps, un signo de atrapamiento negativo, y un alivio escaso o nulo del dolor con la inyección subacromial. Hasta el 50% de los pacientes tuvieron un signo de Yergason positivo. En su serie, 17 individuos fueron sometidos a tenodesis bicipital con la técnica del ojo de cerradura; en cuatro pacientes realizó una transferencia a la apófisis coracoides. En el grupo en que se realizó la transferencia, hubo dos con resultados excelentes, y otros dos con resultados satisfactorios. Un paciente necesitó manipulación bajo anestesia. De 17 enfermos sometidos a tenodesis, se obtuvieron 13 resultados excelentes, dos resultados satisfactorios y un fracaso. Dos de estos enfermos necesitaron manipulación. El único individuo considerado como «fracaso» en este grupo, presentó síntomas y signos de un síndrome de «atrapamiento» en el postoperatorio, y necesitó al final una acromioplastia anterior parcial. En el grupo sometido a tenodesis se obtuvieron el 88,3% de resultados satisfactorios y excelentes. Teniendo en cuenta en su experiencia, Post tiene la convicción de que la tendinitis bicipital primaria se produce como entidad aislada; asimismo, al aparecer, se observa sólo en el surco intertubercular.

Habermeyer y Walch [113] piensan que la tendinitis bicipital crónica, en combinación con un síndrome crónico de compresión subacromial, se trata mejor por descompresión subacromial. Recomendaron la tenodesis bicipital sólo en personas menores de 40 años, cuyo cuadro inicial era de tendinitis bicipital aislada, refractaria a medidas conservadoras. En la subluxación o luxación bicipital recomendaron dos tipos de reconstrucción. Si los pacientes tenían además un atrapamiento subacromial, también se hacía un método para corregir dicho problema.

La primera técnica para la reparación quirúrgica de la inestabilidad es la reconstrucción del «cabestrillo» en el intervalo de los rotadores y la reparación del tendón del subescapular. Las extensiones de los tendones del subespinoso y el supraescapular se disponen en un «lazo» en la entrada de la corredera para evitar que se subluxen de nuevo. La segunda técnica es la tenodesis bicipital, por medio de alguna de las técnicas mencionadas, o el uso de la técnica de tubularización de Walch (Fig. 19-58). En esta técnica, se da forma al tendón ensanchado y lesionado y se fija en un tubo con sutura continua. A continuación se profundiza el surco con un impactor y se recoloca el tendón en él. Se reparan el intervalo de los rotadores dañado y los tendones subescapular y supraespinoso. Recientemente, Berlemann y Bayley han revisado la tenodesis del bíceps con la técnica en ojo de cerradura, consiguiendo cerca del 65% de resultados buenos y excelentes. En la mayor parte de los hombros se encontraron múltiples patologías.[26] Walch[299] y cols. revisaron recientemente los casos de inestabilidad bicipital en 445 pacientes que fueron sometidos a reparación del manguito de los rotadores. La incidencia de inestabilidad bicipital en pacientes con reparaciones del manguito fue del 16%. En el 80% de estos casos, había una fascia fibrosa que se extendía desde el subescapular hasta la corredera bicipital. Esta fascia daba la impresión de anatomía normal. Una vez abierta, se podían ver las lesiones del subescapular y la luxación del bíceps. Las subluxaciones bicipitales se asociaban a lesiones limitadas de los tendones del subescapular y del supraespinoso. Por otro lado, se encontraron luxaciones junto a desgarros masivos del subescapular, el supraespinoso y el infraespinoso. Clínicamente, estos pacientes presentaban una seudoparálisis del brazo. Según su experiencia, la luxación del tendón del bíceps sobre un tendón del subescapular intacto es rara. Estos autores señalaron que la abertura del intervalo de los rotadores es una parte esencial de las reparaciones abiertas del manguito para evitar pasar por alto la subluxación bicipital.

El autor principal de este capítulo ha investigado la potencia biomecánica de cuatro formas diferentes de tenodesis del bíceps.[318] Técnicas sencillas, como la fijación con anclajes o la sutura a tejidos blandos solamente, son más resistentes que técnicas más complejas como la del ojo de cerradura o la de Hitchcock. Los autores comprobaron que el tendón era el eslabón más débil de la cadena. La duplicación del bíceps en el momento de la tenodesis mejora la fuerza de tiro del sistema quirúrgico.[317]

TRATAMIENTO ARTROSCÓPICO

El tratamiento actual de la tendinitis bicipital se centra en la tenotomía y la tenodesis artroscópicas. La utilización de la tenotomía artroscópica del bíceps para el tratamiento de la tendinitis

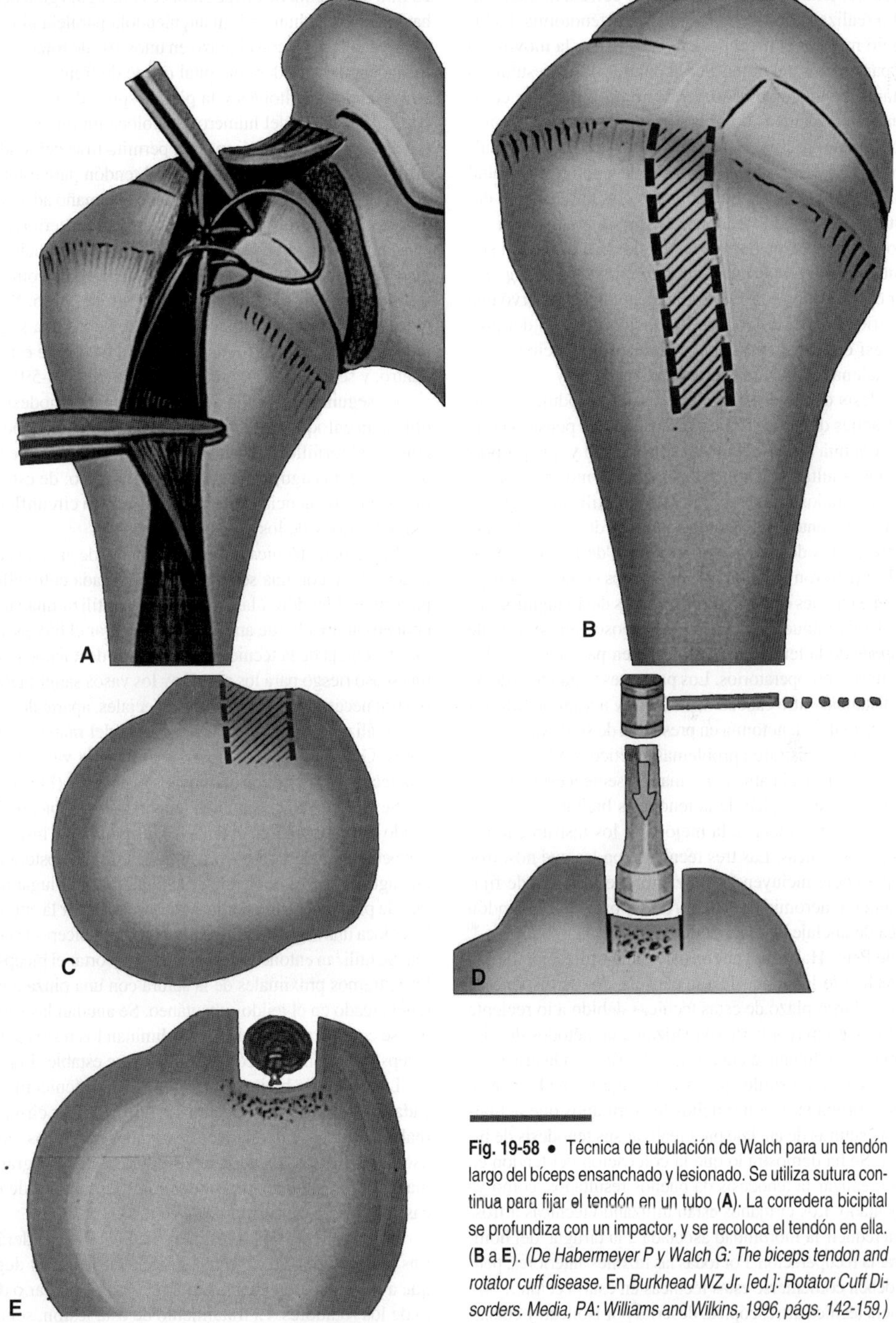

Fig. 19-58 • Técnica de tubulación de Walch para un tendón largo del bíceps ensanchado y lesionado. Se utiliza sutura continua para fijar el tendón en un tubo (**A**). La corredera bicipital se profundiza con un impactor, y se recoloca el tendón en ella. (**B** a **E**). *(De Habermeyer P y Walch G: The biceps tendon and rotator cuff disease.* En *Burkhead WZ Jr. [ed.]: Rotator Cuff Disorders. Media, PA: Williams and Wilkins, 1996, págs. 142-159.)*

bicipital tuvo su origen en Walch, como técnica asociada en la reparación de los desgarros masivos del manguito de los rotadores. La técnica es sencilla, y consiste en la liberación del tendón en su origen en el rodete glenoideo superior. Se permite que el extremo distal del tendón se retraiga hacia la corredera bicipital. En un estudio realizado por Kempf y cols.,[141] la tenotomía del bíceps consiguió mejorar el nivel de actividad física, la movilidad activa y los parámetros del dolor. Por el contrario, sus resultados mostraron también un curso postoperatorio prolongado y complicado, con más reacciones dolorosas postoperatorias y limitación del movimiento pasivo. El análisis estadístico de sus resultados mostró que los efectos beneficiosos de la tenotomía bicipital eran especialmente evidentes en pacientes con un desgarro del manguito que afectaba a dos tendones.

Gill y cols.[100] mostraron buenos resultados con el uso del sistema de puntuación del *American Shoulder and Elbow Surgeons* para evaluar el resultado de la tenotomía bicipital. Se observó una mejoría significativa del dolor y de la función después del procedimiento, así como también una tasa de complicaciones del 13%. A un paciente no le gustó el resultado estético y se le practicó una tenodesis del bíceps, y en dos casos se produjeron pinzamientos después del procedimiento. Los autores pensaron que la tenotomía era una buena opción de tratamiento y que proporcionaba buenos resultados. Thomazeau y cols.[280] mostraron también buenos resultados en su estudio, cuando utilizaron la tenotomía para el tratamiento de la patología bicipital detectada durante el tratamiento de los desgarros del manguito de los rotadores. Walch y cols. utilizaron la tenotomía del bíceps como tratamiento paliativo en pacientes con desgarros masivos del manguito. Comunicaron una disminución del dolor en reposo, sin pérdida de función después de la tenotomía del bíceps en pacientes con los siguientes criterios preoperatorios. Los pacientes tenían más de 50 años y una distancia entre cabeza de húmero y acromion inferior de 7 mm. No se realizó tenotomía en presencia de subluxación anterosuperior. No se registraron problemas estéticos en los pacientes, lo que atribuyeron a la atrofia normal presente a esta edad.[300]

Recientemente, el empleo de la tenodesis bicipital artroscópica ha evolucionado gracias a la mejora de los instrumentos y las técnicas artroscópicas. Las tres técnicas con las que nosotros tenemos experiencia incluyen la utilización de tornillos de fijación del ligamento acromioclavicular (LAC) para fijar el tendón y una técnica de anclaje descrita por Gartsman y Hammerman.[90] La técnica de Peter Habermeyer consiste en la utilización de suturas para realizarle la tenodesis a la cápsula. No se dispone de seguimientos a largo plazo de estas técnicas debido a lo reciente de su desarrollo. La mayor parte se realizan con métodos de fijación utilizados actualmente en la cirugía abierta y en la artroscópica. La utilización de tornillos para sujetar injertos de LAC está perfectamente probada, y son muchos los cirujanos que actualmente utilizan suturas de anclaje para realizar sus tenodesis de bíceps abiertas. Se ha demostrado que la colocación del tendón en el surco para realizar la tenodesis da buenos resultados, como ya hemos comentado. Los cirujanos están utilizando técnicas artroscópicas para reducir la morbilidad asociada a la cirugía del hombro y acelerar la recuperación. Por todas las razones anteriores, pensamos que deben comentarse estas técnicas en esta sección.

La primera técnica artroscópica, descrita por Boileau y cols.,[28] utiliza una sutura o una aguja para marcar el tendón del bíceps en su entrada a la corredera. A continuación se libera el tendón de su origen. Una vez en el espacio subacromial, el cirujano aísla la sutura y abre el ligamento transverso sobre la corredera bicipital a través de la artroscopia. Se libera el tendón del bíceps a través de la herida o de una cánula colocada directamente sobre la corredera. Para asegurar una buena fijación, se conservan como mínimo 25 mm de tendón. Se dirige entonces una aguja guía desde el LAC hacia la cabeza humeral, manteniéndola paralela al acromion y a la pared del tórax, con el brazo en unos 10° de rotación externa, de forma que la corredera bicipital quede de frente. Se saca la aguja atravesando el deltoides y la piel, después de haber perforado la cortical posterior del húmero. Se coloca un punto reabsorbible a través del tendón del bíceps que permita tirar del tendón hacia el orificio. En ese momento se mide el tendón para estar seguros de que el orificio hecho en el hueso tiene el tamaño adecuado. Se perfora el hueso, pero sin atravesar la cortical posterior, con una broca acanalada de tamaño adecuado. Se deja introducido el alambre guía y se utiliza el extremo proximal de la aguja como pasador de la sutura para tirar del tendón hacia el túnel óseo. Se coloca entonces un tornillo de tamaño adecuado sobre una segunda aguja guía en el túnel. Se introduce el tornillo hasta que está totalmente dentro, y se tira de la sutura de sujeción (Fig. 15-59).

La segunda variación de esta técnica de tenodesis del bíceps utiliza un enfoque similar, pero con instrumentos específicos para colocar el tornillo. La ventaja de esta técnica es que no requiere del uso de una aguja que atraviese el húmero; de este modo, disminuye la frecuencia de lesiones del nervio circunflejo, de la pared del tórax y de los vasos sanguíneos.

La segunda técnica utiliza dos suturas de anclaje colocadas en la corredera, con una separación aproximada entre ellas de 1 cm, para fijar el tendón a la corredera.[90] Se utiliza una sutura de colchonero junto a las de anclaje para asegurar el bíceps a la corredera. La ventaja de la técnica de las suturas de anclaje es que supone un escaso riesgo para los nervios y los vasos sanguíneos del brazo. No son necesarios instrumentos especiales, aparte de los utilizados para realizar la reparación artroscópica del manguito de los rotadores. Gran número de cirujanos utilizan la variación abierta de esta técnica, que parece dar buenos resultados (Fig. 19-60).

Se puede realizar también la tenodesis del bíceps *in situ* utilizando suturas para fijar el tendón a la cápsula. Se inspecciona el bíceps con un artroscopio a través de la entrada posterior. Se coloca una aguja a través del tendón bicipital, distal al lugar de la patología. Se pasa una sutura por la aguja y se saca por la entrada anterior. Se coloca una segunda sutura atravesando el bíceps de la misma forma. Se utilizan entonces unas tijeras para cortar el bíceps. Se retraen los extremos proximales de la sutura con una pinza a través de un túnel creado en el tejido subcutáneo. Se anudan las suturas, con lo que se completa la tenodesis. Se eliminan los restos del anclaje del bíceps y se alisa hasta conseguir una base estable (Fig. 19-61).

La tenodesis bicipital artroscópica es técnicamente complicada, y posiblemente no deba ser utilizada por cirujanos que no realizan muchas operaciones de hombro por artroscopia. Dado el uso cada vez mayor de la artroscopia en los programas de formación de residentes o posdoctorales, el empleo de estas técnicas será más generalizado en el futuro.

El tratamiento de las lesiones del SLAP dependerá de su tipo. Las lesiones del SLAP tipo I suelen ser lesiones degenerativas que a menudo se asocian a patología intraarticular o del manguito de los rotadores. El tratamiento de esta lesión, según las recomendaciones de Field y Savoie,[83] Grauer y cols.[108] y Snyder y cols.,[270] es la corrección de la anomalía subyacente y la posibilidad de alisar el rodete degenerado. Estas lesiones del SLAP tipo II

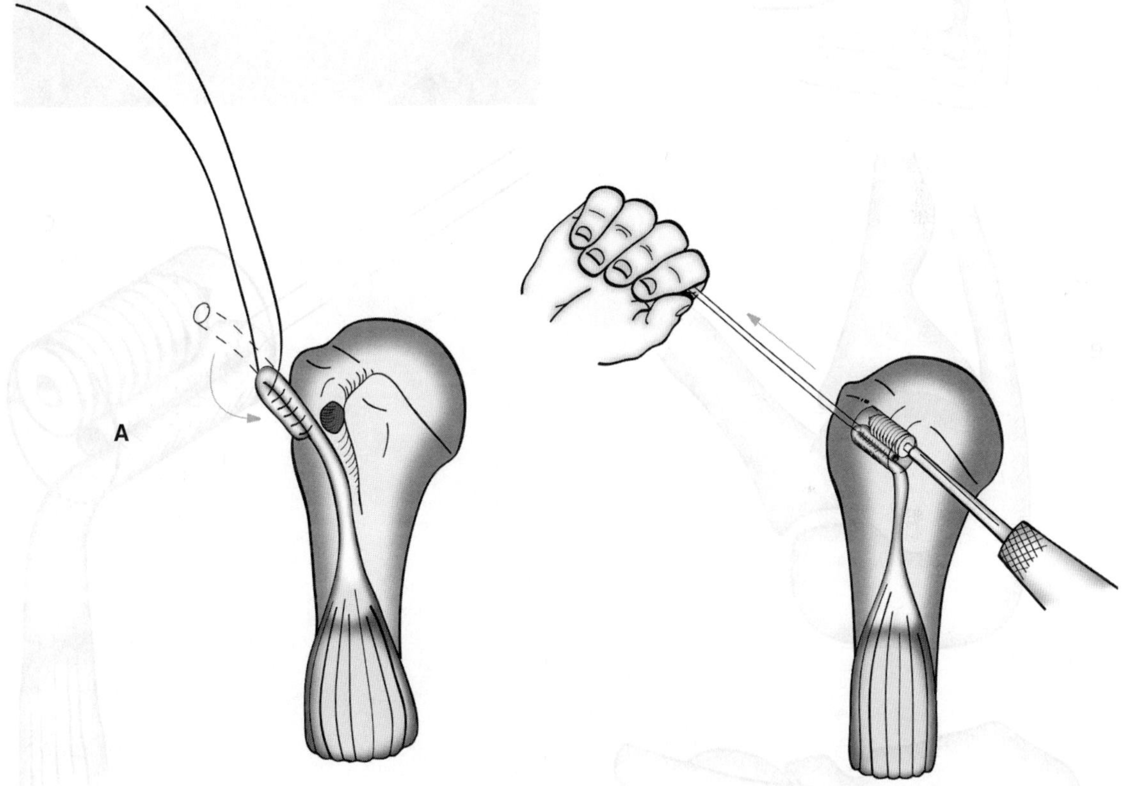

Fig. 19-59 • A, Se localiza el tendón del bíceps y se fija en la corredera bicipital. Se saca de la cánula y se prepara doblándolo sobre sí mismo.

Continúa

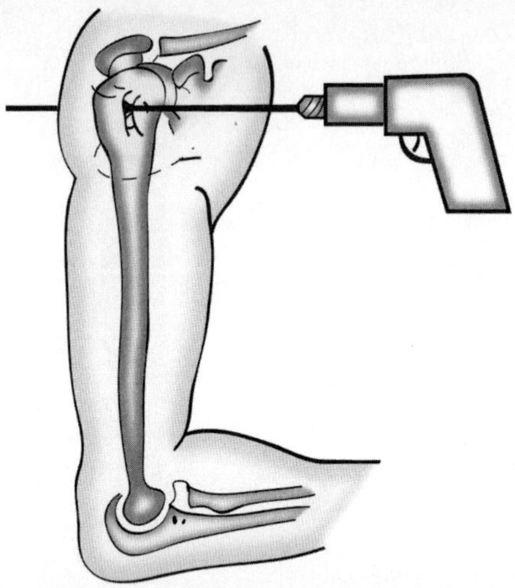

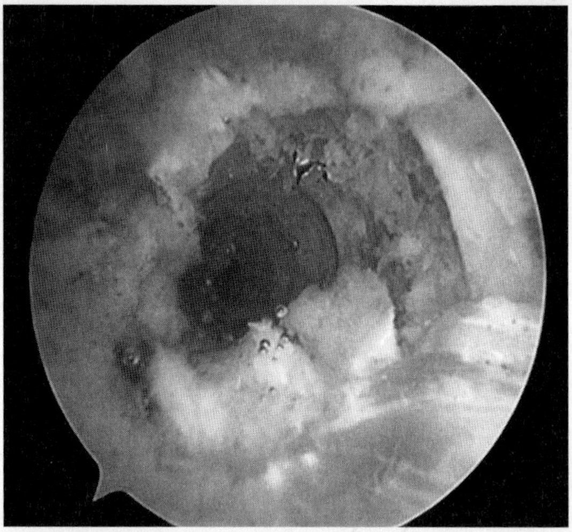

B

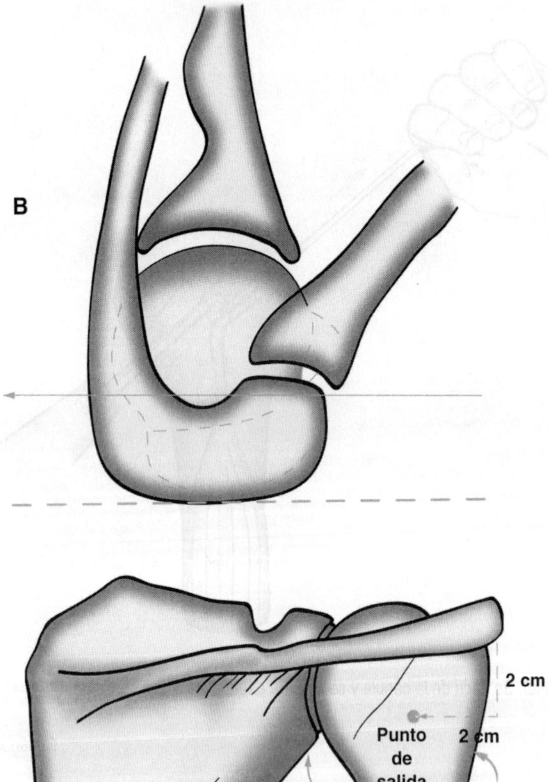

C

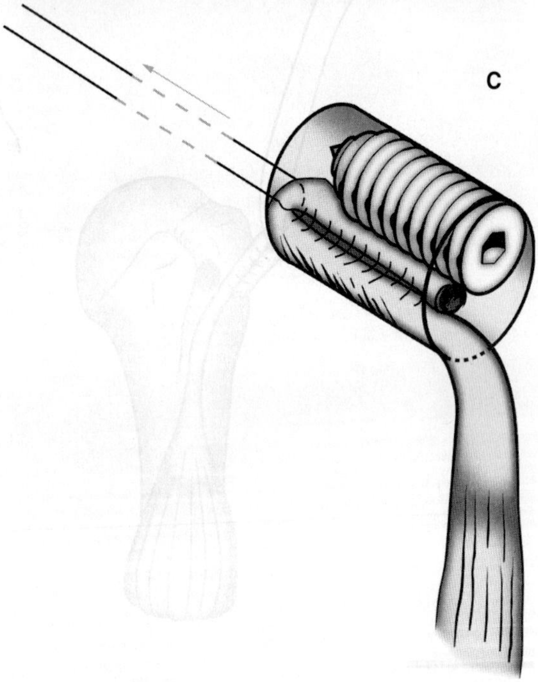

Fig. 19-59 • B. Posición del brazo y de la guía para hacer el túnel sin causar daño al nervio axilar. **C,** Se hace un agujero en el surco sobre la guía, y se estira el tendón hasta el agujero. El bíceps se fija con un tornillo bioabsorbible.

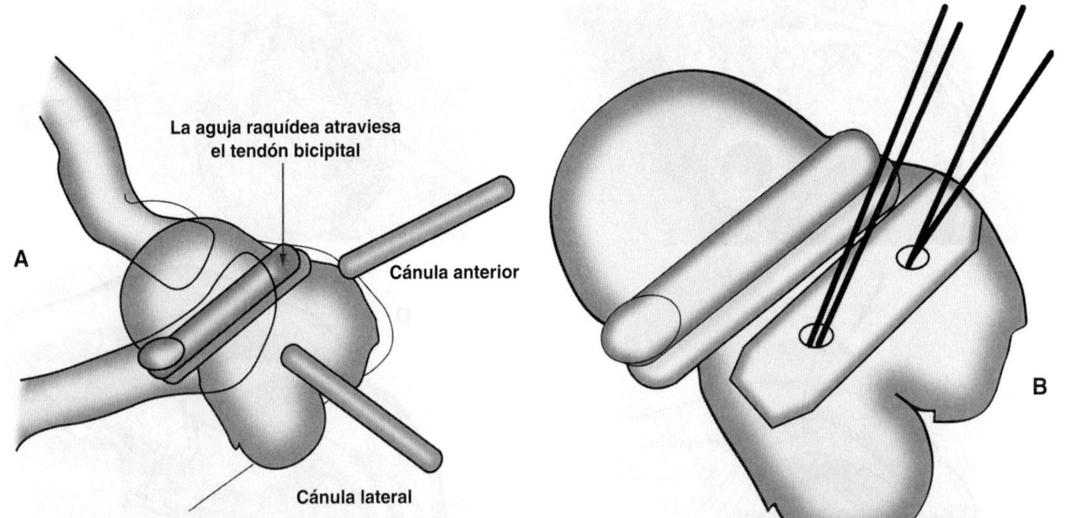

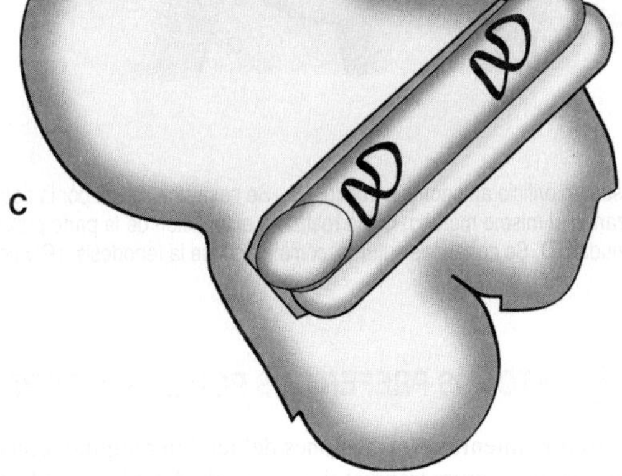

Fig. 19-60 • **A,** Se asegura el bíceps a la corredera con una aguja raquídea y se colocan las cánulas para realizar la tenodesis del bíceps. **B,** Se desbrida la corredera y se colocan anclajes de sutura en la corredera bicipital. **C,** Reparación final, con el bíceps suturado en la corredera con puntos de colchonero.

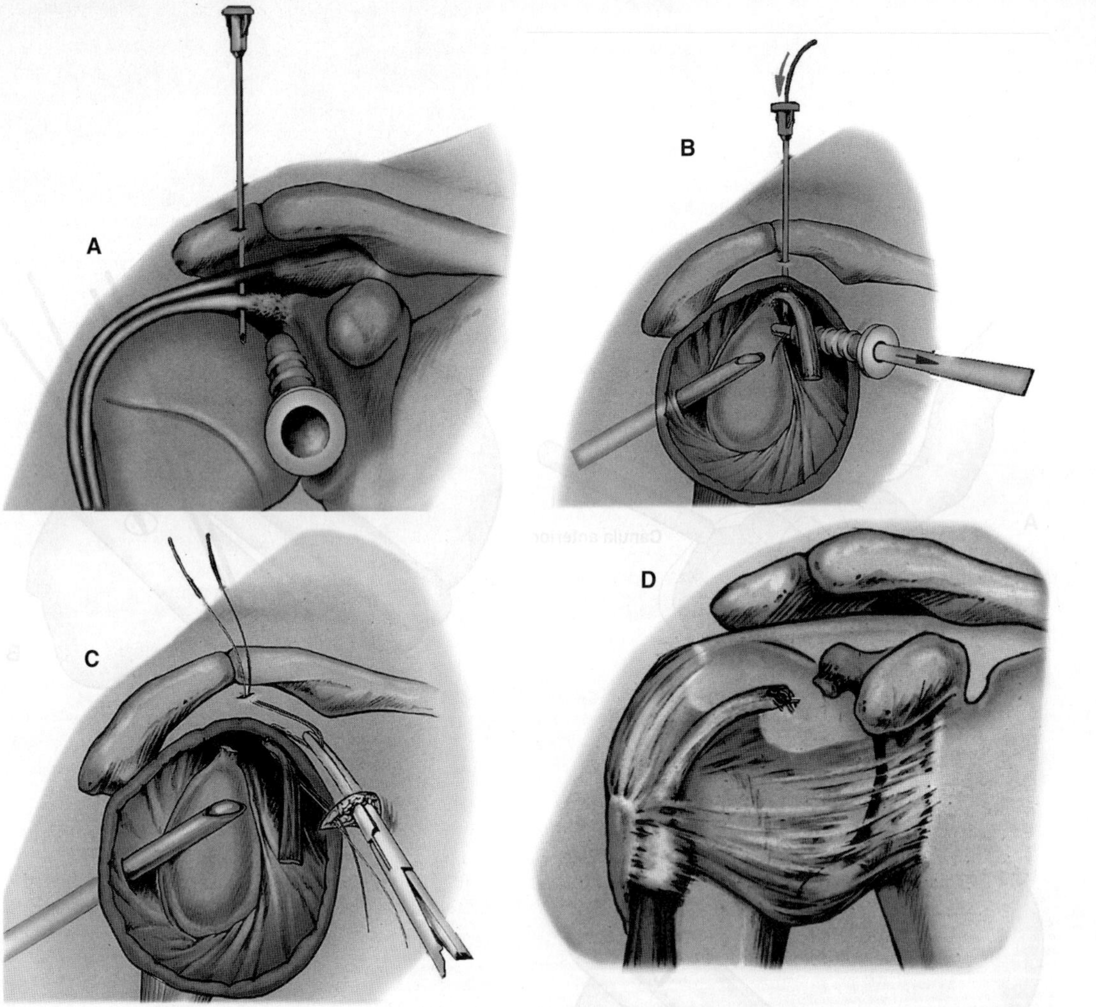

Fig. 19-61 • **A,** Se coloca una aguja en el tendón del bíceps, distal a la lesión, desde un orificio anterior al acromion. **B,** Se pasa una sutura por la aguja y se saca por la entrada lateral o por la anterior. Se coloca una segunda sutura utilizando el mismo método. **C,** Se realiza la extirpación de la parte proximal del bíceps. Se sacan los extremos de la sutura proximal por vía subcutánea y se anudan. **D,** Se cortan las suturas, completándose la tenodesis. (*Por cortesía del Dr. Peter Habermeyer*).

se han reparado con técnicas de sutura y también con clavos, para restablecer el anclaje del bíceps en el borde glenoideo.[111,269] Las lesiones tipo III habitualmente exigen desbridamiento del desgarro en asa de cubo.[270] El cirujano debe valorar también en el paciente la presencia de otra patología asociada. Las lesiones tipo IV suelen exigir la estabilización del anclaje del bíceps con técnicas de sutura o de clavos similares a las utilizadas para las lesiones tipo II. A veces es necesario extirpar el desgarro en asa de cubo.

El tratamiento quirúrgico abierto de la osteocondromatosis sinovial del tendón del bíceps dio buenos resultados en un caso presentado por Covall y Fowble.[57,58] El desbridamiento de la sinovial afectada en la artropatía del hombro relacionada con la hemodiálisis ha dado algunos resultados buenos, según Takenaka y cols.[278]

MÉTODOS PREFERIDOS POR LOS AUTORES

El tratamiento de las lesiones del tendón bicipital, con excepción de la rotura traumatológica aguda del mismo en la persona joven, o junto con un desgarro masivo del manguito de los rotadores en una persona activa, debe considerarse como un «continuo» que incluye métodos conservadores y evaluación repetida, durante mucho tiempo. Si el individuo presenta una mejoría lenta y gradual, no se recomienda la intervención quirúrgica; el tratamiento quirúrgico está indicado sólo después de que hayan transcurrido por lo menos seis meses de medidas conservadoras. El autor ha dividido el tratamiento de lesiones crónicas, con arreglo a la clasificación de Paavolainen y cols.[227]

TENDINITIS POR COMPRESIÓN

El tratamiento de la tendinitis bicipital, cuando se asocia a compresión por el arco coracoacromial (entesopatía), sigue de cerca las pautas terapéuticas propuestas por Neer en su artículo original y en los de seguimiento. En el Capítulo 15 se describen detalladamente las etapas y tratamientos de esta entidad clínica.

La artroscopia glenohumeral se utiliza para visualizar la porción intraarticular del bíceps y del rodete glenoideo y la superficie inferior del manguito de los rotadores. Se puede tirar del tendón del bíceps hacia el interior de la articulación con una sonda y mostrar la presencia de sinovitis, si existe. Si se considerase más adecuado un abordaje abierto, se retira la fascia deltotrapecial desde la esquina posterior de la articulación acromioclavicular hasta la esquina anterolateral del acromion. Con una sierra se secciona y extrae la porción distal de la clavícula. Después, utilizando un osteótomo recto, se realiza la acromioplastia de Rockwood en dos tiempos (Fig. 19-62). Las ventajas de esta última técnica son: 1) asegurar la extracción adecuada del hueso anterior; 2) permitir al cirujano apreciar con mayor exactitud el espesor del acromion y 3) evitar dejar restos anteromediales y anterolaterales del acromion, que aún pueden originar compresión (Fig. 19-63).

Según el estudio mencionado anteriormente, se realiza la tenodesis del tendón en la corredera con anclajes de tornillo y su-

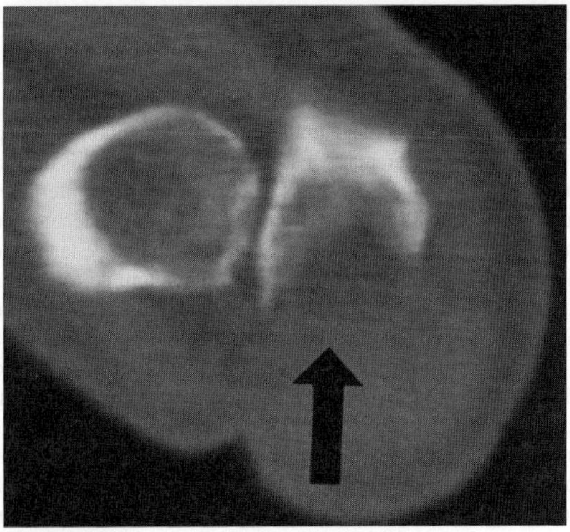

Fig. 19-63 • Acromioplastia anterior realizada por medio de un osteótomo curvo y acromioplastia oblicua sencilla. Por desgracia, dejó una parte residual de la zona anterior del acromion, con restos del ligamento coracoacromial unidos a la cara interna *(flecha)*, como se advierte en la tomografía computarizada. Por esa razón, el autor recomienda inicialmente hacer acromionectomía anterior con un osteótomo recto (como enseñó Rockwood).

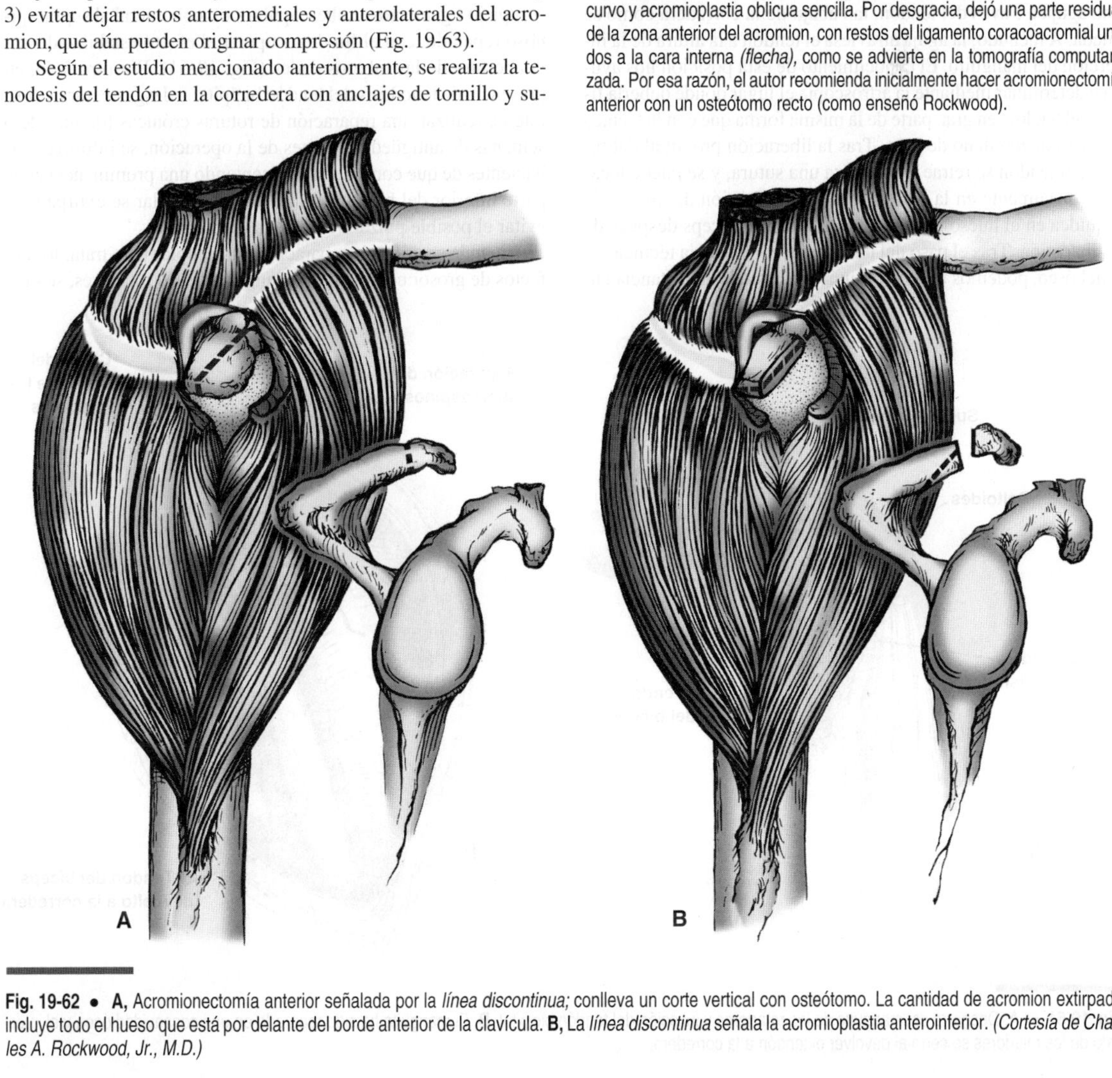

Fig. 19-62 • A, Acromionectomía anterior señalada por la *línea discontinua;* conlleva un corte vertical con osteótomo. La cantidad de acromion extirpado incluye todo el hueso que está por delante del borde anterior de la clavícula. **B,** La *línea discontinua* señala la acromioplastia anteroinferior. *(Cortesía de Charles A. Rockwood, Jr., M.D.)*

turas permanentes. El extremo proximal se sutura en el intervalo de los rotadores. Si se ha producido una tendinosis importante, se dobla el tendón sobre sí mismo para aumentar la fuerza de estiramiento de la reconstrucción.

Post y cols.[245] recomendaron el marcado del tendón del bíceps y del surco intertubercular con azul de metileno después de abrir la corredera bicipital, pero antes de cortar la porción intertubercular, por lo que después de cortar el tendón, se pueden equiparar de nuevo estas áreas adyacentes en el momento de la tenodesis. Nosotros intentamos tensionar la reparación, de forma que fuera posible extender completamente el brazo sin ejercer presión sobre el complejo quirúrgico.

Cuando utilizamos la descompresión subacromial artroscópica para el tratamiento de la compresión, preferimos una técnica de tenodesis artroscópica del bíceps para fijar el tendón a la corredera. Nuestra experiencia ha sido que los pacientes quedan muy satisfechos con el empleo de técnicas artroscópicas, por lo que no es necesario despegar el deltoides. Esta técnica evita también entrar en el intervalo de los rotadores. Cuando se realiza la tenodesis artroscópica, se intenta pasar la sutura de marcado o una aguja a través del tendón, tan abajo de la corredera como se pueda. A menudo, la aguja atraviesa el tendón a la altura de la inserción del manguito. El conocimiento de esta posición nos ayuda a determinar mediante la artroscopia el lugar donde debería fijarse el tendón, en gran parte de la misma forma que con la técnica del azul de metileno de Post. Tras la liberación proximal del bíceps, el tendón se retrae si se utiliza una sutura, y se puede localizar distalmente en la corredera. La introducción de una aguja raquídea en el hueso impide la retracción del bíceps después de la liberación. Tras el paso del tendón a la cánula en la técnica del túnel óseo, podemos utilizar la sutura para medir la distancia entre nuestro tendón, el punto en el que deseamos fijar el tendón y la posición en la que vamos a realizar el túnel óseo. Si el punto de fijación que hemos elegido está 1 cm distal a la sutura, debemos realizar nuestro túnel 1 cm distal al punto de entrada de la corredera bicipital. Cuando se mantiene el tendón del bíceps en posición utilizando una aguja, es posible fijarlo *in situ*, ya que no se retrae una vez liberado.

En la compresión de etapa III, por definición, existe un desgarro del manguito de los rotadores de grosor completo. Los pacientes suelen presentar una formación importante de osteofitos en la porción anterior del acromion y la zona distal de la clavícula. A menudo, si está afectada la porción anterior del manguito, pueden identificarse subluxación, hipertrofia, cambios degenerativos o rotura real del tendón bicipital. En estos pacientes, se realiza una acromioplastia anterior abierta reglada y una reparación del manguito, con la reconstrucción del mismo. En presencia de luxación de un músculo bíceps perfectamente normal, se recoloca éste en la corredera y, después de suturar el supraespinoso mediante técnicas de tendón a tendón o de tendón a hueso, se cierra el intervalo de los rotadores y se suturan los bordes del complejo ligamentoso subescapular-coracohumeral al supraespinoso reparado, con el fin de recuperar el efecto estabilizador en la abertura de las tuberosidades (Fig. 19-61). Por otro lado, en presencia de tenodesis del tendón bicipital o desgaste, rara vez se intenta realizar una reparación de roturas crónicas (de más de 6 semanas de antigüedad). Antes de la operación, se informa a los pacientes de que continuarán presentando una prominencia en la parte inferior del brazo. El muñón intraarticular se extirpa para evitar el posible pinzamiento de la articulación.

Cuando se utiliza la reparación artroscópica para tratar los defectos de grosor completo del manguito de los rotadores, se pue-

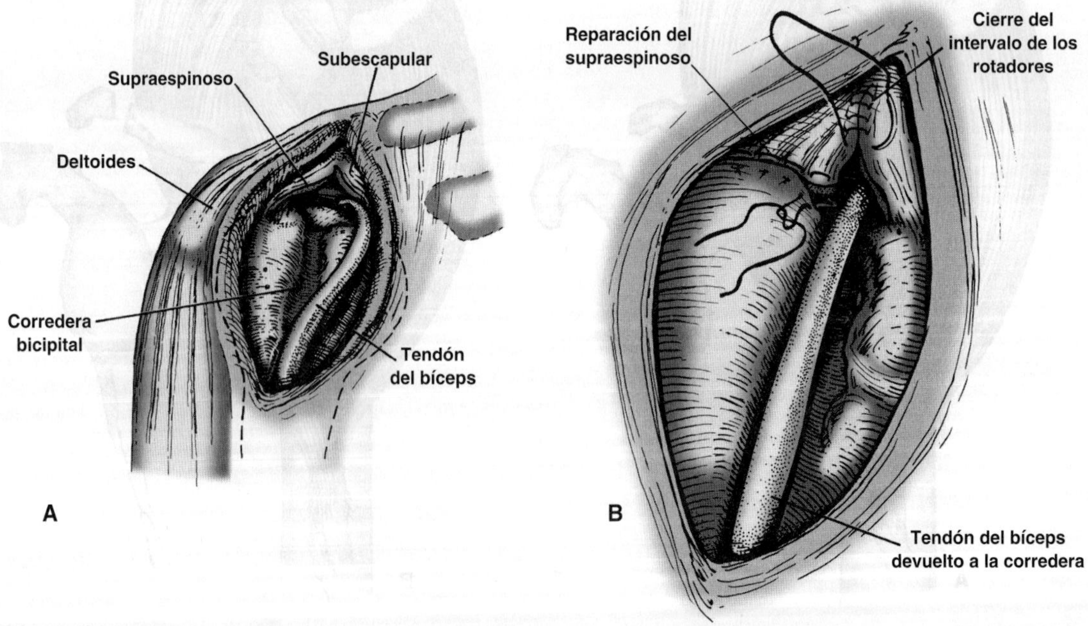

Fig. 19-64 • **A,** Desgarro del manguito de los rotadores y luxación del tendón bicipital. **B,** El manguito ha sido reparado en una concavidad ósea y el intervalo de los rotadores se cerró al devolver el tendón a la corredera.

den utilizar las técnicas de tenodesis bicipital mencionadas anteriormente. Nosotros intentamos evitar la desestabilización del arco coracoacromial en la descompresión del espacio subacromial. Incluso cuando utilizamos técnicas artroscópicas, hay que mantener la vigilancia de la estabilización superior conseguida mediante un tendón de la cabeza larga del bíceps intacto. Cuando mayor sea el desgarro del manguito de los rotadores, mayores serán las probabilidades de conservar el bíceps.

INESTABILIDAD BICIPITAL

De acuerdo con la experiencia del autor, la inestabilidad bicipital corroborada quirúrgicamente siempre está vinculada a un proceso degenerativo del manguito, una cápsula demasiado restrictiva y al ligamento coracohumeral en la porción proximal de la corredera. Como ocurre con la tendinitis por compresión, ante todo hay que prestar atención a la reparación del manguito de los rotadores y a la realización de una descompresión minuciosa del arco coracoacromial. Se ha demostrado claramente que el principal elemento estabilizador del tendón bicipital es el manguito musculotendinoso y el ligamento coracohumeral. Todas las estructuras mencionadas pueden sufrir lesiones agudas o por los mecanismos descritos anteriormente, que provocan una subluxación fija o recurrente del tendón bicipital. Si el origen de la lesión es agudo y la persona tiene menos de 65 años, se recomienda la práctica de resonancia magnética para diagnosticar el trastorno y evaluar el estado del manguito de los rotadores. Si hay una luxación del bíceps, el autor recomienda la reducción abierta y precoz del tendón, con la reconstrucción del techo fibroso, el supraespinoso y el subescapular, en combinación con una acromioplastia, si está indicada (véase Fig. 19-64). Es importante recordar que, una vez hecho el diagnóstico de luxación del tendón bicipital, también se corrobora la presencia de un desgarro en el manguito de los rotadores. Mientras que en el grupo de más edad (mayores de 65 años) esta lesión se acepta y se trata por medios conservadores, en pacientes menores de 50 años la evolución será más satisfactoria si se devuelve el tendón a su sitio y se reconstruye el techo fibroso; como alternativa en casos de dolor importante, se puede realizar una tenodesis del bíceps. Debido a la cada vez mayor actividad de las personas mayores, el autor no utiliza la edad como indicación absoluta para guiar el tratamiento quirúrgico, tal y como se hacía hace algunos años.

LESIONES BICIPITALES AISLADAS

En pacientes con lesiones aisladas del bíceps, la inyección subacromial no proporciona la más mínima mejoría del dolor, pero sí se producen mejorías constantes del dolor y el movimiento con las inyecciones de anestésicos locales en la región de la corredera bicipital. Estos pacientes suelen mejorar con el empleo prudente de reposo, ácido acetilsalicílico o antiinflamatorios no esteroideos, calor húmedo y ejercicios suaves dirigidos por el paciente. A veces también es útil la utilización razonable de inyecciones de corticosteroides. Estas inyecciones deben hacerse en la vaina bicipital y, para su administración, se ejercerá una presión mínima sobre la jeringuilla y se introducirá un volumen pequeño de líquido; en concreto, se deben utilizar de 2 ml a 3 ml de lidocaína y 1 ml de un esteroide hidrosoluble. La técnica de la inyección se ha descrito anteriormente en el apartado de «Diagnóstico diferencial». Existen numerosas comunicaciones de roturas de tendones, que presentan una relación temporal y causal con las inyecciones de corticosteroides. Estas roturas se han descrito en tendones como el rotuliano y el de Aquiles, los tendones flexores y extensores de la mano y el tendón de la porción larga del bíceps. Algunos tendones, en particular en ancianos con enfermedades generales o tendinitis por desgaste, pueden romperse a causa del proceso patológico, pero existen claros indicios de que las inyecciones de corticosteroides en el propio tendón contribuyen a su degradación. Kennedy y Willis[142] han detectado necrosis del colágeno, desorganización y pérdida de la disposición paralela normal de sus fibras en los tendones de Aquiles inyectados con corticosteroides, además de una pérdida del 35% de la resistencia a la rotura, unas 48 horas después de la inyección. Esta pérdida de resistencia mencionada se recupera en unas dos semanas; sin embargo, las alteraciones ultraestructurales del tendón persisten durante seis semanas. Por todo ello, se les pide a los pacientes que no realicen actividades agotadoras durante tres semanas. Según la experiencia del autor, las inyecciones se deben administrar a intervalos mínimos de 6 semanas y, en cualquier caso, sólo una o dos, y en casos extraordinarios, tres veces. Se ha demostrado que las inyecciones son más eficaces que placebo o naproxeno (Naprosyn) en el tratamiento del dolor crónico del hombro, y equivalen al uso de la indometazina (Indocin).[285,286] Por desgracia, algunos individuos con este problema no toleran los antiinflamatorios no esteroideos en las dosis necesarias.

Si el paciente no mejora con métodos conservadores en un período de seis a 12 meses, se recomienda operar. Como los resultados de la tenodesis bicipital aislada no han sido espectaculares a largo plazo y se han producido casos de síndrome de compresión después de esta intervención, se realiza una descompresión subacromial de forma sistemática.

ROTURA BICIPITAL AISLADA, EN PACIENTES MENORES DE 50 AÑOS

En personas jóvenes y activas, en particular las que realizan deportes con actividad por encima de la cabeza, halterofilia o actividades que exigen supinación forzada, una sobrecarga brusca puede originar una rotura aislada del bíceps; ésta puede producirse en la unión musculotendinosa, y no en el tendón de la porción larga. Por lo general, la exploración física y la ecografía del músculo permitirán identificar el punto de rotura. Se deben realizar ecografía o resonancia magnética del manguito de los rotadores para precisar el estado de dicho manguito. Si los datos de la exploración física son compatibles con una rotura aguda y los signos ecográficos son equívocos o negativos, se puede realizar una artrografía. En los pacientes con grandes expectativas funcionales, la mejor alternativa es la reparación temprana. Si la rotura es musculotendinosa o del ligamento transverso, y la ecografía no indica signos de desgarro del manguito, se recurrirá a la reparación precoz con una sutura entrelazada de tipo Bunnell, a través de una incisión deltopectoral; éste es el único grupo en el que se ha recomendado el empleo de la vía de acceso deltopectoral.

ROTURA BICIPITAL AGUDA EN PACIENTES MAYORES DE 50 AÑOS

Si la persona no realiza actividad física, se utilizará un método conservador gradual (*graduated leave-alone method,* GLAM), que incluye reposo, fármacos antiinflamatorios y aplicación de calor húmedo. Durante este período, se dan instrucciones al pa-

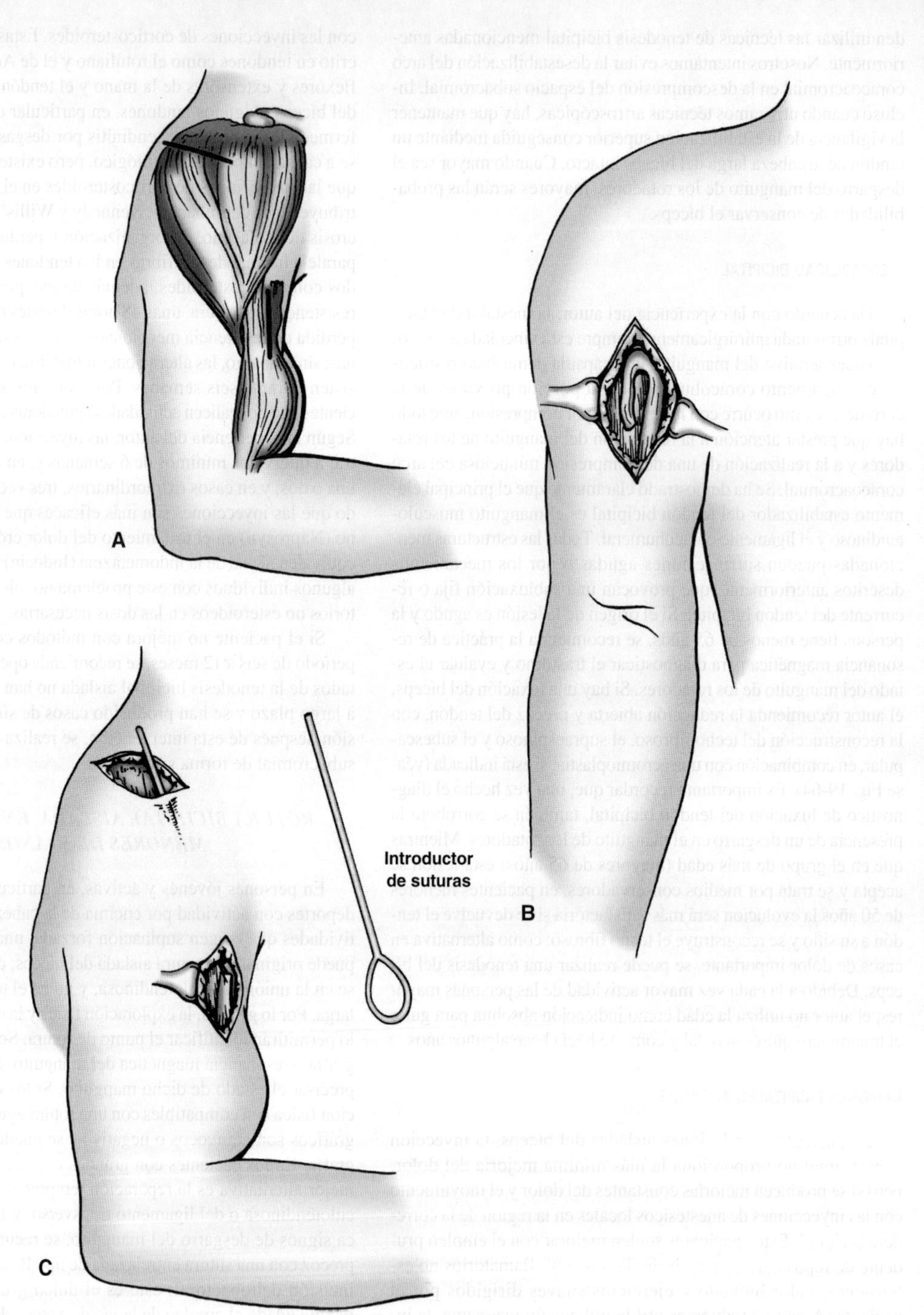

Fig. 19-65 • **A,** Método de dos incisiones en la rotura del tendón bicipital. La incisión proximal es exactamente igual a la utilizada en la acromioplastia anterior. La incisión distal permite al operador tomar el tendón del bíceps en el surco creado, por el defecto en dicho músculo; no es necesario que sea muy larga, y se hace sólo a través del tejido subcutáneo y la aponeurosis: en este punto, puede utilizarse un introductor de sutura. **B,** Exposición del tendón bicipital roto, por una contraincisión en el surco (amplificado). Todo lo que se necesita para tomar el extremo del tendón en esta región es una incisión de 3 cm. **C,** Se utiliza un introductor de suturas para llevar el tendón a la porción proximal de la herida, para tenodesis o reparación.

ciente para conservar el movimiento del hombro por medio de ejercicios pasivos. En pacientes que realizan actividad física, se realizarán investigaciones diagnósticas precoces e intensivas, como resonancia magnética, aunque también pueden realizarse artrografía o ecografía. Por lo general, se encontrará un desgarro «agudo» del manguito y también la rotura del tendón del bíceps. Muchos de estos pacientes presentan en realidad una prolongación aguda de un desgarro crónico, o ni siquiera eso. En estos casos, se utiliza el abordaje a través de dos incisiones si la rotura tiene menos de 6 semanas de antigüedad (Fig. 19-65A). Si existe un desgarro en el manguito de los rotadores, se realiza una acromioplastia anterior con reparación del manguito y tenodesis bicipital. La exposición del tendón bicipital se realiza a través de una incisión diferente en el brazo (Fig. 19-65B). Se realiza una incisión en el tejido subcutáneo y se evacúan el edema y la hemorragia antigua. En esta zona, el tendón puede estar enrollado o atrapado proximal a la inserción del pectoral. Por medio de un introductor de suturas que se pasa de arriba a abajo a través de la corredera bicipital y en la parte más baja de la incisión, se hace avanzar el tendón a la porción superior de la incisión (Fig. 19-65C). Hecho lo anterior, se emprende la tenodesis bicipital en la corredera.

Lesiones del SLAP

El tratamiento de estas lesiones se expone con detalle en el Capítulo 8.

Tendinitis calcificada

La tendinitis calcificada se trata con los métodos descritos en el Capítulo 18.

Cuidados postoperatorios

Salvo que exista alguna tensión en la reparación del manguito con el brazo pegado al costado, después de la operación se utiliza un inmovilizador elástico Velcro durante tres semanas. Se recomienda al paciente que saque el codo y que realice movimientos suaves de flexión y extensión pasiva, ayudándose con la mano contraria, la misma noche de la operación. En el primer día del postoperatorio se inician ejercicios suaves en péndulo. En el segundo día, el propio paciente (con el otro brazo), la enfermera o el terapeuta comienzan con ejercicios de flexión pasiva. Como la sujeción del brazo en una polea exige cierta contracción activa del bíceps, el autor suele enseñar a un familiar a realizar ejercicios suaves de flexión anterógrada y rotación externa pasivas. Transcurrido un mes, es posible utilizar la polea con seguridad y suavidad y comenzar la flexión activa del codo. El fortalecimiento del manguito, el deltoides y el bíceps reparados, por lo general se inicia a los dos meses, aumentando su intensidad a partir de los tres meses. Cuando se trata de trabajos para los que sólo es necesario levantar pesos moderados, se puede volver a trabajar a los 6 meses.

RESUMEN

La inflamación y degeneración del tendón bicipital a menudo se acompaña de alteraciones del manguito de los rotadores. Dada su posición anatómica peculiar y su relación íntima con el arco coracoacromial, este tendón es sensible a las lesiones y la inflamación secundarias.

Desde el punto de vista biomecánico, el tendón bicipital tiene una función estática y dinámica de descenso de la cabeza humeral. En el hombro normal su contribución al descenso de la cabeza es escasa, mientras que en el hombro con desgarro del manguito de los rotadores, estudios *in vitro* señalan una mayor importancia en su contribución al descenso de la cabeza humeral. Por ello, no se recomienda la tenodesis sistemática del tendón bicipital ni su empleo como injerto libre en la reparación del manguito de los rotadores.

Los principales elementos que actúan como freno del tendón del bíceps para evitar las luxaciones son el ligamento coracohumeral, el glenohumeral superior y el manguito de los rotadores, en sentido proximal al surco. Dada su estrecha relación con el arco coracoacromial, siempre que se considere la posibilidad de patología bicipital, deberá sospecharse también la posibilidad de patología en el manguito de los rotadores. En la medida de lo posible, hay que tratar la subluxación del bíceps con la reposición del tendón a la corredera y la reconstrucción del manguito de los rotadores, en combinación con la descompresión subacromial.

No se recomienda realizar tenodesis o tenotomías bicipitales aisladas, a menos que se trate de desgarros masivos del manguito. La combinación de la acromioplastia anterior con extirpación del ligamento coracoacromial añade escasa morbilidad a la cirugía del tendón bicipital en pacientes con el manguito intacto, y mejora los resultados. El reconocimiento de que el diagnóstico de alteraciones aisladas del tendón bicipital es un diagnóstico de exclusión, junto con el tratamiento conservador a largo plazo en los procesos dolorosos del hombro, permite a menudo evitar la cirugía y, en último caso, mejora sus resultados cuando es necesaria.

Finalmente, conviene hacer una advertencia. Aunque la tenotomía del bíceps ha adquirido gran popularidad en los últimos tiempos, los pacientes deben estar preparados para vivir con la deformidad consiguiente y, en algunos casos, pueden experimentar dolor en la zona de reimplantación del tendón durante varios meses. En otros casos, experimentan dolor crónico, fatiga y calambres, cuando las actividades de la vida diaria exigen movimientos repetidos de supinación forzada. Para evitar problemas médico-legales, es preciso seleccionar con cuidado a los pacientes y obtener su consentimiento informado.

Agradecimientos

1) El primer autor de este capítulo agradece a Karen Lozano su valiosa ayuda y su enorme paciencia en la preparación del original de este capítulo. Es una persona excepcional, que me hace sentir mucho mejor de lo que en realidad soy.
2) ¡Todavía sigo pensando que el chaval de la VA necesita una tenodesis artroscópica del bíceps!

BIBLIOGRAFÍA

1. Abbott LC and Lucas DB: The function of the clavicle: Its surgical significance. Ann Surg 140:583-597, 1954.
2. Abbott LC and Saunders LB de CM: Acute traumatic dislocation of the tendon of the long head of biceps brachii; report of 6 cases with operative findings. Surgery 6:817-840, 1939.
3. Adams R: Abnormal conditions of the shoulder-joint. In Cyclopaedia of Anatomy and Physiology, vol. 4. London: Longman, 1847-1849, p 595.
4. Ahovuo J: The radiographic anatomy of the intratubercular groove of the humerus. Eur J Radiol 2:83, 1985.
5. Ahovuo J, Paavolainen P, and Slatis P: Radiographic diagnosis of biceps tendinitis. Acta Orthop Scand 56:75-78, 1985.
6. Ahovuo J, Paavolainen P, and Slatis P: Diagnostic value of sonography in lesions of the biceps tendon. Clin Orthop 202:184-188, 1986.

7. Anciaux-Ruyssen A and Claessens H: L'arthrographic de l'epaule. J Belg Radiol 39:837, 1956.
8. Andrews J and Carson W: Shoulder joint arthroscopy. Orthopedics 6:1157-1162, 1983.
9. Andrews J, Carson W, and McLeod W: Glenoid labrum tears related to the long head of the biceps. Am J Sports Med 13:337-341, 1985.
10. Anglesio B: Osteotomia per omero varo. Arch Orthop 46:417-428, 1930.
11. Ashurst J: The Principles and Practice of Surgery. Philadelphia: HC Lea, 1871, p 287.
12. Baer WS: Operative treatment of subdeltoid bursitis. Bull Johns Hopkins Hosp 18:282-284, 1907.
13. Baker BE and Bierwagen D: Rupture of the distal tendon of the biceps brachii. Operative versus non-operative treatment. J Bone Joint Surg Am 67:414-417, 1985.
14. Basmajian JV: Muscles Alive, 4th ed. Baltimore: Williams & Wilkins, 1978.
15. Basmajian JV: Muscles Alive, 5th ed. Baltimore: Williams & Wilkins, 1985.
16. Basmajian JV, Latif MA: Integrated actions and function of the chief flexors of the elbow. J Bone Joint Surg Am 39:1106-1118, 1957.
17. Bateman JE: The Shoulder and Environs. St Louis: CV Mosby, 1944.
18. Bateman JE: The Shoulder and Neck. Toronto: WB Saunders, 1978.
19. Bateman JE: The Shoulder and Neck, 2nd ed. Philadelphia: WB Saunders, 1978.
20. Becker DA and Cofield RH: Biceps brachii tenodesis for chronic tendinitis. Long term follow-up. Orthop Trans 210:447, 1986.
21. Bedi SS and Ellis W: Spontaneous rupture of the calcaneal tendon in rheumatoid arthritis after local steroid injection. Ann Rheum Dis 29:494-495, 1970.
22. Bennett WF: Specificity of the Speed's test: Arthroscopic technique. Arthroscopy 14:789-796, 1998.
23. Bennett WF: Visualization of the anatomy of the rotator interval and bicipital sheath. Arthroscopy 17:107-111, 2001.
24. Bennett GE: Shoulder and elbow lesions of professional baseball pitcher. JAMA 117:510-514, 1941.
25. Bera A: Syndrome Commun, Rupture, Elongation, Luxation du Tendon du Long Biceps. Paris: These, 1910-1911.
26. Berlemann U, Bayley I: Tenodesis of the long head of biceps brachii in the painful shoulder: Improving results in the long term. J Shoulder Elbow Surg 4:429-435, 1995.
27. Bidloo G: Anatomia Humani Corporis. Amstelodami, 1685.
28. Boileau P, Krishnan SG, Coste JS, and Walch G: Arthroscopic biceps tenodesis: A new technique using bioabsorbable interference screw fixation. Arthroscopy 18:1002-1012, 2002.
29. Booth RE and Marvel JP: Differential diagnosis of shoulder pain. Orthop Clin North Am 6:353-379, 1975.
30. Borchers E: Die ruptur der sehne des langen biceps kopfes. Beitr Klin Chir 90:635-648, 1914.
31. Bossuet: Two cas de luxation du tendon de la longue portion du biceps brachii. Bull Soc Anat Phys 28:154, 1907.
32. Brickner WM: JAMA 69:1237-1243, 1918.
33. Bromfield W: Chirgical Observations and Cases. London: 1773, p 76.
34. Burkhart SS and Fox DL: SLAP lesions in association with complete tears of the long head of the biceps tendon: A report of two cases. J Arthrop Rel Surg 8:31-35, 1992.
35. Bush LF: The torn shoulder capsule. J Bone Joint Surg Am 57:256, 1975.
36. Callender GW: Dislocation of muscles and their treatment. BMJ, July 13, 1878.
37. Carroll RE and Hamilton LR: Rupture of biceps brachii-a conservative method of treatment. J Bone Joint Surg Am 49:1016, 1967.
38. Cartland JP, Crues JV III, Stauffer A, et al: MR imaging in the evaluation of SLAP injuries of the shoulder. Findings in 10 patients. AJR Am J Roentgenol 159:787-792, 1992.
39. Cilley: Quoted by Meyer AW. Arch Surg 17:493-506, 1928.
40. Claessens H: De pijnlijke schouder. Belg T Geneesk, p 1050, 1956.
41. Claessens H and Anciauz-Ruyssen A: L'arthrographie de l'epaule. Acta Orthop Belg 3-4:289, 1956.
42. Claessens H and Biltris R: Diagnostic differentiel entre les lesions de la coiffe musculotendineuse et celles de la longue portion du biceps. J Belg Rheumatol Med Phys 20:53, 1965.
43. Claessens H and Brosgol M: Rapport: Les lesions traumatiques des parties molles de l'epaule. Acta Orthop Belg 2:97, 1957.
44. Claessens H and Snoek H: Tendinitis of the long head of the biceps brachii. Acta Orthop Belg 38:1, 1972.
45. Claessens H and Veys E: Les arthrites et l'arthrose de l'articulation scapulo-humerale. J Belg Rheumatol Med Phys 72:73, 1965.
46. Clark DD, Ricker JH, and MacCollum MS: The efficacy of local steroid injection in the treatment of stenosing tenovaginitis. Plast Reconstr Surg 51:179-180, 1973.
47. Clark JM and Harryman DT: Tendons, ligaments and capsule of the rotator cuff. J Bone Joint Surg Am 74:713-725, 1992.
48. Clark KC: Positioning in Radiography, vol 1, 9th ed. London: William Heinemann, 1973.
49. Codman EA: The supraspinatus syndrome. Boston Med Surg J 150:371-374, 1904.
50. Codman EA: The Shoulder. Boston: Thomas Todd, 1934.
51. Cofield RH and Becker D: Surgical tenodesis of the long head of the biceps brachii for chronic tendinitis. Paper presented at the 53rd Annual Meeting of the American Academy of Orthopaedic Surgeons, February 21, 1986, New Orleans.
52. Cole BJ, Rodeo SA, O'Brien SJ, et al: The anatomy and histology of the rotator interval capsule of the shoulder. Clin Orthop 390:129-137, 2001.
53. Cone RO, Danzig L, Resnick D, and Goldman AB: The bicipital groove: Radiographic, anatomic, and pathologic study. AJR Am J Roentgenol 41:781-788, 1983.
54. Conti V: Arthroscopy in rehabilitation. Orthop Clin North Am 10:709-711, 1979.
55. Cooper A: A Treatise on Dislocations and Fractures of the Joints. Boston: Lilly, Wait, Carter & Hendee, 1832, p 407.
56. Cooper DE, Arnoczky SP, O'Brien SJ, et al: Anatomy, histology and vascularity of the glenoid labrum. An anatomical study. J Bone Joint Surg Am 74:46-52, 1992.
57. Covall DJ and Fowble CD: Arthroscopic treatment of synovial chondromatosis of the shoulder and biceps tendon sheath. J Arthrop Rel Surg 9:602-604, 1993.
58. Covall DJ and Fowble CD: Synovial chondromatosis of the biceps tendon sheath. Orthop Rev 23:902-905, 1994.
59. Cowper W: Myotomia Reformata. London: 1694, p 75.
60. Crenshaw AH and Kilgore WE: Surgical treatment of bicipital tenosynovitis. J Bone Joint Surg Am 48:1496-1502, 1966.
61. David G, Magarey ME, Jones MA, et al: EMG and strength correlates of selected shoulder muscles during rotations of the glenohumeral joint. Clin Biomech 15:95-102, 2000.
62. David T and Drez DJ: Synovial chondromatosis of the shoulder and biceps. Orthopedics 23:611-613, 2000.
63. Day BH, Govindasamy N, and Patnaik R: Corticosteroid injections in the treatment of tennis elbow. Practitioner 220:459-462, 1978.
64. Dejour D and Tayot O: La rupture isolee de la longue portion du biceps. Journees Lyonnaise de l'Epaule. Lyon, France: 1993.
65. Demuynck M and Zuker RM: Biceps tendon rupture after successful reinnervation: A case report. Acta Orthop Belg 61:55-58, 1995.
66. DePalma AF: Surgery of the Shoulder. Philadelphia: JB Lippincott, 1950.
67. DePalma AF: The painful shoulder. Postgrad Med 21:368-376, 1957.
68. DePalma AF: Surgical anatomy of the rotator cuff and the natural history of degenerative periarthritis. Surg Clin North Am 43:1507-1520, 1963.
69. DePalma AF: Surgery of the Shoulder, 2nd ed. Philadelphia: JB Lippincott, 1983.
70. DePalma AF and Callery GE: Bicipital tenosynovitis. Clin Orthop 3:69-85, 1954.
71. Despates H: Gaz Hebd 15:374-378, 1878.
72. Dines D, Warren RF, and Inglis AE: Surgical treatment of lesions of the long head of the biceps. Clin Orthop 164:165-171, 1982.
73. Duplay S: Arch Gen Med 2:513-542, 1872.
74. Duplay S: On scapulo-humeral periarthritis (Paris Clinical Lectures). Med Presse 69:571-573, 1900.
75. Duplay S and Reclus P: Traite de Chirurgie, vol 1. Paris: G Masson, 1880-1882, p 825.
76. Dupont L, Gamet D, and Perot C: Motor unit recruitment and EMG power spectra during ramp contractions of a bifunctional muscle. J Electromyogr Kinesiol 10:217-224, 2000.
77. Ellman H: Arthroscopic subacromial decompression. Paper presented at a meeting of the Society of American Shoulder and Elbow Surgeons, 1986, New Orleans.
78. Ennevaara K: Painful shoulder joint in rheumatoid arthritis: Clinical and radiologic study of 200 cases with special reference to arthrography of the glenohumeral joint. Acta Rheumatol Scand Suppl 2:11-116, 1967.
79. Ewald: Traumatic ruptures usually due to arthritis deformans or other diseases of shoulder. Munch Med Wochnschr 74:2214-2215, 1927.
80. Farin PU, Jaroma H, Harju A, and Soimakallio S: Medial displacement of the biceps brachii tendon: Evaluation with dynamic sonography during maximal external shoulder rotation. Radiology 195:845-848, 1995.
81. Favorito PJ, Harding WG 3rd, and Heidt RS Jr: Complete arthroscopic examination of the long head of the biceps tendon. Arthroscopy 17:430-432, 2001.
82. Fenlin JM Jr and McShane RB: Conservative open anterior acromioplasty. Orthop Trans 11:229-230, 1987.
83. Field LD and Savoie FH: Arthroscopic suture repair of superior labral detachment lesions of the shoulder. Am J Sports Med 21:783-790, 1993.
84. Fisk C: Adaptation of the technique for radiography of the bicipital groove. Radiol Technol 37:47-50, 1965.
85. Freeland AE and Higgins RW: Anterior shoulder dislocation with posterior displacement of the long head of the biceps tendon. Arthrographic findings. A case report. Orthopedics 8:468-469, 1985.
86. Froimson AI and Oh I: Keyhole tenodesis of biceps origin at the shoulder. Clin Orthop 112:245-249, 1974.
87. Furlani J: Electromyographic study of the m. biceps brachii in movements at the glenohumeral joint. Acta Anat (Basel) 96:270-284, 1976.
88. Gainer BJ, Piotrowski G, Truhl J, et al: The throw: Biomechanics and acute injury. Am Sports Med 8:114-118, 1980.
89. Gardner E and Gray DJ: Prenatal development of the human shoulder and acromioclavicular joint. Am J Anat 92:219-276, 1953.
90. Gartsman GM and Hammerman SM: Arthroscopic biceps tenodesis: Operative technique. Arthroscopy 16:550-552, 2000.
91. Gerber C and Sebesta A: Impingement of the deep surface of the subscapularis tendon and the reflection pulley on the anterosuperior glenoid rim: A preliminary report. J Shoulder Elbow Surg 9:483-490, 2000.
92. Gerber C, Terrier F, and Ganz R: The role of the coracoid process in the chronic impingement syndrome. J Bone Joint Surg Br 67:703-708, 1985.
93. Gerster AG: Subcutaneous injuries of the biceps brachii, with two new cases and some historical notes. N Y Med J 27:487-502, 1878.

94. Gigis P, Natsis C, and Polyzonis M: New aspects on the topography of the long head of the biceps brachii muscle. One more stabilizer factor of the shoulder joint. Bull Assoc Anat 79: 9-11, 1995.
95. Gilcreest EL: Rupture of muscles and tendons, particularly subcutaneous rupture of the biceps flexor cubiti. JAMA 84:1819-1822, 1925.
96. Gilcreest EL: Two cases of spontaneous rupture of the long head of the biceps flexor cubiti. Surg Clin North Am 6:539-554, 1926.
97. Gilcreest EL: The common syndrome of rupture, dislocation and elongation of the long head of the biceps brachii. An analysis of one hundred cases. Surg Gynecol Obstet 58:322-339, 1934.
98. Gilcreest EL: Dislocation and elongation of the long head of the biceps brachii. Analysis of six cases. Ann Surg 104:118-138, 1936.
99. Gilcreest EL and Albi P: Unusual lesions of muscles and tendons of the shoulder girdle and upper arm. Surg Gynecol Obstet 68:903-917, 1939.
100. Gill TJ, McIrvin E, Mair SD, and Hawkins RJ: Results of biceps teneotomy for the treatment of pathology of the long head of the biceps brachii. J Shoulder Elbow Surg 10:247-249, 2001.
101. Giuliani P, Scarpa G, Marchini M, and Nicoletti P: Development of scapulohumeral articulation in man, with special reference to its relation to the tendon of the long head of the biceps muscle of the arm. Arch Ital Anat Embriol 82:85-98, 1977.
102. Glousman R, Jobe F, Tibone J, et al: Dynamic electromyographic analysis of the throwing shoulder with glenohumeral instability. J Bone Joint Surg Am 70:220-226, 1988.
103. Godsil RD Jr and Linschied RL: Intratendinous defects of the rotator cuff. Clin Orthop 69:181-188, 1970.
104. Goldman AB: Shoulder Arthrography. Boston: Little, Brown, 1981, pp 239-257.
105. Goldman AB: Calcific tendinitis of the long head of the biceps brachii distal to the glenohumeral joint: Plain film radiographic findings. Am J Radiol 153:1011-1016, 1989.
106. Goldman AB and Ghelman B: The double contrast shoulder arthrogram. A review of 158 studies. Radiology 127:658-663, 1978.
107. Goldthwait JE: An anatomic and mechanical study of the shoulder joint, explaining many of the cases of painful shoulder, many of the recurrent dislocations and many of the cases of brachial neuralgias or neuritis. Am J Orthop Surg 6:579-606, 1909.
108. Grauer JD, Paulos LE, and Smutz WP: Biceps tendon and superior labral injuries. Arthroscopy 8:488-497, 1992.
109. Green JS: Dislocation of the long head of the biceps flexor cubiti muscle. Virginia Med Monthly 4:106, 1877-1878.
110. Guermonprez MA: Posterior luxation of shoulder. Rupture of lesser tuberosity, rupture and luxation of tendon of long head of biceps. Recovery. Bull Soc Anat Paris 4:1890.
111. Habermeyer P, Brunner U, Treptow U, and Wiedemann E: Arthroskopische overthe top-naht zur Behandlung von S.L.A.P. Lasionen der Schulter. Arthroskopie 6:253-271, 1993.
112. Habermeyer P, Kaiser E, Knappe M, et al: Functional anatomy and biomechanics of the long biceps tendon. Unfallchirurg 90:319-329, 1987.
113. Habermeyer P and Walch G: The biceps tendon and rotator cuff disease. In Burkhead WZ Jr (ed): Rotator Cuff Disorders. Media, PA: Williams & Wilkins, 1996, p 142.
114. Haenisch GF: Fortsch Rontgenstr 15:293-300, 1910.
115. Ha'eri GB and Maitland A: Arthroscopic findings in the frozen shoulder. J Rheumatol 8:149-152, 1981.
116. Ha'eri GB and Wiley AM: Advancement of the supraspinatus muscle in the repair of ruptures of the rotator cuff. J Bone Joint Surg Am 63:232-238, 1981.
117. Haggart GE and Allen HA: Painful shoulder: Diagnosis and treatment with particular reference to subacromial bursitis. Surg Clin North Am 15:1537-1560, 1935.
118. Hall-Craggs EC: Anatomy as a Basis for Clinical Medicine. Baltimore: Urban & Schwartzberg, 1985, p 111.
119. Hammond G, Torgerson W, Dotter W, and Leach R: The painful shoulder. American Academy of Orthopaedic Surgeons Instructional Course Lectures. St Louis: CV Mosby, 1971, pp 83-90.
120. Hawkins RJ and Kennedy JC: Impingement syndrome in athletes. Am J Sports Med 8:151-158, 1980.
121. Heikel HVA: Rupture of the rotator cuff of the shoulder. Acta Orthop Scand 39:477-492, 1968.
122. Herberts P, Kadefors R, Andersson G, and Petersen I: Shoulder pain in industry: An epidemiological study on welders. Acta Orthop Scand 52:299-306, 1981.
123. Hippocrates: Quoted by Duplay, Reclus and Garrison.
124. Hitchcock HH and Bechtol CO: Painful shoulder. Observations on the role of the tendon of the long head of the biceps brachii in its causation. J Bone Joint Surg Am 30:263-273, 1948.
125. Ho CP: MR imaging of the rotator interval, long head of the biceps and associated injuries in the overhead throwing athlete. Magn Reson Imaging Clin N Am 7:23-37, 1999.
126. Hollinshead WH: Anatomy For Surgeons, vol 3. New York: Harper & Row, 1969, p 325.
127. Hollinsworth GR, Ellis RM, and Hattersley TS: Comparison of injection techniques for shoulder pain: Results of a double blind, randomized study. BMJ 287:1339-1341, 1983.
128. Horowitz MT: Lesions of the supraspinatus tendon and associated structures. Investigation of comparable lesions in the hip joint. Arch Surg 38:990-1003, 1939.
129. Howard HJ and Eloesser L: Treatment of fractures of the upper end of the humerus: An experimental and clinical study. J Bone Joint Surg 16:1-29, 1934.
130. Hueter C: Zur Diagnose der Verletzungen des M. Biceps Brachii. Arch Klin Chir 5:321-323, 1864; and also Grundriss der Chirurgie, vol 2, p 735.
131. Ingelbrecht: Arch Franco-Belges Chir 29:922-923, 1926.
132. Inman VT and Saunders JB de CM: Observations on the function of the clavicle. Calif Med 65:158-166, 1946.
133. Inman VT, Saunders JB de CM, and Abbott LC: Observations on the function of the shoulder joint. J Bone Joint Surg 26:1-30, 1944.
134. Itoi E, Kuechle DK, Newman SR, et al: Stabilizing function of the biceps in stable and unstable shoulders. J Bone Joint Surg Br 75:546-550, 1993.
135. Janecki CJ and Barnett DC: Fracture dislocation of the shoulder with biceps interposition. J Bone Joint Surg Am 61:1-143, 1979.
136. Jarjavey JF: Luxation du tendon du biceps humeral et des tendons des peroniers lateraux. Gaz Hebd Med (Paris) 4:325-327, 357-359, 387-391, 1867.
137. Jobe FW and Jobe CM: Painful athletic injuries of the shoulder. Clin Orthop 173:117-124, 1983.
138. Jobe FW, Moines DR, Tibone JE, et al: An EMG analysis of the shoulder in pitching. A second report. Am J Sports Med 12:218-220, 1984.
139. Jobe FW, Tibone JE, Perry J, et al: An EMG analysis of the shoulder in throwing and pitching. A preliminary report. Am J Sports Med 11:3-5, 1983.
140. Jungmichel D, Winzer J, and Lippoldt G: Tendon rupture of the biceps muscle of the arm and its treatment with special reference to the key hole operation. Beitr Orthop Traumatol 33:226-232, 1986.
141. Kempf JF, Gleyze P, Bonnomet F, et al: A multicenter study of 210 rotator cuff tears treated by arthroscopic acromioplasty. Arthroscopy 15:56-66, 1999.
142. Kennedy JC and Willis RB: The effects of local steroid injections on tendons: A biomechanical and microscopic correlative study. Am J Sports Med 4:11-21, 1976.
143. Kerlan RK: Throwing injuries to the shoulder. In Zarins B, Andrews JR, and Carson WG (eds): Injuries to the Throwing Arm. Philadelphia: WB Saunders, 1985, p 114.
144. Kessel L and Watson M: The painful arc syndrome. Clinical classification as a guide to management. J Bone Joint Surg Br 59:166-172, 1977.
145. Kieft GJ, Bloem JL, Rozing PM, and Obermann WR: Rotator cuff impingement syndrome: MR imaging. Radiology 166:211-214, 1988.
146. Killoran PJ, Marcove RL, and Freiberger RH: Shoulder arthography. AJR Am J Roentgenol 103:658-668, 1968.
147. Klug JD and Moore SL: MR imaging of the biceps muscle-tendon complex. Magn Reson Imaging Clin N Am 5:755-765, 1997.
148. Kneeland JB, Middleton WD, Carrera GF, et al: MR imaging of the shoulder: Diagnosis of rotator cuff tears. AJR Am J Roentgenol 149:333-337, 1987.
149. Koltz I, Tillman B, and Lullmann-Rauch R: The structure and vascularization of the biceps brachii long head tendon. Ann Anat 176:75-80, 1994.
150. Kumar VP, Satku K, and Balasubramaniam P: The role of the long head of biceps brachii in the stabilization of the head of the humerus. Clin Orthop 244:172-175, 1989.
151. Lapidus PW: Infiltration therapy of acute tendinitis with calcification. Surg Gynecol Obstet 76:715-725, 1943.
152. Lapidus PW and Guidotti FP: Local injection of hydrocortisone in 495 orthopedic patients. Ind Med Surg 26:234-244, 1957.
153. Laumann U: Decompression of the subacromial space: An anatomical study. In Bayley I and Kellel L (eds): Shoulder Surgery. Berlin: Springer-Verlag, 1982, pp 14-21.
154. Laumann U: Kinesiology of the shoulder joint. In Kolbel R, Bodo H, and Blauth W (eds): Shoulder Replacement. New York: Springer-Verlag, 1987.
155. Levitskii FA and Nochevkin VA: Plastic repair of the tendon of the long head of the biceps muscle. Vestn Khir 130:92-94, 1983.
156. Levy AS, Kelley BT, Lintner SA, et al: Function of the long head of the biceps at the shoulder: Electromyographic analysis. J Shoulder Elbow Surg 10:250-255, 2001.
157. Lippmann RK: Frozen shoulder, periarthritis, bicipital tenosynovitis. Arch Surg 47:283-296, 1943.
158. Lippmann RK: Bicipital tenosynovitis. N Y State J Med 90:2235-2241, 1944.
159. Lloyd-Roberts GC: Humerus varus. Report of a case treated by excision of the acromion. J Bone Joint Surg Br 35:268-269, 1953.
160. Logal R: Rupture of the long tendon of the biceps brachii muscle. Clin Orthop 2:217-221, 1976.
161. Loyd JA and Loyd HA: Adhesive capsulitis of the shoulder: Arthrographic diagnosis and treatment. South Med J 76:879-883, 1983.
162. Lucas DB: Biomechanics of the shoulder joint. Arch Surg 107:425-432, 1973.
163. Lucas LS and Gill JH: Humerus varus following birth injury to the proximal humeral epiphysis. J Bone Joint Surg 29:367-369, 1947.
164. Ludington NA: Am J Surg 77:358, 1923.
165. Lundberg BJ: The frozen shoulder: Clinical and radiographical observations, the effect of manipulation under general anesthesia, structure and glycosaminoglycans content of the joint capsule. Local bone metabolism. Acta Orthop Scand 119:1-49, 1969.
166. Lundberg BJ: Glycosaminoglycans of the normal and frozen shoulder joint capsule. Clin Orthop 69:279-284, 1970.
167 Lundberg BJ and Nilsson BE: Osteopenia in the frozen shoulder. Clin Orthop 60:187-191, 1968.
168. MacDonald PB: Case report: Congenital anomaly of the biceps tendon and anatomy within the shoulder joint. Arthroscopy 14:741-742, 1998.

169. Macnab I: Rotator cuff tendinitis. Ann R Coll Surg Engl 53:271-287, 1973.
170. Makin M: Translocation of the biceps humeri for flail shoulder. J Bone Joint Surg Am 59:490-491, 1977.
171. Malicky DM, Soslowsky LJ, Blasier RB, and Shyr Y: Anterior glenohumeral stabilization factors: Progressive effects in a biomechanical model. J Orthop Res 14:282-288.
172. Mariani EM and Cofield RA: The tendon of the long head of the biceps brachii: Instability, tendinitis and rupture. Advances in Orthopaedic Surgery. Baltimore: Williams & Wilkins, 1988, pp 262-268.
173. Mariani PP, Bellelli A, and Botticella C: Case report: Arthroscopic absence of the long head of the biceps tendon. Arthroscopy 13:499-501, 1997.
174. Matsen F and Kirby R: Office evaluation and management of shoulder pain. Orthop Clin North Am 13:45, 1982.
175. McClellan: Textbook of Surgery, 1892.
176. McCue FC III, Zarins B, Andrews JR, and Carson WG: Throwing injuries to the shoulder. In Zarins B, Andrews JR, and Carson WG (eds): Injuries to the Throwing Arm. Philadelphia: WB Saunders, 1985, p 98.
177. McGough R, Debski RE, Taskiran E, et al: Tensile properties of the long head of the biceps tendon. Paper presented at a closed meeting of the American Shoulder and Elbow Surgeons, 1995.
178. McGough R, Debski RE, Taskiran E, et al: Tensile properties of the long head of the biceps tendon. Knee Surg Sports Traumatol Arthrosc 3:226-229, 1996.
179. McLaughlin HL: Lesions of musculotendinous cuff of shoulder; observations on pathology, course and treatment of calcific deposits. Ann Surg 124:354, 1946.
180. McLaughlin HL: Dislocation of the shoulder with tuberosity fracture. Surg Clin North Am 43:1615-1620, 1963.
181. Meagher DM, Pool R, and Brown M: Bilateral ossification of the tendon of the biceps brachii muscle in the horse. J Am Vet Med Assoc 174:283-285, 1979.
182. Mercer A: Partial dislocations: Consecutive and muscular affections of the shoulder joint. Buffalo Med Surg J 4:645-652, 1859.
183. Meyer AW: Spolia anatomica. Absence of the tendon of the long head of the biceps. J Anat 48:133-135, 1913-1914.
184. Meyer AW: Anatomical specimens of the unusual clinical interest. II. The effect of arthritis deformans on the tendon of the long head of the biceps brachii. Am J Orthop Surg 13:86-95, 1915.
185. Meyer AW: Unrecognized occupational destruction of the tendon of the long head of the biceps brachii. Arch Surg 2:130-144, 1921.
186. Meyer AW: Further observations upon use destruction in joints. J Bone Joint Surg 4:491-511, 1922.
187. Meyer AW: Further evidences of attrition in the human body. Am J Anat 34:241-267, 1924.
188. Meyer AW: Spontaneous dislocation of the tendon of the long head of the biceps brachii. Arch Surg 13:109-119, 1926.
189. Meyer AW: Spontaneous dislocation and destruction of the tendon of the long head of the biceps brachii. Arch Surg 17:493-506, 1928.
190. Meyer AW: Chronic functional lesions of the shoulder. Arch Surg 35:646-674, 1937.
191. Michele AA: Bicipital tenosynovitis. Clin Orthop 18:261, 1960.
192. Middleton WD, Reinus WR, Totty WG, et al: Ultrasonographic evaluation of the rotator cuff and biceps tendon. J Bone Joint Surg Am 68:440-450, 1986.
193. Middleton WD, Kneeland JB, Carrera GF, et al: High resolution MR imaging of the normal rotator cuff. AJR Am J Roentgenol 148:559-564, 1987.
194. Milgram JE: Pathology and treatment of calcific tendinitis and bursitis of the shoulder. Scientific exhibit presented at the 1939 Meeting of the American Academy of Orthopaedic Surgeons.
195. Milgram JE: Bursitis-pathology and treatment of calcific tendinitis and bursitis by aspiration and vascularization. Med Rev Mex 125:283-305, 1945.
196. Milgram JE: Shoulder anatomy. Instructional Courses Volume. American Academy of Orthopedic Surgeons, Chicago, January 1946, pp 55-68.
197. Milgram JE: Aspiration of bursal deposits (quoted by Crowe, Harold). Bull Am Acad Orthop Surg, p 11, April 1963.
198. Minami M, Ishii S, Usui M, and Ogino T: A case of idiopathic humerus varus. J Orthop Trauma Surg 20:175-178, 1975.
199. Monteggia GB: Instituzioni Chirurgiche. Milan: G Truffi, 1829-1830, p 179; also Part II, 1803, p 334.
200. Monu JUV, Pope TL Jr, Chabon SJ, and Vanarthos WJ: MR diagnosis of superior labral anterior posterior (SLAP) injuries of the glenoid labrum: Value of routine imaging without intra-articular injection of contrast material. AJR Am J Roentgenol 163:1425-1429, 1994.
201. Moseley HF: Rupture of supraspinatus tendon. Can Med Assoc J 41:280-282, 1939.
202. Moseley HF: Shoulder Lesions. Springfield, IL: Charles C Thomas, 1945, pp 58-65.
203. Moseley HF and Goldie I: The arterial pattern of the rotator cuff of the shoulder. J Bone Joint Surg Br 45:780-789, 1963.
204. Moseley HF and Overgaard B: The anterior capsular mechanism in recurrent anterior dislocation of the shoulder: Morphological and clinical studies with special reference to the glenoid labrum and the glenohumeral ligaments. J Bone Joint Surg Br 44:913-927, 1962.
205. Muller TH and Gohlke F: Synovial chondromatosis of the biceps tendon. Paper presented at the 6th International Congress on Surgery of the Shoulder, June 27-July 4, 1995, Helsinki and Stockholm.
206. Murthi AM, Vosburg CL, and Neviaser TJ: The incidence of pathologic changes of the long head of the biceps tendon. J Shoulder Elbow Surg 9:382-385, 2000.
207. Neer CS II: Anterior acromioplasty for the chronic impingement syndrome in the shoulder. J Bone Joint Surg Am 54:41-50, 1972.
208. Neer CS II: Impingement lesions. Clin Orthop 173:70-77, 1983.
209. Neer CS: Less frequent procedures. In Neer CS II (ed): Shoulder Reconstruction. Philadelphia: WB Saunders, 1990, pp 426-427.
210. Neer CS and Marberry TA: On the disadvantages of radical acromionectomy. J Bone Joint Surg Am 63:416-419, 1981.
211. Neer CS II and Poppen NK: Supraspinatus outlet. Orthop Trans 11:234, 1987.
212. Neviaser JS: Adhesive capsulitis of the shoulder. A study of the pathological findings in periarthritis of the shoulder. J Bone Joint Surg 27:211-222, 1945.
213. Neviaser JS: Surgical approaches to the shoulder. Clin Orthop 91:34, 1973.
214. Neviaser JS: Arthrography of the Shoulder. Springfield, IL: Charles C Thomas, 1975.
215. Neviaser JS, Neviaser RJ, Neviaser TJ: The repair of chronic massive ruptures of the rotator cuff of the shoulder by use of a freeze-dried rotator cuff. J Bone Joint Surg Am 60:681, 1978.
216. Neviaser RJ: Lesions of the biceps and tendinitis of the shoulder. Orthop Clin North Am 11:343-348, 1980.
217. Neviaser RJ and Nevaiser TJ: Lesions of the musculotendinous cuff of the shoulder: diagnosis and management. Instr Course Lect 30:239-257, 1981.
218. Neviaser TJ and Neviaser RJ: Lesions of the long head of the biceps tendon. Instr Course Lect 30:250-257, 1981.
219. Neviaser TJ, Neviaser RJ, and Neviaser JS: The four in one arthroplasty for the painful arc syndrome. Clin Orthop 163:107, 1982.
220. Nove-Josserand L: Subluxation et luxation du tendon du long biceps. Journees Lyonnaise de l'Epaule. Lyon, France: 1993.
221. O'Brien SJ, Arnoczky SP, Warren REF, and Rozbruch RS: Developmental anatomy of the shoulder and anatomy of the glenohumeral joint. In Rockwood CA and Matsen FA III (eds): The Shoulder. Philadelphia: WB Saunders, 1990, pp 15-17.
222. O'Donohue D: Subluxating biceps tendon in the athlete. Clin Orthop 164:26, 1982.
223. Ogilvie-Harris DJ and Wiley AM: Arthroscopic surgery of the shoulder: A general appraisal. J Bone Joint Surg Br 68:201-207, 1986.
224. Ogowa K and Naniwa T: A rare variation of the biceps: A possible cause of degeneration of the rotator cuff. J Shoulder Elbow Surg 7:295-297, 1998.
225. Ozaki J: Repair of chronic massive rotator cuff tears with Teflon felt. In Burkhead WZ Jr (ed): Rotator Cuff Disorders. Media, PA: Williams & Wilkins, 1996, p 385.
226. Ozaki J: Personal communication, 1996.
227. Paavolainen P, Bjorkenheim JM, Slatis P, and Paukku P: Operative treatment of severe proximal humeral fractures. Acta Orthop Scand 54:374-379, 1983.
228. Paavolainen P, Slatis P, and Aalto K: Surgical pathology in chronic shoulder pain. In Bateman JE and Welsh RP (eds): Surgery of the Shoulder. Philadelphia: BC Decker, 1984.
229. Packer NP, Calvert PT, Bayley JIL, and Kessel L: Operative treatment of chronic ruptures of the rotator cuff of the shoulder. J Bone Joint Surg Br 65:171-175, 1983.
230. Pagnani MJ, Deng XH, Warren RF, et al: Role of the long head of the biceps brachii in the glenohumeral stability: A biomechanical study in cadavera. J Shoulder Elbow Surg 5:255-262, 1996.
231. Painter CF: Subdeltoid bursitis. Boston Med Surg J 156:345-349, 1907.
232. Pal GP, Bhatt RH, and Patel VS: Relationship between the tendon of the long head of biceps brachii and the glenoid labrum in humans. Anat Rec 229:278-280, 1991.
233. Pappas AM, Goss TP, and Kleinman PK: Symptomatic shoulder instability due to lesions of the glenoid labrum. Am J Sports Med 11:279-288, 1983.
234. Parkhill CS: Dislocation of the long head of the biceps. Int J Surg 10:132, 1897.
235. Partridge R: The case of Mr. John Soden. Communication to the Royal and Chirurgical Society of London, July 6, 1841.
236. Pasteur F: Les algies de L'epaule et la physiotherapie. La teno-bursite bicipitale. J Radiol Electrol 16:419-429, 1932.
237. Perry J: Muscle control of the shoulder. In Rowe C (ed): The Shoulder. New York: Churchill Livingstone, 1988, p 26.
238. Petersson CJ: Degeneration of the gleno-humeral joint: An anatomical study. Acta Orthop Scand 54:277-283, 1983.
239. Petersson CJ: Spontaneous medial dislocation of the tendon of the long biceps brachii. Clin Orthop 211:224-227, 1986.
240. Petri M, Dobrow R, Neiman R, et al: Randomized, double-blind, placebo-controlled study of the treatment of the painful shoulder. Arthritis Rheum 30:1040-1045, 1987.
241. Pfahler M, Branner S, and Refior HJ: The role of the bicipital groove in tendinopathy of the long biceps tendon. J Shoulder Elbow Surg 8:419-424, 1999.
242. Phillips BB, Canale ST, Sisk TD, et al: Ruptures of the proximal biceps tendon in middle-aged patients. Orthop Rev 22:349-353, 1993.
243. Pinzur M and Hopkins G: Biceps tenodesis for painful inferior subluxation of the shoulder in adult acquired hemiplegia. Clin Orthop 206:100-103, 1986.
244. Post M: Primary tendinitis of the long head of the biceps. Paper presented at a Closed Meeting of the Society of American Shoulder and Elbow Surgeons, 1987, Orlando, FL.
245. Post M, Silver R, and Singh M: Rotator cuff tear. Diagnosis and treatment. Clin Orthop 173:78-91, 1983.
246. Postacchini F: Rupture of the rotator cuff of the shoulder associated with rupture of the tendon of the long head of the biceps. Ital J Orthop Traumatol 12:137-149, 1986.

247. Postacchini F and Ricciardi-Pollini T: Rupture of the short head tendon of the biceps brachii. Clin Orthop 124:229-232, 1977.
248. Postgate J: Displacement of long tendon of biceps. Med 3:615, 1851.
249. Pouteau C: Melanges de Chirurgie. Lyons, France: G Regnault, 1760, p 433.
250. Ptasznik R and Hennessey O: Abnormalities of the biceps tendon of the shoulder: Sonographic findings. AJR Am J Roentgenol 164:409-414, 1995.
251. Quinn CE: Humeral scapular periarthritis. Observations on the effects of x-ray therapy and ultrasound therapy in cases of "frozen shoulder." Ann Phys Med 10:64-69, 1967.
252. Rathbun JB and Macnab I: The microvascular pattern of the rotator cuff. J Bone Joint Surg Br 52:540-553, 1970.
253. Refior HJ and Sowa D: Long tendon of the biceps brachii: Sites of predilection for degenerative lesions. J Shoulder Elbow Surg 4:436-440, 1995.
254. Resnick D: Shoulder arthrography. Radiol Clin North Am 19:243-253, 1981.
255. Resnick D and Niwayama G: The Shoulder. In Diagnosis of Bone and Joint Disorders, 2nd ed. Philadelphia: WB Saunders, 1988, pp 1733-1764.
256. Rockwood C, Burkhead W, and Brna J: Anterior acromial morphology in relation to the caudal tilt radiograph. Unpublished manuscript.
257. Rokito AS, Bilgen OF, Zuckerman JD, and Cuomo F: Medial dislocation of the long head of the biceps tendon: Magnetic resonance imaging evaluation. Am J Orthop 25:314-323, 1996.
258. Rothman RH and Parke WW: The vascular anatomy of the rotator cuff. Clin Orthop 41:176-182, 1965.
259. Rowe CR (ed): The Shoulder. New York: Churchill Livingstone, 1988, p 145.
260. Sakurai G, Ozaki J, Tomita Y, et al: Electromyographic analysis of shoulder joint function of the biceps brachii muscle during isometric contraction. Clin Orthop 345:123-131, 1998.
261. Sakurai G, Ozaki J, Tomita Y, et al: Morphologic changes in the long head of biceps brachii in rotator cuff dysfunction. J Orthop Sci 3:137-142, 1998.
262. Schrager VL: Tenosynovitis of the long head of the biceps humeri. Surg Gynecol Obstet 66:785-790, 1938.
263. Schutte JP and Hawkins RJ: Advances in Shoulder Surgery. Orthopedics 10:1725-1728, 1987.
264. Seeger LL, Ruszkowski JT, Bassett LW, et al: MR imaging of the normal shoulder: Anatomic correlation. AJR Am J Roentgenol 148:83-91, 1987.
265. Sheldon PJH: A retrospective survey of 102 cases of shoulder pain. Rheum Phys Med 11:422-427, 1972.
266. Simmonds FA: Shoulder pain: With particular reference to the "frozen" shoulder. J Bone Joint Surg Br 31:426-432, 1949.
267. Simon WH: Soft tissue disorders of the shoulder. Frozen shoulder, calcific tendinitis, and bicipital tendinitis. Orthop Clin North Am 6:521-538, 1975.
268. Slatis P and Aalto K: Medial dislocation of the tendon of the long head of the biceps brachii. Acta Orthop Scand 50:73-77, 1979.
269. Snyder SJ: Repair of type II SLAP lesion using suture anchors and permanent mattress sutures. Paper presented at the Ninth Annual Meeting of the San Diego Shoulder Association, 1992, San Diego, CA.
270. Snyder SJ, Karzel RP, Del Pizzo W, et al: SLAP lesions of the shoulder. Arthroscopy 6:274-279, 1990.
271. Soden J: Two cases of dislocation of the tendon of the long head of the biceps. Med Chir 24:212, 1841.
272. Soto-Hall R and Haldeman KO: Muscles and tendon injuries in the shoulder region. Calif West Med 41:318-321, 1934.
273. Spritzer CE, Collins AJ, Cooperman A, and Speer KP: Assessment of instability of the long head of the biceps tendon by MRI. Skeletal Radiol 30:199-207, 2001.
274. Stanley E: Observations relative to the rupture of the tendon of the biceps at its attachment to the edge of the glenoid cavity. Med Gaz 3:12-14, 1828-1829.
275. Stanley E: Rupture of the tendon of the biceps at its attachment to the edge of the glenoid cavity. Med Gaz 3:12, 1829.
276. Steindler A: Interpretation of pain in the shoulder. AAOS Instructional Course Lecture. Ann Arbor, MI: JW Edwards, 1958, p 159.
277. Stevens HH: The action of short rotators on normal abduction of arm, with a consideration of their action on some cases of subacromial bursitis and allied conditions. Am J Med 138:870, 1909.
278. Takenaka R, Fukatsu A, Matsuo S, et al: Surgical treatment of hemodialysis-related shoulder arthropathy. Clin Nephrol 38:224-230, 1992.
279. Tarsy JM: Bicipital syndromes and their treatment. N Y State J Med 46:996-1001, 1946.
280. Thomazeau H, Gleyze P, Frank A, et al: Le débridement endoscopic des ruptures transfixantes de la coiffe des rotateurs: Étude rétrospective multicentrique de 283 cas a plus de 3 ans de recul. Rev Chir Orthop 86:136-142, 2000.
281. Ting A, Jobe FW, Barto P, et al: An EMG analysis of the lateral biceps in shoulders with rotator cuff tears. Paper presented at the Third Open Meeting of the Society of American Shoulder and Elbow Surgeons, 1987, California.
282. Treves F: Surgical Applied Anatomy. Philadelphia: HC Lea's Son & Co., 1883.
283. Tuckman GA: Abnormalities of the long head of the biceps tendon of the shoulder: MR imaging findings. Am J Radiol 163:1183-1188, 1994.
284. Ueberham K and Le Floch-Prigent P: Intertubercular sulcus of the humerus: Biometry and morphology of 100 dry bones. Surg Radiol Anat 20:351-354, 1998.
285. Valtonen EJ: Subacromial triamcinolone, hexacetonide and methylprednisolone injections in treatment of supraspinatus tendinitis. A comparative trial. Scand J Rheumatol Suppl 16:1-13, 1976.
286. Valtonen EJ: Double acting betamethasone (celestone chronodose) in the treatment of supraspinatus tendinitis: A comparison of subacromial and gluteal single injections with placebo. J Intern Med Res 6:463-467, 1978.
287. Vangsness CT Jr, Jorgenson SS, Watson T, and Johnson DL: The origin of the long head of the biceps from the scapula and glenoid labrum. J Bone Joint Surg Br 76:951-954, 1994.
288. van Leersum M and Schweitzer ME: Magnetic resonance imaging of the biceps complex. Magn Reson Imaging Clin N Am 1:77-86, 1993.
289. Veisman IA: Radiodiagnosis of subcutaneous ruptures of the biceps tendons. Ortop Traumatol Protez 31(7):25-29, 1970.
290. Verbrugge J, Claessens H, and Maex L: L'arthrographie de l'epaule. Acta Orthop Belg 3-4:289, 1956.
291. Vettivel S, Indrasingh I, Chandi G, and Chandi SM: Variations in the intertubercular sulcus of the humerus related to handedness. J Anat 180:321-326, 1992.
292. Vigerio GD and Keats TE: Localization of calcific deposits in the shoulder. AJR Am J Roentgenol 108:806-811, 1970.
293. Volkmann R: Luxationen der Muskeln und Sehnen. Billroth Pitha's Handb Allgemeinen Speciellen Chir 2:873, 1882.
294. Walch G: La pathologie de la longue portion du biceps. Conference d'enseignement de la SOFCOT, 1993, Paris.
295. Walch G: Synthese sur l'epidemiologie et l'ethiologie des ruptures de la coiffe des rotateurs. Journees Lyonnaise de l'Epaule. Lyon, France: 1993.
296. Walch G: Posterosuperior glenoid impingement. In Burkhead WZ Jr (ed): Rotator Cuff Disorders. Media, PA: Williams & Wilkins, 1996, pp 193-198.
297. Walch G, Boileau P, Noel E, and Donell ST: Impingement of the deep surface of the subscapularis tendon on the posterosuperior glenoid rim: An anatomical study. J Shoulder Elbow Surg 1:238-245, 1992.
298. Walch G, Madonia G, Pozzi I, et al: Arthroscopic tenotomy of the long head of the biceps in rotator cuff ruptures. In Gazielly DF, Gleyze P, and Thomas T (eds): The Cuff. New York: Elsevier, 1998, pp 350-356.
299. Walch G, Nove-Josserand L, Boileau P, and Levigne C: Subluxations and dislocations of the tendon of the long head of the biceps. J Shoulder Elbow Surg 7:100-108, 1998.
300. Walch G, Nove-Josserand L, Levigne C, and Renaud E: Tears of the supraspinatus tendon with "hidden" lesions of the rotator interval. J Shoulder Elbow Surg 3:353-360, 1994.
301. Warner JJP and McMahon PJ: The role of the long head of the biceps brachii in superior stability of the glenohumeral joint. J Bone Joint Surg Am 77:336-372, 1995.
302. Warren RF: Lesions of the long head of the biceps tendon. Instr Course Lect 34:204-209, 1985.
303. Warren RF, Dines DM, Inglis AE, and Pavlos H: The coracoid impingement syndrome. Paper presented at the Second Meeting of the Society of American Shoulder and Elbow Surgeons, American Academy of Orthopaedic Surgery, February 19-20, 1986, New Orleans.
304. Weishaupt D, Zanetti M, Tanner A, et al: Lesions of the reflection pulley of the long biceps tendon: MR arthrographic findings. Invest Radiol 34:463-469, 1999.
305. Werner A, Mueller T, Boehm D, and Gohlke F: The stabilizing sling for the long head of the biceps tendon in the rotator cuff interval: A histoanatomic study. Am J Sports Med 28:28-31, 2000.
306. White JW: A case of supposed dislocation of the tendon of the long head of the biceps muscle. Am J Med Soc 87:17-57, 1884.
307. White RH, Paull DM, and Fleming KW: Rotator cuff tendinitis: Comparison of subacromial injection of a long acting corticosteroid versus oral indomethacin therapy. J Rheumatol 13:608-613, 1986.
308. Wiley AM and Older MW: Shoulder arthroscopy: Investigations with a fiberoptic instrument. Am J Sports Med 8:31-38, 1980.
309. Winterstein O: On the periarthritis humero-scapularis and on the rupture of the long biceps tendon. Arch Orthop Unfallchir 63:19-22, 1968.
310. Withrington RH, Girgis FL, and Seifert MH: A placebo-controlled trial of steroid injections in the treatment of supraspinatus tendinitis. Scand J Rheumatol 14:76-78, 1985.
311. Wolfgang GL: Surgical repair of tears of the rotator cuff of the shoulder. J Bone Joint Surg Am 56:14-26, 1974.
312. Yamaguchi K, Riew KD, Galatz LM, et al: Biceps function in normal and rotator cuff deficient shoulders: An electromyographic analysis. Orthop Trans 18:191, 1994.
313. Yamaguchi K, Riew KD, Galatz LM, et al: Biceps during shoulder motion. Clin Orthop 336:122-129, 1997.
314. Yeh L, Pedowitz R, Kwak S, et al: Intracapsular origin of the long head of the biceps tendon. Skeletal Radiol 2:178-181, 1999.
315. Yergason RM: Rupture of biceps. J Bone Joint Surg 13:160, 1931.
316. Zanetti M, Weishaupt D, Gerber C, and Hodler J: Tendinopathy and rupture of the tendon of the long head of the biceps brachii muscle: Evaluation with MR arthrography. AJR Am J Roentgenol 170:1557-1561, 1998.
317. Zimmerman JA, Arcand MA, Doane R, and Burkhead WZ Jr: Biomechanical evaluation of four different methods of biceps tenodesis.

Capítulo **20**

Rigidez de hombro

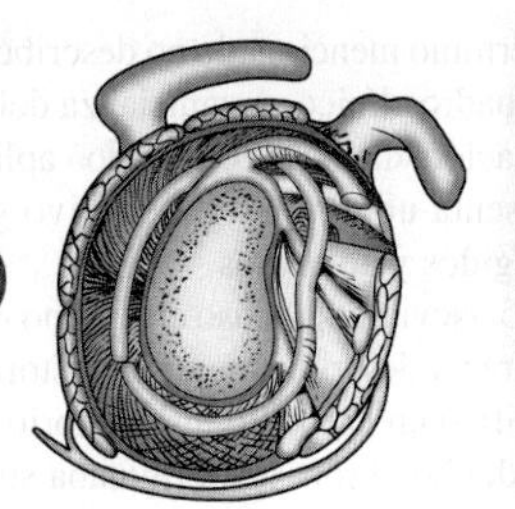

Douglas T. Harryman, II, M.D.*, Mark D. Lazarus, M.D.

Lentamente consigue llegar a apagar la alarma del despertador, después de otra noche más sin descanso. Utiliza todas las maniobras que le resultan ya demasiado familiares para contorsionar el cuerpo y poder apagarlo. Tras recordar que debe ponerse primero la manga de la camisa del lado que le duele, su esposa le ayuda a meterla por dentro del pantalón. Por suerte, ella también se ha acordado de colocar los cereales del desayuno en el estante inferior, a su alcance. Mientras conduce para dirigirse a su trabajo, el coche que va delante frena bruscamente. Instintivamente, se agarra con fuerza al volante y la brusca sacudida le provoca un dolor intenso. Una vez en el trabajo, aflora de nuevo el sentimiento de culpabilidad al tener que ayudarle sus compañeros en muchas de sus tareas. Después del trabajo, declina la invitación de su hijo para jugar, debido a su incapacidad para lanzar la pelota. Con una sensación de agotamiento e irritación, se acuesta pronto y espera a que llegue otra noche sin sueño. Así transcurre el día en la vida de una persona con hombro rígido y doloroso.

Para conseguir un arco completo de movimiento en el hombro, cuatro articulaciones y dos superficies de contacto de revestimiento sinovial de la cintura escapular deben presentar un alineamiento estable, superficies de plano de movimiento y articulares lisas y ausencia de contracturas en los tejidos blandos periarticulares. Las unidades musculotendinosas que interconexionan los huesos y articulaciones del hombro deben conservar la flexibilidad y libertad de movimientos suficientes para la movilización completa de la extremidad en todo su arco de movimiento. Cuando las superficies articulares son normales, presentan una alineación estable y no hay bloqueo esquelético, la limitación del arco de movimiento se clasifica como rigidez. Esta rigidez se puede deber a conexiones patológicas entre las superficies de contacto del movimiento, contracturas de tejidos blandos periarticulares, acortamiento de los desplazamientos de las unidades musculotendinosas o una combinación de todas ellas. Cuando una persona con rigidez de hombro solicita asistencia médica, se plantea el reto de determinar la fisiopatología de la rigidez y, lo que es más importante, el remedio.

CLASIFICACIÓN DE LA RIGIDEZ DEL HOMBRO

En 1923, Jones y Lovett, a partir de diferentes exploraciones clínicas, diferenciaron dos tipos principales de rigidez del hombro.[159]

En la segunda mitad del siglo XX, cinco investigadores propusieron una nomenclatura dicotómica para distinguir la rigidez clínica del hombro, cada una con arreglo a sus criterios diagnósticos propios.[161,188,216,261,330] Los dos aspectos clínicos principales en los que fue posible la clasificación por subgrupos, fueron la intensidad de la rigidez y la presencia o ausencia de otros cuadros causales. En su esquema de clasificación, Reeves y Neviaser tuvieron en cuenta más bien criterios artrográficos;[216,261] en cambio, Kay y Withers clasificaron la rigidez de acuerdo con la gravedad de la limitación del movimiento,[161,330] y Lundberg se ocupó del origen del problema.[188]

Un hilo conductor sutil y común en las tres clasificaciones fue la presencia o ausencia de traumatismo. Reeves subclasificó el «hombro congelado idiopático» y el «hombro rígido postraumatológico», y vinculó sus datos artrográficos con las descripciones clínicas de Jones y Lovett.[159,261] Lundberg definió los hombros congelados primario y secundario como aquellos en los que no había nada importante en la anamnesis, comparado con el antecedente de traumatismo.[188] Como indicaron Reeves y Matsen y cols., las categorías de rigidez de hombro mencionadas constituyen sin duda datos independientes obtenidos de la exploración clínica y de la anamnesis.[195,261]

Definición de rigidez de hombro

A finales del siglo XVIII, Duplay en Francia, y poco después Putnam en Estados Unidos, describieron la «periartritis escapulohumeral», que incluyó muy diversos cuadros patológicos que causaban síntomas similares de rigidez dolorosa y disfunción del hombro.[88,256] A menudo se combinaron en un solo apartado de «periartritis» trastornos como peritendinitis y desgarro del manguito de los rotadores, tendinitis o desgarro del bíceps, depósitos calcificados, artritis acromioclavicular y otros trastornos dolorosos, que originaban rigidez y disfunción del hombro. Por desgracia, todavía se utiliza el término «periartritis», y ahora es sinónimo de una gran diversidad de trastornos del hombro.[14,37,60,80,174,260,264,335,336] Ante la falta de criterios de diagnóstico específicos y la persistente confusión que origina el término «periartritis», algunos autores han recomendado no usarlo más.[130,264]

En 1934, Codman identificó un patrón de espasmo muscular y rigidez glenohumeral y acuñó el término «hombro congelado».[65] En su opinión, dicha entidad era «difícil de definir, de tratar y de explicar desde el punto de vista patológico». También supuso que los síntomas dependían de la tendinitis del manguito de los rota-

* Fallecido.

dores. El término mencionado no describe el proceso patológico, pero sí el cuadro clínico. A semejanza del término «periartritis», la denominación «hombro congelado» aplicada por Codman también representa un término descriptivo general que abarca los hombros rígidos y dolorosos.[58,228,343]

En 1945, Neviaser propuso el término «capsulitis adhesiva»,[213] que a su parecer describía mejor el trastorno fundamental. Dicho autor identificó un «proceso inflamatorio crónico que afectaba a la cápsula del hombro y que originaba su engrosamiento y contractura y, en consecuencia, su adherencia a la cabeza humeral». En la actualidad, este término se utiliza a menudo como sinónimo de hombro congelado y, por desgracia, se utiliza también incorrectamente como sinónimo de la rigidez aparecida de forma secundaria a un acontecimiento desencadenante.

Zuckerman instó a los miembros de la *American Shoulder and Elbow Society* (ASES) a que alcanzaran un acuerdo sobre la definición del síndrome de hombro congelado, después de haberlo definido de forma resumida como un «cuadro de etiología dudosa que se caracteriza por una limitación importante de la movilidad activa y pasiva del hombro, en ausencia de algún trastorno intrínseco identificado de la articulación». La definición fue aceptada por el comité del grupo de trabajo del simposio de 1992, «The Shoulder: A Balance of Mobility and Stability», publicado por la *American Academy of Orthopaedic Surgeons*.[343]

Clasificación preferida por los autores

Matsen y cols. combinaron la observación clínica original de Codman de limitación global del movimiento con la consideración de Reeves sobre la implicación de la presencia o ausencia de un traumatismo importante y con el conocimiento actual de los datos presentes en un hombro rígido, y clasificaron la rigidez como un «hombro congelado» o un «hombro rígido postraumatológico». El hombro congelado se define como aquel que presenta

Una limitación global idiopática del movimiento escapulohumeral, que es consecuencia de contractura o falta de distensibilidad de la cápsula articular glenohumeral.[195]

Aunque esta definición se presenta en una frase, encierra en ella tres criterios importantes:

1. Idiopática: no debe haber antecedentes de un traumatismo significativo que precedan al inicio del cuadro.
2. Limitación global: está limitado el movimiento en todas direcciones.
3. Glenohumeral: el proceso se reconoce como una patología capsular.

Para evitar el riesgo de introducir otras categorías en la rigidez del hombro, los autores se han limitado simplemente a asignar los hombros rígidos que no son hombros congelados idiopáticos a la categoría de «hombros rígidos postraumatológicos». Los autores definieron este grupo como el que presenta

Una limitación del movimiento escapulohumeral después de una lesión, de traumatismos leves repetidos o como parte de una enfermedad acompañante que provoca la contractura de las estructuras que componen las superficies de contacto del movimiento glenohumeral o escapulohumeral.

Como se comentará más adelante, el grupo «postraumatológico» se puede subdividir fácilmente según el tipo de lesión (por ejemplo, traumatismo o cirugía) o de enfermedad. Este sistema se corresponde también bastante bien con la distinción realizada por Lundberg en la que se separa la rigidez en síndrome de hombro congelado «primario» y «secundario».[188] Los hombros congelados secundarios de Lundberg se definieron como aquellos con un precursor intrínseco o extrínseco conocido, causante habitualmente de dolor y disfunción en el hombro, que finalmente provoca una rigidez global.

FISIOPATOLOGÍA

Aunque la etiología de la rigidez todavía no está clara, nuestros conocimientos sobre su patogenia son cada vez mayores. Investigaciones recientes se han centrado en la morfología celular inflamatoria y la reacción inmunitaria, en los mediadores humorales y en la predisposición inmunitaria como posibles iniciadores del proceso que termina en fibrosis capsular. En los últimos 60 años, se han propuesto numerosos mecanismos patogénicos posibles, aunque nunca se ha detectado de manera constante ninguno de los factores que se identifican ocasionalmente y que se vinculan con la patogenia de algún tipo de hombro congelado (Tabla 20-1).[141]

Los primeros investigadores localizaron el «congelamiento» del hombro en la supeficie de contacto del manguito de los rotadores con el espacio subacromial, lo que dio origen al término «periartritis».[65,88,256] Prácticamente ninguna base científica confirma la afectación de esta superficie de contacto como elemento histopatológico del hombro congelado primario.

Riedel fue el primero en sugerir que las alteraciones básicas en la rigidez del hombro podían localizarse en la cápsula articular.[270] En 1945, Neviaser describió los datos quirúrgicos, artrográficos e histológicos en la membrana sinovial y las regiones capsulares subsinoviales de individuos con rigidez dolorosa del hombro.[213] El autor mencionado, en los estudios de biopsia e histológicos, identificó infiltración perivascular, engrosamiento capsular, contractura y fibrosis. Comprobó también que la membrana sinovial era normal.

En la misma década, Simmonds obtuvo muestras de biopsia del «tejido inelástico tenso» hipervascularizado alrededor de la articulación, e identificó algunos puntos de necrosis focal que atribuyó a una degeneración tendinosa.[293] Supuso que dicho proceso originaba una inflamación crónica, en particular alrededor del tendón bicipital, contracturas y desgarros del manguito de los rotadores.

Lundberg tampoco detectó cambios patológicos en las células sinoviales que revisten la articulación, pero observó un incremento en la densidad del colágeno capsular y un patrón de distribución de glucosaminoglucanos que él equiparó con una reacción de reparación.[188] Las observaciones se orientaron hacia la inflamación de la cápsula como precursor esencial del proceso que culminaba en rigidez, dolor y fibrosis capsular. Sin embargo, McLaughlin advirtió que sólo en el 10% de sus pacientes existía una «reacción inflamatoria evidente que afectaba a toda la membrana sinovial de la articulación del hombro y la vaina tendinosa bicipital», y que en la «mayor parte de los casos no se observaban signos clínicos ni histológicos de inflamación».[199] Concluyó que quizá «la sinovitis aguda constituye una fase en el ciclo "vital" de este cuadro».

Macnab estudió la relación entre la degeneración del manguito de los rotadores y la rigidez dolorosa.[190] Después de liberación abierta de la cápsula y la obtención de muestras de biopsia, identificó infiltrados a base de células redondas y linfoides, que atribuyó a una reacción autoinmunitaria contra las partículas de-

Tabla 20-1 • Mecanismos patogénicos propuestos para explicar el hombro congelado primario

Mecanismo	Enfermedad	Anatomía patológica	Etiología excluida por
Autoinmunitario	Enfermedades vasculares del colágeno	Reacción tipo IV (tendón del manguito infartado)	Ausencia de complejos inmunitarios y autoanticuerpos, sin otras articulaciones afectadas
Inflamatorio	Artritis infecciosas	Infección por virus, bacterias, hongos	Ausencia de enfermedad prodrómica y síntomas generales
Artropatía por cristales	Enfermedades por CPPD y gota	Depósito de cristales	Ausencia de recurrencias, cristales y fases inflamatorias
Artropatía reactiva	Espondiloartritis y espondilitis anquilosante	Artritis seronegativa	Ausencia de manifestaciones generales; líquido articular normal, ausencia de marcadores sanguíneos
Hemartrosis	Hemoglobinopatías y traumatismos	Irritación química (hemosiderina)	Ausencia de capsulitis o fibrositis con hemoglobinopatías
Parálisis	Parálisis del nervio supraescapular	Neuropatía por compresión	Ausencia de alteraciones EMG o de la conducción
Algodistrofia	Alteración neurovegetativa	Trastorno neuropático e hipervascularización	Ausencia de deficiencias sensoriales o vasculares; el bloqueo del ganglio estrellado no es útil
Degenerativo	Tendón del manguito de los rotadores y degeneración/infarto	Infarto microvascular	Ausencia de inflamación o infarto de tendones
Traumatismo	Traumatismo e inmovilización	Sinovitis y contractura de tejidos	Rigidez de hombro breve después de inmovilización prolongada con escayola en la mayoría
Psicógeno	Histeria e hipocondría	Depresión, dependencia y proceso doloroso crónico	MMPI similar entre pacientes y controles
Fibrogénico	Inducción de fibroplasia por citocinas	Contractura tisular en respuesta a citocinas, productos celulares inflamatorios y factor de crecimiento de las plaquetas	No hay exclusiones, teoría actual en el texto

CPPD, pirofosfato cálcico dihidrato; EMG, electromiografía; MMPI, *Minnesota Multiphasic Personality Inventory*.
Por cortesía de Harryman DT II: Shoulders: Frozen and stiff. Instr Course Lect 42:247-257, 1993.

generadas de colágeno, provenientes del tendón hipovascularizado del supraespinoso.

La reacción inflamatoria observada histológicamente por Neviaser, Lundberg y McLaughlin, tal vez sea una reacción a una lesión, un agente infeccioso o un mediador químico, o quizá constituya una reacción autoinmunitaria con componentes celular y humoral. Bulgen y cols., para obtener claves inmunitarias, hicieron un estudio en 40 sujetos con hombros congelados. Advirtieron que el tratamiento previo aumentaba los niveles de complejos inmunitarios circulantes y de proteína C reactiva y que disminuía la transformación linfocítica por la estimulación de fitohemaglutinina y concanavalina A, en relación con el grupo de control.[44] Las consecuencias de estos datos fueron trastornos de la inmunidad mediada por células y un incremento de los complejos inmunitarios circulantes vinculados a un proceso autoinmunitario. La repetición de las pruebas después de un tiempo y del tratamiento demostró la tendencia de los valores a volver a los niveles de control. Bulgen y cols. analizaron también los niveles de inmunoglobulina sérica en 25 individuos con hombro congelado, y en controles de edad y sexo equiparables.[46,48] Las cifras séricas de IgA disminuyeron significativamente en sujetos con hombro congelado, disminución que persistió después del restablecimiento clínico. También se produjo una disminución muy importante en la transformación de linfocitos como respuesta a la fitohemaglutinina en 21 sujetos. A pesar de los datos iniciales, que indicaron la presencia de una base inmunitaria de la enfermedad, informes más recientes no han reforzado estos datos, ni se cuenta con métodos inmunológicos que sean útiles en el diagnóstico o tratamiento ni para pronosticar los resultados.[338]

La investigación también se ha enfocado hacia la identificación de alguna predisposición a la rigidez, para lo que se han usado marcadores celulares inmunitarios. La investigación inicial se orientó a la presencia de algunos antígenos de histocompatibilidad. Por ejemplo, según algunos informes, la presencia del HLA-B27 era más frecuente en personas con hombro congelado (42%) que en los sujetos control (10%).[47] Sin embargo, dicho resultado fue refutado más adelante por los mismos autores.[46] Como ocurre con otras enfermedades, la identificación de alguna predisposición quizá se esclarezca sólo después de un análisis genotípico.[1,309]

Numerosos autores, desde 1936, han identificado una asociación entre hombro congelado clínico y contractura de Dupuytren.[296] Estas publicaciones identifican tasas de asociación que oscilan entre el 18% y hasta el 52%. Investigadores más recientes vincularon los cambios histológicos en la cápsula glenohumeral con la contractura de Dupuytren en la palma de la mano, y destacaron, además, que en la cápsula del hombro no existía el componente inflamatorio, o estaba ubicado en la membrana sinovial y la capa subsinovial.[49,126] Bunker y Anthony llevaron a cabo manipulación y biopsia por escisión abierta del ligamento coracohumeral y la cápsula del intervalo de los rotadores, en personas que no habían mejorado con medidas conservadoras para el hombro congelado.[49] Las muestras de tejido indicaron una proliferación activa de fibroblastos, en medio de bandas nodulares gruesas de colágeno, junto con una leve transformación a un fenotipo de músculo liso (miofibroblastos). Estas características histológicas fibroblásticas guardaron gran semejanza con las de la enfermedad de Dupuytren de la mano, sin inflamación ni afección sinovial. La acumulación fibrótica es más evidente en las últimas fases de la reacción inflamatoria, en las que la síntesis de colágeno y de matriz surgen después de las respuestas quimiotáctica y celular; por ello, tales datos tal vez reflejen lo que ocurre sólo en una fase de la enfermedad.[199]

Como respuesta a la infiltración del tejido conjuntivo por células mononucleares de inflamación que producen factores de crecimiento polipeptídicos, tiene lugar una reparación patológica proliferativa, por parte de fibroblastos activos. Rodeo y cols. compararon muestras de tejido capsular de personas en quienes se efectuó artroscopia y que tenían capsulitis adhesiva, sinovitis inespecífica o una cápsula normal, para identificar citocinas específicas que intervenían en la reacción inflamatoria y fibroblástica.[277] Sus resultados indicaron que en las primeras etapas inflamatorias de la capsulitis adhesiva intervienen el factor beta de transformación del crecimiento *(transforming growth factor beta,* TGF-β, y el factor de crecimiento derivado de plaquetas *(platelet-derived growth factor,* PDGF), así como el factor de crecimiento de hepatocitos *(hepatocyte growth factor,* HGF). El PDGF es un agente mitógeno que origina la proliferación de células fibroblásticas y el TGF-β incrementa la matriz extracelular; ambos son posibles precursores de la fibrosis capsular. En un estudio más reciente realizado por Suzuki y cols. se demostró además que factores de crecimiento específicos estimulaban los fibroblastos capsulares en un modelo canino. Comprobaron que el PDGF-AB, el HGF y el factor de crecimiento insulinoide tipo I, estimulaban el desplazamiento de los fibroblastos desde tres partes diferentes del modelo canino: las zonas superior e inferior del ligamento glenohumeral interno y la cápsula posterior.[302]

Hannafin y cols., en un estudio bastante similar, intentaron correlacionar tres fases histopatológicas de la fibroplasia, identificadas en muestras de biopsia de hombros con capsulitis adhesiva, con los datos de la exploración clínica y artroscópica de la cápsula. Sugirieron que la sinovitis hipervascular desencadena una respuesta fibroblástica progresiva en la cápsula adyacente, que origina una fibroplasia capsular difusa, engrosamiento y contractura (Fig. 20-1).[126] Estos investigadores, basándose en sus datos inmunohistoquímicos e histológicos, han propuesto un algoritmo de alteraciones que culminan en fibrosis capsular (Fig. 20-2). Con este modelo, pensaron que los investigadores estarían preparados para desarrollar agentes que interrumpieran la conexión citocinética y la respuesta mediada por células que culminaba en fibroplasia capsular.

Las metaloproteinasas de la matriz (MPM), una familia de proteinasas que se producen de forma natural y que controlan la remodelación de la matriz de colágeno, han sido señaladas como factor que contribuye a la patogenia del hombro congelado.[51,152] Hutchinson y cols. comunicaron la aparición de hombro congelado en 12 pacientes después del tratamiento con el inhibidor de MPM marimastat para carcinoma gástrico.[152] Bunker y cols. analizaron tejido capsular procedente de pacientes con hombro congelado y contractura de Dupuytren y de individuos normales.[51] Analizaron la presencia de varios factores en el tejido, entre ellos las MPM y sus inhibidores. En comparación con una cápsula normal o una cápsula de pacientes con contractura de Dupuytren, la cápsula de pacientes con hombro congelado muestra un aumento del ARNm de las MPM, y también de un inhibidor natural de las MPM. Estos resultados indican que las anomalías en la expresión de las MPM son un factor en el hombro congelado, aunque no se ha establecido una relación causal.

MOVIMIENTO NORMAL Y MECÁNICA PATOLÓGICA DE LA RIGIDEZ DEL HOMBRO

Cabría preguntarse cuál es el elemento que determina el límite funcional del arco de movimiento del hombro. La respuesta depende de la morfología del esqueleto, el área de superficie articular y la flexibilidad de la cápsula de conexión, los ligamentos, las unidades musculotendinosas y la piel. Si se empleara una esfera para mostrar el hombro y describir su arco de movimiento, se alcanzaría cerca de un tercio de superficie interna con la punta del codo, utilizando el arco humerotorácico y una cuarta parte con sólo el movimiento escapulohumeral (Fig. 20-3). La suma de la elevación humerotorácica se alcanza con el movimiento de las dos articulaciones según una razón de arco glenohumeral a escapulotorácico cercana a 2:1.[103,153,255]

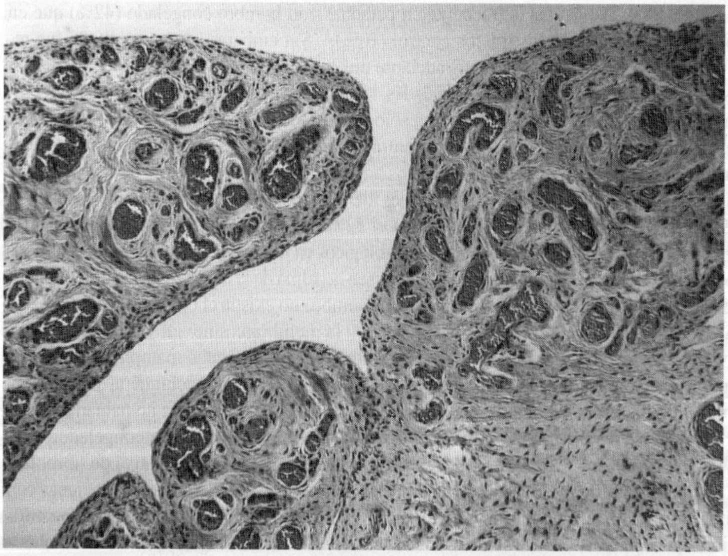

Fig. 20-1 • Biopsia de la cápsula, en la que se observa una proliferación de células sinoviales en la superficie y una fibroplasia capsular subyacente. La matriz capsular aparece densamente colagenosa. Hay signos de neovascularización (capilares con eritrocitos). Amplificación, 40x. Tinción de hematoxilina y eosina. *(Cortesía de S. Rodeo, M.D.[277])*

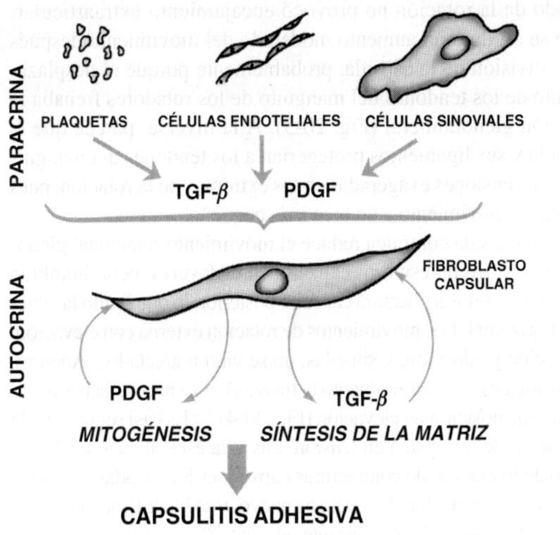

Fig. 20-2 • Algoritmo teórico de aparición de la fibroplasia.[217] El factor beta de transformación del crecimiento (TGF-β) y el factor de crecimiento derivado de plaquetas (PDGF) producido localmente por células sinoviales, plaquetas y células endoteliales, estimulan a los fibroblastos capsulares como mecanismo paracrino. La producción de dichas citocinas por los fibroblastos en un medio de plusregulación de receptores de TGF-β y PDGF en los fibroblastos capsulares, sugiere que un mecanismo autocrino podría amplificar la estimulación paracrina de dichas células. *(Cortesía de S. Rodeo, M.D.[277])*

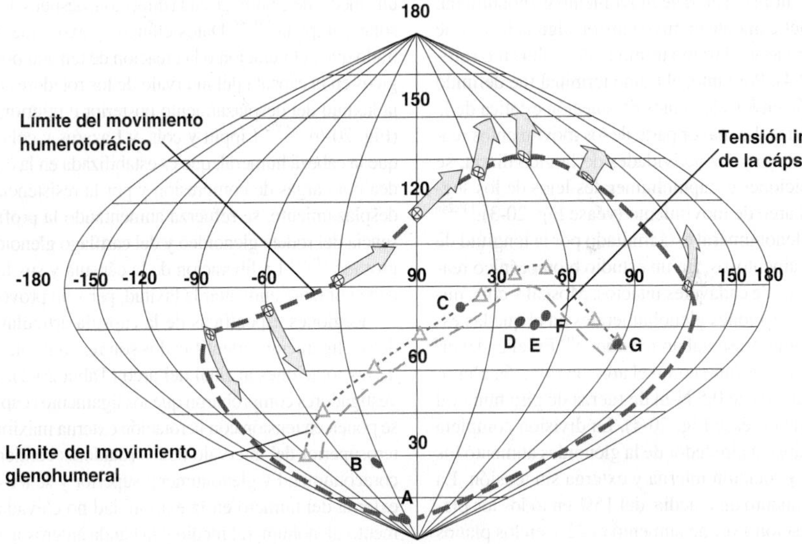

Fig. 20-3 • Gráfica global del movimiento del hombro. La línea discontinua más exterior es el límite del movimiento humerotorácico (*in vivo*, glenohumeral y escapulotorácico). La línea punteada es el límite del solo movimiento glenohumeral (*in vivo* después de fusión escapulotorácica). La zona situada entre la línea discontinua exterior y la línea punteada representa la contribución del movimiento escapulotorácico. Dentro de los límites del movimiento glenohumeral hay una segunda línea discontinua, que, en lo que se refiere a menores elevaciones sin rotación humeral, representa las posiciones glenohumerales que no originan tensión capsular. *(Con autorización de Harryman DT II, Lazarus MD, Sidles JA y Matsen FA III: Pathophysiology of shoulder instability.* En *McGinty JB, Caspari RB, Jackson RW* y *Poehling GG [eds.]: Operative Arthroscopy, 2.ª ed. Filadelfia: Lippincott-Raven, 1996, pág. 680.)*

Los puntos A, B, C, D, E y F representan posiciones glenohumerales en actividades de la vida diaria. Tres de las posiciones mencionadas: levantar un bidón de 4 l por encima de la cabeza (C); lavarse el hombro contrario (F), y colocarse la mano en la nuca (rotación máxima en elevación media) (B), se realizan al final del arco de movimiento glenohumeral; por lo demás, casi todas las actividades se registran en el intervalo medio funcional.

Punto A: rascarse el dorso; punto B: meterse la camisa o blusa bajo el pantalón o falda; punto C: ponerse la mano en la nuca; punto D: levantar un galón hasta la altura de la cabeza; punto E: colocar una moneda en un anaquel a la altura del hombro; punto F: mano a la altura de la boca; punto G: lavar el dorso del hombro contrario.

Concretamente el movimiento humerotorácico tiene lugar entre las superficies articulares de la «enartrosis» glenohumeral y dos superficies mayores revestidas de tejido sinovial, lo que se define como la superficie de contacto del movimiento escapulohumeral *(humeroscapular motion interface,* HSMI) y la superficie de contacto del movimiento escapulotorácico *(scapulothoracic motion interface,* STMI).[195] En una articulación glenohumeral con superficies articulares uniformes, la rigidez clínica del hombro es consecuencia de: 1) contracturas que acortan la longitud de la cápsula intraarticular, los ligamentos o las unidades musculotendinosas; 2) adherencias en superficies de deslizamiento, como los tendones del manguito de los rotadores o el bíceps, y 3) adherencias en la superficie de contacto del movimiento escapulohumeral o escapulotorácico extraarticulares.[195] Las limitaciones que imponen dichos tejidos blandos pueden surgir de manera independiente o combinadas.

Articulación glenohumeral, cápsula y ligamentos

La cápsula articular glenohumeral permanece laxa mientras realiza movimientos en la zona central del arco de movimiento. En estudios en cadáveres, Harryman y cols. midieron la resistencia torsional de la articulación glenohumeral con la cápsula intacta y con una preparación del tendón del manguito de los rotadores.[132] En la zona central del arco de movimiento glenohumeral, el tejido capsular prácticamente no tuvo tensión alguna hasta que las estructuras se acercaron al tramo terminal de dicho arco (últimos grados) (Fig. 20-4). Por tanto, el tramo terminal fue definido por una mayor tensión en los elementos de sujeción estática de la cápsula y sus ligamentos. La mayor parte de los movimientos realizados durante el trabajo y las actividades de la vida diaria, se llevan a cabo en posiciones escapulohumerales lejos de los segmentos extremos del arco de movimiento (véase Fig. 20-3).[136,246]

El movimiento glenohumeral está limitado por la longitud de los frenos capsuloligamentosos. En un estudio biomecánico realizado en ocho hombros de cadáveres intactos, Moskal y cols. midieron el arco de las posiciones glenohumerales en el que las estructuras capsulares «no presentaban tensión».[206] En el cadáver, la ausencia de tensión se definió como el arco de rotación glenohumeral que ejerce menos de 0,5 N-m de fuerza de giro humeral con una cápsula intacta (véase Fig. 20-4). La división completa del perímetro de la cápsula alrededor de la glenoides aumentó los límites de elevación y rotación interna y externa sin tensión. La elevación anterior aumentó una media del 15% en todos los planos probados. La rotación externa aumentó el 22% en los planos posteriores, pero sólo el 9% en los anteriores. El aumento exagerado de la rotación no provocó encajamiento extraarticular. Sólo se produjo un aumento moderado del movimiento después de la división de la cápsula, probablemente porque el desplazamiento de los tendones del manguito de los rotadores frenaba la rotación glenohumeral (Fig. 20-5). A la inversa, parece que la cápsula y sus ligamentos protegerían a los tendones del manguito de las tensiones exageradas en los extremos de la rotación, pues limitan el movimiento a un arco más pequeño.

Una cápsula contraída reduce el movimiento rotacional glenohumeral.[132] En un estudio realizado en cadáveres, ocho hombros fueron sometidos a plicatura capsular posterior, lo que limitó la aducción horizontal. Los movimientos de rotación externa con elevación, abducción y aducción, y sin ellas, no se vieron afectados. Además, la tensión de la cápsula aumentó la fuerza de giro necesaria para conseguir una posición de elevación (Fig. 20-4).[132] Es casi seguro que la liberación de la cápsula en tensión aliviaría esta situación. El concepto de liberación de contracturas capsulares localizadas o generalizadas para aumentar el arco no es nuevo, y se ha utilizado en la clínica, en la cirugía abierta, durante décadas.[166,195,199,212,224]

Una cápsula liberada aumenta la laxitud articular, aunque este aumento de laxitud no provoca inestabilidad. En hombros de cadáveres, Moskal y cols. detectaron que la laxitud de la cabeza humeral en los desplazamientos anterior, posterior e inferior aumentaba una media de 15 mm en cada dirección, después de la liberación capsular completa.[195,206] Datos clínicos y experimentales han demostrado que la liberación o la creación de tensión por métodos quirúrgicos en la cápsula del intervalo de los rotadores aumenta o reduce la laxitud del desplazamiento posterior e inferior, respectivamente (Fig. 20-6).[133,319] Lippitt y cols. y Lazarus y cols. han demostrado que la cabeza humeral, que es estabilizada en la concavidad glenoidea por cargas de compresión y por la resistencia a una fuerza de desplazamiento, se refuerza aumentando la profundidad y la presencia del rodete glenoideo y del cartílago glenoideo periférico engrosado.[175,184] La liberación de la cápsula y sus ligamentos *in vivo* debe por tanto aumentar la laxitud, pero sin provocar inestabilidad.

Regiones específicas de la cápsula articular glenohumeral y de sus ligamentos identificados son responsables de la limitación de las rotaciones al final del arco (Tabla 20-2). Los primeros investigadores comprobaron que los ligamentos capsulares anteriores se ponen en tensión con la rotación externa máxima. La cápsula anterosuperior del intervalo de los rotadores contiene los ligamentos coracohumeral y glenohumeral superior y se tensa con la rotación externa del húmero en la extremidad no elevada.[100,133,319] El ligamento glenohumeral medio y la banda anterosuperior del ligamento glenohumeral inferior se tensan con la rotación externa máxima

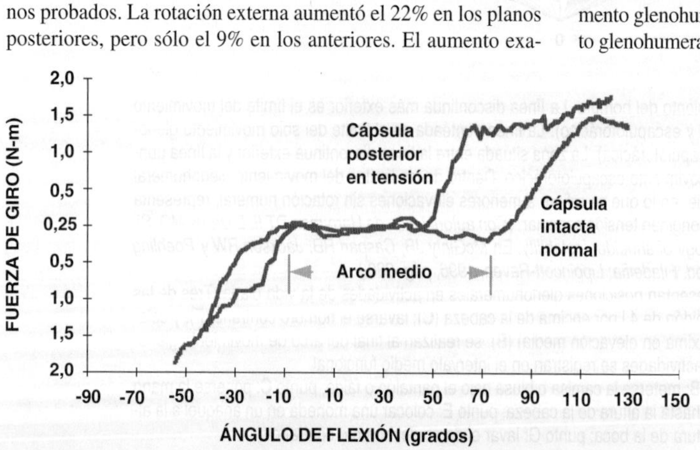

Fig. 20-4 • En el intervalo medio del movimiento glenohumeral, la cápsula y los ligamentos no están a tensión. Conforme se eleva el húmero (p. ej., flexión o extensión extremas), el manguito y la cápsula se tensan cerca del margen final de movimiento, en el cual la torsión capsular aumenta por cada grado de incremento de la elevación. Las cargas torsionales aumentan sólo en el margen medio de movimiento cuando parte de la cápsula está tensa. *(Con autorización de Harryman DT II, Lazarus M.D., Sidles JA y Matsen FA III: Pathophysiology of shoulder instability.* En *McGinty JB, Caspari RB, Jackson RW y Poehling GG [eds.]: Operative Arthroscopy, 2.ª ed. Filadelfia: Lippincott-Raven, 1996, pág. 679.)*

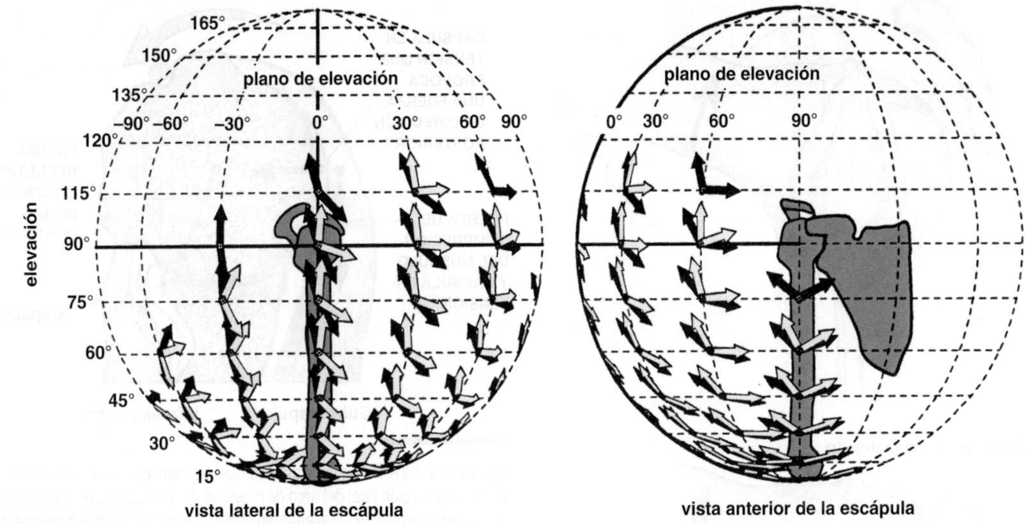

Fig. 20-5 • Esquemas globales que resumen los datos rotacionales medios de ocho hombros de cadáveres medidos antes y después de liberación capsular. Se muestra el incremento en los movimientos de rotación y elevación, antes *(flechas grises)* y después *(flechas negras)* de la liberación capsular total. Incluso después de dicha liberación, se producen sólo unos 20° de incremento del movimiento, lo cual denota que otros tejidos blandos, como el manguito intacto de los rotadores, «restringen» de forma secundaria el movimiento glenohumeral. *(Con autorización de Harryman DT II, Sidles JA y Matsen FA III: Arthroscopic management of refractory shoulder stiffness. Arthroscopy 13:133-147, 1997.)*

Tabla 20-2 • Cápsulas y ligamentos que limitan los movimientos glenohumerales

Cápsulas y ligamentos	Movimientos glenohumerales
Cápsula del intervalo de los rotadores (CIR)	Flexión, extensión, aducción con poca elevación, rotación
Ligamento coracohumeral (CHL)	externa con poca elevación
Ligamento glenohumeral superior (SGHL)	Rotación externa con ligera elevación
Ligamento glenohumeral inferior (IGHL)	Rotación externa con elevación alta
Cincha capsular inferior (CCI)	Abducción y elevación alta
Ligamento glenohumeral posteroinferior (PIGHL)	Rotación interna con elevación alta
Cápsula posterosuperior (CPS)	Rotación interna con poca elevación

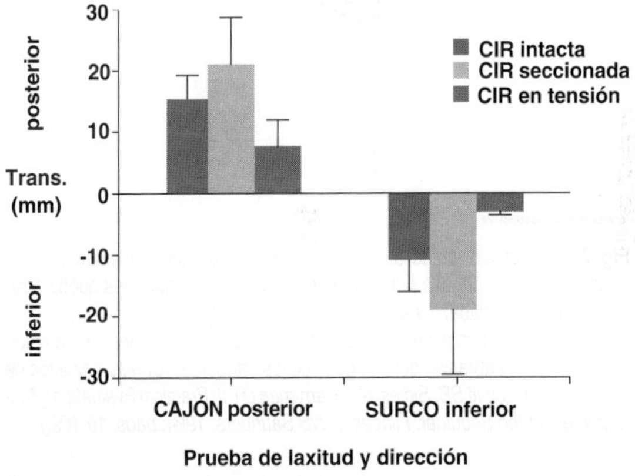

Fig. 20-6 • La cápsula tensa del intervalo de los rotadores (CIR), restringe la laxitud articular normal. La liberación de la CIR incrementará el desplazamiento y el arco de acción de hombros tensos (véase el texto). *(Con autorización de Harryman DT II, Lazarus MD, Sidles JA y Matsen FA III: Pathophysiology of shoulder instability. En McGinty JB, Caspari RB, Jackson RW y Poehling GG [eds.]: Operative Arthroscopy, 2.ª ed. Filadelfia: Lippincott-Raven, 1996, pág. 687.)*

en la abducción hasta el arco medio y en el completo, respectivamente.[305,311] La cincha capsular inferior se tensa en la elevación humeral completa, con una desviación de la tensión siguiendo las líneas cruzadas (anterior y posterior) con la rotación externa e interna, respectivamente.[226,319] La cápsula posterosuperior se tensa con la rotación interna en el costado, y la tensión se desvía hacia abajo, a la cápsula posteroinferior, con ángulos crecientes de elevación.[132,195]

Una contractura de una determinada porción de la cápsula limitará el arco, como si se produjera la estimulación precoz de la restricción del extremo del arco (véase Fig. 20-4). Se han identificado, o creado de forma intencionada, como en algunos procedimientos para la inestabilidad, contracturas patológicas de regiones aisladas de la cápsula[129,135,212,228,239,307] La tensión asimétrica de la cápsula puede provocar un desplazamiento patológico obligado de la cabeza humeral.[133,195] Desde el punto de vista anatómico, una articulación glenohumeral normal muestra una mecánica de enartrosis verdadera, permaneciendo la cabeza humeral centrada en la fosa glenoidea durante la parte media del arco.[134,255] Sin embargo, en el cadáver, al crear tensión por métodos quirúrgicos en la cápsula posterior, la flexión hacia delante provocaba el desplazamiento anterosuperior constante de la cabeza humeral.[132] Por tanto, una contractura capsular posterior puede provocar un «pinzamiento» importante, con compresión del manguito de los rotadores contra el arco coracoacromial (Fig. 20-7). En la clínica, se puede producir un fenómeno mecánico patológico similar (también llamado

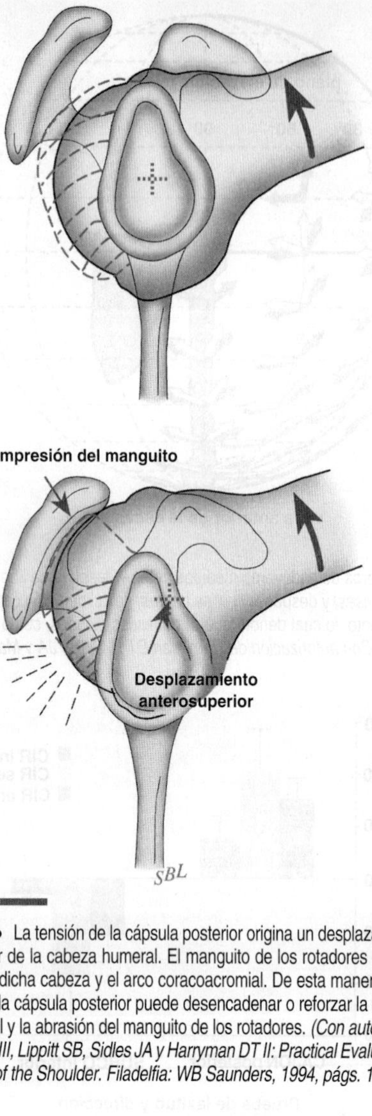

Fig. 20-7 • La tensión de la cápsula posterior origina un desplazamiento anterosuperior de la cabeza humeral. El manguito de los rotadores queda atrapado entre dicha cabeza y el arco coracoacromial. De esta manera, una contractura en la cápsula posterior puede desencadenar o reforzar la compresión subacromial y la abrasión del manguito de los rotadores. *(Con autorización de Matsen FA III, Lippitt SB, Sidles JA y Harryman DT II: Practical Evaluation y Management of the Shoulder. Filadelfia: WB Saunders, 1994, págs. 19-109.)*

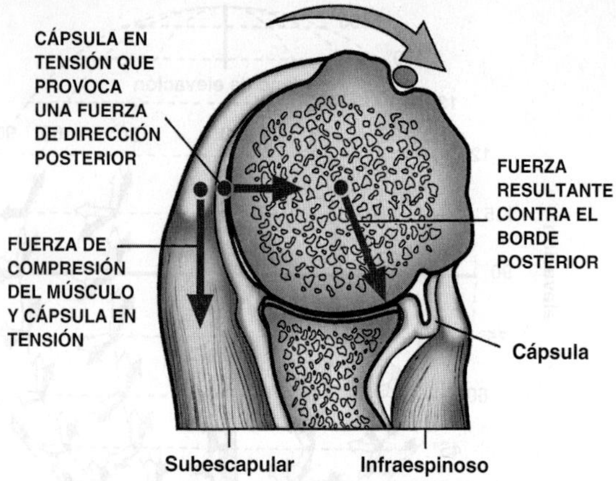

Fig. 20-8 • La rotación de la cabeza humeral conlleva un tensamiento capsular en la porción final del arco de movimiento. La cápsula tensa asimétrica opone una carga o desplazamiento dirigida contra sí misma e intenta desplazar la cabeza humeral hacia el lado contrario de la cavidad glenoidea. Esta fuerza estabilizadora se denomina «mecanismo de restricción capsular». La cápsula tensa aplica también una carga para comprimir la cabeza humeral en la cavidad glenoidea. El vector resultante de fuerzas se dirige contra el lado contrario de dicha cavidad. *(Con autorización de Harryman DT II, Lazarus MD, Sidles JA y Matsen FA III: Pathophysiology of shoulder instability. En McGinty JB, Caspari RB, Jackson RW y Poehling GG [eds.]: Operative Arthroscopy, 2.ª ed. Filadelfia: Lippincott-Raven, 1996, pág. 686.)*

«restricción capsular») en hombros después de reparaciones de inestabilidad con una tensión anterior excesiva (Fig. 20-8). La tensión asimétrica crónica puede dar lugar a fuerzas de reacción articular más grandes, dirigidas hacia el lado opuesto de la glenoides, con un desgaste excesivo, una erosión posterior y artrosis.[139] Matsen y cols. han llamado a este proceso anatomopatológico *artropatía por capsulorrafia*.[195] Para eliminar las restricciones patológicas, los autores han aconsejado la liberación quirúrgica específica, ya sea abierta o artroscópica, de la cápsula y los ligamentos contraídos*.

Superficie de contacto del movimiento escapulohumeral

En 1934, Codman señaló que: «La bolsa subacromial es la mayor del cuerpo, y su estructura y componentes son los más complejos. De hecho, es una articulación escapulohumeral secundaria, aunque ninguna porción de su superficie es cartilaginosa».[65] Pensó también que la forma casi hemisférica del arco acromiocoracoideo era «prácticamente el equivalente en tamaño y curvatura de la superficie articular de la articulación verdadera». Matsen y Romeo han ampliado el concepto de «articulación auxiliar» planteado por Codman, y han definido la superficie de contacto del movimiento escapulohumeral (HSMI) como un conjunto de superficies deslizantes, que incluyen las caras profundas del deltoides, el acromion, la apófisis coracoides y sus tendones, y la cara superficial del húmero, el manguito de los rotadores y el tendón de la porción larga del bíceps y su vaina (Fig. 20-9).[195,278] Si cuadros patológicos con adherencias que surgen después de traumatismos o cirugía «fusionan» u obliteran la superficie de contacto del movimiento escapulohumeral, habrá limitaciones del movimiento del hombro, según el grado de afección y la localización de las anomalías.

Romeo y cols. midieron *in vivo* el movimiento escapulohumeral en cinco hombros normales.[278] El movimiento entre la porción proximal del húmero y el deltoides, apófisis coracoides y sus tendones, se midió por resonancia magnética (RM) axial seriada e incrementos seriados en todo el arco de rotación externa-interna. El promedio máximo de movimiento deslizante de la superficie de contacto se acercó a 3 cm (29,1 mm), observado a nivel del corte axial más amplio de la cabeza humeral. El movimiento de la superficie de contacto tuvo variaciones según el sitio medido hasta que no hubo movimiento en sentido distal, a nivel de la impresión deltoidea.

En la práctica clínica, la rigidez escapulohumeral después de traumatismo, inmovilización o cirugía, es la causa parcial de adherencias dentro de la superficie de contacto del movimiento escapulohumeral.[195] En el caso de cirugía repetida se han identificado adherencias densas entre el acromion y la superficie bursal,

* Véanse referencias bibliográficas 135, 166, 195, 212, 228, 239, 254, 286, 307, 318.

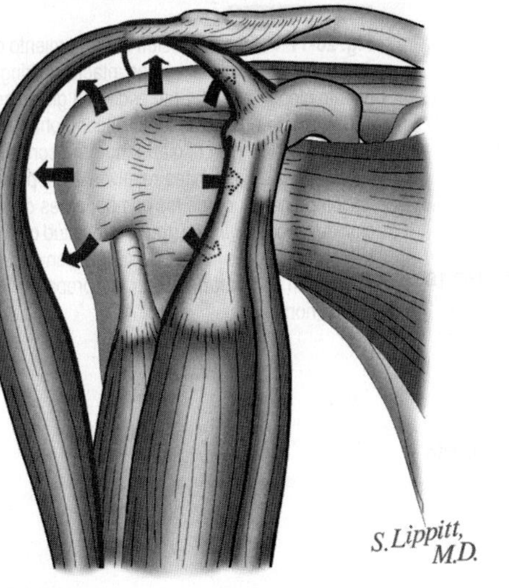

Fig. 20-9 • La superficie de contacto del movimiento escapulohumeral (HSMI) representa un espectro o «continuo» importante de superficies de deslizamiento entre diversas fases, que incluye las caras profundas del deltoides, el acromion, la apófisis coracoides y sus tendones y el lado superficial del húmero, el manguito de los rotadores, el tendón de la porción larga del bíceps y su vaina. *(Con autorización de Matsen FA III, Lippitt SB, Sidles JA y Harryman DT II: Practical Evaluation of Management of the Shoulder. Filadelfia: WB Saunders, 1994, págs. 19-109.)*

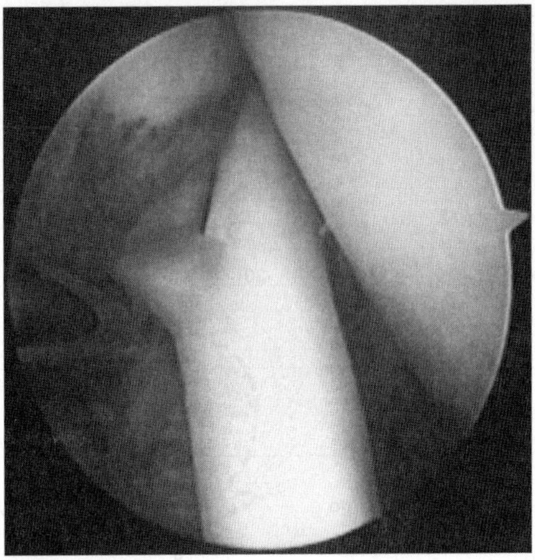

Fig. 20-10 • Imagen artroscópica de la articulación glenohumeral en la que se advierte una adherencia intraarticular que une el tendón del bíceps con el espacio contraído del manguito de los rotadores. *(Con autorización de Harryman DT II: Shoulders: Frozen and stiff. Instr Course Lect 42:247-257, 1993.)*

después de reparar el manguito de los rotadores y debajo de la apófisis coracoides, el tendón conjunto y el deltoides, después de reparaciones de inestabilidad. Es difícil restaurar el movimiento deslizante de la superficie de contacto normal después de la reparación quirúrgica del manguito de los rotadores, si la rigidez del hombro es consecuencia de adherencias en la superficie de contacto del movimiento escapulohumeral.[112]

El tendón de la porción larga del bíceps se distingue por su posición en el hombro. El nacimiento del músculo es una extensión estructural de la superficie articular glenohumeral, que forma parte de la superficie de movimiento de la articulación glenohumeral. A semejanza de un sistema de monorraíl, la cabeza del húmero y su corredera bicipital se desplazan sobre el tendón fijado en la escápula, para participar en el movimiento escapulohumeral. Todos los movimientos glenohumerales conllevan el deslizamiento o la rotación de la corredera bicipital en la superficie del tendón homónimo. Si hay sinovitis en la articulación o en la vaina tendinosa, se formarán adherencias entre el tendón de la porción larga del bíceps con la cápsula, el manguito o la corredera (Fig. 20-10).[129,135,228] Pasteur, en 1932, y después Lippmann, Neviaser, Hitchcock y Bechtol y DePalma, señalaron adherencias peritendinosas que originaron una disminución variable del movimiento del tendón dentro de su corredera en individuos con hombro congelado.[81,145,185,213,243] Recomendaron la lisis de las adherencias o la ablación del bíceps para restaurar el movimiento.

El movimiento humeral sin limitación, siguiendo al tendón del bíceps, resulta esencial para conservar el arco completo de la cinemática glenohumeral. Si se bloquea este dispositivo de monorraíl, se limitará el arco de movimiento mencionado.[195] Basta y cols. utilizaron un modelo matemático e instrumentación del hombro de cadáveres, con un sensor espacial con 6° de libertad, para corroborar experimentalmente el efecto de la limitación del desplazamiento del tendón bicipital en el movimiento glenohumeral.[15] Observaron que la corredera se desplazaba 50 mm sobre el tendón bicipital, con una longitud intraarticular máxima del tendón *(intra-articular tendon lenght,* IATL) en la rotación externa, y otra mínima en la elevación máxima.

Después de lesiones, inflamación o incorporación quirúrgica que puedan limitar la recuperación máxima del movimiento glenohumeral, extremadamente útil, el tendón bicipital puede mostrar adherencias o «tenodesis» *in situ* dentro de la corredera. Basta y cols. han realizado tenodesis del tendón mencionado *in situ,* con tres ángulos diferentes de rotación humeral. La posición de la aponeurosis, conforme se incrementa la rotación interna, mostró una mayor restricción del movimiento (Fig. 20-11).

Movimiento escapulotorácico

Se ha demostrado la dificultad del estudio de la contribución del movimiento escapulotorácico al movimiento humerotorácico total. Gran parte de esta dificultad reside en el seguimiento exacto del movimiento de la escápula. Investigadores antiguos determinaron que el movimiento escapulotorácico es el que explica cerca del 33% de la elevación humerotorácica (véase Fig. 20-3).[103,153] Poppen y Walker definieron el movimiento escapular con arreglo a la posición radiográfica de la cavidad glenoidea, pero tiene escasa utilidad en la exploración clínica.[255] Pearl diseñó un localizador manual de la escápula para precisar el plano, la posición de dicho hueso y el movimiento del hombro.[247] Harryman y cols. fijaron sensores electromagnéticos en la escápula y el húmero en ocho voluntarios y registraron los movimientos humerotorácicos, escapulotorácicos y glenohumerales.[134] El movimiento de la espina del omóplato fue descrito en relación con los ejes anatómicos torácicos, en términos del plano de elevación, ángulo de elevación y ángulo de rotación. Los autores midieron los límites del movimiento escapulotorácico: la elevación escapulotorácica máxima fue de 56° ± 8°; el plano de elevación escapular máxi-

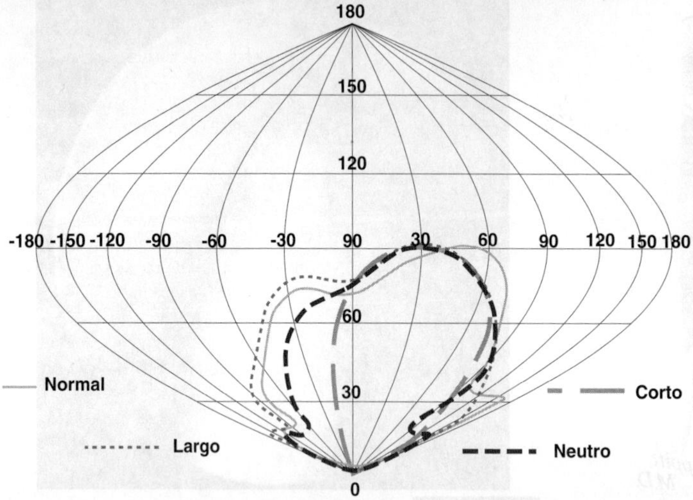

Fig. 20-11 • La compresión o atrapamiento del tendón de la porción larga del bíceps intacto restringe el movimiento glenohumeral. Este esquema global señala el límite máximo del movimiento escapulohumeral normal en la elevación y en el plano (húmero con rotación máxima interna). Los límites relativos en el plano y la elevación de cada uno de los componentes de la preparación de tenodesis *in situ* (tramo o longitud cortas, neutras o largas del bíceps intraarticular), quedan expuestos para el examen comparativo contra la preparación no tenodésica normal.

mo fue de 59° ± 10° en sentido anterógrado en el plano coronal (unos 30° anterógrados en el «plano nominal de la escápula», calculado por medios radiográficos), y el plano de movimiento escapular varió ampliamente desde +83° (flexión), a –95° (extensión), correspondiente a ángulos en la parte baja. También advirtieron que había una realineación constante del movimiento escapular en el tórax, como reacción a la transferencia de carga, desde la mitad superior del cuerpo a la extremidad, y viceversa (Fig. 20-12).

Pruebas recientes señalan la complejidad del movimiento escapulotorácico. En un estudio *in vivo*, McClure y cols. determinaron los arcos escapulotorácicos activos y pasivos en voluntarios normales.[197] Utilizaron una técnica de medida directa para ilustrar el movimiento tridimensional de la escápula durante los movimientos dinámicos del brazo. Durante la elevación activa del brazo en el plano escapular, la escápula rota hacia arriba (50° ± 4,8°), se inclina hacia detrás alrededor de un eje medial lateral (30° ± 15,0°) y en rotación externa alrededor de un eje vertical (24° ± 12,8°). Durante el descenso del brazo se producen los movimientos inversos, aunque siguiendo un patrón ligeramente diferente.

La pérdida del arco glenohumeral (p. ej., después de la fusión del hombro) origina un incremento acomodativo en el arco escapulotorácico,[136] razón por la cual podría pronosticarse también que la contractura o la pérdida de movimiento de los músculos escapulotorácicos (p. ej., después de la fusión homónima) pueden obligar a que la articulación glenohumeral tenga un arco más amplio de movimiento. Es muy difícil medir con exactitud el movimiento escapulotorácico, pero Nicholson registró la rotación ascendente excesiva de la escápula (elevación) durante los intentos activos de elevación humeral, en sujetos con hombro congelado.[223]

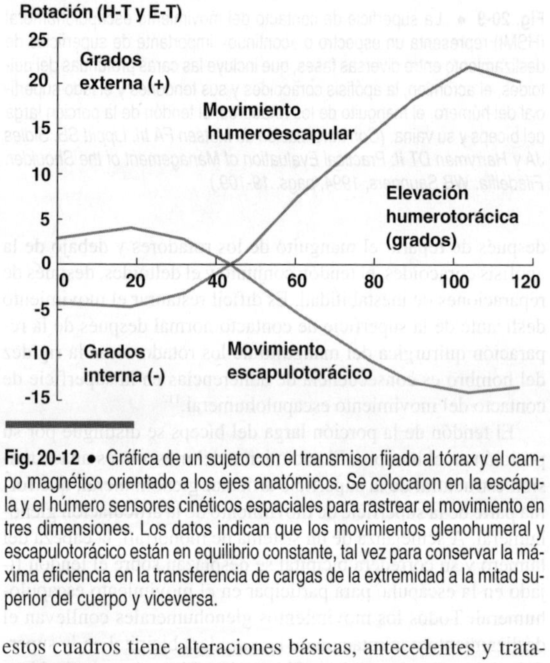

Fig. 20-12 • Gráfica de un sujeto con el transmisor fijado al tórax y el campo magnético orientado a los ejes anatómicos. Se colocaron en la escápula y el húmero sensores cinéticos espaciales para rastrear el movimiento en tres dimensiones. Los datos indican que los movimientos glenohumeral y escapulotorácico están en equilibrio constante, tal vez para conservar la máxima eficiencia en la transferencia de cargas de la extremidad a la mitad superior del cuerpo y viceversa.

CRITERIOS DE DIAGNÓSTICO

El hombro congelado, o rigidez primaria, consiste en la contractura glenohumeral que surge después de un traumatismo mínimo o en ausencia de él, y aparece como un proceso fibrótico intrínseco de la cápsula de la articulación glenohumeral. El hombro rígido postraumatológico o rigidez secundaria, es un proceso extrínseco que necesita como elemento desencadenante algún traumatismo u otro trastorno precursor. Al parecer, cada uno de estos cuadros tiene alteraciones básicas, antecedentes y tratamiento diferentes. Además, no son mutuamente excluyentes. Un hombro rígido postraumatológico puede surgir como un proceso extracapsular, pero pronto aparecerá una contractura capsular. En raras ocasiones se han identificado inflamación y adherencias en la bolsa subacromial, en casos de hombro congelado idiopático.[129]

Hombro congelado idiopático

La falta de acuerdo respecto a la nomenclatura y clasificación ha surgido en parte por la confusión que rodea a los criterios diagnósticos necesarios y suficientes para la definición del hombro congelado. Muchos autores han sugerido criterios que a menudo se basan en pautas de arcos medidos; estos arcos de movimiento se han definido de acuerdo con los planos de elevación humerotorácicos (abducción coronal o flexión sagital) y los arcos de rotación

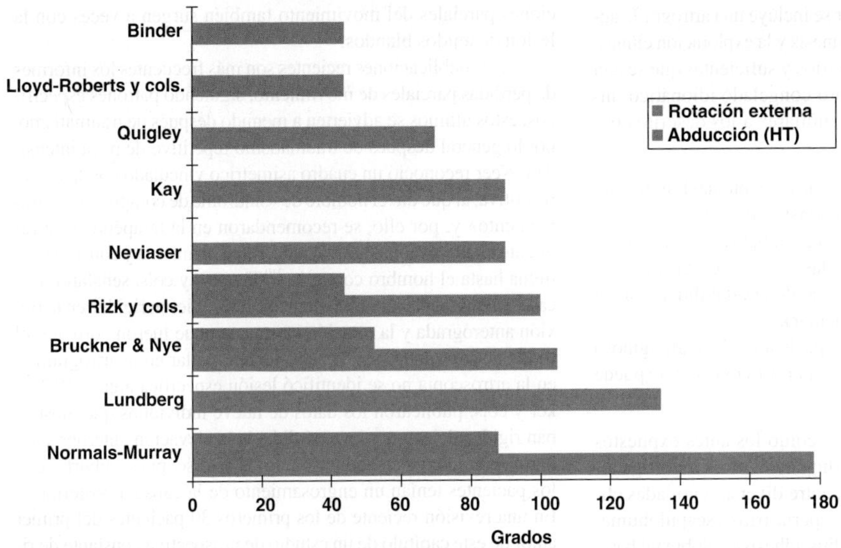

Fig. 20-13 • Los investigadores han recomendado umbrales específicos de movimiento limitado para hacer el diagnóstico de hombro congelado. Los criterios cinéticos más frecuentes se han planteado según la abducción en el plano coronal o el grado de rotación externa (todos los movimientos se han ajustado al arco humerotorácico en relación con los pacientes control normales, definidos por Murray y cols.[209]).

escapulohumerales (rotación interna y externa). Las mediciones tradicionales valoran el movimiento humerotorácico entre los brazos y el tórax, siguiendo ejes anatómicos, y algunos han intentado aislar el movimiento glenohumeral, en tanto estabilizan la articulación escapulotorácica para excluir el movimiento.

Al revisar las publicaciones podría concluirse fácilmente que la restricción de cerca del 50% del movimiento es una media razonable entre los investigadores que citan los criterios de movimiento humerotorácico o escapulohumeral.[25,41,161,186,188,216,217,257,258,275] Sin embargo, es algo más que un obstáculo; si fuese posible reconciliar los criterios del movimiento mínimo, algunos autores incluirían un grupo particular de criterios de diagnóstico para calificar al hombro congelado (Fig. 20-13). Dichos criterios han originado alguna confusión, porque la pérdida porcentual del arco de movimiento, sin duda es un índice de intensidad o gravedad. Algunos autores definen el movimiento restrictivo en un solo arco, en tanto que otros lo hacen en múltiples planos. Por ejemplo, Neviaser, Kay, Binder y cols., y Lloyd-Roberts y French incluyeron un criterio que describe, en promedio, una limitación del 50%, en relación con lo normal, en la abducción o la rotación externa.[25,161,186,216,217] En cambio, Rizk y Pinals plantearon cuatro criterios de movimiento que incluyeron abducción combinada, elevación anterógrada y rotación externa o interna, con porcentajes de lo normal que variaron entre el 55% y el 80%[275]

Normalmente, las restricciones al movimiento pertenecen sólo a la articulación escapulohumeral, razón por la cual habrá que intentar una cuantificación exacta del arco glenohumeral. Pearl y cols.[248] sugirieron elevar el húmero en el plano escapular a 45°, para precisar o asumir el punto medio del movimiento articular y la laxitud capsular, y a partir de esa cifra o nivel realizar la rotación externa e interna para cuantificar el grado de restricción cinética aislada, en relación con la articulación glenohumeral (Fig. 20-14). El arco de restricción de la rotación menor del 50% estuvo muy relacionado con el hombro congelado, definido por los índices corrientes o convencionales de elevación humerotorácica y rotación externa e interna. Los autores de este capítulo no han intentado definir un «límite» o umbral específico de arcos medidos, sino depender del cuadro inicial en la anamnesis y en la exploración de patrones de limitación del movimiento y de criterios

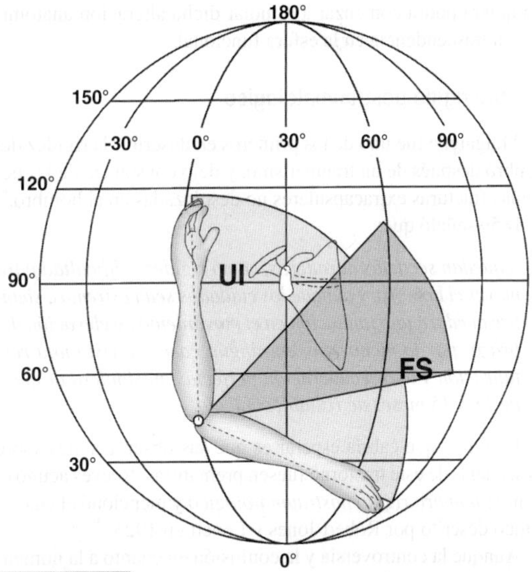

Fig. 20-14 • Esquema global que indica una elevación humeral del 45° en el plano de la escápula (30° del plano humerotorácico). *Las zonas oscuras* que indican los arcos de rotación miden el lado indemne (*uninvolved*, UI) con el lado afectado, aquejado de hombro congelado (*frozen shoulder*, FS). *(Cortesía de M. Pearl, M.D.[248])*

radiográficos. Como han hecho otros,[45,178] los autores combinan múltiples arcos medidos de la exploración corriente, de forma matemática, en una razón compuesta para hacer comparaciones relevantes entre los grupos de pacientes (véase «Exploración»).

Para diagnosticar el hombro congelado, al parecer han sido esenciales otros criterios descriptivos. Los criterios de Kessel tuvieron la peculiaridad de que no se especificó el umbral del arco limitado, sino que se tomaron en cuenta los síntomas de inicio espontáneo, con una pérdida progresiva del movimiento glenohumeral, ninguna enfermedad coexistente identificada y radiografías normales.[164] Bruckner y Nye, y Lloyd-Roberts y French han incluido el dolor nocturno sintomático que duró de uno a tres meses, respectivamente.[41,186] Entre los criterios de Neviaser se incluye una artrografía auxiliar, además de los datos de la anamnesis y la exploración clínica.

Los criterios diagnósticos necesarios y suficientes que se han planteado[195] para calificar al hombro congelado idiopático, incluyen algunos signos conocidos, similares a los descritos por Kessel,[164] y son:

1. Antecedente de limitación del movimiento del hombro sin lesión importante o cirugía reconstructiva previas.
2. Exploración que incluye rigidez global (es decir, limitación del movimiento en todas las direcciones, que no conlleva una pérdida de la potencia, de la estabilidad o de la uniformidad de la acción articular).
3. Radiografías simples con un espacio articular cartilaginoso *normal,* sin ninguna anomalía periarticular focal (puede identificarse osteopenia).

Si se aplican criterios uniformes como los antes expuestos para definir el hombro congelado idiopático, otros investigadores podrían distinguir con precisión entre diversas entidades clínicas clasificadas en general como «periartritis escapulohumeral», «hombro congelado», o «capsulitis adhesiva». Sobre tal base, cualquiera podrá comenzar a estudiar dicha alteración anatómica y su trascendencia en la esfera funcional.

Hombro rígido postraumatológico

Malgaigne fue uno de los primeros en describir la rigidez del hombro después de un traumatismo, y dejó constancia de las pequeñas fracturas extracapsulares no desplazadas en el hombro.[88] En 1859 señaló que:

> *...quedan secuelas duraderas, como rigidez y dificultad para mover el hombro, y aunque los cuidados sean extremos, siempre quedará una limitación en el movimiento de elevación del brazo; por lo menos, yo, en ningún caso, he visto una restauración y una recuperación perfectas, ni siquiera después de 11 a 15 meses de restablecimiento.*

Lo único que cabría esperar es que sus observaciones sobre las secuelas de este trastorno fuesen prematuras. Reeves acuñó el término *hombro rígido postraumatológico* y mencionó el cuadro clínico descrito por Robert Jones y Lovett en 1923.[159,261]

Aunque la controversia y la confusión en cuanto a la nomenclatura de esta entidad clínica han sido menores, algunos autores, como Neviaser y Neviaser, han introducido otra clasificación.[219] Incluyen la rigidez causada por traumatismo, pero no se vincula con la contractura capsular bajo el nombre de «hombro rígido y doloroso». Otras clasificaciones como «capsulitis temprana» de Kay y «capsulitis irritativa» de Withers, se orientan más bien al hombro rígido postraumatológico, porque hay menos limitaciones graves en el movimiento, pero sin duda no se estableció la definición por el traumatismo.[161,330] Por último, la división de hombros congelados secundarios señalada por Lundberg incluye todos los cuadros de hombros rígidos postraumatológicos.[188]

La rigidez moderada de hombro es típica después de lesiones intrínsecas de tejidos blandos o de las articulaciones del hombro. Se ha documentado una limitación del movimiento de esta zona después de contusiones sencillas, subluxaciones glenohumerales, luxaciones, fracturas-luxaciones, lesiones de la articulación acromioclavicular y fracturas de clavícula y escápula, en particular fracturas subcapitales del húmero en el anciano.[71,116] Las limitaciones parciales del movimiento también surgen a veces con la lesión de tejidos blandos.

En las publicaciones recientes son más frecuentes los informes de pérdidas parciales de movimiento, siguiendo patrones específicos; estos últimos se advierten a menudo después de traumatismo, por lo general después de traumatismo repetitivo de poca intensidad. Neer reconoció un cuadro asimétrico vinculado con la lesión repetitiva, al que dio el nombre de «síndrome de compresión o atrapamiento» y, por ello, se recomendaron en la terapéutica estiramiento en la elevación anterógrada, rotación interna y aducción extrema hasta el hombro contrario.[210] Thomas y cols. señalaron tres casos inicialmente atraumatológicos, que tuvieron rigidez en la flexión anterógrada y la rotación interna, aunque fueron normales el fondo de saco anterior y la capacidad articular en la artrografía y en la artroscopia no se identificó lesión específica alguna.[306] Ticker y cols. publicaron los datos de nueve individuos que mostraban rigidez dolorosa y leve pérdida de la elevación anterógrada y la rotación interna en abducción. En la artroscopia se advirtió que los pacientes tenían un engrosamiento de la cápsula posterior.[307] En una revisión reciente de los primeros 30 pacientes del primer autor de este capítulo de un estudio de prospectiva constante de rigidez refractaria del hombro, 11 sujetos mostraron una restricción parcial del movimiento, que fue atribuible a contractura capsular posterior.[135] En cada uno de los pacientes se identificó otro cuadro patológico, y siete mostraron un desgarro parcial del manguito de los rotadores. En una revisión inédita de 90 personas a quienes se efectuó liberación capsular quirúrgica, el grado inicial de rigidez después de la lesión (60 hombros), a diferencia de los hombros con inicio idiopático (30 hombros), fue bastante menor en lo referente a los movimientos de flexión, referente externa hacia un lado y rotación externa e interna en abducción de 90° (Tabla 20-3).[130]

Las intervenciones quirúrgicas son una causa de rigidez del hombro ampliamente reconocida. Ejemplos típicos de tensamiento yatrógeno de la cápsula glenohumeral que origina limitaciones previsibles de movimiento, son la capsulorrafia anterior o posterior, el desplazamiento capsular inferior y las reparaciones del manguito de los rotadores. En ocasiones, esta limitación del movimiento puede provocar alteraciones en la articulación glenohumeral.[139] La reparación de algún defecto en los tendones del supraespinoso o del infraespinoso a menudo limita movimientos como la rotación interna o la aducción extrema hasta el hombro contrario.[195,344] Los traumatismos importantes que obligan a efectuar cirugía para reparar desgarros de tejidos blandos o realizar una reconstrucción de

Tabla 20-3 • Comparación de los arcos de movimiento de hombros congelados y de hombros rígidos postraumatológicos ($N = 117$)

Movimientos	Ausencia de lesión (49)	Lesión (68)	ANOVA Dunn
FE	104 ± 20	118 ± 30	$P = 0{,}007$
ERS	13 ± 20	32 ± 25	$P < 0{,}0001$
ERA	37 ± 24	56 ± 29	$P = 0{,}0004$
IRA	12 ± 18	32 ± 19	$P < 0{,}0001$
IRB	6 ± 3	6 ± 3	NSD
XBA	25 ± 7	24 ± 8	NSD

FE, elevación anterógrada; ERS, rotación externa en el costado; ERA, rotación externa en abducción; IRA, rotación interna en abducción; IRB, rotación interna subiendo por la espalda; XBA, aducción al hombro contrario; DNS, diferencia no significativa.

la zona proximal del húmero, a menudo originan combinaciones de adherencias intraarticulares y extraarticulares.[110] Bush y Hansen han recomendado incorporar el tendón intacto del bíceps en la reconstrucción del manguito de los rotadores, que, según se prevé, origina la limitación del movimiento.[53,127] El grado de rigidez y la dirección de la limitación del arco pueden reflejar la presencia de adherencias en la superficie de contacto del movimiento escapulohumeral extraarticular, contracturas en unidades musculotendinosas y fibrosis de la cápsula articular.

Los criterios diagnósticos necesarios y suficientes de los autores de este capítulo[195] para calificar al hombro rígido postraumatológico (o posquirúrgico) incluyen:

1. Antecedente de lesión, traumatismo de baja magnitud repetitivo o cirugía con aparición de rigidez que restringe funcionalmente el uso de la extremidad.
2. Exploración en la que se advierte una limitación del movimiento del hombro en una dirección específica, en múltiples direcciones, o global.
3. Radiografías con un espacio cartilaginoso normal en la articulación.

En el hombro que muestra síntomas después de lesión pueden surgir de manera asimétrica o global limitaciones notables en su movimiento. A pesar de que los datos de la anamnesis, la exploración física y el tratamiento del hombro rígido postraumatológico tal vez sean distintos de los observados en el hombro congelado idiopático, habría que describir los síntomas a largo plazo de la rigidez postraumatológica y su evolución, pero tal vez no se aprecien diferencias. Las pérdidas cinéticas en direcciones aisladas pueden evolucionar y llegar a limitaciones globales en el movimiento, con arreglo a la gravedad de la lesión o la duración de la discapacidad. No se sabe si la rigidez de este tipo se recupera sin intervención terapéutica, o si la pérdida del arco termina por ser aceptada al adaptarse el sujeto a ella.

El hombro rígido postraumatológico puede presentar menos homogeneidad que el congelado idiopático, en cuanto al mecanismo antecedente o intensidad, pero los criterios diagnósticos recomendados se aplican fácilmente a las dos categorías en todos los niveles de experiencia, y no se necesitan pruebas auxiliares especiales. Se plantean fácilmente otros criterios diagnósticos específicos para el estudio de algunos subgrupos postraumatológicos, como la contractura capsular posterior o el hombro rígido posquirúrgico. Es útil ser consciente de que casi todos los casos de rigidez del hombro cumplen los criterios básicos descritos, y que la aplicación amplia de los mismos permitiría una comparación para la evaluación y el tratamiento prospectivos.

EPIDEMIOLOGÍA

Para conocer la incidencia exacta de un tipo específico de rigidez de hombro en la población general, los investigadores deben definir con gran anticipación (en forma prospectiva) la entidad por medio de criterios diagnósticos específicos y escoger los pacientes control de edad y sexo iguales.[45] Se han definido en adultos en grupos de edad temprana o tardía[63,209] diferencias pequeñas pero relevantes en la medida del arco de movimiento del hombro. Clarke y cols. observaron un arco levemente mayor en mujeres que en varones,[63] pero los datos de Murray y cols. no confirmaron esto, ni detectaron diferencias en cuanto al lado o al predominio de uso.[209]

Los estudios con criterios diagnósticos rigurosos para identificar hombro congelado, han definido la incidencia de este cuadro en la población general, y rebasa levemente un valor del 2%. Lundberg, después de obtener muestras de una población de pacientes de un hospital local, reunió datos fiables, y también lo hizo Bridgman después de revisar a 600 pacientes ambulatorios.[37,188] Pal y cols. identificaron una incidencia del 5%, y Sattar y Luman advirtieron otra del 3% de signos y síntomas clínicos de hombro congelado en 75 y 100 pacientes control extranosocomiales, respectivamente.[240,285] En una investigación que incluyó a 100 ancianos hospitalizados, Chard y Hazleman advirtieron una prevalencia del 3% de hombro rígido doloroso.[59] No se ha precisado la incidencia exacta de hombro idiopático ni de hombro rígido postraumatológico en un corte transversal de alguna población general específica.

FACTORES QUE PREDISPONEN A LA RIGIDEZ DE HOMBRO

Prevalencia por edades

La mayoría de los adultos que acuden al médico por primera vez con hombro rígido, idiopático o postraumático, tienen por lo general entre 40 y 60 años de edad (Fig. 20-15).[41,128,195,208,263] Es muy poco frecuente que surja un hombro congelado idiopático en

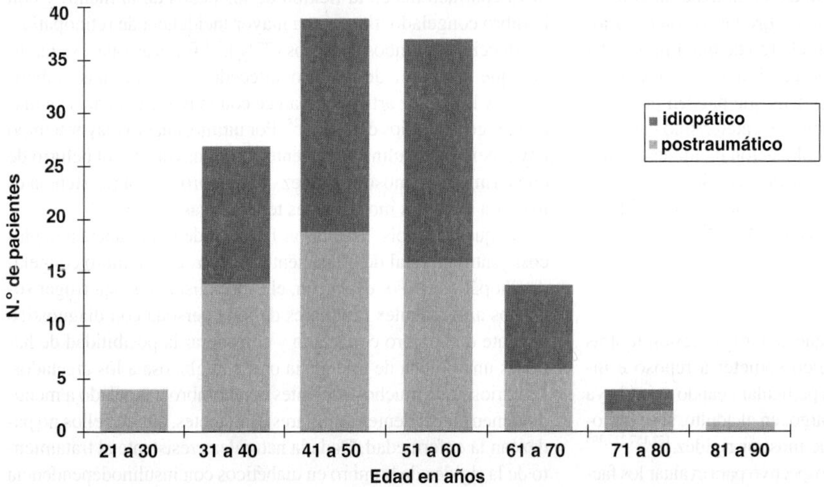

Fig. 20-15 • Gráfico que señala la edad de inicio del hombro congelado[64] o el hombro rígido postraumatológico en 126 pacientes, según las definiciones de los criterios diagnósticos de los autores.[195] No hubo diferencias en la media de edad entre los dos cuadros mencionados.

personas menores de 40 años, salvo en caso de que haya persistido la diabetes insulinodependiente desde la niñez. Lundberg, en un gran estudio, advirtió una edad promedio levemente mayor (55), en comparación con las mujeres (52).[188] Sin embargo, en los datos inéditos del primer autor de este capítulo, no se ha identificado diferencia alguna de edad, según sexo y tipo de rigidez en 126 sujetos cuyo cuadro inicial fue rigidez refractaria del hombro.[130] La media de edad en el estudio de los autores fue de 50 años para sujetos diabéticos y no diabéticos, y también para uno y otro sexos. La media de edad en las subclasificaciones postraumatológica e idiopática fue de 49 y 50 años, respectivamente.

Lesiones

La mayoría de los individuos que terminan por mostrar rigidez «idiopática» del hombro, la relaciona con un incidente traumatológico pequeño, en la misma fecha en que comenzaron los síntomas y que son recordados normalmente en el interrogatorio.[65,84,198] Por supuesto, traumatismos netos como el de una fractura, un desgarro del manguito de los rotadores o un procedimiento quirúrgico, pueden corroborarse y clasificarse sin mayor problema en la categoría postraumatológica.

En un número importante de individuos que inicialmente tienen rigidez dolorosa después de cargas o distensión del manguito de los rotadores, o abuso repetitivo, se hace el diagnóstico de «síndrome de compresión o atrapamiento». Al revisar con mayor detenimiento el caso, los datos de la anamnesis y la exploración física entran normalmente en la clasificación postraumatológica, y sufren contractura de la cápsula posterior.[129,132,135,195,307]

Cirugía fuera del hombro

Mientras que la rigidez después de cirugía del hombro es algo esperado y es un problema que se aborda después de intervenciones quirúrgicas realizadas en las proximidades de la cintura escapular, la terapia postoperatoria para la recuperación del movimiento posiblemente se descuide, o se oponga a ella el propio paciente, después de otros tipos de cirugía; esto sucede, por ejemplo, después de la disección de los ganglios axilares o de la zona cervical, ambas causas conocidas de disminución postoperatoria del movimiento del hombro, en particular cuando se combina con radioterapia.[244,294] El cateterismo cardíaco en la axila, la colocación de injertos de derivación de arterias coronarias con esternotomía y la toracotomía pueden limitar el arco de movimiento del hombro a causa del dolor intenso consecutivo a la operación.[252] Además, hay intervenciones cardiológicas que pueden provocar la aparición de hombro congelado, como el cateterismo cardíaco a través de la arteria braquial[230] o la colocación de un desfibrilador cardíaco subpectoral.[52] La incidencia de aparición de hombro congelado en una población masculina de pacientes sometidos a cirugía cardiotorácica se ha calculado en el 3,3%.[312]

Inmovilidad

Después de alguna distensión pequeña, cirugía, lesión u otras causas de dolor, podría parecer lógico someter a reposo e inmovilización a la zona en cuestión, en particular cuando quizá haya aparecido ya la inflamación. Sin embargo, en el adulto, si se inmoviliza el hombro, queda en peligro de mostrar rigidez.[122,157,217,295] Bruckner y Nye hicieron un estudio prospectivo para evaluar los factores que exponían a los pacientes neurológicos (casi todos después de hemorragia subaracnoidea) a un mayor riesgo de capsulitis adhesiva.[41] En un período de seis meses de observación, el 25% de tales enfermos acabaron por mostrar hombro congelado. Los autores identificaron cinco factores de riesgo vinculados más bien con un período relevante de inmovilización de la extremidad escapular afectada.

La mayor parte de los casos de rigidez de hombro que se envían al ortopeda se observan después de un período de reposo recomendado e impuesto por el médico que envió el enfermo. En una revisión de pacientes enviados a Binder y cols., se pidió al 75% de ellos que colocaran en inactividad el hombro, en vez de ordenar ejercicios suaves para conservar la movilidad.[25] Sólo el 50% de estos pacientes recibieron orientación en la atención del hombro doloroso después de la evaluación inicial del médico de atención primaria.

Diabetes mellitus

Los diabéticos están expuestos a un riesgo mucho mayor de sufrir limitación del movimiento articular, y no sólo del hombro, sino de todas las articulaciones.[279] La incidencia de hombro congelado en diabéticos va del 10% al 20%, pero puede llegar al 35%.[11,37,101,182,188,205,240,241,285,334] Los diabéticos que durante muchos años han sido insulinodependientes, muestran el hombro congelado con una frecuencia mucho mayor, e incluso un 42% de ellos tienen desde el inicio afección de ambos hombros.[37,101,205] Los diabéticos con la forma juvenil pueden presentar inicialmente síntomas de rigidez en la quinta década de la vida, pero si se incluyen los diabéticos con la forma del adulto (tipo 1 y tipo 2), la edad de presentación inicial será semejante a la de la población general (Fig. 20-16). Los diabéticos con hombro congelado tienen más probabilidades de presentar afectación de órganos.[11]

Los diabéticos insulinodependientes que muestran rigidez articular en las manos y otras articulaciones mayores, han sido incluidos dentro del síndrome del movimiento articular limitado.[279] La hiperglucemia en realidad puede acelerar el «envejecimiento» de algunas proteínas en el cuerpo, al desencadenar una serie de reacciones químicas por las que se forman y acumulan enlaces cruzados irreversibles entre moléculas de proteínas vecinas.[42,146,191] Dicha vía, que culmina en la artrofibrosis difusa, recibe el nombre de glucosilación no enzimática. Los diabéticos con una queiroartropatía (engrosamiento céreo e induración de la piel que conlleva contracturas en la flexión de los dedos de la mano) y con hombro congelado, tienen una mayor incidencia de retinopatía y de afección de ambos hombros (77%).[101] En ocasiones, se ha dicho que la rigidez de hombro antecede a los síntomas diabéticos,[292] y la rigidez articular aparece con mayor frecuencia en diabéticos con cambios cutáneos.[287] Por último, cuanto mayor tiempo haya recibido insulina el paciente, tanto mayor será el peligro de que termine por mostrar rigidez del hombro,[205] y la resistencia es mayor a todas las modalidades terapéuticas.[101,285]

Lequesne y cols. detectaron 17 casos de intolerancia a la glucosa, entre un total de 60 pacientes nuevos con hombro congelado idiopático.[182] Por esa razón, el especialista debe interrogar sobre los antecedentes familiares de toda persona con diagnóstico reciente de hombro congelado y considerar la posibilidad de hacerles una prueba de tolerancia oral a la glucosa a los afectados. Es curioso que muchos pacientes con hombro congelado a menudo tienen antecedentes familiares de diabetes, aunque ellos no padezcan la enfermedad. Dada la naturaleza resistente al tratamiento de la rigidez de hombro en diabéticos con insulinodependencia

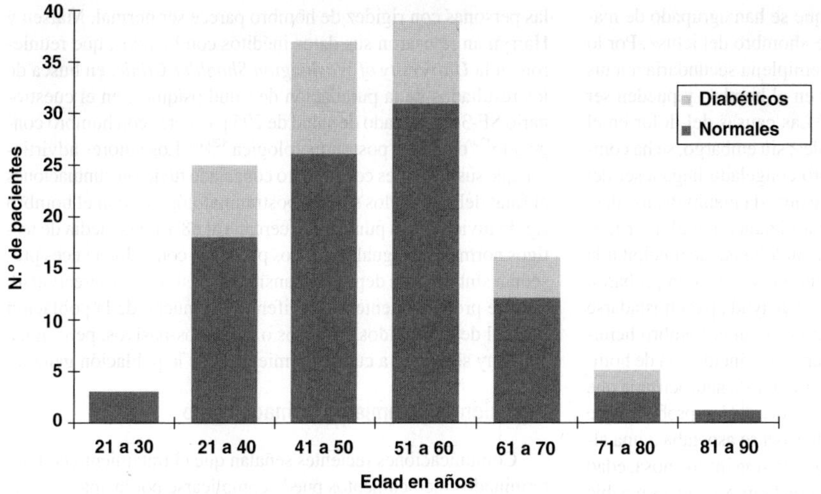

Fig. 20-16 • Gráfico que señala la edad de aparición en 126 pacientes de rigidez del hombro, según tuvieran o no diabetes.[195] No hubo diferencias en la media de edad entre diabéticos[32] y no diabéticos.[92]

de larga evolución, se considera apropiada la intervención precoz para evitar la discapacidad progresiva.[101,228,285]

Enfermedad cervical

Se ha observado que la degeneración de los discos intervertebrales entre C5-C6 y C6-C7 es más frecuente en individuos con rigidez periartrítica del hombro que en un grupo de pacientes control de edad similar.[335] La edad de incidencia máxima de hombro congelado y degeneración discal cervical es similar.[160] En otros estudios, se advirtió que presentaban con mayor frecuencia hombro congelado los individuos con discopatía degenerativa de la región cervical.[116,188,199] Por último, las personas con radiculitis cervical sintomática y hombro doloroso con una contractura articular fija o sin ella, sintieron menos dolor y recuperaron el arco de movimiento indoloro cuando se agregó a los ejercicios la tracción cervical.[62]

Tiroidopatías

La aparición esporádica de ambos hombros congelados ha sido señalada en casos de hipertiroidismo y de hipotiroidismo.[33,201,300,334] Wohlgethan, ante la posible activación dentro del sistema nervioso simpático, ha sugerido que el hipertiroidismo, el hombro congelado y el síndrome hombro-mano, son trastornos con un vínculo común.[331] La rigidez del hombro ha mostrado resolución después de tiroidectomía y estabilización del nivel de hormona tiroidea.[235,331]

Cardiopatías

Durante muchos años, algunos clínicos han intentado vincular la cardiopatía isquémica con la rigidez de hombro.[9,34,95,198,334] También se ha dicho que el hombro congelado persiste años después de una oclusión de arteria coronaria.[9] Ernstene y Kinell, de una revisión de 133 casos consecutivos de infarto del miocardio, detectaron a 17 pacientes cuyo cuadro original fue un dolor incesante en la región del hombro.[95] Por ello, está justificada la exploración cardiovascular minuciosa para descartar una trombosis coronaria no identificada. De forma semejante, el síndrome de hombro-mano, que es una distrofia del sistema autónomo, puede ser una secuela del infarto de miocardio en un 10% a un 30% de los casos.[203]

Enfermedades pulmonares

Saha señaló que la frecuencia de hombro congelado era mucho mayor en personas afectadas por enfisema y bronquitis crónica, pero no pudo establecer una relación entre la intensidad o la duración de la enfermedad y el cuadro inicial,[283] En 1959, Johnston indicó que la incidencia de hombro congelado fue del 3,2% en poblaciones «agrupadas» de personas tuberculosas internadas en sanatorios.[157] En los sujetos en quienes se hizo tratamiento antifímico, Good y cols. vincularon algunos casos de hombro congelado con el uso de isoniazida.[111]

Trastornos neoplásicos

Se sabe que el carcinoma broncogénico y los tumores de Pancoast del parénquima pulmonar causan molestias profundas del hombro y un dolor de tipo neurítico.[94,143] Otros tumores neoplásicos ocultos, disimulados por síntomas atribuidos al hombro congelado, incluyen tumores de la pared del tórax y carcinoma primario o metastásico del húmero.[80,198,214]

Cuadros neurológicos

Riley y cols. corroboraron una incidencia del 13% de hombro congelado en individuos con enfermedad de Parkinson, en comparación con un 1,7% en testigos de igual edad.[271] También destacaron el hecho de que en el 8% de los pacientes estudiados, el primer síntoma de la enfermedad mencionada fue la rigidez de hombro, que surgió a veces incluso dos años antes de que lo hicieran los síntomas generalizados. Se ha vinculado también con el hombro congelado la neuritis braquial, que es un cuadro neurítico doloroso, conocido también como síndrome de Parsonage-Turner.[24] Igualmente, se ha demostrado que pacientes con hemorragia cerebral y tumores cerebrales tienen un mayor riesgo de presentar hombro congelado.[41,335] Incluso neuropatías por compresión, como el síndrome del estrecho superior y la parálisis del nervio accesorio o del supraescapular, se han asociado a la aparición de hombro congelado.[39,169,244]

En pacientes que han sufrido un accidente cerebrovascular o un traumatismo craneoencefálico, se pueden producir una amplia variedad de problemas en el hombro, acompañados en parte por cierto grado de rigidez del hombro, que se han agrupado de manera general bajo la denominación de «hombro del ictus». Por lo menos el 30% de los pacientes con hemiplejia secundaria a ictus o a otras causas, experimentan dolor en el hombro y pueden ser propensos a rigidez de hombro.[29,118] Las causas del dolor en el hombro hemipléjico son multifactoriales; sin embargo, se ha comprobado que la asociación con hombro congelado llega a ser del 77%.[273] Griffin planteó la hipótesis de que «la manipulación descuidada de la extremidad superior paralizada en cualquier momento después de la aparición de la hemiplejia puede precipitar la lesión del hombro y el dolor».[118] Wanklyn y cols. comprobaron también que los pacientes que necesitaban ayuda para trasladarse tenían más probabilidades de padecer dolor en el hombro hemiparésico.[316] Bruckner y Nye comunicaron una incidencia de hombro congelado del 25% en pacientes sometidos a neurocirugía que habían presentado hemorragia subaracnoidea.[41] Comprobaron que la aparición posterior de capsulitis adhesiva se asociaba a una alteración de la conciencia, hemiparesia, infusión intravenosa, edad avanzada y depresión. En un paciente con hemiparesia, es posible que el especialista encuentre dificultades para distinguir entre la rigidez del hombro provocada por restricción capsular o por espasticidad muscular, o bien por una combinación de ambas.[316] Una forma de dolor mantenido por vía simpática, el síndrome hombro-mano, se produce hasta en el 30% al 40% de pacientes con ictus, y puede llegar a ser extremadamente incapacitante.

Trastornos de la personalidad

En 1934, Codman describió los casos de cuatro personas con hombro congelado que estaban «un poco debilitadas, sin nada particular en otros sentidos».[65] Este cuadro de «debilitamiento» tal vez predisponía a la persona a mostrar rigidez crónica del hombro.[227,257] Coventry clasificó a algunas personas como poseedoras de «personalidad periartrítica», una disposición de carácter susceptible al hombro congelado, y en quienes el tratamiento era más difícil.[72] El sujeto con dicha personalidad se caracterizaba por hiperemocionalidad e incapacidad para tolerar el dolor. Añadió además que: «Esas personas esperan que alguien los sane y no toman la iniciativa en su recuperación, lo cual constituye una manifestación de su pasividad». Sin embargo, años más tarde, Wright y Haq no advirtieron pruebas de que existiera un trastorno característico de la personalidad, después de utilizar el *Maudsley Personality Inventory*, para estudiar a 186 pacientes que tenían hombro congelado, en comparación con los pacientes control.[334] Fleming y cols. también estudiaron el perfil de la personalidad de 56 individuos con hombro congelado, y utilizaron el *Middlesex Hospital Questionnaire* y advirtieron que las mujeres tenían niveles de ansiedad bastante mayores que las pacientes control.[102]

Tyber trató a 55 sujetos con síndrome de hombro doloroso con litio y amitriptilina, y detectó una prevalencia bastante mayor de depresión, que mejoró cuando lo hizo el dolor de hombro, al recibir el paciente dichos medicamentos.[313] Sugirió la hipótesis de que: «el síndrome de hombro doloroso puede ser una entidad clínica de origen psicógeno». En respuesta a Tyber, Sullivan recomendó que todo médico «tiene el deber de emprender el tratamiento temprano y apropiado de hombro doloroso».[299]

Tal vez sea razonable señalar que los individuos con rigidez dolorosa y crónica del hombro, con el paso del tiempo, quizá terminen por no tolerar el dolor crónico, en particular cuando las medidas terapéuticas son infructuosas, pero la salud psíquica de las personas con rigidez de hombro parece ser normal. Matsen y Harryman revisaron sus datos inéditos combinados, que reunieron en la *University of Washington Shoulder Clinic*, en busca de los resultados de la puntuación de salud psíquica, en el cuestionario SF-36 del estado de salud de 295 pacientes con hombro congelado[175] o rigidez postraumatológica.[120,130] Los autores advirtieron que sus pacientes con hombro congelado tuvieron puntuaciones al final del 95%, y los sujetos postraumatológicos con el hombro rígido tuvieron una puntuación cercana al 88% de la media de testigos normales de igual edad. Los pacientes con dolor a veces presentan síntomas de depresión, ansiedad, pasividad o agresividad, aunque probablemente no se diferencien mucho de la población general de deprimidos, ansiosos o agresivos-pasivos, pero quizá son muy similares a cualquier miembro de la población general.

Reacción al tratamiento farmacológico

Comunicaciones recientes señalan que el tratamiento con determinados medicamentos puede complicarse por la aparición de hombro congelado. Good y cols. asociaron casos de hombro congelado al tratamiento con isoniazida para la tuberculosis pulmonar.[111] Grasland y cols. describieron ocho casos de hombro congelado aparecidos de forma secundaria al tratamiento de la infección por el virus de inmunodeficiencia humana (VIH) con inhibidores de la proteasa;[115] en concreto, todos los pacientes recibieron indinavir como parte de su régimen de tratamiento, y no presentaban ningún otro factor de riesgo de hombro congelado. Peyriere y cols. comunicaron también la aparición de hombro congelado después del tratamiento del VIH con indinavir.[251] Datos similares han sido comunicados por otros investigadores,[181,339] y también después del tratamiento con barbitúricos,[196] fluoroquinonas[104] y nelfinavir.[82] El tratamiento del carcinoma gástrico con el inhibidor de las MPM marimastat se ha ligado a la aparición de hombro congelado.[152]

EVALUACIÓN DIAGNÓSTICA

Se podría pensar que el de hombro doloroso es un diagnóstico fácil. Efectivamente, como se comentará más adelante, la historia suele ser clara, son necesarias pocas maniobras diagnósticas y todavía menos modalidades diagnósticas. No obstante, en un documento informal reciente de 24 residentes que habían completado cada uno de ellos rotaciones de 2 meses en el *Thomas Jefferson University Shoulder and Elbow Service*, se eligió el hombro congelado como el problema de diagnóstico erróneo más frecuente en pacientes enviados para una segunda opinión. Este rápido pero informativo estudio indica la necesidad de un alto índice de sospecha de este trastorno.

Historia

Presentación clínica inicial del hombro congelado idiopático

El hombro congelado incluye tres etapas que, de manera clásica, caracterizan a la enfermedad, aunque de un autor a otro varían su nomenclatura y descripción.[130,141,208] El paciente con el hombro congelado idiopático puede tener como cuadro inicial síntomas y signos físicos típicos del cuadro en cuestión, pero el clínico tiene ante sí el problema de distinguir la etapa exacta o la duración apropiada de los síntomas o signos en la etapa inicial. La presentación bilateral inicial de rigidez de hombro puede ser una pista de enfermedad sistémica, aunque incluso con el ataque

Tabla 20-4 • Diagnóstico diferencial de la rigidez del hombro (incluidas enfermedades asociadas)

Causas extrínsecas		Causas intrínsecas
Neurológicas	**Traumatológicas**	**Bursitis**
Enfermedad de Parkinson	Cirugía	Subacromial
Distrofia neurovegetativa (DSR)	Disección de ganglios axilares, esternotomía, toracotomía	Tendinitis cálcica
Lesiones intradurales	Fracturas	Escápula con chasquido
Compresión neural	Columna cervical, costillas, codo, mano, etc.	**Tendón del bíceps**
Patología discal cervical	**Medicamentos**	Tenosinovitis
Neurofibroma	Isoniazida, fenobarbital	Desgarros parciales o completos
Estenosis foraminal	**Congénitas**	Lesiones del SLAP
Amiotrofia neurálgica	Síndrome de Klippel-Feil	**Manguito de los rotadores**
Hemiplejia	Deformidad de Sprengel	Síndrome de compresión
Traumatismo craneal	Displasia glenoidea	Desgarros parciales del manguito de los rotadores
Musculares	Atresia	Desgarros completos del manguito de los rotadores
Polimiositis	Contracturas	**Inestabilidad glenohumeral**
Cardiovasculares	Pectoral mayor	Luxación recurrente, anterior y posterior
Infarto de miocardio	Pliegue axilar	Luxación crónica
Síndrome del estrecho torácico superior	**Conductuales**	**Artritis**
Hemorragia cerebral	Depresión	Glenohumeral y acromioclavicular
Infecciosas	Parálisis histérica	Artrosis
Bronquitis crónica	**Dolor referido**	Reumatoide
Tuberculosis pulmonar	Irritación diafragmática	Psoriásica
Metabólicas	Trastornos gastrointestinales	Infecciosa
Diabetes mellitus	Esofagitis	Neuropática
Enfermedad tiroidea	Úlceras	**Traumatismos**
Esclerosis sistémica progresiva (esclerodermia)	Colecistitis	Fracturas
Enfermedad de Paget		Glenoides
Neoplásicas		Húmero proximal
Tumor de Pancoast		Cirugía
Carcinoma pulmonar		Postoperatorio en hombro, mama, cabeza, cuello, tórax
Enfermedad metastásica		**Otras**
Inflamatorias		Necrosis avascular
Enfermedades reumatológicas (véase Tabla 19-1)		Hemartrosis
Polimialgia reumática		Osteocondromatosis
		Parálisis del nervio supraescapular

DSR, distrofia simpática refleja; SLAP, rodete superior anteroposterior.

unilateral, un médico prudente debe considerar la posibilidad de enfermedades a menudo coexistentes entre las entidades del diagnóstico diferencial (Tabla 20-4). Los informes de ataque bilateral varían del 10% en la población general hasta incluso el 40% en individuos con diabetes insulinodependiente.[25,263]

El hombro congelado rara vez reaparece en el mismo lado, salvo que alguna lesión o proceso patológico predispongan a la articulación a episodios repetidos de rigidez.[84,122,130,165,188,201] En individuos no diabéticos, incluso el 20% de los pacientes a veces terminan por mostrar el hombro congelado en el lado contrario.[189,272]

Fase dolorosa: «congelamiento»

Como mencionamos, es posible dividir en tres fases la aparición clínica del hombro congelado. La fase dolorosa comienza cuando la persona advierte inicialmente que siente un dolor sordo que a menudo comienza por la noche y persiste durante el día.[130,141,208] Las sacudidas repentinas o los intentos de movimientos rápidos intensifican exponencialmente la molestia crónica. Normalmente, no existe ningún incidente desencadenante, pero a veces la persona recuerda un hecho específico, como una lesión trivial, una inyección contra el resfriado o un catarro que «le bajó al pecho». Al evolucionar los síntomas, son pocas las posiciones de la extremidad con las que el sujeto se encuentra cómodo, y las que son tolerables suelen dejar el brazo colgante, en el lado del tórax en posición de reposo, con rotación hacia adentro. La molestia no depende de la actividad, y puede empeorar con el reposo, en particular durante la noche. Acostarse sobre el hombro afectado o girar sobre él, impide el sueño o pronto despierta a la persona afectada. Reeves destacó que esta fase dura de dos a nueve meses.[263]

Anatomopatológicamente, esta fase se corresponde con la sinovitis aguda y la capsulitis comentadas anteriormente. Es frecuente observar cómo los pacientes se sujetan el hombro en posición de aducción y de rotación interna humerotorácica, ya que ésta es la posición isométrica neutra de tensión relajada para la cápsula glenohumeral inflamada. Además, debido a la presencia de dolor inespecífico, es frecuente que los pacientes sean tratados con un período de inmovilización, colocando el brazo en una posición de aducción y rotación interna, con el consiguiente empeoramiento de la rigidez.

Fase de rigidez progresiva: «congelamiento»

Se habla de que la fase de rigidez progresiva dura de 3 a 12 meses, para originar lo que clásicamente describió Codman[65] como hombro congelado.[141,263] La rigidez avanza en la medida en que se va limitando la movilidad del hombro en todos los planos. El dolor suele ser menor que en la fase inflamatoria inicial, mucho más focal, y a veces sólo se presenta al tratar de coger algo. Muchos pacientes continuarán presentando una historia de dolor nocturno.

Las actividades de la vida diaria muestran entorpecimiento y restricción intensos (Fig. 20-17). De ese modo, las molestias frecuentes son la imposibilidad para meter la camisa o la blusa en un pantalón o falda, ajustarse un corpiño, rascarse la espalda, lavarse la parte más alta del hombro contrario, intentar la prensión de objetos lejos del cuerpo, y relizar movimientos por encima de la cabeza. Una molestia universal es la imposibilidad para dormir cómodamente sobre un costado, tal vez por disminución de la laxitud glenohumeral.

En esta etapa se hace con mayor facilidad el diagnóstico de hombro congelado. Por esa razón, la anamnesis debe dirigirse a descartar cuadros coexistentes (véase Tabla 20-4). Hay que preguntar específicamente al paciente todo lo referente a la tolerancia a la glucosa, y el antecedente familiar de diabetes mellitus. El antecedente de rigidez de cuello o parestesias de la extremidad escapular puede orientar hacia la presencia de una discopatía cervical oculta. También debe investigarse la presencia de síntomas pulmonares o cardíacos.

Con el paso del tiempo, el dolor disminuye y existe sólo una pequeña zona de comodidad, aunque con limitaciones graves. De manera específica, la persona percibe escaso o nulo dolor mientras utiliza el hombro dentro de dicho arco permitido. Cualquier intento por salirse de él o cualquier movimiento repentino que exija absorción de choques (como el martilleo), se acompañarán de dolor. Una vez que se llega a una etapa estable en la rigidez, surge un estado de «plataforma» o estable, en el cual el paciente ni mejora ni empeora, es decir, está «congelado». Se ha dicho que esta fase dura de 3 a 12 meses, pero puede volverse refractaria y persistir por más tiempo.[129,135,228,318]

Fase de resolución: «descongelamiento»

La fase terminal del hombro congelado idiopático es la llamada fase de resolución o descongelamiento, que se caracteriza por un incremento lento del movimiento y de la comodidad.[141] La etapa en cuestión puede durar sólo cuatro semanas, en particular con un tratamiento quirúrgico intensivo; sin embargo, en casi todos los enfermos tratados por medios no quirúrgicos se necesita a veces el paso de meses o años para lograr el movimiento funcional y la comodidad. Generalmente, el movimiento mejora despacio, en un tiempo de 12 a 42 meses. Sin embargo, algunos autores han demostrado que en un gran número de sujetos con síntomas persistentes, éstos pueden durar de 6 a 10 años, desde el comienzo de la enfermedad (Fig. 20-18; véase el apartado sobre el curso natural).[63,290] El problema siempre entraña la recuperación del arco completo y de la función normales. Con tratamiento intensivo o

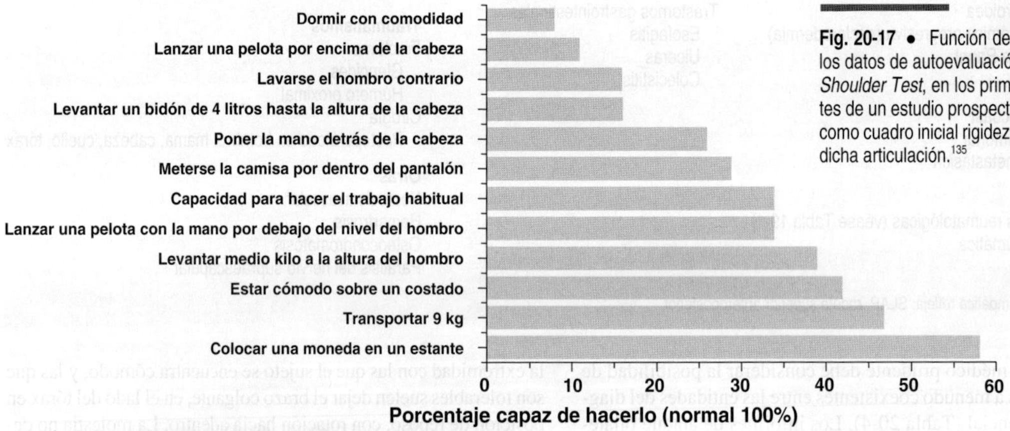

Fig. 20-17 • Función del hombro según los datos de autoevaluación con el *Simple Shoulder Test*, en los primeros 30 pacientes de un estudio prospectivo que tuvieron como cuadro inicial rigidez recalcitrante de dicha articulación.[135]

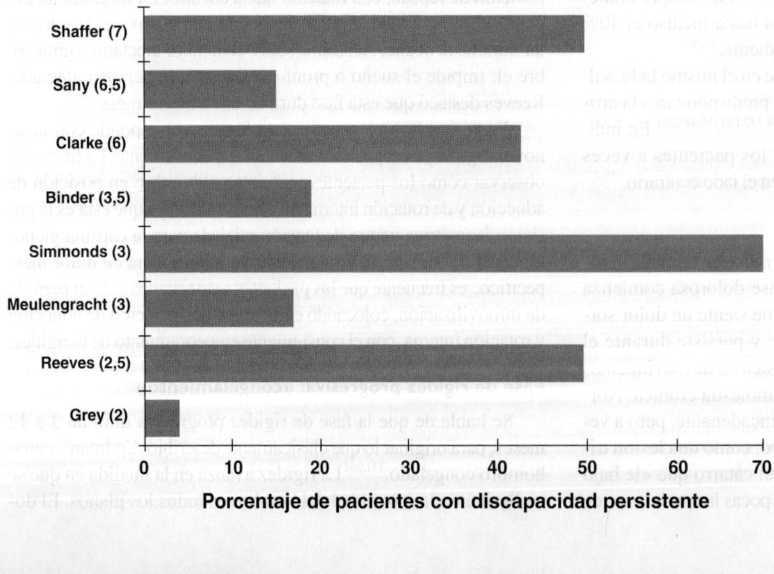

Fig. 20-18 • Gráfico que indica el porcentaje de pacientes con síntomas persistentes, en estudios en los que la vigilancia duró más de dos años (el número de éstos se muestra entre paréntesis, después del nombre del autor). Normalmente, los síntomas persisten mucho después del lapso «normal» previsto para la recuperación completa.

sin él, normalmente, los síntomas se resuelven, pero a menudo persisten las restricciones de movimiento.[25,141]

Características clínicas del hombro rígido postraumatológico

Por definición, la persona con hombro rígido postraumatológico tiene el antecedente de un traumatismo previo notable. Entre los factores causales comunes están alguna fractura de la zona proximal del húmero, una contusión intensa de tejidos blandos, o una lesión del manguito de los rotadores. Con gran frecuencia existe el antecedente de inmovilización duradera después de un traumatismo, que incluye la que se produce durante mucho tiempo después de una operación. En aras de la sencillez y dado que los signos anatómicos pueden ser semejantes a los del traumatismo, se incluye también a sujetos con rigidez después de una operación quirúrgica. Los informes de operaciones previas son esenciales para entender las limitaciones, y se deben buscar los síntomas anteriores y posteriores a la operación.

El sujeto que muestra rigidez de hombro después de una «carga» del manguito de los rotadores, presenta de modo típico un patrón de restricción asimétrica del arco de movimiento en la elevación anterógrada, en la rotación interna y en la aducción extrema hasta el hombro contrario.[129,195,307] El cuadro inicial suele confundirse con el llamado «síndrome de compresión o atrapamiento», pero muchos de estos pacientes no tienen aspereza ni crepitación subacromiales en la exploración. Las limitaciones del movimiento nacen de la contractura de la cápsula posterior[132] que, por el dolor, es sometida pocas veces a tensión. Con la elevación repetitiva, los tendones del manguito de los rotadores o del bíceps pueden mostrar abrasión y, con ello, originar aspereza subacromial.[195] El hombro que ha sido sometido a una intensa carga excéntrica en relación con el manguito de los rotadores puede tener una rotura parcial de sus fibras tendinosas. Los desgarros parciales del manguito que aparecen típicamente en la cara profunda del supraespinoso o el infraespinoso, son extraordinariamente dolorosos y suelen ocasionar contracturas de la cápsula posterior.[135]

En hombros que presentan síntomas después de una lesión, la rigidez o la restricción asimétrica del movimiento, ambas de grado moderado, pueden degenerar a rigidez completa y global (véase «Exploración», más adelante). A pesar de que los datos de anamnesis, exploración física o tratamiento no quirúrgico de la rigidez postraumatológica del hombro tal vez no sean distintos de los observados en el caso del hombro congelado idiopático, el curso natural de los síntomas suele ser muy diferente, debido al daño coexistente (véase «Curso natural y pronóstico»).

La rigidez posquirúrgica puede ser intencionada o ser una consecuencia inadvertida de la curación postoperatoria. Algunos procedimientos quirúrgicos se han diseñado para limitar el movimiento glenohumeral o escapulotorácico. Por ejemplo, el método de Putti-Platt, utilizado para corregir la inestabilidad anteroinferior recurrente del hombro, acorta la cápsula e imbrica el tendón del subescapular, con lo cual limita de manera intencionada la rotación externa, para evitar que la articulación del hombro llegue a una posición que pueda ser inestable.[237] Sin embargo, Hawkins y Angelo han demostrado el efecto nocivo que a largo plazo tiene la tensión asimétrica excesiva que culmina a veces en artropatía por capsulorrafia destructiva.[139] Otros procedimientos, como los desplazamientos capsulares anterior o posterior contra la inestabilidad, la reparación del manguito de los rotadores y la artroplastia protésica, también pueden originar el tensamiento intrínseco de la cápsula articular y del manguito de los rotadores.

La cirugía abierta del hombro casi siempre transgrede el plano cinético que está por fuera de la articulación. Con el restablecimiento, se identifican a menudo adherencias entre la cara interna del manguito de los rotadores y la zona proximal del húmero, y la cara profunda del deltoides, el arco acromiocoracoideo y el tendón conjunto (la llamada superficie de contacto del movimiento escapulohumeral).

Si la limitación del movimiento surge después de algún procedimiento quirúrgico, la exploración física permitirá detectar algún patrón específico de rigidez demasiado intensa o de restricción global. Los procedimientos quirúrgicos anteriores, que imbrican la cápsula anterior y el subescapular, limitan eficazmente la rotación externa, en tanto que la que aparece después de cirugía del manguito de los rotadores es global, de manera típica, pero con un patrón de rigidez más intenso en la cápsula posterior.

Exploración física

Al explorar a una persona con hombro rígido y doloroso, habrá que descubrir los dos hombros en primer lugar. Se revisan las posiciones de cabeza, cuello, mitad superior del cuerpo y cinturas escapulares, en busca de la alineación exacta y de simetría. Hay que valorar con especial atención la altura de cada hombro y buscar la elevación espasmódica o el hombro «débil y péndulo», y definir el contorno muscular en busca de atrofia local.

Se palpa la región cervical en busca de dolor local y espasmo muscular; comienza en el occipucio, y continúa por todas las apófisis espinosas y los músculos paracervicales. Es importante palpar los músculos de la región supraclavicular y las escápulas, en particular cerca del ángulo posterosuperior de la espina del omóplato. La palpación también debe abarcar el cuello y el hombro durante la valoración del arco de movimiento. La exploración cervical completa incluye la búsqueda de signos de radiculopatía y un estudio neurológico y vascular minucioso de las dos extremidades.

La exploración del hombro comienza con la observación y la palpación. Normalmente, el sujeto con rigidez y dolor crónicos muestra un dolor difuso con la palpación en la región subacromial y el tendón bicipital y la presión aplicada en la zona de inserción del deltoides. Casi todos los enfermos señalan molestias persistentes en la impresión del deltoides, incluso sin la aplicación de presión local.

En personas con rigidez del hombro es preferible someter a prueba la potencia del manguito de los rotadores y del deltoides, con el brazo colocado a un lado del tórax. Se aplica una fuerza suave y constante para hacer resistencia contra los intentos del sujeto de rotación interna y externa isométrica, abducción, elevación anterógrada, extensión y aducción. Si es posible incluirlo en el estudio, puede valorarse al supraespinoso y el deltoides, contra resistencia en la elevación. La debilidad aislada en las rotaciones específicas puede indicar un desgarro del manguito de los rotadores, y quizá sea conveniente realizar una ecografía o una RM. También es importante valorar la potencia de los músculos distales en brazo, antebrazo y mano, después de explorar estas zonas en busca de edema y cambios de color y textura. Casi ningún individuo con rigidez global de comienzo insidioso presenta signos de debilidad, pero en cambio sí hay molestias moderadas con la contracción potente. Aunque, por definición, nunca coexisten un desgarro del manguito de los rotadores y hombro congelado, es habitual observar rigidez, con desgarros parciales del manguito (véase «Tratamiento por artroscopia»), y con menor frecuencia acompaña a los desgarros completos del manguito.

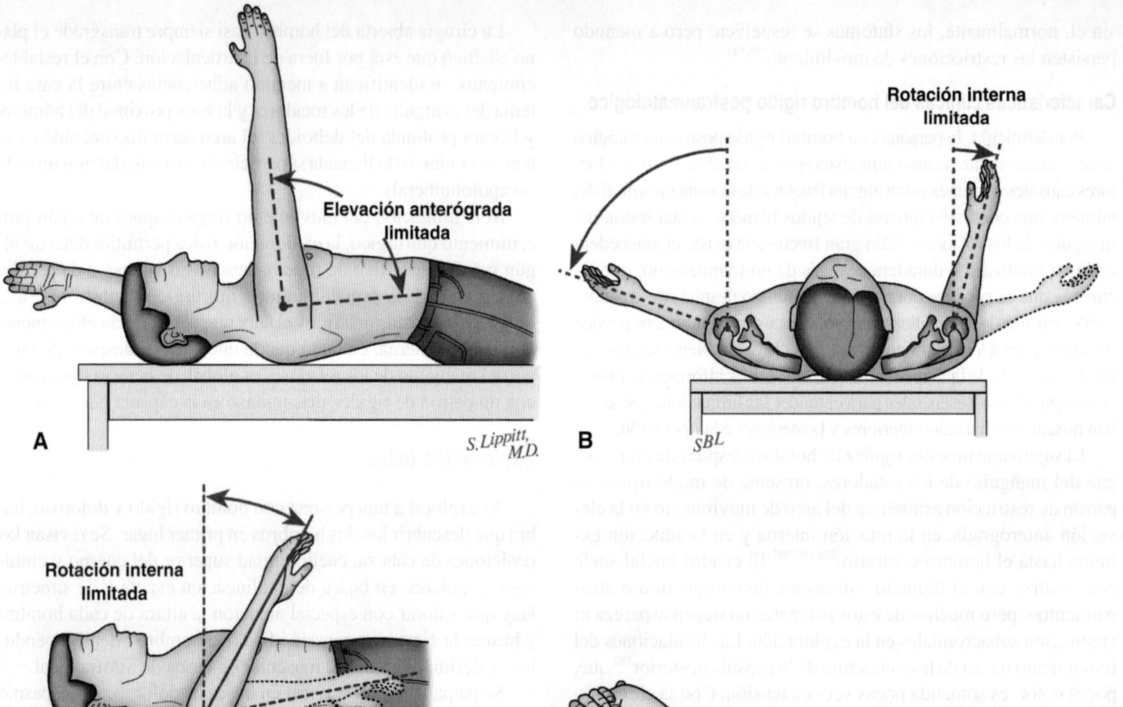

Fig. 20-19 • A, La elevación humerotorácica activa se realiza con la persona acostada sobre el dorso, en el plano sagital, con una rotación cómoda. Se coloca un goniómetro en concordancia con el eje del húmero y largo del tórax para medición. **B,** Rotación externa activa a un lado del tórax, que se realiza fácilmente con la persona en decúbito dorsal y con el codo separado unos 15 cm del tórax. Se coloca el goniómetro en concordancia con el antebrazo, y en sentido perpendicular a la superficie de la mesa. **C,** Rotación interna y externa activas en abducción en el plano coronal, con el sujeto en decúbito dorsal. Se coloca un goniómetro en concordancia con el antebrazo y en sentido perpendicular a la superficie de la mesa. **D,** Adducción extrema activa y asistida con la persona en decúbito dorsal, de modo que la extremidad contraria indemne «lleva» el codo hacia el hombro contrario. Se registra en centímetros la distancia entre el hueco del codo y el hombro contrario. **E,** La rotación interna activa en el dorso se realiza en la posición erecta. Se registra la apófisis espinosa más alta, a la que llega el sujeto con la vena del pulgar.

El arco activo de movimiento se valora desde los planos anterior y posterior, y se han registrado seis arcos estándar, como los asignados por la ASES.[13] Se revisa también el arco pasivo hasta el punto final de cada arco, con el fin de evaluar las contribuciones glenohumeral y escapulotorácica al arco humerotorácico total. Los seis arcos de la ASES que se suelen medir son (Figs. 20-19 A a E): 1) elevación anterógrada en el plano sagital (FE, grados); 2) rotación externa en el costado (ERS, grados); 3) rotación externa a 90° de abducción en el plano coronal (ante la incapacidad para llegar a los 90º, utilizar la máxima abducción) (ERA, grados); 4) rotación interna en abducción en el plano coronal (utilizar la abducción máxima si la persona no puede llegar a los 90°) (IRA, grados); 5) aducción extrema hasta el hombro contrario (medir el espacio entre el hueco del codo y el hombro contrario) (XBA, centímetros), y 6) rotación interna subiendo por la espalda (registrar la apófisis espinosa más alta a la que llega con la punta del pulgar) (IRB). Algunos investigadores incluyen también abducción en los planos coronal o escapular, pero dado que esta medición también exige rotación externa para lograr el máximo arco y combina dos movimientos, no ha sido incluido en la exploración habitual de la ASES. Se registran siempre los límites para las dos extremidades. Los seis movimientos medidos ofrecen una representación global de la cápsula, ya que cada uno de ellos representa una región capsular diferente. Estas regiones se presentan en la Tabla 20-2. La comparación con el lado no afectado puede facilitar el diagnóstico de contractura específica o global. El conocimiento de la localización de la afectación capsular tiene importantes consecuencias para dirigir el tratamiento.

Los analistas clínicos han propuesto otros métodos para simplificar la medición de los movimientos del hombro y definir su cantidad en un solo factor. Un autor sugirió una modificación sencilla de la «rueda» convencional del hombro para proporcionar a terapeuta, paciente y médico, una evaluación objetiva del arco de movimiento del hombro.[12] Otros investigadores han calculado un solo número basándose en dos a seis arcos medidos.[45,129,135,178] Estas determinaciones a menudo resultan útiles para vigilar la evolución del individuo o su respuesta al tratamiento y permitir comparaciones sencillas. Sin embargo, los índices combinados no permiten la caracterización independiente de un grupo aislado o específico de movimientos. En la práctica clínica, saber qué arcos están más afectados o tienen menos posibilidad de respuesta al tratamiento, ayuda a encauzar la asistencia. Por tanto, los factores aislados tienen una utilidad clínica limitada.

Para incluir todas las combinaciones futuras de arcos medidos independientemente, los autores recomiendan registrar seis movimientos activos en cada visita, y comparar sus resultados con

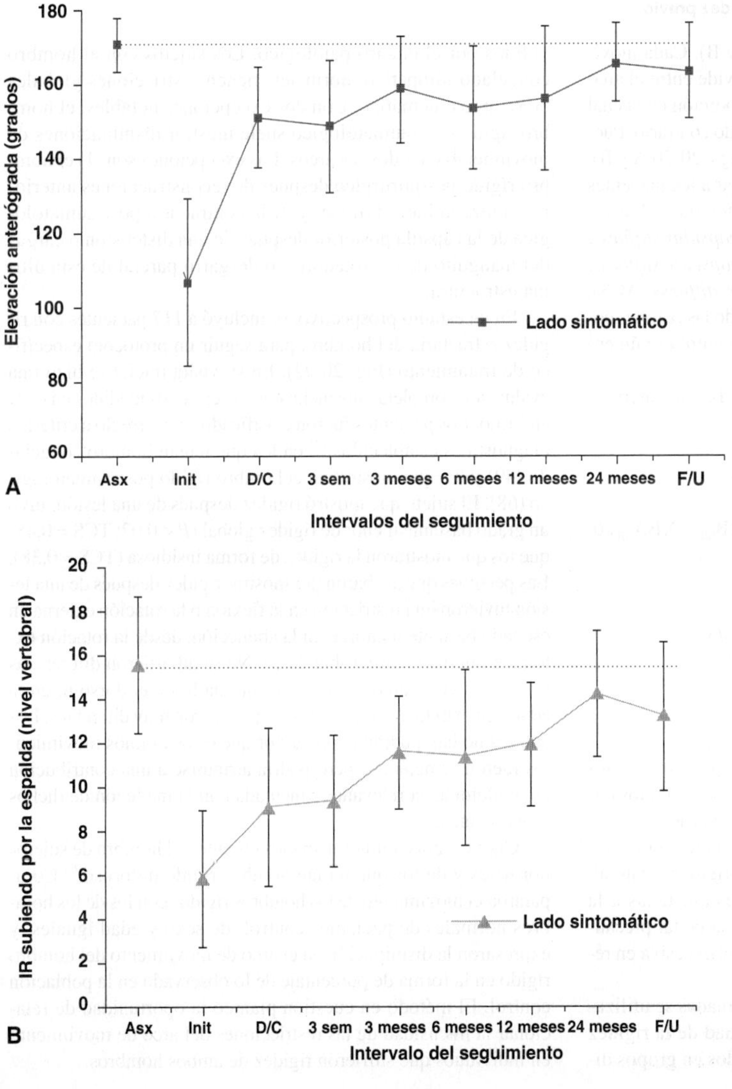

Fig. 20-20 • **A,** Mejoría extraordinaria en el arco de elevación anterógrada, después de la liberación capsular por artroscopia. El arco mostró una recuperación rápida en el movimiento de la elevación anterógrada, en comparación con otros cinco arcos medidos (contraste con la rotación interna hasta el dorso, véase **B**). Treinta pacientes después de una vigilancia de dos años (media ± 1 desviación estándar). (*Asx,* lado asintomático; *Init,* arco antes de la liberación; *D/C,* arco al salir el sujeto del hospital; *F/U,* arco en la visita de vigilancia más larga.) **B,** Comparación del número de pacientes mejorados después de liberación capsular por artroscopia, respecto a rotación interna hasta la parte superior del dorso, en comparación con la elevación anterógrada (**A**). La rotación interna fue la que menor mejoría mostró después de la liberación, pero se amplió poco a poco en la vigilancia bienal (media ± 1 desviación estándar). (*Asx,* lado asintomático; *Init,* arco antes de la liberación; *D/C,* arco al salir el sujeto del hospital; *F/U,* arco en la visita de vigilancia más larga.) *(Con autorización de Harryman DT II, Sidles JA y Matsen FA III: Arthroscopic management of refractory shoulder stiffness. Arthroscopy 13:133-147, 1997).*

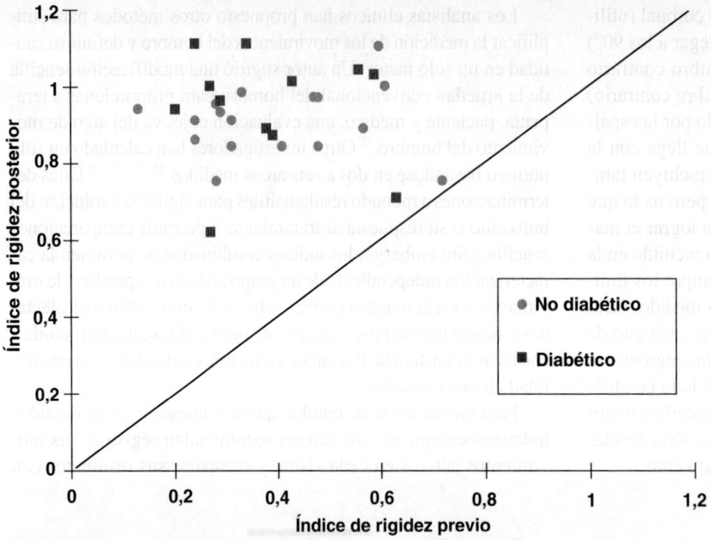

Fig. 20-21 • Gráfico de los índices preoperatorio y postoperatorio de rigidez para cada paciente, después del intervalo de vigilancia más largo. El movimiento no empeoró después de la liberación capsular por artroscopia *(arthroscopic capsular release,* ASCR). La media de mejoría en el movimiento en todos los sujetos fue mayor del 90% del hombro asintomático. La distancia desde la diagonal para cada punto por encima de la línea indica la mejoría después de ASCR en cada persona. *(Con autorización de Harryman DT II, Sidles JA y Matsen FA III: Arthroscopic management of refractory shoulder stiffness. Arthroscopy 13:133-147, 1997.)*

los de la extremidad contraria (Figs. 20-20 A y B). Cada movimiento medido en el hombro sintomático se divide entre el arco del hombro asintomático, para obtener una proporción en la cual cada unidad denota la simetría funcional en el lado contrario. Pueden elaborarse gráficos de un arco particular (Figs. 20-20 A y B), o razones de rigidez (Fig. 20-21), para demostrar a los pacientes su evolución o la evaluación final en relación con otros. Las razones medias de la rigidez capsular total *(total capsular stiffness,* TCS), la rigidez capsular posterior (*posterior capsular stiffness,* PCS), o la capsular anterior *(anterior capsular stiffness,* ACS), en un hombro específico, se calculan combinando las razones correspondientes a arcos específicos y dividendo entre el número total, como se muestra:

La *razón de rigidez (stiffness ratio,* SR) es la TCS de intervalo sintomático/intervalo asintomático:

TCS:

$$TCS_{SR} = (FE_{SR} + ERS_{RS} + ERA_{SR} + IRA_{SR} + IRB_{SR} + XBA_{SR})/6$$

PCS:

$$PCS_{SR} = (FE_{SR} + IRB_{SR} + XBA_{SR})/3$$

ACS:

$$ACS_{SR} = (ERS_{SR} + ERA_{SR})/2$$

Adviértase que ninguno de los arcos se registra como 0°; todos deben considerarse como 1° por lo menos, para evitar los numeradores que generen una cifra insignificante. Si SR es la unidad, el arco o límite son simétricos. Estos cocientes o razones también pueden utilizarse para estudios de la rigidez bilateral, pero su uso obliga a utilizar medias normales ajustadas a la edad[63,209] para comparaciones, porque si no se sigue tal precaución, la mejoría después de la liberación parecerá excesiva en relación con la del lado contrario.

Los arcos individuales y las razones combinadas se utilizaron para saber si las diferencias en la intensidad de la rigidez o el patrón de esta última podían ser clasificados en grupos divididos por el cuadro patológico. Los sujetos con el hombro congelado idiopático, normales, tienen restricciones globales en su arco cinemático. Con dos excepciones notables, el hombro rígido postraumatológico suele mostrar disminuciones de movimiento en todos los arcos. Las excepciones son: 1) el hombro rígido posquirúrgico después de reconstrucciones anteriores contra la inestabilidad, y 2) la contractura postraumatológica de la cápsula posterior después de una distensión o cargas del manguito de los rotadores, o desgarro parcial de esta última estructura.

En un estudio prospectivo, se incluyó a 117 pacientes con rigidez refractaria del hombro, para seguir un protocolo específico de tratamiento (Fig. 20-22). En su visita inicial se hizo una evaluación completa, que incluyó esos seis arcos medidos en cada enfermo. Los pacientes fueron clasificados con arreglo a criterios diagnósticos establecidos,[195] en los que tenían hombro congelado (49) y los que mostraban el hombro rígido postraumatológico (68). El sujeto que mostró rigidez después de una lesión, tuvo un grado bastante menor de rigidez global ($P < 0,02$; TCS = 0,48) que los que mostraron la rigidez de forma insidiosa (TCS = 0,38). Las personas que acabaron por mostrar rigidez después de una lesión tuvieron una restricción en la flexión o la rotación externa en ese lado bastante menor, o en la abducción, desde la rotación externa e interna (véase Tabla 20-3). No se advirtieron diferencias relevantes en el arco de rotación interna hasta el dorso ni en la aducción extrema, aunque estos grupos fueron muy diferentes. Los autores no han podido explicar por qué estos últimos movimientos fueron semejantes, pero podría atribuirse a una contribución escapulotorácica relevante, vinculada con la medición de dichos movimientos.

Clarke y cols. midieron el movimiento del hombro de sujetos normales y de los que tenían hombro rígido doloroso.[63] Compararon el movimiento de los hombros rígidos con los de los hombros normales de pacientes control de sexo y edad iguales, y expresaron la disminución en el arco de movimiento del hombro rígido en la forma de porcentaje de lo observado en la población control. El método en cuestión planteó la oportunidad de relacionar la intensidad de las restricciones del arco de movimiento en individuos que sufrieron rigidez de ambos hombros.

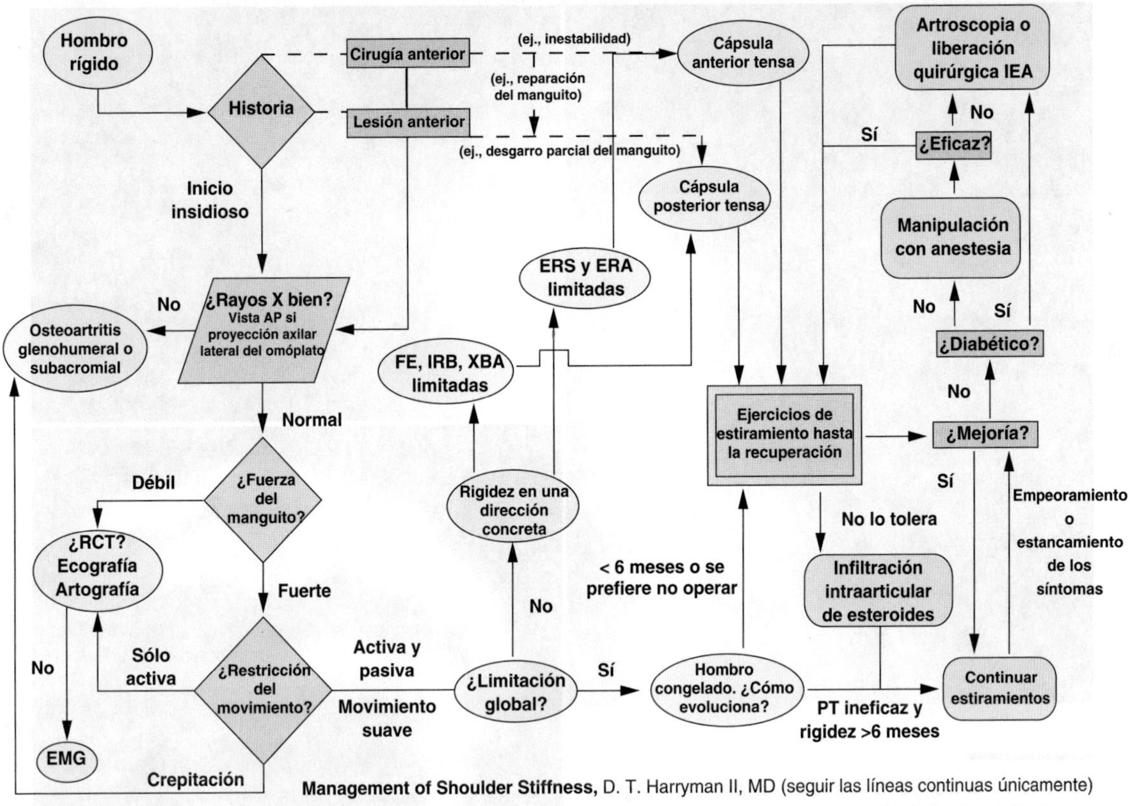

Fig. 20-22 • Algoritmo para la evaluación y tratamiento del hombro rígido. AP, anteroposterior; *EMG*, electromiografía; *ERA*, rotación externa en abducción; ERS, rotación externa en el costado; PT, fisioterapia; *RCT*, rotura del manguito de los rotadores; *XBA*, aducción extrema hasta el hombro contrario.

Evaluación clínica complementaria

Análisis de sangre

Una vez obtenida una historia clínica minuciosa y realizada la exploración física, el clínico decidirá la necesidad de realizar análisis hematológicos. En los casos más habituales de rigidez de hombro no son necesarios estudios de laboratorio para el diagnóstico o el tratamiento.[28,272] Sin embargo, si se han producido cambios recientes en el estado de salud de la persona, habrá que realizar hemograma, fórmula leucocitaria y velocidad de sedimentación eritrocitaria (VSE). Lequesne y cols. observaron que el 28% de nuevos pacientes con hombro congelado presentaban alteraciones en la prueba de tolerancia a la glucosa; por tanto, habría que considerar la realización de esta prueba, más aún si existe antecedente familiar de diabetes.[182] Bunker y Esler, en un estudio prospectivo de 50 personas con diagnóstico de hombro congelado primario, determinaron las concentraciones séricas de lípidos y las compararon con las de pacientes control de edad y sexo equiparables.[50] Observaron un aumento significativo de las concentraciones de triglicéridos y colesterol séricos en el grupo con hombro congelado.

Los investigadores han buscado índices hemáticos o marcadores específicos que tengan utilidad para pronosticar la intensidad de la enfermedad y controlar la evolución o los resultados del tratamiento. Como ocurre en la osteomielitis u otros cuadros inflamatorios crónicos, cabría esperar una aceleración de la VSE. Algunos informes han indicado que la velocidad mencionada aumentó incluso en el 20% de sujetos con hombro congelado, con alguna mejoría con el tratamiento.[25,201,260,281] Sin embargo, en la práctica clínica y en estudios más recientes, no se ha corroborado que la VSE sea un medio fiable o útil cuando se evalúa o vigila la respuesta a los antiinflamatorios o a los esteroides.[164,338] Se han investigado también otros factores séricos. Bulgen y cols. publicaron datos del estado inmunitario de 40 personas a quienes se les diagnosticó hombro congelado;[44] observaron que antes del tratamiento hubo un incremento de los niveles de complejos inmunitarios y una disminución de los indicadores mediados por células, en comparación con el grupo control. Ocho meses después del diagnóstico, se sometió de nuevo al paciente a estudios, y las cifras tendieron a asemejarse a los niveles de los testigos. Otros investigadores han estudiado la presencia del antígeno de histocompatibilidad HLA-B27 en individuos con hombro congelado, pero en una revisión extensa, el marcador fue identificado con la misma frecuencia que en el grupo control. [276,288,295,388]

Estudios por imagen no invasivos

Radiografías simples

Las radiografías son esenciales para diagnosticar el hombro congelado o rígido postraumatológico.[195] Las radiografías simples son necesarias para descartar anomalías de los huesos (como tumores o uniones defectuosas), de las articulaciones (colapso por

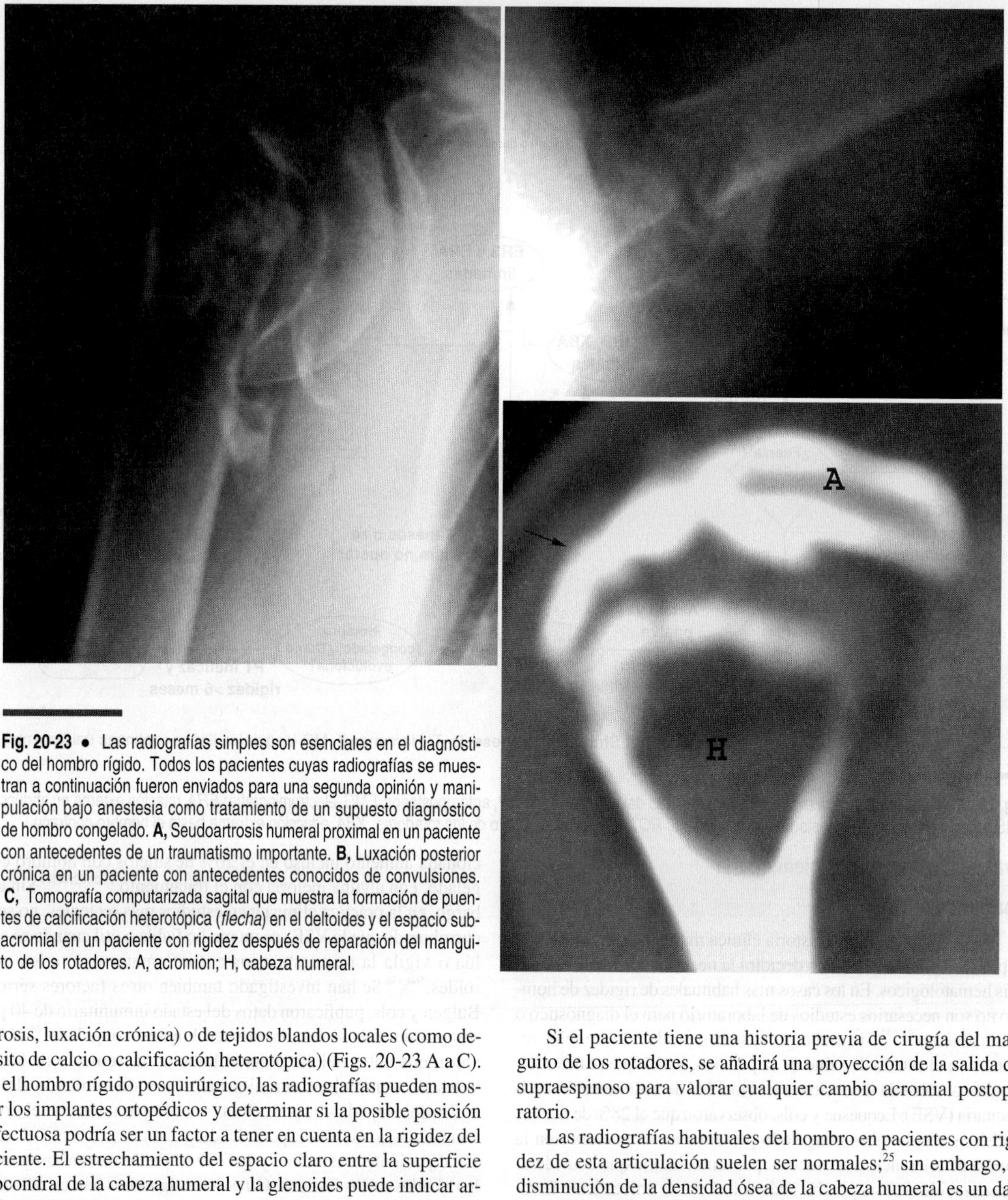

Fig. 20-23 • Las radiografías simples son esenciales en el diagnóstico del hombro rígido. Todos los pacientes cuyas radiografías se muestran a continuación fueron enviados para una segunda opinión y manipulación bajo anestesia como tratamiento de un supuesto diagnóstico de hombro congelado. **A,** Seudoartrosis humeral proximal en un paciente con antecedentes de un traumatismo importante. **B,** Luxación posterior crónica en un paciente con antecedentes conocidos de convulsiones. **C,** Tomografía computarizada sagital que muestra la formación de puentes de calcificación heterotópica (*flecha*) en el deltoides y el espacio subacromial en un paciente con rigidez después de reparación del manguito de los rotadores. A, acromion; H, cabeza humeral.

artrosis, luxación crónica) o de tejidos blandos locales (como depósito de calcio o calcificación heterotópica) (Figs. 20-23 A a C). En el hombro rígido posquirúrgico, las radiografías pueden mostrar los implantes ortopédicos y determinar si la posible posición defectuosa podría ser un factor a tener en cuenta en la rigidez del paciente. El estrechamiento del espacio claro entre la superficie subcondral de la cabeza humeral y la glenoides puede indicar artritis degenerativa precoz.

Es importante realizar por lo menos dos proyecciones ortogonales de la articulación para descartar fracturas ocultas, cuerpos sueltos, desplazamiento de la cabeza humeral y osteofitos bloqueantes. Las series de detección sistemática del hombro deben consistir en las siguientes radiografías:

1. Radiografía anteroposterior en sentido perpendicular al plano de la escápula, con el húmero en 35° de rotación externa (en relación con el plano de la escápula).
2. La misma proyección, con rotación interna hacia el cuerpo.
3. Una proyección axilar lateral verdadera.

Si el paciente tiene una historia previa de cirugía del manguito de los rotadores, se añadirá una proyección de la salida del supraespinoso para valorar cualquier cambio acromial postoperatorio.

Las radiografías habituales del hombro en pacientes con rigidez de esta articulación suelen ser normales;[25] sin embargo, la disminución de la densidad ósea de la cabeza humeral es un dato muy frecuente en las radiografías de personas con síndrome de hombro congelado, lo que puede estar relacionado con la falta de uso prolongada.[25,189,267] Lundberg y Nilsson observaron una pérdida ósea aproximada del 50% en un período corto de tiempo, en 74 pacientes con hombro congelado.[189] Estos autores atribuyeron la pérdida de masa ósea a un proceso inflamatorio, ya que el grado de pérdida no se podía explicar sólo por la falta de uso y la inmovilización. Es frecuente observar alteraciones radiográficas de la estructura del hueso en el postoperatorio, por ejemplo después de una acromioplastia. Se ha observado un estrechamiento del espacio subacromial en sujetos con rigidez vinculada a enfermedad del manguito de los rotadores.[25]

Cuando los datos «centinela» de la anamnesis y la exploración física señalan el posible riesgo de regiones extrínsecas del hombro, es importante obtener radiografías simples de la región cervical (p. ej., síntomas y signos radiculares); una radiografía de tórax (p. ej., tos o dolor torácico) o radiografías de todo el húmero (p. ej., dolor espontáneo o con la palpación del hueso por debajo de la impresión del deltoides). Si los síntomas no remiten, son atípicos o no mejoran con el tratamiento, habrá que considerar seriamente la posibilidad de una enfermedad general.

Gammagrafía ósea

Rara vez está indicada la gammagrafía ósea en la evaluación del hombro congelado, ya que carece de utilidad demostrada en el diagnóstico, tratamiento o pronóstico. Se ha comunicado que la gammagrafía ósea es positiva hasta en el 96% de los pacientes con hombro congelado.[315] Binder y cols. utilizaron gammagrafía con difosfonato y advirtieron que el 90% de los sujetos con el hombro congelado tuvieron una mayor captación en el lado sintomático, y casi el 33% mostraron un incremento del 50% respecto a la actividad basal o inicial en el lado indemne.[26] No advirtieron ningún vínculo entre la actividad gammagráfica de hueso y la intensidad de la enfermedad, la duración de los síntomas, datos artrográficos o resultados finales.

Casi todos los investigadores han señalado el empleo de rastreo con radionúclidos en el hombro congelado, para lo cual se han valido de la captación del pertecnetato de tecnecio-99m (Tc^{99m}) o del difosfonato de metileno. El dolor de hombro se ha relacionado con una mayor captación de pertecnetato de Tc^{99m}, a diferencia de lo que ocurre en el estudio con difosfonato de Tc^{99}-metileno.[298] La captación capsular en la grammagrafía con tecnecio en pacientes con hombro congelado se suele registrar en el plano posterior, mientras que en la patología subacromial suele hacerlo en el plano anterior, aunque en total menos del 80% de los pacientes presentaron estudios positivos.[64] Aunque tal vez la gammagrafía no muestre diferencias de captación entre el hombro congelado y la distrofia simpática refleja, ha mostrado su utilidad para distinguir estos cuadros, ya que la mano, la muñeca y toda la extremidad pueden mostrar una mayor captación en etapas posteriores.[171] Por último, Wright y cols. advirtieron que cuatro de 10 individuos con capsulitis adhesiva que reaccionaron pronto a las inyecciones de corticosteroides con resolución de los síntomas también tuvieron resultados positivos en la gammagrafía ósea, aunque no ha sido posible repetir esta asociación.[333] La única indicación clínica para realizar una gammagrafía ósea es el caso raro en que los antecedentes indican un proceso óseo neoplásico.

Resonancia magnética

En años recientes, se ha utilizado la resonancia magnética (RM) en la evaluación clínica del hombro rígido. Emig y cols. señalaron las características de la resonancia en 10 sujetos con el diagnóstico de hombro congelado, en comparación con hombros normales.[92] En personas en quienes se hizo el diagnóstico de hombro congelado, se advirtió un espesor combinado mayor de 4 mm en la cápsula articular y la membrana sinovial. No detectaron diferencias relevantes en el volumen del líquido intraarticular observado en la RM, ni en el espesor del manguito de los rotadores y la cápsula del intervalo de los rotadores. Bernageau y cols., en otro estudio con RM, corroboraron un mayor espesor del manguito de los rotadores, así como la presencia de sinovitis y bursitis, en pacientes a quienes se efectuaba diálisis, que mostraron rigidez crónica del hombro de más de seis meses de evolución.[22]

La utilización de gadolinio intravenoso puede mejorar la capacidad diagnóstica de la RM en pacientes con hombro congelado. Connell y cols. observaron una densidad de partes blandas que mostraba una potenciación variable en el intervalo de los rotadores y encerraba parcialmente el anclaje del bíceps después de la administración de gadolinio en la RM.[66] En el mismo estudio se mostró engrosamiento y potenciación con gadolinio de la bolsa axilar. Carrillon y cols. utilizaron gadolinio intravenoso antes de la RM y mostraron una potenciación del revestimiento sinovial en pacientes con hombro congelado.[56] Tamai y Yamato observaron la potenciación de la cápsula articular después de la inyección intravenosa de gadolinio, característica que no presentaban los pacientes con pinzamiento subacromial.[304] En un estudio en el que se compararon los datos obtenidos con RM con artrografía en pacientes con hombro congelado y sin él, no se detectaron datos diagnósticos específicos de hombro congelado con esta herramienta diagnóstica.[192]

Aunque algunos estudios muestran claramente hallazgos característicos en los pacientes con hombro congelado mediante RM, esta técnica no es imprescindible en el diagnóstico ni en el tratamiento del trastorno. No suele indicarse RM en estos casos, y cuando se hace, está dirigida a estudiar la integridad del manguito de los rotadores o la posibilidad de un proceso patológico de tejido blando u óseo.

Ecografía

Algunos investigadores han comunicado la utilización de ecografía dinámica en la evaluación de la capsulitis adhesiva.[99,282] Ryu y cols. observaron que la principal característica ecográfica del hombro congelado era una limitación constante del movimiento de deslizamiento del tendón del supraespinoso contra la escápula.[282] Estos autores comunicaron una sensibilidad del 91%, una especificidad del 100% y una precisión del 92%, en comparación con la artrografía como patrón de referencia para el diagnóstico. Dado que se trata de una técnica incruenta y dada también su precisión en la detección de la capsulitis adhesiva, afirmaron que la «ecografía dinámica es una técnica fiable para el diagnóstico de esta patología». Igual que sucede con la RM, la ecografía no es un estudio diagnóstico solicitado, y sólo suele estar indicado para la evaluación del manguito de los rotadores en los pocos casos en los que la exploración física indica la posibilidad de coexistencia de rigidez y desgarro del manguito de los rotadores.

Artrografía

Medición de la presión intraarticular

En 1957, después de que Neviaser indicó una contracción de la cápsula articular, Kernwein y cols. realizaron estudios artrográficos en 12 personas con capsulitis adhesiva.[163] En el tejido tomado por biopsia abierta, advirtieron que había una enorme contracción, engrosamiento y pérdida de la elasticidad de la cápsula y del ligamento coracohumeral, con la presencia de inflamación subaguda. Más adelante, Neviaser describió datos artrográficos de capsulitis adhesiva, que incluyeron una menor capacidad articular; obliteración del pliegue axilar reflejado y llenado variable de la vaina del tendón bicipital.[214] Otros estudios que utilizaron artrografía aportaron más datos, como la obliteración frecuente de la bolsa del subescapular, poca observación de la vaina bicipital, capacidad articular menor de 10 ml a 12 ml; penetración del medio de contraste poco antes de la cabeza humeral, una imagen carcomida hasta la inserción capsular del húmero y la observación de fuga del medio de contraste por la rotura de la bolsa del subescapular y el «depósito» axilar después de la manipulación.[4,142,164,187,188,215,218,261,266,325] La artrografía también se ha utilizado para señalar la presencia y el lugar de rotura de la cápsula articular durante la inyección a presión y la manipulación bajo anestesia.[4,96,164,188,261,295] En fecha reciente, en un intento por mejorar tal técnica, se advirtió que la inyección de aire y medio de contraste eran mejores que sólo el medio de contraste porque mejoraban la observación en los márgenes de la articulación y la cápsula, y había una mayor tolerancia por parte del enfermo.[109,308]

Lundberg y cols. mostraron una relación positiva entre la contracción de la bolsa axilar y el arco de movimiento en la artrografía.[142,164,188,216,221,261] Sin embargo, tal vez exista una relación legítima sólo si se controla un volumen neto del medio de contraste o si durante la inyección de él se mide la presión intraarticular. El investigador mencionado afirmó que es posible detectar el arco normal de movimiento en la articulación del hombro que en la artrografía indica una capacidad mucho menor y la obliteración completa de la bolsa axilar y de la subescapular.[188] Se ha corroborado la contractura de la bolsa o depósito axilar,[214,284] pero no se ha evaluado la magnitud de la distensión de la cápsula posterior en el hombro rígido postraumatológico, a pesar de que en clínica se ha identificado la contractura del depósito o bolsa posterior como un hecho relativamente aislado.[129,135,307] Itoi y Tabata advirtieron sólo una mínima relación entre la rotación externa y la interna, y el llenado de la cápsula anterior y la «bolsa» axilar de medio de contraste, respectivamente.[154]

El volumen intraarticular y las mediciones de la presión también se han relacionado con la restricción del arco de movimiento del hombro.[164,188,216,261] Resnick y cols. observaron un incremento gradual de la presión al inyectar el medio de contraste artrográfico en sujetos normales, con un incremento rápido de la presión en sujetos con el diagnóstico de capsulitis adhesiva.[268] Advirtieron que, en el hombro sano, la presión intraarticular en la posición de reposo es menor de 0 mm Hg. Con la contracción y la elevación dinámicas, la presión rebasó los 90 mm Hg con el brazo sobre la cabeza, en tanto que en casos de hombro «contraído» o con un defecto del manguito de los rotadores, alcanzó su máximo en límites de 60 mm Hg. El incremento temprano de la presión con la elevación de la extremidad[137] y un notable incremento de la presión con la inyección intraarticular continua de la solución, indican que ha disminuido la distensibilidad del receptáculo capsular.[164,225,261,268]

Los partidarios de la artrografía afirman que es útil para estandarizar la clasificación y para escoger individuos para investigación clínica.[187,199,213,221] Reeves y Neviaser y Neviaser explican el empleo de los signos artrográficos para distinguir entre el hombro congelado verdadero y el hombro rígido postraumatológico o doloroso.[219,261] Los autores de este capítulo han observado que sus criterios diagnósticos son suficientes para distinguir los cuadros mencionados.[195] No han detectado correlación alguna entre los signos artrográficos y los resultados del tratamiento.[26,187] Como ocurre con los estudios de inyección de medio de contraste en el interior de la articulación, el hecho de que disminuya el volumen intraarticular no es un argumento en contra del cuadro clínico del hombro congelado.[188,214] En resumen, la artrografía no tiene mucha utilidad actualmente en el diagnóstico de un hombro rígido.

Artroscopia

Innumerables informes ilustran la forma en que se ha utilizado la artroscopia en casos de rigidez de hombro, con el fin de: 1) evaluar los cambios patológicos en la articulación glenohumeral y el espacio subacromial; 2) identificar problemas propios de la rigidez de hombro (p. ej., desgarro tendinoso o del rodete), y 3) identificar los efectos locales de la manipulación cerrada.[35,121,220,228,229,231,254,318,327,328] Sin embargo, no hay que olvidar que Neviaser señaló que: la artroscopia no constituye un medio de corroborar un diagnóstico».[220]

Los datos artroscópicos del hombro congelado comienzan fuera de la articulación, al introducir el trócar en la cápsula posterior. En términos generales, dicha inserción es rápida y sencilla. Sin embargo, el hombro con contracción y fibrosis de la cápsula necesita normalmente una mayor fuerza para la introducción de tal instrumento.[135,220,228] En la penetración, el espacio «contraído», además de restringir la visibilidad, vuelve menor la capacidad para maniobrar dentro de la articulación. En fases tempranas, se advierte una capa sinovítica inflamatoria de espesor variable, roja y de intensidad leve o moderada, en particular debajo de la cápsula del espacio de rotadores, en la base del tendón bicipital, la mitad superior del rodete y la cápsula posterior (Fig. 20-24).[121,129,135,221,327]

Neviaser propuso cuatro fases artroscópicas de capsulitis adhesiva, las cuales podrían utilizarse para guiar los planes terapéuticos.[220] Éstas, según él, son: 1) sinovitis eritematosa leve; 2) sinovitis aguda con adherencias en los pliegues inferiores de la capa sinovial; 3) maduración de adherencias con menos sinovitis reactiva, y 4) adherencias crónicas sin sinovitis. Otros artroscopistas han advertido que la superficie articular no tiene adherencias capsulares, y rara vez se han identificado estas adherencias en los «cuencos» o el pliegue más inferior.[121,135,228,327] Estas observaciones clínicas no confirman la naturaleza «adhesiva» del proceso capsular, y permiten orientar la atención hacia la fibrosis proliferativa que culmina en contracturas capsuloligamentosas.

Los signos artroscópicos, inmediatamente después de llevar a buen término la liberación por manipulación, incluyen: hemar-

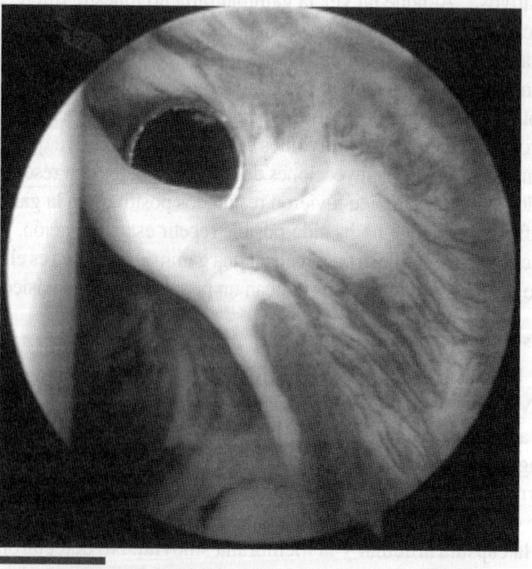

Fig. 20-24 • Imagen artroscópica de proliferación e inflamación de la membrana sinovial hipervascular, en el nacimiento del tendón del bíceps, la cápsula sobre el espacio de los rotadores y la cápsula posterosuperior. Obsérvese que la porción proximal del tendón del bíceps y la base de éste están adheridas a la cara inferior de la membrana sinovial, y la capa capsular profunda está debajo del manguito de los rotadores (la membrana sinovial no rodea al bíceps como en el caso de un mesosinovial).

trosis intraarticular; avulsión de la cápsula inferior, por lo general junto al rodete o en sentido periférico a éste (Fig. 20-25); desgarros en la cápsula del espacio de rotadores, con avulsiones ocasionales del rodete, o desgarros capsulares en sentido anterosuperior o anteroinferior.[89,135,220,228,231,254,314]

Los artroscopistas no dudan en destacar la utilidad de la artroscopia para identificar otros cuadros patológicos intraarticulares no detectados por los datos de la anamnesis o la exploración clínica.[135,228,254] La artroscopia brinda la oportunidad de identificar tales cuadros y emprender la rehabilitación dirigida y adecuada, una vez que ha mostrado resolución la rigidez, o bien, utilizar medios quirúrgicos si así están indicados.

Exploración con anestesia

Existen ocasiones en las que, por medio de la anamnesis, la edad de aparición del trastorno o la exploración física no concuerdan con los criterios diagnósticos, aunque algunos elementos particulares parecen corresponder con el hombro congelado o el rígido postraumatológico. Por ejemplo, el individuo aprensivo o sensible puede presentar inicialmente una restricción fija, y no mostrar restricción o limitación en el arco de movimiento del hombro, pero el espasmo muscular o la imposibilidad de relajación activa impiden que se realice una exploración adecuada de los movimientos pasivos. Normalmente, dichos pacientes tienen menos de 40 años y en algunos se han hecho operaciones previas. En este grupo de pacientes, los autores consideran su exploración después de administrar un anestésico regional o general, para eliminar reflejos dolorosos inhibitorios o ansiedad. Según la experiencia de los autores, se han identificado algunos pacientes sin limitaciones de movimiento y con un hombro estable, o en raras ocasiones con una limitación parcial y «abrasión» intensa, que es consecuencia del daño articular, con inestabilidad anterior o posterior concurrente. Después de ello, se inician ejercicios apropiados de rehabilitación u otro tratamiento quirúrgico.

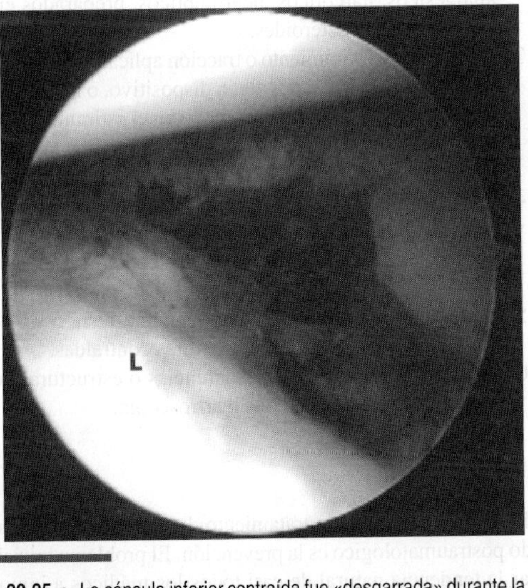

Fig. 20-25 • La cápsula inferior contraída fue «desgarrada» durante la manipulación desde el borde inferior periférico del rodete articular (*labrum*, L). A menudo se observa que los desgarros capsulares inferiores se extienden en sentido anterior y posterior a través de la bolsa sinovial.

CURSO NATURAL DE LOS SÍNTOMAS Y PRONÓSTICO

En lo que se refiere a cualquier entidad patológica, las decisiones terapéuticas se basan en la evolución de la enfermedad. El tratamiento eficaz se inicia sólo cuando se piensa que puede cambiar positivamente el curso natural del trastorno. Sin embargo, el curso natural del hombro congelado idiopático postraumatológico no se conoce a fondo, y sigue siendo motivo de controversia. La mayor parte de los informes de vigilancia a largo plazo del «curso natural», se hicieron junto con la evaluación de la respuesta del individuo a un régimen terapéutico particular.

Durante años, muchas de las publicaciones señalaban que el hombro congelado idiopático era una enfermedad que desaparecía por sí sola.[65,263,322] No obstante, incluso dichos estudios describen que el proceso requiere de 12 a 18 meses para mostrar resolución.[117,122,188,329,330] Otros han señalado dolor residual o rigidez muchos años después de aparecer el hombro congelado, que puede causar una discapacidad notable.[25,117,263,290] Distinguir dichos resultados es de máxima importancia cuando se trata de escoger el tratamiento apropiado. Si el hombro congelado es un proceso que mostrará resolución, independientemente del tratamiento, se necesitarán sólo medidas paliativas, y habrá que instar a los enfermos a «adaptarse» a su discapacidad temporal. Sin embargo, si dicha entidad es un proceso debilitante, crónico y a veces permanente, habrá que tomar medidas intensivas inmediatamente después de confirmar el diagnóstico.

La mayoría de los pacientes no tolera una extremidad dolorosa y debilitante mucho tiempo, es decir, en los años productivos de la vida, y sienten preocupación porque pueda quedar una disfunción permanente. El paciente, además de esperar que el médico diagnostique el problema, también desea que pronostique el tiempo que tardará la recuperación. Los estudios con vigilancia mayor de dos años, que abarcan incluso siete, siempre han demostrado síntomas persistentes en un gran porcentaje de los enfermos (véase Fig. 20-18). Meulengracht y Schwartz vigilaron a 65 enfermos durante tres años, y advirtieron que el 23% tuvieron dolor y limitación persistentes del movimiento del hombro.[201] Reeves vigiló a 41 sujetos durante más de cuatro años, e identificó rigidez residual en más del 60% de ellos, y el 12% de dicho grupo presentó una limitación extensa del movimiento.[261]

De manera característica, puede existir discrepancia entre la perspectiva de limitación funcional por el propio paciente y la de limitaciones «medidas» del movimiento, según el criterio del médico. Binder y cols., después de una vigilancia de tres años y medio, detectaron una limitación objetiva del movimiento en 16 de 40 pacientes, aunque sólo unos cuantos reconocieron un deterioro funcional sintomático.[25] Ese resultado fue totalmente diferente de los datos de Shaffer y cols. Durante unos siete años vigilaron a 68 individuos con hombro congelado. Después de mediciones objetivas del movimiento, detectaron que en el 30% había limitación, en comparación con el lado contrario indemne. Sin embargo, después de familiarizarse con las perspectivas del paciente, el 50% de ellos se quejaron de dolor o rigidez persistente.[290]

Aparecen nuevas discrepancias al evaluar los trastornos sintomáticos y funcionales provocados por un hombro congelado en presencia de enfermedades acompañantes. Wolf y Green analizaron la influencia de varias enfermedades acompañantes sobre la autoevaluación del estado funcional de pacientes con hombro congelado.[332] La presencia de un mayor número de enfermedades acompañantes se asociaba a un empeoramiento de las puntuaciones en la encuesta *Disabilities of the Arm, Shoulder and Hand (DASH)*, el *Simple Shoulder Test (SST)* y la encuesta sobre el estado de salud SF-36. Está claro que la presencia de enfermedades acompañantes puede influir en la percepción del paciente de su discapacidad y probablemente altere su respuesta al tratamiento.

Algunos estudios prospectivos buscan demostrar el beneficio particular de un tratamiento y no de otro, sólo para advertir que todos los regímenes terapéuticos o ninguno de ellos acortó la duración del cuadro, y de este modo concluyen que los pacientes se habrían recuperado con intervención o sin ella.[16,45,74,83] Por el contrario, otros autores, después de realizar estudios comparativos para demostrar el beneficio de un tratamiento en relación con otro, sugirieron que la identificación y el tratamiento tempranos originaron la recuperación temprana.[25,140,263] Carette y cols. mostraron en un estudio aleatorizado y controlado que cualquiera de los tratamientos utilizados conseguía una mejoría del cuadro, mientras que en el grupo que recibió una inyección de suero salino como placebo, no se registró mejoría.[55] Por último, Helbig y cols. y Harryman y cols. observaron que el grado de incapacidad y la duración de los síntomas antes del tratamiento en individuos sin diabetes no influyeron en los resultados finales, pero el tratamiento al parecer acortó eficazmente el curso de la enfermedad.[135,142]

Se han hecho análisis de regresión para evaluar variables relevantes que pronosticarían con mayor precisión el curso de la enfermedad. Se ha señalado que la afección del brazo dominante constituye un buen indicador pronóstico, en tanto que la ocupación del sujeto, la capacidad laboral, la duración de la rigidez, lesiones coexistentes y el programa terapéutico utilizado no tuvieron importancia estadística cuando se analizaron y compararon con otros índices de resultados.[25,63,135] Detectar otros cuadros patológicos intrínsecos, como el desgarro parcial del manguito de los rotadores,[135] o diabetes insulinodependiente de más de 10 años de evolución, significarían un pronóstico más insatisfactorio.[101,155,205]

El predominio de las pruebas indica que el hombro congelado no es un proceso que se resuelva espontáneamente y, si se deja sin tratamiento, puede provoca dolor y discapacidad persistentes y permanentes. Por tanto, está indicado el tratamiento en todos los pacientes que puedan participar en los regímenes terapéuticos indicados.

TRATAMIENTO

El tratamiento escogido contra la rigidez del hombro, debe siempre corresponder a la duración y la intensidad de los síntomas para no caer en excesos o deficiencias. La rigidez del hombro suele surgir por reacción a diversos factores desencadenantes, razón por la cual es importante considerar la causa potencial o algún cuadro subyacente, y la fecha apropiada de tratamiento en el marco de las necesidades del sujeto, factores de riesgo y tolerancia. Se ofrecen dos ejemplos.

Tratamiento de la causa del dolor

Si la persona muestra un hombro congelado después de radiculitis cervical dolorosa, como factor primario más apropiado está tratar la hernia del disco cervical para eliminar el origen del dolor y, al mismo tiempo, sugerir que se realice un programa de estiramiento suave del hombro en vez de manipularlo para recuperar su arco completo de movimiento. Es probable que los síntomas del cuello impidan la rehabilitación adecuada del hombro.

Tratamiento de la rigidez

Si la persona tiene un pequeño desgarro del manguito de los rotadores y como consecuencia ha presentado rigidez del hombro, es importante tratar esta última como el problema primario, para recuperar del todo el arco de movimiento, antes de pensar en reparar el manguito. El desgarro de dicha estructura puede mejorar con rehabilitación sola, y una reparación suele ser un método de «ajuste del hombro», que puede originar en el postoperatorio una mayor rigidez.

Los ejemplos en cuestión enumeran casos con una «causa y efecto» identificables de la rigidez del hombro. Sin embargo, después de que el médico ha agotado la probabilidad en el diagnóstico diferencial, a menudo queda con la rigidez idiopática, que por sí misma debe tratarse de forma intensiva para evitar que la enfermedad evolucione. Se ofrece un plan específico que sigue un algoritmo apropiado y que constituye el menor riesgo para el paciente (véase Fig. 20-22).

En la fase dolorosa de la rigidez de hombro suele ser beneficioso aplacar las molestias por medio de métodos que no incluyan narcóticos. Hielo o calor, reposo o actividad, apoyo o tracción, estimulación eléctrica o ultrasonora, movilización quiropráctica y otras modalidades, se han utilizado para aplacar el dolor, pero con pocas se ha obtenido un beneficio importante en relación con las demás.

En la revisión del plan terapéutico señalado, se han estructurado seis grupos principales de métodos terapéuticos, cada uno de los cuales incluye diversos regímenes de este tipo. Estas seis categorías de tratamiento consisten en:

1. Medidas de apoyo que incluyen observación y modalidades externas pasivas, como inmovilización, calor, hielo, diatermia, ultrasonido, electroestimulación transcutánea de nervios *(transcutaneous electrical nerve stimulation,* TENS), masaje y otras.
2. Medicamentos ingeribles, tópicos y parenterales (locales e intraarticulares), como antiinflamatorios no esteroides, analgésicos, narcóticos, neurolépticos, preparados enzimáticos y corticosteroides.
3. Ejercicios de estiramiento o tracción aplicados al paciente, de forma mecánica o por algún dispositivo, o mediante algún asistente; generalmente, incluyen el estiramiento suave con actividad muscular o sin ella, junto con las actividades funcionales diarias.
4. Inyecciones de soluciones, medios de contraste artrográfico o medicamentos (p. ej., anestésicos de larga acción con corticosteroides o sin ellos), para distender la articulación y liberar la contractura capsular.
5. Tratamiento por manipulación, con anestesia o sin ella, para liberar adherencias o estructuras contraídas.
6. Liberación quirúrgica de adherencias o estructuras contraídas, por medios abiertos o artroscopia.

Profilaxis

El principal método de tratamiento del hombro congelado o rígido postraumatológico es la prevención. El problema inicial es evitar la tendencia natural de casi todos los médicos a inmovilizar la extremidad, hasta que se recupera la comodidad. El período de inmovilización impuesta, aunque provisionalmente proporciona alguna comodidad al paciente, prolongará y empeorará

Recientemente, Dahan y cols. aleatorizaron a pacientes que presentaban hombro congelado para un bloqueo del nervio supraescapular o una cohorte de placebo.[75] Un mes después de la inyección, los pacientes del grupo de tratamiento tenían mucho menos dolor que los del grupo control. Sin embargo, esta mejoría del bienestar no se tradujo en un aumento del arco ni en una mejoría de la función. Como sucedía con otros estudios, los pacientes recibieron instrucciones para realizar también un programa de estiramiento en casa, lo que en cierta medida equilibra los grupos y puede originar confusión en los resultados. Jones y Chattopadhyay compararon el bloqueo del nervio supraescapular con la inyección intraarticular de corticosteroides y observaron una recuperación más rápida del bienestar y de la función en el grupo del bloqueo nervioso.[158]

Otros métodos alternativos

Ultrasonido

El ultrasonido se utiliza de forma generalizada para tratar a pacientes con cuadros dolorosos de hombro, pero su empleo tal vez no esté justificado. En un estudio prospectivo, se compararon las aplicaciones de hielo y ultrasonido en una serie de sujetos con el síndrome de hombro congelado, y no se identificó ventaja alguna de un tratamiento respecto del otro.[125] En una comparación doblemente ciega, se hizo una asignación aleatoria de personas con rigidez dolorosa del hombro (no exclusiva de la capsulitis adhesiva) para pertenecer a tres grupos de tratamiento: ultrasonido, ejercicios terapéuticos corrientes y la combinación de antiinflamatorios no esteroideos y ejercicios.[86] Con el ultrasonido no se obtuvo un beneficio mayor que con los demás métodos.

Instilación intraarticular de proteínas

Leardini y cols. realizaron inyecciones intraarticulares de ácido hialurónico en hombros dolorosos, con diagnósticos de artrosis o de capsulitis adhesiva.[176] A pesar de que el seguimiento fue breve, los autores señalaron una mejoría rápida y significativa de la movilidad y el bienestar articulares. Sin embargo, no hubo comparación con pacientes de un grupo control. Rovetta y Montefor-te aleatorizaron a pacientes para recibir hialuronato sódico y esteroides o sólo esteroides para el tratamiento del hombro congelado.[280] Los dos grupos recibieron también fisioterapia. Aunque los autores creían que el hialuroanto podía tener ciertas ventajas, ambos grupos de tratamiento mejoraron de forma notable. También se han inyectado en el hombro enzimas como la α-quimotripsina y la hilasa, pero los resultados beneficiosos han resultado confusos porque se combinó con fisioterapia.[10,21]

Calcitonina de salmón

En una investigación prospectiva sobre 50 casos de hombro congelado, separados en tres grupos según su origen, Waldburger y cols. demostraron un efecto estadísticamente significativo en la disminución del dolor, en personas tratadas con movilización precoz acompañada de la inyección subcutánea de calcitonina de salmón, en comparación con fisioterapia solamente.[315] La mejoría se observó sólo en sujetos con hombros congelados postraumatológicos, pero no en los que presentaban el cuadro idiopático o de origen neurológico. Otros investigadores han señalado un efecto beneficioso similar de reducción del dolor con la calcitonina de salmón utilizada para el hombro congelado, y también para otras supuestas enfermedades inflamatorias del hombro.[6]

Radioterapia

En algunas series sorprendentemente grandes,[5,30,38,138,342] la radiación fue eficaz para eliminar el dolor de la rigidez del hombro, incluso en el 70% de los casos, pero no se prestó atención a sus riesgos a largo plazo. Quin comparó la radioterapia con ultrasonido o calor y fisioterapia, y no advirtió ventaja terapéutica alguna.[260] Hassenstein, en un estudio prospectivo de 233 personas con periartritis, identificó mejoría en sólo el 26%.[138] Los autores concuerdan con Coventry, quien en 1953 advirtió que la radioterapia no proporciona gran beneficio en las formas crónicas de hombro congelado;[72] dicho método no se usa ya en Estados Unidos para tratar el hombro congelado idiopático. A veces se utiliza en casos de rigidez de hombro secundaria a la osificación heterotópica, para evitar que reaparezca el hueso anómalo después de su ablación quirúrgica (véase «Liberación quirúrgica abierta»).

Acupuntura

En pacientes con hombro congelado que han sido sometidos a fisioterapia convencional con éxito limitado, se necesitaron seis sesiones de acupuntura para lograr una respuesta excelente y una recuperación completa.[93] Lin y cols. dividieron de forma aleatoria a 150 individuos con hombro congelado en tres grupos que recibieron tratamiento con electroacupuntura (EAP); bloqueo nervioso regional *(regional nerve block,* RNB) y una combinación de los dos tratamientos anteriores.[183] Observaron que la combinación de ambos métodos produjo un control importante del dolor, y lo hizo durante más tiempo y con un mejor arco de movimiento que cualquiera de las dos modalidades solas. Finalmente, Sun y cols. asignaron aleatoriamente a sus pacientes a fisioterapia o a fisioterapia y acupuntura.[301] Estos investigadores mostraron una mejoría estadísticamente significativa en las puntuaciones de Constant después del tratamiento con acupuntura, en comparación con fisioterapia solamente.

Otras modalidades

Se han probado técnicas comunes, como el masaje y la electrofisioterapia, u otras más atípicas, como oxígeno hiperbárico y magnetoterapia.[7,31,78,120] En conjunto, en los estudios de otros métodos aislados que intentan comparar y valorar el efecto de un tratamiento con el de otro, no se cumplió con criterios diagnósticos estrictos ni con una población control. Ninguno de los tratamientos cabría dentro de un algoritmo terapéutico corriente.

Tratamiento qurúrgico

Cuando la persona con hombro rígido sigue mostrando síntomas y no se obtienen buenos resultados después de seis meses, como mínimo, de métodos no quirúrgicos apropiados, por lo regular se considera la práctica de manipulaciones o de una intervención quirúrgica. Es importante que todos los pacientes sean conscientes de que un solo procedimiento curará todos los casos, y también que los procedimientos más intensivos conllevan un mayor peligro de complicaciones. Asimismo, si bien los autores explicaron a cada paciente los métodos como entidades terapéuticas individuales, de hecho a menudo se combinan para lograr la máxima recuperación del movimiento.

Una vez más, es razonable analizar que de los pacientes que siguen mostrando una pérdida notable del movimiento del hombro, menos del 5% al 20% seguirán teniendo discapacidad funcional debido a la persistencia de los síntomas y las alteraciones.[25,63,263,293] A menudo, muchos de estos pacientes refractarios son diabéticos insulinodependientes. En caso de hombro congelado recalcitrante, la única opción será la liberación quirúrgica intensiva por medio de métodos abiertos o por artroscopia.[129,135,179,198,228,254,286,318]

En todos los procedimientos quirúrgicos, los autores recomiendan recurrir a un bloqueo interescalénico del plexo braquial, con catéter interescalénico permanente o sin él, como método anestésico primario, o como complemento de la anestesia general. Para un hombro congelado idiopático que requiere intervención quirúrgica, nuestra práctica habitual es una única inyección interescalénica. Esta técnica anestésica regional de larga duración permite al paciente tolerar el movimiento pasivo continuo inmediatamente después de la intervención. Una ventaja adicional es que, durante 6 a 8 horas después de terminada la intervención, el cirujano puede acudir de nuevo junto al paciente para mostrar el arco de movimiento completo logrado. El bloqueo suele ser eficaz durante 12 horas o más, si se combina bupivacaína de larga duración con adrenalina, pauta que permite realizar todas las intervenciones quirúrgicas para el hombro congelado idiopático de forma ambulatoria.

Como ya se comentará, las intervenciones quirúrgicas para el hombro rígido postraumatológico y, en particular, para el posquirúrgico, proporcionan resultados menos satisfactorios que en el hombro congelado idiopático. En estos casos, los autores utilizan habitualmente un catéter interescalénico permanente con anestesia interescalénica continua y una noche de permanencia en el hospital. Este enfoque terapéutico permite realizar un programa de movilización intensivo. Pollock y cols. han observado efectos beneficiosos significativos de la recuperación del movimiento con la utilización de catéteres permanentes en una gran serie de pacientes.[254]

Manipulación con anestesia

Durante más de 100 años, la manipulación bajo anestesia ha sido la modalidad primaria de tratamiento recomendada en caso de hombro congelado persistente.[88,256] Aunque la eficacia de este tratamiento fue corroborada por datos de varios estudios,[122,123,142,330] otros autores han rechazado su empleo.[60,81,179,200] La mayoría de los que rechazan la manipulación citan complicaciones que les disuadieron de su preferencia por este método.

La manipulación está indicada más bien en personas que empeoran después de 90 días, como mínimo, de seguir un régimen apropiado de ejercicios no quirúrgicos, o que no mejoran después de un programa de esta índole que dura seis meses.[129,135,165,188] Kessel y cols. sugirieron que los individuos que habían mostrado síntomas más de seis meses antes del tratamiento con manipulación, lograron una mejoría más notoria que los que mostraron un período más breve de síntomas.[165] La manipulación por lo general está contraindicada en individuos con osteopenia grave del húmero y diabetes de largo tiempo de evolución (más de 20 años).[129,135,153]

Se han observado complicaciones de la manipulación, aunque el riesgo acumulativo de un hecho inadvertido es menor del 1%, según informes. Las complicaciones publicadas del método incluyen rotura del subescapular y del manguito de los rotadores,[81] fractura del cuello quirúrgico y de la diáfisis humeral[123] y luxación.[60,258] Los autores hemos tratado también a un paciente que nos fue enviado con una parálisis completa del plexo braquial después de una manipulación que terminó en una luxación anteroinferior. Dado que muchos pacientes con hombros congelados padecerán también osteopenia de la parte proximal del húmero,[232] el riesgo de fractura después de la manipulación no resulta sorprendente. La tasa comunicada de rigidez recurrente se sitúa entre el 5% y el 20%; sin embargo, en la mayor parte de los estudios, los pacientes fueron controlados durante unos 6 meses.[306,330] Janda y Hawkins comunicaron una tasa inaceptablemente alta de recontractura después de la manipulación en pacientes con diabetes insulinodependiente de larga evolución.[155]

Los efectos inmediatos de la manipulación de estructuras del hombro se han observado en cirugía abierta y en la realizada por artroscopia. En la cirugía abierta, Neviaser y DePalma registraron, de forma independiente, desgarros del músculo y el tendón del subescapular, junto con rotura de la cápsula anterior e inferior. También se han detectado desgarros en el tendón del supraespinoso y el tendón de la porción larga del bíceps.[199,262]

La técnica de manipulación se realiza, generalmente, bajo un bloqueo interescalénico del plexo braquial o bajo anestesia general, pero también se ha realizado como método extrahospitalario y con una inyección local combinada con distensión hidrostática.[69] La técnica corriente se realiza al aplicar una fuerza constante y controlada en la porción proximal del húmero, en tanto se conserva estable la escápula. La fuerza repentina impone un riesgo mayor a las estructuras normales.[142] Muchos autores recomiendan la aplicación de abducción inicial;[123,257] sin embargo, Charnley no recomendó dicha maniobra antes de obtener la rotación externa, para evitar la luxación del hombro.[60] Se considera que es signo de buen pronóstico la liberación por rotura y la crepitación de la cápsula articular, ya que por lo general se consigue la recuperación inmediata del movimiento completo.[128,165,258] No conviene aumentar la fuerza aplicada cuando no se consigue la liberación con crepitación después de la aplicación constante de una fuerza.[129,188] Placzek y cols. recomendaron aplicar una fuerza de desplazamiento en lugar de una rotacional, con lo que pensaban reducir las probabilidades de fractura y proporcionar resultados similares a los de la manipulación tradicional.[253] Cuando el movimiento recuperado no es simétrico en relación con el del lado contrario, o reaparece muy poco tiempo después de la intervención, quizá se necesite y convenga repetir la manipulación.[122,128,142]

Después de completar la manipulación, muchos autores han recomendado la inyección de un corticosteroide en el hombro, para limitar la cicatrización precoz de la rotura capsular y reducir la inflamación y el dolor locales asociados a la técnica,[123,128,129,135,142] aunque todavía no se ha demostrado definitivamente que su empleo mejore los resultados finales.[167] Quigley demostró en más de 100 casos que, salvo la codeína, no se necesitaba otro fármaco inmediatamente después de la manipulación para aliviar el dolor.[258] Thomas y cols. asignaron de forma aleatoria a 30 individuos con hombros congelados, para integrar dos grupos: uno sometido a manipulación y uso de corticosteroides, y el otro con el empleo de corticosteroides intraarticulares solamente.[306] Observaron que el grupo tratado con manipulación y corticosteroides conservó un movimiento bastante mayor (el 40% en comparación con el 13%) y presentó menos dolor en las visitas de vigilancia (el 80% en comparación con el 47%), que el grupo tratado solamente con inyecciones de corticosteroides. Weiser realizó la manipulación bajo anestesia local, en tres a cinco sesiones de múltiple tratamiento, y obtuvo una recuperación completa del 60%.[324]

Los resultados publicados de la manipulación del hombro sola o en combinación con inyección de corticosteroides son muy variables, registrándose una mejoría significativa entre el 25% y más del 90% de los pacientes a los 3 meses de la manipulación, y en el 70% a los 6 meses.* Recientemente, Dodenhoff y cols. comprobaron que el 94% de 37 pacientes que fueron sometidos a manipulación bajo anestesia estaban satisfechos con el resultado, aunque el 12,8% continuaba presentando una discapacidad persistente significativa.[85] Othman y Taylor, en una revisión de 74 pacientes que fueron sometidos a manipulación, observaron una mejoría significativa del arco y del bienestar, tan sólo 3 semanas después de la intervención.[238] Reichmister y Friedman mostraron una tasa de éxitos del 97% después de manipulación bajo anestesia, aunque el 8% de los pacientes necesitaron una segunda manipulación.[265] Sin embargo, Lundberg no observó variaciones en el curso de la enfermedad después de la manipulación.[188]

La manipulación puede ejecutarse después de infiltrar en la articulación glenohumeral un volumen sustancial de anestésico local.[107,187,324] Algunos autores recomiendan también, antes y después de la manipulación, la inyección subacromial y la observación artrográfica. Los informes indican un alivio del dolor y la recuperación del movimiento en cerca del 66%; sin embargo, un porcentaje mayor únicamente se libró de las molestias.

Después de la manipulación, se han recomendado diversas pautas de tratamiento; después de una manipulación satisfactoria, se han administrado corticosteroides sistémicos, pero no se recomienda su uso, debido a sus posibles efectos adversos y porque su beneficio no es duradero.[18,186,201] Algunos autores emprenden inmediatamente los movimientos pasivos de la extremidad. Como alternativa a los movimientos pasivos, Neviaser recomendó fijar el brazo a la cama, de forma similar a la descrita originalmente por Codman, en una posición de abducción y rotación externa.[62,217] La tracción prolongada puede estirar contracturas residuales y ampliar el arco de movimiento, pero para ello quizá se necesiten altas dosis de analgésicos narcóticos.[65,221] Además, esta maniobra sólo realiza el estiramiento selectivo de una región de la cápsula contraída, en concreto de la porción anteroinferior, dejando a las secciones restantes de la cápsula en una posición de posible repetición de la contractura. Mientras están bajo los efectos del bloqueo interescalénico regional, se orienta a los pacientes sobre los aspectos de un programa de estiramiento capsular en los cuatro cuadrantes (basado en el programa de estiramiento de Jackins).[129,135] Neviaser ha recomendado una estancia intrahospitalaria de tres a cinco días.[217] Este autor señala también la conveniencia de que, una vez recibida el alta hospitalaria, el paciente mantenga la posición en abducción y rotación externa por la noche durante 3 semanas, para eliminar la rigidez.

Manipulación y artroscopia

Aunque la manipulación bajo anestesia tiene algunas indicaciones claras, tiene también algunos inconvenientes. Uno de ellos es la ausencia de sinovectomía. Si se tiene en cuenta que, como se ha explicado anteriormente, la sinotivis es uno de los factores precipitantes que conduce a la fibrosis capsular, la persistencia de la sinovitis después de la manipulación puede ser uno de los factores que provoque la recurrencia de la contractura. Varios investigadores, han estudiado el empleo de la artroscopia junto a lavado articular y sinovectomía después de la manipulación como técnica para reducir las probabilidades de fracaso.[3,54,61,149,172,202,254,327]

Andersen y cols. revisaron los casos de 25 pacientes que fueron sometidos a manipulación bajo anestesia y artroscopia combinadas para hombro congelado.[3] El 75% recuperó la movilidad completa, y el 79% permaneció sin dolor. Pollock y cols. mostraron una tasa de éxitos del 83% con este algoritmo, aunque los casos recalcitrantes fueron sometidos a liberación del ligamento coracohumeral.[254]

Liberación quirúrgica abierta

Codman describió originalmente la liberación abierta de las adherencias en las bolsas subacromial y subdeltoidea.[65] Para Neviaser era necesario hacer una artrotomía, a través de una vía axilar anterior en individuos cuya rigidez reaparecía después de manipulación bajo anestesia.[217] El autor mencionado, a semejanza de su padre, recomendó la liberación de las adherencias periarticulares y de la cápsula articular fuertemente contraída al separarlas de la cabeza humeral, en particular en el pliegue axilar.[213]

Lippman aseguró que por medio de la lisis abierta de las adherencias alrededor del tendón de la porción larga del bíceps, se liberaría al hombro de las restricciones cinéticas.[185] Simmonds, dentro de esta tendencia, realizó la ablación completa del tendón de la porción mencionada en casos de hombro congelado refractario, sin mejoría en el arco de movimiento.[293] Advirtió también que no existían adherencias intraarticulares entre la cápsula articular y la superficie de la articulación.

Harmon, en personas que no mejoraron después de la manipulación suave, llevó a cabo la liberación de tejidos blandos contraídos alrededor de la articulación en ocho sujetos, y obtuvo resultados semejantes a los de la manipulación cerrada en todos ellos, excepto dos casos de rigidez refractaria.[128] Como otra posibilidad, el mismo autor trató 30 casos de rigidez de hombro, con ablación del acromion y de la articulación acromioclavicular. En todos los casos pudo recuperar la abducción activa de 160° o más, 90 días después de la operación.

McLaughlin describió la liberación del tendón bicipital y del escapular como tratamiento de la contractura del hombro.[199] Leffert recomendó la liberación quirúrgica de las estructuras que restringían el movimiento si no se obtenía mejoría después de seis meses, con un régimen terapéutico no quirúrgico.[179] Matsen y Kirby advirtieron que la liberación quirúrgica de la cápsula era más segura que la manipulación cerrada en pacientes con rigidez recalcitrante y osteoporosis que no mejoraban después de seis meses de ejercicios en casa.[194] En una investigación, Kieras y Matsen indicaron la práctica de liberación abierta para tratar a 12 pacientes con hombro congelado refractario; de ese grupo, cuatro eran diabéticos insulinodependientes.[166] La duración promedio de síntomas preoperatorios y tratamiento fue de 16 meses. La flexión promedio mejoró de 73° (límites, 20 a 95) a 132° (límites, 90 a 150). La rotación externa promedio mejoró de 3° (límites, 5 a 25), a 45° (límites, 15 a 60). El dolor disminuyó o desapareció en todos los pacientes a los dos años de vigilancia. No se observaron complicaciones, y todos los pacientes reanudaron sus actividades.

En 1957, Kernwein y cols. efectuaron la liberación abierta de la cápsula y del ligamento coracohumeral en 4 de 12 sujetos con capsulitis adhesiva, y advirtieron que dichos tejidos estaban muy engrosados e inelásticos.[163] En 1987 y 1990, Nobuhara y cols. indicaron arcos de disfunción en hombros que tenían tensión de la cápsula sobre el espacio de rotadores, y que mejoraron en grado extraordinario (21 hombros) por la liberación local de tal con-

* Véanse referencias bibliográficas: 23, 67, 122, 123, 128, 142, 144, 161, 186, 188, 238, 258, 259, 262, 265, 306, 323, 324

tractura.[224] Ozaki y cols. trataron a 17 de 365 enfermos con capsulitis adhesiva crónica recalcitrante, y en el transoperatorio, identificaron que el principal elemento glenohumeral que restringía los movimientos era una contractura del ligamento coracohumeral dentro de la cápsula del espacio de rotadores.[239] La liberación de dicha estructura contraída alivió el dolor y permitió recuperar el movimiento del hombro en todos los sujetos. Observaron también que la porción larga del bíceps estaba inflamada y estenótica por debajo del ligamento coracohumeral contraído y de la cápsula del espacio de rotadores.

En pacientes con rigidez intensa y contractura importante en la rotación interna después de un ictus, Braun y cols. efectuaron la extirpación del tendón del subescapular y la incisión de la inserción del pectoral mayor, con conservación de la cápsula anterior.[36] De 13 personas tratadas con este procedimiento, 3 no mejoraron, pero 10 recuperaron 90° de abducción y 20° de rotación externa, mostrando un alivio completo del dolor a los 2 meses de la operación.

Omari y Bunker publicaron recientemente sus resultados con la liberación abierta en 25 pacientes.[236] Estos pacientes procedían de un grupo inicial de 75, en el que habían fracasado tanto la fisioterapia como la manipulación, por lo que eran los pacientes más afectados. En la cirugía se encontró un ligamento coracohumeral contraído y fibrótico que se extirpó como parte del procedimiento. Se observaron resultados buenos o excelentes en 20 de 25 pacientes, obteniéndose los peores en pacientes diabéticos.

La indicación actual que los autores siguen para la liberación quirúrgica abierta incluye a pacientes que no pueden ser tratados por liberación capsular artroscópica ni por lisis subacromial de adherencias. A menudo, la indicación es el hombro rígido quirúrgico postraumatológico. Por ejemplo, la persona con rigidez después de la reparación de Putti-Platt puede tener contracturas intraarticulares y extraarticulares intensas después de la operación, y el tratamiento mejor sería la liberación abierta de la superficie de contacto del movimiento escapulohumeral, la elongación del tendón del subescapular y la liberación de la cápsula articular contraída. Las ventajas de la liberación abierta son: 1) acceso a toda la superficie de contacto del movimiento escapulohumeral; 2) alargamiento en las contracturas musculotendinosas del subescapular, y 3) eliminación de la osificación heterotópica o de los osteofitos (Fig. 20-27).[129,166]

La liberación quirúrgica abierta tiene también desventajas y riesgos importantes; puede ser técnicamente difícil realizar por medios abiertos la liberación completa de la cápsula posterior. El dolor en el postoperatorio y la necesidad de proteger el tendón del subescapular reparado o elongado impiden que el sujeto realice un programa de estiramiento cabal en todo el arco de movimiento, que se necesita para conservar su capacidad cinética, lograda bajo anestesia. Por último, para controlar el dolor a veces es necesaria una larga hospitalización duradera.

Baumann, en vez de la liberación abierta de tejidos contraídos, plantea la desnervación de la cara ventral de la cápsula del hombro para disminuir de forma inmediata y progresiva o total el dolor en esta zona.[17] Publicó los datos de 20 hombros tratados, y el 85% de los enfermos tuvieron movilización indolora y rehabilitación total de la función articular. Sin embargo, su experiencia no ha sido repetida por otros autores.

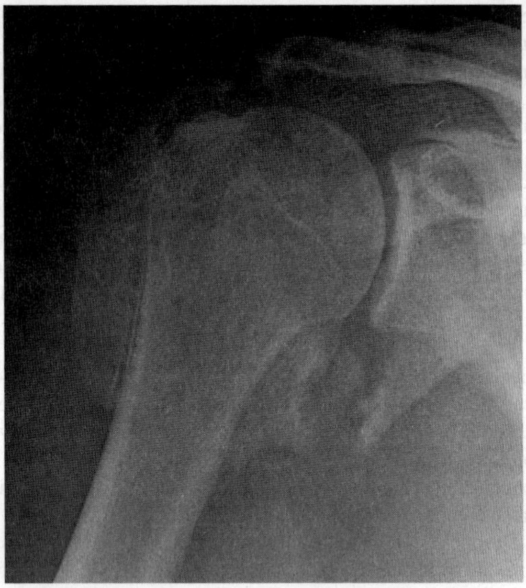

Fig. 20-27 • Radiografía de un sujeto con rigidez intensa de hombro, consecuencia de osificación heterotópica vinculada con una lesión de la cabeza; el cuadro se trató mejor por liberación capsular completa, eliminación de la osificación mencionada y lisis de adherencias en la superficie de contacto del movimiento escapulohumeral y elongación del tendón del subescapular.

Liberación quirúrgica por artroscopia

La primera comunicación sobre la utilización real de un equipo de artroscopia para realizar una liberación quirúrgica artroscópica parcial de una cápsula articular contraída, la hizo Conti en Francia en 1979.[68] Dividió la cápsula del intervalo de los rotadores con un trócar y pinzas, instiló un corticosteroide y realizó una manipulación suave del hombro. Dieciséis de 18 pacientes se recuperaron completamente en 3 semanas, y otros dos lo hicieron en 3 a 6 meses. Utilizando una técnica similar, Ogilvie-Harris y Wiley comunicaron la «liberación» artroscópica con un instrumento romo y, en algunos casos, con el corte controlado de la cápsula anterior para mejorar la rigidez recalcitrante en pacientes con hombro congelado.[231] Once de los 81 pacientes eran diabéticos, y sus resultados fueron menos satisfactorios.

Las primeras comunicaciones sobre la utilización de métodos artroscópicos en el tratamiento de la rigidez del hombro, generalmente combinaban la exploración de la articulación glenohumeral con distensión articular para estirar los herméticos frenos capsulares y la manipulación. En 1980, Wiley y Older fueron los primeros en comunicar este procedimiento en 10 pacientes, mostrando todos ellos un alivio de los síntomas.[328] En 1991, Hsu y Chan realizaron un estudio prospectivo en 75 pacientes y mostraron que la distensión artroscópica o la manipulación combinada con fisioterapia era significativamente mejor que la fisioterapia sola.[149] Recomendaron la distensión artroscópica mejor que la manipulación porque era controlable y proporcionaba una valiosa visión de la patología intraarticular.

Ogilvie-Harris y cols. compararon la manipulación con la liberación artroscópica en sujetos con hombro congelado recalcitrante.[228] El corte de estructuras tensas en la artroscopia se realizó en cuatro fases, que incluyeron: 1) extirpación de la sinovial inflamatoria en el espacio de los rotadores; 2) corte de los ligamentos glenohumerales anterior o superior y la cápsula anterior; 3) corte del tendón del subescapular, y 4) corte de la cápsula inferior. En el seguimiento de entre dos a cinco años, se advirtió que individuos a quienes se había realizado corte por artroscopia tuvieron un mayor alivio del dolor y recuperación de la función, en comparación con los sometidos a artroscopia y manipulación. Los diabéticos tuvieron una evolución inicial peor, pero sus resultados finales fueron semejantes a los observados en los no diabéticos. Esos autores sugieren que los diabéticos pueden beneficiarse de la intervención temprana. En un estudio posterior de revisión de los resultados de la liberación por artroscopia en 17 pacientes diabéticos, Ogilvie-Harris y Myerthall observaron que 13 de 17 no presentaban dolor y tenían movilidad simétrica, demostrando así la eficacia de esta opción de tratamiento en la población diabética.[230]

Pollock y cols. advirtieron que la artroscopia era un complemento útil de la manipulación bajo anestesia, en el caso del hombro congelado resistente.[254] Efectuaron la manipulación con bloqueo interescalénico del plexo braquial, seguida de estudio artroscópico; corte del ligamento coracohumeral y desbridamiento de la articulación glenohumeral, así como del espacio subacromial. En este grupo se advirtió que 25 de 30 hombros tratados de la forma mencionada, obtuvieron resultados satisfactorios (83%); sin embargo, sólo en el 64% del subgrupo de diabéticos se observaron resultados apropiados. Yamaguchi y cols. comunicaron resultados similares con la implantación de una bomba de dolor intraarticular que contenía bupivacaína al 0,5% después de la liberación artroscópica;[337] el 95% de los pacientes consiguieron un arco de movilidad completo e indoloro.

Segmuller y cols. indicaron datos del seguimiento a corto plazo (13 meses y medio) de capsulotomías inferiores a través de artroscopia, realizadas con diatermia como método de corte.[286] Se observó que más del 50% de esos pacientes tuvieron rigidez persistente de la rotación interna durante la exploración más larga, si bien el 88% de los individuos estuvieron satisfechos con los resultados, y el 87% mostraron resultados satisfactorios excelentes, según la puntuación de Constant. Otros investigadores han comunicado el éxito de la liberación parcial del hombro congelado idiopático.[20]

En varios estudios se ha comunicado una liberación más amplia y completa de las contracturas crónicas resistentes al tratamiento de la cápsula en el hombro.[135,156,168,250,318,321] La morbilidad fue mínima en comparación con la técnica quirúrgica abierta, alcanzándose un alivio precoz del dolor, con pocos casos recurrentes de rigidez resistente al tratamiento. Se han comunicado complicaciones, como luxaciones anteriores,[318] en el postoperatorio inmediato, con la recuperación posterior de la estabilidad y una movilidad excelente, parálisis completa del nervio circunflejo,[135] que también se recuperó por completo en la exploración de seguimiento y, en la mayor parte de los estudios, recurrencia de la contractura, que puede llegar a suceder hasta en el 11% de los pacientes.[321]

Pearsall y cols. comentaron la liberación de la porción intraarticular del tendón del subescapular durante la liberación capsular por artroscopia.[249,250] En un estudio anatómico, los autores determinaron la viabilidad de esta técnica y, de 35 pacientes que fueron intervenidos con ella, sólo uno tuvo síntomas demostrados de insuficiencia del subescapular en el postoperatorio. Se desconoce la verdadera necesidad de este aspecto de la liberación capsular, ya que la mayor parte de los estudios proporcionan resultados excelentes sin la liberación del subescapular.

Harryman y cols. mostraron una mejoría muy importante en seis de nueve puntuaciones sobre el estado de salud en la encuesta sobre el estado general de salud SF-36 y una excelente recuperación de la función en todas las preguntas del SST después de la liberación capsular artroscópica.[135] Warner y cols. mostraron resultados similares con la puntuación de Constant.[318] Harryman y cols. comunicaron la ausencia de diferencias entre pacientes diabéticos y no diabéticos en todos los criterios de valoración; sin embargo, tres pacientes con rigidez resistente al tratamiento recurrente eran diabéticos insulinodependientes.[135] En resumen, la liberación capsular artroscópica es segura y eficaz en el tratamiento de la fibrosis capsular global idiopática resistente al tratamiento.[307,318]

El artroscopio puede ser también una herramienta útil en la rigidez postraumatológica del hombro, incluida la rigidez posquirúrgica, aunque en menor grado que en el hombro congelado idiopático. Gerber y cols. revisaron los resultados de la liberación capsular artroscópica en 45 hombros, 21 de los cuales eran posquirúrgicos y 15 postraumatológicos.[106] Mostraron una mejoría significativa de las puntuaciones del dolor, del arco de movilidad y de las puntuaciones de Constant para el grupo en general. Sin embargo, al estratificar los resultados por etiología, los pacientes con hombro congelado idiopático evolucionaron mejor que los casos de rigidez cuya etiología era postraumatológica o posquirúrgica. Independientemente de la etiología, el resultado final estuvo más relacionado con el grado de pérdida de movilidad preoperatorio. En una comunicación similar, Holloway y cols. comunicaron resultados excelentes después de la liberación capsular artroscópica en 50 pacientes, aunque la mejoría del dolor, el arco de movimiento, la función subjetiva y la satisfacción fue menor en pacientes con rigidez secundaria a una etiología posquirúrgica.[148]

Modalidades combinadas de tratamiento

Los autores que se han ocupado del tratamiento actual del hombro rígido han llegado al acuerdo de aceptar que el tratamiento inicial debe incluir ejercicios suaves del arco de movimiento, a través de un programa de ejercicios de estiramiento coordinado por el propio paciente, junto con analgésicos.[27,130,141,150,179,343] Si no se logran buenos resultados con este programa inicial, en cuanto a mejoría en la comodidad o en el arco de movimiento, el siguiente paso es considerar tres opciones terapéuticas. Sin embargo, no hay acuerdo respecto a cuál es la mejor y la siguiente en un algoritmo de tratamiento. Antes de recurrir a tratamientos de manipulación o cirugía más intensivos[98,295] son preferibles opciones no quirúrgicas, como la inyección de corticosteroides o una artrografía con distensión. En sujetos en quienes ha sido infructuoso el tratamiento mencionado, o en investigadores para los que no ha sido provechosa la técnica del «rompimiento», el siguiente paso es la manipulación. Muchos ortopedas recomiendan reservar este tratamiento para hombros que no han mejorado durante seis meses de ejercicios constantes, con persistencia de la rigidez sintomática.[60,129,188,194,217] Algunos condenan este método por las raras complicaciones mencionadas, pero la morbilidad global es pequeña

En casos de rigidez recalcitrante en los que pudiera estar contraindicada la manipulación, como paso siguiente se considera la alternativa artroscópica o quirúrgica abierta, según la evolución, las alteraciones del enfermo y la experiencia del cirujano con el método técnico. Casi todos los clínicos prefieren la liberación artroscópica, o abierta, en hombros idiopáticos recalcitrantes u hombro rígido postraumatológico.[60,129,135,188,193,194,217,317]

Sea cual fuere el método escogido para un paciente particular, es importante considerar su perfil médico y psicológico, el impacto funcional del retraso de la recuperación sobre los potenciales beneficios y el método más económico y eficaz. Los investigadores deben reunir datos del seguimiento a largo plazo, porque las restricciones funcionales y objetivas de la rigidez crónica del hombro persisten durante años después de aparecida la discapacidad. Por último, en individuos que se han recuperado de la rigidez del hombro o en los que tienen más riesgo de experimentarla, es fundamental que el objetivo primario sea un programa preventivo de ejercicios de estiramiento.[129,130,141,208]

TRATAMIENTO PREFERIDO POR LOS AUTORES

TRATAMIENTO NO QUIRÚRGICO

Una vez obtenida una historia clínica exhaustiva, realizada la exploración física completa y abordadas otras enfermedades tratables asociadas con frecuencia a hombro rígido doloroso, se debe poner en marcha un programa no quirúrgico sencillo. El tratamiento inicial realizado por los autores consiste en analgésicos, fármacos antiinflamatorios y ejercicios de fisioterapia de estiramiento durante 3 a 6 meses. Nosotros comenzamos con el programa de estiramiento de Jackins, aunque los pacientes afirmen haber realizado «alguna fisioterapia» y, sobre todo, cuando no pueden recordar o demostrar cuál fue el programa de ejercicios que realizaron anteriormente.

PROGRAMA DE EJERCICIOS DE JACKINS

El programa de estiramiento que prefieren los autores consiste en cuatro ejercicios básicos pasivos o activos-asistidos de estiramiento, realizados por el paciente.[195] Cada ejercicio se realiza cinco veces en cinco sesiones al día, y cada sesión dura 5 minutos Antes del estiramiento suele resultar útil aplicar calor al hombro rígido para mejorar la flexibilidad y relajar los músculos tensos.

Jackins recomendó realizar tres de los cuatro ejercicios en decúbito dorsal, pero pueden hacerse de pie o con el individuo sentado (consúltese el programa de estiramiento de Jackins en la Fig. 20-26)[195]. En cada dirección, el paciente cuenta hasta 10 como mínimo, y en este tiempo conserva el «impulso» contra el punto final firme del arco. Es importante que no surja un dolor intenso. Una vez que el sujeto termina todos los ejercicios de estiramiento, el dolor debe ceder hasta el nivel basal previo y disminuir poco a poco, después de las sesiones diarias regulares. Si con el ejercicio empeoran el dolor y la rigidez, es preferible disminuir la intensidad del estiramiento, pero no la frecuencia de realización.

El sujeto utiliza su extremidad contralateral para auxiliar cada movimiento descrito. La elevación humeral debe realizarse cerca del plano sagital, y al mismo tiempo, permitir a la extremidad que gire lo necesario para alcanzar el arco máximo. Como otra posibilidad, dicho movimiento puede «duplicarse» con el empleo de una polea, en particular si resulta imposible que la extremidad contraria auxilie en la elevación. La rotación externa se realiza con el sujeto sobre su dorso al colocar un bastón entre las manos, mientras sostiene el codo cerca del cuerpo para después aplicar presión y que rote la extremidad afectada y se aleje del cuerpo. Como otra posibilidad, con el sujeto de pie se ayuda la rotación externa al colocar el brazo contra el quicio de una puerta y flexionar el cuerpo alejándolo del brazo. Para realizar el estiramiento en aducción máxima, es decir, en posición de decúbito, sedente o de pie, el individuo toma su extremidad afectada por detrás del codo y la lleva por el frente del tórax hacia el hombro contrario. Es mejor comenzar con el codo a un nivel bajo, para estirarlo en un nivel más alto, en un movimiento de aducción extrema (horizontal). La rotación interna se realiza al colocar la mano detrás del glúteo y llevar la muñeca contra el dorso, valiéndose de la extremidad contraria, o usando una toalla para conectar las manos, como se haría al secarse la espalda. Como otra posibilidad, puede agarrarse el pomo de la puerta por detrás del glúteo y con una flexión profunda de la rodilla aplicar estiramiento en rotación interna.

Si se vuelve insoportable el dolor y el sujeto no tolera los ejercicios en ninguna dirección, o si se intensifica la rigidez dolorosa incluso con los ejercicios habituales, suele resultar útil inyectar 7 ml de un anestésico local de larga acción en la articulación glenohumeral (bupivacaína al 0,05%) y 1 ml de corticosteroide de «depósito» (40 mg de metilprednisolona). La experiencia que se ha acumulado con los corticosteroides intraarticulares concuerda con la de estudios previos que citan un aplacamiento eficaz del dolor, pero ninguna ventaja a largo plazo.[128] Se usan sólo los corticosteroides, para que el paciente ejecute el régimen de estiramiento con la mayor comodidad.

No comienzan a aplicarse los ejercicios de reforzamiento isométrico antes de que se recupere la mayor parte del movimiento y la comodidad. El empleo de la extremidad sintomática en todas las actividades del día acelera la rehabilitación.[128] Todo paciente debe asumir la responsabilidad del programa de ejercicios, que dura siete días a la semana.[179] Por lo general no es necesario que el individuo acuda al terapeuta más de una vez a la semana para vigilar los adelantos, darle ánimos y asegurar que no se agravan la rigidez ni el dolor. Habitualmente, el programa se realiza exclusivamente en el propio hogar del paciente, habiéndose demostrado que, como programa de ejercicios domiciliario, mejora el bienestar y la función según la valoración realizada por el propio individuo.[233]

EXAMEN CON ANESTESIA Y LIBERACIÓN POR MANIPULACIÓN

Las indicaciones que siguen los autores para hacer un examen bajo anestesia *(examination under anesthesia,* EUA) con manipulación suave *(manipulation under anesthesia,* MUA), son:

1. Incapacidad para efectuar cualquier ejercicio de estiramiento a causa de dolor intenso, por lo general después de un intento fallido a base de la instilación local de un anestésico y un corticosteroide intraarticulares (es una forma diagnósticamente útil de saber si en realidad existe rigidez).
2. Intensificación de la rigidez global dolorosa después de 12 semanas de ejercicios regulares de Jackins (después de una inyección intraarticular de corticosteroides).
3. Ninguna mejoría en la comodidad con rigidez global, después de 18 a 24 semanas de ejercicios regulares de Jackins (consideración de la rigidez posquirúrgica específica, con manipulación sólo en direcciones que no impondrían tensión a la reparación; véase más adelante).

El objetivo de la fase EUA de este método es confirmar que las limitaciones del arco (aparentes) constituyen límites físicos reales y no establecidos sólo por el dolor, el miedo y la estabilidad, el espasmo muscular o incluso la psicosis histérica. Todos estos ejemplos «asumieron» la forma de «rigidez» en la clínica de los autores, e inicialmente se aceptaron como tales. Por ejemplo, la persona con inestabilidad manifiesta, voluntaria o involuntariamente, puede conservar tensa su extremidad junto al tórax, y nunca relajarla para permitir la exploración adecuada. A menudo, los autores han tenido sospechas, porque la edad, los antecedentes o el lenguaje corporal del individuo no concuerdan con los patrones típicos (véase Tabla 20-4). Después de relajación con administración de un ansiolítico, o incluso con un agente paralizante anestésico, desaparece milagrosamente la limitación física fija.

La MUA, es decir, la manipulación bajo anestesia, está contraindicada, y conviene considerar la liberación quirúrgica en los casos siguientes:

1. Si es deficiente la fuerza suave de manipulación para recuperar el arco funcional.
2. Si después de una manipulación previa no hay mejoría, o incluso hay un empeoramiento en el arco o en la comodidad.
3. La persona tiene una notable osteopenia, desgarro del manguito de los rotadores o es diabético insulinodependiente desde hace mucho (más de 20 años).

¿Se debe realizar una manipulación en un hombro rígido postraumatológico? Considérese el ejemplo «no demasiado habitual» de la rigidez producida después de una reparación del manguito de los rotadores. ¿Cómo puede saber un cirujano qué tejido tiene mayor resistencia a la rotura: la resistencia combinada de la cápsula contraída y las adherencias de la HSMI o la inserción cicatrizada del manguito de los rotadores? De forma parecida, considérese la rigidez que se produce después del tratamiento no quirúrgico de una fractura humeral proximal. Las densas adherencias que se producen en la HSMI son muy resistentes a la fuerza de la manipulación, mientras que la fractura consolidada puede continuar siendo vulnerable. La rigidez secundaria a un traumatismo, especialmente cuando el traumatismo es una cirugía previa, es por tanto una contraindicación para la manipulación bajo anestesia.

EXPLORACIÓN Y TÉCNICA DE MANIPULACIÓN

Con el componente de manipulación bajo anestesia (MUA) de este método, se busca realizar la lisis traumatológica de la cápsula y de las adherencias extraarticulares. Se prefiere manipular el hombro con el paciente anestesiado por un bloqueo interescalénico, por las explicaciones señaladas. Con el individuo en decúbito dorsal, se compara el arco pasivo de movimiento entre la extremidad rígida y el lado contrario en cinco arcos descritos en la sección de exploración física. Si está consciente, también se agrega la rotación interna, en el dorso con la persona sedente. Los arcos constituyen datos de referencia para comparaciones posteriores.

La fuerza suave de manipulación se aplica a la extremidad rígida en el orden siguiente. Se comienza por elevar el miembro utilizando la fuerza de «dos dedos», que se aplica en el plano sagital, mientras se permite la rotación libre. Bajo ningún concepto se aplicará fuerza bruta, ya que, de aplicarla, se producirán lesiones graves. La fuerza se aplica al húmero cerca del hombro, para disminuir el brazo de palanca. Con presión constante, el estiramiento origina la liberación palpable y audible de las contracturas, al romperse la cápsula inferior.[82,128,213] En caso de no surgir la crepitación, se interrumpe la manipulación y el cirujano emprenderá la liberación capsular de forma abierta o por artroscopia.

Si se logra plenamente la elevación anterógrada completa, el cirujano seguirá con la MUA. Con el brazo elevado a la altura del hombro, emprende la aducción del húmero sin controlar la rotación debajo del mentón ni la aducción extrema hasta el hombro contrario, y en esta maniobra utiliza la fuerza «de dos dedos», es decir, mínima, para liberar la cápsula posteroinferior. A continuación, se coloca el brazo en abducción hasta el plano coronal con el miembro elevado a la altura del hombro. En dicha posición, se aplica la rotación interna para distender la cápsula posterior y los tejidos blandos. Como paso siguiente, se hace descender despacio el brazo hacia un costado, conservando la rotación interna y la extensión del codo y pronación del antebrazo, necesarios en el decúbito dorsal. Si la persona puede sentarse, es todavía mejor intentar la rotación interna en el dorso, en los niveles mencionados.

Se devuelve el brazo a la posición de abducción y se realiza la rotación externa para liberar la cápsula posteroinferior. Cada posición se conservará hasta que su arco sea similar al del lado contrario normal. Una vez que en la abducción se logra la rotación externa simétrica, despacio se descienden los codos hacia el costado, de modo que se iguale la rotación externa completa, para liberar la cápsula anterior. Si se logra el arco simétrico con el lado contrario, se inyectan 40 mg de metilprednisolona intraarticulares al concluir el procedimiento (salvo que esté contraindicada). Si persiste la asimetría, el cirujano llevará a cabo la liberación capsular por artroscopia, o abierta, si la planeó desde el preoperatorio.

CUIDADOS ADICIONALES

El paciente debe concertar una cita con el terapeuta inmediatamente después de la operación, para revisar el programa de estiramientos domiciliario. Antes de recibir el alta, pero mientras duran los efectos del bloqueo interescalénico, un miembro del equipo de cirujanos explorará el arco de movimiento del hombro del paciente para mostrar el arco pasivo completo conseguido. Esta prueba visible motiva al paciente para comenzar los estiramientos cuanto antes.

El programa de ejercicios domiciliario se continúa hasta que el paciente recupera la movilidad completa, lo que suele suceder al cabo de 6 a 12 semanas. Si un paciente comienza a perder movimiento, hay que comenzar una terapia supervisada. Por lo demás, todo el programa postoperatorio es realizado por el paciente, dentro del programa de ejercicios domiciliario.

TRATAMIENTO QUIRÚRGICO

La liberación quirúrgica puede considerarse sólo en individuos en quienes el ciclo de tratamiento no quirúrgico o los intentos de manipulación hayan sido insatisfactorios (salvo los contraindicados). El hecho de no cumplir metódicamente un programa de ejercicios no es indicación para tratamiento quirúrgico. Las personas que no toleran los ejercicios o no tienen la motivación suficiente para realizarlos rara vez mejorarán con tratamientos, operatorio o no.

Es importante no tratar quirúrgicamente a algunos pacientes. Entre las contraindicaciones están: depresión profunda; distrofia originada del sistema autónomo; mala salud, y aquellos que desisten de mejorar por alguna ganancia secundaria. Las indicaciones para la liberación quirúrgica abierta o por artroscopia son semejantes, pero uno y otro métodos tienen aspectos peculiares; en los casos especiales que han tratado los autores, ha sido útil combinar los dos procedimientos. Las personas sensibles a la administración de soluciones (como diabéticos con insuficiencia cardíaca o renal), tal vez no toleren la extravasación de líquidos que se observa durante la liberación por artroscopia. Los sujetos con una contracción de la cápsula articular y adherencias extraarticulares extensas, como los que tienen hombro rígido postraumatológico o posquirúrgico (p. ej., después de la colocación de un clavo percutáneo en fracturas humerales), tal vez necesiten la liberación capsular por artroscopia y la liberación extraarticular abierta, para lograr la lisis de adherencias en la superficie de contacto del movimiento escapulohumeral. En párrafos siguientes se estudiarán las ventajas específicas inherentes a los métodos abierto y artroscópico.

LIBERACIÓN ABIERTA

La ventaja principal de la liberación abierta es la oportunidad de palpar y ver con seguridad las adherencias fuera de la articulación. Al rotar la extremidad y palpar zonas entre los planos hísticos, resulta más fácil identificar bandas tensas que limitan el movimiento. Por ejemplo, en un hombro rígido posquirúrgico secundario a artroplastia o a cirugía por inestabilidad anterior, no es raro detectar adherencias entre el subescapular, la apófisis coracoides y el tendón conjunto. La otra ventaja principal de esta técnica es la capacidad para alargar por métodos quirúrgicos un subescapular contraído.

Aunque permite conseguir la liberación precisa de la cápsula articular y del espacio de los rotadores contraída, los ligamentos glenohumeral y coracohumeral, y los tendones bicipital y del subescapular bajo visión directa, este procedimiento tiene también grandes inconvenientes. En el hombro tenso suele ser difícil liberar la cápsula posterior contraída por un procedimiento quirúrgico abierto. Otro inconveniente importante de la intervención quirúrgica abierta es el dolor postoperatorio, que puede inhibir el movimiento pasivo temprano y activo-asistido, y ser un obstáculo para la vuelta oportuna al hogar. Finalmente, con una liberación abierta a través de un abordaje anterior, los estiramientos en rotación externa podrían provocar la rotura del subescapular.

La principal indicación para una intervención abierta es la pérdida significativa de movimiento que tiene lugar después de intervenciones quirúrgicas realizadas a través de un abordaje anterior, como la reparación de una inestabilidad anterior, la reducción abierta de fracturas y la artroplastia glenohumeral. En todos estos casos, existe la posibilidad de que se produzca una contractura subescapular importante. Esta intervención se realiza con anestesia regional y se coloca un catéter interescalénico permanente para mantener una anestesia interescalénica postoperatoria continua.

Técnica

El procedimiento comienza con la exploración minuciosa bajo anestesia, y está orientada a definir con precisión las direcciones de la limitación del movimiento. Los autores recomiendan las mismas mediciones que se hacen durante la exploración inicial (véase «Exploración física»). Además, se registran las mismas mediciones e índices para el hombro normal. En el caso del hombro rígido postraumatológico, los autores no comienzan con la manipulación suave bajo anestesia, ya que las fuertes adherencias que se forman dentro de la superficie de contacto del movimiento escapulohumeral resisten la manipulación.

La intervención se realiza a través de un abordaje deltopectoral estándar. El abordaje preferido es a través de la incisión previa, porque la mayor parte de las adherencias probablemente estén en esa zona. Si la localización de la incisión dificultase la movilización completa del intervalo deltopectoral, se ignoraría la incisión antigua y se realizaría una nueva directamente sobre el intervalo deltopectoral. La fascia clavipectoral se corta por la parte inmediatamente lateral al tendón y el músculo conjunto. Este corte se continúa en dirección proximal hasta el ligamento coracoacromial, pero sin atravesarlo.

La técnica comienza con la movilización de la superficie de contacto del movimiento escapulohumeral. El procedimiento puede ser muy lento y difícil, porque las cicatrices densas impiden la identificación exacta de la superficie de contacto. Puesto que este plano de contacto se definido como la «superficie de contacto del movimiento», se identifica al observar el movimiento de los tendones del manguito de los rotadores. En particular, los autores utilizan un método al que denominan «prueba de rodadura-no rodadura»;[129,195] simplemente rotando el húmero, se identifica el plano entre el manguito de los rotadores subyacente y el deltoides y el tendón conjunto suprayacente. Al mejorar el movimiento, se facilita la identificación de dicho intervalo. A menudo, la presencia de una cicatriz gruesa obliga a realizar una disección cortante y ablación. Otra posibilidad es identificar la superficie de contacto al penetrar en el espacio subacromial, con lo cual se define el plano subdeltoideo. La cicatriz en la superficie de contacto incluye la bolsa subacromial engrosada, que es necesario extirpar. La eliminación del tejido cicatricial entre el tendón conjunto y el subescapular subyacente es más difícil, debido a la gran cercanía del nervio circunflejo y de grandes estructuras neurovasculares. La eliminación de las adherencias se logra mejor realizando una rotación externa del húmero y presentando las adherencias a la cara lateral del tendón conjunto. Con la eliminación se permite una mayor rotación externa, y así se «muestran» o identifican más adherencias. Es mejor no hacer la disección en sentido interno al tendón conjunto. El objetivo de la liberación será la eliminación de toda la cicatriz, de modo que quede la superficie de contacto del movimiento escapulohumeral libre y con movimientos uniformes. La liberación de la superficie de contacto se completa cuando el cirujano pasa un dedo sobre todas las superficies del manguito de los rotadores y palpa el nervio circunflejo en sentido anterior a la cara superficial del subescapular y en sentido posterior en el punto de salida del espacio cuadrilátero. Después de todo lo anterior, podrá observarse y palparse toda la cara bursal del manguito de los rotadores para cerciorarse de que el manguito está intacto.

Después de las maniobras señaladas, sigue el corte del tendón del subescapular y la penetración en la articulación glenohumeral. Si se puede realizar una rotación externa del hombro de más de 40° después de la movilización de la superficie de contacto, se puede realizar una simple tenotomía subescapular. Con frecuencia es necesario un alargamiento del subescapular, para lo cual existen tres opciones. Es fundamental elegir la técnica de alargamiento del subescapular al llegar a este punto, porque una vez iniciada la incisión del tendón, las opciones son limitadas. La elección dependerá del grado de contractura y del grosor del tendón del subescapular.

La opción para el alargamiento del subescapular más sencilla, y preferida por el autor, es cortar el tendón de este músculo desde su inserción en el troquín, con la reparación posterior del tendón al borde articular humeral (retroceso o deslizamiento del subescapular). Para comenzar, se introduce un elevador pequeño en la articulación a través del intervalo de los rotadores. A continuación se pasa por detrás del conjunto del subescapular y la cápsula anterior, de modo que se proteja el tendón de la porción larga del bíceps. Se identifica entonces el borde grueso del subescapular «incurvado hacia arriba», y con una disección cortante se elimina este borde, separándolo del troquín y teniendo cuidado de no dejar restos del tendón del subescapular. La liberación del subescapular se extiende en sentido distal, asegurando siempre que se incluye en las maniobras todo el tendón. Al seccionar el subescapular se deja al descubierto la inserción de la cápsula anterior. Por disección cortante se libera la cápsula mencionada de su punto de inserción en el borde articular humeral. La cápsula sigue unida a la superficie profunda del subescapular. A la altura de los vasos circunflejos humerales anteriores, la zona de fijación del subescapular se torna muscular. Al pasar un pequeño separador de Darrach por encima de los vasos y el subescapular, se expone la cápsula inferior y al mismo tiempo se protege el nervio circunflejo. Después, se libera la cápsula inferior de su inserción humeral. En el cierre, se repara el subescapular uniéndolo a orificios de fresa hechos en el borde articular humeral. Con esta técnica se alarga cerca de 1 cm el subescapular, lo cual guardará relación con un incremento de unos 20° en la rotación.[131,195]

Al colocar el separador de Fukuda de cabeza humeral en la articulación, queda al descubierto el borde glenoideo anterior. Con la disección cortante se secciona la cápsula anterior, por fuera de su inserción en el rodete. La incisión se prolonga a través de las bandas superior, media e inferior de los ligamentos glenohumerales inferiores. Mientras se protege el nervio circunflejo, se secciona la cápsula inferior. El tendón del subescapular, con la cara lateral de la cápsula glenohumeral anterior, serán reparados en el cierre, pero parece ser que la incisión en la propia cápsula es lo que constituye la liberación real. El operador tendrá mucho cuidado para que la incisión quede siempre por fuera del rodete glenoideo, y así conservar los medios de fijación del rodete y su contribución a la estabilidad glenohumeral.

La ventaja del retroceso o el deslizamiento del subescapular, es que se mantiene el grosor completo del tendón, lo que reduce el riesgo de rotura postoperatorio. El principal inconveniente es que del alargamiento conseguido se limita a 1 cm.

La segunda opción para la elongación y liberación abierta del subescapular, es una plastia coronal en Z, del subescapular y la cápsula anterior en combinación, como describió Neer (Fig. 20-28).[211] Se pasa un despegador pequeño a través del espacio de los rotadores en un plano profundo al tendón del subescapular y la cápsula anterior; al maniobrarlo podrá evaluarse el espesor combinado de las estructuras anteriores. Por disección cortante se secciona en sentido longitudinal la cara superficial del tendón del subescapular en sentido interno a su punto de inserción en el troquín. Cuando se ha seccionado una mitad del espesor del tendón/cápsula en combinación, se eleva hacia adentro el colgajo superficial, a la altura de la porción anterior del rodete glenoideo, y en ese punto se secciona en sentido longitudinal la cápsula anterior. Mientras se protege al nervio circunflejo con un pequeño separador de Darrach, se prolonga la incisión por la cápsula inferior, siempre conservando los medios de fijación del rodete glenoideo. En el cierre se une el borde interno de la cápsula al borde externo de la incisión coronal, para lo cual se usan puntos de sutura no absorbibles fuertes. Con esta técnica se ganan 2 cm de longitud y, consecuentemente, 40° de rotación.

La opción final es la elongación de la cápsula anterior y el subescapular, de adentro hacia afuera. De las tres posibilidades es la menos conveniente, pero es la única que puede ser escogida en retrospectiva después de realizar la incisión del subescapular y de la cápsula. Se secciona la cápsula anterior en sentido externo al rodete glenoideo, como se describió en las técnicas anteriores. Si en este punto se advierte que se necesita la elongación del subescapular, se secciona la cápsula anterior y se separa de la cara profunda del subescapular, de adentro afuera, a 1 cm de la incisión del escapular y la artrotomía capsular, dejando la unión natural intacta entre las dos estructuras. Al reparar el borde capsular interno del margen articular humeral a través de túneles óseos, se puede obtener una elongación de 2 cm (40°).

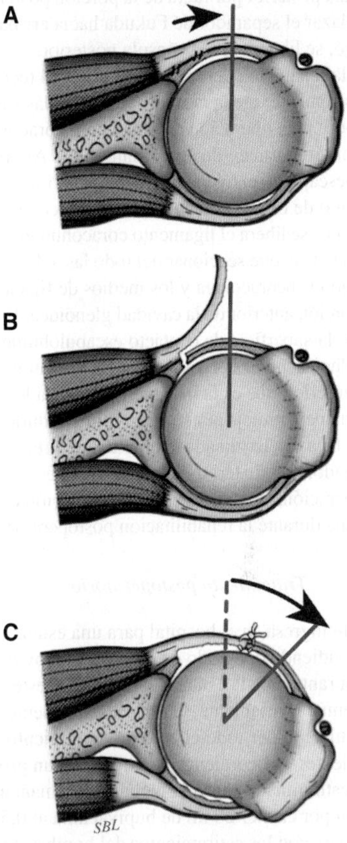

Fig. 20-28 • **A,** La contracción de la cápsula del subescapular y la anterior limitan la rotación externa. **B,** El operador secciona el tendón del subescapular del troquín, en sentido externo. Corta la cápsula desde el rodete en sentido interno. **C,** Al concluir el procedimiento, sutura el extremo lateral del tendón del subescapular del extremo medial de la cápsula, con lo cual se obtiene una elongación sustancial de estas estructuras. Como regla, por cada centímetro de longitud ganado con este método, aumenta unos 20° la rotación externa. *(Con autorización de Matsen FA III, Lippitt SB, Sidles JA y Harryman DT II: Practical Evaluation of Management of the Shoulder. Filadelfia: WB Saunders, 1994.)*

Por desgracia, los métodos de elongación tendinosa pueden tener la enorme desventaja de ocasionar hombro rígido, debido a la debilidad de la integridad del subescapular y la reparación que debe protegerse de estiramientos potentes, durante seis a ocho semanas. En una revisión de 35 pacientes diagnosticados por insuficiencia postoperatoria del subescapular, tres habían sido sometidos a una elongación previa de dicho músculo por rigidez refractaria global del hombro.[341] En dos casos fue imposible restaurar la integridad del tendón del subescapular.

El aspecto técnico más difícil del método es la liberación de la cápsula posterior. Con el borde del separador de Fukuda colocado por detrás del reborde glenoideo posterior, el orificio en el separador permite penetrar en la cápsula posterior. El operador introduce un bisturí de mango largo a través del separador y secciona la cápsula posterior por fuera de la porción posterior del rodete. Al desplazar el separador de Fukuda hacia arriba y abajo o rotar el mango, se libera toda la cápsula posterior.

Antes de la reparación del subescapular por la técnica que se elija, el subescapular exige la movilización en todas sus caras (liberación de 360°). La liberación del ligamento coracohumeral es un componente importante de estas maniobras. Al aplicar tracción en el subescapular, el ligamento mencionado se coloca a tensión en su punto de origen coracoideo. Por disección con bisturí o tijeras robustas, se libera el ligamento coracohumeral de la apófisis coracoides. Hay que seccionar del todo las adherencias en la fosa o depresión subcoracoidea y los medios de fijación subcapsulares a la porción anterior de la cavidad glenoidea. En la liberación inicial de la superficie de contacto escapulohumeral, se eliminaron las adherencias en la cara superficial. Por último, se realiza la liberación inferior, que es la más peligrosa, para lo cual se usa un dedo que palpe y proteja al nervio circunflejo durante el corte de la cicatriz. Una vez terminada la liberación se repara el subescapular elongado, con material de sutura potente no absorbible. Durante la operación, se registra el arco de rotación externa y se fija como límite durante la rehabilitación postoperatoria.

Tratamiento postoperatorio

El paciente ingresa en el hospital para una estancia de uno o dos días, dependiendo del grado de pérdida de movimiento preoperatorio. Durante toda la estancia, se utiliza anestesia interescalénica continua. Diariamente, se realiza suavemente el recorrido de la articulación por todo el arco de movimiento junto a la cama del paciente, y se comienza de inmediato un programa de ejercicios de estiramiento capsular global. En la mañana del alta, se administran por catéter 20 ml de bupivacaína al 0,5%. El paciente continuará con los estiramientos del hombro en casa, con tanta frecuencia como le sea posible. En casos de hombro rígido posquirúrgico graves, se recomienda realizar el programa de ejercicios cada hora, mientras permanezca despierto. Se aconseja a los pacientes que utilicen el brazo para todas las actividades de la vida diaria, con la limitación de alcanzar las cosas situadas por encima de su cabeza. Si se realiza un alargamiento del subescapular, se limitará la rotación interna contra resistencia, por ejemplo para cerrar una puerta, durante las primeras 6 semanas del postoperatorio. Sólo si el paciente empieza a presentar pérdida de movilidad se inicia un programa de fisioterapia reglado.

El aspecto más importante del tratamiento postoperatorio es asegurar la concentración sólo en el movimiento. Con demasiada frecuencia, los pacientes son enviados a terapia física supervisada con la indicación de «evaluación y tratamiento». Lo más probable es que, con una recomendación tan vaga, se asigne un programa generalizado, con modalidades de terapia, levantamiento de peso y ejercicios contra resistencia. Estos ejercicios no sólo quitan tiempo de dedicación al programa de estiramiento realmente beneficioso, sino que pueden ser incluso perjudiciales. Si se ordena una terapia supervisada, conviene indicar a los fisioterapeutas que se concentren exclusivamente en los ejercicios de movimiento. El uso de una polea, además del programa ya mencionado, puede resultar beneficioso. Hay que aconsejar a terapeutas y pacientes que utilicen el acondicionamiento aeróbico general como parte del programa postoperatorio. Sólo se comenzará con los ejercicios de fortalecimiento cuando el movimiento sea simétrico en todas las direcciones.

LIBERACIÓN ARTROSCÓPICA

Las estrategias de tratamiento convencionales a menudo no consiguen una recuperación constante ni inmediata del bienestar y de la función. Los autores del capítulo han utilizado un enfoque para la evaluación y el tratamiento de la rigidez glenohumeral que consiste en la liberación artroscópica de las contracturas capsulares para la rigidez del hombro más resistente al tratamiento.

Las principales ventajas de este enfoque son las siguientes:

1. Liberación precisa y completa de las estructuras capsulares contraídas
2. Posibilidad de realizar una sinovectomía
3. Mejoría de la movilidad de las unidades musculotendinosas sin poner en peligro su integridad
4. Mínimo dolor postoperatorio al evitar una incisión abierta
5. Permite identificar otra patología intrínseca que podría haber iniciado o contribuido al dolor causante de la rigidez del hombro
6. Permite la realización inmediata de movimientos activos y pasivos enérgicos
7. Permite la posibilidad de extirpar adherencias en la HSMI

El objetivo de una liberación capsular artroscópica es una liberación capsular intraarticular, que incluya a los ligamentos glenohumerales anteriores, la cápsula del intervalo de los rotadores, el ligamento coracohumeral y la cápsula posterior e inferior. Se puede conseguir también la liberación subacromial de las adherencias de la bolsa.

En determinados casos, la liberación capsular artroscópica está totalmente contraindicada. Algunas de estas contraindicaciones son:

1. Pacientes incapaces de comprender o de cooperar en un programa de movimiento con estiramiento
2. Pacientes que no toleran el estrés quirúrgico de una sobrecarga de líquidos (p. ej., insuficiencia renal o cardíaca)

Una contraindicación relativa serían los pacientes con distrofia simpática refleja o radiculopatía cervical, ya que el dolor puede limitar significativamente los ejercicios de rehabilitación.

Finalmente, y lo más importante, una posible contraindicación es la falta de experiencia del cirujano. La realización de una liberación capsular completa de toda la circunferencia, es técnicamente difícil. El volumen articular contraído dificulta la visualización. La sinovial hipertrofiada sangra a menudo, dificultando la visualización. Al iniciar la incisión de la cápsula, la extravasación de líquido provoca el colapso del espacio de visión. Además, el nervio circunflejo se encuentra peligrosamente cerca. Estos factores sitúan a este procedimiento entre los técnicamente más difíciles de todos los de la artroscopia del hombro, por lo que no deben realizarlo artroscopistas inexpertos.

Técnica de liberación capsular artroscópica

Antes de iniciar la artroscopia, se añade 1 ml de adrenalina inyectable al 1:1.000 por cada bolsa de 3 l de suero salino. El instrumental necesario para el procedimiento consiste en una o dos cánulas de diafragma lisas (diámetro externo de 5,5 mm), un elevador capsular, unas pinzas de liberación capsular rectas o de ángulo de 20°, un instrumento de ablación y electrocauterio bipolar y un resector de cuchilla sinovial eléctrico.

Los autores realizan la intervención con el paciente en posición de hamaca de playa, sobre una mesa de artroscopia específicamente diseñada. Se marca en la piel la anatomía ósea y todas las entradas posibles, ya que, después, el edema de los tejidos puede hacer más difícil su localización. La entrada posterior se sitúa justo por encima de la entrada posterior estándar, con el fin de dejar espacio a una segunda entrada posteroinferior.

Se introduce un trócar de punta roma que atraviese la cápsula posterior rígida. Al retirar el trócar, el signo «de la cuerda» sinovial confirma la colocación intraarticular del aparato. Si se había intentado una manipulación antes de la artroscopia, es posible la presencia de sangre, por lo que será necesario un lavado para ver el tendón del bíceps y el intervalo de los rotadores. Siguiendo la técnica «de fuera adentro», se utiliza una aguja espinal de calibre 18 para elegir la localización de una entrada anteroinferior. Esta entrada debe estar justo por encima del borde superior enrollado del subescapular y tener una ligera angulación lateromedial. Se registran los grados de sinovitis y los datos patológicos observados en el bíceps, el rodete, la cápsula y los ligamentos. Se extirpa la sinovitis del receso superior. Se utiliza un vaporizador según convenga para mantener la hemorragia al mínimo. Se palpa el bíceps para asegurar el deslizamiento normal fuera de la corredera. Si existe cicatrización con el supraespinoso suprayacente, se libera del reborde glenoideo superior. A continuación se cambia el artroscopio a la entrada anterior y se continúa la liberación capsular siguiendo los siguientes pasos (Fig. 20-29).

1. Resección capsular posterior

Siempre hay que liberar antes la cápsula posterior, porque la extravasación está limitada posteriormente por la musculatura del manguito de los rotadores intacta, lo que no sucede después de liberar la cápsula del intervalo de los rotadores anterior. La cápsula posterior se ve mirando por la entrada anterior. La sinovectomía completa se realiza por la parte posterior. Hay que tener cuidado para no atravesar la cápsula durante la sinovectomía, pues mantener del plano capsular «limpio» ayudará a la liberación (Fig. 20-30A).

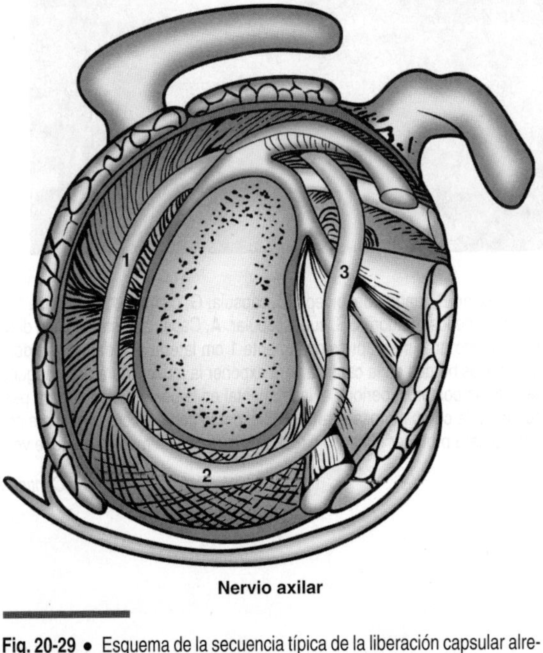

Fig. 20-29 • Esquema de la secuencia típica de la liberación capsular alrededor de la articulación glenohumeral: 1) posterior; 2) receso axilar, y 3) intervalo de los rotadores y subescapular.

Se colocan unas pinzas capsulares dentro de la articulación, a través de una cánula con diafragma posterior. Se retira parcialmente la cánula hasta que queda fuera de la articulación, y se abren las pinzas para capturar la cápsula en el borde de la entrada, en la articulación de la pinza. Se levanta la cápsula hacia la articulación, alejándola de las fibras de los músculos del manguito de los rotadores, y se corta aproximadamente 1 cm por fuera del rodete. Con las pinzas capsulares cerradas, se sacan fuera de la cápsula para separarla de las fibras musculares. Se continúa la resección capsular hacia el receso superior, evitando la raíz del bíceps, el rodete glenoideo y el músculo supraespinoso.

A continuación, se dobla el instrumento para ver la cápsula inferior hacia la entrada posterior. Se utiliza la técnica antes descrita para cortar la cápsula posterior. A menudo resulta útil cambiar a un instrumento de 70° para ver mejor el receso posterior. Es aconsejable interrumpir esta parte de la liberación cuando resulta demasiado difícil ver la punta de la pinza. Si se corta en dirección posteroinferior sin ver la punta, existe el riesgo de hemorragia o de lesión del nervio circunflejo.

Una vez completada la liberación capsular posterior, se extirpan los extremos de la cápsula, cerca de medio centímetro medial y lateral. Hay que tener cuidado para evitar el roce de los músculos supraespinoso e infraespinoso, ahora expuestos, ya que pueden sangrar. Además, conviene conservar el rodete y la fijación del rodete, para evitar la inestabilidad (Fig. 20-30B).

Aunque se puede utilizar un vaporizador para cortar la cápsula, los autores no recomiendan esta técnica. El instrumento de ablación tiende a «fundir» los extremos del corte capsular con la musculatura del manguito de los rotadores suprayacente, dificultando la extirpación posterior de los extremos de la cápsula. Si se decide utilizar un instrumento para ablación, y como la cápsula se extiende hacia la parte inferior, conviene evitar el uso del vaporizador, para evitar una lesión térmica del nervio circunflejo.

2. Resección capsular inferior

Mientras se mira por la entrada anterosuperior, se crea una entrada posteroinferior. Su localización será unos 2 cm inferior y 1 cm lateral a la entrada posterior original (ahora posterosuperior). La localización se elige con una aguja espinal, de forma que el ángulo de incidencia de unas pinzas de liberación capsular rectas sea paralelo a la cápsula. Se cambia el artroscopio de 30° a la entrada posterosuperior, y se introduce formando un ángulo en dirección inferior. Se coloca una segunda cánula de diafragma lisa en la entrada posteroinferior. Se introduce la cánula en la articulación, hasta la parte inferior de la resección capsular posteroinferior previa. Después de introducir las pinzas, se retira la cánula fuera de la cápsula. Se introducen más las pinzas rectas, fuera de la cápsula, para separarla del músculo o del nervio circunflejo. Se abren los dientes de la pinza y se retrae hasta que la rama cortante queda dentro de la cápsula (Fig. 20-30C).

Se continúa la resección inferior en dirección anterior, siguiendo el receso inferior adyacente al rodete. En la mayoría de los casos se puede ver el nervio circunflejo (Fig. 20-30D). Para evitar la lesión del nervio, es mejor realizar la liberación a 1 cm

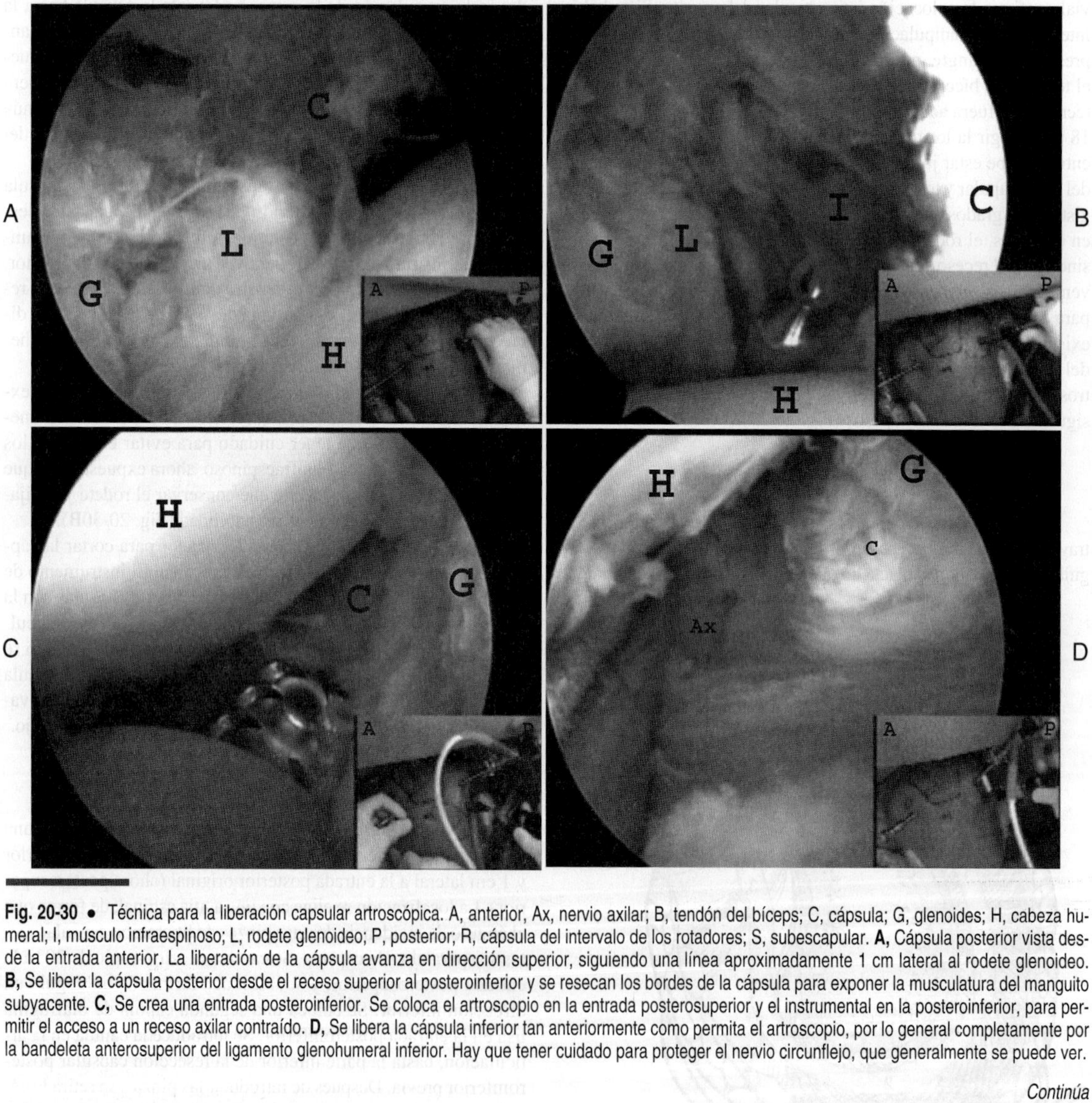

Fig. 20-30 • Técnica para la liberación capsular artroscópica. A, anterior, Ax, nervio axilar; B, tendón del bíceps; C, cápsula; G, glenoides; H, cabeza humeral; I, músculo infraespinoso; L, rodete glenoideo; P, posterior; R, cápsula del intervalo de los rotadores; S, subescapular. **A,** Cápsula posterior vista desde la entrada anterior. La liberación de la cápsula avanza en dirección superior, siguiendo una línea aproximadamente 1 cm lateral al rodete glenoideo. **B,** Se libera la cápsula posterior desde el receso superior al posteroinferior y se resecan los bordes de la cápsula para exponer la musculatura del manguito subyacente. **C,** Se crea una entrada posteroinferior. Se coloca el artroscopio en la entrada posterosuperior y el instrumental en la posteroinferior, para permitir el acceso a un receso axilar contraído. **D,** Se libera la cápsula inferior tan anteriormente como permita el artroscopio, por lo general completamente por la bandeleta anterosuperior del ligamento glenohumeral inferior. Hay que tener cuidado para proteger el nervio circunflejo, que generalmente se puede ver.

Continúa

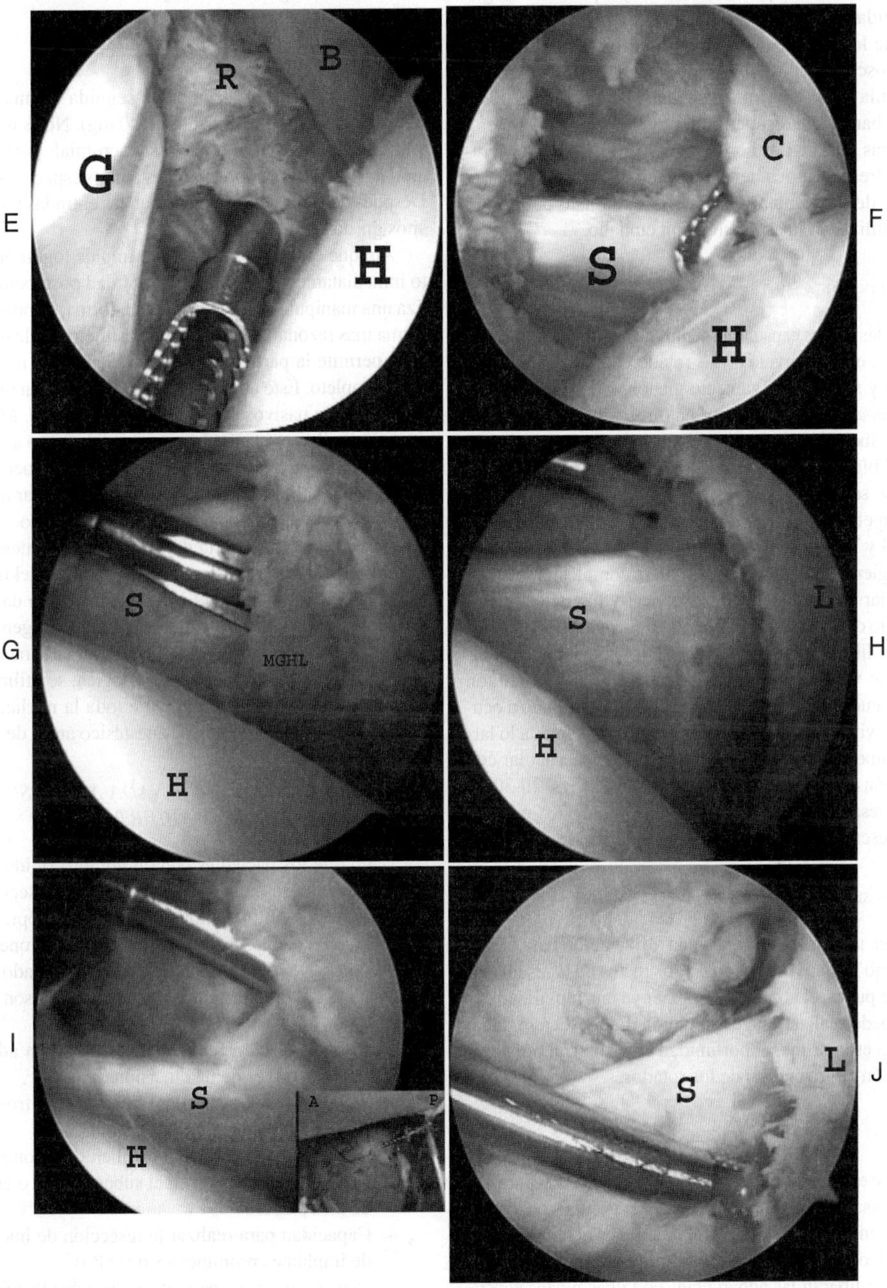

Fig. 20-30 • ***(Continuación)*** **E,** Se libera la cápsula del intervalo de los rotadores siguiendo una dirección de inferior a superior, inmediatamente lateral al rodete glenoideo. Se utiliza esta dirección de liberación para conectar con la liberación posterosuperior previa. **F,** La liberación del intervalo de los rotadores superior es completa cuando se pueden ver el ligamento coracoacromial y el tendón conjunto. **G,** El ligamento glenohumeral medio (LGHM) es liberado en el cruce con el tendón del subescapular. **H,** Una vez completada la resección del LGHM, la liberación del intervalo de los rotadores es ya completa. **I,** Por lo general, el subescapular está recubierto por adherencias, ocupando una localización medial en el receso subcoracoideo. **J,** Se resecan las adherencias que rodean el subescapular con una fresa eléctrica o con un vaporizador. Para conseguir una visión medial del receso, es útil utilizar un artroscopio de 70°.

del borde glenoideo.[340] Se puede fijar la cápsula al tríceps subyacente y dividir las fibras superiores del tríceps, para estar seguros de la idoneidad de la división capsular completa.[91] A medida que se prosigue la división capsular en dirección anterior, se introduce el artroscopio en esa dirección, mejorando la visualización de la cápsula anteroinferior. Se pueden cortar ahora las fibras restantes de la banda anterosuperior del ligamento glenohumeral inferior con unas pinzas. Los bordes de la cápsula cortada se resecan con una fresa eléctrica, teniendo cuidado para mantener el borde cortante del instrumento hacia arriba, alejado del nervio circunflejo y utilizando la aspiración con cuidado.

3. Resección del intervalo de los rotadores

Se colocan las pinzas capsulares dentro de la articulación, a través de la cánula, en el intervalo de los rotadores (Fig. 20-30E). Se retira la cánula y se corta el ligamento glenohumeral superior. Se continúa la liberación anterosuperior en dirección posterior, para conectar con la liberación posterosuperior previa. El rodete y la raíz del tendón del bíceps deben permanecer intactos (Fig. 20-30F). A continuación, se procede a la resección del ligamento glenohumeral medio en el punto de cruce con el tendón del subescapular (Figs. 20-30 G y H). Si la liberación de la banda anterosuperior del ligamento glenohumeral inferior no fuera completa durante la división capsular inferior, se puede visualizar y liberar cambiando al artroscopio de 70°, para continuar la transección capsular anteroinferior. La liberación del intervalo de los rotadores es completa cuando se ven el ligamento coracoacromial y el tendón conjunto. A menudo, el receso subcoracoideo está contraído u ocupado por la sinovitis. Hay que extirpar todas las fijaciones a lo largo del borde superior enrollado del tendón del subescapular con una combinación de fresa eléctrica y vaporizador (Figs. 20-30 I y J). Si fuera necesario, se utilizará un artroscopio de 70° para visualizar el subescapular por debajo del receso subcoracoideo.

4. Limpieza glenohumeral y exploración diagnóstica

Se introduce una fresa eléctrica en la articulación para eliminar por completo la sinovitis residual y los restos de la resección. Llegados a este punto, el hombro debe tener ya una movilidad excelente y se puede realizar una exploración diagnóstica reglada. A menudo, ésta es la primera oportunidad de visualizar por completo la inserción del manguito de los rotadores.

5. Espacio subacromial

Se introduce el artroscopio en el espacio subacromial para ver el lado de la bolsa del manguito. Por lo general, no es necesario realizar liberación quirúrgica ni desbridamiento en el hombro congelado idiopático. En la rigidez de origen postraumatológico o posquirúrgico se liberan las adherencias con unas pinzas capsulares o un vaporizador y se resecan con una fresa eléctrica. Si la causa de la rigidez era una reparación previa del manguito de los rotadores, este paso del procedimiento puede resultar sorprendentemente difícil. La introducción del artroscopio y la fresa se deben alternar entre las entradas posterior, lateral y anterior, para proporcionar una visión completa de la bolsa subacromial y asegurar la extirpación completa de las adherencias.[19] Si se encuentra material de sutura suelto, se procederá a su retirada. El arco coracoacromial no se tocará, a menos que esté indicado por otra razón, como una rugosidad importante o la presencia de una protrusión ósea dirigida hacia abajo.

Después de la liberación

La liberación artroscópica va seguida de una inyección intraarticular de metilprednisolona (40 mg). No es necesario administrar esteroides en el espacio subacromial, pues tras la liberación del intervalo de los rotadores ambos espacios son contiguos. Después de la artroscopia se cierran las entradas y se aplican apósitos gordos.

Aunque el líquido extravasado impide lograr el arco completo inmediatamente, se mide la movilidad postoperatoria y se realiza una manipulación suave. De esta forma, se puede asegurar de forma más razonable una movilidad simétrica a la del lado opuesto, y permite la participación del paciente con un conocimiento más completo. Éste comenzará de inmediato con un programa de estiramientos pasivos controlado por él mismo. Más tarde, pero ese mismo día, se repetirá la manipulación junto a la cabecera del paciente, mientras se mantiene todavía el bloqueo interescalénico, para liberar las adherencias residuales y dejar que el paciente ayude y observe la recuperación del movimiento.

Antes de recibir el alta del hospital, se recuerda al paciente que debe realizar el programa de ejercicios de Jackins. En el hombro congelado idiopático el alta hospitalaria se da el mismo día de la intervención, y en el hombro rígido de origen postraumatológico, al día siguiente. Como sucede en la liberación abierta, en el hombro con rigidez postraumatológica, se utiliza la anestesia interescalénica continuada durante toda la noche, con la administración de una embolada de anestésico antes de recibir el alta.

LIBERACIÓN COMBINADA ARTROSCÓPICA Y ABIERTA

Dado que los pacientes con un hombro rígido postraumatológico pueden presentar contractura capsular secundaria, y que ambos métodos de liberación, abierto y artrocópico, tienen ventajas e inconvenientes, hemos realizado liberaciones combinadas artroscópicas y abiertas en un grupo seleccionado de pacientes. Las ventajas de combinar ambos procedimientos son las siguientes:

1. Capacidad para realizar una liberación adecuada de la HMSI a través de una incisión
2. Acceso capsular completo a través del artroscopio, incluido el acceso a la cápsula posterior
3. Capacidad para realizar una liberación completa sin necesidad de una incisión en el subescapular o en el manguito de los rotadores
4. Capacidad para realizar la resección de hueso ectópico o de implantes prominentes o sueltos
5. Menor dolor postoperatorio y una rehabilitación más rápida

La principal indicación para una liberación artroscópica y abierta combinada es el hombro rígido posquirúrgico, principalmente después de una acromioplastia anterior o de una reparación del manguito de los rotadores. Estos pacientes suelen presentar una incisión previa que divide el deltoides, con la formación de una gran cicatriz en la HSMI. Además, estos individuos a menudo presentan una contractura capsular posterior asociada, especialmente después de la reparación del manguito de los rotadores. Ni la liberación abierta ni la artroscópica conseguirán una movilidad adecuada de estos hombros. La liberación combinada está indicada también en los hombros rígidos postraumatológicos de mucho tiempo de evolución, en los que se puede esperar una contractura capsular secundaria. Finalmente, está indicada la técnica combinada en los hombros rígidos después de fracturas humerales proximales, en los que suele ser evidente la contractura capsular asociada.

Técnica

Se realiza una exploración completa bajo anestesia para definir las limitaciones de movimiento concretas y asignar probables localizaciones de la patología. A continuación se realiza la artroscopia glenohumeral, con una liberación capsular artroscópica selectiva, prestando atención a las regiones identificadas por la historia clínica y la exploración como afectadas por contractura.

Después se realiza la liberación abierta de la HMSI. Si anteriormente se había utilizado un abordaje superior a través del deltoides, se procede nuevamente a realizar una incisión en el deltoides, en el mismo plano. En dirección proximal, esta incisión se debe extender hasta la apófisis acromial, y distalmente hasta un punto proximal a la reflexión subdeltoidea palpable de la bolsa subacromial, porque el nervio axilar es distal a esta reflexión.[19] La separación del deltoides sin incisión desde el acromion suele proporcionar una exposición suficiente. La colocación de un separador autoestático profundo con respecto a la fascia deltoidea profunda suele revelar la presencia de una bolsa subacromial adherente hipertrófica y gruesa. Se realiza una bursectomía subacromial completa y se extirpa el tejido cicatricial presente entre la superficie de la bolsa del manguito de los rotadores y el arco coracoacromial. Mediante la rotación del brazo, se extirpan las adherencias profundas del deltoides, teniendo cuidado una vez más de no desviarse hacia la parte distal a la reflexión de la bolsa subdeltoidea. Se pasa un elevador perióstico o un retractor plano por las fosas del supraespinoso y del infraespinoso para romper las adherencias entre la zona superficial de estos músculos y el deltoides suprayacente. Cuando la HSMI está lo suficientemente libre como para permitir pasar el dedo hasta el tendón conjunto en la parte anterior y el espacio cuadrangular en la parte posterior, se ha completado el proceso. Llegado ese momento, se procede a la inspección de la superficie de la bolsa del manguito de los rotadores en busca de desgarros.

Cuidados postoperatorios

Los mismos que para la liberación capsular artroscópica.

RESUMEN

La etiología desencadenante de la fibrosis capsular continúa siendo un misterio, aunque las investigaciones activas sobre la fisiología celular y molecular pueden aportar muchas claves en un futuro cercano. En el tratamiento de un hombro rígido, el médico debe conocer los principales tipos de hombro rígido, sus manifestaciones, el mecanismo patológico y la función afectada por la localización. Para ello recomendamos las siguientes definiciones, por lo demás bastante sencillas:

Hombro congelado: Limitación global del movimiento escapulohumeral idiopática, producida por la contractura y la pérdida de distensibilidad de la cápsula de la articulación glenohumeral.

Hombro rígido postraumatológico: Limitación del movimiento escapulohumeral que se produce después de una lesión o de traumatismos mínimos repetidos, o bien aparece formando parte de una enfermedad acompañante que provoca la contractura de estructuras que intervienen en las superficies de contacto de los movimientos glenohumeral o escapulohumeral.

La diferenciación de la rigidez en grupos definidos ayuda a adaptar el tratamiento de un individuo dentro de una estructura lógica. Los investigadores pueden también establecer grupos de tratamiento homogéneos para su análisis.[130] La clasificación es útil para la planificación del tratamiento, ya que los hombros que se vuelven rígidos se tratan mejor con medidas correctoras que aborden cualquier proceso patológico intra- o extraarticular que contribuya a la rigidez.

Las biopsias tisulares han ayudado a identificar la fibrosis como la lesión que causa habitualmente la rigidez mecánica y las manifestaciones clínicas de rigidez del hombro. Los autores aconsejan añadir un término descriptivo específico a la fibrosis, que esté relacionado con la clase de datos clínicos o con la localización anatómica de la patología. Términos como *fibrosis capsular global* o *fibrosis interaponeurótica*, describirían con precisión diagnósticos clínicamente claros y que reflejan fisiopatologías identificables.

La recuperación de un hombro rígido depende de la capacidad para motivar al paciente a participar activamente en el tratamiento no quirúrgico. El programa de ejercicios de Jackins permite la reanudación precoz de actividades funcionales. En pacientes con una rigidez global crónica o progresiva, puede estar indicada la manipulación. Sólo se debe considerar la liberación quirúrgica por métodos abiertos o artroscópicos en pacientes con hombros rígidos resistentes al tratamiento no quirúrgico. Si fuera necesario, el tratamiento quirúrgico combinado con un programa de rehabilitación intensivo puede proporcionar un alivio importante del dolor y el restablecimiento de la movilidad del hombro.

BIBLIOGRAFÍA

1. Aitman TJ and Todd JA: Molecular genetics of diabetes mellitus. Baillieres Clin Endocrinol Metab *9*:631-656, 1995.
2. Alvado A, Pelissier J, Benaim C, et al: [Physical therapy of frozen shoulder: Literature review.] Ann Readapt Med Phys *44*:59-71, 2001.
3. Andersen NH, Sojbjerg JO, Johannsen HV, et al: Frozen shoulder: Arthroscopy and manipulation under general anesthesia and early passive motion. J Shoulder Elbow Surg *7*:218-222, 1998.
4. Andren L and Lundberg BJ: Treatment of rigid shoulders by joint distention during arthrography. Acta Orthop Scand *36*:45-53, 1965.
5. Angiolini G, Pasquinelli V, and Putti C: La roentgenterapia nella cura della periartrite della spalla. Minerva Med *56*:504-508, 1965.
6. Appelboom T: Calcitonin in reflex sympathetic dystrophy syndrome and other painful conditions. Bone *30*(suppl):84S-86S, 2002.
7. Arenberg AA: [Oxygen therapy of brachio-scapular periarthritis.] Vestn Khir Im I I Grek *107*:126-127, 1971.
8. Arslan S and Celiker R: Comparison of the efficacy of local corticosteroid injection and physical therapy for the treatment of adhesive capsulitis. Rheumatol Int *21*:20-23, 2001.
9. Askey JM: The syndrome of painful disability of the shoulder and hand complicating coronary occlusion. Am Heart J *22*:1-12, 1941.
10. Awad T, Losada M, and Losada A: [Treatment of scapulo-humeral periarthritis with alpha-chymotrypsin and rehabilitation.] Rev Med Chil *5*:372-376, 1967.
11. Balci N, Balci MK, and Tuzuner S: Shoulder adhesive capsulitis and shoulder range of motion in type II diabetes mellitus: Association with diabetic complications. J Diabetes Complications *13*:135-140, 1999.
12. Bansil CK: Modification to the conventional wheel for measuring the range of movements of the shoulder joint. Med J Zambia *9*:111-113, 1975.
13. Barrett WP, Franklin JL, Jackins SE, et al: Total shoulder arthroplasty. J Bone Joint Surg Am *69*:865-872, 1987.
14. Baslund B, Thomsen BS, and Jensen EM: Frozen shoulder: Current concepts. Scand J Rheumatol *19*:321-325, 1990.

15. Basta J, Harryman DT II, and Sidles JA: Is biceps glide essential to glenohumeral motion? Paper presented at the 64th Annual Meeting of the American Academy of Orthopaedic Surgeons, 1997, San Francisco.
16. Baum J: Joint pain. It isn't always arthritis. Postgrad Med *85*:311-321, 1989.
17. Baumann F: Ventral capsular denervation: An operative treatment of periarthropathia humero-scapularis. Arch Orthop Trauma Surg *98*:13-17, 1981.
18. Bayley JIL and Kessel L: Treatment of the frozen shoulder by manipulation: A pilot study. *In* Shoulder Surgery. Berlin: Springer-Verlag, 1982, pp 118-123.
19. Beals TC, Harryman DT 2nd, and Lazarus MD: Useful boundaries of the subacromial bursa. Arthroscopy *14*:465-470, 1998.
20. Beaufils P, Prevot N, Boyer T, et al: Arthroscopic release of the glenohumeral joint in shoulder stiffness: A review of 26 cases. French Society for Arthroscopy. Arthroscopy *15*:49-55, 1999.
21. Bellmann H, Zacharias J, Hasert V, et al: [Use of hylase "Dessau" in periarthritis humero-scapularis (Duplay syndrome).] Zentralbl Chir *94*:1288-1304, 1969.
22. Bernageau J, Bardin T, Goutallier D, et al: Magnetic resonance imaging findings in shoulders of hemodialyzed patients. Clin Orthop *304*:91-96, 1994.
23. Bierner SM: Manipulation in the treatment of frozen shoulder. Orthopedics *12*:356, 380-381, 1989.
24. Billey T, Dromer C, Vedrenne C, et al: [Parsonage-Turner syndrome complicated by sympathetic dystrophy syndrome with adhesive capsulitis of the shoulder. Apropos of 2 cases.] Rev Rhum Mal Osteoartic *59*:765-767, 1992.
25. Binder AI, Bulgen DY, Hazleman BL, et al: Frozen shoulder: A long-term prospective study. Ann Rheum Dis *43*:361-364, 1984.
26. Binder AI, Bulgen DY, Hazleman BL, et al: Frozen shoulder: An arthrographic and radionuclear scan assessment. Ann Rheum Dis *43*:365-369, 1984.
27. Binder A, Hazleman BL, Parr G, et al: A controlled study of oral prednisolone in frozen shoulder. Br J Rheumatol *25*:288-292, 1986.
28. Bland JH, Merrit JA, and Boushey DR: The painful shoulder. Semin Arthritis Rheum *7*:21-47, 1977.
29. Bohannon RW, Larkin PA, Smith MB, et al: Shoulder pain in hemiplegia: Statistical relationship with five variables. Arch Phys Med Rehabil *67*:514-516, 1986.
30. Bollini V: [Roentgen therapy of painful shoulder. Indications and results.] Minerva Orthop *22*:367-370, 1971.
31. Bosch Olives V, Llurba Llurba J, and Peinado Vistuer A: [Electrophysiotherapy in the treatment of a frozen shoulder.] Rev Esp Reum Enferm Osteoartic *12*:149-156, 1967.
32. Boussina I, Gunther W, and Mart'i MR: Double-blind multicenter study comparing meclofenamate sodium with indomethacin and placebo in the treatment of extra-articular rheumatic disease. Arzneimittelforschung *33*:649-652, 1983.
33. Bowman CA, Jeffcoate WJ, Pattrick M, et al: Bilateral adhesive capsulitis, oligoarthritis and proximal myopathy as presentation of hypothyroidism. Br J Rheumatol *27*:62-64, 1988.
34. Boyle-Walker KL, Gabard DL, Bietsch E, et al: A profile of patients with adhesive capsulitis. J Hand Ther *10*:222-228, 1997.
35. Bradley JP: Arthroscopic treatment for frozen capsulitis. Oper Tech Orthop *1*:248-252, 1991.
36. Braun RM, West F, Mooney V, et al: Surgical treatment of the painful shoulder contracture in the stroke patient. J Bone Joint Surg Am *53*:1307-1312, 1971.
37. Bridgman JF: Periarthritis of the shoulder and diabetes mellitus. Ann Rheum Dis *31*:69-71, 1972.
38. Bronzini C: [Roentgenotherapeutic methods in Duplay's disease.] Minerva Radiol *13*:630-632, 1968.
39. Brown C: Compressive, invasive referred pain to the shoulder. Clin Orthop *173*:55-62, 1983.
40. Bruckner FE: Frozen shoulder (adhesive capsulitis). J R Soc Med *75*:688-689, 1982.
41. Bruckner FE and Nye CJ: A prospective study of adhesive capsulitis of the shoulder ("frozen shoulder") in a high risk population. Q J Med *50*:191-204, 1981.
42. Bucala R, Makita Z, Koschinsky T, et al: Lipid advanced glycosylation: Pathway for lipid oxidation in vivo. Proc Natl Acad Sci U S A *90*:6434-6438, 1993.
43. Buchbinder R, Green S, and Youd JM: Corticosteroid injections for shoulder pain. Cochrane Database Syst Rev CD004016, 2003.
44. Bulgen DY, Binder A, Hazleman BL, et al: Immunological studies in frozen shoulder. J Rheumatol *9*:893-898, 1982.
45. Bulgen DY, Binder AI, Hazleman BL, et al: Frozen shoulder: Prospective clinical study with an evaluation of three treatment regimens. Ann Rheum Dis *43*:353-360, 1984.
46. Bulgen DY and Hazleman BL: Immunoglobulin-A, HLA-B27, and frozen shoulder. Lancet *2*:760, 1981.
47. Bulgen DY, Hazleman BL, and Voak D: HLA-B27 and frozen shoulder. Lancet *1*:1042-1044, 1976.
48. Bulgen D, Hazleman B, Ward M, et al: Immunological studies in frozen shoulder. Ann Rheum Dis *37*:135-138, 1978.
49. Bunker TD and Anthony PP: The pathology of frozen shoulder. A Dupuytren-like disease. J Bone Joint Surg Br *77*:677-683, 1995.
50. Bunker TD and Esler CN: Frozen shoulder and lipids. J Bone Joint Surg Br *77*:684-686, 1995.
51. Bunker TD, Reilly J, Baird KS, et al: Expression of growth factors, cytokines and matrix metalloproteinases in frozen shoulder. J Bone Joint Surg Br *82*:768-773, 2000.
52. Burke MC, Drinan K, Kopp DE, et al: Frozen shoulder syndrome associated with subpectoral defibrillator implantation. J Interv Card Electrophysiol *3*:253-256, 1999.
53. Bush LF: The torn shoulder capsule. J Bone Joint Surg Am *57*:256-259, 1975.
54. Bynum CK and Tasto J: Arthroscopic treatment of synovial disorders in the shoulder, elbow, and ankle. Am J Knee Surg *15*:57-59, 2002.
55. Carette S, Moffet H, Tardif J, et al: Intraarticular corticosteroids, supervised physiotherapy, or a combination of the two in the treatment of adhesive capsulitis of the shoulder: A placebo-controlled trial. Arthritis Rheum *48*:829-838, 2003.
56. Carrillon Y, Noel E, Fantino O, et al: Magnetic resonance imaging findings in idiopathic adhesive capsulitis of the shoulder. Rev Rhum Engl Ed *66*:201-206, 1999.
57. Carron H: Relieving pain with nerve blocks. Geriatrics *33*:49-57, 1978.
58. Champion GD, Saxon JA, and Kossard S: The syndrome of palmar fibromatosis (fasciitis) and polyarthritis. J Rheumatol *14*:1196-1198, 1987.
59. Chard MD and Hazleman BL: Shoulder disorders in the elderly (a hospital study). Ann Rheum Dis *46*:684-687, 1987.
60. Charnley J: Periarthritis of the shoulder. Postgrad Med *35*:384-388, 1959.
61. Chen SK, Chien SH, Fu YC, et al: Idiopathic frozen shoulder treated by arthroscopic brisement. Kao Hsiung J Med Sci *18*:289-294, 2002.
62. Cinquegrana OD: Chronic cervical radiculitis and its relationship to "chronic bursitis." Am J Phys Med Rehabil *47*:23-30, 1968.
63. Clarke GR, Willis LA, Fish WW, et al: Preliminary studies in measuring range of motion in normal and painful stiff shoulders. Rheumatol Rehabil *14*:39-46, 1975.
64. Clunie G, Bomanji J, and Ell PJ: Technetium-99m-MDP patterns in patients with painful shoulder lesions. J Nucl Med *38*:1491-1495, 1997.
65. Codman EA: The Shoulder. Boston: Todd, 1934, pp 216-224.
66. Connell D, Padmanabhan R, and Buchbinder R: Adhesive capsulitis: Role of MR imaging in differential diagnosis. Eur Radiol *12*:2100-2106, 2002.
67. Connolly J, Regen E, and Evans OB: Management of the painful, stiff shoulder. Clin Orthop *84*:97-103, 1972.
68. Conti V: Arthroscopy in rehabilitation. Orthop Clin North Am *10*:709-711, 1979.
69. Coombes WN: Distension-manipulation for the treatment of adhesive capsulitis (frozen shoulder syndrome). Clin Orthop *188*:309-310, 1984.
70. Corbeil V, Dussault RG, Leduc BE, et al: [Adhesive capsulitis of the shoulder: A comparative study of arthrography with intra-articular corticotherapy and with or without capsular distension.] Can Assoc Radiol J *43*:127-130, 1992.
71. Cotta H and Correll J: [The post-traumatic frozen shoulder.] Unfallchirurgie *8*:294-306, 1982.
72. Coventry MB: Problem of the painful shoulder. JAMA *151*:177-185, 1953.
73. Cyriax J and Trosier O: Hydrocortisone and soft tissue lesions. BMJ *2*:966-968, 1953.
74. Dacre JE, Beeney N, and Scott DL: Injections and physiotherapy for the painful stiff shoulder. Ann Rheum Dis *48*:322-325, 1989.
75. Dahan TH, Fortin L, Pelletier M, et al: Double blind randomized clinical trial examining the efficacy of bupivacaine suprascapular nerve blocks in frozen shoulder. J Rheumatol *27*:1464-1469, 2000.
76. Dangoisse MJ, Wilson DJ, and Glynn CJ: MRI and clinical study of an easy and safe technique of suprascapular nerve blockade. Acta Anaesthesiol Belg *45*:49-54, 1994.
77. Darlington LG and Coomes EN: The effects of local steroid injection for supraspinatus tears. Rheumatol Rehabil *16*:172-179, 1977.
78. Degen IL: [Magnetotherapy of brachio-scapular periarthritis.] Ortop Travmatol Protez *34*:66-68, 1974.
79. Demaziere A and Wiley AM: Primary chest wall tumor appearing as frozen shoulder. Review and case presentations. J Rheumatol *18*:911-914, 1991.
80. Denham RHJ and Dingley AFJ: Conservative management of periarthritis of the shoulder. J Indiana State Med Assoc 62, 1969.
81. DePalma AF: Loss of scapulohumeral motion (frozen shoulder). Ann Surg *135*:193-204, 1952.
82. de Witte S, Bonnet F, Bonarek M, et al: Adhesive capsulitis of the shoulder in an HIV patient treated with nelfinavir. AIDS *16*:1307-1378, 2002.
83. Dickson JA and Crosby EH: Periarthritis of the shoulder: An analysis of two hundred cases. JAMA *99*:2252-2257, 1932.
84. Di Fabio RP and Boissonnault W: Physical therapy and health-related outcomes for patients with common orthopaedic diagnoses. J Orthop Sports Phys Ther *27*:219-230, 1998.
85. Dodenhoff RM, Levy O, Wilson A, et al: Manipulation under anesthesia for primary frozen shoulder: Effect on early recovery and return to activity. J Shoulder Elbow Surg *9*:23-26, 2000.
86. Downing DS and Weinstein A: Ultrasound therapy of subacromial bursitis. A double blind trial. Phys Ther *66*:194-199, 1986.
87. Duke O, Zecler E, and Grahame R: Anti-inflammatory drugs in periarthritis of the shoulder: A double-blind, between-patient study of naproxen versus indomethacin. Rheumatol Rehabil *20*:54-59, 1981.
88. Duplay ES: De la periarthrite scapulo-humerale. Rev Frat Trav Med *53*:226, 1896.
89. Duralde XA, Jelsma RD, Pollock RG, et al: Arthroscopic treatment of resistant frozen shoulder. Arthroscopy *9*:345, 1993.
90. Echternach JL: Audioanalgesia as an adjunct to mobilization of the chronic frozen shoulder. Phys Ther *46*:839-846, 1966.
91. Eiserloh H, Drez D Jr, and Guanche CA: The long head of the triceps: A detailed analysis of its capsular origin. J Shoulder Elbow Surg *9*:332-335, 2000.
92. Emig EW, Schweitzer ME, Karasick D, et al: Adhesive capsulitis of the shoulder: MR diagnosis. AJR Am J Roentgenol *164*:1457-1459, 1995.

93. Ene EE and Odia GI: Effect of acupuncture on disorders of musculoskeletal system in Nigerians. Am J Chin Med *11*:106-111, 1983.
94. Engleman RM: Shoulder pain as a presenting complaint in upper lobe bronchogenic carcinoma. Report of 21 cases. Conn Med *30*:273-276, 1966.
95. Ernstene AC and Kinell J: Pain in the shoulder as a sequel to myocardial infarction. Arch Intern Med *66*:800-806, 1940.
96. Esposito S, Ragozzino A, Russo R, et al: [Arthrography in the diagnosis and treatment of idiopathic adhesive capsulitis.] Radiol Med (Torino) *85*:583-587, 1993.
97. Famaey JP and Ginsberg F: Treatment of periarthritis of the shoulder: A comparison of ibuprofen and diclofenac. J Intern Med Res *12*:238-243, 1984.
98. Fareed DO and Gallivan WR Jr: Office management of frozen shoulder syndrome. Treatment with hydraulic distension under local anesthesia. Clin Orthop *242*:177-183, 1989.
99. Fernandes MS and Pinto AC: Ombros dolorosos. Acta Med Port *3*:229-234, 1990.
100. Ferrari DA: Capsular ligaments of the shoulder. Anatomical and functional study of the anterosuperior capsule. Am J Sports Med *18*:20-24, 1990.
101. Fisher L, Kurtz A, and Shipley M: Association between cheiroarthropathy and frozen shoulder in patients with insulin-dependent diabetes mellitus. Br J Rheumatol *25*:141-146, 1986.
102. Fleming A, Dodman S, Beer TC, et al: Personality in frozen shoulder. Ann Rheum Dis 35:456-457, 1975.
103. Freedman L and Munro RR: Abduction of the arm in the scapular plane: Scapular and glenohumeral movements. A roentgenographic study. J Bone Joint Surg Am *48*:1503-1510, 1966.
104. Freiss S, Lecocq J, Isner ME, and Vautravers P: Frozen shoulder and fluoroquinones. Two case reports. Bone Joint Spine *67*:245-259, 2000.
105. Gam AN, Schydlowsky P, Rossel I, et al: Treatment of "frozen shoulder" with distension and glucocorticoid compared with glucocorticoid alone. A randomised controlled trial. Scand J Rheumatol *27*:425-430, 1998.
106. Gerber C, Espinosa N, and Perren TG: Arthroscopic treatment of shoulder stiffness. Clin Orthop *390*:119-128, 2001.
107. Gilula LA, Schoenecker PL, and Murphy WA: Shoulder arthrography as a treatment modality. AJR Am J Roentgenol *131*:1047-1048, 1978.
108. Goldberg BA, Scarlat MM, Harryman DT 2nd: Management of the stiff shoulder. J Orthop Sci *4*:462-471, 1999.
109. Goldman AB and Ghelman B: The double contrast shoulder arthrogram: A review of 158 studies. Radiology *127*:655-663, 1978.
110. Goldman RT, Koval KJ, Cuomo F, et al: Functional outcome after humeral head replacement for acute three- and four-part proximal humeral fractures. J Shoulder Elbow Surg *4*:81-86, 1995.
111. Good AE, Green RA, and Zarafonetis CJD: Rheumatic symptoms during tuberculosis therapy: Manifestation of isoniazid toxicity? Ann Intern Med *63*:800-897, 1965.
112. Gore DR, Murray MP, Sepic SB, et al: Shoulder-muscle strength and range of motion following surgical repair of full-thickness rotator cuff tears. J Bone Joint Surg Am *68*:266-272, 1986.
113. Gotter G: Comparative evaluation of tenoxicam and piroxicam in the treatment of humeroscapular periarthritis. Eur J Rheumatol Inflamm *9*:95-97, 1987.
114. Grabovoi AF, Grishko AI, Rodichkin VA, et al: [Blockade of the suprascapular nerve in the complex treatment of humero-scapular periarthritis.] Vestn Khir *136*:65-66, 1986.
115. Grasland A, Ziza JM, Raguin G, et al: Adhesive capsulitis of shoulder and treatment with protease inhibitors in patients with human immunodeficiency virus infection: Report of 8 cases. J Rheumatol *27*:2642-2646, 2000.
116. Greinemann H: [The painful frozen shoulder (author's transl).] Unfallchirurgie *6*:239-244, 1980.
117. Grey RG: The natural history of "idiopathic" frozen shoulder. J Bone Joint Surg Am *60*:564, 1978.
118. Griffin JW: Hemiplegic shoulder pain. Phys Ther *66*:1884-1893, 1986.
119. Griggs SM, Ahn A, and Green A: Idiopathic adhesive capsulitis. A prospective functional outcome study of nonoperative treatment. J Bone Joint Surg Am *82*:1398-1407, 2000.
120. Gusarova SA: [Massage in humeroscapular periarthrosis.] Med Sestra *48*:36-38, 1989.
121. Ha'eri GB and Maitland A: Arthroscopic findings in the frozen shoulder. J Rheumatol *8*:149-152, 1981.
122. Haggart GE, Digman RJ, and Sullivan TS: Management of the "frozen" shoulder. JAMA *161*:1219-1222, 1956.
123. Haines JF and Hargadon EJ: Manipulation as the primary treatment of the frozen shoulder. J R Coll Surg Edinb *27*:271-275, 1982.
124. Halverson L and Maas R: Shoulder joint capsule distension (hydroplasty): A case series of patients with "frozen shoulders" treated in a primary care office. J Fam Pract *51*:61-63, 2002.
125. Hamer J and Kirk JA: Physiotherapy and the frozen shoulder: A comparative trial of ice and ultrasonic therapy. N Z Med J *83*:191-192, 1976.
126. Hannafin JA, DiCarlo ED, Wickiewicz TL, et al: Adhesive capsulitis: Capsular fibroplasia of the glenohumeral joint. J Shoulder Elbow Surg *3*:5, 1994.
127. Hansen PE: Biceps transfer intra-position grafting in massive rotator cuff tears. *In* Burkhead WZ (ed): Rotator Cuff Disorders. Baltimore: Williams & Wilkins, 1996, pp 349-355.
128. Harmon PH: Methods and results in the treatment of 2580 painful shoulders. Am J Surg *95*:527-544, 1958.
129. Harryman DT II: Shoulders: Frozen and stiff. Instr Course Lect *42*:247-257, 1993.
130. Harryman DT II, Lazarus MD, and Rozencwaig R: The stiff shoulder. *In* Rockwood CA Jr and Matsen FA 3rd (eds): The Shoulder. Philadelphia: WB Saunders, 1998, pp 1064-1112.
131. Harryman DT II, Lazarus MD, Sidles JA, et al: Pathophysiology of shoulder instability. *In* McGinty JB (ed): Operative Arthroscopy. Philadelphia: JB Lippincott, 1996, pp 677-693.
132. Harryman DT II, Sidles JA, Clark JM, et al: Translation of the humeral head on the glenoid with passive glenohumeral motion. J Bone Joint Surg Am *72*:1334-1343, 1990.
133. Harryman DT II, Sidles JA, Harris SL, et al: The role of the rotator interval capsule in passive motion and stability of the shoulder. J Bone Joint Surg Am *74*:53-66, 1992.
134. Harryman DT II, Sidles JA, and Matsen FA III: Laxity of the normal glenohumeral joint: A quantitative in vivo assessment. J Shoulder Elbow Surg *1*:66-76, 1992.
135. Harryman DT II, Sidles JA, and Matsen FA III: Arthroscopic management of refractory shoulder stiffness. Arthroscopy *13*:133-147, 1997.
136. Harryman DT II, Walker ED, and Harris SL: Residual motion and function after glenohumeral or scapulothoracic arthrodesis. J Shoulder Elbow Surg *2*:275-285, 1993.
137. Hashimoto T, Suzuki K, and Nobuhara K: Dynamic analysis of intraarticular pressure in the glenohumeral joint. J Shoulder Elbow Surg *4*:209-218, 1995.
138. Hassenstein E, Nusslin F, Hartweg H, et al: [Radiation therapy of humeroscapular periarthritis.] Strahlentherapie *155*:87-93, 1979.
139. Hawkins RJ and Angelo RL: Glenohumeral osteoarthrosis: A late complication of the Putti-Platt repair. J Bone Joint Surg Am *72*:1193-1197, 1990.
140. Hazleman BL: The painful stiff shoulder. Rheum Phys Med *11*:413-421, 1972.
141. Hazleman BL: Frozen shoulder. *In* MS (ed): Watson Surgical Disorders of the Shoulder. New York, Churchill-Livingstone, 1991, pp 167-179.
142. Helbig B, Wagner P, and Dohler R: Mobilization of frozen shoulder under general anaesthesia. Acta Orthop Belg *49*:267-274, 1983.
143. Herbut PA and Watson JS: Tumor of the thoracic inlet producing the Pancoast syndrome. A report of seventeen cases and a review of the literature. Arch Pathol *42*:88-103, 1946.
144. Hill JJ Jr and Bogumill H: Manipulation in the treatment of frozen shoulder. Orthopedics *11*:1255-1260, 1988.
145. Hitchcock HH and Bechtol CO: Painful shoulder. J Bone Joint Surg Am *30*:263-273, 1948.
146. Hogan M, Cerami A, and Bucala R: Advanced glycosylation end products block the antiproliferation effect of nitric oxide. Role in the vascular and renal complications of diabetes mellitus. J Clin Invest *90*:1110-1112, 1992.
147. Hollingworth GR, Ellis RM, and Hattersley TS: Comparison of injection techniques for shoulder pain: Results of a double blind, randomised study. BMJ *287*:1339-1341, 1983.
148. Holloway GB, Schenk T, Williams GR, et al: Arthroscopic capsular release for the treatment of refractory postoperative or post-fracture shoulder stiffness. J Bone Joint Surg Am *83*:1682-1687, 2001.
149. Hsu SY and Chan KM: Arthroscopic distension in the management of frozen shoulder. Int Orthop *15*:79-83, 1991.
150. Hulstyn MJ and Weiss AP: Adhesive capsulitis of the shoulder. Orthop Rev *22*:425-433, 1993.
151. Huskisson EC and Bryans R: Diclofenac sodium in the treatment of painful stiff shoulder. Curr Med Res Opin *8*:350-353, 1983.
152. Hutchinson JW, Tierney GM, Parsons SL, et al: Dupuytren's disease and frozen shoulder induced by treatment with a matrix metalloproteinase inhibitor. J Bone Joint Surg Br *80*:907-908, 1998.
153. Inman VT, Saunders JB, and Abbot LC: Observations on the function of the shoulder joint. J Bone Joint Surg Am *26*:1-30, 1944.
154. Itoi E and Tabata S: Range of motion and arthrography in the frozen shoulder. J Shoulder Elbow Surg *1*:106-112, 1992.
155. Janda DH and Hawkins RJ: Shoulder manipulation in patients with adhesive capsulitis and diabetes mellitus: A clinical note. J Shoulder Elbow Surg *2*:36-38, 1993.
156. Jerosch J: 360 degrees arthroscopic capsular release in patients with adhesive capsulitis of the glenohumeral joint—indication, surgical technique, results. Knee Surg Sports Traumatol Arthrosc *9*:178-186, 2001.
157. Johnston JTH: Frozen shoulder syndrome in patients with pulmonary tuberculosis. J Bone Joint Surg Am *41*:877-882, 1959.
158. Jones DS and Chattopadhyay C: Suprascapular nerve block for the treatment of frozen shoulder in primary care: A randomized trial. Br J Gen Pract *49*:39-41, 1999.
159. Jones R and Lovett RW: Orthopedic Surgery. New York: Williams & Wood, 1923, p 59.
160. Kamieth H: Radiology of the cervical spine in shoulder periarthritis. Z Orthop Ihre Grenzgeb *100*:162-167, 1965.
161. Kay NR: The clinical diagnosis and management of frozen shoulders. Practitioner *225*:164-167, 1981.
162. Kennedy JC and Willis RB: The effects of local steroid injections on tendons: A biomechanical and microscopic correlative study. Am J Sports Med *4*:11-21, 1976.
163. Kernwein GA, Rosenberg B, and Sneed WA: Arthrographic studies of the shoulder. J Bone Joint Surg Am *39*:1267-1279, 1957.
164. Kessel L: Disorders of the Shoulder. New York: Churchill-Livingstone, 1982, p 82.

165. Kessel L, Bayley I, and Young A: The upper limb: The frozen shoulder. Br J Hosp Med *25*:334, 336-337, 339, 1981.
166. Kieras DM and Matsen FA III: Open release in the management of refractory frozen shoulder. Orthop Trans *15*:801-802, 1991.
167. Kivimaki J and Pohjolainen T: Manipulation under anesthesia for frozen shoulder with and without steroid injection. Arch Phys Med Rehabil *82*:1188-1190, 2001.
168. Klinger HM, Otte S, Baums MH, et al: Early arthroscopic release in refractory shoulder stiffness. Arch Orthop Trauma Surg *122*:200-203, 2002.
169. Koppell HP and Thompson WAL: Pain and the frozen shoulder. Surg Gynecol Obstet *109*:92-96, 1959.
170. Kottke FJ, Pauley DL, and Ptak RA: The rationale for prolonged stretching for correction of shortening of connective tissue. Arch Phys Med Rehabil *47*:345-352, 1966.
171. Kozin F: Two unique shoulder disorders. Adhesive capsulitis and reflex sympathetic dystrophy syndrome. Postgrad Med *73*:207-210, 214-216, 1983.
172. Kuptniratsaikul S, Kuptniratsaikul V, Tejapongvorachai T, et al: A capsular dilatation facilitated shoulder manipulation for treating patients with frozen shoulder. J Med Assoc Thai 85(suppl 1):S163-S169, 2002.
173. Laroche M, Ighilahriz O, Moulinier L, et al: Adhesive capsulitis of the shoulder: An open study of 40 cases treated by joint distention during arthrography followed by an intraarticular corticosteroid injection and immediate physical therapy. Rev Rhum Engl Ed *65*:313-319, 1998.
174. Laumann U: The so-called "periarthritis humeroscapularis"—possibilities of an operative treatment. Arch Orthop Trauma Surg *97*:27-37, 1980.
175. Lazarus MD, Yung SW, Harryman DT II, et al: The effect of a chondral-labral defect on glenoid concavity and glenohumeral stability. A cadaveric model. J Bone Joint Surg Am *78*:94-102, 1996.
176. Leardini C, Perbellini A, Franceschini M, et al: Intra-articular injections of hyaluronic acid in the treatment of painful shoulder. Clin Ther *10*:521-526, 1988.
177. Lee M, Haq AM, Wright V, et al: Periarthritis of the shoulder: A controlled trial of physiotherapy. Physiotherapy *59*:312-315, 1973.
178. Lee PN, Lee M, Haq AM, et al: Periarthritis of the shoulder: Trial of treatments investigated by multivariate analysis. Ann Rheum Dis *33*:116-119, 1974.
179. Leffert RD: The frozen shoulder. Instr Course Lect *34*:199-203, 1985.
180. Lehman JF, Warren CG, and Scham SM: Therapeutic heat and cold. Clin Orthop *99*:207-245, 1974.
181. Leone J, Beguinot I, Dehlinger V, et al: Adhesive capsulitis of the shoulder induced by protease inhibitor therapy. Three new cases. Rev Rhum Engl Ed *65*:800-801, 1998.
182. Lequesne M, Dang N, Bensasson M, et al: Increased association of diabetes mellitus with capsulitis of the shoulder and shoulder-hand syndrome. Scand J Rheumatol *6*:53-56, 1977.
183. Lin ML, Huang CT, Lin JG, et al: [A comparison between the pain relief effect of electroacupuncture, regional nerve block and electroacupuncture plus regional nerve block in frozen shoulder.] Acta Anaesthesiol Sin *32*:237-242, 1994.
184. Lippitt SB, Vanderhooft JE, Harris SL, et al: Glenohumeral stability from concavity-compression: A quantitative analysis. J Shoulder Elbow Surg *2*:27-35, 1993.
185. Lippman RK: Frozen shoulder; periarthritis; bicipital tenosynovitis. Arch Surg *47*:283-296, 1943.
186. Lloyd-Roberts GC and French PR: Periarthritis of the shoulder. BMJ *1*:1569-1571, 1959.
187. Loyd JA and Loyd HM: Adhesive capsulitis of the shoulder: Arthrographic diagnosis and treatment. South Med J *76*:879-883, 1983.
188. Lundberg BJ: The frozen shoulder. Clinical and radiographical observations. The effect of manipulation under general anesthesia. Structure and glycosaminoglycan content of the joint capsule. Local bone metabolism. Acta Orthop Scand Suppl *119*:1-59, 1969.
189. Lundberg BJ and Nilsson BE: Osteopenia in the frozen shoulder. Clin Orthop *60*:187-191, 1968.
190. Macnab I: Rotator cuff tendinitis. Ann R Coll Surg Engl *53*:271-287, 1973.
191. Makita Z, Radoff S, Rayfield EJ, et al: Advanced glycosylation end products in patients with diabetic nephropathy [see comments.] N Engl J Med *325*:836-842, 1991.
192. Manton GL, Schweitzer ME, Weishaupt D, et al: Utility of MR arthrography in the diagnosis of adhesive capsulitis. Skeletal Radiol *30*:326-330, 2001.
193. Massoud SN, Pearse EO, Levy O, et al: Operative management of the frozen shoulder in patients with diabetes. J Shoulder Elbow Surg *11*:609-613, 2002.
194. Matsen FA III and Kirby RM: Office evaluation and management of shoulder pain. Orthop Clin North Am *13*:453-475, 1982.
195. Matsen FA III, Lippitt SB, Sidles JA, et al: The stiff shoulder. *In* Practical Evaluation and Management of the Shoulder. Philadelphia: WB Saunders, 1994, pp 19-109.
196. Mattson RH, Cramer JA, and McCutchen CB: Barbiturate-related connective tissue disorders. Arch Intern Med *149*:911-914, 1989.
197. McClure PW, Michener LA, Sennett BJ, et al: Direct 3-dimensional measurement of scapular kinematics during dynamic movements in vivo. J Shoulder Elbow Surg *10*:269-277, 2001.
198. McLaughlin HL: On the "frozen" shoulder. Bull Hosp Jt Dis *12*:383-393, 1951.
199. McLaughlin HL: The "frozen shoulder." Clin Orthop *20*:126-131, 1961.
200. Melzer C, Wallny T, Wirth CJ, et al: Frozen shoulder—treatment and results. Arch Orthop Trauma Surg *114*:87-91, 1995.
201. Meulengracht E and Schwartz M: The course and prognosis of periarthritis humeroscapularis with special regard to cases with general symptoms. Acta Med Scand *143*:350-360, 1952.
202. Midorikawa K, Hara M, Emoto G, et al: Arthroscopic débridement for dialysis shoulders. Arthroscopy *17*:685-693, 2001.
203. Minter WT: The shoulder-hand syndrome in coronary disease. JAMA *56*:45-49, 1967.
204. Morency G, Dussault RG, Robillard P, et al: [Distention arthrography in the treatment of adhesive capsulitis of the shoulder.] Can Assoc Radiol J *40*:84-86, 1989.
205. Moren-Hybbinette I, Moritz U, and Shersten B: The clinical picture of the painful diabetic shoulder—natural history, social consequences and analysis of concomitant hand syndrome. Acta Med Scand *221*:73-82, 1987.
206. Moskal MJ, Harryman DT II, Romeo AA, et al: Glenohumeral motion after complete capsular release. Arthroscopy *15*:408-416, 1999.
207. Murnaghan GF and McIntosh D: Hydrocortisone in painful shoulder—a controlled trial. Lancet *2*:798-801, 1955.
208. Murnaghan JP: Adhesive capsulitis of the shoulder: Current concepts and treatment. Orthopedics *11*:153-158, 1988.
209. Murray MP, Gore DR, Gardener GM, et al: Shoulder motion and muscle strength of normal men and women in two age groups. Clin Orthop *192*:268-273, 1985.
210. Neer CS II: Anterior acromioplasty for the chronic impingement syndrome in the shoulder. J Bone Joint Surg Am *54*:41-50, 1972.
211. Neer CS II: Shoulder Reconstruction. Philadelphia: WB Saunders, 1990, pp 328, 421-427.
212. Neer CS II, Satterlee CC, Dalsey RM, et al: The anatomy and potential effects of contracture of the coracohumeral ligament. Clin Orthop *280*:182-185, 1992.
213. Neviaser JS: Adhesive capsulitis of the shoulder. J Bone Joint Surg Am *27*:211-222, 1945.
214. Neviaser JS: Arthrography of the shoulder joint. J Bone Joint Surg Am *44*:1321-1330, 1962.
215. Neviaser JS: Adhesive capsulitis and the stiff and painful shoulder. Orthop Clin North Am *11*:327-331, 1980.
216. Neviaser RJ: Arthrography of the Shoulder. Springfield, IL: Charles C Thomas, 1975, pp 60-66.
217. Neviaser RJ: Painful conditions affecting the shoulder. Clin Orthop *173*:63-69, 1983.
218. Neviaser RJ: Radiologic assessment of the shoulder. Plain and arthrographic. Orthop Clin North Am *18*:343-349, 1987.
219. Neviaser RJ and Neviaser TJ: The frozen shoulder. Diagnosis and management. Clin Orthop *223*:59-64, 1987.
220. Neviaser TJ: Arthroscopy of the shoulder. Orthop Clin North Am *18*:361-372, 1987.
221. Neviaser TJ: Adhesive capsulitis. Orthop Clin North Am *18*:439-443, 1987.
222. Newton DR: The management of non-articular rheumatism. Practitioner *208*:64-73, 1972.
223. Nicholson GG: The effects of passive joint mobilization on pain and hypomobility associated with adhesive capsulitis of the shoulder. Orthop Sports Phys Ther *6*:238-246, 1985.
224. Nobuhara K, Sugiyama D, Ikeda H, and Makiura M: Contracture of the shoulder. Clin Orthop *254*:105-110, 1990.
225. Nobuhara K, Supapo AR, and Hino T: Effects of joint distention in shoulder diseases. Clin Orthop *304*:25-29, 1994.
226. O'Brien SJ, Neves MC, Arnoczky SP, et al: The anatomy and histology of the inferior glenohumeral ligament complex of the shoulder. Am J Sports Med *18*:449-456, 1990.
227. Oesterreicher W and van Dam G: Social psychological researches into brachialgia and periarthritis. Arthritis Rheum *7*:670-683, 1964.
228. Ogilvie-Harris DJ, Biggs DJ, Fitsialos DP, and MacKay M: The resistant frozen shoulder. Manipulation versus arthroscopic release. Clin Orthop *319*:238-248, 1995.
229. Ogilvie-Harris DJ and D'Angelo G: Arthroscopic surgery of the shoulder. Sports Med *9*:120-128, 1990.
230. Ogilvie-Harris DJ and Myerthall S: The diabetic frozen shoulder: Arthroscopic release. Arthroscopy *13*:1-8, 1997.
231. Ogilvie-Harris DJ and Wiley AM: Arthroscopic surgery of the shoulder. A general appraisal. J Bone Joint Surg Br *68*:201-207, 1986.
232. Okamura K and Ozaki J: Bone mineral density of the shoulder joint in frozen shoulder. Arch Orthop Trauma Surg *119*:363-367, 1999.
233. O'Kane JW, Jackins S, Sidles JA, et al: Simple home program for frozen shoulder to improve patients' assessment of shoulder function and health status. J Am Board Fam Pract *12*:270-277, 1999.
234. Older MWJ, McIntyre JL, and Lloyd GJ: Distention arthrography of the shoulder joint. Can J Surg *19*:203-207, 1976.
235. Oldham BE: Periarthritis of the shoulder associated with thyrotoxicosis. N Z Med J *29*:766-770, 1959.
236. Omari A and Bunker TD: Open surgical release for frozen shoulder: Surgical findings and results of the release. J Shoulder Elbow Surg *10*:353-357, 2001.
237. Osmond-Clarke H: Habitual dislocation of the shoulder: The Putti-Platt operation. J Bone Joint Surg Br *30*:19-25, 1948.
238. Othman A and Taylor G: Manipulation under anaesthesia for frozen shoulder. Int Orthop *26*:268-270, 2002.
239. Ozaki J, Nakagawa Y, Sakurai G, et al: Recalcitrant chronic adhesive capsulitis of the shoulder. Role of contracture of the coracohumeral ligament and rotator interval in pathogenesis and treatment. J Bone Joint Surg Am *71*:1511-1515, 1989.

240. Pal B, Anderson J, Dick WC, et al: Limitation of joint mobility and shoulder capsulitis in insulin and non-insulin dependent diabetes mellitus. Br J Rheumatol *25*:147-151, 1986.
241. Pal B, Griffiths ID, Anderson J, et al: Association of limited joint mobility with Dupuytren's contracture in diabetes mellitus. J Rheumatol *14*:582-585, 1987.
242. Parsons JL, Shepard WL, and Fosdick WM: DMSO: An adjutant to physical therapy in the chronic frozen shoulder. Ann N Y Acad Sci *141*:569-571, 1967.
243. Pasteur F: Les algies de l'epaule et la physiotherapie. J Radiol Electrol *16*:419-426, 1932.
244. Patten C and Hillel AD: The 11th nerve syndrome. Accessory nerve palsy or adhesive capsulitis? Arch Otolaryngol Head Neck Surg *119*:215-220, 1993.
245. Payr E: Gelenk-"sperren" und "ankylosen"; über die "Schultersteifen" verschiedener Urasche und die sogenannte "Periarthritis humero-scapularis." Ihre Behandlung Zentralbl Chir *58*:2993, 1931.
246. Pearl ML, Harris SL, Lippitt SB, et al: A system for describing positions of the humerus relative to the thorax and its use in the presentation of several functionally important arm positions. J Shoulder Elbow Surg *1*:113-118, 1992.
247. Pearl ML, Jackins S, Lippitt SB, et al: Humeroscapular positions in a shoulder range-of-motion examination. J Shoulder Elbow Surg *1*:296-305, 1992.
248. Pearl ML, Wong K, and Frank C: Restrictions of glenohumeral motion in patients with frozen shoulders. Presented at the Sixth International Congress on Surgery of the Shoulder, Helsinkia, Finland, 1995.
249. Pearsall AW, Holovacs TF, and Speer KP: The intra-articular component of the subscapularis tendon: Anatomic and histological correlation in reference to surgical release in patients with frozen-shoulder syndrome. Arthroscopy *16*:236-242, 2000.
250. Pearsall AW, Osbahr DC, and Speer KP: An arthroscopic technique for treating patients with frozen shoulder. Arthroscopy *15*:2-11, 1999.
251. Peyriere H, Mauboussin JM, Rouanet I, et al: Frozen shoulder in HIV patients treated with indinavir: Report of three cases. AIDS *13*:2305-2306, 1999.
252. Pineda C, Arana B, Martinez-Lavin M, et al: Frozen shoulder triggered by cardiac catheterization via the brachial artery. Am J Med *96*:90-91, 1994.
253. Placzek JD, Roubal PJ, Freeman DC, et al: Long-term effectiveness of translational manipulation for adhesive capsulitis. Clin Orthop *356*:181-191, 1998.
254. Pollock RG, Duralde XA, Flatow EL, and Bigliani LU: The use of arthroscopy in the treatment of resistant frozen shoulder. Clin Orthop *304*:30-36, 1994.
255. Poppen NK and Walker PS: Normal and abnormal motion of the shoulder. J Bone Joint Surg Am *58*:195-201, 1976.
256. Putnam JJ: The treatment of a form of painful periarthritis of the shoulder. Boston Med Surg *107*:536-539, 1882.
257. Quigley TB: Checkrein shoulder. A type of "frozen shoulder." N Engl J Med *250*:188-192, 1954.
258. Quigley TB: Indications for manipulation and corticosteroids in the treatment of stiff shoulders. Surg Clin North Am *43*:1715-1720, 1969.
259. Quin CE: Frozen shoulder: Evaluation of treatment with hydrocortisone injections and exercises. Ann Phys Med *8*:22-29, 1965.
260. Quin CE: Humeroscapular periarthritis. Observations on the effects of x-ray therapy and ultrasonic therapy in cases of "frozen shoulder." Ann Phys Med *10*:64-69, 1969.
261. Reeves B: Arthrography of the shoulder. J Bone Joint Surg Br *48*:424-435, 1966.
262. Reeves B: Arthrographic changes in frozen and post-traumatic stiff shoulders. Proc R Soc Med *59*:827-830, 1966.
263. Reeves B: The natural history of the frozen shoulder syndrome. Scand J Rheumatol *4*:193-196, 1975.
264. Refior HG: [Clarification of the concept humeroscapular periarthritis.] Orthopade *24*:509-511, 1995.
265. Reichmister JP and Friedman SL: Long-term functional results after manipulation of the frozen shoulder. Md Med J *48*:7-11, 1999.
266. Resnick D: Shoulder arthrography. Radiol Clin North Am *19*:243-253, 1981.
267. Resnick D: Shoulder pain. Orthop Clin North Am *14*:81-97, 1983.
268. Resnik CS, Fronek J, Frey C, et al: Intra-articular pressure determination during glenohumeral joint arthrography. Preliminary investigation. Invest Radiol *19*:45-50, 1984.
269. Richardson AT: The painful shoulder. Proc R Soc Med *68*:731-736, 1975.
270. Riedel R: Versteifung des Shultergelenkes durch Hangenlassen des Armes. Munch Med Wochenschr *63*:1397, 1916.
271. Riley D, Lang AE, Blair RD, et al: Frozen shoulder and other shoulder disturbances in Parkinson's disease. J Neurol Neurosurg Psychiatry *52*:63-66, 1989.
272. Rizk TE, Christopher RP, Pinals RS, et al: Adhesive capsulitis (frozen shoulder): A new approach to its management. Arch Phys Med Rehabil *64*:29-33, 1983.
273. Rizk TE, Christopher RP, Pinals RS, et al: Arthrographic studies in painful hemiplegic shoulders. Arch Phys Med Rehabil *65*:254-256, 1984.
274. Rizk TE, Gavant ML, and Pinals RS: Treatment of adhesive capsulitis (frozen shoulder) with arthrographic capsular distension and rupture. Arch Phys Med Rehabil *75*:803-807, 1994.
275. Rizk TE and Pinals RS: Frozen shoulder. Semin Arthritis Rheum *11*:440-452, 1982.
276. Rizk TE and Pinals RS: Histocompatibility type and racial incidence in frozen shoulder. Arch Phys Med Rehabil *65*:33-34, 1984.
277. Rodeo SA, Hannafin JA, Tom J, et al: Immunolocalization of cytokines and their receptors in adhesive capsulitis of the shoulder. J Orthop Res *15*:427-436, 1997.
278. Romeo AA, Loutzenheiser T, Rhee YG, et al: The humeroscapular motion interface. Clin Orthop *350*:120-127, 1998.
279. Rosenbloom AL: Limitation of finger joint mobility in diabetes mellitus. J Diabetes Complications *3*:77-87, 1989.
280. Rovetta G and Monteforte P: Intraarticular injection of sodium hyaluronate plus steroid versus steroid in adhesive capsulitis of the shoulder. Int J Tissue React *20*:125-130, 1998.
281. Roy S and Oldham R: Management of painful shoulder. Lancet *1*:1322-1324, 1976.
282. Ryu KN, Lee SW, Rhee YG, et al: Adhesive capsulitis of the shoulder joint: Usefulness of dynamic sonography. J Ultrasound Med *12*:445-449, 1993.
283. Saha NC: Painful shoulder in patients with chronic bronchitis and emphysema. Am Rev Respir Dis *94*:455-456, 1966.
284. Samilson RL, Raphael RL, Post L, et al: Arthrography of the shoulder joint. Clin Orthop *20*:21-32, 1961.
285. Sattar MA and Luqman WA: Another duration-related complication of diabetes mellitus. Diabetes Care *8*:507-510, 1985.
286. Segmuller HE, Taylor DE, Hogan CS, et al: Arthroscopic treatment of adhesive capsulitis. J Shoulder Elbow Surg *4*:403-408, 1995.
287. Seibold JR: Digital sclerosis in children with insulin-dependent diabetes mellitus. Arthritis Rheum *25*:1357-1361, 1982.
288. Seignalet J, Sany J, Caillens JP, et al: [Lack of correlation between frozen shoulder and HLA-B27 (author's transl).] Sem Hop Paris *57*:1738-1739, 1981.
289. Seradge H and Anderson MG: Clostridial myonecrosis following intra-articular steroid injection. Clin Orthop *147*:207-209, 1980.
290. Shaffer B, Tibone JE, and Kerlan RK: Frozen shoulder. A long-term follow-up. J Bone Joint Surg Am *74*:738-846, 1992.
291. Sharma RK, Bajekal RA, and Bhan S: Frozen shoulder syndrome. A comparison of hydraulic distension and manipulation. Int Orthop *17*:275-278, 1993.
292. Sherry DD, Rothstein RRL, and Petty RE: Joint contractures preceding insulin-dependent diabetes mellitus. Arthritis Rheum *25*:1362-1364, 1982.
293. Simmonds FA: Shoulder pain with particular reference to the frozen shoulder. J Bone Joint Surg Am *31*:834-838, 1949.
294. Simon L, Pujol H, Blotman F, et al: [Aspects of the pathology of the arm after irradiation of breast cancer.] Rev Rheum Mal Osteoartic *43*:133-140, 1976.
295. Simon WH: Soft tissue disorders of the shoulder. Frozen shoulder, calcific tendinitis, and bicipital tendinitis. Orthop Clin North Am *6*:521-539, 1975.
296. Smith SP, Devaraj VS, and Bunker TD: The association between frozen shoulder and Dupuytren's disease. J Shoulder Elbow Surg *10*:149-151, 2001.
297. Steinbrocker O and Argyros TG: Frozen shoulder: Treatment by local injections of depot corticosteroids. Arch Phys Med Rehabil *55*:209-213, 1974.
298. Stodell MA, Nicholson R, Scot J, et al: Radioisotope scanning in painful shoulder syndromes. Ann Rheum Dis *38*:496, 1979.
299. Sullivan JD: Painful shoulder syndrome. Can Med Assoc J *111*:505, 1974.
300. Summers GD and Gorman WP: Bilateral adhesive capsulitis and Hashimoto's thyroiditis. Br J Rheumatol *28*:451, 1989.
301. Sun KO, Chan KC, Lo SL, et al: Acupuncture for frozen shoulder. Hong Kong Med J *7*:381-391, 2001.
302. Suzuki K, Attia ET, Hannafin JA, Rodeo SA, et al: The effect of cytokines on the migration of fibroblasts derived from different regions of the canine shoulder capsule. J Shoulder Elbow Surg *10*:62-67, 2001.
303. Sweetnam R: Corticosteroid arthropathy and tendon rupture. J Bone Joint Surg Br *51*:397-398, 1969.
304. Tamai K and Yamato M: Abnormal synovium in the frozen shoulder: A preliminary report with dynamic magnetic resonance imaging. J Shoulder Elbow Surg *6*:534-543, 1997.
305. Terry GC, Hammon D, France P, and Norwood LA: The stabilizing function of passive shoulder restraints. Am J Sports Med *19*:26-34, 1991.
306. Thomas D, Williams RA, and Smith DS: The frozen shoulder: A review of manipulative treatment. Rheumatol Rehabil *19*:173-179, 1980.
307. Ticker JB, Warner JJ, and Beim GM: Recognition and treatment of refractory capsular contracture of the shoulder. Arthroscopy *16*:673-674, 2000.
308. Tielbeek AV and van Horn JR: Double-contrast arthrography of the shoulder. Diagn Imaging *52*:154-162, 1983.
309. Todd JA: Genetic analysis of type 1 diabetes using whole genome approaches. Proc Natl Acad Sci U S A *92*:8560-8565, 1995.
310. Travell JG and Simmons DG: Myofascial Pain and Dysfunction: Trigger Point Manual. Baltimore: Williams & Wilkins, 1983, pp 410-424.
311. Turkel SJ, Panio MW, Marshall JL, et al: Stabilizing mechanisms preventing anterior dislocation of the glenohumeral joint. J Bone Joint Surg Am *63*:1208-1217, 1981.
312. Tuten HR, Young DC, Douoguih WA, et al: Adhesive capsulitis of the shoulder in male cardiac surgery patients. Orthopedics *23*:693-696, 2000.
313. Tyber MA: Treatment of the painful shoulder syndrome with amitriptyline and lithium carbonate. Can Med Assoc J *111*:137-140, 1974.
314. Uitvlugt G, Detrisac DA, Johnson LL, et al: Arthroscopic observations before and after manipulation of frozen shoulder. Arthroscopy *9*:181-185, 1993.
315. Waldburger M, Meier JL, and Gobelet C: The frozen shoulder: Diagnosis and treatment. Prospective study of 50 cases of adhesive capsulitis. Clin Rheumatol *11*:364-368, 1992.
316. Wanklyn P, Forster A, and Young J: Hemiplegic shoulder pain (HSP): Natural history and investigation of associated features. Disabil Rehabil *18*:497-501, 1996.
317. Warner JJ: Frozen shoulder: Diagnosis and management. J Am Acad Orthop Surg *5*:130-140, 1997.
318. Warner JJ, Allen A, Marks PH, et al: Arthroscopic release for chronic, refractory adhesive capsulitis of the shoulder. J Bone Joint Surg Am *78*:1808-1816, 1996.

319. Warner JJ, Deng XH, Warren RF, and Torzilli PA: Static capsuloligamentous restraints to superior-inferior translation of the glenohumeral joint. Am J Sports Med *20*:675-685, 1992.
320. Wassef MR: Suprascapular nerve block. A new approach for the management of frozen shoulder. Anaesthesia *47*:120-124, 1992.
321. Watson L, Dalziel R, and Story I: Frozen shoulder: A 12-month clinical outcome trial. J Shoulder Elbow Surg *9*:16-22, 2000.
322. Watson-Jones R: Simple treatment of stiff shoulders. J Bone Joint Surg Br *45*:207, 1963.
323. Weiser HI: [Mobilization under local anesthesia for painful primary frozen shoulder.] Harefuah *90*:215-219, 1976.
324. Weiser HI: Painful primary frozen shoulder mobilization under local anesthesia. Arch Phys Med Rehabil *58*:406-408, 1977.
325. Weiss JJ and Ting YM: Arthrography-assisted intra-articular injection of steroids in treatment of adhesive capsulitis. Arch Phys Med Rehabil *59*:285-287, 1978.
326. Wertheim HM and Rovenstine EA: Suprascapular nerve block. Anesthesiolgy *2*:541-545, 1941.
327. Wiley AM: Arthroscopic appearance of frozen shoulder. Arthroscopy *7*:138-143, 1991.
328. Wiley AM and Older MW: Shoulder arthroscopy. Investigations with a fibrooptic instrument. Am J Sports Med *8*:31-38, 1980.
329. Williams NE, Siefert MH, Cuddigan JHB, et al: Treatment of capsulitis of the shoulder. Rheumatol Rehabil *14*:236, 1975.
330. Withers RJW: The painful shoulder: Review of one hundred personal cases with remarks on the pathology. J Bone Joint Surg Am *31*:414-417, 1949.
331. Wohlgethan JR: Frozen shoulder in hyperthyroidism. Arthritis Rheum *30*:936-939, 1987.
332. Wolf JM and Green A: Influence of comorbidity on self-assessment instrument scores of patients with idiopathic adhesive capsulitis. J Bone Joint Surg Am *84*:1167-1173, 2002.
333. Wright MG, Richards AJ, and Clarke MB: ^{99m}Tc pertechnetate scanning in capsulitis. Lancet *2*:1265-1266, 1975.
334. Wright V and Haq AM: Periarthritis of the shoulder. I. Aetiological considerations with particular reference to personality factors. Ann Rheum Dis *35*:213-219, 1976.
335. Wright V and Haq AM: Periarthritis of the shoulder. II. Radiological features. Ann Rheum Dis *35*:220-226, 1976.
336. Xie KY, Zhao GF, and Lu JM: Treatment of 103 cases of periarthritis of the shoulder by acupoint laser irradiation. J Tradit Chin Med *8*:265-266, 1988.
337. Yamaguchi K, Sethi N, and Bauer GS: Postoperative pain control following arthroscopic release of adhesive capsulitis: A short-term retrospective review study of the use of an intra-articular pain catheter. Arthroscopy *18*:359-365, 2002.
338. Young A: Immunological studies in the frozen shoulder. *In* Bayley J and Kessel L (eds): Shoulder Surgery. Berlin: Springer-Verlag, 1982, pp 110-113.
339. Zabraniecki L, Doub A, Mularczyk M, et al: Frozen shoulder: A new delayed complication of protease inhibitor therapy? Rev Rhum Engl Ed *65*:72-74, 1998.
340. Zanotti RM and Kuhn JE: Arthroscopic capsular release for the stiff shoulder. Description of technique and anatomic considerations. Am J Sports Med *25*:294-298, 1997.
341. Ziegler DW, Harryman DT II, and Matsen FA III: Subscapularis insufficiency in the previously operated shoulder. Paper presented at the 12th Open Meeting of the American Shoulder and Elbow Surgeons, 1996, Atlanta.
342. Zilberberg C and Leveile-Nizerolle M: La radiographie anti-inflammatoire dans 200 cas de periarthrite scapulo-humerale. Sem Hop Paris *52*:909-911, 1976.
343. Zuckerman JD and Cuomo F: Frozen shoulder. *In* Matsen FA 3rd, Fu FH, and Hawkins RJ (eds): The Shoulder: A Balance of Mobility and Stability. Rosemont, IL: American Academy of Orthopedic Surgeons, 1993, pp 253-268.
344. Zuckerman JD, Leblanc JM, Choueka J, et al: The effect of arm position and capsular release on rotator cuff repair. J Bone Joint Surg Br *73*:402-405, 1991.

Capítulo **21**

Roturas musculares de la cintura escapular

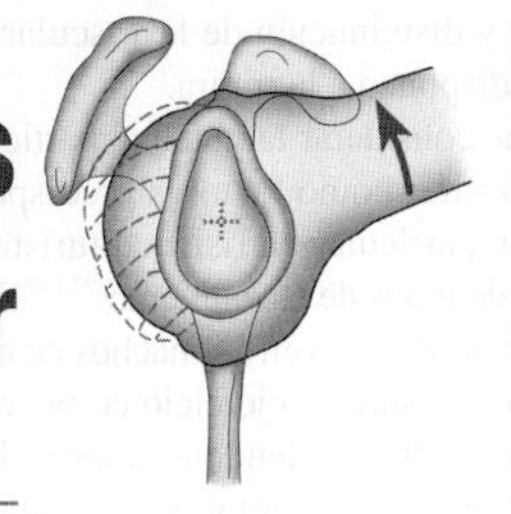

Todd W. Ulmer, M.D. y Peter T. Simonian, M.D.

La lesión de estructuras musculares es muy común, aunque muchos de los daños no se han descrito ni definido con precisión. Casi ninguna lesión se identifica como causa importante de discapacidad a largo plazo, salvo que incluya rotura completa del músculo o sus medios de inserción. Por fortuna, la complicación mencionada es mucho menos frecuente que la rotura que abarca el tendón, por ejemplo, en los desgarros del manguito de los rotadores. Un déficit en la función, en particular la disminución de la potencia, había sido la forma principal de confirmar la lesión muscular, en combinación con una deficiencia palpable o atrofia importante del parénquima muscular. Sin embargo, rara vez se ha definido el proceso patológico exacto, porque las distensiones musculares y las roturas pequeñas rara vez necesitan descubrimiento quirúrgico que permita corroborar las anomalías reales. En fecha reciente, la tomografía computarizada (TC) y la resonancia magnética (RM) han permitido avanzar el estudio y la observación de las lesiones musculares. En el pasado se señalaron escasas lesiones musculares de la cintura escapular, pero sin duda se registrarán con frecuencia y precisión crecientes en el futuro.

Brickner y Milch[8] afirmaban que la causa de las roturas musculares podía ser: 1) contracción activa de un músculo, 2) contracción de un antagonista, 3) propagación del desgarro contra la acción de una fuerza cohesiva, 4) contracción asincrónica o 5) la fuerza adicional de otro músculo.

Sin embargo, en lo fundamental, cabría considerar que las roturas musculares más importantes surgen cuando se sobrecarga un grupo muscular que se contrae activamente, por aplicación de una carga contra resistencia o una fuerza externa que rebase la tolerancia hística. En esa situación, se desgarran las fibras musculares y se rompe la vaina del músculo, lo que origina un defecto palpable. Dicho defecto cura solamente con la formación de tejido cicatrizal. Es muy difícil la reparación quirúrgica eficaz de las lesiones musculares.

PRINCIPIOS GENERALES DE LA ROTURA DE LA UNIDAD MUSCULOTENDINOSA

Los experimentos clásicos de McMaster[51] demostraron las potencias relativas del músculo, el tendón y el hueso en diversas preparaciones. Suspendió el gastrocnemio de la extremidad amputada de un conejo adulto; pasó un alambre a través del fémur y agregó pesos crecientes al calcáneo hasta que se produjo la rotura. Entre 10 kg y 21 kg de peso provocaron rotura de la unidad. En siete preparaciones probadas satisfactoriamente, la rotura se produjo en la inserción, y en tres casos hubo avulsión ósea concurrente; dos se rompieron en el punto de origen, también con avulsión ósea, en tanto que los otros lo hicieron en el vientre muscular o la unión musculotendinosa. McMaster pudo producir rotura de la porción media del parénquima tendinoso sólo después de haber seccionado el 50% de tal sustancia. Cronkite[14] confirmó el dato de que el tendón normal parece ser el componente más resistente de la unidad musculotendinosa.

La zona de rotura varía según la rapidez con que se imponga la carga. En 1971, Welsh y cols.,[98] mientras estudiaban el sistema tendón-hueso del conejo, observaron que las velocidades menores de carga se acompañaban de rotura en la unión tendón-hueso. Con velocidades mayores, el tendón se rompía en el lugar de colocación de la pinza, en tanto que se advirtió que era más segura la «resistencia» de la unión tendón-hueso.

En músculos estimulados se emprendieron estudios semejantes.[24] La energía absorbida por el músculo antes de romperse fue el doble de la observada antes de la estimulación. Sobre esa base, Safran y cols.[81] han demostrado en experimentos, que el músculo de conejo precondicionado por estimulación isométrica generó más tensión y necesitó un mayor cambio de longitud antes de que se produjera el fallo o la rotura.

Otro punto por destacar es que los músculos que cruzan dos articulaciones están sometidos a estiramiento en cada una y por ello son más susceptibles de lesión. De modo similar, también son más vulnerables los músculos con mayor porcentaje de fibras de tipo II.[23]

Otro factor por considerar es el mecanismo de lesión, que podrá influir en el lugar de la rotura. Por ejemplo, en la rotura del pectoral mayor, McEntire y cols.[50] señalaron que el traumatismo directo originaba con mayor frecuencia rotura del vientre muscular, en tanto que el indirecto lo hacía en un punto más distal. De forma semejante, si bien la rotura de la porción larga del bíceps es frecuente y es un hecho reconocido la que se produce en la inserción, la rotura del vientre muscular del bíceps es muy rara. Sin embargo, Heckman y Levine[36] han registrado incluso 48 roturas totales del vientre muscular en paracaidistas, en quienes la lesión fue producto del traumatismo directo causado por una cuerda estática.

La zona de rotura recibe también la influencia de factores anatómicos peculiares del hombro. La rotura surge con mayor frecuencia en los tendones de la porción larga del bíceps y el manguito de los rotadores. El trayecto intraarticular del primero y la compresión y disminución de la vascularización en el segundo caso los predisponen a la rotura.

Conviene considerar también la participación de los esteroides anabolizantes como factores predisponentes para la rotura muscular, en particular en fisicoculturistas, alterófilos y en los dedicados a deportes de lanzamiento.[97,100] En 1992, Miles y cols.[53] realizaron experimentos en 24 machos de rata y se valieron de esteroides anabolizantes y ejercicio como variables. Los estudios biomecánicos indicaron tendones más rígidos en el grupo de ratas que recibieron estanozolol por vía intramuscular, en comparación con las que no recibieron esteroides. Además: «La energía en el momento en que se rompió el tendón, la elongación hasta el límite del dedo del pie y la elongación en el momento de la primera rotura fueron afectadas en grado considerable».[53] El estudio al microscopio electrónico señaló alteraciones en el tamaño de las fibrillas de colágeno en ratas que recibieron estanozolol, en comparación con el grupo de referencia. En un estudio semejante, Wood y cols.[100] observaron que el patrón encrespado del colágeno fue más corto y el ángulo entre las fibrillas que lo integraban fue más largo en los tendones de ratas tratadas con esteroides anabolizantes. Con base en los resultados mencionados, cabe especular si los esteroides contribuyen a alterar la estructura y el patrón de las fibrillas de colágeno, lo cual, a su vez, hace que la unión musculotendinosa sea más rígida y débil y, por tanto, tienda a romperse.

Desde el punto de vista clínico, el mecanismo de rotura del tendón del cuádriceps a nivel suprarrotuliano se ha observado en profesionales en alterofilia (levantamiento de pesas) que han utilizado esteroides anabolizantes. De forma similar, los autores han atendido roturas del pectoral mayor en la unión musculotendinosa en alterófilos que abusan de los esteroides.

De forma global, no obstante, son poco frecuentes las roturas de los músculos de la cintura escapular. No se han publicado muchos informes de tal cuadro. En el presente capítulo se realizará una revisión integral del tema, en particular de las lesiones del pectoral mayor, deltoides, tríceps, bíceps, serrato mayor, coracobraquial y músculos subescapulares.

ROTURA DEL PECTORAL MAYOR

Revisión histórica

La rotura del pectoral mayor, descrita originalmente por Patissier[73] en 1822, es una lesión relativamente rara. En 1972, McEntire y cols.[50] realizaron una extensa revisión bibliográfica y detectaron sólo 45 casos, a los que agregaron 11 más. Sin embargo, sólo 22 de los 56 individuos fueron sometidos a exploración quirúrgica y en un caso la rotura se confirmó en la necropsia. Por tanto, no había confirmación real de la lesión en 33 de los pacientes, existiendo la posibilidad de que algunos de estos casos fueran ausencias congénitas del pectoral mayor. Desde entonces se han publicado otros 167 casos, de los que por lo menos 104 han sido confirmados por cirugía.

Anatomía

El pectoral mayor nace de una capa amplia en la forma de dos fascículos diferentes, es decir, uno superior clavicular y otro inferior esternocostal, que se ensanchan hasta llegar a una inserción trilaminar compleja en el borde externo de la corredera bicipital. Parte del fascículo esternocostal gira sobre sí mismo hasta tener un aspecto redondeado en el pliegue axilar anterior y, en consecuencia, las fibras más inferiores se insertan en un punto más proximal en el húmero y en un tramo semilunar en la cápsula de la articulación del hombro. McEntire y cols.[50] atribuyen la escasa frecuencia de las roturas completas del pectoral mayor a la forma laminar del músculo y su inserción compleja.

Clasificación

Las roturas del pectoral mayor se clasifican con arreglo a su extensión y a su localización. Las de tipo 1 consisten en contusiones o distensiones; las de tipo 2 son roturas parciales; y las de tipo 3 son roturas completas del origen del músculo, del vientre muscular, de la unión musculotendinosa o del tendón o avulsiones de la inserción.

Son más frecuentes los desgarros parciales que las roturas completas, localizándose habitualmente los primeros en la unión musculotendinosa, mientras que las roturas completas tienden a producirse en la superficie de contacto entre tendón y hueso.[50] La mayoría de los casos corresponden sin duda a roturas parciales, aunque 90 de los 104 casos comunicados desde 1972 que necesitaron cirugía fueron roturas completas. En estas comunicaciones, la lesión predominante fue la avulsión del húmero en 78 casos, la avulsión de la unión musculotendinosa en 17 casos, las roturas tendinosas en 3 casos y sólo en 2 casos se produjo rotura del músculo propiamente dicho.

Incidencia y mecanismos

Se pensaba que la rotura del músculo pectoral mayor era rara, pues los casos publicados hasta los años 70 eran bastante escasos. McEntire y cols.[50] revisaron la bibliografía en 1972 y llegaron a la conclusión de que probablemente la lesión sea mucho más frecuente de lo que indican las comunicaciones. Los cerca de 167 casos publicados durante los últimos 30 años suponen casi el 75% de los 223 casos comunicados en la bibliografía médica. El problema se ha detectado casi exclusivamente en varones. Aunque la lesión se ha registrado en pacientes de todas las edades, desde recién nacidos hasta los 79 años, la mayor parte se produce entre los 20 y los 40 años.

La rotura del pectoral mayor se produce después de tensiones musculares extremas, de traumatismos directos o de una combinación de ambas. De los 56 casos revisados por McEntire y cols.,[50] la tensión muscular exagerada provocó 37 lesiones y los traumatismos directos 9. La combinación de ambos mecanismos fue la causa en cuatro casos y se comunicaron roturas espontáneas en 3 pacientes. En la bibliografía más reciente, la causa fue una tensión excesiva en 152 pacientes y lesión directa en 5 casos. El mecanismo de lesión más frecuente ha sido el asociado a levantamiento de peso (46%), debiéndose aproximadamente el 30% de las lesiones al ejercicio en el banco de pesas. Las lesiones producidas en el banco de pesas fueron la causa de cuatro de nueve casos comunicados por Zeman y cols.,[101] 9 de 19 comunicados por Kretzler y Richardson,[40] 9 de 15 registrados por Connell[12] y 10 de 17 estudiados por Schepsis y cols.[83] (Las lesiones sufridas durante la práctica del rugby fueron la causa en 12 de 22 casos comunicados por Hanna y cols.[32])

Wolfe y cols.,[99] después de estudios clínicos y en necropsia, plantearon una explicación de la alta cifra de lesión en gimnastas que efectuaban «prensas en banca». Sus pacientes señalaron que la rotura se produjo cuando la barra estaba en su punto más bajo y los hombros en extensión de 30°. En dicho punto hubo estiramiento desproporcionado de las fibras de la porción más baja del fascículo esternal. Elliot y cols.[19] han demostrado en estudios electromiográficos (EMG) que el músculo pectoral mayor está activado al máximo al comenzar el levantamiento, con el húmero en posición de extensión. Wolfe y cols.[99] piensan que la aplicación de cargas máximas en las fibras inferiores distendidas en un plano de desventaja mecánica extrema causa la rotura. La carga continuada incrementa la tensión en las fibras restantes del fascículo esternal, que terminan rompiéndose. Esta explicación puede justificar la mayor incidencia de roturas del fascículo esternal durante el levantamiento de pesas. Otro mecanismo frecuente es cuando la persona intenta amortiguar una caída, en cuyo caso se aplica fuerza intensa sobre el músculo pectoral mayor, que está en una situación de contracción máxima.

Al parecer, existe también una correlación entre el mecanismo de lesión y el tipo de rotura. El traumatismo directo origina desgarros del vientre muscular, en tanto que la tensión excesiva causa avulsión de la inserción humeral o rotura de la unión musculotendinosa. Los luchadores tienen la propensión a romper el músculo en la porción esternoclavicular superior.

Manifestaciones clínicas

En los casos de lesión aguda, antecedente de carga excesiva en el músculo, golpe directo o aplastamiento, la lesión en el hombro conlleva un dolor intenso, penetrante y a menudo ardoroso, y una sensación de desgarro en el lugar afectado. Se trata de una lesión importante y grave que conlleva hinchazón y equimosis notables. De inmediato se advierte la disfunción del hombro.

Los signos físicos dependen de la zona de rotura. Si se lesiona en la porción proximal, la hinchazón y la equimosis por lo común se manifiestan en la porción anterior de la pared del tórax en el lado afectado. El vientre muscular se retrae hacia el pliegue axilar, con lo cual se produce una masa o tumefacción prominente. La rotura en la porción distal puede originar hinchazón y equimosis en el brazo y el pecho; la parte mayor del músculo sobresale del tórax y se adelgaza el pliegue axilar (Fig. 21-1). Hay dolor al palpar la zona de rotura, y por lo común se detecta un defecto visible o palpable. Zeman y cols.[101] dieron a conocer el caso de un individuo en quien, a la palpación, el tendón parecía intacto a través de su inserción humeral. Sin embargo, en la operación se identificó un desgarro completo en la unión musculotendinosa (Fig. 21-2) y la capa aponeurótica suprayacente daba la impresión de que el tendón estuviera intacto. Los autores advirtieron a los médicos que la falta de un defecto palpable en la axila no constituye un signo fiable de continuidad del pectoral mayor. La aducción y la rotación interna del brazo contra resistencia son débiles y conllevan intensificación del defecto y del dolor. En estos casos, si el individuo acude tardíamente al médico, será el signo predominante, y el defecto palpable confirmará el proceso patológico en esta zona.

Evaluación radiológica y de laboratorio

Por lo general, las radiografías no revelan alteraciones óseas, pero la ausencia de la sombra normal del pectoral mayor se ha descrito como un signo de rotura fiable. En presencia de un hematoma importante, es visible la sombra de los tejidos blandos, mientras que la ecografía puede ser útil para confirmar la localización de la rotura. Publicaciones recientes indican que la RM es superior a la TC y debe ser la modalidad de elección en la valoración de las lesiones del pectoral mayor.[11] Se ha señalado que la RM permite distinguir los desgarros parciales de las roturas completas y también que puede diferenciar las lesiones agudas de las crónicas.[11] En los desgarros agudos, se demuestra la presencia de hemorragia y edema (Fig. 21-3), mientras que en los crónicos la

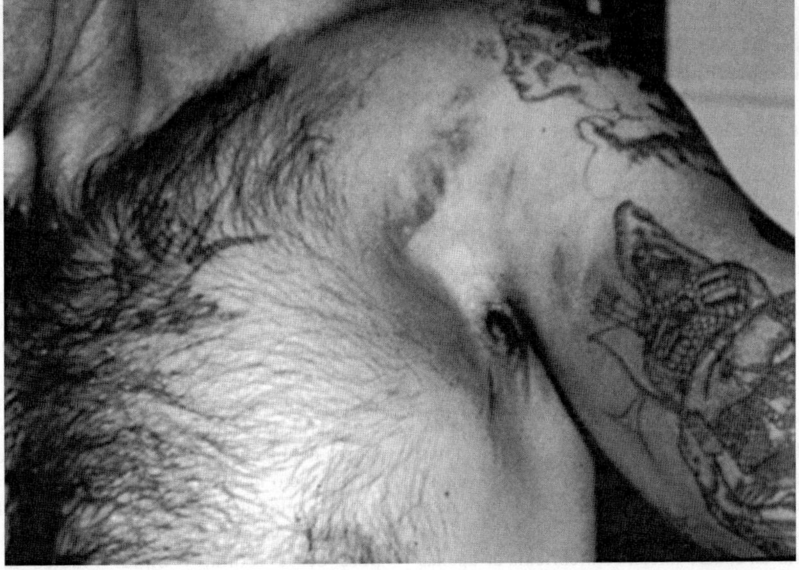

Fig. 21-1 • Rotura del pectoral mayor en un levantador de pesas de 30 años. *(Cortesía del doctor J. J. Brownlee.)*

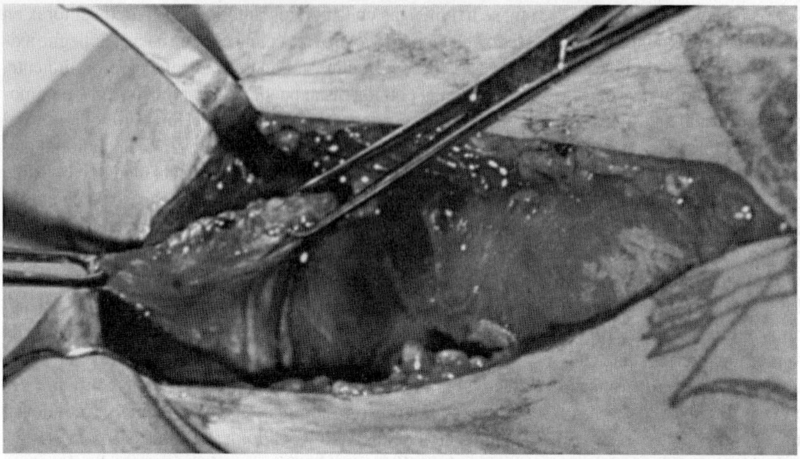

Fig. 21-2 • Alteraciones detectadas durante la operación en el paciente de la Figura 21-1. Se observó avulsión y desprendimiento de la inserción humeral del tendón del pectoral mayor *(derecha).*

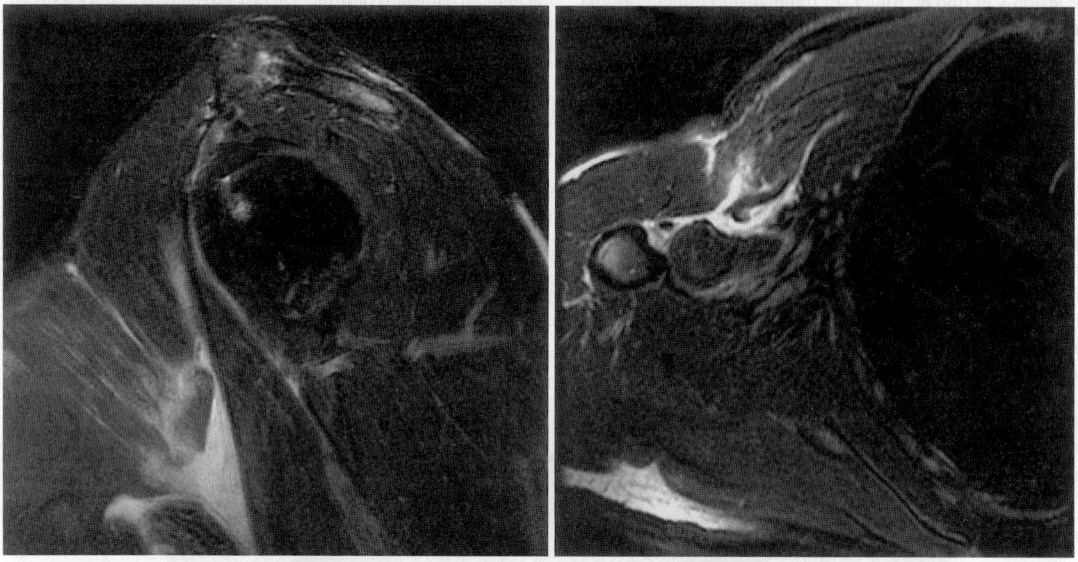

Fig. 21-3 • Imágenes obtenidas por resonancia magnética de una avulsión del tendón del pectoral mayor de su inserción humeral.

RM muestra fibrosis y tejido cicatricial.[11] Se puede utilizar la RM como método de control durante la cicatrización cuando se trata a los pacientes con medidas conservadoras y también para evaluar la calidad del músculo antes de volver a las competiciones deportivas.

Complicaciones

La complicación más siniestra corroborada de la rotura del pectoral mayor es la sepsis, es decir, la infección del hematoma concurrente. De tres casos publicados,[61,69,73] la sepsis fue causa directa de muerte en uno y coadyuvó al fallecimiento por neumonía en otro. El caso descrito por Pai y Simison[69] tuvo la peculiaridad de generar un cuadro inicial con febrícula de apenas 37,5 °C y un recuento leucocitario de 11.500 células/cm^3 a pesar de que se hizo drenaje de 1.500 ml de pus franco. Se identificó en cultivo estreptococo β-hemolítico. La formación de un seudoquiste en un hematoma ha sido descrita por Ronchetti,[80] y también se han señalado lesiones neuromusculares coexistentes. Kawashima y cols.[39] informaron del caso de una persona que sufrió aplastamiento y rotura total del pectoral mayor en la unión musculotendinosa, con hipoestesia en los dermatomas C6-C8 y T1 de la extremidad afectada. Se han descrito también otras lesiones musculares coexistentes, como rotura de la porción anterointerna del deltoides vecino, rotura del pectoral menor y desgarros del manguito de los rotadores. Las lesiones adicionales en un sujeto incluyeron fractura del húmero y fracturas compuestas en los huesos de ambos antebrazos. Purnell[79] ha descrito miositis osificante en un enfermo atendido cuatro meses después de la rotura, y Smith[88] indicó la aparición de un rabdomiosarcoma 10 años después de la rotura del pectoral mayor en el mismo lugar.

ciales. En 1922, Gilcreest[27] afirmó que: «Casi todos los autores piensan que cerca del 66% de las roturas se producen en el parénquima muscular». Las cifras de rotura muscular son mucho mayores; sin embargo, artículos publicados en fechas anteriores registran casos de rotura muscular. En 1928, Conwell[13] describió el caso de un varón de 38 años que sufrió la lesión por tracción de la extremidad, en tanto sostenía un barreno de mano. En la operación se advirtió rotura completa de los dos vientres del bíceps en el tercio medio y los bordes de la rotura estaban bastante demarcados y regulares, como si hubieran sido cortados con cuchillo.

En 106 roturas de bíceps producidas en 100 personas, Gilcreest[27] diagnosticó rotura completa de todo el músculo en seis individuos, parcial en uno, rotura completa de la porción larga en tres más y rotura parcial en otros cinco. Se advirtió la rotura completa del fascículo corto y una rotura parcial.

En 1941, Tobin y cols.[93] describieron roturas del músculo bíceps en paracaidistas. En 1978, Heckman y Levine[36] señalaron los casos de 48 paracaidistas con rotura del bíceps, lo cual constituyó la mayor serie publicada.

Bricknell[7] observó una rotura del músculo bíceps en un paracaidista británico, que consiguió una recuperación funcional completa, sin pérdida de potencia muscular, con tratamiento conservador. Tanto DiChristina y Lustig[10] como Moorman y cols.[57] comunicaron casos de rotura del bíceps en accidentes de esquí acuático, en el último de los cuales se produjo también un problema neurovascular de la unidad musculotendinosa por el desplazamiento hacia el antebrazo.

Incidencia y mecanismos

Se pensaba que la rotura del bíceps constituía una lesión rara. Por las razones mencionadas, en las publicaciones originales se hizo un diagnóstico excesivo de la lesión y las cifras son desorientadoras. En las publicaciones antiguas se ha descrito lesión indirecta por tracción aplicada al bíceps contraído. En fecha más reciente, los informes publicados comprenden ejemplos de lesión directa en paracaidistas militares.[36,93] En el lapso de 1973 a 1975, Heckman y Levine[36] atendieron a más de 50 individuos con corte cerrado del bíceps en una población de 40.000 miembros de la tropa paracaidista que realizaron más de 10.000 saltos cada año.

El mecanismo de lesión es esencialmente el mismo en todos los paracaidistas. La mochila de éstos está atada al cuerpo del aeroplano por medio de una correa de nailon tejido de 2 cm de ancho, llamada cuerda estática. Una vez que el paracaidista salta al vacío, la aplicación súbita de una fuerza de 6,33 kg/cm^2 a la mochila del paracaídas le hace liberarse y, con ello, abrirse. Si la cuerda estática está mal colocada por delante del brazo, puede ejercer una fuerza intensa en el bíceps, más aún si de forma simultánea se coloca en abducción después del impulso inicial de caída.

Manifestaciones clínicas

El paciente señala el antecedente de una lesión directa o indirecta, como se señaló. Después de una lesión indirecta hay una sensación de desgarro o «estallamiento» en el brazo seguida de dolor, hinchazón y adinamia intensa. Gilcreest[28] afirma que el dolor es más intenso en las roturas musculares que en las de tendones. También puede haber un defecto visible y palpable en el

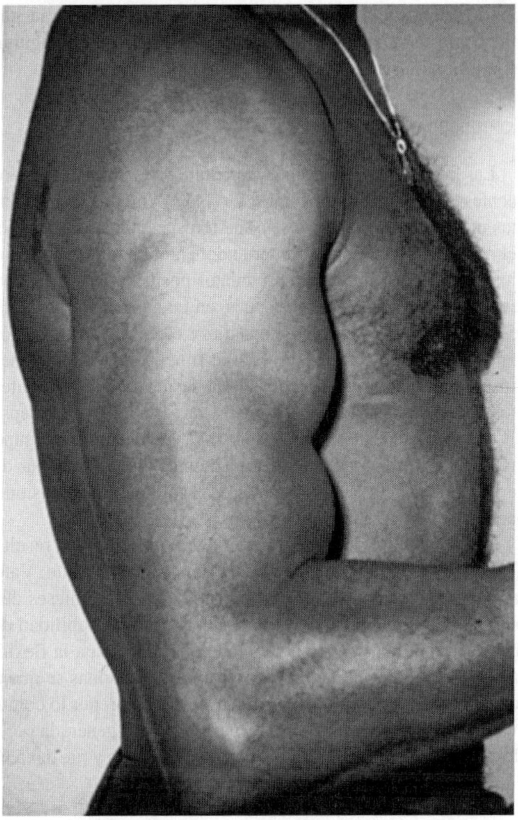

Fig. 21-4 • Rotura del bíceps en un levantador de pesas.

músculo (Fig. 21-4), en particular si se atiende en fecha temprana al paciente antes de que se produzcan hematoma e hinchazón notables. Gilcreest también afirma que puede palparse el húmero debajo de la piel en el defecto, tal vez con interposición del braquial anterior. A menudo surgen equimosis y hematomas intensos. La debilidad es manifiesta y su intensidad depende de la magnitud de la rotura. En los paracaidistas estudiados por Heckman y Levine la piel mostró siempre algún grado de contusión o abrasión, pero no desgarro. Los autores mencionados afirmaron que, si bien se produjeron de forma inmediata y notable hemorragia e hinchazón local, a veces es difícil identificar el defecto de manera inmediata y tal vez no se reconozca el grado de la lesión. Una vez que el hematoma y la hinchazón aguda ceden, se advierte con mayor facilidad la intensidad del daño.

Evaluación radiográfica

En la serie de Heckman y Levine,[36] las radiografías obtenidas en el momento de la lesión no aportaron datos positivos, excepto en una persona que también mostró fractura del cuello del omóplato. Artículos recientes reúnen innumerables informes que refuerzan la predicción de los autores respecto a la utilidad de la ecografía y de la RM como recursos para confirmar la presencia de rotura del bíceps.[20,46,48,78,94,96] La mejor resolución de los tejidos blandos que se logra con medios de contraste en estos estudios de diagnóstico, en comparación con la de la radiografía, permite confirmar el diagnóstico, además de identificar la magnitud de la lesión muscular.

Complicaciones

Las lesiones del nervio musculocutáneo del brazo fueron frecuentes en la serie de Heckman y Levine.[36] Ninguna de las víctimas mostró alteración de la sensación respecto a la distribución del nervio braquial cutáneo interno del antebrazo, pero los estudios electromiográficos arrojaron datos positivos en 9 de 11 enfermos estudiados. Un año después, en las visitas de vigilancia se advirtió que dos pacientes tenían trazos electromiográficos normales; en seis había signos de restablecimiento de la función nerviosa al músculo y en uno persistía la desnervación. Dos enfermos tuvieron desnervación de uno de los fascículos del tríceps a los tres y cuatro meses de la lesión y se esperaba que se recuperasen. Los autores concluyeron que a menudo había contusión del nervio musculocutáneo del brazo, pero sólo en raras ocasiones parálisis permanente del músculo.

Heckman y Levine[36] corroboraron con precisión los resultados de las roturas del bíceps tratadas de forma deficiente. Valoraron a 28 paracaidistas varones un promedio de 19 meses después de la lesión. Veinticinco pacientes mostraron debilidad del brazo y fatiga, más aún con actividad que obligaba a la flexión rápida y repetida del codo. De ese grupo, 17 personas se quejaron de un defecto antiestético y 12 sufrieron dolor, por lo común cuando utilizaban el músculo. La fuerza máxima generada por la flexión del codo en 90° se midió con un ergómetro y fue del 53% de la medida en los testigos.

Métodos de tratamiento

Heckman y Levine[36] trataron a 20 pacientes que habían sido asignados a uno de dos regímenes de tratamiento. Diez enfermos fueron sometidos a reparación quirúrgica inmediata en término de 72 horas de producida la lesión. Por la vía de acceso anteromedial se exploró el músculo. La típica lesión detectada en todas las situaciones fue la sección del vientre, con recubrimiento aponeurótico intacto, y el espacio dentro de la aponeurosis estaba lleno de sangre. Se evacuó el hematoma y se reaproximó el vientre muscular con suturas dobles en ángulo recto con *catgut* fuerte reforzadas con un colgajo en U de fascia bicipital. Hecho lo anterior, se inmovilizó el codo en flexión aguda durante cuatro semanas y con 90° durante dos semanas más. El segundo grupo de 10 pacientes fue tratado con aspiración e inmovilización con ortesis. Pareció a los autores que el hematoma intraaponeurótico fue el elemento obstructivo primario que impidió el cierre del déficit muscular. En la operación se ha observado que el hematoma puede aspirarse con una aguja de calibre 16, y el defecto muscular cerrarse con flexión aguda del codo; ante las dos razones anteriores se utilizó el método mencionado de tratamiento. Después de la aspiración se inmovilizó el codo en un enyesado en flexión aguda durante seis semanas; transcurrido ese lapso se comenzaron ejercicios en el arco de movimiento.

La potencia muscular fue prácticamente idéntica (76,5% de lo normal y 77% de lo normal, respectivamente) a los 8,8 meses de vigilancia después de la operación o 7,1 meses después de la aspiración. Las dos cifras fueron mucho mejores que la del 53% de lo normal detectada en el grupo original no tratado. Un paciente del grupo quirúrgico terminó por mostrar una infección profunda de la herida que obligó a desbridamiento, antibióticos intravenosos y cierre secundario. Ante la fuerza igual de los dos grupos y la ausencia de complicaciones de la aspiración y la inmovilización con ortesis, los autores se han inclinado por este último tratamiento.

El tratamiento tardío genera sólo resultados medianos. Heckman y Levine[36] intentaron la reparación en seis sujetos entre los 4 y los 18 meses. El nervio musculocutáneo estuvo intacto en la base de la herida en todos los casos. Se advirtió que el tejido cicatrizal estaba más denso en los sujetos operados tardíamente. A los seis meses, tres de cinco enfermos mostraron mayor fuerza (promedio del 42% de la fuerza normal, que mejoró al 57%) y hubo moderada mejoría del aspecto de la zona.

Es interesante la ampliación que realizaron Leighton y cols.[42] de una investigación original de Agins y cols.,[1] en la que identificaron diferencias entre la reparación completa de extremidades dominantes y no dominantes después de tratamiento quirúrgico de roturas distales del tendón bicipital. Las pruebas realizadas en las extremidades dominantes indicaron recuperación completa de la potencia de supinación del antebrazo y también de la flexión del codo. En extremidades no dominantes reparadas, se detectaron deficiencias del 14% en la potencia de supinación y del 14% en la de flexión (corregidas respecto a la extremidad dominante) en relación con las cifras calculadas. Después de extirpar un bíceps braquial roto del brazo de un chico de 15 años, Moorman[57] no observó pérdida de fuerza en la supinación del antebrazo ni en la flexión glenohumeral un año después de la lesión, aunque se detectó un déficit de fuerza en la flexión del codo. Las diferencias de la resistencia no fueron significativas. Leighton y cols.[42] señalaron que, aunque las probabilidades de que las extremidades dominantes consigan una función normal después de la reparación son mayores, también será necesaria una rehabilitación intensa de las no dominantes para conseguir la máxima fuerza.

TRATAMIENTO PREFERIDO

Al atender a víctimas de rotura bicipital en fase aguda, los autores prefieren la aspiración del hematoma y la inmovilización del codo en la fase aguda durante 6 semanas. En roturas subagudas emprenden la reparación abierta e inmovilización en flexión aguda durante 4 semanas y la flexión en 90° durante 2 semanas. Si hay un retraso notable antes de acudir por primera vez el enfermo, la decisión de reparar el músculo se basa en elementos como la ocupación de la persona, el déficit funcional y el interés por que la zona recupere un mejor aspecto. El pronóstico en tales casos es reservado.

ROTURA DEL SERRATO MAYOR

A veces se detecta la protrusión postraumática del omóplato (escápula alada) a causa de la lesión del nervio al serrato mayor, y se han publicado algunos cientos de casos en la bibliografía en inglés, pero la rotura del serrato mayor es un trastorno muy raro. Fitchet[22] fue el primero en señalar lesión de dicho músculo; en 1930 describió cinco casos, si bien el diagnóstico no se confirmó por medios quirúrgicos en ninguno de ellos, y en esa época no se contaba con equipo electrodiagnóstico para descartar la lesión del serrato mayor. En 1940, Overpeck y Ghormley[68] aportaron cinco casos más en que hubo la sospecha de rotura del serrato mayor. En su opinión, la intensidad del dolor fue útil para diferenciar la rotura muscular de la parálisis del nervio al serrato mayor, en cuanto a que el traumatismo del músculo originó dolor más intenso que el que se percibe cuando hay sólo afección del nervio. Una vez más, los casos no fueron confirmados por cirugía ni métodos electrodiagnósticos.

En 1981, Hayes y Zehr[35] hicieron el primer estudio de avulsión traumática del serrato mayor corroborada en cirugía. El paciente, un varón de 25 años, conducía un vehículo todo terreno que se volcó, y en el accidente sufrió una contusión cerebral leve con fractura del maxilar inferior y lesión del hombro derecho que ocasionó fractura desplazada del ángulo inferior de la escápula. No se precisó el mecanismo exacto de la lesión. Se le colocó un cabestrillo y a las dos semanas se advirtió que la escápula sobresalía. La alteración alar persistió; cuando volvió a su trabajo de carpintero constructor meses después, advirtió cansancio fácil del brazo y debilidad, particularmente cuando actuaba con el brazo por delante o sobre la cabeza. También le molestaba la sensación «rasposa» debajo de la escápula. Los síntomas persistieron y después de nueve meses se sometió a exploración. Los datos incluyeron rotura del romboides mayor y del serrato mayor. La unión tendinosa del serrato mayor al polo separado inferior permaneció intacta. Se extirpó el polo mencionado y se fijaron de nuevo ambos músculos al borde «avivado» de la escápula con sutura de seda n.º 1. En el postoperatorio se utilizó un cabestrillo de Velpeau y se protegió el hombro durante 6 semanas. Se recuperó la potencia completa y desapareció la escápula alada; el paciente reanudó sus ocupaciones habituales. Hayes,[34] más adelante, trató a un segundo paciente que resultó lesionado en la volcadura de un automóvil, con una avulsión semejante en el polo inferior del omóplato. Sufría dolor y debilidad en trabajos de soldador y después de la reparación mejoró en gran medida.

Meythaler y cols.,[52] en 1986, publicaron un tercer caso de rotura del serrato mayor en un varón de 64 años con artritis reumatoide intensa. Su lesión se produjo con dos episodios de «rodamiento» en la cama, con el hombro en flexión y abducción. La escápula alada se advirtió clínicamente, junto con notable edema y equimosis infraescapulares, que se extendieron por la pared lateral del tórax. Los estudios de conducción nerviosa fueron normales en el nervio del serrato mayor y también los datos electromiográficos. El tratamiento fue conservador, y después del reposo se emprendió un programa de fisioterapia intensiva. Después de 16 semanas, el paciente mostraba independencia en las actividades de la vida diaria, pero persistía la prominencia escapular. En estos casos hubo varios factores predisponentes. La limitación manifiesta del movimiento de la articulación glenohumeral incrementó las cargas impuestas al serrato mayor debilitado de por sí, por la administración crónica de prednisona y la atrofia muscular de tipo 2 propia de la artritis reumatoide. La coagulopatía inducida por salicilatos contribuyó al hematoma.

Con base en la escasa experiencia publicada sobre la rotura del serrato mayor, los autores recomiendan la reparación quirúrgica en todos los pacientes, salvo en los ancianos y en los debilitados.

ROTURA DEL CORACOBRAQUIAL

En 1939, Gilcreest y Albi[29] explicaron que no pudieron detectar un solo caso publicado de rotura del coracobraquial. Sin embargo, señalaron un caso aislado causado por violencia directa y en la operación identificaron la rotura del vientre del músculo. La persona había mostrado notable deficiencia funcional del brazo, y en el postoperatorio indicó la recuperación completa. En 1941, Tobin y cols.[93] señalaron un segundo caso de un paracaidista por lesión directa causada por la cuerda estática. En la serie de pacientes señalados por Anzel y cols.,[5] de la Clínica Mayo, no hubo caso alguno de este tipo entre 1.412 roturas de músculos. La lesión parece ser rara y se recomienda la reparación inmediata en personas jóvenes activas.

ROTURA DEL SUBESCAPULAR

En 1835, Smith[89] fue el primero en señalar el desgarro aislado del tendón del subescapular en un cadáver. Speed[90] señaló los casos de dos individuos en quienes se había diagnosticado sobre bases clínicas la rotura del tendón del subescapular, pero no se había hecho cirugía. Gilcreest y Albi[29] señalaron la presencia de una rotura detectada en la operación, pero no dieron detalles del lugar en que estaba.

Se ha corroborado con exactitud[17,33,59,91] la rotura parcial del subescapular en casos de luxación anterior de la articulación glenohumeral. La porción del músculo particularmente vulnerable ha sido en el cuarto inferior, lugar en que la inserción puede hacerse directamente del músculo al hueso.[17,91] En 45 personas operadas por luxación anterior recurrente, Symeonides[91] señaló seis roturas del cuarto inferior del subescapular; en 24 personas hubo roturas parciales del músculo en otros puntos. También se ha producido en cadáveres, por la luxación anterior del hombro,[17,91] rotura parcial del subescapular. La presencia de la lesión muscular se ha utilizado como base y fundamento de la inmovilización en la rotación interna después de luxación anterior aguda del hombro.

McAuliffe y Dowd[49] señalaron un caso de avulsión completa de inserción del subescapular en una mujer de 54 años que cayó directamente sobre el hombro. Fue imposible luxar éste bajo anestesia general. Después de nueva unión del fragmento con sutura de nailon, la mujer recuperó el movimiento completo y reanudó sus actividades normales en término de tres meses.

En fechas recientes se han publicado tres grandes estudios de rotura aislada del tendón del subescapular. En 1991, Gerber y Krushell[26] publicaron los datos de 16 varones, tres de los cuales se habían sometido a cirugía. La edad promedio de ellos fue de 51 años. La lesión fue causada por rotación externa violenta del brazo en aducción en siete sujetos y por hiperextensión violenta en otros seis. Dos lesiones acaecieron en accidentes de vehículos motorizados y sólo una dependió de luxación anterior. Todas las personas se quejaban de dolor en plano anterior, muy molesto, por la noche, y tenían dolor y debilidad cuando utilizaban el brazo por arriba y por debajo del nivel del hombro. Los autores describen la prueba de «levantamiento», que fue anormal en 12 de los 13 pacientes estudiados. En uno de ellos hubo limitación de la rotación interna, al grado que fue imposible efectuar la prueba. En 13 de 14 sujetos estudiados disminuyó la debilidad de la rotación interna y hubo un incremento de la rotación externa pasiva en 10 de 16 pacientes. La porción larga del bíceps mostró luxación en sentido interno en nueve pacientes y se rompió en dos más. Por medio de ecografía, artrografía-TC y RM pudo precisarse con exactitud el diagnóstico quirúrgico. Los autores recomendaron en primer término el estudio ecográfico y la adición de RM en casos dudosos. Los 16 pacientes fueron operados más bien por la vía deltopectoral recomendada, con precauciones para proteger los nervios circunflejo y musculocutáneo, porque se movilizó el muñón tendinoso. Los resultados tempranos de la reparación fueron muy alentadores.

En 1994, Nove Josserand y cols.[64] publicaron datos de 21 casos de rotura aislada del subescapular, todos ellos confirmados quirúrgicamente. También en la bibliografía francesa, Nerot y cols.[62] comunicaron 25 desgarros del manguito de los rotadores que afectaron predominantemente al subescapular. Cuando el pinzamiento coracohumeral es evidente, el autor recomienda tener presente la posibilidad de una rotura del subescapular.

Gerber y cols.[25] comunicaron en 1996 los resultados de la reparación quirúrgica de la rotura aislada del tendón del subescapular en 16 pacientes. Quedaron excluidos los que presentaban avulsión del troquíter o avulsión postoperatoria. El tratamiento quirúrgico consistió en la reinserción transósea del tendón en una depresión creada en el troquín. Treinta pacientes calificaron subjetivamente el resultado como excelente o bueno. La puntuación funcional media del hombro, valorada por el sistema de Constant, fue del 82% del valor normal promedio, equiparado para edad y sexo. La capacidad de los pacientes para volver a su ocupación original había aumentado de una media del 59% de la capacidad preoperatoria completa a una media del 95% en el postoperatorio. Las características preoperatorias más constantes fueron el aumento de la rotación externa excesiva pasiva y la incapacidad para mantener la rotación interna máxima pasiva de forma activa. Los resultados indicaron que un retraso prolongado (superior a 36 meses) entre la lesión y la reparación afectaba de forma adversa al resultado final. En resumen, se puede encontrar una cantidad importante de comunicaciones de roturas aisladas del subescapular en la bibliografía reciente, lo que pone de manifiesto que la lesión es más frecuente de lo que antes se pensaba

La rotura del subescapular después de la primera luxación del hombro predispone a inestabilidad recurrente. Neviaser y cols.[63] evaluaron a 37 pacientes mayores de 40 años que habían sufrido desgarros del manguito de los rotadores con luxaciones anteriores primarias del hombro. De este grupo, 11 enfermos acabaron por mostrar inestabilidad anterior por rotura del tendón del subescapular y la cápsula anterior. Después de reparar uno y otro elementos, se recuperó la estabilidad. En 1993, Moeckel y cols.[55] se ocuparon del problema de la inestabilidad en una revisión de 236 reemplazos totales de hombro del Hospital for Special Surgery. Diez pacientes mostraron inestabilidad, siete de ellos en plano anterior, lo cual se debió a rotura del tendón del subescapular. A pesar de la reparación, tres pacientes siguieron mostrando dicho problema.

En 1994, Patten[74] publicó datos de RM de nueve pacientes con desgarros del manguito de los rotadores confirmados en cirugía que afectaron de manera predominante o exclusiva al tendón del subescapular. Hubo poca definición del contorno del tendón mencionado, y esta estructura mostró una hiperintensidad anormal de señales en las imágenes con preponderancia de T2. En siete pacientes (78%) hubo discontinuidad y retracción franca del tendón. En tres hubo engrosamiento de la porción distal del tendón, y calcificación en un caso más. Cinco sujetos tuvieron luxación del tendón en sentido interno.

En 1999, Pfirrmann y cols.[75] realizaron una revisión retrospectiva de RM con artrografía de los hombros de 50 pacientes. Dos radiólogos analizaron las imágenes y observaron una sensibilidad del 91% y una especificidad del 86%-79% (lector 1/lector 2) para el diagnóstico de desgarros del tendón del subescapular. Varios signos eran específicos (90% al 100%) pero carecían de sensibilidad (29% al 62%): salida de material de contraste al troquín, degeneración grasa del músculo subescapular y anomalías en el trayecto del tendón largo del bíceps.

Tung y cols.[95] comunicaron en 2001 los signos del desgarro del tendón del subescapular en la RM. Realizaron una revisión retrospectiva de 16 pacientes con desgarros aislados del tendón del subescapular confirmados en la intervención quirúrgica o en la artroscopia. Había signos primarios de desgarro del tendón del subescapular en la RM en el 94% de los desgarros confirmados en la cirugía, aunque sólo se había realizado diagnóstico preoperatorio en el 31% de los casos. El aspecto más frecuente en la RM (63%) fue el de desgarro completo que afectaba al tercio superior del tendón, con un aspecto relativamente normal de los dos tercios inferiores. Los datos asociados de la RM fueron desplazamiento medial o señal anormal del tendón del bíceps y desgarros del rodete glenoideo superior.

ROTURA DEL SUPRAESPINOSO

La rotura del músculo supraespinoso en la unión musculotendinosa fue comunicada por Hertel y Lambert[37] en 1998. La lesión se produjo en un varón de 34 años al caerse de una bicicleta y se asoció a avulsión ósea del infraespinoso. El paciente fue explorado inicialmente 6 años después de la lesión y se realizó una reparación terminoterminal. A las 12 semanas del postoperatorio había recuperado la elevación activa completa, pero 5 meses después de la cirugía se produjo una nueva rotura al caerse el paciente de una escalera.

ROTURA DEL INFRAESPINOSO

En 1990, Motta y Carletti[60] comunicaron la rotura espontánea del músculo infraespinoso en su inserción escapular. La lesión se produjo en una mujer joven al caerse de una silla, al forzarse el mecanismo de rotación interna y aducción del hombro. Se trató a la paciente con medidas conservadoras y un año más tarde no había limitaciones del movimiento del hombro.

ROTURA DEL REDONDO MAYOR

Maldjian y cols.[47] comunicaron un desgarro aislado del músculo redondo mayor en un accidente de esquí acuático producido por una fuerza brusca hacia delante provocada por el cable del remolque al tirar del brazo del sujeto hacia delante. La RM mostró una rotura de las fibras del músculo redondo mayor cerca de su inserción en el húmero, pero el manguito de los rotadores estaba intacto. Los autores explican por qué podría ser el músculo redondo mayor especialmente vulnerable a las lesiones por este mecanismo. No se presenta debate sobre el tratamiento y los resultados.

CONCLUSIÓN

La rotura de músculos no es frecuente, pero puede originar discapacidad notable después de lesión directa o indirecta del brazo o del hombro. La reparación quirúrgica es difícil por el problema de suturar de manera directa el tejido muscular; sin embargo, se recomienda la reparación en la fase inmediata siempre que sea posible. Dicha reparación puede auxiliarse con la inmovilización en una posición en que aproxime los bordes del músculo desgarrado. Después de ello se inician programas de ejercicio, con protección cuidadosa, para asegurar la rehabilitación óptima.

REFERENCIAS BIBLIOGRÁFICAS

1. Agins HJ, Chess J, Hoekstra D, and Teitge R: Rupture of the distal insertion of the biceps brachii tendon. Clin Orthop *233*:34-38, 1988.
2. Albo A: Ruptured pectoralis major tendon: A case report on delayed repair with muscle advancement. Acta Orthop Scand *65*:652-653, 1994.
3. Allen AA and Drakos MC: Partial detachment of the deltoid muscle. Am J Sports Med *30*:133-134, 2002.
4. Anderson KJ and Le Cocq JF: Rupture of the triceps tendon. J Bone Joint Surg Am *39*:444-446, 1957.
5. Anzel H, Covey KW, Weiner AD, et al: Disruption of muscles and tendons: An analysis of 1,014 cases. Surgery *45*:406-414, 1959.
6. Bak K, Cameron EA, and Henderson J: Rupture of the pectoralis major: A meta-analysis of 112 cases. Knee Surg Sports Traumatol Arthrosc *8*:113-119, 2000.
7. Bricknell MCM: Traumatic rupture of biceps brachii—a hazard of military parachuting. J R Army Med Corps *137*:144-145, 1991.
8. Brickner WM and Milch H: Ruptures of muscles and tendons. International Clinics, vol II, Series 38-7, 1997.
9. Brumbuck RJ: Compartment syndrome complicating avulsion of the origin of the triceps muscle: A case report. J Bone Joint Surg Am *69*:1445-1447, 1987.
10. DiChristina DG and Lustig KA: Rupture through the short head of the biceps muscle belly. Clin Orthop *277*:139, 1992.
11. Clemens H: Traumatische Hemie des M. deltoideus. Dtsch Med Wochenschr *39*:2197, 1913.
12. Connell DA, Potter HG, Sherman MF, and Wickiewicz TL: Injuries of pectoralis major muscle: Evaluation with MRI imaging. Radiology *210*:785-791, 1999.
13. Conwell HL: Subcutaneous rupture of the biceps flexor cubiti; report of one case. J Bone Joint Surg *10*:788-790, 1928.
14. Cronkite AE: The tensile strength of human tendons. Anat Rec *64*:173-186, 1936.
15. Danielsson L: Ruptur av. m. pectoralis major en brottningsskada. Nord Med *72*:1089, 1964.
16. Davis CB: Plastic repair of the deltoid muscle. Surg Clin *3*:287-289, 1919.
17. Delport HP and Piper MS: Pectoralis major rupture in athletes. Arch Orthop Trauma Surg *100*:135-137, 1982.
18. DePalma AF, Cooke AJ, and Prabhaker M: The role of the subscapularis in recurrent anterior dislocations of the shoulder. Clin Orthop *54*:35, 1967.
19. Elliot BC, Wilson GJ, and Kerr GK: A biomechanical analysis of the sticking region in the bench press. Med Sci Sports Exerc *21*:450-462, 1989.
20. Falchook FS, Zlatkin MB, Erbacher GE, et al: Rupture of the distal biceps tendon: Evaluation with MR imaging. Acta Orthop Belg *59*:426-469, 1993.
21. Farrar EL and Lippert FG: Avulsion of the triceps tendon. Clin Orthop *161*:242, 1981.
22. Fitchet SM: Injury of the serratus magnus (anterior) muscle. N Engl J Med *303*:818-823, 1930.
23. Garrett WE Jr, Califf JC, and Bassett FH III: Histochemical correlates of hamstring injuries. Am J Sports Med *12*:98-103, 1984.
24. Garrett WE Jr, Safran MR, Scaber AV, et al: Biomechanical comparison of stimulated and nonstimulated skeletal muscle pulled to failure. Am J Sports Med *15*:448-454, 1987.
25. Gerber C, Hersche O, and Farron A: Isolated rupture of the subscapularis tendon. Results of operative repair. J Bone Joint Surg Am 78:1015-1023, 1996.
26. Gerber C and Krushell RJ: Isolated rupture of the tendon of the subscapularis muscle. Clinical features in 16 cases. J Bone Joint Surg Br *73*:389-394, 1991.
27. Gilcreest EL: Rupture of muscles and tendons, particularly subcutaneous rupture of biceps flexor cubiti. JAMA *84*:1819-1822, 1922.
28. Gilcreest EL: The common syndrome of rupture, dislocation and elongation of the long head of the biceps brachii; analysis of 200 cases. Surg Gynecol Obstet *58*:322-324, 1934.
29. Gilcreest EL and Albi P: Unusual lesions of muscles and tendons of the shoulder girdle and upper arm. Surg Gynecol Obstet *68*:903-917, 1939.
30. Gudmundsson B: A case of agenesis and a case of rupture of the pectoralis major muscle. Acta Orthop Scand *44*:213-218, 1973.
31. Haldeman K and Soto-Hall R: Injuries to muscles and tendons. JAMA *104*:2319-2324, 1935.
32. Hanna CM, Glenny AB, Stanley SN, and Caughey MA: Pectoralis major tears: Comparison of surgical and conservative treatment. Br J Sports Med *35*:202-206, 2001.
33. Hauser FDW: Avulsion of the tendon of subscapularis muscle. J Bone Joint Surg Am *36*:139-141, 1954.
34. Hayes JM: Personal communication, 1988.
35. Hayes JM and Zehr DJ: Traumatic muscle avulsion causing winging of the scapula. J Bone Joint Surg Am *63*:495-497, 1981.
36. Heckman JD and Levine MI: Traumatic closed transection of the biceps brachii in the military parachutist. J Bone Joint Surg Am *60*:369-372, 1978.
37. Hertel R and Lambert SM: Supraspinatus rupture at the musculotendinous junction. J Shoulder Elbow Surg *7*:432-435, 1998.
38. Jones MW and Matthews JP: Rupture of pectoralis major in weight lifters: A case report and review of the literature. Injury *19*:219, 1988.
39. Kawashima M, Sato M, Torisu T, et al: Rupture of the pectoral major: Report of 2 cases. Clin Orthop *109*:115-119, 1975.
40. Kretzler HH Jr and Richardson AB: Rupture of the pectoralis major muscle. Am J Sports Med *17*:453-458, 1989.
41. Lee MLH: Rupture of triceps tendon. BMJ *2*:197, 1960.
42. Leighton MM, Bush-Joseph CA, and Bach BR Jr: Distal biceps brachii repair: Results in dominant and nondominant extremities. Clin Orthop *317*:114-121, 1995.
43. Levy M, Fishel RE, and Stern GM: Triceps tendon avulsion with or without fracture of the radial head—a rare injury. J Trauma *18*:677-679, 1978.
44. Levy M, Golderg I, and Meir I: Fracture of the head of the radius with a tear or avulsion of the triceps tendon. J Bone Joint Surg Br *64*:70-72, 1982.
45. Loos: Beitr Z Klin Chir *29*:410, 1900.
46. Lozano V and Alonso P: Sonographic detection of the distal biceps tendon rupture. J Ultrasound Med *14*:389-391, 1995.
47. Maldjian C, Adam R, Oxberry B, et al: Isolated tear of the teres major: A water-skiing injury. J Comput Assist Tomogr *24*:594-595, 2000.
48. Mayer DP, Schmidt RG, and Ruiz S: MRI diagnosis of biceps tendon rupture. Comput Med Imaging Graph *16*:345-347, 1992.
49. McAuliffe TB and Dowd GS: Avulsion of the subscapularis tendon: A case report. J Bone Joint Surg Am *69*:1454, 1987.
50. McEntire JE, Hess WE, and Coleman S: Rupture of the pectoralis major muscle. J Bone Joint Surg Am *54*:1040-1046, 1972.
51. McMaster PF: Tendon and muscle ruptures. Clinical and experimental studies and locations of subcutaneous ruptures. J Bone Joint Surg *15*:705-722, 1933.
52. Meythaler JM, Reddy NM, and Mitz M: Serratus anterior disruption: A complication of rheumatoid arthritis. Arch Phys Med Rehabil *67*:770-772, 1986.
53. Miles J, Grana W, Egle D, et al: The effect of anabolic steroids on the biomechanical and histological properties of rat tendon. J Bone Joint Surg Am *74*:411-422, 1992.
54. Miller MD, Johnson DL, Fu FS, et al: Rupture of the pectoralis major muscle in a collegiate football player. Am J Sports Med *21*:475-477, 1993.
55. Moeckel BH, Altchek DW, Warren RF, et al: Instability of the shoulder after arthroplasty. J Bone Joint Surg Am *75*:492-497, 1993.
56. Montgomery AH: Two cases of muscle injury. Surg Clin *4*:871, 1920.
57. Moorman CT, Silver SG, Potter HG, and Warren RF: Proximal rupture of the biceps brachii with slingshot displacement into the forearm. J Bone Joint Surg Am *78*:1749, 1996.
58. Morisawa K, Yamashita K, Asami A, et al: Spontaneous rupture of the deltoid muscle associated with massive tearing of the rotator cuff. J Shoulder Elbow Surg *6*:556-558, 1997.
59. Moseley HF and Overgaard B: The anterior capsular mechanism in recurrent anterior dislocation of the shoulder. J Bone Joint Surg Br *44*:913, 1962.
60. Motta F and Carletti T: Spontaneous rupture of the infraspinatus muscle. Int Orthop *14*:351-353, 1990.
61. Moulonguet G: Rupture spontanée du grand pectoral chéz un vieillard. Enorme hematome. Mort Bull Mem Soc Anat Paris *94*:24-28, 1924.
62. Nerot C, Jully JL, and Gerard Y: Rotator cuff ruptures with predominant involvement of the subscapular tendon. Chirurgie *291*:103-106, 1993-1994.
63. Neviaser RJ, Neviaser TJ, and Neviaser JS: Anterior dislocation of the shoulder and rotator cuff rupture. Clin Orthop *291*:103-106, 1993.
64. Nove Josserand L, Levigne C, Noel E, and Walch G: Isolated lesions of the subscapularis muscle. A propos of 21 cases. Rev Chir Orthop Reparatrice Appar Mot *80*:595-601, 1994.
65. O'Driscoll SW: Intramuscular triceps rupture. Can J Surg *35*:203-207, 1992.
66. Ohashi K, El-Khoury GY, Albright JP, and Tearse DS: MRI of complete rupture of the pectoralis major muscle. Skeletal Radiol *25*:625-628, 1996.
67. Orava S, Sorasto A, Aalto K, and Kvist H: Total rupture of the pectoralis major muscle in athletes. Int J Sports Med *5*:272-274, 1984.
68. Overpeck DO and Ghormley RK: Paralysis of the serratus magnus muscle. JAMA *114*:1994-1996, 1940.
69. Pai VS and Simison AJ: A rare complication of pectoralis major rupture. Aust N Z J Surg *65*:694-695, 1995.
70. Panting AL, Hunter MH: Spontaneous rupture of the deltoid [abstract]. J Bone Joint Surg Br *65*:518, 1983.
71. Park JY and Espiniella JL: Rupture of pectoralis major muscle. A case report and review of literature. J Bone Joint Surg Am *52*:577-581, 1970.
72. Partridge: A case of rupture of the triceps cubiti. Med Times Gaz *1*:175-176, 1868.
73. Patissier P: Traite des Maladies des Artisans. Paris: 1822, pp 162-164.
74. Patten RM: Tears of the anterior portion of the rotator cuff (the subscapularis tendon): MR imaging findings. AJR Am J Roentgenol *162*:351-354, 1994.
75. Pfirrmann CWA, Zanetti M, Weishaupt D, et al: Subscapularis tendon tears: Detection and grading at MR arthrography. Radiology *213*:709-714, 1999.
76. Pointud P, Clerc D, Manigand G, and Deparis M: Rupture spontanée du deltoide. Nouv Presse Med *6*:2315-2316, 1976.

77. Preston FS and Adicoff A: Hyperparathyroidism with avulsion of three major tendons. N Engl J Med *266*:968-971, 1962.
78. Ptasznik R and Hennessy O: Abnormalities of the biceps tendon of the shoulder: Sonographic findings. AJR Am J Roentgenol *164*:409-414, 1995.
79. Purnell R: Rupture of the pectoralis major muscle: A complication. Injury *19*:284, 1988.
80. Ronchetti G: Rottura sottocutanea parziale del muscolo grand pettorale con formazione di pseudocistie ematica. Minerva Chir *14*:22-28, 1959.
81. Safran MR, Garrett WE Jr, Scaber AV, et al: The role of warm-up in muscular injury prevention. Am J Sports Med *16*:123-129, 1988.
82. Samuel J, Levernieux J, and de Seze S: A propos d'un cas de rupture du deltoide. Rev Rhum Mal Osteoartic *42*:769-771, 1975.
83. Schepsis AA, Grafe MW, Jones HP, and Lemos MJ: Rupture of the pectoralis major muscle: Outcome after repair of acute and chronic injuries. Am J Sports Med *28*:9-15, 2000.
84. Scott BW, Wallace WA, and Barton MA: Diagnosis and assessment of pectoralis major rupture by dynamometry. J Bone Joint Surg Br *74*:111-113, 1992.
85. Shellock FG, Mink J, and Deutsch AL: MR Imaging of muscle injuries. Appl Radiol *1*:11-16, 1994.
86. Sheps D, Black GB, Reed M, and Davidson JM: Rupture of the long head of the triceps muscle in a child. J Trauma *42*:318-320, 1997.
87. Sherman OH, Snyder SJ, and Fox JM: Triceps avulsion in a professional body builder: A case report. Am J Sports Med *12*:329, 1984.
88. Smith FC: Rupture of the pectoralis major muscle: A caveat. Injury *19*:282-283, 1988.
89. Smith HG: Pathological appearances of seven cases of injury of the shoulder joint with remarks. Am J Med Sci *16*:219-224, 1835.
90. Speed K: Personal communication to Gilcreest, 1939.
91. Symeonides PP: The significance of the subscapularis muscle in the pathogenesis of recurrent anterior dislocation of the shoulder. J Bone Joint Surg Br *54*:476-483, 1972.
92. Tarsney FF: Rupture and avulsion of the triceps. Clin Orthop *83*:177-183, 1972.
93. Tobin WJ, Cohen LJ, and Vandover JT: Parachute injuries. JAMA *117*:1318-1321, 1941.
94. Tomczak R, Friedrich JM, Haussler MD, and Wallner B: [Sonographic diagnosis of diseases of the bicep muscle of arm.] Rontgenpraxis *45*:145-149, 1992.
95. Tung GA, Yoo DC, and Levine SM: Subscapularis tendon tear: Primary and associated signs on MRI. J Comput Assist Tomogr *25*:417-424, 2001.
96. Van Leersum M and Schweitzer ME: Magnetic resonance imaging of the biceps complex. Magn Reson Imaging Clin N Am *2*:77-86, 1993.
97. Visuri T and Lindholm H: Bilateral distal biceps tendon avulsions with use of anabolic steroids. Med Sci Sports Exerc *26*:941-944, 1994.
98. Welsh RP, Macnab I, and Riley V: Biomechanical studies of rabbit tendon. Clin Orthop *81*:171-177, 1971.
99. Wolfe SW, Wickiewicz TL, and Cavanaugh JT: Ruptures of the pectoralis major muscle. An anatomic and clinical analysis. Am J Sports Med *20*:587-593, 1992.
100. Wood TO, Cooke PH, and Goodship AE: The effect of exercise and anabolic steroids on the mechanical properties and crimp morphology of the rat tendon. Am J Sports Med *16*:153-158, 1988.
101. Zeman SC, Rosenfeld RT, and Lipscomb PR: Tears of the pectoralis major muscle. Am J Sports Med *7*:343-347, 1979.

BIBLIOGRAFÍA

Albo A: Ruptured pectoralis major tendon: A case report on delayed repair with muscle advancement. Acta Orthop Scand *65*:642-643, 1994.

Bach BR Jr, Warren RF, and Wickiewicz TL: Triceps rupture: A case report and literature review. Am J Sports Med *15*:285-289, 1987.

Bach NR, Warren RF, and Fronck K: Disruption of the lateral capsule of the shoulder: A cause of recurrent dislocation. J Bone Joint Surg Br *70*:74, 1988.

Bakalim G: Rupture of the pectoralis major muscle: A case report. Acta Orthop Scand *36*:274-279, 1965.

Bayley I, Fisher K, Tsitsui H, and Matthews J: Functional biofeedback in the management of habitual shoulder instability. Paper presented at the 3rd International Conference on Surgery of the Shoulder, Oct 28-30, 1986, Fukuoka, Japan.

Bennett BS: Triceps tendon ruptures. J Bone Joint Surg Am *44*:741-774, 1962.

Berson BL: Surgical repair of pectoralis major rupture in an athlete. Am J Sports Med *7*:348-351, 1979.

Blondi J and Bear TF: Isolated rupture of the subscapularis tendon in an arm wrestler. Orthopaedics *11*:647-649, 1988.

Borchers E and Iontscheff P: Die subkutane Ruptur des grossen Brustmuskels ein wenig bekanntes aber typishes Krankheitsbild. Zentralbl Chir *59*:770-774, 1932.

Bowerman JW and McDonnell EJ: Radiology of athletic injuries; baseball. Radiology *116*:611, 1975.

Brownlee JJ: Rupture of the pectoralis major: A case report. Paper presented at a meeting of the New Zealand Orthopaedic Association, Oct 1987.

Buck JE: Rupture of the sternal head of the pectoralis major: A personal description. J Bone Joint Surg Br *45*:224, 1963.

Butters AC: Traumatic rupture of the pectoralis major. BJM *2*:652-653, 1941.

Cougard P, Petitjean D, Hamoniere G, and Ferry C: Rupture traumatique complète du muscle grand pectoral. Rev Chir Orthop *71*:337-338, 1985.

Coughlin EJ and Baker DM: Management of shoulder injuries in sport. Conn Med *29*:723-727, 1965.

de Rouguin B: Rupture of the pectoralis major muscle: Diagnosis and treatment: A propos of 3 cases. Rev Chir Orthop Reparatrice Appar Mot *78*:248-250, 1992.

Dragoni S, Giombini A, Candela V, and Rossi F: Isolated partial tear of subscapularis muscle in a competitive water skier: A case report. J Sports Med Phys Fitness *34*:407-410, 1994.

Dunkelman NR, Collier F, Rook JL, et al: Pectoralis major muscle rupture in windsurfing. Arch Phys Med Rehabil *75*:819-821, 1994.

Egan TM and Hall H: Avulsion of the pectoralis major tendon in a weight lifter: Repair using a barbed staple. Can J Surg *30*:434, 1987.

Guerterbock P: Zerreissung der Sehn des M. triceps brachii. Arch Klin Chir *265*:256-260, 1981.

Hayes WM: Rupture of the pectoralis major muscle: Review of the literature and report of two cases. J Int Coll Surg *14*:82-88, 1950.

Heimann W: Uber einige subkutane Muskel- und Sehnenverletzungen van den oberen Gliedmassen. Monatschr Unfallh *15*:266-279, 1908.

Holleb PD and Bach BR Jr: Triceps brachii injuries. Sports Med *10*:273-276, 1990.

Jens J: The role of subscapularis muscle in recurring dislocation of the shoulder. J Bone Joint Surg Br *46*:780, 1964.

Kehl T, Holzach P, and Matter P: Rupture of the pectoralis major muscle. Unfallchirurg *90*:363-366, 1987.

Kingsley DM: Rupture of pectoralis major: Report of a case. J Bone Joint Surg *28*:644-645, 1946.

Knaack WHL: Die subkutanen Verletzungen der Muskeln Veroffentl. Geb Mil Sanitatswesens *16*:1-123, 1900.

Kuniichi A and Takehiko T: Muscle belly tear of the triceps. Am J Sports Med *12*:484, 1984.

Lage J de A: Ruptura do musculo grande pectoral. Rev Hosp Clin *6*:37-40, 1951.

Law WB: Closed incomplete rupture of pectoralis major. BJM *2*:499, 1954.

Letenneur M: Rupture sous-cutanée du muscle grand pectoral: Guérison complète en quinze jours. Gaz de Hop *35*:54, 1862.

Lindenbaum BL: Delayed repair of a ruptured pectoralis major muscle. Clin Orthop *109*:120-121, 1975.

Liu J, Wu JJ, Chang CY, Chou YE, and Lo WE: Avulsion of the pectoralis major tendon. Am J Sports Med *20*:366-368, 1922.

MacKenzie DB: Avulsion of the insertion of the pectoralis major muscle. S Afr Med J *60*:147-148, 1981.

Malinovski I: Rare case of rupture of the pectoralis major at its attachment with process of the humerus. Voyenno Med J *153*:136-138, 1885.

Mandl F: Ruptur des Musculus pect. maor. Wien Med Wochenschr *75*:2192, 1925.

Manjarris J, Gershuni DH, and Moitoza J: Rupture of the pectoralis major tendon. J Trauma *25*:810-811, 1985.

Marmor L, Bechtol CO, and Hall CB: Pectoralis major muscle function of sternal portion and mechanism of rupture of normal muscle: Case reports. J Bone Joint Surg Am *43*:81-87, 1961.

Maydl K: Veber subcutane Muskel- und Sehrerserrissungen, sowie Rissferacturer mit Berucksichligung de Analogen, dirche directe Gewalt enstandenen und offerien Verletzungen. Dtsch Z Chir *17*:306-361, 1882; *18*:35-139, 1883.

McKelvey D: Subcutaneous rupture of the pectoralis major muscle. BJM *2*:611, 1928.

Mendoza Lopez M, Cardoner Parpal JC, Sanso Bardes F, and Coba Sotes J: Lesions of the subscapular tendon regarding two cases in arthroscopic surgery (published erratum appears in Arthroscopy 1994). Arthroscopy *9*:671-674, 1993.

Newmark H III, Olken SM, and Halls J: Ruptured triceps tendon diagnosed radiographically. Australas Radiol *29*:60-63, 1985.

Nikitin GD, Linnik SA, and Filippov KV: Allotendoplasty in rupture of the pectoralis major muscle. Ortop Travnatol Protez *9*:47-48, 1987.

O'Donoghue DH: Injuries to muscle tendon unit. Am Surg *29*:190-200, 1963.

Pantazopoulos T, Exarchov B, Stavrov Z, et al: Avulsion of the triceps tendon. J Trauma *15*:827-829, 1975.

Parkes M: Rupture of the pectoralis major muscle. Ind Med *12*:226, 1943.

Penhallow D: Report of a case of ruptured triceps due to direct violence. N Y Med J *91*:76-77, 1910.

Pirker H: Die Verletzungen durch Muskelzug. Ergebn Chir Orthop *25*:553-634, 1934.

Pulaski EJ and Chandlee BH: Ruptures of the pectoralis major muscle. Surgery *10*:309-312, 1941.

Pulaski EJ and Martin GW: Rupture of the left pectoralis major muscle. Surgery *25*:110-111, 1949.

Recht J, Docquier J, Soete P, and Forthomme JP: Avulsion-fracture of the subscapular muscle. Acta Orthop Belg *57*:312-316, 1991.

Redard P, cited by Deveny P: Contribution à l'étude des ruptures musculaires [thesis No. 423:12]. Paris, 1878.

Regeard A: Étude sur les ruptures musculaires [thesis No. 182:51]. Paris, 1880.

Rijnberg WJ and Van Ling B: Rupture of the pectoralis major muscle in body-builders. Arch Orthop Trauma Surg *112*:104-105, 1993.

Rio GS, Respizzi S, and Dworzak F: Partial rupture of the pectoralis major muscle in athletes. Int J Sports Med *11*:85-87, 1990.
Schechter LR and Gristina AG: Surgical repair of rupture of the pectoralis major muscle. JAMA *188*:1009, 1964.
Searfoss R, Tripi J, and Bowers W: Triceps brachii rupture: Case report. J Trauma *16*:244-245, 1976.
Smart A: Rupture of pectoralis major. Guys Hosp Gaz *2*:61, 1873.
Solokoff L and Hough AJ Jr: Pathology of rheumatoid arthritis and allied disorders. *In* McCarthy DJ (ed): Arthritis and Allied Conditions: A Textbook of Rheumatology, 10th ed. Philadelphia: Lea & Febiger, 1985, pp 571-592.
Stimson H: Traumatic rupture of the biceps brachii. Am J Surg *29*:472-476, 1935.
Thielemann FW, Kley U, and Holz U: Isolated injury of the subscapular muscle tendon. Sportverlets Sportschaden *6*:26-28, 1992.
Tietjen R: Closed injuries of the pectoralis major muscle. J Trauma *20*:2623-2624, 1980.
Urs ND and Jani DM: Surgical repair of rupture of the pectoralis major muscle: A case report. J Trauma *16*:749-750, 1976.
Von Eiselberg A: Cited by Mandl.
Weinlechner J: Uber subcutane Muskel, Sehnen und Knochenrisse. Wien Med Blatter *4*:1561-1565, 1881.

Capítulo **22**

Tumores y patologías relacionadas

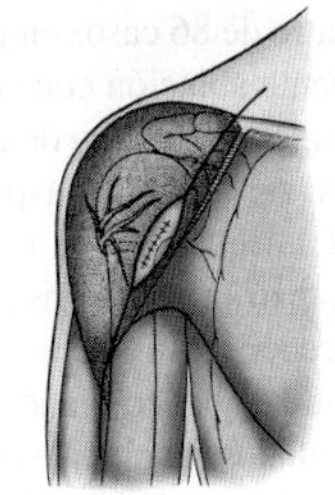

Ernest U. Conrad III, M.D.

El tratamiento de los tumores del aparato musculoesquelético, que representan cerca del 10% de todos los diagnósticos en ortopedia, es un tema amplio y complejo.[149] En este capítulo se destacan la valoración y evaluación iniciales, debido a los retrasos típicos y a la dificultad para hacer un diagnóstico preciso. Gran parte de las mejoras realizadas en los últimos 10 a 15 años pertenecen al terreno de la clasificación, la determinación de los estadios anatomopatológicos y el estudio por imagen de estas lesiones. Se incluye una revisión de las manifestaciones radiográficas y clínicas más sobresalientes de las lesiones más habituales, sin analizar con detalle ninguna lesión en particular. También se exponen los principios de la obtención de biopsias y la extirpación quirúrgica, la definición e importancia de los márgenes quirúrgicos y la clasificación de las extirpaciones y reconstrucciones. Muchas de las técnicas de reconstrucción quirúrgica (como aloinjertos, artrodesis y artroplastia) presentadas han tenido un seguimiento bastante breve hasta la fecha, algo que hay que tener en cuenta. En los últimos cuatro a cinco años se han sucedido importantes descubrimientos biológicos de tipo molecular en los tumores musculoesqueléticos, que se expondrán someramente. Los tumores que afectan a la cintura escapular se distinguen clínicamente, ya que tienen un mayor riesgo de recurrencia y hay una pérdida de función en esta localización anatómica concreta, junto a una gran dificultad para lograr una buena recuperación funcional después de una extirpación humeral proximal.

REVISIÓN HISTÓRICA

Abernethy, en el siglo XIX, acuñó el término «sarcoma» para referirse a los tumores que tienen una «consistencia firme y carnosa». Se denomina sarcomas a los procesos malignos de origen mesenquimatoso o de tejido conectivo. En el período inicial se les consideraba lesiones de las extremidades, y a veces se les confundía con la osteomielitis y otros cuadros. Incluso los profesores más consumados de cirugía mostraban poco interés en separar a los sarcomas del resto de los carcinomas y, en consecuencia, se realizaron pocas investigaciones acerca de su clasificación o tratamiento.

La excepción a tal regla fue Samuel W. Gross (1837 a 1884), cirujano, patólogo y anatomista sobresaliente del Jefferson Medical College de Filadelfia, quien realizó uno de los primeros trabajos en los que se intentaba esclarecer la clasificación de los sarcomas, sus características notables y las indicaciones para su tratamiento y pronóstico. Gross fue uno de los primeros a nivel mundial en identificar a los sarcomas como un grupo de neoplasias totalmente diferentes de los carcinomas.[83] Con el descubrimiento y perfeccionamiento de las radiografías (1893), varias lesiones de hueso comenzaron a atraer la atención. Gross fue uno de los primeros en identificar apropiadamente a los sarcomas como tumores de extremidades, con invasión local y que a menudo sentaban metástasis en los pulmones y pocas veces al sistema linfático o al hígado. En la mitad de los casos, estas lesiones poco frecuentes tenían antecedentes asociados de traumatismos y, según Gross, requerían amputación radical o la extirpación. Retrospectivamente, llama la atención la extraordinaria exactitud clínica de la descripción de estos primeros casos.

Los adelantos científicos y técnicos en radiología, cirugía y medicina de comienzos del siglo XX también se produjeron en el campo de la ortopedia, lo cual se tradujo en una mejora de la atención de fracturas, infecciones y tumores. En esa época se interesaron en los tumores de hueso[110] patólogos y cirujanos como John Ewing (Nueva York), Ernest A. Codman (Boston) y James Bloodgood (Baltimore). El tratamiento de los sarcomas varió en grado extraordinario en esa época, pero paulatinamente se volvió más uniforme a medida que dichos tumores raros y difíciles se identificaron, por medios histológicos y radiográficos, como entidades propias. El tratamiento quirúrgico también mejoró con los adelantos en patología y radiología. Gross, en su artículo clásico sobre sarcomas,[1] fue uno de los primeros en recomendar la cirugía «radical» en los sarcomas, y en los comienzos de este siglo fue seguido de algunos informes de técnicas quirúrgicas innovadoras.[85,108] En 1928 surgió el clásico artículo de Linberg respecto a las ablaciones interescapulotorácicas[112] para tratar cánceres de la articulación del hombro, como una forma de cirugía radical e intensiva de tumores de esqueleto. Desde los primeros informes, los impresionantes adelantos en los estudios por imagen, quimioterapia, patología y técnicas quirúrgicas, han prolongado la supervivencia de los pacientes y han permitido la realización de un número creciente de operaciones conservando las extremidades.

En el siglo XX, Dallas B. Phemister (Universidad de Chicago, 1882 a 1951) fue uno de los primeros cirujanos estadounidenses que mostraron un interés especial en la cirugía de conservación de extremidades, o de salvamento, como se conoce hoy en día.[156] En 1938, dicho autor revisó los registros del *American College of Surgeons* en busca de casos de osteosarcoma, y advirtió que sólo cuatro de 86 casos en extremidades (4,6%) se habían tratado mediante ablación con conservación de la extremidad.[156] Otros informes de ese tipo de cirugía en esa época describieron resultados variables en aspectos como morbilidad y mortalidad.[143,156] La aceptación de la cirugía de «salvamento de extremidades» alcanzó su punto más alto en los últimos seis a siete años, sólo para ceder su sitio poco a poco a un método más conservador que insistió en la necesidad de ablaciones adecuadas de los tumores y resultados funcionales satisfactorios.

La especialidad de oncología del aparato musculoesquelético ha cristalizado gracias a mejoras en los estudios radiográficos de «gradación» anatomopatológica, quimioterapia, patología y cirugía. Uno de los adelantos más notables ha sido la evolución de un sistema de clasificación de los sarcomas de hueso y tejidos blandos, que ha permitido plantear y valorar el pronóstico de acuerdo con la etapa del tumor y el tratamiento propuesto.[61,84,162] Es uno de los pocos sistemas que refleja de manera apropiada el pronóstico de un paciente basándose en los determinantes más relevantes del pronóstico: el índice de mitosis, el subtipo histológico y el polimorfismo histológico. Es un sistema que ha demostrado una mayor capacidad pronóstica que los sistemas de clasificación previos. La nueva determinación del genotipo del ADNc de los tumores ha permitido mejorar la determinación del subtipo histológico y la capacidad para identificar defectos moleculares.[146]

Los métodos con conservación de extremidades, si se aplican de la forma apropiada, incluyen técnicas reconstructivas innovadoras para realizar alguna artroplastia o artrodesis que genere resultados funcionales razonables. Se expondrán de forma sencilla las indicaciones y la evaluación de estos métodos en términos de resultados funcionales y recurrencia tumoral. No se ha precisado la verdadera utilidad de algunas de estas técnicas en muchos casos, pero resulta evidente el valor de un sistema de clasificación exacto de sarcomas y el tratamiento multidisciplinario coordinado de las neoplasias del aparato musculoesquelético. Los sarcomas son tumores poco comunes que necesitan un tratamiento complejo. Su rareza y complejidad han sido algunas de las causas del tratamiento un tanto errático que se hizo en el pasado. Los últimos avances en la descripción de los fenotipos moleculares de estos tumores y en la evaluación de su grado correspondiente y de la representación por imagen molecular,[88] han permitido una mayor exactitud en la determinación del subtipo y en las decisiones en cuanto al tratamiento de tumores de grado alto.

ANATOMÍA

En el tratamiento de los tumores del aparato musculoesquelético intervienen innumerables consideraciones anatómicas. En la cintura escapular tales consideraciones adquieren mayor trascendencia, debido a la proximidad del plexo braquial y los grandes vasos de la extremidad superior que van al húmero, el omóplato y la pared del tórax. Las consecuencias de tal situación anatómica se reflejan en muchos aspectos del tratamiento y el pronóstico de las neoplasias de hombro.

Aunque la evaluación de los tumores musculoesqueléticos a menudo hace referencia a los diversos compartimentos anatómicos de la región afectada, la anatomía exacta de los compartimentos de la zona del hombro no está bien definida. Algunos compartimentos del hombro (Fig. 22-1) son el deltoideo; el escapular posterior (supraespinoso, infraespinoso y redondos menor y mayor); el subescapular (subescapular); el pectoral anterior (pectorales menor y mayor); el humeral anterior (bíceps y coracobraquial); el humeral lateral (braquial anterior); el humeral posterior (la porción larga del tríceps y los vastos interno y externo) y el compartimento intraarticular de la articulación glenohumeral. Son pocas las investigaciones sobre el contenido real o la integridad de estos compartimentos, y sus límites son más bien teóricos. Tienen una base anatómica, pero no se ha estudiado su potencial de contención.

Existen innumerables datos anatómicos que ayudan a hacer el diagnóstico inicial en personas que acuden por primera vez al médico con una lesión musculoesquelética no identificada. Por ejemplo, es típica la localización del sarcoma de Ewing en la diáfisis del húmero, y rara vez afecta a la metáfisis de ese hueso largo. Por otra parte, es raro que el epicentro de un sarcoma osteógeno esté en la diáfisis, ya que se suele localizar en la metáfisis. Asimismo, por diversas razones, es importante dilucidar si una lesión es intra- o extraarticular. Los tumores intraarticulares son muy raros, porque casi todas las lesiones tienen su epicentro en el hueso o en los tejidos blandos extraarticulares. Son mayores las probabilidades de que una lesión intraarticular sea un proceso degenerativo, traumatológico o no tumoral de otro tipo. El hecho de que una neoplasia afecte de forma primaria o secundaria a una articulación es importante en el tratamiento, porque exige una extirpación extraarticular más compleja. La afectación secundaria de una articulación por algún tumor intraóseo suele ser un fenómeno tardío, dependiente de un importante retraso en el diagnóstico, o bien, del hecho de ser una lesión más «agresiva» y conllevar un peor pronóstico (véase la sección «Determinación del estadio y clasificación de los tumores»).[61,199]

Algunas localizaciones difíciles de neoplasias en la cintura escapular son las del plexo braquial o las que afectan a los vasos axilares o circunflejos del brazo. Tanto el plexo como estos vasos axilares están dentro de sus propias vainas, y al final pueden ser penetrados o infiltrados por una lesión invasora. Los tumores primarios del plexo braquial (neurosarcomas) se suelen manifestar en la exploración clínica por un déficit en los nervios que lo integran. Hay que suponer que todo individuo con síntomas iniciales relacionados con nervios periféricos muy precisos, asociados además a una tumefacción en el hombro, tienen afectación de algún nervio, mientras no se demuestre lo contrario. Es muy probable que la obtención de biopsias en estos tipos de lesión afecte al nervio o empeore su afectación. En lesiones que afectan a los vasos axilares o humerales es necesario utilizar resonancia magéntica (RM) y arteriografía para definir la extensión concreta de la afectación.

La cintura escapular tiene la peculiaridad de ser uno de los compartimentos musculares mayores y mejor definidos del cuerpo, dentro del cual está el músculo deltoides. Para su función normal, el hombro depende de que el manguito de rotadores y el deltoides estén perfectamente inervados, además de la inestabilidad glenohumeral. El deltoides, como muchos compartimentos musculares, tiene subdivisiones anatómicas (acromial, clavicular o escapular), pero a simple vista es un musculo perfectamente delimitado, de fácil extirpación, aunque muy difícil de reconstruir funcionalmente. La consideración anatómica más importante en el tratamiento de los tumores del hombro quizá sea la anatomía del nervio circunflejo y las relaciones del deltoides, así como el lugar en que se realizan las incisiones, la obtención del material de biopsia, y otros factores. Las lesiones del nervio circunflejo durante la ablación tumoral o la obtención del material de biopsia pueden originar la pérdida casi total de la función deltoidea. Por esa razón, asume enorme importancia el sitio en que está el nervio

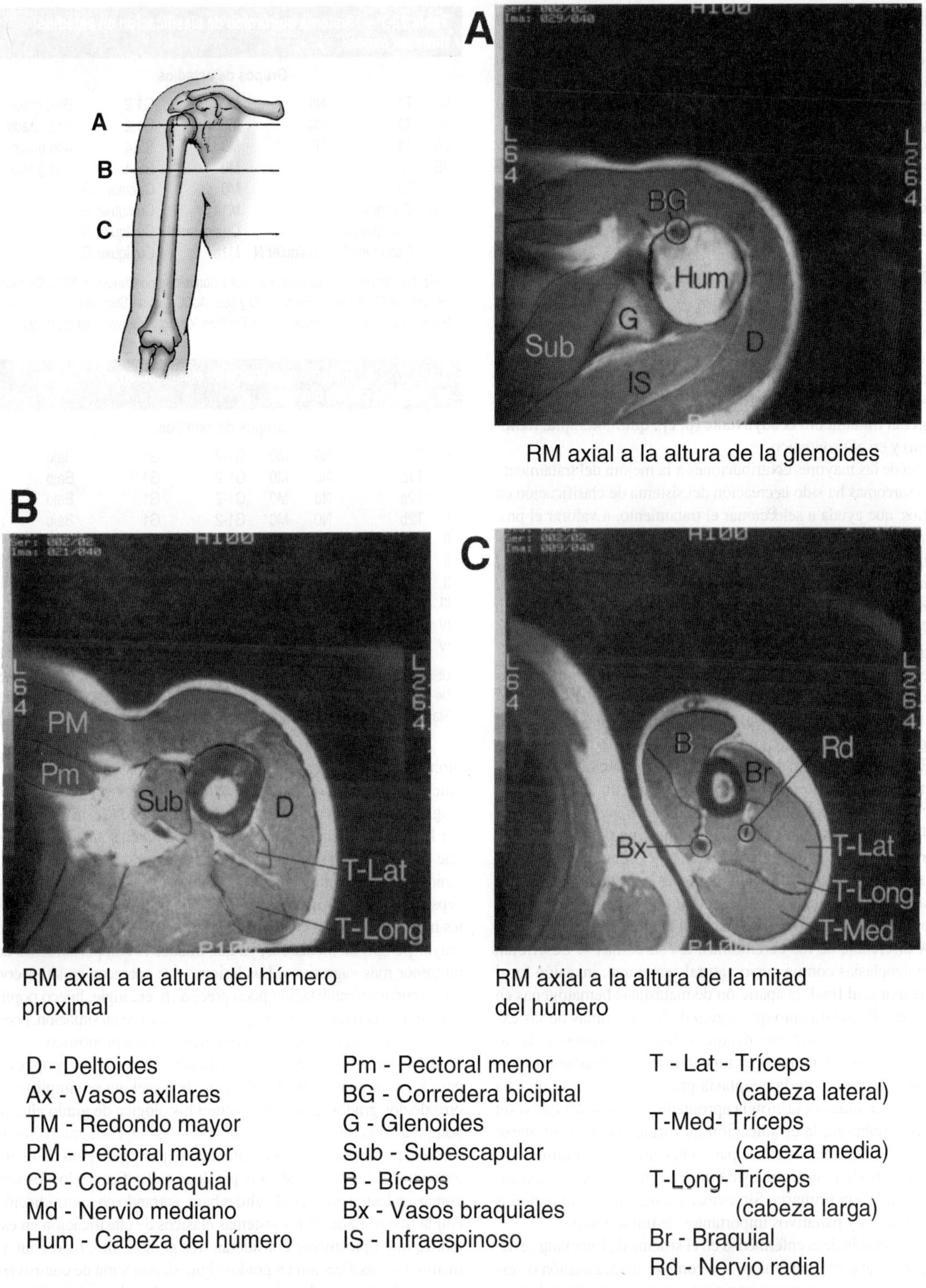

Fig. 22-1 • Anatomía del hombro, en imágenes de resonancia magnética (RM) en proyección axial.

circunflejo en el momento de la obtención del material de biopsia y en la ablación. En términos generales, es mucho mejor el pronóstico funcional en tumores de la cintura escapular, si no sufren daño estructuras como el nervio circunflejo, el deltoides y el manguito de rotadores. La mecánica de la articulación glenohumeral puede restituirse mediante la artroplastia del hombro, pero es mucho más difícil reconstruir el deltoides o el manguito de rotadores.

DETERMINACIÓN DEL ESTADIO Y CLASIFICACIÓN DE LOS TUMORES

Determinación del estadio

Lichtenstein, basándose en las categorías histológicas fundamentales,[111] difundió el primer sistema de clasificación de tumores del aparato musculoesquelético. Fue útil para identificar las tendencias generales en el diagnóstico y el pronóstico, pero este sistema histológico descriptivo tuvo escasa importancia para escoger el tratamiento coadyuvante (p. ej., quimioterapia, radioterapia) y en el pronóstico.

Una de las mayores contribuciones a la mejora del tratamiento de los sarcomas ha sido la creación del sistema de clasificación en estadios, que ayuda a seleccionar el tratamiento, a valorar el pronóstico y a evaluar los resultados. El sistema en cuestión fue introducido por Enneking en 1980,[61] adoptado por la *Musculoskeletal Tumor Society* y más tarde aceptado con modificaciones por el *NIH Sarcoma Consensus Study Group*, como sistema de clasificación en estadios para todos los sarcomas.[162] Es una evaluación combinada del grado histológico, o «quirúrgico», (G), la localización anatómica del tumor primario (T) y la presencia o ausencia de metástasis (M). La clasificación quirúrgica en estadios se basa en la evaluación histológica e identifica una lesión como benigna (G0) o como maligna de grado bajo (G1,) o alto (G2) (Tablas 22-1 y 22-2).

Tabla 22-1 • Sistema quirúrgico de clasificación en estadios: tumores óseos

Grupos de estadios					
IA	T1	N0	M0	G1,2	Bajo grado
IB	T2	N0	M0	G1,2	Bajo grado
IIA	T1	N0	M0	G3,4	Alto grado
IIB	T2	N0	M0	G3,4	Alto grado
III	T3	N0	M0	Cualquier G	
IVA	Cualquier T	N0	M1a	Cualquier G	
IVB	Cualquier T	N1	Cualquier M	Cualquier G	
	Cualquier T	Cualquier N	M1b	Cualquier G	

Utilizado con permiso del American Joint Committee on Cancer (AJCC), Chicago. De Greene FL, Page DL, Fleming ID y cols: AJCC Cancer Staging Manual, 6.ª ed., Stage Groupings for Bone. New York Springer-Verlag, 2002 (www.springer-ny.com).

Tabla 22-2 • Sistema quirúrgico de clasificación en estadios: tumores de partes blandas

Grupos de estadios						
I	T1a	N0	M0	G1-2	G1	Bajo
I	T1b	N0	M0	G1-2	G1	Bajo
I	T2a	N0	M0	G1-2	G1	Bajo
I	T2b	N0	M0	G1-2	G1	Bajo
II	T1A	N0	M0	G3-4	G2-3	Alto
II	T1b	N0	M0	G3-4	G2-3	Alto
II	T2a	N0	M0	G3-4	G2-3	Alto
III	T2b	N0	M0	G3-4	G2-3	Alto
IV	Cualquier T	N1	M0	Cualquier G	Cualquier G	Alto o bajo
IV	Cualquier T	N0	M1	Cualquier G	Cualquier G	Alto o bajo

Utilizado con permiso del American Joint Committee on Cancer (AJCC), Chicago. De Greene FL, Page DL, Fleming ID y cols: AJCC Cancer Staging Manual, 6.ª ed., Stage Groupings for Bone. New York Springer-Verlag, 2002 (www.springer-ny.com).

El concepto original del sistema, según lo concibió Enneking, constituyó un cambio radical respecto del sistema del *American Joint Committee for Cancer Staging and End-Results*,[3] creado originalmente para evaluar carcinomas. Enneking pensó que dicho sistema no guardaba una relación fiel con el curso natural de los sarcomas. Describió las características más importantes de los sarcomas con referencia a las diferencias con los carcinomas y a la importancia de tales signos en cuanto a la gradación.[3,61,162]

A diferencia de los carcinomas, los sarcomas se describían como neoplasias con un curso natural semejante, invasión local progresiva y, al final, la aparición de metástasis hematógenas en pulmones. El tratamiento quirúrgico de los sarcomas de las extremidades es muy diferente del que se hace en lesiones de la cabeza y el cuello, plano retroperitoneal, tronco y abdomen. El tratamiento definitivo de la neoplasia primaria en el caso de casi todos los sarcomas es la cirugía apropiada, con radioterapia o sin ella. Sin embargo, la erradicación quirúrgica debe combinarse con la quimioterapia sistémica para obtener cura. La quimioterapia, o incluso la radioterapia sin cirugía, rara vez logran la curación de la lesión primaria. Sin embargo, siguen siendo métodos coadyuvantes y paliativos importantes de tratamiento.

La extensión de la enfermedad en el sistema de Enneking se define por el «entorno anatómico». La compartimentalización o «escape» de un compartimento constituye una característica importante de los sarcomas, a diferencia de los sistemas previos de clasificación y de otros tumores (carcinomas). Se planteó que el lugar anatómico (T) constituía el factor de máxima importancia en el pronóstico, porque era un «compendio» de las características siguientes: lugar anatómico, rapidez de proliferación y retraso en el diagnóstico. La extensión primaria de la enfermedad está «limitada» por las demarcaciones naturales del compartimento anatómico en el que está. La lesión situada en la mitad anterior del muslo está contenida por la cubierta aponeurótica del compartimento del cuádriceps hasta que la progresiva proliferación hace que rebase sus límites naturales. En tales condiciones, el pronóstico es peor y existe un mayor peligro de metástasis, ya que traduce el comportamiento de un tumor más «agresivo». Las lesiones que aparecen en sitios con una compartimentalización poco precisa (p. ej., ingle, hueco poplíteo, espacio perivascular), son, por la naturaleza de tal situación, poco «contenidas», y por lo general conllevan un peor pronóstico.

El sistema histológico de clasificación en estadios propuesto para los sarcomas en la clasificación de Enneking se simplificó a otro de dos grados, el de arquitectura histológica de grado alto en comparación con el de grado bajo. No se incluyeron grados intermedios, porque no existe un tratamiento quirúrgico para casos intermedios. El sistema obliga al patólogo a clasificar todos los sarcomas en lesiones de grado alto o bajo, entrando en contradicción con la mayor parte de los sistemas clásicos de clasificación en estadios, que típicamente consideran tres grados: alto, bajo e intermedio. La clasificación en grados sigue siendo tema de controversia, especialmente en los sarcomas de partes blandas, que en algunos casos aparecen en forma de lesiones de grado intermedio, razón por la cual ha debido modificarse este sistema, para incluirlas. Sin embargo, sigue siendo válido el concepto básico, y los tumores de tejidos blandos de grado intermedio constituyen una paradoja terapéutica en cuanto a las indicaciones de la quimioterapia. La clasificación de los tumores en estadios no debe basarse únicamente en el tipo histológico. En general, no es aceptable la hipótesis de que algunas entidades histológicas representen siempre lesiones de grado alto y un peor pronóstico, sea cual sea su grado histológico.

En el sistema original de Enneking se pensaba que el pronóstico de una persona con afección de ganglios linfáticos regionales era tan insatisfactorio como el de un individuo con metástasis pulmonares. Por esta razón, la enfermedad en etapa III representó la presencia de metástasis en ganglios linfáticos o en pulmones.

La principal ventaja del sistema de Enneking es su sencillez. Al insistir en el cuadro histológico de grado alto, en vez de bajo, y al limitar el número de etapas tumorales (IA, IB, IIA, IIB, III), el sistema tiene la sencillez suficiente para que lo usen muy diversos especialistas y emprendan tratamientos de distinta índole. El sistema mencionado utiliza un método de numeración sutil, pero bastante diferente, para neoplasias benignas malignas. La enfermedad benigna se califica en grados 1, 2 ó 3, según el tumor sea latente, activo o «agresivo» (véase Tabla 22-1). La lesión benigna latente no muestra proliferación activa; la lesión activa tiene proliferación neta, pero está dentro de los límites del compartimento, definida por las fronteras naturales vecinas. Una lesión «agresiva» puede penetrar o transgredir límites naturales, como la cortical ósea, el periostio o compartimentos aponeuróticos, y seguir siendo localmente agresiva sin establecer metástasis. En teoría, sólo los cánceres (por definición) tienen la capacidad de sentar metástasis: surge una contradicción en cuanto a la capacidad de los tumores de células gigantes histológicamente «benignos» para «establecer metástasis» en el pulmón, en unos cuantos casos. Se ha demostrado así mismo que otros tumores benignos «agresivos» (condroblastoma) también establecen metástasis en el pulmón, en un número pequeño de casos.

Los tumores malignos se clasifican en estadios I, II, III o IV (véase Tabla 22-1),[81] según el grado histológico (G), la extensión del tumor primario (T), la presencia de adenopatías regionales (N) o la presencia de metástasis (M). Así, una lesión IA es maligna, de grado bajo y está dentro de un compartimento. La lesión IIA es de grado alto y todavía dentro del compartimento, pero la IIB es de grado alto y ya es extracompartimental (Tabla 22-1). Las lesiones de grado IV son metastásicas, independientemente del grado o de la localización anatómica de la neoplasia. Los tumores benignos se clasifican en 1 (inactivos), 2 (activos) o 3 (agresivos). El sistema es algo diferente para los tejidos blandos (véase Tabla 22-2).[82]

La clasificación según la localización anatómica o quirúrgica (T) define la lesión primaria en relación con su posición en el compartimento anatómico de origen. En esta situación, se describe a los tumores como encapsulados (TO), intracompartimentales (TI) o extracompartimentales (T2). La designación anterior se basa en la teoría de la compartimentalización de Enneking, que describe el compartimento anatómico como un espacio real o potencial definido por límites naturales.[61] Los tumores dentro de un compartimento anatómico pueden atravesar sus límites al crecer, lo que constituye un signo de agresividad, tanto en tumores benignos como en malignos. Por lo general, los tumores benignos activos están encapsulados (TO) y dentro de un compartimento, en tanto que las lesiones benignas agresivas suelen estar mal encapsuladas, aunque todavía dentro del compartimento (TI). Las lesiones malignas de grado bajo están dentro del compartimento (TI), en tanto que las extracompartimentales (T2) suelen corresponder a cánceres de grado alto. Los tumores extracompartimentales pueden extenderse de un compartimento a otro, pasar de un compartimento al plano extraaponeurótico circundante, o bien, tener su origen en un espacio anatómico poco compartimentalizado o extracompartimento. Entre los espacios anatómicos poco compartimentalizados están las zonas perivasculares, como el espacio subsartorial de la arteria femoral común, el hueco poplíteo, el pliegue del codo y la zona media de la mano o del pie, la axila o la ingle.

El estadio de la lesión y los márgenes quirúrgicos dejados por la técnica utilizada, están relacionados con una determinada tasa de recidivas locales, según ha descrito Enneking en su investigación (consúltese la sección «Márgenes quirúrgicos» y la Tabla 22-5). Estas cifras de recurrencia se basan en una revisión retrospectiva extensa de las publicaciones, y reflejan el peligro de recurrencia local después de ablación quirúrgica sin emplear tratamiento coadyuvante. La lesión benigna agresiva (estadio 3) con márgenes amplios de resección tiene una tasa de recurrencia del 10% o menos. Esta cifra refleja sólo el tratamiento quirúrgico, sin tener en cuenta la tasa de recurrencia menor que caracteriza a la cirugía y el tratamiento coadyuvante, como se hace en casi todos los cuadros malignos. Los tumores malignos de grado alto (IIB), como el osteosarcoma típico, necesitan un margen quirúrgico amplio que abarque por lo menos un manguito vecino de tejido normal para evitar la recurrencia local.

Después de la gradación anatómica cuidadosa del tumor, es posible prever cuál será el método quirúrgico apropiado si se considera la gradación de la lesión y la magnitud de la afección del lugar primario (etapa). La dificultad de la extirpación o ablación se calcula teniendo en cuenta dicha evaluación. De forma semejante, es posible evaluar el pronóstico de un sujeto y el riesgo de recidiva local al considerar la gradación del tumor y el margen quirúrgico logrado en el momento del procedimiento quirúrgico. Esta «articulación» o correlación de la «etapa» tumoral y el «margen quirúrgico» permiten evaluar el riesgo de recurrencia local a causa del método y del borde que se dejó.

La evaluación inicial y la gradación minuciosas antes del tratamiento son los ingredientes esenciales para obtener buenos resultados. Sin dichos estudios iniciales y una biopsia adecuada y precisa es poco probable que se obtengan buenos resultados de cualquier plan terapéutico. Un sistema de clasificación y gradación unánimemente aceptado es importante para orientar la atención del enfermo y evaluar de forma adecuada los resultados clínicos en cuanto a una situación «exenta de enfermedad». Este criterio de gradación inicial sigue siendo una de las principales contribuciones del sistema de Enneking al tratamiento de estos enfermos.

La estimación de la etapa (estadificación) incluye la estimación según los datos de estudios radiográficos, para conocer la extensión anatómica exacta de la enfermedad primaria, además de la detección de metástasis regionales o a distancia. Los típicos estudios de gradación incluyen radiografías simples, gammagrafía ósea con tecnecio y tomografía computarizada (CT), estudios de resonancia magnética y estudios que definen mejor el sitio de una lesión. La mejor investigación para evaluar la magnitud de la lesión ósea primaria y la posibilidad de que exista metástasis[90,195,199] es la gammagrafía ósea de todo el cuerpo. La tomografía computarizada es excelente para observar la topografía cortical y la afección de hueso en el sitio primario en un plano bidimensional.[61] En casi todos los centros, la tomografía computarizada del pulmón es de uso sistemático para evaluar la posibilidad de metástasis en dicha víscera, y es un método más sensible que la radiografía simple.

Los estudios de resonancia magnética están indicados para evaluar trastornos de tejidos blandos, enfermedad ósea intramedular y lesiones en la columna o la pelvis.[207] Los márgenes de tejidos blandos son neurovasculares, y se evalúan mejor con resonancia magnética, porque es una técnica mucho más sensible que la tomografía computarizada para evaluar el tejido que debe dejarse. La resonancia permite conocer la «zona reactiva» inflamatoria periférica, que muestra una señal brillante que contiene a veces el tumor. De forma semejante, el radiólogo puede «interpretar de más» los márgenes de tejidos blandos cuando estudie cánceres como el osteosarcoma y el sarcoma de Ewing,[207] por la imposibilidad de distinguir la inflamación causada por el tumor teniendo en cuenta sólo los datos de la resonancia.

La representación por imagen de los tumores ha sido siempre un componente esencial para el éxito de la cirugía dirigida a salvar la extremidad, especialmente en el caso de tumores malignos, en los que hay afectación de hueso o de partes blandas. La importancia de estas técnicas de imagen tiene especial importancia en la región del hombro debido a la mayor complejidad de los tumores de la cintura escapular, ya sea a la altura del húmero o del hombro. Aunque está claro que la RM es la modalidad óptima para mostrar los detalles anatómicos y la extensión de la afectación tumoral, tanto en neoplasias óseas como en las de partes blandas, el mayor adelanto actualmente para la valoración del grado de malignidad de un tumor y de la respuesta a la quimioterapia corresponde a la tomografía por emisión de positrones cuantitativa (PET) con utilización de fluorodesoxiglucosa (véase Figs. 22-2 A a C). Las exploraciones con PET tienen la ventaja de ser cuantificables, es decir, que se puede validar la técnica para proporcionar un valor numérico específico, que habitualmente se denomina *valor estándar de captación* (SUV, del inglés *standard uptake value*). El SUV proporciona una idea del grado de malignidad y actividad del tumor. Esta valoración resulta de gran utilidad en la determinación del grado del tumor al principio, en la evaluación de la respuesta al tratamiento y en la evaluación de la heterogeneidad y de las recidivas locales. Aunque la aplicación de la exploración con PET en los sarcomas se encuentra en una etapa relativamente temprana, no hay duda de su gran utilidad en la valoración del grado del tumor, de la respuesta al tratamiento y de la posibilidad de recurrencia, y actualmente se utiliza ya de forma habitual en la mayor parte de los centros importantes.

Clasificación de los tumores

La clasificación histológica de los tumores tiene limitaciones para establecer el pronóstico y orientar el tratamiento,[88] pero per-

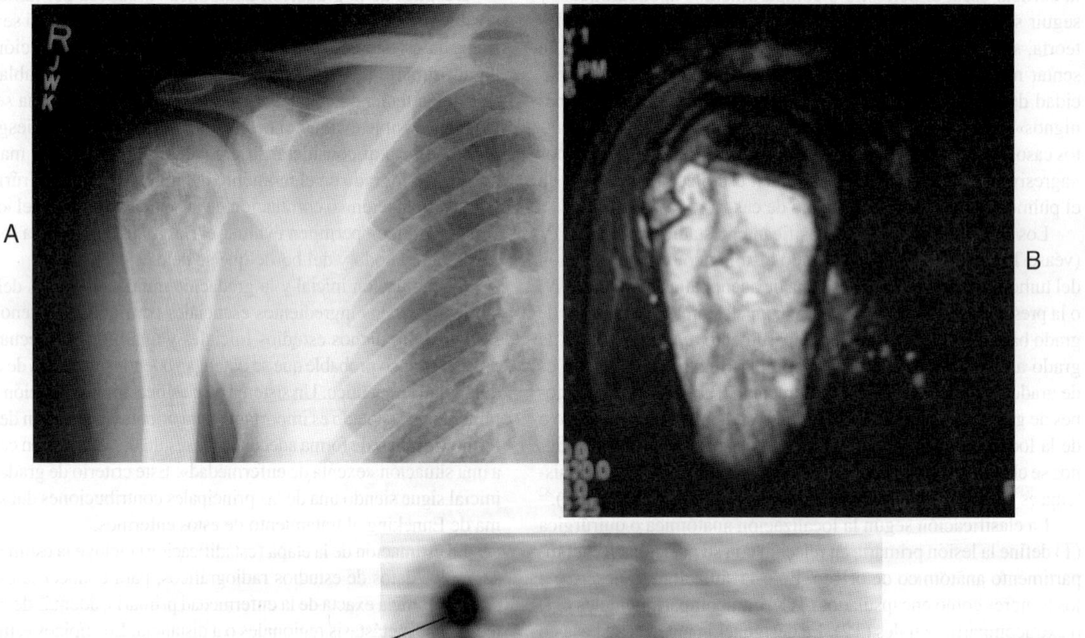

Fig. 22-2 • Estudio por imagen previo al tratamiento y a la extirpación en un chico de 16 años con un sarcoma osteógeno de la cara proximal del húmero derecho. Los estudios por imagen presentados corresponden a una radiografía simple (**A**), una resonancia magnética (**B**) y una tomografía por emisión de positrones (**C**), que muestra un valor máximo de la captación estándar (SUV_{max})de 4,3.

mite identificar un tumor o subtipos de sarcoma y sus tendencias generales. El conocimiento del tipo histológico de la neoplasia y la edad del enfermo es muy útil para intentar un diagnóstico provisional fiable en muchos sujetos, más aún cuando se agrega a dicha información la imagen radiográfica. En este apartado se estudiarán las lesiones más frecuentes observadas en hueso, cartílago y tejidos blandos, con el fin de analizar sus características histológicas generales, radiográficas y clínicas. En muchos casos, la situación clínica determinada por la edad del paciente, el tipo de anomalía radiográfica y el tipo de lesión del tejido, permite hacer un diagnóstico diferencial importante y preciso.

Lesiones óseas benignas

Osteoma osteoide

Las lesiones óseas benignas del hombro no son frecuentes. El osteoma osteoide y el osteoblastoma aparecen en la porción proximal del húmero o en el omóplato en el 10% al 15% de los casos y, cuando aparecen, muestran preferencia por el extremo proximal del húmero o la glenoides.[53,94] El osteoma osteoide presenta el clásico síntoma de dolor nocturno, que cede con los salicilatos. En las imágenes radiográficas se caracteriza por una gran zona de hueso reactivo que rodea a un pequeño «nido» radiotransparente. En la gammagrafía con tecnecio, el osteoma osteoide muestra una gran actividad, y el nido central se observa como un orificio cortical nítido en la tomografía computarizada o simple. La tomografía simple puede ser también un instrumento diagnóstico eficaz para localizar muchos osteomas osteoides. Desde el punto de vista histológico, el nido radiotransparente corresponde a una zona pequeña y circunscrita de tejido osteoblástico inmaduro muy activo. La localización preoperatoria es una estrategia de enorme importancia para evitar los problemas intraoperatorios de localización de estas lesiones y, en consecuencia, para llevar al mínimo las recurrencias locales.

Osteoblastoma

Algunos clínicos consideran que el osteoblastoma es una versión agrandada del osteoma osteoide («osteoma osteoide gigante»), caracterizada por una gran zona radiolúcida de tejido osteoblástico rodeada por un borde de hueso fino, esclerótico y reactivo.[53] En las imágenes radiográficas se advierte de forma característica que el osteoblastoma es una lesión radiolúcida que se ha expandido hasta abarcar la cortical suprayacente, hasta el grado de que la transforma en un borde delgado. Como ocurre con el osteoma osteoide, puede ser difícil la localización radiográfica del osteoblastoma, y obliga a estudios por imagen preoperatorios cuidadosos para evitar la recurrencia. El osteoblastoma, a diferencia del osteoma osteoide, también aparece en una variedad agresiva (etapa 3) que muestra menos definición radiográfica; posee una tasa alta de recurrencia y puede tener una arquitectura histológica difícil de distinguir del osteosarcoma de grado bajo. La gammagrafía ósea con tecnecio y la tomografía computarizada son técnicas apropiadas para observar las dos lesiones. La tomografía simple también puede ser un medio diagnóstico eficaz para identificar muchos osteomas osteoides.

Miositis osificante

La miositis osificante es un proceso osteógeno reactivo y benigno que surge dentro de los músculos o en «tejidos areolares» (tendones, ligamentos, cápsulas, aponeurosis) junto a los huesos. Surge a veces con el antecedente de traumatismo o sin él, y en este último caso podría ser calificada de miositis osificante seudomaligna de partes blandas.[147] Esta última variante surge normalmente en la forma de una tumefacción de tejidos blandos sintomática y agrandada, que aparece en el segundo decenio de la vida y afecta al hombro en el 15% de los casos. La imagen radiográfica típica es de una densidad ósea en los tejidos blandos que muestra madurez radiográfica periférica o marginación de la masa, separada de la cortical vecina por una zona angosta de tejido blando indemne. Este «margen» histológico característico o fenómeno de definición de una zona (madurez periférica) refleja el hecho de que el tejido osteoblástico más activo (inmaduro) está en el centro de la lesión, a diferencia de otras neoplasias en las que dicha zona activa está en la periferia. Los gammagramas con radionúclidos en la miositis osificante muestran una gran captación en zonas periféricas, que puede persistir unas 8 a 12 semanas, o hasta que se produce la maduración espontánea. La ablación antes de tal lapso conlleva una cifra alta de recidiva.

En algunos pacientes la miositis osificante se confunde con el osteosarcoma o el sarcoma de tejidos blandos, que no muestra el mismo fenómeno de formación de zonas o márgenes periféricos ni posee las mismas características radiográficas. Si existe confusión en el diagnóstico exacto, la atención óptima incluirá una evaluación radiográfica completa y la observación clínica detallada, y no la ablación y obtención de material de biopsia hechos de forma apresurada o prematura (pueden ser difíciles de interpretar).[33] El diagnóstico diferencial de la miositis osificante en lo que toca a las imágenes radiográficas incluye osteosarcoma extraóseo o paraósteo, sarcoma sinovial, lesiones vasculares y calcificación de tejidos blandos a causa de necrosis o inflamación.

Lesiones óseas malignas

Osteosarcoma

El osteosarcoma es el sarcoma primario de hueso más frecuente (excluyendo al mieloma múltiple). Constituye el sarcoma primario más frecuente en el hombro, seguido, en ese orden, por el sarcoma de Ewing y el condrosarcoma. En el pasado, afectaba de forma típica a los adolescentes, aunque un porcentaje importante de pacientes son adultos jóvenes, en el tercer decenio de la vida.

El osteosarcoma clásico es un tumor «agresivo» de grado alto que aparece en la metáfisis de huesos, habitualmente en la forma de una lesión de etapa IIB, por lo general con un componente inicial de tejido blando extraóseo.[53,95,111] El paciente típico muestra como característica inicial dolor óseo intrínseco por la noche, sin relación alguna con las actividades. La duración promedio de los síntomas en la etapa inicial es de tres a seis meses, lo cual refleja la naturaleza sutil de las manifestaciones preliminares y la necesidad de identificación temprana del dolor intraóseo y nocturno como síntomas prodrómicos.[49]

Se sabe que del 10% al 15% de todos los osteosarcomas afectan a la porción proximal del húmero, en tanto que del 1% al 2% lo hacen en la escápula o la clavícula.[32,63,95,111] La imagen radiográfica típica de esta neoplasia es de «estallamiento solar» o patrón osteoblástico, con penetración de la cortical vecina (Fig. 22-3A). Los osteosarcomas por lo general muestran una mayor actividad en la gammagrafía ósea (Fig. 22-3B), y en la tomografía computarizada (Fig. 22-3C) y en la resonancia magnética (Fig. 22-3D) se advierte una tumefacción de tejidos blandos. La arteriografía no es ya la técnica más indicada para evaluar el ataque de tejidos blandos, pero puede efectuarse para estudiar la afección de grandes

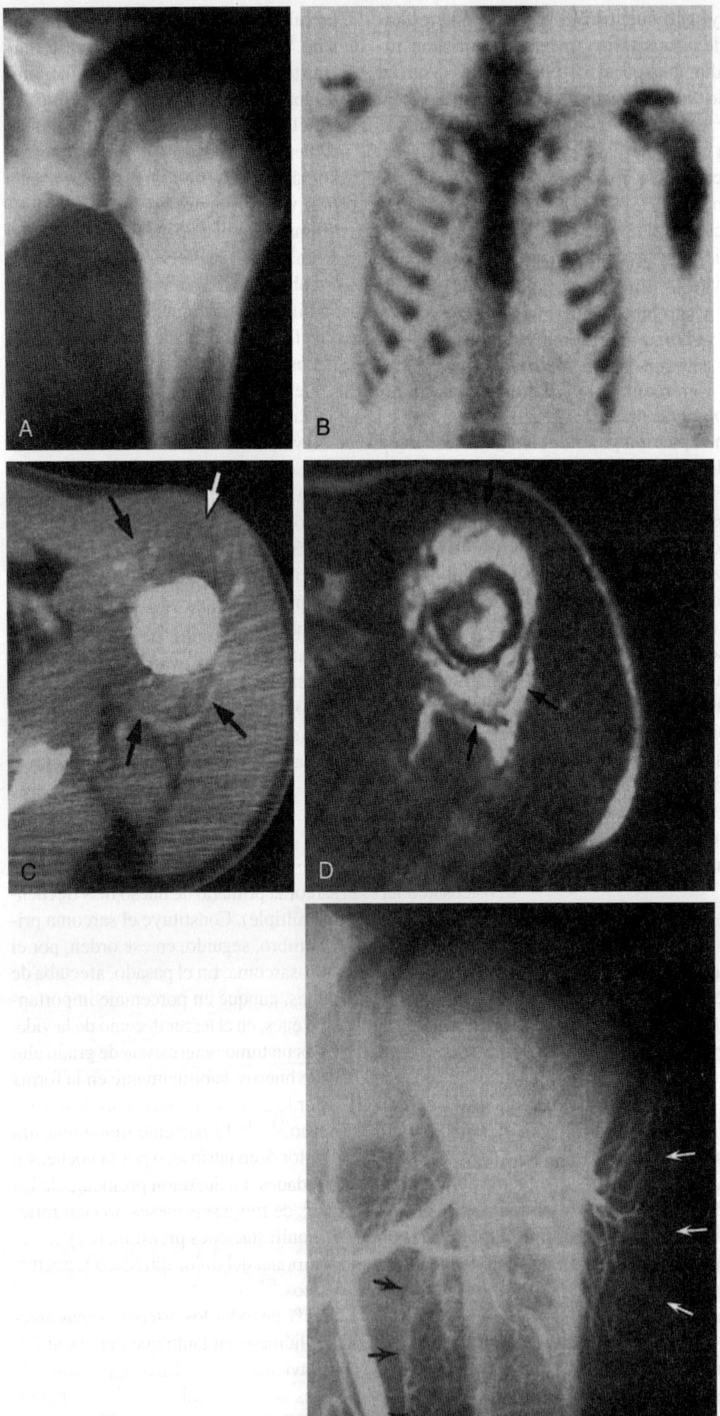

Fig. 22-3 • A, Radiografía simple de un osteosarcoma en la porción proximal del húmero, que sugiere una mínima afección del tejido blando por parte del tumor. **B,** Gammagrafía ósea de la misma lesión, que señala una notable extensión en sentido proximal y distal en el húmero. **C,** Tomografía computarizada (TC) del mismo paciente, que no indica la magnitud de la extensión en tejidos blandos *(flechas)*. **D,** Imagen de resonancia magnética (RM) de la misma zona del húmero, que indica afección circunferencial de tejidos blandos *(flechas)*, con mucha mayor información visual que la obtenida con la tomografía computarizada. **E,** Arteriograma para planificación de quimioterapia endoarterial, que muestra una moderada enfermedad de tejidos blandos *(flechas)*, pero con menor sensibilidad que la resonancia magnética.

vasos o para usar más adelante la quimioterapia endoarterial (Fig. 22-3E). Entre las variantes del osteosarcoma diferentes al tipo clásico están el osteosarcoma telangiectásico (vascular),[133] el osteosarcoma secundario (enfermedad de Paget o inducida por radiación) y diversas lesiones de grado bajo, como los osteosarcomas perióstico o paraóstico.[63,212,213] El criterio histológico básico para diagnosticar el osteosarcoma clásico incluye la presencia de un tumor maligno productor de estroma (células fusiformes) u osteoide neoplásico inmaduro.[32,95,111] El pronóstico global del osteosarcoma después de cinco años de vigilancia es del 70%, con la quimioterapia y la cirugía apropiadas.[145] Siguen siendo debatibles los factores pronósticos de supervivencia; sin embargo, quizá las variables más importantes[36] son la necrosis histológica en la pieza extirpada y el tamaño del tumor.

Lesiones cartilaginosas benignas

Osteocondroma

Los tumores cartilaginosos del hombro ocupan el segundo lugar en incidencia, después de los que afectan a la pelvis.[49] El osteocondroma solitario u exostosis es la neoplasia benigna más frecuente en el hombro, y cerca del 25% de todas estas neoformaciones aparecen en la zona proximal del húmero. Los osteocondromas en realidad representan una anomalía del desarrollo que nace de la lámina del crecimiento periférica, y normalmente son lesiones benignas activas (etapa 2) durante el crecimiento del esqueleto. Con la radiografía simple, por lo general se llega al diagnóstico al demostrar una excrecencia lisa de hueso esponjoso metafisario, que concluye y se continúa con el hueso metafisario normal (Fig. 22-4). La exostosis a veces asume la forma de lesiones pediculadas con un «tallo», o sésiles y planas. La preocupación por que surja un condrosarcoma secundario puede nacer en adultos cuyo cuadro inicial es de dolor, una tumefacción en tejidos blandos que se agranda o erosiones intraóseas. Los datos de un capuchón cartilaginoso engrosado (mayor de 1 cm) en la tomografía computarizada, su vínculo con una tumefacción de tejidos blandos, dolor o signos radiográficos de una posible degeneración maligna, sugieren la presencia de un condrosarcoma secundario. El riesgo de que surja esta última neoformación de una exostosis es del 1%, por lesión, aunque se han citado cifras del incluso 10% al 30% en la aparición de una neoplasia secundaria en individuos con exostosis hereditarias múltiples.[188]

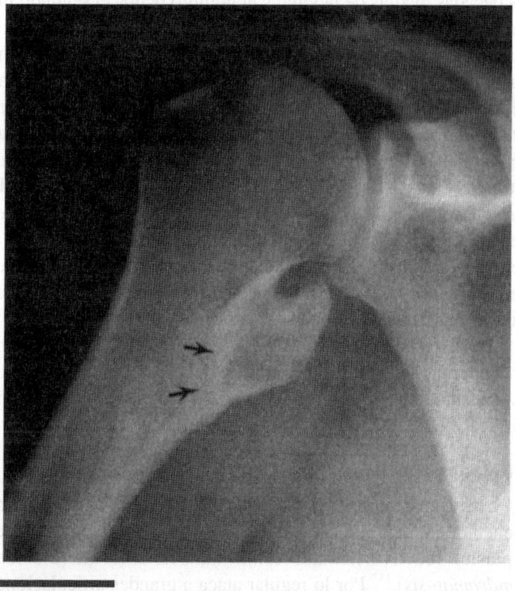

Fig. 22-4 • Osteocondroma de la porción proximal del húmero, que señala la «confluencia» de la metáfisis normal en la lesión *(flechas).*

Habitualmente, las exostosis se diagnostican en el esqueleto inmaduro. La exostosis que se agranda o sintomática debe ser considerada con cautela en el esqueleto maduro, porque el otro diagnóstico en esa situación sería el osteosarcoma paraóstico. El tratamiento de la exostosis solitaria consiste en la ablación de la base de la lesión. En la forma sésil hay que tener cuidado para eliminar el capuchón cartilaginoso y evitar recurrencias. La complicación más común de una exostosis es una lesión yatrógena o quirúrgica de la placa vecina de crecimiento o de estructuras neurovasculares en el momento de la ablación. Es importante contar con la exposición quirúrgica adecuada, en particular en lesiones de las zonas proximales de húmero y fémur que suelen ser grandes y adyacentes a grandes paquetes neurovasculares de la extremidad.

Pocas veces se hace el diagnóstico de condrosarcoma secundario (que provino de una exostosis), y se confirma mejor con una tomografía computarizada preoperatoria (presencia de un «capuchón» grueso o una tumefacción creciente de tejidos blandos) y no por biopsia. Es muy difícil interpretar la arquitectura histológica del cartílago, por lo cual el diagnóstico de una neoplasia secundaria se hace mejor por medios clínicos y radiográficos. La transición de la neoplasia benigna a otra maligna es lenta, y por lo general incluye cambios histológicos relativamente sutiles. Detectar el capuchón de cartílago con un grosor mayor de 1 cm constituye un signo prodrómico de que aparecerá por lo menos un condrosarcoma de grado bajo.

Condroblastoma

El condroblastoma o tumor de Codman es un tumor cartilaginoso benigno poco frecuente, que afecta a la zona proximal de la epífisis humeral (25% de los casos) en la forma de una lesión redonda u oval que contiene finas calcificaciones rodeadas por un borde óseo reactivo.[35,93,105] Aparece en el esqueleto inmaduro, y desde el punto de vista histológico, comprende tejido aneurismático, calcificaciones en «tela metálica para gallineros» y condroblastos inmaduros en «empedrado». El condroblastoma aparece en la forma de una lesión en etapa 2 benigna y activa, aunque también puede hacerlo en la forma de etapa 3 agresiva. El tratamiento por lo general consiste en un raspado intralesional extenso, con lo que queda un gran defecto subcondral de la cabeza humeral, que obliga a injertar hueso autólogo para impedir el colapso subcondral y cartilaginoso. Es típica la imagen radiográfica de esta lesión epifisaria, que afecta a adolescentes o adultos jóvenes. Entre las entidades por considerar en el diagnóstico diferencial están quistes simples, granuloma eosinofílico, osteomielitis o quiste óseo aneurismático.

Condroma periόstico

El condroma mencionado es otra lesión cartilaginosa benigna de la zona proximal del húmero, por lo general en un punto muy proximal a la inserción deltoidea en la impresión deltoidea del húmero. Suele asumir la forma inicial de una tumefacción, con síntomas mínimos o nulos, que en la imagen radiográfica tiene el aspecto de una lesión sésil, con un borde neto y definido de cortical reactiva por debajo de la tumefacción cartilaginosa radiolúcida.[35] La ablación marginal origina un defecto cortical del húmero que a veces obliga a colocar injerto óseo. La entidad por incluir en el diagnóstico diferencial es el osteosarcoma perióstico, que no muestra una corteza esclerótica subyacente definida. Dicho osteosarcoma es una lesión intracortical más agresiva, que puede extenderse al conducto medular en un pequeño porcentaje de los casos.

Encondroma

El encondroma solitario es una lesión cartilaginosa central benigna que con gran frecuencia aparece en los huesos tubulares pequeños de la mano, pero también afecta a veces a la zona proximal del húmero, en el 10% al 15% de los casos.[9,50,96] Como lesión benigna el encondroma es asintomático y no necesita tratamiento; si surge junto a una articulación que muestra síntomas de origen degenerativo, a veces es difícil la evaluación clínica del dolor óseo relacionado con el encondroma. La situación anterior se observa en ocasiones de tal manera que dificulta la evaluación inicial de los tumores cartilaginosos intraóseos, porque el dolor óseo intrínseco es un síntoma importante que sugiere cáncer de bajo grado; por esta razón, una tarea difícil pero necesaria es la de distinguir los síntomas intraóseos de los intraarticulares. La imagen radiográfica típica de un encondroma benigno es la de una lesión radiolúcida central, con un borde óseo definido y calcificaciones intrínsecas. La Figura 22-5 señala una lesión de ese tipo en una mujer de 35 años con síntoma del manguito de rotadores y una lesión cartilaginosa benigna muy calcificada.

Lesiones cartilaginosas malignas

Condrosarcoma

El condrosarcoma puede surgir *de novo* como neoplasia primaria, o bien, provenir de una lesión cartilaginosa benigna preexistente, en cuyo caso se le llama *secundario*. Este último tumor aparece en los adultos jóvenes, y constituye, en promedio, el 25% de todos los condrosarcomas; puede detectarse en individuos con encondromas, osteocondromas, encondromatosis múltiple (enfermedad de Ollier) preexistente,[104,105,191] o en la exostosis hereditaria múltiple.[71] Los signos radiográficos de un condrosarcoma secundario o de bajo grado que aparecen en la lesión mencionada incluyen zonas radiolúcidas crecientes dentro de la lesión, o erosiones corticales endósticas en los márgenes corticales (Fig. 22-6). De manera típica, la imagen de gammagrafía ósea con tecnecio incluye puntos «moderadamente calientes» de encondroma y de condrosarcoma de grado bajo, y no son útiles para distinguir el uno del otro. En un gran porcentaje de casos, tampoco confirma el diagnóstico la evaluación microscópica de las lesiones del cartílago. Las características histológicas que sugieren un cáncer incluyen celularidad, pleomorfismo y manifestaciones de actividad mitótica, así como lagunas con doble núcleo. Los anteriores son signos sutiles, y a menudo las manifestaciones histológicas resultan incompletas e inconcluyentes para distinguir entre un condrosarcoma de grado bajo y un encondroma.[50,104] Dicha confusión ha motivado a acuñar la denominación de «condrosarcoma de grado y medio» para referirse a los tumores cartilaginosos que desde el punto de vista histológico quedarían en un punto medio entre el con-

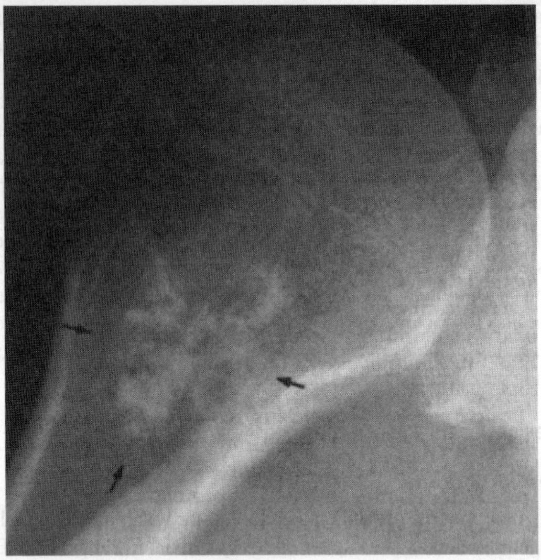

Fig. 22-5 • Radiografía simple de una mujer de 35 años con síntomas del manguito de rotadores y un encondroma benigno detectado accidentalmente. No hay afección ni erosión de la superficie cortical endóstica *(flechas)*.

drosarcoma de bajo grado y el encondroma benigno. En casi todos los enfermos, el diagnóstico de condrosarcoma de grado bajo se hace mejor por medios radiográficos, al buscar manifestaciones endósticas generadas por la proliferación tumoral activa de tipo cartilaginoso. Los condrosarcomas de grado bajo o secundarios tienen la peculiaridad entre los tumores intraóseos de que es difícil interpretar su imagen histológica con la microscopía óptica.

El condrosarcoma primario aparece con mayor frecuencia en las décadas medias de la vida, y el hombro ocupa el segundo lugar de incidencia después de la pelvis o de la articulación coxofemoral.[13,52,73,119,161] El cuadro típico inicial es el de lesiones intraóseas, con un margen poco definido y calcificaciones intrínsecas débiles. Con menor frecuencia un condrosarcoma primario puede surgir de la superficie de un hueso o una articulación. Su imagen clínica o radiográfica es muy sutil, y a veces se advierte un retraso de seis a 12 meses en el diagnóstico. Cerca del 66% de los condrosarcomas primarios también son de grado bajo, y pueden surgir en la forma de lesiones cartilaginosas encapsuladas y benignas. Las lesiones de grado alto son más invasoras, conllevan una mayor frecuencia de metástasis y pueden surgir en lesiones viejas, como un condrosarcoma «desdiferenciado».[27,33,70,127] Por regla general, es posible tratar quirúrgicamente a los condrosarcomas de grado bajo por medio de raspado e injerto de hueso, en tanto que los tumores de grado alto obligan a ablación quirúrgica y a una reconstrucción posterior.

Displasias sinoviales

Los cuerpos cartilaginosos «extraños», normalmente, provienen de la membrana sinovial proliferante en un proceso metaplásico reactivo llamado *condromatosis sinovial* (u *osteocondromatosis*).[137] Por lo regular ataca a grandes articulaciones (rodillas, codos, hombro o cadera) en adultos jóvenes, y genera cuerpos extraños intraarticulares cartilaginosos y pequeños con-

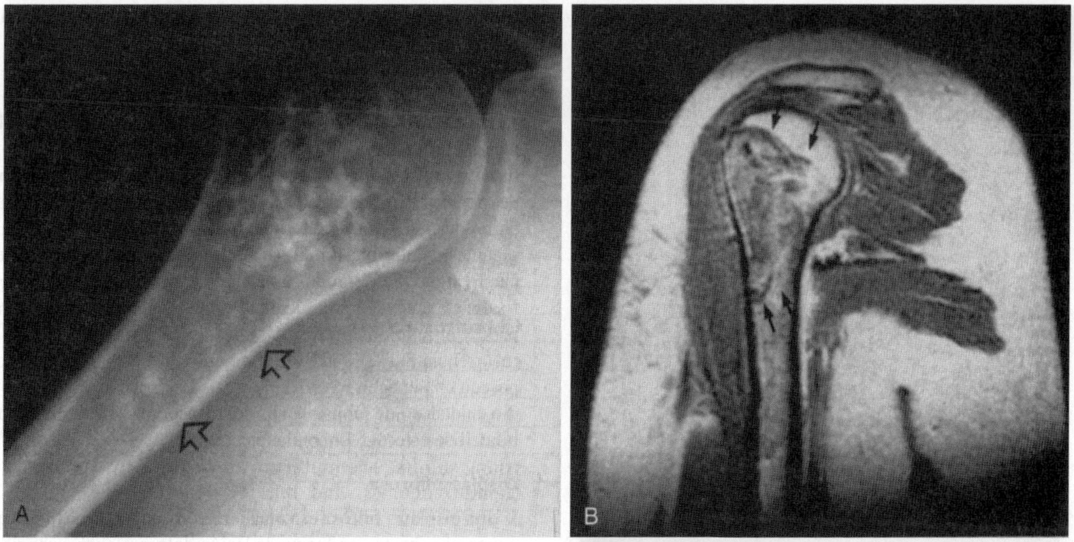

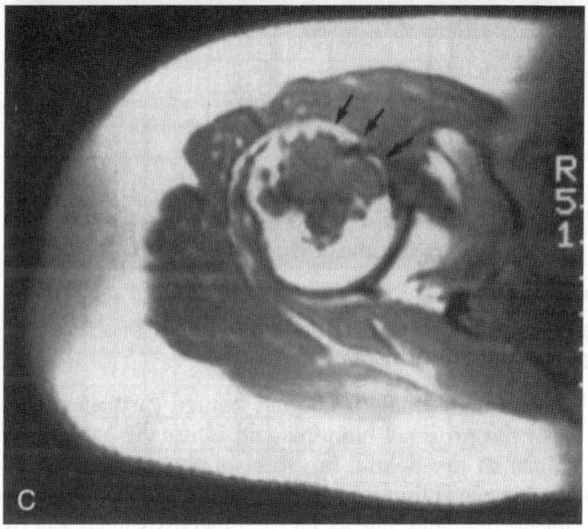

Fig. 22-6 • **A,** Radiografía simple de una mujer de 45 años con dolor intraóseo intrínseco. Se han identificado erosiones corticales endósticas netas *(flechas)*, que sugieren un condrosarcoma de grado bajo. **B,** Resonancia magnética sagital (RM) de la porción proximal del húmero, en la que se observa la extensión de la afección intraósea *(flechas)* por el condrosarcoma de grado bajo. **C,** RM axial (transversa) de la cabeza humeral, que indica erosiones óseas netas *(flechas)*.

forme madura la lesión. En unos cuantos casos en que los nódulos forman una tumefacción compacta de cartílago puede ser confundida con un condrosarcoma periarticular o yuxtaarticular de grado bajo. Estar dentro de la articulación orienta hacia el diagnóstico benigno de condromatosis sinovial; a veces uno de los objetivos en el preoperatorio es identificar la situación intraarticular y distinguirla de la extraarticular; en tales casos, por medio de resonancia magnética o tomografía computarizada con artrografía o sin ella podrá identificarse el sitio exacto de ataque. Normalmente, la condromatosis sinovial es un trastorno degenerativo de evolución lenta que culmina en la destrucción de la articulación. Se necesita una sinovectomía total «radical» para evitar la persistencia a la recidiva, y en personas mayores y ancianas con enfermedad degenerativa se trata por ablación articular y reemplazo. La descripción de algunos casos publicados vincula la transformación maligna con la condromatosis sinovial de vieja fecha que acaece en un período duradero.[140]

Otra enfermedad relacionada con la proliferación sinovial es la sinovitis vellonodular pigmentada.[163] Por lo general incluye sinovitis inflamatoria laxa con erosiones óseas o sin ellas, en adolescentes o adultos jóvenes. Desde el punto de vista histológico, es un proceso sinovial-histiocítico y agresivo que no es fácil describir como inflamatorio o neoplásico. El tratamiento exige la sinovectomía completa integral en la forma difusa de la enfermedad. En algunos centros se han utilizado diversas formas de radioterapia, con resultados clínicos tempranos aceptables.[201] Por regla general es insatisfactorio el pronóstico a largo plazo del sarcoma sinovial, ya que muestra una cifra alta de recidiva local y una alta incidencia de metástasis en pulmones.

Tumores intraóseos diversos

Quiste óseo simple

Los quistes óseos simples o unicamerales surgen con mayor frecuencia en niños de cuatro a 12 años de edad. La Figura 22-7 muestra un quiste simple en el húmero de un niño de ocho años. Parece que la lesión es moderadamente expansiva, lo cual sugiere un quiste óseo aneurismático, pero las corticales están intactas; se aspiró líquido claro, y el quiste curó después de inyectar corticosteroides intraóseos. En las radiografías los quistes óseos

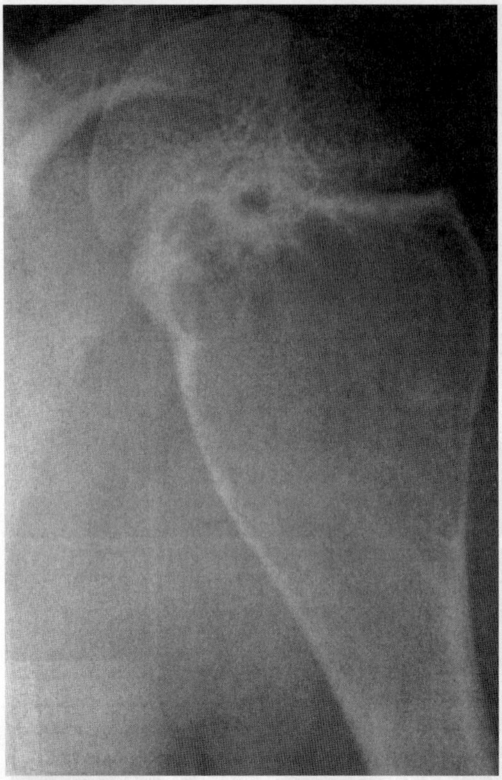

Fig. 22-7 • Quiste simple en un niño de ocho años en situación central y en posición yuxtaepifisaria (activa).

simples asumen la forma de lesiones radiolúcidas centrales perfectamente definidas, que nacen en la metáfisis junto a la fisis (activa) y con la maduración migran en sentido distal a la diáfisis (latente). Suelen afectar a la porción proximal del húmero (50%), contienen líquido de color ambarino y pueden confundirse con un quiste óseo aneurismático.[57,82,117,143,148,184]

El tratamiento más indicado es la medición de la presión en el quiste, la aspiración de su contenido y la inyección de corticosteroides intraóseos. El resultado es la regeneración completa del área quística en cerca del 50% de los casos, y la curación parcial en el 45%.[174] Cerca del 75% de los pacientes necesitan múltiples inyecciones.[184] La reparación completa después de la inyección es más frecuente en quistes más inactivos que tienen una menor presión interna. Los resultados variables en informes recientes han planteado algunas dudas acerca de la eficacia de las inyecciones de corticosteroides en los quistes óseos simples, en particular cuando se realiza una venografía en el momento de inyectar el medio de contraste en la lesión.[82] En cerca del 30% de los casos se ha señalado recidiva o persistencia del quiste después de raspado quirúrgico y colocación de injerto de hueso; esta cifra de recidiva local es relativamente grande, y podría disminuir cuando al raspado se añade nitrógeno líquido para congelación.[189] Se advierte un solapamiento diagnóstico entre los quistes aneurismáticos y los simples en niños, porque algunos de los quistes simples pueden tener líquido hemorrágico, y aun así, no contener tejido aneurismático.

Quiste óseo aneurismático

El quiste óseo aneurismático, el fibroma no osificante y la displasia fibrosa son lesiones benignas que a veces afectan al hombro. Los quistes mencionados a veces afectan a la zona proximal del húmero, pero dada su aparición amplia como lesión «secundaria» nacida de otros tumores (quiste simple, tumor de células gigantes, condroblastoma), se desconoce su verdadera incidencia. El signo radiográfico característico es el de una lesión metafisaria expansiva y radiolúcida. El tratamiento consiste en el raspado y el injerto de hueso,[10,58] método que conlleva una tasa de recurrencia del 20% al 30%. Los quistes óseos aneurismáticos poseen una imagen «agresiva», y en ellos hay que hacer un estudio cuidadoso de biopsia antes del raspado, para valorar la posibilidad de osteosarcoma telangiectásico.

Displasia fibrosa

La displasia fibrosa es una alteración congénita de hueso que a menudo «brota» en forma de lesión dolorosa consecuencia de fracturas patológicas, microfracturas o debilidad diafisaria intrínseca sutil debida a alteraciones de los huesos. En la típica radiografía simple se advierte una densidad «en vidrio deslustrado» con engrosamiento de la cortical. Las Figuras 22-8 A y B incluyen la radiografía simple y la tomografía computarizada, respectivamente, del húmero de una mujer de 20 años con displasia fibrosa poliostótica grave. Tenía el antecedente de seudoartrosis crónica (Fig. 22-8A), que había persistido a pesar de la colocación de ortesis. La afección diafisaria, si conlleva síntomas de una fractura patológica, por lo general obliga a fijación intramedular y no a colocación de un injerto óseo, porque siempre el proceso displásico «consume» el hueso esponjoso injertado, por lo que resulta ineficaz para solucionar el proceso displásico debilitante. Desde el punto de vista histológico, la displasia fibrosa muestra una enorme actividad ósea displásica con una actividad semejante extraordinariamente mayor en la gammagrafía ósea.[88,89,98,109,205]

Fibroma no osificante

El fibroma en cuestión se trata de una lesión fibrosa benigna cuyo aspecto radiográfico es el de una alteración radiolúcida perfectamente definida, excéntrica, y con un borde «ondulado» que comprime la cortical vecina (Fig. 22-9). Surge en la extremidad pélvica con mayor frecuencia que en la escapular. Si la lesión es menor de 2 cm podría ser calificada de defecto cortical fibroso. Si rebasa los 3 cm u ocupa más de la mitad del diámetro transversal del hueso, las lesiones conllevan el peligro de ocasionar una fractura patológica. La mayor parte de los fibromas no osificantes tienden a curar de manera espontánea y no necesitan tratamiento; este último se reserva para lesiones con radiografías atípicas (que requieren biopsia) o para aquéllas sintomáticas o de mayor tamaño (mayores de 3 cm) que exigen tratamiento, a fin de impedir una fractura patológica.[4]

Tumor de células gigantes

El tumor de células gigantes de hueso es una alteración frecuente en adultos jóvenes que aparece más bien en la porción distal del fémur o proximal de la tibia (60% al 70% de los casos), y también en la zona proximal del húmero en el 5% al 10% de los

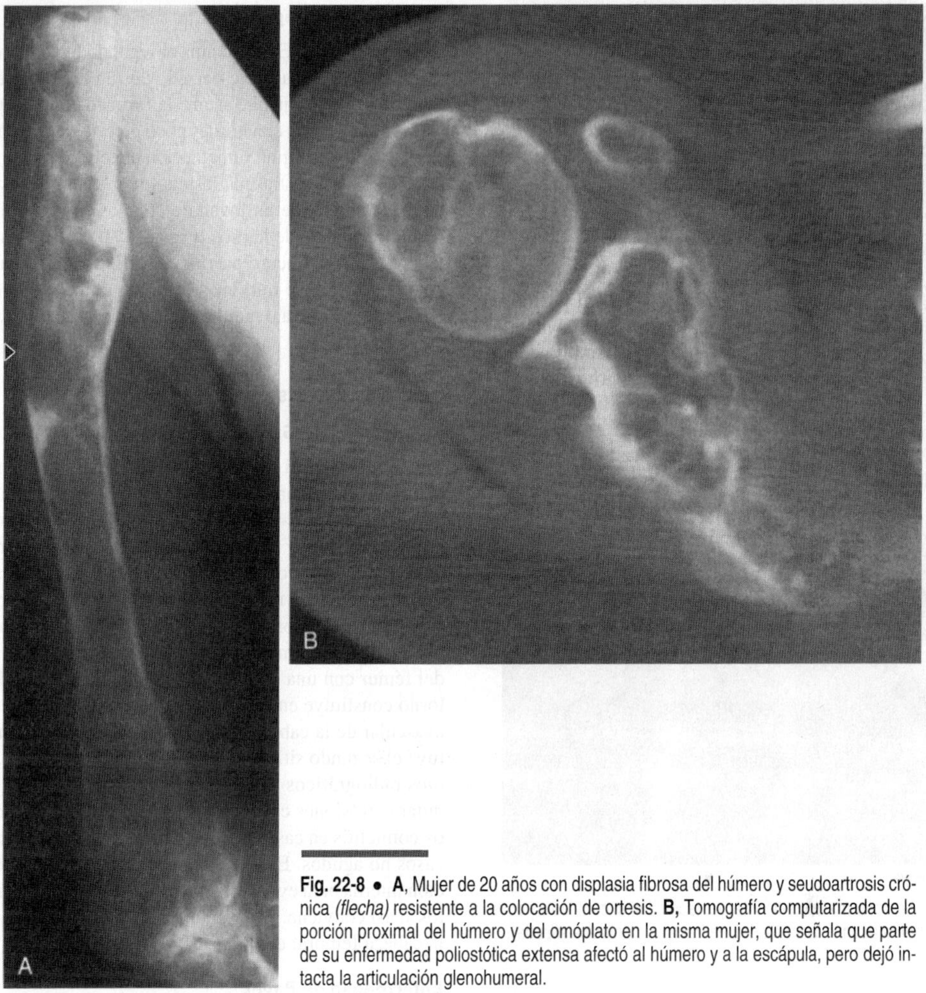

Fig. 22-8 • A, Mujer de 20 años con displasia fibrosa del húmero y seudoartrosis crónica *(flecha)* resistente a la colocación de ortesis. **B,** Tomografía computarizada de la porción proximal del húmero y del omóplato en la misma mujer, que señala que parte de su enfermedad poliostótica extensa afectó al húmero y a la escápula, pero dejó intacta la articulación glenohumeral.

pacientes. Es un tumor epifisario o metafisario radiolúcido que con gran frecuencia posee un borde óseo característico y que a menudo conlleva una erosión subcondral extensa. Normalmente, se trata de una lesión activa en etapa 2 (60% de los casos), pero también muestra una etapa 3 tumoral benigna, más agresiva, en el 20% de los casos. Las opciones terapéuticas del tumor de células gigantes incluyen raspado, con tratamiento coadyuvante local o sin él, en comparación con ablación marginal. La tasa de recurrencia local después del raspado es sólo del 20% al 30% en el caso de lesiones activas, en comparación con un 5% después de ablación marginal.[24,30,34,76,135] Coadyuvantes locales que se usan con el raspado incluyen la aplicación de fenol, cemento óseo (cementación) o nitrógeno líquido para congelación (crioterapia). Desde el punto de vista histológico, se ha demostrado que el tumor de células gigantes «benigno» tiene la capacidad de establecer metástasis en pulmones en un porcentaje pequeñísimo de los casos.[30,77,116,124,126,128,154,155] Las entidades que conviene incluir en el diagnóstico diferencial radiográfico en el adulto son el quiste óseo aneurismático, el adenocarcinoma metastático, el linfoma, el condrosarcoma y la osteomielitis.

Tumores reticuloendoteliales

En este tipo de tumores se incluye una categoría de lesiones intraóseas que nacen de blastos de médula roja y lesiones con características histológicas similares. Se les conoce también como tumores de células redondas, pequeñas o azules. Este subtipo de tumores o anomalías incluye entidades como leucemia, linfoma,[208] neuroblastoma, histiocitosis, rabdomiosarcoma, sarcoma de Ewing, infección y, en adultos, el mieloma múltiple y el adenocarcinoma metastásico.

Mieloma múltiple

El mieloma múltiple es el cáncer primario de hueso más común y, generalmente, afecta a personas en los decenios medios de la vida y ataca a la cintura escapular en el 5% al 10% de los casos.[39,77] El sitio más frecuente de ataque es el esqueleto axial, pero un número importante de sujetos termina por mostrar múltiples lesiones netas en las extremidades que a veces obligan a estabilización quirúrgica para evitar fracturas inminentes después de que el tratamiento médico haya sido ineficaz. Si el cuadro ini-

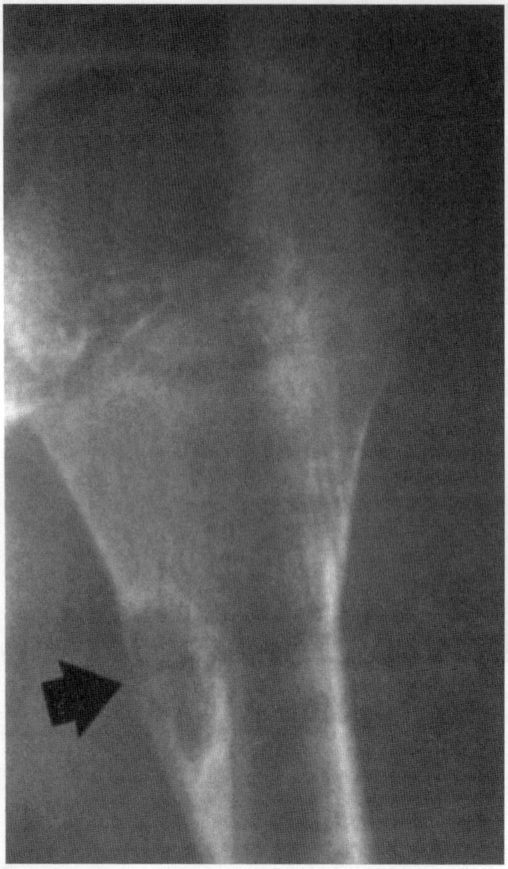

Fig. 22-9 • Fibrosarcoma no osificante, yuxtacortical, excéntrico y pequeño que inicialmente asumió la forma de una fractura patológica *(flecha)*.

cial es el de un mieloma intraóseo o plasmacitoma solitario en el hombro, estará indicada la biopsia por razones diagnósticas. Datos como la hipercalcemia, la anemia, la electroforesis de proteínas séricas o una zona «netamente fría» en la gammagrafía ósea pueden sugerir el diagnóstico de mieloma antes que la biopsia en una persona con una lesión solitaria de origen desconocido. El pronóstico global es insatisfactorio; sin embargo, modalidades nuevas que incluyen quimioterapia «intensiva» y anticuerpos contra células plasmáticas permiten albergar esperanza en un futuro. La Figura 22-10A es una radiografía simple: de un varón de 42 años que al parecer gozaba de buena salud pero sentía dolor en el hombro. Los estudios de resonancia magnética de tipo coronal (Fig. 22-10B) y transversa (Fig. 22-10C) señalaron una lesión supraescapular de tejidos blandos que se extendía hacia adelante y atrás en la escápula. El diagnóstico preoperatorio fue el de probable sarcoma de tejidos blandos. La biopsia abierta confirmó el diagnóstico de mieloma múltiple con ataque extenso de hueso. El individuo falleció repentinamente una semana después de la biopsia, y su calcemia no se cuantificó. Los sujetos con el diagnóstico de mieloma deben someterse a una evaluación cuidadosa de electrólitos séricos, ante la posibilidad de hipercalcemia.

Sarcoma de Ewing

El sarcoma de Ewing ocupa el segundo lugar entre los cánceres intraóseos de la adolescencia, y es un tumor agresivo de células de médula roja que asume la forma de una neoplasia diafisaria «permeante», con bordes poco precisos y que por lo general se asocia con una gran tumefacción de tejidos blandos.[6,56] La Figura 22-11A muestra una lesión «permeante» de ese tipo en la diáfisis humeral de un joven de 16 años con un típico gammagrama «caliente» de huesos (Fig. 22-11B) y una tumefacción de tejidos blandos concurrente (Fig. 22-11C). En la actualidad el sarcoma de Ewing se trata más bien con quimioterapia integral y ablación quirúrgica o radioterapia, según el tamaño y el lugar de la lesión primaria.

Displasias diversas

Enfermedad de Gaucher

La enfermedad mencionada es un trastorno metabólico más bien raro del sistema reticuloendotelial y del metabolismo de glucocerebrósidos-glucolípidos que afecta al hígado, al bazo y a la médula ósea.[75] El trastorno muestra una mayor incidencia entre judíos, y afecta por lo general en los tres primeros decenios de la vida, y no muestra preferencia de género. Las personas sienten dolor, que es consecuencia del ataque óseo y la infiltración de la médula roja que a menudo afecta a la cabeza del fémur con una enorme frecuencia de bilateralidad. El trastorno constituye en muchas formas una variante de la necrosis avascular de la cabeza femoral. La cabeza mencionada constituye el segundo sitio en el que se produce el ataque, y los cambios radiográficos son osteopenia, expansión diafisaria o medular o erosiones corticales. El diagnóstico diferencial incluye osteomielitis en casos agudos y tumores de células redondas en casos no agudos. El tratamiento quirúrgico consiste en la fijación interna para evitar fracturas, el reemplazo articular en adultos si así conviene, y el tratamiento apropiado de la necrosis de la cabeza femoral en niños.

Enfermedad de Paget

La enfermedad en cuestión (llamada también osteoporosis circunscrita u osteítis deformante) afecta después del cuarto decenio de la vida y muestra una moderada predilección por los varones.[101] Desde el punto de vista geográfico, parece tener mayor incidencia en Inglaterra, Europa continental, Australia y Estados Unidos, y es más rara en la India y en casi todas las zonas de Asia. La enfermedad afecta más bien a la pelvis, el cráneo, la región lumbosacra, el fémur y el húmero. Asume una forma poliostótica o monostótica, que por lo común se manifiesta en la fecha en que surge inicialmente. La imagen radiográfica típica incluye engrosamiento y rarefacción corticales, seguidas de microfracturas patológicas y encorvamiento diafisario (Fig. 22-12A). Las entidades por incluir en el diagnóstico diferencial en el adulto comprenden adenocarcinoma metastásico, osteosarcoma y osteomielitis. Es necesario estudiar a los pacientes por medio de mediciones de la fosfatasa alcalina en suero y los niveles de hidroxiprolina en orina, con una gammagrafía ósea de todo el cuerpo, y tomografía computarizada o resonancia magnética.

En términos generales, las personas con enfermedad de Paget que se someten a cirugía ortopédica deben recibir un tratamiento previo. La propia enfermedad se trata mejor por medios médicos, como difosfonatos o calcitonina. El sarcoma que nace

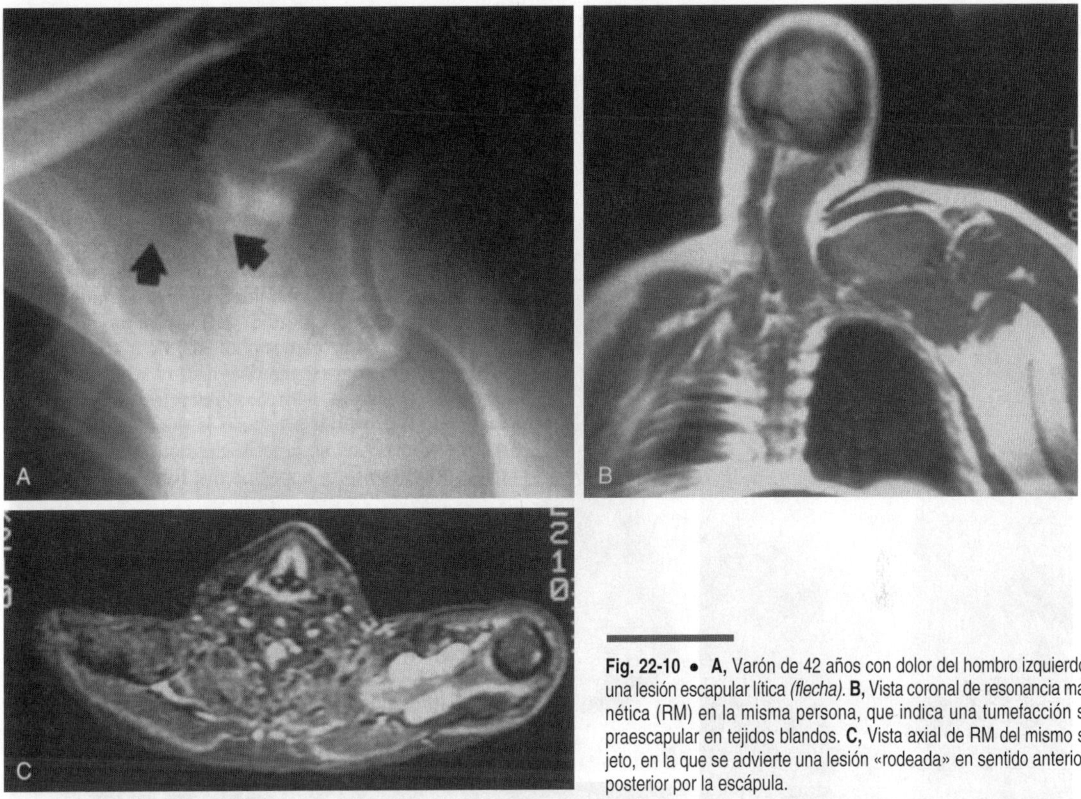

Fig. 22-10 • **A,** Varón de 42 años con dolor del hombro izquierdo y una lesión escapular lítica *(flecha)*. **B,** Vista coronal de resonancia magnética (RM) en la misma persona, que indica una tumefacción supraescapular en tejidos blandos. **C,** Vista axial de RM del mismo sujeto, en la que se advierte una lesión «rodeada» en sentido anterior y posterior por la escápula.

de la enfermedad de Paget conlleva el antecedente de dolor progresivo y una lesión osteolítica (véase Fig. 22-12B), acompañada de una tumefacción de tejidos blandos. El «sarcoma pagetoide» es una variante rara del osteosarcoma, y se ha dicho que conlleva una mortalidad quinquenal del 80% al 90%.[160] El sarcoma de Paget se trata mejor por medio de extirpación, con margen quirúrgico radical, debido a la naturaleza difusa del propio proceso patológico y a la dificultad de evaluar la magnitud de los cambios sarcomatosos.

Las Figuras 22-12 A y B muestran las radiografías temprana y tardía de la enfermedad de Paget en la zona proximal del húmero. La lesión lítica, en combinación con el antecedente de dolor creciente en el brazo, quizá constituyó la manifestación de un osteosarcoma secundario temprano que apareció tres meses después con una lesión lítica impresionante en la porción proximal del húmero (véase Fig. 22-12C). La enfermedad de Paget afectó a todo el húmero, y la gammagrafía ósea (Fig. 22-12D) fue poco útil para demarcar los márgenes óseos o el ataque óseo por parte de este osteosarcoma secundario o pagetoide.[111] La RM y la TC permiten demostrar de nuevo el ataque de tejidos blandos y huesos de la enfermedad en la porción proximal del húmero (Figs. 22-12 E y F).

Tumores de tejidos blandos benignos

Lipoma

Los lipomas surgen a veces dentro de músculos o dentro de planos grasos normales de la axila, o bien en los espacios subescapular o perivascular de otra índole. A menudo surgen en la mitad anterior del deltoides, en forma de una gran tumefacción intramuscular no dolorosa y blanda.[55] Unos cuantos lipomas pueden doler con la presión o ser firmes, o puede en ellos haber el antecedente desconcertante de cambio de tamaño. En la resonancia magnética o la tomografía computarizada, el lipoma benigno suele tener una consistencia uniforme grasa. En la exploración clínica, el liposarcoma tiene una consistencia más firme y densa que el lipoma. Si se advierte que este último tiene una consistencia muy densa o firme, habrá que efectuar resonancia magnética, para una evaluación más detallada; si esta última muestra zonas de densidad totalmente diferentes, habrá que hacer biopsia antes de la extirpación marginal, para descartar la posibilidad de un liposarcoma.

Hemangioma

El aspecto típico de los hemangiomas es el de lesiones intramusculares «que aumentan de tamaño» en un niño o adulto joven, que se observan mejor por resonancia magnética. Si están muy cerca de un gran vaso, también deben evaluarse mediante arteriografía. Las lesiones por lo general no conllevan problemas diagnósticos ni quirúrgicos, con excepción de los hemangiomas grandes o la hemangiomatosis de músculo estriado. Estos dos trastornos son lesiones congénitas agresivas, a menudo no extirpables, debido a la afección extensa de nervios, vasos y tejidos blandos.[2,54] Muchas de estas lesiones extensas culminan en amputaciones por dolor, alteraciones vasculares o infecciones de la extremidad. Gran parte de estos trastornos se diagnostica mejor por biopsia abierta después de resonancia magnética, tomografía

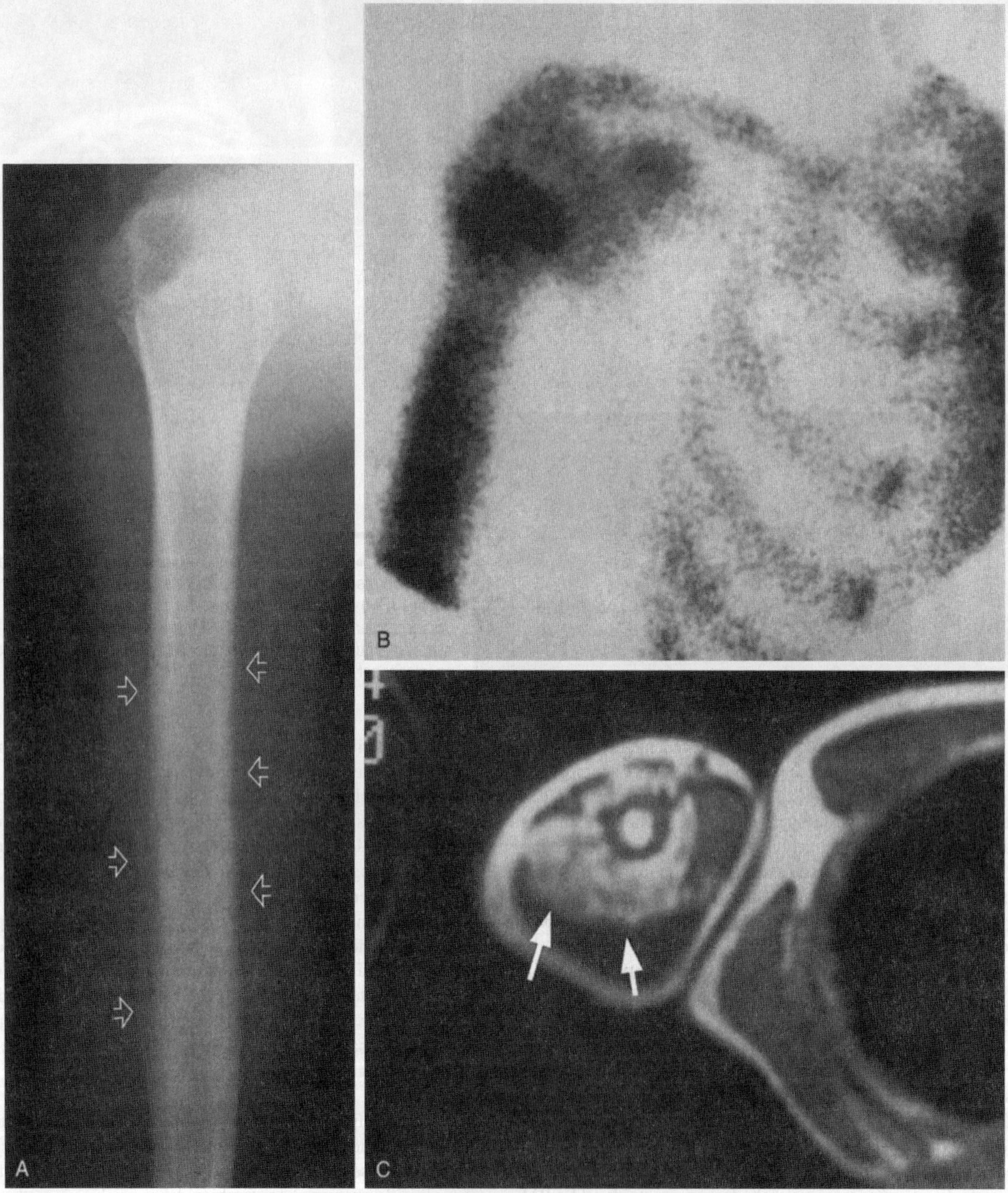

Fig. 22-11 • A, Lesión diafisaria «permeada» que indica una reacción perióstica en un joven de 16 años (*puntas de flecha*). Los datos del estudio histopatológico (biopsia abierta) fueron congruentes con sarcoma de Ewing. **B,** La gammagrafía de la misma lesión muestra una actividad notable en el húmero. **C,** Resonancia magnética axial que indica una tumefacción circunferencial de tejido blando (*flechas*) típica del sarcoma de Ewing.

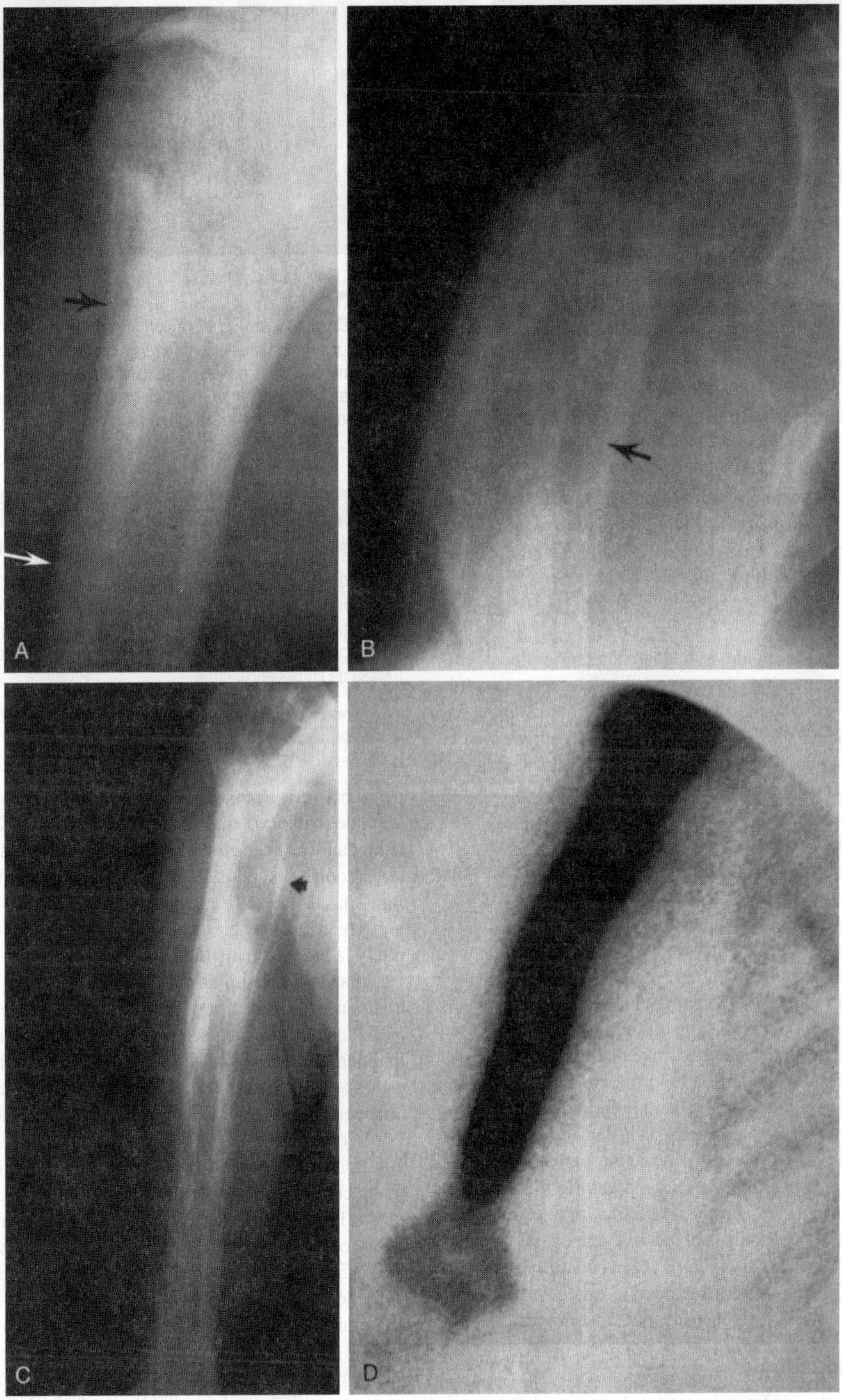

Fig. 22-12 • **A,** Enfermedad de Paget incipiente en la porción proximal del húmero, en la que se advierte el engrosamiento y la rarefacción de la cortical (*flechas*). **B,** El mismo paciente que acudió varios años más tarde con dolor del hombro y una lesión lítica del húmero (*flecha*), cuadro congruente con un sarcoma secundario. **C,** Varios meses más tarde el proceso lítico se agrandó (*flecha*), y se vinculó con una gran tumefacción de tejidos blandos (*sarcoma*). **D,** La gammagrafía ósea indicó una actividad humeral intensa, sin distinguir la afección por enfermedad de Paget de los cambios sarcomatosos.

(*Continúa*)

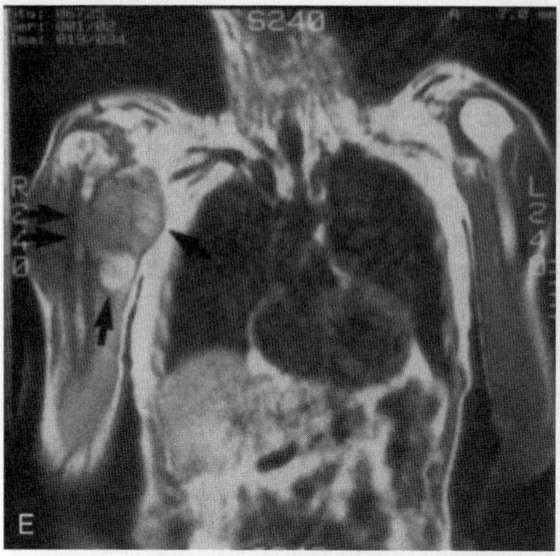

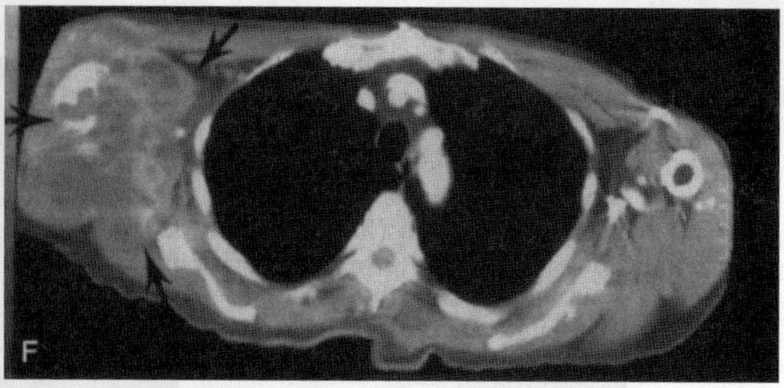

Fig. 22-12 • ***(Continuación)*** **E,** Vista coronal de resonancia magnética en la que se advierte una gran tumefacción de tejido blando que surge de la porción proximal del húmero *(flechas dobles)* y se extiende a la axila. **F,** La tomografía computarizada también demuestra este osteosarcoma secundario con destrucción neta de la porción proximal del húmero *(flechas).*

computarizada con medio de contraste o arteriografía. Las lesiones circunscritas se extirpan con mayor facilidad que las lesiones congénitas más extensas. La embolización ha producido resultados variables para frenar el avance de la enfermedad.

Fibromatosis

La fibromatosis (desmoide) es una lesión agresiva local (etapas 2 ó 3) que afecta a niños de corta edad, adolescentes y adultos jóvenes. En la exploración clínica tienen una consistencia firme, y se acompañan a veces de erosiones óseas o de invasión del paquete neurovascular. Muchos de estos trastornos presentan una recurrencia local, porque no se hizo adecuadamente la gradación preoperatoria, se subestimó su capacidad de recidiva local, y tuvieron un margen quirúrgico inapropiado. Las publicaciones indican una notable confusión y contradicciones en cuanto al curso natural de la fibromatosis. Pocas veces hay una regresión espontánea, según la describen algunas publicaciones, excepto en algunas formas congénitas; el curso natural de las lesiones en el adolescente es de proliferación progresiva y recurrencia después de ablaciones marginales. Las lesiones en cuestión rara vez establecen metástasis en pulmones, y la quimioterapia no suele ser eficaz, aunque existen indicaciones para realizarla.[48,64,65,166] Se denomina fibrosarcoma congénito a la forma congénita de la enfermedad, más bien porque muestra una celularidad impresionante. La variante que afecta a adolescentes suele llamarse fibromatosis agresiva, y se comporta como una lesión activa «agresiva». En estos pacientes es indispensable en el preoperatorio y en el postoperatorio realizar una resonancia magnética, para evaluar con todo detalle la afección de tejidos blandos. También hay que realizar gammagrafía ósea si hay alguna duda en cuanto a la afección ósea secundaria. El cimiento del tratamiento en la displasia fibrosa sigue siendo una ablación adecuada y la radioterapia.

Sarcomas de tejidos blandos

Los sarcomas de este tipo aparecen en la extremidad escapular en cerca del 33% de los casos. Se diagnostican erróneamente al comienzo, y se les considera lesiones benignas, razón por la cual la ablación marginal queda contaminada antes de la biopsia definitiva. Los sarcomas de tejidos blandos se caracterizan por cuatro signos típicos: suelen tener una consistencia firme, están

Tabla 22-3 • Sarcomas: signos y síntomas

Hueso	Tejidos blandos
Dolor óseo	Masa de consistencia firme
Dolor nocturno	Masa no dolorosa
Dolor (no relacionado con la movilidad articular)	Grande (5 cm) o que aumenta de tamaño
Masa de consistencia firme	Profunda o subaponeurótica

De Enneking WF, Spanier SS y Goodman MA: A system for the surgical staging of musculoskeletal sarcoma. Clin Orthop 153:105-120, 1980.)

por debajo de la aponeurosis muscular superficial, tienen más de 5 cm de diámetro, y no duelen al tacto (Tabla 22-3). Es importante hacer la gradación adecuada antes de la biopsia en el caso de sarcomas de tejidos blandos, exactamente como se hace en los sarcomas de hueso (Fig. 22-13). En las lesiones mencionadas se prefiere la biopsia abierta y no con aguja, a fin de diagnosticar el tipo y la gradación histológica.

El sarcoma de tejidos blandos más habitual en adultos es el histiocitoma fibroso maligno *(malignant fibrous histiocytoma,* MFH) que afecta más bien a adultos de 50 a 70 años.[26,65,216] Normalmente, el liposarcoma[66,164,193] afecta a las extremidades pélvicas en adultos jóvenes, en la forma de una gran lesión con una arquitectura histológica que varía de grado bajo a alto, o pleomórfica. El sarcoma sinovial[220] es una lesión menos frecuente que conlleva calcificaciones débiles de tejidos blandos, sitio yuxtaarticular y una cifra alta de metástasis. Otros cánceres de tejidos blandos menos habituales son el fibrosarcoma, el rabdomiosarcoma,[134] el leiomiosarcoma, el sarcoma de células claras y lesiones epitelioides.[67] Sea cual fuere el tipo histológico, los factores que rigen el pronóstico y el tratamiento son el grado de la lesión y el lugar anatómico del tumor primario. Es problemático tratar los sarcomas de tejidos blandos de «grado intermedio», por el pronóstico y la respuesta a la quimioterapia variables. Se ha acumulado alguna experiencia inicial con la citometría de flujo para identificar tumores más activos (aneuploides), y los datos obtenidos quizá sean útiles en un futuro, para subclasificar o hacer la gradación de tumores intermedios. El sarcoma sinovial y el epitelioide, así como el rabdomiosarcoma, se caracterizan por ser sarcomas de tejidos blandos con una alta incidencia (10% al 20%) de metástasis de

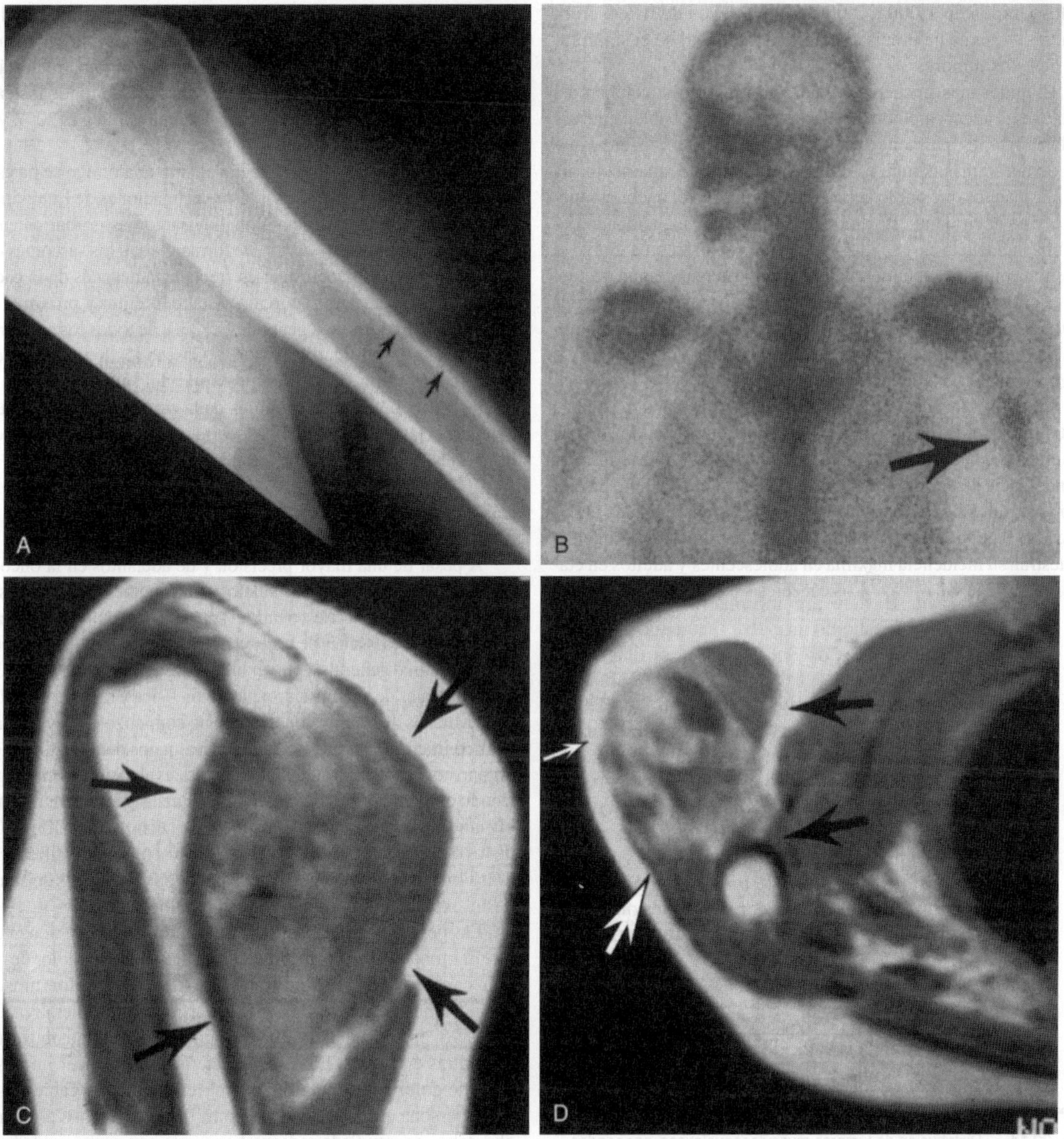

Fig. 22-13 • **A,** Radiografía simple en una mujer de 55 años con un gran sarcoma de tejidos blandos en el deltoides. La irregularidad cortical en la inserción deltoidea *(flechas)* sugiere la invasión de hueso. **B,** La gammagrafía ósea muestra la afección neta de hueso en la impresión deltoidea del húmero, con una mayor captación del radionúclido *(flecha)*. **C,** Resonancia magnética sagital, que indica una gran tumefacción *(flechas)* que comprime la porción proximal del húmero. **D,** RM axial que también sugiere invasión cortical posterior del húmero por un gran histiocitoma fibroso maligno en el deltoides *(flechas)*.

ganglios regionales y un pronóstico insatisfactorio,[41,62,113,172,173,200,206] pero se ha aceptado que la supervivencia guarda una estrecha relación con la gradación histológica del tumor individual.[180]

INCIDENCIA DE NEOPLASIAS

Los tumores malignos que surgen en el aparato musculoesquelético son raros, y representan del 0,5% al 0,7% de todas las neoplasias.[25] Son más frecuentes en niños, en los cuales representan el 6,5% de todos los cánceres. Parece ser poca la predilección sexual o racial en la incidencia de los sarcomas de tejidos blandos, pero el osteosarcoma y el sarcoma de Ewing han mostrado una preferencia leve por varones (1,3 a 1,0).[31,92] En Estados Unidos cada año aparecen unos 4.500 casos nuevos de sarcoma de tejido blando, que es una incidencia de 1,8 por 100.000 personas, es decir, unos 18 casos por millón. El número de cánceres osteógenos y de cartílago o esqueleto es semejante. Varias fuentes calculan que cada año surgen en Estados Unidos de 1.000 a 2.000 casos nuevos de osteosarcoma.[25,32,177] No se ha precisado la incidencia real de casi ninguno de estos tumores.

El tumor más frecuente del aparato musculoesquelético del adulto es el adenocarcinoma metastásico, muy probablemente nacido en riñones, pulmones, mamas o próstata.[46] El cáncer primario de hueso más común es el mieloma múltiple, una neoplasia de plasmacitos que por lo general la diagnostica el oncólogo médico y no el cirujano ortopedista.[77] El mieloma mencionado tiene una incidencia casi del doble de la del osteosarcoma. Salvo el mieloma múltiple, el tumor maligno primario más común de hueso es el osteosarcoma. Si se incluyen las dos lesiones primarias malignas y benignas del aparato musculoesquelético, los tumores de cartílago constituyen la lesión primaria más frecuente (benignos y malignos) del esqueleto.[31]

La edad es una característica muy importante en la frecuencia y distribución de los tumores. La distribución global de ellos en diversos decenios de la vida (Figs. 22-14 y 22-15) muestra la preponderancia de tumores benignos en el esqueleto del niño en crecimiento; un 58% de todas las lesiones benignas aparecen en las décadas segunda y tercera. Los tumores malignos del esqueleto muestran su incidencia máxima en adolescentes y adultos en etapa media de la vida.[32,46,177] Los cánceres óseos más habituales en adolescentes son el osteosarcoma y el sarcoma de Ewing. En adultos surgen osteosarcoma y condrosarcoma, con una incidencia menor que el mieloma múltiple y el adenocarcinoma metastásico. El osteosarcoma representa cerca del 40% de todos los cánceres primarios de hueso; el condrosarcoma explica el 20%, y el sarcoma de Ewing, el 12,5%.[32,46,177]

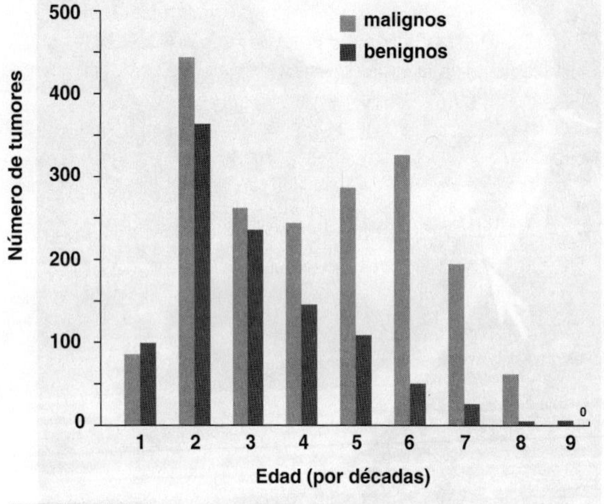

Fig. 22-14 • Distribución de tumores musculoesqueléticos, por edades.

La incidencia de tumores según el sitio anatómico se ha estimado mejor después de revisar las investigaciones de Enneking[57] y de Dahlin.[32] La incidencia global de sarcomas primarios en el hombro es cercana al 15%.[35,57] De forma global, los sarcomas del hombro ocupan el tercer lugar en frecuencia después de la cadera-pelvis (1) y la rodilla (porción distal del fémur y proximal de la tibia) (2). En términos generales, el 33% de todos los sarcomas afectan a la extremidad superior.[170] Casi todos los tumores del hombro afectan a la porción proximal del húmero (68,6% al 71,5%) (Fig. 22-16). Los tumores de la cintura escapular aparecen en la clavícula (6% al 10% de todos los casos) y en la escápula (18% al 24%), con una frecuencia mucho menor.[32,46]

CARACTERÍSTICAS CLÍNICAS

A pesar de una mayor precisión y de adelantos en la oncología musculoesquelética, los sujetos con cánceres en dicho sistema, en términos generales, tienen el antecedente de síntomas durante tres a seis meses antes de hacer el diagnóstico exacto. El problema para el médico general es prever el diagnóstico de acuerdo con los datos iniciales de anamnesis, exploración física y radiografías simples. Muchas de estas lesiones tienen un comienzo sutil, y su diagnóstico inicial exige prestar atención a algunos detalles y conocer algunos de los signos característicos. La evaluación inicial sigue siendo el medio original y crucial para que la evaluación inicial y el plan terapéutico sean satisfactorios. De hecho, en el 70% al 80% de los casos es factible diagnosticar con exactitud e identificar casi todos los cánceres teniendo en cuenta los datos iniciales de anamnesis, exploración física y radiografías simples.[46]

Las personas con cánceres intraóseos casi siempre tienen dolor. El problema para el médico es distinguir entre el dolor de origen canceroso y los tipos más comunes del dolor musculoesquelético que es consecuencia de artropatía degenerativa, uso excesivo, enfermedad articular inflamatoria, traumatismos, sepsis y otras entidades. El signo característico de cáncer intraóseo es el de dolor nocturno o durante el reposo (véase Tabla 22-3). Toda persona que muestre un síntoma de dolor intenso por la noche debe ser estudiada radiográficamente con sumo cuidado en

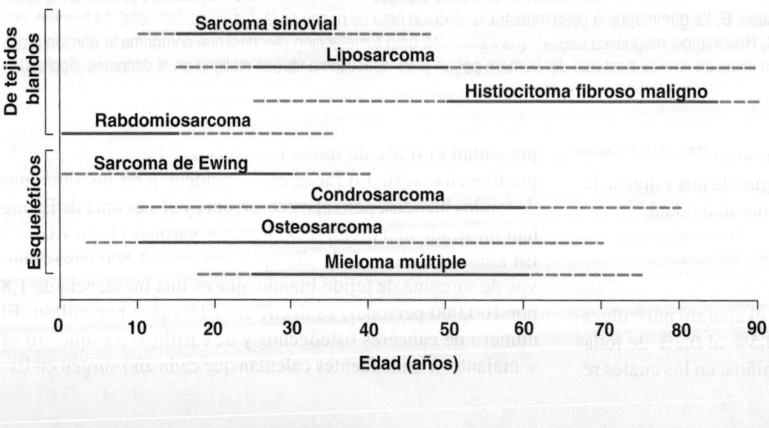

Fig. 22-15 • Comparación del sarcoma y edad de presentación. *(Con autorización de Enzinger FM y Weiss SW: Soft Tissue Tumors. St Louis: CV Mosby, 1983.)*

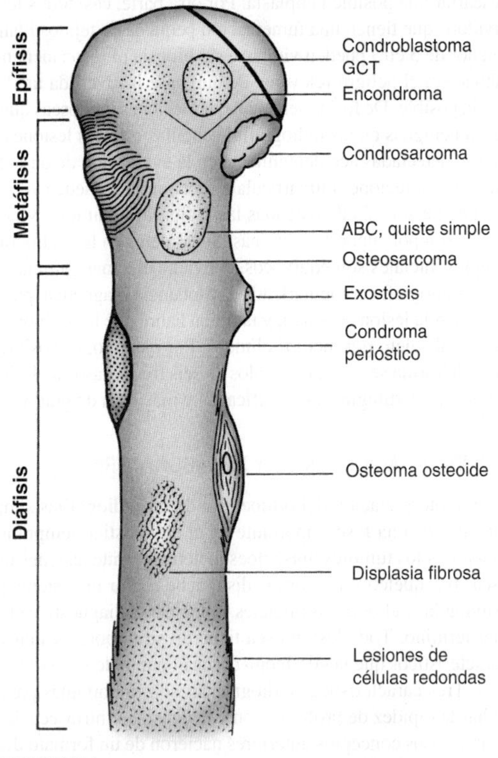

Fig. 22-16 • Tumores comunes de la porción proximal del húmero. GCT, tumor de células gigantes *(giant cell tumor); ABC,* quiste óseo aneurístico *(aneurysmal borre cyst).*

la primera evaluación. La persona que sufre dolor intenso por la noche debe sistemáticamente someterse a gammagrafía ósea con tecnecio además de radiografía simple, para evaluar con mayor detenimiento sus síntomas. Algunos pacientes de artropatía inflamatoria degenerativa se quejarán de dolor nocturno, pero en términos generales el dolor mencionado, como síntoma relevante, sugiere fuertemente la posibilidad de un tumor.

Otros datos pertinentes en la anamnesis que pueden resultar útiles son el antecedente familiar neto de cánceres (adenocarcinoma o sarcoma) o el antecedente de un cáncer previo en el mismo paciente, que en la época presente ya hizo metástasis en el esqueleto. La pérdida de peso y el malestar general pueden ser síntomas notables de metástasis cancerosas, y el médico debe emprender una investigación para valorar con mayor detalle el estado general de la persona; sin embargo, pocas veces el paciente tiene síntomas generalizados o metástasis como las manifestaciones iniciales de un sarcoma.

Las neoplasias musculoesqueléticas plantean dificultades clínicas importantes para el ortopedista para saber si el paciente tiene dolor intraóseo o intraarticular, situación que no se puede dilucidar fácilmente en el diagnóstico inicial de casi todos los tumores intraóseos. A veces, la exploración física detenida identifica datos congruentes con dolor a la palpación articular, compresión o debilidad, y por ello sugieren algún tipo de proceso intraarticular. Pocas veces los sarcomas se extienden a una articulación, y la presencia de trastornos o síntomas articulares es más compatible con traumatismo, enfermedad degenerativa u otros procesos no neoplásicos. En términos generales, los procesos intraarticulares son exacerbados por actividades físicas y movimiento de la articulación (consúltese la sección de exploración física). De forma semejante, el cuadro inicial de algunos sujetos es el del dolor irradiado, que puede hacer que el médico emita erróneamente el diagnóstico de un dolor del hombro que en realidad nació de la región cervical, o de un dolor de cadera que surgió en la región lumbar. El problema de definir si es intraósea o intraarticular la alteración de un paciente particular, obliga a una evaluación musculoesquelética detenida, que suele ser tarea del ortopedista.

La exploración ortopédica cuidadosa es importante para evaluar a todos los pacientes, pero resulta de importancia vital cuando se estudia al individuo con síntomas de origen impreciso. Todo adulto evaluado específicamente en busca de una posible neoplasia debe someterse a una exploración general exhaustiva de la cabeza y el cuello, corazón y pulmones, abdomen, columna, senos (mujeres), próstata (varones) y también en busca de linfadenopatías. Este examen general resulta más apropiado en adultos mayores de 35 a 40 años, que muy probablemente tienen metástasis de adenocarcinoma. Además de la exploración específica para evaluar a los sujetos en busca de una posible neoplasia, todo paciente debe someterse a una exploración musculoesquelética general minuciosa para evaluar el arco de movimiento articular, la potencia, la estabilidad y otros datos. Es importante buscar sistemáticamente en la exploración adenopatía regional, que aparece en muchos tumores. Suele ser un fenómeno inflamatorio de tipo reactivo. Sin embargo, hay que evaluar todavía más, por medio de resonancia magnética, cualquier adenopatía que incluya ganglios linfáticos mayores de 1 cm de diámetro, y se hará biopsia antes de la ablación definitiva del tumor primario.

Los sujetos con un cáncer intraóseo agresivo por lo general muestran dolor óseo al tacto y una masa. El sitio primario puede ser profundo, estar cubierto de músculos y ser difícil de palpar. Normalmente la palpación cuidadosa demostrará la presencia o ausencia de cualquier tumefacción de tejidos blandos. Sin embargo, las lesiones intraóseas de grado bajo tal vez no afecten a los tejidos blandos. La posibilidad de detectar signos articulares sugiere más bien algún proceso intraarticular, traumatológico, inflamatorio o degenerativo. Por tal razón, el dolor a la palpación o la rigidez articulares pueden ser signos muy útiles. La extensión de un cáncer intraóseo en sentido interno hacia el paquete neurovascular que está cerca del húmero puede impedir la cirugía con conservación de extremidades, y conlleva un mal pronóstico. La magnitud de la afección de tejidos blandos en la exploración física es un dato importante, además de las imágenes radiográficas. La afección clínica de los tejidos blandos puede generar información importante para «dirigir» la resonancia magnética y otros estudios. En términos generales, la tumefacción de tejidos blandos producida por un cáncer intraóseo es potencialmente un signo clínico temprano y obliga a prestar alguna atención en la exploración. Si el sarcoma óseo asume la forma de una gran tumefacción de tejido blando, habrá que tener más cuidado cuando se evalúe la magnitud del ataque de los tejidos blandos si se planea la cirugía con conservación de extremidades.

Con gran frecuencia los sarcomas de tejidos blandos tienen el antecedente de haber surgido de una masa. Casi todos los sarcomas de esa índole, a diferencia de los cánceres intraóseos, no son dolorosos. Todas las lesiones de tejidos blandos deben evaluarse con todo cuidado en busca de las cuatro características del sarcoma de tejidos blandos: tumefacción no dolorosa al tacto; consistencia firme; situado en plano profundo o subaponeurótico, y más de 5 cm de diámetro (véase Tabla 22-3). Existen algunas excepciones a tales características, pero por regla general constituyen pautas fiables en la evaluación inicial de las lesiones de tejidos blandos. El signo clínico más fiable de un sarcoma de tejido blando es la consistencia o la densidad de la lesión. Por ejemplo, el tumor más frecuente de tejidos blandos en el adulto es el lipoma, que puede ser grande, estar situado en un plano profundo y no causar dolor; sin embargo, su consistencia por lo general denotará si es maligno o no. De forma típica, los lipomas son muy blandos y tienen la consistencia de la grasa normal, en tanto que los liposarcomas son más bien firmes. La capacidad de distinguir la consistencia de una tumefacción de tejidos blandos puede ser algo sutil, pero constituye un dato importante. Toda tumefacción con una consistencia más densa de la grasa normal debe ser evaluada con gran detenimiento. Hay que utilizar la resonancia magnética en los liponas con consistencia más firme que la grasa normal y en los que tienen más de 10 cm de diámetro; también hay que utilizar dicho método en las lesiones intramusculares más consistentes que el músculo normal. Si se palpa que el tejido blando es quístico, es razonable y recomendable intentar la aspiración cuidadosa en el consultorio o clínica, para corroborar si la lesión contiene líquido. No se recomiendan las aspiraciones repetidas o múltiples, y pueden ocasionar contaminación de un posible sarcoma de tejidos blandos.

En resumen, todo individuo con una posible neoplasia musculoesquelética (o una entidad desconocida) debe someterse a una exploración general completa y un examen musculoesquelético con especial atención a las articulaciones y a los tejidos blandos. El operador debe colocar siempre la mano en el paciente, y considerar la posibilidad de una tumefacción cuando lo explore, si tiene un problema difícil. Siempre considerará la gran dificultad de identificar el dolor irradiado. Habrá que medir con gran cuidado y registrar en el expediente clínico el tamaño de cualquier tumefacción de tejidos blandos, para consignar un dato objetivo en la vigilancia ulterior. Es útil también tomar una fotografía en la clínica, para una comparación futura. La omisión más frecuente en la exploración física general en sujetos sin el diagnóstico de un tumor conocido es la falta de detección de un sitio primario obvio de afección en un adenocarcinoma (p. ej., próstata, tumefacción abdominal o tumefacción en próstata). El error más común en la exploración ortopédica inicial es no detectar el sitio real de la anomalía (dolor irradiado) o una tumefacción de tejidos blandos.

La vigilancia clínica sistemática en todo sujeto con un cáncer es esencial para detectar un ataque progresivo desde una fase temprana. Después de la evaluación inmediata los individuos con sarcomas de grado alto serán vigilados cada tres meses durante dos años; cada seis durante otros dos años, y después de esa fecha cada año. La vigilancia clínica frecuente es importante para detectar trastornos metastásicos o recurrentes desde su fase temprana, y así mejorar la probabilidad de nuevos tratamientos. La vigilancia frecuente también es recomendable en sujetos con dolor esquelético no diagnosticado; se trata de una medida más apropiada en el adulto que tiene síntomas articulares notables y que en las radiografías simples las imágenes parecen normales. Si los datos en estas últimas no son congruentes con los síntomas del sujeto, habrá que hacer gammagrafía ósea total con tecnecio para descartar una posible neoplasia. Por otra parte, casi todos los individuos que tienen una tumefacción pequeña de tejidos blandos (menor de 5 cm) pueden vigilarse sin biopsia ni resonancia magnética, sin el peligro relevante de que pase inadvertida una neoplasia posible. De forma semejante, las lesiones intraóseas que parecen benignas en las radiografías sencillas o en las lesiones que fueron detectadas accidentalmente en la evaluación de un individuo con alteraciones intraarticulares del hombro, pueden vigilarse fácilmente si están demarcadas las radiografías simples y las lesiones son por supuesto benignas. Si los datos en las radiografías simples iniciales son equívocos, conviene efectuar gammagrafía ósea, tomografía computarizada o resonancia magnética, para dilucidar si la lesión es activa, y también habrá que hacer biopsia, o vigilar al sujeto por medios clínicos. Por ejemplo, es posible vigilar de forma segura a intervalos de seis treses casos de lesiones intraóseas cartilaginosas calcificadas y más bien de grado bajo.

ESTUDIOS RADIOLÓGICOS Y DE LABORATORIO

La interpretación del ortopedista de las radiografías simples iniciales es una fase importante en el diagnóstico temprano de casi todos los tumores musculoesqueléticos. Ante lesiones intraóseas o esqueléticas, el ortopedista debe seguir un sistema para estudiar las radiografías iniciales y plantear el diagnóstico en primer término. Toda lesión ósea tiene un sitio, borde y densidad característicos que la «definen» desde el punto de vista radiográfico. Tres características radiográficas son importantes para estudiar la rapidez de proliferación y la densidad intrínseca de una lesión.[57] Los conceptos anteriores nacieron de un formato distinto del de Jaffee,[99] quien propuso originalmente plantearse los siguientes interrogantes al evaluar las radiografías: «¿Cuál es la densidad de la lesión?»; «¿qué efecto tiene en el hueso?»; «¿cuál es la reacción del hueso a ella?»; «¿cuál es su sitio?». Este método permite concentrar la atención en la rapidez de proliferación o crecimiento de la neoplasia, su grado de actividad y, con ello, su potencial maligno. Teniendo presentes las tres características anteriores, es posible interpretar las radiografías simples iniciales, con el diagnóstico exacto en muchos casos.

Localización

¿En qué lugar está la lesión? ¿En la epífisis, la metáfisis o la diáfisis? ¿Existen muchos sitios metastásicos o hay uno solo primario de ataque? Por ejemplo, un tumor metafisario agresivo en un adolescente muestra una gran probabilidad de ser un osteosarcoma, en tanto que una lesión diafisaria muy probablemente será un sarcoma de Ewing. También una información importante es si la lesión es central o excéntrica en el hueso. El fibroma no osificante casi siempre es excéntrico, mientras que las lesiones cartilaginosas (encondroma) suelen estar situadas en el centro.

Márgenes

El margen de la lesión en las radiografías simples es el mejor reflejo de la rapidez de crecimiento de la lesión para la fecha de la evaluación inicial. Denota el margen o interfaz entre la lesión y el hueso normal vecino. Si el tumor tiene un crecimiento lento poseerá un margen neto o esclerótico que denotará la capacidad del hueso normal vecino para reaccionar ante él, es decir, rodear con un borde o tabique la lesión. El borde óseo periférico esclerótico o neto denota una lesión benigna o de crecimiento lento, y por lo general no surge con tumores malignos o benignos agresivos. Este tipo de borde o margen traduce la capacidad del hueso para reaccionar a un tumor de crecimiento lento. En el otro extremo del espectro está la lesión que no tiene un borde preciso ni un rodete esclerótico de hueso reactivo a su alrededor. Traduce la presencia de un tumor de crecimiento más rápido que se agranda a un ritmo mayor que la reacción que muestra el hueso normal. El mejor ejemplo de una lesión agresiva que se infiltra en el hueso es la «permeante» del sarcoma de Ewing, o un tumor óseo de células redondas intramedulares o de células azules pequeñas. Los tumores de células redondas afectan con mayor frecuencia a niños, y el diagnóstico diferencial incluye linfoma, leucemia, sarcoma de Ewing, rabdomiosarcoma, neuroblastoma, histiocitosis, tumor de Wilms u osteomielitis aguda. En cambio, las entidades que deben incluirse en el diagnóstico diferencial de los tumores de células redondas en adultos incluyen carcinoma metastásico, sarcoma de Ewing, mieloma múltiple, linfoma u osteomielitis.

Densidad

La densidad intrínseca de una lesión en el hueso o tejidos blandos es otro dato que esclarece al diagnóstico inicial. Hay que plantearse si la lesión elabora hueso, cartílago (calcificaciones), es una displasia fibrosa (densidad en vidrio deslustrado) o está en tejidos blandos (clara). La lesión realmente quística o llena de líquido muy probablemente será benigna o infecciosa dentro del hueso o los tejidos blandos, y esta naturaleza quística puede identificarse por los datos clínicos o demostrarse por estudios de gradación anatomopatológica.

Por lo señalado, la evaluación completa del individuo con una lesión musculoesquelética incluye el estudio cuidadoso de los datos clínicos o radiográficos. La anatomía compleja y la frecuencia de dolor irradiado hacen que los diagnósticos en el hombro sean difíciles de corroborar. Elemento esencial para obtener buenos resultados en el tratamiento es el conocimiento de los signos y síntomas típicos, así como de los datos físicos y radiográficos de los sarcomas.

Las radiografías iniciales apropiadas para evaluar a casi todos los enfermos incluyen una placa expuesta y de composición apropiada. Aceptar radiografías de mala calidad es tentar al desastre. Resulta esencial obtener en todos los casos una radiografía perfectamente expuesta del hombro, más aún en los que tienen síntomas persistentes, en los que no mejoren con medidas conservadoras, y en los que se suponga la existencia de un problema glenohumeral intraarticular. Es indudable que el mejor estudio diagnóstico inicial para la gradación y evaluación de un posible cáncer intraóseo es la gammagrafía ósea con tecnecio. La mejor técnica para la clasificación en estadios de una lesión de partes blandas es la RM. La TC se utiliza habitualmente para descartar metástasis pulmonares, además de las radiografías simples de tórax que se realizan a todos los pacientes que probablemente tienen tumores óseos o de partes blandas.

Los estudios de gradación necesarios para evaluar una lesión intraósea de grado alto, como el osteosarcoma, incluyen gammagrafía ósea y resonancia magnética, así como tomografía computarizada de la extremidad y del pulmón. La resonancia magnética está indicada para evaluar la magnitud de la afección de tejidos blandos y el margen del paquete neurovascular antes y después de biopsia y de quimioterapia de inducción. La tomografía computarizada de la extremidad sigue siendo un estudio satisfactorio para evaluar la magnitud de la afección de la cortical ósea. Se efectuará grammagrafía ósea de todo el cuerpo en todo individuo con cánceres musculoesqueléticos, con el fin de evaluar la presencia de metástasis óseas distantes y conocer la extensión de la enfermedad primaria. Se han revisado estrategias de diagnóstico para la evaluación de posibles metástasis esqueléticas.[175]

La posible afectación tumoral del paquete neurovascular y del plexo braquial se estudia mejor por resonancia magnética, en tanto que se reserva específicamente la arteriografía para lesiones que están muy cerca de un gran vaso. La arteriografía también se utilizó en el pasado para conocer la magnitud de la afección de tejidos blandos por sarcomas, pero ha sido sustituida en mayor o menor grado por la resonancia magnética. Otra modalidad para conocer la extensión de los sarcomas de tejidos blandos es la gammagrafía con galio, cuya calidad de resolución se ha considerado inferior a la de la resonancia magnética.

Sigue siendo tarea difícil evaluar la posible afección de la pared del tórax por las lesiones del hombro. Se estudia mejor por medio de tomografía computarizada, resonancia magnética o gammagrafía ósea. Si las costillas captan el radionúclido de hueso, resulta evidente que el tumor ha afectado a la jaula torácica ósea. Es poco común, en el caso de los cánceres de la porción proximal del húmero, la afección de la pared del tórax. Sin embargo, las lesiones de tejidos blandos que se han extendido desde el plexo braquial, la axila o la escápula, quizá hayan producido un ataque de la pared del tórax.

En los últimos años se ha prestado gran atención a métodos por imagen metabólicos con el uso de radionúclidos como la fluorodesoxiglucosa y otros. Pueden resultar útiles en la gradación de tumores (distinguir entre los grados alto y bajo) evaluar la respuesta a la quimioterapia y, también, estudiar a pacientes en busca de una enfermedad residual mínima.

Estudios de laboratorio

En términos generales, los estudios de laboratorio para el diagnóstico de sarcomas no son muy útiles como métodos iniciales. Una excepción frecuente sería la fosfatasa alcalina en suero, que aumenta a menudo en el osteosarcoma o en la enfermedad de Paget.[106] La medición de fosfatasa ácida en suero o los niveles del antígeno específico de próstata, así como los análisis de orina (en busca de hematuria microscópica), son útiles para evaluar la posible existencia de cánceres de próstata o de riñones.[153] Conviene realizar un hematocrito, recuento leucocitarlo y velocidad de sedimentación de eritrocitos *(erythrocyte sedimentation rate,* ESR) para investigar la posibilidad de sepsis, aunque puede haber un incremento inespecífico en las cifras de los leucocitos y en el ESR con varios tumores, y el valor hematocrito puede ser bajo, aunque de manera inespecífica. Al hacer el diagnóstico diferencial en cualquier persona con un plasmocitoma o un mieloma múltiple, habrá que medir en el preoperatorio los niveles de calcio y electrólitos en suero para detectar hipercalcemia. Además, en estos casos habrá que hacer electroforesis de proteínas en suero y orina para valorar el perfil inmunitario.[99]

En las visitas de vigilancia corrientes en todo sujeto con un cáncer del aparato musculoesquelético se realizarán estudios corrientes de laboratorio (como el nivel de enzimas hepáticas); sin embargo, muy pocas veces el sarcoma envía metástasis al hígado, y por esta razón las enzimas de dicha víscera rara vez aumentan a causa del ataque tumoral. Dicha elevación de las enzimas puede surgir por otras razones (hepatitis) y, por ello, se incluirán en las investigaciones sistemáticas de vigilancia. Es útil medir las enzimas hepáticas y realizar hematimetrías completas en toda persona con sarcoma para evaluar su estado general.

COMPLICACIONES DE LOS TUMORES

Fracturas patológicas

Una de las complicaciones más notables de un tumor del aparato musculoesquelético es la fractura patológica, y la mayor parte de ellas son consecuencia de un adenocarcinoma metastásico. En promedio, el 33% de todos los casos diagnosticados de carcinomas de mama, pulmones, riñones, tiroides y próstata incluyen metástasis al esqueleto.[11,68,86,215] El sitio más frecuente es el esqueleto axial, pero en promedio, el 25% de todas las metástasis se localizan en la cintura escapular.

La cirugía puede estar indicada para confirmar el diagnóstico primario por biopsia abierta o para la fijación interna con el fin de evitar fracturas. Cuando se ha diagnosticado un tumor y las lesiones líticas representan metástasis en hueso, por lo general se debe administrar quimioterapia y radioterapia en primer término, si las pruebas indican que la lesión particular «reacciona» a dicho tratamiento. En general, se considera que las lesiones metastásicas son resistentes a la radio- o quimioterapia, o las lesiones en que ha resultado ineficaz algún tratamiento semejante deben tratarse por medios quirúrgicos (como sería el carcinoma de células renales). La estabilización quirúrgica o la fijación interna están indicadas en toda persona con alguna fractura patológica inminente o consumada, que tolere un anestésico general y cuya esperanza de vida sea de un mes, como mínimo. La inmovilización por coaptación como sustitutivo de la cirugía no es muy eficaz para aliviar los síntomas de la fractura en el húmero, debido a la persistencia de la inestabilidad rotacional. La Figura 22-17 incluye una fractura patológica de la porción proximal del húmero en una persona de 65 años con enfermedad metastásica extensa. La ortesis por coaptación no alivió el dolor, y fue tratada quirúrgicamente con la colocación de metilmetacrilato y varillas cortas de Ender a través del sitio de fractura. Su estado clínico insatisfactorio y su escasa esperanza de vida (meses) obligó a seguir este método quirúrgico más conservador en vez de la hemiartroplastia habitual. Incluso personas con metástasis diseminadas pueden beneficiarse enormemente de un método cuidadoso pero intensivo para corregir las fracturas patológicas, en comparación con las que acaecerán (inminentes).

Los sarcomas intraóseos que originan fracturas patológicas representan menos del 10% de todas las neoplasias de esa índole, y a pesar de que constituyen un problema, ya no se consideran una indicación absoluta para amputación inmediata. Otro problema es que las fracturas surgen después de obtener material de biopsia en una forma mal planeada, lo cual destaca la necesidad de métodos cuidadosos para tal fin. Otro problema con el sarcoma de Ewing es el de la persona que termina por mostrar una fractura tardía en una lesión diafisaria a la que se aplicó radiación. Es necesaria la estabilización profiláctica de dichas lesiones por medio de una varilla intramedular, para evitar la fractura posible si hay manifestaciones de que está a punto de ocurrir. Las fracturas en el hueso radiado muy probablemente no curan, y deben ser fijadas internamente o extirpadas con la mayor rapidez posible. La displasia fibrosa es otro ejemplo de hueso «patológico» que puede obligar a una fijación intramedular para evitar las fracturas repetidas y la deformidad progresiva. La fijación intramedular es el método más indicado, por su superioridad biomecánica. La colocación de placas con tornillos es mucho menos útil que la fijación intramedular de lesiones diafisarias patológicas, inminentes o consumadas.

DIAGNÓSTICO DIFERENCIAL

La cintura escapular es una zona en la que es muy difícil el diagnóstico de diferentes cuadros. Su íntima relación con la región cervical y el plexo braquial es un factor que hace extremadamente difícil distinguir entre los problemas de la columna mencionada y los del hombro. La complejidad de la anatomía de los tejidos blandos de la articulación glenohumeral y la dificultad para distinguir entre problemas intra- y extraarticulares es notable incluso para el ortopedista más hábil. Puede surgir confusión que retrase la corroboración del diagnóstico de tumores del aparato musculoesquelético mucho tiempo.

En la Tabla 22-4 se reseñan las entidades patológicas que entran en el diagnóstico diferencial de diversas lesiones musculoesqueléticas. A pesar de que las categorías de traumatismo, tumores, infecciones y enfermedades inflamatorias o degenerativas son diagnósticos en muchos casos, son importantes otros problemas displásicos, hematológicos o metabólicos que obligan a una evaluación más extensa. El proceso de distinguir entre problemas difíciles comienza con el interrogatorio y la exploración física precisos y minuciosos.

Por supuesto, los traumatismos, como causa de lesiones del aparato musculoesquelético, incluyen el antecedente de alguna lesión, pero también el traumatismo «accidental» guarda un vínculo con los sarcomas, aunque no se ha demostrado una relación causal con ellos. Las lesiones crónicas de las fracturas por fatiga representan entidades más sutiles y de difícil identificación, pero son menos frecuentes en el hombro que en la extremidad pélvica. La Figura 22-18 señala un cuadro degenerativo de la articulación esternoclavicular en un área en la que es muy difícil efectuar técnicas de diagnóstico por imagen; dicha lesión, con una tumefacción aparente de tejidos blandos, puede interpretarse erróneamente como una neoplasia posible de la porción proximal de la clavícula. Es muy útil conocer con detalle las entidades patológicas que afectan a la articulación esternoclavicular para interpretar los estudios de diagnóstico en dicha zona.

Tabla 22-4 • Diagnóstico diferencial de lesiones musculoesqueléticas

1. Traumatismos (subclínicos, óseos, agudos o crónicos)
2. Tumores (benignos o malignos, primarios o metastásicos
3. Infecciones (bacterianas, víricas, por hongos o venéreas)
4. Enfermedad inflamatoria (artritis reumatoide, artropatía gotosa, enfermedad vascular del colágeno, sinovitis vellonodular pigmentada)
5. Enfermedad degenerativa (artrosis)
6. Displasias (displasia fibrosa, enfermedad de Paget, exostosis hereditaria múltiple, neurofibromatosis)
7. Trastornos hematológicos (hemofilia, histiocitosis, trastorno mieloproliferativo)
8. Enfermedades metabólicas (osteomalacia, raquitismo, hiperparatiroidismo, osteodistrofia renal)

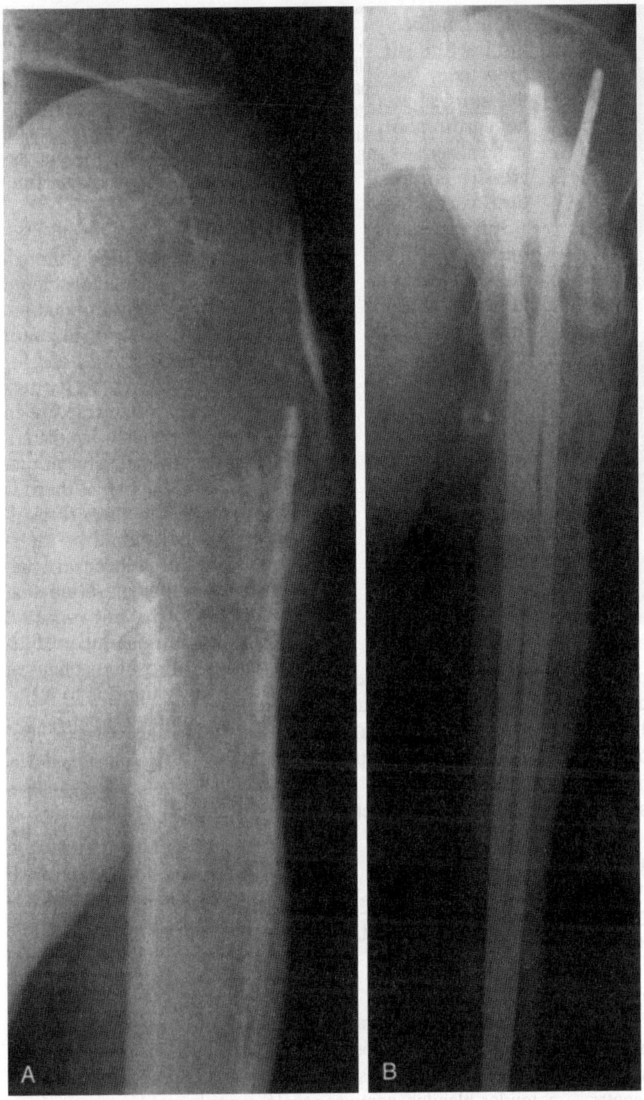

Fig. 22-17 • **A,** Adenocarcinoma metastásico del pulmón en un varón de 65 años con metástasis extensas y una fractura patológica. **B,** La estabilización quirúrgica conservadora en este enfermo incluyó la cementación y la colocación de una varilla a través del sitio de fractura.

Las infecciones constituyen un problema frecuente en niños sanos y de corta edad que sufren osteomielitis hematógena aguda o artritis séptica. De hecho, entre las entidades que hay que incluir en el diagnóstico diferencial de toda lesión en un niño está la infección como causa posible. La osteomielitis hematógena aguda es un problema poco común en adultos, porque ellos por lo regular presentan una osteomielitis consecutiva a heridas traumatológicas, complicaciones quirúrgicas o úlceras crónicas de decúbito. Detectar infecciones tuberculosas o micóticas constituye un problema diagnóstico y terapéutico todavía mayor, y en todo caso en que se sospeche ese tipo de infecciones hay que tomar muestras para cultivo. En términos generales, las infecciones tuberculosas tienen un grado insignificante de hueso reactivo en las radiografías y el antecedente de cronicidad. Siempre que se considere la posibilidad de un problema infeccioso, hay que enviar un fragmento a biopsia, además de abundantes muestras para cultivos apropiados. Algunos tumores necróticos de tejidos blandos contienen pus y se parecen mucho a un absceso en dichos tejidos. El viejo precepto de «hacer siempre biopsia en la infección y cultivo en el tumor» sigue siendo una regla general satisfactoria en la evaluación de cualquier lesión.

Las enfermedades inflamatorias y degenerativas suelen generar manifestaciones típicas en la radiografía simple, angostamiento del espacio intraarticular, esclerosis subcondral y formación de quistes. Es muy difícil mediante los datos clínicos distinguir entre uno u otro tipos de enfermedades, y entre una neoplasia sutil o incipiente. El diagnóstico diferencial también es difícil en niños, en quienes es complicado distinguir entre la artritis reumatoide juvenil oligoarticular y la artritis séptica u otros tumores de tejidos blandos.

Las displasias más habituales de huesos que se manifiestan equívocamente como neoplasias incluyen displasias fibrosas en niños y enfermedad de Paget en adultos; son por lo general «tumores» poliostóticos, que en realidad representan displasias óseas. La displasia fibrosa y la enfermedad de Paget suelen diagnosticarse por me-

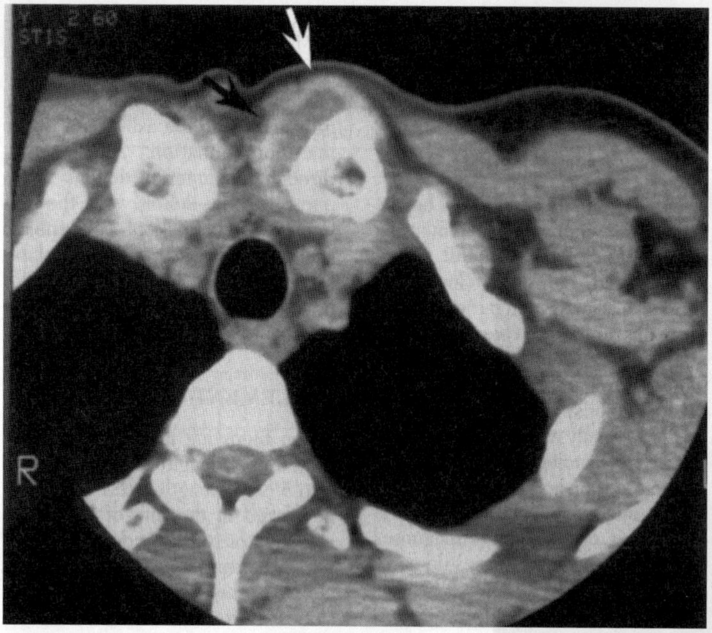

Fig. 22-18 • Tomografía computarizada de la articulación esternoclavicular en una persona con artropatía degenerativa, derrame y una tumefacción de tejidos blandos que consistió en membrana sinovial redundante *(flechas)*. La zona es difícil de «rastrear» gráficamente, y puede confundirse con una neoplasia.

dio de radiografía y gammagrafía ósea, como ocurre con muchos de los síndromes poliostáticos. La displasia y la enfermedad mencionadas pueden obligar a fijación intramedular, para tratar huesos largos patológicos, dolorosos, débiles y con problemas crónicos. Los cánceres secundarios son poco comunes y conllevan un dolor creciente y cambios radiográficos netos. Otras displasias son las exostosis hereditarias múltiples y las encondromatosis.

Los trastornos hematológicos (excluido el mieloma) que pueden asumir la forma equívoca de tumores, se observan más bien en niños o adultos jóvenes con diversas histiocitosis, hemofilia y otras discrasias sanguíneas. La forma menos agresiva de histiocitosis es la del granuloma eosinofílico, que en realidad es el «gran imitador» en niños, porque puede confundirse con tumor. El granuloma eosinofílico afecta a la diáfisis, y a menudo surge como una lesión solitaria en los niños sanos. Sin embargo, a veces se manifiesta por lesiones múltiples, y si se diagnostica en un niño de dos años o menor, siempre queda la duda de que la primera lesión pueda denotar la presencia de otras en la forma más grave del síndrome, como sería la enfermedad de Hand-Schüller-Christian (niños de mayor edad) o la de Letterer-Siwe (lactantes). De forma semejante, la hemofilia clásica o deficiencia del factor VIII, si bien poco frecuente, puede manifestarse inicialmente por un derrame solitario de rodilla (rodilla séptica). Por todo lo señalado, es importante obtener datos precisos de anamnesis, y hay que plantear preguntas respecto a problemas hemorrágicos previos, específicamente en otros miembros de la familia, para corroborar el diagnóstico.

Es difícil diagnosticar los trastornos metabólicos en los adultos. Los sujetos adultos con osteomalacia pueden tener como cuadro inicial fractura por fatiga, una zona «caliente» en el gammagrama de hueso, estudios anatomopatológicos de gradación equívocos, y un factor de riesgo entre sus antecedentes (p. ej., nefropatía, malabsorción gastrointestinal). Es poco probable que los síndromes de osteodistrofia renal, osteomalacia y osteoporosis se manifiesten como un problema de las extremidades superiores, pero siguen siendo entidades importantes en cualquier diagnóstico diferencial completo. Las personas con osteomalacia tienen manifestaciones difusas de la enfermedad (como serían fracturas vertebrales, osteopenia), y tal vez necesiten una investigación metabólica detenida: en suero, calcio, PO_4 e hidroxiprolina (también en orina), vitamina D, niveles de hormona paratiroides, gammagrafía ósea, densitometría y biopsia de cresta ilíaca marcada con tetraciclina.

BIOPSIA, ABLACIONES, RECONSTRUCCIONES Y TRATAMIENTO DE LESIONES ESPECÍFICAS

Biopsia

La atención y el tratamiento de cualquier lesión maligna comienzan con un diagnóstico histopatológico preciso. Sin embargo, se recomienda la biopsia en toda anomalía sospechada de hueso y tejidos blandos, como se señaló, y por lo regular no estará indicada la biopsia de tumores de cartílago y grasa de grado bajo. Cada institución ha acumulado su propia experiencia y prejuicios en cuanto a la biopsia en sarcomas, sean abiertas o por incisiones, pero casi todos consideran la biopsia como el método estándar.[196] La biopsia por incisión es una técnica operatoria en la que se hace un corte de una pequeña pieza cuneiforme de tejido del tumor para estudio histológico. Su principal ventaja en relación con la biopsia cerrada o con aguja es la obtención de un fragmento mayor y más apropiado, lo que adquiere una importancia especial ante la dificultad para diagnosticar sarcoma. Sin embargo, las biopsias abiertas o por incisión conllevan el peligro de contaminación por células tumorales, proveniente de hemorragia en el postoperatorio. Es importante observar estrictamente en el hombro los principios quirúrgicos de la biopsia por incisión, como se seguirían en cualquier otro lugar anatómico. El hematoma disecante después de la extracción de cualquier fragmento de biopsia contamina fácilmente el tejido, por lo demás normal, y amplía el margen necesario de ablación, o puede contaminar estructuras neurovasculares grandes, como el plexo braquial o los vasos humerales, y anular la posibilidad de una ablación de «salvamento» de la extremidad. En muchos centros médicos con un programa de sarcoma establecido, la técnica preferente ha resultado ser la biopsia con aguja; se prefiere en lesiones de tejidos blandos y óseos.

Mankin y cols., con el patrocinamiento de la *Musculoskeletal Tumor Society*,[123] realizaron una comparación retrospectiva de 329 casos de sarcomas en los que se realizó biopsia en el hospital remitente (primario o secundario), en comparación con las que se hicieron en un centro en el que se había acumulado experiencia con los sarcomas. En el estudio se concluyó que los problemas propios de la biopsia mostraban una frecuencia de tres a cinco veces mayor en el hospital remitente, en comparación con el centro de tratamiento. Los hospitales remitentes que no tenían experiencia con el sarcoma tuvieron una mayor incidencia de errores de diagnóstico graves, muestras de biopsia no representativas, complicaciones de la herida, alteraciones del tratamiento, cambios en los resultados generales y también en el resultado final. Por último, la incidencia de amputaciones innecesarias fue del 4,5% de todos los casos. El estudio mencionado tal vez muestre un «prejuicio» a favor de las instituciones terciarias, por el hecho de que casi todos los pacientes que acudieron fueron considerados casos difíciles enviados para tratamiento, pero la investigación no destaca la alta cifra de complicaciones de la biopsia y la necesidad de una planificación y una ejecución cuidadosas. En centros con menos experiencia se advierten cifras más altas de complicaciones y de errores de diagnóstico, lo cual refleja la complejidad del diagnóstico y el tratamiento de los sarcomas. La mejor atención de todos los sujetos con sarcoma consiste en realizar la biopsia en un centro experto, en el cual también se haga el tratamiento definitivo.[44] La revisión de vigilancia de las complicaciones de la biopsia en personas con sarcoma sugirió que han aumentado. La mejor vía de acceso para obtener el tejido de biopsia en la porción proximal del húmero ha sido por costumbre a través del fascículo anterior del deltoides (Fig. 22-19). Es importante evitar el espacio deltopectoral, porque cualquier hematoma después de la biopsia podría penetrar en él, dispersarse en sentido proximal a la axila y originar una extraordinaria contaminación proximal. El acceso quirúrgico a las lesiones malignas a través del fascículo anterior del deltoides hace necesaria una ablación de la parte de ese músculo en el método definitivo, pero lleva al mínimo el peligro de contaminación; por esa razón constituye el lugar tradicional para biopsia por incisión de la porción proximal del húmero. La contaminación tumoral después de la biopsia es un problema importante incluso en manos expertas, y hay que cumplir los principios de la técnica siguientes.[196]

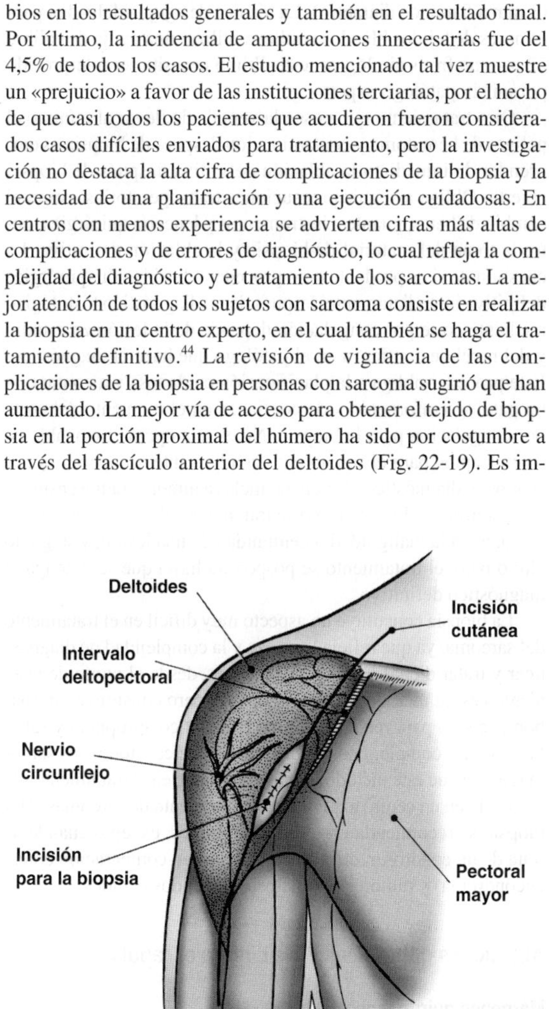

Fig. 22-19 • Sitio apropiado para la biopsia de la porción proximal del húmero.

Selección del lugar de la incisión

Cuando obtenga material de biopsia de lesiones de las extremidades, el cirujano por lo general usará una incisión longitudinal (no transversa) de 4 cm a 5 cm de longitud (véase Fig. 22-19). La incisión debe situarse en la línea de la ablación futura definitiva planeada, o de tal modo que no contamine las líneas de una posible amputación futura. Alrededor de la escápula o la clavícula, como ocurre en la cintura pélvica, conviene la incisión oblicua o transversa; sin embargo, por regla general habrá que extraer fragmentos de todos los tumores de las extremidades a través de una incisión longitudinal.

Contaminación por el hematoma tumoral

De ser posible, se realizará siempre la biopsia de un tumor en su sitio más superficial y accesible. La técnica de biopsia por incisión debe incluir el mínimo de disección de tejidos blandos. La biopsia con extirpación o marginal debe reservarse sólo para lesiones evidentemente benignas (como el lipoma) o pequeñas (2 cm a 3 cm). De forma semejante, siempre se extraerá material de biopsia de la lesión, lo más lejos del paquete neurovascular mayor o de la articulación para no contaminar tales estructuras y en consecuencia hacer innecesaria la cirugía de conservación de miembros. Esto es aún más importante en la zona proximal del húmero y el hombro, debido a la proximidad de los vasos humerales y el plexo braquial.

Antes de cerrar la incisión hay que realizar una hemostasis obligada. En el hombro resulta imposible utilizar un torniquete, e incluso en zonas donde se utilizan, habrá que aflojarlo o quitarlo antes del cierre de la incisión, a fin de lograr hemostasia. Los cánceres muy vascularizados (como angiosarcoma, mieloma, hipernefroma o sarcoma de Ewing) en el hombro pueden imponer grandes dificultades en la hemostasia. En las situaciones mencionadas, con ese fin resultará útil taponar la herida con diversos materiales coagulantes, además de apósitos a presión. Los drenajes quirúrgicos, o dejar la herida abierta después de obtener material de biopsia de forma abierta, conllevan una mayor incidencia de contaminación o infección de la herida, y no constituyen un método aceptado de tratamiento. Una vez lograda la hemostasia, el cirujano debe cerrar con gran meticulosidad la herida de biopsia y cerrar con sumo cuidado las capas superficial y profunda, con el fin de evitar una dehiscencia tardía. La piel se cierra mejor con puntos subcuticulares, para llevar al mínimo la contaminación cutánea y extirpar una elipse menor de piel con la pieza principal del tumor en el momento de la ablación definitiva.

Adecuación de la muestra

Antes de que el sujeto recupere la consciencia, es importante esperar la llegada del patólogo, para que confirme la adecuación de la muestra, para estudio de corte congelado con microscopia. Quizá sea imposible hacer el diagnóstico definitivo por corte por congelación en todos los casos, pero es posible saber si la pieza incluye tejido diagnóstico o lesional y si es adecuada. Hay que efectuar sistemáticamente cultivos en busca de bacterias y hongos, además de enviar tejidos para tinciones especiales, microscopía electrónica, citometría de flujo[120] o inmunohistoquímica. Por regla general, es conveniente obtener material de biopsia en infecciones y para cultivo en tumores. Si existe duda en cuanto al sitio del que se extraerá tejido para la biopsia de extremidades, pelvis o columna, habrá que ordenar una radiografía transoperatoria, con un marcador apropiado, antes de obtener la muestra de biopsia. En muchos casos de sarcoma osteógeno no es necesario obtener un fragmento del hueso para contar con tejido suficiente. El fragmento de una lesión ósea a menudo se obtiene de la extensión de la lesión en los tejidos blandos, y así se evita fenestrar el hueso y las complicaciones de la fractura postoperatoria, así como una nueva contaminación por la hemorragia desde el hueso.

Biopsia abierta en comparación con la cerrada

En vez de biopsia abierta o por incisión, cabe recurrir a la biopsia marginal o de extirpación, o a la biopsia «cerrada», con aguja. La biopsia por extirpación no es un método aceptado en ninguna lesión maligna. Es una técnica aceptable sólo cuando se extirpa una lesión pequeña (menos de 3 cm) u otra que es evidentemente benigna (como sería un lipoma). La biopsia marginal por ablación de una lesión pequeña produce un poco más de contaminación que la biopsia por incisión, y por ello constituye un método apropiado en lesiones de ese tamaño. Sin embargo, la ablación marginal de un tumor está indicada más bien en lesiones benignas. En la extremidad escapular existen sarcomas pequeños de tejidos blandos (menos de 5 cm), y si hay dudas o confusión respecto a la lesión, el método más apropiado es consultar al especialista antes de obtener la muestra de biopsia.[47]

La biopsia con aguja es el método recomendado en casi todos los tumores.[16,139,185] Entre sus desventajas están la pequeñez de la muestra y la dificultad de evaluar y decidir si la lesión es de grado alto o bajo.[8,16] El aspecto más atrayente de la biopsia con aguja es que no requiere un entorno operatorio y puede realizarse en clínica, con lo cual se obtiene un diagnóstico rápido que puede resultar útil para emprender la quimioterapia preoperatoria si la lesión parece ser de grado alto. Entre sus desventajas están el error de muestreo que, según algunos informes, se produce en el 25% al 30% de los casos.[196] La biopsia con aguja es el método preferente para obtener fragmentos de un osteosarcoma si los signos radiográficos son típicos o sólo se necesita el diagnóstico histológico (estroma maligno u osteoide). Tiene la ventaja de que la fenestración del hueso es muy pequeña, y lleva al mínimo la posibilidad de que surja hemorragia después de la obtención del tejido, además del riesgo de fractura patológica. Las principales indicaciones para la biopsia con aguja son:

1. **Realizar un diagnóstico «histológico y de gradación»** (es decir metástasis, recurrencia o confirmar un cuadro por lo demás clásico). En centros médicos expertos, la biopsia con aguja es un procedimiento más fiable para establecer la gradación de sarcomas de tejidos blandos.
2. **En lesiones quísticas o abscesos.** Las lesiones quísticas por lo general no son cánceres, y en niños, la biopsia con aguja es un método apropiado para descartar a muy breve plazo posibles infecciones. Es el método preferente para diagnosticar y tratar muchas lesiones quísticas. Si no hay un drenaje purulento neto, deben considerarse sarcomas de tejidos blandos con necrosis central; la biopsia abierta definitiva debe acompañar a cualquier método de drenaje quirúrgico.
3. **Tumores vertebrales o pélvicos.** La biopsia con aguja es una técnica apropiada para lesiones vertebrales y pélvicas, ya que evita la práctica de biopsia abierta, más extensa. En muchas de las lesiones mencionadas el fragmento de biopsia se extrae bajo orientación de tomografía computarizada en el departamento de radiología.

Los instrumentos necesarios para la biopsia con aguja no son complejos. Normalmente, la biopsia mencionada en los sarcomas de tejidos blandos entraña el uso de una aguja-trócar cortante, con la que se obtiene una tira pequeña de tejido. En el caso de lesiones óseas se utiliza un trépano mayor, o agujas para médula ósea (3 mm a 5 mm de diámetro). La técnica de aguja «delgada» para tumores de tejidos blandos conlleva utilizar una aguja de calibre 22 para un frotis citológico; este último necesita ser interpretado por un citopatólogo experto.

Otro tratamiento que posee la ventaja de llevar al mínimo el peligro de hematoma y contaminación después de biopsia es emprender de inmediato la ablación definitiva después de biopsia abierta. Obliga a seguir precauciones transoperatorias, como el cambio de batas, guantes, instrumentos y lencería quirúrgica, entre la toma del material de biopsia y la ablación definitiva. La cuestión de si es prudente o no proceder a la ablación quirúrgica definitiva inmediatamente después de un diagnóstico histológico mediante corte por congelación depende de la lesión en estudio y del nivel de confianza en el patólogo que hace el diagnóstico. Este proceder obliga a la planificación cuidadosa y a contar con un patólogo informado y de confianza en el momento del corte por congelación para la biopsia. No es una opción razonable en sujetos aptos para el tratamiento coadyuvante preoperatorio, ni cuando el diagnóstico diferencial incluye tumores radiosensibles, como linfomas, los cuales no se tratan por ablación. Si hay duda en cuanto a la malignidad o benignidad de una lesión, y su grado alto o bajo, el tratamiento se pospondrá hasta que se obtenga el diagnóstico definitivo.

La biopsia constituye un aspecto muy difícil en el tratamiento del sarcoma, ya que refleja la rareza y la complejidad de diagnosticar y tratar dichas lesiones. Al parecer, desde el punto de vista técnico es un método operatorio menor, pero constituye un eslabón decisivo para realizar un plan terapéutico apropiado y satisfactorio. La complejidad del diagnóstico de casi todos los sarcomas exige que este método inicial importante en el tratamiento sea realizado en un centro experto en el tratamiento de sarcomas.[44] La biopsia se recomienda en todos los tumores, excepto cuando se trata de un condrosarcoma de grado bajo (en comparación con el encondroma) y tumores lipomatosos de tejidos blandos.

Ablaciones quirúrgicas en la cintura escapular

Márgenes quirúrgicos

La cirugía apropiada sigue siendo el tratamiento definitivo de casi todos los sarcomas en su localización primaria. El tratamiento quirúrgico se describe mejor al definir por separado la porción del procedimiento que incluye la ablación tumoral y también la por-

Tabla 22-5 • Márgenes quirúrgicos

Margen quirúrgico	Intervención quirúrgica	Resultado
Intralesional	Máxima extirpación posible o raspado	Deja tumor macroscópico
Marginal	Extirpación del tumor y la seudocápsula hasta la zona reactiva	Deja tumor microscópico
Amplio	Extirpación del tumor, la seudocápsula, la zona reactiva y un manguito de tejido normal	Riesgo de dejar tumor microscópico
Radical	El procedimiento extracompartimental elimina tumor, seudocápsula, zona reactiva y todo el compartimento	Riesgo mínimo de tumor microscópico residual

De Enneking WF, Spanier SS y Goodman MA: A system for the surgical staging of musculoskeletal sarcoma. Clin Orthop 153:105-120, 1980.

ción reconstructiva. Los dos aspectos de cualquier técnica quirúrgica contra un tumor a veces chocan en sus objetivos, y habrá que tener mucho cuidado para asegurar que la ablación no sea llevada al «mínimo» o sea «demasiado simplificada», para facilitar la fase reconstructiva del procedimiento y mejorar la función. La ablación debe tener más importancia que la reconstrucción para lograr la curación. Es indispensable que los dos métodos tengan principios separados. En algunas instituciones, cirujanos diferentes realizan las dos fases del procedimiento, con el fin de alcanzar tal objetivo.

Al analizar la probabilidad de buenos resultados de un método en términos del control local del tumor, la técnica de ablación se define mejor de acuerdo con el margen o borde quirúrgico alcanzado. Este margen describe la eficacia del método en términos de la posible recidiva tumoral futura.[102] La evaluación y la descripción del margen quirúrgico requiere el intento por colaboración del cirujano y el patólogo, que deben revisar de inmediato la pieza quirúrgica. Los cuatro tipos fundamentales de márgenes son intracapsular, marginal, amplio y radical (Tabla 22-5 y Fig. 22-20).

El margen quirúrgico intracapsular o intralesional describe el borde insuficiente consecuencia de una ablación que transgrede la seudocápsula tumoral y que «pasa a través» del tumor y deja una cantidad importante del tumor residual. Consiste en la ablación parcial e incompleta del tumor. En términos generales, métodos de citorreducción como el mencionado son muy inapropiados y no conviene usarlos en ningún tumor.

El margen quirúrgico «marginal» (véase Fig. 22-20) comprende un plano de disección a través de la zona reactiva situada entre el tumor y el tejido normal. La zona reactiva denota el tejido areolar que rodea el tumor y que es comprimido e inflamado por la invasión neoplásica y el agrandamiento. Por lo general está situada fuera de la seudocápsula de la neoplasia, pero puede contener focos de tumor microscópico y, por ello, la disección en este plano conlleva una tasa alta de recidiva, en particular en el caso de tumores malignos de grado alto. La zona reactiva o inflamatoria suele mostrar un decremento notable de la actividad si se utiliza la quimioterapia apropiada.

Dejar un margen amplio (véase Fig. 22-20) entraña efectuar un método quirúrgico que extirpa el tumor, su seudocápsula, la zona reactiva vecina y un manguito de tejido normal. La disección se hace fuera de la zona del tejido reactivo, y por esta razón la pieza tumoral contiene una «franja» de tejido normal en toda su circunferencia. No existen especificaciones ni normas para precisar la anchura de esta franja de tejido normal. Sin embargo, con arreglo a tal sistema, suele pensarse que un margen amplio tiene por lo menos de 1 cm a 2 cm.

El margen radical (véase Fig. 22-20) incluye la ablación en bloque del tumor, su seudocápsula, la zona reactiva y todo el compartimento dentro del cual está.

Tabla 22-6 • Tasa de recidiva según el margen quirúrgico, en comparación con el estadio anatomopatológico

	Estadio						
Margen quirúrgico	Benigno			Maligno			
	1	2	3	IA	IB	IIA	IIB
Intracapsular	0%	30%	50%	90%	90%	100%	100%
Marginal	0%	0%	50%	70%	70%	90%	90%
Amplio	0%	0%	10%	10%	30%	50%	70%
Radical	0%	0%	0%	0%	0%	10%	20%

Adaptado de Enneking WF: Musculoskeletal Tumor Surgery. Nueva York: Churchill-Livingstone, 1983, pág. 99.

El tumor intraóseo maligno de la porción proximal del húmero tratado con un margen quirúrgico radical obliga a extirpar todo el húmero. Una lesión semejante del deltoides tratada con el mismo método incluiría la ablación total del compartimento deltoideo desde el nacimiento del músculo hasta su punto de inserción. El margen quirúrgico está definido por el peor borde o el más cercano. Si la pieza tiene fundamentalmente un margen amplio pero su aspecto es «marginal», se describe como tal, y no como con un margen amplio. Cada margen particular puede efectuarse por ablación local o por amputación (véase Fig. 22-20). La fijación o selección del margen quirúrgico es un elemento esencial que permite al cirujano integrar el tratamiento quirúrgico con el sistema de gradación y así definir aquél y evaluar los resultados clínicos. Al valorar el margen quirúrgico y la etapa de la lesión, puede hacerse una predicción de la recurrencia local con base en la experiencia acumulada (Tabla 22-6).

Cirugía de «salvamento» de la extremidad

El tratamiento quirúrgico de los sarcomas óseos de grado alto puede incluir la amputación o el «salvamento» o conservación del miembro. En el esqueleto inmaduro que todavía conserva una gran capacidad de crecimiento, es preferible la amputación a la ablación, aunque también se cuenta con prótesis expandibles. Son dispositivos metálicos que tienen un mecanismo extensible de tornillos que pueden alargarse en diversos períodos para permitir el crecimiento del esqueleto. La cirugía de salvamento de extremidades es una opción razonable en vez de la amputación, cuando se logra un margen quirúrgico amplio y se conserva el suficiente tejido blando para obtener un resultado funcional razonablemente satisfactorio. En casi todos los casos, los criterios funcionales para la cirugía con conservación de extremidades son más estrictos que los que se imponen para el control tumoral. Se necesita la suficiente tumefacción de músculo funcional para ob-

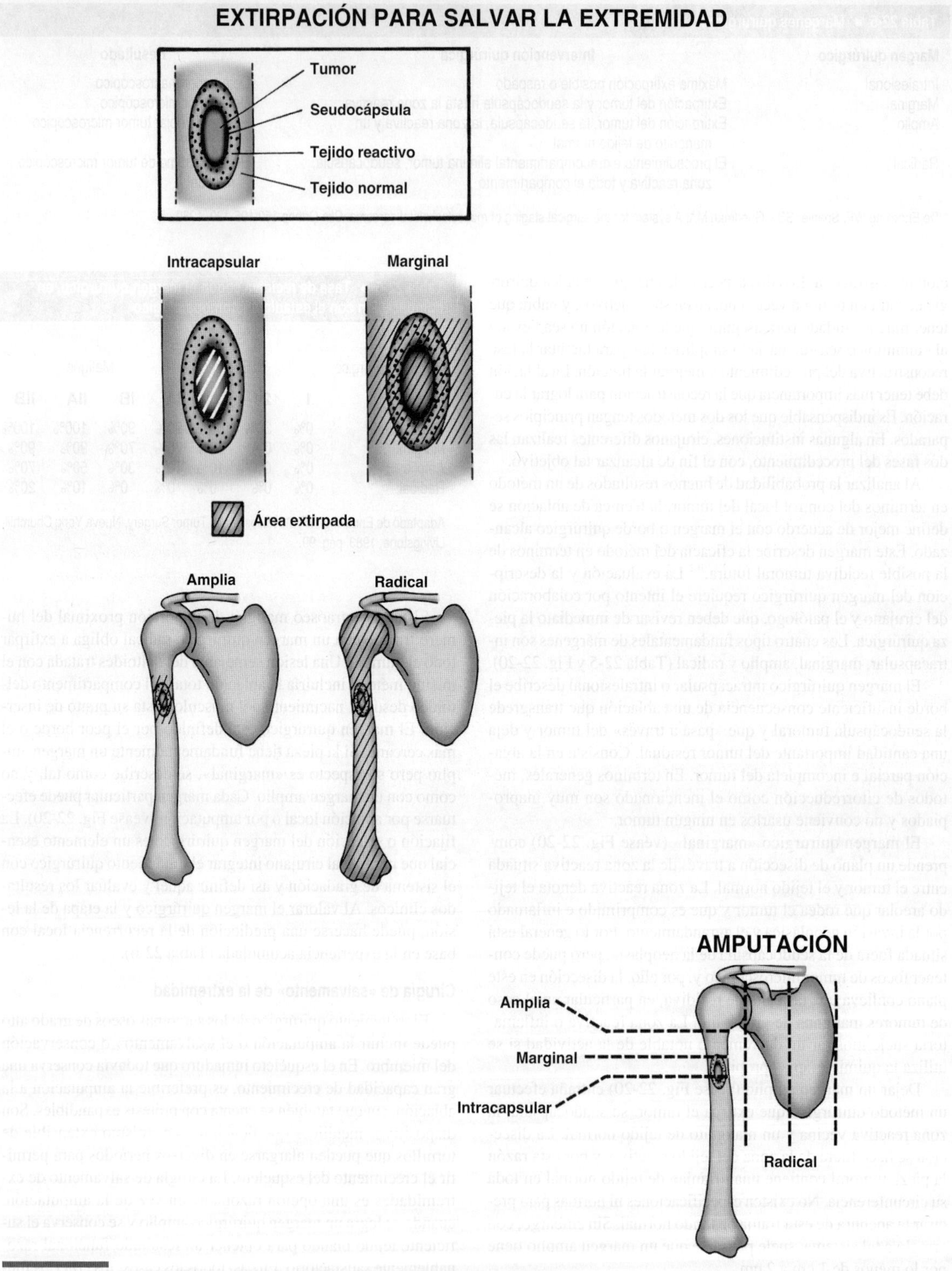

Fig. 22-20 • Márgenes quirúrgicos.

65. Enzinger FM and Weiss SW: Malignant fibrohistiocytic tumors. *In* Soft Tissue Tumors. St Louis: CV Mosby, 1983, p 166.
66. Enzinger FM and Weiss SW: Liposarcoma. *In* Soft Tissue Tumors. St Louis: CV Mosby, 1983, p 242.
67. Enzinger FM and Weiss SW: Rhabdomyosarcoma. *In* Soft Tissue Tumors. St Louis: CV Mosby, 1983, p 338.
68. Fidler IJ and Hart IR: Biological diversity in metastatic neoplasms: Origins and implications. Science *217*:998-1003, 1982.
69. Francis KC and Worcester JN Jr: Radical resection for tumors of the shoulder with preservation of a functional extremity. J Bone Joint Surg Am *44*:1423-1429, 1962.
70. Frassica FJ, Unni KK, Beaubout JW, and Sim FH: Differentiated chondrosarcoma. A report of the clinicopathological features and treatment of 78 cases. J Bone Joint Surg Am *68*:1197, 1986.
71. Garrison RC, Unni KK, McLeod RA, et al: Chondrosarcoma arising in osteochondroma. Cancer *49*:1890-1897, 1982.
72. Gebhardt MC, McGuire MH, and Mankin HJ: Resection and allograft arthrodesis for malignant bone tumors of the extremity. *In* Enneking WF (ed): Lung Salvage in Musculoskeletal Oncology. New York: Churchill Livingstone, 1987.
73. Gitellis S, Bertoni F, Chieti PP, et al: Chondrosarcoma of bone. J Bone Joint Surg Am *63*:1248-1256, 1981.
74. Glasser DB, Lane JM, Huvos AG, et al: Survival, prognosis, and therapeutic response in osteogenic sarcoma: The Memorial hospital experience. Cancer *69*:698-708, 1992.
75. Goldblatt J, Sacks S, and Beighton P: The orthopaedic aspects of Gaucher disease. Clin Orthop *137*:208, 1978.
76. Goldenberg RR, Campbell CJ, and Bonfiglio M: Giant-cell tumor of bone: An analysis of two hundred and eighteen cases. J Bone Joint Surg Am *52*:619-663, 1970.
77. Goodman MA: Plasma cell tumors. Clin Orthop *204*:87-92, 1986.
78. Goorin AM, Deloney MJ, Lack EE, et al: Prognostic significance of complete surgical resection of pulmonary metastases in patients with osteogenic sarcoma: Analysis of 32 cases. J Clin Oncol *2*:425-430, 1984.
79. Gore DR, Murray MP, Sepic MS, and Gardner GM: Shoulder-muscle strength and range of motion following surgical repair of full-thickness rotator-cuff tears. J Bone Joint Surg Am *68*:266, 1986.
80. Greene FL, Page DL, Fleming ID, et al: AJCC Cancer Staging Manual, 6th ed, Stage Groupings for Soft Tissue Sarcoma. New York: Springer-Verlag, 2002.
81. Greene FL, Page DL, Fleming ID, et al: AJCC Cancer Staging Manual, 6th ed, Stage Groupings for Bone. New York: Springer-Verlag, 2002.
82. Griffith M, Betz RR, Mardjetko S, et al: Review of Treatment of Unicameral Bone Cysts. Paper presented at the annual meeting of the American Association of Orthopaedic Surgeons, Feb 8, 1988, Atlanta.
83. Gross SW: Sarcoma of the long bones: Based upon a study of one hundred and sixty-five cases. Clin Orthop *18*:17-57, 1975.
84. Guillou L, Coindre JM, Bonichon F, et al: Comparative study of the National Cancer Institute and French Federation of Cancer Centers Sarcoma Group grading systems in a population of 410 adult patients with soft-tissue sarcoma. J Clin Oncol *15*:350-362, 1997.
85. Hardin CA: Interscapulothoracic amputations for sarcomas of the upper extremity. Surgery *49*:355, 1961.
86. Harrington KD: Metastatic disease of the spine. J Bone Joint Surg Am *68*:1110-1115, 1986.
87. Harris WH, Dudley HR Jr, and Barry RJ: The natural history of fibrous dysplasia: An orthopaedic, pathological and roentgenographic study. J Bone Joint Surg Am *44*:207-233, 1962.
88. Hawkins DS, Rajendran JG, Conrad EU III, et al: Evaluation of chemotherapy response in pediatric bone sarcomas by F-18 fluorodeoxy-D-glucose positron emission tomography. Cancer *94*:3277-3284, 2002.
89. Henry A: Monostotic fibrous dysplasia. J Bone Joint Surg Br *51*:300-306, 1969.
90. Hudson TM, Schakel M, Springfield DS, et al: The comparative value of bone scintigraphy and computed tomography in determining bone involvement by soft-tissue sarcomas. J Bone Joint Surg Am *66*:1400-1407, 1984.
91. Huvos AG, Rosen G, Dabska M, and Marcove RC: Mesenchymal chondrosarcoma: A clinicopathologic analysis of 35 patients with emphasis on treatment. Cancer *51*:1230-1237, 1983.
92. Huvos AG: Bone Tumors: Diagnosis, Treatment and Prognosis. Philadelphia: WB Saunders, 1979.
93. Huvos AG: Chondroblastoma. *In* Huvos AG (ed): Bone Tumors: Diagnosis, Treatment and Prognosis. Philadelphia: WB Saunders, 1979.
94. Huvos AG: Osteoid osteoma. *In* Huvos AG (ed): Bone Tumors: Diagnosis, Treatment and Prognosis. Philadelphia: WB Saunders, 1979, pp 8-46.
95. Huvos AG: Osteogenic sarcoma. *In* Huvos AG (ed): Bone Tumors. Philadelphia: WB Saunders, 1979, pp 47-93.
96. Huvos AG: Osteochondroma and enchondromas. *In* Huvos AG (ed): Bone Tumors: Diagnosis, Treatment and Prognosis. Philadelphia: WB Saunders, 1979, pp 139-170.
97. Imbriglia JE, Negr CS, and Dick HM: Resection of the proximal one half of the humerus in a child for chondrosarcoma. J Bone Joint Surg Am *60*:262, 1978.
98. Jaffe HL: Fibrous dysplasia. *In* Tumors and Tumorous Conditions of the Bones and Joint. Philadelphia: Lea & Febiger, 1958, pp 117-142.
99. Jaffe HL: Tumors and Tumorous Conditions of the Bone and Joints. Philadelphia: WB Saunders, 1979.
100. Jaffe N, Prudich J, Knapp J, et al: Treatment of primary osteosarcoma with intra-arterial and intravenous high-dose methotrexate. J Clin Oncol *1*:428-431, 1983.
101. Kanis JA and Gray RE: Long term follow-up observations on treatment in Paget's disease of bone. Clin Orthop *217*:99-125, 1987.
102. Klapp R: Ueber einen Fall Ausgedehnter Knochev-transplantation. Dtsch Z Chir *54*:576, 1900.
103. Koelbel R, Rohlmann A, and Bergmann G: Biomechanical considerations in the design of a semi-constrained total shoulder replacement. *In* Bayley I and Kessel L (eds): Shoulder Surgery. Berlin: Springer-Verlag, 1982.
104. Kreicbergs A, Boquist L, Borssen B, and Larsson SE: Prognostic factors in chondrosarcoma: A comparative study of cellular DNA content and clinicopathologic features. Cancer *50*:577-583, 1982.
105. Lane JM, Hurson B, Boland PJ, and Glasser DB: Osteogenic sarcoma, ten most common bone and joint tumors. Clin Orthop *204*:93-110, 1986.
106. Levine AM and Rosenberg SA: Alkaline phosphatase levels in osteosarcoma tissue as related to prognosis. Cancer *44*:2291-2293, 1979.
107. Lewis RJ, Marcove RC, and Rosen G: Ewing's sarcoma: Functional effects of radiation therapy. J Bone Joint Surg Am *59*:325-331, 1977.
108. Lexer E: Die Gesamte Widerherstellungs Chirurgie. Leipzig: Barth, 1931.
109. Lichtenstein L: Polyostotic fibrous dysplasia. Arch Surg *36*:874-898, 1938.
110. Lichtenstein L: Preface to the First Edition. General remarks, classification of primary tumors of bone. *In* Bone Tumors. St Louis: CV Mosby, 1959, pp 6-34.
111. Lichtenstein L: Bone Tumors, 4th ed. St Louis: CV Mosby, 1972.
112. Linberg BF: Interscapulothoracic resection for malignant tumors of the shoulder joint region. J Bone Joint Surg *10*:344, 1928.
113. Lindberg RD, Martin RG, Romsdahl MM, and Barkley HT Jr: Conservative surgery and postoperative radiotherapy in 300 adults with soft-tissue sarcomas. Cancer *47*:2391-2397, 1981.
114. Linder L: Reaction of bone to the acute chemical trauma of bone cement. J Bone Joint Surg Am *59*:82, 1977.
115. Lugli T: The facts of an exceptional intervention and the prosthetic method. Clin Orthop *133*:215-218, 1978.
116. Malawer MM, Dunham WK, Zaleski T, and Zielinski CJ: Cryosurgery in the management of benign (aggressive) and low grade malignant tumors of bone: Analysis of 40 consecutive cases. Paper presented at the 53rd Annual Meeting of the American Academy of Orthopedic Surgeons, February 1986, New Orleans.
117. Malawer MM, McKay DW, Markle B, et al: Analysis of 40 consecutive cases of unicameral bone cysts treated by high pressure Renografin injection and intracavitary methylprednisolone acetate: Prognostic factors and hemodynamic evaluation. Paper presented at the 52nd Annual Meeting of the American Academy of Orthopaedic Surgeons, 1985, Las Vegas, NV.
118. Mameghan H, Fisher RJ, O'Gorman-Hughes D, et al: Ewing's sarcoma: Long-term follow-up in 49 patients treated from 1967 to 1989. Int J Radiat Oncol Biol Phys *25*:431-438, 1993.
119. Mankin HJ, Cantley KD, Lipielo L, et al: The biology of human chondrosarcoma. I. Description of the cases, grading, and biochemical analyses. J Bone Joint Surg *62*:160-176, 1980.
120. Mankin HJ, Connor JF, Schiller AL, et al: Grading of bone tumors by analysis of nuclear DNA content using flow cytometry. J Bone Joint Surg Am *67*:404-413, 1985.
121. Mankin HJ, Doppelt SH, Sullivan TR, and Tomford WW: Osteoarticular and intercalary allograft transplantation in the management of malignant tumors of bone cancer. Cancer *50*:613-630, 1982.
122. Mankin HJ, Fogelson FS, Thrasher AA, et al: Massive resection and allograft transplantation in the treatment of malignant bone tumors. N Engl J Med *294*:1247-1255, 1976.
123. Mankin HJ, Lange TA, and Spanier SS: The hazards of biopsy in patients with malignant primary bone and soft-tissue tumors. J Bone Joint Surg Am *64*:1121-1127, 1982.
124. Marcove RC: A 17-year review of cryosurgery in the treatment of bone tumors. Clin Orthop *163*:231-233, 1982.
125. Marcove RC, Lewis MM, and Huvos AG: En bloc upper humeral-interscapular resection: The Tikhoff-Linberg procedure. Clin Orthop *124*:219-228, 1977.
126. Marcove RC, Lyden JP, Huvos AC, and Bullough PB: Giant-cell tumor treated by cryosurgery. A report of twenty-five cases. J Bone Joint Surg Am *55*:1633-1644, 1973.
127. Marcove RC, Mike V, Hutter RVP, et al: Chondrosarcoma of the pelvis and upper end of femur. An analysis of factors influencing survival time in one hundred and thirteen cases. J Bone Joint Surg Am *54*:561-572, 1972.
128. Marcove RC, Stovell P, Huvos AC, et al: The use of cryosurgery in the treatment of low and medium grade chondrosarcoma: A preliminary report. Clin Orthop *122*:147-156, 1977.
129. Marcove RC, Weis LD, Vaghaiwall MR, et al: Cryosurgery in the treatment of giant cell tumors of bone. A report of 52 consecutive cases. Cancer *41*:957-969, 1978.
130. Marhade G, Monastryrski J, and Steuner B: Scapulectomy for malignant tumors, function and shoulder strength in five patients. Acta Orthop Scand *56*:332, 1985.
131. Martini N, Huvos AG, Mike V, et al: Multiple pulmonary resections in the treatment of osteogenic sarcoma. Ann Thorac Surg *12*:271-280, 1971.
132. Matsen FA III: Personal communication, January 1988.
133. Matsuno T, Unni KK, McLeod RA, and Dahlin DC: Telangiectatic osteosarcoma. Cancer *38*:2538-2547, 1976.
134. Maurer HM, Moon T, Donaldson M, et al: The intergroup rhabdomyosarcoma study. Cancer *40*:2015, 1977.
135. McDonald DJ, Sim FH, McLeod RA, and Dahlin DC: Giant-cell tumor of bone. J Bone Joint Surg Am *68*:235-242, 1986.

136. McKenzie DH: The fibromatoses: A clinicopathologic concept. BMJ *4*:777, 1972.
137. Milgram JW: Synovial osteochondromatosis. J Bone Joint Surg Am *59*:792-901, 1977.
138. Miser J, Kinsella T, Tsokos M, et al: High response rate of recurrent childhood tumors to etoposide (VP16), ifosfamide (IFOS0, and mesna (MES) uroprotection. Proc Soc Clin Oncol *5*:209, 1986.
139. Moore TM, Meyers MH, Patzakis MJ, et al: Closed biopsy of musculoskeletal lesions. J Bone Joint Surg Am *61*:375-380, 1979.
140. Mullins F, Berard CW, and Eisenberg SH: Chondrosarcoma following synovial chondromatosis. Cancer *18*:1180, 1965.
141. Murray JA, Jessup K, Romsdahl M, et al: Limb salvage surgery in osteosarcoma: Early experience at M.D. Anderson Hospital. Proceedings of NIH Consensus Development Conference on Limb-Sparing Treatment of Adult Soft Tissue Sarcomas and Osteosarcoma. U.S. Department of Health and Human Services, Public Health Services, NIH Cancer Treatment Symposia, vol 3, 1985.
142. National Institutes of Health, Consensus Development Panel: Limb-sparing treatment of adult soft-tissue sarcomas and osteosarcomas. JAMA *254*:1791-1794, 1985.
143. Neer CS, Francis KC, Kiernan HA, et al: Current concepts in the treatment of solitary unicameral bone cysts. Clin Orthop *97*:40-51, 1973.
144. Neer CS, Watson KC, and Stanton FJ: Recent experience in total shoulder replacement. J Bone Joint Surg Am *64*:319-337, 1982.
145. Nicholson HS, Mulvihill JJ, and Byrne J: Late effects of therapy in adult survivors of osteosarcoma and Ewing's sarcoma. Med Pediatr Oncol *20*:6-12, 1992.
146. Nielsen TO, West RB, and van de Rijn, et al: Molecular characterization of soft tissue tumors: A gene expression study. Lancet *359*:1307, 2002.
147. Ogilvie-Harris DJ, Hans CB, and Fornasier VL: Pseudomalignant myositis ossificans: Heterotopic new bone formation without a history of trauma. J Bone Joint Surg Am *62*:1274-1283, 1980.
148. Oppenheimer WL and Galleno H: Operative treatment versus steroid injection in the management of unicameral bone cysts. J Pediatr Orthop *4*:1-7, 1984.
149. Orthopaedic Practice in the U.S. 1986-1987. Chicago, American Academy of Orthopaedic Surgeons, Department of Professional Affairs, 1987.
150. Pack GT, McNeer G, and Coley BL: Interscapulo-thoracic amputation for malignant tumors of the upper extremity. Surg Gynecol Obstet *74*:161, 1942.
151. Papaioannou AN and Francis KD: Scapulectomy for the treatment of primary malignant tumors of the scapula. Clin Orthop *41*:125, 1965.
152. Parrish FF: Treatment of bone tumors by total excision and replacement with massive autologous and homologous grafts. J Bone Joint Surg Am *48*:968-990, 1966.
153. Paulson DF, Perez CA, and Anderson T: Cancer of the kidney and ureter. *In* DeVita VT, Hellman S, and Rosenberg SA (ed): Cancer: Principles and Practice of Oncology, 2nd ed. Philadelphia: JB Lippincott, 1985, pp 895-905.
154. Persson BM, Ekelund L, Lovdahl R, and Gunterberg B: Favourable results of acrylic cementation for giant cell tumors. Acta Orthop Scand *55*:209-214, 1984.
155. Persson BM and Wouters HW: Curettage and acrylic cementation in surgery of giant cell tumors of bone. Clin Orthop *120*:125-133, 1976.
156. Phemister DB: Conservative bone surgery in the treatment of bone tumors. Surg Gynecol Obstet *70*:355, 1940.
157. Poppen NK and Walker PS: Forces at the glenohumeral joint in abduction. Clin Orthop *135*:165-170, 1978.
158. Post M, Haskell SS, and Jablon M: Total shoulder replacement with a constrained prosthesis. J Bone Joint Surg Am *62*:327-335, 1980.
159. Postma A, Kingma A, De Ruiter JH, et al: Quality of life in bone tumor patients comparing limb salvage and amputation of the lower extremity. J Surg Oncol *51*:47-51, 1992.
160. Price CHG and Golde W: Paget's sarcoma of bone: A study of eighty cases. J Bone Joint Surg Br *51*:205-224, 1969.
161. Pritchard DJ, Lunke RJ, Taylor WF, et al: Chondrosarcoma: A clinicopathologic and statistical analysis. Cancer *45*:149-157, 1980.
162. Proceedings of NIH Consensus Development Conference on Limb-Sparing Treatment of Adult Soft Tissue Sarcomas and Osteosarcoma. Bethesda, MD, U.S. Department of Health and Human Services, Public Health Services, NIH Cancer Treatment Symposia, vol 3, 1985.
163. Rao A, Srinivasa V, and Vincent J: Pigmented villonodular synovitis (giant-cell tumor of the tendon sheath and synovial membrane): A review of eighty-one cases. J Bone Joint Surg Am *66*:76-94, 1984.
164. Reszel PA, Soule EH, and Coventry MB: Liposarcomas of the extremities and limb girdles: A study of 222 cases. J Bone Joint Surg Am *48*:229, 1966.
165. Rock M: Intercalary allograft and custom Neer prosthesis after en bloc resection of the proximal humerus. *In* Enneking WF (ed): Limb Salvage in Musculoskeletal Oncology. (Bristol-Myers/Zimmer Orthopaedic Symposium.) New York: Churchill Livingstone, 1987, p 586.
166. Rock MG, Pritchard DJ, Reiman HM, et al: Extra-abdominal desmoid tumors. J Bone Joint Surg Am *66*:1369-1374, 1984.
167. Rock MG, Sim FH, and Chao EYS: Limb salvage procedures for primary bone tumors of the shoulder. *In* Bateman JE and Welsh RP (eds): Surgery of the Shoulder. Philadelphia: BC Decker, 1984.
168. Rosen G: Neoadjuvant chemotherapy for osteogenic sarcoma. A model for treatment of malignant neoplasm. Recent Results Cancer Res *103*:48-157, 1986.
169. Rosen G, Caparros B, Huvos AC, et al: Preoperative chemotherapy for osteogenic sarcoma: Selection of postoperative adjuvant chemotherapy based upon the response of the primary tumor to preoperative chemotherapy. Cancer *49*:1221-1230, 1982.
170. Rosen G, Caparros B, Nirenberg A, et al: Ewing's sarcoma. Ten-year experience with adjuvant chemotherapy. Cancer *47*:2204-2213, 1981.
171. Rosenberg SA, Fyle MW, Conkle D, et al: The treatment of osteosarcoma. II. Aggressive resection of pulmonary metastases. Cancer Treat Rep *63*:753-762, 1979.
172. Rosenberg SA, Kent H, Cost J, et al: Prospective randomized evaluation of the role of limb sparing surgery, radiation therapy, and adjuvant chemoimmunotherapy in the treatment of adult soft tissue sarcomas. Surgery *84*:62-69, 1978.
173. Rosenberg SA, Suit FD, and Baker LH: Sarcoma of soft tissue. *In* DeVita VT, Hellman S, and Rosenberg SA (eds): Cancer: Principles and Practice of Oncology, 2nd ed. Philadelphia: JB Lippincott, 1985, pp 1243-1293.
174. Rougraff BT and Kling TJ: Treatment of active unicameral bone cysts with percutaneous injection of demineralized bone matrix and autogenous bone marrow. J Bone Joint Surg Am *84*:921-929, 2002.
175. Rougraff BT, Kneisl JS, and Simon MA: Skeletal metastases of unknown origin. A prospective study of a diagnostic strategy. J Bone Joint Surg Am *75*:1276-1281, 1993.
176. Rowe CR: Re-evaluation of the position of the arm in arthrodesis of the shoulder in the adult. J Bone Joint Surg Am *56*:913, 1974.
177. Rubin P: Clinical Oncology, 6th ed. American Cancer Society, 1983.
178. Rydholm A: Management of patients with soft-tissue tumors: Strategy developed at a regional oncology center. Acta Orthop Scand Suppl *203*:3-76, 1983.
179. Ryerson EW: Excision of the scapula: Report of a case with excellent functional result. JAMA *113*:1958, 1939.
180. Saddegh MK, Lindholm J, Lundberg A, et al: Staging of soft-tissue sarcomas. Prognostic analysis of clinical and pathological features. J Bone Joint Surg Br *74*:495-500, 1992.
181. Salzer M, Knahr K, Locke H, et al: A bioceramic endoprosthesis for the replacement of the proximal humerus. Arch Orthop Trauma Surg *93*:169-184, 1979.
182. Salzer M, Zweymueller K, Locke H, et al: Further experimental and clinical experience with aluminum oxide endoprosthesis. J Biomed Mater Res *10*:847, 1976.
183. Samilson RL, Morris JM, and Thompson RW: Tumors of the scapula: A review of the literature and an analysis of 31 cases. Clin Orthop *58*:105, 1968.
184. Scaglietti O, Marchetti PG, and Bartolozzi P: The effects of methylprednisolone acetate in the treatment of bone cysts. Results of three years follow-up. J Bone Joint Surg Br *61*:200-204, 1970.
185. Schajowicz F and Derquie JC: Puncture biopsy in lesions of the locomotor system: Review and results in 4050 cases, including 941 vertebral punctures. Cancer *21*:5331-5487, 1968.
186. Schaller RT Jr, Haas J, Schaller J, et al: Improved survival in children with osteosarcoma following resection of pulmonary metastases. J Pediatr Surg *17*:546-550, 1982.
187. Schauffler RM: Transplant of the upper extremity of the fibula to replace the upper extremity of the humerus. J Bone Joint Surg *8*:723, 1926.
188. Schmale GA, Conrad EU III, and Raskind WH: The natural history of hereditary multiple exostoses. J Bone Joint Surg Am *76*:986-992, 1994.
189. Schreuder HWB, Conrad EU III, Bruckner JD, et al: The treatment of simple bone cysts in children with curettage and cryosurgery. J Pediatr Orthop *17*:814-820, 1997.
190. Sekera J, Ramach W, Pongracz N, et al: Experience with ceramic and metal implants for the proximal humerus in cases of malignant bone tumor. *In* Enneking WF (ed): Limb Salvage in Musculoskeletal Oncology (Bristol-Myers/Zimmer Orthopaedic Symposium.) New York: Churchill Livingstone, 1987, p 211.
191. Shapiro F: Ollier's disease: An assessment of angular deformity, shortening, and pathological fracture in twenty-one patients. J Bone Joint Surg Am *64*:95-103, 1982.
192. Shibata T: Reconstruction of skeletal defects after the Tikhoff-Linberg procedure using aluminum ceramic endoprosthesis and stabilization of the shoulder. *In* Enneking WF (ed): Limb Salvage in Musculoskeletal Oncology (Bristol-Myers/Zimmer Orthopaedic Symposium.) New York: Churchill Livingstone, 1987, p 553.
193. Shiu MH, Castro EB, Hajdu SI, and Fortner JG: Results of surgical and radiation therapy in the treatment of liposarcoma arising in an extremity. AJR Am J Roentgenol *123*:577, 1975.
194. Sim FH, Chao EYS, Prichard DJ, and Salzer M: Replacement of the proximal humerus with a ceramic prosthesis: A preliminary report. Clin Orthop *146*:161, 1980.
195. Simon MA and Bos GD: Epiphyseal extension of metaphyseal osteosarcoma in skeletally immature individuals. J Bone Joint Surg Am *62*:195-204, 1980.
196. Simon MA: Biopsy of musculoskeletal tumors. J Bone Joint Surg Am *64*:1253-1257, 1982.
197. Simon MA: Current concepts review: Causes of increased survival of patients with osteosarcoma: Current controversies. J Bone Joint Surg Am *66*:306-310, 1984.
198. Simon MA, Aschliman MA, Thomas N, and Mankin HJ: Limb-salvage treatment versus amputation for osteosarcoma of the distal end of the femur. J Bone Joint Surg Am *68*:1331-1337, 1986.
199. Simon MA and Hecht JD: Invasion of joints by primary bone sarcomas in adults. Cancer *50*:1649-1655, 1982.
200. Simon MA, Spanier SS, and Enneking WF: The management of soft-tissue tumors of the extremities. J Bone Joint Surg Am *60*:317-327, 1976.
201. Sledge CB, Atcher RW, Shoetkeoff S, et al: Intra-articular radiation synovectomy. Clin Orthop *182*:37-40, 1984.

202. Smith WS and Struhl S: Replantation of an autoclaved autogenous segment of bone for treatment of chondrosarcoma. Long-term follow-up. J Bone Joint Surg Am *70*:70, 1988.
203. Springfield D: Liposarcoma. Clin Orthop *289*:50-57, 1993.
204. Springfield DS and Pagliarulo C: Fractures of long bones previously treated for Ewing's sarcoma. J Bone Joint Surg Am *67*:477-481, 1985.
205. Stewart MJ, Gilmer WS, and Edmonson AS: Fibrous dysplasia of bone. J Bone Joint Surg Br *44*:302-318, 1962.
206. Suit HD, Proppe KH, Mankin HJ, et al: Preoperative radiation therapy for sarcoma of soft tissue. Cancer *47*:2267-2274, 1981.
207. Sundaram M, McGuire MH, Herbold DR, et al: Magnetic resonance imaging in planning limb-salvage surgery for primary malignant tumors of bone. J Bone Joint Surg Am *68*:809-819, 1986.
208. Sweet D, Mass DP, Simon MA, and Shapiro CM: Histiocytic lymphoma of bone: Current strategy for orthopaedic surgeons. J Bone Joint Surg Am *63*:79-84, 1981.
209. Thomas PRM, Perez CA, Neff JR, et al: The management of Ewing's sarcoma: Role of radiotherapy in local tumor control. Cancer Treat Rep *68*:703-710, 1984.
210. Toni A, Neff JR, Sudanese A, et al: The role of surgical therapy in patients with nonmetastatic Ewing's sarcoma of the limbs. Clin Orthop *286*:225-240, 1993.
211. Turnbull A, Blumencranz P, and Fortner J: Scapulectomy for soft tissue sarcoma. Can J Surg *21*:37, 1981.
212. Unni KK, Dahlin DC, and Beabout JW: Periosteal osteogenic sarcoma. Cancer *37*:2467-2485, 1976.
213. Unni KK, Dahlin DC, McLeod RA, et al: Interosseous well-differentiated osteosarcoma. Cancer *40*:1337-1347, 1977.
214. Weiland AJ, Daniel RK, and Riley CH: Application of the free vascularized bone graft in the treatment of malignant or aggressive bone tumors. Johns Hopkins Med J *140*:85, 1977.
215. Weiss L and Gilbert HA: Bone Metastases. Boston: GK Hall, 1981.
216. Weiss SW and Enzinger FM: Malignant fibrous histiocytoma: An analysis of 200 cases. Cancer *41*:2250-2266, 1978.
217. Wilkins RM, Pritchard DJ, Burgert EO, and Unni KK: Ewing's sarcoma of bone—experience with 140 patients. Cancer *58*:2551-2555, 1986.
218. Wilson PD and Lance EM: Surgical reconstruction of the skeleton following segmental resection for bone tumors. J Bone Joint Surg Am *47*:1629, 1965.
219. Winkler K, Beron G, Kotz R, et al: Neoadjuvant chemotherapy for osteogenic sarcoma: Results of a cooperative German/Austrian study. J Clin Oncol *2*:617-624, 1984.
220. Wright PH, Sim FH, Soule EH, and Taylor WF: Synovial sarcoma. J Bone Joint Surg Am *64*:112-122, 1982.

Capítulo **23**

Infecciones del hombro: mecanismos moleculares y patogenia

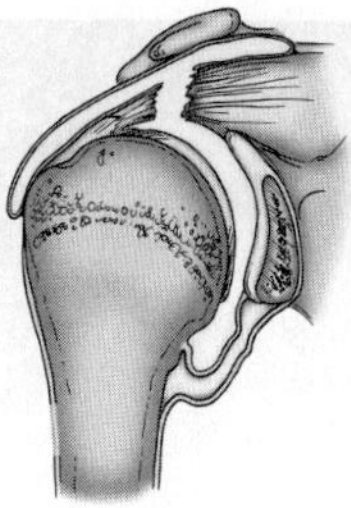

Robin R. Richards, M.D., F.R.C.S.C.

Las infecciones en el hombro tienen consecuencias catastróficas sobre su función, especialmente cuando el diagnóstico y el tratamiento se retrasan o no son los adecuados. Los principios generales de la patogenia de las infecciones del hombro son semejantes a los observados en todas las infecciones intraarticulares. Un microorganismo penetra en una articulación por tres vías fundamentales: 1) diseminación hematógena espontánea por los vasos que llevan sangre a la membrana sinovial, 2) diseminación contigua desde un foco de osteomielitis metafisaria vecino, a través de la zona intraarticular de la metáfisis, y 3) traumatismo, tratamiento o cirugía intraarticulares (Fig. 23-1). La sensibilidad a la infección depende de la integridad de los mecanismos de defensa del huésped. La bacteriemia espontánea, los traumatismos y la cirugía son oportunidades para la inoculación de la articulación, especialmente si las condiciones locales o generales son favorables para la infección. Sin embargo, las infecciones del hombro son relativamente poco frecuentes, gracias a los mecanismos normales de defensa, al uso de antibióticos profilácticos y a la vascularización local satisfactoria.

Algunos grupos de individuos con depresión o aberraciones del sistema inmunitario están expuestos a un mayor peligro de mostrar infección. Las personas con enfermedad reumatoide tienen sepsis articular espontánea y a veces críptica, es decir, no manifiesta.[73,88] Otro grupo que está expuesto a un mayor peligro de sufrir la penetración de microorganismos específicos son los diabéticos, los lactantes y los niños, los ancianos, las personas con enfermedades vasculares, los toxicómanos y los sujetos con ataque del virus de inmunodeficiencia humana (VIH), así como los que muestran discrasias hematológicas y enfermedades neoplásicas. Para que surja una infección en una articulación se necesita un número mínimo de bacterias, situación facilitada por daño hístico, cuerpos extraños previos, la acelularidad de la superficie de cartílago y la presencia de receptores. La artroplastia total conlleva peligros potenciales por la presencia de biomateriales metálicos y poliméricos, y por la menor capacidad fagocítica de los macrófagos en presencia de metilmetacrilato. Los biomateriales y los tejidos lesionados y sustratos vecinos son colonizados fácilmente por bacterias en una biocapa de polisacárido resistente al ataque de macrófagos y la penetración de antibióticos.[57,65,68] En el caso de la profilaxis con antibióticos, las cifras de infección publicadas en caso de artroplastia total son del 1% al 5%, según el dispositivo y el sitio en que está.[32,71,111] Sin embargo, una vez infectados, los biomateriales y los tejidos lesionados son extraordinariamente resistentes al tratamiento.

La infección clínica en sujetos normales o pacientes inmunosuprimidos entraña la maduración del inóculo de microorganismos conocidos (p. ej., *Staphylococcus aureus* o *Pseudomonas aeruginosa*), o la transformación de microorganismos no patógenos *(Staphylococcus epidermidis)* en microorganismos virulentos adherentes «productores de polímeros de polisacáridos extracelulares» en focos sépticos; dicha transformación acaece en presencia de superficies (y es amplificada por ellas) de biomateriales[65,67,68] o tejido lesionado,[112] y es particularmente virulenta en superficies acelulares, susceptibles y de matriz de cartílago indefensas.[158]

HISTORIA

La experiencia acumulada en infecciones del hombro ha sido semejante a la de otras grandes articulaciones, aunque con una menor frecuencia. Las investigaciones de excelentes científicos, como Louis Pasteur (1822-1895), Joseph Lister (1827-1912) y Robert Koch (1843-1910), durante el último cuarto del siglo XIX, fueron las precursoras de la bacteriología actual y aportaron algunos de los primeros conocimientos de la sepsis intraarticular. Los experimentos de Koch con medio de cultivo en el Instituto de Enfermedades Infecciosas de Berlín corroboraron la participación de bacilos de la tuberculosis en la infección musculoesquelética. En 1893, Péan intentó reconstruir el hombro afectado por tuberculosis de un varón de 30 años, para lo cual se valió de un reemplazo protésico de platino y caucho.

También en el último cuarto del siglo XIX surgió y se desarrolló el concepto de antisepsia. Lister afirmó que la sepsis constituía el principal obstáculo de adelantos notables en la cirugía. Corroboró una disminución extraordinaria en el número de casos de empiema, erisipelas, gangrena de hospital e infección quirúrgica por medio de técnicas de antisepsia. La gran difusión de estas técnicas en los quirófanos disminuyó en grado sumo la cifra de complicaciones por infección, pero apenas en el decenio de 1930 se descubrió el tratamiento antimicrobiano específico. En 1935, Gerhard Domagk, bacteriólogo alemán, descubrió que las sulfonamidas protegían a los ratones contra inóculos letales de estafilococos hemolíticos. Pronto fueron utilizadas con resultados excelentes para combatir infecciones en seres humanos.

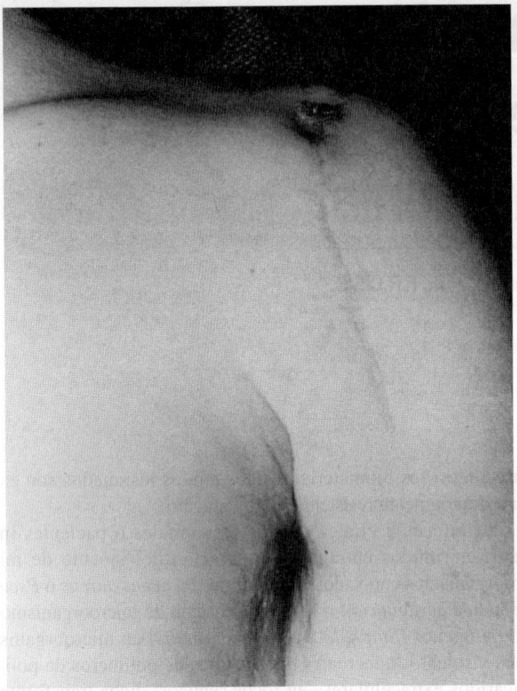

Fig. 23-1 • Fístula que comunica con la prótesis en la articulación del hombro. El paciente presentó una infección crónica de baja intensidad después de que se le efectuó artroplastia total de hombro.

La historia de la bacteriología y de las técnicas antisépticas ulteriores en la cirugía y la obtención de los antibióticos son hechos documentados, pero muy pocas publicaciones iniciales se ocuparon específicamente de las infecciones en el hombro. En la obra de Codman, *The Shoulder,* publicada en 1934, se consideraba muy rara la infección de esta estructura, en particular la osteomielitis de la porción proximal del húmero.[32] Codman citó un artículo de King y Holmes en 1927 en una revisión de 450 hombros sintomáticos consecutivos valorados en el Massachusetts General Hospital y, de ese grupo, hubo cinco casos de tuberculosis en tal articulación, otro caso de infección sifilítica, tres de infecciones inespecíficas y dos más de osteomielitis de la porción proximal del húmero. La rareza de las lesiones tuberculosas del hombro fue corroborada al analizar los resultados de cuatro grandes series de tuberculosis que afectaba al sistema musculoesquelético (Townsend, 21 casos en 3.244 enfermos; Whitman, 38 en 1833; Young, 7 en 5.680; Billroth, 14 en 1.900). Al mejorar las técnicas de cultivo e identificación microbiana en la primera mitad del siglo XX se identificaron con mayor frecuencia especies de estreptococos y estafilococos como agentes patógenos de la infección del hombro.

ANATOMÍA SÉPTICA DEL HOMBRO

La revisión de la anatomía del hombro indica relaciones estructurales específicas que guardan relación íntima con la patogenia de la sepsis articular y la osteomielitis. Factores críticos en ese sentido son la circulación de la porción proximal del húmero y de estructuras periarticulares (en particular la membrana sinovial) y el sistema intrincado de bolsas en todo el hombro.

De forma clásica, el cuadro inicial heterogéneo de osteomielitis hematógena y artritis séptica del hombro que dependen de la edad (y de otras articulaciones grandes como cadera y rodilla) se ha atribuido al desarrollo de vasos alrededor de la lámina de crecimiento y la epífisis. Los estudios más detallados del desarrollo de vasos en esta zona se hicieron en la porción proximal del fémur, pero son análogos en muchos sentidos al desarrollo en la zona proximal del húmero. Los estudios experimentales de Trueta[154] indicaron que antes de los 8 meses de edad hay comunicaciones vasculares directas en las láminas de crecimiento entre el sistema de arterias nutricias y los huesecillos epifisarios. Se pensó que tal observación explicaba la frecuencia de infección de huesecillos epifisarios y la sepsis articular ulterior en lactantes. En algún momento, entre los 8 y los 18 meses de edad (al año, en promedio), la lámina de crecimiento forma una barrera completa a la comunicación vascular directa entre metáfisis y epífisis. Los últimos vestigios de la arteria nutricia giran bruscamente hacia abajo en la lámina de crecimiento y llegan a las venas sinusoides. En este punto, el flujo sanguíneo se hace «más lento», creando así un medio ideal para la proliferación de bacterias patógenas.[155]

En el hombro del adulto, la extensión intraarticular de la metáfisis está en la porción inferior del surco o corredera y un tramo de 10 mm a 12 mm es intracapsular.[31] La infección de la porción proximal de la metáfisis, una vez establecida, puede propagarse a la articulación del hombro a través de los conductos de Havers y Volkmann en la zona no perióstica (Fig. 23-2). Al obliterarse la lámina de crecimiento, durante la maduración del esqueleto, de nuevo se establecen anastomosis de las circulaciones metafisaria y epifisaria.

Chung, en su estudio del desarrollo vascular de la zona proximal del fémur, no detectó signo alguno de comunicación directa entre las circulaciones metafisaria y epifisaria a través de la lámina de crecimiento en ningún grupo de edad.[30] Las investigaciones de dicho autor demostraron una anastomosis extraósea persistente entre las circulaciones metafisaria y epifisaria en la superficie o cara del anillo pericondral. No detectó signo alguno de que los vasos penetraran la lámina de crecimiento en la población de lactantes y atribuyó los cambios en la distribución arterial con la edad al agrandamiento del cuello y la presencia del centro de osificación.

Ramas de la arteria supraescapular y la rama escapular circunfleja de la arteria subescapular, procedentes del lado escapular del hombro, establecen anastomosis con las arterias circunflejas humerales anterior y posterior, que provienen del lado humeral. Este sistema anastomótico irriga la porción proximal del húmero al formar un anillo arterial extraarticular y extracapsular. Vasos de este anillo atraviesan la cápsula y forman otro anillo sinovial intraarticular. Esta fina anastomosis de vasos en la membrana sinovial se localiza en la unión de la sinovial y el cartílago articular. William Hunter, en 1743, identificó y describió por primera vez este anillo subsinovial de vasos y lo llamó *circulus articuli vasculosus.*[82] En la zona de transición, las células sinoviales se aplanan sobre este borde vascular periarticular. Al llegar a esta zona limítrofe, las arteriolas finas se desvían formando bucles y se dirigen hacia la periferia. Una vez más, el flujo sanguíneo disminuye, facilitando la entrada de microorganismos patógenos por esta zona. Sin embargo, es probable que, más que los cambios hemodinámicos, sean las interacciones entre el microorganismo y la superficie celular con especificidad de receptores las que potencien el proceso infeccioso.

Otra consideración en la anatomía séptica del hombro es la comunicación entre espacio articular y cápsula y el sistema de

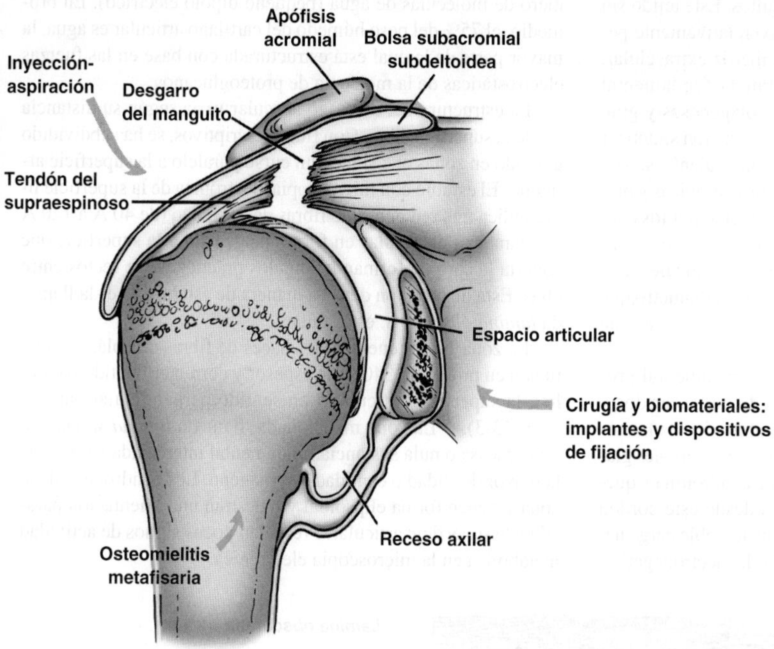

Fig. 23-2 • Vías de infección en la sepsis intraarticular.

bolsas del hombro. En la parte anterior existe comunicación directa entre la cápsula y la bolsa subescapular, localizada inmediatamente por debajo de la apófisis coracoides. En la parte posterior, la cápsula comunica con la bolsa del infraespinoso. Un tercer orificio en la cápsula se localiza en el punto en el que el tendón de la porción larga del bíceps penetra en el hombro. Desde el ligamento humeral transverso hasta su entrada en la cápsula del hombro, el tendón de la porción larga del bíceps está cubierto de pliegues de membrana sinovial. La inyección intencionada o inadvertida de las bolsas subescapular o infraespinosa o del tendón de la porción larga del bíceps conlleva la posibilidad de introducción de bacterias en la articulación. La inyección de las bolsas subacromial/subdeltoidea en presencia de un desgarro del manguito de los rotadores (degenerativo o traumático) constituye otro factor que puede facilitar la contaminación bacteriana de la articulación.

Ward y Eckardt señalaron cuatro casos de abscesos de bolsas subacromial o subdeltoidea.[162] De los cuatro pacientes, tres mostraban enfermedades crónicas y debilitantes, y en ellos los abscesos en las bolsas coexistieron con piartrosis glenohumeral leve en fase de resolución, identificada por medios clínicos. En los cuatro pacientes, los síntomas y signos de dichos abscesos fueron mínimos. Ward y Eckardt advirtieron que la tomografía computarizada (TC) o la resonancia magnética (RM) permitirían detectar abscesos y planificar el tratamiento.

Microanatomía y biología celular

El cartílago hialino de la superficie articular es prácticamente acelular y consiste en fibras de colágeno dispuestas en sentido horizontal en macromoléculas de proteoglucanos. Los límites de las cavidades articulares están compuestos de tejido sinovial celular abundantemente vascularizado. Estudios recientes indican que las fibras de colágeno y la matriz glucoproteica, y no la membrana sinovial, son los sustratos objetivo de la adherencia y colonización por microorganismos.[144,158]

Algunas células sinoviales son fagocíticas y parece que su lucha contra la infección forma parte de la respuesta inflamatoria. La exploración microscópica de articulaciones infectadas en modelos de conejos indicaba un predominio de la colonización cartilaginosa sobre la registrada en las superficies sinoviales.[158] Se han identificado receptores de colágeno en la superficie celular de ciertas cepas de *S. aureus*.[144] La aparición poco frecuente de bacterias en el tejido sinovial puede ser reflejo de la resistencia intrínseca de las células sinoviales a la colonización, de la ausencia de ligandos sinoviales adecuados o de los mecanismos de defensa funcionales del huésped a nivel sinovial.[18] La capa subíntima vascularizada contiene tejido fibroadiposo, vasos linfáticos y nervios. El estudio de la ultraestructura de los vasos de la subíntima sinovial revela la presencia de puentes de finas membranas entre las células endoteliales. El revestimiento sinovial carece de tejido epitelial y, por tanto, no posee una barrera estructural (membrana basal) que evite la diseminación de la infección desde los vasos sinoviales a la articulación. El revestimiento sinovial en la zona de transición rara vez está formado por más de tres o cuatro capas gruesas de células, situando a los vasos sanguíneos de la sinovial en una posición superficial. Las hemorragias intraarticulares provocadas por traumatismos, combinadas con bacteriemia pasajera, pueden actuar como factores en la patogenia de las infecciones articulares. La diseminación hematógena puede permitir la entrada de bacterias en los vasos sinoviales y provocar un derrame formado principalmente por neutrófilos, que liberan enzimas lisosomales que destruyen el cartílago.

El cartílago articular (hialino) tiene entre 2 mm y 4 mm de espesor en las grandes articulaciones de los adultos. Este tejido sin vasos ni nervios está formado por un número relativamente pequeño de células y condrocitos y abundante matriz extracelular. Esta última contiene colágeno y una sustancia fundamental compuesta de carbohidratos y proteínas no colagenosas y gran cantidad de agua. Los condrocitos tienen como función sintetizar y degradar los componentes de matriz y, por consiguiente, son en definitiva los responsables de las propiedades biomecánicas y biológicas del cartílago articular. El cartílago producido por los condrocitos supone más del 50% del peso seco del cartílago articular del adulto (tipo II). Las fibras de colágeno individuales, con una periodicidad característica de 640 Å, tienen un diámetro que varía entre 300 Å y 800 Å, según su distancia desde la superficie articular.

El principal componente de la sustancia fundamental producida por los condrocitos es un complejo de polisacáridos y proteína llamado *proteoglucano*. El ácido hialurónico es la molécula central organizadora de estas sustancias. Innumerables glucosaminoglucanos (principalmente sulfatos de condroitina y queratina) están ligados por enlaces covalentes desde este cordón central. Los glucosaminoglucanos poseen considerable carga negativa. La disposición fuertemente ordenada de electronegatividad en la molécula del proteoglucano interactúa con un gran número de moléculas de agua (pequeño dipolo eléctrico). En promedio, el 75% del peso húmedo del cartílago articular es agua, la mayor parte de la cual está estructurada con base en las fuerzas electrostáticas de la molécula de proteoglucanos.

La estructura del cartílago articular varía según su distancia desde la superficie libre. Con fines descriptivos, se ha subdividido el tejido en zonas que siguen un curso paralelo a la superficie articular. El estudio con microscopia electrónica de la superficie libre indica una red densa de fibras de colágeno (de 40 Å a 120 Å de diámetro) dispuestas en forma tangencial a la superficie que soporta la carga y formando ángulos prácticamente rectos entre ellas. Esta disposición densa a manera de estera, que es la llamada *lamina obscurans,* es acelular.

La zona 1 contiene grandes haces de fibras de colágeno que tienen en promedio 340 Å de espesor y corren en sentido paralelo a la superficie articular y en sentido perpendicular entre sí (Fig. 23-3).[156] La zona mencionada, llamada *lamina splendins,* tiene escasa o nula sustancia fundamental intercalada y contiene la mayor densidad o cantidad de colágeno. Los condrocitos de la zona 1 tienen forma elipsoidal y muestran una orientación paralela a la superficie articular. Presentan pocos signos de actividad metabólica en la microscopia electrónica.

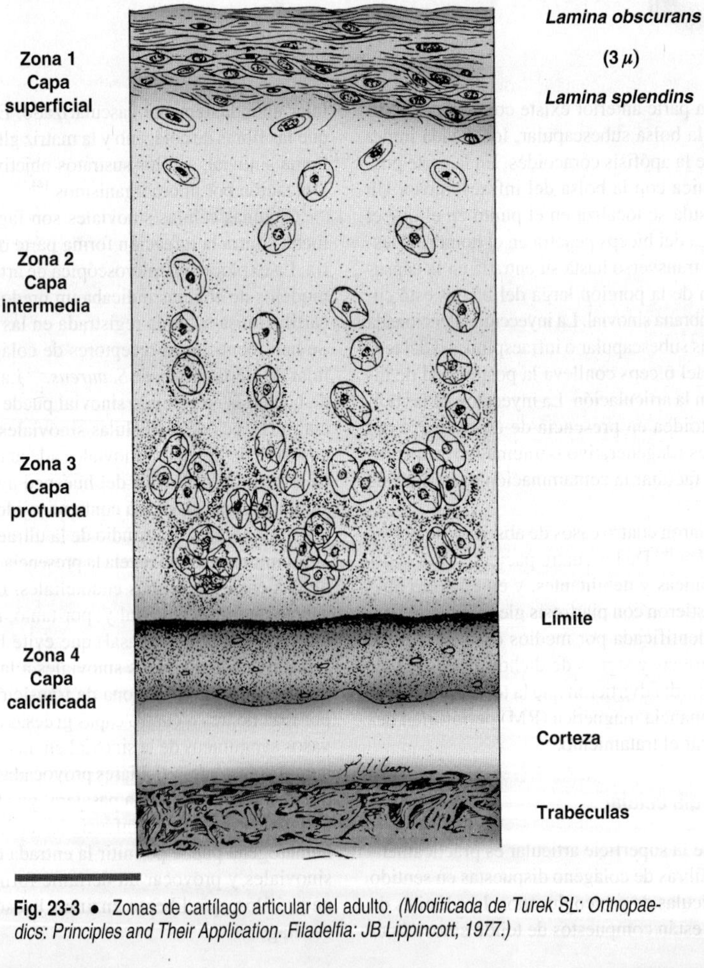

Fig. 23-3 • Zonas de cartílago articular del adulto. *(Modificada de Turek SL: Orthopaedics: Principles and Their Application. Filadelfia: JB Lippincott, 1977.)*

En la zona 2, el colágeno consiste en fibras individuales de orientación aleatoria y diámetro variable. Los condrocitos de esta zona tienden a ser más esféricos y grandes que los de la zona 1, con abundantes mitocondrias y retículo endoplásmico extenso, lo cual sugiere una mayor actividad metabólica. La relación proteoglucanos-colágeno en la zona 2 es mucho mayor que cerca de la superficie.

En la zona 3, las fibras de colágeno son más gruesas, suelen alcanzar 1.400 Å y tienden a formar una trama más ordenada que esté en sentido radial a la superficie articular. Los condrocitos de la zona 3, de mayor tamaño y a menudo dispuestos en columnas, suelen aparecer en grupos de dos a ocho células. Estas últimas se caracterizan por mostrar complejos agrandados de Golgi, muchas mitocondrias y un retículo endoplásmico ampliamente desarrollado, lo cual denota una gran actividad metabólica.

El hueso es una estructura compuesta que incorpora cristales de hidroxiapatita cálcica en una matriz de colágeno muy similar a los compuestos sintéticos y a los polímeros parcialmente cristalinos. El hueso desvitalizado constituye un sustrato pasivo para la colonización bacteriana, y la incorporación última de sus constituyentes proteináceos y minerales es la forma de metabolitos bacterianos.[70] *S. aureus* se liga a la sialoproteína ósea, glucoproteína que aparece en las articulaciones y que produce proteasas condrocíticas que hidrolizan el tejido sinovial.[138]

CLASIFICACIÓN

Con arreglo a la patogenia y a la frecuencia, la sepsis intraarticular se puede clasificar en: 1) hematógena directa, 2) por diseminación contigua por osteomielitis o 3) consecuencia de traumatismos, cirugía o inyección intraarticular (Fig. 23-4 y Tabla 23-1). Casi todas las infecciones articulares son causadas por diseminación hematógena, si bien a veces se observa contaminación directa en caso de traumatismo. La inoculación de la articulación con bacterias puede asociarse a la inyección intraarticular de esteroides, anestésicos locales o líquido articular sintético. Las tasas de infecciones después de artroscopia son también bajas, oscilando entre el 0,4% y el 3,4%.[19] Armstrong y Bolding[7] comunicaron que la sepsis después de artroscopia se puede asociar a desinfección insuficiente del artroscopio y al uso de corticoesteroides intraarticulares durante la intervención.

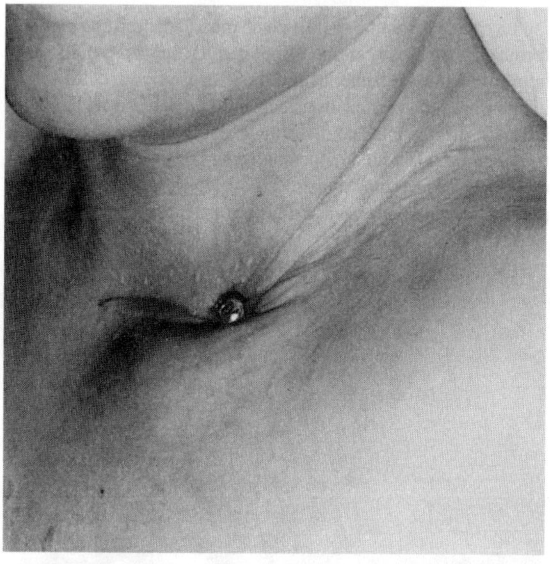

Fig. 23-4 • Fijación interna visible sobre la clavícula. En este caso hubo falta de unión clavicular después de efectuar fijación interna y aplicar injerto de hueso. La infección produjo dehiscencia de la incisión y exposición de la fijación interna. El tratamiento incluyó extracción de la fijación interna y cambio de apósitos. La herida curó con este tratamiento y no ha reaparecido el drenaje en un lapso de 6 años. La infección a veces surge en la zona de la clavícula y en la articulación acromioclavicular por la delgada capa de tejidos blandos que están sobre dicho hueso y la articulación mencionada.

Tabla 23-1 • Clasificación de la osteomielitis y la sepsis intraarticular

Hematógena
Diseminación contigua
Osteomielitis
Sepsis de partes blandas
Insuficiencia vascular
Inoculación directa
Traumatismo con presencia de cuerpo extraño o biomateriales o sin ella
Cirugía con presencia de cuerpo extraño o biomateriales o sin ella

La osteomielitis del húmero puede diseminarse al interior de la articulación, según la edad del paciente, el tipo de microorganismo infectante y la gravedad de la infección. Es poco común la osteomielitis de la clavícula o del omóplato, aunque se observa a veces después de cirugía y fijación interna por fragmentos retenidos de metralla o en heroinómanos.[23,94,103,145,170] Brancos y cols. comunicaron que *S. aureus* y *P. aeruginosa* eran los agentes etiológicos en el 75% y el 11% de los episodios de artritis séptica en adictos a la heroína.[22] Se afectaba con mayor frecuencia la articulación esternoclavicular que la del hombro. Chaudhuri y cols. comunicaron casos de artritis séptica del hombro después de mastectomía y radioterapia por cáncer de mama.[29] En todos los casos había linfedema. El comienzo de la infección fue siempre subagudo y el retraso en el diagnóstico provocó la destrucción de la articulación en todos los pacientes, excepto en uno.

La osteomielitis hematógena, aunque frecuente en niños,[109] es rara en adultos antes de los 50 años y se suele asociar a deterioro del sistema inmunitario. El consumo de drogas intravenosas se asocia a osteomielitis en adultos. La etiología más frecuente de la sepsis del hombro en adultos es la diseminación directa desde heridas o cuerpos extraños, incluidas las prótesis articulares y los dispositivos de osteosíntesis. Gowans y Granieri han señalado la relación entre la inyección intraarticular de hidrocortisona acetato y la posterior aparición de artritis séptica.[64] Kelly y cols. observaron que dos de sus seis pacientes tenían antecedentes de múltiples inyecciones intraarticulares de corticoesteroides.[89] Ward y Goldner[163] comunicaron la presencia de enfermedades crónicas en más de la mitad de sus 30 casos de piartrosis glenohumeral y que 4 casos se asociaron a fístulas arteriovenosas en el antebrazo ipsolateral para diálisis. La infección de partes blandas en el hombro se puede manifestar también en forma de piomiositis, a veces producida por diseminación hematógena.[42] Aglas y cols. comunicaron artritis de la articulación esternoclavicular como complicación de la colocación de un catéter en la vena subclavia.[1] Sus dos pacientes respondieron al tratamiento antibiótico. Se han observado casos de piartrosis glenohumeral después de acupuntura.[92] Lossos y cols.[99] comunicaron la presencia de enfermedades asociadas en la mayor parte de sus pacientes con artritis séptica del hombro.

MECANISMOS PATÓGENOS DE LA ARTRITIS SÉPTICA Y LA OSTEOMIELITIS

Superficies: sustratos para la colonización bacteriana

La patogenia de las infecciones de huesos y articulaciones depende en parte de la colonización adherente y preferente en sustratos inertes, cuyas superficies no están integradas a los tejidos sanos hechos de células vivas y polímeros extracelulares intactos, como los de la superficie articular o huesos lesionados (Fig. 23-5).[20,70,76,137,165] Casi todas las superficies biológicas naturales están recubiertas de un epitelio celular o endotelio. Entre las excepciones están el cartílago intraarticular y la superficie de los dientes. El esmalte maduro es el único tejido humano totalmente acelular y está compuesto predominantemente de cristales de hidroxiapatita inorgánica (96% de peso), una pequeña cantidad de agua (3%) y matriz orgánica (<1%).[8] Las proteínas de la matriz orgánica se distribuyen entre los cristales de hidroxiapatita y forman una tranca que refuerza el esmalte y disminuye su tendencia a la fractura o la separación. Las proteínas mencionadas tienen la peculiaridad en el tejido mineralizado de que no son proteínas de colágeno fibroso similares a las que aparecen en huesos, dentina y cemento o en el cartílago, pero son semejantes a la familia de queratinas.[8]

El cartílago y el esmalte son colonizados fácilmente por bacterias porque carecen de protección, por la descamación natural o por polisacáridos extracapsulares intactos, generados por una capa celular activa. Las superficies acelulares son semejantes a muchas de las que aparecen en la naturaleza, para las cuales las bacterias han desarrollado mecanismos de colonización. Algunas subespecies de S. *aureus* se adhieren a zonas específicas en las fibrillas de colágeno, proceso que es mediado por proteínas de receptores de superficie específicos. Las irregularidades en la estructura de superficie quizá son las que explican la especificidad de la colonización de especies bacterianas en tales superficies.

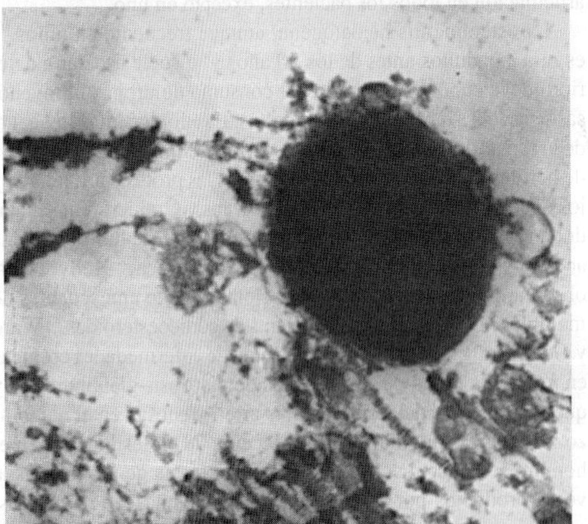

Fig. 23-5 • Fotoelectromicrografía del cartílago articular de conejo que señala contacto directo de la bacteria con la fibra de colágeno. *(Con autorización de Voytek A, Gristina AG, Barth E y cols.: Staphylococcal adhesion to collagen in intra-articular sepsis. Biomaterials 9:107-110, 1988.)*

El esmalte es cristalino e inorgánico en su mayor parte, y el cartílago es orgánico y no cristalino. El primero no contiene colágeno, en tanto que esta sustancia está muy distribuida en cartílagos y huesos. *S. aureus* es el colonizador natural del cartílago, pero no del esmalte, porque contiene receptores de colágeno.[78,149] La especificidad de la colonización ha sido modulada también en parte por las lecitinas y por el líquido sinovial proveniente del huésped, su sangre y suero, capas condicionantes de proteína y macromoléculas de polisacáridos.

La colonización de las piezas dentales por *Streptococcus mutans* y otros microorganismos es un proceso polimicrobiano natural que puede ser simbiótico o de destrucción lenta; en el caso del cartílago articular, la colonización bacteriana no es natural y puede originar destrucción a muy corto plazo. La matriz del cartílago acelular y las superficies de biomateriales inertes no ofrecen resistencia a la colonización por *S. aureus* y *S. epidermidis,* respectivamente. Con el paso del tiempo, la invasión observada y la destrucción gradual del cartílago refuerzan las observaciones clínicas del curso de la artritis séptica no tratada (Fig. 23-6).[78,140,141] Las superficies cartilaginosas acelulares de las articulaciones son particularmente vulnerables a la sepsis, porque permiten la exposición directa a las bacterias en casos de traumatismos abiertos, intervenciones quirúrgicas o diseminación hematógena. Este mecanismo se corresponde con las observaciones previas sobre el mecanismo de la osteomielitis, lo que sugiere que la adherencia de bacterias a hueso o cartílago desnaturalizado (superficies no protegidas por células vivas) a través de receptores y de polisacáridos extracelulares constituye un factor en la patogenia.[70,143]

Sepsis intraarticular

La cavidad articular es un espacio muerto natural que se transforma en un absceso cerrado e importante y un medio fluido para la proliferación de bacterias. En dicho espacio avascular y acelular están en desventaja los mecanismos de defensa del huésped. Las células sinoviales no muestran capacidad antibacteriana activa, aunque sí la tienen moderadamente fagocítica. Es necesario que lleguen leucocitos a la zona, pero no tienen una superficie para la locomoción activa. En las circunstancias mencionadas,

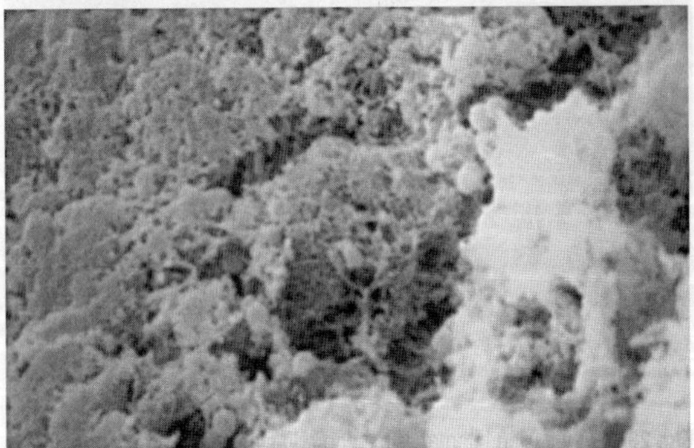

Fig. 23-6 • Fotoelectromicrografía del cartílago articular, a los siete días, que señala cambios destructivos por debajo de los cocos alojados en la matriz. *(Con autorización de Voytek A, Gristina AG, Barth E y cols.: Staphylococcal adhesion to collagen in intra-articular sepsis. Biomaterials 9:107-110, 1988.)*

cabe esperar que disminuya la acción fagocítica, en particular contra microorganismos encapsulados.

La sepsis intraarticular espontánea del hombro proviene de la siembra aleatoria de bacterias por vía hematógena. Los vasos en la membrana sinovial son abundantes, pero no tienen una membrana basal como elemento limitante. La bacteriemia, en particular por *Neisseria gonorrhoeae,* agrava el peligro de diseminación intraarticular. También hay propagación desde focos de osteomielitis metafisaria vecina e intracapsular. La cirugía, la artroscopia, el reemplazo total de articulaciones, la aspiración y las inyecciones de corticoesteroides pueden inocular de forma directa bacterias en el espacio intraarticular. La presencia de cuerpos extraños por traumatismo o después de cirugía (acero inoxidable, aleaciones de cromo y cobalto, polietileno de peso molecular ultra-alto y metilmetacrilato) aumenta la posibilidad de infección al proporcionar un cuerpo extraño en el que puede anidar la colonización y provocar una infección resistente a antibióticos.[68,70] La presencia de un cuerpo extraño hace que se necesite un número menor de bacterias para producir la infección y alterar los mecanismos de defensa.

Con gran frecuencia, la artritis séptica del complejo del hombro afecta a la articulación glenohumeral. En algunos grupos especiales de enfermos, o después de inyecciones de corticoesteroides contra la artritis, a veces se infectan las articulaciones acromioclavicular y esternoclavicular. También es posible la contaminación directa en heridas abiertas. La sepsis esternoclavicular es más frecuente en toxicómanos, y por lo común incluye microorganismos gramnegativos, en particular *P. aeruginosa.* También se ha señalado la participación de *S. aureus, Escherichia coli, Brucella* y *N. gonorrhoeae.*

La artritis séptica del hombro comprende hasta el 14% de todos los casos de esa entidad.[105] En los estudios originales la incidencia fue del 3,4%.[89] En la epidemiología del trastorno tal vez intervengan factores como una población mayor de ancianos, frecuencia e intensidad crecientes de traumatismos y empleo común de corticoesteroides articulares y periarticulares (Fig. 23-7). Al parecer, también el agente causal primario de la sepsis del hombro ha dejado de ser el neumococo y ahora es el estafilococo *(S. aureus).* El cambio en los microorganismos patógenos que intervienen en la sepsis intraarticular tal vez sea resultado del uso de antibióticos y de una mayor exactitud en el diagnóstico. La sepsis en pacientes inmunodeficientes puede ser poliarticular y polimicrobiana. Se sabe que el 10% de la artritis séptica afecta a más de una articulación y muestra propensión por atacar niños. Las infecciones virales por lo común abarcan más de una articulación.

Osteomielitis

La osteomielitis hematógena comprende del 80% al 90% de los casos de esta infección en niños. La variedad contigua es más frecuente en adultos y es secundaria a cirugía e inoculación directa. En personas mayores de 50 años la osteomielitis contigua y las enfermedades por insuficiencia vascular predominan en frecuencia.

La osteomielitis en menores suele ser causada por un microorganismo, y en adultos también por combinaciones de ellos (*S. aureus* y bacterias gramnegativas y anaerobias). De los huesos del hombro, el húmero es el afectado con mayor frecuencia en la osteomielitis. La clavícula a veces sufre ataque en los toxicómanos, por diseminación hematógena. Rara vez hay afección del omóplato y por lo común la infección se hace por inoculación directa o diseminación contigua (Tabla 23-2).

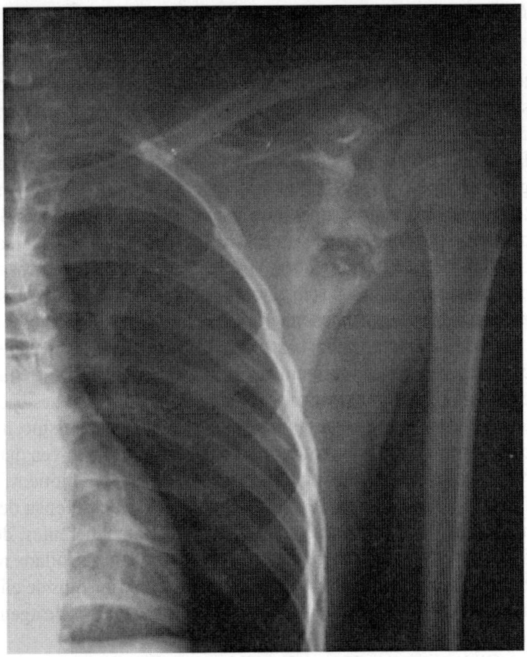

Fig. 23-7 • Osteomielitis estafilocócica del omóplato a causa de traumatismo cerrado y siembra hematógena con formación de absceso. No sufrió ataque la articulación del hombro. *(Con autorización del Department of Radiology, Wake Forest University Medical Center, Winston Salem, NC.)*

Tabla 23-2 • Frecuencia de afectación articular en la artritis infecciosa (%)*

	Bacteriana (supurada)			
Articulación	**Niños†**	**Adultos‡**	**Micobacteriana§**	**Vírica**
Rodilla	41	48	24	60
Cadera	23	24	20	4
Tobillo	14	7	12	30
Codo	12	11	8	20
Muñeca	4	7	20	55
Hombro	4	15	4	5
Interfalángicas y metacarpianas	1,4	1	12	75
Esternoclavicular	0,4	8	0	0
Sacroilíaca	0,4	2	0	0

* Puede estar afectada más de una articulación; por tanto, el porcentaje supera el 100%.
† Recopilado de Nelson y Koontz[114] y Jackson y Nelson.[83]
‡ Recopilado de Kelly y cols.,[91] Argen y cols.[5] y Gifford y cols.[58]
§ Recopilado de Smith y Sanford[139] y de la Medical Staff Conference.[106]
De Mandell L, Douglas KG Jr y Bennett JE (eds.): Principles and Practice of Infectious Diseases, 2.ª ed., Nueva York: John Wiley, 1985, pág. 698.

Epps y cols.[43] revisaron los casos de 15 pacientes con drepanocitosis y osteomielitis que afectaba a 30 huesos. Se aislaron *S. aureus* en los cultivos de muestras de hueso de 8 de los 15 pacientes, *Salmonella* en 6 y *Proteus mirabilis* en 1. Por tanto, parece que no siempre es *Salmonella* el principal causante de osteomielitis en pacientes con drepanocitosis.

ADHERENCIA MICROBIANA Y SEPSIS INTRAARTICULAR

Se necesita conocer con detalle la adherencia microbiana para tener un conocimiento clínico y terapéutico completo de la sepsis articular. Los estudios de bacterias en ecosistemas marinos indican que tienden a adherirse en colonias, superficies o sustratos. El número de bacterias que proliferan en un entorno particular guarda relación directa con el estrés y con el aporte de nutrientes.[169] La adherencia a superficies y no la suspensión o flotación de una población es una estrategia provechosa de supervivencia, razón por la cual es el estado de la porción principal de biomasas bacterianas en casi todos los entornos naturales[126] y un mecanismo frecuente de existencia microbiana en los seres humanos.

En la adherencia de las bacterias a las superficies influyen receptores bacterianos proteináceos y exopolisacáridos extracapsulares, dentro de los cuales se agregan y multiplican las bacterias.[34] Una vez que éstas han generado un mecanismo de proliferación adherente, rodeado de una biocapa, se vuelven más resistentes a elementos biocidas,[126] antisépticos,[104] antibióticos,[63] factores ambientales antagonistas[34] y sistemas de defensa del huésped.[10,63,165] Las bacterias o los microbios no adherentes, de flotación libre y que no tienen una capa externa desarrollada ni exopolisacáridos, son más susceptibles a los mecanismos de eliminación del huésped[10,133] y a menores concentraciones de agentes antibacterianos.[63]

Gibbons y van Houte describieron originalmente la importancia de este fenómeno de la adherencia en la formación de la placa dental.[57] En enfermedades como la uretritis gonocócica,[154] la fibrosis quística[168] y la endocarditis, la propagación y colonización bacterianas se producen en las superficies endoteliales y epiteliales. En 1963[72] se describió por primera vez el vínculo entre proliferación bacteriana en superficies de biomateriales e infección. La adherencia microbiana y los fenómenos asociados también explican el efecto de cuerpo extraño, cuya presencia aumenta la sensibilidad a la infección. Las infecciones alrededor de cuerpos extraños son resistentes a las defensas del huésped y al tratamiento y tienden a persistir hasta que se elimina el foco de la infección.[70] Los cuerpos extraños incluyen biomateriales implantados, materiales de fijación, dispositivos protésicos de monitorización y administración, restos y fragmentos óseos[67] que son consecuencia de un traumatismo y tejidos desvitalizados.[67,68,70]

Mecanismos moleculares de la adherencia

La fijación o adherencia bacterianas iniciales dependen de fuerzas físicas que se ejercen por largo tiempo y que son características de las bacterias, la interfase líquida del sustrato. La adherencia irreversible específica que surge después del adosamiento inicial se basa en interacciones de receptores de adhesina, que dependen del tiempo y de la síntesis de polisacáridos extracapsulares.[85]

Las superficies de los materiales biológicos presentan zonas para interacciones ambientales, consecuencia de sus estructuras atómicas (Fig. 23-8).[153] Las aleaciones metálicas tienen una fina capa de óxido (de 100 Å a 200 Å) que es la verdadera interfase biológica.[2,87] Las superficies de los polímeros y de los metales son

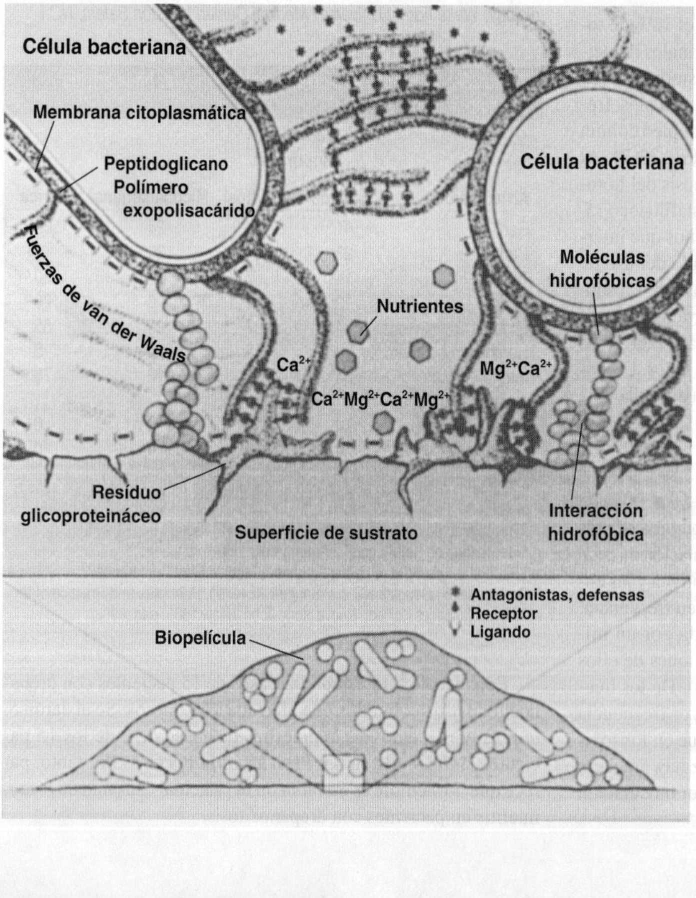

Fig. 23-8 • Mecanismo de adherencia bacteriana. A distancias específicas, las fuerzas repelentes iniciales entre las posibles cargas en las superficies de bacterias y sustratos son superadas por las fuerzas de van der Waals atrayentes y existen interacciones hidrófobas entre las moléculas. En situaciones adecuadas hay producción extensa de polímeros exopolisacáridos, que permiten la interacción ligando-receptor y la unión proteinácea de la bacteria al sustrato. *(Con autorización de Gristina AG, Oga M, Webb LX y Hobgood CD: Adherent bacterial colonization in the pathogenesis of osteomyelitis. Science 228:990-993, 1985. Copyright 1985 por la American Association for the Advancement of Science.)*

modificadas por su textura, procesos de fabricación, microelementos y restos, y también por iones provenientes del huésped, polisacáridos y constituyentes glucoproteináceos (capas condicionantes). La estructura superficial finita de la capa condicionante en el huésped humano no se ha definido en lo que respecta a cualquier biomaterial, pero es específica de cada uno de ellos, de cada tipo de célula hística y del entorno local del huésped.[2,9] Las superficies de biomateriales también actúan como puntos catalíticos calientes para actividades moleculares y celulares.[2,87] Las células de tejidos y las macromoléculas de matriz también constituyen sustratos para la colonización por bacterias. Las bacterias han desarrollado adhesinas o receptores que interactúan con estructuras de la superficie de las células en tejidos (Fig. 23-9).

Posteriormente a la fijación inicial, o al mismo tiempo, las adhesinas fímbricas *(E. coli)* y los receptores del sustrato pueden interaccionar, como en la patogenia de bacterias-células de los tejidos o para la producción de láminas de acondicionamiento glucoproteináceas que inmediatamente recubren los implantes.[9] Un factor fundamental es la producción y composición del polímero de polisacáridos extracelular, que tiende a actuar como un pegamento.[169] Una vez madurada la colonia, las células de la periferia de la biomasa en expansión se pueden separar o disgregar y dispersarse, en un proceso moderado por el tamaño de la colonia, las condiciones de nutrientes y las fuerzas de cizallamiento mecánicas o hemodinámicas; en medios naturales, esta disgregación es una estrategia de supervivencia. Sin embargo, en los seres humanos interviene en la patogenia de las embolias sépticas. La disgregación (dispersión) y sus parámetros permiten explicar el fenómeno de las «lluvias de bacterias» intermitentes o a corto plazo o de las embolias bacterianas diseminadas.

BACTERIAS PATÓGENAS

Los siguientes microorganismos han sido implicados en la artritis séptica y la osteomielitis del hombro; se presentan por orden de frecuencia.[89]

Bacterias:

S. aureus.
S. epidermidis, Streptococcus grupo B.
E. coli, P. aeruginosa, Haemophilus influenzae tipo B.
N. gonorrhoeae, Mycobacterium tuberculosis.
Salmonella y especies de *Pneumococcus.*
Yersinia enterocolitica.[152]

Asociaciones comunicadas:

Artritis reumatoide: *Listeria monocytogenes.*[157]
Trasplante renal: *Aspergillus fumigatu.*[50]
Recién nacidos y mujeres gestantes: *Streptococcus agalactiae*[53] grupo B β-hemolítico.
Linfedema: *Pasteurella multocida.*[45]
Lupus eritematoso sistémico, artritis séptica: *Mycobacterium xenopi.*[127]
Reflujo vesicoureteral crónico: *E. coli.*[41]

Hongos:

Actinomyces.
Blastomyces.
Coccidioides.
Candida albicans.
Sporothrix schenckii.

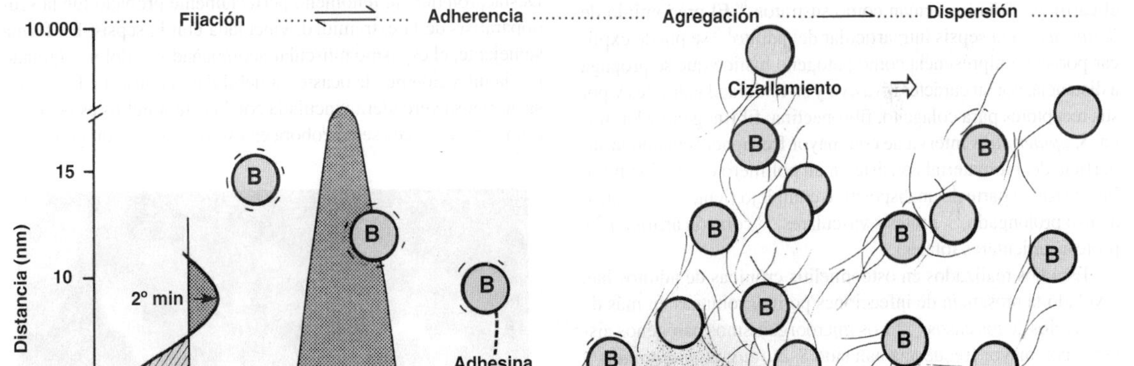

Fig. 23-9 • Sucesión de fenómenos moleculares en adosamiento de la bacteria (**B**): adherencia, agregación y dispersión en la superficie del sustrato. Pueden surgir diversas interacciones posibles según las especificidades de la bacteria o del sistema del sustrato (gráficas, nutrientes, contaminantes, macromoléculas, especies y materiales). *(Con autorización de Gristina AG: Biomaterial-centered infection: Microbial adhesion versus tissue integration. Science 237:1558-1595, 1987. Copyright © 1987 por la American Association for the Advancement of Science.)*

H. influenzae tipo B es el microorganismo aislado con mayor frecuencia en niños menores de 2 años y rara vez se encuentra en mayores de 5. *Streptococcus* del grupo B, bacilos gramnegativos y *S. aureus* son microorganismos infectantes habituales en el período neonatal. *S. aureus* es más frecuente en adultos y *N. gonorrhoeae* es frecuente en adultos menores de 30 años.[55] Los estreptococos hemolíticos son los estreptococos más frecuentes en adultos y niños. La artritis séptica hematógena en lactantes es principalmente estreptocócica, mientras que las infecciones hospitalarias son principalmente estafilocócicas, aunque también pueden deberse a *Candida* y a microorganismos gramnegativos, especialmente en lactantes.[132] Lavy y cols.[96] presentaron los casos de 19 niños menores de 2 años con artritis séptica del hombro por *Salmonella*. Los autores llegaron a la conclusión de que la desnutrición era un factor que intervenía en la aparición de bacteriemia en sus pacientes,

Bacilos gramnegativos, como *E. coli* y *P. aeruginosa,* se encuentran en el 15% aproximadamente de las articulaciones, especialmente asociados a infecciones de vías urinarias, diabetes[11] o enfermedades debilitantes. *M. tuberculosis* afecta a rodilla, cadera, tobillo y muñeca con mayor frecuencia que al hombro. *Mycobacterium marinum* se encuentra en ambientes marinos. La incidencia de *M. tuberculosis* es rara actualmente.[14,145] *Blastomyces* se suele extender desde focos de osteomielitis al espacio intraarticular. *C. albicans* puede diseminarse por vía hematógena en pacientes debilitados o directamente a través de inyecciones de esteroides. La artritis séptica neumocócica parece que se trata de una enfermedad que afecta principalmente a ancianos.[16]

S. aureus es a menudo el principal patógeno en infecciones de biometales, huesos, articulaciones y tejidos blandos y el que se aísla con mayor frecuencia en osteomielitis cuando el hueso o el cartílago dañados actúan como sustratos.[70] El predominio de *S. aureus* en la sepsis intraarticular del adulto[119] se puede explicar por su omnipresencia como patógeno hístico que se propaga a distancia, por su carácter invasivo y su toxicidad naturales y por sus receptores para colágeno, fibronectina, fibrinógeno y laminina. *S. epidermidis* interviene con mayor frecuencia cuando la superficie del biomaterial consiste en un polímero o cuando un polímero forma parte de un dispositivo complejo (lentes de contacto de uso prolongado,[137] prótesis vasculares,[165] corazón artificial[65] y prótesis articulares totales).

Estudios realizados en osteomielitis crónicas de adultos han revelado la presencia de infecciones polimicrobianas en más de dos tercios de los casos.[25,70] Los microorganismos patógenos aislados con mayor frecuencia han sido *S. aureus, S. epidermidis* y las especies de *Pseudomonas, Enterococcus, Streptococcus, Bacillus* y *Proteus*. Por tanto, parece que las infecciones polimicrobianas son una característica importante de las infecciones inducidas por sustratos, probablemente se presenten con mayor frecuencia de lo sabido y pueden ser también una característica de la sepsis crónica intraarticular y de la formación de fístulas.

En resumen, *S. aureus* es el microorganismo más frecuente en infecciones sépticas y habitualmente se propaga por diseminación hematógena. *S. epidermidis* es el principal microorganismo en infecciones relacionadas con biomateriales, especialmente en las relacionadas con polímeros. Las infecciones mixtas (polimicrobianas), por gramnegativos y anaerobias, probablemente sean más frecuentes de lo indicado por estudios anteriores y con frecuencia se asocian a heridas abiertas y trayectos fistulosos.

CUADRO CLÍNICO

Síntomas y signos

Los signos incipientes de infección son dolor, pérdida del movimiento y derrame. El derrame del hombro es difícil de detectar y a menudo no se identifica fácilmente. El movimiento es doloroso y el brazo está en aducción y rotación interna. En las imágenes radiográficas se pueden advertir el ensanchamiento del espacio de la articulación glenohumeral o signos ulteriores de osteomielitis (Fig. 23-10). Los signos sistémicos incluyen fiebre, leucocitosis y cambios en la tasa de eritrosedimentación. En los sujetos inmunosuprimidos que tienen enfermedad reumatoide los síntomas pudieran no ser manifiestos.

La articulación esternoclavicular puede estar afectada y se debe sospechar su ataque si hay agrandamiento unilateral sin traumatismo en personas menores de 50 años. Se han señalado infecciones por gonococos y estafilococos. Los adictos a drogas intravenosas son susceptibles de infección por microorganismos gramnegativos, en particular *P. aeruginosa y Serratia marcescens*. La articulación acromioclavicular rara vez es afectada en la sepsis, pero puede sufrir contaminación por inyecciones de corticoesteroides. La infección de heridas o incisiones se observa a veces después de ablación quirúrgica de la porción distal de la clavícula en caso de osteoartritis, tal vez por la proximidad de la articulación de la piel suprayacente y por no poseer una capa intermedia de músculos.

Gabriel y cols. señalaron el caso de un lactante varón de 5 semanas que tuvo neuropatía del plexo braquial y parálisis de la extremidad superior a causa de artritis séptica de la articulación glenohumeral y osteomielitis de la porción proximal del húmero.[51] Destacaron que un fenómeno perfectamente probado fue la seudoparálisis de la extremidad, vinculada con la sepsis. De forma semejante, el espasmo muscular acompañado de dolor originado por la infección puede ocasionar debilidad manifiesta. La parálisis nerviosa verdadera vinculada con la osteomielitis es poco común y pocas veces se corrobora en estudios electrodiagnósticos.

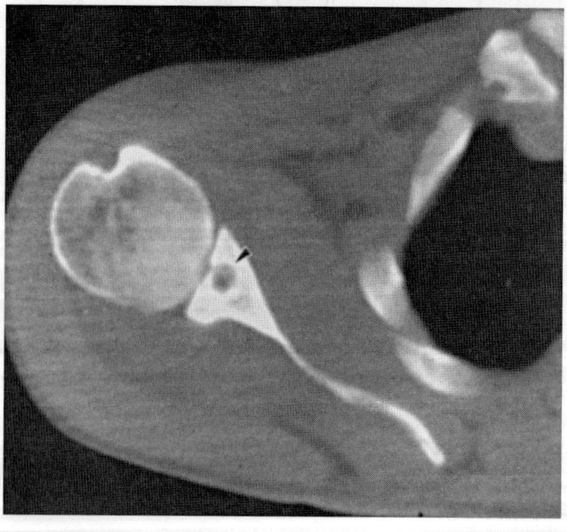

Fig. 23-10 • Osteomielitis estafilocócica de la escápula. La *flecha* señala un absceso resultante de infección causada por la inyección intraarticular de corticoesteroides. *(Por cortesía de Mark Warburton, M.D., High Point, NC.)*

La debilidad permanente persistió en su enfermo a pesar de que se hizo drenaje quirúrgico de la articulación glenohumeral y de la porción proximal del húmero. Las causas posibles de neuropatía del plexo vinculadas con infección incluyen neuropatía isquémica por tromboflebitis de los *vasa nervorum,* embolia arterial, reacciones hiperérgicas o de hipersensibilidad y compresión local por la formación del absceso. Rankin y Rycken comunicaron luxaciones bilaterales del extremo proximal del húmero producidas por artritis sépticas.[123] Miron y cols, han comunicado también parálisis pasajeras del plexo braquial asociadas a artritis supurada del hombro.[108]

Reemplazo total del hombro

La sepsis después de reemplazo total de la articulación del hombro es relativamente rara debido al empleo de tratamiento profiláctico con antibióticos y al excelente riego sanguíneo de los tejidos blandos. Los síntomas de infección son, entre otros, dolor, pérdida de movilidad y subluxación. El alivio del dolor es la norma después del reemplazo total del hombro, por lo que habrá que sospechar infección si persiste después de la cirugía, en particular ante dolor, radiotransparencia o ambos alrededor de la capa de cemento.

Artritis reumatoide

Los sujetos con artritis reumatoide crónica son susceptibles de artritis séptica espontánea.[73,88] El proceso de destrucción activa de la artritis disimula el cuadro séptico, razón por la cual la infección se detecta tardíamente. Hay que sospechar el comienzo de artritis séptica si el curso clínico del enfermo empeora de forma aguda, en particular si la enfermedad ha estado presente mucho tiempo. Si surge la infección, el individuo siente un agravamiento repentino del dolor y de la hinchazón y una mayor temperatura en la articulación. También puede haber escalofrío repentino. El médico debe insistir al paciente con artritis reumatoide crónica, y a los demás cuidadores, de que están justificadas algunas técnicas de estudio en caso de exacerbación repentina de los síntomas.

Diagnóstico diferencial

Las radiografías no son de gran utilidad para el diagnóstico precoz, ya que la artritis séptica no altera significativamente la destrucción ósea atribuible a la artritis reumatoide y, además, las alteraciones radiográficas óseas y articulares son de aparición tardía. Otras artritis agudas, como gota, seudogota, fiebre reumática, artritis reumatoide juvenil, artropatía neuropática[100] y síndromes oligoartríticos, pueden imitar o enmascarar una sepsis. Traumatismos y tumores pueden provocar derrames articulares adyacentes y deben tenerse en cuenta.

EVALUACIÓN POR MÉTODOS DE LABORATORIO

El cultivo y el análisis del líquido sinovial son esenciales para el diagnóstico. Siempre que se sospeche la presencia de sepsis, deberá realizarse aspiración de la articulación. Cuando el abordaje es difícil por la presencia de sustituciones articulares completas, está indicado el control radiológico de la aspiración. La inyección de suero salino o la realización simultánea de artrografías de la articulación glenohumeral pueden resultar útiles en determinados casos. Cuando los resultados del cultivo son negativos y resulta difícil hacer un diagnóstico, es de utilidad realizar biopsias por artroscopia. Se deben realizar biopsia y cultivo de la sinovial para determinar la presencia de microorganismos acidorresistentes y hongos en pacientes con artritis monoarticular crónica, especialmente en aquellos con tenosinovitis.

Hay que considerar la posibilidad de una infección por virus si no se identifican bacterias. Smith y Piercy indican que la artritis viral depende del ataque de virus de rubéola, parvovirus, de parotiditis, hepatitis B y del cuadro de coriomeningitis linfocítica.[138] En la persona con afección de múltiples articulaciones y manifestaciones sistémicas congruentes con infección viral, hay que lograr la confirmación serológica de la infección, porque no es posible aislar el virus del líquido sinovial.

Análisis del líquido sinovial

Si se sospecha artritis séptica, hay que analizar el líquido sinovial. Los datos siguientes señalan la presencia de artritis séptica: recuento leucocitario mayor de 50.000 células/mm^3, nivel de glucosa bajo (sin embargo, no es un signo fiable de sepsis) y más del 75% de los leucocitos son polimorfonucleares. Los datos anteriores rebasan los límites compatibles con la artritis reumatoide no complicada.[161] En las infecciones bacterianas por aspiración de la cavidad articular se pueden extraer 10 ml o más de líquido. El líquido sinovial suele ser opaco o pardusco, turbio y espeso, pero puede ser serosanguinolento en el 15% de los casos, con coágulo insuficiente de mucina. Hay incremento del nivel de proteínas, más bien por el mayor número de leucocitos (por lo común más de 50.000 células e incluso 100.000 células, predominantemente neutrófilos).[161] Cerca del 50% de los adultos y un menor porcentaje de niños tendrán un nivel de glucosa en líquido sinovial 40 mg menor que el nivel de glucosa en suero medida en la misma fecha.[83,136,160] Los datos anteriores son más comunes en etapas ulteriores de la infección. Predominan los polimorfonucleares (90%). Recuentos mayores de 100.000 células/mm^3 son típicos de infecciones estafilocócicas y bacterianas agudas. Los monocitos predominan en infecciones micobacterianas. En enfermedades reumatoides, reumáticas y articulares por cristales aumenta también el número de leucocitos, pero la presencia de todas ellas no descarta la posibilidad de sepsis concomitante. Para descartar gota o seudogota se necesita el estudio en busca de cristales.

Los resultados de las tinciones de Gram son positivos en cerca del 50% de las veces, pero pueden surgir resultados positivos falsos.[159] En el 90% de los casos establecidos de artritis séptica bacteriana, los cultivos de líquido sinovial son positivos y lo son en el 75% de los pacientes de artritis tuberculosa.[159] También habrá que hacer cultivos de sangre, y sus resultados son positivos en cerca del 50% de los enfermos de infección aguda. Algunas infecciones en prótesis son difíciles de detectar, salvo que se obtenga un fragmento de biopsia de los tejidos y se preparen para cultivo (Tabla 23-3).

Las muestras de cultivo deben obtenerse en el caso de bacterias aerobias y anaerobias, grampositivas y gramnegativas, micobacterias y hongos. Las técnicas de laboratorio y los medios de cultivo escogidos deben basarse en el tipo de antibiótico que se administrará al paciente y en las necesidades trofoespecíficas de las bacterias sospechosas. Se emplea sistemáticamente agar en sangre; el agar chocolate es el mejor medio para cultivar especies de *Neisseria* y *Haemophilus.* El medio de Thayer-Martin puede utilizarse para aislar gonococos, pero, dado que contiene vanco-

Tabla 23-3 • Características del líquido sinovial en la artritis piógena aguda*

Estudio del líquido articular	Líquidos no inflamatorios	Líquidos inflamatorios: No infecciosos	Líquidos inflamatorios: Infecciosos
Color	Incoloro, amarillo claro	Entre amarillo y blanco	Amarillo
Turbidez	Claro, ligeramente turbio	Turbio	Turbio, purulento
Viscosidad	No disminuido	Reducido	Disminuido
Coágulos de mucina	Coágulos gruesos	Friables	Friables
Recuento celular (por mm^3)	200-1.000	3.000-10.000	10.000-100.000
Tipo de célula predominante	Mononucleares	PMN	PMN
Índice de glucosa en líquido sinovial–sangre	0,8-1,0	0,5-0,8	<0,5
Ácido láctico	Igual que en plasma	Más alto que en plasma	A menudo muy alto
Tinción de Gram para microorganismos	Ninguno	Ninguno	Positivo*
Cultivo	Negativo	Negativo	Positivo*

* En algunos casos, especialmente en infecciones gonocócicas, no se puede demostrar la presencia de microorganismos.
PMN, Polimorfonucleares.
De Schmid FR: Principles of diagnosis and treatment of bone and joint infections. *En* McCarty DJ (ed.): Arthritis and Allied Conditions: A Textbook of Rheumatology. Filadelfia: Lea & Febiger, 1985, pág. 1638.

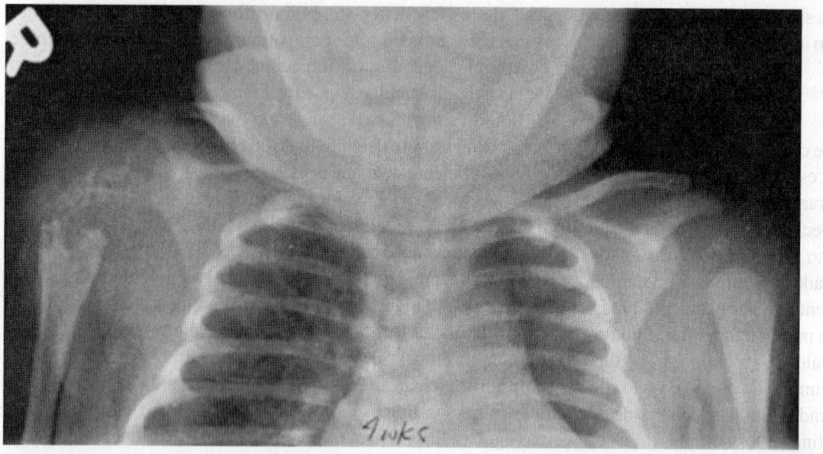

Fig. 23-11 • Artritis séptica del hombro derecho con destrucción y ensanchamiento de la porción proximal del húmero. También se observa la curación de una fractura de la clavícula derecha. Microorganismo: estreptococo β-hemolítico. *(Con autorización del Department of Radiology, Wake Forest University Medical Center, Winston-Sale, NC.)*

micina y metanosulfonato de colistina, no proliferarán en él especies de *Haemophilus* u otra flora mixta.[131] El medio de Sabouraud es específico de hongos. Para cultivar micobacterias[131] se utilizan huevo-glicerol-patata y una combinación de agar sintético. La centrifugación se recomienda para detectar micobacterias (presentes con menor frecuencia) si es posible obtener suficiente líquido. En el pasado no se le concedía la importancia debida a la artritis séptica por anaerobios.[46]

Radiografías, ecografía, tomografía computarizada, resonancia magnética y técnicas con isótopos

Las manifestaciones en radiografías y tomografías computarizadas del hombro pueden denotar cambios que van desde el ensanchamiento hasta la subluxación y desde la destrucción ósea hasta la formación de hueso nuevo (Figs. 23-11 a 23-13). La ecografía es útil para facilitar la aspiración y valorar el hombro infectado.[60] En el 75% al 100% de los casos de artritis séptica se ha advertido positividad de la gammagrafía ósea con tecnecio, aunque los datos obtenidos con tecnecio, galio e indio no son siempre constantes.[56,107,171] Schmidt y cols., advirtieron que los resultados de la gammagrafía con tecnecio realizada en niños con artritis séptica a menudo eran negativos.[132] La gammagrafía con indio puede ser un indicador más preciso de sepsis, pero no existen datos concluyentes al respecto. En casos de osteomielitis, este estudio debe ir antecedido de un resultado positivo en la gammagrafía con tecnecio. Si el resultado de la gammagrafía con indio es negativo, es poco probable que exista infección. El resultado positivo en la gammagrafía con indio mejora la especificidad del diagnóstico. La captación de este elemento se evalúa contra el fondo reticuloendotelial normal.[171] En neonatos y en la fase aguda de la osteomielitis surgen a veces resultados negativos falsos.[54]

Gupta y Prezio observaron que podía mejorar la especificidad de la gammagrafía con radionúclidos por medio de leucocitos marcados con fosfonato de tecnecio-99m (^{99m}Tc), citrato de ^{67}Ga o ^{111}In para el diagnóstico de infección musculoesquelética si se utilizaban juntos dos estudios con núclidos.[75] La limitación principal de los estudios gammagráficos fue la limitación en la resolución espacial, de forma que los resultados eran inexactos. Además, la práctica de los dos estudios necesitaba de horas o días.

La tomografía computarizada (TC) es útil para identificar pequeñas lesiones líticas tempranas causadas por osteomielitis que pueden no advertirse en la radiografía simple. Es posible mejorar el diagnóstico de sepsis de la articulación esternoclavicular e

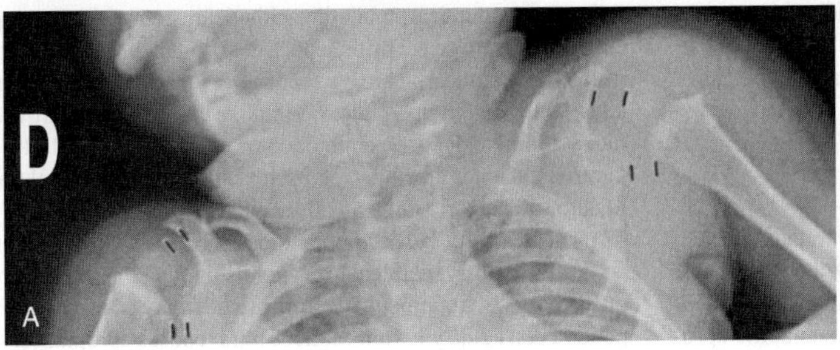

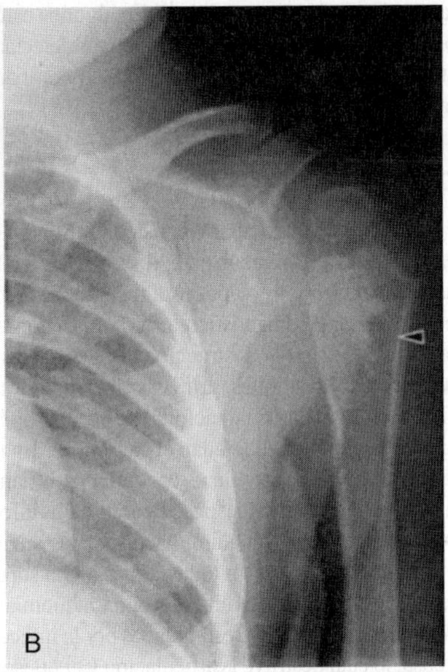

Fig. 23-12 • **A,** Sepsis intraarticular incipiente del hombro izquierdo. Se destaca el ensanchamiento del espacio articular (marcadores) en comparación con el lado contrario. **B,** Sepsis intraarticular tardía. Obsérvense la lesión radiotransparente y la osteomielitis en la porción proximal del húmero *(punta de flecha)*. Microorganismos: *Staphylococcus epidermidis*, estreptococo β-hemolítico y *Bacillus subtilis.*

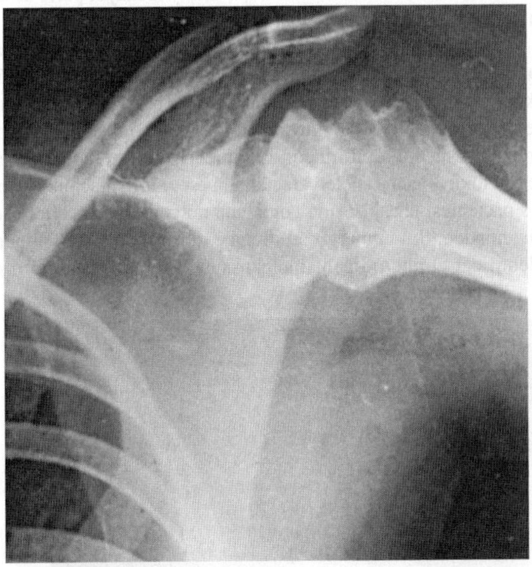

Fig. 23-13 • Lesiones quísticas en la cabeza humeral, congruentes con tuberculosis seca, en una mujer de 19 años. *(Con autorización de DePalma AF [ed.]: Surgery of the Shoulder, 3.ª ed. Filadelfia: JB Lippincott, 1983.)*

infecciones osteomielíticas claviculares por medio de la TC, porque supera el problema de superposición hística que surge en la radiografía simple; sin embargo, la TC no es muy provechosa en el estudio imagenológico del húmero. La resonancia magnética (RM) puede facilitar la diferenciación de la osteomielitis aguda y la crónica, y también detectar manifestaciones de infección activa en presencia de inflamación crónica y lesiones postraumáticas.[15,151] Los cambios incipientes de la osteomielitis originan acumulación de líquido, células inflamatorias y exudado en la médula roja y producen un foco de señal de poca intensidad dentro de la médula grasa brillante. En la osteomielitis crónica, las grandes zonas de señales anormales o débiles en la RM pueden denotar un área de posible secuestro e hiperemia, en particular en trayectos fistulosos.[35] Con la RM se identifican claramente la distensión capsular del cartílago articular y espacios llenos de líquido y también las superficies dañadas, cuerpos extraños y regiones avasculares. El método en cuestión puede ser sensible para la detección temprana y es específico para la localización e identificación de secuestros.[47,77,130] De Boeck y cols. comunicaron la utilidad de la RM para detectar piomiositis.[36] La RM fue útil para excluir otros procesos patológicos, como artritis infecciosas, osteomielitis, hematomas, tromboflebitis y tumores malignos. La RM es útil en mujeres embarazadas, pues proporciona un método muy sensible para detectar infecciones esqueléticas sin exponer al feto a radiaciones ionizantes. También se puede utilizar la ecografía para ayudar a definir la formación de abscesos.[146] Widman y cols.[166] comunicaron que puede utilizarse la ecografía para diferenciar la artritis séptica de la articulación acromioclavicular de la que afecta a la articulación del hombro.

Hopkins y cols. valoraron la utilidad de la RM con contraste a base de gadolinio para obtener información diagnóstica, que no se logra con la RM sin dicho medio de contraste, en la evaluación de procesos infecciosos musculoesqueléticos.[79] Advirtieron que la RM con contraste a base de gadolinio era una técnica muy sensible y de utilidad precisa para diferenciar entre abscesos y la celulitis o miositis vecinas. La falta de un mayor contraste con los medios especiales descartó la infección con un grado alto de certeza. Sin embargo, dichos autores destacaron que el uso del medio de contraste no podía diferenciar de manera fiable entre infecciones y cuadros inflamatorios no infecciosos. En su investigación se advirtió que la RM con medio de contraste a base de gadolinio tenía una sensibilidad muy alta (del 89% al 100%) y gran exactitud (del 79% al 88%) en el diagnóstico de algunas infecciones del sistema musculoesquelético. Sin embargo, las especificidades no eran tan altas (del 46% al 88%). Tehranzadeh y cols. señalaron el empleo de la RM en el diagnóstico de la osteomielitis.[151] En algunos estudios comparativos la RM ha sido más provechosa para detectar la presencia de osteomielitis y precisar su magnitud, en comparación con gammagrafía, TC y radiografía simple.

COMPLICACIONES

La sepsis intraarticular o la osteomielitis mal tratadas pueden ocasionar infección recurrente, diseminación a zonas contiguas, bacteriemia, émbolos sépticos a distancia, anemia, choque séptico y muerte. El diagnóstico tardío, junto con tratamiento apropiado, puede originar destrucción de superficies articulares, contracturas, subluxaciones, artritis y aberraciones del crecimiento (Fig. 23-14).[118] La inflamación, los productos bacterianos y las enzimas lisosómicas degradan el cartílago.[93] En término de semanas, los antígenos bacterianos estimulan la inflamación destructora, que puede persistir después de tratada la infección. Las endotoxinas bacterianas son quimiotácticas y las enzimas proteolíticas de las bacterias destruyen todavía más dicha superficie. La mayor presión intraarticular también origina isquemia. Los fenómenos trombóticos también son estimulados por la infección cada vez más intensa, lo cual destruye la articulación y el hueso vecino. Entre las complicaciones a largo plazo de la osteomielitis crónica están la amiloidosis, el síndrome nefrótico y el carcinoma epidérmico.

TRATAMIENTO

Muchos clínicos aceptan que hay que comenzar de inmediato la antibioticoterapia sistémica después de corroborar el diagnóstico de artritis séptica, pero no hay tanto consenso en cuanto al tratamiento ulterior. En medicina interna, como tratamiento primario se recomienda la aspiración repetitiva con aguja;[91,160] sin embargo, el autor piensa que la artrotomía inmediata es el tratamiento más indicado, en particular en el hombro.[86,124] Fordward y Hunter[49] comunicaron la utilización de un pequeño artroscopio en el tratamiento de la artritis séptica del hombro en lactantes. Stutz y cols.[148] comunicaron artritis sépticas de 78 articulaciones (entre ellas 10 hombros) que pudieron tratarse con irrigación artroscópica y administración de antibióticos por vía general en el 91% de las articulaciones afectadas. Jerosch y cols. comunicaron el tratamiento satisfactorio de la artritis séptica mediante artroscopia en 12 pacientes con edades comprendidas entre los 4 y los 57 años.[84]

En términos generales, los estudios publicados sugieren que puede bastar el tratamiento de la artritis séptica con aspiración repetitiva con aguja y los antibióticos intravenosos apropiados, salvo en la cadera. Sin embargo, no se cuenta con estudios concluyentes que comparen el drenaje quirúrgico inicial con la aspiración con aguja. El estudio retrospectivo en el que se compararon 55 articulaciones infectadas tratadas mediante aspiración con aguja y 18 articulaciones tratadas por medios quirúrgicos permitió concluir que el 60% de los individuos tratados quirúrgicamente tuvieron secuelas, en tanto que el 80% de los tratados por medios médicos se restablecieron del todo.[59] Sin embargo, es preciso señalar que en el único estudio prospectivo aleatorizado en el que se comparaba la aspiración con la artrotomía[142] no se encontraron diferencias en los resultados. Estos autores estudiaron a 61 niños en Malawi con artritis séptica del hombro. Ambos grupos recibieron antibióticos durante 6 semanas y la mayor parte de las infecciones se debieron a *Salmonella*.

La mayor parte de los cirujanos ortopédicos creen que la anatomía del hombro y la naturaleza de la sepsis de esta articulación exigen tratamiento quirúrgico. La artritis séptica que no responde de forma rápida y progresiva al tratamiento médico se debe drenar por medios quirúrgicos. Las infecciones esternoclaviculares en toxicómanos suelen afectar a hueso y articulación. En estos pacientes, la aspiración con aguja no consigue establecer el diagnóstico. Sin embargo, el drenaje quirúrgico sí es útil para identificar el microorganismo causante, además de permitir el

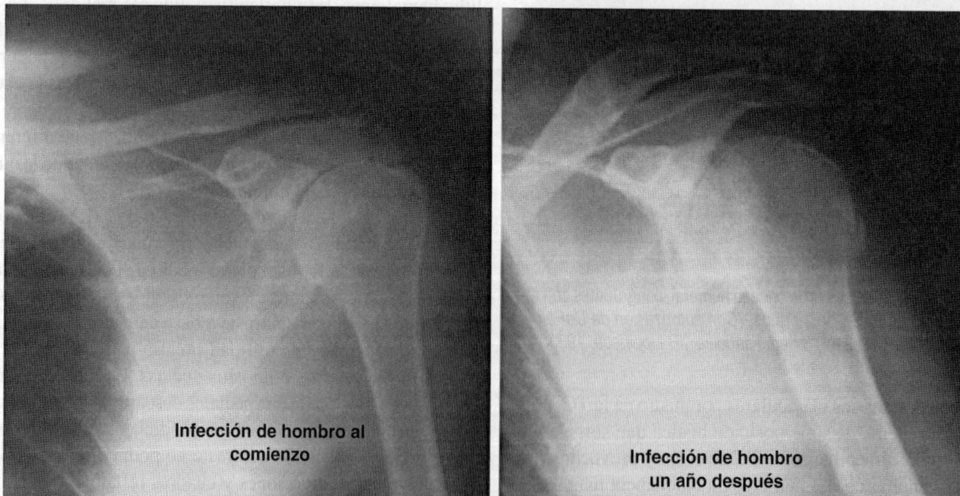

Fig. 23-14 • Osteomielitis hematógena secundaria a sepsis intraarticular. **A,** Radiotransparencia mínima en la zona proximal del húmero a las dos semanas de que probablemente comenzara la infección. **B,** Después de artrotomía, antibioticoterapia y resolución de la infección, las radiografías indicaron neoformación perióstica y contractura articular. Microorganismo: *Staphylococcus aureus*.

desbridamiento del hueso necrótico y el drenaje del absceso, a menudo presentes en estos casos.[12,125]

Gelberman y cols., informaron resultados satisfactorios en 8 de 10 pacientes de artritis séptica del hombro cuando el tratamiento se comenzó 4 semanas o menos después de haber aparecido los síntomas.[55] De la serie de dicho autor, seis de los ocho pacientes con resultados satisfactorios habían tenido infección por *Streptococcus* o *Staphylococcus* coagulasanegativo. Gelberman atribuyó los resultados deficientes en los ocho pacientes al retraso en el diagnóstico, aunque seis de los individuos con resultados deficientes tenían infección por *S. aureus.* Pfeiffenberger y Meiss[120] comunicaron que, en su serie de 28 pacientes con infección bacteriana del hombro, sólo se pudieron obtener resultados satisfactorios cuando se hizo un diagnóstico precoz. Bettin y cols.[17] comprobaron que el diagnóstico precoz fue el factor más importante para determinar el resultado final de la artritis séptica en sus 35 pacientes ancianos.

Leslie y cols. revisaron 18 casos de artritis séptica del hombro en adultos.[98] La edad de los pacientes varió de 42 a 89 años. Salvo una persona, todos tuvieron por lo menos otra enfermedad coexistente. En ocho pacientes se hizo inyección o aspiración del hombro antes de que surgiera la infección. En 17 de los 18 enfermos el diagnóstico se hizo con retraso. Para la fecha de hospitalización, la velocidad de eritrosedimentación siempre fue alta, no así la temperatura corporal ni el recuento leucocitario. Después del tratamiento, el resultado funcional fue deficiente. Sólo cinco personas recuperaron la flexión anterógrada hasta 90° o más. Ocho pacientes no tuvieron movimiento activo de la articulación glenohumeral y dos fallecieron. La artrotomía al parecer produjo un mejor resultado que la aspiración repetitiva.

Smith y Piercy señalaron que las características de personas con artritis bacteriana en quienes se preveían resultados insatisfactorios incluyeron a personas mayores de 60 años, personas con artritis reumatoide preexistente, infección en el hombro, síntomas que duraron más de una semana antes del tratamiento, afección de más de cuatro articulaciones y persistencia de la positividad de cultivo después de un ciclo de 7 días con antibióticos apropiados.[138]

La sepsis intraarticular se debe tratar en el momento oportuno.[141] Algunas de las variables que influyen en la selección de los métodos de tratamiento son la duración de la infección, el estado de la inmunidad del huésped, los tipos de microorganismos infectantes y la presencia de cuerpos extraños o de osteomielitis adyacente. Los factores de mayor importancia en el tratamiento son el microorganismo infectante y la presencia de un cuerpo extraño.

La osteomielitis de la metáfisis proximal puede anteceder o suceder a la artritis séptica de la articulación glenohumeral (Fig. 23-15). Por esa razón, se ha recomendado hacer orificios de trepanación de la metáfisis en la artritis glenohumeral séptica en niños para descartar osteomielitis y permitir la descompresión adecuada del hueso.

Leslie y cols. detectaron que cinco de seis pacientes que tenían desgarros del manguito de los rotadores tuvieron diferencias extraordinarias en los movimientos activo y pasivo del hombro.[98] También advirtieron que los deficientes resultados funcionales en los seis pacientes quizá fueron más bien reflejo del desgarro del manguito mencionado y no del daño del cartílago articular a consecuencia de infección. La artritis séptica después de cirugía del manguito de los rotadores rara vez da lugar a exposición de la cabeza del húmero y formación de trayectos fistulosos. En estos casos, puede ser necesaria la interposición de un colgado muscular, como se ha descrito para el cierre de las heridas de esternotomía infectadas.[44]

La inmovilización por lo común se recomienda en la artritis séptica. Sin embargo, Salter y cols., en su estudio de la artritis séptica en un modelo de conejo, señalaron que el empleo del movimiento pasivo continuo fue mejor que la inmovilización o que el movimiento activo intermitente.[129] Entre las explicaciones posibles de estos resultados están la prevención de la adherencia bacteriana, mayor difusión de nutrientes, mayor eliminación de enzimas lisosómicas y restos de las articulaciones infectadas, y estimulación de condrocitos para sintetizar los componentes de la matriz.

La mayoría de los niños evoluciona satisfactoriamente después del tratamiento de la artritis séptica de hombro. En un estudio de nueve menores con artritis glenohumeral, Schmidt y cols., sugirieron el tratamiento quirúrgico con exploración de la vaina del tendón bicipital.[132] Es posible una lesión del centro de crecimiento óseo. Lejman y cols.[97] comunicaron que casi todos los pacientes presentaban disminución de la movilidad como secuela de artritis sépticas producidas durante los primeros 18 meses de vida. Aunque sólo el 7% de las cabezas humerales fueron normales en su serie de 42 pacientes, no fue posible pronosticar el arco de movilidad por la forma de la cabeza humeral.

El pronóstico de los adultos con artritis séptica del hombro no es bueno, pero si se realiza el tratamiento inmediatamente después de la aparición de los síntomas pueden evolucionar bien. Los malos resultados se asocian a diagnóstico tardío, infección por microorganismos virulentos (gramnegativos), dolor persistente, presencia de supuración, osteomielitis y destrucción de la articulación. Bos y cols. llegaron a la conclusión de que en su serie de ocho niños con artritis séptica neonatal del hombro el diagnóstico y tratamiento precoces se asociaron a resultados más favorables.[21]

La artritis séptica gonocócica puede ser poliarticular. El sujeto muestra febrícula, por lo común menor de 38,3°C. Las estructuras articulares y periarticulares están hinchadas, rígidas y dolorosas y cursan con descamación de la piel sobre las articulaciones. Durante la septicemia, en el 33% de los enfermos se advierte una erupción macular o a veces vesicular, pero también es causada por *Neisseria meningitidis, Haemophilus* y *Streptobacillus.*[26,135] Los microorganismos no son frecuentes en el líquido sinovial y por ello no se aíslan en casi todos los casos. El cuadro general de la artritis séptica gonocócica es menos agudo que el de la infección estafilocócica. La artritis por gonococos reacciona satisfactoriamente a la antibioticoterapia sistémica y a la aspiración con aguja; sin embargo, en casos rebeldes los autores han recurrido a la artrocentesis.

Los antibióticos utilizados para combatir las infecciones articulares por lo general alcanzan concentraciones intraarticulares iguales o superiores a las alcanzadas en suero, excepto en el caso de la eritromicina y la gentamicina (Tabla 23-4). Por lo común no se recomienda el uso intraarticular de antibióticos. En la osteomielitis es poco fiable la penetración del antibiótico en el hueso.[116] La clindamicina logra niveles intraóseos mayores que la cefalotina o la meticilina. Durante el tratamiento de hueso sano (no secuestrado) en niños tal vez el antibiótico penetre y llegue a la zona de infección. La situación contraria priva en los adultos, los ancianos, los sujetos con deficiencia circulatoria y los que tienen osteomielitis crónica, secuestros y fístulas. Estudios en animales sugieren que las combinaciones de antibióticos (p. ej., oxacilina y aminoglucósidos) pueden ser más eficaces en la osteomielitis.[116] Los antibióticos del grupo de las quinolonas pueden resultar úti-

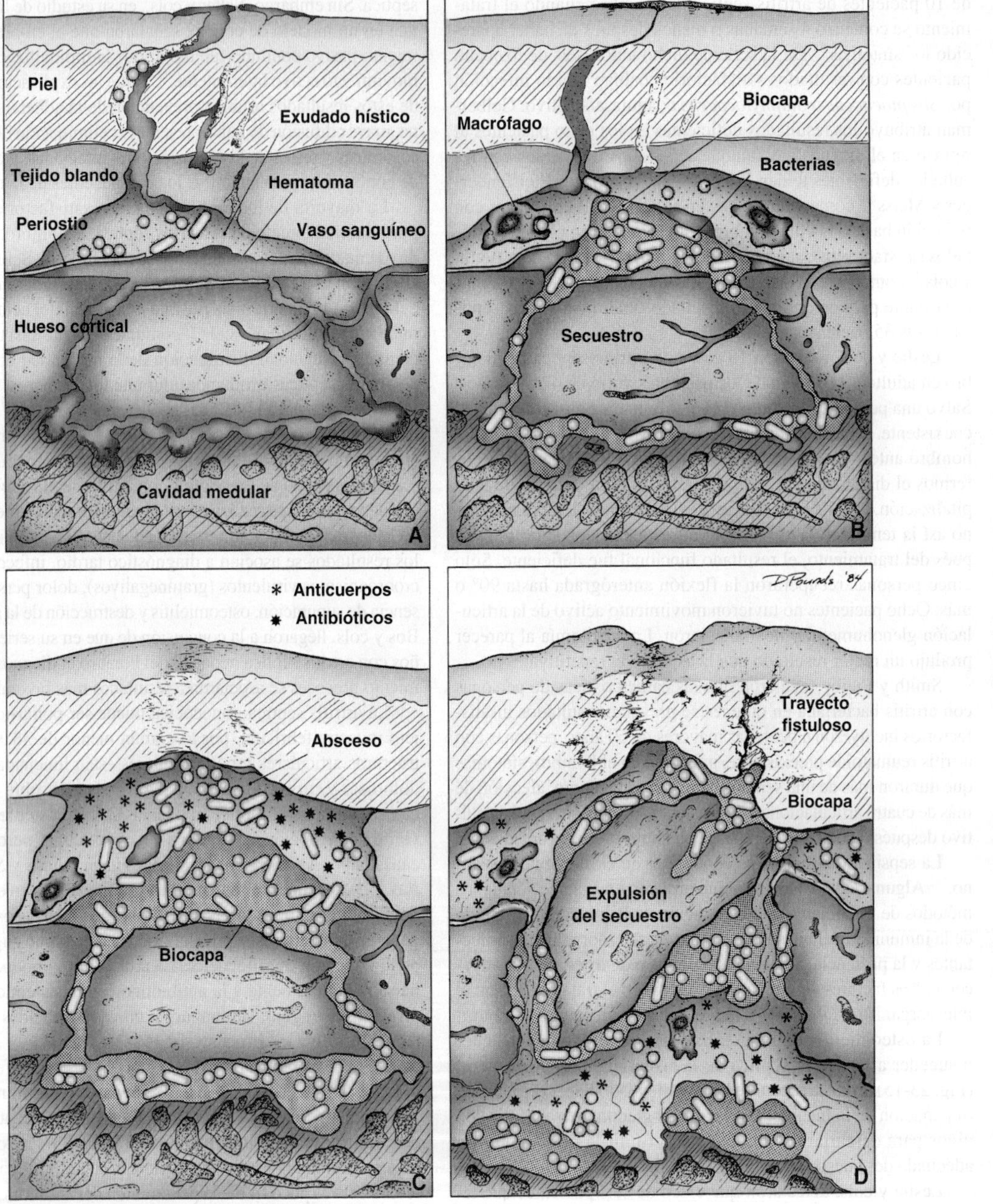

Fig. 23-15 • Fases sucesivas en la patogenia de la osteomielitis. **A,** El traumatismo inicial origina destrucción de tejidos blandos y fragmentación de hueso y contaminación de la herida por bacterias. En heridas cerradas puede producirse la contaminación por siembra hematógena. **B,** Al evolucionar la infección se produce la colonización con bacterias dentro de una biocapa de exopolisacáridos protectores. La biocapa es particularmente abundante en el fragmento óseo desvitalizado, que actúa como un sustrato pasivo para la colonización. **C,** Las defensas del huésped son movilizadas contra la infección, pero no penetran ni son eficaces en presencia de la biocapa. **D,** Al final, la inflamación progresiva y la formación de absceso originan un trayecto fistuloso y, en algunos casos, la expulsión del secuestro, que es el foco de la infección resistente. *(Con autorización de Gristina AG, Barth E y Webb LX: Microbial adhesion and the pathogenesis of biomaterial-centered infections.* En *Gustilo RB, Gruninger RP y Tsukayama DT [eds.]: Orthopaedic Infection. Diagnosis and Treatment. Filadelfia: WB Saunders, 1989, págs. 3-25.)*

Tabla 23-4 • Antibioticoterapia empírica en la artritis séptica

Años	Preferido	Alternativo
<2 meses: ningún microorganismo en la tinción	Oxacilina y aminoglucósidos	Cefazolina y aminoglucósidos
De 2 meses a 5 años: ningún microorganismo	Nafcilina y cloranfenicol	Cefuroxima
5–15 años: ningún microorganismo	Nafcilina u oxacilina	Cefazolina o vancomicina
>40 años: ningún microorganismo	Nafcilina ± aminoglucósido	Cefazolina ± aminoglucósido
<2 meses: cocos grampositivos	Oxacilina o nafcilina	Cefalotina o cefapirina
<2 meses a 40 años: bacilos gramnegativos	Aminoglucósido	Cefotaxima
>2 meses: cocos grampositivos	Nafcilina u oxacilina	Cefazolina, cefalotina, vancomicina, clindamicina
De 2 meses a 5 años: cocobacilos gramnegativos	Cefotaxima o ampicilina y cloranfenicol	Cloranfenicol solo; trimetoprima-sulfametoxazol
15-40 años: cocos gramnegativos	Tratamiento para *Neisseria gonorrhoeae*	
>40 años: bacilos gramnegativos	Ticarcilina y un aminoglucósido	Cefotaxima ± aminoglucósido

De American Medical Association, Division of Drugs and Toxicology: Anti-microbial therapy for common infectious diseases. En *Drug Evaluations Annual 1995.* Chicago: American Medical Association, 1995, págs. 1277-1282.

les por su amplio espectro de actividad contra estafilococos, especies de *Pseudomonas* y bacterias gramnegativas.[38] Con los agentes mencionados se logran excelentes niveles locales en hueso vivo y desvitalizado. Pueden surgir cepas mutantes, pero la frecuencia de tal fenómeno puede disminuirse con el empleo inteligente de las quinolonas en combinación con otros antibióticos.

Mader y cols. señalan que la selección de antibióticos debe basarse en métodos de antibioticogramas *in vitro* y que hay que escoger el producto que muestra la máxima actividad bactericida, con toxicidad y costes mínimos.[101] El tratamiento quirúrgico puede transformar una infección con hueso desvitalizado en una situación con tejidos vascularizados en los que penetren fácilmente los antibióticos que cursan en la sangre. La duración de la antibioticoterapia es empírica y depende de la respuesta clínica de la persona. La duración usual, por razones empíricas, ha sido de 4 a 6 semanas de tratamiento. Dirschl y Almekinders señalan que los antibióticos intravenosos e ingeribles en combinación han sido un método estándar aceptado contra la osteomielitis en niños.[39] En varias series la antibioticoterapia intravenosa ha durado de 3 a 14 días. Es importante corroborar las concentraciones séricas adecuadas de los antibióticos ingeribles antes de que salga el enfermo del hospital. Es indispensable la vigilancia ambulatoria precisa y el tratamiento debe continuarse durante 4 a 6 semanas; habrá que prolongarlo si la velocidad de eritrosedimentación no disminuye a menos de 20 mm/h después de 6 semanas.

El tratamiento oral de la osteomielitis en adultos ha quedado muy retrasado en relación con el de los niños, aunque se cuenta con estudios que demuestran que los resultados son en general satisfactorios. Los antibióticos ingeridos conllevan ventajas económicas netas respecto a los intravenosos, y tal método es muy deseable. La vía de administración del fármaco quizá no tenga tanta importancia durante todo el tiempo que el microorganismo infectante sea susceptible al antibiótico y éste llegue a los tejidos en concentración adecuada para erradicar la infección. El título bactericida en suero se utiliza como un método de conocer la adecuación del tratamiento; dicho título se define como la dilución máxima del suero del paciente que destruirá más del 99,9% de los microorganismos infectantes *in vitro*. El título bactericida en suero es útil para asegurar actividad antimicrobiana, absorción y cumplimiento de órdenes médicas.

Por lo general, el tratamiento intravenoso se administra de forma continuada durante más de 3 semanas para la artritis séptica y durante más de 4 a 6 semanas para la osteomielitis, controlando los signos generales, los recuentos hemáticos y la velocidad de sedimentación.[117] El desbridamiento quirúrgico es la base del tratamiento en la artritis séptica y en la osteomielitis del hombro. Los pasos lógicos a seguir serían: 1) primero es preciso eliminar los productos tóxicos, los tejidos dañados y los cuerpos extraños para evitar nuevos daños y conseguir el tratamiento eficaz de la infección y 2) los análisis de laboratorio han revelado que las concentraciones inhibitoria mínima y bactericida necesarias para tratar poblaciones bacterianas adheridas a la superficie son entre 10 y 100 veces más altas que las utilizadas para las poblaciones en suspensión.[69,95,118] Estos datos indican que es posible eliminar la bacteriemia o las bacterias suspendidas en el líquido sinovial, pero que resulta muy difícil esterilizar la superficie infectada del cartílago articular o el secuestro recubierto de restos sin administrar concentraciones tóxicas de antibióticos.

En determinados casos de osteomielitis y sepsis articular puede estar indicado el uso de perlas impregnadas en antibióticos (gentamicina o tobramicina).[24,48,61] Se aconseja retirar al cabo de 6 a 12 semanas. En casos especiales, se pueden utilizar aspiración cerrada e irrigación durante períodos cortos de tiempo (<3 días), en articulaciones sépticas, siempre que el sistema no permita la contaminación retrógrada. Sin embargo, no se encuentran en la bibliografía ventajas claras de este método de tratamiento y rara vez es necesario recurrir a él en infecciones nuevas de articulaciones, ya que se pueden alcanzar concentraciones suficientes de antibiótico administrándolo por vía general.

Las heridas abiertas que afectan a articulaciones se consideran, por definición, heridas contaminadas, aunque no siempre se detecte la presencia de bacterias. Las fracturas abiertas tipo 3, especialmente las que afectan a articulaciones, tienen una tasa muy alta de infecciones. Hay indicaciones para tratar estas infecciones con cefazolina o con una combinación de cefazolina y gentamicina.[116] La anfotericina B intravenosa continúa siendo el fármaco preferido en pacientes con infecciones generales graves por hongos.[39]

Infección después de artroplastia de hombro

Se observa infección en menos del 1% de los casos después de artroplastia total de hombro (Figs. 23-16 y 23-17).[71,111] Cuando se producen infecciones subagudas o crónicas, se pueden observar alteraciones radiográficas en forma de radiotransparencias alrededor de la capa de cemento, de la prótesis o de ambas. Los tejidos blandos periarticulares pueden estar doloridos, y la pre-

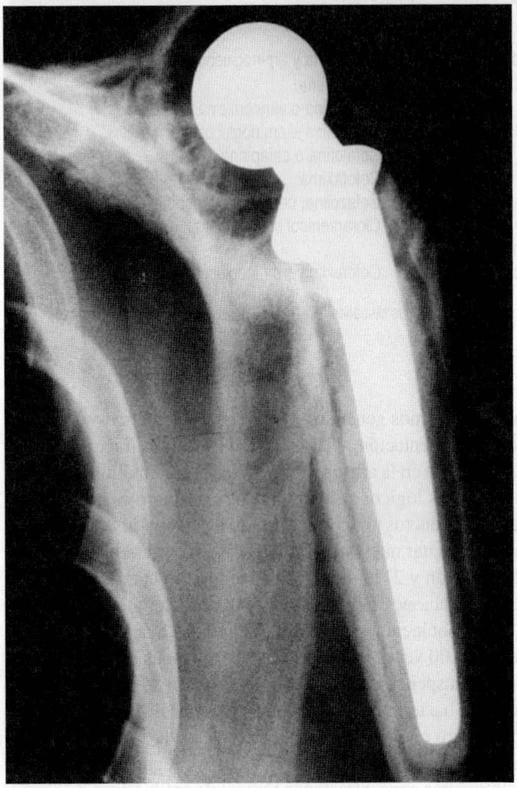

Fig. 23-16 • Prótesis para artroplastia total de hombro infectada (radiografía del paciente de la Fig. 23-1). Los espacios glenoideo y del segmento humeral están rodeados de grandes líneas radiotransparentes. Se advierte moderada periostitis reactiva en la porción interna del húmero.

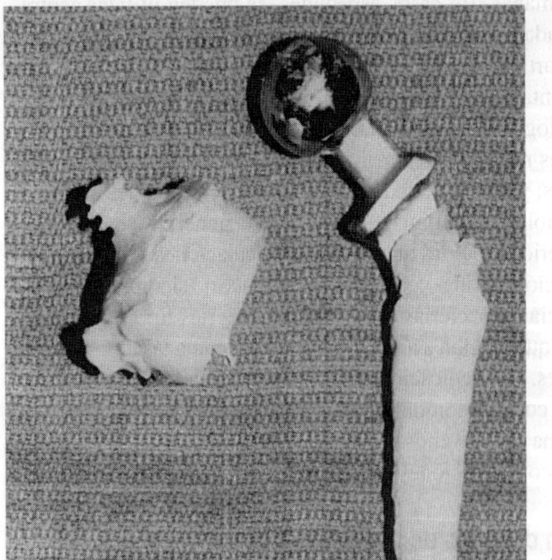

Fig. 23-17 • Prótesis para artroplastia total de hombro infectada (mismo paciente de las Figs. 23-1 y 23-16). Se extrajeron los componentes humeral y glenoideo. No fue difícil extraer los componentes infectados de la prótesis porque estaban rodeados de restos purulentos y de una membrana muy proliferada.

sencia de celulitis y de trayectos fistulosos es variable. La velocidad de sedimentación suele estar elevada. La gammagrafía ósea y con galio suele ayudar a diferenciar las infecciones de los aflojamientos. La aspiración de una articulación del hombro con prótesis bajo control con intensificador de imagen es un método útil para conseguir muestras para cultivo. En algunos casos, sólo se puede confirmar el diagnóstico en el momento de la cirugía por cultivos de muestras de tejidos. Cuando se sospecha la presencia de infecciones subagudas o crónicas, se puede realizar una prueba con tratamiento antibiótico. En un pequeño porcentaje de pacientes con infección crónica puede aparecer una relación simbiótica con el empleo a largo plazo de antibióticos, dependiendo de la gravedad de la infección y de la resistencia biológica del paciente. Sin embargo, en la mayor parte de los casos, esta simbiosis no se produce y es necesario retirar el componente. Rara vez se puede tratar la infección inicial con irrigación y desbridamiento cuando la causa principal es un hematoma infectado. Por lo general, cuando la infección es profunda, es necesaria la retirada de los componentes en la mayor parte de los casos.

Se puede utilizar una varilla de Rush como «esqueleto» sobre el que construir un espaciador de cemento impregnado de antibiótico. El autor utiliza 1 g de gentamicina por cada 40 g de cemento en la construcción de estos espaciadores. Este espaciador se utiliza para la reconstrucción por tiempos del hombro después de la retirada de los componentes, el cemento y la membrana circundante. El momento oportuno para la reimplantación de la prótesis dependerá del curso clínico del paciente, de la virulencia del microorganismo que haya infectado la artroplastia original, de la respuesta de la velocidad de sedimentación al tratamiento antibiótico y del cierre de todos los trayectos fistulosos que se pudieran haber formado. En la mayor parte de los casos, se puede realizar la reimplantación entre 3 y 6 meses después de colocar el espaciador.

Siempre que sea posible, se debe eliminar todo el tejido dañado y el metacrilato. El pronóstico de la revisión de una artroplastia total de cadera después de una infección es malo.[110] A veces es necesaria la fusión (Fig. 23-18). Algunos pacientes presentan una función sorprendentemente buena 1 año después de la retirada de los componentes, sin fusión. Algunos autores prefieren la resección a la fusión como método de rescate estándar en casos de hombros y codos infectados con fracaso de la intervención anterior. El autor prefiere la artrodesis como método de reconstrucción después de la retirada de los componentes protésicos. En casos de pérdida ósea extensa después de la retirada de los componentes de la prótesis, a veces es necesario realizar injertos óseos diferidos.

Seitz y Damacen presentaron los casos de ocho pacientes con sepsis del hombro después de artroplastia, que fueron tratados mediante artroplastia de recambio en tiempos, con espaciadores de metilmetacrilato impregnados en antibiótico, ajustándose la forma y el tamaño a la anatomía de cada paciente.[134] El tratamiento con antibióticos intravenosos se mantuvo durante un mínimo de 3 meses. Al cabo de 6 meses, los pacientes fueron sometidos a reconstrucción con prótesis de intercambio con implantes fijos estándar con cemento de metilmetacrilato impregnado de antibiótico (Fig. 23-19). Tres pacientes fueron sometidos a revisión de la artroplastia total del hombro y cinco a hemiartroplastia del húmero con un colgajo capsular local para reparar la superficie glenoidea. Todos los pacientes experimentaron un alivio considerable del dolor y mejoría de la función, a pesar de la limitación del movimiento por encima de la cabeza.

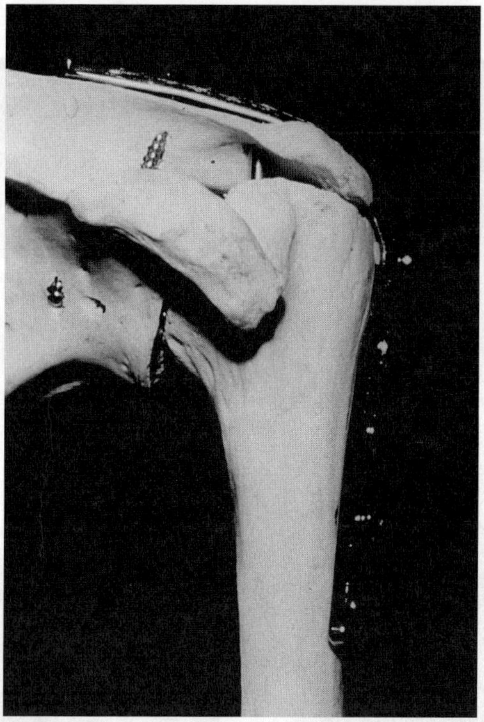

Fig. 23-18 • Artrodesis de hombro por medio de fijación de placas. La artrodesis de hombro es el método preferente de tratamiento en personas con sepsis glenohumeral crónica y destrucción del cartílago articular. Si después de efectuar la artroplastia de hombro en casos de un tumor hay pérdida ósea, quizás haya que combinar el raspado y el injerto de hueso con la fijación interna. Con arreglo a la adecuación del desbridamiento y la vitalidad de los tejidos blandos vecinos, quizá se necesite «planear» para otra sesión el desbridamiento de la colocación del injerto de hueso para obtener una artrodesis sólida. *(Con autorización de Richards RR, Waddell JP y Hudson AR: Shoulder arthrodesis for the treatment of brachial plexus palsy. Clin Orthop 198:250-258, 1985.)*

El autor tiene mínima experiencia con el reimplante de una prótesis después de infección en ella. Es probable que la extracción de la prótesis y la colocación de cuentas impregnadas de cemento o el reimplante inmediato de la prótesis con cemento impregnado con antibiótico puedan «salvar» algunas artroplastias después de que surja la infección. El tratamiento anterior se intenta mejor en infecciones por microorganismos de poca virulencia como *S. epidermidis.* El autor no recomienda reimplantar una prótesis después de infección por bacilos gramnegativos o cualquier microorganismo muy virulento.

Profilaxis

La profilaxis con antibióticos resulta eficaz porque las bacterias son eliminadas antes de que establezcan poblaciones de crecimiento rápido con adherencia a superficies y protegidas por exopolisacáridos extracapsulares en sitios en plano profundo del hueso o en biomateriales. El autor sugiere utilizar como profilaxis antibiótica 1 g de cefazolina por vía intravenosa durante la anestesia y repetir la dosis a las 4 horas.[115] Se sugiere utilizar antibióticos con fines profilácticos en toda la cirugía de implantes, incluida

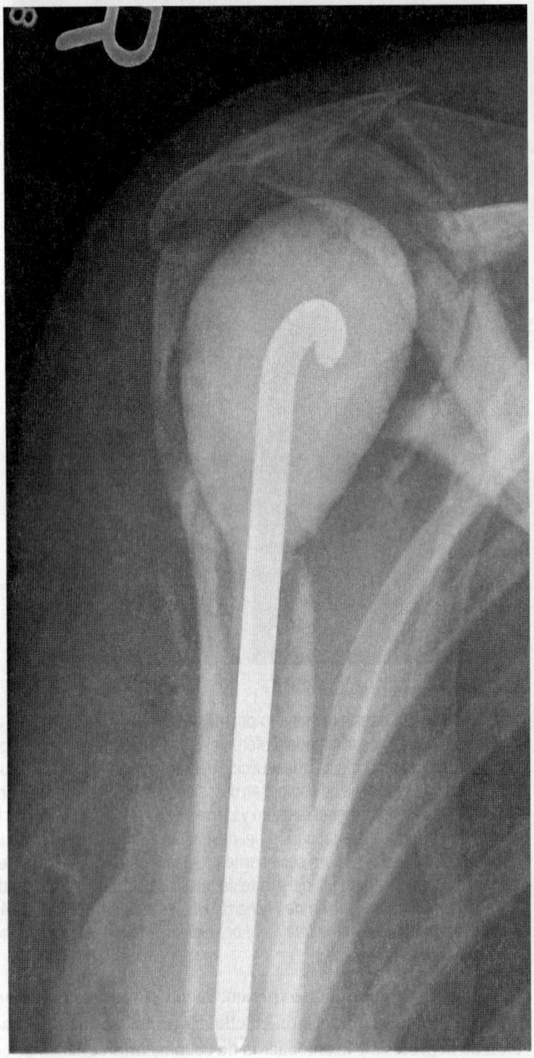

A

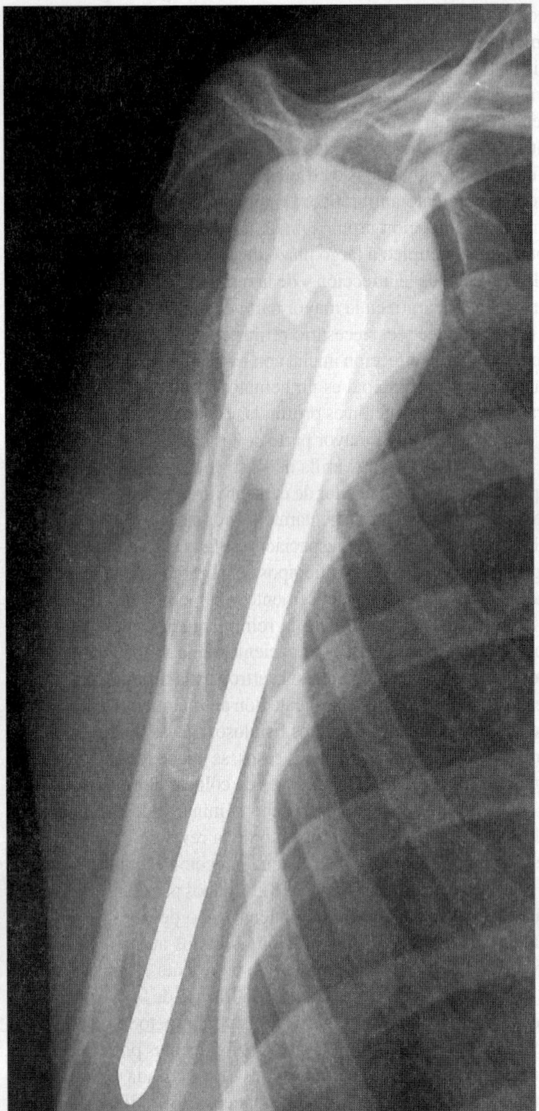

B

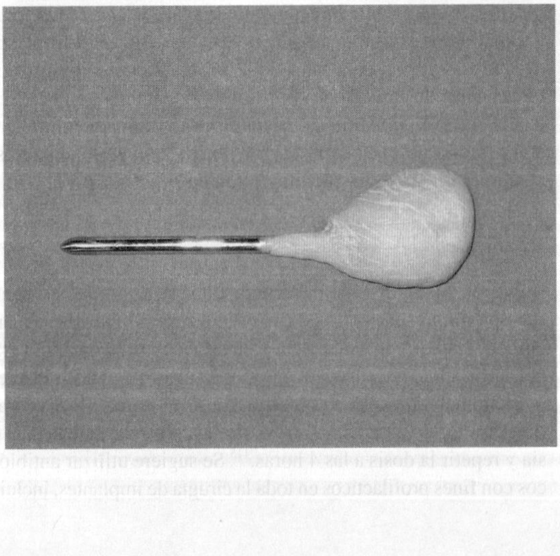

C

Fig. 23-19 • A, Radiografía anteroposterior de un hombro derecho después de la retirada de una artroplastia total de hombro infectada y de la implantación de un espaciador de cemento impregnado. **B,** Proyección lateral. **C,** Fotografía del espaciador de cemento después de ser retirado. El espaciador se construyó alrededor de una varilla de Rush. Se mezcló gentamicina con el metilmetacrilato.

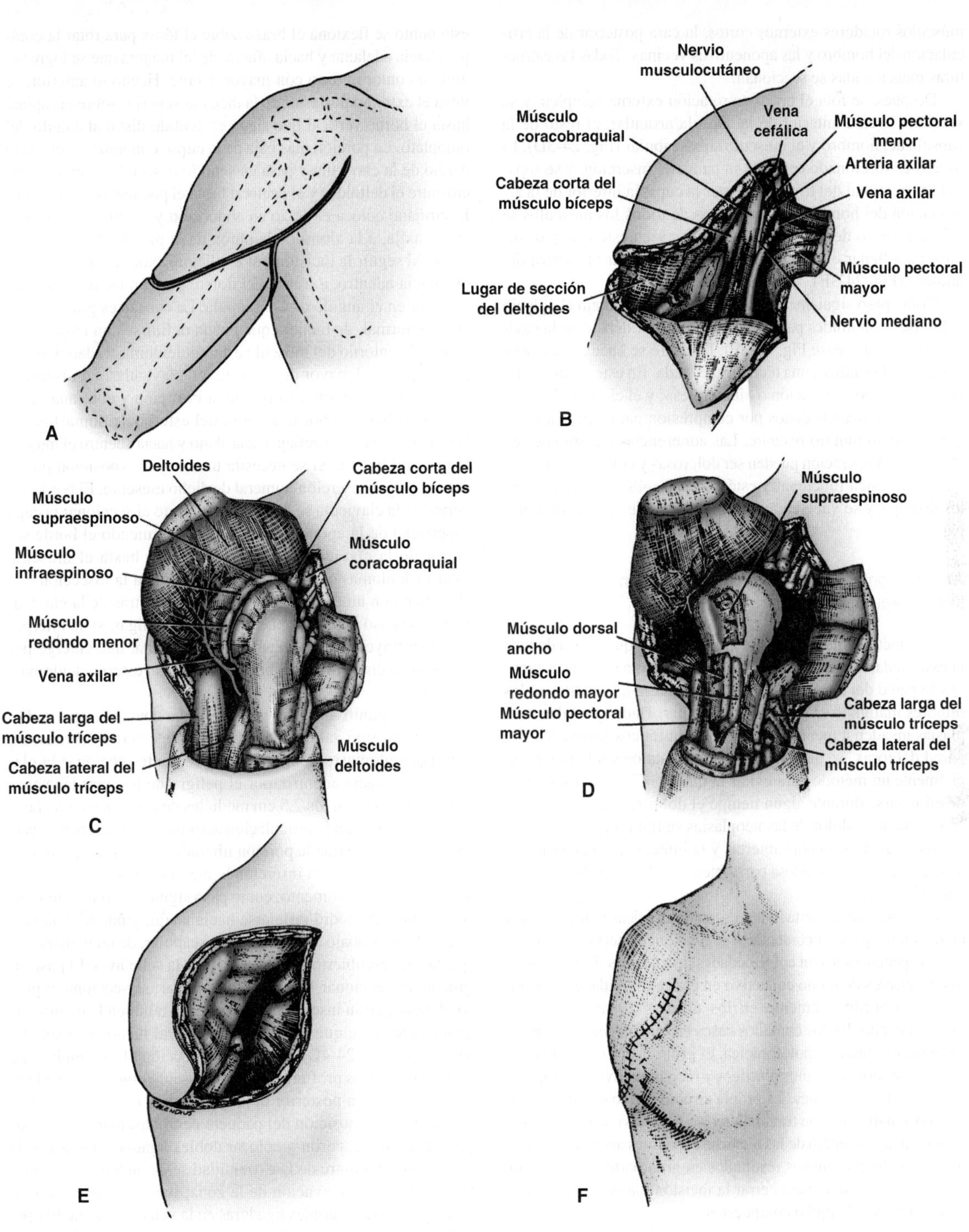

Fig. 24-3 • Desarticulación del hombro. **A,** Incisión. **B,** Descubrimiento y corte del paquete neurovascular. **C,** Reflexión del deltoides; se coloca el brazo en rotación interna; corte de los tendones del supraespinoso, infraespinoso y redondo menor, y de la cápsula posterior; corte del coracobraquial y el bíceps en la apófisis coracoides. **D,** El brazo se coloca en rotación externa; corte del subescapular y de la cápsula anterior. **E,** Sutura de los músculos en la cavidad glenoidea. **F,** Amputación completada. *(Con autorización de Tooms RE: Amputations of upper extremity.* En *Crenshaw AH [ed]: Campbell's Operative Orthopaedics. 7.ª ed. St. Louis: CV Mosby, 1987; y de Slocum DB: An Atlas of Amputations, St. Louis: CV Mosby, 1949.)*

músculos rotadores externos cortos, la cara posterior de la articulación del hombro y las aponeurosis vecinas. Todas las estructuras mencionadas se seccionan.

Después, se rota el brazo en rotación externa completa y se secciona la cara anterior de la cápsula articular, el resto de la cápsula del hombro y el músculo subescapular (Fig. 24-3D). El tríceps es seccionado cerca de su punto de inserción, y se separa la extremidad del tronco al cortar la cápsula inferior de la articulación del hombro. Los muñones de todos los músculos se reflejan dentro de la cavidad glenoidea, y en este punto se sutura, para llenar el hueco que quedó al eliminar la cabeza del húmero (Fig. 24-3E).

Como paso siguiente, el cirujano lleva hacia abajo el colgajo del músculo deltoides para suturarlo justo por debajo de la cavidad glenoidea (véase Fig. 24-3F). El cierre se hace sin tensión, para lo cual se utiliza una técnica adecuada. En este punto se dejan drenajes por aspiración o «integrales», y el cierre se hace en planos. Se aplican apósitos por compresión para eliminar cualquier espacio muerto restante. Las adherencias cicatriciales en el lugar de la operación pueden ser dolorosas y complicar la adaptación protésica funcional y estética. A las 48 horas se extraen los drenajes y se vuelven a aplicar apósitos de compresión preparados.

Amputación escapulotorácica (amputación interescapulotorácica)

Este método radical entraña la eliminación quirúrgica de toda la extremidad superior en el espacio que media entre la escápula y la pared del tórax. Su indicación primaria la constituyen los tumores malignos en la cintura escapular. Dado que tales neoplasias invaden a menudo los ganglios linfáticos regionales y la pared del tórax, se ha considerado que esta operación es esencialmente un método para evitar la muerte. Con la cirugía puede eliminarse durante algún tiempo el dolor rebelde, aunque en la actualidad el dolor de las neoplasias se trata mejor con técnicas médicas. Las úlceras abiertas y la infección pueden obligar a la planificación cuidadosa para obtener piel y tejido blando para cubrir la zona.

Casi todas las amputaciones escapulotorácicas realizadas hoy en día en los países occidentales se realizan en servicios quirúrgicos especializados en enfermedades neoplásicas. El tratamiento de cánceres de tejido conectivo en esas extremidades ha cambiado extraordinariamente en los últimos 10 años, y sigue evolucionando. En los contados casos en que parece convenir la amputación interescapulotorácica, el grupo asistencial debe incluir oncólogos, cirujanos plásticos y reconstructivos y cirujanos ortopedistas o generales. La propia cirugía (salvo en circunstancias poco habituales de traumatismos o tumores) no es compleja si se realiza por medio de las técnicas corrientes aceptadas que se han utilizado con buenos resultados en gran parte de este siglo. A veces se necesitan para cerrar la incisión métodos «escalonados» o injertos de piel o compuestos.

Vía de acceso anterior

La incisión comienza en un punto 4 cm por fuera de la articulación esternoclavicular, en una línea que corresponda al borde externo de la inserción del músculo esternocleidomastoideo (Fig. 24-4A). Sigue toda la cara anterior de la clavícula y pasa sobre el extremo superior del hombro hasta la espina de la escápula. En este punto se flexiona el brazo sobre el tórax para rotar la escápula hacia adelante y hacia afuera, de tal manera que se logre seguir su contorno óseo con mayor detalle. Hecho lo anterior, se lleva el extremo posterior de la incisión superior sobre la espina, hasta el borde vertical que sigue en sentido distal al ángulo del omóplato. La porción más baja de la elipse comienza en el tercio medio de la clavícula y pasa en sentido descendente en el espacio entre el deltoides y el pectoral hasta el pliegue axilar anterior. El cirujano coloca el brazo en abducción y continúa la incisión por la axila, a la altura de la unión de la piel del brazo y de la axila. Al seguir la incisión por el pliegue axilar posterior continúa hacia adentro, a través del dorso, para unirse a la incisión superior en el ángulo de la escápula. La cabeza es girada hacia el lado normal, de manera que pueda definirse con mayor precisión el contorno del músculo esternocleidomastoideo, y se separa el pectoral mayor de su inserción clavicular. La disección comienza en el borde externo de la inserción y continúa cerca del hueso hasta el borde externo del esternocleidomastoideo. Después, el operador refleja hacia abajo y hacia adentro el músculo pectoral mayor. Si se necesita una mayor exposición puede seccionarse la inserción humeral de dicho músculo. El borde superior de la clavícula se deja al descubierto al seccionar la capa superficial de la aponeurosis profunda, siguiendo el borde superior de la clavícula, en sentido interno hasta el músculo esternocleidomastoideo. El cirujano continúa la disección con el dedo o con un disector curvo romo por detrás de la clavícula. Como paso siguiente puede seccionar y ligar, si se interpone en su trayectoria, la vena yugular externa, que emerge por arriba de la clavícula en el borde externo del esternocleidomastoideo.

En este punto se secciona la clavícula con una sierra de Gigli u otra de tipo «alternante» en el borde externo del músculo esternocleidomastoideo. No es conveniente seccionar la clavícula más hacia adentro, por el peligro de lesionar las venas que se localizan en los 2,5 cm mediales de este hueso. La clavícula se secciona en la articulación acromioclavicular o muy cerca de ella, y se extrae la porción liberada (véase Fig. 24-4B). Si no se ha seccionado la inserción humeral del pectoral mayor se realizará en este momento; como paso siguiente, todo el músculo mencionado podrá reflejarse hacia abajo, y puede separarse hacia afuera y abajo toda la cintura escapular, de tal manera que quedan al descubierto la región axilar y la subclavia. El paso siguiente es seccionar la aponeurosis axilar; se secciona el pectoral menor en su inserción coracoidea, y también la membrana costocoracoidea, que está entre el pectoral menor y el subclavio (véase Fig. 24-4D). El operador secciona la segunda capa de la aponeurosis profunda hasta el músculo omohioideo, el periostio de la cara posterior de la clavícula y el subclavio, para completar la exposición del paquete neurovascular. El paso siguiente es aislar, cortar y colocar dobles ligaduras en la arteria subclavia. La sangre de la extremidad se devuelve a la circulación general por elevación de la zona; luego se pinza, se secciona y se colocan dobles ligaduras en la vena subclavia. El operador identifica el plexo braquial y liga con todo cuidado cada tronco en sentido circunferencial. Uno a uno secciona los nervios en el extremo superior de la incisión y les permite retraerse. Después, secciona el dorsal ancho y todos los tejidos blandos restantes, que son el puente entre la cintura escapular y la cara anterior del tórax y, en este punto, la extremidad desciende libremente hacia atrás.

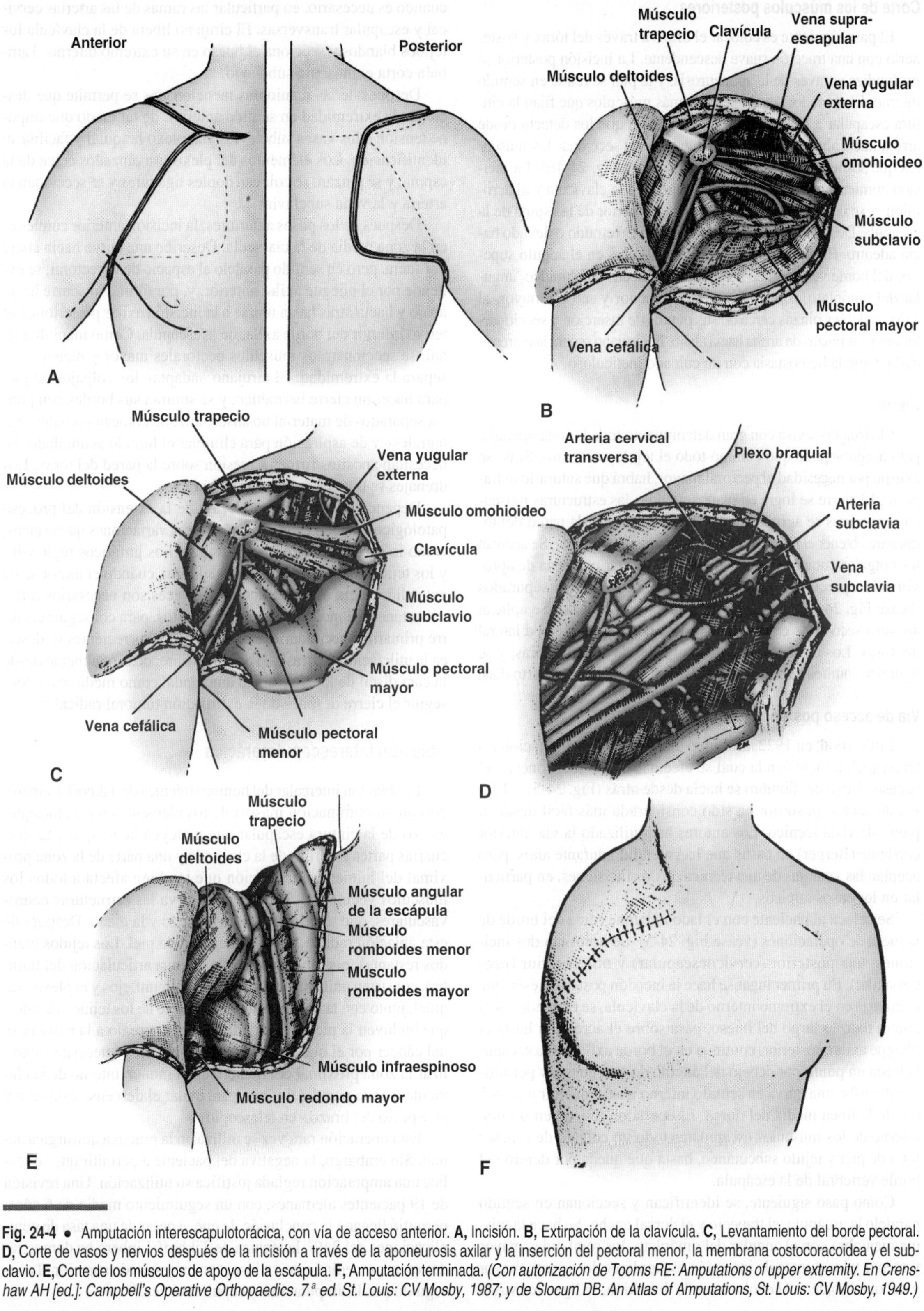

Fig. 24-4 • Amputación interescapulotorácica, con vía de acceso anterior. **A,** Incisión. **B,** Extirpación de la clavícula. **C,** Levantamiento del borde pectoral. **D,** Corte de vasos y nervios después de la incisión a través de la aponeurosis axilar y la inserción del pectoral menor, la membrana costocoracoidea y el subclavio. **E,** Corte de los músculos de apoyo de la escápula. **F,** Amputación terminada. *(Con autorización de Tooms RE: Amputations of upper extremity. En Crenshaw AH [ed.]: Campbell's Operative Orthopaedics. 7.ª ed. St. Louis: CV Mosby, 1987; y de Slocum DB: An Atlas of Amputations, St. Louis: CV Mosby, 1949.)*

Corte de los músculos posteriores

El paso siguiente es colocar el brazo a través del tórax y sostenerlo con una tracción suave descendente. La incisión posterior se profundiza a través de la aponeurosis, y la piel se retrae en sentido interno. El operador secciona los demás músculos que fijan la cintura escapular a la escápula, en el punto en que los detecta desde arriba hacia abajo. La maniobra siguiente es seccionar los músculos que sostienen la escápula al tórax (véase Fig. 24-4E). La incisión comienza en la inserción del trapecio a la clavícula y al acromion, y se lleva hacia abajo en el borde superior de la espina de la escápula. Después del corte, cada músculo es retraído o llevado hacia adentro. El cirujano secciona los músculos en el ángulo superior del borde vertebral de la escápula, es decir, omohioideo, angular del omóplato, romboides mayor y menor y serrato mayor, al colocar dobles pinzas cerca de sus puntos de inserción y seccionarlos entre las pinzas de arriba hacia abajo. El cirujano separa la extremidad y logra la hemostasia con un cuidado meticuloso.

Cierre

El cirujano revisa con gran detenimiento toda la zona operada, para asegurarse de que eliminó todo el tejido canceroso. Si no se extirpó por necesidad el pectoral mayor, habrá que suturarlo al trapecio. El cierre se logra en planos, y todas las estructuras musculares restantes se agrupan en la porción lateral de la pared del tórax para obtener el máximo «almohadillamiento» posible. Se acercan los colgajos cutáneos y se adaptan para formar una zona de aproximación precisa. La incisión se cierra con puntos separados (véase Fig. 24-4F), y se efectúa el drenaje apropiado. Se aplican apósitos secos y se coloca un apósito a presión en la pared lateral del tórax. Los drenajes se extraen al cabo de 48 a 72 horas, y se quitan los puntos de sutura entre el décimo y el decimocuarto días.

Vía de acceso posterior

Littlewood, en 1922, describió una técnica de amputación interescapulotorácica en la cual se efectuaban dos incisiones, y el acceso al área del hombro se hacía desde atrás (Fig. 24-5).[36] Esta vía de acceso posterior ha sido considerada más fácil desde el punto de vista técnico. Los autores han utilizado la vía anterior corriente (Berger) en casos que han atendido durante años, pero aceptan las ventajas de una técnica de dos incisiones, en particular en los casos atípicos.

Se coloca al paciente con el lado indemne cerca del borde de la mesa de operaciones (véase Fig. 24-5). Se necesitan dos incisiones, una posterior (cervicoescapular) y otra anterior (pectoroaxilar). En primer lugar se hace la incisión posterior; ésta, que comienza en el extremo interno de la clavícula, se extiende hacia afuera todo lo largo del hueso, pasa sobre el acromion hasta el pliegue axilar posterior, continúa en el borde axilar de la escápula hasta un punto por debajo del ángulo de este hueso, y por último describe una curva en sentido interno hasta concluir a unos 5 cm de la línea media del dorso. El operador obtiene en sentido interno de los músculos escapulares todo un colgajo de espesor total de piel y tejido subcutáneo, hasta que queda por dentro del borde vertebral de la escápula.

Como paso siguiente, se identifican y seccionan en sentido paralelo la escápula, el trapecio y el dorsal ancho. Se hace la misma maniobra con el angular del omóplato, los romboides mayor y menor y los puntos de inserción escapulares del serrato mayor y del omohioideo. Al evolucionar la disección, se ligan los vasos cuando es necesario, en particular las ramas de las arterias cervical y escapular transversas. El cirujano libera de la clavícula los tejidos blandos y secciona el hueso en su extremo interno. También corta el músculo subclavio.

Después de las maniobras mencionadas se permite que descienda la extremidad en sentido anterior, de tal modo que impone tensión a los vasos subclavios y al plexo braquial y facilita su identificación. Los elementos del plexo son pinzados cerca de la espina, y se pinzan, se colocan dobles ligaduras y se seccionan la arteria y la vena subclavias.

Después de los pasos anteriores, la incisión anterior comienza en la zona media de la clavícula. Describe una curva hacia abajo por fuera, pero en sentido paralelo al espacio deltopectoral; se extiende por el pliegue axilar anterior, y, por último, discurre hacia abajo y hacia atrás hasta unirse a la incisión axilar posterior en el tercio inferior del borde axilar de la escápula. Como maniobra final, se seccionan los músculos pectorales mayor y menor, y se separa la extremidad. El cirujano «adapta» los colgajos de piel para hacer un cierre hermético, y se suturan sus bordes con puntos separados de material no absorbible. Se colocan drenajes «integrales» y de aspiración para eliminar el líquido acumulado. Se necesitan apósitos firmes a presión sobre la pared del tórax. Los drenajes se pueden retirar a las 48 horas.

Dependiendo de la naturaleza y de la extensión del proceso patológico, pueden estar indicadas otras variaciones quirúrgicas, como la necesidad de extirpar los ganglios linfáticos regionales y los tejidos blandos de la pared del tórax cuando el tumor se ha extendido hacia estas estructuras. A veces son necesarios injertos cutáneos, e incluso tejidos compuestos, para conseguir el cierre primario o secundario. En varios artículos recientes se destaca la utilización del traslado de tejido libre, ocasionalmente desde la cara distal de la extremidad amputada, como medio para conseguir el cierre después de la extirpación tumoral radical.[13]

Ablación interescapulotorácica

La ablación intercalar del hombro (técnica de Tikhoff-Linberg) permite la eliminación masiva de los elementos musculoesqueléticos de la cintura escapular que incluyen la escápula, las tres cuartas partes externas de la clavícula y una parte de la zona proximal del húmero, eliminación que también afecta a todos los músculos vecinos. El operador conserva las estructuras neurovasculares, que se distribuyen en el brazo y la mano. Después de esta ablación radical, se deja el exceso de piel. Los tejidos blandos restantes, que discurren por la antigua articulación del hombro, consisten únicamente en los vasos circunflejos y el plexo braquial, junto con la piel de la axila. El cierre de los tejidos blandos, que incluyen la piel, se individualiza con arreglo a la naturaleza del cáncer por el que se realizó la operación. Se necesita estabilizar la zona proximal del húmero en el muñón interno de la clavícula o en la pared del tórax, para evitar el descenso excesivo y el aspecto del brazo «en telescopio».

Esta operación rara vez se utiliza en la práctica quirúrgica actual. Sin embargo, la negativa del paciente a permitir que se realice una amputación reglada justifica su utilización. Una revisión de 19 pacientes alemanes, con un seguimiento medio de 6 años, permitió llegar a la conclusión de que, a pesar de una tasa de complicaciones del 74%, la técnica de Tikhoff-Linberg ha demostrado ser un procedimiento valioso, con un resultado superior al conseguido por la amputación escapulotorácica.[69]

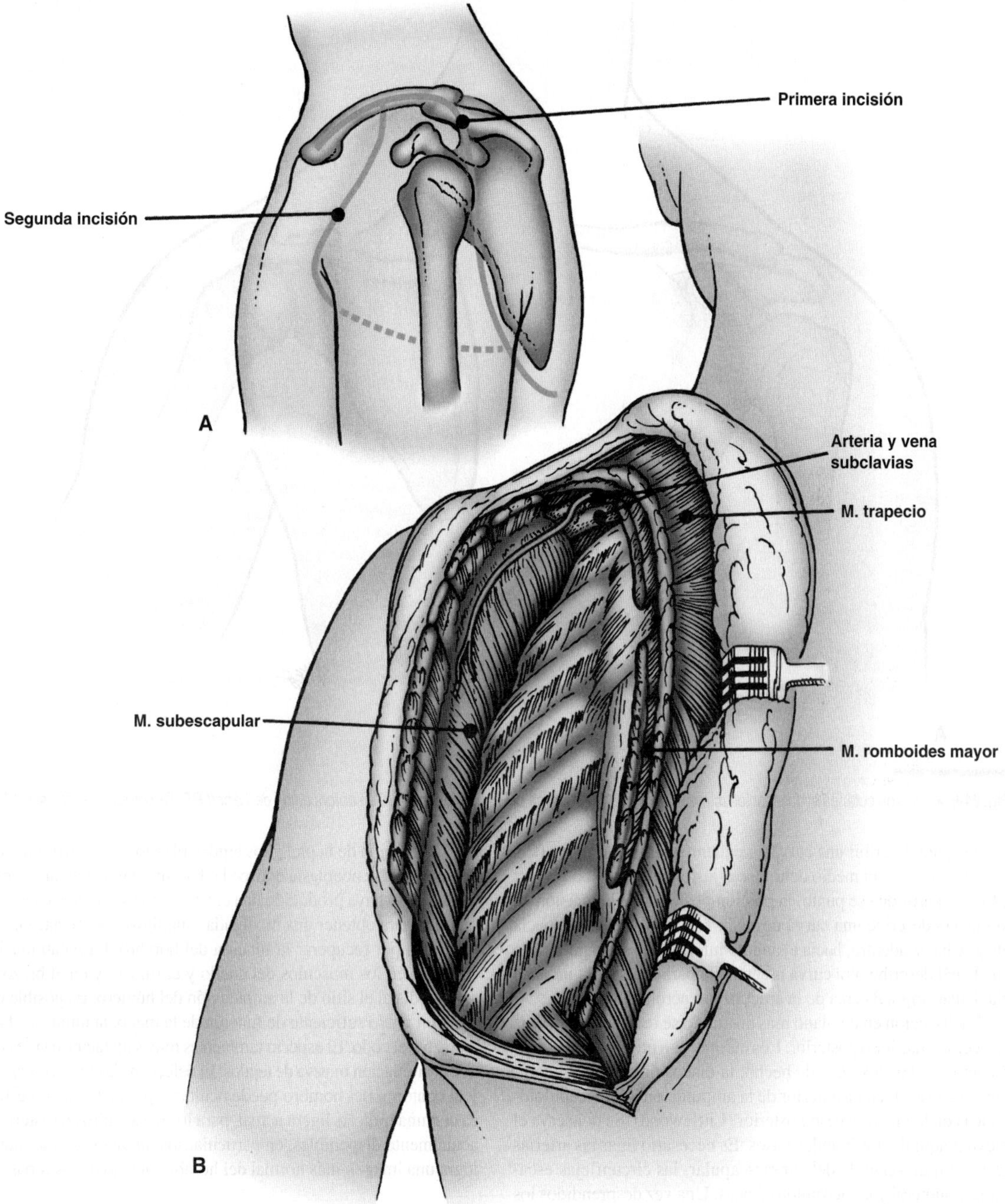

Fig. 24-5 • Amputación interescapulotorácica por la vía de acceso posterior (técnica de Littlewood). *(Con autorización de Littlewood H: Amputations at the shoulder and at the hip. BMJ 1:381, 1922.)*

La operación se hace con la persona colocada en decúbito lateral completo, sobre el lado indemne. El cirujano prepara y coloca paños quirúrgicos en toda la extremidad escapular, el tórax y el cuello, de tal manera que queden libres el brazo, el hombro y la cintura escapular, para la manipulación y colocación en otras posiciones. La incisión se asemeja a una raqueta de tenis, es decir, el «mango» se extiende desde el tercio interno de la clavícula hacia afuera, en tanto que la porción anterior de la incisión se extiende hacia abajo, siguiendo el espacio deltopectoral hasta el punto medio del borde interno del bíceps, y sigue en sentido distal 7 cm

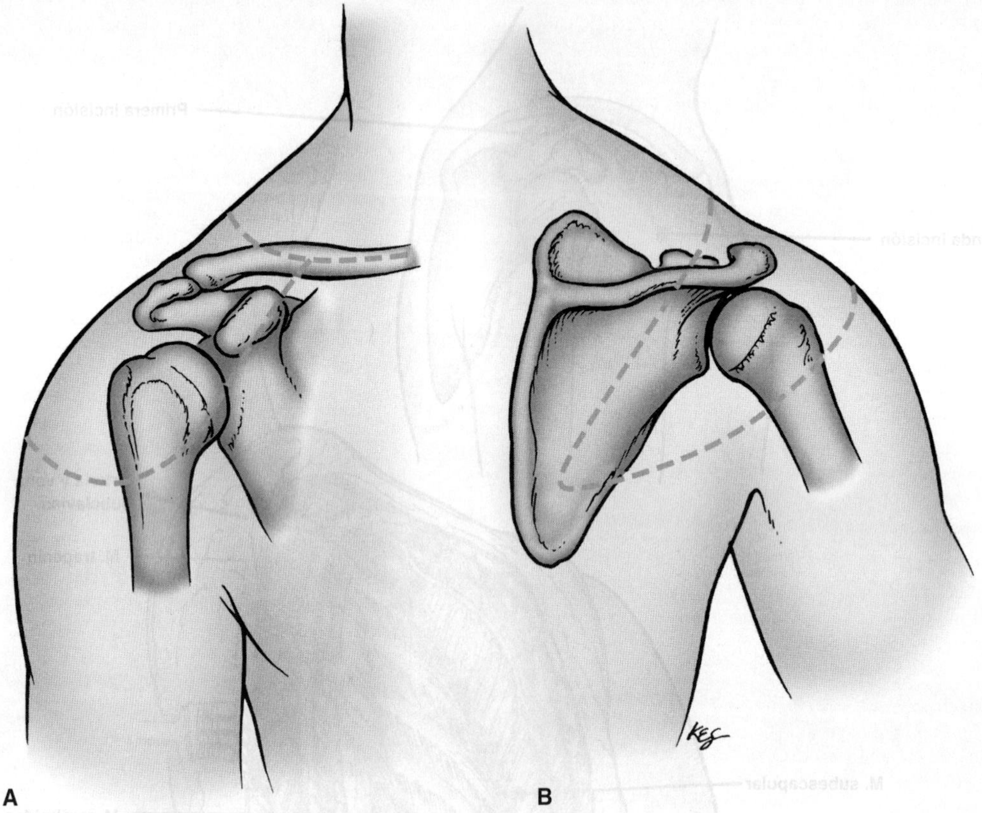

Fig. 24-6 • Incisión cutánea en la ablación interescapulotorácica (técnica de Tikhoff-Linberg). *(Con autorización de Tikhoff PT: Tumor Studies, Russia, 1900.)*

u 8 cm, para describir una curva ascendente y cruzar la cara externa del brazo a nivel medio deltoideo o justo por debajo de él (Fig. 24-6). A partir de ese punto, la porción posterior de la incisión en «raqueta» describe una curva desde la zona mesodeltoidea hacia abajo y hacia adentro, hacia el ángulo inferior de la escápula, sitio en el cual describe otra curva ascendente para unirse a la incisión clavicular original cerca de la articulación acromioclavicular.

La disección en un plano más profundo se realiza desde la vía de acceso anterior o posterior. Los autores han utilizado una combinación de las dos vías; de hecho, la disección propuesta combina la clásica técnica anterior de la amputación interescapulotorácica con la vía de acceso posterior (Littlewood). Se conserva el plexo braquial y los grandes vasos. Es necesario ligar las arterias cervical transversa, la del supraescapular, las circunflejas escapular y humeral y las acromiotorácicas. Una vez desprendidos los músculos escapulotorácicos y seccionados el deltoides, el bíceps y el tríceps, es posible seccionar el húmero en el cuello quirúrgico a nivel preferente o por debajo del mismo. El bíceps, el tríceps y el deltoides están fijados a la pared del tórax, y el trapecio suspende el brazo con la mayor firmeza posible, sin disminuir la integridad neurovascular. La incisión se drena por medio de dispositivos de aspiración e integral que se extraen en 48 horas. Después de la operación se aplican apósitos para compresión suave y un cabestrillo del tipo Velpeau.

La ablación de la piel y los tejidos blandos se modifica teniendo en cuenta la neoplasia extirpada. Es importante apoyar el brazo hasta que se haya producido una cicatrización suficiente en el sitio operado para obtener una moderada estabilidad. No se hace intento alguno por recuperar la función del hombro. La rehabilitación se centra en los músculos del cuello y el tronco, y en el brazo en sentido distal al sitio de la amputación del húmero. Es posible obtener un grado suficiente de función de la mano, la muñeca, el antebrazo y el codo. El aspecto también es muy satisfactorio si se considera la ablación masiva de tejidos. El defecto de la cintura escapular y el contorno del hombro puede ocultarse por restauración estética con una prótesis ligera actual, para lo cual se utilizan materiales actualmente disponibles, en particular los uretanos, con lo que se logra una imagen más normal del hombro debajo de las ropas.

Escapulectomía

Syme, en 1864, describió la eliminación de la escápula en cánceres primarios de hueso.[64] La operación se utilizó en neoplasias aisladas de dicho hueso, situación que rara vez se identifica hoy en día. Los tumores osteocartilaginosos de crecimiento lento no tratados que surgen en la escápula pueden originar tal deterioro funcional que se justifique la eliminación del omóplato, lo que por lo general conlleva la quimioterapia coadyuvante y radiación.

Se hará una descripción general de la técnica operatoria, ya que prácticamente no existe un método estándar en este sentido. Si el tumor ha rebasado los confines del hueso la operación a veces obliga a extirpar los ganglios linfáticos en las cadenas afectadas que rodean la cintura escapular. La escapulectomía, después de la obtención de material de biopsia, debe incluir la eliminación amplia del sitio del que se extrajo dicho material, que incluye la piel y los tejidos profundos.

La operación se realiza con la persona en decúbito ventral, con apoyo debajo del hombro afectado. El brazo se cubre con paños estériles y se deja libre para el movimiento del húmero y la escápula conforme se hace avanzar en la disección. Sea cual sea la naturaleza y el tipo de la incisión, es indispensable el acceso apropiado a todo el borde superior del omóplato.

La incisión clásica comienza en sentido lateral en la punta del acromion y sigue hacia atrás justo por debajo de dicha apófisis hasta su porción media, para describir una curva suave en sentido distal a través del cuerpo de la escápula y hasta su ángulo inferior (Fig. 24-7). Las maniobras en los músculos, específicamente los que deben ser extirpados, dependerán del proceso patológico. El desprendimiento del dorsal ancho desde el ángulo inferior permite girar la escápula hacia arriba y hacia afuera, y así se tiene libre acceso al espacio subescapular.

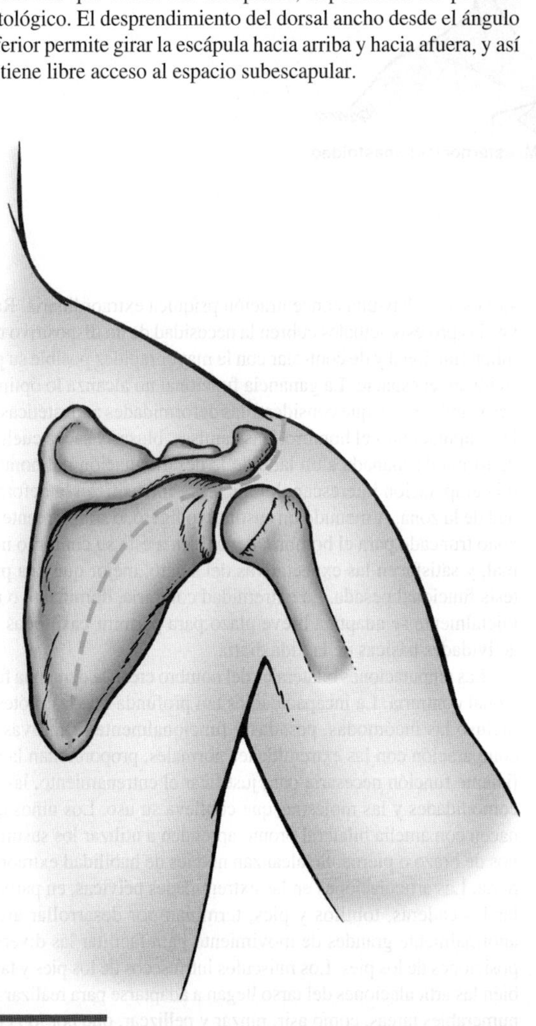

Fig. 24-7 • Incisión cutánea en la escapulectomía.

Hecho lo anterior, se libera el borde vertebral de la escápula y se desinsertan de la espina de dicho hueso las inserciones restantes de los fascículos inferior y medio del trapecio, y así quedan al descubierto los romboides para corte. El fascículo superior del trapecio se secciona desde la espina de la escápula, el acromion y la porción distal de la clavícula. El angular del omóplato se secciona. El cirujano identifica y liga los vasos escapulares descendentes y cervicales superficiales. Quedan al descubierto los vasos y los nervios supraescapulares, y conforme el omóplato se lleva todavía más hacia afuera en el tórax, se observan el plexo braquial y los vasos circunflejos. Es importante eliminar el supraespinoso y el infraespinoso y el serrato mayor junto con la propia escápula. La naturaleza y la magnitud del proceso patológico serán los elementos que indiquen si es posible conservar el acromion y la continuidad del sistema de suspensión del fascículo superior del sistema trapecio-deltoides.

Después de las maniobras mencionadas, el cirujano llega al borde axilar de la escápula, al seccionar el deltoides desde la espina del omóplato y del acromion. Secciona los músculos redondo mayor y la porción larga del tríceps; identifica y liga la arteria subescapular y conserva con gran cuidado los nervios circunflejo y radial, que están en la parte inferior. Logrará una liberación todavía mayor de la escápula, al separarla del tórax, con la desarticulación de la articulación acromioclavicular y el desprendimiento de los ligamentos coracoclaviculares o el corte de la clavícula por dentro de dichos ligamentos. Hecho lo anterior, se pueden desprender desde la apófisis coracoides el pectoral menor, el coracobraquial y la porción corta del bíceps, y seccionar el manguito de los rotadores, por medio de la rotación externa e interna del húmero. Tal vez sea suficiente modificar el nivel de corte del manguito de rotadores, de modo que después de eliminar la escápula pueda suturarse la porción distal del manguito en la porción distal de la clavícula, para suspender y estabilizar el húmero y conservar un contorno del hombro más estético. La incisión se cierra en planos, y se dejan sistemas de drenaje apropiados. Se aplican apósitos compresivos y el brazo queda apoyado en vendas de tipo Velpeau.

Las variaciones de la técnica de la escapulectomía son la regla más que la excepción. En dos publicaciones recientes, se revisaron los resultados de series de casos de 10 y 12 pacientes.[47,55] En estas series, se destaca que, aunque se producirá un trastorno de la función del hombro, se conservarán las funciones de mano, muñeca y codo, con una mejor función y aspecto global que en las amputaciones escapulotorácicas.

Claviculectomía

En ocasiones se ha recomendado la ablación en bloque de la clavícula (rara vez está indicada) en casos de algún cáncer circunscrito o en la osteomielitis crónica. En gran medida, la técnica quirúrgica específica depende del sitio y el tipo de la neoplasia o de la infección. La vía de acceso abarca la cara anterior de toda la clavícula, que va desde la articulación esternoclavicular hasta la acromioclavicular (Fig. 24-8). Si se necesitan muestras de biopsia, se hace una ablación amplia para obtenerla. La disección se prosigue hasta la inserción del deltoides, sitio en que se la separa de la clavícula y se deja intacto el manguito muscular proximal. Los ligamentos conoide y trapezoide se cortan cerca de su punto de inserción clavicular, y se secciona con gran cuidado el músculo esternocleidomastoideo, buscando no lesionar

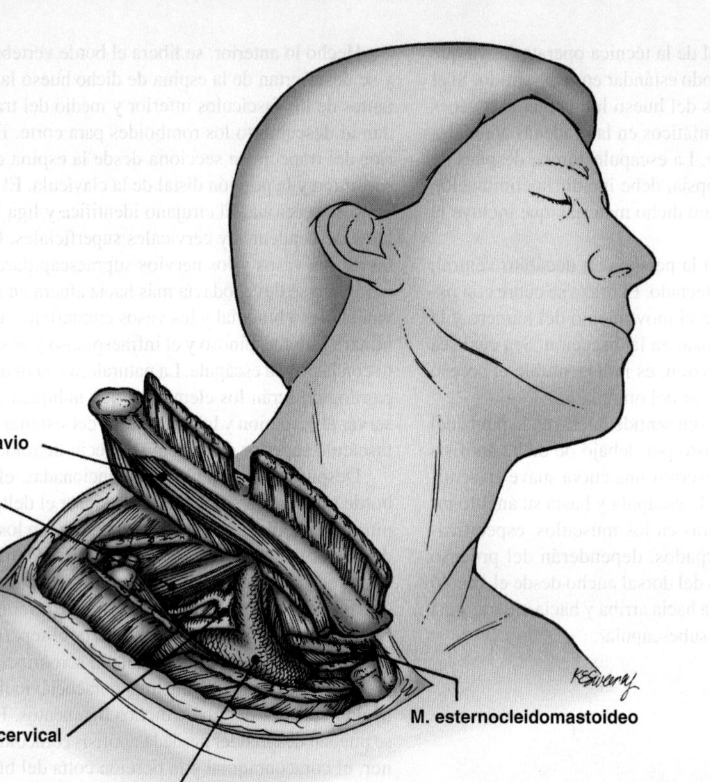

Fig. 24-8 • Claviculectomía. *(Con autorización de Lewis MM, Ballet FL, Kroll PG y Bloom N: En bloc clavicular resection, operative procedure and postoperative testing of function. Clin Orthop 193:214, 1985.)*

la vena yugular externa. El cirujano retrae a un lado el músculo omohioideo y secciona el pectoral mayor. Después de la maniobra mencionada eleva la clavícula, pero deja al músculo subclavicular unido todavía a ella. Se seccionan la cápsula esternoclavicular, la inserción del músculo esternohioideo y el ligamento costoclavicular. Inmediatamente se protegen con cuidado los vasos vecinos, y se ligan las ramas de la arteria cervical transversa. Después, se extrae la clavícula.

El cierre en planos y la eliminación de espacios muertos se realizan sobre drenajes. Se aplican apósitos compresivos y un cabestrillo, y se extraen los drenajes al cabo de 24 a 48 horas. El hombro y el brazo se movilizan tan pronto como sea posible, a condición de no impedir una adecuada cicatrización.

Las variantes técnicas que se basan en el sitio y la naturaleza del tumor individualizan la operación en grado tal, que cada caso debe ser planeado quirúrgicamente como un problema técnico específico. Las series publicadas suelen incluir sólo tres o cuatro casos. Los autores no han tenido la oportunidad de realizar esta ablación-amputación.

REHABILITACIÓN PROTÉSICA

Las amputaciones en el hombro constituyen uno de los problemas más difíciles para la restauración funcional con prótesis externas. Muchas personas que han perdido una extremidad por amputación rechazan dicho tipo de prótesis por su peso, por las limitaciones en la destreza, la dificultad para que el dispositivo terminal asuma la posición adecuada y necesaria, la lentitud de reacción de la prótesis y la imposibilidad de utilizar estos dispositivos si no hay una concentración psíquica extraordinaria. Rara vez las prótesis actuales cubren la necesidad de un dispositivo terminal funcional y de controlar con la mayor rapidez posible su posición en el espacio. La ganancia funcional no alcanza lo óptimo, pero también hay que considerar las deformidades antiestéticas de las amputaciones el hombro. Las camisas, blusas y sacos cuelgan de forma desmañada a un lado de la desarticulación del hombro o la amputación interescapulotorácica, e intensifican la deformidad de la zona. A menudo un sustitutivo ligero, o simplemente un cono truncado para el hombro, devuelven a éste su contorno normal, y satisfacen las expectativas del sujeto, mejor que una prótesis funcional pesada. La extremidad contraria, dominante o no, inicialmente se adapta a breve plazo para permitir casi todas las actividades básicas de la vida diaria.

Las amputaciones bilaterales del hombro crean la demanda funcional contraria. La incapacidad es tan profunda que las prótesis, incluso las incómodas, pesadas y funcionalmente primitivas en comparación con las extremidades normales, proporcionan la suficiente función necesaria para justificar el entrenamiento, las incomodidades y las molestias que conlleva su uso. Los niños que nacen con amelia bilateral pronto aprenden a utilizar los sustitutivos de brazo o pierna. Se alcanzan niveles de habilidad extraordinaria. Las articulaciones en las extremidades pélvicas, en particular las caderas, tobillos y pies, terminan por desarrollar arcos anormalmente grandes de movimiento para facilitar las diversas posiciones de los pies. Los músculos intrínsecos de los pies y también las articulaciones del tarso llegan a adaptarse para realizar innumerables tareas, como asir, pinzar y pellizcar, que por lo general no se observan en los pies. Esta sustitución adaptativa continúa durante toda la vida adulta del amputado. A pesar de que se le adapten prótesis estéticas o funcionales del miembro escapular, la persona suele descartar los miembros artificiales en el hogar y en el trabajo y los utiliza sólo en interacciones sociales.

Los adultos con amputaciones en los dos hombros, en particular los ancianos, a menudo no logran la respuesta funcional de extremidades pélvicas, como se observa en los niños. Se produce alguna sustitución, aunque en casi todos los casos la persona con una discapacidad tan profunda necesita un auxilio constante.

Tipos de prótesis

Las prótesis utilizables en amputaciones del hombro son de cuatro tipos: 1) pasiva ligera, 2) accionada por el cuerpo, 3) con activación por fuerza externa y 3) combinaciones híbridas de una y otra modalidad (accionada por el cuerpo y con activación externa). Muchas veces, la mejor prótesis es la híbrida, que incluye las dos modalidades señaladas, con dispositivos terminales intercambiables que incluyen una mano estética.

El sustitutivo artificial más sencillo es el brazo protésico pasivo ligero (Fig. 24-9). Aunque antes se denominaban dispositivos exclusivamente estéticos, actualmente se reconoce su valor funcional y se trata de evitar el término de «prótesis estéticas». Los diseños modernos se fabrican con un material ligero, preferentemente uretanos o sustancias sintéticas similares, con un armazón ligero interno o externo (si es necesario) a base de grafito, metales ligeros o termoplástico semirrígido. El semicono del hombro está adaptado para asemejarse a la forma del hombro contrario. Por medio de bandas de suspensión ligera se estabiliza la extremidad y se impide que se deslice y separe. El codo es sencillo y no funcional, y permite la colocación estable con diversos ángulos, por intervención de la extremidad contraria. La mano puede elaborarse de forma individual de modo que sea similar a la mano contraria. La ventaja psíquica de una prótesis estética (cosmética) suele ser parte integral importante de la rehabilitación física.

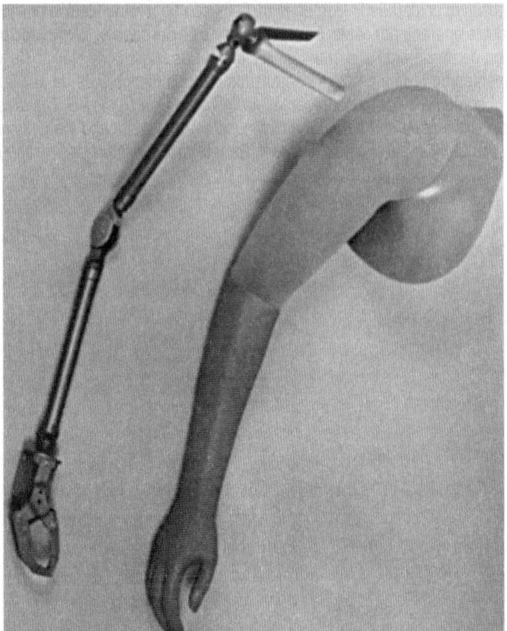

Fig. 24-9 • Sistema de prótesis endoesqueléticas de utilidad cosmética después de la desarticulación del hombro. *(Cortesía de Otto Bock Orthopedic Industry, Minneapolis, MN.)*

Estas extremidades «cosméticas» tienen un coste extraordinariamente variable. Las más sencillas, que imitan la forma y el contorno de la extremidad, pueden tener una eficacia relativa en función de su costo, pero las más elegantes y detalladas pueden ser muy caras. En general, los fabricantes de estas prótesis incluyen la participación de un experto (artista) en restauración cosmética, que se encarga de dar a la prótesis forma, contextura y detalles de superficies, incluido el color. Se fabrican en casi todos los centros poblacionales importantes de Estados Unidos, Canadá y Europa. El contacto con estos expertos se hace en colaboración con los profesionales protésicos dedicados a estos menesteres.

Este reemplazo cosmético pasivo tiene alguna función. La mano puede ayudar a estabilizar objetos en una mesa o un banco de trabajo. En términos generales, el amputado activo que ha perdido un solo miembro utilizará la prótesis cosmética sólo para ocasiones sociales especiales, y no durante el trabajo diario o las actividades de la vida corriente. En estos casos habrá que tomar en consideración la posibilidad de que un semicono sencillo de hombro pueda mejorar los contornos del tórax, facilitar la adaptación de las ropas y auxiliar a la persona a sentir que su minusvalía no es tan ostensible (Fig. 24-10 A a C).

Prótesis funcionales accionadas por el cuerpo

El miembro sustitutivo puede realizar funciones útiles, aunque para ello necesita mecanismos de ingeniería de muy difícil montaje y acción. Necesita la articulación del codo y que permita un grado de colocación en el espacio del dispositivo terminal (muñeca-mano) (Fig. 24-11). También se necesita un grado moderado de abducción del hombro y rotación del codo, si se busca colocar la mano o el garfio para operar dentro de un gran arco de aplicación. Para suspender la extremidad y unirla lo suficiente al cuerpo para obtenerla, se necesita el empleo de un semicono grande de hombro, que por lo general está hecho de materiales semiflexibles y correíllas adicionales alrededor del tronco y en el hombro contrario. La activación de la mano o el garfio se logra por el movimiento del hombro contrario, para lo cual se usa un «bucle» unido a cables, que puede ser ligero, con el centro metálico o de nailon. La prótesis puede ser precolocada y después fijada, en el caso del codo, a un cable de control (Fig. 24-12).

Durante años, los ingenieros protésicos han intentado simplificar estos dispositivos. Los intentos por reproducir incluso en grado mínimo las funciones motoras sensoriales extraordinariamente complejas de todo el brazo, han constituido obstáculos de tales intentos. En consecuencia, incluso con las técnicas actuales, las extremidades «accionadas» con energía del cuerpo son bastante burdas, incómodas y de función muy limitada. A menudo tales prótesis están diseñadas para una finalidad concreta, como sería trabajar en un banco o escritorio. Cuando la zona de actividad funcional del dispositivo terminal se limita a un área relativamente pequeña, es más factible adaptar el diseño, y con ello la prótesis se vuelve más aceptable (Figs. 24-13 a 24-16).

Prótesis activadas con energía externa

Por las razones expuestas, los ingenieros protesistas han recurrido al suministro externo de energía. Después de la expe-

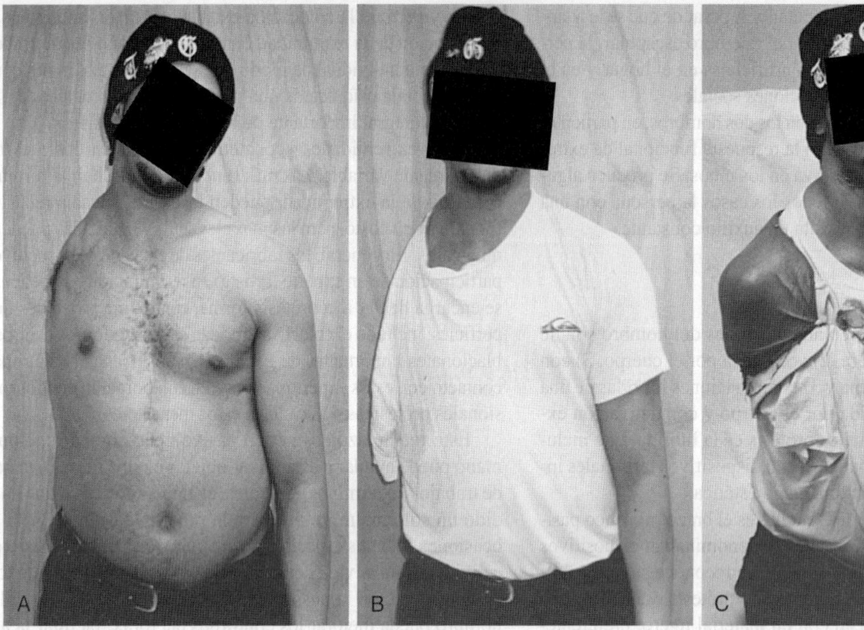

Fig. 24-10 • **A,** Pérdida extraordinaria del contorno del hombro después de una amputación interescapulotorácica. **B,** La ropa intensifica penosamente la deformidad antiestética. **C,** Una prótesis simple de cono truncado para hombro devuelve su contorno más normal a esta zona y mejora la adaptación de las ropas. *(**A-C** por cortesía de Prosthetics Research Study, Seattle.)*

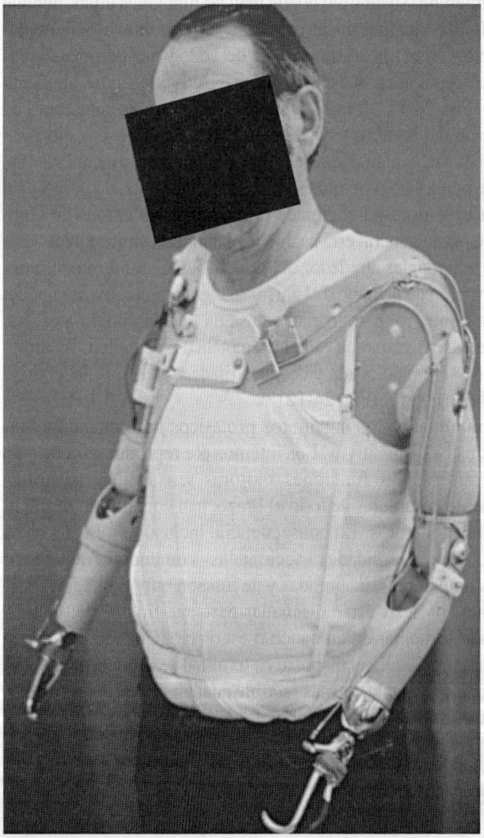

Fig. 24-11 • Brazo izquierdo protésico activado por cable, con un codo de seguro de fijación positivo operado por cable, unidad de rotación de la muñeca con seguro de fijación positivo; unidad de flexión de la muñeca con seguro de fijación positivo, y un garfio doble operado por cable. El seguro de fijación del codo es controlado por la compresión de un cinturón a la altura de la cintura. Los seguros de fijación de los dos componentes de la muñeca son controlados por dos dispositivos de «codazo suave» en el conjunto anterior del receptáculo. *(Cortesía de Dudley S. Childress, Ph.D., Prosthetics Research Laboratory, Northwestern University and the Orthotics and Prosthetics Clinical Services Department, Rehabilitation Institute of Chicago.)*

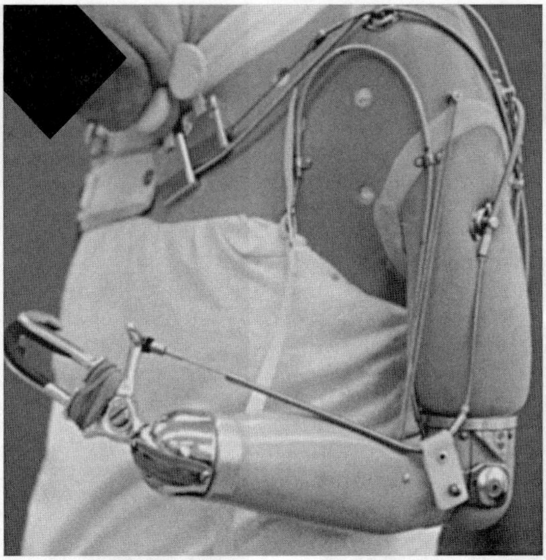

Fig. 24-12 • El individuo libera el seguro de fijación de la unidad de flexión de la muñeca. *(Cortesía de Dudley S. Childress, Ph.D., Prosthetics Research Laboratory, Northwestern University and the Orthotics and Prosthetics Clinical Services Department, Rehabilitation Institute of Chicago.)*

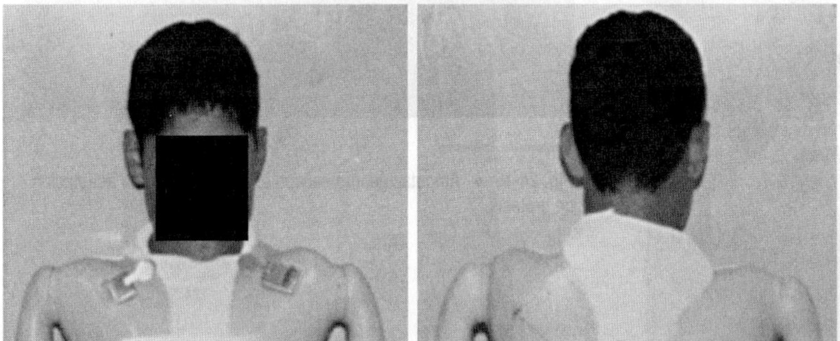

Fig. 24-13 • Prótesis accionada por energía corporal, en un caso de focomelia bilateral. *(Cortesía de Alpha Orthopedic Appliance Co., Los Angeles.)*

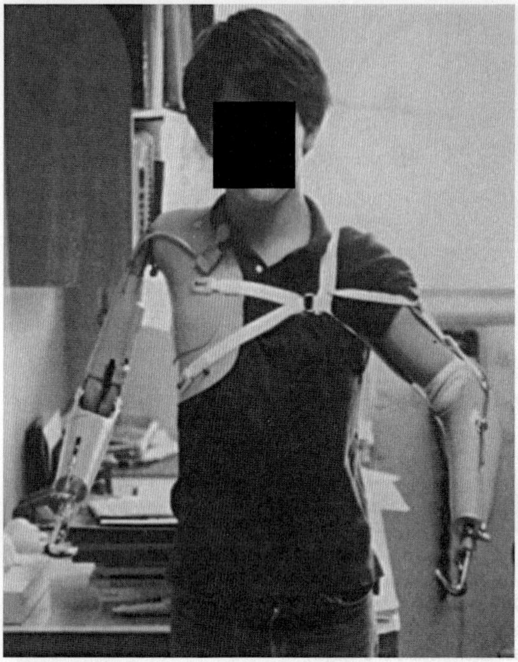

Fig. 24-14 • Adaptación de prótesis en la amputación de ambas extremidades escapulares. Desarticulación del hombro derecho y prótesis izquierda infracondílea. *(Cortesía de Eric Baron, C.P.O., University of California, Child Amputee Prosthetics Project, Los Angeles.)*

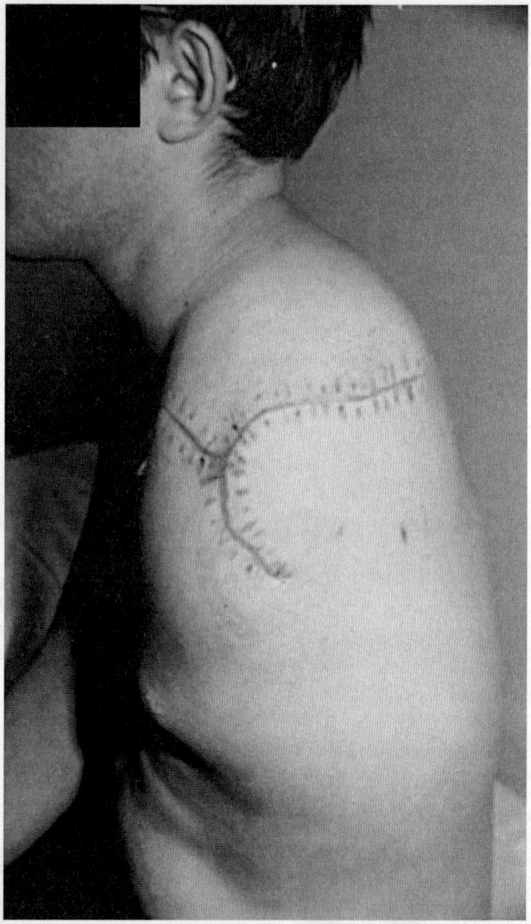

Fig. 24-15 • Amputación interescapulotorácica, lista para adaptación de prótesis.

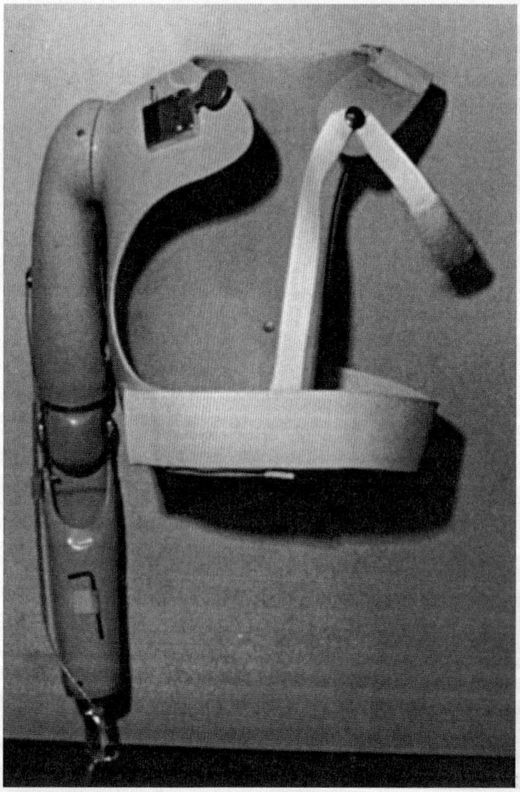

Fig. 24-16 • Prótesis accionada por energía corporal para usar después de una amputación interescapulotorácica. *(Cortesía de Alpha Orthopedic Appliance Co., Los Angeles.)*

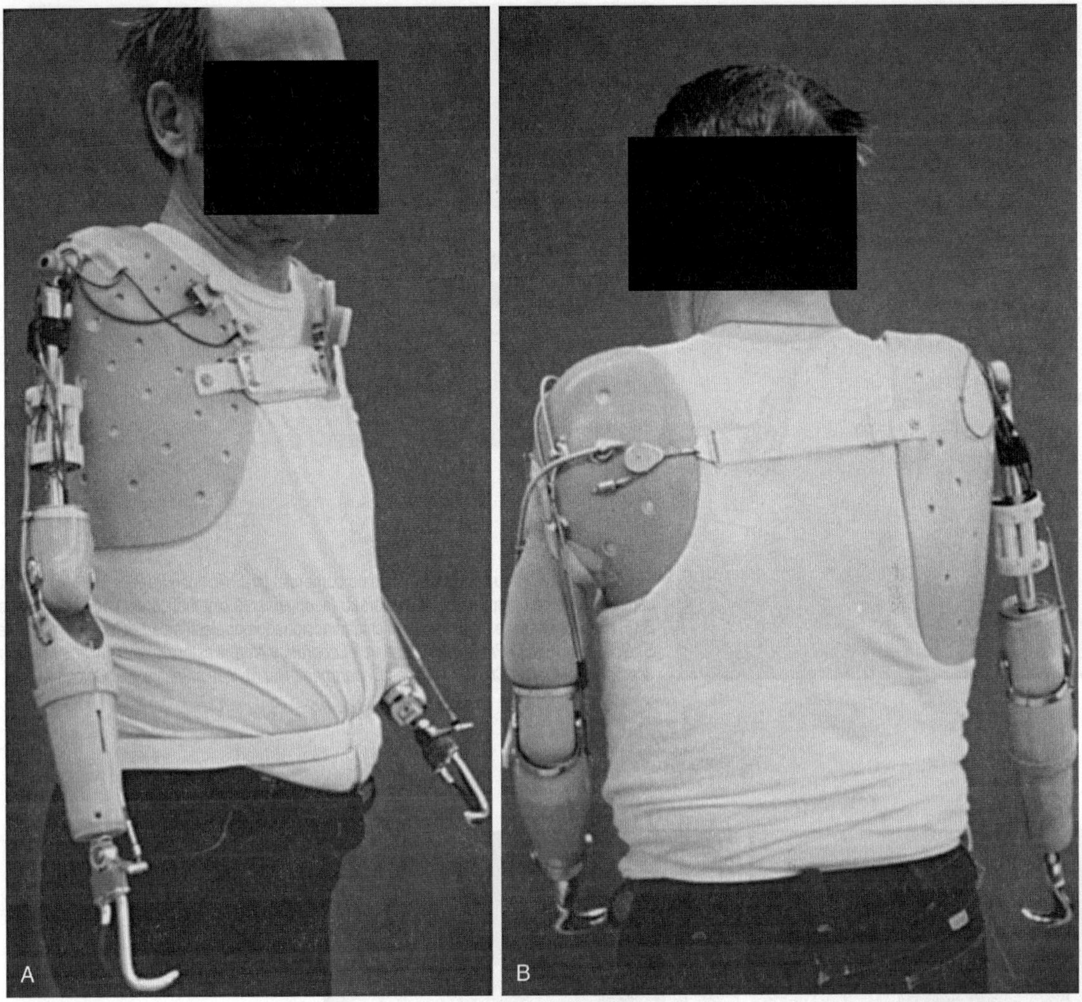

Fig. 24-17 • Paciente con una prótesis accionada por electricidad, después de la desarticulación del hombro derecho. Los componentes accionados son el codo eléctrico Hosmer y el llamado «activador de prensión» NY/Hosmer. Los dos componentes son accionados por interruptores activados por el mentón cerca del borde anterosuperior del receptáculo. Las articulaciones del hombro, el soporte giratorio y la rotación del antebrazo son «articulaciones» cuya posición depende de la activación manual. La banda de crespón alrededor del antebrazo brinda una superficie de fricción para rotación contra objetos. *(Cortesía de Dudley S. Childress, Ph.D., Prosthetics Research Laboratory, Northwestern University and the Orthotics and Prosthetics Clinical Services Department, Rehabilitation Institute of Chicago.)*

riencia de la talidomida, en que hubo necesidad de realizar un número importante de desarticulaciones bilaterales de hombro, dichos ingenieros buscaron dispositivos protésicos activados por gas comprimido o electricidad. Los sistemas de gas comprimido, aunque útiles, fueron descartados más adelante por sistemas de energía eléctrica más ligeros y reactivos. En el último decenio la tecnología de baterías y los mejores microsistemas han permitido la creación de dispositivos menores, más ligeros y duraderos. El estado actual de la tecnología electrónica ha permitido adelantos notables en el control mioeléctrico, en el cual corrientes generadas por músculos corporales o interruptores activados por mínimos movimientos del cuerpo controlan los motores eléctricos, que a su vez activan la prótesis. Se han creado varios sistemas protésicos de ese tipo, y pueden obtenerse comercialmente en diversas partes del mundo.

En el caso de las amputaciones en el hombro, suele ser más práctico buscar sólo un control del dispositivo terminal y de la actividad del codo. La rotación del hombro y del antebrazo se logra por lo general por la intervención manual de la extremidad contralateral. El codo puede asumir una posición activa, por medios eléctricos, y después ser estabilizado en la posición de «fijación» (Fig. 24-17). Después, el dispositivo terminal se activa por medio de señales eléctricas (Fig. 24-18). En opinión de los autores, la prótesis creada en la Universidad de Utah (brazo de Utah) constituye un ejemplo del estado actual de avance en este terreno (Fig. 24-19). El codo en este dispositivo se controla eléctricamente, y el dispositivo terminal puede activarse con energía eléctrica o corporal. Por lo general se usan extremidades híbridas (es decir, activadas en parte por energía corporal y en parte por

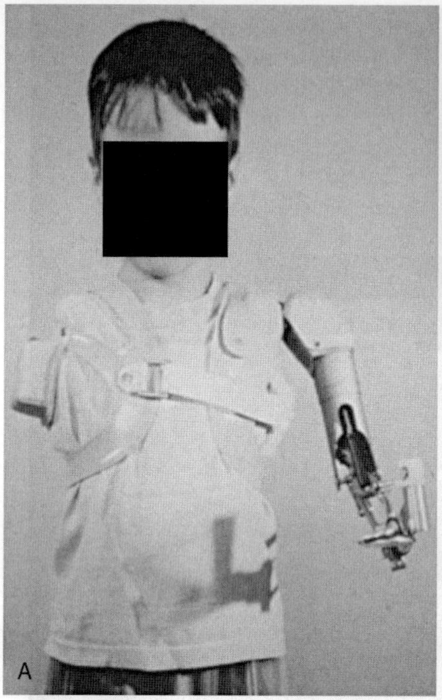
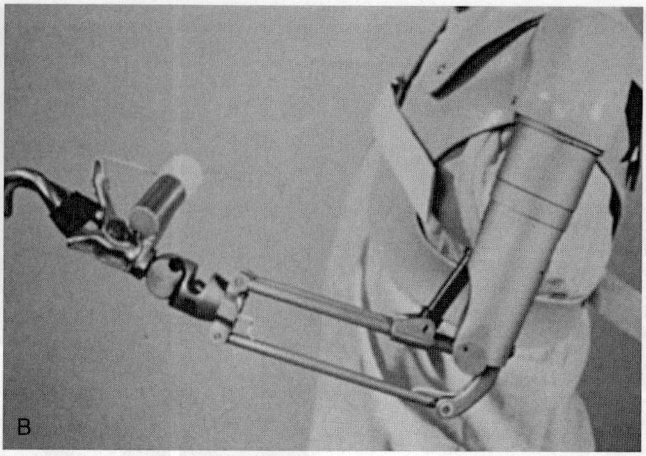

Fig. 24-18 • A, Niño con una prótesis no comercial (NU/Michigan Feeder Arm), con un mecanismo de paralelogramo en el antebrazo (acoplamiento cinemático del codo y la muñeca. **B,** El prensor consiste en un garfio Michigan accionado por electricidad. *(Cortesía de Dudley, S. Childress, Ph.D., Prosthetics Research Laboratory Northwestern University and the Orthotics and Prosthetics Clinical Services Department, Rehabilitation Institute of Chicago.)*

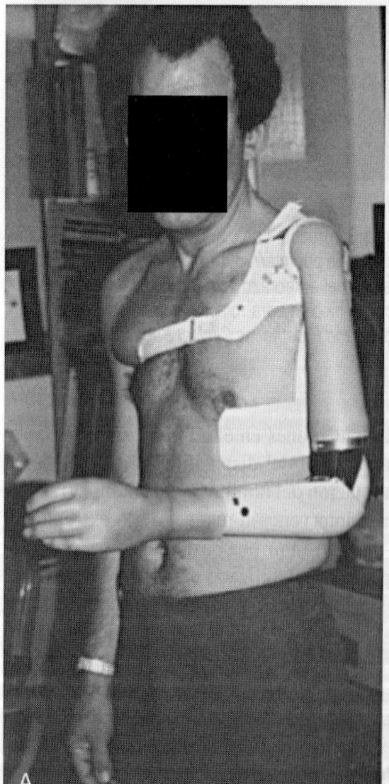
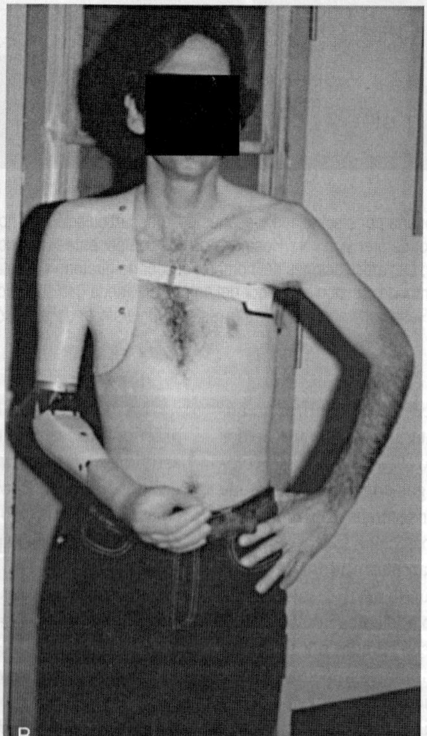

Fig. 24-19 • Prótesis mioeléctrica, después de la desarticulación de la porción proximal del húmero-hombro (brazo Utah). *(Cortesía de Eric Baron, C.P.O., University of California, Child Amputee Prosthetics Project, Los Angeles.)*

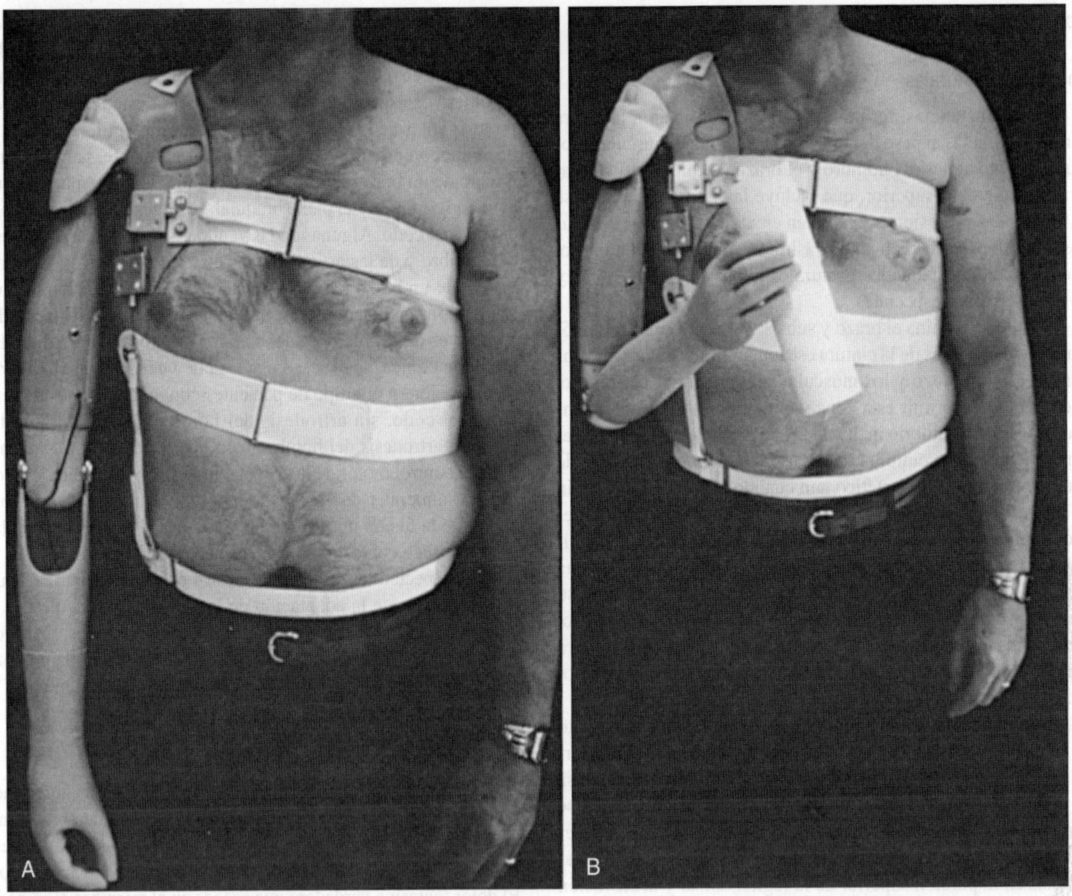

Fig. 24-20 • Prótesis unilateral activada por interruptor, después de desarticulación de hombro. Los dos interruptores «de cuatro fases» (interrupción y activación uno, e interrupción y activación dos), controlan un codo y una mano eléctricos. Los interruptores están adosados al exterior del conjunto anterior del cuenco. El interruptor destinado al codo está conectado a una banda o cinturón, para que la elevación del hombro active el interruptor en sus «cuatro fases». El interruptor de la mano está conectado a una banda en el tórax y se activa con la expansión de esta zona. *(Cortesía de Dudley S. Childress, Ph.D., Prosthetics Research Laboratory, Northwestern University and the Orthotics and Prosthetics Clinical Services Department, Rehabilitation Institute of Chicago.)*

electricidad); la combinación anterior ha sido particularmente útil en el amputado vigoroso y joven. Incluso con los materiales más ligeros, el peso sigue siendo el factor limitante.

Los adelantos recientes han incorporado el «control proporcional» en sistemas protésicos activados con energía externa. Originalmente, la respuesta proveniente de los miembros protésicos era de «encendido y apagado», similar a un interruptor de corriente. El codo ascendía o descendía, o se abría o cerraba el dispositivo terminal con una velocidad prefijada. El control proporcional actúa como un reductor gradual de luz que gradúa la respuesta de salida de acuerdo con la intensidad de la entrada; ello ha dado al amputado la posibilidad de mover con mayor naturalidad la prótesis. Otro adelanto ha sido la amplificación de los sistemas corrientes activados por energía corporal. Los sujetos con amputaciones del hombro a menudo carecen del desplazamiento de esta zona para utilizar eficazmente sistemas de control por cable, y no tienen músculos en la porción residual de la extremidad que envíen señales para que capten los sensores mioeléctricos. Otros sistemas de interrupción eléctrica aprovechan los pequeños movimientos corporales del mentón, la expansión del tórax o algún cambio en la distancia hombro-pelvis, para generar la energía necesaria. Estos movimientos corporales a menudo no tienen el desplazamiento o amplitud para activar un sistema corriente por cable, pero aportan señales para los interruptores eléctricos proporcionales que controlen la prótesis activada con energía externa (Fig. 24-20).

A pesar de estos adelantos técnicos, las prótesis funcionales, para actuar satisfactoriamente, necesitan una enorme motivación por parte del amputado. Si sólo queda un miembro escapular funcional es posible realizar muchos de los actos de la vida diaria con el brazo normal y capacitarlo cada vez más conforme se necesite. Incluso después de adaptar una prótesis actual, los usuarios tienden poco a poco a no usar el miembro protésico conforme adquiere mayor funcionalidad la extremidad contraria normal. En estos casos, el medio más apropiado sería el sustitutivo cosmético o estético.

Consideraciones especiales

Anomalías posturales

En circunstancias normales, los hombros están a la altura apropiada gracias al peso del brazo y a la actividad muscular propia de las funciones del hombro y el brazo. La hipertrofia unilateral del miembro superior, que incluye la cintura escapular, se da en algunas profesiones y también en algunos deportes. Algunos individuos nacen con alguna asimetría del nivel del hombro, que entraña anormalidades posturales relativamente menores y no requiere ropas especiales.

Cuando se elimina el brazo y subsisten la clavícula y el omóplato, los elevadores de la cintura escapular no son antagonizados por el peso del brazo y los músculos que pasan por el hombro, que tienden a deprimir esta zona y el miembro. Las consecuencias de este desequilibrio incluyen la elevación descrita como «levantamiento» de la cintura escapular. Este «hombro alto» tiende a agravar el efecto antiestético aun cuando la persona usa algún relleno estético del hombro o un miembro «cosmético». La elevación anómala del hombro puede ser antagonizada por ejercicios correctores que comiencen tan pronto lo tolere la persona después de la amputación. El uso de una prótesis que tira por su peso hacia abajo también disminuye la «elevación» del hombro. En muchos de los casos es inevitable la elevación de la cintura mencionada, aunque puede llevarse al mínimo su magnitud por medios físicos apropiados.

La eliminación de todo el miembro escapular en el esqueleto en crecimiento siempre origina la escoliosis neta de la región dorsal en sus niveles medio y superior. Se ha pensado que la causa de la deformidad es el desequilibrio muscular; puede observarse en grado menor en el adulto, pero se limita más bien al esqueleto en crecimiento. La deformidad postural combinada de la escoliosis en la porción superior de la región dorsal y la elevación de la cintura escapular origina la asimetría de la cabeza y el cuello en el tronco, en el cual la cabeza parece estar colocada de manera asimétrica cuando la persona está erecta.

En términos generales, ninguna ortesis o dispositivo corrector antagoniza satisfactoriamente los cambios posturales que conlleva la amputación el hombro. Los ejercicios del cuello y la cintura escapular son los medios preventivos y terapéuticos más eficaces. Los déficit posturales son particularmente manifiestos con la amputación interescapulotorácica. De alguna forma, el contorno corporal poco atractivo puede ser corregido por la restauración cosmética a base de poliuretano leve y blando como parte de la prótesis «estética» o por separado, con la manga vacía.

Amputación en caso de lesión grave del plexo braquial

El tratamiento de las lesiones graves del plexo braquial es complejo, emocional e individual. La decisión de amputar toda o una parte de una extremidad funcional se debe pensar detenidamente. En opinión del autor, no se considera adecuado realizar o aconsejar una amputación en un primer momento. La educación, el apoyo y los programas de visitas a otros pacientes que han padecido lesiones del plexo braquial tienden a ser más útiles. Los pacientes necesitan tiempo para adaptarse a la lesión, para conocer las ventajas y los inconvenientes de conservar un brazo no funcional y para asimilar las esperanzas de recuperación neurológica y la realidad práctica de la lesión.

La razón para realizar una amputación, el nivel concreto de la amputación y los objetivos esperados pueden variar considerablemente en una lesión incompleta del plexo. El establecimiento de objetivos específicos para la función, la estética y el uso de prótesis antes de la cirugía puede resultar muy útil, tanto para el paciente como para el cirujano. Ocasionalmente, para el tratamiento de un brazo completamente disfuncional después de una avulsión completa del plexo braquial, se eligen amputaciones por encima del codo. Algunas de las ventajas son la descarga de peso del hombro y de las articulaciones escapulotorácicas y la eliminación de un brazo paralizado que entorpece la función porque se interpone en su camino. La necesidad de realizar artrodesis del hombro es discutible, y se debe realizar de forma individual. En una serie clínica, se observó una tasa de vuelta al trabajo ligeramente mejor en el grupo de pacientes con amputaciones por encima del codo, sin artrodesis del hombro. En la opinión del autor, la artrodesis del hombro sólo tiene sentido si el paciente tiene el control motor de la articulación escapulotorácica y no de la glenohumeral. Cuando ambas experimentan sacudidas, probablemente la fusión no resultará beneficiosa y, si ambas articulaciones poseen control motor, no es necesaria la artrodesis.

Las expectativas protésicas en estos pacientes deben ser muy limitadas, porque la adaptación de la prótesis impone peso a la cintura escapular disfuncional, y así anula uno de los objetivos originales de la amputación. Suele ser conveniente una prótesis cosmética muy ligera, y está indicada para restaurar en parte la imagen corporal.

Dolor

Todas las personas después de amputaciones por trastornos adquiridos tienen la sensación de poseer todavía el miembro eliminado o parte de él. Dicha sensación fantasma no siempre se describe en términos de dolor, ni es molesta para todos los amputados. El dolor fantasma verdadero que acaece en el miembro eliminado y se describe en términos dolorosos sólo aparece en algunas amputaciones. Por desgracia, al parecer existe en un porcentaje mayor de individuos con amputaciones en el hombro que en el caso de las extremidades pélvicas. Ello es particularmente válido en la pérdida de extremidades causadas por traumatismo. La avulsión del brazo puede originar un traumatismo intenso por tracción de los troncos y raíces nerviosas incluso hasta su punto de origen medular. De forma semejante, las neoplasias dolorosas que obligan a amputar el hombro tienden a «perpetuar» patrones de dolor establecido, incluso después de la ablación.

Los fenómenos dolorosos no pueden aliviarse directamente con cirugía, en el momento de la amputación, ni después. El aislamiento o ligadura meticulosos y cuidadosos de los troncos mencionados, seguidos de corte con bisturí por debajo del nivel de la ligadura, ha sido el método más eficaz de manipular y tratar los nervios en el momento de la operación. El nervio seccionado debe retraerse debajo de los músculos restantes, y así quedar protegido por tejidos blandos. Han sido ineficaces medidas como la cauterización y la inyección de los cabos nerviosos con un anestésico local de larga acción o con sustancias histolíticas (como fenol o alcohol absoluto). El nervio seccionado siempre formará un neuroma, pero estas estructuras a menudo no generan síntomas si se retraen dentro del tejido más profundo, lejos de zonas de presión, cicatrices y vasos pulsátiles. Los autores, ante tal situación, consideran que los nervios no deben ligarse junto con los vasos.

para lograr movimiento adicional. Se emprenden medidas hemostáticas y se permite que los músculos vuelvan a su posición anatómica. La incisión se cierra de la forma corriente.

Tratamiento postoperatorio

Después de la operación se coloca el brazo en un cabestrillo, y al día siguiente se inician los ejercicios de Codman. Se insta a la persona a que mueva la extremidad fuera del cabestrillo, en la porción media del arco de movimiento del hombro. Se tendrá cuidado de no realizar abducción ni rotación externa forzadas mientras no se obtenga la recuperación adecuada. Se aplican pesos ligeros en la porción media del arco, sólo para recuperar la potencia. Hay que evitar la abducción y la rotación externa potentes, porque de otra manera se desalojará el tornillo; tampoco se ejercitará el bíceps contra resistencia. El bloque óseo cura después de tres meses, cuando podrán emprenderse un estiramiento y un reforzamiento más vigorosos.

Reconstrucción capsulolabral

La reconstrucción capsulolabral anterior fue ideada para deportistas dedicados a lanzamientos por encima de la cabeza con afectación del brazo dominante, para aquellos que presentan una inestabilidad anterior corroborada y para quienes ha resultado ineficaz el tratamiento conservador. Aunque gran parte de la reconstrucción se puede explicar siguiendo paso a paso un proceso ya descrito, algunas decisiones puntuales que se deben tomar en el momento convierten a la cirugía en un «arte» y no en una simple técnica. Estas decisiones puntuales se presentan en cursiva en el texto, y se destacan en el siguiente recuadro.

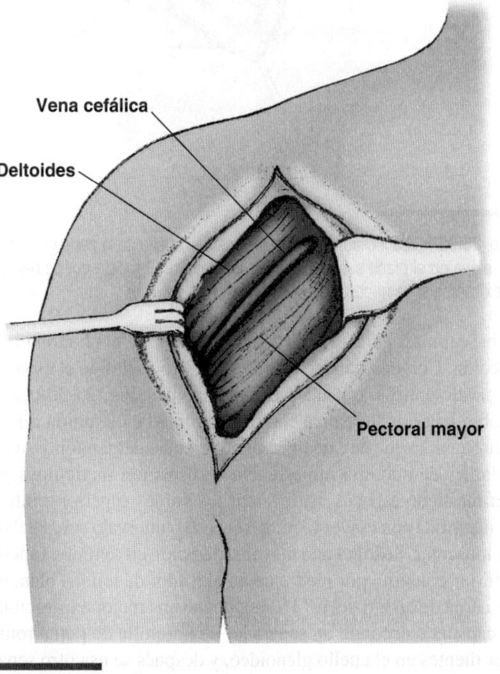

Fig. 25-27 • La incisión en el hombro derecho se hace en las líneas de tensión de esta zona, que van hasta la axila en un tramo de 1,25 cm. El extremo proximal de la incisión comienza sobre la apófisis coracoides. Los bordes de la piel son movilizados de tal manera que se identifiquen el deltoides y el pectoral mayor, y, si existe, se advierte una vena cefálica.

Decisiones puntuales «de experto» en la reconstrucción del ligamento cruzado anterior

1. Cerrar, o no cerrar, el intervalo de los rotadores
2. Utilizar, o no utilizar, anclajes óseos
3. El grado de superposición de la cápsula (de ambas hojas, superior e inferior)

Técnica

Se coloca al paciente en decúbito dorsal sobre la mesa de operaciones, con el brazo sobre una mesa de Parker o en dos tablones para brazo. Para lograr la estabilidad y que sobresalga la cabeza humeral, se colocan dos o tres lienzos quirúrgicos doblados en el borde vertebral de la escápula y debajo de ella; esto elevará dicho hueso y proporcionará espacio para subluxar la cabeza del húmero hacia atrás y así penetrar en la porción glenoidea anterior. Por debajo del nivel de la apófisis coracoides el operador hace una incisión cutánea de 6 cm a 8 cm, en concordancia con el pliegue mesoaxilar de la piel en las líneas de tensión relajadas de ésta. Se despega el plano cutáneo en todas las direcciones, de modo que queden al descubierto la fascia deltopectoral y el espacio homónimo. Para la observación precisa se necesita una hemostasia meticulosa. Luego, se identifican la porción anterior del deltoides, la vena cefálica, el pectoral mayor y el espacio deltopectoral (Fig. 25-27). La fascia deltopectoral se secciona en concordancia con la vena cefálica, y se libera en su borde pectoral. Con separadores de Goulet se abre el espacio mencionado mientras se retrae hacia afuera la vena cefálica, y se llevan hacia adentro el deltoides y el pectoral mayor. El operador identifica el borde externo del tendón conjunto y lo libera de tejidos vecinos (Fig. 25-28). El tendón mencionado se separa hacia adentro por medio de un separador de Richardson angosto y largo. El borde superior del subescapular se identifica por el fondo de saco; el

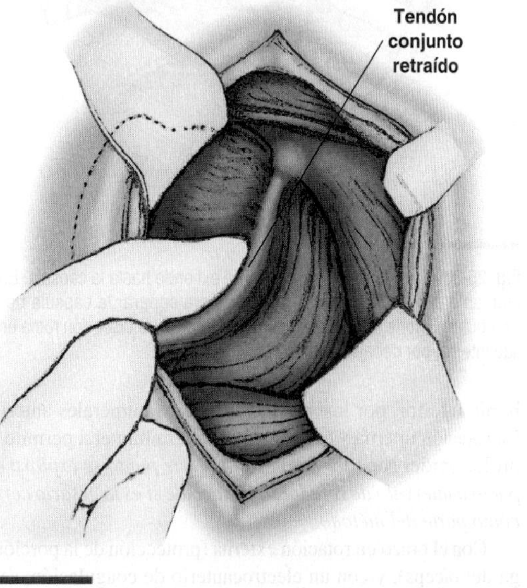

Fig. 25-28 • Se identifica el tendón conjunto y se libera en su cara externa hasta la apófisis coracoides, de manera que pueda ser separado en sentido interno.

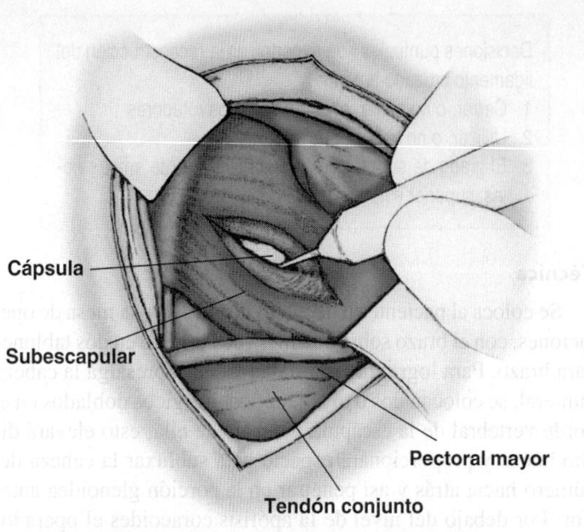

Fig. 25-29 • Exposición del tendón del subescapular. Se identifican los bordes superior e inferior del músculo, en concreto los dos tercios superiores y el inferior, de manera que pueda realizarse una incisión longitudinal en la dirección de las fibras. Para este fin se utiliza un electrocauterio.

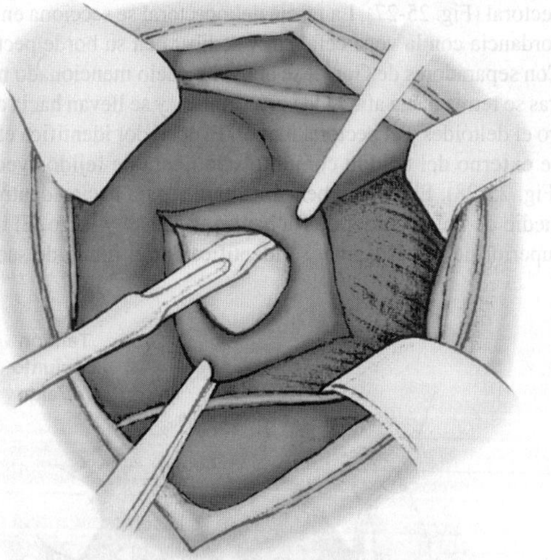

Fig. 25-30 • La incisión longitudinal se extiende hasta la cápsula. En este momento el operador utiliza un bisturí para separar la cápsula del subescapular. El corte se realiza en sentido externo, y la disección roma en sentido interno, por debajo del músculo.

borde inferior, por los vasos circunflejos humerales anteriores. La rotación interna y externa de la cabeza humeral permite definir los bordes superior e inferior. *En este punto se explora el espacio o intervalo de rotadores y se decide si es necesario cerrarlo como parte del método.*

Con el brazo en rotación externa (protección de la porción larga del bíceps), y con un electrocauterio de coagulación, se secciona el tendón del subescapular en sentido longitudinal a sus fibras, en su tercio inferior (Fig. 25-29). Hecha la maniobra anterior se colocan pinzas de Kocher en los bordes superior e inferior del

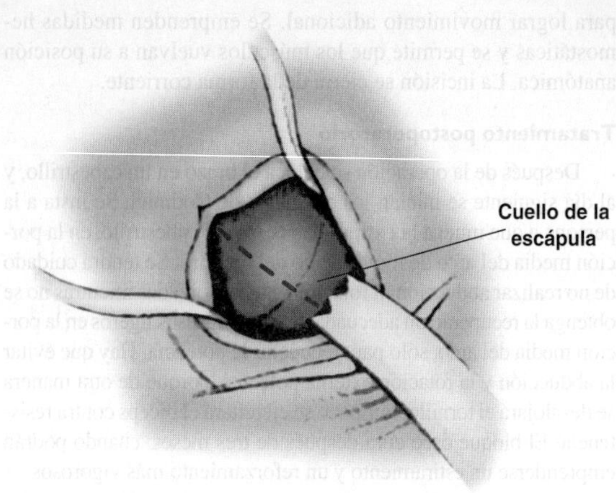

Fig. 25-31 • La cápsula se secciona longitudinalmente en el mismo sentido que el subescapular.

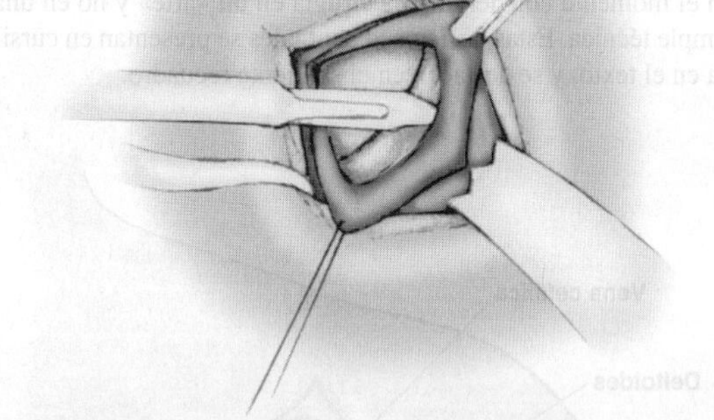

Fig. 25-32 • La incisión se extiende hasta el cuello de la zona glenoidea y se eleva en el plano subperióstico en ese punto. El rodete puede revisarse y extraerse si es necesario, o bien dejarse en su sitio.

subescapular, para generar tensión conforme evoluciona la disección. Con una hoja de bisturí del n.° 15 se define el espacio o intervalo entre la cápsula y el subescapular (Fig. 25-30); la maniobra anterior se realiza con más facilidad en la unión miotendinosa, en la que hay una mayor adherencia del tendón y su cápsula. Es de máxima importancia la disección meticulosa para definir dicho espacio. Al levantar los bordes superior e inferior se identifica con mayor facilidad el paso o intervalo cerca del borde muscular. Se logra una mayor separación en sentidos superior, inferior e interno por medio de un elevador de tejidos blandos y una hoja de bisturí del n.° 15. Se obtiene una mejor exposición de la cápsula colocando un separador de horquilla de punta roma y tres dientes en el cuello glenoideo, y después se usa otro separador Gelpi de dientes largos autoestático modificado, por detrás de los bordes superior e inferior del tendón y el músculo seccionados del subescapular en sentido externo. De esta forma se consigue una mejor exposición de la cápsula articular y de la articulación glenohumeral subyacente.

Cerca del centro de la cabeza humeral se realiza una capsulotomía transversa en sentido paralelo al corte longitudinal en el subescapular, aproximadamente a un nivel medio articular (Fig. 25-31), y se prolonga hacia adentro, hacia el borde glenoideo óseo, y así se obtienen un colgajo superior y otro inferior. La capsulotomía se prolonga al cuello de la zona glenoidea, y los colgajos se elevan en plano subperióstico (Fig. 25-32). La exploración en este momento indicará si hay una lesión leve del rodete o si existe una lesión de Bankart. En este momento también se revisa la cápsula para saber el grado de redundancia que hay que corregir. Los autores han tenido la experiencia de que si la redundancia o tejido sobrante es más bien capsular y el rodete está en excelente estado, la mayor parte del método tendrá como objetivo el desplazamiento capsular que devuelva al rodete a su sitio. *En ese momento se decide si se utilizan medios de fijación (anclas) al hueso. Sin embargo, en términos generales, el rodete está lesionado y a veces se desprende del hueso.* Los autores han observado que no es de importancia capital salvar el rodete lesionado; puede ser «recortado» o extraído sin menoscabo de los resultados finales.

En el abordaje de la articulación glenohumeral hay que tener mucho cuidado para asegurar que se limpian y separan con todo cuidado las estructuras, para que en el momento del cierre no haya confusión en la aproximación de todas ellas. Para facilitar su identificación se coloca una sutura en el colgajo superior y otra en el inferior, en el borde de la articulación, a fin de contar con un punto de referencia y realizar el desplazamiento capsular sin efectuar una «medialización» inadvertida de la cápsula, que podría hacer peligrar los resultados definitivos si quedase demasiado tensa, impidiendo el arco completo de movimiento después de la reparación.

Una vez colocadas estas suturas de identificación, se puede colocar en la articulación un separador de dos dientes de la cabeza humeral. Se deben situar los dientes del separador en el borde posterior, teniendo cuidado para no lesionar el cartílago articular de la fosa glenoidea. En la posición adecuada, se puede utilizar el separador como palanca para empujar la cabeza hacia la parte posterior y externa. Cambiando la presión sobre este separador, y también sobre el separador de horquilla, se pueden realizar los cambios oportunos en la posición de la cápsula para una buena exposición.

Después de limpiar la cápsula lo suficiente y elevarla desde la cavidad glenoidea, se coloca en la parte anterior del cuello de la cavidad glenoidea un separador de mitad de tamaño, de un solo punto; con él mejora extremadamente la observación. Enseguida se limpia el cuello glenoideo, de tal manera que exista buen material (a veces conviene una moderada hemorragia del hueso), y después se realizan orificios con fresa para los medios de fijación (anclas) del hueso. Por lo general los autores los han hecho en las posiciones de las agujas del reloj de las 3:00 a 3:30, 4:00 a 4:30 y 5:00 a 5:30 horas, en el hombro derecho. Los orificios se hacen en sentido paralelo al cartílago de la articulación, 2 mm o 3 mm desde la superficie glenoidea (Figs. 25-33 y 25-34). En la actualidad se cuenta con muy diversos sistemas de fijación ósea; la experiencia de los autores se refiere a los dispositivos Mitek (Mitek Surgical Products, Norwood, MA), y en la actualidad utilizan el de dos dientes, con material de sutura del n.° 2. Estos aparatos se colocan en su sitio, y se cuida la orientación del inferior para que quede un poco en sentido superior y se evite el riesgo de que la punta atraviese la cortical posterior.

Después de las maniobras anteriores se lleva en sentido superior el colgajo inferior de la cápsula. Se tendrá enorme cuidado para evitar la «medialización», y se colocarán puntos de sutura a través del colgajo para que avance un tramo predeterminado (Fig. 25-35).

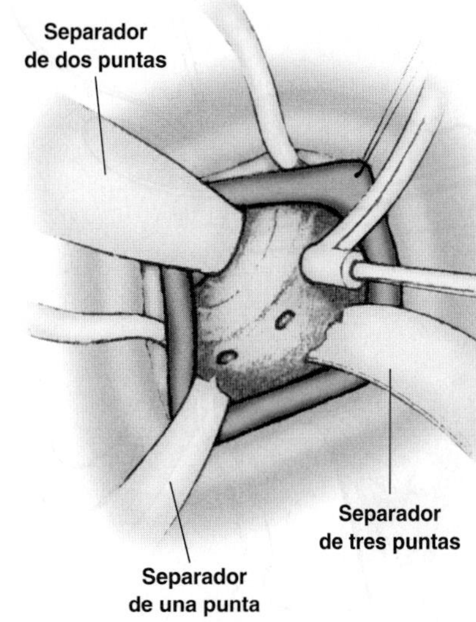

Fig. 25-33 • El cirujano prepara el borde anteroinferior de la cavidad glenoidea y hace tres orificios en el borde de la zona glenoidea para colocar los medios de fijación (anclas) del hueso. Obsérvese que están colocados los tres separadores.

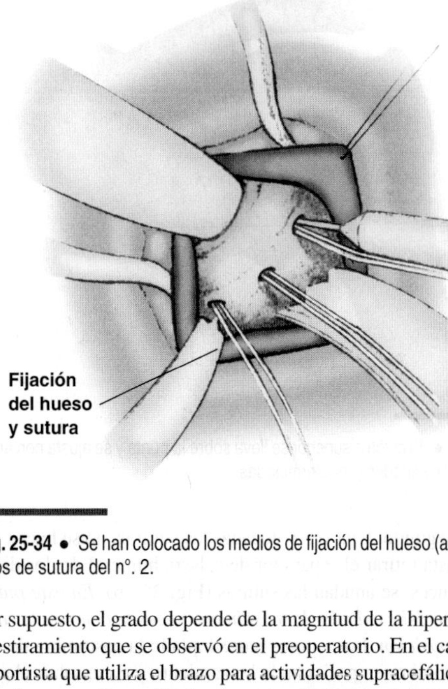

Fig. 25-34 • Se han colocado los medios de fijación del hueso (anclas) con hilos de sutura del n°. 2.

Por supuesto, el grado depende de la magnitud de la hiperlaxitud y el estiramiento que se observó en el preoperatorio. En el caso de un deportista que utiliza el brazo para actividades supracefálicas, es de gran importancia que la cápsula no quede demasiado tensa, porque en ese caso nunca recuperará el arco completo de movimiento.

Una vez colocada la cápsula en la posición precisa, se hace un nudo en cada una de las tres suturas y se tira del colgajo superior hacia abajo, desde la parte superior. Se utilizan las mismas suturas para fijarla en su posición. A veces dicho colgajo no «abarcará» hasta el tercer punto de fijación, pero por lo general llega

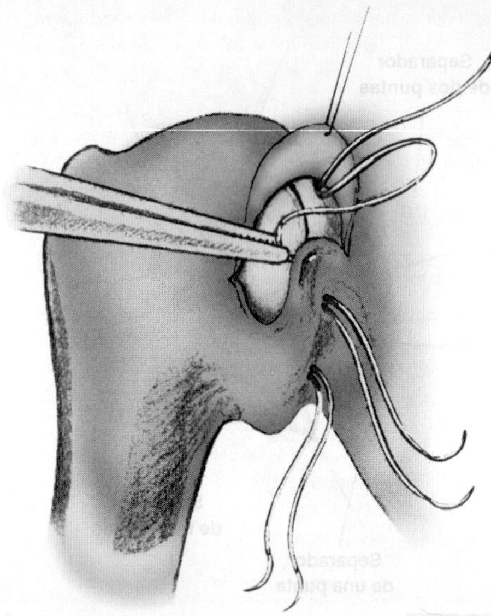

Fig. 25-35 • El colgajo inferior se lleva en sentido superior, y se procura no «medializar» para que tampoco haya un tensamiento excesivo de la cápsula.

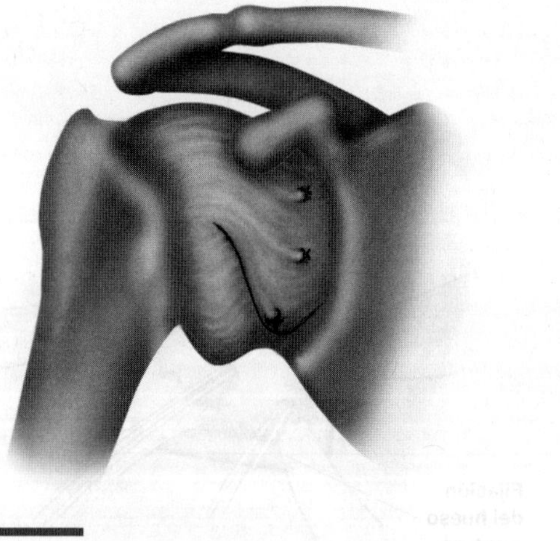

Fig. 25-36 • El colgajo superior se lleva sobre la punta y se ajusta con arreglo a las necesidades predeterminadas.

hasta el segundo. Una vez colocadas las suturas, no se hacen los nudos hasta retirar el separador de cabeza humeral de dos dientes. Entonces, se anudan las suturas (Fig. 25-36). *En este punto el cirujano debe calcular la tensión que necesita dejar en la zona de superposición.* Los autores han adoptado la costumbre de colocar el hombro en posición de lanzamiento y comprobar el grado de tensión necesario con el brazo en 90° de elevación y rotación externa completa. A veces sólo es necesario un grado mínimo de superposición del colgajo, y por lo general se coloca una sola sutura para mantener colocada la superposición. Es importante dejar sin suturar una porción de la hendidura cerca de la cabeza humeral, para permitir el arco de movimiento y que se pueda ajustar la reparación mediante fisioterapia sin puntos que tiren de ella.

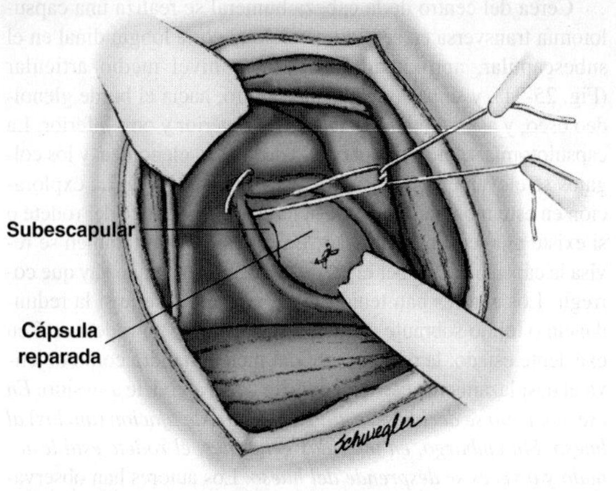

Fig. 25-37 • El tendón del subescapular se cierra con puntos absorbibles sobre la reparación.

Una vez realizado lo anterior, se retiran los separadores y se cierra el subescapular con puntos de sutura reabsorbibles (Fig. 25-37). Habitualmente se lava la incisión con una solución de antibióticos y el cierre se efectúa con puntos de sutura reabsorbible para el tejido subcutáneo y nailon subcuticular claro 4-0 para la piel.

Programa de rehabilitación postoperatoria

Hace unos años, se habría inmovilizado a los pacientes en una ortesis en abducción durante dos semanas; sin embargo, al dejar una porción de la cápsula hendida sin suturar cerca de la cabeza humeral, se puede recuperar el arco de movimiento completo con bastante rapidez, sin necesidad del período de 2 semanas de inmovilización en abducción. La tensión que hay que dejar en la reparación dependerá del criterio del cirujano, siendo esta flexibilidad una gran ventaja en el restablecimiento del arco de movilidad (abducción y rotación externa) en un lanzador.

Los movimientos de arco de movilidad activos se inician inmediatamente después de la cirugía. El primer día, se comienza con la flexión y extensión activa del codo, junto a movimientos de la muñeca y algo de material plástico para apretar en la mano; además, el paciente levanta el brazo en flexión y coloca la mano encima de la cabeza. Durante las 2 semanas siguientes, va avanzando la flexión humeral con la mano sobre la cabeza, mientras se empuja el codo suave y lentamente hacia delante, para poner el húmero en abducción y rotación externa. A las 2 semanas, se añaden ejercicios de movimientos de olas para la elevación, como ejercicios isométricos desde múltiples ángulos para rotación interna, rotación externa, abducción, flexión y extensión. El objetivo es conseguir un arco de movimiento óptimo para el deportista de lanzamiento en unas 3 semanas.

Cuando la presencia de una laxitud excesiva de los tejidos en un paciente se convierte en un problema, se puede colocar un cabestrillo y realizar los ejercicios de flexión/abducción/rotación externa con menos esfuerzo. Transcurridas 2 semanas, se abandona el cabestrillo.

En la tercera semana comienzan los ejercicios isotónicos contra resistencia. El primer grupo incluye las rotaciones interna y externa activas contra resistencia con el brazo contra un lado del tórax, para lo cual se utilizan bandas elásticas de resistencia o cámaras para neumáticos de bicicleta. La extensión activa del hombro puede realizarse con la persona en decúbito ventral o de pie, en tanto flexiona hacia adelante la cintura. El paciente extiende el brazo con el codo recto hasta el plano del tronco, pero sin rebasarlo. Cuando se agrega la aducción horizontal una o dos semanas después, el individuo comienza sus ejercicios en decúbito dorsal con el húmero apoyado, de tal manera que los movimientos comienzan en el plano escapular y la posición terminal no rebasa dicho plano.

La segunda fase del programa de rehabilitación se centra en un reforzamiento progresivo, y comienza con los rotadores del hombro. Después de utilizar resistencia contra una banda elástica, con dificultad creciente hasta la rotación externa en decúbito lateral con pesas libres, el terapeuta encargado de la rehabilitación se ocupará de colocar el brazo durante la rotación interna con un refuerzo debajo de la pared lateral del tórax. El individuo también realiza ejercicios del supraespinoso sólo en un arco que no duela (véase Fig. 25-18). El clínico sigue reforzando el fascículo anterior del deltoides. Una vez que la persona puede ejercitarse sin dolor, puede incluir la elevación más allá de los 110°.

La abducción horizontal activa (con las mismas opciones de posición que la extensión, es decir, decúbito ventral o la persona erecta con flexión de la cintura hacia adelante) se limnita al plano del tronco. La aducción escapular y la rotación del tronco pueden remedar en cierta medida la abducción horizontal y hacer que parezca que se logra más abducción horizontal que la que en realidad se obtiene.

En el tercer mes del postoperatorio se incluyen también en el programa ejercicios excéntricos del manguito de rotadores, un reforzamiento vigoroso del codo y la muñeca, y el ejercicio de «prensa militar» con los brazos por delante del tórax. En lo que se refiere al serrato anterior, la persona puede comenzar con ejercicios de levantamiento en el suelo modificados, de manos-rodillas, con flexión de la región torácica hacia atrás (véase Fig. 25-15). Puede utilizarse también el ergómetro de extremidad escapular para reforzar el serrato anterior si el asiento se ajusta lo bastante lejos para una protracción escapular «muy intensa». El ergómetro se fija en un nivel de poca resistencia.

El entrenamiento isocinético comienza cuando la persona puede levantar de 2,75 kg a 4,5 kg en rotación externa y de 6,75 kg a 9 kg en rotación interna sin dolor ni hinchazón. Unos cuatro meses después de la operación (si por medio de estudios isocinéticos se ha corroborado que el hombro afectado recuperó por lo menos el 70% de la potencia del hombro sano) comienza la tercera fase, es decir, la rehabilitación específica para cada deporte. Para una explicación detallada de los programas de rehabilitación específicos conviene consultar el capítulo 7F del manual de Jobe *(Operative Techniques in Upper Extremity Sports Injuries).*[37] La velocidad de lanzamiento evolucionará hasta el 75% de la velocidad máxima a los siete meses después de la operación; no es un objetivo razonable intentar la velocidad completa antes de un año de realizada la operación. Es importante que el paciente no «avance» con demasiada celeridad en el programa de lanzamiento. Se necesita tiempo para permitir la curación adecuada de los tejidos reconstruidos y su adaptación a las cargas que se le imponen durante el lanzamiento.

Artroscopia

Cualquier perspectiva sobre la medicina del deporte plantea el dilema de la utilidad de la artroscopia en el tratamiento de los problemas del hombro. El artroscopio, si se utiliza de manera apropiada, es muy útil porque permite entrever aspectos del diagnóstico que no se identifican con otros instrumentos.

Como ocurre con la artroscopia de otras articulaciones, la del hombro puede dividirse en tres subgrupos de indicaciones: 1) fines diagnósticos, 2) extracción de materias indeseables, y 3) reconstrucción de algunas estructuras.

El estudio artroscópico puede ser de enorme utilidad para confirmar la naturaleza exacta de la enfermedad. Por ejemplo: la subluxación del hombro ¿es consecuencia del desprendimiento del rodete, o del estiramiento de la cápsula? ¿Existe la enfermedad del manguito de rotadores? La artroscopia es mejor que la resonancia magnética y otras técnicas radiográficas, gracias a la mejor resolución que ofrece en la inspección de estructuras intraarticulares. En casos de inestabilidad, esta técnica permite colocar el hombro en diversas posiciones, para explorar en busca de subluxación; dichas posiciones no se podrían realizar dentro del túnel del aparato de resonancia magnética.

Surge el dilema de si puede realizarse artroscopia diagnóstica en la misma sesión de anestesia con el método abierto sin agravar el peligro de infecciones. En opinión de los autores, cualquier riesgo mayor proviene de la extravasación de líquido en los tejidos blandos vecinos. Por ello, el uso de la artroscopia diagnóstica se limita a los casos en los que se usa sólo el orificio de penetración posterior; el procedimiento no debe durar más de 5 minutos, y después se realiza la técnica quirúrgica. Si se necesitan más orificios de entrada, se requiere mayor tiempo, o se advierte un edema excesivo, será mejor no aplicar inmediatamente el método abierto; es decir, habrá que diferirlo.

La artroscopia diagnóstica es útil para tratar lesiones del hombro del deportista, pero también suele ser la técnica definitiva para la extracción de cuerpos sueltos o de restos de desgarros del rodete en procesos degenerativos. Si el material extraído formó parte en su día de una estructura estabilizadora (como el rodete glenoideo), habrá que advertir al paciente de que, aunque se ha abordado el problema sintomático (el fragmento de rodete desgarrado), es posible que exista un segundo problema enmascarado (inestabilidad).

La reparación artroscópica de lesiones SLAP *(superior labrum, anterior and posterior)* por artroscopia se ha convertido en el tratamiento de elección en estas lesiones. Los desgarros del manguito susceptibles de reparación quirúrgica se pueden anclar de forma segura al reborde glenoideo. Además de abordar la patología del rodete y de estabilizar los anclajes del bíceps, el anclaje permite eliminar también la inestabilidad de la articulación glenohumeral que puede ir asociada a estas lesiones.

En cuanto a las reconstrucciones por artroscopia para la inestabilidad glenohumeral anterior, se las considera técnicas en fase de perfeccionamiento. La aparente ventaja de la menor morbididad precoz después de la artroscopia es menos llamativa cuando se considera que estos procedimientos abiertos son de los menos dolorosos en la cirugía del hombro. Además, el tiempo de inmovilización postoperatoria es mucho menor si se realizan métodos de estabilización abiertos. Por esta razón, los métodos artroscópicos no acortan el tiempo de restablecimiento en estas personas.

El método ideal en todos los deportistas será la reparación y el reforzamiento de la cápsula anterior y la reconstrucción del borde anterior, al mismo tiempo que se ajusta la laxitud de la cápsula. Los autores consideran que la reconstrucción capsulolabral constituye la solución más satisfactoria del problema en el hombro alterado de un deportista de alto rendimiento.[36] Dado el grado de exigencia impuesto a los tejidos durante el lanzamiento, los procedimientos abiertos consiguen los mejores resultados. Sin embargo, en deportes como fútbol o hockey, en los que las exigencias son menos extremas, un grupo selecto de cirujanos artroscópicos especializado está desarrollando técnicas artroscópicas satisfactorias.

Capsulorrafia con electrotermia

La capsulorrafia con electrotermia (CET) se ha incorporado recientemente al tratamiento de la inestabilidad del hombro. La relativa sencillez técnica del procedimiento ya había ayudado inicialmente a ganar adeptos; además, la posibilidad de ver, literalmente, cómo encoge la cápsula, ha contribuido decisivamente al cambio de opinión. Por otro lado, la CET permite la reanudación rápida de la actividad, y los resultados iniciales a corto plazo fueron positivos.[3,18,47,69,75] Sin embargo, a medida que pasa el tiempo los resultados no son tan positivos;[16,40,45,65] la incidencia de fracasos a largo plazo es mucho más alta de lo habitualmente aceptable.

Parece que la razón de este fracaso se encuentra a nivel celular y está relacionada con el grado de encogimiento; si un procedimiento implica un alto grado de encogimiento, las propiedades mecánicas del tejido conjuntivo disminuyen.[73] Además, se puede producir una laxitud recurrente debido a la deformación del tejido capsular sometido a una carga fisiológica constante y baja.[74] Un paciente con una alta demanda, como los lanzadores de béisbol, supone un gran reto para estos tejidos después de la cirugía. Si el encogimiento se aplica con la intensidad necesaria para conseguir por sí solo el objetivo, probablemente fracase en este tipo de deportistas, pues se ha perdido la integridad del tejido (disminución de las propiedades mecánicas). Cuando se aplica un grado pequeño de encogimiento (menos del 15%) junto a una técnica de sutura, el resultado parece ser mejor que cuando se aplica sólo el encogimiento térmico.[73] Arnoczky y Aksan señalaron que la CET probablemente se utilice mejor como estimulante de poca potencia para inducir una respuesta de reparación biológica, más que como un mecanismo intensivo de encogimiento primario de los tejidos.[5] Por tanto, posiblemente la opción más viable de CET sea la combinación de un menor grado de encogimiento y una técnica de sutura.

Otro aspecto que hay que tener en cuenta cuando se considera el encogimiento térmico es la mala calidad del tejido que queda. Si fuera necesario arreglar una intervención previa, el tejido frágil que se deja después de la CET dificulta enormemente cualquier intento de anclaje o de sutura. En opinión de los autores, a medida que se vayan publicando más estudios a largo plazo, la CET contará con el beneplácito de los deportistas con un alto grado de exigencia. Si un lanzador presenta una compresión interna con inestabilidad anterior, el procedimiento de elección en estos casos es una superposición capsular realizada por artroscopia o mediante técnicas abiertas.

PROBLEMAS DE LA MITAD POSTERIOR DEL HOMBRO

Inestabilidad

Los deportistas en muy raras ocasiones sufren una luxación posterior del hombro. Cuando lo hacen, suelen presentar episodios repetidos de luxación posterior; el mecanismo de origen puede ser doble: 1) por exceso de uso, con el que hay una distensión de la cápsula posterior, o 2) por un solo episodio traumatológico aislado que origine subluxación con estiramiento de la cápsula posterior, que reaparece al utilizar de nuevo el hombro. Por ejemplo, el lanzador de béisbol impondrá cargas a la cápsula posterior repetidas veces durante la fase de seguimiento del lanzamiento. Si exagera el lanzamiento, si no calienta adecuadamente o si limita la fase de seguimiento por una mecánica deficiente del cuerpo, podrá lesionar la cápsula posterior, lo cual originará una subluxación repetida. Otro ejemplo es el de los delanteros ofensivos del rugby, que se enfrentan a su oponente con los brazos por delante del cuerpo. Este mecanismo puede provocar una subluxación posterior traumatológica, con una sensación de tirón en la cara posterior del hombro. A veces notan que el hombro se sale de la articulación y otras veces no. Cuando se recuperan de la lesión aguda, notan dolor en la parte posterior y dificultad para inclinarse y hacer presión y bloqueo.

En la exploración de un deportista con inestabilidad posterior se puede observar inestabilidad en la parte posterior de la articulación del hombro, y también sobre el bíceps y los tendones del manguito de los rotadores, como sucede en el síndrome de compresión típico. A veces es necesario realizar varias exploraciones en diferentes ocasiones para determinar que se trata de una inestabilidad y no de compresión. Por lo general, el dolor aparece tanto en la flexión de 90° hacia delante como en la rotación interna. Es posible provocar la subluxación del hombro en la posición mencionada, pero, si no es así, se coloca al paciente en decúbito supino con el hombro afectado sobre el borde de la mesa de exploración. Mientras se sujeta la cabeza humeral, se intenta provocar su subluxación posterior. Muchos deportistas asintomáticos presentan una laxitud posterior del hombro que permite la subluxación posterior durante la exploración física.[44] En algunas series, la incidencia de esta laxitud se ha cifrado en el 50%. Por tanto, la subluxación posterior presente en la exploración física puede representar una laxitud normal, y a veces no indica inestabilidad patológica. Es preciso relacionar la exploración con los síntomas y los antecedentes del paciente. Ocasionalmente, los deportistas de este grupo pueden provocar la subluxación posterior del hombro voluntariamente y demostrar inestabilidad del hombro en la exploración física. Al realizar esta maniobra, es frecuente escuchar un chasquido metálico, que a veces es origen de confusión, ya que este ruido acompaña a la maniobra de reducción y no a la subluxación. No hay que caer en el error de pensar que este sonido corresponde a un episodio de subluxación anterior; estos deportistas, a diferencia de los «subluxadores voluntarios», no suelen presentar trastornos psicológicos y no utilizan la inestabilidad del hombro para conseguir beneficios secundarios, por lo que deben ser tratados exactamente igual que los deportistas que no pueden provocar la luxación voluntaria del hombro.

En ocasiones, en un deportista muy musculoso resulta imposible identificar la inestabilidad en la exploración clínica, y por lo general se necesita la exploración bajo anestesia y la práctica de artroscopia para corroborar el diagnóstico preciso. En la exploración bajo anestesia se advierte normalmente un incremento del desplazamiento o traslación anterior-posterior, en comparación con el hombro normal. Los datos obtenidos en la artroscopia por lo general no son notables, porque los únicos quizá consistan en una distensión capsular o una lesión pequeña del rodete en su porción posterior. La gran utilidad de la artroscopia reside en que permite evaluar los ligamentos glenohumerales anteriores, además del rodete, para identificar la dirección principal de la inestabilidad.

Los signos patológicos en la inestabilidad posterior del hombro son diferentes de los que surgen en la de tipo anterior. En menos del 5% de los pacientes se identifica la lesión inversa real de Bankart, y ello generalmente en deportistas que realizan actividades «de contacto» y que tienen una lesión traumatológica.[42] El rodete tal vez sea poco profundo y esté mal desarrollado, pero casi siempre está intacto y no está separado de la porción posterior de la cavidad glenoidea. La cápsula suele ser redundante. Las medidas iniciales en estos deportistas son conservadoras, con un programa extenso de fisioterapia. Se pide al fisioterapeuta reforzar los rotadores externos, en particular el infraespinoso y el redondo menor, y también la porción posterior del deltoides. En este tipo de inestabilidad puede resultar útil la llamada biorretroalimentación, como la explican Beall y cols.[8] El programa de ejercicios dura por lo general un mínimo de seis meses. El entrenador ejercita al deportista en la técnica de «flexión final del cuerpo y de la rodilla al aire» para que los músculos de la pierna acepten algo de las cargas que se han estado imponiendo a la mitad posterior del hombro.

Con un programa conservador, cerca del 66% de los deportistas advierten una mejoría subjetiva. Normalmente no se elimina la inestabilidad, pero la discapacidad funcional mejora hasta el grado en que el deportista puede realizar sin problemas sus tareas.[30] El tratamiento de los deportistas con una subluxación posterior recurrente del hombro que no mejora con medidas conservadoras es punto de controversia. En el pasado eran desalentadores los resultados de la reconstrucción quirúrgica para tratar la inestabilidad posterior;[28,58,64] sin embargo, artículos publicados en fecha reciente han señalado resultados más prometedores.[11,23,26,46]

Capsulorrafia posterior

El método más apropiado en deportistas con una subluxación posterior del hombro parece ser la capsulorrafia posterior. Inicialmente, la técnica en cuestión se realizaba mediante la colocación de grapas, pero en los últimos 10 años se ha efectuado una técnica con suturas. Se coloca a la persona en la mesa de operaciones en decúbito lateral, con el hombro afectado en plano superior y, debajo de los lienzos quirúrgicos, la extremidad libre. Se le conserva en posición con Vacupack, postes de apoyo y «cuñas» para riñón (posición de nefrotomía). La mesa de operaciones se coloca en posición de Trendelenburg inversa leve. Hay que proteger el ciático poplíteo externo en el punto en el que cruza el cuello y el peroné en el tobillo. Por lo general se realiza una artroscopia diagnóstica para confirmar el trastorno y la dirección de la inestabilidad. Se deja al paciente en la posición escogida, en tanto el cirujano realiza la capsulorrafia posterior. Se realiza una incisión en sable en la cara superior del hombro, comenzando por detrás de la articulación acromioclavicular para continuar hacia atrás, hacia el pliegue axilar posterior (Fig. 25-38); el corte debe tener unos 10 cm de largo. El operador despega los tejidos subcutáneos para descubrir el deltoides, músculo que es seccionado en el sentido de sus fibras (Fig. 25-39) desde un punto en la columna 2 cm o 3 cm medial respecto del ángulo posteroexterno del acromion, hasta otro unos 5 cm distal. Es importante que la sección longitudinal del deltoides no se haga por debajo del nivel del redondo menor, porque podría lesionar el nervio circunflejo, que penetra en el músculo en el borde inferior del redondo mencionado. Generalmente no se necesita doblar hacia atrás el deltoides desde la espina del omóplato o el acromion, excepto a veces, en personas muy musculosas. El redondo menor y el infraespinoso se localizan por debajo de la aponeurosis, en un plano profundo al deltoides. El espacio entre los músculos mencionados no siempre resulta evidente (Fig. 25-40); un punto de referencia importante es el rafe entre los dos fascículos del infraespinoso, que es una estructura bipeniforme; el rafe en cuestión no debe confundirse con el espacio entre el redondo menor y el infraespinoso, que por lo general está por debajo del ecuador de la cabeza humeral. Mediante una disección roma, se crea el intervalo entre los dos fascículos del infraespinoso. Luego, se colocan separadores para descubrir la cápsula posterior del hombro, y con cuidado de no seccionar en sentido de sus fibras al infraespinoso más de 1,5 cm en sentido interno a la cavidad glenoidea, para no lesionar el ramo del nervio supraescapular que llega al infraespinoso (Fig. 25-41).[61]

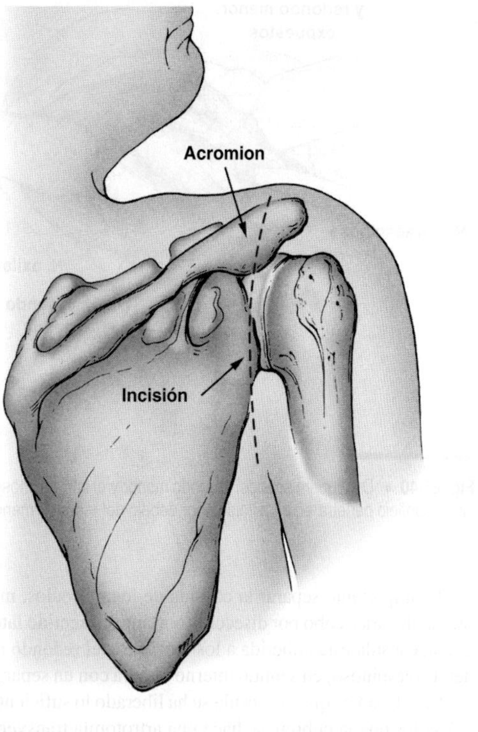

Fig. 25-38 • La incisión se hace en sentido superior, comenzando por detrás de la articulación acromioclavicular hasta llegar al pliegue axilar posterior.

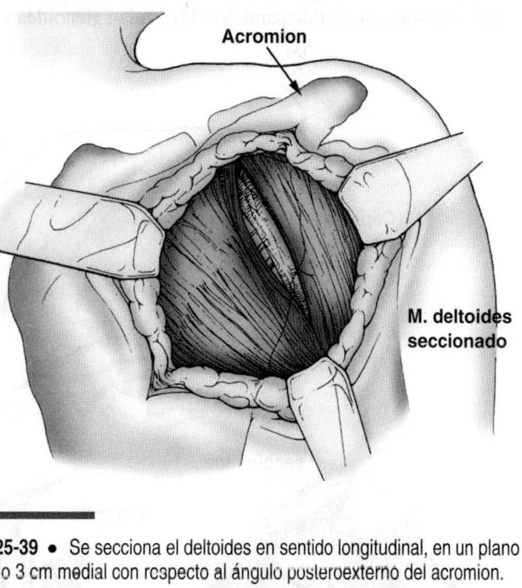

Fig. 25-39 • Se secciona el deltoides en sentido longitudinal, en un plano 2 cm o 3 cm medial con respecto al ángulo posteroexterno del acromion.

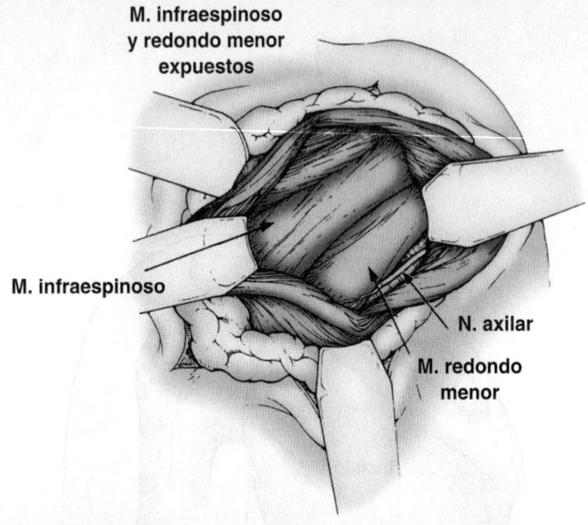

Fig. 25-40 • Descubrimiento del redondo menor y el infraespinoso; el nervio circunflejo penetra en el deltoides por debajo del redondo menor.

Es importante separar la cápsula de los músculos, maniobra que se llevará a cabo por disección cortante en sentido lateral, ya que la cápsula está adherida a los tendones del redondo menor y del infraespinoso; en sentido interno se hará con un separador perióstico. Una vez que la cápsula se ha liberado lo suficiente de los músculos que la cubren, se hace una artrotomía transversa en la cápsula posterior de afuera hacia adentro y hacia abajo, pero no en el interior del rodete glenoideo. Se inspecciona la articulación. Se «elaboran» dos colgajos capsulares haciendo una incisión en T en la cápsula, en sentido paralelo a la cavidad glenoidea y muy cerca del rodete, que se marcan con puntos de sutura para su control. El colgajo capsular inferior debe elaborarse con gran cuidado, debido a su gran proximidad con el nervio circunflejo. Si el rodete está intacto, como ocurre a menudo, las suturas se colocan directamente en el rodete (si está desgarrado o separado, el rodete necesita reflejarse de tal manera que se introduzcan las suturas de fijación y se pasen las necesarias a través del complejo ligamentoso y el rodete, como se hace en la reconstrucción capsulolabral en sentido anterior). Como paso siguiente se desplaza hacia arriba y hacia adentro la cápsula inferior, y se une al rodete glenoideo con suturas Ethibond del n.° 1 (Fig. 25-42); con ello se corrige la inestabilidad posterior y la inferior. En este punto se sutura el colgajo capsular superior sobre el inferior, avanzándolo en sentido inferior e interno (Fig. 25-43). Puede haber aún un espacio transverso en la cápsula en sentido lateral, que se cierra con puntos separados de colchonero. Los dos fascículos del infraespinoso descienden juntos, y por lo general no es necesario colocar en ellos suturas. La aponeurosis deltoidea, que ha sido seccionada longitudinalmente, se repara en ese momento (Fig. 25-44).

En el postoperatorio se inmovilizan el brazo y el hombro del sujeto, en una posición de 30° de abducción, extensión leve y rotación neutra, durante tres semanas.

Recientemente, algunos autores han recomendado una capsulorrafia posterior artroscópica; esta técnica se realiza reparando el rodete glenoideo posterior, por detrás del borde glenoideo, con anclajes de sutura si hay desgarro y creación de tensión en la cápsula posterior mediante la sutura de la cápsula al rodete, para reducir el volumen posterior (Figs. 25-45 y 25-46). La cápsula del intervalo de los rotadores, que es un freno secundario a la inestabilidad posterior, se puede abordar también fácilmente mediante artroscopia. La reparación artroscópica posterior se ha realizado en una población limitada de pacientes, con un seguimiento a corto plazo. Por el momento no es posible determinar si los re-

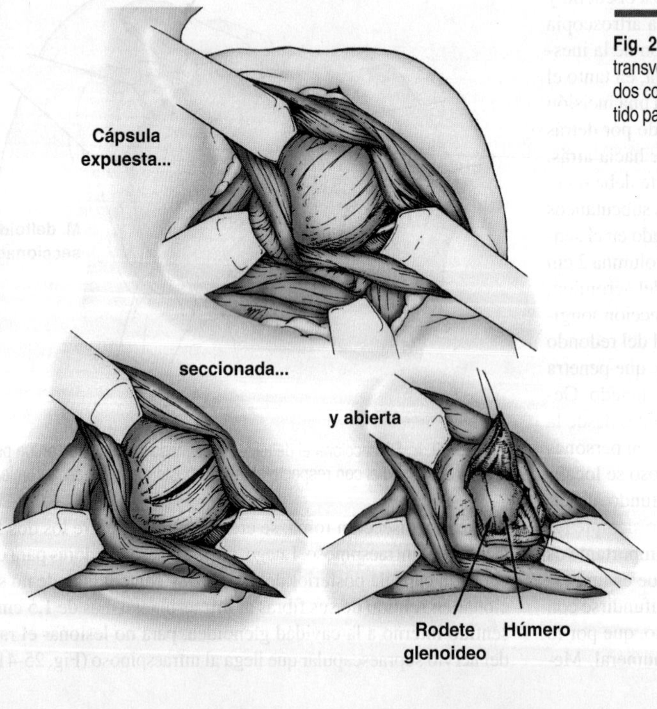

Fig. 25-41 • La cápsula se descubre: se realiza una artrotomía transversa en la cápsula posterior, de lateral a medial. Se elaboran dos colgajos de cápsula, haciendo una incisión en T en ella, en sentido paralelo a la cavidad glenoidea y adyacente al rodete glenoideo.

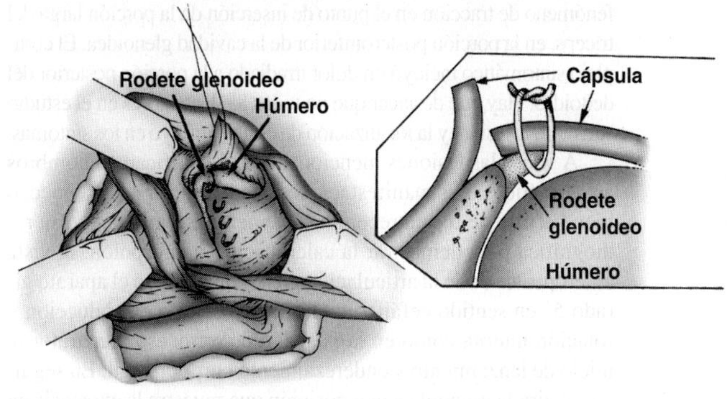

Fig. 25-42 • El operador desplaza en sentido superior e interno el colgajo capsular inferior, y lo une al rodete.

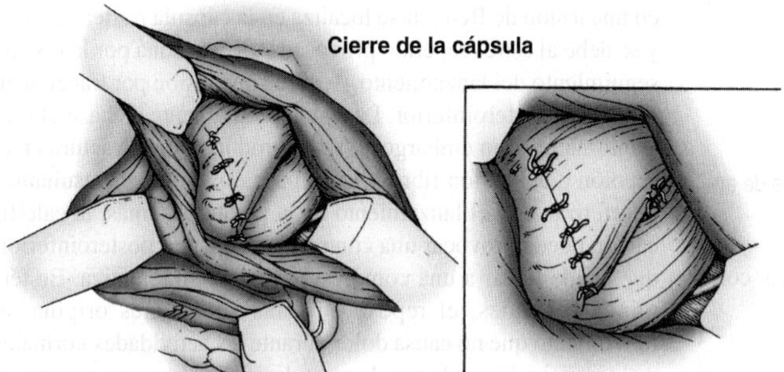

Fig. 25-43 • El colgajo superior se sutura sobre el inferior, haciéndolo avanzar en sentido inferior y medial. La hendidura lateral en la cápsula se cierra con puntos separados de colchonero.

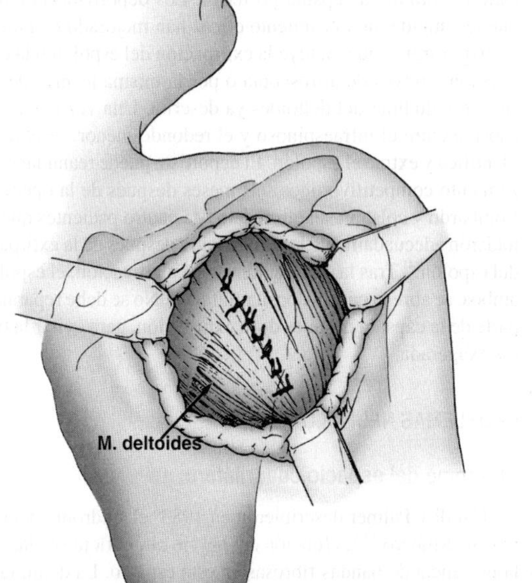

Fig. 25-44 • Se repara la fascia del deltoides, que ha sido seccionada.

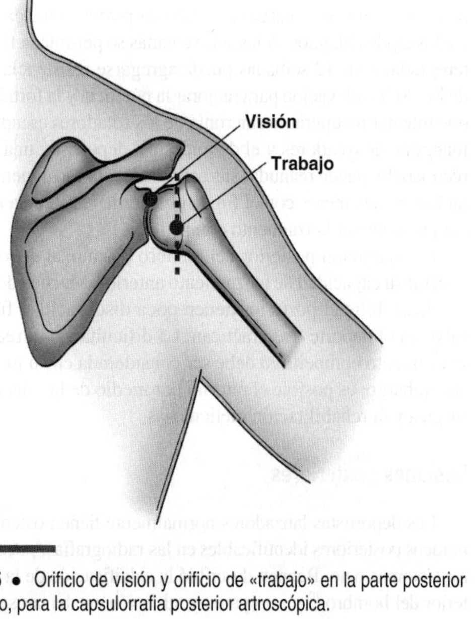

Fig. 25-45 • Orificio de visión y orificio de «trabajo» en la parte posterior del hombro, para la capsulorrafia posterior artroscópica.

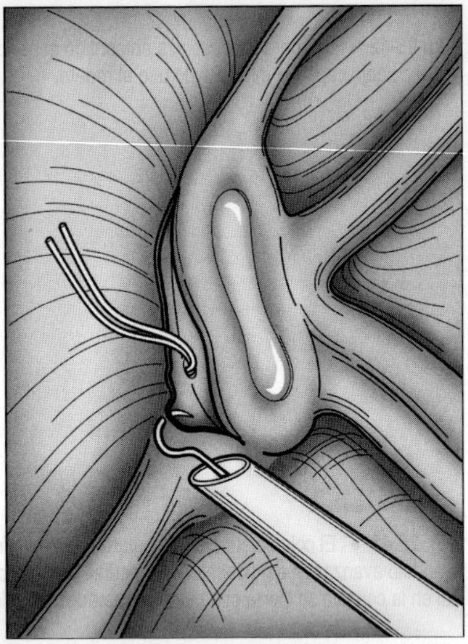

Fig. 25-46 • El rodete posterior se fija a la glenoides con suturas de anclaje, y la cápsula posterior se sutura al rodete.

sultados serán mejores o peores que con la técnica abierta convencional.

Programa de rehabilitación postoperatoria

Se comienza la práctica de ejercicios isométricos en el período postoperatorio inmediato, para reforzar el deltoides y los músculos del manguito de rotadores. Después de tres semanas de que los practique el enfermo, se inician movimientos en el arco pasivo y activo asistido. Se concede importancia a la elevación en el plano escapular del cuerpo y para recuperar la rotación. En las primeras cuatro a seis semanas después de la operación no se realiza movimiento alguno en el plano sagital (p. ej., flexión anterógrada), para no imponer mayores cargas a la cápsula posterior recién reparada y a los tejidos blandos. A las seis semanas se permite la flexión anterógrada; a las 12 semanas puede agregarse resistencia más allá de los 90° de elevación para mejorar la potencia y la fortaleza. Hay que intentar recuperar la sincronía de los rotadores escapulares, el manguito de rotadores y el deltoides. El deportista, una vez bien recuperado, puede reanudar sus actividades; por lo general necesitará otros seis meses con el fin de obtener la resistencia necesaria para reanudar el lanzamiento competitivo.

La reparación posterior del hombro permite al deportista recuperar su capacidad de lanzamiento anterior. Muchos deportistas con inestabilidad posterior tienen poca discapacidad funcional, salvo en el deporte que practican. La dificultad para reanudar el lanzamiento competitivo debe ser considerada en su justo valor; sin embargo, es posible el retorno por medio de la selección quirúrgica y la rehabilitación meticulosas.

Lesiones posteriores

Los deportistas lanzadores normalmente tienen osteofitos glenoideos posteriores identificables en las radiografías; pueden generar síntomas o no. Bennett describió la calcificación de la cara posterior del hombro,[10] y a su parecer tal lesión estaba causada por el fenómeno de tracción en el punto de inserción de la porción larga del tríceps, en la porción posteroinferior de la cavidad glenoidea. El complejo sintomático incluyó un dolor irradiado a la porción posterior del deltoides. Hay que destacar que no todos los lanzadores en el estudio sufrieron la lesión, y la localización de ésta no influyó en los síntomas.

A veces las lesiones mencionadas se identifican en hombros asintomáticos. Las manifestaciones pueden surgir poco a poco, o bien hacerlo de forma repentina. Bennett describió una vista radiográfica para demostrar la calcificación o el espolón: la vista anteroposterior de la articulación glenohumeral con el aparato girado 5° en sentido cefálico y el brazo colocado en abducción y rotación interna como en la posición de retroceso preparatorio, inicio de lanzamiento y enderezamiento corporal total. En seguida, se gira la escápula a una posición que muestre la exostosis en la porción inferior glenoidea. También la vista corriente axilar lateral suele mostrar el espolón óseo en esta zona.

De acuerdo con la experiencia de los autores, la calcificación en una lesión de Bennett se localiza en la cápsula posteroinferior y se debe al estrés repetido provocado en esta zona por la fase de seguimiento del lanzamiento;[20] ésta es una lesión por tracción en la cápsula posteroinferior. La lesión propiamente dicha suele ser asintomática. Sin embargo, si se ha producido una fractura en el espolón o una unión fibrosa en su base, los síntomas resultantes interferirán con el lanzamiento de la pelota. Además, la calcificación puede provocar una contracción capsular posteroinferior, que puede llevar a una compresión interna sintomática. En términos generales, el reposo en estas situaciones origina un movimiento que no causa dolor durante las actividades normales y el ejercicio. Sin embargo, la reanudación del lanzamiento provoca dolor intenso después de unas cuantas entradas.

Este tipo de deportistas suele mejorar con medidas conservadoras, que consisten en reposo además de antiinflamatorios e inyecciones de esteroides. La fisioterapia se debe centrar en el estiramiento de la cápsula posterior. Los deportistas con dolor que les impide un lanzamiento eficaz han mejorado con un método quirúrgico que incluye la extirpación del espolón o la calcificación a través de artroscopia o por la misma técnica de incisión longitudinal del deltoides ya descrita. Una vez expuesta la cápsula entre el infraespinoso y el redondo menor, se abre y se identifica y extrae el espolón. El deportista puede reanudar el lanzamiento competitivo unos seis meses después de la operación. Lombardo y cols. presentaron datos de cuatro pacientes que reanudaron adecuadamente la competición después de la extirpación del espolón.[41] Tras la extirpación de la calcificación, el espolón o ambos, se abre la cápsula posteroinferior. No se debe reparar esta parte de la cápsula después de la extirpación, para evitar la tirantez exagerada.

PROBLEMAS NEUROLÓGICOS

Síndrome del espacio cuadrilátero

Cahill y Palmer describieron en 1983[6] el síndrome del espacio cuadrilátero.[12] La función del nervio circunflejo se altera por la presencia de bandas fibrosas en este espacio. La disminución de la función se produce cuando el deportista coloca el brazo en abducción y rotación externa, como en la maniobra de enderezamiento antes del lanzamiento. El paciente experimenta dolor en la parte posterior del hombro, por lo general en la zona del redondo menor, que se exacerba en la posición de abducción y rotación externa. A veces se observa un dolor directo con la palpación en esta zona. Los datos de la exploración neurológica suelen ser normales, y no son útiles los de estudios electromiográficos. El diagnóstico se confirma por lo general gracias a un arteriograma de los sistemas subclavio y axilar. Con el hombro en posición neutra, se observa la arteria circunfleja humeral posterior. Con el brazo en abducción y rotación externa, se observan alteraciones del flujo sanguíneo arterial. Es útil también realizar estudios comparativos en ambos brazos, en busca de variantes anatómicas. El reposo y las inyecciones de cortisona pueden resultar útiles en deportistas con este problema; sin embargo, si persisten los síntomas, está indicada la descompresión quirúrgica del espacio cuadrilátero. El método estándar consiste en una incisión en el sentido de las fibras del deltoides y en la separación del redondo menor. Sin embargo, los autores de este capítulo han observado que es posible penetrar en el espacio cuadrilátero a través de una incisión vertical, que llega a dicho espacio por debajo del deltoides y sin liberar el redondo menor. La cabeza larga del tríceps por lo general se libera parcialmente, ya que ésta parece ser la estructura causante del problema, y no el redondo menor.

Atrapamiento del nervio supraescapular

En la población general se produce con gran frecuencia el atrapamiento del nervio del subescapular en la zona de la escotadura homónima, pero, en el deportista, dicho atrapamiento se produce en la escotadura espinoglenoidea o en sentido distal a ella.[14] Esta localización respeta la función del nervio supraespinoso. El deportista tal vez acuda al médico por lo que parecerá ser una tendinitis; sin embargo, en la exploración detallada el médico advierte atrofia del músculo infraespinoso. El trastorno mencionado se observa con gran frecuencia en lanzadores de alto nivel y en jugadores de voleibol, aunque la mayor parte de los jugadores de voleibol no presentan síntomas y se pueden tratar con un programa de ejercicios para fortalecer el infraespinoso.[21] El tratamiento quirúrgico de los jugadores de voleibol o de los lanzadores asintomáticos consiste en la descompresión del nervio supraescapular a la altura de la escotadura espinoglenoidea mediante la liberación del ligamento espinoglenoideo. Recientemente, se ha demostrado que este ligamento está presente en el 80% aproximadamente de los hombros.[15] Según la experiencia del autor, el tratamiento quirúrgico del atrapamiento del nervio supraescapular en la escotadura espinoglenoidea ha permitido la recuperación de una parte de la masa muscular, pero no de toda. Aun así, la mayor parte de los deportistas han podido reanudar su actividad deportiva. Si no se ha producido una desnervación completa del músculo infraespinoso, es posible que algunos deportistas reanuden sus actividades de lanzamiento al maximizar la función del infraespinoso restante.

PROBLEMAS VASCULARES

Arteria axilar

Normalmente, la oclusión de la arteria axilar se produce cuando se lleva el brazo por encima de la cabeza. Con gran frecuencia, la segunda porción de la arteria es la que se ocluye por la presión que ejercen la cabeza humeral y el músculo pectoral menor suprayacente. Esta oclusión se puede observar en sujetos normales, y se demuestra por angiografía.[57] Tullos y cols. describieron la oclusión de la arteria axilar durante lanzamiento de pelotas,[67] y pensaron que dicho fenómeno transitorio se debía al estiramiento por debajo del pectoral menor que se producía con cada lanzamiento. En casos raros, se produce un traumatismo local con el paso del tiempo, suficiente para producir una lesión mínima y trombosis. El cuadro inicial incluye signos y síntomas inespecíficos. Es difícil realizar el diagnóstico, y el deportista puede quejarse de fatiga y mialgias, poca resistencia o parestesias intermitentes. También puede indicar una mayor fatiga y pérdida del control. Si no se advierten signos objetivos, quizá se desechen los síntomas al considerarlos como de orden psicosomático menor; por lo general, se necesita un arteriograma para confirmar el diagnóstico. Por medio de cirugía vascular se alivia el bloqueo, por ablación con anastomosis o con injerto de derivación. En un caso registrado, un lanzador profesional de béisbol mostró un avance de la trombosis, que originó un accidente vasculocerebral y más tarde una parálisis parcial.

Recientemente, se ha detectado la presencia de aneurismas en algunos deportistas en una rama de la arteria axilar o de la subclavia.[52,59] Además de los síntomas de oclusión vascular mencionados anteriormente, estos jugadores presentan a veces fenómenos embólicos en la mano distal al aneurisma. Se cree que estos embolismos representan fragmentos de trombosis en el aneurisma;[22,33,43,56,63] una vez más, el diagnóstico se confirma por angiografía y el tratamiento consiste en cirugía vascular. No se ha demostrado la efectividad de realizar exploraciones selectivas entre los lanzadores para detectar aneurismas con compresión de la arteria axilar o trombosis.

Vena axilar

Paget, en 1875, y Van Schroether, en 1884,[1] describieron originalmente la trombosis de la vena axilar. Llamaron a este cuadro «trombosis de esfuerzo», al vincularlo con un acto de gran fuerza que lesionó la vena. Por lo general afecta a deportistas activos y va precedida por un esfuerzo agotador o una acción repetitiva. El cuadro inicial incluye dolor e hinchazón en el brazo; objetivamente, se advierte la distensión venosa de toda la extremidad superior, con una cianosis secundaria. El venograma confirmará la impresión diagnóstica. El tratamiento suele ser conservador, y consiste en reposo y elevación de la extremidad. En las fases iniciales se utilizan anticoagulantes para evitar el avance de la trombosis. Después del episodio inicial, el deportista sigue quejándose a veces de claudicación externa. Vogel y Jensen señalaron el caso de un nadador universitario que sufrió una trombosis de esfuerzo de la vena subclavia.[71] Pensaron que se trataba de un cuadro poco común de síndrome del estrecho torácico superior, aunque diversas maniobras de estimulación no originaron alteración alguna en el pulso radial. En el venograma se identificó la oclusión completa de la vena subclavia en la zona de la primera costilla. El tratamiento consistió en estreptocinasa por vía intravenosa, heparina y warfarina sódica (Coumadin). Después de cuatro meses se extirpó la primera costilla y la persona no tuvo más síntomas. Los dos autores pensaron que el lugar más probable de compresión de la vena subclavia se localizaba entre la primera costilla y la clavícula, en la zona costoclavicular. Un mecanismo menos frecuente de compresión sería el del tendón del pectoral menor o la cabeza del húmero, que podrían comprimir la vena axilar sobre su cara anterior, con la abducción del hombro.

En una serie reciente presentada por Arko y cols., 12 deportistas recibieron tratamiento por trombosis de la vena subclavia, inicialmente tratamiento lítico y anticoagulación.[4] Sin embargo, ocho pacientes necesitaron más adelante una descompresión del estrecho torácico superior y una venólisis de la vena subclavia para aliviar sus síntomas. Todos los deportistas de esta serie permanecieron estables, sin repetición de la trombosis venosa, y reanudaron su nivel habitual de actividad.

RESUMEN

El rendimiento óptimo suele ser el objetivo final de un deportista de élite; la prevención y el tratamiento de las lesiones parecen, ocupar un lugar secundario. Como profesionales de la asistencia sanitaria, nuestro deseo es ayudar a los deportistas a alcanzar sus objetivos. Si podemos evitar que se produzcan lesiones, estamos ayudando a optimizar el rendimiento. Una de las formas para conseguir aconsejar sobre la prevención, es la de comunicar el interés por ello y el conocimiento de la mecánica y de la posible patología de la mecánica. Podemos educar al deportista y a todo el personal relacionado con el deporte sobre la forma de permanecer más tiempo jugando a un nivel alto. Podemos compartir con ellos los signos clínicos más leves y los signos mecánicos de lesión en el campo; de esta forma, se puede identificar más precozmente la posible lesión y se permite una vuelta más rápida al campo de juego. Aumentando nuestros conocimientos acerca de estos problemas, podemos contar con más medios para seleccionar la intervención adecuada, ya sea de rehabilitación o quirúrgica.

BIBLIOGRAFÍA

1. Adams JT and DeWeese JA: "Effort" thrombosis of the axillary and subclavian veins. J Trauma *11*:923-929, 1971.
2. Allegrucci M, Whitney SL, and Irrgang JJ: Clinical implications of secondary impingement of the shoulder in freestyle swimmers. J Orthop Sports Phys Ther *20*:307-318, 1994.
3. Andrews JR and Dugas JR: Diagnosis and treatment of shoulder injuries in the throwing athlete: The role of thermal-assisted capsular shrinkage. Instr Course Lect *50*:17-21, 2001.
4. Arko FR, Harris EJ, Zarins CK, and Olcott C: Vascular complications in high-performance athletes. J Vasc Surg *33*:935-942, 2001.
5. Arnoczky SP and Aksan A: Thermal modification of connective tissues: Basic science considerations and clinical implications. Instr Course Lect *50*:3-11, 2001.
6. Babyar SR: Excessive scapular motion in individuals recovering from painful stiff shoulders: Causes and treatment strategies. Phys Ther *76*:226-238, 1996.
7. Bain AM: Supraspinatus tendinitis. Physiotherapy *57*:17-20, 1971.
8. Beall SM, Diefenbach G, and Allen A: Electromyographic biofeedback in the treatment of voluntary posterior instability of the shoulder. Am J Sports Med *15*:175-178, 1987.
9. Belling Sorensen AK and Jorgensen U: Secondary impingement in the shoulder. An improved terminology in impingement. Scand J Med Sci Sports *10*:266-278, 2000.
10. Bennett GE: Elbow and shoulder lesions of baseball players. Am J Surg *98*:484-488, 1959.
11. Bigliani LU, Pollock RG, McIlveen SJ, et al: Shift of the posteroinferior aspect of the capsule for recurrent posterior glenohumeral instability. J Bone Joint Surg Am *77*:1011-1020, 1995.
12. Cahill BR and Palmer RE: Quadrilateral space syndrome. J Hand Surg *8*:65-69, 1983.
13. Cavallo RJ and Speer KP: Shoulder instability and impingement in throwing athletes. Med Sci Sports Exerc *30*(4 suppl):S18-S25, 1998.
14. Cummins CA, Bowen M, Anderson K, and Messer T: Suprascapular nerve entrapment at the spinoglenoid notch in a professional baseball pitcher. Am J Sports Med *6*:810-812, 1999.
15. Cummins CA, Messer TM, and Nuber GW: Suprascapular nerve entrapment. J Bone Joint Surg Am *82*:415-424, 2000.
16. D'Alessandro DF, Bradley JP, Fleischli JE, and Connor PM: Prospective evaluation of thermal capsulorrhaphy for shoulder instability: Indications and results two to five year follow-up. Submitted to Am J Sports Med, April 2002.
17. DiGiovine NM, Jobe FW, Pink M, and Perry J: An electromyographic analysis of the upper extremity in pitching. J Shoulder Elbow Surg *1*:15-25, 1992.
18. Ellenbecker TS and Mattalino AJ: Glenohumeral joint range of motion and rotator cuff strength following arthroscopic anterior stabilization with thermal capsulorrhaphy. J Orthop Sports Phys Ther *29*:160-167, 1999.
19. Feltner M and Dapena J: Dynamics of the shoulder and elbow joints of the throwing arm during a baseball pitch. Int J Sports Biomech *2*:235-259, 1986.
20. Ferrari JD, Ferrari DA, Coumas J, and Pappas AM: Posterior ossification of the shoulder: The Bennett lesion. Etiology, diagnosis, and treatment. Am J Sports Med *22*:171-175, 1994.
21. Ferretti A, De Carli A, and Fontana M: Injury of the suprascapular nerve at the spinoglenoid notch. The natural history of infraspinatus atrophy in volleyball players. Am J Sports Med *26*:759-763, 1998.
22. Fields W, Lemak N, and Ben-Menachem Y: Thoracic outlet syndrome: Review and reference to stroke in a major league pitcher. AJNR Am J Neuroradiol *7*:73-78, 1986.
23. Fronek J, Warrer RF, and Bowen M: Posterior subluxation of the glenohumeral joint. J Bone Joint Surg Am *71*:206-216, 1989.
24. Fu FH, Harner CD, and Klein AH: Shoulder impingement syndrome. A critical review. Clin Orthop *269*:162-173, 1991.
25. Gainor BJ, Piotrowski F, Puhl J, et al: The throw: Biomechanics and acute injury. Am J Sports Med *8*:114-118, 1980.
26. Goss TP and Costello G: Recurrent symptomatic posterior glenohumeral subluxation. Orthop Rev *17*:1024-1032, 1988.
27. Hamner DL, Pink MM, and Jobe FW: A modification of the relocation test: Arthroscopic findings associated with a positive test. J Shoulder Elbow Surg *9*:263-267, 2000.
28. Hawkins RJ, Koppert G, and Johnston G: Recurrent posterior instability (subluxation) of the shoulder. J Bone Joint Surg Am *66*:169-174, 1984.
29. Herberts P and Kadefors R: A study of painful shoulder in welders. Acta Orthop Scand *47*:381-387, 1976.
30. Hurley JA, Anderson TE, Dear W, et al: Posterior shoulder instability: Surgical vs non-surgical results. Orthop Trans *11*:458, 1987.
31. Ianotti JP: Rotator Cuff Disorders: Evaluation and Treatment. American Academy of Orthopaedic Surgeons Monograph Series, 1991.
32. Inman VT, Saunders JB de CM, and Abbott LC: Observations on the functions of the shoulder joint. J Bone Joint Surg *26*:1-30, 1944.
33. Itoh Y, Wakano K, Takeda T, and Murakami T: Circulatory disturbances in the throwing hand of baseball pitchers. Am J Sports Med *15*:264-269, 1987.
34. Jobe CM: Posterior superior glenoid impingement: Expanded spectrum. Arthroscopy *11*:530-536, 1995.
35. Jobe CM, Pink MM, Jobe FW, and Shaffer B: Anterior shoulder instability, impingement, and rotator cuff tear: Theories & concepts. *In* Jobe FW, Pink MM, Glousman RE, et al (eds): Operative Techniques in Upper Extremity Sports Injuries. St Louis: Mosby-Year Book, 1996, pp 164-176.
36. Jobe FW, Giangarra CE, Glousman RE, et al: Relationship of instability and impingement in throwing athletes: Review of the anterior capsulolabral reconstruction. Paper presented at a meeting of the American Shoulder and Elbow Surgeons, February 1989, Las Vegas, NV.
37. Jobe FW, Pink MM, Glousman RE, et al: Operative Techniques in Upper Extremity Sports Injuries. St Louis: Mosby-Year Book, 1996.
38. Johnston TB: The movements of the shoulder-joint: A plea for the use of the 'plane of the scapula' as the plane of reference for movements occurring at the humero-scapular joint. Br J Surg *25*:252-260, 1937.
39. King W and Perry J: Personal communication, 1989.
40. Krishnan SG, Hawkins RJ, Karas SG, et al: Electrothermal arthroscopic shoulder capsulorrhaphy: A minimum two year follow-up. Paper presented at the Annual Meeting of AOSSM, June 30-July 3, 2002, Orlando, FL.
41. Lombardo SJ, Jobe FW, Kerlan RK, et al: Posterior shoulder lesions in throwing athletes. Am J Sports Med *5*:106-110, 1977.
42. Mair SD, Zarzour RH, and Speer KP: Posterior labral injury in contract athletes. Am J Sports Med *26*:753-758, 1998.
43. McCarthy W, Yao J, Schafer M, et al: Upper extremity arterial injury in athletes. J Vasc Surg *9*:317-327, 1989.
44. McFarland EG, Campbell G, and McDowell J: Posterior shoulder laxity in asymptomatic athletes. Am J Sports Med *24*:468-471, 1996.
45. Miniaci A, McBirnie J, and Miniaci SL: Thermal capsulorrhaphy of the treatment of multi-directional instability of the shoulder. Paper presented at a Specialty Day Meeting of the American Shoulder and Elbow Surgeons, March 2001, San Francisco.
46. Misamore GW and Facibene WA: Posterior capsulorrhaphy for the treatment of traumatic recurrent posterior subluxations of the shoulder in athletes. J Shoulder Elbow Surg *9*:403-408, 2000.
47. Mishra DK and Fanton GS: Two-year outcome of arthroscopic Bankart repair and electrothermal-assisted capsulorrhaphy for recurrent traumatic anterior instability. Arthroscopy *17*:844-849, 2001.
48. Monad H: Contractility of muscle during prolonged static and repetitive dynamic activity. Ergonomics *28*:81-89, 1985.
49. Moseley JB, Jobe FW, Pink M, et al: EMG analysis of the scapular muscles during a shoulder rehabilitation program. Am J Sports Med *20*:128-134, 1992.
50. Neer CS II: Anterior acromioplasty for the chronic impingement syndrome in the shoulder: A preliminary report. J Bone Joint Surg Am *54*:41, 1972.
51. Neer CS II: Shoulder Reconstruction. Philadelphia: WB Saunders, 1990.
52. Nuber GW, McCarthy JW, Yao JS, et al: Arterial abnormalities of the shoulder in athletes. Am J Sports Med *18*:514-519, 1990.

53. Paley KJ, Jobe FW, Pink MM, et al: Arthroscopic findings in the overhand throwing athlete: Evidence for posterior internal impingement of the rotator cuff. Arthroscopy *16*:35-40, 2000.
54. Pappas AM, Zawacki RM, and Sullivan TJ: Biomechanics of baseball pitching: A preliminary report. Am J Sports Med *13*:216-222, 1985.
55. Pink M, Perry J, Browne A, et al: The normal shoulder during freestyle swimming: An electromyographic and cinematographic analysis of twelve muscles. Am J Sports Med *19*:569-576, 1991.
56. Reekers J, den Hartog B, Kromhout J, et al: Traumatic aneurysm of the posterior circumflex humeral artery: A volleyball player's disease? J Vasc Interv Radiol *4*:405-408, 1993.
57. Rohrer MJ, Cardullo PA, Pappas AM, et al: Axillary artery compression and thrombosis in throwing athletes. J Vasc Surg *11*:761-768, discussion 768-769, 1990.
58. Rowe C and Zarins B: Recurrent transient subluxation of the shoulder. J Bone Joint Surg Am *63*:863-871, 1981.
59. Schneider K, Kasparyan NG, Altchek DW, et al: An aneurysm involving the axillary artery and its branch vessels in a major league baseball pitcher. A case report and review of the literature. Am J Sports Med *27*:370-375, 1999.
60. Scovazzo ML, Browne A, Pink M, et al: The painful shoulder during freestyle swimming: An electromyographic and cinematographic analysis of twelve muscles. Am J Sports Med *19*:577-582, 1991.
61. Shaffer BS, Conway JE, Jobe FW, et al: Infraspinatus splitting incision in posterior shoulder surgery. An anatomic and electromyographic study. Am J Sports Med *22*:113-120, 1994.
62. Stocker D, Pink M, and Jobe FW: Comparison of shoulder injury in collegiate- and master's level swimmers. Clin J Sport Med *5*:4-8, 1995.
63. Sugawara M, Ogino T, Minami A, and Ishii S: Digital ischemia in baseball players. Am J Sports Med *14*:329-334, 1986.
64. Tibone JE and Bradley JP: The treatment of posterior subluxation in athletes. Clin Orthop *291*:124-137, 1993.
65. Toth AP, Cordasco FA, Altchek DW, and O'Brien SJ: Thermal assisted capsular shrinkage for shoulder instability: Minimum two year follow-up. Paper presented at the Annual Meeting of the AOSSM, June 30-July 3, 2002, Orlando, FL.
66. Townsend H, Jobe FW, Pink M, and Perry J: Electromyographic analysis of the glenohumeral muscles during a baseball rehabilitation program. Am J Sports Med *19*:264-272, 1991.
67. Tullos HS, Erwin WD, Woods WG, et al: Unusual lesions of the pitching arm. Clin Orthop *88*:169, 1972.
68. Turkel SJ: Stabilizing mechanisms preventing anterior dislocation of the glenohumeral joint. J Bone Joint Surg Am *63*:1208-1217, 1981.
69. Tyler TF, Calabrese GJ, Parker RD, and Nicholas SJ: Electrothermally-assisted capsulorrhaphy (ETAC): A new surgical method for glenohumeral instability and its rehabilitation considerations. J Orthop Sports Phys Ther *30*:390-400, 2000.
70. Valadie AL, Jobe CM, Pink MM, et al: Anatomy of provocative tests for impingement syndrome of the shoulder. J Shoulder Elbow Surg *9*:36-46, 2000.
71. Vogel CM and Jensen JE: 'Effort' thrombosis of the subclavian vein in a competitive swimmer. Am J Sports Med *13*:269-272, 1985.
72. Walch G, Boileau P, Noel E, and Donel ST: Impingement of the deep surface of the supraspinatus tendon on the posterosuperior glenoid rim: An arthroscopic study. J Shoulder Elbow Surg *1*:238-245, 1992.
73. Wall MS, Deng XH, Torzilli PA, et al: Thermal modification of collagen. J Shoulder Elbow Surg *8*:339-344, 1999.
74. Wallace AL, Hollinshead RM, and Frank CB: Creep behavior of a rabbit model of ligament laxity after electrothermal shrinkage in vivo. Am J Sports Med *30*:98-102, 2002.
75. Wong KL and Williams GR: Complications of thermal capsulorrhaphy of the shoulder. J Bone Joint Surg Am *83*(suppl 2, part 2):151-155, 2001.

Capítulo **26**

Fracturas, luxaciones y problemas adquiridos del hombro en niños

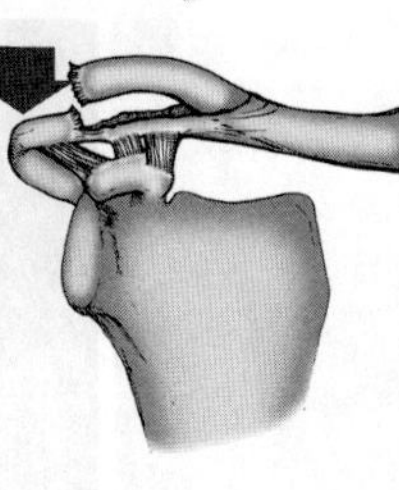

James O. Sanders, M.D. y Mary Beth Cermak, M.D.

FRACTURAS DE LA PORCIÓN PROXIMAL DEL HÚMERO

Anatomía del desarrollo

El húmero y el omóplato o escápula se forman como un primordio cartilaginoso a las 5 semanas de gestación. Durante las semanas 6 y 7, se forma la articulación glenohumeral mediante la cavitación entre el húmero y la escápula. A las 12 semanas, el comienzo del período fetal, la región alcanza la forma adulta, y a partir de ese momento aumenta de tamaño y madura. El centro de osificación humeral proximal comienza a ser visible en la ecografía entre las semanas 38 y 42 de gestación,[83,106] aunque no suele aparecer en las radiografías simples hasta los 6 meses de edad.[83,111] La parte superior del húmero se forma a partir de tres centros de osificación diferentes: la cabeza aparece a los 6 meses, el troquín a los cinco años, y el troquíter entre el segundo y el tercer año de vida. Las tuberosidades se unen a los 5 años, se fusionan con la cabeza entre los 7 y los 14 años y se fusionan posteriormente con la diáfisis entre los 14 y los 17 años en las niñas[35] y entre los 16 y los 19 en los chicos.[35,11,136] La retroversión de la cabeza humeral disminuye con el crecimiento, desde unos 65° en los lactantes, hasta alcanzar valores normales entre los 6 y los 12 años,[43] aunque los que practican deportes de lanzamiento pueden presentar una retroversión humeral persistente.

Crecimiento

La fisis proximal del húmero es responsable de cerca del 80% del crecimiento del húmero, aunque este porcentaje varía con la edad. Antes de los 2 años, menos del 75% del crecimiento se produce en la fisis proximal; esta cifra aumenta al 85% a los 8 años, y permanece constante en el 90% después de los 11 años.[17,118,119] Según Stahl y Karpman,[148] después de la edad esquelética de 14 años hay muy poco crecimiento de la fisis humeral proximal, en tanto que Bortel y Pritchett observaron el mantenimiento de un importante crecimiento en varones hasta la edad esquelética de 16 años.[17,118,119]

La forma de la fisis humeral proximal es peculiar, con una concavidad inferior cuya punta está dirigida un poco hacia atrás y hacia adentro. El contorno epifisario prácticamente no cambia durante todo el crecimiento y, por ello, ninguna lesión origina una deformidad relevante.[14] Por el contrario, en el extremo proximal del fémur, la forma y el tamaño del hueso cambian conforme madura el esqueleto.

Anatomía quirúrgica

La superficie articular cubre la epífisis y parte de la metáfisis medial proximal. El contorno de la fisis se vuelve distal en su porción más medial, de manera que el cartílago articular no está opuesto directamente al hueso metafisario, pero siempre está sobre la epífisis.[11,19] La cápsula articular de la porción proximal del húmero se extiende a la metáfisis, y por esa razón parte de esta última es intraarticular.[38] El periostio es más fuerte en sentido posterointerno, por lo que es la bisagra perióstica más frecuente.

Los vasos de la cabeza del húmero nacen en la rama ascendente anteroexterna de la arteria circunfleja anterior,[55] que sigue un trayecto paralelo a la cara externa del tendón bicipital y llega a la cabeza del húmero, sitio en el cual el extremo proximal del «canal» entre el troquín y el troquíter se une a la tuberosidad. La arteria circunfleja posterior se distribuye sólo en una pequeña porción del troquíter y en otra también pequeña de la cabeza humeral.[64]

Las fracturas en la fisis proximal del húmero tienden a producirse en la zona de hipertrofia junto a la zona de calcificación provisional,[38,133] aunque hay ondulaciones en otras zonas. Las fracturas en dicha región rara vez perturban el crecimiento fisario, porque esta región está en un plano distal a las células en proliferación. El gran crecimiento a partir de la fisis humeral proximal le otorga una extraordinaria capacidad de remodelación.[7,35,107]

La fisis humeral proximal es asimétrica, y su vértice está un poco hacia atrás (posterior) y hacia adentro (medial), con un poderoso periostio en sentido posteromedial, razón por la cual muchas fracturas en esa región muestran un desplazamiento hacia adelante y hacia afuera, con el fragmento de la diáfisis que sobresale a través del periostio anteroexterno, más débil. La zona posterointerna del periostio sigue unida en sentido distal, a menudo con un fragmento de hueso metafisario en niños mayores. A veces, el periostio de esta región, así como el tendón bicipital, quedan interpuestos entre el fragmento metafisario desplazado y el fragmento epifisario restante, de tal forma que dificultan la reducción.[2,5,7,35,38,87,100,163]

Las fracturas desplazadas por encima del pectoral mayor muestran una abducción extraordinaria del fragmento proximal, con rotación externa por la unión del manguito de rotadores.[35,37] El fragmento distal es desplazado en sentido proximal por la acción del deltoides, y hacia adentro por la fuerza del pectoral mayor. Las fracturas desplazadas entre las inserciones del pectoral mayor y el deltoides muestran una aducción del fragmento proximal

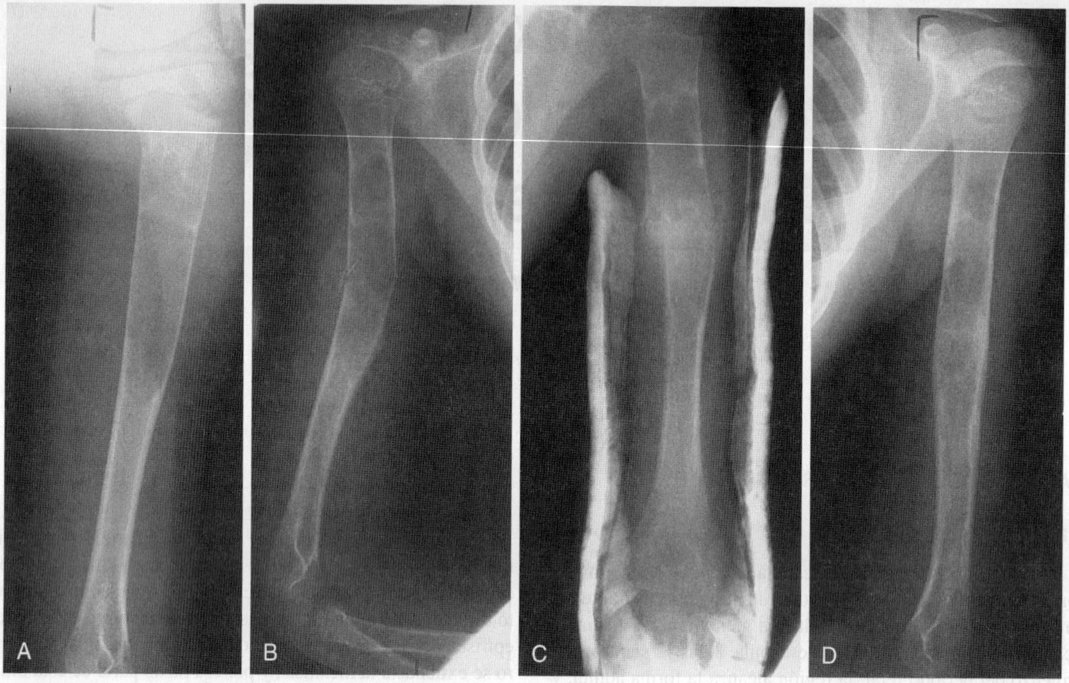

Fig. 26-1 • Quiste óseo simple asintomático (**A**), identificado en la radiografía de tórax, que se vigiló hasta que surgió una fractura espontánea con angulación (**B**). La fractura se trató con un enyesado en U (**C**) y después se aplicaron dos inyecciones de corticosteroides, con la resolución satisfactoria del quiste (**D**). *(Con autorización de Rockwood CA, Wilkins KE, y Beaty J [eds]: Fractures in Children. Filadelfia, JB Lippincott, 1996.)*

del pectoral mayor y un acortamiento por acción del deltoides en el fragmento distal, en tanto que las fracturas diafisarias por debajo de la inserción del deltoides ejercen una abducción del fragmento proximal largo por parte del deltoides, con un acortamiento y un desplazamiento interno del fragmento distal, debido a la fuerza que ejercen el bíceps y el tríceps.[37] Es importante recordar estos factores anatómicos durante la reducción de la fractura.

Incidencia

Las fracturas de la porción proximal del húmero en niños representan menos del 5% de todas las que se producen en este grupo de edad,[4,35,62,64,69,84,89,160,173] y su incidencia varía de 1,2 a 4,4 por 10.000 personas al año.[10,173] Ocupan el cuarto lugar entre las fracturas epifisarias más frecuentes,[126] y son más habituales en niños y adolescentes, con una incidencia máxima a los 15 años, debido probablemente a la mayor dedicación a actividades deportivas y de otro tipo.[38,65,84,126] Las fracturas fisarias de la porción proximal del húmero representan del 1,9% al 6,7% de las lesiones de la fisis, y están entre las fracturas natales u obstétricas más comunes.[70,87,116,117,121,144] Por lo general, las fracturas en el período neonatal y en la niñez temprana corresponden a las de Salter-Harris de tipo I. En cambio, si bien los niños de 5 a 11 años pueden sufrir fracturas fisarias, en ellos son más comunes las metafisarias, lo cual se debe más bien a la fase de crecimiento rápido que se observa en la zona metafisaria en dicho grupo de edad, y, así, quedan con relativa debilidad.[38] En el adolescente, el 75% de las fracturas son del tipo II de Salter-Harris, y en el 25% se advierte la fractura de tipo I.[38]

Las fracturas en la porción proximal del húmero también se observan a través de quistes óseos unicamerales que con gran frecuencia aparecen en la metáfisis proximal (Fig. 26-1). De los quistes óseos simples, el 38% están ubicados en la zona proximal del húmero,[54] y tal vez exista una fractura patológica si más del 85% del plano transverso en las radiografías anteroposterior y lateral está afectado.[1] Los quistes pequeños rodeados de cortical pueden curar sin cirugía si se les protege durante mucho tiempo.[6] El pronóstico es mejor en personas mayores de 10 años que tienen quistes lejos de la fisis.[6,109] Un signo patognomónico es el de «la hoja que cae», pero se observa sólo en el 20% de los quistes.[152] Se ha documentado una detención del crecimiento con quistes simples de la zona proximal del húmero, tratados y no tratados.[63,105,109] Es poco probable que las fracturas a través de los quistes unicamerales aceleren la curación de dicha anomalía.[1,6,53,75] Las inyecciones de corticosteroides constituyen un tratamiento eficaz,* pero no se tiene una explicación de su eficacia; es probable que dependa de la supresión de los grandes niveles de prostaglandina E_2 *(prostaglandin E_2*, PGE_2) que aparece en los quistes.[143] La metilprednisolona también ejerce un efecto directo en las células sinoviales, y posiblemente denota una acción en el componente celular del quiste.[175] La inyección repetida de corticosteroides logra una curación mayor del 90%, con pocas complicaciones. Si la corticoterapia resulta ineficaz, por lo general se obtienen buenos resultados con injertos de hueso; también se pueden curar los quistes con osteotomía[150] y con la inyección de una solución salina forzada.[145] En publicacio-

* Véanse referencias bibliográficas: 25, 26, 28, 33, 34, 46, 47, 123, 130, 135, 137-139.

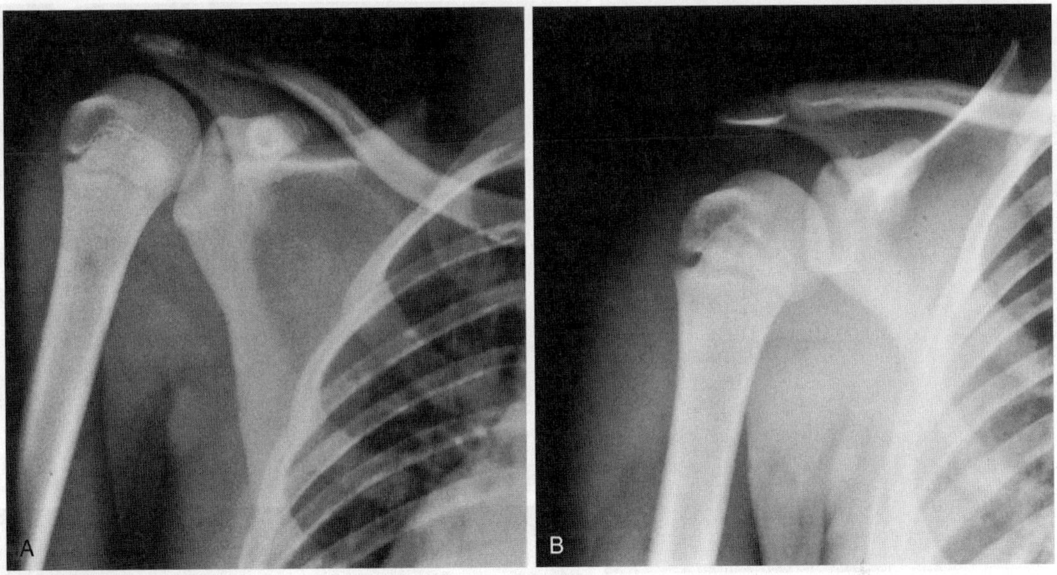

Fig. 26-2 • Lanzador de béisbol de la liga infantil, de 13 años, que se quejó de dolor en el hombro derecho durante dos semanas. **A,** Radiografía anteroposterior original que incluye datos que sugieren un ensanchamiento de la fisis lateral. **B,** Se permitió al paciente que siguiera lanzando y se advirtió un desplazamiento de esta fractura por fatiga en la porción proximal del húmero.

nes recientes, se ha documentado la eficacia de la inyección de aspirados de médula ósea o de matriz ósea desmineralizada.[13,30,127,129,170] Está en marcha un ensayo aleatorio en el que se comparan las inyecciones de aspirado de médula ósea con las de esteroides.

Mecanismo de la lesión

Lesiones obstétricas

La distocia del hombro aparece con gran frecuencia asociada a macrosomía, pero resulta difícil de identificar antes del parto.[27,52,72] Las lesiones de ese tipo se producen por la hiperextensión o rotación del brazo durante la salida por el canal del parto.[38,57,59,61,86,99,144] En los estudios anatómicos de Dameron y Reibel,[38] realizados en niños nacidos muertos, los autores comprobaron que todas las fracturas eran de tipo I de Salter-Harris. No fue posible el desplazamiento posterior de la fisis mediante manipulación cerrada.[38] La forma de la fisis, con el punto metafisario más alto situado posterior y medial al centro, y un periostio posterior más fuerte unido a la periferia de la epífisis, son la causa del desplazamiento anterior de la metáfisis con respecto a la epífisis. Estas fracturas se redujeron sin la interposición del tendón del bíceps, a menos que se forzase manualmente al tendón a ocupar su posición. Con el húmero en extensión y aducción, resultaba fácil el desplazamiento anterior de la metáfisis. La parte más alta de ésta atravesaba el periostio inmediatamente por fuera del tendón del bíceps. Sólo después de resecar el periostio posterior se pudo conseguir el desplazamiento posterior de la metáfisis.

Niños mayores

En los niños mayores, las caídas son el mecanismo de lesión más habitual, seguidas en frecuencia por los accidentes de tráfico y los deportes.[79] Las caídas de un caballo producen un número importante de fracturas de la porción proximal del húmero;[84] las publicaciones más antiguas señalaban que el mecanismo más frecuente era la caída con la mano extendida, transmitiéndose las fuerzas a través del brazo e impulsando la metáfisis hacia adelante y hacia afuera,[2,18,68,72] pero estudios mejores han indicado que el golpe directo en la cara posterior del hombro es el mecanismo más común.[38,107,146] Williams identificó seis posibles mecanismos de lesión: extensión forzada, flexión y rotación lateral y rotación interna solas o en combinación.[171]

Se han registrados casos de deslizamiento fisario humeral proximal en gimnastas que imponen cargas al húmero,[36] como complicación de la radioterapia[42] y en casos de gigantismo hipofisario.[124] El lanzamiento de pelota repetido puede originar lesiones por fatiga fisaria (Fig. 26-2).[93,157,158] Otra causa de fracturas de este tipo son los malos tratos infantiles.[51] También se han comunicado fracturas en la porción proximal del húmero en casos de mielomeningocele,[94] posiblemente relacionadas con la carga de peso sobre la extremidad superior o con la neuropatía por malformaciones de Arnold-Chiari y siringomielia.

Clasificación

La clasificación de las fracturas humerales proximales en niños es sencilla y descriptiva, aunque no se ha probado su reproducibilidad. Las fracturas pueden ser fisarias o metafisarias. La *afectación fisaria* sigue la clasificación de Salter-Harris. En personas de menor edad, las fracturas corresponden predominantemente al tipo I, mientras que en personas más mayores predominan las de tipo II (Fig. 26-3). En conjunto, casi todas las fracturas fisarias son del tipo II de Salter-Harris;[117] este tipo de fracturas puede incluir un fragmento anteroexterno adicional.[22] Las de tipo III se han comunicado acompañadas[32,56] o no[154,172] de luxaciones del hombro. Nunca se han registrado fracturas de Salter-Harris de tipo IV. Dameron y Reibel[38] clasificaron las fracturas según los tipos de Salter-Harris y la edad del paciente,

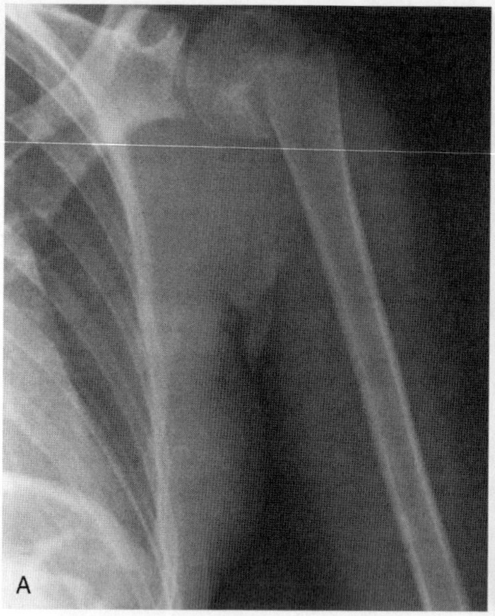

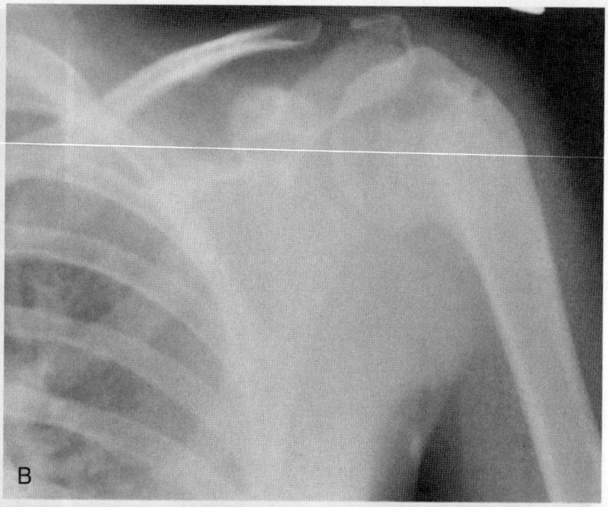

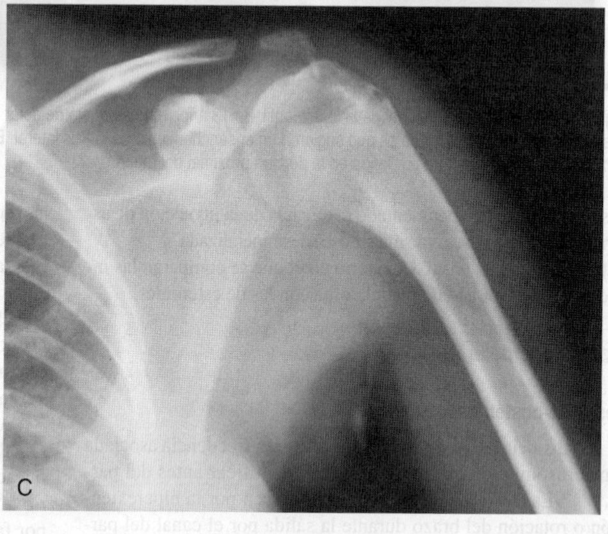

Fig. 26-3 • Niño de 12 años que sufrió una fractura de Salter-Harris de tipo II de la porción proximal del húmero, en una caída. **A,** Se observa el fragmento metafisario posteromedial que sigue unido al fragmento proximal de la fractura. Se trata de una fractura de grado II de Neer-Horowitz. **B,** Ocho semanas más tarde, la fractura había curado con un tratamiento de cabestrillo-faja (inmovilizador de hombro). Se advierte un acortamiento leve y angulación. **C,** Siete meses después de la fractura el notable remodelamiento ha corregido gran parte de la deformidad.

entre 0 y 5 años, 5 y 11 años y 11 y 17 años. La clasificación de las fracturas metafisarias se basó en su desplazamiento y en su relación con los músculos vecinos, como se ha comentado en otros párrafos. Después de la reducción las fracturas de la porción proximal del húmero pueden ser estables o inestables.

Desplazamiento. Neer y Horowitz[107] clasificaron las fracturas fisarias de la porción proximal del húmero de acuerdo con el grado de desplazamiento. El grado 1 abarca hasta 5 mm de desplazamiento; el grado 2 hasta un tercio del diámetro de la diáfisis humeral; el grado 3, dos terceras partes del diámetro de la diáfisis; y el grado 4, más de dos tercios, lo que significa una separación total. Las fracturas humerales proximales pueden incluir angulación en varo, que es la más habitual, o en valgo, que es muy rara.[59] La epífisis se desliza hacia una posición en varo, y suele responder bien al tratamiento no quirúrgico.

Lesiones por sobrecarga. El lanzamiento de pelota repetitivo puede originar lesiones fisarias por sobrecarga y mejora con la interrupción temporal de la actividad.[92,157,158]

Otras fracturas. Pueden producirse otras fracturas que afecten al troquíter, y se han señalado junto con luxación erecta[49,80] o a través del troquín.[74,128,167]

Las *fracturas-luxaciones* pueden ser de tipo anterior, e incluir los tipos I, II o III de Salter-Harris,[32,51,56,110] o ser posteriores[161] o inferiores.[49,80] En adultos,[60] pero no en niños, se han registrado fracturas-luxaciones intratorácicas. Las fracturas pueden ser segmentarias y abarcar la diáfisis y el cuello del húmero[98,113] o el antebrazo o el codo ipsilaterales.[70]

Signos y síntomas

Evaluación inicial del hombro del neonato

El pequeño que no mueve el hombro plantea problemas en el diagnóstico. Lo primero que hay que hacer es definir y evaluar, para hacer el diagnóstico diferencial. En lo que respecta a los antecedentes del pequeño: ¿Fue normal el parto? ¿En qué momento se observó el problema? ¿El pequeño movió alguna parte de la extremidad? ¿Hay antecedente de diabetes gestacional de la madre o de macrosomía fetal? ¿El pequeño extrae leche de cada mama? Varias de las entidades que intervienen en un diagnóstico diferencial útil y amplio son fractura de la clavícula, fractura fisaria de la porción proximal del húmero, fractura de la diáfisis humeral, luxación del hombro, parálisis del plexo braquial, hombro séptico, osteomielitis, hemiplejia y maltrato infantil.

La exploración física debe incluir la observación del niño para comprobar si existe movimiento espontáneo de la extremidad superior, incluidos mano y codo, así como presencia de tumefacción, equimosis y calor y también movimiento de la extremidad inferior ipsilateral. Es necesario palpar con gran cuidado todas las regiones de la extremidad superior; se comenzará con la clavícula y se la comparará con cuidado con la del lado contrario en busca de cambios en el contorno de los tejidos blandos o dolor al tacto; acto seguido, se examinarán los brazos y los hombros. Hay que buscar puntos de dolor con la palpación en la fosa supraclavicular. Por último, se explorará la columna vertebral en busca de signos de dolor o hinchazón.

Después de una fractura del húmero proximal, el brazo por lo general está en rotación interna, con una deformidad neta. Los pequeños con una fractura-luxación posterior tienen una rotación externa del hombro muy escasa y dolorosa. El cuadro inicial de la luxación erecta con fractura del troquíter es el de hombro en abducción, con el codo en flexión y las manos por encima de la cabeza y notables pliegues en el hombro.[49] En las fracturas del troquín, el dolor al tacto se localiza en sentido anterior; hay una rotación interna limitada en la aducción y una abducción limitada en la rotación externa.[167] Los síntomas de compresión pueden surgir con la rotación interna.[74]

Signos radiográficos

Lesiones obstétricas

Posiblemente sean necesarias radiografías del hombro, la clavícula, el húmero y la columna cervical. A menudo una sola proyección anteroposterior de las dos extremidades superiores y del tórax permite ver los hombros, las clavículas y los húmeros. En niños que todavía no tienen osificada la cabeza humeral, se pueden pasar por alto las lesiones obstétricas, y a veces el único signo radiológico es una alteración de la relación escapulohumeral (Fig. 26-4). Scaglietti[136] y Kleinman y Akins[76] describieron el signo de la epífisis evanescente en la fractura de tipo I de Salter-Harris, en la cual la epífisis desplazada hacia atrás parece desvanecerse en una radiografía anteroposterior, en comparación con la del lado contrario. La artrografía es útil para identificar las separaciones fisarias de la porción proximal del húmero,[40,168] pero la ecografía es un método no invasivo y permite establecer el diagnóstico.[21,66,159] La ecografía se realiza con un transductor de

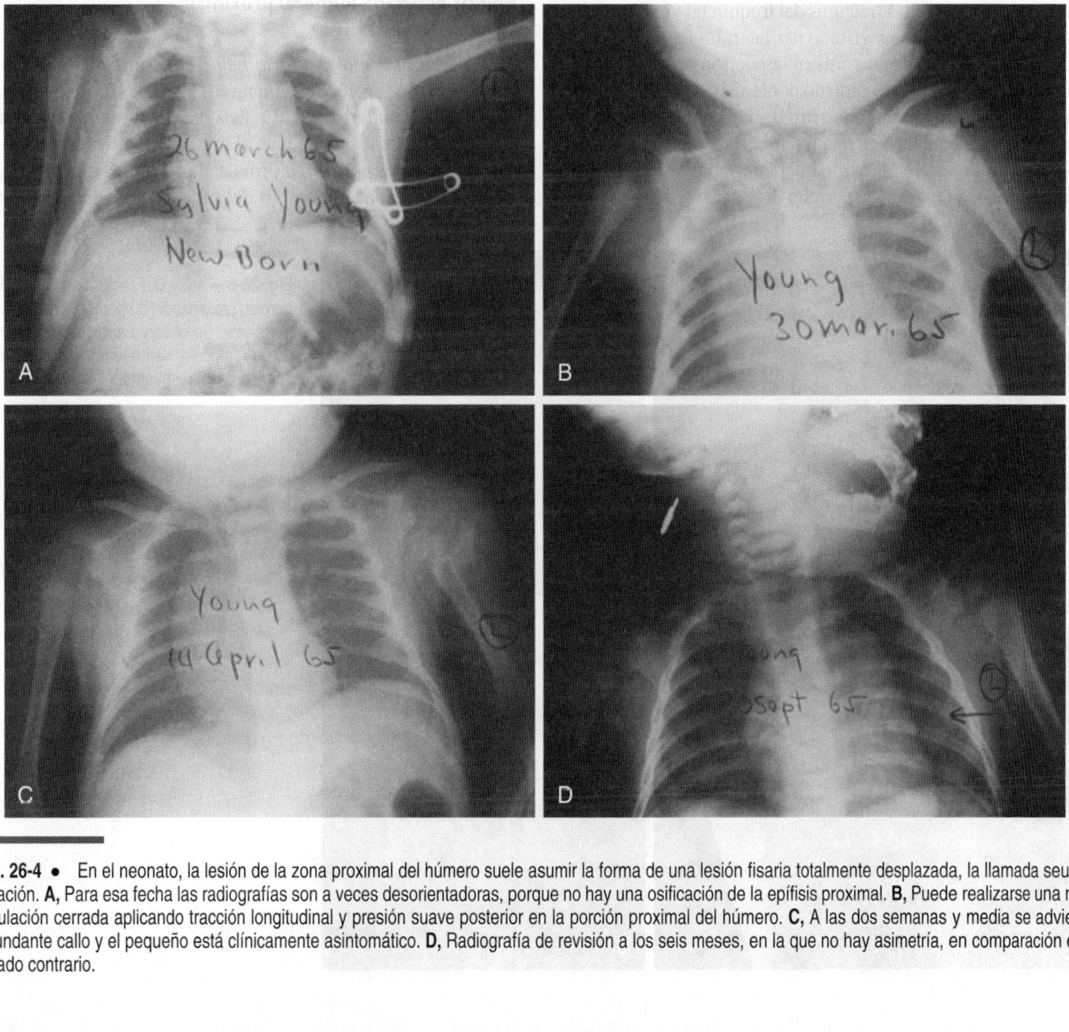

Fig. 26-4 • En el neonato, la lesión de la zona proximal del húmero suele asumir la forma de una lesión fisaria totalmente desplazada, la llamada seudoluxación. **A,** Para esa fecha las radiografías son a veces desorientadoras, porque no hay una osificación de la epífisis proximal. **B,** Puede realizarse una manipulación cerrada aplicando tracción longitudinal y presión suave posterior en la porción proximal del húmero. **C,** A las dos semanas y media se advierte abundante callo y el pequeño está clínicamente asintomático. **D,** Radiografía de revisión a los seis meses, en la que no hay asimetría, en comparación con el lado contrario.

7,5 MHz o 10 MHz, y se coloca al pequeño en decúbito supino con el hombro en abducción. Las fracturas obstétricas deben tener callo evidente al décimo día;[96] si no fuera así, habrá que sospechar malos tratos, y será necesario obtener radiografías que ofrezcan un mayor detalle.[77] Las luxaciones posteriores a veces no se identifican en el recién nacido y se advierten mejor en la tomografía computarizada (TC).[156]

Niños mayores

La radiografía simple, que se realiza por cualquier lesión de hombro, debe incluir dos vistas perpendiculares para conocer la relación glenohumeral.[125,153] La más útil es la vista anteroposterior verdadera, que se hace con el rayo en sentido paralelo a la articulación glenohumeral y perpendicular a una línea imaginaria que atraviesa la espina de la escápula. A pesar de que es preferible la vista axilar lateral, resulta difícil lograrla en el hombro con una lesión aguda, y se necesita una vista transtorácica o en Y. La vista oblicua apical que es anteroposterior verdadera con una inclinación caudal de 45°, aporta más información sobre la superficie glenoidea y la articulación glenohumeral.[39] Juntas, las vistas oblicua apical y anteroposterior identifican a casi todas las lesiones. Cuando estas radiografías se combinan con las vistas laterales transescapular o axilar, prácticamente se identifican todas las lesiones del hombro.[20] Las fracturas del troquín tal vez no se identifiquen si no se hace una vista axilar lateral.[67] La gammagrafía con radionúclidos no es muy útil en la porción proximal del húmero, porque el núclido es captado por la fisis. A veces, en niños muy pequeños se necesita una artrografía o una ecografía para corroborar el diagnóstico de una fractura fisaria de tipo I de Salter-Harris en la porción proximal del húmero.[102,149] Se ha dicho que la resonancia magnética permite detectar fracturas del hombro alrededor del troquíter y del borde glenoideo, y puede resultar útil para identificar fracturas ocultas.[11,131,155] A veces es muy difícil identificar las fracturas-luxaciones posteriores sin una vista lateral axilar o transescapular, y se advierten mejor en una tomografía computarizada.[66,156,164]

En ocasiones se identifica una escotadura humeral superior en la porción interna del cuello; se detecta en cuadros patológicos como la enfermedad de Gaucher,[90] pero también puede ser un dato normal que quizá represente la inserción inferomedial de la cápsula.[114]

Tratamiento

El pronóstico de las lesiones natales y de otro tipo en el lactante es excelente (Fig. 26-5). La manipulación suave sin anestesia general permite reducir con bastante precisión estas fracturas. La ecografía puede utilizarse durante la maniobra de reducción para corroborar que ésta se ha producido; aun cuando no se la logra, el pronóstico sigue siendo bueno. Después de llevar a cabo la maniobra se procede a la inmovilización del brazo al tórax con un apósito blando. La fractura suele curar entre las dos y las tres semanas,[38,59,72,87,144] y puede tener una estabilidad suficiente para poder quitar el apósito después de varios días.[38]

Epífisis deslizada humeral proximal y fracturas por fatiga

El *deslizamiento epifisario humeral proximal* crónico es un cuadro raro que aparece en gimnastas,[36] después de radioterapia,[42] y en el hiperpituitarismo.[124] La fisis proximal se desliza en varo, y habitualmente responde bien al tratamiento no quirúrgico.

Las *lesiones por fatiga* provocadas por lanzamientos repetidos, denominadas «hombro del jugador de béisbol infantil»

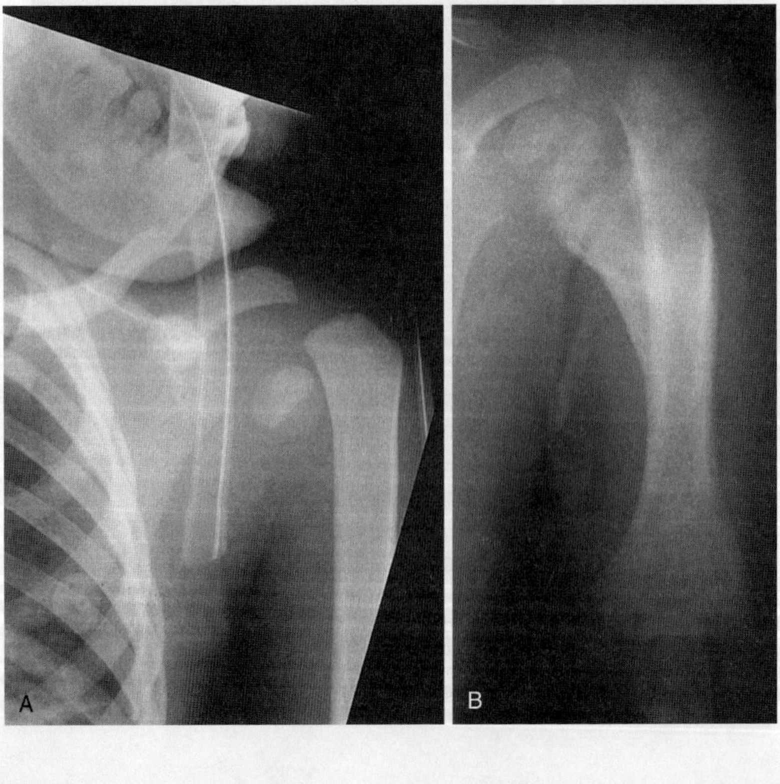

Fig. 26-5 • A y B, Fractura en la fisis de la porción proximal del húmero, por maltrato, en un menor. Se observa el extraordinario grado de remodelamiento temprano a pesar del intenso desplazamiento.

(*Little Leager's shoulder*), son más frecuentes y por lo general curan de forma satisfactoria con inmovilización temporal,[8,158] aunque en casos no tratados se han comunicado detenciones del crecimiento.[29]

Fracturas metafisarias

Las *fracturas metafisarias* casi siempre pueden tratarse por medios cerrados. A pesar de su desplazamiento curan y se remodelan de manera satisfactoria (Figs. 26-6 y 26-7).

Tratamiento no quirúrgico

Antes de los cinco años las fracturas en la fisis humeral proximal corresponden normalmente al tipo I de Salter-Harris, y no resulta esencial la reducción exacta de los fragmentos desplazados. El brazo se manipula por tracción, en abducción y flexión.[38] Los niños mayores con fracturas que muestran un desplazamiento mínimo pueden tratarse combinando cabestrillo y vendaje.

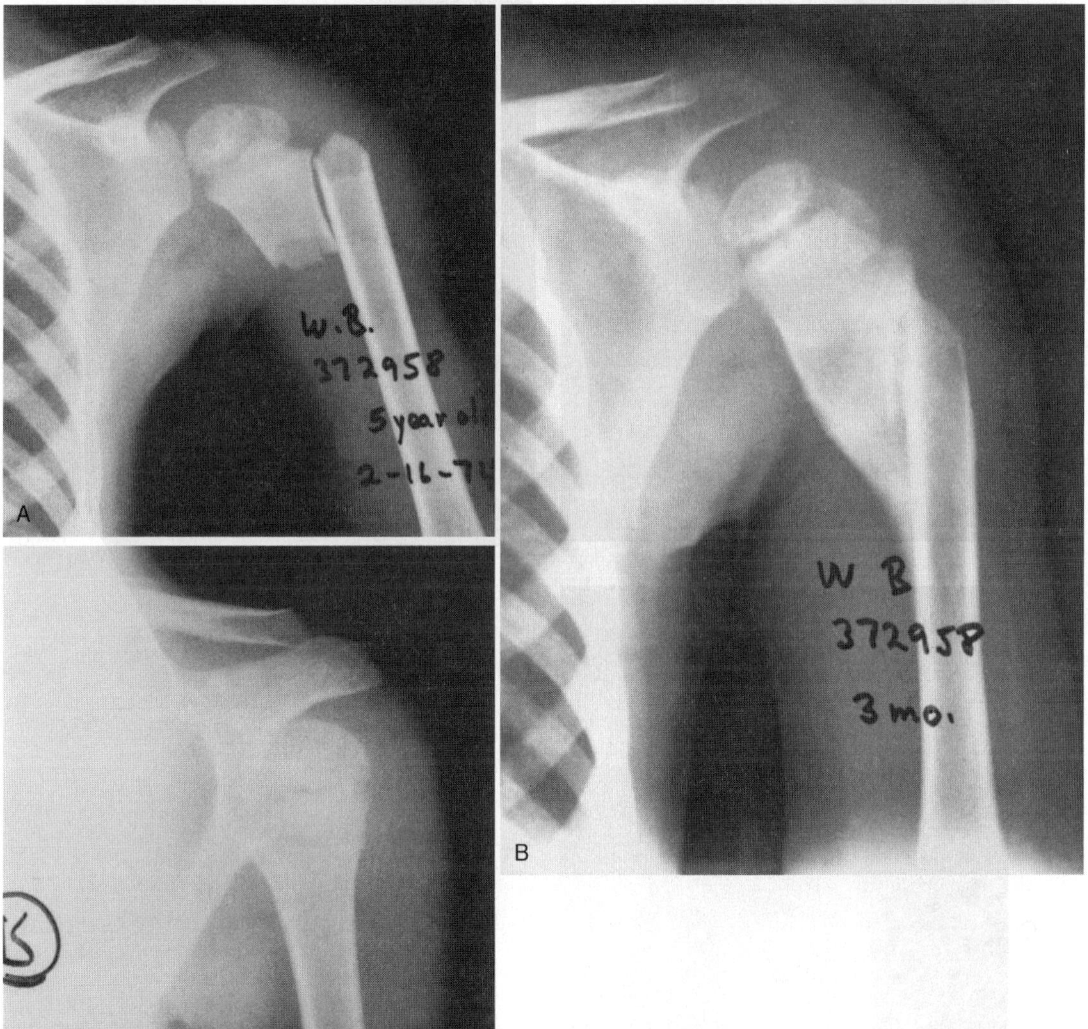

Fig. 26-6 • Fractura de la porción proximal de la metáfisis humeral, totalmente desplazada, en un niño de cinco años, que se trató sin reducción, por medio de un inmovilizador de hombro. La serie de radiografías de revisión señala de forma gráfica la enorme capacidad de remodelamiento de esta área. **A,** Radiografía anteroposterior de la lesión. **B,** Tres meses después de la lesión se ha producido la unión sólida sin limitaciones clínicas. **C,** Radiografía de revisión hecha a los dos años, que muestra el remodelamiento completo sin acortamiento ni angulación.

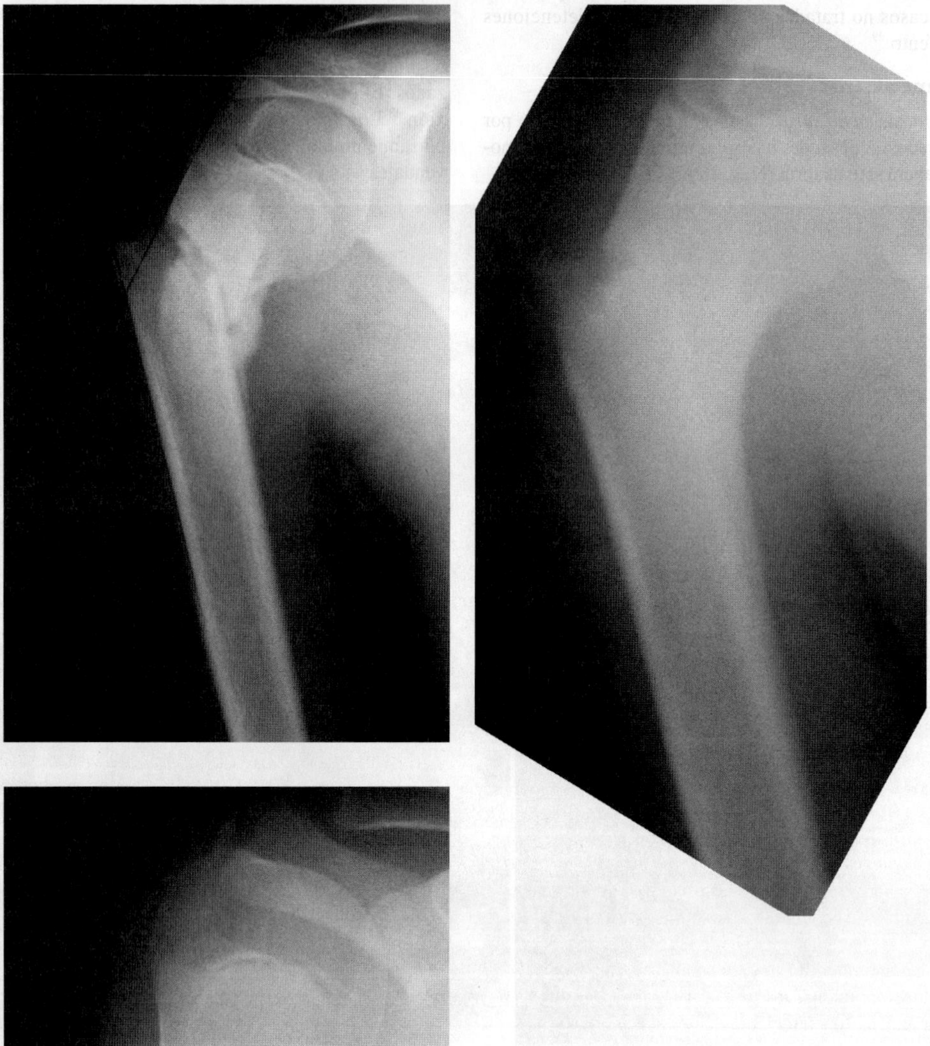

A

B

C

Fig. 26-7 • **A,** Radiografía de un niño de 13 años 3 meses después de la lesión, enviado por la unión defectuosa del extremo proximal del húmero, angulado 60°. Este hombro tenía síntomas de compresión anterior y lateral. **B,** Radiografía realizada 6 meses después de la lesión que muestra una punta metafisaria al tiempo que persisten los síntomas de compresión. **C,** Radiografía a los 9 meses después de la lesión que muestra una alineación correcta y la resolución de la punta metafisaria. Los síntomas también desaparecieron.

REDUCCIÓN. Entre las posibles barreras que entorpecen la reducción están el periostio, la cápsula,[48,85] el tendón bicipital,[7,63] el deltoides y, ocasionalmente, una parte del subescapular.[146] Neer y Horowitz[107] recomiendan la reducción, por medio de una flexión anterógrada de 90°, para corregir el desplazamiento de la diáfisis hacia adelante, una abducción moderada para corregir la aducción de la diáfisis y una moderada rotación externa. Otra posibilidad sería la reducción de la fractura mediante una tracción longitudinal, con el hombro en 135° de abducción, 30° de flexión anterógrada, rotación neutra y compresión de la diáfisis hacia atrás.[18,72,169] Sólo se necesita la aposición parcial del hueso. Williams piensa que al evaluar el mecanismo de lesión como una combinación de flexión forzada, extensión y rotación medial o lateral en las radiografías, y al revertir la lesión se logrará una reducción cerrada estable.[171]

El médico se enfrenta con la dificultad de decidir cuál debe ser la intensidad del tratamiento en las fracturas desplazadas de la fisis o la metáfisis en niños más mayores. La fractura desplazada puede resultar grave en la radiografía, pero debido a la tremenda capacidad de remodelación, el resultado suele ser excelente sin tratamiento. Smith destaca lo siguiente:

> *El periostio es extraordinariamente resistente, y por esta causa suele tensarse y cerrarse debajo del cabo extruido para reducir la fractura; por ello, la reducción cerrada se vuelve difícil o imposible. Si no se logra la reducción, se formará hueso nuevo dentro del periostio en el espacio triangular formado por la epífisis desplazada, la diáfisis y el propio periostio. Así, en los primeros meses de regeneración habrá un curvamiento de la cabeza y de la porción superior de la diáfisis. A pesar de todo, con el paso del tiempo, el crecimiento y la actividad física, se advertirá una corrección parcial del encorvamiento y una absorción de la diáfisis originalmente desplazada.*[146]

Las fracturas humerales que *pueden* necesitar una reducción cerrada o abierta son más frecuentes después de los 11 años.[107] Los resultados son extraordinariamente favorables en niños menores de esa edad, sea cual fuere el método de tratamiento. Neer y Horowitz[107] recomiendan tratar las fracturas de grados I y II con una combinación de cabestrillo y vendaje (inmovilizador de hombro) sin reducción; reducir las fracturas de grado III sólo si hay una fuerte angulación, y también reducir las de tipo IV y colocar una escayola de espica en una posición «de saludo». Dameron y Reibel[38] basaron el tratamiento en la edad del paciente, y trataron las fracturas de tipo I de Salter-Harris desplazadas en niños mayores de 11 años con reducción y aplicación de una espica de escayola o un vendaje toracobraquial durante tres semanas, en tanto que las de Salter-Harris de tipo II fueron reducidas e inmovilizadas con un vendaje toracobraquial, aunque en los casos en que faltaba colaboración se mantuvo la extremidad en abducción, rotación externa ligera y flexión, con una escayola en posición de saludo durante cuatro a seis semanas. Larsen y cols.[85] evaluaron a 64 pacientes no operados con fracturas de la fisis humeral proximal, y advirtieron que, aunque el remodelamiento disminuía a medida que avanzaba la edad, los resultados continuaron siendo excelentes, y siguieron recomendando el tratamiento no quirúrgico. Los individuos con una angulación máxima durante el seguimiento tenían fracturas de grado IV de Neer y Horowitz y edades superiores a los 11 años.

La inmovilización no operatoria incluye el uso de una combinación de cabestrillo y faja (inmovilizador de hombro),[23] enyesado «colgante» del brazo,[23,85] espica de hombro o enyesado en «estatua de la libertad»[59] y tracción. Las fracturas mencionadas por lo general se reducen con tracción y no con abducción, razón por la cual rara vez se necesitan las posiciones de «estatua de la libertad» o la espita de hombro para conservar la posición.[68]

Tratamiento quirúrgico

Beringer y cols.[12] revisaron las fracturas de grados III y IV de Neer. Surgieron complicaciones sólo en las tratadas por medios quirúrgicos, en tanto que fueron excelentes los resultados del tratamiento no quirúrgico, como la combinación de cabestrillo y vendaje (inmovilizador de hombro).

Las fracturas segmentarias se pueden tratar mediante reducción abierta y fijación interna u osteosíntesis con aguja intramedular.[98] Como alternativa, las fracturas humerales proximales se pueden tratar por medios no quirúrgicos, junto con el tratamiento estándar de las demás lesiones.[70,98]

CLAVOS INTRAMEDULARES. La colocación de clavos o varillas intramedulares suele ser posible si se utilizan clavos lisos flexibles de 2 mm de diámetro a través del epicóndilo, y de ahí al interior de la médula en la cabeza humeral (Fig. 26-8).[104] Las varillas pueden utilizarse para manipular la fractura en una reducción mayor. También cabe emplear la técnica de Hackethal.[120] Las varillas de Rush se han utilizado en adolescentes.[166]

COLOCACIÓN DE CLAVOS PERCUTÁNEOS. Bohler[15,16] describió la colocación de clavos percutáneos y se han hecho algunas modificaciones de su técnica.[73,78,103,112,115] En este procedimiento se coloca al paciente en decúbito dorsal y se utiliza un intensificador de imagen para observar la cabeza y el cuello humerales. Después de la reducción cerrada, los clavos se introducen en sentido superior (Fig. 26-9) o inferior (Fig. 26-10) para no lesionar el nervio circunflejo. Se coloca un alambre de Kirschner sobre el hombro en el plano anterior, para identificar la orientación precisa de los clavos; éstos se colocan a través de las porciones distal o proximal del deltoides y se hacen avanzar unos 30° hasta la diáfisis humeral. Cuando se colocan los clavos desde abajo, habrá que compensar la retroversión de la cabeza en relación con la diáfisis. Si los clavos muestran tendencia a salirse de la diáfisis antes de penetrar en la cabeza, pueden ser percutidos con un martillo para que queden dentro del conducto medular. En los niños suele ser suficiente un clavo, aunque quizá sean preferibles dos o más. Como otra posibilidad, los clavos pueden colocarse a través del acromion,[71] aunque tal vía puede incrementar la incidencia de rotura del clavo. Los clavos se doblan fuera de la piel, se coloca gasa entre uno y otro, y se evita el movimiento excesivo de la piel que origine dolor, irritación y tal vez infección. En algunas fracturas fuertemente desplazadas de la porción proximal del húmero[50,122] se han descrito la reducción abierta y la colocación de clavos; este método tal vez esté indicado en fracturas-luxaciones y fracturas de tipos III y IV de Salter-Harris que no pueden cerrarse ni reducirse de manera adecuada.

REDUCCIÓN ABIERTA. La reducción mencionada se realiza a través del espacio deltopectoral. Con ella hay una cicatrización hipertrófica,[101] y por tal razón la incisión debe hacerse siguiendo las líneas de Langer y lo más abajo posible hacia la axila.[58] Se desplaza hacia la parte externa la vena cefálica junto con el deltoides, después de identificar el espacio deltopectoral. En este punto suele detectarse la fractura o la fractura-luxación. El operador debe identificar y proteger el nervio circunflejo en la cara inferior del subescapular y los vasos circunflejos anteriores. Si

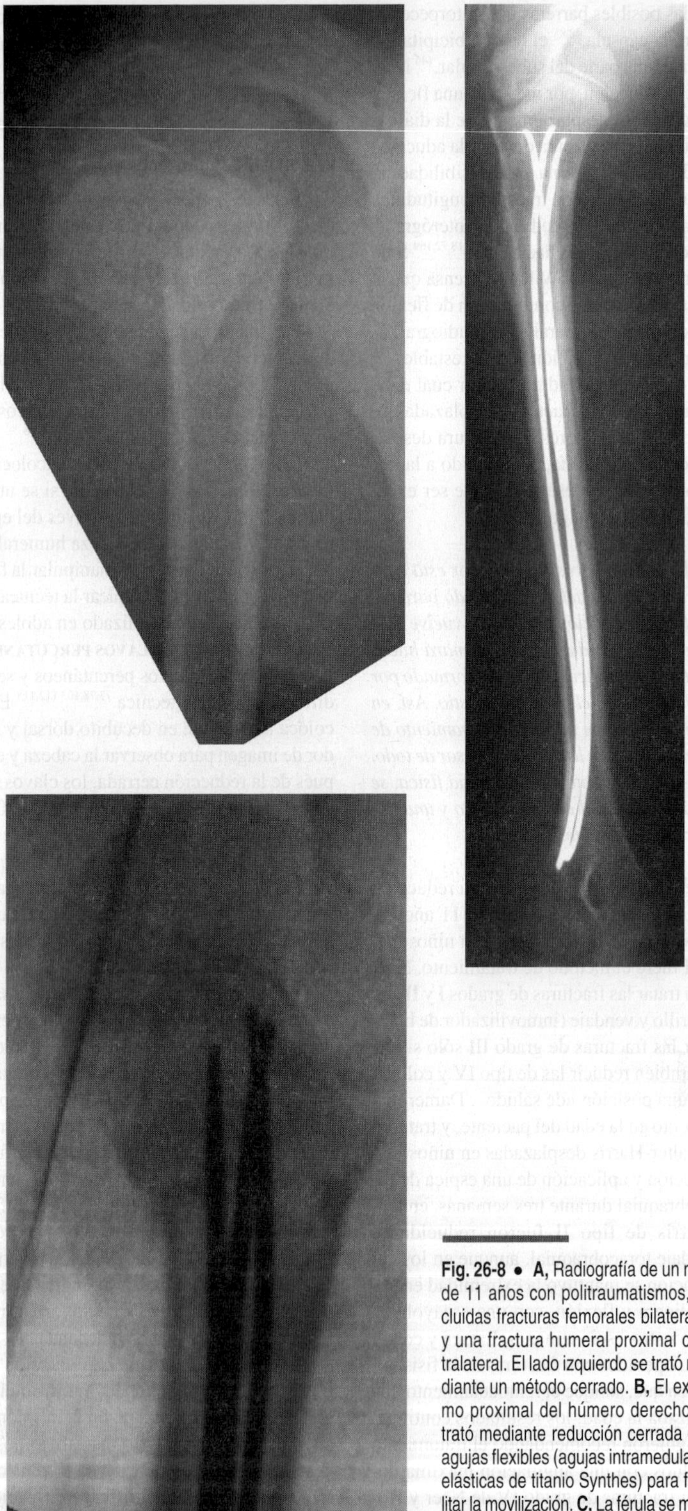

Fig. 26-8 • A, Radiografía de un niño de 11 años con politraumatismos, incluidas fracturas femorales bilaterales y una fractura humeral proximal contralateral. El lado izquierdo se trató mediante un método cerrado. **B,** El extremo proximal del húmero derecho se trató mediante reducción cerrada con agujas flexibles (agujas intramedulares elásticas de titanio Synthes) para facilitar la movilización. **C,** La férula se mantuvo bien con esta «férula interna.» *(Con autorización del Dr. Richard L. Munk.)*

156a. Trueta J: Studies of the Development and Decay of the Human Frame. Philadelphia, Saunders, 1968, pp 274-278.
157. Tullos HS, Erwin WD, Woods GW, et al: Unusual lesions of the pitching arm. Clin Orthop *88*:169-182, 1972.
158. Tullos HS and Fain RH: Little League shoulder: Rotational stress fracture of proximal epiphysis. J Sports Med *2*:152-153, 1974.
159. van den Broek JA and Vegter J: Echography in the diagnosis of epiphysiolysis of the proximal humerus in a newborn infant [Dutch]. Ned Tijdschr Geneeskd *132*:1015-1017, 1988.
160. van Vugt AB, Severijnen RV, and Festen C: Neurovascular complications in supracondylar humeral fractures in children. Arch Orthop Trauma Surg *107*:203-205, 1988.
161. Vastamaki M and Solonen KA: Posterior dislocation and fracture-dislocation of the shoulder. Acta Orthop Scand *51*:479-484, 1980.
162. Visser CP, Coene LN, Brand R, and Tavy DL: Nerve lesions in proximal humeral fractures. J Shoulder Elbow Surg *10*:421-427, 2001.
163. Visser JD and Rietberg M: Interposition of the tendon of the long head of biceps in fracture separation of the proximal humeral epiphysis. Neth J Surg *32*:12-15, 1980.
164. Wadlington VR, Hendrix RW, and Rogers LF: Computed tomography of posterior fracture dislocations of the shoulder: Case reports. J Trauma *32*:113-115, 1992.
165. Wang P Jr, Koval KJ, Lehman W, et al: Salter-Harris type III fracture-dislocation of the proximal humerus. J Pediatr Orthop B *6*:219-222, 1997.
166. Weseley MS, Barenfeld PA, and Eisenstein AL: Rush pin intramedullary fixation for fractures of the proximal humerus. J Trauma *17*:29-37, 1977.
167. White GM and Riley LHJ: Isolated avulsion of the subscapularis insertion in a child. A case report. J Bone Joint Surg Am *67*:635-636, 1985.
168. White SJ, Blane CE, DiPietro MA, et al: Arthrography in evaluation of birth injuries of the shoulder. Can Assoc Radiol J *38*:113-115, 1987.
169. Whitman RA: Treatment of epiphyseal displacement and fractures of the upper extremity of the humerus designed to assure deficit adjustment and fixation of the fragments. Ann Surg *47*:706-708, 1908.
170. Wilkins RM: Unicameral bone cysts. J Am Acad Orthop Surg *8*:217-224, 2000.
171. Williams DJ: The mechanisms producing fracture-separation of the proximal humeral epiphysis. J Bone Joint Surg Br *63*:102-107, 1981.
172. Wong-Chung J and O'Brien T: Salter-Harris type III fracture of the proximal humeral physis. Injury *19*:453-454, 1988.
173. Worlock P and Stower M: Fracture patterns in Nottingham children. J Pediatr Orthop *6*:656-661, 1986.
174. Yosipovitch Z and Goldberg I: Inferior subluxation of the humeral head after injury to the shoulder. A brief note. J Bone Joint Surg Am *71*:751-753, 1989.
175. Yu CL, D'Astous J, and Finnegan M: Simple bone cysts. The effects of methylprednisolone on synovial cells in culture. Clin Orthop *262*:34-41, 1991.

FRACTURAS DE LA CLAVÍCULA

La clavícula une el tórax a la extremidad superior mediante elementos como la articulación esternoclavicular, los ligamentos coracoclaviculares y la articulación acromioclavicular, y sirve como medio de inserción de los músculos deltoides, trapecio y pectoral mayor. Fija la escápula, y, así, aporta una base rígida para las inserciones musculares que estabilizan el hombro y con ello la función del brazo. Sin la estabilidad clavicular el peso del brazo tiende a desplazar la escápula hacia adelante, hacia adentro y hacia abajo.

La clavícula también ofrece protección para los vasos subclavios y circunflejos, así como para el plexo braquial.[1] Los niños con hipoplasia clavicular (es decir, la ausencia congénita completa de las clavículas por disostosis cleidocraneal) pueden tener funciones satisfactorias,[1,5,84,85,92] situación que no se da en sujetos con una disfunción del trapecio o del deltoides por lesión grave, en quienes los resultados de la extirpación de la clavícula son deficientes.[130]

Anatomía del desarrollo

EMBRIOLOGÍA Y DESARROLLO. Junto con el maxilar inferior, la clavícula es uno de los primeros dos huesos que se osifican. Inicialmente es un hueso membranoso, después de lo cual acaba por mostrar cartílago de crecimiento en ambas epífisis.[44] Entre las siete y las ocho semanas de gestación se ha formado ya la clavícula y posee las características del adulto, es decir, la típica forma en S. La osificación primaria comienza en dos centros separados, el externo y el interno, y cualquiera de ellos puede tener una osificación más avanzada.[44,118] La zona en la que los centros se fusionan corresponde a un punto entre un tercio y un cuarto de distancia desde el extremo externo hasta el extremo interno en la vida adulta.[118] A los 45 días del embrión, estos dos centros de osificación se fusionan para formar una masa en la diáfisis clavicular, que predomina en el crecimiento hasta los cinco años. Las placas o láminas de crecimiento cartilaginoso se desarrollan en sentido interno y externo, y la fisis interna constituye en promedio el 80% del crecimiento longitudinal del hueso.[118,121] La epífisis interna aparece entre los 11 y los 19 años en jovencitas, y entre los 14 y los 19 años en varones. Se fusiona con la diáfisis entre los 22 y los 26 años en varones, y entre los 22 y los 25 años en mujeres.[74,169] La epifisiodesis clavicular medial o interna es rara antes de los 22 años (Fig. 26-15).[71] Por la razón expuesta, muchas de las luxaciones esternoclaviculares son lesiones que se producen a través de la lámina fisaria interna.[2,25] En sentido externo los ligamentos acromioclaviculares se insertan densamente en el periostio de la epífisis clavicular externa o lateral, y más tarde se fusionan con él.[119] El hecho anterior es de gran importancia para conocer las lesiones claviculares laterales en niños. A pesar de que incluso en el 10% de los adultos se identifica una articulación coracoclavicular, tal estructura no se detecta en los niños.[82] En sentido interno se advierte en sólo el 0,59% de las radiografías[83] la fosa para la inserción del ligamento costoclavicular en la cara inferior de la clavícula, pero desde el punto de vista histológico aparece en ambos lados en cerca del 50% de la población, y en un solo lado en el 20%.[83] La epífisis externa o acromial por lo general no se advierte en las radiografías y tiene un mínimo crecimiento longitudinal. Rara vez desarrolla un centro de osificación secundario, y se fusiona con la clavícula a los 19 años.

La articulación esternoclavicular es diartrósica, y la componen la epífisis interna de la clavícula, de gran tamaño, el esternón y la primera costilla. Es incongruente, y posee muy poca estabilidad ósea por sí misma. Gran parte de la superficie articular está cubierta por un disco fibrocartilaginoso o menisco. Una serie potente de ligamentos conservan unida la articulación. El disco-li-

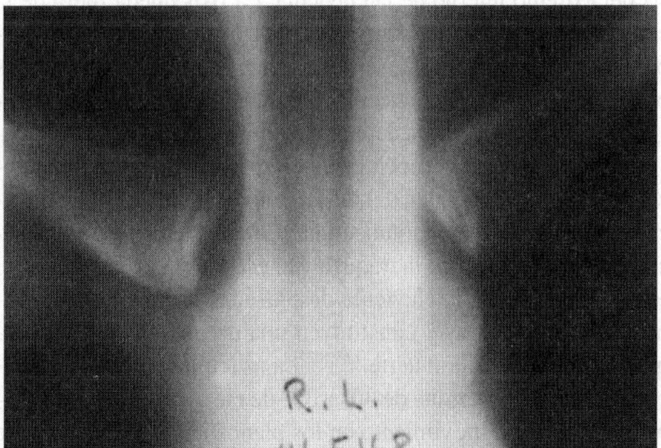

Fig. 26-15 • Tomografía de la porción medial de la clavícula en la que se observan epífisis abiertas. Las epífisis mencionadas se fusionan con la porción principal de la clavícula entre los 22 y los 25 años. *(Con autorización de Rockwood CA y Green DP [eds.]: Fractures [3 vols.], 2.ª ed. Filadelfia: JB Lippincott, 1984.)*

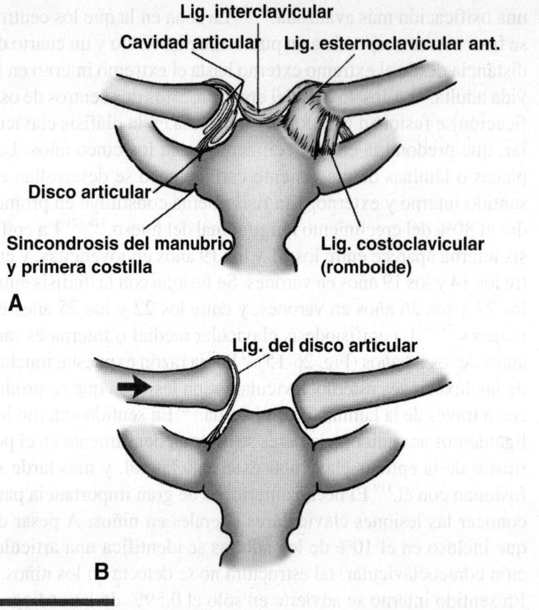

Fig. 26-16 • A, Esquema de la anatomía de la articulación esternoclavicular. Se destacan las estructuras ligamentosas potentes y el disco articular. **B,** El ligamento del disco articular constituye un freno que impide el desplazamiento medial de la clavícula. *(Con autorización de Rockwood CA y Green DP [eds.]: Fractures [3 vols.], 2.ª ed. Filadelfia: JB Lippincott, 1984.)*

gamento intraarticular es una estructura fibrosa densa que nace en la primera costilla y parte por la mitad a la articulación de manera completa o incompleta, y se une en sentidos anterior y posterior a los fuertes ligamentos capsulares. La porción anterior del ligamento capsular es más potente y resistente que su porción posterior; dicho ligamento anterior constituye el principal apoyo en este desplazamiento ascendente y anterior del extremo interno de la clavícula. Los ligamentos capsulares se fijan predominantemente en la epífisis del extremo interno de la clavícula. La fisis queda fuera de la cápsula articular; en consecuencia, en las lesiones fisarias el eslabón débil es la fisis.[2,27,138] La articulación es protegida todavía más por los ligamentos interclavicular y costoclavicular, que contribuyen a conservar «la forma del hombro» (Fig. 26-16).[109]

La articulación esternoclavicular está justo por delante de muchas estructuras que salen del mediastino y que incluyen los troncos arterial y venoso braquiocefálicos, los nervios neumogástrico y frénico, y también la tráquea y el esófago. Las fracturas del extremo interno de la clavícula desplazadas hacia atrás comprimen tales estructuras y constituyen una urgencia inmediata, ya que pueden causar la muerte.[1,68,162] La articulación esternoclavicular es móvil, y permite de 30° a 35° de elevación clavicular ascendente, 35° de movimiento en los planos anteroposterior y de 45° a 50° de rotación alrededor del eje longitudinal de la clavícula. Esta articulación quizá sea la única verdadera entre el miembro escapular y el esqueleto axial.[1]

Articulación acromioclavicular

El tercio externo o lateral de la clavícula está rodeado por un tubo perióstico extremadamente grueso, que permanece intacto en toda su circunferencia hasta la articulación acromioclavicular. Los potentísimos ligamentos coracoclaviculares se insertan firmemente en la porción inferior de este manguito perióstico, y no en el propio hueso. En el extremo distal de la clavícula existe un centro de osificación secundario, aunque por lo general permanece en forma de epífisis no osificada. Cuando se osifica, el proceso de fusión con la diáfisis se produce de manera muy rápida, y rara vez se identifica en la radiografía.[43,44] La articulación acromioclavicular es diartrósica.[121] En el adulto se forma un disco intraarticular para cubrir la porción distal de la clavícula. La articulación está rodeada de una cápsula relativamente débil, que recibe apoyo superior e inferior de los ligamentos acromioclaviculares, y que en el niño se fusiona con el periostio grueso de la porción distal de la clavícula. Los ligamentos estabilizantes primarios son los segmentos potentes del costoclavicular y trapezoide de los ligamentos coracoclaviculares que provienen de la apófisis coracoides, y se insertan en la cara inferior de la porción distal de la clavícula y su periostio. En esta región es más frecuente la fractura que la luxación; dicho tubo perióstico grueso queda por lo general intacto en los planos inferior y distal, junto con las estructuras ligamentosas de sostén; por esta razón, incluso las fracturas desplazadas poseen una capacidad extraordinaria de remodelamiento (Fig. 26-17).[9,27]

Diáfisis de la clavícula

Incidencia en el neonato

Las fracturas de la clavícula constituyen, con diferencia, la lesión esquelética más frecuente durante el parto, y las cifras publicadas varían entre el 0,27% y el 6,26%.* En niños que pesan al nacer más de 4.000g, la incidencia aumenta a más del 13%.[96] La razón de lados izquierdo/derecho es un poco menor de 2:1.[98] Las fracturas son a veces bilaterales.[8]

Incidencia en niños

En niños mayores, la clavícula ocupa el cuarto lugar entre los huesos que sufren más fracturas,[87] y en ella tienen lugar entre el 8% y el 15,5% de todas estas lesiones en los menores.[65,87,93,116] Las fracturas no desplazadas son las más comunes en niños de menor edad, en tanto que las desplazadas son más frecuentes en adolescentes. Prácticamente el 50% de todas las fracturas claviculares se observan en niños de 10 años o menos, y son más frecuentes en varones.[87,158] La incidencia es de 6,3 por 1.000 por semestre.[173] Salvo por los datos de un estudio, las fracturas del tercio medio son más habituales en niños, y la incidencia de ellas en el tercio externo aumenta con la edad.[65,116,156,158]

DESPLAZAMIENTO. Cuando la clavícula se fractura, el esternocleidomastoideo tira en sentido proximal de la porción interna, mientras que la porción distal es «arrastrada» hacia abajo, por el pectoral menor. La clavícula en su totalidad es «acortada» por los pectorales y el subclavio.[27,120] La lesión vascular relevante depende por lo general de golpes directos.[175]

Mecanismo de lesión

Parto

La mitad superior de la clavícula es la zona que se fractura con mayor frecuencia durante el parto,[41] tal vez por la presión de la cara

* Véanse referencias bibliográficas: 17, 22, 41, 49, 50, 60, 69, 76, 98, 123, 124, 140, 163, 167.

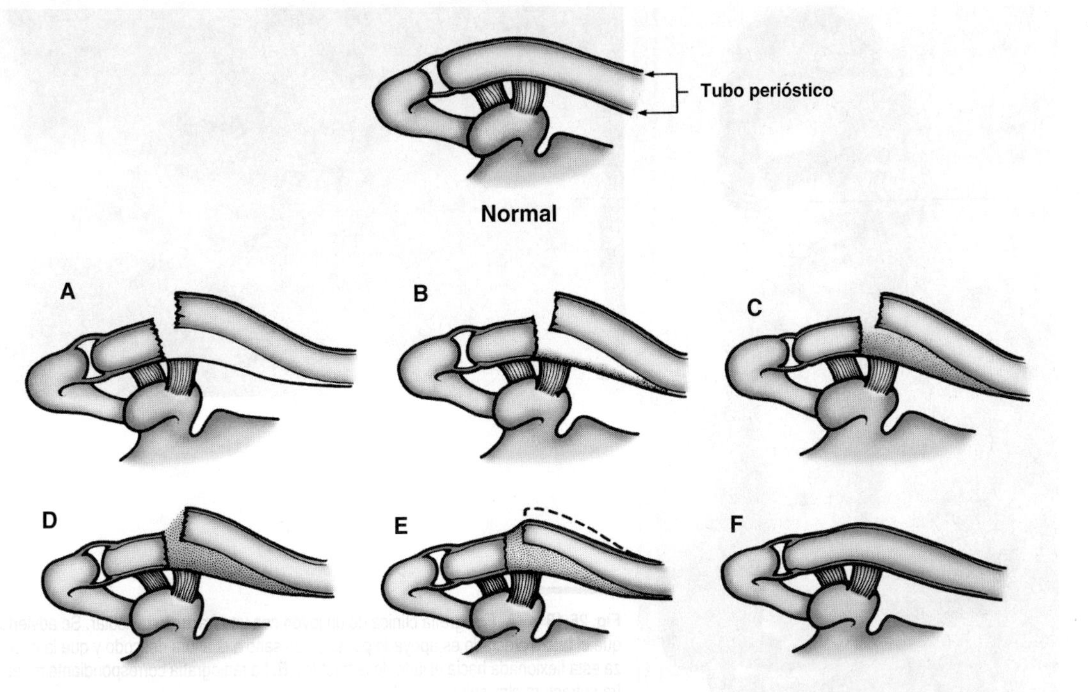

Fig. 26-17 • Fases de regeneración y unión, en fracturas de la porción distal de la clavícula, en niños. **A,** El cuerpo clavicular se hernia a través del tubo perióstico fracturado. **B,** Los ligamentos coracoclaviculares permanecen en continuidad con la porción inferior del tubo perióstico. **C** y **D,** Se forma un callo perióstico dentro del tubo, para estabilizar la fractura. **E,** El remodelamiento se produce con la resorción de la prominencia superior del fragmento diafisario. **F,** Se logra el remodelamiento final con una estabilidad satisfactoria. *(Con autorización de Rockwood CA y Green DP [eds.]: Fractures [3 vols.], 2.ª ed. Filadelfia: JB Lippincott, 1984.)*

anterior del hombro en la presentación cefálica, contra la sínfisis del pubis, pero dicha fractura a veces es causada por el obstetra que presiona la clavícula.[98] Este tipo de trastornos guarda una estrecha relación con la distocia de hombro y el nacimiento de productos macrosómicos;[22,41,53,67,91,98,113,123,124,163,167] sin embargo, muchas de las fracturas del hueso en cuestión se observan en partos sin incidentes,[53,123,163,166,167] y la mayor incidencia de este problema no necesariamente denota atención obstétrica deficiente.[22,123,163] La práctica de cesárea no evita del todo que ocurran fracturas claviculares.[112] Se necesita una fuerza de 5 kg a 16 kg para fracturar la clavícula en mortinatos,[98] y rebasa con mucho las que se ejercen en el parto normal.[53,103] Es muy pequeña la incidencia de parálisis concomitante del plexo braquial,[91] si bien Oppenheim y cols.[124] indican una cifra del 5%. No se sabe si la fractura clavicular protege contra lesiones del plexo o conlleva un peor pronóstico.[68]

Niños mayores

En los niños mayores, las caídas constituyen la causa más habitual de fracturas de la clavícula.[87,116] Stanley y cols.[157] han analizado las fuerzas necesarias para romper dicho hueso, y han señalado que los mecanismos indirectos, como caer con la mano en extensión, muy probablemente no fracturen la clavícula. Casi todas las roturas de la diáfisis clavicular se producen por un golpe directo en la clavícula o en el acromion.[141,157] Los accidentes de este tipo ocurren a menudo en los deportes,[87,116] y las fracturas por golpes directos en ellos pueden evitarse con un almohadillamiento apropiado.[153] También pueden observarse fracturas por sobrecarga.[127] El problema en cuestión también se observa en casos de maltrato de niños, aunque no constituye un dato específico de tal problema.[61,86]

Signos y síntomas

Muchas de las fracturas claviculares en el neonato son muy manifiestas. El signo clínico más fiable que se ha descrito es la dificultad para identificar los bordes de la clavícula afectada, en comparación con la normal.[78] En general, el neonato tiene un reflejo de Moro asimétrico.[130] En ocasiones se ha establecido el diagnóstico erróneo de tortícolis muscular congénita.[81] Si el menor no mama de uno de los senos de su madre pero lo hace del otro, habrá que sospechar una fractura de la clavícula.[168]

En niños mayores es muy manifiesto el cuadro de daño clavicular (Fig. 26-18). Normalmente hay equimosis e hinchazón de la zona de la fractura, que es muy dolorosa al tacto. Sin embargo, el «encorvamiento» plástico tal vez no tenga algún punto doloroso preciso a la palpación (Fig. 26-19). La parte más importante de la evaluación y el tratamiento de una fractura aguda de clavícula es la exploración para descartar lesiones a los pulmones, los vasos y el plexo braquial subyacentes.[27] También habrá que identificar la posible isquemia de la piel.

* Véanse referencias bibliográficas: 22, 41, 53, 67, 91, 98, 113, 123, 124, 163, 167.

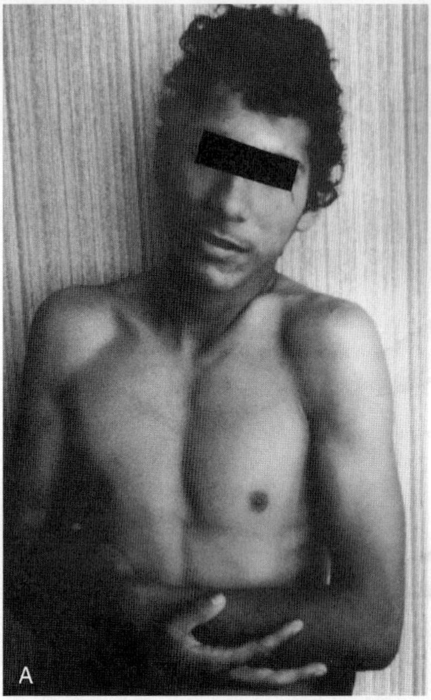

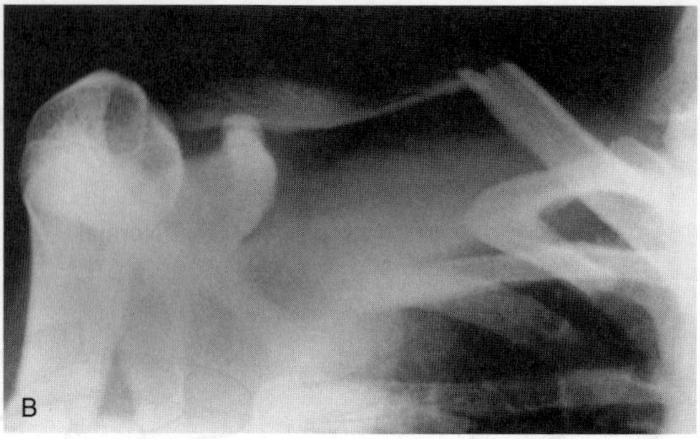

Fig. 26-18 • A, Fotografía clínica de un joven con una fractura clavicular. Se advierte que el brazo afectado es apoyado por el brazo sano a la altura del codo y que la cabeza está flexionada hacia el lado de la fractura. **B,** La radiografía correspondiente muestra la fractura clavicular.

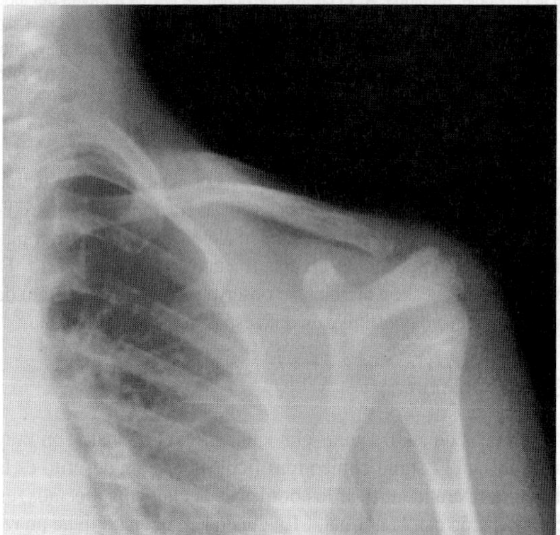

Fig. 26-19 • Fractura en rama verde de la clavícula, en una niña de ocho años que sufrió una caída con el brazo en extensión. Se advierte la hinchazón de tejidos blandos por encima del sitio de la fractura; se trata de un dato clave para el diagnóstico de una fractura con desplazamiento mínimo.

Clasificación

La clasificación más conocida de las fracturas de la clavícula es la de Allman[2] y, en ella, el tipo I representa el tercio medio, el tipo II las que se producen en sentido distal a los ligamentos coracoclaviculares, y el tipo III las del tercio interno. La categoría del tipo I suele ampliarse para abarcar todas las fracturas por fuera del esternocleidomastoideo o el ligamento costoclavicular, y por dentro de los ligamentos coracoclaviculares. La clavícula puede mostrar un arqueamiento plástico y no la rotura completa.[13] Las fracturas de la diáfisis en niños pueden surgir junto con las lesiones esternoclaviculares anterior o posterior[59,61,90] o lesiones de la porción externa de la clavícula,[21] o pueden ser segmentarias.[90] Pocas veces conllevan luxaciones escapulotorácicas o fracturas del cuello de la escápula.[91,123,150] Las fracturas no suelen afectar a los dos lados, y se han señalado como consecuencia de tumores benignos y malignos.[139,144]

Signos radiográficos

A pesar de la forma en S de la clavícula, la vista anteroposterior única suele bastar para diagnosticar una fractura. Sin embargo, para identificar el desplazamiento, es útil una proyección en dirección cefálica. Se han descrito dos proyecciones radiográficas más. La oblicua apical se hace con una angulación de 45° del lado lesionado hacia el tubo de rayos X, y un giro de 20° del rayo en sentido cefálico; tal proyección es más útil para detectar fracturas no desplazadas del tercio medio de la clavícula, disimuladas por la forma en S de dicho hueso.[166] También se ha descrito que la proyección lordótica apical es útil para obtener una imagen perpendicular en relación con la proyección anteroposterior; sin embargo, exige colocar el hombro con 135° de abducción, situación que no es práctica en sujetos con lesiones agudas.[137] Las fracturas no desplazadas pueden mostrar una pérdida de las sombras de tejidos blandos, en comparación con el lado contrario.[155] La ecografía ha sido útil en el neonato (Fig. 26-20)[4,81] y también se ha utilizado con buenos resultados en niños de dos años,[55] aunque las fracturas para esta edad suelen diagnosticarse con radiografías simples y la exploración clínica.

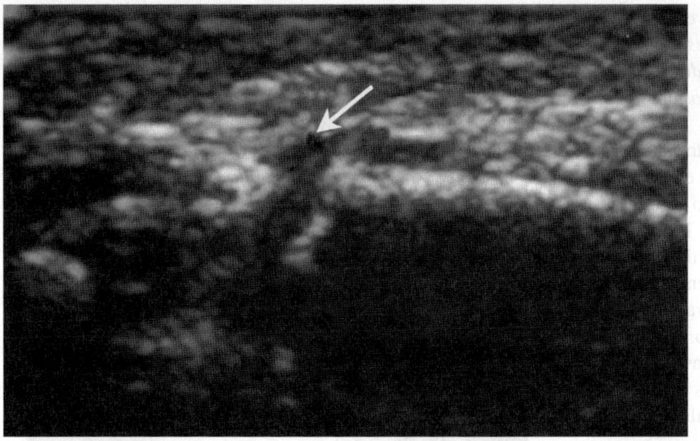

Fig. 26-20 • Ecografía de la fractura de la clavícula en un neonato que señala la línea de separación; es útil para identificar el origen de la seudoparálisis del recién nacido. *(Con autorización de Rockwood CA, Wilkins KE y Beaty J [eds.]: Fractures in Children. Filadelfia, JB Lippincott, 1996.)*

Diagnóstico diferencial

Las fracturas natales u obstétricas por lo general curan en breve. La ausencia de calcificación en el neonato después de 11 días de vida debe alertar al médico respecto a la posibilidad de maltrato.[25] La seudoartrosis congénita es un trastorno raro, a menudo asintomático,[15,71,107,166] y los extremos seudoartríticos en ocasiones se encurvan y son atróficos y no hipertróficos (Fig. 26-21). Normalmente se observa en el lado derecho,[7,83,91,100,133] aunque a veces es bilateral.[16,60] Los casos en el lado izquierdo son muy raros y no se han corroborado con detalle, excepto en casos de dextrocardia.[48] El diagnóstico diferencial incluye entidades como fractura natal o disostosis cleidocraneal.[39,133] La fractura natal u obstétrica no depende de la neurofibromatosis. Entre los orígenes planteados de la seudoartrosis congénita están la presión que ejerce la arteria subclavia o la falta de unión de los dos principales centros de osificación.[7,23,79,100,133] Sin embargo, los dos centros mencionados siempre están conectados por zonas de hueso vecino,[48] y la unión de ambos no corresponde al lugar de la seudoartrosis congénita.[118] De forma similar, la clavícula está muy lejos de la arteria subclavia durante todo su desarrollo,[118] lo que deja sin explicación la causa de la seudoartrosis congénita.

Lesiones claviculares. Las anomalías de la clavícula son múltiples.[38,154] Muchas de ellas se confunden con fracturas o las causan, como por ejemplo los tumores benignos o malignos,[18,38,47,129,144,154,165] así como las erosiones de la porción interna o externa de la clavícula, que a veces surgen con el hiperparatiroidismo y la osteodistrofia renal.[56,150,159] Las reacciones de fatiga clavicular son difíciles de diferenciar de las neoplasias, y para este fin se ha descrito el uso de fluorodesoxiglucosa marcada con ^{18}F.[127] La fosa del ligamento costoclavicular aparece como un área lúcida[73,161] y el ligamento coracoclavicular puede mostrar una elevación moderada de la superficie ósea que remede la periostitis o la formación de un callo.[161] Dichas zonas de inserción pueden confundirse con un tumor o una fractura. La inserción del esternocleidomastoideo en la tortícolis muscular infantil también puede dar origen a una zona radiolúcida interna.[142] Se advierte un gancho clavicular lateral con el síndrome de aplasia radial trombocitopénica, camptomielia, persistencia de la parálisis del plexo braquial y osteogénesis imperfecta[117,164] a la cual hay que diferenciar del arqueamiento plástico, ya que puede tener una imagen similar.[13] La osteomielitis[46] que incluye las sífilis congénitas[136] de la clavícula es poco común, pero origina una reacción perióstica. Su duración suele ser mayor que la de la fractura.[46,80,106,108] Puede ser muy difícil diferenciar entre la hiperostosis idiopática, una infección sin importancia, o una fractura de la clavícula.[30,56,72,77,98,99] Algunos de los casos publicados de hiperostosis idiopática recuerdan claramente a las fracturas observadas en el maltrato de niños.[34] La periostitis clavicular se ha atribuido también a la venoclisis de prostaglandinas[172] y a la colocación de un catéter en la subclavia.[40] Una rama del nervio supraclavicular a menudo pasa a través de la clavícula, y en ocasiones se identifica.[52,161] Pueden observarse la enfermedad de Gorham[51] y la condrosis juvenil de Friedrich, que representan una necrosis avascular de la mitad interna de la clavícula.[35,97,149]

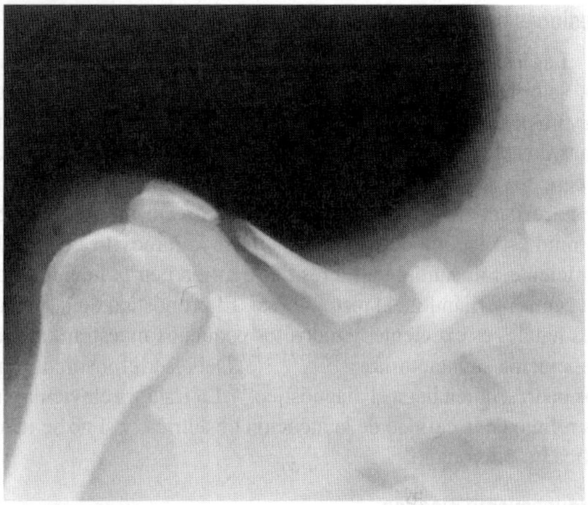

Fig. 26-21 • Seudoartrosis congénita de la clavícula. El paciente no tuvo síntomas, pero mostró una deformidad clínica manifiesta.

Tratamiento

A pesar de que se han descrito más de 200 métodos de tratamiento de las fracturas claviculares, Nicoll[114] ha señalado que:

En realidad, lo único que se necesita es apoyar el codo e inmovilizar los hombros. La clavícula fracturada no debe inmovilizarse (excepto tal vez con una espita de hombro que incorpore la cabeza). Una solución intermedia es que el paciente acuda todos los días, para hacer ajustes de la férula, bandas o vendas, a fin de conservar un grado razonable de reducción durante unas 2 h al día, excepto los domingos.

Se han utilizado diversas férulas, vendas y apósitos para tratar las fracturas de la diáfisis clavicular en niños, aunque en los menores es posible tratar casi todas las fracturas de ese tipo sin cirugía.

PREVENCIÓN. La atención obstétrica para tratar las fracturas de la clavícula disminuirá en un 50% su incidencia, al tiempo que conservará el mismo pronóstico fetal.[146] El nacimiento del hombro posterior en primer término y algunas maniobras conllevan mejores resultados en casos de distocia de hombro.[58] En términos generales, resulta difícil evitar las fracturas claviculares en niños mayores. El mejor almohadillamiento en los deportes de contacto ha evitado algunas fracturas de la clavícula al proporcionar protección contra golpes directos.[153]

Lesiones producidas en el parto

Las lesiones obstétricas o natales rara vez necesitan tratamiento. Se orienta a los padres para que carguen al niño por la cintura y no por los brazos, y que lo atiendan con gran cuidado durante unas dos semanas.[130] También se advierte a los padres que aparecerá una «bola» una vez que haya cicatrizado la fractura, y que se necesitará el paso de algunos meses para que desaparezca. Si el niño está incómodo, por lo general se le inmoviliza en grado suficiente colocándole alfileres de seguridad en la manguita de su camisa y fijándola al resto de ésta. El pronóstico de las lesiones natales es excelente, y todos los pequeños muestran una recuperación satisfactoria.[22,49,95,112,163,167] Debe ser el médico, y no los padres, quien haga el diagnóstico.[122] La fractura clavicular no es reflejo de la calidad de la atención obstétrica, y si no se identifica no causa daño.

Arqueamiento plástico

Bowen[13] recomienda tratar las fracturas deformes y plásticas de la clavícula de igual forma que otras fracturas de dicho hueso para evitar una fractura abierta. En un plazo de dos a cuatro semanas se vigila a los pacientes y se les realiza radiografías.

Niños mayores

Indicaciones no operatorias

FÉRULA EN OCHO. La férula o vendaje en forma de ocho suele utilizarse en la fractura de clavícula (Fig. 26-22). Suelen ser férulas comerciales blandas que se colocan sobre los hombros por el frente anterior y que se fijan con hebillas por la espalda, para retraer los hombros. Si se utilizan en niños, pueden ser hechas de estoquinete, con varias capas de algodón entrelazadas, como almohadillamiento. Las correíllas se ajustan todos los días para que no haya laxitud. La correílla adicional en la cara anterior del tórax evita la tendencia a deslizarse hacia afuera y ejerce una fuerza descendente en la mitad externa de la clavícula.[138] Los pacientes de mayor edad deben aplicarse talco en los brazos frecuentemente para evitar excoriaciones.

La férula o vendaje en forma de ocho no reduce la fractura poco a poco.[111,141] Puede ser muy incómoda, y si no se utiliza con cuidado, originará una hinchazón notable, una parálisis del plexo braquial o la compresión del paquete neurovascular.[36,88,111] En términos generales, sus resultados son excelentes. Ogden[120] señala que no se necesita manipulación en niños menores de seis años. En los de mayor edad, recomienda aplicar anestésico local, retraer los hombros sobre una bolsa de arena o con la rodilla, y anudar el vendaje en forma de ocho. El tratamiento se complementa con un enyesado en niños o personas de mayor edad.[120] Se ha recomendado utilizar enyesado en forma de ocho en fracturas inestables, en aquellas con lesión de vasos,[105] en adolescentes que no cumplen las órdenes médicas[120,130] y en fracturas abiertas cuya fijación interna no es óptima.[67] Bohler[11] recomendó la férula en forma de ocho en niños mayores de 10 años, no por obtener mejores resultados, sino para convencer a los padres de que algo se hace en favor de sus hijos.

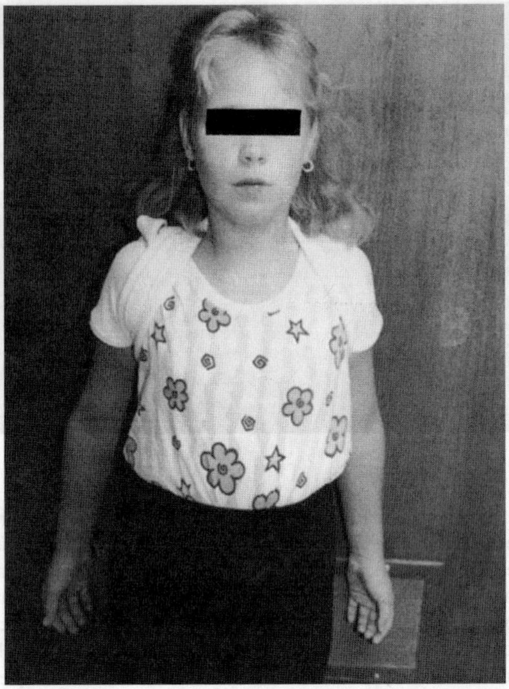

Fig. 26-22 • Vendaje en forma de ocho aplicado para lograr la retracción de hombro; puede ser incómodo si comprime directamente el lugar de la fractura o irrita los cordones inferiores del plexo braquial.

CABESTRILLO. Las fracturas no desplazadas[130] y desplazadas de la clavícula pueden tratarse con buenos resultados por medio de un cabestrillo.[111,114] Los datos de estudios comparativos entre los cabestrillos y los vendajes en forma de ocho indican que el pronóstico final es el mismo, aunque el cabestrillo proporciona una mayor comodidad.[3,70,157]

Indicaciones quirúrgicas

CIRUGÍA. Los dispositivos de fijación incluyen suturas, alambres de Kirschner, clavos modificados de Hagie, placas y fijación externa. Los alambres intramedulares de Kirschner originan una alta incidencia de seudoartrosis si se usan alambres con un diámetro de 2 mm o menor y causan diastasis.[152] La fijación externa tiene las mismas indicaciones que la interna, y conlleva la ventaja posible de que no hay un despegamiento perióstico ni se necesita una nueva operación para extraer el alambre.[102,131,147,148,174] Se ha descrito la colocación de placas, aunque sus complicaciones incluyen dehiscencia superficial de la incisión, nueva fractura, unión deficiente o nula, y dificultad para lograr la fijación en un segmento de hueso corto, por empleo de la placa de compresión dinámica *(dynamic compression plate,* DCP) ASIF de 2,7 mm;[151] DCP[128] de 3,5 mm y DCP de poco contacto.[110]

Entre las posibles indicaciones quirúrgicas están fracturas irreductibles,[12,24,26,33,151,176] lesión de vasos,[128,176] daño grave de la piel en fracturas abiertas,[123] desplazamiento excesivo con posibles úlceras cutáneas,[120] parálisis del plexo braquial por compresión clavicular, compresión de los grandes vasos por la clavícula[110,176] y seudoartrosis sintomática establecida.[35,153,273] El acortamiento grave de la clavícula en adultos puede acompañarse de debilidad subjetiva en abducción,[13,121] pero pocas veces es un problema funcional. Ogden describe úlceras cutáneas por una fractura clavicular no reducida que más adelante obligó a efectuar un desbridamiento.[120] Se ha descrito una clavícula irreductible en una niña de 13 años que sufrió la fractura de tal hueso y la luxación de la articulación esternoclavicular en la que la mitad interna de la clavícula quedó atrapada entre el trapecio y el cutáneo del cuello. El tratamiento incluyó la sutura de los huesos y un «enyesado» de la mitad superior del cuerpo.[67] La lesión de vasos no constituye una indicación absoluta para fijación interna, y se han señalado buenos resultados con reposo en cama y reducción abierta con reparación perióstica.[105,162] La fractura del cuello escapular desplazada, junto con la fractura de la clavícula, puede obligar a la fijación interna por la posible pérdida del apoyo del hombro;[62,90] sin embargo, un estudio reciente plantea algunas dudas sobre tal situación.[54] Las fracturas patológicas sintomáticas también necesitan fijación a veces.[125]

En niños mayores, de hasta 10 años, es inevitable la unión con una deformidad permanente. Que nosotros sepamos, sólo se ha documentado un caso de unión defectuosa en un niño.[20] En una serie de niños y jóvenes de hasta 17 años con lesiones craneoencefálicas y a los que no se pudo tratar las fracturas claviculares, todos mostraron resultados excelentes con un remodelamiento de hasta 90° de angulación y hasta 4 cm de superposición.[170] Dos pacientes con lesiones de la mitad externa de la clavícula formaron una doble clavícula. En uno hubo una resorción completa de la clavícula adicional, mientras que el otro necesitó extirpación más adelante. En adolescentes mayores y adultos el acortamiento se acompaña a veces de dolor moderado y debilidad subjetiva a la abducción;[32] sin embargo, puede ser consecuencia de la lesión de los tejidos blandos vecinos y no del daño de la propia clavícula.

TRATAMIENTO PREFERIDO POR LOS AUTORES

El tratamiento de las lesiones natales se basa en los síntomas. Si el pequeño está incómodo, se le pide a la progenitora que fije con un imperdible la manguita a la camiseta durante unas semanas para inmovilizar el brazo y evitar que se desplace a posiciones incómodas. Si está cómodo, se indica a los padres que en el sitio de fractura aparecerá una «bola». Se remodelará en el curso de meses, y no originará una discapacidad permanente.

Algunos niños mayores acuden al ortopedista con férulas en forma de ocho aplicadas en el servicio de Urgencias, y se sienten muy incómodos. Por lo general se les retiran y se sustituyen por un cabestrillo, en ocasiones con gran resistencia de los padres pero con la aceptación total del paciente. Se indica a aquéllos que se formará una «bola» sobre la zona de la fractura, que se necesitará que transcurran algunos meses para el remodelamiento, y que es muy poco frecuente que se presenten dificultades ulteriores. Quedan prohibidos los deportes de contacto, hasta corroborar desde el punto de vista clínico o radiográfico que se ha producido una cicatrización adecuada.

Son muy escasas las indicaciones de *tratamiento quirúrgico* en la fractura de la clavícula en niños; incluyen un desplazamiento intenso con posibles úlceras cutáneas y la compresión directa de clavícula en los vasos subclavios y el plexo braquial. Incluso los pacientes mencionados pueden tratarse con la manipulación cerrada de la fractura y la aplicación de un vendaje en forma de ocho o un enyesado; se trata de una de las escasas ocasiones en que se prefiere el vendaje en forma de ocho al cabestrillo. Sin embargo, el vendaje debe aplicarse con enorme cuidado para que los hombros estén en posición de retracción sin originar la irritación de los cordones más bajos del plexo braquial. El periostio de los niños es sólido y vigoroso, por lo cual es posible, si se necesita, devolver la clavícula al manguito perióstico, suturarla por medio de orificios de fresa y reparar el manguito. Para ello no se necesita una nueva operación, destinada a extraer dispositivos duros, ni hay posibilidad de migración del clavo.

Complicaciones

UNIÓN DEFICIENTE. En los niños es inevitable la *unión deficiente o defectuosa* de los fragmentos desplazados.[11,135,158] Sin embargo, como se mencionó, el remodelamiento es muy satisfactorio, y por lo general no subsisten problemas a largo plazo (Fig. 26-23). Otras complicaciones posibles son la parálisis temprana o tardía del *plexo braquial,*[5,28,29,95] o la causada a veces por algún arnés en forma de ocho.[89,111] Si se explora el plexo, se ha sugerido corregir la deformidad clavicular, tal vez extirpar la primera costilla y subsanar cualquier lesión vascular, todo en la misma sesión.[29] Puede haber un estiramiento de la *rama supraclavicular* del plexo cervical superficial,[45] aunque no se ha señalado la irritación por atrapamiento dentro de la fractura. En un joven de 15 años golpeado con un casco de rugby[66] se describió distrofia simpática refleja. En casos de traumatismos graves puede observarse *neumotórax,* y se ha señalado junto con el traumatismo natal.[94] Después de una fractura se ha descrito un seudoquiste de la clavícula, pero no se sabe lo que representa.[63]

LESIONES DE VASOS. Incluyen la rotura de la arteria subclavia, compresión de ésta o de la vena del mismo nombre y las fístulas arteriovenosas.[5,51,64,65,162] La compresión de la arteria subclavia en un niño se trata con un vendaje en forma de ocho y reposo en cama, pero puede obligar a la reducción abierta de la clavícula.[64,162] Se ha señalado la compresión de la vena subclavia en un niño de 13 años, que tenía una fractura del 50% de la diáfisis clavicular, en rama verde y con angulación posteroinferior, y que se trató con reducción por medio de pinzas de campo y conservada dentro de una espica de hombro.[105] Es importante medir el pulso, buscar siempre manifestaciones de insuficiencia vascular y obtener un angiograma si es necesario.[14] El médico buscará signos de fractura de la primera costilla y de ensanchamiento del mediastino en traumatismos graves. En términos generales, los cirujanos vasculares se encargan de reparar el daño a través de una vía de acceso supraclavicular,[143] aunque parte de la clavícula puede extirparse para poder observarla.[104]

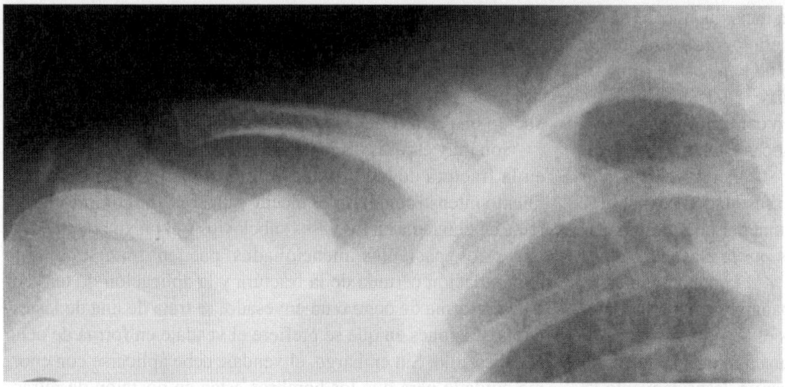

Fig. 26-23 • Las fracturas de clavícula, aun cuando están desplazadas y con una unión defectuosa, ocasionan poco o ningún problema. Joven de 15 años que acudió al médico seis semanas después de una fractura de clavícula, con un acortamiento importante. Tenía movimiento completo e indoloro y una masa pequeña palpable. El paciente ha podido reanudar la práctica de deportes de contacto y no ha sufrido más problemas. *(Con autorización de Rockwood CA, Wilkins KE y Beaty J [eds.]: Fractures in Children. Filadelfia, JB Lippincott, 1996.)*

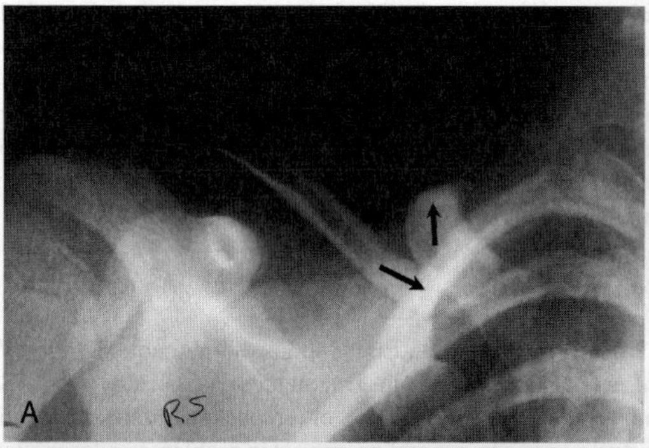

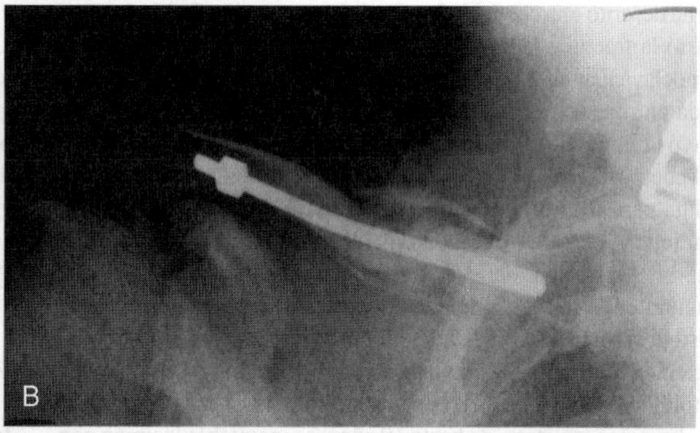

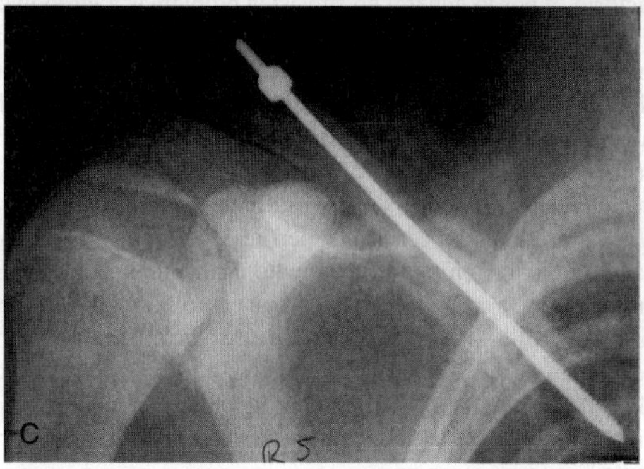

Fig. 26-24 • A-C, Radiografías que señalan la técnica de reparación de una seudoartrosis congénita de la clavícula, por medio de un clavo modificado de Hagie. Véanse detalles en el texto. *(Con autorización de Rockwood CA, Wilkins KE y Beaty J [eds.]: Fractures in Children. Filadelfia, JB Lippincott, 1996.)*

FIJACIÓN INTERNA. La *fijación interna* conlleva innumerables problemas, como la migración del clavo,[37,42,96,142] la falta de unión,[38,151,152] la reaparición de la fractura después de quitar la placa metálica,[151] y las infecciones y cicatrices totalmente antiestéticas por fijación interna y externa.[147,152]

SEUDOARTROSIS. La seudoartrosis puede ser consecuencia de una fractura patológica,[125] o ser traumatológica o congénita. En niños se han señalado seudoartrosis traumatológicas,[11,101,115,132] y a menudo (aunque no siempre)[171] son más sintomáticas que las seudoartrosis congénitas.[166] Se han creado técnicas para tratar en adultos la seudoartrosis traumatológica, como la intervención quirúrgica con compresión de la zona y la colocación de un injerto óseo.[10,19,79,101,134,171] La compresión se aplica con una placa de compresión dinámica o con un tornillo roscado, como el de Hagie modificado. Entre las complicaciones de la reparación de la seudoartrosis están el neumotórax, la lesión de la vena subclavia, la embolia gaseosa y la parálisis del plexo braquial.[33]

La seudoartrosis congénita puede ser totalmente asintomática.[15] Está indicada la cirugía contra el dolor o con fines estéticos.[16] La forma congénita mencionada puede curar sin necesidad de injerto de cresta ilíaca.[57,145] Los fragmentos son cortos, por lo cual resulta difícil a veces obtener una fijación satisfactoria con una placa de compresión dinámica,[31] y la reparación puede complicarse por la parálisis del plexo braquial.[160] La inserción arqueada sobre la segunda costilla deja indemne la rama supraclavicular del plexo cervical superficial y oculta cualquier queloide.[126]

En el caso de la falta de unión postraumatológica o de seudoartrosis, se prefiere la técnica de Rockwood, que citan Boehme y cols.[10] (Fig. 26-24). En ella se cubre toda la extremidad con paños estériles desde la base del cuello hasta la mano. Los autores en cuestión han descrito la práctica de la incisión directamente sobre la clavícula en las líneas de Langer; sin embargo, al hacer la incisión un poco por debajo de dicho hueso se logran resultados estéticos mejores. La seudoartrosis se descubre y se desbrida hasta identificar al hueso «sangrante». El operador, con un raspado seriado con una cureta y con una fresa de mano, ensancha el conducto intramedular. Escoge un clavo modificado de Hagie* del diámetro apropiado. Un extremo del clavo tiene rosca fina para montar una, mientras que el otro tiene filetes autorroscantes gruesos con una punta de trócar. La punta del clavo de roscado fino se introduce con movimientos rotatorios a través de un fragmento lateral, y penetra en la cortical posterior de la clavícula por atrás y por dentro de la articulación acromioclavicular. Con los mismos movimientos se lleva hasta la piel a través de una pequeña incisión. Luego, se conecta la fresa manual al extremo lateral del clavo. Una vez reducida la seudoartrosis se introduce la punta del trócar en el conducto medular del hueso y se perfora hasta que penetra en el fragmento interno por el extremo de rosca gruesa. La porción no roscada del clavo queda en el sitio de la seudoartrosis. La tuerca se ajusta al clavo hasta lograr la compresión, y se coloca un injerto de hueso. Una vez que se completa la unión y la curación, se extrae el clavo o la placa.

BIBLIOGRAFÍA

1. Abbott L and Lucas D: Function of the clavicle: Its surgical significance. Ann Surg *140*:583-599, 1954.
2. Allman FL: Fractures and ligamentous injuries of the clavicle and its articulations. J Bone Joint Surg Am *49*:774, 1967.
3. Andersen K, Jensen PO, and Lauritzen J: Treatment of clavicular fractures. Figure-of-eight bandage versus a simple sling. Acta Orthop Scand *58*:71-74, 1987.
4. Bartoli E, Saporetti N, and Marchetti S: The role of echography in the diagnosis of neonatal clavicular fractures [Italian]. Radiol Med (Torino) *77*:466-469, 1989.
5. Bateman JE: Neurovascular syndromes related to the clavicle. Clin Orthop *58*:75-82, 1968.
6. Beall MH and Ross MG: Clavicle fracture in labor: Risk factors and associated morbidities. J Perinatol *21*:513-515, 2001.
7. Behringer BR and Wilson FC: Congenital pseudarthrosis of the clavicle. Am J Dis Child *123*:511-517, 1972.
8. Bianchi G and Bertoni GP: Bilateral fracture of the clavicle in the newborn [Italian]. Minerva Pediatr *19*:2226-2229, 1967.
9. Blount WP: Osteoclasis of the upper extremity in children. Acta Orthop Scand *32*:374-382, 1962.
10. Boehme D, Curtis RJ, DeHaan JT, et al: Nonunion of fractures of the midshaft of the clavicle. Treatment with a modified Hagie intramedullary pin and autogenous bone grafting. J Bone Joint Surg Am *73*:1219-1226, 1991.
11. Bohler L: The Treatment of Fractures–Supplement. New York: Grune & Stratton, 1966.
12. Bonnet J: Fracture of the clavicle. Arch Chir Neerl *27*:143-151, 1975.
13. Bowen A: Plastic bowing of the clavicle in children. A report of two cases. J Bone Joint Surg Am *65*:403-405, 1983.
14. Bowers VD and Watkins GM: Blunt trauma to the thoracic outlet and angiography. Am Surg *49*:655-659, 1983.
15. Brooks S: Bilateral congenital pseudarthrosis of the clavicles–case report and review of the literature. Br J Clin Pract *38*:432-433, 1984.
16. Brunner C and Morger R: Congenital non-union of the clavicle [authors' transl] [German]. Padiatr Padol *16*:137-141, 1981.
17. Camus M, Lefebvre G, Veron P, and Darbois Y: Obstetrical injuries of the newborn infant. Retrospective study apropos of 20,409 births [French]. J Gynecol Obstet Biol Reprod (Paris) *14*:1033-1043, 1985.
18. Capanna R, Sudanese A, Ruggieri P, and Biagini R: Aneurysmal cyst of the clavicle [Italian]. Chir Organi Mov *70*:157-161, 1985.
19. Capicotto PN, Heiple KG, and Wilbur JH: Midshaft clavicle nonunions treated with intramedullary Steinmann pin fixation and onlay bone graft. J Orthop Trauma *8*:88-93, 1994.
20. Caterini R, Farsetti P, and Barletta V: Posttraumatic nonunion of the clavicle in a 7-year-old girl. Arch Orthop Trauma Surg *117*:475-476, 1998.
21. Celenza M, Bertini G, De Tullio V, et al: A case of a fracture of the clavicle associated with an acromio-clavicular luxation [Italian]. Minerva Med *81*:127-129, 1990.
22. Chez RA, Carlan S, Greenberg SL, and Spellacy WN: Fractured clavicle is an unavoidable event. Am J Obstet Gynecol *171*:797-798, 1994.
23. Colavita N, La Vecchia G, Book E, and Vincenzoni M: Congenital pseudarthrosis of the clavicle: Roentgenographic appearance and discussion of the aetiological and pathogenetical theories [authors' transl] [Italian]. Radiol Med (Torino) *66*:923-926, 1980.
24. Cooper SB: Fractures of the clavicle in infants and young children. ONA J *4*:187-188, 1977.
25. Cumming WA: Neonatal skeletal fractures. Birth trauma or child abuse? J Can Assoc Radiol *30*:30-33, 1979.
26. Curtis RJJ: Operative management of children's fractures of the shoulder region. Orthop Clin North Am *21*:315-324, 1990.
27. Curtis RJJ, Dameron TB Jr, and Rockwood CA Jr: Fractures and dislocations of the shoulder in children. *In* Rockwood CA Jr, Wilkins KE, and King RE (eds): Fractures in Children, 3rd ed. Philadelphia: JB Lippincott, 1991, pp 829-919.
28. Della Santa DR and Narakas AO: Fractures of the clavicle and secondary lesions of the brachial plexus [French]. Z Unfallchir Versicherungsmed *85*:58-65, 1992.
29. Della Santa D, Narakas A, and Bonnard C: Late lesions of the brachial plexus after fracture of the clavicle. Ann Chir Main Memb Super *10*:531-540, 1991.
30. Eftekhari F, Jaffe N, Schwegel D, and Ayala A: Inflammatory metachronous hyperostosis of the clavicle and femur in children. Report of two cases, one with long-term follow-up. Skeletal Radiol *18*:9-14, 1989.
31. Engert J, Klumpp H, and Simon G: Clavicular pseudarthroses in childhood [German]. Chirurg *50*:631-635, 1979.
32. Eskola A, Vaininonpaa S, Myllynen P, et al: Outcome of clavicular fracture in 89 patients. Arch Orthop Trauma Surg *105*:337-338, 1986.
33. Eskola A, Vaininonpaa S, Myllynen P, et al: Surgery for ununited clavicular fracture. Acta Orthop Scand *57*:366-367, 1986.
34. Finsterbush A and Husseini N: Infantile cortical hyperostosis with unusual clinical manifestations. Clin Orthop *144*:276-279, 1979.
35. Fischel RE and Bernstein D: Friedrich's disease. Br J Radiol *48*:318-319, 1975.
36. Fowler AW: Treatment of fractured clavicle [letter]. Lancet *1*:46-47, 1968.
37. Fowler AW: Migration of a wire from the sternoclavicular joint to the pericardial cavity [letter]. Injury *13*:261-262, 1981.
38. Franklin JL, Parker JC, and King HA: Nontraumatic clavicle lesions in children. J Pediatr Orthop *7*:575-578, 1987.
39. Freedman M, Gamble J, and Lewis C: Intrauterine fracture simulating a unilateral clavicular pseudarthrosis. J Can Assoc Radiol *33*:37-38, 1982.
40. Friedman AP, Velcek FT, Haller JO, and Nagar H: Clavicular periostitis: An unusual complication of percutaneous subclavian venous catheterization. Radiology *148*:692, 1983.
41. Friedrich I, Junge WD, and Fischer B: Causes of clavicular fracture in newborns [authors' transl] [German]. Zentralbl Gynakol *101*:1528-1531, 1979.
42. Fueter-Tondury M: Migration of the wire after osteosynthesis [German]. Schweiz Med Wochenschr *106*:1890-1896, 1976.
43. Gardner E: Prenatal development of the human shoulder joint. Surg Clin North Am *92*:219-276, 1953.
44. Gardner E: The embryology of the clavicle. Clin Orthop *58*:9-16, 1968.
45. Gelberman RH, Verdeck WN, and Brodhead WT: Supraclavicular nerve-entrapment syndrome. J Bone Joint Surg Am *57*:119, 1975.
46. Gerscovich EO and Greenspan A: Osteomyelitis of the clavicle: Clinical, radiologic, and bacteriologic findings in ten patients. Skeletal Radiol *23*:205-210, 1994.
47. Gerscovich EO, Greenspan A, and Szabo RM: Benign clavicular lesions that may mimic malignancy. Skeletal Radiol *20*:173-180, 1991.
48. Gibson DA and Carroll N: Congenital pseudarthrosis of the clavicle. J Bone Joint Surg Br *52*:629-643, 1970.
49. Gilbert WM and Tchabo JG: Fractured clavicle in newborns. Int Surg *73*:123-125, 1988.
50. Gitsch G and Schatten C: Incidence and potential factors in the genesis of birth injury-induced clavicular fractures [German]. Zentralbl Gynakol *109*:909-912, 1987.
51. Glass-Royal M and Stull MA: Musculoskeletal case of the day. Gorham syndrome of the right clavicle and scapula. AJR Am J Roentgenol *154*:1335-1336, 1990.
52. Goldenberg DB and Brogdon BG: Congenital anomalies of the pectoral girdle demonstrated by chest radiography. J Can Assoc Radiol *18*:472-477, 1967.
53. Gonik B, Hollyer VL, and Allen R: Shoulder dystocia recognition: Differences in neonatal risks for injury. Am J Perinatol *8*:31-34, 1991.
54. Goodnight JM, Rockwood CA Jr, and Wirth MA: Ipsilateral fractures of the clavicle and scapula [abstract]. Submitted for publication, 1996.
55. Graif M, Stahl-Kent V, Ben Ami T, et al: Sonographic detection of occult bone fractures. Pediatr Radiol *18*:383-385, 1988.
56. Griffiths HJ and Ozer H: Changes in the medial half of the clavicle–new sign in renal osteodystrophy. J Can Assoc Radiol *24*:334-336, 1973.

* De Puy Orthopedic Co., Warsaw, Indiana, fabrica un equipo completo de clavos y fresas.

57. Grogan DP, Love SM, Guidera KJ, and Ogden JA: Operative treatment of congenital pseudarthrosis of the clavicle. J Pediatr Orthop *11*:176-180, 1991.
58. Gross SJ, Shime J, and Farine D: Shoulder dystocia: Predictors and outcome. Am J Obstet Gynecol *156*:334-336, 1987.
59. Hardy JR: Complex clavicular injury in childhood. J Bone Joint Surg Br *74*:154, 1992.
60. Herman S: Congenital bilateral pseudarthrosis of the clavicles. Clin Orthop *91*:162-163, 1973.
61. Herndon WA: Child abuse in a military population. J Pediatr Orthop *3*:73-76, 1983.
62. Herscovici D Jr, Fiennes AG, Allgower M, and Ruedi TP: The floating shoulder: Ipsilateral clavicle and scapular neck fractures [see comments]. J Bone Joint Surg Br *74*:362-364, 1992.
63. Houston HE: An unusual complication of clavicular fracture. J Ky Med Assoc *75*:170-171, 1977.
64. Howard FM and Shafer SJ: Injuries to the clavicle with neurovascular complications. A study of fourteen cases. J Bone Joint Surg Am *47*:1335-1346, 1965.
65. Iqbal QM: Long bone fractures among children in Malaysia. Int Surg *59*:410-415, 1974.
66. Ivey M, Britt M, and Johnston RV Jr: Reflex sympathetic dystrophy after clavicle fracture: Case report. J Trauma *31*:276-279, 1991.
67. Jablon M, Sutker A, and Post M: Irreducible fracture of the middle third of the clavicle. Report of a case. J Bone Joint Surg Am *61*:296-298, 1979.
68. Jackson ST, Hoffer MM, and Parrish N: Brachial-plexus palsy in the newborn. J Bone Joint Surg Am *70*:1217-1220, 1988.
69. Jelic A, Marin L, Pracny M, and Jelic N: Fractures of the clavicle in neonates [Serbo Croatian (Roman)]. Lijec Vjesn *114*:32-35, 1992.
70. Jensen PO, Andersen K, and Lauritzen J: Treatment of mid-clavicular fractures. A prospective randomized trial comparing treatment with a figure-eight dressing and a simple arm sling [Danish]. Ugeskr Laeger *147*:1986-1988, 1985.
71. Jinkins WJ Jr: Congenital pseudarthrosis of the clavicle. Clin Orthop *62*:183-186, 1969.
72. Jirik FR, Stein HB, and Chalmers A: Clavicular hyperostosis with enthesopathy, hypergammaglobulinemia, and thoracic outlet syndrome. Ann Intern Med *97*:48-50, 1982.
73. Jit I and Kaur H: Rhomboid fossa in the clavicles of North Indians. Am J Phys Anthropol *70*:97-103, 1986.
74. Jit I and Kulkarni M: Times of appearance and fusion of epiphysis at the medial end of the clavicle. Indian J Med Res *64*:773-782, 1976.
75. Jojart G and Nagy G: Ultrasonographic screening of neonatal adrenal apoplexy. Int Urol Nephrol *24*:591-596, 1992.
76. Jojart G, Zubek L, and Toth G: Clavicle fracture in the newborn [Hungarian]. Orv Hetil *132*:2655-2657, 1991.
77. Jones ET, Hensinger RN, and Holt JF: Idiopathic cortical hyperostosis. Clin Orthop *163*:210-213, 1982.
78. Joseph PR and Rosenfeld W: Clavicular fractures in neonates [see comments]. Am J Dis Child *144*:165-167, 1990.
79. Jupiter JB and Leffert RD: Non-union of the clavicle. Associated complications and surgical management. J Bone Joint Surg Am *69*:753-760, 1987.
80. Jurik AG and Moller BN: Inflammatory hyperostosis and sclerosis of the clavicle. Skeletal Radiol *15*:284-290, 1986.
81. Katz R, Landman J, Dulitzky F, and Bar-Ziv J: Fracture of the clavicle in the newborn. An ultrasound diagnosis. J Ultrasound Med *7*:21-23, 1988.
82. Kaur H and Jit I: Brief communication: Coracoclavicular joint in Northwest Indians. Am J Phys Anthropol *85*:457-460, 1991.
83. Kite JH: Congenital pseudarthrosis of the clavicle. South Med J *61*:703-710, 1968.
84. Kochhar VL and Srivastava KK: Unusual lesions of the clavicle. Int Surg *61*:51-53, 1976.
85. Kochhar VL and Srivastava KK: Anatomical and functional considerations in total claviclectomy. Clin Orthop *118*:199-201, 1976.
86. Kogutt MS, Swischuk LE, and Fagan CJ: Patterns of injury and significance of uncommon fractures in the battered child syndrome. AJR Am J Roentgenol *121*:143-149, 1974.
87. Landin LA: Fracture patterns in children: Analysis of 8682 fractures with special reference to incidence, etiology and secular changes in Swedish urban populations. Acta Orthop Scand Suppl *54*:1-109, 1983.
88. Leffert RD: Brachial-plexus injuries. N Engl J Med *291*:1059-1067, 1974.
89. Lemire L and Rosman M: Sternoclavicular epiphyseal separation with adjacent clavicular fracture. J Pediatr Orthop *4*:118-120, 1984.
90. Leung KS and Lam TP: Open reduction and internal fixation of ipsilateral fractures of the scapular neck and clavicle. J Bone Joint Surg Am *75*:1015-1018, 1993.
91. Levine MG, Holroyde J, Woods JR Jr, et al: Birth trauma: Incidence and predisposing factors. Obstet Gynecol *63*:792-795, 1984.
92. Lewis MM, Ballet FL, Kroll PG, and Bloom N: En bloc clavicular resection: Operative procedure and postoperative testing of function. Case reports. Clin Orthop *193*:214-220, 1985.
93. Lichtenberg RP: A study of 2,532 fractures in children. Am J Surg *87*:330-338, 1954.
94. Longo R and Ruggiero L: Left pneumothorax with subcutaneous emphysema secondary to left clavicular fracture and homolateral obstetrical paralysis of the arm [Italian]. Minerva Pediatr *34*:273-276, 1982.
95. Lubrano di Diego JG, Chappuis JP, Montsegur P, et al: About 82 obstetrical astro-articular injuries of the new-born (excepting brachial plexus palsies). Limits of initial therapeutic aggression and follow-up of evolution, particularly concerning traumatic separation of upper femoral epiphysis [authors' transl] [French]. Chir Pediatr *19*:219-226, 1978.
96. Lyons FA and Rockwood CA: Current concepts review. Migration of pins used in operations on the shoulder. J Bone Joint Surg Am *72*:1262-1267, 1990.
97. Macule F, Ferreres A, Palliso F, et al: Aseptic necrosis of the sternal end of the clavicle: Friedrich's disease. Acta Orthop Belg *56*:613-615, 1990.
98. Madsen TE: Fractures of the extremities in the newborn. Acta Obstet Gynecol Scand *34*:41, 1955.
99. Magnus L and Sauerbrei HU: Two cases of infantile cortical hyperostosis (monostotic form) [authors' transl] [German]. Rofo Fortschr Geb Rontgenstr Nuklearmed *128*:530-533, 1978.
100. Manashil G and Laufer S: Congenital pseudarthrosis of the clavicle: Report of three cases. AJR Am J Roentgenol *132*:678-679, 1979.
101. Manske DJ and Szabo RM: The operative treatment of mid-shaft clavicular nonunions. J Bone Joint Surg Am *67*:1367-1371, 1985.
102. Maurin X: External fixation of fractures of the clavicle [French]. Chirurgie *101*:367-375, 1975.
103. Meghdari A, Davoodi R, and Mesbah F: Engineering analysis of shoulder dystocia in the human birth process by the finite element method. Proc Inst Mech Eng [H] *206*:243-250, 1992.
104. Meyer JP, Goldfaden D, Barrett J, et al: Subclavian and innominate artery trauma: A recent experience with nine patients. J Cardiovasc Surg (Torino) *29*:283-289, 1988.
105. Mital MA and Aufranc OE: Venous occlusion following greenstick fracture of clavicle. JAMA *206*:1301-1302, 1968.
106. Mollan RA, Craig BF, and Biggart JD: Chronic sclerosing osteomyelitis. An unusual case. J Bone Joint Surg Br *66*:583-585, 1984.
107. Morin LR, Fossey FP, Besselievre A, et al: Congenital pseudarthrosis of the clavicle. Acta Obstet Gynecol Scand *72*:120-121, 1993.
108. Mortensson W, Edeburn G, Fries M, and Nilsson R: Chronic recurrent multifocal osteomyelitis in children. A roentgenologic and scintigraphic investigation. Acta Radiol *29*:565-570, 1988.
109. Mulimba JA: Fractures of the humerus. East Afr Med J *60*:843-847, 1983.
110. Mullaji AB and Jupiter JB: Low-contact dynamic compression plating of the clavicle. Injury *25*:41-45, 1994.
111. Mullick S: Treatment of mid-clavicular fractures [letter]. Lancet *1*:499, 1967.
112. Nadas S, Gudinchet F, Capasso P, and Reinberg O: Predisposing factors in obstetrical fractures. Skeletal Radiol *22*:195-198, 1993.
113. Nadas S and Reinberg O: Obstetric fractures. Eur J Pediatr Surg *2*:165-168, 1992.
114. Nicoll EA: Annotation. Miners and mannequins. J Bone Joint Surg Br *36*:171-172, 1954.
115. Nogi J, Heckman JD, Hakala M, and Sweet DE: Non-union of the clavicle in a child. A case report. Clin Orthop *110*:19-21, 1975.
116. Nordqvist A and Petersson C: The incidence of fractures of the clavicle. Clin Orthop *300*:127-132, 1994.
117. Oestreich AE: The lateral clavicle hook—an acquired as well as a congenital anomaly. Pediatr Radiol *11*:147-150, 1981.
118. Ogata S and Uhthoff HK: The early development and ossification of the human clavicle—an embryologic study. Acta Orthop Scand *61*:330-334, 1990.
119. Ogden JA: Distal clavicular physeal injury. Clin Orthop *188*:68-73, 1984.
120. Ogden JA: Skeletal Injury in the Child, 2nd ed. Philadelphia: WB Saunders, 1990, pp 323-423.
121. Ogden JA, Conlogue GJ, and Bronson ML: Radiology of postnatal skeletal development. III. The clavicle. Skeletal Radiol *4*:196-203, 1979.
122. O'Halloran MJ: Clavicular fractures in neonates: Frequency vs significance [letter; comment]. Am J Dis Child *145*:251, 1991.
123. Ohel G, Haddad S, Fischer O, and Levit A: Clavicular fracture of the neonate: Can it be predicted before birth? Am J Perinatol *10*:441-443, 1993.
124. Oppenheim WL, Davis A, Growdon WA, et al: Clavicle fractures in the newborn. Clin Orthop *250*:176-180, 1990.
125. O'Rourke IC and Middleton RWD: The place and efficacy of operative management of fractured clavicle. Injury *6*:236-240, 1975.
126. Owen R: Congenital pseudarthrosis of the clavicle. J Bone Joint Surg Br *52*:644-652, 1970.
127. Paul R, Ahonen A, Virtama P, et al: F-18 fluorodeoxyglucose: Its potential in differentiating between stress fracture and neoplasia. Clin Nucl Med *14*:906-908, 1989.
128. Poigenfurst J, Rappold G, and Fischer W: Plating of fresh clavicular fractures: Results of 122 operations. Injury *23*:237-241, 1992.
129. Pointu J, Kehr P, Sejourne P, et al: Aneurysmal cyst of the clavicle: An uncommon lesion and a difficult diagnosis [authors' transl] [French]. Sem Hop *58*:1141 1143, 1982.
130. Post M: Current concepts in the treatment of fractures of the clavicle. Clin Orthop *245*:89-101, 1989.
131. Putnam MD and Walsh TM: External fixation for open fractures of the upper extremity. Hand Clin *9*:613-623, 1993.
132. Pyper JB: Non-union of fractures of the clavicle. Injury *9*:268-270, 1978.
133. Quinlan WR, Brady PG, and Regan BF: Congenital pseudarthrosis of the clavicle. Acta Orthop Scand *51*:489-492, 1980.
134. Rabenseifner L: Etiology and therapy of clavicular-pseudarthrosis [author's transl] [German]. Aktuelle Traumatol *11*:130-132, 1981.
135. Rang M: Clavicle. *In* Children's Fractures, 2nd ed. Philadelphia: JB Lippincott, 1983, pp 139-142.

136. Rasool MN and Govender S: Infections of the clavicle in children. Clin Orthop *265*:178-182, 1991.
137. Riemer BL, Butterfield SL, Daffner RH, and O'Keeffe RMJ: The abduction lordotic view of the clavicle: A new technique for radiographic visualization. J Orthop Trauma *5*:392-394, 1991.
138. Rowe CR: An atlas of anatomy and treatment of midclavicular fractures. Clin Orthop *58*:29-42, 1968.
139. Salam A, Eyres K, and Cleary J: Malignant Langerhans' cell histiocytosis of the clavicle: A rare pathological fracture. Br J Clin Pract *44*:652-654, 1990.
140. Salonen IS and Uusitalo R: Birth injuries: Incidence and predisposing factors. Z Kinderchir *45*:133-135, 1990.
141. Sankarankutty M and Turner BW: Fractures of the clavicle. Injury *7*:101-106, 1975.
142. Sartoris DJ, Mochizuki RM, and Parker BR: Lytic clavicular lesions in fibromatosis colli. Skeletal Radiol *10*:34-36, 1983.
143. Schaff HV and Brawley RK: Operative management of penetrating vascular injuries of the thoracic outlet. Surgery *82*:182-191, 1977.
144. Schmelzeisen H: Eosinophilic granuloma. Risk of fracture and rare site [German]. Aktuelle Traumatol *18*(suppl 1):67-75, 1988.
145. Schoenecker PL, Johnson GE, Howard B, and Capelli AM: Congenital pseudarthrosis. Orthop Rev *21*:855-860, 1992.
146. Schrocksnadel H, Heim K, and Dapunt O: The clavicular fracture—a questionable achievement in modern obstetrics [German]. Geburtshilfe Frauenheilkd *49*:481-484, 1989.
147. Schuind F, Pay-Pay E, Andrianne Y, et al: External fixation of the clavicle for fracture or non-union in adults. J Bone Joint Surg Am *70*:692-695, 1988.
148. Schuind F, Pay-Pay E, Andrianne Y, et al: Osteosynthesis of the clavicle using an external fixator [French]. Acta Orthop Belg *55*:191-196, 1989.
149. Schumacher R, Muller U, and Schuster W: Rare localisation of osteochondrosis juvenilis [authors' transl] [German]. Radiologe *21*:165-174, 1981.
150. Schwartz EE, Lantieri R, and Teplick JG: Erosion of the inferior aspect of the clavicle in secondary hyperparathyroidism. AJR Am J Roentgenol *129*:291-295, 1977.
151. Schwarz N and Hocker K: Osteosynthesis of irreducible fractures of the clavicle with 2.7- mm ASIF plates. J Trauma *33*:179-183, 1992.
152. Schwarz N and Leixnering M: Failures of clavicular intramedullary wire fixation and their causes [German]. Aktuelle Traumatol *14*:159-163, 1984.
153. Silloway KA, McLaughlin RE, Edlich RC, and Edlich RF: Clavicular fractures and acromioclavicular joint dislocations in lacrosse: Preventable injuries. J Emerg Med *3*:117-121, 1985.
154. Smith J, Yuppa F, and Watson RC: Primary tumors and tumor-like lesions of the clavicle. Skeletal Radiol *17*:235-246, 1988.
155. Snyder LA: Loss of the accompanying soft tissue shadow of the clavicle with occult fractures [letter]. South Med J *72*:243, 1979.
156. Stanley D and Norris SH: Recovery following fractures of the clavicle treated conservatively. Injury *19*:162-164, 1988.
157. Stanley D, Trowbridge EA, and Norris SH: The mechanism of clavicular fractures. A clinical and biomechanical analysis. J Bone Joint Surg Br *70*:461-464, 1988.
158. Taylor AR: Some observations on fractures of the clavicle. Proc R Soc Med *62*:1037-1038, 1969.
159. Teplick JG, Eftekhari F, and Haskin ME: Erosion of the sternal ends of the clavicles. A new sign of primary and secondary hyperparathyroidism. Radiology *113*:323-326, 1974.
160. Toledo LC and MacEwen GD: Severe complication of surgical treatment of congenital pseudarthrosis of the clavicle. Clin Orthop *139*:64-67, 1979.
161. Treble NJ: Normal variations in radiographs of the clavicle: Brief report. J Bone Joint Surg Br *70*:490, 1988.
162. Tse DH, Slabaugh PB, and Carlson PA: Injury to the axillary artery by a closed fracture of the clavicle. A case report. J Bone Joint Surg Am *62*:1372-1374, 1980.
163. Turnpenny PD and Nimmo A: Fractured clavicle of the newborn in a population with a high prevalence of grand-multiparity: Analysis of 78 consecutive cases [see comments]. Br J Obstet Gynaecol *100*:338-341, 1993.
164. Van Goethem H and Van Goethem C: Bilateral aplasia of the radius with abnormal hooking of the claviculae and sucrose-maltose intolerance. Helv Paediatr Acta *36*:271-280, 1981.
165. Waldman RS and Powell T: Eosinophilic granuloma of the clavicle simulating primary bone neoplasm. Clin Orthop *64*:150-152, 1969.
166. Wall JJ: Congenital pseudarthrosis of the clavicle. J Bone Joint Surg Am *52*:1003-1009, 1970.
167. Walle T and Hartikainen-Sorri AL: Obstetric shoulder injury. Associated risk factors, prediction and prognosis. Acta Obstet Gynecol Scand *72*:450-454, 1993.
168. Waninger KN and Chung MK: A new clue to clavicular fracture in newborn infants [letter]? Pediatrics *88*:657, 1991.
169. Webb PA and Suchey JM: Epiphyseal union of the anterior iliac crest and medial clavicle in a modern multiracial sample of American males and females. Am J Phys Anthropol *68*:457-466, 1985.
170. Wilkes JA and Hoffer MM: Clavicle fractures in head-injured children. J Orthop Trauma *1*:55-58, 1987.
171. Wilkins RM and Johnston RM: Ununited fractures of the clavicle. J Bone Joint Surg Am *65*:773-778, 1983.
172. Woo K, Emery J, and Peabody J: Cortical hyperostosis: A complication of prolonged prostaglandin infusion in infants awaiting cardiac transplantation. Pediatrics *93*:417-420, 1994.
173. Worlock P and Stower M: Fracture patterns in Nottingham children. J Pediatr Orthop *6*:656-661, 1986.
174. Xiao XY: Treatment of clavicular fracture patient with a percutaneous bone-embracing external clavicular microfixer [Chinese]. Chung Hua Wai Ko Tsa Chih *31*:657-659, 1993.
175. Yates DW: Complications of fractures of the clavicle. Injury *7*:189-193, 1976.
176. Zenni EJ Jr, Krieg JK, and Rosen MJ: Open reduction and internal fixation of clavicular fractures. J Bone Joint Surg Am *63*:147-151, 1981.

LESIONES DE LA MITAD INTERNA DE LA CLAVÍCULA Y DE LA ARTICULACIÓN ESTERNOCLAVICULAR

Consideraciones anatómicas

La epífisis interna de la clavícula es la última en aparecer entre los huesos largos, y se fusiona con la diáfisis clavicular al comenzar el tercer decenio de la vida (Fig. 26-15).[14,18,32,42] En apartados anteriores se explicó la anatomía de dicho hueso. Por detrás de la articulación están los grandes vasos y las estructuras mediastínicas. La articulación permite tres movimientos: elevación de 45°, depresión de 5°, y protracción y retracción de 15°. También se observa una rotación de 45° a 50°.[2,8,11,28]

Incidencia

Se desconoce la incidencia real de las lesiones del extremo interno o medial de la clavícula en los niños. Los conocimientos de estas lesiones se limitan a las comunicaciones de datos de casos y a series pequeñas que definen diversos tratamientos con seguimientos a corto plazo.[1,4,6,10,17,20,22,39,41,43,44] Rowe señala que las fracturas y las luxaciones de la parte interna o medial constituyen menos del 6% de todas las lesiones de clavícula en todos los grupos de edad.[36] Las lesiones mediales de la clavícula suponen sólo del 1% al 3% de todas las lesiones claviculares en los niños.[30,34]

Mecanismo de lesión

Las lesiones de la epífisis medial pueden ser consecuencia de traumatismos directos o indirectos.[6,17,19,20,30,33,40] El análisis biomecánico y la experiencia clínica sugieren que gran parte de las lesiones de la epífisis medial son consecuencia de un traumatismo directo, como el de una caída sobre el hombro, que impone cargas compresivas en la clavícula. La dirección de la carga es el factor que rige el desplazamiento ulterior.[5]

Clasificación

Se han registrado fracturas extrafisarias de la epífisis medial en niños,[15,16] pero la mayor parte de los daños señalados en esta región en los menores corresponde a las lesiones de tipos I y II de Salter-Harris (Fig. 26-25).[1,4,10,20,22,43,44] El desplazamiento puede hacerse hacia adelante o hacia atrás. El desplazamiento anterior de la articulación esternoclavicular se produce con una frecuencia dos veces mayor que el posterior,[35,37] según datos de una

---

* Véanse referencias bibliográficas: 1, 4, 6, 10, 17, 20, 22, 39, 41, 43, 44.

gran serie, pero casi todos los informes publicados corresponden a desplazamientos retroesternales, debido a las complicaciones que ocasionan tales lesiones. Es rara la luxación verdadera de la articulación esternoclavicular en los niños. Casi todos los casos publicados de pacientes de corta edad forman parte de series mayores que incluyen a adultos y no excluyen como posibilidad las lesiones de Salter-Harris.[17,27,38,39] En un niño de 12 años se ha señalado inestabilidad crónica dolorosa.[25]

Signos y síntomas

Las lesiones con un desplazamiento mínimo pueden ocasionar escasos síntomas o signos clínicos, por lo que es frecuente que se retrase el diagnóstico. El niño o su progenitor tal vez sólo adviertan una masa o «bola» consecutiva a la formación del callo. El pequeño con lesiones desplazadas de la epífisis medial de la clavícula tiene como cuadro inicial hinchazón y dolor; a menudo girará la cabeza hacia el lado de la lesión.[38] La hinchazón dificulta la evaluación inicial de la deformidad; sin embargo, por lo general se altera el contorno del tórax (Figs. 26-26 y 26-27). Las luxaciones anteriores se identifican fácilmente en la exploración, pero las posteriores son más difíciles de detectar y pueden ir acompañadas de un daño de las estructuras retrosternales. Las dos lesiones mencionadas, según informes, han originado congestión venosa, asfixia, dificultad en la deglución, bradisfigmia, dificultad para respirar y las manifestaciones neurológicas propias del plexo braquial, por lo que se deben estudiar con sumo cuidado.[35] Los signos y síntomas mencionados pueden sugerir neumotórax subyacente, lesión del plexo braquial, desgarro de la vena cava superior, rotura del esófago, oclusión de la arteria subclavia o rotura de la tráquea, todo lo cual hace necesaria la atención inmediata.

Signos radiográficos

Algunas técnicas radiográficas especializadas son útiles para el estudio de las fracturas y luxaciones de la epífisis medial de la clavícula y de la articulación esternoclavicular. La proyección con una inclinación cefálica de 40° (vista «aleatoria») permite diferenciar las articulaciones esternoclaviculares y la epífisis medial, así como otras estructuras que se les superponen (Fig. 26-28).[35] El

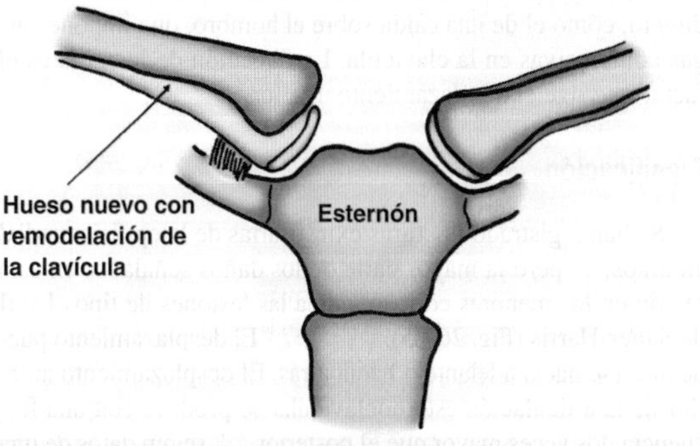

Fig. 26-25 • Esquema de la lesión de Salter-Harris de tipo I de la fisis clavicular interna. La curación se produce con nuevo hueso perióstico, con una capacidad extraordinaria de remodelamiento.

empleo de la tomografía simple y de la tomografía computarizada han hecho evolucionar enormemente el diagnóstico y la evaluación inicial de lesiones y desplazamientos de esta región anatómica (Fig. 26-29).[11,12,21,24] La ecografía también ha sido útil para el diagnóstico y el tratamiento de la reducción de luxaciones retroesternales.[3]

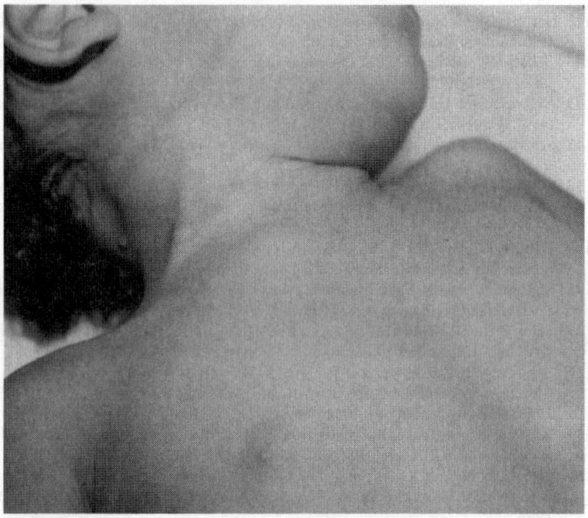

Fig. 26-26 • Fotografía clínica de un varón con una lesión clavicular derecha e interna con un desplazamiento anterior.

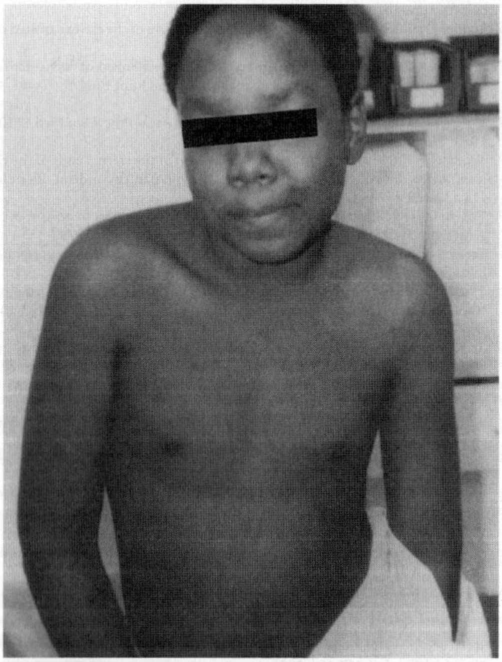

Fig. 26-27 • Desplazamiento posterior de una lesión clavicular interna. Se advierte la pérdida del perfil de la clavícula izquierda en comparación con la derecha normal.

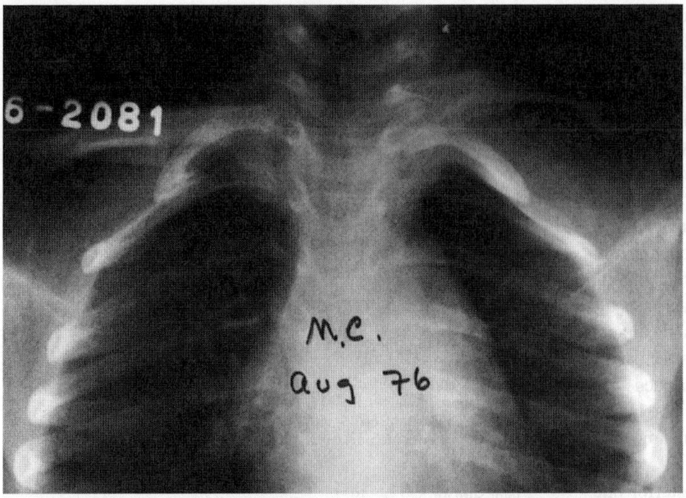

Fig. 26-28 • Radiografía tangencial en 40° de las clavículas, en su porción interna, que permitió el descubrimiento fortuito de una luxación anterior de la articulación esternoclavicular izquierda. *(Con autorización de Rockwood CA y Green DP [eds.]: Fractures [3 vols.], 2.ª ed. Filadelfia: JB Lippincott, 1984.)*

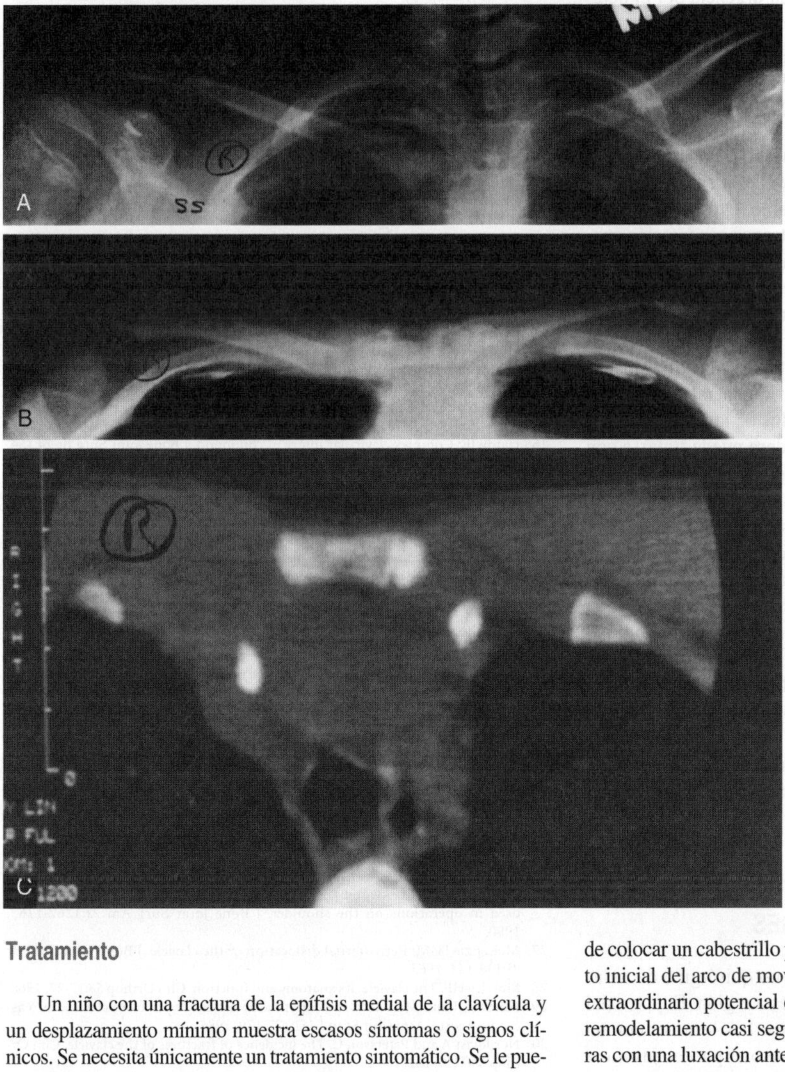

Fig. 26-29 • Luxación esternoclavicular posterior del extremo interno de la clavícula derecha. **A,** La radiografía anteroposterior simple indica simetría, pero resulta difícil de interpretar. **B,** Vista tangencial que indica un desplazamiento posterior. **C,** Tomografía computarizada que señala claramente la lesión y también la relación de la clavícula desplazada en su extremo interno, hasta las estructuras mediastínicas.

Tratamiento

Un niño con una fractura de la epífisis medial de la clavícula y un desplazamiento mínimo muestra escasos síntomas o signos clínicos. Se necesita únicamente un tratamiento sintomático. Se le puede colocar un cabestrillo para que utilice con comodidad el segmento inicial del arco de movimiento. No es necesaria la reducción. El extraordinario potencial de crecimiento de dicha epífisis permite el remodelamiento casi seguro de las uniones defectuosas. Las fracturas con una luxación anterior y las lesiones fisarias que se asemejan a las luxaciones anteriores de la articulación esternoclavicular pueden tener prominencias óseas. En el niño en crecimiento se producirán remodelamientos,[35] y tal vez no esté justificada la reducción sistemática. El tratamiento sintomático con un cabestrillo o un arnés en forma de ocho proporciona comodidad y resultados satisfactorios.[9,35] Si se intenta la reducción, cabe recurrir a la anestesia local o general. Se coloca al paciente en decúbito dorsal, con un «alza» entre los hombros. Se lleva el brazo en abducción de 90° y se aplica una tracción longitudinal. Después de la maniobra mencionada, se aplica presión hacia atrás, sobre la fractura. Los hombros se conservan en inmovilización limitada (p. ej., un vendaje o férula almohadillados en forma de ocho) durante tres a cuatro semanas, hasta que se estabilicen.[9,35,37] A pesar de la inmovilización muchas fracturas siguen siendo inestables, lo cual puede tentar al cirujano a efectuar una fijación interna,[4,10,15] pero según informes, dicha maniobra puede traer muchos problemas. La migración del clavo, que se advierte incluso cinco días después de colocado éste,[13] puede originar neumotórax, taponamiento pericárdico y muerte súbita.[7,23,26,29]

Las fracturas fisarias con un desplazamiento posterior pueden obligar a una reducción de extremada urgencia por el deterioro que pueden sufrir estructuras vitales en esta zona.[4,6,10,15,16,20,22,44] La reducción cerrada se realiza mejor con anestesia general. Se coloca al paciente en decúbito dorsal con un «alza» debajo de los hombros. Se le aplica tracción lateral en el brazo, y presión sobre la cara externa del hombro. La epífisis interna se puede coger con una pinza de campo después de la preparación aséptica de la zona, y se puede desplazar en sentido anterior. Suele advertirse un chasquido palpable. Otro método sería colocar el brazo en aducción respecto del tronco con tracción caudal en él o en la mano, en tanto se aplica presión directa en ambos hombros en sentido posterior. La reducción suele ser estable,[27,35,44] y no se necesita fijación interna. Si se requiere una reducción abierta, ésta puede fijarse por medio de suturas o reparación del tubo perióstico.[20,38,39] Durante tres a cuatro semanas se utiliza la inmovilización limitada. Por lo general se observan una curación y un remodelamiento rápidos de la lesión.[35,44]

La luxación esternoclavicular verdadera puede tratarse con reducción cerrada, como se describió en párrafos anteriores. Las luxaciones hacia adelante (anteriores) son más habituales que las posteriores.[35] Como ocurre en el caso de las fracturas fisarias en esta región, toda luxación posterior que se acompañe de síntomas de daño de vísceras retroesternales debe someterse a una reducción inmediata; un retraso de más de 48 horas en la reducción cerrada se ha asociado con una mayor probabilidad de que se necesite reducción abierta.[17,27] La osteotomía clavicular puede resultar útil para auxiliar en la reducción abierta.[31,38] En las luxaciones anteriores crónicas surgen pocos problemas, pero el dolor persistente puede obligar a una reconstrucción tardía.[25] En un niño[25] se señaló, luxación sintomática crónica de la articulación esternoclavicular, y más tarde la reconstrucción ofreció buenos resultados.

TRATAMIENTO PREFERIDO POR LOS AUTORES

Los autores prefieren el tratamiento no quirúrgico de todas las fracturas y luxaciones verdaderas de esta región. El potencial de remodelamiento es grande en esta zona. Las lesiones con un notable desplazamiento en adolescentes mayores pueden justificar algún intento de reducción cerrada con bloqueo local. Si hay un redesplazamiento, no se recomienda la intervención quirúrgica con fijación interna, debido a la alta cifra de complicaciones que conlleva. La inmovilización breve de estas lesiones durante dos a cuatro semanas debe permitir la regeneración y la estabilidad suficientes para que se emprenda la rehabilitación. Las luxaciones posteriores o las fracturas fisarias con posible daño de estructuras mediastínicas justifican una reducción urgente bajo anestesia general. El método es el que se describe en párrafos anteriores. No es necesaria la fijación interna para la estabilización.

BIBLIOGRAFÍA

1. Asher MA: Dislocations of the upper extremity in children. Orthop Clin North Am *7*:583-591, 1976.
2. Bearn JG: Direct observations on the function of the capsule of the sternoclavicular support. J Anat *101*:159-170, 1967.
3. Benson LS, Donaldson JS, and Carroll NC: Use of ultrasound in management of posterior sternoclavicular dislocation. J Ultrasound Med *10*:115-118, 1991.
4. Brooks AL and Hennison GD: Injury to the proximal clavicular epiphysis. J Bone Joint Surg Am *54*:1347, 1972.
5. Browne JE, Stanley RF, and Tullos HS: Acromioclavicular joint dislocations. Comparative results following operative treatment with and without primary distal clavisectomy. Am J Sports Med *5*:258-263, 1977.
6. Buckerfield CT and Castle ME: Acute traumatic retrosternal dislocation of the clavicle. J Bone Joint Surg Am *66*:379-385, 1984.
7. Clark RL, Milgram JW, and Yawn DH: Fatal aortic perforation and cardiac tamponade due to a Kirschner wire migrating from the right sternoclavicular joint. South Med J *67*:316-318, 1974.
8. Corrigan GE: The neonatal clavicle. Biol Neonat *2*:79-92, 1959.
9. Curtis RJJ: Operative management of children's fractures of the shoulder region. Orthop Clin North Am *21*:315-324, 1990.
10. Denham RH and Dingley AF: Epiphyseal separation of the medial end of the clavicle. J Bone Joint Surg Am *49*:1179-1183, 1967.
11. DePalma AF: The role of the disks of the sternoclavicular and the acromioclavicular joints. Clin Orthop *13*:222-232, 1959.
12. Destouet JM, Gilula LA, Murphy WA, and Sagel SS: Computed tomography in the diagnosis of dislocations of the sternoclavicular joint. Radiology *138*:123-128, 1981.
13. Engel W: Results of stable osteosynthesis in clavicular fractures [German]. Chirurg *41*:234-235, 1970.
14. Gardner E and Gray DJ: Prenatal development of the human shoulder and acromioclavicular joints. Am J Anat *92*:219-276, 1953.
15. Gaudernak T and Poigenfurst J: Simultaneous dislocation-fracture of both ends of the clavicle [German]. Unfallchirurgie *17*:362-364, 1991.
16. Hardy JR: Complex clavicular injury in childhood. J Bone Joint Surg Br *74*:154, 1992.
17. Heinig CF: Retrosternal dislocation of the clavicle: Early recognition, x-ray diagnosis, and management. J Bone Joint Surg Am *50*:830, 1968.
18. Jit I and Kulkarni M: Times of appearance and fusion of epiphysis at the medial end of the clavicle. Indian J Med Res *64*:773-782, 1976.
19. Landin LA: Fracture patterns in children: Analysis of 8682 fractures with special reference to incidence, etiology and secular changes in Swedish urban populations. Acta Orthop Scand Suppl *54*:1-109, 1983.
20. Lemire L and Rosman M: Sternoclavicular epiphyseal separation with adjacent clavicular fracture. J Pediatr Orthop *4*:118-120, 1984.
21. Levisohn EM, Bunnell WP, and Yuan HA: Computed tomography in the diagnosis of dislocations of the sternoclavicular joint. Clin Orthop *140*:12-16, 1979.
22. Lewonowski K and Bassett GS: Complete posterior sternoclavicular epiphyseal separation. A case report and review of the literature. Clin Orthop *281*:84-88, 1992.
23. Longo R and Ruggiero L: Left pneumothorax with subcutaneous emphysema secondary to left clavicular fracture and homolateral obstetrical paralysis of the arm [Italian]. Minerva Pediatr *34*:273-276, 1982.
24. Lourie AA: Tomography in the diagnosis of posterior dislocation of the sternoclavicular joint. Acta Orthop Scand *51*:579-580, 1980.
25. Lunseth PA, Chapman KW, and Frankel VH: Surgical treatment of chronic dislocation of the sterno-clavicular joint. J Bone Joint Surg Br *57*:193-196, 1975.
26. Lyons FA and Rockwood CA: Current concepts review. Migration of pins used in operations on the shoulder. J Bone Joint Surg Am *72*:1262-1267, 1990.
27. McKenzie JMM: Retrosternal dislocation of the clavicle. J Bone Joint Surg Br *45*:138-141, 1963.
28. Moseley HF: The clavicle: Its anatomy and function. Clin Orthop *58*:17-27, 1968.
29. Norback I and Markkula H: Migration of Kirschner pin from clavicle into ascending aorta. Acta Chir Scand *151*:177-179, 1985.
30. Nordqvist A and Petersson C: The incidence of fractures of the clavicle. Clin Orthop *300*:127-132, 1994.

31. Omer GE Jr: Osteotomy of the clavicle in surgical reduction of anterior sternoclavicular dislocation. J Trauma *7*:584-590, 1967.
32. Owings-Webb PA: Epiphyseal union of the anterior iliac crest and medial clavicle in a modern multiracial sample of American males and females. Am J Phys Anthropol *68*:457-466, 1985.
33. Paterson DC: Retrosternal dislocation of the clavicle. J Bone Joint Surg Br *43*:90-94, 1961.
34. Rang M: Clavicle. *In* Children's Fractures, 2nd ed. Philadelphia: JB Lippincott, 1983, pp 139-142.
35. Rockwood CA: Dislocation of the sternoclavicular joint. Instr Course Lect *24*:144-159, 1975.
36. Rowe CR: An atlas of anatomy and treatment of midclavicular fractures. Clin Orthop *58*:29-42, 1968.
37. Salvatore JE: Sternoclavicular joint dislocation. Clin Orthop *58*:51-55, 1968.
38. Selesnick FH, Jablon M, Frank C, and Post M: Retrosternal dislocation of the clavicle. Report of four cases. J Bone Joint Surg Am *66*:287-291, 1984.
39. Simurda MA: Retrosternal dislocation of the clavicle: A report of four cases and a method of repair. Can J Surg *11*:487-490, 1968.
40. Stanley D, Trowbridge EA, and Norris SH: The mechanism of clavicular fractures. A clinical and biomechanical analysis. J Bone Joint Surg Br *70*:461-464, 1988.
41. Thomas CB and Friedman RJ: Ipsilateral sternoclavicular dislocation and clavicle fracture. J Orthop Trauma *139*:68-69, 1989.
42. Todd TW and D'Errico J: The clavicular epiphyses. Am J Anat 25-50, 1928.
43. Wheeler ME, Laaveg SJ, and Sprague BL: S-C joint disruption in an infant. Clin Orthop *139*:68, 1979.
44. Winter J, Sterner S, Maurer D, et al: Retrosternal epiphyseal disruption of medial clavicle: Case and review in children. J Emerg Med *7*:9-13, 1989.

LESIONES DE LA EPÍFISIS CLAVICULAR EXTERNA

Consideraciones anatómicas

En párrafos anteriores se reseñaron los datos anatómicos de la clavícula.

Incidencia

Rowe[22] publicó los datos de 52 lesiones de la epífisis externa o lateral de la clavícula de entre 690 fracturas claviculares en una población mixta, y con ello una incidencia del 7,5%. Nordqvist y Petersson[17] advirtieron que las lesiones de tipo II de Alman constituían el 21% de las fracturas claviculares en todos los grupos de edad. Las cifras de ellas son cuatro o cinco veces mayores que las de las lesiones esternoclaviculares,[20,22] pero se desconoce la incidencia real de las lesiones de la epífisis externa de la clavícula en niños.

Mecanismo de lesión

Casi todas las lesiones de la epífisis lateral se deben a traumatismos directos del hombro por caídas o actividad deportiva.[1,5,8] La clavícula es arrastrada en sentido inferior, razón por la cual la fractura de dicho hueso tiene lugar a través de la lámina de crecimiento de la epífisis lateral. Se rompe el periostio que rodea la porción distal de la clavícula, y el hueso se desplaza y deja los ligamentos coracoclaviculares unidos aún a la mitad inferior del periostio (Fig. 26-30).[5,21]

Clasificación

La luxación verdadera de la articulación acromioclavicular se observa en niños mayores,[5,8,21] y en ellos se clasifica de igual forma que en los adultos.[1] Casi todas las lesiones de la epífisis lateral en niños menores de 13 años son fracturas de tipos I o II de Salter-Harris, con un desplazamiento del fragmento interno, desde el tubo perióstico.[5,7-9,19,21,25] La fractura en cuestión resulta difícil de demostrar en las radiografías, porque la epífisis distal clavicular todavía no se ha osificado.[10,11] Rockwood ha clasificado

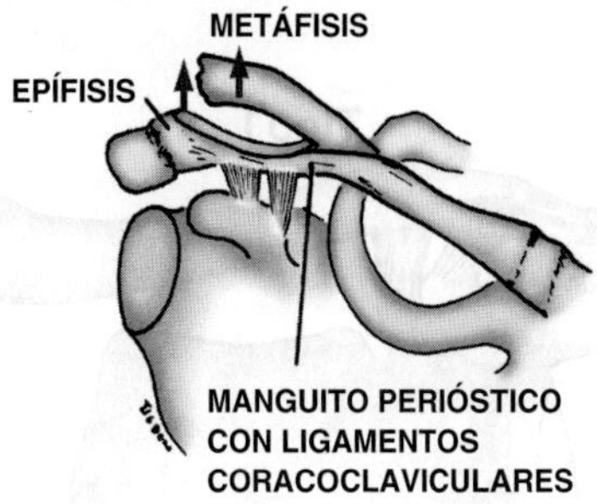

Fig. 26-30 • Esquema del patrón de lesión del extremo distal de la clavícula, en el que se advierte la forma en que la metáfisis se desplaza hacia arriba *(flechas)* a través de un desgarro en el periostio, en tanto que permanece intacto el ligamento acromioclavicular. De forma semejante, permanecen indemnes los ligamentos coracoclaviculares, que se unen directamente al periostio durante gran parte del desarrollo, de tal manera que sigue siendo normal la distancia entre el manguito perióstico y la apófisis coracoides. *(Con autorización de Ogden JA: Distal clavicular physical injury. Clin Orthop 188:7, 1984.)*

las lesiones de la porción distal de la clavícula y la articulación acromioclavicular en niños, basándose en los casos publicados[21] (Fig. 26-31):

Tipo I: Lesión leve de los ligamentos acromioclaviculares, sin rotura del tubo perióstico. La porción distal de la clavícula es estable y los signos radiográficos son normales.

Tipo II: Rotura parcial del tubo perióstico con la mínima inestabilidad de la porción distal de la clavícula. Se advierte un ensanchamiento leve de la articulación acromioclavicular en las radiografías, y el espacio coracoclavicular es normal.

Tipo III: Gran rotura del tubo perióstico, con elevación de la porción distal de la clavícula y gran inestabilidad. El espacio coracoclavicular aumenta del 25% al 100% más de lo observado en el hombro normal.

Tipo IV: Semejante a la lesión de tipo III, pero con un desplazamiento posterior y una fractura en ojal de la porción distal de la clavícula a través del músculo trapecio. En la proyección anteroposterior radiográfica hay escasa migración hacia arriba, pero en la vista axilar se advertirá un desplazamiento posterior de la clavícula en relación con el acromion.[14]

Tipo V: Rotura completa del tubo perióstico, con un notable desplazamiento superior de la clavícula en los tejidos subcutáneos. Puede haber rotura de los medios de fijación del deltoides y el trapecio en la clavícula. La distancia coracoclavicular aumenta más del 100% respecto de lo que se advierte en el lado contrario.

Tipo VI: Rotura completa del tubo perióstico, con una luxación inferior de la porción distal de la clavícula hacia un punto por debajo de la apófisis coracoides.[13]

El tubo perióstico permanece en un punto contiguo, por lo cual forma una nueva clavícula mientras el hueso desplazado desde el tubo mencionado muestra resorción. En ese tiempo, el paciente tendrá una doble clavícula.

Una lesión que puede remedar la fractura fisaria de la porción distal de la clavícula es la separación de la fisis en la base de la

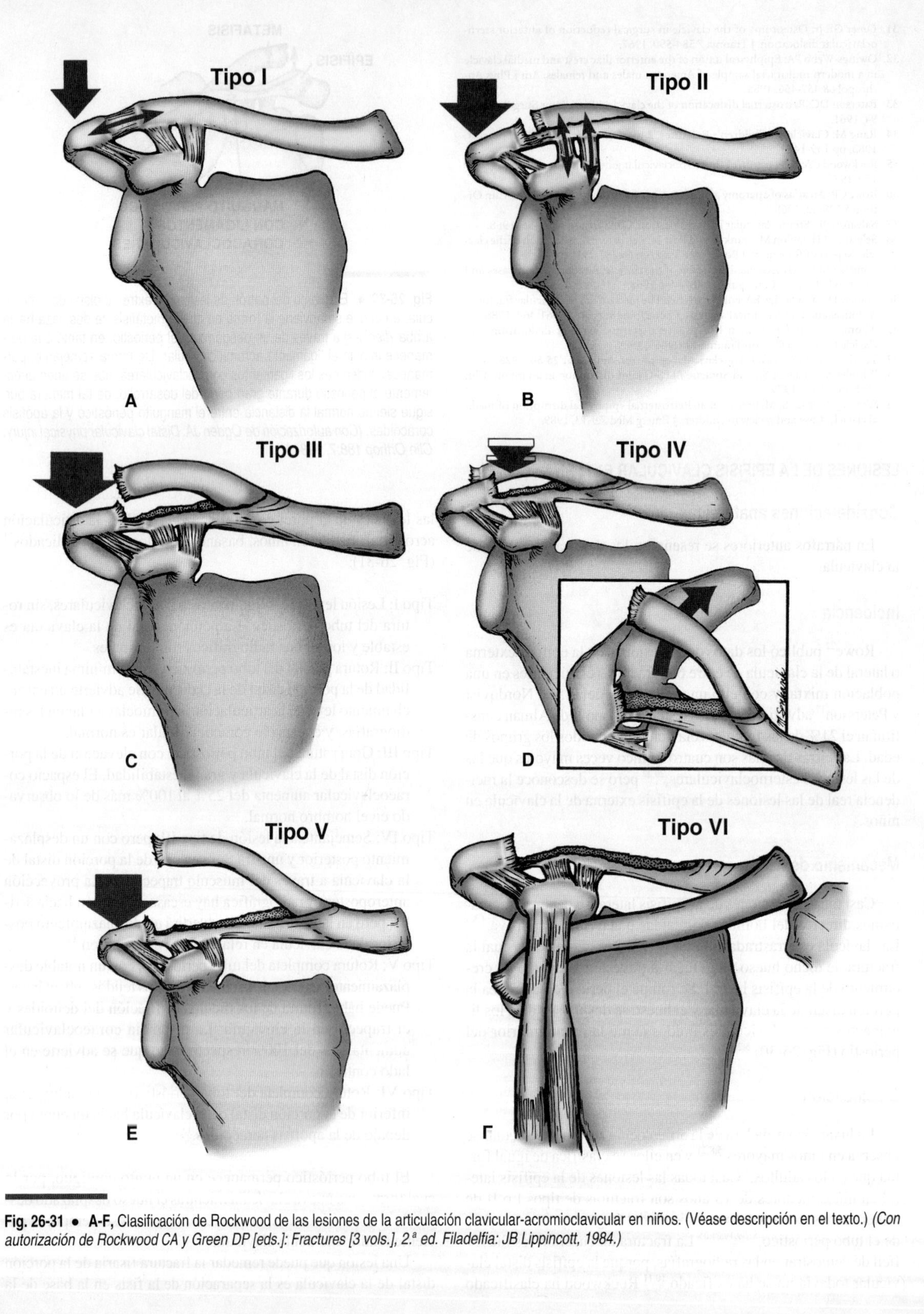

Fig. 26-31 • A-F, Clasificación de Rockwood de las lesiones de la articulación clavicular-acromioclavicular en niños. (Véase descripción en el texto.) *(Con autorización de Rockwood CA y Green DP [eds.]: Fractures [3 vols.], 2.ª ed. Filadelfia: JB Lippincott, 1984.)*

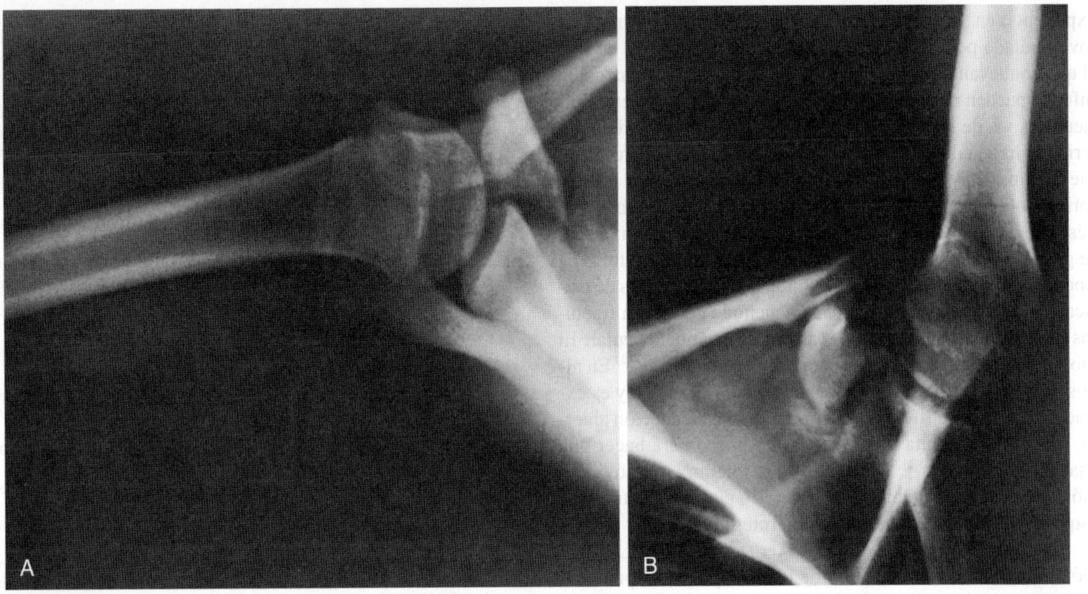

Fig. 26-38 • Las fracturas en la base de la apófisis coracoides se identifican mejor con la vista de Stryker de la escotadura. **A,** Vista lateral axilar de la lesión. **B,** Callo que se identifica en la vista de Stryker de la escotadura (en fase de regeneración).

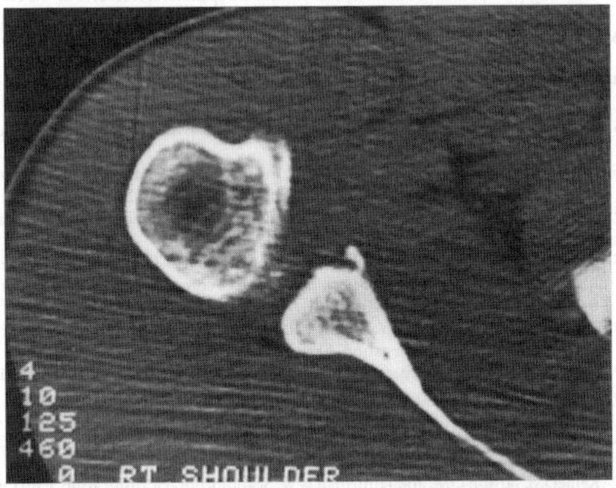

Fig. 26-39 • Las fracturas con un desplazamiento de la porción anterior de la cavidad glenoidea conllevan la luxación de la articulación glenohumeral. La tomografía computarizada es de gran utilidad para identificar dicha lesión.

tos. Hay que considerar siempre la posibilidad de malos tratos en niños, excepto en accidentes de automóvil.

Cuerpo escapular. Casi todas las fracturas del cuerpo escapular mejoran con medidas conservadoras.[18,32,56,63] Los músculos alrededor de la escápula tienden a conservar los fragmentos a una distancia razonable, con gran posibilidad de regeneración. En las escasas fracturas en que no se produce la unión, habrá que extirpar fragmentos parciales del cuerpo escapular. El tratamiento de las fracturas por esta parte del omóplato suele depender de otras lesiones existentes.[19]

Cuello de la escápula. En el caso de las fracturas no desplazadas del cuello escapular que no conllevan fracturas de la clavícula puede adoptarse una posición de anticipación. Si muestran un desplazamiento relevante quizá basten la reducción cerrada y la aplicación de un enyesado coracobraquial. Si hay rotura de la clavícula o de sus articulaciones, Herscovici y cols. recomiendan la reducción abierta de la clavícula para conservar la función suspensoria de los ligamentos coracoclaviculares, pero dejan sola la escápula.[28] Leung y Lam recomiendan fijar la fractura del cuello escapular y la de la clavícula.[43] Una alternativa aceptable sería la tracción esquelética.[15] Una revisión reciente plantea dudas acerca de la necesidad de fijar dichas fracturas.[17,22,61] En los niños con un periostio resistente y fuerte y gran capacidad de remodelamiento, no parece necesaria la fijación en este tipo de lesión.

Fracturas coracoideas. Las fracturas de la apófisis coracoides que no están desplazadas pueden tratarse con sólo un cabestrillo. Las desplazadas conllevan por lo general daño de la articulación acromioclavicular o de la epífisis lateral de la clavícula, y es necesario tratarlas con reducción abierta y fijación interna.[48,56]

Fracturas acromiales. Las fracturas no desplazadas de dicha apófisis se tratan con un cabestrillo, y en niños se han señalado sólo éstas.[38] Las fracturas desplazadas con compresión subacromial deben reducirse y estabilizarse con clavos, tornillos o una placa pequeña.[27,38] En adultos se ha registrado falta de unión, pero en niños no.[47]

Fracturas glenoideas. La mayor parte de las fracturas de este tipo, salvo las que conllevan inestabilidad de hombro, rara vez generan síntomas una vez que unen, pero se pueden tratar en forma cerrada.[61] Hay que fijar las grandes fracturas que abarcan una zona grande de la cavidad glenoidea y que conllevan inestabilidad glenohumeral.[37] En el caso de fracturas que no abarcan el borde anterior o la mitad superior de la cavidad glenoidea, es más fácil usar una vía de acceso posterior.[44,53,56] Ideberg[30,31] sugiere la reducción abierta en caso de una subluxación persistente o cuando la reducción es inestable. Ha señalado su experiencia en pacientes de apenas 6 años[31] pero el enfermo más joven tratado por cirugía tenía 30 años.[31] Las fracturas de tipo II que conllevan inestabilidad glenohumeral o una subluxación inferior pueden necesitar una reducción abierta,[41] si bien se dificulta la vía de acceso y la fijación de la fractura. El dato anterior se ha señalado en personas de 16 años que al parecer tuvieron una fisis proximal humeral abierta que fue tratada satisfactoriamente con reducción abierta y fijación interna a través de la vía de acceso deltopectoral.[6] De no haber subluxación, se pueden tratar con rehabilitación del hombro. Las fracturas de tipo III se producen a través de la unión entre los centros de osificación de la cavidad glenoidea, y a menudo conllevan fracturas de acromion, clavícula o separación acromioclavicular. El movimiento temprano tiende a mejorar la posición.[11,30,31] En niños no se han registrado fracturas de tipos IV, V y VI, y es extraordinariamente difícil tratarlas por medio de reducción abierta, porque la escápula posee muy poco hueso para hacer una fijación satisfactoria.[23,30,31] En niños que toleran la inmovilización duradera, un tratamiento satisfactorio puede ser la tracción esquelética, seguida de movimiento protegido.

LUXACIONES Y DISOCIACIÓN ESCAPULOTORÁCICA. La luxación intratorácica es rara. El borde interno queda atrapado entre la tercera y la cuarta, o la cuarta y la quinta costillas. En general, puede hacerse la reducción cerrada. DePalma[15] describió la reducción por medio de hiperabducción y manipulación manual del borde axilar para rotar la escápula hacia adelante, al tiempo que la llevaba hacia atrás a su sitio. La reducción suele ser estable. La persona puede estar más cómoda con una inmovilización moderada, como la colocación de correíllas, un collar y un cuello ortopédico. Nettrour y cols.[52] describieron una reducción abierta de esta lesión en un niño de 11 años. De forma característica se advirtió un desgarro del romboides. La reducción tardía puede obligar a una nueva fijación de tejidos blandos para conservar la estabilidad.

La disociación escapulotorácica lateral es un cuadro que puede poner en peligro la vida.[3] Como medida inicial es necesario estabilizar el estado general de la víctima siguiendo los principios básicos de la atención traumatológica (ABC). En seguida, es muy importante iniciar una exploración neurovascular detallada. Por lo general hay lesiones masivas de toda la extremidad. La arteriografía es útil para planear la reconstrucción vascular, si el tiempo lo permite. En una lesión «masiva» con avulsión del plexo braquial, habrá que considerar la práctica de la amputación.[55] Si cualquiera de los cordones del plexo permanece intacto es mejor salvar la extremidad,[55] para lo cual quizá se necesite la artrodesis del hombro y la amputación supraepicondílea. Se ha señalado una reparación muscular satisfactoria en un niño, y habrá que considerar su práctica en pacientes con un plexo braquial intacto después de una reparación de las arterias.

BIBLIOGRAFÍA

1. Ada JR and Miller ME: Scapular fractures: Analysis of 113 cases. Clin Orthop *269*:174-180, 1991.
2. Ahn JI and Park JS: Pathological fractures secondary to unicameral bone cysts. Int Orthop *18*:20-22, 1994.
3. An HS, Vonderbrink JP, Ebraheim NA, et al: Open scapulothoracic dissociation with intact neurovascular status in a child. J Orthop Trauma *2*:36-38, 1988.
4. Andrews JR, Byrd JW, Kupferman SP, and Angelo RL: The profile view of the acromion. Clin Orthop *263*:142-146, 1991.
5. Aston JW and Gregory CF: Dislocation of the shoulder with significant fracture of the glenoid. J Bone Joint Surg Am *55*:1531-1533, 1973.
6. Aulicino PL, Reinert C, Kornberg M, and Williamson S: Displaced intra-articular glenoid fractures treated by open reduction and internal fixation. J Trauma *26*:1137-1141, 1986.
7. Bennett GE: Shoulder and elbow lesions of the professional baseball pitcher. JAMA *117*:510-514, 1941.
8. Borenstein ZC, Mink J, Oppenheim W, et al: Case report 655: Congenital glenoid dysplasia (congenital hypoplasia of the glenoid neck and fossa of the scapula, with accompanied deformity of humeral head, coracoid process, and acromion). Skeletal Radiol *20*:134-136, 1991.
9. Boyer DW Jr: Trapshooter's shoulder: Stress fracture of the coracoid process. Case report. J Bone Joint Surg Am *57*:862, 1975.
10. Brower AC, Neff JR, and Tellema DA: An unusual scapular stress fracture. AJR Am J Roentgenol *129*:519-520, 1977.
11. Butters KP: Fractures and dislocations of the scapula. *In* Rockwood CA Jr, Green DP, and Bucholz RW (eds): Fractures in Adults, 3rd ed. Philadelphia: JB Lippincott, 1991, pp 990-1019.
12. Chung SM and Farahvar H: Surgery of the clavicle in Sprengel's deformity. Clin Orthop *116*:138-141, 1976.
13. Chung SMK and Nissenbaum MM: Congenital and developmental defects of the shoulder. Orthop Clin North Am *6*:381-392, 1975.
14. Dennis DA, Ferlic DC, and Clayton ML: Acromial stress fractures associated with cuff-tear arthropathy. A report of three cases. J Bone Joint Surg Am *68*:937-940, 1986.
15. DePalma AF: Surgery of the Shoulder, 3rd ed. Philadelphia: JB Lippincott, 1983, pp 362-372.
16. Ebraheim NA, An HS, Jackson WT, et al: Scapulothoracic dissociation. J Bone Joint Surg Am *70*:428-432, 1988.
17. Egol KA, Connor PM, Karunakar MA, et al: The floating shoulder: Clinical and functional results. J Bone Joint Surg Am *83*:1188-1194, 2001.
18. Eskola A, Vainionpaa S, Korkala O, and Rokkanen P: Acute complete acromioclavicular dislocation. A prospective randomized trial of fixation with smooth or threaded Kirschner wires or cortical screw. Ann Chir Gynaecol *76*:323-326, 1987.
19. Findlay RT: Fractures of the scapula. Ann Surg *93*:1001-1008, 1931.
20. Gelberman RH, Verdeck WN, and Brodhead WT: Supraclavicular nerve-entrapment syndrome. J Bone Joint Surg Am *57*:119, 1975.
21. Goldenberg DB and Brogdon BG: Congenital anomalies of the pectoral girdle demonstrated by chest radiography. J Can Assoc Radiol *18*:472-477, 1967.
22. Goodnight JM, Rockwood CA Jr, and Wirth MA: Ipsilateral fractures of the clavicle and scapula [abstract]. Submitted for publication, 1996.
23. Goss TP: Current concepts review: Fractures of the glenoid cavity. J Bone Joint Surg Am *72*:299-305, 1992.
24. Goss TP: Double disruptions of the superior shoulder suspensory complex. J Orthop Trauma *7*:99-106, 1993.
25. Goss TP: Scapular fractures and dislocations: Diagnosis and treatment. J Am Acad Orthop Surg *3*:22-33, 1995.
26. Hall RJ and Calvert PT: Stress fracture of the acromion: An unusual mechanism and review of the literature. J Bone Joint Surg Br *77*:153-154, 1995.
27. Hardegger FH, Simpson LA, and Weber BG: The operative treatment of scapular fractures. J Bone Joint Surg Br *66*:725-731, 1984.
28. Herscovici D Jr, Fiennes AG, Allgower M, and Ruedi TP: The floating shoulder: Ipsilateral clavicle and scapular neck fractures [see comments]. J Bone Joint Surg Br *74*:362-364, 1992.
29. Holst AK and Christiansen JV: Epiphyseal separation of the coracoid process without acromioclavicular dislocation. Skeletal Radiol *27*:461-462, 1998.
30. Ideberg R: Fractures of the scapula involving the glenoid fossa. *In* Bateman JE, Walsh RD (eds): Surgery of the Shoulder. Toronto: BC Decker, 1984, pp 63-66.
31. Ideberg R: Unusual glenoid fractures. Acta Orthop Scand *58*:191-192, 1987.
32. Imatani RJ: Fractures of the scapulae: A review of 53 fractures. J Trauma *15*:473-478, 1975.
33. Kelbel JM, Jardon OM, and Huurman WW: Scapulothoracic dislocation. Clin Orthop *209*:210-214, 1986.
34. Kim SJ and Min BH: Congenital bilateral absence of the acromion. A case report. Clin Orthop *300*:117-119, 1994.
35. Kleinman PK and Spevak MR: Variations in acromial ossification simulating infant abuse in victims of sudden infant death syndrome. Radiology *180*:185-187, 1991.
36. Kogutt MS, Swischuk LE, and Fagan CJ: Patterns of injury and significance of uncommon fractures in the battered child syndrome. AJR Am J Roentgenol *121*:143-149, 1974.
37. Kreitner KF, Runkel M, Grebe P, et al: MR tomography versus CT arthro-graphy in glenohumeral instabilities [German]. Rofo Fortschr Geb Rontgenstr Neuen Bildgeb Verfahr *157*:37-42, 1992.
38. Kuhn JE, Blasier RB, and Carpenter JE: Fractures of the acromion process: A proposed classification system [see comments]. J Orthop Trauma *8*:6-13, 1994.
39. Kuhns LR, Sherman MP, Poznanski AK, and Holt JF: Humeral head and coracoid ossification in the newborn. Radiology *107*:145-149, 1973.
40. Lange RH and Noel SH: Traumatic lateral scapular displacement: An expanded spectrum of associated neurovascular injury. J Orthop Trauma *7*:361-366, 1993.
41. Lee SJ, Meinhard BP, Schultz E, and Toledano B: Open reduction and internal fixation of a glenoid fossa fracture in a child: A case report and review of the literature. J Orthop Trauma *11*:452-454, 1997.
42. Leslie JT and Ryan TJ: The anterior axillary incision to approach the shoulder joint. J Bone Joint Surg Am *44*:1193-1196, 1962.
43. Leung KS and Lam TP: Open reduction and internal fixation of ipsilateral fractures of the scapular neck and clavicle. J Bone Joint Surg Am *75*:1015-1018, 1993.

44. Leung KS, Lam TP, and Poon KM: Operative treatment of displaced intra-articular glenoid fractures. Injury 24:324-328, 1993.
45. McClure JG and Raney RB: Anomalies of the scapula. Clin Orthop 110:22-31, 1975.
46. McGahan JP, Rab GT, and Dublin A: Fractures of the scapula. J Trauma 20:880-883, 1980.
47. Mick CA and Weiland AJ: Pseudoarthrosis of a fracture of the acromion. J Trauma 23:248-249, 1983.
48. Montgomery SP and Loyd RD: Avulsion fracture of the coracoid epiphysis with acromioclavicular separation. Report of two cases in adolescents and review of the literature. J Bone Joint Surg Am 59:963-965, 1977.
49. Mudge MK, Wood VE, and Frykman GK: Rotator cuff tears associated with os acromiale. J Bone Joint Surg Am 66:427-429, 1984.
50. Nagle CE and Freitas JE: Radionuclide imaging of musculoskeletal injuries in athletes with negative radiographs. Physician Sports Med 15:147-155, 1987.
51. Naraen A, Giannikas KA, and Livesley PJ: Overuse epiphyseal injury of the coracoid process as a result of archery. Int J Sports Med 20:53-55, 1999.
52. Nettrour LF, Krufky EL, Mueller RE, and Raycroft JF: Locked scapula: Intrathoracic dislocation of the inferior angle. J Bone Joint Surg Am 54:413-416, 1972.
53. Norwood LA, Matiko JA, and Terry GC: Posterior shoulder approach. Clin Orthop 201:167-172, 1985.
54. Oni OO, Hoskinson J, and McPherson S: Closed traumatic scapulothoracic dissociation. Injury 23:138-139, 1992.
55. Oreck SL, Burgess A, and Levine AM: Traumatic lateral displacement of the scapula: A radiographic sign of neurovascular disease. J Bone Joint Surg Am 66:758-763, 1984.
56. Rowe CR: Fractures of the scapula. Surg Clin North Am 43:1565-1571, 1963.
57. Samilson RL: Congenital and developmental anomalies of the shoulder girdle. Orthop Clin North Am 11:219-231, 1980.
58. Sandrock AR: Another sports fatigue fracture. Radiology 117:274, 1975.
59. Schils JP, Freed HA, Richmond BJ, et al: Stress fracture of the acromion [letter]. AJR Am J Roentgenol 155:1140-1141, 1990.
60. Thompson DA, Flynn TC, Miller PW, and Fischer RP: The significance of scapular fractures. J Trauma 25:974-977, 1985.
61. van Noort A, te Slaa RL, Marti RK, and van der Werken C: The floating shoulder. A multicentre study. J Bone Joint Surg Br 83:795-798, 2001.
62. Ward WG, Bergfeld JA, and Carson WG Jr: Stress fracture of the base of the acromial process. Am J Sports Med 22:146-147, 1994.
63. Wilber MC and Evans EB: Fractures of the scapula. J Bone Joint Surg Am 59:358-362, 1977.
64. Zdravkovic D and Damholt VV: Comminuted and severely displaced fractures of the scapula. Acta Orthop Scand 45:60-65, 1974.

SUBLUXACIÓN Y LUXACIÓN GLENOHUMERALES EN NIÑOS

El diagnóstico y el tratamiento de las luxaciones glenohumerales en adultos y adolescentes se analizan ampliamente en el Capítulo 14; la sección presente se ocupa de consideraciones especiales de luxaciones de hombro en el niño de corta edad y en el lactante.

Consideraciones anatómicas

En los niños, las zonas de unión de la cápsula de la articulación glenohumeral al húmero se localizan en el cuello anatómico, de tal manera que la unión capsular es epifisaria, salvo la porción interna, que es metafisaria. La epífisis proximal del húmero se forma a partir de tres centros de osificación; estos centros se unen a los siete años, con la unión de la cabeza a la diáfisis humeral entre los 14 y los 17 años en niñas y entre los 16 y los 18 años en varones.[12] Los potentes medios de unión capsulares a la epífisis hacen que la lesión de la fisis sea una lesión más frecuente que las luxaciones en niños con centros de crecimiento abiertos. Cuando se produce la luxación, en el 80% de los casos se encuentra una lesión de Bankart.[51] Las lesiones de Hill-Sachs se registran en más de la mitad de los pacientes.[27,28,36]

Incidencia

Las luxaciones de hombro son poco habituales en niños menores de 12 años. Se informan tasas de incidencia del 2,5% al 4,7% de todas las luxaciones del hombro.[54,65] Las luxaciones atraumatológicas parecen ser más frecuentes en personas de menor edad, y la incidencia de las de tipo traumatológico aumenta conforme los niños llegan a la adolescencia y la superan. Algunos autores han señalado luxaciones traumatológicas y atraumatológicas en adolescentes con fisis abiertas, pero no han indicado, en términos generales, las edades de sus pacientes.[1,26,27,40,54,56,64]

Clasificación

Por medio de los esquemas de clasificación el clínico podrá identificar el origen de la lesión, plantear un pronóstico basado en el curso natural del problema, y precisar el tratamiento. La rareza de las luxaciones en niños de corta edad dificulta todo lo anterior, por lo cual no existe un esquema de clasificación aceptado a nivel universal. Curtis y cols. han definido un esquema basado en la causa de la luxación, que ha sido útil en niños.[12] La clasificación puede subdividirse teniendo en cuenta la dirección de la luxación.

- Traumatológica
  - Anterior
  - Posterior
  - Inferior (luxación erecta)
- Atraumatológica
  - Congénita
  - Del desarrollo
    - Infecciosa, de origen neurológico
- Problemas de laxitud articular
  - Síndrome de Ehlers-Danlos
- Problemas emocionales y psiquiátricos

Mecanismo de lesión

En niños, al igual que en adultos, las luxaciones traumatológicas se producen más bien hacia adelante, es decir, son anteriores y conllevan un traumatismo intenso en deportes por contacto, caídas y accidentes en vehículos motorizados.[1,2,23,40,54,65] Es típica la aplicación de una fuerza longitudinal sobre el brazo extendido, que obliga a la mano a asumir una posición de abducción y rotación externa que «apalanca» la cabeza humeral y la saca de la cavidad glenoidea hacia adelante. Las lesiones mencionadas pueden ir acompañadas de fracturas fisarias de la porción proximal del húmero,[10,20,46,47] y hay que diferenciarlas de las fracturas fisarias verdaderas, que pueden parecer luxaciones en lactantes y neonatos.[12,13,22,37] También se han registrado casos de luxación traumatológica posterior en niños a causa de traumatismos y espasticidad grave, pero son poco frecuentes.[17,19,43] También es rara la luxación inferior, junto con la luxación erecta del hombro, pero se ha señalado junto con casos de manipulación forzada del pequeño, con lesión del plexo braquial.[35]

Las luxaciones atraumatológicas se producen sin el antecedente de traumatismo relevante. A menudo hay afección bilateral, con inestabilidad multidireccional o posterior, y el cuadro conlleva una laxitud ligamentosa generalizada.[4,41,44] La luxación puede ser voluntaria o involuntaria;[43,56] en la primera, la supresión de la actividad muscular del supraespinoso y el infraespinoso, con la activación del pectoral mayor y el deltoides mientras se coloca el brazo en posición vulnerable, originará la luxación. También se han vinculado con luxaciones recurrentes la displasia congénita de la zona glenoidea, la retroversión excesiva de la glenoides y anomalías del desarrollo de la zona proximal del húmero.[9,49,66] Según informes, la luxación y la subluxación de la articulación glenohumeral en niños son consecuencia de lesiones del plexo braquial, la artritis séptica, el síndrome de Apert y la artrogriposis.[3,9,11,15,30,39,52,61] Se han registrado tres casos de luxación congénita del hombro, con referencia a otros casos en los que no hubo antecedente de traumatismo durante el parto, y otro caso de luxación verdadera sin que hubiera fractura durante el nacimiento.[24,33,48] En la fibrodisplasia osificante progresiva puede tener lugar una subluxación progresiva debido al crecimiento continuado, en presencia de una sinostosis entre el húmero y la pared del tórax.[57]

Signos y síntomas

El niño con una luxación anterior traumatológica presenta como cuadro inicial signos y síntomas idénticos a los observados en las luxaciones de adultos.[40] Se advierte dolor e hinchazón, con la pérdida evidente del contorno normal del hombro por un desplazamiento de la cabeza humeral. Como ocurre en adultos, puede haber daño neurológico, pero resulta difícil de corroborar en el niño de muy corta edad. En lactantes y neonatos a veces resulta imposible distinguir por la clínica entre las fracturas fisarias de la porción proximal del húmero y las luxaciones verdaderas de la articulación glenohumeral en la evaluación inicial; en estos casos, los niños mantienen el brazo en abducción y rotación externa.[3,13,22,37,58] En niños con retraso del desarrollo a veces resulta muy difícil hacer el diagnóstico.[31]

Las luxaciones traumatológicas posteriores de la articulación glenohumeral son tan raras en niños como lo son en adultos. Se advierte una notable limitación de la rotación externa del hombro. También se pierde el contorno normal de la cabeza humeral en sentido anterior.[17,43]

Las luxaciones atraumatológicas no tienen tanto dolor proveniente de ellas. A menudo hay signos clínicos de laxitud articular generalizada e inestabilidad multidireccional.[7,44,53,56] Las luxaciones que surgen con anomalías congénitas o lesiones del plexo braquial no suelen ser tan dolorosas en la niñez.[3,9,11,15,61]

Signos radiográficos

Los signos radiográficos de luxaciones traumatológicas en niños son semejantes a las de los adultos. Una placa anteroposterior con proyecciones lateral axilar y lateral de West Point permitirá identificar una lesión de Hill-Sachs coexistente (Fig. 26-40); una fractura del borde glenoideo y anomalías congénitas de la cavidad glenoidea o de la zona proximal del húmero.[12] La proyección es útil para identificar anormalías óseas anteroinferiores.[14] La tomografía computarizada, junto con la artrografía, resultará útil para definir los contornos anatómicos. Estudios recientes con resonancia magnética han comparado esta modalidad de TC y artrograma y han demostrado que esta técnica es muy prometedora en la evaluación de los trastornos propios de las luxaciones de hombro.[8,45,63] La tomografía computarizada[66] puede revelar la retroversión de la cavidad glenoidea en casos de luxación posterior recurrente. Las radiografías en luxaciones atraumatológicas suelen tener características normales,[6,44,56] pero las que se llevan a cabo con maniobras de esfuerzo pueden demostrar inestabilidad inferior (Fig. 26-41).

Tratamiento

Es importante reducir todas las luxaciones traumatológicas agudas del hombro.[2,12] Se han descrito en la sección correspondiente a adultos muchos métodos cerrados. El empleo de lidocaína intraarticular ha tenido aceptación, porque le ahorra al paciente la sedación y se ha corroborado su eficacia:[42] La reducción cerrada de la luxación del hombro que conlleva una fractura de la porción proximal del húmero se realiza mejor con anestesia general; sin embargo, el resultado no suele ser fructífero, y a veces requiere una reducción abierta.[10,20,46,47] Para comodidad del paciente, se le inmoviliza con un cabestrillo o con un inmovilizador de hombro (combinación de cabestrillo y faja). Se ha demostrado que el tiempo de inmovilización está modificado por la frecuencia de luxaciones recurrentes en personas más jóvenes.[25,26,40]

Las tasas publicadas de recurrencia de las luxaciones de hombro en adolescentes y en adultos jóvenes oscilan entre el 25% y el 100% en los 2 años siguientes a la luxación inicial, y la mayor parte de los autores presentan cifras muy altas.[1,7,26,25-27,40,53,55,64,65] La presencia de una fractura asociada de alguna de las tuberosidades se asocia a una tasa mucho más baja de recurrencia.[26,27] Las cifras más bajas se han detectado en series que insisten en un programa de reforzamiento temprano e intensivo del manguito de los rotadores, si bien en dichas series sólo se incluyeron adolescentes ya mayores.[1,7] Sin embargo, en una revisión reciente se observó una tasa de recurrencia de las luxaciones menor de lo esperado,[36] como ya se comentará más adelante.

A causa de la rareza de las luxaciones traumatológicas del hombro en niños y adolescentes, así como a la incertidumbre del curso natural de la recidiva, no existe una definición fija de las indicaciones quirúrgicas contra este trastorno. Para reparar luxaciones recurrentes en adultos, se han utilizado fructíferamente muy diversas técnicas quirúrgicas, las mismas que se describen en el Capítulo 14, que trata la inestabilidad glenohumeral en los adultos. Casi todas las series incluyen en sus poblaciones adultos jóvenes y adolescentes, pero no indican los resultados en los pacientes más jóvenes, separados del resto de los demás pacientes de forma global. Se ha señalado el uso de la técnica de bloque de hueso coracoideo y reparación por artroscopia del rodete glenoideo en adolescentes.[5,18] Lawton y cols.[36] revisaron recientemente una gran serie procedente de la Clínica Mayo y observaron una inestabilidad recurrente en el 24% de los pacientes en el seguimiento a corto plazo y en el 9% en el seguimiento a medio plazo. El tratamiento quirúrgico se asoció a una mayor tasa de éxitos y a una mayor estabilidad, especialmente en los casos de origen traumatológico, de inestabilidad anterior, de inestabilidad multidireccional y de subluxación. Por el contrario, la cirugía no afectó al resultado en pacientes con inestabilidad posterior, inestabilidad voluntaria y origen no traumatológico.

El tratamiento inicial de la luxación atraumatológica, incluye la anamnesis y la exploración física cuidadosas, seguidas de la reducción de la luxación. Es importante asegurar que la luxación haya sido realmente atraumatológica y buscar anomalías anatómicas, neurológicas, de la conducta o del tejido conjuntivo, que hayan podido contribuir.[2,7,9,11,46,50,56,66] Por lo general se realiza fácilmente la reducción. Habitualmente, se recomienda iniciar rápidamente un programa intensivo de rehabilitación, que ha tenido muy buenos resultados para mejorar la estabilidad del hombro, cuando no existen problemas psiquiátricos.[7,43,44,56] El tratamiento de las luxaciones recurrentes atraumatológicas a veces resulta difícil. No se ha advertido que las personas con luxación habitual tengan artropatía degenerativa ni dolor con el paso del tiempo, salvo que hayan sido operadas del hombro.[29,43,56] Las personas con luxación involuntaria pueden presentar dolor

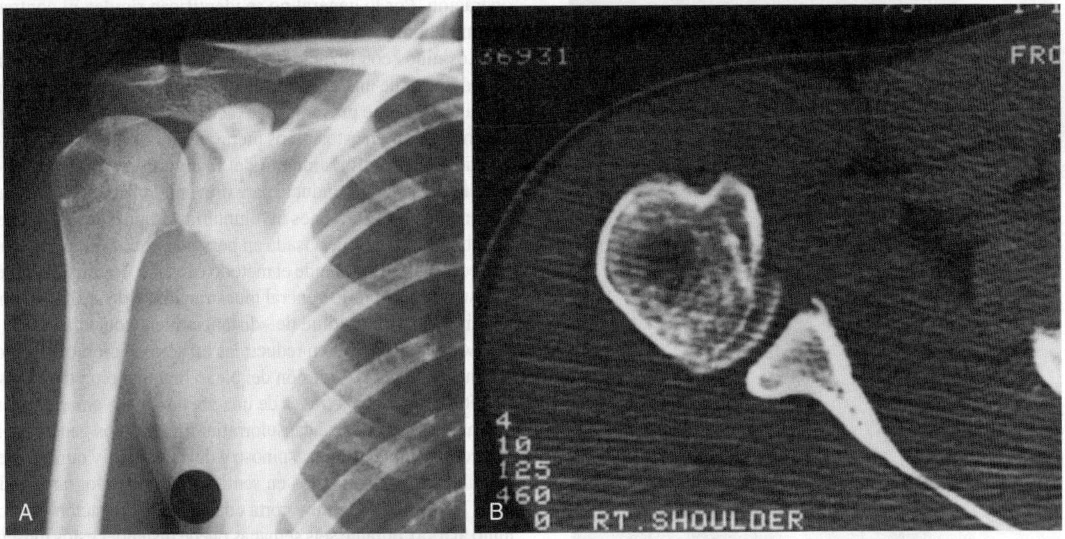

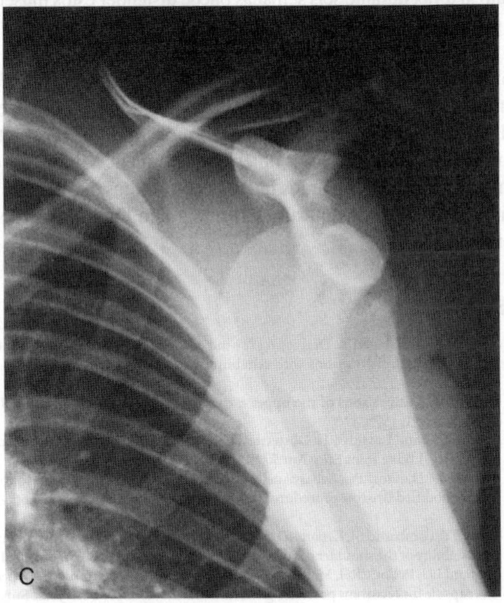

Fig. 26-40 • A, Radiografía anteroposterior de un joven de 14 años con una subluxación anterior recurrente. Es notable la presencia de una fractura-compresión de Hill-Sachs en la cabeza humeral y una doble densidad sutil en el borde glenoideo anteroinferior. **B,** La tomografía computarizada indicó que se trataba de una lesión ósea por avulsión de la porción glenoidea anterior. **C,** Imagen radiográfica frecuente de la luxación anterior del hombro.

al reaparecer su problema. La inestabilidad puede ser uni- o multidireccional. Takwale y cols.[59] han comunicado buenos resultados con el entrenamiento de los patrones musculares en estos pacientes. Se han registrado también resultados satisfactorios por medio del desplazamiento capsular inferior descrito por Neer y Foster y detallado en la sección de inestabilidad glenohumeral del Capítulo 14.[6,44] La luxación posterior recurrente puede corregirse con la combinación de un método en tejidos blandos posteriores y en hueso.[32,38]

Con los métodos cerrados resulta imposible reducir las luxaciones crónicas del hombro que conllevan lesiones del plexo braquial o traumatismo obstétrico. Se ha utilizado con buen resultado la reducción abierta por medio de una vía de acceso anterior, junto con capsulorrafia y liberación de la inserción del deltoides.[3,15,19,34,35] El subescapular puede estar muy adherido a la cápsula, dificultando la disección.[60] Se ha descrito también una combinación de los abordajes anterior y posterior.[62] Que se sepa, no se ha corroborado el curso natural de las luxaciones no tratadas en dichos pacientes.

Se desconoce el curso natural de la inestabilidad del hombro asociada a anomalías congénitas o musculoesqueléticas de otro tipo, como el síndrome de Apert.[11,21,30] Es recomendable corregir las anomalías óseas si se pretende reconstruir quirúrgicamente el trastorno, pero no se han publicado resultados a largo plazo de estos métodos.[9,66] Se ha comunicado el tratamiento de unos pocos casos de luxación congénita verdadera del hombro en neonatos que nacieron por cesárea, sin indicios radiológicos de fracturas.[24,33,48] El tratamiento consistente en aducción y rotación interna consiguió un hombro y un brazo estables y con una funcionalidad normal en un plazo de 6 semanas.

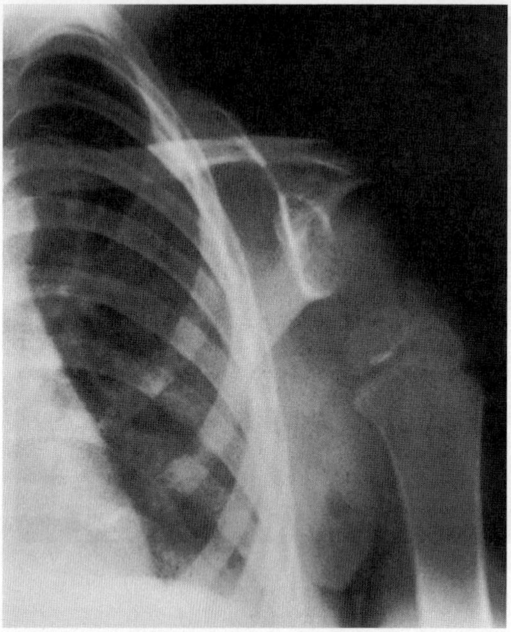

Fig. 26-41 • Demostración ostensible de subluxación anterior de la articulación glenohumeral en un enfermo con inestabilidad multidireccional. La manifestación clínica correspondiente es el «signo del surco».

TRATAMIENTO PREFERIDO POR LOS AUTORES

En el caso de niños de corta edad o adolescentes con luxación traumatológica del hombro, después de la anamnesis y de una exploración física cuidadosa se intentará la reducción cerrada suave. La lidocaína intraarticular, con clorhidrato de cloral o midazolam intravenoso (Versed), producirá una analgesia excelente para la reducción cerrada en los niños. Como otra posibilidad cabe intentar un método más corriente de tracción-contratracción, con el niño bajo sedación intravenosa. Si el menor también tiene una fractura de la porción proximal de la diáfisis humeral, la maniobra de reducción se realizará con anestesia general, porque es muy posible que se necesite un método abierto; se inmoviliza al pequeño durante 3 a 4 semanas hasta que se sienta cómodo, y se emprende para esa fecha un programa de rehabilitación que tenga como prioridad el reforzamiento del manguito de rotadores y del deltoides. En casos de luxación anterior recurrente, está indicada la intervención quirúrgica. Los autores prefieren una vía de acceso anterior, con reparación de la lesión de Bankart si la hay y avance capsular para reducir cualquier zona redundante que se identifique en el momento de la reparación. Las técnicas pertinentes se describen en el Capítulo 14 en la sección acerca de inestabilidad glenohumeral en adultos. La inmovilización con un cabestrillo se conserva durante 6 semanas, y en el primer mes se inicia el movimiento pendular del hombro y el que se realiza en el arco de movimiento del codo. Es mejor no hacer ejercicios de rotación externa contra resistencia antes de 3 meses. Los ejercicios progresivos de reforzamiento se inician a los 3 meses y continúan incluso 6 meses después de la operación. Por lo general no se identifican rigidez ni contracturas en el hombro.

Los niños con luxaciones atraumatológicas necesitan reducción después de una luxación aguda, lo cual suele hacerse con facilidad. Conviene prevenir la luxación habitual. Los autores prefieren emplear en estos niños un programa de rehabilitación, con prioridad en el reforzamiento del manguito de rotadores, y con modificación de la conducta para prevenir la luxación voluntaria. Si persisten las luxaciones involuntarias después de 6 a 12 meses de rehabilitación supervisada en personas con inestabilidad multidireccional, se emprende el método capsular descrito por Neer.[44] Los sujetos que por lo general muestran luxación se tratan con rehabilitación y una actitud de «distanciamiento calculado».

Los autores prefieren reducir las luxaciones crónicas del hombro que conllevan una lesión del plexo braquial o un traumatismo obstétrico; lo hacen a través de una vía de acceso anterior, y en la misma sesión se realiza capsulorrafia. En términos generales, hay una contracción del supraespinoso y del deltoides, y quizá se necesite liberarlos o elongarlos en sentido distal para lograr la reducción. En los niños de muy corta edad la inmovilización del brazo junto al tórax durante seis semanas puede distender estos músculos al grado suficiente para que no persista la escápula alada.

Los niños con anomalías congénitas o con subluxación del hombro que conlleva otras anomalías musculoesqueléticas deben ser evaluados con gran detenimiento respecto a su función general antes de iniciar cualquier método quirúrgico reconstructivo para reducir el hombro. Los objetivos funcionales, definidos con claridad, deben justificar los intentos quirúrgicos. No existen publicaciones de series quirúrgicas que guíen los intentos de reconstrucción.

BIBLIOGRAFÍA

1. Aronen JG and Regan K: Decreasing the incidence of recurrence of first time anterior shoulder dislocations with rehabilitation. Am J Sports Med *12*:382-391, 1984.
2. Asher MA: Dislocations of the upper extremity in children. Orthop Clin North Am *7*:583-591, 1976.
3. Babbitt DP and Cassidy RH: Obstetrical paralysis and dislocation of the shoulder in infancy. J Bone Joint Surg Am *50*:1447-1452, 1968.
4. Banas MP, Dalldorf PG, Sebastianelli WJ, and DeHaven KE: Long-term followup of the modified Bristow procedure [see comments]. Am J Sports Med *21*:666-671, 1993.
5. Barry TP, Lombardo SJ, Kerlan RD, et al: The coracoid transfer for recurrent anterior instability of the shoulder in adolescents. J Bone Joint Surg Am *67*:383-387, 1985.
6. Bigliani LU, Pollock RG, McIlveen SJ, et al: Shift of the posteroinferior aspect of the capsule for recurrent posterior glenohumeral instability. J Bone Joint Surg Am *77*:1011-1120, 1995.
7. Burkhead WZ Jr and Rockwood CA Jr: Treatment of instability of the shoulder with an exercise program [see comments]. J Bone Joint Surg Am *74*:890-896, 1992.
8. Chandnani VP, Yeager TD, Deberardino T, et al: Glenoid labral tears: Prospective evaluation with MR imaging, MR arthrography, and CT arthrography. Am J Radiol *161*:1229-1235, 1993.
9. Chung SMK and Nissenbaum MM: Congenital and developmental defects of the shoulder. Orthop Clin North Am *6*:381-392, 1975.
10. Cohn BT and Froimson AI: Salter 3 fracture dislocation of glenohumeral joint in a 10-year-old. Orthop Rev *15*:403-404, 1986.
11. Cozen L: Congenital dislocation of the shoulder and other anomalies. Arch Surg *35*:956-966, 1937.
12. Curtis RJJ, Dameron TB Jr, and Rockwood CA Jr: Fractures and dislocations of the shoulder in children. *In* Rockwood CA Jr, Wilkins KE, and King RE (eds): Fractures in Children, 3rd ed. Philadelphia: JB Lippincott, 1991, pp 829-919.
13. Dameron TB Jr and Reibel DB: Fractures involving the proximal humeral epiphyseal plate. J Bone Joint Surg Am *51*:289-297, 1969.
14. De Smet AA: Anterior oblique projection in radiography of the traumatized shoulder. AJR Am J Roentgenol *134*:515-518, 1980.
15. Dunkerton MC: Posterior dislocation of the shoulder associated with obstetric brachial plexus palsy. J Bone Joint Surg Br *71*:764-766, 1989.
16. Elbaum R, Parent H, Zeller R, and Seringe R: Traumatic scapulo-humeral dislocation in children and adolescents. Apropos of 9 patients [French]. Acta Orthop Belg *60*:204-209, 1994.

17. Foster WS, Ford TB, and Drez D Jr: Isolated posterior shoulder dislocation in a child. A case report. Am J Sports Med *13*:198-200, 1985.
18. Goldberg BJ, Nerschl RP, McConnell JP, and Pettrone FA: Arthroscopic transglenoid suture capsulolabral repairs: Preliminary results. Am J Sports Med *21*:656-665, 1993.
19. Green NE and Wheelhouse WW: Anterior subglenoid dislocation of the shoulder in an infant following pneumococcal meningitis. Clin Orthop :125-127, 1978.
20. Gregg-Smith SJ and White SH: Salter-Harris III fracture-dislocation of the proximal humeral epiphysis. Injury *23*:199-200, 1992.
21. Grieg DM: True congenital dislocation of the shoulder. Edinb Med J *30*:157-175, 1923.
22. Haliburton RA, Barber JR, and Fraser RL: Pseudodislocation: An unusual birth injury. Can J Surg *10*:455-462, 1967.
23. Heck CC: Anterior dislocation of the glenohumeral joint in a child. J Trauma *21*:174-175, 1981.
24. Heilbronner DM: True congenital dislocation of the shoulder. J Pediatr Orthop *10*:408-410, 1990.
25. Henry JH and Genung JA: Natural history of glenohumeral dislocation—revisited. Am J Sports Med *10*:135-137, 1982.
26. Heolen MA, Burgers AM, and Rozing PM: Prognosis of primary anterior shoulder dislocation in young adults. Arch Orthop Trauma Surg *110*:51-54, 1990.
27. Hovelius L: Anterior dislocation of the shoulder in teen-agers and young adults. Five-year prognosis. J Bone Joint Surg Am *69*:393-399, 1987.
28. Hovelius L: The natural history of primary anterior dislocation of the shoulder in the young. J Orthop Sci *4*:307-317, 1999.
29. Huber H and Gerber C: Voluntary subluxation of the shoulder in children. A long-term follow-up study of 36 shoulders. J Bone Joint Surg Br *76*:118-122, 1994.
30. Kasser J and Upton J: The shoulder, elbow, and forearm in Apert syndrome. Clin Plast Surg *18*:381-389, 1991.
31. Kawaguchi AT, Jackson DL, and Otsuka NY: Delayed diagnosis of a glenohumeral joint dislocation in a child with developmental delay. Am J Orthop *27*:137-140, 1998.
32. Kawam M, Sinclair J, and Letts M: Recurrent posterior shoulder dislocation in children: The results of surgical management. J Pediatr Orthop *17*:533-538, 1997.
33. Kelly SW: *In* Surgical Diseases of Children. St Louis: CV Mosby, 1924.
34. Kuhn D and Rosman M: Traumatic, nonparalytic dislocation of the shoulder in a newborn infant. J Pediatr Orthop *4*:121-122, 1984.
35. Laskin RS and Sedlin ED: Luxatio erecta in infancy. Clin Orthop *80*:126-129, 1971.
36. Lawton RL, Choudhury S, Mansat P, et al: Pediatric shoulder instability: Presentation, findings, treatment, and outcomes. J Pediatr Orthop *22*:52-61, 2002.
37. Lemperg R and Liliequist B: Dislocation of the proximal epiphysis of the humerus in newborns. Acta Pediatr Scand *59*:377-380, 1970.
38. Letts M: Posterior habitual dislocation of the shoulder [abstract]. Paper presented at a meeting of the Pediatric Orthopaedic Society of North America, 1996, Phoenix, AZ.
39. Lev-Toaff AS, Karasick D, and Rao VM: "Drooping shoulder"—nontraumatic causes of glenohumeral subluxation. Skeletal Radiol *12*:34-36, 1984.
40. Marans HJ, Angel KR, Schemitsch EH, and Wedge JH: The fate of traumatic anterior dislocation of the shoulder in children. J Bone Joint Surg Am *74*:1242-1244, 1992.
41. Matsen FA, Thomas SC, and Rockwood CA: Glenohumeral instability. *In* Rockwood CA Jr and Matsen FA (eds): The Shoulder, 1st ed. Philadelphia: WB Saunders, 1990, pp 526-622.
42. Matthews DE and Roberts T: Intraarticular lidocaine versus intravenous analgesic for reduction of acute anterior shoulder dislocations. A prospective randomized study. Am J Sports Med *10*:135-137, 1995.
43. May VR Jr: Posterior dislocation of the shoulder: Habitual, traumatic, and obstetrical. Orthop Clin North Am *11*:271-285, 1980.
44. Neer CS and Foster CR: Inferior capsular shift for involuntary inferior and multidirectional instability of the shoulder. A preliminary report. J Bone Joint Surg Am *62*:897-908, 1980.
45. Neumann CH, Petersen SA, Jahnke AH Jr, et al: MRI in the evaluation of patients with suspected instability of the shoulder joint including a comparison with CT-arthrography. Rofo Fortschr Geb Rontgenstr Neuen Bildgeb Verfahr *154*:593-600, 1991.
46. Nicastro JF and Adair DM: Fracture-dislocation of the shoulder in a 32-month-old child. J Pediatr Orthop *2*:427-429, 1982.
47. Obremskey W and Routt ML Jr: Fracture-dislocation of the shoulder in a child: Case report. J Trauma *36*:137-140, 1994.
48. Peckham FE: Two cases of congenital dislocation of the shoulder. Arch Pediatr *21*:509-511, 1904.
49. Petersson CJ and Redlund-Johnell I: Radiographic joint space in normal acromioclavicular joints. Acta Orthop Scand *54*:431-433, 1983.
50. Pettersson H: Bilateral dysplasia of the neck of the scapula and associated anomalies. Acta Radiol *22*:81-84, 1981.
51. Postacchini F, Gumina S, and Cinotti G: Anterior shoulder dislocation in adolescents. J Shoulder Elbow Surg *9*:470-474, 2000.
52. Resnik CS: Septic arthritis: A rare cause of drooping shoulder. Skeletal Radiol *21*:307-309, 1992.
53. Rockwood CA Jr: The shoulder: Facts, confusions and myths. Int Orthop *15*:401-405, 1991.
54. Rowe CR: Prognosis in dislocations of the shoulder. J Bone Joint Surg Am *38*:957-977, 1956.
55. Rowe CR: Anterior dislocations of the shoulder. Prognosis and treatment. Surg Clin North Am *43*:1609-1614, 1963.
56. Rowe CR, Pierce DS, and Clark JG: Voluntary dislocation of the shoulder. A preliminary report on a clinical, electromyographic, and psychiatric study of twenty-six patients. J Bone Joint Surg Am *55*:445-460, 1973.
57. Sawyer JR, Klimkiewicz JJ, Iannotti JP, and Rocke DM: Mechanism for superior subluxation of the glenohumeral joint in fibrodysplasia ossificans progressiva. Clin Orthop 130-133, 1998.
58. Scaglietti O: The obstetrical shoulder trauma. Surg Gynecol Obstet *66*:868, 1938.
59. Takwale VJ, Calvert P, and Rattue H: Involuntary positional instability of the shoulder in adolescents and young adults. Is there any benefit from treatment? J Bone Joint Surg Br *82*:719-723, 2000.
60. Torode I and Donnan L: Posterior dislocation of the humeral head in association with obstetric paralysis. J Pediatr Orthop *18*:611-615, 1998.
61. Travlos J, Goldberg I, and Boome RS: Brachial plexus lesions associated with dislocated shoulders. J Bone Joint Surg Br *72*:68-71, 1990.
62. Troum S, Floyd WE III, and Waters PM: Posterior dislocation of the humeral head in infancy associated with obstetrical paralysis. A case report. J Bone Joint Surg Am *75*:1370-1375, 1993.
63. Uri DS, Kneeland B, and Dalinka MK: Update in shoulder magnetic resonance imaging. Magn Reson Q *11*:21-44, 1995.
64. Vermeiren J, Handelberg F, Casteleyn PP, and Opdecam P: The rate of recurrence of traumatic anterior dislocation of the shoulder. A study of 154 cases and a review of the literature. Int Orthop *17*:337-341, 1993.
65. Wagner KT Jr and Lyne ED: Adolescent traumatic dislocations of the shoulder with open epiphyses. J Pediatr Orthop *3*:61-62, 1983.
66. Wirth MA, Lyons FR, and Rockwood CA Jr: Hypoplasia of the glenoid. A review of sixteen patients. J Bone Joint Surg Am *75*:1175-1184, 1993.

PARÁLISIS DEL PLEXO BRAQUIAL EN NIÑOS

Se produce parálisis braquial en el 0,1% a 0,4% de todos los nacimientos.[71] Ocasionalmente se deben a traumatismos, masas congénitas y síndromes víricos o de Parsonage-Turner.[2,12,29,35,43,45,46,57,68,72] Aunque en épocas pasadas se identificaron diversos casos tardíos, y resultaba difícil relacionar la deformidad posterior con la etiología inicial,[55] datos experimentales[11,43,57] y clínicos[7,11] atribuyen definitivamente el problema a una lesión por tracción (Fig. 26-42). La incidencia es mayor en niños que pesan más de 4.000 g, en particular en los que presentan distocia de hombro.[35,66,68] Cuanto más difícil sea el parto, mayor será la posibilidad de lesión del plexo (Fig. 26-43).[7,30,43] No obstante, a veces el problema tiene lugar sin que haya trastornos notables en la expulsión y el nacimiento.[31]

Smellie[60] describió originalmente en 1764 lesiones de los cordones superiores, en tanto que Duchenne,[15] en 1861, describió la entidad detalladamente. En 1874, Erb,[18] por medio de métodos con electricidad, demostró que la parálisis tenía lugar en la unión de la quinta y la sexta raíces, es decir, el punto de Erb, que producía la típica parálisis. En 1827, Flaubert[19] describió la característica parálisis del plexo en su porción inferior, pero la descripción que más tarde dio Klumpke hizo que se relacionara su nombre con tal cuadro.[33] Las parálisis del plexo, en neonatos, casi siempre son supraclaviculares. Los cordones superiores del plexo están más propensas a la tracción dentro de las raíces y el tronco, en tanto que los inferiores son menos susceptibles a tal accidente, pero lo son más a la avulsión.

La descripción precisa de una lesión del plexo braquial obliga a la localización anatómica y a la descripción del grado y el tipo de daño (Figs. 26-44 a 26-47). Las típicas lesiones proximales en C5 y C6 producen debilidad en la rotación externa del hombro, la abducción y la flexión del codo (Fig. 26-48). La pérdida del primero y segundo radiales externos originan debilidad en la dorsiflexión de la muñeca y una desviación radial. El tríceps tira del

* Véanse referencias bibliográficas: 2, 12, 29, 35, 43, 45, 46, 57, 68, 72.

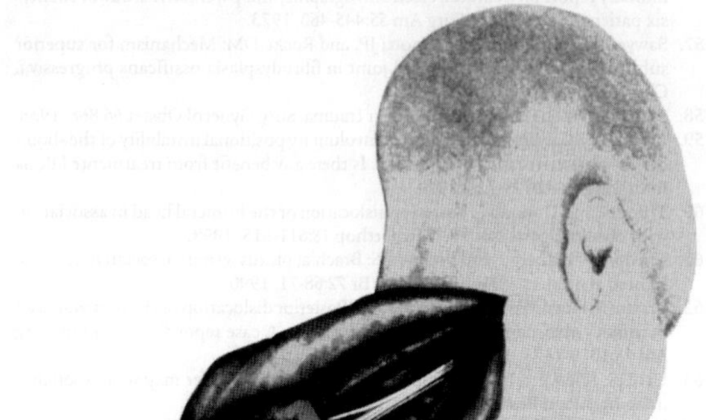

Fig. 26-42 • Al separarse la cabeza y el cuello se aplica una enorme tensión a la unión de la quinta y la sexta raíces cervicales. *(Con autorización de Sever JW: Obstetric paralysis. Am J Dis Child 12:541-578, 1916.)*

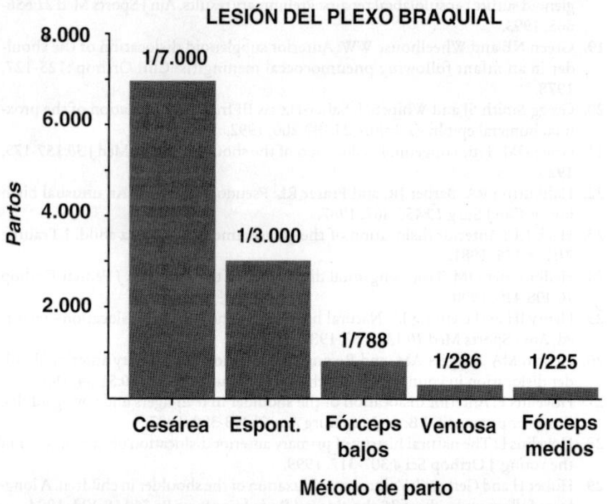

Fig. 26-43 • Incidencia de parálisis de Erb según el método del parto. *(Con autorización de The American College of Obstetricians y Gynecologists. McFarland LV, Raskin M, Daling JR and Benedetti TJ: Erb/Duchenne's palsy: A consequence of fetal macrosomia and method of delivery. Obstet Gynecol 68:784-788,1986).*

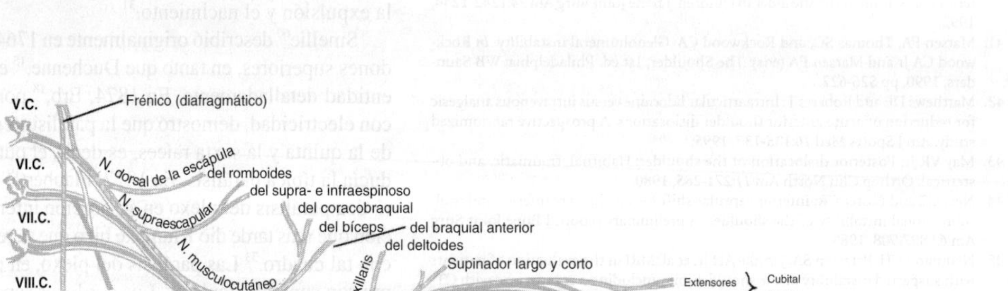

Fig. 26-44 • Diagrama semiesquemático del plexo braquial, que señala los ramos nerviosos que se distribuyen en los músculos de la extremidad superior. *(Con autorización de Taylor AS: Conclusions derived from further experience in the surgical treatment of brachial birth palsy. Am J Med Sci 146:836-856, 1913.)*

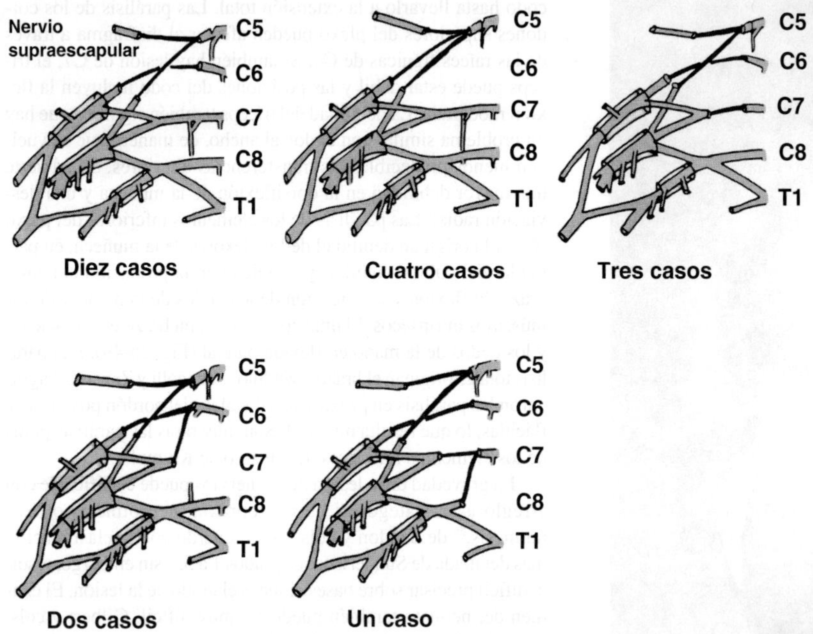

Fig. 26-45 • Patrones de colocación de injertos del nervio sural en 20 pacientes. La ausencia de las raíces indica que han sufrido arrancamiento. *(Con autorización de Boome RS and Kaye JC: Obstetrical traction injuries of the brachial plexus. J Bone Joint Surg Br 70: 571-576, 1988.)*

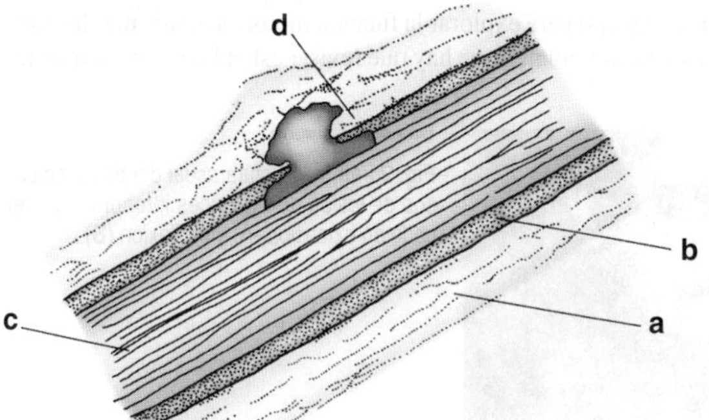

Fig. 26-46 • Esquema de la histopatología en las lesiones incompletas. La rotura inicial de la vaina perineural origina un hematoma *(d)* en el epineurio *(a)*, el perineuro *(b)* y las fibras nerviosas *(c)*. *(Con autorización de Clark LP, Taylor AS y Prout TP: A study of brachial birth palsy. Am J Med Sci 130:670-707, 1905.)*

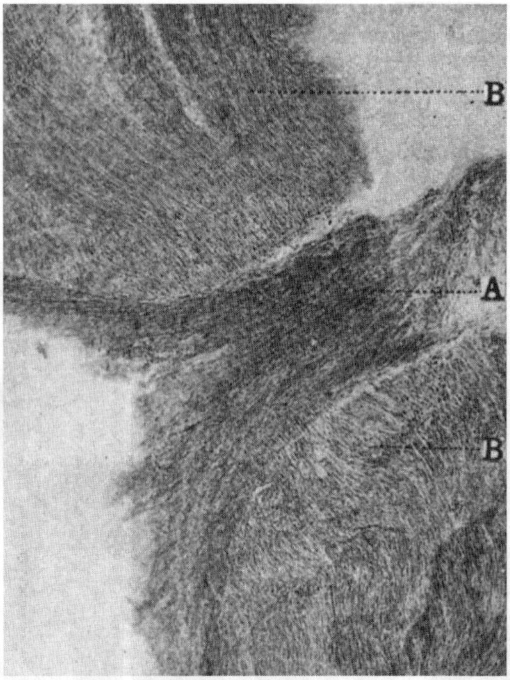

Fig. 26-47 • Fotomicrografía que señala el tejido fibroso constrictivo *(A)* a través de fibras nerviosas desgarradas *(B)*. *(Con autorización de Clark LP, Taylor AS y Prout TP: A study of brachial birth palsy. Am J Med Sci 130:670-707, 1905.)*

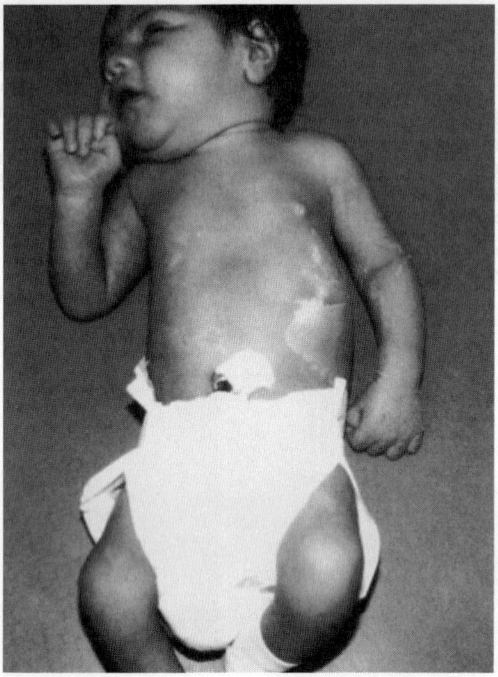

Fig. 26-48 • Postura típica de la extremidad superior de un neonato con una lesión radicular superior.

codo hasta llevarlo a la extensión total. Las parálisis de los cordones superiores del plexo pueden afectar al diafragma a través de las raíces frénicas de C4. Si también hay lesión de C7, el tríceps puede estar débil y las posiciones del codo incluyen la flexión moderada. La debilidad del tríceps también significa que hay un problema similar con el dorsal ancho, de manera que se vuelven menos predecibles las transferencias ulteriores. Se advierte una mayor debilidad en la dorsiflexión de la muñeca y una desviación radial. Las parálisis de los elementos inferiores del plexo (C8, T1) originan debilidad de los flexores de la muñeca, en particular del cubital anterior, y debilidad en la pronación del antebrazo, la flexión y la extensión de los dedos de la mano y de los músculos intrínsecos. El niño conserva el antebrazo en supinación y los dedos de la mano en flexión parcial (Fig. 26-49). Las parálisis totales originan el brazo «péndulo». Zancolli y Zancolli[74] agruparon las parálisis en proximales, distales, del cordón posterior[2] y flácidas, lo que resulta muy útil. Son muy raras las parálisis puras de los elementos inferiores del plexo o de Klumpke.[4]

La gravedad de la lesión de los nervios puede clasificarse con arreglo a las categorías de neuropraxia, neurotmesis o axonotmesis,[56] de Seddon y cols., o de acuerdo con la clasificación más detallada de Sunderland, de grados 1 a 5;[62] sin embargo, resulta difícil precisar sobre bases clínicas el grado de la lesión. El examen del neonato también puede ser muy difícil. Gilbert y cols. recomiendan repetir la exploración después de transcurridas 48 horas, momento en que será más fácil.[22,23,25] La exploración se concentra en la búsqueda de un reflejo asimétrico de Moro; asimetría del reflejo tónico del cuello; postura de reposo de la extremidad y cualquier manifestación de daño medular (p. ej., ausencia de función de las piernas). También hay que investigar otras causas del reflejo asimétrico de Moro como la fractura de la clavícula o del húmero. Cuando el pequeño tiene más edad, es útil el juego para explorar la función motora activa; entre las funciones particulares que hay que revisar están la flexión activa del

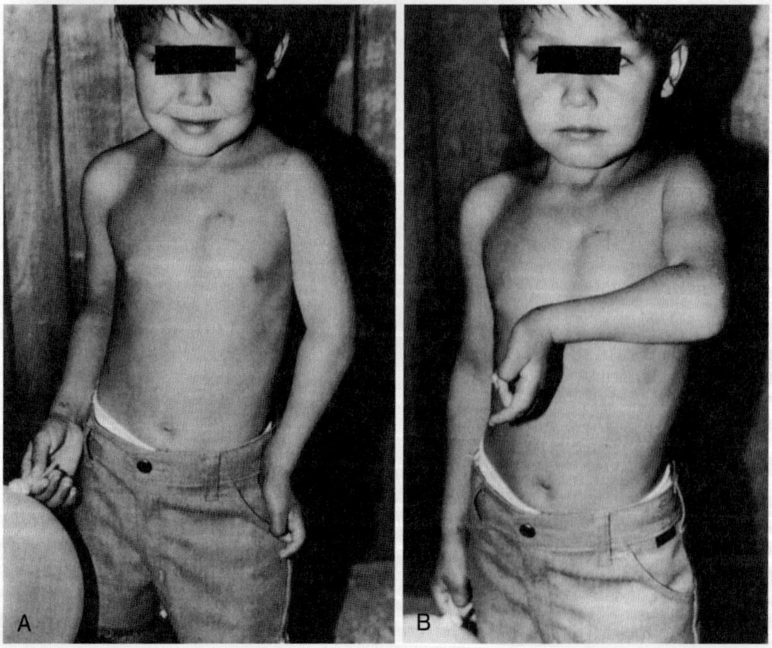

Fig. 26-49 • Postura usual del brazo en casos de lesión de las raíces inferiores, con el codo en extensión (**A**) y en flexión (**B**).

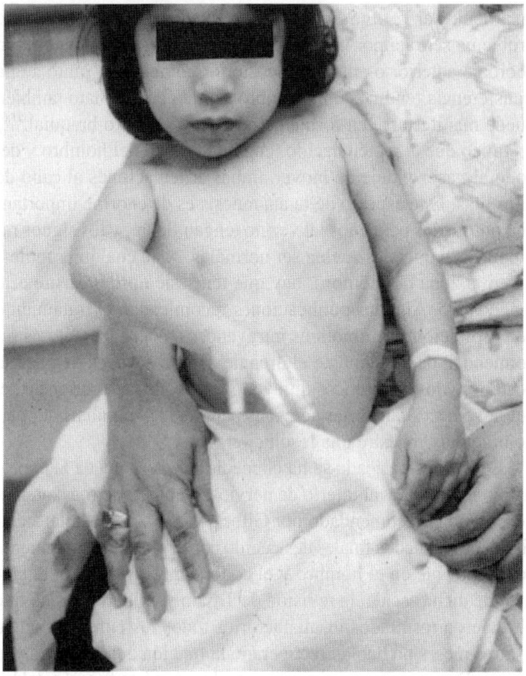

Fig. 26-50 • A pesar de que esta niña tenía una abducción del hombro de hasta 75°, no podía llevarse la mano a la boca por una disminución de 45° en la rotación interna.

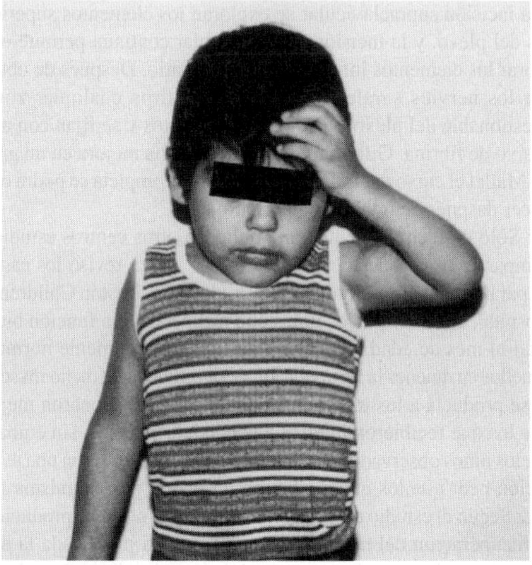

Fig. 26-51 • El objetivo en la recuperación es que el paciente pueda alcanzarse la cabeza o la boca con la mano.

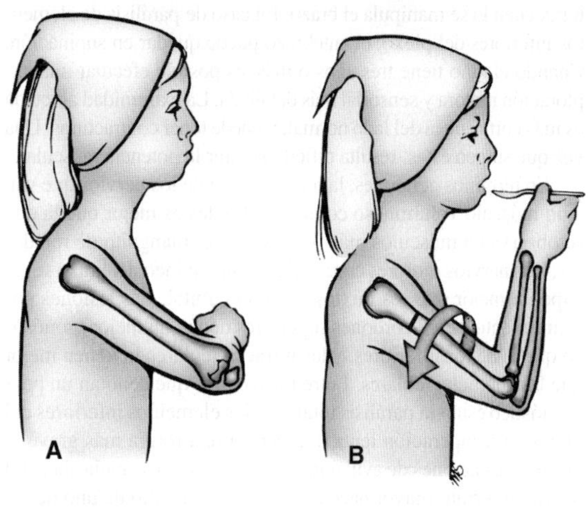

Fig. 26-52 • **A,** Al haber limitación de la flexión anterógrada, la contractura en rotación interna impide que el antebrazo y la mano alcancen la cara. **B,** La desrotación del húmero unos 90° permite que la persona pueda llevar la mano hasta la altura de la cara y la cabeza. *(Con autorización de Blount WP: Osteoclasis of the upper extremity in children. Acta Orthop Scand 32:374-382, 1962.)*

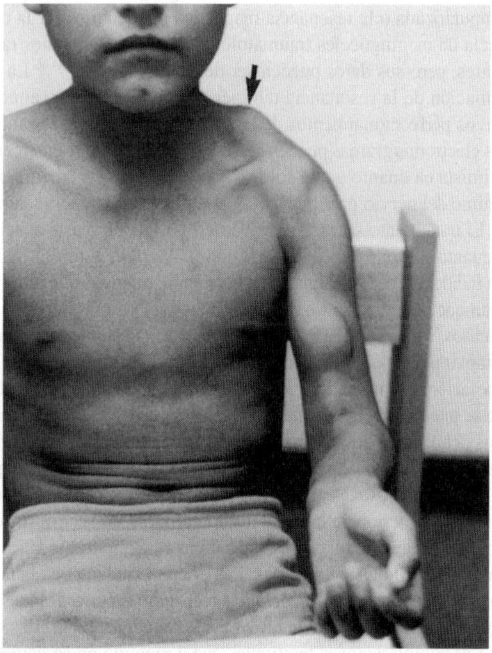

Fig. 26-53 • Fotografía clínica que ilustra la elevación del borde superior de la escápula *(flecha)* con la rotación externa del húmero y la abducción del brazo («signo escapular de Putti»).

codo, la abducción del hombro, las maniobras de extensión de los dedos de la mano (abrir el puño) y la prensión. La contractura típica en la parálisis de los elementos superiores del plexo incluye la rotación interna del hombro, la aducción y la pronación del antebrazo (Fig. 26-50). La contractura intensa en rotación interna puede constituir un problema funcional (Figs. 26-51 y 26-52). En raras ocasiones el hombro se contrae en abducción o rotación interna, pero suele ser consecuencia de una inmovilización demasiado rígida. La contractura del hombro se observa gracias al signo de Putti (Fig. 26-53);[73] es decir, la contracción de la articulación glenohumeral hace que la escápula «se eleve» y sobresalga del tórax cuando se manipula el brazo. En caso de parálisis de elementos inferiores del plexo, el antebrazo puede quedar en supinación. Cuando el niño tiene tres años o más, es posible efectuar una exploración motora y sensorial más detallada. La extremidad afectada es más corta que la del lado normal, y puede tener contracturas. Una vez que surgen éstas, resulta difícil explorar la potencia muscular.

En términos generales, la recuperación de los nervios que van a un músculo voluminoso como el deltoides es mejor que la que se observa en músculos más finos, como el manguito de rotadores. Los nervios motores como el musculocutáneo del brazo se recuperan mejor que los mixtos como el cubital. Las lesiones por estiramiento de los cordones superiores tienen un mejor pronóstico que la de los inferiores, y las infraclaviculares lo tienen mejor que las supraclaviculares. Entre los factores que denotan un peor pronóstico están la parálisis total o de los elementos inferiores del plexo; la recuperación lenta que denota una rotura más grave, y las manifestaciones de avulsión radicular, como escápula alada (el nervio al serrato mayor nace en un punto muy alto de uno de los troncos); síndrome de Horner (principalmente la raíz T1), y espasticidad de la extremidad pélvica o parálisis del nervio frénico. La equimosis extensa de hombro o la separación fisaria conllevan un mal pronóstico debido al grado de traumatismo. No hay tanta certidumbre en cuanto al valor pronóstico, de la fractura de la clavícula;[4] se puede descomprimir el plexo, y generar un mejor pronóstico, o bien el grado de traumatismo puede conllevar un peor pronóstico. Los mielogramas, los mielogramas con tomografía computarizada o la resonancia magnética pueden mostrar la presencia de meningoceles traumatológicos en las avulsiones radiculares, pero sus datos pueden ser desorientdores.[28,41,44,46] La información de la resonancia también puede desorientar, aunque nuevos perfeccionamientos de la técnica a veces la hacen útil.[14] Los electromiogramas pueden señalar un pronóstico francamente optimista en cuanto a que sólo se necesita el nuevo crecimiento mínimo del nervio para que surjan potenciales de reinervación.[59]

El tratamiento se vuelve más difícil porque no existe acuerdo en cuanto al pronóstico de estas lesiones. Algunos autores señalan una incidencia pequeñísima de recuperación, mientras que otros indican que puede haber una recuperación total en más del 95% de los casos.[8,12,26,29,35,45,73] El tratamiento inicial girará alrededor del arco de movimiento para evitar contracturas y definir la rapidez de la recuperación y el nivel de la lesión. La inmovilización con férulas, que se intentó repetidamente en el pasado, puede originar contracturas debilitantes del hombro en abducción y luxación erecta y luxaciones de la cabeza radial; por ello, rara vez se realiza, excepto en contadas ocasiones, para tratar las contracturas en flexión del codo y en el perioperatorio. Es poca la utilidad de las ortesis, excepto en el caso de funciones específicas raras; para los niños es muy difícil y molesto utilizarlas. Las ortesis brindan poco beneficio, y los menores por lo general las rechazan. Incluso después de ejercicios dentro del arco de movimiento, tienden a no usarlas.

Las complicaciones tempranas que a menudo no se detectan son la luxación posterior del hombro[6,16,36,37,42,65,70,72] y las infecciones.[21,69] Para tener la certeza de que no existe una luxación del hombro, conviene obtener una radiografía lateral axilar en todo niño con parálisis del plexo braquial y limitación de la rotación externa del hombro. Los datos de la exploración física son similares a los de la luxación de la cadera: acortamiento aparente, asimetría de los pliegues cutáneos, axila profunda, ensanchamiento posterior del hombro y, ocasionalmente, es posible palpar un chasquido. Lo más importante es la pérdida de la rotación externa. En un artículo del *Texas Scottish Rite*, su incidencia es del 9%.[47] Este problema se trata por medio de reducción abierta a través de un abordaje anterior o anterior y posterior combinado, junto a una transferencia tendinosa. El hombro séptico del neonato también puede manifestarse en forma de parálisis del plexo braquial.[21,69] Es típico que el recién nacido tenga movilidad del hombro y del codo al nacer y deje de mover ambas articulaciones al cabo de unos días. Este aspecto de la anamnesis es de enorme importancia, porque los pequeños tal vez no tengan fiebre, y los signos radiográficos iniciales suelen ser normales. Ante cualquier molestia en la zona del hombro, hay que tener siempre presente este diagnóstico. Algunas publicaciones recomiendan el tratamiento con aspiración y antibióticos intravenosos,[37] pero los autores recomiendan decididamente el drenaje abierto a través de una vía posterior y los antibióticos intravenosos. Según la experiencia del autor, se necesitan varias semanas para que la «parálisis del plexo braquial» muestre una resolución.

En la última década se ha concedido importancia a la exploración temprana y al injerto de nervios, y el método más intensivo ha sido el recomendado por Gilbert y cols.[22,23,25] Mallet[40] clasificó los resultados finales de acuerdo con el grado de movimiento activo posible en el hombro y el codo (Fig. 26-54). Con el empleo de dicha escala, la revisión de Tassin y Gilbert[25] indicó que obtuvieron resultados insatisfactorios todos los enfermos que a los tres meses no habían recuperado la función del deltoides y el bíceps. De esta manera, si para esa fecha no existe función del bíceps (más fácil de estudiar que la del deltoides) se programará al niño para cirugía. Parte de la razón de esta actitud dinámica es la preocupación de que reaparezca parte de la función en el mes siguiente y de que los padres rechacen la operación. Por medio de una incisión supraclavicular se exploran los elementos superiores del plexo, y la incisión transclavicular continua permite explorar los elementos inferiores si es necesario. Después de obtener los nervios surales completos se extirpa cualquier zona cuestionable del plexo, se colocan los injertos y se fijan con adhesivo de fibrina. Gilbert indica que la cirugía mejora en un grado Mallet el curso natural. La recuperación completa se podrá conocer después de transcurridos cuatro años.[58]

Sólo en fecha reciente han publicado otros centros estudios comparativos de buena calidad. Waters,[71] quien revisó los casos de parálisis del plexo braquial registrados en el Boston Children's Hospital, observó que los niños que recuperaban la función bicipital al mes de edad tenían una función esencialmente normal; aquellos en quienes la recuperación de la actividad de dicho músculo se producía a los tres meses de nacidos evolucionaron mejor que los que recibieron injertos a la edad de 6 meses; sin embargo, los niños observados después de este tiempo tuvieron una evolución peor que los que recibieron un injerto para la misma fecha. Según el estudio de Waters, parece que si no se ha producido la recuperación del bíceps a los 6 meses está justificada la exploración del nervio. Este autor publicó un algoritmo para el tratamiento de lactantes con recuperación incompleta (Fig. 26-55),[71] pero todavía no se ha aclarado si la exploración entre los 3 y los 6 meses de edad mejoraría los resultados.

Smith y cols.[60a] realizaron el seguimiento de 170 pacientes, de los que sólo 29 no habían recuperado la función del bíceps a los 3 meses. De ellos, los que recuperaron la función del bíceps antes de los 6 meses tuvieron una mejor función que los que la recuperaron más tarde. Del mismo modo, los que presentaban las lesiones más amplias, tuvieron los peores resultados.

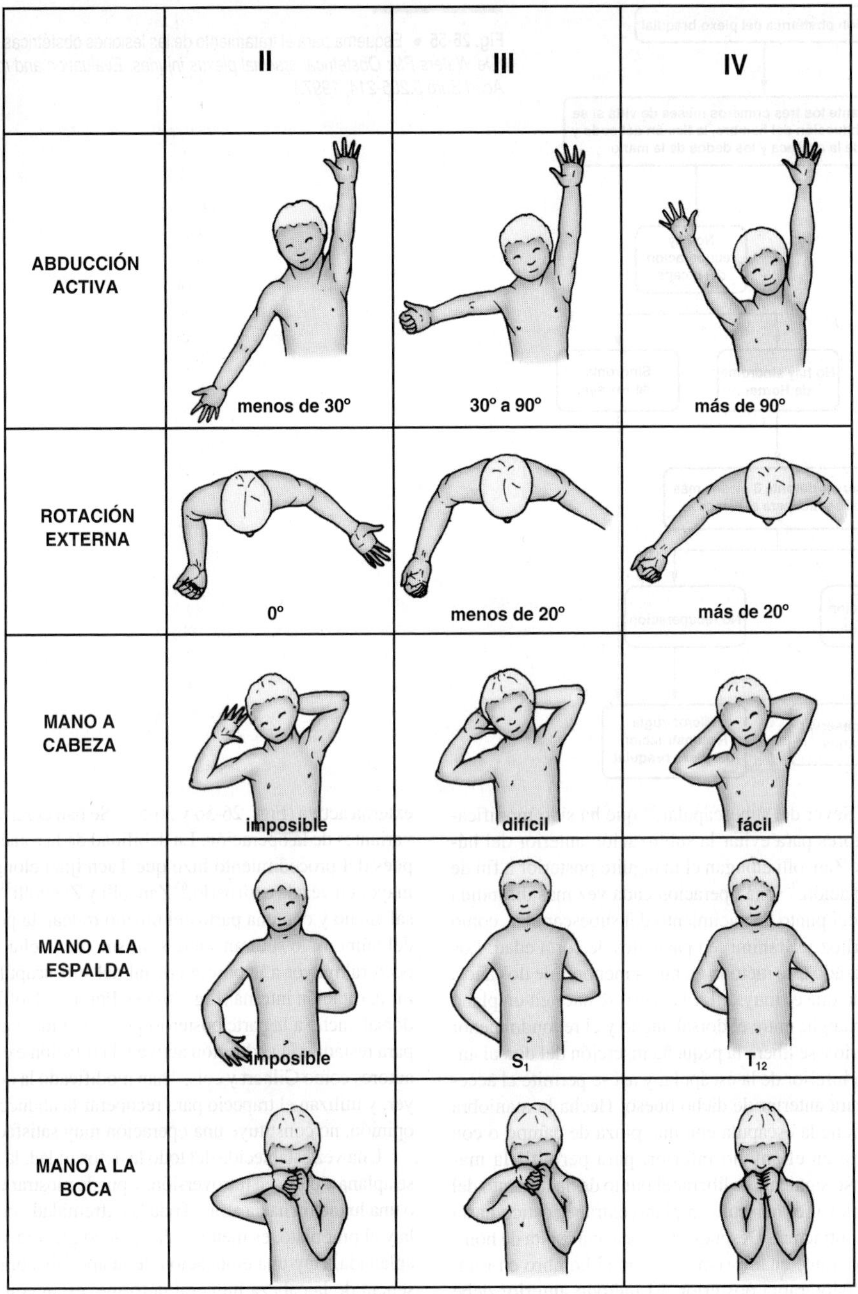

Fig. 26-54 • Clasificación de Mallet de los resultados finales de la parálisis del plexo braquial en neonatos. *(Con autorización de Mallet J: Parakysie obstétricale du plexus brachial. Traitement des séquelles. Primauté du traitement de l'épaule. Méthode d'expression des résultats. Rev Chir Orthop 58[Suppl 1]: 115, 1972.)*

Algunos cirujanos tratan de restaurar la flexión del codo al colocar injertos en el nervio musculocutáneo del brazo.[49,74] Los injertos pueden provenir de nervios intercostales, del espinal, el frénico u otros nervios motores cervicales.[27,32,34,46,53,54] La técnica ofrece mejores resultados en músculos voluminosos como el deltoides o el bíceps que en los de menor tamaño.[10,61] Dicha técnica se ha utilizado con éxito para restaurar la abducción del hombro por medio de injertos en los nervios supraescapular y circunflejo.[10]

En niños mayores la liberación de la contractura posiblemente permita una mejor función muscular en estructuras moderadamente funcionales que no pueden superar la contractura. El método básico de la liberación de contracturas del hombro ha sido

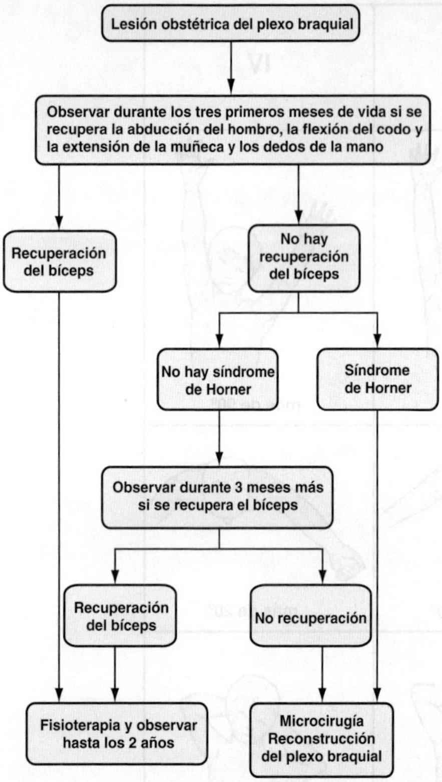

Fig. 26-55 • Esquema para el tratamiento de las lesiones obstétricas del plexo braquial. *(De Waters PM: Obstetrical brachial plexus injuries: Evaluation and management. J Am Acad Surg 5:205-214, 1997.)*

la liberación de Sever del subescapular,[57] que ha sido modificado por otros autores para evitar la subluxación anterior del húmero. Zancolli y Zancolli elongan el manguito posterior a fin de reducir la subluxación.[74] Una operación cada vez más difundida es la liberación del punto de nacimiento del subescapular, como han descrito Carlioz y Brahimi[9] en pacientes de corta edad. Los autores han realizado este método en niños menores de dos años, y se ha observado que es muy útil. El acceso se hace en un plano prácticamente exangüe entre el dorsal ancho y el redondo menor en sentido posterior; se libera la pequeña inserción del dorsal ancho en el ángulo inferior de la escápula, y así se permite el acceso directo a la cara anterior de dicho hueso. Hecha la maniobra anterior, se sostiene la escápula con una pinza de campo o con una sutura fuerte en el ángulo inferior, para permitir la manipulación. El paso siguiente es liberar el punto de nacimiento del subescapular y elevar el músculo en plano extraperióstico hasta que se libera la contractura. Después se coloca una espita de hombro, que se usa durante cuatro semanas, con el hombro en rotación externa y fisioterapia posterior. El método anterior debe realizarse mientras están congruentes los elementos de la articulación glenohumeral. La transferencia del dorsal ancho se realiza simultáneamente o en fecha posterior. Como dato accesorio, los autores aprendieron este método de Mary Beth Ezaki, y lo han convertido en el procedimiento más útil para llegar a la cara anterior de la escápula en cirugías como la extirpación de tumores benignos, es decir, los osteocondromas.

Se han descrito innumerables transferencias tendinosas para recuperar el movimiento.[13,17,24,50,52] L'Episcopo[38] liberó la contractura del hombro y transfirió el dorsal ancho y el redondo mayor a la porción posterior del húmero para recuperar la rotación externa activa (Figs. 26-56 y 26-57). Se han descrito innumerables variantes de la operación. La debilidad de la rotación interna después del procedimiento hizo que Tachdjian elongara el pectoral mayor en vez de extirparlo.[63] Zancolli y Zancolli[74] elongan el dorsal ancho y con una parte del mismo rodean la porción posterior del húmero, lo suturan sobre sí mismo de vuelta, y transfieren el pectoral mayor a la porción distal del subescapular para recuperar la rotación interna (Fig. 26-58). Phipps y Hoffer transfieren el dorsal ancho a la parte posterosuperior del manguito de rotadores para restaurar la abducción activa y la rotación externa.[51] Algunos autores como Gilbert y cols.[24] han modificado la operación de Mayer, y utilizan el trapecio para recuperar la abducción, pero, en su opinión, no constituye una operación muy satisfactoria.

Una vez establecida del todo la deformidad, la cabeza humeral se aplana y entra en retroversión, y puede mostrar una subluxación o una luxación hacia atrás. Toda la extremidad, incluso la clavícula y el omóplato, es menor, y la cavidad glenoidea es displásica y aplanada. Hay una elongación de la apófisis coracoides. En presencia de la cabeza humeral deforme, están contraindicadas las transferencias. La osteotomía humeral para corregir la contractura en rotación interna puede ser muy útil en estos enfermos. También se la ha descrito con una moderada flexión adicional para auxiliar en la elevación anterógrada,[5] aunque los autores no han acumulado experiencia con tal modificación. Se utiliza la vía de acceso deltopectoral y se descubre la porción proximal del húmero. El tendón del pectoral mayor es seccionado «en escalones» para su elongación. Se emplea una placa de cuatro orificios y se colocan los tornillos proximales. La placa se quita y se realiza la osteotomía. El brazo se gira en sentido externo hasta que la mano puede ser colocada en la cadera y en la parte alta de la cabeza, y

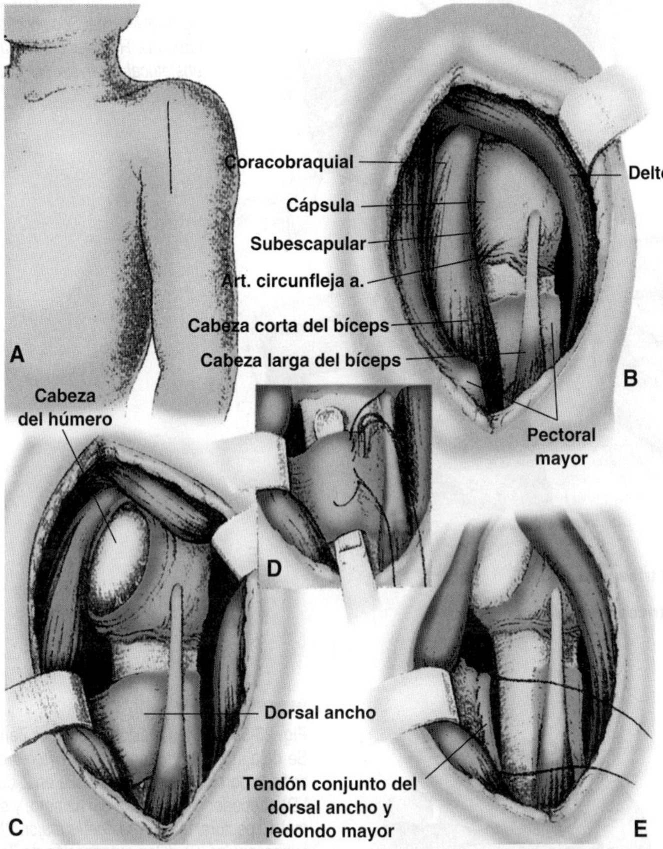

Fig. 26-56 • Vía de acceso anterior para aplicar el método de L´Episcopo. **A,** Incisión. **B,** Se han seccionado las estructuras anteriores profundas después del pectoral mayor. **C,** En la descripción original se hizo un corte de la cápsula anterior y del subescapular, y así se descubrió la cabeza del húmero. **D,** Colocación previa de suturas del tendón conjunto del dorsal ancho del redondo mayor. **E,** Liberación del tendón conjunto. *(Con autorización del New York State Journal of Medicine. Copyright del Medical Society of the State of New York. De L´Episcopo JB: Restoration of muscle balance in the treatment of obstetrical paralysis. NY State J Med 39:357-363, 1939.)*

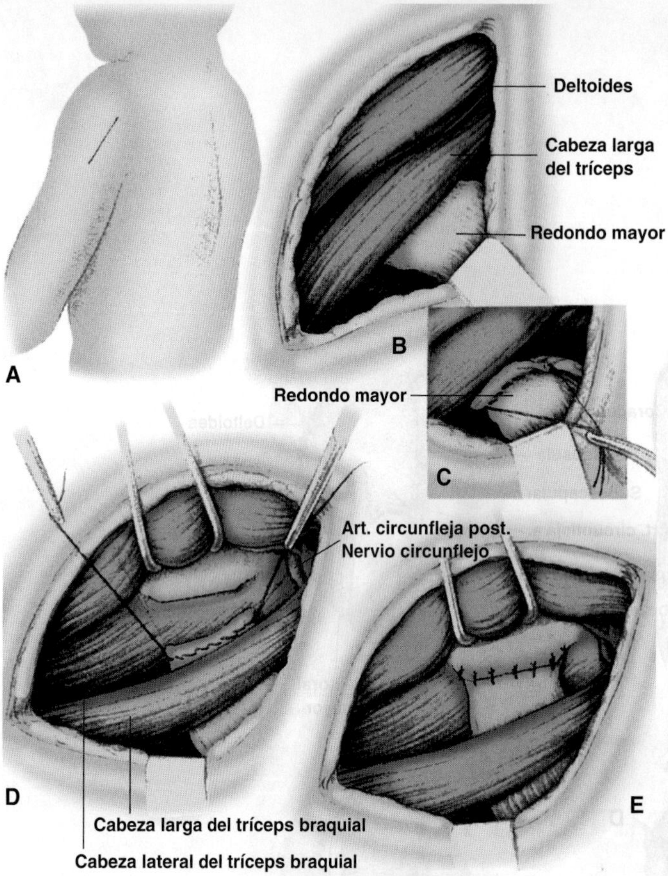

Fig. 26-57 • Vía de acceso posterior para aplicar el método de L`Episcopo. **A,** La incisión posterior es paralela a la porción posterior del deltoides. **B,** Descubrimiento del redondo mayor relajado por detrás de la porción larga del tríceps. **C,** El operador tira de los tendones conjuntos del redondo mayor y el dorsal ancho, para exteriorizarlos a través de la incisión posterior, por medio de sus suturas. **D,** Los tendones conjuntos se pasan por debajo de la porción larga del tríceps. **E,** Los tendones se suturan a un colgajo perióstico anterior. *(Con autorización del New York State Journal of Medicine, copyright del Medical Society of the State of New York. De L´Episcopo JB: Restoration of muscle balance in the treatment of obstetrical paralysis. NY State J Med 39:357-363, 1939.)*

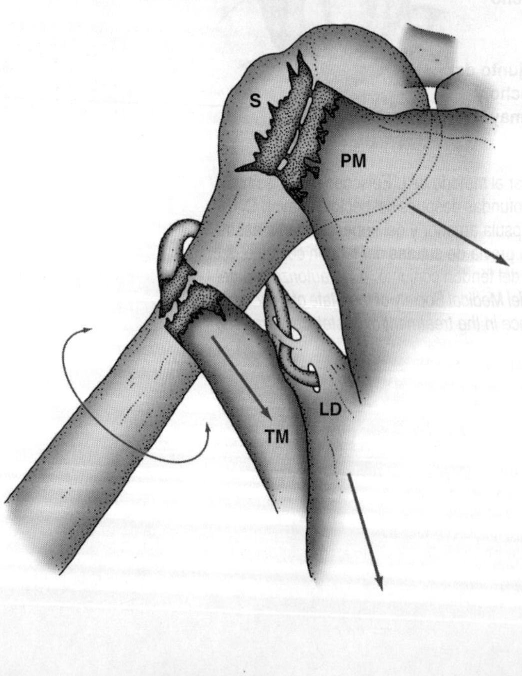

Fig. 26-58 • Modificación hecha por Zancolli, del método de L`Episcopo. Se deja intacto el redondo mayor *(teres major,* TM). Se ha pasado hacia atrás la porción distal de la plastia en Z del dorsal ancho *(latissimus dorsi,* LD) alrededor de la diálisis del húmero, y se ha suturado a la porción proximal. El pectoral mayor *(pectoralis major,* PM) fue suturado a la inserción del subescapular (S). *(Con autorización de Zancolli EA: Classification and management of the shoulder in birth palsy. Orthop Clin North Am 12:433-457, 1981.)*

como paso siguiente, se rota un poco hacia afuera más allá de este punto, para explicar la moderada recurrencia. Acto seguido, se coloca una espica de hombro. A pesar de que la operación mencionada no cambia el arco de movimiento del enfermo, puede hacer que el hombro asuma una posición más funcional.

BIBLIOGRAFÍA

1. Adler JB and Patterson RL: Erb's palsy. J Bone Joint Surg Am *49*:1052-1064, 1967.
2. al-Qattan MM and Clarke HM: A new type of brachial plexus lesion to be added to the classical types [letter]. J Hand Surg [Br] *19*:673, 1994.
3. al-Qattan MM, Clark HM, and Curtis CG: The prognostic value of concurrent clavicular fractures in newborns with obstetric brachial plexus palsy. J Hand Surg [Br] *19*:729-730, 1994.
4. al-Qattan MM, Clarke HM, and Curtis CG: Klumpke's birth palsy. Does it really exist? J Hand Surg [Br] *20*:19-23, 1995.
5. al Zahrani S: Modified rotational osteotomy of the humerus for Erb's palsy. Int Orthop *17*:202-204, 1993.
6. Babbit DP and Cassidy RH: Obstetrical paralysis and dislocation of the shoulder in infancy. J Bone Joint Surg Am *50*:1447-1452, 1968.
7. Baskett TF and Allen AC: Perinatal implications of shoulder dystocia. Obstet Gynecol *86*:14-17, 1995.
8. Bodensteiner JB, Rich KM, and Landau WM: Early infantile surgery for birth-related brachial plexus injuries: Justification requires a prospective controlled study [editorial; comment]. J Child Neurol *9*:109-110, 1994.
9. Carlioz H and Brahimi L: La place de la désinsertion interne du sous-scapulaire dans le traitement de la paralysie obstétricale du membre supériour chéz l'enfant. Ann Chirurg Infantile Paris *12*:159-168, 1971.
10. Chuang DC, Lee GW, Hashem F, and Wei FC: Restoration of shoulder abduction by nerve transfer in avulsed brachial plexus injury: Evaluation of 99 patients with various nerve transfers. Plast Reconstr Surg *96*:122-128, 1995.
11. Clark LP, Taylor AS, and Prout TP: A study of brachial plexus palsy. Am J Med Sci *130*:670-674, 1905.
12. Clarke HM and Curtis CG: An approach to obstetrical brachial plexus injuries. Hand Clin *11*:563-580, 1995.
13. Comlel JJ, Herzburg C, and Nassan AI: Biomechanical basis of transfers for shoulder paralysis. Hand Clin *5*:10, 1989.
14. Doi K, Otsuka K, Okamoto Y, et al: Cervical root avulsion in brachial plexus injuries: Magnetic resonance imaging classification and comparison with myelography and computerized tomography myelography. J Neurosurg *96*(suppl):277-284, 2002.
15. Duchenne C: De l'Eléctrisation Localisée et de Son Application á la Pathologic et á la Thérupeutique. Paris: JB Balliére, 1861.
16. Dunkerton MC: Posterior dislocation of the shoulder associated with obstetric brachial palsy. J Bone Joint Surg Br *71*:764-766, 1989.
17. Egloff DF, Raffoul W, Bonnard C, and Stadler J: Palliative surgical procedures to restore shoulder function in obstetric brachial palsy: Critical analysis of Narakas' series. Hand Clin *11*:597-606, 1995.
18. Erb W: Uber eine eigenthumliche Localisation von Lahmungen im Plexus Brachialis. Verh Naturhistorische Midizin Heidelberg *2*:130-136, 1874.
19. Flaubert: 1827. Referenced in Clark LP, Taylor AS, and Prout TP: A study of brachial plexus palsy. Am J Med Sci *130*:670-674, 1905.
20. Francel PC, Koby M, Parks TS, et al: Fast spin-echo magnetic resonance imaging for radiologic assessment of neonatal brachial plexus injury. J Neurosurg *83*:461-466, 1995.
21. Gabriel SR, Thometz JG, and Jaradeh S: Septic arthritis associated with brachial plexus neuropathy: A case report. J Bone Joint Surg Am *78*:103-105, 1996.
22. Gilbert A: Long-term evaluation of brachial plexus surgery in obstetric palsy. Hand Clin *11*:583-594, 1995.
23. Gilbert A, Razaboni R, and Amar-Khodja S: Indication and results of brachial plexus surgery in obstetric palsy. Orthop Clin North Am *19*:91-105, 1988.
24. Gilbert A, Romana C, and Ayatti R: Tendon transfers for shoulder paralysis in children. Hand Clin *4*:633-642, 1988.
25. Gilbert A and Tassin JL: Surgical repair of the brachial plexus in obstetric paralysis [French]. Chirurgie *110*:70-75, 1984.
26. Greenwald AG, Shure PC, and Shiveley JL: Brachial plexus birth palsy: A 10-year report on the incidence and prognosis. J Pediatr Orthop *4*:689-692, 1984.
27. Gu YD, Zhang GM, Chen DS, et al: Seventh-cervical nerve root transfer from the contralateral healthy side for treatment of brachial plexus root avulsion [see comments]. J Hand Surg [Br] *17*:518-521, 1992.
28. Gudinchel F, Maeder P, Oberson JC, and Schnyder P: Magnetic resonance imaging of the shoulder in children with brachial plexus birth palsy. Pediatr Radiol *25*(suppl 1):S125-S128, 1995.
29. Hardy AE: Birth injuries of the brachial plexus: Incidence and prognosis. J Bone Joint Surg Br *63*:98-101, 1981.
30. Iffy I, Varadi V, and Jakobovits A: Common intrapartum denominators of shoulder dystocia related birth injuries. Zentralbl Gynakol *116*:33-37, 1994.
31. Jennett RJ, Tarby TJ, and Kreinick CJ: Brachial plexus palsy: An old problem revisited. Am J Obstet Gynecol *166*:1673-1676, 1992.
32. Kawabata H, Kawai H, Masatomi T, and Yasui N: Accessory nerve neurotization in infants with brachial plexus birth palsy. Microsurgery *15*:768-772, 1994.
33. Klumpke A: Contribution a lénide des paralysie radicularies du plexus brachial. Rev Med (Paris) *5*:591-593, 1885.
34. Laurent JP, Lee R, Shenaq S, et al: Neurosurgical correction of upper brachial plexus birth injuries. J Neurosurg *79*:197-203, 1993.
35. Laurent JP and Lee RT: Birth-related upper brachial plexus injuries in infants: Operative and nonoperative approaches. J Child Neurol *9*:111-117, 1994.
36. Leibolt FL and Furey JC: Obstetric paralysis with dislocation of the shoulder—a case report. J Bone Joint Surg Am *35*:227-230, 1953.
37. Lejman T, Strong M, Michuo P, and Hayman M: Septic arthritis of the shoulder during the first 18 months of life. J Pediatr Orthop *15*:172-175, 1995.
38. L'Episcopo JB: Tendon transplantation in obstetrical paralysis. Am J Surg *25*:122-125, 1934.
39. Lichtblau PD: Shoulder dislocation in the infant: Case report and discussion. J Fla Med Assoc *61*:313-320, 1977.
40. Mallet J: Parakysie obstetricale du plexus brachial. Traitement des séquelles. Priznaute' du traitement de Lépanle-Méthode d'expression des resultats. Rev Chir Orthop *58*(suppl 1): 115, 1972.
41. Mancias P, Slopis JM, Yeakley JW, and Vriesendorp FJ: Combined brachial plexus injury and root avulsion after complicated delivery. Muscle Nerve *17*:1237-1238, 1994.
42. May VR Jr: Posterior dislocation of the shoulder: Habitual, traumatic and obstetrical. Orthop Clin North Am *11*:271-285, 1980.
43. Meghdari A, Davoodi I, and Meshbah F: Engineering analysis of shoulder dystocia in the human birth process by the finite element method. Proc Inst Mech Eng [H] *4*:213-250, 1994.
44. Mehta VS, Hanerji AK, and Tripathi RP: Surgical treatment of brachial plexus injuries. Br J Neurosurg *7*:491-500, 1993.
45. Michelow BJ, Clarke HM, Curtis CG, et al: The natural history of obstetrical brachial plexus palsy. Plast Reconstr Surg *93*:675-680, 1994.
46. Miller SF, Flasier CM, Griebel ML, and Boop FA: Brachial plexopathy in infants after traumatic delivery: Evaluation with MR imaging. Radiology *189*:481-484, 1993.
47. Moukoko D, Wilkes D, Ezaki MB, and Carter PR: Posterior shoulder dislocation in infants with Erb's palsy. Texas Scottish Rite handout. Dallas: American Society of Surgery of the Hand, 2002.
48. Nagano A, Yamamolo S, and Mikami Y: Intercostal nerve transfer to restore upper extremity functions after brachial plexus injury. Ann Acad Med Singapore *24*(suppl):42-45, 1995.
49. Narakas A: Surgical treatment of traction injuries of the brachial plexus. Clin Orthop *133*:71-90, 1978.
50. Nakaras AO: Paralytic disorders of the shoulder girdle. Hand Clin *4*:619-632, 1988.
51. Phipps GJ and Hoffer MM: Latissimus dorsi and teres major transfer to rotator cuff for Erb's palsy. J Shoulder Elbow Surg *4*:124-129, 1995.
52. Price AE and Grossmaj JA: A management approach for secondary shoulder and forearm deformities following obstetrical brachial plexus injury. Hand Clin *11*:607-617, 1995.
53. Rutowski R: Neurotizations by means of the cervical plexus in over 100 patients with from one to five root avulsions of the brachial plexus. Microsurgery *14*:285-288, 1993.
54. Samardzie M, Grujicic D, and Antunovie V: Nerve transfers in brachial plexus traction injuries. J Neurosurg *76*:191-197, 1992.
55. Scagliotti O: The obstetrical shoulder trauma. Surg Gynecol Obstet *66*:868, 1938.
56. Seddon HJ, Medawar PB, and Smith H: Rate of regeneration of peripheral nerves in man. J Physiol (Paris) *102*:191-215, 1943.
57. Sever JW: Obstetric paralysis: Its etiology, pathology, clinical aspects and treatment, with a report of four hundred and seventy cases. Am J Dis Child *12*:541-578, 1916.
58. Slooff AC: Obstetric brachial plexus lesions and their neurosurgical treatment. Clin Neurol Neurosurg *95*(suppl):S73-S77, 1993.
59. Slooff AC: Obstetric brachial plexus lesions and their neurosurgical treatment. Microsurgery *16*:30-34, 1995.
60. Smellie W: A Collection of Cases Preternatural and Observations in Midwifery. London: Wilson & Durham, 1764.
60a. Smith NC, Rowan P, Ezaki M, Carter PR: Neonatal brachial plexus palsy: Long-term follow-up of patients with absent biceps function at three months. J Bone Joint Surg Am. Accepted and pending publication.
61. Songcharoen P: Brachial plexus injury in Thailand: A report of 520 cases. Microsurgery *16*:35-39, 1995.
62. Sunderland S: Rate of regeneration in human peripheral nerves. Arch Neurol Psychiatry *58*:251-295, 1947.
63. Tachdjian MO: Pediatric Orthopedics. Philadelphia: WB Saunders, 1990, pp 2009-2082.
64. Travlos J, Goldberg I, and Boome RS: Brachial plexus lesions associated with dislocated shoulders. J Bone Joint Surg Br *72*:68-71, 1990.
65. Troum S, Floyd WE 3d, and Waters PM: Posterior dislocation of the humeral head in infancy associated with obstetrical paralysis: A case report. J Bone Joint Surg Am *75*:1370-1375, 1993.
66. Ubachs JM, Slooff AC, and Peeters LL: Obstetric antecedents of surgically treated obstetric brachial plexus injuries. Br J Obstet Gynaecol *102*:813-817, 1995.
67. Vassalos E, Prevedorakis C, and Paraschopoulou P: Brachial plexus palsy on the newborn. Am J Obstet Gynecol *11*:554-556, 1968.
68. Walle T and Hartikainen-Sorri AL: Obstetric shoulder injury: Associated risk factors, prediction and prognosis. Acta Obstet Gynecol Scand *72*:450-454, 1993.

69. Wang YC, Lin FK, Hung KI, and Wu DY: Brachial plexus neuropathy secondary to septic arthritis and osteomyelitis: Report of two cases. Acta Paediatr Sin *35*:449 454, 1994.
70. Waters PM: Is biceps recovery a reliable prognosticator for brachial plexus birth palsy [abstract]? Paper presented at a meeting of the Pediatric Orthopaedic Society of North America, 1996, Phoenix, AZ.
71. Waters PM: Obstetrical brachial plexus injuries: Evaluation and management. J Am Acad Surg *5*:205-214, 1997.
72. Wickstrom J: Birth injuries of the brachial plexus: Treatment of defects of the shoulder. Clin Orthop *23*:196, 1962.
73. Wilkins KE: Special problems with the child's shoulder. *In* Rockwood CA Jr and Matsen FA III (eds): The Shoulder. Philadelphia: WB Saunders, 1990, pp 1033-1087.
74. Zancolli EA and Zancolli ER Jr: Palliative surgical procedures in sequelae of obstetrical palsy. Hand Clin *4*:643-669, 1988.

ARTROGRIPOSIS

Artrogriposis es un término descriptivo que abarca innumerables cuadros patológicos en los que hay una deficiencia del desarrollo muscular.[9,12] Se han clasificado como un tipo de artrogriposis más de 150 cuadros en los que una de las manifestaciones son las múltiples contracturas articulares.[11] De forma clásica el síndrome se divide en dos grandes tipos: la forma neurógena y la miopática. Un alto porcentaje de lactantes que fallecen en el período perinatal por artrogriposis tienen la forma neurógena.[3] La forma miopática más típica suele llamarse «amioplasia», y es el tipo que de forma característica se identifica en las clínicas de ortopedia. Constituye incluso el 40% de los pacientes de artrogriposis en las encuestas clínicas.[2]

Se desconoce la causa de este trastorno. Muchos autores piensan que la forma miopática es un tipo de distrofia muscular congénita.[5,8,14] En piezas de necropsia se han identificado anomalías o la ausencia de neuronas del asta anterior.[7] La artrogriposis distal (tipo 1) parece poseer un patrón dominante autosómico de herencia, y se ha identificado en la cartografía génica en la región pericentromérica del cromosoma nueve.[1,6] Sin embargo, muchos piensan que la artrogriposis es una enfermedad no genética que se produce al principio de la gestación, asociada a numerosos problemas intrauterinos.[16] Se ha demostrado también que las infecciones víricas tienen alguna conexión con la artrogriposis.[14]

El patrón de afectación varía enormemente. Se sabe que el 46% de los pacientes tienen afectación de las cuatro extremidades; el 11% de sólo las extremidades superiores y el 43% de sólo las inferiores.[13] Por lo general, la afectación es bilateral y simétrica. Si hay afectación de la extremidad superior es típica la rotación interna de los hombros, las contracturas en extensión de los codos y las contracturas en flexión de las muñecas y los dedos de la mano (Fig. 26-59). El diagnóstico de artrogriposis debe cumplir los siguientes criterios: 1) contracturas articulares al nacer en dos zonas del cuerpo diferentes (no se incluye el pie zambo bilateral), 2) ausencia de progresión, y 3) atrofia muscular, con articulaciones fusiformes.[4]

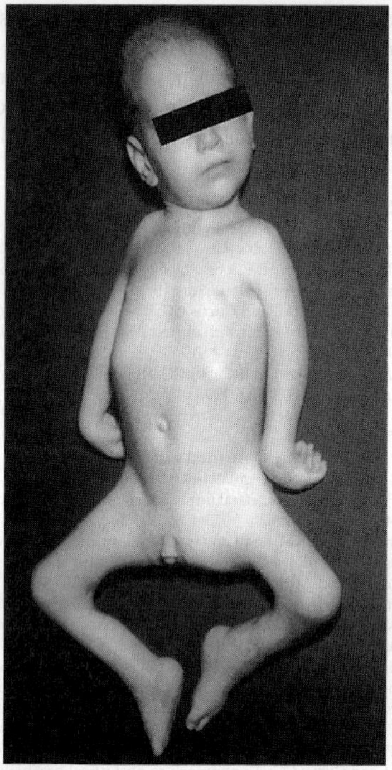

Fig. 26-59 • Fotografía de un niño de corta edad con artrogriposis de las cuatro extremidades. Las extremidades escapulares muestran la típica rotación interna de los hombros, la extensión de los codos y la flexión de muñecas y dedos de la mano.

Tratamiento

El tratamiento de las deformidades de la extremidad superior en la artrogriposis depende de la función motora de la extremidad, el grado de contractura presente y las necesidades funcionales del paciente.[3,5,11,15] Desde el punto de vista funcional, es necesario que las extremidades superiores sirvan para alimentarse y para el aseo personal, y también que exista el movimiento de pinza.[3,5] La mayor parte de las intervenciones quirúrgicas precoces van dirigidas a partes blandas, aunque en general no deben realizarse antes de los 3 ó 4 años. Las personas con artrogriposis adoptan importantes estrategias compensatorias. El objetivo del tratamiento debe ser mejorar la función, y no simplemente crear un aspecto distinto. Puede ser que contracturas aparentemente graves no impongan limitaciones a la persona, y las medidas para colocar las extremidades en una posición diferente pueden empeorar su función. Antes de considerar cualquier intervención[3,5,11,14,15] es importante la evaluación cuidadosa por parte de un terapeuta ocupacional experto. Las deformidades se van haciendo más fijas a medida que el niño crece, a pesar de que la enfermedad no es progresiva. No se deben realizar fusiones hasta que no se haya alcanzado la madurez esquelética.

Tratamiento no quirúrgico

En lactantes se deben considerar los estiramientos precoces y el empleo de férulas.[10] Los enfermos suelen utilizar estrategias compensatorias que incluyen el tronco y el dorso para sustituir las funciones ausentes.[3,15] El equipo especial adaptado a actividades de la vida diaria, y la colocación de ropa adecuada, pueden ser muy útiles para facilitar la autonomía. Muchos de los individuos con artrogriposis tienen funciones adecuadas en la vida adulta, pero un porcentaje alto sigue dependiendo, por lo menos en parte, de otras personas. El grado de dependencia se ha vinculado más bien con factores no físicos que con la deformidad física, lo cual destaca la necesidad de capacitar a estas personas en la obtención de aptitudes de afrontamiento[4].

Tratamiento quirúrgico

El hombro está afectado en la mayoría de las personas con artrogriposis, pero rara vez es necesario someterlo a una interven-

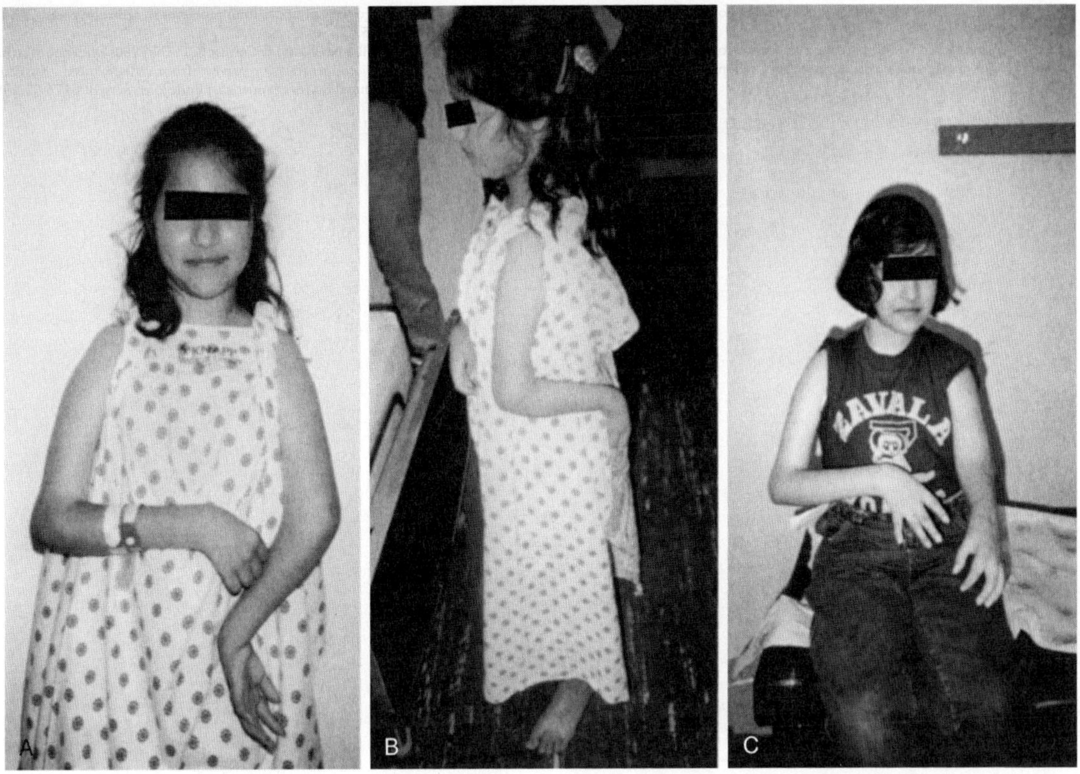

Fig. 26-60 • A, Imagen preoperatoria de una joven con artrogriposis superior que afectó principalmente a las extremidades escapulares. La intensa rotación interna del hombro limita la capacidad de la mano para llegar a la cara. **B,** Fotografía que muestra la rotación interna extrema del miembro superior izquierdo. **C,** Fotografía postoperatoria, después de una osteotomía por desrotación humeral y fusión de la muñeca. Gracias a la operación, la mano puede llevarse a una posición más funcional.

ción quirúrgica. Se ha observado que las contracturas en aducción no constituyen un problema grave en casi ningún paciente. A veces la contractura en rotación interna del hombro limita el acceso a la cara y la boca.

Además, si la persona no puede juntar las manos puede ser difícil que manipule objetos, en particular si hay una afección grave de ellas. No se ha observado que la tenotomía del pectoral mayor y el avance del subescapular sean útiles para tratar el problema.[5] La osteotomía por desrotación del húmero tal vez esté indicada en algunas situaciones para obtener suficiente rotación externa, de manera que la mano pueda alcanzar la cara y la boca, o una rotación interna suficiente para que pueda juntarse y oponerse a la mano contraria (Fig. 26-60).[3,8,11] La inmovilización postoperatoria se realizará con un enyesado o una ortesis adaptada a la medida del enfermo en la posición funcional óptima.

TRATAMIENTO PREFERIDO POR LOS AUTORES

Rara vez se necesita la cirugía del hombro. Son mucho más importantes las funciones de la muñeca, los dedos y el codo, y el operador deberá ocuparse de ellas en primer lugar. Si se advierte una intensa rotación interna o externa, tal vez convenga efectuar osteotomía por desrotación. También se recomiendan la osteotomía proximal, con fijación con clavo o placa, y la inmovilización postoperatoria en una espica de hombro o una ortesis hecha a la medida del paciente en la posición de óptima función.

BIBLIOGRAFÍA

1. Bamshad M, Watkins WS, Zeager RK, et al: A gene for distal arthrogryposis type I maps to the percentromeric region of the chromosome 9. Am J Hum Genet *55*:1153-1158, 1994.
2. Banker BQ: Neuropathologic aspects of arthrogryposis multiplex congenita. Clin Orthop *194*:30-43, 1985.
3. Bennett JB, Hansen PE, Granberry WM, and Cain TE: Surgical management of arthrogryposis in the upper extremity. J Pediatr Orthop *5*:281-286, 1995.
4. Carlson WO, Spec GJ, Vicaro V, and Wagner DR: Arthrogryposis multiplex congenital: A long-term follow-up study. Clin Orthop *194*:115-128, 1985.
5. Drummond DS, Siller TN, and Cruess RL: Management of arthrogryposis multiplex congenita. Instr Course Lect *23*:79-95, 1974.
6. Kasai T, Oki T, Osuga T, and Nogami H: Familial arthrogryposis with distal involvement of the limbs. Clin Orthop *166*:182-184, 1982.
7. Krugliak L, Gadoth N, and Behar AJ: Neuropathic form of arthrogryposis multiplex congenita: Report of 3 cases with complete necropsy, including the first reported case of agenesis of muscle spindles. Neurol Sci *37*:179-185, 1978.
8. Lloyd-Roberts GC and Lettin AWF: Arthrogryposis multiplex congenita. J Bone Joint Surg Br *52*:494-508, 1970.
9. O'Brien PS, Grapper PT, Tredwell SJ, and Hill JG: Orthopaedic aspects of the Trinsic pseudocamptodactyly syndrome. J Pediatr Orthop *4*:469-471, 1984.
10. Palmer PM, MacEwin GD, Bowen JR, and Mithius PA: Passive motion therapy for infants with arthrogryposis. Clin Orthop *194*:54-59, 1985.
11. Shapiro F and Specht L: Current concepts review: The diagnosis and orthopaedic treatment of childhood spinal muscular atrophy, peripheral neuropathy, Friedreich ataxia, and arthrogryposis. J Bone Joint Surg Am *75*:1699-1715, 1993.

12. Sheldon W, Thursfield W, and Miller R: Amyoplasia congenita. Arch Dis Child *7*:119-136, 1932.
13. Swinyard CA and Mayer V: Multiple congenital contractures. JAMA *183*:23, 1963.
14. Williams P: The management of arthrogryposis. Orthop Clin North Am *9*:67-88, 1978.
15. Williams PF: Management of upper limb problems in arthrogryposis. Clin Orthop *194*:60-67, 1985.
16. Wynne-Davies R, Williams PF, and O'Conner JCT: The 1960s epidemic of arthrogryposis multiple congenita: A survey from the United Kingdom, Australia, and the United States of America. J Bone Joint Surg Br *63*:76-82, 1981.

Capítulo **27**

Trastornos del hombro de origen ocupacional

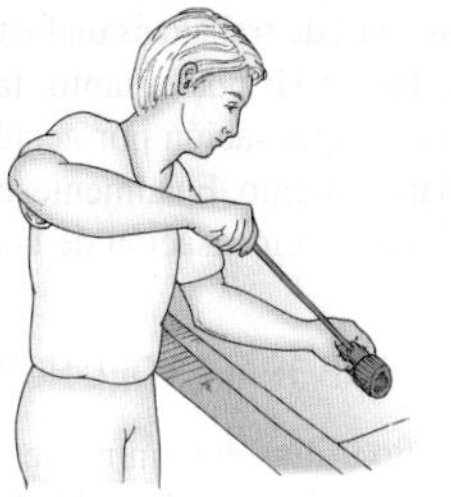

Manny Halpern, Ph.D., Arash Araghi, D.O. y Joseph D. Zuckerman, M.D.

Los trastornos musculoesqueléticos se pueden considerar «enfermedades relacionadas con el trabajo». La Organización Mundial de la Salud[142] (OMS) define estas enfermedades como multifactoriales, de modo que el trabajo contribuye de manera significativa, aunque no exclusiva, a la producción de la enfermedad. El término «trastorno» es más adecuado cuando algunos de los resultados tienen una patogenia incierta, y pueden incluir síntomas sin signos clínicos evidentes.[135] El término «trastornos musculoesqueléticos relacionados con el trabajo» (TMERT) ha llegado a sustituir a las lesiones repetidas por tensión o a los trastornos por traumatismos acumulativos. El *National Safety Council Standards Committee*, acreditado por el *American National Standards Institute*, ANSI, combinó estas nociones y definió los trastornos musculoesqueléticos (TME) como trastornos en los hay una alteración de la función habitual o normal de los músculos, tendones, vainas tendinosas, nervios, bolsas, vasos sanguíneos, huesos, articulaciones o ligamentos, que produce una alteración de la estructura o una alteración de la función motora o sensitiva. Según esto, los TMERT son TME que pueden estar producidos, agravados o precipitados por actividades laborales intensas, repetidas o mantenidas con una recuperación incompleta; generalmente aparecen en un período de semanas, meses o años.[100] De aquí se puede deducir que los TME pueden estar producidos en parte por las condiciones laborales adversas, pueden estar exacerbados por la exposición al puesto de trabajo y pueden alterar la capacidad de trabajo. El *National Research Council* adoptó una definición similar, aunque puso de relieve que ninguno de los TME habituales está producido únicamente por la exposición al trabajo, y que se deben considerar los aspectos físicos y sociales de la vida fuera del mismo.[99] A este respecto, la definición más exacta de los TME sería que son situaciones relacionadas con la actividad más que situaciones relacionadas con el trabajo. Sin embargo, este capítulo se centrará en la importancia de los factores laborales.

El término TME incluye diversas enfermedades que afectan al tronco y a las extremidades superiores. Los TME de las extremidades superiores son enfermedades neuromusculares difusas que tienen hallazgos significativos en la parte proximal superior del cuerpo, los cuales afectan a la función distal.[106] Los límites de la región del hombro no están definidos claramente porque el cuello, los hombros y la parte superior de los brazos actúan como una unidad funcional. Estos límites se complican además porque la mayor parte de los problemas musculoesqueléticos de esta región son inespecíficos, sin diagnósticos bien definidos. Aparte de la localización variable, las definiciones actuales de los TME carecen de criterios para definir la intensidad, la frecuencia y la duración de los síntomas que sean indicativos de un «caso». El estado de caso se basa actualmente en los síntomas que se han producido en un marco temporal específico (como una semana), con una frecuencia específica (como tres episodios en el último año), con una duración dada (como un solo episodio que dura más de cinco días), o con una combinación de frecuencia y gravedad.[16]

Este capítulo define los trastornos laborales del hombro (TLH) como TME de la región del hombro relacionados con el trabajo o con la actividad. Este diagnóstico incluye mialgia del trapecio y paraescapular, tendinitis del manguito de los rotadores y bicipital, síndrome de atrapamiento y bursitis subacromial/deltoidea. El cuello de tensión y el síndrome cervical se pueden considerar sinónimos de mialgia del trapecio. Este capítulo tratará principalmente la mialgia; las demás entidades se abordan en otras partes de este libro.

El capítulo también excluye otros diagnósticos clínicos. El hombro congelado primario es idiopático, y el hombro congelado secundario habitualmente se debe a la progresión de una de las enfermedades ya mencionadas, o es la consecuencia de una enfermedad sistémica. Por lo tanto, no se ajusta a la definición de TME. El síndrome del desfiladero torácico superior (SDTS) se ha definido como un fenómeno esencialmente vascular que se puede documentar de manera objetiva. Sin embargo, el SDTS neurógeno es un diagnóstico controvertido que se puede basar en los hallazgos físicos cuando las pruebas de laboratorio son con frecuencia negativas. Pascarelli y Hsu[106] encontraron un SDTS neurógeno en el 70% de los pacientes que tenían problemas del hombro y de la extremidad superior, principalmente usuarios de ordenador y músicos, y propusieron que esta enfermedad se relaciona con un trastorno postural. No podemos hacer comentarios sobre la relación etiológica o su relación con el trabajo, y en este momento no consideramos que esta enfermedad se incluya en los TLH.

Este capítulo revisa la epidemiología, la etiología y los tratamientos propuestos de los TLH. También se explora la relación de la artritis acromioclavicular y glenohumeral con los factores laborales. El capítulo proporciona además información general sobre la prevención primaria y secundaria de los TLH en el medio ocupacional. Se ha considerado que el sistema de compensación por accidentes de trabajo es un factor que contribuye a la notificación de los TLH; por lo tanto, también se examina la influencia de la compensación por accidentes de trabajo sobre el resultado del tratamiento. Finalmente, este capítulo revisa los sistemas actuales de compensación de la incapacidad.

TRASTORNOS LABORALES DEL HOMBRO

Este capítulo utiliza el término descriptivo *trastorno laboral del hombro* para referirse a los TMERT del hombro.[9,88] La edición anterior de este capítulo se refería a los TMERT del cuello y del hombro como *trastornos cervicobraquiales laborales*. Este término, que se utilizó principalmente en la bibliografía japonesa, australiana y escandinava en las décadas de 1970 y 1980, no se ha adoptado en Estados Unidos. También se ha usado el término *trastornos musculoesqueléticos de la extremidad superior relacionados con el trabajo*, aunque incluyen el codo, el antebrazo, la muñeca y la mano.[92]

Un TLH se refiere a un complejo sintomático que se caracteriza por un dolor vago alrededor de la cintura escapular, incluyendo la musculatura paracervical, paraescapular y glenohumeral.[9,45,57,90,134] También se puede asociar a dolor que se irradia hacia la región de la parte superior del brazo.[7] Se piensa que los TLH son la consecuencia de traumatismos acumulativos asociados a la realización de ciertas actividades y tareas.[15,136,138]

Epidemiología

Las definiciones variables de estos trastornos hacen que sea difícil calcular la carga de los TLH en la población general. La *National Health Interview* de 1995 mostró una prevalencia del 1,74% de la deficiencia de la extremidad por TME de la extremidad superior o del hombro. Sin embargo, las estimaciones de incidencia en la población general, al contrario que en la población *trabajadora*, son poco fiables, porque más del 80% de la población adulta de Estados Unidos forma parte de la población activa.[99]

La encuesta anual de lesiones y enfermedades laborales que realiza la Oficina de Estadística Laboral (*Bureau of Labor Statistics*, BLS) es la fuente de información sobre TMERT de Estados Unidos citada con más frecuencia. El número de lesiones y enfermedades laborales que supone días de absentismo laboral ha disminuido desde mediados de la década de 1990. Los casos atribuidos a traumatismos repetidos alcanzaron su máximo en 332.000 en 1994 (de 2,25 millones de casos de días de trabajo perdidos en la industria privada); disminuyeron a 247.000 en 1999 (de 2,75 millones). No todos estos casos son TME, porque bajo el epígrafe de traumatismos repetidos la OEL también incluye situaciones como pérdida auditiva. Las enfermedades y lesiones musculoesqueléticas en la industria privada alcanzaron los 582.340 casos aquel año, con 56.234 TME del hombro y 11.945 del cuello.[25] Las enfermedades y los trastornos de tejido conectivo, el reúma y la tendinitis fueron las enfermedades más frecuentes que afectaron al hombro. Courtney y Webster[34] tabularon los datos de la OEL y encontraron que las lesiones más frecuentes del hombro eran esguinces, distensiones y desgarros producidos por una actividad excesiva; sólo estaban por delante las lesiones de espalda producidos por una actividad excesiva. En la mitad de los casos estas lesiones dieron lugar a una ausencia del trabajo de seis días. Sin embargo, las lesiones más graves del hombro eran «síntomas generales» que se debían a la reacción corporal y al ejercicio excesivo, con una duración media de los días alejados del trabajo de 128 días.

El programa *Safety & Health Assessment and Research for Prevention* (SHARP) del Departamento de Trabajo e Industria del estado de Washington utilizó los datos de las demandas aceptadas por el estado de Washington para calcular la carga de las demandas de compensación por accidentes de trabajo por síndrome del manguito de los rotadores (Clasificación Internacional de las Enfermedades [CIE], códigos 7261, 72611 y 8404; códigos de la Terminología de los Procedimientos Actuales [*Current Procedural Terminology*, CPT] 23410, 23412, 23415 y 23420) y por TMERT del hombro.[115] Los varones suponían aproximadamente las dos terceras partes de las demandas, y la media de edad de los demandantes estaba en la mitad de la treintena. De todos los TMERT de la extremidad superior, el manguito de los rotadores supuso la máxima media de coste por cada demanda compensable: el coste aumentó desde 3.570 dólares en 1987 a 9.410 dólares en 1992, y posteriormente disminuyó a 6.462 dólares en 1995. La mediana del coste de los TMERT del hombro en ese período fue de 350 dólares. En ambos casos la carga media es mucho mayor que la mediana debido a la distribución sesgada. Por lo tanto, el coste medio fue de 15.790 dólares por cada caso de síndrome del manguito de los rotadores y de 7.980 por cada TMERT del hombro. La media del tiempo que se perdió por cada demanda fue de 263 días (mediana, 97) para los primeros y de 213 (mediana, 41) para los últimos. Los datos del estado de Washington probablemente son representativos de los de otros estados: los datos de los TMERT de la extremidad superior recogidos por Liberty Mutual en Estados Unidos (10% del mercado de compensación por accidentes de trabajo privados) tenía un sesgo similar.[59]

La mayor parte de lo que sabemos sobre la etiología de los TME procede de estudios epidemiológicos[99], que muestran que los TME no son exclusivos de ningún grupo profesional. Las ocupaciones que se han descrito varían desde procesadores de carne a trabajadores con productos textiles o ensambladores en las industrias de fabricación, u operadores que introducen datos en oficinas.

Los datos que se han publicado en varios estudios de la prevalencia y la incidencia de los TMERT del cuello y del hombro se deben ver de manera crítica. En ausencia de un acuerdo sobre las definiciones de los casos en estudios epidemiológicos, ha sido difícil calcular la carga que se asocia a estos trastornos. Contrastando entre dos definiciones extremas, se encontraron diferencias en la prevalencia (55% frente al 20%), la incapacidad global (14,6% frente al 23,2%), la dificultad en el trabajo (8% frente al 15,5%) y la proporción de pacientes que refieren dolor que interfiere con el trabajo (27,3% frente al 16,2%). Por lo tanto, no se pueden comparar estudios que utilizan diferentes definiciones de caso[16].

La característica común de los grupos profesionales que describen elevadas tasas de TLH es una exposición intensa a atributos laborales específicos. Los atributos que se asocian a un aumento de la probabilidad de TME se consideran factores de riesgo. Es probable que los individuos que participan en ocupaciones estáticas leves tengan una mayor probabilidad de padecer mialgia del trapecio, mientras que los que realizan un trabajo intenso son más propensos a la enfermedad del manguito de los rotadores. Sin embargo, se debe verificar esta hipótesis con encuestas epidemiológicas.

En 1997, el *National Institute of Occupational Safety and Health*, NIOSH, estudió los datos epidemiológicos de la relación con el trabajo de los trastornos del cuello, del hombro y de la extremidad superior.[19] El objetivo de esta revisión fue evaluar los datos que apoyaban la relación entre la tendinitis del hombro y la exposición al lugar de trabajo en relación con lo siguiente: 1) actividad repetitiva, 2) postura anómala, 3) actividad forzada y 4) vibración de la mano y del brazo. Se incluyeron estudios relativos a los trastornos del hombro. Estos trastornos se definieron mediante una combinación de síntomas y hallazgos de exploración física o sólo con los síntomas, aunque no se definieron específicamente como tendinitis. El NIOSH también incluyó estudios para los que el resultado de salud combinaba los trastornos del cuello y del hombro (cuello a tensión, síndrome cervical, SDTS, hombro congelado, tendinitis, síndrome acromioclavicular), pero en los que era probable que la exposición hubiera sido específica del hombro. Los diagnósticos de trastornos del hombro (p. ej., tendinitis, síndrome acromioclavicular, hombro congelado) se basaron en los síntomas que determinaban la entrevista y la exploración física. La tendinitis del hombro incluía tendinitis del supraespinoso, del infraespinoso y del bíceps.

La revisión utilizó cinco criterios para evaluar los datos: fuerza de la asociación, relación temporal, constancia de la asociación, coherencia de los datos y relación exposición-dosis. Estos estudios generalmente compararon a los trabajadores de trabajos que suponían mayores niveles de exposición con los trabajadores cuyos niveles eran menores, y el grado de exposición se determinaba mediante la observación o la medición de las características del trabajo. En la Tabla 27-1 se resumen los datos epidemiológicos de los TME de la extremidad superior. En los siguientes párrafos nos centramos en los factores de riesgo que se podrían asociar a los TME del hombro. Más de 20 estudios epidemiológicos han aportado datos sobre la relación entre estos trastornos y los cuatro factores físicos del lugar de trabajo.

La revisión encontró *pruebas* de alguna asociación positiva entre un trabajo muy repetitivo (factor 1) y los TLH. De los siete estudios que satisfacían al menos uno de los criterios, cinco describieron asociaciones significativas (cociente de posibilidades desde 1,6 a 5,0). Las pruebas tienen limitaciones importantes. Sólo tres estudios abordan de manera específica el resultado sobre la salud de la tendinitis del hombro, y estos estudios incluyen la exposición a la repetición combinada con posturas extrañas en el hombro o con cargas estáticas del hombro. Los otros seis estudios que mostraban asociaciones positivas significativas abordaban principalmente los síntomas.

La revisión del NIOSH también mostró *evidencia* de una relación entre las posturas repetidas o mantenidas del hombro (factor 2) con más de 60° de flexión o de abducción con los TLH. De los tres estudios que se examinaron, 7 describieron estimaciones significativas del riesgo (cociente de posibilidades de 2,3 a 10,6). Se encontraron datos de tendinitis y de dolor inespecífico en el hombro. Los datos de posturas específicas del hombro fueron más fuertes para los estudios que combinaban la exposición a varios factores físicos, como sujetar una herramienta a la vez que se trabaja por encima de la cabeza. La asociación fue positiva y constante en los seis estudios que utilizaron casos diagnosticados de tendinitis del hombro o una constelación de síntomas y de hallazgos físicos compatible con una tendinitis como resultado. Sólo uno de los tres estudios no pudo mostrar una asociación positiva entre la exposición y los síntomas o un trastorno específico del hombro. Este resultado fue compatible con los datos de la bibliografía biomecánica, fisiológica y psicosocial.

De acuerdo con los estudios epidemiológicos disponibles, el informe del NIOSH de 1997 encontró *evidencia insuficiente* de una asociación positiva entre los TME del hombro y la fuerza (factor 3) o la exposición a vibración segmentaria (factor 4).

Hildebrant y cols.[64] revisaron 27 estudios que relacionaban los factores climáticos con los TME, aunque ninguno de estos estudios abordará específicamente el tema. En un cuestionario que distribuyeron a 2.030 trabajadores de 24 ocupaciones diferentes la tercera parte de los trabajadores relacionaba los síntomas de la parte inferior de la espalda y de la región del cuello-hombro con las condiciones climatológicas. Percibían que estas situaciones agravan los síntomas. El absentismo laboral por síntomas del cuello y del hombro se asocia con factores climáticos, particularmente con las corrientes. Los autores concluyeron que los investigadores, los trabajadores y los pacientes consideran que es posible esa relación, pero que la evidencia epidemiológica sigue siendo muy débil.

La revisión del NIOSH de la evidencia epidemiológica de TMERT de la parte inferior de la espalda encontró las asociaciones más fuertes con factores de riesgo combinados. Pocos estudios intentaron investigar los efectos combinados sobre los TLH. Sin embargo, el NIOSH tuvo que combinar factores de riesgo para calcular algunos indicadores de riesgo, por ejemplo, la fuerza de la actividad física y la exposición a la vibración de la mano y del brazo mientras se manejaban herramientas eléctricas. Armstrong

Tabla 27-1 • Evidencia de una relación causal entre los factores del trabajo físico y los trastornos musculoesqueléticos de las extremidades superiores

		Factores de riesgo				
Localización del TME o diagnóstico	**Número de estudios**	**Fuerza**	**Posturas estáticas o extremas**	**Repetición**	**Vibración (segmentaria)**	**Combinación**
Cuello y cuello/hombro	>40	++	+++	++	+/0	(–)
Hombro	>20	+/0	++	++	+/0	(–)
Codo	>20	++	+/0	+/0	(–)	+++
Túnel carpiano	>30	++	+/0	++	++	+++
Tendinitis de la mano/muñeca	8	++	++	++	(–)	+++
Vibración mano-brazo	20	(–)	(–)	(–)	+++	(–)

Nota: +++, evidencia fuerte; ++, evidencia; +/0, evidencia insuficiente; (-), evidencia de ausencia de efecto.
Basado en Bernard BP (ed.): Musculoskeletal Disorders and Workplace Factors: A Critical Review of Epidemiologic Evidence for Work-Related Musculoskeletal Disorders of the Neck, Upper Extremity and Low Back. Washington, DC: DHHS (NIOSH), Publicación n.° 97-141, 1997.

y cols.[11] demostraron empíricamente el efecto combinado de estos últimos factores de riesgo para las extremidades superiores.

Los TLH tienen un origen multifactorial, y se pueden asociar a factores laborales y no laborales. Las contribuciones relativas de estas covariables puede ser específicas de trastornos particulares. Por ejemplo, los factores de confusión del dolor inespecífico del hombro pueden ser diferentes de los de la tendinitis del hombro. Dos de los factores de confusión o modificadores del efecto más importantes de la tendinitis del hombro son la edad y las actividades deportivas. Los pacientes que han sido muy activos en actividades deportivas parecen tener un aumento del riesgo de tendinitis del hombro y de artrosis acromioclavicular, y los que han sido muy activos en deportes y también refieren una exposición intensa a la elevación de cargas durante el trabajo tienen un riesgo incluso mayor.[120] En otras palabras, las actividades deportivas se suman a la carga de trabajo sobre el hombro y aumentan el riesgo de TLH.

La mayor parte de los estudios del hombro consideró en su análisis los efectos de la edad. Sin embargo, la revisión del NIOSH concluyó que es poco probable que la mayoría de las asociaciones positivas entre exposición física y TLH se deba a los efectos de factores de confusión no relacionados con el trabajo.[19] A la vista de la revisión del NIOSH de un cociente de riesgo medio de TLH de 4,76 (mediana, 3,3) es posible calcular que, en promedio, el 79% de los casos de TLH se puede atribuir a la exposición a los factores de riesgo laborales (la mediana de la fracción atribuible es próxima al 70%).

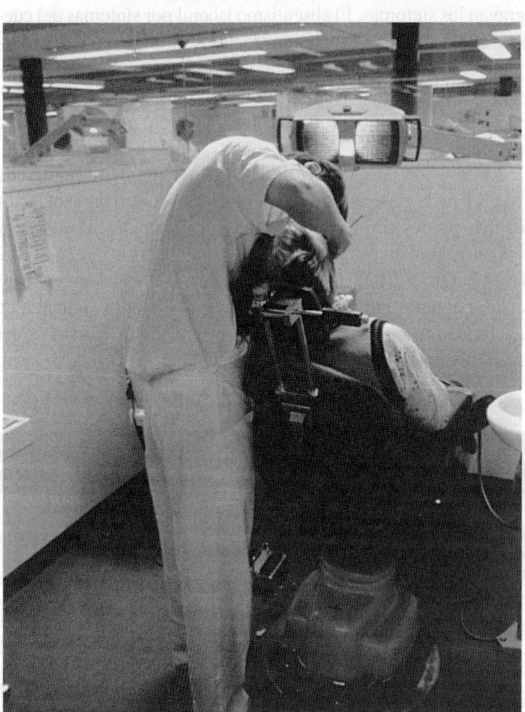

Fig. 27-1 • Se piensa que la tasa excepcionalmente elevada de trastornos cervicobraquiales laborales en los dentistas se debe al mantenimiento de una postura forzada durante períodos prolongados.

Etiología

Se han propuesto 2 teorías para explicar la etiología de los TLH: la teoría *orgánica* o *fisiológica* y la teoría *psicosocial*.[90]

La teoría *orgánica* o *fisiológica* se basa en la idea de que el dolor del hombro es secundario al uso excesivo que produce la sobrecarga estática. Por ejemplo, se ha descrito una elevada prevalencia de TLH en los dentistas; algunos tenían una probabilidad 5,4 veces mayor de experimentar síntomas que un grupo control de farmacéuticos.[91] Se considera que este aumento del riesgo es secundario al mantenimiento de una postura de trabajo forzada y sin soporte con una flexión cervical de 45° a 90° y una flexión y una abducción del hombro de más de 30° durante períodos prolongados (Fig. 27-1). Algunas de las asociaciones significativas que se han descrito en los estudios epidemiológicos se pueden haber relacionado con la exposición a un trabajo repetitivo en la parte distal de la extremidad superior, mientras se mantenía el hombro y la parte superior del brazo en una postura estática. Sin embargo, no es posible utilizar el brazo/mano sin estabilizar la cintura del manguito de los rotadores y la articulación glenohumeral. Por lo tanto, la carga dinámica que se debe a los movimientos repetitivos del brazo, de la mano o de los dedos, se superpone al componente de carga estática del hombro.

Se han realizado muchas investigaciones para conseguir datos evidentes y objetivos que apoyen la teoría orgánica o fisiológica de la mialgia. Esos estudios han supuesto la utilización de electromiografía (EMG), biopsia muscular y análisis de las enzimas séricas.

No se sabe el nivel de actividad al que se puede mantener una contracción estática isométrica de los músculos del hombro sin lesión.[130] Algunos investigadores han intentado identificar el límite de resistencia, que se define como la fuerza máxima que se puede mantener durante un período «ilimitado». Jonsson y cols. indicaron que el nivel de carga estática siempre debe estar por debajo del 5% de la contracción voluntaria máxima (CVM).[76-78] Para apoyar más esta teoría, Sjogaard y cols. han mostrado que se produce fatiga muscular al 5% de la CVM después de una hora de contracción sostenida.[116]

Algunos estudios EMG indican que la mialgia se manifiesta como una tensión muscular. La mialgia tiene las siguientes características: 1) los pacientes sintomáticos muestran una mayor tensión muscular, según se evidencia en los registros de EMG;[41,114] 2) la tensión muscular es mayor en el punto doloroso;[41] 3) se refiere dolor incluso cuando la contracción muscular estática es tan baja como del 2% al 5% de la CVM;[32] 4) el lado doloroso se fatiga más rápidamente;[53] y 5) los pacientes que tienen trastornos del cuello y del hombro tienen una menor resistencia muscular.[75]

Los hallazgos de la EMG se pueden explicar por los datos de lesión del músculo esquelético. Los decrementos de la generación de fuerza muscular cuando hay un uso repetido sin lesión nerviosa son un dato de fatiga de las unidades motoras o de lesión de las fibras esqueléticas. Esta diferencia es importante porque la pérdida de fuerza como consecuencia de la fatiga se recupera en un plazo de minutos a horas de reposo, mientras que la lesión de las fibras se repara más lentamente y puede ser irreversible. La contracción muscular supone cambios metabólicos del tejido activo, cambios del flujo sanguíneo y, por lo tanto, de la presión intramuscular, y cambios del reclutamiento de las unidades motoras. Estas modificaciones significan fatiga, aunque en algunas condiciones pueden producir una reducción persistente de la generación de fuerza. Uno de los mecanismos de reducción de la generación de fuerza es la lesión de las estructuras contráctiles, como la lesión molecular de las cabezas o de los puentes cruzados de miosina; todavía no se han desarrollado métodos para comprobar esta hipótesis en el músculo intacto.[99] Aun cuando cualquier contracción sostenida supone una reducción del flujo sanguíneo, la miofibrositis intersticial puede producir una reducción persistente, que a su vez puede producir isquemia muscular y fatiga.[12] Los estudios de biopsias musculares han mostrado una degeneración de las mitocondrias y un aumento de los depósitos de glucógeno[42]. La lesión estructural de las fibras también se acompaña de productos de inflamación celular y de necrosis, edema y fuga de las proteínas y enzimas del interior de las fibras.[99] Así, Larsson y cols. realizaron biopsias abiertas bilaterales del músculo trapecio en 17 pacientes que tenían mialgia crónica relacionada con cargas estáticas durante un trabajo de ensamblado repetitivo.[83-85] Se identificaron fibras musculares patológicas, y se observó que se relacionaban con la presencia de mialgia. Se pensó que estas modificaciones eran secundarias a la disfunción mitocondrial como consecuencia de la reducción del flujo sanguíneo local.

La contracción muscular produce un aumento de la presión intramuscular. Se producen condiciones isquémicas cuando la presión intramuscular supera a la presión de cierre capilar a aproximadamente 30 mm Hg. El aumento de las demandas metabólicas del músculo activo y la isquemia que produce el aumento de la presión intramuscular pueden contribuir a los trastornos del pH intercelular/ácido láctico, calcio y equilibrio de potasio. Sin embargo, este mecanismo probablemente se relaciona principalmente con el inicio de la fatiga muscular, y no con la lesión de las fibras[99].

También se ha indicado que el desuso y la protección excesiva de la extremidad sintomática pueden ser responsables de la fatigabilidad fácil que se observa en los estudios EMG.[36] Esta explicación indica que la lesión muscular puede estar mediada por mecanismos que se relacionan con el reclutamiento muscular. A medida que se fatigan los músculos, se pueden reclutar músculos alternativos como sustitución, aun cuando sean menos adecuados para la tarea. Se puede producir fatiga localizada en contracciones de muy bajo nivel, como las necesarias para mantener los brazos en una postura elevada. Las fibras de contracción lenta son características de las pequeñas unidades motoras que se reclutan para un trabajo de resistencia repetitivo de baja fuerza. Las fibras más pequeñas también se reclutan en primer lugar, y siguen siendo activas durante todas las contracciones de bajo nivel. Como soportan una carga desproporcionada, con frecuencia se denominan fibras «Cenicienta».[99] Las pequeñas fibras motoras de contracción lenta de los grandes músculos, como el trapecio, son, por lo tanto, vulnerables a la fatiga y a la lesión.

Se ha observado que el músculo trapecio se afecta por trabajos que hacen que el músculo tenga elevadas cargas estáticas*. La elevación excesiva de la escápula como consecuencia de estrés mental o del diseño del terminal de trabajo también puede contribuir al aumento de la carga del trapecio.[55,103] En un estudio de 20 trabajadores de una cadena de montaje que tenían dolor del cuello y del hombro, Bjelle y cols. encontraron concentraciones significativamente elevadas de enzimas musculares, incluyendo creatinina fosfocinasa y aldolasa, en ocho trabajadores que no tenían ninguna patología subyacente.[20,21] Se observó que la elevación de la concentración de las enzimas musculares disminuía después de dos a ocho semanas de baja por enfermedad. Se ha encontrado una elevación de la concentración sérica de creatinina cinasa en soldadores, cajeros y trabajadores de cadenas de montaje.[54] Esas elevadas concentraciones no se han observado en los grupos control (controladores y conductores de carretilla elevadora). Se ha propuesto que la carga mantenida y elevada necesaria para un trabajo estático ligero produce una grave depleción de trifosfato de adenosina, un aumento de la permeabilidad y la consiguiente liberación de enzimas musculares.[56]

Edwards ha propuesto que la fatiga muscular se debe a un desequilibrio entre el reclutamiento y la relajación.[38] Aparentemente, una alteración del control motor central produce un desequilibrio en la utilización de los músculos para la actividad estática, en contraposición a su uso en el trabajo dinámico. Esta teoría puede ayudar a explicar cómo el estrés mental puede ser importante en la producción de estos trastornos.

La teoría *psicosocial*[17,18,68,69,125,137] mantiene que el estrés emocional es un factor etiológico en la aparición de TLH. Los defensores de esta teoría afirman que los TLH aparecen en trabajos que no suponen una tensión muscular excesiva, y que, por lo tanto, no se relacionan con el uso excesivo, sino que son más bien la consecuencia de factores psicosociales.[44,89,129] En un estudio de 607 trabajadores de la industria del metal se observó que la depresión y los síntomas de malestar eran factores predictivos de dolor en la parte inferior de la espalda, de dolor de cuello-hombro y de otras molestias musculoesqueléticas.[88] Los trabajadores también tienen miedo de que, si ignoran los síntomas, éstos pueden progresar y producirles una incapacidad permanente. Finalmente, el sistema de compensación por accidentes de trabajo puede contribuir a este problema al proporcionar compensación de acuerdo con la idea de que el traumatismo acumulativo puede producir una incapacidad significativa. En un estudio de 201 pacientes que tenían dolor crónico, Tait y cols. observaron que los pacientes que tenían demandas de litigio tenían un dolor de una duración significativamente mayor, y que tenían mucha más incapacidad que los pacientes que no habían interpuesto demandas.[124] Bongers y cols. advirtieron que el trabajo monótono, el elevado volumen de trabajo y la presión temporal se relacionaban causalmente con los síntomas musculoesqueléticos.[23]

En un intento por abordar la naturaleza compleja y multifactorial de los TLH, Armstrong y cols. propusieron un modelo que incorpora las teorías orgánica y psicosocial.[10] En este modelo, *exposición* se refiere a los factores externos, como las demandas del trabajo que producen una *dosis* interna, que a su vez altera el estado interno del individuo. Esas alteraciones pueden ser mecánicas, fisiológicas o psicológicas, y a su vez evocan una *respuesta* determinada que incluye las modificaciones mecánicas y metabólicas que se producen en los tejidos del individuo. Finalmente, *capacidad*, que puede ser física o psicológica, se refiere a la posibilidad de que el individuo resista la desestabilización después de varias dosis de exposición. Este modelo proporciona un marco conceptual para explicar la relación entre los factores de exposición laboral y las diferentes respuestas que se producen, tanto psicológicas como fisiológicas. El *National Research Council* adoptó un modelo similar.[99]

Tratamiento

La evaluación de un paciente en el que se sospecha un TLH incluye una anamnesis y una exploración física meticulosas. El

* Véanse las referencias 22, 32, 49, 52, 58, 72, 77, 78, 139, 140.

dato clave de los TLH es el dolor o las molestias musculoesqueléticas que se producen en el trabajo. Normalmente incluye un dolor vago que se asocia a quemazón o acorchamiento y hormigueos, que se pueden irradiar proximalmente hacia el cuello o distalmente hacia la parte superior del brazo. Otros síntomas pueden incluir fatiga y pérdida de fuerza. Se debe determinar la calidad del dolor junto con su irradiación, intensidad, rapidez de inicio y factores agravantes/atenuantes. Habitualmente, el diagnóstico se incluye en una de las categorías de mialgia, tendinitis o bursitis.

Una vez que se ha hecho el diagnóstico, el tratamiento eficaz precisa no sólo la comprensión de la fisiopatología básica de la enfermedad, sino también el conocimiento del puesto de trabajo específico, la ergonomía y cualquier aspecto psicosocial y económico que pueda influir en el tratamiento del paciente. Feuerstein y Hickey propusieron la utilización de un abordaje multidisciplinar que se centra en los factores físicos, ergonómicos y psicológicos que pueden contribuir a una incapacidad prolongada.[43] En su estudio observaron que los pacientes a los que se trató con un abordaje multidisciplinar tuvieron una tasa significativamente mayor de reincorporación al trabajo que aquellos a los que se trató con la asistencia habitual. Antes de hacer el diagnóstico es importante considerar y descartar otras enfermedades orgánicas transparentes. Sikorski y cols., en un estudio prospectivo de 204 trabajadores que tenían dolor de la extremidad superior o del cuello relacionado con la ocupación, observaron que en la mayoría (58%) los casos había un TME discreto.[114] Los TME se podían asociar a enfermedades neurológicas y vasculares, como radiculopatía cervical, SDTS y fenómeno de Raynaud. Las malformaciones congénitas o del desarrollo del hombro o de la columna cervical también pueden predisponer a un trabajador a tener un TLH. Puede haber neoplasias musculoesqueléticas, tanto benignas (p. ej., osteocondromas) como malignas, alrededor de la cintura escapular, y se debe considerar su posible existencia. También se debe descartar un dolor referido procedente de otros sistemas orgánicos, incluyendo los sistemas cardíaco, pulmonar y digestivo.

Se han propuesto varias clasificaciones de los TLH, y se han utilizado para desarrollar protocolos terapéuticos. El comité de TLH de la *Japanese Association of the Industrial Health* desarrolló un sistema de clasificación de cinco grados (Tabla 27-2); este sistema incluye tendinitis, así como diversos síntomas neurológicos y vasculares que con frecuencia acompañan al dolor ocupacional del hombro.

El *Occupational Repetition Strain Advisory Committee* de Australia desarrolló un sistema simplificado de tres etapas. Este

Tabla 27-2 • Sistema de clasificación japonés

Grado I

Molestias subjetivas sin hallazgos clínicos

Grado II

Quejas subjetivas con induración y sensibilidad de los músculos del cuello, del hombro y del brazo

Grado III

1. Incluye el grado II y cualquiera de los siguientes:
2. Sensibilidad o aumento de tamaño de los músculos afectados
3. Pruebas neurológicas positivas
4. Parestesias
5. Disminución de la fuerza muscular
6. Sensibilidad de las apófisis espinosas vertebrales
7. Sensibilidad de los músculos paravertebrales
8. Sensibilidad del plexo nervioso
9. Temblor de la mano o del párpado
10. Cinesalgia del cuello, del hombro y de la extremidad superior
11. Trastorno funcional de la circulación periférica
12. Dolor grave o molestias subjetivas en el cuello, hombro o extremidad superior

Grado IV

Tipo 1

Tipo grave de grado III

Tipo 2

Progresión directa desde el grado II sin pasar por grado III, pero que tiene los hallazgos específicos siguientes:

1. Diagnóstico ortopédico de síndrome de cuello-hombro-brazo
2. Trastornos orgánicos como tendinitis o tenosinovitis
3. Trastornos nerviosos autónomos como fenómeno de Raynaud, hiperemia pasiva o desequilibrio
4. Trastorno mental como ansiedad, insomnio, disfunción del pensamiento, histeria o depresión

Grado V

Trastornos no sólo en el trabajo, sino también en la vida diaria

Tabla 27-3 • Sistema de estadificación australiano

Estadio I

Dolor y cansancio de la extremidad afectada que se produce durante el turno laboral, aunque cede durante la noche y durante los días que no se trabaja. No hay una reducción significativa del rendimiento laboral, y no hay signos físicos. Esta situación puede durar meses y es reversible.

Estadio II

Los síntomas no desaparecen por la noche, producen un trastorno del sueño y se asocian a una reducción de la capacidad para realizar un trabajo repetitivo. Puede haber signos físicos. Esta situación habitualmente dura meses.

Estadio III

Los síntomas persisten en reposo. Hay trastorno del sueño y se produce dolor con movimientos no repetitivos. La persona no puede realizar tareas ligeras y tiene dificultades con las tareas no laborales. Hay signos físicos. Esta situación puede durar de meses a años.

Tabla 27-4 • Sistema de clasificación fisiopatológica

Grado I (leve)

Dolor muscular en la cintura escapular que se produce durante el trabajo o durante actividades similares y que desaparece unas pocas horas después; no hay hallazgos en la exploración física

Grado II (moderado)

Dolor muscular en la cintura escapular que dura varios días después del trabajo; sensibilidad en el vientre muscular y en las inserciones en la exploración

Grado III (grave)

Dolor en los músculos de la cintura escapular que es continuo durante semanas o más; múltiples áreas sensibles; induración a la palpación que indica fibrosis muscular; contractura del vientre muscular; reducción de la amplitud de los movimientos de origen miógeno sistema se basa en la persistencia de los síntomas y en su interferencia con el trabajo (Tabla 27-3).

Luck y Andersson[90] propusieron un sistema de clasificación fisiopatológica que es una modificación de la clasificación australiana (Tabla 27-4). Este sistema se centra en el dolor miógeno.

La base fisiopatológica del dolor del grado I son los cambios metabólicos que se producen como respuesta a una carga estática mantenida. La progresión al grado II supone un dolor que no se resuelve durante la noche y que es secundario a inflamación muscular y fibrosis intersticial temprana. El grado III se caracteriza por una progresión a miopatía grave con fibrosis intersticial. Cuanto más avanzado sea el grado, más prolongado y agresivo debe ser el tratamiento en lo referente a mantener al paciente alejado de su trabajo y a utilizar un abordaje multidisciplinar.

Una gran proporción de pacientes a los que se diagnostica un TLH tienen síntomas y signos compatibles con mialgia del trapecio. Los pacientes refieren dolor, sensibilidad, rigidez y quemazón de la parte superior de la espalda y del hombro. En la exploración pueden tener tirantez muscular, aumento del tono y múltiples «puntos gatillo». De manera ocasional se ven disminuciones sutiles de la amplitud de los movimientos. Los factores de riesgo de mialgia son posiciones estacionarias e invariables del hombro y del cuello, junto a cargas estáticas prolongadas. El tratamiento incluye modalidades como la aplicación de hielo y de calor. También se deben instituir ejercicios en toda la amplitud de los movimientos, junto con ejercicios de fortalecimiento. Se pueden utilizar antiinflamatorios en los casos moderados, complementados con dosis bajas de antidepresivos tricíclicos en los casos más refractarios. También puede contribuir a aliviar esta enfermedad la introducción de pausas de descanso más frecuentes, con alteraciones de la postura y de la dirección en la que se ejerce la fuerza en el trabajo.

Los pacientes también pueden tener síntomas y signos compatibles con tendinitis y bursitis del manguito de los rotadores o del bíceps. El diagnóstico y el tratamiento de estos trastornos ya se han tratado en otra parte de este libro; sin embargo, estos trastornos tienen factores de riesgo predisponentes específicos cuando tienen un origen laboral. Para la tendinitis del manguito de los rotadores, los movimientos repetidos, particularmente de abducción, flexión y rotación, hacen que el paciente tenga un mayor riesgo, junto con la elevación de cargas pesadas y la postura estática.[62] Los movimientos repetidos, especialmente por encima de la cabeza, son un factor de riesgo de aparición de tendinitis y bursitis.[119] Aunque es menos frecuente, se puede producir una tendinitis bicipital por movimientos repetidos de flexión y abducción.[119]

El estrés en el puesto de trabajo puede ser externo, interno y psicológico. Todos estos factores pueden contribuir a la aparición de TLH. Se ha comprobado que el estrés externo que se debe a problemas personales fuera del lugar de trabajo aumenta la tensión basal de los músculos de la cintura escapular y reduce la capacidad de relajar estos músculos, particularmente durante posiciones de carga estática muy repetitivas.

El estrés emocional se debe a la exposición a factores de riesgo ambientales y organizativos en el puesto de trabajo. Esos factores incluyen una mala iluminación, un elevado ruido de fondo, hacinamiento en el medio laboral, pausas laborales inadecuadas, insatisfacción laboral y demandas de productividad excesivas.

El estrés fisiológico se debe al propio dolor muscular. Es difícil relajar estos músculos y, por lo tanto, se establece un círculo vicioso en el que aumentan los niveles sostenidos de carga estática y su duración. Este aumento del estrés, a su vez, puede interferir con la concentración, el rendimiento y la productividad del trabajador. El dolor persistente puede llegar a interrumpir el sueño del trabajador, lo que aumenta más el nivel de estrés.

Himmelstein y cols. indicaron que además del tratamiento médico son importantes abordajes más agresivos para obtener el control, evitar la cirugía innecesaria, ayudar a los pacientes a tratar el dolor y el estrés residuales y a prestar atención a los conflictos entre trabajadores y empresarios para prevenir la incapacidad laboral prolongada secundaria a los trastornos de la extremidad superior.[65]

ENFERMEDAD DEGENERATIVA ARTICULAR

Aunque se ha perfilado la relación entre los traumatismos acumulativos y la lesión de los tejidos blandos que rodean a la cintura escapular, está menos clara la asociación de la artritis glenohumeral con factores laborales.[8,30,87,125,128,144] Al contrario que la cadera y la rodilla, la articulación del hombro no es una articulación que soporte peso. Por lo tanto, la artrosis sintomática de la articulación glenohumeral es menos frecuente.

Algunos estudios han investigado la asociación de la artrosis glenohumeral con varias profesiones. Aunque algunos de estos estudios han descrito una relación entre ciertas profesiones y la artrosis del hombro, no se ha encontrado ninguna asociación directa. Kellgren y Lawrence[80] y posteriormente Lawrence[86] encontraron que la prevalencia de artrosis glenohumeral en varones estaba influida por su profesión. Waldron y Cox estudiaron los esqueletos de 367 trabajadores a los que se enterró en Londres entre 1729 y 1869 y no encontraron ninguna relación significativa entre la profesión y la artrosis del hombro.[133] De manera similar, en un estudio que incluyó 151 disecciones del hombro, Petersson no encontró ningún dato convincente a favor de la noción de que la profesión es un factor que influye en la aparición de artrosis de la articulación glenohumeral.[107]

Como en los TLH, la carga mantenida se puede asociar a la aparición de artrosis glenohumeral. Los dentistas parecen ser propensos como consecuencia de las cargas estáticas mantenidas a la vez que mantienen el hombro en una posición de flexión y abducción con elevación de la escápula. En un estudio finlandés que incluyó a 40 dentistas, Katevuo y cols. concluyeron que el 46% tenía datos radiográficos de artrosis y el 44% tenía enfermedad bilateral.[79] Por el contrario, sólo el 13% del grupo control (82 granjeros probablemente no expuestos a carga estática) tenía hallazgos compatibles con artrosis.

Se ha especulado que los martillos neumáticos pueden predisponer a los trabajadores a tener artrosis degenerativa. Para examinar el efecto de la exposición a la vibración sobre el hombro, Bovenzi y cols. compararon a 67 trabajadores de una fundición que utilizaban herramientas vibradoras con 46 trabajadores que realizaban un trabajo manual intenso.[24] No encontraron ninguna diferencia significativa entre los dos grupos en la prevalencia de las alteraciones radiográficas del hombro. En general ha sido difícil diferenciar las cambios degenerativos que produce la vibración de los que se pueden atribuir simplemente al trabajo manual intenso.

La degeneración de la articulación acromioclavicular es más frecuente que la artritis glenohumeral. Al igual que para la artrosis glenohumeral, hay pocos datos que indiquen una relación con profesiones específicas. La revisión del NIOSH cita un estudio que aporta datos sobre la asociación entre artrosis acromioclavicular y la aplicación de fuerza durante el trabajo, así como una relación dosis-respuesta. En un estudio radiológico de albañiles y de trabajadores en demolición, Stenlund y cols.[121] observaron que el cociente de posibilidades aumentaba con el nivel de peso que se había manejado en el trabajo durante toda la vida. Cuando se ajustaba por la edad, los trabajadores de la construcción tenían un riesgo más de dos veces mayor de artrosis en la articulación acromioclavicular que sus supervisores. Los autores comprobaron que los trabajadores de la construcción que también participaban en actividades deportivas eran más propensos a la artrosis acromioclavicular. Al contrario que para la tendinitis, el riesgo de los trabajadores que tienen elevadas cargas de trabajo no parece mostrar tendencias específicas según la ocupación: aunque parece haberse sobrecargado más el lado izquierdo en el trabajo, el riesgo del hombro izquierdo no era mayor que el del derecho.[120] Sin embargo, es posible que se hayan calculado a la baja los cocientes de posibilidades del lado izquierdo en estos estudios.[19]

Otros estudios describen hallazgos contradictorios. En un estudio en cadáveres, DePalma encontró cambios degenerativos en casi todos los individuos mayores de 50 años.[37] Petersson identificó con frecuencia degeneración en personas de 30 a 50 años, y de manera habitual en los individuos mayores de 60.[108] Como la degeneración se producía con la misma frecuencia en varones que en mujeres y era de la misma gravedad en los hombros derecho e izquierdo, la profesión puede no ser un factor importante. En un estudio retrospectivo que incluyó a 83 pacientes a los que se les realizó una resección clavicular distal por artrosis, Worcester y Green no encontraron ninguna relación con la profesión.[141]

Aunque algunos estudios han indicado que los factores de riesgo de TLH se pueden aplicar a la artrosis, el comienzo insidioso de los trastornos degenerativos hace que sea más difícil atribuirlos al trabajo. En resumen, hay pocos datos que indiquen que la artrosis glenohumeral y acromioclavicular se relacionan con el trabajo.

PREVENCIÓN

La «ergonomía» es el estudio del trabajo (las tareas, la tecnología y el entorno) en relación con las capacidades humanas. En la práctica, la ergonomía es un proceso de resolución de problemas. Este proceso precisa respuestas a varias preguntas:

- ¿Dónde está el problema? Trabajos o posiciones que son el objetivo de intervención.
- ¿Cuál es el problema? Factores de riesgo específicos de TME que se encuentran en el trabajo, su magnitud y las partes del cuerpo que están en riesgo.
- ¿Por qué hay un problema? Posibles causas ergonómicas básicas de los factores de riesgo, específicamente los riesgos de diseño que pueden exacerbar los TME, como el diseño del terminal de trabajo, de las herramientas y de los productos que se deben manejar, así como la forma en la que está organizado el trabajo o las técnicas que utiliza el individuo.
- ¿Qué hacer? Priorizar las medidas de control de los riesgos.

Las dos primeras etapas precisan la vigilancia de los riesgos laborales. La prevención de los TMERT requiere métodos que se centran en la evaluación de los factores de riesgo. Esa evaluación permite caracterizar los factores estresantes que actúan sobre el trabajador. Establece las circunstancias en las que las personas están afectadas y la gravedad de los problemas. Los agentes estresantes físicos que se asocian a los TLH se basan en los hallazgos de los estudios epidemiológicos. Aunque la fuerza de su asociación con los TLH es variable, los datos epidemiológicos indican que varios agentes estresantes físicos participan en la etiología, de manera separada o de manera conjunta. Por lo tanto, se deben recoger los siguientes datos laborales:

- Aplicación de una fuerza excesiva o mantenida
- Posturas forzadas, principalmente flexión/extensión o abducción del hombro
- Movimientos repetidos del cuello y del hombro*
- Contacto con herramientas eléctricas vibratorias
- Temperatura ambiental

Es necesario conocer las dimensiones de la exposición (magnitud, duración, repetitividad ([frecuencia]) para evaluar el riesgo. La elección de un método es un compromiso entre el tiempo, los recursos y el nivel de detalle deseado. El análisis de tareas más rápido supone la descripción de la secuencia de las funciones o acciones con la utilización de términos como transporte, operación, inspección o almacenamiento. Las actividades de las extremidades superiores precisan con frecuencia un análisis más detallado. Los métodos varían desde mediciones indirectas, como informes del propio paciente en entrevistas o cuestionarios, a observaciones, mediciones instrumentales directas como electrogoniometría, monitorización de la frecuencia cardíaca y EMG.

En resumen, la naturaleza multifactorial de los TMERT implica que varias categorías de riesgo ergonómico inducen diversos agentes estresantes. Por lo tanto, son posibles varias soluciones. Se reduce la exposición a los agentes estresantes físicos mediante la modificación del diseño del terminal de trabajo o de las herramientas, la modificación del diseño de los objetos del trabajo, la reorganización de la secuencia de las tareas o cualquier combinación de estas soluciones. La solución preferible controlaría de manera eficaz todos los agentes estresantes que se identifican en el trabajo o la mayor parte de ellos. Para tratar múltiples factores de riesgo, numerosas causas básicas y diversas posibles soluciones, se deben desarrollar estrategias profesionales y administrativas.

Las estrategias que se adoptan para prevenir los TMERT se pueden clasificar en *primarias* y *secundarias*. La prevención primaria aborda la manifestación clínica de la enfermedad antes de que se produzca. Las medidas de prevención secundaria intentan frenar la aparición de una enfermedad cuando todavía está en la etapa asintomática temprana[109]. La primera se dirige a grupos de trabajadores, mientras que la segunda se centra en el individuo.

Al seguir las prácticas establecidas para el control de la exposición a materiales peligrosos, el NIOSH[98] enumera cuatro áreas

---

* Los estudios habitualmente definen el trabajo repetitivo del hombro como actividades que suponen flexión, extensión, abducción o rotación cíclica de la articulación del hombro. Estos estudios clasifican de manera operativa el carácter repetitivo de cuatro maneras diferentes: 1) la frecuencia observada de los movimientos más allá de ángulos definidos de flexión o de abducción del hombro, 2) el número de piezas que se maneja por cada unidad de tiempo, 3) las tareas de ciclo temporal cortorepetidas durante el ciclo, y 4) una caracterización descriptiva del trabajo repetitivo o de los movimientos repetitivos del brazo.

estratégicas para controlar y prevenir las lesiones musculoesqueléticas:

1. Controles de ingeniería para rediseñar herramientas, tareas y estaciones de trabajo.
2. Controles administrativos, que incluyen:
   - Prácticas laborales (rotación o enriquecimiento laboral, limitación de las horas extraordinarias, pausas de descanso).
   - Formación sobre prácticas laborales seguras, incluyendo la mecánica corporal.
   - Evaluación de la colocación del trabajador (selección de los empleados).
3. Equipo protector personal como guantes, almohadillados y reposamuñecas y reposabrazos; el NIOSH y la *Occupational Safety and Health Administration* (OSHA) consideran que los corsés son dispositivos médicos más que un equipo de protección personal.
4. Tratamiento médico para reducir al mínimo el impacto de los problemas de salud.

El objetivo de la estrategia de intervención del NIOSH es eliminar, reducir o controlar la presencia de riesgos ergonómicos. Esas intervenciones se pueden utilizar en la prevención tanto primaria como secundaria, y se analizarán con más detalle en el apartado de prevención secundaria.

Prevención primaria

Para la prevención primaria, el NIOSH recomienda una jerarquía escalonada de controles en los que se considera que los cambios técnicos son la primera preferencia, los cambios administrativos son la segunda preferencia y el equipamiento de protección personal es la última opción.

El aumento de los casos notificados de TME y el aumento de los costes de la compensación por accidentes de trabajo en Estados Unidos han planteado la necesidad de contar con una regulación adecuada. Hasta 1990 los intentos por estandarizar o controlar la exposición a los factores de riesgo de TME se limitaban a tareas o situaciones específicas. Se ha dispuesto de estándares estadounidenses e internacionales sobre la exposición a la vibración. La *Human Factors Society* (HFS), junto al ANSI, publicaron normas ergonómicas para los terminales de vídeo (TV) de las estaciones de trabajo de los ordenadores. Estas normas no se dirigían específicamente a los TMERT, aunque contenían estándares técnicos para el diseño del terminal de trabajo, de las sillas, de los teclados y de los monitores (ANSI/HFS 100-1998). Estos estándares se han actualizado en 2002. La *International Standards Organization* (ISO) también ha establecido un comité técnico de ergonomía (ISO TC 159), con un subcomité para estandarizar la terminología, la metodología y los datos de antropometría y biomecánica. Otro subcomité estandariza las dimensiones de las estaciones de control para prevenir posturas anómalas. El subcomité de interacción con los sistemas humanos publicó estándares para los puestos de trabajo de TV (ISO 9241). Estos estándares sustituirán a las directivas y normativas existentes en la Unión Europea en relación con los muebles, aparatos informáticos, programas informáticos y entorno de las estaciones de TV.[117]

Después de las citaciones de perfil bajo la Cláusula de Obligaciones Generales (*General Duty Clause*), así como después de la descripción inadecuada de las lesiones, la OSHA editó normativas en 1993 para tratar los programas de ergonomía.[104] Estas normativas estaban limitadas a la industria de empaquetamiento de productos cárnicos. Se trató esta industria debido a una elevada incidencia y gravedad de TME de las extremidades superiores. La OSHA puso de relieve además que estas normativas no eran un estándar de regulación. El abordaje de la OSHA se centró en la ergonomía como proceso. La normativa incluía el análisis de la importancia del comité directivo y de la participación de los empleados, recomendaba elementos de programas y detallaba normas y ejemplos para los elementos de los programas. El comité acreditado por el ANSI para controlar los TME adoptó un abordaje similar y añadió el tratamiento médico a los elementos del programa.[100] El borrador de trabajo se limitaba a los trastornos de las extremidades superiores.

Al contrario que los estándares de *programas*, la *American Conference of Governmental Industrial Hygienists* (ACGIH) optó por desarrollar un estándar de rendimiento para las extremidades superiores utilizando un proceso de consenso de expertos (Riesgos Físicos y Biológicos del Lugar de Trabajo). La ACGIH ha participado en varias demandas legales en 2001 (véase http://www.ACGIH.org). Las demandas legales trataban los valores umbrales límite sólo para la exposición química, aunque se podrían aplicar también a valores umbrales límite físicos. Por lo tanto, parece que la confianza de la OSHA en estándares de consenso como los de la ACGIH y del ANSI podría enfrentarse a problemas legales en un futuro.

En ausencia de regulaciones federales sobre la prevención de los TMERT, algunas iniciativas locales intentaron rellenar este hueco, con grados variables de éxito. De esta manera, los estados de California y Washington introdujeron regulaciones ergonómicas por su cuenta; las de Washington se han retirado en 2003.

Prevención secundaria

La jerarquía de los controles en la prevención secundaria es algo diferente a la de la prevención primaria, porque aquí el objetivo son los pacientes individuales. Las modificaciones ergonómicas de los empleados que tienen TME entran en la categoría de la prevención secundaria. Las acomodaciones son intervenciones que tienen como objetivo reducir la exposición a los factores que limitan las actividades de una persona que tiene una deficiencia. Es necesario un conocimiento más detallado sobre las capacidades residuales y las limitaciones del individuo.

Se pueden poner en práctica tres medios principales de acomodar a los empleados que tienen una deficiencia o una incapacidad: adaptación al cliente, reestructuración del trabajo y modificaciones del trabajo.

Una forma de selección de empleados (*adaptación al cliente*) es la forma más sencilla y eficaz de reincorporar a una persona con una incapacidad a su trabajo. Supone asegurar que las necesidades del trabajo son compatibles con las capacidades actuales del empleado. Si un empleado no puede reincorporarse a su trabajo previo, se encuentra un trabajo alternativo que pueda realizarse sin riesgo de volver a lesionarse. Esta estrategia no intenta adecuar el trabajo al trabajador, porque apenas precisa una modificación del trabajo.

La *reestructuración del trabajo* es un control administrativo que reduce la exposición a un factor de riesgo. Se han propuesto dos técnicas para reducir la carga estática del hombro: la introducción de pausas de reposo y la rotación laboral.

Muchos estudios han intentado encontrar la frecuencia óptima, la duración y el contenido de las pausas de reposo para prevenir los trastornos del hombro producidos por un trabajo estático y repetitivo. Muchos de los estudios se han basado en el trabajo con TV. El NIOSH ha recomendado una pausa de reposo de 15 minutos después de una a dos horas de trabajo con un TV.[123] De manera similar, el *Swedish National Board of Occupational Safety and Health* ha recomendado un límite superior de una a dos horas de trabajo continuo delante de un terminal de vídeo.[123]

La frecuencia y duración óptima de las pausas depende principalmente del tipo de trabajo que se realiza, del tiempo durante el que se puede mantener y de la postura y de la carga que se soporta. Las pausas pueden ser activas, aliviando la carga estática mediante trabajo muscular dinámico. Estas pausas suponen la realización de una actividad breve y de períodos de estiramiento, y parecen ser más eficaces que las que incluyen reposo completo.

Haciendo rotaciones de un trabajo a otro se puede evitar la carga estática de los hombros. Esta técnica precisa una cuidadosa evaluación de las exigencias del trabajo para asegurarse de que los hombros se aliviarán de manera ocasional. Aunque esta técnica es más fácil de conseguir en industrias de fabricación, es difícil introducirla en el trabajo de oficina, que supone tareas menos variadas. Sin embargo, los trabajadores pueden disponer sus tareas de modo que éstas les alejen periódicamente de su terminal de trabajo, por ejemplo interrumpiendo las tareas de mecanografiado para realizar fotocopias, tareas de archivo y otras. Esta técnica se puede ver como una forma de pausa activa en lugar de como una rotación laboral formal.

En la prevención secundaria, la reestructuración del trabajo supone asignar al empleado que tiene una deficiencia tareas restringidas. Por ejemplo, la reestructuración del trabajo asignando las tareas de elevación y carga de pesos a otra persona permitiría que un trabajador que tiene un TLH o un dolor en la parte inferior de la espalda trabaje a la vez que se recupera de la lesión.

Las *modificaciones y cambios de diseño del trabajo* suponen habitualmente la utilización de una tecnología asistida para permitir que los individuos realicen las tareas necesarias. Otros empleados también se pueden beneficiar de dispositivos similares. De manera ocasional, en el proceso de la introducción de nuevas tecnologías se pueden eliminar algunas tareas.

La *Office of Disability Employment Policy* habitualmente examina cada año aproximadamente 80.000 casos que maneja la *Job Accommodation Network*, un servicio que ofrece el Ministerio de Trabajo a los empleadores y a los profesionales de la rehabilitación y médicos.[102] En el 20% de los casos los empleadores pudieron acomodar a los trabajadores que tenían una incapacidad «sin ningún coste», probablemente redistribuyendo la organización del puesto de trabajo, entre otros factores. Las acomodaciones técnicas que suponen hacer compras no tienen por qué ser caras. Una encuesta indicó que entre 1992 y 1999 el 51% de las acomodaciones se podrían denominar «fijos rápidos» porque costaron entre 1 y 500 dólares y sólo el 4% costó más de 5.000 dólares. Las compañías describieron que en promedio recuperaron 34,58 dólares en beneficios por cada dólar que invirtieron en hacer una acomodación.[73]

Ejemplos de casos

Los siguientes son ejemplos de tres casos de prevención secundaria de TLH. El primero pone de relieve el tratamiento médico de una oficinista que tenía un TLH. El segundo caso se centra en los factores de riesgo y en sus causas básicas. El tercer ejemplo demuestra la aplicación del proceso de resolución ergonómico en la prevención secundaria.

Caso 1

Una secretaria diestra de 41 años de una gran corporación bancaria de inversiones refería como queja principal dolor en el hombro derecho. Describía un dolor de inicio gradual que comenzó aproximadamente un año antes de su evaluación. Refería un dolor difuso y mal localizado en el lado derecho del cuello y en la región del hombro derecho. El dolor era intermitente y de gravedad variable. Sin embargo, en general el dolor empeoraba por el trabajo y se aliviaba con reposo. Las actividades laborales específicas que exacerbaban los síntomas incluían escribir a máquina en un teclado y escribir a mano. Pasaba aproximadamente nueve horas al día delante de un TV. Inicialmente el dolor aparecía únicamente durante el trabajo, y parecía resolverse por la noche.

Sin embargo, en los últimos meses el dolor duraba hasta la tarde, y de manera ocasional hasta la primera parte del fin de semana. Ya había sido evaluada previamente por varios médicos.

Se hizo un estudio reumatológico para detectar una enfermedad inflamatoria, y el resultado fue negativo. Se le hicieron estudios electrofisiológicos, que también fueron negativos. La exploración física fue negativa, aparte de sensibilidad difusa del vientre del músculo trapecio derecho. Los resultados de las radiografías de columna cervical y de hombro fueron negativos.

Se diagnosticó un TLH, y comenzó un ciclo de fisioterapia que incluía ejercicios de movimientos y estiramiento del hombro y del cuello. Se le indicaron técnicas de relajación muscular y se le aconsejó que redujera el número de horas que pasaba delante del teclado del ordenador, y se le indicó la importancia de las pausas de reposo durante la jornada laboral.

Un ergonomista evaluó su terminal de trabajo, y se realizaron varias modificaciones. Estas modificaciones incluían una silla con ajuste de altura, un teclado del ordenador más ancho y un atril ajustable para sujetar las copias impresas que transcribía.

Después de seis meses los síntomas mejoraron mucho, y al cabo de un año sólo tenía una molestia mínima que se producía exclusivamente durante la jornada laboral y que respondía a maniobras básicas de estiramiento.

Caso 2

La Figura 27-2 muestra la postura que adoptaba un trabajador que estaba de pie a la vez que ensamblaba un dispositivo en un banco de trabajo con un destornillador manual. El factor de riesgo que es evidente de manera inmediata es la postura forzada del hombro (abducción del brazo derecho); esta tarea también supone aplicar una fuerza al destornillador. ¿Cuáles son entonces las causas ergonómicas básicas de estos factores de riesgo?

El dispositivo precisa la utilización de tornillos, de modo que es necesario un destornillador. Se podría modificar el diseño del dispositivo para simplificar el ensamblado.

La longitud del mango del destornillador puede ser una de las razones por las que el operador debe elevar el brazo. Una herramienta con un mango más corto puede permitir trabajar con una

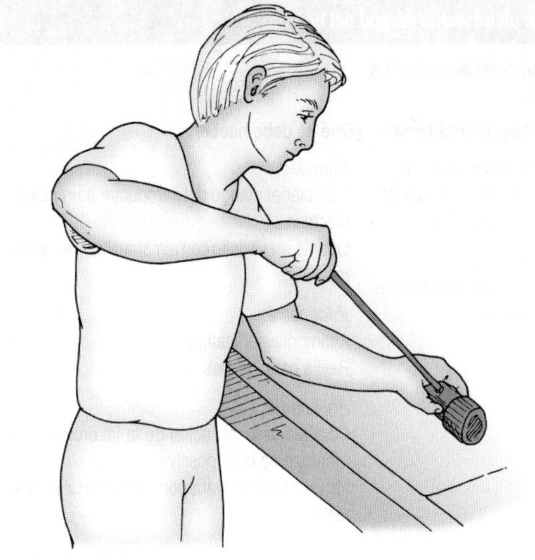

Fig. 27-2 • La abducción repetida del brazo y la necesidad de aplicar fuerza, ambas necesarias para ensamblar un dispositivo con un destornillador, hacen que esta tarea sea un ejemplo de un trabajo de alto riesgo de trastornos musculoesqueléticos de las extremidades superiores.

postura diferente. Como un destornillador manual precisa movimientos repetitivos del antebrazo y de la muñeca, una herramienta eléctrica podría acelerar el ensamblado y reducir el tiempo que se trabaja con el brazo en abducción.

El diseño global del puesto de trabajo puede tener una influencia significativa en relación con el estrés a que está sometido el hombro del trabajador.[43,66,67,81,82] Las dimensiones específicas y las necesidades de espacio del puesto de trabajo pueden dictar la carga a que se somete el hombro. Las cargas en el hombro están influidas por la posición del brazo,[29,101] la carga externa que se maneja y los movimientos específicos del brazo. Chaffin calculó el tiempo medio que se puede mantener el brazo en diversas posiciones de flexión, abducción y extensión hacia adelante.[28] Observó que cuanto mayor es el ángulo de flexión o de abducción o la posición de extensión hacia adelante, mayor es el momento de carga y, en consecuencia, antes aparecerá la fatiga.

Cualquier carga externa que se mantiene en la mano del trabajador o cualquier fuerza que aplica la mano aumenta el momento que actúa sobre el hombro en proporción al peso del objeto, a la fuerza que aplica la mano y a la distancia a la que se mantiene el objeto desde la articulación del hombro. Las posiciones del brazo y del antebrazo están afectadas por la orientación de la mano. Una mano supinada precisa que el brazo esté aducido y cerca del tronco, mientras que cuando la mano está pronada el brazo está más abducido y elevado.

El grado de abducción del hombro está determinado con frecuencia por la altura vertical de la superficie de trabajo. A su vez, la abducción del hombro puede producir enfermedad del manguito de los rotadores. Las mesas ajustables pueden ayudar a reducir el grado de abducción del hombro. En el estudio de Tichauer se comprobó que el gasto metabólico aumentaba cuando el ángulo de abducción del brazo superaba los 20°.[126,127]

Los movimientos del brazo influyen sobre la carga del hombro porque son necesarias contracciones musculares para conseguirlos. El general, cuanto mayor sea el arco del movimiento, más rápido es éste, y cuanto más lejos del hombro esté el centro de masa del brazo, mayor es el par biomecánico que actúa alrededor del hombro. En cualquiera de los casos aumenta la tensión muscular.

Se han propuesto varios métodos para reducir la carga a que se somete el hombro. Estos métodos se pueden dividir en dos grupos: los que producen el brazo del momento y los que reducen la carga externa. Para reducir el brazo del momento se pueden hacer varias cosas, que incluyen acercar el terminal de trabajo, estar de pie o sentado cerca del terminal, tener una superficie de trabajo en pendiente, ajustar la altura de la mesa y ajustar la altura de la silla. Se puede reducir la carga externa dividiéndola en varias tareas individuales, eligiendo herramientas más ligeras y proporcionando apoyo al brazo utilizando posabrazos y cabestrillos en equilibrio. También es importante reconocer que la articulación tiene unos límites de alcance. El terminal de trabajo puede estar diseñado de modo que el objetivo de alcance esté debajo de la altura del hombro de una mujer baja y a nivel de la cintura de un varón alto. De esta manera se pueden evitar la mayor parte de los casos de flexión grave y abducción del hombro, así como la flexión del tronco.

Caso 3

Una mujer de 43 años se quejaba de dolor en el hombro, codo y dedo índice derechos. Vivía en una zona residencial, estaba divorciada y no tenía hijos. Había padecido los síntomas durante seis meses, unas pocas semanas después de empezar a trabajar en la línea de montaje de una planta que producía máquinas eléctricas para ajustar asientos de coche. Al principio los síntomas aparecían en la segunda parte de su turno laboral, y habitualmente desaparecían el fin de semana. Cuando se introdujo una nueva máquina aumentaron los cupos de producción. Los síntomas se hicieron más graves y frecuentes, y buscó asistencia médica. Se le diagnosticó TLH y epicondilitis lateral. Estuvo de baja una semana, aunque cobraba por piezas realizadas, y prefirió volver a trabajar a tiempo parcial. Tenía dificultades para hacer la compra, para vestirse y para lavarse. La OSHA había citado a la planta por diversas violaciones que incluyen infranotificación de TMERT. Una revisión de los casos notificados mostró que la tasa de incidencia en el departamento de la paciente era 13 veces mayor que la tasa nacional para el sector de fabricación.

Como parte del tratamiento médico del caso se realizó una evaluación ergonómica de los terminales de trabajo de la línea de montaje. Se observó a la paciente en su posición insertando un elemento en el dispositivo ensamblado con un introductor de mordaza magnética. En la Tabla 27-5 se resumen los resultados de la evaluación. El análisis detallado mostró que la tarea precisaba seis operaciones con la mano derecha, una de las cuales suponía una postura forzada, tener que ejercer fuerza y un movimiento repetitivo. Cuando utilizaba introductor de la mordaza tenía que elevar el hombro derecho; el brazo estaba separado más de 45° y estabilizado para permitir la transmisión de la fuerza a la herramienta de mano a través del antebrazo y la muñeca. No se podía coger la herramienta de mano con un mango eléctrico, y se tenía que orientar con el dedo índice. Esta operación también precisaba inclinarse a la vez que se flexionaba el cuello para ver la inserción.

No se consideró que la rotación del puesto laboral fuera una acomodación recomendable porque otros puestos de la línea de montaje tenían factores de riesgo similares. Se propusieron varias

Tabla 27-5 • Resumen de la evaluación ergonómica de un paciente que tiene un trastorno laboral del hombro

Nombre del trabajo: Introductor de una mordaza magnética — **Tiempo total del ciclo: 7 s**

Número de elementos de la tarea: mano derecha 6/mano izquierda 5 — **Fecha:**

¿Dónde está el problema?	¿Cuál es el problema?	¿Por qué hay un problema?	¿Qué se debe hacer?
Elemento de tarea n.º 5 de la mano derecha: utilización del introductor de una mordaza magnética	*Postura* —Asimetría del hombro —Abducción del brazo derecho >45° —Pronación del antebrazo derecho *Repetitividad* —Desviación radial y flexión dorsal de la muñeca *Fuerza*: —Codo derecho —Muñeca derecha —Presión por contacto en la palma de la mano derecha —De 3.º y 4.º de la mano derecha para guiar la herramienta de mano	*Diseño de la herramienta* Mango en T del introductor de la mordaza magnética *Diseño del producto:* Localización de la inserción en el dispositivo	*Prioridad 1:* Cambiar el mango del introductor a un mango eléctrico Guante más suelto con almohadillado en la palma *Prioridad 2:* Alfombrillas antifatiga Rejilla para los pies *Prioridad 3:* Cambiar la localización de la inserción de la mordaza en el dispositivo Inclinar la cinta transportadora hacia el operador

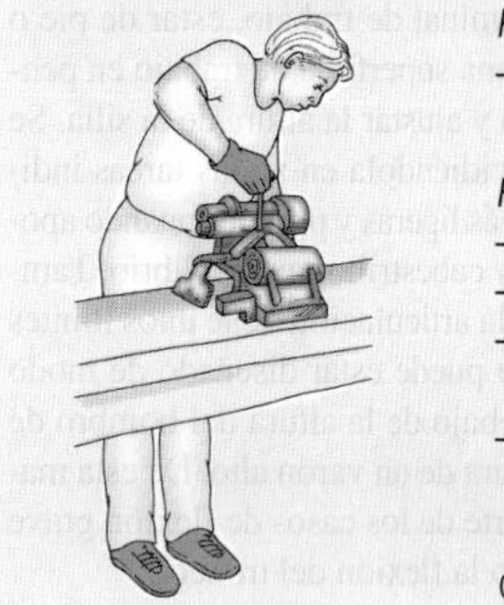

Conclusión: trabajo de alto riesgo para el hombro derecho y el codo derecho

soluciones técnicas, que se centraron en una nueva herramienta de mano y en unos mejores guantes como primera prioridad.

RESULTADOS DEL TRATAMIENTO

Pocos estudios han examinado el resultado del tratamiento quirúrgico de los TME de la extremidad superior, y menos todavía se han centrado en los TLH. La medida del resultado en salud laboral para evaluar el éxito del tratamiento de las lesiones relacionadas con el trabajo ha sido la reincorporación al trabajo. Sin embargo, además de la intervención médica, contribuyen a este resultado otros factores como edad, sexo, salario, educación y características del trabajo.[65] Cheng y cols.[31] investigaron la relación entre el empleador, el proveedor y la medida del resultado del paciente y cómo se relacionan con los factores laborales y clínicos en una clínica de fisioterapia laboral de Nueva Inglaterra. Observaron que 42 pacientes que tenían TLH tuvieron una mejora significativa de la función física que evaluaba el propio paciente y de la puntuación de dolor corporal después de un promedio de siete visitas durante un período de 30 días de fisioterapia. Los resultados del empleador y del proveedor se correlacionaron de manera moderada: era más probable que los trabajadores a tiempo completo siguieran en su trabajo o volvieran al mismo, al igual que los pacientes que consiguieron los objetivos del fisioterapeuta. Aunque el 77% de los pacientes continuó en su trabajo previo a la enfermedad o se reincorporó al mismo, las puntuaciones de dolor al darles de alta siguieron siendo mayores de lo normal, lo que indica que el tratamiento puede no haber tenido éxito desde la perspectiva del paciente.

Los factores médico-legales tienen una función importante en la reincorporación al trabajo después de una enfermedad o una lesión. Aunque en la bibliografía se han publicado resultados y opiniones contradictorias, la mayor parte de los estudios encuentra que los pacientes que tienen compensación por accidentes no responden a la cirugía con el mismo éxito que otros pacientes.[14,46,60,61,110,111] En muchos casos se cree que la posibilidad de una ganancia secundaria complica la recuperación de estos pacientes.[50,51] En favor de los pacientes que reciben compensación, Frieman y Fenlin han publicado un estudio en el que se examinó el efecto de los litigios y de las reivindicaciones de compensación por accidentes de trabajo sobre el resultado de la acromioplastia anterior en pacientes que tenían una inflamación crónica del tendón del supraespinoso producida por un síndrome de atrapamiento.[46] La comparación de tres grupos que estaban formados por pacientes que recibían compensación, pacientes en litigio y pacientes que no obtenían ningún beneficio económico aparente, mostró un tiempo significativamente más prolongado hasta la reincorporación al trabajo (un promedio de 14,2 semanas, frente a 4,7 semanas, frente a 2,5 semanas, respectivamente), aunque los pacientes del grupo de compensación realizaban un trabajo pesado que exigía una recuperación más completa de la resistencia del hombro. En conjunto se consiguió un alivio satisfactorio del dolor más la reincorporación a la actividad laboral previa a la lesión, de modo que el 91% de los pacientes empleados se reincorporó a su trabajo a tiempo completo a pesar de la posibilidad de una ganancia secundaria.

En la bibliografía es mucho más prevalente una perspectiva menos optimista del resultado postoperatorio de los pacientes que reciben compensación. Misamore y cols. publicaron la comparación de los resultados de dos poblaciones de pacientes a los que se hizo la reparación primaria del manguito de los rotadores.[96] Veinticuatro pacientes recibieron compensación, y 79 no. Los dos grupos eran comparables en relación a edad, sexo, tamaño del desgarro y fuerza, dolor y amplitud activa de los movimientos en el perioperatorio. En un seguimiento medio de 45 meses, sólo se calificó como bueno o excelente al 54% del grupo de compensación, frente al 92% de los pacientes que no recibían compensación. De manera similar, el 42% de los pacientes del grupo de compensación volvió a su actividad completa, frente al 94% de los pacientes del otro grupo de estudio. No se observaron diferencias significativas entre ambos grupos en relación con el tiempo necesario para volver al trabajo, aunque menos pacientes del grupo de compensación volvieron a realizar una actividad completa. El tiempo medio hasta la reincorporación al trabajo en este estudio fue de seis meses, que coincide con el que se presenta en una publicación previa.[14] Estos autores también observaron que la mayor parte de los resultados insatisfactorios se debían a criterios subjetivos como dolor, función y fuerza. Aunque los dos grupos tenían una amplitud de movimientos activos similar, menos de la mitad de los pacientes que recibían compensación volvió a realizar una actividad laboral completa. Después de la reparación del manguito de los rotadores, los que volvieron a trabajar lo hicieron con tanta rapidez como los pacientes que no recibían compensación.

Hawkins y cols. presentaron unos resultados desalentadores similares en la población que percibía compensación después de la acromioplastia anterior por un síndrome de atrapamiento crónico con manguito de los rotadores intacto.[60] De 108 pacientes se consideró que el 87% tenía un resultado satisfactorio tras un seguimiento medio de 5,2 años. Varios factores influyeron sobre los resultados de una tasa de fracaso del 13%. El más significativo fue la comparación de los pacientes que reclamaban una compensación por accidentes laborales con los que no lo hicieron. No se encontraron diferencias en los perfiles preoperatorios ni en los hallazgos operatorios; sin embargo, el 22,9% del grupo de compensación tuvo resultados insatisfactorios, frente al 9,2% del grupo que no recibía compensación.

EVALUACIÓN DE LA INCAPACIDAD Y DE LA DEFICIENCIA DE LA EXTREMIDAD SUPERIOR

La OEL, el *National Center for Health Statistics* y la *Worker's Compesation Awards* son las fuentes primarias de estimación de datos de enfermedades y lesiones laborales. Las estadísticas sobre incapacidad las recoge el Centro Nacional de Estadística Sanitaria a través de la Encuesta Nacional de Salud (*National Health Interview Survey*); la Oficina del Censo de Estados Unidos recoge los datos como parte de la Encuesta de Población Actual (*Current Population Survey*, CPS) y de la Encuesta de Renta y Participación en Programas (*Survey of Income and Program Participation*, SIPP). Cada agencia y cada instrumento de recogida de datos utiliza una definición diferente de incapacidad. En el momento actual, Estados Unidos no tiene ningún sistema nacional exhaustivo que lleve un registro de las enfermedades, lesiones, deficiencias o incapacidades relacionadas con el trabajo. En los últimos años, la participación de personas en edad laboral en los programas de incapacidad de la Seguridad Social ha crecido desde menos de 4 millones de personas en 1985 a 6,6 millones en 1995. El coste ajustado según la inflación de los beneficios económicos aumentó un 66% desde 23.000 millones de dólares en 1985 a 53.000 millones de dólares en 1994. Además, el coste de proporcionar los cuidados médicos de Medicare y de Medicaid a estos beneficiarios fue de aproximadamente 48.000 millones de dólares. Por lo tanto, el coste de las compensaciones económicas y de la asistencia sanitaria de los beneficiarios que tenían incapacidad en 1994 fue de 101.000 millones de dólares. La carga de las incapacidades es naturalmente mayor que la población a la que atienden los programas de la Seguridad Social. La SIPP informa de que 32,1 millones de personas en edad laboral (o el 18,7% de la población de 15 a 64 años de edad) tiene una incapacidad; el 10% de las personas que tienen incapacidad tiene una incapacidad no grave. La CPS informa de que 17,2 millones de personas, o el 9,9% de la población estadounidense en edad laboral (de 16 a 64 años de edad) tenían en 1998 una incapacidad que impedía o limitaba el trabajo. Aproximadamente la tercera parte tenía una incapacidad laboral no grave. De acuerdo con la *National Health Interview Survery* 16,2 millones de personas en edad laboral tienen una limitación en su trabajo (el 10,5% de la población de 18 a 64 años de edad).[70]

Incapacidad frente a deficiencia

En 2000 la OMS introdujo un nuevo marco de referencia para clasificar las consecuencias de la enfermedad o de la disfunción que complementaba a la CIE. La *International Classification of Functioning, Disability and Health* (ICF) es una clasificación de dominios de la salud y de dominios relacionados con la salud que describe funciones y estructuras corporales, actividades y participación.[143] Los dominios se clasifican en relación con perspectivas corporales, individuales y sociales. Como el funcionamiento y la incapacidad de un individuo se producen en un contexto, la CIF también incluye una lista de factores ambientales que describen el contexto en el que viven los pacientes. Tener un problema puede significar una deficiencia, una limitación, una restricción o una barrera, dependiendo del constructo. La OMS pasó de una clasificación de «*deficiencias*» a una clasificación de problemas de la estructura y la función del cuerpo. De manera similar, ahora se ve la «*incapacidad*» como una limitación de la actividad, y la «*minusvalía*» como la restricción de la participación.

Esta clasificación se puede aplicar para documentar la influencia de una deficiencia del hombro. Por ejemplo, los síntomas de dolor de hombro se pueden clasificar en las funciones sensitivas y de dolor corporal; los cambios de la amplitud de los movimientos y de la estabilidad de la articulación se codificarían en las funciones neuromusculoesqueléticas y en las funciones corporales relacionadas con el movimiento. La localización del trastorno se puede codificar en estructuras del hombro relacionadas con el movimiento (huesos, articulaciones, músculos, etc.). Se pueden afectar las actividades que se relacionan con la movilidad, como levantar pesos o transportar objetos, o tareas de higiene personal, como vestirse. Se puede producir una incapacidad si el individuo tiene una limitación en la realización de esas actividades. Si no se pueden acomodar estas limitaciones a través de una tecnología de asistencia o de apoyo social y médico, se puede restringir la participación en el trabajo, y la persona se convierte en una minusválida.

La extensión de los problemas que tiene un individuo se puede expresar además en escalas denominadas «calificadores». Por ejemplo, la extensión de la deficiencia se puede puntuar (calificar) en una escala de 0 para «ausencia de deficiencia» a 4 para «deficiencia completa». Las deficiencias de la estructura corporal utilizan calificadores de la naturaleza del cambio y de la localización que varían desde 0 para «ningún cambio de estructura» a 7 para «cambios cualitativos en la estructura, que incluyen la acumulación de líquido». Aunque este sistema en sí mismo no proporciona ninguna asociación entre las puntuaciones de las herramientas de evaluación clínica y estos calificadores, Cieza y cols.[33] encontraron un elevado nivel de acuerdo entre los profesionales sanitarios en relación con los constructos de la CIF y ocho mediciones frecuentes del estado de salud (por ejemplo, *Short Form-36*, Índice de Dolor e Incapacidad [*Pain Disability Index*] y Perfil de Impacto de la Enfermedad [*Sickness Impact Profile*]).

Actualmente se está investigando en todo el mundo la utilidad clínica de la CIF, así como su utilidad para la elaboración de políticas y la planificación de servicios sanitarios. Así, el *International Paris Task Force on Back Pain* adoptó la CIF como marco conceptual para sus recomendaciones.[1] En 2001 el *National Committee on Vital and Health Statistics* del *Centers for Disease Control and Prevention* recomendó que el Ministerio de Sanidad estadounidense adoptara la CIF en sus estudios nacionales.[97]

Para los médicos rehabilitadores la CIF tiene dos limitaciones notables en relación con su puesta en práctica. Una limitación es que todavía no relaciona las consecuencias con diagnósticos específicos, lo que limita su uso en la práctica clínica y en la planificación de los servicios. En 2002 la OMS comenzó a seleccionar conjuntos centrales de constructos que pueden ser útiles para abordar trastornos o grupos de trastornos específicos, como el dolor de la parte inferior de la espalda.[122] Futuros trabajos pueden abordar los trastornos del hombro. Una segunda limitación está en el ámbito de la CIF. Este sistema abarca consecuencias de áreas como actividad sexual, actividades de ocio, manejo en el hogar, higiene personal, relaciones con los miembros de la familia e integración social, que no son el dominio de la regulación gubernamental en Estados Unidos. Los sistemas de compensación, como la Administración de la Seguridad Social (*Social Security Administration*, SSA) y la compensación por accidentes de trabajo tienen limitada su participación al trabajo y al empleo. Para establecer la incapacidad laboral sólo puede ser útil un conjunto limitado de la taxonomía de la CIF.

En 1994 la SSA reconoció que su proceso de determinación de la incapacidad carece de un marco conceptual coherente.[118] La agencia consideró que el precursor de la CIF es un modelo,[94] pero todavía no ha aceptado ninguno formalmente. La SSA y otras agencias que participan en la determinación de la incapacidad mantienen el modelo médico que se centra en la deficiencia, aunque sí tienen en cuenta en el proceso consideraciones relativas a la limitación de las actividades, edad, experiencia laboral y otros aspectos. A continuación se describe el proceso que ponen en práctica estas agencias.

Determinación de la incapacidad

La determinación de la incapacidad es un proceso administrativo en el que el traumatólogo tiene una función clave en la evaluación de la deficiencia.[26] Cuando una agencia que determina la incapacidad solicita que se rellene un impreso o que se realice una exploración, habitualmente se está buscando una evaluación de la deficiencia. La determinación del impacto de la deficiencia de un individuo sobre el funcionamiento de ese individuo en la sociedad o, de manera más específica, el trabajo, es una labor que habitualmente realiza la agencia que determina la incapacidad. La complicada infraestructura de la determinación de la incapacidad se basa no sólo en la deficiencia médica, sino también en la interrelación del nivel educativo, la experiencia laboral, las oportunidades laborales disponibles, los factores psicológicos, la edad y el trasfondo socioeconómico. Los juicios que se basan en una gama de factores tan amplia están abiertos a cierto grado de variación y subjetividad.[2,35,105,112,132] Una importante fuente de dificultad en la determinación de la incapacidad es que se basa en las evaluaciones médicas para tomar decisiones sobre la capacidad laboral. Esas evaluaciones se pueden realizar sin una evaluación real de la capacidad funcional en relación con el trabajo.

La deficiencia desde el punto de vista médico incluye entidades tanto físicas como mentales, de las cuales el cirujano ortopédico evalúa los efectos anatómicos o fisiológicos que interfieren con la capacidad para realizar ciertas funciones de manera habitual. Las deficiencias de la extremidad superior habitualmente se expresan en forma de signos físicos, como la amplitud de los movimientos de la articulación o la disminución de la generación de fuerza.[2] Varias agencias solicitan que se exprese la deficiencia como porcentaje en relación con todo el cuerpo. Las agencias de compensación con frecuencia piden al traumatólogo que determine las restricciones laborales de acuerdo con la evaluación médica, de modo que puedan adaptar las capacidades e incapacidades a trabajos específicos.

Con frecuencia se solicita que el traumatólogo haga una evaluación médica objetiva de la deficiencia en el proceso de determinación de la incapacidad. Se puede pedir a este especialista que asuma funciones diferentes como asesor, examinador objetivo de un tercero, defensor del paciente o árbitro de un conflicto laboral, dependiendo de las diferentes necesidades de las agencias en los distintos programas de incapacidad. Además, se puede pedir al traumatólogo que determine y documente las restricciones médicas de acuerdo con la enfermedad o la lesión de un trabajador. Por lo tanto, es esencial que se comprenda claramente qué información necesita exactamente la agencia que la solicita. Se debe reconocer que en una función de «portero» se puede afectar directamente la relación médico-paciente.

El traumatólogo debe estar informado, y debe tener información actualizada sobre las regulaciones federales y estatales, así como sobre las reglas laborales de los empleadores. El conocimiento del medio de trabajo es un componente esencial cuando se evalúa la incapacidad de una persona y su reincorporación al trabajo. El traumatólogo debe tener un conocimiento claro de los factores que producen las lesiones y los trastornos relacionados con el trabajo. Es esencial la revisión de las tareas laborales cuando se determina su relación con el trabajo, así como de los factores que contribuyen a la lesión y que proceden de experiencias laborales previas. Una evaluación exhaustiva debe incluir también información sobre actividades no relacionadas con el trabajo, como las actividades de ocio y deportivas.

Una de las tareas más difíciles es evaluar si la enfermedad o la lesión se relaciona con el trabajo. Esta tarea puede ser bastante compleja, no sólo porque puede haber variaciones en los criterios diagnósticos y en las definiciones, sino también porque se puede considerar que un mismo trastorno está relacionado con el trabajo en un caso y no en otro. Habitualmente el traumatólogo tiene poca formación académica específica sobre el lugar de trabajo. A petición del *Quebec Research Institute on Occupational Health and Safety*, un grupo internacional de expertos ha creado por consenso una base de datos a la que se puede acudir en relación con los TMERT, incluyendo los de la extremidad superior.

Normas para determinar el grado de deficiencia

Las siguientes fuentes son referencias útiles que puede utilizar el traumatólogo para evaluar la deficiencia.

La publicación *La Medición Clínica del Movimiento Articular*[4] de la *American Academy of Orthopaedic Surgeons* es un método estandarizado, reproducible y eficaz para evaluar el movimiento articular. Se pone un énfasis considerable en la amplitud de los movimientos cuando se evalúa la deficiencia del hombro. Así, cuando las distintas agencias solicitan una evaluación de la deficiencia, el traumatólogo puede basar de manera exacta la evaluación de la deficiencia del hombro en la amplitud del movimiento de la articulación en el lado no afectado, o se puede referir a los datos comparativos normales que se proporcionan en esta publicación. También se analiza la fisiología articular normal, la amplitud de los movimientos articulares normales y la modificación de los elementos articulares con la edad.

La *American Academy of Orthopaedic Surgeons* también tiene un *Manual para Cirujanos Ortopédicos sobre la Evaluación de la Deficiencia Física Permanente.*[3] Esta publicación fue un intento de abordar el problema de las inconsistencias a las que se puede enfrentar el traumatólogo cuando formula una opinión sobre la deficiencia en relación con la compensación por accidentes de trabajo y los juicios por lesiones personales. Se propone un sistema de puntuación para el hombro que se puede utilizar como método para calcular el porcentaje de deficiencia permanente y de pérdida de la función en relación con todo el brazo.

La *American Medical Association* ha actualizado sus *Normas para la Evaluación de la Deficiencia Permanente*; actualmente está en su quinta edición. Las *Normas* representan un consenso de expertos en relación con la mejor práctica para la evaluación. Se especifica un formato en el que se utilizan los datos para analizar, registrar y describir la información sobre la deficiencia. La evaluación médica se basa en tres componentes. Primero, se documenta la naturaleza de la deficiencia y sus consecuencias. Segundo, se proporcionan protocolos para evaluar sistemas orgánicos específicos. La sección de trastornos musculoesqueléticos contiene un protocolo que se puede utilizar para evaluar de manera sistemática la deficiencia de la extremidad superior. Tercero, se proporcionan tablas que se relacionan con los protocolos de evaluación. Para la extremidad superior, la amplitud de los movimientos activos se redondea a los 10° más próximos, y se proporciona una tabla para calcular la relación de la deficiencia de la extremidad superior con la deficiencia de toda persona. Se debe tener en cuenta que no se ha estudiado adecuadamente la validez de estas medidas para la determinación de la incapacidad. Se ha puesto en duda el grado en que estos procedimientos predicen la incapacidad laboral debida a una deficiencia musculoesquelética de los tejidos blandos musculoesqueléticos.[93]

La *Minnesota Medical Association* ha desarrollado una guía revisada sobre la duración de la incapacidad temporal[95] para evaluar una incapacidad que dura menos de 52 semanas. La deficiencia se basa principalmente en el diagnóstico, y está apoyada por la historia clínica, los hallazgos físicos y los diagnósticos.

SISTEMAS ACTUALES DE COMPENSACIÓN DE LA INCAPACIDAD

Ley de los Estadounidenses con Incapacidad

El 26 de julio de 1990, el Congreso aprobó la ley pública 336, la Ley de los Estadounidenses con Incapacidad (*Americans with Disabilities Act*, ADA) (http://www.usdoj.gov/crt/ada/adahom1.htm). La ley prohíbe la discriminación y garantiza la igualdad de oportunidades para las personas que tienen incapacidades para el empleo, servicios gubernamentales estatales y locales, instalaciones públicas, instalaciones comerciales y transporte. Los aspectos laborales están abordados por el Título 1, y la *Equal Employment Opportunity Comission* (EEOC) es la agencia federal que interpreta la leyes de discriminación en el empleo y refuerza el Título 1 de la ASA. Las personas que ya forman parte de la población activa y que tienen un TME han intentado utilizar la cobertura de la ADA para buscar la solución a sus quejas. Estos casos han sido abordados por la EEOC. Se puede tener una idea del impacto de la ADA sobre los TLH de la *Job Accommodation Network*. En el primer cuarto de 2002, el 12% de los casos que trató afectaba a las extremidades superiores, y el 13% se relacionó con la espalda. El número total de datos desde 1984 ha superado los 305.000. Este número es mucho menor que el número que se espera a partir de encuestas poblacionales. Asumiendo que solamente la tercera parte de los casos de la extremidad superior se relaciona con el hombro, la ADA puede haber afectado aproximadamente a 12.000 personas con incapacidad del hombro.[74]

La ADA intenta proteger de la discriminación laboral a los individuos cualificados que tienen incapacidad. Para comprender quién está protegido por la ASA, es necesario entender la definición de un «individuo con una incapacidad» y después determinar si el individuo satisface la definición de un «individuo cualificado con una incapacidad». Un individuo está protegido por la ADA sólo si satisface las dos definiciones.

La ADA define un individuo con incapacidad como una que persona que satisface uno de los siguientes criterios:

- Tiene una deficiencia física o mental que *limita sustancialmente* una o más actividades importantes de la vida.
- Tiene un *registro* de incapacidad establecido por la ley.
- Se *considera* que está incapacitado.

Los TME del cuello y del hombro son una «deficiencia física» en el sentido de la ADA porque son un «trastorno fisiológico» y no una característica física. Para que se considere que un individuo tiene una incapacidad, la deficiencia tiene que limitar actividades importantes de la vida como sentarse, ponerse de pie, levantar un objeto e intentar alcanzarlo.* Una limitación se debe describir según su gravedad, duración (cuánto se espera que dure) e impacto (permanente o a largo plazo). El diagnóstico no determina la incapacidad, sólo el impacto de la deficiencia. Los individuos que tienen un TME del hombro han encontrado el mismo tratamiento en los tribunales que las personas que tienen deficiencias de la parte inferior de la espalda. Los tribunales han dado varias interpretaciones a las limitaciones para levantar objetos o para alcanzarlos como calificadores para la incapacidad. Para que se considere como «sustancial», se espera que la limitación afecte a las actividades extralaborales además de a las laborales. Puede no ser suficiente que haya limitaciones de las tareas del hogar, de las tareas de jardinería o del cuidado de los niños.† Se han rechazado las limitaciones en la realización de tareas de manejo de material manual basándose en que la limitación tenía que afectar al rendimiento en una clase de trabajo o en una amplia gama de trabajos.‡ Incluso una limitación «del 30% relacionada con el ser-

* En la actualidad la SIPP es la principal encuesta que recoge información compatible con la definición de la ADA. La encuesta de 1998 describió que sólo el 27% de las personas que no podían levantar o transportar 4,5 kg estaban empleados.[70]

† Toyota Motor Manufacturing, Kentucky, Inc., contra Williams, Tribunal Supremo n.º 00-1089. http://www.usdoj.gov:80/osg/briefs/2000/3mer/1ami/ 2000-1089.mer.ami.pdf.

‡ Véase Burgard contra Super Value Holdings, Inc., o 1997 U.S. App. Lexis 12228 (10.ª Cir. 1997) sobre la parte inferior de la espalda y Sherrod contra American Airlines, Caso n.º 97-10011 (5.ª Cir., 28 de enero de 1998), o McKay contra Toyota Motor Manufacturing, 110 F.3d 369 (1997) sobre las deficiencias del cuello.

vicio» como consecuencia de una deficiencia del hombro puede no ser suficiente si no se demuestra que está afectada una actividad importante de la vida.[§]

Un *individuo cualificado con incapacidad* es un individuo «...que tiene la habilidad, experiencia, educación y otros requisitos relacionados con el trabajo que ocupa o que desea y que, con o sin una acomodación razonable, puede realizar las funciones esenciales de un trabajo».

A veces es necesario identificar las funciones esenciales de un trabajo para saber si un individuo que tiene una incapacidad está cualificado para hacer el trabajo. Las descripciones escritas del trabajo proporcionan una forma de evidencia cuando se determina si una función es esencial o no. Se considera que los análisis de trabajos o de tareas que se centran en los resultados de una función son más útiles que los que se centran en la manera en que se realiza.[39] Estos análisis son particularmente importantes cuando la función se puede realizar sólo de una manera limitada. A medida que la industria intenta aumentar la eficacia a través del desarrollo de un sistema más flexible de especificación laboral, se puede pedir a todos los empleados que realicen una amplia variedad de tareas y funciones. La falta de detalle de estas nuevas formas de descripciones del trabajo pueden hacer que sea más fácil estar cualificado para un trabajo, aunque también pueden hacer que sea más difícil decidir las funciones esenciales.

Las prácticas que cubre la ADA incluyen, entre otras, el estudio, la evaluación, la exploración médica, la compensación y las bajas. La ADA no elimina la exploración médica previa a la colocación como herramienta de selección. Obliga a que los criterios de cribado médico se relacionen con el trabajo y sean compatibles con las necesidades del negocio. Esto último puede precisar que el individuo no plantee ninguna amenaza directa a la salud y a la seguridad de otras personas. La EEOC[40] interpreta que una «amenaza directa» incluye una amenaza para la salud y la seguridad del solicitante, aunque la interpretación de la ADA fue rechazada por un tribunal del distrito federal de Illinois[¶]. Para que un examinador médico haga la evaluación que se le ha solicitado se deben determinar las necesidades específicas del trabajo, incluyendo qué tareas son esenciales y cuáles no. La toma de decisiones puede ser mucho más fácil si las descripciones del trabajo abordan las necesidades físicas del mismo y los riesgos ambientales asociados a él.[27] La ADA limita la evaluación de la capacidad física de un individuo si no se sabe qué capacidades funcionales son necesarias o qué riesgos ambientales están presentes.

La EEOC[40] ha intentado aclarar algunos de los temas que se relacionan con la exploración y las pruebas médicas. En general, las pruebas que miden la respuesta fisiológica de un solicitante, como la frecuencia cardíaca o el consumo máximo de oxígeno, a una tarea física, como correr, hacen que la prueba sea una exploración médica. Como regla general, estas pruebas las interpreta un profesional sanitario. Se pueden realizar después de una oferta condicional de empleo, siempre que todos los candidatos sean sometidos a la misma exploración independientemente de la incapacidad (42 U.S.C. §12112(d)(3)). Las pruebas de fuerza dependen del contexto en el que se realiza la prueba. Si se utiliza para determinar la capacidad para realizar una tarea específica (levantar una caja de 14,5 kg y transportarla 6 m) la prueba no es médica, y se podría realizar antes de la oferta. La prueba mide el peso del objeto que se transporta y la distancia a la que se transporta, no la respuesta fisiológica de la persona. La distinción es sutil, pero legalmente significativa.

Compensación por accidentes de trabajo

La compensación por accidentes de trabajo es un sistema de seguros a todo riesgo para las lesiones accidentales relacionadas con el trabajo y para las enfermedades laborales de los trabajadores federales y estatales. Los empleados del gobierno federal reciben beneficios gracias a la Ley de Compensación de los Empleados Federales, y los empleados estatales se rigen por una legislación distinta en las leyes estatales de compensación por accidentes de trabajo que aprueba cada estado. Las leyes de compensación por accidentes de trabajo comparten muchas características, aunque también tienen diferencias importantes en los sistemas federal y estatal. Para complicar más la cuestión de qué es compensarle bajo la ley de compensación por accidentes de trabajo, las condiciones compensables pueden variar de un estado a otro, así como la magnitud de los beneficios, el procesado de las reivindicaciones y la resolución de las disputas[63]. Es importante que el traumatólogo comprenda los requisitos del sistema estatal de compensación por accidentes de trabajo. Bajo la ley de compensación por accidentes de trabajo, los empleadores deben proporcionar el tratamiento médico y la compensación económica a los trabajadores por una enfermedad o una lesión relacionada con el trabajo. Los empleadores deben demostrar su capacidad para pagar los costes de la compensación por accidentes de trabajo obteniendo una cobertura de seguros a través de un fondo estatal o de un corredor privado, o convirtiéndose en una autoaseguradora. Se pueden considerar cuatro categorías de incapacidad compensable bajo la ley estatal de compensación por accidentes de trabajo: incapacidad total temporal, incapacidad parcial temporal, incapacidad total permanente e incapacidad parcial permanente. El mayor número de casos de compensación por accidentes de trabajo es por incapacidad temporal, que supone aproximadamente las tres cuartas partes de las reivindicaciones compensables. Además de pagar los gastos médicos y de compensar a los trabajadores por los horarios perdidos, la compensación estatal por accidentes de trabajo satisface los beneficios de los supervivientes y la rehabilitación profesional. En un estudio realizado por la *Minnesota Blue Cross* se observó que los costes de la compensación por accidentes de trabajo eran casi el doble que los costes de enfermedades similares cuando se les comparaba con las reivindicaciones de responsabilidad general.

Para cumplir los requisitos para recibir una compensación, un trabajador tiene que demostrar que la lesión se produjo como consecuencia del trabajo y durante la realización del mismo. En las lesiones que se inducen por una fuerza externa evidente no es un problema satisfacer los criterios de una demanda de compensación; sin embargo, en ausencia de traumatismo puede ser más difícil establecer las afirmaciones de relación con el trabajo. La mayor parte de los estados precisa que los empleados lesionados no puedan realizar su nivel de trabajo ni obtener un empleo que sea adecuado a su cualificación y formación.

Las *Normas para la Evaluación de la Deficiencia Permanente* de la *American Medical Association* proporcionan un marco conceptual estándar y un método de análisis mediante el cual los médicos pueden evaluar, notificar y comunicar información sobre la

[§] Bailey contra Runyon, Postmaster General, U.S. Postal Service.
[¶] Kohnke contra Delta Airlines, Inc., 8 NDLR§221 (N.D. Ill. 1966) (n.º 93 C 7096).

deficiencia del hombro.[5,48] Se recomienda o se obliga por ley en los casos de compensación por accidentes de trabajo en 38 estados y en dos territorios de Estados Unidos. Se deben utilizar las ediciones más actuales.

Bajo la ley de compensación por accidentes de trabajo, la deficiencia es un problema médico, y se define como una alteración del estado de salud de un individuo que interfiere con las actividades de la vida diaria. Cuando se utilizan las *Normas* de la *American Medical Association*, el traumatólogo puede representar hasta qué grado se ha reducido la capacidad de un individuo para realizar las actividades diarias. Se define la deficiencia permanente como la que se ha hecho estática o se ha estabilizado durante un período suficiente como para permitir la reparación tisular óptima, y que es poco probable que cambie a pesar de un tratamiento médico o quirúrgico adicional.

Bajo la ley de compensación por accidentes de trabajo, la evaluación y la puntuación de la incapacidad es una evaluación no médica. La incapacidad se define como una disminución o pérdida o ausencia de la capacidad de un individuo para satisfacer las necesidades personales, sociales u ocupacionales, o de cumplir las necesidades obligatorias o reguladoras debido a una deficiencia. Una incapacidad se refiere a una tarea que un individuo no puede hacer; se origina de la interacción entre una deficiencia y las necesidades externas, poniendo énfasis en la ocupación de la persona. De aquí se puede deducir lógicamente que los individuos «incapacitados» no tienen por qué ser «deficientes» en relación a su ocupación. Se considera que un individuo que tiene una deficiencia tiene una minusvalía si tiene obstáculos para realizar actividades básicas que se pueden superar compensando en cierta forma los efectos de la deficiencia. La causa más frecuente de disputas sobre demandas de compensación es la determinación de la extensión de la incapacidad. En estos casos se solicita la opinión experta del médico, y se celebra una vista delante de la agencia de compensación por accidentes de trabajo.

Compensación por accidentes de trabajo de ferrocarriles y marítimos

La Ley de Responsabilidad de los Empleadores Federales (*Federal Employer's Liabity Act*, FELA) sustituye a las leyes estatales de compensación, y es un sistema exhaustivo de compensación por lesiones para los trabajadores ferroviarios. Al contrario que las leyes estatales de compensación, no hay límites sobre las compensaciones, y en consecuencia el sistema es caro. Aunque el médico determina la magnitud de la deficiencia, bajo la FELA un juez decide el grado de la incapacidad del trabajador lesionado. La Ley Jones aborda la compensación para los trabajadores marítimos y ofrece los mismos derechos y remedios que la FELA.

Seguridad social

La SSA administra dos programas de compensación por incapacidad. Los trabajadores que tienen una historia laboral reciente en un empleo cubierto por la Seguridad Social son elegibles para el programa de seguro por incapacidad de la Seguridad Social. Los individuos que no tienen una historia laboral reciente pero que satisfacen una prueba de necesidades financieras reciben beneficios bajo el epígrafe de incapacidad del *Supplemental Security Income Program*. Ambos programas utilizan la misma definición de incapacidad y las mismas regulaciones para determinar la incapacidad. La incapacidad bajo el programa de la Seguridad Social se define en términos económicos y en términos de la capacidad de la persona para trabajar.[71] Se considera que los individuos están incapacitados si la deficiencia tiene tanta gravedad que no pueden realizar el trabajo que realizaban previamente y no son capaces de realizar otro tipo de trabajo remunerado sustancial por la edad, educación o experiencia laboral de la persona. Para que se considere que puede obtener beneficios, un trabajador habrá tenido incapacidad para trabajar durante al menos seis meses. Esta definición de incapacidad es más restrictiva que la de otras agencias en el sentido de que se espera que la deficiencia física o mental determinada médicamente produzca la muerte o dure al menos 12 meses. La deficiencia debe tener anomalías anatómicas, fisiológicas o psicológicas demostrables mediante técnicas diagnósticas clínicas y de laboratorio aceptadas en medicina. El programa de la Seguridad Social ha establecido criterios médicos denominados «listado de deficiencias», que definen los trastornos y el nivel de gravedad que supuestamente impiden que una persona trabaje. Al contrario que la compensación por accidentes de trabajo, los receptores de la Seguridad Social están sometidos a una revisión periódica para determinar su elegibilidad continuada.

La Seguridad Social deniega aproximadamente dos tercios de las demandas iniciales de incapacidad. La elegibilidad de un reclamante está determinada por un equipo de examinadores de acuerdo con la revisión de historia clínica. Si a una persona se le niega la compensación económica, hay un proceso de apelación en el que otro equipo de examinadores reconsidera el caso. Si se sigue denegando la compensación, el reclamante acude en persona a ver a un responsable, y la reclamación puede llegar al tribunal de apelaciones de la SSA y en último término a los tribunales federales.

Se pide al traumatólogo que proporcione a la Seguridad Social datos médicos suficientes, que incluyen la historia clínica, los hallazgos clínicos, los hallazgos de laboratorio, el diagnóstico basado en los síntomas y signos, el tratamiento prescrito y el pronóstico, y una declaración de una fuente médica que describe lo que puede hacer el paciente a pesar de la deficiencia (es decir, actividades relacionadas con el trabajo, como sentarse, caminar, levantar pesos o transportar pesos).

Compañías de seguros privados

Las políticas individuales de renta por incapacidad pagan una cantidad fija en concepto de cobertura, y pueden estar integradas con otros programas públicos de incapacidad. Se proporcionan de manera individual y colectiva. En general las compensaciones económicas se pueden suministrar durante un período especificado o hasta que se alcance una edad determinada. La mayor parte de las políticas precisa que un médico que designe la compañía de seguros vuelva a examinar al beneficiario para garantizar que se siga pagando la compensación. La incapacidad se define de diversas maneras, y los requisitos de cobertura están determinados por cada compañía de manera individual.

Las agencias privadas pueden solicitar que el cirujano ortopédico determine la capacidad para trabajar a corto plazo o de manera permanente. El cálculo del tiempo de baja laboral con frecuencia está determinado por la experiencia del traumatólogo con pacientes que tienen un diagnóstico similar. Es necesaria una buena comunicación entre el traumatólogo, el paciente y la compañía de seguros para conseguir el objetivo deseado de la reincorporación al trabajo.

CONCLUSIÓN

Trastornos laborales del hombro se refiere a un complejo sintomático que se caracteriza por dolor vago alrededor de la cintura escapular, incluyendo la musculatura paracervical, paraescapular y glenohumeral; este capítulo no ha abordado la tendinitis ni los síndromes de atrapamiento nervioso, que también se incluyen en los TOH. Aunque no se ha definido con claridad, hay datos epidemiológicos que indican una relación entre el estrés mecánico, como una postura estática o forzada y movimientos repetitivos, y los resultados de salud que se clasifican como TLH.

Se han propuesto varias hipótesis para explicar el mecanismo de lesión que desencadena la exposición a los agentes estresantes mecánicos. Se han mostrado decrementos en la generación de fuerza muscular en estudios EMG, así como mediante hallazgos físicos y de laboratorio. Se ha descrito una lesión de la estructura contráctil y una reducción del flujo sanguíneo secundarias al aumento de la presión intramuscular. Además, hay datos de un mecanismo de reclutamiento muscular en el que las fibras de contracción lenta características de las pequeñas unidades motoras se reclutan primero para conseguir fuerza y posteriormente para un trabajo de resistencia repetitivo, y siguen activas durante contracciones de bajo nivel. Por lo tanto, estas unidades motoras de músculos grandes, como el trapecio, son vulnerables a la fatiga y a la lesión que se manifiesta como mialgia.

Se han propuesto varias clasificaciones de los TLH, y se han utilizado esos sistemas para el desarrollo de protocolos terapéuticos. El tratamiento supone la utilización de modalidades como la aplicación de hielo y calor. También se deben realizar ejercicios en toda la amplitud de los movimientos, junto con ejercicios de fortalecimiento. Pueden también ser útiles los antiinflamatorios. Las modificaciones ergonómicas pueden ayudar a reducir la exposición al estrés mecánico; estas modificaciones se utilizan en la prevención primaria y secundaria de los TLH. La intervención comienza con una evaluación de los factores de riesgo que están presentes en las actividades ocupacionales y de ocio. Las modificaciones técnicas son la estrategia preferida, porque eliminan el riesgo en su origen, aunque con frecuencia las medidas administrativas que reducen la exposición son la primera medida que se toma.

El resultado no quirúrgico puede conseguir resultados satisfactorios, como la reducción del dolor y la vuelta al nivel de actividad previo a la lesión. Los juicios y las demandas de compensación por accidentes de trabajo complican la recuperación, particularmente en los casos que se tratan mediante cirugía.

La OMS aprobó una clasificación internacional del grado funcional que puede ayudar a distinguir entre incapacidad y deficiencia. Según esto, los TLH son deficiencias corporales estructurales y funcionales. Se produce una incapacidad cuando hay limitación de varias actividades. En Estados Unidos se han hecho muchas estimaciones de la deficiencia debida a TLH y de la incapacidad, y dependen de la definición de caso y del método que se utiliza para recoger los datos. Aproximadamente 3 millones de personas que tienen incapacidad tienen una enfermedad no grave, mientras que alrededor de 16 millones de personas en edad laboral tienen alguna limitación para su trabajo. Sin embargo, la determinación de la incapacidad es en buena medida un proceso administrativo en el que el traumatólogo tiene una función clave en la evaluación de la deficiencia. La *American Academy of Orthopaedic Surgeons* y la *American Medical Association* han publicado las normativas que se utilizan con más frecuencia para cuantificar la deficiencia. La tarea más difícil es evaluar si la enfermedad o la lesión están relacionadas con el trabajo.

La decisión sobre la asistencia pública en el caso de la incapacidad producida por los TLH está enmarcada en los sistemas actuales de compensación. La forma más frecuente de cubrir los costes médicos es el seguro privado. La compensación por accidentes de trabajo es una forma más frecuente de indemnización, y también financia los costes del tratamiento en que se incurre cuando se tratan los TLH. Sin embargo, cuando no ha habido un traumatismo puede ser difícil evaluar las pretensiones de relación con el trabajo. La ADA proporciona un mecanismo para las acomodaciones, aunque es cuestionable si el impacto de los TOH hará que los individuos puedan cumplir los requisitos de la misma. La Compensación de los Trabajadores de Ferrocarriles y Marítimos y la Seguridad Social probablemente son los sistemas menos frecuentes de compensación por TLH.

BIBLIOGRAFÍA

1. Abenheim L, Rossignol M, Valat JP, et al: The role of activity in the therapeutic management of back pain: Report of the International Paris Task Force on Back Pain. Spine *25*(suppl):1S-33S, 2000.
2. Abreu BC (ed): Physical Disability Manual. New York: Raven Press, 1981.
3. American Academy of Orthopaedic Surgeons: Manual for Orthopaedic Surgeons in Evaluating Permanent Physical Impairment. Chicago: AAOS, 1975.
4. American Academy of Orthopaedic Surgeons: The Clinical Measurement of Joint Motion. Chicago: AAOS, 1994.
5. American Medical Association: Guides to the Evaluation of Permanent Impairment, 4th ed. Chicago: AMA, 1993.
6. American National Standards Institute: Accredited Standards Committee Z-365: Control of Work-Related Musculoskeletal Disorders (working draft). Itasca, IL: National Safety Council, August 2002.
7. Anderson JAD: Shoulder pain and tension neck and their relation to work. Scand J Work Environ Health *10*:435-442, 1984.
8. Anderson JAD: Industrial rheumatology and the shoulder. Br J Rheumatol *26*:326-328, 1987.
9. Andersson GBJ: Epidemiology of occupational neck and shoulder disorders. *In* Repetitive Motion Disorders of the Upper Extremity. Chicago: American Academy of Orthopaedic Surgeons, 1995.
10. Armstrong T, Buckle P, Fine L, et al: A conceptual model for work-related neck and upper limb musculoskeletal disorders. Scand J Work Environ Health *19*:73-84, 1993.
11. Armstrong TJ, Marshall MM, Martin BJ, et al: Exposure to forceful exertions and vibration in a foundry. Int J Ind Ergon *30*:163-179, 2002.
12. Awad EA: Interstitial myofibrosis: Hypothesis of mechanism. Arch Phys Med Rehabil *54*:449-453, 1973.
13. Backman AL: Health survey of professional drivers. Scand J Work Environ Health *9*:30-35, 1983.
14. Bakalim G and Pasila M: Surgical treatment of rupture of the rotator cuff tendon. Acta Orthop Scand *46*:751-757, 1975.
15. Barton NJ, Hooper G, Noble J, and Steel WM: Occupational causes of disorders in the upper limb. BMJ *304*:309-311, 1992.
16. Beaton DE, Cole DC, Manno M, et al: Describing the burden of upper-extremity musculoskeletal disorders in newspaper workers: What difference do case definitions make? J Occup Rehabil *10*:39-53, 2000.
17. Bergenudd H and Johnell O: Somatic versus nonsomatic shoulder and back pain experience in middle age in relation to body build, physical fitness, bone mineral content, gamma-glutamyltransferase, occupational workload, and psychosocial factors. Spine *16*:1051-1055, 1991.
18. Bergenudd H, Lindgarde F, Nilsson B, and Petersson CJ: Shoulder pain in middle age: A study of prevalence and relation to occupational work load and psychosocial factors. Clin Orthop *231*:234-238, 1988.
19. Bernard BP (ed): Musculoskeletal Disorders and Workplace Factors: A Critical Review of Epidemiologic Evidence for Work-Related Musculoskeletal Disorders of the Neck, Upper Extremity and Low Back. Washington, DC: DHHS (NIOSH), Publication No. 97-141, 1997.
20. Bjelle A, Hagberg M, and Michaelson G: Occupational and individual factors in acute shoulder-neck disorders among industrial workers. Br J Ind Med *38*:356-363, 1981.
21. Bjelle A, Hagberg M, and Michaelson G: Work-related shoulder-neck complaints in industry: A pilot study. Br J Rheumatol *26*:365-369, 1987.
22. Bjorksten M, Itani T, Jonsson B, and Hoshizawa M: Evaluation of muscular load in shoulder and forearm muscles among medical secretaries during occupational typing and some non-occupational activities. *In* Jonsson B (ed): Biomechanics, vol X. Baltimore: University Park Press, 1987.
23. Bongers P, deWinter C, Kompier M, and Hildebrandt V: Psychosocial factors at work and musculoskeletal disease. Scand J Work Environ Health *19*:297-312, 1993.

24. Bovenzi M, Fiorito A, and Volpe C: Bone and joint disorders in the upper extremities of chipping and grinding operators. Int Arch Occup Environ Health *59*:189-198, 1987.
25. Bureau of Labor Statistics (BLS): Number of nonfatal occupational injuries and illnesses involving days away from work involving musculoskeletal disorders by selected worker and case characteristics, 1999 [http://stats.bls.gov/iif/oshwc/osh/case/ostb0911.pdf - 3/28/01].
26. Carey TS and Hadler NM: The role of the primary physician in disability determination for social security insurance and workers' compensation. Ann Intern Med *104*:706-710, 1986.
27. Carmean G: Tie medical screening to the job. HR Magazine *37*(7):85-87, 1992.
28. Chaffin DB: Localized muscle fatigue–definitions and measurement. J Occup Med *15*:346-354, 1973.
29. Chaffin DB and Andersson GBJ: Occupational Biomechanics. New York: John Wiley, 1984.
30. Chakravarty K and Webley M: Shoulder joint movement and its relationship to disability in the elderly. J Rheumatol *20*:1359-1361, 1993.
31. Cheng MSS, Amick BC, Watkins MP, and Rhea CD: Employer, physical therapist, and employee outcomes in the management of work-related upper extremity disorders. J Occup Rehabil *12*:257-267, 2002.
32. Christensen H: Muscle activity and fatigue in the shoulder muscles of assembly-plant employees. Scand J Work Environ Health *12*:582-587, 1986.
33. Cieza A, Borckow T, Ewert T, et al: Linking health status measurements to the International Classification of Functioning, Disability and Health. J Rehabil Med *34*:1-6, 2002.
34. Courtney TK and Webster BW: Antecedent factors and disabling occupational morbidity–insights from the new BLS data. Am Ind Hyg Assoc J *62*:622-632, 2001.
35. Croft P, Pope D, Zonca M, et al: Measurement of shoulder related disability: Results of a validation study. Ann Rheum Dis *53*:525-528, 1994.
36. Danneskiold-Samsoe B, Christiansen E, Lund B, and Andersen R: Regional muscle tension and pain ("fibrosis"). Scand J Rehabil Med *15*:17-20, 1983.
37. De Palma AF: Degenerative Changes in the Sternoclavicular and Acromioclavicular Joints in Various Decades. Springfield, IL: Charles C Thomas, 1957.
38. Edwards RHT: Hypothesis of peripheral and central mechanisms underlying occupational muscle pain and injury. Eur J Appl Physiol *57*:275-281, 1988.
39. Equal Employment Opportunity Commission (EEOC): Technical Assistance Manual on the Employment Provisions (Title 1) of the Americans with Disabilities Act. EEOC-M-1A January 1992. EEOC, 1992.
40. Equal Employment Opportunity Commission (EEOC): ADA Enforcement Guidance: Preemployment Disability-Related Questions and Medical Examinations, October 1995.
41. Erdelyi A, Sihvonen T, Helin P, and Hanninen O: Shoulder strain in keyboard workers and its alleviation by arm supports. Int Arch Occup Environ Health *60*:119-124, 1988.
42. Fassbender H and Wegner K: Morphologic and Pathogenese des Weichteirheumatimus. Z Rheumaforsch *32*:355-374, 1973.
43. Feuerstein M and Hickey PF: Ergonomic approaches in the clinical assessment of occupational musculoskeletal disorders. *In* Turk DC and Melzack R (eds): Handbook of Pain Assessment. New York: Gilford Press, 1992, pp 71-99.
44. Flodmark BT and Aase G: Musculoskeletal symptoms and type A behaviour in blue collar workers. Br J Ind Med *49*:683-687, 1992.
45. Friedenberg ZB and Miller WT: Degenerative disc disease of the cervical spine. J Bone Joint Surg Am *45*:1171-1178, 1963.
46. Frieman BG and Fenlin JM: Anterior acromioplasty: Effect of litigation and worker's compensation. J Shoulder Elbow Surg *4*:175-181, 1995.
47. Gartsman GM: Arthroscopic acromioplasty for lesions of the rotator cuff. J Bone Joint Surg Am *72*:169-197, 1990.
48. Gloss DS and Wardle MG: Reliability and validity of American Medical Association's guide to ratings of permanent impairment. JAMA *248*:2292-2296, 1982.
49. Granstrom B, Kvarnstrom S, and Tiefenbacher F: Electromyography as an aid in the prevention of excessive muscle strain. Appl Ergon *16*:49-54, 1985.
50. Hadler NM: Occupational illness: The issue of causality. J Occup Med *26*:587-593, 1984.
51. Hadler NM: Occupational Musculoskeletal Disorders. New York: Raven Press, 1993.
52. Hagberg M, Jonsson B, Brundin L, et al: Musculoskeletal pain in butchers: An epidemiologic, ergonomic and electromyographic study [in Swedish]. Work Health *12*:6-52, 1983.
53. Hagberg M and Kvarnstrom S: Muscular endurance and electromyographic fatigue in myofascial shoulder pain. Arch Phys Med Rehabil *65*:522-525, 1984.
54. Hagberg M, Michaelson G, and Ortelius A: Serum creatinine kinase as an indicator of local muscular strain in experimental and occupational work. Int Arch Occup Environ Health *50*:377-386, 1982.
55. Hagberg M and Sundelin G: Discomfort and load on the upper trapezius muscle when operating a word processor. Ergonomics *29*:1637-1645, 1986.
56. Hagberg M and Wegman DH: Prevalence rates and odds ratios of shoulder-neck diseases in different occupational groups. Br J Ind Med *44*:602-610, 1987.
57. Hagg GM and Suurkula J: Zero crossing rate of electromyograms during occupational work and endurance tests as predictors for work related myalgia in the shoulder/neck region. Eur J Appl Physiol *62*:436-444, 1991.
58. Hagner IM, Hagberg M, Hammerstrom U, et al: Physical load when cleaning floors using different techniques [in Swedish]. Work Health *29*:7-27, 1986.
59. Hashemi L, Webbster BS, Clancy EA, and Courtney TK: Length of disability and cost of work-related musculoskeletal disorders of the upper extremity. J Occup Environ Med *40*:261-269, 1998.
60. Hawkins RJ, Brock RM, Abrams JS, and Hobeika P: Acromioplasty for impingement with an intact rotator cuff. J Bone Joint Surg Br *70*:795-797, 1988.
61. Hawkins RJ, Misamore GW, and Hobeika PE: Surgery for full thickness rotator cuff tears. J Bone Joint Surg Am *67*:1349-1355, 1985.
62. Herbert R, Dropkin J, Levin S, et al: Diagnosis and medical management of work-related neck and upper extremity musculoskeletal disorders in dental care workers. *In* Murphy DC (ed): Ergonomics and the Dental Care Worker. Washington, DC: American Public Health Association, 1998, pp 375-417.
63. Herington TN and Morse LH: Occupational Injuries: Evaluation, Management, and Prevention. St Louis: CV Mosby, 1995.
64. Hildebrandt VH, Bongers PM, van Duk FJH, et al: The influence of climatic factors on non-specific back and neck-shoulder disease. Ergonomics *45*:32-48, 2002.
65. Himmelstein JS, Feuerstein M, Stanek EJ, et al: Work-related upper extremity disorders and work disability: Clinical and psychosocial presentation. J Occup Environ Med *37*:1278-1286, 1995.
66. Hinnen U, Laubli T, Guggenbuhl U, and Krueger M: Design of check-out systems including laser scanners for sitting work posture. Scand J Work Environ Health *18*:86-94, 1992.
67. Ho SF and Lee HS: An investigation into complaints of wrist pain and swelling among workers at a factory manufacturing motors for refrigerators. Singapore Med J *35*:274-276, 1994.
68. Holstrom EB, Lindell J, and Moritz U: Low back and neck/shoulder pain in construction workers: Occupational workload and psychosocial risk factors. Part 1. Relationship to low back pain. Spine *17*:663-671, 1992.
69. Holmstrom EB, Lindell J, and Moritz U: Low back and neck/shoulder pain in construction workers: Occupational workload and psychosocial risk factors. Part 2. Relationship to neck and shoulder pain. Spine *17*:672-677, 1992.
70. InfoUse: Chartbook on Disability in the United States, 1998. Washington, DC: National Institute on Disability and Rehabilitation Research [http://www.infouse.com/disabilitydata/addresources.html].
71. International Labour Organization: ILO Encyclopaedia of Occupational Health and Safety. Geneva: International Labour Organization, 1983.
72. Itani T, Yoshizawa M, and Jonsson B: Electromyographic evaluation and subjective estimation of the muscular load in shoulder and forearm muscles during some leisure activities. *In* Johnson B (ed): Biomechanics X-A. Champaign, IL: Human Kinetics Publishers, 1987, pp 241-247.
73. Job Accommodation Network (JAN): Accommodation Cost/Benefit Data–July 1999. Washington, DC: Office of Disability Employment Policy, Department of Labor [http://www.jan.wvu.edu/media/Stats/BenCosts0799.html].
74. Job Accommodation Network (JAN): U.S. Quarterly Report January–March 2002. Washington, DC: Office of Disability Employment Policy, Department of Labor [http://www.jan.wvu.edu].
75. Johansson JA and Rubenowitz S: Risk indicators in the psychosocial and physical work environment for work-related neck, shoulder and low back symptoms: A study among blue- and white-collar workers in eight companies. Scand J Rehabil Med *26*:131-142, 1994.
76. Jonsson B: The static load component in muscle work. Eur J Appl Physiol *57*:305-310, 1988.
77. Jonsson B, Brundin L, Hagner IM, et al: Operating a forwarder: An electromyographic study. *In* Winter DA, Nouman RW, Wells RP, et al (eds): Biomechanics IX-B. Champaign, IL: Human Kinetics Publishers, 1985, pp 21-26.
78. Jonsson B, Hagberg M, and Sima S: Vocational electromyography in shoulder muscles in an electronics plant. *In* Morecki A, Fidelus K, Kedzior K, and Wit A (eds): Biomechanics VII-B. Baltimore: University Park Press, 1981, pp 10-15.
79. Katevuo K, Aitasalo K, Lehtinen R, and Pietila J: Skeletal changes in dentists and farmers in Finland. Commun Dent Oral Epidemiol *13*:23-25, 1985.
80. Kellgren JH and Lawrence JS: Rheumatism in miners. Part II. X-ray study. Br J Ind Med *9*:197-207, 1952.
81. Keyserling WM, Punnett L, and Fine LJ: Postural stress of the trunk and shoulders: Identification and control of occupational risk factors. *In* Ergonomic Interventions to Prevent Musculoskeletal Injuries in Industry. Chelsea, MI: Lewis Publishers, 1987, pp 11-26.
82. Kluth K, Bohlemann J, and Strasser H: Rapid communication: A system for a strain-oriented analysis of the layout of assembly workplaces. Ergonomics *37*:1441-1448, 1994.
83. Larsson B, Libelius R, and Ohlsson K: Trapezius muscle changes unrelated to static work load: Chemical and morphologic controlled studies of 22 women with and without neck pain. Acta Orthop Scand *63*:203-206, 1992.
84. Larsson SE, Bengtsson A, Bodegard L, et al: Muscle changes in work-related chronic myalgia. Acta Orthop Scand *59*:552-556, 1988.
85. Larsson SE, Bodegard L, Henriksson KG, and Oberg PA: Chronic trapezius myalgia: Morphology and blood flow studied in seventeen patients. Acta Orthop Scand *61*:394-398, 1990.
86. Lawrence JS: Rheumatism in cotton operatives. Br J Ind Med *18*:270-276, 1961.
87. Lawrence JS, Bremner JM, and Bier F: Osteoarthrosis: Prevalence in the population and relationship between symptoms and x-ray changes. Ann Rheum Dis *25*:1-24, 1966.
88. Leino P and Magni G: Depressive and distress symptoms as predictors of low back pain, neck-shoulder pain, and other musculoskeletal morbidity: A 10-year follow-up of metal industry employees. Pain *53*:89-94, 1993.
89. Linton SJ and Kamwendo K: Risk factors in the psychosocial work environment for neck and shoulder pain in secretaries. J Occup Med *31*:609-613, 1989.

90. Luck JV and Andersson GBJ: Occupational shoulder disorders. *In* Rockwood CA Jr and Matsen FA III (eds): The Shoulder. Philadelphia: WB Saunders, 1990, pp 1088-1108.
91. Mangharam J and McGlothan JD: Ergonomics and dentistry: A literature review. *In* Murphy DC (ed): Ergonomics and the Dental Care Worker. Washington, DC: American Public Health Association, 1998, pp 25-82.
92. Mani L and Gerr F: Work-related upper extremity musculoskeletal disorders. Prim Care *27*:845-864, 2000.
93. Matheson L, Guadino E, Mael F, and Hesse B: Improving the validity of the impairment evaluation process: A proposed theoretical framework. J Occup Rehabil *10*:311-320, 2000.
94. Matheson LN, Kane M, and Rudbard D: Development of new methods to determine work disability in the United States. J Occup Rehabil *11*:143-154, 2001.
95. Minnesota Medical Association: Worker's Compensation Permanent Partial Disability Schedule. Minneapolis: Minnesota Medical Association, 1984.
96. Misamore GW, Ziegler DW, and Rushton JC: Repair of the rotator cuff: A comparison of results of two populations of patients. J Bone Joint Surg Am *77*:1335-1339, 1995.
97. National Committee on Vital and Health Statistics (NCVHS): Classifying and Reporting Functional Status. Washington, DC: Department of Health and Human Services, 2001 [http://www.ncvhs.hhs.gov/010716rp.htm].
98. National Institute for Occupational Safety and Health (NIOSH): A National Strategy for Occupational Musculoskeletal Injuries: Implementation Issues and Research Needs—1991 Conference Summary. DHHS (NIOSH) Publication No. 93-101, 1992.
99. National Research Council: Musculoskeletal Disorders and the Workplace: Low Back and Upper Extremities. Washington, DC: National Academy Press, 2001 [http://www.nap.edu/books/0309072840/html].
100. National Safety Council: ANSI-Accredited Standards Committee Z-365: Control of Work-Related Musculoskeletal Disorders (working draft). Itasca, IL: NSC, August 2002.
101. Nayha S, Anttonen H, and Hassi J: Snowmobile driving and symptoms of the locomotive organs. Arctic Med Res Suppl *3*:41-44, 1994.
102. Office of Disability Employment Policy (ODEP): Costs and Benefits of Accommodation. July 1996 [http://www.dol.gov/odep/archives/ek96/benefits.htm].
103. Onishi N, Sakai K, and Kogi K: Arm and shoulder muscle load in various keyboard operating jobs of women. J Hum Ergol (Tokyo) *11*:89-97, 1982.
104. OSHA: Ergonomics Program Management Guidelines for Meatpacking Plants. DOL/OSHA 3123, 1993.
105. Osterweis M, Kleinman A, and Mechanic D (eds): Pain and Disability, Behavioral and Public Policy Perspectives. Washington, DC: National Academy Press, 1982.
106. Pascarelli EF and Hsu YP: Understanding work-related upper extremity disorders: Clinical findings in 485 computer users, musicians, and others. J Occup Rehabil *11*:1-21, 2001.
107. Petersson CJ: Degeneration of the glenohumeral joint: An anatomical study. Acta Orthop Scand *54*:277-283, 1983.
108. Petersson CJ: Degeneration of the acromioclavicular joint: A morphological study. Acta Orthop Scand *54*:434-438, 1983.
109. Pope MH and Andersson GBJ: Prevention. *In* Nordin M, Andersson GBJ, and Pope MH (eds): Musculoskeletal Disorders in the Workplace. New York: Mosby, 1997, pp 244-249.
110. Post M and Cohen J: Impingement syndrome: A review of late stage II and early stage III lesions. Clin Orthop *207*:126-132, 1986.
111. Saddemi S, Hawkins R, Morr J, and Hawkins A: Arthroscopic subacromial decompression: Two- to four-year follow-up study. Paper presented at the Ninth Open Meeting of the American Shoulder and Elbow Surgeons, February 1993, San Francisco.
112. Salen BA, Spangfort EV, Lygren AL, and Nordenar R: The disability rating index: An instrument for the assessment of disability in clinical settings. J Clin Epidemiol *47*:1423-1434, 1994.
113. Shugars HA, Miller D, Williams D, et al: Musculoskeletal pain among general dentists. Gen Dent *35*:272-276, 1987.
114. Sikorski J, Molan R, and Askin G: Orthopaedic basis for occupationally related arm and neck pain. Aust N Z J Surg *59*:471-478, 1989.
115. Silverstein B, Welp E, Nelson N, Kalat J: Claims incidence of work-related disorders of the upper extremities: Washington state, 1987 through 1995. Am J Public Health *88*:1827-1833, 1998.
116. Sjogaard G, Kiens B, Jorgensen K, and Saltin B: Intramuscular pressure: EMG and blood flow during low-level prolonged static contraction in man. Acta Physiol Scand *128*:475-484, 1996.
117. Smith WJ: ISO and ANSI: Ergonomic Standards for Computer Products. Upper Saddle River, NJ: Prentice Hall, 1996.
118. Social Security Administration (SSA): Plan for a New Disability Claim Process. Washington, DC: SSA, September 1994.
119. Sommerich CM, McGlothlin JD, and Marras WS: Occupational risk factors associated with soft tissue disorders of the shoulder: A review of recent investigations in the literature. Ergonomics *36*:697-717, 1993.
120. Stenlund B: Shoulder tendinitis and osteoarthritis of the acromioclavicular joint and their relation to sports. Br J Sports Med *27*:125-130, 1993.
121. Stenlund B, Goldie I, Hagberg M, et al: Radiographic osteoarthrosis in the acromioclavicular joint resulting from manual work or exposure to vibration. Br J Ind Med *49*:588-593, 1992.
122. Stucki G, Ewert T, and Cieza A: Value and application of the ICF in rehabilitation medicine. Disabil Rehabil *25*(11-12):628-634, 2003.
123. Swedish National Board of Occupational Safety and Health: Ordinance. *In* ASF 12: Concerning Work with Visual Display Units (VDUS). Stockholm, 1985.
124. Tait R, Chibnall J, and Richardson W: Litigation and employment status: Effects on patients with chronic pain. Pain *43*:37-46, 1990.
125. Takala J, Sievers K, and Klaukka T: Rheumatic symptoms in the middle-aged population in southwestern Finland. Scand J Rheumatol Suppl *47*:15-29, 1982.
126. Tichauer ER: Potential of biomechanics for solving specific hazard problems. *In* Proceedings of ASSE 1968 Conference. Park Ridge, IL: American Society of Safety Engineers, 1968, pp 149-187.
127. Tichauer ER: The Biomechanical Basis of Ergonomics: Anatomy Applied to the Design of Work Situations. New York: Wiley, 1978.
128. Tiddia F, Cherchi GB, Pacifico L, and Chiesa C: *Yersinia enterocolitica* causing suppurative arthritis of the shoulder. J Clin Pathol *47*:760-761, 1994.
129. Tola S, Riihimaki H, Videman T, et al: Neck and shoulder symptoms among men in machine operating, dynamic physical work and sedentary work. Scand J Work Environ Health *14*:299-305, 1988.
130. Vasseljen O and Westgaard RH: A case-control study of trapezius muscle activity in office and manual workers with shoulder and neck pain and symptom-free controls. Int Arch Occup Environ Health *67*:11-18, 1995.
131. Vasseljen O, Westgaard RH, and Larsen S: A case-control study of psychological and psychosocial risk factors for shoulder and neck pain at the workplace. Int Arch Occup Environ Health *66*:375-382, 1995.
132. Vasudevan SV: Impairment, disability, and functional capacity assessment. *In* Turk DC and Melzack R (eds): Handbook of Pain Assessment. New York: Gilford Press, 1992.
133. Waldron HA and Cox M: Occupational arthropathy: Evidence from the past. Br J Ind Med *46*:420-422, 1989.
134. Waris P: Occupational cervicobrachial syndromes: A review. Scand J Work Environ Health *6* (suppl 3):3-14, 1980.
135. Wells R: Task analysis. *In* Ranney D (ed): Chronic Musculoskeletal Injuries in the Workplace. Philadelphia: WB Saunders, 1997, pp 41-63.
136. Westgaard RH and Jansen T: Individual and work-related factors associated with symptoms of musculoskeletal complaints. II. Different risk factors among sewing machine operators. Br J Ind Med *49*:154-162, 1992.
137. Westgaard RH, Jensen C, and Hansen K: Individual and work-related factors associated with symptoms of musculoskeletal complaints. Int Arch Occup Environ Health *64*:405-413, 1993.
138. Westgaard RH, Jensen C, and Nilsen K: Muscle coordination and choice-reaction time tests as indicators of occupational muscle load and shoulder-neck complaints. Eur J Appl Physiol *67*:106-114, 1993.
139. Winkel J, Ekblom B, Hagberg M, and Jonsson B: The working environment of cleaners: Evaluation of physical strain in mopping and swabbing as a basis for job redesign. *In* Ergonomics of Work-station Design. London: Butterworths, 1983, pp 35-44.
140. Winkel J, Ekblom B, and Tillberg B: Ergonomics and medical factors in shoulder/arm pain among cabin attendants as a basis for job redesign. *In* Malsvi H and Kobayashi K (eds): Biomechanics VIII-A. Champaign, IL: Human Kinetics Publishers, 1983, pp 563-567.
141. Worcester JN and Green DP: Osteoarthritis of the acromioclavicular joint. Clin Orthop *58*:69-73, 1968.
142. World Health Organization (WHO): Identification and Control of Work-Related Diseases, Technical Report 174. Geneva: WHO, 1985, pp 7-11.
143. World Health Organization (WHO): International Classification of Functioning, Disability and Health (ICF). Geneva: WHO [http://www3.who.int/icf/icftemplate.cfm].
144. Zenz C: Occupational Medicine: Principles and Practical Applications: Chicago: Year Book, 1988.

Capítulo **28**

Evaluación de la eficacia en los tratamientos sobre el hombro

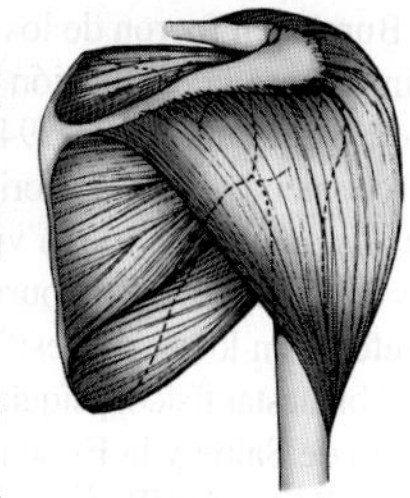

Frederick A. Matsen III, M.D., Kevin L. Smith, M.D. y Moby Parsons, M.D.

No era más que la idea obvia de que cada hospital debe vigilar a todos los pacientes que trata, y durante el tiempo suficiente para saber si el tratamiento fue o no satisfactorio y preguntarse: «si no lo fue, ¿por qué no?», con la intención de evitar fracasos similares en un futuro.

E. A. CODMAN, 1934

En años recientes ha surgido un interés súbito y de gran magnitud por el campo de la investigación de resultados en todos los terrenos de la medicina.[29,41,58] Tal situación ha sido impulsada por factores como los costes crecientes de la atención médica, los defectos de la metodología de investigación y las variaciones regionales en la práctica, sin una razón evidente.[134] Ha despertado el interés de grupos como epidemiólogos, médicos académicos, terceros pagadores, sistemas de atención de salud y médica, y pacientes. En la actualidad se observa que cada médico puede documentar los resultados que obtiene con programas de tratamiento específicos; esto se logra mejor en términos de variables directamente relacionadas con la calidad de vida del paciente.[4]

La tendencia actual otorga una mayor importancia a la autoevaluación realizada por el propio paciente como método estándar para conocer la historia natural de los problemas del hombro y la eficacia de su tratamiento:[17,37,43,51-53,59-61,111,113,124,125,128,142,156]

HISTORIA

En el pasado, los estudios clínicos en ortopedia eran más bien investigaciones de grupos pequeños de individuos cuyos casos se revisaban retrospectivamente por medio de parámetros evaluados por profesionales de la atención médica y de salud. Quizá podría llamarse a tales variables «métrica médica», la cual incluía ej emplos como unión de fracturas, deformidades, recidivas, potencia y arco de movimiento. A veces, cuando se señalaban puntos de vista del paciente como el alivio del dolor o la satisfacción global, se recomendaba aplicar a otras personas un tratamiento semejante, y aceptaban utilizar el mismo método si era necesario en el futuro y si los individuos mejoraban, no cambiaban o empeoraban. A menudo los resultados se dividían en categorías relacionadas con el éxito del tratamiento; por ejemplo, insatisfactorio, medio, satisfactorio y excelente. Muchos estudios no tuvieron rigor estadístico, criterios estrictos de inclusión o exclusión, estandarización de métodos de tratamiento y medidas congruentes o índices de comodidad y función antes del tratamiento y después. Se propusieron puntuaciones que arbitrariamente otorgaban importancia a diferentes elementos del examen.[90] Casi todos los estudios clínicos fueron señalados por especialistas en cada método concreto, y no por personas dedicadas a la práctica general de la ortopedia, las cuales son esenciales para la parte de los cuidados. Por tal razón, no se sabe hasta qué grado los resultados publicados han sido trascendentes en el grueso de la práctica en Estados Unidos.

Cuando Codman propuso su idea de «resultado final» en Boston a principios del siglo XX,[24] se formalizó el concepto de documentar sistemáticamente los resultados de los tratamientos. Recomendó la evaluación crítica de los resultados de cada paciente en el transcurso del tiempo, para identificar y conocer los fracasos terapéuticos. Como se advierte en la cita con la que comienza el presente capítulo, Codman proponía aplicar el control de calidad a todos los tratamientos realizados y no simplemente a los brindados por especialistas.

Donabedian fue el primero en utilizar el término «desenlace» (resultados) para expresar la idea de Codman de resultado final.[36] Además, definió las otras dos dimensiones importantes de la calidad de la atención, en particular los medios y el proceso. Los factores estructurales incluyen el número de camas hospitalarias en una institución y las prácticas de control de calidad en su laboratorio. Los factores en cuestión son fáciles de cuantificar y medir, y fueron el foco inicial de interés de las comisiones mixtas. Los indicadores del proceso vigilan las fases y acciones que intervienen en la atención del paciente, e incluyen variables como la persona que administra los medicamentos, la forma en que se manejan las muestras y el cumplimiento de los protocolos de atención prefijados. Los resultados próximos denotan específicamente las fases del proceso global de atención. Por ejemplo, el servicio de radiología puede considerar que su notificación precisa final es su «resultado». Como punto de corte, el «resultado último» mide exactamente lo que le ocurre al paciente a causa de todo lo relacionado con su satisfacción, la morbilidad y mortalidad. Estos factores guardan una estrecha relación con el proceso asistencial y constituyen el objetivo actual de los estudios de resultados.

Karnofsky y Burchenal fueron de los primeros en aplicar encuestas y escrutinios para la evaluación de resultados del tratamiento del cáncer, en el decenio de 1940.[69] Para dicha evaluación, Lembcke[86] recomendó el método orientado al paciente. Katz utilizó las escalas de actividades de la vida diaria para cuantificar los resultados en ancianos;[72] Bradburn se ocupó del bienestar psicológico y su efecto en los pacientes;[18] Breslow introdujo métodos para medir el bienestar físico, psíquico y social;[19] y Bush creó el Índice del Estado de Salud y la Escala de Calidad del Bienestar *(Quality of Well-Being,* QWB).[22] Estos adelantos prepararon el terreno para los conocimientos y la metodología actuales de valoración de resultados por medio de cuestionarios de autoevaluación.

En la década de 1970, el estudio epidemiológico de Wennherg y Gittelsohn corroboró que la utilización de servicios asistenciales variaba ampliamente de una región a otra;[151] este dato apremiante fue el catalizador que impulsó gran parte del interés actual por la investigación de resultados. La metodología utilizada, llamada análisis de regiones pequeñas, demostró grandes variaciones en las cifras de amigdalectomías, histerectomías, prostatectomías y otros métodos entre diferentes regiones, a pesar de ejercer control de variaciones en los aspectos demográficos de cada población.[152] Por ejemplo, se advirtió que existía una probabilidad del doble de que una persona que vivía en New Haven fuera sometida a cirugía de columna contra discopatías degenerativas, que el que lo hiciera un sujeto que viviera en Boston, y que este último tenía el doble de posibilidades de ser sometido a un reemplazo total de cadera que el paciente de New Haven.[150] Sea cual sea la explicación del fenómeno, planteó la interrogante de qué información se necesita para justificar un tratamiento específico.

Desde que Codman, cirujano de hombro, inició este movimiento, la ortopedia ha sido líder en la investigación de resultados.[76,78] La *American Academy of Orthopaedic Surgeons* ha promovido este tipo de investigación, que permite contar con instrumentos de medición de resultados específicos.[1,2] Keller ha recomendado utilizar una terminología específica para diversos aspectos de este tipo de investigaciones.[77] ***Efectividad*** denota si un método o técnica funciona en manos de determinadas personas en un entorno específico. ***Eficacia*** significa que un método efectivo funciona cuando lo utiliza toda la comunidad médica. De hecho, un método *efectivo* puede *no ser eficaz* cuando lo utilizan los médicos generales. Por último, ***conveniencia*** señala que un tratamiento está indicado en el paciente que lo recibe. Un método mal utilizado puede originar resultados mejores o peores que los esperados, y así crear confusión en el conocimiento de su valor o utilidad.

Algunos estudios se han dedicado a las nuevas metodologías para medir la eficacia de algunos tratamientos ortopédicos.* Cuando se analizan los estudios en cuestión se advierte que la medición de la eficacia de métodos terapéuticos contra cuadros musculoesqueléticos es más compleja que medir la eficacia de cualquier medicamento antihipertensivo para disminuir la presión arterial. En el tratamiento de la hipertensión es posible definir sencillamente los criterios de inclusión; el medio de evaluación es directo, y la persona que realiza el tratamiento y también la técnica utilizada son relativamente poco importantes. La naturaleza del tratamiento depende en cierta forma del paciente y del evaluador, y así permite comparaciones doblemente ciegas de «lado a lado» con la eficacia de la terapéutica. Ninguno de los factores anteriores es válido cuando tratamos de comparar la eficacia del tratamiento quirúrgico de la enfermedad del manguito de rotadores con el tratamiento no quirúrgico, por ejemplo.

Las publicaciones sobre acromioplastia ilustran los problemas y las dificultades de medir resultados en ortopedia.[90] En el estudio en cuestión se aplicaron diferentes criterios de inclusión. Los investigadores utilizaron distintos recursos de evaluación, muchos de ellos basados más bien en mediciones médicas (p. ej., cambios en la forma del acromion en la imagen radiológica). Los métodos de evaluación a menudo no se utilizaron antes del tratamiento ni después de realizado, de manera que pudiera establecerse el éxito o el fracaso de la terapéutica. Se utilizaron diferentes definiciones de «éxito» y, en consecuencia, ha sido difícil comparar y cotejar los resultados y definir las indicaciones de algún método en hombro realizado habitualmente.[3,38,42,62,108,109,118]

Algunas investigaciones se han basado en grandes bases de datos, como las quejas o reclamaciones contra Medicare.[152] Los datos de dicho sistema tienen la ventaja de poder aplicarse a muy diversos tipos de práctica clínica de Estados Unidos, pero los resultados de tales fuentes no reflejan cambios en la comodidad, la función o el estado de salud. Otros estudios son el metaanálisis de todas las publicaciones del tema en un área particular, en busca de pruebas rigurosas en pro del empleo de un tratamiento particular.[31,84,93] Mucha de la investigación ha sido retrospectiva, pero se ha acrecentado el número de protocolos de diseño prospectivo.[9,14,15,21] Algunos autores recomiendan el uso de algoritmos terapéuticos y guías o prácticas para la práctica, que faciliten el análisis de los resultados y lleven al mínimo la variabilidad en la práctica, detectada en el análisis de algún área pequeña.[13]

Otro concepto importante es el de ***eficacia en función del coste***.[22,39,50,54,65,85,114,132] El ambiente actual de costes médicos que gobierna la asistencia sanitaria no debe ser únicamente eficaz y aprovechado, sino que también debe justificar los gastos que ocasiona.

La eficacia, la conveniencia y la eficacia en función del coste son conceptos más o menos directos, pero difíciles de medir en el ámbito de la práctica clínica diaria:

¿De qué forma se mide la eficacia y quién es el encargado de esta tarea?
¿Qué significa «comunidad médica general»?
¿De qué forma se puede definir rigurosamente «indicación»?
¿De qué forma se valora el «coste» completo de un tratamiento?

EVALUACIÓN DE INSTRUMENTOS

A medida que se ha ido reconociendo la importancia de la determinación de los resultados, ha ido aumentando el conocimiento de lo que constituye una medida exacta y efectiva. Los requisitos para obtener datos exactos de un instrumento de medida de resultados son, entre otros, *validez, reproducibilidad, consistencia interna* y *capacidad de respuesta al cambio*.[144] El término *validez* se utiliza para comprobar si un determinado instrumento mide realmente lo que pretende medir. La *reproducibilidad* se refiere a la capacidad de un instrumento para proporcionar el mismo resultado cuando se administra en diferentes ocasiones. Esta propiedad se denomina habitualmente fiabilidad prueba-reprueba (*test-retest*). La *consistencia interna* de un instrumento supone que es capaz de medir de forma adecuada un concepto único, independientemente de efectos extraños. Así, en una valoración

* Véanse referencias bibliográficas: 8, 16, 23, 31, 57, 66, 67, 73, 82, 87, 95, 107, 116, 126

de la función con coherencia interna del hombro, no deben tener efecto alguno los problemas del codo, la muñeca o la mano. Finalmente, para que tenga valor, un instrumento debe presentar *capacidad de respuesta al cambio.* Si se pretende que mida la función de la rodilla, el instrumento debe ser capaz de mostrar diferencias entre la situación anterior y la posterior a la artroplastia de la rodilla, por ejemplo. Para estudios clínicos sobre la efectividad de una intervención terapéutica, instrumentos de medida validados deben ser capaces no sólo de registrar diferencias en un mismo individuo con el paso del tiempo, sino también entre pacientes con la misma patología.[133]

El análisis de precisión es otro parámetro para la valoración de la exactitud de un instrumento de medida. La precisión se refiere a la igualdad con la que un instrumento mide diferentes niveles iniciales del mismo rasgo.[34] Por ejemplo, si mide igual a pacientes con dolor leve, moderado o grave. Muchos instrumentos de medida se basan en la suposición general de que la función se mide con igual precisión a todos los niveles. Esta suposición puede afectar a la precisión del seguimiento del estado de un individuo a lo largo del tiempo.[27] Puesto que la mayor parte de los apartados de un cuestionario van dirigidos a los valores medios de función, con un número mucho menor de apartados dirigidos a los extremos, el error de medida en la determinación de la función que queda fuera de los límites medios aumenta, ya que estos límites de función no se miden con igual precisión. Este punto destaca el conflicto en la designación de sistemas de puntuación clínicamente útiles. Es preciso que existan apartados suficientes para obtener precisión en una serie de funciones, aunque sin llegar a ser tan excesivas que pongan en peligro la facilidad de administración, la aceptación generalizada y el bajo coste.

La efectividad de los instrumentos de medida de resultados y la capacidad para comparar diferentes resultados entre grupos de pacientes relacionados, depende de la definición de la enfermedad a la que se aplica el instrumento, así como también de la fiabilidad y de la programación de los métodos utilizados para obtener datos. No se han establecido criterios rigurosos que señalen la información necesaria para hacer un diagnóstico en la mayoría de los trastornos musculoesqueléticos, como sucede en el caso de otras enfermedades, como por ejemplo la hipertensión. Sin definiciones uniformes, no es posible desarrollar medidas de resultados válidas y fiables, específicas de una enfermedad.[56] Dado que diferentes sistemas de puntuación pueden estar basados en diferentes criterios de valoración, que asignan importancias diferentes a cada criterio y conceden diferentes límites de valores a cada clasificación en categorías, la comparación de resultados entre diferentes sistemas de puntuación resulta difícil.[139] Esta comparación se complica aún más por la falta de estandarización para la estimación de cambios clínicamente importantes y significativos en los criterios de valoración de pacientes para enfermedades concretas del hombro. La determinación del grado en que una variación previa y posterior al tratamiento es clínicamente significativa depende de la existencia de valores oficiales para determinar si un individuo tratado puede distinguirse de los individuos normales que sirven como grupo de referencia. Estos valores oficiales no se han determinado de forma categórica para enfermedades musculoesqueléticas de una determinada articulación o generales.[64] Actualmente, la definición de «clínicamente significativo» depende en gran parte del criterio de cada médico y de los pacientes.[140] Para sistemas de puntuación basados en el observador, que dependen de determinaciones objetivas de la función, la variabilidad en los métodos de medida y la ausencia de protocolos de medida estandarizados complican la comparación de resultados entre diferentes estudios clínicos.[63]

TIPOS DE MEDICIONES DE RESULTADOS

Autoevaluación del paciente frente a instrumentos de medida basados en el observador

La *métrica médica* utiliza factores observados por los profesionales sanitarios, como los datos de la exploración física (p. ej., arco de movilidad, fuerza), los análisis radiográficos (p. ej., unión, laxitud), y la incidencia de complicaciones, como trombosis venosas profundas e infecciones.[47,57] Por el contrario, las *evaluaciones del paciente* incluyen la documentación de parámetros evidentes para el individuo, como la salud mental, el bienestar social, la función del rol (como trabajador, padre, cónyuge), la función física y la capacidad para realizar las actividades de la vida diaria (AVD).[67,68,75,76,78] La forma más práctica de obtener las evaluaciones de estos pacientes es mediante cuestionarios de autoevaluación, ya que su uso es *económico*, en comparación con las determinaciones de la fuerza o del arco de movimiento; es *cómodo* (pueden ser cumplimentados sin necesidad de que el paciente acuda a la consulta del médico), y *carece de variabilidad* provocada por las diferencias entre observadores médicos.

El aumento del reconocimiento de los sesgos introducidos por la determinación objetiva de la función del hombro ha llevado a una mayor dependencia de la autoevaluación de resultados por el paciente como el mejor medio para decidir si una determinada intervención terapéutica ha conseguido algún cambio clínicamente significativo. Las diferencias entre las percepciones objetiva y subjetiva del resultado dependen de las diferencias en los objetivos de médicos y de pacientes.[154] La percepción subjetiva puede estar modulada también por la fase de la enfermedad, y esta percepción puede ser diferente de la valoración funcional. Por ejemplo, en el período postoperatorio, los pacientes están centrados en la recuperación, pero 6 meses más tarde posiblemente estén centrados en el rendimiento. Aunque su puntuación funcional puede ser la misma en estos intervalos, su percepción es notablemente diferente. Para los trastornos en los que la exploración clínica puede ser poco fiable y no estar relacionada con la percepción subjetiva del paciente de su función, las medidas de resultados objetivas pueden no ser exactas.[81]

Tingart y cols. correlacionaron los resultados subjetivos y objetivos de las puntuaciones de Constant y Neer y comprobaron que la correlación global era sólo regular.[137] Un mayor número de pacientes calificaron subjetivamente su resultado como excelente o bueno que los que fueron clasificados por el sistema de puntuación objetivo. Las diferencias entre los criterios de valoración subjetivos y objetivos dependieron también de la edad del paciente. Este estudio señala también que las recomendaciones de tratamiento de estudios clínicos basados exclusivamente en la determinación objetiva pueden no ser exactos para determinados grupos de pacientes. Dawson y cols. estudiaron los efectos beneficiosos de utilizar métodos de valoración basados en el pacien te, relacionando la puntuación del hombro de Oxford, la puntuación de Constant y la del formulario abreviado 36 (SF-36) en 93 pacientes sometidos a cirugía del hombro por afectación del manguito de los rotadores. Todas las puntuaciones mejoraron significativamente a los 6 meses, pero la puntuación de Constant disminuyó a los 4 años. Este descenso de la determinación objetiva no guardaba relación con el razonamiento subjetivo de la modificación de los síntomas o del éxito de la operación.[34] Hoving y cols. estudiaron la fiabilidad de un protocolo estandarizado de medidas del movimiento del hombro y comprobaron que la fiabilidad intra- e interobservador variaba ampliamente. Este estudio demuestra que la evaluación objetiva de la función del hombro padece diferencias de interpretación de las medidas entre los prestadores.[63]

En conjunto, los resultados de estos estudios apoyan el uso de instrumentos de medida mediante la autoevaluación del paciente, frente a los que dependen de la determinación objetiva de la función del hombro. Por tanto, en la medida en que los instrumentos de medida por autoevaluación del paciente eliminan la opinión del observador de la ecuación de medida, probablemente proporcionen la estimación de resultados de mayor importancia clínica. Para determinar la efectividad del tratamiento, los instrumentos de autoevaluación proporcionan una medida mejor del éxito que los basados en el paciente o en el proceso.

Clasificación en categorías de los instrumentos de medida

Los instrumentos de medida para la evaluación del sistema musculoesquelético se pueden clasificar en generales, específicos de articulaciones y específicos de diagnósticos. Los instrumentos de medida generales se centran en la determinación de las consecuencias de la enfermedad musculoesquelética en el estado de salud general del paciente. Aunque estos tipos de instrumentos de valoración son importantes para determinar el efecto de la enfermedad sobre el estilo de vida y la función emocional, pueden no ser muy buenos para detectar variaciones de la calidad de vida pequeñas pero clínicamente significativas.[81] Los instrumentos de medida específicos de articulaciones son los utilizados habitualmente en la valoración de resultados, y deben ser aplicables generalizadamente y válidos para una amplia gama de trastornos. Sin embargo, los apartados de estos instrumentos de medida son a menudo menos específicos de enfermedades y, por consiguiente, también son menos sensibles para detectar alteraciones por diferentes diagnósticos.[91] Los instrumentos específicos de diagnóstico son más sensibles para detectar diferencias entre criterios de valoración autoevaluados en pacientes con el mismo diagnóstico y en diferentes ocasiones para el diagnóstico de interés.[91] En la medida en que es necesaria la determinación de la calidad de vida específica de una enfermedad para determinar con exactitud el efecto beneficioso de una intervención ortopédica concreta, los instrumentos de medida de la calidad de vida específicos de diagnóstico pueden ser los más válidos, con una mayor capacidad de respuesta y más reproducibles. Sin embargo, la relación entre coste y eficacia y la aceptación de instrumentos específicos de diagnóstico puede hacer que resulte prohibitiva su administración en el marco extrahospitalario, en el que se lleva a cabo la mayor parte de la asistencia ortopédica y en el que los tratamientos basados en la evidencia son de la mayor importancia en cuanto a la valoración del coste-efectividad de intervenciones de tratamiento individuales.[133,154]

A pesar de la complejidad de determinar con exactitud la efectividad del tratamiento, los principios de la evaluación de los resultados del paciente en términos de calidad de vida continúan siendo sencillos y no han sido modificados por el rigor metodológico y estadístico. El enfoque ideal permite que todo médico cumpla el consejo de Codman de seguir a todos los pacientes tratados durante el tiempo suficiente para determinar si el tratamiento ha tenido éxito o no, y después para averiguar las razones en caso de una respuesta negativa. Esto permite además crear un plan para evitar fracasos similares en el futuro. Dicho consejo permite deducir las características del instrumento de valoración de resultados deseado:

Todo médico exige que el instrumento sea económico y fácil de administrar y de registrar, de forma que pueda utilizarlo.

Seguir a todos los pacientes tratados hace necesario que el instrumento sea aplicable a tantas situaciones diferentes como sea posible, que sea sencillo de completar y que sea posible llevarlo a cabo sin necesidad de que el paciente tenga que volver a la consulta del médico (pues, en otro caso, los pacientes con menos recursos económicos o que vivan alejados de la consulta quedarían sistemáticamente excluidos).

Tiempo suficiente significa que el instrumento permite el seguimiento durante muchos años después del tratamiento.

Determinar si el tratamiento ha tenido éxito o no significa que el instrumento debe medir factores que sean importantes para el paciente (p. ej., el bienestar y la función), y que se aplique el mismo instrumento antes y después del tratamiento, de manera que se puede definir el éxito o el fracaso significativamente, de forma rigurosa y cuantitativa en términos de variación en los resultados.

Averiguar las razones en caso de respuesta negativa obliga a que las diferencias entre las medidas previas y posteriores al tratamiento indiquen de forma fiable qué pacientes han mejorado y cuáles han empeorado, una vez realizado el tratamiento.

Evitar fracasos similares en el futuro significa que es necesario que un determinado prestador de cuidados tenga fácil acceso a los resultados para que pueda realizar los cambios oportunos, ya que a menudo los fracasos se producen por la selección de pacientes, la técnica o el tratamiento postoperatorio de un determinado prestador de cuidados, y no exclusivamente por un tipo de operación o implante utilizado.

Es evidente que los métodos existentes sobre los datos del alta hospitalaria, metaanálisis o estudios limitados a prácticas muy especializadas, no proporcionan el control de calidad individualizado aconsejado por Codman.

INSTRUMENTOS DE EVALUACIÓN DEL HOMBRO

Se pueden evaluar los diferentes instrumentos de valoración del hombro disponibles actualmente frente a los criterios de Codman. A continuación, se ofrece una muestra de los diversos tipos utilizados, de lo general a lo específico. Se han realizado numerosos estudios para comparar diferentes instrumentos de medida de resultados en términos de validez, fiabilidad y capacidad de respuesta.* Beaton y Richards realizaron una comparación prospectiva de la validez de cinco cuestionarios de autoevaluación que miden la función del hombro.[6] Los resultados de todos ellos fueron similares en cuanto a la descripción de la función del hombro de los pacientes y a la discriminación de la gravedad de cada caso. Beaton y Richards compararon también la fiabilidad prueba-reprueba y la capacidad de respuesta de cinco cuestionarios de hombro diferentes en 99 pacientes con dolor de hombro. Todos los cuestionarios tuvieron una fiabilidad aceptable, excepto la escala *Subject Shoulder Rating Scale*. Todos los cuestionarios fueron más sensibles para detectar cambios de función que los instrumentos para medir el estado de salud general;[7] teniendo en cuenta estas semejan-

---

* Véanse referencias bibliográficas: 5, 7, 27, 28, 122, 127, 129, 137, 140, 141.

Tabla 28-1 • Prueba simple del hombro*

1. ¿Su hombro está cómodo cuando el brazo está en reposo al lado del cuerpo?	Sí	No
2. ¿Le deja su hombro dormir cómodamente?	Sí	No
3. ¿Llega bien al final de la espalda para meter la camisa por dentro de los pantalones o la falda?	Sí	No
4. ¿Se puede poner la mano detrás de la cabeza, con el brazo completamente estirado al lado de la misma?	Sí	No
5. ¿Puede poner una moneda en un estante a la altura del hombro sin doblar el codo?	Sí	No
6. ¿Puede levantar 3 kilo a la altura del hombro sin doblar el codo?	Sí	No
7. ¿Puede levantar 3 kilos y medio por encima de la cabeza sin doblar el codo?	Sí	No
8. ¿Puede levantar 9 kilos a un lado, con el brazo afectado?	Sí	No
9. ¿Cree que puede lanzar una pelota pequeña a 10 m, con la mano por debajo del hombro, con el brazo lesionado?	Sí	No
10. ¿Cree que puede lanzar una pelota pequeña a 20 m, con la mano por encima del hombro, con el brazo lesionado?	Sí	No
11. ¿Puede lavarse la espalda por detrás del hombro contrario con el brazo lesionado?	Sí	No
12. ¿Le permitiría su hombro trabajar a tiempo completo en su trabajo habitual?	Sí	No

* La Prueba Simple del Hombro (SST, *Simple Shoulder Test*) se utiliza para la autoevaluación de la función general del hombro.

De Lippitt SB, Harryman DT II y Matsen FA III: *A practical tool for evaluation function: The simple shoulder test.* En Matsen FA III, Fu FH y Hawkins RJ (eds): The Shoulder: A Balance of Mobility and Stability. Rosemont, IL: American Academy of Orthopaedic Surgeons, 1993, págs. 501-518.

zas, propusieron que se pudiera elegir un cuestionario por razones prácticas, como la facilidad de administración o la puntuación.

Prueba simple del hombro (SST)

La prueba simple del hombro *(Simple Shoulder Test,* SST*)* es un instrumento breve y simple de autoevaluación específico del hombro que ha demostrado su carácter práctico en el caso de médicos con una atareada práctica privada o institucional.* La SST incluye un conjunto de 12 preguntas de respuesta cerrada (sí o no), derivadas de las molestias frecuentes de pacientes que acudieron al Departamento de Hombro de la Universidad de Washington en busca de evaluación. Las 12 preguntas se incluyen en la Tabla 28-1. Se ha demostrado que la SST: 1) es reproducible en situaciones de prueba-reprueba;[89,102] 2) es práctica si el médico está excesivamente atareado;[89,102] 3) es sensible a muy diversos trastornos del hombro;[6,89,102] y 4) puede cuantificar el cambio de las funciones del hombro a causa del tratamiento y permitir la identificación de fracasos terapéuticos.[100]

Se ha demostrado que los sujetos normales pueden realizar todas las funciones de la prueba simple del hombro en su forma básica. A pesar de ello, dicha prueba es sensible a discapacidades de hombro percibidas por los pacientes que acuden por primera vez a evaluación y tratamiento de muy diversos trastornos de dicha articulación.[6,7,89,102,122]

Cabe considerar la SST como un conjunto mínimo de datos de información funcional que pueden reunirse, en todos los casos, en el primer contacto del paciente con el médico. Si se necesitan más datos funcionales para que el cuestionario resulte más sensible, pueden agregarse preguntas a las 12 originales, siempre que se conserve intacto el grupo de datos mínimos. Por ejemplo, al estudiar a deportistas de alto rendimiento podrían agregarse interrogantes como: «¿Le permite el hombro lanzar la pelota (o servir) con la velocidad y control usuales?» «¿Le permite nadar en su entrenamiento normal?» o «¿Le permite competir con el equipo titular de la universidad del deporte que usted practica?

La sencillez de esta prueba facilita definir la función del hombro de cada paciente o de un grupo de ellos que cumplan criterios de inclusión específicos. La eficacia de un programa terapéutico puede definirse fácilmente en términos de cambios en la evaluación del individuo y en su capacidad para realizar diferentes funciones antes y después de su tratamiento.

Formulario de puntuación de Rowe para valorar la reparación de Bankart

Uno de los primeros intentos de regularizar la evaluación de la función del hombro fue la puntuación de Rowe de los resultados de la reparación de Bankart (Tabla 28-2).[123] Incluye una puntuación de potencial máximo de 100 unidades, que se subdividen en estabilidad (50 puntos), movimiento (20 puntos) y función (30 puntos). Este instrumento, específico de cada enfermedad, permite medir los buenos resultados de la cirugía frente a la inestabilidad. La escala se centra sobre todo para la reaparición de la inestabilidad (50 puntos), pero no incluye la evaluación de actividades de la vida diaria, la capacidad para dormir o el dolor. Incluye mediciones médicas y, por ello, exige que el paciente vuelva al consultorio para exploraciones seriadas.

Sistema de puntuación de la UCLA para el estudio del hombro

La escala de la Universidad de California en Los Angeles (UCLA) ha sido utilizada de forma generalizada desde que Ellman la introdujo en 1986 (Tabla 28-3).[38] Utiliza un total de 35 puntos, y se asignan al dolor y a la función de 1 a 10 puntos; y también de 1 a 5 puntos a la flexión anterógrada activa, la potencia en la flexión anterógrada y la satisfacción total del enfermo. La puntuación global se clasifica como excelente (34 a 35 puntos), satisfactoria (29 a 33 puntos) o deficiente (menos de 29 puntos). La ponderación de las preguntas tiene repercusiones interesantes; por ejemplo, si una mujer no puede hacer rotación interna hasta T-8 (es decir, ajustarse el corpiño), se le restarán cuatro puntos, y en el mejor de los casos sólo podrá obtener un resultado «satisfactorio». La puntuación incluye mediciones médicas y, en consecuencia, obliga a la persona a volver al consultorio para la práctica de exámenes seriados.

Formulario de puntuación del hombro del Hospital de Cirugía Especializada

Altchek y cols. proponen un sistema cuantitativo, basado en una puntuación posible máxima de 100 puntos para el hombro normal (Tabla 28-4).[3] El dolor cuenta 30 puntos; la evaluación funcional, 28 puntos; el dolor a la palpación, 5 puntos; maniobras para corroborar la compresión 32 puntos, y el arco de movimiento, cinco puntos. Se ha concedido al dolor la mayor importancia, porque es el síntoma que más interesa a los autores. Elaboraron

* Véanse referencias bibliográficas: 17, 37, 43, 51-53, 60, 61, 89, 100, 104, 111, 113, 124, 128, 142.

Tabla 28-2 • Sistema de puntuación de Rowe*

Sistema de puntuación	Unidades	Excelente (100-90)	Buena (89-75)	Regular (74-51)	Mala (50 o menos)
Estabilidad, ausencia de recurrencia, subluxación o aprensión	50	Ausencia de recurrencias	Ausencia de recurrencias	Ausencia de recurrencias	Recurrencia de la luxación
Temor a colocar el brazo en determinadas posiciones	30	Sin temor al colocar el brazo en elevación completa y rotación externa	Temor leve al colocar el brazo en elevación y rotación externa	Temor moderado durante la elevación y la rotación externa	Temor moderado durante la elevación y la extensión
Subluxación (que no exige reducción)	10	Sin subluxación	Sin subluxación	Sin subluxación	
Movimiento, 100% de la rotación externa normal, rotación interna y elevación	20	100% de la rotación externa normal, rotación interna y elevación completa	75% de la rotación externa normal, rotación interna y elevación completa	50% de la rotación externa normal; 75% de la rotación interna y la elevación	Ausencia de rotación externa; 50% de la elevación (sólo se puede llevar la mano a la cara) y 50% de la rotación interna
75% de la rotación externa normal; elevación y rotación interna normales	15				
50% de la rotación externa normal; 75% de la rotación interna y de la elevación	5				
50% de las rotaciones externa e interna normales, ausencia de elevación	0				
Función: sin limitación en el trabajo o en deportes; molestias mínimas o nulas	30	Realiza todo tipo de trabajo y deportes; sin limitación en las actividades realizadas por encima de la cabeza; hombro fuerte al levantar peso, nadar, jugar al tenis o en lanzamientos; sin molestias	Limitación leve para el trabajo y los deportes; hombro fuerte; molestias mínimas	Limitación moderada al realizar actividades por encima de la cabeza y al levantar grandes pesos; incapacidad para realizar lanzamientos, sacar fuerte en tenis o nadar; dolor incapacitante moderado	Limitación importante; incapacidad para realizar actividades por encima de la cabeza y para levantar peso; incapacidad para lanzar, jugar al tenis o nadar; molestias crónicas
Limitación leve en el trabajo o en deportes; molestias nulas o mínimas	25				
Limitación y molestias moderadas	10				
Limitación importante y dolor	0				
Total de unidades posibles	100				

* El Sistema de puntuación de Rowe se utiliza para evaluar los resultados de las reparaciones de Bankart.

De Rowe CR, Patel D y Southmayd WW: The Bankart procedure: A long-term end-result study. J Bone Joint Surg Am 60:1-16, 1978.

Tabla 28-3 • Sistema de puntuación de la UCLA*,†

Función/reacción medida	Puntos
Dolor	
Presencia constante e insoportable; con frecuencia empleo de fármacos potentes	1
Presencia constante pero soportable; utilización ocasional de fármacos potentes	2
Nulo o ligero en reposo; presente durante actividades ligeras; utilización frecuente de salicilatos	4
Presente sólo durante actividades intensas o especiales; utilización ocasional de salicilatos	6
Ocasional y ligero	8
Nulo	10
Función	
Incapacidad para utilizar la extremidad	1
Sólo son posibles actividades ligeras	2
Capacidad para realizar las tareas domésticas o la mayor parte de las actividades de la vida diaria	4
Puede hacer la mayor parte de las tareas domésticas, ir de compras y conducir; puede arreglarse el pelo y vestirse y desvestirse, y hasta abrocharse el sujetador	6
Sólo ligeras limitaciones; capacidad para realizar actividades por encima del hombro	8
Actividades normales	10
Flexión activa hacia adelante	
150° o más	5
120° a 150°	4
90° a 120°	3
45° a 90°	2
30° a 45°	1
Menos de 30°	0
Fuerza de la flexión hacia adelante (prueba muscular manual)	
Grado 5 (normal)	5
Grado 4 (buena)	4
Grado 3 (regular)	3
Grado 2 (mala)	2
Grado 1 (contracción muscular)	1
Grado 0 (nula)	0
Satisfacción del paciente	
Satisfecho y mejor	5
Insatisfecho y peor	0

* El sistema de puntuación de la Universidad de California – Los Ángeles (UCLA) se utiliza para evaluar la función del hombro y la satisfacción del paciente.

† Máxima puntuación de 35 puntos.

De Ellman H, Hanker G y Bayer M: Repair of the rotator cuff: End-result study of factors influencing reconstruction. J Bone Joint Surg Am 68 1136-1144, 1986.

Tabla 28-4 • Sistema de puntuación del *Hospital de Cirugía Especializada**

	N.° de puntos
Dolor (30 puntos)	
Ninguno = 6 puntos, leve = 3, moderado = 2, fuerte = 0 durante	
1. Práctica de deportes	____
2. Actividades por encima del nivel de la cabeza no deportivas	____
3. Actividades de la vida diaria	____
4. Sentado en reposo	____
5. El sueño	____
Total	____
Limitación funcional (28 puntos)	
Ninguna = 6 puntos, leve = 3, moderada = 2, fuerte = 0 durante	
1. Práctica de deportes con la mano por encima de la cabeza	____
2. Práctica de deportes en las que no interviene el hombro	____
3. Alcanzar objetos por encima de la cabeza	____
4. Actividades no concretas de la vida diaria	____
Total	____
Dolor a la palpación (5 puntos)	
Ninguno = 5 puntos, en una o dos localizaciones = 3, en más de dos localizaciones = 0	
Total	____
Maniobras de pinzamiento (32 puntos)	
Se asignan los números de puntos indicados para cada maniobra, siguiendo una pauta de todos o ninguno, asignándose 0 puntos si la maniobra es	
1. Signo de pinzamiento (15)	____
2. Signo de abducción (12)	____
3. Signo de aducción (5)	____
Total	____
Arco de movimiento (5 puntos)	
Se asigna un punto por cada 20° de pérdida de movimiento en cualquier plano, hasta un máximo de 5 puntos	
Total	____

* El sistema de puntuación del Hospital de Cirugía Especializada (HSS) se emplea para evaluar los resultados de la acromioplastia.

De Altchek DW, Warren RF, Wickiewicz TL y cols: Arthroscopic acromioplasty: Technique and results. J. Bone Joint Surg Am 72:1198-1207, 1990.

una escala de resultados globales que los definía como excelentes si se alcanzaban de 90 a 100 puntos; satisfactorios, de 70 a 89 puntos; medianos, de 50 a 69 puntos y deficientes, menos de 50 puntos. El Formulario del Hospital de Cirugía Especializada de Hombro depende totalmente de las mediciones médicas, por lo que obliga al paciente a volver al consultorio para exámenes seriados.

Sistema de puntuación de Constant

En 1987, Constant y Murley presentaron su método para medir la función del hombro (Tabla 28-5).[26] Incluye una estimación numérica de la función individual y evalúa el dolor. La asignación cuantitativa incluye 15 puntos para el dolor, 20 para actividades de la vida diaria, 40 para el arco de movimiento y 35 para la fuerza o potencia. La puntuación de Constant asigna el 75% de los puntos teniendo en cuenta las mediciones médicas; obliga al paciente a volver al consultorio para la práctica de exámenes seriados.

Formulario de la *American Shoulder and Elbow Surgeons*

Este formulario incluye una sección de autoevaluación del paciente y una de mediciones médicas.[120] La cumplimentación de la primera sección lleva unos 3 minutos, no requiere ayuda y comprende una sección de actividades de la vida diaria que se miden en una escala ordinal de cuatro puntos y en escalas analógicas visuales para valorar el dolor y la inestabilidad. Es posible obtener una puntuación del hombro con arreglo a las escalas del dolor (50%) y una puntuación acumulada (AVD) (50%). La sección de mediciones médicas abarca datos demográficos y evaluaciones del arco de movimiento, signos físicos, potencia y estabilidad.

Se dispone de una versión modificada de este formulario, que refleja la disfunción de toda la extremidad superior, incluyendo mano, muñeca, codo y hombro (Tabla 28-6). Se basa en el supuesto

Tabla 28-5 • Sistema de puntuación de Constant*

Dolor	**Puntos**
Ninguno	15
Leve	10
Moderado	5
Fuerte	0

Actividades de la vida diaria

Nivel de actividad	*Puntos*
Trabajo total	4
Recreativas/deportivas totales	4
Sueño normal	2

Colocación	*Puntos*
Hasta la cintura	2
Hasta el apéndice xifoides	4
Hasta el cuello	6
Hasta la parte superior de la cabeza	8
Por encima de la cabeza	10

Total para las actividades de la vida diaria: 20

Puntos para la elevación hacia adelante y lateral

Elevación (grados)	*Puntos*
0-30	0
31-60	2
61-90	4
91-120	6
121-150	8
151-180	10

Puntuación de la rotación externa

Posición	*Puntos*
Mano detrás de la cabeza con el codo hacia adelante	2
Mano detrás de la cabeza con el codo hacia atrás	2
Mano sobre la cabeza con el codo hacia adelante	2
Mano sobre la cabeza con el codo hacia atrás	2
Elevación completa desde la posición sobre la cabeza	2

Total: 10

Puntuación de la rotación interna

Posición	*Puntos*
Dorso de la mano a la parte lateral del muslo	0
Dorso de la mano a la nalga	2
Dorso de la mano a la unión lumbosacra	4
Dorso de la mano a la cintura (3ª vértebra lumbar)	6
Dorso de la mano hacia la 12ª vértebra dorsal	8
Dorso de la mano hacia la región interescapular (VD 7)	10

* El Sistema de puntuación de Constant se utiliza para evaluar la función general del hombro, tanto de forma objetiva como subjetiva.

De Constant CR y Murley AHG: A clinical method of functional assessment of the shoulder. Clin Orthop 214:160-164, 1987.

Tabla 28-6 • Sistema de puntuación de ASES*

Autoevaluación de ASES del paciente: Cuestionario sobre inestabilidad

¿Siente inestabilidad en el hombro (como si se fuera a salir de su sitio)?	SÍ	NO
¿Cómo calificaría la inestabilidad del hombro (señale en la línea)? 0 ⎯⎯⎯⎯⎯⎯⎯⎯⎯⎯ 10 Muy estable — Muy inestable		

Autoevaluación de ASES del paciente: Cuestionario para las actividades de la vida diaria

Rodee con un círculo el número del apartado que indica su capacidad para hacer las siguientes actividades:
0 = incapaz de hacerla; 1 = con mucha dificultad; 2 = con alguna dificultad; 3 = sin dificultad

Actividad	*Brazo derecho*				*Brazo izquierdo*			
1. Ponerse un abrigo	0	1	2	3	0	1	2	3
2. Dormir sobre el lado dolorido o afectado	0	1	2	3	0	1	2	3
3. Lavarse la espalda o abrocharse el sujetador	0	1	2	3	0	1	2	3
4. Realizar el aseo personal	0	1	2	3	0	1	2	3
5. Peinarse	0	1	2	3	0	1	2	3
6. Llegar a una estantería	0	1	2	3	0	1	2	3
7. Levantar 5 kg por encima del hombro	0	1	2	3	0	1	2	3
8. Lanzar una pelota con la mano por encima del hombro	0	1	2	3	0	1	2	3
9. Realizar el trabajo habitual – especificar	0	1	2	3	0	1	2	3
10. Realizar la actividad deportiva habitual – especificar:	0	1	2	3	0	1	2	3

Valoración de ASES del médico: arco de movilidad

Arco de movilidad	*Derecho*		*Izquierdo*	
Movilidad completa del hombro; preferible con goniómetro	Activa	Pasiva	Activa	Pasiva
Elevación hacia adelante (ángulo máximo entre brazo y tronco)				
Rotación externa (brazo a un lado con comodidad)				
Rotación externa (brazo en 90° de abducción)				
Rotación interna (punto anatómico posterior más alto alcanzado con el pulgar)				
Abducción con el brazo cruzando el tórax por delante (fosa antecubital al acromion opuesto)				

Valoración por el médico: Signos
0 = ninguno; 1 = suave; 2 = moderado; 3 = grave

Signo	*Derecho*				*Izquierdo*			
Dolor a la palpación en el supraespinoso o el troquíter	0	1	2	3	0	1	2	3
Dolor a la palpación en la articulación acromioclavicular	0	1	2	3	0	1	2	3
Dolor a la palpación en el tendón del bíceps (o rotura)	0	1	2	3	0	1	2	3
Otros puntos dolorosos – nombrar:	0	1	2	3	0	1	2	3
Pinzamiento I (elevación pasiva hacia adelante en rotación interna ligera)	S	N			S	N		
Pinzamiento II (rotación interna pasiva con 90° de flexión)	S	N			S	N		
Pinzamiento III (arco doloroso clásico – 90° de abducción activa)	S	N			S	N		
Crepitación subacromial	S	N			S	N		
Cicatrices – localización:	S	N			S	N		
Atrofia–localización:	S	N			S	N		
Deformidad – describir:	S	N			S	N		

* El Sistema de puntuación del *American Shoulder and Elbow Surgeons* (ASES) se utiliza para evaluar la función general del hombro, tanto objetiva como subjetiva.
MRC, *Medical Research Council.*
De Richards RR, An K-N, Bigliani LU y cols: A standardized method for assessment of shoulder function. J Shoulder Elbow Surg 3:347-352, 1994.

Continúa

Tabla 28-6 • (*Continuación*) Sistema de puntuación de ASES

Autoevaluación de ASES del paciente: Cuestionario sobre inestabilidad

0 = contracción nula; 1 = vacilante; 2 = movimiento con gravedad eliminado; 3 = movimiento contra la gravedad; 4 = movimiento contra cierta resistencia; 5 = potencia normal

	Derecho						*Izquierdo*					
¿Afecta el dolor a la prueba?	S	N					S	N				
Elevación hacia delante	0	1	2	3	4	5	0	1	2	3	4	5
Abducción	0	1	2	3	4	5	0	1	2	3	4	5
Rotación externa (brazo cómodamente a un lado)	0	1	2	3	4	5	0	1	2	3	4	5
Rotación interna (brazo cómodamente a un lado)	0	1	2	3	4	5	0	1	2	3	4	5

Valoración de ASES del médico: Inestabilidad

0 = ninguna; 1 = leve (desplazamiento de 0 cm a 1 cm); 2 = moderada (desplazamiento de 1 cm a 2 cm o hasta el borde glenoideo); 3 = grave (desplazamiento >2 cm o por encima del borde glenoideo)

Desplazamiento anterior	0	1	2	3	0	1	2	3
Desplazamiento posterior	0	1	2	3	0	1	2	3
Desplazamiento interno (signo del surco)	0	1	2	3	0	1	2	3
Aprensión anterior	0	1	2	3	0	1	2	3
¿Se reproducen los síntomas?	S	N			S	N		
¿Hay inestabilidad voluntaria?	S	N			S	N		
¿Prueba de recolocación positiva?	S	N			S	N		
¿Laxitud ligamentosa generalizada?	S N							
Otros hallazgos físicos:								
Nombre del que ha realizado la exploración								Fecha

de que el brazo es una cadena cinemática que actúa de manera concertada, porque todos los elementos son importantes para colocar la mano en la posición de prensión y la manipulación del entorno.

Índice de gravedad del hombro

Concebido por Patte, el instrumento en cuestión tiene como objetivo evaluar discapacidades crónicas y dolorosas del hombro (Tabla 28-7).[115] Su realización dura unos 7 minutos, y con él se evalúa el dolor en situaciones de la vida diaria, actividades funcionales, potencia e impedimentos cotidianos. Incluye siete preguntas acerca del dolor, 20 de la función, y una para la potencia, impedimentos y satisfacción, respectivamente.[6]

Otros recursos

Muchos grupos han modificado los sistemas de puntuación mencionados para adaptarlos a diversas situaciones clínicas. Kay y Amstutz revisaron la puntuación de la UCLA para aplicarla de manera específica a resultados de hemiartroplastia.[74] Esta versión modificada, específica de dicho tratamiento, se muestra en la Tabla 28-8.

Otros recursos de evaluación también son muy específicos de enfermedades. Un ejemplo sería el formulario propuesto por Poigenfurst y cols. para valorar en particular los resultados de la separación acromioclavicular y su tratamiento (Tabla 28-9).[117] Dawson y cols. idearon un cuestionario de autoevaluación específico para la evaluación de la inestabilidad del hombro. Este instrumento estaba bastante relacionado con la puntuación de Rowe en términos de validez y fiabilidad.[33]

Grupos específicos de pacientes son la población «destinataria» de otros cuestionarios. Tibone y Bradley propusieron un sistema de puntuación cuyo objetivo era evaluar los problemas del hombro del deportista y los resultados.[136] Este formulario se presenta en la Tabla 28-10.

Dawson y cols. publicaron su cuestionario para evaluar las percepciones de los pacientes antes y después de la cirugía del hombro;[32] este cuestionario de 12 puntos fue creado específicamente para valorar los resultados de operaciones del hombro, excluyendo métodos de estabilización (Tabla 28-11).

Otros autores han utilizado series de preguntas destinadas a corroborar los antecedentes personales y el estado funcional del enfermo, así como los resultados postoperatorios. Por ejemplo, las clínicas Hughston y Steadman-Hawkins usan los formularios que se reproducen en las Tablas 28-12 y 28-13.

La *Academy of Orthopaedic Surgeons* de Estados Unidos ha elaborado un cuestionario para valorar la función de la extremidad superior, que incluye mano, muñeca, codo y hombro; es parte de su plan para la creación de un sistema de evaluación de re-

(El texto continúa en la página 1403)

Tabla 28-7 • Sistema de puntuación de la gravedad de trastornos del hombro*

Índice algofuncional de Patte para el hombro

Nombre ________ Apellidos ________ Fecha ________

Hombro: *derecho/izquierdo*
Número de archivo: ________ Documentos acompañantes: ________

Diagnóstico: ________

Dolor (D)
Elija la cifra que describe mejor el dolor que experimenta:
- 0: Ausencia del dolor
- 1: Dolor leve
- 2: Dolor moderado
- 3: Dolor fuerte
- 4: Dolor insoportable

Coloque esta cifra en cada columna y después multiplique por el coeficiente:

En reposo con el brazo colgando o doblado	________	X	2	= ________
En cuanto intenta levantar el brazo	________	X	1,5	= ________
Sólo cuando repite el movimiento	________	X	1	= ________
Durante un movimiento brusco	________	X	0,5	= ________
Si no puede dormir sobre el hombro afectado, añada 1 punto			+1	= ________
Si tiene la sensación de que algo «se bloquea» cuando intenta levantar el brazo:				
Hacia delante, añada 2 puntos			+2	= ________
Hacia un lado, añada 1 punto			+1	= ________
Si necesita tomar analgésicos:				
Continuamente: añada 4 puntos			+4	= ________
De vez en cuando: añada 2 puntos			+2	= ________
			Puntos =	/30*

Índice funcional (I)

Se deben realizar movimientos con el hombro afectado, aunque se trate de movimientos no habituales y **sin la ayuda de la otra mano** y «sin hacer trampas», utilizando la cabeza o el tronco

Conteste por favor a cada pregunta, utilizando el siguiente sistema de puntos:
- 0: Sin dificultad
- 1: Con dificultad/0,5/1,5
- 2: Imposible

¿Puede hacer lo siguiente?:

1. Higiene personal
   - Lavarse la frente o maquillarse sin ayuda = ________
   - Lavarse completamente el cabello (incluso por detrás) = ________
   - Lavarse la axila del lado contrario = ________
   - Lavarse en la zona de la escápula del lado contrario (desde delante) = ________
   - Limpiarse (después de ir al baño) = ________

   ..../10

2. Vestirse
   - Ponerse un pantalón ajustado y abrocharse el cinturón = ________
   - Ponerse y quitarse un jersey por la cabeza = ________
   - Ponerse una chaqueta, terminando con el hombro afectado = ________
   - Meterse la camisa por dentro de la falda o de los pantalones (incluso por detrás) = ________

   ..../8

3. Comer sentado en la mesa
   - Comer la sopa con cuchara (sin poner el codo en la mesa) = ________
   - Levantar una botella llena (1 l) con el brazo extendido = ________
   - Servirse en un vaso con la botella = ________

   ..../6

* El Sistema de puntuación de la gravedad de los trastornos del hombro fue desarrollado por Patte para la autoevaluación por el paciente del hombro doloroso o con discapacidad crónica. Con permiso de Patte D: Directions for the use of the index severity for painful and/or chronically disabled shoulders [separata]. Artículo presentado en el primer Congreso Abierto de la Sociedad Europea de Cirugía del Hombro y del Codo [SECEC], París 1987, págs. 36-41.

Continúa

Tabla 28-7 • (*Continuación*) Sistema de puntuación de la gravedad de trastornos del hombro

4. Gestos diarios (intente hacerlos aunque no sean los habituales)
   - Hacer punto, planchar, cepillar = ________
   - Saludo militar = ________
   - Abrir y cerrar ventanas (o colocar cosas ligeras en un estante):
     - A cualquier altura = ________
     - Por encima de la cabeza = ________
   - Cambiar una bombilla de una lámpara de techo = ________
   - Limpiar los cristales de la ventana por encima de la cabeza = ________
   - Abrir una puerta empujando y estirando los brazos hacia los lados = ________
   - Cambiar de marcha en un coche (meter la marcha atrás) = ________

............/16

Índice funcional total

I = [ ] /40

Fuerza muscular (FM)

¿Qué cantidad de fuerza para levantar un objeto (de 2 kg) con los brazos estirados horizontalmente cree haber perdido?

Fuerza normal	= 0
Fuerza inferior a la normal en situaciones de fatiga	= 3 a 5
La mitad de la fuerza habitual	= 6 a 10
Ninguna fuerza para levantar objetos	= 15

FM = [ ] /15

Incapacidad diaria (ID)

Califique su incapacidad entre el 0% y el 100%

0% |—|—|—|—|—|—|—|—|—|—|—|—|—|—|—|—| 100%

(Ninguna incapacidad) (Incapacidad insoportable)

(La cifra que se anotará será la marcada en centímetros por el paciente) H = [ ] /15

Total = (D+ 1 + FM + ID)

El índice algofuncional (AF)[+] para el valor funcional del hombro explorado es:

100 – total AF + = %

Evaluación del resultado

	Ajustes			Resultado subjetivo		
	TB 1	B 2	M + 3	M – 4	E 5	1
Índice algofuncional (postoperatorio)	>90%	>75%	>66%	>50%	<50%	2 3
Comparación entre los índices algofuncionales pre- y postoperatorio			>25%	<25%		4 5

Favorable

Hombro doloroso crónico: el dolor debe ser <5 para el resultado favorable

Paciente activo: se debe multiplicar la fuerza muscular MS × 2

Pacientes de edad avanzada con actividad limitada o implantación de prótesis: Se debe dividir la fuerza muscular entre 2 MS / 2

Desfavorable

Muy contento [ ] Contento [ ] Insatisfecho [ ]

[+] Se puede utilizar este índice algofuncional sólo si el dolor (D) es inferior a 15. De lo contrario, se debe calcular de nuevo el índice, una vez remitido el episodio de dolor.

Tabla 28-8 • Sistema de puntuación de la UCLA: modificación para hemiartroplastia*

	Puntuación	Hallazgos
Dolor	1	Constante, insoportable; utilización frecuente de fármacos potentes
	2	Constante, pero soportable; utilización ocasional de fármacos potentes
	4	Nulo o ligero en reposo; aparece con actividad ligera; utilización frecuente de salicilatos
	5	Sólo con actividades intensas o determinadas; utilización ocasional de salicilatos
	8	Ocasional y leve
	10	Ningún dolor
Función		
	1	Incapacidad para utilizar el brazo
	2	Sólo actividades muy ligeras
	4	Tareas ligeras del hogar o la mayor parte de las actividades diarias
	5	La mayor parte de las tareas del hogar, lavarse el cabello, ponerse el sujetador, ir de compras, conducir
	8	Sólo ligeras limitaciones; puede realizar actividades por encima del hombro
	10	Actividades normales
Potencia muscular y movimiento		
	1	Anquilosis con deformidad
	2	Anquilosis con buena posición funcional
	4	Potencia muscular escasa o regular; elevación inferior a 60°; rotación interna inferior a 45°
	5	Potencia muscular regular o buena; elevación de 90°; rotación interna de 90°
	8	Potencia muscular buena o normal; elevación de 140°; rotación externa de 20°
	10	Potencia muscular normal; movimiento casi normal

* Se utiliza una modificación del sistema de puntuación de la UCLA para evaluar los resultados de la hemiartroplastia del hombro.
De Kay SP y Amstutz HC: Shoulder hemiarthroplasty at UCLA. Clin Orthop 228:42-44,1988.

Tabla 28-9 • Sistema de puntuación de la separación acromioclavicular*

Criterios de calificación según Poigenfurst y cols. (1987)

Excelente

Limitación máxima de la movilidad nunca superior a 10° en comparación con el lado contralateral
Ausencia de síntomas (excepto sensibilidad a los cambios de tiempo)
Forma física completa (sin parestesias)
Datos radiológicos: ausencia de luxación o subluxación

Buena

Limitación de la movilidad que oscila entre 1° y 20°, en comparación con el lado contralateral
Síntomas mínimos durante la carga
Forma física atlética completa (parestesias mínimas laterales a la cicatriz)
Datos radiológicos: ausencia de luxación; subluxación que llega hasta la mitad del diámetro clavicular

Mala

Limitación de la movilidad superior a 20°, en comparación con el lado contralateral
Síntomas durante las actividades normales o incluso en reposo
Reducción evidente de la forma física atlética (parestesias laterales desde la cicatriz)
Datos radiológicos; luxación

* El sistema de puntuación fue desarrollado por Poigenfurst y cols. específicamente para la evaluación de los resultados después de la separación acromioclavicular.
De Poigenfurst J, Orthner E y Hoffman J: Technik und ergebnisse der koraklavikularen verschraubung bei frischen Akromioklavikularzerreissungen. Acta Chir Austriaca 1:11-16, 1987.

Tabla 28-10 • Sistema de puntuación de los criterios de valoración del hombro del deportista*

Nombre ______________ Edad ______________ Sexo ______________

Mano dominante (R) ______________ (L) (Ambidiestro) ______________

Tipo de deporte ______________

Posición de juego ______________

Años de práctica deportiva ______________

Lesiones previas ______________

Nivel de actividad	*Diagnóstico*	
1. Profesional (Liga principal)	1. Inestabilidad anterior	7. Artrosis acromioclavicular
2. Profesional (Liga infantil)	2. Inestabilidad posterior	8. Reparación del manguito de los rotadores (parcial)
3. Universitario	3. Inestabilidad multidireccional	9. Reparación del manguito de los rotadores (completa)
4. Escuela superior	4. Luxaciones recurrentes	10. Rotura del tendón del bíceps
5. Aficionado (a tiempo completo)	5. Síndrome de pinzamiento	11. Tendinitis calcificante
6. Aficionado (a tiempo parcial)	6. Síndrome acromioclavicular	12. Fractura

Subjetivo (90 puntos)

I. Dolor	*Puntos*
Ausencia de dolor en la competición	10
Dolor sólo después de la competición	8
Dolor durante la competición	6
Dolor que impide jugar	4
Dolor con las AVD	2
Dolor en reposo	0
II. Fuerza/resistencia	
No hay pérdida de fuerza; fatiga normal en la competición	10
Pérdida de fuerza después de la competición; fatiga precoz durante el juego	8
Pérdida de fuerza durante la competición; fatiga anómala durante la competición	6
Pérdida de fuerza o fatiga que impide la competición	4
Pérdida de fuerza o fatiga con las AVD	2
Pérdida de fuerza o fatiga que impide las AVD	0
III. Estabilidad	
Ausencia de laxitud durante la competición	10
Subluxación recurrente durante la competición	8
Síndrome del brazo muerto durante la competición	6
Subluxaciones recurrentes que impiden la competición	4
Subluxaciones recurrentes durante las AVD	2
Luxaciones	0
IV. Intensidad	
Horas de competición desde antes de la lesión hasta después de producirse (100%)	10
Horas de competición desde antes de la lesión hasta después de producirse (<75%)	8
Horas de competición desde antes de la lesión hasta después de producirse (<50%)	6
Horas de competición desde antes de la lesión hasta después de producirse (<25%)	4
Horas de AVD desde antes de la lesión hasta después de producirse (100%)	2
Horas de AVD desde antes de la lesión hasta después de producirse (<50%)	0
V. Rendimiento	
Al mismo nivel, igual destreza	50
Al mismo nivel, disminución de la destreza	40
Al mismo nivel, disminución de la destreza, inaceptable para un deportista	30
Disminución de nivel con destreza aceptable a dicho nivel	20
Disminución de nivel, destreza inaceptable	10
Incapacidad para competir, necesidad de cambiar de deporte	0

Objetivo (10 puntos)

Arco de movilidad	
Rotación externa normal a 90° hasta la posición de 90°; elevación normal	10
Pérdida de rotación externa de menos de 5°; elevación normal	8
Pérdida de rotación externa de menos de 10°; elevación normal	6
Pérdida de rotación externa de menos de 15°; elevación normal	4
Pérdida de rotación externa de menos de 20°; elevación normal	2
Pérdida de rotación externa superior a 20° o cualquier pérdida de elevación	0

Resultados globales

Excelentes	90-100	Puntos
Buenos	70-89	Puntos
Regulares	50-69	Puntos
Malos	<50	Puntos

* El sistema de puntuación de los criterios de valoración del hombro del deportista se utiliza para evaluar la función general del hombro específicamente en deportistas.

AVD, actividades de la vida diaria. De Tibone JE y Bradley J: Evaluation of treatment outcomes for the athlete's shoulder. En Matsen FA III, Fu FH y Hawkins RJ (eds.): The Shoulder: A Balance of Mobility and Stability. Rosemont, IL: American Academy of Orthopaedic Surgeons, 1993, págs. 526-527.

Tabla 28-11 • Sistema de puntuación para cirugía del hombro

Apartado	Categorías de puntuación
Durante las últimas 4 semanas	
1. ¿Cómo describiría el peor dolor que ha sentido en el hombro?	1 Ninguno 2 Leve 3 Moderado 4 Fuerte 5 Insoportable
2. ¿Ha tenido problemas para vestirse solo a causa del hombro?	1 Ningún problema en absoluto 2 Algún problema 3 Problemas moderados 4 Dificultad extrema 5 Imposible hacerlo
3. ¿Ha tenido algún problema para entrar o salir de un coche o para utilizar el transporte público a causa del hombro (sea lo que fuera lo que solía utilizar)?	1 Ningún problema 2 Algún problema 3 Problemas moderados 4 Dificultad extrema 5 Imposible hacerlo
4. ¿Ha podido utilizar alguna vez un tenedor y un cuchillo al mismo tiempo?	1 Sí, con facilidad 2 Con alguna dificultad 3 Con dificultades moderadas 4 Con dificultad extrema 5 No, imposible
5. ¿Podría hacer la compra usted solo?	1 Sí, con facilidad 2 Con alguna dificultad 3 Con dificultades moderadas 4 Con dificultad extrema 5 No, imposible
6. ¿Podría llevar una bandeja con un plato de comida por la habitación?	1 Si, con facilidad 2 Con alguna dificultad 3 Con dificultades moderadas 4 Con dificultad extrema 5 No, imposible
7. ¿Podría cepillarse el pelo o peinarse con el brazo afectado?	1 Sí, con facilidad 2 Con alguna dificultad 3 Con dificultades moderadas 4 Con dificultad extrema 5 No, imposible
8. ¿Cómo describiría el dolor que solía tener en el hombro?	1 Ninguno 2 Leve 3 Moderado 4 Fuerte 5 Insoportable
9. ¿Podría colgar la ropa en el armario con el brazo afectado?	1 Sí, con facilidad 2 Con alguna dificultad 3 Con dificultades moderadas 4 Con dificultad extrema 5 No, imposible
10. ¿Podía lavarse y secarse por debajo de los brazos usted solo?	1 Sí, con facilidad 2 Con alguna dificultad 3 Con dificultades moderadas 4 Con dificultad extrema 5 No, imposible
11. ¿Hasta qué punto ha interferido el dolor del hombro con su trabajo habitual (incluidas las tareas del hogar)?	1 Nada 2 Un poco 3 De forma moderada 4 Mucho 5 Totalmente
12. ¿Le ha molestado el dolor del hombro en la cama por la noche?	1 Ninguna noche 2 Sólo 1 ó 2 noches 3 Algunas noches 4 La mayoría de las noches 5 Todas las noches

* El Sistema de puntuación para la cirugía del hombro fue desarrollado por Dawson y cols. para la autoevaluación del paciente de la función general del hombro después de la cirugía.
De Dawson J, Fitzpatrick R y Carr A: Questionnaire on the perceptions of patients about shoulder surgery. J Bone Joint Surg Br 78:593-600, 1996.

Tabla 28-12 • Anamnesis para el seguimiento del hombro de la *Hughston Sports Medicine Foundation***

1. ¿Con qué frecuencia le duele el hombro?	0 1 2 3 4 5 6 7 8 9 10	Nunca	Todo el tiempo
2. ¿Cómo es de fuerte el peor dolor que ha podido sentir?	0 1 2 3 4 5 6 7 8 9 10	Ninguno	Atroz, necesité analgésicos
3. ¿Le duele el hombro por la noche?	0 1 2 3 4 5 6 7 8 9 10	No	Mucho, no me deja dormir
4. ¿Se irradia el dolor del hombro hacia el cuello o hacia el brazo?	0 1 2 3 4 5 6 7 8 9 10	Nunca	Siempre
5. ¿Nota algún ruido al mover el hombro?	0 1 2 3 4 5 6 7 8 9 10	No	Fuerte, siempre
6. ¿Se le bloquea el hombro cuando lo mueve?	0 1 2 3 4 5 6 7 8 9 10	Nunca	Mucho, continuamente
7. ¿Se le sale el hombro de su sitio cuando lo mueve?	0 1 2 3 4 5 6 7 8 9 10	No	Mucho, continuamente
8. ¿Nota el hombro rígido?	0 1 2 3 4 5 6 7 8 9 10	No	No puedo mover el hombro
9. ¿Tiene la sensación de tener el brazo «como muerto» con determinadas actividades?	0 1 2 3 4 5 6 7 8 9 10	No	Cada vez que intento realizar dicha actividad
10. ¿Cómo clasificaría la fuerza de su hombro en comparación con el normal del otro lado?	0 1 2 3 4 5 6 7 8 9 10	Igual	No tiene fuerza
11. ¿Puede empujar objetos?	0 1 2 3 4 5 6 7 8 9 10	Sin problema	Incapaz
12. ¿Puede tirar de objetos?	0 1 2 3 4 5 6 7 8 9 10	Sin problema	Incapaz
13. ¿Puede lanzar objetos?	0 1 2 3 4 5 6 7 8 9 10	Sin problema	Incapaz
14. ¿Puede levantar objetos (hasta 5 a 7 kg)?	0 1 2 3 4 5 6 7 8 9 10	Sin problema	Incapaz
15. ¿Puede transportar objetos (5 a 7 kg) con los brazos a los lados del cuerpo?	0 1 2 3 4 5 6 7 8 9 10	Sin problema	Incapaz
16. ¿Puede cepillarse el pelo?	0 1 2 3 4 5 6 7 8 9 10	Sin problema	Incapaz
17. ¿Puede comer con cubiertos?	0 1 2 3 4 5 6 7 8 9 10	Sin problema	Incapaz
18. ¿Puede dormir sobre el lado afectado?	0 1 2 3 4 5 6 7 8 9 10	Sin problema	Incapaz
19. ¿Puede lavarse la axila del lado opuesto?	0 1 2 3 4 5 6 7 8 9 10	Sin problema	Incapaz
20. ¿Puede utilizar la mano afectada para el aseo diario?	0 1 2 3 4 5 6 7 8 9 10	Sin problema	Incapaz
21. ¿Puede llegar al bolsillo trasero del pantalón o abrocharse el sujetador?	0 1 2 3 4 5 6 7 8 9 10	Sin problema	Incapaz
22. ¿Puede vestirse?	0 1 2 3 4 5 6 7 8 9 10	Sin problema	Incapaz
23. ¿Puede utilizar la mano afectada a la altura del hombro?	0 1 2 3 4 5 6 7 8 9 10	Sin problema	Incapaz
24. ¿Puede utilizar la mano afectada por encima de la cabeza?	0 1 2 3 4 5 6 7 8 9 10	Sin problema	Incapaz
25. ¿Puede realizar su trabajo habitual?	0 1 2 3 4 5 6 7 8 9 10	Sin problema	Incapaz
26. ¿Puede practicar su deporte habitual?	0 1 2 3 4 5 6 7 8 9 10	Sin problema	Incapaz
27. ¿Ha cambiado su estilo de vida por culpa del hombro?	0 1 2 3 4 5 6 7 8 9 10	Nada en absoluto	Por completo
28. ¿Está satisfecho con la función del hombro desde la intervención?	0 1 2 3 4 5 6 7 8 9 10	Sí	No

COMENTARIOS:

* El formulario para la anamnesis en el seguimiento del hombro de la *Hughston Sports Medicine Foundation* se utiliza para la autoevaluación del paciente de la función general del hombro y la satisfacción.

De J.C. Hughston, Hughston Sports Medicine Clinic, Columbus, GA.

Tabla 28-13 • Formulario de Hawkins para la evaluación del hombro*

Valoración postoperatoria del dolor

1. ¿Ha mejorado el dolor con respecto al que tenía antes de la operación? S N

2. ¿Cómo es de fuerte el dolor que tiene ahora? Señale en la línea

Ningún dolor — El peor dolor que se pueda tener

3. Cree que su dolor . . . (señale una)

Está mejorando Está igual Está peor

4. ¿Necesita tomar analgésicos? S N

5. ¿Necesita tomar narcóticos? S N

6. En caso afirmativo, ¿cuántos al día? n.º__ comprimidos

Función

Marque el número que indica su capacidad para realizar las siguientes actividades:

0 = incapaz; 1 = con mucha dificultad; 2 = con alguna dificultad; 3 = sin dificultad

Actividad	*Brazo derecho*	*Brazo izquierdo*
Ponerse el abrigo	0 1 2 3	0 1 2 3
Dormir de lado	0 1 2 3	0 1 2 3
Lavarse la espalda/abrocharse el sujetador	0 1 2 3	0 1 2 3
Realizar el aseo personal	0 1 2 3	0 1 2 3
Peinarse	0 1 2 3	0 1 2 3
Llegar a una estantería alta	0 1 2 3	0 1 2 3
Levantar 5 kg por encima del hombro	0 1 2 3	0 1 2 3
Lanzar una pelota por encima de la cabeza	0 1 2 3	0 1 2 3
Realizar un trabajo modificado (detallar):	0 1 2 3	0 1 2 3
Practicar el deporte habitual (detallar):	0 1 2 3	0 1 2 3
Practicar un deporte modificado (detallar):	0 1 2 3	0 1 2 3

¿A qué nivel puede practicar deporte? (Señale uno)

________ 1. Muy por debajo del nivel previo a la lesión

________ 2. Ligeramente por debajo del nivel previo a la lesión

________ 3. Igual que antes de la lesión

________ 4. A un nivel superior al previo a la lesión

Satisfacción global

Muy satisfecho — Descontento

* El Formulario de Hawkins para la evaluación del hombro se utiliza para que el paciente evalúe la función de su propio hombro y su estado de satisfacción personal.

De R.J. Hawkins, Steadman Hawkins Clinic, Vail, CO.

sultados por especialidades para prácticamente todos los sistemas musculoesqueléticos.[2] Los cuestionarios cuentan también con una sección del estado global de salud. El segmento específico de la extremidad superior se presenta en la Tabla 28-14. Se han establecido también valores de referencia. Estos datos son importantes para determinar si es posible distinguir a las personas tratadas de las no tratadas que sirven como grupo de referencia, y para determinar el grado de significación clínica de la variación entre antes y después del tratamiento[64]

En 1991, un grupo de reumatólogos presentó su método para evaluar el hombro, al cual llamaron Índice de Dolor e Incapacidad del Hombro.[121] Incluye cinco escalas analógicas visuales que valoran el dolor, y ocho que puntúan la función. La aplicación del índice lleva unos 3 a 5 minutos por parte del paciente, y su «calificación» es relativamente sencilla; también se orienta a la función global y al dolor del hombro.

La Escala de Puntuación Subjetiva del Hombro, propuesta en 1992, utiliza innumerables reactivos de selección múltiple que dependen de las respuestas del paciente.[63] Se realiza en menos de 3 minutos y es fácil de cuantificar. La forma en cuestión busca evaluar las deficiencias y se ocupa más de la función global del hombro.[6]

El Cuestionario de Discapacidad del Hombro es un instrumento de autoevaluación de 16 apartados diseñado para evaluar la limitación del estado funcional, y puede resultar útil para valorar la discapacidad funcional en estudios longitudinales.[140,141]

El Cuestionario de Discapacidad de Brazo, Hombro y Mano es un instrumento de medida específico de la región, desarrollado para evaluar la discapacidad y los síntomas en una sola o en varias enfermedades de la extremidad superior, producidas al mismo tiempo o en momentos diferentes. Se puede aplicar a enfermedades que afectan sólo a una articulación.[5,129]

La *Single Assessment Numeric Evaluation* (SANE) está determinada por la respuesta por escrito del paciente a la pregunta «¿Cómo calificaría usted su hombro actualmente, en porcentaje de normalidad (en una escala del 0% al 100%)?» Se ha demos-

Tabla 28-14 • Sistema de puntuación de la AAOS para la extremidad superior*

	Sin dificultad	Dificultad leve	Dificultad moderada	Dificultad grande	Incapacidad
Abrir un frasco apretado o nuevo	1	2	3	4	5
Escribir	1	2	3	4	5
Preparar una comida	1	2	3	4	5
Empujar para abrir una puerta pesada	1	2	3	4	5
Colocar un objeto en un estante por encima de la cabeza	1	2	3	4	5
Realizar las tareas más pesadas de la casa (p. ej., lavar las paredes, fregar el suelo)	1	2	3	4	5
Arreglar el jardín o el patio	1	2	3	4	5
Hacer la cama	1	2	3	4	5
Llevar una bolsa de la compra o un maletín	1	2	3	4	5
Llevar un objeto pesado (más de 5 kg)	1	2	3	4	5
Cambiar una bombilla por encima de la cabeza	1	2	3	4	5
Lavarse o secarse el pelo	1	2	3	4	5
Lavarse la espalda	1	2	3	4	5
Ponerse un jersey	1	2	3	4	5
Utilizar un cuchillo para cortar la carne	1	2	3	4	5
Actividades de ocio que exijan poco esfuerzo (p. ej., jugar a las cartas, hacer punto)	1	2	3	4	5
Actividades de ocio que requieren el uso de la fuerza o que provocan impactos contra el brazo, el hombro o la mano (p. ej., jugar al golf, al tenis, golpear con un martillo)	1	2	3	4	5
Actividades de ocio en las que se mueve el brazo libremente (p. ej., jugar a lanzar *frisbee*, a bádminton)	1	2	3	4	5
Cubrir las necesidades de transporte (para ir de un lugar a otro)					
Actividad sexual	1	2	3	4	5

	De ninguna forma	Ligeramente	Moderadamente	Bastante	Muchísimo
Durante la **última semana, ¿en qué medida** ha interferido su problema del brazo, el hombro o la mano, en sus actividades sociales normales con la familia, los amigos, los vecinos o demás grupos? (Señale un número)	1	2	3	4	5

	Ninguna limitación	Limitación ligera	Limitación moderada	Gran limitación	Incapacidad
Durante la **última semana,** ¿tuvo alguna limitación en su trabajo o en las demás actividades de la vida diaria por su problema en el brazo, el hombro o la mano? (Señale un número)	1	2	3	4	5

A continuación, califique la gravedad de los siguientes síntomas en la **última semana.** (Señale un número)

	Ninguno	Leve	Moderado	Fuerte	Muy intenso
Dolor en brazo, hombro o mano	1	2	3	4	5
Dolor en brazo, hombro o mano al realizar alguna actividad específica	1	2	3	4	5
Hormigueo (pinchazos) en el brazo, el hombro o la mano	1	2	3	4	5
Pérdida de fuerza en el brazo, el hombro o la mano	1	2	3	4	5
Rigidez en el brazo, el hombro o la mano					

* La parte de la extremidad superior del sistema de puntuación de la *American Academy of Orthopaedic Surgeons* (AAOS) se utiliza para la autoevaluación del paciente de la función general de la extremidad superior.

De American Academy of Orthopaedic Surgeons/Council of Musculoskeletal Specialty Societies/Institute for Work and Health Outcomes Data Collection Package. Versión 2.0. Mayo 1997.

Tabla 28-14 • *(Continuación)* Sistema de puntuación de la AAOS para la extremidad superior.

	Ninguna dificultad	Dificultad leve	Dificultad moderada	Dificultad grande	Tanta dificultad que no puede dormir
Durante la **pasada semana**, ¿qué grado de dificultad tuvo para dormir debido al dolor del brazo, el hombro o la mano? (Señale un número)	1	2	3	4	5

	No es así en absoluto	No es así	No sé muy bien	Estoy de acuerdo	Totalmente de acuerdo
El problema del brazo, el hombro o la mano, hace que me sienta menos capaz, con menos confianza o menos útil. (Señale un número)	1	2	3	4	5

Las siguientes preguntas hacen referencia a la repercusión de su problema del brazo, el hombro o la mano para **tocar algún instrumento musical, practicar algún deporte o ambos.**

Si practica más de un deporte o toca más de un instrumento (o ambas cosas), conteste refiriéndose a la actividad que tenga más importancia para usted.

Indique el deporte o el instrumento más importante para usted:

Rodee con un círculo el número que mejor describa su capacidad física en la pasada semana. ¿Tuvo alguna dificultad para:

	Ninguna dificultad	Dificultad leve	Dificultad moderada	Dificultad importante	Incapacidad
¿Utilizar su técnica habitual para tocar el instrumento o practicar el deporte?	1	2	3	4	5
Tocar el instrumento musical o realizar su deporte habitual por el dolor en el brazo, el hombro o la mano?	1	2	3	4	5
Tocar su instrumento musical habitual o practicar el deporte habitual al nivel que desearía hacerlo?	1	2	3	4	5
Pasar la cantidad de tiempo habitual practicando el deporte o tocando el instrumento	1	2	3	4	5

Las siguientes preguntas se refieren a las consecuencias del problema del brazo, el hombro o la mano sobre **su trabajo.**

Rodee con un círculo el número que mejor describa su capacidad física en la pasada semana. ¿Tuvo alguna dificultad para:

	Ninguna dificultad	Dificultad leve	Dificultad moderada	Dificultad importante	Incapacidad
¿Utilizar su técnica habitual para trabajar?	1	2	3	4	5
¿Hacer su trabajo habitual por dolor en el brazo, el hombro o la mano?	1	2	3	4	5
¿Realizar su trabajo al nivel que desearía?	1	2	3	4	5
¿Pasar la cantidad de tiempo habitual haciendo su trabajo?	1	2	3	4	5

trado que la puntuación de la SANE está relacionada con otras medidas de resultados, por lo que puede ser una ayuda útil para valorar resultados con poca exigencia de tiempo o de recursos[154].

Investigadores en Canadá han buscado la creación de instrumentos para evaluar la calidad de vida, específicos de enfermedades, en aspectos como inestabilidad, enfermedad del manguito de los rotadores y artrosis. Algunos de estos instrumentos son el *Western Ontario Shoulder Instability Index* (WOSI), el *Western Ontario Rotator Cuff Index* (WORC) y el *Western Ontario Osteoarthritis of the Shoulder Index* (WOOS).[71-81,91]

INSTRUMENTOS DE EVALUACIÓN DEL ESTADO DE SALUD

Los trastornos del hombro no surgen de manera aislada, sino en el contexto de la salud global de una persona. Se han creado métodos de autoevaluación del estado de salud para corroborar la percepción que el individuo tiene acerca de su salud y función generales. Los instrumentos específicos del hombro tienen un terreno de aplicación diferente de los instrumentos para el estado de salud (p. ej., la forma breve del cuestionario 36 [SF-36]), lo que confirma la necesidad de índices del estado global de salud y de especificidad de enfermedades en la evaluación completa de personas con problemas del hombro.[6] Aunque los instrumentos específicos de una articulación son más sensibles para detectar cambios en el estado del paciente en el transcurso del tiempo, no miden de forma fiable el efecto de una enfermedad o la intervención terapéutica sobre el estado global de salud del paciente. Dado que la calidad de vida depende del estado general de la salud, el conocimiento de la percepción del paciente en términos de estado de salud general es importante para calcular la contribución de la enfermedad musculoesquelética.

Historia

Las evaluaciones del estado de salud y los indicadores psicológicos se han utilizado en medicina de forma generalizada, y han incluido una evaluación de la dorsalgia baja.[14,20,35,46,138,143,155] De forma semejante, los problemas del hombro también reciben otras influencias, además de las específicas de la articulación. No es una idea nueva la importancia del estado general de salud en los trastornos de dicha articulación. Incluso Codman destacó la trascendencia de varios aspectos psicológicos y médicos del paciente con problemas de hombro.[25] Lorenz y Musser[92] y Coventry[30] advirtieron el efecto de las variables generales de salud en cuadros patológicos del hombro en la década de 1950.[30] Estudios ulteriores valoraron las características de los pacientes de hombro congelado, de nuevo en la búsqueda de factores diferentes de los propios del hombro.[21,45,112] En fecha más reciente, Green y cols. presentaron datos que exploraron el efecto de factores psicológicos y psiquiátricos en el fracaso de la cirugía de hombro.[55] Utilizando el cuestionario SF-36, Gartsman y cols. pretendían determinar si la percepción del estado de salud tenía efecto sobre la valoración de la función del hombro para cinco trastornos comunes de esta articulación, como la inestabilidad anterior, el desgarro del manguito de los rotadores, la capsulitis adhesiva, la artrosis y el síndrome de pinzamiento. Se compararon datos con normas publicadas que indicaban que la gravedad de estos problemas del hombro era igual que la de otras cinco enfermedades médicas importantes, como hipertensión, insuficiencia cardíaca congestiva, infarto agudo de miocardio, diabetes mellitus y depresión clínica.[48]

La variabilidad tanto en la manifestación de trastornos específicos del hombro como en el grado de mejoría después de la cirugía del hombro no se entiende bien, y probablemente guarde relación con la contribución de enfermedades físicas y psicológicas al mismo tiempo. Matsen y cols. estudiaron el estado de salud preoperatorio y la función del hombro en pacientes sometidos a una artroplastia completa del hombro por enfermedad articular degenerativa. La función física y social preoperatorias tenían una mayor relación con la comodidad y la función postoperatorias. Este estudio destaca la importancia de la valoración de la salud general para pronosticar qué pacientes tienen más probabilidades de beneficiarse de una intervención terapéutica.[101]

Las cuatro escalas más utilizadas y evaluadas, adecuadas para ser utilizadas en enfermedades o lesiones musculoesqueléticas, son el SF-36, la QWB, que es la espina dorsal de la metodología de los años de vida ajustados a la calidad (QALY), el Perfil de Salud Nottingham y el Perfil del Impacto de la Enfermedad (Sickness Impact Profile, SIP). Estas escalas comparten el objetivo común de valorar muchas características de la actividad humana, como el funcionamiento físico, el psicológico, el social y del rol. Además, comparten la característica de evaluar al paciente en conjunto (desde la perspectiva del paciente), y no como un sistema orgánico, una enfermedad o una extremidad. Tienen, además, consistencia interna, y son reproducibles, permitiendo diferenciar entre problemas clínicos de distinta gravedad. Las escalas son también sensibles a los cambios del estado de salud con el paso del tiempo. Otras ventajas son las obtenidas del hecho de que no son administradas por el médico, lo que aumenta su fiabilidad.

Las autoevaluaciones del estado de salud se han utilizado mucho en la clínica; algunas de ellas incluyen la evaluación de la ansiedad y la depresión, escalas del dolor e inventarios de síntomas.[44,110,116]

Se harán descripciones breves de estos instrumentos a continuación.

Formulario abreviado-36 (SF-36)

El SF-36 es el cuestionario de salud general más utilizado para evaluar el estado de salud de poblaciones control y de otras con problemas médicos y psicológicos definidos, que incluyen la eficacia del tratamiento ortopédico[4,16,67,70,71,130,131,135,144-148] Este impreso se presenta en la Tabla 28-15.

Por medio de un esquema corriente se utilizan las respuestas a las preguntas para calcular ocho parámetros de SF-36. La puntuación máxima para cada uno de ellos es de 100.[148] Las variables valoradas incluyen «función de desempeño físico», «comodidad (dolor)», «función física», «función de desempeño emocional», «función social», «vitalidad (energía/fatiga)», «salud mental» y «salud general».

Radosevich y cols. han reunido datos comparativos de grandes poblaciones en las que se utilizó dicho instrumento.[119] Los datos control de SF-36 se obtuvieron de tres encuestas independientes poblacionales del estado de salud. Estas cohortes de datos de referencia no descartaron personas con dorsalgia crónica, artritis y otros cuadros crónicos; por tal motivo, los datos control representan un «corte transversal» de la población, y no el estado de salud de personas «normales». Como se muestra en las Figuras 28-1 a 28-8, los resultados control de origen poblacional disminuyen con la edad. De ese modo, para comparar a pacientes de diferentes grupos de edad, será útil normalizar sus puntuaciones mediante el uso del promedio de los pacientes control de edad similar.[119]

La SF-36 demuestra la validez neta o nominal; por ejemplo, en 1.200 sujetos seleccionados al azar que rellenaron el cuestionario, los artríticos tuvieron el segundo lugar en puntuaciones de mayor dolor corporal, y también el mismo lugar en las puntuaciones de la función más limitada de desenvoltura física. También ocuparon el segundo lugar como mejor puntuación de la participación de salud emocional y la mejor puntuación de salud mental entre todos los trastornos crónicos investigados. En lo referente a función social, vitalidad y percepciones de la salud general, la puntuación de los artríticos estuvo en la franja central de cada grupo.[94]

Se ha considerado al SF-36 como un método fiable cuando el propio paciente se lo aplica, o lo hace el entrevistador, por teléfono o por correo; el cuestionario se rellena en 5 a 7 minutos. Las características mencionadas hacen de él un recurso atractivo; es muy práctico en el consultorio o en una instalación clínica muy atareada. Sin embargo, el instrumento en cuestión tal vez tenga un «efecto de suelo» en trastornos musculoesqueléticos; es decir, los individuos con problemas en dicho sistema pueden «ocupar la porción más baja» de la escala, hasta el punto de que no puedan diferenciarse los diversos grados de deficiencias o discapacidades. La experiencia de los autores con la aplicación de SF-36 indica que algunos individuos con enfermedad o lesión musculoesquelética interpretan erróneamente las preguntas sobre salud general, y las consideran exclusivas de su enfermedad musculoesquelética. La SF-36 también concede mayor importancia a la función de la extremidad pélvica y no a la de la escapular.[40,99] Algunos grupos han comenzado a elaborar un esquema que permite una cuantificación compuesta de las funciones mental y psíquica globales.

La SF-36 es útil para seguir la recomendación de Codman. Dicha forma corrobora el estado de salud desde el punto de vista del paciente; es práctico y fácil de contestar, y es sensible a enfermedades musculoesqueléticas y al tratamiento ortopédico.

Escala de calidad de vida

Los datos de calidad de vida han adquirido una importancia creciente para evaluar la razón coste:utilidad o coste:eficacia en diversos programas asistenciales. La QWB constituye la base de

Tabla 28-15 • Cuestionario del Estado de Salud (SF-36)*

En esta encuesta se solicitan sus opiniones acerca de su estado de salud. Responda a cada pregunta rodeando el número oportuno: 1, 2 3, etc. Si no está muy seguro de cómo responder a una determinada pregunta, hágalo lo mejor que sepa y ponga un comentario en el margen izquierdo o en el reverso de la hoja. Gracias.

1. En general, diría que su estado de salud es (rodee un número):

Excelente	1
Muy bueno	2
Bueno	3
Regular	4
Malo	5

2. En comparación con un año antes, ¿cómo calificaría su estado de salud actual? (Rodee un número):

Mucho mejor ahora que hace un año	1
Algo mejor ahora que hace un año	2
Prácticamente igual	3
Algo peor ahora que hace un año	4
Mucho peor ahora que hace un año	5

3. Las siguientes preguntas se refieren a actividades que debería realizar en un día habitual. ¿Limita su estado de salud estas actividades? En ese caso, ¿en qué medida? (Rodee un número en cada fila)

	Sí, muy limitada	*Sí, algo limitada*	*No, no me limita nada*
a. Actividades intensas como correr, levantar objetos pesados, participar en deportes agotadores	1	2	3
b. Actividades moderadas, como mover una mesa, empujar una aspiradora, jugar a los bolos o al golf	1	2	3
c. Coger o transportar alimentos	1	2	3
d. Subir varios tramos de escaleras	1	2	3
e. Subir un tramo de escaleras	1	2	3
f. Doblarse, ponerse de rodillas, agacharse	1	2	3
g. Caminar más de un kilómetro y medio	1	2	3
h. Caminar varias manzanas	1	2	3
i. Caminar una manzana	1	2	3
j. Bañarse y vestirse sin ayuda	1	2	3

4. Durante las últimas 4 semanas, ¿ha tenido alguno de los siguientes problemas en su trabajo o en la realización de otras actividades diarias habituales, a causa de su estado de salud?
(Responda Sí o No a cada pregunta, rodeando 1 ó 2 en cada línea.)

	Sí	*No*
a. Reducir el tiempo en el trabajo o en la realización de otras actividades	1	2
b. Realizar menos tareas de las que le hubiera gustado	1	2
c. Limitación en la clase de trabajo o de otras actividades realizadas	1	2
d. Dificultad para realizar su trabajo u otras actividades (p. ej., le costó un esfuerzo mucho mayor)	1	2

5. Durante las últimas 4 semanas, ¿ha tenido alguno de los siguientes problemas en su trabajo o en la realización de otras actividades habituales de la vida diaria a consecuencia de problemas emocionales (p. ej., depresión o ansiedad)?
(Responda Sí o No a cada pregunta, rodeando 1 ó 2 en cada línea.)

	Sí	*No*
a. Reducir el tiempo en el trabajo o en la realización de otras actividades	1	2
b. Realizar menos tareas de las que le hubiera gustado	1	2
c. No fue capaz de realizar su trabajo u otras actividades con tanto esmero como habitualmente	1	2

6. Durante las últimas 4 semanas, ¿en qué medida han interferido sus problemas de salud física o emocional con sus actividades sociales normales con su familia, amigos, vecinos u otros grupos? (Rodee un número)

Absolutamente en nada	1
Ligeramente	2
Moderadamente	3
Bastante	4
Muchísimo	5

7. ¿Qué grado de dolor corporal ha tenido durante las últimas 4 semanas? (Rodee un número)

Ninguno	1
Muy leve	2
Leve	3
Moderado	4
Fuerte	5
Muy fuerte	6

* El impreso del Cuestionario del estado de salud (SF-36) se utiliza para la autoevaluación de los pacientes del estado de salud global.
De Ware JE y Sherbourne CD: The MOS 36 item short-form health survey (SF-36). I. Conceptual framework and item selection. Med Care 30:473-481, 1992.

Continúa

Tabla 28-15 • *(Continuación)* Cuestionario del Estado de Salud (SF-36)

8. Durante las <u>últimas 4 semanas</u>, ¿en qué medida ha interferido el dolor con su trabajo normal (tanto en el trabajo fuera de casa como en las tareas del hogar)? (Rodee un número)

No ha interferido nada	1
Un poco	2
Moderadamente	3
Bastante	4
Mucho	5

9. Las siguientes preguntas se refieren a cómo se siente y cómo le han ido las cosas durante el mes anterior. Escoja para cada pregunta la respuesta que más se acerca a cómo se ha sentido.
¿Cuánto tiempo durante el último mes

	Continuamente	*La mayor parte del tiempo*	*En bastantes ocasiones*	*Algunas veces*	*Ocasionalmente*	*Nunca*
a. se sintió lleno de energía?	1	2	3	4	5	6
b. ha estado muy nervioso?	1	2	3	4	5	6
c. se ha sentido tan deprimido que no había nada que pudiera animarle?	1	2	3	4	5	6
d. se ha sentido tranquilo y relajado?	1	2	3	4	5	6
e. se ha sentido con mucha energía?	1	2	3	4	5	6
f. se ha sentido desanimado y triste?	1	2	3	4	5	6
g. se ha sentido agotado?	1	2	3	4	5	6
h. se ha sentido una persona feliz?	1	2	3	4	5	6
i. se ha sentido cansado?	1	2	3	4	5	6
j. le ha limitado su salud las actividades sociales (como visitar a sus amigos o familiares?	1	2	3	4	5	6

10. Elija la respuesta que mejor describa si las siguientes afirmaciones son ciertas o falsas para usted. (Rodee un número de cada fila)

	Definitivamente cierto	*En términos generales es cierto*	*No estoy muy seguro*	*En términos generales es falso*	*Claramente falso*
a. Parece que me pongo enfermo con mayor facilidad que otras personas	1	2	3	4	5
b. Estoy tan sano como cualquiera	1	2	3	4	5
c. Imagino que mi estado de salud empeorará	1	2	3	4	5
d. Mi salud es excelente	1	2	3	4	5

11. Responda SÍ o NO a cada pregunta, rodeando 1 ó 2 en cada línea

	Sí	*No*
a. En el último año, ¿ha habido 2 semanas o más en las que se haya sentido triste y deprimido, o en las que haya perdido todo interés o la capacidad de disfrutar de las cosas con las que solía hacerlo?	1	2
b. ¿Ha habido dos años o más de su vida en los que se haya sentido triste y deprimido la mayor parte de los días, incluso encontrándose bien en ocasiones?	1	2
c. ¿Se ha sentido deprimido o triste la mayor parte del tiempo durante el último año?	1	2

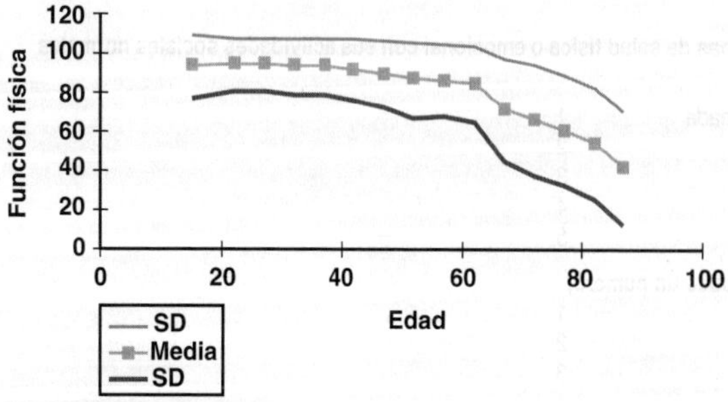

Fig. 28-1 • Datos control poblacionales que demuestran cambios en la puntuación de la función física con la edad, en el SF-36. SD, desviación estándar *(standard deviation).*

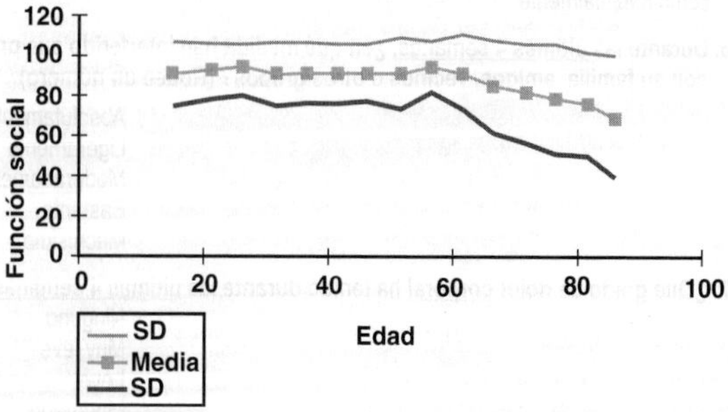

Fig. 28-2 • Datos control poblacionales que demuestran cambios en la puntuación de la función social con la edad, en el SF-36. SD, desviación estándar.

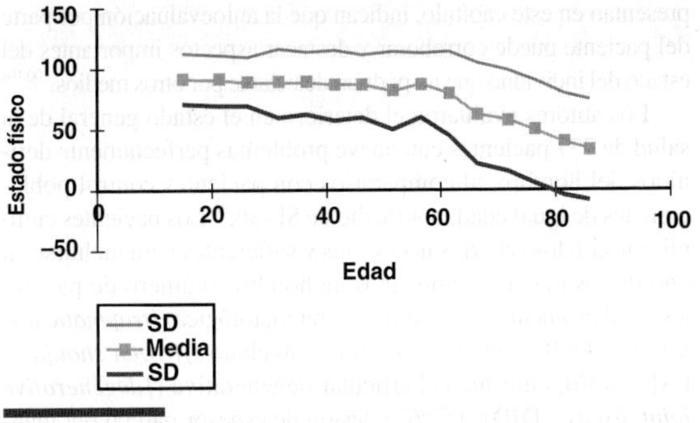

Fig. 28-3 • Datos control poblacionales que demuestran cambios en la puntuación del estado físico con la edad, en el SF-36. SD, desviación estándar.

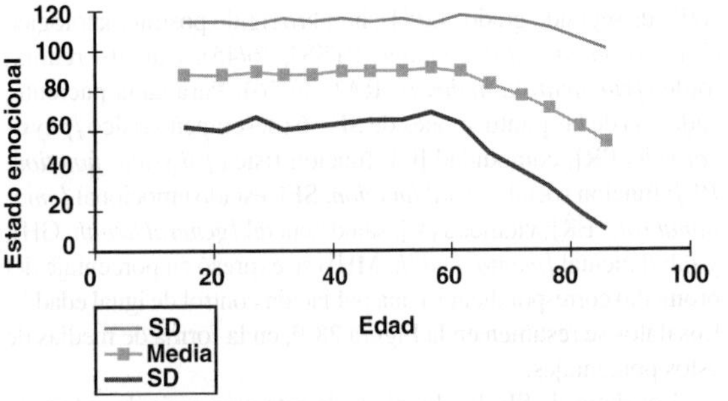

Fig. 28-4 • Datos control poblacionales que demuestran cambios en la puntuación del estado emocional con la edad, en el SF-36. SD, desviación estándar.

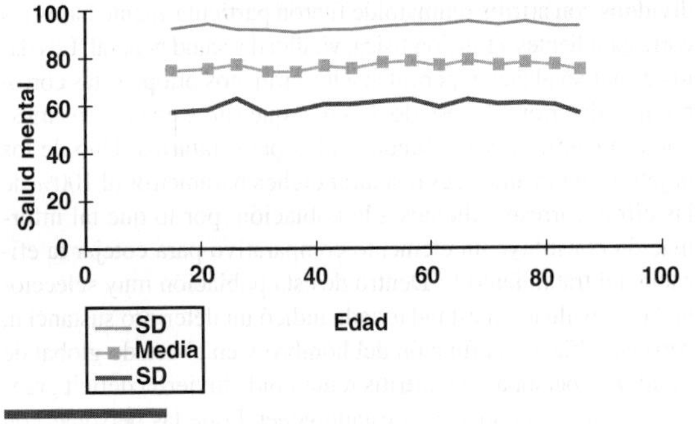

Fig. 28-5 • Datos control poblacionales que demuestran cambios en la puntuación de la salud mental con la edad, en el SF-36. SD, desviación estándar.

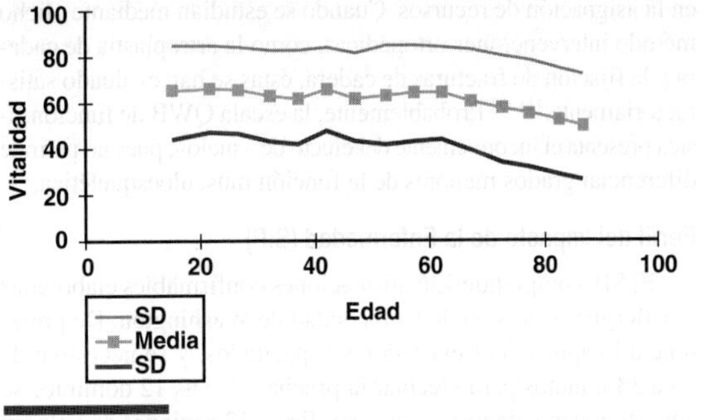

Fig. 28-6 • Datos control poblacionales que demuestran cambios en la puntuación de vitalidad con la edad, en el SF-36. SD, desviación estándar.

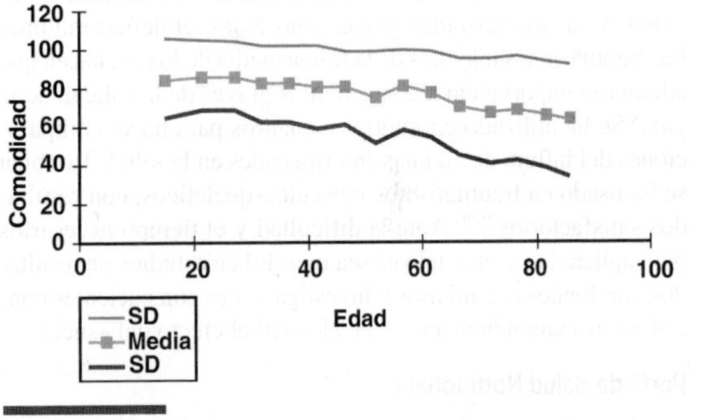

Fig. 28-7 • Datos control poblacionales que demuestran cambios en la puntuación de la comodidad con la edad, en el SF-36. SD, desviación estándar.

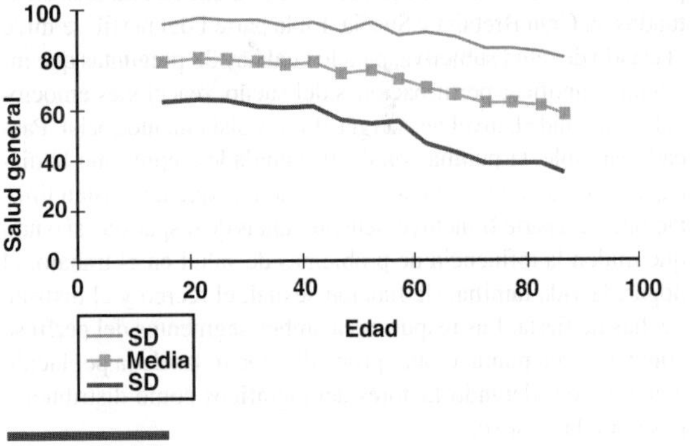

Fig. 28-8 • Datos control poblacionales que demuestran cambios en la puntuación de salud general con la edad, en el SF-36. SD, desviación estándar.

QALY,[149] y se ha elaborado para utilizarla como un índice de eficacia del análisis de normas y asignación de recursos. Los pacientes responden a preguntas de un entrevistador sobre aspectos como el grado de actividad física (tres niveles), la movilidad (tres niveles), la actividad social (cinco niveles) y lo referente a un síntoma o problema que los aqueja la mayor parte del día, para la fecha en que se aplica el cuestionario (selección de 22 complejos sintomáticos). Cerca del 80% de la población indica tener por lo menos un síntoma durante un período cualquiera de seis días. En estos casos, la QWB se calcula tomando como factor la importancia otorgada a cada parte que se obtiene de respuestas a una encuesta doméstica que solicita a quienes la responden señalar sus preferencias por diversos estados de salud, en una escala del 1 al 10, que va desde la muerte hasta la salud perfecta. Las puntuaciones de la QWB se calculan por separado por cada uno de los seis días anteriores a la entrevista, y la puntuación final es el promedio de esas seis puntuaciones. Sus valores varían desde 0, que representa la muerte, la hasta l, que representa la salud perfecta. Empleando los datos de grandes poblaciones, multiplicados por los años de esperanza de vida y el coste por intervención, se calcula la calificación QALY: el coste por año de esperanza de vida satisfactoria. QALY es un método para tomar decisiones en la asignación de recursos. Cuando se estudian mediante dicho método intervenciones ortopédicas, como la artroplastia de cadera y la fijación de fracturas de cadera, éstas se han evaluado satisfactoriamente.[114,153] Probablemente, la escala QWB de función física presenta el inconveniente del efecto de «suelo», pues no permite diferenciar grados menores de la función musculoesquelética.

Perfil del Impacto de la Enfermedad (SIP)

El SIP comprende 136 afirmaciones confirmables elaboradas por Bergner y cols. en la Universidad de Washington. De preferencia lo aplican entrevistadores capacitados, y se necesitan de 25 a 35 minutos para efectuar la prueba.[10-12] Sus 12 dominios se contestan con categóricos sí o no. Estas 12 regiones se valoran de forma independiente y se combinan en una subescala física y otra psicosocial, y también en una puntuación «global». Es una escala que va de 0 a 100 puntos, en la que las puntuaciones altas denotan una discapacidad grave, y las bajas, el déficit mínimo. Las puntuaciones mayores de la franja media de los 30, hacen que adquieran importancia algunos puntos graves de la calidad de la vida. Se ha utilizado en múltiples cuadros para hacer comparaciones del influjo de algunas enfermedades en la salud. También se ha usado en traumatismos musculoesqueléticos, con resultados satisfactorios.[97,98] Ante la dificultad y el tiempo necesarios para aplicar la prueba, tal vez sea más útil en estudios de resultados con fondos pecuniarios o investigaciones con pacientes control. Quizá también aparezca en el perfil el efecto del «suelo».

Perfil de Salud Nottingham

El perfil en cuestión se aplica por medio de una entrevista, y se ha utilizado para evaluar resultados funcionales del «salvamento» de extremidades, en comparación con la amputación temprana.[49,105,106] Su validez se ha demostrado en otros estudios, efectuados en Gran Bretaña y Suecia. En la parte I del perfil, se mide el estado de salud subjetiva, para lo cual hay 38 preguntas que intentan cuantificar perturbaciones del sueño, reacciones emocionales, movilidad, nivel de energía, dolor y aislamiento social. Para cada variable, la puntuación de 100 unidades representa la discapacidad máxima, en tanto que el 0 denota que no existen limitaciones. La parte II incluye siete preguntas de respuesta «sí o no» que miden la influencia de problemas de salud en el trabajo, el hogar, la vida familiar, la función sexual, el recreo y el disfrute de días de fiesta. Las respuestas a ambos segmentos del perfil se comparan con puntuaciones promedio obtenidas de la población general, considerando factores demográficos como distribuciones por edad y sexo.

Los ejemplos mencionados son instrumentos para medir el estado general de salud, que han tenido gran aceptación y han permitido comparar el impacto funcional de diversas enfermedades. Los instrumentos con especificidad para enfermedades o trastornos poseen una mayor sensibilidad y una limitación máxima de los efectos de «suelo» y «techo».[87]

RESULTADOS

Los instrumentos de autoevaluación reflejan diferencias entre las entidades patológicas y los diagnósticos. Su aplicación a trastornos del hombro es relativamente reciente. Los autores han acumulado una experiencia de cuatro años en la aplicación de una combinación de SF-36 y SST en la autoevaluación del hombro.[103] Dos investigaciones previas, en combinación con los resultados que se presentan en este capítulo, indican que la autoevaluación por parte del paciente puede corroborar y destacar aspectos importantes del estado del individuo que no podrían detectarse por otros medios.[100,104]

Los autores evaluaron el deterioro en el estado general de la salud de 777 pacientes con nueve problemas perfectamente definidos del hombro, al compararlos con pacientes control poblacionales de igual edad, por medio de SF-36.[88] Los pacientes cumplieron con los criterios necesarios y suficientes para incluirse en uno de los nueve diagnósticos de hombro (número de pacientes/edad promedio): inestabilidad traumatológica *([traumatic instability,* TUBS], 90/30); hombro congelado *([frozen shoulder,* FS], 74/56); enfermedad articular degenerativa *([degenerative joint disease,* DJD], 160/63); lesión de espesor parcial del manguito *([partial-thickness cuff lesion,* PTCL], 102/46), inestabilidad atraumatológica *([atraumatic instability,* AMBRII], 65/27), desgarro completo del manguito *([full-thickness rotator cuff tear,* RCT], 132/60), enfermedad articular degenerativa secundaria (DJD de segundo grado, 42/54); hombro rígido postraumatológico *([post-traumatic stiff shoulder,* PTSS], 76/45), y artritis reumatoide *([rheumatoid arthritis,* RA], 36/56). Para cada paciente, cada una de las puntuaciones de SF-36 (desempeño físico *[physical role,* PR]; comodidad [C]; función física *[physical function, PF];* función social *[social function,* SF]; estado emocional *[emotional role,* ER]; vitalidad [V]; salud general *[general health,* GH]; y salud mental *[mental health,* MH]) se expresó en porcentaje del promedio correspondiente a una población control de igual edad.[119] Los datos se resumen en la Figura 28-9, en la forma de medias de estos porcentajes.

Los datos de SF-36 obtenidos de esta gran serie de enfermos del hombro indican que las puntuaciones de actividad física y comodidad fueron menores del 60% de las correspondientes a pacientes control de igual edad en las nueve categorías diagnósticas. El índice de salud mental de todos los grupos fue alto, pero en individuos con artritis reumatoide fueron particularmente bajos los correspondientes a función física, vitalidad y salud general. Los datos de autoevaluación permiten a los cirujanos ortopedistas corroborar el deterioro del estado de salud que surge en cuadros musculoesqueléticos, y los fundamentos para tratarlos. Uno de los objetivos terapéuticos es restaurar dichos parámetros al 100% de las cifras correspondientes a la población, por lo que tal información constituye un elemento comparativo para cotejar la eficacia del tratamiento.[103] Dentro de esta población muy seleccionada, la evaluación estandarizada indicó un deterioro sustancial, pero variable, en la función del hombro y en el estado global de salud. Las personas con artritis reumatoide tuvieron déficit grandes y bastante peores en el estado general que las personas con artrosis. Las diferencias pueden ser una consideración importante cuando se escogen los métodos de tratamiento de pacientes de artritis del hombro. Por ejemplo, los individuos con una limitación grave en los aspectos de vitalidad o función social, quizá necesiten tratamientos diferentes de aquellos que tienen mayores puntuaciones en estos parámetros. Otros ejemplos en los que datos semejantes pueden expresarse de forma comprensible se muestran en las Figuras 28-10 y 28-11.

Por último, es extremadamente importante aplicar la metodología mencionada antes y después del tratamiento. Los autores la han utilizado para evaluar los resultados de la artroplastia total en la artritis degenerativa del hombro.[100] Se presentan los datos de SF-36 y SST de un grupo de 54 personas antes y después del reemplazo articular (Figs. 28-12 y 28-13). Los autores corro-

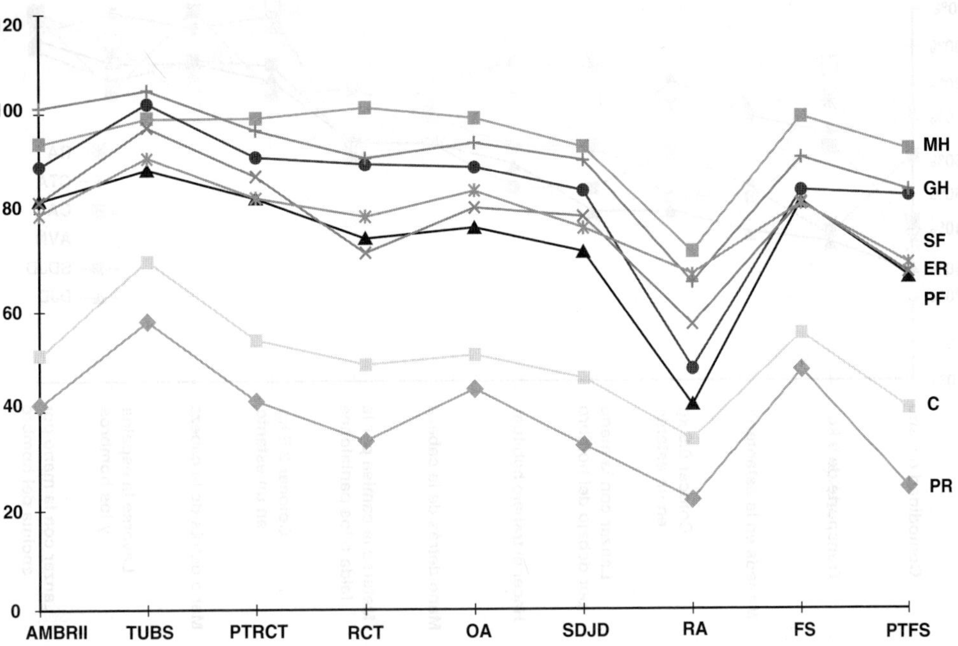

Fig. 28-9 • Deterioro de la salud general, en individuos con diversos trastornos de hombro, demostrado por las puntuaciones del SF-36, como porcentaje del promedio para una población control de igual edad. (Para las definiciones de las siglas, véase el texto.)

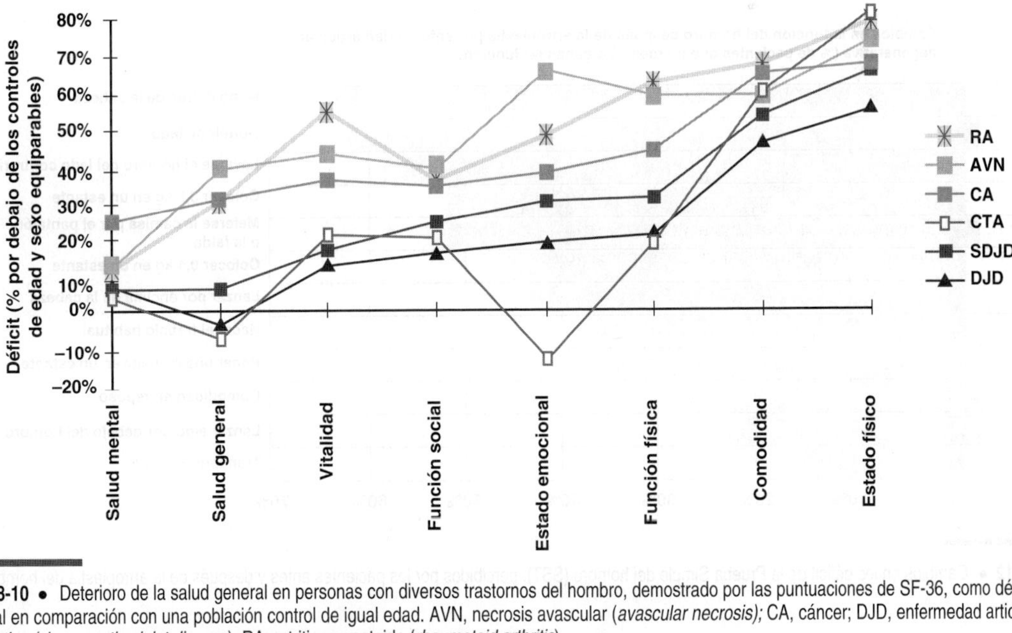

Fig. 28-10 • Deterioro de la salud general en personas con diversos trastornos del hombro, demostrado por las puntuaciones de SF-36, como déficit porcentual en comparación con una población control de igual edad. AVN, necrosis avascular (*avascular necrosis);* CA, cáncer; DJD, enfermedad articular degenerativa (*degenerative joint disease*); RA, artritis reumatoide (*rheumatoid arthritis*).

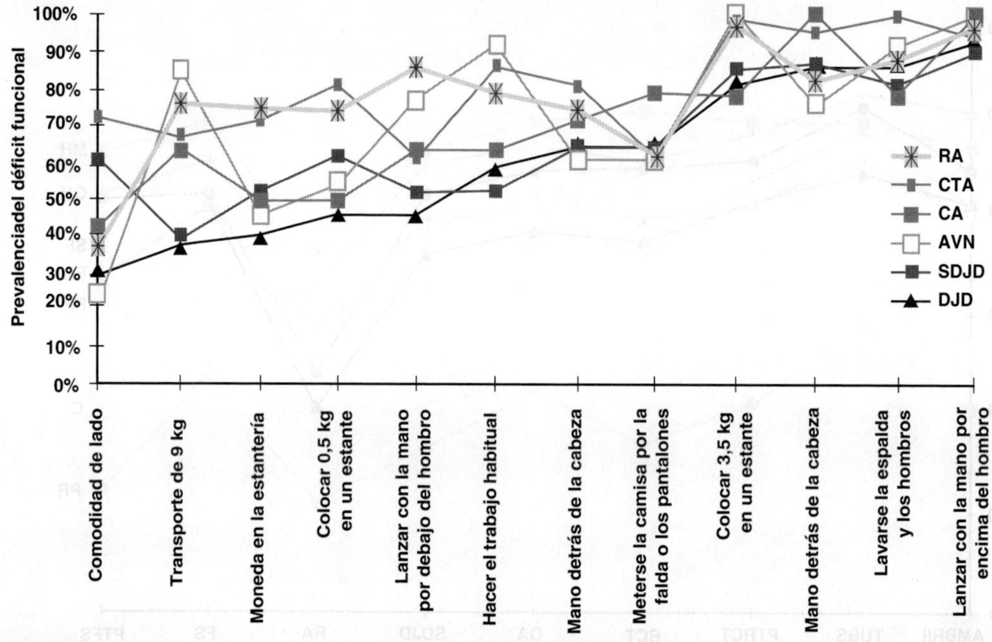

Fig. 28-11 • Deterioro de la función del hombro en sujetos con diversos trastornos de hombro, demostrado por porcentaje de pacientes que percibieron déficit en la Prueba Simple de Hombro (SST). Véanse las definiciones en la Figura 28-10.

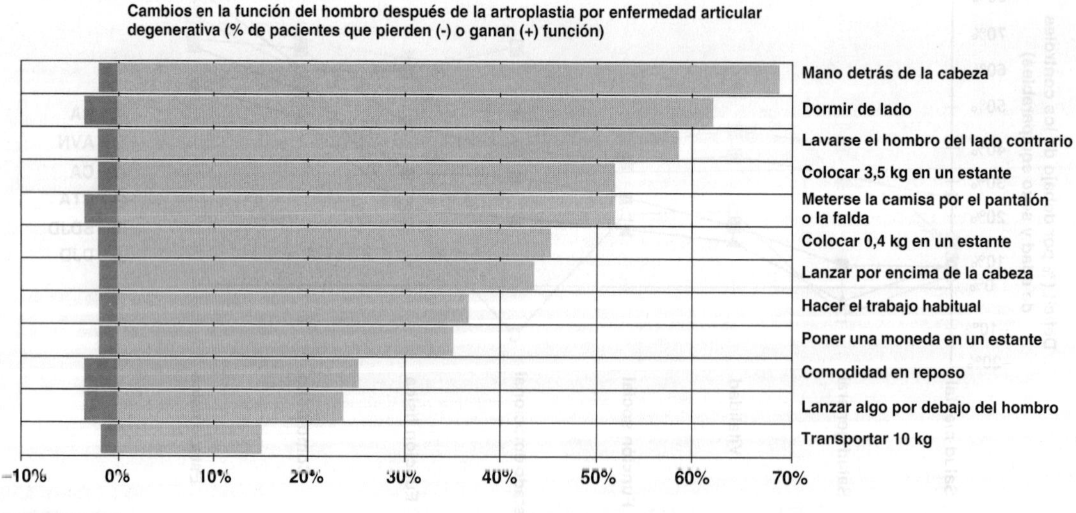

Fig. 28-12 • Cambios en los déficit de la Prueba Simple del hombro (SST), percibidos por los pacientes antes y después de la artroplastia del hombro.

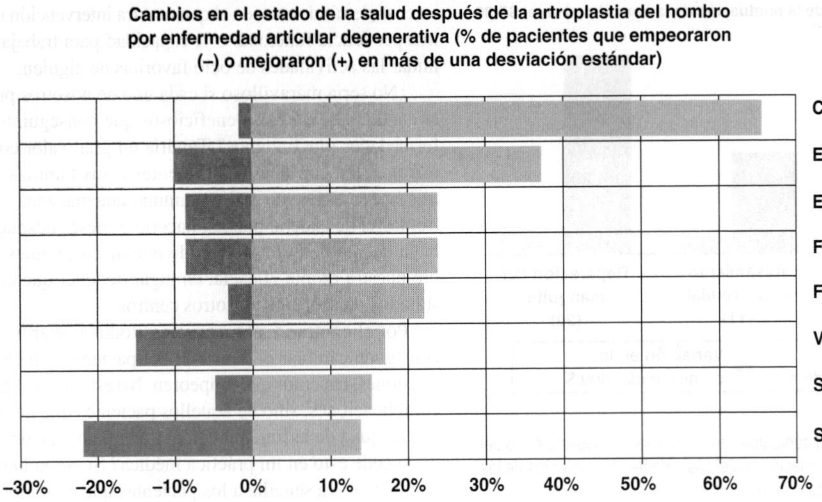

Fig. 28-13 • Cambios en los déficit del Cuestionario del Estado de Salud (SF-36) percibidos por los pacientes, antes y después de una artroplastia de hombro.

boraron una mejoría relevante en muchas de las variables exploradas, lo cual ejemplificó la eficacia como esquema terapéutico en la artritis de hombro en algunos pacientes.

INSTRUMENTOS DE AUTOEVALUACIÓN EN LA MEDICIÓN DE LA EFICACIA EN FUNCIÓN DEL COSTE

La medición de la eficacia en función del coste (razón coste:eficacia) es una tarea difícil. El coste de algunos métodos terapéuticos varía extraordinariamente. Compárese, por ejemplo, el coste de los tratamientos quirúrgico y no quirúrgico en los desgarros del manguito de rotadores. Los autores, para evaluar un método que permitiera comparar la eficacia en función del coste de diversos criterios terapéuticos, realizaron un estudio preliminar de 67 pacientes, sin grupo control, que acudieron por primera vez para tratar desgarros de todas las capas del manguito de rotadores, sintomáticos y corroborados. De acuerdo con la evaluación clínica inicial y el deseo del enfermo, se escogió para cada uno de ellos uno de tres métodos: tratamiento no quirúrgico, alisamiento subacromial sin reparación, y reparación quirúrgica. En la Tabla 28-16 se muestra el número de pacientes, su edad promedio, el género (sexo) y la duración del seguimiento en cada uno de los integrantes de los tres grupos.

Todos los pacientes completaron la SST que medía la función del hombro y los cuestionarios SF-36 del estado de salud, antes de la operación y en el seguimiento posterior. La eficacia del tratamiento se midió en términos de las variaciones entre pre- y postoperatorio, por medio del número de respuestas afirmativas («sí») de la SST y las variaciones entre pre- y postoperatorio en la puntuación de comodidad del SF-36. El análisis indicó que la mejoría más notable se detectó en el grupo sometido a reparación quirúrgica. Las variaciones en los resultados de las puntuaciones de comodidad de SST y SF-36 para cada paciente se dividieron después entre los costes totales del tratamiento, con el fin de valorar la variación promedio por cada 1.000 dólares de coste. En este análisis, el tratamiento no quirúrgico se asoció a la máxima variación por unidad de coste (Figs. 28-14 y 28-15).

Es imposible extraer conclusiones de estos resultados preliminares, pero cabe esperar que nuevas investigaciones de esta índole permitan precisar la utilidad o el valor de diferentes métodos terapéuticos.

Tabla 28-16 • Características de los pacientes en tres grupos de tratamiento del desgarro del manguito de los rotadores

	N.º de pacientes	Promedio de edad	Porcentaje de mujeres	Promedio de seguimiento (años)
No quirúrgico	36	62,4	36	1,7
Alisamiento subacromial	11	67,8	45	1,7
Reparación del manguito	20	60,3	10	2,0

CONCLUSIÓN

Los ejemplos presentados en párrafos anteriores indican que las autoevaluaciones del estado de salud y la función del hombro

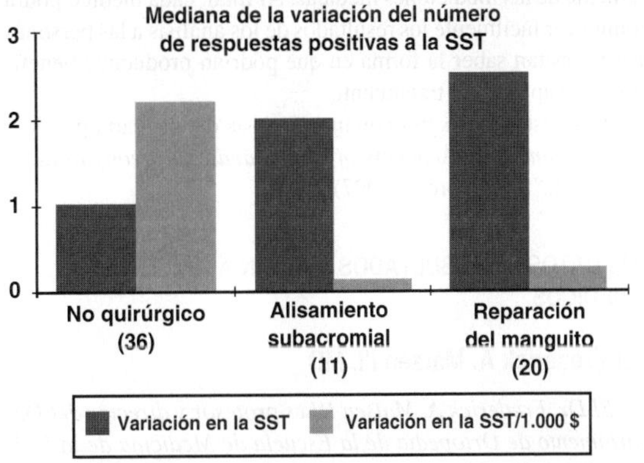

Fig. 28-14 • Cambio en el número de respuestas afirmativas en la Prueba Simple del Hombro (SST), respecto a la función de éste, en relación con el coste de tres tratamientos de los desgarros del manguito de rotadores.

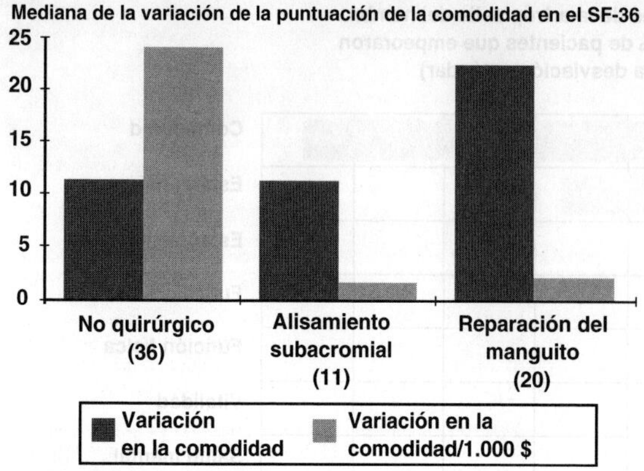

Fig. 28-15 • Cambios en la puntuación de comodidad del Cuestionario del Estado de Salud (SF-36) en relación con el coste de tres tratamientos de los desgarros del manguito de rotadores.

realizadas por el propio paciente permiten a cada médico orientarse hacia el cumplimiento de la recomendación de Codman. Permiten identificar de forma práctica, estandarizada y relevante el estado del enfermo, en el momento en que acude por primera vez al médico, lo que se denominará «incorporación inicial», así como el estado del paciente después del tratamiento, lo que serían «los resultados». La diferencia entre los resultados y la incorporación es la eficacia del tratamiento para el paciente. Cuando dicha diferencia no resulte positiva, habrá que plantearse la pregunta de Codman: «Si no, ¿por qué no?». Es decir, ¿Qué puede decirse de la enfermedad, el paciente, el tratamiento o el médico, factores todos que originaron el fracaso? ¿Cuáles son los elementos que predicen el éxito o el fracaso? El cociente entre eficacia y coste del tratamiento permite contar con un índice tangible de la eficacia en función del coste.

El empleo de recursos o instrumentos estandarizados en la práctica permitirá combinar los datos de una forma estadísticamente válida, para conocer mejor los factores que contribuyen a los buenos resultados y la utilidad del tratamiento. Al usar la autoevaluación como cimiento de estos análisis, los ortopedistas siguen contando con la persona que se somete por sí misma a riesgos, beneficios y costes del tratamiento, y no dependen exclusivamente de las mediciones médicas. Al final, cada médico podrá comunicar fácilmente los resultados de los análisis a las personas que necesitan saber la forma en que podrían producirse beneficios si se aplicara el tratamiento.

Nos gustaría concluir con una sinopsis de una carta publicada en el *American Academy of Orthopaedic Surgeons Bulletin* (vol. 45, n.º 4, octubre de 1997):

LOS DATOS DE RESULTADOS AYUDAN A PACIENTES Y MÉDICOS

por Frederick A. Matsen III, MD

El Dr. Frederick A. Matsen III es profesor y director del Departamento de Ortopedia de la Escuela de Medicina de la Universidad de Washington, Seattle, Washington.

Los cirujanos ortopédicos pueden cambiarlo todo. Es prácticamente un axioma que los cirujanos ortopédicos mejoran el bienestar de millones de individuos cada año. Todos podemos contar un caso detrás de otro, en el que nuestra intervención restableció la independencia funcional o la capacidad para trabajar o para reanudar las actividades de ocio favoritas de alguien.

¿No sería maravilloso si cada uno de nosotros pudiera medir la cantidad de efectos beneficiosos que conseguimos en las enfermedades que tratamos? Tendría un gran valor compartir esta información con nuestros pacientes y sus familias: «el 85% de mis pacientes que no podían caminar una manzana antes de la artroplastia de cadera, pueden hacerlo 3 meses después de que les haya operado». Sería estupendo que dispusiéramos de datos sobre nuestra propia eficacia, en lugar de tener que aplicar los resultados presentados por otros centros.

Por el contrario, algunas veces todos nuestros esfuerzos no consiguen cambiar el bienestar del paciente, e incluso, en raras ocasiones, hacemos que empeoren. No estamos hablando aquí de complicaciones, sino de aquellos pacientes que no lograron mejoría alguna de la función con el tratamiento. ¿Con qué frecuencia sucede esto en mi práctica médica? Si yo pudiera identificar de una manera sencilla a los pacientes que no mejoraron, podría saber si tuve problemas en la selección del paciente, de la técnica quirúrgica o del implante, en la atención postoperatoria, o si lo que falló fue el cumplimiento terapéutico por parte del paciente. Podría comprobar que mi operación no funciona igual en personas que se han lesionado en su trabajo, en aquellas que tienen una determinada edad o en las que desean reanudar el levantamiento de peso.

La identificación de estos factores en mi propia práctica habitual me permitiría incluso mantener una conversación preoperatoria más razonable con mis pacientes. Podría decir: «Aunque sé que tiene usted un problema grave, los éxitos que he conseguido en cuanto a lograr que las personas con lesiones de espalda vuelvan al trabajo después de la cirugía han sido inferiores al 10%.»

Aunque se podrían esgrimir otras muchas razones para medir la eficacia de nuestro tratamiento, una de las mejores razones es que proporciona la educación médica continuada más personal. Si cada médico realiza un seguimiento de las diferencias en la función y el bienestar del paciente conseguidas con el tratamiento, y si se utiliza esta información para optimizar la selección de pacientes y el tratamiento, todo el mundo saldría beneficiado.

Con el fin de saber si un tratamiento concreto consiguió realmente cambiar algo, es fundamental cuantificar el estado del paciente antes del tratamiento (el «entrante») y después de éste (el «resultado»), con el mismo instrumento. De esta forma, la diferencia se obtiene mediante una sencilla resta. Si sólo se conoce el resultado del tratamiento, no se puede saber su eficacia. Por tanto, las determinaciones habituales del «entrante» se convierten en una cuestión de la mayor importancia: a menos que se recopilen estos datos antes del tratamiento, resulta prácticamente imposible hacerlo más adelante de manera fiable.

Puesto que cada vez estamos más ocupados, lo ideal sería recopilar los datos «entrantes» y de resultados de la manera que resulte lo menos molesta posible para nuestra práctica. Puesto que una razón importante para medir la diferencia que conseguimos es comunicar esta información a nuestros pacientes, es necesario que los datos se puedan expresar en términos fácilmente comprensibles para los pacientes, y no en términos de mediciones médicas (como arco de movilidad, cm/kg de fuerza de giro o puntuaciones en un sistema de clasificación). En este aspecto, probablemente los pacientes estén más interesados en la información relacionada con las variaciones de la función, la comodidad y el bienestar. Afortunadamente, la forma más directa de obtener esta información es también la más eficaz, en el contexto del funcionamiento de una consulta atareada: la autoevaluación de los pacientes. Puesto que los cuestionarios de autoevaluación para los pacientes se pueden cumplimentar en casa, tienen la ventaja añadida de que no es necesario que el paciente vuelva a la consulta cada vez que haya que recopilar datos de resultados.

A menudo, el empleo de listas sencillas y breves de preguntas que se responden con un simple «sí» o «no», acerca de la capacidad del paciente para realizar diferentes funciones, es suficiente para medir la diferencia conseguida con el tratamiento. Estas sencillas pruebas pueden estar diseñadas para reflejar déficit habituales del problema tratado: «¿Le permite la rodilla entrar y salir con facilidad de un coche?» «¿Le permite el hombro dormir cómodamente sobre el lado afectado?» Estas listas de preguntas, estructuradas de forma que una respuesta positiva indica la capacidad para realizar la función, se contestan y registran con facilidad. Los datos entrantes y de resultados se comparan fácilmente en pacientes aislados y en grupos de pacientes (p. ej., varones menores de 50 años que han sido sometidos a artroplastia total de rodilla). Estos datos se pueden comunicar fácilmente a un paciente en el que se está considerando el empleo de un procedimiento: «Sólo el 20% de mis pacientes respondieron «sí» a la pregunta antes de la cirugía, mientras que el 85% respondió «sí» un año después de ella.» Estos datos permitieron también identificar al 15% que todavía está incapacitado y motivan la pregunta: «¿Por qué?» Utilizando esta sencilla prueba, tanto los pacientes como nosotros mismos estaremos más informados.

La verdadera razón para medir nuestra eficacia individual como médicos y cirujanos es que nos muestra cuándo hemos conseguido resultados importantes en nuestros pacientes y cuándo no. Nos ayuda a informarles de las expectativas de tratamiento que están en nuestras manos y también nos sirve como información para nosotros mismos acerca de si todavía existe posibilidad de mejoría. En resumen, la posibilidad de medir los cambios que logramos proporcionar nos ayudará a mejorar el ejercicio de la ortopedia.

BIBLIOGRAFÍA

1. Academy plans data collection system. AAOS Bull 43:24, 1995.
2. Academy proceeds on outcomes database. AAOS Bull 44:29-30, 1996.
3. Altchek DW, Warren RF, Wickiewicz TL, et al: Arthroscopic acromioplasty: Technique and results. J Bone Joint Surg Am 72:1198-1207, 1990.
4. Bayley KB, London MR, Grunkemeier GL, et al: Measuring the success of treatment in patient terms. Med Care 33(suppl 4):AS226-AS235, 1995.
5. Beaton DE, Katz JN, Fossel AH, et al: Measuring the whole or the parts? Validity, reliability, and responsiveness of the Disabilities of the Arm, Shoulder and Hand outcome measure in different regions of the upper extremity. J Hand Ther 14:128-146, 2001.
6. Beaton DE and Richards RR: Measuring function of the shoulder. J Bone Joint Surg Am 78:882-890, 1996.
7. Beaton D, and Richards RR: Assessing the reliability and responsiveness of 5 shoulder questionnaires. J Shoulder Elbow Surg 7:565-572, 1998.
8. Bellamy N, Buchanan WW, Goldsmith CH, et al: Validation study of WOMAC: A health status instrument for measuring clinically important patient relevant outcomes following total hip or knee arthroplasty in osteoarthritis. J Orthop Rheumatol 1:95-108, 1988.
9. Benirschke SK, Melder I, Henley MB, et al: Closed interlocking nailing of femoral shaft fractures: Assessment of technical complications and functional outcomes by comparison of a prospective database with retrospective review. J Orthop Trauma 7:118-122, 1993.
10. Bergner M, Bobbitt RA, Carter WB, et al: The sickness impact profile: Development and final revision of a health status measure. Med Care 19:787-805, 1981.
11. Bergner M, Bobbitt RA, Kressel S, et al: The sickness impact profile: Conceptual formulation and methodological development of a health status index. Int J Health Services 6:393-415, 1976.
12. Bergner M, Bobbitt RA, Pollaro WE, et al: The sickness impact profile: Validation of a health status measure. Med Care 14:57-67, 1976.
13. Bigos SJ: The practitioner's guide to the industrial back problem. Part II. Helping the patient with the return to work predicament. Semin Spine Surg 4:55-63, 1992.
14. Bigos SJ, Battie MC, Fisher LD, et al: A longitudinal, prospective study of industrial back injury reporting. Clin Orthop 279:21-34, 1992.
15. Binder AI, Bulgen DY, Hazleman BL, et al: Frozen shoulder: A long-term prospective study. Ann Rheum Dis 43:361-364, 1984.
16. Bombardier C, Melfi CA, Paul J, et al: Comparison of a generic and a disease-specific measure of pain and physical function after knee replacement surgery. Med Care 33(suppl 4):AS131-AS144, 1995.
17. Boorman R, Kopjar B, Fehringer E, et al: The effect of total shoulder arthroplasty on self-assessed health status is comparable to that of total hip arthroplasty and coronary artery bypass grafting. J Shoulder Elbow Surg 12:158-163, 2003.
18. Bradburn NM: The Structure of Psychological Well-Being. Chicago: Aldine Publishing, 1969.
19. Breslow L: A quantitative approach to the World Health Organization definition of health; physical, mental and social well-being. Int J Epidemiol 1:347-355, 1972.
20. Brown T, Nemiah JC, Barr JS, et al: Psychologic factors in low-back pain. N Engl J Med 251:123-128, 1954.
21. Bruckner FE and Nye CJS: A prospective study of adhesive capsulitis of the shoulder (frozen shoulder) in a high risk population. Q J Med 198:191-204, 1981.
22. Bush JW, Chen MM, and Patrick DL: Health status index in cost-effectiveness and analysis of PKU program. In Berg RL (ed): Health Status Indexes. Chicago: Hospital Research and Educational Trust, 1973, pp 172-208.
23. Cleary PD, Reilly DT, Greenfield S, et al: Using patient reports to assess health-related quality of life after total hip replacement. Q Life Res 2:3-11, 1993.
24. Codman EA: The product of a hospital. Surg Gynecol Obstet 18:491-496, 1914.
25. Codman EA: Hysteria, neurasthenia, neurosis, traumatic neuritis, malingering. In The Shoulder. Malaber, FL: Krieger Publishing, 1934, pp 400-410.
26. Constant CR and Murley AHG: A clinical method of functional assessment of the shoulder. Clin Orthop 214:160-164, 1987.
27. Cook KF, Gartsman GM, Roddey TS, and Olson SL: The measurement level and trait-specific reliability of 4 scales of shoulder functioning: An empiric investigation. Arch Phys Med Rehabil 82:1558-1565, 2001.
28. Cook KF, Roddey TS, Olson SL, et al: Reliability by surgical status of self-reported outcomes in patients who have shoulder pathologies. J Orthop Sports Phys Ther 32:336-346, 2002.
29. Cotton P: Orthopedics research now asks, "does it work?" rather than just, "how is the procedure performed?" JAMA 265:2164-2165, 1991.
30. Coventry MB: Problem of painful shoulder. JAMA 151:177-185, 1953.
31. Crandell D, Richmond J, Lau J, et al: A meta-analysis of the treatment of injuries of the anterior cruciate ligament. Paper presented at the Annual Meeting of the American Orthopaedic Society for Sports Medicine, 1994, Palm Springs, FL.
32. Dawson J, Fitzpatrick R, and Carr A: Questionnaire on the perceptions of patients about shoulder surgery. J Bone Joint Surg Br 78:593-600, 1996.
33. Dawson J, Fitzpatrick R, and Carr A: The assessment of shoulder instability. The development and validation of a questionnaire. J Bone Joint Surg Br 81:420-426, 1999.
34. Dawson J, Hill G, Fitzpatrick R, and Carr A: The benefits of using patient-based methods of assessment. Medium-term results of an observational study of shoulder surgery. J Bone Joint Surg Br 83:877-882, 2001.
35. Deyo RA, Andersson G, Bombardier C, et al: Outcome measures for studying patients with low back pain. Spine 19 (suppl):2032S-2036S, 1994.
36. Donabedian A: Evaluating the product of medical care. Milbank Q 44:166-203, 1966.
37. Duckworth DG, Smith KL, Campbell B, and Matsen FA 3rd: Self-assessment questionnaires document substantial variability in the clinical expression of rotator cuff tears. J Shoulder Elbow Surg 8:330-333, 1999.
38. Ellman H, Hanker G, and Bayer M: Repair of the rotator cuff: End-result study of factors influencing reconstruction. J Bone Joint Surg Am 68:1136-1144, 1986.
39. Emery DD and Schneiderman LJ: Cost-effectiveness analysis in health care. Hastings Cent Rep 19:8-13, 1989.
40. Engelberg R, Martin DP, Agel J, et al: The musculoskeletal functional assessment instrument: Criterion and construct validity. J Orthop Res 14:182-192, 1996.
41. Epstein A: The outcomes movement-will it get us where we want to go. N Engl J Med 373:266-270, 1990.
42. Esch J, Ozerkis L, Helgager J, et al: Arthroscopic subacromial decompression: Results according to the degree of rotator cuff tear. Arthroscopy 4:241-249, 1988.
43. Fehringer EV, Kopjar B, Boorman RS, et al: Characterizing the functional improvement after total shoulder arthroplasty for osteoarthritis. J Bone Joint Surg Am 84:1349-1353, 2002.
44. Fitzpatrick R, Ziebland S, Jenkinson C, et al: The social dimension of health status measures in rheumatoid arthritis. Int Dis Stud 13:34-37, 1991.
45. Fleming A, Dodman S, Beer TC, et al: Personality in frozen shoulder. Ann Rheum Dis 35:456-457, 1976.
46. Frymoyer JW, Rosen JC, Clements J, et al: Psychologic factors in low-back pain disability. Clin Orthop 195:178-184, 1985.
47. Gartland JJ: Orthopaedic clinical research: Deficiencies in experimental design and determination of outcome. J Bone Joint Surg Am 70A:1357-1364, 1988.
48. Gartsman GM, Brinker MR, Khan M, and Karahan M: Self-assessment of general health status in patients with five common shoulder conditions. J Shoulder Elbow Surg 7:228-237, 1998.

49. Georgiadis GM, Behrens FF, Joyce MJ, et al: Open tibial fractures with severe soft tissue loss-limb salvage compared with below knee amputation. J Bone Joint Surg Am 75:1431-1441, 1993.
50. Gillespie WJ and Daellenbach HG: Assessing cost-effectiveness in orthopaedic outcome studies. Orthopaedics 15:1275-1277, 1992.
51. Goldberg BA, Lippitt SB, and Matsen FA III: Improvement in comfort and function after cuff repair without acromioplasty. Clin Orthop 390:142-150, 2001.
52. Goldberg BA, Nowinski RJ, and Matsen FA III: Outcome of nonoperative management of full-thickness rotator cuff tears. Clin Orthop 382:99-107, 2001.
53. Goldberg BA, Smith KL, Jackins SE, et al: The magnitude and durability of functional improvement after total shoulder arthroplasty for degenerative joint disease. J Shoulder Elbow Surg 10:464-469, 2001.
54. Gordon TA, Burleyson GP, Tielsch JM, et al: The effects of regionalization on cost and outcome for one general high-risk surgical procedure. Ann Surg 221:43-49, 1995.
55. Green A, Norris TR, Becker GE, et al: Failed shoulder surgery: Psychological and psychiatric considerations. Paper presented at Specialty Day, American Shoulder and Elbow Surgeons, 1996, Atlanta,.
56. Green S, Buchbinder R, Glazier R, and Forbes A: Systematic review of randomized controlled trials of interventions for painful shoulder: selection criteria, outcome assessment and efficacy. BMJ 316:354-360, 1998.
57. Gross M: A critique of the methodologies used in clinical studies of hip joint arthroplasty published in the English literature. J Bone Joint Surg Am 70:1364-1371, 1988.
58. Guadagnoli E and McNeil BJ: Outcomes research: Hope for the future or the latest rage? Inquiry 31:14-24, 1994.
59. Hanscom B, Lurie JD, Homa K, and Weinstein JN: Computerized questionnaires and the quality of survey data. Spine 27:1797-1801, 2002.
60. Harryman DT II, Hettrich C, Smith KL, et al: A prospective multipractice investigation of patients with full thickness rotator cuff tears: The importance of comorbidities, practice, and other covariables on self-assessed shoulder function and health status. J Bone Joint Surg Am 85:690-696, 2003.
61. Hasan SS, Leith JM, Campbell B, et al: Characteristics of unsatisfactory shoulder arthroplasties. J Shoulder Elbow Surg 11:431-441, 2002.
62. Hawkins RJ, Brock R, Abrams J, et al: Acromioplasty for impingement with an intact rotator cuff. J Bone Joint Surg Br 70:795-797, 1988.
63. Hoving JL, Buchbinder R, Green S, et al: How reliably do rheumatologists measure shoulder movement? Ann Rheum Dis 61:612-616, 2002.
64. Hunsaker FG, Cioffi DA, Amadio PC, et al: The American Academy of Orthopaedic Surgeons outcomes instruments: Normative values from the general population. J Bone Joint Surg Am 84:208-215, 2002.
65. Jensen I, Nygren A, Gamberale F, et al: The role of the psychologist in multidisciplinary treatments for chronic neck and shoulder pain: A controlled cost-effectiveness study. Scand J Rehabil Med 27:19-26, 1995.
66. Johanson NA, Charlson ME, Szatrowski TP, et al: A self administered hip-rating questionnaire for the assessment of outcome after total hip replacement. J Bone Joint Surg Am 74:587-597, 1992.
67. Kantz ME, Harris WJ, Levitsky K, et al: Methods for assessing condition-specific and generic functional status outcomes after total knee replacement. Med Care 30(suppl):MS240-MS252, 1990.
68. Kaplan RM and Bush JW: Health-related quality of life measurement for evaluation research and policy analysis. Health Psychol 1:61-80, 1982.
69. Karnofsky DA and Burchenal JH: The clinical evaluation of chemotherapeutic drugs. In MacLeod CM (ed): Evaluation of Chemotherapeutic Agents. New York: Columbia University Press, 1949, pp 191-194.
70. Katz JN, Harris TM, Larson MG, et al: Predictors of functional outcomes after arthroscopic partial meniscectomy. J Rheumatol 19:1938-1942, 1992.
71. Katz JN, Larson MG, Phillips CB, et al: Comparative measurement sensitivity of short and longer health status instruments. Med Care 30:917-925, 1992.
72. Katz S, Ford AB, Moskowitz RW, et al: Studies of illness in the aged. JAMA 185:914-919, 1963.
73. Kay A, Davison B, Badley E, et al: Hip arthroplasty: Patient satisfaction. Br J Rheumatol 22:243-249, 1983.
74. Kay SP and Amstutz HC: Shoulder hemiarthroplasty at UCLA. Clin Orthop 228:42-44, 1988.
75. Keller R, Soule DN, Wennberg JE, et al: Dealing with geographic variations in the use of hospitals: The experience of the Maine Medical Assessment Foundation orthopaedic study group. J Bone Joint Surg Am 72:1286-1293, 1990.
76. Keller RB: Outcomes research in orthopaedics. J Am Acad Orthop Surg 1:122-129, 1993.
77. Keller RB: How outcomes research should be done. In Matsen FA III, Fu FH, and Hawkins RJ (eds): The Shoulder: A Balance of Mobility and Stability. Rosemont, IL: American Academy of Orthopaedic Surgeons, 1993, pp 487-499.
78. Keller RB, Rudicel SA, and Liang MH: Outcomes research in orthopaedics. J Bone Joint Surg Am 75:1562-1574, 1993.
79. Kirkley A: Western Ontario Rotator Cuff (WORC) Index. 1996.
80. Kirkley A: Western Ontario Shoulder Instability (WOSI) Index. 1996.
81. Kirkley A, Griffin S, McLintock H, and Ng L: The development and evaluation of a disease-specific quality of life measurement tool for shoulder instability. The Western Ontario Shoulder Instability Index (WOSI). Am J Sports Med 26:764-772, 1998.
82. Kirwan JR, Currey HL, Freeman MA, et al: Overall long-term impact of total hip and knee joint replacement surgery on patients with osteoarthritis and rheumatoid arthritis. Br J Rheumatol 33:357-360, 1990.
83. Kohn D, Geyer M, and Wulker N: The Subjective Shoulder Rating Scale (SSRS): An examiner-independent scoring system. Paper presented at the International Congress on Surgery of the Shoulder, 1992, Paris.
84. L'Abbe KA, Detsky AS, and O'Rourke K: Meta-analysis in clinical research. Ann Intern Med 107:224-233, 1987.
85. Lavernia CJ, Guzman JF, Gachupin-Garcia A, et al: Cost effectiveness and quality of life in knee arthroplasty. Clin Orthop 345:134-139, 1997.
86. Lembcke PA: Measuring the quality of medical care through vital statistics based on hospital service areas: A comparative study of appendectomy rates. Am J Health 42:276-286, 1952.
87. Levine DW, Simmons BP, Koris MJ, et al: A self-administered questionnaire for the assessment of severity of symptoms and functional status in carpal tunnel syndrome. J Bone Joint Surg Am 75:1585-1592, 1993.
88. Levinsohn DG and Matsen FA III: Evaluation of nine common mechanical shoulder disorders with the SF-36 Health Status Instrument. Paper presented at the 64th Annual Meeting of the American Academy of Orthopaedic Surgeons, 1997, San Francisco.
89. Lippitt SB, Harryman DT II, and Matsen FA III: A practical tool for evaluating function: The Simple Shoulder Test. In Matsen FA III, Fu FH, and Hawkins RJ (eds): The Shoulder: A Balance of Mobility and Stability. Rosemont, IL: American Academy of Orthopaedic Surgeons, 1993, pp 501-518.
90. Lirette R, Morin F, and Kinnard P: The difficulties in assessment of results of anterior acromioplasty. Clin Orthop 278:14-16, 1992.
91. Lo IK, Griffin S, and Kirkley A: The development of a disease-specific quality of life measurement tool for osteoarthritis of the shoulder: The Western Ontario Osteoarthritis of the Shoulder (WOOS) index. Osteoarthritis Cartilage 9:771-778, 2001.
92. Lorenz TH and Musser MJ: Life stress, emotions and painful stiff shoulder. Ann Intern Med 37:1232-1244, 1952.
93. Lu-Yao GL, Keller RB, Littenberg B, et al: A meta-analysis of 106 published reports. J Bone Joint Surg Am 76:15-25, 1994.
94. Lyons RA, Lo SV, and Littlepage BNC: Comparative health status of patients with 11 common illnesses in Wales. J Epidemiol Community Health 48:388-390, 1994.
95. Lysholm J and Gillquist J: Evaluation of knee ligament surgery results with special emphasis on use of a scoring scale. Am J Sports Med 10:150-154, 1982.
96. MacDermid JC, Richards RS, Donner A, et al: Responsiveness of the Short Form-36, disability of the arm, shoulder, and hand questionnaire, patient-rated wrist evaluation, and physical impairment measurements in evaluating recovery after a distal radius fracture. J Hand Surg [Am] 25:330-340, 2000.
97. MacKenzie EJ, Burgess AR, McAndrew MP, et al: Patient-oriented functional outcome after unilateral lower extremity fracture. J Orthop Trauma 7:393-401, 1993.
98. MacKenzie EJ, Cushing BM, Jurkovich GJ, et al: Physical impairment and functional outcomes six months after severe lower extremity fractures. J Trauma 34:528-539, 1993.
99. Martin D, Engelberg R, Agel J, et al: Development of the musculoskeletal functional assessment instrument. J Orthop Res 14:173-181, 1996.
100. Matsen FA III: Early effectiveness of shoulder arthroplasty for patients who have primary glenohumeral degenerative joint disease. J Bone Joint Surg Am 78:260-264, 1996.
101. Matsen FA III, Antoniou J, Rozencwaig R, et al: Correlates with comfort and function after total shoulder arthroplasty for degenerative joint disease. J Shoulder Elbow Surg 9:465-469, 2000.
102. Matsen FA III, Lippitt SB, Sidles JA, and Harryman DT II: Practical Evaluation and Management of the Shoulder. Philadelphia: WB Saunders, 1994.
103. Matsen FA III, Smith KL, DeBartolo SE, et al: A comparison of patients with late-stage rheumatoid arthritis and osteoarthritis of the shoulder using self-assessed shoulder function and health status. Arthritis Care Res 10:43-47, 1997.
104. Matsen FA III, Ziegler DW, and DeBartolo SE: Patient self-assessment of health status in glenohumeral degenerative joint disease. J Shoulder Elbow Surg 4:345-351, 1995.
105. McDowell I and Newell C: Measuring Health: A Guide to Rating Scales and Questionnaires. New York: Oxford University Press, 1987, pp 125-133.
106. McEwen J: The Nottingham Health Profile: A measure of perceived health. In Teeling-Smith G (ed): Measuring the Social Benefits of Medicine. London: Office of Health Economics, 1983, pp 75-84.
107. Mohtadi GH and Nicholas GH: Quality of life assessment as an outcome in anterior cruciate ligament reconstruction surgery. In Jackson DW, et al (eds): The Anterior Cruciate Ligament: Current and Future Concepts. New York: Raven Press, 1993.
108. Neer CS II: Anterior acromioplasty for the chronic impingement syndrome in the shoulder: A preliminary report. J Bone Joint Surg Am 54:41-50, 1972.
109. Neer CS II: Impingement lesions. Clin Orthop 173:70-77, 1983.
110. Nerenz DR, Repasky DP, Whitehouse FW, et al: Ongoing assessment of health status in patients with diabetes mellitus. Med Care 30:MS112-MS124, 1992.
111. Norquist BM, Goldberg BA, and Matsen FA III: Challenges in evaluating patients lost to follow-up in clinical studies of rotator cuff tears. J Bone Joint Surg Am 82:838-842, 2000.
112. Oesterreicher W and Van Dam G: Social psychological researches into brachialgia and periarthritis. Arthritis Rheum 7:670-683, 1964.
113. O'Kane JW, Jackins S, Sidles JA, et al: Simple home program for frozen shoulder to improve patients' assessment of shoulder function and health status. J Am Board Fam Pract 12:270-277, 1999.
114. Parker MJ, Myles JW, Anand JK, et al: Cost-benefit analysis of hip fracture treatment. J Bone Joint Surg Br 74:261-264, 1992.

115. Patte D: Directions for the Use of the Index Severity for Painful and/or Chronically Disabled Shoulders. Paris: 1987.
116. Pitson D, Bhaskaran V, Bond H, et al: Effectiveness of knee replacement surgery in arthritis. Int J Nurs Stud 31:49-56, 1994.
117. Poigenfurst J, Orthner E, and Hoffman J: Technik und Ergebnisse der koraklavikularen Verschraubung bei frischen Akromioklavikularzerreissungen. Acta Chir Austriaca 1:11-16, 1987.
118. Post M and Cohen J: Impingement syndrome: A review of late stage II and early stage III lesions. Clin Orthop 207:126-132, 1986.
119. Radosevich DM, Wetzler H, and Wilson SM: Health Status Questionnaire (HSQ) 2.0: Scoring Comparisons and Reference Data. Bloomington, MN: Health Outcomes Institute, 1994.
120. Richards RR, An K-N, Bigliani LU, et al: A standardized method for assessment of shoulder function. J Shoulder Elbow Surg 3:347-352, 1994.
121. Roach KE, Budiman-Mak E, Songsiridej N, et al: Development of a shoulder pain and disability index. Arthritis Care Res 4:143-149, 1991.
122. Roddey TS, Olson SL, Cook KF, et al: Comparison of the University of California-Los Angeles Shoulder Scale and the Simple Shoulder Test with the shoulder pain and disability index: Single-administration reliability and validity. Phys Ther 80:759-768, 2000.
123. Rowe CR, Patel D, and Southmayd WW: The Bankart procedure: A long-term end-result study. J Bone Joint Surg Am 60:1-16, 1978.
124. Rozencwaig R, van Noort A, Moskal MJ, et al: The correlation of comorbidity with function of the shoulder and health status of patients who have glenohumeral degenerative joint disease. J Bone Joint Surg Am 80:1146-1153, 1998.
125. Sen SS, Gupchup GV, and Thomas J III: Selecting among health-related quality-of-life instruments. Am J Health Syst Pharm 56:1965-1970, quiz 1971, 1999.
126. Shapiro ET, Rockett SE, Richmond JC, et al: Use of a patient-based health assessment for evaluation of ACL patients. Paper presented at the Annual Meeting of the American Orthopaedic Society for Sports Medicine, 1994, Palm Springs, FL.
127. Skutek M, Fremerey RW, Zeichen J, and Bosch U: Outcome analysis following open rotator cuff repair. Early effectiveness validated using four different shoulder assessment scales. Arch Orthop Trauma Surg 120:432-436, 2000.
128. Smith KL, Harryman DT II, Antoniou J, et al: A prospective, multipractice study of shoulder function and health status in patients with documented rotator cuff tears. J Shoulder Elbow Surg 9:395-402, 2000.
129. SooHoo NF, McDonald AP, Seiler JG III, and McGillivary GR: Evaluation of the construct validity of the DASH questionnaire by correlation to the SF-36. J Hand Surg [Am] 27:537-541, 2002.
130. Stewart AL, Hays RD, and Ware JE: The MOS short form general health survey; reliability and validity in a patient population. Med Care 26:724-735, 1988.
131. Stewart AL, Ware JE, Brook RH, et al: Conceptualization and Measurement of Health for Adults in the Health Insurance Study. Vol II. Physical Health in Terms of Functioning. Santa Monica, CA: Rand Corp, 1978.
132. Swiontkowski MF and Chapman JR: Cost and effectiveness issues in care of injured patients. Clin Orthop 318:17-24, 1995.
133. Swiontkowski MF, Engelberg R, Martin DP, and Agel J: Short musculoskeletal function assessment questionnaire: Validity, reliability, and responsiveness. J Bone Joint Surg Am 81:1245-1260, 1999.
134. Tarlov AR: Multiple influences propel outcomes field. Med Outcomes Trust Bull 3:5, 1995.
135. Tarlov AR, Ware JE, Greenfield S, et al: The medical outcomes study: An application of methods for monitoring the results of medical care. JAMA 262:925-930, 1989.
136. Tibone JE and Bradley JP: Evaluation of treatment outcomes for the athlete's shoulder. In Matsen FA III, Fu FH, and Hawkins RJ (eds): The Shoulder: A Balance of Mobility and Stability. Rosemont, IL: American Academy of Orthopaedic Surgeons, 1993, pp 519-529.
137. Tingart M, Bathis H, Lefering R, et al: Constant Score and Neer Score. A comparison of score results and subjective patient satisfaction. Unfallchirurg 104:1048-1054, 2001.
138. Troup JDG, Foreman TK, Baxter CE, et al: The perception of back pain and the role of psychophysical tests of lifting capacity. 1987 Volvo Award in Clinical Sciences. Spine 12:645-657, 1987.
139. Turchin DC, Beaton DE, and Richards RR: Validity of observer-based aggregate scoring systems as descriptors of elbow pain, function, and disability. J Bone Joint Surg Am 80:154-162, 1998.
140. van der Heijden GJ, Leffers P, and Bouter LM: Shoulder disability questionnaire design and responsiveness of a functional status measure. J Clin Epidemiol 53:29-38, 2000.
141. van der Windt DA, van der Heijden GJ, de Winter AF, et al: The responsiveness of the Shoulder Disability Questionnaire. Ann Rheum Dis 57(2):82-87, 1998.
142. Viola RW, Boatright KC, Smith KL, et al: Do shoulder patients insured by workers' compensation present with worse self-assessed function and health status? J Shoulder Elbow Surg 9:368-372, 2000.
143. Waddell G, McCulloch JA, Kummel E, et al: Non-organic physical signs in low back pain. Spine 5:117-125, 1980.
144. Ware JE: Methodological considerations in the selection of health status assessment procedures. In Wenger NK, et al (eds): Assessment of Quality of Life in Clinical Trials of Cardiovascular Therapies. New York: Le Jac, 1984, pp 87-111.
145. Ware JE, Johnston SA, Davies-Avery A, et al: Conceptualization and measurement of health for adults in the Health Insurance Study. Vol III. Mental Health. Santa Monica, CA: Rand Corp, 1979.
146. Ware JE and Sherbourne CD: The MOS 36 item short-form health survey (SF-36). I. Conceptual framework and item selection. Med Care 30:473-481, 1992.
147. Ware JE, Sherbourne CD, and Davies AR: Developing and testing the MOS 20-item short-form health survey: A general population application. In Stewart AL and Ware JE (eds): Measuring Function and Well-Being: The Medical Outcomes Study Approach. Durham, NC: Duke University Press, 1992, pp 277-290.
148. Ware JE Jr, Snow KK, Kosinski M, et al: SF-36 Health Survey, Manual and Interpretation Guide. Boston: The Health Institute, New England Medical Center, 1993.
149. Weinstein MC and Stason WB: Hypertension: A Policy Perspective. Cambridge, MA: Harvard University Press, 1976.
150. Wennberg JE, Freeman JL, and Culp WJ: Are hospital services rationed in New Haven or over-utilised in Boston? Lancet 1:1185-1188, 1987.
151. Wennberg J and Gittelsohn A: Small area variations in health care delivery. Science 182:1102-1108, 1973.
152. Wennberg JE and Gittelsohn A: Variations in medical care among small areas. Sci Am 246:120-134, 1987.
153. Williams A: Setting priorities in health care: An economist's view. J Bone Joint Surg Br 73:365-367, 1991.
154. Williams GN, Gangel TJ, Arciero RA, et al: Comparison of the Single Assessment Numeric Evaluation method and two shoulder rating scales. Outcomes measures after shoulder surgery. Am J Sports Med 27:214-221, 1999.
155. Wiltsie LL and Rocchio PD: Preoperative psychological tests as predictors of success of chemonucleolysis in the treatment of the low back syndrome. J Bone Joint Surg Am 57:478-484, 1975.
156. Wolf JM and Green A: Influence of comorbidity on self-assessment instrument scores of patients with idiopathic adhesive capsulitis. J Bone Joint Surg Am 84:1167-1173, 2002.

Índice

Nota: Los números de página que están seguidos por una f indican figuras; los que están seguidos por una t indican tablas.

B

G

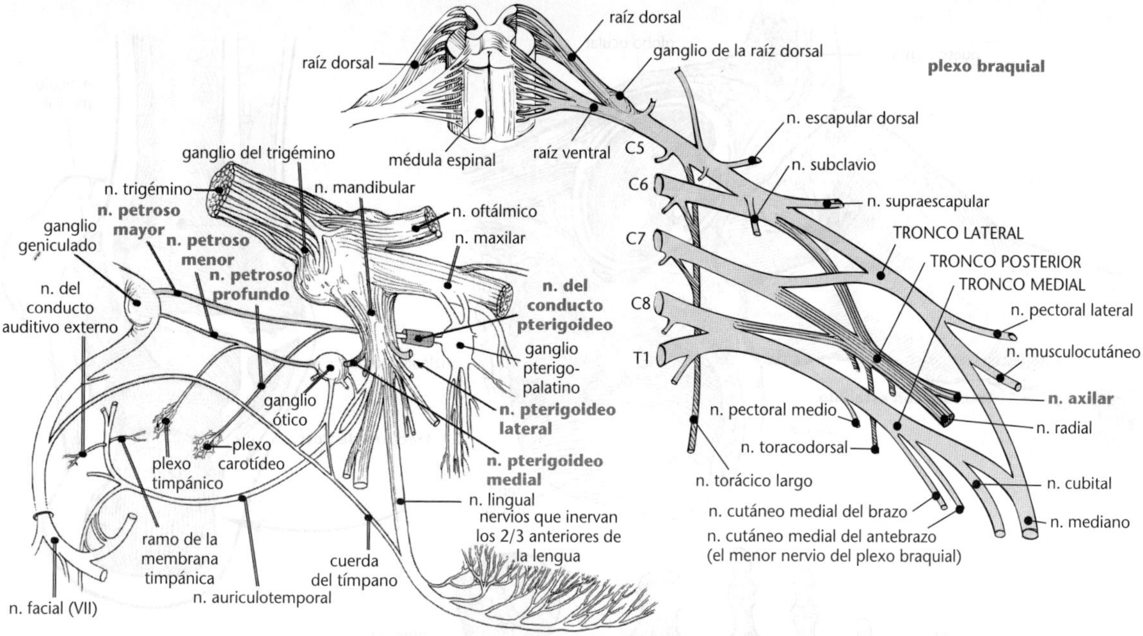

NERVIO	ORIGEN	RAMAS	DISTRIBUCIÓN
peroneo profundo n. tibial anterior *n. peroneus profundis*	n. peroneo común	muscular, articular, lateral, terminal, terminal medial, digital dorsal	músculos tibial anterior, extensor largo del dedo gordo, extensor largo de los dedos de los pies, extensor corto de los dedos de los pies y tercer peroneo, articulación del tobillo, articulaciones tarsianas y tarsofalángicas de los dedos segundo, tercer y cuarto
peroneo superficial n. musculocutáneo *n. peroneus superficialis*	n. peroneo común	muscular, cutánea, filamentos, cutánea dorsal medial, cutánea dorsal intermedia	músculos peroneos largo y corto, piel de la parte inferior de la pierna, piel del lado medial de pie, tobillo y lado del dedo gordo del pie, piel de los lados adyacentes de los dedos segundo, tercero, cuarto y quinto
petroso mayor n. petroso superficial mayor *n. petrosus major*	ganglio geniculado del n. facial	se une al n. petroso profundo para formar el n. del conducto pterigoideo	membrana mucosa y glándulas de paladar, nariz, glándula lagrimal y nasofaringe
petroso menor n. petroso superficial menor *n. petrosus minor*	plexo timpánico	ganglionares, filamentos	ganglio ótico, glándula parótida
petroso profundo *n. petrosus profundus*	plexo carotídeo interno	se une al n. petroso mayor para formar el n. del conducto pterigoideo	glándulas y vasos sanguíneos de faringe, cavidad nasal, glándula lagrimal y paladar
plantar lateral n. plantar externo *n. plantaris lateralis*	n. tibial	muscular, superficial, profunda	piel del quinto dedo del pie y de la mitad lateral del cuarto dedo, músculos profundos del pie
plantar medial n. plantar interno *n. plantaris medialis*	n. tibial	digital plantar común, digitales comunes (tres), cutánea plantar, muscular, articular	piel de la planta del pie, piel de los lados adyacentes de dedos gordo, segundo, tercer y cuarto, articulaciones del tarso y del metatarso, músculo flexor corto del dedo gordo, músculos lumbricales del pie
plexo braquial *plexus brachialis*	ramos ventrales de los nn. cervicales quinto a octavo y del primer n. torácico	*desde los nn. cervicales:* frénica, muscular, frénica accesoria; *desde las raíces:* escapular dorsal, torácica larga; *desde los troncos:* subclavia, supraescapular; *desde los cordones:* pectoral, subescapular, toracodorsal, axilar, cutánea medial del antebrazo, cutánea medial del brazo; *n. terminales:* musculocutánea, mediana, cubital, radial	extremidad superior

N

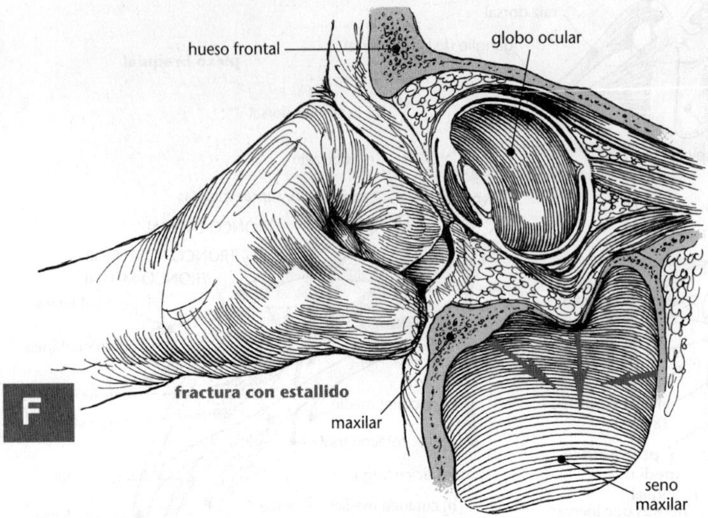

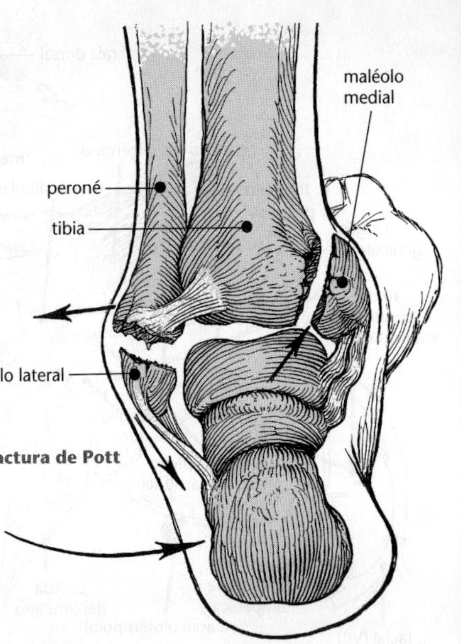

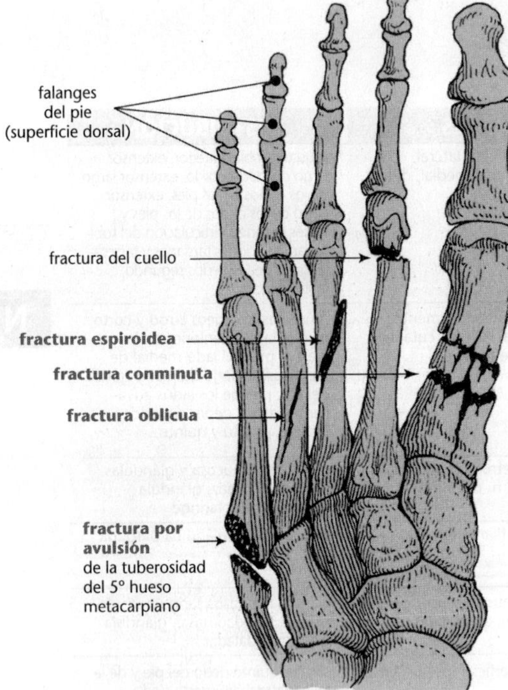

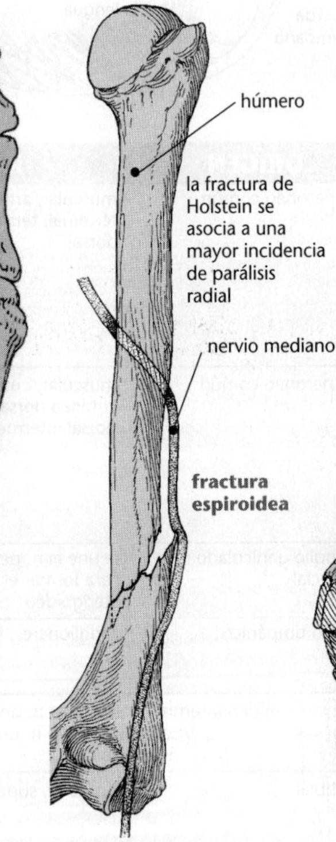

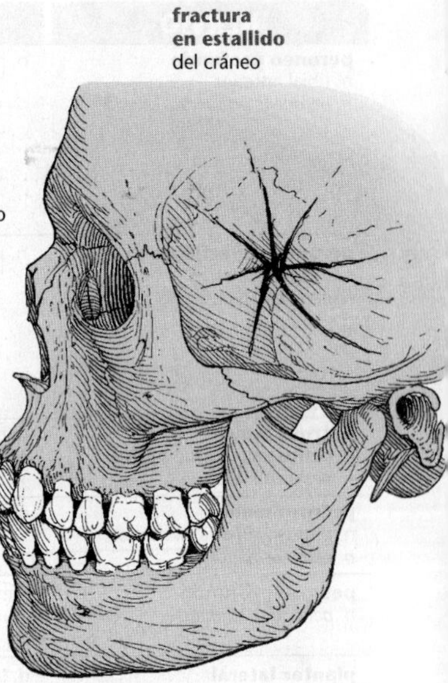

f. oculta *(occult f.)* Situación en la que originalmente no se observa evidencia de una fractura, sin embargo, tras tres o cuatro semanas se observa la formación de tejido óseo nuevo en una imagen radiográfica.

f. perióstica *(periosteal f.)* Fractura sin luxación que tiene lugar debajo del periostio.

f. por avulsión *(avulsion f.)* Fractura de una pequeña porción de hueso en el punto de unión de un tendón o ligamento. Denominada también FRACTURA CON ESGUINCE.

f. por esfuerzo *(strain f.)* Fractura producida por una fuerza repentina de un trozo de hueso adherido a un tendón o ligamento.

f. por estrés *(stress f.)* FRACTURA POR FATIGA.

f. por fatiga *(fatigue f.)* Fractura del cuerpo metatarsiano, generalmente del segundo o del tercero, que aparece asociada con actividades prolongadas de soporte de peso, como puede ser caminar durante periodos largos (p. ej., durante el entrenamiento militar básico), practicar el ballet o el atletismo. Se considera debida a la fatiga muscular, cuando la acción muscular ya no es óptima, lo que provoca una sobrecarga del hueso. Denominada también FRACTURA DE MARCHA, FRACTURA POR ESTRÉS, ENFERMEDAD DE DEUTSCHLÄNDER.

f. simple *(simple f.)* FRACTURA CERRADA.

f. supracondílea *(supracondylar f.)* Fractura del extremo distal del húmero.

f. transcervical *(transcervical f.)* Fractura que se produce a través del cuello del fémur.

f. transcondílea *(transcondylar f.)* Fractura que se produce a través de los cóndilos del húmero.

f. transversal *(transverse f.)* Fractura en la que la línea de fractura discurre perpendicular al eje del hueso.

fractura-luxación *(fracture-dislocation)* Luxación y fractura de un hueso cerca de su articulación.